CHINESE
OPHTHALMOLOGY

中华眼科学

本书荣获

第八届全国优秀科技图书奖
二等奖 (1997)

卫生部医药卫生杰出科技著作科学技术进步奖
一等奖 (1998)

"十二五"国家重点图书出版规划项目

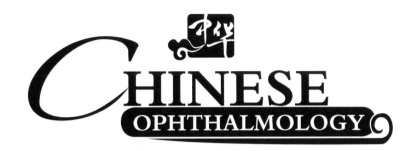

中华眼科学

原《眼科全书》

第3版

上册

主　编　李凤鸣　谢立信

副主编　朱秀安　赵家良　黎晓新

　　　　赵堪兴　王宁利

人民卫生出版社

图书在版编目（CIP）数据

中华眼科学：全3册/李凤鸣，谢立信主编. —3版. —北京：
人民卫生出版社，2014

ISBN 978-7-117-18948-4

Ⅰ. ①中… Ⅱ. ①李…②谢… Ⅲ. ①眼科学 Ⅳ. ①R77

中国版本图书馆 CIP 数据核字（2014）第 129777 号

人卫社官网	www.pmph.com	出版物查询，在线购书
人卫医学网	www.ipmph.com	医学考试辅导，医学数
		据库服务，医学教育资
		源，大众健康资讯

ISBN 978-7-117-18948-4

中华眼科学

（上、中、下册）

第 3 版

主　　编：李凤鸣　谢立信
出版发行：人民卫生出版社（中继线 010-59780011）
地　　址：北京市朝阳区潘家园南里 19 号
邮　　编：100021
E - mail：pmph @ pmph.com
购书热线：010-59787592　010-59787584　010-65264830
印　　刷：北京华联印刷有限公司
经　　销：新华书店
开　　本：889×1194　1/16　总印张：250　总插页：80
总 字 数：7920 千字
版　　次：1996 年 6 月第 1 版　2014 年 9 月第 3 版
　　　　　2024 年 6 月第 3 版第 3 次印刷（总第 10 次印刷）
标准书号：ISBN 978-7-117-18948-4/R·18949
定价（上、中、下）：668.00 元
打击盗版举报电话：010-59787491　E-mail：WQ @ pmph.com
（凡属印装质量问题请与本社市场营销中心联系退换）

主 编 简 介

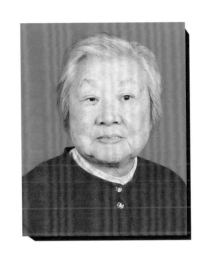

　　李凤鸣，出生于 1915 年 8 月 15 日，四川省成都市人，是我国著名的眼科学家、眼科病理学家及医学教育家。1941 年毕业于华西协和大学医学院，获医学博士学位。毕业后留校任眼科住院医师、总住院医师、主治医师、讲师。1947 年赴英国伦敦大学皇家眼科研究所留学，并获伦敦眼内科、外科专科学位（D.O.M.S.London）。1950 年初回国，历任北京医学院第一附属医院眼科副教授、北京医学院第三医院眼科教授、科主任，北京医科大学学术委员会委员、校务委员会委员。兼任国家职业病诊断标准委员会委员，《中华眼科杂志》副主编，中华眼科学会副主席、主席、名誉主席，《美国医学会眼科杂志》中文版主编，美国伊利诺伊大学客座教授。半个世纪以来，从事眼科临床、眼科病理、胚胎的科学研究及教学工作。20 世纪五六十年代，致力于农村防盲治盲工作，为北京郊区 40 万农民防治沙眼做出了贡献。六七十年代，随着国家工业化的发展，职业性眼病成为主要课题，她对我国 13 个省、市有关厂矿的化学、物理因素所致职业性眼病进行了流行病学、临床医学及毒理学研究，对 TNT 中毒性白内障、放射性白内障、微波对眼部损伤及眼部化学烧伤、二硫化碳中毒等的发病机理及防治措施发表了有创见性的学术论文，研制了眼职业病诊断及防治标准，被国家标准局审定为国家标准并颁布实施。她协助创建了中华眼科学会职业眼病与眼外伤学术委员会及《眼外伤职业眼病杂志》。"TNT 中毒白内障的研究"获卫生部科技进步优秀奖。八十年代，她培养了硕士研究生 10 余名，在中国科学院基金、国家自然科学基金和国家教委博士点基金资助下，对"视网膜色素上皮进行基础理论研究"，3 次获得卫生部科技成果奖，1 次获国家教委科技成果奖，并获日本、马来西亚、新加坡的国际学术奖。专著有《眼的胚胎学》《眼的先天畸形》。九十年代初，李凤鸣教授 70 多岁高龄，她已办退休手续，但实际上她的思想与行动没有退休，她一如既往地参加国内外及科室的眼科学术活动，专注于我国及科室的眼科学发展和中青年干部的培养，使其跟上眼科国际先进水平的发展。为此，近十年来她不辞辛苦

地为眼科做了两项大的工程：其一，她用八年时间组织全国130多名眼科专家编纂了我国第一部《眼科全书》。这部500余万字的巨著，荟萃了新中国成立以来，特别是改革开放以来，包括李凤鸣教授在内的我国著名眼科专家在眼科基础理论及临床技能领域所获得的成就和国外眼科学的最新进展。李凤鸣教授主编的《眼科全书》于1996年出版，1998年获卫生部医药卫生杰出科技著作科技进步一等奖。李凤鸣教授于2002年亲自主持召开了《眼科全书》第2版修订编委会，组织全国眼科专家用了2年时间完成了修订工作，并将《眼科全书》更名为《中华眼科学》。她为之奋斗的第二项工程为兴建北京医科大学眼科中心。为兴建眼科中心，近几年来她在国内、国外及香港四处奔走，拜访与会晤领导、同事、同学及她的学生，寻求支持与赞助。在她的努力下，眼科中心大楼落成开业。眼科中心为跨世纪的光明工程，将为我国防盲治盲及培训干部作出新的贡献。李凤鸣教授曾获全国先进工作者、北京市劳动模范、北京市"三八"红旗手等荣誉称号，1990年获北京医科大学"桃李奖"，1992年获美国中美眼科学会金苹果奖，1993年获英国剑桥世界名人传记中心世界名人称号，是中华医学会资深会员并获表彰奖，为我国眼科学的发展作出了卓越的贡献。1991年开始享受国务院颁发的政府特殊津贴待遇。

主 编 简 介

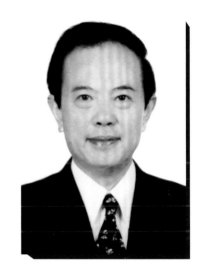

　　谢立信，男，1942年12月出生，1965年毕业于山东医学院医疗系，同年分配到潍坊医学院，历任助教、讲师、副教授和教授，1987～1988年获防盲基金会（RPB）资助在美国路易斯安那州立大学眼科中心从事角膜病研究，1991年在青岛创建山东省眼科研究所，发展至今，成为拥有青岛眼科医院、山东省眼科医院（济南）、省部共建国家眼科学重点实验室培育基地和山东省眼科验光配镜中心，集科研、医疗、教学为一体的眼科专业机构。2001年当选中国工程院院士。现任山东省医学科学院名誉院长、山东省眼科研究所所长。

　　谢立信教授主要从事眼科角膜病、白内障的应用基础研究和临床诊治，特别在角膜内皮细胞应用理论、感染性角膜病、白内障手术和眼内植入缓释药物等方面作出了突出贡献，是目前我国角膜病专业的领军者、我国白内障超声乳化手术的开拓者、我国眼库建设的主要创始人之一。谢立信教授是中央保健委员会专家，始终坚持在医疗一线，现每年仍主刀完成约1500例复明手术，为提高人民健康水平做出了积极贡献。谢立信教授为首获国家和省级科学技术进步奖17项，学术原创著作4部，主编、主译和参编书籍28部。发表学术论文500余篇，其中第一或通讯作者发表SCI收录论文104篇。现为北京大学、浙江大学、武汉大学、华中科技大学和青岛大学博士生导师，培养的研究生、进修医师遍布全国各地，为我国眼科学教育事业做出了重要贡献。

　　谢立信教授先后被授予全国"五·一"劳动奖章、全国劳动模范、卫生部优秀留学回国人员称号，是第八、九届全国人大代表、中国共产党十六大代表。1998年获中华眼科学会奖，1999年获美国路易斯安那州立大学眼科中心国际杰出成就奖，2004年获中美眼科学会"金钥匙奖"，2005年获青岛市科学技术功勋奖，2006年被评为"山东省十大自主创新人物"，2006年获中华眼科杰出成就奖，2008年获得山东省科学技术最高奖，2008年获得美国眼科学会成就奖，2009年获得亚太地区眼科学会Arthur Lim奖，2012年获得何梁何利基金科学与技术进步奖。

AUTHORS

编 写 委 员 会

主　　编　李凤鸣　谢立信

副 主 编　朱秀安　赵家良　黎晓新　赵堪兴　王宁利

主编助理　朱秀安

编　　委（以姓氏拼音为序）

陈　松	陈家祺	陈晓明	陈友信	陈跃国	褚仁远	范先群
葛　坚	郝燕生	何守志	黄时洲	惠延年	瞿　佳	黎晓新
李凤鸣	李美玉	廖菊生	刘奕志	刘祖国	马志中	潘志强
史伟云	宋国祥	孙为荣	孙兴怀	孙旭光	唐仕波	童　绎
王乐今	王丽娅	王宁利	王勤美	王文吉	王智崇	魏世辉
吴　晓	吴乐正	肖利华	谢立信	徐　亮	徐格致	晏晓明
杨培增	姚　克	袁援生	张方华	张劲松	张明昌	张效房
张作明	赵家良	赵堪兴	周安寿	朱　豫	朱秀安	

分　卷　主　编

编 者 名 单

（以姓氏拼音为序）

才　瑜　北京大学第一医院眼科

蔡用舒　第四军医大学

曹　凯　江苏省人民医院眼科

曹安民（Mark O.M. Tso）　美国 Johns Hopkins 大学 Wilmer 眼科研究所

常　青　复旦大学附属眼耳鼻喉科医院眼科

陈　浩　温州医科大学

陈　洁　浙江省眼科医院

陈　玲　复旦大学附属眼耳鼻喉科医院

陈　松　天津眼科医院

陈家祺　中山大学中山眼科中心

陈建苏　暨南大学医学院眼科研究所

陈钦元　复旦大学附属眼耳鼻喉科医院眼科

陈　霞　天津眼科医院

陈晓明　四川大学华西医院眼科

陈有信　北京协和医院眼科

陈又昭　中山大学中山眼科中心

陈跃国　北京大学第三医院眼科，北京大学眼科中心

陈之昭　美国国立眼科研究所

陈祖基　河南省眼科研究所

褚仁远　复旦大学附属眼耳鼻喉科医院眼科

戴　虹　卫生部北京医院眼科

戴锦晖　复旦大学附属眼耳鼻喉科医院眼科

丁小燕　中山大学中山眼科中心

范先群　上海交通大学医学院附属第九人民医院眼科

傅守静　首都医科大学附属北京同仁医院眼科

葛　坚　中山大学中山眼科中心

古洵清　深圳市眼科医院眼科

顾瑞华　天津眼科医院麻醉科

顾欣祖　中山大学中山眼科中心

关征实　中山大学中山眼科中心

管怀进　江苏南通大学附属医院眼科

郭静秋　北京大学第一医院眼科

郭守一　第四军医大学

郭希让　郑州普瑞眼科医院

郭向明　中山大学中山眼科中心

韩德民　首都医科大学附属北京同仁医院眼科

郝燕生　北京大学第三医院，北京大学眼科中心

何守志　解放军总医院眼科

何彦津　天津医科大学眼科中心

何玉兰　华中科技大学同济医学院协和医院眼科

贺　燚　河南省人民医院眼科

侯　川　四川大学华西医院眼科

胡春枝　华中科技大学　同济医学院

胡诞宁　New York Eye and Ear Infirmary，New York Medical College

胡燕华　华中科技大学同济医学院协和医院眼科

黄　挺　中山大学中山眼科中心

黄菊天　暨南大学医学院第二附属医院眼科

黄厚斌　中国人军解放军总医院眼科

黄丽娜　深圳市眼科医院

黄时洲　中山大学中山眼科中心

黄天荫（Tien Yin Wong）　新加坡国立大学

惠延年　西安第四军医大学西京医院眼科

稽训传　复旦大学附属眼耳鼻喉科医院眼科

江　睿　复旦大学附属眼耳鼻喉科医院眼科

姜发纲　华中科技大学　同济医学院

姜燕荣　北京大学人民医院眼科

蒋　华　济南军区总医院

蒋幼琴　中南大学湘雅二医院眼科

焦永红　首都医科大学附属北京同仁医院眼科

金秀英　首都医科大学附属北京同仁医院眼科

瞿　佳　温州医科大学

亢晓丽　上海交通大学附属新华医院

劳远琇　北京协和医院眼科

雷　博　重庆医科大学附属第一医院眼科

雷嘉启　北京大学第三医院，北京大学眼科中心

李　鸿　重庆医科大学附属第一医院

李冬梅　首都医科大学附属北京同仁医院眼科

李凤鸣　北京大学第三医院，北京大学眼科中心

李季华　河南省人民医院眼科

李丽华　天津眼科医院

李美玉　北京大学第一医院眼科

李宁东　天津眼科医院

李筱荣　天津医科大学眼科中心

李永平　中山大学中山眼科中心

李子良　北京大学第三医院，北京大学眼科中心

李宗仪　北京大学第三医院，北京大学眼科中心

厉以宇　新境界视光科技有限公司

陆　方　四川大学华西医院

梁建宏	北京大学附属人民医院眼科	邱孝芝	复旦大学附属眼耳鼻喉科医院眼科
梁庆丰	首都医科大学附属北京同仁医院眼科	任泽钦	北京大学人民医院眼科
梁小玲	广州中山大学中山眼科中心	施明光	温州医科大学附属第二医院眼科
廖菊生	河北医科大学第二医院眼科	石珍荣	青岛大学医学院眼科
林　明	上海交通大学医学院附属第九人民医院眼科	史季桐	首都医科大学附属北京同仁医院眼科
刘　虎	南京医科大学江苏省人民医院眼科	史伟云	山东省眼科研究所，山东省眼科医院
刘　杏	中山大学中山眼科中心	宋　琛	中国人民解放军总医院
刘党会	Lasersight Technologies，Inc.	宋广瑶	四川大学华西医院眼科
刘家琦	北京大学第一医院眼科	宋国祥	天津医科大学第二医院眼科
刘陇黔	四川大学华西医院眼科	宋振英	济南军区总医院
刘明铎	广州军区广州总医院神经外科	睢瑞芳	北京协和医院眼科
刘宁朴	首都医科大学附属北京同仁医院眼科	孙葆忱	首都医科大学附属北京同仁医院眼科
刘旭阳	暨南大学附属深圳眼科医院	孙秉基	河南省人民医院眼科
刘奕志	中山大学中山眼科中心	孙丰源	天津市第一中心医院眼科
刘瑜玲	四川大学华西医院	孙世珉	北京大学第一医院眼科
刘正中	青海卫校附属医院	孙为荣	青岛大学医学院附属医院
刘祖国	厦门大学医学院，厦门眼科中心	孙兴怀	复旦大学附属眼耳鼻喉科医院眼科
龙时先	中山大学中山眼科中心	孙旭光	首都医科大学附属北京同仁医院眼科
楼苏生	杭州浙江医院眼科	唐东润	天津市第一中心医院眼科
卢信义	济南市立二院眼科	唐国藩	浙江省人民医院眼科
吕　帆	温州医科大学	唐仕波	中南大学爱尔医院/爱尔眼科医院集团
吕　岚	首都医科大学附属北京同仁医院眼科	章　绎	福建医科大学附属第一医院眼科
吕　林	广州中山大学中山眼科中心	万光明	郑州大学第一医院眼科
罗成仁	华西医科大学附一院眼科	汪芳润	上海市眼病防治中心
罗光伟	中山大学中山眼科中心	王　红	首都医科大学附属北京同仁医院眼科
罗清礼	四川大学华西医院眼科中心	王　剑	首都医科大学天坛医院
罗时运	首都医科大学附属北京同仁医院眼科	王　青	青海大学附属医院
罗文彬	四川省人民医院眼科	王光霁	美国新英格兰视光学院
罗忠恓	浙江省杭州市闲林区精神卫生所	王光璐	首都医科大学附属北京同仁医院眼科
马　辛	首都医科大学附属北京安定医院	王剑勇	浙江大学附属第一医院
马巧云	广州中山大学中山眼科中心	王景昭	首都医科大学附属北京同仁医院眼科
马志中	北京大学第三医院，北京大学眼科中心	王开力	中山大学中山眼科中心
麦才铿	华中科技大学同济医学院协和医院眼科	王乐今	北京大学第三医院，北京大学眼科中心
麦光焕	中山大学中山眼科中心	王丽娅	河南省人民医院眼科，河南省眼科研究所
满凤媛	首都医科大学附属北京同仁医院	王利华	山东大学山东省立医院眼科
毛欣杰	温州医科大学附属眼视光医院	王宁利	首都医科大学附属北京同仁医院眼科
孟祥成	哈尔滨医科大学第一医院眼科	王勤美	温州医科大学附属眼视光医院
闵　燕	北京大学第三医院，北京大学眼科中心	王文吉	复旦大学附属眼耳鼻喉科医院眼科
闵寒毅	北京协和医院	王晓然	中山大学中山眼科中心
聂爱光	中南大学湘雅二医院眼科	王延华	天津医科大学第一附属医院
牛兰俊	北京大学人民医院眼科	王艳玲	首都医科大学附属北京友谊医院
潘苏华	中山大学中山眼科中心	王永龄	上海交通大学附属仁济医院眼科
潘英姿	北京大学第一医院眼科	王雨生	西安第四军医大学西京医院眼科
潘志强	首都医科大学附属北京同仁医院眼科	王振常	首都医科大学附属北京同仁医院
庞国祥	北京协和医院眼科	王智崇	中山大学中山眼科中心
彭晓燕	首都医科大学附属北京同仁医院眼科	魏锐利	上海第二军医大学长征医院眼科
钱　江	上海复旦大学眼耳鼻喉医院眼科	魏世辉	中国人民解放军总医院眼科
秦　波	深圳市眼科医院	魏文斌	首都医科大学附属北京同仁医院眼科

文　峰	中山大学中山眼科中心
吴　晓	首都医科大学附属北京同仁医院眼科
吴德正	中山大学中山眼科中心
吴静安	北京大学第一医院眼科中心
吴开力	中山大学中山眼科中心
吴乐正	中山大学中山眼科中心
吴欣怡	山东大学齐鲁医院眼科
项　楠	华中科技大学同济医院眼科
肖利华	北京市武警总医院眼眶病研究所
谢立信	山东省眼科研究所
谢培英	北京北医眼视光学研究中心
徐　丹	浙江省眼科医院
徐　亮	首都医科大学附属北京同仁医院眼科
徐格致	复旦大学附属眼耳鼻喉科医院眼科
徐建江	复旦大学附属眼耳鼻喉科医院眼科
徐碣敏	中国军事医学科学院
徐锦堂	暨南大学医学院眼科研究所
许　迅	上海交通大学附属第一人民医院眼科
严　宏	第四军医大学唐都医院眼科
严　密	四川大学华西医院眼科
阎洪禄	青岛市市立医院眼科
阎晓然	青岛市市立医院眼科
颜　华	天津医科大学总医院眼科
颜建华	中山大学中山眼科中心
晏晓明	北京大学第一医院眼科中心
杨　钧	中国中医研究院广安门医院眼科
杨　柳	北京大学第一医院眼科
杨　薇	中国医学科学院眼科医院
杨国华	河南省眼科研究所
杨华胜	中山大学中山眼科中心
杨乃华	沈阳军区总医院
杨培增	重庆医科大学附属第一医院
杨少梅	中山大学中山眼科中心
杨正林	四川省人民医院眼科
杨智宽	爱尔眼科医院集团
姚　克	浙江大学附属二院眼科
叶　娟	浙江大学第二附属医院眼科
叶俊杰	北京协和医院眼科
叶天才	中山大学中山眼科中心
易玉珍	中山大学中山眼科中心
阴正勤	第三军医大学西南医院眼科
尹素云	中国人民解放军总医院眼科
俞自萍	南京医科大学眼科学教研组
袁　进	中山大学中山眼科中心
袁佳琴	天津医科大学总医院眼科
袁援生	昆明医科大学第一附属医院眼科
臧英芬	北京大学第一医院
曾丽芳	四川大学华西医院眼科

曾凌华	广州中山大学中山眼科中心
张　风	首都医科大学附属北京同仁医院眼科
张　虹	天津医科大学第二医院眼科
张　梅	广州中山大学中山眼科中心
张　明	四川大学华西医院
张　平	中山大学中山眼科中心
张　伟	天津市眼科医院
张方华	首都医科大学附属北京同仁医院眼科
张惠蓉	北京大学第三医院眼科，北京大学眼科中心
张劲松	中国医大附属四院眼科
张敬娥	首都医科大学附属北京同仁医院眼科
张军军	四川大学华西医院眼科
张开伯	天津眼科医院
张美芬	北京协和医院眼科
张美霞	四川大学华西医院眼科
张明昌	华中科技大学同济医学院协和医院眼科
张士元	首都医科大学附属北京同仁医院眼科
张顺华	北京协和医院
张文华	首都医科大学附属北京同仁医院眼科
张晓君	首都医科大学附属北京同仁医院眼科
张效房	郑州大学第一医院眼科
张学东	重庆医科大学第一附属医院眼科
张艳蕾（Carol Yim-lui Cheung）　新加坡国立大学
张作明	第四军医大学
章应华	第四军医大学唐都医院眼科
赵　晨	南京医科大学江苏省人民医院眼科
赵光喜	北京大学第三医院，北京大学眼科中心
赵桂秋	青岛大学医学院附属医院眼科
赵家良	北京协和医院眼科
赵堪兴	天津医科大学　天津眼科医院
赵明威	北京大学人民医院眼科
赵培泉	上海交通大学医学院附属新华医院眼科
赵少贞	天津医科大学眼科中心
郑邦和	首都医科大学附属北京同仁医院眼科
郑一仁	同济大学第十人民医院眼科
郑远远	首都医科大学附属北京同仁医院眼科
郑曰忠	天津市眼科医院
郑中立	北京大学第一医院
周安寿	中国疾病预防中心　职业卫生与中毒控制所
周世有	中山大学中山眼科中心
周翔天	卫生部视光学研究中心
朱　豫	郑州大学第一医院，北京大学眼科中心
朱鹏汉	沈阳军区总医院
朱秀安	北京大学第三医院，北京大学眼科中心
朱益华	福建医科大学附属第一医院
朱志忠	复旦大学附属中山医院眼科
庄依兰	沈阳军区总医院
邹留河	首都医科大学附属北京同仁医院眼科

第 3 版 前 言

《眼科全书》1996 年出版，2004 年第 2 版时更名为《中华眼科学》，使其成为中华系列大型学术专著之一，内容系统全面，代表了当时我国眼科学专业领域的最高学术水平。

近年来，我国的临床医学发展迅速，其中眼科学从基本概念、理论创新到临床诊疗方法，都有了深刻的变化，大量新知识、新技术转化为临床应用，迅速提升了我国眼科的诊疗水平。第 3 版《中华眼科学》就是在我国科学技术快速发展，实施创新驱动战略，科技创新促发展，实现国人"健康梦"的背景下，由人民卫生出版社组织再版编写工作的。该书的作者既有参加过第二版编写的老专家，也有这些年在学术上涌现出来的优秀中青年学者，他们既有多年从事眼科临床诊疗的丰富经验，很多人又有在国外工作或者学习经历，所以，在学术上能充分体现中国特色和当代国际学术水平。

《中华眼科学》第 3 版修订的内容为第 2 版内容的 30%，主要增加了新理论和新技术，使其具有与时俱进的学术内容，同时在整体上查缺补漏，修订第 2 版中的交叉重复和文字表述存在的问题。修订后的文字由原来 600 余万字扩展到 700 余万字，本书编委会成员由原来的 41 位增补为 55 位，作者由原来的 190 位，调整增补为 270 余位。第 3 版的修订保持了原著风格，注重基础理论和实践的联系，突出临床指导性，以紧跟学科的发展，其内容的深度和广度超过了一般的综合性眼科参考书，即一般参考书中查不到的内容能在此书中查到，但又有别于专著中对每个学术细节的深入表述，充分体现该书在学术上的深度和广度，力争使其成为眼科医师的"百科全书"。

在《中华眼科学》再版之际，要特别感谢我国老一辈专家对眼科学发展的贡献，也特别对已辞世的副主编杨钧教授、李子良教授和其他编写专家表示深切的怀念，虽然有的专家年事已高，没有直接参加第 3 版的组稿，但我们在书中全部都保留了他们的名分，表示感谢。《中华眼科学》第 3 版的出版，也特别对人民卫生出版社表示衷心的感谢，真诚希望能为我国眼科事业的发展做出新的贡献。

李凤鸣　谢立信

二零一四年三月于北京

《中华眼科学》第3版编委会 2011年11月20日·北京

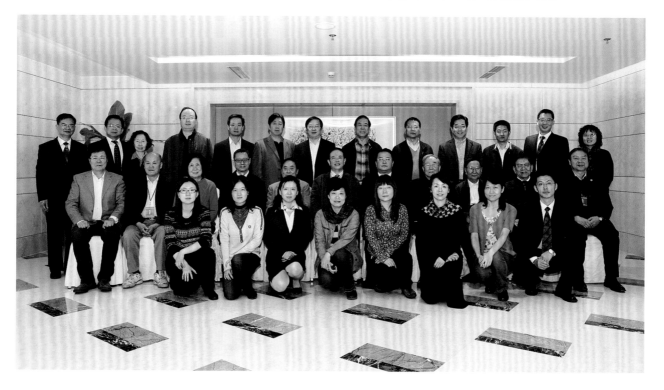

第 2 版 前 言

《眼科全书》自 1996 年出版以来，发行量逾万套，深受全国眼科界的关注和喜爱，推动了我国眼科学的发展，并因此而荣获新闻出版署颁发的"第八届全国优秀科技图书二等奖（1997）"，"卫生部医药卫生杰出科技著作科技进步一等奖（1998）"。如果说现代自然科学的发展 5 年为一周期，那么《眼科全书》问世 8 年来，国内外眼科基础理论、基本知识及眼科临床技能发展已进入新的里程碑，特别是眼科临床学的进展尤为突出，主要表现在眼科现代化的医疗设备不断更新换代，并有新的医疗设备推出，随着现代化新的医疗设备应用于临床，推动了眼科临床在诊断、治疗及手术等方面快速发展，眼科医疗水平提高到新的阶段。与此同时，随着细胞生物学、分子生物学、免疫组织化学的发展，眼科基础理论研究亦有新的突破，对诸多眼病的发病机制有了新的认识。

20 世纪末及 21 世纪初，随着我国经济建设高速的发展，我国科学技术、文化教育及卫生事业的发展达到新的高度。我国眼科学，特别是眼科临床学已和国际接轨，跻身于国际先进行列。时值 21 世纪初期，8 年前出版的《眼科全书》，有些篇章内容已落后于时代，2002 年在西安举行的《眼科全书》编委会议，一致决定着手修订《眼科全书》，其指导思想为：把国内外眼科公认的新理论、新知识、新技能撰写增补，把过时的压缩、删除。可喜的是，21 世纪新时代到来之际，我国涌现出一批眼科中青年后起之秀，他（她）们在我国老一代眼科学家的指引下，掌握国内外眼科新的临床技能及基础理论，这次眼科全书的修订，在老一代眼科专家的带领下，新兴的中青年眼科专家共同担负起修订、编写工作。新修订出版的《眼科全书》为我国老、中、青眼科专家三结合共同完成的一部眼科巨著，代表我国最高水平的眼科经典著作，这部巨著将为我国眼科学的发展做出新的贡献。

这次《眼科全书》修订的内容为全部内容的 35%～40%，修订后的文字由原来的 560 万字扩展到 600 余万字；《眼科全书》第一版的卷、篇、章、节的框架结构保持原貌未变。第一版《眼科全书》分卷主编、编委及作者成员略有调整，新增补的分卷主编、编委及作者为我国眼科学界有影响的新生代眼科专家，本书作者由原来的 130 余位专家，调整增补到 190 余位。

深感遗憾的是《眼科全书》再版之际，副主编胡铮教授、分卷主编蔡用舒教授先后辞世，在此向他们表示深切的怀念。

《眼科全书》主编、副主编及编委接纳人民卫生出版社的建议，把第二版修订的《眼科全书》更名为《中华眼科学》，使其列为中华系列大型学术专著之一，以志我国 21 世纪初期眼科学的最高学术水平。

李凤鸣

二零零四年十二月于北京

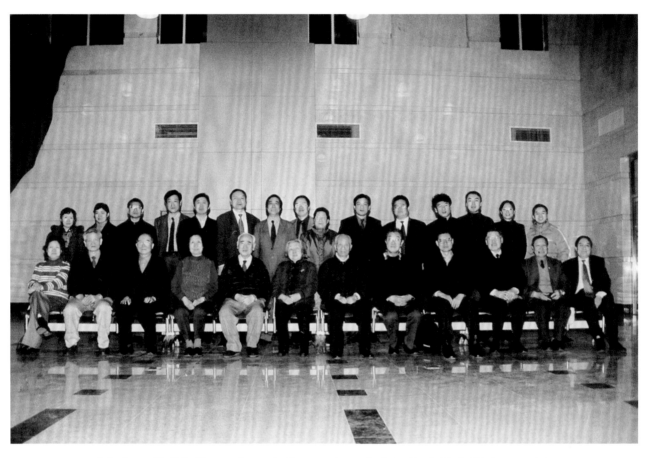

《中华眼科学》第 2 版部分编委及人民卫生出版社编辑合影（2003 年）

第 1 版 前 言

随着社会的进步和科学技术的发展，我国眼科事业在基础理论、临床医疗、仪器设备等方面都有了迅速的发展和提高，近年来在有些领域已接近或达到国际先进水平。为全面反映我国眼科学的现状，为了给担负着十多亿人口眼科保健和眼病防治的我国眼科工作者提供权威性的眼科专业参考著作，在眼科各专业领域有造诣的我国眼科130余位专家经过长期努力，共同编写出了这部《眼科全书》。

编写我国的《眼科全书》是眼科老前辈和我国眼科界的夙愿。20世纪60年代初，当时的中华医学会眼科学会主任委员、中华眼科杂志主编、原北京医学院眼科教研室主任毕华德教授代表一代眼科同仁的心愿，曾组织过《眼科全书》的编写，并于1965年出版了第一卷。时隔30年之后，当我们再次编写《眼科全书》时，其总体构思、体例设计和编写格局及内容均难与原版本相衔接。但为了尊重历史，缅怀前辈，我们仍以《眼科全书》为书名，所以今天编写与出版的《眼科全书》实际上是我国眼科界几代人的共同心愿和心血的结晶。并且这本书的出版，是为了我国眼科事业发展的需要，这些都是我们对以毕华德教授为代表的老一辈眼科专家宏伟事业的继承和对他们的最好怀念。

《眼科全书》荟萃了我国眼科医疗和科研的新成就，吸收了国际眼科学的新进展，反映了当代眼科学的概貌；对眼科基本理论、基础知识和基本技能有较为详尽的论述；在对眼科常见病和多发病详细论述的同时，对罕见病种也有详简不同的介绍。与眼部有关的综合征及某些全身病的眼部表现也有系统的综合介绍。全书在编写过程中文字表述，图表设计，统计数据，病例资料都尽可能引用了我国眼科工作者在实践中所积累的资料。全书共为12卷，分上、中、下三册，约560万字。每章后列有主要的参考文献，书末附有中英文索引。本书将成为我国眼科专业工作者和其他相关学科医师参阅的大型眼科专著。

在《眼科全书》的编写过程中，得到了北京医科大学和全体作者所在单位的全力支持，在此一并表示衷心的感谢！

李凤鸣

一九九五年冬于北京

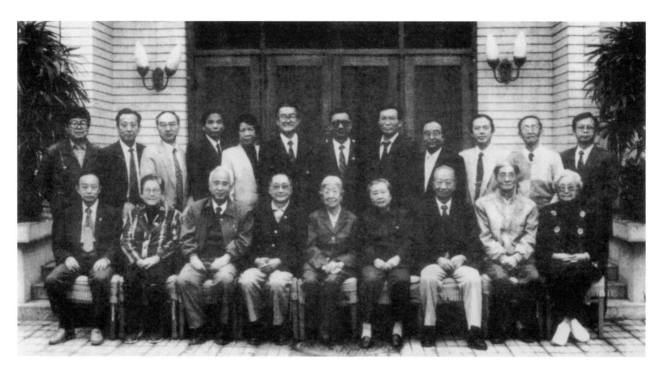

《眼科全书》部分编委及责任编辑合影

总 目 录

上 册

中 册

下　册

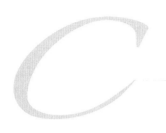

第一卷　眼科学基础

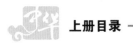

上册目录

第二卷　眼科学总论

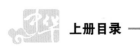

第三卷　眼睑、泪器和眼眶疾病

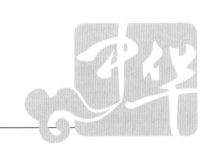

第 一 卷

眼科学基础

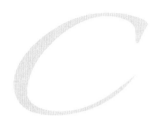

第一章
国际眼科学发展史

第一节　古代的眼科学

一、巴比伦、埃及和印度的眼科学

古代东方是人类文化的摇篮，这主要是指中国、巴比伦、埃及和印度。这些古老的国家医学较早地有了发展。远在公元前3000年末到公元前2000年初，在底格里斯和幼发拉底两河流域（美索不达米亚平原），兴起了巴比伦国。根据发掘出土的Hammurabi法典（图1-1）可以看出，当时医学中已有对眼病治疗的记载，法典215条规定："凡医生用青铜刀割治人之极重剑伤而痊愈者，或用铜刀割开眼脓肿并能保存其目力者，收费10银币（Shekels）……。"218条规定"如医生用青铜针治上等人之重剑伤因而使其死亡，或切开眼之脓肿而使失明，则处以切断双手之罪。"220条规定："如医生用青铜针切开奴隶之眼，而致失明，则罚以身价之半"。从约公元前1500年写的Ebers纸草文（图1-2）中可以得知，埃及当时眼病很流行，已有专门眼科医生，书中所载处方约1/10是治疗眼病的。当时眼科疾病是以症状分类的，曾有睑缘炎、沙眼等病名，是否确为沙眼，虽不一定，但很可能包括沙眼在内。所用药物有蓝铜矿、绿青、硝酸银、硫酸铜、蜂蜜等。洗眼用尿、乳及动物血等。并已用硫化铅或硫化锑作为女人化妆眉毛及眼睑之用。公元前1000年印度《阿输吠陀经》（Ayurveda）中记载了各种疾病和治疗方法。对眼科影响最大的是印度名医Sus'ruta（公元前600～556）（译名妙闻或苏斯拉他）所著《妙闻集》。书中把眼病按局部解剖基础排列，共计76症。手术内容包括眼睑等外眼病及白内障针拨术，水平已经很高，这是一个时期的总结。我国汉代张骞两次出使西域（公元前138年、公元前119年），从东汉到唐代，法显、玄奘、如净等高僧又相继前往印度，于是印度医学随着交往传入我国。这对我国当时眼科发展起一定作用。同时中国医学的诊脉方法、汞制剂的应用等也传到印度。

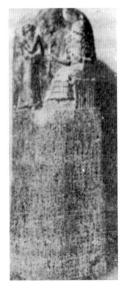

图1-1　Hammurabi法典

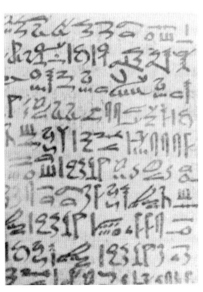

图1-2　Ebers纸草文

二、古希腊、罗马的眼科学

古希腊的医学是从公元前 1000 年开始的，它吸收了巴比伦、亚述和埃及的医学成就，成为后来罗马以及全欧医学的开端。直至现在所用医学符号，多为古希腊医学名词的沿用，如眼科学 ophthalmology 一词，是关于眼的学问之意，就起源于希腊。古希腊各种知识总与哲学概念联合在一起，在名医 Hippocrates（公元前 460～377）文集中曾提及眼炎这一名词，并把它分成湿性、干性、流行性、地方性等，包括眼球各个部分的炎症。还记载了老年人瞳孔发蓝绿色而失明，并说如一眼为蓝绿色，则另一眼也常失明，但还不能区别青光眼与白内障。在文集《流行病论》中曾叙述到一种湿性眼炎，久治不愈，可能损害视力，颇似沙眼，但当时尚无沙眼（trachoma）这一名词。此外，文集中还记载了翼状胬肉、睑缘疖、流泪、角膜溃疡、昼盲、飞蚊症、斜视、眼球震颤等 20 余种眼科疾病。Hippocrates 的医学理论，解释疾病的原因及涉及机体内机制问题时，是以体液说为根据的，认为人身体内有血液、黏液、黄胆汁和黑胆汁四种体液，体液不调合就是疾病的原因。对于眼病的原因，基本上也是从这样的理论出发的，并以"元气"来说明视觉的生理和病理作用。对于眼病的治疗，很重视全身疗法，例如他要求眼病患者要头脑明快，并要保持肠内清洁；患者要少进食物多饮水，或使用适量泻剂，温水浴或清凉剂。他还认为主要是饮食疗法，局部用热敷法，对手术尚无特殊记载。公元前 3～4 世纪，希腊医学逐渐衰落，医学中心转向新兴的埃及北部城市 Alexandria 城，这时外科学和解剖学很有进步。Herophilos 是有名的医生、解剖学家，对眼的解剖有贡献，他认为眼球是由玻璃体和眼膜组成，把眼分成角膜部、绒毛膜部及网状部，并认为有一脉管连接眼球和脑，不过当时认为其中所含的是"元气"。欧氏几何创造者 Euclid 著述了最早与光学有关的著作，提出了视觉论（optica）和光线反射论（catoptrica）。公元前 2 世纪罗马人占领了原希腊的地区，公元前 1 世纪埃及又被并入罗马帝国，于是政治、文化、经济中心移至罗马帝国首都罗马城，因此罗马时代的医学和古希腊时代的医学是有继承性联系的。公元 1 世纪 Celsus 在《论医学》一书中，曾述及白内障，谓系由于眼内液体浓厚而混浊，集聚于瞳孔及晶状体之间所致，因而阻止了视力的"元气"，但如用针将此污浊的液体移至眼的其他部位，或将其破碎，视力即可恢复。他并叙述了发炎的四种症状，详细记载了急性结膜炎、脓疱等 30 余种眼病，这是对眼病最早的有系统的记载。除白内障手术外他还记述了睑球

粘连、睑缘炎、睑外翻症等手术。要特别提出的是罗马著名医生和自然科学家 Galen（约 130～200），他继承了 Hippocrates 的成就，更为注重药物治疗。他在眼解剖方面发现了视神经、巩膜、角膜、结膜、脉络膜、睫状体、虹膜、视网膜和晶状体等，并记述了泪腺的排出口、睫状体悬韧带等。此外，他还最早记载了前房积脓，并说青光眼为晶状体干涸所致的不治之症，而白内障为晶状体前面液体混浊，可用手术除去。由于当时教会严禁人体解剖，他的解剖知识是从动物来的，因而难免存在一些错误，例如他认为眼外肌是 7 条，上、下睑各有一泪腺等。西罗马帝国灭亡（公元 395 年），欧洲文化中心转移到东罗马帝国首都拜占廷（君士坦丁堡），它成了古希腊文化最后的继承者，这时在医学上虽也做了不少工作，但因把 Galen 的著作奉为偶像来崇拜，故无新的创建。

第二节　中世纪至 18 世纪的眼科学

一、阿拉伯的眼科学

古希腊文化除传播到罗马外，还传播到阿拉伯。在欧洲医学自 Galen 以后进入中世纪黑暗时代，而与此相反阿拉伯医学发出了光芒。阿拉伯医学或称回教国医学。公元 7～8 世纪伊斯兰教强国阿拉伯哈利发王国，一方面吸收了希腊和罗马的医学，同时也吸收了中国、印度的医学，因此有了很大成就。当时最有名的医生如 Er-Razi（欧洲称 Rhezes，850～923）曾被誉为阿拉伯的 Galen，著有《医学全书》（Al Hawi），他最早认为瞳孔的缩小是因光线刺激的结果。眼科名医 Ali ibn-Isa（约公元 940～1010）著有眼科教科书三卷，分别讲解眼的解剖生理、外眼病和内眼病，共记载了 120 种眼病，还详细记述了白内障坠下法及术前、术后的处理。Alhazen（公元 965～1038），在眼科发展上起了很大作用，他是数学家、物理学家和光学家。在研究光学时，他记述了眼的解剖，从生理上解释了光线在眼内的屈折现象。他描写了角膜、葡萄膜、晶状体等。曾记述使用球形玻璃片可以使物体变大。可谓以后眼镜及光学放大器（望远镜、显微镜）的先声。这时还有 Al-Maŭsili 医生，发明一种针管来做白内障吸取法，这是阿拉伯医学的最盛时期。其后 13 世纪下半叶有 Halita、Salah-ad-din 等眼科大家，Salah-ad-din 在 1348 年曾记述了颇似青光眼的病例。公元 14 世纪在巴格达、开罗、大马士革等地已有医院建立，其中眼科已成为独立的专科，另外还有专门的眼科医院，而西欧至 18 世纪尚无此盛况。

二、欧洲中世纪的眼科学

中世纪的欧洲处在经济文化衰落时期,科学和文化几乎全由教会所统辖,医学也由懂得拉丁语的僧侣们来掌握,成了所谓"寺院医学",保存了一些由古代流传下来的医药知识,但又掺入宗教迷信,严重阻碍了医学科学的发展,眼科也无重大进展。12世纪Graphens著《实用眼科学》(*Practica Oculorum*)三卷,多为汇集前人成就。13世纪末在意大利威尼斯城开始制造眼镜,14世纪时眼镜还只有富人、僧侣配戴,价格昂贵。15世纪后因印刷术发展,阅读的人增多,使用日趋广泛,但当时只限于凸透镜,至16世纪中叶以后才应用凹透镜。

三、欧洲文艺复兴后的眼科学

在14~16世纪欧洲逐渐脱离了神学的羁绊,医学才蓬勃发展起来。首先是Vesalius(1514~1565)发表了《人体之构造》(*De humani Corporis fabrica*)一书,此书是人体解剖的先声,是近代欧洲医学开始的标志,但对眼解剖贡献不大。17世纪Kepler和Scheiner等建立了光学(*Dioptrik*)以后才开始正确记载眼球构造。此前对晶状体解剖一直不清楚。1600年前后Platter(1536~1614)说明晶状体是屈折光线的棱镜,视网膜才是视功能的主要器官。Porta(1538~1615)认为眼球是一个暗箱。Fabricius(1537~1619)开始正确记载了晶状体解剖学位置,1610年Kepler(1571~1630)证明光线经过屈折到达眼底形成倒像。Scheiner(1575~1650)把摘除的眼球,在视网膜上开一小窗,见到了倒像,并做了多项实验证明了晶状体和玻璃体的屈光率,测定了角膜的屈折度,观察并记述了晶状体弯曲度以及瞳孔缩小等。德国解剖学家Meibom(1638~1700)于1666年详细记述了眼睑分泌腺,即现在所谓Meibom腺或睑板腺。法国物理学家Mariotte(1620~1684)同年发现了人眼视野中的生理盲点。在16~17世纪,治疗方面Bartish(1535~1606)在1588年首行眼球摘除术,并用白内障针对许多患者进行了手术。1622年Banister首次认出绝对期青光眼。1627年Fabry(1560~1634)应用磁石于眼科手术。以后由于显微镜的应用发现晶状体纤维和视网膜杆细胞等。1643年法国Quarré和Lasnier首先提出白内障是晶状体发生混浊所致。1656年Rolfink确定了白内障的解剖变化,但未引起一般人的注意。直至18世纪1705年Brisseau在巴黎科学院报告后,才逐渐得到公认。1745年法国Daviel(1696~1762)实行了划时代的白内障摘除术,不过当时手术采取坐位,方法为用镰状刀切开角膜周围下方2/3。1784年Pamard(1728~1793)开始从上方切开角膜,并对患者采取仰卧位进行手术。到了18世纪,眼的解剖学研究达到新高峰,如Haller(1707~1777)于1749年发现了筛板,1754年又报告视网膜血管的新知识。Zinn(1727~1759)于1755年最早写出眼科专著,记载睫状小带(Zonula of Zinn),Descemet(1732~1810)在1758年记述了角膜后面的后弹力层(Descemet's membrane),Soemmering(1755~1830)最早记述了黄斑。Haller在1763年所著《生理学原理》(*Elementa physiologicae*)一书中,曾论述了眼生理学。在18世纪以前欧洲医学校中眼科学的课程都由其他科教师兼任讲授。1765年巴黎外科学院的Gendron首次被任命为眼科专任教师,他在1770年写出眼科学教科书。不久在Montpellier大学也设立了眼科讲座。

第三节　19世纪眼科学的独立和发展

19世纪西方眼科学才真正脱离外科而独立起来。19世纪初维也纳大学在其新设的附属医院内开设了独立的眼科讲座,1812年Beer(1763~1821)任该院眼科主任,1818年被授予眼科正教授职位,他是世界上第一位眼科专任教授,他曾研究白内障刀和最早施行虹膜切除术。在德国1839年Diffenbach第一次对斜视施行了手术。1830年英国Mackenzie写出《眼病论》(Treatise on Disease of the Eye)一书,认为青光眼是由于浆液性脉络膜炎引起眼球液体增加所致的眼压增高,并谓可行玻璃体穿刺以解救之,他并首次较详细地描述了交感性眼炎。1830年后法国也出现了不少眼科名家,如Sichel(1802~1868)对眼病治疗有改进。Stoeber(1803~1852)在1830年写成眼科学讲义,1834年又用法文写成眼科学教科书。Cunier(1812~1852)创办了法文眼科杂志《眼科年鉴》(Annales d'Oculistique)可算是世界上历史最悠久的眼科杂志。至于世界上最早的眼科杂志是1802年Himly和Schmidt所创《眼科文库》(Ophthalmologische Bibliothek)。最大的眼科医院是1805年成立的英国伦敦皇家眼科医院(Royal London Ophthalmic Hospital),1806年俄国彼得堡也设立了一所大型眼科医院,1816年伦敦又建立了一所Westminster皇家眼科医院。进入19世纪眼解剖等方面继续取得进展,法国Cloquet(1790~1882)于1818年描述了玻璃体管。爱尔兰Jacob(1790~1871)于1819年描述了视网膜的神经上皮层-视网膜视杆细胞视锥细胞层,并于1837年首先对眼睑蚕蚀性溃疡做了充分的描述。德国Schlemm(1795~1858)于

1830 年记述了巩膜静脉窦。英国 Bowman（1816～1892）发展了眼科解剖学，于 1849 年提出了角膜前弹力层，他是英国眼科学会第一任主席。英国外科医生 Lockwood（1858～1914）描述了眼球悬韧带。英国物理学家 Wheatstone（1802～1875）于 1838 年介绍了立体镜，法国 Javal（1839～1907）将其应用于治疗斜视，他并于 1869 年发明屈光计。英国 Brewster（1781～1868）于 1840 年进行了立体视觉研究。德国 Müller（1820～1864）于 1851 年发现视红质，他也是视网膜视神经胶质支持纤维的发现者。奥国 Jaeger（1818～1884）于 1854 年提出近视力表。德国 Forster（1825～1902）于 1857 年制成光觉仪。荷兰 Snellen（1834～1908）于 1862 年提出以他的名字命名的视力表。在 19 世纪中叶眼科学界发生了一个划时代进步，就是德国医学家、生理学家和物理学家 von Helmholtz（1821～1894）在 1851 年发明了检眼镜，次年秋他发表了"用检眼镜在活人眼检查视网膜的描述"。内容虽不多，但对眼科学的发展贡献很大。检眼镜器械虽简单，但可直接观察在活体人眼视网膜、视网膜上的血管及视神经等，这不仅是对眼科的贡献，对整个医学各科也有深远影响，它启发了喉镜、气管镜、胃肠镜、膀胱镜等创造。此外他还在 1855 年用视力计测定了角膜弯曲度，发现了晶状体前后面的变化，并阐明了其调节机制，1856～1857 年他写成了《眼科生理光学手册》一书。荷兰眼科学家、生理学家 Donders（1818～1889）研究了眼科的调节和屈光。并研究了近视和远视，指出近视应当用凹透镜矫正，远视用凸透镜矫正，他还提出了眼的正常视力的概念和界限，并提出老视和远视的区别。英国 Young（1773～1829）首先记述了散光。对有关眼的调节，以及近视的遗传、检眼镜所见、解剖、症状及治疗等作了详细的报告。并对色觉和色盲的机制做过重要观察，提出了三色学说，即文献所载 Young-Helmholtz 学说。这一时期可谓近代眼科迅速发展的时期。von Graefe（1829～1870）创办眼科学杂志 Graefe's Archiv，收集许多研究成果，例如斜视手术、眼肌麻痹、结膜疾病的治疗以及有关弱视方面的研究等。1856 年他开始以虹膜切除术治疗急性青光眼，同时对白内障用周边线状摘除术，他创用的线状刀，后来命名为 Graefe 刀，曾广泛应用。到 1869 年他对青光眼的病理和治疗的研究已至相当阶段。此外他还研究了视网膜中央动脉阻塞、视神经炎、视网膜脱离、视网膜色素变性、脉络膜炎、玻璃体混浊、交感性眼炎，以及 Basedow 病、糖尿病等全身性疾病的眼部症状等。这些研究大都是在有了 Helmholtz 检眼镜的发明才取得的。von Graefe 的学生很多，都相继成

名，在 1874～1880 年间共同编著了一套名为 Graefe-Saemisch Handbuch 的眼科全书，共三册，曾多次再版。此外在法国 Liebreich（1830～1917）于 1863 年出版了《眼底图谱》。德国 Zehender（1819～1917）于 1863 年创办临床眼科月刊杂志（Klinische Monatsbltter für Augenheilkunde und ihre Grenzgebiete）。Leber（1840～1917）在 1897 年首次记述了遗传性家族性视神经萎缩，即所谓 Leber 病。Hirschberg（1843～1925）对眼科学史有研究。19 世纪中叶以后，由于医学的多方面进步，如建立细菌学后，发现多种病原体，更新了发病概念。1882 年细菌学家 Koch 发现结核杆菌后，Haab 证明了葡萄膜结核病是由结核杆菌引起。1883 年 Koch 发现在埃及引起结膜炎的一种小杆菌，1886 年美国 Weeks（1853～1947）培养成功，即今所谓 Koch-Weeks 杆菌。德国 Axenfeld（1867～1930）和法国 Morax（1866～1935）分别研究了能致慢性结膜炎和亚急性结膜炎的一种杆菌，即所谓 Morax-Axenfeld 杆菌。奥国眼科学家 Fuchs（1851～1930）对现代眼科临床和眼病理学有很多贡献，由于成绩突出，在他发现的或创造的眼科疾病或器械中，有许多是以他的名字命名的，如 Fuchs 点状表层角膜炎、Fuchs 眼罩等。此外法国盲人教师 Braille（1809～1852）在 1852 年发明盲者用点字，英国药理学者 Frazer（1819～1920）在 1862 年发现毒扁豆碱的缩瞳作用，1867 年分离出毒扁豆碱。德国 Weber（1829～1915）于 1876 年提倡用毛果芸香碱治疗青光眼，德国妇产科医师 Credè（1819～1892）于 1884 年提出用硝酸银滴眼，预防新生儿脓漏眼。奥国 Koller（1858～1944）于 1884 年提出用可卡因作眼部麻醉。德国 von Hippel（1841～1917）于 1888 年开始了现代角膜移植术等。

第四节　20 世纪眼科学的发展

20 世纪眼科学发展成现代眼科学，眼科器械制造越来越精良，眼科医师分工越来越细。20 世纪初，1905 年挪威 Schiφtz（1850～1927）发明了眼压计。1909 年瑞典 Gullstrand（1862～1930）制出大型检眼镜，1911 年发明裂隙灯显微镜，这是一次突破性进展，为对活体眼进行显微镜检查提供了有利的器械。1916 年日本石原忍制成假同色版色盲检查图，为多数国家所采用。1909 年第 11 届国际眼科学术会议上，定出国际通用视力表。1909 年 Elliot（1864～1936）对青光眼施行了环钻术。1910 年 Smith（1859～1948）在印度对白内障施行了白内障囊内摘除术。1927 年 Gonin（1870～1935）成功地进行了视网膜脱离的手术疗

法。1940 年前苏联 Filatov 首创用尸体角膜行角膜移植术成功。1945 年 Schepens 制成双目立体间接检眼镜。1949 年英国 Ridley 创白内障摘除术后植入人工晶状体成功。1961 年 Novotny 和 Alvis 创造荧光素眼底血管造影术，对眼底病的诊断、治疗提出新的依据。1971 年 Machemer 设计制造了玻璃体注吸切割器开创了闭合式玻璃体切除术。许多眼科医师不再以简单的眼外科、眼内科来划分专业，而以眼生理、生化、病毒、免疫、病理、屈光、人工晶状体、青光眼、显微外科等来区分，但又互相融合，互相促进，使得眼科学不断进步。20 世纪 30 年代制成磺胺药物，40 年代青霉素出现，以后又有多种抗生素出现，使许多过去认为难以治疗的各种传染性眼病如淋病性眼炎、重症化脓性角膜炎或沙眼等不再是失明的最主要原因。随着肾上腺皮质激素类药物的广泛应用，使过去眼科难治的疾病如葡萄膜炎、角膜实质炎等有了治疗方法。但随着抗生素、激素的滥用，临床上出现许多新的并发症，如激素性青光眼等，给患者造成很大痛苦，这就需要提高使用方法，创制新药来克服。眼科手术技术几乎全向显微手术技术发展。随着手术显微镜及显微手术器械的不断更新，眼科手术技巧也日益趋向高精尖、高难度发展，手术成功率也日益提高。以日臻完善的人工晶状体植入为例，已有前房型、后房型、虹膜夹型等人工晶状体，并有硬性、软性折叠型、特殊滤光型、多焦点型等多种类型。白内障摘除术也发展为现代囊外摘除、开罐式截囊、圆形撕囊以及小切口不缝线和超声乳化吸除、后囊抛光等现代化显微手术技术。60 年代末由于玻璃体切割器的创制，玻璃体代用品和 C_3F_8 等惰性气体、硅油等的应用，大大提高了玻璃体视网膜机化膜的切除剥离和复杂性视网膜脱离复位的成功率。20 世纪 60 年代初激光技术问世后，很快应用于眼科医疗。现在多种不同类型不同波长的激光器已广泛应用于角膜病、青光眼、白内障及其并发症、视网膜病变及眼肿瘤等的治疗。20 世纪 70 年代后兴起的如角膜磨镶术、准分子激光角膜切削术等屈光性手术以矫正屈光不正，以及与此相配套的眼轴长度测量仪、角膜地形图仪、角膜测厚仪等的研制发展和应用都是新的成就，而眼病遗传学、眼免疫学、眼组织病理、眼微循环、眼电生理、视功能测定、超声、CT 及磁共振等的研究和诊断应用亦都是促使近代眼科学重大进展的因素。

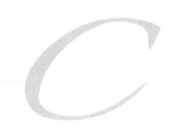

第二章
中国眼科学发展史

第一节　我国眼科学的萌芽时期

我国医学的发展最早记录见于由黄河流域的河南安阳在殷墟中发掘出来的公元前14世纪殷武丁时代遗物——甲骨文字，从当时王室对祖先的祈祷辞或卜辞中关于眼病（疾目）的记载，得知已有致盲者。如描述殷贞王眼病的"贞王其疾目"，"贞王弗疾目"（图1-3）。同时如《山海经》这部先秦古书，载有动植物药物126种，有关眼病治疗药有7种。此外《书经》、《诗经》亦有记载一些民间疗法。《淮南子》还载有木能治目疾，木即今之秦皮，现仍为中医眼科常用药物之一。

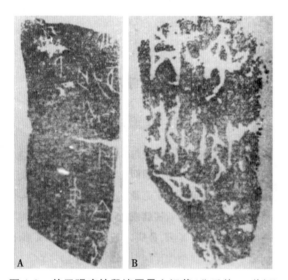

图1-3　关于眼病的殷墟甲骨文记载（公元前14世纪）

A. 贞国亡疾目　B. 贞疾目不

目盲为最严重眼病，《书经》"瞽奏鼓"，传有"瞽为诗"。最著名的音乐家师旷即为一盲人，《孟子》有虽有师旷之聪不以六律不能正五音的记载。《檀弓》载有"子夏丧其子而丧其明"。《左传》的作者左丘明亦为盲人。司马迁曾谓"左丘失明厥有国语"。《诗经》称"矇瞍奏公"毛传释有眸子而无见曰，无眸子曰"。当时已将目盲分为两类。其次舜患重瞳症，首见于《荀子》，《史记》载项藉患重瞳症，是世界上瞳孔异常最早的记载。《史记》谓孔子称文王视如望羊；《左传》载陈豹望视，这可能是屈光不正的最早记载。汉代以前我国没有眼科的医药手术遗留下来，但可从《神农本草经》、《说文解字》等书找到一些有关记载。《神农本草经》是我国现存的第一部药书，虽托名神农所著，但一般认为约为公元1世纪东汉时代成书，它总结了秦汉以前直至远古的用药经验，全书三卷，收载药物365种，包括动、植、矿物等药，有关眼科药物约70多种，计明目药40余种、治疗眼病药30余种，书中所载药效，由于是长期临床经验所得，故大多正确，在治疗眼病药物中如黄连、秦皮等至今仍有实用价值。由书中所列药物治疗的眼部疾患来看，汉代以前已观察到的眼病为青盲、目痛、目赤痛、目翳、伤眦、泪出、多涕泪、目中淫肤、目赤白膜、风邪目盲、目眴、目欲脱、面目浮肿等眼睑病、泪器病、结膜病、角膜病、黑睛及一些全身病的眼症状。《说文解字》是公元1世纪许慎所著，有30余字涉及眼病。汉刘熙所撰《释名》中又有增加至汉代所观察到的眼病。据考证计有先天性角膜疾病、斜视、眼球萎缩、眼疲劳、视力减退、翼状胬肉、幻视、眼内异物等。《内经》托名黄帝所著，是我国现存的第一部医书，约在西汉成书，汇集了秦汉以前有关眼病的记载为目盲、目下肿、目黄、目赤、目赤痛、目眴等。有关针刺治疗眼病记载为"目中赤痛从内眦始，取之阳"是针刺治疗眼病的最早记载。《灵枢》记有复视，如"精散则视岐，视岐见两物"。还强调了眼与全身的整体观念，有"十二经三百六十五络，其血气皆上于面而走空窍，其精阳气上走于目而为睛"。又有"目者肝之官也；……肝病者，眦青"。"目赤色者病在心，白在肺，青在肝，黄在脾，黑在肾，黄色不可名者，病在胸中"。"目者五脏六腑之精也，营卫魂魄之所常营也，神气之所生也"。基于这种整体观念，"内经"于多种全身病均述及眼症状。所阐述的眼与全身病的关系，使后世内科医者从眼症状上帮助诊断，亦为眼科治疗指出了治本方向。《内经》也把阴阳学说应用到眼科方面。如：

"瞳子黑眼法于阴，白眼赤脉法于阳也，故阴阳合传而睛明也"。《内经》在五行学说方面，以五行配五脏，以目为五脏六腑之精。五行学说遂引用到眼科领域内。后世唐代眼科的五轮八廓学说，可能是由于《内经》所提倡的整体观念、阴阳理论和五行学说所启发而产生。关于眼生理方面，管子认为"肝发为目，肾发为耳……"。关于眼的解剖生理方面，《内经》中已能区分瞳孔（瞳子）、角膜（黑眼）、球结膜（白眼）、眼肌、内眦和外眦等。《灵枢经》曾有"五脏六腑之精气皆上注于目而为之精，精之窠为眼，骨之精为瞳子，筋之精为黑眼，血之精为络。其窠气之精为白眼，肌肉之精为约束，裹撷筋骨血气之精而与脉并为系，上属于脑后，出于项中"。对眼病原因，主要归于过劳，故庄子称"五色乱目，使目不明"；老子称"五色令人目盲"。因此主张静心养目。用手术治疗眼病，除针刺法外，古人早知用烧灼法治疗角膜溃疡。《淮南子》："目中有疵，不害于视，不可灼也"。又晋司马师患目瘤，曾施手术割治。《晋书》："初帝目有瘤疾使医割之，莺（文莺）之来攻也，惊而目出，惧三军之恐，蒙之以被，痛甚啮被败而左右莫知焉"。此为我国割治目瘤最早之记载。《史记》"扁鹊列传"：扁鹊过洛阳，闻周爱老人，遂为耳、目、痹医"。扁鹊约生于公元前四世纪，可以说是我国最早的五官科医生。《墨子》"今有药于此，食之则耳加聪、目加明，则吾必悦而强加食之"。证明当时已在用药物医治眼病。

第二节 隋唐时代的眼科学

公元6~10世纪，是我国历史上经济文化大发展的时期，在医学上除继承秦汉时代成就外，因与外族医学有接触，故发展较快。我国最早的眼科书籍是《隋书》经籍志所载的《陶氏疗目方》和甘之《疗耳目方》。惜两书均已失传，无由窥其内容。公元610年巢元方著《诸病源候论》是我国现存的第一部病因病理专书。对疾病症状病源探讨均较全面，有关目病者凡38论。据毕华德考证属于眼睑病者9候：睑缘炎（目风赤、目赤烘眦、目数十年赤、赤、缘目生疮），睑脓肿（目风肿、针眼），眼睑水肿（目封塞），上睑下垂（睢目）；属于泪器病者四候：泪溢（目风泪出、目泪出不止），目涩和慢性泪囊炎（目眵）；属于结膜病者7候：结膜炎（目赤痛、目珠管、目肥、目息肉淫肤），脓漏眼（目胎赤、目脓漏），翼状胬肉（目肤翳、目肤翳复瞳子）；属于角膜病者四候：角膜斑翳（目息肉），角膜浸润（目内有丁），角膜结膜炎（眼障翳）和角膜溃疡（目疮）；属于视网膜或视神经病者：青盲、瞳孔闭锁（目青盲有翳），夜盲（雀目），白内障和妊娠高血压综合征（产后目瞑）等；属

于屈光方面者有五候：近视（目不能远视），散光（目茫茫），复视（目视一物为两），斜视（目偏视）和弱视（目暗不明）。此外尚有目眩、目晕、目黑和眼球突出等。公元652年孙思邈（581~682）著有《千金方》，内容丰富，载有关于预防医学、诊断、治疗以及营养等各方面知识。孙氏还观察到老视眼现象，以为"凡人年45以后，渐觉眼暗，至60以后还渐自明"。对眼病治疗除内服药外，还介绍了洗眼法、滴药法、冷敷法、热敷法、熏眼法、按摩法等，还介绍了血管翳的钩割法手术。书中验方71首，内服药主要为含维生素丰富的营养药，外用药主要有黄连、秦皮、食盐等。不少是采录自民间药方。针灸另列一卷，主张汤药攻内，针灸攻外，针与灸并用，不可针即用灸，并介绍了目病针灸穴位。唐代中外交通发达，促进了文化交流。在医学方面，日本、朝鲜、阿拉伯等国都遣人来我国学医，我国商人和僧侣也将我国医学传播到国外，如鉴真和尚在日本传授我国医学即为一例。同时印度的医药也流入我国，使我国医学在原有基础上更加丰富。有关眼科的资料，如鉴真和尚（688~763）未出国前，在广东韶关即曾就印度眼医治疗眼疾（见唐大和东征记）；唐诗人刘禹锡（772~842）有赠眼医波罗门僧诗："师有金篦术，如何为发蒙"。金篦刮目，见诸佛经，可知当时社会上已有印度眼医行医。《千金方》问世后一百年，即公元752年王焘著《外台秘要》，在眼科部分首先采用印度医学理论，介绍了谢道人所撰天竺经论眼。其理论为人身由地、水、火、风四原质所成，眼珠由水所成。并谓白睛由三层膜所成，黑睛由一层膜所成，不可轻触。对白内障详细介绍了其病因、临床症状和金针拨内障手术疗法。对青光眼的病理有独到见解，以为此疾之源，皆从内肝管缺，眼孔不通所致。急需早治，若已成病，便不复可疗。并将青光眼分为三类即：黑盲、乌风、绿翳青盲。处方主要是总结分类介绍了"千金方"、"谢道人方"、"崔氏方"、"集验方"、"肘后方"、"必效方"和"小品方"的眼病处方。对翼状胬肉（眼肤肉生复瞳子）主要烧灼法，以为"割之三复生，不如取针烧令赤烁着肤上，不过三烁，缩也"。对倒睫介绍了拔除法。对眼病病因则多引述《诸病源候论》观点。唐代《龙树眼论》是我国论眼病的第一部专门著作，作者及年代均不详。崇文总目作一卷，《读书后记》作三卷。唐诗人白居易（772~846）年老体弱，且兼有眼病，喜读《龙树论》。有诗："案上漫铺龙树论，合中虚贮决明丸"。又诗人元稹（779~831）曾有："复有比丘溢，早传龙树方"。可见《龙树眼论》一书在唐代盛行。惜此书今已不存，只有日人自医方类聚辑出之本。龙树本为公元四世纪时印度名医。印度眼科理论亦在此时传

入我国。《龙树眼论》由于避宋英宗讳（曙），12世纪以后，改称《龙木眼论》。现存的是《秘传龙木总论》，详考其书已非原来的《龙树论》，而是宋刘皓所作。内载72症，很可能是作者辑前人眼科著述而汇成。72症主要分为内障与外障两部分。计内障23症包括白内障、青光眼和夜盲；外障49症，其中角膜病及结膜病较多，另有眼睑病、泪器病、眼肌病、虹膜病、眼外伤及沙眼（睑生风粟、胞内凝胶）、虹膜脱出（蟹睛疼痛），前房积血（血灌瞳人）及眼球震颤（辘轳转关）等。在眼科手术方面，介绍了钩、割、针、镰法。对翼状胬肉认为割取须令尽，如未全尽可再取之，以尽为度，割后以火熨令断其势，即不再生，不然则二三年仍有发展。对白内障有内障眼根源歌，针内障眼法歌和针内障眼后法歌。对病例选择，术时注意事项，术前术后调养将息，均在论列。此外在眼论中首有五轮学说，即按瞳孔、虹膜、球结膜、两眦和眼睑，分为水轮、风轮、气轮、血轮和肉轮。认为目为五脏中气所成，故肝有病应于风轮，心有病应于血轮，脾有病应于肉轮，肺有病应于气轮，肾有病应于水轮。复引用《内经》肝属木、心属火、脾属土、肺属金、肾属水的五行学说，将眼病进一步与五脏病联系起来，而提倡眼病须治本经的理论。这种学说和72症的说法，颇为后世一般眼科家所遵循（图1-4）。

该书除介绍五轮学说外，又介绍有八廓学说（图1-5）。系将八种眼病分属八廓并与五脏六腑相联系，

是五轮说的进一步发展。但这一学说并未被眼科医师所公认。

关于药物方面，梁陶宏景（451～563）著有《本草经集注》七卷，除整理订正《神农本草经》外，又增加药物365种，计较原书增加药物一倍。由于唐代国家统一，社会经济繁荣，对本草修订有迫切需要。唐高宗李治令苏敬等重新编修，订名《新修本草》，公元659年完成，收载药物844种，较陶氏《本草经集注》又增加了114种。外来药物有安息香、龙脑香、胡椒、诃梨勒、底野迦、阿魏、郁金、无食子等。其中有眼科用药，如龙脑香明目去目赤翳。诃梨勒实核治风赤眼痛等。由于吸收了西域、印度、波斯的药品，我国的本草学更加丰富了。《新修本草》可认为是世界上最早的一部国家药典，又称为《唐本草》。唐设置太医署，是医学教育机关，也是医疗单位，主要是培养医学人才。署内设有令、丞、医监、医正、医博士、助教、医师、医工、医生和典学。医博士、助教掌教授诸生，医师和医工助之。分为五科：一曰体疗，七年成；二曰疮肿，三曰少小，均五年成；四曰耳目口齿，四年成；五曰角法，三年成。除基本课程《素问》、《脉经》、《甲乙经》、《神农本草经》等外，均分业教习并与临床实习相结合。有严格的考试制度和退学规定，学生毕业，可考取为医师、医正、医工等职。唐代分科渐多，原属于内科或外科的五官疾病，自此划分独立为耳目口齿科。在此尚应提出，眼科假眼手术最早见于唐代。据《太平御览》称：

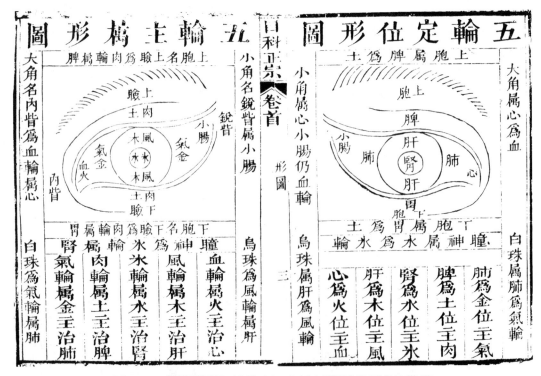

图1-4 五轮学说图解（目科正宗，中国中医研究院图书馆藏书）

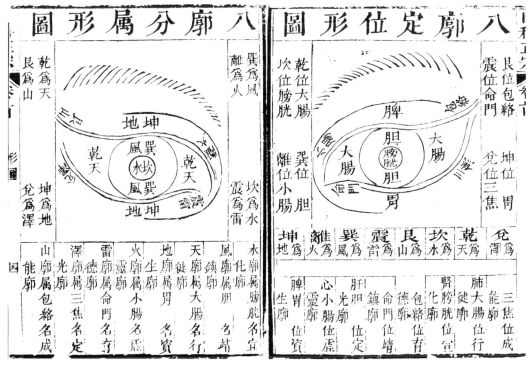

图 1-5　八廓学说图解（目科正宗，中国中医研究院图书馆藏书）

"唐崔碢失一目以珠代之"。又《吴越备史》载："唐立武选，以击球较其能否，置铁钩于球杖以相击。周宝尝与此选，为铁钩摘一目，睛失，宝取睛吞之，复击球，获头筹，遂授泾原，敕赐木睛以代之。一日晨起漱，木睛堕水、弃之"。原书注："木睛不知何木，置目中无所碍，视之如真睛矣"。南唐刘崇远撰《金华子杂编》亦有此记载。周宝，武宗（841～846）时人，与崔碢大约同时。就以上记载，我国在九世纪初叶已有假眼。假眼有珠和木质两种，木质者既觉无所碍而视之又如真睛。可见当时已精于此项手术，世界上安置假眼实以我国最早。

第三节　宋金元时代的眼科学

公元 978～992 年王怀隐等编著《太平圣惠方》，收集了宋以前方书和民间验方，且有关于病因、病理的探讨。全书有关眼科者两卷。于眼论中总结介绍了五轮学说，对眼病预防、主张摄养。手术方面介绍了钩、割、针、镰法和开内障眼法。特别对白内障手术叙述较为详细。有关术前注意、术后处理、手术以及止血、止痛、止呕等方法，都有周备的介绍。可谓眼科有价值的文献。

北宋末年约 11 世纪末，更有《圣济总录》问世，书中收集民间验方，结合内府所藏秘方及前代方书所载加以整理而成，关于眼科者共 12 卷。书中录有眼病方

剂 758 条，多用大方，一方用药有多至 20 余味的。眼病门仍留有丹石毒攻眼方，可见当时炼丹服石仍属盛行。宋徽宗赵佶迷信道教，喜服丹石，被金人俘房后，一目终至盲废，可能与服食丹石有关。手术方面介绍了钩、割、针、镰法。所载熨烙法，有热熨法、汤器淋熨法、针烙法和掌熨法等。宋代本草学，由于阿拉伯和南洋药物输入渐多，国内新发现药物也日渐增多，原有唐代本草已不敷应用，故多次加以修订。宋代本草的伟大成就，首推《重修政和经史证类备用本草》。此书原是唐慎微所作，后经过太医局医官两次重修校订，作为官定本而刊行。淳九年又将寇宗《本草衍义》分列书中。全书凡 30 卷，共载药物 1740 余种，有关眼科药物计明目药 80 余种，治疗眼病药物 100 余种。此书乃集宋以前本草学之大成，作为本草学的范本达 500 年之久。

以后更有《银海精微》上下两卷，托名孙思邈原辑，但唐宋时均未提及著有此书。齐一经《银海精微》序称"《银海精微》二卷，未知何人所撰著"。又元末明初人楼英《医学纲目》首先引用此书，估计此书成于宋以后时代。

该书首列五轮八廓学说，并介绍中医表里虚实的基本原理，阐述眼与全身病的相互关系。治疗上主内服与外治配合。计列眼病 80 症，除列举症状病因和疗法外，并各附简图。

书内对检眼方法已予注意。如检视瞳人角膜（风

轮）、虹膜（黄仁）、球结膜（白仁）和睑结膜（胞睑）等。此书在手术方面介绍了如倒睫睑内翻的夹法、烙法和治疗白内障用金针法等。

宋代公元 1078～1085 年设太医局，其中设九科，并将眼科独立。至此眼科不仅从五官科划分出来成为专科，而且在授课内容上列《龙树眼论》为小经，为各科必读之书，可见对眼科很是重视。

宋元间医学家出现了百家争鸣的局面，在深入研究《内经》理论之后，创造性的提出了各自独特理论和见解，形成了宋元间四大医学派别。四家学说都引用到眼科的理论和治疗上，使眼科更进一步丰富起来。这四家学说的代表为：

（1）寒凉派：以刘完素（1110～1200）为代表，提出"火热论"的病因学说，主张多用寒凉药物。

（2）攻下派：张从正（1156～1228）为代表，认为病因或外来或内在皆为邪气，提出治疗以攻病除邪为首要。

（3）补土派：李杲为代表，（1180～1251），提出"内伤脾胃，百病由生"的学说，治疗主张补益脾胃，外举中气。

（4）滋阴派：朱震亨（1281～1358）为代表。提出："阳有余，阴常不足论"。治疗用"滋阴降火"法，故称"养阴派"。

四家学说虽都各具独特论点，但并未忽略辨证论治的基本原则。宋元以后眼科在理论和治疗方面都受到四家学说的一定影响。

隋唐以后，眼科手术有进展，如针拨内障的手术等。

在此还应提及我国眼镜的发明和使用问题。据近代考证宋代史沉断狱，于案牍之故暗者，以水晶承目照之则见，认为是真正眼镜的初步发明；同时确信南宋宗室赵希鹄所著《洞天清录》之眼镜史料可靠。原文是："老人不辨细书，以此掩目则明"。以为我国宋代已有眼镜。元代马可波罗，在游记中称那时有年老的人戴眼镜阅读小字。至明代多种书笺中已有记载，如明屠隆《文房器具》条云："大如钱，色如云母，老人目力昏倦，不辨细书，以之掩目，精不散，笔画倍明"。又眼镜一词已见于明代著作，如明《正字通》："眼镜也"。《七修续稿》亦云：闻贵人有眼镜。至清代则均称眼镜。

第四节　明清时代的眼科学

跨元明两代有眼科名医倪维德（1303～1377）著《元机启微》一书，专论眼病，其书成于洪武壬子（1372）年。该书分两卷，上卷探讨眼病病源，按病因将眼病分为 18 类，各加以阐述并附以施治经验。下卷为处方，首论君臣佐使、逆从反正之义，次列眼病 46 方，其附录一卷乃薛已核订时所增补。18 类中包括眼睑疾患、泪器疾患、结膜疾患、虹膜疾患、晶状体疾患、原发性及外伤性青光眼、夜盲、外伤及营养性眼疾患等。倪氏凭临床经验将眼病按病因作精细分类，颇具卓见。自此我国眼科有了系统的理论根据。王肯堂于1602年辑《六科证治准绳》，全书以证治为主，是我国医学中关于临床治疗学上一部巨著。书中七窍门上论眼病，共列 170 余症，打破了自唐以来所拘泥的 72 症之说，且记载眼病的症状和病因均极详尽，部分眼病附有处方。所述眼病的他觉症状，几乎肉眼所能见到的均已描绘无遗。公元 1644 年又有傅仁宇著《审视瑶函》一名《眼科大全》，是一部眼科专著，全书分六卷：首卷主要杂论，次卷乃摘录前人学说，卷三至卷六分类列出各种眼病，最后附以眼科针灸要穴图及前贤补遗诸方。是书以昔人载 160 症失之滥，著 72 症则失之简，故摘要删繁，定为 108 症。可知作者富有专科经验。每症之后均附有治疗方剂，多内服药物，对手术亦颇重视，但主张戒慎。介绍有割攀睛胬肉手法、拨内障手法、危氏煮针法、并附有手术用器械简图。明代尚有袁学渊所辑《秘传眼科全书》，成书年代不详。首先介绍历代眼医理论，列眼病 72 症，各症附有简图，并分经分类介绍了眼科主要药物的药性。清黄庭镜于1748年著《目经大成》，书分三卷，卷一包括杂论；卷二包括病因 12，症 81，似因非症 8，卷三为方剂。作者对手术特别重视，也精于手术。此书后经邓赞夫增补而成《目科正宗》，于 1810 年出版。书中详细地记载了多种眼科手术法，称为外治法。例如内障针法名拨眼八法（审机、点暗、射复、探骊、扰海、卷帘、圆镜、完璧）。另有割法为割除翼状胬肉。其次为夹法，乃用竹夹夹上眼皮，经数日后坏死后剪去，以治疗倒睫。眼科器械有竹夹、眉刀、月斧、银钩、火烙、银针、金针、三棱钩镰、毫针等（图 1-6，图 1-7）。并附图形，另有钳剪等。止血一般用烙法。并于术前用冷水浇淋眼球，以减少手术时疼痛和出血。清代名医张璐，著有《张氏医通》，对眼科有专长，并精于眼科手术，对于针拨白内障有独到之处，书中记述手术法颇详，并有病例报告。

清雍正年间（1723～1734）政府主编《古今图书集成》内医部汇考目门共 72，将历代有关眼科著作，以成书年代为序，作了精简的内容介绍，并附以眼科处方、单方、针灸、导引、医案等。清乾隆 7 年（1742）刊行了医学丛书《医宗金鉴》，系吴谦等主编。全书 90 卷，内有《眼科心法》二卷，首论五轮八廓学说，但以五轮属脏，八廓属腑，按轮廓部位观之，病之在脏在腑即可了然。对眼病病源主三因学说。明代本草学家对药物

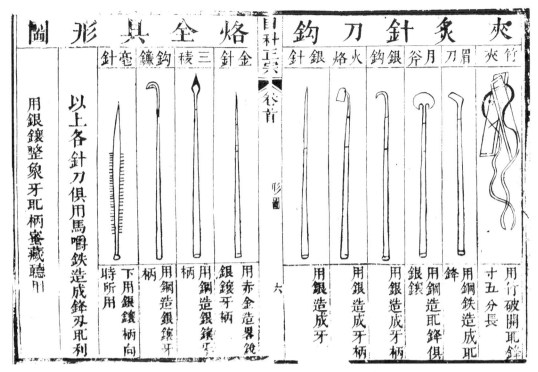

图 1-6　手术器械及治疗用具图（目科正宗，中国中医研究院图书馆藏书）

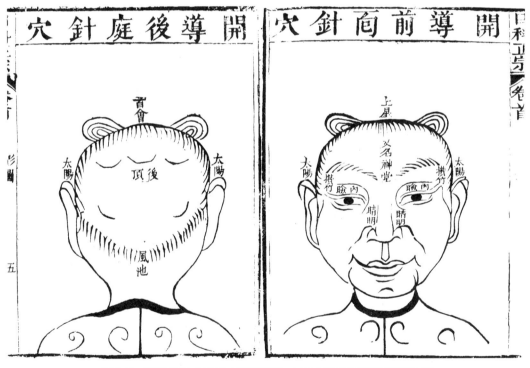

图 1-7　眼科针灸穴位图（目科正宗，中国中医研究院图书馆藏书）

的研究工作更加细致深入，16 世纪出现了伟大的药物学家李时珍（1518～1593）所著有世界影响的《本草纲目》。全书 52 卷载药 1892 种，新增 374 种。全书记载眼科药物 400 余种，计明目药 120 余种，治疗用药物 300 余种。并附有历代名方和作者经验良方。该书采

用植物名称是根据时代的先后作标准的，这样的科学命名方法，可与 Linne 的植物分类学命名法媲美，但以他们的年代作比较，李时珍的理论要早 170 多年。他的植物命名法，无论在药物学方面或植物学方面，或在植物学分类方面，都是一个伟大的贡献。此外他对

采药或制药方面记述详细。可知他已注意到环境对药物的影响。清代赵学敏著《本草纲目拾遗》(1765)，内有眼科明目药 20 余种，眼科治疗用药 50 余种。明朱棣等编有《普济方》是明代医方书大成，亦为我国现存最大的一部方书，共 168 卷，载方 61 000 余首。眼科部分即有 16 卷，几占全书 1/10。分眼病为 57 类，各类均附有论述。多引用《内经》、《诸病源候论》及《龙木论》等观点。方剂除搜集明以前方书所载者外，并采录当时验方，故内容极为丰富。明设太医院，医学教育方面有医学提举司，分 13 科，大方脉科、小方脉科、妇人科、疮疡科、针灸科、眼科、口齿科、接骨科、伤寒科、咽喉科、金镞科、按摩科、祝由科。医官、医生、医士各专一科，有专学眼科者。清沿明制度，设太医院，组织大同小异。医学初设 11 科，后将痘疹归入小方脉科，咽喉科与口齿科合并，遂为 9 科，眼科仍为一科。

第五节　我国现代眼科学的崛起

一、西方眼科学的传入

明末(公元 17 世纪)西方传教士 Terrenz(邓玉涵，1576～1630)与 Rho(罗雅谷)等翻译西医解剖学，于 1643 年出版了《人身说概》、《人身图说》两书。在《人身说概》"目司"一章中，介绍了眼的解剖生理。1807 年英国 Morrison 来广州传教，1820 年他与英国东印度公司船医 Levingstone 在澳门开设诊所，兼治眼病。1827 年英国东印度公司又派眼科医生 Colledge(1797～1879)到澳门建眼科诊所，先后 5 年。1834 年美国 Parker 医生(1804～1888)到广州传教，次年开设"广东眼科医院"，后更名"博济医院"，1866 年在此院内设医校，这是美国及最早在华的传教医生设立的第一所医院和医校。开院第一年即为一白内障患者施手术，效好而扬名。随以带徒弟方式，训练三名中国助理，行眼科和外科手术。其中有关阿铎(Kwan A-To)能施眼翼状胬肉、睑内翻倒睫、白内障等手术，名声更在 Parker 之上。关氏即是我国第一位西医眼科医生。1836 年 Colledge 建议教会多派医生到中国，先学好国话，通过医病并行传教。随着中英鸦片战争后的一系列不平等条约和口岸开放，在厦门、宁波、上海、广州、福州等地教会医院相继进入和建立西医诊所，如宁波华美医院(1843)，上海仁清医院(1845)、汉口协和医院(1864)、天津马大夫医院(1868)诊治眼病或设眼科及宁波 Macgowan 眼病诊所(1843)，北京 Lockhart(1861)眼科诊所。以后美国教会美籍贺庆医生在北京办仁同仁医院(1903)，加拿大教会在成都办华西协合大学存仁医院(1929)和波

兰籍神父 Sunievitch(宣蔚仁)在河北邢台建德顺德府公教医院(1932)等纷纷出现。并有 Kerr(1880～1881)译《眼科撮要》，《外科手术：卷六眼科手术》，Neal 及 Jellison 等(1883)译《眼科名词》，Ingram(1887)译《屈光学》及 Douthwaite(1887)译《眼科撮要》等书，但由于这些传教士医生本身素质欠佳，也不精于医疗业务，因而医疗质量可想而知，更不必说教学、科学研究了，甚至后来 Parker 转当美国驻华公使了。

二、我国现代眼科学的建立

从 19 世纪下半叶到 20 世纪早期，随西方侵华赔款或自办等在我国开始建立医学院校，设有眼科课程。但多与耳鼻喉科一起，内容简陋。到 1921 年北京协和医学院将眼科与耳鼻喉科分开。1916 年我国李清茂(1884～1946)由美归国，任该院眼科代主任及助理教授(Assistant Professor)，1924 年他开办中文授课的眼科进修班，翻译《梅氏眼科学》作教材，大多数学员以后成为我国现代眼科学的骨干。北京协和医学院还聘请国外眼科专家任教或讲学，如 1922～1923 年奥地利维也纳大学的 Fuchs 父子，1928～1932 年 Pillat，Salzmann，Kronfeld 等，他们都起了积极作用。在此前后，除李清茂外，林文秉、陈耀真、罗宗贤等由美国，毕华德、周诚浒、刘亦华、郭秉宽等由奥地利，刘以祥、石增荣、张锡祺等由日本相继回国投入我国眼科事业。美国 Peterson、加拿大 Cuningham(韩培林)等亦在成都华西协合大学任教眼科学。

在我国不少大城市，甚或边远地区，先后也建立起了眼科医院或眼科学重点医院。我国自办的医学校如天津医学馆(1881)，即后来的北洋医学堂(1893)、海军医学堂(1914)，北京医学专门学校等也培养新型医学生。

20 世纪 30 年代，毕华德等 1932 年在北京、周诚浒、刘以祥等 1932 年在上海、陈耀真 1934 年在济南和 1937 年在成都先后成立了眼科或眼耳鼻喉科学会，开展学术交流活动。1937 年中华医学会召开第四次全国代表大会，选举周诚浒为第一任眼科学会会长，林文秉为副会长，不久因抗日战争而停顿，1947 年复会，林文秉当选为会长。

眼科学术交流开始于 1887 年创刊的《博医会报》(China Medical Journal)，以英文刊出眼科论文，1915 年创刊中文《中华医学杂志》发表眼科稿件。1929 年毕华德等在《中华医学杂志》(英文版)组刊眼科专号。翌年又发刊专号于《中华医学杂志》中文版，至 1937 年抗日战争爆发，前后共刊出 10 期。在东北 1931 年高文翰、石增荣等曾创刊《启明眼科杂志》，但因经费困

难不久停刊。陈耀真等则于 1937～1949 年在成都继续支持《中华医学杂志》刊登眼科文稿。

三、新中国眼科学的发展

1949 年中华人民共和国成立，随着新中国医学事业的发展，眼科学也出现了一派新气象。眼科专业医师队伍迅速壮大，并得到较好的培养。据 1950 年调查，当时全国眼科医师不过 101 人，但到 2010 年，全国（未包括香港、澳门和台湾）已有眼科医师近 3 万人，约 60 年前的 300 倍。全国各省市、自治区的县以上医院大都设置了眼科。特别开放改革以来，随着我国经济的高速增长和"科教兴国"政策指引，更有力地促进了我国现代眼科学的发展。

（一）防盲治盲的战略性转变

新中国初期，沙眼是最严重的致盲眼病，其他如角膜软化等，曾在全国范围开展大规模的群防群治，列入国家农业发展纲要。经普及防治后，沙眼致盲率迅速下降。非感染性眼病白内障已成为首位需治盲眼病。1984 年国家成立全国防盲指导组，防盲治盲工作重点转到白内障复明手术。依靠各种形式活动：如医疗队、健康列车等及国际合作，仅 2005 年施手术 57 万例，2009 年增至 104 万例。有 105 个县获全国防盲先进县称号。已逐步实现了广泛应用现代白内障摘除及人工晶状体植入术，大大提高了患者术后的视力改善和生活质量。防盲工作亦进一步关注到低视力患病率及低视力眼病如屈光不正、弱视、青光眼及眼底病等的预防。

（二）现代新疗法、新技术不断推广应用与国际接轨

除了人工晶状体植入、屈光性手术、玻璃体切割术等最新一代技术、仪器设备或材料的引进、推广应用及密切观察各种疗效外，各种现代仪器的应用大大促进了我国眼科临床的诊治水平，伴同荧光眼底血管造影（FFA）、靛青绿血管造影（ICGA）、彩色多普勒成像术、超声生物显微镜（UBM）、共焦激光扫描眼底镜（CSLO）、光学相干断层成像（OCT）和视网膜厚度分析仪等高水平诊断检测分析技术及对视网膜功能测定的新型视觉电生理技术，进一步对视觉系统层次结构及视细胞功能进行研究。并应用于对婴幼儿白内障患者手术预后等做出客观评价。我国在视网膜电图光强度反应函数、对比敏感度电位阈值测定、生物电反应波形频谱分析等技术建立或应用于病因及发病机制探讨上作出重要工作。计算机自动视野仪、高分辨视野检查等影像学技术应用于青光眼早期诊断，也取得一定成效。

（三）基础研究发展迅速，学术水平日益提高

早在 1955 年我国首先在世界上分离培养出沙眼衣原体，随着分子生物学等迅速发展，我国在眼病遗传学、病理学、免疫学、细胞或基因工程学方面也有所进展，如白内障的遗传基因研究发现在染色体 16 的 5.11-cM 位点的 HSF4 是相关致病基因；已建立 2 株视网膜母细胞瘤细胞系，用于动物模型、基因检测和肿瘤分化谱系等研究。首次报道常染色体显性遗传性先天静止型夜盲的一个大家系，并将基因定位于人类第 1 号染色体短臂，命名为"RP1"基因，从中国广州原发性开角型青光眼家系（G-1）发现有 TIGR 基因突变；以及对葡萄膜炎、角膜移植排斥反应、视网膜视神经病变等各种相关因子的研究及对这些病变的防治探讨。

（四）临床大数量的疗效监测是我国眼科学发展的一大特色

我国人口众多、地域宽广，各种药物或手术治疗等观察均有较大样本监测，一些眼病并有其种族特点，如原发性闭角型青光眼发病率高，这对操作相应疗法和监控有重要意义。随着变性性眼病发病率逐步上升，在我国眼科医疗技术力量不断增加，眼科保健网扩大下，更有利于临床疗效的追踪观察。对于视光学、低视力、近视弱视等的防治和研究亦大大加强。

（五）眼科学术机构不断壮大及充实、多种形式的国内和国际学术交流日益活跃

虽然 1937 年已创立中华医学会眼科学分会，但到 1950 年全国会员仅 101 人。新中国成立后，全国及各省市先后陆续成立了眼科分会。20 世纪 70 年代眼科学分会还成立了专题协作组，1984 年更名为学组。全国眼科大会亦每年召开一次，还穿插有各学组学术会议或各种类型专题研讨会，并与国际学术组织协办会议等。同时国际学术组织亦先后在我国举行国际眼科大会或学术会议，如第 12 届亚非眼科学会、第 28 届国际临床视觉电生理学术会议等，既加强学术导向作用，亦促进了我国眼科整体学术水平迅速提高。

1952 年创刊了《中华眼科杂志》，改革开放后，杂志已办成月刊，还有 10 多种我国眼科学其他期刊。眼科专著和参考书亦不断增加，其中以《眼科全书》（现：《中华眼科学》）为代表，不仅恢复了 60 年代中被中断之后重组新版，而且已多次修订，成为最有参考价值的眼科著书。其他各系统眼病学、手术学、诊断学、应用基础学、检测技术等中文专著纷纷出版，并扩展到英文版专著。这些都丰富了知识更新和信息交流，对我国眼科学的发展和指导临床实践不断进步有重要意义，也与国际信息时代同步，与时俱进。

（六）国家大力支持眼科事业发展

20 世纪 80 年代由国家批准在广州中山医科大学建立我国第一个眼科中心，将教、医、研、防结合，形成独特的眼科新型机构，集中力量重点发展，之后，我国各地纷纷出现各种类型的眼科中心。从 1991 年建立了卫生部眼科学实验室、视光学中心等之后，相继成立了教育部眼科学实验室和眼科学国家实验室。同时国家也派遣或支持各种机构加强与国外的人才交流、学术交流，吸收各方面眼科人才。尤其在发展基础科学和应用基础研究等方面，开创新局面，使我国眼科的基础理论研究与诊疗技术一起提高，并力争与国际水平同步发展，创造新的辉煌。

四、中医眼科学的发展

随着西方医学的传入，传统的中医学受到挑战，19 世纪末，出现了影响较大的中西医汇通派，如 1892 年唐容川在所著《中西汇通医经精义》中，对中西眼科解剖作了简单比较。1926 年眼科医师陈滋（1879～1927）完成《中西眼科汇通》一书。列举中医眼科与西医眼科解剖、病名的对照，如胞睑—眼睑，睛帘—虹彩（虹膜），偷针—麦粒肿（睑腺炎），漏睛—慢性泪囊炎等，书按解剖部位分章节，以中医病名为主，西医病名对照，治疗则以中医为主。

新中国成立后，中医受到政府重视，1955 年北京成立中国中医研究院，眼科名中医唐亮臣（1894～1965）、韦文贵（1902～1980）、姚和清（1889～1972）均受聘该院。另外上海名中医陆南山（1905～1988）、成都陈达夫（1905～1977）等都为弘扬中医眼科学作出贡献，2003 中国中医研究院又成立了眼科医院。

1956 年起，在北京、上海、广州、成都成立 4 所中医学院（后为中医药大学），设有眼科教程，培养新型中医眼科医生。不少地方也建立了中医院，新型中医眼科医生也应用眼科的现代高新诊断技术和手术方法。同时，《中医眼科学》等教材及《中国中医眼科杂志》发行等促进了中医眼科学的现代发展。

（杨　钧　吴乐正）

主要参考文献

1. 毕华德. 我国西医眼科之起源及现状. 中华医学杂志, 1930, 16: 341.

2. 毕华德. 中华眼科杂志发刊词. 中华眼科杂志, 1950, 1: 1.

3. 周诚浒. 我国眼科史略. 中华眼科杂志, 1950, 1: 3.

4. 李涛, 毕华德. 中国眼科学史大纲. 中华眼科杂志, 1956, 6: 398.

5. 汤飞凡, 张晓楼, 黄元桐等. 关于沙眼病毒的形态学、分离培养和生物学性质的研究. 中华眼科杂志, 1958, 8: 7.

6. 陈耀真. 我国眼科学发展概况（一）. // 毕华德主编. 眼科全书. 第一卷, 北京: 人民卫生出版社, 1965, 3-31.

7. 毕华德. 我国眼科学发展概况（二）. 见: 毕华德主编. 眼科全书. 第一卷, 北京: 人民卫生出版社, 1965, 32-51.

8. 缪天荣. 对数视力表及 5 分记录法. 中华眼科杂志, 1966, 13: 96.

9. 陈耀真. 中国眼科学发展史. 眼科学报, 1986, 2: 3.

10. 杨钧, 赵红梅. 中华眼科杂志简史. 中华眼科杂志, 1992, 28: 8.

11. 佘永燕. 近代医学在中西医眼科汇通中的医事活动. 中华医学杂志, 2002, 32: 56.

12. 殷纳新. 眼科中西医结合历史的回顾. 中华医史杂志, 2002, 32: 57.

13. 王延华. 全国爱眼日的创建与发展. 中国中医眼科杂志, 2003, 13: 100.

14. 姚克, 叶盼盼. 我国近五年白内障研究进展和展望. 中华眼科杂志, 2010, 46: 888.

15. Pi HT. Native ophthalmic practice in China. National Med J of China, 1920, 6: 188.

16. Pi HT. Historical sketch of native ophthalmology in China. National Med J of China, 1929, 15: 604.

17. Pi HT. A resume of an ancient Chinese treatise on ophthalmology. National Med J of China, 1931, 17: 131.

18. Duke-Elder S. System of Ophthalmology. Vol Ⅱ. London: Henry Kimpton, 1961. 326.

19. Keeler R, Mishima S: International Biography and Bibliography of Ophthalmologists and Visual Scientists, Ostend（Belgium）: Wayenborgh, 2002. 191.

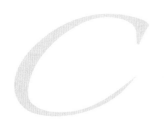

第二篇 眼的胚胎发育和比较解剖学

第一章
眼的胚胎发育

眼球的发育像其他器官一样,同时发生两种类型的活动:①生长,由细胞的增殖控制;②分化,细胞形状、结构和功能的定向性改变。基因因子决定可能发生改变的方向,而细胞或细胞成分相互作用的需要确定这个方向应该延续多久。这个过程基本上由两种活动所构成:①由于相对不同生长率产生的结构和形状改变;②由于分化和功能特异性引起的结构和功能改变。

实验技术已经证明一种眼组织由另外一种眼组织诱导,这些发育组织之间具有相互作用。如晶状体起源于对视泡(optic vesicle)诱导的直接反应,反过来,发育中的晶状体促进神经外胚叶(neural ectodermal)和眼中间充质(mesenchymal)成分的形成(morphogenesis),它在角膜分化中具有诱导性的影响,并促进玻璃体生长。此外,在晶状体和虹膜之间存在很强的器官-基因联系。视杯(optic cup)和晶状体之间的相互作用则引起视轴(ocular axes)的功能性调整。

尽管神经视网膜生长和分化与晶状体无关,但是晶状体的存在可能影响色素上皮(pigment epithelium)、脉络膜(choroid)和巩膜(sclera)的正常生长和形状改变。然而,色素上皮引导晶状体周围间充质的沉积,使得这三层结构生长一致。色素上皮也依赖于玻璃体使面积增加。

第一节 概 述

一、眼组织的起源

在眼的发育中,最重要的是神经外胚叶(起源于神经板和神经褶)、表面外胚叶(surface ectoderm)、神经嵴(neural crest),中胚叶(mesoderm)次之。

(一)神经外胚叶

神经外胚叶通过视泡(optic vesicle)和视杯的形成,产生视网膜色素上皮、虹膜括约肌(iris sphincter muscle)和虹膜开大肌(iris dilator muscle)、虹膜后神经上皮细胞、色素性和无色素性睫状体上皮细胞以及视神经的纤维及神经胶质。

(二)表面外胚叶

表面外胚叶与晶状体、角膜上皮细胞、泪腺(lacrimal gland)和眼睑的表面上皮以及附属腺体上皮细胞和结膜有关。

(三)神经嵴

神经嵴(neural crest)为眼及其附属结构提供结缔组织的很多成分。神经嵴是位于反折神经褶(neural fold)两边的细胞团,代表着紧邻神经褶的表面外胚层分层。在神经嵴细胞经过广泛迁移以便包围视原基(optic primordium)后,它们原位的结缔组织分化被称为中外胚层(mesectoderm)或外胚层间质(ecto-mesenchyme)。

起源于神经嵴的中外胚层与下列细胞系列有关:角膜细胞、角膜和小梁网内皮细胞、虹膜和脉络膜间质(包括色素性和无色素性内皮细胞)、睫状体平滑肌、巩膜和视神经鞘膜的成纤维细胞。前段和角膜的很多先天性畸形可能由眼神经嵴轴性迁移的紊乱所引起。

神经嵴的衍生也涉及眶组织的形成。眶纤维脂肪组织、伴行的眼外横纹肌细胞、眼眶血管的周细胞、眼眶神经(包括三叉神经节)及其相关的施万细胞、眼眶软骨和骨都是神经嵴起源的。

(四)中胚叶

曾经认为中胚叶(mesoderm)与眼和附属器的大多数结缔组织有关,实验性胚胎学研究已经显示中胚叶实际上对头和颈部中外胚层的作用很少。已在小鼠辨认出七对颅原节(somitomeres),是相似于成对轴旁体节(paired paraxial somites)的结构。对眼来说,现在认为中胚层仅产生横纹眼外肌和血管内皮细胞。横纹肌周围的脂肪细胞和血管内皮细胞周围的周细胞来自这些有限的原始中胚叶成分。循环的血液成分被称为血细胞性间充质,它们来自中胚层而不是神经嵴细胞。

术语"间充质"（mesenchyme）广泛地指所有胚胎性结缔组织，不能与中胚层相混淆。在头和颈部来说，大多数结缔组织来自颅部神经嵴（上述者除外）。

二、早期眼的形态形成

（一）卵裂和胚层

卵受精后成受精卵（fertilized ovum），受精卵分裂，细胞成倍增加，组成一团，形成桑葚状，名叫桑葚胚（morula）。桑葚胚的细胞不断分裂，逐渐排列为周围一层，中有一囊腔，充满液体，这时候名叫囊胚（blastula）。囊胚为球形，环绕周围的细胞名叫外细胞层，以后形成胎盘（placenta）；囊胚内一团细胞附着在外细胞层的一侧，名叫内细胞团（图1-8）。

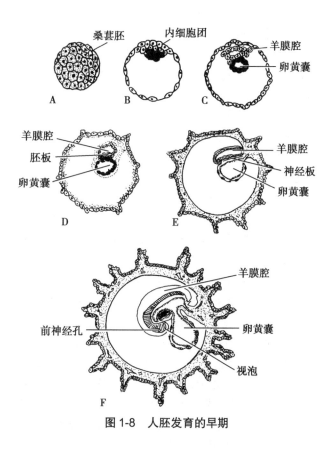

图1-8 人胚发育的早期

囊胚发育 细胞繁殖分化成为外、中、内三个胚层。外细胞层为营养外胚层，在胚进入子宫内膜后，吸收营养，供给胚的生长。内细胞团细胞疏散，中间生成一个腔，其周围有一层细胞，名叫羊膜外胚层；中间的空腔名叫羊膜腔（amnion cavity）。部分内细胞团细胞在羊膜腔的下面展开，围绕另一个空腔形成一层细胞，名叫内胚层，此空腔即卵黄囊（yolk sac）。羊膜外胚层靠近卵黄囊的部分，细胞加厚，其下面即卵黄囊的内胚层。这两层细胞以后即发育为人胚，名叫胚板（embryonic plate）。胚板的后端有细胞伸入外胚层

与内胚层之间，形成胚身的中胚层。

（二）神经沟和神经管

胚板初为椭圆形，继为梨形，前段较后段宽。后段的中央有一不透明纹，即原始纹。外胚层于原始纹之前变厚，形成神经板，神经板内陷，在正中线两侧折成两纵嵴，名叫神经褶，神经褶间的沟即神经沟（neural groove）。两皱襞逐渐合并形成一管，即神经管（neural canal）（图1-9）。神经管的头段渐扩大为三个原始脑泡，即脑的前、中、后三泡，将来发育成脑。神经管的其他部分形成脊髓，其腔为脊髓中央管。中胚叶在神经管形成后即伸入神经管和表面外胚叶之间，把两者分开。

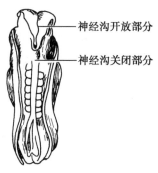

图1-9 长2.11mm的人胚

（三）视泡

神经管前后端融合较其余部分为晚。前端由于生长过度而扩大和卷曲，向腹面形成头褶。如此，原来在前端的两侧嵴转向下方，并融合为前神经褶，越过神经沟前口向上生长。这时（胚长2.6mm）在横褶正中线的两侧出现凹陷，即视窝（optic pit）。两视窝由一窄小区域连合起来，这一窄小区域即为视交叉的原基。

当胚胎在第三周（3.2mm）时，神经沟封闭，视窝变深，在前脑两侧形成对称的囊状突起，即视泡（optic vesicle）（图1-10）。视泡和前脑泡相通连。在发育过程中大脑和表面外胚叶的距离渐渐加宽，视泡远端继续扩大，与大脑渐渐远离，近脑端较窄，形成视茎（optic stalk），即视神经的原基（图1-11）。很快前脑即发育为终脑和间脑，视茎位于间脑下部分的外壁，间脑腔即为将来的第三脑室，在视隐窝处与视茎腔相通。原始视泡主要向外侧生长，微向前向上倾斜，将它和外胚叶之间的中胚叶推向周围。胚胎在4mm时原始视泡与表面外胚叶接触，并使表面稍微突起。因此，视泡的位置和成人眼不同，它是位于两侧的，被宽阔的额鼻突所隔开（图1-12和图1-51）。胚胎在19mm长时，两眼在正中矢状切面交点处形成160°角，而成人则为45°角。

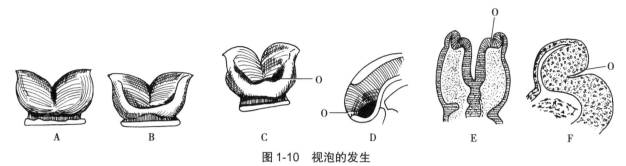

图 1-10　视泡的发生

A. 前脑前端，视泡尚未发生　B. 视神经褶出现　C. 前神经褶两侧出现视窝（O）　D. 视窝侧面观　E. 视窝切面（低倍镜）
F. 视窝切面（高倍镜）

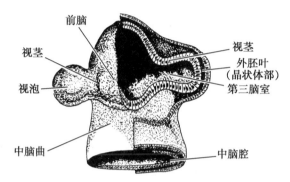

图 1-11　胚 4mm 的视泡和视茎

（四）视杯和原始晶状体

在视泡和表面外胚叶接触后，表面外胚叶即变厚，形成晶状体板（lens plate）。晶状体板向内凹陷，形成晶状体沟（lens groove）。再后形成晶状体泡（lens vesicle）（图 1-13A），同时视泡也随其远端变平，逐渐由远端和下方向内凹陷，形成第二视泡，即视杯（optic cup）（图 1-13B）。有人认为视泡的内陷是晶状体泡推压所致，但实际并非尽然如此，而是视泡远端和下方停止生长，其余部分，特别是视杯边缘部分仍然继续生长，因此包围晶状体的上方和两侧。由于下方停止生长和内陷，而形成胚裂（fetal cleft），也称眼裂（ocular

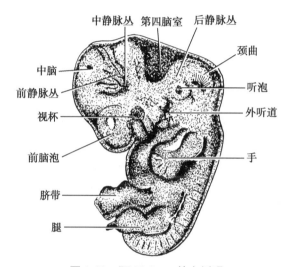

图 1-12　胚 12.2mm 的左侧观

cleft）或脉络膜裂（choroidal cleft）。

（五）胚裂

中胚叶组织经胚裂进入眼内，视神经纤维也经过此最短路径到达视茎（图 1-14）。

视杯逐渐加深，包围晶状体，在前端形成原始瞳孔，下面形成胚裂，血管和结缔组织由此进入眼内，形成玻璃体血管系统。视杯为两层组织，两层在杯缘和

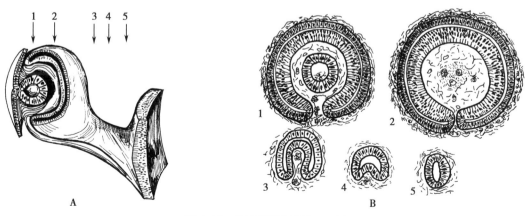

图 1-13　人胚视杯长 7.5mm 时

A. 视杯壁被切去以显示内外两层；晶状体泡被切开，以显示其腔（箭头示 B 的各个切面部分）　B. 由 A 各箭头所示顺序的横切面

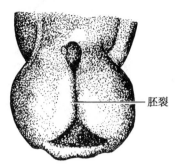

图 1-14 胚 7mm 眼原基，从下面观示胚裂

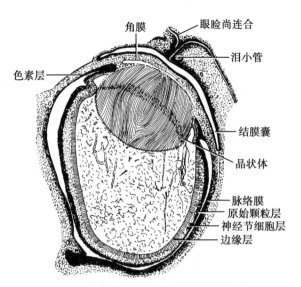

图 1-16 胚胎 2 个月零 3 周时眼的垂直切面

杯裂缘处相连续，内层较外层为厚，形成视网膜感觉层；外层形成色素上皮层，由胚外即可透见此层上皮的色素。视杯发育为视网膜感觉部（pars optic retinae）、视网膜盲部（pars caeca retinae）、视网膜睫状部（pars ciliaris retinae）和视网膜虹膜部（pars iridica retinae）。

视网膜的两层在病理情况下可以分开（脱离），虹膜后粘连也同样可使两层分开。两层间可有积液，恰如原始胚泡腔的再形成。

胚裂于胚胎第 5 周时开始封闭，由中央部开始，向前后延展，于胚胎 17mm（7 周）时，完全闭合。前端在杯缘留一切迹，切迹消失后，瞳孔变圆。后端的融合较为复杂，由于视杯内层较外层生长快，可出现外翻现象（图 1-15），因而阻止色素层之融合，结果在视盘下端遗留一苍白区。在人类此区很快即有色素形成，一般不留任何痕迹。如果胚裂不封闭，形成的眼即在此处有一缺损（coloboma）。

由胚裂进入眼内的中胚叶组织，在胚裂封闭后除玻璃体血管系统（hyaline system of vessels）外即与视杯周围的中胚叶组织分开。

当这些变化进行的时候，晶状体也在发育；围绕视杯和晶状体的中胚叶组织形成眼球的基质和血管。因此，当胚裂封闭时，胚眼（embryonic eye）（图 1-16）已具有眼的各个部分。

三、胚胎时期的身长 - 眼长相关及眼的发育顺序

表 1-1 标明胎儿期的相应体长 - 眼长测量数据，表 1-2 列出眼在胚胎时期的发育顺序，可以供学习各器官发育时参考。

表 1-1 发育期间相应的身体 - 眼测量
（胎儿期）（Cook CS, 1999）

胎儿期	头顶到臀部长度 （mm）	平均 体重 （g）	眼球 重量 （mg）	眼杯或眼 球直径 （mm）
9 周	40			
10 周	43～48	5.3～6.8	15	1～2
11 周	52～59	9～11	25	1.5～2
12 周	63～66	10～15	34	
13 周	75～79	23～30	52	3
14 周	85～90	37～48	95	
16 周	112	92	185	
17 周	130	129	280	
18 周	140	178	320	6
20 周	163	269	485	
21 周	175	386	663	
22 周	195	470	785	
23 周	220	550	955	10
26 周	260	1180	1170	
35 周	310	2370	2250	
36 周	350	3100	2800	13
39 周	450（头顶～脚跟）			15
40 周	550（头顶～脚跟）			17

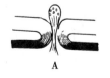　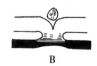　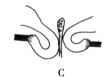　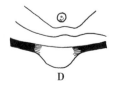

A　　　　B　　　　C　　　　D

图 1-15 胚裂的闭合

A、B. 胚裂中央部的闭合，上方为视网膜神经层，下方为色素层　　C、D. 胚裂后部分的闭合，非色素层外翻，闭合后，在外壁形成无色素团

表 1-2　眼在胚胎时期的发育顺序（Duke-Elder WS，1961）

年龄	长度（mm）	发育情况
25 天	2.6	出现视凹
26～28 天	3.2	视泡由前脑膨出，晶状体板开始形成
5 周	3.4～8	原始视泡发育完好并内陷，形成视杯及胚裂，视杯外层出现黑色素 晶状体板处形成晶状体凹，并发育成晶状体泡 视杯周围的中胚叶组织出现血管，在 Bruch 膜中出现表皮层 玻璃体动脉进入胚裂的后部，并到达晶状体泡的后极部
6 周	8～15	晶状体泡与表面外胚层分离，其后部的细胞开始伸长，晶状体后面血管膜形成，继而侧面血管膜形成 脉络膜毛细血管层形成，环状血管发育完好 角膜内皮细胞开始形成 胚裂开始在中部闭合 睑褶出现 两侧视轴（optic axis）形成 160～180° 角
7 周	15～22	胚裂完全闭合 视网膜在后极部分化成内外成神经细胞层，神经节细胞开始分化并内移，其轴突已充满视茎 晶状体泡的腔消失，前面晶状体血管膜形成 两个视轴形成 120° 角
8 周	22～30	视杯边缘的中胚层组织伸入角膜上皮和内皮之间，形成角膜实质层，角膜上皮已有三层 瞳孔膜形成 次级晶状体纤维开始出现 前房开始形成
9 周	30～40	眼球直径达 1.0mm 眼球后极部视网膜的层次为：带有小突起的外界膜，锥体细胞核，外成神经细胞层，Chievitz 层，内成神经细胞层，神经节细胞层，神经纤维层，内界膜 睫状体逐渐出现 次级玻璃体已明显可见 眼睑闭合 在形成眼外肌的中胚层组织中，出现肌纤维 两视轴形成 72° 角
10 周	40～50	角膜前弹力层开始形成 睫状肌在分化 巩膜开始形成
11 周	50～60	黄斑区开始分化 玻璃体血管发育到最盛期
12 周	60～70	角膜缘已能辨出，出现 Schlemm 管 玻璃体血管系统开始萎缩 视网膜后极部分化出：原始锥杆体层，含有锥体核及数层未分化细胞的外核层，Chievitz 层，含有无足细胞及 Müller 细胞核的细胞层，神经节细胞层及神经纤维层，而赤道部仍为内外成神经细胞层及其间的 Chievitz 层 视杯的边缘延伸，形成虹膜，瞳孔括约肌出现
4 个月	70～110	眼球直径达 3～7mm 晶状体血管膜的侧部及后部消退 视网膜后极部在本月末形成外网织层，使锥杆体细胞核与双极细胞核分离；形成的内网织层将内核层与神经节细胞层分离，视网膜内面几层有血管分布 脉络膜中层出现 两侧视轴形成 65° 角

年龄	长度（mm）	发育情况
5个月	110～150	角膜的弧度明显增加 巩膜的形成已达后极部 脉络膜的各层已能见到，并在外层出现黑色素细胞 睫状突发育完好，子午线部分的睫状肌仍在分化中 虹膜发育完好，虹膜开大肌开始形成 晶状体悬韧带由睫状体上皮伸向晶状体 黄斑区的 Chievitz 层仍然存在
6个月	150～200	眼睑开始分开 角膜后弹力膜形成 前房角向周边部扩展 瞳孔括约肌形成 睫状肌的斜肌出现 黄斑部出现凹陷
7个月	200～230	眼球直径达 10～14mm 瞳孔膜开始萎缩 虹膜的边缘窦消失 睫状体扁平部出现，并达到睫状肌的前 1/3 平面处 视网膜的杆体细胞分化，黄斑凹陷明显，Bergmeister 乳头开始萎缩
8个月	230～265	视网膜各层次的分化及血管分布已达锯齿缘 玻璃体血管在本月中消失
9个月	265～300	眼球直径达 16～17mm 前房角已扩展到小梁周边部 瞳孔膜及玻璃体血管已消失 视网膜血管分支到达锯齿缘，毛细血管到达内核层，但尚未穿入内核层，Bergmeister 乳头消失，视盘生理凹陷形成
足月		角膜上皮已有四层 除睫状肌的斜肌外，葡萄膜已分化完好，唯细胞较成人多 视网膜除黄斑部外，均已充分分化 视神经纤维的髓鞘已到达筛板 泪腺未发育好，无泪液分泌

第二节 眼组织的发育

一、视 网 膜

在原始视泡内陷形成视杯后，视泡的远端渐渐接近近端，直到这两层组织之间只余一隙之隔。外层形成色素上皮层，内层高度分化，形成感觉部视网膜。而视杯前部内外两层发育为睫状体和虹膜的外胚叶部分。同时视茎则形成视神经的一部分。

当胚胎达到 4.5mm 时，原始视泡还未凹陷，其远端已出现分化现象（图 1-17）。而近端部分，直到形成视网膜的色素上皮层，一直都保持单层细胞。

1. 色素上皮层　此层由视杯外层衍变而来。最初外层的细胞核排列不齐，似成多行（图 1-18），但细胞实为一层，最后排列整齐（图 1-19）。电镜下色素上皮细胞的顶部有丰富的微绒毛包绕锥、杆体的外段，基底膜有皱褶形成。色素上皮细胞之间，在接近顶端处有紧密连接。足月胎儿的色素上皮细胞内可见锥、杆体外段吞噬体（图 1-20）。在发育过程中，色素上皮细胞的面积及增生活性由周边部向后极部逐渐增加。细胞内色素颗粒于胚胎第 5 周（5～6mm）开始出现，第 6 周（10mm）时完全充满细胞，且在整个视网膜同步。色素颗粒有不同发育时期的前黑色素小体、未成熟及成熟的黑色素小体。色素层在邻近脉络膜的一面与玻璃膜紧密连接，但另一面与视杆细胞和视锥细胞仅疏松连接。因此，视网膜脱离时，色素上皮往往与脉络膜相连接。

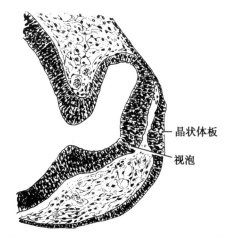

图 1-17　胚 4.5mm 时的原始视泡和晶状体

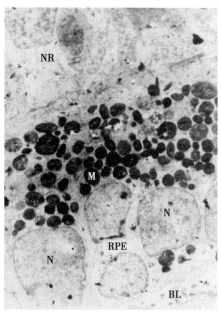

图 1-19　胚胎 10 周 RPE 电镜标本
细胞核（N）已基本排成单层　M 为色素颗粒　NR 为神经视网膜　BL 为 Bruch 膜（×2000）

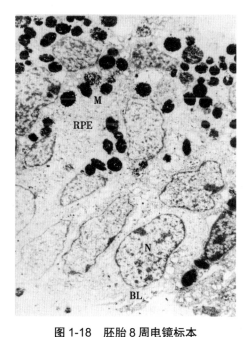

图 1-18　胚胎 8 周电镜标本
RPE 为假复层表现　N 为细胞核　M 为色素颗粒　BL 为 Bruch 膜（×2000）

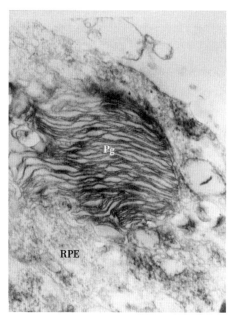

图 1-20　胎儿 10 个月 RPE 电镜标本
细胞内有感光细胞外段吞噬体（Pg）（×27 000）

2. 玻璃状膜　又名 Bruch 膜，为均质性的薄膜，位于色素上皮层和脉络膜之间，包含五层：内层为色素上皮的基底膜，属外胚叶组织；外为脉络膜毛细血管的基底膜，属于中胚叶组织。在两层基底膜之间有内、外胶原层及两者间的弹力纤维层。Bruch 膜在胚胎 5 周时即开始在色素上皮外边出现，为一薄层的玻璃样膜。6 周时毛细血管基底膜已断续可见。11 周时玻璃状膜已有五层。玻璃状膜逐渐增厚，在胚胎第 6 个月时已较为明显（图 1-21）。

3. 神经上皮层（neuro-epithelial layer）　视杯的内层（原始视泡的远端）在发育过程中进行高度分化增厚，形成视网膜的感觉部，其过程可分为以下三期：

第一期：当胚胎在第 4～5 周时，如神经系统的其他部分一样，视泡壁分成两区：①原始神经上皮层，位于深部（近泡腔部），包含 8～9 行的椭圆形细胞核；②边缘区，位于视泡表面部分，细胞核少（图 1-22）。深部的表面（原始视泡内面）仍被许多细小纤毛所遮盖。同时，边缘区内也如整个中枢神经系统，有毛细血管长入。这种毛细血管在脑内发展为大血管，在视杯内则为过渡性的，在胚胎 7mm 时即完全消失。视网膜发育到胚胎 100mm 时尚完全无血管分布。

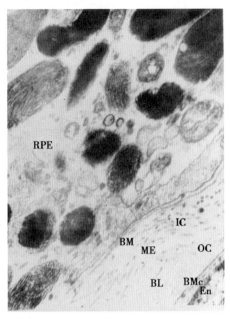

图 1-21 胚胎 11 周电镜标本

Bruch 膜（BL）五层结构均可见 BM 为 RPE 基底膜 IC 为内胶原层 ME 为中间弹力层 OC 为外胶原层 BMc 为脉络膜毛细血管基底膜 En 为脉络膜毛细血管内皮细胞（×14 000）

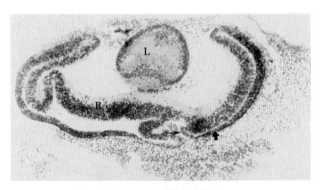

图 1-22 胚胎 6 周人眼
L 为晶状体 R 为视网膜

当胚胎达到 7～8mm 时，深层核排列为 10～12 行，核大，为椭圆形，并含染色深的核仁。常见核分裂，在最深层的行列内特别明显。细胞的分裂增多，使神经上皮不但面积不断增加，而且厚度也有所增加。

第二期：当胚胎在 6 周～3 个月时，视网膜分化更为显著。在这一阶段，细胞不断分裂和繁殖，并向边缘区迁移。这种现象在后极部进行特别快，而在胚裂处则较迟缓。边缘区增厚，深层细胞开始移入，最后形成内细胞层。胚胎在 21mm 时，视网膜细胞分为两层，即内成神经细胞层（inner neuroblastic layer）和外成神经细胞层（outer neuroblastic layer）。两者之间有一狭窄无核层，即 Chievitz 过渡性纤维层。这层纤维在成人的视网膜内并不存在。这两层成细胞层渐渐分化，从内面向外面进行，形成各层神经细胞。神经节

细胞发生最早，而视杆细胞和视锥细胞出现最晚。

第三期：当胚胎在 3～7 个月时，成神经细胞层即开始分化。内层发育较早，形成 3 种细胞：① Müller 细胞；②神经节细胞；③无长突细胞。外层发育较晚，也形成 3 种细胞：①双极细胞；②水平细胞；③视杆细胞和视锥细胞。

大部分内层的成神经细胞发育为神经节细胞，在胚胎 17mm 时，其内层细胞即具有神经节细胞的特征。神经节细胞向视网膜玻璃体面移动，形成神经节细胞层（图 1-23），其轴经视茎通向脑部。神经节细胞层与内成神经细胞层之间的无细胞边缘区即为内网状层。其余的内成神经细胞形成无长突细胞及 Müller 细胞。Müller 细胞是高度分化的视网膜支架细胞；它出现较早（10～13mm），细胞长轴与视网膜平面垂直。在胎儿 3 个月时其突起已伸达视网膜的内外表面。有人认为 Müller 纤维突末端分散，互相连接而构成内界膜，但有人认为两者是不同的组织，因在内界膜有的部位并无 Müller 纤维。外成神经细胞层内侧 7～8 层细胞（即未来的水平及双极细胞）内移，与内成神经细胞的 Müller 细胞和无长突细胞汇合，在 4～5 个月时形成内核层。由于细胞内移，除黄斑部外，Chievitz 纤维逐渐消失。留下的外成神经细胞分化形成锥体及杆体细胞，其与内核层之间的无细胞核区即为外网状层（图 1-24A、B），视网膜完全形成（图 1-25A、B）。在胚胎第 8 个月时（250mm），血管已出现于视网膜内面几层。

形成外核层的视锥、视杆细胞分化较早，在胎儿 48mm 时，外成神经细胞层的最外层细胞核变成肾形，即视锥细胞的前身。内侧几层的外成神经细胞内移，形成内核层后，其余的细胞形成视杆细胞。视锥、视杆细胞近视泡腔部分的胞质突出外界膜，形成视锥、视杆细胞的内段，而视锥、视杆细胞的外段可来自原来视泡腔内面被覆的纤毛。视锥、视杆细胞外段的盘

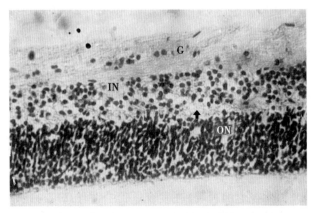

图 1-23 胚胎 11 周的视网膜
G 为神经节细胞层 IN 为内核层 ON 为外核层

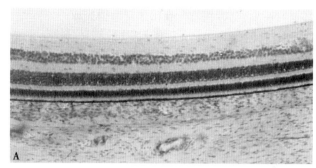

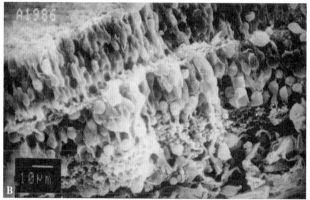

图 1-24　6 个月胎儿的视网膜
A. 光镜图　B. 扫描电镜

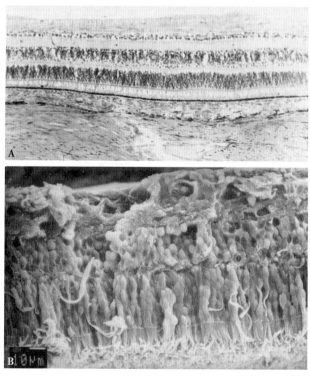

图 1-25　足月胎儿视网膜
A 为光镜图　B 为扫描电镜图

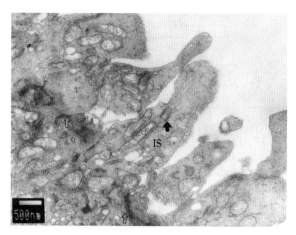

图 1-26　6 个月胎儿的视锥细胞和视杆细胞内段（IS）、连接纤毛
箭头示视锥细胞和视杆细胞胞体与 Müller 细胞间的连接，即光镜下的外界膜

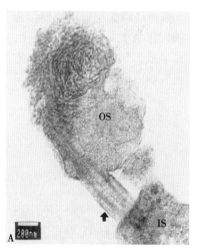

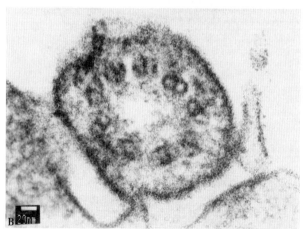

图 1-27　7 个月胎儿的视网膜视锥细胞和视杆细胞
A. 视细胞外段（OS）和内段（IS），其中出现盘膜，箭头示连接纤毛　B. 连接纤毛断面 9∶0 的双管结构

膜要在胎儿 7 个月时方才出现（图 1-26，图 1-27）。新形成的盘膜排列方向并不一致，随着眼球的发育，不仅外段的长度增加，而且平行排列的盘膜方向更趋一致（图 1-28）。

成神经细胞层于胚胎第 2 个月末（26mm）时发育至赤道部邻近，但在视杯缘的视网膜仍仅分为一核层

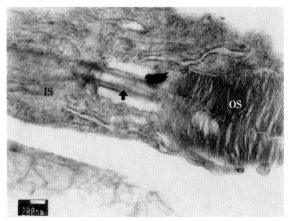

图 1-28 足月胎儿的视锥细胞和视杆细胞体

IS 为内段 箭头示连接纤毛 OS 为外段

和一非核层。在胚胎 3 个月的后期(65mm)时视杯前缘继续生长,成神经细胞层伸展到锯齿缘,此时神经纤维层仅在视网膜后部发育完全。当胚胎在 5 个月时神经节细胞单独成为一层直达锯齿缘。此时视网膜后部的内核层已开始出现,而视网膜后极部除黄斑部外,

其发育接近完成,前部分在出生时方得完成。

4.黄斑(macula) 后极部视网膜分化最早,但黄斑的分化有其特殊性。当胚胎到 3 个月时,其发育与视网膜后极部的发育相同,但此后这里的视网膜发育变得迟缓,Chievitz 纤维层继续存在,核分散变薄的现象不如后极部其他部分的视网膜明显。因此,在胚胎 6 个月时黄斑部比其周围的视网膜反而增厚,不但不下陷,反而稍稍突起,直到胚胎 7~8 个月时,才复开始迅速生长。中心凹出现于胚胎第 7 个月,黄斑中央部神经节细胞层变薄,只有 4 层细胞。在生长过程中,外网状层变宽,纤维加长,神经节细胞自中心凹向周围外退。在出生时,Chievitz 纤维大部分消失,中心凹的神经节细胞只余一层,内核层薄,外核层只有一单层视锥细胞,而在黄斑的周边部有 3~4 层,无杆细胞。但这时的视锥细胞仍然短小,尚未发育完全,所以婴儿出生时尚不能固视(图 1-29)。

出生以后,黄斑继续发育。外核层视锥细胞核加多、变长,内核层和神经节细胞层在中心凹继续变薄,该处神经节细胞退向其周边部,在周边部加多达到 6~

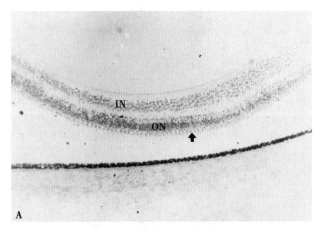

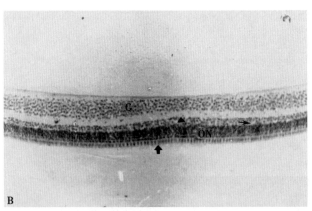

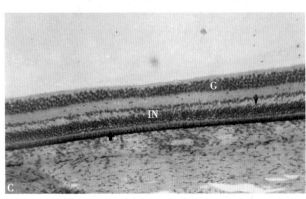

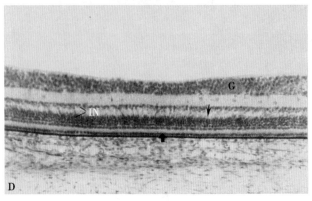

图 1-29 黄斑部的发育

A.3 个月胎儿:IN 为内成神经细胞层;ON 为外成神经细胞层;↑为视锥细胞(×100)

B.4 个月胎儿:G 为神经节细胞层;ON 为外成神经细胞层;↑为视锥细胞;→为 Chievitz 层(×100)

C.6 个月胎儿:G 为神经节细胞层;IN 为内核层;↑为外核层;↓为 Chievitz 层(×100)

D.7 个月胎儿(×100)

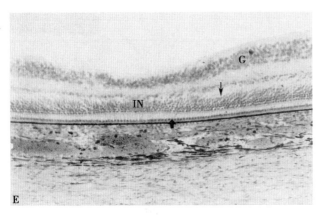

图 1-29　黄斑部的发育（续）

E. 9 个月胎儿（×100）

7 层，而形成明显的中心凹；外网状层散开，其纤维几乎与视网膜神经纤维平行排列，名叫 Henle 纤维。出生后第 4 个月 Chievitz 纤维完全消失，黄斑部发育完全。

二、葡　萄　膜

葡萄膜形成的成分较复杂，部分来自于神经上皮，部分来自于中胚层组织。

（一）神经上皮来源部分

1. 视网膜睫状部　当胚胎达到 48mm 时，视杯前缘生长迅速，到第 3 个月（65～70mm）时形成许多皱褶。起初仅外壁折叠起来，而内壁生长较快，因此其边缘向外翻转，所以外壁色素不能达到视杯边缘（图 1-30）。以后两层都发生皱褶，并黏着在一起。这时在视杯盲端尚能见原始视泡腔的痕迹，名叫边缘窦（marginal sinus）。

当视杯缘继续向前生长形成虹膜时，这些皱褶被留在后面，成为睫状突。睫状突共约 70～75 个，每突由两层神经外胚层结合形成，外层为色素层，内层无色素，保持原始视网膜的特征。当胚胎第 4 个月时，睫

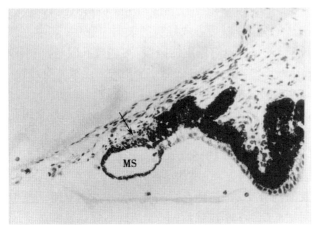

图 1-30　4 个月胎儿的虹膜及睫状体

MS 为边缘窦　↑为瞳孔括约肌尚未见血管和神经进入（×720）

状突向晶状体伸长，与晶状体赤道部相接近，在上皮细胞表面出现许多细小纤维，这种细小纤维以后形成晶状体悬韧带。每个睫状突中都有中胚叶组织，由外面带入血管（图 1-31）。当胚胎到达 5～9 个月时，眼球体积加大，在其前段更为明显，睫状突和晶状体间的距离因而加宽；同时在睫状突和视网膜之间出现睫状体平坦部。

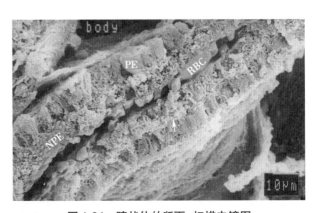

图 1-31　睫状体的断面，扫描电镜图

PE 为色素上皮　↑为色素颗粒　NPE 为无色素上皮　RBC 为基质血管中的红细胞

2. 视网膜虹膜部　视杯缘向前生长，折向晶状体前面，形成虹膜的神经上皮层。原来内层（现在是后层）和外层（现在是前层）的前端都没有色素，胎儿 3 个月时从外层开始经边缘窦向后，在内层上皮中出现色素，到 4 个月已到达虹膜根部，两层都形成色素上皮。

3. 瞳孔括约肌和瞳孔开大肌　瞳孔括约肌（图 1-32A～C）和瞳孔开大肌（图 1-33A、B）由虹膜的神经外胚叶所产生。

当胚胎到达第 3 个月时，边缘窦尚在发育，窦的前壁细胞内有细小肌原纤维产生。这些细胞为立方形，其中只有少许色素颗粒。立方上皮渐渐分化，以后形成平滑肌细胞，最后形成瞳孔括约肌。起初这些细胞之间并没有间隔和血管。当胚胎第 5 个月时，邻近中胚叶有结缔组织和血管进入，把肌肉分成束。后又在肌肉和其下面的色素层之间形成毛细血管网，于是除在瞳孔边缘部外瞳孔括约肌即与色素层完全分开。瞳孔括约肌于胚胎第 7 个月时完全形成。

瞳孔开大肌由虹膜色素上皮前层周围部分的细胞所产生。在电子显微镜下于 4 个半月胎儿的前色素上皮细胞中，已可见清晰的肌丝样结构。到胚胎第 6 个月（180～190mm）时，在光镜下可辨认。最初，细胞核和色素移向细胞的后 1/3 部位，而原浆前 1/3 产生肌原纤维，与虹膜表面平行排列。这些纤维逐渐增多，以后形成一层组织，与色素上皮紧相连接。瞳孔开大肌

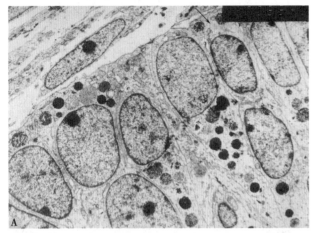

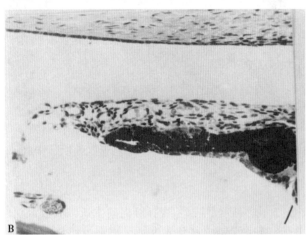

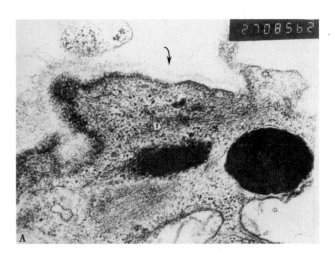

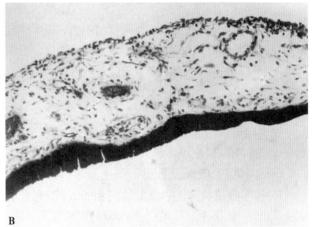

图 1-33 瞳孔开大肌的发育

A. 4 个半月胎儿，虹膜前色素上皮胞质中已有瞳孔开大肌
的肌丝（D）出现，上皮细胞外有基底膜（↑）包绕（×54 000）

B. 6 个月胎儿，光镜图，近周边部的虹膜前色素上皮前部有
一薄层瞳孔开大肌（↑）（×450）

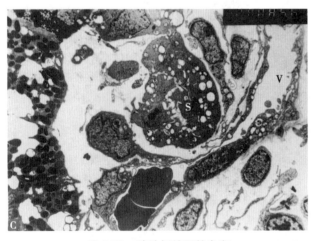

图 1-32 瞳孔括约肌的发育

A. 10 周胚胎，虹膜前色素上皮近基质的胞浆中有成束的微
丝（↑）　B. 3 个月胎儿，虹膜边缘窦前色素上皮前出现小团
瞳孔括约肌的肌细胞（↑）（×594）　C. 4 个半月胎儿，在瞳孔
括约肌束（S）周围，已有血管（V）长入（×4000）

内无血管分布，也不与色素上皮分开，可以说是一种
肌神经单元（myoneural unit），永远保持胚胎期的性质，
这是与瞳孔括约肌不同的。

边缘窦在胎儿 5 个月时发育得最大，在 7 个月以
后消失。

（二）中胚层来源部分

1. 瞳孔膜和虹膜　当胚胎达到 22mm 时，前房
已可辨出，它的后壁是由环状血管分布的中胚叶组织
形成，即虹膜瞳孔板（lamina irido-pupillaris）。板的
周边部分厚，以后形成虹膜的表面中胚层；其中央部
分薄，几乎是没有细胞的隔膜，名叫瞳孔膜（pupillary
membrane），这一部分最后完全消失。全板富有血管，
这些血管呈襻状，列为三排，其发展过程在胚胎 5 个月
时达到高峰。同时虹膜部的外胚叶组织也从虹膜瞳孔
板厚部后面向前生长。

睫状长动脉的终支长入虹膜基底部，彼此互相吻
合，形成虹膜大环，由此动脉环分出 3 套血管：①虹膜
表面的分支，供给瞳孔膜的血管；②深入虹膜基质中
间层的血管；③睫状返回支，即回到睫状体和脉络膜
的分支。

当瞳孔括约肌由神经外胚叶发生后，基质内的血

管伴随中胚叶组织进入括约肌，最后形成肌肉内血管丛，肌肉也被血管结缔组织分割成束。同时血管又在括约肌下面成丛，把括约肌和其母体神经上皮层分开。

当胚胎在第 7 个月时，晶状体血管膜后部萎缩过程已很明显，前面瞳孔膜也开始由中央部分变薄。最中央一排血管襻开始萎缩，继之第二排血管向外退缩，直达虹膜深层边缘（瞳孔缘）的外面，并与基质和括约肌血管丛分开。这时瞳孔皱襞形成。在胚胎第 8 个半月时瞳孔形成，几乎大多数的血管襻都已消失，虹膜表面血管在多处互相吻合，形成虹膜小环。以后表面血管继续萎缩，但遗留一些散在的小团块，其中的间隙即虹膜隐窝，形成虹膜特有的纹理。

2. 睫状体

（1）睫状体血管：当胚胎在第 2 个月时，脉络膜前段血管平行排列，在将来形成睫状突的地方也出现不规则的血管网，完全是静脉。这些血管伸入神经上皮所形成的褶内。当胚胎在第 6 个月时，虹膜大环形成，睫状区和脉络膜前端的动脉由虹膜大环返回支所分布，每一睫状突有一动脉分支。

（2）睫状肌：视杯前缘向前生长时，其外面的中胚叶变厚。在胚胎第 3 个月时，这里的肌细胞呈较规则的纵行排列，于子午线切面可见其为三角形，底朝前房角，顶向后。睫状肌就在这三角区内进行分化。在胚胎第 5 个月时，睫状肌的子午线部分已明显形成，位于三角区的外部，直接与新形成的巩膜突相连接。斜肌在第 6 个月时出现。到第 7 个月时仍为一小簇，位于纵肌前段内侧，到出生时纵肌的发育接近完成，而斜肌还要于出生后继续发育。其发育程度和眼的屈光有关。

当眼前部发育的时候，睫状肌的位置似在移动，但实际上睫状肌相对位置的变动是由于前房内中胚叶组织萎缩、前房角位置发生改变所致。

胚胎到达第 6 个月以后，睫状体随眼球生长而增大，不再发生特殊改变。这时锯齿缘尚在睫状肌的前缘。胚胎在第 8 个月时，锯齿缘与睫状肌中段平行。当胚胎达到第 9 个月时，锯齿缘则与睫状肌后界相齐。在成人，它则位于睫状肌的后面。

3. 脉络膜　原始脉络膜发生于原始视泡周围的中胚叶组织。在胚胎 5mm 时，出现毛细血管网，在胚胎 11mm 时，出现了一层玻璃状膜（Bruch 膜）将其与视杯外层分开。在胚胎第 2 个月时，前部血管排列规则，并平行。在胚胎第 3 个月即出现较大的第二层，为静脉。在胚胎第 4 个月出现动脉，此动脉来自睫状体后动脉，插入前两层之间。起初仅出现在后极部，渐向前延伸。当胚胎在第 5 个月时，成人的各层都

出现。在第 5～7 个月时，在血管间发生载色素细胞（chromatophore），脉络膜外层出现色素，最初位于后极部，逐渐由后向前散布。

三、视　神　经

视茎为视泡和前脑连接的部分，当胚胎在 4mm 时视茎为一圆腔，将视泡和前脑沟通。当视泡内陷时，视杯和视茎的下方也向内折叠，形成胚裂（见图 1-14）。视茎加长时，它的陷入部分并不加长，所以当胚胎到达 17mm 时，视茎即分为两部分，一为远端凹陷部分，呈新月形；一为近端部分，呈环形。这时视茎壁仍为单层原始上皮，腔渐变窄，茎本身也变细（见图 1-13）。

由视网膜神经节细胞而来的视神经纤维逐渐从胚裂处进入视茎，由其腹面进入大脑。

当视网膜神经节细胞生出神经纤维时，视茎内层细胞同时也起变化：细胞原浆内出现空泡，细胞排列不规则。当视神经纤维由视茎穿过时，这些细胞逐渐减少。当胚胎到达 19mm 时，视茎内已填入视神经纤维，在 25mm 时完全填满；视泡腔不再与前脑相通。同时胚裂除在远端玻璃体动脉穿入处外，其余部分完全闭合。至此，部分玻璃体动脉伴同中胚叶组织即被埋在神经纤维之内。

某些由原始视茎遗留下来的细胞，即形成神经胶质，排列成行，位于神经纤维之间。视神经的神经纤维来自视网膜，原始视茎细胞形成神经胶质，而结缔组织和血管以及视神经鞘由其邻近的中胚叶而来。

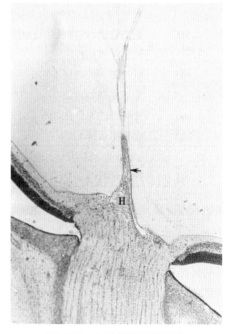

图 1-34　3 个月胎儿的视盘

玻璃体血管（H）由视乳头处伸入玻璃体，玻璃体血管周围绕以神经胶质组织（←）（×40）

在胚胎达到 25mm 时，视神经除变粗和增加纤维外，基本无其他改变。视神经的纤维逐渐向中枢神经系统方向生长，在脑垂体前到达前脑下面，并部分交叉，形成视交叉。当胚胎达到 48mm 时，视束即已形成。胚胎在第 5 个月时，髓鞘先出现于视神经脑端，渐延向眼端，于出生前到达巩膜筛板处。表 4 为视神经的发育顺序。

当视茎前端形成视盘时，有一些围绕玻璃体动脉的原始视网膜细胞，因被进入视盘的神经纤维隔离在视盘的中央部，原始视网膜细胞即汇集成团，形如锥体，名叫 Bergmeister 原始乳头（图 1-34）。这些细胞围绕玻璃体动脉，形成胶质鞘。于出生前，玻璃体血管消失，原始乳头也随之消失。

视神经的发育顺序如表 1-3 所示。

表 1-3　视神经的发育顺序

妊娠周	体长（mm）	发育事件
4	2.5～6	短的视茎
5	5～9	玻璃血管发育
6	8～14	胚胎裂闭合
7	13～18	轴索生长
		视神经形成
8	18～31	视茎完全被轴索挤满
		视神经的轴索到达脑部
		初步的视交叉建立
		视神经血管化开始形成
		视神经乳头开始形成
11	65～73	血管 - 结缔组织间隔进入神经
12	80	软脑脊膜、蛛网膜和硬脑膜可辨认
		胶质纤维出现
14	105	蛛网膜下腔出现
15	117～123	生理杯开始形成
18	160	视神经的血管化完成
23	220	髓鞘形成开始

四、晶　状　体

在胚胎初期，眼部表面外胚叶无分化现象，仅为一层原始立方上皮，到视泡与表面接近时，表面外胚叶立即分化，部分形成晶状体和角膜上皮，部分形成眼附属器的外胚叶组织（图 1-35）。

晶状体的发育可分为两个时期：晶状体泡形成期和晶状体纤维产生期（图 1-36）。

当胚胎在 3.2mm 以前，视泡处的表面外胚叶为一层未分化的立方上皮。胚胎在 4.5mm 时，视泡远端与其接触，其中的细胞就很快分裂增多，排列为数

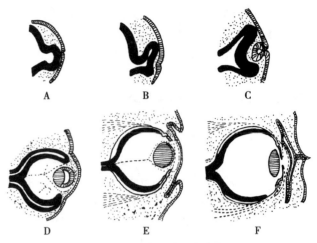

图 1-35　人眼的正常发育

A. 原始视泡时期，视泡由前脑长出与表面外胚叶接触　B. 原始视泡内陷时期，表面外胚叶出现晶状体窝　C. 视杯形成时期，晶状体泡形成　D. 视杯加深，晶状体泡与表面外胚叶分离，透明样血管系统在眼内出现　E. 视杯边缘开始生长睫状区和虹膜部的外胚叶层，晶状体泡后壁细胞形成晶状体纤维，周围中胚叶组织变稠密　F. 眼完全形成，透明样血管系统萎缩消失

行，上皮层变厚，形成晶状体板（lens plate）。当胚胎达到 5mm 时，晶状体板内陷成凹，即晶状体凹（lens pit）。虽然细胞核分数行排列，但凹壁仍为一层细胞。此凹渐即加深，当胚胎达到 7mm 时，仅借一个细茎与表面外胚叶相连接，此时晶状体凹几乎填满整个视杯。当胚胎达 9mm 时，细茎消失，形成晶状体泡（Lens vesicle），与表面外胚叶完全分离。当胚胎达到 10mm 时，晶状体泡成为球形，其壁保持为单层上皮。在晶状体泡和外胚叶之间有中胚叶组织侵入。

晶状体泡一旦脱离表面外胚叶，立即开始分化；晶状体泡前壁细胞来自晶状体板的周围部分，终身保持其上皮层性质，形成前囊下面的上皮细胞，为一层立方上皮；晶状体泡后壁细胞由晶状体板的中央部分而来，分化为晶状体原始纤维；晶状体泡前、后壁交界处的细胞为晶状体赤道部细胞，终身不断生长，产生晶状体纤维。

当胚胎在 12mm 时，晶状体后壁细胞首先加长成柱状，突入晶状体泡腔内，使腔由圆形变为新月形。当胚胎在 26mm 时，后壁细胞已到达前壁下面，封闭晶状体腔。此后细胞核逐渐消失，成为晶状体原始纤维，位于晶状体中心部分，形成晶状体胚胎核。当胚胎在达到 26mm 时，晶状体赤道部细胞即进行分裂和生长，细胞增多并伸长，形成新的纤维，纤维前端向前极发展，位于上皮下面，后端向后极发展，位于晶状体囊的下面，围绕中央核一层层地增加，终身不停，不过

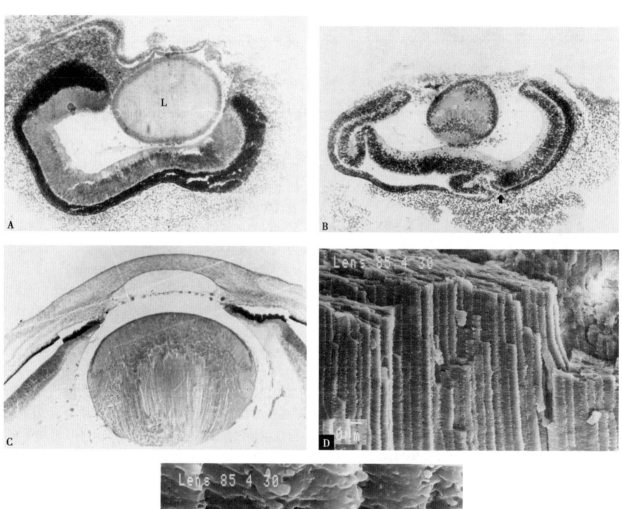

图 1-36　晶状体的发育

A. 5 周胚胎：L 为晶状体泡（×100）　B. 6 周胚胎：晶状体后壁的上皮细胞伸长，突入晶状体泡腔内形成原始晶状体纤维；↑为胚裂（×100）　C. 10 周胚胎：晶状体及其周围的血管膜（×40）　D. 9 个月胎儿扫描电镜图，示晶状体纤维　E. 图 D 的放大

到老年则生长极为缓慢。这种层层不断生长的性质，有如皮肤的表皮，但晶状体老化的纤维不能脱失，而是挤向里面，被新生纤维所围绕。晶状体本来为球形，由于晶状体纤维的不断生长，直径即逐渐加大，较前后轴略长，而变为扁圆形。胎儿晶状体纤维呈六边形，有两个长面。长面与晶状体表面平行。晶状体纤维的表面有许多突起位于短面上。

　　新的晶状体纤维不断以同样方式生长，位于已形成的纤维外面，把老的纤维挤向中央。每层纤维的长度几乎相等，但后期较早期形成的纤维稍长，可是没有一层纤维能达到晶状体的中心。纤维的末端变平，彼此联合为线状，称为晶状体合缝（lens sutures）。

　　晶状体纤维的合缝呈线形，这样比所有晶状体纤维的末端都集中在前后中心点，能更好地保持晶状体的形状。新形成的晶状体纤维越来越多，晶状体合缝也就由一条直线变为 Y 形，甚至成多纹的星状。前后合缝的形状相同，但后面的 Y 倒向下，呈倒 Y 形。

　　晶状体囊于胚胎第 6 周（13mm）时形成，包围整

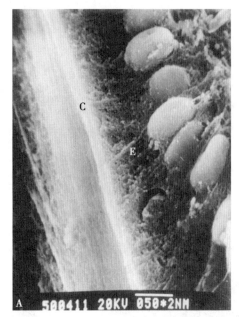

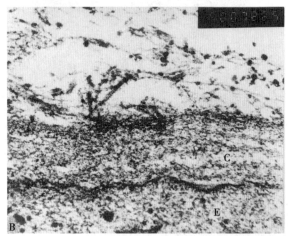

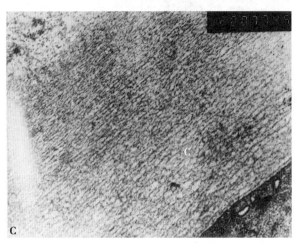

图 1-37　晶状体囊超微结构

A. 胚胎第 10 周赤道部晶状体上皮细胞（E）胞质与晶状体囊（C）相贴，可见该部上皮细胞逐渐延长（×6000）　B. 胚胎第 7 周，TEM 下，晶状体囊（C）为层状结构，约 5～6 层，其表面有束样的纤维结构（×100 000）　C. 胎儿 7 个月晶状体囊（C）层次增多约 50～60 层，囊厚约 3.0μm（×40 000）

个晶状体，为晶状体上皮细胞的产物。最初为一薄层，逐渐变厚，形成较厚的均质性膜。电镜下，胚胎时期晶状体囊的各部位由细纤维状结构组成，浅层疏松，深层较致密（图 1-37）。

五、玻璃体和晶状体悬韧带

玻璃体的来源至今仍在探讨。有人认为玻璃体是由中胚叶组织衍化而来的；也有人认为是外胚叶组织的分泌物；或认为是外胚叶和中胚叶组织的产物。一般认为玻璃体的主要成分是由外胚叶而来，而中胚叶只起过渡的辅助作用。为了便于了解，可将其形成分为三期（图 1-38）。

（一）原始玻璃体（primary vitreous）

在原始视泡和晶状体之间，有许多原生质突把两者连接起来（图 1-39）。当视泡内陷时这种连接仍然存在，且被拉成细长的原纤维。这些原纤维不但依附于晶状体表面，也依附于视杯内面，并和由中胚叶而来的原纤维相混合。在这基础上发生原始玻璃体。所以原始玻璃体是神经外胚叶、表面外胚叶和轴旁中胚叶（直接与视杯接触的中胚叶）互相作用而形成的。这时玻璃体内充满玻璃体血管系统。本期于胚胎第 6 周（13mm）晶状体囊形成时方告终。

（二）次级玻璃体（secondary vitreous）

从胚胎第 6 周（13mm）到第 3 个月（60～70mm），玻璃体血管逐渐萎缩，无血管的次级玻璃体继续形成。次级玻璃体将原始玻璃体挤到眼的中央和晶状体的后面。次级玻璃体包含的原纤维较原始玻璃体细而致密。原始玻璃体所在之处称为 Cloquet 管，其中通过玻璃体动脉。Cloquet 管呈漏斗形，在视盘端窄，而在晶状体后面宽，呈盘状。原始玻璃体与次级玻璃体之间的界限，是由于两者组织密度不同而出现的。次级玻璃体在前面与视杯缘相连接；当视杯缘向前形成睫状体时，它仍附着在锯齿缘，并与之紧密相粘连。次级玻璃体的前界位于晶状体后面，并在晶状体赤道部后 2mm 处和晶状体相接触，呈一环状，称为 Egger 线。在前界处也因组织结构变密，被称为玻璃状膜，使次级玻璃体和三级玻璃体分开。

（三）三级玻璃体（tertiary vitreous）

即晶状体悬韧带。胚胎第 3 个月（60～70mm）时，视杯缘向前生长，形成睫状体区。由此处神经上皮分泌出的纤维性二级玻璃体，在视杯缘形成边缘束（图 1-40）。胚胎第 4 个月（95～110mm）时，睫状体的凹谷内长出细小原纤维，逐渐变长变粗，与睫状体成直角，向前横穿二级玻璃体的边缘束。边缘束的纤维逐渐消失，该处的二级玻璃体仅余与锯齿缘相连接的部分，

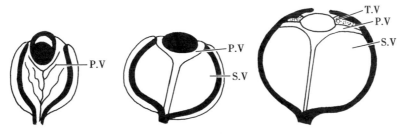

图 1-38　玻璃体各时期的发育

P.V 为原始玻璃体　S.V 为次级玻璃体　T.V 为三级玻璃体（晶状体悬韧带）

而形成所谓的玻璃体基底，其前面为三级玻璃体（晶状体悬韧带）所占据。当胚胎第 5 个月时，眼球显著加大，睫状突不再与晶状体相接触，此时可见晶状体悬韧带从睫状上皮伸延到晶状体赤道部及其前后的晶状体囊上。在胚胎第 7 个月时，晶状体悬韧带仍然是比较薄的，到出生时发育才得完全（图 1-41）。

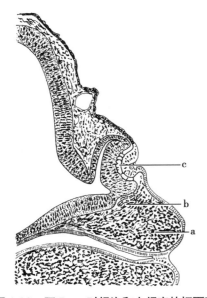

图 1-39　胚 5mm 时视泡和上颌突的切面观

a 为上颌突的胚层中胚叶　b 为轴旁中胚叶　c 为视泡和晶状体泡间的原生质

六、角膜及其周围结构

（一）角膜上皮

晶状体泡自表面外胚叶分离后，表面上皮复又融合为一层立方上皮，形成角膜上皮。当胚胎在第 6 周时，角膜上皮增加为两层，表面为大核扁平细胞，内层为立方细胞。到胚胎 8 周时，上皮已有三层，于内外两层之间有多边形细胞出现，在出生时上皮有四层，在出生 4～5 个月后才增至五层或六层。

（二）角膜和前房

角膜和前房开始发生在胚胎第 6 周末（18mm）。在这以前表面上皮和晶状体前面由疏松的间充质所充填。于中间渐渐出现一裂隙，此裂隙继续增大，以致把中胚叶组织分成前后两层：前层形成角膜基质；后层较薄，形成虹膜基质；中间的裂隙形成前房。

晶状体泡与表面外胚叶组织分离之后，留在表面的外胚叶细胞发育成角膜上皮。6 周时，中胚叶细胞在上皮细胞后面形成一层扁平细胞，即未来的角膜内皮细胞。角膜内皮细胞的数目随胎儿的增长而逐渐增多。8 周时，有中胚叶细胞由视杯边缘向角膜上皮及内皮之间伸展，形成角膜基质层（图 1-42）。基质层很快增厚，基质细胞的长轴与角膜平行，发育成角膜的固定细胞。在发育过程中基质的纤维板层由浅层向深层逐渐变得致密并排列整齐。但前 1/3 部分到出生时

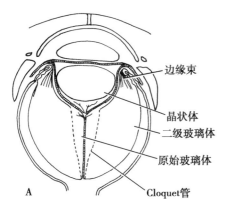

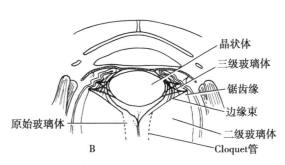

图 1-40　晶状体悬韧带的形成

A．胚胎 3 个月，二级玻璃体形成，同时在视杯缘形成边缘束　B．胚胎 5 个月，边缘束萎缩，晶状体悬韧带发育，二级玻璃体与锯齿缘紧密粘连

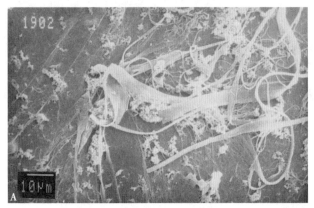

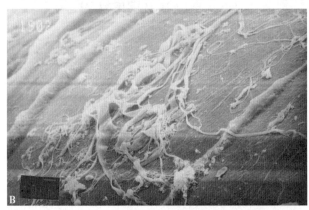

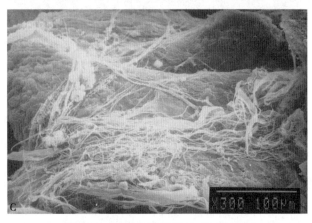

图 1-41　晶状体悬韧带（扫描电镜图）

A. 晶状体赤道区中部的悬韧带　B. 晶状体赤道区前部的悬韧带　C. 睫状突及悬韧带

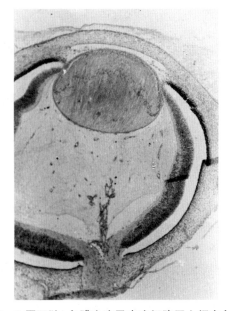

图 1-42　8 周胚胎,角膜上皮及内皮细胞层之间有角膜基质形成（×40）

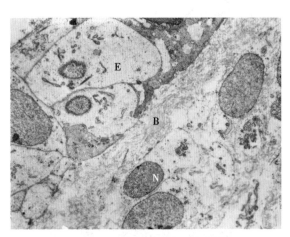

图 1-43　10 周胚胎,角膜前弹力膜形成

E 为上皮层　B 为前弹力层　N 为基质细胞核（×4800）

仍不如深部整齐。光镜下,在第 4 个月末（110mm）,由实质浅层形成一薄层无细胞的透明膜,位于上皮层和基质之间,即前弹力膜（Bowman 膜）。电镜下,在胎儿 10 周时,角膜上皮层下就出现前弹力膜,由排列不整齐的胶原纤维组成（图 1-43）。此膜发生迅速,胚胎在第 5 个月时即可明显看出,有许多小孔通过神经末梢。后弹力膜（Decemet 膜）于胚胎 30mm 时形成,当胚胎 60～70mm 时已十分明显。神经纤维在 3 个月时进入角膜,第 5 个月时到达角膜上皮层。

在发育的早期,角膜和巩膜的曲率半径相同。在第 3 个月（48mm）,当前房迅速形成时,角膜的曲度就显得大于眼球其他部位。

（三）角巩膜缘和前房角

在第 3 个月末（65mm）,角巩膜缘即出现,Schlemm 管出现于房角深处。

Schlemm 管来源于视杯缘静脉丛的一团内皮细胞,它形成空腔,向内与前房角小梁相通连,向外经收集管和睫状静脉的小支相连接。Schlemm 管不是一个单一的环形管道,有的地方它为一大管道,而在其他地方乃是数小管彼此互相连接而成。

Schlemm 管出现不久,在其内侧的中胚叶组织略增厚,与角膜内皮细胞和后弹力膜相连续,并张开为纤维组织束,后即分化成许多小带,即小梁。

在 Schlemm 管的后面,巩膜向内突起,成为巩膜突。此突位于 Schlemm 管的后面并略向前,有小梁附于其上。在胚胎第5～6个月时,巩膜突便可认出,出生时即发育完全,在出生后继续变致密。

虹膜大环也位于前房角处的中胚叶组织内,在胚胎第3～4个月时即可认出。

因此,前房角附近有小梁、Schlemm 管、巩膜突和虹膜大环。当前房角完全发育后,它们即位于前房角的深处。

前房角是逐渐出现的。前房角处的中胚叶组织萎缩,使前房角底部变深并向后移动。这种改变于胚胎第6个月出现,于出生前完成。在胚胎第6个月时,前房角的底部在小梁前界的前面;而 Schlemm 管、巩膜突和虹膜大环落在后面。第7个月时,前房角底到达小梁前界的后面,巩膜突和虹膜大环间的中胚叶组织开始变薄。在出生的时候,前房角底位于小梁后面,小梁的外侧纤维附于巩膜突,其内侧纤维附于睫状体和虹膜根部,正在前房角底的水平线上,或稍向前(图1-44)。

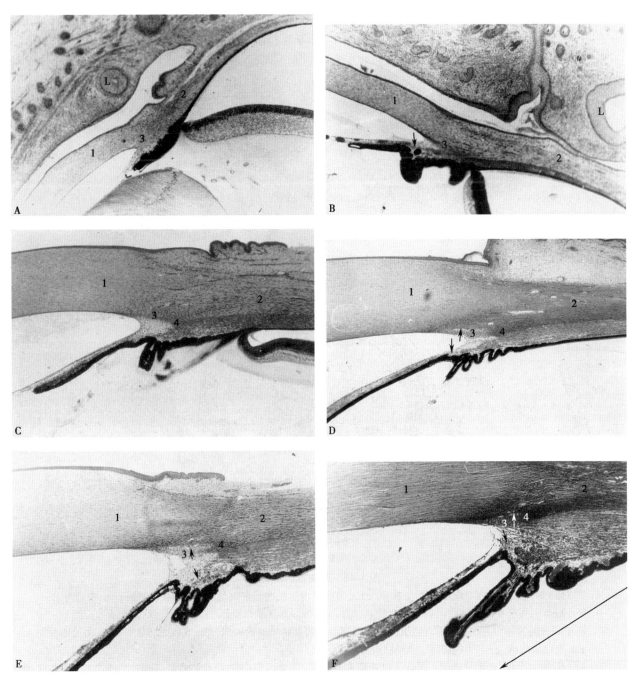

图1-44　前房角的形成

1为角膜　2为巩膜　3为小梁　4为巩膜突　↑为 Schlemm 管　↓为虹膜大动脉环　L为眼睑的泪小管(×48)。A. 3个月胎儿　B. 4个月胎儿　C. 6个月胎儿　D. 7个月胎儿　E. 8个月胎儿　F. 足月胎儿

关于前房角形成的方式有几种不同看法。有人认为前房角是因该处的中胚叶组织萎缩而形成的。也有人认为前房角的形成是一个裂开过程。在发育过程中,由于角膜的高度与直径不断增大,睫状体的前缘不断转向眼球中心,前房后壁的虹膜和睫状体即逐渐远离小梁。又有人提出,其形成既不是由于前房角处的中胚叶组织的萎缩,也不是由于中胚叶组织的单纯裂开,而是前房角处中胚叶组织随着眼球不断生长,细胞间隙增大、融合,细胞重新排列而导致前房角组织变稀疏而形成的。

七、巩 膜

胚胎在第 2 个月末,视杯周围的轴旁中胚叶变为致密,最先由角巩膜和外眼肌附着的地方开始,向后进展,到第 5 个月形成完整的巩膜。

八、眼血管系统

(一)原始血管系统

伴同原始视泡的中胚叶组织最初(3～4mm)几乎完全没有分化,仅为星形细胞突连接而成的网,在这些间充质中可以辨出红细胞的存在。当胚胎达到 4.5mm 时,血管即出现,系由眼动脉而来。眼动脉为原始颈内动脉的分支。这时眼动脉沿视杯的腹面,分一主支(玻璃体动脉)进入胚裂,又另外分数支向前行至视杯缘。当胚胎到达 13mm 时,这些围绕视杯缘的血管彼此互相吻合,形成环状血管(annular vessels)。

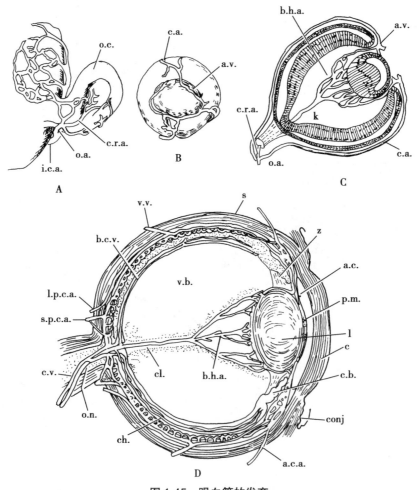

图 1-45 眼血管的发育

A. 胚 5mm 时左视杯的前下面观:o.c. 为视杯;c.r.a. 为胚裂内的视网膜中央动脉;o.a. 为眼动脉;i.c.a. 为颈内动脉

B. 胚 10mm 时视杯和晶状体前面观:c.a. 为睫状动脉;a.v. 为原始环状血管

C. 胚 13mm 时视杯和晶状体切面观:b.h.a. 为透明样血管到晶状体血管膜的分支;a.v. 为环状血管;k 为透明样动脉;c.a. 为睫状动脉;c.r.a. 为视网膜中央动脉;o.a. 为眼动脉

D. 胎儿眼的血循环(透明样血管和晶状体血管囊未退变前):s 为巩膜;z 为晶状体悬韧带;a.c. 为前房;p.m. 为瞳孔膜;l 晶状体;c 为角膜;c.b. 为睫状体;conj 为结膜;a.c.a. 为睫状前动脉;b.h.a. 为透明样血管到晶状体血管膜的分支;ch. 为脉络膜血管网;o.n. 为视神经;c.v. 为视网膜中央动脉;s.p.c.a. 为睫状后短动脉;l.p.c.a. 为睫状体后长动脉;b.c.v. 为视网膜中央血管分支;v.v. 为涡静脉;cl. 为玻璃体管;v.b. 为玻璃体

起初 Fuchs 称其为环状动脉；因其与玻璃体动脉相吻合，复又与脉络膜静脉相吻合，故很难确定其为动脉或静脉，因而称为环状血管较为适合（图 1-45）。

当胚胎达到 10mm 以后，胚胎眼的血管可分为两个系统，即：①眼外系统，包括眼眶与原始脉络膜；②眼内系统，包括玻璃体动脉及其分支与晶状体血管膜。前者经过发育，变为供给眼部的血管，一生保留不变；后者则以后完全萎缩。当胚胎达到 5～6mm 时，可见视杯外面有许多小血管围绕，其数目逐渐增加，当胚胎在 13mm 时，它们形成脉络膜血管网，并和前面的环状血管吻合，同时生出两个上支，与眶上血管丛相通连，生出两个下支与眶下丛相通连，两者的血液以后都流入海绵窦。当胚胎达到 18mm 时，睫状体动脉循环已出现。由眼动脉而来的玻璃体动脉在入眼以前分出睫状支，睫状动脉经过筛区前又分出两支，这两支动脉在后段又分出许多后短枝，即睫状后短动脉，形成脉络膜血管；然后在颞侧和鼻侧向前行，即是睫状后长动脉。最后在视杯边缘部彼此吻合，形成虹膜大环，代替环状血管。这时环状血管已与脉络膜血管网合并起来。

当胚胎 5～6mm 在视杯外层出现色素的时候，脉络膜血管的发生较快，在出现色素的地方尤其明显，这似乎说明色素的产生和血管形成是有一定的关系。

（二）玻璃体血管系统和晶状体血管膜

玻璃体动脉为眼动脉主干的终支，由胚裂上端进入眼内。在胚胎 6～7mm 时，很快就达到晶状体泡的后极部，在晶状体后面形成毛细血管网（图 1-46）。胚胎在 8～9mm 时，即形成晶状体血管膜（tunica vasculosa lentis）的后部，并分成三套主要的毛细血管网（颞侧、鼻侧和下方）。这些毛细血管网经过晶状体泡的赤道部和视杯缘之间，从后面发出的许多直的血管达到环状血管并与其吻合，形成晶状体血管膜的侧部或称囊瞳孔部（capsulopupillary portion）。当胚胎达到 17mm 时，由环状血管长出小血管芽，沿着晶状体囊的前面生长，最后在 25mm 时形成晶状体血管膜的前部或称瞳孔部（pupillary portion）（图 1-47）。40～60mm 时，玻璃体血管系统发展到最高峰，整个玻璃体内充满由玻璃体血管系统而来的分支，即固有玻璃体血管支（vasa hyaloidea propria）。这些血管彼此互相吻合，并与晶状体血管膜后壁的血管互相吻合。

在胚胎 60mm 时，玻璃体血管系统开始萎缩，固有血管从近端开始皱褶缩小，最后和主干失去联系，远端呈螺旋状悬在晶状体的后面。在胚胎 8 个半月时，这些血管几乎完全萎缩，有时在晶状体后面仅遗留一些残余，一生不退。这时玻璃体血管的主支也变

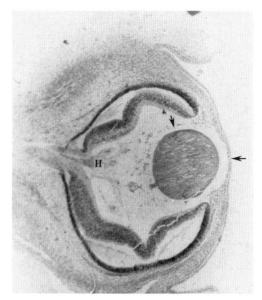

图 1-46　2 个月胚眼

晶状体血管囊膜已形成（↑）　H 为透明样血管

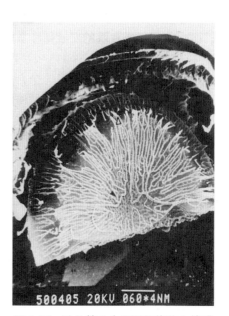

图 1-47　胎儿第 5 个月晶状体前血管膜

血管呈祥状（黑箭头），近赤道部与虹膜血管相交通（白箭头）（×50）

细，中心闭塞（图 1-48），最后与视盘失去联系，卷成螺旋状，漂浮在 Cloquet 管内。晶状体血管膜后部也因晶状体迅速生长而被牵拉变细，最后萎缩。由于晶状体的生长，视杯前缘向前生长形成睫状体、虹膜时所造成的牵拉，以及后部晶状体血管膜的萎缩，导致向前部脉络膜血管网引流的作用逐渐消退，晶状体血管膜的侧部即逐渐萎缩消失。

（三）视网膜中央动脉和视网膜中央静脉

胚胎初期视泡和视茎本身是没有血管的。胚胎在

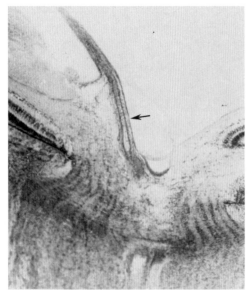

图1-48 8个月胎儿视乳头前残留的玻璃体血管（←）（×40）

2个月时，视杯内的玻璃体血管系统和视杯外的脉络膜血管系统吻合，形成发育眼的血液循环系统。但视网膜与视神经仍然是无血管的。

视网膜中央静脉发生在胚胎第3个月末（65～70mm）。这时在视神经内玻璃体动脉的两侧各出现一个静脉管，在视盘的后面两静脉汇合为一，其分支与视网膜中央动脉平行分布。视网膜中央动脉由玻璃体动脉经过视盘的地方产生。胚胎第3个月末或第4个月初，视盘处动脉壁出现血管芽，上下各一，渐长出血管并分支，进入视网膜神经纤维层，同时也向外生长，直达外网状层。到第8个月，血管的分布达到视网膜周边部（图1-49）。在视网膜动脉生长的过程中，玻璃体动脉系统继续萎缩，当后者停止循环时，视网膜动脉已开始供给血液。

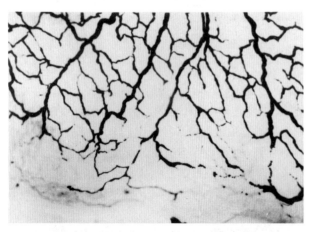

图1-49 足月胎儿周边部血管连接成血管弓（鼻侧）
炭素墨水灌注（10×10）

关于视网膜血管，也有人认为它们来自进入视网膜的中胚叶组织。这些原始中胚叶组织分化形成毛细血管网，当血液进入这些管道，分散的毛细血管网的不同部分发生收缩、狭窄、萎缩、扩张、重建，形成视网膜动脉和视网膜静脉。

第三节 眼附属器的发育

一、眼 眶

围绕眼球的中胚叶组织形成眶的骨壁。上壁是额骨，由前脑中胚叶囊膜所发生；内侧壁是上颌骨额突、鼻突、泪骨和筛骨，由侧鼻突所发生，均来自轴旁中胚叶。外侧壁和下壁由颧骨和上颌骨（除额突外）形成；后壁由颅底蝶骨的前部和眶部发生，视神经从两者之间穿过。外壁、下壁及后壁来自脏层中胚叶。在胚胎3个半月时，眶的骨壁已形成，但不完整。到第4个月即发育好。

眶的各骨壁，包括蝶骨大翼，都是膜性骨，只有蝶骨的前部和眶部是由软骨发育而来（图1-50）。

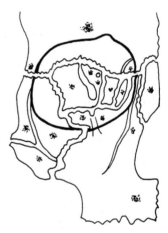

图1-50 眶骨骨化中心的位置

早期眼眶为圆形，眶缘也比较圆，当眼的附属器（如泪器和斜肌等）生长后，就渐渐地变为成人的形状。

在胚胎最初几个月时，眼球比眼眶生长快，胚胎在第6个月时，眶缘仅在眼球的赤道部。眼眶一直生长到青春期，如果在小儿时期把眼球摘除，眼眶就不能正常发育。

上颌突向前伸展，伴同眶轴前移，因而视轴也有所改变。当胚胎达到7～9mm时，两眼朝向外侧，两视轴构成160°角。当胚胎到达2个月时（16mm），两者构成的角度为120°（图1-51）。40mm时为72°，最后为45°。视轴的改变与双眼视的发生有很大的关系。

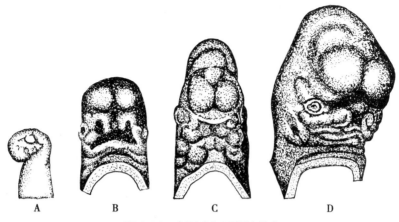

图 1-51 人胚头和面部的发育

A. 侧面（胚 4.5mm 时期） B. 前面（胚 8mm 时期） C. 前面（胚 13.7mm 时期）

D. 右前斜面（胚 17mm 时期）

二、眼 外 肌

胚胎在 7mm 时，视泡周围轴旁中胚叶变致密形成未分化的致密组织，第Ⅲ脑神经渐长入，成为原始的外眼肌组织。当胚胎在 9mm 时，第Ⅵ、Ⅳ脑神经进入，此原始肌组织逐渐分化并分隔（图 1-52）。

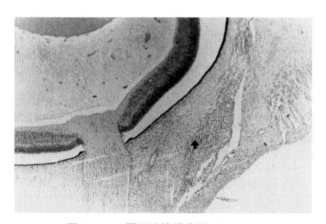

图 1-52 9 周胚胎的眼外肌（↑）（×40）

当胚胎在 14mm 时，4 条直肌和 2 条斜肌已能辨认，到 20mm 时此等肌肉已能完全分开，其中内直肌比其他肌发育完全和强壮。胚胎在 55mm 时，上直肌的内面分出一些肌纤维，形成上睑提肌。在胚胎 60mm 时上睑提肌发育完全，位于上直肌的内面，但渐向外，微向上生长，在胚胎 75mm 时即遮盖上直肌的内缘；当胚胎在 4 个月时，则位于上直肌的上面。由于上睑提肌来自上直肌，所以常发生先天性缺损，也可和上直肌同时出现发育不全。

三、眼 球 筋 膜

当胚胎达到 80mm 时，在直肌各附着处的中胚叶组织密度增加，出现薄膜，逐渐由前向后分化。当胚

胎到第 5 个月时在眼后部已可看出眼球筋膜。

当胚胎第 4 个月时，眶内容物已彼此处于一定的关系。眼外肌已完全形成，视神经鞘已能辨出。视神经加长，且微弯曲，向上通过视神经孔，又由于眶轴的改变，稍转向内侧。此后眶内容物随胚胎增长而变大和分化，但彼此间的关系几乎不再发生明显变化。

四、眼睑和结膜

胚胎第 5 周开始时，眼周围的组织形成褶，褶的外面形成眼睑皮肤，内面形成结膜，直接和眼球表面球结膜和角膜上皮相连续。褶的表面为来自外胚叶的上皮所被覆；中间为中胚叶组织（上睑来自轴旁中胚叶的额鼻突，下睑来自脏层中胚叶的上颌突），后分化出睑板、结缔组织和肌组织。

最初眼睑褶环绕眼球（图 1-35E、F），后上下部加长，在角膜中央水平线上彼此相遇，形成上下睑和内外眦。当胚胎在第 3 个月时（31mm），上下睑缘彼此相接触，内外两端开始粘连（图 1-53），在 35mm 时全部眼睑已完全粘在一起。在这个时期，眼睑的所有结构形成。

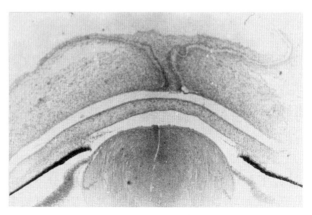

图 1-53 9 周胚胎，上下睑彼此接触（×40）

直到胚胎第 5 个月末，上下睑缘又开始从鼻侧分开，到第 6 个月或 7 个月时完全分开（图 1-54，图 1-55）。

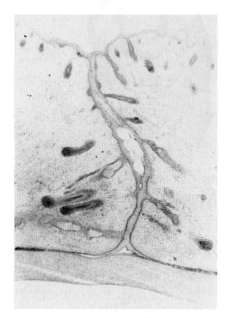

图 1-54　4 个月胎儿，睫毛毛囊形成的情况（×40）
眼睑已部分分离

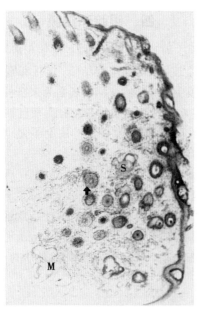

图 1-55　6 个月胎儿，眼睑已分离
↑为毛囊　M 为睑板腺　S 为皮脂腺（×40）

半月皱襞出现于胚胎 32mm、眼睑尚未完全闭合时，由眼球内侧外胚叶垂直折叠形成，其中含有中胚叶成分。

泪阜形成较晚。在胚胎 58mm 时，在闭合的眼睑内侧，下小泪管向内生长，所隔断的一小部分下睑组织于内眦部形成泪阜。所以其中也生长有汗腺和皮脂腺，甚至睫毛。

睑缘尚未闭合时，其上皮组织继续分化，在胚胎第 9 周毛囊即发育；在 37mm 时毛囊即出现于上睑，在 40mm 时出现于下睑。在融合缘的外缘处出现一排上皮芽，向中胚叶组织内生长。这些上皮初为圆柱状团，后分化为毛囊，生出睫毛（图 1-54，图 1-55）。到胚胎第 7 个月时排列成两行。胚胎在第 4 个月时（73mm），眼睑出现 Moll 腺，90mm 时出现 Zeis 腺，两者都是由毛囊壁细胞分化出来的。

当胚胎达到 73mm 时，在融合缘的内缘处，也有一排上皮下陷进入中胚叶，最初为细胞柱，后则形成睑板腺。其周围的中胚叶组织变为致密，形成纤维性睑板。

五、眼 轮 匝 肌

眼轮匝肌为面肌的一部分，由第二鳃弓发生。当胚胎在 16mm 时，肌细胞开始围绕眼球。55mm 时已完全形成。

六、泪　　器

（一）泪腺

所有的泪腺都由外胚叶内陷所形成。主泪腺于 22～32mm 时出现，由上穹隆结膜外侧上皮长出约 6～8 个芽团后分化而来。眶部泪腺出现较早；睑部泪腺出现较迟，当胚胎达到 40～60mm 时方才出现（图 1-56）。当胚胎在 50～55mm 时开始形成管腔，但是泪腺直到 3～4 岁时才发育完全。副泪腺出现较晚，在 55mm 时或较晚方出现上皮芽团（图 1-57）。

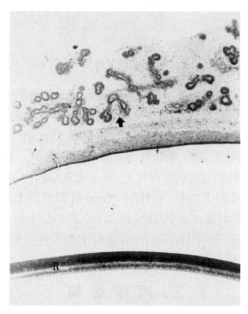

图 1-56　3 个月胎儿泪腺（↑）发育的情况
R 为视网膜（×40）

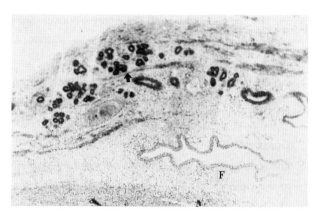

图 1-57　6 个月胎儿的副泪腺（↑）
F 为穹隆结膜（×40）

（二）泪道

泪道形成与外侧鼻突、上颌突和眼睑的发育相关。当胚胎到达第 6 周时，上颌突向前生长，与内外侧鼻突接触，形成胚胎颜面部。这时外胚叶组织在外侧鼻突和上颌突之间下陷成沟，此后这一部分上皮与表面上皮脱离，呈柱状埋于表面组织的下面，当其向上生长时进入眼睑，向下生长时即进入鼻内。以后，细胞柱中央的细胞解体，形成管道，当胚胎在 35mm 时管道最先见于下泪小管的中段，继则见于上泪小管，后见于泪囊和鼻泪管。当胚胎在 60mm 时，整个泪道除上下泪点和鼻泪管下口外，其余部分都已形成管道。在胚胎第 7 个月时，泪点开通，第 8 个月时下口开放，至出生前泪道完全通畅。

第四节　眼在出生后的发育

一、眼球的增长

出生时，眼球已较大，因而此后眼球较身体其他部分增长得少。三岁以前，特别是在出生后第一年内，眼球增长较快。出生时，眼球的矢状径为 17mm，三岁时增到平均为 22.5～23mm，三至十四岁间只增长约 1mm。此后变化极小。从出生到成熟，人体的体积增长 21 倍，而眼球只增长三倍，且其 70% 是在四岁之内完成的。出生后，眼球重量增长 3.2 倍，脑增长 3.75 倍，而身体总重量为 20 倍。两眼重量与身体其余部分重量之比，在出生时为 1：419，而成人时为 1：4832。

眼球增长时，其中各组织的增长并不相同。一般说来，按比例计，眼前节（包括角膜）较眼后节（包括视网膜及玻璃体）增长得少，因此就使眼球的形状发生变化。新生儿的眼球后颞部的弯曲度较大，黄斑部与视盘间的距离和成人的相同。从出生到成熟期，与整个眼球的增长相比，角膜、晶状体、视网膜及前后房等结构的大小在眼球中所占的比例逐渐减小，而葡萄膜则维持相同的比例；巩膜和玻璃体增长较快，故其比例逐渐加大。

二、出生后的分化

1. 角膜　出生时较大（10mm），出生后 1～2 年即达成人大小（接近 12mm）。新生儿角膜较成人的平。出生时角膜的弯曲度各径几乎一致。青少年期出现循规性散光。年长时角膜又有变平趋势，出现逆规性散光。

2. 葡萄膜　细胞较成人为多，2～3 岁时才达到成人的情况。睫状肌的子午线肌在出生时已发育完好，而斜肌则继续发育到 5 岁，瞳孔开大肌出生时尚未完全发育，到 5 岁时才达到发育完全。初生儿的开大肌作用不足，因而此时瞳孔较小。

3. 眼底　因色素的分布尚不具备成人的特征，而呈"椒盐状"眼底，出生 6 个月以后，眼底才近似成人视网膜的表现。

4. 黄斑部　出生时黄斑部的分化明显落后于视网膜的其他部位。生后 4 个月时，黄斑中心凹方发育完全，在检眼镜下有中心反射出现。

5. 前房　初生时前房较深。由于晶状体逐渐增大，及同时的角膜变平，前房即逐渐变浅，平均变浅 0.5mm。

6. 前房角　初生时前房角位于巩膜突及 Schlemm 管之后，相当于小梁的后部。出生后前房角扩展到小梁之后，位于虹膜大环的部位，2～4 岁时达到最后的宽度。

7. 晶状体　出生后晶状体继续增长。在婴儿期晶状体较成人的圆。在青春期晶状体赤道径较矢状径增长得快；青春期后，两径增长的速度接近，随着年龄的增长，晶状体的屈光指数也增加。

8. 反射　固视反射在出生时即具备，但很微弱，只对强刺激有瞬息反应。在 5～6 周时出现一定程度的共轭反射。7～8 周时出现瞬目反射。6 个月时会聚完全建立。1 岁末时矫正融合反射（corrective fusion reflex）充分发挥作用。

（李凤鸣　黄时洲　石珍荣）

主要参考文献

1. 牛鹰筠，石珍荣，孙为荣. 人眼前房角的胚胎发育. 中华眼科杂志，1983，19（3）：287-290.

2. 张嘉光，李凤鸣. 国人胎儿视网膜血管的发育. 眼底病杂志，1985，1（1）：2-6.

3. 石珍荣，周惠民，王济中，等. 胎儿晶状体的扫描电镜观察. 眼科学报,1986,2(3):176-180.

4. 傅军,李凤鸣. 人眼视网膜色素上皮的胚胎发育. 中华眼科杂志,1987,23(4):193-197.

5. 王薇,张惠蓉,李凤鸣. 人眼视网膜血管发育及其形态的研究. 中华眼科杂志,1987,23(4):340-343.

6. 石珍荣. 胎儿及新生儿眼球发育异常的组织学观察. 中华眼科杂志,1988;24(3):160-163.

7. 傅军,李凤鸣. 人眼 Bruch 膜的发育及结构. 中华眼科杂志,1989,25(1):18-19.

8. 武惠,石珍荣. 晶状体囊和囊下上皮的超微结构 - 胎儿及成人晶状体透射电镜和扫描电镜观察. 眼科研究,1990,8(1):1-4.

9. 齐悦,李凤鸣. 人眼虹膜肌肉的胚胎发育. 中华眼科杂志,1991,27:294-298.

10. 齐悦,李凤鸣. 人眼晶体和晶体悬韧带的胚胎发育. 中华眼科杂志,1992,28(1):44-46.

11. 王峥华,王大博,纪淑兴,等. 人眼视网膜凹陷发育的观察. 青岛大学医学院学报,2000;36(2):82-84.

12. Duke-Elder S. System of Ophthalmology. Vol I. London: Henry Kimpton,1961,113-563.

13. Shi ZR, Zhou H, Tan J, et al. The embryonal development of the human eye photoreceptors. Eye Science,1990,6:20-26.

14. Cook CS, Ozanics V, Jakobiec FA. Prenatal development of the eye and its adnexa. In Tasman W(eds): Foundations of Clinical Ophthalmology. Section 2. Philadelphia: Lippincott Williams & Wilkins,1999,1-93.

15. Zhang J, Rubin R, Rao NA. Anatomy and Embryology of the Optic Nerve. In Tasman W(eds): Foundations of Clinical Ophthalmology. Section 25 Philadelphia: Lippincott Williams & Wilkins,1999,1-25.

16. Bedrossian EH Jr. Embryology and anatomy of the eyelid. In Tasman W(eds): Foundations of Clinical Ophthalmology. Section 5. Philadelphia: Lippincott Williams & Wilkins,1999,1-3.

17. Bilyk JR, Jakobiec FA. Embryology and anatomy of the orbit and lacrimal system. In Tasman W(eds): Foundations of Clinical Ophthalmology. Section 32. Philadelphia: Lippincott Williams & Wilkins,1999,1-5.

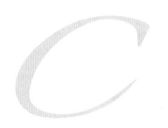

第二章
眼的比较解剖学

比较解剖学通过对现代各类群动物的形态结构进行比较和分析，确立它们彼此之间的亲缘关系，从各种动物器官的形态和功能的变异和分化揭示进化的途径与规律，了解动物器官系统演化的规律。

一般动物分类学将全部动物分为二十多门，其中无脊椎动物种数约为动物总数的96%，而脊椎动物（Vertebrata）仅是脊索动物门（Chordata）中的一个亚门。依据动物界的自然类群，可以将比较解剖学分为无脊椎动物比较解剖学和脊椎动物比较解剖学两部分。目的都在于认识有机体的多样性，比较它们之间的相似与相异，并追溯它们的起源，探索动物间的亲缘关系。

比较解剖学的研究可以追溯到16世纪。意大利Severino（1580—1656）于1645年所著的动物解剖学是动物比较解剖学最早的一部著作。法国Cuvier（1768—1832）首先根据比较解剖的研究成果，提出器官相互关系和主次隶属的规律，故被认为是比较解剖学的创始人。

眼科比较解剖学通过比较不同动物的视觉器官结构，认识视觉器官的复杂结构及其生理功能，考查其异同和演化过程，进而推知动物的习性与环境、生活、生存的关系。

第一节　眼的发生及发展

眼的发生是从无到有，从简单到复杂，从低级到高级的发展过程。

在动物界，对光敏感的感受器称为光感受器（photoreceptor）。从杂乱地散布于最低等无脊椎动物体表的简单的光敏感细胞（皮肤光觉）起，直到精致的脊椎动物的眼睛，都包括在光感受器这一范围。

皮肤光感受器含有少量光化学物质，虽然对光的敏感性比起视觉感受器差得多，但对于许多低等无脊椎动物的移动定向、色素细胞的色素分布、生殖周期的光周期调节和其他的行为变化还是重要的。脊椎动

物的眼睛则像照相机，眼的屈光系统将图像投射到对光敏感的视网膜上，从而产生精细的视觉。

一、单细胞动物的光反应

单细胞动物无眼，但有两种情况能对光线发生反应：①整个细胞体对光线发生反应；②细胞的一部分原生质对光线特别敏感，聚成一团，形成胞器，名叫眼点（eyespot）。如翠绿眼虫（*Euglena viridis*）含有红色色素（血红素）的眼点可以感觉出光的强度，而寻找适合它生活的光度。沙蚕属和海盘车也具有眼点（图1-58）。Engelmann认为眼点是一种最原始的眼。

二、多细胞动物的眼

多细胞动物的眼按照进化的程度分为上皮眼（epithelial eye）和脑眼（cerebral eye），上皮眼出现在无脊椎动物中，从皮肤发生；脑眼出现于脊椎动物中，从中枢神经系统发生。

（一）上皮眼

上皮眼为无脊椎动物的感光细胞或器官，可分为单眼和复眼。

1. 单眼（ocellus）　多为上皮眼，由皮肤发生。

1895年Hesse首先记载蚯蚓有专司感光的视细胞，蚯蚓对亮光敏感，并背向亮光爬行，常在黎明前从洞里爬出来觅食，但一到天色黎明就爬回洞里，是一种背光性的表现。此后在许多其他动物也相继发现有视细胞。这种细胞是一种上皮细胞，较其他上皮细胞短而宽，原生质也较清晰，且内含空泡，其近端与细丝（filament）相连（可能是一种原始神经纤维），多见于蠕虫类（图1-59）。这种单一视细胞是最简单的视觉器官。蚯蚓和海胆的视细胞都分布在体表，其功用只能感受光的明暗。

最原始的眼是单个视细胞，以后进展到视细胞外还被有色素幕，此种色素可吸收光线，并将光线转变为热或其他形态的能，例如文昌鱼（amphioxus，介于无脊椎动物和脊椎动物之间的动物）的视细胞（图1-60）。

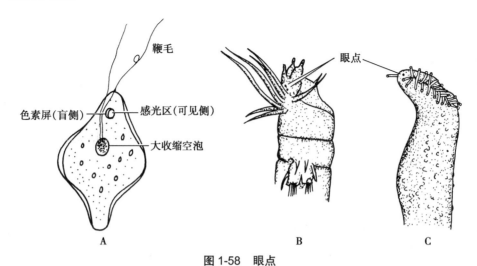

图 1-58　眼点

A. 绿眼虫的眼点　B. 沙蚕属的眼点　C. 海盘车的眼点

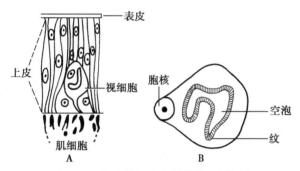

图 1-59　蠕虫类杆吻虫属的单一视细胞

A. 视细胞和上皮　B. 高倍放大下的视细胞

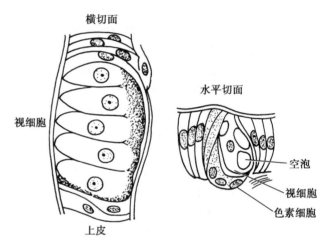

图 1-61　杆吻虫属的扁眼

图示视细胞的横切面和水平切面

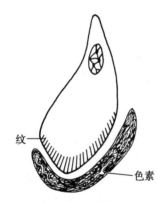

图 1-60　文昌鱼的视细胞

图示视细胞外被有色素带

随着进化，许多细胞集合成群。最初为扁平形，名叫扁眼（flat eye），如杆吻虫属的眼（图 1-61）。

比扁眼高级的是杯眼（cup-shaped eye），眼表面上皮的视细胞，向下陷凹，张口宽大，形状如杯，故名杯眼。多见于节肢动物（arthropoda）和软体动物（mollusc），如笠贝属的眼（图 1-62A）。较高级的眼则表面多少闭合，形成小孔（瞳孔），如鹦鹉螺（nautilus）的眼（图 1-62B）。

比杯眼更高级的是泡眼（vesicular eye），此时小孔已闭合，形成泡状，而为表面上皮所覆盖，如蜗牛的眼（图 1-63A）。

头足类的动物除鹦鹉螺的眼为杯眼外，多为泡眼，并且眼球已有一部分包含于软骨性眼眶中。泡眼的深层形成视网膜，浅层形成晶状体的后部。后者与表面外胚叶增厚形成的晶状体前部相连，并有虹膜、瞳孔、角膜和前房，也可见有睫状肌，因而已有调节和瞳孔运动（图 1-63B）。由于头足类动物的眼与脊椎动物的眼在结构上相仿，因此是无脊椎动物中最高级别的视觉器官。头足纲中的乌贼、鱿鱼、蛸、船蛸及鹦鹉螺等，是软体动物中最高等的类群，也是无脊椎动物中最高等的类群。

2. 复眼（compound eye）　又称小面眼（faceted eye），见于节肢动物，尤其是甲壳类动物及昆虫，由许多改变的单眼联合而成，这些单眼名叫小眼（ommatidium）。

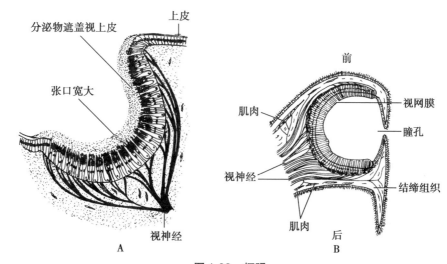

图 1-62　杯眼

A. 笠贝属的眼呈杯状　B. 鹦鹉螺有瞳孔的杯眼

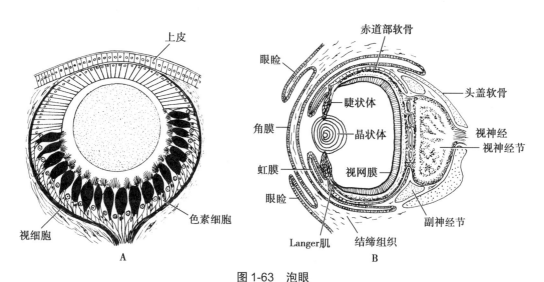

图 1-63　泡眼

A. 蜗牛眼已形成球形的泡眼　B. 头足类形成较典型的泡眼

　　小眼的数目因动物的不同而不同，复眼中可有 8～9 个小眼，多者甚至可达 25 000 个。小眼与邻近的小眼之间有原生质交通，以输送营养物质。

　　每一小眼的构成如图 1-64 所示，前方为透明外皮的角膜晶状体(corneal lens)呈双凸面形。晶状体后为另一个晶状体，凹面向前，凸面向后。再后为圆锥形结晶质，绕有色素，其尖端向内，与感杆束(rhabdom，又称杆状突)相接触。感杆束有 4 个纵行束或小杆，名叫感杆(rhabdomeres)。每一感杆束有单一的神经末梢，以一纤维连于主视束(main optic tract)，并有其特有的色素，在杆的基底部有外界膜。

　　电镜所见，每一感杆由一个小的视网膜细胞(retinal cell)的微绒毛集中在一起形成。每一个小视网膜细胞的感杆可以在小眼中心紧密接触，称闭合感杆束，或被含液体的中央间隙隔开，称开放感杆束(图 1-65)。

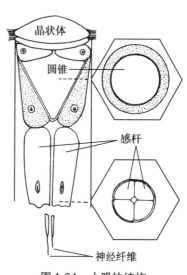

图 1-64　小眼的结构

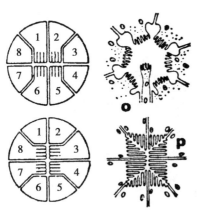

图 1-65　感杆束的横切面

O 为开放感杆束　P 为闭合感杆束

如果感杆束伸到晶锥基底部，这种眼就叫做联立眼。如果感杆束只在小眼的基底部发生，这种眼就叫做重叠像眼（图 1-66）。在联立眼中，小眼完全被色素细胞所分隔。在重叠像眼中，小眼的中间带没有色素细胞。

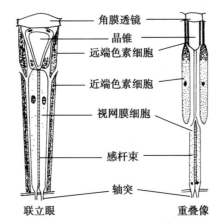

图 1-66　联立眼和重叠像眼的小眼（昆虫复眼）

昆虫的小面眼呈六角形，甲壳类呈四边形，蝴蝶呈凸隆状。

复眼的大小各有不同，形状也不一样，图 1-67 为复眼结构模式图。复眼通常均呈球面形，而在切面则呈扇形。甲壳类的复眼形状极不规则，端足类（amphipoda）和等足类（isopoda）的复眼为圆形、肾形、卵圆形，也有不规则形的。

3. 单眼和复眼的差异　复眼和单眼的最大不同，在于复眼由许多小眼合并而成。每一个小眼只形成物像的一部分，许多小眼所形成的物像才合并成一个整体。由复眼组成的像是一片由每只小眼感知的光点组成的相当低级的马赛克样图像，判断力当然比一只成像眼差。这种成像方式，会有重叠情形，不如高等动物眼成像准确、清晰。可能复眼并不产生视野非常清晰的像，但极适于察觉运动。

单眼只能辨明暗，而复眼能成像。

4. 单眼和复眼并存　甲壳纲动物有两种眼，一为单眼，一为复眼。蟹的复眼位于头部第一节上。沼虾的复眼位于头部前端，有柄，能转动。

昆虫头部有单眼和复眼，家蝇一个复眼有 4000 个小眼，而蜻蜓的一个复眼竟由 20 000 个小眼组成。

肢口纲的剑尾目（Xiphosura）俗称鲎，其复眼很奇特，包含成千个小眼，在光线不好的情况下，鲎眼能用突出边眶的办法以增大所视目标的清晰度。

（二）脑眼

脊椎动物的眼多为脑眼，由中枢神经系统发生，具有视网膜、暗室与屈光装置。一般而论，构成眼的基本结构是相似的，但各类群脊椎动物眼的大小及其所在位置和结构有其独特的特征（图 1-68）。

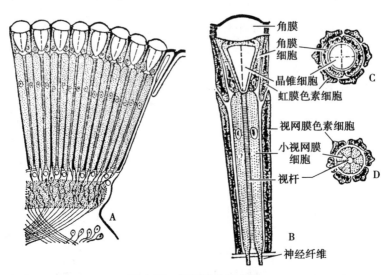

图 1-67　复眼结构模式图

A. 部分复眼的切面　B. 单个小眼的结构　C. 单个小眼通过角膜切面
D. 单个小眼通过视网膜切面

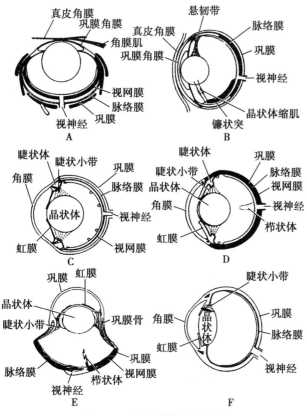

图 1-68　各种脊椎动物的眼

A. 圆口类的眼　B. 硬骨鱼的眼　C. 蛙的眼　D. 蛇的眼
E. 枭的眼　F. 哺乳类的眼

1. 圆口类　脊椎动物的眼首先出现于圆口类，它的结构与其他脊椎动物的眼基本相似，也有六条眼肌，但由于长期适应不活跃的半寄生的生活方式，眼多退化，隐埋于富有色素的皮肤下面。

2. 鱼类　文昌鱼介于无脊椎动物与脊椎动物之间，它的眼是单细胞性单眼，位于髓管的腹侧壁。

软骨鱼类的眼球一般为椭圆形，其前后轴较短，具类似眼睑的结构，但它只是皮肤褶襞，不能活动。有些软骨类（如星鲨）则有瞬膜，可以由下而上延伸遮盖眼球。软骨鱼类眼球的突出特点是在巩膜内具软骨，睫状体内无肌肉，晶状体大而圆。

硬骨鱼类的眼球变异性相当大，角膜扁平，晶状体呈球形，无眼睑。硬骨鱼的眼在巩膜与脉络膜之间有一层鱼类所特有的银膜（argentea）。脉络膜与银膜之间邻近视神经处有一球形脉络膜腺（choroids gland），并有由脉络膜血管形成的褶，称为镰状突（falciform process），此突向前延伸至晶状体后膨大成球状的哈勒钟（Haller's campanula）。

鱼类眼的大小与其日常生活所接触光线的强弱有关。

3. 两栖类　有上、下眼睑及活动的瞬膜和泪膜，

无银膜，具有原始的睫状肌，代替鱼类镰状突的调节作用。视网膜的感光细胞有红视杆细胞、绿视杆细胞、单个视锥细胞和成对的视锥细胞四种类型。

4. 爬行类　除蛇和壁虎外，多有可动的眼睑，下眼睑较大而且活动更为灵活，有瞬膜，除喙头蜥、避役和蛇外，多有泪腺，巩膜有骨质的环片。大多在盲点外有一锥状乳头伸到玻璃体中，但鳄类不发达。

5. 鸟类　鸟类具有发达的眼睑和瞬膜，飞翔时瞬膜遮掩和保护着眼球，最特殊之点是具有栉膜（pecten），可营养眼球与调节眼内压。并有巩膜环，其作用在于抵消眼内外的压力，并为调节肌提供牢固的起点，可防止鸟类飞翔时，因受气压的影响而使眼球变形。

6. 哺乳类　低等哺乳动物的眼与爬行类很相似，除有的仍有瞬膜外，大多哺乳类的眼，其瞬膜多已退化，均无栉状体，睫状肌较发达，眼有睫毛，脉络膜血管特多，血管膨胀，以代替巩膜软骨的支持作用。真兽亚纲动物的眼，其结构与高等脊椎动物的眼大致相似，瞳孔多种多样，大多数真兽类的视网膜具有视杆细胞和单个型的视锥细胞。

三、动物的视觉

动物依其进化程度，视觉从模糊到清楚，从无色觉到有色觉，从透视图形到立体视觉。

最原始的眼为单个视细胞，进化后许多视细胞集合而生扁眼。扁眼只能分辨亮和暗，不能辨别光的方向，这类动物全部向光或背光而移动。到了杯眼，才能分辨光线方向，杯口愈小，辨别光线方向的能力愈强，终至针孔照相样的结构。最后晶状体出现，不但成像清楚，而且亮度大大增加。根据视觉的特点可分为趋光眼（light-orienting eye）和成像眼（image-forming eye）。

1. 趋光眼　眼虫的眼点有一侧用色素防护的光感受区，使其能以向光运动表达接受的信号。扁虫具有倒转的色素杯眼（眼点），光线通过一组感觉神经元到达一个邻近神经元远端的色素细胞杯。有些多毛类蠕虫及许多软体动物和节肢动物具有许多对翻转的、具有视网膜的杯状眼。感觉神经元的感光端的指向不在光源一方，并形成一个光敏感的视网膜。杯由一个分泌而成的"软透镜"所充满。

2. 成像眼　成像眼需要一个晶状体聚焦发散的光线。晶状体面越凸，折射的能力越强。水生动物（角膜具有同水一样的密度）趋向于具有接近球形的晶状体，因为几乎所有的折射都发生在它们内部。陆生动物（角膜的密度高于空气）具有较薄的晶状体，因为大部分折射发生在角膜。成像眼还需要较多的光感受器细胞。头足动物（如章鱼）有巨大的成像眼，但其

感光细胞在视网膜的表面,面对晶状体,与脊椎动物不同。

多数种类脊椎动物的眼球大约呈球形,来自被观察物体的光穿过透明的角膜,进一步由晶状体聚焦在视网膜上。许多动物均无色觉,甚至大多数哺乳动物也是色盲。由于它们在夜间猎食,不需依靠辨色。狗也是全色盲。有人认为少数蜘蛛已有原始色觉,都喜红色。头足类动物对颜色改变很敏感。蜜蜂能辨别各种颜色,但对红色却看作深灰色或黑色,并把紫外线看成一种颜色。雄鸟有漂亮的色彩,雌鸟能看见彩虹的所有色彩。猴和人猿有良好的辨色力,但不如人的辨色力强,人能分辨色调180种。

四、眼的位置

不同种类动物中,眼在头内的位置都有很大的不同。眼的位置与动物的习惯和活动、喂食方式、智慧及脑的发育有关。

脊椎动物的两眼,一般均位于头的左右两侧,视野虽大但无立体感觉,在较高等的动物,随着眼位前移,立体感觉才逐渐发生。两眼位于头前的动物,脑较发达,同时鼻部也较少突出。

眼的位置与动物的喂食习惯有关,食草动物和被捕猎动物的眼位都是外侧位,视野相应地增加,使该动物可以环顾四周,而不需移动头部,这对被猎捕动物很重要。食肉动物的眼位则为向前位,便于攻击和追捕食物,并且由于双眼注视或双眼视野较大,可使攻击或追捕的准确性较大。

五、间接眼与直接眼

眼的结构与动物的生存情况及环境需要有关。

脊椎动物的光感受器向外朝着脉络膜,其视网膜称为倒转型视网膜(inverted 或 inverse retina),这种眼称为间接眼。无脊椎动物的光感受器大都向内朝着晶状体,其视网膜称为非倒转型视网膜(verted 或 converse retina),这种眼称为直接眼。这是脊椎动物眼与无脊椎动物眼的重要区别之一,但有的无脊椎动物也有间接眼。

无脊椎动物为了适应生存,有许多不同类型、不同结构的眼。低等无脊椎动物,其单眼常不少于一对,甚至有成百之数,如叶状虫(frond worm)每一触角有很多单眼。在高等无脊椎动物,常有2～9个眼。朝着不同的方向,以广眼界。其中有的感受器方向倒转而为间接眼;有的方向不倒转而为直接眼。直接眼用于饲食和视近物,间接眼用于猎捕和一般视觉。

夜间活动的昆虫与昼间活动的昆虫相比,其感受

器距离晶状体较远,这样可使光线聚集,并可从邻近的小眼获得散乱的光线。绝大多数的蜘蛛有8只眼。它们兼有间接眼和直接眼的视网膜(图1-69)。从外表看,所有蜘蛛的眼都相类似,但直接眼和间接眼各有其特殊位置,即前排中间的一对眼或通常所称的前中央眼为直接眼,也叫昼间眼。这两眼发出神经至头部第一节的神经节,其余各眼则为间接眼,属于第二节。第二神经节的视叶由三部分构成,一部在另一部之上,每一部均供给一根神经至一眼。

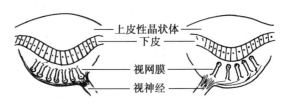

图1-69　蜘蛛的间接眼和直接眼

六、动物活动属性与环境

脊椎动物按其活动可分为三大类:①夜息昼出类;②夜出昼息类;③无规律或任何时候都活动类。夜息昼出类动物的视网膜以视锥细胞为多,夜出昼息类则以视杆细胞为多。其他如瞳孔形态、眼球大小也因各种动物的不同而有差异。

动物眼的结构与泪水、空气或泥土等环境的需要不同而有异。例如鱼生活在水中,因需适应于曲折率较高的水内成像,晶状体都呈球形(如白鲢等),并有晶状体缩肌(M. retractor lentis),把晶状体拉向后方,以调节视力。灰星鲨(mustelus)的晶状体具有弹性。蛙为水陆两栖动物,为了适应环境,在陆上为近视,在水中为远视。陆上近视是便于寻获水边或岸上的昆虫蠕虫等的食饵。鸟类在空中飞行时,因寻觅地上的小食物,故视力非常敏锐。夜间活动的动物,不需较清楚的视力,因而黄斑区不发达。昼间活动的动物则中心凹发达,有的可有两个中心凹。水栖动物因在水中角膜无干燥之虞,故不需泪腺;陆栖动物则均有泪腺。草食动物因需防止树叶草叶刺伤眼球,故缩眼肌(M. retractor bulbi)特别发达,此肌可使眼退缩,以防损伤。

第二节　无脊椎动物的眼

无脊椎动物的数量多,个体间的差异大,没有统一的结构,找不到全部无脊椎动物同源器官的规律,如有些同源器官所形成的分类特征,仅限于个别的门类,甚至对于一些动物的分类位置,各家的认识并不统一,有些门之间的系统进化关系也不十分清楚,所以无脊

椎动物的分类也就必然复杂。无脊椎动物比较解剖学也不能采用按照器官系统的演化来进行研究。

因为无脊椎动物的视觉器官与人眼的发生、结构及功能等的关系不密切，有的无脊椎动物眼明显退化或缺如，故仅作简单介绍。

一、腔肠动物门

腔肠动物门的眼大都生在触手基部，在反口侧与上伞神经环联系，色素细胞与感光细胞交错排列，成为分散的眼点，最为原始。较复杂者变成单眼形状，即周围色素细胞与感光细胞下陷，成为杯形，中央分泌一个角质性的晶状体。这个器官由外胚层发生，有辨别光线的能力。刚水母和硬水母都缺少眼点。在钵水母纲，除立方水母有六个发达的单眼、海月水母有简单的眼点外，一般都不显著。

二、扁形动物门

在原始涡虫类的头之前缘表皮细胞中有色素点，杂有感光细胞，是最初生的视觉器官，或者缺少色素，具感光的视网膜细胞藏在表皮之中，多数种类有一色素环，深陷表皮之下，而有一个或多个感光神经细胞从脑分出来，行近表皮，再列入色素杯之内，这叫逆转型的单眼。每一个感光神经细胞（即视网膜细胞）延长成两极的细胞，胞核靠近远极，细胞扩大成为棍棒状体，尖端的边缘各有小桩，排列整齐，再进一步可将整个棍棒状体密布小桩，这些小桩可能与感光有关，近极为一根纤维与脑相连。陆涡虫等头侧及体侧眼的结构比较复杂，有一个深视杯，由色素细胞组成。视网膜细胞由色素细胞间穿入到中央杯中，朝向杯之口，故不为逆转型，而为凸出型，在杯口外面还有表皮层，当作角膜。每个视网膜细胞末端棍棒状体有很多小桩排在边缘，朝向中央透明部。淡水产三岐肠目有简单的单眼，多岐肠虫在头背部、触角、体侧分布很多的眼，牛虫纲中无眼者极少。眼的位置总在表皮下，或在真皮或在肌层中，或较深入体壁，结构简单。有的只一个视细胞，有的有好多个，和涡虫纲相似，由一色素层形成一杯，视网膜细胞由杯口入内，成逆转眼。

三、线形动物门

线形动物门的眼一般都发育不完全，但自由生活的种类几乎都有不同程度的发达。动吻和腹毛类只有少数种有简单色素点，或有色素杯藏在脑之中，据说有眼的功用。自由生活的线虫，咽头两侧有一对眼，晶状体在色素杯中，体表有一窝，晶状体下陷内部有小的视网膜细胞与脑接近，和轮虫的脑眼有些相似。

线形纲在脑之前面有相似的结构，为感光功用。轮虫的眼可分为脑眼和侧眼两类。脑眼一个或成一对，藏在脑之中间。只有一个小视网膜细胞和简单色素杯。在轮冠两侧常有一对或两对侧眼，或生在顶区者称为顶眼。在蛭行纲则生在额突之上，侧眼是由几个表皮细胞组成的，有时有一个明显的晶状体，内侧有红色素。感光细胞直接由神经与脑相接。

四、环节动物门

环节动物门自由活动的种类中，在沙蚕科和浮蚕科中眼部都发达，有时发达的程度几乎和节肢动物的眼相等，这些动物有四个或两个眼，位于口前叶上，比较发达，而有一层带有色素的感光细胞，每个细胞凸入视杯，有一视杯为感光部分，视杯中是由分泌物填满，作为晶状体的功用。管栖者眼往往移至鳃上或触手圈上。有些则视网膜细胞组成一眼，这个眼很像节肢动物的复眼。爬行种或游泳种时常钻进沙泥，其尾端常常露在外面，因此其眼即生在肛节上，少数种眼生在腹面中部，有厚几丁质盖住，内有黄色素的视网膜细胞，这都是适应环境很特殊的例子。

水栖寡毛类有简单的色素眼，有少数感觉细胞，没有晶状体。陆栖寡毛类失去眼，而在表皮中藏有似晶状体的细胞，叫聚光体（phaosom），有感光功用。这种细胞，自然在口前叶上分布最多，身体前部较多，肛节附近也较多，这和多毛类生在肛节相同。

蛭纲也有含聚光体的细胞，一般在乳头上多，身体各处都有，前端背侧较多，分布在口前叶或体节中环上，甚至后吸盘上。简单的眼在表皮只有一层小视网膜，每个细胞内都有聚光体，聚光体的周围有纹状体（视杆），外有色素细胞包围，成半个球体。比较复杂的通常在体前端背侧有 5 对。每个眼由多层细胞深陷体壁中，成深杯的形状，每个眼都含有聚光体，和寡毛类感光细胞形态相同。这样简单的眼视力虽差，但可定方向或有视活动的功用。

五、节肢动物门

节肢动物的眼都生在头部，从简单到复杂有很多不同的类型，可分下列几类：

（一）有爪纲的眼

最为原始，眼内有一闭室，与脑相接，室的后面为一层感光细胞，即小视网膜，每个细胞有视杆突入中腔，并分泌一个圆形的晶状体，晶状体之外有两层细胞，表示原始的角膜，和环节动物的眼很相像。

（二）原始中眼

甲壳纲无节幼虫的眼，可代表节肢动物原始的眼，和涡虫相似,有色素杯,内充几个感光细胞,往往向两侧移动分成两个小侧眼。感觉神经从细胞延伸到脑,故感光细胞倒置,外分泌成晶状体,有时无晶状体。无翅昆虫和低等有翅昆虫若虫的背单眼结构已较复杂,过渡到一般昆虫和蛛形的眼。

(三)单眼

视觉细胞(小视网膜)的外缘,感光部分常有横纹缘,这就是由神经纤维变成细胞间的感杆。高等昆虫幼虫侧眼在成体后成为单眼,或蛛形纲的副眼,视觉细胞成群,中有一视杆,外有生角膜细胞,产生角膜晶状体。许多侧单眼聚集成聚眼(aggregate eye),或单眼内细胞分成多束,都和复眼相近。

(四)复眼

每个复眼由许多名叫小眼(ommatidia)的视觉单位所组成,外面各有自己的角膜晶状体,上皮细胞变为生角膜细胞,分泌晶状体。通常在生角膜细胞之下有四个晶锥细胞,产生中央的晶锥。晶锥是一个折光的轴,外来光线,可经过晶锥而集于下面一撮小视网膜细胞,约有七个,围成一圈。小的视网膜细胞之中即为感杆,这些细胞代表单眼中层的感觉细胞,是视觉的主要部分。

六、软体动物门

石鳖在幼虫时期有一对眼,以后背板生长,幼虫眼消失,由背侧表皮长成感光的结构,伸入骨板,而在表皮显著,称为微眼(aesthetes),有角膜、晶状体、色素层、虹膜、视网膜,一如通常的眼。其他尚有小微眼(microesthetes),结构最简单,只有一个感觉细胞或者一个小晶状体,到了成体便消失了。微眼的功用,据说无视觉或感光能力,而仅有背光的感觉,即遇到光线而有背光而行的反应。

帽贝的眼只有一层色素表皮凹入,成一浅杯状,但在蛾螺,视杯很深,有黏液当作晶状体,但有通外界的孔,至刺螺的眼比较完善,没有通外界的孔。蜗牛有发达的视网膜和晶状体。在海边生活的石磺(oncidium,一种肺螺)和石鳖生活相同,伏在岩石之上,不大活动,原来成对的眼已经退化,而在背侧发达很多的单眼,是适应爬行附着生活而有的结构。活动的扇贝外套边缘有很短触手,并杂有很多小眼,眼的结构相当复杂。有近端和远端两层视网膜,纤维向前折回,合成视神经,又有晶状体和角膜。

斧足类无头,故缺眼。

头足类(如乌贼等)活动力强,头上两个眼大大发达,结构之完善几乎和脊椎动物的眼没有多大差别,有角膜、虹膜、纤毛突、巩膜、色素层、视网膜、晶状体、水状体、玻璃液等结构,眼球之外有软骨形成眼眶,后有视神经节和一个腺体。

七、毛颚动物门

箭虫有眼一对,背腹稍扁,圆形,在表皮之下,中间具有一个 T 字形的色素杯,两侧隔成五室,即似五个单眼,T 之顶端有一个单眼,下脚两侧共有重叠的四个单眼,各个单眼都有感光细胞及其视杆,下连神经与视神经通入脑中,故箭虫的眼有色素杯结构,和扁形动物的眼极相似,但色素杯隔成五个单眼就有些像复眼的结构了。

八、棘皮动物门

棘皮动物无脑,也无主要神经索,颇为原始,各纲间眼的比较如下:

(一)星形纲

星形纲的单眼比较简单,具有眼的结构。有晶状体、视网膜细胞及感杆,感杆在中央视杯之中,每个视觉神经细胞内端连接视神经。

(二)海胆纲

海胆纲眼板的眼点虽然可看到色素点,但已失去功能了,某些海胆在生殖板、间辐上、围口区中有蓝色点,似由多数六角形棱柱体及色素组成,好像复眼,但未知是否有眼的功用。

(三)沙噀纲

沙噀纲在触手基部有色素点,可能有眼的功用。

第三节 脊椎动物眼的比较解剖

脊椎动物结构虽较为复杂,但所有器官系统都具有统一的结构和功能,这些器官系统的发展,都遵循着严格的规律性。有些特征通常是存在于数个纲中,甚至是整个亚门,因此脊椎动物进化的线索是明确的。脊椎动物比较解剖学主要研究同源器官(有相似的解剖结构、与动物体有相似的位置关系、有相同的胚胎起源)和同功器官(不同动物的器官在功能方面相似,有时在外表形态也相似,但是器官内部结构、胚胎起源和发生是完全不同的)的进化。

脊椎动物的视觉器官是从中枢神经系统发生的,由眼球及其辅助装置两大部分所构成,各类群脊椎动物眼的大小及其所在位置和结构,都有很大变化,且有其独特的特征,但构成眼的基本结构是相似的。

一、眼　　球

眼的结构在脊椎动物各纲中基本一致,包括三层眼球壁、一套折光系统、动眼肌和一些附属装备，部分具备防止眼球干燥的结构。但是，由于各种动物的进化程度和生活习性不同，眼球的大小和形状、眼球的位置、眼球与鼻子及脑的关系等在不同动物之间还是各有特点。

（一）眼球的大小与形状

1. 眼球的大小　脊椎动物眼的大小各有不同。两栖动物和爬行动物的眼很小，鱼的眼较大，鸟类的眼更大，例如鹰的眼球相对大于人的眼球。跗猴或眼镜蛇也都是大眼球，且呈圆盘形。哺乳类动物眼的大小相对地恒定。

正常人眼平均直径为 23.5～24mm，因为矢状直径与屈光状况有关，所以矢状面的直径最为重要。通常以矢状直径为最大，但也有人发现矢状直径小于横径。婴儿多为远视眼，其眼球几乎呈球形。

眼的大小和身体的大小没有关系，而似乎在较大程度上取决于动物运动的敏捷及敏锐视力的需要，而非取决于体积的大小，如羚羊（antelope）和马的眼都相对大于象的眼。

眼的实际大小不一定与其外观上的大小相同。鸟眼大小有时几乎有头大小的 1/3，但通常仅能查见虹膜，并且眼球活动度小，因而假设虹膜代表眼直径的较大比例，而不是按实际大小，往往会使人陷入错误。

一个大眼，如具有适当的晶状体及瞳孔，则可产生大影像。但大眼内的视杆细胞及视锥细胞是不相称的巨大，可使影像粗糙。如眼较小，又有较为精细和更为密集的光感受器，则可有标准视力。如果眼球过小，而光感受器过大，则视力肯定是差的。

眼球的大小对于动物夜间活动非常重要。大多数夜间活动的动物都有大的眼球，例如猫科的羊猞猁是大眼球，猫的眼球也很大，猫头鹰眼球有它的头的 1/3 大小，深海鱼的眼球情况也相同，多有大的眼球。由于眼球大，视网膜上形成的影像也随之加大，可补偿深海中光线的缺乏。

2. 眼球的形状　眼球的形状因动物不同而异，总的看来有球形与非球形两类。

（1）球形眼球：脊椎动物眼的形状大多为球形。类人猿（anthropoid）眼与人眼非常类似，但更像球形，所有直径都近似相等，即各个直径均为 22.5mm。

有人认为，动物等级愈高，眼的形状愈呈球形，这是因为动物等级愈高，坚硬的巩膜骨或软骨愈退化，直到消失，而非因球形的眼球效能较大，但也有例外。低等动物中的蛇眼已无其他爬行类所保持的坚硬的眼小骨，所以蛇眼也呈球形，这是所有蜥形类（sauropsids）中唯一的球形眼。因而也有人认为，眼球的形状与动物进化等级的高低无关。

球形眼球易于将眼内容的眼内压力和眼外膜弹性的交互力共同作用而保持其形态，而非球形眼如无保持眼球坚硬度的其他方式，都会使眼球变形。要增加这种额外的坚硬度，则需依靠巩膜内的软骨或小骨。保证眼球形态的坚硬度一经具备，则该动物的眼球就可采取适于其生活方式的最有效形状。

（2）非球形眼球：形成非球形眼的主要原因是非球形眼球都可具有特殊方式的调节功能，并可产生较大的视网膜影像，眼的结构也比较坚硬。当动物眼采用晶状体向前后方向移动的调节方式时，则晶状体运动的范围需要较大。很明显，某种眼球延长，可提供此种晶状体运动的宽度，也可使调节幅度加大。

如眼球为扁平形，则可能因其晶状体较易接近角膜，或因眼睛视轴长度不重要。例如鱼类的眼，由于水可抵消角膜表面的全部折射，或使大部折射失效，鱼眼的唯一屈光结构是完全呈球形的晶状体，其次，前房的深度也不如晶状体后方深度重要，并可减少角膜突出和可能的损伤，因而形成扁平形眼。至于圆柱形眼，则是为了节省空间而采用。如要把光线聚集于晶状体，则眼球呈巨大形。

非球形眼可有多种形状，因动物种类不同而形状不同，主要有下列几种：

1）扁平形或扁圆形眼：在一些鱼中，如鳐（skate）及电鳐（torpedo）都是扁平形眼（图 1-70A）。当这些鱼掠过海底时，这种扁形眼可使眼界增宽。在许多鸟中也可见相同类型的扁平形或扁圆形眼，如快速飞翔的食虫鸟、乌鸦、许多食谷鸟及鸵鸟等，都是扁眼（图 1-70B）。

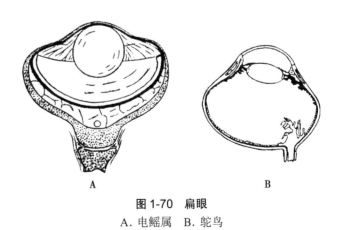

图 1-70　扁眼
A. 电鳐属　B. 鸵鸟

2）椭圆形眼：有蹄类动物及某些水栖哺乳类动物，尤其是和有蹄类有关的水栖哺乳类动物，都稍呈椭圆形眼，且巩膜不坚硬。这种椭圆形眼是因角膜的大小、曲率和卵圆形而致，需靠眼眶轮廓保持眼球形状，在这种情况下，可能无眼球运动。

3）圆锥形眼：见于鹰（hawk）及猫头鹰（owl）。

4）扁卵圆形眼：即介于扁平形与球形之间的眼，见于一些昼间鸟，如某些鹰（eagles）及茶隼（kestrel）。马眼与此种形状相似，为扁卵圆形眼。这种形状与球形差别不大，可由弯曲度本身及角巩膜缘联合的硬度维持眼球形状。

5）弯曲形眼：虹鱼（sting rays）为了保持在扁平体内的需要而使眼球变形弯曲，某些深海鱼也是弯曲形眼。由于眼球弯曲，可使这些鱼的眼球大小减少2/3之多，其中有些鱼的眼大小不减少，而是使眼球延长，使其产生的影像较大，并可在最暗的深海中获得较清晰的影像，有人认为眼球延长是最好的方法，因可避免储存这种眼球的头全部增大。

6）管状形眼：多见于某些鸟类（如某些鹰眼及鸽子眼）。这种眼的眼内视网膜面积较球形眼中视网膜面积为大。角膜的曲率也比球形眼中的要高得多。

7）长形眼：这种眼颇为奇特，明显不是通常的球状体，有两种类型。

一种是望远眼（telescopic eye），这是一种很长的眼，见于生活在很深水中的动物，尤常见于深海鱼类及软体动物（mollusk）（图1-71）。为了尽可能地接收小量可利用的光线而使眼球增长，也许是一种生物适应，但这种很长形状的管状眼，势必使视野大受限制。为了补偿这种情况，可采用几种措施来获得外侧的视野。一些动物具有一个或多个透明"窗"，安置于两侧。并有被覆于眼底的视网膜，这种视网膜也延伸到两侧"窗"的对面。

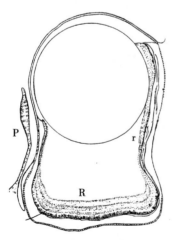

图1-71 望远眼

P：色素 R：正对眼前方的视网膜 R：侧面的视网膜

另一种长形眼以另一种方式克服其视野限制，这种眼也很长，约有体长的一半，由肌肉控制。这种肌肉可以很快地把眼球牵引向各方向旋转。见于小的甲壳纲动物（Crustacean）及浆剑水蚤属（Copilia）。

此外，尚有微延长形的眼（如猫），也有呈横椭圆形的眼（如七鳃鳗）等。

在动物界中，鸟的视力最敏锐，如鹰及猫头鹰等都有敏锐的视力，但它们的眼球都是非球形的。因此，对于已进化的高等动物眼球，球形是否确为最好的形状尚有不同意见。此外，球形眼的改进也有一定的限度，如果要把球形眼进一步增大，将需要不相称的厚巩膜和更有力的眼球肌肉来控制。

（二）眼球的位置及其与生物进化的关系

不同种类的动物中，眼在头内的位置都有很大的不同。这种解剖上的变异，可能是全身最重要和最显著的特征之一。

眼的位置不但与动物的习惯和活动有关，而且与动物的喂食方式有关。眼的位置也与智慧及脑的发育有关，甚至与鼻的大小有关，因此，研究眼的位置在眼的比较解剖中具有重要的意义。

1. 眼位的种类 眼能适应新的生活方式，不仅在于眼的结构精致，而且也在于眼位的重新调整，因此，各种不同的动物都有不同的眼位。现就主要的几种眼位简述如下：

（1）两眼位于头前：动物的等级愈高，两眼在头中的位置愈向前。因为位于头前的眼可以促进较大的注意、集中和协调，并且当跳跃或冲击时有更好的判断力。这种眼位多见于捕食动物和肉食动物，如猫和鹰。

（2）两眼位于头的两侧：多见于被捕食动物。因为眼位在头两侧的动物，虽无视野重叠，但有宽阔的视野，这对避免被捕食时有利，如野兔的每一眼都有190°的单眼视野。

（3）两眼位于腹侧：多见于苍鹭（herons）及一些水面巡游的鱼。

（4）两眼位于背侧：见于潜伏于水底的大多数鱼类，尤多见于海底生活的硬骨鱼。这些鱼的体部都不高，以其宽的腹部躺卧于水底，因而两眼都在背侧，靠近中线。例如鮟鱇（Lophius）的眼位于变扁的头的背侧，靠近背侧鳍之处。

（5）两眼偏位于头的一侧：见于海底生活的一些硬骨鱼。这些鱼由于它的身体宽度减小，导致以身体右侧或左侧躺卧于水底，两眼则偏位于卧侧的相对侧，因而两眼偏位于右侧或左侧须随卧位而定。例如比目鱼（flounder）以身体右侧躺卧水底，因而两眼都偏位于头背的左侧。

在同一种类型的眼位中也有程度的不同，例如眼在头前的动物也有正前方和偏前方的不同。

2. 眼位与深度觉和距离觉的关系 眼的位置与深

度觉和距离觉有关，例如有手的灵长类动物，两眼都位于头前，使两侧视野可重叠达140°之多，这样有一种深度觉和距离觉，因而有手的灵长类动物能适应林中跳跃生活。人的深度觉和距离觉实际上已有1%～2%衰退，但这种衰退在脑，而不是由于眼眶的排列。其他具有双眼视野重叠的脊椎动物，也可能具有深度觉和距离觉。

3. 眼位与光轴的关系　两眼位置不同的动物都有不同的光轴，两眼光轴不同则两光轴间的偏斜角也随之不同。

要观察动物光轴的偏斜角，最简单的方法是从上方仔细观察头部。通过每一眼的中轴画一条假设线，然后把此线与沿体轴画的另一条假设线作成一角度。这角度就是每一眼光轴的偏斜角。

许多狐和狼每一眼的角度是12°～18°，两光轴之间的角度加倍计算。野兔每一眼的角度为85°，因此两眼光轴之间的角度为170°左右（表1-4）。这种角度实际上是迫使两眼恰好在头的两侧，因此，野兔在各个方向有最大的视野，并且可以向后和向上看。

表1-4　两眼光轴之间的偏斜角

两眼之间角度	受检动物
20°	大猫、狐猴、人
20°～30°	海豹
30°～40°	蝙蝠、犬（野犬及一些家犬）
40°～50°	犬（某些家犬）
50°～60°	长小蚤属
60°～70°	猪
70°～80°	马类
80°～90°	枭（仓枭）、鹰（茶隼）、怪鸥、燕子、马类
90°～100°	羊、牛
100°～110°	羊、鹿、象、龟类、一些蛇、山羊、豚鼠、獴、贫齿目动物
110°～120°	犀牛属、河马、某些鱼、水蚤、黑顶莺、食虫鸟
120°～130°	鼠、小鼠、环带游蛇、蟒蛇、水獭、马、灰雀、某些鱼
130°～140°	松鼠、长颈鹿、多数蛇、某些鱼、飞鲨、鸽子
140°～150°	鳄鱼、鸡、某种蜥蜴、某些蛇、兔、一些袋鼠、鱼
150°～160°	斑点楔齿蜥、某些蛇、某些鲸、某些鱼、七鳃鳗、鲑鱼、鸽子
160°～170°	野兔、某些蛇、多数蜥蜴、鲑
170°～180°	某些蜥蜴

这种原则对陆栖动物或水栖动物中所有的动物都适用。因此，参阅表1-4的两眼光轴之间的偏斜角，即可了解一些动物的眼位情况。

表中所列的动物都是经常需进行测量的动物。必须注意光轴在死后标本中的位置可能与生活时的所在位置不完全相符，这是因为死后眼外肌松弛所致。此外还须注意光轴与视轴并非完全一致，应分别看待。但这两者并不一定会影响视野的范围。

由表1-4可以看出，动物等级愈高，两眼光轴之间的偏斜角愈小，动物等级愈低，偏斜角愈大。例如狐猴的偏斜角为0°～20°。犬类的偏斜角为40°～50°，一些蜥蜴则为170°～180°。

4. 眼位与视野　两眼位于头前的动物，其两眼重叠的视野都较大，甚至可获得双眼注视。如两眼完全位于头的两侧，则很少或无双眼视野重叠。

哺乳类动物两眼的眼位都在平行到两光轴170°偏斜的范围内。但在哺乳类以下的动物中，两眼不明显偏斜的动物很少。如果视轴广泛地偏斜，则可有几乎球形视野，例如兔的视野。此外，如果两眼突出，并高于头的平面，也可有球形视野，例如鱼的突眼所产生的视野。

由于眼位不同可使偏斜角不同，因而视野的大小也不同。一般而论，动物等级愈高，眼位愈向前，因而偏斜角愈小，双眼视野愈大。动物等级愈低，偏斜角愈大，双眼视野愈小。例如人和类人猿的两眼之间的偏斜角为零，双眼视野为140°～160°，狗的两眼之间的偏斜角为30°～52°，双眼视野为78°～116°。家兔、野兔的偏斜角为150°～170°，双眼视野为10°～34°（表1-5）。

表1-5是一张必需具备的视野表。因为视野可因眼和头可能的转动而扩大，表中所列的数字易受计算和观察的错误的影响，仅有鱼和两栖类动物毋须考虑眼和头的转动。

在评价视野与两眼之间的偏斜角时，两者之间可能不一致。这往往是由于两眼突出，高于头的平面所致，因为两眼突出可使视野扩大与偏斜角减少。

5. 眼位与鼻及脑的关系　两眼位于头前的动物，由于这种眼位更适合于较大智慧的集中，故脑较发达，同时鼻部也较少突出。因为这些动物识别其周围环境，主要是通过视觉，而较少地通过嗅觉。鼻部突出较少的动物，其大脑的嗅觉中枢发育都较差，而视觉区则相对地发育较好，或更高度专门化。眼位愈在头前，鼻部突出愈少，仅有狒狒（baboons）和山魈（mandrills）例外。如鼻的外形突出较高，则该动物识别周围环境主要依靠嗅觉，而依赖视觉较少，此时也可发现与上述

表1-5　两眼光轴之间的角度、双眼视野和联合视野

受检动物	两眼之间的角	双眼视野	联合视野
人和类人猿	0°	140°～160°	180°～190°
狐猴、猫	10°～15°	114°～130°	250°～280°
狗	30°～52°	78°～116°	250°～290°
家兔、野兔、土拨鼠	150°～170°	10°～34°	360°
松鼠	130°～140°	25°～30°	360°
牛和马	90°～140°	30°～50°	350°～360°
豚鼠、山羊	103°～110°	20°～63°	325°～340°
鱼	120°～170°	4°～40°	350°～360°
龟	110°	18°～38°	340°～360°
鳄鱼	144°	24°～26°	350°～360°
蜥蜴	169°～172°	10°～32°	360°
巨蜥	146°	30°～32°	340°～350°
蛇类	110°～165°	20°～50°	350°～360°
食谷鸟	115°～120°	8°～25°	340°～360°
鸽子	140°～160°	24°～30°	340°～345°
鹰类和鸟类	80°～90°	35°～70°	260°～280°

相反的脑部联系。关于视觉与嗅觉的关系，通过检查动物的大脑就可以证明。动物的大脑区都有视觉和嗅觉两种感觉区，在保持终端器官（end organs）发育中具有相互的关系。

6．眼位与动物的生活习性　眼的位置与动物的喂食习惯有关。例如食草动物和被捕猎动物的眼位都是外侧位；而食肉动物的眼位则为向前位，这是由于两眼位于头的前面，便于攻击和追捕食物，并且由于双眼注视或双眼视野较大，可使攻击或追捕的准确性较大。

有人认为眼的位置首先取决于获得生存的需要，然后才是完成特殊的视觉任务。两眼位于头前的动物，或两眼视轴平行或接近平行的动物，都倾向于昼间活动，因为两眼位于头前，则白天活动时可以最好地应用视觉，而依靠嗅觉较少，但其中有许多动物既能昼间活动，又能夜间活动，属于无节律类（arhythmic），仅有少数是完全夜间活动。两眼位于头的两侧，则视野相应地增加，使该动物可以环顾四周，而不需移动头部，这对被猎捕动物很重要，因为在没有风传送的气味可嗅出时，它的生命取决于迅速的视觉和快速的运动。

7．眼位与个体发育变位　有些动物由于适应其生存需要，常在发育过程中逐渐改变眼的位置，例如海豹在出生时，两眼完全向前，与猫的眼相似，但是随着成长两眼就逐渐向外移动。

许多动物从出生到成熟也发生眼的位置改变，改变的方向与原因因动物不同而异。一般来说，所有胚胎两眼的最初发育都是它祖先的原始位置，即多在头的两侧，因为该处可获得最大视野，但当胚胎发育期间，两眼就逐渐移向该动物活动所需的位置。人眼的情况也与上述相似，可有两眼位置的改变。

（三）眼球视觉功能的比较

1．折光系统　鱼眼的晶状体大而圆，角膜平坦，晶状体离角膜很近。两栖类以上眼球的结构适于在陆地上观看较远的物体，晶状体稍扁，角膜突出，晶状体和角膜之间相距较远。哺乳类晶状体的突度比爬行类和鸟类更小。

总之，脊椎动物由水栖到陆栖，晶状体由圆形渐趋扁圆，晶状体与角膜的距离由小到大。

2．视觉调节　鱼类用镰状突（falciform process）来移动晶状体的前后位置，而不能改变晶状体的突度，这种视觉调节成单重调节。陆生脊椎动物在睫状体内有发达的睫状体（爬行类和鸟类的睫状肌是横纹肌，哺乳类的睫状肌是平滑肌），睫状肌的收缩不仅可以调节晶状体的前后位置，而且也能改变晶状体的凸度，这样的调节成为双重调节。鸟类的睫状肌分为前部的角膜调节肌和后部的睫状肌，除上述的双重调节外，还能改变角膜的凸度，可以称为是三重调节。这种完善的视觉调节是鸟眼可以迅速的由远视到近视，视力优于其他脊椎动物。

爬行类和鸟类在后房内具有栉膜（也称栉状突），有助于增加对迅速移动物体的识别能力。

3．视网膜　鱼眼视网膜内视锥细胞极少或者缺乏，没有辨认颜色的能力，高等脊椎动物视网膜中视锥细胞加多，鸟眼有大量视锥细胞，对物像及颜色有很强的分辨力。

二、眼球壁

脊椎动物眼球壁由外层、中层和内层互相重叠形成。

（一）外层

眼球壁的外层包括动物的角膜和巩膜。因为动物的眼镜与角膜的关系密切，虽不一定附着于眼球，但已成为眼球的一部分，一些从原始型眼球分裂出来而形成，一些由眼睑的组织成分覆盖于角膜之上而产生，因此在眼球壁外层中一起叙述。

1．角膜　脊椎动物的角膜首先出现于圆口类动物，较特殊，角膜分为两层，两层之间为胶冻状物，角膜两侧有角膜肌（corneal muscle），可使角膜变平及将晶状体向视网膜推进。两栖类泥螈（Necturus）的角膜则与皮

肤粘合，不能活动。其他脊椎动物的角膜也大有不同。

（1）角膜的大小：鱼类及哺乳类的角膜较大。鸟类（除夜鸟外）及爬行类的角膜较小。夜鸟较昼鸟的角膜为大。有袋类动物都有大的角膜，特别是袋鼠和袋鼬。蝙蝠和鼩鼠的角膜几乎占眼球面积的一半，家兔和猫的角膜约占眼球面积的30%。

人的角膜占眼球面积的17%，成年男性角膜横径为11～12mm，垂直径为10～11mm。女性较男性平均小0.1mm。

全营夜间生活的灵长类，角膜占眼球的30%～35%，营昼间生活的灵长类角膜也较人的为大。

（2）角膜的形状：许多动物的角膜呈横卵圆形，鱼的角膜略扁平，它的屈光指数与水近似。夜间鸟的角膜呈尖头形。几种鹦鹉的角膜为圆锥形，鼩鼠的角膜则明显凸出。水栖哺乳类（如鲸和海豹）有高度角膜散光。马的角膜呈梨形，且颞侧较大。

人的角膜从眼球内面看为正圆形，从外面看为椭圆形。

（3）角膜的厚度：七鳃鳗的角膜很薄。鱼类、两栖类和鸟类的角膜中央均远较周围为薄，蛙、蟾蜍、蝾螈和水栖哺乳类的角膜周围部分，均较中央厚许多倍。但夜间鸟的角膜厚度各部均匀一致。

猴角膜与人角膜近似，其前曲率半径为7.300～7.334，屈光力为46.00～46.15D。角膜中心厚度为0.66mm。人角膜的前曲率半径为7.84，屈光力约为43D，角膜中央厚度为0.5mm，周围部分约为1mm。

（4）角膜的位置：用双眼注视的动物，角膜都移向眼中央的鼻侧，使两眼的影像接近。此种移位在鸟类最显著，如鹰及猫头鹰。某些哺乳类和大多数鱼类，特别是海产鱼，角膜也都有相当大的移位。

（5）角膜的结构：鱼的角膜上皮很厚，疏松附着，容易脱落，不如人的光滑。有些陆栖动物、哺乳类（特别是海豹和鲸）角膜上皮明显角化。食蚁兽、有胎盘类及单孔类也都有角化的角膜，其功能不一，或为防止水透过角膜，或为食时防止蚁咬。四眼鱼（*Anableps tetrophthalmus*）浮游水面，其角膜一半露出水面，一半浸在水中，此时仅有角膜上半角化。

人的角膜上皮有5～6层，马的角膜上皮有20层，两栖类有2～4层，牛有8～10层，家兔有6层，硬骨鱼有4层。

在低等脊椎动物，角膜实质层全部由有规则的层次构成。人和高等脊椎动物的角膜实质层，则仅在中央区有规则的层次。

小牛、绵羊、豚鼠、黑猩猩以及许多鸟和鱼的角膜上皮，都有许多色素。

鲤（金鱼）的角膜有新生血管，其他动物则仅在胚胎时具有。

2. 巩膜 脊椎动物开始有真正的巩膜，但因动物不同而各异。鱼类、蜥蜴、龟鳖类、有些两栖动物及鸟类的巩膜多为软骨性，并有一部分为骨性，但哺乳类中除低等哺乳类巩膜有软骨外，其余哺乳类动物的巩膜均为纤维性。蛇及八目鳗的巩膜亦为纤维性。

七鳃鳗的巩膜很薄，软骨鱼的巩膜为软骨性，硬骨鱼的巩膜为软骨性或骨性，鲛有一极坚韧的软骨茎，从颅骨至巩膜后壁，魟鱼和其他板鳃类的巩膜完全为骨性，鳢鱼的巩膜则有厚的纤维组织衬垫。

有些有尾目类（urodela）无巩膜软骨。

鸟类和两栖类动物的巩膜很坚硬，其前部为15块左右小骨片叠成的巩膜环，又称巩膜小骨（scleral ossicle），后部则为软骨性巩膜，例如猫头鹰和蜥蜴眼的巩膜（图1-72）。巩膜环环绕于睫状体部位，其功用是保护眼球及提高眼球的坚实性，并可在睫状体压迫晶状体而引起眼内压增高时，防止眼球变形。

3. 前房角 前房角是角巩膜和虹膜之间的夹角，也就是滤帘和虹膜之间的夹角，其前界是Schwalbe线，后界是虹膜末卷。

鱼类的前房角因种类不同而有异，软骨鱼的前房角有发育不全的静脉窦，衬以内皮，硬骨鱼的前房角则为环韧带所填充。鲟鱼（sturgeon）的Descemet膜及内皮细胞在前房角处聚集，形成环韧带，充满前房角，并连同疏松组织反折于虹膜上。鲟属（*Acipenser*）的前房角也为环韧带所填充。

蛇的前房角有纤维组织索，从睫状卷（ciliary roll）向前行过前房角，止于角膜周边增厚处。

有袋类动物的前房角及四周的睫状静脉窦，属于哺乳类动物的类型。

低等有胎盘类动物的前房角有梳状韧带支持虹膜根部，睫状裂（ciliary cleft）发育不全。灵长类动物则睫状裂为固体组织，梳状韧带发育不全或仅有残迹。

啮齿动物梳状韧带在睫状裂处，由无数短纤维构成（例如家兔）。

有蹄类（Ungulates）（如牛、马、猪、绵羊）有粗而坚固的纤丝横过睫状裂，架于睫状裂之上，而裂本身则由密集的不规则细纤维网所充满，宛如一海绵状组织（例如猪）。

食肉类（如狗、猫）有较多的细而致密的纤丝支持虹膜根部，睫状裂内充满纤丝，排列如扇状，不像海绵状组织（例如狗）。

灵长类在胎生6个月之前，梳状韧带可以辨认，但以后日渐萎缩，至成年已不能辨认（例如猿）。

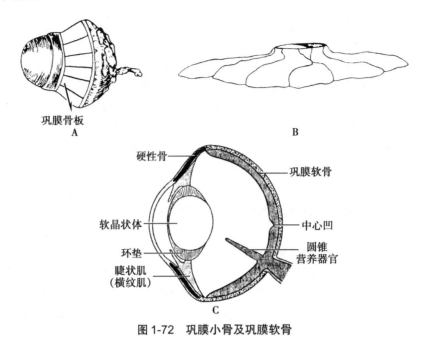

巩膜骨板
A

B

硬性骨

巩膜软骨

软晶状体

中心凹

环垫

圆锥
营养器官

睫状肌
（横纹肌）

C

图 1-72 巩膜小骨及巩膜软骨
A．猫头鹰眼的巩膜小骨板 B．蜥蜴眼中小骨片叠成的巩膜环 C．蜥蜴眼的巩膜小骨

人和各种脊椎动物前房角有非常丰富的神经支配，此种神经与睫状体上神经丛和睫状肌的神经有联系，其中有特殊的感觉神经末梢，因而认为前房角是一个反射区。

4．动物的眼镜 动物也有眼镜，但和人所用的眼镜不同，它由动物眼本身附近的组织产生。现仅就动物眼镜产生情况及眼镜种类分别简述如下：

（1）眼镜的产生：动物的眼镜是动物适应生存需要的产物。当一些动物改变其生活方式时，往往潜伏于地下来掩蔽。不但角膜可因障碍物而致各种损伤，而且可因泥沙进入眼内而致不适。因此，必须产生一些防护物来对付这种明显的不利条件。此外，有些动物为了躲避各种不同的危害物，必须钻入地下或洞内隐藏，因而保护角膜问题几乎总是动物的一大问题。

各种不同动物保护角膜方式的效果大致相同，最有效的防护是一种坚韧的或角质化的透明膜遮盖于角膜之上。这是动物眼镜产生的起源。

蛇类由于钻入地下的需要，都有眼镜。爬行类的眼镜是一种坚韧而透明的膜，与其本身的腺体相连接，与许多鱼及两栖动物所见者大致相似。水栖类的眼镜有两种，因动物不同而各异。

（2）眼镜的种类：动物的眼镜可分为三种，即初级型、次级型与第三级型。

初级眼镜（primary brille）：这种眼镜系由头的皮肤形成，虽不一定附着于眼球，但已成为眼球的一部分。每当有足够的力量促使眼球运动时，眼球可在此种眼镜的下方活动。这种眼镜见于七鳃鳗及完全水栖的两栖动物（即决不离开水的两栖动物）。也见于两栖类的蝌蚪（tadpole）及穴居蝾螈（cave salamanders）。但在这种眼镜变态时，则因与角膜融合，难以查见。

次级眼镜（secondary brille）：这种眼镜是从原始型眼球分裂出来而形成，因此与初级眼镜差别不大。主要差别是初级眼镜有时可在角膜周围处附着于眼球，次级眼镜则不会附着于眼球。因而眼球始终都可以自由运动。这种眼镜见于鱼类，尤其是有时在水外消遣的鱼，例如跳跳鱼（mudskipper）及肺鱼。鳗鱼（eel）、许多虾虎鱼（goby）、鲶鱼（catfishes）以及许多其他硬骨鱼也有这种眼镜。

第三级眼镜（tertiary brille）：是由一种膜遮盖于眼前方所产生的现代类型眼镜，与其他两种眼镜不同。在其他两种眼镜中，这种膜以前就以另一种形式存在，而这种眼镜则该处以前并无这种膜。换言之，即初级和次级眼镜是把一种原来已存在的膜用于一种新用途的结果；而第三级眼镜则是由与新结构无关的物质产生。在大多数情况下，第三级眼镜可由上下睑融合而获得，或由眼睑的组织成分覆盖于角膜之上而产生，并且这种眼镜较其他两种眼镜更坚固和更耐用，这是由于在泥沙中所需的角膜保护作用较在水中所需的为大。这种眼镜见于全部蛇类、蜥蜴、穴居蛇蜥（burrowing snake-lizard）、纹状南石蜥（*Mabuya rittata*）及壁虎等。此外，尚有一种硬骨鱼，具有与眼睑相似的鳃盖，已融合形成眼镜，也属此类型。

第三级眼镜是动物眼镜中的最高级型，实际上是一种膜遮盖于角膜之前。蛇和蜥蜴的眼镜，在角膜与眼镜之间都有眼镜下间隙，蜥蜴的眼镜前旁并有假睑或额外的眼镜缘缨（extrabrillar fringes），蛇则仅有眼镜。微肢蜥和壁虎的眼镜前旁也有假睑和额外的眼镜缘缨，且更发育。一些壁虎的隆凸嵴增大，形成缘缨（fringe）突出于眼镜之上，形似假睑（图1-73）。因为有些缘缨甚至含有肌纤维，所以，这些缘缨可能是真正眼睑进化的初级阶段。

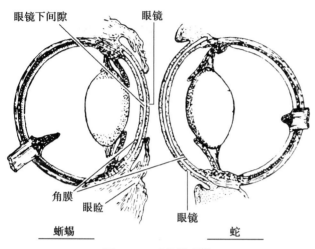

图1-73　动物的眼镜

在一些爬行动物中，眼镜下间隙含有哈德（Harderian）腺管，并有泪腺小管，因此有人认为 Harderian 腺和眼镜是一起发生的，并且前者是后者所必需的。

第三级眼镜的发生在各种动物不尽相同。蛇的眼镜是因两睑融合所致。壁虎的眼镜起源曾有一些争论，有人认为壁虎眼镜的发生和蛇相同，但也有人认为与眼睑的融合系统无关，也有人认为眼镜由眼睑起源毋庸置疑，但可能是由上下睑分离演化而来，因为壁虎是唯一具有眼镜的陆栖脊椎动物，并且也有眼睑发育。蜥蜴的眼镜来自眼睑本身。

此外，尚有第四种相当于眼镜的装置，但仅见于一些海龟及有些石龙子科蜥蜴（Skink lizard）。这种装置由下眼睑变薄，并在其中发生一种透明窗，因而它可上升于眼之上而不会遮住视力，且可使眼完全受到保护。它与功能性眼睑并非同时存在。念珠形池龟类和长颈龟（Chelodina longicollis）两种海龟、穴居石龙子科动物和蛇眼蜥蜴两种沙漠爬行动物都是具有这种透明窗下睑的动物。

（二）中层

中层为色素膜，又称葡萄膜，可分前、中、后三部，即前部的虹膜，中部的睫状体与后部的脉络膜。因为瞳孔与虹膜关系密切，因此瞳孔也在此叙述。

1. 虹膜　脊椎动物常有虹膜，但圆口类的虹膜未分化，一些深海鱼的虹膜则发育不全。大多数软骨鱼

的虹膜肌肉不发达，大多数虹膜的动物均有缩瞳纤维，但并不均有开瞳纤维。鸟类具有强有力的瞳孔括约肌和开大肌，龟有大的瞳孔括约肌，但瞳孔开大肌很薄弱。两栖类虽有这两种肌肉，但瞳孔括约肌不大。有胎盘哺乳类（placental mammals）均有瞳孔括约肌，但并不均有瞳孔开大肌，低等动物无虹膜隐窝，而前上皮明显。

脉络膜有彩霞的动物，其虹膜亦有类似彩霞的组织，草食动物有纤维彩霞组织，肉食动物有细胞彩霞组织。

（1）虹膜的色泽：虹膜的色泽因动物不同而不同。鱼类和头足类动物因延伸入虹膜的银膜有鸟嘌呤结晶，故呈金属光泽。如虹膜被覆色素细胞，则可呈特殊颜色。

两栖类和爬行类亦有类似的色泽，是否系因鸟嘌呤结晶所致尚未肯定。但在鳄鱼和变色龙（chameleon）中已证明有鸟嘌呤结晶。

鸟类虹膜的颜色很不一致，鸣禽类的虹膜呈棕色，有些鸟类的虹膜因含有脂色素（lipochrome）而呈黄色。肉食鸟的虹膜亦呈黄色。鹭（heron）、鹦鹉、雉（pheasant）的虹膜均呈淡红色。有些鸟类的虹膜因表面细胞含有小油滴而呈红色。鸟的虹膜多有一黑色边缘，以致瞳孔似较其真实的为大。

（2）虹膜的肌肉：虹膜的肌肉与睫状体的肌肉相似。在脊椎动物中，只有爬行类和鸟类的瞳孔括约肌和瞳孔开大肌是横纹肌，其他脊椎动物都是平滑肌。在蜥蜴类，其开瞳肌来自瞳孔括约肌，起源于外胚叶。而在蛇类则来自睫状体，起源于中胚叶。爬行类和鸟类中多数动物的肌肉很发达，其括约肌的肌纤维固定于角巩膜缘附近，例如鸠鸽。

鸟类的虹膜有调节作用，因其周边部的虹膜能压缩晶状体的前面，使晶状体中央部的弯曲度较周边部为大。

（3）黑体：黑体（corpus nigrum）或伞状体（umbracula）是由虹膜和视网膜色素层形成的许多小结节，多位于瞳孔上缘，见于有蹄类。可保护视网膜免受来自头上闪光的损害，并可增加瞳孔收缩的功能。有些动物瞳孔的下缘和上缘均有黑体，但下缘较上缘为小。

马的黑体最大，为一富于色素的上皮囊小粒，从瞳孔括约肌的边缘下垂。骆驼和许多鹿的黑体均为皱襞，而非小结节。

（4）鸟盖体（opercular body）：系由瞳孔括约肌增大所致，见于海豚（dolphin）。

（5）环韧带（annular ligament）：系由多面体形上皮状细胞所形成，位于虹膜角膜内，有分泌作用。有时

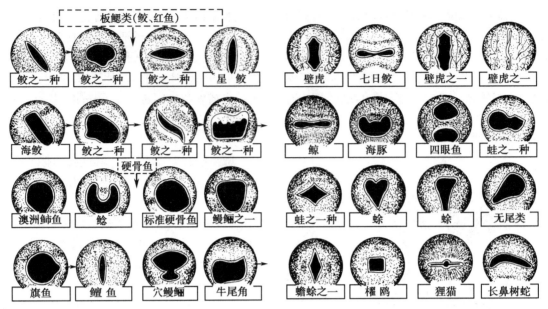

图 1-74　各种形状的瞳孔

此韧带紧系虹膜,有固定作用,如硬骨鱼类。可有血管,或含有色素细胞,有时富有淋巴窦。

2. 瞳孔　瞳孔的活动与虹膜的结构及对瞳孔的刺激有关。瞳孔的功能与虹膜构成的类型亦有关。

(1) 瞳孔类型:脊椎动物的瞳孔主要有两种,即圆形与裂缝状和椭圆形,后一种类型有许多不同的变异。此外,还有少数罕见奇异的形状,如四方形、长方形、菱形、哑铃形或泪珠形等(图 1-74)。

有人认为,圆形瞳孔表示该眼主要应用于白天,故圆形瞳孔的动物属于昼出夜息类。裂缝状瞳孔则为保护夜间活动的眼,常见于夜出昼息动物。裂缝状瞳孔因收缩幅度较圆瞳孔为大,故对光线也较圆形瞳孔的眼为敏感。但也有例外,如袋狸和鸟类就有强收缩力的圆瞳孔。猫头鹰就是圆瞳孔而活动于夜间。

裂缝状瞳孔的作用之所以较佳,主要是因为能够最大地扩大和缩小,既能极度闭合,又能极度开大。而圆形瞳孔因在虹膜充分收缩时,瞳孔缘的组织可隆起,阻碍瞳孔完全缩小,所以不能收缩至针尖大小。此外,裂缝状瞳孔的动物常有极其敏感的视网膜,从而有高度的夜视力,故裂缝状瞳孔常为夜间动物所赋有。由于此种瞳孔能高度缩小以保护眼球免受强光损害,故具有裂缝状瞳孔的动物,既能活动于黑夜,也能活动于白天。事实上,无论具有何种瞳孔形状的动物都能在昼夜活动。

脊椎动物中,任何一类动物的瞳孔都有几种形状。人及其他灵长类瞳孔为圆形(图 1-75A),猫及一些蛇的瞳孔呈垂直裂缝状(图 1-75B),许多有蹄类动物及一些鲸的瞳孔为长方形(图 1-75C)。

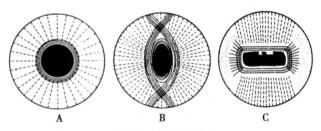

图 1-75　哺乳类动物虹膜肌肉系统图解

鱼类瞳孔形状各异,可为圆形而有一处微呈尖形(如梭鱼的瞳孔)、裂缝状、哑铃形(如电鳐),也可呈长方形、扇形、蹄铁形等(图 1-74)。

大多数爬行类的瞳孔,参差于圆形及纵裂缝形之间。例如壁虎的瞳孔呈纵裂缝状,其边缘不规则。头足类瞳孔呈蹄铁形,而在有些种类的瞳孔则近似哑铃形。两栖类动物的瞳孔有多种奇特的形状(图 1-74)。有袋类的瞳孔,多数呈圆形或类圆形,少数为裂缝形或近裂缝形。有胎盘哺乳类的瞳孔形状也不一,但不如两栖类的奇特。大多数哺乳类的瞳孔,有纵裂缝状、纵卵圆形、横卵圆形、横裂缝状和横长方形等。

马、牛、山羊、袋鼠及某些鱼的瞳孔为横卵圆形。海豹、短吻鳄(alligator)的瞳孔是纵卵圆形。

猫和狐的瞳孔呈纵裂缝形。

人和鸟类瞳孔均呈圆形。

此外尚有不常见的奇异形状,如四眼鱼(anableps)有双瞳孔(图 1-74)。此种鱼遨游水面,下半部的瞳孔在水面下,适于在水中观看物体,上半部的瞳孔在水面上,适于看空中的物体。晶状体呈卵圆形,长轴与两个瞳孔一致,可将来自两个瞳孔的光线集中于视网膜上。

另一奇异的瞳孔形状为鲶鱼（cat fish）的瞳孔，呈半月形，可收缩成为蹄铁形裂缝（图1-74）。中央的鳃盖（鸟盖体）可垂至瞳孔的下缘，几乎填满了瞳孔。

许多鱼的瞳孔有凹口（肺鱼、旗鱼、牛尾鱼等）（图1-74），用以扩大视野或在捕食的方向获得不同的视角。

在有些硬骨鱼和爬行类中，瞳孔的一部分扩大，超过晶状体，留一无晶状体的空隙（图1-76）。

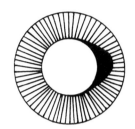

图1-76　红眼鱼的虹膜　椭圆形的瞳孔和无晶状体区

（2）瞳孔的位置：鱼类的瞳孔活动较特殊，如七鳃鳗的瞳孔大小不能改变，硬骨鱼的瞳孔收缩作用很弱，而鳗鲡、眼镜鱼和比目鱼等的瞳孔则能明显地活动。

两栖类的瞳孔移向下方。而蝾螈的瞳孔则移向上方。爬行类和鸟类的瞳孔常移向鼻下方。

3. 睫状体　脊椎动物的睫状体因动物不同而异。七鳃鳗无睫状体。软骨鱼的睫状体内无肌肉。头足类动物有一类似的器官，结构与虹膜相似。鸟类的睫状肌发育，其睫状肌前部收缩时可改变角膜的形状。但夜间活动的鸟类，睫状肌退化。人眼和高等猿眼的睫状体由肌肉和睫状突两部分构成。

（1）睫状突：鱼类和两栖类动物均无睫状突或极不发育，爬行类和鸟类则睫状突发育很好。鸟类的睫状突大而且多，并向内靠近晶状体，其数可有200个，而人的睫状突仅70个左右。

哺乳类动物的睫状突发育各异，例如兔的小，牛的大，有时甚至延及虹膜的后面，使晶状体上遗留压痕。人的睫状突既不触及晶状体，也不与虹膜接触；而有些动物（例如家兔）的睫状突则与晶状体接触。

（2）睫状肌：鸟类的睫状肌有三部分：周边部的Brück肌、中央部的Müller肌和前部的Crampton肌（图1-77）。此种睫状肌从角膜深层行走，附着于巩膜的前部。爬行类和鸟类的睫状肌是横纹肌。

哺乳类动物的睫状肌有两部分：周边部的Brück肌和中央部的Müller肌。哺乳类的睫状肌是平滑肌。

鱼类都无睫状肌。两栖类则仅有子午纤维束的残迹。潜水鸟和疾速飞鸟（例如燕）的睫状肌则发育完善。啮齿类的睫状肌发育不全。食草动物的睫状肌虽较大，但仅限于子午线纤维。人的睫状肌较其他哺乳类动物发达。

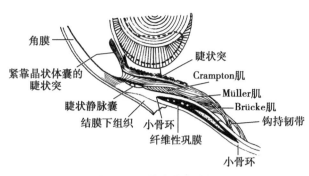

图1-77　苍鹰的睫状部

驴的调节力有16D（屈光度），狗则有2.5～3.5D，猫仅有1D。除夜鸟外，鸟类调节力都很大。鸬鹚（cormorant）的调节力有40～50D。

鱼类的眼看远处需调节时，依靠晶状体缩肌收缩，将晶状体拉向后方。有些两栖类以高度的瞳孔缩小代替调节作用；而另一些动物则依靠晶状体牵引，将晶状体拉向前方。在鸟类和爬行类中，睫状肌和Crampton肌收缩时，玻璃体内压力升高，可迫使晶状体向前膨出。

4. 脉络膜　脉络膜仅见于脊椎动物的眼内。但鳗（eel）完全无脉络膜。肺鱼和松鼠的脉络膜很薄。无尾类（anurans）的脉络膜主要含有脉络膜毛细血管，其外部含有大量色素组织。盲蝾螈的脉络膜发育不全。

脉络膜的厚度大有不同，通常是0.5mm；鲸和海豹的脉络膜大于1.5mm。大多数鱼类的都较厚，尤其是后部。脊椎动物中，鸟类的脉络膜最厚，其次是哺乳类动物，再次为爬行类。

靠近脉络膜的外面，色素最为丰富，即在脉络膜上层（suprachoroidal lamina）色素最多。但鸟类和鱼类则在此处缺少色素而有银膜透露。

（1）银膜（argentea）：位于脉络膜上层与大血管层之间，遍布全脉络膜，并向前延伸至虹膜。在某些硬骨鱼类（teleostean）及较高级的软体动物如头足类（cephalopods）中均可见到。此膜由鸟嘌呤（guanine）的结晶形成，故呈银白色。鸟类及头足类的虹膜呈金属光彩，亦由此故。此膜因其位于大血管层之外，且被色素遮盖，不能从眼内见到。

（2）脉络膜腺：脉络膜腺位于脉络膜的后部，并围绕视神经，富于血管，是一种红色马蹄形结构，呈厚海绵状，仅见于鱼。在某些硬鳞类鱼如弓鳍鱼（amia）及硬骨鱼类如琵琶鱼（angler fish）中，此腺特别发达。硬骨鱼类的气孔假鳃（spiracular pseudobranchia）的输出干形成眼动脉，直接行至脉络膜腺内。

此腺埋藏在脉络膜内，虽名为腺，但无腺组织，其功能与鸟的栉膜相似，与蜥蜴及爬行类的视盘圆锥亦

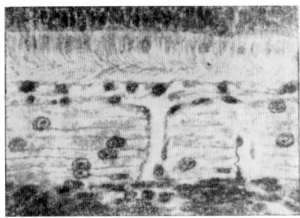

视网膜

脉络膜毛细血管

彩霞

脉络膜

图 1-78 小猫的细胞彩霞

类似。孟庆闻等在白鲢的系统解剖中,认为此腺能使来自心脏的血液压力减低,起缓冲作用,以减少视网膜的机械性损害,并供给眼球营养。

(3)耀斑或亮毯:耀斑(tapetum lucidum)也称反光色素层,是某些动物适应弱光下的一种增进视力的产物。位于动物的脉络膜内,刚在脉络膜毛细血管层之外(图 1-78),具有高度折光性,可使投入眼内的光线不被脉络膜及其他组织吸收,再次反射到视网膜内,故在光线较暗的条件下,对视力有利。这种反射出来的光,如果在动物眼近点(动物正视眼约为 3～6m)之外来看,则可见一种特别闪光,称为眼内闪光(eye-shine),此种闪光具有美丽的虹色光彩,故称为耀斑或亮毯,也有人称为反光色素层。

耀斑见于鱼类,但不见于啮齿类、爬行类(鳄鱼除外)和两栖类。大多数哺乳类动物均有耀斑,猫眼的绿色反射和狗眼的鲜绿色即由此形成。

不同动物眼底耀斑的大小和色彩各有不同,大多数哺乳类动物的耀斑亮而美观,肉食类动物的耀斑较草食类动物的更为明亮。眼底的颜色主要来自耀斑和视网膜色素。用检眼镜检查,耀斑位于眼底的后上方,多在视盘的上面和颞侧,呈三角形(如狗、猫、雄鹿),基底横亘在视盘之上。山羊的耀斑则呈四边形,且对称,环绕后极。马的耀斑很广阔,位置在视盘较上方,呈绿蓝色(图 1-79)。猫的耀斑可达视盘的稍下方,呈光亮的淡红绿色。鲸类的耀斑很大,牛的耀斑最厚,在视盘的下方,呈模糊的绿色。狗的耀斑呈淡黄绿色,大部分在眼底的上部。

组织学上,耀斑可分为两种:细胞耀斑及纤维耀斑。

细胞耀斑(cellulosum):由几层重叠的扁平内皮细胞构成,约有 4～5 层以至 30 层以上,随动物的不同而有差异。见于肉食类、鳍脚类(pinnipedes)和狐猴类(prosimians)。

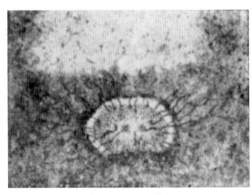

图 1-79 马的耀斑

纤维耀斑(tapetum fibrosum):系由纤细的纤维构成,可有几层,有高度折光性,由于复层结构(stratified structure)绕射光线,故眼底所见可有各种不同的颜色。见于草食类动物和海豚(dolphin),亦见于有蹄类和某些有袋类,其中以夜猕猴的眼闪光最为明亮。

解剖学上,耀斑可分为两种:脉络膜耀斑和视网膜耀斑。

脉络膜耀斑(choroidal tapetum):可分 3 种类型,除上述细胞耀斑和纤维耀斑外,尚有鸟嘌呤耀斑(guanine tapetum)。此种彩霞系鸟嘌呤的结晶密集于细胞层之间形成。见于一些鱼类,如软骨硬鳞类(chondrosteans)和空棘鱼(coelacanth)等。

视网膜耀斑(retinal tapetum):由鸟嘌呤结晶沉积于视网膜色素上皮层内构成。见于硬骨鱼类,尤以鲈(perch)及鲤科(cyprinoids)(金鱼)中为多,鲷(bream)中的最为典型。在鳄鱼中,眼底的上部呈亮白色,但在暗处则变成微红色。

此外还有一种黑耀斑(tapetum nigrum),由大量的色素沉着于视网膜下部形成。其功能与上述的真正耀斑相反,即前者为反光层,而此种为吸收层。

（三）内层

内层为视网膜层，脊椎动物的视网膜，一般均较无脊椎动物复杂，可有三级神经元，神经上皮的感光细胞最靠近巩膜。

脊椎动物均有视杆细胞与视锥细胞。但不同动物的视锥细胞和视杆细胞比例不同。

动物等级越高，视网膜每平方毫米内所含的视杆与视锥细胞越多。Mann 发现在一片 1mm×0.1mm 的视网膜内，八目鳗有视锥细胞 100 个，青蛙有 125 个，母鸡有 327 个，而人的黄斑区内则有 652 个。

1. 眼底类型　Leber 根据视网膜的血管分布情况，将眼底分为四类（图 1-80，图 1-81）：

（1）全血管型（holangiotic）：即全部视网膜直接由视网膜中央动脉及睫状动脉血液供给营养的眼底。见

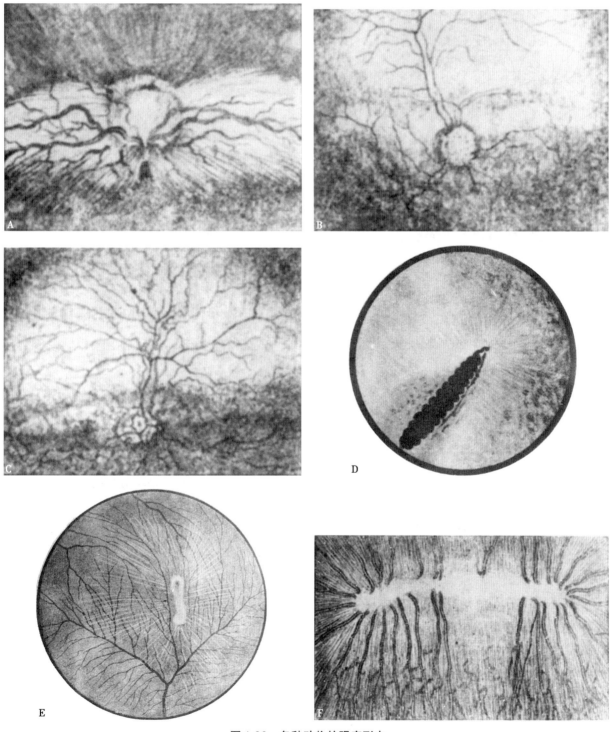

图 1-80　各种动物的眼底形态
A. 家兔　B. 松鼠　C. 狗　D. 猫　E. 草蛙　F. 蓝知更鸟

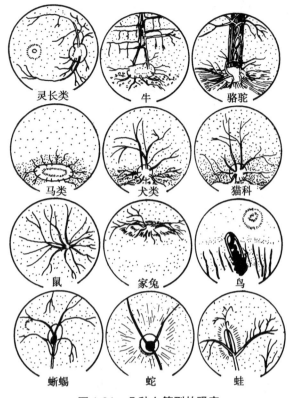

图 1-81 几种血管型的眼底

于灵长类、一些食肉类（如狗和猫）、一些有蹄类（如牛和猪）、一些啮齿类、有袋类和鳍脚类等。

（2）部分血管型（merangiotic）：即一部分视网膜有血管供应的眼底。如家兔和野兔的眼底血管仅局限于有髓神经纤维分布的区域。

（3）少血管型（paurangiotic）：即仅有少许毛细血管在视盘上的眼底。血管很小，仅从视盘延伸很短距离，如蝙蝠、马、象、豚鼠等的眼底。

（4）无血管型（anangiotic）：即视网膜全无血管的眼底，如见于犀（rhinoceros）、豪猪（porcupine）、针鼹（echidna）、犰狳（armadillo）、大耳鼹鼠等。

2. 眼底颜色 无彩霞动物眼底的颜色来自脉络膜血液，可因视网膜色素上皮和脉络膜色素的多少或浓度而不同，其他动物的眼底颜色则与耀斑有关。

红色眼底：见于灵长类，亦见于一些食虫动物（insectivores）、山羊和骆驼的眼底，马的眼底常呈淡红灰色，昼间哺乳类和夜鸟也常见红或橘红色的眼底。

黄色眼底：主要见于狐猴类（prosimian）、翼手类（chiroptera）以及有些猫、象和松鼠等。

绿色眼底：仅见于有些肉食类和反刍类的眼底，但山羊和骆驼例外。

大多数鸟的眼底呈灰、灰蓝、灰褐、金黄、银白或艳紫色。

视神经盘和耀斑见前述。

3. 有髓神经纤维 骆驼的有髓神经纤维伴随血管垂直走行，呈宽直带状，但在眼底下半部则放射呈扇形。松鼠和家兔的有髓神经纤维则从视盘两旁向外放射。蛇的纤维则从视盘中央向各方向放射，多数动物均呈此型（图 1-80）。

4. 栉膜、视盘圆锥和镰突

（1）栉膜（Pecten）：为一种三角形皱襞状膜，系由疏松而有折襞组织构成，富有血管及色素，呈天鹅绒状外观。栉膜从视盘伸出，遮盖视盘，然后向前以不同的距离伸入玻璃体内（图 1-80～图 1-82），常附着于晶状体，但有时仅有极纤细的纤维附着于晶状体。有些鸟，如天鹅及鸭（duck）的栉膜均触及晶状体。栉膜多见于视力高度敏锐的动物，故鸟类中栉膜发育最佳，但一些夜鸟常发育不全。

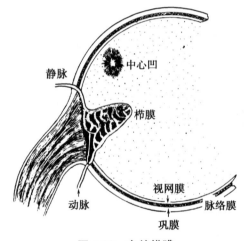

图 1-82 鸟的栉膜

栉膜的功能主要为代替鸟类所缺乏的视网膜动脉而营养眼球内部，并可调整血流、调节眼压及眼内温度。有人认为栉膜是一种热放射体，并有勃起性，因而具有防御强光作用。

（2）视盘圆锥（conus papillaris）：和鸟类的栉膜类似，但非三角形而呈圆锥状，从视盘突出（图 1-83）。起源于外胚层，由贝格迈斯特（Bergmeister）乳头的血管分布而形成，可向前伸入玻璃体内。见于爬行类动物，蜥蜴和变色龙（chameleon）的发育佳良，但在龟和蛇（serpent）中则发育不全。

（3）镰突（falciform process）：为一种丝状突起，从视盘向前伸至晶状体后，然后展开扩张成钟状，称 Haller 钟（Haller's campanula），其中含肌纤维，形成一种外胚层性晶状体牵引肌（图 1-84）。镰突也是血管性器官（vascular organ），但遮以上皮，为外胚叶性，其血管为继发性，见于鱼类。

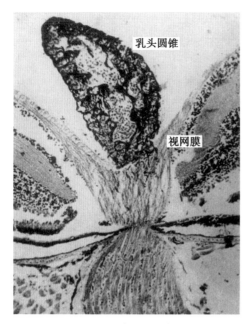

图 1-83 蜥蜴的乳头圆锥

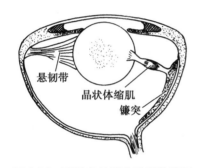

图 1-84 硬骨鱼的镰突及调节情况

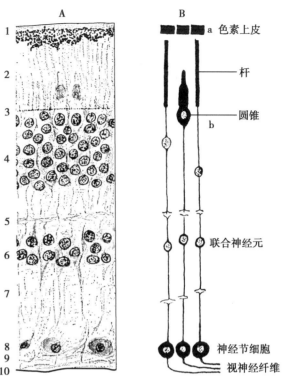

图 1-85 脊椎动物的视网膜

A. 组织学所见 B. 三级神经元模式图

5. 色素 眼底内有大量色素,多与耀斑同时存在,常见于眼底的下半部(即黑耀斑)。能保护视网膜免受来自头上的闪光损害,最多见于食肉类和有蹄类动物。

6. 脊椎动物视网膜各层解剖 脊椎动物视网膜各层解剖见图 1-85。

(1)色素上皮层:各种脊椎动物大致相同。但除色素外,可含有各种不同的小油滴(oil droplet)和鸟嘌呤(guanine)的结晶。

色素在形态学上与脉络膜的色素不同。脉络膜内的色素,都是非结晶形,起源于中胚层;视网膜内的色素呈结晶形,起源于上皮。通常此层的色素颗粒为一种无色的基质,含有褐色的视褐质(fuscin)。

鱼类的色素上皮层含有许多鸟嘌呤颗粒,尤以鲈(perch)和鲷(bream)为最多,这些颗粒呈亮白色或黄红色,有人将此种颗粒称为眼石(ophthalmolith)。

高等脊椎动物的色素上皮与脉络膜的连接较牢固,而与视细胞层连接则较松,因而视网膜神经上皮易从色素上皮脱离。

光适应时色素移行于视杆细胞层,有人认为伴有视锥细胞的收缩,有时伴有视杆细胞的延伸。此种现象在鱼类、两栖类及某些鸟类甚为显著,也见于低等哺乳类动物。

各种动物的色素上皮细胞很不一致,不但大小各异,而且其中所含的色素量也不同,少数动物全无色素,有的仅在视网膜某些区域内无色素。鲨鱼(shark)、魟鱼(ray)及哺乳类动物脉络膜耀斑所在之处均无色素。而在鸟类及一些鱼类的视网膜中最为丰富,其他动物则浓度各异。

(2)视细胞层:由视杆细胞及视锥细胞的内节和外节构成。

视锥细胞的形态随动物种类的不同而异,甚至常与某些视杆细胞相混淆。视锥细胞的内节具有椭圆体(ellipsoid)及肌样质(myoid)。当光适应时肌样质即收缩促使感受器的位置改变。

视杆细胞的内节也含有椭圆体及肌样质。有些视杆细胞在内外节之间,有一种折射盘或板,叫做间盘(intercalated disc)。两栖类的间盘最显著。少数视杆具有抛物线体(paraboloid)的结构,见于有些壁虎(gecko)、斑点楔齿蜥(sphenodon)及蝾螈(salamanders)。

高等动物的视锥细胞主要在光亮处起作用,故叫明视力(photopic vision)或叫昼光觉。适于敏锐视力和颜色的感受。视杆细胞则在弱光之下，对淡白色、蓝色或灰色光线起作用，故称暗视力（scotopic vision）或叫暗光觉，适用于夜间。

视杆细胞和视锥细胞的大小和数目在不同动物、不同视网膜部位差异悬殊。例如有些鱼的感受器比人的大几倍，八目鳗的感受器比人大6倍，有些蛙的感受器约5倍于人类视锥细胞的直径，并有小而未成熟的视锥细胞及两种很大的视杆细胞，即紫红色杆和绿色杆。麻雀视网膜小凹的视锥细胞平均密度为每平方毫米 $4×10^5$ 或更多；鹰每平方毫米可含 10^6 个视锥细胞，甚至在鹰的小凹外部，视锥细胞数也比人的小凹中的视锥细胞多一倍。鹬鸰和鹦的小凹或底部每平方毫米的视锥细胞数达 $12×10^4$ 个。

视杆细胞和视锥细胞的比例也因动物不同而有异。两栖类视杆细胞多于视锥细胞，且视杆细胞较大，最小的也比人的大两倍。爬虫类除鳄鱼和壁虎外，都是视锥细胞多于视杆细胞，昼间鸟视锥细胞多而夜间鸟视杆细胞多。夜出的哺乳类动物也是视杆细胞多，例如鼹鼠、獾及蝙蝠等。鼹鼠、刺猬及啮齿类均无视锥细胞。

（3）外界膜：由穿过视网膜各层的纤维所构成。脊椎动物的视网膜都有此膜。有支持视细胞的功能，并可能是视网膜其他各层的绝缘物质，甚至有支持整个视网膜的作用。

（4）外颗粒层：此层含有视杆细胞和视锥细胞的细胞核。通常视锥细胞的核均位于最靠近外界膜处，而视杆细胞的核则在视锥细胞核的内面。此层在视网膜有大量视杆细胞时较厚，而视锥细胞多时则较薄。鱼类的外颗粒层有4排，但鲷（bream）有6排，而八目鳗仅有一排。爬行类与两栖类都由两排大细胞构成。有些动物此层中可有兰多尔特（Landolt）纤维，此纤维末端呈结节状，朝向外界膜，可能由双极细胞衍化而来。两栖类的Landolt纤维较其他脊椎动物的更多。

（5）外丛状层：此层由视杆细胞及视锥细胞的核发出的纤维与内颗粒层细胞的外向延伸部分构成。

（6）内颗粒层：此层由向心性双极细胞和水平细胞等构成。此层在以视锥细胞为主的视网膜较厚，视杆细胞为主时则此层较薄，因此与敏锐视觉及昼间活动有关。鸟类和昼间蜥蜴的内颗粒层均较其他低等动物为厚。

（7）内丛状层：此层由内颗粒层的双极细胞纤维和神经节细胞树突构成，与外丛状层的功能相似。

（8）神经节细胞层：此层因动物的不同而有差异。鲟鱼（sturgeon）及鲨鱼均无明显的神经节细胞层。昼间动物中，黄斑凹范围内神经节细胞的数目大多相当

于感受器的数目；而夜间动物中，其神经节细胞数目有时仅有感受器数目的1/12。

（9）视神经纤维层：大多与人类的相仿。

（10）内界膜：大多与人类的相仿。

7. 黄斑区和黄斑凹 脊椎动物的视网膜常有两个黄斑区，即中央黄斑区和颞侧黄斑区；有两个黄斑凹，即中心凹和颞侧凹。

黄斑区大小不一，通常无血管，位置与形状也不一致。如兔及狐的黄斑区位于中心之下，龟类则在中心之上。形状可略呈圆形、带状、半月形、环状等。如在大多数硬骨鱼类主要位于中央；在无尾类（anurans）为半月形；在有蹄类有时在颞侧为阔的横带，有时为圆形，或两者兼有；大多数肉食类位于中央而境界分明。猫则具有一外凹陷（external depression），即朝向脉络膜的凹陷。

黄斑的形状与眼的位置有关。例如两眼位于头的两侧，其黄斑区常因长而有相当视力的全景视野（panoramic field）；如两眼较前位，则黄斑区较圆，并且其内的视细胞较密集。

黄斑凹的位置与形状不一，有的浅而广阔，有的深窄而有斜坡。浅而广阔的黄斑凹有消除光线散布的作用；深而有斜坡的黄斑凹则有扩大影像的作用（图1-86）。

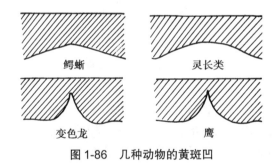

图1-86 几种动物的黄斑凹

大多数动物有黄斑区而无黄斑凹，例如夜间活动的灵长类跗猴（tarsius）和鳄属。只有人和高等灵长类（如猿猴）及一些脊椎动物才有黄斑凹，其中鸟类的黄斑凹比任何其他动物有较密集的感受器，每平方毫米约有400 000感受器，鹰更多，可达100万之多，因此，鸟具有比任何动物高的视敏度，约8倍于人。大多数哺乳类及鸡和火鸡的视网膜只有1个黄斑凹。有些鸟类如鹰、燕、鸽和麻雀等则有两个，即一眼兼有中心凹和颞侧凹，能分别注视两侧不同的物体。有些鸟尚有一种奇特的黄斑凹，名叫带状凹（stripe fovea）或凹带（foveate band），由颞侧凹和中央凹连接而成，见于快速飞行的鸟类。

8. 特殊感受器（special receptors）

（1）双视锥细胞和孪视锥细胞：双视锥细胞（double

cones）和孪视锥细胞（twin cones）的概念有所不同，在视杆细胞和视锥细胞中，单独的称单视杆细胞、单视锥细胞，成双的称双视杆细胞、双视锥细胞。所谓双视锥细胞是指一个大而正常的视锥细胞和一个小而长的视锥细胞互相附着。前者有抛物线体结构，无小油滴，后者则多有小油滴。孪视锥细胞是比较对称的双视锥细胞，是从双视锥细胞发生，或由两个类似的单视锥细胞合并而成。双视锥细胞和孪视锥细胞各有两个核。

爬行类有一种无抛物线体结构和小油滴的双视锥细胞。硬骨鱼类则兼有单视锥细胞、双视锥细胞和单视杆细胞。孪视锥细胞仅见于一些硬骨鱼类。

壁虎（gecko）有单视杆细胞和双视杆细胞，蛇类有多数的视杆细胞和 3 种视锥细胞，即一种双视锥细胞和两种单视锥细胞。有些低等和夜间活动的哺乳类动物则仅有视杆细胞，松鼠则仅有视锥细胞。少数夜间鸟有丰富的视杆细胞，昼间鸟则单视锥细胞和双视锥细胞密集。

（2）小油滴：除色素上皮层可有小油滴外，视杆细胞和视锥细胞的内外节之间亦可有小油滴，但以视锥细胞中较多。视锥细胞内的小油滴多呈黄色，在视杆细胞内的无色，似有滤光作用。鸟类的小油滴很不一致，夜鸟的多呈黄色，昼鸟的常为红色，但可有黄、绿、蓝等不同的颜色。两栖类和爬行类均有小油滴的感受器，人和鱼则无。

（3）双视杆细胞和绿视杆细胞：双视杆细胞（double rods）见于爬行类，两个视杆细胞仅在基底相连接，其中之一有一抛物线体结构。绿视杆细胞（green rods）见于两栖类的视网膜。青蛙则有两种视杆细胞，即绿视杆细胞和紫红视杆细胞。

9. 视神经盘　视神经盘的位置和形状各有不同。两眼在头前面的动物，视盘都在眼底的一侧；两眼在头两旁的动物，视盘都在眼底的中央，但偏高或偏低；头部离开地面高的大动物，视盘便在下方，因可遮断从上面来的光线；小动物离开地面较近（如家兔），则视盘在中心凹上方。

鸟类的视盘稍偏下，常在颞侧，呈纵长形而稍向颞上区倾斜，形成尾状物（cauda）。有些鱼类的视盘呈纵带状，位置不一，多位于中央，或在颞侧。有蹄类的视盘以横卵圆形为最多。猪的视盘呈斜椭圆形，绵羊的为半月状，松鼠、土拨鼠（marmot）和睡鼠（dormouse）呈横带状。食肉类的视盘呈白色、灰色、褐色、栗色或红色，有横向延伸倾向。狼、狐则呈肾脏形。狗的视盘呈圆或三角形，以有明显的静脉环为特征。蜥蜴和两栖类的视盘与鸟类的类似，但有些蜥蜴和大多数蛇

都呈圆形。蛙的视盘呈斜纹状。高等哺乳类和有袋类的视盘常呈圆形，偶有略呈纵行延长。各种动物的视盘形状见图 1-80。

公牛的视盘呈粉红色，无生理杯，视盘上面常有玻璃体动脉的残迹。马的视盘亦无生理杯，常有有髓神经纤维。狐猴、蝙蝠、啮齿类、贫齿类（edentates）、有袋类及针鼹的视盘都呈白色。豚鼠的视盘小而圆，带灰白色，位于黑灰色的视网膜中，几无血管。兔的视盘呈淡粉红色。眼镜猴（galagos）和懒猴（loris）的则呈黑色或绿色。鳄鱼的视盘呈黑色。蝾螈的呈灰色圆形。猫的视盘呈灰色圆形，有血管从盘的边缘伸出，外观上类似青光眼杯。

三、眼内容物

眼内容物是眼球壁包围的空间所具备的组织或器官，包括房水、晶状体和玻璃体。

（一）房水

鱼的前房小。鸟的前房大，有些鸟的前房可深达 8mm。猫的前房大于人 2.5 倍。

猴眼房水中有一些成分高于血浆的含量，如氯离子浓度为血浆的 111%，氢离子浓度为血浆的 160%，抗坏血酸为血浆的 15 倍。人眼房水中上述离子分布情况，与猴眼相似。

人眼前房的深度，随年龄大小、角膜大小、屈光状态以及眼内压的增减而略有差异。通常都是前房的中央最深，约 2～3mm。房水含量约为 0.1ml，后房房水含量约为 0.06ml。

人眼的房水由睫状体的上皮细胞分泌产生，屈光指数为 1.33。正常房水是透明清晰的液体，98.1% 是水分，只含有微量的氯化钠和蛋白质等，房水中的乳酸含量也明显高于血浆。正常房水内细胞极少。房水中可见微粒，但大多不超过两个，这些微粒大多为虹膜的色素细胞，少数为白细胞。通过房水循环，可从眼内排出某些物质，例如碘离子及某些氨基酸都可借此排出眼外，从而保持玻璃体内各种物质的浓度不超过一定的限度。

（二）晶状体

晶状体的结构和密度均因动物的调节方式不同而大有差异，例如，以前后移动来调节的晶状体，其密度均坚实而不柔韧，此种晶状体多见于鱼类和鲸、海豹及海龟等。以改变弯曲度来调节的晶状体，则其调节越大，晶状体越柔软，甚至有柔软如液体者。至于晶状体的形状和大小，也因动物眼的类型和环境的不同而大有差异。

1. 晶状体的形状　晶状体的形状主要为球形和卵

圆形。卵圆形晶状体的一面比另一面扁平。高等动物的晶状体，一面可为椭圆形，另一面为抛物线形。人的晶状体是双凸面的透明体，但后面较凸出，前面较后面扁平。

晶状体的形状可分为球形晶状体、卵圆形晶状体、扁平形晶状体和圆锥形晶状体四种。

（1）球形晶状体：水中生活的动物（如鱼类）的晶状体因所需的晶状体弯曲度较陆地生活的动物为高，故都呈球形。由于鱼的角膜无折光力，其球形晶状体常向前突出，几乎与角膜相接触（图 1-68，图 1-96）。大多数陆栖夜间活动的动物中，凡视觉敏锐、能收集大量光线、扩大视野的均为球形晶状体，且晶状体很大，占眼球的大部分，晶状体后面接近视网膜，前面接近角膜，例如大鼠和鼹鼠都是球形晶状体。

（2）卵圆形晶状体：从鱼类进化到灵长类，晶状体渐呈非球形。两栖类、肉食类和草食类动物均为卵圆形晶状体，但肉食类动物的晶状体，前面较后面为凸，如猫的晶状体即为典型例子，草食动物及灵长类的晶状体则后面较前面为凸。

（3）扁平形晶状体：昼出夜伏的灵长类晶状体多为扁平形。爬虫类的晶状体，一面或两面扁平（例如蛇）。鸟类的晶状体凸度也变小，昼鸟的晶状体前面较为扁平（例如鸽）。夜鸟的晶状体后面较为扁平（例如枭）。两栖类晶状体呈球状，但前面扁平。人的晶状体虽后面的曲度较大，但前面的曲度较小，也属于扁平形晶状体。

（4）圆锥形晶状体：有前圆锥晶状体和后圆锥晶状体，见于隼（falcon）和雀（finch）。

2. 晶状体的大小 晶状体的大小在不同的动物有所不同。有些鱼的晶状体很大，如翻车鱼（moonfish）、鳕鱼（whiting）等。无足目两栖类的盲裸蛇晶状体不但很小，且伸出瞳孔外。两栖类中，有尾类的晶状体很大。夜间活动的动物晶状体大，但猫头鹰（owl）的晶状体小。

晶状体大小并不一定与动物的大小成正比，如牛的晶状体反较羊的为小。

3. 晶状体合缝 晶状体合缝在不同的动物有不同的类型。有些鱼类和爬行类的晶状体纤维排列最简单，从前极走向后极，集合于每极的一点，因而无晶状体合缝。

板鳃类鱼（selachian）的晶状体合缝呈线状，前方垂直，后方水平。鸟则无晶状体合缝。许多哺乳类动物的晶状体合缝虽也呈"Y"形，但都转至旁边。牛有前合缝，类似"Y"形。羊有后合缝，类似"T"形。灵长类的晶状体合缝，前面为"Y"形而后面为倒"Y"形。

人的晶状体合缝也是前面为直立的"Y"形而后面为倒立的"Y"形。

4. 晶状体囊 有些动物的晶状体囊很厚，并有条纹，分为几层。哺乳类动物晶状体囊的厚薄与人类相似。例如马的晶状体囊前极厚约 0.5mm，约分 26 层。人的晶状体囊各部分厚薄不一，前囊较后囊为厚，前囊最厚处距前极中央部 3mm。

5. 晶状体环垫 有些动物的晶状体为环状被膜所围绕，这种被膜称为环垫（annular pad），又称晶状体垫（lens pad）。它的厚度随调节方式不同而有异，不如晶状体中心部柔软。其作用是接受睫状突的直接压力，将此压力传送到晶状体柔软的中心部，使中心部变形，因而和调节幅度（amplitude of accommodation）有关。

环垫见于蜥形类（sauropsids），石龙子（变色龙）和蜥蜴尤为发育。鸟类的环垫较大（图 1-87），有些鸟类的环垫，可占全晶状体体积的一半，与晶状体并不牢固黏附，当晶状体中心部改变曲度和全部体积时，环垫易于在晶状体面上滑动，这有利于迅速的调节和使晶状体的曲度适于所视物体。

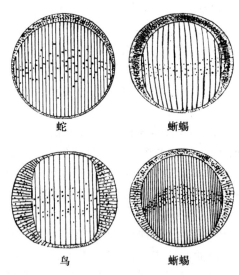

蛇　　蜥蜴

鸟　　蜥蜴

图 1-87 蜥鸟类晶状体的切面（示环垫情况）

（三）晶状体悬韧带

晶状体悬韧带又称晶状体悬器，在脊椎动物中，有以下 3 种。

1. 睫状小带 又称 Zinn 小带，脊椎动物的晶状体位置均由睫状小带保持。此小带因动物的不同而各异。

七鳃鳗的眼无睫状小带。鱼类的睫状小带显示退化，仅支持晶状体的上下部，故晶状体自上下方悬挂于小带上，上端的小带称四角形膜，下端的较小，称三角形膜。

两栖类中的有尾类（urodela）的睫状小带呈丝状，

无尾类的睫状小带则为许多纤维。鱼类和两栖类的睫状小带虽不发达，但另有肌肉与晶状体相连。

鸟类的睫状小带很厚，虽不很宽，但远较哺乳类的坚韧，介于晶状体与睫状突之间，酷似韧带。

牛眼睫状小带呈厚带状，附着于晶状体赤道部。其前面从晶状体直走至睫状突的前部，形成后房的后界，其后面形如弓，沿睫状体内面弯走至锯齿缘，与玻璃体前面有一空隙，称 Petit 管。睫状小带的前后面均显闪光，有明显线条，自晶状体走向睫状体。

人的睫状小带绕晶状体呈环状，在子午线切面上呈狭长的三角形。

2. Haller 钟状部和晶状体缩肌　镰突的前端有一膨大扩张物体，形状如钟，与晶状体相连接，名叫 Haller 钟状部。在鱼类，此部含有起源于外胚叶的三角形平滑肌，名叫晶状体缩肌。此肌的另一端附着于晶状体背面的下方（图 1-68，图 1-84）。此肌收缩时，把晶状体拉向后外方，故与调节作用有关。

3. 晶状体牵肌　从睫状突的顶端延伸至角巩膜缘，收缩时使晶状体向前移近角膜，同时使晶状体外表面变扁。此肌起源于中胚层。多见于两栖类动物。鸽类亦有类似的结构。

（四）玻璃体

脊椎动物的玻璃体与原始玻璃体不同。硬骨鱼的玻璃体密而纤细。软骨鱼的则较坚实，尤其是玻璃体前部形成晶状体悬器，但后部则很少与视网膜黏着，故易脱离。

鸟类的玻璃体不尽相同，例如鸡的玻璃体是水样液，雕和鸮等食肉性鸟类的玻璃体则呈胶状。

哺乳类动物的玻璃体与人的相似，内有原纤维，如牛、小牛、羊、猪及家兔等的玻璃体。

家兔的玻璃体在死后 6 小时显微镜检查，可见有无数的细小纤维样物。约一小时后，这些纤维样物即到处漂浮，如 Brown 运动，继即分裂如串珠，最后仅见分裂的小点。

在哺乳类，Cloquet 透明管抵抗力薄弱。

脊椎动物的屈光装置较无脊椎动物完备，但对于调节视像焦点的方式，各类脊椎动物都不相同。例如鱼类利用镰状突以调节晶状体于视网膜距离，哺乳类动物则收缩睫状肌以改变晶状体的凸度等。

脊椎动物的屈光装置有角膜、房水、晶状体及玻璃体。

四、眼眶及眼附属器

脊椎动物都有眼眶及眼附属器，但大小不同，形态亦异。

（一）眼眶

1. 眶的位置　各种动物的眼眶位置通常按眼的前视和旁视而定。

鲽科（Pleuronectidae）的眼眶最为奇特，两个眼眶不对称，且大小不同。这类鱼具有侧向的眼球。当沉于海底时，则采取侧卧位，下方的眼（鲽为左眼而比目鱼为右眼）通过额骨中的小孔移至另一眼的旁边，因此称为移行眼。

鱼类、鸟类、反刍类动物和食肉动物的眼眶则向外侧。啮齿动物、两栖动物和有些鱼类的眼眶则有向上方的倾向。在鸟、蜥蜴、鳄鱼和龟，两个眶彼此靠近。

人、猿类和夜鸟的眼眶均位于前面。狗和猫的眼眶均稍向外侧。

2. 眼眶大小　眼眶大小与眼球大小有关，海马和象的眼眶大，猫头鹰的眼眶小。

各种脊椎动物眼球和眼眶大小的比例不同，猪的为 1∶2.4，雌羊为 1∶1.6，山羊为 1∶1.8，马为 1∶3，牛为 1∶6，人为 1∶4.5。

3. 眼眶类型　脊椎动物的眼眶分为两种。

（1）封闭型：即眼眶四周完全为骨所包围，具有保护和加强头颅骨的作用。封闭眼眶见于短吻鳄、鳄鱼、鳄蜥和硬骨鱼类，也见于灵长类、有蹄类、马、牧鹿、牛、羊及麋等。凡有角的动物，大多为封闭型眼眶。

（2）开放型：即眼眶颞侧及颞上侧封闭不全，与颞颥窝相通。见于食肉类、爬行类、哺乳类、啮齿类、有些偶蹄类、鲸类（鲲鲸例外）及鸟类（白鹦例外）等。

4. 眶骨组成　低等脊椎动物泪骨不发育，爬行类动物也仅有泪骨的痕迹，海龟无泪骨和鼻骨，蛇无颧骨。鱼的眶腔很小，具有副骨，额骨常分成几部分，其眶顶系由 1～6 块骨形成。

人和猿类的眼眶由 7 块骨形成。其他动物除额骨及蝶骨为常构成眼眶的骨外，其他诸骨并不一定都构成眼眶，例如有些哺乳类动物的眼眶构成并无筛骨和颚骨。

5. 眶壁　大多数低等动物的眶外壁如黏膜样，有的则无眶外壁，眼眶通入颞颥窝。两栖类的眼眶甚至通入咽部。石龙子和蛇类均无眶后壁。

人的眶外壁较内壁为短，而其他脊椎动物则外壁较内壁为长，且为膜性外壁。

6. 眶裂　马的眶上裂为一长管。反刍动物、啮齿动物及其他一些哺乳动物的眶上裂则和视神经孔相连。

骆驼和野兔的两眶仅有一个共同的视神经孔。

人和猿类的眶下裂最窄。

（二）眼睑

眼睑仅见于脊椎动物。

1. 睑裂 睑裂的大小和形态与动物的大小有关。通常动物的睑裂均较人的小，仅象的较大，而骆驼和海豹的睑裂则比较小。

2. 眼睑结构 鱼类因生活水中，以水为保护，故无眼睑或仅有不能活动的皮肤褶襞。鲨鱼（shark）的眼睑较发达，上睑较大，而以瞬膜代替下睑。某些鱼（如鳗鲡和八目鳗）也有与蛇类似的眼睛窗，但不是真正眼睑，而是黏附于角膜前面的皮肤。

龟鳖类（chelonians）的眼睑厚，但仅能稍稍移动。蜥蜴类的眼睑薄，通常仅有下睑运动。石龙子的眼睑发育良好，但上下睑相连，仅中间留有一小的圆孔。

蛇的下睑透明，与上睑连合而不能动，掩盖眼睛，形成所谓眼睛窗，蛇就是通过此窗注视物体，因而使人误以为蛇无眼睑。其他爬行类动物多有可动的眼睑，且下睑较大，活动也较灵活，有真正的瞬膜。

两栖类的眼具有上下睑，并有能活动的瞬膜，其上睑有特殊的腺体。青蛙的上睑是沿眶上缘垂下的厚皮褶，不能单独移动，下睑上举而使眼闭合。

鸟类的下睑能运动，但飞翔时靠瞬膜遮盖和保护眼球。

3. 睑板 高等动物的眼睑具有睑板，但非软骨而是致密的结缔组织。狗的睑板仅能看出，鸟类和蜥蜴仅在下睑有睑板，鹦鹉、家鸭、龟和短吻鳄均无睑板。

4. Meibom腺 为皮肤的变态皮脂腺，在哺乳类中很少发育，骆驼无Meibom腺而为巨大泪阜中的皮脂腺所替代，鸟类仅有Meibom腺痕迹，呈皮肤皮脂腺的外观，其中常见有毛。

5. 睫毛 灵长类、狗和猪的睫毛发育良好，猫无睫毛。鸵鸟和兀鹰（vulture）仅有少许睫毛，马的上睑中央部分缺乏睫毛。

6. 眉毛 人和高等猿都有眉毛，猫则由少许长毛代替，骆驼下睑的下方也有类似眉毛的毛。

7. 睑肌 眼轮匝肌和上睑提肌司眼睑运动，但在鲨鱼、蛙和火蛇，则无眼轮匝肌，象有一降下睑肌（M. depressor palpebrae inferioris），水栖哺乳类动物则一管状肌，分布于眼睑周围，实际上是一种睑裂开大肌。

其他哺乳类动物的睑肌更较发育，形成眶肌，有对抗眼球缩肌的作用。

所有这些肌肉，都由交感神经支配。

8. 眶肌和睑肌的类型 眶肌起自眶骨膜的腱膜，在低等动物为横纹肌，哺乳类为平滑肌。

睑肌或Müller肌，在水栖哺乳类动物则为横纹肌，在人为平滑肌。

鸟类的眼轮匝肌、上睑提肌和降睑肌均为平滑肌。哺乳类动物有部分睑板肌行至瞬膜。

睫毛与普通毛不同，通常均无竖毛肌，但在马和猪则有少许竖毛肌。

眼轮匝肌在低等动物和颜面肌有共同起源，在人类与其他颜面肌无关。

（三）结膜

1. 结膜的一般特点 鱼的结膜为皮肤性。牛、狗和猪的结膜有滤泡，马的结膜有很多乳头。人的结膜虽可有乳头和滤泡的残迹，但在正常生理状态并无乳头和滤泡存在。

山羊、猪和牛的球结膜中可有汗腺，在角膜缘处有Manz小泡状腺。狐的角膜缘亦有此腺。

许多动物在靠近角膜缘处可见色素沉着。有些鱼类、两栖类和哺乳类的色素则含于分枝状色素细胞内。

2. 瞬膜（nictitating membran） 也称第三眼睑，起始于结膜。

哺乳类、爬行类和鸟类均有瞬膜，尤其是草食类及无尾两栖类更为明显。一般而论，能用前脚擦眼的动物，其瞬膜的发育均不佳。因此单蹄类的瞬膜发育良好，而猫的瞬膜则发育不佳。

人和许多猿猴均无瞬膜，但猩猩（chimpanzee）例外。在人类，瞬膜为半月状皱襞所替代，位于内眦。

青蛙和板鳃类鱼的瞬膜位于下方，上行于眼球前面。一些鱼的瞬膜则位于颞侧。

瞬膜中弹性纤维丰富，边缘常有色素，许多动物含有软骨板，尤以草食类动物的为大。鸟类和有些两栖类（如蛙）当瞬膜扩张时，则中央变为透明，类似一个窗孔，动物可透过此孔而窥视。

鸟类和爬行类的瞬膜，与两种特别肌肉有关，即锥状肌和方形肌。这些肌均由展神经支配。

（1）方形肌（M. quadratus）：在上直肌腱后面，起自巩膜，向下行，终止于视神经上方，成一种腱襻或吊带，被锥状肌穿过。

（2）锥状肌（M. pyramidalis）：较方形肌小，起自巩膜鼻下方，向上行，以腱环绕视神经外侧，然后在其上方穿过方形肌腱前行，附着于眼内眦附近的瞬膜。短吻鳄此肌较大，蜥蜴则为腱样，龟有此肌，但已退化。

3. 泪阜 几乎所有哺乳类动物均有泪阜，均较人的泪阜大，骆驼的泪阜大，充满眼内眦，狗的泪阜与人的泪阜类似，内含许多副泪腺，且在上皮的深层有色素。

（四）泪器

鱼类因生活水中，故无泪器。两栖动物始有泪腺的原基（rudiment），但龟眼仅有一个腺体，蛇也缺乏泪腺。陆栖动物则均有泪腺。

1. Harder腺 此腺首先见于两栖类，与泪腺主要的不同在于泪腺为浆液腺，此腺为皮脂腺。Harder腺的分泌为油性或皮脂性，皮脂性分泌见于低等哺乳类。但有些高等动物此腺失去皮脂性而变为浆液性。火蛇和鸟的 Harder 腺都很大。

除灵长类外，所有脊椎动物均有 Harder 腺。哺乳类特别是草食兽此腺较大，在低等无尾猿则发育不全，类人猿与人均无此腺。

当 Harder 腺发育佳良时，则泪腺发育不佳。反之亦然。

2. 泪腺 泪腺和 Harder 腺起初均为位于下睑的单一腺，以后内部增大。形成 Harder 腺时多保留在原位，而泪腺则移向外眦，再至上睑。

鸟类的泪腺位于外眦角。兔的泪腺则小部分在上睑，多半在下睑。龟和其他水栖动物不同，有一个位于后部的大泪腺。这是因为龟产卵时，要爬过干沙地面，故必须保持两眼湿润。鲸的泪腺为皮脂性，和 Meibom 腺的分泌相似。

龟、鸟、啮齿动物和小羊的泪腺小管都是连合成为一个，开口于下睑。灵长类有几个泪腺小管，主要开口于上睑，一部分常开口于下睑皮肤面。人的泪腺小管开口于结膜。

所有的动物，直到哺乳类为止，泪器均由第Ⅴ脑神经的第二支支配。哺乳类泪器的神经支配主要来自第Ⅴ脑神经第一支，间接亦来自第二支。

泪腺的结构各有不同，在人为管状，在有些哺乳类如马、猪及牛等为小泡状。

真正的泪腺分泌物为水性，猪的泪腺分泌为黏液性，小羊、山羊和狗则一部分为黏液性。蛇的泪腺管开口于口内，因而其泪腺具有唾液腺功能。

3. 泪道 动物的泪道均较人的为小。海龟类（chelonian）、鳍脚类如水獭（otter）、海豹（seal）、河马及象均无泪道。兔、猪和羊仅有单个泪道，其他动物则与人相同，有两个泪道。

猪的泪小管位于泪骨的骨管内，家兔只有一个下泪小管，蛇类的泪道通入口腔。

4. 泪囊 多数动物均无泪囊，或仅有残迹。人类有泪囊。

（五）眼外肌

脊椎动物的眼外肌包括 4 条直肌、2 条斜肌和一条眼球缩肌。有些动物并有眼球提肌和角膜肌。

1. 直肌和斜肌 八目鳗的外眼肌都附着于角巩膜缘，内直肌起于下斜肌的附近，上斜肌则附着于眼球下方（图 1-88）。

硬鳍类（acanthopterygians）有 1 或 2 个小颅管。上方的小管包含部分外直肌，下方小管则包含部分内直肌。

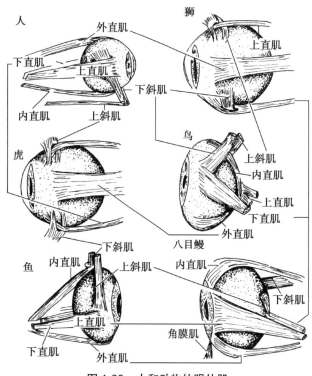

图 1-88 人和动物的眼外肌

鱼的 4 条直肌走行经过都保持一致，两条斜肌的走行经过亦相同（图 1-88）。

鸟类的眼肌较小，几无作用，因而眼球不大转动，但颈的可弯性很大，常以头动来代替眼动。

水栖哺乳类、鱼类、爬行类和大多数两栖类的眼球也很少转动。

通常直肌的差异较小，斜肌的差异较大。除哺乳动物类外，脊椎动物斜肌均起自前方。哺乳类的上斜肌起于眶尖。

人和黑猩猩的上斜肌均为上直肌所横过，而下斜肌则横过下直肌。多数哺乳类的两斜肌均为直肌所横过，鱼类的两直肌则为两斜肌所横过，虎的两直肌均穿过两斜肌，狮和龟则上直肌穿过上斜肌而下斜肌穿过下直肌。

动物愈高级，斜肌的作用愈向垂直，上直肌的作用亦愈强。

脊椎动物和人眼外肌的神经支配相似，但八目鳗的上直肌则为第Ⅵ脑神经所支配。

2. 眼球缩肌 眼球缩肌也称漏斗状肌（choanoid muscle）。草食动物因需防止尖锐的草叶或树枝刺伤眼球而有眼球退缩的动作，因而此肌发育良好。猎兽亦然。龟、蜥蜴和蛙类也有此肌，但在鸟类、火蛇、高级猿和人均无此肌。

眼球缩肌呈圆锥形，起自眶尖，环绕眼球后部，直达赤道部。眼球缩肌可分成几部分，鲸有两部分，蛙有三部分。由第Ⅵ脑神经支配，其主要功能是使眼球后缩。在垂头的动物中，也可支持眼球，并防止充血。

3. 眼球提肌（M. levator bulbi）　功用与眼球缩肌相反，可牵引眼球使恢复其正常位置，故与眼球缩肌有交互功能，由第Ⅴ脑神经支配。见于两栖动物和无尾类动物。

4. 角膜肌（M. cornealis）　为八目鳗所特有，此肌起于头的颞侧，以肌腱附着于角膜（图1-88）。虽系一种外眼肌，但作用仅与调节有关。

五、视　　路

视路包括从视神经到视皮质的神经传导通路。

（一）视神经

大多数动物的视神经（除视网膜中无神经节细胞的动物外）均由视网膜神经节细胞的轴突构成。故脊椎动物视网膜的神经纤维层直接与视神经相连。但七鳃鳗、鲟（sturgeon）及鲨鱼（shark）等无神经节细胞，则内颗粒层成为一种特殊层，而由内颗粒层中的细胞发生视神经纤维。一些低等动物的视神经纤维中有时可见有神经细胞埋藏。

在眼和视交叉之间的视神经内无结缔组织，其支持组织为神经胶质，神经胶质兼有绝缘作用。人和高等哺乳类动物的神经胶质主要在束间，星形细胞、少突神经胶质及小神经胶质分布在神经纤维束之间。但低于哺乳类动物的动物，则这些神经胶质分布在神经纤维束的中心。

视神经的形态和结构主要依据纤维间隔的数目而定。有些动物没有中隔，视神经呈带状，例如剑鱼（sword-fish）和软骨鱼。鳗鲡的视神经有单一的间隔，把视神经分成两半。低等动物，特别是爬行类，其神经纤维束分成两个，并且两者可吻合，有时两半束融合，然后再分开，有时少突神经胶质细胞的中心中断。

（二）视交叉

视交叉是脊椎动物的特征。低于哺乳类的动物，视纤维在交叉处都完全交叉。动物等级愈高，不交叉的纤维愈多。因而高等动物都有一些不交叉的纤维。

大多数鱼类都是两条完整的神经作单纯的十字交叉。青鱼（herring）则一条神经穿过另一条神经。鹦嘴鱼（parrot-fish）则每一条神经均分成两部分，交叉处宛如一手的两指和另一手的两指交叉（图1-89）。

多数爬行类动物和两栖动物，每一条神经均分成几束而彼此交织。鸟类亦然（图1-89）。

哺乳类动物（除有袋类和单孔类外）都有一部分纤维不交叉。猫和马有较多的不交叉纤维，狗更多。在人则交叉的纤维不超过50%。

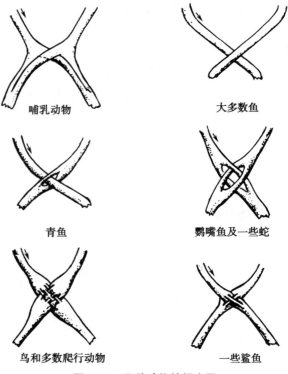

图1-89　几种动物的视交叉

（图中标注：哺乳动物　大多数鱼　青鱼　鹦嘴鱼及一些蛇　鸟和多数爬行动物　一些鲨鱼）

（三）视束

视束为视神经纤维经视交叉后，位置重新排列的一段神经束，离视交叉后，分为两束绕大脑脚到外侧膝状体。

低于哺乳类的动物，视纤维在交叉处都完全交叉，因此其视束包含对侧眼的视神经纤维。动物等级越高，不交叉的纤维愈多，因而高等动物都有一些不交叉的纤维，在这种情况下，根据交叉和不交叉纤维的比例不同，在一侧视束中含有的对侧视神经纤维和同侧视神经纤维的比例也不同。

在人类，以黄斑中央凹的垂直线为界，鼻侧的神经纤维交叉到对侧而颞侧的神经纤维走行在同侧的视束中，来自下半部视网膜的神经纤维位于视束的外侧，来自上半部视网膜的神经纤维位于视束的内侧，黄斑部神经纤维起初位于中央，以后移向视束的背外侧。

（四）外侧膝状体

外侧膝状体最早见于圆口类动物。大多数鱼的外侧膝状体都很小，位于视束和中脑顶盖角，由一群神经细胞构成，硬骨鱼的外侧膝状体则发育良好。两栖类和爬行类的外侧膝状体或核都不甚发达，且均无纤维到达皮质。因此，在鱼类、两栖类和爬行类，可以完全除去大脑半球而不引起盲目。

在低等脊椎动物中，外侧膝状体仅接受很少的视神经纤维，即使低等哺乳类动物（例如家兔），其视神经纤维也是至四叠体的为较多。动物等级愈高，膝状体接受的视纤维愈来愈多，人类至少有 90%。

在原始的哺乳类动物（如有袋类），外侧膝状体主要由背侧核和腹侧核构成。腹侧核较原始，类似于鱼类、爬行类及鸟类的整个膝状体；背侧核则发出纤维，投射至脑皮质。至灵长类则仅有背侧核，腹侧核实际上已不存在。

哺乳类动物的外侧膝状体已充分发育，但因种类不同结构亦异。澳洲袋鼠的外侧膝状核分 4 层，交叉的视神经纤维终止于第一及第三层，不交叉的视神经纤维则终止于第二及第四层。灵长类及高等食肉类的外侧膝状体已发育成为含 6 层或 6 个视神经纤维的感受细胞层。其中第一、第四及第六层接受视交叉的交叉纤维，第二、第三及第五层则接受不交叉的纤维。来自两眼黄斑区的纤维终止于外侧膝状体的中央部分，而来自视网膜周边部的纤维则达此体的内侧和外侧部分。人类的外侧膝状体与猿类的相同，有 6 层。浅表的两层系由梨形大细胞构成，较深的 4 层则由相当密集的中等大小的三角形和纺锤状细胞构成。

有人认为外侧膝状体中的层次结构，与双眼视力的程度有关。灵长类和食肉类有 6 层，少数脊椎动物有 4 层，多数其他脊椎动物全无层次。

家兔等低等哺乳动物视网膜的 4 个象限在四叠体中都有区域代表区。高等哺乳类动物则外侧膝状体常发出一大束纤维（视放线），作为传递视冲动到大脑皮质的径路。因此，动物类型愈高，外侧膝状体对于视觉愈显重要，而四叠体则退居次要地位。

（五）视放射

视放射是联系外侧膝状体和枕叶皮质的神经纤维结构，低等动物的视叶起于中脑，没有视放射，高等哺乳类动物则外侧膝状体常发出一大束纤维（视放线），作为传递视冲动到大脑皮质的径路。

人类外侧膝状体的神经元纤维通过内囊和豆状核的后下方呈扇形散开，分成背侧、外侧及腹侧三束，绕侧脑室颞侧角，形成 Meyer 襻，到达枕叶。

（六）视皮质

脊椎动物中，低等动物的视叶均起于中脑，有时称为两叠体（corpora bigemina）。蛇和哺乳类的视叶则分为 4 部分而成四叠体，其中仅有前面一对与视觉有关。

鸟类的视叶大而视丘小，有一枕中脑束（occipito-mesencephalic tract）使枕部皮质和视叶连接，这是眼和大脑皮质之间的最初连接。视神经纤维大部分终止于视叶，一部分行至外侧膝状体和视丘。鸽子则在视叶之间有一联合（commissure），其功用如同视路的第二交叉，因此，如将鸽的左眼和左侧枕部皮质除去，则有

一段时间后仍可再看见，因可由两个视叶间的联合束（tract）而起作用。如将鸟的脑皮质中枢除去或破坏，虽不致盲目，但因鸟类的此种中枢为联合性，可致视记忆（visual memory）丧失。鸟类的真正视感觉区在视叶，视叶如有障碍，即发生盲目。

有人认为除去鼠的视皮质可破坏视觉，但因皮质下的活动仍能辨别不同的光度，甚至还能辨别食物。狗和猫的情况也类似，将狗的枕叶两侧切去后，狗即盲目，但仍能辨别光度。灵长类除去枕叶后，即完全盲目。人的枕叶破坏后则产生绝对性和永久性盲目。高等猿与人不同。

关于大脑皮质视区，动物与人不同。鲁子惠等用电位变化法观察兔的大脑皮质对光反应的部位，结果证明视区范围比 Brodmann 的第 17 区为大，而且其位置稍伸向前侧方。视区分层，啮齿类动物一般可分 5 层，即：Ⅰ、Ⅱ+Ⅲ、Ⅳ、Ⅴ 和 Ⅵ 层。Sagita 将白鼠的大脑皮质分为 5 层，但其中没有Ⅱ层。也有作者将兔脑视区分为 7 层（但未指出Ⅱ、Ⅲ层之间的明确分界，其Ⅶ层即是Ⅵ层的下部，因此实际上仍为 5 层）或将初生兔脑皮质分为 3 层（即表层等于Ⅱ～Ⅳ层，中层等于Ⅴ层，深层等于Ⅵ层）。

此外，脑的嗅觉和视觉中枢常有一种交互的功能关系，通常低等动物均因喜用嗅觉辨识周围情况与觅食，故视中枢不发达。只有高等动物和鸟类才主要利用视觉，因而视中枢显著发达。

（七）颅顶眼和松果眼

颅顶眼（parietal eye）和松果眼（pineal eye）两者极类似，又密切相关，均能感受光线。此眼较脊椎动物的侧眼更简单，为第二和第三简单眼。埋藏在许多动物（尤其是爬行动物）的头内。它们是从间脑背侧面发生的两个派生物，通常表现为前旁尖体或颅顶器（parietal organ）及后脑上体或松果器（pineal organ）。因其位于头颅的中央，故又称中眼（median eye）。

侧眼及颅顶眼和松果眼可能是三对体节眼（pro-vertebrate eye）的遗迹。

中眼的显著特点之一是非倒转型视网膜（non-Reversal retinal），这与通常脊椎动物的视网膜不同。后者为倒转型视网膜，其感受器向外朝着脉络膜，因而接受通过视网膜其他各层之后的光线。非倒转型视网膜的感受器，大都向内朝着晶状体，直接朝向光线。这种视网膜对于眩光的保护，由于移行的色素而有较多的限制，因而感受器的敏感性也较差。

中眼的作用不如侧眼。在许多动物中，仅用以感受一般的影像，例如由头上掠过的敌人的阴影等。

颅顶眼和松果眼因动物不同而异。八目鳗可兼有

松果眼和颅顶眼，彼此密切相连，但两者大小不同，松果眼较大，其中可见有变型的室管膜细胞（ependymal cell）构成的视网膜。而在其上方的头部皮肤，呈半透明或完全透明。所有其他动物，则仅有这两种眼中的一种，或另一种发育不全。

1. 颅顶眼　颅顶眼又称颅顶器，见于某些爬行类和鱼类，在一些蜥蜴中，颅顶眼发育最佳，位于颅顶孔的皮肤下面，和人的前囟相似。此为一种闭合泡，借颅顶神经连于缰联合（habenular commissure）（图1-90A）。但两栖类及爬行类的颅顶眼或松果眼的神经并不连于眼茎，而系单独存在，这是因为这些动物中这种器官及其眼茎在神经纤维开始形成之前就已分隔。

两栖动物无尾类的颅顶器最为特殊，位于脑的上方，由颅骨将颅顶器与脑完全分隔，因而位于颅顶之外。有许多纤维将颅顶器与头颅表面连接，而这些纤维有时被认为是神经纤维，因为这种纤维与穿过颅顶器内的感觉神经细胞的细胞连接，但可能只是结缔组织，尚未证实。

爬行类颅顶眼的发育程度有很大不同。爬行类的颅顶眼以蜥蜴属为最明显，如蛇蜥（slow-worm）、鬣蜥（iguanas）及眼斑蜥（ocellated lizard）等的颅顶眼发育都良好。眼内有晶状体，其后方有一腔洞，充满如玻璃体的液体。并有明显的含杆和圆锥的视网膜和少许脉络膜成分（图1-90B）。其中所含的色素可因光线而移动。

斑点楔齿蜥（tuatara）的颅顶眼则位于眼眶中，除有晶状体及玻璃体外，视网膜已分化成感觉神经、支持纤维及色素细胞，并有如同巩膜的外膜。胎生蜥蜴属（lacerta viviparra）的颅顶眼，除有晶状体和分化的视网膜外，并有视神经与丘脑顶相连。颅顶眼的前方达松果体，有人称为松果囊。在鬣蜥中，有两根颅顶神经终止于同侧缰神经节，斑点楔齿蜥则只有单一颅顶神经进入左侧缰神经节。

其他一些蜥蜴的颅顶眼发育多不佳，仅有少数发育良好。海龟和鳄均无颅顶眼，壁虎不但无颅顶眼，甚至无颅顶孔。

在硬磷鱼中，颅顶弓鳍鱼（Amia calva）的胚胎期不仅有颅顶器，而且还有松果眼。硬骨鱼中虽然仅有一种器官，但早在胚胎期则与硬磷鱼者相同。

鸟类无颅顶眼或孔的遗迹。哺乳类动物也无颅顶感觉器。

2. 松果眼　又称松果器，整个脊索动物门都可见有松果眼的痕迹，也位于皮肤下面，因其透明，故可看见（图1-91）。

松果眼系从松果体的末端发育，借松果神经和后连合相连。鬣蜥的松果神经有两根，终止于同侧缰神经节或后联合，或两者均有。有些蜥蜴只有单一松果神经，与右侧的松果体缰神经节相连。这两个松果体缰神经节系来自颅顶器及松果器的神经感受中枢。松果眼也有晶状体、玻璃体及视网膜。在色素所在处，并有感觉细胞和钙质结节（calcareous nodules）（图1-92）。

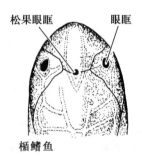

图1-91　鱼颅骨中的松果孔

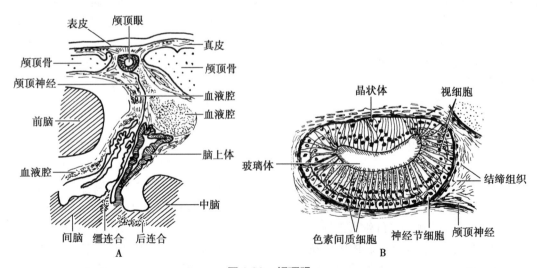

图1-90　颅顶眼
A. 蜥蜴（砂蜥）颅顶眼的位置　B. 蜥蜴（蛇蜥）颅顶眼

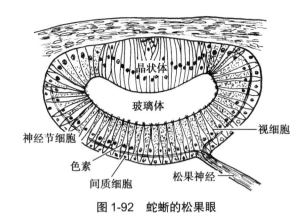

图 1-92　蛇蜥的松果眼

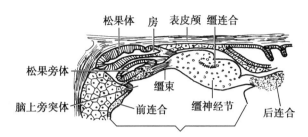

图 1-93　八目鳗属的松果体及松果旁体
图为前脑间脑中脑顶的矢状切面

八目鳗的松果眼易于察见，位于单一鼻孔之后，在透明的角膜中可见有一环形白点，系因视网膜的反射所致，也有人认为此种环形白色是由于白的色素或磷酸钙引起，但也有可能系晶状体的折射所致。有些鱼在松果眼处有一无色素区，尤以角鲨（dogfish）较为明显。

圆口类的松果眼中，除已分化成感受器的室管膜细胞（ependymal cells）外，尚有类似侧眼中 Müller 纤维支持功能的其他结构。

全椎目两栖动物（stereospondyls）及相似种类动物都有发育良好的松果眼。

许多原始鱼的骨化遗骸头部中央有一明显的松果眼孔，由于眼位于头的表面，因而认为该眼具有功能。大鳞翅骨鳞鱼（Osteolepis macrolepidotus）就有一个松果眼孔，位于两个大眶腔之间的额骨（图 1-91）。甲胄鱼（ostracoderm）则有双侧松果眼孔，具有两个侧眼的功能。

两栖动物的有尾类和无足目（Apoda）中，松果眼已退化。无尾类（Anura）的松果器较为发育，位于表皮的下方，而松果器的近侧部分则在颅内，附着于间脑。在表皮下方松果器所在处有一色素区，皮肤本身有时稍膨出，无上皮腺。

龟鳖类的松果眼已退化成一发育不全的松果体。

八目鳗属的松果体，起初成双而对称，以后两个中的一个发育而为松果器，另一个则变为松果旁体或颅顶眼（图 1-93）。

许多鸟有一松果体，但为腺体性质，除室管膜外，与甲状腺相似。有些游泳鸟（如海鸥及粉红色脚鹅）在松果体上方头部的表面有一色素小结。

蛙的额器（frontal organ）也是中眼的遗迹。

哺乳类动物的松果器已退化成一种腺体，但不产生激素。

人类在胚胎第 7 周，可见一松果器残迹，但以后以及在成人则与所有其他哺乳类动物相同，仅有松果体，

与中枢神经系统的神经分离，具有分泌功能，与生长和性发育有关。

（八）脑部影像

各种动物都有区别或融合两个相像的或不相像的影像的能力。有人认为迅速的交替抑制是避免不同影像混淆的方法，但对动物来说，交替抑制较协调更为复杂，而且并非完全必需。

许多动物具有两眼视野重叠，以致必须有某些类型的双眼视野的协调。在双眼视野的协调上，视交叉起着重要作用。

灵长类的视神经纤维仅部分交叉（人约 50%），来自每一眼颞侧的纤维不交叉而行至同侧脑。这意味着仅有部分视网膜影像达到每一侧的外侧膝状体。这两个部分的影像，在脑内结合，这才成为完整的一个影像。

完全交叉的动物（爬行类以下的低等动物）则与上述情况不同。来自每一眼视网膜的整个影像，传到头部对侧的外侧膝状体或核，如此产生两个影像，这两个影像必须互相重叠，才能融合成为一个影像（图 1-94）。

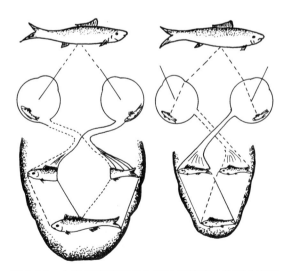

图 1-94　人类视交叉不完全交叉与低等动物完全交叉
当双眼注视时，脑部影像的形成灵敏相等，但人类系统联合外侧膝状体中所形成的两个部分形象而低等动物则融合外侧膝状体中所形成的两个完整的影像

无论视交叉是完全还是不完全交叉，影像的大小都相同，如图1-94所示。两个视交叉不同的共同物体，其影像大小在所有的眼中假定均为10mm，则在视交叉不完全交叉的眼，每一影像的一半（5mm）传至左外侧膝状体，另一半（5mm）传至右外侧膝状体，当这两半结合时，则成10mm的影像。而在视交叉完全交叉的眼，一个10mm的影像从每一眼传到每一侧的外侧膝状体或核，当这两个影像重叠时，仍为一个10mm的影像。

有些蝘蜓（chamaeleon）（避役属）两眼能任意转向任何方向，因此可获得许多不同的影像，不能重叠，甚至不能使其一致，此种情况只可用影像的抑制来解释。此外，环形眼睑发达，其管状视野作用也可能与此有关。

六、眼部血管和神经

（一）眼部血管

1. 眼球和眼眶血管来源　低等哺乳类动物的眼部血管一般均来自颈外动脉，动物品级渐高，则由颈内动脉供给营养的渐多。如人的眼球和眶部血管来自颈内动脉，低等哺乳动物类均来自颈外动脉，高等哺乳类则移行于此两型之间。

狗有两条眼动脉，即供给眼球的眼内动脉来自颈内动脉，供给眼眶的眼外动脉则来自颈外动脉的内上颌支，但两者之间常有吻合枝，故眼内循环由颈内动脉和颈外动脉完成。家兔的血管与狗相似，但眼内动脉很细小，专司眼内循环，并与供给眼眶的眼外动脉吻合。马和山羊也有此两种动脉，但眼内动脉较细小。猪无眼内动脉，眼球内和眼眶的血管均来自颈外动脉。

静脉的情况也相同。人类的眼球和眼眶静脉系统多回流至颅内系统，低等哺乳类动物则多回流至颅外系统。

2. 玻璃体动脉　哺乳动物常有玻璃体动脉，较高级哺乳类动物则渐趋消失，但比人迟，因而常见有此动脉的残迹。猫的玻璃体动脉保持到生后一月，在鼹鼠则永久存在。

3. 视网膜血管

（1）哺乳动物的视网膜血管：动物的视网膜中央血管极为细小，且常在靠近眼球处穿入视神经鞘，因而睫状血管在视网膜血流供应上比人重要。

狗的视网膜仅有睫状视网膜血管（cilioretinal vessels）供给。此血管穿入巩膜而非穿过视神经鞘，在眼球内的视网膜脉络膜色素嵴之间传入视神经。

视网膜血管传入视网膜的深度各有不同。人类的血管行至外颗粒层的内侧，进入外丛状层，低等哺乳类则较浅在，如猫仅至神经节细胞层，马和家兔则视网膜血管限于神经纤维层。

啮齿动物胚胎时的视网膜血管也都浅在，形似视网膜血管膜，到成年期始有一部分嵌入神经节细胞层。

（2）非哺乳动物的视网膜血液供应：真正的视网膜血管仅见于哺乳动物。低于哺乳类的脊椎动物，除鳗鲡外，其视网膜均无血管，其营养供给各不相同，可分以下4种：①无血管型：血液供给全部来自脉络膜，见于鱼类、爬行类和少数哺乳类动物，但在爬行类中，常有少许发育不全的栉膜痕迹，鳄鱼并有少许毛细血管。在哺乳类动物中，见于单孔类（如针鼹）、贫齿类（如多毛的犰狳 Hairy armadillo）、啮齿类（如巴西豪猪、普通豚鼠和大耳鼹鼠），有时亦见于有蹄类和翼手类（chiroptera）。②栉膜型：爬行类的视盘圆锥与鸟类的栉膜类似，呈圆锥状，在蜥蜴和石龙子发育良好（图1-83），鱼类的镰突（图1-68，图1-84）也是栉膜的相似结构。③视网膜血管膜型：系玻璃体动脉广泛分支，分布于视网膜表面，形成膜状，而不进入视网膜实质。故以检眼镜检查，宛如视网膜血管，其真正的性质必须在显微镜切片上确认。此型在蛇中最明显，在两栖类（蛙）和硬鳞鱼亦可发现。④视网膜中央动脉型：此型以灵长类为典型。

视网膜的血管亦可按分布的多少，分为全血管型、部分血管型、少血管型和无血管型等4型。

4. 葡萄膜血管

（1）虹膜血管：鱼的虹膜由两支睫状前动脉供给，以水平经线方向行至瞳孔，环绕瞳孔形成一动脉环，静脉引流位于深部，为银膜掩蔽。

两栖类的动脉浅在，进入虹膜之处不规则，向四周行走。静脉位于深部。两者常为色素所掩蔽。

爬行类的虹膜动脉有下侧和颞侧两支，常在6点和8点处进入虹膜，然后在虹膜周边环行，例如有斑火蛇的虹膜（图1-95）。但在其他蛇中则有一不规则的血管网。

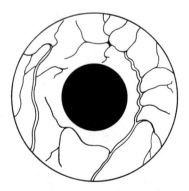

图1-95　有斑火蛇的虹膜

鸟的虹膜有深层环行动脉和浅层放射状静脉，并常有致密的毛细血管丛。

哺乳类的虹膜仅有一浅层血管系统，由瞳孔膜形成。在虹膜小环区，动静脉直接吻合。虹膜大环常位于虹膜基底部，与人类在睫状体部者不同。

（2）脉络膜血管：除某些硬骨鱼的脉络膜毛细血管显著增厚，在后方形成脉络膜"腺"（图1-96）外，其他所有脊椎动物大致相同。

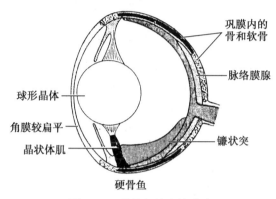

图 1-96　硬骨鱼的脉络膜腺

多数哺乳类动物如牛、羊、犬、猪、家兔及马等，通常涡静脉均在赤道部之前穿出。在涡静脉之前和距角膜缘不远处，睫状静脉形成一种巩膜内的环行吻合，汇流于涡静脉，名叫Hovius环。在海豹和海豚中尤为明显。此环可代替一部分睫状前静脉及Schlemm管的输出作用（图1-97）。

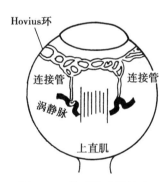

图 1-97　狗眼静脉的输出

（二）眼部神经

1. 第Ⅲ脑神经核　动物的眼起初均位于两旁，随着动物的进化，眼逐渐转移到头的前面。人类在个体发生学方面也有相同的改变，胚胎时人的两眼起初也在两旁，以后才转移到头的前面。第Ⅲ脑神经核也随这种变化而变化。

当两眼越来越转移到头的前面时，因双眼视力也相应地更加发达，集合作用越显重要，因而有Perlia正中核的形成，并将原来两个分开的外核连接起来。另

一方面，Edinger-Westphal核原来是单个，且在正中，动物等级越高，越有分成两个的倾向。

啮齿类无Perlia核，草食类的Perlia核细小，食肉类因必须密切注意被捕食的动物，Perlia核发育很好。鸟类也是一样。高等无尾猿的Perlia核发育特别良好。人因立体视觉（stereoscopic vision）发育和精神发育同时并进，故Perlia核向前延长。

Edinger-Westphal核在种族发育史上似较Perlia核为早。此核在鲸类动物、啮齿动物、鳍脚类（Pinnipedia）和肉食类动物中均为单个，而在高等无尾猿和人类中则成对。这两部分排列不同，内侧呈垂直状，外侧呈水平位。人类这两部分有时有部分联合，单孔类、有袋类此核都很小。至有胎盘哺乳类，此核才开始逐渐发育良好。

Edinger-Westphal核最早见于爬行类动物（尤其是蜥蜴类动物），鸟类亦有类似结构。有人认为此核与动眼神经核并无密切关系，但解剖上两者关系很密切。

在人体发育上，Perlia核是在人胚胎中，当两眼从头的两旁转移到头的前面时形成的，而Edinger-Westphal核则当虹膜外胚叶部分从视杯边缘形成时，才开始出现。

人的Perlia核位于动眼神经核中两个主要的外侧核之间，主要功能为司集合作用。Edinger-Westphal核则为动眼神经核的前方一对小细胞核，由自主神经性的节前小梨形细胞组成，位于二外侧核前端的中间，主要功能为主管瞳孔括约肌。有人认为，当人以两眼注视不等距离的物体时，每一眼均需分别地集中焦点以便看清物体，所以此核在低等动物中均为单个而在人类成对。

2. 第Ⅳ脑神经背侧核　第Ⅳ对脑神经又称滑车神经，是一种运动神经，从紧邻第Ⅲ脑神经核的第Ⅳ脑神经核发出，与其他运动神经相同，有中枢大脑交叉。但交叉发生在背侧离开脑之前，出脑后，在绕脑干转到腹侧之前即以背侧位离开脑部。

此神经支配上斜肌，但上斜肌在颌口线（gnathostomes）中形成大部分的背侧肌。

圆口类已有第Ⅳ脑神经，而在所有动物中都有特异的背侧交叉。

曾有几种理论用以说明背侧交叉的原因。有人认为，第Ⅳ脑神经最初是感觉神经，或为支配中央松果眼的运动神经，当松果眼（中眼）退化时，此神经才转变为支配对侧侧眼（lateral eye）的神经。依照Gashell的意见，在一些化石动物中，可以见到某些背侧肌的神经转移到支配侧眼。Johnston认为第Ⅳ脑神经在背侧离开脑部，是因为此处为最容易的径路，否则就必须穿过中脑的全厚。Neal则认为，第二体节（second somite）的肌节（myotome）的肌纤维由第Ⅳ脑神经支配，此神经随肌节转移到对侧，并随头部皱襞的形成转为腹侧位，所有肌节的背侧部分，除上斜肌外，都已退化。

在个体发育上，滑车神经的背侧位和与上斜肌的联系，早在胚胎期就已形成。因为上斜肌是由下颚肌节（mandibular myotome）的背侧部分发生。

人的滑车神经核位于大脑脚的背部，下丘上方的深层，中脑导水管的腹外侧和内侧纵束的背侧，与导水管和纵束都紧密相关。从滑车神经核发出的纤维向外到三叉神经中脑根的内面，再平行于中脑导水管向下，于下丘下缘向内，在前髓帆中和对侧纤维完全交叉或几乎完全交叉，后出现于结合臂的内缘，最后支配对侧上斜肌。这是脑神经中最细长的神经，在颅内的路程亦最长，约75mm，是脑或脊髓中唯一起始于中枢神经系背侧的运动神经。

3. 睫状神经节　睫状神经节主要是第Ⅲ脑神经中副交感神经纤维的转换站。来自半月状神经节的感觉神经纤维是次要的。交感神经在睫状神经节中并无细胞站。Schwalbe 根据比较解剖研究的结果，称睫状神经节为眼运动神经节（oculo-motor ganglion）。

硬骨鱼、两栖动物和爬行动物睫状神经节与第Ⅲ脑神经相连，很多情况下无第Ⅴ脑神经或交感神经纤维。硬磷鱼、板鳃类鱼和海龟类（chelonian）的睫状神经节也和第Ⅲ脑神经有关。哺乳类动物的睫状神经节也常与第Ⅲ脑神经相连，但往往缺乏感觉神经和交感神经纤维。

曾有许多学者研究睫状神经节的结构，Müller 发现人睫状神经节细胞为独有的多极细胞，与交感神经的细胞不同。鸟类睫状神经节细胞为脑脊型，而神经纤维并不分成 T 形。Pitzorno 检查睫状神经节，也无交感神经细胞发现。

马科的睫状神经节很细小。偶蹄动物（artiodactyl）中，猪、野猪、野牛、山羊和家兔等的睫状神经节都是两个，鸟类睫状神经节仅有一个运动神经根，而无感觉神经或交感神经根，运动神经根与睫状神经节相连。

对狗、猫和猴的实验表明，在刺激第Ⅲ脑神经或睫状短神经时，则睫状肌收缩。当破坏虹膜或睫状体时，则引起睫状神经节的细胞变性。

电烙角膜，不但引起睫状神经节轻微改变，而且Gasserian 神经节（半月神经节）也有改变。如用烟碱涂抹睫状神经节，则运动径路受阻滞，而角膜不受影响，因而证明睫状神经节是一种自主神经的细胞站。但这种实验在鸟类中不能重复进行，因鸟类的睫状肌是横纹肌。

胚胎期往往发现不少细胞沿第Ⅲ神经移行到睫状神经节，但也有人发现，这些细胞系来自 Gasserian 神经节。

（黄时洲　唐国藩　吴乐正）

主要参考文献

1. 陈品健. 动物生物学. 北京：科学出版社，2001.

2. 任淑仙. 无脊椎动物学. 北京：北京大学出版社，1991.

3. 江静波等. 无脊椎动物学. 北京：高等教育出版社，1995.

4. 陈义. 无脊椎动物比较形态学. 苏州：苏州大学出版社，1993，106-107，160-163，226-227，318-321，418-423，546-551，626-627，656-659.

5. 丁汉波. 脊椎动物学. 北京：高等教育出版社，1984.

6. 张孟闻，黄正一. 脊椎动物学. 上海：上海科学技术出版社，1987.

7. 杨安峰等. 脊椎动物学. 北京：北京大学出版社，1989，285-287.

8. 马克勤，郑光美. 脊椎动物比较解剖学. 北京：高等教育出版社，1984，1-4，412-422.

9. 李国潘，邓巨燮. 脊椎动物比较解剖学. 广州：中山大学出版社，1985，291-298.

10. 张孟闻. 脊椎动物比较解剖学（上册）. 上海：高等教育出版社，1986.

11. 张孟闻. 脊椎动物比较解剖学（中册）. 上海：高等教育出版社，1988.

12. 谭景和. 脊椎动物胚胎学. 哈尔滨：黑龙江教育出版社，1996.

13. 希克曼 CP 等. 动物学大全（下册）. 林琇瑛等译. 北京：科学出版社，1989，733-736.

14. Jurd RD. 动物生物学. 蔡益鹏译. 北京：科学出版社，2000，195-198.

15. Kent GC. Comparative Anatomy of the Vertebrates. 6th Ed. Times Mirror: Mosby，1987.

16. Hildebrand M. Analysis of Vertebrate Structure. 2nd ed. New York: John Wiley & Sons，1982.

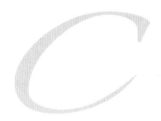

眼为视觉器官（visual organ），包括眼球、视路和附属器三部分。眼球和视路完成视觉功能，眼附属器则起保护、运动等辅助作用。

第一章　眼　球

眼球（eye ball）近似球形。角膜表面的中点称为眼球前极；与前极对应的，相当于后部巩膜表面的中心点，称为后极。沿着眼球表面连接前后极间的弧线为子午线，各子午线中央（与前后极等距之点）所连成的弧线（即与子午线相垂直的弧线）为赤道。眼球前后的直径平均为 24mm，水平方向的直径（宽度）为 23.5mm，垂直径（高度）为 23mm。

眼球位于眼眶前部，借眶筋膜与眶壁联系，周围有眶脂肪垫衬，以减少眼球的震动。眼球前面有眼睑保护。正常眼球向前平视时，突出于外侧眶缘约 12～14mm，由于眶外缘较上、下、内缘稍偏后，使眼球外侧部分暴露在眼眶之外，故易受外伤。

眼球由眼球壁与眼球内容物所组成。

第一节　眼　球　壁

眼球壁分为三层，外层为纤维膜，中层为葡萄膜，内层为视网膜（图 1-98）。

一、纤　维　膜

纤维膜（fibrous tunic）主要由纤维组织构成，是为眼球的外膜。前 1/6 为角膜，后 5/6 为巩膜，两者之间

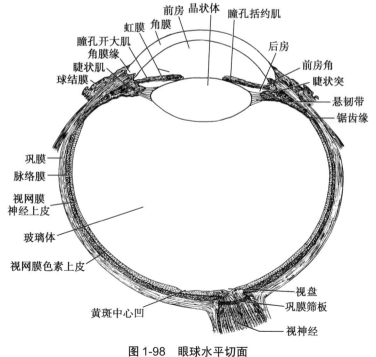

图 1-98　眼球水平切面

的移行处为角膜缘。

（一）角膜

角膜（cornea）完全透明，约占纤维膜的前1/6。从后面看角膜为正圆形；从前面看为横椭圆形。成年男性角膜横径平均值为11.04mm，女性为10.05mm，竖径平均值男性为10.13mm，女性为10.08mm。3岁以上儿童，其角膜直径已接近成人。中央瞳孔区附近大约4mm直径的圆形区内近似球形，其各点的曲率半径基本相等，而中央区以外的中间区和边缘部角膜较为扁平，各点曲率半径也不相等。从角膜前面测量，水平方向曲率半径为7.8mm，垂直方向为7.7mm；后部表面的曲率半径为6.22～6.8mm。角膜厚度各部分不同，中央部最薄，平均为0.5mm，周边部约为1mm。角膜的表面积为1.3cm^2，为眼球总面积的1/14。

角膜分为五层，由前向后依次为：上皮细胞层（epithelium）；前弹力层（lamina elastica anterior）；基质层（stroma）；后弹力层（lamina elastica posterior）；内皮细胞层（endothelium）（图1-99）。

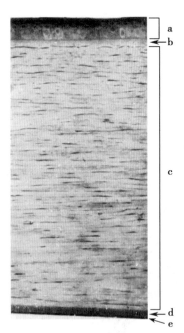

图1-99　角膜分层

a为上皮细胞层　b为前弹力层　c为基质层　d为后弹力层　e为内皮细胞层

1. 上皮细胞层　厚约50μm，占整个角膜厚度的10%，由5～6层细胞所组成。角膜周边部上皮增厚，细胞增加到8～10层。

上皮细胞层为复层上皮，细胞分为三种：基底细胞（basal cells）；翼状细胞（wing cells）；表层细胞（superficial cells）。在基底细胞与翼状细胞层间偶尔可见淋巴细胞及吞噬细胞。

（1）基底细胞层：基底细胞层为一单层细胞，位置最深，细胞的底部紧接前弹力层，细胞的顶部与翼状细胞连接。每个细胞的大小及形状基本一致。细胞为多角形，高柱状。其高18μm，宽10μm。

基底细胞底部的细胞膜厚约8nm，其对侧有一层基底膜。底部细胞膜与基底膜之间被大约11nm宽的间隙所分开。沿底部细胞膜有许多半桥粒（hemidesmosome）。从半桥粒发射出微细的纤维，穿过间隙与基底膜相连接，甚至继续向深部延伸，穿过基底膜进入前弹力层。

电镜下显示基底膜为完整的嗜锇酸层，厚约48nm。在角膜不同的部位基底膜的厚度不同，基底膜在中央部薄，在周边部基底膜厚，基底膜与其后面的前弹力层混合在一起，界限不清楚。

相邻基底细胞的侧壁细胞膜以桥粒（desmosomes）及黏着斑（macula adherens）相连接，但黏着斑连接较为少见。在基底细胞之间可以看到单树突或多树突的无髓鞘神经。

在基底细胞前面为翼状细胞，两者的细胞膜之间为桥粒所连接，偶尔也可见黏着斑。除了这些连接以外，基底细胞与翼状细胞之间尚有许多交叉。

基底细胞的细胞质内有弥漫分布的张力微丝（tonofilaments）为其特征，这些张力微丝的直径小于8nm。在细胞核的周围，细胞质内有相当多的游离核糖体及一些粗面内质网。线粒体小且不多见，高尔基器很少见，但中心粒较多见，可能与基底细胞进行有丝分裂有关。

细胞核的位置偏向细胞顶部，有时可见有丝分裂。细胞核几乎呈球形，子午线切面呈椭圆形，正切面呈圆形，细胞核内含有不定形的染色质及核仁。

（2）翼状细胞：为多角形，在角膜中央区有2～3层，在周边部变为4～5层。翼状细胞的前面呈凸面，其后面呈凹面。它向侧面延伸变细，形似翼状，与其相邻的细胞及基底细胞相连接。当基底细胞进行有丝分裂向前移入翼状细胞层时，仍保持其多角形，但逐渐变细。细胞核变为扁平，且与角膜表面平行，细胞质致密。

翼状细胞层的细胞膜显示出明显的交错对插（interdigitation）。翼状细胞相互之间及翼状细胞与基底细胞之间以桥粒连接的方式相连接。翼状细胞层的桥粒连接比基底细胞层多，而且在翼状细胞层的表面细胞桥粒连接尤为增多。在翼状细胞层中的黏着斑比基底细胞层更为常见。

在翼状细胞的细胞质中，特别是深部的细胞，有许多张力微丝纤维（tonofibril），散在分布，其直径约8nm。线粒体细小，散在分布。翼状细胞中的高尔基体比基底细胞中为显著。

在表层细胞及翼状细胞的细胞质中有很多空泡，空泡开始出现于翼状细胞的中层，在外层空泡增多，体积增大，在表面细胞中空泡更为显著。这些空泡常见于高尔基体区，可能由高尔基体产生。翼状细胞的细胞核为长椭圆形，核质致密。

（3）表面细胞：表面细胞分为两层。细胞长而细，长约45μm，厚度约4μm。其细胞核扁平，长约25μm。

在翼状层与表面细胞之间，桥粒连接与黏着斑更为多见。在上皮细胞层中，闭锁小带（zonula occludens）仅见于表面细胞，这种闭锁小带见于邻近角膜表面的细胞侧壁，紧接角膜前的泪膜。

假若细胞的表面层保护完好，其前面的细胞膜显示出许多小的微皱褶（microplicae）及微绒毛（microvilli）。微绒毛高0.5～1.0μm，粗约0.5μm。微皱褶高0.5μm，粗0.5μm。微绒毛及微皱褶是表面上皮细胞正常结构的一部分，对角膜前泪膜的滞留起着重要作用。

表面细胞的胞质中充满了膜带空泡（membrane-bound vesicles），越向角膜的表面泡的容积越增大。膜带空泡伴有发育良好的高尔基体。这些泡的大小约180～360μm。经常可以看到膜带空泡与细胞膜融合，而且向细胞间隙开口。膜带空泡向侧面及后面的细胞间隙开口多于向外表面开口。在这些泡的腔中往往可以看到颗粒状物质（图1-100）。

2. 前弹力层　又名Bowman膜。过去认为前弹力层是一层特殊的膜，用电镜观察显示该膜主要由胶原纤维所构成。

前弹力层厚约8～14μm，由胶原及基质所构成。除了Schwann细胞延伸到该层以外，前弹力层没有细胞成分。Schwann细胞的延伸部分沿着神经穿过的隧道到达角膜上皮层。前弹力层的前面是光滑的，与角膜上皮的基底膜相毗邻。其后面与实质层融合在一起。角膜周边部，前弹力层变薄，可出现细胞，甚至毛细血管。

前弹力层中的胶原纤维比实质中的胶原纤维细，排列松散且不规则。胶原纤维粗细均匀一致，其直径约14～16nm。胶原纤维周围的间隙为粘蛋白基质所填充，与实质层的成分类似。角膜周边部的前弹力层纤维排列松散，其胶原纤维逐渐与球结膜的胶原纤维相融合。

3. 基质层　角膜基质层由胶原纤维所构成，厚约500μm，占整个角膜厚度的9/10。基质层共包含有200～250个板层，板层相互重叠在一起。每一个板层厚2μm，宽9～260μm，其长度横跨整个角膜。板层与角膜表面平行，板层与板层之间也平行。角膜板层由

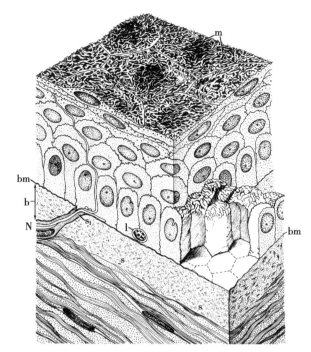

图1-100　角膜上皮层模式图

角膜上皮细胞为复层上皮，细胞分为三种：基底细胞、翼状细胞及表层细胞。角膜上皮细胞的表层细胞，其前表面具有广泛的微皱褶及微绒毛（m）。角膜神经（N）穿过前弹力层（b），在基底细胞的基底膜（bm）附近失去施万细胞（S₁）进入上皮层。在两个基底细胞之间可见淋巴细胞（L）。s为基质层的浅层

胶原纤维组成。胶原纤维集合成扁平的纤维束，纤维束互相连合，形成规则的纤维板，纤维板层层紧密重叠，构成基质层。

在板层中，除其主要成分胶原纤维以外，尚有成纤维细胞（fibroblasts）及基质。还可以看到Schwann细胞，并偶见淋巴细胞、巨噬细胞及多形核白细胞。

在电镜下，每一个切面均可看到胶原纤维的纵切、斜切及横切面。胶原纤维相互平行，大小一致，间隔相等。其直径为32～36nm，其长度横跨角膜直径。纤维束被基质包绕并使其彼此分离。在角膜周边部，其结构逐渐接近巩膜，板层及其纤维成分走向不规则，纤维直径增加到60～70nm，纤维间隙不规则。

角膜基质（ground substance）包括黏蛋白（mucoprotein）及糖蛋白（glycoprotein）。基质充满了纤维与细胞没有占据的空隙，形成每一个胶原纤维的外套（coating）。

在整个角膜基质层中均有成纤维细胞。在光镜下不能确定成纤维细胞是在板层间或板层内。电镜下观察，成纤维细胞位于板层间，偶尔延伸至板层内。成纤维细胞有很多分支突起，并向各个方向伸展，与其相

邻的成纤维细胞分支突起相连接。在连接部位往往有间隙，宽约20nm。偶尔也可看到细胞之间的紧密连接（tight junction）。成纤维细胞的细胞质中，一般的细胞器均可看到，但为数不多。在细胞核附近可见高尔基体。线粒体小且不多见，粗面内质网较多（图1-101）。

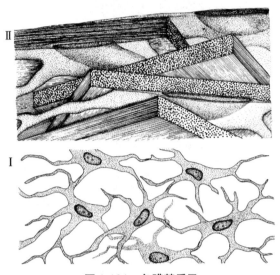

图1-101 角膜基质层

Ⅰ纤维细胞：纤维细胞位于基质板层之间，细胞具有细的、扁平的长的分支突起，与其相邻的纤维细胞分支突起相连接，在连接部位有细胞间隙，宽约20.0nm，偶尔也可看到闭合斑（macula occludens）连接。

Ⅱ板层：角膜基质层主要由板层组成，板层由胶原纤维组成。胶原纤维集合成扁平的纤维束，纤维束互相连合，形成规则的纤维板。同一板层内的胶原纤维互相平行，胶原纤维的长度横跨整个角膜。该模式图板层之间可见三个纤维细胞

4. 后弹力层 后弹力层又名Descemet膜，是角膜内皮细胞的基底膜。该膜很容易与相邻的基质层及内皮细胞分离。后弹力层坚固，对化学物质和病理损害的抵抗力强。当整个角膜基质层破溃化脓时，它仍能存留无损，故临床上可见后弹力层膨出。正常角膜，后弹力层可以再生，如有损伤撕裂为裂隙，将为内皮细胞形成新的后弹力层所修复。假若后弹力层被撕裂为大的裂口，则裂口的边缘向后卷曲进入前房，这显示后弹力膜有一定的弹性。

胎儿时期后弹力层比内皮细胞层薄，出生后两者厚度大致相同。以后，后弹力膜逐渐增厚，约为内皮细胞的2～3倍。婴儿时期，后弹力膜厚约3～4μm，成人为10～12μm。在角膜缘处，后弹力膜散开，形成小梁的薄片（sheets）。

电镜观察，后弹力层为极其微细的胶原微丝所构成。

在角膜周边部，后弹力膜增厚，向前房突起，其表面为内皮细胞所遮盖。这些突起在1851年和1866年分别由Hassall和Henle所发现，故称为Hassall-Henle

小体或疣。这种疣起始于青年时期，随着年龄的增长而逐渐增多（图1-102）。

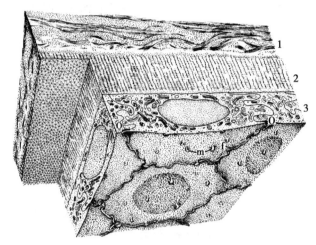

图1-102 角膜深层的三维结构

1. 角膜深层的基质：深层基质的板层分离，其分支向后弯曲，与后弹力层相融合。2. 后弹力层：该图显示后弹力层为正切及子午线切面。其胶原纤维交叉形成结节，这些结节相距约110.0nm；而在子午切面，结节排列为条纹状。3. 内皮：内皮细胞为多边形，厚约3.5μm，长约7～10μm。微纤毛（m）突入前房。两个细胞连接处形成的边缘皱褶（f）突入前房。靠近前房的细胞间隙为闭合小带（O）所封闭。细胞质内包含有丰富的杆状线粒体。细胞核为圆形

5. 内皮细胞层 角膜内皮为一单层细胞，大约由500 000个六边形细胞所组成。细胞高5μm，宽18～20μm。细胞核位于细胞的中央部，为椭圆形，直径约7μm。在婴幼儿，内皮细胞进行有丝分裂，但在成年后不再进行有丝分裂，当内皮细胞损伤后，其缺损区由邻近的内皮细胞增大、扩展和移行滑动来覆盖。

内皮细胞后壁的细胞膜表面有微绒毛（microvilli）突向前房，每个细胞大约有20～30个。微绒毛宽0.1～0.2μm，高0.5～0.6μm。

相邻的内皮细胞，其侧壁细胞膜以闭锁小带（zonula occludens）、闭锁斑（macula occludens）及黏着斑（macula adherens）相连接，但没有桥粒连接。在细胞的后1/3近前房处为闭锁小带。在细胞前2/3为闭锁斑及黏着斑，但不多见。除了这些连接以外，尚有复杂的交错对插。交错对插大都延伸到前房，呈现为边缘皱褶。

前壁细胞膜与Descemet膜连接。沿着前壁细胞膜可见许多致密度增加的小区。这些致密区是胞饮泡（pinocytotic vesicles）朝着细胞膜敞开的部位。胞饮泡的内面致密度增加，当其与细胞膜连续起来，这种致密区变为细胞膜的一部分。

沿着侧壁细胞膜及后壁细胞膜也有许多胞饮泡。这些胞饮泡为细胞膜内陷所形成，其中包含的物质供

内皮细胞及其邻近的基质层使用。胞饮泡与细胞膜分离以后陷入细胞质内,释放出包涵物。胞饮泡与细胞膜分离以后,也可进入内皮细胞间隙,到达前面的闭锁小带或Descemet膜区。

内皮细胞的细胞质中具有丰富的细胞器。在后壁细胞膜附近有终末网,约0.2μm厚,系微丝构成的细网状物,使其细胞质的致密度增加。在眼组织中,除视网膜光感受器的椭圆体外,角膜内皮细胞中的线粒体最多。线粒体分布于整个细胞质内,但多数围绕在核的周围。终末网区几乎没有线粒体。细胞质内可见游离核糖体、粗面内质网及滑面内质网。细胞核周围有一个发育良好的高尔基体,后部细胞质内有一对中心粒,其纤毛(cilia)伸向前房。细胞质内有些部位含有空泡,这些空泡为高尔基体所伴随(图1-103)。

内皮细胞的细胞质中,色素颗粒并非罕见,其色素颗粒系从房水中吞噬而来。

6. 角膜的血管 角膜之所以透明,其重要因素之一是角膜组织内没有血管,血管终止于角膜缘,形成血管网,营养成分由此扩散入角膜。角膜缘周围的血管网由睫状前血管构成。睫状前动脉自四条直肌肌腱穿出后,在巩膜表层组织中向前,行至距角膜约4mm处发出分支穿入巩膜达睫状体,参与虹膜大环的组成。其本支不进入巩膜,继续前行至角膜缘,构成角膜缘周围的血管网。本支在形成血管网之前发出小支至前部球结膜,是为结膜前动脉,与来自眼睑动脉弓的结膜后动脉相吻合。

7. 角膜的神经 角膜的感觉神经丰富,主要由三叉神经的眼支经睫状神经到达角膜。睫状神经在角膜缘后不远处,自脉络膜上腔穿出眼球,发出细支向前伸延互相吻合,并与结膜的神经吻合,在巩膜不同深度形成角膜缘神经丛。自神经丛有60～80支有髓神经从角膜缘进入角膜,进入角膜后神经鞘消失,构成神经丛分布于角膜各层。浅层的神经丛发出垂直小支穿过前弹力层,并分成细纤维分布于角膜上皮之间,所以角膜知觉特别敏感。

(二)角膜缘

角膜缘(limbus)是由透明角膜向不透明巩膜逐渐过渡的移行区。角膜表层已变为巩膜组织,其内面仍为角膜组织,形成角膜嵌入巩膜内的组织结构,所以在眼球表面没有明确的分界线。

角膜缘前界起于角膜前弹力层的终末端,后缘止于后弹力层的终末端,即前房角的前界Schwalbe线,宽约1mm。如果将角膜缘后界向后移0.75mm,则前房角的小梁网和Schlemm管等重要组织也包含在角膜缘的组织解剖范围内。

从外观上看,上方角膜缘为1mm宽的半透明区及其后部延续0.75mm宽的白色巩膜区。

角膜缘区的定位:角膜缘的前界为前弹力层终末端和后弹力层终末端的连线,后界为一端起自巩膜突,向眼球外表面做一垂直线,交汇于眼球表面的切线。

角膜缘区主要由胶原纤维构成。角膜的胶原纤维直径小于60nm,且排列极其规则,此为角膜透明的物

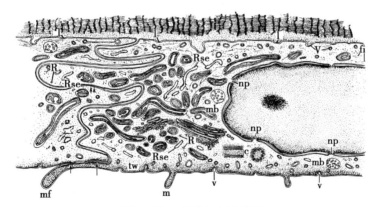

图1-103 角膜内皮模式图

内皮细胞后壁的细胞膜表面有短的棒状的微绒毛(m)。两个内皮细胞的连接处形成边缘皱褶(mf)突入前房。吞饮泡(v)开口于前房,而在细胞表面的吞饮泡(v)朝着后弹力层方向开口。沿着前壁细胞膜可见许多致密增加的小区(1),这些致密区是吞饮泡朝着细胞膜敞开的部位。两个相邻内皮细胞的侧面,其细胞间隙宽约20.0nm,细胞间隙的后部为闭合小带(↑)所封闭。其他部位可看到闭合斑(↑↑)。与前房邻近的细胞质内,可见无器官的终末网(tw)。在细胞核的后部细胞质内可见一对中心粒(c)及高尔基体。细胞质内还可以看到多泡体(mb)、粗面内质网(Rse)、游离核糖体(R)。具有核孔(np)的细胞核位于图的右侧。在前部细胞质中可见细的微丝(fi)

质基础。巩膜的胶原纤维直径一般为 70~100nm，排列不规则，致巩膜混浊。在眼球外表面的巩膜胶原纤维，比内面的向前延伸得更远，因此，在组织学切片中角膜缘区从外表面到内面、从前到后，顺着两者胶原纤维交接处，可划出呈弯曲的对角线，在内侧转角形成巩膜沟和 Schlemm 管的外壁（图 1-104）。

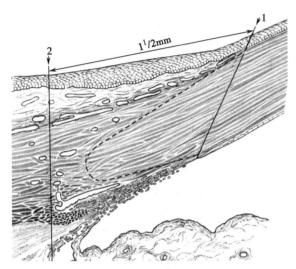

图 1-104 角膜缘组织

1. 角膜缘的前界：前弹力层与后弹力层终端的连线 2. 角膜缘的后界：自巩膜突向眼球表面的垂直线

角膜缘区的表面上皮细胞约在 10 层以上，排列密集，细胞呈小的圆粒状，在基底部乳头形成特殊的栅状上皮结构，称为 vogt 栅栏（palisades of vogt），其中含有色素和丰富的血管网，并与基底膜联系紧密。vogt 栅栏区乳头状结构中的某些基底细胞就是角膜缘干细胞。

（三）角膜缘干细胞

Schirmer 等于 1986 年利用角蛋白 K3 表达手段证明，所有角膜上皮细胞均表达角蛋白 K3，而角膜缘部基底细胞不表达，从而首次间接证明角膜上皮干细胞位于角膜缘。

角膜缘干细胞是角膜上皮细胞再生的来源，终生分化及向心性移行不断补充损伤及凋亡的上皮细胞，并且是阻止结膜上皮侵入角膜的生理屏障。所以角膜缘对于维持角膜正常结构及功能起着非常重要的作用。

干细胞（stem cell）在成熟机体中占整个细胞群体的 0.5%~10%，具有极大增殖潜力、细胞周期长、进行不对称细胞分裂的细胞。

干细胞分裂产生两个子细胞，其中一个继续保持干细胞表型，另一个则衍化为短暂扩增细胞（transient amplifying cells，TAC）。短暂扩增细胞具有增殖能力，可以分裂增殖无增殖能力的细胞，无增殖能力的细胞

为分裂后细胞（postmitotic cells，PMC）。分裂后细胞最终发展为表达组织功能的终极分化细胞（terminally differentiated cells，TDC）（图 1-105）。

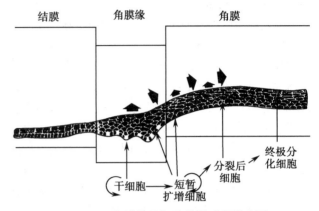

图 1-105 角膜缘干细胞分裂过程模式图

图示角膜缘干细胞、短暂扩增细胞（柱状基底细胞）、分裂后细胞（翼状细胞）和终极分化细胞（鳞状上皮细胞）

在角膜上皮细胞中，干细胞位于角膜缘基底层。角膜上皮层的柱状基底细胞属于短暂扩增细胞。上皮层的翼状细胞为分裂后细胞。角膜上皮表层的鳞状上皮细胞为终极分化细胞。

角膜上皮干细胞坐落于角膜缘的依据：①角膜上皮细胞向心性运动。临床观察到角膜上皮中央部缺损，系通过相邻细胞的向心性移动予以修复，细胞增殖和移动的源头来自角膜周边部；②所有角膜上皮细胞均表达角膜特异性 64kD 角蛋白 K3，唯有角膜缘基底细胞不表达；③体外培养时，角膜缘基底细胞较角膜中央部和周边部细胞具有较高的增殖潜能。

角膜上皮干细胞隐蔽于角膜缘波浪状 Vogt 栅栏之内，Vogt 栅栏区含有色素和丰富的血管，故角膜缘干细胞受黑色素的保护防止阳光辐射。

（四）巩膜

巩膜（sclera）占纤维膜的后 5/6，质地坚韧，不透明，呈瓷白色，由致密相互交错的纤维所组成。其外表面为眼球筋膜所包裹，前面又被球结膜所覆盖，三者于角膜缘附近相连接。巩膜内面邻接脉络膜上腔，内有色素细胞分布，故呈棕色。儿童因巩膜薄，在白色的背景上透出葡萄膜的颜色而呈蓝色。老年人的巩膜可因脂肪物质沉着略呈黄色。巩膜向前与角膜相连，向后至视盘部。

巩膜的厚度各个部位不同，最厚部分在后极部，约 1mm。从后极部向前逐渐变薄，赤道部约 0.4~0.6mm；在四直肌附着部，巩膜最薄，仅为 0.3mm，直肌腱的厚度，一般也为 0.3mm，附着部之前的厚度是两者厚度之和，为 0.6mm；过此前行，巩膜厚度又稍增加，接近

角膜缘增厚为 0.8mm；至角膜缘由于巩膜内、外沟，巩膜再度变薄。

在眼球后极部的鼻侧，有巩膜后孔，又称巩膜管，为视神经的出口，管为漏斗形，内口直径较小，约 1.5～2mm，外口直径较大，约 3～3.5mm。形成内口的边缘向视神经方向突出，嵌着视神经，并与脉络膜相连。在这个区域，巩膜外 2/3 的组织沿视神经向后掺和到视神经硬脑膜鞘中；内 1/3 向巩膜后孔的中央扩展，形成薄板，被视神经纤维穿过，构成许多小孔，称为巩膜筛板（lamina cribrosa sclerae），此处由于缺少巩膜，是眼球纤维层最薄弱的部分，青光眼病人，若筛板不敌眼内压而致后退，形成病理凹陷，当然形成病理性凹陷的原因可能与筛板部位的缺血也有关系。

在眼球前部，也有一个大孔，称为巩膜前孔，即角巩膜交界处，不规则的巩膜纤维掺和到角膜周边部的基质层。从后面看，巩膜前孔为圆形，其直径为 12mm；从前面看，巩膜前孔为横椭圆形，是由于上下方巩膜纤维的伸展多于水平方向之故，孔径为 11～12mm，即角膜的所在之处。

在角、巩膜交界处，巩膜表面凹陷如沟状，称为外巩膜沟，与其相应的巩膜内侧面有相符的内巩膜沟。内沟的后唇向前突，称为巩膜突，为睫状肌的附着点。Schlemm 管位于内巩膜沟的基底部，在 Schlemm 管的内侧为前房角的小梁网结构。

巩膜被许多血管和神经穿过，但本身血管很少。在眼球后部视神经周围，有睫状后长和睫状后短动脉及睫状神经穿入眼内。睫状后短动脉和睫状短神经一部分直着穿入，另一部斜着穿入；睫状后长动脉和睫状长神经斜着穿入，从后向前，向内把巩膜凿成小管，管中血管与神经之间有纤维组织分隔。在眼球赤道部之后约 4～6mm 处，有 4～6 个涡状静脉穿出眼球，上直肌两侧的一对涡状静脉及下直肌两侧的一对涡状静脉，自眼球内向后斜着穿出眼球外壁，把巩膜凿成 3～4mm 的小管。眼球前节与角膜缘相距约 2～4mm 处，有睫状前动脉和静脉穿入及穿出眼球。

1. 巩膜分层　巩膜的组织结构从外往里分为三层：①巩膜外层；②巩膜实质层；③巩膜棕黑板。

（1）巩膜外层（episclera）：前巩膜外层内含有血管，是巩膜实质层表面的一部分，向外与球结膜下组织及眼球筋膜相连接，深部并入巩膜实质层。前巩膜外层由于眼球筋膜及直肌周围的血管组织参与而增厚。该层含有色素细胞，巨噬细胞及淋巴细胞。

直肌附着端之后的巩膜表层较前部稀薄，借助胶原纤维组织与眼球筋膜连接，所包含的血管来自睫状后动脉。

巩膜外层的胶原纤维束较细，排列方向不规则，所含基质较丰富，成纤维细胞较少见。巩膜外层中的血管，有睫状前动脉的主要分支、小动脉、毛细血管及小静脉，巩膜外层中含有无髓鞘神经纤维及有髓鞘神经纤维，神经纤维末端不具有特殊结构。

（2）巩膜实质层（scleral stroma）：巩膜实质层由胶原纤维束、成纤维细胞及基质所组成。巩膜胶原纤维束的走行方向及其大小均不规则，眼球前部与后部、巩膜浅层与深层分布的纤维束也有差别。胶原纤维束向各个方向发出分支又相互融合，形成纤维束之间的交错。胶原纤维由平行排列的胶原原纤维组成，呈纺锤形的胶原原纤维，粗细不等，长短不一。胶原纤维束厚约 10～16μm，宽约 100～140μm，而纤维束的长度很难确定。

在眼球的不同部位，巩膜胶原纤维束排列的方式不同。在眼球前部近角膜缘处，巩膜的胶原纤维束呈环形排列。在眼球后部视盘周围，包括睫状后短动脉及神经穿入巩膜的部位，胶原纤维束亦呈环形排列。在其他部位，即从眼球前部的近角膜缘至眼球后部的近巩膜筛板，胶原纤维走行方向总的趋势为前后方向（子午线方向）。

直肌肌腱也为胶原纤维所组成，纤维束平行排列，进入巩膜后呈扇形展开，与巩膜子午线方向的胶原纤维束相融合。斜肌的肌腱纤维与之相似，与巩膜环行及斜行纤维束相融合。

电镜显示，巩膜实质层比角膜实质层有较丰富的基质。巩膜胶原与角膜胶原不同，巩膜胶原有更大的双折射（birefringence），胶原纤维间没有固定的间隙及纤维直径大小不一致。Spitznas 等（1970）报道，巩膜浅层胶原纤维的直径约为 166nm，深层为 100nm。

巩膜实质层内的成纤维细胞较少。成纤维细胞细长，细胞核较小。成纤维细胞的分支突起相互接近，但没有连接。

（3）巩膜棕黑板（lumina fusca）：是三层巩膜组织中最内的一层，也是脉络膜上腔的外侧壁。组成该层的胶原纤维束较实质层更为细小。巩膜最内层的胶原纤维束分离为更细的纤维束，这些细微的纤维束具有分支，与脉络膜上腔及睫状体上腔的纤维束相连接，致使巩膜的内面与脉络膜及睫状体的外面之间的分界线不明显。该层胶原纤维束之间有较多的色素细胞及载有色素的巨噬细胞，使巩膜内面呈棕色外观，所以叫做棕黑板。

2. 巩膜的血管　巩膜组织中血管很少，几乎全分布于巩膜外层，巩膜实质层基本上不含血管。前部近角膜缘的巩膜外层中有毛细血管网。直肌附着部的前后,巩膜外层也有血管网。后部视神经周围的巩膜中有围绕视神经的动脉环或称 zinn 动脉环。

3. 巩膜的神经　支配巩膜的神经为睫状神经。睫状神经在视神经四周穿入巩膜。巩膜后部由睫状后短神经支配。睫状长神经与睫状后长动脉一起经脉络膜上腔达睫状体。在睫状体的平坦部,神经分为数支,一部分进入睫状体,另一部分在角膜缘后 2～4mm 处穿出巩膜,在巩膜表面环绕角膜缘形成神经环,由环发出分支进入角膜。

(五)前房角

前房角(angle of anterior chamber)是前房的周边部分,其前壁为角巩膜交界处,后壁为虹膜,介于前壁与后壁之间为前房角的顶部,称为房角隐窝(angle recess),房角隐窝即为睫状体的底部所构成。所谓前房角,主要由上述三者所组成(图 1-106)。

前房角是房水排出的主要途径。前房内的房水通过前房角的小梁网及 Schlemm 管外流。

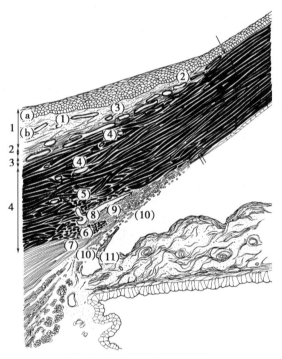

图 1-106　角膜缘的组织解剖

1. 靠近角膜缘的结膜,由上皮(a)及疏松的结缔组织基质(b)所构成　2. Tenon 囊　3. 上巩膜　4. 角膜缘的基质,巩膜组织与角膜组织相融合的部位。结膜基质的血管(1)形成角膜缘周围的血管网(2)向前伸延到前弹力层的终末(↓)。上巩膜血管(3)分布在不同的平面。在角膜缘基质内可见巩膜内血管丛(4)与深巩膜血管丛(5)。巩膜突(6)为致密的胶原纤维所构成。前部纵行的睫状肌(7)与巩膜突及小梁网相连接。Schlemm 管腔(8)及其管壁的疏松组织。角巩膜小梁网的薄片(9)被葡萄膜小梁网的小带(10)所覆盖。虹膜突(11)起始于虹膜前面,在巩膜突的前部与小梁网相连接。(↑↑)所示为后弹力层的终末端

1. Schlemm 管(Schlemm's canal)　是围绕着前房角的环形管状腔隙,也称 Schlemm 环管,位于内巩膜沟(internal scleral sulcus)的基底部。管的外侧壁紧贴角巩膜缘的实质层;管的内侧壁与最深部的角巩膜小梁网毗邻;管的后界为深层巩膜组织;管的前面为角巩膜小梁网。

环形的 Schlemm 管周径约 36mm,其横切面为圆形、椭圆形或三角形,管腔直径变化很大,大约在 350～500μm 之间,Schlemm 管并非一条规则整齐的管道,经过中分出若干分支,如同河流,时而分支,时而合流,但最终汇合归一。

Schlemm 管由一层内皮细胞所衬覆,其周围包绕一薄层结缔组织。

Schlemm 管的外侧壁厚约 5～10μm,除一层内皮细胞外,主要为纤维细胞及胶原纤维所组成的结缔组织外膜。电镜下显示,纤维细胞的细胞质内包含有许多排列成行的粗面内质网、发育良好的高尔基体及线粒体。纤维细胞附近,分布有微细的颗粒状物质,为纤维细胞分泌的产物,可能是原胶原(tropocollagen),原胶原进一步聚合为成熟的胶原原纤维(collagen fibrils)。Schlemm 管外壁中的胶原原纤维与角膜实质层者类似,其横切面直径约 30nm。胶原原纤维分布于丰富的基质(matrix)中,基质是一种无定形结构的均质性物质。

多年来,许多学者借助光镜对 Schlemm 管内侧壁进行了研究,Flocks(1956)称内侧壁为具有微孔的组织(the pore tissue),Rohen(1961～1964)称其为筛状区(the cribriform area),Fine(1966)称其为近管的结缔组织(juxtacanalicular connective tissue),Fine 的命名较为贴切,Hogan(1971)称其为 Schlemm 管的内侧壁。电镜下显示,内侧壁与外侧壁类同,也是一层结缔组织,界于 Schlemm 管壁内皮与其毗邻的小梁间隙内皮之间,厚约 10～20μm。结缔组织由纤维细胞、胶原纤维、原胶原及无定形的基质(amorphus ground substance)所构成(图 1-107)。

Schlemm 管腔覆盖着一层内皮细胞,管腔表面光滑,但内侧表面起伏不平。内皮细胞较小,平均直径为 10μm,内侧面细胞较大,直径为 20～50μm。电镜下显示,覆盖管腔的内皮细胞基底膜与其他组织内皮细胞的基底膜截然不同,Schlemm 管腔内皮细胞的基底膜界限不清楚,厚薄不一致,时续时断,基底膜往往被不规则的间隙与内皮细胞相分离。内皮细胞侧壁与其毗邻的细胞之间的连接为紧密连接(tight junction),近管腔的表面为闭锁小带(zonula occludens)连接,内皮细胞的细胞质包含有微丝及游离核糖体,线粒体很

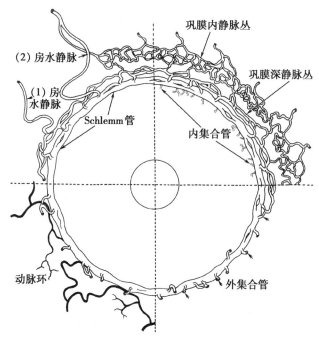

图 1-107 Schlemm 管模式图
内集合管向小梁网伸延,外集合管起始于 Schlemm 管,与巩膜深静脉丛相连接,经巩膜内静脉,再注入上巩膜静脉丛;或者直接延伸到上巩膜静脉丛。房水静脉(1)起始于深部巩膜静脉丛,或者起始于 Schlemm 管(2),房水静脉直接注入上巩膜静脉丛。巩膜深部动脉与 Schlemm 管十分靠近,但彼此没有连接

小,偶尔可见高尔基体及粗面内质网,沿着细胞膜,细胞质内包含许多胞饮泡。

沿着管腔内侧壁,许多内皮细胞具有细胞质形成的空泡,其大小不一致,最大者长 14μm,宽 5μm,空泡的表面为一单层细胞质膜,这种巨大的空泡仅见于 Schlemm 管腔内侧壁的内皮细胞,其生理功能及对房水流向 Schlemm 管腔所起的作用尚不清楚。早期的研究表明,空泡开口于 Schlemm 管腔。Speakman(1960)等提出空泡也开口于邻近的小梁间隙,并认为空泡为房水从最内层的小梁间隙流向 Schlemm 管腔提供了直接通道。但最近的研究表明,空泡开口于 Schlemm 管内侧壁的结缔组织,并非开口于邻近的小梁间隙,所以空泡作为房水流向 Schlemm 管腔的直接通道没有得到证实。

外集合管(external collector channel)起始于 Schlemm 管的外侧壁,约 25～35 条,房水由外集合管排出,直接注入巩膜深层静脉丛,经巩膜内静脉丛,再注入上巩膜静脉丛,最后流入睫状前静脉。有少数外集合管穿过巩膜,出现于巩膜表面,管内为房水,直接注入睫状前静脉,是为房水静脉(aqueous vein)。外集合管相互连接,并且与巩膜深层静脉丛连接,但与邻近的巩

膜内动脉没有连接。

电镜下显示,外集合管的组织结构与 Schlemm 管相似,外集合管衬覆的内皮及其周围的结缔组织外膜均为 Schlemm 管外侧壁的延续。在外集合管与巩膜静脉丛连接处,结缔组织的外膜消失。

内集合管(internal collector channel)也称 Sondermann 管。Sondermann(1933)首先提出,覆盖着内皮的管道可能把 Schlemm 管与前房连接起来,以后不少学者提出类似的见解。

Iwamoto(1967)及 Hogan(1971)等借助电镜观察发现,内集合管起始于 Schlemm 管后部,向前弯曲形成分支,终止于内层的小梁。内集合管没有贯穿整个小梁网厚度把 Schlemm 管与前房连接起来,也不是 Schlemm 管与小梁内间隙的通道。实际上内集合管为 Schlemm 管的膨大,以增加 Schlemm 管内侧壁的面积。内集合管的结构与 Schlemm 管相似,管腔覆盖一层内皮,其周围包绕着结缔组织(图 1-108)。

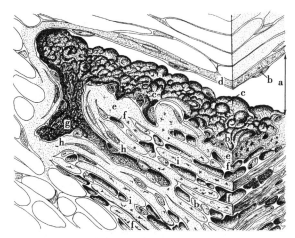

图 1-108 Schlemm 管、内集合管及其邻近的小梁网模式图
Schlemm 管腔(a)为内皮细胞(b)所衬覆。Schlemm 管内侧壁的内皮细胞不规则,有很多皱褶。沿着内侧壁可以看到内皮细胞形成的巨大空泡(c)。(d)为 Schlemm 管的外侧壁。内侧壁(e)界于 Schlemm 管的内皮与其毗邻的小梁间隙(f)之间。内集合管(g)起始于 Schlemm 管后壁,向小梁网伸延,终止于小梁网。内集合管的结构与 Schlemm 管相似,管腔覆盖一层内皮,其周围包绕结缔组织的壁(h)。角巩膜小梁薄片(i)形成分支,其内皮细胞形成相邻薄片之间的桥

2. 小梁网(trabecular meshwork) 位于 Schlemm 管以外的内巩膜沟中,介于 Schlemm 管与前房之间。子午线切面呈三角形,三角形的尖端向前,与角膜后弹力层纤维接近,基底部向后,与巩膜突相接。前部小梁网为 3～5 层,后部小梁网为 15～20 层。

Virchow(1910)首先将小梁网分为角巩膜部分及葡萄膜部分,前者占小梁网的大部,后者为一层疏松

的网,覆盖于角巩膜小梁网的内表面。

(1)角巩膜小梁网(corneoscleral meshwork):起始于角膜后弹力层终端及深部角膜的实质层,向巩膜、巩膜突及睫状体方向伸展,终止于巩膜突。有部分小梁穿过巩膜突与睫状体的基质及睫状肌的纵行纤维相连接。

角巩膜小梁网由许多扁平的小梁薄片(sheet)所构成。薄片上带有孔洞并有分支,薄片的分支不仅在同一层次相互连接,而且层与层之间也有连接,薄片与薄片之间形成小梁内间隙,薄片上的孔洞与其邻近的小梁内间隙相交通。一层层小梁网重叠排列,但小梁薄片上的孔洞并不重叠,房水从前房经沟通小梁内间隙的孔洞流入 Schlemm 管。薄片上的孔洞大小不等,其直径为 12~20μm,从小梁网的最内层至 Schlemm 管部,孔洞逐渐变小。Schlemm 管的内侧壁没有孔洞(图 1-109)。

光镜观察,每个小梁薄片包括 4 种成分:①中央核心部为结缔组织,其纤维呈环形排列;②围绕结缔组织的核心为致密的弹力组织;③在弹力组织外为来自角膜后弹力层的玻璃膜;④薄片表面覆盖着一层内皮,形成小梁内间隙。

电子显微镜观察,每个小梁薄片的结构,其核心部由许多周径为 60nm 标准大小的胶原原纤维所组成,薄片表面覆盖一层内皮。胶原纤维的核心部与内皮细胞之间仍为不同周径的胶原原纤维及原胶原所占据,没有弹力组织,也没有玻璃膜,内皮细胞附近分布有稀疏的基质。

电镜观察,小梁薄片厚薄不均,其厚度介于 6~12μm 之间。薄片之间的小梁内间隙宽约 6~12μm。覆盖薄片的内皮细胞呈子午线方向排列,长约 40μm,厚约 4~5μm。细胞与细胞连接处可见皱褶。细胞质内分布有大量的核糖体、微丝及胞饮泡,胞饮泡开口于小梁内间隙及小梁薄片的胶原结缔组织。核周细胞质内分布有较多的粗面内质网、高尔基体及线粒体,细胞核位于薄片的边缘,核质内分布有中等量的致密染色质或异染色质。内皮细胞具有双重功能:①内皮作为小梁内间隙的衬里;②内皮细胞可能合成小梁薄片的胶原原纤维及基质。

内皮包绕的小梁薄片包含有:①胶原原纤维(collagen fibril);②原胶原聚合体(tropocollagen aggregates);③宽间隙胶原沉积(wide-spacing collagen deposites);④一层所谓基底膜的颗粒状物质,但没有形成真正的内皮细胞的基底膜,这些物质可能是基质。

在小梁薄片的中央部主要为胶原原纤维,纤维直径约 10~40nm。薄片的周边部靠近内皮细胞,主要为原胶原纤维,原胶原纤维进一步聚合为成熟的胶原原纤维。宽间隙胶原沉积见于老年人,青年人未曾见到。

(2)葡萄膜小梁网:葡萄膜小梁网(uveal trabecular meshwork)的小带(cord)起始于睫状体,向前伸延,附着于 Schwalbe 环附近。小梁网小带从睫状体向前延伸发出分支,小带之间的分支相互连接形成网状,并与外侧的角巩膜小梁网连接。小带的直径约 4~6μm,网眼的大小约 30~40μm。葡萄膜小梁网最多不超过 2~3 层。

与角巩膜小梁比较,葡萄膜小梁为带状(cords),角巩膜小梁为扁平的薄片(sheet)。电镜下显示,葡萄膜小梁带覆盖的内皮与角巩膜小梁的内皮相似,但葡萄膜小梁带内皮细胞的细胞质内包含有色素颗粒,在老年人,色素颗粒更多见。内皮覆盖的小带,其结构与小梁薄片相同,核心部为胶原原纤维,内皮细胞下为基质。

(3)虹膜突(或称梳状纤维):有蹄动物的眼中,从虹膜至角巩膜交界处有跨越前房角的色素小梁,状如梳齿,故名为梳状纤维(pectinate fibers)或梳状韧带

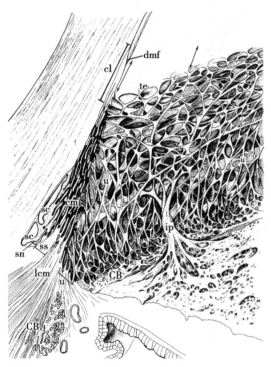

图 1-109 小梁网的组织结构模式图

Schlemm 管(sc)分为两部分。内集合管(也称 Sondermann 管)(sn)开口于 Schlemm 管的后部。角巩膜小梁网的薄片(cm)从角膜缘(cl)延伸到巩膜突(ss)。葡萄膜小梁网(u)覆盖于角巩膜小梁网的内表面,起始于靠近隐窝部的睫状体(CB),终止于后弹力层的终末之后(dmf)。虹膜突(ip)起始于虹膜根部,大约在巩膜突之前与葡萄膜小梁网相融合。纵行的睫状肌(lcm)附着在巩膜突上,而且有一部分肌肉纤维与角巩膜小梁相连接。角膜内皮与小梁网内皮(te)相延续

(pectinate ligament)。在人类，上述组织仅存在于6个月以前的胎儿，此后大部分消失，但用前房角镜检查，大多数成人眼中仍可见到为数不多的梳状韧带残余。由于该组织起源于虹膜，故又名虹膜突(iris processes)。

虹膜突为较大的突起，起始于虹膜，跨越前房角，终止于巩膜突部位，也有一部分终止于小梁网的中部，虹膜突的组织结构与其起始部的前虹膜基质相同，包含有色素细胞、纤维细胞及胶原纤维，虹膜突表面覆盖的纤维细胞为虹膜前表面纤维细胞的延续。起始部的虹膜突直径约100μm，随着向巩膜突或小梁网方向的伸延，虹膜突变细，并失去纤维细胞与色素细胞。

3. 巩膜突(scleral spur)　是眼球内面巩膜最前突出的部分，位于Schlemm管的后端，构成内巩膜沟的后凹面，由巩膜纤维所组成，是小梁网后界的标志。角巩膜小梁网附着在巩膜突上，睫状肌的纵行纤维也附着在巩膜突上。所以睫状肌的活动可以通过巩膜突影响小梁的功能，从而可能改变房水的流畅度。

电镜观察，睫状肌纵行纤维的终末附着于巩膜突，睫状肌细胞没有穿过巩膜突向前延伸进入小梁网，睫状肌的终末也没有肌腱结构。组成巩膜突的胶原纤维与角巩膜小梁的胶原相延续。青年人，巩膜突有许多直径为10nm的电子致密原胶原纤维聚合体；成年人，这些原胶原聚合物形成宽间隙胶原纤维，早期的文献报告，把这些原胶原纤维聚合体及宽间隙胶原纤维的沉积统称为弹力纤维，最近电镜观察证实，这些不是弹力纤维，而是发育不同阶段的胶原纤维。

4. Schwalbe环(Schwalbe's ring)　位于角膜后弹力层终端的外侧，相当于小梁网的最前端，故也称前界环(anterior border ring)。主要由胶原纤维构成，胶原纤维的方向呈环形排列。有些教科书描述，Schwalbe环部位的组织增厚或者隆起突向前房，但组织学证实，这种增厚或隆起并非多见。Allen等(1955)报道仅占15%。Schwalbe环这一名词主要用于前房角镜下描述小梁网前部的终末端。

5. 神经(nerves)　小梁网的神经包括感觉、交感及副交感神经纤维，来自巩膜突附近的睫状神经丛及睫状体上腔神经丛。从上述神经丛发出的轴突向前向外伸延，其分支进入小梁网，分布于小梁网的各个部分，巩膜突部位更为丰富。小梁网内的神经纤维多为无髓鞘，巩膜突部位的神经纤维有髓鞘。进入小梁网的神经纤维穿入小梁，进入小梁薄片的胶原核心。神经纤维终末微丝多为丛状板，偶尔也可以看到终末微丝膨大。电镜观察神经纤维包含有神经微丝、微管及线粒体，于轴突末端可见突触泡。

二、葡萄膜

葡萄膜(uvea)是眼球壁的第二层膜，位于巩膜与视网膜之间。前面有孔即瞳孔，后面为视神经穿过。因此膜具有许多色素，又称色素膜(tunica pigmentosa)。又因具有丰富的血管，所以也叫血管膜(vascular tunic)。由于该膜有丰富的血管及大量色素，使其颜色呈棕黑色，似紫色的葡萄，故称葡萄膜。葡萄膜自前向后分为虹膜、睫状体和脉络膜三个相连续部分。

（一）虹膜

虹膜(iris)是葡萄膜的最前部，位于晶状体前面，为一圆盘形膜，中央有圆孔，称为瞳孔(pupil)。瞳孔直径为2.5～4mm。瞳孔周围虹膜的基质内，有环形排列的瞳孔括约肌，由副交感神经支配，使瞳孔收缩；虹膜基质层后面有放射状排列的肌纤维，称瞳孔开大肌，由交感神经支配，使瞳孔开大。

虹膜根部附着在睫状体前面的中央。根部较薄，所以眼部挫伤时易发生虹膜根部解离。虹膜小环为虹膜的最厚部分，再向内达瞳孔缘又变薄。瞳孔缘依附在晶状体前面，得到晶状体支持，当晶状体脱位或摘除后，虹膜因失去支持而产生震颤。

虹膜的颜色主要因基质中所含色素的多少而不同。白色人种，因缺乏色素，则虹膜呈浅黄色或浅蓝色；有色人种因色素多，虹膜色深，呈棕褐色。

虹膜前面距瞳孔缘约1.5mm处，有一隆起的环状条纹，即虹膜小环，或称为虹膜卷缩轮(iris frill)。虹膜小环将虹膜表面分为两个区域：小环外部分为睫状区，内部分为瞳孔区。虹膜小环附近，有许多穴状凹陷，叫虹膜小窝，在虹膜睫状区的周边部也有小窝。这些凹陷的所在部，房水可以直接与虹膜基质中的血管接触。在虹膜周边部有与角膜缘成同心排列的皱褶，系为瞳孔开大时形成的皱襞。瞳孔缘镶以窄的黑色环，呈花边状，系虹膜后面色素上皮的前缘，也代表视杯的前缘。

虹膜的组织结构由前向后可分为4层：①前表面层；②基质与瞳孔括约肌；③前上皮与瞳孔开大肌；④后色素上皮(图1-110)。

1. 前表面层(anterior border layer)　由纤维细胞及色素细胞所组成。该层没有胶原纤维。在虹膜不同的部位，前表面层的厚度不同，虹膜睫状区的周边部及瞳孔区的领部(collarette)，前表面层较厚；虹膜隐窝处很薄，甚至缺如。棕色虹膜较厚，蓝色虹膜较薄。

多年来认为虹膜前表面为一层内皮细胞所覆盖。Vrabee(1951～1952)指出：出生时，人的虹膜前表面确实有一层内皮细胞覆盖，但1～2岁以后内皮细胞消

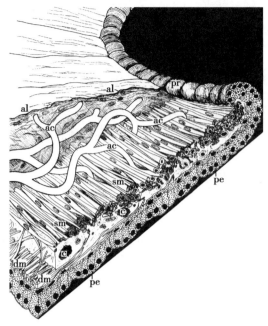

图 1-110　虹膜

虹膜的前表面层(al)终止于瞳孔缘的色素领(pr)。(sm)为瞳孔括约肌。来自虹膜小环的小动脉(ac)向瞳孔伸延并穿越括约肌。在括约肌周围分布有块状细胞(c)。3～5 层瞳孔开大肌(dm)层次逐渐减少,最后终止于括约肌中部的后面。立方上皮细胞(g)形成瞳孔缘的前上皮。后上皮(pe)为高柱状细胞

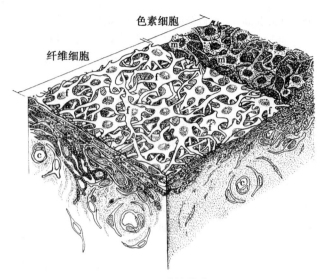

图 1-111　虹膜的前表面层

前表面层为一层纤维细胞(f)所遮盖,纤维细胞发出长的分支突起彼此相连接。在虹膜表面,纤维细胞分支突起形成大小不等的开口。纤维细胞下面为排列致密的色素细胞(m),该图的一部分系将纤维细胞移去,显示出色素细胞。虹膜基质内有许多毛细血管(c)

失,为纤维细胞所代替。电镜观察也证实了虹膜前表面没有真正的内皮细胞。

电子显微镜下显示,前表面层由纤维细胞及色素细胞所组成。从虹膜根部至瞳孔缘,纤维细胞形成连续的单细胞层,覆盖于虹膜表面。这些纤维细胞向各个方向发出的分支相互连接形成网状。其连接处有窄的细胞间隙,宽约 20nm,但未看到细胞连接结构。有些纤维细胞,细胞质中的基础小体(basal body)具有纤毛,突向前房。虹膜周边部的纤维细胞,与睫状体表面、虹膜突或梳状韧带的纤维细胞相延续。在瞳孔缘,纤维细胞与色素上皮相连接,但没有特殊的连接结构。位于纤维细胞层下的色素细胞,发出许多分支彼此互相连接,而且与纤维细胞的突起也有连接,但没有特殊的连接结构(图 1-111)。

2. 基质(stroma)　虹膜基质系胶原结缔组织构成的框架网(frame work),框架网组织排列疏松,网眼内包含有黏多糖基质及液体。这种框架网支撑着前表面层、括约肌及开大肌。在虹膜根部,框架网与睫状体的结缔组织相连续。当瞳孔开大与收缩时,虹膜基质向周边或中心部移动,则虹膜基质趋于折叠或展平。瞳孔括约肌、血管及神经位于框架网内。虹膜基

质内包含的细胞有纤维细胞、色素细胞、团块状细胞(clump cells)、肥大细胞(mast cells)、巨噬细胞及淋巴细胞,其中纤维细胞与色素细胞为基质中的主要细胞。虹膜基质中不含弹力组织。

电镜观察,胶原纤维形成粗细不等的纤维束,纤维束相互交叉形成大小不等的网眼。在血管、神经及括约肌周围,胶原纤维最为丰富。围绕瞳孔缘周围,胶原纤维呈环形排列;在括约肌部位,胶原纤维呈放射状分布。经过前表面层的隐窝(crypt),房水与胶原纤维相交通。

成纤维细胞(fibroblast)集聚在血管、神经及肌肉组织的周围,支撑着这些组织。偶尔可见成纤维细胞进行有丝分裂。成纤维细胞具有通常的细胞器。

黑素细胞(melanocytes)的分支长达 100μm 以上,与相邻色素细胞及成纤维细胞的分支构成丛,排列在血管外膜周围。细胞质中有发育不同阶段的色素颗粒,色素颗粒呈圆形或椭圆形。细胞质中有中等量的线粒体,并有滑面内质网、粗面内质网及游离核糖体。细胞核为圆形,并可看到核仁。

团块状细胞(clump cell)主要分布于虹膜瞳孔区,特别是瞳孔括约肌的周围。见于老年人,青年人罕见。团块状细胞为大的圆形细胞,直径约 100μm,细胞质内满布包涵体颗粒,致使细胞核被遮挡看不清楚。电镜下观察,包涵体颗粒为质膜所包绕,其内主要有色素颗粒。这些色素颗粒为残余体或次级溶酶体。此

外，还包含有类脂滴及颗粒基质。后虹膜基质中，团块状细胞内的色素颗粒较大，其形状及大小与后虹膜色素上皮中的色素颗粒相似。前虹膜基质内的色素颗粒较小，类似虹膜基质中色素细胞内的色素颗粒。团块状细胞可能是吞噬有大量色素颗粒的变形巨噬细胞。实际上，巨噬细胞与团块状细胞两者仅仅是形态与大小的不同。巨噬细胞较小较长，其残余体除包含有色素颗粒以外，可能还有其他物质。

虹膜基质中肥大细胞（mast cell）较多见，呈圆形，其细胞突起伸向基质。肥大细胞有两种：一种是类似结膜中的肥大细胞，细胞质内有许多颗粒，颗粒为质膜所包绕，这类肥大细胞的组织学特征是颗粒内呈板层状结构，板层状结构是由单一的质膜所绕成的卷轴，卷轴核心含有电子致密的物质；另一种肥大细胞，细胞质中的颗粒体积相当大，颗粒内为无结构的电子致密物所填充。两种类型的肥大细胞，可能代表颗粒发育的不同阶段，或者是细胞活动的不同时期。

瞳孔括约肌（sphincter muscle）位于虹膜瞳孔区的基质层。在瞳孔缘，胶原纤维将括约肌边缘与色素上皮相连接，括约肌的后面与结缔组织的致密层相连接，这些结缔组织与瞳孔开大肌相延续。

括约肌细胞呈纺锤形，其方向与瞳孔缘平行。肌肉细胞束被致密的胶原纤维层所包绕，胶原纤维层内有小动脉、毛细血管、色素细胞、感觉神经及运动神经。

电镜下观察，肌肉细胞束为5～8个肌肉细胞所组成的肌群。细胞与细胞之间有窄的细胞间隙，并有紧密连接（tight junctions）使其相互连接。与一般的平滑肌一样，神经没有进入肌群内，而是分布于肌群的周围。肌群中一个细胞受到神经刺激，然后细胞间隙的紧密连接将信息传送给另一个细胞。所以，每一个肌群是同时行使功能活动的单位。细胞核位于纺锤形肌细胞的中央部。细胞质中主要为肌原微丝（myofilament）所填充，也可以看到常见的细胞器，如高尔基体、线粒体、粗面内质网及多聚核糖体。沿着细胞膜内面，分布有较多的胞饮泡。

括约肌细胞与其他平滑肌一样有基底膜，基底膜与肌束间的胶原纤维相连接。

血管：虹膜血管来自虹膜动脉大环（annulus iridis major），呈螺旋形，以适应瞳孔收缩及开大时虹膜的伸展与回缩。

虹膜基质中的血管主要为小动脉、小静脉及毛细血管。小静脉壁薄，有一层内皮，其周围环绕一层薄的胶原纤维。小动脉的内层覆盖一层内皮细胞，中层具有断续的肌肉层；外层相当厚，由胶原纤维组成并含有成纤维细胞。毛细血管为一层无孔的内皮所组

成；内皮细胞有相当厚的基底膜。

神经：虹膜基质内有交感神经、副交感神经及感觉神经。沿着大血管、神经形成小的丛。在前表面层、基质及肌肉中分布有神经丝，仅靠前上皮层也有神经丝分布，但后上皮层没有神经组织。虹膜中的神经大多数没有髓鞘，而有Schwann细胞。

3. 前上皮与瞳孔开大肌层（anterior epithelium and dilation muscle layer） 虹膜有两层上皮，即前上皮层与后上皮层。前上皮层也就是瞳孔开大肌层（图1-112）。

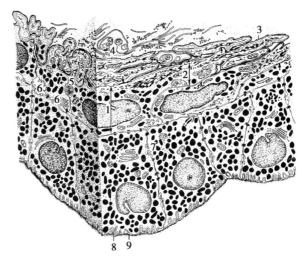

图1-112 虹膜的前上皮与后色素上皮
虹膜的前上皮由细胞顶部（1）与细胞基底部（2）两部分组成。基底部的细胞质内包含有丰富的肌纤维及中等量的线粒体。舌状的肌肉突起相互重叠，形成3～5层。瞳孔开大肌细胞之间可见紧密连接（↑）。围绕肌肉突起可见基底膜（3）。具有Schwann细胞的无髓鞘神经（4）为刺激开大肌的神经。暴露的神经轴突（5）与前上皮相间约20.0nm，也为刺激肌肉的神经。细胞顶部的细胞质内包含有细胞器、色素颗粒、细胞核及束状的张力微丝。前上皮顶部的表面与后上皮顶部的表面以桥粒及紧密连接将两者连接起来，但有的部位，两种上皮细胞之间有分离腔隙（6），腔隙内具有微绒毛填充，偶尔也可见纤毛。后色素上皮细胞的侧壁显示为交错对插（7），细胞的基底面有内褶（8）。基底面并可见典型的基底膜（9）。细胞的顶部及侧壁有许多紧密连接及桥粒。细胞质内包含许多色素颗粒、粗面内质网、核糖体、线粒体，也可见高尔基体

虹膜前上皮层厚约12.5μm。前上皮层的每个细胞由两部分组成：细胞顶部，也称上皮部；细胞基底部，也称肌肉部。上皮细胞的两部分，其形态结构截然不同。

前上皮的肌肉部为细胞顶部发出的舌状突起所构成，这些突起进入基质层，组成3～5层的瞳孔开大肌。瞳孔开大肌，从虹膜根部呈辐射状向瞳孔方向伸延，终止于瞳孔括约肌中部的后面，在此处，开大肌的终末端与括约肌融合，形成突状结构（spur-like structures）。自开大肌的终末端，到瞳孔缘，上皮细胞的肌肉部消失，仅保留上皮部，细胞变为立方形。瞳孔开大肌向周边部伸延，终止于虹膜根部，在此处，上皮细胞的肌肉部消失，上皮细胞向后延续到睫状突，成为睫状突的色素细胞层。

前上皮的顶部与后上皮的顶部相连接。前上皮的顶部包含有扁平的细胞核、细胞器及色素颗粒。

在电子显微镜下观察显示，与其他平滑肌一样，瞳孔开大肌细胞也具有基底膜，但在细胞的顶部基底膜消失。前上皮肌肉部的细胞质内为肌原纤维（myofilaments）所填充，并有一定数量的线粒体，肌原纤维的直径为30nm。细胞质中分布有致密体（densities），致密体也见于细胞膜，由于致密体所致的细胞膜增厚部位，称为半桥粒（hemidesmosome）。胞饮泡不多见，色素颗粒更少见。

电镜下显示，前上皮顶部与后上皮顶部之间有许多桥粒及紧密连接，并有细胞间隙，间隙中有许多微绒毛（microvilli），这些微绒毛从前后上皮伸延而来。前上皮细胞顶部的侧面也有细胞间隙和桥粒及紧密连接，细胞的肌肉部桥粒消失，仅有紧密连接。细胞核位于上皮细胞的顶部。顶部细胞质内有色素颗粒，线粒体、粗面内质网及滑面内质网、成簇的核糖体及高尔基体，也可以看到从肌肉部伸延而来的肌原纤维。

无髓鞘的神经纤维分布于肌肉部附近，这些神经纤维包含有突触泡。神经纤维终末与肌肉细胞之间被20nm宽的细胞间隙分隔。从神经终末的结构，难以鉴别交感神经与副交感神经。

4. 后色素上皮（posterior pigment epithelium）后色素上皮细胞呈长方形，但在内褶及收缩沟部，细胞变短或呈金字塔形。细胞高为36～55μm，宽16～25μm。细胞质内包含有许多圆形黑色素颗粒，这些色素颗粒比虹膜基质内的色素细胞所含的颗粒大得多。在虹膜的瞳孔区，细胞多呈金字塔状，但色素没有减少。在虹膜的周边部，后色素上皮层向后延伸至睫状体，细胞内的色素逐渐消失。后色素上皮细胞的基底部朝着后房，其顶部与前上皮细胞顶部相连接。

电子显微镜观察，细胞基底部的细胞膜具有基底膜，细胞膜向细胞质深部内陷，形成内褶，但基底膜没有伴随细胞膜内陷。沿细胞侧壁，细胞与细胞之间有宽20nm的细胞间隙，并可见黏着斑（macula adherens）及闭合连接（occludentes）。顶部细胞膜与前上皮细胞之间有窄的细胞间隙，间隙内包含有来自前后上皮细胞的微绒毛。

细胞质内大的圆形和椭圆形色素颗粒为质膜包绕，其直径为0.8μm，长约2.5μm。细胞核呈圆形。细胞质内分布有线粒体、粗面内质网及高尔基体。

（二）睫状体

睫状体（ciliary body）是葡萄膜的中间部分，前接虹膜根部，后端以锯齿缘为界移行于脉络膜。外侧与巩膜毗邻，内侧环绕晶状体赤道部，面向后房及玻璃体。睫状体分为两部，即睫状体冠（corona ciliaris）或称绉部（pars plicata），和平坦部（pars plana）。睫状冠长约2mm，其内侧表面有40～80个纵行放射状突起，指向晶状体赤道部，称睫状突（ciliary processes）。睫状突与晶状体赤道部相距0.5mm。平坦部长约4mm，形成一环，故又称睫状环（orbiculus ciliaris）。从睫状体至晶状体赤道部有纤细的晶状体悬韧带与晶状体连接。

整个睫状体形成一带状环，其颞侧较宽，约6.7mm；鼻侧较窄，约5.9mm。前后切面，睫状体呈三角形，可分为前、内和外三边。前边最短，为三角形的基底，其中央部为虹膜根部附着；内边即睫状体的内面，为游离缘，朝向玻璃体；外边是睫状肌，与巩膜毗邻。睫状体上腔介于睫状肌和巩膜之间。

从内向外将睫状体分为五个部分：①无色素睫状上皮；②色素睫状上皮；③基质；④睫状肌；⑤睫状体上腔。

1. 无色素睫状上皮（unpigmented ciliary epithelium）　构成睫状体的最内层。该层从虹膜根部延伸而来，将睫状冠与平坦部的表面覆盖，然后向锯齿缘伸延，与视网膜的感觉部分（sensory retina）相连接。接近虹膜根部的无色素上皮往往也包含一些色素。

青年人的无色素睫状上皮为排列规则的单层细胞。睫状冠部的无色素上皮呈立方形或矮柱状，宽约12～15μm，高约10～15μm。平坦部为高柱状。上皮细胞的内界膜较薄，厚度均匀一致。

随着年龄的增长，无色素上皮细胞及内界膜均有明显的改变，细胞变得细长，内界膜明显增厚，细胞排列不规则，细胞间隙变宽，呈腔状裂隙，其间包含有颗粒状物质。

细胞膜：以电镜观察，青年人睫状冠部位，无色素上皮细胞基底部的细胞膜向细胞质内陷，形成许多内褶，每个细胞约有34～62个。细胞膜旁有一层内界膜，实为基底膜，宽约30nm，内界膜与细胞膜之间为50nm宽的电子透明区所分隔。基底膜为一层连续的膜，它不随着细胞膜向细胞质内陷形成内褶。

青年眼，无色素上皮的内界膜为一般的基底膜。随着年龄的增加，基底膜增厚，特别是睫状突间的谷底。平坦部具有同睫状冠相同的基底膜。老年人基底膜呈多层次的网状结构，网眼内包含有颗粒状物质。

细胞侧壁与其毗邻的细胞形成交错对插（interdigitation）。细胞侧壁之间有半桥粒连接。

老年眼，由于侧壁细胞膜的交错对插拉直及分离，则细胞与细胞之间形成间隙。在平坦部，这种间隙变宽，甚至将侧壁相互连接的细胞分离。间隙内含有电子不透明的物质。这种物质是一种酸性黏多糖（acid mucopolysaccharide），由细胞质分泌，进入细胞间隙，然后进入玻璃体。

顶部细胞膜比较平直，与色素上皮细胞的顶部细胞膜相连接。其连接结构有粘连（adhering）连接及闭合（occludentes）连接。闭合连接主要是闭合斑（maculae）及闭合带（fasciae）。粘连连接主要是半桥粒（hemidesmosome）及一些黏着斑（macula adherens）。

细胞质：睫状冠部无色素上皮细胞，其细胞质的显著特点为：细胞核周围的胞质内含有许多线粒体及发育良好的粗面内质网。粗面内质网平行排列为10～20层，线粒体围绕粗面内质网分布，线粒体内含有小的致密体。细胞质中也有类似的致密体，其性质及功能尚不清楚。此外，细胞质内也可以看到滑面内质网、高尔基体、核糖体。在细胞顶部，细胞质中包含有溶酶体及残余体（residual bodies）、类脂质沉积物（lipid deposits）及色素颗粒。

平坦部无色素上皮细胞的细胞质与睫状冠不同，平坦部细胞质含有更多的滑面内质网及细胞质纤维（cytoplasmic fibrils）。由于含有丰富的细胞质纤维，使细胞质呈致密坚实的外观。

细胞核：细胞核染色质主要为常染色质（euchromatin），在细胞核的周边部为异染色质（heterochromatin）。

2. 色素上皮细胞（pigmented epithelium） 为单层细胞，起始于虹膜根部，向后延伸至锯齿缘。色素上皮细胞向前延续与虹膜开大肌上皮相延续，向后与视网膜色素上皮相延续。这层延续的上皮来源于视杯的外上皮，是神经外胚层，但没有分化为具有特殊神经感觉的组织。

色素上皮与无色素上皮的连接处相当平滑，没有细胞与细胞之间的交错对插。

色素上皮的外侧以基底膜与睫状体的基质相连接。青年人的基底膜相当薄，随着年龄的增长而增厚。基底膜向前延伸与虹膜开大肌上皮的基底膜相延续，向后与脉络膜的 Bruch 膜相延续。

睫状体色素上皮、虹膜色素上皮及视网膜色素上皮三者细胞中的色素颗粒是相同的，比基质中色素细胞的颗粒明显增大。

电镜观察，色素上皮细胞的基底部向着睫状体的基质，基底部细胞膜有一层基底膜，其厚度均匀一致。

在睫状冠部，基底膜与毛细血管之间为窄的间隙所分隔。在平坦部，基底膜与基质胶原及血管相连接。老年人，基底部细胞膜有明显的改变，细胞膜表面不规则，有长的指状突起，经过基底膜伸延到睫状体基质。色素上皮顶部细胞膜与无色素上皮顶部细胞膜之间有半桥粒及闭合（occluding）连接。细胞侧壁之间有交错对插，并有半桥粒及闭合斑（macular occludens）连接。

细胞质内包含有许多圆形或椭圆形色素颗粒，其大小约 0.6～0.8μm，颗粒内充满色素，色素颗粒主要分布在细胞顶部。色素上皮细胞质内包含的粗面内质网比无色素上皮细胞质内少，且没有像无色素上皮那样呈平行排列，而是散在分布。线粒体数少。高尔基体分布于细胞顶部的核周区。色素上皮细胞的特征与无色素上皮不同，前者表现为细胞质内包含有成簇的微细纤维，形似张力微丝；后者表现为许多平行排列的粗面内质网，且粗面内质网周围分布许多线粒体。

3. 基质（stroma） 睫状体的基质分为两部分：①内结缔组织层与血管；② Bruch 膜。

（1）内结缔组织层（inner connective tissue layer）：由细胞、胶原、血管及神经所组成。在睫状冠部，该层较厚，且将上皮层与肌肉层分隔。在平坦部，该层变薄。在睫状突顶部该层最厚，在突间凹陷，该层最薄。青年人，结缔组织稀疏；老年人，一部分胶原纤维发生玻璃样变。

内结缔组织层与分隔睫状肌肌束的结缔组织相延续。向前，与虹膜的结缔组织层相连接，向后，与脉络膜基质相延续。在老年人，无定形物质集聚在基底膜附近的结缔组织内，使基底膜增厚。在肌肉区，结缔组织更为致密。内结缔组织层包含有纤维细胞、色素细胞、淋巴细胞、肥大细胞及巨噬细胞。该层胶原纤维框架结构支撑着上皮层及睫状肌，并为血管及神经向睫状突、睫状肌及眼前部结构伸延提供了通道。

睫状体基质的结缔组织中，最大的血管为虹膜动脉大环（annulus iridis major）。虹膜动脉大环为典型的小动脉，其中层有 2～3 层平滑肌，内弹力层缺如；内皮细胞与邻近的肌肉细胞为基底膜所分隔。胶原纤维构成的血管外膜中等厚度。大多数毛细血管靠近色素上皮，且往往与基底膜相连。睫状突的毛细血管粗大，与脉络膜毛细血管相似，内皮细胞也有孔窗。睫状肌内的毛细血管细小，没有孔窗。在内皮细胞的基底膜外，偶尔可见周细胞。毛细血管汇入小静脉，小静脉由内皮及内皮的基底膜所组成。

内结缔组织层的神经没有髓鞘。神经束内包括有 3～12 个轴突。神经纤维分布在血管及基质。

（2）Bruch 膜：脉络膜的 Bruch 膜是由视网膜色素

上皮的基底膜、两层胶原及其间的弹力组织和脉络膜毛细血管的基底膜所组成，其主要成分为胶原及弹力组织。所谓脉络膜的 Bruch 膜表层部分（视网膜色素上皮的基底膜）继续向前延伸为睫状体色素上皮的基底膜。胶原与弹力组织也向前延伸，经过锯齿缘进入睫状体平坦部的基质内，在靠近睫状冠后部逐渐消失。

4. 睫状肌（ciliary muscle） 由平滑肌纤维束所组成，分为三部分：①外侧者为前后排列的子午纤维部分（meridional portion）；②内侧者为斜行排列的放射纤维部分（radial portion）；③前部者为环形排列的环形纤维部分（circular portion）。三部分纤维均起始于睫状肌的肌腱，所谓睫状肌腱即巩膜突及其周围的结缔组织。

子午纤维（纵行纤维）：子午纤维位于最外侧，起始于巩膜突，沿子午线方向向后伸延，肌纤维相当致密。肌束相互交叉形成 V 字形，V 字形的开口朝前，尖端向后。肌纤维的终末呈三支或三支以上的放射状分支，即所谓肌星（muscle stars），终止于脉络膜上腔的前部。

放射纤维（斜行纤维）：放射纤维位于子午纤维内侧，起始于巩膜突，肌肉纤维不沿子午线纵形排列，而是朝着睫状突方向向内倾斜，呈放射状。肌纤维束相互交叉形成 V 字形，其开口向前，尖端向后，肌纤维的末端的肌腱，附着于前部及后部睫状突的结缔组织。放射纤维与子午纤维之间为丰富的胶原结缔组织所分隔。

环状纤维：环状纤维位于睫状体的前内部，子午纤维的内侧。起始于巩膜突，肌肉纤维斜度几乎与赤道平行，呈环行排列。肌束结成 V 字形。肌纤维末端的肌腱附着于前部睫状突末端的结缔组织。Calasans（1953）认为，在虹膜根部的后面，环状纤维的一部分与瞳孔开大肌相连。

电子显微镜观察，睫状肌细胞与大多数平滑肌一样，具有基底膜，基底膜与细胞膜之间为 $30\mu m$ 的间隙。细胞质内充满张力微丝，其方向为纵形排列。在张力微丝之间及细胞膜旁有嗜锇酸的致密体。沿着细胞膜的内面，细胞质内有许多胞饮泡，有些胞饮泡朝着细胞间隙有开口。细胞核位于肌细胞的中央部，为双层核膜包绕。细胞核周围的细胞质内有大量的线粒体，也可看到高尔基体与中心粒。

睫状体肌束之间的间隙内包含有结缔组织、神经与血管。偶尔，血管进入肌束，为毛细血管。结缔组织主要由胶原及基质所组成，并有少许纤维细胞。

许多组织学专家研究了睫状肌向前伸延与前房角小梁的关系。根据 Wolter（1953）及 Rones（1958）的研究，睫状肌的纵形纤维向前延伸穿过巩膜突，进入后

角巩膜小梁。但电镜下研究所见，与上述结果相反，肌肉组织没有穿越巩膜突进入后部小梁，而且巩膜突部位没有真正的睫状肌肌腱。在巩膜突稍内侧，肌纤维与越过巩膜突的角巩膜小梁相延续，但肌肉细胞没有越过巩膜突向滤帘伸延（图 1-113）。

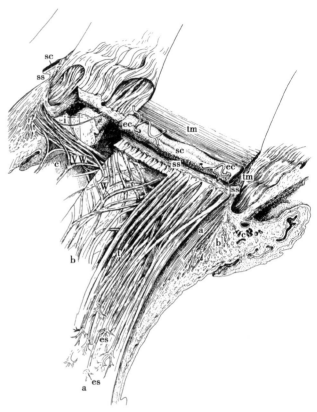

图 1-113　睫状体的睫状肌

该模式图将角膜及巩膜已剥离。（tm）为小梁网，（sc）为 Schlemm 管，（ec）为两个外集合管，（ss）为巩膜突。睫状肌起始于睫状肌腱，所谓睫状肌腱即巩膜突（ss）及其周围的结缔组织。a. 睫状肌的纵行纤维（子午纤维），形成长的 V 字形结构（t），肌纤维末端呈放射状分支的肌星（es），终止于脉络膜上腔。b. 睫状肌的放射纤维，形成夹角更宽的 V 字形束（W），肌纤维终止于睫状突。c. 环形纤维，肌束结成的 V 字夹角更宽（vw）。在虹膜根部的后面，环形纤维的一部分（i）与瞳孔开大肌相连

5. 睫状体上腔（supraciliary） 由含有色素的结缔组织板层带所组成。板层带起始于睫状肌的纵行纤维，向外伸延，与巩膜相延续。当睫状体与巩膜分离时，结缔组织板层带仍附着在睫状体上，其残端保留在巩膜上。板层带由一般的胶原纤维所组成，胶原纤维中包含有纤维细胞及色素细胞，板层带的表面没有真正的上皮覆盖。板层带与睫状体相连处，板层带的胶原与细胞和睫状肌的结缔组织相延续；在巩膜下，与内巩膜的胶原相连接。在睫状体上腔常见神经节细胞，特别是平坦部更为常见。

（三）脉络膜

脉络膜（choroid）为葡萄膜的最后部，在视网膜和巩膜之间，是一层富有血管的棕色薄膜，营养视网膜的外层。脉络膜由视网膜锯齿缘开始，后止于视神经周围，覆盖眼球后部。

脉络膜主要由血管组成，其血管来自眼动脉的睫状后短动脉与睫状后长动脉。睫状后短动脉有10~20小支在眼球后极部视神经周围，穿过巩膜而形成脉络膜血管。睫状后长动脉有2支，在视神经内、外两侧穿过巩膜，向前到睫状体，以后又各分为2支，形成虹膜大动脉环（annulus iridis major），其分支主要供给虹膜及睫状体，此外，睫状后长动脉还发出回返支供应前部脉络膜。静脉汇成4~6支涡状静脉，在眼球赤道部后，上、下直肌旁穿出巩膜，注入眼静脉，最后流入海绵窦。脉络膜的血管因粗细可分为三层：接近巩膜的血管最大，为大血管层；靠近视网膜的最细，为毛细血管层；两层之间为中大血管层。

脉络膜的组织结构由内向外分为4层：① Bruch膜；②毛细血管层；③基质；④脉络膜上腔。

1. Bruch膜（Bruch's membrane）　Bruch膜起始于视盘边缘，然后向四周延伸至锯齿缘。该膜在视神经周围厚约2~4μm，向周边部逐渐变薄为1~2μm。随着年龄的增长，Bruch膜有所增厚。

以电镜观察，Bruch膜由以下各层组成：①视网膜色素上皮的基底膜；②内胶原层；③弹力层；④外胶原层；⑤脉络膜毛细血管的基底膜。

（1）视网膜色素上皮的基底膜（basement membrane of the retinal pigment epithelium）：视网膜色素上皮的基底膜是由微丝构成的一层薄膜，厚约0.3μm。该膜从视盘旁起，一直延续到虹膜的瞳孔缘。构成该膜的微丝向外延伸与胶原连接，向内延伸与色素上皮的细胞膜接近，但它与细胞膜之间为100nm宽的间隙所分隔。

（2）内胶原层（inner collagenous zone）：内胶原层厚约1.5μm，由排列疏松的胶原微丝构成。微丝走行的方向不一致，但多数微丝与视网膜平行。其内侧的微丝与色素上皮细胞基底膜的微丝相连接，所以基底膜的微丝可能是色素上皮与脉络膜之间强有力的结合物。胶原纤维向外延伸，穿过弹力层的网状结构，与外胶原层的胶原纤维连接。胶原纤维埋藏在基质内，其直径约60nm，基质系黏多糖蛋白的混合物。内、外胶原层中没有细胞及细胞突起，也没有神经纤维。

（3）弹力层（elastic layer）：是Bruch膜的支柱，起始于视盘旁，向前延伸至睫状体的平坦部。弹力层由细长的直纤维构成，这些纤维交织成多层次的格子网（grillwork）。

（4）外胶原层（outer collagenous zone）：比内胶原层薄，其厚度约0.7μm。除了在毛细血管区间以外，其结构与内胶原层类似。在毛细血管间区，外胶原层与脉络膜基质及毛细血管下的结缔组织相延续。在锯齿缘附近的外胶原层内，偶尔可以看到纤维细胞及游走细胞，但未看到神经纤维。

（5）脉络膜毛细血管基底膜（basement membrane of the choriocapillaris）：脉络膜毛细血管的基底膜为Bruch膜的最外层，是脉络膜毛细血管内皮的基底膜，它比色素上皮的基底膜薄，其厚度约0.14μm（图1-114）。

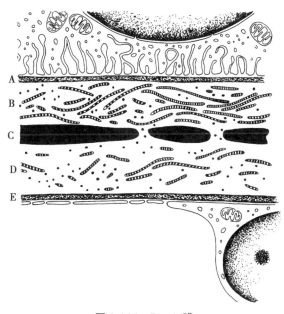

图1-114　Bruch膜

以电镜观察，Bruch膜分为5层：A. 视网膜色素上皮的基底膜，该基底膜与视网膜色素上皮细胞基底部的细胞膜之间为100.0nm宽的间隙所分隔。基底部的细胞膜向细胞质内陷，形成许多内褶。B. 内胶原层。C. 弹力层。D. 外胶原层。E. 脉络膜毛细血管的基底膜

2. 脉络膜毛细血管（choriocapillaris）　脉络膜毛细血管位于脉络膜的内层。其动脉来源分为三个部分：①睫状后短动脉，为脉络膜毛细血管的主要来源，睫状后短动脉从视盘周围进入脉络膜，在脉络膜内向赤道部延伸时发出广泛的分支；②睫状后长动脉的返回支，睫状后长动脉从锯齿缘向后延伸，发出分支，供给锯齿缘部及赤道部；③来自睫状前动脉的分支穿过睫状肌，进入脉络膜毛细血管网。睫状前动脉与睫状后动脉系统之间有广泛的吻合支。

脉络膜毛细血管静脉回流，首先进入毛细血管网外侧的小静脉，然后进入涡状静脉系统。

脉络膜毛细血管的管腔直径较大，黄斑部毛细血管直径约20μm，其他部位为18~50μm。所以红细胞

通过脉络膜毛细血管的管腔时,可以 2～3 个同时并行。视网膜及其他器官的毛细血管管腔较窄,当红细胞通过管腔时只能排成单行,甚至红细胞变形才能通过。

脉络膜毛细血管的超微结构与肾小球及其他内脏器官的毛细血管相类似,其内皮细胞有许多环形窗孔(fenestration),直径约 80nm。但与肾小球毛细血管孔不同者,脉络膜毛细血管的窗孔有隔膜遮盖。在毛细血管的内壁,内皮细胞窗孔甚多,侧壁较少,外壁几乎没有窗孔(图 1-115)。

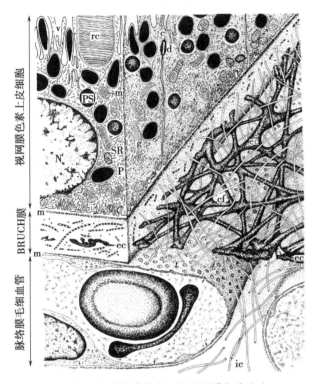

图 1-115 脉络膜的内层与视网膜色素上皮

视网膜色素上皮的微绒毛(v)向内伸延包绕视杆细胞与视锥的外节(rc)。视网膜色素上皮细胞之间的连接为闭合小带(zonula occludens)(c)及半桥粒(desmosome)(d)。色素上皮细胞的细胞质内包含有细胞核(N)、线粒体(m)、高尔基体(g)、色素颗粒(p)、吞噬体(ps)、大量滑面内质网(SR),外侧的细胞膜显示复杂的内褶(i),并有基底膜(m)伴随。在子午线切面,Bruch 膜的弹力层(ec)为断续的,在扁平切面为连续的(ec)。形成内胶原层与外胶原层的胶原纤维(cf),围绕弹力层其走行方向不规则。脉络膜毛细血管腔内包含有两个红细胞。在毛细血管的内壁,内皮细胞窗孔(↑)甚多,侧壁较少,外壁几乎没有窗孔。毛细血管间区有胶原纤维(ic)分布

内皮细胞周围有发育良好的基底膜,该基底膜比色素上皮的基底膜薄。偶尔也可见到外周细胞(pericyte),外周细胞被基底膜所包绕。在毛细血管周围的结缔组织中可以看到纤维细胞及神经纤维。

3. 基质(stroma) 脉络膜基质由疏松的胶原纤维组成框架,其中包含有血管、神经及细胞。作为基质的框架组织胶原纤维并不丰富,脉络膜大部分空间为血管、神经及细胞所占据。

(1)血管:睫状后短动脉起始位于脉络膜外层,系小血管,其分支形成脉络膜毛细血管。睫状后短动脉向前延伸到赤道部,在赤道部与睫状后长动脉及睫状前动脉相吻合。睫状后短动脉各分支之间相互吻合,所以一支血管发生闭塞,一般不会出现脉络膜梗死(infarction)。

睫状后短动脉为典型的小动脉,其血管壁为内皮细胞、内弹力层、肌肉层(一般为两层)及胶原纤维组成的血管外膜所组成。

用电镜观察,睫状后短动脉具有小动脉的结构。内皮细胞的基底膜往往包含有成簇的嗜锇酸颗粒。内弹力层环绕着内皮细胞的基底膜,肌肉细胞与肌肉细胞之间为其基底膜所分隔。平滑肌细胞的胞质内含有线粒体、滑面内质网、粗面内质网及许多肌微丝(myofilaments),肌微丝的走行方向相互平行。肌肉细胞的细胞核为圆形,可以看到 1～2 个核仁。肌肉层的周围为血管外膜所包绕。血管外膜主要由胶原纤维所构成,也可看到色素细胞及纤维细胞,但没有外弹力膜。

检眼镜下看到的脉络膜血管主要是静脉。脉络膜具有丰富的静脉网,以排出葡萄膜中绝大部分的血液,少量的血液由睫状前静脉及 Zinn 环排出。大静脉的直径约 100～300μm,中静脉 50～100μm,小静脉 10～40μm。脉络膜静脉的结构类似身体其他部位的静脉。静脉壁的内层为内皮细胞,其周围没有内弹力层。中层为薄的肌肉层。血管外膜很薄,由纤维细胞及胶原所组成。

(2)神经:支配脉络膜的神经主要为睫状后短神经。在视神经周围,大约有 20 根睫状后短神经穿过巩膜进入脉络膜,然后发出分支延伸到脉络膜基质及血管壁。睫状后短神经为支配血管的自主神经,是否包含有感觉神经尚不能肯定。神经微丝终止于血管壁,而没有终末板。在脉络膜上腔及脉络膜中层可以看到神经节,可能是支配血管舒缩的神经细胞。睫状长神经发出分支,主要支配脉络膜的前部。

睫状神经进入脉络膜基质以后髓鞘即消失。这些神经被 Schwann 细胞膜及细胞质所盘绕,其神经束包括 50～100 个树突。神经节细胞的细胞质中包含有许多纤维(fibrils)、滑面内质网、粗面内质网及线粒体。

(3)细胞:在脉络膜基质中包含有色素细胞、纤维细胞、巨噬细胞(macrophage)、肥大细胞(mast cells)、浆细胞(plasma cells)及淋巴细胞(lymphocytes),其中主要为色素细胞与纤维细胞。

色素细胞（melanocytes）：脉络膜中的色素细胞形态结构与虹膜中的色素细胞相似，细胞为星形，具有长的分支。在脉络膜上腔附近有大量的色素细胞，在脉络膜其他层次色素细胞也不少见。

纤维细胞（fibrocytes）：纤维细胞的细胞体较长。纤维细胞之间由细胞体发出长的分支相互连接。血管及神经周围的纤维细胞排列为环形，将血管及神经包绕起来。纤维细胞与色素细胞之间没有固定的连接。脉络膜中纤维细胞的超微结构与虹膜及睫状体者相同。

巨噬细胞（macrophages）：脉络膜中的巨噬细胞类似虹膜中的团块状细胞（clump cells）。巨噬细胞包含有吞噬物质，这些吞噬物质包涵体主要为来自色素细胞的色素颗粒。根据细胞体积大、细胞表面有突起的微绒毛以及细胞质中含有巨大的包涵体等可确认为巨噬细胞。

淋巴细胞（lymphocytes）：基质中的淋巴细胞，其形态与血循环中的淋巴细胞相似，细胞核大，细胞质少。

肥大细胞（mast cells）：脉络膜中的肥大细胞与虹膜中不同，虹膜中的肥大细胞包含有几种形态的颗粒，而脉络膜中的肥大细胞只有一种形态。电镜下显示，肥大细胞的颗粒为无结构的电子致密物及纸卷状结构（scroll-like structure）所填充。"纸卷"（scrolls）长300nm，直径150nm，形成纸卷的薄片（sheets）厚约7.5nm，薄片与薄片之间的间隙约15nm。在纸卷中央包含有低致密度的颗粒状物质。细胞质中也可看到线粒体及类脂质泡（lipid vacuoles）。

浆细胞（plasma cells）：正常脉络膜中经常看到浆细胞，其形态特征与眼部及身体其他组织中所见的浆细胞类似。细胞核不在细胞体的中央，而移位至一边；由于核质内异染色质分布似钟表的时针，使细胞核呈钟表状外观（clock-shaped）。细胞质内为大量的粗面内质网所填充。

4. 脉络膜上腔（suprachoroidea）　位于脉络膜与巩膜之间，厚约30μm，其组织结构主要为起源于脉络膜及巩膜的胶原纤维。胶原纤维形成的网，包含有纤维细胞，色素细胞、神经节细胞及神经丛。睫状后长、后短动脉及睫状神经均由该区穿过。

三、视　网　膜

视网膜（retina）是由神经外胚层形成的视杯发生而来，实际是大脑的一部分。视杯分为两层，内层发育为感光层，外层发育为色素上皮。两层之间有潜在性间隙，造成临床上视网膜脱离的解剖基础。视网膜衬在虹膜及睫状体的部分称为视网膜盲部，无感光细胞。衬在脉络膜内面的部分称为视网膜本部（retina proper）。

视网膜为一透明薄膜，起自视盘周围向前衬覆在脉络膜内面，其前缘呈锯齿状，故名锯齿缘（ora serrata）。视网膜仅在视神经穿过处和锯齿缘与其外面组织紧紧连接。视网膜后极部有一浅漏斗状凹，称中心凹（fovea centralis），直径约1.5mm。当死后不久变为黄色，故称黄斑（macula lutea）。黄斑鼻侧约3mm处有一淡红色圆盘即视盘（optic disc），又称视乳头（optic papilla），直径约1.5mm。视盘是视网膜神经纤维的汇集穿出眼球的部位。其中央呈漏斗状凹陷，称为生理凹陷，是神经纤维汇合时填充不完善所致。

视网膜中央动脉与静脉由视盘处进出眼球，在视网膜内层分支直到锯齿缘，彼此不相吻合。视网膜中央动脉除和Zinn动脉环分支有小吻合外，和脉络膜血管系统几乎完全分开。有时可见Zinn动脉环分支穿出视盘颞侧到达视网膜，即视网膜睫状动脉。视网膜内五层（脑层）由视网膜中央动脉供血；外五层（感觉神经上皮层）由脉络膜毛细血管供血。

视网膜本部主要由三种细胞构成：光感受器细胞（第一神经元），双极细胞（第二神经元）和神经节细胞（第三神经元）。光感受器细胞又分为视杆细胞细胞与视锥细胞细胞，称为神经上皮层。双极细胞和神经节细胞为传导组织，称为脑层。在脑层中还有协调兴奋的所谓联合组织，即水平细胞和无长突细胞。此外，在视网膜本部还有神经胶质，起支架作用，如Müller细胞、星形胶质细胞和小神经胶质细胞。

一个世纪以来，对视网膜的结构已进行了深入的研究。现在对视网膜细胞类型及其纤维的扩展和分布的知识主要来自19世纪末期Santiago Cajal及20世纪30年代Polyak对视网膜研究的成果。近20年以来，Dowling等借助于电子显微镜和细胞内记录技术的发展，对视网膜的结构和功能的研究又有突破性的进展。

视网膜的组织结构极为复杂，由外往内分为10层：①色素上皮层；②视杆细胞与视锥细胞层；③外界膜；④外核层；⑤外丛状层；⑥内核层；⑦内丛状层；⑧神经节细胞层；⑨神经纤维层；⑩内界膜（图1-116）。

（一）视网膜色素上皮

视网膜色素上皮（retinal pigment epithelium）是由单层色素上皮细胞所构成，排列十分规则。细胞呈多角形。细胞大致分为三部分，即顶部、体部和基底部。每只眼约有4.2百万～6.1百万个视网膜色素上皮细胞。视网膜色素上皮细胞无再生能力，细胞死亡后不被替换，而是邻近的细胞向侧面滑动，以填补死亡细胞遗留下来的空间。

以下分述视网膜色素上皮细胞的细胞膜、细胞质与细胞核的结构。

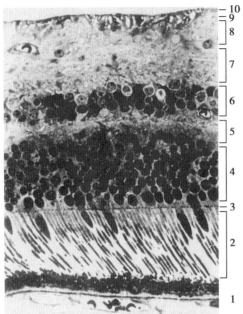

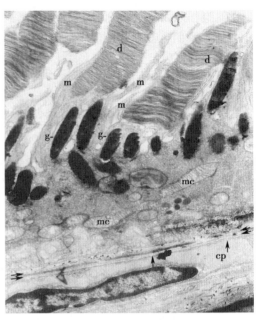

图 1-116　显示视网膜的组织由外往内分为十层

1. 色素上皮层　2. 视杆与视锥层　3. 外界膜　4. 外核层
5. 外丛状层　6. 内核层　7. 内丛状层　8. 神经节细胞层
9. 神经纤维层　10. 内界膜

图 1-117　视网膜色素上皮细胞顶部发出的微纤毛形成视杆末端的鞘膜

d 为视杆　m 为微绒毛　g 为色素颗粒　mc 为线粒体　↑↑为 Bruch 膜　cp 为毛细血管　↑为窗孔

1. 细胞膜　视网膜色素上皮细胞的顶部与光感受器的视杆细胞和视锥细胞的外节紧密邻近，但这两种细胞之间并没有连接。细胞的基底部附着在 Bruch 膜之上。

电镜下观察，Bruch 膜分五层，由内向外依次为色素上皮的基底膜、内胶原纤维层、弹力纤维层、外胶原纤维层及脉络膜毛细血管的基底膜。色素上皮的基底膜由视网膜色素上皮细胞分泌而形成。

视网膜色素上皮细胞基底部的细胞膜向细胞质内陷，形成许多折叠，称为细胞膜内褶（cell membrane infolding），这种内褶沿着整个细胞基底部均可看到。电子显微镜下显示，细胞膜外为低电压的间隙，该间隙将细胞膜与色素上皮的基底膜分开。

视网膜色素上皮细胞顶部的细胞膜，朝着视杆细胞与视锥细胞的方向发出许多长度不同的微绒毛（micro-villi），微绒毛的细胞膜与细胞质实为细胞体的延续。微绒毛分为两类：一类细长，这些绒毛延伸至光感受器之间的间隙；另一类粗短，这类绒毛包绕在视杆细胞与视锥细胞的外节，形成光感受器外节的鞘膜。微绒毛与光感受器外节之间无细胞连接结构，仅充满黏多糖类细胞基质（图 1-117）。

视网膜色素上皮细胞侧面与其毗邻细胞的细胞膜之间有不同宽度的细胞间隙，细胞间隙起始于基底部，向顶部延伸，在顶部，细胞间隙为粘连小带（zonula

adherens）和闭锁小带（zonula occludens）所封闭，形成所谓视网膜的外屏障。

2. 细胞质　在电子显微镜下，视网膜色素上皮细胞的胞质中除了可以看到一般常见的细胞器如线粒体、核糖体、内质网以外，还可以看到许多大的色素颗粒及板层结构包涵体。

细胞质中含有相当多的线粒体，主要分布在色素上皮细胞的基底部。线粒体的纵切呈杆状，横切呈圆形。线粒体的嵴呈横形排列。

细胞质中，内质网相当丰富。滑面内质网由管、泡及板层结构所形成。越向视网膜的周边部，滑面内质网减少，粗面内质网增加，在锯齿缘附近，粗面内质网十分显著。

细胞质中含有大量的色素颗粒，构成了色素上皮细胞的显著特征。色素颗粒长 2～3μm，直径为 1μm。色素颗粒分布于细胞的顶部及中段，基底部几乎没有色素。色素颗粒有多种形态，在细胞顶部为针叶状，在细胞核周围为圆形或椭圆形。

大约在胚胎的第五周，视网膜色素上皮开始出现色素颗粒，在 8～14 周可以看到色素颗粒发育的各个阶段，在人胚的第 6 个月，几乎全为成熟的色素颗粒。电镜下，成熟的色素颗粒为一层薄膜所包绕，其里面的空间完全为黑色素所填充。

色素颗粒的主要作用为减少来自巩膜的反射光，

捕捉光传导过程中未被光感受器吸收的光子，防止光的散射和反射，使得视网膜成像清楚。

在顶部细胞质内，可以看到板层包涵体。该包涵体实为被视网膜色素上皮细胞吞噬的视杆细胞外节的膜盘，膜盘结构比较完整。在细胞的基底部膜盘结构已遭破坏，膜盘与膜盘之间的界限模糊不清，膜盘组织浓缩。

视网膜色素上皮细胞的吞噬作用是其主要的功能之一，光感受器外节末端陈旧的膜盘不断脱落，被视网膜色素上皮细胞迅速吞噬，而新的膜盘不断地从光感受器外节基部长出，视网膜色素上皮细胞吞噬脱落膜盘的功能对视觉细胞外节的更新及维持正常视觉至关重要。

3. 细胞核　视网膜色素上皮细胞的细胞核位于基底部，呈椭圆形，其长轴与基底膜平行，由于切片的方向，也可呈圆形。细胞核与基底膜之间有大量的线粒体，几乎没有色素颗粒。

用电子显微镜观察色素上皮细胞的超微结构，为进一步了解色素上皮与光感受器之间生理功能的相互作用提供了重要的解剖依据。

视杆细胞与视锥细胞周围为无血管区，其营养来源于脉络膜毛细血管。色素上皮细胞基底部的细胞膜向细胞质内陷，形成许多折叠，这就增加了与脉络膜毛细血管接触的面积。顶部的细胞膜发出无数微绒毛，形成致密的网状组织，光感受器外节插入其间，这就形成两层广泛的接触。色素上皮细胞基底部及顶部细胞膜面积的增加和细胞基底部密集的线粒体等，这些特殊结构和其他器官具有滤过液体功能的上皮细胞十分相似。视网膜色素上皮是光感受器进行新陈代谢所需物质的重要传递途径。从脉络膜毛细血管向光感受器运送的液体、盐及代谢物质均经过色素上皮细胞。然而，色素上皮细胞的细胞质与视杆细胞视锥细胞的细胞质不相交通，所以色素上皮细胞与光感受器之间的代谢物质传递不是直接的，而是通过它们之间的细胞外间隙进行的。色素上皮细胞为光感受器细胞外间隙提供了稳定的物理化学条件。

（二）视杆细胞与视锥细胞层

视杆细胞（rod）与视锥细胞（cone）位于外界膜以外，由粗的内节与细的外节所构成。在视网膜色素上皮层与外界膜之间的1/2处，为内外节的移行部，该处为细长的收缩部（a slight constriction）将内外节所连接，且两部分的细胞膜仍然是延续的。在收缩部，可以看到从内节顶部发出的纤毛，延伸到外节的感受器上。

全部视网膜有视杆细胞110百万～125百万个，视锥细胞6.3百万～6.8百万个。在黄斑中心凹处，视锥

细胞密度最高，每平方毫米147 300个。距中心凹10°，视锥细胞迅速减少，在周边部，每平方毫米大约稳定在5000个。黄斑部没有视杆细胞，距中心凹130μm处开始出现。距中心凹5～6mm处，视杆细胞密度达到最高极限，每平方毫米为160 000个。向锯齿缘部，数目继续减少，每平方毫米为23 000～50 000个。

在新制备的视网膜标本中，视锥细胞长75μm，视杆细胞长120μm。黄斑部的视锥细胞很像视杆细胞，其直径仅为2.5μm。在中心凹0.5mm范围以内只有视锥细胞。在中心凹边缘，视锥细胞变粗，排列倾斜。向周边部，视锥细胞变短。但视杆细胞的形状，直到远端周边部仍无改变。视杆细胞与视锥细胞的组织解剖分为外节、连接部及内节三部分（图1-118）。

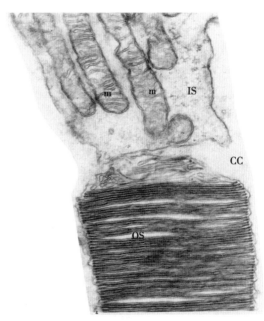

图1-118　视杆分为内节与外节及连接部
IS为内节　CC为连接部　OS为外节　m为线粒体

1. 视杆细胞外节　视杆细胞外节（rod outer segments）由一系列的圆盘堆积起来所构成。电镜下显示，一根视杆细胞由600～1000个圆盘重叠排列起来所组成（图1-119，图1-120）。圆盘周围为视杆细胞的细胞膜所包绕，但圆盘与细胞膜不连接。圆盘与视杆细胞外节的长轴成直角。每一个圆盘由两个单位膜构成，两个单位膜在末端相连接。单位膜包绕的腔隙，称为盘内腔隙。盘内腔隙的宽度均匀一致，但其周边部分增宽。在圆盘中央部，每层单位膜的厚度平均为5.5～6.5nm，其边缘为7～8nm。盘内腔隙大约为10nm。为此，每个圆盘的整个厚度为22.5～24.5nm。两个圆盘之间的腔隙，称为圆盘间腔隙，宽约21nm。

2. 连接部　视杆细胞的连接部将内节与外节连接

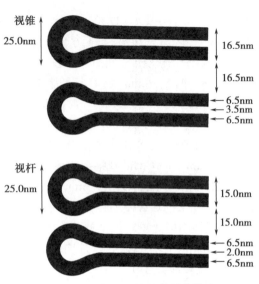

图1-119　视杆与视锥外节圆盘模式图

视锥
25.0nm
16.5nm
16.5nm
6.5nm
3.5nm
6.5nm

视杆
25.0nm
15.0nm
15.0nm
6.5nm
2.0nm
6.5nm

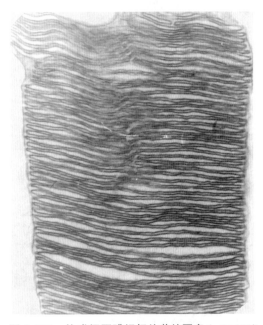

图1-120　构成视网膜视杆外节的圆盘（×34 000）

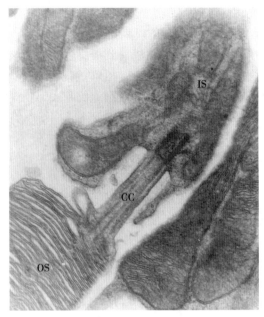

图1-121　视网膜视杆外节与内节相连接的连接纤毛
（×22 000）

OS为外节　IS为内节　CC为连接纤毛

起来。该连接部长约 1μm，为视杆细胞最细的部分，其直径由 2.5μm 减少到 0.3μm。连接部由连接纤毛（connecting cilium）、纤毛周围的细胞质及细胞膜所构成。

连接纤毛起始于内节椭圆体胞质中的基础小体，然后延伸到外节。基础小体中部发出辐轮状的突起向细胞质延伸。对纤毛来说，这种突起可能起到根的作用，是一种稳定装置。

连接纤毛由 9 组重叠的管子组成，排列成环形。这些管子进入外节以后逐渐变细，在外节顶部，一部分消失，一部分仍可看到。根微丝束（bundles of root filaments）起始于基础小体的两个中心粒，向内伸延，穿过椭圆体，进入视肌样质，消失于细胞质内（图1-121）。

3. 视杆细胞内节　视杆细胞内节（rod inner segments）为长圆筒形，由外部的椭圆体（ellipsoid）及内部的视肌样质（myoid）所组成。椭圆体由连接部与外节相连接，视肌样质与外核层内的细胞体相连接。

电镜下观察，椭圆体内有相当多的线粒体，一个横切面往往可以看到 30～50 个。线粒体长 3μm，直径 0.15～0.30μm。此外，在椭圆体的细胞质内还有糖原（glycogen）、滑面内质网的泡、神经小管（neurotubule）、神经微丝及游离核糖体。内节的细胞膜经连接部与外节的细胞膜相延续。

在视肌样质的细胞质内，有许多排列不规则的滑面内质网，呈圆形或椭圆形的泡。也可看到粗面内质网。在靠近外界膜处，有许多高尔基体的空泡。游离核糖体往往形成多聚核糖体。也可以看到少量的线粒体。细胞质中的神经小管，其走行与视杆细胞轴的方向一致，相邻的视杆细胞内节被 Müller 细胞延伸的微绒毛所分隔，相互之间没有直接接触。这种外界膜以外的 Müller 细胞微绒毛，称为纤维篮（fiber baskets）。

4. 视锥细胞外节（cone outer segments）　组织结构与视杆细胞基本相同，但视锥细胞的内侧段比其外侧段粗，所以形成特殊的锥体形。视锥细胞外节比视杆细胞外节短，因此，视锥细胞外节与视网膜色素上皮长指状绒毛突的接触是松散的。视锥细胞圆盘基本结构与视杆细胞相同。在黄斑部，每一个视锥细胞外节有 1000～1200 个圆盘。视锥细胞圆盘内间隙与圆盘间隙的宽度与视杆细胞有所不同，视锥细胞圆盘内间隙约 4nm（视杆细胞为 10nm），盘膜厚 5nm（视杆细胞为 6.5nm），圆盘间的间隙约 18nm（视杆细胞为 21nm）。

5. 连接纤毛 视锥细胞的连接纤毛（connecting cilium）结构与排列与视杆细胞相同，但比视杆细胞纤毛短些。

6. 视锥细胞内节（cone inner segments） 也是由椭圆体与视肌样质所组成。视锥细胞内节较宽，比视杆细胞内节更显圆锥形。视锥细胞椭圆体因含线粒体较多，所以更显丰满。黄斑部视锥细胞内节变长变细，反之，黄斑部以外呈明显的锥体形。视锥细胞椭圆体内的线粒体比视杆细胞更致密，每个横切面有 200～300 个线粒体。线粒体长轴与细胞方向一致，线粒体嵴也与细胞方向一致。

视锥细胞的视肌样质结构与视杆细胞大致相同。视锥细胞内节也被 Müller 细胞的微绒毛所环绕，这些微绒毛是外界膜以外的纤维栏。

（三）外界膜

光镜下观察认为外界膜（the outer limiting membrane）是一层具有网眼的薄膜，视杆细胞与视锥细胞的内节穿过其网眼。外界膜从视盘边缘起，延伸至锯齿缘。

Arey（1932）首先提出，外界膜并非一般概念的膜，而是由视杆细胞与视锥细胞的细胞膜与 Müller 细胞相连接的终末带（terminal bars）。Cohen（1965）及 Spitznas（1970）在电镜下观察灵长目动物及人眼视网膜，相继证实了 Arey 的见解，外界膜为细胞之间的连接结构粘连小带（zonula adherens）所构成。总之，经过电子显微镜的观察研究，现在了解清楚外界膜并不是一层膜，而是由细胞与细胞之间的连接结构粘连小带所构成。这些粘连小带为光感受器（视杆细胞与视锥细胞内节）和 Müller 细胞、Müller 细胞与 Müller 细胞及光感受器与光感受器之间的连接结构（图 1-122）。

（四）外核层

外核层（outer nuclear layer）包括视杆细胞与视锥细胞的细胞体，其细胞体具有细胞核及细胞质。从细胞体发出的轴突（axons）伸向外丛状层，与双极细胞及水平细胞相突触（synapse）。

靠近视盘鼻侧，外核层厚约 45μm，有 8～9 层细胞核，越向周边部，外核层逐渐变薄，细胞核层次减少。在视盘颞侧旁，外核层较薄，厚约 22μm，只有 4 层细胞核。在黄斑中心凹部，外核层增厚到 50μm，有 10 层细胞核，均为视锥细胞细胞核。除锯齿缘外，视网膜的其他部位，其厚度约 27μm，有 5 层细胞核，其中靠近外界膜的一层为视锥细胞细胞核。

视杆细胞细胞核呈圆形或略呈椭圆形，直径约

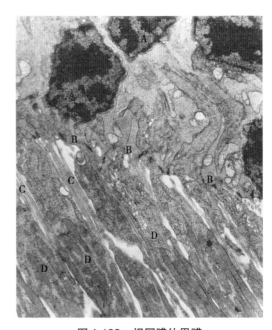

图 1-122 视网膜外界膜
A 为视网膜外核层 B 为外界膜 C 为纤维栏 D 为视杆内节（×5000）

5.5μm，核内染色质（chromatin）散在分布，往往可以看到一个核仁。视锥细胞细胞核也略呈椭圆形，比视杆细胞细胞核大，直径为 5μm×7μm。视锥细胞细胞核包含的异染色体（heterochromatin）比视杆细胞细胞核少。偶尔，视锥细胞细胞核移位到外界膜以外，此为黄斑区的一种正常变异。

视杆细胞与视锥细胞细胞体的胞质结构基本相同。向外界膜延伸的部分，称为视杆细胞外纤维（outer rod fiber）或视锥细胞外纤维（outer cone fiber）。细胞质内包含一些长的线粒体及大小不等的滑面内质网空泡。偶尔也可看到粗面内质网，并可见游离核糖体。在细胞核周围排列着许多神经管，神经管占据细胞体的大部分，神经管延伸进入轴突。

（五）外丛状层

外丛状层（outer plexiform layer）为疏松的网状结构，是光感受器视杆细胞细胞与视锥细胞细胞的终末和双极细胞树突及水平细胞突起相连接的突触部位。该突触部位是视觉信息处理与传递的基本结构。此外，还包含有 Müller 细胞的突起。

黄斑部的外丛状层最厚，约 51μm，这是由于黄斑部的视杆细胞与视锥细胞细胞发出的轴突最长，且走行方向倾斜，在中心凹者轴突走向几乎与外界膜平行，失去网状结构，而呈纤维样外观，所以黄斑部的外丛状层称为 Henle 纤维层，黄斑部以外，外丛状层变薄，约 2μm 厚。由于光感受器数目的减少，赤道部以外的外丛状层变得更薄。

外丛状层分为三部分：①外区，包括起始于视杆细胞与视锥细胞细胞体发出的轴突，称为视杆细胞内纤维（internal rod fiber）及视锥细胞内纤维（internal cone fiber）。此外，还有 Müller 细胞的突起；②中区，包括视杆细胞与视锥细胞细胞轴突的末端。视杆细胞轴突的末端呈梨形小球，称为视杆细胞小球（rod spherule）。视锥细胞轴突的末端呈扁平的棱锥形，称为视锥细胞小足（cone pedicle）；③内区，为双极细胞树突、水平细胞突起及 Müller 细胞突起所占有。

1. 外区　电镜下观察，视杆细胞细胞轴突（视杆细胞内纤维）的细胞质内含有线粒体、空泡、游离核糖体及神经管。神经管系微管，见于整个中枢神经系统的神经细胞。视锥细胞轴突的细胞质中含有类似的细胞器，但神经管更为丰富。

2. 中区　视杆细胞小球位于外丛状层的中部，小球内面的细胞膜向细胞质内陷，形成凹陷区。从内核层细胞发出的双极细胞的树突及水平细胞突起进入凹陷区，构成突触结构，其功能为传递光感受器所产生的神经冲动。

突触结构由前突触（presynaptic）、突触（synaptic）及后突触（postsynaptic）三部分组合而成。前突触即视杆细胞小球；突触系视杆细胞小球与双极细胞及水平细胞突起相连接处；后突触为双极细胞的树突及水平细胞突起。参加突触结构的细胞膜，称为前突触膜（视杆细胞小球的细胞膜）及后突触膜（双极细胞及水平细胞突起的细胞膜）。前突触膜与后突触膜之间的细胞间隙称为突触裂隙（synaptic cleft），宽约 15nm，在裂隙中没有发现细丝（fine thread）及其他结构。

在视杆细胞小球内有一板层结构，称为突触带（synaptic ribbon），长 0.35nm，宽 50nm。电镜下突触带显示为三层高电子致密与其间的两层低电子致密。突触带与前突触膜成直角，在突触带与前突触膜之间有一弯曲的致密索，称为弓形致密（arciform density）。每个前突触可能包含有 2～7 个突触带。视杆细胞小球细胞质内包含有许多突触小泡（synaptic vesicles），遍布整个小球内，特别是突触带周围，突触小泡的分布更为密集。突触带与弓形致密的功能尚不清楚，可能与神经冲动传递有关。突触小泡内含有神经递质，是化学性突触传递神经冲动的物质基础（图 1-123）。

总之，以上描述的突触结构为带状突触，带状突触是人视网膜最具有特征的突触结构，位于视杆细胞小球凹陷区两侧的突起为水平细胞的末端，位于凹陷区中央部位的突起为双极细胞的末端。这些末端均终止于突触带近旁的凹陷区内，与视杆细胞小球形成带状突触。

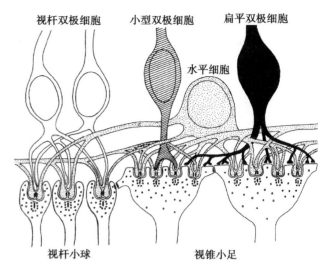

图 1-123　视杆及视锥与双极细胞和水平细胞构成的突触结构模式图

视锥细胞小足呈棱锥形，其细胞质内含有线粒体、微管及突触小泡。突触带结构比视杆细胞小球内者小，但数目较多。

视锥细胞小足与双极细胞及水平细胞的神经纤维末端形成的突触结构较为复杂，根据 Missotteo（1966）的观察，其突触连接分为：①深部凹陷连接；②表面连接；③光感受器之间的连接。

深部凹陷连接（deep invaginations）在视锥细胞小足深部凹陷的中央为小双极细胞的末端，在凹陷的两侧为水平细胞的轴突，三者组合成的突触结构称为三联体（triads），其中水平细胞的功能系在水平方向接受与传递刺激，从而引起视网膜内横向的联系，而且可能进行功能调节或信息的反馈（feed back formation）。

表面连接（surface contacts）。在视锥细胞小足表浅的凹陷内，小双极细胞及扁平双极细胞与视锥细胞小足形成突触连接。小双极细胞只与一个视锥细胞小足相连接；扁平双极细胞与数个小足相连接。

光感受器之间的连接（interreceptor contacts）。每一个视锥细胞小足有 6～12 个侧面，每一个侧面向水平方向膨大伸延，与其相邻的视锥细胞小足侧面或视杆细胞小球的侧面相连接。

3. 内区　外丛状层的内区为 Müller 细胞、水平细胞及双极细胞的分支所构成。除了 Müller 细胞突起以外，其他细胞突起的形态难以辨认。

（六）内核层（inner nuclear layer）

内核层有四种细胞：水平细胞、双极细胞、Müller 细胞及无长突细胞（amacrine cell）。无长突细胞及水平细胞有长的分支与其他细胞相突触，可能使视网膜的功能协调一致。双极细胞组成了传导系统第一神经元。Müller 细胞对视网膜起支持及营养作用。

内核层细胞按层次排列，最外层为水平细胞的胞体，与外丛状层相毗邻。外中间层为双极细胞，内中间层为 Müller 细胞体，最内层为无长突细胞，与内丛状层相毗邻。

1. 水平细胞（horizontal cells） 有 1～2 层，这些细胞从核周发出许多短突及一个长突。长突长达 1mm 以上。

水平细胞分为 A、B 两种类型，A 型水平细胞为视锥细胞水平细胞，B 型水平细胞可能为视杆细胞水平细胞。每个 A 型细胞发出七组短突，与七个视锥细胞小足相连接，参与组成七个三联体。每一个视锥细胞小足与 2～4 个水平细胞相连接。B 型水平细胞发出 10～12 组短突。目前尚不清楚一个 B 型细胞与几个视杆细胞相接触（图 1-124）。

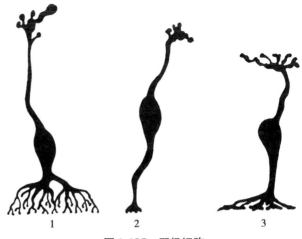

图 1-125 双极细胞

1. 拖布型双极细胞（视杆双极细胞） 2. 小型双极细胞（视锥双极细胞） 3. 扁平双极细胞

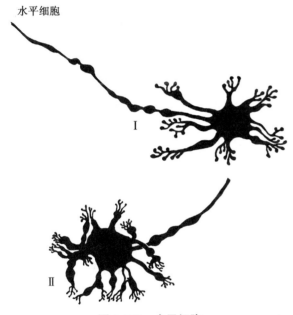

图 1-124 水平细胞

Ⅰ. 视锥水平细胞 Ⅱ. 视杆水平细胞

在水平细胞的细胞质中，有一种特殊的包涵体，称为 Kolmer 器（Kolmer's organelle）。该包涵体相当大，长约 5μm，直径约 0.4μm。电镜下显示，包涵体由膜壁形成的管构成，这些管平行排列。在管壁内面有许多核糖体。关于 Kolmer 器的功能，目前尚不清楚。

2. 双极细胞（bipolar cells） 双极细胞主要位于外中间层。光学显微镜下双极细胞分为三大类：拖布型双极细胞；小双极细胞；扁平双极细胞（图 1-125）。

拖布型双极细胞（mop bipolar cells）也叫视杆细胞双极细胞，仅与视杆细胞相连接。这种细胞具有一个多分支的树突，树突向外丛状层伸延，与视杆细胞小球相突触。细胞的轴突不分支，其末端似花结（knot），终止于内丛状层，与外神经节细胞及内神经节细胞相

连接。每一个视杆细胞双极细胞与 1～4 个神经节细胞相连接。

小型双极细胞（midget bipolar cell）紧贴外丛状层分布，这种细胞相当小，为视锥细胞双极细胞，其树突在外网状丛中只与一个视锥细胞小足相连接，它的轴突末端在内丛状层也只与一个小型神经节细胞相连接。所以，在视网膜中，视锥细胞细胞、小型双极细胞和小型节细胞的数目相等，使之从视锥细胞到视神经纤维形成一对一的排列。

扁平型双极细胞（flat bipolar cells）也叫毛刷型双极细胞（brush bipolar cells），向外丛状层延伸的树突主要与视锥细胞相接触，向内丛状层延伸的轴突末端，与各种类型的神经节细胞的树突相突触（synapses）。

电子显微镜下显示，双极细胞核周的细胞质中，有许多线粒体、游离核糖体、滑面内质网、粗面内质网及神经管。在视锥细胞双极细胞中有丰富的神经管，尤其轴突部分更多。在视杆细胞双极细胞中有许多管泡，这些管泡由滑面内质网组成，分布在贴近轴突细胞膜的胞质中，呈螺旋形，而在细胞核周围胞质中，这种管泡却少见。

3. Müller 细胞（Müller cells） 是巨大的细胞，细胞体位于内核层，但细胞突起却占据从内界膜到外界膜的整个视网膜厚度，甚至越过外界膜形成绒毛纤维，即所谓纤维篮（图 1-126）。

就功能而言，Müller 细胞是重要的细胞，Müller 细胞是视网膜的支架，并提供营养物质。它给神经细胞提供了葡萄糖，且含有大量的乳酸脱氢酶，具有合成糖原以储备糖原的能力。

Müller 细胞突起分支包缠着大部分神经细胞，使

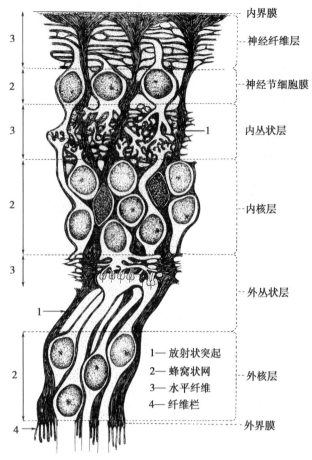

图 1-126　Müller 细胞

（右侧图标注）

- 内界膜
- 神经纤维层
- 神经节细胞膜
- 内丛状层
- 内核层
- 外丛状层
- 外核层
- 外界膜

1—放射状突起
2—蜂窝状网
3—水平纤维
4—纤维栏

其神经纤维隔离。Müller 细胞也是填充间隙的细胞（space-occupying cells），它的突起分支占据视网膜各层中神经细胞所没有占据的空隙。

Müller 细胞的胞体位于内核层的内中间区，其细胞突起分布于视网膜各层。分述如下：

（1）放射状突起（radial processes）：在内核层的中间区，从 Müller 细胞的胞体发出放射状突起，这些坚韧的主干突起纵贯视网膜全层。在神经纤维层，放射状突起的终末端呈圆锥形膨大，参与内界膜的结构。

（2）蜂窝状网（honey comb meshwork）：在外核层、内核层及神经节细胞层，从 Müller 细胞放射状突起的侧壁发出带状分支，这些分支突起形成网状，包绕着神经细胞的胞体。

（3）水平纤维（horizontal fibers）：在外丛状层、内丛状层及神经纤维层，从 Müller 细胞放射状突起的侧壁向水平方向发出微细的分支，这些水平分支包绕着神经细胞的树突、轴突及突触，并向血管表面发出小的分支。

（4）纤维篮（fiber baskets）：Müller 细胞放射状突起向外延伸，越过外界膜，形成微细的绒毛纤维，称为

纤维篮，这些绒毛纤维包绕着光感受器的内节。

电子显微镜下观察，与其周围细胞比较，Müller 细胞的核质及胞质，致密度增高，以此来辨认 Müller 细胞。Müller 细胞质中包含有许多发育良好的纤维，其直径约 10nm，纤维的走行方向不定，但贴近细胞膜面，其走行方向与细胞膜平行。Müller 细胞质中发育良好的滑面内质网，除了见于色素上皮以外，眼组织其他细胞中未曾见到。滑面内质网形成大小不等、形状不一的空泡，这些空泡可能是空腔，也可能含有微细的颗粒状物质。糖原颗粒广泛的分布于细胞质中，其直径约 25～30nm。细胞质中含有丰富的游离核糖体。线粒体散在分布。

在视网膜的核层及丛状层，Müller 细胞突起往往形成许多环，将神经细胞突起包绕。视网膜中的毛细血管大部分被 Müller 细胞突起所环绕。在一定程度上，动脉与静脉等大血管的表面也被 Müller 细胞突起所包绕。

4.无长突细胞（amacrine cells）　Cajal 把这类细胞叫无长突细胞，是因为该类细胞没有轴突。在视网膜中，没有一个无长突细胞有轴突或类似轴突的突起。

无长突细胞的胞体位于内核层的内下层，从细胞体各个方向发出突起，沿着内核层，进入内丛状层，与双极细胞、神经节细胞相突触。无长突细胞的分布越向黄斑中心凹越少，中心凹处则完全消失。

用光学显微镜观察，根据其形态，无长突细胞分为两大类：分层型无长突细胞与弥散型无长突细胞。弥散型无长突细胞的突起在整个内丛状层中伸延，而分层型无长突细胞的突起仅在内丛状层中一个或几个亚层中伸延（图 1-127）。

分层型无长突细胞（stratified amacrine cells）根据细胞突起分布于内丛状层中一层、两层或多层。分层型无长突细胞又分为单层、双层或多层无长突细胞。

单层无长突细胞（unistratified amacrine cells）分为两类，第一类较小，其突起伸延到内丛状层外半部。第二类较大，具有三个主要突起，位于内丛状与内核层连接处。

双层无长突细胞（bistratified amacrine cells）突起分支呈树状，其微细分支可穿过内丛状层达神经节细胞层，在神经节细胞层再分支。

弥散型无长突细胞（diffuse amacrine cells）分为窄范围、分层次及宽范围等三种形态。

窄范围弥散型无长突细胞（narrow field diffuse amacrine cells）。这种细胞可能相当于 Polyak's "knotty amacrine"，其丛状分支向水平方向伸展，可穿过整个内丛状层，与单层神经节细胞相突触。

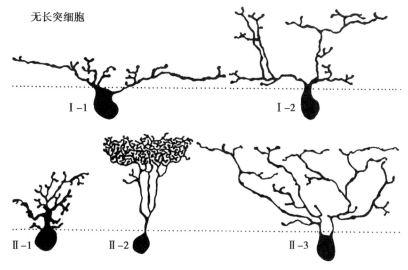

图 1-127 无长突细胞

Ⅰ-1 为单层无长突细胞，Ⅰ-2 为双层无长突细胞；Ⅱ-1 为窄范围弥散型无长突细胞，
Ⅱ-2 为分层的弥散型无长突细胞，Ⅱ-3 为宽范围弥散型无长突细胞

分层的弥散型无长突细胞（stratified diffuse amacrine cells）。这类细胞其形态类似窄范围的弥散无长突胞，其分支仅见于内丛状层的内 1/3 或外中层。

宽范围弥散型无长突细胞（wide field diffuse amacrine cells）。该细胞有几个分支，这些分支在纵贯内丛状层时不再分支，平行穿过神经节细胞层，与神经节细胞的核周体（perikarya）相接近。

电镜下观察，无长突细胞的细胞核为锯齿形，以此为其形态特征。此外，无长突细胞具有丰富的细胞质，所以它比双极细胞大。在核周细胞质中有许多粗面内质网池、游离核糖体、发育很好的高尔基器、滑面内质网等。也可见到散在的微管及孤立的纤毛。

（七）内丛状层（internal plexiform layer）

内丛状层主要是视网膜脑神经第一神经元与第二神经元的连接处，由内核层与神经节细胞层的许多突起所构成，是双极细胞、无长突细胞与神经节细胞相突触的部位。偶尔可以看到移位而来的神经节细胞与无长突细胞的细胞核及星形胶质细胞。在内丛状层，特别是无长突细胞突起，含有许多乙酰胆碱酯酶（acetylcholinesterase），该酶在神经传导过程中起重要作用。

内丛状层厚约 18～36μm。黄斑中心凹部没有内丛状层。该层内毛细血管形成网，与内核层毛细血管网相连续。

内丛状层中观察到的所有突触或由双极细胞终末或由无长突细胞突起形成。

1. 双极细胞突触（bipolar synapses） 双极细胞终末中的突触带垂直朝向终末膜，位于沿终末膜的外凸嵴之上。一条弓形致密体见于突触带与膜之间，而突触带被突触小泡所包围。

（1）轴 - 树连接（axodendritic contacts）：轴 - 树连接的特征为双极细胞轴突终末的突触带面对着两个突触后突起（postsynaptic processes），这种双极细胞终末突触带配置两个突触后突起称为二联体（diad）。两个突触后突起中，一个是神经节细胞树突，另一个是无长突细胞突起。突触后与突触前的细胞膜均增厚。

（2）轴 - 体连接（axosomatic contacts）：是双极细胞轴突与神经节细胞体之间的连接，见于视网膜中央区以外的部位。这种轴 - 体连接部位未发现突触带及突触泡，但沿着连接部位有散在的闭锁小带或闭锁斑型的紧密连接，为神经冲动的传导部位。

轴 - 体连接也见于双极细胞末端与无长突细胞体之间的连接，在连接部位可见突触带。

2. 无长突细胞突触（amacrine synapses） 就广义而言，无长突细胞没有轴突，其结构相同的突起既显示为轴突也显示为树突。Dowling 等（1966）把无长突细胞的分支称为突起，但为了方便起见，他们把其突触连接命名为轴 - 轴连接。

（1）轴 - 轴连接（axoaxonic contacts）：主要是无长突细胞与双极细胞末端或轴突的连接。其突触结构为沿前突触细胞膜有突触泡集聚，但没有突触带；突触裂隙较宽；前突触与后突触表面的细胞膜增厚。

（2）轴 - 体连接（axosomatic contacts）及轴 - 树连接（axodendritic contacts）：无长突细胞突起与神经节细胞体连接，谓轴 - 体连接；与神经节细胞的树突连接，谓轴 - 树连接。其突触连接的结构形态类似轴 - 轴连接（图 1-128）。

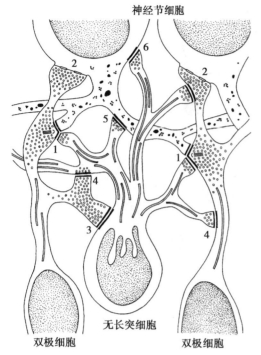

图 1-128 神经节细胞与双极细胞及无长突细胞之间的连接模式图

1. 双极细胞轴突终末的突触带面对两个突触后突起(神经节细胞树突、无长突细胞突起),称为二联体(diad) 2. 轴突体连接,双极细胞轴突与神经节细胞体之间的连接 3. 双极细胞轴突与无长突细胞体之间的连接,也称轴突体连接 4. 轴突与轴突连接,无长突细胞与双极细胞轴突的连接 5. 轴突树突连接,无长突细胞突起与神经节细胞的树突连接 6. 无长突细胞突起与神经节细胞体连接,也称突触体连接

(八)神经节细胞层(ganglion cell layer)

该层主要由神经节细胞的细胞体组成,此外还有Müller细胞及神经胶质细胞及视网膜血管分支。神经节细胞为视网膜(脑)的第二神经元。在视网膜大部分区域,神经节细胞仅为一层,但在视盘颞侧变为两层,至黄斑部增加到8~10层。向中心凹方向,神经节细胞又逐渐减少,中心凹部神经节细胞完全消失。

神经节细胞的细胞体一般呈圆形,大小不等,有些细胞体相当大,直径约20~30µm,其细胞核直径约10µm,并含有一个核仁。但大多数细胞体较小,其直径约12µm,细胞核直径为8~9µm。黄斑部的神经节细胞为小型细胞。

神经节细胞的树突进入内丛状层。其轴突不分支,向内延伸,其走行方向与视网膜平行,形成神经纤维层,最后形成可见视神经纤维。轴突的大小不等,大的轴突发自大的神经节细胞,小的轴突发自小的神经节细胞。Müller细胞及神经胶质细胞潜入神经节细胞之间。

神经节细胞按其树突丛的形态分成几个亚类:有

的具有弥散树突丛,分散在整个内丛状层;有的有分层树突丛,散布在内丛状层中一个或几个亚层中。分层型神经节细胞比弥散型多。神经节细胞也可进一步分为小范围和大范围细胞,单层、双层或多层细胞,或是以上各亚类的不同组合。Dowling(1969)根据Polyak(1941)的原始分类,提出以下分类(图1-129)。

1. 单突触神经节细胞(monosynaptic ganglion cells) 单突触神经节细胞主要指小型神经节细胞又称视锥细胞神经节细胞,主要分布于视网膜中央区。其形态特征为树突不分支,呈直线状向内丛状层延伸,在内丛状层的内侧或外1/3,树突末端发出短的分支,与小型双极细胞轴突末端形成一种独特的突触连接,这种突触连接往往与无长突细胞的突起形成配对连接,即所谓二联体(diad)。

2. 多突触神经节细胞(polysynaptic ganglion cells) 多突触神经节细胞分为单层、弥散、巨大弥散、分层弥散及移位等类型。

(1)单层神经节细胞(unistratified ganglion cells):分为两种类型,其树突的分支在同一水平面。第一类细胞在视网膜的中央部最多,其树突分支细长而平滑,分布在内核层附近;第二类,Polyak称为花环形(garland)神经节细胞,其树突分支有棘不平滑,且有细的相当长的二级纤维,二级纤维再分支,向外伸展很远的距离与数以百计的双极细胞相连接,该类细胞的树突在所有各种神经节细胞中最大。

(2)弥散型神经节细胞(diffuse ganglion cells):弥散型神经节细胞从核周发出一个粗大的树突,然后再分支,分布于内丛状层各个水平。树突分支范围的直径为30~75µm。弥散型神经节细胞,即Polyak所谓的灌木型(shrub),可能是各种双极细胞的后突触。

(3)巨大的弥散型神经节细胞(large diffuse ganglion cells):巨大的弥散型神经节细胞相当大,其核周体(perikaryon)直径约30µm,树突分支范围的直径为250~300µm,从各个方向穿越内丛状层。该类细胞环绕视网膜中央部周围分布。

(4)分层弥散型神经节细胞(stratified diffuse ganglion cells):分层弥散型神经节细胞的核周体位于后极部视网膜神经节细胞层的最内层。这类细胞不能仅按层次分类,因为最常见的为弥散型,所以定名为分层弥散型。该类细胞往往有一个单一的树突直接进入内丛状层的外1/3水平,然后分支。也有些分支位于内丛状层的1/2或内1/3水平。在中心凹的附近,树突分支范围的直径为40µm,而视网膜周边部,分支范围增加一倍。

(5)移位神经节细胞(displace ganglion cells):位于内核层的内部,其核周体具有神经节细胞的特征。

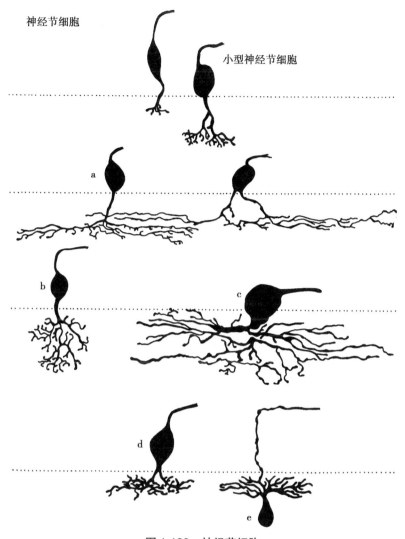

神经节细胞

小型神经节细胞

a

b

c

d

e

图 1-129　神经节细胞

a 为单层神经节细胞　b 为弥散型神经节细胞　c 为巨大的弥散型神经节细胞
d 为分层弥散型神经节细胞　e 为移位神经节细胞

树突的范围直径为 50μm。树突中的一支为一条长的
无分支的突起，似为一条轴突，穿过内丛状层及神经
节细胞层进入神经纤维层。不清楚这个轴突是否延伸
到大脑，或者在神经纤维层环绕后再返回内丛状层。

电子显微镜下不能辨认神经节细胞的各种类型。
神经节细胞具有丰富的细胞质。在细胞质中有许多短
的、方向不规则的粗面内质网，这些内质网聚集成群
体，即光镜下所看到的 Nissl 体。细胞质中有许多游离
核糖体、滑面内质网。也可以看到线粒体、高尔基体、
微丝及微管等。有许多致密体（dense body）散在分布
于细胞质中，可能由于这些致密体致使黄斑部显示出
黄颜色。

（九）神经纤维层

神经纤维层（nerve fiber layer）主要由神经节细胞
的轴突所组成，此外还有传出纤维，Müller 纤维，神经

胶质细胞和视网膜血管。神经纤维层含有丰富的血管
系统为该层的显著特点。

神经节细胞的轴突从视网膜各方向延伸到视盘形
成视神经。围绕视神经周围，神经纤维层最厚，其厚
度约 20～30μm，向视网膜周边部逐渐变薄，至锯齿缘
附近，散的神经节细胞与神经纤维合并为一层。视
网膜鼻侧的神经纤维直接到达视盘；颞侧纤维不穿过
黄斑，而呈弧形绕过黄斑达视盘。在水平子午线之上
的神经纤维，从黄斑上方绕过；水平线之下的则绕过
黄斑的下方。从而在黄斑部颞侧形成一条横缝，神经
纤维由此缝呈羽毛状起始。黄斑本身的纤维自其鼻侧
直接到视盘的颞侧，组成重要的黄斑乳头束。

神经纤维层的神经单位由两种类型的原始纤维
组成：传入（centripelal）纤维，把冲动从视网膜神经节
细胞传入大脑；传出纤维（centrifugal），从大脑发出的

冲动传到视网膜。关于传出纤维，Cajal（1911）开始描述，但 Polyak（1941）表示疑惑，后来 Granit（1947）、Dodt（1956）、Wolter（1956）、Cowan 及 Powell（1963）都先后证实传出纤维的存在。传出纤维的细胞核位于大脑的 Isthmo-opticus 核区，所发出的轴突，即传出纤维，穿过神经节细胞层和内丛状层，在内丛状层分支，沿内核层边界，包绕无长突细胞及毛细血管壁，或终止于内核层。传出纤维可能具有调节血管的功能。

神经纤维层的轴突是透明的无髓磷脂（unmyelinated）纤维，偶尔也可带有小量的髓磷脂。神经纤维层轴突的横切面大小不等，变化在 0.6～2.0μm 之间。其细胞质包含许多神经微丝（neurofilaments）、神经微管（neurotubules）、线粒体及滑面内质网。

神经纤维层的轴突往往被神经胶质细胞或 Müller 细胞的分支所包绕，但也有些轴突没有被神经胶质或 Müller 细胞包绕，而是轴突与轴突之间的细胞膜相连接。在接近内界膜处，将神经纤维被 Müller 细胞的分支部分与内界膜分隔，偶尔也被神经胶质的突起所分隔。

视网膜神经胶质（retinal neuroglia）分为四类：星形细胞；血管周围的神经胶质细胞；Müller 细胞；网织内皮组织的微小胶质细胞。视网膜神经胶质对视网膜组织起支持及营养作用，并使不同的神经轴突彼此隔离。

1．星形细胞（astrocytes）　位于神经纤维层、神经节细胞层、内丛状层及内核层。内核层仅包括从内丛状层延伸而来的细胞突起，不含有星状细胞体。

星形细胞有一个椭圆的细胞核，核内含有大量的异染色质。细胞质内包含有线粒体、粗面内质网、滑面内质网及游离的核糖体和微细的纤维。星形细胞的突起长短不一，在视网膜内层形成不规则的网状，将神经细胞及其轴突所包绕，并发出分支到达血管壁，形成圆钝的终末端，与血管壁紧密相连。

2．血管周围的神经胶质细胞（perivascular neuroglia）　是在视网膜中发现的第二类特殊的神经胶质细胞。这类神经胶质细胞见于视网膜毛细血管的周围，有许多长的突起环绕在血管壁的周围。电镜下观察，其细胞体亦呈星状，也是典型的星状细胞，没有特殊的超微结构，但这类胶质细胞面对血管壁的侧壁可见一层基底膜。

3．Müller 细胞　见内核层。

4．网织内皮组织的微小胶质细胞（reticuloendothelial microglial cells）　见于视网膜内层，特别是神经纤维层，但这类细胞为数不多。这类细胞与机体内各组织中所见的游走吞噬细胞是相似的。

（十）内界膜（inner limiting membrane）

自 1912 年 Salzmann 始，有许多学者对内界膜的组织结构进行了研究并提出不同的见解，直到 1968 年 Wolff 借助电子显微镜观察研究，他正确揭示了内界膜的组织结构：Müller 细胞的基底膜与胶质细胞组成内界膜的主要部分，其余部分由玻璃体纤维及黏多糖类所组成，两者与基底膜相连接。因为玻璃体纤维为胶原纤维，所以 Mallory 染色呈蓝色。

内界膜厚约 1～2μm。其内面（朝玻璃体的一面）完全平滑，外面（朝视网膜的一面）明显不规则，不规则的原因是由于 Müller 细胞的分支突起附着在内界膜上。

电子显微镜下显示，Müller 细胞突起及一些胶质细胞突起构成视网膜本部最内层的细胞终末端，其终末端的玻璃体面有一层基底膜。基底膜平均厚度为 0.5μm，中等电子致密度，由细微的微丝构成。基底膜与 Müller 细胞的细胞膜紧密相连，或两者之间被窄的间隙分离，间隙中含有黏多糖的物质。玻璃状体的胶原纤维与基底膜结合在一起，增加了基底膜的厚度。玻璃体胶原纤维可以穿过基底膜的 1/2 厚度，未穿过基底膜的全层。

（十一）视网膜特殊部位的结构

1．视盘　视盘处仅有神经纤维，视网膜其他各层包括 Müller 纤维和内界膜均不存在，光线落到视盘上不能引起视觉，故称为生理盲区。

2．黄斑　视网膜正对视轴处为黄斑（macula lutea），直径约 1～3mm，该区中央有一小凹称中心凹（fovea centralis），是视力最敏锐处。

黄斑中心凹处视网膜最薄，其厚度约为 0.37mm，而其中央的中心小凹仅 0.13mm 厚。该处色素上皮细胞变厚，排列紧密。仅有锥细胞而无杆细胞，锥细胞变为细长，形似杆细胞。外核层较厚，但在中心小凹处变薄，只有一单层细胞核。外丛状层变厚，纤维走向平行于视网膜表面，称为 Henle 纤维。由周围向中央，内核层、内丛状层、神经节细胞层和神经纤维层逐渐变薄乃至消失。这些层次在中心凹周边部增厚，形成稍隆起的边缘。

由于上述黄斑中心凹视网膜很薄，只有锥细胞，其他层次缺如，在中心凹的四周倾斜排列呈坡状。光线到达中心凹时，无其他各层细胞的阻碍，使射入的光线直接落在锥细胞的感光部分。而且三级神经元在此处为单线联系，因此黄斑视觉最敏锐而精确。

3．锯齿缘（ora serrata）　是视网膜本部终止的锯齿形边缘。视网膜锯齿缘紧密粘连在脉络膜的内面，玻璃体也紧密与锯齿缘内面粘连。

视网膜锯齿缘部色素上皮细胞变大，形状不规则。

视杆细胞与视锥细胞细胞变短，数目减小，距锯齿缘1～2mm 两者消失。内、外核层变薄，最后融合为一层。神经节细胞稀疏，与神经纤维层混合为一层，距锯齿缘 0.5～1mm 两者终止。神经胶质大量增多。外界膜向前延伸于睫状体两层上皮之间。内界膜变薄向前连续于睫状体内界膜。视网膜所有的重要组织均终止于锯齿缘，视觉功能消失。实际上，视网膜色素上皮向前延续于睫状体色素上皮，视网膜本部向前延续于睫状体无色素上皮，两者称为视网膜睫状体部；同样，两者于虹膜后面的延续部称为视网膜虹膜部。

第二节　眼球内容物

眼球内容物包括充满前房及后房内的房水、晶状体及玻璃体，三者均透明而又有一定屈光指数。通常与角膜一并构成眼的屈光系统。

一、前　　房

前房（anterior chamber）的前界为角膜内皮，后界为虹膜前面及晶状体的瞳孔区。前房周边部的界限为小梁网、睫状体及虹膜周边部。内皮细胞覆盖着角膜及小梁网，纤维细胞及一些色素细胞覆盖着虹膜及睫状体的前表面。

从角膜顶点平面至虹膜根部平面之间的距离约为4.2mm，至虹膜瞳孔区的平面距离为 3.6mm，两者相差0.6mm，前者大于后者，其原因在于晶状体使虹膜瞳孔区向前移位。正常成人前房轴深约 3.0～3.5mm。近视眼前房较深，远视眼前房可能较浅。

前房内充满房水（aqueous humor）。房水由睫状突产生，进入后房，经瞳孔流入前房，然后由前房角经小梁网及 Schlemm 管排出眼外。少部分房水经虹膜表面的隐窝被虹膜吸收。也有经过悬韧带间隙到晶状体后间隙，通过玻璃体管进入视神经周围的淋巴。此外尚有小部分房水经脉络膜上腔而吸收。房水的产生率与排出率保持平衡。

房水是透明的液体，房水含量为 0.25～0.3ml（前房约 0.18ml，后房约 0.06ml）。主要成分为水，约占总量的 98.75%。因房水来源于血浆，所以房水的化学成分与血浆相似，但蛋白质含量较血浆者明显减少。而房水中维生素 C、钠离子、氯离子等比血浆中的含量高。房水的比重为 1.006，屈光指数为 1.3336。房水的生理功能为角膜及晶状体提供营养并维持正常的眼内压。

二、后　　房

后房（posterior chamber）间隙较小，形状不规则，

从睫状体分泌的房水充满后房，经瞳孔流入前房。后房间隙的大小，与眼的调节（accommodation）有关，在调节状态下，晶状体向前凸，后房变窄；在无调节状态下，后房变宽。

后房的前界为虹膜后面的色素上皮，前侧界为虹膜与睫状体的连接部，前中间界为与晶状体接触的虹膜，真正的后界为玻璃体的前表面，侧界为具有睫状突及突间凹的睫状冠。

按照传统，后房分为以下几个部分：

1. 后房的固有部（posterior chamber proper）　后房的固有部位于虹膜的后面，晶状体悬韧带 - 玻璃体系统的前面，该区间隙充满房水。

2. 韧带（zonular）　位于前韧带与后韧带之间。

3. 悬韧带后间隙（retrozonular space）　位于后部悬韧带与玻璃体之间，该间隙称为 Petit 管。

三、晶　状　体

晶状体（lens）为富有弹性的透明体，形似双凸透镜，位于虹膜之后，玻璃体之前。晶状体分为前后两面，两面相接的边缘为赤道（equator）。前面的曲度较小，弯曲半径约为 9mm，前曲面的顶点或前面的中心点称为前极。后面的曲度较大，弯曲半径为 5.5mm，弯曲面的顶点或后面的中心点称为后极。前后极间的直线叫做晶状体轴，轴的长度也即晶状体厚度为 4～5mm。晶状体直径约 9～10mm。晶状体借助韧带（晶状体悬韧带）与睫状体连接以固定其位置。晶状体赤道为圆环形，与睫状突相距约 0.5mm。

（一）晶状体囊

晶状体囊（lens capsule）是一层透明的厚的基底膜，具有弹性，它包绕着晶状体上皮及晶状体细胞。靠近赤道部的前囊与后囊的表面为悬韧带的附着处，致使囊的表面不平，呈齿状隆起。

根据晶状体部位不同及年龄变化，晶状体囊的厚度有所不同，前囊较后囊为厚，相当于悬韧带附着部的赤道以前及以后，较前极及后极为厚。成年人的前囊较婴幼儿者为厚。Young（1966）证明晶状体囊是晶状体上皮细胞的分泌产物，为上皮细胞的基底膜，囊与上皮紧密相连，两者之间没有任何间隙。上皮细胞代谢旺盛区（生发区），即赤道部的前囊及赤道部囊最厚；后囊为胚胎上皮细胞的产物，出生以后，后囊下已无上皮细胞，后囊不再增厚，所以后囊最薄（图 1-130）。

电镜下显示，晶状体囊由 30～40 层板层结构所组成，每层厚约 30～40nm，板层由许多微丝（filaments）所构成。除了板层结构以外，高倍电镜下可见含有微丝物质的包涵物，形状不固定，其性质不清楚。

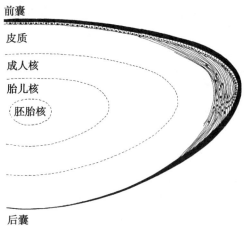

图 1-130 成人晶状体

成人晶状体包括前后囊、皮质、成人核、胎儿核和胚胎核
晶状体的组织结构包括包围整个晶状体的囊、位于前囊下的
上皮细胞和晶状体细胞（晶状体纤维），晶状体悬韧带在图中
无显示

生物化学研究，晶状体囊的成分包括脯氨酸
（proline）、羟脯氨酸（hydroxyproline）及其他氨基酸，
这些生化成分见于胶原纤维，组成晶状体囊的微丝十
分相似胶原框架结构（collagen framework），其内包含
有黏多糖（mucopolysaccharide）。

（二）晶状体上皮细胞

晶状体上皮细胞（lens epithelium）位于前囊及赤
道部囊下，新生晶状体细胞的表面，为单层上皮细胞。
后囊下没有上皮细胞，因为后部上皮细胞在胚胎发育
过程中已形成原始晶状体细胞。

晶状体上皮细胞分为中央部（前极部）、赤道部及
界于中央部与赤道部之间的中间部。中央部为静止
区，中间及赤道部为生发区。

中央部（central zone）的上皮细胞见于前极部，细
胞呈立方形。细胞高约 5～8μm，宽约 11～17μm。细
胞核为圆形，位于细胞的中央略偏顶部。该区的上皮
细胞一般看不到有丝分裂。

中间部（intermediate zone）的上皮细胞呈柱状，细
胞核呈球形，位于细胞的中央。细胞的侧面不规则，
细胞与细胞有复杂的交错对插（interdigitation）。该区
上皮细胞常见有丝分裂。

赤道部（equatorial zone）的上皮细胞不断增生形
成新的晶状体细胞。在赤道部，上皮细胞的基底部伸
长及细胞核变为扁平，伸长的细胞基底部突起沿着囊
的内面向后极延伸，与此同时，上皮细胞的顶部突起
在邻近的上皮细胞内而向前极延伸。上皮细胞转变为
带状晶状体细胞的过程发生在整个晶状体赤道部的周
围，因此，晶状体细胞的突起从各个方向延伸到前极

及后极。由于新的晶状体细胞不断形成，老的晶状体
细胞越来越多的并入晶状体皮质，而这些晶状体细胞
的细胞核，在赤道部以前排列为新月形的弯曲带，称
为晶状体弓（lens bow）。最后，深部的晶状体细胞并
入晶状体核而细胞核消失（图 1-131）。

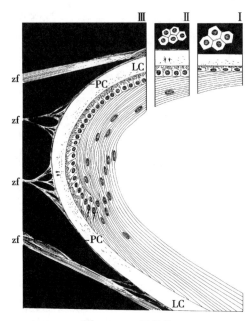

图 1-131 晶状体

晶状体上皮分为中央部（前极部）（Ⅰ）、赤道部（Ⅲ）及界于中
央与赤道之间的中间部（Ⅱ）。中央部的上皮细胞呈立方形，
中间部者呈柱状，赤道部的上皮细胞逐渐伸长形成晶状体细
胞。晶状体细胞伸长并形成分支至前后缝，晶状体细胞的细
胞核在赤道部以前排列为新月形的弯曲带状，称为晶状体
弓。晶状体细胞并入深部皮质，细胞核逐渐消失，赤道部继
续形成新的晶状体细胞。赤道部以前及赤道部以后的晶状
体囊（LC）较赤道部者为厚，前部及赤道部囊内包含有细的
微丝（↑↑），后囊内没有微丝。悬韧带纤维（zf）附着于前囊、
后囊及赤道部的囊，悬韧带纤维的附着形成晶状体囊的韧带
板层，或称囊的周边部（PC）

电镜下显示，中央部、中间部及赤道部的上皮细
胞其结构相似。

上皮细胞的基底部与晶状体囊紧密相接，两者之
间没有间隙。细胞顶部朝着新形成的晶状体细胞，其
间有闭合连接（occluding zonule）。细胞侧面有细胞突
起，与其毗邻的细胞形成交错对插（interdigitation），邻
近细胞的顶部，侧面细胞膜之间有闭合连接。

上皮细胞的细胞质内包含有粗面内质网、游离核
糖体、较小的线粒体、高尔基体、微管与微丝。

细胞核呈圆形及椭圆形，上皮细胞向赤道部移行，
细胞核逐渐伸长。核膜界限清楚，核质内可见核丝及
附着在核丝上的染色质，染色质呈大小不等的团块。

（三）晶状体细胞

晶状体细胞（lens cells）为有棱角的六边形长带，细胞的横切面为六边形。由于细胞较长，传统上把晶状体细胞称为晶状体纤维（lens fibers）。成人眼晶状体大约有 2100～2300 个晶状体细胞。皮质部的晶状体细胞长约 8～12mm，宽 7μm，厚 4～6μm。表层的细胞比深层者长，最年轻的细胞位于囊下。晶状体细胞有规则的排列成行，纵贯整个皮质，终止于囊下不同深度的前皮质缝与后皮质缝。当晶状体细胞向前后缝伸延时，细胞变薄、变宽，到达末梢端以前变得相当弯曲，与对侧来的晶状体细胞末梢端相会，形成复杂的交错对插。前皮质缝是由上皮细胞顶部突起的交错对插所形成，后缝是由上皮细胞基底部突起的交错对插所形成，交错对插出现在同一层（同一代）晶状体细胞之间。在皮质深层，晶状体细胞终末端在缝线相会连接的方式更为复杂（图 1-132）。

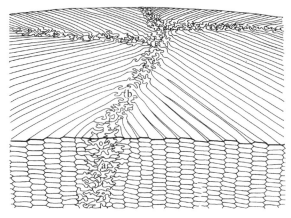

图 1-132　成人晶状体缝模式图
晶状体细胞的横切面呈现复杂的交错对插，使晶状体细胞之间紧紧地连结。在扁平切面，晶状体细胞变宽并形成分支，然后形成复杂的交错对插，是为晶状体缝

电镜下显示，在赤道部形成的新的晶状体细胞具有细胞核及见于上皮细胞内的细胞器。随着新的细胞形成，老的晶状体细胞向皮质内移位，细胞器逐渐减少，以至消失，细胞核也逐渐消失。深部皮质的晶状体细胞仅有细胞膜，细胞质内含有均匀一致的颗粒，偶尔可见残留的细胞核。

晶状体细胞与细胞之间有各式各样的连接。晶状体细胞的横切面呈六边形，六边形的短边为晶状体细胞同一层（同一代）之间的连接，六边形的长边为晶状体细胞层与层之间的连接。晶状体前表层皮质的 8～10 层细胞，细胞连接突起主要在六边形的短边，长边几乎没有连接，故晶状体细胞层与层之间的连接是松散的，这可能为晶状体前表层细胞的可延展性提供了

条件。在前部深层皮质及后部皮质，晶状体细胞六边形的长边有球与凹（ball-and-socket）的连接，使晶状体细胞层与层之间（或代与代之间）的连接紧密牢固（图 1-133）。

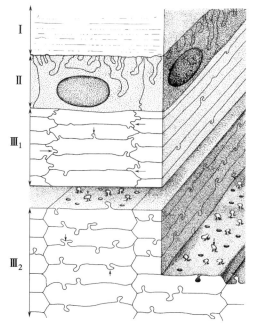

图 1-133　晶状体的模式图
Ⅰ晶状体囊，显示有微丝及含有微丝物质的包涵物。Ⅱ前极部的晶状体上皮细胞，侧面的细胞突起与其毗邻细胞形成交错对插。Ⅲ₁ 浅层皮质的晶状体细胞呈六边形，在六边形的短边形成复杂的交错对插（↑），沿其长边也有交错对插（↑）。Ⅲ₂ 深层皮质的晶状体细胞，沿其六边形的长边有舌状与槽状细胞突起，形成交错对插（↑），但其短边没有连结结构

（四）晶状体悬韧带

晶状体悬韧带又称睫状小带（ciliary zonule），是连接晶状体赤道部和睫状体的纤维组织，用以保持晶状体的位置。

起始于锯齿缘的悬韧带纤维与玻璃体前界膜接触，止于晶状体赤道部的后囊。起始于睫状体平坦部的悬韧带纤维，是最粗、最坚固的韧带纤维，在向前伸展过程中，与一部分睫状突相接触，然后轻度转弯，与起自睫状突的纤维相交叉，而附着于晶状体赤道部的前囊。起始于睫状突间凹的悬韧带纤维，是悬韧带纤维中数目最多的一种，在向后延伸的过程中，越过向前走的纤维，附着到晶状体赤道部的后囊。

悬韧带由透明、坚硬、无弹性的纤维所组成。同一根纤维的粗细一致，不同纤维的粗细却有差别。

电镜下显示，悬韧带纤维由原纤维组成，原纤维的直径为 166～291nm，平均为 217nm。

电镜下观察，悬韧带纤维起始于睫状体无色素睫

状上皮细胞的基底膜。悬韧带纤维附着于晶状体赤道部的前囊与后囊，韧带纤维与晶状体囊相交成锐角，但来自睫状突间凹的韧带纤维与晶状体囊相交成直角。韧带纤维分解为原纤维后再进入晶状体囊的韧带板层（zonular lamella），韧带板层是晶状体囊的最表面层，为韧带原纤维组成的较疏松纤维结构。

四、玻 璃 体

玻璃体（vitreous）为无色透明胶质体（gel-like），其主要成分为水，约占99%。玻璃体充满眼球后4/5的空腔内，其形状符合于所在的空腔，前面以晶状体及其悬韧带为界，形成前面扁平的球形。玻璃体前面有碟形凹面，称为玻璃体凹（fossa hyaloidea），也叫髌状窝（fossa patellaris），以容纳晶状体。玻璃体的其他部分与睫状体及视网膜相毗邻。

（一）玻璃体

包括玻璃体皮质，中央玻璃体及中央管三部分（图1-134）。

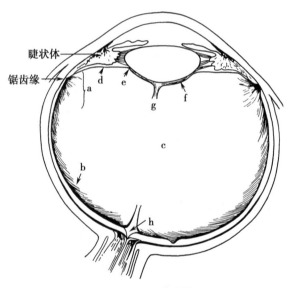

图1-134　玻璃体

a. 玻璃体基底　b. 玻璃体皮质　c. 中央玻璃体　d. 前界膜　e. 玻璃体囊膜韧带（Wieger 韧带）　f. Berger 间隙　g. Cloquet 管前端部分，与 Berger 间隙相接　h. 位于视乳头处的 Cloquet 管底部，称为 Martegiani 区

1. 玻璃体皮质（vitreous cortex）　是玻璃体外周贴近睫状体及视网膜的部分，玻璃体致密。锯齿缘以后称为玻璃体后皮质，锯齿缘以前称为玻璃体前皮质。

玻璃体后皮质较厚，约2～3mm，紧贴视网膜，前方止于锯齿缘。玻璃体前皮质较薄，在晶状体后面，是玻璃体的前界，玻璃体皮质经过晶状体边缘向睫状体伸展，在平坦部的后部附于睫状体上皮。

2. 中央玻璃体（central vitreous）　为玻璃体的中央部分，从视盘边缘开始向前伸展，与睫状体和玻璃体前膜相接触。

3. 中央管（central canal）　为玻璃体中央的空管，亦称透明管，系 Cloquet 管退化而残留的组织，前界为玻璃体前膜的晶状体髌状窝，向后伸延至视盘，管壁是玻璃体的浓缩，不是真正的薄膜，为胚胎发育中的原始玻璃体所在部位，有时有透明样动脉残留。

（二）玻璃体表面与其周围组织的关系

玻璃体最前部与晶状体悬韧带的后部纤维紧密相连，Petit 曾把空气注入两者之间使其间隙扩大，而后把玻璃体前表面与悬韧带之间的间隙称为 Petit 管。玻璃体和睫状体平坦部及睫状突之间均有悬韧带分隔，故该处玻璃体有被韧带压迫所致的放射状小沟（图1-135）。

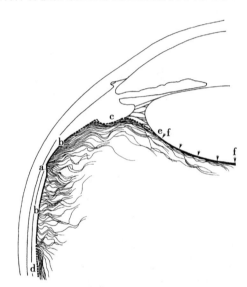

图1-135　图示玻璃体与其周围组织的关系

a. 锯齿缘，为视网膜的终末端　b. 玻璃体基底，玻璃体基底胶原走行方向与视网膜表面及睫状体垂直，平坦部以前走行方向与睫状体内面趋于平行　c. 前玻璃体与晶状体及悬韧带相连接　d. 后玻璃体与视网膜相连接　e. 玻璃体囊膜韧带　f. Berger 间隙

玻璃体前表面亦作为后房的后界。玻璃体前表面与晶状体后囊之间有约9mm直径的圆环形粘连，称为玻璃体囊膜韧带（ligamentum hyaloideocapsulare），亦称 Wieger 韧带。在青少年此粘连比较紧密，随着年龄的增长逐渐变为松弛，所以老年人做白内障手术晶状体与玻璃体容易分离。在圆环形 Wieger 韧带中央部为髌状窝，玻璃体与晶状体后囊附着比较松弛，甚至两者分离形成间隙，称为 Berger 晶状体后间隙，在光学切面上表现为晶状体后的光学空隙区。此间隙向后形成 Cloquet 管圆锥形的前端部分，这种胚胎玻璃体的残留，在晶状体后囊可以看到。

除了在视盘周围及黄斑部以外,玻璃体很少与视网膜的内界膜粘连,即便有些粘连也是细小而易分离的。

玻璃体与视盘周围的视网膜内界膜有较紧密的粘连。玻璃体后膜在视盘前转向前,形成 Cloquet 的壁,而在视盘处 Cloquet 管的底部称为 Martegiani 区,由此向玻璃体内伸延是为连续的 Cloquet 管。

玻璃体与黄斑部中心凹周围的视网膜内界膜有稍紧密的粘连,这种粘连形成 2～3mm 的小环,见于青少年,成人后消失。

玻璃体与锯齿缘附近的睫状体上皮及视网膜内界膜有着最紧密的粘连,其范围从锯齿缘向前 2mm,向后 4mm,该部位是玻璃体与眼球壁最牢固的附着处,即使病理改变或标本受到固定,该处玻璃体仍保持粘连。即使受到严重外伤,也不脱离。如果撕下玻璃体,该处的睫状体上皮随同而下;并且所有玻璃体胶原纤维可以追查到这个区域,故该处称为玻璃体基底(vitreous base),亦称玻璃体的起始部。

(三)组织结构

由于玻璃体中的水分较身体其他任何组织都多,并很容易造成人为的状态,所以要得到完善的标本进行研究是十分困难的。

显微镜下可见玻璃体由致密的界膜和中央部组成。界膜为玻璃体的浓缩,并非真正的玻璃体膜。除了在基底部的前方和透明管的后端以外,其他部分均有界膜存在。界膜分为前界膜与后界膜。

玻璃体的组织结构分为以下部分:①前界膜;②后界膜;③皮质;④中央玻璃体;⑤玻璃体细胞。

1. 前界膜 从锯齿缘前 1.5mm 处,玻璃体前界膜(anterior hyaloid membrane)向前伸延至晶状体赤道部,与晶状体后囊相连接。连接部的晶状体囊没有增厚,玻璃体囊韧带也非真正的韧带。玻璃体表面与晶状体后囊仅仅是接触,两者没有融合。电镜观察,前玻璃体表面与玻璃体皮质结构相同,但其纤维更为致密,特别是从玻璃体基底向晶状体及其悬韧带周围延伸辐射的纤维尤为致密。

2. 后界膜 从玻璃体基底部稍后方,基底部的纤维作为一薄层膜沿着视网膜内面向赤道部伸延至后极部。电镜观察,玻璃体后界膜(posterior hyaloid membrane)的胶原微丝以不同角度进入视网膜的 Müller 细胞及胶质细胞的基底膜。

3. 皮质(cortex) 包括前玻璃体及后玻璃体,厚约 100μm。皮质覆盖整个玻璃体,由胶原纤维、细胞及纤维内间隙的蛋白质和黏多糖积聚而成。胶原纤维走行方向不规则,粗约 10.0nm,胶原纤维把玻璃体与

其接触的内界膜连接起来。玻璃体皮质内包含的细胞比中央玻璃体多见。

(1)玻璃体基底:玻璃体基底的纤维起源于锯齿缘附近的视网膜内面及睫状体内皮的内面。纤维相互交错,形成索条状进入玻璃体。

电镜观察,形成玻璃体基底部的微丝附着在近锯齿缘睫状体平坦部无色素细胞的基底膜及视网膜周边部的内界膜,微丝的走行方向不规则。

(2)视盘周围的玻璃体:视盘周围的玻璃体与视网膜的内界膜紧密连接,但老年人较为松弛。该区包含的纤维更为丰富,纤维的走行方向与内界膜垂直。

4. 中央玻璃体 为了光镜检查,固定及制备的眼球标本很难保存中央玻璃体(central vitreous),特别是老年眼,中央玻璃体往往脱水收缩。中央玻璃体的超微结构类似皮质,两部分所有的胶原纤维相同。

5. 玻璃体细胞(hyalocytes) 见于玻璃体的皮质,特别是靠近视网膜及视盘的皮质。胚胎及胎儿眼玻璃体含有大量细胞,出生后逐渐消失,但在近视网膜的皮质内仍有少量细胞。根据不同形态和组织化学的性能,玻璃体细胞分为两类:①玻璃体细胞,可表现成纤维细胞的活动功能;②玻璃体纤维细胞(fibrocytes),其形态与成纤维细胞类似。

第三节 眼球的神经支配

支配眼球的神经包括感觉神经、副交感神经及交感神经,这些神经多汇集于睫状神经节(ciliary ganglion),然后从睫状神经节发出神经纤维进入眼球内。

一、感 觉 神 经

眼球的感觉由三叉神经的第一分支眼神经所支配。眼神经分为三支,即泪腺神经、额神经和鼻睫状神经。鼻睫状神经司眼球感觉,鼻睫状神经在眶内发出睫状长神经(long ciliary nerve)及睫状神经节长根。睫状长神经直接走向眼球后部,在视神经周围分为两支,距视神经较近处穿巩膜而入眼球内,其中含有交感神经纤维。睫状长神经分布于睫状体、虹膜、瞳孔开大肌和角膜,司感觉及瞳孔开大。睫状神经节长根(感觉根)的纤维进入睫状神经节,发出睫状短神经,穿过巩膜,分布于眼球内部,司感觉及瞳孔开大。

二、副交感神经

副交感神经来自动眼神经至下斜肌的神经分支,其纤维进入睫状神经节,为睫状神经节短根(运动根),含有至瞳孔括约肌和睫状肌的副交感神经纤维。

三、交 感 神 经

交感神经为来自颈内动脉周围交感神经丛的纤维，一部分经睫状长神经穿过巩膜，经脉络膜上腔，支配瞳孔开大肌；另一部分为睫状神经节的交感根，其节后纤维组成睫状短神经，在眼球后部入眼球内，支配瞳孔开大肌并司眼球内血管的舒缩，可能还参与睫状肌的调节。

四、睫 状 神 经 节

睫状神经节（ganglion ciliare）为灰红色略呈四边形的小体，其前后长 2mm，上下宽 1mm，位于眼眶后部，距视神经孔约 10mm，在外直肌和视神经之间。

（一）睫状神经节的节前纤维

睫状神经节的节前纤维有三个根组成：长根（感觉根），短根（运动根），交感根。

1. 长根（感觉根）　是鼻睫神经刚进入眼眶时发出的一支细长神经（长约 6～12mm），名为睫状神经节长根，沿视神经的外侧向前到神经节的后上角。其中有来自虹膜、角膜和睫状体的感觉纤维，可能还有到瞳孔开大肌的交感神经纤维。

2. 短根（运动根）　来自动眼神经的下斜肌分支，为副交感神经纤维，长约 1～2mm，于神经节的后下角进入。其纤维支配瞳孔括约肌和睫状肌。

3. 交感根　来自颈内动脉周围的交感神经丛。交感神经纤维进入神经节的后缘。交感根中含有血管收缩纤维到眼球的血管，可能还有到瞳孔开大肌的纤维。

（二）睫状神经节的节后纤维

睫状神经节的节后纤维组成睫状短神经（short ciliary nerve），共 6～10 条。睫状短神经与睫状长神经均在眼球后极穿入巩膜后，行走在脉络膜上腔，前行到睫状体，组成神经丛，由此发出的分支，支配虹膜、睫状体、角膜和巩膜的知觉，以及瞳孔开大肌、瞳孔括约肌的运动。部分睫状神经未达睫状体前，在脉络膜组成神经丛，发出分支，支配脉络膜血管的舒缩（图 1-136）。

（朱秀安）

第四节　眼球的血液循环系统

一、视网膜中央血管系统

（一）视网膜中央动脉

视网膜中央动脉（central retinal artery）是唯一供应视网膜营养的动脉，故了解它的来源、行程、分支、分布和吻合对临床有很重要的生理和病理意义。

1. 来源　大多数人的视网膜中央动脉来自颈内动脉的分支眼动脉，也有小部分人来源于脑膜中动脉发出的眼动脉。Singh 报道：①视网膜中央动脉从眶尖处眼动脉发出者占 1.78%。②从眼动脉第一部分发出者占 22.12%。③从眼动脉拐角处发出者占 57.69%。④从眼动脉第二部分发出者占 18.27%。当视网膜中央动脉从脑膜中动脉的分支发出时，它位于视神经内侧。眼动脉在眼眶内有许多分支，大多数人认为视网膜中央动脉为眼动脉的第一支或第二支，为第三分支者占极少数。视网膜中央动脉可单独从眼动脉发出，也可与其他分支同由一主干发出，如与颞侧或鼻侧睫状后动脉同由一主干发出或与泪腺动脉、或与肌支动脉同由一主干发出，甚至可与筛后动脉同由一主干发出。

2. 行程　可分四个部分：眶内段、鞘内段、神经内段和眼内段。

（1）眶内段：从眼动脉发出直至它进入视神经硬膜处。视网膜中央动脉在眶内走行时稍迂曲，通常位于视神经周围脂肪蜂窝组织内，贴着视神经鞘前行，然后穿过视神经硬脑膜进入视神经。穿入视神经鞘的部位和距离各作者报告有所差异。Singh 报道视网膜中央动脉从视神经内下方穿入者占 86.3%，在视神经下外侧穿入者占 12.7%，从视神经外侧穿入者占 1%。

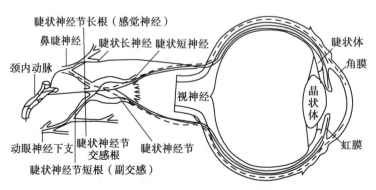

图 1-136　睫状神经节的神经根模式图

穿入点距眼球后的距离最短者为眼球后 4mm，最远为距球后 20mm，大多数距离为 10～12mm。

（2）鞘内段：从硬脑膜处穿入，经过蛛网膜下腔，直至穿入视神经实质。长度约为 0.9～2.5mm。首先在硬膜下往前斜向走行较短距离，然后穿过蛛网膜进入蛛网膜下腔，斜向前走行较长距离，然后进入视神经实质。视网膜中央静脉常伴随动脉走行。

（3）神经内段：从进入视神经处直至筛板后。视网膜中央动脉和软脑膜一起进入视神经走行。在视神经内又分为垂直部分和水平部分。垂直部分即从穿入视神经处至水平部位开始处，其走行方向，89.06% 是往上稍往前走行直至视神经中央，7.8% 是垂直往上走行，3.13% 是往上和往后走行。通常从垂直方向移行至水平方向是逐渐改变的，也有从垂直方向至水平方向在视神经中心处形成 90° 直角。水平部分即从视神经中心往前走行，直至穿过筛板中央到达视盘。在视神经内动脉有相应静脉伴随，并被纤维和弹力组织包绕。静脉位于动脉旁，也被纤维组织包绕。动脉和静脉贴近，被纤维组织分开，可有神经组织介于其间。

视网膜中央动脉从发源处至视盘有 4 个主要弯曲：①动脉从水平位变为垂直位穿入视神经硬脑膜处。②从硬脑膜垂直位变成斜向水平位进入蛛网膜下腔处。③从斜向水平位变为垂直位进入视神经实质处。④从进入视神经实质垂直位至视神经中心变为水平位向前走行处（图 1-137）。以上 4 个转弯处均呈直角走行或不呈直角走行，Singh 称所有转弯处均呈钝角走行。以上的位置对视网膜中央动脉的血流起着重要的作用，特别是对视网膜中央动脉阻塞的发病更具解剖上意义。

（4）眼内段：视网膜中央动脉穿过巩膜筛板后，失去软脑膜包绕，进入视盘，在眼内分为鼻上、鼻下、颞上、颞下四支主干，分布在视网膜内层，然后逐级分支直达锯齿缘。

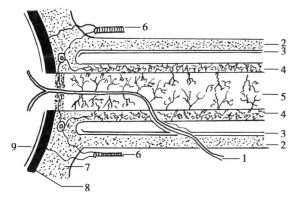

图 1-137 视网膜中央动脉行程
1. 视网膜中央动脉　2. 硬脑膜　3. 蛛网膜　4. 软脑膜
5. 视神经　6. 睫状后动脉　7. 巩膜　8. 脉络膜　9. 视网膜

3. 分支和分布　关于视网膜中央动脉的分支几乎没有一个人其分支走行相同，即使是同一人的双眼，其血管分布也各有差异。根据视网膜中央动脉的不同部位，其分支各不相同。

（1）眶内段：分支较少。发出一支分支者占 32.6%；发出两支分支者占 13.0%；发出 3 支以上分支者更少。分支可从视网膜中央动脉眶内段的任何部位发出，通常分布于视神经的硬脑膜。有的可穿过神经鞘至视神经软脑膜，甚至进入视神经分布。

（2）鞘内段：分支较少。发出一支分支者占 48.7%，发出 2 支分支者占 35.5%。

从眶内和鞘内发出的软脑膜血管总是呈放射状进入视神经实质、在神经纤维束之间的纤维隔中走行。这些分支长短不同，到达视神经不同深度，常常到达视神经的中央，个别有从视神经一侧穿过视神经而达另一侧者。

（3）神经内段：分支可少至 1 支，多至 8 支。从视神经中央发出分支，呈放射状往前或往后，在神经纤维隔中走行，其长度约 3～4mm，个别长达 6mm。

（4）眼内段：视网膜中央动脉在视盘中央进入眼内，先分为上支和下支，然后再形成鼻上、鼻下和颞上、颞下支。在视盘内或视盘上分支有不同眼底分布。如进入视盘后分支，可见一支主干进入视盘；如进入视盘前已分为两支，则在视盘上可见两支主干；如分为四支主干再进入视盘，则可见视盘上呈四支主干分支；如分支更早，则在视盘上可见到 8 支分支。

1）视盘周围放射状毛细血管网（the radial peripapillary capillaries，RPC）：视网膜中央动脉为小动脉，经过双叉分支形成前小动脉和毛细血管网，分别供应鼻上、鼻下、颞上、颞下扇形视网膜区。视网膜毛细血管网呈板层结构分布。视网膜后极部最厚，共有 3～4 层毛细血管网，即最表浅层的视盘周围放射状毛细血管网，内层毛细血管网有时又分为两层，另有外层毛细血管网。赤道部由于没有放射状毛细血管，故仅有两层毛细血管网。周边部最薄，仅有一层毛细血管网（图 1-138）。黄斑中心凹约 400～500μm 范围和近锯齿缘约 1～1.5mm 范围无毛细血管供应。

2）视盘周围放射状毛细血管：位于神经纤维层内，为最表浅层的毛细血管。来自视网膜中央动脉主干或其分支。围绕视盘沿主干大动脉和大静脉走行，可跨过大的动脉和静脉，彼此呈放射状平行走行（图 1-146）。颞上和颞下 RPC 走行途径长，可达 6～7mm，鼻上和鼻下走行途径短，约 4～5mm，正颞侧和正鼻侧方向 RPC 走行更短。它们不分布至黄斑区，因此 RPC 的分布形态如双向 Bejerrum 暗点。RPC 在走行途中发出

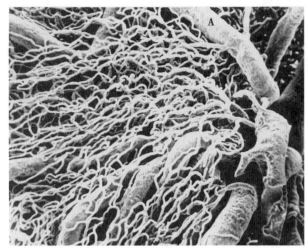

图1-138　视网膜中央动脉（A）发出视盘周围放射状毛细血管和视网膜毛细血管层，血管铸型扫描电镜观察（×100）

许多分支，彼此连接，并与内层毛细血管网连接。它们呈环形，终止点进入集合小静脉，或直接进入视网膜中央静脉的主干。

3）内层毛细血管网：又称浅层毛细血管网。位于RPC之外，与视网膜大动脉和大静脉位于同一平面，分布在神经纤维层和神经节细胞层。由视网膜中央动脉四支主干沿途发出大的分支，这些大分支与主干形成锐角，但当大分支发出小动脉和前毛细血管小动脉时常成直角分支。分支距离母动脉走行一小段距离然后再行分支，故形成动脉周围无毛细血管区带。从前毛细血管小动脉再形成毛细血管网。从邻近各个小动脉发出的毛细血管网彼此交错，形成不同形状的网眼。这些毛细血管网与小动脉位于同一平面。有时后极部内层毛细血管网形成两层网。走行途中它们通过垂直走行的毛细血管桥向内和RPC连接，向外和外层毛细血管网连接。毛细血管集合进入后毛细血管小静脉。

4）外层毛细血管网：又称深层毛细血管网。位于内核层和外丛状层。由内层血管层的小动脉营养。这些小动脉平行于内层和外层毛细血管层走行，在走行途中发出许多垂直走行的前毛细血管小动脉，到达外层时，发出毛细血管，彼此交错，形成多角形或不规则形的毛细血管网眼，组成与内层毛细血管网平行的外层血管层。然后汇流入内层小静脉。

5）黄斑区和周边部毛细血管网：黄斑区血管来源于视网膜中央动脉的颞上支和颞下支的血管分支，呈放射状排列，在黄斑形成5～7支分支，当它们到达旁黄斑区时，管径变小，形成双层毛细血管网。这些血管网在靠近黄斑中心凹时，彼此连接形成完整的单层血管拱环，留下中央直径为400～500μm的无血管区。

毛细血管引流入前毛细血管小静脉和集合小静脉，数量与小动脉大致相等，与动脉相间排列如车轮状、分别引流入颞上支和颞下支视网膜中央静脉。

视网膜中央动脉的分支走行至周边部时，管径变细变小，形成一层毛细血管网。在近锯齿缘时终止，形成各式各样的血管弓，这些血管弓可由小动脉，或小静脉，或毛细血管组成。然后汇流入较大静脉。

4．吻合　视网膜中央动脉为终末动脉，在视网膜内其分支不彼此吻合，也不与葡萄膜血管吻合。在筛板处也不发出分支与其他血管吻合。但在神经内段和鞘内段可有吻合支，其吻合类型有以下几种：

（1）从Zinn血管环发出供应软脑膜的回返支与视网膜中央动脉发出的软脑膜支在软脑膜处吻合。这是最常见的吻合支。

（2）在筛板附近，视网膜中央动脉神经内分支可与Zinn血管环的分支吻合。但有的作者认为该处无吻合支，即使有也属毛细血管性质，无重要生理意义。也有人认为当视网膜中央动脉阻塞时，这些吻合支可扩张变粗。

（3）从脉络膜动脉发出的分支进入视盘附近与视网膜中央动脉的分支吻合，但仅发生在远离筛板处。

（4）在软脑膜处，从眼动脉发出的分支与视网膜中央动脉在穿入硬脑膜处发出的分支自由吻合。

（5）在神经内段，视网膜中央动脉在鞘内段的分支与其在神经内段的分支彼此吻合。也有作者认为该处无吻合支形成。

（二）视网膜中央静脉

近锯齿缘的毛细血管形成血管弓，收集该处血液，往赤道部方向回流，随管径增大，形成后毛细血管小静脉，再汇流入小静脉。毛细血管可从静脉管壁四周任何部位进入。有的单独一支进入小静脉，或两支甚至三支毛细血管同时汇入小静脉。也有毛细血管在离小静脉很近处，集合形成一总干后，再汇入小静脉。在视网膜周边部小静脉和小动脉相间排列，毛细血管网位于它们之间。行至赤道部时，众多小静脉汇流入较大静脉，与动脉伴行，沿途收集毛细血管血流，汇入静脉。动静脉在行进途中常彼此交叉，动脉位于静脉之下或跨过静脉。交叉处以颞上方和颞下方最多。到后极部时，静脉管径增粗，形成颞上、颞下、鼻上、鼻下四支视网膜中央静脉主干。在视盘上还收集毛细血管血流。某些分支与视盘周围脉络膜静脉小分支交通。当视网膜中央静脉阻塞时，这些交通支扩大形成睫网静脉侧支。一般颞上支和鼻上支汇合形成上支主干，颞下支和鼻下支形成下支主干，在视盘上或视盘后汇合形成视网膜中央静脉（central retinal vein）主干。

在极少见的情况下，颞下支和鼻上支或颞上支和鼻下支可共同汇流形成一支主干。临床曾见鼻上支和颞下支同时阻塞者。视网膜中央静脉穿过筛板与视网膜中央动脉伴行，位于视神经中心部，沿途收集神经内静脉小分支血流，并与软膜静脉交通。在眼球后大约8～15mm 左右与视网膜中央动脉一道穿出视神经，也可距离动脉一段距离再穿出视神经。因此视网膜中央静脉在视神经内与动脉一样也经过 4 处弯曲。这在视网膜中央静脉阻塞也有重要的临床意义。视网膜中央静脉进入眼眶后，可直接经过眶上裂进入海绵窦，也可汇流入眼上静脉，然后进入海绵窦。极少情况下汇流入眼下静脉。

（三）视网膜中央动脉和静脉的超微结构

1. 视网膜中央动脉　视神经内的视网膜中央动脉直径大约 200μm，靠近眼球后逐渐变小，进入视盘后失去软脑膜，其直径约为 130～170μm。它的结构类似身体其他处小动脉，但缺乏内弹力层。其血管管壁共有三层：内膜为一层内皮细胞组成。细胞核长轴平行于血管轴排列、相邻细胞膜互相重叠或交错对插。内皮细胞外面为一宽约 0.1～0.5μm 的密度均匀的基膜。中膜为平滑肌细胞层，近视盘处血管壁含有 5～7 层平滑肌细胞，赤道部减为 2～3 层，周边部减为 1～2 层。肌细胞呈环状和纵行排列。它们被基膜包绕，其间含有胶原纤维。有时肌细胞可移行进入外膜。外膜由疏松排列的胶原纤维组成。大多数与血管呈斜行排列。外膜由胶质细胞和 Müller 细胞的基膜与周围神经组织分开。这些用来隔开中胚叶血管和神经外胚叶视网膜的胶质组织称为 Krückmann 血管周围界膜。

2. 视网膜中央静脉　视神经内的视网膜中央静脉通常位于视网膜中央动脉的颞侧，管径大约 200～245μm。近视盘处直径约 200μm。管壁较薄，内膜由一层内皮细胞衬里，其基膜较动脉者薄，厚约 0.1μm。中膜肌细胞较少，小静脉中膜的肌细胞结构略有变异，胞质微丝较少，有一扁平的核，胞膜下有胞饮小泡，它们的基膜很薄或甚至缺如。外膜由疏松排列的纵行结缔组织构成。其外为胶质细胞和 Müller 细胞的基膜。

3. 动静脉交叉　无论是在视神经、视盘或视网膜动静脉交叉处，动脉和静脉享有一共同的纤维鞘。有时动脉和静脉靠得很近，相邻管壁处仅有一薄层内皮细胞和基膜分开他们的管腔，因此其中任一血管的病变均可彼此影响。如视网膜动脉硬化，常发现在动静脉交叉处，由于动脉的病变而产生静脉受压现象，严重者产生静脉阻塞，就是由于动静脉共同鞘膜纤维化所致。

4. 视网膜毛细血管　参看卷一第四篇眼的血循环一章。

二、睫状血管系统

睫状动脉是供应眼球脉络膜、睫状体和虹膜的血管系统，它也供应小部分其他眼组织。除视网膜中央动脉外，眼的绝大部分血液是从眼动脉流经睫状动脉系统进入眼内。睫状动脉分为两组：睫状后动脉和睫状前动脉。

（一）睫状后动脉

大多数作者认为睫状后动脉（posterior ciliary artery）通常为 2 支或 3 支主干，即鼻侧支和颞侧支。如有第三支，则一般为上支主干。Hayreh 报道睫状后动脉有多达 5 支主干者。这些主干大多数单独从眼动脉发出，如有几支主干者，可与泪腺动脉、或肌支动脉、或与视网膜中央动脉共一主干发出。从眼动脉发出的部位也各有差异，它们大多数从眼动脉第一部分或第二部分发出，少数从眼动脉第三部分发出。故按眼动脉分支次序，他们为眼动脉的第一或第二分支，少数为第三或第四分支。睫状后动脉沿视神经往前走行，到达眼球后部围绕视神经发出 15～20 支分支，称为睫状后短动脉。同时发出两支睫状后长动脉。

1. 睫状后短动脉　从睫状后动脉发出 15～20 支睫状后短动脉（short posterior ciliary artery），围绕视神经分为鼻侧组和颞侧组。在眼球后极部垂直或斜行穿过巩膜进入脉络膜，形成脉络膜三层血管层。睫状后短动脉在走行过程中发出各种分支（图 1-139）：①在眼眶内走行时，发出分支形成视神经软脑膜动脉血管丛；②在眼球后部穿入巩膜前发出分支，形成上巩膜动脉血管丛；③围绕视神经发出分支，参与形成 Haller-Zinn 动脉环；④发出分支进入筛板供应视盘；⑤分支进入眼内形成终末支供应脉络膜。

2. Haller-Zinn 动脉环　简称 Zinn 动脉环，由睫状后短动脉发出的分支围绕视神经在巩膜内吻合形成。它们由两支或三支，偶有四支睫状后动脉的分支吻合而成圆形或椭圆形的环。这种环可以是完整的，也可是不完整的。如果来自两侧的睫状后动脉的分支在视盘的上方和下方均互相吻合，则形成比较完整的血管环（图 1-140）。如果来自两侧的睫状后短动脉分支仅在视盘的上方或下方吻合，则形成一不完整的血管环。从 Zinn 动脉环发出以下分支：①往外走行，形成脉络膜动脉；②往后走行形成视神经软脑膜血管网；③从血管环四周发出许多小分支往内走行，供应视盘筛板前区和筛板区；④向内发出睫状视网膜动脉，供应后极部视网膜扇形区（图 1-141）。

3. 睫状后长动脉（long posterior ciliary artery）　一般分为鼻侧和颞侧两支主干。它们单独从眼动脉发

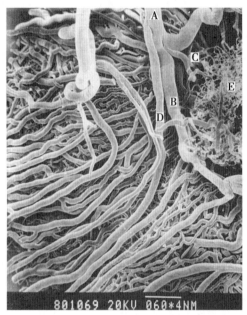

图 1-139　睫状后短动脉（A）发出分支（B）形成 Zinn 动脉环和分支（C）供应筛板区（E）以及分支形成脉络膜动脉（D）（×25）

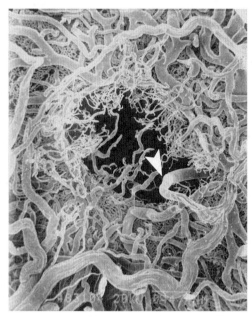

图 1-141　Zinn 血管环发出睫状视网膜动脉（箭头）（×44）

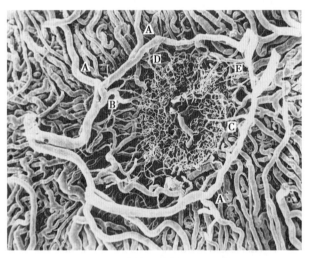

图 1-140　比较完整的 Zinn 血管环

A 为从 Zinn 血管环发出的脉络膜动脉　B 为 Zinn 血管环分支供应筛板前区　C 为 Zinn 血管环发出睫状视网膜动脉并分支供应筛板前区　D 为 Zinn 血管环分支供应筛板前区　E 为睫状后短动脉直接分支供应筛板前区（×26）

出，或与视网膜中央动脉，或睫状后短动脉共一主干。两支主干分别在视神经两侧往前行，在睫状后短动脉穿入巩膜稍前处斜行进入巩膜，潜行 3～7mm，进入脉络膜上腔。在该处不发出分支。当它们到达睫状体平坦部时，发出回返支往后走行，分别供应脉络膜前部鼻侧和颞侧扇形区。当它们到达虹膜根部和睫状体交界处，鼻侧支和颞侧支分别发出上、下两分支围绕虹膜根部走行 360°，形成虹膜动脉大环（the major

arterial circle of the iris）。从动脉大环再发出分支供应虹膜和睫状体（彩图 1-142，见书末彩插）。

（二）睫状前动脉

眼动脉在眼眶内发出两支或三支肌支主干动脉以供应四条直肌。在直肌附着处，每一条肌肉的血管发出两支主干，但外直肌仅为一条，继续往前行，在围绕角膜缘的上巩膜组织和巩膜实质内，发出许多小分支，供应眼前部的组织。

1. 睫状前动脉（anterior ciliary artery）往前行在角膜缘附近的上巩膜组织内，发出小分支形成环状角巩膜缘血管网，它们终止于角膜缘（图 1-143）。并发出分支形成结膜前动脉，它们与来自睑板动脉弓的结膜后动脉连络。

2. 睫状前动脉在巩膜内形成深层血管丛，供应巩膜和 Schlemm 管。

3. 睫状前动脉的分支往前行，在角膜缘后 5～8mm 处，穿过巩膜进入睫状体，发出分支供应睫状肌和睫状体前部，并参与形成虹膜大环。

4. 部分分支经睫状体发出回返支，供应部分前部脉络膜。

（三）虹膜动脉大环

虹膜动脉大环（major arterial circle of the iris）位于虹膜根部和睫状体前部交界处。由以下动脉组成：①鼻侧和颞侧睫状后长动脉在走行至虹膜根部时，各分为上、下两支，沿虹膜根部呈环形走行。每侧上、下支共走行约 180°，形成虹膜大环的主要部分，最后形成细小的末梢终支，供应该处的虹膜和睫状体；②睫

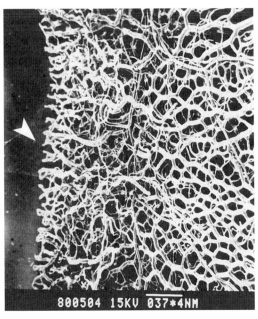

图1-143 角巩膜缘血管网（箭头）

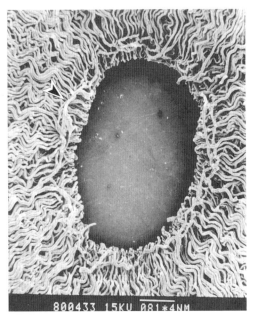

图1-144 虹膜血管
箭头示瞳孔缘血管和呈垂直环状走行的虹膜小环

状前动脉自四条直肌的肌支发出后往前行，在虹膜根部相应处穿过巩膜参与和加强虹膜大环。

因此虹膜大环并不是一个完整的单支血管环，而是许多大血管在虹膜根部组成环形。这些大血管并不形成端对端的吻合，而是在相邻地区各自形成毛细血管网，供应交界处的虹膜和睫状体。

从虹膜大环发出以下分支：

（1）虹膜分支：从虹膜大环每隔150～170μm即发出一分支至虹膜，围绕虹膜根部360°发出放射状小动脉至虹膜，形成虹膜毛细血管网。

（2）睫状体分支：自虹膜大环另一侧发出许多分支进入睫状体，形成睫状肌和睫状突的血管网。

（3）脉络膜回返动脉：从虹膜大环发出少数分支，往后行经睫状体至平坦部形成周边部脉络膜毛细血管。

（四）虹膜动脉小环

虹膜动脉小环（minor arterial circle of iris）是从虹膜各个方向走向瞳孔区的放射状小动脉，在距瞳孔缘约250～400μm处发出许多小支并呈环形走行。环形走行的距离长短不一，在瞳孔缘附近形成迂曲走行的虹膜小环（图1-144）。从小环发出的小分支和毛细血管，有的直接进入虹膜下面的小静脉，有的前行形成瞳孔缘单层毛细血管网。根据小环的形态分布和位置，为瞳孔括约肌提供血供。

（五）脉络膜动脉和毛细血管层

脉络膜主要由睫状后短动脉和睫状后长动脉及其回返支供给。共有三层血管层：①大血管层：睫状后短动脉形成鼻侧组和颞侧组，分别供应鼻侧和颞侧脉络膜。每一支睫状后短动脉穿过眼球后部巩膜，呈扇形分布，形成脉络膜外层大血管，与脉络膜大静脉相间排列。两支睫状后长动脉走行至赤道部前发出回返支，也呈扇形分布供给鼻侧和颞侧周边部脉络膜扇形区。从Zinn血管环尚发出小动脉组成后极部脉络膜大血管层。②中血管层：由脉络膜前小动脉和后小静脉组成。它们在各个地区管径大小，走行长短和数量均不相同。后极部前小动脉粗大，分支多，走行短，在大血管层和毛细血管层之间走行，垂直进入脉络膜动脉小叶。从赤道部走向周边部时，前小动脉数量减少，管径变细，走行长。后小静脉在后极部比前小动脉走行长。从赤道部至周边部时，后小静脉数量增多，管径变粗。③毛细血管层：为脉络膜动脉的终末支，为一层连续均匀的小叶结构的毛细血管层。在各个地区毛细血管管径、小叶形态、密度和特点均不相同。视盘周围和黄斑区毛细血管粗大，网眼小，小叶密集，不易分清小叶轮廓。动脉小叶可有多支前小动脉供给。赤道部毛细血管管径稍变细，网眼变大，小叶结构逐渐清晰。周边部毛细血管稀疏，网眼更大，静脉小叶数量增大，小叶密度减少，故轮廓清晰可见（图1-145）。

脉络膜动脉和视网膜中央动脉不同，血管之间普遍存在吻合支。这种吻合支可以发生在大动脉之间，大静脉之间，前毛细血管小动脉之间，甚至毛细血管之间。故从解剖上看，脉络膜动脉不是终末动脉，但从毛细血管小叶结构看，可认为是功能性终末动脉。

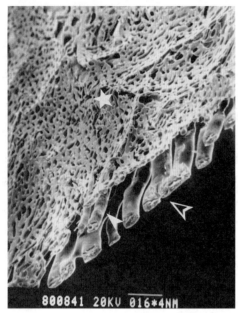

图 1-145 脉络膜三层血管层侧面观

大血管层（双箭头）中血管层（白箭头）；毛细血管层（星号）
（×90）

（六）涡状静脉

涡状静脉（vortex vein）为引流脉络膜、睫状体和虹膜的主要血管。脉络膜后部的静脉向前集合，赤道部前的脉络膜静脉则往后集合。开始由二、三支静脉汇合成一小的主干。再由三、四支小的主干汇合成大的主干。三、四支大的主干最后汇合形成涡状静脉。在汇合处静脉形成一支主干，该处膨大形成壶腹，但有的涡状静脉膨大并不明显。每一侧涡状静脉在眼内段走行时常为一支或两支，在出巩膜前汇合成一支，或不汇合直接穿出巩膜，在眼外再汇合成一主干。故眼内段涡状静脉可有 5～7 支。穿出巩膜后可形成 4～5 支涡状静脉。它们在上、下直肌两侧赤道部后穿出巩膜，斜穿巩膜的长度约为 2～5mm。颞上支涡状静脉约在赤道后 8mm 处穿出巩膜，鼻上支在 7mm，颞下支在 6mm，鼻下支在赤道后 5.5mm 处穿出巩膜。穿出点正好在上、下直肌两侧。颞上支涡状静脉靠近上斜肌肌腱。颞下支静脉靠近下斜肌肌腱。这 4～5 支涡状静脉分别收集鼻上、鼻下、颞上、颞下的脉络膜血液。脉络膜静脉除汇入涡状静脉外，并与平坦部静脉连续。睫状体平坦部几乎全为平行排列的静脉，主要收集虹膜睫状体的静脉血流，部分周边部脉络膜毛细血管也汇流入平坦部静脉，然后再汇入涡状静脉。涡状静脉除了收集脉络膜、虹膜睫状体的血液外，尚接受巩膜内血管丛和角膜缘血管网的血液。

（七）睫状前静脉

睫状前静脉（anterior ciliary vein）引流睫状体前

部和外部的血液，当它们流入上巩膜静脉丛之前，在角膜缘后与 Schlemm 管的外管连接，故参与房水的引流。在睫状肌的外面有睫状前静脉丛，引流入睫状前静脉，这些静脉在巩膜内形成复杂的深层和浅层静脉丛。深层丛由多数粗大静脉迂曲自由吻合形成致密网。表浅静脉丛由较小静脉组成，与深层静脉丛部分交通。它们与 Tenon 囊静脉丛和结膜静脉丛也有交通，最后引流入眼静脉。

三、眼微血管的结构和超微结构

（一）概论

血液循环是维持细胞、组织和脏器新陈代谢的重要系统，各种细胞必须不断地接受营养物质和运出代谢产物以维持其生命力。微循环就是直接参与物质交换的功能单位。眼球是结构精细的视觉器官，各组织也有各自的特点，它的血循环基本上属于微循环的范畴，它们受体循环和眼压的影响。关于微循环的定义和范围有不同的看法，多数认为以限于微动脉、毛细血管和微静脉的血液循环比较合适，因为这是血液循环最末梢的部分，遍及全身各个脏器和组织内，通过它们进行物质交换。

1. 微动脉 与微静脉伴行，但走行刚健而直，管壁较厚，管径大小在各脏器和组织中有很大差异，约 10～30μm，其结构分为三层：即内膜、中膜和外膜。内膜由内皮细胞及其基膜构成。中膜为平滑肌细胞，开始为 1～2 层环绕血管壁，随着血管管径增大，平滑肌细胞层数加多，可达 3～4 层，有的尚有少许弹力纤维。外膜薄、由疏松排列的胶原和成纤维细胞构成。微动脉通过前毛细血管微动脉或括约肌与毛细血管床连接。前毛细血管微动脉有一些很活跃的平滑肌细胞所包绕，而前毛细血管括约肌有一单层肌细胞包绕，对氧、二氧化碳和电解质等很敏感。这些细胞是控制血流进入毛细血管床的主要因素。随着微动脉管径的增大逐渐移行为小动脉。

2. 微静脉 管径较微动脉大，约 15～50μm，但其壁薄，从毛细血管到微静脉是逐渐移行的，首先出现胶原纤维，然后出现平滑肌细胞。血管壁最内层为内皮细胞，其下为胶原纤维和散在的弹力纤维。弹力纤维并不完整，数量也不多；中层由一薄层肌纤维构成，外层由纵行排列的胶原纤维和散在的弹力纤维构成。由于静脉管壁肌层和弹力纤维较少，管壁相对薄而管腔大，内皮细胞连接发育不好，可有高度渗透性，是血液和组织液交换的重要场所。

3. 毛细血管 平均直径 7～9μm，其分支互相吻合缠绕形成网状，近微动脉侧的毛细血管称为前毛细血管微动脉，近微静脉侧者称为后毛细血管微静脉。构成毛细血管壁的成分有三：①内皮细胞；②周细胞；③基底膜。

（1）内皮细胞：由单层细胞连续排列、构成毛细血管内壁、其细胞长轴平行于血管，内皮细胞彼此连接，从表面看像宝石镶嵌。小的毛细血管由两个内皮细胞环绕形成一圈血管壁，偶有由一个内皮细胞构成者，大一点的毛细血管需3～5个内皮细胞环绕构成管壁。内皮细胞彼此对端连接呈一直线，也可由内皮细胞的一边呈斜线重叠在另一内皮细胞的边上形成叠瓦或地图交界状，也有的呈一S形连接或手指交叉形连接。相邻两内皮细胞壁的距离根据不同地区可形成紧密的封闭式连接或彼此分开有一定距离。电镜下观察内皮细胞切面呈扁长形，细胞核较厚，突入于毛细血管腔内，内表面有短的微绒毛，胞质菲薄，含有高尔基体、线粒体、粗面内质网、微丝和微饮泡，有的微饮泡完全在胞质内，有的则开口于细胞外表面或内表面，其功能为运输物质。内皮细胞本身能收缩，可改变他们的形态和减少毛细血管直径。

（2）周细胞：位于毛细血管外周，切面呈细长形，有比较多的胞质分支包围血管壁，细胞核比较大，呈卵圆形，胞质的超微结构和细胞器很像平滑肌细胞和内皮细胞，含有线粒体、粗面内质网、微饮泡和微丝。周细胞被内皮细胞基膜包绕，它本身也生成基底膜。周细胞的功能是支持微血管、防止血管闭合和血液过多外流。在水肿和炎症时，它具有吞噬作用。

（3）基底膜：是包绕内皮细胞和周细胞的无定形薄膜，电子密度较高，其厚度因种属不同而厚薄不同。厚度一般随年龄而有所增加。电镜观察证明，基底膜由基质和网织纤维两部分组成，基质部分厚约50～200nm，为均质性，电子密度中等，紧紧包在内皮细胞外面。组织化学提示其主要成分为黏多糖物质。网织纤维部分含有交织成网状的网织纤维和微细的胶原纤维，混入周围的结缔组织之中。基底膜的功能是调节和限制物质交换的作用。曾有人发现，有些物质虽已自血管内皮细胞透出，但却不能透过基底膜，因此它是血液和组织间的一种屏障。新生血管都没有基底膜，荧光造影时，可见大量荧光素渗漏出血管壁。

根据毛细血管内皮细胞连接处的结构特点，毛细血管分为三型：即连续型毛细血管、窗孔型毛细血管和不连续型毛细血管。

（1）连续型毛细血管：内皮细胞平均厚度0.1～0.2μm，胞质内含有吞饮微泡、微丝和微管。内皮细胞之间的连接为封闭小带型，即内皮细胞间的空隙由于相邻两内皮浆膜外层融合而封闭。根据冷冻割断蚀刻（freeze fracture-etch）新技术证明，紧密连接处的A面有两三排连续的膜嵴或皱痕，相应的B面为含有微粒的沟，这种沟和脊可使相邻两内皮细胞膜牢牢固定在一起，与其基底膜形成连续的完整的屏障。这一型毛细血管广泛分布于大脑、视网膜、皮肤、肺、骨骼肌、肠系膜等。

（2）窗孔型毛细血管：内皮细胞厚度40～80nm，内皮细胞有窗孔，呈圆形，直径约70～100nm，窗孔间隔比较规则，大约平均每平方微米30个左右，窗孔处无胞质，由一层厚约5.0nm的薄膜组成，薄膜的中心有小结样膨起，内皮细胞间的连接为缝隙连接，其胞质内有少量吞饮微泡，细胞器很稀少，有一薄的基底膜，周细胞罕见，此种类型毛细血管见于脉络膜、睫状体、内外分泌腺、胆囊等。

（3）不连续型毛细血管：内皮细胞不连续，胞质有孔洞，大约0.5～2μm，偶尔可见薄膜把孔封闭，胞质内含有微管和较少微丝和溶酶体，内皮细胞交接处为缝隙连接，没有基底膜，偶尔可见周细胞。此型血管见于肝、脾和骨髓等。

（二）视网膜血管

视网膜中央动脉为终末动脉，不与其他动脉交通，在临床上有重要意义。它由眼动脉发出，在眼球后10～12mm处穿入视神经，进入眼球时管径只有170μm左右，分为鼻上、下和颞上、下四主干，然后逐级分支供应视网膜内层，在距锯齿缘0.5mm处终止。视网膜外4层则由脉络膜血管供给。根据荧光造影证实约有20%～50%正常眼有睫网动脉存在，它自睫状后动脉或Zinn环发出，供应视网膜一舌状区。视网膜毛细血管网呈板层状分布，后极部最厚，有3～4层毛细血管网，即最表浅层的视盘周围放射状毛细血管网（简称RPC），浅层毛细血管网和深层毛细血管网。赤道部由于没有RPC而仅有两层毛细血管网，周边部最薄，仅有一层。

1. 视盘周围放射状毛细血管网（RPC） RPC自视网膜中央动脉主干或其分支发出，沿四支主干血管呈双向Bjerrum暗点形态分布，位于神经纤维层。分为两型：长链型和疏网型。长链型最普遍，从视盘附近大血管发出，彼此平行呈放射状走行。两条RPC之间的平均间距约40μm，走行途中常分支，与主支形成Y型、T型或H型连接。使毛细血管网眼呈长方形或矩形。在走行途中有的RPC与其下面的毛细血管丛连接，有的形成一环形终止点进入集合小静脉（图1-146）。另一型为疏网型，较少见，走行短，彼此吻合交通，形成三角形或多角形网眼。RPC引流入视网膜中央静脉或其分支。由于RPC管径小，走行长，位置最表浅，循环容

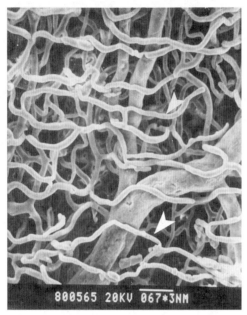

图1-146 人眼视乳头周围放射状毛细血管网（箭头）

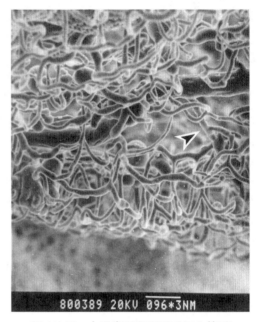

图1-147 人眼浅层和深层毛细血管网
箭头示前小动脉

易受损，许多作者证实青光眼的视野改变与RPC的供血不足有关，导致神经纤维受损。

2. 浅层毛细血管网 位于RPC之外，与视网膜大血管位于同一平面，分布在神经纤维层和神经节细胞层。由视网膜中央动脉主干沿途发出的大分支与主干形成锐角，但大分支发出小动脉和前小动脉处常呈直角。分支距离母动脉走行一小段距离后再行分支，故形成动脉周围无毛细血管区带。自前小动脉再形成毛细血管网。各个小动脉发出的毛细血管网彼此交错，形成不同形状的网眼。这些毛细血管网与小动脉位于同一平面。毛细血管可自静脉管壁四周任何部位进入后毛细血管小静脉，单独1支进入或2支甚至3支毛细血管同时汇入小静脉，亦有在小静脉附近集合形成一支总干再汇入小静脉，然后汇入大的主干。静脉与动脉伴行，在行进中常彼此交叉。内层毛细血管网通过垂直走行的毛细血管桥向内和RPC连接，向外和外层毛细血管网连接，垂直走行的血管长度约为80～150μm（图1-147）。

3. 深层毛细血管网 位于内核层和外丛状层，由内层小动脉营养。这些小动脉平行于内层和外层毛细血管，途中发出许多垂直走行的前毛细血管小动脉，到达外层时，发出毛细血管、彼此交错，形成多角形或不规则形的毛细血管网眼，组成与内层毛细血管网平行的外层血管层。在外层由于小动脉少，故相对的小静脉和后毛细血管小静脉多，它们以相同方式呈垂直走行汇流入内层小静脉。由于前小动脉和后小静脉垂直于内外层两个平行的毛细血管网走行，如同间桥一

样，且距离大致相同，电镜下观，外层毛细血管网排列距离一致，形成一平坦而整齐的平面。

视网膜毛细血管直径范围3.5～6μm，以RPC最细，属连续型毛细血管。内皮细胞平行于血管轴排列，胞质无孔洞，核长椭圆形。内皮细胞之间为紧密连接，交界处形成唇状突起或呈叠瓦状。胞质含有各种细胞器，但胞饮小泡比其他处连续型毛细血管者少，内皮细胞基膜更厚，可达50nm。周细胞数量比其他毛细血管者更多，与内皮细胞之比为1:1（图1-148）。周细胞核呈圆形或卵圆形，胞质含有线粒体、糖原、粗面内质网，靠近细胞外侧有胞饮小泡。周细胞发出像指状的突包绕在血管壁和重叠在邻近的细胞突上，细胞突可

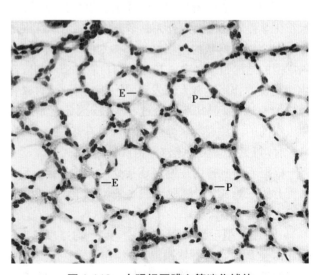

图1-148 人眼视网膜血管消化铺片
E为内皮细胞 P为周细胞

多至6个，彼此交错排列，加上很厚的基底膜使血管厚度更形增加，基底膜与周围胶质细胞接触（图1-149）。随着年龄增长或病理因素内皮细胞数量减少，周细胞退行性变，基底膜增厚和空泡化，管腔变窄。

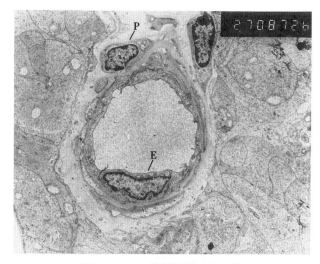

图1-149　人眼视网膜毛细血管

E为内皮细胞核　P为周细胞核

（三）视盘血管

视盘由前向后分别为视盘表层、筛板前区、筛板区和筛板后区。视盘的血液供应除表层来自视网膜中央动脉外，其余部分主要来自睫状后短动脉。通常由2～3支睫状后短动脉的分支在视盘周围的巩膜内，围绕视盘形成Zinn血管环。该血管环分支至视盘周围的脉络膜、视盘的筛板前区、筛板区及筛板后区软脑膜血管网，并可发生睫状视网膜动脉。该血管环形态多变，来自两侧睫状后短动脉的分支，除围绕视盘走行外，常形成单支血管吻合，间或可见双重血管吻合呈环套状。

应用树脂铸型和电镜技术对视盘的血液供应进行观察，发现视盘血液供应比较复杂（图1-140，图1-141），可分为4个部分：

1. 视盘表层　表层神经纤维层由视网膜中央动脉发出的放射状视盘上毛细血管和RPC供给。向心走行引流入视网膜中央静脉或其分支，它们与视盘周围的视网膜毛细血管和筛板前毛细血管交通。生理凹陷处无毛细血管。

2. 筛板前区　与脉络膜位于同一平面，其血供呈分区供应，来源于：①睫状后短动脉的分支；②从Zinn血管环直接发出分支；③围绕视盘周围的脉络膜动脉发出分支；④睫状视网膜动脉进入视网膜时发出分支，此种分支较少见。

3. 筛板区　与巩膜位于同一平面。由Zinn血管环发出分支或由它发出的软膜分支在向后走行时发出分支供应此区。

4. 筛板后区　位于筛板之后，为视神经起始部，其血供应来自：①睫状后短动脉回返支；②软膜血管的分支；③视网膜中央动脉发出神经内分支。

视盘的微血管构筑与各层的组织结构相适应。视盘表层的最浅层微血管呈放射状，其深层成网状。筛板前区及筛板区呈层状排列，间可见到细小的纵行血管。筛板后区内则为纵横交错的血管网，而以纵向走行为主。

视盘各层的毛细血管口径不同。筛板后区口径最粗，表层次之，筛板前区及筛板区最细，此两区容易发生缺血性改变。

（四）脉络膜血管

脉络膜含有眼球最大的血流量，是营养视网膜外层的重要血流来源。近年来的研究表明脉络膜血管呈分区供给，彼此间有交通，解剖上不是终末动脉，但小叶功能上为终末动脉。脉络膜血管由睫状后短动脉和睫状后长动脉及其回返支供给，穿过巩膜形成脉络膜三层血管层。最外层为大血管层，中间为小血管层，最内面为毛细血管层（图1-150）。

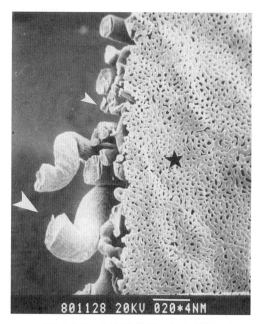

图1-150　人眼脉络膜三层血管层

大箭头示最外层大血管，小箭头示中层血管，星号示毛细血管层

1. 脉络膜大血管层　15～20支睫状后短动脉围绕视神经在眼球后分为鼻侧和颞侧两组，穿过巩膜形成脉络膜大血管层。它们彼此平行走行，并与大静脉交错排列。每支脉络膜大动脉逐级分支呈扇形分布（图1-151），供应脉络膜后极部和赤道部。两支睫状后

长动脉在 3 点和 9 点方向平行眼球往前行至赤道部附近发出回返支供应鼻侧和颞侧周边部脉络膜扇形区。静脉收集血液后在赤道部集合汇流入涡静脉。

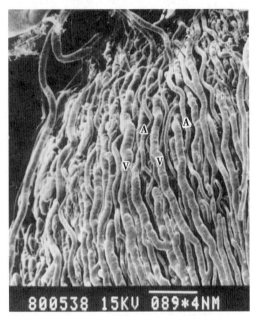

图 1-151　人眼脉络膜外层大血管
动脉（A）和静脉（V）交错排列

2. 脉络膜中血管层　由脉络膜小动脉和小静脉组成。从脉络膜大动脉发出小动脉和前毛细血管微动脉，在后极部走行很短，在周边部走行稍长，然后呈扇形分布组成小叶状毛细血管网。后毛细血管微静脉和集合小静脉收集脉络膜静脉小叶血流后，也走行较短汇入外层大静脉。

3. 脉络膜毛细血管层　是组成脉络膜最内层的一层连续排列的毛细血管网，呈小叶结构分布，动脉小叶和静脉小叶彼此嵌合，动脉小叶位于中央，静脉小叶位于其周围。眼底不同地区小叶大小、形状、密度和排列有很大差异，毛细血管直径也各不相同（表 1-6）。

表 1-6　不同区域脉络膜毛细血管直径

区域	毛细血管直径（μm）		
	人	猴	猫
后极部视盘周围	25.19±0.99	12.8±2.0	16.5±1.5
后极部黄斑区		11.4±1.5	
赤道部与后极之间		9.2±1.1	
赤道部	23.42±1.07	16.6±3.0	14.5±1.30
周边部	28.10±1.29		6.90±0.80

（1）后极部毛细血管：毛细血管排列致密、网眼小、管径粗、分不清动脉或静脉小叶，也看不见供应它的小动脉或引流的小静脉（图 1-152）。围绕视盘的毛细血管至视盘边缘终止，在终止处形成迂曲走行的动脉环，这些环不连续，可长可短，不进入视盘，多支毛细血管可进入同一个环，故在某种意义上讲，围绕视盘的脉络膜毛细血管之间有吻合。黄斑区有无特殊黄斑动脉供应有不同看法：Weiter、Heimann 和 Ernest 认为有特殊黄斑血管供应。Schimizu、Uyama 和笔者认为黄斑无特殊血管供应，但黄斑血供应丰富，由多支动脉供应且管径粗大，前小动脉和后小静脉很短，有利于血流很快从大动脉进入毛细血管并很快引流入静脉。

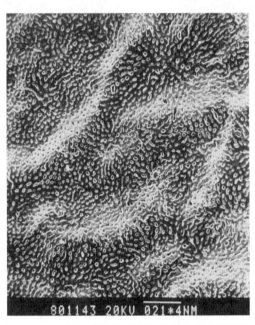

图 1-152　人眼后极部脉络膜毛细血管排列致密

（2）赤道部毛细血管：毛细血管小叶结构逐渐清晰，管径稍变细，网眼稍变大，前小动脉和后小静脉走行稍长，与大血管层平行走行。由于种属不同，形成的小叶图形有一定的差异，但大多数呈圆形花朵状。由一支或数支小动脉供应一小叶，根据前小动脉分支多少在小叶中央形成的缝隙可呈 I 型、T 型或 Y 型，甚至 X 型（图 1-153）。

（3）周边部毛细血管：毛细血管以静脉小叶较多，动脉小叶数量减少，小叶排列稀疏，网眼更大，动静脉小叶清晰可辨（图 1-154）。毛细血管管径变异大，粗细不匀。前小动脉和后小静脉比后极部者走行长。小动脉从母动脉发出处稍显狭窄，而小静脉则无此现象。

4. 脉络膜血管间的吻合　与视网膜血管不同，脉络膜血管之间的吻合是一普通现象，特别是静脉之间的吻合更常见。吻合发生在大动脉之间（图 1-155），大静脉之间（图 1-156），前小动脉之间，甚至在毛细血管之间。睫状后短动脉和睫状后长动脉以及睫状前动脉

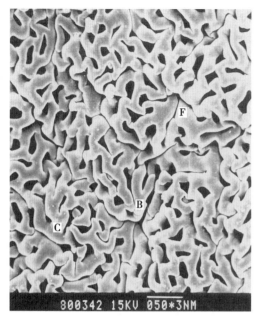

图 1-153 猫眼赤道部脉络膜毛细血管中央
呈 I 型（C）、T 型（F）和 X 型（B）裂隙

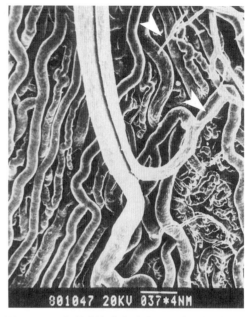

图 1-155 人眼脉络膜大动脉之间的吻合（箭头）

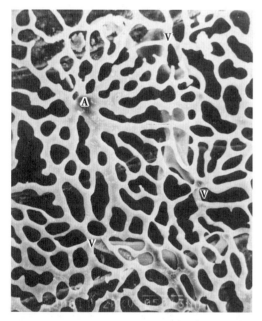

图 1-154 猫眼周边部脉络膜毛细血管小叶
A 示动脉小叶　V 示静脉小叶

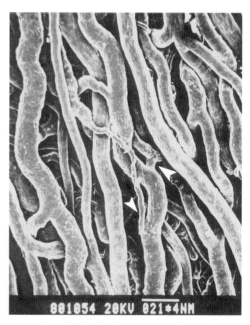

图 1-156 人眼脉络膜大静脉之间的吻合（箭头）

的回返支之间在赤道部也有吻合。吻合部经常发生在后极部视盘周围和黄斑下区，以及周边部。吻合支管径大小从毛细血管水平至宽达 62μm。这种吻合支的功能可能是平衡血管的压力，起旁道效应的作用和调节血流量。

脉络膜毛细血管属窗孔型。电镜下观血管内皮细胞胞膜有窗孔。内皮细胞核多位于细胞侧壁或近巩膜侧的胞膜内，胞质和细胞器也多位于巩膜侧壁内，该

处窗孔较少。近视网膜色素上皮侧的胞质最薄最少，故管壁最薄，偶见吞饮小泡。但这一侧含有许多窗孔，直径约 70～80nm，窗孔上盖有一层薄膜，窗孔间隔规则，窗孔间有小结样膨起（图 1-157）。周细胞较少，特别是面向色素上皮侧周细胞更少。脉络膜毛细血管基底膜也很薄，故具有较强渗透性。当作荧光造影时，荧光素分子可以自由透过脉络膜毛细血管壁，经过 Bruch 膜进入视网膜色素上皮下。

123

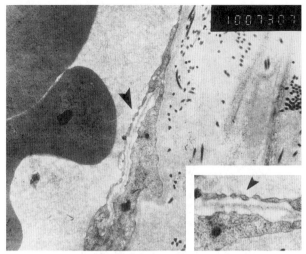

图 1-157　人眼脉络膜毛细血管壁窗孔（箭）和小结样膨起（右下小格内箭头）

（五）虹膜血管

虹膜血供应来自虹膜大环。分支从虹膜根部呈放射状排列并前行进入虹膜，在行进途中每一小支动脉沿途发出分支，这些分支有的往前走行，有的往后走行，形成虹膜前面扇形毛细血管网。有的分支进入虹膜深层形成深层毛细血管网。当小动脉走行至距瞳孔缘约 $250\sim400\mu m$ 处，发出许多小支迂曲走行形成虹膜小环（图 1-158）。从虹膜小环发出分支，或有的分支不经小环直接走向瞳孔缘形成单层血管环，然后返回形成毛细血管网进入集合小静脉，这些小静脉在到达虹膜小环时，在虹膜背面也呈环形迂曲走行，然后呈放射状排列，沿途收集毛细血管血液，汇流入虹膜

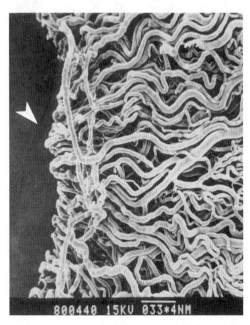

图 1-158　人眼虹膜血管，箭头示瞳孔缘虹膜小环

根部的较大静脉。这些静脉经过睫状体汇入平坦部静脉，最后进入涡静脉。故人眼虹膜有三层血管网，前面为管径基本均匀一致的营养小动脉及其分支组成的毛细血管网构成。中层为小动脉和小静脉层，后面为毛细血管网和集合小静脉构成。

虹膜毛细血管内皮为连续型非窗孔型。内皮细胞核突入管腔，胞质含有高尔基体，粗面内质网、核糖体、线粒体和微丝。吞饮小泡直径约 $60\sim70nm$，数量不如其他连续型毛细血管内皮多。内皮细胞有一较厚基膜包绕，周细胞位于其外侧。

（六）睫状体血管

供应睫状突的毛细血管非常丰富，每一个睫状突从虹膜大环分出 $2\sim4$ 支小动脉供给。这些小动脉自虹膜大环发出后在睫状突背面上方 1/3 处进入睫状突，主干动脉在睫状突和睫状肌之间走行，并沿途发出分支形成毛细血管网。睫状突的毛细血管网很特殊，由管径粗细不一的毛细血管网组成，排列成多层毛细血管网。毛细血管和小静脉明显充盈，呈窦样扩张，特别是位于玻璃体侧睫状突顶端的小静脉突然扩张变粗，管径可达 $60\mu m$。它们引流入睫状体表面和基部的小静脉（图 1-159）。然后经平坦部进入平坦部静脉，两个睫状突之间的集合静脉可多达 $7\sim10$ 条。最后进入涡静脉。

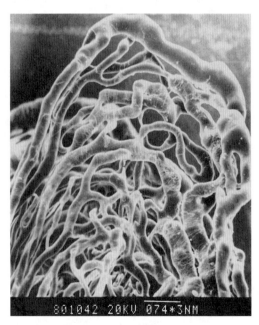

图 1-159　人眼睫状体毛细血管呈窦样扩张，粗细不匀

睫状体毛细血管类似脉络膜毛细血管，为窗孔型，但窗孔不如脉络膜毛细血管多，窗孔直径约 $30\sim100nm$。内皮细胞外为其基底膜，偶见周细胞。位于睫状肌内的毛细血管窗孔很少或无窗孔。

(七) 球结膜血管

从眼外肌发出的睫状前动脉往前行发出分支,部分分支穿过巩膜形成巩膜内血管丛,并参与形成虹膜动脉大环,部分分支到达角膜缘形成浅层角膜缘球结膜血管网,动静脉交错排列,到达角膜缘时形成环状血管弓而终止(图1-160)。小动脉和小静脉之间形成毛细血管网。毛细血管基本上属连续型,偶见窗孔型毛细血管,但窗孔也很少。内皮细胞胞质含有许多吞饮小泡、核糖体和微丝。基底膜发育完好。

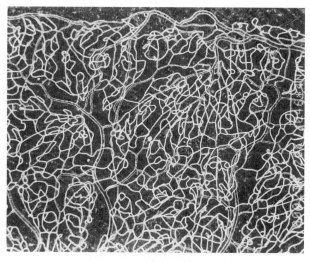

图 1-160　猫眼球结膜毛细血管网

(张惠蓉　刘宁朴)

主要参考文献

1. 刘家琦,李凤鸣. 实用眼科学. 北京:人民卫生出版社,1984:18-31.

2. 齐悦,李凤鸣. 人眼虹膜肌肉的胚胎发育. 中华眼科杂志,1991,27:295-298.

3. 肖仁度. 实用眼科解剖学. 太原:山西人民出版社,1980:29-56.

4. 何泽涌. 组织学与胚胎学. 第2版,北京:人民卫生出版社,1985:22-24.

5. 倪逴. 眼的应用解剖学. 上海:上海科学技术出版社,1982:107-110.

6. 张昌颖. 生物化学. 第2版,北京:人民卫生出版社,1988:564-567.

7. 张惠蓉,高锦. 视乳头周围放射状毛细血管电镜观察. 眼底病杂志,1987,3(3):129-132.

8. 张惠蓉,高锦,王薇. 人和恒河猴视网膜血管树脂铸型扫描电镜观察. 中华眼科杂志,1988,24(5):282-285.

9. 张惠蓉,高锦. 人眼虹膜睫状体血管电镜观察. 中华眼科杂志,1989,25(3):148-151.

10. 张惠蓉,高锦,田力. 人眼脉络膜血管分区特点及其临床意义. 中华眼科杂志,1990,26(1):32-35.

11. Dowling JE. 视网膜. 吴淼鑫,杨雄里译. 上海:上海医科大学出版社,1989:8-20.

12. Hogan MJ, Alvarado JA, Weddell JE. Histology of the Human Eye. Philadelphia: Saunders, 1971: 136-171.

13. Records RE. Physiology of the Human Eye and Visual System. Hagerstown: Harper & Row, 1979: 261-289.

14. Singh S, Dass R. The central artery of the retina. I. Origin and course. Br J Ophthalmol, 1960, 44: 193-212.

15. Duke-Elder S. System of Ophthalmology. Vol 2, London: Henry Kimptom, 1961: 339-381.

16. Singh S, Dass R. The central artery of the retina. II. A study of its distribution and anastomoses. Br J Ophthalmol, 1960, 44: 280-299.

17. Doxanas MT, Anderson RL. Clinical Orbital Anatomy. Baltimore: Williams & Wilkins, 1984: 153.

18. Wise GN, Dollery CT, Henkind P. The Retinal Circulation. New York: Harper & Row Publishers, 1971: 34-52.

19. Hayreh SS. The Ophthalmic artery: III. Branches. Br J Ophthalmol, 1962, 46(4): 212-247.

第二章
眼附属器的解剖组织学

第一节 眼 睑

眼睑是上、下两片主要由皮肤、睑板、肌肉和结膜构成的皱襞，具有保护眼球、调节进入眼内光线的作用。

眼睑的界限：上睑的上缘以眉为界，与额部皮肤清晰地分开。下睑的下缘与面颊部皮肤无明显分界，通常认为在眶下缘处。

上、下睑的游离缘，即皮肤和睑结膜交接处称睑缘。上、下睑睑缘之间的裂隙称睑裂。睑裂长度是以上、下睑的内、外两个交接处为标点，即测量内、外眦间的距离，内眦为睑裂的鼻侧端，即上、下眼睑内侧交接处。外眦为颞侧端，即上、下眼睑外侧交接处。男性睑裂平均长度为 28.30mm，女性睑裂平均为 27.14mm，总平均为 27.88mm。睑裂的高度，指睁眼向前方注视时，测量上、下睑缘中点之间的距离，男性平均为 7.66mm，女性平均为 7.42mm，总平均为 7.54mm。内眦间距，即以上、下睑内侧交接处为标点，测量两眼内眦间的距离，男性平均为 33.55mm，女性平均为 32.84mm，总平均为 32.29mm。外眦间距则以上、下睑外侧交接处为标点，测量两眼外眦间的距离，男性平均宽度为 90.27mm、女性平均宽度为 86.72mm，总平均宽度为 89.98mm。

睑裂的形状是不对称的。睑裂轴（内、外眦间的连线）的上半部分以内侧为最高，下半部分则以外侧为最低（图 1-161）。吉民生报告检查 1020 人，睑裂轴呈水平位为最多占 82.06%，向颞上倾斜的占 13.23%，向颞下倾斜者仅 4.71%。闭眼时，上、下睑缘闭合，其

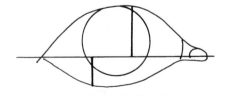

图 1-161 睑裂的形状
上半部分内侧最高，下半部分外侧最低

缝隙大致呈水平弯曲，通常外眦略低于内眦。睁眼时，外眦反较内眦稍高些（图 1-162）。睑裂的大小，因人而异，性别、年龄、种族、眼别不同也有差别。一般男性睑裂的长度与高度均比女性稍大。欧洲人比东方人稍大。出生后睑裂随年龄有所增大，但增大的幅度逐渐变小。同一人两眼睑裂不对称者占 36%。

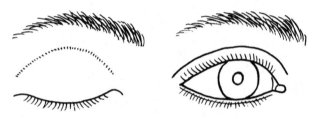

图 1-162 眼睑闭合和睁开时的位置

睑裂与眼球的关系。睁眼时，新生儿上睑缘位于角膜上缘，下睑缘在角膜瞳孔区下方，即遮住一部分下方的角膜组织。青少年时期，上、下睑缘对称性地遮住部分上、下角膜缘。成人时期，上睑缘位于瞳孔上缘与角膜上缘之间，下睑缘则与角膜下缘相切。老年时期，上睑缘遮住瞳孔上缘，下睑缘与角膜下缘间稍有距离（图 1-163）。内眦角钝圆，略呈蹄形。内眦与眼球之间隔以泪湖。泪湖的鼻侧部分可见一椭圆形的肉样隆起称泪阜。泪湖颞侧有一半月形皱襞，色红称结膜半月皱襞。结膜半月皱襞相当于低等动物的第三眼睑，是一种退化组织（图 1-164）。

睑缘宽约 2mm，表面平滑，结构致密，睑缘分前缘与后缘，或称睑缘前唇与后唇。前唇钝圆，尤以下睑更为明显。后唇呈直角，紧贴眼球，形成一毛细管样间隙，有利于泪液在眼球表面正常流动，进入泪道。睑缘的前缘以皮肤为界，后缘则以睑结膜为界。前、后两缘之间称缘间部。其间有一浅灰色线条称灰线或缘间线。沿此线可将眼睑分为前、后两层。前层包括皮肤与眼轮匝肌、后层包括睑板与睑结膜，该结构在眼科手术中十分重要。闭眼时，上、下睑缘的缘间部及后唇密切接触。

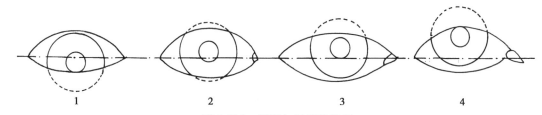

图 1-163　睑裂与眼球的关系
1. 新生儿　2. 儿童　3. 成人　4. 老年人

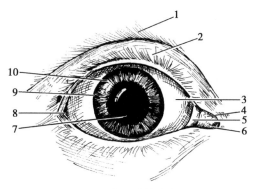

图 1-164　右眼睑的表面解剖
1. 上睑沟　2. 上睑　3. 球结膜　4. 泪阜　5. 半月皱襞
6. 内眦　7. 瞳孔　8. 外眦　9. 角膜　10. 虹膜

上睑缘于内眦部颞侧 6mm 处,下睑缘于内眦部颞侧 6.5mm 处均可见一小结节状隆起称泪乳头。上、下泪乳头中央均有一小孔称泪点,为泪小管的开口。上、下泪点恰好与眼球相贴,眼泪由此进入泪道向鼻腔内排出。

睑缘也可以泪点为界分为两部,由泪点至外眦,即睑缘上有睫毛与睑板腺开口部分称睑缘睫部,此部占睑缘长度的 5/6 左右,结构扁平、坚韧。睑缘的泪点鼻侧部分,即无睫毛和睑板腺开口部称睑缘泪部,该部平滑、钝圆,但临床上也可见少数人 10 岁后其睑缘泪部也有少许细软的睫毛。

睫毛于上、下睑的前唇长出,为 2～3 排粗杆短毛,上睑睫毛较下睑多,约 100～150 根,长度为 8～12mm。下睑睫毛数约 50～70 根,长度为 6～8mm。睁眼向前方注视时,上睑睫毛倾斜度为 110°～130°。闭睑时睫毛倾斜度为 140°～160°,性别间无明显差异。男性下睑睫毛的倾斜度为 100°～120°,女性较男性平均小10°,因此闭眼时上、下睑睫毛不交织。通常儿童时期睫毛较长,弯曲度也稍大。人的一生中睫毛在不断更新,一般寿命为 3～5 个月。拔除的睫毛于一周后重新长出,10 周可以达到原来长度。睫毛色泽乌黑,仅在少数病理情况下变白。睫毛起垂帘作用,可防止异物入眼及减弱过强的光线。

睑缘灰线后方,可见一行排列整齐的睑板腺导管开口。

上眼睑皮肤表面有两条横沟,位于眶上缘下方者称睑沟或睑眶沟。位于睑缘上方相当于睑板上缘位置的称上睑沟,俗称重睑。吉民生报道有上睑沟者占 77.80%,女性较男性多。上睑沟于睁眼时十分明显,闭眼时呈一浅沟。上睑沟的形成为上睑提肌部分纤维附着于局部皮下组织所致,因此先天性上睑下垂时(特别是完全性的上睑下垂)上睑沟不显。上睑沟的高度一般以 4～5mm 者为最多。据统计约 30% 的人两眼上睑沟不对称。无上睑沟者称单睑,俗称单眼皮,同样是正常的,不影响眼睑功能。临床上可遇见一眼为重睑,另一眼为单睑者。下眼睑于眶下缘附近也有两条沟,即鼻翼沟与颧沟,年轻人一般不显,老年人显著。鼻翼沟由内眦向颞下行进,颧沟则由外眦向鼻下行进,系皮下疏松组织与面颊部致密组织连接所致。

一、眼睑的组织结构

眼睑的组织结构,由外向内,可分为下列 6 层:①皮肤;②皮下疏松结缔组织层;③肌层;④肌下结缔组织层;⑤纤维层;⑥结膜(图 1-165)。

(一)眼睑皮肤

眼睑皮肤厚度约为 0.4mm,是全身皮肤最薄的部位。它柔软、纤细,富有弹性,结合眼睑皮下有丰富的疏松结缔组织的特点,眼睑皮肤易于伸展、移动,这一点在眼部整形手术中很重要,可用来修补邻近眼睑皮肤缺损等。此外鼻侧皮肤较颞侧平滑、更有光泽、汗毛较少。眼睑的皮纹走行围绕睑裂。随年龄增大,外眦部可见鱼尾样皮纹。眼睑手术中,假如皮肤切口与皮纹走向一致,则切口张力小、闭合好。

眼睑皮肤由表皮、真皮构成。表皮为 6～7 层厚的复层鳞状上皮,可分为角质层、颗粒层、棘状层和基底层共四层。眼睑皮肤很少角化,表皮下有一层基底膜。真皮又区分为乳头层和网状层。

睑缘部的皮肤明显变厚,含 7～10 层细胞,呈变形状态,灰线以前的睑缘表面为复层鳞状上皮,表层有

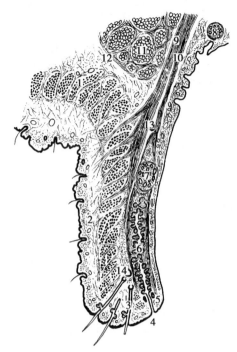

图 1-165　上眼睑垂直切面

1. 眼轮匝肌　2. 汗腺　3. 睫毛与 Zeiss 腺, Moll 腺导管开口于 Zeiss 腺　4. 睑板腺开口　5. Riolan 肌　6. 上睑睑板内的睑板腺　7. Wolfring 腺　8. Krause 腺　9. 上睑提肌　10. Müller 肌　11. 眶脂肪　12. 眶隔　13. 上睑周围动脉弓　14. 上睑睑缘动脉弓

角化。灰线以后的睑缘表面为复层柱状上皮, 有时也可为复层鳞状上皮, 但绝不角化。睑缘部真皮十分致密, 富有弹力纤维。结膜与皮肤交接处, 睑板腺开口的后缘, 是睑缘干、湿两部分的分界线, 泪液的润泽作用终止于此。

胎儿时期眼睑皮肤可见短细的毳毛, 成人时呈稀少的绒毛。鼻侧眼睑表皮的基底层内含有散在的单细胞性皮脂腺和一些小的汗腺。有人认为眼睑皮肤黄色瘤可能与这种单细胞性皮脂腺有关。眼睑皮肤含有色素, 睑缘部较其他部位多, 睑缘的后唇较前唇多。眼睑皮肤于内、外眦部与其下方的内、外眦韧带紧密连接。

（二）皮下疏松结缔组织层

眼睑皮下有丰富的疏松结缔组织, 因此容易发生水肿。它借纤维组织束与其下方的眼轮匝肌相连。睑缘睫部、上睑沟及内、外眦部无此层。睑缘部皮下结缔组织层的浅部可见睫毛毛囊、汗腺、皮脂腺等皮肤附件及色素细胞、肥大细胞和浆细胞等。

Moll 腺是一种形体较大的汗腺, 为螺旋形管状腺, 位于睫毛毛囊附近, 长约 1.5～2.0mm, 下睑较多。Moll 腺分底、体、壶腹和颈四部分, 导管开口于睫毛间、睫毛毛囊内, 或 Zeis 腺管内。腺管的分泌部为一层圆柱

状上皮细胞, 由一基底膜支持, 外周包绕具有肌上皮特性的细胞和纤维, 导管内衬有 2～3 层细胞, 管周无肌纤维。

Zeis 腺是一种变态的皮脂腺, 为泡状腺, 直接开口于睫毛毛囊中, 通常每根睫毛均附有两个。腺体的基底膜上为一层立方形细胞, 向内则细胞渐渐变大呈多角形, 核随之变小, 色变深, 且充以皮脂颗粒, 最终变性的细胞失去细胞壁, 被推向腺体的中央, 通过导管排出皮脂。

（三）肌层

包括眼轮匝肌, 上睑提肌和 Müller 肌。

1. 眼轮匝肌　形同眼睑括约肌, 其纤维互相衔接、重叠, 围绕眶缘和睑裂呈环形走向, 为一薄层肌肉。它被盖整个眼睑, 并向额、颞和面颊部作短距离的伸延。向上越过眶缘达眉部, 作为眉的一部分, 遮盖皱眉肌。颞侧向外伸展至头侧方的前端, 遮盖颞肌的前部分。向下至面颊部颧骨前, 遮盖上唇提肌和鼻翼提肌的起始端。鼻侧向内伸展范围较窄, 不超过鼻骨基底部（图 1-166）。

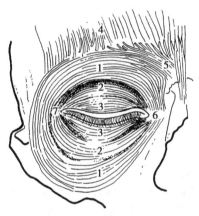

图 1-166　眼轮匝肌

1. 眼轮匝肌眼眶部分　2. 眼轮匝肌眶隔前部分　3. 眼轮匝肌睑板前部分　4. 额肌　5. 皱眉肌　6. 内眦韧带　7. 外眦韧带

（1）睑部：指局限于眼睑的部分, 为眼轮匝肌的主要部分。按位置还可以分睑板前、眶隔前两部分。

1）睑板前肌：位于睑板前, 其起始点的浅头位于睑内眦韧带及邻近的骨膜, 于睑板表面向颞侧呈半圆形走向, 止于外眦颞侧的睑外侧缝。深头起始于泪后嵴上 2/3 及其邻近的骨膜, 与眶缘平行呈弓形向颞侧走行, 终止于睑外眦韧带。

2）眶隔前肌：位于睑板前肌外侧缘与眶部眼轮匝肌之间。其浅头起始于睑内眦韧带, 深头起始于眶隔, 深浅两头起始部位很近, 肌纤维常交叉混合, 呈弓形走向, 止于睑外眦韧带和睑外侧水平缝。

（2）眶部：位于睑部眼轮匝肌外围，起始于眶上切迹内侧、额骨内侧角突、内眦韧带、上颌骨额突、眶下孔内侧的眶下缘，围绕睑裂呈弧形走行，最终返回止于内眦韧带。

眼轮匝肌的功能为闭睑。睑部眼轮匝肌为不随意肌，收缩时仅使眼睑轻度闭合，如睡眠时的闭睑、短促的瞬目和防御反射性的闭睑等。眶部眼轮匝肌为随意肌，此部肌肉收缩可使眼睑紧闭。以上两部分肌肉可以单独发生麻痹而不影响其他部分。眶部眼轮匝肌收缩时，通常睑部眼轮匝肌也收缩，但睑部收缩时，眶部可收缩，也可不收缩。

（3）泪囊部：泪囊部眼轮匝肌也称 Horner 肌。其深部的纤维起始于泪后嵴后方的骨面，经泪囊后部达睑板前面，与睑部眼轮匝肌延续，部分纤维与睑板鼻侧端相连，它可使眼睑与眼球表面紧贴。起始于泪后嵴深部的眼轮匝肌纤维与起自泪前嵴的浅部纤维共同包绕泪囊，还分出少许肌纤维束进入泪小管周围的结缔组织中。这些肌纤维的收缩与弛缓，将结膜囊内的泪液吸入泪道，并顺泪道流入鼻腔（图 1-167，图 1-168）。

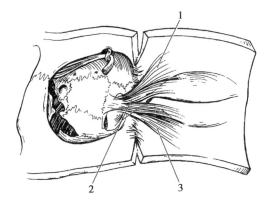

图 1-168　内眦部眼轮匝肌后面观

1. 上睑睑板前眼轮匝肌深头　2. 下睑隔前眼轮匝肌深头　3. 上下睑睑板前眼轮匝肌

2. 上睑提肌　起始于视神经前上方的蝶骨小翼下部，经眶顶于上直肌上方向前，在相当于上穹隆部结膜的顶部，膜状扩展呈腱膜，附着于下述四处：①穿过眼轮匝肌，以分散的纤维附着于上睑沟及其下方的皮下组织；②部分纤维附着于睑板前面下 1/3 处；③部分纤维通过眼肌鞘膜，止于上穹隆部结膜；④扩展部呈腱膜，其内、外两端称"角"，外角于泪腺的眶部和睑部间穿过，附着于外眦韧带和眶外侧结节。内角较薄弱，附着于内眦韧带和额泪缝（图 1-169）。

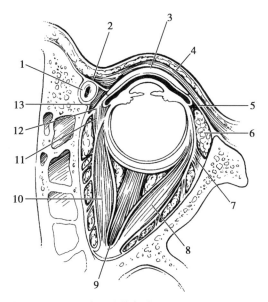

图 1-167　上眼睑近睑缘部水平切面，示 Horner 肌

1. 泪囊　2. 泪筋膜　3. 睑板　4. 眼轮匝肌　5. 眶隔　6. 泪腺　7. 外直肌节制韧带　8. 外直肌　9. 下直肌　10. 内直肌　11. 内直肌节制韧带　12. 眶隔　13. Horner 肌

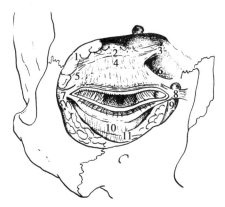

图 1-169　眼睑深部和眼眶前部结构

1. 泪腺　2. 上睑横韧带　3. 上斜肌肌腱　4. 上睑提肌　5. 外侧角　6. 内侧角　7. 外眦韧带　8. 内眦韧带　9. 泪腺　10. 下睑板张肌　11. 下斜肌

（4）Riolan 肌：是眼轮匝肌的睑缘部分，其鼻侧与 Horner 肌相连，颞侧纤维分成两部分，部分走行于睑板腺的前面，部分走行于睑板腺后面。此肌收缩时睑缘压向眼球，使腺体的分泌物排出于睑缘。

眼轮匝肌属于面部表情肌。由面神经支配，上部肌肉由面神经颞支支配，在外眦部上方进入。下部肌肉由面神经颧支支配，横过颊部分布于下睑眼轮匝肌。

3. Müller 肌　为一块很薄，很小的平滑肌。上睑 Müller 肌宽约 10mm，起始于上睑提肌下面的横纹肌纤维间，在上睑提肌与上直肌，穹隆结膜间向前下方行进，止于睑板上缘。下睑 Müller 肌较小且薄，起自下直肌肌鞘膜和下斜肌相交处，向前上方走行于下穹隆部后，部分纤维附着于下睑板下缘，部分纤维附着于球结膜。Müller 肌受颈交感神经支配。当人们处于惊恐与愤怒时，Müller 肌收缩，可使睑裂开大约 2mm

左右。也有人认为Müller肌在维持上睑正常位置和提上睑的动作中也起一定作用。

（四）肌下结缔组织层

居眼轮匝肌与睑板之间，向上与头皮的腱膜下层相接，向下与睑缘灰线相连，由纤维结缔组织构成。此间隙内有上睑提肌纤维和支配眼睑的神经纤维通过。上睑的肌下结缔组织层间隙因上睑提肌而分为睑板前间隙和隔前间隙两部分。睑板前间隙前界为上睑提肌肌腱和眼轮匝肌，后界为睑板与Müller肌，上端为Müller肌起始部位，下端为上睑提肌在睑板面的附着处，其中有周边部动脉弓通过。隔前间隙的前界为眼轮匝肌，后界为眶隔和穿过眼轮匝肌的上睑提肌纤维，上方为眶隔前脂肪垫。脂肪垫与眼轮匝肌及帽状腱膜相连。眼睑手术的眼轮匝肌麻醉应将麻药注入此层内。

（五）纤维层

纤维层包括睑板和眶隔两部分。

1. 睑板　上、下睑各一块由三个走向的致密结缔组织、丰富的弹力纤维和大量睑板腺组成，两端分别与内、外眦韧带相连，固定于眶缘上。睑板是眼睑的支架组织，使眼睑保持一定形状和坚韧度。上睑板较大，大致呈D形。中央部男性宽7～9mm，女性为6～8mm，距内、外眦5mm处的宽度为3～4mm。下睑板呈长椭圆形，中央部宽5mm。睑板长度约为29mm，厚1mm，上睑板前面为眼轮匝肌与附着于睑板下1/3的上睑提肌，但下睑板前仅为眼轮匝肌。睑板前面稍凸隆，后面则稍凹陷，其弧度恰与眼球表面弧度相适应。睑板四周与眶隔相延续，附丽于四周眶缘骨膜上，两端与由强有力的纤维组织构成的内、外眦韧带相连，水平附着于眶缘。上睑板上缘与下睑板下缘均有Müller肌与之连接。睑板游离缘的结缔组织和睫毛毛囊四周的结缔组织紧密联合，以致睑缘部增厚为睫毛提供有力的据点。睑板内有大量与睑缘垂直并排的睑板腺——Meibomian腺。睑板腺属独立的变态皮脂腺，为复泡状腺，开口于睑缘的灰线后。上睑约有30～40个，形体较大，下睑仅有20～30个，形体稍小。每个腺体均有一中央导管，远端为盲端（图1-170）。睑板腺的腺泡多为球形，腺泡内充以皮脂腺上皮细胞，腺泡周边部为胞质内无脂肪的立方形上皮细胞，向内则上皮细胞依次增大，待细胞增大至20μm时，胞质内出现脂肪，为含有脂肪的多角形细胞。胞质内脂肪愈来愈多，最后这种腺上皮细胞完全为脂肪充满，一旦破裂，脂肪和细胞残体一起排出到导管内。其侧管较小，由3～4层立方形上皮细胞构成，中央部的垂直大导管则由4～6层复层鳞状上皮细胞构成，其表面可见

有角化现象。睑板腺的分泌物可滑润睑缘，防止泪液流出结膜囊外，于睡眠时可使眼睑紧密闭合，防止泪液蒸发、外溢，避免角结膜干燥。如果导管阻塞，睑板腺分泌物淤滞，脂肪酸分解，局部刺激肉芽形成，临床上出现睑板腺囊肿。由于睑板腺彼此平行与睑缘垂直分布，因此在睑板上做手术切口应垂直睑缘，避免损伤大量睑板腺。

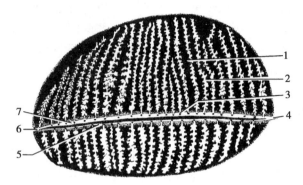

图1-170　睑板腺

1. 上睑板　2. 睑板腺　3. 睑板腺导管　4. 内眦　5. 下睑缘　6. 外眦　7. 上睑缘

2. 眶隔　又称睑板阔韧带或眼眶睑板韧带，是睑板向四周伸延的一薄层富有弹性的结缔组织膜。于眶缘四周与增厚的骨膜相延续。外侧部眶隔较内侧厚且强，上睑的眶隔较下睑的厚。上睑的部分眶隔与上睑提肌腱膜融合。眶隔的附着部自外眦韧带前面的眶缘开始，向上沿眶上缘后唇、向内横越眶上切迹，上斜肌滑车，于鼻上缘因有神经血管通过故眶隔离开眶缘，于泪后嵴的上部又与骨膜相连，在内眦韧带、泪囊和Horner肌之后，眶隔沿泪骨向下，于眶下缘的颧颌缝处附着在距眶缘数毫米的颧骨前面，最终于Whitnall眶外侧结节之下达眶外缘（图1-171）。眶隔上有许多血管神经通过，如颞上方有泪腺血管和神经，鼻上方有眶上血管和神经、滑车上神经和额动脉、滑车下神

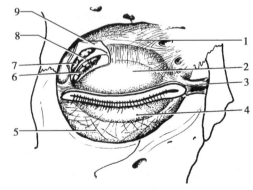

图1-171　眶隔

1. 眶隔　2. 上睑板　3. 内眦韧带　4. 下睑板　5. 眶脂体　6. 泪腺导管　7. 泪腺睑部　8. 泪腺眶部　9. 上睑提肌腱膜

经，内侧有内眦静脉和眼静脉的吻合支，睑上、下动脉等。眶隔不是一层完全固定的膜，它可以随眼睑活动而改变形态，但眶隔仍为隔开眼眶与眼睑的一个重要屏障。临床上手术时如损伤眶隔，眶内脂肪脱出，影响手术操作。老年人眶隔萎缩，皮肤和眼轮匝肌松弛，眶脂肪明显外凸，临床上出现典型的睑袋外观。

3. 内眦韧带　为一片宽阔的结缔组织束，位于泪前嵴到鼻颌缝附近的上颌骨额突上。其上缘与局部眶缘骨膜相延续，下方则游离。内眦韧带分深、浅两部，深部稍薄，于泪囊后方连续于泪后嵴。浅部于泪囊窝前分成上、下两支，分别与上、下睑的睑板鼻侧端相连。临床上内眦韧带是寻找泪囊的重要指标。内眦部撕裂伤如果撕断的内眦韧带不予缝合，临床上出现远内眦畸形，即眼睑内眦部向颞下方移位。

4. 外眦韧带　为一单薄的结缔组织束，与上、下睑板外侧端相连，附着于颧骨的眶结节上。长约 7mm，宽为 2.5mm。前面与眼轮匝肌、眶隔连接，上缘与上睑提肌扩展部相连，下缘与下直肌和下斜肌的扩展部连续，即与 Lockwood 悬韧带外侧部分相连续。

（六）睑结膜

见第二节结膜部分

二、眼睑的血管

眼睑内有多数互相吻合的血管，血运十分丰富，是体内血供最好的组织之一，因此眼睑在严重损伤时有高度再生和修复能力，要尽量保存、仔细对合，不要轻易剪除丢弃。

（一）动脉

眼睑动脉来自两个系统，来源于颈外动脉的面部动脉系统的有面动脉、颞浅动脉和眶下动脉；来源于颈内动脉眶部动脉系统的有鼻梁动脉、额动脉、眶上动脉和泪腺动脉。

1. 面动脉　通过下颌上行至内眦部形成内眦动脉。位于内眦韧带及泪囊的浅部，穿过眶隔，与眼动脉鼻支相接，并与面横动脉、眶下动脉及对侧眼的同一分支等吻合。供应内眦、泪囊与附近的下睑。

2. 颞浅动脉　于耳前方上行，分出：①面横动脉，走行于颧突下方，分布眼睑外侧；②额眶动脉，走行于颧突上方，分布眼睑外侧及眶部；③额支分布于眼轮匝肌上部及外部。

3. 眶下动脉　出眶下孔，分布于下睑、泪囊。

4. 鼻梁动脉　沿鼻梁下行，分出睑内侧动脉。

5. 额动脉　于眼眶鼻上方，经滑车出眶，分布于额中部的骨膜，肌肉和皮肤。额动脉与眶上动脉及对侧额动脉间有吻合。

6. 眶上动脉　于眶上切迹处穿出，达前额部，分布于上睑邻近部位。

7. 泪腺动脉　动脉穿过或绕过泪腺，分布于上、下睑外侧部和结膜。

上述动脉于上、下睑形成一互相吻合的动脉网供应眼睑浅部组织。眼睑深部组织由四个睑动脉弓供应，它由眼睑内外侧动脉形成。

睑内侧动脉分出两支，较大的分支为睑缘支，较小的分支为周围支，两者走行于睑板上、下缘，与来自泪腺动脉的睑外侧动脉相应的分支汇合，于睑板和眼轮匝肌间形成睑缘动脉弓和周围动脉弓。睑缘动脉弓位于离睑缘 3mm 处，周围动脉弓有时缺如。上述动脉弓于睑板前后分出小分支形成睑板前丛和睑板后丛，前者供应睑板前的各种组织和睑板腺，后者供应结膜（图 1-172～图 1-174）。

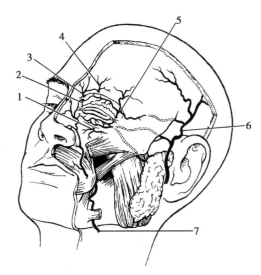

图 1-172　眼睑浅表动脉分布

1. 眶下动脉　2. 角动脉　3. 滑车上动脉　4. 眶上动脉
5. 泪腺动脉　6. 颞浅动脉　7. 面动脉

（二）静脉

眼睑的静脉回流也可以分为两个系统。

1. 浅部　位于睑板之前。面前部回流于颈内静脉。颞浅部回流入颈外静脉。

2. 深部　位于睑板之后。眶部回流于海绵窦；面深部回流入海绵窦和面深部静脉内，上述静脉汇合入内眦静脉。

内眦静脉位于内眦部距内眦角 8mm 处，由额静脉和眶上静脉汇流而成，沿途还接受下述分支静脉，即眶支，睑上、下支和面深静脉。内眦静脉从面部下行成为面前静脉，越过下颌，汇合面后静脉前支，形成面总静脉，最后注入颈内静脉。

眼睑与眼眶的血流既可以通过眼静脉、海绵窦入

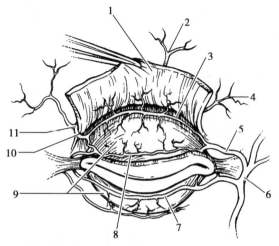

图 1-173　眼睑浅表动脉分布

1. 上睑提肌腱膜　2. 眶上动脉　3. 深周动脉弓　4. 滑车上动脉　5. 鼻侧脉　6. 角动脉　7. 下睑动脉　8. 睑缘动脉弓　9. 睑板　10. Müller 肌　11. 泪腺动脉

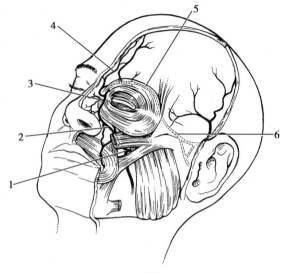

图 1-175　眼睑浅表静脉分布

1. 深部与翼状丛吻合　2. 面静脉　3. 角静脉　4. 额静脉　5. 眶上静脉　6. 耳前丛

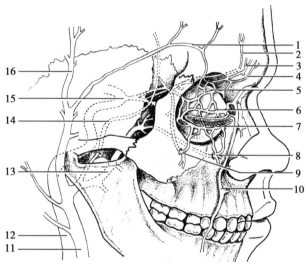

图 1-174　颈内外动脉的眼眶前部血供

1. 额动脉　2. 眶上动脉　3. 滑车上动脉　4. 滑车下动脉　5. 上睑周围动脉弓　6. 上睑睑缘动脉弓　7. 下睑睑缘动脉弓　8. 眶下动脉　9. 颧面动脉　10. 面动脉　11. 颈外动脉　12. 颈内动脉　13. 上颌动脉　14. 脑膜中动脉　15. 眼动脉　16. 颞浅动脉

颅内。也可由面静脉入颈内静脉至颅外。因此眼睑化脓性炎症如处理不当，如切开或挤压未成熟的睑板腺炎等，炎症可扩散至海绵窦，甚至颅内，导致严重后果（图 1-175）。

三、眼睑的淋巴

　　眼睑的淋巴可分为深浅两个系统：输送眼睑皮肤和眼轮匝肌淋巴的浅部淋巴系；输送睑板和结膜的深部淋巴系。睑板前淋巴丛和睑板后淋巴丛互相交通，

然后由眼睑内、外侧的两组淋巴管输送。①内侧组的两浅淋巴干，输送内眦部，上睑内 1/4 和下睑内侧 1/2 的淋巴。两深淋巴干，输送泪阜，内 2/3 的下睑结膜的淋巴，至颌下淋巴结。②外侧组，浅淋巴干输送上睑外 3/4 及下睑外 1/2 的淋巴，于耳前注入浅部腮腺淋巴结。深淋巴干输送全上睑结膜和下睑 1/2 的淋巴，至面深部腮腺淋巴结。上述淋巴最终注入颈深淋巴结（图 1-176）。

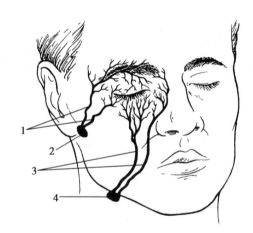

图 1-176　眼睑的淋巴

1. 外侧淋巴管　2. 腮腺淋巴结　3. 内侧淋巴管　4. 颌下淋巴结

四、眼睑的神经

　　眼睑的神经包括运动神经：面神经和动眼神经。感觉神经：三叉神经的第 1 支和第 2 支以及交感神经。

　　1. 面神经　其分支分布较深。其颞支位于眶外上

方,沿眶上缘走行,支配部分眼轮匝肌、皱眉肌和额肌。颞支沿颧突下缘走行,支配眼轮匝肌下部。一旦面神经麻痹,眼轮匝肌功能丧失,眼睑闭合不全,下睑麻痹性外翻。穿透性角膜移植手术时,于面神经主干处或眼轮匝肌局部注射局麻药,使眼轮匝肌功能暂时丧失,预防眼睑反射性收缩,引起玻璃体脱出等并发症。

2．动眼神经　上支支配上睑提肌。

3．三叉神经　其第一支即眼神经分出泪腺神经、眶上神经、滑车上下神经等。第二支即上颌神经分出眶下神经、颧面神经和颧颞神经等。这些神经与面神经分支间互相吻合。如颧颞神经、眶上神经与面神经颞支相交通。颧面神经、眶下神经、滑车下神经与面神经颧支相交通。上睑主要由眶上神经支配,上睑内侧尚有滑车上、下神经分布,外侧尚有泪腺神经分布。下睑主要由眶下神经支配,外眦部尚有泪腺神经、内眦部尚有滑车下神经分布(图 1-177,图 1-178)。神经的主支走行于眼轮匝肌和睑板间,然后向前分支达皮肤,向后分支至结膜与睑板。

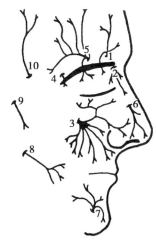

图 1-178　眼睑和面部感觉神经

1．滑车上神经　2．滑车下神经　3．眶下神经　4．泪腺神经　5．眶上神经　6．鼻睫状神经　7．额神经　8．颊神经　9．颧面神经　10．颧颞神经

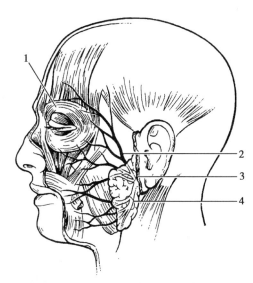

图 1-177　颜面部浅表的面神经分布图
1．眼轮匝肌　2．颞神经　3．颧神经　4．颈面神经

4．交感神经　为颈交感神经的分支,分布于 Müller 肌、血管及皮肤的各种腺体。

五、眉

眉位于眶上缘稍上方,由较密的丛生短毛组成,是上睑与额部皮肤的分界。

美容界将眉毛分成以下四部分:①眉头:眉毛内侧端;②眉腰:眉头与眉峰之间部分;③眉峰:眉毛外 1/3 隆起部分;④眉梢:眉毛外侧端。一般说来眉头垂直向下即鼻翼,鼻翼、瞳孔外缘与眉峰呈一直线,鼻翼与外眦角连线交于眉梢。

眉大致呈弧形,起自鼻根外侧。眉毛内侧端即头部朝颞上方走行,短毛朝上生长。中央部即体部呈水平走行,短毛水平朝外生长。眉毛外侧端即尾部则向外下方向走行,短毛也朝外下方生长。眉的头部和体部短毛较密,尾部则较细疏。眉毛多为黑色,直至老年。少数老年人有逐步变为灰白色的。病理情况下,如原田病、小柳病、交感性眼炎等眉毛和睫毛可变白。

两侧眉毛之间即眉间部通常光滑无毛。个别人眉间区也有短毛丛生,致外观呈一字形眉毛。

眉的组织结构包括皮肤、皮下组织、肌肉、肌下蜂窝组织及腱膜。

1．皮肤　较厚、隆起,移动性大,有丰富的皮脂腺和汗腺。

2．皮下组织　含少量脂肪和较多的纤维结缔组织。

3．肌肉　包括以下四部分:①额肌纤维,垂直走向,皱额时眉毛上举,睑裂稍变大,先天性睑下垂时可以见到。惊恐时额肌也收缩,因此也具有表情功能。②皱眉肌,斜行向外上,收缩时可将眉毛拉向鼻根部,眉间出现垂直皱纹、睑裂变小、保护眼球免受强光刺激。烦恼与疼痛时,也有表情作用。③眼轮匝肌,呈环行走向,收缩时眉毛下降,眼睑闭合。④眉毛下制肌起自鼻骨下方,向上走行,止于眉间额下部,收缩时向下牵引皮肤,鼻根部出现横行皱纹,作用为增加眉毛隆起度,使眼部免受强光刺激。疼痛时也有表情作用。

4．肌下蜂窝组织　向下与眶隔和眼轮匝肌的脂肪延续。

5．腱膜　被覆整个头皮,与额骨骨膜间隔以疏松结缔组织。额部腱膜可分为深、浅两层，浅层与眉毛部皮肤相连，深部附着于上眶缘。其间包裹额肌。

眉毛的作用：①阻止额部汗水流入眼内；②为面部容貌的一个组成部分；③表情作用。

第二节 结 膜

结膜为一连接眼睑与眼球间的透明的薄层黏膜。起始于上、下睑的睑缘后缘，覆盖于眼睑内面，然后翻转覆盖在眼球前部的巩膜表面，于角膜缘结膜上皮和角膜上皮相延续。如果以睑裂为口，角膜为底，结膜正好呈一囊，即结膜囊。不同位置结膜囊的深度是不相等的，上方和颞侧较深，尤其颞上方最深，鼻侧较浅。

一、结膜的解剖

结膜可分为以下三部分：睑结膜、穹隆结膜和球结膜（图1-179）。

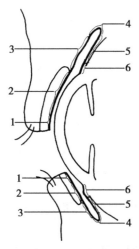

图1-179 结膜的分区
1.睑缘部结膜 2.睑板结膜 3.眶部结膜 4.穹隆部结膜
5.球结膜 6.角膜缘部结膜

（一）睑结膜

为覆盖眼睑内面的部分。它可分为以下三部分：

1.睑缘部 为皮肤与结膜间的移行部分，起自睑缘后缘，向后3mm为睑板下沟。睑板下沟为血管穿过睑板进入结膜的部位。临床上此沟内容易存留异物。睑缘部结膜与睑板部结膜相连续。

上睑睑缘部结膜距内眦端6mm处，和下睑睑缘部结膜距内眦端6.5mm处，均可见一小隆起，名为泪乳头。泪乳头中央有一小孔，即泪点，为泪道的入口。结膜囊通过泪点经泪道和鼻腔相通。

2.睑板部 上睑睑板部结膜几乎全部与其下面的睑板紧密连接，但下睑睑板部结膜仅1/2与睑板连接，不易分离。睑板部结膜薄且透明，因此可以透见下面平行排列的黄白色条状睑板腺。由于此部血管丰富，故外表呈红色或淡红色。临床上可以通过观察结膜颜色估计病人贫血情况。

3.眶部 位于睑板上缘与穹隆结膜之间，其下面为Müller肌，其间有少许疏松结缔组织。眶部结膜较睑板部结膜稍厚，表面可见水平走向的皱襞，有利于眼睑活动。睁眼时皱襞加深，闭睑时皱襞变平。

（二）穹隆结膜

介于睑结膜和球结膜之间，呈环行。穹隆结膜可分为上、下、鼻、颞四个部位。鼻侧由于球结膜直接与泪阜、结膜半月皱襞相连，故该处穹隆几乎消失。上穹隆深达上眶缘，距上睑缘10～13mm，距角膜上缘8～10mm。下穹隆稍浅，距下眶缘6mm，距下睑缘9mm，距角膜下缘8～10mm，颞侧穹隆深度超出外眶缘，深约8mm，恰好在眼球赤道部后方，距角膜颞侧缘14mm。

穹隆结膜稍厚，下方通过丰富的疏松结缔组织与Müller肌及各直肌周围的筋膜鞘相连，因此结膜十分松弛，易于扩展，有利于眼睑活动与眼球自由转动。

穹隆结膜血管丰富，且有静脉丛。

穹隆结膜含有Krause副泪腺。上穹隆约40个，下穹隆约6～8个。

（三）球结膜

为覆盖眼球前1/3的部分，是结膜中最薄的部分。由于球结膜薄且透明，因此可以透见下面的白色巩膜组织。球结膜可分为两部分，覆盖在巩膜表面的称巩膜部，距角膜缘3mm以内者称角膜缘部。球结膜与其下方组织结合很疏松，富移动性，适于眼球灵活运动，但也因而容易发生球结膜水肿。角膜缘部球结膜和眼球筋膜及巩膜结合较为紧密。手术中应用固定镊夹持此部以固定眼球。

二、结膜的组织学

结膜的组织结构与其他黏膜组织一样，分上皮层和固有层，固有层还可进一步分为腺样层和纤维层。

（一）结膜上皮层

睑缘大部由复层鳞状上皮覆盖，表层有角化现象。皮肤与结膜移行部相当于睑缘后唇，呈5层非角化的鳞状上皮，其特点为浅表上皮仍保留有细胞核，深部上皮保持不变。由皮肤移行而来的结膜，上皮的深层为柱状细胞，其上为数层多边形细胞，浅表为保有细胞核的扁平细胞。此部黏膜开始出现杯状细胞，于睑板沟后、杯状细胞明显增多。睑板部结膜上皮分为两层，深层为立方形细胞，核呈卵圆形，长轴与表面平行。浅层为柱状细胞，核也呈卵圆形，但其长轴与表面垂直。近穹隆部结膜上皮渐渐增厚，即上述两层细胞之间，增加了一层多边形细胞。下睑结膜上皮几乎都是由3～4层细胞组成，有时甚至有更多层次。基底为立方形细胞，其上方为多边形细胞，再向上为长楔形细胞，浅表为圆锥状细胞。穹隆部至球结膜的上皮层多由三层上皮细胞组成。在上述两层上皮之间可见多边形细胞层次，深层细胞变高，浅层细胞变扁平，上皮的腺样层减少、杯状细胞消失。因此逐渐带有类似表皮性质，但无角化现象。角膜缘部上皮细胞层次明显增多，基底部乳头形成，其深部基底细胞为一层小圆柱状或立方形细胞，核大、深染、胞质少，常含色素颗粒。其上为数层多边形细胞，浅表为扁平细胞，其细胞核为卵圆形，与表面平行。

1. 结膜杯状细胞　结膜各部都可以见到杯状细胞，穹隆部结膜和半月皱襞处最多，它是一种单细胞黏液腺，可能来源于最深层的结膜上皮，即圆柱状上皮细胞。起初这种细胞呈圆形，核扁平，靠近细胞底部。随后渐渐变大，呈卵圆形，并随上皮细胞自底层浅移至表面最终排出细胞内容物，细胞也即崩解。杯状细胞的作用为分泌黏液湿润角膜和结膜，起保护作用，尤其在炎症情况下显著增多。一旦结膜杯状细胞受到破坏，即使泪腺功能正常，眼部仍将出现干燥现象。反之，如杯状细胞功能正常，即使摘除部分泪腺，临床上也可无任何损害。

2. 黑素细胞　多见于有色人种的结膜，白种人虽也有黑素细胞，但不着色。黑素细胞多见于角膜缘、穹隆结膜、半月皱襞、泪阜及睫状前血管穿出处。

（二）结膜固有层

位于上皮下，它可分为浅层腺样层和深层纤维层。

1. 腺样层　新生儿无腺样层，生后三个月才逐渐出现，它由纤细的结缔组织网构成，其结构较松弛，网眼中有淋巴细胞、组织细胞和肥大细胞。腺样层的厚度很薄约50～70μm，以穹隆部发育最好。向下止于睑板下沟，也即睑缘部位无腺样层。人类的结膜上尤其是内、外眦可见由淋巴细胞集结为淋巴滤泡，沿睑板上缘分布。慢性炎症时淋巴细胞大量增生，以致结膜表面不平。

2. 纤维层　由致密的纤维结缔组织和弹力纤维构成，睑板部结膜下无纤维层。在后方部分由上睑提肌和各直肌的腱膜鞘扩展部彼此融合而进一步加强，前方部分则由眼球筋膜构成。结膜的血管、神经均走行在该层组织中。Müller肌和Krause副泪腺也包含在此层中。

三、结膜的腺体

结膜内除了有大量单细胞黏液腺以外，还有以下几种腺体。

1. Krause腺　大小约为0.1～1.0mm，是一种组织结构与泪腺很相似的副泪腺，为液性泡管状腺体。位于穹隆部，上睑有42个，下睑有6～8个，也可见于泪阜部。腺体内的排泄管汇合成一大导管，开口于穹隆部。

2. Wolfring腺与Ciaccio腺　较Krause腺大，也是一种副泪腺，组织结构与泪腺也相似。上睑有2～5个，位于睑板上缘的中部，睑板腺的末端附近。下睑有1～2个，位于下睑板下缘。腺体的基底细胞呈立方形，浅表的细胞为圆柱形，排泄管短粗，开口于穹隆部结膜。

3. Henle腺　位于睑结膜上缘，实际上仅是结膜皱褶，不是真正的腺体。Henle腺与其四周的结膜一样，被以上皮。

4. Manz腺　有人报告位于角膜缘的球结膜上，为囊状或小泡状腺，但未被公认（图1-180）。

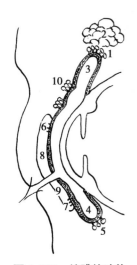

图1-180　结膜的腺体

1. Krause腺（上睑）　2. 泪腺　3. 上穹隆　4. 下穹隆
5. Krause腺（下睑）　6. Henle腺（上睑）　7. Henle腺（下睑）
8. 上睑板　9. 下睑板　10. Wolfring腺

四、结膜的血管

1. 动脉　结膜的动脉有三个来源，周围动脉弓、睑缘动脉弓和睫状前动脉。

（1）周围动脉弓：也称睑板上弓。上睑周围动脉位于睑板上缘与上睑提肌两部之间，它发出一些周边穿通支，于睑板上缘，穿过Müller肌，达结膜下，再分出上行小分支和下行小分支。上行小分支于结膜下向上走行至上穹隆,然后绕过穹隆部,于球结膜下向下走行,即结膜后动脉。球结膜的血供主要来自结膜后动脉。于距角膜缘外 4mm 处与来自睫状前动脉的分支结膜前动脉互相吻合。下行小分支垂直向下走行,达睑缘与睑缘动脉弓的短支互相吻合。下行小分支几乎供应全部上睑结膜。下睑周围动脉弓位于下睑 Müller 肌与下睑板两者之间的前方,其走行和分支与上睑的周围动脉弓十分相似。但下睑周围动脉弓变异较大,它可以来自泪腺动脉旁的其他动脉,如颞浅动脉、面横动脉等,甚至也可以缺如。假如这样,下睑结膜、下穹隆结膜和下方球结膜的血供,则来自睑缘动脉弓或下直肌的肌支。

(2)睑缘动脉弓:也称睑板下弓,于睑板下沟处发出一些穿通支,穿过睑板,达睑结膜下。这些穿通支又分支为睑缘小分支和睑板小分支。睑缘小分支垂直向下走行达睑缘。睑板小分支垂直向上走行,与来自周围动脉弓的下行小分支互相吻合。

由此可见,睑结膜的血管分布很密,血液供应很丰富,因此结膜的抗感染能力较强,受损后修复能力也较强。

(3)睫状前动脉:来自眼动脉分出的肌支动脉。上、下、内直肌的肌动脉均发出两条睫状前动脉,外直肌的肌动脉仅发出一条睫状前动脉。这些睫状前动脉向角膜方向走行,位置较来自周围动脉弓的结膜后动脉深。在距角膜缘 4mm 处睫状前动脉穿入巩膜,与虹膜大环互相吻合。在穿入眼球前发出小分支继续向角膜方向走行,即结膜前动脉,位置较结膜后动脉深在。结膜前动脉向前发出小分支与结膜后动脉分支互相吻合,于角膜缘形成与之平行的结膜角膜周围血管丛。结膜前动脉继续向前,分出许多小细支,互相吻合,于角膜缘形成巩膜表面角膜周围血管丝(图 1-181)。

临床上结膜充血有两种类型,即结膜周边性充血与睫状充血。球结膜的血液供给主要来自结膜后动脉,它经穹隆结膜向下走行,分布到除角膜缘外的全部球结膜。结膜炎症时的周边性充血其形态特点是越近穹隆部充血越显著,近角膜部位则较轻。血管走行十分清楚。由于血管走行位置较浅,因此充血的血管可随结膜移动。睫状充血,其血管来自结膜前动脉,它除供给角膜缘动脉丛外,还发出小分支供应角膜缘附近的球结膜。因此充血位于角膜缘呈环形。由于血管走行深在,故移动球结膜时血管不能随之移动,由于血管呈丛,因此血管走行不清晰。

2. 静脉 结膜的静脉伴随着动脉,较动脉多,在上、下穹隆部形成明显的静脉丛。来自睑结膜、穹隆结膜和大部分的球结膜的静脉,回流于睑静脉。相当

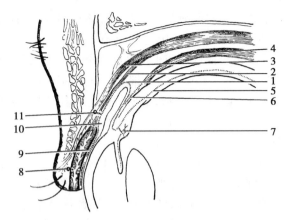

图 1-181　结膜的血管

1. 结膜动脉　2. Müller 肌　3. 上睑提肌　4. 上直肌　5. 睫状后长动脉　6. 睫状前动脉　7. 虹膜大环　8. 睑缘动脉弓　9. 升支　10. 降支　11. 周围动脉弓

于上睑的周边部动脉弓处,在上睑提肌肌腱之间有一重要的静脉丛,血液回流入上睑提肌和上直肌的静脉内,然后汇流入眼静脉。角膜周围的静脉不如动脉明显,该处静脉形成一约 5~6mm 宽的静脉网,其血液回流入肌静脉。

五、淋　巴

结膜的淋巴分两个系统:①浅层淋巴网,位于结膜固有层内,由小淋巴管组成,淋巴注入深层淋巴网内;②深层淋巴网,位于结膜纤维层内,其间含有较大的淋巴管。睑结膜上的淋巴管很细小,在睑板上、下缘处注入由眼睑皮肤来的淋巴管内。角膜缘则形成一角膜周围淋巴丛,该处有两个较大的集合管,一上一下围绕角膜,在角膜缘后 7~8mm 形成不完整的淋巴环,它还可以分出小分支,最后汇入颞侧的一个膨大的淋巴管。下穹隆部也有一个大集合管,颞侧汇入外眦部、腮腺淋巴结。鼻侧汇入颌下淋巴结。腮腺和颌下淋巴结,最后都汇入颈深淋巴结。

六、结膜的神经

上睑结膜的鼻侧部位、泪阜、半月皱襞由滑车上、下神经的睑支支配。中央部受眶上神经及额神经的睑支支配。颞侧部位由泪腺神经分支支配。下睑结膜受眶下神经睑支支配。

球结膜的神经支配为睫状长神经、睫状短神经和睫状前神经的分支。这些神经分支在 Schlemm 管外侧进入巩膜内的角膜缘部神经丛,在结膜下及巩膜表面形成结膜神经丛,部分神经纤维在角膜缘部形成角膜周围神经丛。

穿隆结膜的神经支配来自睑结膜和球结膜的神经丛及睑支的小分支。

结膜的交感神经纤维来自眼动脉的交感神经，它是从海绵窦交感神经丛起源的。

七、结膜半月皱襞

结膜半月皱襞位于结膜的内眦部，泪阜的颞侧，为一半月形皱褶，宽 2mm，其游离缘朝向角膜，半月皱襞的上、下角向其外侧的穿隆部伸展，尤其下角，个别人可达下穿隆部中央。当眼球内展时，半月皱襞与球结膜之间可见一浅在的凹陷，深度仅 2mm，眼球外展时该凹陷消失。

结膜半月皱襞相当于低等动物的第三眼睑，人类的半月皱襞为其萎缩退化的痕迹。它的组织结构与球结膜相近，但上皮层较球结膜厚，可达 8～10 层，上皮的基底部为圆柱形细胞。杯状细胞较丰富，有的分布在表层，有的群集呈腺泡样，其中央有一导管开口于表面。结膜半月皱襞的上皮下结缔组织较疏松，固有层内血管丰富，且含有一小叶脂肪组织，偶有软骨组织出现，此外尚有受交感神经支配的平滑肌。

八、泪　阜

泪阜位于睑裂的内眦部，结膜半月皱襞鼻侧，为一红色卵圆形组织，高 5mm，宽 3mm，其表面可见 10 余根细软的短毛，长约 0.2～0.7mm。泪阜的上皮为复层鳞状上皮，但不角化。内直肌鞘的部分纤维进入泪阜表面的深部，因此当眼球外展时，泪阜稍隆起，内展时则下陷。泪阜的固有层由脂肪、结缔组织组成，此外还有少量平滑肌纤维，并与内直肌鞘联系，所以当眼球动转时，泪阜也作相应的进退。泪阜深处有丰富的结缔组织，和眶隔及内侧节制韧带联系。泪阜内有丰富的腺体，皮脂腺形体大，结构和眼睑的睑板腺相近，产生白色分泌物。胚胎期尚可见汗腺，形如 Moll 腺，成人时均退化消失。此外还有 Krause 副泪腺和杯状细胞。

泪阜的血液供应很丰富，来自上睑内侧动脉的小分支，进入致密的结缔组织中，当手术切开时一般出血较多。

泪阜的淋巴汇入颌下淋巴结。

泪阜受滑车下神经支配。

泪阜的功能：①使上、下睑严密闭合；②避免异物进入泪点；③与结膜半月皱襞形成泪湖，当有大量泪液时可暂时在此存留，然后由泪道慢慢排出；④眼睑开闭时，泪阜不断压迫泪点和泪小管，形成负压促使泪液引流入泪道。

第三节　泪　　器

泪器包括两个部分，即泪液的分泌部分：泪腺和副泪腺，以及泪液的排出部分：泪点、泪小管、泪囊和鼻泪管。

一、泪　　腺

（一）泪腺的解剖学

泪腺位于眼眶的外上角，额骨的泪腺窝内，恰好在眶缘里面。它的前面借薄层眶脂肪与眶隔和眼轮匝肌相连，后部与眶脂肪相接，下方与眼球毗邻，内侧端位于上睑提肌之上，外侧端位于外直肌上方，下方有支持韧带或 Lockwood 韧带的外侧端，将泪腺固定于眶外壁的骨结节上。正常情况下不易触及，如翻转上眼睑，并尽量向上牵引，嘱患者极力向鼻下侧注视，有时在外上方穿隆结膜下可以透见部分泪腺组织。如果上述韧带或上睑提肌张力减弱，临床上可出现轻度泪腺下垂现象。

泪腺可以分为上叶和下叶两部分，两部之间被上睑提肌腱膜扩展部隔开。上、下两叶的后方有一桥状腺样组织相连。

泪腺上叶外观扁平微凸，横径 17～22mm，纵径 11～15mm，厚度 4～6mm，其眶面借结缔组织索与泪腺窝骨膜紧贴，下面与上睑提肌腱膜扩展部和外直肌连接。上叶前缘光滑锐利与眶缘平行，后缘钝圆。泪腺的神经和血管由其后端中部进入。由于泪腺不易暴露，它又与眶骨膜紧密粘连，本身的腺叶密集，因此泪腺肿物容易累及眼眶骨膜和术后复发。

泪腺下叶较小，为上叶的 1/3～1/2，横径 15～23mm，纵径 7～15mm，厚度 3～7mm。它可分成 2～3 个小叶，于上睑提肌腱膜扩展部之下，其前缘正好在上穿隆结膜外上方，超越眶缘、Müller 肌与睑结膜相连（图 1-182）。

泪腺共有排泄管 10～20 根，其中上叶有 2～5 根，下叶有 6～8 根。上叶的排泄管通过下叶开口于上穿隆结膜的颞侧部位，约在睑板上缘 4～5mm 处，有时在外眦部甚至在下穿隆结膜颞侧部看到 1～2 个排泄管开口。所以临床上如切除泪腺下叶，实际效果和整个泪腺切除一样。

副泪腺包括 Krause 腺、Wolfring 腺和 Ciaccio 腺，上述副泪腺的组织结构与泪腺很相似，因此发生在泪腺的病变副泪腺同样可以发生，一般认为泪腺的病变远比副泪腺的要多。

（二）泪腺的组织学

泪腺是一种由针尖样大小的腺小叶合并而成的葡

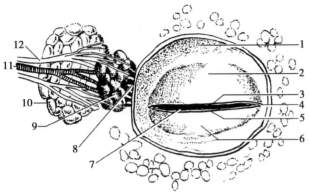

图 1-182　泪腺

1. 上穹隆结膜　2. 上睑后面　3. 上睑缘后唇　4. 内眦
5. 下睑缘后唇　6. 下睑后面　7. 睑裂　8. 泪腺导管　9. 泪
腺睑部　10. 泪腺眶部　11. 泪腺动脉　12. 泪腺神经

萄状浆液腺，每个小叶由互相缠绕而分支的小管构成，小管再细分为分泌腺泡。腺泡包括两层细胞，圆柱状细胞为真正的泪腺分泌细胞，围成圆腔。圆柱状细胞之外还有一种扁平的肌上皮，具收缩性，再外则为基底膜。圆柱状细胞胞质内含有颗粒，分泌后，颗粒消失，细胞变短。腺泡的分泌物进入小叶间的收集管，开始部分为叶内腺管，后移行为叶外腺管，最终开口于排泄管。导管有两层细胞，内层细胞呈柱状或立方形，外层为扁平形。其间质来自结膜深层的中胚叶组织。一般新生儿基本上无间质，随年龄增加而增多，成人与老年人的间质丰富，尤其是女性，间质包括胶原纤维、弹力纤维、间有浆细胞和淋巴组织。

（三）泪腺的血管

泪腺动脉为眼动脉的分支，于泪腺后部中央进入。有时还有一支来自上颌动脉的眶下支。泪腺静脉回流于眼上静脉，汇入海绵窦。

（四）泪腺的淋巴

与结膜和眼睑的淋巴系统一起注入耳前淋巴结。

（五）泪腺的神经

1. 三叉神经的眼支分出泪腺神经，在泪腺的分泌细胞和排泄管外分支形成细网，其中感觉纤维末梢穿过泪腺分布于颞侧眼睑皮肤和结膜组织。

2. 交感神经　神经纤维来自颈上神经节，经颈动脉丛与泪腺动脉的交感神经纤维、岩深大神经、泪腺神经的交感纤维、蝶腭神经节的颧神经至泪腺。

3. 神经的副交感神经纤维，经岩大浅神经到翼管，进入蝶腭神经节，节后纤维再经上颌神经的分支颧神经，与泪腺神经吻合，分布于泪腺内。一般认为交感神经控制正常泪腺分泌，副交感神经控制大量的泪液

分泌。如果泪腺摘除，只要副泪腺和杯状细胞未破坏，不一定出现结膜干燥。

二、泪　　道

（一）泪道的解剖学

1. 泪点　上、下睑睑缘的睫部和泪部交界处的睑后缘有一圆形隆起，色泽较周围组织浅，称泪乳头。上、下泪乳头中央可见一圆形小孔，称泪点。上泪点位于内眦颞侧 6mm 处，其方向为朝下向后。下泪点位于内眦颞侧 6.5mm 处，其方向为朝上向后。因此闭睑时，上、下泪点并不互相接触，下泪点在上泪点颞侧。泪点离睑板腺开口 0.5～1mm，与睑板腺开口在同一条线上。泪点为泪道的起始部位。泪点的直径 0.2～0.3mm，随年龄而稍扩大。眼睁闭时，上泪点在结膜半月皱襞和泪阜间的浅沟中滑动，下泪点在结膜半月皱襞和眼球间的浅沟中滑动。上、下泪点紧贴眼球表面。由于泪点的四周绕以富有弹力纤维的致密结缔组织，因此起括约肌作用。平时泪点保持开畅，如果泪点开口狭窄，或位置异常，使泪点不能与眼球表面相贴，泪液就不能顺畅地进入泪道，出现泪溢现象。

2. 泪小管　为连接泪点与泪囊的小管，直径为 0.3～0.5mm。泪小管长约 10mm，可以分为两部分：垂直部和水平部。垂直部与睑缘垂直，贯穿皮肤全厚，长约 1.5～2mm，水平部长约 8mm，垂直部呈直角延续于水平部，两者交界处的泪小管稍扩大，称泪小管壶腹部。上泪小管向鼻下方走行，下泪小管向鼻上方走行，于内眦部互相汇合，称泪总管。然后开口于泪囊，但临床也可以见到上、下泪小管分别直接开口通向泪囊上部。泪小管进入泪囊的部位相当于内眦韧带水平，可在泪囊颞侧面中央稍靠后寻找，一般距泪囊顶部 2.5mm。临床上进行泪道探查或扩张时，要注意探针的走向，否则可以损伤泪道。

泪小管的管壁很薄，内衬以复层鳞状上皮，不角化。上皮下富有弹力纤维，因此有伸展性，临床上泪道扩张时可扩张至正常时的 3 倍。垂直部泪小管四周绕有眼轮匝肌，可起括约肌作用。水平部泪小管周围也与眼轮匝肌有关。有人认为眼轮匝肌的泪囊部即 Horner 肌呈螺旋状分布于水平部的上皮下组织中。

3. 泪囊　其颞侧与泪总管或泪小管相连，下方与鼻泪管相延续。泪囊为一膜状囊，顶端闭合故呈盲端。泪囊位于眶内侧壁前下方，由上颌骨额突与泪骨组成的泪囊窝内，长约 12mm，宽 4～7mm。从侧方观察，泪囊与泪囊窝向后倾斜 15°～25°，其表面标志相当于内眦至上方第一磨牙的连线。从前方看，泪囊稍向外倾，与鼻泪管呈一钝角。泪囊上 1/3 位于内眦韧带深

部,下 2/3 位于内眦韧带后下方,泪囊顶端约在内眦上方 3～5mm。

泪囊部四周被眶骨膜包围,眶骨膜于泪后嵴处襞为两层,深层衬于泪囊窝骨壁上,浅层覆盖在泪囊窝前后泪嵴间,形成泪筋膜。深浅两层于前泪嵴处互相会合。泪筋膜与泪囊间可见少许蜂窝组织,其间尚有细微的静脉丛,该静脉丛与鼻泪管四周的静脉丛相连。泪囊上端直接与泪筋膜密切接触。

泪囊与四周组织的关系,鼻上方为前筛窦,有时筛窦发育较好,向前下方伸展,给鼻腔泪囊吻合术带来一些困难。鼻下方与中鼻道相对应,前上方为内眦韧带。泪囊的前下方相当于内眦韧带下缘以下的部位,该处仅被以少许眼轮匝肌,一般泪囊脓肿容易在此处穿破形成瘘管。后方为泪筋膜和 Horner 肌。Horner 肌起始于泪后嵴上半部,从泪囊及泪小管鼻侧 1/3 部分的后面经过,与上、下睑的眼轮匝肌延续。泪囊窝外下方下斜肌起始于该处眶底,少数肌纤维起自泪筋膜上。距内眦 8mm 的皮下有内眦动、静脉经过,垂直越过内眦韧带,动脉在鼻侧、静脉稍粗位于颞侧。泪囊部作皮肤切口时,一旦损伤内眦静脉常引起较多出血,影响手术操作,因此切口不宜过于偏向鼻侧。

4. 鼻泪管 为泪囊下方的延续部分,向下开口于下鼻道。鼻泪管可分为两部分,位于骨性管腔内的部分称骨内部,长约 12.4mm。位于鼻腔外侧壁黏膜内的部分称鼻内部,长约 5.32mm。鼻泪管的骨性管腔由上颌骨泪沟、泪骨的泪沟和下鼻甲的泪突等组成,鼻泪管向后外下走向,相当于内眦角与上方第一磨牙间的连线位置。

鼻泪管的形状差异很大,一般情况下,管腔呈裂隙状,成人直径为 4mm,儿童则为 2mm,但可以扩张呈圆柱状。鼻泪管下口位置变异也很大,常见的位置在下鼻道外侧壁,多位于鼻底上方 16mm,鼻前孔外侧缘向后 30mm 处(图 1-183)。

鼻泪管内侧与中鼻道有关、外侧在上颌窦前部形成一嵴,如果局部发生肿瘤、息肉等时,临床上出现泪溢现象。鼻泪管的鼻内部及下方开口的四周有丰富的静脉丛,一旦上呼吸道感染,黏膜充血肿胀,鼻泪管鼻内部分和开口处受压,致使泪液不能排出也可导致泪溢。此外个别初生儿鼻泪管开口处有一扁平的 Hasner 瓣膜,这是胎儿中隔的残留物,可以引起新生儿泪溢甚至泪囊炎。轻轻向下方按压泪囊部,泪囊内液体可以冲破 Hasner 瓣膜,从而症状缓解。

(二)泪道的组织学

泪囊和鼻泪管均衬有两层上皮细胞,浅层为柱状上皮,深层为扁平上皮,柱状上皮通过深层达基底膜。

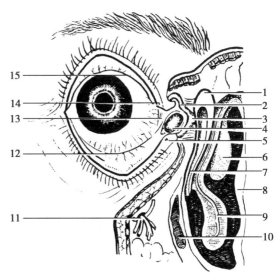

图 1-183 泪道

1. 泪囊 2. 上泪小管 3. 泪总管 4. 泪阜 5. 下泪小点 6. 中鼻甲 7. 鼻泪管 8. 鼻中隔 9. 下鼻甲 10. 上颌窦 11. 眶下神经动脉 12. 下穹隆 13. 半月皱襞 14. 上泪小点 15. 上穹隆

上皮内可见丰富的杯状细胞,有时尚可见黏液腺。胎儿的上皮表面有纤毛。泪囊和鼻泪管上皮下固有层可分为腺样层与纤维层。腺样层内常见有淋巴细胞,有时淋巴细胞聚集成淋巴滤泡。纤维层含大量弹力纤维,纤维与泪小管四周的弹力纤维相连续。鼻泪管四周有静脉丛围绕,它与泪囊周围的静脉丛相连续。泪囊顶端有时可见形如汗腺的浆液腺。鼻泪管下部与骨壁粘连较紧,形成黏膜骨膜,因此两者中如有病变可彼此波及。但鼻泪管上部易于与骨壁分开。鼻泪管和泪囊内常有瓣膜,实际上是黏膜皱褶,并无瓣膜作用,其中较为重要的是鼻泪管下口的 Hasner 瓣膜。

(三)泪道的血管

1. 动脉 ①来自眼动脉的分支:上睑内侧动脉供应泪囊;下睑内侧动脉供应鼻泪管;②来自面动脉分支:内眦动脉供应泪囊与鼻泪管;③来自颌内动脉分支:眶下动脉供应泪囊下部、鼻泪管上部。蝶腭动脉的鼻支,供应鼻泪管下部。

2. 静脉 泪道的黏膜下方有一静脉丛,向上可回流入内眦静脉和眶下静脉。向下经蝶腭静脉入翼丛和颌内静脉。

(四)泪道的淋巴

泪囊部淋巴管与面静脉伴行,入颌下淋巴结。鼻泪管的淋巴管汇同来自鼻部和口唇的淋巴管入颌下淋巴结。然后经咽后淋巴系统入颈深淋巴结。

(五)泪道的神经支配

感觉神经纤维,来自三叉神经的眼支,其鼻睫状神经的滑车下神经分支支配泪小管、泪囊及鼻泪管上部。三叉神经上颌支的前上齿槽神经支配鼻泪管下部。运动神经来自面神经分支，供应该部的眼轮匝肌。

第四节 眼 眶

眼眶为两个四棱锥状骨腔，左右对称，眶尖向后与颅腔连通，宽阔的眶底于面部朝前稍朝外。眶的四周由骨壁组成，前面为上下眼睑，上方为颅前窝，鼻侧为筛窦，下方为上颌窦，其颞侧则为颅中窝和颞窝。眶内有眼球及其他组织，眶缘骨质钝圆稍隆起。

一、眼眶骨壁

眼眶的骨壁由七块头骨组成，即额骨、蝶骨、颧骨、上颌骨、腭骨、筛骨及泪骨。眶壁也可分上、下两部分，上壁又称眶顶，下壁称眶底。

（一）眶壁

1. 眶上壁 大致为三角形，面向下，由下列颅骨形成（图 1-184）：①额骨形成上壁前方的大部分；②蝶骨小翼形成其后方小三角形的眶尖。眶上壁后方较平坦，前方较光滑且凹陷，凹陷较明显的部位在距眶缘约 15mm 处，该处的眼球对应点为眼球的赤道部。

眶上壁大部分较薄，呈半透明状，蝶骨小翼处较厚约 3mm。如将眶上壁取下，对光检查其菲薄处很容易辨认出由大脑额叶沟回所形成的一些嵴与凹。在眶上壁上方为脑膜及大脑额叶，因此，当眶上壁损伤时，不仅影响眼眶，还可以损伤脑组织。老年人，由于薄骨质可部分吸收，致使眶骨膜直接与颅前窝硬脑膜接触。眶上壁尚可受到周围额窦疾病如炎症、肿瘤等的波及。

眶上壁有以下几个特殊结构，分述如下：

（1）泪腺窝：位于额骨颧突的后方，其下界为眶外侧壁与眶顶的连接处，相当于颧缝脊的位置。泪腺窝为一平滑且宽大的凹陷，泪腺即位于此，其后方尚有一些眶脂肪组织。

（2）滑车凹：位于眼眶鼻上角，距眶缘约 4mm 处，为一小圆形凹陷，上斜肌软骨性滑车附着于该处，连接滑车与滑车凹的韧带常发生骨化。

（3）额蝶缝：位于额骨眶板及蝶骨小翼间，成年后常闭合。

（4）视神经孔：位于眶上壁尖端，卵圆形，横径短，竖径长，由蝶骨小翼的两翼根部围成，视神经由此进入颅中窝。视神经孔的垂直径为 5.96~5.98mm，横径为 4.93~5.20mm。

2. 眶内壁 眶内壁似长方形，一般较平坦，由 4

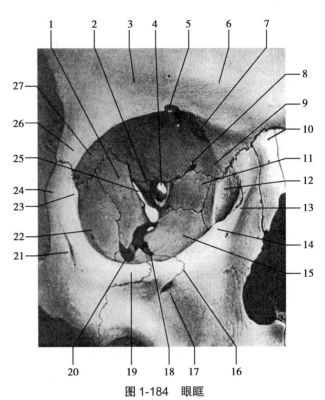

图 1-184 眼眶

1. 蝶骨大翼眶面 2. 蝶骨小翼 3. 额骨 4. 视神经孔
5. 眶上切迹 6. 眉脊 7. 滑车小凹 8. 筛前孔 9. 颌突
10. 鼻骨 11. 筛骨 12. 泪囊窝 13. 假缝 14. 泪结节
15. 上颌骨眶板 16. 眶下缝 17. 眶下孔 18. 眶下沟
19. 颌突 20. 眶下裂 21. 颧面孔 22. 颧孔 23. 眶外结节 24. 颧结节 25. 眶上裂 26. 颧突 27. 泪腺窝

块颅骨组成：①上颌骨的额突在其前方；②泪骨位于其前下方；③筛骨纸板（又称眶板）构成其主要的中心部分；④蝶骨体的侧部在其后方，形成眶内壁的一小部分。

眶内壁的前方，有上颌骨额突与泪骨形成的泪囊窝，呈卵圆形，泪囊位于其中。成人泪囊窝大小不等，其宽度平均值为 7.59~7.88mm，其高度平均值为 16.08~16.11mm，其深度平均值为 5mm。此窝的前后界是泪前嵴与泪后嵴，上界一般不明显，其下方与鼻泪管相延续，此管平均长 12.5~13.41mm。泪囊窝的上半部分与筛窦为邻，下半部与中鼻道为邻。

眶内壁很薄，约 0.2~0.4mm，筛骨纸板薄如纸片，因此筛窦的感染可累及眼眶组织（蜂窝织炎），筛窦颞侧的筛骨纸板挫伤时容易破裂，当患者使劲擤鼻时可以出现眼睑气肿。筛骨纸板前方与泪骨为邻，其后方的蝶窦也与眶内壁有关。上斜肌返折肌腱的滑车位于眶上壁和眶内壁所形成的角处。

3. 眶下壁 眶下壁大致呈三角形，由内向外稍向下倾斜，外侧的前部最低，约低 3mm，眶下壁较短，约

47.6mm，由下列三骨组成：①上颌骨的眶面形成其中心区的大部分；②颧骨的眶面形成其外侧前部；③腭骨的眶突在后方形成一小三角区。眶下缘由上颌骨与颧骨组成，各占一半。眶下壁有眶下沟经过，此沟在眶下裂的下内侧向前进，经过一段路程后变成一管，最后位于眶下壁内，约在眶下缘下方 4mm 处开口称为眶下孔，眶下神经与眶下动脉通过此孔，偶有眶下静脉通过。在眶下壁最前方的内侧角处有一浅凹，为下斜肌起始部位。

眶下壁与周围组织的关系：眶下壁下方为上颌窦所在，两者之间的骨壁厚约 0.5～1.0mm，可因上颌窦的炎症及肿瘤侵入眶内。腭骨眶突的内侧为筛窦，其各种病变也可蔓延至眶底。下直肌在眶尖附近与眶下壁相连。下斜肌起始于鼻泪管开口的外侧，向后及外上方走行，大部分均贴近眶下壁。

4. 眶外壁　眶外壁呈三角形，底向前，与正中矢状面成 45° 角。眶外壁的后方稍凸，中部扁平，前方即颧骨的眶面，距眶缘后方 1mm 处即呈凹面。眶外壁由两块颅骨组成（图 1-180）。①颧骨的眶面形成眶外壁前 1/3 部分；②蝶骨大翼形成其后 2/3 部分。眶外侧缘的上方为额骨的颧突，下方为颧骨。眶外壁骨质最坚硬，尤以眶缘部明显。额骨在上部较突出，起保护眼球的作用，由上方来的外伤不易损伤眼球。沿外侧眶缘向后呈弯曲状，使视野扩大。眶外壁的最后部即与颅中窝有关部分，是最薄弱的地方，该处蝶颧缝的两侧，厚度仅有 1mm。

眶外壁有以下标志：①外直肌棘：为一小的骨质隆突，在眶上裂下缘，呈圆点状或钩状骨性小突起，部分外直肌起始于此，总腱环亦在此附着；②眶外侧结节：为颧骨眶面的小隆起，正在眶外缘内侧，额颧缝下约 11mm 处，在此附着的有外直肌制止韧带、睑外侧韧带、眼球悬韧带、上睑提肌腱膜等组织。

眶外壁与周围组织的关系：眶外壁在前方隔开眶与颞窝，在后方则隔开眶与颅中窝及大脑颞叶。外直肌在眶内走行中均与眶外壁接触，其上方为泪腺神经与泪腺动脉。泪腺向下达眶外壁，在此处泪腺神经发出吻合支与颧神经接连。

（二）眶缘

眶缘由额骨、颧骨和上颌骨组成。眶口面向前，其上下眶缘的内侧端均略高于外侧端，故稍呈向外微倾状。由于眶下缘向内延续于泪前脊，眶下缘鼻下延续于泪后脊，因此 Poirier 把眶缘描述成螺旋形。

1. 眶上缘　由额骨的额弓、颧突和其内侧角突构成。眶上缘向下凹陷，略向前突，眶上缘的外 2/3 稍锐利，而其内 1/3 则较钝圆。两者相接处为额弓最高点，

距正中线 25mm，该处有眶上切迹，其中有眶上神经和血管通过。切迹表面的韧带常由于骨化使之成为一孔，即眶上孔。眶上切迹内 10mm 处可见一浅沟，因滑车上神经和额动脉经过所致。

2. 眶内缘　由上颌骨额突的泪前脊和额骨内侧的角突组成，上部圆钝，下部则锐利眶内缘与眶下缘连接处可见泪结。

3. 眶下缘　由颧骨和上颌骨组成，略高出于眶壁。两骨相连接的骨缝位于眶下缘的中央，眶下孔的上方。但实际上这两骨大小所占比例常可见到变异。

4. 眶外缘　由额骨颧突和颧骨组成，是眶缘中骨质最厚的部分，起保护作用。眶外缘向后凹，如于眶内外缘间作一连线，眼球的前 1/3 的大部露于外，因此开阔了视野，但也由于暴露较多，容易受到各种外伤。

（三）眶壁间的裂和管

在眼眶 4 个壁之间，有许多裂、管及孔，为血管神经的通路。

1. 眶上裂　位于眶上壁及眶外壁之间，为蝶骨大小两翼的裂隙。眶上裂外侧由额骨封闭，内侧较宽，位置在视神经孔下方，由此向外逐渐缩小，此裂常被分为两部分：外侧部分位于眶上壁与眶外壁之间，向前方伸展；内侧部分在眶外壁尖端及视神经孔周围骨质之间，两部分形状不同，眶上裂长约 20.21～20.26mm，宽 3.56～3.72mm，为眼眶与颅中窝最大交通处，其尖端距额颧缝 30～40mm，内侧则由蝶骨小翼后根与视神经孔相隔。

通过眶上裂的神经血管有：①第 III、IV、VI 脑神经；②第 V 脑神经第一分支眼神经的 3 个小分支，即泪腺神经、额神经及鼻睫神经；③眼静脉；④脑膜中动脉的眶支；⑤睫状神经节的交感根及感觉根。临床上眶上裂处有损伤可出现特殊的眶上裂综合征。其症状为眼球固定、瞳孔散大、三叉神经第一支分布区感觉障碍、有时可发生神经麻痹性角膜炎、眶内静脉回流障碍及眼球突出等。如眶上裂仅受到部分损伤时，则出现部分症状。

2. 眶下裂　位于眶外壁与眶下壁之间，此裂将眶外壁后 2/3 与眶下壁隔开。其上界为蝶骨大翼，下界的前方为上颌骨，后方为腭骨。此裂起于视神经孔的下外方及眶上裂内侧端附近，向前外方行进，其前端距眶下缘约 20mm 左右。眶下裂的后方与翼腭窝相交通，前下方则与颞下窝相连，后端开口于圆孔内。眶下裂的中部较两端狭窄，其前端有时宽大些。眶下裂的宽度与上颌窦的发育有关，胎儿及幼儿期较宽大。眶下裂的外缘锐利，其前方较内缘高，后方低。眶下裂通过以下神经血管：①第 V 脑神经上颌支；②眶下

动脉；③颧神经；④蝶腭神经节分支；⑤至翼腭丛的眼下静脉分支。

3．视神经孔或视神经管　由蝶骨小翼两翼根部相连而成。管的上壁长约 7.45～7.48mm，管的下壁长约 5.01～5.10mm，向后内侧走行，与正中矢状面成 36°角，通过此管，眼眶与颅中窝交通，视神经管之上为大脑额叶的后部。视神经管呈漏斗形，前方开口为竖卵圆形，垂直径较大，其颅内侧开口则上下较扁平，上下两缘锐利，内外两缘较钝圆。管的中部切面呈圆形。两眼视神经管口在眶尖处的距离平均为 28～30mm，颅内侧两管口的距离为 14.7mm。视神经管的上壁较下壁靠前，在管的后方则下壁伸出超过上壁，此管的上壁及内壁较其他壁长。一般视神经管愈长，管腔愈窄，反之视神经管愈短，管腔愈宽。视神经管内通过以下组织：①视神经及其 3 层鞘膜；②眼动脉；③几个来自交感神经的分支。

4．筛骨孔　筛骨管位于眶上壁与眶内壁之间，或在额筛缝上，或位于额骨。此孔为筛骨管的开口，由额骨及筛骨形成，以前者为主。

（1）前筛骨管：也称眶颅管，其眼眶侧开口（即前筛孔）朝向眶腔的后外方。管的后缘境界不明显，与筛骨纸板上一沟相连续，开口于颅前窝，鼻神经与鼻动脉由此通过。

（2）后筛骨管：也称眶筛管，开口于颅前窝，管内有筛后动脉，有时尚有一小支蝶筛神经通过。

（四）眼眶骨缝

眼眶各骨之间必有许多骨缝，骨缝处局部骨膜粘连较紧，因此了解骨缝位置可于手术时多加小心，避免撕破。

1．蝶额缝　由额骨和蝶骨大翼，及额骨和蝶骨小翼相接形成，位于眶顶后方，成年人常因闭合而不显。

2．颧额缝　由颧骨与额骨相接形成，位于眶外壁上方，局部稍隆起，向前延伸至眶外壁。

3．蝶颧缝　由蝶骨大翼和颧骨相接而成，位于眶外壁靠前的部位，止于眶下裂的前端。

4．颧颌缝　由颧骨和上颌骨相接而成，位于眶底。

5．泪颌缝　由泪骨与上颌骨相接而成，可分成两部分，位于眶鼻下方的部分较短，位于泪囊窝内，呈纵行走向。

6．筛颌缝　由筛骨纸板和上颌骨相接而成，位于眶内壁和眶底之间，其后端伸入腭筛缝和腭颌缝之间。

7．泪筛缝　由泪骨和筛骨纸板相接开成，其上端达额筛缝和额泪缝之间，下端达筛颌缝和泪颌缝之间。

8．额颌缝　由额骨和上颌骨额突相接形成，位于泪囊窝的上方。

9．额泪缝　由泪骨上缘和额骨的下缘相接形成，其前端与额颌缝相延续，后端与额筛缝相延续。

10．额筛缝　由额骨下缘与筛骨纸板上缘相接形成，是眶顶与眶内壁的交界，其上有筛前孔和筛后孔，缝的前端与额泪缝相连，后端与蝶额缝相连。

11．蝶筛缝　由筛骨纸板和蝶骨相接形成，位于视神经孔前方。

12．腭颌缝　由腭骨与上颌骨之间相接形成。

13．腭筛缝　由腭骨的眶突与筛骨之间相接形成。

14．眶下缝　是眶下管的上盖骨板管内侧骨质间的闭合不全的痕迹。

（五）眼眶的各种测量数字

眼眶宽度：平均 38.9mm；眼眶高度：平均 35.2mm；眼眶深度：平均 47.8mm；内侧眼眶距：平均 20.6mm；外侧眼眶距：平均 95.0mm。

1．眶角（鼻颧角）　即自鼻根至两眶外缘平面所成之角，约 145°左右。

2．眶内外壁角　即每一个眶内外壁间的角，约 45°。

3．眶外壁角　即两眶外壁所成之角，近于 90°，平均 83.6°，愈向前方其分开度愈大。两眶内壁近于平行，两者距离在后方较前方稍大些。两眼球的长轴所成之角平均为 45.5°，所以眶轴与视轴并非一致，而是分开的，约成 22.5°角（图 1-185）。

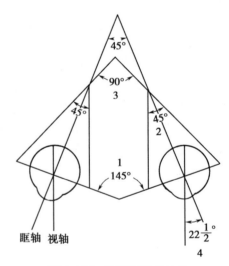

图 1-185　眶壁所形成的角

眶上裂长度：20.21～20.26mm；眶上裂宽度：3.56～3.72mm。眶上裂与眶缘的距离：取眶上裂外端与眶缘额颧缝之间的距离，平均 35.62mm；眶下裂与眶缘的距离：取眶下裂外端与外眶缘和下眶缘交界处的距离，约 17.50mm。

眶口的大小：出生时眶口的高与宽几乎相等，整个眶比较小，随着发育其宽度迅速扩大。男性更明显。

眶口平均高度为 34.9～36.7mm，宽度为 38.5～39.8mm（由泪上颌缝顶点接连额骨处算起）。

眼眶指数或眶率，可用以下 Broca 公式测出：

$$眶率＝眶高×100/眶宽$$

按此公式得出的值，可将眼眶分三种类型：

1. 大型眶率大于 89 者，为黄种人的特征，国人的眶率平均为 92～93mm。

2. 中型眶率在 89～84 之间，为白种人的特征。

3. 小型眶率小于 84 者，眶呈长方形，为黑种人的特征。

二、眼眶与鼻窦的关系

眼眶周围被鼻窦所环绕，上有额窦，下有上颌窦，内有筛窦，后有蝶窦。因此眼眶与鼻窦关系密切，临床上鼻窦的炎症及肿瘤等常侵及眶内，引起眼球突出。

1. 额窦 位于眼眶前上方，出生时在筛漏斗前上方有一额隐窝，此后逐渐伸展形成额窦。2～3 岁幼儿，额窦尚未发育，7 岁时如豆大，25 岁左右才发育完好。额窦平均高 30mm，宽 25mm，深 2mm。发育不佳时仅为一裂隙。额窦一般不规则，左右常不对称，发育差异也很大，有时额窦向颞侧可扩大至颧突，向后可扩大至视神经孔附近。两侧额窦之间由一中隔分开，此隔常偏向一边。额窦周边有小隔板，形成小房。

额窦前壁即额骨外板，含有板障，且有血管穿过此薄壁进入硬脑膜下腔；额窦后壁很薄，不含板障，窦腔借此与脑膜和大脑额回相隔。因此严重的骨髓炎向四周蔓延时，炎症可借此侵入颅内。额窦由鼻额管与鼻腔交通，鼻额管开口于中鼻道的半月裂孔，位于前筛房与上颌窦开口附近。

2. 上颌窦 为一锥体形空腔，在眼眶下方，位于上颌骨内，其底为鼻外侧壁的一部分，尖端在颧骨下方，由一小口（有时为两个口）开口于中鼻道。上颌窦的前壁朝向面部外下，翻转上唇即可见到，其中有小的管道，内含上牙槽神经的前支及中支。后壁朝向颞下窝，构成该窝的前壁，其上也有小管，内含上牙槽后血管和神经。窦的上壁由上颌骨的眶面形成，也是眶下壁的组成部分，其下壁中部有眶下管，眶下神经与血管在此通过。窦的下壁由牙槽突构成，为上颌窦中最厚的部分，位置在鼻下方约 12.5mm 处，其中有许多小隆起，系由一些上牙根所形成。出生时，上颌窦在鼻腔外壁呈一长形小空腔，1 岁时刚达到眶下管，第二次生齿时，迅速发育，15 岁时发育完全。

3. 筛窦 为一簇小空隙。出生时仅为一些小凹陷，7 岁后迅速发育。位于眼眶内侧，其组成除筛骨外，尚有腭骨、蝶骨、上颌骨与泪骨。筛窦上方为颅前窝

的脑膜及额回，前方为额窦，后方为蝶窦，下方为鼻腔，颞侧为眼眶及泪囊窝。筛窦由极薄的骨板隔开，其中尤以筛骨纸板为最薄，因此筛窦炎常可引起眼眶蜂窝织炎。筛窦内共有房 8～10 个，可分成前、中、后三簇，彼此不交通。前筛房有 1～3 个由额骨、泪骨与上颌骨形成，并与泪囊窝为邻，开口于中鼻道。中筛房有 4～8 个，由筛骨形成，构成筛骨的迷路部分，有时可连向上方，形成眶上窦，由纸板与眼眶隔开，向上开口于中鼻道，向下开口于筛骨泡。后筛房有 3 个，位于筛骨、蝶骨及腭骨内，颞侧与视神经管的内界为邻，多开口于上鼻道内，但可与蝶窦或上颌窦交通。

4. 蝶窦 位于蝶骨体内，为一对骨质小腔，常有一中隔分开，初生时其直径约 2mm，4 岁以后开始伸展，青春期发育成熟。蝶窦的上方为脑垂体及视神经，两者之间的骨壁很薄，仅 0.5mm 厚，甚至缺如。因此蝶窦发炎时，也可累及视神经引起球后视神经炎。蝶窦下方为后鼻孔，前方为筛窦。蝶窦开口于上鼻道最高处。当蝶窦病变时，其形体变大，可影响圆孔及卵圆孔及其周围的神经（图 1-186）。

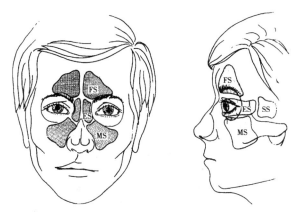

图 1-186 眼眶与鼻窦

FS 为额窦 　MS 为上颌窦 　ES 为筛窦 　SS 为蝶窦

三、眼眶内容物

眼眶内容物包括眼球、眼肌、血管、神经、眶脂体、骨膜及筋膜。

眼肌包括眼外肌、睑肌、眶内平滑肌。

1. 眼外肌 在本章第五节叙述。

2. 睑肌 上睑提肌起自眶尖总腱环上方，起始部向下与上直肌、向内与上斜肌的起始部相混杂。上睑提肌在眶上壁下面、上直肌上方向前行进，最后以宽阔的腱膜附着于上睑。

3. 眶的平滑肌 又称 Müller 肌，起自眶下裂的眶骨膜上，由一束平滑肌纤维组成，其纤维在眶下壁呈一薄层放射状排列，向前与下斜肌连接，向后深入总

腱环中，达海绵窦前方，最宽处纤维约 12mm。此肌上面为眶脂体，其间有眼下静脉；下面位于翼颌窝脂肪组织之上，其中有眶下神经与蝶腭神经节。在人类此肌的功能已不肯定，但在某些缺乏较长眶外壁的哺乳动物，则该肌发育肥大以代替眶外壁。此肌受交感神经支配。有人认为在患突眼性甲状腺肿时，可能为此肌直接或间接压迫静脉所致。

4. 眼眶的其他内容物　眼外肌、血管及神经等在下面第 5～7 节叙述。

四、眶 脂 体

眶脂体填充于眶内各种软组织之间，可分为中央和周边两部分。中央部位于肌锥腔内，也即总腱环与肌鞘膜之间，该处眶脂体的特点为脂肪小叶间的连接较疏松。周边部位于总腱环、肌鞘膜与眶骨膜和眶隔之间，该处眶脂体的特点为脂肪小叶彼此连接较致密，特别是与肌鞘膜的连接。眶脂体的作用为固定眶内各个软组织的位置，使其充分发挥功能。对眼球、视神经、血管、神经和泪腺等起软垫样保护作用，尤其是使眼球运动圆滑自如。眶隔的神经、血管和肌肉穿出部位，各种原因导致的裂孔或使之力量薄弱部位，眶内脂肪可以向外脱出，致使该部位眼睑肿胀，好发部位为上睑内 1/4 区和下睑（图 1-187）。

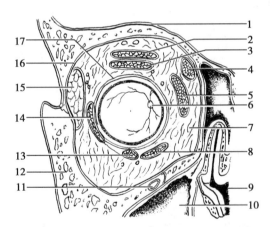

图 1-187　眶脂体（眼眶前部切除后，眼眶前面观）
1. 硬脑膜　2. 上睑提肌　3. 上直肌　4. 上斜肌　5. 内直肌　6. 视盘　7. 眶脂体　8. 下直肌　9. 鼻腔　10. 上颌窦　11. 眶下神经　12. 颧骨　13. 下斜肌　14. 外直肌　15. 泪腺眶部　16. 眶骨膜　17. 眼球筋膜

五、眶的骨膜与筋膜

（一）眶骨膜

眶骨膜衬于眶腔内壁，除了眶缘、骨缝、各个裂和孔、滑车凹、泪囊窝和泪腺窝等处外疏松地附着于眶壁上。眶骨膜通过视神经孔、眶上裂等与硬脑膜相延续。视神经孔内眶骨膜分为两层，外层与眶骨膜相延续，内层与硬脑膜相延续。泪囊窝处也有类似情况，眶骨膜于泪后嵴分为两层，一层呈泪囊窝骨膜，另一层则跨过两个泪嵴形成泪筋膜。眶骨膜于眶缘与面部骨膜相延续，该处明显变厚呈嵴称缘弓。眶骨膜的血供来自眶的各动脉的分支，其神经支配可能来自蝶腭神经节的交感神经支。

（二）眼球筋膜

眼球筋膜又名 Tenon 囊，为一薄层的纤维组织膜，包裹眼球的大部分和视神经周围。眼球筋膜与眼球之间有一间隙称巩膜上腔巩膜上腔内可见纤细疏松的小梁样结构、腔内无内皮衬里。进入眼球内的神经血管都穿过此腔隙。眼球筋膜的前部最薄，起自角膜缘，在角膜缘后 1～2mm 处与巩膜融合，向后逐渐进入结膜下结缔组织之中，与结膜间隔以疏松结缔组织。后方止于视神经周围。眼球筋膜的下部变厚，该处下直肌肌鞘与下斜肌肌鞘混合，并由此向鼻上和颞上与内外直肌肌鞘延续，以及此纤维向下睑板、下睑眶隔和眶下壁骨膜延续部分共同形成一悬挂眼球的吊床即 Lockwood 韧带（图 1-188），它支持、固定眼球的位置，甚至切除上颌骨后，仍能保持眼球正常位置。眼球筋膜前部有 6 条眼肌通过，被眼肌贯穿部分，眼肌鞘膜与眼球筋膜相融合。赤道部稍后，被涡状静脉穿过。于视神经周围被睫状后长、睫状后短动脉和睫状神经穿过（图 1-189）。

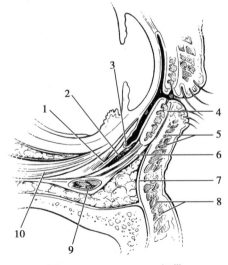

图 1-188　Lockwood 韧带
1. Lockwood 韧带　2. 下穹隆悬韧带　3. 下穹隆　4. 睑板　5. 睑板前眼轮匝肌　6. 下睑缩肌　7. 眶隔　8. 隔前眼轮匝肌　9. 下斜肌　10. 下直肌

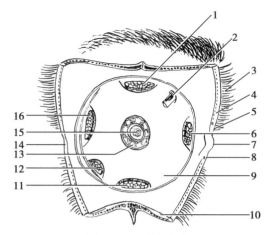

图 1-189 眼球筋膜

1.上直肌 2.上斜肌 3.睑缘前唇 4.睑缘后唇 5.上泪点 6.内直肌 7.内睑连合 8.下泪点 9.眼球筋膜 10.睑板 11.下直肌 12.下斜肌 13.眶脂体 14.外睑连合 15.视神经 16.外直肌

（三）总腱环与肌圆锥

总腱环位于眶尖部，是筋膜增厚形成的椭圆形纤维环。该环包绕视神经管及眶上裂的鼻侧部分。所有通过视神经孔和眶上裂鼻侧的重要组织，如视神经，眼动脉，部分脑神经如三叉神经第一、二分支，展神经，以及除下斜肌外的所有眼外肌和上睑提肌均起始于总腱环。

肌圆锥位于眼球赤道部向后至眶尖部总腱环间，由眼外肌及其肌鞘和肌间膜组成。肌锥腔内有视神经，以及分布至眼球内，眼外肌的血管和神经。其间充满眶脂体。

（四）眼肌鞘膜

每条眼外肌从起始点到巩膜表面的附着点都有纤维肌鞘包绕，一般眼球后部的肌鞘薄，从赤道部至巩膜附着点增厚，肌鞘是眼球筋膜反折形成的无血管组织 6 条眼外肌的鞘膜与肌束相连续，并有系带与周围组织相连，与眼睑的肌肉、眶脂体和眼球筋膜等共同起固定眼球的作用。外直肌鞘膜的系带与颧骨眶结节相连。内直肌鞘膜与泪骨相连。由于内外直肌鞘膜十分强健故又名内、外侧制止韧带。上直肌鞘膜中部分系带与上睑提肌连接，因此两肌有部分共同的生理功能，即眼球上转时，上睑伴随上举。下直肌鞘膜的系带起自下直肌下方与下斜肌上方，通过下穹隆，进入下睑睑板与眼轮匝间，故下直肌活动时也能对下睑起作用，但没有上直肌明显。上斜肌的鞘膜系带与滑车相连。下斜肌的鞘膜则与眶下壁的外侧部分连接。此外，四条眼外肌的肌间尚有互相连接的无血管的薄层组织，即肌间膜。上直肌与外直肌间的肌间膜相对较

厚，肌间膜有一定的保持眼外肌位置的功能。因此在作截腱术时，仅产生有限的后退（图 1-190）。

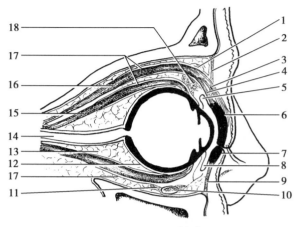

图 1-190 眼肌鞘膜

1.上睑提肌鞘膜加厚部分 2.眶隔 3.上睑提肌腱膜 4.Müller 肌 5.上穹隆 6.上睑板 7.下睑板 8.下穹隆 9.眶隔 10.下斜肌 11.悬韧带 12.眼球筋膜 13.眶脂 14.视神经 15.上直肌 16.上睑提肌 17.肌鞘 18.筋膜鞘联合

第五节 眼 外 肌

眼外肌共有 6 条，包括 4 条直肌和 2 条斜肌。

1.外直肌 起始于越过眶上裂的上下腱带和蝶骨大翼的外直肌棘处，其起始部呈凹字形，其开口向视神经孔。沿眼眶外壁的内侧向前行进，附着在距角膜缘 6.9mm 处的巩膜上，肌肉全长约 40.6mm，其中肌腱长约 8.8mm，所以作外直肌截除术时，最多可截除 8～10mm。

外直肌的上方有泪腺动脉及神经，其上方为泪腺，下方为眶底部，在外直肌与视神经间，即接近眶尖部为睫状神经节及眼动脉，外直肌与下直肌之间有至下斜肌的神经支。由于外直肌肌纤维的平面与眼球视轴重合，所以肌肉收缩时仅能使眼球外转而无其他动作。外直肌的特点是它与眼球接触弧较长，故作外直肌后徒时可后退 7～8mm，术后新附着点位于赤道部后方，但由于它与眼球接触弧较长，所以收缩时力量仍很大。外直肌由展神经支配。外直肌的功能是外转眼球。

2.内直肌 是直肌中最肥大、力量最强的肌肉。长约 40.8mm，其中腱长 3.7mm。起于眶尖视神经孔的内下方，沿眶内壁向前行进，附着在距角膜缘 5.5mm 处的巩膜上。

内直肌上方为上斜肌，两肌之间有眼动脉、筛前

动脉、筛后动脉及鼻睫状神经，下方为眶下壁，内侧为眶脂体周边部，并以筛骨纸板与筛窦相隔，外侧为眶脂体的中央部。内直肌由动眼神经支配。内直肌的功能为内转眼球。

3. 上直肌 起自总腱环上部，向前外方行走，上直肌在上睑提肌的下方，上直肌下方为视神经，两者之间有眶脂体、眼动脉及鼻睫状神经。上直肌的后方起始部位紧贴视神经。其颞侧与外直肌形成的角之间，有泪腺动脉及神经。在内侧与内直肌、上直肌形成的角内有眼动脉及鼻睫状神经通过。此肌在行至赤道部时，跨过上斜肌，附着在角膜缘后 7.7mm 巩膜上。因其附着处不与角膜平行，鼻侧较颞侧偏前，附着处的中心位于眼球垂直子午线的鼻侧，肌肉长 41.8mm，其腱长 5.8mm，上直肌的平面与眼球视轴成 25° 角。

眼球于原在位时，上直肌的主要作用是使眼球上转，次要作用是内转及内旋。当眼球沿水平方向外转 25° 时，内直肌的平面与视轴重合，该肌收缩时仅能使眼球上转，而内转及内旋作用消失。当眼球内转 65° 时（假设），内直肌肌肉平面与视轴呈 90° 角，上直肌收缩时，仅能引起眼球的内转和内旋而无上转作用。上直肌由动眼神经支配。

4. 下直肌 起自视神经孔下方，沿眶下壁向前稍向外行进，与视轴形成 25° 角。下直肌长约 40.0mm，腱长 5.5mm，附着于巩膜下部，距角膜缘约 6.5mm。此外，下直肌鞘膜的扩展部分连接于下睑，其上方为第Ⅲ神经的下支、视神经及眼球。外侧为进入下斜肌的神经及外直肌，下方则为眶下壁。

由于下直肌附着处的鼻侧端靠前些，它的中心点稍偏于眼球垂直子午线的鼻侧，肌肉平面与视轴成 25° 角，所以眼球原在位时下直肌主要作用是使眼球下转，次要作用为内转和外旋。当眼外转 25° 时，下直肌的平面与视轴重合，它的收缩仅能使眼球下转。当眼球内转 65° 时，则肌肉的平面与视轴成 90° 角，此时下直肌的主要动作就变成使眼球内转、外旋而失去下转的功能。下直肌由动眼神经支配。

5. 上斜肌 起源于眶尖部，视神经孔上方的总腱环，内直肌起点的内上方，顺着眶顶与内侧眶壁之间的内上角向前，穿过滑车后，即向后、向外转折，经过上直肌的下面，附着于眼球赤道部后边颞上象限的巩膜上，是眼部最长且薄的肌肉，长约 60mm，其中腱长约 10mm。

上斜肌的特点是：①虽起于眶尖，但其肌腱穿过滑车向后向颞侧转折，所以其动作从滑车开始；②肌腱的平面与眼球视轴成 51° 角，且位于眼球垂直子午线的鼻侧，因此眼球在原在位时上斜肌的主要动作是

使眼球内旋，次要动作是使眼球下转、外转。如果眼球内转 51°，则肌腱平面与眼球视轴重合，此时上斜肌收缩仅能使眼球下转，当眼球外转 39° 时，上斜肌的平面与视轴成 90° 角，肌肉收缩时将引起内旋和外转。上斜肌受滑车神经支配。

6. 下斜肌 是唯一起自眶前方的眼外肌，起自眶下缘稍后，鼻泪管上端开口的颞侧，眶下壁前方的内侧角处的上颌骨眶板一小凹处。该肌长约 37mm，其肌腱起始部为圆形。此肌向后上外行进，与视轴呈 50° 角，位置介于下直肌与眶下壁之间，然后于外直肌下方，以短腱附着于眼球后外部。

当眼球在原在位时，下斜肌的主要动作为使眼球外旋，次要动作为外转及上转。下斜肌的附着点距外直肌较近，因此手术时应多加注意。下斜肌由动眼神经支配（图 1-191～图 1-194）。

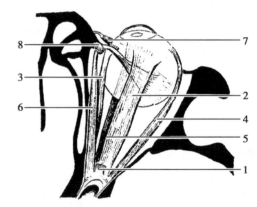

图 1-191 眼外肌示意图

1. 上睑提肌 2. 上直肌 3. 内直肌 4. 外直肌 5. 下直肌
6. 上斜肌 7. 下斜肌 8. 滑车

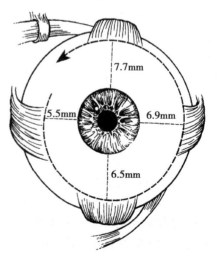

图 1-192 四条直肌肌腱的终止状态

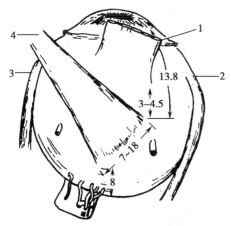

图 1-193 上斜肌肌腱的宽度与附近的解剖关系
1 为上直肌　2 为外直肌　3 为内直肌　4 为上斜肌

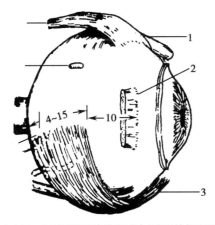

图 1-194 下斜肌肌腱的宽度与附近的解剖关系
1 为上直肌　2 为外直肌　3 为下斜肌

第六节 神 经

一、视 神 经

视神经是第Ⅱ对脑神经,指从视盘至视交叉的一段,由视网膜神经节细胞发出的轴索汇集而成。视神经全长约 50mm,可分为颅内段、管内段、眶内段、球内段。

(一)颅内段

颅内段是指从视神经交叉的前缘外角向前外偏下方向走行达视神经孔的部分。视神经起初在遮盖垂体的鞍膈之上,随后到达海绵窦前部上方。该段视神经上方为前穿质、嗅束的内根和大脑前动脉。其下外为颈内动脉。视神经在视交叉附近其截面呈扁平形,于视神经孔附近截面呈梨形。颅内段视神经长约 10mm。

(二)管内段

管内段是指视神经管内部分,眼动脉与其伴随入

眶。视神经管内侧为蝶窦和后筛窦,它们之间仅被菲薄的骨板隔开。该段视神经截面为卵圆形,长约 6mm。

(三)眶内段

眶内段是指巩膜后孔至视神经管眶口部分。眶尖部有眼外肌总腱环包围视神经,此环又称 Zinn 环,上直肌和内直肌的起始端与视神经鞘紧密相连。视神经与外直肌之间有动眼神经、鼻睫神经、展神经等通过。眶内视神经呈 S 形弯曲,后段向颞侧弯,前段向下弯。视神经进入眼球的位置在眼球后极的鼻侧 3mm 稍偏上些。该段视神经长约 30mm。

(四)球内段

球内段是指由巩膜后孔至视盘部分。球内段视神经粗细不匀,与脉络膜的玻璃膜交界处直径仅 1mm,筛板部后方因神经纤维有髓鞘包围,故其直径增至 3mm。视神经球内段长约 0.7mm。

视神经颅内段开始只被软脑膜包围,向前走行一小段距离后,又被蛛网膜包围。视神经管内各层脑膜包围视神经,硬脑膜构成管的骨膜。在管的眶端硬脑膜劈为两层,一层与眶骨膜延续,另一层与视神经硬脑膜相延续,但管内蛛网膜菲薄。硬脑膜与蛛网膜间为硬脑膜下腔,蛛网膜和软脑膜之间为蛛网膜下腔,这两个腔隙与颅内相同的腔隙相连。

硬脑膜由坚韧的纤维组织即胶原纤维和弹力纤维构成,其厚度约为 0.35~0.5mm,延续于巩膜部位较厚。硬脑膜的内面衬有一层内皮细胞。硬脑膜的外围为鞘上间隙。

蛛网膜是一层很薄的膜,厚度约 10μm,由无细胞核的胶原组织中心轴组成,其内、外面衬有内皮细胞。外侧面有时可增殖成数层厚,甚至形成内皮细胞珠,即脑沙,蛛网膜发出许多小梁到软脑膜,在蛛网膜下腔中,小梁互相吻合呈纤维网,小梁也由胶原组织中心轴组成,四周也有内皮细胞围绕。蛛网膜向前行,外层与巩膜融合,内层与脉络膜融合,因此两腔在筛板部位呈盲端。

软脑膜结构近似硬脑膜,但血管丰富,它的外侧纤维呈环行,内侧纤维呈纵行。软脑膜的大部纤维延续于四周巩膜,少数纤维进入脉络膜和玻璃膜。从软脑膜发出许多中隔进入视神经。视神经由视网膜神经节细胞的轴突即视纤维组成,此外尚有瞳孔反射纤维等。在视神经的横断面中可见由软脑膜包围着,从软脑膜发出中隔进入视神经内,中隔呈放射状,约有 6~9 个很厚的中隔把视神经隔成数个扇形,它再分出许多细薄的中隔,彼此吻合呈网状,最终把视神经分隔成许多神经束,约 800~1200 束。中隔内血管丰富,前后分支并横向联系互相吻合,形成围绕神经束

的纵行血管网。在纵行的中隔不相连续的部位，被神经胶质细胞充填。软脑膜的内侧衬有一薄层神经胶质组织，它沿中隔进入视神经、甚至神经束。它厚薄不匀，在视神经孔稍后方，视神经的外上方较厚，它发出一个斜向的大致呈楔形的神经胶质中隔，从上向下，向内后方达视交叉部位，该中隔把视神经分为腹内侧和背外侧两部分，腹内侧的神经纤维为交叉纤维，通过视交叉后至对侧视束。背外侧的神经纤维为不交叉纤维，通过视交叉后至同侧视束。视神经纤维直径多在 0.7～10μm 之间，绝大多数为 1μm 以下，较周围感觉神经纤维细。视神经纤维为有髓神经纤维，但无 Schwann 鞘。

二、动眼神经

动眼神经是第Ⅲ对脑神经，其中运动纤维由中脑动眼神经外侧核发出，支配上睑提肌、上直肌、内直肌、下斜肌和下直肌。动眼神经内的副交感神经纤维发自中脑 Edinger-Westphal 核，通过动眼神经下支配下斜肌的分支，止于睫状神经节，其节后纤维经睫状短神经于球后视神经周围穿过巩膜进入眼球内，支配瞳孔括约肌和睫状肌。交感神经纤维来自三叉神经第Ⅰ支和围绕颈内动脉的交感神经丛，于海绵窦外侧壁进入动眼神经内。动眼神经进入海绵窦后，沿海绵窦外侧壁上方向前，其外下方为滑车神经，后方为展神经，内下方为颈内动脉。在动眼神经穿过眶上裂进眶前，分为上、下两支。上支小，下支大，分支处的上方可见滑车神经通过。动眼神经的上、下两支于总腱环内通过眶上裂的宽部入眶。

动眼神经上支向内跨越视神经之上，相当于上直肌中、后 1/3 交界部位，由下面（眼球侧）进入上直肌，并穿过上直肌或绕过上直肌内缘分布于上睑提肌。动眼神经下支又分成多个分支。支配内直肌的分支经视神经下方，在内直肌的中、后 1/3 交界处的外侧（眼球侧）面进入。支配下直肌的分支在肌肉的中、后 1/3 交界处的上面（眼球侧）进入。支配下斜肌的分支较长，沿下直肌外缘顺眶底向前走行，越过下斜肌上面（眼球侧），于肌肉中部进入。支配下斜肌的分支在行进中分出一短粗的小分支入睫状神经节，节后纤维于眼球后部，穿过巩膜，进入球内，分布至瞳孔括约肌和睫状肌（图 1-195～图 1-197）。

三、滑车神经

滑车神经是第Ⅳ对脑神经，是脑神经中最细长的，它是唯一起始于中枢神经系统背侧的运动神经，支配上斜肌。

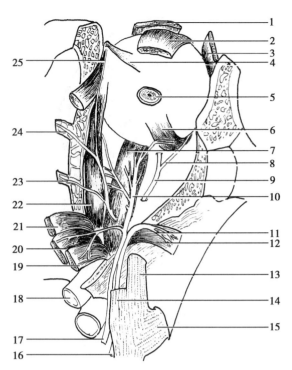

图 1-195 动眼神经（眶顶切除后上面观）

1. 上睑提肌 2. 上直肌 3. 外直肌 4. 上斜肌 5. 视神经 6. 下斜肌 7. 下直肌 8. 颧神经 9. 眶下神经 10. 动眼神经下支 11. 展神经 12. 外直肌 13. 上颌神经 14. 眼神经 15. 下颌神经 16. 展神经 17. 动眼神经 18. 视神经 19. 上直肌 20. 上睑提肌 21. 上斜肌 22. 内直肌 23. 筛后动脉 24. 筛前动脉 25. 上斜肌

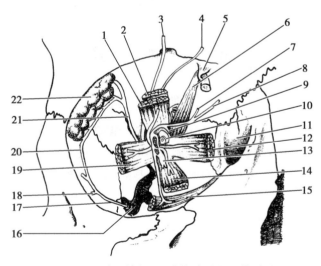

图 1-196 动眼神经（眼球摘除后眼眶前面观）

1. 上直肌 2. 上睑提肌 3. 眶上神经 4. 滑车上神经 5. 滑车 6. 上斜肌 7. 筛前神经 8. 滑车下神经 9. 睫状长神经 10. 视神经和眼动脉 11. 泪囊窝 12. 内直肌 13. 睫状神经节 14. 下直肌 15. 下斜肌 16. 眶下裂 17. 颧神经 18. 颧面神经 19. 外直肌 20. 吻合支 21. 泪腺神经 22. 泪腺

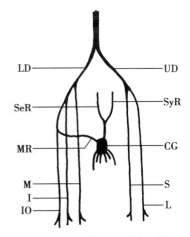

图 1-197　睫状神经节和动眼神经的眶内分支
UD. 上支　LD. 下支　L. 去上睑提肌分支　S. 去上直肌分支　M. 去内直肌分支　I. 去下直肌分支　IO. 去下斜肌分支　CG. 睫状神经节　SyR. 交感根　SeR. 感觉根　MR. 运动根

滑车神经进入海绵窦后，沿海绵窦外侧壁前行。三叉神经的第一、二支在其外下方，展神经和颈内动脉在它的内下方。滑车神经于总腱环上方，经眶上裂宽部入眶，其外侧为额神经和泪腺神经，外下方为眼静脉。

进眶后，滑车神经在上睑提肌与眶顶骨膜间向前内方走行，分成若干小支，于上斜肌的中、后 1/3 交界处和该肌的内上方或外上方进入该肌（图 1-198）。

四、三　叉　神　经

三叉神经是第Ⅴ对脑神经，是最大的脑神经。它起自半月状神经节，位于颅中窝，靠近颞骨岩部尖端前方的骨性窝中。半月神经节被硬脑膜包裹，神经节的上方与硬脑膜紧密粘连，但其下方与四周的组织关系较疏松。半月神经节向前发出三个大分支：即第一支为眼支、第二支为上颌支、第三支为下颌支。半月神经节也同样接受来自颈内动脉四周交感神经丛的小分支。

（一）眼神经

从半月神经节前缘内上方分出，是三叉神经三大分支中最小的一支。进入海绵窦后，在其外侧壁内，四周被硬脑膜包裹，其上方为动眼神经和滑车神经，内侧为颈内动脉和展神经，外下方为上颌神经。在眶上裂后方即海绵窦的前方，眼神经分成三支，即鼻睫神经、额神经和泪腺神经，经眶上裂宽部入眶。

1. 鼻睫神经　自眼神经内下方发出，是三支中最早发出的分支。在海绵窦外侧壁内，居动眼神经上、

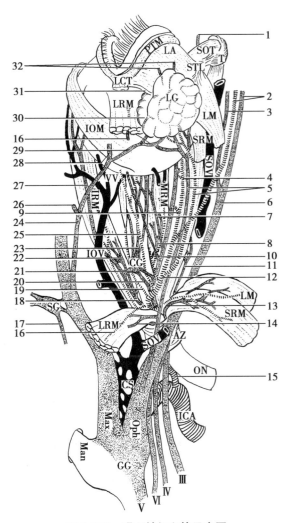

图 1-198　眼眶神经血管示意图
AZ. Zinn 环　CG. 睫状神经节　CS. 海绵窦　GG. 三叉神经节　ICA. 颈内动脉　IOM. 下斜肌　IOV. 眼下静脉　IRM. 下直肌　LA. 上睑提肌腱膜　LCT. 内眦韧带　LG. 泪腺　LM. 上睑提肌　LRM. 外直肌　Man. 下颌神经　Max. 上颌神经　MRm. 内直肌　ON. 视神经　Oph. 眼神经　PTM. 睑板前肌　SG. 蝶腭神经节　SOM. 上斜肌　SOT. 上斜肌肌腱　SOV. 眼上静脉　SRM. 上直肌　1. 滑车下神经　2. 眶上神经、动脉　3. 滑车上神经　4. 筛前神经、动脉　5. 泪腺神经、动脉　6. 额神经　7. 睫状长神经　8. 动眼神经　9. 筛后动脉　10. 鼻睫神经　11. 滑车神经　12. 眼动脉　13. 动脉神经上支　14. 展神经　15. 眼动脉　16. 睫状前动脉　17. 翼管神经　18. 动眼神经下支　19. 视网膜中央动脉　20. 睫状神经节去鼻睫神经的感觉支　21. 动眼神经（副交感）至睫状神经节从神经去下斜肌　22. 动眼神经分支（分布于下直肌）　23. 睫状短神经　24. 额面神经　25. 后睫状动脉　26. 颧面神经　27. 分布下斜肌的神经　28. 颧颞神经　29. 泪腺分泌神经　30. 泪腺的睑叶　31. 上睑提肌腱膜的侧角　32. 泪腺动脉和神经的终末分支

下分支间。于总腱环内通过眶上裂宽部入眶。先于视神经和上直肌之间，后达上斜肌与内直肌之间。向前伴随筛前动脉经前筛骨孔离眶。

鼻睫神经在行进过程中，先后发出以下几个分支：

（1）睫状神经节长根或感觉根：于眶上裂或其前方发出，为一细长的分支，沿视神经外侧向前，进入睫状神经节后上方。节后神经纤维经睫状神经节通过睫状后短神经，于视神经四周贯穿巩膜进入眼内，司眼内组织的一般感觉。

（2）睫状长神经：当鼻睫神经越过视神经上方时发出，有两条。向前与睫状短神经吻合，于视神经两侧，穿过巩膜进入眼球，沿巩膜与脉络膜之间向前，作为感觉纤维分布于角膜、角膜缘、巩膜、虹膜、瞳孔开大肌、睫状体等。

（3）筛后神经：伴随筛后动脉进入后筛骨孔，最终分布于蝶窦和后筛窦。

（4）滑车下神经：是鼻睫神经离眶前发出的分支，紧靠上斜肌下缘向前，分成小支，于滑车附近与来自滑车上神经的交通支互相吻合。再经滑车下出现于面部，支配内眦附近的皮肤、结膜、泪阜、泪小管、泪囊和鼻根部。滑车下神经还分出若干小分支与眶上、下神经吻合。

2. 额神经 眼神经的三根分支中最大的一支。在海绵窦内发出，于总腱环上方经眶上裂宽部入眶，介于滑车神经和泪腺神经之间，然后在眶顶骨膜和上睑提肌之间向前走行，多数在眶顶中央部分成滑车上神经和眶上神经。

（1）滑车上神经：分出后向鼻前方向走行，越过滑车上方，在滑车附近与来自鼻睫神经的滑车下神经互相吻合。后随额动脉，在距正中线1.25cm处顺眶缘弯向眼眶上方，达眼轮匝肌和皱眉肌深层。滑车上神经还分支支配前额下部正中线附近的皮肤和结膜。

（2）眶上神经：是额神经中较大的终末支、在上睑提肌上方，眶上动脉的外侧，与眶上动脉一起经眶上切迹出眼眶。有时在眶内分成两支，外支经眶上切迹，内支于滑车和眶上切迹之间出眶，支配前额和头顶的头皮、上睑和结膜。

（3）泪腺神经：是眼神经中最小的分支，在总腱环之上经眶上裂宽部入眶。泪腺神经内侧为滑车神经和额神经，外下方为眼静脉。眶内泪腺神经紧靠眶上裂窄部，向前向外，沿外直肌上缘分布至泪腺。在外直肌上缘的远侧2/3处，可见泪腺动脉伴随。在进入泪腺之前，分出一细支到颧神经；再分出其他的细支达泪腺，并穿过泪腺和眶隔分布于上、下睑颞侧的皮肤和结膜（图1-199，图1-200）。

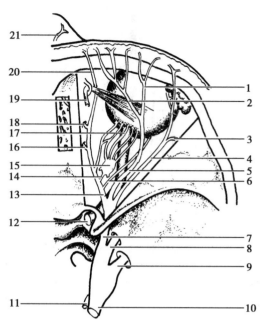

图1-199 眼神经分支图（眶顶切除后上面观）

1. 眶上神经 2. 滑车上神经 3. 来自颧颞神经吻合支 4. 泪腺神经 5. 额神经 6. 睫状长神经 7. 眼神经 8. 上颌神经 9. 下颌神经 10. 三叉神经感觉根 11. 三叉神经运动根 12. 视神经 13. 鼻睫神经 14. 感觉根 15. 睫状神经节 16. 筛后神经 17. 睫状短神经 18. 筛前神经 19. 上斜肌 20. 滑车下神经 21. 鼻外神经

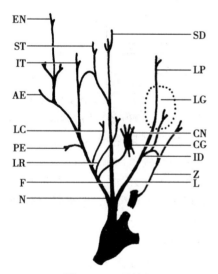

图1-200 眼神经

L. 泪腺神经 SD. 泪腺神经上支 ID. 泪腺神经下支 LG. 泪腺 LP. 眼睑外侧神经 Z. 颧颞神经 F. 额神经 SO. 眶上神经 ST. 滑车上神经 IT. 滑车下神经 CN. 睫状神经 CG. 睫状神经节 LR. 睫状神经节长根 LC. 睫状长神经 PE. 筛后神经 AE. 筛前神经 EN. 鼻外神经 N. 鼻睫神经

（二）上颌神经

上颌神经是三叉神经的第二分支，由半月神经节前缘中央发出，向前走行于海绵窦下角蝶骨大翼上面的沟内，通过圆孔，达翼腭窝，再经眶下裂入眶，此时更名为眶下神经。眶下神经经眶下沟、眶下管，于眶下孔穿出达面部。其终支分为三小支，即睑支、鼻支和唇支。睑支分布于下睑皮肤和结膜、鼻支分布于鼻侧方的皮肤、唇支分布于面颊前部和上唇皮肤黏膜等。

上颌神经的分支较多，包括回返支、颧神经、蝶腭神经、上牙槽后神经、上牙槽中神经、上牙槽前神经、下睑支、鼻外支和上唇支。其中与眼的关系较为密切的为颧神经。颧神经经眶下裂进眶，分支为颧颞神经和颧面神经。①颧颞神经：沿眼眶外侧壁的沟，向上发出交通支入泪腺神经，其中包括泪腺的司分泌的神经纤维。再经颧骨小管出眶，至颞窝向上在颧结节后方穿过颞筋膜，与来自面神经的分支吻合，分布到前部颞区和眶缘外侧的皮肤。②颧面神经：通过颧骨小管出眶，与来自面神经的分支吻合。再穿过眼轮匝肌分布至颧骨区的皮肤（图1-201，图1-202）。

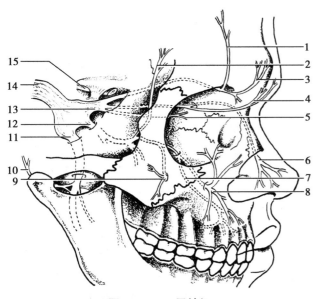

图 1-201　三叉神经

1. 眶上神经　2. 颧颞神经　3. 滑车上神经　4. 滑车下神经　5. 泪腺神经　6. 鼻外神经　7. 前上牙槽神经　8. 眶下神经　9. 颧面神经　10. 耳颞神经　11. 下颌神经　12. 上颌神经　13. 眼神经　14. 三叉神经　15. 视神经

（三）睫状神经节

为灰红色的扁平长方形小体，前后径约2mm，垂直径1mm，位于眶尖部视神经前10mm处。在视神经与外直肌之间，眼动脉外侧。通常睫状神经节与视神经很接近，但与外直肌之间有少量疏松的脂肪组织相隔。

睫状神经节后方有三根：①长根即感觉根，乃鼻

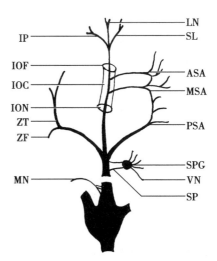

图 1-202　上颌神经

MN. 上颌神经　Z. 颧神经　ZF. 颧面神经　ZT. 颧颞神经　L. 与泪腺神经的吻合支　SP. 蝶腭分支　VN. 翼管神经　SPG. 蝶腭神经节　ION. 眶下神经　IOC. 眶下管　IOF. 眶下孔　IP. 下眼睑神经　LN. 鼻外侧神经　SL. 唇上神经　PSA. 后上牙槽神经　MSA. 中上牙槽神经　ASA. 前上牙槽神经

睫神经刚入眶时分出的一支细长神经（6～12mm），沿视神经外侧，达睫状神经节后上部。此根内包含来自角膜、虹膜、睫状体的感觉纤维。②短根即运动根，来自动眼神经至下斜肌的分支。较长根短粗（长1～2mm），向前上方走行；于睫状神经节的后下角进入，其纤维分布于瞳孔括约肌和睫状肌。③交感根神经纤维来自颈内动脉四周的交感神经丛，于总腱环内入眶上裂。沿长根下面向前，有时与长根混杂，于长根短根之间入神经节后缘。其间含有眼血管收缩纤维，可能还有分布至瞳孔开大肌的纤维。

由睫状神经节发出6～10条分支，名睫状短神经，呈细丝状，可分成两组，由睫状神经节下角发出的下组较由神经节上角发出的上组为大，伴随睫状后短动脉在视神经的上下弯曲向前，其间彼此吻合，或与睫状长神经吻合。最终在视神经四周穿过巩膜进入球内（图1-203），在巩膜与脉络膜之间走行，达睫状肌，在睫状肌表面形成神经丛，最终分布至角膜、虹膜和睫状体。

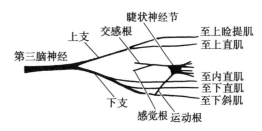

图 1-203　睫状神经节及第三颅神经的眶内分布示意图

五、展　神　经

展神经为第Ⅵ对脑神经，它在颅内行进的途径较长。脑神经单独受累的以展神经最常见。由于展神经与颞骨岩部尖端十分接近，一旦发生颅骨骨折、占位性病变等，展神经多因受压而致麻痹。展神经支配外直肌。

展神经于岩上窦之下进入海绵窦。在海绵窦后部，展神经绕过颈内动脉上升部的外侧。向前转入颈内动脉水平部的外下方。在海绵窦内，展神经接受由颈内动脉四周的交感神经丛发出的交通支。展神经于总腱环内通过眶上裂的宽部入眶。

展神经先在动眼神经上、下支的下方，后转入上、下支之间的外侧，鼻睫神经的内侧。眶内、展神经分成若干小分支，于外直肌内侧面（眼球侧）的中、后 1/3 交界处进入。

六、面　神　经

面神经是第Ⅶ对脑神经，其主要成分为面部表情肌的运动纤维，此外尚有部分感觉纤维和副交感神经纤维。

面神经的运动纤维发自脑桥下部的面神经核，出脑处位于展神经外侧，中间神经和听神经内侧。出脑后，由颅后窝进内听道，于前上方入面神经管，在前庭部上方向后弯，达中耳内壁与顶壁交界处的骨道内，经过卵圆窗的凸出部，在中耳内壁与后壁交界处向下弯，由茎乳孔出颅，前行于腮腺内，分成许多小分支，支配面部表情肌。其中颞支的后支分布至耳部，前支越过颧弓分布于额肌、皱眉肌和眼轮匝肌上部。颧支越过颧骨分布于眼轮匝肌下部。

面神经的副交感神经纤维由脑桥泪腺核发出，经中间神经、岩大浅神经、翼管神经至蝶腭神经节。其节后纤维经蝶腭神经、借道上颌神经的颧神经和颧颞神经，再通过交通支进入泪腺神经，支配泪腺，司泪液的分泌。

七、眼的自主神经

眼的部分生理活动如瞳孔光反射、晶状体调节、Müller 肌功能、血管的舒缩等由自主神经系统支配。

自主神经系统包括交感神经和副交感神经两部分，它们有一个共同特点，在神经纤维到达支配组织前，先终止于一个神经节，然后发出节后纤维分布于支配组织。

交感神经由脊髓的胸、腰神经发出。交感神经节位于脊椎两旁。颈、胸、腹的交感神经节互相串连，形成交感神经干。与眼有关的交感神经节为颈上交感神经节。

副交感神经由胸、骶神经发出。副交感神经位于支配组织的附近。与眼有关的副交感神经节为睫状神经节、蝶腭神经节。

（一）眼的交感神经

眼的交感神经为来自颈上交感神经的节后纤维，它随颈内动脉进入颅内，在颈内动脉周围形成交感神经丛，经海绵窦和眶上、下裂，伴随其他神经入眶。部分纤维随颈外动脉支配面部，司血管舒缩功能。

眼内交感神经包括以下几个部分：

1. 部分纤维随动眼神经上支，支配 Müller 肌。

2. 部分纤维随三叉神经眼支入眶，经鼻睫神经分两部分进入眼球内。①经睫状长神经支配瞳孔开大肌；②经睫状短神经和睫状神经节交感根支配瞳孔开大肌。

3. 部分神经纤维由颈内动脉周围交感丛，经岩深神经、翼管神经、蝶腭神经节、蝶腭神经进入上颌神经。由眶下裂入眶支配眶底平滑肌。

4. 部分纤维由颈内动脉四周交感神经丛，经颧神经、颧颞神经、泪腺神经分布于泪腺。

（二）眼的副交感神经

1. 睫状神经节　发出节后纤维经睫状短神经入眼内，支配瞳孔括约肌、睫状肌，司缩瞳与晶状体调节作用。

2. 蝶腭神经节　发出节后纤维经蝶腭神经入上颌神经，经颧神经、颧颞神经，再通过交通支入泪腺神经，司泪腺分泌功能。

3. 光反射　神经纤维由 Edinger-Westphal 核发出，经动眼神经入眶，止于睫状神经节。节后纤维经睫状短神经入眼，引起瞳孔收缩反应。

4. 近反射　近反射包括瞳孔缩小、晶状体调节和两眼集合三部分。

（1）调节反应：传出途径由 Brodmann 19 区，经枕叶中脑束，达中脑顶盖前区，后止于 Perlia 核和 Edinger-Westphal 核。有人认为 Edinger-Westphal 核发出的调节纤维经 Axenfeld 副节（副交感神经节），其节后纤维支配睫状肌和瞳孔括约肌，司瞳孔缩小和晶状体调节作用。

（2）集合反应：Perlia 核发出节后纤维，至两眼内直肌司集合作用。

第七节　血管与淋巴

一、动　　脉

眼眶动脉主要有来自颈内动脉的眼动脉、来自上颌动脉的眶下动脉和脑膜中动脉的眶支。

眼动脉由颈内动脉发出。眼动脉在视神经硬脑膜鞘内随视神经穿过视神经管,起初在视神经下面,其后走行在视神经外侧。在眼眶后部眼动脉位于总腱环内,视神经与外直肌之间。此后眼动脉向上,于视神经和上直肌之间越过,达眶内侧壁。在上斜肌和内直肌之间向前,于眶隔后分为鼻支和颞支两个终末支。眼动脉在行进过程中发出以下分支:

1. 视网膜中央动脉 在眶尖部视神经孔附近由眼动脉发出。先在视神经下方,向前,在球后 10～15mm 处,于视神经下方或鼻下方大致呈直角进入视神经。在视神经中心轴处转向前,直达视盘,行进中有视网膜中央静脉伴随。视网膜中央动脉穿过筛板进入球内时,位于视盘表层,有少量神经胶质被复。在视盘生理陷凹内侧,分成上、下两支,离视盘一定距离处每个分支又分成颞侧支和鼻侧支,此后在走行过程中继续分出小支分布于视网膜上。

2. 睫状后动脉 当眼动脉走行于视神经下方时,发出两个大分支,然后又分为 10～20 个小分支。在视神经周围穿过巩膜进入眼内。其中大多数小分支为睫状后短动脉,进入脉络膜。另有两支睫状后长动脉在视神经两侧穿过巩膜,于巩膜和脉络膜之间向前走行达睫状体,与睫状前动脉吻合形成虹膜动脉大环,营养虹膜与睫状体。其回返支分布于脉络膜前部。

3. 泪腺动脉 视神经孔附近于视神经外侧部位由眼动脉发出,在外直肌上缘沿眶外侧壁向前达泪腺。越过泪腺后分为上、下睑外侧动脉,与相应的上、下睑内侧动脉吻合成睑板上、下缘的动脉弓。泪腺动脉在走行过程中还发出:①脑膜回返支:经眶上裂向后入颅内,与脑膜中动脉吻合;②颧支与颞支:伴随于相应的神经分支,颞支与颞深前动脉吻合,颧支与面横动脉吻合。

4. 肌支 先分为上、下两分支,上支再分出小分支达上睑提肌、上直肌、上斜肌和外直肌,下支也分出小分支达内直肌、下直肌和下斜肌。四条直肌的肌支穿过肌腱形成睫状前动脉。

5. 眶上动脉 当眼动脉跨越于视神经上方时发出眶上动脉,走行在上睑提肌和上直肌内侧,后转入眶顶与上睑提肌之间,在眶顶中、后 1/3 交界处与眶上神经伴行,穿过眶上切迹或眶上孔达头皮。此处与颞浅动脉和额动脉吻合,分布于上睑与头皮,经过中还发出细小分支到上睑提肌、眶骨膜和额骨板障。

6. 筛后动脉 经后筛骨管离眶,分布到后筛窦和鼻腔上部黏膜。

7. 筛前动脉 经前筛骨管离眶,分布到颅前窝,然后进入鼻腔。

8. 额动脉 眼动脉的终末支,伴随滑车上神经穿出眶隔,分布到额中部骨膜、肌肉和皮肤。

9. 鼻梁动脉 在滑车和眼内眦韧带之间穿出眶隔,与内眦动脉、面动脉的鼻支吻合。分布于鼻根部皮肤及泪囊。

10. 上、下睑内侧动脉 于滑车下方眼眶前部发出,在内眦韧带的上、下方进入上、下睑。于眼轮匝肌和睑板之间与相应的上、下睑外侧动脉吻合形成睑板动脉弓(图 1-204)。

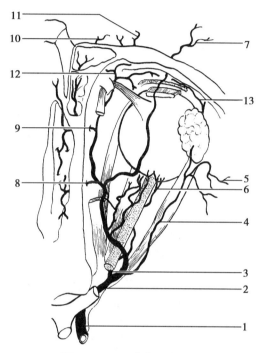

图 1-204 眼动脉及其分支

1. 颈内动脉 2. 眼动脉 3. 视网膜中央动脉 4. 泪腺动脉 5. 泪腺动脉颧支 6. 睫状动脉 7. 眶上动脉 8. 筛后动脉 9. 筛前动脉 10. 鼻梁动脉 11. 额动脉 12. 睑内侧动脉 13. 睑外侧动脉

二、静 脉

眼眶的静脉有三个回流方向(图 1-205):①向前通过眼静脉与内眦静脉吻合,汇入面静脉系;②向后通过眼上、下静脉回流于海绵窦及颅静脉系;③向下经眶下裂入翼静脉丛。眼的静脉与面深、浅层的静脉、鼻腔的静脉、颅内的静脉窦互相交通。眼眶的静脉系统有两个特点,即解剖上变异多;静脉内无静脉瓣。

1. 眼上静脉 在鼻根附近由内眦静脉与眶上静脉吻合形成。沿眼动脉的路径向后走行,于内眦韧带上方入眶,越过视神经,或通过眶上裂进入海绵窦。或于眶上裂处与眼下静脉吻合后再进入海绵窦。注入眼上静脉的分支有:①筛前静脉;②筛后静脉;③泪腺静

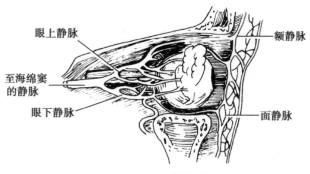

图 1-205 眶的静脉

脉;④上涡状静脉。

2. 眼下静脉 起始于眶底前部,呈静脉丛样,向后于下直肌之上,或与眼上静脉吻合后进入海绵窦。或单独进入海绵窦。下睑、泪囊部、下直肌、下斜肌的静脉支和下方的涡静脉先后汇入眼下静脉。眼下静脉可经眶下裂与翼静脉丛相交通、在眶下缘与面前静脉相交通。眼下静脉与眼上静脉之间也有吻合(图 1-206)。

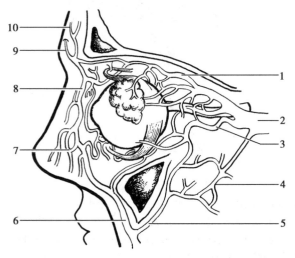

图 1-206 眼眶静脉(侧眶切除后侧面观)

1. 眼上静脉 2. 海绵窦 3. 眼下静脉 4. 翼状丛 5. 面深静脉 6. 面静脉 7. 鼻静脉 8. 角静脉 9. 滑车上静脉 10. 眶上静脉

3. 海绵窦 是一个重要结构,和其他静脉窦一样,由硬脑膜劈分而成,因窦中有许多纤维组织小梁,故其切面呈海绵状外观。海绵窦位于蝶骨体两侧,自眶上裂内侧端至颞骨岩部尖端。海绵窦内侧为蝶窦,内上方为垂体,外侧则为颅中窝及大脑颞叶,向后与上、下岩窦相连,向内与环窦汇合。两侧海绵窦经前、后海绵间窦彼此衔接,这就是海绵窦栓塞为什么最终总是两侧受累的原因。

海绵窦内有颈动脉通过,其周围有交感神经丛和一支静脉丛围绕。窦的外侧壁有以下脑神经通过,由

上而下其顺序为动眼神经、滑车神经、三叉神经的眼神经和上颌神经等,但展神经穿行于窦内(图 1-207)。以上这些解剖特点解释了一些临床现象,如由于颈内动脉与海绵窦的关系密切,解释了为什么在颅底骨折时,有可能引起动静脉瘘,导致搏动性眼球突出症;由于海绵窦内通过这些脑神经,一旦海绵窦发生炎症,可以引起典型的海绵窦综合征;当海绵窦受累时,最早出现展神经症状与展神经在海绵窦内位置有关。

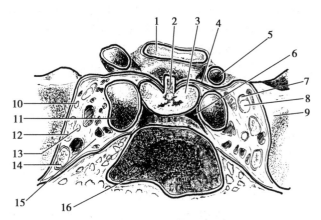

图 1-207 海绵窦

1. 视交叉 2. 漏斗 3. 垂体 4. 鞍膈 5. 颈内动脉 6. 海绵窦间窦 7. 动眼神经上支 8. 动眼神经下支 9. 蝶骨小翼 10. 滑车神经 11. 颈内动脉 12. 眼神经 13. 展神经 14. 上颌神经 15. 海绵窦 16. 蝶窦

此外,海绵窦尚接受由导血管静脉而来的血流,而导血管静脉可以经 Vesalius 孔、经面静脉和眼下静脉等不同途径与翼丛相交通。

三、淋 巴

眶内无淋巴管和淋巴结。由眼球回流的淋巴可能通过静脉周围腔隙,向后通过眶下裂入下颌淋巴结,最后汇入颈上深部淋巴结。

有人认为眼球筋膜腔、眶脂体的叶间腔可能起淋巴腔的作用,但这些腔隙没有内皮衬里。

(赵光喜 陈跃国)

主要参考文献

1. 李凤鸣. 中华眼科学. 北京:人民卫生出版社,2005.
2. 肖仁度. 实用眼科解剖学. 太原:山西人民出版社,1980.
3. 倪卓. 眼的应用解剖学. 上海:上海科学技术出版社,1982.
4. 郭秉宽. 中国医学百科全书眼科学. 上海:上海科学技术出版社,1983.
5. 崔模. 中国人骨性眼眶的测量与观察. 中华眼科杂志,1984,20:304.

6. 崔模. 国人骨性眼眶的测量与观察. 解剖学报, 1964, 7: 116.

7. Bron AJ. Wolff's Anatomy of the Eye and Orbit. 8th ed. London: Chapman & Hall, 1981.

8. Duke-Elder S. System of Ophthalmology, Vol_II. London: Henry Kimpton, 1976.

9. Bosniak S. Principles and Practice of Ophthalmic Plastic and Reconstructive Surgery. Philadelphia: WB Saunders Company, 1995.

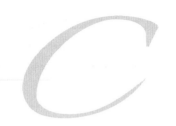

第三章
视路及视觉中枢

第一节　视路的解剖

视路（visual pathway）是指从视网膜起，经视神经、视交叉，视束、外侧膝状体、视放射到大脑枕叶视觉中枢为止的整个有关视觉传导通路。

视网膜和视神经的解剖前已叙述，本章从视交叉开始。

一、视　交　叉

两眼视网膜鼻侧半交叉纤维和颞侧半不交叉纤维会合形成视交叉（optic chiasm）。左、右两侧视神经相连组成视交叉的前角，视交叉向后外延伸为左、右视束形成的角为后角。视交叉形略方稍扁，横断面呈椭圆形。前后径约 8mm（4～13mm），横径 13mm（10～20mm），上下径 3～5mm。视交叉包裹在软脑膜内，在脚间池前部略斜向后上方，除后缘外全部浸入在脑脊液中，故视交叉池病变（如蛛网膜炎）可累及视交叉出现不规则视野缺损。视神经颅内段因个体间的差异长

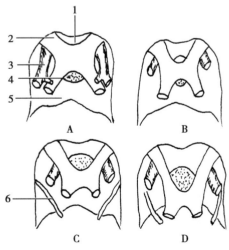

图 1-208　视交叉与蝶鞍的关系

A、B. 前置位　C. 正常位　D. 后置位　1. 视交叉沟　2. 视神经　3. 颈内动脉　4. 垂体　5. 鞍背　6. 动眼神经

度各不相同。因此，视交叉与下方的蝶鞍及脑垂体之间的相互位置变异较大。位于蝶鞍稍后其后缘恰在鞍背之上者多见，约占 79%；位于蝶鞍上方视交叉沟上者（前置位）约占 5%；位于蝶鞍上方者（前置位）约占 12%；全部位于鞍背上方或鞍背后部者（后置位）约占 4%（图 1-208）。

视交叉与鞍膈之间有基底脑池（视交叉池和脚间池）相隔，两者之间相距约 5～10mm。故垂体肿瘤从发生到扩大冲破鞍膈后还需一段时间才出现视交叉受压症状。鞍膈属于硬脑膜覆盖在蝶鞍上面的部分，其厚薄和坚韧度对垂体肿瘤的扩展方向有关。鞍膈坚厚，肿瘤易向前方和两侧发展；鞍膈薄弱，肿瘤就可突破鞍膈向上方扩展。垂体肿瘤时压迫视交叉的部位不相同，临床上发生的视野损害也不相同。如视交叉为前置位，肿瘤可先压迫视交叉后部，黄斑纤维可较早受损，中心视力较早受影响，而且可以同时损害视束；当视交叉全部或大部位于鞍上时，垂体肿瘤自下向上压迫视交叉体部，导致典型的双颞侧偏盲；如为后置位有可能使肿瘤完全在两侧视神经之间发展，不影响视交叉或仅压迫其前缘。视交叉的上方为第三脑室的前端，脑室底部前端在视交叉的前后各形成一隐窝，在前方的称为视隐窝；在后方者称为漏斗隐窝，当颅内压升高引起脑室扩大时，由于视隐窝或漏斗隐窝扩大，压迫视交叉出现双颞侧偏盲时，可能被误诊为垂体肿瘤。

视交叉与周围组织的关系：前上方有大脑前动脉和前交通动脉；后上方是第三脑室腔和前壁；下方为鞍膈和脑垂体；外下方为海绵窦和经过窦内的神经和血管；两侧为颈内动脉（与视交叉的外侧缘相距约 4mm）和后交通动脉；外上方是嗅束的内根；后方有乳头体、灰结节及由灰结节发出的漏斗，漏斗伸向前下方成为脑垂体柄穿过鞍膈的后部附着在脑垂体的后叶（图 1-209）。上述相邻结构的病变可影响视交叉发生相应的视野改变。

蝶鞍（sella turcica）由蝶骨体和蝶骨大小翼组成。

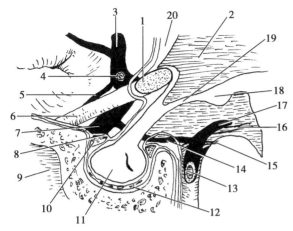

图 1-209 视交叉与周围组织的关系

1. 视交叉 2. 第三脑室 3. 大脑前动脉 4. 前交通动脉
5. 眼动脉 6. 视神经 7. 颈内动脉 8. 鞍膈 9. 蝶窦
10. 海绵间窦 11. 脑垂体 12. 蝶鞍 13. 基底动脉 14. 后
交通动脉 15. 滑车神经 16. 动眼神经 17. 大脑后动脉
18. 乳头体 19. 灰结节 20. 终板

位于颅中窝的蝶骨体中部有一形如马鞍的陷窝即为蝶鞍。前方两侧为向上突起的前床突,中部为鞍结节,其两侧常有小骨突称中床突,鞍结节前方有介于两侧视神经管颅口之间的交叉前沟,鞍结节为一横嵴,宽约 10mm,分隔交叉前沟与垂体窝,后方为隆起的鞍背,鞍背两侧为后床突,上面是由硬脑膜构成的鞍膈,蝶鞍底稍凹陷称垂体窝,窝的两侧为颈动脉沟。

蝶鞍的病变包括蝶鞍扩大(如鞍内肿瘤、空蝶鞍)、骨质吸收(如长期颅内压升高)和局限性骨质破坏(如鞍旁肿瘤)等。

二、视 束

视束(optic tract)是从视交叉至外侧膝状体的一段神经束,长约 4～5cm。视束在视交叉的后角外发出后,在灰结节外侧和前穿质内下方之间行走,开始呈圆形,继续向外后行走时呈扁圆柱状。每一视束在中脑的腹面靠近大脑脚,然后从大脑脚的下面转至外侧绕到背面时稍向外旋转,视束变得更扁平。视束上方是苍白球、内囊和豆状核,下方为颞叶海马回,下外方为侧脑室下角。视束绕过大脑脚沿着颞叶的边缘向后走即被颞叶掩盖,在此与锥体束及旁边的感觉纤维靠近。因此,此处病变除可出现视功能障碍外,还可同时出现肢体运动和感觉障碍。

视束后端分为外根和内根。外根较大,包含全部视觉纤维,达到丘脑后外侧终止于外侧膝状体,此前约 1/5 视觉纤维离开视束,经四叠体上丘臂终止于中脑顶盖前区核,是为瞳孔对光反射传入纤维;内根较小,所

含纤维主要是两侧视束的联合纤维,称为 Gudden 联合,终止于内侧膝状体,连于丘脑枕,顶盖前区及中脑的上丘(图 1-210,图 1-211)。内根纤维与视觉无关,可能与视觉反射以及整合眼球运动机制有关。

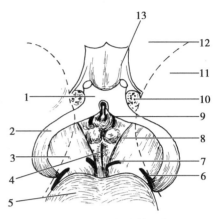

图 1-210 视交叉与脑基底部结构

1. 视交叉 2. 视束 3. 大脑脚 4. 后穿质 5. 脑桥 6. 滑
车神经 7. 动眼神经 8. 乳头体 9. 灰结节 10. 前穿质
11. 颞叶 12. 额叶 13. 嗅束

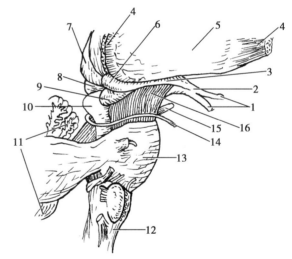

图 1-211 前视路及其相邻组织关系(右侧视路外侧观)

1. 视神经 2. 视交叉 3. 视束 4. 放射冠 5. 豆状核
6. 外侧膝状体 7. 视丘垫状隆起 8. 上丘 9. 内侧膝状体
10. 下丘 11. 小脑 12. 延脑 13. 脑桥 14. 滑车神经
15. 动眼神经 16. 大脑脚

一侧视束病变产生双眼另侧同向偏盲性视野缺损。由于双眼视网膜对应点发出的视觉纤维在视束内并无精确汇集关系,因此视束病变所产生的双眼同向偏盲不完全重叠。

大脑脚是中脑腹侧的左、右两个圆柱形隆起,其间为脚间窝,窝底有许多小孔为后穿质,有血管通过。大脑脚前端连于半球下面,后端止于脑桥的前缘。

内囊位于丘脑、尾状核和豆状核之间。大脑皮质

有很多传入和传出纤维与间脑、脑干和脊髓联系，这些纤维在内囊通过时最为集中，形成宽厚的白质板。内囊下连中脑的大脑脚基，向上分散至各皮质层，称放射冠。内囊分三部分：膝部位于中分，在豆状核尖处，有皮质脑干束纤维通过；枕部（后肢）在丘脑和豆状核之间，有皮质脊髓束和丘脑至中央回之纤维束通过；额部（前肢）在尾状核头和豆状核之间，有额桥束和丘脑至额叶的纤维通过。内囊是感觉、运动纤维最集中的部位。在豆状核的后下部分还有视放射，听放射纤维和顶、枕桥束通过（图1-212）。当内囊发生损害常出现偏盲，偏身感觉障碍和偏瘫的"三偏症状"。

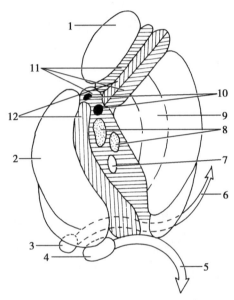

图1-212 内囊及其主要成分

1. 尾状核 2. 丘脑 3. 内侧膝状体 4. 外侧膝状体 5. 视放射 6. 听放射 7. 皮质脊髓纤维（至下肢） 8. 皮质脊髓纤维（至上肢及躯干） 9. 豆状核 10. 皮质脑干及皮质脊髓纤维（至头颈） 11. 皮质投射纤维 12. 丘脑

中脑背面的顶盖表面有四个圆形隆起，称为四叠体。上方的一对为上丘，为皮质下视觉反射中枢；下方的一对为下丘，为皮质下听觉反射中枢。上丘向前外上方延伸成上丘臂，与间脑的外侧膝状体相连（图1-213）。

三、外侧膝状体

外侧膝状体（lateral geniculate body）属于间脑的一部分，位于大脑脚的外侧，丘脑枕的外下方，豆状核后方和内囊的后端。外观如马鞍状，鞍背后部的内侧隆起，外侧凹陷；腹面则是内侧凹陷，外侧凸出，形成外侧膝状体的门（图1-214）。

从水平切面观外侧膝状体前端是视束纤维的终止处，外侧是豆状核后部的内囊纤维，内侧是内侧膝状

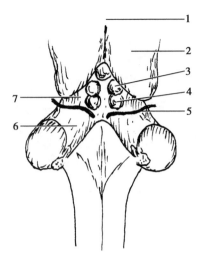

图1-213 脑干背面图

1. 第三脑室 2. 丘脑 3. 上丘 4. 下丘 5. 滑车神经 6. 脑桥臂 7. 大脑脚

图1-214 外侧膝状体

A. 右侧外侧膝状体（前面观） B. 右侧外侧膝状体（后面观）。1~6为从腹至背的细胞层次

体，后方是海马回，后外方是侧脑室的下角。外侧膝状体还通过上丘臂与四叠体的上丘相连。背部有一束神经纤维进入Wernicke区（颞上回后部）。

外侧膝状体由白质和灰质相间构成，属于低级视中枢（皮质下中枢）。白质由视束的有髓神经纤维组成；灰质是视觉纤维终止处的外侧膝状体节细胞（视

路的第三级神经元）。灰质分为腹核和背核两大核团。腹核位于背核内侧，与视觉无关；背核较大，为外侧膝状体的主要部分，是前视路传入纤维的终点站，视路的周围神经元在此终止，然后转换神经元，即外侧膝状体的节细胞。节细胞发出纤维组成视放射。

外侧膝状体灰质的背侧核从腹面到背面由界限分明的六个弯曲的细胞层面构成，类似一堆相叠的三角形帽子。从冠状切面看六层的层次形态最清楚。从腹到背不是所有部位都保持有六层结构。前端嘴区（rostral area）只有两层，这两层是第一层和由 4、6 层融合的层；周边部特别是在内侧结节和外侧角部位常只有四层，这是由 4、6 层和 3、5 层分别发生融合所致；最周边处只有两层，这是 1、4、6 层和 2、3、5 层分别互相伸延融合形成。外侧膝状体上述的一些部位发生局部融合，融合后相邻的层间没有隔离的层板间纤维，说明属于一种神经元结构的联合。外侧膝状体有两大类神经元：一类是长轴突的主神经元（principal neuron），又称换元神经元（relay neuron）占 87%，其轴突多数投射至 Brodmann 17 区，少数投射到 18 区。另一类是中间神经元（interneuron）占 13%，其轴突限于外侧膝状体内。来自同侧视网膜的不交叉纤维，分别终止于第 2、3、5 层；来自对侧视网膜的交叉纤维，分别终止于第 1、4、6 层；每一条视觉纤维只终止于一层，但与主神经元和中间神经元均有联系。

Lin 和 Kaas（1977）在猴的实验中采用自动射线跟踪法证实：从视皮质 17 区有向下投射到外侧膝状体的纤维终止在所有各层和层间区。从 18 区向下投射的纤维比较少，主要在腹侧大细胞层，视皮质下行到外侧膝状体的纤维其功能不甚清楚。视皮质区向下在不同的层投射和投射的密度模式不同，可认为每一下行投射是有不同功能的。皮质下（包括脑桥网状结构和丘脑垫状隆起）中枢亦有神经冲动下达到外侧膝状体。有证据证明在外侧膝状体传入的视觉纤维通路可能受到视皮质的下行传出纤维影响。

原发于外侧膝状体的疾病少见，但可因邻近组织病变受累（如大脑中动脉病变）。表现与视束或视放射前部病变类似。

四、视 放 射

视放射（optic radiation）又称膝距束，是自外侧膝状体到枕叶视皮质之间的一段视觉纤维，由外侧膝状体交换神经元之后发出的纤维所组成。其纤维自外侧膝状体向外穿过 Wernicke 区，在侧脑室前方形成密集的纤维束，称为视脚（optic peduncle）。经内囊和豆状核的后下方，于内囊后肢与内囊的其他感觉纤维并行

之后，沿侧脑室的前外壁形成凸面向外并向上方和下方呈扇形散开的纤维束。视放射分为背侧、外侧和腹侧三束。扇形排列开始是垂直的，在接近纹状区时变成水平排列。视放射纤维中，除了来自外侧膝状体的传入纤维以外，还有从枕叶皮质到外侧膝状体、丘脑、上丘和动眼神经核的传出纤维。

五、视 皮 质

视皮质（visual cortex）又称纹状皮质或 Brodmann 17 区。位于两侧大脑半球枕叶后部内侧面。纹状区被一水平走向的距状裂分为上、下两唇。距状裂被顶枕裂分为前、后两部分，距状裂的后部上、下唇都是视皮质，前部只有下唇有视皮质。视皮质的水平径向长约 5cm。视皮质向后可伸延到枕极，也可有不同大小范围的一小部分伸展至枕极的外侧面，向前可延至与顶枕裂相交的前部靠近胼胝体压部。纹状区的特点是其横截面可见清晰的条纹，是由来自视放射的有髓纤维和皮质内联络纤维在皮质第 IV 层形成的白线或纹。1776 年由 Gennari 最先描述，故又称 Gennari 纹。

视皮质的结构属于颗粒型，分为六层，横向分层极明显。视皮质有多种细胞，各层细胞有不同功能。垂直方向的皮质柱（cortical columns）状结构也极明显，同一皮质柱功能相同，每个柱有自己的方位轴，相邻细胞柱的方位轴相差约 10 度。视皮质细胞柱在功能与结构上存在着优势现象。视皮质虽有多种细胞，但最常见的是锥体细胞和星形（或称颗粒）细胞。星形细胞数目大大超过锥体细胞。锥体细胞的树突上有很多突起称为"侧棘"，是形成轴 - 树突触的连接处。这种突触十分丰富，即单个神经元可以与另外很多神经元（可多至 2000～4000 个）相接触。大锥体细胞的大多数轴突可传出到达皮质下核团和脊髓，小锥体细胞的轴突位于皮质内或至皮质表面。星形细胞很小，多数细胞的轴突很短并在细胞附近分支，有一些细胞有长轴突沿皮质的垂直方向行走形成皮质内连接，其树突伸向四方。在组织学上视皮质是脑皮质中最薄的区，其厚度只有 1.5mm，但细胞密度较大，细胞间的缝隙较狭窄。

近 20 多年来，进行动物实验时，采用微电极技术了解皮质的功能性解剖。发现两眼的影响是不相等的，个别细胞的活动受一只眼输入控制。17 区的大多数双眼细胞在两眼视网膜的相应部位有其感受野。视觉信息从 17 区传到 18 区，在此双眼细胞的感受野不是准确地位于两眼的对应点上。不同的细胞对不同距离的物体发生最佳反应，这对双眼性深度辨别上具有重要作用。有些双眼性神经元专司对物体朝向眼的运

动发生反应。因此，这些神经元提供有关物体在三维空间变化的信息。

Zeki 等提出有五个视区：V1（17区）、V2（18区）、V3（19区）、V4 和 V5 位于颞叶中区，认为 V5 司视像的运动信息，V4 司静位视像的形状和颜色信息，V3 司动态视像的形态信息，V1 司识别物像的立体结构，即形状、不同部位的明暗等。

距状裂是在枕叶由胼胝体压部后下呈弓状向后行走的裂，后端止于枕极内面或越过枕极到半球外面成距状外裂。此裂稍突向背侧，裂深约 18mm，前 1/3 段裂缝较深，为距状裂本部，后 2/3 裂缝较浅称距后裂。

六、视路各部分神经纤维的分布

视觉纤维在视路各部分的排列有一定规律性，了解其解剖上的排列特点，对临床定位准确判断非常必要。

1. 视网膜与视盘内的纤维排列　视网膜神经纤维分为颞侧非交叉纤维与鼻侧交叉纤维。划分鼻侧和颞侧两半视网膜的分界线是经黄斑中央凹作一条垂直线。视网膜上下纤维间亦有明显的水平缝把视网膜分为上下两半，此水平缝也是通过黄斑中央凹，神经节细胞的轴突从各方汇集至视盘。自视盘中心也可作一垂直线把视盘分为鼻侧和颞侧两半。因为视网膜中央血管占据了视盘中央部位，因此黄斑部交叉与非交叉纤维组成的乳斑束直接至视盘颞侧的中分。视盘和黄斑之间的纤维因位于视网膜黄斑垂直线的鼻侧，其纤维由乳斑束的深层进入视盘鼻侧。乳斑束纤维细小，但纤维条数多，黄斑仅占视网膜总面积的 1/20，但黄斑纤维约占视网膜神经节细胞纤维总数的 1/3，乳斑束占据视盘颞侧半约 2/4 范围。视网膜周边部鼻上、鼻下的纤维呈放射状进入视盘鼻侧的上、下方；颞上、颞下的纤维呈弓形在黄斑的上、下方进入视盘颞侧的上、下方，且被乳斑束分隔开（图 1-215）。视神经纤维在视网膜平面进入视盘时排列的深浅层次不同，来自视网膜周边部的纤维在纤维层的深层中行走，排在视盘的周边；来自靠近视盘部的纤维在浅层进入视盘的中央（图 1-216）。

2. 视神经内的纤维排列　远端（靠近眼球后极 1.5cm以内）视神经，由于视网膜中央血管仍位于视神经轴心部位，黄斑和周边部纤维基本上保持着在视网膜内的排列关系。直至视神经近端（距眼球后极 1.5cm 以外）由于视神经轴心部位已无视网膜中央血管，黄斑的纤维由外向内逐渐转到轴心部位，此时颞侧上、下纤维即在水平线上汇合居视神经的外侧，鼻侧纤维仍在内侧。再向后接近视交叉处，视神经约内旋 45°，各象限的纤维方位稍有改变，颞上象限的纤维在正上方，

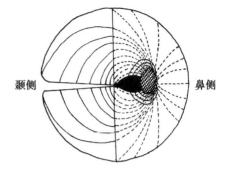

图 1-215　视网膜内神经纤维排列示意图

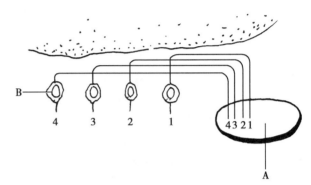

图 1-216　视神经纤维在视网膜及视盘内排列示意图
A. 视盘　B. 神经节细胞　1～4 代表视网膜中央至周边之纤维

颞下纤维在正外侧，鼻上纤维在正内侧，鼻下纤维在正下方，最周边鼻上、鼻下纤维在视神经内侧的最边缘处（图 1-217）。

3. 视交叉内的纤维排列　两眼视网膜鼻侧的交叉纤维，在视交叉处互相交错形成复杂的排列。鼻下象限纤维自下方进入视交叉后，即沿交叉前缘行走，在中线处与来自对侧的鼻下纤维相交，然后呈弓状向前凸入对侧视神经末端并向前深入约 3mm，形成 Wilbrand 前膝，再弯向视交叉沿其外缘偏向内后进入对侧视束的下方。鼻上象限纤维自上方进入视交叉，混杂在同侧非交叉纤维之内侧行至同侧视束之始端，向视束呈弓形状弯曲形成后膝，然后沿视交叉后缘于中线处交叉至对侧进入对侧视束的上部偏内继续后行。视网膜颞侧非交叉纤维在视交叉的外侧缘进入同侧视束，颞上纤维在外上方稍偏内，颞下纤维在外侧偏下方。在视交叉的外侧缘非交叉的纤维中混杂有同侧鼻上象限尚未交叉和对侧鼻下象限已交叉的两种纤维。黄斑鼻侧交叉纤维与颞侧非交叉纤维在视交叉前部开始分开，交叉纤维在中央区接近视交叉后缘处相交后向后上行走，在视交叉的最后端与靠近中线偏外上方的对侧黄斑颞侧非交叉的纤维汇合，进入对侧视束的中央。黄斑纤维占视交叉中央较大范围（图 1-218，图 1-219）。

左　　　右　　　右眼

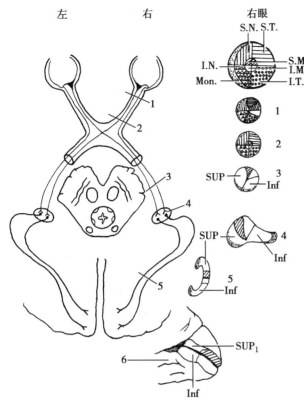

图 1-217　视路各部分神经纤维的排列示意图

S.T. 为颞上纤维　S.N. 为鼻上纤维　S.M. 为黄斑上方纤维
I.N. 为鼻下纤维　I.M. 为黄斑下方纤维　I.T. 为颞下纤维
Mon. 为鼻侧周边部纤维　3、4、5、6 中的 SUP、Inf 分别代表
视网膜上部纤维和下部纤维

（视交叉后）

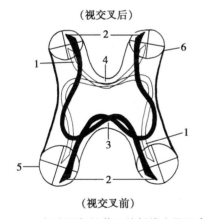

（视交叉前）

图 1-218　视交叉部位黄斑外纤维交叉示意图

1. 鼻上　2. 鼻下　3. 视交叉前缘　4. 视交叉后缘　5. 视神经　6. 视束

视神经纤维约 53% 是交叉的，47% 不交叉。在视交叉的边缘有交叉和非交叉两种纤维，中央区只有交叉纤维。

4. 视束内的纤维排列　视束纤维由同侧视网膜颞侧非交叉纤维和对侧视网膜鼻侧交叉纤维组成。两

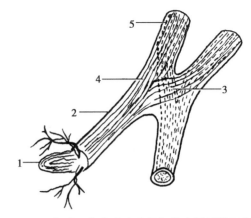

图 1-219　视交叉部位黄斑交叉与非交叉纤维示意图

1. 乳斑束　2. 视神经　3. 交叉纤维　4. 非交叉纤维　5. 视束

眼视网膜相应的功能性部位的交叉与非交叉纤维进入视束后逐渐汇集在一起，开始时一眼鼻上象限纤维与另一眼颞上象限纤维汇合后居上方；鼻下象限与颞下象限纤维汇合后居下方；黄斑交叉与非交叉纤维汇合后在中央。视束在向后行走时发生约 90° 内旋转，此时视网膜黄斑以外的上象限纤维转到腹内侧；下象限纤维则转到腹外侧；黄斑纤维则移到背部，其上方纤维在背内侧，下方纤维在背外侧；来自对侧眼视网膜鼻侧周边的单眼纤维在腹面狭窄区（图 1-217）。

5. 外侧膝状体内的纤维分布　鼻侧交叉纤维终止在 1、4、6 细胞层，颞侧非交叉纤维终止在 2、3、5 细胞层。黄斑以外的视网膜上象限纤维投射到外侧膝状体的腹内侧；下象限纤维投射到腹外侧；黄斑纤维投射到背侧中央部位，且由上向下伸延经各层直至腹部，背侧范围比腹侧大，黄斑上半部纤维位于背内侧；下半部纤维位于背外侧。黄斑投射区占据了约 3/4 区域。对侧眼视网膜鼻侧最边缘的纤维，终止于最前端的狭窄小区，上象限纤维在内侧，下象限纤维在外侧（图 1-217，图 1-220）。

视网膜中的任何点在外侧膝状体的投射是呈长条状或楔状，或称为垂直细胞柱，细胞柱的长轴与外侧膝状体细胞层几乎是垂直的。每一条视网膜节细胞的纤维，在进入相应的细胞层时分出 5～6 条小分支，每一终末小分支在该层内与一个膝状体神经元相接合。每一个膝状体神经元可与一条以上视网膜传入纤维相接合。已证实在外侧膝状体内有多连合神经元（multiple connector neuron），这种神经元在同一细胞层内可连合多个膝状体细胞，另有一些多连合神经元在不同的细胞层内与多个膝状体细胞连合。虽然两眼视网膜同侧相应功能部位交叉与非交叉纤维分别终止在相邻细胞层（这种分层投射是保持双眼视网膜信号分离，每一

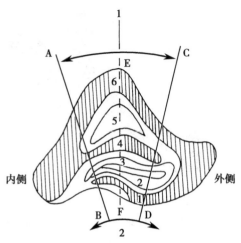

图 1-220　视网膜纤维在外侧膝状体的投射（冠状切面图）
1. 黄斑投射区　2. 门　AB. 黄斑区和周边半视网膜同侧上
象限纤维投射区之间的界线　CD. 黄斑区和周边半视网膜
同侧下象限纤维投射区之间的界线　EF. 轴线与视网膜水
平子午线一致　1、4、6 层为交叉纤维投射　2、3、5 层为非
交叉纤维投射

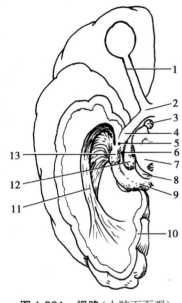

图 1-221　视路（大脑下面观）
1. 视神经　2. 视交叉　3. 乳头体　4. 视束　5. 视束的外根
6. 视束的内根　7. 中脑　8. 上丘　9. 丘脑垫状隆起　10. 视
皮质　11. 视放射　12. 内侧膝状体　13. 外侧膝状体

膝状体神经元只接受一眼纤维的传入），但是，由于有
多连合神经元，外侧膝状体内的层间连接允许双眼视
刺激传递到单一膝状体神经元，因此，外侧膝状体有
视融合和立体深度觉功能。视融合是对两眼凝视的方
向进行恰当的控制，使两眼的视像准确地叠加在一起。
依靠对比两眼的视像，确定两眼之间的微小差异获得
立体深度觉。尽管外侧膝状体有上述两种功能，但只
有大脑皮质才能产生双眼单视。

　　6. 视放射内的纤维排列　视放射纤维于内囊后肢
向后行走呈扇形散开，开始纤维扇形排列是垂直的，此
时背侧束为视网膜上象限纤维，腹侧束为下象限纤维，
外侧束为黄斑纤维且位于中央将上、下象限纤维分隔
开，分隔界线明显，对侧视网膜鼻上象限最周边的单眼
纤维在最上方，鼻下象限单眼纤维在最下方。视放射
接近枕叶纹状区时转成水平位。视网膜上象限纤维和
黄斑纤维都经颞、顶叶的髓质向后终止于枕叶皮质，下
象限纤维从外侧膝状体外方发出后，先向前外方走向
颞叶，在视交叉平面绕过侧脑室的下角前端的上方至
其外壁，形成一个凸面向外的弯曲，称为 Meyer 环或
颞环（此环损害导致病灶对侧视野同向上象限偏盲），
然后转向后方在侧脑室的外壁向后行走终止于纹状区
距状裂下唇（舌回）（图 1-217，图 1-221，图 1-222）。

　　7. 纹状区内的纤维排列分布　每一侧半球的纹状
区接受同侧眼颞侧及对侧眼鼻侧纤维的投射。投射定
位：黄斑以外视网膜纤维投射至纹状区前段，两眼同侧
上象限纤维投射在距状裂的上唇，同侧下象限纤维投

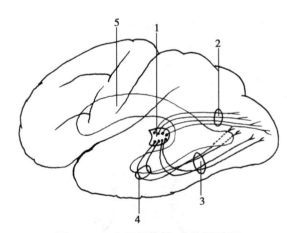

图 1-222　左侧视放射（左外侧面观）
1. 外侧膝状体　2. 视网膜上象限纤维　3. 视网膜下象限纤
维　4. Meyer 环　5. 侧脑室

射在距状裂的下唇。黄斑部纤维投射至纹状区后段的
上、下唇，有时可在枕叶后极的后表面上横向扩展 1～
2cm。单眼周边鼻侧的纤维投射在最前部（图 1-223）。
黄斑在视网膜的总面积中所占比例很小，但在枕叶视
皮质黄斑纤维与周边纤维投射至纹状区的面积大小
相近。

　　视放射纤维绝大部分终止于 17 区，少数终止于
18 区、19 区。视皮质结构分六层，其中第 4 层又分为
4a、4b、4c 三个亚层，视觉纤维主要终止在 4c 层，极少
数止于第 1 层。在 4c 层中每个神经元只接受一只眼
的传入纤维，相邻另一神经元则接受另一只眼的传入

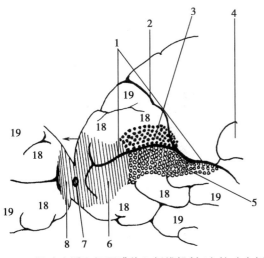

图 1-223　枕叶皮质和视网膜传入纤维投射（左枕叶内侧面）
1. 距状裂　2. 顶枕裂　3. 两眼同侧视网膜上象限传入纤维终止部位　4. 胼胝体压部　5. 两眼同侧视网膜下象限传入纤维终止部位　6. 黄斑部传入纤维终止部位　7. 枕后极（O）　8. 枕极展平示意图（纹状区在枕极外表面扩延范围是不恒定的）　18 为枕叶 18 区，19 为枕叶 19 区

纤维，4c 层以外其他层则接受双眼的传入纤维，视觉信息由 4c 层输出到 4b 层及 2、3 层，第 2、3 层主要是联络各部分的神经元，来自两眼的信息在第 4 层上和下各层发生会聚。第 5、6 层是传出神经元所在之处，视觉冲动由此下达到中脑（图 1-224）。

每一根视觉纤维经多次分支后最终与该层中的星形细胞接合，也就是说每一根纤维与很多星形细胞形成突触，这样视觉信息随之有所扩大。

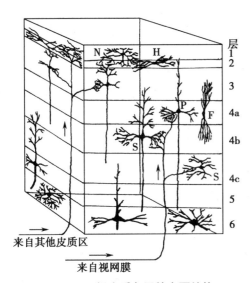

图 1-224　视皮质各层的主要结构
P 为锥体细胞　S 为星形细胞　F 为梭形细胞　N 为神经胶质样细胞　H 为水平细胞
图示视皮质结构分为 6 层，其中第 4 层又分为 4a、4b、4c 三个亚层，视觉纤维主要终止在 4c 层，极少数止于第 1 层

七、视路的血液供应

1. 眼内段视神经的血供　主要由 Zinn-Haller 环〔又称视神经动脉环（circulus arteriosus nervi optici）〕供应。该环是由 2～4 支或更多支睫状后短动脉在视神经的鼻侧和颞侧穿进巩膜于视神经周围的巩膜内互相吻合形成的完整或不完整的环。动脉环发出许多分支，向前到脉络膜，向内到视神经，向后到软脑膜血管网且有毛细血管性吻合，睫状后动脉还发出小动脉直接供养筛板前组织，视网膜中央动脉也供养视盘最表浅的纤维层，动脉环和视网膜中央动脉间亦有毛细血管性吻合（图 1-225）。

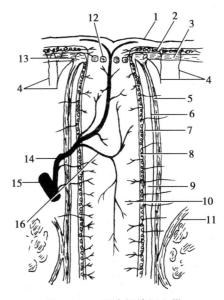

图 1-225　眶内视神经血供
1. 视网膜　2. 脉络膜　3. 巩膜　4. 睫状后短动脉　5. 硬膜　6. 蛛网膜　7. 软膜　8. 软膜血管丛　9. 蛛网膜下腔　10. 视神经　11. 眶骨膜　12. 筛板　13. Zinn-Haller 环　14. 视网膜中央动脉　15. 眼动脉　16. 中央视网膜侧支动脉

2. 眶内段视神经血供　由软脑膜血管网供养视神经周围，血管网的分支沿软脑膜隔到达视神经内，分支到达中隔内又分为前后小支。软脑膜血管网在视神经周围由邻近的眼动脉的分支组成。视网膜中央动脉在未进入视神经前有一些小分支（约 6～12 小支）穿过硬脑膜供养视神经周围，进入视神经后仅有一些小分支供养视神经的轴心纤维（图 1-225）。

3. 管内段视神经的血供　仍是由软脑膜血管网的分支供养。此处的血管网是由眼动脉回归支供应。

4. 颅内段视神经的血供　与管内段一样由软脑膜血管网的细小分支供养。软脑膜血管网在视神经的上部其血源来自大脑前动脉，下方主要是颈内动脉分支提供血源。眼动脉及前交通动脉有辅助供血。

5. 视交叉的血供 分上、下两部分。上部及外侧由大脑前动脉在交通支前发出的小动脉分支供养，下部血管非常丰富，是来自颈内动脉、后交通动脉、大脑中动脉的分支吻合的动脉网称为垂体上动脉群供养。

6. 视束和外侧膝状体的血供 由覆盖软脑膜的血管网小分支供应。视束的前部血管来源于脉络膜前动脉和后交通动脉的小分支，后部血管来自大脑后动脉的丘脑前穿支群，大脑中动脉有分支与其吻合。外侧膝状体由大脑后动脉的丘脑膝状分支和大脑中动脉发出的分支供养。

7. 视放射的血供 前部由颈内动脉的分支前脉络分支供养，后部由大脑中动脉和大脑后动脉供养，外侧由大脑中动脉分支称为外侧纹状动脉供应。

8. 视皮质血供 由大脑后动脉分出的后颞动脉、距状动脉和顶枕动脉三支动脉供养，纹状区主要由距状动脉供养，后颞动脉、顶枕动脉有小分支供血。枕极后方还有大脑中动脉的终末支供养（图 1-226，图 1-227）。

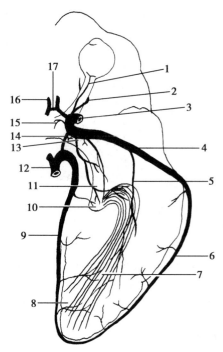

图 1-227 视路的血供（下面观）
1. 视网膜中央动脉 2. 眼动脉 3. 颈内动脉 4. 大脑中动脉 5. 外侧纹状动脉 6. 大脑中动脉 7. 视放射 8. 视皮质 9. 大脑后动脉 10. 外侧膝状体 11. 视束 12. 基底动脉 13. 脉络膜前动脉 14. 后交通动脉 15. 垂体上动脉 16. 大脑前动脉 17. 前交通动脉

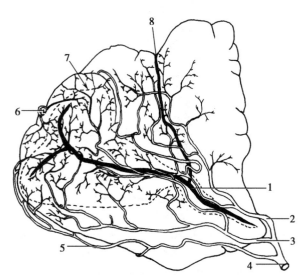

图 1-226 纹状皮质的血供（左枕叶视皮质内侧面）
1. 距状裂 2. 顶枕动脉 3. 距状动脉 4. 大脑后动脉 5. 后颞动脉 6. 大脑中动脉 7. 视觉中枢之界线 8. 顶枕裂

因此，脉络膜前动脉、大脑中动脉及大脑后动脉的任一分支梗死都可引起病灶对侧同向偏盲。病变靠前可出现黄斑分裂。累及视反射及视皮质则出现黄斑回避。如枕极后方同时有距状动脉、后颞动脉和大脑中动脉供养，故有时尽管距状动脉阻塞，但视野检查可表现黄斑回避。

此外，黄斑回避现象可能还与其他原因有关。如黄斑纤维在终止前很分散，在枕叶投射广泛。亦有研究认为，黄斑纤维在胼胝体压部交叉，来自一侧的黄斑纤维可终止在同侧和对侧的视觉中枢。

第二节 视觉联合区

在中枢神经系统内与视觉有关的区域，不只限于直接传入的通道（视网膜-枕叶皮质纹状区）。纹状区只是直接接受视刺激的原始感受区，具有形觉、色觉、深觉的功能，作为双眼视网膜影像融合的生理基础。纹状区接受的视觉信息，需要通过更高一级的视觉联合区来加工，才能形成有意识的知觉。在两侧大脑半球内纹状旁区（18 区），纹状周围区（19 区）、额叶、顶叶和颞叶都与视觉活动有联系。纹状旁区和纹状周围区是最主要的视觉联合区。

视皮质与同侧的某些皮质区有相互联系的联络纤维，与对侧皮质的相应区也有相互联系的联合纤维，两者都是将在功能上相关的区域联系起来。每侧半球的 17 区直接与 18、19 区视觉联合区相联系。视觉联合区综合视觉信息，且与同侧及对侧大脑的运动、感觉、听觉、嗅觉和语言中枢相连。纹状区本身没有联络纤维，纹状旁区和纹状周围区有短程联合纤维。

一、纹状旁区和纹状周围区

纹状旁区（parastriate area）相当于 Brodmann 第 18

区，它紧邻纹状区，占据枕叶外侧面和内侧面相当大的范围。从半球外侧面观，它环绕纹状区越过月状沟扩展到枕中回；在内侧面它分别在纹状区上、下方，即位于楔回和舌回部位。纹状周围区（peristriate area）相当于 Brodmann 第 19 区，占据枕叶外侧面的大部分且扩展到后顶叶和颞叶，完全环绕纹状旁区。在内侧面它位于纹状旁区的上、下方。大部分位于顶后叶和半球侧面的颞叶。它有传出纤维与丘脑枕（pulvinar）和中脑联系。纹状旁区和纹状周围区较纹状区约大三倍（图 1-228）。

18、19 区接受来自纹状区和其他皮质的传入纤维。它们的功能是把从 17 区接受的复杂视觉信息整合成为有意识的知觉，即能认识和解释所见的事物。18 区通过横越胼胝体压部的半球间的联合纤维，使同侧两半视野重合，形成双眼综合。18 区与视觉引起的眼反射运动有关，可能是通过额枕通道来控制眼的感觉和运动的共济功能。18 区通过下行通道与在中脑控制眼外肌运动和平稳跟踪（smooth pursuit）视标有关的脑神经核相连接。19 区是综合视觉信息的主要顶叶中枢，占优势的顶叶大多数人是在左半球。视觉信息在顶叶内进行分析，综合达到完善的感性认识。在右同侧半视野内的物体是在左侧纹状区被感受到，这些刺激冲动传递到高级视中枢（包括角回）进行加工；在左同侧视野内的刺激，到达右侧纹状区后通过胼胝体压部到达左顶区，然后左、右纹状区的信息在视觉联合区进行加工。Whitnall 认为这两区是"视觉心理"或"视记忆中枢"和"视觉运动"中枢。若有损害则引起所谓"心理盲"。患者可以看见物体，但并无意识上的领会。左角回损害发生视觉信息整合缺陷，尽管 17 区通道是完整的但却发生视觉解释错误，病人可以有

以下部分或全部症状：失读症（alexia），视力正常但不能读；失认症（agnosia），不能识别物体，但通过用手接触可以辨认；符号失认症（symbolic agnosia），不能认字、数字、音符、行为和姿势；失写症（agraphia），不能写。左视皮质和胼胝体压部损害可发生视觉分离（visual disconnection）综合征：左同侧偏盲，且不能解释来自正常左半视野内的视觉刺激，此即右侧皮质与左半球视觉综合区"分离"。患者精细的书写能力无妨碍，即无失写的失读症。非优势（右侧）的顶叶受损可出现特殊的视觉空间异常，包括左视觉空间不能感知（甚至是无左同侧偏盲的患者）和空间辨向力障碍；失用（apraxia），不能作熟练的有目的性的动作，如描绘图表和化妆，但病人没有运动障碍或瘫痪、共济失调或感觉障碍。病人出现易迷路，混淆家人及放物放错地方等现象。

二、与视觉有关的其他皮质区

1. 枕眼区　在人类此区位于 Brodmann 第 18 区内。认为其功能是司眼的注视反射及眼平稳跟踪运动。受刺激则引起眼的同向偏斜（conjugate deviation），特别是偏向对侧。两侧半球的枕眼区通过胼胝体联合，并且还与上丘联系。

2. 额眼区　从中央前回的面区扩展到额中回（Brodmann 第 6、8 和 9 区）（图 1-224）。刺激此区引起双眼向对侧的同向性偏斜及眨眼运动。额眼区司随意性的眼快速运动（saccades），且不依赖视刺激。它到动眼神经诸核的路径尚不清楚，可能是通到中脑上丘与锥体束同行或是在后连合全部交叉到对侧（或是上丘通过四叠体延髓束和网状结构与眼外肌的核连接）。

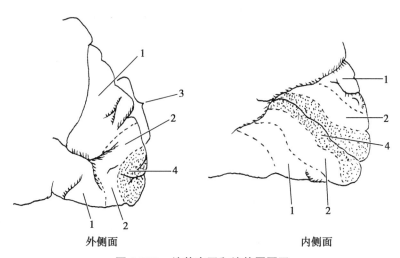

外侧面　　　　　　　内侧面

图 1-228　纹状旁区和纹状周围区
1. 19 区（纹状周围区）　2. 18 区（纹状旁区）　3. 视觉联合区　4. 17 区

3. Wernicke 感觉语言区　此区位于左优势半球内，主要在颞上回，与左半球的视中枢紧密联系，两者的联系组成视信息转换为语言的解剖学基础，它与听觉中枢也有相应联系又组成听觉与语言的解剖学基础。Wernicke 区通过弓状束（arcuate fasciculus）与 Broca 区连接，认为 Broca 区和 Wernicke 区是语言和解释的联合部位（图 1-229）。

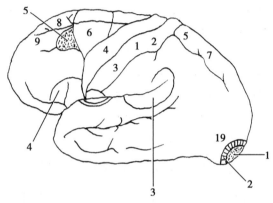

图 1-229　视皮质和视觉有关的其他皮质区
1. 17 区　2. 18 区　3. Wernicke 感觉语言区　4. Broca 区
5. 额眼区

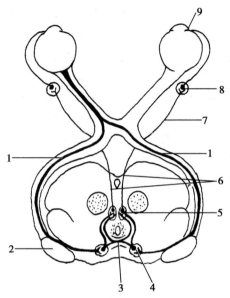

图 1-230　瞳孔光反射弧示意图
1. 光反射传入纤维　2. 外侧膝状体　3. 后连合　4. 顶盖前核　5. E-W 核　6. 光反射传出纤维　7. 第Ⅲ脑神经
8. 睫状神经节　9. 瞳孔括约肌

三、视路与视觉反射

1. 瞳孔反射及其通路　瞳孔传入纤维伴视觉纤维同行，通过视神经、视交叉和视束，在接近外侧膝状体时，离开视束，经四叠体上丘臂进入中脑顶盖前区，然后到达顶盖前核。在顶盖前核内更换神经元，再由此核发出纤维，一部分绕中脑导水管与同侧 Edinger-Westphal 核相联系；另一部分则经后联合交叉到对侧与对侧 Edinger-Westphal 核相联系（图 1-230）。一般认为瞳孔的光反射传入纤维纤细，且不含髓鞘。光反射的传出径是经两侧 Edinger-Westphal 核发出的纤维，加入两侧第Ⅲ脑神经，至眶内的睫状神经节，在节内更换神经元后，经睫状短神经入眼，终止于瞳孔括约肌。

2. 调节反射　传入冲动通过视神经、视交叉、视束、外侧膝状体和视放射到视皮质。在视觉联合区形成立体视（图 1-231）。视皮质是与额叶皮质的眼区相连的，在此处皮质纤维下行经过内囊到中脑的动眼核。此后再由动眼核到内直肌、睫状肌和瞳孔括约肌。

3. 视体反射　当阅读时双眼无意识的扫视运动，头和颈朝向视刺激的方向；保护性闭眼；甚至为了防护举起手臂的反射动作都属视体反射。其反射途径是视觉冲动沿着视神经、视交叉及视束到达上丘，在上丘冲动被转输到顶盖延髓和顶盖脊髓束到达脑神经运动核和脊髓前角灰、白质运动神经元（图 1-232）。

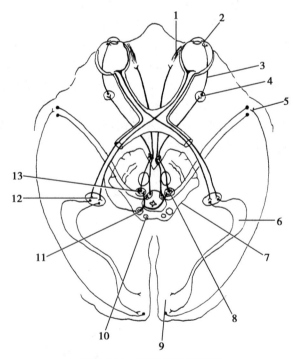

图 1-231　调节反射示意图
1. 内直肌　2. 瞳孔括约肌、睫状肌　3. 睫状短神经　4. 睫状神经节　5. 额眼区　6. 视放射　7. 中脑　8. 动眼核　9. 视皮质　10. 上丘　11. 顶盖前核　12. 外侧膝状体　13. 动眼神经的副交感核

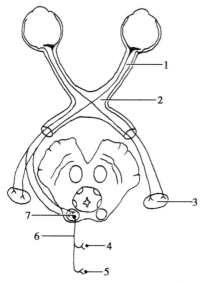

图1-232　视体反射示意图

1. 视神经　2. 视交叉　3. 外侧膝状体　4. 脑神经运动核
5. 脊髓前角灰、白质运动神经元　6. 四叠体延髓和四叠体
脊髓束　7. 上丘

四、膝-纹状外视觉系统

　　视网膜顶盖通路终止在纹状旁区主司控制眼运动反射。最近在猴的研究中表明皮质下中枢对视感觉有作用，在人类大体上也是可靠的。发现猴子丘脑细胞对在特殊感受野内的移动刺激有反应，可发生眼交互扫视运动具向着特定的视野区。视皮质与上丘之间的相互关系尚未清楚。但是它具有准确的眼扫视运动功能。视网膜能注视目标，对一个移动的靶子能感知可能是靠丘脑功能，可能是顶盖在控制视觉运动方面有特殊功能。研究皮质损伤的病人发现，虽然病人否认看见任何东西，但还是知道在视野里出现的光刺激，例如线条闪光时病人不能"看见"，但能辨认光线的方向，此现象称为"盲视"。虽然采用特殊的方法对人的实验研究，当刺激皮质下（视放射和后部海马）和脑干时可记录到主观的视觉现象，但在临床中尚无法确定。已证明皮质盲者可识别突然变化的光亮。

（曾丽芳　刘旭阳）

主要参考文献

1. 毕华德. 眼科全书. 北京：人民卫生出版社，1965：227-241.

2. 肖仁度. 实用眼科解剖学. 太原：山西人民出版社，1981：187-222.

3. 宰春和. 神经眼科学. 北京：人民卫生出版社，1987：65-77.

4. 张鋆等. 人体解剖学. 北京：人民卫生出版社，1961：99-105.

5. 张为龙等. 临床解剖学丛书，头颈部分册. 北京：人民卫生出版社，1988：50-59.

6. 奥托森•D. 神经系统生理学. 吕国蔚等译. 北京：人民卫生出版社，1987：283-286.

7. 刘家琦、李凤鸣. 实用眼科学. 第2版. 北京：人民卫生出版社，1999：137-142.

8. 李海生. 视觉电生理的原理与实践. 上海：上海科学普及出版社，2002：38.

9. 阎洪禄. 眼生理学. 北京：人民卫生出版社，2001：458.

10. 杨天祝. 临床应用神经解剖. 北京：中国协和医科大学出版社，2002：265-284.

11. Miller NR. 精编临床神经眼科学. 张晓君，魏文斌译. 北京：科学出版社，2009：1-78.

12. Levin LA, Arnold AC. 实用神经眼科学. 张晓君译. 北京：人民卫生出版社，2007：1-136.

13. Duke-Elder S. System of Ophthalmology. Vol Ⅱ. London：Henry Kimpton，1961：586-672.

14. Vaughan D, Asbury T. General Ophthalmology. 10th ed. California：Dranwer L，1983：202-205.

15. Duane TD, Jaeger EA. Biomedical Foundations of Ophthalmology. Vol Ⅰ. Chap 34. New York：Harper & Row Inc，1983：6-15.

16. Wilkinson JL. Neuroanatomy for Medical Students. Great Britain：John Wright & Sons Ltd，1986：205-214.

17. Wilson HFM. Basic and clinical science course. Section I. Fundamentals and principles of Ophthalmology. Am Acad of Ophthalmology，1989：87-93.

18. Guyton AC, Hall JE. Text book of Medical physiology. 10th ed. Philadelphia：WB Saunders Compang，2000：265-284.

第四篇 眼的生理生化

第一章
眼的血循环

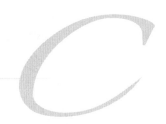

第一节 毛细血管的通透性

一、概论

血液和周围组织的物质交换主要依赖于毛细血管和其他微血管的通透性。液体透过毛细血管壁依赖于毛细血管内压和血液的渗透压。毛细血管内压高时促使液体从血管进入组织，血液内渗透压高时，促使液体从组织进入血液。血管内压在动脉性毛细血管比静脉性毛细血管高，动脉侧血压也高于血浆渗透压。根据压力关系，正常液体扩散，在动脉性毛细血管是从血管进入组织，然后经过静脉性毛细血管和微静脉再回到血管内。毛细血管超微结构的差异与其血管通透性有密切的关系。如脑和视网膜的毛细血管呈连续型，大分子不能通过，只容低分子量的物质通过。而窗孔型和不连续型毛细血管则可容大分子通过，甚至容许一个红细胞通过。根据电子显微镜的观察，物质通过毛细血管进行交换的方式和途径有以下几种：

1. 通过细胞本身即通过细胞膜 - 细胞质 - 另一层细胞膜进行交换。水、脂溶性物质、氧和二氧化碳及其他小分子可经过这个途径扩散。

2. 借助吞饮微泡的吞饮作用进行通透。吞饮微泡位于内皮细胞的胞质膜表面及胞质内，它是由细胞膜的内陷包围物质分子形成的，直径约 50～70nm。动脉性毛细血管内皮中的吞饮微泡将血中各种分子摄取后卷入囊泡中，穿过细胞，运输到基底膜面而释出。而在静脉性毛细血管则相反，这种现象称为吞饮或胞饮（pinocytosis）。有人认为分子量大于 2 万的物质可通过这种方式通透，脂肪酸 - 白蛋白复合物可通过吞饮微泡。

3. 通过窗孔型毛细血管的窗孔薄膜。大分子物质和脂溶性物质可通过这种方式通透。

4. 通过内皮细胞的孔洞进行物质交换，大分子如蛋白质可通过这种方式通透。

5. 通过内皮细胞间隙进行物质交换。内皮细胞交界处有人认为有少量小孔或较大间隙，可容大分子如血浆蛋白，分子量小于 9 万的蛋白分子或某些脂类通过。

总之，通过毛细血管壁的物质交换是一个十分复杂的过程，其主要因素是内皮细胞的功能、代谢、基底膜和周细胞的功能，以及毛细血管压和血液的胶体渗透压、组织液的流体静压和组织液胶体渗透压等。同时也受物质分子的形状、电荷、水溶性或脂溶性的影响。在病理情况下如炎症或阻塞，内皮细胞间隙可扩大，蛋白分子可漏出，甚至血液分子漏出等。

二、视网膜血管

视网膜毛细血管由于其内皮细胞间连接为紧密连接，又有多数周细胞和厚的基底膜，故为非通透性毛细血管。许多物质可以通过全身其他血管而不能通过视网膜毛细血管，如静脉注射台盼蓝或荧光素钠可从脉络膜血管渗漏而不能从健康的视网膜毛细血管渗漏。应用电镜观察各种电子致密示踪物质检测视网膜毛细血管的通透性表明，视网膜毛细血管对直径大于 2.0nm 的微粒不通透。如炎症、血管阻塞、缺氧、代谢紊乱、或膜形成牵拉血管，使视网膜血管内皮细胞连接受损，或内皮细胞吞饮活性增强，或内皮细胞胞质变薄，甚至坏死都可使视网膜血管渗透性增强，大分子可从血管壁渗漏出来。

三、视盘血管

视盘表层毛细血管来自视网膜中央动脉的分支，属非通透性血管，不渗漏任何染料。而筛板前后区和周围由睫状后动脉和脉络膜动脉供应，脉络膜毛细血管终止于视盘周围，故注射荧光素钠时，染料从脉络膜毛细血管经过 Elschnig 环状组织，进入视盘周围使组织染色。静脉注射辣根过氧化物酶得到相同结果，其途径是从视盘周围的脉络膜和巩膜弥散而来。

四、脉络膜血管

脉络膜毛细血管为窗孔型，对直径大于20nm或以上的微粒如染料、蛋白质或示踪物质具有通透性（表1-7）。虽然其通透机制尚不完全明了，但电镜研究提示，微粒可能经过毛细血管窗孔离开管腔进入视网膜下。有人根据形态学特征认为，脉络膜毛细血管内皮细胞间连接也可能是一种小微孔群，但尚未发现示踪微粒通过内皮细胞连接的证据。电镜研究证实，在病理情况下，如组胺等炎症刺激下，脉络膜毛细血管通透性明显增高。注射荧光素钠和电子致密示踪物质，它们出现在脉络膜毛细血管周围结缔组织内。

脉络膜毛细血管具有高通透性的功能意义一直是临床上关注的问题。可能与视网膜的新陈代谢和物质交换有关。有作者提出脉络膜毛细血管提供视网膜色素上皮足够的维生素A。由于脉络膜毛细血管对蛋白质的高通透性，致脉络膜肿胀压高于视网膜，这种渗透压差有利于从视网膜细胞外间隙吸收液体进入脉络膜，从而帮助视网膜贴附在脉络膜上。脉络膜小血管可通透酸性染料和电子致密微粒（表1-7）。

五、虹膜血管

由于虹膜位于前房，其前后表面均为房水，而每个人房水生成率和流出率均有差异，渗漏出的荧光素很快被房水冲淡而排出，因此利用荧光血管造影检测虹膜毛细血管的通透性不太精确。有作者认为，年轻人虹膜血管很少渗漏荧光素，而老年人虹膜血管则常有渗漏。利用电子致密示踪物质经电镜检查证实，虹膜血管通透性大大低于脉络膜和睫状体毛细血管，因为后两者均为窗孔型毛细血管。而虹膜为连续型毛细血管，其通透性比其他部位毛细血管低，如比骨骼肌毛细血管通透性低，形成血-房水屏障（blood-aqueous barrier）。但虹膜血管对炎症的反应又比视网膜毛细血管反应强烈，经实验证实，受刺激时虹膜毛细血管内皮细胞间空隙加大。静脉注射碳粒观察虹膜血管渗透性明显增加。虹膜血管对前列腺素（PGE1）也很敏感，特别是内源性前列腺素可使虹膜毛细血管渗透性增加（表1-8）。

六、睫状体血管

睫状体毛细血管类似脉络膜毛细血管为窗孔型，因此在正常情况下，静脉内注射各种染料，电子致密微粒均可通过睫状体毛细血管进入其周围组织（表1-8）。但由于睫状体表面有一层无色素上皮细胞，这些细胞间的连接为紧密连接，故微粒不能进入房水。在病理情况下，如前房穿刺或外伤以及注入前列腺素、组

表1-7 视网膜和脉络膜毛细血管对各种微粒通透性的比较

微粒分类	微粒大小（nm）	视网膜		脉络膜	
		正常状态	病理状态	正常状态	病理状态
染料					
台盼蓝		−	−	+	
荧光素钠		−	+	+	
二氨基吖啶		−		+	
荧光标记蛋白					
白蛋白		−		+	
肌球蛋白		−		+	
γ球蛋白		−		+	
荧光标记葡聚糖					
DITC-3	2.4	−	+		
DITC-20	6.4	−	+		
DITC-40	9.0	−	−		
电子致密微粒					
微过氧化物酶	2.0	−		+	
辣根过氧化物酶	5.0～6.0	−		+	
铁蛋白	5.0～7.0	−		+	
二氧化钍	10.0	−		−	
碳微粒	20.0～25.0	−	−	+*	

+渗漏；−不通透；+*偶可透过血管壁。

表 1-8　虹膜睫状体毛细血管对各种微粒通透性的比较

微粒分类	微粒大小（nm）	虹膜		睫状体	
		正常状态	病理状态或实验刺激	正常状态	病理状态或实验刺激
染料					
台盼蓝		+		+	
荧光素钠		−, +*		+	
二氨基吖啶		+		+	
电子致密微粒					
微过氧化物酶		−		+	+
辣根过氧化物酶		−	− 副交感刺激	+	+ 副交感刺激
			− 前房穿刺		前列腺素
			+ 前列腺素 E_1、E_2		
二氧化钍	10.0	−	+ 组胺，前房穿刺	+	+
碳粒	20.0～25.0	−	+ 前房穿刺	+	+ 组胺
			组胺		缓激肽
			前列腺素 F_1		前列腺素
			−PGE		
			缓激肽		
铁蛋白	5.0～7.0			+	+ 前房穿刺
金粒	15.0			+	+ 内毒素

＋渗漏；－不通透；＋*偶可透过血管壁。

胺，则微粒示踪物质经毛细血管壁大量地渗入其周围组织。

（张惠蓉　刘宁朴）

第二节　血-眼屏障

（一）屏障的意义

机体内的各种屏障是一种特殊的结构，它可以用于选择性地滤过血液中的有用物质，排出无用成分或有害的代谢产物，从而维持最适合的生物环境。当屏障受到侵袭或发生故障时，就会影响其功能，可能造成组织的代谢紊乱，导致病变。一些眼部疾病与血-眼屏障失调密切相关。

屏障通常包括两部分：①结构性屏障，通过示踪物质证实有其特定的形态学表现；②生理性屏障，由于其通透的选择性，可通过测定电解质、激素、药物等在机体中的移行，显示屏障的功能。结构上虽不完全，但生理上却保持完整的屏障功能者，称为"功能性屏障"。

（二）血-眼屏障类型和功能

血-眼屏障包括：血-房水屏障，血-视网膜屏障，血-视神经屏障等。

血-眼屏障大体上可分为两型，第一型为血管内皮型，如虹膜及视网膜血管。第二型为上皮型，如睫状体无色素上皮及视网膜色素上皮。血-房水屏障及血-视网膜屏障是由此两型综合而成。

血-房水屏障及其对房水形成和青光眼发病的关系在"房水"章节中详细讨论。

血-视网膜屏障（blood retinal barrier，BRB）在视网膜代谢中起重要作用，它将是本节的重点。

血-视神经屏障（blood optic-nerve barrier，BOB）由于与视盘血管供应的两个不同系统有关，来自视网膜中央动脉的属非通透性血管，而与脉络膜毛细血管有联系的部分则可以弥散一定物质，因而尚有很多争论，它可能属于血-脑屏障的一部分。

（三）血-眼屏障的检测方法

1. 活体检查

（1）荧光光度测定：通过测定房水或玻璃体的荧光光度以了解屏障的通透性。用动态荧光测定比单一的测定具有更多的信息。

（2）眼底荧光血管造影：以了解脉络膜和视网膜毛细血管渗漏，属于定性方法。

（3）磁共振成像技术：屏障破坏时表现为房水或玻璃体信号增强，并具有三维水平上显示血眼屏障的功能。

2. 离体检查

（1）示踪方法：荧光素是常用的示踪剂。由于分子直径小，如荧光素钠为 1nm，能反映血眼屏障的通透性。辣根过氧化物酶（HRP）是目前用于电镜下观察的示踪剂，能在超微结构上精确定位，呈现匀质的浓厚着色。

（2）免疫组化方法：通过免疫酶细胞化学法，可检测屏障的完整性，也可用带电荷的含铁蛋白，检测血管内皮细胞的表面电荷，以了解通透速度。

（四）血-视网膜屏障

1. 构成和通透性　血-视网膜屏障是由内屏障和外屏障组成。内屏障为视网膜毛细血管内皮细胞及其连接构成。视网膜毛细血管具有严格的选择性通透作用，在血管内皮细胞之间，由粘连小带（zonula adherens）和闭锁小带（zonula occludens）组成的终端闩（terminal bars）连接而成。闭锁小带是内屏障的重要组成部分。视网膜毛细血管内皮细胞还具有单向主动运输的功能。内屏障调控还受其他过程影响，如硫酸乙酰肝素可抑制胞饮小泡的运输作用。醛糖还原酶和山梨醇脱氢酶可引起内屏障的开放。外屏障则由视网膜色素上皮（RPE）细胞及其连接组成，使视网膜组织液与脉络膜组织液分离。RPE除了作为选择性通透屏障外，也主动运输各种离子、分子和液体。

血-视网膜屏障（BRB）的通透性分为内向通透性和外向通透性，前者是物质经BRB透入神经视网膜，后者是指物质由神经视网膜到达视网膜毛细血管或脉络膜。正常情况下内向通透性明显低于外向通透性，这与视网膜毛细血管内皮细胞的单向主动运输作用及视网膜色素上皮泵的作用有关，这也是维持神经视网膜内环境稳定的必要条件。

2. 影响血-视网膜屏障的因素

1）缺氧：可增加毛细血管内皮细胞的通透性，引起内屏障的破坏。

2）渗透性提高：血管内皮细胞内山梨醇积累，在醛糖还原酶存在下，使内皮细胞受损，其通透性增加。

3）化学因素：酶类、组胺、腺苷等可能引起屏障功能的改变。

3. 血-视网膜屏障的临床意义

1）糖尿病性视网膜病变：BRB的改变与血糖水平有关，糖尿病性BRB破坏是由于视网膜小血管内皮细胞通透性增加。BRB的通透性改变与糖尿病病情及代谢控制程度有关。

2）黄斑区的中心性浆液性视网膜脉络膜病变，老年黄斑变性：表现出神经视网膜或色素上皮脱离，与BRB破坏有关，并有外向通透性明显升高。

3）激光损伤：激光照射后视网膜脉络膜释放的前列腺素E_1（PGE_1）增强，BRB的阻止蛋白渗漏和对玻璃体腔内蛋白吸收功能均受破坏。

4）视网膜色素变性：玻璃体荧光素的量与光感受器和视网膜色素上皮的病变程度及视网膜毛细血管渗漏有关，患者的BRB均有异常。

（吴乐正）

第三节　眼血流动力学

微循环与心脏功能、血压状况、大小动静脉和毛细血管的结构、分布、血管周围组织结构和血液流变性均有密切关系，可直接影响微循环的正常进行，其中任何一种因素异常，都会导致微循环障碍。

推动血液流动的压力起源于心脏的舒缩功能，而血液的循环流动则在组织血管内进行。因此，血液的流动状况即血流量的大小及血流速度与心脏、血管和血液有关，对眼内血流来说还与眼压有密切关系。

一、血液流变性与眼血流

以往对血循环障碍的分析多集中在心脏功能减弱和血管狭窄或阻塞等病理变化上，而对于血液流变性质的研究则比较少。近年来，由于血液流变学这一新兴科学的建立，确立了血液流变性在微循环障碍中的重要性。血液流变学是研究血液的流动性和黏滞性、血液有形成分的聚集性和变形性的科学。在正常情况下，血液的流动性和黏滞性保证血液在血管内正常的循环和提供组织的血供应。当发生疾病时，血液的流动性和黏滞性异常则可导致血流缓慢、停滞或阻断，导致循环障碍、组织缺血、缺氧而产生一系列病理改变。

血液是由细胞成分和血浆组成的具有黏弹性和塑弹性的非牛顿型液体。细胞成分包括大量红细胞、白细胞和血小板；血浆含有各种脂质和蛋白质（包括纤维蛋白原、各种球蛋白）和糖类等高分子化合物。血液的黏度与上述诸成分的数量、大小、形状、分散或聚集状态、表面电荷、趋向性和变形性，红细胞相互之间，以及血浆和血管之间的相互作用等有关。

1. 血细胞比容　血液的黏度首先与血液中的有形成分（主要是红细胞的数量即比容）有密切关系。即红细胞数量越大，血液黏度越高。当血细胞比容低于40%时，对血液黏度影响不明显，当比容高于40%时，血液黏度则随比容的增高而增高；当血细胞比容增高达80%时，由于红细胞相互紧贴在一起，可完全失去流动性。反之血液黏度随比容的降低而降低，而红细胞携氧能力则不然，当比容过高或过低时携氧能力表现低下，而当比容在30%时，携氧能力最高。现在对视网膜静脉阻塞应用血液稀释疗法取得一定效果即根据此原理。

2. 红细胞的变形能力　红细胞是一个直径 7.8μm 的双面凹入的圆盘状细胞，它可以自由通过比其自身直径小得多的微血管，这主要靠红细胞本身所具有的奇特的变形能力来实现的。血液黏度与红细胞变形能力有关，红细胞变形能力愈强，血液黏度愈低；反之其变形能力降低则血液黏度增高。在镰状细胞视网膜病变病人红细胞变形能力降低，不能通过视网膜周边部血管而导致该地区血管闭塞、组织缺氧，新生血管形成。

3. 红细胞和血小板的聚集性　在正常情况下红细胞和血小板处于分散状态，但在病理情况下，它们可以聚集。红细胞聚集在一起成钱串状，血液黏度即增高。红细胞聚集与血管内的切变速率有关，当切变速率低于 50 秒$^{-1}$ 时，红细胞聚集；切变速率高于 50 秒$^{-1}$ 时，红细胞分散。因此，当血液在灌注压高的大动脉中流动时，其黏度要比在灌注压较低的小动脉中流动时要低。此外红细胞和血小板的聚集性还和它们的表面负电荷多少和血浆中的成分、特别是脂类、纤维蛋白原有密切关系。如有的视网膜静脉阻塞病人血小板聚集性增高，红细胞电泳率变慢，因而易于形成血栓。

4. 血浆或血清的黏度　血浆或血清是含有各种蛋白、糖类、脂类的高分子溶液，其黏度与这些分子的含量和浓度有关，其中尤以蛋白质含量最为重要，黏度高低与这些分子含量的浓度成正比。血浆中除各种球蛋白原外，尚含有链状高分子化合物，其中纤维蛋白原是影响血浆或血液黏度的最重要成分。纤维蛋白原赋予血浆的高黏度不仅决定于它的分子量大小，更主要是由于其分子结构的不对称性而易在血浆中形成网状结构。这种不对称性对血浆黏度的影响比具有对称结构的高分子化合物要大得多，可大于 6 倍。这种网状结构可使血液细胞成分聚合，黏滞性增高，影响血液流动。

二、血管内压力、弹性和眼血流

心脏有节律的搏动将血液输入血管，而血管是闭锁的管道，血液在闭锁的管道内流动靠管道两端的压差，血液从大血管进入小血管也即从高压处向低压处流动，动脉压比静脉压高，故血液得以循环。从微循环范畴讲，微动脉收缩压约在 9.33kPa ±，舒张压在 4kPa ±，毛细血管在 2.00～2.67kPa，微静脉在 1.73kPa ±。由于眼内血流受眼压的影响，故随眼压高低而有改变。眼动脉压大约为 10.3kPa，视网膜中央动脉压比眼动脉压低 25%，约在 8kPa。直接测量猫眼脉络膜大静脉，其压力在进入巩膜处相当于正常情况下眼压，引流葡萄膜的巩膜内静脉压力比正常眼压低，直接测量猫和兔的静脉压约为 1.07kPa。

血液在血管中流动，除依靠心脏有节奏的搏动外，还要靠血管的收缩和舒张。现在已经明了微动脉和微静脉管壁有平滑肌细胞和内皮细胞，它们具有主动收缩和舒张的能力，毛细血管有内皮细胞和周细胞可以维持毛细血管的紧张性和运动性。使血液不断流动。任何血管壁的病变都可影响其弹性的改变，从而影响眼血液的运动。

三、眼内血流量和血流速度

由于眼球血管精细，测量人眼内各组织血流量和血流速度受到一定的技术限制。大多数方法只能用于动物实验研究。曾经用过的方法包括热电偶法、直接插管法、摘除眼球灌注法、巩膜开窗法、隋性气体清除率测定法、放射性核素标记微粒技术法，大多数不能用于人体。近年来由于电脑和激光的飞速发展，利用激光多普勒测速仪可以测量眼血流速度及流速的剖面分布。荧光造影联合电视摄像、图像分析和扫描激光眼底检查法（scanning laser ophthalmoscope）可测量正常和异常视网膜循环和脉络膜循环（Gabel，Prünte）。

1. 视网膜血流量和血流速度　与脉络膜相比，视网膜血流量大大少于脉络膜。Friedman 等利用氪 -85（^{85}Kr）清除率测定法测量猫眼视网膜血流量为 166ml/（100g·min），放射标记物质分布在视网膜血管内仅占 22%。O'Day 等用放射性锶 -85（^{85}Sr）标记微球技术测量兔和猴眼视网膜和葡萄膜血流量，猴眼视网膜血流占 2.9%±2.3%，兔眼为 1.9%±1.6%；视网膜血流量猴眼为（1.77±0.5）ml/min，兔眼为（1.18±0.33）ml/min。Weiter 等用相同微球技术测量猫眼视网膜血流仅占眼血流的 2%。Riva 等用激光多普勒测速仪测量正常人视网膜血流量动脉为（33±9.6）ml/min，静脉为（34±6.3）ml/min，并指出血流量与血管直径有关、颞侧视网膜血流量比鼻侧者大。Feke 用激光多普勒测量人眼整个视网膜血流量为（80±12）ml/min，视网膜颞侧血流量比鼻侧者大 3 倍。

视网膜循环时间（RCT）即从视网膜动脉至静脉的时间，Hickam 等通过荧光照片得出 RCT 为（4.7±1.1）秒。Oberhoff 则认为不同地区视网膜循环时间不同，黄斑区最快为 1.2 秒，鼻侧为 2.4 秒，颞侧为 2.9 秒。最近 Koyama 利用电视荧光造影和图像分析测量 45 例正常人 50 只眼 196 个视网膜区段得出平均视网膜循环时间为（3.00±1.26）秒。

2. 脉络膜血流量和血流速度　脉络膜血流量大、血流速度快。Friedman 等利用 ^{85}Kr 清除率测得猫眼血流量为 1200ml/（100g·min），放射性标记物分布在脉络膜血管中几乎为眼血流的 73%。Weiter 等用放射性微球标记法测量猫眼脉络膜血流量占眼血流的 65%，睫状体为 28%，虹膜为 5%。O'Day 等测定猴和兔眼内各组织血流量占眼球总血流量的百分比如下：

	脉络膜	虹膜睫状体
猴	83.7%±6.4%	10.3%±2.4%
兔	64.4%±9.0%	26.8%±10.3%
	视网膜	巩膜
猴	2.9%±2.3%	4.2%±3.0%
兔	1.9%±1.6%	5.7%±2.8%

故约 90% 以上的血液进入葡萄膜，4%～5% 进入巩膜，只有 2%～3% 的血液进入视网膜。Wilson 利用惰性气体清除率测量兔眼脉络膜血流量为 1660ml/（100g·min）。Takahasbi 利用氯清除率测定猴和家兔脉络膜血流量，并与全身其他组织比较：

	脉络膜	肾	肝	脑
猴[ml/（100g·min）]	173	172.6	90	57.8
兔[ml/（100g·min）]	197.1	186.9	85.5	50.2

从以上可以看出，脉络膜血流量两倍于肝，比脑血流量高 3～4 倍，与肾血流量一般高。愈是高等动物，脉络膜的血流分布愈具有区域差异性，在后极部特别是黄斑区脉络膜血管密度大，血流量分布也不相同，Alm 和 Bill 用微球技术测量血流分布如下：

区域	脉络膜 [mg/（min·mm^2）]	视网膜 [mg/（min·mm^2）]
黄斑区	6.49±0.62	0.25±0.03
视盘周围	4.53±0.52	0.18±0.02
赤道部	2.38±0.35	0.08±0.01
周边部	0.76±0.14	0.04±0.01

从以上可以看出，脉络膜血管含有眼部最大血流量，约占整个眼球血流量的 65%～85%，而视网膜的血流量仅占眼血流量的 4% 或更少。视网膜外层完全靠脉络膜血管供应，如果脉络膜没有如此丰富的血流量，其营养的供给和代谢的交换将不能完成。

四、眼内压和眼血流

眼内血循环与其他组织者不同，是在一密闭的眼球内循环，其灌注压（即眼动脉压减去眼压）与眼动脉压和眼压均有密切关系。大量研究证明，眼动脉压降低或眼压增高均可使灌注压降低，从而导致眼内血流减少。由于眼内各种组织的结构不同，对眼压增高的反应也各不相同。Blumenthal 等应用荧光造影观察人视网膜和脉络膜血流时指出，当眼压高于眼动脉收缩

压时视网膜和脉络膜血管均不充盈，当眼压低于眼动脉收缩压时，视网膜中央动脉首先充盈，再低时脉络膜血管充盈，最后视盘血管才充盈。因此他认为视盘及其周围脉络膜血管最易受眼压增高的影响。Masket 等的实验也证实了这一点，当眼压增高血流停滞时，其顺序依次为：①前葡萄膜；②脉络膜；③视网膜。各作者实验方法不同，得出的数据也不一样。Reinecke 用猫做实验指出，眼压高于 16.6kPa 时视网膜循环受累、产生缺血性改变。Riva 等观察人眼对急性眼压增高的反应，认为当眼压增高时视网膜血管可自动调节以维持正常眼内血流，正常眼能维持正常视网膜血流的平均最高眼压为 4kPa±0.26kPa，即灌注压降低 36% 可由视网膜血管自动调节代偿。Flytche 等研究猪眼对眼压增高的反应认为当灌注压平均降至 63% 则视网膜血流量降低，视杯显示可逆性凹陷变深，脉络膜血管充盈受阻，脉络膜视网膜充盈时间延长。Geijer 等用猴做实验，当灌注压低于 3.92cmH$_2$O 时，视网膜和筛板前血流成比例降低，但筛板区的血管逐渐产生反应性充血。视网膜的血管在后极部有数层，许多研究证明（Henkind 等）高眼压首先使位于最内层的视盘周围放射状毛细血管（RPCS）受损，由于它的分布呈双相 Bjerrum 暗点状分布供应该区神经纤维，故认为青光眼病人的 Bjerrum 暗点是由于 RPCS 受损所致。

第四节　眼血循环的调节

眼的血液循环是全身循环的一部分，受心脏和大血管的影响，如心率、心输出量、循环血量、血压、血液黏滞性以及眼压的影响。因此眼血液循环的调节更为精细复杂。微循环局部调节的意义在于维持视网膜、葡萄膜及其他组织细胞物质交换的稳定和在任何血压或眼压的改变下，以保证眼组织新陈代谢的需要。微循环的调节机构通过各种不同方式调节微血管的管径、阻力、灌流量和血流速度等，从而改变物质交换的面积以保证细胞间新陈代谢的顺利进行。微循环的调节机构分为 4 类，即神经性、代谢性、体液性和肌原性。

一、眼血管的神经支配和调节

一般来讲，血管接受交感神经和副交感神经支配，交感神经使血管收缩，而副交感神经则使血管扩张。血管有 α、β、γ、δ 等受体。α 受体接受交感神经性血管收缩纤维，在肾上腺素作用下使血管收缩；β 受体对肾上腺素、异丙肾上腺素起反应，使血管扩张；γ 受体受交感神经胆碱能纤维支配，在乙酰胆碱作用下，血管舒张；δ 受体主要参与血管舒张的自动调节。但脏器

不同，血管不同，甚至同一血管的不同部位其神经末梢的分布也都有差别。如以往认为视网膜中央动脉在眼外部分有丰富的肾上腺素能神经供给，但穿过筛板后即消失，故认为视网膜血管没有肾上腺素能神经支配。近年来用电镜观察有人认为人眼视网膜血管壁有肾上腺素能神经纤维分布，它们进入视盘后，走行距视盘几毫米远的地区。故作者认为哺乳类动物可能有交感神经进入视网膜。Furukawa 用消化电镜法观察兔眼视网膜血管神经支配，发现交感神经纤维从颈上节而来，从视盘开始位于视网膜前小动脉一直分布至周边部血管。刺激交感神经，这些血管收缩，氧张力降低。

脉络膜血管有丰富的交感神经和副交感神经支配，Ruskell 认为神经末梢可到达前小动脉，可能来自翼腭神经节。Chandra 等用猫做实验证明脉络膜血管有 α 和 γ 受体，α 受体受刺激则脉络膜和前部葡萄膜血流减少。根据电镜观察，刺激交感神经，毛细血管和微静脉内皮细胞收缩，其间出现洞隙，使通透性增加。也可由于血管内皮细胞微孔大小改变而调节微血管的通透性。

二、眼血管的代谢性调节

微血管位于组织中，其周围环境的代谢产物、O_2 和 CO_2 的浓度、pH 高低等均可影响微血管的舒缩。微血管根据组织需要调节局部微循环，称为代谢性调节。组织中的代谢产物如腺苷浓度增高，作用于毛细血管括约肌和微动脉使之舒张。组织中氧张力降低也使毛细血管和微动脉扩张，反之微血管周围组织中氧张力增高则引起微血管收缩，毛细血管内血流减慢。动脉血中 CO_2 浓度增高使血管扩张、浓度降低使血管收缩。脑和视网膜微循环对 CO_2 张力十分敏感，血中 CO_2 浓度高使血管扩张，O_2 浓度高使血管收缩。Ellis 等诱发猫视网膜动脉痉挛，当吸入 10% CO_2 和 90% O_2 混合气体时可缓解和减少视网膜小动脉痉挛。Friedman 等用猫做实验，100% O_2 引起脉络膜血管抵抗力增加，脉络膜血流降低，10% CO_2 引起脉络膜血管抗力明显降低、脉络膜血流增加。

三、体液性调节

参与微循环体液调节的物质比较多，有：①神经介质：如肾上腺素、去甲肾上腺素使微血管收缩，减少血流量。乙酰胆碱使微血管扩张。②血管活性物质：如组胺使大血管收缩、微血管舒张、通透性增加。5- 羟色胺使微血管收缩，缓激肽使微血管舒张，渗透性增加。③前列腺素：各种前列腺素各有不同作用，如前列腺素 E 和 A 可使微动脉舒张，毛细血管血流增加，

前列腺素 E_1、E_2 使局部微血管通透性升高，前列环素 PGI_2 可抑制血小板聚集、舒张微动脉，而血栓素则可引起血小板聚集，使动脉收缩。

四、肌原性调节和自动调节

肌原性调节是当灌注压改变时，血管通过相邻平滑肌细胞间的传递使血管收缩或舒张以维持局部血流量的稳定性。视网膜血管可通过自动调节维持恒定的血流量。如灌注压降低时，视网膜和筛板前血流成比例降低，但筛板区血管通过调节产生反应性充血以维持血流，不同组织其自动调节功能也不同，猴眼脉络膜血管自动调节不明显，而虹膜睫状体血管有自动调节能力。猫眼脉络膜当眼压增至 4.0kPa 时，脉络膜血管有部分自动调节功能。

（张惠蓉　刘宁朴）

主要参考文献

1. 梁小天. 心血管血液流变学. 北京：计量出版社，1984，25-34，58-77.

2. 田牛，修瑞娟，邹萌方，等. 微循环障碍与相关疾病. 郑州：河南科学技术出版社，1985，1-52，94-105.

3. 张惠蓉，高锦，王薇. 人和恒河猴视网膜血管树脂铸型扫描电镜观察. 中华眼科杂志，1988，24（5）：282-285.

4. 张惠蓉，高锦. 视盘周围放射状毛细血管电镜观察. 眼底病杂志，1987，3（3）：129-132.

5. 张惠蓉，高锦，田力. 人眼脉络膜血管分区特点及其临床意义. 中华眼科杂志，1990，26（1）：32-35.

6. Feke GT, Tagawa H, Deupree DM, et al. Blood flow in the normal human retina. Invest Ophthalmol Vis Sci, 1989, 30（1）：58-65.

7. Furukawa H. Autonomic innervation of preretinal blood vessels of the rabbit. Invest Ophthalmol Vis Sci, 1987, 28：1752.

8. Geijer C, Bill A. Effects of raised intraocular pressure on retinal, prelaminar, laminar, and retrolaminar optic nerve blood flow in monkeys. Invest Ophthalmol Vis Sci, 1979, 18（10）：1030-1042.

9. Henkind P, Hansen RI, Szalay J. Ocular circulation. In Records RE, editor: Physiology of the Human Eye and Visual System. New York: Harper & Row, 1979: 98-155.

10. Paünte C, Niesel P. Quantification of choroidal blood flow parameters using indocyanine green video-fluorescence angiography and statistical picture analysis. Graefe's Arch Ophthalmol, 1988, 226（1）：55-58.

11. Riva CE, Grunwald JE, Sinclair SH, et al. Blood velocity

and volumetric flow rate in human retinal vessels. Invest Ophthalmol Vis Sci，1985，26（8）：1124-1132.

12. Riva CE，Sinclair SH，Grunwald JE. Autoregulation of retinal circulation in response to decrease of perfusion pressure. Invest Ophthalmol Vis Sci，1981，21：34-38.

13. Takahashi S. Studies on choroidal blood flow with a hydrogen clearance method Ⅱ. comparison of blood flow in the choroid and other tissue. Nihon Ganka Gakkai Zasshi. 1981，85（9）：1426-1431.

14. Enea NA，Hollis TM，Kern JA，et al. Histamine H1 receptors mediate increased blood retinal barrier permeability in experimented diabetes. Arch Ophthalmol，1989，107（2）：270-274.

15. Sen HA，Campochiaro PA. Intravitreous injection of Adenosine or its agonist causes breakdown of the blood retinal barrier. Arch Ophthalmol，1989，107（9）：1364-1367.

16. Sen HA，Robertson TJ，Conway BP，et al. The role of breakdown of the blood retinal barrier in cell injection of proliferation vitreoretinopathy. Arch Ophthalmol，1989，106（9）：1291-1294.

17. Plehwe WE，McRobbie RW，Lerski RA，et al. Quantitative magnetic resonance imaging in assessment of blood retinal barrier. Invest Ophthalmol Vis Sci，1988，29（5）：663-670.

18. de Juan E Jr，Wilson D，Hatchell D. Breakdown of the blood retinal barrier in a model of retinal neovascularization. Invest Ophthalmol Vis Sci，1987，28（7）：1108-1115.

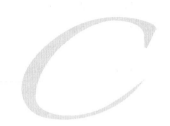

第二章
泪　液

泪液具有清洗、湿润和消毒眼球表面，保护和营养角膜、结膜上皮的作用，它由脂质、浆液和黏液组成，构成泪膜。完整的泪膜使角膜表面成为一个臻于完美的光学界面。泪液中含有多种酶类及具有抑菌或抗菌作用的免疫调节蛋白与多肽，这些蛋白质与泪液的持续和（或）反射性流动构成眼表的泪液防御系统，随着眼睑运动，泪液被带到中央角膜，起到防护和营养角结膜、维持其生理功能的重要作用；同时也带走了角结膜表面的异物和代谢产物等有害物质。

第一节　泪液的生成与排出

一、泪液的产生

95% 的泪液由泪腺分泌、5% 由副泪腺分泌。泪腺、眼球表面（角膜、结膜和睑板）、眼睑以及连接它们的感觉和运动神经构成泪腺功能单位（IFU），调节泪膜的分泌和主要成分。通常将有神经反射控制活动的泪腺称为反射泪腺，完成反射性泪液分泌；没有神经支配的泪腺称为基础泪腺，完成基础分泌。

（一）基础分泌

基础分泌没有传出神经支配，基础泪液由分泌黏液、水样液和脂质体的腺体和组织产生，形成泪膜。在睡眠时，基础分泌依然存在，其分泌量随年龄增加而逐渐减少。近年来，有科学家发现在全身麻醉和结膜局部麻醉后泪液剧减，提示泪液可能也属于反射性分泌，因此，是否存在基础泪液分泌尚未完全明了。

1. 黏液　来自结膜杯状细胞、Henle 隐窝、Manz 腺及泪腺的非杯状黏液分泌细胞。

2. 浆液　来源于 Krause 腺、Wolfring 腺、Ciaccio 腺。Krause 腺分布于上下睑颞侧近穹隆部的结膜下组织，上睑约 20 个，下睑 6～8 个，每个腺体形成一个独立的小腔，以单管开口于上、下穹隆部。通过细小导管开口于上方穹隆部；Wolfring 腺位于上睑板上缘和下睑板下缘附近的结膜内，上睑板有 2～5 个，下睑板

下缘常见 1 个。半月皱襞及泪阜内有时也有腺体参与泪液分泌。

3. 脂质　主要来源于睑板腺（Meibom 腺）；位于睑缘部的 Zeis 腺及睫毛根部的 Moll 腺也可分泌少量脂质。睑板腺的数量上睑为 25～40 个，下睑 20～30 个，下睑腺体比上睑宽，上睑睑板腺的容量是下睑的 2 倍。

（二）反射性分泌

由泪腺产生，该腺体位于眼眶外上方额骨泪腺窝内，上睑提肌外侧腱膜穿行将其分为前部较小的睑部和后部较大的眶部，其排出管多开口于结膜外上穹隆部，常有 1～2 个开口于外眦联合部，甚至下穹隆部。泪腺为外分泌腺，传入神经为三叉神经，传出神经是面神经中的副交感神经，此外交感神经也参与泪液分泌的神经反射弧。

反射性分泌可分为：①周围感觉型反射分泌：发生于结膜、角膜、葡萄膜、鼻黏膜和周围皮肤等任何刺激；②视网膜型反射分泌：为光线进入眼内刺激视网膜的反射性分泌，它和基础分泌同时提供泪液，构成正常的泪液流量，视网膜对光线的适应，保持泪液流量的恒定，当光线刺激增强时，泪液流量常有改变。在完全黑暗或睡眠时，反射分泌停止；③精神反射分泌：也称为中枢性反射分泌。任何情感的刺激，都可以引起反射性泪液分泌。

清醒状态下，泪液因蒸发需要不断补充，主要由基础分泌完成，不足部分从少量的反射性分泌中获得。Norn（1972）报道阻塞泪点后，泪液分泌减少，提示在泪液的排出系统与反射分泌间存在一种代偿性的反射机制，Paulsen（2003）提出鼻泪管将泪液吸入周围组织和血管中，可能是泪腺调节泪液生成的一种反馈机制。

二、泪液的分泌

正常情况下，泪液分泌量约为 1.2μl/min（0.6～1.1μl/min），泪液更新速度约 16%/min（0.15μl/min），结膜囊内泪液贮量 7～10μl，其中角膜前泪膜约占 1μl。睡眠时，泪液分泌显著减少，一天的分泌量约为

1152μl,累计一年约为 420ml 左右。

（一）黏液

黏液中的主要成分是黏液素，是具有表面活性的糖蛋白，由结膜的杯状细胞和泪腺、副泪腺的腺泡上皮分泌，每只眼睛约有 150 万个杯状细胞，每个杯状细胞每 24 小时分泌 150μm³，每天分泌量约为 2.2μl。正常泪膜黏液的水与电解质比例为 1000∶1。黏液具有极强的亲水性，分布于上皮表面，改变角结膜上皮的疏水性，使泪膜稳定附着于角膜表面。

（二）浆液

浆液是泪膜的主体，约占泪液的 98% 以上，由泪腺和副泪腺分泌，分泌量 2～3ml/d，其中 98.2% 是水，1.8% 为固体成分。浆液的化学成分复杂，主要由水、电解质和各种有机物等组成，由于含有唾液黏蛋白，表面张力低（40～50dyn/cm）。

（三）脂质

约占泪液的 1.4%，主要由上下睑板腺分泌，部分由 Moll 腺和 Zeis 腺分泌。脂质可防止泪膜蒸发和睑缘泪溢，如果缺如，泪膜将以 40～45μl/（h•cm²）的蒸发率蒸发，加快泪膜的破裂。

三、泪液的排出

（一）泪液排出的途径

泪液的引流系统由泪点、泪小管（总）、泪囊和鼻泪管组成。正常情况下，泪液由泪腺或副泪腺分泌后，借助眼睑的瞬目作用涂布于眼球表面。由睑板腺分泌的脂质涂布于睑缘形成疏水堤坝，从而使泪液不外溢而存于结膜囊内，借助眼轮匝肌的收缩，从结膜囊外侧经泪河流至内眦部的泪湖内，然后从上下泪点、泪小管（总）管、泪囊、鼻泪管，经下鼻甲下方流入鼻腔，泪液在此流过眼球表面的过程中，有 10%～30% 会蒸发掉，其余泪液则由泪道黏膜吸收或排至鼻腔。

（二）泪液排出的机制

泪液的导流是一个比较复杂的过程，是一个包括虹吸、毛细管、重力等物理因素作用和呼吸、眼睑肌肉活动等多因素的过程，这个过程可分为 6 步：①睁眼时，上下泪点呈开放状，在毛细管作用下，泪液通过泪河聚集于泪湖；②正常上下泪点相互错开，上泪点距内眦 6mm，浸入内侧泪沟，下泪点距内眦 6.5mm，浸入外侧泪沟，当眼轮匝肌收缩时，上下眼睑的内眦部睑缘相互接触，恰好封闭上下泪点；③睑裂闭合 2/3 时，眼轮匝肌之睑板前肌收缩，牵拉并压迫泪小管，使泪小管变短，泪点向鼻侧移位 2～3mm，同时泪小管括约肌收缩，迫使泪液从泪小管和壶腹部进入泪囊，此时附在泪隔上的眼轮匝肌隔前肌也收缩，牵引泪隔向内

侧移动，压迫泪囊形成正压，泪液通过鼻泪管、冲开位于鼻泪管下口的 Hasner 瓣膜，排入鼻腔；④至睑裂完全闭合时，泪道已经完全排空；⑤睁眼 1/3 时，相关肌肉舒张，此时上下泪点仍呈封闭状态，鼻泪管下口的 Hasner 瓣膜封闭鼻泪管下口，使泪道内呈负压状态；⑥当眼睑睁开 2/3 时，随着上下睑内眦部睑缘的脱离，泪点开放，泪液被吸入泪小管和泪囊。然后开始下一个泪液排泄循环。此外，呼吸时鼻腔内出现的负压以及重力作用也有助于排泪入鼻。

四、泪液的测量

泪液测量主要用于评价泪腺功能，辅助眼病及某些全身性疾病的诊断和治疗药物的监测。常用的检测手段有 Schirmer 试验、酚红棉线试验、泪河高度测量、荧光测定法等。

（一）Schirmer 试验

1. Schirmer Ⅰ 试验（S Ⅰ t） 检查泪液基础分泌情况，方法是取 5mm×35mm 有刻度的试纸，一端反折 5mm，轻轻放入被测眼下结膜囊的中外 1/3 处，5 分钟后取出滤纸，测量湿长，一般≥10mm/5min 为正常。

2. Schirmer Ⅱ 试验（S Ⅱ t） 检查泪液的反射性分泌情况，方法是用一棉棒（长 8mm，顶端宽 3.5mm）沿鼻腔颞侧壁平行向上轻轻插入鼻腔，刺激鼻黏膜，然后放置滤纸（方法同 S Ⅰ t 试验），五分钟后取出滤纸，记录湿长，一般≥10mm/5min 为正常。

（二）荧光光度计检查

荧光光度计检查的基本原理是通过检测不同时间段内泪液荧光素浓度的改变，从而计算出泪液分泌量。Eter 等利用 Fluorotron Master 检测干眼患者和健康对照组的泪液的分泌量和容量，结果显示健康对照组平均为 3.40μl/min 和 7.2μl，而干眼组仅为 2.48μl/min 和 7.0μl，表明干眼患者泪液分泌量明显低于健康组。除此之外，还可利用测量结果计算泪液清除率，从而了解泪液产生系统和排出系统是否平衡。

荧光光度计可通过测量角膜荧光素浓度的改变，定量检测角膜上皮的屏障功能，以此判断角膜上皮临床及亚临床改变，在诊断干眼症及评价药物疗效方面具有一定的应用价值，且操作简单。检查时在患者结膜囊内滴入 1% 荧光素钠溶液 50μl，30min 后用 50ml 生理盐水冲洗眼表 60 秒，用荧光光度计测量冲洗后 10、20、40、60 分钟后的眼表荧光素浓度。正常状态下，角膜上皮细胞的紧密连接形成眼表保护层，抑制大分子物质、病理因子等进入角膜，但当干眼或其他眼表疾病造成其屏障功能受损时，荧光素等大分子物质可渗入上皮下。Fahim 等研究发现在干眼患者和健

康人的角膜中央的荧光素浓度最高，在染色10分钟后干眼患者角膜组织的荧光素浓度是健康组的5倍，而60分钟后其浓度仍是健康组的3倍，充分说明了干眼患者角膜组织屏障功能受到破坏，荧光素渗入上皮下量增加，而清除率降低。

（三）泪河测量

泪河是泪液的储存库，在每次眨眼后得以形成泪膜，据报道泪河包含了大约75%～90%的总泪液量。泪河高度的测量法有许多，最简单常用的是结膜囊点滴1%荧光素钠，使用裂隙灯钴蓝光观察估计下睑缘泪河高度。此外，还可通过数码摄像，经软件处理得到相对精确的数据。但荧光素对眼表有一定的刺激，并可造成泪液量的改变。过去的10年中，相继出现了一系列简易、非侵入性的泪河检测方法，如泪河视频检测仪、光学测厚仪、反射式泪河视频检测仪，光学相干断层成像检测法、泪河检测试纸测量法等。Kawai等应用眼前节照相联合荧光素染色，NIH图像处理软件分析发现，健康组双眼上下睑缘泪河高度均值分别为（0.22±0.06）mm和（0.24±0.08）mm，下睑缘泪河稍高于上睑缘泪河；而干眼患者为（0.17±0.04）mm和（0.17±0.07）mm，明显低于健康组，且Schirmer值与泪河高度成正相关。Srinivasan等采用光学相干断层成像法测量干眼患者和健康对照组在不同时间段的泪河高度，发现干眼患者中央泪河高度平均为（0.133±0.012）mm，而对照组为（0.142±0.016）mm，且均随时间的推移而降低，在早晨9点时泪河最高，晚9点时最低。

（四）泪液蒸发试验

正常人睑裂面积约为2cm²，泪液蒸发量6～8.7µl/h，虽然只有10%～30%的泪液通过蒸发代谢，但蒸发对于泪液渗透压影响较大。特别当睑板腺口阻塞时，泪膜脂质层变薄，泪液蒸发率增大，若脂质层消失，泪液蒸发量将加快达17.4µl/h。Goto等利用泪液蒸发仪检测睑板腺功能障碍的干眼患者泪液蒸发率为（5.8±2.7）g/（cm²•s），明显高于对照组（4.1±1.4）g/（cm²•s）。

第二节　泪　膜

泪液通过瞬目均匀涂布于角结膜表面，形成一层液体薄膜，即泪膜（tear film）。正常泪膜厚度约30～50µm，眨眼后最厚，之后逐渐变薄，30秒时达到最薄，约为原厚度的一半。

一、泪膜的结构

既往认为泪膜分为三层：脂质层位于最表面，厚约0.1～0.2µm，中间水液层厚约6.5～7.5µm，最内侧为黏蛋白层，厚约0.02～0.05µm。Pyrdal等使用干涉显微镜和共焦显微镜观察发现，泪膜黏液层厚约30～40µm，比之前所报道的7µm要厚4～6倍，并提出了一种关于泪膜结构的新学说，该学说认为，泪膜是由水化的黏蛋白凝胶外被覆脂质组成。黏蛋白是泪膜的主要成分，吸纳水液及溶解其中的电解质和小分子物。人角膜的影像学分析也证实：泪膜中的黏蛋白、蛋白质与其他成分一起相互作用，形成一层水化的黏液胶。2007国际干眼病专题研讨会（DEWS2007）提出了新的人类泪膜模型图（图1-233）。该模型包含了蛋白质（如脂质运载蛋白、溶菌酶和表面活性蛋白B和C）插入和（或）吸附到外面的脂质层。这些蛋白质的相互作用似

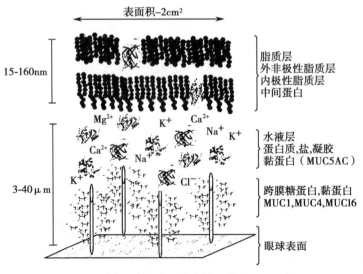

图1-233　泪膜结构示意图

（Green-Church KB, et al. Invest Ophthalmol Vis Sci. 2011, 30, 52（4）：1979-1993.）

乎影响了泪膜脂质层的物理性质和表面张力。该模型中长链（O-acyl)-ω-羟基极性脂肪酸在最外层的非极性脂质和内层的泪膜水液层之间起到连接作用。

二、泪膜的流体力学

睁眼时，泪膜的厚度并不是均匀一致的，角膜中央最厚。泪膜的更新主要与泪液的蒸发和瞬目有关。每次瞬目形成新的泪膜。当闭合眼睑时，眼睑压缩表面脂质层，消除了泪膜-空气界面，刮除眼睑与角结膜上皮间的泪膜水层，水液被驱赶进入泪河和泪湖，上下睑的剪动及闭睑时的眼球运动，使得黏液层再次重新分布并更新，混入脂质层的黏液，被卷起呈条带状，被拉入上下穹隆部。当眼睑张开时，泪河中的水液因为毛细管作用而被引布于黏液层表面，形成水液层。泪膜很快地产生一个表面张力很高的水-空气界面，脂质在其表面立即扩散，且扩散速率远远大于开睑速度，初为单层脂质迅速扩散，继而多量脂质与黏液一起扩散。与此同时，水液层部分也随脂质的扩散而逐渐增厚，开睑30秒时，泪膜最厚，约8～10μl。随着睑缘处泪河逐渐变窄，表面张力压逐渐增高，限制了泪液对泪膜形成的适量供应，随着时间的推移，净水压较高的下泪河反倒自泪膜吸水，使泪膜变薄，有些脂质进入泪液-上皮界面间，使界面间的一些小区域张力增高，从而使泪膜不稳定，以至于破裂，形成干燥斑。泪液分泌减少，黏液分泌减少、角膜上皮粗糙等，都可以导致脂质层与黏液层相混，引起泪膜破裂使角膜结膜干燥。泪膜破裂时间是指完全瞬目到泪膜出现第一个干燥斑的时间。在正常情况下，泪膜破裂时间比连续两次瞬目所需时间要长些，从而保持泪膜的完整性。泪膜破裂时间是测量泪膜稳定性的唯一直接测量方法，也是检查泪液分泌是否正常的常用方法。

三、眼表地形改变对泪膜的影响

眼表（特别是角膜）的地形变化直接影响泪膜的均匀分布，进而降低泪膜的稳定性。多种原因均可引起眼表地形的改变，如眼表角结膜病变或溃疡、角膜移植术后、其他眼部手术后等。角膜表面地形的变化，直接影响泪膜的均匀涂布，从而导致泪膜稳定性的下降。

现代白内障手术中，颞侧透明角膜切口可造成切口的回缩引起角膜表面曲率的变化，从而导致泪膜破裂时间（BUT）缩短。玻璃体切割术后，规则散光或不规则散光较术前明显增加，角膜不规则性增加。

机械性眼球破裂伤瘢痕愈合后，由于瘢痕收缩牵拉引起眼表不规则性增加；各种严重化学伤后，角膜

结膜化或新生血管长入，均可导致眼表面极不平滑，不规则性增加；病毒性、细菌性或真菌性角膜溃疡，溃疡瘢痕愈合，造成角膜厚薄不均，不规则性增加；而眼表不规则性的增加，进一步影响泪膜的均匀分布及泪膜的稳定性，引起相应的临床症状。

四、泪膜改变对眼表的影响

泪膜由睑板腺分泌的脂质、泪腺分泌的水液及结膜分泌的黏蛋白组成，因而正常的泪膜功能需要眼表组织结构的完整和功能健全。同时，眼表各结构又需要泪膜的润滑和保护，泪膜中所含的各种生长因子及蛋白是维持角结膜上皮细胞代谢更新所必需的，因此，泪膜异常往往造成眼表损伤。一些严重干眼患者，角膜厚度也会明显减少。而补充人工泪液后，可得到明显改善。

去除泪膜可导致角膜上皮屏障功能障碍，出现密集荧光染色，角膜地形图检测显示不规则指数升高，角膜厚度变化，对比敏感度降低。Baudouin等报道，移除泪膜黏液层，可改变角膜上皮对荧光素染色的屏障作用，增加角膜表面的不规则性。眼表脂质减少会使泪液蒸发加速、泪膜渗透压增高和泪膜不稳定，导致睑缘细菌生长、蒸发过强型干眼。Craig等（1997）指出脂质层缺损造成泪液蒸发速率的提高，人类脂质层缺损时，泪液蒸发速率提高4倍，泪液蒸发过强，会造成泪液渗透压增高。泪液渗透压增高则是引起眼表炎症、损害和不适症状的重要病理因素之一。

第三节　泪液的组成与理化性质

正常情况下，泪液体积大约是每眼（7±2）μl，其中，水分占98.2%，固体成分仅占1.8%，成分包括：含氮物质、糖类、寡核苷酸、甾醇、有机酸、维生素、酶类和脂类。泪液的pH平均为7.4（5.2～8.35），屈光指数1.336～1.337，平均比重1.0129，渗透压约为305mOsm/kg，表面张力相当于纯水0.694～0.749倍，黏度为纯水的1.053～1.405倍。

一、蛋　白　质

泪液中总蛋白含量仅为血浆的10%，包括球蛋白、溶菌酶、脂蛋白、乳铁蛋白等20种以上的蛋白质成分。主要取决于采集泪液的方法。正常值为6～20g/L。

（一）白蛋白

白蛋白是由泪腺和结膜浆液腺产生的一种特殊蛋白质，占泪液蛋白的60%。在区带电泳中位于前白蛋白区，但它不与抗前白蛋白抗体发生反应，因此，命名

为"阳极白蛋白"。泪液白蛋白具有遗传多型性，在聚丙烯酰胺电泳时分为 5 个带。这种遗传多型性可用于遗传学研究，此外，其含量高低与泪腺功能有关，泪液白蛋白测定也可用于评价泪腺的功能。

（二）溶菌酶

人泪液中溶菌酶浓度很高，平均为 1700μg/ml（0.097mmol/L），约为血清溶菌酶浓度的 150～200 倍。主要由溶酶体产生，Cillette（1981）采用间接免疫荧光法研究发现：泪腺和副泪腺 20%～50% 的腺泡和导管上皮中含有溶菌酶，这两种细胞的基底显示颗粒状荧光染色，而泪腺和副泪腺的间质组织、结膜及其他眼组织均未发现荧光染色，证明溶菌酶是局部合成的。

溶菌酶是一种低分子强碱性蛋白水解酶，分子量 14～25kD，等电点 10.5～11.0，耐热，人泪液中溶菌酶的活性为 58U/ml（24～100U/ml）。蛋白质一级结构是由 129 个氨基酸构成的一条多肽链。

溶菌酶是泪液重要抗感染蛋白质之一，在防御微生物对眼球的侵袭中起重要作用。溶菌酶通过水解革兰阳性细菌的细胞壁，杀死细菌，如金黄色葡萄球菌、溶血性链球菌、霍乱弧菌等；在抗体存在时，革兰阴性菌胞壁肽聚糖外面的脂多糖、脂蛋白保护层受到破坏时，溶菌酶也能对革兰阴性菌发挥溶解作用。最近研究发现溶菌酶还具有吸收、侵入脂质的作用，从而降低泪膜张力。

（三）乳铁蛋白（LF）

主要由泪腺及副泪腺细胞质合成，含量丰富，约占泪蛋白总量的 1/4。Cillette 等采用免疫荧光技术研究人泪液乳铁蛋白来源发现：90% 的泪腺和副泪腺腺泡上皮细胞存在乳铁蛋白，显示颗粒状荧光染色；结膜内的中性粒细胞液偶见荧光染色，而结膜本身未见荧光染色；在泪腺和副泪腺间质和其他眼组织中均未发现荧光染色。这表明泪腺、副泪腺的腺泡细胞是合成泪液乳铁蛋白的主要来源，也表明其是局部合成的。

乳铁蛋白是一种铁离子结合蛋白，等电点 pH 7.8，分子量约在 75～86.1kD 之间，蛋白质分子由一条多肽链构成，其上有两个碳水化合物基团。每分子乳铁蛋白有两个特殊金属结合部位，能可逆地结合两个金属原子，其与铁的结合力比血清转铁蛋白强 300 倍。此外，乳铁蛋白还能与铜、锌、钙等金属结合。乳铁蛋白非常耐热（90℃一小时才失活），可被胰蛋白酶、硫酸亚铁灭活。

乳铁蛋白是外分泌液中非特异性天然保护因子，在生理情况下，乳铁蛋白的铁饱和度很低，有很强的铁结合能力，在酸性环境中，也能与铁形成稳定的复合物，摄取微生物生长代谢所必需的铁。因此，对多种细菌和真菌发挥抑制作用。如金黄色葡萄球菌、铜绿假单胞菌、变形杆菌、奈瑟菌等。乳铁蛋白还对一些细菌有直接杀伤作用，如霍乱弧菌、大肠杆菌等。乳铁蛋白还可促进溶菌酶具有抗革兰阴性菌的作用。乳铁蛋白与分泌型 IgA 协同抗菌，其作用活性较两者单独存在时更强。此外，乳铁蛋白还能抑制补体系统活性，有抗炎作用。

乳铁蛋白在泪液中正常值由于检测方法不同，变化较大。应用单向扩散或免疫比浊法测定，正常人泪液 LF 含量为 1.04～2.23g/L，40 岁后逐渐下降，70 岁以上者为 0.85～1.63g/L。应用酶联免疫吸附试验分析泪液中乳铁蛋白的浓度，发现各种类型的干眼中，泪腺乳铁蛋白均有不同程度的减少。

（四）免疫球蛋白

泪液中免疫球蛋白的存在对防御外部感染起重要作用。五种免疫球蛋白在泪液中均可发现，以 IgA 为主，分子量 70～390kD，由泪腺和结膜浆液腺细胞和上皮细胞合成单体，经过上皮时结合分泌片，以分泌型 IgA 形式排入结膜囊。它能阻止细菌黏附到黏膜表面，因而可以减少致病菌的寄生，从而使未附着的致病菌被冲洗掉。此外，在溶菌酶和补体的参与下，能溶解和中和病毒，可有效地抵御外来病毒或抗原，同时 IgA 能协调溶菌酶使细菌裂解。IgA 在泪液中的含量，由于泪液采集和检测方法的不同，结果差异较大，目前尚无统一的标准。IgG 是分子量最小的抗体，分子量为 16kD，具有抗菌和抗病毒等多种免疫活性，可以通过增强吞噬细胞作用及激活补体溶菌及中和毒素。在正常泪液中，IgG 浓度很低，由于泪液采集和检测不同，测得的含量差异较大。IgM 为巨分子量球蛋白，分子量为 900kD，是一种高效能抗体，其作用为 IgG 的 100 倍。IgM 在泪液中的含量，由于泪液采集和检测方法不同，差异较大。

（五）黏蛋白

黏蛋白是泪膜中黏液胶的结构和骨架分子。应用分子克隆技术和糖蛋白基因编码测序技术分析黏蛋白发现，黏蛋白是富含氨基酸串联重复序列的大分子糖蛋白，单糖、双糖与寡糖通过氧 - 糖肽键连接于黏蛋白骨架中的丝氨酸和苏氨酸残基上。目前运用分子生物学技术已检测出 19 种黏蛋白基因。根据黏蛋白功能域的不同，分为分泌性和膜结合性黏蛋白，前者又分为可溶性和凝胶状黏蛋白。凝胶状黏蛋白是以浓缩形式储存于分泌颗粒中的大分子量分子，当受到适当刺激时主动分泌；可溶性黏蛋白分子量比凝胶状的小但分泌方式相同；膜结合型黏蛋白分子量最小。新生儿泪液中 MUC5AC 黏蛋白水平明显高于成年人,可能与其泪膜破裂时间长、瞬目次数少有关。有研究认为跨膜黏蛋白的丧失或改变可单独或合并 MUC5 分泌型黏蛋白的减少,是角膜干燥斑形成的主要原因。

(六)铜蓝蛋白

一种含铜蛋白质,属于 α_2 糖蛋白唾液酸酶,由肝实质细胞产生,自血清漏出于泪液中。

(七)补体

补体是一种存在于人体液中具有酶活性的球蛋白组分,能被免疫复合物所激活,并参与炎症反应的过程,为体内非特异性防御功能的重要环节。血清中也陆续被发现。吴连玺在 100 例正常人泪液中补体 C3 检出率为 73%,平均值为 (6.36 ± 0.98) mg/100g,正常值范围为 $4 \sim 8$ mg/100g,与多数学者提出 <10mg/100g 数值相一致。

(八)抗蛋白酶

抗蛋白酶是一种蛋白酶的抑制剂,在泪液中的浓度低于血浆中的浓度。

(九)水通道蛋白

水通道蛋白(aquaporins,AQP)是一类由上皮细胞及内皮细胞合成的同源性水转运蛋白。眼部至少表达 5 种,AQP4、AQP5 在泪腺及颌下腺的含量丰富。

(十)生长因子

泪液中含有多种生长因子,参与眼表的修复和细胞生长。Wilson 等通过 PCR 技术,检测到泪腺转录后的表皮生长因子(EGF)、碱性成纤维细胞生长因子(FGF)及其受体 mRNA,证实 EGF、FGF 由泪腺产生而存在于泪液中。Yoshino 等使用 ELLSA 方法检测反射性泪腺分泌含有 EGF。

(十一)β- 溶解素

β- 溶解素是来自血小板的一种杀菌蛋白,对热不稳定,分子量为 $5 \sim 7$kD,主要具有抗葡萄球菌的作用,其抗菌作用主要是溶解细菌的细胞质膜而将其杀死。泪液中 β- 溶解素的浓度高于血清和血浆,已知它主要来源于血小板,尚不知其进入泪液的机制,可能是从血浆选择性地被滤过和浓缩到泪液,或可能来自泪腺。然而,张汗承等通过电泳检测泪液小分子蛋白,并未发现 β- 溶解素存在。

(十二)其他

雄、雌性激素均可由泪腺产生,泪腺均存在其受体;并且雄激素对泪腺分泌具有重要的促进作用。此外,泪腺腺泡细胞能够产生一种淋巴增生因子,分子量约为 65kD,在有丝分裂素或抗原刺激下,可以促进淋巴细胞的增生和淋巴因子的释放,与泪腺局部免疫反应发生有关。

二、酶 类

泪液中有 12 种酶,包括:

(一)能量代谢酶

糖分解酶和三羧酸循环酶来自结膜,非反射性泪液中含量高。泪腺不能分泌这些酶,血 - 泪屏障可防止其自血液渗入。

(二)乳酸脱氢酶

乳酸脱氢酶(LDH)来自角膜上皮,是泪液中浓度最高的酶,泪液中的含量为血清中的 20 倍。能在电泳中分为五种同工酶,正常人泪液 LDH 同工酶的构成与血清相反,从 LDH1 到 LDH5 依次递增,以 LDH4 和 LDH5 最多。

(三)溶酶体酶

溶酶体酶来源于泪腺及结膜,其浓度为血清的 $2 \sim 3$ 倍,几种先天性代谢病均显示特定溶酶体缺陷或低活性。

(四)淀粉酶

淀粉酶来源于泪腺,其在电泳中的同工酶样式不同于唾液和尿内。

(五)过氧化酶

过氧化酶来自泪腺。

(六)纤溶酶原激活剂

纤溶酶原激活剂见于反射性泪液中。

(七)胶原酶

正常人泪液中无胶原酶,只见于感染性角膜溃疡、化学伤、外伤或干眼泪液中。

三、脂 质

脂质主要由睑板腺分泌,熔点为 $28 \sim 32℃$,在眼睑温度下保持液态,黏度为 $9.7 \sim 19.5$Pa·s,呈非牛顿流体特性。可为眼表提供平滑的屈光面,减慢泪液蒸发,形成屏障保护眼表远离微生物菌和有机物质如灰尘和花粉的伤害。泪液脂质层较薄,约 0.1μm,色层分析显示,蜡酯占 32.3%、胆固醇酯占 27.3%、极性脂肪占 15%、二酯占 7.7%、甘油三酯占 3.7%、游离脂肪酸占 2.0%、游离胆固醇占 1.6%。亲水的极性脂质和其上面疏水的非极性脂质,两者以疏水键相连,共同构成泪膜的脂质层。非极性脂质拥有较大的表面张力,使泪膜在眨眼后迅速恢复平滑状态。极性脂质与其下的水液相交连,形成一层水化的黏液胶。

四、代 谢 产 物

(一)葡萄糖

葡萄糖占全泪液量的 0.07%,约 0.2mmol/L,低于血液 10 倍，来自结膜囊周围组织的组织液，角膜和结膜上皮细胞对葡萄糖从组织进入泪液有屏障作用。

（二）乳酸钠

泪液中乳酸钠含量约 1～5mmol/L，高于血液 2～6 倍。

（三）尿素

已发现泪液与血液尿素浓度相同，提示在泪液有一个通过血 - 泪屏障的非限制性通道。

（四）儿茶酚胺

微细管收集泪液中已发现存在儿茶酚胺、多巴胺、肾上腺素、去甲肾上腺素等，青光眼患者由于交感神经活动减少，泪液中儿茶酚胺含量减少，故有学者使用测定泪液中儿茶酚胺含量来协助青光眼诊断，但由于个体差异较大，因而特异性较差。

（五）其他

泪液中还可检出组胺、前列腺素等。

五、电 解 质

泪液中阳离子主要是钠和钾，阴离子主要是氯和重碳酸盐。泪液中的钠由血浆被动扩散而来，与血浆浓度相同，钾含量高于血浆，是主动分泌入泪液，钙较血浆游离钙低，氯含量略高，重碳酸盐与血浆相同。泪液还含有少量葡萄糖和尿素，葡萄糖和尿素跟血浆浓度变化相平行。反射性泪液中各种离子浓度参值为：K^+（19.1±5.3）mmol/L，Na^+（125.4±17.1）mmol/L，Ca^{2+}（0.76±0.32）mmol/L，Mg^{2+}（0.07±0.28）mmol/L，Zn^{2+}（31.98±12.09）μmol/L，Cu^{2+}（0.69±0.27）μmol/L，Fe^{2+}/Fe^{3+}（9.31±5.02）μmol/L，Cl^-（106±130）mmol/L，HCO^-（326±30）mmol/L。

（一）渗透压

渗透压主要由电解质所决定，约为 305mOsm/kg，相当于 0.9%～1.02% 的氯化钠，长时间闭合眼睑造成蒸发减少，可使渗透压降至平均 285mOsm/kg，相当于 0.89% 的氯化钠。

（二）pH

非刺激性泪液的 pH 为 7.1～7.8，但泪样收集时二氧化碳的丢失和仪器的精确度及灵敏度等可引起很大差异，祁明信选用血气分析仪精确测定 76 例正常泪液 pH 在 7.317～7.806 之间，平均为 7.540±0.111，与 Garney 使用闭腔微电极系统测定的 pH 均值 7.45±0.16 相近。

（三）温度

正常眼表温度约 32℃，热量的 13% 伴随蒸发、46% 通过对流、41% 通过辐射而丧失。脂质层可以减少热量的蒸发，否则泪膜将以 40～45μl/(h·cm²) 的

蒸发率失水；空气移动不影响蒸发但影响对流，气温 -15℃ 的寒风天气时眼表温度可降至 5℃，此时上皮代谢停止。

Douglas 等利用红外分光光度仪测量发现泪液脂质中的碳氢链结构会随着眼表角膜温度的增加而不断分解，从而使脂质结构的稳定性减弱，脂质的流动性和黏稠度降低。因此，温度增加可能是导致泪膜稳定性下降的直接原因。

第四节 泪液的功能

完整的泪液层对维持角膜和结膜上皮的健康具有很重要的作用，泪液有润滑眼表、抗菌、供养和保持角膜光学平面等生理作用，具体功能如下：

（1）机械性冲洗、清洁功能。

（2）湿润眼表面，维持角膜的透明性。

（3）滑润睑、球结膜表面，减轻摩擦，以利眼睑、眼球运动。

（4）充填角膜表面不平的微绒毛，为角膜提供一个十分完善的光学平滑表面，提高角膜的光学性能。

（5）营养和修复角、结膜上皮细胞层，供应角膜氧和葡萄糖：泪膜含表皮生长因子（EGF）、内皮素 -1（endothelin-1）、成纤维细胞生长因子（FGF-β）、转化生长因子 -α（TGF-α）、转化生长因子 -β（TGF-β）、肝细胞生长因子（HGF）等生长因子，和甲状腺激素（T_3/T_4）与视黄醛。这些因子和激素参与眼表的稳定和角膜上皮的伤后愈合。一系列研究表明，TGF-β 参与许多眼表功能的调节，如抑制眼表的炎症、启动眼表上皮的正常生长与分化、启动角膜伤后愈合级联反应的关键环节。泌乳刺激素（prolactin）由泪腺管状上皮细胞所合成，分泌在泪液中，也参与了角膜上皮的伤口愈合。

（6）防御致病微生物对外眼的侵袭：泪液中存在许多抗微生物物质，这些天然抗菌物质有溶菌酶、乳铁蛋白、β 溶解素、免疫球蛋白、补体等。溶菌酶能溶解一些细菌的细胞壁；乳铁蛋白有很强结合铁的能力，能摄取细菌生产代谢所必需的铁，从而起抑菌和杀菌的作用；β 溶解素通过侵袭和裂解细菌的细胞膜而杀死细菌。以上三种抗菌蛋白质组成了泪液中强大的抗菌防线。泪液中 IgA 能防止细菌黏附在黏膜表面，从而减少致病菌的寄生，在补体和溶菌酶的作用下，能溶菌和中和毒素；IgG 具有抗菌和抗病毒等多种免疫活性，可通过增强吞噬细胞作用及激活补体溶菌和中和毒素；IgM 是一种高效能抗体，其作用比 IgG 高 100 倍。总之，泪液在防御外部感染方面是至关重要的。

（尹素云 王智崇）

主要参考文献

1. 周振德，吴德九. 临床泪器病. 上海：同济大学出版社，1993.

2. 刘祖国. 眼表疾病学. 北京：人民卫生出版社，2003.

3. 张汗承，周祖嬚. 泪腺病学. 北京：金盾出版社，1992：1-189.

4. Ehlers N，Kessing SV，Norn MS. Quantitative amounts of conjunctival mucous secretion in tears. Acta Ophthalmol，1972，50（2）：210-214.

5. Stern ME，Beuerman RW，Fox RI，et al. The pathology of dry eye；the interaction between the ocular surface and lacrimal glands. Cornea，1998，17：584-589.

6. Paulsen F. The human lacrimal glands. Adv anat Embryol Cell Biol，2003，170（Ⅲ-Ⅺ）：1-106（BS1）.

7. Ayub M，Thale AB，Hedderich J，et al. The cavernous body of the human efferent tear ducts contributes to regulation of tear outflow. Invest Ophthalmol Vis Sci，2003，44：4900-4907.

8. Paulsen FP，Thale AB，Hallman UJ，et al. The cavernous body of the human efferent tear ducts：function in tear flow mechanism. Invest Ophthalmol Vis Sci，2000，41：965-970.

9. Doane MG. Blinking and the mechanics of the lacrimal drainage system. Ophthalmol，1981，88：844-851.

10. Tsai PS，Evans JE，Green KM. Proteomic analysis of human meibomian gland secretions. Br J Ophthalmol，2006，90（3）：372-377.

11. Prydal JI. Study of human precorneal tear thickness and structure using laser interferometry. Invest Ophthalmol Vis Sci，1992，33（6）：2006-2011.

12. Eter N，Gbbels M. A new technique for tear film fluorophotometry. Br J Ophthalmol，2002，86（6）：616-619.

13. Dogru M，Ishida K，Matsumoto Y，et al. Strip meniscometry：a new and simple method of tear meniscus evaluation. Invest Ophthalmol Vis Sci，2006，47（5）：1895-1901.

14. Kawai M，Yamada M，Kawashima M，et al. Quantitative evaluation of tearmeniscus height from fluorescein photographs. Cornea，2007，26（4）：403-406.

15. Green-Church KB，Butovich I，Willcox M，et al. The international workshop on meibomian gland dysfunction：report of the subcommittee on tear film lipids and lipid-protein interactions in health and disease. Invest Ophthalmol Vis Sci，2011，52（4）：1979-1993.

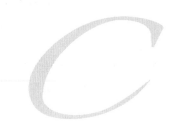

第三章
房　水

房水是一种从后房到前房持续循环的无色透明液体，对于人眼具有重要的生理功能。首先，房水形成的流体静力压使人眼保持一定水平的眼压，使眼球内的结构和形态保持相对的稳定性，对维持正常角膜的光学性能也起着重要的作用。角膜表面的光滑性、弯曲度和角膜基质的屈光指数都有赖于眼压的作用。房水产生和（或）排出的异常均可引起眼压急性升高或降低，可导致角膜水肿，影响角膜的光学性能。

房水与晶状体和玻璃体共同构成眼的屈光间质，起着重要的屈光作用。房水的屈光指数为 1.3336，与角膜的屈光指数（1.376）甚为接近，在正常情况下光线经过房水不发生折射而直接进入晶状体。当房水的化学成分发生改变出现房水混浊时，将造成视力下降。

角膜、晶状体、小梁网和玻璃体都属于无血管组织，角膜的部分营养来自房水，同时房水也将营养物质输送给小梁网、晶状体和玻璃体。随着房水循环，房水将眼内的代谢产物运送出眼外，并清除眼前节的血液、吞噬细胞以及炎性物质。在需要时，房水又能将抗体及化学治疗成分输送入眼内。

第一节　房水的形成

房水由睫状突的上皮细胞产生，分泌到眼的后房，经过瞳孔进入前房，充满着整个前房与后房（图 1-234）。房水在前房的循环是由于流体静力学作用、眼球和头部运动的机械作用以及有血管的虹膜和无血管的角膜

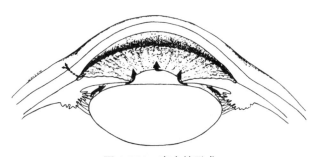

图 1-234　房水的形成

之间的温度差所形成的热流作用所致。房水大部分是通过小梁网、巩膜静脉窦（以下称为 Schlemm 管）、巩膜内集液管、房水静脉和巩膜上静脉等系统引流至静脉系统而排出眼外；余下约 5% 到 15% 的房水流出的途径尚未研究透彻，其中包括葡萄膜巩膜途径和葡萄膜涡静脉途径。

一、房水形成的解剖基础

房水由睫状体的无色素上皮细胞产生。睫状体位于角膜缘后 2mm，到 7～8mm 为止，前后长约 6mm。从侧面观，睫状体呈三角形（图 1-235），短边朝前。在眼压的作用下，睫状体外侧壁与巩膜相贴，两者存在的潜在腔隙称为睫状体上腔，是脉络膜上腔的延续。睫状体内侧壁分为两部分，即后部 2/3 为睫状体平坦部，前部 1/3 为睫状冠。

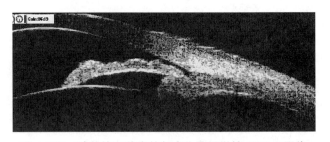

图 1-235　睫状体和前房的超声生物显微镜（UBM）图像
从侧面观，睫状体呈三角形，短边朝前为睫状突，后边为睫状体平坦部，向后与脉络膜相接

1. 睫状体　成人睫状体前后长度，鼻侧约 4.6～5.2mm，颞侧约 5.6～6.3mm，据不同报道，睫状体平坦部约占睫状体总长的 75%。新生儿，鼻侧约 2.6～3.5mm，颞侧约 2.8～4.3mm。24 个月达到成人的 3/4，睫状冠与睫状体平坦部比例恒定。睫状冠包含 70～80 个放射状突起（大睫状突），相邻的两个大突起之间有相同数目的小突起（小或中睫状突）。睫状突外观呈绒毛状，在幼年人较细长，随年龄增长而变钝，这样的结构为睫状突上皮提供了较大的体表面积，约为 6cm²，

从而有利于由睫状突分泌的房水能够顺畅进入后房。睫状突的大小各有不同，平均约 2mm 长，0.5mm 宽，1mm 高。从内向外，睫状突由毛细血管、血管外基质、色素上皮和无色素上皮包绕所组成（图 1-236）。

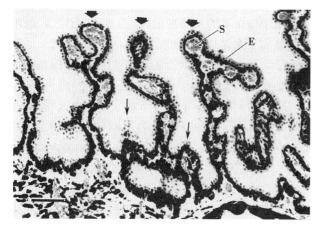

图 1-236 睫状突的垂直切面（光镜）
大箭头示大睫状突，小箭头示小睫状突。血管基质（S）被外层色素上皮和内面的无色素上皮（E）包绕

（1）毛细血管：毛细血管位于睫状突中央，这类毛细血管内皮不含细胞质，仅由通透性较高的细胞膜组成。毛细血管内皮菲薄，有"窗"或"假孔"，即该区域胞膜融合，缺少细胞质，这可能是毛细血管渗透性增加的解剖学基础。基底膜包绕内皮，壁细胞或周细胞衬贴在基底膜内。

（2）基质：血管外基质由疏松结缔组织和胶质组成，将毛细血管和睫状突上皮分开。睫状体基质非常薄，介于毛细血管网与上皮层之间。基质层包括黏多糖、蛋白和血浆成分（大分子物质除外）、少量胶原纤维，尤其是胶原蛋白 Ⅲ，结缔组织和血液的游走细胞等底物构成。

（3）睫状体上皮：由色素上皮和无色素上皮组成。色素上皮细胞是胚胎时视网膜色素上皮向前的延续，并含有许多色素颗粒，细胞间有桥粒连接和缝隙连接（图 1-237）。色素上皮细胞与无色素上皮细胞的顶部相连，连接处十分平滑，没有细胞与细胞之间的交错对插。无色素上皮细胞具有显著的分泌细胞的特点，细胞内含有丰富的中等大小的线粒体和发育完好的粗面内质网，邻近细胞顶部含有许多大小空泡和色素颗粒。无色素上皮细胞基底膜是由含有标志性的层粘连蛋白的糖蛋白小纤维和胶原蛋白 Ⅰ、Ⅲ、Ⅳ 共同构成，这层膜面向房水，又称为内界膜，与晶状体悬韧带融合。色素上皮细胞含有更多细胞角蛋白 18，而无色素上皮细胞含有更多弹性蛋白，且在睫状冠和后平坦部呈优势分布。无色素上皮细胞能被抗 S-100 蛋白的抗

体着色。胞核的核仁含有核糖体，胞膜厚达 20nm，能折叠和交叉，尤其是游离面折叠和侧方交叉，实际上是同一结构的不同断面。兔睫状体上皮生理功能的研究表明：所有上皮细胞的功能类似合胞体。无色素上皮细胞间的紧密连接形成渗透屏障，构成了部分血-房水屏障。这些紧密连接被称为"漏型"，是相对于血-视网膜屏障的"不漏型"紧密连接而言，其可以选择性地通过小分子量物质。此外，两层上皮细胞之间的空隙，被称为睫状体通道。由于它们是在妊娠 4～6 个月时发育，所以被认为与房水形成有关，因为房水也是在这相应时期开始产生的。

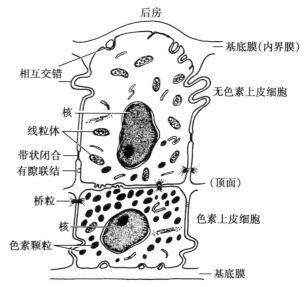

图 1-237 睫状体基质、睫状上皮细胞的两层顶端相互排列，内面组成基底膜

2. 睫状体的血液供应 传统的学说认为，睫状体的血供是由睫状前动脉和睫状后长动脉供应。在虹膜根部吻合形成动脉大环，分支供应虹膜、睫状体和前部脉络膜。新近越来越多关于灵长类动物血管铸型和连续显微解剖研究显示：至少有三个层次的侧支循环构成复杂的血管网：①巩膜表面的睫状前动脉发出侧支供应巩膜浅层丛，并与邻近的睫状前动脉的分支吻合形成浅层巩膜环；②睫状前动脉穿过角巩缘处的巩膜，在睫状肌内，彼此分支吻合，并与睫状后长动脉的分支吻合形成肌肉内环，人眼结构上也有类似的环状结构，睫状前动脉同时还发出毛细血管分支到睫状肌和虹膜，返支与前段脉络膜毛细血管吻合。③大动脉环，位于近虹膜根部并向前至肌肉内的动脉大环，至少由三个侧支循环系统构成。虽然灵长类和一些非灵长类动物的研究揭示了睫状前动脉穿过巩膜后的血管分布，但人眼的微血管铸型研究表明：虹膜动脉大环主要由睫状后长动脉平行于角膜缘的分支形成，总之，

大动脉环是虹膜和睫状突的直接血供来源。

与传统学说相反，人眼研究的证据表明睫状前动脉的血液是从眼内流出到眼外。快速连续荧光造影和眼压升高时，睫状前动脉压力降低，而睫状血管的管径增粗就是有力的证明。

灵长类的睫状突是由动脉大环的两类分支供应：前睫状突小动脉和后睫状突小动脉。前睫状突小动脉供应前段和边缘部（最内层）大睫状突。这些小动脉在睫状突内产生不规则膨大的毛细血管之前，有腔隙收缩功能，表明毛细血管前的小动脉有括约肌。这也许说明肾上腺素能神经影响房水产生的解剖机制，在于通过生理和药物介质调节睫状突的血流量。后睫状突小动脉供应中央部、基底部和后段的大睫状突，以及所有的小睫状突。后睫状突小动脉管径比前睫状突小动脉粗，缺乏收缩功能。两类小动脉在睫状突内都有吻合支。睫状静脉可经大、小睫状突后静脉回流至脉络膜静脉系统，也可直接由睫状突内静脉丛汇集回流至脉络膜静脉。

人眼睫状突内毛细血管网的血管铸型研究表明：分散的小动脉和小静脉形成了三个不同的血管分布区域：第一个位于大睫状突前端，通过小静脉向后回流，与睫状突内其他的小静脉没有明显的吻合支；第二个位于大睫状突的中央；第三个毛细血管网位于小睫状突和大睫状突的后部。后两个血管网通过大睫状突最内侧的边缘静脉回流。这三个血管分布区域可以反映出房水产生过程中，睫状突各部分的功能不同。

3. 睫状体的神经支配 由睫状长和睫状短神经支配，受交感神经和副交感神经双重支配。交感神经纤维来自颈内动脉丛的颈上神经节，在睫状神经节换神经元后，节后纤维随睫状短神经分布至睫状体血管，支配血管的舒缩。睫状突上皮并没有交感神经纤维分布，但含有肾上腺素能受体，当交感神经兴奋时，释放的儿茶酚胺神经递质弥散至睫状突上皮与肾上腺素能受体结合，可以增加睫状突上皮的房水分泌。副交感神经纤维来源于 E-W 核，副交感神经兴奋时释放乙酰胆碱，与睫状肌上的胆碱能受体结合，使睫状肌收缩，房水经小梁网排出增加。

二、房水形成的过程

房水由睫状体上皮分泌，睫状体上皮是由色素上皮细胞和无色素上皮细胞通过大量缝隙连接构成的一个完整的合胞体功能单位。睫状体色素上皮是视网膜色素上皮向前的延续，其基底膜面向睫状体的基质面即血液侧，利于从血液中摄取物质，分泌房水；而非色素上皮是视网膜神经上皮向前的延续，其基底膜面向

后房房水，因其 Na^+，K^+-ATP 酶的活性明显高于色素上皮细胞上的活性，使其在房水分泌中显得更加重要。

房水来源于血液，但其含量与血液有明显的差异，房水中蛋白的成分与血液相同，但其含量只有 0.05～0.15g/L，血浆的蛋白含量为 60～70g/L；房水中某些离子的浓度与血浆的差异也很大，房水中 Na^+、Cl^- 的浓度明显高于血浆中的浓度，HCO_3^- 浓度则很低，这些均提示房水并非由简单的血浆滤过而形成，而是存在其他复杂的形成机制。

房水的形成过程主要与下述三个生理过程相关：扩散作用、透析或超滤和分泌作用，其中睫状体上皮跨上皮离子的主动转运是房水分泌的主要动力。Kinsey（1971）证明约 75% 的房水来源于睫状体上皮细胞的分泌，仅 25% 的房水形成来源于超滤。

1. 扩散作用 是一种单纯的物理过程。在生物体系中，细胞外液和细胞内液都是水溶液，溶于其中的各种溶质分子，只要是脂溶性的，在浓度差的作用下就可能按扩散原理做跨膜运动或转运。毛细血管膜可透过水、可溶性气体和许多小分子物质，若毛细血管膜内外为不同浓度的液体，则经扩散作用会达到两侧浓度相等。房水中的水和非电解质是由睫状体及虹膜的毛细血管通过扩散作用形成的（图 1-238）。

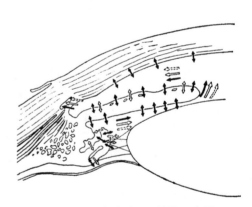

图 1-238 房水分泌 - 扩散示意图

2. 透析或超滤 许多生物膜可透过水、盐类和一些小的有机分子而不能透过像蛋白质这样大的分子物质。当这种生物膜将蛋白质与盐类的溶液和水与低浓度的盐类溶液分开，则水向含有蛋白质一侧的溶液扩散，而盐类则从蛋白质一侧离开，但蛋白质不能透过生物膜，此过程是为透析。

在蛋白质一侧加一流体静力压，则水和盐类越过半透膜的交换将会加速，此为超滤。透析过程所形成的透析物也可以超滤一种超滤物，而超滤则是由于血浆比细胞外液有较高的浓度和压力的出现，超过毛细血管壁的过程。

房水中钠和钾的浓度低于血浆中的浓度,而氯化物和碳酸盐的浓度则稍高于血浆;房水中有机物的浓度低于血浆中的浓度,因为扩散和超滤可使血浆和房水两侧的有机物浓度相等,而不会引起有机物在房水中的浓度超过在血浆中的浓度,因此房水的渗透压与血液的渗透压一定也是相等的。

房水在许多方面像血浆的透析物,而房水中的一些非离子物质的浓度大于血浆中的浓度,这是因为存在主动代谢过程。

3. 分泌作用 分泌作用是选择性地转运一些物质越过细胞膜的主动代谢过程,即为主动转运过程。房水中的抗坏血酸盐、乳酸盐和一些氨基酸的浓度都比血浆中高,这都是分泌作用所致(图1-239)。

房水的转运过程首先从睫状突血管外间隙中的血浆超滤物开始,然后由睫状上皮中无色素上皮选择性地收集浓缩一定的物质,并直接分泌到后房,或者把一定浓度的某种物质加入到细胞外液中。如果分泌占支配地位,则加入的某种物质的细胞外液将由扩散作用进入后房,然后水和小分子物质也随着进入后房以保持电荷和渗透力平衡。

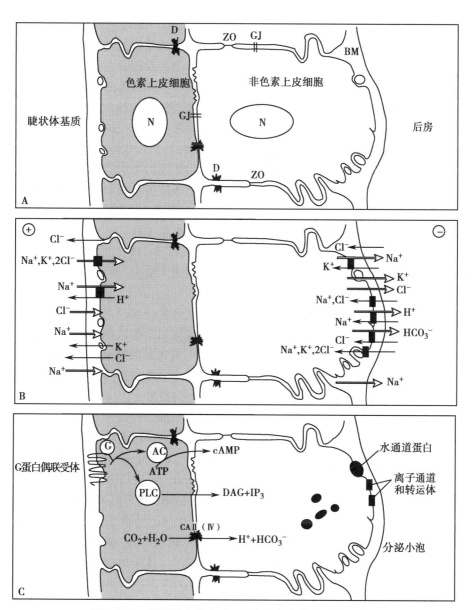

图 1-239 睫状体色素上皮 - 无色素上皮房水生成示意图

A. 睫状体上皮由外层的色素上皮和内层无色素上皮细胞构成,二者通过大量缝隙连接(GJ)构成的一个完整的合胞体功能单位 B. 色素上皮细胞摄取的 NaCl 通过缝隙连接进入无色素上皮细胞。其中 Na^+ 通过无色素上皮细胞基底膜上的 Na^+-K^+-ATP 酶与 K^+ 交换分泌到后房,K^+ 再通过 K^+ 通道回吸收;Cl^- 则通过 Cl^- 通道被动地扩散到后房 C. 色素上皮和无色素上皮细胞上的跨膜受体和转运通道

睫状体上皮内的酶系统在转运物质越过细胞膜上具有重要的作用。如存在于睫状上皮中的钠、钾激活腺苷三磷酸酶（Na^+，K^+-ATP 酶），其浓度比在睫状体基质中的浓度高 20 倍，这种酶和钠、钾转运有关，能在睫状体产生 6～10mV 的电位差，促使钠和钾主动地越过细胞膜。同时，氯则被动地被带走，以维持电荷呈中性。房水形成的过程中，色素上皮细胞摄取的 NaCl 通过缝隙连接进入无色素上皮细胞，再由无色素上皮细胞分泌到后房形成房水。其中 Na^+ 通过无色素上皮细胞基底膜上的 Na^+，K^+-ATP 酶与 K^+ 交换分泌到后房，K^+ 再通过 K^+ 通道回吸收；Cl^- 则通过 Cl^- 通道被动地扩散到后房。

碳酸酐酶的作用是否与钠钾转运的酶系统有关尚不明确。碳酸酐酶抑制剂可以抑制房水形成，碳酸酐酶是否作为一种催化剂而影响钠的抽吸，仍须待研究证实，但是碳酸酐酶维持 Na^+，K^+-ATP 酶的 pH 是可能的。

早期的研究表明，房水的生成 80% 来源于超滤。但后来越来越多的研究显示，血液与房水之间的静水压差只是血液对房水中水分的重吸收起作用，而睫状体上皮跨上皮离子的主动转运才是房水分泌的主要动力；对离体的完整牛眼眼动脉的灌注研究显示，至少 60% 的房水生成是由主动的分泌形成的。目前并无公认的离子转运模式，但在房水分泌的过程中，一致认为至少有三个步骤是必需的：①睫状体色素细胞通过基底膜从睫状体血液侧摄取离子或其他物质；②这些溶质通过色素上皮与非色素上皮细胞之间的缝隙连接被运送到非色素细胞内；③非色素上皮细胞再通过电化学梯度和（或）主动的转运把离子和其他物质分泌到后房，形成房水。虽然目前确切的房水形成机制尚不清楚，但房水分泌中最重要的是睫状体上皮跨上皮的离子转运，特别是 Na^+、HCO_3^- 及 Cl^- 等离子的转运。

三、房水生成率的测定

人眼房水的生成率为 2μl/min，兔约为 3～4μl/min。人眼房水生成率占后房容积的 3%，前房容积的 1%；房水生成越快，则睫状突、晶状体、虹膜和角膜的扩散交换越低。在生理范围内，房水生成率变化并不会严重影响扩散交换。

测定房水生成率有许多方法，可归纳为两类；即化学方法和物理方法。每一种方法都有其不足之处，但都有其相互一致之处。

1. 化学方法　此方法是测定化学物质在房水中的出现率或消失率间接获得房水的生成率。由静脉滴注 PAH（对氨基马尿酸盐）或氢化荧光素（fluorescein）进

入血循环，并在血液中维持较高的浓度。几小时后，PAH 或荧光素扩散入房水并达到一定的浓度，然后停止注药。则血内药物浓度水平由于从肾脏排泄而迅速下降，房水中药物浓度在较短的时间内维持着相对恒定的水平。但因 PAH 或荧光素不再注入，血中浓度变得很低，而新鲜房水又逐渐形成，房水中 PAH 或荧光素的浓度便逐渐下降。测定房水生成率是用房水取样法测定 PAH 浓度下降率；如用荧光素测定则用光学方法检测。利用 PAH 测定房水生成率的方法是 Barany 所发现；而用荧光素测定的方法是由 Goldmann 所提供。

Holme（1968）用照相摄片法测定房水生成量。用离子透入法使荧光素进入前房后，眼球快速转动使其混匀。当不含有荧光素的新鲜房水形成时，在瞳孔边缘形成一小而透明的水泡，然后用裂隙光束拍摄水泡的图像，每隔 15 秒钟拍摄两张图像，每条光束显示一既定水泡的部分面积，累计所有光束投向此水泡的面积，则可计算出水泡的容积，便可进一步计算出单位时间内形成的房水的容积。此方法禁用缩瞳剂，因缩瞳剂会改变房水动力学。此外，电离子透入和光线对房水的影响仍不清楚，但此方法对人眼房水生成率的测定是有意义的。

Jones 等（1976）介绍用电离子透入法使荧光素通过角膜进入前房，然后测定房水内荧光素浓度随时间下降的变化，描绘出时间—浓度曲线，根据下降斜率计算房水流量，发现人房水生成率为 (2.48±0.17)μl/min。

我国朱文荣（1982）研制的房水荧光光度计，测定房水中荧光素浓度变化曲线，以了解房水生成率，并运用此方法观察到噻吗洛尔的降压机制是使房水生成量减少的结果。

用扫描人眼荧光光度法对 3～83 岁，300 例正常受检者从 8AM 到 4PM 测量到的平均房水流入速率是 (2.75±0.63)μl/min，正常范围（95% 的样本）是 1.8～4.3μl/min。8AM 到中午的房水流入速率较高，为 (2.86±0.73)μl/min，中午到 4PM 是 (2.63±0.57)μl/min。睡眠期间的房水流入速率大约是早上的 1/2。

2. 物理方法　此方法是以公式 $F=(P_0-P_V)$ 为基础。F 为房水流量，C 为房水流畅系数，是一常数，P_0 为眼压，P_V 为浅层巩膜小静脉压。该方法是基于眼球在平衡状态下，房水流出眼球的速度和房水生成的速度是平衡的。所以 F 值也可代表在平衡状态下眼球的房水生成速度。Kronfeld（1961）测出 $P_V=1.33kPa$（10mmHg）。目前应用物理方法测定房水生成率有以下三种方法：

（1）灌注法：此法是对麻醉动物用一接有小管的

针头穿刺入前房，小管的另端用生理盐水灌注。从给予的一定压力时的流入率，计算房水的流畅系数（C），从而用上述公式计算出房水流量（F）。但此法显然不能应用于人眼。

（2）眼压描记法：Grant（1950）首先试制出眼压描记器。使用眼压描记法持续测量 4 分钟内眼压的下降变化率，从而测定活体眼的房水流畅系数（C）及房水流量（F）。Psijot 等（1952）用眼压描记法测得正常人眼平均房水流量为 1.63μl/min。其他学者测出房水流量的正常值介于 1.5～2.0μl/min。此法的优点是对人眼易于使用，并可反复测量。房水流量（F）正常值为（1.84±0.05）μl/min；房水流畅系数（C）正常值为 0.19～0.65μl/（min·mmHg），病理值为≤0.12μl/（min·mmHg）。根据眼压描记开始和终了时的眼压计刻度数值及所用砝码，查 Becher 简化眼压描记换算表，可得出房水流畅系数（C）和房水流量（F）值。

（3）吸杯法：此方法是在角膜缘放置一种吸杯，利用抽吸阻塞房水的流出通道，使眼压升高，以测定房水生成率。但眼压的升高不仅决定于房水生存率，而且决定于眼球的弹性和扩张性；同时，这种方法可能会改变睫状体的血流量；而在眼压升高时，房水的生成率也会下降；此外，吸杯并不能完全关闭房水的引流，因此，吸杯法测量房水的生成率准确性欠佳。不过 Galin 等（1961）应用此法所得结果同其他方法相近似。

上述各种方法均有其不足之处，但其结果都比较吻合。研究这些方法能使我们更加了解房水生成的因素。事实上这些方法所测得的绝对值并不十分重要，但对在各种不同情况下房水生成率变化的比较则是很有意义的。

四、影响房水生成的因素

房水的生成率是不恒定的，不仅是时时或天天有波动，而且年年也有波动，其原因尚不十分清楚。人体的各种生物学过程都会影响房水的生成，诸如中枢神经系统、自主神经系统、内分泌、心血管系统以及代谢活性等都与房水的生成有关。综合影响房水的生成减少的因素有如下方面：①一般情况：年龄、昼夜、运动；②全身因素：低血压、颈动脉血流减少、刺激交感神经、低温、间脑刺激、酸中毒、全身麻醉、肾上腺切除、糖尿病；③局部因素：炎症、眼压升高、视网膜和（或）脉络膜脱离、眼外伤、睫状体分离、球后麻醉；④药物影响：肾上腺素、碳酸酐酶抑制剂、高渗剂、利尿剂；⑤手术影响：睫状体剥离术、睫状体冷冻术、睫状体电凝术、睫状体激光光凝术等。

1. 眼局部因素
（1）房水生成有昼夜周期性波动特点。这种波动是否与血浆皮质类固醇昼夜波动的水平有关尚不明确。但是与眼压的波动是相一致的。房水流量波动的大小，在个体之间是有差异的。

（2）房水的生成直接随颈动脉的血压变化而变化，血压降低则房水生成减少。如结扎颈动脉可引起房水分泌极度下降。房水生成率随年龄增加而降低，其下降机制尚不清楚。降温也能使房水生成减少，实验证实如体温下降 7℃，房水生成率可下降 50%，这反映了维持主动分泌的代谢过程的失活。

（3）眼压增加将引起房水分泌减少。因为高眼压时睫状体的血流减少，同时分泌也减少。例如有些晚期青光眼患者眼压还可以正常，晚期青光眼所出现的低分泌和急性眼压增高所致的低分泌是否为同一发生机制尚不清楚。

（4）眼前节的炎症可引起房水生成减少，这可能是前列腺素释放系统的作用，葡萄膜炎患者的眼压降低在临床上常可出现。此外，合并有房水生成减少的眼部疾病如视网膜脱离、脉络膜脱离、眼外伤所致的睫状体分离及眼内炎等眼病可以使房水生成减少；眼部某些手术如睫状体分离术、睫状体电凝术及冷冻术、睫状体激光光凝术等改变了睫状体的正常解剖位置或破坏了睫状体，均可造成房水生成减少。

2. 全身因素
（1）内分泌作用常可影响房水的生成。例如施行肾上腺切除术后，房水分泌有所减少。糖尿病患者房水生成减少，但房水流入速率、眼压和房水流出速率与糖尿病视网膜病变程度、HbA1c，1 型或 2 型糖尿病没有显著相关性。

（2）血浆的渗透浓度会影响房水的生成。如快速大量饮水，导致血浆渗透浓度降低，房水生成增加。这可能是为了主动地运送大量的钠盐，渗透力促使等量的水越过睫状上皮之故。这种作用曾用于作开角青光眼的激发试验（饮水试验）。但这种作用对青光眼的诊断无特异性，目前已为临床医生所弃用。

血浆渗透浓度增加可引起房水形成减少，而使眼压降低。虽然房水生成减少是因钠泵使水越过睫状上皮的量减少，但眼压的降低可能是由于眼球失水，这种失水可能是水从玻璃体或房水向外扩散的结果。

（3）某些药物制剂能减少房水形成，但能增加房水形成的药物制剂却非常罕见。

代谢抑制剂，如二硝基酚（dinitrophenol，DNP）和氟乙酰胺（fluoroacetamide）能引起房水形成减少，可能是抑制了钠泵或其他代谢活性的通道所致。强心剂如毒毛花苷 G（ouabain）和地高辛特别能抑制睫状体内钠钾三磷腺苷，从而降低房水的生成。但在临床上，引起房水生成明显减少的地高辛的量，将会引起心源性中毒。

局部滴肾上腺素能减少房水生成量的 1/3。碳酸酐酶抑制剂如乙酰唑胺（Methoralomide）和双氯非那胺（dichlorphenamide）将减少房水最大量的 50%，其作用机制尚不十分清楚。碳酸酐酶确实存在于睫状上皮中，但如何与分泌系统配合尚未了解。Bietti 等认为以上这些药物制剂的作用，主要是由于引起酸中毒所致。并提出任何原因导致的酸中毒都会造成房水生成减少。

五、房水与眼压的关系

房水循环与眼压存在密切的联系。眼压，即眼内压，是眼球内容物作用于眼球壁的压力。由于晶状体、玻璃体及眼内血液量变化不大，因此房水的生成和排出的动态平衡是影响眼压的最重要因素。房水的生成和排出的失衡，将引起眼压的病理性升高，最终导致青光眼。虽然青光眼主要是由于房水排出通道的阻塞引起，但目前药物治疗最有效的是直接抑制房水生成及（或）促进房水排出。

房水的分泌呈现昼夜节律性，在睡眠时，房水生成可较清晨的清醒状态降低 50%～60%，而原发性开角型青光眼患者的白天的房水生成率虽然与正常对照组比较无差异，夜间睡眠时的房水生成率却比正常对照组明显增高，这也可能是一部分青光眼患者就诊时显示眼压控制在正常范围，但由于夜间睡眠时眼压高从而导致视功能仍在进行性损害的原因。由此可见，房水与眼压的调控及青光眼患者视功能损害之间具有极其密切的联系，了解房水的分泌机制对临床进行眼压调控至关重要。

第二节　房水的组成成分

房水充满于眼的前房和后房，人眼前房体积为 0.25ml，后房体积为 0.06ml。房水的理化性质，其比重为 1.006。屈光指数为 1.3336。黏度为 1.025～1.040，比血浆低（血浆∶房水＝1∶0.7）。房水的渗透压比血浆高；房水的 pH 为 7.3～7.5，比血清稍高。

由于房水液量少，且后房难以进入，因此准确分析房水的化学成分十分困难，故不同研究者所检测物质的数值略有差异。房水从后房流经瞳孔到前房的过程中，其营养物质将扩散到晶状体、虹膜和玻璃体；而晶状体、虹膜和角膜内皮细胞所产生的代谢产物又可扩散到房水内。因此，后房房水与前房房水的化学组成成分有所不同。当房水的化学成分发生异常时，将造成一定的病变和对视功能产生一定的影响。因此，房水的组成成分取决于新形成房水的性质，也取决于其越过邻近组织的交换过程，还取决于房水离开眼球的速率。

房水的主要成分是水，同时含有蛋白质、电解质、葡萄糖和乳酸、氧、抗坏血酸、氨基酸、脂质、酶类、微量元素及其他物质。现分述如下：

1. 蛋白质　房水来源于血液，其基本的蛋白成分与血浆相似。但含量与血浆也存在显著差异。房水中白蛋白比例较大，白蛋白与球蛋白之比高于血清。Krause（1969）测得正常人房水蛋白含量为 7～34mg/100ml，平均为 11.2mg/100ml。毛文书等发现在虹膜睫状体炎急性期，房水总蛋白升高达 488～2140mg/100ml（平均 1210mg/100ml），而在原发性青光眼患者中，房水总蛋白平均值为 602mg/100ml，均明显高于正常眼。近年来有作者采用激光蛋白细胞检测仪检测房水中的蛋白含量，测得正常人的房水蛋白含量（4.5±1.1）pc/ms（photon count/millisecond，光子计数/毫秒）。当血 - 房水屏障的完整性受到破坏、通透性增加时，房水中的蛋白水平即可能不同程度地升高，常见原因包括：眼球机械性损伤、手术创伤、眼内炎症性疾病、急性眼压升高以及糖尿病等。

房水中免疫球蛋白含量少，因此抗体含量也低。人的房水中含有 IgG，但不含 IgD、IgA 和 IgM。眼处于炎症期时，房水中蛋白和抗体与血浆处于平衡状态，就形成了等离子房水。房水中免疫球蛋白主要是 IgG。杨以嘉（1982）测得白内障患者房水中 IgG 为（15±7）mg/100ml。IgA 为 12～13mg/100ml，而 IgM 因分子量大未能测出。个别学者在尸体眼房水中偶然发现 IgM，而 IgE 在房水中虽有发现，但含量极低。

2. 电解质　许多学者研究认为房水和血浆中的 Na^+ 浓度非常接近，但也有少数学者报告房水中 Na^+ 浓度较血浆稍高。房水中阴离子浓度在不同种系的动物中有较大差异。在人眼房水中，Cl^- 浓度明显高于血浆中 Cl^- 浓度，而 HCO_3^- 浓度则明显低于血浆中 HCO_3^- 浓度。房水和血浆中 Cl^- 的分布在不同种系之间的差异，可能决定于 Na^+ 和 Cl^- 的相对比例；也和 Cl^- 主动地转运至后房有关。猴房水中 H^+ 浓度为血浆的 111%，Cl^- 浓度为血浆的 160%，而 HCO_3^- 浓度则较低。

3. 葡萄糖和乳酸　房水中葡萄糖的浓度大约为血浆浓度的 80%。葡萄糖是由于扩散作用从血浆进入房水。房水中乳酸的浓度较血浆中高。乳酸是越过睫状上皮而进入后房，但不在后房累积。示踪实验证实葡萄糖通过晶状体和角膜代谢外，还通过睫状上皮和视网膜代谢，这对于房水中乳酸含量有较重要的意义。

4. 氧 房水中氧压范围为 1.73～10.64kPa（13～80mmHg）。这是因测定方法不同，结果差异较大之故。近年来用极谱法连续测定前房中的氧压，其范围为 3.99～5.32kPa（30～40mmHg）。聚甲基丙烯酸甲酯角膜接触镜能限制外界氧到达角膜，从而引起角膜外层供氧不足。在这种情况下，则出现前房到角膜的氧流增加，导致房水中氧分压降低。肾上腺素能引起房水中氧压的明显降低，这或许是前葡萄膜血管收缩和血流减少的结果。

5. 抗坏血酸 房水中抗坏血酸浓度较高。Kronfeld 等测得正常人抗坏血酸含量为 12～27mg/100ml。房水中抗坏血酸以还原型为主，氧化型只有 0.02～1.0mg/100ml。Linner 认为分泌到房水中的抗坏血酸量直接决定于到达分泌部位的量。Kinsey 证实房水抗坏血酸到达高水平（约为 50mg/100ml）会伴随着血浆中抗坏血酸而增加。若再增高血中抗坏血酸浓度水平，即使增加到房水中浓度的两倍，也不会出现其在房水中浓度的进一步增高。抗坏血酸是由饱和的特定转运机制主动分泌到房水，其在组织中的精确功能仍不清楚。有人认为是和虹膜中儿茶酚胺的储存有关；也有人认为房水中的抗坏血酸可以作为一种抗氧化剂，能调节小梁网中黏多糖的胶液—凝胶（Sol-gel）平衡。郑建中（1984）证明白内障患者房水中抗坏血酸量为 0.32～20.30mg/100ml，平均为 6.07mg/100ml。较正常房水中的浓度低。

6. 氨基酸 各种不同种系动物房水中氨基酸的浓度是有差异的。兔眼房水中许多种类氨基酸的浓度均高于血浆中的浓度。这可能是由于玻璃体的"浸透效应"所致。分析房水中氨基酸的分布图还未发现在诊断各种慢性眼部疾患中有重要意义。但是有人发现在毯层视网膜退变时房水中某些氨基酸浓度有一定的异常变化。

7. 脂质 Berzelins（1832）首先在房水中发现脂质。近来的研究证实房水中有低于 1mg/100ml 的脂蛋白。α_2- 脂蛋白是房水中唯一存在的脂蛋白，而 β- 脂蛋白因分子量过大，在正常房水中是不存在的。Varma 和 Reddy（1972）在房水中测得磷脂，其主要组成为溶血磷脂酰胆碱、鞘髓磷脂和磷脂酰胆碱。由于磷脂不易通过血 - 房水屏障，故房水中磷脂的浓度为血浆中浓度的 1/2～1/30。

8. 酶类 环核苷酸是调节细胞功能活动的重要物质。Neufeld（1972）首次用放免法测定房水中环腺苷酸（cAMP）的活性，当时测得的兔房水中的 cAMP 正常浓度为（24±3）pmol/ml，并证实房水中 cAMP 可增加房水流畅系数，可能是降低眼压的重要细胞内介质。

郑建中（1983）及王成业等（1987）证实视网膜母细胞瘤患者房水中乳酸脱氢酶含量大量增加，从而对临床工作提供了重要的辅助诊断依据。Jovanovic 等（2010）发现原发性开角型青光眼房水中的乳酸脱氢酶的含量比对照组（老年性白内障）明显增加，提示除眼压外，尚有其他机制参与青光眼的发病。

9. 微量元素 目前已知人眼房水中存在着十多种微量元素，它们对眼的生理功能起着重要的作用。这些微量元素含量有一定的比例，处于一种动态平衡之中。一旦这种平衡失调，便会出现病理状态。冯宗榴等（1986）测出正常人房水中部分微量元素值为：锌（2.17±0.82）ppm，镁（15.49±1.91）ppm，铜（0.072±0.042）ppm，钙（34.67±10.62）ppm，硒（0.0026±0.002）ppm。

10. 其他物质 在白内障摘除手术前抽取的人眼房水中透明质酸钠含量平均为（1.14±0.46）mg/g，糖尿病和青光眼患者此含量无实质差异。白内障患者房水中去甲肾上腺素的含量一致高于青光眼患者。人眼房水中还含有凝血物质，能缩短针刺耳垂后的出血时间、凝血时间和部分促凝血酶原时间。但是，房水也有促纤溶酶活性，与总蛋白的比例高出血浆 30 倍，提示：房水在眼内有重要的纤维蛋白溶解作用。此外，前房的房水中相对高浓度的促尿激酶型纤溶酶，提示房水中蛋白水解平衡向纤维蛋白溶解转变。

房水中一些因子能影响小梁网的活性和眼压。比如：潜在的胶原酶活性可能参与了小梁网细胞外基质的代谢。房水中还存在一些生长因子，通常是组织细胞中维持自身稳定的多肽，在组织培养的小梁细胞中发现存在这些因子的受体。房水的促生长因子中有以 tau 片段起始的转铁蛋白，可能打破血 - 房水屏障，引发各种眼内功能紊乱。正常房水中还含有高浓度的 β 转化生长因子，可能与房水的免疫抑制功能有关。房水中其他因子也可以影响小梁网结构，如：内皮素 -1 是一种强血管收缩肽，可以介导小梁细胞或睫状肌收缩；吲哚 2,3- 双氧化酶是一种重要的保护酶，能抗游离的氧自由基损伤。

房水中的无机化合物、有机化合物及氨基酸等的种类及含量，不仅对眼球的营养和眼内压的维持密切相关，而且还可能作为信息分子参与眼内压的调节作用。随着基础医学研究的不断深入，对房水成分的认识将进一步深入。现将葛坚（2000）对兔眼、猴眼、人眼房水中各成分的浓度与血浆浓度的比值归纳整理如下（表 1-9～表 1-11）。

表 1-9 兔、猴、人眼前房水中氨基酸的浓度及房水 / 血浆比值

氨基酸	兔		猴		人	
(μmol/kg·H₂O)	前房水	房水 / 血浆	前房水	房水 / 血浆	前房水	房水 / 血浆
丙氨酸	480	1.59	208.5	0.76	306	0.94
精氨酸	272	2.83	51.0	0.49	105	1.50
天冬氨酸	55	1.90	微量	—	—	—
瓜氨酸	—	—	4.0	0.12	—	—
半胱氨酸	—	—	217.0	1.01	—	—
谷氨酸	295	1.66	13.0	0.18	9	0.19
甘氨酸	614	0.52	44.5	0.12	24	0.11
组氨酸	210	1.81	40.5	0.45	67	0.85
异亮氨酸	116	1.04	47.5	0.82	65	1.30
亮氨酸	174	1.07	110.5	1.16	139	1.42
赖氨酸	423	2.00	85.0	0.53	159	0.64
甲硫氨酸	23	1.64	46.5	1.42	44	2.54
甲基组氨酸	—	—	8.5	0.27	—	—
鸟氨酸	—	—	9.0	0.25	—	—
苯丙氨酸	97	1.00	73.0	1.45	93	2.01
脯氨酸	267	0.83	27.0	0.16	44	0.19
丝氨酸	585	1.39	718.0	1.38	—	—
牛胆氨酸	—	—	11.5	0.09	66	1.02
苏氨酸	138	0.84	61.5	0.83	128	1.17
色氨酸	24	1.85	11.5	0.62	—	—
酪氨酸	101	1.74	65.0	1.26	91	1.84
缬氨酸	230	1.18	167.0	1.02	285	1.35

表 1-10 有机化合物在房水中的浓度

化学物质	浓度			取样	研究者
	前房水	后房水	血浆		
抗坏血酸盐（μmol/ml）	0.96	1.30	0.02	兔	Kinsey, 1953
	1.06		0.04	人	DeBernadinis, 1965
	1.18		0.02	猴	Gaasterland, 1979
柠檬酸盐（μmol/ml）	0.38～0.46			兔	Granwall, 1937
	0.12			人	Granwall, 1937
肌酐（μmol/ml）	0.18		0.18	马	Duke-Elder, 1927
	0.11			兔	Furuichi, 1961
	0.04		0.03	猴	Gaasterland, 1979
葡萄糖（μmol/ml）	4.9		5.3	兔	Reddy 和 Kinsey, 1960
	2.8		5.9		DeBemadinis, 1965
	6.9		7.2	兔	Reim, 1967
	3.0		4.1	猴	Gaasterland, 1979
透明质酸盐（μg/ml）	4.0			牛	Duke-EldeGlodsmith, 1951
	4.4			猪	Laurent, 1981
	1.1			人	Laurent, 1981
乳酸盐（μmol/ml）	12.1	11.2	8.2	兔	Kinsey, 1953
	9.3	9.9	10.3	兔	Reddy 和 Kinsey, 1960
	4.5		1.9	人	DeBemadinis, 1965
	9.9	9.0	5.6	兔	Riley, 1972
	4.3		3.0	猴	Gaasterland, 1979

续表

化学物质	浓度			取样	研究者
	前房水	后房水	血浆		
蛋白质（mg/ml）	13.5			人	Krause 和 Raunio，1969
	100.3			兔	Stjemschantz，1973
	33.3			猴	Gaasterland，1979
	25.9			兔	Demouchamps，1982
	23.7			人	Demouchamps，1982
尿素（μmol/ml）	6.3	5.8	7.3	兔	Kinsey，1953
	7.0		9.1	兔	Davson，1962
	6.1		7.3	猴	Gaasterland，1979

表 1-11　房水中无机物的浓度

无机化合物	浓度			取样	研究者
	前房水	后房水	血浆		
HCO_3^-（μmol/ml）	27.7	34.1	24.0	兔	Kinsey，1953
	33.6		27.4	兔	Davson，1962
	20.2		27.5	人	DeBernadinis，1965
	22.5		18.8	猴	Gaasterland，1979
Cl^-（μmol/ml）	131.6		124.0	人	Remky，1956，1957
	105.7		106.2	兔	Cole，1959
	131.0		107.0	人	DeBernadinis，1965
	105.1	100.0	111.8	兔	Kinsey 和 Redly，1960
	124.8		107.3	人	Gaasterland，1979
Ca^{2+}（μmol/ml）	1.7		2.6	兔	Davson，1962
	2.5	2.5	4.9	猴	Bito，1970
H^+（pH）	7.60	7.57	7.40	兔	Kinsey 和 Reddy，1964
	7.49			猴	Gaastrerland，1979
Mg^{2+}（μmol/ml）	0.8		1.0	兔	Ddvson，1962
	1.2	1.3	1.2	猴	Bito，1970
	0.8		0.7	猴	Gaasterland，1979
O_2（mmHg）	55		100～150	兔	Heald 和 Langham，1956
	53			人	Kleifeld 和 Neumann，1959
	30		77	兔	Wegener 和 Moller，1971
	32			兔	Stefansson，1983
PO_3^{4-}（μmol/ml）	0.62		1.11	人	Walker，1933
	0.86	0.57	1.11	兔	Constant 和 Falch，1963
	0.89	0.52	1.49	兔	Kinsey 和 Reddy，1964
	0.14		0.68	猴	Gaasterland，1979
K^+（μmol/ml）	5.1	5.6	5.6	兔	Reddy 和 Kinsey，1960
	5.2		5.5	兔	Davson，1962
	3.6	4.1	4.2	猴	Bito，1970
	3.9		4.0	猴	Gaasterland，1979
Na^+（μmol/ml）	146	144		兔	Kinsey 和 Reddy，1964
	143		146	兔	Kinsey 和 Reddy，1964
	145	150	144	羊	Cole，1970
	153	153	152	狗	Maren，1976
	152		148	猴	Gaasterland，1979

续表

第三节　血-房水屏障

房水由睫状突产生,血液供应来源于虹膜大环。当血浆通过睫状突毛细血管内皮细胞和无色素上皮细胞间的紧密连接时,血浆中较小的脂溶性分子可顺利通过,而较大的水溶性分子则不能渗透入房水之中,因而出现血-房水屏障。通常房水中蛋白质含量不及血浆内蛋白质含量的1%。

一、血-房水屏障的解剖学基础

血-房水屏障包括血管屏障和上皮屏障。睫状突无色素上皮细胞间的紧密连接构成上皮屏障。虹膜毛细血管的内皮细胞之间形成细胞连接丛,与视网膜血管的内皮细胞间的细胞连接丛相似,构成血管屏障。由于睫状突的毛细血管与脉络膜毛细血管内皮细胞之间很少形成紧密连接,毛细血管内皮通透性较高,为许多物质从血浆渗漏至睫状突的基质提供了出路,因此两者并不是血-房水屏障的主要构成部分。

二、影响血-房水屏障的因素

血-房水屏障的存在不是绝对的,血-房水屏障受阻的因素主要有药物、外伤和病理因素三方面。

1. 药物因素　中等大小的分子和水溶性物质可以不同速率透过血-房水屏障,但都较透过毛细血管壁慢。这些物质包括尿素、肌酐和某些糖类。而脂溶性物质则较容易通过毛细血管壁进入房水。

临床上使用的高渗剂如甘露醇,不易透过血-房水屏障,故甘露醇不易进入眼内,但却广泛地分布在机体的细胞外间隙中。当血液中存在着高浓度的甘露醇时,为了平衡细胞外间隙所产生的高渗透压,水分就从细胞内和眼内液中吸出。使眼内液体的实际容量减少,从而降低了眼压。

尿素是首先用于降眼压的物质,但其渗透作用较短暂,且降眼压作用较甘露醇差。虽能在眼内可以累积到一定的浓度,但眼和细胞外液间渗透压较小,故从眼内被吸出的水量非常少,眼压降低也就不明显。乙醇是另一种渗透剂,由于能快速进入眼内,故其降低眼压的作用则较差。

血-房水屏障和全身使用抗生素有关。有学者通过统计多种抗生素透入房水的速率表明:当机体分别注入氯霉素,头孢菌素或氨苄西林后,能较好地透入房水。相反,青霉素、甲氧西林、红霉素和庆大霉素透入房水的速率相对较差。此外,如氮芥、胆碱能药物、胆碱酯酶抑制剂(碘依可酯、异氟磷、地美溴铵等)以及刺激黑色素细胞的内分泌素等均能影响血-房水屏障。

2. 外伤因素　在眼部受损伤情况下,诸如机械性眼外伤,物理性眼外伤以及化学性眼外伤均可导致血管扩张,影响血-房水屏障。例如角膜上皮擦伤、眼球钝挫伤、内眼手术后,虹膜损伤,X线及电离辐射损伤,碱性物质所致眼烧伤或化学刺激剂(如氮芥)等损伤,都可出现眼部血管扩张,而损伤血-房水屏障。其产生的机制多因虹膜血管的紧密连接受损所致。

3. 病理因素　血-房水屏障在眼球产生病理情况下容易受到破坏。如角膜感染、葡萄膜炎、眼球内炎等,这些感染性眼病都可产生局部血管扩张,因此在房水中出现纤维蛋白,纤维蛋白的存在可使房水混浊。急性闭角型青光眼眼压急性升高也可以破坏血-房水屏障,前房蛋白渗出增加。近年来研究证明前列腺素的释放引起血管扩张和伴发炎症的许多其他征象,如果先用前列腺素合成剂的抑制剂,如阿司匹林或吲哚美辛等药物进行预处理,可以减轻血-房水屏障的破坏。

血-房水屏障破坏的明显标志是房水中蛋白浓度和细胞水平显著增高。房水离子成分接近血浆透析液,正常时不能进入房水的物质如荧光素和伊文思蓝(Evans blue)染料等在血-房水屏障受到破坏时,能以很快的速度进入房水内,因而,可用这些物质作为诊断血-房水屏障损害的指示剂。

近年来激光蛋白细胞检测仪的出现使我们能够简便快捷、无创的定量检测房水蛋白浓度,为评价及血-房水屏障功能和前房炎症提供了精确、客观的检查手段。国内杨培增等率先将激光蛋白细胞检测仪应用于葡萄膜炎患者的血-房水功能的评价,对小柳-原田综合征、Fuchs综合征等特殊类型的葡萄膜炎的血-房水屏障功能的变化进行了大样本的追踪观察,结果发现与初发病例相比,小柳-原田综合征复发的患者血-房水屏障的破坏程度重、修复时间长;Fuchs综合征患者的血-房水屏障破坏与角膜后沉着物(KP)和虹膜脱色素的程度成正比。

刘杏等将激光蛋白细胞检测仪用于闭角型青光眼患者和外伤继发性青光眼患者的血-房水屏障的功能评价。发现原发急性闭角型青光眼患者房水闪辉水平[(141.4±123.1)pc/ms(光子数/毫秒)]和原发性慢性闭角型青光眼患者房水闪辉水平[(7.7±4.1)pc/ms]均高于正常人群,尤其是原发性急性闭角型青光眼患者房水闪辉显著升高。另外所有眼挫伤的患者,血-房水屏障都有不同程度的破坏,对受伤时间在7天内的闭合性眼挫伤患者的检测发现眼挫伤患者房水闪辉水平[(58.7±40.3)pc/ms]显著高于正常人群[(4.3±1.2)pc/ms],且发生外伤性继发性青光眼患者的房水闪辉更为明显。

第四节　房水流出的途径

房水自睫状突生成后，大部分经过瞳孔流入前房，少量则流入玻璃体。在此流动过程中房水发生着一系列化学变化。房水中的营养成分如氧、氨基酸、葡萄糖和其他小分子化合物等被角膜、晶状体摄取，还可能被玻璃体吸收。同时，房水将角膜、晶状体和玻璃体的代谢产物如二氧化碳和乳酸等排出眼外。

房水通过瞳孔进入前房，流向前房角，并从前房角排出，这是其主要的排出通道。这一排出途径即为Schlemm管途径，它包括小梁网、Schlemm管、集液管和房水静脉。Schlemm管途径是最经典的房水排出途径，正常情况下，房水经Schlemm管排出的量占房水排出总量的83%到96%。剩下的5%到15%的房水流出的途径尚未研究透彻，其中包括葡萄膜巩膜途径和葡萄膜涡静脉途径，这些途径可以统称为房水排出的非经典途径或者"管外途径"（指没有Schlemm管参与房水流出）。

一、小梁网的结构

小梁网起始于Descemet膜终末的后分，并继续向后和巩膜突与睫状体毗连。小梁网可分为三部分，内分邻近虹膜根和睫状体实质部者为葡萄膜小梁；外分邻近Schlemm管者为角巩膜小梁，这两部分之间无清楚的分界线；小梁网的最外分为内皮细胞小梁网（邻管组织）（图1-240）。

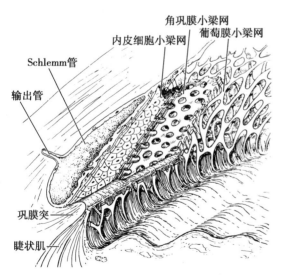

图1-240　小梁网的三部分（切面观）

1. 葡萄膜小梁网　葡萄膜小梁网位于小梁网最内层。组织结构疏松而薄弱，由小而圆的条状或索状结构组成，直径约为4μm，相互交叉呈十字形或呈分支

状排列，排列成层或板层，层与层之间相互连接；其间的空隙大小不等，可从25～75μm不等。

2. 角巩膜小梁网　位于葡萄膜小梁网的外侧，构成小梁网的大部。由扁平小梁带排列组成，厚约1μm，长约3～20μm。这些小梁带之间由无数的横卵圆孔穿通起来，之间的空隙约为2～10μm，比葡萄膜小梁之间的空隙（10～30μm）更小。邻近板层之间的空隙相互吻合，形成从内层板层到最外层板层之间的弯曲通道。这些富有间隙的海绵状结构可储积大量的房水，可能具有在房水分泌及排出不稳定时维持眼压平衡的作用。当睫状肌舒缩时，可使小梁网间隙开大或缩小，并可产生虹吸作用，从而对房水排出有一定的意义。

许多角巩膜小梁网的片状结构可能是睫状体子午线肌纤维的起始点，故小梁网的片状结构所具有的瓣膜作用受睫状肌活性的影响。事实上，房水流出的阻力随睫状肌的松弛而增加，也随抗胆碱能的活性（使用睫状肌麻痹剂）的增加而增加。相反，睫状肌收缩或抗胆碱能活性降低，则房水的阻力减轻或消失。

虽然这两种小梁网的大体结构有一定的差异，但是它们的显微结构是相似的。这两种小梁都是由薄片样的结构组成，每个薄片可以分为四层：①最内层的结缔组织核心：主要由1型和3型胶原及弹性纤维组成；②"弹性"纤维：由螺旋排列的胶原纤维所组成，有的缠绕较紧，有的缠绕较松，可以使小梁具有弹性；③玻璃膜：是螺旋排列的纤维与内皮细胞基底膜之间的一层组织。这一层区域包括许多细丝样的组织；④内皮细胞层：为小梁组织提供了一个连续的覆盖。小梁网内皮细胞比角膜内皮细胞更大、更不规则、边数更少。在人眼小梁网内皮细胞中发现了两种微丝结构：6纳米（nm）长的微丝主要分布在小梁网内皮细胞的周边部、细胞核周和胞质突起处，这些微丝是肌动蛋白微丝，与细胞收缩、移动及细胞黏附相关，在保持和调节人、猴、牛的小梁细胞结构方面有重要作用。中等长度的微丝在小梁网内皮细胞中分布更为广泛，它由波形蛋白和结蛋白组成，有与肌肉细胞类似的功能。小梁内皮细胞可以产生在小梁网中广泛存在的糖胺聚糖和糖蛋白。人小梁网组织包含有透明质酸、硫酸软骨素、硫酸皮肤素、硫酸角蛋白和硫酸肝素，细胞外基质中还包括纤连蛋白和层粘连蛋白，以及3、4、5型胶原。小梁网细胞存在着多种房水中的细胞因子的受体，包括转化因子β1和转铁蛋白，提示这些房水的成分可以影响小梁网细胞的体内平衡。小梁网内皮细胞具有吞噬和降解异物、吞食残余物质的能力，可以从小梁网核心中解体，并进入Schlemm管中。

3. 内皮细胞小梁网（邻管组织） 内皮细胞小梁网是小梁网的最外层，构成 Schlemm 管内壁的底层，由 2～5 层内皮细胞和结缔组织成分的基质组成。分为以下三层：①小梁网内皮细胞层：这一层与角巩膜小梁的内皮细胞层相连续。②中央的结缔组织层：中间的一层结缔组织厚度不一，没有窗孔，由纺锤形平行排列的细胞疏散地排列在一个结缔组织基底。这一层的结缔组织包括 3 型胶原，但不包括 1 型胶原和弹性纤维。人和兔眼这一层的结缔组织细胞胞膜有包被小坑和包被小泡，与受体介导的自噬相关。③ Schlemm 管的内皮细胞层：是小梁网最外层的部分。此层内皮细胞的表面凹凸不平，含有突出的细胞核、囊状的小泡和指状的指向 Schlemm 管的突起。这些指状的突起是有着开放管腔的内皮样小管，在 Schlemm 管的内皮细胞层中也存在着与葡萄膜小梁、角巩膜小梁一样的肌动蛋白微丝。

二、Schlemm 管

1. Schlemm 管内壁 即邻管组织的 Schlemm 管内皮细胞层，细胞间隙为 15～20nm，细胞之间有一系列的细胞间连接相连。这些细胞之间连接的紧密程度尚不清楚，目前仅知道细胞之间可以开放通道允许红细胞通过。在灵长类的研究中发现了此层内皮细胞间闭锁小带的存在，有极小部分的房水可以通过此闭锁小带排出。而人眼中内皮细胞间连接的结构比猴眼要更复杂。内皮细胞由细胞质突起所铆定并排列在小梁网之下。

内皮细胞之间是否存在空隙尚有争论，但比较倾向认为内皮细胞之间有小孔，既可通向 Schlemm 管的管腔，又与角巩膜小梁网带间的空隙相通。房水经过这些结缔组织的基质才进入 Schlemm 管内。实验结果表明：小颗粒的胶质及 0.1μm 的乳球能顺利通过小梁网间隙和胶质而进入 Schlemm 管内，但较大的（0.5～1.0μm）乳球则大多到达内皮网后被细胞突和细胞外物质（原纤维和基质）所滞留，很少能进入 Schlemm 管内。因此，邻管组织是构成房水流出阻力的主要因素。

2. Schlemm 管外壁 Schlemm 管外壁的内皮细胞是单层的，与内壁的内皮细胞相连续。外壁表面更为光滑，内皮细胞体积更大、数量更多，且没有小孔，但是有许多大的流出通道。含有平滑肌肌球蛋白的细胞存在于集合管附近的人眼房水排出通道中，位于 Schlemm 管外壁的远端。流出通道开口周围有圆环状的或唇状的增厚，可能有助于保持通道的开口通畅。内皮细胞与角膜缘的胶原纤维束之间由基底膜相隔。

三、小梁网和 Schlemm 管之间的通道

房水易于通过葡萄膜小梁网间的空隙，继而进入较小的角巩膜小梁带间的空隙，最后经内皮细胞小梁网结缔组织的基质进入 Schlemm 管内。

Schlemm 管类似淋巴管（图 1-241），是具有不规则管径的环形管道。Schlemm 管在一些部位可分为两个小管，并有可能重新合为一个管道。另外，在 Schlemm 管道的一些部位上可形成许多憩室或盲管。Schlemm 管有一种静脉管道结构，且这种管道为一薄层的结缔组织围绕的上皮排列的管腔。

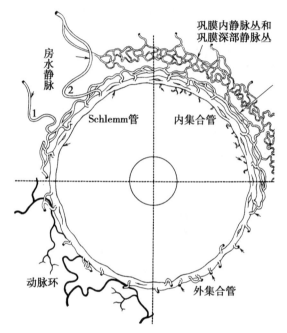

图 1-241　Schlemm 管的模式图

多数最内层的小梁内皮细胞和 Schlemm 管的内皮细胞间有结缔组织嵌入。结缔组织由胶原、无定形沉积物和少量白细胞、巨噬细胞以及乳突细胞所组成，也有学者提到还有形状不规则的内皮基底膜参与形成，内皮细胞由紧密连接彼此结合在一起。

在 Schlemm 管内皮细胞内常有空泡出现，空泡大小可为 5μm×14μm。也有人认为大空泡是从小梁网主动转运大分子物质进入 Schlemm 管的一种途径。Bill 等指出红细胞和白细胞以及直径大于 1.0μm 以上的胶乳颗粒，能由空泡进入 Schlemm 管。他们还证实没有空泡的内皮细胞内有大小为 0.8～1.8μm 孔存在。Bill 等还指出 Schlemm 管的内皮细胞有直径大到 3μm 的孔约 20 000 个，而这些孔可能和整个房水的流出有关。Tripathi（1972）认为空泡独自起着转运房水跨过 Schlemm 管内壁的作用。Cole 和 Tripathi 用铁蛋白作示踪剂进行电镜观察，根据内皮细胞的空泡能恒定排

出其内容物入 Schlemm 管，从而计算出整个房水的排出量。并认定这些空泡无疑是房水和一些粒子物质通过的通道。内皮细胞能吞噬粒子物质和红细胞，虽然这个过程在清除一些炎性物质和其他碎屑上是重要的，但对大量房水的流出并不十分重要。

Johnstone（1974）证明在 Schlemm 管内壁的内皮细胞内有许多小管。在生理性眼压时，其作用如同小孔；但在低眼压时，小管萎缩而阻止血流反流入前房。Grieson 和 Lee 指出若眼压在生理范围内升高，Schlemm 管内皮细胞的空泡形成增加，但如眼压超过正常范围，由于角巩膜小梁网孔的扩张和内皮脱出而使 Schlemm 管闭塞。

当房水进入 Schlemm 管腔，则流入 25～35 个内皮小管内。这些内皮小管从 Schlemm 管外壁周围呈不规则生长，称为外集液管。在外集液管中房水与血液是分层的，多数外集液管与深巩膜丛的静脉相吻合，再汇集到静脉系统，为非直接通道，还有一些外集液管经过巩膜与巩膜上丛的血管相连，为直接通道。

Ascher 首先认为内巩膜集液管的微细改变将使房水流出受到较大的阻碍。Krasnov 也认为内巩膜集液管是某些青光眼患者房水阻滞的部位。Ascher 从裂隙灯显微镜检查见活体角膜缘中的静脉含有房水。这些房水静脉和上巩膜静脉相连接，并从上巩膜静脉进入血液循环，但不立即和血液相混匀。在注射荧光素后，证实这些房水静脉中的液体就是房水。

四、非经典的房水排出通道

1. 葡萄膜巩膜通道 大量房水的流出是经上述经典的小梁网通道。但 Bill（1966）发现大分子化合物可以从虹膜根部及睫状肌裂隙进入脉络膜上腔而流出。一部分再经脉络膜血管，另一部分经巩膜到眼眶的淋巴和血管排出眼外。这个通道称为葡萄膜巩膜通道（图 1-242）。房水总量的 5%～15% 是由此通道流出。研究发现脉络膜上腔的压力低于前房的压力，这个压力差可能是葡萄膜巩膜途径房水外流的动力。正常人眼睫状肌的细胞外基质包括 1、3 和 4 型胶原、纤维连接蛋白和层粘连蛋白，这些糖蛋白的生成和代谢或许会影响这一途径中的弹性成分，从而对此途径房水的流动起关键作用。另有少许房水经虹膜和玻璃体离开前房和后房到视神经和视网膜的血管而排出。

房水从葡萄膜巩膜通道流出，其流量恒定控制为 0.5µl/min。毛果芸香碱会降低流出量而阿托品类药物则会增加流出量看，这一情况恰巧与小梁网 -Schlemm 管通道的情况相反。Barany 和 Bill 认为毛果芸香碱引起睫状肌收缩，而睫状肌收缩关闭了睫状肌纤维束间

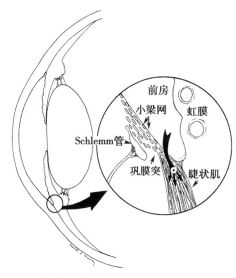

图 1-242 葡萄膜巩膜通道大约房水的 20% 经脉络膜上间隙和脉络膜循环

的间隙，从而阻止房水流经葡萄膜巩膜通道。在青光眼病人用毛果芸香碱处置时，房水经小梁网 -Schlemm 管通道的流出量超过经葡萄膜巩膜通道的流出量。

2. 葡萄膜涡静脉途径 研究发现在灵长类动物中，虹膜血管可以有管腔内无定向的小泡转运，这一转运是不依赖于能量的。带标记的物质可以通过虹膜血管进入睫状肌、前部脉络膜，最后进入涡静脉。

五、影响房水流出的因素

房水流出受着许多因素影响。这些因素包括生理的、药物的和病理的。

因为房水流出受阻大多发生在外层小梁网（或 Schlemm 管内壁），故理论上可以认为这个部位最易受上述因素影响。例如破坏或切除外层小梁网，如小梁网切开术可造成房水流出明显增加。因而 Ellingsen 和 Grant 根据上述实验指出外层小梁网是房水流出受阻的主要部位。

1. 房水流出阻力 房水流出阻力是影响房水排出的主要因素。假设眼内压为 15mmHg，上巩膜静脉压为 10mmHg，那么在正常状态下，必须有一个 5mmHg 的房水外流阻力来维持眼球房水生成和流出的平衡。Grant 对一个非青光眼的尸体眼进行 360 度的小梁切除，消除了 75% 的房水流出阻力。在经典的房水流出途径中这一阻力产生的具体位置和性质尚不清楚。

（1）小梁网中阻力

1）微孔和巨大液泡：Schlemm 管内壁内皮细胞层中存在微孔和巨大液泡结构。在前房内注入示踪元素后，可以在这些微孔和巨大液泡中发现示踪元素，这

提示它们似乎是房水穿过内皮细胞层的外流通道。观察显示巨大液泡中的示踪元素浓度并不总是与邻管组织中相同，这表明存在着一种房水外流动力系统，在这个系统中液泡间断开闭，可将房水从邻管组织转移到 Schlemm 管。而这种转移是主动性抑或被动性，目前尚有争议。

支持主动转移性理论的间接证据有：在内皮细胞层及其附近发现了一些酶，电子显微镜下也观察到一些超微结构，它们与主动转移功能相关。但有大量的证据支持被动转移性理论（压力依赖性）：随着眼压进行性升高，Schlemm 管内壁内皮细胞层中的液泡数量和体积也增加；在摘除的眼球中，这一现象可以逆转，而低温对摘除眼中液泡的产生没有影响。由此推论，Schlemm 管内壁内皮细胞层有一种穿透细胞的潜在间隙，这种间隙开放时就成为微孔和液泡，并主要受眼压作用影响，将房水从邻管组织转移到 Schlemm 管。

如果 Schlemm 管内壁内皮细胞层中存在细胞内转运通道，根据估计其微孔大小和总数，计算出房水通过内皮细胞层的阻力仅仅是房水外流阻力的一小部分；也就是说 Schlemm 管内壁内皮细胞层的形态学表现并不能解释为何在其两侧组织中存在 5mmHg 的压力差。这一现象可能是因为：①房水外流的主要阻力可能位于小梁的其他部位，但目前尚无明确证据；②制备电子显微镜标本时，标本的收缩可引起组织中自然空腔扩大的假象，这一点在大多数房水外流阻力的理论模型中已被考虑；③制备标本时细胞外物质可能被改变和清除；④房水中的蛋白和糖蛋白可能比等张盐水产生更大的房水外流阻力；⑤只有一部分邻管组织有滤过功能。也有观点认为房水优先通过最接近 Schlemm 管内壁上微孔的邻管组织外流，这样产生了"隧道效应"，使得邻管结缔组织中房水外流阻力增加大约 30 倍。

2）黏多糖：黏多糖在小梁薄片内、小梁内皮表面和邻管组织内均有很高的浓度，对小梁中房水外流有明显的阻力作用。这些多糖以共价键与蛋白质相连形成多聚复合物，产生渗透压以维持小梁网的水合作用。另外，其强大的负电荷影响组织的电磁特性，从而可能决定房水中离子的转移方向。有研究提出小梁细胞可通过改变房水外流管道附近的细胞外基质的离子微环境来调控房水的外流。

3）糖皮质激素受体：在青光眼患者术中获得的小梁标本、非青光眼供眼标本以及培养的人小梁细胞中均发现糖皮质激素受体的表达，提示糖皮质激素可能通过对这些细胞代谢的直接作用，影响房水流畅系数。这一作用可能是这些受体与细胞外基质成分的前体相结合，导致胶原合成增加以及黏多糖、糖蛋白、糖脂质生成减少。在培养的人小梁细胞实验中，糖皮质激素可抑制前列腺素合成。研究表明大剂量前列腺素可以导致眼压升高，而中等或小剂量时可降低眼压。

4）巯类物质：小梁细胞中的巯类物质可能通过几种机制调控房水外流。用某些巯类试剂如碘醋酸、碘醋酸胺等进行灌注，可增加房水流畅系数。这显然不是由于对代谢的抑制作用，而是由于 Schlemm 管内壁内皮细胞膜上多位点的巯基物质变化而引起的。相反，汞巯基物质则可导致房水外流减少，可能是由于小梁网细胞的水肿所导致。依他尼酸是一种巯基反应药物，已证实其可增加人房水流畅系数。最初认为其通过改变小梁细胞骨架成分而发挥作用，然而，另有研究表明已知的三种作用于细胞骨架的物质并不能改变房水流畅系数。随后研究发现，依他尼酸是通过分裂 Schlemm 管内壁内皮细胞间连接而发挥作用。巯类物质调节房水外流的另一机制可能与过氧化氢有关。过氧化氢是房水中一种正常成分，通过对小梁网的氧化损伤而减少房水外流。

5）纤维溶解活性：尽管缺少凝固因子存在的证据，但有研究已证实 Schlemm 管内皮细胞具有纤维溶解活性。在大量眼组织，包括人和动物眼的小梁网中，纤维蛋白溶酶原激活剂可促使纤维蛋白溶酶原活化，从而调节纤维素的分解。这一作用使纤维蛋白溶解发生、干扰凝血过程平衡，阻止纤维素及血小板阻塞房水外流通道。因此，除了促进前房积血吸收，组织纤维蛋白溶酶原激活剂也可以在正常情况下通过改变细胞外基质中糖蛋白量来影响房水外流的阻力。

6）年龄：正常人眼小梁网结构随着年龄的增长而发生变化。小梁网外观从楔形变为短菱形，巩膜突更为突出，葡萄膜小梁更为紧凑。小梁网纤维随着老化而增厚，内皮细胞以每年 0.58% 的速度递减。小梁内间隙的减小和细胞外物质的增加，对 52～75 岁的尸体眼的研究发现均缺乏 1 型胶原和弹性纤维样物质，故而随着年龄的增长，小梁网对房水的流出阻力增大。

（2）Schlemm 管中阻力：房水进入 Schlemm 管后，其流向巩膜内外集合管的阻力则取决于 Schlemm 管的形态。对于正常情况下 Schlemm 管是否全部开通，允许房水在管内 360° 循环流通尚有争议。摘除的成人眼灌注研究显示，房水在 Schlemm 管内流动的范围不超过 10°；但在婴儿眼中房水可在 Schlemm 管内循环流通。而血液可节段性地反流入 Schlemm 管中意味着 Schlemm 管在正常情况下是开放的，房水可在其内360° 流动。

房水流畅系数压力依赖性的变化似乎与 Schlemm

管塌陷有关。眼压升高与房水外流阻力增加有关，这也很大程度归因于 Schlemm 管塌陷。不同灌注压下的眼组织形态学研究表明，高眼压时小梁网膨胀、内皮细胞层内液泡增多、Schlemm 管腔内壁内皮细胞"气球"样改变。灌注研究还表明，正常情况下房水外流阻力部分归因于 Schlemm 管外壁的完整性及其坚韧性，眼压可使 Schlemm 管内壁贴合于外壁，并可能阻塞外壁上的巩膜内外集合管开口。然而，不同哺乳动物眼对灌注压升高的反应明显不同，提示除了 Schlemm 管塌陷之外，还可能有其他因素对眼压升高时房水外流阻力的变化产生影响。

当 Schlemm 管扩张时，房水外流阻力减小。小梁网是由三维的斜形交叉的胶原纤维组成，当它向后向内移位时，Schlemm 管扩张。对未做虹膜切除的眼进行灌注，发现前房深度增加可起到拉紧小梁网的作用，这可能是由于晶状体后移或者脉络膜拉紧所致。在实验模型中，房水流畅系数增加往往与小梁网的张力增加有关，这可能是由于 Schlemm 管的扩张以及其内壁孔隙增加。

如前所述，小梁网 360° 切开可消除正常房水外流阻力的 75%。然而，在眼压为 7mmHg 时，小梁切开只消除房水外流阻力的 50%。眼压每升高 1mmHg，小梁切开消除房水外流阻力则可增加 2%。这提示相当部分的房水外流阻力存在于房水外流通道的远端部分，且随眼压升高其阻力减小。

（3）巩膜内外集合管中阻力：房水外流阻力的其余部分是在巩膜内外集合管内。对猴眼的研究表明，60%～65% 的房水外流阻力存在于小梁网，25% 存在于内 1/3～1/2 巩膜处，15% 存在于外 1/2～2/3 巩膜处。

（4）非常规房水外流通道中阻力：不同于常规房水外流通道，在非常规房水外流通道中房水超滤进入脉络膜血管，达到缓解眼压升高的作用。已有研究表明缩瞳时通过这条途径的房水外流减少。值得注意的是，对非常规房水外流通道的理解更多的是基于生理学而非解剖学，其解剖学及相关功能仍然需要更深一步的研究。

（5）上巩膜静脉压：这是影响眼压的另一个因素。上巩膜静脉压和房水动力学之间的相互关系是复杂的，目前只是部分了解。一般认为上巩膜静脉压升高多少，眼压就升高多少。但实际上眼压上升的幅度可能大于上巩膜静脉压的上升幅度。正常的上巩膜静脉压力为 8～11mmHg，且不随年龄而改变，但可以因测量方法的不同而有较大的差异。

2. 其他影响房水流出因素

（1）前房加深，特别是晶状体摘除术将会增加房水流畅性。这可能是由于使压力从悬韧带和睫状肌传导到小梁网。同样刺激副交感神经或使用胆碱能制剂均会使子午线方向的睫状肌收缩，从而增加房水流出。

（2）毛果芸香碱或其他毒蕈碱类药物，具有收缩睫状肌的作用，从而使小梁网孔扩大，房水流畅性增大的作用。肾上腺素类药物如肾上腺素能增加房水流出，降低流出阻力和刺激葡萄膜巩膜流量，其作用机制可能是激活 β_2 受体，使 cAMP 水平升高。局部使用或少量服用皮质类固醇药物则可减少房水的流出。前列腺素（PG）对葡萄膜巩膜流出途径有刺激作用。这类药物为拉坦前列素（latanoprost）及曲伏前列素（travoprost）等，可能是通过激活 C-Fos 核调节蛋白，刺激金属蛋白酶，分解细胞间胶原引起液体通过睫状体而发挥作用。

（3）妊娠期中，房水流出也会增加。血浆呈低渗透浓度时，如饮入大量的水后，将减少房水流畅性。但其临床意义尚有争论。此外，透明质酸酶也可导致房水流出阻力的显著变化。

（4）在各种不同的病理情况下，由于造成小梁网机械性阻塞，可使房水排出受到抑制。如在某些炎症情况下，导致小梁网水肿，小梁网内间隙被闭塞，如炎性碎屑物、血凝块的纤维蛋白、晶状体溶解性青光眼中的巨噬细胞、退化的红细胞和黑色素瘤所致的继发性青光眼中的黑色素等物均能封闭小梁网内的间隙而使房水流出受阻。

（宋广瑶　刘　杏）

主要参考文献

1. 周文炳. 临床青光眼. 北京：人民卫生出版社，2000.

2. Stamper RL, Lieberman MF, Drake MV. Becher-Shaffer's Diagnosis and therapy of the glaucomas. 8th ed. St. Louis：Mosby，2009：19-63.

3. Kong X, Liu X, Huang X, et al. Damage to the blood-aqueous barrier in eyes with primary angle closure glaucoma. Mol Vision，2010，16：2026-2032.

4. 毛真，陈晓蓓，黄祥坤，等. 眼挫伤早期继发性青光眼血-房水屏障功能的动态观察. 中山大学学报（医学科学版），2012，33（4）：512-516.

5. Fang W, Zhou H, Yang P, et al. Longitudinal quantification of aqueous flare and cells in Vogt-Koyanagi-Harada disease. Br J Ophthalmol，2008，2：182-185.

6. Shaarawy TM, Sherwood MB, Hitchings RA, et al. Glaucoma：Expert Consult Premium Edition. Saunders Ltd.，2009：55-66.

7. Damji KF, Freedman S, Moroi SE, et al. Shields Textbook

of Glaucoma. 6th ed. Lippincott Williams & Wilkins，2010：1-23.

8. Jones MP，Ward DA. Fluorophotometric determination of aqueous humor flow rates in red-tailed hawks（Buteo jamaicensis）. Am J Vet Res，2012，4：551-555.

9. 安琳，季健. 原发性开角型青光眼房水外流通路改变的研究进展. 中华眼科杂志，2011，10：953-956.

10. Brubaker RF. Flow of aqueous humor in human. Invest Ophthalmol Vis Sic，1991，32：3145.

11. 杨培增，王红，黄祥坤，等. 前葡萄膜炎患者房水闪辉和细胞的定量测量. 中华眼科杂志，2004，40：510-513.

眼球是含有内容物的密闭腔体，为了视觉器官的生理功能，必须维持稳定的眼球形态。正常眼内压（intraocular pressure）简称眼压，是眼球内容物（包括晶状体、玻璃体、葡萄膜、视网膜和眼球内液体）作用于眼球壁上的压力。与房水的生成及其动力学、眼内血管和血流动力学、神经调节、生物化学、药理和激素对它的影响以及外界环境因素。

第一节　房水生成与房水流出及眼压

眼压与房水生成、房水流出易度 - 房水流出阻力和上巩膜静脉压三大指标有关，可以用 Goldmann 的公式表示：

$$P_O = (F/C) + P_V$$

P_O 稳定眼压（稳压）(mmHg)

F 房水生成率(μl/min)

C 房水流出易度(μl/(min·mmHg))

P_V 上巩膜静脉压(mmHg)

从上式可以看出，F 与眼压成正比。C 与眼压成反比。一般认为正常人房水的生成与流出保持相对稳定。

（一）房水生成

见本卷第四篇第三章。

（二）房水流出

1. 房水流出通路　房水流出的途径可分为小梁网 - Schlemm 管通路和葡萄膜 - 巩膜通路两个部分。①小梁网 -Schlemm 管通路是房水流出的主要途径，约占全量的 83%～90%。房水离开前房后，首先经过前房角的小梁网、Schlemm 管、巩膜内的直接和间接（丛状）集合小管和上巩膜与球结膜静脉系统流出。小梁网是一个类似海绵的单向活瓣，使房水流出眼外，但限制它向另一方向回流。当眼压低时，小梁网塌陷，外流减少。集合管不与巩膜内血管吻合单独出现在巩膜表面者称为房水静脉。含有房水或血液与房水层流。②葡萄膜 - 巩膜流出通路排出其余的极少量的房水，约占总量的 10%～15%。它通过虹膜根部睫状肌间隙，睫状体上腔和脉络膜上腔，并沿穿越巩膜的血管及神经进入筋膜间隙或巩膜组织而流出。另外，虹膜和睫状体还可以回收少量房水内的水等成分。小梁 -Schlemm 通路是压力依赖性的，而葡萄膜 - 巩膜通路则是非压力依赖性的，它可因滴用睫状肌麻痹剂，肾上腺素或通过某些手术而增加，用缩瞳剂则减少。

2. 房水流出阻力 - 房水流出易度　一些学者对房水流出阻力作了实验研究。Grant 用摘除的非青光眼眼球做灌注实验。在小梁网做 360° 环形切开，使房水外流阻力减少 75%，但是不能肯定此阻力的部位在小梁网或是在 Schlemm 管。在靠近前房内壁的小梁网有大孔。大部分阻力似应位于致密的近小管小梁网或 Schlemm 管的内皮层。但是也不能肯定。房水流出阻力异常增加，眼压即将升高。Neufeld（1972）等提出房水里的环腺苷酸（cAMP）可以改变小梁网的机械性阻力，增加房水流出易度而使眼压降低。

第二个增加房水外流阻力的因素是上巩膜静脉压的升高。巩膜内的集合管和静脉丛如有广泛收缩或闭塞（可在严重烧伤后）也可在一定程度上增加房水外流阻力。

（三）房水生成和房水流出的检测

1. 荧光光度计直接测量法（fluorophotometry）　这种方法应用较多。我国朱文荣曾用自制房水荧光光度计作正常人房水荧光素浓度曲线（FCC）的测量法测定房水生成和流出，操作简便，测定结果准确，可用于实验研究和临床。近来又有报道用电子计算机控制，自动处理数据的新型扫描荧光光度计做房水流量的实验研究。其优点是，操作简便，角膜和前房荧光素浓度曲线可自动在荧光屏立即显示，并可自动校正。详见第六卷第三章第四节。

2. 眼压描记法（tonography）　此法是临床测定房水动力学的简易方法，它是在活体上用电眼压计（Schiøtz 型）和已知重量的砝码从分析眼压和眼内容积改变的相互关系，测量房水流出易度（C 值）和所反映的流出阻力与房水流量（F值），有助于阐明青光眼的病理生理机制和抗青光眼药物的药理作用。由于它是建立在一系列假设的基础上，如眼硬度恒定、房水生成率及眼内血液容积不变等条件而设计的，还受到某些技术条件的影响，如眼压计标准化、被检查者的合作和检查者的操作技术等，使本测量方法的准确性和可重复性受到限制。

眼压描记法对青光眼的诊断和处理的临床应用价值意见不一。

第二节　眼血液动力与眼压

目前，眼血液动力（ocular hemodynamics）与眼压的关系尚未完全了解。一些学者认为血管系统可能对眼压有决定性的作用。眼内血管压、血流量、血液渗透压和血液pH与眼压皆有关联。

1. 眼内血管压　眼内血管压（尤其是毛细血管压）对眼压起主要作用。

（1）眼内毛细血管压（capillary pressure）：约在50mmHg以上。脉络膜毛细血管网甚为丰富，许多学者指出其对眼压关系最为密切。当毛细血管扩张至一定程度时眼压可以升高。眼球前节和睫状体的血液-房水屏障作用与眼压的关系更是毋庸置疑。

动物或人吸入亚硝酸异戊酯可使周边血管扩张，血压下降，但是在眼内它可使毛细血管扩张，血管床开大，血流量增加，静脉压升高，眼压上升；反之，静脉注入大量肾上腺素，血压升高，但是眼内毛细血管收缩，毛细血管压及静脉压下降，眼压亦降低，然而肾上腺素使睫状血管收缩，房水生成减少，眼压亦可因之下降。

（2）眼内静脉压（venous pressure）：由于房水经外集合管和巩膜内血管丛或更直接地沿房水静脉汇入上巩膜静脉系统，因此眼压必然随静脉压的升降而改变。急性静脉压升高一方面可以影响房水流出；另一方面眼内静脉壁薄，很容易扩张，和增高的静脉压一起使眼压明显上升。当眼外静脉压不变，眼压增加时则眼内静脉的扩张可对流出眼内液的容积以补偿，使眼压不会继续升高。

临床上，结扎涡状静脉穿出眼球处可以引起眼压升高，压迫颈静脉或眶后压迫静脉回流，也可使眼压升高。

虽然静脉压会影响眼压，但在一般情况下罕有对正常值产生明显影响，所以临床上不予测量。在急性情况下，静脉压每升高1mmHg，眼压亦升高1mmHg。眼眶组织压力增加，颈部静脉回流受阻（如紧衣领）等，皆可影响眼静脉压，从而引起眼压的变化。

（3）眼内动脉压（arterial pressure）：动脉壁较厚，膨胀程度不大，所以动脉压升高不易因血管壁的膨胀而引起眼压的变化。血压与眼压增高比值为6:1～12:1，一般是10:1。压迫一侧颈动脉仅可使一侧眼压下降2.5mmHg。一般认为全身血压与眼压没有直接关系。外周阻力因末梢小动脉收缩而增加时，可使眼压下降。

脉搏显示的眼压记录波变动幅度不大，只有1mmHg，与收缩压相符。人死后眼压下降15mmHg，所以认为这部分的眼压是由血压下降，血液外流所引起，但是究竟是由于静脉压，动脉压或房水生成的缘故则不能肯定。剩余的一部分眼压被认为是由于房水所致。死后数小时眼压下降为零。

（4）灌注压（perfusion pressure）和眼压：眼内血供应主要来自颈内动脉，其供血量超过脑的血供量。能使血液进入眼组织的压力称灌注压，即动脉压减去眼内静脉压。正常人前臂血压是120/80mmHg，对外周动脉，眼灌注压的公式为0.33×（收缩压＋2舒张压），等于92.4mmHg。眼的平均静脉压最少与眼压相等。眼的视网膜和葡萄膜静脉压约比眼压高2mmHg。因此在实际应用中眼灌注压的计算是假定眼压与眼静脉压相等。

动脉引起的眼压改变可以是一过性的和稳定的。一过性的眼压升降可因眼内血容量改变所致，因之所产生的眼压改变可以导致流出压力的变化和所引起的房水流出率的改变，迅速代偿血容积的改变。另外，如果血管改变引起睫状突血液灌注或巩膜内静脉系统改变，则房水生成和流出阻力可以发生变化，眼压可以达到新的稳定水平。

2. 血液渗透压（blood osmotic pressure）　将眼内液体抽出或注入液体，可以使眼球容积改变。另外，还可以通过改变血液或眼内液体的渗透压而改变之。应用高渗透药物治疗青光眼的理论基础即在于此。血液渗透压上升后组织内液体进入血液，房水容积减少，眼压下降；反之，房水内胶体增加时则眼压升高。

3. 血液pH（blood pH）　血液pH的改变可影响眼压。在实验和临床实践中已经得到了证实，用酸化剂能降低眼压。

第三节　眼压的生理性变动

在正常的生理状态下，眼压不是一成不变，可有轻微变动。

（一）眼压的生理功能
眼压经常维持在恒定的范围内，只有很小波动，从而保证其生理功能：①眼压较全身其他组织压皆高，葡萄膜和视网膜血管内的血压必须与眼压平衡或稍超过之，否则其血管将塌陷。眼压可维持眼球的正常稳定的球体状态，保持眼球各屈光界面与视网膜的准确距离，以使外界物体在视网膜形成清晰的影像。②眼压是保持眼内液体循环的必要条件。例如，必须适应血液循环，推动房水的流动。后两者又转而影响眼压。③促进眼内容物的新陈代谢和维持其正常营养。④在眼球发育过程中成为球形，首先有赖于眼压，以完成其密闭的球体，从而使眼内容物的有组织部分得以逐渐成长和日臻完善。

眼压有眼生理和临床方面的两个重要特点：第一是其与每一心搏同相，在人和动物其波动幅度约为1～3mmHg，反映每一次心搏流出的血液进入眼血管内，并进而传递到眼内液体；其波动的幅度主要取决于葡萄膜血管的循环，而与视网膜血管的循环并无明显关系。第二个特点是平衡状态的平均眼压数值取决于流出阻力和房水生成率的动态平衡。

（二）眼压的生理性变动

眼压的生理性变动可分为短期和长期节律两种。

1. 短期瞬间眼压变动　由于眼外压力和眼内容积的急速改变所致。注射箭毒、麻醉眼外肌、切断眼球直肌可使眼压明显降低。相反，有的报道可使眼压升高。

（1）眼外施加压力引起的眼压变动：生理性者包括瞬目、眼睑紧闭、挤眼、强力双眼集合或刺激眼睑轮匝肌或非生理性的外力冲击，可使眼压升高几个毫米汞柱，或甚至高达10mmHg以上。外力解除以后，眼压又迅速下降。这是由于施加压力后，房水流出增加所致。又如眼外肌收缩，刺激第Ⅲ、Ⅳ、Ⅵ脑神经，可使眼压上升，但并不持久。

（2）Valsalva手法：在紧闭口鼻，用力呼气，向欧氏管鼓气时可使眼压升高。

（3）体位改变：由坐位改为卧位，因血流动力学改变而使眼压上升。

2. 长期节律性眼压变动

（1）相对短周期节律性眼压变动——心血管节律性眼压变动：在测量眼压时，Schiøtz眼压计的指针摆动，Goldmann压平眼压计测量时绿色荧光素半环的节律性变宽和变窄及眼压描记时延续的曲线小波动都显示眼压和心搏的同相，亦可随心脏的收缩而升高，随心脏的舒张而稍降。它的波动幅度，用不同的眼压计测量时为1～2.1mmHg（范围可为0.3～4mmHg）。呼吸节律可引起眼压较缓慢的周期变动。呼吸和咳嗽时眼压差可达2～5mmHg或稍高。

（2）长周期节律性眼压变动——昼夜眼压变动（diurnal variation of intraocular pressure）

1）昼夜眼压变动的时间规律：绝大多数学者认为正常人的峰压时间常在早晨4～7时，尤其是在起床以前最高，偶有出现在其他时间，谷压常在下午或傍晚。Henkind等用每小时测量眼压的方法，更仔细地观察，提出了昼夜眼压的峰压多在昼间，谷压在夜晚至凌晨，与以前多数的报道不同。

2）正常昼夜眼压变动的幅度和范围：昼夜眼压变动的差值是峰压和谷压之差。正常人为2～4mmHg，约有84%≤5mmHg，超过5mmHg者极少，平均变动值为3.7mmHg。病理标准为≥8mmHg，6～7mmHg为可疑异常。峰压值超过21mmHg者需要做进一步检查。

昼夜眼压变动中偶见有小变动波，有时可见于双眼。这种最大一小时变动差别，有时竟可高达4～5mmHg，甚至高于此值。最大的20分钟小波动亦可达3～4mmHg。小波动常出现在峰压或谷压的前后。

昼夜眼压变动大致有四型：①下降型：峰压在清晨，以后逐渐下降。夜间最低，午夜以后又逐渐升高。②上升型：早晨眼压最低，起床后逐渐升高，峰压时间在下午4～6时，以后又逐渐下降。此型较少。③双峰型：上下午各有一个峰压时间。此型为次多见。④平坦型：昼夜眼压变动不明显，曲线平坦，无明显的峰压。此型最少见。

影响昼夜眼压变动的因素可包括眼球内，眼球外，全身和大自然的条件等。眼球外因素对昼夜间机体的活动显然不同，眼压可有升降，但不能解释晚间已近午夜仍能出现峰压的现象。

眼压昼夜变动的眼球内因素，有人认为房水流出通路的部分小孔直径在任何眼压水平时，都不断变化，眼压越高，变化越大。

睫状肌作用：昼间的强力和长时间集合，睫状肌收缩，牵动巩膜突，使房水流出增加，眼压下降。但是在正常生活和工作中每人差异情况较大，难以解说昼夜眼压变异的基本原因。还有一些情况可以证明上巩膜静脉压与昼夜眼压变动有关。

全身因素　神经性调节和内分泌活动的改变可能是昼夜眼压变动的机制所在。皮质类固醇的分泌时态与昼夜眼压变动有密切关系。峰压时间与最高血浆皮质类固醇的峰值间仅差1～4小时。在肾上腺皮质分泌功能不全或丧失的患者，眼压的昼夜变动差异显著下降或消失。

血液循环系统　日常生活中许多因素都可以引起血液渗透压的变化，但并不影响昼夜眼压变动。De-Roeth提出血液渗透压的变化可影响房水生成的量而影响昼夜眼压变动,但是进食、饥饿、休息或一般运动并不改变昼夜眼压变动曲线。

在早晨,卧位睡眠与起床活动的体位改变,使头部血流和血液分布状态发生变化,以致眼压下降。昼夜眼压曲线可因长期上夜班或环球高空飞行而发生变化。

目前一些学者认为昼夜眼压变动的检查是最有价值的开角型青光眼的临床检查方法之一,是早期诊断的一个指标,有助于指导治疗,推断预后。

还有一些观察,如有人认为昼夜眼压变动与低 C 值有关、与血液中的间脑 - 垂体 - 肾上腺素系统所分泌的皮质醇呈平行变动,认为下丘脑中有一个调节中枢在神经和体液两方面起作用,再通过房水动力学的三个指标而对眼压起作用。动物实验结果又提示可能与松果体有关。妇女的月经周期过程中,眼压稍有节律性变动,终止后1~2周眼压较低。推测这与月经期间性激素水平和水滞留引起房水流量的改变有关。

第四节　影响眼压的因素

(一)眼球和眼球内因素

1. 眼壁硬度　又称巩膜硬度。眼球的角巩膜外壁有一定的硬度,原有的弹力很小,受眼压的支持,使之维持一定的张力。当外力加于眼球时,眼壁硬度使眼内容积改变受到眼壁膨胀限度的约束力。眼壁硬度愈大,对眼内容积改变所产生的抵抗力也愈大;反之则愈小。在没有外力作用时眼壁不收缩或膨胀,因此对眼压的变化影响不大。当用压陷型眼压计(Schiφtz 型)测量眼压时,眼内容积改变较大。眼壁硬度对眼压的影响就会表现出来,有时所测得的眼压并不代表真实的眼压,因此在眼壁硬度较高或较低时必须校正。用 Goldmann 压平眼压计时,在测量眼压时所引起的眼内容积改变很小,故测量误差也很小,测值比较接近真实眼压,一般不再校正。

眼壁硬度系数(coefficient of ocular rigidity)(K 值)是指眼压和眼内容积变化的数学关系。Friedenwald 用以下公式表示:

$$K=(\log P_{t2}-\log P_{t1})/(\Delta V_2-\Delta V_1)$$

K 为眼壁硬度系数;P_{t1}、P_{t2} 为两个不同重量砝码(5.5g、10g 或 7.5g、15g)的测压值;ΔV_1、ΔV_2 为不同重量测眼压时的眼内容积变量。

这种计算虽不完全准确,但仍然可作参考。

K 值的生理常数定为 0.0215(Friedenwald)。

早年,我国也曾有正常眼壁硬度值的报道,平均值为 0.0212±0.0002,与 Friedenwald 的数值基本相同

或稍有出入。一般认为黄种人和白种人的眼硬度系数无明显差异。

后来趋向于用 E 代替 Friedenwald 所用眼壁硬度系数 K,表示弹性的意思。影响眼壁硬度的因素有:①年龄:成年人眼壁硬度随年龄增长而上升;②眼球轴屈光状况:一般认为远视眼和正视眼的 E 值比近视眼高。高度近视者眼壁硬度偏低,故对高度近视眼患者测量眼压时,最好采用压平眼压计;③角膜弯曲半径也可在一定程度上影响眼壁硬度;④视盘生理凹陷深者 E 值较低,但尚无客观的数据证实;⑤测量眼内血管床的可压缩性和巩膜膨胀性,弹性眼压计测量等,由于眼压计按摩,眼内液体自眼球内流出,眼内容积缩小,可使测量值有明显误差;⑥药物作用,如血管扩张剂可降低 E 值,而血管收缩剂使之增加;⑦眼球病理改变,如眼内炎可使 E 值增加;原发性青光眼因长期高眼压,E 值也可增加;眼内充血使 E 值下降。

E 值低可使 Schiφtz 型眼压计的眼压测值偏低,眼压描记曲线呈平坦型,使青光眼漏诊或误诊为低分泌型青光眼(眼压不高,C 值低),或误认为所用治疗方案正确等。E 值高可使眼压测值偏高,这也是一种假象,可误诊为青光眼或不能准确评估眼压控制的情况。

除前述的 Friedenwald 计算 E 值外,还可以用眼压测算图求出之。

2. 眼内容物及液体循环动力　眼内容物包括有组织结构的晶状体、玻璃体、葡萄膜、视网膜等及液体循环的血液和房水。晶状体在人的一生中,其容积改变缓慢而量小,晶状体核随年龄增长,密度加大。老年人晶状体渐大,平均增加重量为 0.2g/ 年,眼内容积完全可以补偿和调整,所以不致眼压影响。但是在晶状体外伤或老年性白内障皮质膨胀时,可使眼压增高。玻璃体在正常时改变不大。变性时,液化和浓缩过程进展缓慢,可由房水替补。有学者推测玻璃体的新陈代谢与氧化变化可能使其容量稍有变更。葡萄膜,特别是脉络膜有大量的血管和较多的血液流量,尤其是其毛细血管的收缩与舒张,可引起迅速的一过性眼压变动,长时期的血管扩张亦可能使眼压持续升高。房水生成和流出是眼压变动的主要因素。

(二)全身因素

1. 体位与眼压　体位改变可引起暂时眼压改变,用气眼压计或手持压平眼压计可以方便地测定坐位与卧位眼压。文献报道,正常人和青光眼患者从坐位变为卧位,眼压变动范围很大(1.6~8.6mmHg),多数的平均眼压变化为 3.5~4.5mmHg,青光眼患者的眼压升高比正常人高。Parsley 等报道,正常人眼压升高从不超过 2mmHg,而青光眼患者 95% 超过 2mmHg。

Hirooka 等人报告，体位引起眼压改变的幅度与青光眼损害的程度有关。青光眼老年患者由体位导致眼压升高的危险性更大。

2. 头位与眼压 有少量研究头位与眼压改变的关系，Jian 等用气眼压计测量 108 只青光眼及对照组 151 眼，从坐位到仰卧位，青光眼患者眼压升高较对照组高，然后用 12.7cm 的枕头使头部抬高 15°，持续 2 分钟，眼压较平卧位时低。Alasbali 等于 2 天夜间分别测量 17 例进展期青光眼患者平卧位与用 30° 楔形枕头将头部抬高 30° 时的眼压，94% 的头部抬高者眼压较低，平均眼压差为 −3.2mmHg。

最近，Malihi 等对 24 例健康人[19～47 岁，平均 (28.6 ± 8.5) 岁；屈光状态为 −4.00D～+2.00D，平均为 (-2.6 ± 0.77) D；男女兼有]进行了体位和头位对眼压影响的研究，坐位测量颈部处于自然向上、屈曲和伸展三种位置，卧位包括仰卧、左侧卧位与右侧卧位。对各种姿势作了详细规范，稳定 5 分钟后，用气眼压计测量眼压，各种位置的测量顺序为随机进行。在坐位中，颈部自然向上者眼压最低[(14.8 ± 2.0)mmHg]，颈部屈曲者眼压[(19.8 ± 3.8)mmHg；$P < 0.0001$]和颈部伸展者眼压[(16.4 ± 2.7)mmHg；$P < 0.0001$]均较高。卧位三种姿势的眼压均较坐位颈部自然向上者高（$P < 0.0001$）。仰卧位为 (17.3 ± 2.9)mmHg，右侧卧位为 (18.3 ± 3.0)mmHg，左侧卧位为 (17.9 ± 2.7)mmHg。右侧卧位平均眼压较仰卧位高（$P = 0.006$），左侧卧位与仰卧位无明显差异（$P = 0.058$）。在三种坐位及仰卧位，左、右眼的眼压无明显差异（$P > 0.1$）；但是，在侧卧位，位于下方的眼睛的眼压较高，即在右侧卧位时，右眼为 (18.8 ± 2.9)mmHg，左眼为 (17.7 ± 3.1)mmHg（$P = 0.016$），在左侧卧位时，左眼为 (18.3 ± 2.8)mmHg，而右眼为 (17.6 ± 2.6)mmHg，但差异无显著性（$P = 0.076$）。

由体位改变引起的眼压升高，正常人由于代偿机制可使眼压下降，但是青光眼病人由于代偿机制降低，使眼压升高持续较长时间。体位改变所致的眼压升高与脉络膜充血及上巩膜静脉压有关。

在青光眼的治疗中，因为患者一天中的 1/4～1/3 时间处于横卧位，并且已有证据表明，即使轻度提高头位，也可减少眼压的升高，所以可建议青光眼患者在睡觉时将头部抬高。在日常活动中，应避免颈部过度伸展或睡觉时用多个枕头所致的颈部屈曲。侧卧位时下方眼睛的眼压较高，可考虑睡觉时适当变动体位，而不要侧向一方的时间过久或习惯于固定一侧侧卧。

3. 运动与眼压 早在 1963 年，Janiszewska 就发现运动可以降低眼压，以后又有 Qureshi 观察正常人步行可使眼压下降 (2.43 ± 0.30)mmHg，慢跑可使眼压下降 (3.85 ± 0.55)mmHg，快跑下降 (4.00 ± 0.37)mmHg；青光眼患者 3 种运动方式降眼压的幅度高于正常人，分别为 (7.72 ± 1.25)mmHg、(10.86 ± 2.12)mmHg 及 (12.86 ± 2.05)mmHg。上述运动伴有肌肉纤维缩短者，称为等张运动；另有一种在运动时肌肉张力增加而肌肉的长度无变化，称为等长运动，如屈肘举重物并维持一段时间的姿势。Harris 等研究，等长运动降眼压作用平均可达 2.7mmHg。Avunduk 等研究结果表明，等张运动后眼压下降[(8.78 ± 3.43)mmHg]比等长运动眼压下降[(4.94 ± 2.63)mmHg]更明显。

运动强度对眼压的影响：Kiuchi 等研究跑步后眼压下降程度与运动强度的相关性。在正常人中，当达到最大运动强度的 70%、50% 和 40% 时，眼压下降值分别为 (4.3 ± 0.7)mmHg、(2.2 ± 0.7)mmHg 及 (0.6 ± 0.5)mmHg。再对 70% 强度运动持续 15 分钟与 40% 强度运动 25 分钟的降眼压情况进行比较，前者眼压下降幅度高于后者近 2 倍（4.4:2.3），两者的运动量基本相同，结果表明，眼压下降的程度主要与运动强度有关，而与运动持续的时间和运动量无关。

运动后眼压下降持续时间：青光眼患者慢跑或快跑运动后眼压下降分别为 7.2% 和 12.7%，高于正常人。青光眼患者跑步后眼压降低的持续时间为 (84 ± 13) 分钟，正常人为 (63 ± 8) 分钟。

重复性日常性锻炼：重复性日常性锻炼可持续降低眼压。Passo 等对 9 例平时不爱运动的高眼压症患者进行为期 12 周的中至重强度运动训练并观察眼压，首次最大量运动后眼压平均下降 (7.1 ± 1.3)mmHg，下降幅度为 29%，经过 12 周的训练后，单次最大量运动后眼压平均下降 (2.6 ± 0.7)mmHg，下降幅度为 22%；12 周运动训练后眼压较训练前平均下降 (4.6 ± 0.4)mmHg。停止运动后，这种眼压下降可持续地比基线低 1～2mmHg。而身体较为适应上述运动的人，这种持续效应减弱，大约于 3 周内消失。上述研究表明，不论运动持续时间长短，均可以降低眼压，并持续一段时间，长期地经常性锻炼，有助于眼压基线的降低。

运动降低眼压的机制：运动降低眼压的机制尚不完全了解。有报告与去甲肾上腺素浓度降低与 β 受体阻滞剂的作用相似；可因血浆胶体渗透压增加，导致房水生成减少；也与一氧化氮和内皮素有关，一氧化氮和内皮素是新近发现的两种递质，血管中的膜受体激动剂如乙酰胆碱受刺激时，一氧化氮合成酶激活，合成一氧化氮，可导致血管的松弛和扩张，内皮素由内皮细胞分泌，可作用于平滑肌细胞的特异受体，而诱发持续性的血管收缩，内皮素与一氧化氮在小梁网与血管内皮细胞的作用是一致的，参与眼压的生理调节；也与 β_2 受体基因多态性有关，在运动中 β_2 受体刺激是一种眼压反应的重要调节剂。

综上所述，运动可使正常人和青光眼患者的眼压下降，青光眼患者的眼压下降较正常人更明显。长期规律性运动可使眼压基线降低，走路、慢跑或骑自行车等可作为一种辅助性治疗。

4. 血压与眼压 一些流行病学研究表明，全身血压升高伴有轻微眼压上升。Blue Mountains Eye Study 显示，收缩压 < 110mmHg 者，双眼平均眼压为 14.3mmHg，血压 ≥200mmHg 者，眼压升为 17.7mmHg。舒张压 < 70mmHg 者，眼压 15.2mmHg，舒张期血压 ≥120mmHg 者，眼压升至 18.6mmHg。收缩压每升高 10mmHg，右眼平均眼压升高 0.28mmHg，或舒张压每升高 10mmHg，眼压升高 0.52mmHg。北京眼科研究中，收缩压与舒张压均与眼压明显相关（$P < 0.001$）。Hennis 等对 Barbados 年龄 ≥40 岁的居民作了高血压与眼压变化的为期 4 年的纵向观察，黑种人的平均眼压升高了（2.5 ± 3.9）mmHg。Klein 等研究了收缩期血压与眼压变化的关系，随访了 3648 人，发现在基线时，收缩压升高 10mmHg，伴有眼压升高 0.3mmHg，舒张压升高 10mmHg，伴有眼压升高 0.6mmHg。在 5 年随访时，收缩压升高 10mmHg，伴有眼压升高 0.2mmHg，舒张压升高 10mmHg，伴有眼压升高 0.4mmHg。在 Egna-Neumarket 青光眼研究中，评估了血压与年龄校正后的眼压关系，收缩压和舒张压与眼压的相关性统计学差异有显著性（$r > 0.94$；$P < 0.001$）。收缩压升高 10mmHg，眼压升高 2.4mmHg，舒张压升高 10mmHg，眼压升高 0.4mmHg。

综上所述，收缩压每升高 10mmHg，伴有眼压升高 0.20~0.44mmHg，舒张压每升高 10mmHg，伴有眼压升高 0.40~0.85mmHg。伴随血压升高，确实有眼压升高，但是升高的比例是很小的，表明血压升高在青光眼病因方面，其临床意义是很有限的。

血压和眼压之间关系的生理意义：血压与眼压之间的关系仍然是推测的。Bill 提出，收缩压改变可致小量房水生成变化，可能是由于睫状体毛细血管压力升高，而致房水生成增加。当猴子从股动脉被快速放血至血压到 60mmHg 时，房水生成率下降 20%。血压也可影响上巩膜静脉压而改变房水的外流。

控制血压和眼压的特殊机制有两种学说：①自主神经系统可改变房水的生成和排出而控制眼压；②肾素 - 血管紧张素系统可调节眼压与血压。一些研究者曾发现在眼部存在肾素 - 血管紧张素系统。最近发现，在正常眼压的兔眼玻璃体内注射血管紧张素使眼压下降。

血压可能影响眼压的机制尚不清楚，但可推测高血压是如何使眼压升高的。Havidberg 等研究了全麻时 CO_2 分压对眼压的影响，当停止给 CO_2 时，眼压也同时迅速下降，它应该是血管原性的，可能由于脉络膜容积的改变。Gupta 描述了咳嗽如何影响颅内压，由于眼部结构机械性变形而对脉络膜体积及眼压产生瞬间效应。这两个报告不能解释血压和眼压的直接关系，但是支持升高的血压可能增加脉络膜的容量而使眼压升高。

自然环境因素，如地心吸力与眼压无明显关系。大气压比眼压低，气压可以改变眼压。年度季节，气温改变，昼夜时间，可影响眼压，明显的低温可使房水流出受到影响。这时眼压的变化可能是因为房水分泌抑制或眼内血管收缩所致。据报道，湿度、太阳黑子活动等也可能对眼压有影响。有的报道提出光线可以使眼压有不同的改变，如绿光可使眼压下降，红光使之升高。

关于影响眼压的眼病和药物，见本书临床部分。

第五节 眼压的调节

保持眼内房水生成和流出之间平衡的调节系统首先是神经和体液。

一、眼压的神经性调节

许多学者认为整个机体有内环境稳定机制，它进行对眼压变动的调节，一般认为是由综合的外周信息向大脑皮质和间脑集中，并且通过舒缩神经系统对葡萄膜血流和房水循环而发生作用。

（一）眼内神经性调节

眼压调节的主要效应器是睫状体，小梁网和脉络膜血管床。房水是由睫状体前部睫状突毛细血管网的血浆转化。血浆到达睫状上皮的非色素层，适合于分泌作用。在电镜下，其游离面有几排饮液细胞泡（pinocytic vesicles）。上皮细胞间有连接复合体，是血 - 房水屏障的组成部分，可能是水和离子流出的主要扩散途径。睫状体的神经有交感神经，副交感神经和感觉神经末梢。有的学者认为房角隐窝处某些无髓神经末梢可能起着压力感受器的作用。在动物实验中，眼压变化在睫状神经图上出现排射状冲动，这可能是由压力感受器发出的。

睫状体毛细血管血流量的改变直接影响房水生成，而又由房水流出阻力的升降而调节。眼压突然升高时，血液进入眼内的速度减慢，部分血液经由静脉流出，房水流出阻力下降，房水流出增加，眼压下降；

当眼压降低时这种眼内环境稳定反射使房水生成和流出阻力增加，以维持眼压相对正常。

昼夜眼压变动时，夜间房水生成减少，而早晨又增加，都由房水流出阻力调节。房水流出是眼压调节的关键。它的主要通路是小梁网。葡萄膜小梁网有较大的间隙，角膜 - 巩膜网状结构内有小孔洞，Schlemm 管壁有小孔和内皮细胞巨饮现象（macropinocytosis）等一系列复杂组织，房水即由此通路流出，说明似有一眼压调节机制，在房水生成增加时流出阻力有所降低。许多电生理实验提示眼内有感知觉信息。有压力感受器存在，还有体液因子，如前列腺素等起作用。电镜下可见巩膜及 Schlemm 管内壁附近组织内有来自交感神经、副交感神经和三叉神经的丰富末梢神经纤维。当眼压变动时引起牵拉样机械性刺激反应，可能是压力敏感装置。上巩膜静脉压上升时，眼内压随之上升。脉络膜血管床受血管舒缩神经的控制，直接通过血流量的改变而调节眼压，眼压下降时脉络膜血流量增加，眼压上升时则血流量减少，并进一步通过房水流出量的变化取得代偿。

（二）神经调节信息的传递

1. 传出途径　交感和副交感神经都参与眼压调节的传出作用。交感神经对眼压的调节机制十分复杂。在刺激猫和兔颈上神经节时可使葡萄膜血管收缩，血流量和房水生成减少，致使眼压下降，在切除颈上神经节时也可使眼压下降，这是由于房水流出易度的改变，而并非是房水生成的改变。α 肾上腺素能神经兴奋引起房水流出改善；β 肾上腺素能神经兴奋则使房水生成抑制，这可以解释肾上腺素滴眼治疗开角型青光眼，即利用其双重降眼压作用而控制眼压。副交感神经途径主要是通过动眼神经和面神经。刺激动眼神经到眼的副交感神经的作用尚不完全清楚。有人认为可以引起眼压降低，这可能是由房水流出增加，但动眼神经并不参与主要的眼压神经调节。来自面神经的副交感神经纤维通过翼腭神经节到达眼内，支配脉络膜血管等，刺激此神经可使脉络膜血管扩张，血流量增加，房水生成加多，眼压上升。对这一论断尚待进一步研究。

2. 眼压信息的传入途径是三叉神经。刺激或切断三叉神经试验可分别使眼压下降或上升。传入感受器，据认为是在小梁网，有知觉末梢，但需进一步证实其有无压力感觉功能。但在许多电生理实验中，可以从睫状神经记录到眼压改变时的放电现象，有时还可以见到电频率的增减。

（三）中枢神经性调节

用微电极刺激间脑的一个特定区域可以诱发各种眼压改变，或升或降，有的影响双眼，其结果随刺激点的部位和准确程度有关，有的随着全身血压反应而改变，有的则显然无关；有的则随交感神经活动程度不等而有不同。有的学者认为在下丘脑有一协调中心（co-ordinating center），接受来自睫状长神经的传入冲动影响眼压。第三脑室一系列物质的灌注也有可能使眼压有不同程度的改变，而灌注生理盐水则并无影响，也可以说明动物（兔）的间脑，可能有控制眼压的神经结构。此外，用前列腺素注入第三脑室能使眼压和体温升高。但是这些实验并不能说明间脑有特定的眼压调节中心，只能认为间脑有内环境稳定调节结构，其性质和确切的部位仍然有待研究。临床病例也支持间脑与眼压调节有关。又从昼夜眼压曲线变动规律考虑，也只认为间脑有眼压调节结构。

大脑皮质的一些实验研究和临床病例提示：大脑皮质有调节眼压高低的结构，但动物实验结果不尽相同。在临床，大脑半球损害者，如偏瘫，两侧眼压不等，患侧眼压偏低。损害较重时，两眼压差大。损害恢复后，差异消失。有的报道，青光眼的大脑皮质可有萎缩现象。有的学者通过一系列的研究，提出中枢神经系统在不同的水平有有关眼压调节的神经结构，但是在大脑尚不能确认有眼压控制中心。

综合上述情况，目前趋向于眼压内环境稳定调节，它的性质和作用部位仍不能完全肯定，也不能确知有直接的眼压神经调节，或大脑中枢神经系统的一个小区有特定的眼压调节中心。

二、眼压的体液性调节

许多体液因子和激素是经过复杂的生化过程而发挥作用。其对眼压的作用往往只引起眼压短暂改变，包括眼内血容积变化，全身血压的突然改变，血浆张力和对应的房水等的改变有关。长期激素改变，使其特异效应器的组织结构发生变化而影响眼压。

激素和体液因子可以影响眼内组织，包括睫状上皮和上皮下血管丛，小梁网，房水流出小管及上巩膜静脉丛，从而影响房水动力学。一些激素，如肾上腺皮质激素（ACTH）、甲状腺素、胰岛素、糖皮质激素和盐皮质激素、性腺素、间脑 - 垂体 - 肾上腺素系统等皆有调节眼压作用。前列腺素（PG）可引起非常显著的生理效应，如小动脉扩张、毛细血管充血、通透性增加等。在眼内 PG 是葡萄膜的生理成分，初步认为它在眼压调节中起知觉信使作用。无论是滴眼、眼球内注射或全身应用，极微量的 PG 对眼压有不同程度的升降双重作用，$PG_{2\alpha}$，特别是 $PGF_{2\alpha}$-IE 局部应用于兔、猫、猴和正常人眼均有长时间降低眼压作用。PG 可以改变细胞内 cAMP 水平，增加其含量，使眼压下降。用 PGE_1 滴眼，在引起该眼眼压增高的同时，对侧眼的眼压也可上升，其机制可能是由于房水生成和房水流出阻力增加或血 - 房水屏障紊乱。

三、眼压的同感性反应

同感性反应或交感反应是一眼的眼压在诱发改变时可引起另一眼有同样的或相反的反应，或反应很小，但是亦可无明显反应。

第六节　正常和病理性眼压

以前认为青光眼的诊断依据是眼压升高，以后又逐渐有了改变，但是眼压增高仍是青光眼诊断重要指标之一。

（一）眼压测量

用眼压计（tonometer）或液压计（manometer）测量眼压的技术称为眼压计测量，是研究眼压生理和诊断并评估青光眼与一些眼病及其疗效，预后观察的重要方法之一。虽然指压法可初步略知眼压情况，但是不能作数字记录或随诊对比。

液压计检查法（manometry），其设计即使测量时眼内液体流失最少，以用于直接测量眼球内的压力。这种方法准确，但是仅限用于实验室而不适合临床工作。还可用电液压计检查。

液压计包括贮液器，存放生理盐水，下连聚乙烯管，附有带孔的旋塞，与一覆有被膜和另一端通连聚乙烯管的容器相连接。此第二管的末端又连接一皮下注射针头。操作时将注射针头直接刺入实验眼的前房，以测量眼压。由于前房内压力较大气压高，前房穿刺时房水流出，当加压到恰好不使房水流出时，此压力即可从压力计上读出之。实际上这个检查过程是记录压力改变所引起的被动活动。

眼压计测量法（tonometry）：房水的流出取决于眼内液体的压力，即眼压和最后房水到达眼球表面的上巩膜静脉系统之间的压力差。这种眼压的测量方法都属于间接测量法。眼压计多种多样，用于临床的可以大致分为压平和压陷两型（applanation and indentation types）。一般来说，各种眼压计的准确性由设计原理、校准及被检查者和检查者等多方面的因素所决定，有相对差异，因此如何解释和判断测试结果应慎重考虑。压平眼压计的基础是 Imbert-Fick 原理。这个原理认为对于一个理想的干性薄壁球体，球内的压力等于所需压平其表面的力量，除以被压平面积，即：

$$P = F/A$$

式中 P 为球内压力；F 为外加力量；A 为压平面积。

压平眼压计，使角膜表面被压平至一定面积（大部分为已知数，如 Goldmann 压平眼压计为 3.06mm 直径）。此型眼压计最常用的是 Goldmann 眼压计，设计合理，测量准确，易于操作，并因其对眼内液体推移量很小（约 0.5μl）很少影响眼内容积，故相对地不受眼壁硬度的影响。有可重复性。

Perkins 手持眼压计，非接触眼压计，Mackay-Marg 压平眼压计。Schiøtz 型眼压计是通过一定重量砝码压迫时所产生的角膜压陷容积来测定眼压的压陷型眼压计。有较大误差。气动眼压计有压力感觉装置，包括有薄膜覆盖的气室，特别可用于有角膜瘢痕或水肿的眼球。Goldmann 压平眼压计（GAT）被公认为眼压测量的金标准，但有研究发现，GAT 的测量结果，受角膜中央厚度、眼轴长度、角膜屈光力的影响，使其金标准的地位受到挑战。近年来，有几种新型眼压计陆续应用于临床，但其准确性尚需进一步验证。

1. 动态轮廓眼压计（dynamic contour tonometer，DCT） 于 2004 年应用于临床，它根据 Pascal 原理，测压头符合角膜轮廓的曲面，半径稍大于人的平均角膜半径，曲率半径为 10.5mm，其压力感受器的直径为 1.7mm，安装在测压头的外壳内，由于轮廓相匹配，理论上角膜内外的正交力相符，压力感受器可不依赖角膜特性进行眼压测量，它的眼压测量速率为每秒钟 100 次。同时还可以记录在一次眼动脉搏动过程中的眼压搏动情况，并在测量结束时，给出眼压脉动振幅值，它是推算眼血流量的重要参数。

DCT 的眼压测量值不受角膜中央厚度、角膜曲率等因素影响，其测量结果接近真实的眼压。DCT 的重复性较好，与 GAT 有较好的相关性，DCT 测量值较 GAT 者略高。

DCT 测量不用荧光素，可自动评估测量质量（Q 值），测量结果数字化，减少人为误差，操作方便易于掌握。但是在测量时探头在被测者角膜上停留时间较长，约为 5 秒钟，对配合差的患者，测量值可能会出现较大误差。

2. I Care 回弹眼压计（I Care rebound tonometer，I Care RBT，RBT） 是一种便携式眼压计。其测量是用电磁学原理，测量探杆上绕有磁化的钢线，探杆末端为直径 1.3mm 的圆形塑料探头，测量时探头快速轻触角膜后弹回，此回弹动作产生的电压，被磁化的钢线所绕成的螺线管监测到，经处理后转化为眼压值。测量时探头位于距角膜中央约 4～8mm 处，患者需向正前方注视，此时按测压钮，探头将自动测量 6 次，眼压平均值将出现在显示器上。

此外，显示器上还出现英文字母 P，它代表测量的标准差。如果字母 P 在屏幕上闪烁或为 P₋，则说明测量值无效，需要重新测量。眼压越高，探头弹回速度越快，测量用时越短。

回弹眼压计与 GAT 的比较性研究目前开展较少，在动物模型中显示了较好的重复性。回弹眼压计的重量轻，携带方便，无需应用裂隙灯。可用于青光眼筛查、院外监测，也可在床边使用。因测量时探头对角膜的接触很轻微，无需表面麻醉。目前其测量的准确性及其与 GAT 的一致性尚需进一步研究。

3. Tono-Pen 眼压计　是一种新型压平式眼压计，类似一支笔，重量轻，携带方便，应用范围广泛，既可用于临床，也可用于动物实验。其测压头内中央有一直径 1.02mm 的铁芯，它与一微型张力传感器相连。眼压计体部有一操作键及显示屏，可显示所测得的眼压值，单位为 mmHg。用 Tono-Pen 测量眼压时，测量头需与角膜接触 3～6 次，获得 3～6 次测得的眼压平均数值，显示在液晶屏上。在液晶屏的底部有 4 条斜线，分别指向 <5%、10%、20%、>20%，代表所测数次眼压的变异系数，当变异系数≥20% 时，表明测量值不可靠，变异系数为 5% 时的眼压值最好。每天使用 Tono-Pen 眼压计以前，需对眼压计进行校正。测量时患者可取任何体位。结膜囊内滴表面麻醉剂，测量时将测压头垂于角膜表面，轻触角膜中央，即可得到眼压数值，此为测量一次所获得的眼压，将测压头离开角膜后，再次轻触角膜，如此反复 3～6 次，直到眼压计发出"滴"声，表示测量完成，液晶屏上显示多次测量的平均值，即为眼压值。

Tono-Pen 眼压计与 GAT 相关性好，尤其在正常眼压人群中，而在眼压偏高或偏低的人群中相关性较差，反复测量误差也较大。Tono-Pen 眼压值与中央角膜厚度相关，中央角膜厚度每增加 100μm，眼压值将升高 2.2mmHg。正常人测量不同的角膜部位 Tono-Pen 眼压计均可得到较为一致的眼压结果。而对于 LASIK 术后的患者，测压头在角膜缘处测量，可得到较为可靠的眼压值。此眼压计测压头接触角膜的直径较小为 1.02mm，是 GAT 的 1/3，故其测量受到角膜的影响较 GAT 小，对于有角膜瘢痕的患者，其测量值相对准确。因为 Tono-Pen 眼压计的作用原理是将外力转换为波形，故测量时受角膜上皮的影响也较小，可用于戴角膜接触镜、角膜水肿或大泡性角膜病变的患者。在测量时需注意不可轻压角膜表面，否则可导致所测眼压高于真实眼压。

4. Diaton 眼压计　是一种新型便携式眼压计，采用经眼睑测眼压的方法，目前临床应用及报道较少。它使用固定重量的触锤，触击上睑一个直径 1.5mm 的区域（睑板），当眼球受触锤压迫到最大变形的瞬间，感应器提取此时的压力数据，得到被测者眼压，单位为 mmHg。测量时患者取坐位，双眼注视正前上方目标，视轴与水平呈 45° 角，使上睑缘位于上角膜缘上方 1mm 处，眼压计垂直，将其顶端支架轻压中央睑缘附近的睑板前端，触锤接触睑板，眼压计显示相应读数。

Dioton 眼压计操作简单，经眼睑测量眼压，不需滴表面麻醉剂，患者的耐受性较好，测量结果不受角膜一般性状如角膜曲率和角膜厚度的影响，但测量时需患者的配合，当触锤接触上眼睑时，若眼球转动将影响测量结果。

在正常人群中，此种眼压计与 GAT 的相关性一般，有研究显示其测量值较 GAT 略低，也有报告其测量值较高者。总体讲 Dioton 眼压计在临床中应用较少，其与 GAT 的相关性以及其是否受角膜、巩膜形状的影响仍需要更多的研究。

5. Proview 压眼闪光眼压计（Proview phosphene tonometer，PPT）　是 1998 年设计的一种新型笔式眼压计。其原理是基于 Limber-Fick 定理，当力作用于眼部时，引起视网膜变形，感光细胞会产生压眼闪光，此时的作用力即与眼内压相等。该眼压计不接触角膜，不需表面麻醉剂。测量时患者轻闭眼，向颞下方注视，眼压计探头置于眼睑的鼻上部，缓慢按压直至患者看到眼闪光后，得出所测量的眼压值。

PPT 与 GAT 测量值的相关性，目前尚未得到一致结论。这种眼压计操作简单，患者可以自行测量，只要患者能够看到压眼闪光，即可完成眼压测量。

从上述可以看出，眼压计设计的发展方向，是在提高测量精确度的基础上，考虑便携和易于操作。各种新型眼压计的出现为眼压计的设计提供了新的思路和方法，它们在不同的方面弥补了传统眼压计设计的不足，减少了因角膜形状差异而产生的测量误差，对青光眼的诊治有一定帮助，但它们本身还存在一定的缺陷，临床应用经验尚少，目前不能取代 GAT 的金标准地位。

凡是眼压≥22mmHg 者都应该考虑是可疑不正常，应开始作系统检查和长期随访。重要的是眼压计标准化、检查者技术熟练和被检查者合作。

（二）正常眼压（normal ocular pressure）

有的学者提出，正常眼压应是：适应其血液循环，保持眼球的新陈代谢和完成视觉功能的眼内压力。这样一个定义从眼生理学而言仍较全面，可作为临床实际工作参考。

如前所述，眼球内的房水动力、血液动力、眼球内容物处于平衡状态时即可维持眼压的正常水平。正常眼压值可分为两组，其一为液压计测量的实验动物的眼压，另一组则为用不同眼压计测量的正常人眼压。

实验动物眼压，虽然用眼压计测量，甚至是用压平眼压计，并不能得到准确的数值，这是因为各种动物的角膜的物理性质不同和用人眼球标定的眼压计多有不同所致。但是液压计的测值则明显准确，报道较多，一些仪器可靠，方法适当。

文献报道的动物眼压，多是在不同的全身麻醉剂下测量的结果，也有的是用局部滴眼麻醉药。前者所测得眼压值偏低，后者稍高。报道较多的是全麻下测量的兔眼压，其余的是猫和猴眼等，结果分别是：$17.2\sim21$mmHg（局麻下是 23mmHg），$16.5\sim23.8$mmHg 和 $8\sim21$mmHg。

早年我国已做了一些地区的人群眼压的普查工作。中华医学会眼科学会郑州会议根据这些调查结果确定用 Schiøtz 型眼压计测量眼压正常范围为 $10\sim21$mmHg，平均值为 $15\sim16$mmHg，21mmHg 为正常上限，$22\sim23$mmHg 为可疑范围，应做进一步检查。多次和准确的测量，≥24mmHg，结合其他指标的情况，可以认为是病理值。用 Goldmann 压平眼压计测量正常人群的眼压范围是 $10\sim18$mmHg，平均值为 14mmHg。北京市远郊顺义县 7622 名正常人群用手持 Perkins 压平眼压计测定为（13.40 ± 2.43）mmHg。国外文献报道，最常被引证的是 Leydhecker 等（1958）对 10 000 名正常人用 Schiøtz 型眼压计的调查，正常眼压组有 95.5% 为 $10.5\sim20.5$mmHg，平均值为 15.5mmHg。高于 20.5mmHg 则为异常。以后有用压平眼压计测量正常眼压范围是 $13.5\sim16.3$mmHg，<21mmHg 者占 97.5%。

正常眼压普查概况：除部分的调查人数稍少外，大部分为大量资料。①种族：未发现有明显的种族差异，但亦有稍高或稍低的报道。②基因影响：一般人群的眼压统计受遗传的影响，可能是通过多基因和多因素形成而传递。③职业或工种，城市或农村居民的眼压无明显差异。④性别：文献报道不一。一般认为男女性别的眼压差别不显，临床上不予区别。⑤年龄：$20\sim40$ 岁人群中眼压属常态分布，而 40 岁以上则平均眼压随年龄而向较高一方偏移，但有人认为这可能与老年人眼壁硬度增高或与 C 值下降有关，而房水生成率影响很小。新生儿的眼压与成人者相近或稍偏低或上限稍高。幼儿（< 4 个月）因用全麻检查，眼压稍偏低。⑥眼别：双眼眼压常相同或仅差 $2\sim3$mmHg，不超过 4 mmHg。⑦屈光不正：眼压和眼球轴长及进行性近视有关，但也有例外。⑧地势：地势高度可能对眼压有影响，资料少，尚待证实。

（三）病理性眼压

大部分学者认为：如果眼压低于 20mmHg，可能只引起轻微的眼损害（除低压性青光眼），超过 20mmHg 可引起轻度损害，超过 30mmHg 则可引起中度损害，超过 40mmHg 则可引起明显损害。有人认为眼压超过 20mmHg 常可诊为高眼压症，有的人有可能最后发生眼损害，应终生监护，有的病例需要治疗。在原发性青光眼，多于视野缺损的前几年即出现眼压增高。高眼压症一词被提出后，发现其患病率要比具有视野缺损的原发性青光眼高很多。其中一小部分以后可能发生青光眼，但是，在发生组织损害以前，尚不能准确地预测最后是否将发生青光眼。这个转化的开始和发展是对该"症"了解的主要空白之一。理想的是知道某一个眼压水平能引起某一眼的损害。

按统计学观点，在正常人群中，如眼压超过正常均值加 3 个标准差，即眼压 >24mmHg 应视为病理值，但临床上可无青光眼表现；或眼压虽在统计学的正常范围，但可因血管灌注压下降，或全身病等原因如颅压低等，视盘发生病理性凹陷，故需根据多项指标加以综合分析和判断。

从临床观点，就眼压而言，区别青光眼和正常眼用 P_0 和 C 值两个参数比只用一个参数好，因为两者反映了房水动力学的不同的方面。比较 P_0 值和 C 值，后者更易揭示房水动力学的动态过程。当 P_0 超过 24mmHg，同时 C 低于正常时，青光眼的可能性即增加了。另外，亦应参考其他检测结果（特别是以视野为代表的视功能检查）以证实眼压向病理性眼压过渡，以作出正确诊断。

（张敬娥　才　瑜　王宁利）

主要参考文献

1. 北京市眼科研究所临床生理室、同仁医院眼科青光眼组. 昼夜眼压曲线对单纯性青光眼的临床应用. 北京第二医学院学报，1980，1：42.

2. 周文炳. 临床青光眼. 第 2 版. 北京：人民卫生出版社，2000.

3. Davson H. Physiology of the Eye. 4th ed. Edinburgh：Churchill Livingston，1980.

4. Henkind P，LeitmanM，eitzman E. The diurnal curve in man：new observations. Invest Ophthalmol，1973，12：705.

5. Langham ME. The physiology and pathology of the intraocular pressure. in：Glaucoma：Contemporary International Concepts. New York：Masson Publishing，1979.

6. Newell FW，Krill AE. Diurnal tonography in normal and glaucomatous eyes. Am J Ophthalmol，1965，59：840.

7. Mahili M, Arthur J. Effect of head and body position on intraocular pressure. Ophthalmology, 2012, 119(5): 987-991.

8. Prata TS, Moraes CG, Kanadani FN, et al. Posture-indused intraocular pressure changes: Considerations regarding body position in glaucoma patients. Surv Ophthalmol, 2010, 55(5): 445-453.

9. Caprioli J, Coliman AL. Intraocular pressure fluctuation a risk factor for visual field progression at low intraocular pressures in the advanced glaucoma intervention study. Ophthalmology, 2008, 115(7): 1123-1129.

10. Hirooka K, Shiraga F. Relationship between postural change of the intraocular pressure and visual field loss in primary open-angle glaucoma. J Glaucoma, 2003, 12(4): 379-382.

11. Kiuchi T, Motoyama Y, Oshika T. Relationship of progression of visual field damage to postural changes in intraocular pressure in patients with normal-tension glaucoma. Ophthalmology, 2006, 113(12): 2150-2155.

12. Mehdizadeh M. Sleep position and eye pressure. Ophthalmology, 2007, 114(12): 2362.

13. Risner D, Ehrlich R, Kheradiya NS, et al. Effect of exercise on intraocular pressure and blood flow. J Glaucoma, 2009, 18(6): 429-436.

14. 梁远波, 吴越, 李思珍, 等. 运动与眼压. 中华眼科杂志, 2011, 47(9): 854-857.

15. Costa VP, Arcieri ES, Harris A. Blood pressure and glaucoma. Br J Ophthalmol, 2009, 93(10): 1276-1282.

16. Bonomi L, Marchini G, Marraffa M, et al. Vascular risk factors for open angle glaucoma: the Egna-Neumarkt Study. Ophthalmology, 2000, 107(7): 1278-1293.

17. Hennis A, Wu SY, Nemesure B, et al. Hypertension, diabetes, and longitudinal changes in intraocular pressure. Ophthalmology, 2003, 110(5): 908-914.

18. Klein BE, Klein R, Knudtson MD. Intraocular pressure and systemic blood pressure: longitudinal perspective: the Beaver Dam Eye Study. Br J Ophthalmol, 2005, 89(3): 284-287.

19. Xu L, Wang H, Wang Y. et al. Intraocular pressure correlated with arterial blood pressure: the Beijing Eye Study. Am J Ophthalmol, 2007, 144(3): 461-462.

20. 方圆, 潘英姿. 新型眼压计原理及其在临床中的应用. 眼科, 2012, 21(2): 136-140.

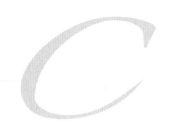

第五章
角膜与巩膜

第一节　角膜生理与生化

角膜与巩膜一起保护眼球，角膜透明，无色，没有血管，允许 365~2500nm 波长光线透过，使外界物体在视网膜上形成一个清晰的图像。角膜虽薄，但有很高的屈光力，角膜前表面的屈光力为 48.8D，后表面的屈光力为 −5.8D，其绝对屈光力（前后表面屈光力的代数和）为 43D，约占眼球屈光力的 70%。据冯葆华等的报道：我国人绝对角膜屈光力，水平径线平均为 43.125D，垂直径线平均为 43.511D。理论上角膜是一个球面，但在临床上常常发现一个子午线的曲率大于另外一个子午线，是谓散光。为了维持角膜的正常功能，它需要有其固有的化学成分和物理特性；需要充分的营养和正常的代谢以及一系列的生理功能。

一、角膜的生物化学

角膜的主要组成成分：水（75%），胶原蛋白（15%），其他蛋白（5%），多糖类（1%）和盐类（1%）。

（一）水

角膜的含水量约为 72%~82%，其含水量相对稳定，这对角膜的透明性及厚度的维持，具有重要意义。

（二）胶原

除水之外，另一个含量较多的成分是蛋白质，约占角膜成分的 18%~20%，其中，胶原蛋白约占角膜所有蛋白的 80%。共有三种主要胶原家族：成纤维胶原、不连续三螺旋纤维相关胶原、非纤维胶原。在角膜中，Ⅰ、Ⅱ、Ⅲ、Ⅴ、Ⅵ型胶原是完整的胶原，在电镜下可见典型的胶原纤维束。角膜基质主要含Ⅰ型胶原（占角膜胶原的 64%）和Ⅴ型胶原（占 15~20%），这两种胶原为成纤维胶原。角膜上皮细胞与内皮细胞基底膜含Ⅳ型胶原，为非纤维胶原。胶原首先在核糖体上合成多肽链，随后形成多肽链侧链的羟基化（羟脯氨酸、羟赖氨酸的生成）和糖基化后，生成三条多肽链成为前胶原，分泌到细胞外的前胶原 N 端多肽和 C 端多肽被酶切断形成胶原蛋白。

（三）蛋白聚糖

蛋白聚糖（proteoglycans）由核心蛋白与糖胺聚糖（glycosaminoglycan, GAG）组成。核心蛋白通过丝氨酸残基链与 GAG 共价连接。GAG 又称为黏多糖，存在于细胞外基质和胶原纤维间隙，为线性结构，分子量为 10~100kD，重复的二糖通常硫酸化。硫酸化的 GAG 包括硫酸软骨素（chondroitin sulfate, CS）、硫酸皮肤素（dermatan sulfate, DS）、硫酸角质素（keratan sulfate, KS）、硫酸肝素（heparin sulfate, HS）和硫酸乙酰肝素（heparan sulfate, HS）。蛋白聚糖根据核心蛋白分为三大家族：组合式、细胞表面和亮氨酸富集的小蛋白聚糖（small leucine-rich proteoglycans, SLRP）。有两个亚型的 SLRP：CS/DS［核心蛋白聚糖（decorin）和双糖链蛋白聚糖（biglycan）］蛋白聚糖和 KS［光蛋白聚糖（lumican）、角蛋白聚糖（keratocan）、模块蛋白聚糖（mimecan）和纤维调节蛋白聚糖（fibromodulin）］蛋白聚糖。正常成人角膜基质含有四种蛋白聚糖：核心蛋白聚糖、光蛋白聚糖、角蛋白聚糖和模块蛋白聚糖。角膜基质 GAG 与许多胶原蛋白结合，能够改变这些蛋白的构型与生物活性，影响角膜基质细胞的生长。角膜的细胞外基质（extracellular matrix, ECM）除了上述的胶原糖蛋白成分外，还含有各种非胶原糖蛋白（纤维连接蛋白、层粘连蛋白等），胶原和非胶原糖蛋白是结构糖蛋白，为 ECM 中的不溶性大分子糖蛋白。

（四）其他蛋白和糖蛋白

将角膜组织浸泡在蒸馏水中，有一部分蛋白质可被浸出，称为可溶性蛋白。角膜可溶性蛋白一半以上在血浆内可以找到，包括白蛋白、γ 球蛋白、α 胎蛋白等。可溶性糖蛋白包括酶、肽类激素、抗体、补体以及某些生长因子等。从临床的角度来看，可溶性蛋白是很重要的，因为它们可能是角膜抗原的决定因素，与角膜移植的透明存活有着密切关系。

角膜上皮层的表层是一种非角化的鳞状上皮细胞层，细胞表面有许多微皱襞和微绒毛，上面附有细胞外被的多糖-蛋白质复合物（glycocalyx）。其中蛋白质部分镶嵌在细胞膜上，而多糖部分携带负电荷伸入泪膜中，具有吸引泪膜中黏蛋白分子的作用。角膜上皮具有疏水性，而黏蛋白具有极强的亲水性，其主要功能是覆盖角膜上皮表层，从而赋予角膜的可湿润性。黏蛋白厚约 $0.02\mu m \sim 0.05\mu m$，主要由黏多糖和糖蛋白组成，由结膜的杯状细胞所分泌，但一部分也可能来自主泪腺。

（五）酶

角膜内含有各种酶，例如磷酸酯酶、淀粉酶、钠-钾 ATP 酶、胆碱酯酶、胶原酶、α-烯醇酶、细胞色素氧化酶、碳酸酐酶，这些酶在上皮和内皮细胞内含量较基质内多，这也说明前者的代谢较后者旺盛。

（六）无机盐

已经证实角膜含有各种无机盐类：如钠、钾、钙、镁和锌，同时也含有氯化物、乳酸盐、磷酸盐和硫酸盐等。

（七）其他

除了上述物质之外，角膜还含有一些其他物质，如：糖原、氨基酸（甘氨酸和羟脯氨酸含量较高）、抗坏血酸和脂质，在某些眼病和角膜营养不良时，脂质的含量明显增加。

角膜主要成分的分布如下：①正常角膜上皮细胞基底膜含有Ⅳ型胶原、层粘连蛋白、纤维连接蛋白、硫酸乙酰肝素。②前弹力层以Ⅰ型胶原为主，也含有相当浓度的Ⅴ型胶原，胶原纤维细而短，排列紊乱，无细胞结构，比基质层更透明。③基质层也是以Ⅰ型胶原为主，也含有相当浓度的Ⅴ型胶原和少量的其他胶原。Ⅴ型胶原占角膜胶原纤维的 15%～20%，而在其他相应的结缔组织（例如巩膜、皮肤、肌腱等）Ⅴ型胶原一般占 2～5%，角膜胶原纤维是Ⅰ型和Ⅴ型胶原相互结合组成了一个异型的纤维结构，其中的Ⅴ型胶原可以减少其他胶原纤维直径，此作用有利于维持角膜的透明。基质层的胶原纤维由胶原蛋白分子构成，长约 300nm，直径大小一致，约为 (32 ± 0.7)nm，呈高度规则 300～500 个与眼表平行的板层排列。角膜的胶原纤维及其板层由蛋白聚糖相隔，蛋白聚糖决定胶原纤维的间距，蛋白聚糖的核心蛋白和Ⅴ型胶原调节胶原纤维直径。角膜基质细胞占 2.4% 的基质层体积，产生角膜 ECM，角膜细胞分泌的Ⅰ型胶原比普通Ⅰ型胶原更容易糖基化。④内皮基底膜和后弹力层由内皮细胞分泌而成，胶原含有大量的羟脯氨酸和碳水化合物，以Ⅳ型胶原为主。

二、角膜的营养和代谢

角膜的营养物质一般有三个来源：角膜周围毛细血管、泪液和房水。在三者中，前房水是其主要来源，营养物质到达角膜之后，通过一系列的代谢过程，所取得的能量，用来供给组织的正常需要，对角膜来说，主要是用来维持它的透明性和角膜的脱水状态。

（一）葡萄糖和糖原

葡萄糖和糖原是角膜细胞产生能量的最基本物质。角膜的葡萄糖大部分来自于房水，仅有 10% 来自角膜缘血管网的扩散或来自于泪液。除能得到游离的葡萄糖外，上皮细胞还储存有大量的糖原。但在缺氧或创伤状态下，糖原被裂解，这种储存迅速减少。这说明，游离的葡萄糖不能满足代谢需要时，就会动用糖原。

角膜葡萄糖的代谢是通过有氧的三羧酸循环（tricarboxylic acid cycle，TAC）和无氧糖酵解途径产生高能化合物的三磷酸腺苷（adenosine triphosphate，ATP）。进入无氧糖酵解途径的葡萄糖可形成丙酮酸，丙酮酸通过 TAC 转变成 CO_2，也可通过乳酸脱氢酶转变成乳酸。角膜对 CO_2 具有高度的通透性，内皮细胞具有活跃的碳酸酐酶系统，因此，CO_2 易于从角膜排出。然而，角膜上皮层的屏障特性能阻止大量乳酸向泪液的转运，乳酸必须通过角膜基质层和内皮层扩散到房水。因此，减少角膜氧供应和创伤时，乳酸产生量增加，后者可引起角膜水肿。

除了上述两个代谢外，角膜上皮还可利用磷酸戊糖的代谢途径，首先在细胞质将 6-磷酸葡萄糖转变成 5-磷酸核酮糖，然后释放出 CO_2，形成还原型烟酰胺腺嘌呤二核苷酸磷酸（reduced nicotinamide adenine dinucleotide phosphate，NADPH）（辅酶Ⅱ）和高能化合物 ATP。另外，角膜上皮细胞的代谢途径也可以通过多元醇途径，通过此过程将葡萄糖转化成山梨醇和果糖（左旋糖）。在葡萄糖过量时，就会产生过量的山梨醇。这些多元醇本身并无毒性，但通过细胞膜很慢。生成过多可造成细胞内储积，从而导致渗透性细胞损伤。

角膜内皮细胞的主要功能是维持角膜的去水合状态，通过泵-漏机制使角膜的水分维持在 70% 左右。糖代谢对维持角膜内皮细胞的正常功能起着至关重要的作用。对内皮细胞代谢产物和酶的分析结果表明，内皮细胞存在有糖酵解途径的酶，但其活性比上皮弱。在人类这种代谢活动的低下可能与内皮层缺乏再生能力有关。内皮细胞能量的主要来源是来自于房水的葡萄糖以及储存在内皮细胞内的糖原。葡萄糖从房水向内皮细胞转运的过程是一种加速过程，因为其转运的速度比一般单纯的弥散过程快。

（二）氧气

角膜代谢所需的氧，80% 来自大气。睁眼时，泪液中的氧分压约为 20.62kPa（155mmHg）。当闭眼时，角膜缘毛细血管和睑结膜毛细血管是其主要供给来源。此时的氧分压约为 7.332kPa（55mmHg）。Polse 等发现当大气中氧分压（氧张力）为 1.46～2.53kPa（11～19mmHg）时就足以使角膜不发生水肿；Holden 等报告的数值较高，平均氧分压为 9.84kPa（74mmHg）角膜才不发生水肿；一般认为角膜所需大气的氧分压为 7.332kPa（55mmHg），个体之间有所差异。当长期佩戴大而紧的接触镜时，由于缺氧，角膜可以出现水肿；如果在护目镜内（一种密闭的风镜）充满氮气，角膜也会出现水肿，这是由于在无氧的条件下，角膜上皮产生过量的乳酸，导致角膜基质肿胀和混浊。在正常情况下，角膜代谢产生乳酸，浓度约为 110mg/100ml，一般情况下，它的产生率为 28～73μg/h/cm²。在缺氧情况下，乳酸产量增多。没有参与代谢的乳酸，大部分扩散到角膜前泪膜，小部分经内皮扩散到前房水。

二氧化碳的排泄主要通过角膜前表面向大气中直接扩散。与上皮相比，房水中含有较高浓度的二氧化碳，在非离子状态下，它是脂溶性的，故很容易由内向外扩散。

（三）氨基酸和蛋白质

上皮细胞更新很快，角膜表面上皮细胞层的寿命约为 7 天。因此，需要大量的氨基酸参与蛋白质的合成用于上皮细胞的再生更新。这些氨基酸可能主要由房水供应，因为泪液中氨基酸浓度非常低，并且上皮层对泪液的氨基酸不具有通透性。因此，上皮层具有吸收和富集来自上皮下角膜组织氨基酸的能力。

（四）谷胱甘肽和抗坏血酸

谷胱甘肽对维持角膜内皮细胞的正常功能起重要作用。谷胱甘肽可通过谷胱甘肽过氧化物酶将还原型转变成氧化型，因此谷胱甘肽系统的一个重要作用可能是去除毒性过氧化物。通过辐射可在组织中产生过氧化物，特别是在氧气存在的情况下，一些细胞膜脂质可氧化过氧化物，谷胱甘肽还原酶可将氧化型转变成还原型，这一过程需要还原型辅酶Ⅱ（NADPH），所以谷胱甘肽系统与磷酸己糖支路代谢有着密切的关系。谷胱甘肽系统也可能参与 ATP 酶活性的调节过程，因此，也参与内皮细胞的泵功能。角膜内皮细胞的谷胱甘肽大约 13% 以氧化形式存在，显然高于其他组织。内皮细胞谷胱甘肽系统的氧化还原状态可能与内皮细胞谷胱甘肽过氧化物酶/还原酶高比率有关，反过来也提示谷胱甘肽与毒性过氧化物的清除有关。

抗坏血酸以高浓度存在于眼部的液体内。人眼房水中的浓度大约是血浆的 20 倍。存在于眼部的抗坏血酸大多是还原型，因此，眼部抗坏血酸的重要功能之一是通过清除由阳光辐射产生的自由基来防止光氧化损伤。另外，在角膜胶原合成的过程中，细胞摄取赖氨酸和脯氨酸，然后合成胶原肽链，而赖氨酸和脯氨酸的羟化过程必须有抗坏血酸参与。

三、角膜的透明性

正常角膜是透明的，这一特性对角膜是极其重要的，一旦受到破坏，必将影响物体在视网膜上成像的清晰度。角膜的透明性除了有其特殊结构之外，还要有完整的上皮和内皮、电解质与渗透压的平衡、正常的代谢和正常眼压以及眼球表面水分的正常蒸发。

（一）特殊的角膜基质组织结构与格子理论

角膜结构特殊，没有血管，没有色素，没有角化，并受泪膜的保护。基质占角膜90%，由致密有规律排列胶原纤维板层组成，胶原纤维板层之间相互平行呈正交片状，胶原纤维板层内的胶原纤维丝直径大小一致、间距一致、胶原纤维板层厚度一致。蛋白聚糖的核心蛋白和Ⅴ型胶原保持角膜胶原纤维较小的直径。角膜基质细胞呈星形，细胞间通过树状伪足相互联系形成三维网络，压紧的角膜基质细胞体减少光线的散射，角膜基质细胞体间距基本一致。上述角膜基质的组织结构特点使角膜透明。Maurice 提出了格子理论（lattice theory）来阐明角膜的透明性，由直径相等的胶原纤维排列成格子状，纤维与纤维的间隔距离小于一个光波长（图 1-243）。这种纤维格子网对所有散射光线起衍射栅栏作用，产生破坏性干扰，使其互相抵消，而对那些与投射光同方向的光线则不进行干扰，反而互相加强，使组织显得透明。如果用人为的方法破坏胶原纤维的正常排列，就会不同程度的影响角膜透明度。

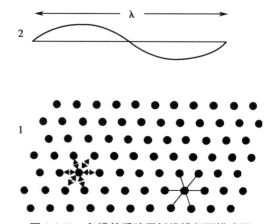

图 1-243 角膜基质胶原纤维横断面模式图

1. 正常角膜基质、胶原纤维排列整齐，纤维直径及纤维距离一致 2. 表示光的波长

强行牵拉也可扰乱纤维的排列，松开拉力，角膜即恢复透明。例如：向摘除的眼球上施加压力，角膜立即失去透明性，当压力解除时，角膜又恢复透明。

（二）上皮和内皮的完整性

当角膜上皮或内皮受到化学、物理或各种辐射性损伤时，角膜基质随之发生水肿；任何上皮擦伤或缺损都能引起局限性的角膜水肿。所幸的是，角膜上皮再生很快，当上皮完全修复时，水肿很快消失。内皮损伤后果严重，内皮细胞广泛性的破坏可以引起明显的，有时是永久性的水肿。

如将兔子角膜上皮全部除去，24小时之内角膜厚度可以增加200%；全部除去内皮，角膜厚度可以增加500%，故内皮对保持角膜的脱水状态更为重要。

Harris认为，当内皮受损后，内皮"钠泵"的作用失调，不能将基质内的水分泵入前房引起角膜水肿。正是由于这个原因，在进行穿透性角膜移植时，必须强调选择一个带有活的健康的内皮供片，这对术后移植片能否透明是一个重要条件。

Cekic等应用兔进行玻璃体液-气交换实验，当内皮细胞与干燥空气接触时，细胞结构有明显的破坏，而应用湿润空气与内皮细胞接触20分钟后，内皮细胞的肌蛋白和细胞骨架维持正常。

（三）电解质与渗透压的平衡

在人体细胞外液与细胞内液里，电解质的分布有着显著的差别，细胞外液以Na^+、Cl^-和HCO_3^-等离子为主，而细胞内液则以K^+、HPO_4^{2-}等离子为主，由于Na^+和K^+是细胞膜两侧主要阳离子，这两种阳离子是不能自由透过细胞膜，而阴离子必须与相应的阳离子配对而同时存在，故Na^+与K^+虽只占离子总浓度的大约一半，但它们对于维护细胞膜两侧渗透压的平衡，却起着决定性的作用。在细胞内外的K^+与Na^+分布的差异，是由于细胞能主动地把钠排出细胞外，同时将钾吸入细胞内，这种主动的转移，称为"钠泵"，需要ATP供给能量。上皮和内皮这种"钠泵"的功能，对于维持角膜的脱水状态有一定的作用。当细胞膜内外的渗透压发生差异时，主要依靠水分的移动来调节和维持这种平衡关系。

将离体角膜置于等渗溶液中，可以发生水肿，提高溶液的渗透压，可以预防或减少角膜的水肿。向结膜囊内滴甘油，以增加角膜前泪膜的渗透压，可以使水肿的角膜得到暂时的透明，而向前房内灌注高渗溶液，角膜也能脱水，与灌注液的渗透压成正比。

在维持角膜透明方面，Ca^{2+}的作用也不能忽视，当角膜保存在相当于房水成分的组织液中时，角膜可以较长时间保持透明和正常厚度。若从组织液中除去

Ca^{2+}，角膜基质就会出现水肿和不透明，这种现象被认为是角膜内皮细胞由于缺乏钙离子，细胞间连接复合体解离，通透性加强，角膜基质水肿。但是这种改变是可逆性的。当在组织液内加入Ca^{2+}时，内皮细胞间的连接复合体可以重新形成，基质水肿消失。因此对于保持角膜透明和正常厚度，钙离子是不可缺少的。

（四）正常的物质代谢

正常物质代谢也是维持角膜透明的诸因素之一，碘乙酸盐（iodoacetate）是一种代谢毒物，它可以抑制角膜内的糖酵解和大部分氧化代谢过程，如将此药注射入兔子的前房内，由于上皮和内皮的代谢受到了抑制，角膜的水合作用将增加，使离子泵缺少维持其正常功能的ATP，引起角膜的过分吸水。目前认为：要想使离子泵发挥作用，除了ATP之外，还需要Na^+-K^+-ATP酶的存在，此酶能分解ATP，产生能量，使阳离子得以转运。

$$ATP + Na^+ + K^+ \xrightleftharpoons[\text{毒毛花苷 G 抑制作用}]{Na^+\text{-}K^+\text{-ATP 酶}} ADP + Pi + Na^+ + K^+$$

角膜物质代谢也受温度的影响，当角膜处于低温时，由于代谢功能下降，角膜吸水，如果角膜尚储存有足够的葡萄糖，当角膜回到接近正常体温时，它能够重新脱水。来自眼库储存于4℃的角膜，均有轻度水肿，在移植之后，温度恢复到正常，植片厚度逐渐变薄，这是一种温度逆转现象，其吸水和排水过程与角膜代谢活动密切相关。

（五）眼球表面水分的蒸发

Von Bahr在兔眼上进行了多次实验，研究了兔眼表面泪膜的蒸发，他计算出兔眼角膜表面水分的蒸发率为60μl/h。Mishima和Maurice报告，未被干扰的兔眼泪膜，其蒸发率为6μl/h，当角膜的前表面被冲洗之后，其蒸发率为100μl/h。通过水分的蒸发，泪液浓缩，其渗透压相对升高，高渗的泪膜能从角膜吸出水分，保持角膜的脱水状态和正常厚度。

（六）眼压

眼压升高可引起前房水循环障碍，房水中含氧量及营养物质减少，细胞内酶的活性受到影响，使细胞的正常代谢发生紊乱，功能障碍程度与眼压值及持续时间密切相关。1989年刘森等报告，当眼压在8.66～10kPa（65～75mmHg），持续10小时，内皮细胞在形态上出现明显改变；空泡增多，线粒体肿胀，细胞间隙扩大，细胞变形，甚至出现坏死和脱落，使过量房水进入角膜基质，引起基质水肿，角膜混浊，厚度增加。

眼压升高，引起角膜水肿和增厚，这是临床医生所熟知的事，对于青光眼的诊断是一个重要体征。眼

压达 6.67kPa（50mmHg）时，即可引起角膜水肿，如果时间不长，没有造成内皮细胞永久性和过多的损伤，当用药物或手术方法把眼压下降到正常值时，角膜可恢复透明和正常厚度。

四、角膜的通透性

角膜的通透性，不管从生理的角度，还是从药物治疗的角度都有其重要的意义。正常角膜结构，具有屏障作用，限制许多物质通过角膜进入眼内，但在正常状态下，角膜也允许一些小分子量的水溶性物质和离子通过角膜上皮细胞间隙进入眼内，能够通过的分子直径为 1.0～2.5nm，大于此直径的分子对角膜通透性受化学结构、理化性质、药物浓度、溶媒特性（pH、渗透压、赋形剂）等因素的影响。

上皮和内皮细胞富含脂类，故脂溶性和非极性物质易于通过，而基质层则较易被水溶性及极性物质通过。滴入结膜囊内的药物，无论何种制剂，都要通过不同特性的障碍层。因此理想药物应该具有双相溶解性，即水溶性和脂溶性。临床上常用的滴剂如毛果芸香碱、后马托品等均有解离型分子和未解离型分子，两者保持一定的动态平衡。在未解离前呈游离碱状态时具有脂溶性，易透过上皮，然后在基质内转化为解离型分子，经扩散抵达内皮细胞层，此时再转变为未解离型游离碱，通过内皮细胞进入前房。

角膜像其他生物膜一样，小分子量的水溶性物质和离子容易透过角膜上皮，渗透扩散入眼内，大的分子对角膜的渗透性受化学结构、物理性质、药液浓度以及 pH 的影响。pH 在 6.4～7.7 的范围内，不影响角膜上皮的渗透性，如果溶液在此范围之外，角膜的渗透压就要受到影响。

减少表面张力的物质能增加角膜的通透性，这种物质称为表面活性剂，它可能扰乱上皮屏障，使药物容易从上皮细胞间透过。增加药物的黏度或制成油膏，能延长药物与角膜表面接触的时间，也有利于药物的透过。上皮层是角膜的屏障，一旦除去上皮或上皮发生炎症时，将增加许多药物的渗透能力。

如表 1-12 所示，应用 50μl 0.1% 地塞米松磷酸钠溶液，滴在正常角膜上之后，只有在上皮除去的时候，才能透过角膜进入房水，但是在有炎症的角膜，即使上皮完整无缺，它也能通过角膜进入前房。有害的酸性物质接触角膜时，组织蛋白凝固变性，形成一层凝固蛋白膜，阻碍有害的酸性物质继续入侵。但是当角膜暴露于强碱溶液时，它首先引起上皮水肿，继而脱落，上皮层的屏障失去作用，有害的碱性物质，可以继续渗入深层组织，造成严重的伤害。

表 1-12　地塞米松磷酸钠溶液进入前房和角膜基质的情况

角膜炎症	角膜基质[*]（μg/ml）	前房水[*]（μg/ml）
角膜上皮完整　　无	0	0
除去角膜上皮　　无	42	4.8
角膜上皮完整　　有	14	1.5

[*] 用药 60 分钟后的浓度

五、角膜的水肿压

角膜有一种吸收水分进入基质的力量，是一种负压，称为水肿压（swelling pressure）。对角膜的水肿压有一个简单的测量方法：将一块已知大小的角膜片，放入一个特制的仪器中，周围是水，上、下各有一块多孔板，在板上加一重量（W），压力均匀一致，当内外压力处于均衡状态时，组织停止继续变形，如图 1-244 所示，角膜片被一重量（W）所压（假设多孔板没有重量），在平衡状态时，就是角膜的水肿压（W/A），A 是样品的单位面积，因此所得值即为单位面积的水肿压。如在盐水溶液中，角膜的正常水肿压是 80g/cm²。

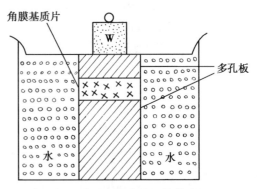

图 1-244　测量水肿压的模式图
（引自 Irring Fatt, 1978）

角膜组织中水的含量常常用水的重量来表示，也就是说，每克干角膜组织恢复到正常状态所需要的水分，称为含水量。在角膜表面有上皮细胞，内面有内皮细胞作为屏障，阻碍水的进入和移出，其目的是为了维持角膜的正常厚度和透明度，因此在角膜厚度和水合作用之间有一个直线关系。

角膜基质内水分增加时，厚度也跟着增加，这种厚度的增加，与胶原纤维没有关系，也就是说：胶原纤维与水不起反应，厚度的增加是由于分布在胶原纤维之间的黏多糖吸水，膨胀成凝胶状态，胶原纤维只是被推开分离，在结构上发生紊乱，但它们仍然是原来的长度和粗细。在这里还必须说明一点，如果液体是稀释的酸（0.01N 盐酸），胶原纤维即可发生改变。

六、角膜的神经和知觉

角膜是人体上最敏感的区域，有丰富的神经末梢，它们来自三叉神经第一主支，在角膜周围形成神经丛，从角膜周围神经丛发出 60～80 根神经干，于角膜全厚的中 1/3 处进入角膜，在角膜缘内 1～2mm 处脱去髓鞘，所以在角膜缘处的神经纤维显得粗些，以后逐渐变细，神经纤维继续前进，分成双叉、三叉或丁字形，有许多纤维互相重叠，向浅表行达前弹力层，在其下形成致密的神经丛，然后穿过前弹力层，形成上皮下基底部神经丛，终止于上皮细胞之间。在家兔角膜内皮层发现有神经末梢，但在人眼尚不能确定。角膜神经大部分是来自于三叉神经的感觉神经，此外，近年来在角膜内还发现有交感神经和副交感神经存在。

角膜知觉（corneal sensation）有三种：冷热觉、痛觉和触觉（压觉），冷热觉是从结膜进入角膜的 Krause 终球所感受。应用局部麻醉剂时，痛觉和触觉先消失，冷热觉慢些，因此在它未被完全抑制之前，可以导致一种不愉快的冷的错觉，如果此时向结膜囊内滴眼药水时有时病人会问医生："您是不是刚从冰箱里拿出来的药水。"

触觉和痛觉在角膜中心最敏感，可用角膜知觉计进行检查，检查仪由早期的毛发式、弹簧式、游丝式的角膜感觉仪发展到近代的气流式、电磁式、光电式角膜感觉仪。根据 Records（1979）记载：在角膜中央其感觉阈值是 15mg，靠近角膜缘处增加到 31mg（主观阈值），而客观阈值为 34mg。我国人角膜的触觉似比国外记载敏感，中央为（11.57±4.17）mg，周边为（11.87±4.68）～（15.42±9.58）mg。

角膜知觉在早晨较低，晚上较高，其原因可能是经过一夜的眼睑闭合，或者是由于眼压的变化，早晨角膜上皮常有极轻度的水肿所致。

角膜的感觉随年龄而下降，角膜的刺激阈值在儿童时期为 10～15mg，60 岁为 40～50mg。女性比男性的角膜知觉稍敏感，但在月经期下降。噻吗洛尔（timolol）使老年人角膜知觉阈值升高，但很快下降。而长期应用噻吗洛尔，角膜知觉减退，应用美替洛尔和吲哚洛尔（pindolol）与用噻吗洛尔的情况相似。角膜疾病可引起角膜知觉减退或消失，特别在单疱病毒性角膜炎和带状疱疹病毒性角膜炎时；多种从角膜切口的内眼手术后，也影响角膜知觉；棘阿米巴原虫感染角膜后，沿角膜神经侵入，所以患者有眼部剧痛；穿透性角膜移植术后，角膜移植片的知觉，常常不能完全恢复。

角膜组织缺乏血管，它的营养和代谢与角膜神经有密切关系，三叉神经破坏后，角膜上皮通透性增加，创伤愈合能力下降。交感神经可使角膜上皮细胞内 β 肾上腺素能受体激活，使上皮细胞内 cAMP 含量明显增加，进而增加上皮细胞对 Cl^- 的通透性。另外，乙酰胆碱可以增加基底细胞对泪液中 Na^+ 的通透性。辣椒素（capsaicin）是红辣椒中含有的一种刺激性物质，可引起感觉神经元敏感性下降。

七、角膜的生理免疫

（一）角膜的免疫活性细胞

在生理状态下，正常成年角膜存在少量的 T 淋巴细胞和 B 淋巴细胞，主要分布于角膜缘，角膜中央区散在有 $CD4^+$ 和 $CD8^+$ T 细胞，这些淋巴细胞从角膜缘血管网移行而来。角膜上皮层存在朗格汉斯细胞（Langerhans cells，LC），属于树突状细胞（dendritic cell，DC）范畴，为专职性抗原呈递细胞（antigen presenting cells，APC）。LC 可以在第一时间接触、识别从任何部位进入角膜的抗原，立即发挥先天免疫作用，随后通过其特有的高效抗原呈递能力启动 T 细胞和 B 细胞介导的获得性免疫，在角膜免疫反应中发挥重要的作用。DC 是迄今已知的效能最强的抗原呈递细胞。

（二）角膜的免疫成分和细胞因子

1. 角膜与体液免疫有关的免疫成分

（1）角膜的免疫球蛋白：正常角膜基质存在免疫球蛋白（immunoglobulin，Ig），主要为 IgG，其次为 IgA。另外，角膜周边区有一定的 IgM。抗原初次接触角膜周边后，可出现早期的 IgM 反应，但角膜在防御病原体中起重要作用的 Ig 为 IgG。生理状态的角膜不存在产生 Ig 的浆细胞，其 Ig 的主要来源是通过角膜缘血管的 Ig 渗透扩散。许多因素影响 Ig 在角膜的扩散、定位和数量。这些因素包括血浆 Ig 浓度、角膜静电电荷、角膜的病理状态。血浆 Ig 浓度越高，角膜中的 Ig 浓度也越高。角膜基质的聚糖和蛋白聚糖带负电荷，带正电荷的 IgG 可分布于角膜中央和周边基质。由于血清白蛋白是带负电荷，只能集中于角膜周边部，在角膜中央区则受到限制。

（2）角膜的补体成分：在正常角膜中可发现 C1、C2、C3、C4、C5、C6 和 C7 补体成分。C2 和 C7 分子量最低，约 120kD，在角膜的活性较高。由于 C1 分子量较大，为 647kD，从而使 C1 从角膜缘血管网向角膜中央的扩散受到限制。C1 在周边和中央区比率为 5:1，而其他补体成分的比例则为 1.2:1。C1 在角膜周边的高比例在角膜周边性炎症和周边性溃疡的发生中起重要的作用，因此，角膜各种来源的抗原 - 抗体复合物在周边部比中央部都可能更有效地活化补体。

补体系统的级联反应是在生物反馈控制下进行的，即通过补体自身衰变失活和抑制物（补体调节因子）灭活补体这两种途径调节各种补体。正常角膜存在补体调节性蛋白、H 因子（β-1H）、I 因子（C3b 灭活剂）和 C1 抑制剂、衰变加速因子（decay-accelerating factor，DAF，CD55）、膜辅因子蛋白（membrane cofactor protein，MCP，CD46）和膜攻击复合物抑制蛋白。补体调节分子 512 抗原，具有 DAF 和 MCP 的功能，抑制蛋白为膜反应性溶解抑制物（membrane inhibitor of reactive lysis，MIRL，CD59）的同源物，在角膜和结膜上皮细胞，显著表达 512 抗原和 CD59，角膜基质细胞也有部分表达。这些补体抑制剂分子量为 100kD 左右，低于补体成分，因此，角膜补体调节因子的浓度高于补体成分。这些低分子抑制成分使生理状态的角膜的补体活化趋势偏向抑制，特别是对于经典的补体活化途径。

2. 与角膜组织有关的细胞因子与生长因子　细胞因子是机体多种细胞所分泌的可溶性蛋白与小分子肽类因子，它们调节多种细胞生理功能。生长因子是一类可调节、促进细胞生长的细胞因子，生长因子与细胞表面的受体结合发挥其作用。有两类细胞表面的生长因子受体：酪氨酸激酶受体和 G 蛋白偶联受体。生长因子结合各自的受体，能促进组织发育、修复和病理过程中细胞的增殖、迁移、分化和存活。生长因子效果可以根据其激活时间、产生的细胞类型、与其他因素如 ECM 相互作用等而有所变化。

（1）与角膜组织有关的生长因子

1）表皮生长因子（epidermal growth factor，EGF）：EGF 可刺激外、中、内胚层来源的细胞的增殖与分化，通过与其受体结合发挥作用。EGF 已在角膜与房水中发现，其受体广泛存在于人体各种组织中，EGF 可促进角膜上皮细胞、基质细胞的增殖、趋化、移行及创伤修复。

2）碱性成纤维细胞生长因子（basic fibroblast growth factor，bFGF）：bFGF 又称为 FGF-2，对来源于中胚层和外胚层的细胞具有促进修复和再生作用。角膜富含 FGF，人角膜上皮细胞、基质细胞、内皮细胞和房水中均含 FGF。bFGF 对角膜上皮的再生、角膜基质层和内皮层的修复均有促进作用。bFGF 也能稳定细胞表型的表达和调节 ECM 的合成与分布，使修复细胞在形态和排列上趋于正常。

3）转化生长因子（transforming growth factor，TGF-β）：TGF-β 是一个多功能的生长因子，对角膜上皮细胞、基质细胞和内皮细胞均有影响。促进细胞增殖、促进胶原合成、促进蛋白聚糖的合成。TGF-β 可引起角膜基质细胞成为肌成纤维细胞。TGF-β 与免疫抑制有着密切联系，是强烈的免疫抑制剂。

4）血小板衍生生长因子（platelet-derived growth factor，PDGF）：PDGF 能调节角膜上皮细胞内钙的流动，改变角膜上皮细胞和内皮细胞的细胞骨架，并能促进角膜细胞和内皮细胞分裂，通过促进角膜上皮细胞、基质细胞和内皮细胞增殖参与创伤愈合。

5）胰岛素样生长因子（Insulin-like growth factor，IGF）：IGF 家族对调节角膜基质生长起到重要的作用。IGF 可以促进角膜细胞增殖，促进胶原合成，促进蛋白聚糖的合成。当角膜受到某些因素刺激后，IGF 促进角膜基质细胞由安静表型变为成纤维细胞和肌成纤维细胞的修复表型。

其他生长因子：肝细胞生长因子（hepatocyte growth factor，HGF）及其受体、血管内皮生长因子（vascular endothelial growth factor，VEGF）等也参与角膜细胞组织的生理与病理调节介导作用。

总之，生长因子是一组多功能调节肽，可以调节角膜的多种生理过程。其中，bFGF 具有最强的促进细胞增殖作用，但对胶原的合成具有抑制作用。IGF 和 TGF-β 促细胞增殖作用相对稍弱，但具有明显促进胶原合成的作用。bFGF、IGF-Ⅰ、IGF-Ⅱ和 TGF-β 都能促进蛋白聚糖的合成，但 TGF-β 还刺激透明质烷、纤维连接蛋白和双糖链蛋白聚糖的合成。损伤可产生许多细胞因子，这些细胞因子调节免疫功能、参与炎症发生和创伤愈合、调节细胞生长分化，主要通过自分泌和旁分泌方式引起靶细胞的生物学变化。细胞因子网络是角膜免疫炎性反应的重要因素，发挥多重调控作用。细胞因子网络十分复杂，一个因子可以有许多作用的靶细胞，后者也可以是其他因子的功能靶细胞。此外，细胞因子之间也可以有各种协同和拮抗作用。

正常体外培养角膜可产生诱发炎性反应的因子如 IL-1、IL-6、TNF-α 和 IL-8。角膜炎症时，在角膜 3 种细胞中，角膜基质细胞常常是主要的参与细胞。受到一定的刺激后，角膜上皮细胞可分泌 IL-1、IL-6、IL-8、IL-10 和 IL-1Ra，角膜基质细胞可分泌 IL-1、IL-3、IL-6、IL-8、IFN-γ 和 IL-1Ra。

（2）角膜的 Th1 型和 Th2 型细胞因子：Th1 细胞分泌 IL-2、IFN-γ、TNF-β；Th2 细胞分泌 IL-3、IL-4、IL-5、IL-10 和 IL-13。Th1 细胞分泌的细胞因子抑制 Th2 细胞的活化，反之亦然。Th1 细胞参与的炎性反应特征为有明显的活化巨噬细胞参与，常导致大量的组织损伤和纤维变性。但是，结构精细的眼组织理论上倾向于对眼环境破坏性更小的 Th2 细胞反应。例如，抵抗各种抗原和变应原的局部 Th2 反应将导致结膜炎,可伴随或不伴随角膜炎的发生,这是眼感染性疾病的最常见的形式。盘尾丝虫病角膜炎(河盲症)也是 Th2 细胞介导的免疫反应,常伴随 IL-4 和 IL-5 表达的上调而无 IL-2 和 IFN-γ 的表达上调。单纯疱疹病毒性角膜炎发作期为 IL-2 和 IFN-γ 反应(Th1 型的反应),而其恢复期则与 Th2 型反应有关。角膜免疫排斥反应与 Th1 型(IL-2 和 IFN-γ)反应有关,但也不能排除 Th2 型细胞(IL-4)的作用。然而,尽管有以上的认识,目前人们对角膜和角膜缘影响 APCs 成熟的局部因子、影响 Th1/Th2 细胞平衡的因素,以及在眼表炎性疾病中各种细胞所分泌的细胞因子仍知之甚少。

(3)趋化性细胞因子对免疫细胞浸润角膜的作用:角膜炎症早期,中性粒细胞是浸润角膜的最主要炎性细胞,中性粒细胞趋化性细胞因子如巨噬细胞炎性蛋白(macrophage inflammatory protein,MIP)、IL-8(CXCL8)、生长相关蛋白 -α(growth-related protein-α)参与了趋化作用。虽然补体活化后通过 C5a 可吸引白细胞,但目前认为 IL-8 才是主要的中性粒细胞趋化因子。IL-1 可诱导 IL-8 的产生,研究发现,给予 IL-1 后,培养的细胞基质细胞、角膜上皮细胞产生 IL-8,其中,角膜基质细胞产生的 IL-8 是角膜上皮细胞的 30 倍。受 IL-1α 和 TNF-α 刺激后,角膜基质细胞也可以产生单核细胞趋化蛋白 -1(monocyte chemotactic protein-1,MCP-1,CCL2)和调节活化正常 T 细胞表达和分泌因子(regular upon activation normal T cell expressed and secreted,RANTES),分别趋化单核细胞和淋巴细胞。IL-4 可引起角膜基质细胞产生与过敏性反应有关的嗜酸细胞活化趋化因子,此作用可被 TNF-α 增强。角膜成纤维细胞表面表达高亲和性功能 IL-4 受体,提示 IL-4 是参与角膜过敏反应的关键补体。此外,在致炎因子(如 IL-1α、TNF-α)的刺激下,角膜内皮细胞也可表达 MCP-1、IL-8、IL-6 和 GRO-β(CXCL2)等趋化性细胞因子。但总体而言,角膜中以基质细胞更易于产生趋化性细胞因子,提示角膜损伤易于导致炎性细胞进入角膜基质。

3. 黏附分子　细胞黏附分子(cell adhesion mole-cule-1,CAM)大多为糖蛋白,以配体 - 受体相对应的形式发挥以下作用:① CAM 对炎性细胞与血管内皮细胞的早期黏附和穿入内皮细胞的选择性渗出过程中起作用;②多种 CAM 与淋巴细胞的选择性归巢有关;③ CAM 参与免疫细胞的识别和黏附。

迁移活动的 LCs 表面 MHC-Ⅱ抗原和细胞间黏附分子(intercellular adhesion molecule-1,ICAM-1)表达增加,通过 ICAM 和 MHC-Ⅱ抗原,LC 与表达于 T 细胞、B 细胞和单核巨噬细胞表面的淋巴细胞功能性抗原(lymphocyte function-associated antigen-1,LFA-1)发生配体 - 受体结合。因此,ICAM-1 加强了 LC 与淋巴细胞和其他炎性细胞之间的黏附结合,使淋巴细胞识别由 LC 呈递的抗原,激活细胞释放更多的细胞因子,如 IL-1、IL-4、IFN-γ 和 TNF-α,这些因子又导致上皮细胞、成纤维细胞、角膜内皮细胞等表达 ICAM-1 和其他黏附分子并分泌各种细胞因子。因此,抗原的呈递触发了导致眼表炎性反应的级联反应,此时角膜可表达许多角膜常态下不表达的细胞因子和 CAM。

(三)角膜的免疫赦免特性

免疫赦免组织是否表达赦免表型是根据其所处的部位,正常生理条件下,位于眼前节的角膜具有显著的免疫赦免特性,这是因为:①正常角膜缺乏血管和淋巴管;②在角膜中央几乎不存在如 LC 类专职性 APC;③正常角膜特别是中央部低水平表达 MHC-Ⅰ分子,除角膜周边和角膜缘低表达 MHC-Ⅱ的不成熟 LC 外,角膜其他细胞几乎不表达 MHC-Ⅱ分子;④诱导前房相关性免疫偏离(anterior chamber associated immune deviation,ACAID)的能力。⑤角膜内皮细胞和上皮细胞构成型表达 Fas 配体(FasL,CD95L);⑥局部组织细胞和房水产生独特的具有免疫调节作用的细胞因子如 IL-1Ra 和 TGF-β。TGF-β 的作用在于:①诱导 APC 分泌促 Th2 型细胞反应的 IL-10,抑制促 Th1 型细胞反应的 IL-12,从而避免迟发型超敏反应(delay hypersensitivity,DH);②通过抑制 IFN-γ,从而抑制 MHCⅡ的表达;③可拮抗 IL-1,拮抗 TNF-α 并抑制其分泌,抑制 T、B 细胞的增殖和分化,使 T 细胞下调 DH 的能力。这些都有助于 ACAID 的形成。研究还发现,角膜内皮细胞表达 FasL 是其具有免疫赦免性的关键,一方面,当表达 Fas 的 T 细胞与表达 FasL 的内皮细胞结合,将启动异性 T 细胞凋亡程序而抑制异体免疫反应。另一方面,凋亡的细胞释放的细胞成分最少,避免导致自身抗原的免疫反应,保护角膜减轻通过结膜、角膜缘血管和前房进入的炎性细胞的破坏作用。另外,凋亡的 T 细胞进入前房,诱导 IL-10 的释放,强化 ACAID 现象。

八、与角膜有关的干细胞

(一)角膜缘干细胞

近年来,人们对角膜上皮创伤愈合机制进行了大量的研究,在人和动物的活体及离体细胞培养研究中,发现角膜上皮愈合要通过细胞移行和增殖来完成。动物实验结果表明细胞增殖过程主要发生于角膜缘部。上皮细胞的增殖主要来源于角膜缘部干细胞的观点已被广泛接受。干细胞具有分化度低、有丝分裂度低、有丝分裂中非对称 DNA 分离、对组织损伤刺激的应激增殖力提高等特征。

角膜上皮与皮肤的表皮一样，属于终末分化上皮细胞，最后随着细胞的凋亡而脱落。表皮上皮细胞的修复是由上皮层的基底细胞增殖而成。而角膜上皮细胞同样具有很强的修复能力，以往认为它是由上皮的基底细胞分裂而来，直到 1986 年 Schermer 等首先为角膜干细胞的部位提供了间接的证据。作者发现：未表达角蛋白 K3 的角膜缘上皮基底细胞是干细胞，它们不断分裂并最终成为表达角蛋白 K3 的分化细胞。

1. 角膜缘干细胞的生物学特点

（1）高增殖潜能是干细胞的特点，角膜缘干细胞同样具有这一特点。在体外培养时，含有干细胞的角膜缘比角膜中央的上皮细胞有更强的增殖能力。

（2）对角膜缘上皮细胞进行周期检查时发现：周边角膜上皮和角膜缘干细胞的胞质和核内表达细胞周期蛋白 D、E、A 及 Ki67，而中央角膜上皮则不表达。当角膜缘干细胞处于休眠状态时，其细胞周期依赖性蛋白在胞质中隐匿起来，在受到刺激后进入细胞核。而 Ki67 是进入活跃周期的标志。

（3）角膜缘基底细胞的细胞周期长。Cotsorlis（1989年）证实：应用 ^{3}H-TdR 标记活体角膜上皮细胞时，其中央及周边部分标记发生较早，消失也较快，2 周之后已不能测出。但是在角膜缘部的基底细胞 ^{3}H-TdR 标记较慢，消失得也慢，在 4 周之后仍可测出，这种细胞周期长的特征与上皮类干细胞的特征相符。

（4）角膜缘干细胞与其他未分化状态的干细胞类似，也具有细胞小、细胞核浆面积比高的形态学特征。

2. 角膜缘干细胞的生物学标志　自 1986 年 Schermer 等提出角膜缘干细胞的理论已有 20 余年，但到目前为止，仍没有找到角膜缘干细胞的特异性标志物。目前所知道的只是间接证据证实，在角膜缘的上皮基底层存在一些有很强增殖能力的细胞，而这些细胞具有一些干细胞的功能。

（1）角膜缘基底细胞中，有一些细胞不表达角蛋白 K3，说明这些细胞处于未分化状态。

（2）P63 为细胞核内表达蛋白，它在角膜缘的基底细胞中有表达。在细胞培养中，这些细胞均可表达增殖细胞核抗原（proliferating cell nuclear antigen，PCNA），说明这些细胞具有增殖能力。而在角膜的成熟细胞表达阴性。由此认为 P63 为角膜缘干细胞的标志物。但有学者发现，在圆锥角膜和急性扩张的角膜中央基底细胞也有表达。因此，P63 只能作为一种角膜能否增殖的标志。

（3）α- 烯醇化酶存在于胚胎角膜缘上皮基底层。有人认为此酶可作为角膜缘干细胞的标志物，但后来在不是干细胞的复层上皮基底细胞上也发现此酶的存在。

（4）整合素 α 和 β 被发现在角膜缘的上皮基底层细胞有高水平的表达，而角结膜上皮层都表达阴性。但是，角膜缘基底细胞层又均能表达整合素 α 和 β，因此，将其作为角膜缘干细胞的标志物也缺乏足够的证据。

（5）ATP 结合转运蛋白 G 超家族成员 2（ATP-binding cassette super family G member 2，ABCG2）可能是一种干细胞的表面标志，因为 ABCG2 广泛表达于原始的干细胞内。研究发现，约 10% 角膜缘上皮细胞 ABCG2 表达阳性，阳性的 ABCG2 细胞主要在角膜缘基底细胞层，但是，部分角膜上皮短暂增殖细胞（transient amplifying cells，TA cells）ABCG2 也表达阳性。

3. 角膜缘干细胞分布情况　Wiley 等测定了人角膜缘上、下、内、外四个部位的干细胞特异性角蛋白的分布情况，结果上方及下方特异性角蛋白表达较强。因此他认为，这两个部位的干细胞较多，在角膜上皮的维持及其创伤愈合中起重要作用。

4. 角膜上皮细胞的向心运动　Buch 对小鼠角膜缘部上皮及相邻基质层进行标记、观察、记录，发现上皮细胞的向心运动，并在相应的基质层观察到运动后留下的标记线。Thoft 等（1989 年）认为上皮细胞群的维持有赖于上皮细胞的不断增殖、向心运动以及其在角膜表面相继脱落过程中的动态平衡。

目前认为，存在于角膜缘基底细胞中具有最小的细胞特征（约 10～16μm）、在 mRNA 和蛋白水平最高表达 P63 和 ABCG2、体外培养具有最高的克隆形成能力的细胞为角膜缘干细胞。

（二）角膜基质干细胞

角膜基质细胞具有与间充质干细胞类似的纤维样细胞形态结构与细胞表型，例如表达间充质干细胞样细胞标志物（CD105$^+$、CD106$^+$、CD54$^+$、CD166$^+$、CD90$^+$、CD29$^+$、CD71$^+$、Pax6$^+$/SSEA-1$^-$、Tra1-81$^-$、Tra1-61$^-$、CD31$^-$、CD45$^-$、CD11a$^-$、CD11c$^-$、CD14$^-$、CD138$^-$、Flk1$^-$、Flt1$^-$ 和 VE-Cadherin$^-$），两种细胞都可以分化为脂肪细胞和骨细胞。通过细胞球形培养可以分离培养出小鼠、牛和人的角膜基质多能前体细胞，这种多能前体细胞在角膜周边比中央部更多、增殖能力更强。巢蛋白（nestin，神经干细胞标志物）、神经特异性烯醇化酶（NSE，分化神经细胞标志物）、波形蛋白（间充质细胞标志物）、α- 平滑肌肌动蛋白（α-smooth muscle actin，αSMA，肌成纤维细胞标志物）均为阳性，提示这种多能前体细胞都具有多能分化的特性，角膜基质多能前体细胞表达干细胞的标志 CD34，提示角膜基质细胞具有干细胞特征。另外，角膜基质细胞特别是在角膜缘附近的基质细胞可表达干细胞标志物 ABCG2。采用流式细胞仪荧光激活细胞分选技术（fluorescence activated cell sorting, FACS），可将角膜基质细胞分选出表达 ABCG2 的边缘群（side population, SP）细胞，SP 细胞呈现克隆增殖，干细胞的相关基因（Bmi-1，Kit，Notch-1，Pax6，ABCG2，Spag10，p62/OSIL）表达阳性。当在培养基中加入 bFGF 生长因子培养时，SP 细胞不表达 ABCG2 和 PAX6，同时上调几种角膜细胞表型的表达。用软骨形成的条件培养 SP 细胞，发现表达软骨特有的标志物，例如胶原 II，软骨 oligomatrix 蛋白和聚集蛋白聚糖表达阳性。将 SP 细胞在神经源性培养基中培养，SP 细胞出现神经胶质原纤维酸性蛋白、神经丝蛋白、β- 微管蛋白 II 的 mRNA 表达和蛋白表达上调，表明人角膜基质中的这群细胞可表达干细胞标志和具有多能干细胞分化潜能。通过免疫磁珠分选（magnetic activated cell sorting, MACS）可将角膜缘区域的角膜基质细胞分选出阶段特异性胚胎抗原（stage specific embryonal antigen 4, SSEA-4）阳性细胞，此多能成纤维细胞样细胞显示出特有的标志物（$CD34^-$，$CD45^-$，$CD123^-$，$CD133^-$，$CD14^-$，$CD106^-$，HLA-DR-/$CD31^+$，$SSEA-4^+$，$CD73^+$，$CD105^+$），不同于骨髓间充质细胞和其他体干细胞，但是表达胚胎干细胞标志（$Oct-4^+$，$Sox-2^+$，$Tra-1-60^+$，$Tra-1-81^+$）。

尽管许多研究已经证实角膜边缘的角膜基质存在干细胞，但是，这些干细胞是来源于骨髓间充质干细胞还是来源于神经嵴角膜前体细胞，抑或共同存在这两种来源的细胞目前仍有争议。总之，角膜基质干细胞在维护角膜基质的正常生理以及角膜损伤修复和再生方面发挥重要的作用。

（三）角膜内皮干细胞

虽然人的角膜内皮细胞可以进行体外培养生长，但一直以来，人们认为超过 20 岁后常态下角膜内皮细胞在体内不能出现细胞分裂。然而从 2005 年开始，一些有关于人角膜内皮细胞中存在多能干细胞的文章相继发表。研究观察到 BrdU 可掺入到角膜周边内皮细胞 DNA，显示细胞分裂增殖特性，创伤周围 BrdU 标记的角膜内皮细胞增加。角膜内皮细胞球形培养时，可以获得既表达神经元的标志物也表达间充质标志物的内皮细胞克隆。由于这些细胞自我更新能力有限，在 3 次传代后就不能进行球形培养，因此被称为角膜内皮细胞前体细胞。研究也发现，人和兔角膜内皮细胞可以进行球形培养，周边角膜内皮细胞形成球形样聚集生长的能力明显强于中央角膜内皮细胞。在受创

伤的小梁网和周边角膜内皮处可以发现表达巢蛋白、端粒酶、干细胞及其分化标志物（oct3/4、wnt-1、Pax-6 和 Sox-2）的细胞，提示在小梁网和周边角膜内皮存在内皮干细胞。研究发现，在角膜 Schwalbe 线与小梁网前非滤过部分的过渡区存在一定数量的干细胞样细胞。角膜内皮细胞在常态下处于增殖抑制的安静状态，有利于发挥其功能，内皮细胞的转运功能在维持角膜透明上是必不可少的，尽管已知细胞的接触抑制和 TGFβ2 的作用可导致角膜内皮细胞处于增殖抑制状态，但确切的机制仍未完全清楚。

九、角膜的损伤修复

（一）角膜上皮的损伤修复

角膜上皮细胞的损伤愈合既依赖于邻近细胞的增殖与移行，也依赖于上皮细胞的向心运动。在面积较大的角膜上皮损伤修复中，上皮化过程起自残余角膜缘部上皮细胞，逐渐向心运动。在角膜缘部尚未完全上皮化之前，中央角膜上皮难以愈合。周边角膜上皮细胞的愈合速度较中央角膜上皮细胞的愈合速度快；上皮第二次损伤的愈合速度较首次损伤的愈合速度快。Kinoshita 等以雌性供体给雄性受体进行角膜上皮移植，通过染色体观察上皮的取代过程，结果受体完全取代供体约需一年时间。这正与穿透性角膜移植术一年后上皮型排斥反应发生率低相吻合。

在正常情况下，角膜缘部上皮可以阻止结膜上皮侵入角膜。当角膜缘部受损或功能不良时，角膜上皮创伤愈合即出现障碍或异常愈合，结膜上皮移行进入角膜上皮缺损区，可出现角膜表面新生血管。角膜缘部干细胞对角膜上皮再生有直接的作用，角膜缘部上皮完全缺损会出现以下情况：①角膜缘部缺损区很快被邻近上皮覆盖，但一段时间后，将出现周边部角膜新生血管；②角膜中央上皮出现损伤会出现创面延迟愈合；③比较严重的角膜化学伤后基本都出现角膜浅层血管。

当整个角膜与角膜缘部上皮缺损时，周围结膜上皮可通过移行覆盖缺损面。其上皮化如何取决于角膜血管化与否。无血管化时，结膜上皮可经过转分化成为角膜样上皮细胞，失去杯状细胞，但角膜样上皮细胞并非真正的角膜表型细胞，其生化和生理功能并未得以完全转化。反之，在修复过程中，如角膜出现血管化时，结膜上皮转分化成为角膜样上皮细胞将受到抑制，角膜表层杯状细胞持续存在。角膜缘部缺损严重时，也会导致结膜上皮的转分化障碍。因此，当角膜缘部干细胞未完全丧失时，最终角膜上皮可表现为角结膜两种表型，可受角膜血管化的调节；当角膜缘

部干细胞完全丧失时，结膜上皮转分化将不复存在，表现为角膜上皮结膜化和新生血管形成。

（二）角膜基质的损伤修复

活化角膜基质细胞修复角膜基质损伤的生长因子包括：①IGF 家族生长因子是调节角膜基质生长的重要因子，角膜基质提取液含有 IGF-Ⅱ；②泪液含有 bFGF、TGF-β 和 PDGF；③损伤后迁移进入角膜的巨噬细胞、嗜中性粒细胞、淋巴细胞等炎性细胞分泌 TGF-β 和 PDGF；④损伤后迁移到伤口的角膜上皮细胞分泌 bFGF-2 和 TGF-β；⑤TGF-β 作用于角膜基质细胞后可导致其分泌 bFGF 和 TGF。在角膜基质的损伤修复中，角膜基质细胞的活化增殖与 ECM 合成受生长因子的影响：①对细胞的增殖作用包括：bFGF 具有最强的促进角膜细胞合成 DNA 和促进细胞增殖作用，PDGF 和 TGF-β1 也具有相近的促角膜细胞增殖作用，IGF 促细胞增殖作用较弱。TGF-β 刺激角膜基质细胞成为肌成纤维细胞。②对 ECM 的胶原合成作用包括：IGF 具有最强的促进胶原合成的作用，其次为 TGF-β1 和 PDGF，bFGF 不能刺激胶原合成，甚至具有抑制Ⅰ型和Ⅲ型前胶原合成的作用。③对 ECM 的蛋白聚糖合成作用包括：bFGF、IGF-Ⅰ、IGF-Ⅱ、PDGF 和 TGF-β 均促进蛋白聚糖合成，促进硫酸软骨素的合成。但 bFGF 的作用相对最弱，仅能刺激核心蛋白聚糖（decorin）和硫酸软骨素合成，不能刺激硫酸角质素的合成。bFGF 也能刺激纤维连接蛋白合成。TGF-β1 刺激纤维连接蛋白、透明质酸和双糖链蛋白聚糖（biglycan）合成，而透明质酸和双糖链蛋白聚糖为瘢痕性 ECM 的标志物，纤维连接蛋白有助于前胶原转化为胶原。TGF-β1 由于具有很强的促角膜细胞增殖、促肌成纤维细胞形成和促瘢痕性 ECM 合成的作用，其综合促胶原合成最强。IGF 和 PDGF 则具有刺激与天然角膜基质层 ECM 类似的胶原和蛋白聚糖的合成。

角膜基质受损后，损伤的及受损周围的角膜基质细胞出现凋亡，在 bFGF 的刺激下，周围其他存活的角膜基质细胞活化形成许多增殖细胞代替凋亡的细胞。这些增殖细胞开始仅产生少量的 ECM，透明度下降。随后在 IGF 或 PDGF 的刺激下，增殖细胞可以发展成为成纤维细胞，产生高水平的有序排列胶原、硫酸角质化的光蛋白聚糖和角蛋白聚糖，角膜恢复透明，其转变过程与胚胎发育期的角膜基质细胞类似。在 TGF-β1 的刺激下，增殖细胞则进一步发展成为肌成纤维细胞，含有 α-平滑肌肌动蛋白（smooth muscle actin，α-SMA），产生大量无序排列的瘢痕胶原纤维、透明质酸和双糖链蛋白聚糖，仅有低水平的角蛋白聚糖，角膜变为混浊。如果没有生长因子的刺激，增殖的角膜细胞也可以保持多细胞状态，进一步发展为多细胞性瘢痕角膜基质。

（三）角膜内皮的损伤修复

角膜内皮细胞层厚约 5μm，由一层六角形扁平细胞构成，细胞顶部朝向前房，基底面向后弹力层，内皮细胞使角膜基质层保持必需的脱水状态。角膜内皮细胞正常的密度和形态是维持角膜正常厚度和透明性的基本条件。疾病、药物、外伤、手术等因素均可造成角膜内皮细胞损伤和功能障碍，出现角膜水肿、大泡，导致视力严重下降甚至失明。当内皮细胞受到损伤后，主要依靠内皮细胞的增大、扩展和移行来覆盖。

角膜内皮细胞损伤后的修复机制包括：①内皮细胞修复与细胞内肌动蛋白：角膜内皮细胞损伤脱落后，为了使脱落缺损区修复，需要周围细胞的扩大和移行来被覆，细胞内的肌动蛋白参与了角膜内皮细胞的移行；②内皮细胞修复与纤维连接因子：纤维连接蛋白是一种高分子量的糖蛋白，见于很多细胞表面，并能结合多种蛋白成分，其一部分生物学特性是参与细胞与细胞之间的连接及细胞与基质之间的连接，通过对角膜内皮细胞生长、黏附和移行的作用，参与角膜内皮的修复。与角膜内皮细胞损伤有关的主要生长因子包括：EGF、PDGF、FGF、TGF-β、内皮素 -1、神经营养因子、层粘连蛋白及胰岛素样生长因子等。

（四）角膜神经的损伤修复

角膜是体内神经分布密度最大的组织之一，大部分是起源于三叉神经的感觉神经。角膜神经主要集中在前 2/3 角膜厚度，形成基质神经丛、上皮下神经丛和上皮内神经丛。角膜基质神经来自巩膜与睫状体神经，人角膜基质神经干的数量平均约为（32.6±6.4）条。角膜上皮神经来自于角膜基质神经（角膜缘外）以及结膜下神经丛（角膜缘），角膜基质神经穿过前弹力层后进入角膜上皮形成密集的神经束丛网络，人角膜上皮神经束的数量平均约为（351±53.5）条，人角膜上皮神经密度面积约占中央角膜面积的 18.78%±2.06% 以及周边角膜面积的 11.05%±2.27%。角膜神经对保持角膜的健康状态非常重要。除了对外界的温度、化学和机械刺激感觉疼痛外，角膜神经也提供营养因子，促进角膜上皮的活性。多个因子参与角膜神经的发育与生长。神经营养因子例如神经生长因子（nerve growth factor，NGF）（受体：TrkA）、脑来源神经营养因子（brain derived neurotrophic factor，BDNF）、神经营养因子（neurotrophins，NT）-3 和 -4 均可以在角膜检测得到，这些因子对角膜神经的生长发挥正调节作用。另外，信号素（semaphorins，Sema）（受体：neuropilins，Nrp）、导素（netrins）（受体：UNC/DCC）、Slits（受体：

roundabout，Robo）和 Ephrins（受体：Eph）对引导角膜神经的正确生长与分布于靶位置也起到重要的作用。角膜神经损伤后再生是一个十分缓慢的过程，损伤后的角膜神经一般难以完全恢复正常。研究发现 180° 角膜缘穿透切开术后 6 个月，受损区角膜仍然只有少数基质层神经再生，这些神经并不呈放射状进入角膜，神经纤维走向异常，上皮下神经丛结构紊乱，密度低，角膜知觉不能恢复正常。

促进角膜神经修复的因素：①神经生长因子（NGF）：NGF 为高分子量肽，具有趋化性，是亲神经因子，可保持交感神经和神经嵴来源神经元的功能稳定。许多研究证实，角膜上皮细胞、基质细胞及内皮细胞既能合成释放 NGF，同时也存在神经生长因子受体 TrkA。NGF 能加快外周神经的修复再生和伤口的愈合，刺激透明质酸的产生，而透明质酸提供细胞移动生长和增殖的良好外环境，延长透明质酸在伤口的停留时间，使间质组织更易于再生愈合，减少成纤维细胞的产生和瘢痕的形成。②上皮细胞神经营养因子（epithelial neuronotropic facor，ENF）：ENF 可由角膜和结膜上皮细胞分泌，具有促进三叉神经元及其轴突生长和延伸的活性，是调节角膜神经再生和修复的主要因素之一。③角膜上皮细胞和其他细胞：角膜神经的修复常与角膜上皮细胞的修复基本同步，同时也是相互作用的，角膜上皮的损伤往往影响到角膜神经的修复。除 NGF 和 ENF 外，上皮细胞释放的各种亲神经因子可能与角膜神经修复有关。④细胞外基质蛋白（ECM）：多种角膜 ECM 都具有促进神经纤维生长的功能，其中的生腱蛋白（tenascin，TN）和纤维连结蛋白既是反应性伤口修复愈合的标志性蛋白，又是增强神经修复的细胞外蛋白。正常生理状态下，纤维连结蛋白存在于角膜基质和后弹力层，但在前弹力层较难测出。层粘连蛋白则存在于后弹力层和上皮基底膜，而前弹力层较难或不能测出。ECM 对组织细胞的作用在于保持组织结构的完整性，另外，它还能提供细胞之间的间隙空间、促进细胞间的相互作用和移行。因此，ECM 对各种细胞、组织的再生与修复有重要的作用，在细胞再生的不同时期，ECM 的成分和数量都有相应的变化，以适应不同时期再生细胞增殖和分化的需要。⑤泪液、氧和其他营养成分：泪液除了提供角膜神经再生的营养液层外，还提供刺激神经再生的成分。⑥其他：近来发现，垂体腺苷酸环化酶激活肽（PACA P）、血管内皮生长因子（VEGF）、bFGF 等因子具有促进角膜神经生长与损伤修复的作用。另外，损伤的神经内管是否整齐对合、Schwann 细胞被膜是否破坏、神经与 Schwann 细胞的互相作用等都对神经再生修复有影响。

第二节　巩膜生理生化

巩膜的组成几乎全是胶原纤维，血管较少，代谢缓慢，不透明。它组成眼壳的大部，约占 5/6，如以其表面积计算，巩膜约占 10/11。

一、巩膜的生物化学

巩膜的主要组成成分：水、蛋白质、氨基多糖、脂类和其他。

（一）水

巩膜含水量的百分比，各家统计不一，从 65.51%～75.5%。但总的来说比角膜的含水量（72%～82%）低。

（二）蛋白质

巩膜分为巩膜上层、巩膜实质层和巩膜棕黑板三层，含有丰富致密的胶原纤维。与角膜类似，蛋白质的含量仅次于水的含量，占第二位，胶原蛋白和弹性蛋白是其主要成分，胶原蛋白占巩膜干重量的 75%。其他蛋白占巩膜干重量的 10%。巩膜的胶原蛋白绝大部分为 I 型胶原，还包含少量 III、IV、V、VI、VIII、XII 和 XIII 型胶原。V 型胶原 / I 型胶原比值增加与小直径的胶原纤维生成增加有关。胶原直径大小不一，使巩膜胶原纤维之间的空隙不规则，形成的纤维板层也大小不一，排列不规则，这些特性与角膜规则的 ECM 排列不同。粗大的胶原纤维分布于外层巩膜，以承受较大的张力，而直径小的胶原纤维分布于内层巩膜。另外，巩膜含有由成纤维细胞分泌的弹性纤维，弹性纤维由弹性蛋白核心及糖蛋白组成。

（三）蛋白聚糖

人类巩膜蛋白聚糖主要由核心蛋白聚糖、双糖链蛋白聚糖和软骨蛋白聚糖（aggrecan）组成。一般情况下核心蛋白聚糖和双糖链蛋白聚糖维持巩膜 ECM 胶原纤维的排列和稳定胶原分子间的相互作用，而软骨蛋白聚糖主要分布于后极部巩膜，作为胶原纤维间的弹性介质，维持后极部巩膜的软性，从而协助眼球完成正常的生后早期的快速生长期和随后的缓慢增长期。蛋白聚糖的黏多糖成分在巩膜中大约为 1%，主要是硫酸软骨素、硫酸皮肤素和少量透明质酸。在巩膜中没有硫酸角质素，但在角膜中含量较高。随着年龄的增长，硫酸皮肤素逐渐减少，当蛋白聚糖减少时，巩膜的水合作用下降。

（四）脂类

巩膜中含有的脂类，依次为脂肪（2.68g/kg）、磷脂（2.18g/kg）、胆固醇（0.7g/kg）、游离脂肪酸（0.12g/kg）、脑苷脂类（0.07g/kg）、和类胡萝卜素 0.002g/kg）。

（五）其他

根据 Fischer 的报道，牛眼巩膜的无机成分有（全部数值以 mg/100g 为单位）：钠 183，钾 71，钙 18，镁 2，氯 224，PO_4^{3-} 38，SO_4^{2-} 150。Strebel 发现，磷 0.17%，钙 0.29%，镁 0.01%。在人的巩膜里没有硅、铁和铅。

二、巩膜的生物力学与可扩张性

巩膜 ECM 对维持巩膜的生物力学特性有重要作用。生理状态的巩膜与角膜一样，为非线性持续弹性组织，巩膜的弹力是角膜的 3～3.5 倍。在眼压和产生眼调节与集合过程的眼肌拉伸作用下，角膜与巩膜都产生生理性应力，生理状态角膜比巩膜对眼压改变具有更大的抗压力。前部巩膜由环行纤维构成，后部巩膜由外层网状排列和内层扇状排列的胶原纤维组成，生理性应力对眼后极部的巩膜作用最大。在周期性压力作用下，常常软骨蛋白聚糖增加，核心蛋白聚糖没有变化。

基质金属蛋白酶（matrix metalloproteinases，MMP）对 ECM 有广泛的降解作用，巩膜的 ECM 能被 MMP 的明胶酶降解。非糖化明胶酶为分子量 72kD 的 MMP-2，许多结缔组织细胞都能分泌，以非活性酶原形式分泌。MMP 的抑制剂包括金属蛋白酶类组织抑制剂（tissue inhibitors of metalloproteinases，TIMP）。TIMP 通过调节 MMP 的活性，在维持 ECM 生成与降解过程的平衡中起关键作用。ECM、MMP/TIMP、细胞因子、生长因子、细胞等诸多因素间存在着精确的网络调节控制，以适应巩膜的发育、组织塑型、损伤修复等动态平衡的需要。当这种平衡破坏后，可导致巩膜 ECM 的降解吸收，巩膜结构发生变化，进行性变薄，引起巩膜的重塑，巩膜的生物力学性质降低，从而在眼压的作用下导致眼轴延长，近视形成和发展。近视的发生往往伴有巩膜胶原含量的减少和其后的胶原纤维的直径及分布的改变。而胶原合成和降解的变化是巩膜变薄的基础。近视的发生也与巩膜蛋白聚糖的减少密切相关。MMP-2 能降解巩膜中成分最多的天然形式的 I 型胶原，近视发生与 MMP-2 活性增加有关。培养巩膜成纤维细胞受到一定的机械应力作用后，通过增加 MMP-2 蛋白合成、减少 TIMP-1 合成、减少 TIMP-2 基因表达等作用增加 MMP-2 活性，MMP-2 活化可增加整个 MMP 家族活性，加快巩膜 ECM 的降解。

角膜和巩膜构成眼球的外壳，维持眼球外形，保证视力的稳定。Gloster 及其同作了一个实验，给一个离体的巩膜条施加重力，他们发现：带状巩膜在加重之后，开始 15 秒钟很快拉长，以后拉长速度减慢，直到 6 分钟尚未达到平稳状态；同样在除去重量之后，其条的长度也很快回缩，然后变慢，在很长时间之后也未完全恢复原状。这个实验说明巩膜具有惯性，这种特性是其黏性和弹性的特性所决定的。

借助于正常眼压的力量，巩膜形状不变，维持眼球的正常大小。眼压升高时，在其初期，巩膜多数成比例的伸展，但当眼压继续升高时，巩膜进一步伸展的阻力也增加。所以在低眼压时，眼内容积轻度增加，引起眼压稍微升高，然而在高眼压的情况下，同样眼内容积轻度增加，却可以引起很大的眼压升高，这被称为"巩膜硬度"，或被称为巩膜的可扩张性。巩膜硬度一旦被破坏，就形成直接眼球硬度（immediate ocular rigidity），眼内容积的增加，伴随着直接眼压升高。如果眼压保持在一个恒定的高水平，巩膜将开始慢慢地伸展，同时眼压下降，这种现象被称为时间依赖眼球硬度（time-dependent ocular rigidity），直接眼球硬度常常是巩膜弹性的一种功能。而较慢的时间依赖眼球硬度是黏性表现，它也可以被称作滞后现象（hysteresis）。

上述巩膜生理特性对临床很重要。当用压陷眼压计测量眼压时，有一些巩膜硬度不正常的人所显示的眼压读数也就不真实，只有用巩膜硬度进行矫正之后，才能得出较正确的眼压。

三、巩膜的不透明性和含水量

关于巩膜的混浊有很多因素，与角膜相比，巩膜含水量较少；巩膜黏多糖的含量为 1%，仅是角膜含量的 1/4；巩膜胶原纤维排列不规则，这些都造成巩膜不透明的因素。另外巩膜可因含水量的改变而发生变化，如果将巩膜内的水分减少到 40% 或增加到 80%，此时巩膜就会变得比原来透明许多，Maurice 认为：这种变化的发生，是由于巩膜内含水量发生变化后，巩膜胶原纤维的折射指数发生变化所致。

把巩膜置入生理盐水中，根据 Hogan 记载，它的重量最多增加原来重量的 15%，而角膜可以增加 100%，巩膜的水肿压是 20～30g/cm²，而角膜则是 75～85g/cm²。

四、巩膜的营养代谢

巩膜血管贫乏，虽然在表面有些毛细血管，但其大部分是没有血管的，内面与脉络膜相邻，因此它的代谢主要由含有大量血管的上巩膜血管和深层血管膜来负担。巩膜的通透力良好。Bill 报告，当注射大分子的白蛋白和糊精到兔眼的脉络膜上间隙时，这些物质能够顺利地通过巩膜到达眼球壁外。巩膜是一个相对惰性的膜，它的营养和代谢都比较低。

五、巩膜与年龄

生命的早期，巩膜稍厚，随着年龄的增长逐渐变薄，纤维密集，水合作用下降。巩膜硬度随年龄而增加，这可能与胶原量的增加以及钙的沉积有关。Vannas和Teir报告，随着年龄的增加，巩膜组织染色变淡，特别是用醋酸铅、二氯化汞或Mallory染色时，Schlemm管附近染色明显变淡。他们又发现，随着年龄的增加，在前巩膜出现黏多糖的带状聚积。个别老年人巩膜轻度变黄，这是由于少量脂肪沉积所致。在高寿的老者，巩膜的后部有时可见胆固醇结晶。有些老年人在内、外直肌附着点之前出现局限性长方形半透明斑（宽约2mm，长约6mm），这是钙盐在巩膜纤维之间沉积的反映。

六、巩膜的生理免疫

巩膜主要由致密交织的胶原纤维和弹力纤维组成，其内的细胞成分和血管很少，免疫成分较简单。在神经和血管贯穿巩膜部位的结缔组织可发现Langerhans细胞。在巩膜内存在少量的淋巴细胞、巨噬细胞和树突状细胞，这些细胞与肥大细胞有较密切的关联，以角巩缘部位较多见。

巩膜的透过性比角膜差，后部巩膜透过性比前部巩膜差；透过物的分子量和分子半径越大，其透过性越小；同样分子量的物质，球状蛋白质比线性的葡聚糖通透性大。由于巩膜后部附近的血管供应比前部丰富，各种免疫成分多集中在巩膜后部，巩膜后部的免疫球蛋白、白蛋白和绝大多数补体的水平均比巩膜前部要高。但是，补体C1是例外，实验发现，巩膜前部的C1水平比后部更高，从而使抗原抗体复合物易于在巩膜前部触发补体的经典激化途径，出现补体系统的级联活化反应。因此，免疫复合物疾病更易于在巩膜前部发生。分子量决定了C1、C2、C3、C4、C5、C6补体在巩膜的细胞溶解活性，在巩膜，高分子量的补体活性低于血清活性，低分子量的补体活性高于血清活性。另外，在巩膜还可以发现补体调节分子如512抗原和CD59等成分，这些补体抑制剂分子量为100kD左右，低于补体成分，因此，巩膜补体调节因子的浓度高于补体成分，这些低分子抑制成分使生理状态的巩膜的补体活化趋势偏向抑制。由于巩膜的细胞成分和血管很少以及免疫成分较简单，一般情况下进行异体巩膜移植不会出现明显的免疫反应。

巩膜以胶原为主，自身胶原病血管炎这类病常影响到巩膜，导致免疫反应性巩膜炎。其免疫病理改变与以T淋巴细胞介导的自身免疫性病变类似，常伴发角膜炎和葡萄膜炎。

（陈建苏　徐锦堂）

主要参考文献

1. 李志杰. 角膜免疫. 徐锦堂，孙秉基，方海洲主编. 眼表疾病的基础理论与临床. 天津：天津科学技术出版社，2002：74-80.

2. 徐锦堂，吴静. 角膜生理. 徐锦堂，孙秉基，方海洲主编. 眼表疾病的基础理论与临床. 天津：天津科学技术出版社，2002：36-42.

3. 阎洪禄，杨朝忠，王传富，等. 角膜生理. 阎洪禄，于秀敏主编. 眼生理学. 北京：人民卫生出版社，2001，3-50.

4. 陈建苏，徐锦堂. 活性人工角膜的研究. 中国实用眼科杂志，2002，20（2）：91-94.

5. 龙琴，褚仁远. 巩膜细胞外基质及基质金属蛋白酶在近视发展中作用的研究进展. 中华眼科杂志，2005，41（11）：1047-1049.

6. 王国辉，陈维毅，李晓娜. 巩膜及巩膜成纤维细胞的生物力学研究进展. 医用生物力学，2010，25（3）：230-235.

7. Chung EH, DeGregorio PG, Wasson M, et al. Epithelial regeneration after limbus-to-limbus debridement. Invest Ophthalmol Vis Sci, 1995, 36（7）: 1336-1343.

8. Cekil O, Ohji M, Hayashi A, et al. Effects of humidified and dry air on corneal endothelial cells during vitreal fluid-air exchange. Am J Ophthalmol, 2002, （1）: 75-80.

9. Bardenstein DS, Cheyer C, Okada N, et al. Cell surface regulators of complement, 512 antigen, and CD59, in the rat eye and adnexal tissues. Invest Ophthalmol Vis Sci, 1999, 40（2）: 519-524.

10. Yamagami H, Yamagami S, Inoki T, et al. The effects of proinflammatory cytokines on cytokine-chemokine gene expression profiles in the human corneal endothelium. Invest Ophthalmol Vis Sci, 2003, 44（2）: 514-520.

11. Hamrah P, Zhang Q, Liu Y, et al. Novel characterization of MHC class II-negative population of resident corneal Langerhans cell-type dendritic cells. Invest Ophthalmol Vis Sci, 2002, 43（3）: 639-946.

12. Harrison SA, Mondino BJ, Mayer FJ. Scleral fibroblasts. Human leukocyte antigen expression and complement production. Invest Ophthalmol Vis Sci, 1990, 31（11）: 2412-2419.

13. Hassell JR, Birk DE. The molecular basis of corneal transparency. Exp Eye Res, 2010, 91（3）: 326-335.

14. Birk DE. Type V collagen: heterotypic type I/V collagen interactions in the regulation of fibril assembly. Micron,

2001，32（3）：223-237.

15. Ruberti JW，Zieske JD. Prelude to corneal tissue engineering-gaining control of collagen organization. Prog Retin Eye Res，2008，27（5）：549-577.

16. Conrad AH，Zhang Y，Tasheva ES，et al. Proteomic analysis of potential keratan sulfate，chondroitin sulfate A，and hyaluronic acid molecular interactions. Invest Ophthalmol Vis Sci，2010，51（9）：4500-4515.

17. Etheredge L，Kane BP，Hassell JR. The effect of growth factor signaling on keratocytes in vitro and its relationship to the phases of stromal wound repair. Invest Ophthalmol Vis Sci，2009，50（7）：3128-3136.

18. He J，Bazan NG，Bazan HE. Mapping the entire human corneal nerve architecture. Exp Eye Res，2010，91（4）：513-523.

19. Takács L，Tóth E，Berta A，et al. Stem cells of the adult cornea: from cytometric markers to therapeutic applications. Cytometry A，2009，75（1）：54-66.

20. Rada JA，Shelton S，Norton TT. The sclera and myopia. Exp Eye Res，2006，82（2）：185-200.

第一节　晶状体结构与生理

一、晶状体结构

晶状体是眼屈光介质的重要组成部分之一，主要作用是透光和屈光，使光线聚焦于视网膜上。晶状体混浊，即白内障，是最常见的致盲性眼病。了解晶状体的生理和生物化学将有助于白内障的预防和治疗（图 1-245）。

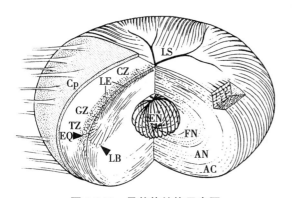

图 1-245　晶状体结构示意图

LE：晶状体上皮细胞（CZ：中央区　　GZ：生发区　　TZ：过渡区）　EQ：赤道　LB：晶状体弓　CP：囊膜　AC：成年皮质　AN：成年核　FN：胎儿核　EN：胚胎核（Forrester JV, et al. in The Eye: basic sciences in practice. 2002）

二、晶状体生理

晶状体虽然是多细胞结构，其电 / 化学活动却类似于一个大的合胞体或者单个细胞。已有研究观察到晶状体内水电解质的分布是不均匀的，水的含量在中央最低，近表面最高；而晶状体蛋白的含量则相反，在中央最高；pH 则以晶状体中央最低，表面最高。细胞内 K^+ 在前表面浅纤维中含量最高，在晶状体核和后极部纤维内含量最低；Na^+ 则与 K^+ 相反。

晶状体没有血管分布，其物质供应来源于周围环境，晶状体存在独特的结构和细胞间的交流，构成其内部微循环体系。晶状体各部位的物质转运通道、离子浓度等分布不均一，说明其生理活性状态存在区域性差异（图 1-246）。

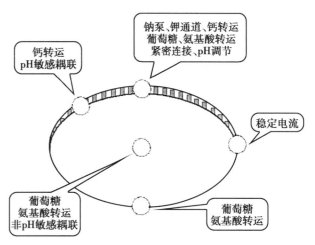

图 1-246　部分晶状体转运过程的定位示意图

（Kuszak JR.et al. in Principles and practice of ophthalmology. 2008，p1332）

因为晶状体前囊下存在一层代谢活跃的上皮细胞，而后囊下无上皮细胞，因此晶状体内许多物质存在着由浅入深的浓度梯度。物质扩散进入晶状体经赤道部较容易，经前囊下上皮层到皮质最难，经后囊则介于两者之间；物质在晶状体核的扩散比在皮质内要慢得多。用荧光染料显示，从晶状体表面扩散到晶状体核需数以天计的时间。水、离子和其他小分子能自由通过晶状体囊膜，而且白蛋白（分子量 69kDa，分子直径 7.4nm）分子也能通过囊膜。正常眼 γ 晶状体蛋白能漏出到房水中。

表浅和深层纤维膜分别有 pH 敏感耦联（pH sensitive coupling）和 pH 不敏感耦联（pH insensitive coupling），赤道部存在外向的稳定电流（standing current flow）。细胞间连接（如缝隙连接、Na/K 泵、水通道等）是晶状体内重要的交流通路，稳定电流（standing current flow）、静止水流（standing water flow）和容量调节（volume regulation）均与这些结构有关。

像其他细胞一样，晶状体上皮细胞具有细胞极性，在上皮细胞的侧面缺乏紧密连接，代之为广泛的缝隙连接（gap junction），有利于快速交流，使细胞间的表现协调一致。人晶状体纤维细胞膜表面约 5% 为缝隙连接分布，它们于纤维分化过程中形成，与上皮细胞的缝隙连接在形态上不同。晶状体纤维之间的缝隙连接通道使代谢物的快速交流得以实现，其分子基础是缝隙连接蛋白（connexin），但有待进一步阐明。与其他组织的缝隙连接能打开和关闭不一样，晶状体的缝隙连接常处于打开状态。各种通道分布在晶状体内是不均匀的，上皮细胞、赤道分化纤维和核成熟纤维之间的通道存在差异。

在晶状体纤维和上皮细胞内有特异性转运葡萄糖和氨基酸的蛋白质。氨基酸从前后表面转运进入晶状体，氨基酸的进入伴有钠的进入。晶状体也存在三种类型的氨基酸转运机制，分别对应于转运酸性、碱性和中性氨基酸，但目前对晶状体细胞的这三种转运所知不多。晶状体内的氨基酸浓度较其周围环境要高，尤其是酸性氨基酸更明显，如谷氨酸比房水和玻璃体分别高 17 和 35 倍，而碱性氨基酸的浓度增高为房水的 2 倍以内。葡萄糖沿浓度梯度易化扩散进入细胞，由晶状体的特殊葡萄糖转运膜蛋白完成。猴晶状体转运葡萄糖的蛋白占总膜蛋白的 0.5%。像氨基酸一样，葡萄糖的转运部位也存在于晶状体的前后表层。

离子转运是晶状体的重要生理功能，离子循环伴有水运动。Na^+ 被主动泵出晶状体，而 Cl^- 和水则是被动转入。转运位于晶状体上皮细胞膜及纤维的细胞膜，且受细胞膜的总面积影响，纤维细胞膜总量占绝对优势，对晶状体离子流的影响也就非常大。上皮细胞的 Na^+-K^+-ATP 酶主动交换 Na^+（泵出）和 K^+（泵入），细胞内的 K^+ 约为 120mmol，Na^+ 为 20mmol。上皮细胞 Na/K 泵、纤维细胞缝隙连接和纤维的 Na^+ 通道是组成转运 Na^+ 的主要成员。Na^+ 通道可能是缝隙连接半通道（hemichannel）构成 Na^+ 的非选择性渗出通道。Na^+ 在晶状体与其后面的玻璃体内存在浓度梯度，经后囊被动扩散到晶状体实质，在纤维细胞外经半通道扩散纤维细胞内，然后在纤维细胞间的缝隙连接转运至前面的上皮细胞，经上皮细胞的泵排出到房水，由此构成晶状体的 Na^+ 循环（图 1-247）。Na^+ 流伴随晶状体的静息电位形成，流向由前后极进入，赤道流出。K^+ 循环仅依赖于上皮细胞膜 Na^+-K^+-ATP 酶，位于上皮细胞内，与晶状体实质关系不大。晶状体的电位源自胞质与其细胞外围的电解质（Na^+、K^+、Cl^-）的浓度

差，以及晶状体对 K^+ 和 Na^+ 的通透性差异。晶状体前后极因 Na^+ 转运出现内向性的电流，赤道部因 K^+ 转运则呈现外向性电流。整个晶状体细胞内外的离子不对称分布产生跨膜电位，内部为负电位。年轻人晶状体的电位差是 -50mV，老年人则为 -20mV。而且，有报道晶状体核的膜电位是 -15～-20mV，晶状体表层为 -75mV。

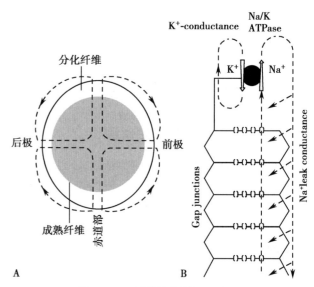

图 1-247　晶状体微循环示意图

A. 从前后极进入，赤道部排出的（离子）流　B. Na^+ 经纤维细胞外扩散进入细胞内，经纤维间的缝隙连接到达上皮细胞，在 Na/K 泵作用下排出晶状体外，K^+ 循环则主要位于上皮细胞（Mathias RT, et al. J Membrane Biol, 2007, 216: 1-16）

晶状体的总 Ca^{2+} 在 0.2～0.5mmol，其中纤维细胞中的游离钙还不足 1%，其他与晶状体蛋白或其他物质结合。维持晶状体细胞内低钙浓度是非常重要的，许多白内障晶状体内 Ca^{2+} 明显增高。高 Ca^{2+} 能激活钙蛋白酶，引起细胞结构的破坏，也能使细胞内第二信使通路活化，从而产生病理效应。虽然 Ca^{2+}、Mg^{2+}-ATP 酶在晶状体皮质的含量丰富，但 Ca^{2+} 和 Mg^{2+} 在晶状体的转运尚不清楚。晶状体内的 Na^+ 和 Ca^{2+} 含量、Na^+ 的流入、K^+ 流出、电导性均随晶状体的老化而增加，可能是由于膜的通透性增加所致。晶状体对水的转运方向是通过水通道完成的，位于细胞膜的水通道为水通道蛋白（aquaporin，AQP）组成的四聚体功能单位，每个蛋白均有水及中性物质的通道，离子不能通过。水的转运速率为 10μl/ 小时，可能与 Na^+ 流形成的渗透压差有关，似乎可以"冲洗"掉晶状体的废物以保持其透明性。通过对转运相关蛋白分布分析，提示水、K^+ 等在赤道部较前中央区的转运更活跃。

晶状体细胞内的 pH 维持在 7.0 左右，越靠近晶状

体核 pH 越低。因为晶状体内的无氧代谢产生的 H^+ 和存在电位差，晶状体需不断排出 H^+。许多离子系统可帮助调节晶状体内的 pH，如 Na^+-H^+、Cl^--HCO_3^- 和 Na^+-Cl^--H^+-HCO_3^-。其中 Na^+-H^+ 交换已发现存在于不同种属的晶状体上皮细胞，它对 Na^+ 泵的作用敏感，因为 Na^+ 泵能将 Na^+ 输出到细胞外。

三、晶状体透明性

晶状体除透光和折射光，兼在睫状肌和悬韧带的共同作用下进行调节。当晶状体混浊时，其透光/聚光作用会出现障碍。晶状体的正常生理代谢，尤其是晶状体蛋白的正常状态对其聚光作用非常重要。

眼屈光介质的透光作用与组织的特性和年龄相关，角膜、房水和晶状体均能透过长波长的可见光（720nm以下）。小于 300nm 的短波紫外线能为角膜所吸收，晶状体则能吸收 360nm 以下的紫外线（图 1-248）。

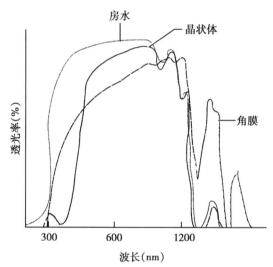

图 1-248　眼前段屈光介质的光通透性曲线

晶状体对长波长光的通透性大于短波长的，它能完全阻断小于 300nm 的光，对绝大部分小于 360nm 的光产生屏障作用。（Boottner EA，IOVS 1962，1: 776）

体内晶状体呈现出光学不连续区带，在裂隙灯下可见数层光学切面，它们在出生后仍不断变化，至中年才稳定。推测这些区带主要为蛋白质浓度差异所致的折光系数不均匀所致。

年轻晶状体的核是柔软的，但 40 岁后就变得比皮质硬了，以后硬化呈进行性发展。核硬化可能是由于不断紧压纤维质膜形成的。细胞膜及其相互间的距离影响晶状体光散射，纤维细胞膜较其周围的细胞质有更高的折光系数。随年龄增加，由于对光的散射和吸收增强，晶状体对光的透过是逐渐减少的，尤其是对短波长的蓝光更明显。

晶状体的透明性依赖于其结构和功能的完整和统一。许多因素维持着晶状体的透明性，如离子泵、膜通透性、糖代谢、晶状体蛋白的结构和含量等。

单层晶状体上皮细胞和囊膜的综合折光系数与房水相同（均为 1.336），对光线无散射和反射作用。而且上皮细胞依靠离子泵机制对维持晶状体的水和电解质平衡有非常重要的作用。任何能干扰上皮细胞功能和（或）生存活力的因素（如对晶状体弓形区的离子辐射）均能对晶状体透明性产生影响。

晶状体纤维细胞与晶状体透明性有重要关系，推测晶状体纤维的细胞膜可能产生干涉衍射以致影响晶状体的透光性，但因弱的衍射环沿着晶状体的前后轴以及与纤维厚度相同的周期重复出现，这将大大减少正常细胞膜的散射。

晶状体纤维呈致密的有序排列，相互间间隙很少，晶状体总的细胞外空间仅占 1.3%，如果细胞外空间增大必将引起光散射。规则排列的纤维间借镶嵌的许多相互交错的指状突起相连，这里存在广泛的细胞间的分子联系。晶状体纤维细胞分化形成过程中，细胞核和细胞器消失，并合成特征性的晶状体蛋白质：晶状体蛋白（crystallin）。晶状体蛋白占细胞总蛋白质的 90% 以上，位于复杂的细胞骨架基质中，这些基质也有晶状体所特有的成分，如珠样中间丝蛋白质。晶状体蛋白使晶状体具有高的折光系数，晶状体折光系数在皮质较核低（分别为 1.38 和 1.41）。核部的水含量约为 68%，周围皮质约为 75%～80%，晶状体内的蛋白质分布也不均匀，以表浅皮质的蛋白质浓度最低（50～200μm）。晶状体蛋白本身不能解释晶状体的透明性，能保持透明主要是由于高浓度晶状体蛋白的排列，产生足够的"晶格排列"（short range spatial order），类似于致密流体或玻璃。此时，每单个分子的光散射与其紧邻的分子的散射相关，趋于相互抵消。低温时由于相分离（phase separation），晶状体蛋白质可出现混浊。

总之，晶状体纤维的致密规律"堆积"、晶状体蛋白的有序排列和晶状体的水电解质的平衡对维持晶状体的透明性有重要作用。

四、晶状体调节

晶状体是屈光系统的关键部位之一，它具有双凸形状、高屈光指数、完美的透明度以及对近物调节聚焦以实现其功能。睫状肌、晶状体以及悬韧带共同构成眼调节的主要成分。晶状体屈光力的改变在人眼调节过程中起了关键作用，而其形态和弹性的改变是执行其调节功能的主要因素。

（一）晶状体悬韧带

晶状体悬韧带作为影响晶状体形态改变的外部因素参与调节。一般认为当看远处目标时，睫状肌处于松弛状态，使晶状体悬韧带保持一定的张力，而晶状体在悬韧带的牵引下，其形状相对扁平；当看近处目标时，环形睫状肌收缩，睫状冠所形成的环缩小，悬韧带松弛，晶状体由于弹性而变凸。深入研究发现，悬韧带附着部位的不同对晶状体形态的改变存在一定的影响。晶状体悬韧带的起止附着复杂，走行交错，在赤道部悬韧带附着点有两种，分别位于晶状体赤道部前、后1.5mm处，还有一种悬韧带则位于赤道处。当睫状肌收缩时，前部悬韧带松弛而后部悬韧带拉紧并施力于晶状体后囊膜，致使晶状体趋于恢复其自然形态（趋于球形），屈光力增加，便于看近物。当睫状肌松弛的时候，后部悬韧带松弛，前部悬韧带张力增加，其综合作用导致晶状体变得扁平，屈光力减少，以利于看清远处物体。因此，总体来说，悬韧带对晶状体囊的力学影响是一种综合效应。

（二）晶状体形态与位置

晶状体前表面曲率的改变，是眼调节时屈光力增加的主要因素，由于房水与晶状体两相临介质的屈光指数相差悬殊，又为屈光力的增加提供了可能。调节时晶状体前表面较后表面改变明显，可能是由于前部悬韧带张力变化大，前囊厚而产生的弹力大，致使前囊前移更多。而后囊受玻璃体阻碍等因素的影响，改变相对较小。其综合作用的结果是晶状体厚度增加，晶状体赤道部直径减少，晶状体小幅度前移。晶状体前后径的增加与前囊曲率改变的关系更明显。针对一组22～30岁成年人的晶状体研究显示，在改变8.0D的屈光度时，晶状体前后径从3.6mm增加到4.0mm，赤道部晶状体直径则从9.2mm减少到8.6mm。正视眼的晶状体每前移1mm，则对应有1.3D的调节，眼轴越短、远视程度越高，调节作用越明显。而在眼轴较长、近视度数比较高的患眼中，调节作用则越小。

（三）晶状体的弹性与屈光力

在悬韧带张力作用下，完整囊膜的弹力与晶状体内弹性物质相互作用，构成了晶状体的有效调节。晶状体皮质、核和囊膜均有一定的弹性，它们的弹性系数存在差异并随年龄改变（表1-13）。调节时晶状体前后径的改变主要是晶状体核厚度的变化所致，前后皮质厚度几乎没有变化，而晶状体皮质和核的屈光指数并不是均一的，其随年龄增加而发生变化。在年轻的晶状体内，屈光指数从表面到中央逐渐增加，皮质和核的屈光指数分别是1.371 ± 0.004和1.418 ± 0.075。

从生理上看，晶状体如果能变形，是不可能主动、

表1-13　不同年龄晶状体各部分的厚度和弹性系数[①]

	1岁	25岁	60岁
各部厚度			
前囊（µm）	15	20	26
前皮质（mm）	0.4	0.7	1
核（mm）	2.5	2.6	2.6
弹性系数（刚度）			
前囊膜（N/mm²）	0.4	1.2	1.5
皮质（N/mm²×10⁻³）	0.7	3.2	4
核（N/mm²×10⁻³）	0.7	0.6	2

[①] Kraga S, Andreassen TT, Progress in Retinal and Eye Research 2003；22：749-767.

自动完成的，它只能是被动地随着睫状肌的收缩和舒张而改变，而睫状肌的改变又一定需要神经系统的控制。晶状体内在的因素、悬韧带牵引力的紧张与松弛，及因悬韧带在赤道部前后分布差异而致的（前后）张力不均匀，致使晶状体弹性改变，从而引起晶状体形态和屈光变化，共同构成了调节时屈光力的改变。但至今对晶状体调节的相关机制，尤其是年龄增加时，各环节改变对调节力下降的作用程度仍不完全明了。

（四）晶状体年龄相关变化与老视眼

随着年龄的增加，晶状体的透明度降低，并伴有调节速度和幅度的迅速降低。调节范围随年龄增加而下降，发育成熟时即开始降低，50岁时接近于0。与人体其他生理改变不一样，调节力的下降在个体之间差异不大，受营养和生活方式的影响不明显。对老视的解释主要基于晶状体的改变，包括晶状体的大小、曲率、前后径的增加，以及悬韧带在囊膜的附着部位更加远离赤道部。

晶状体各部分随年龄增加呈现有规律的变化（表1-14）。随年龄增加，晶状体重量增加，体积增大，前曲率半径逐渐减少，前囊的改变较后囊明显。

晶状体弹性系数（刚度）的增加则以核的改变为主，皮质改变相对较弱（表1-13）。40岁前，晶状体核易变形（highly deformable），刚度低于其周围皮质。晶状体弹性的降低是老视的最基本原因，在老视眼中，需更大的力量作用于晶状体及其囊膜才能达到同样幅度的调节。随着年龄的增加，中央区的折射指数的分布逐渐均一，而其范围也随着年龄增加逐渐扩展。虽然随年龄增加，前囊发生明显变化，前曲率半径逐渐减少，但由于折射系数的变化，使得老年晶状体的总的屈光力与年龄的依赖性不大。

对于老视眼的调节改变，至今没有一个统一的认识。不可否认，晶状体变厚以及弹性的降低等晶状体

表 1-14　晶状体参数与年龄关系的回归方程分析

参数	体外[①]	体内[②]	
		Scheimpflug	MRI
重量（mg）	$W=1.45x+164$		
前后径（mm）	$T=0.0123x+3.97$	$T=0.0194x+3.088$	$T=0.0193x+2.944$
赤道径（mm）	$D=0.0138x+8.7$		
前曲率半径（mm）	$R_a=0.046x+7.5$	$R_a=-0.0759x+13.949$	$R_a=-0.0828x+13.443$
后曲率半径（mm）	$R_p=5.5$	$R_p=-0.0106x+6.436$	$R_p=+0.0078x+5.368$

[①]体外测量 37 个晶状体，20～99 岁，x 为年龄；[②]体内非调节状态（Koretz JF, et al. J Opt Soc Am A 2004；21：346-354.）

的改变在老视眼的调节中起主要作用。同时也存在晶状体周隙的减少，睫状肌收缩功能的降低等因素，故也有提出调节力下降是由于进行性的睫状肌功能减弱所致。

第二节　晶状体生物化学

晶状体依赖房水等供给营养，具有独立的代谢活性。上皮细胞是晶状体代谢最活跃的部位，其在分子组成及生理代谢上具有一般上皮细胞的基本特性。晶状体纤维是透明晶状体的主要组成部分，纤维细胞内含有大量的晶状体蛋白和其他结构蛋白，而很少甚至没有细胞器，一生中新形成的纤维细胞不断包绕于外围皮质，晶状体蛋白不能更新，这些使得晶状体具有其独特的代谢功能。这里对晶状体特征性的生化组成与代谢等进行简单介绍。

一、非蛋白质成分

晶状体中除了蛋白质作为主要组成成分外，还有氨基酸等许多非蛋白成分，它们对维持晶状体正常的生理功能发挥着重要作用。

（一）基本组成

晶状体基本物质构成见表 1-15。

（二）重要成分

除蛋白质作为主要组成成分外，晶状体内某些生物分子也有着重要的生理作用。

1. 氨基酸　是蛋白质的重要组成成分，可合成蛋白质，转化成生理活性物质，并参与能量代谢等。氨基酸依靠逆浓度梯度转运，晶状体内的氨基酸浓度比房水中的高，以供正常代谢所需。白内障时，晶状体内的游离氨基酸含量减少。

2. 脂类　晶状体纤维细胞膜常含有高浓度的鞘磷脂、胆固醇和饱和脂肪酸，赋予细胞膜刚性，与保持细胞间的联系有关。晶状体中的脂类含量很低，正常占

表 1-15　晶状体内主要组成成分及含量

成分	含量（湿重）
水	66%
蛋白质	33%
脂质	28mg/g
葡萄糖	0.6mmol/kg
乳酸	14.0mmol/kg
谷胱甘肽	12.0mmol/kg
抗坏血酸	1.0mmol/kg
肌醇	5.9mmol/kg
钠	17.0mmol/kg
氯	26.0mmol/kg
钾	125.0mmol/kg
钙	0.3mmol/kg

晶状体的 2.5%（干重为 7.5%），主要集中在纤维细胞膜内。脂类中有 10% 是胆固醇，41% 是其他中性脂，36% 为神经鞘脂类，13% 为甘油磷脂。晶状体内的磷脂酰肌醇（phosphatidylinositol）的含量也很高，说明晶状体内存在明显的受体介导的第二信使活性，即对激素和儿茶酚胺的反应。

3. 核酸/核苷酸　晶状体能持续合成蛋白质，必定存在核糖核酸（RNA）和脱氧核糖核酸（DNA）。人晶状体 DNA 含量约为 1.36mg/g 可溶性蛋白质，RNA 约为 0.58mg/g 湿重组织。核苷酸由碱基、戊糖和磷酸组成，是核酸的基本单位。人晶状体中 ADP 的含量为 107μmol/100g 组织，ATP 为 246μmol/100g 组织。

4. 金属离子和微量元素　晶状体中 Na^+/K^+ 可作为衡量晶状体活力的一个指标，当该比值增大时，说明晶状体纤维细胞结构功能受损，不能维持正常离子平衡。Na^+-K^+-ATP 酶活性降低，是导致晶状体内 Na^+、K^+ 比例失调的主要因素。有报道透明晶状体、皮质性和核性白内障晶状体内的 Na^+/K^+ 比值分别为 0.62、

3.01 和 0.8。比较透明与混浊晶状体内金属离子的变化，发现混浊晶状体中锌、铜、铷的含量下降，钙和硒含量上升，镁无明显变化。许多离子酶激活剂或酶的辅助因子等都参与了晶状体内的代谢。

5. 抗坏血酸　晶状体内的抗坏血酸（ascorbic acid, vitamin C）含量很高。抗坏血酸转入晶状体时是氧化型的，在晶状体内被还原，发挥其抗氧化作用。

6. 谷胱甘肽　晶状体内的谷胱甘肽 90% 以上为还原型（GSH），含量为 1.43μg/g（湿重），氧化型（GSSG）的含量很低。以上皮和晶状体皮质的含量最高，同时 GSH 不能通过晶状体膜，而 GSSG 则能通过。晶状体内的 γ- 谷氨酰循环利用氨基酸合成谷胱甘肽，完成该循环消耗掉了晶状体内 12% 的 ATP。谷胱甘肽还原酶使 GSSG 还原成 GSH，是谷胱甘肽氧化还原循环的限速酶。

晶状体内的谷胱甘肽和抗坏血酸的含量很高，两者一起能维持晶状体蛋白质巯基的还原状态（尤其是对离子转运的膜蛋白），清除自由基及活性氧，消除毒性物质的毒性，参与氨基酸的转运等。

二、酶活性与分布

晶状体内存在一些关键酶，对提供能量，维持晶状体正常代谢，作为防御系统保护晶状体免受损害，最终达到维持晶状体的透明性起着至关重要的作用。晶状体中能检测到许多酶的活性，但相当部分酶蛋白的含量很低。其中糖代谢的无氧酵解、有氧酵解、戊糖通路、山梨醇通路等相关的酶均存在于晶状体。

晶状体纤维的代谢率低、又远离血液供应、无细胞器，使得其代谢利用氧较少，晶状体内相当部分糖代谢经过无氧代谢通路，乳酸脱氢酶（lactate dehydrogenase, LDH）是连接有氧和无氧代谢途径的酶。乳酸脱氢酶是四聚体蛋白，分子量为 140kD。四聚体至少由三种不同的多肽组成，分别为 H、M、K 亚基，三者不同的组合形成乳酸脱氢酶的同工酶谱。人晶状体的乳酸脱氢酶同工酶主要为 M3H 和 M4。随年龄及晶状体内的部位不同，LDH 同工酶分布不一，胎儿晶状体为 M4、M3H、M2H2、MH3、H4，成人上皮细胞为 M4、M3H、M2H2、MH3，皮质为 M4、M3H、M2H2，核上区为 M4、M3H，晶状体核无明显的 LDH 活性。

醛糖还原酶（aldose reductase, AR）参与异常的糖代谢，在糖尿病或半乳糖血症时 AR 引起白内障。依组织来源的不同，AR 的分子量在 28～45kD 的范围内，为单肽的球形蛋白质分子。AR 在 NADPH 存在时催化葡萄糖或半乳糖转化成山梨醇或半乳糖醇，形成多元醇通路的第一步。形成的多元醇导致晶状体纤维

细胞的渗透不平衡，引起细胞内水积聚，细胞肿胀、破裂。生理状态下，晶状体内该酶几乎无活性，当糖浓度增加时，则激活其多元醇通路。

AR 抑制剂作为药物已引起广泛关注，不仅用于治疗白内障，也可以用于治疗糖尿病性视网膜病变。在 AR 酶分子上有糖、NADPH 和抑制剂结合部位，许多有抑制作用的物质能与酶结合，故常被用来试制药物。AR 抑制剂对 AR 的抑制是非竞争性的。较早研究用五羟黄酮（quercetin）作为抑制剂，但其作用太弱；后来对 sorbinil 作过许多研究，终因其副作用太大而难以接受。

晶状体含有蛋白水解酶，包括内肽酶、外肽酶和膜相关的蛋白酶。已观察到"致死"酶如胱天蛋白酶（caspases）在纤维分化时也呈现活性，提示凋亡和晶状体纤维分化之间有相似性。晶状体细胞检测到中性钙蛋白酶（calpain, 半胱氨酸 Ca^{2+} 依赖酶）Ⅰ 和 Ⅱ 及其抑制剂钙密旋蛋白（calpactins），这些酶作用于细胞骨架蛋白和晶状体蛋白，其意义可能是与晶状体蛋白的更新有关。钙蛋白酶 Ⅰ 存在于晶状体上皮和皮质，不存在于晶状体核。

随年龄的增加，晶状体内蛋白质的降解增多。MIP26 的降解很明显。8.5kD 的泛素（ubiquitin）分子与蛋白质结合能激发蛋白质水解作用。老年晶状体核的泛素结合比年幼晶状体核明显减少。

另外，晶状体中还存在许多酶，如超氧化物歧化酶、过氧化物酶、6- 磷酸葡萄糖脱氢酶等都是很重要的酶。晶状体上皮细胞层控制着离子和其他代谢产物的运送，许多关键酶都主要分布于上皮细胞，是代谢活性最高的部位，皮质的酶活性次之，晶状体核的酶活性很弱甚或缺乏。

有些种属特异性晶状体蛋白有明显的酶活性，如鸭晶状体的 ε 晶状体蛋白表现出乳酸脱氢酶活性、蛙的 ρ 晶状体蛋白有醛糖还原酶和 ε 晶状体蛋白有肺前列腺素 F 合成酶的酶活性。这些发现的进化意义可能较其生理意义更重要，因这些酶有的能在细胞应急状态下产生，推测这类同源性蛋白质具有参与应激反应的通性。α 晶状体蛋白与热休克蛋白也是如此。应激蛋白和长寿命晶状体蛋白可能有在无氧条件下维持稳定和耐受的共同特征。晶状体蛋白（尤其是 α、β、γ 晶状体蛋白）属于已知的进化上最保守的蛋白质之一，它们并不局限于晶状体，如 αB 已被发现存在于心、肺、脑和视网膜。

三、糖　代　谢

晶状体没有糖原储存，来自房水的葡萄糖是晶状

体的主要能量来源。通过位于细胞膜的胰岛素依赖性葡萄糖转运子（transporter）的作用，葡萄糖进入细胞。晶状体内的各个糖代谢通路总结如图 1-249。糖酵解和磷酸戊糖通路都存在于晶状体，当过量的葡萄糖进入时，启动山梨醇通路。三羧酸循环仅出现在晶状体上皮细胞，因为只有上皮细胞有线粒体存在。醛糖还原酶主要位于上皮细胞，说明山梨醇通路主要发生于上皮细胞。醛糖还原酶是由渗透压感受器诱生的，它干扰 NADH 结合蛋白质，从而影响清除自由基的有关机制。晶状体上皮细胞内的糖通过无氧酵解、有氧酵解、戊糖通路代谢的分别占 81%、4% 和 15%，而在晶状体纤维则分别为 83%、2% 和 15%。晶状体的氧消耗率为 $0.5\mu l/hr/mg$ 干重。

四、抗氧化防护系统

晶状体持续暴露于氧化环境。正常房水中既有较高浓度的过氧化氢，同时晶状体本身在代谢过程中，以及外界因素（辐射等）影响下均可导致氧化性毒性物质产生。正常状态下晶状体内的抗氧化保护系统发挥着作用，来对抗氧化损伤。抗氧化保护系统主要分为酶和非酶防护系统。

晶状体内有几种酶能对抗氧化剂的作用，包括过氧化氢酶、超氧化物歧化酶、谷胱甘肽过氧化物酶、6-磷酸葡萄糖脱氢酶和谷胱甘肽-S-转移酶等。过氧化氢酶和低浓度的超氧化物歧化酶参与将氧自由基和过氧化氢还原成水。谷胱甘肽还原酶使氧化型谷胱甘肽还原成 GSH，在谷胱甘肽过氧化物酶的作用下，GSH 能将过氧化氢还原成水。

晶状体内还含有许多抗氧化损害的拮抗分子，主要有谷胱甘肽、抗坏血酸、维生素 E 等。谷胱甘肽保护蛋白质（晶状体蛋白和 Na^+-K^+-ATP 酶等）的游离巯基以免被氧化、维持抗坏血酸的还原态、清除过氧化物和自由基。谷胱甘肽也参与对各种疏水化合物的去毒性作用，这需要谷胱甘肽-S-转移酶及一系列反应，最终形成硫醚氨酸。

晶状体内的高还原型抗坏血酸也是一个有效的抗氧化剂，参与清除自由基。

晶状体膜含有维生素 E，能对抗脂质过氧化，是单线态氧的有效清除剂。其他如类胡萝卜素（carotenoids）、肌肽（carnosine）、青霉胺（penicillamine）、胆碱（choline）、牛磺酸（taurine）、硫氧还原蛋白 T（thioredoxin-T）等也有抗氧化作用。

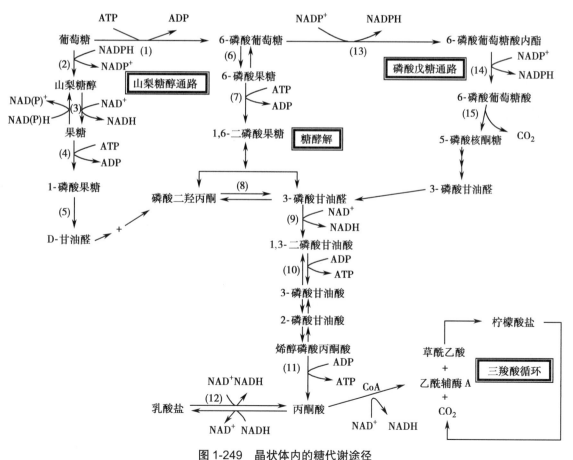

图 1-249　晶状体内的糖代谢途径
包括糖酵解、磷酸戊糖通路、三羧酸循环和山梨糖醇通路

第三节　晶状体蛋白质

一、晶状体蛋白质组学

晶状体为机体中蛋白质含量最高的器官，其蛋白质的浓度（33%）是普通组织的2倍，其中绝大部分为结构蛋白——晶状体蛋白（crystallin），高浓度的晶状体蛋白的排列有助于维持晶状体的形态。但因维持正常生理功能和代谢等的需要，晶状体中还含有许多其他结构和功能蛋白质，尤其是晶状体上皮细胞内，所含蛋白质与其他上皮细胞是相似的。相对于晶状体蛋白来说，这些蛋白质的含量相对很少。针对晶状体高丰度蛋白的研究已有较多报道，用二维凝胶电泳或二维液相层析对晶状体蛋白质组的研究中，常能观察到数十或数百种蛋白质。很明显需要结合其他方法才能更全面地了解晶状体的蛋白质组谱。有关晶状体的基因组研究显示，已报道了近2500个表达序列标签，其中约90%以上已被鉴定。

若对晶状体上皮细胞的蛋白质组进行研究，可见其蛋白质表达谱与典型的上皮细胞相似，在二维电泳图谱上呈现数以千计的蛋白质斑点，并含许多维持细胞功能代谢的蛋白质分子，包括酶蛋白、膜蛋白等，但相对于晶状体蛋白来说，它们的含量较低。最近报道应用二维凝胶电泳和质谱鉴定等蛋白质组学研究方法，确定了哺乳动物大部分的晶状体蛋白。对晶状体几种蛋白质简述如下：

（一）晶状体蛋白

晶状体的可溶性蛋白质中90%是由晶状体蛋白组成。根据分子量大小、电荷和免疫学特性，哺乳动物的晶状体蛋白有α、β、γ晶状体蛋白三种类型，下面将详细介绍。晶状体上皮细胞中存在α晶状体蛋白和部分β、γ晶状体蛋白亚型，晶状体纤维中三者均存在。细胞骨架蛋白占晶状体总蛋白质的5%，为尿素可溶性。在晶状体的尿素可溶性成分中也含有晶状体蛋白，说明其与细胞骨架蛋白结合紧密。晶状体的膜蛋白占总蛋白的2%，为水/尿素不溶性蛋白质，当用去垢剂溶解这部分不溶性蛋白质时，也可以发现含有晶状体蛋白。γ晶状体蛋白通常在年轻的晶状体内合成。

（二）细胞骨架蛋白

细胞骨架蛋白常存在于晶状体的尿素可溶性蛋白质部分。除肌动蛋白（actin）、波形蛋白（vimentin）、血影蛋白（spectrin）和中间丝等一般微丝成分外，晶状体细胞有特异性的中间丝，如珠状纤维（beaded filament）。波形蛋白位于上皮细胞和皮质纤维，但在晶状体核则

缺乏。晶状体各细胞骨架蛋白成分的相对比例存在差异，踝蛋白（talin）、α辅肌动蛋白和信号蛋白在晶状体近赤道的上皮细胞中含量高，而黏着斑蛋白则主要位于有紧密细胞接触的成熟纤维细胞。有90kD和48kD两种珠状纤维，它们的作用还不清楚，很可能与晶状体蛋白的有序堆排和致密分布有关，可作为晶状体蛋白分子的附着点。

（三）晶状体膜蛋白

应用去垢剂如十二烷基磺酸钠能提取晶状体的膜蛋白。50%的纤维细胞膜蛋白是MIP26。MIP26为晶状体纤维细胞特异性的连接复合物蛋白质，已测定出其氨基酸序列，其分子模型中可见六个跨膜区。MIP26属于水通道蛋白（aquaporin）家族，已发现10多种水通道蛋白。MIP26是通过单体结合成同源四聚体，形成选择性水分子转运通道，并与缝隙连接蛋白、念珠状纤维蛋白和晶状体蛋白在分子水平存在相互作用。MIP26参与晶状体水的转运以维持其透明性。

缝隙连接蛋白（gap junction protein，GJP）也被称为连接蛋白（connexin）。来自相邻细胞各自的6个连接蛋白组成的双环结构，组成完整的缝隙连接通道，介导细胞间交流和小分子转运（离子、代谢物、第二信使分子），对细胞的功能以及生长、分化和发育有着极为重要的作用。在人类，至少有21种连接蛋白的编码基因。晶状体连接蛋白有三种：GJA1（α1连接蛋白，Connexin43，Cx43）、GJA3（α3连接蛋白，Connexin46，Cx46）、GJA8（α8连接蛋白，Connexin50，Cx50）。

膜蛋白还包括许多酶（如ATP酶）、骨架蛋白附着蛋白质[如钙密旋蛋白-1（calpactin-1）和钙黏素（N-cadherin）]和一些功能不明的高分子蛋白质。α5β1整合蛋白存在于中央的上皮细胞，而层黏蛋白的受体α6β1整合蛋白则可见于赤道部上皮细胞和晶状体纤维。

晶状体唯一重要的基质是囊膜，如同其他上皮细胞基底膜，该囊膜作为晶状体的屏障，由Ⅳ型胶原和硫酸肝素蛋白聚糖组成。前囊有纤连蛋白，而细胞生腱蛋白（tenascin）位于后囊膜。

二、晶状体蛋白分子结构

晶状体蛋白是存在于眼晶状体上皮细胞和纤维的一组蛋白质。它们是水溶性蛋白，最初主要基于在电场中的迁移能力进行分类的，被命名为α、β、γ晶状体蛋白，β晶状体蛋白又可分为βH（heavy）和βL（light），它们在大小、免疫学特性上也明显不同。α和β晶状体蛋白又可分为酸性和碱性组。β和γ晶状体蛋白同属于一个超家族。晶状体蛋白占晶状体可溶性蛋白质

的 90% 或以上。晶状体蛋白多肽包含 7 个区域，即 4 个同源基元（motif，构成特征性序列的基本单位）、1 个连接肽和位于 C 末端和 N 末端的延伸肽。

这些蛋白质的功能与维持晶状体纤维的形态及晶状体的结构有关。对晶状体蛋白的研究关联到老年性白内障形成而突显其重要性。晶状体蛋白的物理化学特性如表 1-16：

自然状态的 α 晶状体蛋白为大的聚合体，由两种相关的亚单位（A 链和 B 链）组成。αA（173 氨基酸）和 αB（175 氨基酸残基）晶状体蛋白之间约有 54% 的序列相同。球状蛋白分子以三层结构的聚合体形式存在，也称为蛋白质"胶粒"（micelle），αB 晶状体蛋白主要由 24 个亚单位组成球状寡聚体，呈球状并有大的

开口通向分子内部，αA 除 24 个亚单位组成的外，也有小的寡聚体或小寡聚体组成的大聚合体存在。有意思的是，α 晶状体蛋白多肽链的 C 端序列与热休克蛋白有同源性（图 1-250）。来自小热休克蛋白质家族的多肽，是由一个原始基因经重复（duplication）和歧化（divergence）形成，以适应新的生物功能。某些眼和其他组织也有少量晶状体蛋白分布。

晶状体蛋白的二级结构决定其三级结构。α 晶状体蛋白虽然存在 β 片层结构，但对其三级结构还没有完全明了，可能也是球状蛋白。它们不止由一种多肽链组成。牛晶状体的 α 晶状体蛋白有四种多肽链：A1、A2、B1 和 B2。四者的集合方式还不清楚。A2 和 B2 是原始基因产物，有不同的氨基酸序列。A1 和 B1

表 1-16　三种晶状体蛋白特性比较

特性	α 晶状体蛋白	β 晶状体蛋白	γ 晶状体蛋白
分子形态	聚合体	聚合体	单体
分子量	$>5 \times 10^5$	$(4 \sim 20) \times 10^4$	42×10^4
多肽分子量（kD）	20	$23.5 \sim 35$	20
巯基含量	低	高	高
半胱氨酸残基数	107	11（βL），33（βH）	6
N- 末端氨基酸	乙酰化	乙酰化	游离（Gly 或 Ala，γs 除外）
二级结构			
α 螺旋	无	无	无
β 折叠	少	多	多
三级结构	可能球形	可能球形	球形
四级结构	四个不同多肽的大球状	多肽组成的大球状	无
等电点	$4.8 \sim 5.0$	$5.7 \sim 7.0$	$7.1 \sim 8.1$
相对含量（%）			
胚胎 33 周	20	43	37
成人	35	55	10

```
1    --MDVTIQHPWFKRTLGP---F-YPSRLFDQFFGEGLFEYDLLPFLSSTISPYY-RQSLF
1    --MDIAIHHPWIRRPFFP---FHSPSRLFDQFFGEHLLESDLFPTSTSLSPFYL-RPPSF
1    MEIPVPVQPSWLRRASAPLPGLSAPGRLFDQRFGEGLLEAELAALCPTTLAPYYLRAPSV
         : : :: *::*  *       * .***** ***.*:.:*     : : :*  *

54   ---RTVLDSGISEVRSDRDKFVIFLDVKHFSPEDLTVKVQDDFVEIHGKHNERQDDHGYI
55   LRAPSWFDTGLSEMRLEKDRFSVNLDVKHFSPEELKVKVLGDVIEVHGKHEERQDEHGFI
61   ------ALPVAQVPTDPGHFSVLLDVKHFSPEEIAVKVVGEHVEVHARHEERPDEHGFV
         :::: :  :* :  ********** :: ***  : :*:*.:*:** *:**::

111  SREFHRRYRLPSNVDQSALSCSLSADGMLTFCGPKIQTGLDATHAERAIPVSREEKPTSA
115  SREFHRKYRIPADVDPLTITSSLSSDGVLTVNGPRKQV----SGPERTIPITREEKPAVT
114  AREFHRRYRLPPGVDPAAVTSALSPEGVLSIQAAPASAQAPPPAAAK-------------
         :*****:**:*  ** :::.:** :*:*:..  ..       :

171  PSS--  173  P02489  CRYAA_HUMAN
171  AAPKK  175  P02511  CRYAB_HUMAN
161  -----  160  O14558  HSPB6_HUMAN
```

图 1-250　αA 晶状体蛋白、αB 晶状体蛋白和小热休克蛋白 HSPB6 的多肽序列比较

αA 和 αB、αA 和 HSPB6、αB 和 HSPB6 的氨基酸的同一性分别为 51.4%、35.8% 和 40.3%。序列比较根据 http://www.uniprot.org/ 完成

是由 A2 和 B2 修饰而来,包括磷酸化修饰。在成熟纤维中,A2 的磷酸化最多,而 B2 则较少。一般来说,随着晶状体纤维的成熟,α 晶状体蛋白的磷酸化是增加的。晶状体中 α 晶状体蛋白的一个重要作用是作为"分子伴侣"。虽然不存在复性和释放蛋白质,α 晶状体蛋白将其他蛋白质分子维系在一起,形成大的可溶性聚合体,保护其他晶状体蛋白以及中间丝等蛋白质不发生变性和结构变化,以此防止晶状体蛋白的高度有序堆排的被破坏,从而维持晶状体的透明性。αA 和 αB 晶状体蛋白以 3:1 到 2:1 的比例形成包含 30~40 个亚单位的异源性聚合物。翻译后修饰能减低 α 晶状体蛋白的分子伴侣活性。α 晶状体蛋白也有自身激酶活性(autokinase activity)以及参与构成细胞内结构的作用。也有报道 α 晶状体蛋白具有乳酸脱氢酶活性。αA 和 αB 晶状体蛋白的表达是不一致的,αA 仅限于晶状体,αB 则在许多组织和器官都有表达。

β 晶状体蛋白的多肽成分远较其他晶状体蛋白多,基本上可分为两类:βH(晶状体蛋白分子量 160kD)和 βL(分子量 50kD)。β 晶状体蛋白家族至少有 6 个以上的原始基因产物,翻译后的修饰使 β 晶状体蛋白分子的多肽更复杂。γ 晶状体蛋白在人晶状体主要表达 γs(177 氨基酸残基)、γA(173)、γB(174)、γC(173)和 γD 晶状体蛋白(173)。

γ 和 β 晶状体蛋白被认为有相似的结构:四个重复的反平行 β 片层结构组成基元。β 晶状体蛋白的多聚体复合物常先由酸性多肽,即 βA1(198 个氨基酸残基)、βA2(196)、βA3(215)、βA4(195)和碱性多肽(βB1,251;βB2,204;βB3,211 个氨基酸残基)组成异聚体,然后由相似的异聚体结合构成。同种和异种的各 β 晶状体蛋白间的同源性变异较大,基于序列同源

性预测的 β 晶状体蛋白结构与 X 线衍射分析 γ 晶状体蛋白的结果有类似之处,为以连接肽相连的两个 γ 晶状体蛋白样结构域组成的结构。

虽然 α 晶状体蛋白有许多螺旋结构,但所有人晶状体蛋白的二级结构均以 β 片层结构为特点,同一多肽链以反向平行折叠成排,相互以氢键相连,β 片层可以存在许多疏水性氨基酸。γ 晶状体蛋白的空间结构由 X 线衍射分析获得,其两基元排列成 V 形,构成一个疏水性球形的结构域(图 1-251)。每个三级结构的 γ 晶状体蛋白分子含有两个结构域,分子为对称性结构,是非常稳定的分子,整个分子的水溶性很强,即其分子表面是亲水性的,而分子内部是疏水性的,γ 晶状体蛋白两个结构域之间的连接肽能反向折叠,以使两结构域之间能形成稳定的分子内"二聚体"。β 晶状体蛋白有同样的构型,其三级结构最初是根据其与 γ 晶状体蛋白的同源性推导而得,后来对 βB2 的衍射分析得到了证实。但其两结构域之间的连接肽不能反向折叠,只能形成分子间的二聚体。

各种晶状体蛋白的半胱氨酸的含量很重要,因其可以形成分子间或分子内二硫键,产生聚合体。半胱氨酸的含量是聚合体形成的相对指标,对不同晶状体蛋白进行比较,α 晶状体蛋白形成二硫键聚合的潜能最大。生理状态 α 晶状体蛋白确实形成了高分子聚合体。对于 γ 晶状体蛋白,其所富含的巯基多位于三维结构的内部。几种晶状体蛋白中以 α 晶状体蛋白的等电点最低,生理状态(pH 7.4)时其负电荷最多。相反,γ 晶状体蛋白在生理状态时的负电荷最少。等电点除说明蛋白质的电荷变异外,也表示 α 晶状体蛋白具有更开放或者是更伸展的构型,尤其是成熟晶状体纤维中磷酸化的 α 晶状体蛋白更是如此。

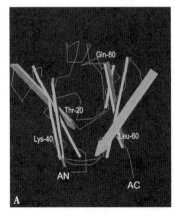
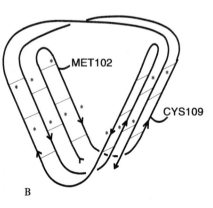

图 1-251 γ 晶状体蛋白的结构域由两个基元组成

A. γ 晶状体蛋白 N 侧结构域的 2 个基元,箭头示 β 片层结构,多肽中每 20 个已标出,AN 为 N 端,AC 为 C 端。B. 两个基元的多肽链由氢键(细线)相连,* 示疏水性氨基酸存在,Met(102)和 Cys(109)为潜在的能发生氧化的部位

三、晶状体蛋白的合成后修饰

晶状体合成新蛋白质随着纤维的形成而停止，它们终生存在于晶状体内，合成后晶状体蛋白质的常见变化为翻译后的修饰。晶状体蛋白常见的翻译后修饰为：N 或 C 侧降解（degradation）、脱酰胺（deamidation）、甲基化（methylation）、外消旋（racemization）、磷酸化（phosphorylation）、氧化（oxidation）、乙酰化（acetylation）、氨甲酰化（carbamylation）、二硫键（disulfide bond）形成、糖化（glycation）等。

磷酸化作用可发生于晶状体蛋白、细胞骨架蛋白、MIP26 等。晶状体存在 cAMP 依赖性蛋白激酶和磷脂依赖性蛋白激酶 C 等磷酸化系统，β 肾上腺素化合物之类的药物能增加中间丝的磷酸化。αA2 和 αB2 晶状体蛋白多肽形成 αA1 和 αB1 的一个主要变化是磷酸化反应。人 αA 晶状体蛋白的磷酸化发生于 S45、S122 以及 T13、T140，其中 S45 的磷酸化是人所特有的；αB 晶状体蛋白的磷酸化发生于 S19、S45、S59、S21、S43、S53、S76，αB 晶状体蛋白的磷酸化能降低其分子伴侣活性。磷酸化也与 α 晶状体蛋白与细胞膜和中间丝蛋白的反应有关。α、β 晶状体蛋白的 N- 末端的乙酰化反应能防止细胞内蛋白质的降解，故一旦合成后 α、β 晶状体蛋白是非常稳定的。晶状体蛋白磷酸化使分子的负电荷和位能增加，糖基化对晶状体蛋白的作用还不清楚，脱酰胺可能发生于晶状体蛋白制备过程中的人为变化，也有可能是晶状体老化过程中的一种变化。

形成二硫键是常见的翻译后修饰作用。相对于许多其他蛋白质，晶状体蛋白多肽链中的半胱氨酸残基含量较丰富，如 γ 晶状体蛋白含有 6 个，而一般相同大小的蛋白质平均含 2 个半胱氨酸残基。在晶状体的发育、老化和白内障形成时，晶状体蛋白中的游离巯基（-SH）易被氧化形成分子内或分子间二硫键（-S-S-）。蛋白质分子间二硫键形成能促进蛋白质交联，产生高分子聚合物，其中部分为不溶性的聚合物。对白内障晶状体的分析或体外研究表明，晶状体蛋白分子以二硫键形成的聚合物占相当比例。还原性谷胱甘肽的巯基能保护晶状体蛋白分子中的游离巯基，使其不被氧化，从而防止蛋白质高分子聚合物的形成。

晶状体蛋白的翻译后修饰可持续一生，除交联和降解外，非酶糖化作用也很明显。晶状体蛋白的非酶糖化作用发生于赖氨酸的 ε 氨基，尤其是在 α 晶状体蛋白的高分子量聚合体中。体外糖化反应产生形成的黄色荧光色素与老年人晶状体所含有的相似。有报道在 20 岁以后的晶状体，在 420～430nm 的蓝光激发下，出现峰值在 520nm 的绿色荧光，主要来自晶状体核，随年龄增加而增强，但其分子机制尚有待阐明。无论颜色变化如何，与血红蛋白和胶原纤维等长寿命蛋白质比较，老年晶状体中仅有少于 5% 的糖化蛋白，其含量是很低的。与葡萄糖比较，氧化型抗坏血酸和晶状体蛋白的糖化作用更多，因为后者在晶状体的浓度更高。谷胱甘肽能维持抗坏血酸于还原态，有可能抑制晶状体蛋白的糖化作用。MIP26 也随老化发生修饰作用，在 C 或 N 端剪切掉 5kD 的肽，形成的 MIP22 在老年晶状体的含量增加。

四、晶状体蛋白与白内障

在蛋白质分子水平，正常晶状体的老年性变化与白内障时晶状体的变化有一定的相似性。最普通的改变是晶状体可溶性和不溶性蛋白质的量的改变（图 1-252），

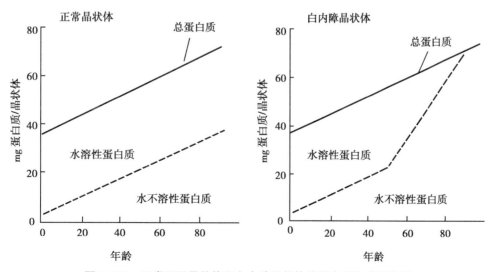

图 1-252　正常透明晶状体和白内障晶状体的蛋白质构成变化图
虚线上下分别为可溶性和不溶性蛋白质组分，上面的实线示总蛋白质含量随年龄的变化

主要区别是 50 岁以后，白内障晶状体的不溶性蛋白质的增加和相应的可溶性蛋白质的减少。正常老年变化时，三种晶状体蛋白可能是通过二硫键或其他的交联，以一定的比例参与构成晶状体的不溶性蛋白质部分。已经知道许多 α 晶状体蛋白参与了晶状体水溶性蛋白质向水不溶性蛋白质变化的过程，少部分 β 和 γ 晶状体蛋白也受累及。在不溶性蛋白中，仅 1% 是细胞膜的正常不溶性蛋白质。随着年龄增加，不溶性蛋白可以占所有晶状体蛋白质的 50% 或以上。

在老年人晶状体能分离出几种高分子量的聚合体，HM1～4。HM1 和 HM2 的大小可达 1 百万道尔顿（MD），是可溶性晶状体蛋白复合物，有人指出它们是样本制备过程中形成的。HM3 和 HM4 仅出现于白内障晶状体。HM3 为不溶性的成分，需要强的变性剂如盐酸胍才能溶解，HM3 为晶状体蛋白和位于纤维细胞膜内侧的 43kD 的蛋白质组成的复合物。白内障晶状体的 HM 中也含有 26kD 的膜固有蛋白。HM3 的大小约 $(2～3)×10^6$，主要通过二硫键聚合，与皮质性白内障有关。HM4 由非二硫键聚合，为不溶性成分，需用变性剂溶解，主要位于核性白内障。HM4 与核性白内障的深色核变化相关联，其色素的来源尚待确定。白内障晶状体的 HM4 部分的色素能吸收光线，也能引起光散射，从而增加对视力损害的程度。

随老化形成的蛋白质聚合体由二硫键或其他共价键连接。有人推测老年性白内障的发生是因为 HM 成分增加的结果，这些 HM 位于纤维细胞膜的内侧，生长并进入细胞质内，进一步可导致膜破坏。至于为什么能形成这类聚合体，以及聚合体达到什么程度就能破坏膜结构并形成临床所见的晶状体混浊，目前还不清楚。有报道老年正常晶状体内晶状体蛋白和 43kD 蛋白质的甲硫氨酸和半胱氨酸的氧化状态与同年龄的白内障晶状体不一样。生理状态含硫氨基酸位于正常蛋白质构型的内部，不易被氧化。暴露基团的轻度氧化能引起晶状体蛋白构型的变化，进一步导致其他基团的暴露，以致被氧化和形成聚合体。谷胱甘肽能结合这类暴露的基团以保护晶状体蛋白不形成交联，但在白内障形成时谷胱甘肽的作用被淹没。可能上述交联在皮质性白内障时更有意义。

核性白内障的原因不明。推测晶状体蛋白的色氨酸是棕褐色核性白内障中色素的原因。正常情况下，随年龄增加晶状体的黄颜色增强，这与色氨酸的变化有关。晶状体能吸收 300～400nm 的紫外线（也存在于阳光）而致白内障，同时晶状体蛋白中的色氨酸能被紫外线光氧化形成醌类物质，导致晶状体核的棕褐色形成，并引起核 HM4 内的非二硫键交联。但也有研究显示晶状体的黄色与核性白内障的形成是两个无明显关联的过程，故对紫外线辐射、晶状体蛋白色氨酸变化和晶状体核的棕色改变之间的关系还待明确。

除紫外线辐射外，涉及色氨酸的还有：正常和白内障晶状体有 β-咔啉（β-carboline）产物和氨基苯甲酸（anthranilic acid）存在，前者可能是晶状体蛋白的色氨酸与其他氨基酸形成非二硫键交联结构。后者是核性白内障的晶状体蛋白的色氨酸的降解产物。

白内障晶状体也存在 αA 晶状体蛋白的丢失和选择性 γS 晶状体蛋白丢失，而且晶状体的水溶性部分含有许多降解的多肽。

第四节　晶状体的分子生物学

对于晶状体细胞的分子生物学研究，晶状体蛋白的基因及表达调控、白内障相关基因的找寻等是近年的主要工作。大量合成晶状体蛋白是晶状体的一个重要特点，随着纤维细胞成熟其遗传机器将关闭，年幼细胞合成大量蛋白质是非常关键的。在晶状体纤维分化时，快速合成晶状体蛋白为细胞伸长所必需，但其促进合成因子尚不清楚，可能来自于视杯。

除对晶状体蛋白基因进行的描述外，晶状体也存在其他基因的活跃作用。如晶状体波形蛋白是重要的细胞骨架蛋白，通过建立转基因鼠，观察到其表达是正常晶状体的 10 倍，同时这些转基因鼠产生了白内障。MIP26 基因及其启动子在晶状体细胞的功能亦有相关报道。

一、晶状体蛋白基因

（一）种类与分布

晶状体蛋白是晶状体细胞内的主要可溶性蛋白质。传统上晶状体蛋白主要分为三种类型：α、β、γ 晶状体蛋白，它们存在于所有脊椎动物的晶状体。同时也发现分类特异性晶状体蛋白（taxon-specific crystallin），它们在结构和（或）功能上与某些代谢酶有关。根据进化发展，所有晶状体蛋白最初产生时是在其他非眼部组织发挥作用的。如 α 晶状体蛋白与热休克蛋白有关，后者是生物体在异常温度下的反应蛋白质，能合成或恢复热变性的蛋白质以保护生物体。人晶状体蛋白基因起源于不同功用基因的重复，而且，许多晶状体纤维细胞内蛋白质结构上满足透明性的要求。

虽然 α、β 和 γ 晶状体蛋白主要存在于晶状体，它们也在身体其他组织中表达。如 α 晶状体蛋白也可见于脾、胸腺、心、肾、视网膜等组织。

晶状体蛋白的特殊性之一是各种属之间的多样

表 1-17　脊椎动物晶状体蛋白的种属特异性与酶活性

晶状体蛋白	种属分布	丰度（占可溶的蛋白的%）	酶/酶家族
δ	鸟、爬行动物	70%（鸡胚），30%（部分鸟）	精氨琥珀酸裂解酶
ε	鸟、鳄鱼	≤23%	乳酸脱氢酶 B4
τ	七鳃鳗、爬行动物、鸟	13%（七鳃鳗）	α-烯醇化酶
ρ	青蛙	12%	NADPH 依赖性还原酶类（醛糖还原酶，前列腺素 F 合成酶）
ζ	hystrichomorph rodents	≤10%	NADPH：苯醌氧化还原酶
λ	兔	8%	羟基酰基辅酶 A 脱氢酶
η	象、鼠	24%	醛脱氢酶
μ	有袋动物	≤25%	氧化还原酶

性。虽然人晶状体主要为 α、β 和 γ 晶状体蛋白，在全部动物王国则至少有 13 类晶状体蛋白。不同种属晶状体中其主要蛋白质组成不同，有种属特异性。并且，许多这类蛋白质还具有酶活性或属于某个酶家族。几种特异性晶状体蛋白在不同种属的分布见表 1-17。

在脊椎动物，有 2 个 α 晶状体蛋白基因，每个基因有 3 个外显子；有 7 个 β 晶状体蛋白基因，其中 1 个是假基因，每个基因有 6 个外显子；有 9 个 γ 晶状体蛋白基因，每个基因有 3 个外显子。已经知道主要人晶状体蛋白基因的位置，αA 晶状体蛋白基因位于 21 号染色体、αB 在 11 号；7 个 β 晶状体蛋白基因分别位于第 17（βA1）、第 2（βA2）、第 22 号（βA4、B1、B2、B3、假基因 B21）染色体，γ 晶状体蛋白基因有 7 个在 2 号染色体（γA～G），其中 γF 是假基因，γN 在第 7 号染色体，γS 在第 3 号染色体。晶状体蛋白基因的结构序列近年已有较深入的研究。

（二）晶状体蛋白基因结构

α 晶状体蛋白的基因主要有 αA 和 αB 两个相似的基因组成，其 mRNA 除有一个大的编码蛋白的区域外，3′ 还有一非翻译区，作用还不清楚。α 晶状体蛋白基因有三个外显子，第一个外显子编码 60 个氨基酸，构成了重复的 30 个氨基酸的基元，第二和第三个外显子编码的多肽链与热休克蛋白质有同源性。不同种属动物的 α 晶状体蛋白基因有一定的差异，在啮齿动物的 αA 基因，于第一和第二外显子之间插入了一个 69 碱基的编码序列，人 αA 基因在该位置也存在一非编码插入序列，为假外显子。

所有 β 晶状体蛋白基因在脊椎动物晶状体均或多或少表达。β 晶状体蛋白多肽分为 N 端和 C 端的延伸臂及中央球形区，中央的球形区是四个重复排列的以 β 片层结构组成的基元。每个基元由 100～150 个核苷酸的外显子编码，其中第一和第三、第二和第四基元的编码区的同源性更近，说明是在进化过程中由 2 个

基元结构经重复和融合而来。N 端臂存在于所有 β 晶状体蛋白，由一个或两个外显子所编码。C 端臂在 βB（偏碱性）较 βA（偏酸性）长，由最后一个外显子编码，同时该外显子也含 3′ 端非编码区。不同物种的 β 晶状体蛋白的末端延伸臂比较恒定，可能与功能有关，如 βB1 的 N 末端臂较长（因富含脯氨酸和丙氨酸而称为 PAPA 序列），在组蛋白 H1.4、肌球蛋白轻链等有相似的序列，故推测 βB1 晶状体蛋白可能结合细胞骨架蛋白，也确实观察到该蛋白与晶状体质膜明显结合。

虽然认为 γ 与 β 晶状体蛋白来自同一超家族，有共同的祖先基因，γ 晶状体蛋白仍有其特点。它们与 β 晶状体蛋白的免疫源性不同，也不能形成聚集体，它们在爬行动物和鸟类很少或缺乏。所有的 γ 晶状体蛋白基因聚集于同一个染色体（γS 除外），每个 γ 晶状体蛋白基因有 3 个外显子，其中第二外显子编码第一和第二基元，第三外显子编码第三和第四基元，一个小的 5′ 外显子（第一外显子）则编码 N 端延伸臂（图 1-253）。

（三）晶状体蛋白表达

晶状体内晶状体蛋白的表达主要由转录水平控制，已发现存在于其他组织的许多结合核蛋白的反式作用元件，它们启动和促进不同晶状体蛋白基因的转录，可能这些因素的不同结合可使不同晶状体蛋白高表达，是否存在晶状体特异性的转录因子还不明确。

α、β 和 γ 晶状体蛋白基因均存在晶状体特异性的启动子，研究转基因鼠发现小鼠 αA 转录起始点之前有位于 −111～−88bp 的远侧区和之后的近侧区，远侧区含有增强子样序列（仓鼠位于 −180～−85bp）。近侧区位于 −88～+46bp，其中的一个短序列 5′-GGGAAATCCC-3′（−67～−57bp）能结合核因子。已知的一个核因子（αA-CRYBP1）是含锌指结构的典型的转录因子。鸡 αA 基因的调节序列有类似的功能，但其调节序列结合部位不同，且两者的 αA 的调节序

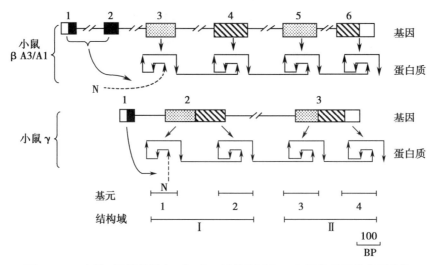

图 1-253　小鼠 β 晶状体蛋白（上）和 γ 晶状体蛋白（下）及其基因的典型结构

5′ 端的非翻译序列为空框，N- 端延伸肽为黑实框，4 个基元（组成 2 个结构域）的基因序列为点和斜线框（外显子）。β 晶状体蛋白的每个基元有对应的独立外显子，γ 晶状体蛋白则由相邻基元（1 和 2，3 和 4）的编码序列组成一个外显子。C 侧的基元、末端肽和非翻译序列位于同一个外显子（Piatigosky J. IOVS 1987，28：9）

列结合不同的晶状体核因子。αA 基因的启动序列被认为是晶状体特异性的，能选择性引入外源序列。γ 晶状体蛋白也有晶状体特异性启动子，γF 的 −226～−120bp 和 −68～−18bp 为晶状体上皮细胞中表达所必需，−68～−18bp 区域也为神经网膜细胞表达必需，而且后者序列中含有的 TATA 盒和 GC 富集区在所有 γ 晶状体蛋白基因均存在。其远侧区（−226～−120bp）含有三个成分：八聚体样序列、通用增强子核和位于 −137～−128bp 间的未知通用序列。可能在更远的上游区域（400～700 碱基）和 −85～−67bp 区域具有转录负调控作用。非晶状体组织的晶状体蛋白基因以及 δ 晶状体蛋白基因表达调控的研究也已有报道。

虽然一生中晶状体持续生长，晶状体蛋白也不断合成，但在发育和生长不同时期，各种晶状体蛋白基因受调控而有不同的表达变化。如在人三种主要 γ 晶状体蛋白中，胚胎时期 γ 晶状体蛋白的合成表达主要为 γC 和 γD，出生后则 γs 表达增加，且作为单体低分子量晶状体蛋白，其在总晶状体蛋白中的构成比例在不同年龄的透明晶状体中保持恒定。随着年龄增加，人晶状体中出现 9kD、11kD 等不同大小的多肽，分析表明它们为来自不同晶状体蛋白的降解产物。

二、白内障基因

在人晶状体，基因异常与白内障形成相关的研究均有许多报道。目前在人孟德尔遗传数据库（OMIM，Online Mendelian Inheritance in Man，2012.4.1 资料）中登记的与"cataract"有关条目共 404 条，其中有 91 基因已知其序列，19 个基因已知序列和表型，196 个基因已知的表型及分子基础已经明了，49 个基因的位点和遗传表型已经了解，但不知其分子基础，另外 49 个基因仅知道其主要表型及推测的分子机制。相关资料仍在不断更新中。

（吴开力　潘苏华）

主要参考文献

1. Delamere NA, Paterson CA. The crystalline lens. In: Tasman W, Jaeger EA（ed）. Duane's Foundations of Clinical Ophthalmology. Vol 2, Philadephia: Lippincott Williams & Wilkins, 1999: 1-35.

2. Forrester JV, Dick AD, McMenamin PG, et al. The Eye: basic sciences in practice. 2nd ed. London: Harcout publishers lit, 2002: 196-204.

3. Graw J, Loster J. Developmental genetics in ophthalmology. Ophthalmic Genetics, 2003, 24（1）: 1-33.

4. Harding JJ, Crabbe MJC. The lens: development, proteins, metabolism and cataract. In: Hugh Davson（ed.）The Eye. Vol 1b. 3rd ed. London: Academic Press, 1984: 207-439.

5. Jones CE, Atchison DA, Meder R, et al. Refractive index distribution and optical properties of the isolated human lens measured using magnetic resonance imaging. Vision Res, 2005, 45（18）: 2352-2366.

6. Mathias RT, White TW, Gong XH. Lens gap junctions in

growth，differentiation，and homeostasis. Physiol Rev，2010，90（1）：179-206.

7. Phelps-Brown NA，Bron AJ. Lens disorders: a clinical manual of cataract diagnosis. Oxford: Butterworth-Heinemann，1996：17-32.

8. Albert DM，Miller JW. Principles and practice of ophthalmology. Vol 1. 3rd ed. Philadelphia：Saunders Elsevier，2008：1291-1378.

9. Whikehart DR. Biochemistry of the Eye. 2nd ed. Newton：Butterworth- Heinemann，2003：1-130.

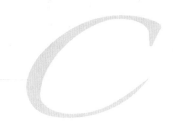

第七章
玻璃体生理生化

玻璃体是位于晶状体及其悬韧带之后、视网膜前方的空间内的透明胶体结构。体积约为4ml。占眼球总体积4/5,99%由水组成。对玻璃体的结构和功能的充分理解,有助于玻璃体视网膜疾病的治疗更加符合眼球的生理需求。

第一节　玻璃体的结构和生理

玻璃体是凝胶样组织,其99%的成分是水。玻璃体的胶体结构主要由胶原细纤维与透明质酸组成,此外,还有非胶质蛋白、糖蛋白、低分子物质如钠、钾、钙、氯、磷、碳酸氢盐以及维生素C、乳酸、氨基酸与脂类等。

(一)胶原细纤维

自19世纪以来已知玻璃体的胶体结构由胶原细纤维构成。通过氨基酸分析、物理化学研究、X线衍射及酶消化等方法证实,玻璃体胶原细纤维由Ⅱ型胶原、Ⅸ型胶原及Ⅴ/Ⅺ型胶原的混杂胶原组成。其中80%为Ⅱ型胶原,它是由3个相同的α(Ⅱ)肽链组成三螺旋线,这与关节软骨的基质胶原结构极其相似。这也就可以解释在一些系统性的疾病(如Stickler病)中可以同时发生玻璃体的变性性疾病和骨关节的异常。Ⅸ型胶原为三异体由二硫键联系[α1(Ⅸ)α2(Ⅸ)α3(Ⅸ)]。

玻璃体胶原结构的细纤维粗细一致,不分支,通常也不交叉。它从一侧的视网膜(或睫状体/晶状体)基底膜层到另一侧的视网膜(或睫状体/晶状体)基底膜层,即每一条胶原细纤维都与视网膜、睫状体或晶状体的基底膜层相连,没有断端。在玻璃体腔内,胶原细纤维任意排列成网状。不同动物玻璃体胶原细纤维的粗细不同,人类玻璃体胶原细纤维直径为10～25nm。玻璃体胶原细纤维的横纹或间隙的周期也因动物的种类而各异,胶原纤维间的距离在兔和牛为1.2～3.5μm。

玻璃体胶原的来源在胚胎期可能由玻璃体动脉外层的成纤维细胞,或由视网膜细胞合成。胚胎早期只

有Ⅰ型胶原,妊娠7周后开始分泌出Ⅱ型胶原。可能在不同的发育阶段,合成不同的胶原纤维。而在玻璃体切割手术后,并没有胶原再生,提示这一合成胶原的能力在眼球发育的早期存在,此后逐渐丧失或者受到抑制。这与手术中去除了玻璃体细胞可能也有关。

(二)透明质酸

透明质酸在玻璃体内的发现要比胶原晚。1934年Mayer与Palmer首先从牛玻璃体中分离出大分子的细胞外基质。其命名透明质酸(hyaluronic acid)就是根据它来自无色透明的玻璃体并含有糖醛酸。透明质酸广泛存在于几乎所有结缔组织的细胞外间质中,软骨、滑膜、滑膜液、皮肤中含量较高,筋膜、腱中也含少量。

透明质酸主要由玻璃体细胞分泌,其他如睫状体上皮细胞、视网膜Müller细胞也有少量合成。人类出生时玻璃体开始出现透明质酸,至成人达到最高峰,以后其生成与排出趋于平衡。透明质酸无细胞外的降解作用,也不能穿越视网膜的内界膜,其排出主要通过前房途径。

透明质酸为糖胺聚糖(glycosaminoglycans,GAG)的一种,属多糖,含有重复的双糖单元,每一个双糖单元含有己糖胺(常为N-乙酰葡萄糖胺或N-乙酰半乳糖胺)与醛酸或半乳糖以配糖体形式相连接。长而无分支。Swann认为透明质酸具有下列特征:具有特征性的电泳活动、典型的红外光谱、不含硫酸盐、易受特殊酶的作用而裂解、有等克分子量的葡萄糖醛酸和N-乙酰葡萄糖胺,以及经过蛋白溶酸酶处理后具有高内在黏度。人玻璃体各部位透明质酸钠盐的分子量为4.5×10^6。每克透明质酸脱水的体积约为0.66ml,含水时则可达2000～3000ml。大而无分支的透明质酸链,形状如同大而开放的线圈,当其浓度大于1mg/ml时,高度纠集在一起形成海绵状的结构。透明质酸这种海绵状的结构不会影响小分子量物质在玻璃体内的弥散,但却可以大大延缓液体的通过。

胶原与透明质酸为玻璃体中两种主要成分,维持

着玻璃体的黏弹性。用过滤或离心的方法将胶原去除后，留下的是仅含透明质酸的黏性液体；通过电离辐射或透明质酸酶解的方法将透明质酸破坏后，胶原收缩。因此，透明质酸的存在具有稳定胶原细纤维的重要作用。胶原与透明质酸这两种玻璃体的主要有形成分，可能通过第三种分子互相连接。此外，物理化学作用也可能参与了两者间的联系，带负离子的透明质酸与带正离子的胶原可以形成稳定的结合。牛眼玻璃体的超微结构观察，胶原细纤维上覆盖着的无定形物即为透明质酸，可能通过另一糖胺聚糖将胶原细纤维与透明质酸连接在一起，胶原细纤维之间也有细丝相连，从而构成胶原与透明质酸相互联系的网状结构。透明质酸填充在由胶原细纤维形成的空隙中，维持着玻璃体的形态并使它具有黏弹性。而且透明质酸将胶原细纤维相互分割，最大限度地减少入眼光线的散射，保持了玻璃体的透明和视觉的清晰。

（三）非胶原蛋白

各种动物眼玻璃体蛋白的含量及成分各不相同。人类玻璃体含有 6 种特殊蛋白，它们在玻璃体各个部位的分布上并无差别。玻璃体内可溶性蛋白来自血浆且经常更新，可以作为营养储备库提供晶状体及视网膜的蛋白质代谢所需。人玻璃体前白蛋白浓度要高于血浆。胎儿时期玻璃体蛋白含量高于成年人，尤其是白蛋白。成年以后随着年龄增长而增加，从 200μg/ml 增至 1400μg/ml，这可能与进入老年后，视网膜血管与睫状上皮的屏障作用减弱，以致有更多的蛋白进入玻璃体。

（四）糖蛋白

玻璃体中糖蛋白含量较高，约占非胶原蛋白的 20%。分两种：一种与胶原细纤维相结合，另一种自由散布于胶原细纤维间的空隙中。一些可溶性糖蛋白来自血浆，但大多数为属于玻璃体所固有。在玻璃体中大部分可溶性糖蛋白为唾液酸，其含量高于血浆与房水。唾液酸在视网膜前的玻璃体皮质中含量最高，靠近晶状体及睫状体处的前部玻璃体中的含量最低，提示唾液酸可能由玻璃体细胞合成。

（五）低分子量物质

1. 钠　玻璃体内钠的含量低于房水和血浆，前部玻璃体中钠的含量最高。

2. 钾　玻璃体中钾的含量较高，可能由于睫状上皮的主动泵功能，输送钾进入后房和前部玻璃体。尸体玻璃体中钾含量的测定被法医用来判断死亡时间。

3. 氯　由于经过视网膜的更换作用，玻璃体中氯的含量高于后房房水、前房房水以及血浆。

4. 钙　在玻璃体中钙的含量与房水和血浆相同。

玻璃体切割手术中的灌注液中应含有一定浓度的钙与镁，以维护玻璃体周围组织细胞间的紧密连接。

5. 磷　玻璃体中磷的含量极低。后部玻璃体的含量低于前部玻璃体，前部玻璃体又低于房水。可能磷由后房泵入玻璃体中。

6. 磷酸氢盐　与磷一样，后部玻璃体低于前部玻璃体，前部玻璃体低于房水，说明其也来自于睫状体。

（六）杂类

1. 维生素 C　玻璃体与血浆中维生素 C 的含量比为 9∶1，大大高于血浆。可能由睫状体上皮细胞主动分泌。玻璃体中维生素 C 的含量特别高，可能与吸收紫外线、清除视网膜代谢和光化学作用产生的自由基，从而起到保护视网膜和晶状体的作用。

2. 乳酸　后部玻璃体中含量高，这与高度活跃的视网膜组织的需氧糖代谢有关。

3. 氨基酸　前部玻璃体的含量高于后部玻璃体，可能是视网膜色素上皮将后部玻璃体中的氨基酸通过视网膜输送出去，或者视网膜的神经元消耗了后部玻璃体中的氨基酸。

4. 脂质　玻璃体内存在着积极的脂代谢。

玻璃体残留物中含有较多的脂类，主要的饱和脂肪酸为棕榈酸和硬脂酸，不饱和脂肪酸有油酸、花生四烯酸和中量的亚麻酸盐等。

磷脂在玻璃体中的含量与晶状体及房水中相同，均低于血浆。可能血-眼屏障限制了磷脂进入眼内。

（七）玻璃体细胞

玻璃体中含有细胞，玻璃体中的细胞是玻璃体的代谢活动中心。玻璃体内的细胞主要有两种：玻璃体细胞和成纤维细胞。

1. 玻璃体细胞　玻璃体皮质为玻璃体的代谢中心，因为它含有玻璃体细胞。玻璃体细胞分散成一层，埋在玻璃体皮质中，以基底部最多，其次为后极部皮质，赤道部最少。玻璃体细胞为单核细胞，大小约为 10～18μm，有分叶的核和发育极好的高尔基体，许多大的 PAS 阳性溶酶体颗粒和吞噬体。

（1）玻璃体细胞的合成功能：由于玻璃体细胞所处部位透明质酸的浓度最高，因此认为它的主要功能是合成透明质酸。玻璃体细胞内发现含有合成透明质酸所需要的酶，以及存在注定要被结合到透明质酸中的标记中间体等事实，都可以说明玻璃体细胞和透明质酸的合成有关。玻璃体细胞可能还可以合成一些胶原如 C-PS1 和 C-PS2 以及一些高分子物质如酶等。

（2）玻璃体细胞的吞噬功能：玻璃体细胞的第二个重要功能为吞噬功能。玻璃体细胞内存在液饮细胞、小泡、吞噬体，玻璃体细胞表面也有可以结合 IgG

与补体的表面受体。因此,玻璃体细胞在静止状态下,其主要功能是合成糖胺聚糖和糖蛋白,以后通过液饮将这些大分子物质吞噬消化并再利用。但在有外来刺激或炎症时,玻璃体细胞就会转化为吞噬细胞。

2. 成纤维细胞 成纤维细胞的数量少,不足玻璃体细胞的十分之一。成纤维细胞在玻璃体内不游走,主要分布在玻璃体基底部以及邻近视盘和睫状突的区域。随着年龄的增长细胞数量逐渐减少。成纤维细胞的功能可能和合成胶原有关。但在病理情况下能在玻璃体内形成增殖膜,参与增殖性玻璃体视网膜病变。

第二节 玻璃体内各种成分的分布

玻璃体内各种主要成分的量及其分布不仅存在着物种差异,即使在同一种动物,各部位的分布也不尽相同,而且随年龄增长而改变。

胶原细纤维在玻璃体基底部最高,其次为位于视网膜前的玻璃体后皮质,再次为前皮质,中央玻璃体和接近前皮质的区域最少。胶原细纤维的走向基本与皮质表面平行。但在玻璃体基底部胶原细纤维以分散的方式插入锯齿缘的前后方。最前部的纤维构成前环,这是产生前部增殖性玻璃体视网膜病变的发病基础。在玻璃体基底部的后部,胶原细纤维比其他处更加密集,形成粗壮的纤维束,并与构成内界膜的视网膜 Müller 细胞的脚板相连,这是玻璃体与视网膜连接最紧密的地方。当眼球遭受挫伤或在玻璃体手术中损伤了这部分纤维,不可避免的会导致锯齿缘截离。玻璃体基底部后缘随着年龄的增加而逐渐后移,最后可以达到赤道部。当玻璃体发生后脱离时,玻璃体纤维的牵引可以在玻璃体基底部后缘或其后,撕破视网膜产生裂孔。

透明质酸的分布以玻璃体后皮质最高,向前方及玻璃体中央浓度逐渐降低。由于胶原和透明质酸的浓度在玻璃体中央部最低,因此玻璃体液化常从中央开始。

第三节 玻璃体的功能

玻璃体的屈光指数为 1.3345～1.3348,与房水近似。90% 波长在 300～1400nm 的光线可以通过玻璃体,高于或低于此范围的不能通过。玻璃体的功能主要有:

1. 透明中间质的作用 玻璃体位于晶状体与视网膜之间,是光线入眼的必经之道。由于玻璃体是由胶原与透明质酸组成,蛋白结构的胶原细纤维会散射入眼光线,势必会影响玻璃体的透明度。不过由于玻璃体胶原纤维的特殊结构,十分纤细,而填充其间的透明质酸将胶原细纤维相互分隔,大大减弱了光线的散射,最大限度保证了屈光间质的透明性。

为使屈光间质维持透明,玻璃体还具有屏障功能,防止细胞和大分子物质进入。玻璃体中的胶原和透明质酸具有"分子筛"的作用。玻璃体还可能含有抗新生血管物质,动物实验显示它具有抑制毛细血管内皮细胞、主动脉内皮细胞、平滑肌细胞和角膜内皮细胞的作用。故它可以通过抑制周围组织细胞侵入而维持透明性。

2. 对眼球生长发育的影响 胚胎 10～12mm 时,胚裂闭合后,眼球成为闭合体,球壁开始受到眼球内外压力的影响。以后眼球的增长取决于玻璃体的生长情况。胚胎时期胶原的合成关系到玻璃体的体积与眼球的生长,玻璃体发育不良可能导致小眼球。另一些研究则认为视网膜在眼球发育中起主导作用,不过仍然通过玻璃体作为媒介。实验性遮盖眼球导致轴性近视的机制之一,可能就是光线不能达到视网膜,引起视网膜代谢异常,进而影响玻璃体,再通过玻璃体来改变眼球的大小。玻璃体的延长造成轴性近视,这也许是许多胶原纤维病如 Marfan 综合征、Ehlers-Danlos 综合征等常会合并有近视的原因。玻璃体的体积除与胶原有关,也与透明质酸有联系,透明质酸的合成、分子形态与含水量都影响玻璃体的体积,进而关系到眼球的发育与大小。

3. 胶样玻璃体的填充与保护作用 玻璃体的黏弹性使遭受穿通伤的眼球不至于立即塌陷。由胶原和透明质酸组合而成的黏弹性体使玻璃体具有吸收外力震荡的作用。日常生活中眼球的运动、生理活动以及血管搏动等产生的轻微震荡可以被玻璃体首先吸收。外界暴力的冲击也因玻璃体的存在而减轻了它们对周围组织,特别是视网膜和晶状体的损伤。在玻璃体内部透明质酸又担负起稳定胶原的作用,保持着内平衡的作用以减少损伤。除机械性保护作用外,玻璃体中大量维生素 C,也能清除视网膜和晶状体的代谢及光化学作用产生的自由基,保护组织免受氧化损伤。

4. 营养储备库作用 玻璃体内含有一定量的葡萄糖和氨基酸,当视网膜出现紧急缺血时,这些储备物质可以临时提供视网膜、晶状体的短时营养需求。视网膜 Müller 细胞的脚板有渗透钾离子的功能,脚板与视网膜内界膜、玻璃体后皮质构成复合体,因此玻璃体可作为运送钾离子的最大储备库。玻璃体还可以暂时贮存代谢产物,视网膜代谢产生的过量乳酸,可以由玻璃体暂时储存。

5. 抑制新生血管作用 胚胎发育早期原始玻璃体充满血管，以后逐渐退化、消失，不再生长，提示继发玻璃体内具有抑制细胞入侵或新生血管的物质，它们在胚胎时促使玻璃体动脉退化与抑制再生，出生后则可能抑制病理血管的入侵。这可能是玻璃体内固有的蛋白成分所致。

6. 对晶状体和视网膜的作用 玻璃体内不断向后流动的液体，不但将睫状体分泌的物质运送给视网膜提供视网膜的部分营养，液流还有助于视网膜神经上皮与色素上皮之间的贴附。玻璃体切割手术后如果发生孔源性视网膜脱离会迅速进展，其原因除了原有的胶状玻璃体被更易通过视网膜裂孔进入视网膜下的房水所取代外，还与玻璃体丧失了原有的定向液流有关。同时完整的玻璃体皮质和胶样玻璃体还有封闭视网膜裂孔作用，因此在视网膜周边囊样变性产生视网膜小孔时，通常并不会发生视网膜脱离。

7. 调节作用 人眼的调节主要通过睫状肌收缩，悬韧带放松，以及晶状体的自身弹性导致晶状体前后径增加来增加屈光度。调节时也使脉络膜和玻璃体前移，前移的玻璃体又可以将晶状体推向前。因此玻璃体间接参与了眼的屈光调节。

第四节 玻璃体的生长发育与年龄相关性改变

玻璃体在胚胎时期分为原始玻璃体、继发玻璃体与第三玻璃体（即晶状体悬韧带）。

原始玻璃体在胚胎 5 个月时开始退化吸收，原玻璃体动脉所在成为 Cloquet 管。玻璃体增长后原来的直行的 Cloquet 管延伸成为 S 形，管外围以透明的继发玻璃体。

胚胎时继发玻璃体充满致密的胶原细纤维。出生后玻璃体细胞合成的透明质酸填充于胶原纤维之间，将胶原纤维相互分割来减少胶原纤维对光线的散射而使玻璃体保持透明。儿童时期的玻璃体为均匀一致的胶体，除了皮质和 Cloquet 管外，玻璃体内几乎无其他结构可以辨认。

玻璃体在儿童时期增长极快。新生儿玻璃体长度为 10.5mm，至 13 岁时增至 16.1mm。成年人正视眼的玻璃体长度为 16.5mm。胚裂闭合后眼球成为一闭合体，玻璃体增长的程度决定了眼球的大小。玻璃体内胶原细纤维和透明质酸在出生后不断地合成，一直到成年。胶原细纤维保持在 0.05mg 直到 30 岁。但在整个生长过程中，胶原细纤维的增长跟不上玻璃体增长的速度，而透明质酸则以更快的速度合成，从 4 岁的 0.05mg/ml 增至 30 岁时的 0.2mg/ml。快速增长的透明质酸填充在胶原细纤维间隙之间，用以补偿由于胶原纤维相对减少导致的玻璃体胶状结构的减弱和不稳定，继续保持玻璃体稳定。

成年后玻璃体继续发生变化，胶原细纤维不再合成，透明质酸与胶原纤维之间的联系减弱；同时透明质酸发生解聚，将其内结合的水分析出，玻璃体出现液化。随着液化的发生和发展，胶样玻璃体逐渐减少，液化玻璃体增加。进入老年后，由于胶样玻璃体体积减小，使得胶原的单位浓度反而增加，胶原细纤维相互聚集形成平行的纤维束，前方附着于玻璃体基底部，向后达到后极部玻璃体后皮质。胶原细纤维内部还可能发生交叉连接现象。平行的纤维束之间则为液化的玻璃体，形成临床所见之玻璃体液化腔。与此同时，胶样玻璃体中的透明质酸浓度减少，液化玻璃体中透明质酸浓度则增加，形成透明质酸从胶样玻璃体向液化玻璃体转移的再分布现象。

玻璃体的液化从黄斑前方和玻璃体中央开始，而基底部玻璃体由于含有大量密集的胶原细纤维而不会出现液化现象。临床检查和尸体解剖资料均显示玻璃体的液化随着年龄的增加而发展的趋势。超声波检查发现年龄在 21～40 岁之间人群 5% 有玻璃体液化，60 岁时即增加到 80% 以上。尸解材料则显示 40～49 岁年龄组，25% 有超过一半的玻璃体发生液化，80～89 岁年龄组则达到 62%。实际上玻璃体液化的出现要远远早于临床及超声波所见，有报道 4 岁以后就开始发生玻璃体液化。

引起玻璃体液化的原因不详。通过离心或过滤，除去液化玻璃体中的胶原细纤维后，剩下来的为仅含透明质酸的黏性玻璃体。因此认为在漫长的人生旅途中，眼球、头部、全身的不断运动和震荡可以机械性地分离胶原细纤维和透明质酸，从而促使玻璃体液化。据报道与玻璃体液化密切相关的玻璃体后脱离的发病率，女性高于男性；还有实验证明雌激素与糖胺聚糖的合成有关，提示玻璃体液化也与内分泌有关。长期积累的视网膜代谢与光化学作用产生的自由基，积聚在玻璃体中，也会导致玻璃体内胶原细纤维与透明质酸的结构以及它们相互关系的改变。此外，胶原本身发生的年龄相关的老化和透明质酸的物理化学性能的改变，以及胶原与透明质酸数量及相互关系的变化等都会影响玻璃体的液化。因此玻璃体的液化是多种因素共同作用的结果。

玻璃体液化的直接结果是玻璃体发生后脱离。玻璃体后脱离的发生随着年龄增加而增多。年龄在 50 岁以上的 53% 发生玻璃体后脱离，超过 65 岁时增加到 65%。尸检发现 80 岁的老年人 63% 有后脱离。近视眼的玻璃体后脱离发生率更高，而且发生年龄也比正视或远视眼要早 10 年。

导致玻璃体后脱离的两个要素，一是玻璃体液化，另一为玻璃体后皮质与视网膜内界膜间的黏附减弱，此两个要素都与组织的年龄相关改变有关。视网膜的基底膜即内界膜由 Müller 细胞所分泌，其内表面光滑、平整与玻璃体后皮质相接触；外表面凹凸不平与 Müller 细胞的脚板相连。内界膜在眼球后部较厚，但在中心凹和视盘处最薄。生命过程中眼球的不断运动，形成玻璃体对视网膜内界膜的刺激与牵引，这种刺激使基底膜到老年时变厚，增厚的基底膜削弱了它与玻璃体皮质之间的联系。视盘前方不存在玻璃体皮质，黄斑区的皮质也极其菲薄，液化的玻璃体可以通过视盘或者黄斑前的皮质缺损处，进入视网膜前或玻璃体后方，产生局部的玻璃体后脱离。随着眼球运动，视网膜前的液体进一步侵入已经削弱的玻璃体皮质与内界膜间的联系，使得后脱离范围扩大，形成大部、甚至全部玻璃体后脱离。不过在玻璃体基底部由于胶原细纤维密集而且插入视网膜内，此处不可能发生脱离。因此，所谓玻璃体后脱离是指玻璃体基底部之后的玻璃体与视网膜间的分离。当玻璃体内液体排出至视网膜前方时，伴有透明质酸浓度下降、聚集成束的胶原细纤维收缩，成形的玻璃体会被推向前方，玻璃体出现塌陷和萎陷。

随着年龄增长，玻璃体基底部也会逐步后移，甚至可以后移 3mm 而接近眼球赤道部，颞侧比鼻侧更明显。这可能是视网膜牵引性裂孔好发于周边部锯齿缘与赤道部之间的原因。

年龄相关性玻璃体改变，除了液化与后脱离外，还有玻璃体内可溶性蛋白含量增加。这可能由于视网膜血管、视网膜色素上皮以及睫状体上皮的血 - 眼屏障功能减弱所致。

第五节　玻璃体的物种差异

各种动物的玻璃体都是由透明且有黏性的细胞外间质构成，表面为致密的皮质。但在各种动物中，玻璃体的主要成分即胶原和透明质酸的含量各不相同，对疾病的反应也不完全一致，有些还会发生年龄相关性改变。如实验性增殖性玻璃体视网膜病变在兔眼容易发生，但却不能在猫眼中实现；穿通性眼外伤后的玻璃体内细胞增殖可以在兔眼中产生，枭猴则不能见。这些都能说明不同动物的玻璃体的内在差异的存在。

大多数猴、牛、马、羊、狗、猫、兔和鼠的玻璃体自始至终都是胶体不发生液化。少数猴类如恒河猴、枭猴以及所有的马类和鱼类只在胚胎时和生后短期内玻璃体为胶体，以后胶体的增长不与眼球和玻璃体的增长同步，再加其他生物、物理、化学等因素，生后胶体逐渐减少，玻璃体出现液化，至老年时胶体越发减少及至所有的胶原纤维都消失，仅剩下含有透明质酸的黏性液体。人类玻璃体胶原细纤维直径为 10～25nm，枭猴为 11.3nm，兔仅为 7nm。猪玻璃体的胶原及透明质酸含量仅为人类的 1/2，故其玻璃体的弹性和摩擦常数低于人类。

所有动物玻璃体都含有透明质酸，枭猴含量高 [（291.8±18.8）μg/ml]。人类玻璃体透明质酸浓度与恒河猴几乎相同，约为 192μg/ml。不过，恒河猴玻璃体的透明质酸分子量为（0.9±0.06）×10^6，大大低于人的 4.6×10^6。

兔眼玻璃体含有大量非胶原蛋白，脂类的含量比羊、幼牛、成牛、犬及人眼玻璃体高。

了解动物玻璃体存在的物种差异有助于我们选择适当的动物作相关的玻璃体实验和研究。

（王文吉　江　睿）

主要参考文献

1. Balazs EA, Denliger JL. The vitreous, in The Eye, Vol I A London: Academic Press, 1984: 535-575.

2. Edelhauser HF, Van Horn DL, Aeberg TM. Intraocular irrigating solution and their use for vitrectomy. In: Advances in vitreous surgery. Springfield: Thomas, 1976: 265-287.

3. Sebag J. The vitreous, Structure Function and Pathobiology. New York: Springer & Verloz, 1989.

4. Bishop PN, Crossmann MV, McLeod D, et al. Extraction and characterization of the tissue forms of collagens type II and IX from bovine vitreous. Biochem J, 1994, 299: 497-505.

5. Swann DA. Chemistry and biology of vitreous body. Int Rev Exp Pathol, 1989, 22: 1-64.

6. Oksala. Ultrasonic findings in the vitreous body at various ages. Albercht Von Graef Arch Klin Exp Ophthalmol, 1978, 207: 275-280.

7. Pischel DK. Detachment of the vitreous as seen with slit lamp examination. Trans Am Ophthalmol Soc, 1952, 50: 329-346.

8. Lund-Andrsen H, Sander B. The vitreous. In: Adler's Physiology of the Eye. 10ed. St. Louis: Mosby, 2003: 293-316.

9. Kleinberg TT, Tzekov RT, Stein L, et al. Vitreous substitutes: a comprehensive review. Surv Ophthalmol, 2011, 56: 300-323.

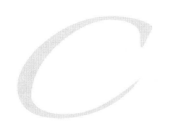

第一节 视网膜生理学

视觉功能是一个极其复杂的生理过程,视网膜起着重要作用。它位于眼球壁的最内层,其衬在虹膜和睫状体的部分称为视网膜盲部,无感光细胞,衬在脉络膜内面的部分称为视网膜视部。视网膜视部前起于锯齿缘,后止于视盘,外与脉络膜毗邻,内与玻璃体相邻。人眼视网膜厚度约 0.1～0.5mm,由十层细胞组成,除了色素上皮层外,其余 9 层均为透明细胞层,外界光线通过屈光间质,经视网膜内界膜,穿过透明的细胞层,直接到达光感受器层,被分布在光感受器外节膜盘上的光敏色素吸收。

一、视网膜的透明性

视网膜为一精致透明薄膜,除了最外层色素上皮层吸收和阻挡光线外,其余 9 层组织结构清晰而透明,允许光线进入到光感受器外节,而色素上皮避免光线进一步进入脉络膜。在检眼镜下看到的眼底红光反射是脉络膜反光,在脉络膜萎缩时,可以看到瓷白色的巩膜。

视网膜的透明性与其组织结构有关,在视网膜内 5 层和动脉血管外膜中不含有黑色素细胞,视网膜外 5 层没有血管。黄斑区中央有一无血管区且只有 5 层结构更有利于光线直接进入。

视网膜的透明性也与血 - 视网膜屏障和视网膜的正常代谢密切相关,一旦血 - 视网膜屏障破坏或代谢异常将导致视网膜混浊和病变,影响视网膜的生理功能。由于血 - 视网膜屏障的存在,视网膜的物质有其特殊的转运方式。

视网膜的物质转运有三种形式:被动转运、主动转运、膜动转运。

1. 被动转运(passive transport) 属于细胞膜不变形的通透性转运,分为单纯扩散(diffusion)和易化扩散(facilitated diffusion)。

(1)单纯扩散:为非特异性膜转运,当物质转运时按细胞膜两侧溶质的浓度差,也即电化学势能差,由浓度高的一侧向浓度低的一侧扩散。其转运速度与浓度差平行。单纯扩散转运物质又分两种情况,一种是在脂质中溶解而进行扩散的脂溶性物质,另一种是通过膜上存在的非特异的小孔进行扩散的分子量极小的物质,如氨基酸、尿素、糖等中性物质可通过这种方式转运,大分子则不能通过。视网膜血管内皮细胞和色素上皮细胞的被动转运能力有限,荧光素钠、辣根过氧化物酶等不能通过血 - 视网膜屏障进入视网膜。

(2)易化扩散:是指那些不溶于脂质,或溶解度很小的物质也能由膜的高浓度一侧向低浓度一侧较容易地移动,这种有悖于单纯扩散基本原则的物质转运,是在膜结构中一些特殊蛋白分子的"协助"下完成的。易化扩散又分为由载体介导的易化扩散和由通道介导的易化扩散两种,载体蛋白质有较高的结构特异性,且载体介导的易化扩散有饱和现象和竞争性抑制现象。视网膜毛细血管有葡萄糖和氨基酸载体,当静脉注射 D- 葡萄糖和 L- 葡萄糖之后,视网膜组织优先摄入 D- 葡萄糖,说明视网膜毛细血管和色素上皮有 D- 葡萄糖载体。

2. 主动转运(active transport) 是指细胞通过本身的某种耗能过程,将某种物质的分子或离子由膜的低浓度一侧移向高浓度一侧的过程。主动转运存在于血 - 视网膜屏障细胞。如镁离子浓度在后玻璃体中最高,存在于视网膜细胞外液中,但它可通过主动转运,逆两侧浓度差跨过血 - 视网膜屏障而流入。反之,钾在后房和玻璃体前部眼内液中浓度高,但在无晶状体眼,玻璃体钾离子浓度明显低于血浆透析液值,提示钾离子经血 - 视网膜屏障主动转运出玻璃体。荧光素分子在眼内的运动也是呈主动转运的方式。当静脉内注射荧光素时,用荧光光度计几乎测不到正常眼玻璃体的荧光素量,但将荧光素注入正常眼玻璃体之后,用荧光光度计测量,从晶状体后面至视网膜表面玻璃体荧光素浓度变低,说明荧光素通过主动转运跨过整个视网膜和视网膜血管壁而运走，且不受血液中荧光素高浓度的影响。

3. 膜动转运（cytotic transport） 是指通过细胞膜形态的变化而进行的大分子物质转运。细胞膜磷脂双分子层和膜的载体尽管能使小分子通过，但像蛋白质那样的大分子则不能通过，因此细胞对这些大分子物质或固态、液态的物质团块通过出胞和入胞进行转运。这是生物膜的转运功能中最复杂的形式，也叫吞吐过程（cytosis）。如所摄入的物质直径大于 $1\mu m$，光学显微镜下可见时，叫作吞噬作用（phagocytosis），如摄入的物质直径小于 $1\mu m$ 则叫作胞饮作用（pinocytosis）。视网膜毛细血管内皮细胞中有很多囊泡，是由细胞膜内陷，包围大分子物质形成的，在血管的管腔面和基底膜面均可见到。在毛细血管动脉端、管腔面液体和其他营养物质可被摄入囊泡中，穿过细胞到基底膜面释出。在毛细血管静脉端则相反，将代谢产物从基底膜面吸入管腔。故血管内皮细胞主动转运物质的方向是双向的。视网膜色素上皮的功能类似一生物性滤膜，在视网膜神经上皮层和脉络膜之间进行运输和形成屏障。色素上皮细胞顶端微绒毛每天卷入光感受器外节膜盘及代谢产物，吞噬、消化并从基底膜排出。而基底膜有许多内褶，从脉络膜毛细血管吸入很多营养物质，运输至视网膜神经上皮层，通过膜动转运进行新陈代谢。当胞饮活动增加时可导致血 - 视网膜屏障破裂。

二、视网膜的内外屏障

血 - 视网膜屏障（blood retina barrier，BRB）是视网膜组织生理的一个重要组成部分。正常的血 - 视网膜屏障对于维持视网膜的透明性、维持视网膜的正常代谢和视网膜的感光功能是必不可少的。屏障对物质有选择性地通透，使许多物质进出视网膜受到限制。

血 - 视网膜屏障的通透性分为内向通透性和外向通透性，前者是指物质经屏障进入视网膜，后者是指视网膜内物质经屏障到达视网膜毛细血管腔或脉络膜组织。正常情况下，内向通透性明显低于外向通透性，这是维持视网膜内环境稳定所必需的。血 - 视网膜屏障由内屏障和外屏障组成。

1. 内屏障 属内皮型屏障，由视网膜毛细血管内皮细胞及其连接组成。视网膜毛细血管具有严格的选择性通透作用，在内皮细胞之间由上皮栏（terminal bars）连接，其分为粘连小带和闭锁小带，后者位于近管腔侧，非常短，前者为上皮栏的大部分。但闭锁小带是内皮屏障的重要部分，因为 HRP（horseradish peroxidase，辣根过氧化物酶）可通过粘连小带，但不能

越过闭锁小带。除了内皮细胞之间的紧密连接以外，视网膜毛细血管壁形态和功能的不对称性也是产生屏障作用的因素。形态上的不对称性是指内皮细胞内大量胞饮小泡分布不对称，多集中于胞质的远管腔侧，这可能是功能不对称性的基础。功能不对称性是指单向主动运输作用，正常情况下，血管内蛋白质等通过胞饮作用向组织运输处于极低水平，而组织内物质很容易通过胞饮作用进入毛细血管腔。

2. 外屏障 属上皮型屏障，为视网膜色素上皮（RPE）细胞及其连接，RPE 能有选择性地透过水、电解质和其他必需物质。RPE 细胞之间由上皮栏连接，它包括顶部的缝隙连接、中部的闭锁小带和底部的粘连小带，其中闭锁小带在外屏障作用中最为重要，已测到闭锁小带的跨色素上皮的高电阻（$350\sim600\Omega/cm^2$），这是防止血液成分从色素上皮细胞间的间隙中进入到视网膜神经纤维层的部位。而缝隙连接对屏障功能的作用很小，它代表低电阻通路，在缝隙连接中，细胞之间由内径约 $1nm$ 的微小管道连接起来，离子和小分子在允许的情况下可以通过这些管道，成为细胞之间传递信息的通道。粘连小带在屏障通路上的作用也很小。RPE 基底部有许多内褶以利于物质交换。RPE 除了作为视网膜的选择性通透屏障外，还能主动运输各种离子、分子和液体，Na^+ 和 Ca^{2+} 经 RPE 顶部被主动运输进入视网膜，而 Cl^- 经 RPE 基底膜被主动运输到脉络膜，这些离子的运输伴有水分子的移动。RPE 泵对调节视网膜下和外层视网膜液体量及其组成、维持视网膜与 RPE 的贴附有重要作用。

除 RPE 细胞外，Bruch 膜类似于血管基底膜，对某些大分子形成屏障。脉络膜毛细血管内皮细胞为窗孔型，细胞膜有许多孔洞，故很多大分子物质可以自由出入脉络膜毛细血管。但有研究提示脉络膜毛细血管内皮细胞存在功能性的细胞表面电荷屏障（cell surface charge barrier）。有人利用辣根过氧化物酶和微过氧化物酶注入豚鼠或大鼠静脉后，发现辣根过氧化物酶很快穿过脉络膜毛细血管进入其周围组织，而微过氧化物酶注射后光镜下未见到脉络膜毛细血管周围组织着色。用电镜观察到经相当长时间始见脉络膜血管周围有很轻着色。辣根过氧化物酶比微过氧化物酶分子大，然而却容易通过脉络膜毛细血管壁，是因为辣根过氧化物酶带正电荷，脉络膜毛细血管表面带负电荷，故辣根过氧化物酶分子虽大，由于电荷相吸反而易于通过血管壁。而微过氧化物酶与血管内皮表面负电荷彼此排斥，难于接近血管壁，故不容易通过。总之，脉络膜毛细血管病变可直接影响色素上皮屏障，故可将 Bruch 膜看作是外屏障复合体的一部分。

三、视网膜对光的适应性

人类和其他动物都具有神奇的视觉能力，即他们都能看到从 1 千万到 1 个光子强度的范围。对光的这种大范围适应能力主要取决于视网膜功能。通常情况下，瞳孔对这种光的适应性起到一小部分作用，即当背景光线增强时瞳孔就会缩小，从而减少到达视网膜的光亮度。然而，这种作用是有限的，对于光产生适应现象的主要机制在于视锥细胞的功能，当周围光亮度增加时视网膜对光的敏感度下降，从而阻止了相应的视网膜神经元的饱和和负担过重的现象，这种功能在视锥细胞中发展得特别成熟，而在视杆细胞这种功能却很有限，甚至没有。图 1-254 显示从乌龟视锥细胞内电信号记录技术中得到的实验结果。图中视锥细胞对光的敏感性的对数在超过 6 个对数单位的大范围内随着背景光的增加成比例下降。通过心理物理学的方法得到了人类的类似实验结果，也就是 Weber 定律，$DI/I=K$。DI 代表闪烁光强度，I 代表背景光强度，K 代表常数。发生在视锥细胞上的这种适应性使得所有其他神经元都能享受到这种对光敏感性改变带来的好处。

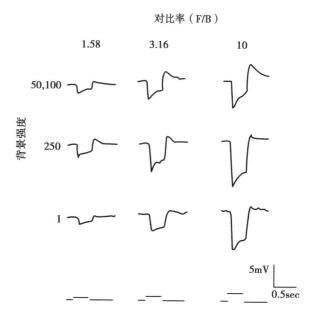

对比率（F/B）

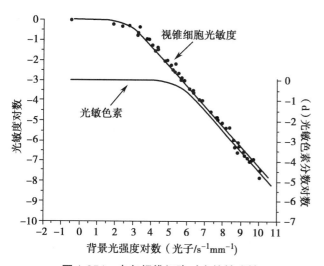

图 1-254　乌龟视锥细胞对光的敏感性

在超过 6 个对数单位的大范围内随着背景光的增加成比例下降（来自 Miller RF. In: Ryan SJ, ed. Retina. Vol 1. fourth ed. St Louis: Elsevier Mosby, 2006: 187）

在通常情况下，物体的外形取决于物体和背景光的对比度。这种对比度就是从物体和背景反射回来的光线的比例，它是不会随着背景光的绝对亮度改变而改变的。图 1-255 是乌龟视锥细胞对光反应的细胞内记录结果。可见尽管背景光强度改变了大约 5 万倍，由固定的光亮度对比率（即闪烁光对背景光的比率）产

图 1-255　乌龟视锥细胞对光反应的细胞内记录结果

从图中可见尽管背景光强度改变了大约 5 万倍，由固定的光亮度对比率（即闪烁光对背景光的比率）产生的电压幅度几乎不变（来自 Miller RF. In: Ryan SJ, ed. Retina. Vol 1. fourth ed. St Louis: Elsevier Mosby, 2006: 187）

生的电压幅度几乎不变。总之，在视锥细胞光的适应性起到维持对比视力的作用。在几种脊椎动物包括鱼和猴子中也得到了类似的实验结果。

光的适应性产生的机制之一就是视锥细胞光敏色素由于光的漂白作用而耗竭，从而介导了在一定强度的背景光的范围内产生光适应现象。如图 1-254 所示，很明显，光敏色素的量和视锥细胞的敏感性在图的上半部分是平行的，这表明光敏色素的耗竭是视锥细胞敏感性下降的原因。另一方面，光敏色素的漂白现象在背景光线低时是可以忽略的，因此，这时光适应性的产生就存在其他的机制。最近，离子替换实验提示在低强度背景光范围的光的适应现象可能主要由于细胞内钙离子的下降及伴随的环鸟苷酸（cGMP）含量的上升。钙离子有负性调节鸟苷酸环化酶的作用，因此，在暗光光适应时，钙离子向细胞内流动，并从而限制了由鸟苷酸环化酶形成的 cGMP 的产量。背景光强度的增加导致了更多离子通道的关闭，从而减少了光感受器的敏感性。然而，由于较少的钙离子进入细胞抑制 cGMP 的形成，光感受器的敏感性又代偿性地恢复了。就这样，更多的离子通道开放了，光感受器的敏感性也就得到了一些恢复。然而当镁离子从外向内穿越光感受器的离子通道时，却没有发现光感受器敏感性的改变。光感受器的外节有一个激活的 Na^+/Ca^{2+} 交换系统，它起到维持细胞内钙离子的低浓度的作用。

很多研究结果提示：视黄醛机制在光的适应性方面的作用远远超过光感受器的作用，特别是在暗视觉中，因为最近的研究表明视杆细胞在哺乳动物视网膜的光适应中只起到很少的作用。在中等强度的背景光中，视杆细胞变得完全没有反应，也即饱和状态。这种视杆细胞感受器的饱和状态似乎可以解释在特殊的心理物理检查中发现的视杆细胞视觉（rod vision）的饱和和丢失现象。然而，在通常情况下，这种饱和状态可能不会产生什么后果，因为视锥细胞在视杆细胞变成饱和状态时，甚至在其变成饱和状态之前就可以介导视力的产生，而且，由于视锥细胞的巨大的光适应能力，在强弱变化很大的背景光范围内，视锥细胞均能发挥正常功能。

另外一种光适应现象就是暗适应，即当从强光下进入暗光时，初时眼不能感觉周围物体，随着时间的增加而逐渐能感觉到周围的物体。这种适应现象相对较慢但却极大增加了从明处到暗处时视网膜对光的敏感性。目前广泛认同感光细胞内光敏色素的再生是暗适应过程中视觉敏感性增加的主要原因。

四、视网膜色素上皮的结构及生理功能

视网膜色素上皮层是由单层色素上皮细胞所构成，细胞呈六角形，排列整齐。在细胞内，细胞核位于基底部，线粒体也密集在基底部。色素上皮细胞内有两种色素颗粒存在，一种为黑色素（melanin），位于细胞顶部，另一种为脂褐素（lipofuscin），位于细胞基底部。整个眼底色素上皮的形状略有不同，黄斑区的细胞比较高和窄，而周边区色素上皮比较扁平和伸展，常常为双核的细胞。周边部色素上皮细胞内黑色素含量较高，往后极部逐渐减少，但在黄斑中心凹处又有所增加。色素上皮细胞基底部有很多皱褶，附着在 Bruch 膜上，细胞的侧面细胞间连接为粘连小带（zonula adherens）和顶部的闭合小带（zonula occludens）形成的紧密连接组成，能够阻止脉络膜血管正常漏出液中大分子物质进入视网膜，起到视网膜外屏障或称视网膜 - 脉络膜屏障的作用。上皮细胞顶部朝着视锥视杆的方向伸出许多长度不同的微绒毛，部分微绒毛细长，延伸至光感受器之间的间隙，部分微绒毛粗短，包绕在视锥视杆的外节，形成光感受器外节的鞘。色素上皮在视网膜中有重要的生理功能。

1. 对视网膜神经纤维层的生理黏附功能　视网膜色素上皮对于视网膜神经上皮的黏附起着重要作用。它通过保持视网膜下空间的脱水状态而主动维持视网膜的黏附状态。色素上皮细胞通过 Na^+-K^+ 泵主动转运离子及继发性转运 HCO_3^- 而将视网膜下腔的水

分转运出去。此外，位于色素上皮细胞顶部细胞膜上的神经细胞黏附分子（neural cell adhesion molecule, N-CAM）可能也对视网膜和色素上皮间的黏附有作用。除了离子泵的作用以外，色素上皮细胞顶部的微绒毛也对视网膜感觉神经元起到一种保护作用。

2. 吞噬光感受器外节膜盘　色素上皮细胞最重要的功能之一就是吞噬和降解视网膜光感受器外节盘膜的作用，这种吞噬作用在一些种属中按生理节律进行，白天比黑夜旺盛。吞噬过程是一个复杂的多步骤过程，主要包括三个步骤：①色素上皮识别和黏附光感受器外节盘膜，这是由受体 - 配体介导的色素上皮顶部的微绒毛和脱落的光感受器外节盘膜之间的连接反应，光感受器外节盘膜上识别配体的特性尚不清楚，可能是视紫质或糖肽等物质。②光感受器外节盘膜被吞噬入色素上皮细胞内并形成吞噬小体。③吞噬小体的降解。吞噬小体形成后和溶酶体互相作用，溶酶体内的酶将光感受器外节膜盘降解为小分子物质。被吞噬后消化的物质有些可能再用于感光细胞，有些经玻璃膜运出，有些不能消化或消化很慢的物质则存在细胞内，呈细小的荧光性色素颗粒，即脂褐素。色素上皮脂褐素的量与年龄有关，到老年时脂褐素的量可超过黑色素。最近研究表明，色素上皮的吞噬功能需要蛋白激酶 C（protein kinase C, PKC）信号通路的激活，以及酪氨酸激酶（Mertk）受体的激活来驱动肌球蛋白（myosin）Ⅱ的功能，才能启动吞噬功能。

3. 血 - 视网膜屏障　见上节的视网膜内外屏障。

4. 黑色素颗粒对光的吸收作用　色素上皮含有丰富的黑色素颗粒，成人色素上皮细胞的黑色素颗粒位于细胞的顶部。黑色素颗粒能减少光散射和阻止光通过巩膜吸收，以形成一个能被视网膜接收的良好图像。黑色素还能吸收辐射的能量（包括可见光和紫外光谱），以消除热能。吸收光谱和辐射能量的吸收由黑色素的聚集程度和氧化还原状态来调节。此外，黑色素还能结合有氧化还原活性的金属离子，使它们失去活性状态，这样就能阻止这些潜在的光敏剂对视网膜的氧化损伤作用。在强烈的氧化作用下，色素上皮的黑色素颗粒发生的结构和功能的改变可能会导致其抗氧化功能的丧失。

5. 转运物质的功能　转运物质是色素上皮的重要功能之一。外层视网膜的营养，主要来自脉络膜血液循环系统的供给，由脉络膜毛细血管带来的营养物质和氧等通过玻璃膜、色素上皮转运到外层视网膜（主要是外 5 层），而外层视网膜的代谢产物和二氧化碳也是经色素上皮以相反路径到达脉络膜毛细血管。因而，色素上皮是物质交换的中转站，为了充分进行物质交

换，色素上皮的基底膜有很多皱褶，以增加细胞的表面积。在 RPE 细胞 Na$^+$-K$^+$-ATP 酶位于色素上皮细胞顶部的细胞膜，与 ATP 酶相连的细胞骨架蛋白也位于细胞顶部，而大多数其他上皮细胞这些酶及相应的细胞骨架蛋白则位于细胞底部。这说明色素上皮的物质转运功能主要位于细胞顶部的微绒毛和细胞基底部的皱褶部位。在 RPE 细胞的基底部和侧面的细胞膜上有许多从脉络膜毛细血管向视网膜转运营养物质的受体，比如维生素 A 及其连接蛋白。从视网膜向脉络膜毛细血管转运水和代谢产物对于保持视网膜的营养、维持眼内压、保持视网膜与 RPE 之间的黏附都有重要作用。在色素上皮顶部，Na$^+$-K$^+$-ATP 酶控制了钠离子和钾离子的流量，因而保持了这些离子在光感受器之间基质的适当平衡，从而建立了影响其他分子转运的膜电位。

6. 免疫功能　RPE 位于全身血液循环和视网膜神经层之间的关键界面上，因此，其部分作用就是局部免疫反应调节剂。在正常眼，免疫抑制机制包括 RPE 提供的被动屏障和主动分泌免疫抑制的细胞因子，如转化生长因子 -β（TGF-β）。在炎症反应存在时，RPE 可以抑制炎症介质的活动。RPE 细胞能主动分泌肿瘤坏死因子 -α（TNF-α）受体，它能主动抑制局部 TNF-α 的活动，因此，能减少组织在炎症中的损伤。尽管 RPE 和抗原呈递（antigen-presenting）细胞有很多共同特征，它们通常情况下却不会引起抗原特异性 T 细胞增生。但在某些情况下可能会改变。比如，静止的 RPE 细胞不表达 MHC Ⅱ（major histocompatibility complex，主要组织相容性复合体，即能引起强烈而迅速排斥反应的抗原）类抗原（HLA-DR），但用干扰素 -γ（IFN-γ）刺激后就会导致这些细胞表面分子的迅速上调，这个作用能被 TGF-β 抑制。如果血 - 视网膜屏障被破坏，就会激活白细胞分化群 2（cluster of differentiation，CD2）介导的 T 细胞激活通路，通过 RPE 细胞表达 CD59 和 CD48 导致非抗原特异性的淋巴细胞浸润。最近，研究显示 RPE 能表达 Fas 配体（Fas ligand），这种表达可能启动淋巴细胞激活的凋亡过程。

7. 生长因子和细胞因子　RPE 细胞能以自分泌和旁分泌的形式分泌很多种细胞因子和生长因子，这些因子可以作用于自身细胞或邻近的 RPE 细胞，及邻近的光感受器细胞或脉络膜细胞。RPE 细胞只有在激活后才会分泌大量化学因子和炎症性细胞因子。研究显示 RPE 细胞能表达肝细胞生长因子（hepatocyte growth factor，HGF）、转化生长因子 -β2（transformational growth factor-β2，TGF-β2）、碱性成纤维细胞生长因子（basic fibroblast growth factor，bFGF）、酸性成纤维细胞生长因子（acidic fibroblast growth factor，aFGF）、成纤维细胞生长因子 5（fibroblast growth factor，FGF-5）及血小板衍生生长因子 -A（platelet derivative growth factor-A，PDGF-A）以及它们相应的受体。RPE 产生的 TGF-β 具有多种效应，包括维持局部抗炎状态，抑制细胞增生，刺激吞噬作用等。bFGF 能增强 RPE 细胞的增生和迁移，但是，bFGF 可能起着促进 RPE 细胞生存的作用。RPE 还表达血管内皮生长因子（VEGF）及其受体，然而，静息状态的 RPE 或者不表达 VEGF，或者表达量极低。

8. RPE 的激活　在外伤或微环境的某些改变时，RPE 细胞不会在原位增生，而是脱离原来的位置，迁移、增生，获得巨噬细胞样或成纤维细胞样的形态。这些形态和功能的改变和基因表达的改变密切相关，可以被称作激活。激活事件包括物理损伤使 RPE 细胞环境改变，眼内出血，血 - 视网膜屏障的破坏，炎症细胞浸润，细胞外基质成分的改变，脉络膜循环的改变等。激活 RPE 细胞的介质包括玻璃体、细胞外基质的成分，比如纤维连接素、TGF-β，及血源性物质如凝血酶、PDGF，巨噬细胞或淋巴细胞起源的炎症因子 TNF-α、IFN-γ、IL-1（interleukin-1，白细胞介素 -1）等，玻璃膜上的堆积产物或疣，或缺氧状态也是激活因素。主要通过激活很多细胞因子、生长因子、细胞表面的整合素受体，这些介质单独或共同作用导致 RPE 细胞基因表达、细胞表型及功能的改变。体外研究显示，在体外三维胶原基质中培养的 RPE 细胞具有成纤维细胞样的形态，而在富含纤维连接素的两维表面培养的 RPE 细胞则形成巨噬细胞样的形态。用细胞因子 TNF-α 或 TGF-β 刺激后可以看到 RPE 细胞表面某些整合素受体表达水平的改变，从而导致其对培养基黏附能力的改变。用很多因子包括 PDGF、TNF-α、IGF 及 VEGF 刺激后 RPE 细胞就会发生增生。RPE 细胞迁移是一个复杂的现象，包括细胞黏附、伸展、趋化现象和蛋白溶解过程。包括 PDGF、VEGF、TNF-α 的几种细胞因子及某些细胞外基质成分可以刺激 RPE 细胞迁移。激活的 RPE 细胞还可以表达与白细胞黏附和浸润有关的分子包括 CD45、CD48、CD54、CD59、CD68 及 ICAM-1（intercellular adhesion molecule-1，细胞间黏附分子）等。研究表明，Ras/Raf/MEK/ERK 信号通路在控制 RPE 细胞增生方面起着关键作用。Ras/Raf/MEK/ERK 信号通路是一条可被广泛激活的有丝分裂原活化蛋白激酶（mitogen-activated protein kinase，MAPK）通路，它能将细胞外信号传递入细胞核内，引起细胞内特异蛋白的表达谱变化，从而影响细胞命运。

9. 储存和参与维生素 A 的代谢　视黄醛是光敏色

素的重要组成部分,它来自于视黄醇(retinol,维生素A),血液中的全反-视黄醇(t-retinol)首先与从肝脏中分泌出来的血浆视黄醇结合蛋白以1:1相结合,尔后,此结合物再与前白蛋白(prealbumin)相结合,构成足够大的分子量物质,以免在运输过程中被滤过,当到达视网膜色素上皮时,被细胞基底膜和侧膜上的视黄醇结合蛋白受体所接受,并释放出全反-视黄醇进入视网膜色素上皮细胞,再供给光感受器。过多的视黄醇,则被酯化并储存在视网膜色素上皮中,一旦需要时,则视黄醇酯又可转变成视黄醇或不转换,仍以视黄醇酯形式进入光感受器外节。

五、光感受器的物理特性、生理功能及再生过程

光感受器位于视网膜色素上皮层的内面,根据其结构特点由外到内分为4部分(图1-256):视锥视杆细胞层外节、视锥视杆细胞层内节、细胞核、突触。视锥视杆层位于外界膜以外,由粗的内节、细的外节及内外节之间的连接部所组成。视锥外节呈圆锥形,视杆外节呈圆柱形。视锥视杆细胞外节均由一系列堆积起来的圆盘所构成,圆盘周围为细胞膜所包绕。每个圆盘是由单位膜包绕而成的盘状结构,其内为一窄的扁平腔隙。连接部为细长的收缩部,由连接纤毛、纤毛周围的细胞质及细胞膜所构成,起稳定作用。视锥细胞、视杆细胞内节均由外部的椭圆体及内部的肌样质(myoid)所组成,椭圆体由连接部与外节相连接。椭圆体内有相当多的线粒体、糖原、神经小管、游离核糖体等,肌样质内有许多排列不规则的滑面内质网、粗面内质网、少量线粒体等。光感受器细胞核和少量细胞质组成视网膜的外核层。在黄斑中心凹处,外核层最厚,有10层细胞核,且均为视锥细胞核,越向周边部,细胞核层次减少。视杆细胞核呈圆形或略呈椭圆

形,常可看到一个核仁,视锥细胞核也略呈椭圆形,比视杆细胞核大,且靠近外界膜。

光感受器的一个重要特性就是它的自我更新。视蛋白在视杆细胞内节合成,通过连接部转送到外节的基部,在基部生成的视蛋白结合到最基底的膜盘中,一旦视蛋白存在于膜盘中,11-顺-视黄醛被加入以形成光敏色素。

目前研究认为,基底部膜盘的新生最可能的就是从高尔基器中派生出来的囊泡(vesicle),囊泡含有视蛋白和类脂,位于光感受器的内、外节连接纤毛周围,与此处的原生质膜融合,在原生质膜表面积增大时,外节基部的原生质膜弯曲内陷,并发生膜外翻到细胞外的空间,形成似"开放的膜盘",这种"开放的膜盘"逐渐生长,当长到一个成熟膜盘大小时,原生质膜自身融合,膜盘与原生质膜分离,成为游离-可移动的膜盘。外节膜盘的更新速度与动物种类有关,哺乳动物更新较快,一般9~13天完成外节的全部更新。鼠的视网膜主要为视杆细胞,每天光照后脱落100个膜盘(约外节长度的1/10),两栖动物的更新率与体温有关,在24~25℃,一般40天内全部更新外节。由于很难得到好的视锥细胞材料进行生化分析,视锥细胞外节的更新情况不如视杆细胞了解得详细。

与膜盘更新相关的是外节顶端的膜盘脱落。研究表明,鼠的色素上皮中吞噬体的量与光照周期有关,最少量的时间是在早上,即动物刚开始受光照时,最大量的是在光照后1~3小时。如果24小时光照,则节律性的脱落消除。但也发现在恒定暗环境中3天的动物,也还有外节的脱落。而在蛙的实验中发现,在正常每日光照下,约20~25%的蛙的视杆细胞将脱落一个顶端。如果遮盖蛙的一个眼,对侧眼给予每日周期性光照,则光照眼可见视杆细胞外节顶端的脱落现象,而对侧眼无此现象。

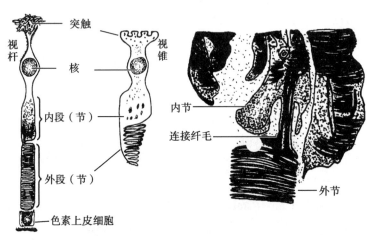

图1-256 视锥细胞、视杆细胞结构示意图

光感受器外节膜盘含有对光敏感的光敏色素,这些色素在光作用下发生一系列光化学变化是视觉的基础。它们的分子在外节的膜盘上呈有序的定向排列,质膜内折形成膜盘,不仅大大增加了光感受器捕获光的能力,而且由于色素分子在膜盘上的空间定向使它与光的相互作用也更加有效。光感受器是接受光线的主要部分,有着特殊的结构,并由之而形成固有的物理特性和特有的生理功能:①膜盘结构的流动性:膜盘上的类脂和蛋白质分子在正常情况下处于不断的运动之中,它们沿着膜的表面作横向运动和转动,使其可以吸收更多光量子,这对于光敏色素完成光-电转换效应很重要。此外,在视觉激发过程中,膜盘的状态会发生改变,类脂分子的排列可由片层的状态突然改变成胶粒球形状态,提供对各种离子通透性的改变的结构基础。②光感受器的双折射(birefringence):双折射是指光线从第一种媒质向第二种媒质入射,如果第二种媒质是各向异性的,那么光入射到第二种媒质时会产生两种不同的折射光线,其偏振面是彼此相互垂直的,这种现象称为双折射。光感受器的膜盘有两种双折射,一是正的固有双折射(positive intrinsic birefringence),它是由膜盘纵向排列的类脂分子层引起,另一是负的形状双折射(negative form birefringence),它是由膜盘上的蛋白质分子引起。因蛋白质本身基本上是各向同性的,其负向的双折射极小,因此,在完整的外节只观察到正双折射,当类脂分子溶解或排列紊乱,固有双折射消失,整个视杆细胞外节出现负的双折射。当光刺激时,可引起光感受器外节双折射的瞬时可逆变化。③光感受器的二向色性(dichroism):二向色性是指一些物质能选择性地吸收某一方向的偏振光,进而使自然光变成偏振光的特性。实验表明,将一偏振光垂直于外节长轴方向射入,当偏振面平行于长轴时,几乎不被吸收,而垂直于长轴时,吸收最大,这说明吸收光波电矢量的偶极子是垂直于长轴的,也即平行于膜盘表面。由于平行于长轴的偏振光的吸收没有方向性,偶极子在膜盘表面的分布是随机的。当有一定方向的偏振光平行于长轴方向射入外节,可引起一个暂时的光致二向色性,在这段时间里,对原来方向的偏振光的吸收最少,对垂直这个方向的偏振光吸收最大。不过这个暂时的二向色性持续的时间很短,约60μs内完全消失,只有用极短的激光脉冲,降低温度或用戊二醛固定标本,才能观察到。光敏色素生色基团吸收偶极子平行于膜盘的排列,有利于对入射光的吸收,这个吸收在长度和色素浓度与外节相同的溶液里的吸收增加50%,为对垂直于长轴方向光的吸收的三倍,因此有利于减少散光的影响。

六、节细胞本身的感光性

脊椎动物视网膜总是被看作一种光的探测器,不停地将视觉形象传递给大脑。长期以来我们一直认为瞳孔的调节、昼夜节律都与视觉有关,并且认为,所有依赖于视网膜的功能都是由视锥细胞、视杆细胞所启动的,因为它们含有光敏色素。但是,近几年有证据显示,在内层视网膜存在着另一种感光机制,似乎是由黑视蛋白(melanopsin)起作用的。这种光敏色素首先发现在青蛙皮肤的黑色素细胞中,在青蛙皮肤,光照可以激活黑视蛋白,然后,含有黑色素的细胞器就会重新分布。在青蛙虹膜的肌细胞中也存在黑视蛋白,这样就可以直接对光产生反应而引起瞳孔的收缩。黑视蛋白还存在于视网膜节细胞的亚群中,其产生的光信号直接投射到视交叉上核,从而控制昼夜节律。最近的研究显示,缺乏视锥、视杆细胞的老鼠显示出在重建生物钟时对光的正常的敏感性,并且这种现象在盲人中也存在。最近的生理学研究已经得到了内在光敏性视网膜神经节细胞(intrinsic photosensitive retinal ganglion cells, ipRGC)的全细胞电信号记录。在这些细胞中,光刺激能够引起直接的慢兴奋信号,其电信号幅度与光刺激强度成比例,如图1-257A所示。图1-257B显示了大鼠主要的光敏色素的光谱范围(action spectrum),包括黑视蛋白、视杆细胞的视紫质(rhodopsin)、感绿视锥细胞(green cones)和感紫外视锥细胞(UV cones)的视紫质。值得注意的是,内在光敏性视网膜神经节细胞与视紫质有着相近的光谱感受范围。图1-257C是内在光敏性视网膜神经节细胞的平铺片,可见此种细胞有很多轴突。图1-257D示意图说明ipRGC细胞除了其内的黑视蛋白直接参与感光反应外,它还接受传统的视网膜光信号通路的信号输入。这种细胞的胞体位于节细胞层,具有树突状分支向内网状层伸展。图1-257E是大鼠ipRGC细胞的显微照相图,其细胞内充满染料,箭头指示轴突。

图1-258显示基于免疫电镜观察到的ipRGC细胞的突触连接和细胞结构。这些含有黑视蛋白的神经节细胞在内网状层有接受ON-双极细胞的突触,并接受可能是γ氨基丁酸能的抑制性连接。因此,这些含有黑视蛋白的神经节细胞除了它们本身能够产生兴奋性信号并向大脑传递外,还能接受来自传统视网膜连接的突触输入信号。

研究显示,对于野生大鼠决定昼夜节律的最敏感波长大约是500nm。然而,在一种感光细胞变性的小鼠,决定昼夜节律变化的最敏感波长是480nm,非常接近黑视蛋白光谱的峰值。这些结果支持黑视蛋白具

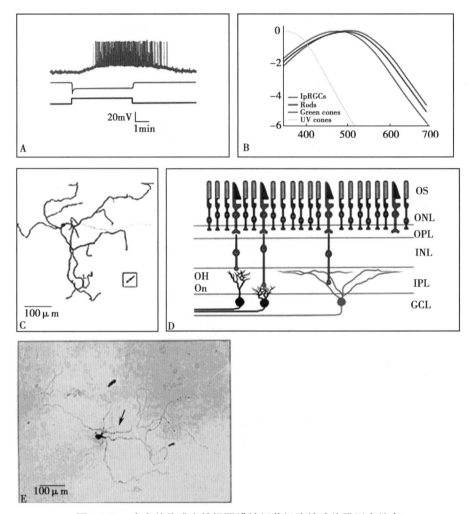

图 1-257　本身就能感光的视网膜神经节细胞的功能及形态特点

A. 显示了本身就能感光的视网膜神经节细胞（intrinsic photosensitive retinal ganglion cells，ipRGC）对光刺激反应的全细胞电信号记录。在这些细胞中，光刺激能够引起直接的慢兴奋信号，从光刺激开始到电信号产生需要约几分钟时间。B. 显示了大鼠主要的感光色素的光谱范围（action spectrum），包括黑视蛋白（melanopsin）、视杆细胞的视紫质（rhodopsin）、感绿视锥（green cones）和感紫外视锥（UV cones）的视紫质。值得注意的是本身就能感光的视网膜神经节细胞与视紫质有着相近的光谱感受范围。C 是 ipRGC 细胞的平铺片，可见其有很多细长的轴突。D 示意图说明 ipRGCs 细胞除了其内的黑视蛋白直接参与感光反应外，它还接受传统的视网膜光信号通路的信号输入。这种细胞的胞体位于节细胞层，具有树突状分支向内网状层伸展。E 是大鼠 ipRGC 细胞的显微照相图，其细胞内充满染料，箭头指示轴突（来自 Berson DM. Trends Neurosci 2003，26：314-320）

log relative sensitivity：相对敏感度的对数　ipRGCS：含黑视蛋白的神经节细胞　rods：视杆细胞　green cones：感绿视锥细胞　UV cones：感紫外视锥细胞　wavelength：波长　OS：锥杆层　ONL：外核层　OPL：外网状层　INL：内核层　IPL：内网状层　GCL：节细胞层

有昼夜节律光感受器的作用。细胞染色和超微结构的研究已经揭示了含有黑视蛋白的 ipRGC 细胞的神经线路连接。研究表明黑视蛋白分布于 ipRGC 细胞的树突、细胞体及轴突。其对光反应表现为去极化，类似于非脊椎动物光感受器对光的反应。

七、视网膜的突触结构和组合

　　人的视网膜具有共同的基本突触组构。视网膜的五类主要神经元之间形成两个突触（synapses）层，即外网状层和内网状层。视觉信息传递的主要通路是：光感受器→双极细胞→神经节细胞→高级神经中枢。就每一个光感受器细胞来说，它又可激活很多双极细胞，一个双极细胞又可激活很多神经节细胞。因此，光刺激效应在其垂直方向传导过程中，又可有水平方向的扩散。水平细胞和无长突细胞则分别在外网状层和内网状层起着横向信息的整合作用，这样就构成了

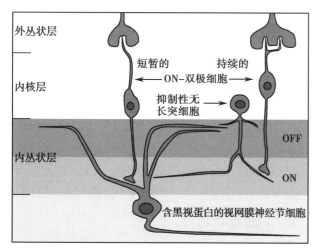

图 1-258 基于免疫电镜观察到的 ipRGC 细胞的突触连接和细胞结构示意图

这些含有黑视蛋白的神经节细胞在内网状层具有接受 ON-双极细胞的突触，并接受可能是 γ 氨基丁酸能的抑制性连接。因此，这些含有黑视蛋白的神经节细胞除了它们本身能够产生兴奋性信号并向大脑传递外，还能接受来自传统视网膜连接的突触输入信号（Belenky MA 等 J Comp Neurol 2003，460：380-393）

OPL：外丛状层 INL：内核层 IPL：内丛状层 transient：短暂的 sustained：持续的 ON-bipolars：ON-双极细胞 Inhitory amacrine：抑制性无长突细胞 Melanopsin RGC：含黑视蛋白的视网膜神经节细胞

视网膜各神经元在信息传递过程中的复杂性。

双极细胞分为两种主要类型：一种为侏儒双极细胞（midget bipolar cells），它仅与一个锥体细胞形成突触连接；另一种为扩散型双极细胞（diffuse type），可与几个光感受器细胞有突触连接。同样，神经节细胞也分为两种类型：一种为侏儒神经节细胞（midget ganglion cells），它仅与一个侏儒双极细胞形成突触连接；另一种为扩散型神经节细胞，可与几组双极细胞形成突触连接。因此，从光感受器会聚到神经节细胞的信息传递，主要应为扩散型双极细胞完成的，而实际上的一对一关系，可能仅存在于锥体细胞和侏儒双极细胞间的连接。实际上，这两者之间也不是真正的一对一关系，因为一个和侏儒双极细胞连接的锥体细胞，同时也和一个扩散型双极细胞连接，因此仍有侧向传导的效应。

通过特殊的细胞内染色方法及光学显微镜和电子显微镜的仔细观察，可帮助详细了解突触结构和组合连接。视网膜的突触类型可分为化学突触和电突触，化学突触的电信号在突触处是以化学物质为中介，从突触前传递到突触后，不能逆向传递，按其传递的结果可分为使突触后膜兴奋或兴奋性上升的兴奋性突触，

和使突触后膜兴奋性下降的抑制性突触。视网膜的化学突触主要有三种：常型突触、带型突触、基部连接。

电突触又称为缝隙连接，在结构上虽然也是由突触前膜、突触后膜和突触间隙三个成分构成，但与化学突触不同的是，其突触前膜和突触后膜无结构分化，成为双向传递的基础。电突触在突触间隙处两神经元细胞膜间的距离由通常的 20nm 变成 3.5nm。此外，电突触的间隙不仅如此窄小，还有多条排列整齐的、长约 15nm 的缝隙连接通道（gap junction channel）将两侧突触膜连接起来。这种横穿两侧突触膜的通道为电突触所特有。

（一）视网膜的突触类型

视网膜主要有一种电突触和三种化学突触（图 1-259）。

1. 常型突触（conventional synapses） 视网膜中的常型突触相似于脊椎动物神经系统中所见的化学突触（chemical synapses），其特征是在突触前终末的突触前膜附近有突触小泡（synaptic vesicle）的聚集，常见到有些电子致密物质与突触前膜相伴。据认为，这种电子致密物质在突触小泡接触前膜中起作用。典型的视网膜常型突触的突触间隙（synaptic cleft）约 20nm，较脑中其他部位见到的常型突触约为 30nm 要窄些。在突触间隙常能见到某些丝状物质。视网膜的突触小泡一般或多或少成圆形，大多数常型突触为抑制性的。

2. 带型突触（ribbon synapses） 带型突触的特征是在突触前膜有一条电子致密带或杆，典型的情况下，带与突触前膜成直角，有一定的宽度（约 1μm），它通常在终末膜的外突嵴中或恰在其上。在带和嵴膜间是一弯曲的致密索，称为弓形致密索（arciform density），可把带系于膜上。突触带的周围排列着突触小泡。与突触嵴并置的是多个突起，在内网状层，典型地可见两个突起（二联体，diad），在外网状层常观察到 3 个突起（三联体，triad）。在突触嵴和并置突起间的裂隙变宽，有丝状物横越其间。

3. 基部连接（basal junctions） 基部连接主要在光感受器和双极细胞之间，在哺乳动物，仅视锥细胞形成这些连接。典型的基部连接呈现光感受器膜光滑地内陷，在终末膜的内表面上有明显的电子致密物质。在光感受器终末与接触的突起间的裂隙增宽，其中常见丝状物质。在接触处并无小泡，在大多数情况下连接呈非对称的模样。

4. 缝隙连接（gap junctions） 又称为电突触，常见于光感受器终末之间，水平细胞之间和无长突细胞之间，偶见于双极细胞终末或双极细胞终末和无长突细胞突起之间。视网膜的缝隙连接在形态上与在其他神经组织中观察到的电连接相似。相联系的细胞的

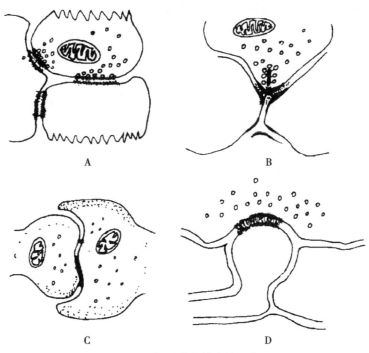

图1-259　视网膜突触连接示意图
A. 常型突触　B. 带型突触　C. 基部连接　D. 电突触

膜紧密地并置在一起，为一小于2～4nm的缝隙分开。细胞间的缝隙通常并不连续，典型地为桥形结构所离断，某些绒毛状的电子致密物质特有地与缝隙连接膜相伴。冷冻断裂研究表明，在联系部的膜中有很显目的微粒，这些微粒被认为是跨细胞外缝隙而并列，形成通道使离子和小分子可从一个细胞直接流至另一细胞。在视网膜中，相邻细胞间的缝隙连接区的范围以及在各种缝隙连接处膜内微粒的分布方向及耦合强度变异很大，在水平细胞间的缝隙连接特别大，而在光感受器间的一些缝隙连接很小。

（二）视网膜的突触联系

在视网膜中，光感受器和双极细胞形成带型突触，水平细胞、无长突细胞和网间细胞（interplexiform cell）形成常型突触，双极细胞和神经节细胞间为带型突触。图1-260是脊椎动物视网膜突触联系的模式图。在外网状层，光感受器的终末和水平细胞的突起及双极细胞的树突形成突触，终止在光感受器的突触带近旁。按与光感受器接触的特征，双极细胞又可分为两类，一类称为扁平型双极细胞（flat bipolar cell，FB），与光感受器形成基部连接，这类连接是兴奋性的。另一类称为陷入型双极细胞（invaginating bipolar cell，IB），其树突陷入光感受器终末，形成带型突触，它的突触前细胞质内有电子致密带，与突触前膜成直角，并为一簇突触小泡所包围，它们是抑制性的。

水平细胞也在光感受器终末的陷入区与之形成带型突触。在陷入区突触后成分常呈精致而又巧妙的排列，即两个水平细胞的突起在突触带的两侧，更浅表、居中的往往是双极细胞的树突。陷入区及其中的精细排列具有何种意义尚不清楚，可能会有利于水平细胞突起、双极细胞突起、光感受器终末三者之间的相互作用。

水平细胞也和双极细胞的树突形成常型突触；此外，也有研究表明存在的水平细胞向光感受器的反馈，但在形态上没有确切的证据。水平细胞在外网状层中横向扩展的突起范围远比双极细胞广，双极细胞可能直接为近旁的光感受器所驱动，并间接地由水平细胞为较远的光感受器所驱动。

视网膜的内网状层比外网状层更厚，单位面积的突触数更多，接头的种类更为繁多。双极细胞与无长突细胞、神经节细胞间为带型突触，其突触组构的特征是存在二联体，即总是有两个突触后成分。这两个成分有几种可能的形式：一个神经节细胞树突和一个无长突细胞突起；两个无长突细胞突起，或两个神经节细胞突起（这种情况较少）。此外，无长突细胞在神经节细胞的轴突、双极细胞的终末以及其他无长突细胞的突起处形成常型突触。无长突细胞所形成的突触组构的特点是具有串行型和交互型。串行型即一个无长突细胞（A）的突起和另一无长突细胞（B）的突起形成突触，而后者的突起又与第三个无长突细胞（C）的突起形成突触，即细胞B的突起接受细胞A来的信

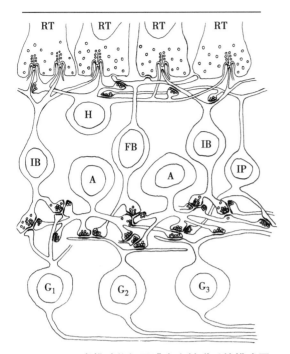

图1-260　脊椎动物视网膜中突触联系的模式图

RT：光感受器终末　H：水平细胞　IB：陷入型双极细胞
FB：扁平型双极细胞　IP：网间细胞　A：无长突细胞　G：神经节细胞　G_1：主要接收双极细胞输入的神经节细胞
G_2：接收大致相等的双极细胞和无长突细胞输入的神经节细胞　G_3：主要甚至仅接收无长突细胞输入的神经节细胞

息，又将信息传递给细胞C。交互型即无长突细胞（A）作为突触后神经元接受来自双极细胞（B）的信息，而细胞A的同一突起又作为突触前成分与细胞B的突起形成突触，即信息从细胞B传递到细胞A后又返回到细胞B。这些回路不需要整个神经元回路参与活动就能完成局部的整合作用。就双极细胞和无长突细胞突触的比例而言，对神经节细胞的信号输入可以有所不同，神经节细胞可以主要接受双极细胞的信号输入，也可以接受大致相等的双极细胞和无长突细胞混合的信号输入，或主要甚至仅接受无长突细胞的信号输入。网间细胞接受无长突细胞的信号输入，它们有时在其他无长突细胞突起上形成突触。

据以上分析，存在几种不同方式的突触通路把信号传递至神经节细胞：①神经节细胞主要从直接的双极细胞 - 神经节细胞接头处得到输入，而从无长突细胞的接头处得到的输入较少（G1）；②来自双极细胞和无长突细胞的输入大致相等，即有更多的无长突细胞的接头（G2）。③神经节细胞主要或仅从无长突细胞突起接收输入（G3）。这种情况下将是一条四神经元链，即光感受器→双极细胞→无长突细胞→神经节细胞。据对神经节细胞感受野（receptive field）特性的比

较生理学分析，感受野较简单的（如猴、猫），往往是第一种情况，而感受野较复杂的（如蛙、鸽），往往是第三种情况。

除了化学性突触外，在视网膜中还有缝隙连接，通过这些连接，细胞间在电学上互相耦合起来。在光感受器之间，以及在水平细胞之间都有这种连接。

在视网膜的突触组构中，网间细胞所形成的突触联系颇具特点，它们在外网状层广泛伸展的突起在水平细胞和双极细胞上形成突触，且总是突触前的。在内网状层，网间细胞主要从无长突细胞突起接受输入。显然，这种细胞的功能是把信息逆向地从内网状层传至外网状层，即离中性地调制视网膜中的信号传递。

（三）视网膜的突触过程

1. 突触前过程　突触前递质是以突触小泡的形式来释放，小泡膜与细胞膜融合使其内容物释放于细胞外空间，之后它又从被挤压的后表面向突触的侧面陷入，再度成为突触小泡。突触的陷入深度与光感受细胞的适应状态有关，陷入型突触的陷入深度以长时间明适应的视网膜为最浅，以暗适应的视网膜突触陷入为最深，陷入的深度反映了视网膜细胞突触部露出并融合的突触小泡膜的面积。在明适应时，因小泡释放减少，露出细胞表面的小泡膜少，陷入也浅；在暗适应时，递质释放增多，随之露出细胞表面的突触膜增加，褶襞也增加，表现为陷入较深。

2. 突触后电位　递质分子通过突触间隙，与突触后膜上的受体结合，引起突触后膜的离子通透性的变化，产生局部的电反应，即为突触后电位。突触后电位主要有两类：兴奋性突触后电位和抑制性突触后电位。在视网膜中，兴奋性突触后电位指突触后与突触前反应具有相同极性者，抑制性突触后电位指突触间极性相反或由于突触活动的结果使突触反应减少。视网膜各层细胞既有兴奋性突触后电位，也有抑制性突触后电位。

总之，由于视网膜的结构特点，光感受器的信息在垂直方向向内传递的同时，又有侧向的扩散。外丛状层内水平细胞的树突和光感受器及双极细胞均有突触连接，形成三分体式突触，使信息向内传入双极细胞，向侧方传给水平细胞。来自双极细胞的信息在垂直方向上向前传入内丛状层，在此双极细胞的轴突和神经节细胞及无长突细胞形成突触连接，而后者又和水平细胞一样，以旁路方式向侧方传递，使双极细胞的传入信息扩散到很多神经节细胞，同时也将很多双极细胞的传入信息集合至一个神经节细胞，这样就形成了神经节细胞对光斑的中心 - 外周（centre-surround）系的反应特征。

八、黄斑的生理功能

黄斑（macula）位于后极部视网膜，视盘颞侧 3～4mm，水平线下 0.8mm 处，直径约 1.5mm，为黄色轻度凹陷区域。在黄斑的中央是中心小凹，此处只有视锥细胞，而且与光感受器相联系的双极细胞和神经节细胞，均被挤到这个区域的周围，因此这个区域特别薄。黄斑在视网膜中有其非常特殊的功能，主要是辨别物体的颜色、精细形态、明亮程度及探测物体的距离和追随物体的运动等。

黄斑部有其独特的组织学特点及相应的生理功能：

1. 黄斑中心凹，直径约 350μm，在中心凹处，视网膜内层逐渐变薄，形成倾斜面，在中心凹处视网膜厚度仅为 0.37mm，中心小凹更薄，仅为 0.13mm。在中心小凹的底部，光感受器直接暴露于表面，分布着高度密集的纯视锥细胞，其密度达到每平方毫米有 15×10^4 个细胞，这为高锐利的视敏度创造了条件，此处的视锥细胞细而长，大约 70μm 长，顶部宽 1μm，底部宽 1.5μm。

2. 在中心凹处，每一个光感受器细胞与一个双极细胞相连接，一个双极细胞与一个神经节细胞相连接，另外，视盘黄斑束的神经纤维几乎占视神经的全部纤维的一半，这样将吸收光线所引起的反应很快地传导，并且，同时进行信息处理，达到较大程度的信息加工，所以，中心凹处视敏度高，成像清晰。

3. 在中心凹内有一无血管区（fovea avascular zone），直径约 500μm，这样可以避免血管阻挡对成像的影响，达到保持最佳功能状态。无血管区的面积与年龄有一定的关系，随年龄的增大而扩大。

4. 黄斑区的微循环研究表明中心凹区毛细血管由 4～6 支动、静脉支吻合而成，向外扩展，在中心凹旁有 8～12 支小动脉和小静脉组成。视网膜毛细血管构成的血管网形成很多网孔，在接近中心小凹的最内三层网孔是由单层微血管组成，网孔越近中心小凹处越大。这样的结构既保证黄斑区的血液供给，也减少血管对成像的阻碍。

5. 黄斑区含有较多量的叶黄素（xanthophyll），呈暗红色和褐色，此处的色素上皮细胞较瘦高，一般为 11～14μm，且色素上皮细胞内的色素含量比其他部位致密，所以黄斑部颜色较深，这样也有利于对光线的吸收。

6. 在黄斑中心凹处没有内丛状层，视网膜内颗粒层在黄斑部附近逐渐增厚，在中心凹附近又逐渐变薄，最后消失。在视网膜大部分区域，神经节细胞仅为一层，在后极部逐渐增厚，至黄斑部增加到 8～10 层，向中心凹方向，神经节细胞又逐渐减少，中心凹部神经节细胞完全消失。这样形成的中心凹的倾斜面可以避免光线的吸收和弥散。

（张　平　吴德正）

第二节　视网膜的生化代谢

视网膜的生化代谢是视觉活动中最重要的组成部分之一，蛋白质、脂类以及碳水化合物等的代谢为视觉形成中的重要过程。光感受器及其蛋白质是视网膜特有的，如视紫红质和视蛋白。视网膜内的糖代谢以糖酵解为主，脂类主要有磷脂、胆固醇、糖脂、神经磷脂等。视网膜是一种神经组织，含有丰富的神经元组织，是合成核酸和蛋白质较旺盛的场所。此外，视网膜内还含有大量神经递质和神经调质参与视觉传递，如儿茶酚胺、胆碱、褪黑素等。视觉活动中最基本的是视色素代谢，是视网膜生化和代谢的主要构成部分。视网膜色素上皮细胞功能独特，对维持视网膜的功能至关重要。

一、视网膜的蛋白质代谢

复杂的视功能需要各种功能独特的蛋白质才能完成。视网膜内最主要的蛋白质包括位于感光细胞的细胞质内的可溶性蛋白质，具有抗原性，可以引起自身免疫性葡萄膜炎。光感受器间维生素 A 类结合蛋白，又称 IRBP，是位于光感受器基质中的一种糖蛋白，在光感受器和 RPE 之间的维生素 A 转运中起转运载体作用。IRBP 占可溶性蛋白质的 10% 左右。视网膜中还存在视网膜钙结合蛋白、脂肪酸结合蛋白等其他蛋白。

（一）光感受器膜蛋白

视觉过程首先起始于视网膜光感受器细胞，即视锥细胞和视杆细胞。光感受器细胞感受外界光线，捕获光量子，完成光 - 电转换效应。光感受器细胞外节膜盘中存在着一些能够感光的色素——光敏色素或称视色素，是完成光 - 电转换效应的物质基础。

视色素由膜蛋白质、视蛋白及其与视蛋白共价键结合的生色团三部分构成。不同视蛋白有不同的光谱吸收特性，有对红光、蓝光、绿光敏感的视蛋白，分别称为长波长敏感视蛋白（L 视蛋白）、中波长敏感视蛋白（M 视蛋白）、短波长敏感视蛋白（S 视蛋白）。这些视蛋白分别与生色团结合，分别形成了 L 视色素、M 视色素、S 视色素。生色团是视色素的重要辅基，有视黄醛 1（或称视黄醛）和视黄醛 2（也称为去氢视黄醛）两种。视黄醛 1 是维生素 A1 的醛型，而视黄醛 2 是维生素 A2 的醛型，从分子结构上比较，视黄醛 2 比维生素 A 分子环中少两个氢原子，从而多了一个双键（图 1-261）。

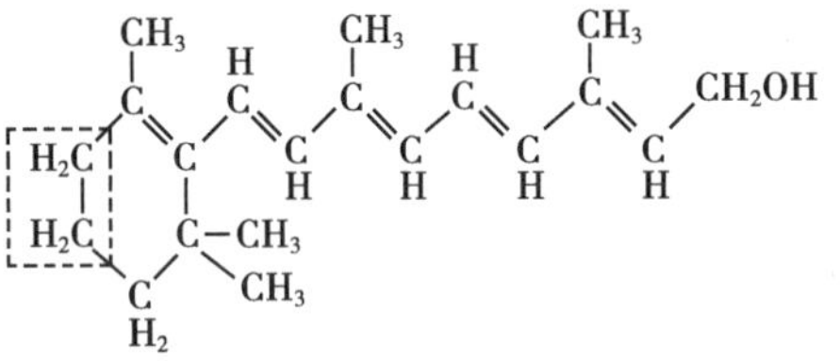

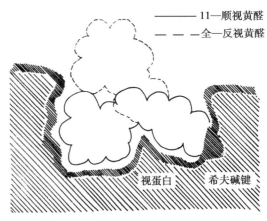

图 1-262 视黄醛与视蛋白的结合模式

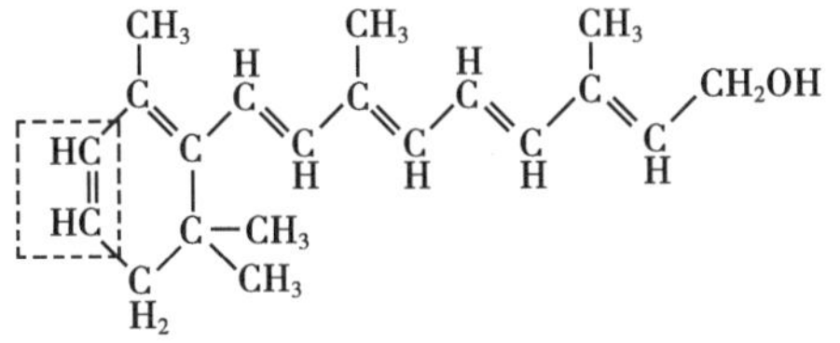

图 1-261 两种类型维生素 A

1. 视紫红质 感光细胞中的视色素主要为视紫红质（rhodopsin，RHO），该基因位于染色体 3q21～3q24，长度约为 7kb，含 4 个内含子和 5 个外显子，其外显子共同编码了含 348 个氨基酸的视蛋白，是视觉冲动形成的最主要的物质前提。100 多年前，Kuhne（1878）最早用胆碱从视细胞中提取了视紫红质。视紫红质是跨膜蛋白，其 N 端位于盘内空间，C 端则在盘间（细胞质）空间，是感光细胞外节的主要结构蛋白。它有足够的氨基酸和 α 螺旋的特征，能折叠 7 次跨越感光细胞外节盘膜，其中第 7 跨膜端的第 296 位点的赖氨酸残基经希夫碱基（Schiff base）可以结合视黄醛 1（也称 11-顺-视黄醛），形成有功能的视色素分子。其内碳水化合物残基附着在 N 端，故暴露于盘内空间。视紫红质的主要功能为激发光级联反应，放大光刺激信号并引起光感受器细胞超极化，促使突触释放神经递质。视紫红质内生色团与双层板平行排列，故与入射光相垂直，这种排列能最大可能地捕获入射光子（图 1-262）。

视紫红质是一种非常敏感的感光物质，通常一个光量子就可以使一个视紫红质分子分解，并获得 10^6 的能量放大。视紫红质在吸收光量子后变成前光视紫红质（bathorhodopsin）和光视紫红质（lumirhodopsin）。在常温下，1ms 内转为间视紫红质 1（metarhodopsin 1）。这种转换先产生早期光感受器电位的 R1 成分，继之在几分之一毫秒内迅速衰变为半衰期可达几分钟的间视紫红质 2，产生早期感受器电位的 R2 成分，间视紫红质 2 可直接分解为全反视黄醛和视蛋白，但至少有一部分转换为第三中间产物——对视紫红质（pararhodopsin），它寿命较长，在强光照射后，可见及 30 分钟以上。与视蛋白分离的视黄醛，可在酶作用下转换成维生素 A 储存起来，也可异构化变为 11-顺型-视黄醛，自发地

再与视蛋白结合成视紫红质。在强光连续作用下，大部分分离的视黄醛还原为维生素 A，并储存在色素上皮中。在暗适应时，再用于视色素的再生。视紫红质分解过程中可以释放能量，并能通过复杂的信息传递诱发视细胞产生几十毫伏的电位变化，进而引发视神经冲动形成完整视觉（图 1-263）。

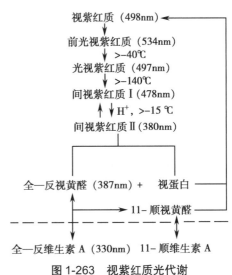

图 1-263 视紫红质光代谢

视紫红质基因若发生突变，视蛋白合成异常，由于结构异常或糖基化改变而滞留在感光细胞的内质网，不能运输到视杆细胞外节盘膜中，或者突变的视蛋白虽能转移到视杆细胞外节，但由于结构异常不能折叠，而不能整合入盘膜或虽能插入但易引起盘膜结构不稳定而发生变性，因此是引起常染色体显性遗传 RP 的主要原因之一。

2. 其他光敏色素 研究证实，不同种类的视细胞可含有不同种类的视色素。当它们与不同视细胞的视蛋白结合时，可能构成几种视色素。目前已认识的有视紫红质、视紫质、视紫蓝质和视蓝质，具有不同的吸收光谱。

视紫红质：是由视黄醛1与视杆细胞视蛋白组成，吸收光谱峰值在498nm，对暗光起作用。仅分布在视杆细胞外节。

视紫质：由视黄醛2与视杆细胞视蛋白组成，吸收光谱峰值在522nm。

视紫蓝质：由视黄醛1与视锥细胞视蛋白结合而成，吸收光谱峰值为562nm。

视蓝质：由视黄醛2与视锥细胞视蛋白结合而成，吸收光谱峰值为620nm。

（二）盘膜边缘蛋白和杆体外节盘膜蛋白

盘膜边缘蛋白（peripherin）是存在于光感受器细胞外节盘膜盘缘区的一种膜结合糖蛋白，为视网膜变性慢（retinal degeneration slow，RDS）基因所编码。盘膜边缘蛋白由346个氨基酸残基组成，相对分子质量约为39×10^3，有4个跨膜疏水区和3个环状结构，具有维持外节盘膜形态稳定性的作用。而杆体外节盘膜蛋白（rod outer membrane protein1，ROM1）只存在于视杆细胞外节盘膜的盘缘区，视锥细胞中未发现。ROM1由351个氨基酸残基组成，相对分子质量约35×10^3，亦含有4个可能的疏水跨膜区段，其肽链中不含N糖基侧链。

在正常的视杆细胞外节中，盘膜边缘蛋白与ROM1先分别通过其肽链间的二硫键形成同源二聚体（homodimer）。这两种不同的同源二聚体再以非共价连接形成盘膜蛋白杂合四聚体$(peripherin)_2$-$(ROM1)_2$，在维持外节盘膜结构方面共同发挥作用。在活体内未发现有游离的盘膜边缘蛋白和ROM1的存在。盘膜边缘蛋白和ROM1对外节盘膜正常形态结构的产生与维持起重要作用。盘膜边缘蛋白肽链C末端带有大量电荷，可能与细胞质内的细胞骨架系统相互作用；肽链胞质侧所带电荷使得相邻的盘膜边缘蛋白之间互相排斥，从而使盘膜形成弯折，有助于盘缘区结构的形成。

目前研究结果认为，含有盘膜边缘蛋白的同源或杂合四聚体的补偿功能十分重要。当患者为盘膜边缘蛋白$^{L185P/+}$基因突变时，突变盘膜边缘蛋白与野生型ROM1结合成杂合四聚体而起到补偿作用。ROM1无义突变（ROM1$^{-/+}$）者也可因野生型盘膜边缘蛋白形成同源四聚体而得到一定的代偿。只有当患者同时含有盘膜边缘蛋白$^{L185P/+}$基因突变及ROM1$^{-/+}$基因突变时，才会因功能性四聚体数量不足而导致光感受器外节结构不稳定，最终引起光感受器细胞变性，并被视网膜色素上皮持续内化分解，扰乱色素上皮的代谢功能，临床上表现为视网膜色素变性。

（三）光感受器外节的更新

在成熟的视网膜中，视杆细胞和视锥细胞不能进行有丝分裂，为保证长期生活和结构完整，新的膜盘在内、外节连接处形成，而衰老的膜盘在视杆细胞和视锥细胞末端顶部脱去，由视网膜色素上皮吞噬。通过这种方式持续更新，越是高等动物，其更新速度越快。

在蛙视网膜，经注入放射活性氨基酸后，在光感受器内段的高尔基复合体上可见到具有放射活性的蛋白质。含有视蛋白的小泡移动到外节基底部，在连接纤毛区同细胞质融合。2小时内，在视杆细胞外节的大部分基底部分，可见到反射性带，此时，可看到在视紫红质中有放射性表现，8周半内放射性带逐渐向视杆细胞尖部移动。随着含有放射性带的尖端部分脱落，被色素上皮吞噬，视紫红质的放射性急剧下降。因此证明，视蛋白在视杆细胞内段合成并运送到外节基底部，结合到很多基底膜盘。一旦视蛋白在膜盘中出现，11-顺-视黄醛就加入其中，形成光敏感色素，即视色素。视色素随时间推移，逐渐向色素上皮方向移动，随膜盘脱落后被色素上皮吞噬，借此不断更新。

（四）光电信号的转化和传递

光引起视紫红质的代谢触发光感受器兴奋，通过光-电能转换，引起神经冲动，产生视觉信号。在这个兴奋的过程中，视紫红质必须释放一种化学信使或影响一种化学信使来控制细胞质膜的通透性。控制视紫红质细胞质膜通透性的第二信使是环鸟苷酸（cyclic guanosine monophosphate，cGMP），在黑暗时，cGMP使外节膜保持开放，从而使Na^+和Ca^{2+}在暗时进入细胞。要注意的是cGMP直接实现这种功能，并非通过磷酸化或去磷酸化参与。在光照时，磷酸二酯酶（phosphodiesterase，PDE）被转导蛋白（transducin，T）所激活，导致cGMP裂解为一种非活性物质GMP，cGMP水平降低，从而引起外节膜上的cGMP激活通道关闭，细胞超极化，产生视觉信号。当cGMP水平增加，通道又开放，细胞去极化。Ca离子水平的降低将抑制PDE活动，并提高鸟苷酸环化酶（GC）活动。这些作用对抗光的效应，使外节中cGMP水平增高，这对光感受器明适应可能起主要作用（图1-264）。

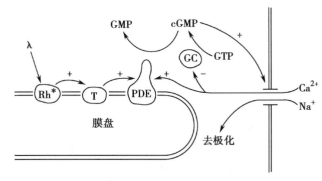

图1-264 光感受cGMP代谢

PDE 是特异性催化和水解第二信使的超家族酶系。根据与底物的亲和力、自身生理生化特性以及对抑制剂敏感程度的不同，PDE 可分为 11 个不同的基因超家族。PDE6 是存在于视杆细胞的特异性 cGMP 水解酶，是光感受器的重要组成成分之一，可通过光激活过程水解 cGMP 来影响视觉功能。

视网膜 cGMP 级联反应模式中，视杆细胞外节光子传递系统由 G 蛋白信号系统介导，其级联活化反应在蛋白质视紫红质吸收光子时发生。级联反应的关键组分在光感细胞的外节完成组装，而视紫红质 R 捕获一个单独的光子后即活化 G 转导蛋白 G1，随后活化的 G 转导蛋白 α 亚基 G1a 通过 PDE6 级联反应核心效应器酶产生抑制作用，引起 G 转导蛋白介导的一系列快速反应。在完整的视杆细胞外节，高浓度的 PDE6 及钙离子反馈机制降低了 PDE 抑制剂的抑制效率，破坏视觉转导过程中的信号通路。非激活状态下，γ 亚基将 PDE6 催化性结合位点覆盖，抑制其与 cGMP 及 cGMP 类似物抑制子的结合。活化的 G 转导蛋白 α 亚基 G1a 与其中的一个 γ 亚基相结合，使其脱离 α 亚基，并产生催化活性。

二、视网膜的糖代谢

视觉兴奋需要有能量 ATP。ATP 来源于中间代谢，不仅对细胞稳定机制有益，也是细胞生存所必需的，这包括活细胞组成成分的持续更新和维持在功能水平上所要求的特殊离子和氨基酸的细胞内浓度。视网膜产生的 ATP 大部分来自葡萄糖代谢，葡萄糖从视网膜毛细血管和脉络膜循环弥散到视网膜细胞，并经历 3 种主要代谢：①糖酵解；②三羧酸循环（TCA 或 Krebs）；③己糖单磷酸通道（AMP）。其中，以糖酵解途径为主。

（一）糖酵解

研究证明，视网膜有很高的糖酵解和呼吸率。糖酵解是视网膜葡萄糖代谢的主要途径，即使是在有氧的情况下，葡萄糖也会通过酵解产生大量乳酸，所以视网膜的乳酸含量很高，过多的乳酸通过弥散作用消失。葡萄糖经糖酵解分解为丙酮酸，丙酮酸直接还原为乳酸。1mol 的葡萄糖产生 2mol 的 ATP。该途径在缺氧情况下也能正常进行，为视网膜提供能量。

（二）有氧氧化

在有氧条件下，葡萄糖彻底氧化，产生二氧化碳和水，释放能量，称为葡萄糖的有氧氧化。糖的有氧氧化和无氧酵解有一部分共同通路，即从葡萄糖到丙酮酸。所不同的是在丙酮酸之后：在糖酵解过程中，丙酮酸接受 2 个氢原子变为乳酸；在有氧氧化过程中，

丙酮酸在丙酮酸脱氢酶的作用下，氧化脱羧生成乙酰 CoA，后者经过三羧酸循环氧化生成二氧化碳和水。

视网膜除在与糖酵解无关的有氧机制下能利用葡萄糖以外的其他底物产生 ATP，如丙酮酸和乳酸，还包括三羧酸循环中间产物：谷氨酰胺、谷氨酸等。在葡萄糖缺乏的情况下，都能维持高水平的 ATP 浓度。在有氧情况下，不但丙酮酸可以被氧化，乳酸也可以转化为丙酮酸进行有氧代谢。在有氧时，视网膜葡萄糖总消耗量将近 0.7μmol/mg（干重）/h，其中 70% 葡萄糖经无氧利用转变成乳酸。相比之下，角膜和睫状突消耗 80%～85% 葡萄糖，转成乳酸，而色素上皮和晶状体的葡萄糖利用达 95%，这些差别表明视网膜与其他眼内组织相比，依靠有氧氧化的三羧酸循环程度高，故对氧气的需求量也高。视网膜的氧摄入是角膜内皮、睫状突、色素上皮的 2～5 倍。

（三）磷酸戊糖途径

视网膜中葡萄糖的利用除了经过糖酵解和三羧酸循环途径，也可以经过单磷酸戊糖途径代谢。三分子 6- 磷酸葡萄糖经过此途径后，最终生成三分子二氧化碳，二分子 6- 磷酸果糖和一分子 3- 磷酸甘油醛。磷酸戊糖途径是机体利用葡萄糖生成 5- 磷酸核糖的唯一代谢途径。5- 磷酸核糖参与多种核苷酸的合成。因此，凡损伤后再生的组织，此途径比较活跃。正常人视网膜中磷酸戊糖途径代谢占葡萄糖代谢的 10%。

（四）糖代谢与 ERG 电位

早年 Granit 发现猫视网膜的 b 波对氧的供应有高度敏感性，压迫颈动脉，此电位选择性降低，在兔静脉注射碘乙酸几分钟后，a 和 b 波振幅降低且视细胞功能丧失，在 12～14 小时内开始显示视细胞死亡信号，最后视细胞层消失，而其他细胞层很少或没有改变。当视网膜培养在含有 5mmol/L 葡萄糖的有氧介质中，ERG 保持稳定几个小时。当葡萄糖浓度降到 1mmol/L 时，ERG 电位相对不变，然而，当葡萄糖浓度低于 1mmol/L 时，a、b 波不能保持稳定，显示在缺乏葡萄糖时，内源性能量储存已不足以支持视网膜的电活动。如葡萄糖和氧同时缺乏，ERG 电位丧失则非常迅速。

实验发现，利用碘乙酸阻断糖酵解水平后，5～10 分钟内 a 波和 b 波振幅同时降低，ERG 电位发生不可逆性消失。同单独缺乏葡萄糖的条件下相比，碘乙酸明显加速了 ERG 下降率，提示 ATP 氧化产物（在底物缺乏下，支持光诱发电活动的发生）很大程度上依赖于葡萄糖代谢得到的内源性储存。

在缺氧 5 分钟后，b 波振幅选择性降低，随之振荡电位消失。因此在无氧时，这两种电位丧失。但在持续 30 多分钟的缺氧期间，a 波只降低 20%，说明光感

受器在缺氧代谢仍能保持电活动，在有 5mmol/L 浓度的葡萄糖时，以氮取代氧 30 分钟，可引起离体视网膜的 a 波振幅减少 60%，这表示当葡萄糖浓度类似于血内的浓度时，单单糖酵解不能在体外支持 a 波在较高水平。因此哺乳类视网膜的电活动是十分依赖于葡萄糖作为糖酵解和氧代谢的底物，同时氧供应和葡萄糖氧化在为视功能提供必要的能量上是十分重要的。

三、视网膜的脂代谢

脂类是脂肪和类脂及它们的衍生物的通称。脂肪即甘油三酯，类脂是一些性质与脂肪相似的物质，如磷脂、糖脂、胆固醇和胆固醇酯等。类脂是生物膜的主要成分，在视网膜等神经组织中含量非常高。脂类的生理功能，不仅在于氧化供能，还是构成生物膜的主要成分。

视网膜各层脂类的含量不同。视网膜内没有脂肪细胞，游离的脂肪酸、胆固醇是通过视网膜和脉络膜血液循环，通过胞饮作用到达视网膜内的。

甘油三酯的主要功能是氧化供能。其氧化分解的主要过程是逐步脱氢和碳链降解的过程，由一系列酶催化，主要过程有：脂肪酸的活化，脂肪酰辅酶 A 进入线粒体，β 氧化作用，最终经过三羧酸循环，彻底氧化为水和二氧化碳，提供大量能量。

类脂是构成生物膜的主要成分，如细胞膜、内质网膜、线粒体膜、核膜等。视网膜组织的脂类基本上属于类脂，包括甘油磷脂，神经磷脂、糖脂和胆固醇等，如视杆细胞和视锥细胞的细胞膜都是类脂双层结构。富含长链多聚不饱和脂肪酸是视网膜脂类的独特性质，主要为二十二碳六烯酸，缩写为 22 : 6ω3（22 碳，6 双键，第一个双键是来自甲基端的 3 个碳原子），在外节，高水平的 22 : 6ω3 使脂双层保持高流动性。视网膜对 22 : 6ω3 的选择是相当特殊的，如对刚断奶的鼠作喂食 22 : 6ω3 前体或无脂肪酸两组比较，前者的 ERG a 波和 b 波均明显提高；另外对刚出生的猴不喂食 22 : 6ω3 前体，则视力明显下降。视网膜细胞膜内的胆固醇含量高于其他组织，对视网膜细胞膜的形成具有重要作用。此外，胆固醇和饱和脂肪酸一起，还有利于细胞膜的坚韧性。除光感受器外，视网膜细胞胆固醇的代谢很慢。

视杆细胞和视锥细胞的光感受器膜的基本结构都是脂双层，在人视网膜视杆细胞外节，脂质占重量的 50%，大多数脂质为磷脂。这些脂质含甘油骨架，在 1，2 位置有两个长链脂肪酸，在 3 位置含有磷酸团，由一个连接到甘油的磷酸二酯链及一个有机分子相连，有几种功能：①提供离子被动浸透屏障，作为亚细胞间隔；②提供可以稳固地包埋完整膜蛋白的稳定镶嵌物。在脂双层，脂肪酸链邻接形成膜的疏水区；而甘油 - 磷酸 - 其他基团在水界面上排列在脂双层的另侧。视杆细胞外节磷脂膜流动性强，由于固有蛋白和周围蛋白的分子间结合，使视紫红质在这一流动面上可能更易捕获光子。

四、视觉信号的化学传递

视网膜神经元具有中枢和周围神经系统神经元的两种特性。首先是沿着膜表面产生和传导生物电信号，其次是用化学信息兴奋和（或）抑制相关神经元。因此，它具有电和化学两类不同的传递机制。通常电传递起始于对化学刺激的反应，形成离子流引起膜电位改变形成动作电位，动作电位沿着细胞膜扩展。化学传递是经电刺激触发，引起化学成分（如神经递质）从突触前细胞释放，横经突触间隙（细胞外腔），弥散到靶细胞或突触后细胞，使之产生兴奋或抑制。

视信息的传递由视路细胞完成。光线入眼后，触发视网膜上的光感受器细胞，细胞产生对光的电反应（超极化），从视网膜输出的是由节细胞发生的电子发射串或脉冲，沿节细胞轴经视路，最后投射到大脑皮质，形成视觉信息。在视觉信号传递过程中，在最初触发和最后输出间视网膜神经元内或神经元间有很多电和化学传递，对视网膜内的视信息进行加工处理。

偶联电刺激对神经递质分泌加工的机制称"刺激 - 分泌偶联"，突触前神经元的膜电位通过动作电位或极电位的逆转变为去极化，引起细胞内 Ca^{2+} 增加，导致膜关闭。细胞内的传递成分储存装置称突触泡，它释放递质，然后递质作用在突触后细胞的受体位置。化学传递的最后一步是从突触裂隙中去掉递质，一般通过下列 3 种方法：①位于后突触神经元特殊传递系统的活性递质摄入；②位于突触裂隙的酶对递质的分解；③神经递质经突触裂隙的单纯弥散。

在脑的其他部位，一般已确定有两种神经活性物质在化学突触的终末被释放，即神经递质和神经调质。神经递质很快作用于突触后细胞，直接改变一对离子或几种离子的通透性，使这些细胞去极化或超极化。神经调质不直接影响膜电位，也不影响膜通透性，而以不同方式作用于突触后细胞，激活细胞内酶系统和通过生化机制影响突触后细胞功能。至少已有 15 种物质列为视网膜神经递质，如 L- 谷氨酸、γ- 氨基丁酸（GABA）、甘氨酸、乙酰胆碱，在视网膜中起经典神经递质作用，而多巴胺、锌和褪黑素等则起神经调质的作用。

（一）视觉信号传递中主要的神经递质

1. 乙酰胆碱　从 1930 年中期起，我们就认识到乙酰胆碱（ACh）是神经肌肉连接处的神经递质，在神经元分泌中可广泛见到，主要在突触前区或附近，由一种胞质酶——胆碱乙酰转移酶（CAT）所催化合成，按下列反应进行：

$$乙酰CoA + 胆碱 \rightarrow ACh + CoA$$

ACh 储存于突触泡，由胞吐作用释放。释放后与突触后受体互相作用，ACh 迅速被一种存在于细胞外浆膜上和细胞内质网中的膜结合酶——乙酰胆碱酯酶水解，释放水、乙酸和胆碱。大多数释放出的胆碱吸收后可再循环及再合成为 ACh。

2. 儿茶酚胺　在脑中存在有三种儿茶酚胺递质，即多巴胺、去甲肾上腺素和肾上腺素。在视网膜只见前两种。儿茶酚胺释放到裂隙后，作用于突触后受体上，传递生物信号，释放的儿茶酚胺一部分可以直接被突触前膜吸收，一部分通过酶降解或弥散所清除。大部分清除中有高亲和力系统起作用，在转运位对儿茶酚胺有很高亲和力。但在三种不同儿茶酚胺化合物中不能很好区别。摄取的递质和酶降解主要由单胺氧化酶（monoamine oxidase，MAO）完成，单胺氧化酶使儿茶酚胺氧化脱氨成相应的醛。由醛脱氢酶将醛转为酸或还原至醇。

有两类多巴胺能细胞：一种在内核层，伸出树状突到内、外丛状层，叫丛状层间细胞，构成至今仍知道不多的一类独特的神经元。第二类为多巴胺能神经元，其树突仅在丛状层内成网状，并有无长突细胞的形态特征。视网膜多巴胺系统的特点与脑纹状体的"经典"多巴胺系统相似。许多多巴胺受体与腺苷酸环化酶相连，是 D1 受体，位于水平细胞的多巴胺受体通过电偶联水平细胞，降低缝隙连接的传导性，影响暗 / 光适应机制。近来 D2 或非偶联受体已被定位于光感受器，在某些种属中调节盘的脱落和视锥细胞膜生命的延长。

3. γ- 氨基丁酸（γ-aminobutyric acid，GABA）　在脑部可能是主要抑制性神经递质，通常伴同小的中间神经元而不作为长投射通道的部分。GABA 使用"旁路"跨过三羧酸循环，在中枢神经系统中，与碳水化合物的氧化代谢密切相关。此旁路关系到谷氨酸脱羧酶的催化下，由谷氨酸产生 GABA，再在 GABA-α- 酮戊二酸转移酶（GABA-T）作用下，GABA 同 α- 酮戊二酸转氨基作用，产生琥珀酸半醛和新的谷氨酸，琥珀酸半醛氧化成琥珀酸再进入三羧酸循环，谷氨酸脱羧酶是少数有纯化形式、诱发出抗体的一种递质合成酶。免疫组织化学研究表明，该酶明显位于推定的 GABA 能终端，而 GABA 分解酶位于神经胶质细胞中，如是 GABA 可能主要在突触后神经元和胶质代谢。

GABA 位于无长突细胞群，然而两栖类和硬骨鱼视网膜含有 GABA 能水平细胞，GABA 在视网膜中具有抑制作用，其影响可抑制几条不同的通路，可抑制视网膜中多巴胺能和胆碱能的活性。在硬骨鱼，GABA 能水平细胞对光感受器细胞有抑制性反馈控制。总的来说，GABA 系统对"给"和"撤"视网膜通道有明显抑制影响。视网膜中，GABA 的活性能被苯二氮䓬类增强，所以是 A_1 型的。

4. 甘氨酸　在哺乳类视网膜，甘氨酸集中于密集的无长突细胞。在金鱼视网膜无长突细胞群和视网膜网间细胞（interplexiform cell）似乎是甘氨酸能，甘氨酸对大多数甘氨酸受体细胞（如神经节细胞和水平细胞）有抑制作用，士的宁（strychnine）阻断甘氨酸诱发抑制作用。

5. 谷氨酸　几十年来已知谷氨酸和天冬氨酸在视网膜上有强的去极化作用，这个化合物的毫克分子浓度就引起视网膜兴奋性阻滞，由于光感受器可能释放一种去极化神经递质，因此光感受器递质是甘氨酸和（或）天冬氨酸。还没有明确证实在暗处光感受器细胞会释放谷氨酸或天冬氨酸。所以对光感受器细胞递质的验证，还是尝试性的。

6. 肽　在脑组织中约有 50 多种肽神经递质，其中 1/4 可见于视网膜中，很多视网膜肽递质研究是为了判明无长突细胞特定位的免疫学和肽受体结合位。但甚少关于这些化合物的代谢和突触后效应等资料。

在很多种类动物的视网膜无长突细胞中已发现血管活性肠肽、P 物质、促甲状腺释放激素、脑啡肽、生长激素抑制因子、神经活性肽 Y、胰高血糖素、缩胆囊肽和神经降压肽等。

（二）视觉信号传递中主要的神经调质

1. 褪黑素　人体内褪黑素（melatonin）主要由松果体分泌，通过激活 G- 蛋白耦联的受体参与很多重要的生理功能。褪黑素的生物合成由于受到外界光线及体内生物时钟的双重调节而呈现明显的昼夜节律性，表现为夜间分泌达高峰而白天降至低谷。褪黑素也能在视网膜光感受器细胞中合成，但合成量有限。免疫组织化学结果显示褪黑素受体广泛分布于视网膜，尤以外网状层和内核层为多。褪黑素通过不同受体亚型调制不同视杆细胞、视锥细胞信号向第二级神经元的传递，是一种重要的内源性神经调质，参与了视网膜信息传递。视网膜分泌的褪黑素通过旁分泌作用于视网膜上的褪黑素受体，对视锥细胞到水平细胞谷氨酸能突触传递的调制可能参与视锥水平细胞光反应的昼夜节律性变化，反馈影响视网膜对光的感受，从而使得褪黑素呈节律性分泌。随着研究深入，人们对褪黑素生物作用不局限于调节昼夜节律、睡眠 - 觉醒生物节律相位转换、改善睡眠等，还发现褪黑素具有对抗氧化应激、抗炎症、抗凋亡以及抑制细胞增殖等作用。

活性氧引起的氧化损伤是许多致盲眼病的重要病因，如糖尿病视网膜病变、老年黄斑变性（age-related macular degeneration，AMD）、早产儿视网膜病变等，这些疾病的发病过程中都存在着活性氧产生过多、抗氧化防御系统功能失调致使活性氧清除障碍而造成对眼内组织的损伤。Winiarska 给糖尿病兔喂食褪黑素 3 周后，糖尿病兔的血还原型谷胱甘肽 / 氧化型谷胱甘肽的比值（GSH/GSSG）及血清羟基自由基的水平指标较非治疗组均有所下降，提示褪黑素可改善糖尿病的氧化应激水平。褪黑素还可降低高糖诱导的一氧化氮合成酶的分泌，从而减少 NO 的产生，减轻其对 RPE 的氧化损伤。褪黑素能够保护线粒体内膜的完整，减轻大鼠缺血 - 再灌注造成的肝细胞线粒体的肿胀，减少细胞色素 C 等介质的释放，减少胱天蛋白酶 -3 的激活及凋亡形成。褪黑素还能激活线粒体复合体Ⅰ和Ⅳ，促进 ATP 合成，维持呼吸链的正常流动，可减少电子泄漏和自由基对 DNA 的破坏，从而减轻线粒体的损伤。因近年来对线粒体的深入研究，线粒体活性氧造成的氧化损伤在 DR 的发病机制中受到广大学者的关注，可以推测褪黑素也许能够通过减轻糖尿病视网膜的线粒体氧化损伤而起到保护作用。

有研究表明，褪黑素可抑制增殖性玻璃体视网膜病变的进程。褪黑素与其受体 MEL$_{1A}$、MEL$_{1B}$ 结合，能调节和抑制第二信使如 cAMP、cGMP、IP$_3$ 和 Ca^{2+} 而发挥抗 RPE 细胞增殖作用，从而阻止眼组织损伤的过度修复进程。由于这一作用在细胞刺激因子（如血小板源性生长因子、单核细胞趋化蛋白、转化生长因子等）激活后才较明显，因此褪黑素对这些生长因子所激活的 RPE 细胞有丝分裂有抑制作用，而对正常细胞没有抑制作用。

2. 锌（zinc） 锌离子是机体重要的微量元素之一，在中枢神经系统含量极为丰富。在眼球内，锌离子含量由高至低依次为视网膜、脉络膜、睫状体、虹膜、视神经、巩膜、角膜、晶状体。视网膜是人体内锌离子含量最多的组织之一。它是多种酶和蛋白质的重要组成部分，在视黄醛、视黄醇相互转化的过程中，锌离子是乙醇脱氢酶和视黄醛还原酶的重要金属离子，参加视黄醛结合蛋白的生物合成和维生素 A 醇向维生素 A 醛的转化，维生素 A 以醛的形式参加视紫红质的合成，维持视网膜视杆细胞的功能。锌离子在视神经正常轴质运输中具有重要作用，保证视神经细胞营养供应和废物排出。Gong 和 Amemiya 通过对锌缺乏大

鼠视神经超微结构的研究发现，锌缺乏能导致视神经髓鞘破坏和神经胶质细胞的增殖，表明视神经需要锌离子来维持其结构的完整性。游离锌离子是一种神经调质，与谷氨酸等神经递质共存于含锌神经元的轴突终末突触小泡内，在突触活动中与神经递质共同释放到突触间隙，参与神经递质释放和 NMDA、AMPA、GABA 和甘氨酸等受体功能的调节。参与视网膜超氧化物歧化酶（SOD）的组成，清除毒性超氧阴离子，以降低毒性阴离子积聚、脂质过氧化、-SH 氧化和 DNA 损害的发生。由于锌离子缺乏所致的视网膜抗自由基能力下降，在糖尿病视网膜病变及老年黄斑变性的发生发展中起了重要作用。缺锌可导致视力低下，视网膜外层光感受器和视网膜色素上皮超微结构表现退行性改变。

在老年黄斑变性患者，与锌代谢有关的超氧化物歧化酶（SOD）和过氧化氢酶均降低，使得对抗自由基的酶防御系统较薄弱，无法清除视网膜黄斑部光化学反应产生的自由基。高血糖引起氧化应激和细胞凋亡在糖尿病视网膜病变的发生发展中起了重要作用。还原型谷胱甘肽（GSH）含有 -SH，是细胞内一种重要的非酶性抗氧化剂，稳定细胞膜，维持细胞的完整。在 DR 大鼠模型视网膜内，GSH 降低，脂质过氧化产物 MDA 含量增高，且与血糖变化一致。在用锌制剂进行干预后，GSH 上升，MDA 下降，这可能与 Zn 参与构成的超氧化物歧化酶对 -SH 的保护作用有关。锌还可以通过下调凋亡基因 Bax、胱天蛋白酶 -3 和上调凋亡抑制基因 Bcl-2 减少视网膜细胞凋亡的发生，从而减少视网膜细胞凋亡。

五、视网膜色素上皮的生化与代谢

视网膜色素上皮（retinal pigment epithelium，RPE）是位于血管与视网膜之间的生物滤过器，在视网膜代谢（特别是光感受器的代谢）中起重要作用。所有代谢物进入和离开视网膜都要经过 RPE 的运输或加工，包括葡萄糖、维生素 A 及其他代谢产物如牛磺酸、胆碱等。代谢过程中一部分分子在视网膜色素上皮活性溶酶体系统中降解，相当部分保留下来循环利用。RPE 插入远端脉络膜毛细血管基底层，构成致密连续的血 - 视网膜屏障。

色素上皮直接参与维生素 A 代谢。维生素 A 通过三个途径出现在色素上皮：①血循环；②消化光感受器外节物质；③视色素在光感受器被漂白。由于维生素 A 的醛和醇型是膜溶解化合物，可能在色素上皮存在一系列由转运蛋白介导的维生素 A 代谢，并与邻近的外节之间存在维生素 A 交换。近来已分离出大量

维生素 A 转运蛋白，并了解到其在色素上皮、视网膜下腔、光感受器的特征。另外 RPE 利用脂肪酸酯化视黄醛并进行储存。由于维生素 A 作为酯来储存，过量维生素对色素上皮有轻微毒性作用。

视网膜色素上皮微纤毛与光感受器外段呈犬牙交错状，对保持光感受器 - 视网膜色素上皮界面完整性起主要作用，此界面如分离可造成严重后果。生命活动中的重要离子，如 K^+、Ca^{2+}、Na^+ 和 HCO^- 等在视网膜色素上皮的离子运输系统调节下按一定方向流动，动态维持视网膜下腔的液体循环。如 Na^+ 从脉络膜毛细血管向视网膜下腔，而 K^+ 则相反，碳酸氢盐的转运系统则在视网膜色素上皮部位，光的改变可影响视网膜下腔离子的组成和视网膜色素上皮的转运功能。

（一）吞噬作用

色素上皮最重要的作用之一，就是摄入和消化脱落的光感受器细胞外节，并参与感光细胞外节的更新。RPE 吞噬感光细胞外节段通过两种机制实现，一是非特异性吞噬，例如 RPE 对外源性异物颗粒的吞噬，二是特异性吞噬，通过受体介导，例如对感光细胞外节的吞噬。特异性吞噬类似巨噬细胞的吞噬，包括以下几个过程：即识别、黏附（受体介导）、摄入（跨膜信号的参与和传递及具有收缩功能蛋白的参与）及降解（酶的水解）。RPE 对光感受器外节的吞噬作用由多种特异性受体和配体介导，如 CD36、αVβ5 整合素受体和 MertK。整个吞噬过程包括三个阶段：①结合阶段，视杆细胞外节段被 RPE 胞膜上的受体识别并黏附在 RPE 的表面；②内吞阶段，结合在细胞表面的视杆细胞外节段被吞入胞内，形成吞噬小体；③消化阶段，吞噬小体经溶酶体酶降解为小分子物质，部分可被循环利用，少量不能消化的残留物贮存在 RPE 中成为脂褐素（lipofuscin）。αVβ5 整合素受体属结合阶段的受体，而 CD36 和 MertK 主要与内吞阶段有关。

此过程包括对脱落物质的识别，进入色素上皮细胞内和在致密结构溶酶体内对此物质最后消化。色素上皮的肌动蛋白和微管与吞噬过程有关。每一光感受器每十天更新一次它的外节，要消化的物质和沉着于色素上皮的量是惊人的。每个色素上皮细胞需每天吞噬每个视杆细胞外节的 10%。因为有些色素上皮细胞对 100～200 个光感受器，如每天消化 100 个顶端，也就是每天相当于消化 10 个完整的视杆细胞外节。这个过程失平衡或缺乏对应消化物质的识别力，可导致视网膜变性。

为消化这些吞噬物，色素上皮合成蛋白水解和脂质分解的酶，许多酶包裹在溶酶体中，经移动及融合到新的被吸收外节顶端形成吞噬体，并开始在基底部

移动和消化，然后将消化的内容物释放到色素上皮，许多物质重新被利用，剩余未消化的则聚集一起形成脂褐素（lipofuscin）颗粒，随着年龄的增加，脂褐素颗粒在 RPE 中越积越多，老年人 RPE 中可以看到这类颗粒。

（二）色素颗粒

色素上皮含有大量椭圆形含黑色素蛋白的黑色素颗粒。颗粒主要位于色素上皮微绒毛突的顶端，此突交错并在光感受器外节形成套鞘，黑色素颗粒在吸收弥散光中居主要角色。对色素上皮发生的光化学进程提供与自由基的结合。另外对类似反应中产生的过氧化物，由与黑色素溶酶体复合物结合在一起的过氧化酶除去其毒性。

黑色素由酪氨酸合成，酪氨酸最先通过含铜的酪氨酸酶转化成多巴（DOPA），酪氨酸酶缺乏可导致一类白化病，随着 DOPA 转变成一系列吲哚和醌体中间物，形成黑色素，尚未完全了解到黑色素的化学特性，但它属一个和一组多聚体，黑色素颗粒则是由黑色素与蛋白质复合而成。在成人色素上皮可见如前色素体的明显结构溶解。在色素上皮也见到很多代表色素体和溶酶体的聚合物——色素溶酶体。其最终产物对黑色素颗粒本身更新起一定作用，这可能提示着在一生中色素上皮有慢而稳定的黑色素更新。

（三）色素上皮的代谢

在生理条件下，色素上皮为非有丝分裂组织，但在某些病理条件和组织培养下，这些细胞可能有丝分裂。为了修复和替代它的各种成分和细胞器，色素上皮有稳定的自我消化和成分再合成过程。因为在光感受器外节顶部内入时终要失去小量色素上皮浆膜，吞噬活动也有助于更新。

色素上皮是需能相当高的组织，以承当化合物和代谢物的运输过程，它含柠檬酸循环、三羧酸循环和磷酸葡萄糖这三种主要生物化学通道的所有酶。同大部分神经组织一样，葡萄糖是能量代谢的主要碳原并可转化成蛋白质。虽然色素上皮对含黏多糖的光感受器间嵌合有一些作用，但葡萄糖在色素上皮内不转变成糖原。葡糖胺、果糖、半乳糖和甘露糖在色素上皮内则可能代谢成一些成分。

脂类和磷脂大约占色素上皮湿重的 3%，而磷脂酰胆碱和磷脂酰乙醇胺构成总磷脂量的 80% 以上。通常虽有相对高的花生四烯酸水平（20：4），色素上皮比外节结合处有较高的饱和脂肪酸。棕榈酸、硬脂酸等饱和脂肪酸用于酯化视黄醛和色素上皮线粒体的能量代谢，也有很少量多不饱和脂肪酸（尤其是 22 碳 6 烯酸），某些多不饱和脂肪酸可能过氧化和同蛋

白质及其他分子交联,增加年龄性改变出现的脂褐素(lipofuscin),表明视网膜可不受必需脂肪酸缺乏的影响。因为色素上皮有效地隔开从血液来的脂肪酸以及主动保存和再利用,从而不允许它们作为废物丧失。氧化的脂肪酸不能为色素上皮再代谢,可增加脂褐素积聚。色素上皮中维生素E有助于改进脂肪酸氧化,当维生素E缺乏时,就见到色素上皮的脂褐素增加。

核苷酸合成仅限于RNA,它由色素上皮的活性核合成。当考虑到细胞代谢时,核吞噬作用需大量各种酶是不奇怪的。另外,部分顶端浆膜在消化外节时进入细胞内,所以必须不断替代。虽然蛋白质合成广泛发生于细胞体而不是绒毛突,色素上皮的蛋白质更新是很活跃的。在视网膜光感受器层有很高浓度的牛磺酸,通过色素上皮才能有效地进出视网膜。

色素上皮的水解酶有溶酶体、酸性酯酶、酸性磷酸酶等10多种,在色素上皮的除毒素酶是谷胱甘肽过氧化物酶、过氧化氢酶和超氧化物歧化酶。色素上皮特别富有过氧化物微体,它们的存在说明色素上皮在清除高氧和光线充足环境产生的大量自由基和脂质氧化物方面是非常活跃的。

六、与年龄相关的视网膜生化代谢的改变

(一)视网膜神经元丢失

视网膜是一种高度分化的神经组织。神经元丢失是其老化的特征之一。分别检测年轻人(22岁左右)和老年人(66岁左右)的视网膜,发现老年人视网膜各种指标均有下降:视网膜平均厚度由426μm(年轻人)下降到261μm(老年人)。节细胞平均数目由413.5/mm²下降到256.2/mm²。毛细血管平均数目由3.6/mm²下降到1.8/mm²。单位面积内突触小体、细胞突起和细胞间连接均有下降。每毫克组织的总蛋白由92.1μg下降到78.7μg。相应的胞质蛋白由27.6μg下降到11.8μg。结构蛋白由64.4μg上升到86.9μg。使用光学相干断层扫描方法发现全视网膜厚度与年龄之间显著负相关。视网膜的厚度每年降低0.53μm,视网膜神经纤维层(retinal nerve fiber layer, RNFL)每年减低为0.44μm。由时间引起的视网膜厚度变化,约80%是由于RNFL的萎缩引起的,轴突纤维的丢失将导致RNFL变薄。黄斑部中央凹没有视杆细胞,全部都是对色彩敏感的视锥细胞。而视杆细胞比视锥细胞更易受影响。大约有一半的视杆细胞在20~40岁之间以每年970个细胞/mm²的速度从周边视网膜死亡。Curcio等发现视网膜的视杆细胞在34~90岁之间以30%的速度减少。而黄斑部的视锥细胞却保持稳定。视杆细胞的减少并不是线性的,这说明神经元的死亡速度与损伤的积累

并无直接相关性。病情进一步发展,在视杆细胞的丢失之后则为视锥细胞的死亡。在大部分的动物模型中视锥细胞在视杆细胞后死亡说明视锥细胞的死亡与导致视杆细胞死亡的原因并不相关。视锥细胞的存活依赖于视杆细胞,无论其有否功能,只要能分泌视锥细胞生存因子。Medeiros等发现在人视网膜年龄相关性病理改变中同样也是视杆细胞丢失比视锥细胞多,而且中心凹和周边的节细胞数量也随年龄增长而下降。另一个视网膜神经年龄相关性的改变是神经胶质细胞。星形细胞表达高水平的神经胶质纤维酸性蛋白以及大量胞质的细胞器。这种反应性的星形细胞可以通过上调酶系和非酶系的抗氧化剂保护神经元免受自由基的攻击。Bringmann等利用膜片钳技术研究人视网膜神经胶质细胞、Muller细胞的钾离子流和高电压诱导的Ca^{2+}通道年龄相关性改变,发现视网膜细胞中钾离子流振幅随年龄增长显著降低,60岁以上比50岁以上要降低40%。而年龄大于55岁中,细胞钙通道振幅比年轻者的上升50%,钾离子流振幅的降低可能与视网膜神经细胞丢失有关。

(二)细胞生化改变

老年变性疾病发生与慢性氧化损伤,基因突变关系密切。有氧氧化过程中过多氧自由基的产生会损伤线粒体过氧化氢酶和SOD的活性,从而降低呼吸链酶复合物活性。光的辐射可以激活脉络膜毛细血管内皮细胞与血液内生成的一种感光剂,原卟啉IX(protoporphyrin IX, PPIX),产生过氧化离子等损伤视网膜。氧化损伤可以引起大分子损伤,导致DNA突变。线粒体DNA受自由基损伤的程度要比细胞核DNA高16倍,DNA突变影响其产物生成表达,部分湿性AMD患者体内可能存在多重线粒体DNA缺失。湿性AMD中心视力进行性下降,脂质渗出,新生血管形成可能涉及组织细胞氧化磷酸化功能异常。视网膜是高耗氧组织,氧化反应和ATP需求较高,机体呼吸链酶复合物活性降低会减少组织细胞ATP产生,导致氧化磷酸化功能降低。黄斑部光感受器暴露于光线中,特别是紫外线,会损害线粒体DNA(mtDNA)。而线粒体可以通过氧化磷酸化合成腺苷三磷酸(ATP),包括在RPE细胞和光感受器中循环的特定ATP转运子。由于细胞色素C氧化酶的缺乏使mtDNA突变随年龄的增长逐渐累积,特别是在黄斑部中央凹。抑制ATP转运子的其中一个后果就是导致脂褐素的积累。mtDNA突变的累积可诱导光感受器细胞的凋亡。视网膜细胞中氧化物和代谢产物的堆积导致了各种代谢途径和信号传导的异常,这也是老化过程中的一个普遍特征。光感受器的膜上富集多不饱和脂肪酸,使得

这部分组织更易受氧化损伤。蛋白氧化产物的降解和蛋白质的折叠都是依靠蛋白酶体旁路，而其功能的丧失和表达均可在老年大鼠模型视网膜中见到。这些研究也表明了抗氧化剂可以扭转 AMD 的进程。

（三）细胞内和细胞外沉积物

光诱导产生的氧化产物的聚集是视网膜年龄相关性变性的主要原因之一。RPE 细胞长期处于高氧压（70mmHg）并且长期暴露于可见光中（400～700nm），这种环境有利于氧化物的产生并且对细胞的蛋白质和脂质膜均有潜在的危害。视细胞外节富含长链多不饱和脂肪酸，易受自由基攻击引起过氧化反应，形成不被 RPE 溶酶体降解的高分子量多聚体在 RPE 细胞中的聚集，与蛋白质类融合产生黄棕色脂褐素颗粒。RPE 细胞将这些残余物于细胞基底部以胞吐形式清除至 Bruch 膜，然后被脉络膜毛细血管清除。如果未能清除完全则导致脂褐素的聚集。而长期光暴露使脂褐素产生超氧阴离子、单氧离子、过氧化氢和脂质的过氧化。脂褐素、脂褐质荧光基团 N- 亚视黄基 -N- 视黄基乙醇胺（N-retinylidene-N-retinylethanolumine，A_2E）等介导了光诱导的细胞凋亡，这是通过抑制溶酶体的降解以及破坏膜的完整性实现。这种光毒性为波长依赖性，蓝光（400～520nm）下产生的超氧阴离子比红光（660～730nm）下和白光产生的要多。A_2E 诱导的 RPE 细胞凋亡是由于细胞色素 C 的转运和凋亡蛋白进入胞质导致线粒体的活性降低。异常的细胞外沉积物聚集在 RPE 基质和 Bruch 膜中，这些沉积物在老年人的 Bruch 膜引起一些病理改变包括钙化、玻璃膜疣。荧光造影检测：老年人眼底常可见大小不等的玻璃膜疣及色素沉着于中心凹周围，RPE 脱色素出现边界清晰且为圆形的荧光增强斑点。在色素上皮萎缩区背景荧光增强，有遮蔽荧光。如有新生血管还可以形成渗漏点或高荧光点。尸体解剖眼的黄斑组织病理学检查提示：随着年龄的增长，Bruch 膜不规则增厚，其中的弹力纤维逐渐减少，脆性增加，断裂，发生嗜碱性变甚至钙化，Bruch 膜的这种改变几乎见于所有老年人。硬性玻璃膜疣占 36.3%，软性玻璃膜疣占 19.3%。软性玻璃膜疣与 RPE 下新生血管膜形成的关系密切。在玻璃膜疣中的很多蛋白同时也在动脉粥样硬化、皮肤弹性组织病、膜性增生性肾小球肾炎和 Alzheimer 病中均可见。抗原蛋白激活补体引起局部炎症反应与玻璃膜疣的形成有关，另外 RPE 细胞的碎片引起的慢性炎症也可以刺激玻璃膜疣的形成。玻璃膜疣与细胞外沉积物的相似之处在于不可溶的沉积物聚集，引起局部炎症反应并激活补体和免疫反应。Sheraidah 等发现大多数年轻人眼中，磷脂类成分多于中性脂，而 60

岁以上年长者则相反。膜内脂类随年龄增长而不断积累，中性脂类为主要成分而磷脂很少。黄斑区脂类沉积较周边多。Bruch 膜沉积的脂类可能来自 RPE 细胞，它的沉积量反映了 RPE 的代谢负荷状况。由于黄斑区视细胞密度较高，黄斑区代谢负荷高于周边部。RPE 和视细胞虽都可因年龄而减少，但 RPE 丧失的速度较快，可能造成这种负荷随年龄而增加。极性磷脂可能通过刺激巨噬细胞浸润 Bruch 膜而导致新生血管的产生；而大量的脂化胆固醇沉积在血管内皮说明 Bruch 膜的含水下降，从而造成 Bruch 膜的水压传导性降低，使液体积存于 RPE 和 Bruch 膜之间，形成 RPE 脱离并阻滞了 RPE 与色素层血管的弥散。

（四）脂褐素及 N- 亚视黄基 -N- 视黄基乙醇胺（A2E）

随着年龄的增长，视网膜色素上皮的生理生化功能相应减退，对过氧化物的清除能力、吞噬功能显著降低，有氧氧化过程中过多氧自由基的产生，损伤线粒体过氧化氢酶和超氧化物歧化酶活性，脂褐素过量聚积，最终损伤色素上皮。

RPE 不断吞噬光感受器外节脱落的膜盘，脂褐素因为难以完全降解而堆积在细胞内，其主要成分 A2E 在 RPE 内长期堆积将影响溶酶体功能，A2E 蓄积于 RPE 细胞线粒体中，抑制其呼吸作用和诱导线粒体促凋亡蛋白的释放，直接或间接造成 RPE 的衰老及凋亡，进而诱导各种年龄相关性眼病的发生。

在 AMD 的发生发展中，RPE 功能紊乱及脂褐素的堆积均造成一定影响。1966 年 Noell 等首次发现了可见光持续照射自由活动的大鼠引起其光感受器细胞的选择性凋亡，于是光损伤的概念开始普及。后来，Davies 等又发现培养的 hRPE 细胞暴露于蓝光下 6 小时即可造成线粒体活性下降，并随时间延长而加重。然而，同样蓝光照射下的 RPE 细胞，处于无氧条件下的 RPE 细胞较有氧条件下的细胞死亡数量明显减少，在有氧培养的细胞培养基中添加抗氧化剂，则细胞死亡数量有所下降。目前已证实脂褐素通过光诱导可产生活性氧族，从而导致胞外颗粒脂质过氧化，溶酶体酶失活、抗氧化剂活性降低等，是 AMD 发生发展的可能机制。

以 A2E 的非正常聚积而造成主要病理改变的疾病还有 Stargardt 病，该病患者在幼年时 RPE 里就积聚了大量 A2E，其造成的黄斑区病理改变和视力丧失与 AMD 十分相似。有研究表明，Stargardt 病患者 RPE 内脂褐素水平较同年龄正常对照组高 2～5 倍，即一个 12 岁的 Stargardt 病患者眼内脂褐素水平相当于一个 50 岁正常人的水平。在光感受器外节膜盘上表达一种 ABCR 蛋白，其主要功能为：①促使全反 - 视黄醛以 N-RPE 的形式从膜盘的管腔内到达光感受器细胞胞质内，从而加速暗适应的过程；②加速全反 - 视黄醛到全反 - 视黄醇的转化。当 ABCR 蛋白功能丧失，N-RPE 积聚在膜盘管腔内，引起 A2E 的大量聚积，进而造成 Stargardt 病。

（五）血脂异常和 RPE 改变

在正常生理情况下，线粒体内存在能清除自由基的氧化防御系统，但随着年龄的增长，这些抗氧化防御体系的活性逐渐降低，导致氧自由基生成过量，攻击细胞内的线粒体、溶酶体，导致 RPE 功能障碍；RPE 内膜皱褶减少预示着随年龄的增长而出现的主动转运功能的降低；而 RPE 主动转运功能的降低，致使产生异常的分泌，使 Bruch 膜增厚变形，纤维结构发生断裂；脉络膜毛细血管的内皮细胞有边集现象，是内皮细胞即将发生坏死或凋亡的早期信号，也提示了脉络膜老年性改变的发生。

老年人血脂异常的几率增高，血脂异常进而可以造成血液黏度增加，导致血液呈高黏、高浓、高聚状态，脂质过氧化的速率和强度均增高。脂类物质进入细胞线粒体，经氧化被分解，生成大量氧自由基，加重了线粒体的损伤程度。氧自由基大量外漏，氧化损伤细胞器，使膜脂氧化形成大量的过氧化脂质及大量的丙二醛，丙二醛又促进生物大分子交联，促进 RPE 细胞的衰老。衰老的 RPE 细胞不断凋亡丢失，而 RPE 无再生能力，细胞丢失后不被替换，而是邻近的细胞向侧面滑动，以填补细胞遗留下来的空间，细胞向侧而滑动时横向体积增大，相对纵向的体积减小，因此 RPE 细胞层变薄，故在老年人中 RPE 细胞层厚度不断变薄。由于 RPE 代谢紊乱加重，清除更多的代谢产物到 Bruch 膜，使 Bruch 膜变得更厚。

（吴乐正　丁小燕）

主要参考文献

1. 姚泰. 人体生理学. 北京：人民卫生出版社，2001：141-144，605-606.

2. 管怀进，龚启荣. 现代基础眼科学. 北京：人民军医出版社，1998，283-290.

3. 吴乐正，张光博. 暗适应的临床意义. 中华眼科杂志，1964，11：313.

4. 徐格志，王文吉，曹安民. 老年华人 212 只尸体解剖眼黄斑区组织病理改变. 中华眼底病杂志，2000，16（4）：3.

5. Dowling J. 视网膜. 吴淼鑫，杨雄里译. 上海：上海医科大学出版社，1989：78-96，117-125.

6. Ryan SJ. Retina. 3rd edition. Vol 1. St Louis：Mosby，2001：32-53，104-170.

7. Finnemann SC，Boniha VL，Marmorstein AD，et al. Phagocytosis of rod outer segments by retinal pigment epithelial cells requires alpha（v）beta5 integrin for binding but not for internalization，Proc Natl Acad Sci USA，1997，94：12932-12937.

8. Hecquet C，Lefevre G，Valtink M，et al. Activation and role of MAP kinase-dependent pathways in retinal pigment epithelial cells：ERK and RPE cell proliferation. Invest Ophthalmol Vis Sci，2002，43（9）：3091-3098.

9. Leibovic KN. Science of Vision：New York：Springer-Verlag，1990：16-52.

10. Wilson FM. Fundamentals and Principles of Ophthalmology. San Francisco：AAO，1989：179-203.

11. Duke-Elder S. System of Ophthalmology. Vol 6. St Louis：Mosby，1968：397-407.

12. Roof DJ　Heth CA. Photoreceptors and retinal pigment epithelium：Transduction and renewal mechanisms. In：Albert DM，Jakobiec FA（ed）. Principles and Practice of Ophthalmology. Vol 1. Philadephia：Saunders，1994：309-332.

13. Anderson RE. Metabolism and photochemistry of the retina. In：Tasman W，Jaeger EA（eds）：Duane's Foundations of Clinical Ophthalmology. Vol 2，Philadephia：Lippincott Williams & Wilkins，1999：1-12.

14. Iuvone PM. Circadian clocks，clock networks，arylalkylamine N-acetyltransferase，and melatonin in the retina. Prog Retin Eye Res，2005，24（4）：43-456.

15. Kuroki T，Isshiki K，King GL. Oxidative stress：the lead or supporting actor in the pathogenesis of diabetic complications. J Am Soc Nephrol，2003，14（8 Suppl 3）：S216-220.

16. Moskowitz MA，Lo EH. Neurogenesis and apoptotic cell death. Stroke，2003，34（2）：324-326.

17. Cavallotti C. Age-related changes in the human retina. Can J Ophthalmol，2004，39（1）：61-68.

18. Nguyen-Tri D，Overbury O，Faubert J. The role of lenticular senescence in age-related color vision changes. Invest Ophthalmol Vis Sci，2003，44（8）：3698-3704.

19. Anderson DH. A role for local inflammation in the formation of drusen in the aging eye. Am J Ophthalmol，2002，134（3）：411-431.

20. Sparrow JR，Cai B. Blue light-induced apoptosis of A2E-containing RPE：involvement of caspase-3 and protection by Bcl-2. Invest Ophthalmol Vis Sci，2001，42（6）：1356-1362.

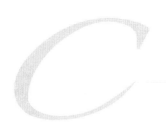

眼球是一结构复杂而柔弱的感觉器官,位于体表,易受外界不良环境伤害。眼眉、眼睑和泪腺分泌的泪液可保护视器官,使角膜和结膜保持湿润透明,眼球免遭物理性、化学性损伤和强光刺激。眼睑闭合不全或泪液分泌缺失,将招致病原体侵犯,引起眼球表面疾患。

第一节 眼 眉

眼眉(eyebrow)位于上眼睑和前额之间,是人体颜面结构的重要组成部分,除对眼球起保护作用外,还参与情感表达。眼眉的运动与面部、眼睑和眼外肌密切相关,是面部表情的一部分。随着眼注视方向和眼睑位置的变化,眼眉可以上举、下降和两侧聚合,以完成各种保护功能,而且眼眉也是某些局部和全身病的重要表现部位。

眼眉由额骨眉嵴及其表面的软组织和眉毛所构成。略呈弧形,中部较高,两侧各一,且相互对称。眼眉有几种特殊功能:①借额骨向前突起和弧形眉毛,阻止液体和尘埃落入眼内;②防止阳光和来自上方的其他强光刺激;③眼眉有丰富的感觉神经分布,对触觉特别灵敏,伤害性物体触及眉毛、眼眉皮肤或前额,便主动关闭眼睑,同时头颈转向相反方向,避免遭到损伤;④配合面部肌肉运动,眼眉还参与一些无言的情感表达,如惊恐、诧异和愉快时,眼眉上举,深思、愤怒或迷惑时,眼眉下降,且两侧眼眉紧皱;⑤皱眉的同时,睑裂变窄,对屈光不正者可以改善视力,但持续皱眉,牵扯帽状筋膜,引起头痛,是眼疲劳的原因之一。另外,眼眉还参与眼睑和眼球某些运动,眼球向上注视伴有眼眉上举,眼睑紧闭时眼眉下降。眼眉运动由肌肉控制,额肌收缩使之上升,轮匝肌收缩使眼眉下降,皱眉肌收缩可使两侧眼眉向中线移动。

眼眉运动的神经中枢在额叶的中央前运动皮质的下部,眼眉运动伴随向上注视,是额、枕叶眼区协同动作。从前运动皮质发出的运动纤维下行,经内囊至两侧面神经核的上部。大部分纤维交叉至对侧,小部分纤维不交叉,止于同侧面神经核。上部面神经核发出的纤维支配额肌和皱眉肌,这些横纹肌由面神经的颞支分布。因为两侧皮质纤维至面神经核上部,一侧的面神经核上疾患,这些肌肉随意运动不受影响,但下面部肌肉麻痹。另外,锥体外系对面神经核也有影响。眼眉随意运动,其神经冲动来源于前中央运动中枢。情感方面的眼眉运动和不随意强力眼睑闭合时的眼眉运动,一般认为属于锥体外运动。

眼眉运动有复杂神经控制。额肌和轮匝肌虽均由面神经支配,但两块肌肉作用相反,额肌举眉,轮匝肌降眉。额肌和眼外肌有不同的神经分布,既有协同又有拮抗。上睑提肌和上直肌由动眼神经支配,眼球向上注视时,上睑提肌和上直肌收缩,伴随着额肌收缩,轮匝肌松弛,眼眉上举。当轮匝肌收缩,眼睑紧闭时,额肌和上睑提肌松弛,上直肌紧张,伴随着眼球上转。病理情况下,眼眉位置也有改变。上睑提肌麻痹,上睑下垂,额肌代偿性收缩,眼眉上举。面神经麻痹时,额肌松弛,眼眉下降。

第二节 眼 睑

眼睑(eyelid)是位于眼球前面的半圆形结构,结构复杂,运动灵活,是眼球保护机制的主要组成部分。

一、功 能

眼睑位于眼球前面,是保护眼球的重要结构,其生理功能包括:①任何有害刺激,均会引起眼睑迅速闭合,避免眼球遭到损伤;②睡眠时眼睑闭合,减少外界刺激,防止泪液挥发,保持角膜和结膜湿润;③睑板腺分泌脂肪类物质,分布于泪膜表面,减少泪膜液体挥发,闭眼时封闭结膜囊,防止角、结膜干燥;④眼睑的瞬目运动,使泪腺分泌的泪液均匀一致的分布于眼球表面,保持角、结膜湿润;⑤睫毛触觉敏感,反射迅速,保护角膜以防损伤。

二、眼睑的运动

眼睑是一轻薄而柔软的结构，其上下运动多于身体任何部位。睑内有多个细薄的横纹肌和平滑肌，有完善的神经支配，因而启开和闭合自如；另外，眼睑还有自发运动和反射运动，在保护眼球方面起重要作用。

（一）启开运动

眼睑启开运动是由上睑上举，下睑退缩和眼睑轮匝肌松弛完成的。成年人上睑由向下注视至极力上举，运动范围有12～16mm；额肌收缩另加3～5mm。上睑提肌含有横纹肌和平滑肌（Müller 肌）两种成分，横纹肌部分由动眼神经支配，完成随意运动和反射运动。Müller 肌接受交感神经支配，属于不随意肌，在醒觉情况下，持续保持上、下睑的正常位置。交感神经兴奋，如惊恐、盛怒或甲状腺相关眼病时，此平滑肌张力增高或痉挛性收缩，表现为上、下睑退缩，暴露角膜上、下方的巩膜，眼球下转时上睑迟落。Müller 肌遭到破坏，功能丧失，上睑下垂，如重度沙眼表现的假性上睑下垂，就是这一肌肉被炎症所破坏。上睑提肌与上直肌有密切关系，两条肌肉协同收缩，上睑上举和眼球上转同时发生。

下睑的 Müller 肌仅仅是一些不连贯的平滑肌纤维，下眼睑启开运动依赖下直肌与下睑板的联系，维持正常睑裂。由于下睑缺乏直接的肌肉牵拉作用，眼睑启开运动时，虽然上下睑同时开始动作，但下睑动作较上睑为慢。

眼睑启开往往两侧眼对称运动，也可随意抑制一侧。双眼上睑运动的方向和高度也是一致的，如同眼外肌，上睑提肌的神经支配也服从于 Hering 定律。一侧上睑下垂影响视力，另一眼将出现代偿性上睑上举。

（二）闭合运动

睑裂的闭合，由眼睑轮匝肌的收缩、伴随上睑提肌的抑制而完成。眼睑轮匝肌是一层薄而向心的椭圆形横纹肌纤维，起于眼眶的内眦部，止于眼睑的外侧。根据所在的位置和功能可分为三部分：睑板前部、眶隔前部和眶部。三部分轮匝肌既可分别单独收缩，又可联合运动。瞬目时，睑板前和眶隔前轮匝肌同时收缩；眼睑痉挛时，则三部分轮匝肌均收缩。眶部轮匝肌收缩，协助皱眉肌形成皱眉运动，可减少上部光线射入眼内。

（三）瞬目

瞬目（blinking）是眼睑闭合和启开的协调运动。此种运动过程是上睑提肌松弛，轮匝肌收缩，睑裂闭合，眼球上转；而后，上睑提肌收缩，睑裂启开。完成一次完整的瞬目运动约需0.2～0.4秒。正常眼睑启开状态，至上下睑缘接触，又恢复原启开状态，为完全性瞬目，但一般下多为不完全性瞬目，有时不遮盖瞳孔，不影响视力。

瞬目可以保持眼表面泪膜的完整，避免眼球干燥，防止灰尘落入结膜囊，避免持续视觉刺激。瞬目的睑裂闭合从外眦开始，向内眦移动，逐步完成，促使泪液向泪湖方向移动。瞬目分为自发、随意和反射性三种类型。

1. **自发性瞬目** 自发性瞬目是正常人醒觉时，无明显外界刺激而产生的一种周期性眼睑运动。所有具有眼睑的动物均有此种运动，但各种动物单位时间内的瞬目次数有很大区别。正常成年人平均瞬目率为15～20次/分，家兔仅为1～2次。每一个体似乎均有自己一定的瞬目率，女性稍多于男性。外界环境和个体的精神状态可改变瞬目次数，任何刺激均可使瞬目次数明显增加，空气干燥和流动，感情激动，如盛怒、惊恐，瞬目率均增加。相反，注意观察时瞬目次数减少。瞬目时因眼睑闭合，眼球上转，眼外肌处于休息位置，约在0.15秒时间内，眼、脑停止接收视刺激，而得到休息。但由于暂时的视力遮蔽，对从事高速运动工作者，如喷气式飞机驾驶员，则是一个严重问题。

2. **随意性瞬目** 随意性瞬目是受脑皮质控制的眼睑运动，瞬目频率和程度由个人意志决定。强力闭眼，压迫眼球，可使眼内压增高。

3. **反射性瞬目** 由某些外界刺激引起的瞬目运动，称作反射性瞬目。刺激源多种多样，可分为触觉性、光觉性和听觉性。如触及睫毛、结膜和角膜，强光照射，将物体突然向眼移近，以及巨大声响，均可引起反射性瞬目。触觉性反射的神经传入途径为三叉神经，传出神经为面神经。刺激角膜引起的眼睑痉挛，可能与脑皮质有关，脑的 Rolandic 区损害，此反射消失。佩戴角膜接触镜者，角膜感觉灵敏度降低，触觉反射减弱或消失。眩目引起的反射性瞬目，传入神经为视神经，反射中枢在皮质下，由联合纤维传递至面神经，引起闭眼动作，中脑疾患此反射消失。惊恐反射传入神经为视神经，中枢在脑皮质，与枕叶及 Rolandic 区有关。去皮质动物的惊恐反射消失，而触觉性、眩目性瞬目仍然存在。另外，牵扯和敲击眼眶周围皮肤，也可引起反射性瞬目，这是一种本体性反射。

（四）眨眼

眨眼（winking）是发生于一侧眼的随意运动，一侧眼闭合而另侧眼保持启开状态。眨眼的速度和闭眼的程度可随意控制，眨眼次数每分钟可达300余次。用力眨眼，可使睫毛埋没于上下睑皮肤之间。频繁眨眼可使泪膜均匀地覆盖在角膜表面，缓解干眼症引起的不适症状。眨眼也是一种表达感情的方式，或作为面部表情的组合部分。

（五）眼睑痉挛

眼睑痉挛（blepharospasm）或称挤眼（squeeze），是

睑板前轮匝肌、眶隔前轮匝肌和眶轮匝肌同时收缩的结果，可以是反射性的，有明显的刺激原，也可能找不到明显的原因。角膜、结膜和眼睑的刺激性病变如角膜炎症，以及强光照射，均可引起眼睑痉挛，痉挛时间可持续数秒至数日。临床上常见的眼睑纤维性痉挛，往往是一组轮匝肌纤维的抽动，频繁抽动可能与甲状腺功能亢进或精神因素有关，屈光不正也是常见原因之一，刺激灶也可能在轮匝肌内神经末梢。眼睑痉挛可引起眼内压增高，对于接受眼内手术的患者，应麻醉支配轮匝肌的面神经分支，以免手术时眼睑痉挛，引起眼内容脱出。

（六）Bell 现象

Bell 现象（Bell's phenomenon）是指眼睑闭合时，眼球向上转动的一种不随意运动。一般而言，眼球向下注视时，上睑提肌与上直肌松弛，下直肌收缩，完成下转运动；然而，Bell 现象与此不同，上睑提肌松弛，眼睑闭合，下直肌松弛，上直肌收缩，眼球向上转动，这是面神经核与动眼神经核高度一致反射的结果。这种眼球向上转的动作，甚至在眼轮匝肌麻痹，睑裂不能闭合时也会发生。上直肌的生物电活动稍慢于轮匝肌，但持续时间较久。Bell 现象中，眼球前段向眼睑比较肥厚的上睑之后转动，起到保护作用。在生理性兔眼的个体（正常人群中有 1%～3%），Bell 现象可使角膜避免暴露、干燥和感染。在少数人，包括一些眼部神经纤维瘤病患者，上睑提肌被肿瘤侵及，无 Bell 现象，或发生反向 Bell 现象，眼睑闭合时，眼球下转，若伴有兔眼，将发生严重的角膜病变。

（七）眼睑运动的神经支配

上睑提肌服从于眼外肌的 Hering 和 Sherrington 定律，双眼上睑提肌同时、等量的接受神经冲动，使双眼上睑协同上举。上睑提肌收缩时，其对抗肌——轮匝肌同时松弛，反之也然，使睑裂开闭自如。

眼睑启开随意运动的神经中枢，位于额叶皮质的额中回后部眼区，此区兴奋，双眼上睑上举。皮质运动经纤维下行，经内囊膝部，至脑干的动眼神经核区。枕叶皮质也存在一个与眼睑运动有关的区域，此区兴奋，传递至额叶，完成追随运动。眼睑闭合中枢位于前中央回的眼区，起自此区的运动纤维加入锥体束，在内囊膝部、大脑脚内侧下行，大部分纤维交叉至对侧脑桥的面神经核，小部分纤维至同侧面神经核，支配额肌，额肌接受两侧面神经核的控制。面神经核发出纤维，止于眼睑轮匝肌及面肌。这一系列神经结构的兴奋，使眼睑启、闭。

自发性与反射性瞬目，其兴奋起自皮质下中枢，为锥体外运动。Bell 现象是脑干的联合运动，包括眼睑闭合，眼球上转和瞳孔缩小，在脑干网状结构完成此综合协调运动。

第三节　睑　　裂

睑裂（palpebral fissure）是上、下睑缘之间的裂隙。自内眦至外眦之间长 27～30mm，上、下睑缘间的宽度 8～11mm。黑种人与白种人相同，东方人呈杏核状和裂隙状。睑裂的大小，无明显性别差异，随年龄增长有一定变化。婴儿睑裂几乎呈圆形，儿童时较宽，老年变窄。正常情况下，上睑遮盖 10～2 点范围内的角膜缘，下睑缘位于下角膜缘或稍上。睑裂的形状与宽度，除取决于种族和年龄之外，还受其他生理和病理因素的影响。惊恐、兴奋时睑裂宽，焦虑、疲劳时睑裂窄；眼球突出和甲状腺相关眼病睑裂增宽，眼球内陷及重症肌无力则睑裂变窄。

睡眠时眼睑启开机制抑制，轮匝肌张力增加，眼睑轻轻闭合，眩目及惊恐时接收器停止活动。深睡时角膜反射也消失，眼睑肌和眼外肌均处于休止状态。上、下睑缘接触，睑板腺分泌的脂状物将睑裂封闭，防止泪液蒸发。闭眼可减少外界刺激，有利于进入睡眠状态，眼球免遭外界损伤。

第四节　泪　　液

泪液是眼保护机制的重要组成部分，其主要生理功能包括：①泪液的反射性分泌，可以润滑眼球表面，冲洗眼球表面的灰尘和微生物；②泪液中含有许多抗微生物物质，如溶菌酶、乳铁蛋白、免疫球蛋白等，具有防御外界致病微生物对眼的侵害的作用；③泪膜可协助角膜保持良好的光学性能。泪液的分泌、泪液成分及理化性质、泪膜和泪液的排出，见本卷第四篇第二章"泪液"。

（宋国祥　张　虹）

主要参考文献

1. Records RE. Physiology of the Human Eye and Visual System. Philadelphia: Harper & Row, 1979: 1-67.
2. Davson H. physiology of the Eye. 4th ed. London: Livingstone, 1980: 492-500.
3. Duane TD, Jaeger EA. Biomedical Foundations of Ophthalmology. Philadelphia: Harper & Row, 1986: 1-22.
4. American Academy of Ophthalmology Basic and Clinical Science Course. Sect2. 1999: 26-34.
5. Albert DM. Principles and Practice of Ophthalmology. Philadelphia: Elsevier, 3nd. 2008: 287-291.

第十章
瞳孔与眼内肌

第一节 眼内肌的功能

（一）虹膜肌的功能

虹膜是一自由悬挂在光线进入眼内的屈折通道上的垂直的盘状膜，其中央有一圆孔，即所谓的瞳孔。虹膜的主要功能是自动地调整瞳孔的大小而调节进入眼内和到达视网膜的光量。这种调节功能靠虹膜内的肌肉完成，即虹膜内的平滑肌：瞳孔括约肌和瞳孔开大肌。

1. 瞳孔括约肌　是由环绕瞳孔缘的平滑肌纤维束组成，约 0.5～1mm 宽，40～80μm 厚。前部的括约肌为厚而致密的平滑肌束，在后部则逐渐变薄而消失于基质的结缔组织中。括约肌的周边部肌束向外伸展固定于周围组织。因此，即使括约肌被部分切除，如虹膜节段切除术后，仍能保持瞳孔的收缩。

2. 瞳孔开大肌　由肌上皮细胞组成，只有 2μm 厚。它位于虹膜基质层和色素上皮层间，从瞳孔括约肌至睫状缘呈放射状排列。拱形带将括约肌和开大肌的肌细胞连成合胞体样，使每一细胞可直接作用于另一细胞。这样，括约肌可以拉长开大肌，而开大肌可铺平括约肌，因而每一肌收缩时，将对方的位置作为自己收缩的起动点。

3. 神经支配　瞳孔括约肌由副交感神经支配。来自 Edinger-Westphal 核的神经纤维沿动眼神经下支的下斜肌支到睫状神经节，从睫状神经节发出约 20 条睫状短神经在眼球后部的视神经周围穿过巩膜到脉络膜上腔，向前行支配瞳孔括约肌，收缩时使瞳孔缩小。

瞳孔开大肌由交感神经支配。来自颈交感神经的分支在颈上神经节换神经元后，其节后神经纤维沿颈内动脉到达颅中窝，经眶上裂到眶内，由睫状长神经到眼内支配瞳孔开大肌，收缩时使瞳孔散大。

（二）睫状肌的功能

睫状肌是眼球内的平滑肌。睫状肌位于睫状体的膨大部分，外观呈环状。根据肌纤维走行的方向可分为纵行（径线）纤维、斜行（辐射形）纤维和环行纤维。三组肌纤维均起自睫状腱。睫状腱是环绕眼球的由胶原纤维和弹性纤维组成的环形腱，融合在巩膜脊和角巩膜小梁间，呈扇状结构。发育不良者则不明显甚至缺如，故有时可见肌纤维直接从巩膜发出。

神经支配　睫状肌由副交感神经支配。由 Edinger-Westphal 核发出的神经纤维随动眼神经到睫状神经节，节后纤维为睫状短神经到眼内，支配睫状肌。

第二节 瞳 孔

一、正 常 瞳 孔

瞳孔位于虹膜中央稍偏鼻下方，呈圆形。瞳孔最大可散大至直径为 7.5～8mm；极度收缩至直径为 1～2mm。瞳孔的大小因光照的强弱而异。室内光线下，正常成年人的瞳孔为 2～4mm。一般光照下，瞳孔小于 2mm 和大于 5mm 者分别称为瞳孔缩小和散大。若两侧瞳孔相差 0.25mm 以下为生理性，相差 1mm 以上为不等大。正常人群中，有 17% 的人有可觉察的轻度不等大，4% 的人有明显的瞳孔不等大。

二、瞳 孔 反 射

瞳孔反射是检查瞳孔的主要部分。通过瞳孔反射的检查可反映虹膜和神经的功能是否正常。瞳孔的扩大和缩小决定于瞳孔括约肌和瞳孔开大肌的相互作用，是一种反射性的不随意运动。

（一）对光反射

瞳孔对光反射可用来评价视觉传入和传出通路的状况，对相关疾病进行诊断和追踪监测。瞳孔对光反射包括整个视觉系统神经元（光感受器细胞、双极细胞、神经节细胞）的信息输入，这部分视路的任何一处损伤都会降低瞳孔对光反应的运动幅度。从检测瞳孔的大小、形态和对光反应等变化，对神经系统的疾病的诊断有重要的价值。

1. 直接对光反射（direct pupillary light reflex） 被检者面对检查者，双眼注视远方，以消除近反射，检查者用手电筒从侧方照向一眼，同时观察被照眼瞳孔的反应情况。正常瞳孔被光照后即缩小，停止照射即散大。分别检查两眼以比较双侧瞳孔反应的程度和速度。

2. 间接对光反射（indirect pupillary light reflex）检查法与直接对光反射相似，但观察对侧眼的瞳孔反应。正常情况，一眼受光照后，不仅被照眼瞳孔缩小，其对侧眼瞳孔亦同时收缩，是为间接对光反射。同样需要分别检查两眼。

瞳孔对光反射的传入道是从视网膜通过视神经、视交叉、视束而至顶盖前区。换神经元后到同侧及对侧缩瞳核，传出道沿动眼神经、睫状短神经，引起同侧及对侧瞳孔同时收缩。

（二）近反射

检查时先令被检查者向远方注视，然后令其注视近处 15cm 的物体，可见被检者双眼向内集合，瞳孔同时缩小，此即近反射。其实是调节、集合和瞳孔缩小的联合动作，又称调节集合联动（accommodation-convergence synkinesis）。近反射的神经通路还不很清楚，当视网膜的影像模糊或意识性注视近物时，枕叶或额叶向中脑发出信号，由动眼神经核经动眼神经分别发送指令到达内直肌、瞳孔括约肌和睫状肌，引起它们的收缩。

（三）瞳孔散大反射

人在清醒时，焦虑、恐慌或快乐的情绪刺激以及疼痛的感觉可引起瞳孔散大，此即瞳孔散大反射，亦称心理感觉反射（psycho-sensory reflex）。由于上述刺激引起神经系统的反应，交感神经兴奋使瞳孔开大肌收缩和抑制副交感神经使括约肌松弛；同时肾上腺素的分泌因刺激而增加。

（四）闭睑反射

眼睑闭合或眼轮匝肌强力收缩时，同侧瞳孔也同时缩小，此称闭睑反射。严格地说，此现象并非反射运动而是面神经和动眼神经的联合运动。

（五）瞳孔震颤

为调节进入眼内光线的亮度，保持恒定的水平，不断地调整瞳孔大小，致瞳孔处于不休息状态，此称为瞳孔震颤。

（六）黑暗反射

当一眼或双眼在明适应时，照明中断，瞳孔散大，此为黑暗反射。如原适应的亮度很暗，即使光线全撤去，此时瞳孔散大不明显或消失。

（七）耳蜗迷路反射

前庭刺激、旋转试验和冷热试验，前庭感受器受刺激和停止刺激，均引起瞳孔散大。

还有瞳孔皮肤反射（pupillary skin reflex）属躯体内脏反射。抓或夹捏头颈部皮肤可引起瞳孔散大。三叉神经反射（trigeminal reflex）是结膜、角膜或眼睑受刺激时，双侧瞳孔先轻度散大，继之缩小。

三、检查瞳孔的方法

瞳孔检查可在弥散光或聚焦光下检查，可凭肉眼或借助放大镜和裂隙灯显微镜观察。主要检查瞳孔的数目、位置、形态、大小、对称性、对光反射和近反射。注意比较双侧瞳孔的形态和反应是否相同。

可用小的米尺、半圆板或对照图表瞳孔卡测量瞳孔大小。将尺垂直放在眼的颞侧尽量靠近瞳孔，但离开被检者的视线以免引起调节，所得结果的准确度在 0.2mm 内。缺点是不能测量暗光下的瞳孔直径。用装有光源和放大装置的瞳孔计（pupillometer）测量，可测得亮度恒定和注视目标固定的瞳孔直径，较前法准确。以裂隙灯来估计瞳孔的大小，在黑房内采用微弱的钴蓝光照明，可较准确测量暗光下的瞳孔大小。瞳孔图（pupillogram）检查可观察全黑环境的瞳孔形态。目前国际上最常应用的标准检查方法是计算机双眼红外自动瞳孔动态检查技术，可同时观察双眼瞳孔大小、形态、面积，动态反映瞳孔反射各参数如明、暗背景光下瞳孔反射潜伏期、最大速度、变化的幅度和维持恒定幅度所需的光能和阈值等。但设备昂贵，检查时间长，适用于科研。黑环境或夜间瞳孔直径的精确大小测量对接受屈光手术或人工晶状体植入的患者很有意义，如患者在黑环境下瞳孔直径大，则有可能术后会发生光晕或眩光。手术医生应根据患者的实际情况个体化地设计手术切削区的大小和选择不同大小光学区域的人工晶状体。

若双眼存在瞳孔不等，需比较明、暗适应时瞳孔不等的数值，确定它在明适应还是暗适应中加重。若一侧括约肌异常，比较其直接和间接对光反射，进一步确定对侧瞳孔是否存在传入缺陷。当一眼存在传入性瞳孔障碍而另眼正常，或两眼传入性瞳孔障碍程度不对称，称为相对性瞳孔传入障碍（relative afferent pupillary defect，RAPD）。RAPD 检测是瞳孔检查的重要部分，反映有价值的临床信息。临床医生可通过光线交替刺激双眼，比较两眼瞳孔的收缩程度，确定是否存在两眼间不对称性损伤，反映瞳孔传入通路的单侧或双侧不对称缺陷。

相对性瞳孔传入障碍的检查方法有：

1. 交替性光照试验 被检者进入暗室，暗适应 5 分钟，双眼睁大，平视前方。检查者以 3V 聚光手电筒作光源，置于视轴稍下方，距眼 3～5cm，每眼照射约 1 秒，然后迅速移至另眼，以平稳的频率在两眼间交替移动，观察并比较双眼瞳孔的直接对光反射。当光线从健侧转向患侧时，可见患侧瞳孔异常放大。

2. 中性密度滤光片法 先用交替性光照试验，确定哪只眼存在 RAPD。准备一套摄影用中性密度滤光片（49mm，旋动值，0.3 log，0.6 log，0.9 log，1.2 log 单位），密度从低到高，分别将滤光片置于相对健眼前，重复交替光照试验，直至双眼瞳孔的直接对光反射程度达到平衡。此时滤光片数值（密度以 log 单位计）代表输入的相对损伤程度，作为评价瞳孔传入障碍大小的指标。

3. 三秒间歇技术 是交替性光照试验的改良检测方法，规定间歇时间（灯光照射每眼的时间）为三秒。其方法是用 3.5V 卤素灯作为交替性光源，距眼约 10cm 并调试，观察到瞳孔直接对光反射的五期变化时，确定为灯在眼前的正确距离。以间歇时间三秒作交替性光照试验，观察到瞳孔直接对光反射的前三期反应时，确定为正确的间歇时间和灯光位置。保持间歇时间和灯光位置不变，先做三次预备交替照射，确定瞳孔存在对光反应。检查时交替次数至少六次，结果取平均值。

瞳孔直接对光反射的连续动态变化可分为五个阶段：1 期，瞳孔收缩，持续时间约 1.3 秒，直径收缩幅度约 2.2mm；2 期，瞳孔散大，持续约 1 秒，幅度 0.7mm；3 期，瞳孔二次收缩，持续约 0.7 秒，幅度约 0.4mm，一部分人表现为瞳孔强直；4 期，伴有瞳孔直径增大的虹膜震颤，持续约 3 秒，幅度约 0.8mm；5 期，虹膜震颤，瞳孔直径固定。

4. 倾斜测试法 当怀疑两眼存在轻度不对称时，可在一眼前放置一个 0.3 log 单位的中性密度滤光片，用交替性光照试验检查。然后另眼重复相同试验，即分别将 RAPD"倾斜"到右边或左边。假如无 RAPD，试验中两眼的不对称程度相同。假如存在轻度的 RAPD，滤光片置于患眼前时，RAPD 更加明显。

5. 瞳孔测试仪检查法 是一种容易掌握的、简单有效的、可重复的瞳孔客观检测方法；其提供的瞳孔对光反射的大量信息，可反映视觉传入状况，使视网膜、视神经疾病引起的瞳孔传入缺陷的临床诊断自动化。

瞳孔测试仪提供自动交替性光照，精确控制光照时间和强度，并有红外线摄像仪准确测量、记录瞳孔对光反射的整个过程，通过软件分析得到测试结果。此法能排除检查者的主观因素，使交替性光照试验标准化，减少测量 RAPD 的误差。

四、影响瞳孔的因素

（一）年龄因素

瞳孔的大小在不同年龄是有差异的。出生 1 年内，因瞳孔开大肌未发育完全，瞳孔较小，即使滴肾上腺素能药也难以散大。青春期的瞳孔最大。进入老年期的瞳孔呈进行性缩小，即使在暗处，瞳孔的散大亦不如年轻人明显。

（二）视力因素

瞳孔的大小与维持物像清晰有一定关系。正视眼者的瞳孔大小随维持物像清晰的需要而异，屈光不正者的瞳孔因视锐度和屈光不正程度而异。一般来说，近视者的瞳孔较远视者大；老视者较小。

此外，睡眠时瞳孔缩小。虹膜颜色的深浅可影响瞳孔，深颜色者较浅颜色者小些。

（三）药物对瞳孔的影响

瞳孔开大肌和瞳孔括约肌的支配神经分别为交感和副交感神经，瞳孔的大小决定于这些肌肉及其神经是何者占优势。能作用于上述肌肉和神经的药物属自主类药物，常见的局部药如下。

1. 肾上腺素能药 直接与肾上腺素受体结合或促进肾上腺素能神经释放去甲肾上腺素的药物，均有散大瞳孔的作用。常用的去氧肾上腺素（phenylephrine）和去甲肾上腺素（norepinephrine）均属肾上腺素能 α 受体兴奋剂。肾上腺素能 β 受体兴奋剂有肾上腺素（adrenaline）、异丙肾上腺素（isoproterenol）、沙丁胺醇（salbutamol）和异克舒令（isoxsuprine）。可卡因、麻黄碱和酪胺（tyramine）为间接肾上腺素能药。它抑制肾上腺素能神经末梢对介质去甲肾上腺素的回收，产生拟肾上腺素作用。

2. 抗肾上腺素能药 能与肾上腺素受体结合，产生抗肾上腺素作用的药物，均有缩瞳作用。莫西赛利（moxisylyte）为肾上腺素能 α 受体阻断剂。胍乙啶（guanethidine）阻断肾上腺素的传递而产生缩瞳作用。

3. 胆碱能药 它直接与胆碱受体结合，有乙酰胆碱的作用，使副交感神经兴奋而缩瞳。常用的有毛果芸香碱（pilocarpine）、乙酰胆碱（acetylcholine）、卡巴胆碱（carbachol）和甲基醋胆碱（macholyl）。间接的胆碱能药又称胆碱酯酶抑制剂，有阻断或破坏胆碱酯酶的作用，降低乙酰胆碱的降解而使胆碱能神经释放的乙酰胆碱堆积。常用的有毒扁豆碱（physostigmine）、新斯的明（neostigmine）、异氟磷（isoflurophate）、碘依可酯（ecothiopate iodide）和地美溴铵（demecarium bromide）。

4. 抗胆碱能药 它与胆碱受体结合，阻滞副交感神经冲动的传递，使瞳孔散大。常用的药物有阿托品、后马托品、东莨菪碱和托吡卡胺（tropicamide）。

（四）神经系统疾患对瞳孔的影响

神经系统疾患可影响瞳孔大小及瞳孔反射。根据反射弧通道大致可分为病变在传入道、中枢和传出道三种。

1. 病变在传入道　位于视网膜、视神经、视交叉、视束或中脑顶盖前区的病变，例如视网膜脱离、视神经炎、压迫性视神经病变等，使光刺激信号传导受阻，不能正常传至瞳孔运动中枢，导致双眼瞳孔对光收缩性能下降，此称为传入性瞳孔障碍（afferent pupillary defect）。当视网膜或视神经病变影响视锐度时，可在某种程度上影响瞳孔反射。如病变在黄斑区或视盘黄斑束时，中心视力下降明显，可能影响瞳孔对光反射。如视力丧失，会出现患眼直接对光反射消失，但间接对光反射存在。视交叉和视束的病变，可出现偏盲性瞳孔对光反射消失。

2. 病变在中枢　病变在外侧膝状体以上时，一般不影响瞳孔对光反射。松果体、四叠体肿瘤和脑膜瘤，可使瞳孔散大，对光反射消失但近反射仍存在。Argyll-Robertson 瞳孔常见于神经梅毒，瞳孔缩小，对光反射消失但近反射存在，也可见于糖尿病、多发性硬化和肿瘤等。

3. 病变在传出道　自 Edinger-Westphal 核至睫状短神经的病变可引起瞳孔的改变，而且常以瞳孔不等大为特征，副交感神经病变时，患眼瞳孔散大，对光反射及近反射消失或减弱。病变位于睫状神经节前者，常伴有动眼神经支配的其他紊乱。节后的病变则不伴有动眼神径的其他症状。常见者为强直性瞳孔（Adie 瞳孔）。交感神经病变时，患侧瞳孔缩小，瞳孔反射不受影响，常见为 Horner 综合征。表现轻度睑下垂、眼

球凹陷和瞳孔缩小。这类瞳孔病变称为传出性瞳孔障碍（efferent pupillary defect）。

当发现瞳孔异常时，首先应从病史排除近期曾使用缩瞳或散瞳药对瞳孔的影响。然后将检查室的光线转暗，观察瞳孔是否随之散大。接着检查瞳孔对光反射，最好用裂隙灯显微镜检查，观察瞳孔反应的速度；同时可排除虹膜病变引起的瞳孔异常。最后检查近反射，必要时作药物试验以确定诊断（图 1-265）。

第三节　调　节

人眼通过改变晶状体的形态以增加眼的屈光力，使不同距离物体的物像在视网膜上聚焦而得到清晰的物像，这种随时变更焦距，看清各种不同距离目标的能力称为调节。在调节作用的同时，两眼向内转以保持双眼单视，称之为集合。调节与集合总是协调一致的。

一、与调节有关的组织解剖

（一）晶状体

1. 晶状体囊　是一层有弹性的、透明的包裹晶状体物质的薄膜。它的厚度因部位不同而改变。后囊较前囊薄，后极最薄，仅 2.8μm。前囊较厚，但中央区比周边部薄。晶状体囊的厚度不均和弹性的特点，有利于调节时晶状体形状的变化以增加眼的屈光力。

2. 晶状体　为双凸透明体，其屈光力相当于 +20.00D 的球镜。晶状体的直径约为 10mm；矢状切面，中央区约 3.8mm 厚，周边部较薄。看远距离物体时，晶状体前表面的曲率半径为 10～12mm；后表面为 4.6～7.5mm。晶状体位于玻璃体前面的膝状窝内，受玻璃体限制。调节时，晶状体后表面的变化极微，主要是前

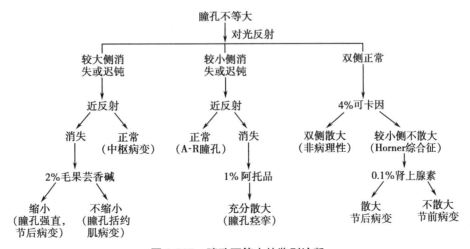

图 1-265　瞳孔不等大的鉴别诊断

表面的中央区向前突出。晶状体纤维终生不断地生长，新的纤维从赤道发生，向前、后表面伸展，位于最外层；较老的纤维被包裹于内，越靠近中央的纤维越老，也较硬。Smith 测得晶状体的重量每年增加 1.5mg；体积每年增加 1.5mm³。由于晶状体纤维不断增加，体积增加较少，故随年龄增加，晶状体逐渐变硬，颜色也变深。至老年，晶状体可呈深黄色或琥珀色。

（二）Zinn 小带

Zinn 小带是一系列精细的、均质的透明纤维丝，从睫状体至晶状体周边部，将晶状体悬挂于其生理位置上。小带在晶状体赤道周围作环形，纵切面略呈三角形。小带可分为主要纤维和辅助纤维两部分。主要纤维起自睫状突或锯齿缘，止于晶状体赤道部的前、后囊的周边部，辅助纤维起自睫状突，止于主要纤维，起支持主要纤维的作用。小带纤维走行较直，坚韧而无弹性。

（三）睫状肌

睫状肌依纤维排列的方向分为纵行纤维、斜行纤维和环行纤维，与调节关系最为密切的是环行纤维。调节时环行纤维收缩致环形缩小，使睫状突与晶状体赤道部相接近，小带松弛，对晶状体的牵拉力减弱，借晶状体囊和晶状体的弹性，晶状体囊变松弛，晶状体变厚。由于玻璃体的关系，晶状体的后表面变化极微，前表面变为双曲线样，中央区的曲率半径缩短。

二、调节时眼部的变化

调节时表现瞳孔缩小，双眼向内转和晶状体变厚。主要是晶状体形态的改变。

1. 瞳孔的变化　当眼注视近方物体时，双眼瞳孔缩小，为近反射组成部分。

2. 集合　又称辐辏。看近方目标时，双眼向内转才能使双眼所见的物像综合为一个，此称之为集合。调节与集合同时发生并互有协调关系，即注视不同距离的物体时，所用的调节和集合保持一定的比例关系。调节与集合的关系是以单位调节量的调节性集合量（AC/A）表示。AC 是调节性集合量，以△为单位；A 为调节力，以 D 为单位。

当双眼不注视近物，如两眼视轴集合可引起调节，称为集合性调节。当用单眼看近物而调节时，另一眼虽被遮盖亦发生集合，称为调节性集合。调节与集合亦可以单独发生。如戴凸透镜或滴毒扁豆碱液后看近物，虽无需调节，但仍有集合。这种脱离调节的集合称为相对集合。同样，在眼前加底向内的棱镜片可使看近物时仍保持双眼单视，双眼仍有调节，脱离集合的调节称为相对调节。

3. 前房的变化　调节时，由于睫状肌的环行纤维收缩、虹膜和晶状体前极前移，前房轴区的深度变浅。

4. 晶状体的变化　调节时，睫状肌收缩使睫状体呈环形缩小，睫状突向晶状体赤道部靠近，因此晶状体小带松弛，对晶状体的牵拉力随之减弱。晶状体囊和晶状体物质因本身的弹性而增厚（由 3.6mm 增至 4mm），直径变小。由于玻璃体的关系，晶状体的后表面变化极微，前表面的中央区向前房突出，呈双曲线样。晶状体的屈光力因而增加，该眼便能看清近距离的物体。

三、检查调节力的方法

当正视眼不使用调节时所能看清最远距离的终点为远点。理论上说，正视眼的远点在无限远。当眼使用最高度的调节所能看清最近物体的距离为近点。远点和近点间的距离即为调节范围。眼看远和看近所用屈光力的差别为调节幅度（amplitude of accommodation）。调节的休息状态（resting state of accommodation）按 Morgan 的定义是在调节的反射弧上，传入道没有视觉兴奋，即视感受器没有受到刺激（即暗处的调节）时的调节力。临床上检查调节力的方法主要是分别测远点和近点以计算看远、看近时的屈光力。常用的测定方法如下：

（一）调节幅度

调节幅度是指眼的光学系统所能产生的最大调节量（maximum amount of accommodation），即调节的远点（far point of accommodation）和近点（near point of accommodation）间的屈光力之差。常用调节幅度的测量法有推近法（push-up technique）和负镜法（minus lens technique）。

1. 推近法　在完全矫正屈光不正的情况下，环境照明充足，先用黑片遮盖左眼，视标为其最佳近视力的前一行，将视标从被检者眼前 33cm 的距离开始，逐渐向被检眼推近，速度 5cm/s，注视并保持视标清晰，让其在视标变得模糊（first sustained blur）时报告。记录视标到被检眼角膜顶点（或眼镜平面）的距离，该距离的倒数为调节幅度。应反复测量 3 次，取平均值。然后同法测量左眼和双眼的调节幅度。如果被检眼调节力弱，可加适度正球镜再检测，但该眼的调节幅度等于近点距离的倒数值减去加用的正球镜度值。

2. 负镜法　在完全矫正屈光不正的情况下，先用黑片遮盖左眼，置近视力表于被检者眼前 40cm 距离处，被检者注视最佳矫正近视力的前一行，逐渐增加负镜，−0.25DS/ 次，直到被检者报告视标刚好变模糊不能恢复清晰为止。被检眼的调节幅度等于所加负镜的度数加上 2.50D（被检眼注视 40cm 视标时，已用了

2.50D 的调节）。应反复测量 3 次，取平均值。然后同法测量左眼和双眼的调节幅度。

（二）调节反应

调节反应（accommodative response）是指实际存在的真实的调节量。当人眼注视一定距离的物体时，为了看清物体，人眼一定要产生相应的调节反应，理论上有多少调节刺激就会产生多少调节反应，但是由于径深觉或其他因素的影响，使调节反应不等于调节刺激，两者之差就称为调节超前（lead of accommodation）或调节滞后（lag of accommodation）。通常人眼的调节反应都会比调节刺激低，即调节落后。

当被检者注视特定的视标时，通过动态检影可以客观检查到被检眼实际的调节反应。如果视标放在 40cm 进行检查，正常的调节反应是调节落后 0.50D 或 0.75D。如果调节落后明显，大于 1.0D，则提示调节不足；如果调节落后少或调节超前，则提示调节痉挛等。

常用的检查方法为单眼估计法（monocular estimation method，MEM 法）：完全矫正被检者的屈光不正，置接近被检者最好矫正近视力的视标在检影镜的检影头上，在被检眼前 40cm 距离处检查，让被检者清晰地注视视标，检查者通过检影镜观察被检眼的水平影动，顺动为调节落后，逆动为调节超前。迅速在被检眼前插上镜片以检出中和影动所需的球镜度数，这就是调节落后或调节超前的度数。插片时注意每张镜片不能超过 5 秒，以免引起调节反应的改变。另一方法是双眼交叉柱镜法：在矫正屈光不正的情况下进行，将交叉圆柱镜的负镜轴置于双眼前垂直位置，在眼前 40cm 处放一十字交叉线卡片，室内光线调暗，被检者如报告垂直线清楚，则加负镜；水平线清楚，则加正镜，直至垂直线和水平线一样清楚。记录所加度数为调节滞后量。

（三）调节灵敏度

调节灵敏度（accommodative facility）反映眼睛控制调节状态的能力，通过测量 1 分钟内人眼有效改变调节量的次数来反应调节灵敏度的好坏。常用方法有远近交替注视法（far-near alternative fixation method）和蝴蝶镜法（flipper bar method）。

1. 远近交替注视法 给被检者戴上矫正屈光不正的眼镜，在充足的照明环境下分别在远处和近处放置两个视标（用标准远用视力表和 40cm 标准近视力表），让被检者看清远视标后马上转去看近视标，当近视标看清晰后又马上转去看远视标，一直这样交替注视远近视标，检查 1 分钟内交替注视的次数（从远视标到近视标，再回到远视标记为一次）。分单双眼进行检查。

2. 蝴蝶镜法 蝴蝶镜由两副度数相同，符号相反的球镜（±2.00D）并联在一起组成。给被检者戴上矫正屈光不正的眼镜，在充足的照明环境下在 40cm 处放置标准近视力表，让被检者手持蝴蝶镜，先通过其中的一副镜片看清视标，当视标看清晰后翻转蝴蝶镜 180 度，通过另一幅镜片注视视标，变清晰后再翻转。从负镜到正镜再回到负镜才记为一次（one cycle）。检查 1 分钟的周期数（cycles per minute，cpm）。分单双眼分别进行检查，先单眼后双眼。在开始检查前，让被检者先练习一下（brief training trial）。如果双眼的调节灵敏度值低于 8cpm 或单眼的调节灵敏度低于 11cpm 视为调节灵敏度异常（用 ±2.00D 的蝴蝶镜，检查距离为 40cm）。

（四）相对调节

双眼视物时，调节和集合是不可分开的，而是一个联动的过程，注视眼前一定距离的物体时，需要双眼同时产生一定量的调节和集合，才能看清目标。相对调节（relative accommodation）是指对于一定的集合所测得的调节幅度，又分为负相对调节（negative relative accommodation，NRA）和正相对调节（positive relative accommodation，PRA），负相对调节是低于集合所用的调节，正相对调节是高于集合所用的调节。测量相对调节的方法是：给被检者戴上矫正屈光不正的眼镜，在充足的照明环境下置近视力表于被检者眼前 40cm 距离处，让被检者注视最佳矫正视力的上一行视标，双眼同时逐渐增加正镜，每次 +0.25DS，直到视标刚好变模糊为止，所用的正镜度为 NRA 值（plus-lens-to-blur）。双眼同时逐渐增加负镜，每次 −0.25DS，直到视标刚好变模糊为止，所用的负镜度为 PRA 值（minus-lens-to-blur）。先检查 NRA，后检查 PRA。正相对调节的正常值为 +2D～+2.50D，负相对调节应不高于 −1.50D。

四、影响调节的因素

（一）年龄因素

由于晶状体纤维终生不断的增加，晶状体的体积却增加较少，因此，随着年龄增加，晶状体逐渐变硬，调节力亦随之下降。如图 1-266 所示，10 岁时的调节力约为 14D。随年龄增长，调节力逐渐下降，至 40 岁为 5D，40～48 岁发展较快，48 岁的调节力只有 3D。以后的发展变慢。老年人由于晶状体变硬和睫状肌的收缩力减弱，调节力减弱，感觉看近距离物体不清晰或阅读困难，称为老视。一般来说，正视者在 45 岁左右便有老视而需要配戴近用眼镜（图 1-266）。

（二）屈光状态

文献报告，不同屈光状态的调节力和调节反应梯

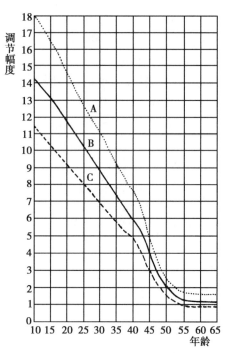

图 1-266 年龄与调节幅度的关系
A 为最高值 B 为平均值 C 为最低值

度（accommodative response gradient）有显著不同。眼的屈光状态直接影响调节。正视眼看远时不用调节；看近时需用调节力。近视眼和正视不同，它的远点不在无限远，而是在眼前一定距离。如近处目标恰恰位于其远点上，它就能不用调节而看清此目标。因此，近视眼所需的调节力比正视眼低。远视眼不仅看近处目标需用调节，看远方目标也需要调节才能看清楚。因此，远视眼看远和看近均需要调节。总的来说，近视眼的调节力较弱；远视眼则较强。

（三）药物

能引起睫状肌收缩或麻痹的药物均可影响调节功能。能引起睫状肌麻痹的局部药物有阿托品、后马托品、东莨菪碱和托吡卡胺。其中阿托品的睫状肌麻痹作用最完全。眼部滴 1% 阿托品溶液后 15 分钟左右，即能使瞳孔散大，睫状肌开始麻痹，调节功能消失。后马托品和东莨菪碱的药效持续时间较短。托吡卡胺麻痹睫状肌的功能最弱，持续时间也最短。缩瞳剂如毛果芸香碱、毒扁豆碱和异氟磷等均伴有程度不等的睫状肌收缩的作用，故滴药后感觉看远物不清楚。其中以异氟磷和毒扁豆碱的作用较强。

（麦光焕　颜建华　杨少梅）

主要参考文献

1. 刘念等. 调节的检查与老视的验配. 王幼生等主编. 现代眼视光学. 广州：广东科技出版社，2004：76-79.

2. 河北医科大学《人体解剖学》编写组. 人体解剖学. 北京：人民卫生出版社，1978：1541-1543.

3. 郭秉宽. 中国医学百科全书·眼科学. 上海：上海科学技术出版社，1983：13-14，140-141，130-131，186-189.

4. 孙桂毓. 实用眼屈光学. 济南：山东科学技术出版社，1988：91-112.

5. 施殿雄、林利人. 眼科检查与诊断. 上海：上海科学技术出版社，1980：52-54，188-207.

6. 杨维周. 眼的解剖、生理和临床检查. 重庆：科学技术文献出版社，1982：60-63，133-135，165-170.

7. Adler FH. Physiology of the Eye, Clinical Application. London: Henry Kimpton, 1953: 143-193, 228-255.

8. Duke-Elder S. Wybar KC. System of Ophthalmology. Vol Ⅱ. The anatomy of the Visual System. London: Henry Kimpton, 1961: 149-160, 178-184, 325-338.

9. Duke-Elder S. Abrams D. System of Ophthalmology. Vol Ⅴ. St Louis: Mosby, 1970: 451-486.

10. Bell RA, Waggoner PM, Boyd WM, et al. Clinical grading of relative afferent papillary defect. Arch Opthalmol, 1993, 111: 938-942.

11. Kawasaki A. Physiology, assessment, and disorders of the pupil. Current Opinion in Ophthalmology, 1999, 10: 394-400.

12. Wilhelm H. The pupil. Current Opinion in Neurology, 2008, 21: 36-42.

13. Bremner F. Pupil evaluation as a test for autonomic Disorders. Clin Auton Res, 2009, 19: 88-101.

14. Wilhelm H, Wilhelm B. Clinical applications of pupillography. J Neuro-Ophthalmol, 2003, 23: 42-49.

15. Bremner FD. Pilocarpine: better than a scan. Br Med J, 2008, 336: 171.

16. Tarczy-Hornoch K. Modified Bell retinoscopy: measuring accommodative lag in children. Optom Vis Sci, 2009, 86: 1337-1345.

17. Glasser A. Accommodation: mechanism and measurement. Ophthalmol Clin N Am, 2006, 19: 1-12.

18. Rosenfield M. Computer vision syndrome: a review of ocular causes and potential treatments. Ophthal Physiol Optics, 2011, 31: 502-515.

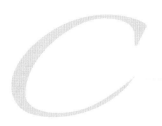

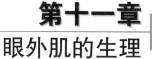

第十一章
眼外肌的生理

眼外肌的生理功能在于使眼球运动。眼球运动的目的大致可以分为三类:一是通过变换注视野以扩大视野范围;二是把视觉目标带入黄斑中心凹并保持其位置;三是保持双眼平行与协调以维持双眼单视。眼球的任何运动都不是单个眼外肌作用的结果,而是需多个眼外肌参与、在大脑调节中枢控制之下两眼协同作用才能完成的,是一个复杂的生理过程。为便于理解,以下将对眼位置几何学、眼球运动法则、单个眼外肌的作用、眼外肌的协同作用以及眼球运动分类作分别描述。

第一节 眼位置几何学

一、眶轴与视轴

眼眶呈漏斗形,其内侧壁与头颅的矢状平面几乎平行。两眼眶的外侧壁互成90°角,其延长线相交于蝶鞍后方。两侧眼眶呈开散状,眼眶内侧壁与外侧壁之间的夹角约为45°。眶轴与头颅的矢状平面构成大约23°角(新生儿角度较大,大约50°~60°)。

视轴即为眼外的固定点通过结点与黄斑中心凹的连线。当眼球处于原在位时,两眼视轴平行,各与眶

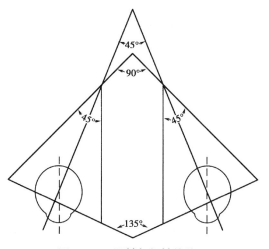

图 1-267 眶轴与视轴的关系

轴呈23°角,即眶轴与视轴不在同一个方向,只有当眼球外转23°时眶轴才与视轴在一条线上。这一点对理解眼外肌的功能很重要(图 1-267)。

二、眼球旋转中心

眼球旋转中心(center of rotation)为假想的位于眼球视轴上的一点,通过该点可以设想有三个假想的相互垂直的轴,一切眼球运动都将围绕这三个轴之一进行转动(rotary movements),而该点在理论上位置固定不变,因而称此点为眼球旋转中心(图 1-268 即为眼球旋转中心)。眼球在原在位时,眼球旋转中心大约在角膜后13.5mm(近视眼的旋转中心比正视眼者稍后一些,大约在角膜后14.5mm),在眼球赤道平面之后1.3mm。但实际上在生理状态下,眼球旋转中心不是一个固定不变的点,而是随眼球转动平面作轻度的半圆弧形移动,称之为眼球的变位运动(translatory movements)。变位运动是动力学术语,是指球形体在做前后、左右、上下运动时,球形体的中心随运动而产生变动,而单纯的转动发生时,球形体中心的位置不产生变化。

三、眼球旋转轴

通过眼球旋转中心设有三个假想的轴,即 Fick 三轴,此三个轴相互垂直构成 Fick 坐标(图 1-268)。

1.水平轴(X 轴) 是通过两眼旋转中心的假想轴。围绕此水平轴,眼球能作上下转动。角膜转向上方,称为眼球上转(supraduction);角膜转向下方,称为眼球下转(infraduction)。

2.垂直轴(Z 轴) 是通过眼球旋转中心的一根从上向下并与水平轴垂直的假想轴,当眼平视前方时,该轴的方向正好为地心引力的方向。围绕此轴眼球能作左右转动。角膜转向鼻侧,称为眼球内转(adduction);角膜转向颞侧,称为眼球外转(abduction)。

3.前后轴(Y 轴) 是通过眼球旋转中心并与水平轴和垂直轴成正交的一根从前向后的轴,即为视轴。围绕此前后轴,眼球能作内外旋转。根据角膜缘正上

方时钟表面 12 点为准，12 点钟处角膜缘向鼻侧倾斜，称为眼球内旋（incycloduction）；12 点钟处角膜缘向颞侧倾斜，称为眼球外旋（excycloduction）。

4．Listing 平面（或称赤道平面）　为一假想的通过两眼球旋转中心和水平轴及垂直轴的平面。换言之，当眼球处于原在位时，Listing 平面呈垂直向前，X 轴和 Z 轴位于平面上，而前后向的 Y 轴则与平面呈正交关系（图 1-268）。

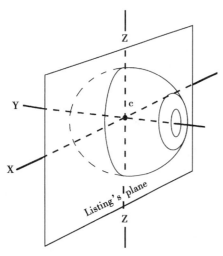

图 1-268　眼球旋转轴（Fick 坐标图）

四、眼　　位

1．原在位（primary position）　当身体和头部保持正直位，两眼平视正前方无限远处的目标，两侧角膜正中的垂直线互相平行，且垂直于两眼球旋转中心的连线，此时的眼球位置称为原在位，或称第一眼位。

2．第二眼位（secondary position）　当眼球围绕垂直轴（Z 轴）或水平轴（X 轴）自原在位向左右转或上下转所到达的眼位，称为第二眼位。第二眼位不包括围绕前后轴（Y 轴）的转动。

3．第三眼位（tertiary position）　当眼球自原在位转向斜方时所到达的眼位，称为第三眼位。此时的眼位包括了围绕所有三个轴即水平轴、垂直轴和前后轴的眼球运动所产生的眼位。临床上通常将眼球在原在位以外的眼位都称次位，所以次位包括了第二眼位和第三眼位。

4．休息眼位（position of rest）　人类双眼视线平行是由两类因素所决定。一是静力学因素，即眶内的解剖结构，如眼球筋膜、眼外肌、附属器以及其他支架组织；二是动力学因素，即除自主意识作用以外的一切神经性因素，其中包括维持双眼视觉的一切无条件和条件反射。

（1）解剖休息眼位：又称绝对休息眼位，是指只受

静力学因素影响，而完全不受自主和非自主神经冲动支配时的眼位。解剖休息眼位大致为双眼 20° 外转位并轻度上转，其外转位与眼眶的开散角度有关，轻度上转位与颅底和颅骨额平面之间的角度有关。但实际生活中眼外肌经常是在各种来源的刺激影响下处于紧张状态，所以解剖休息眼位在一般情况下是无法测量的，只有全身麻醉时或死亡时的眼位近似于这种眼位。

（2）生理休息眼位：是指除了眼外肌紧张力以外，其他一切反射活动即动力学因素均减至最小限度时的眼位，又称比较性休息眼位。这种眼位实际上也是无法测量的，因为测量本身就是一种外来刺激，无法排除注视反射的干扰。有关生理休息眼位的角度大小各说不一。国内孟祥成报道两眼约呈 10° 外转位并轻度上转。De Groot 报道在青年人两眼呈外斜 2.25°，并随年龄的增大外斜的角度也逐渐增大。Rethy S 报道新生儿的生理休息眼位约呈 35° 外斜状态，但在出生后几周内外斜的角度很快减少。总之，由于临床上很难准确测得生理休息眼位的大小，以上所得到的数值多为临床估计值。

第二节　眼球运动法则

一、Donders 法则

Donders 法则于 1848 年由 Donders 提出，即：当头位固定时，不论眼球向任何斜方向（第三眼位）注视，常伴有与该方向相当的、一定的、不变量的旋转角。此角度与意志和自第一眼位取如何径路到达第三眼位无关。它说明视线的位置与眼球旋转角之间保持着一定不变的关系。

二、Listing 法则

Listing 法则于 1854 年由 Listing 提出。Listing 法则并没有在 Donders 法则的基础上增加新的实质性理论，只是从另外的角度来理解眼球旋转。其大意为：眼球自原在位向其他任何方向的运动都是围绕位于赤道平面（Listing 平面）的子午线（水平轴和垂直轴）的运动，而不存在真正的围绕眼球前后轴的旋转运动。显然，该法则在眼球自原在位向第二眼位转动时很容易理解。当眼球自原在位直接向第三眼位转动时，视线运动的轨迹可以认为是在一个平面中，此平面与 Listing 平面相交。如果通过眼球旋转中心画一条与视线移动平面相垂直的直线，这条直线就相当于到达新眼位时的水平轴。只要这个轴在 Listing 平面

内，眼球就不会产生真正围绕视线轴（即眼球前后轴）的旋转。因为从第一眼位（原在位）出发，只要视线始终沿着 Listing 平面内的轴在转动，无论这个轴在什么方向，其运动的形式都将和内外转、上下转一样，不会出现真正的围绕眼球前后轴的旋转。这并不是说角膜 12 点方位没有产生位置的变化，变化是存在的。当眼球自第一眼位向第三眼位转动时，角膜 12 点方位向鼻侧或向颞侧倾斜，用后像法检查视网膜投射到外界的影像与第三眼位时的眼球水平轴和垂直轴比较不再相互平行，而视网膜投射的影像显示眼球自第一眼位向第三眼位的转动实际上也是围绕眼球子午线的转动（图 1-269）。这种角膜 12 点方位向鼻侧或向颞侧倾斜被认为是由于眼球前后轴与眼球运动轴位置变化所引起的，并不是真正的围绕前后轴的旋转。

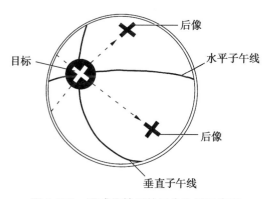

图 1-269 眼球旋转后的后像位置示意图

眼球旋转后的后像位置显示眼球自原在位向斜方（第三眼位）转动实际上也是围绕眼球子午线的转动

三、Sherrington 法则

Sherrington 法则于 1894 年由 Sherrington 提出，即：当任何一条眼外肌接收到一定量的收缩神经冲动时，其拮抗肌就同时接收到相应量的抑制神经冲动，使该肌松弛变长。实际上它是一眼主动肌与拮抗肌之间的交互神经供给法则，其主动肌的收缩神经冲动和拮抗肌的抑制神经冲动被后来的肌电图研究所证实。为了使眼球运动能平稳、迅速而准确地进行，眼球运动中枢不但要发放神经冲动到主动肌使其收缩，而且同时还要发放等量的抑制性神经冲动到拮抗肌使其得以松弛。例如右眼外直肌收缩，该眼的内直肌必然松弛。当两眼向左方注视时，右眼内直肌及左眼外直肌收缩，同时右眼外直肌和左眼内直肌必然松弛。当头向左肩倾斜时，姿势反射要求右眼发生外旋，左眼发生内旋，以保持两眼球垂直子午线在垂直位置上。这时，右眼下斜肌和下直肌同时发生收缩，而右眼上斜

肌与上直肌必然同时松弛，以使眼球外旋；左眼上斜肌和上直肌也同时发生收缩，左眼下斜肌与下直肌必然同时松弛，以使眼球内旋。Sherrington 法则在生理上和临床上都有十分重要的意义，它可以帮助理解当一条眼外肌麻痹以后一系列的眼外肌变化和斜视的发生，同时也应当将 Sherrington 法则应用于眼外肌手术中。

四、Hering 法则

Hering 法则于 1868 年由 Hering 提出，又称"偶肌定律"或"偶肌法则"。即：双眼运动时，两眼所接受的神经冲动强度相等，效果相同，主视眼（固视眼）决定神经冲动的质和量。此系双眼共同运动时配偶肌之间接受同等神经冲动的法则。人类不能只令一眼或一条眼外肌单独运动，当一眼向右转时，另一眼也必须向右侧作等量的转动。每一次眼球运动的完成必须有强度相等、效果相同的神经冲动同时到达两眼。例如两眼共同右转，不但右眼外直肌与左眼内直肌要接受相同强度的兴奋性神经冲动，右眼内直肌与左眼外直肌也必然接受等量的抑制性神经冲动，同时其协同肌之间也存在相同关系。此法则适用于一切自主及反射性的眼球运动。分离的眼球运动只见于病理状态。Hering 法则在临床应用中有其重要的意义，从该法则可以推论出：在协调的双眼运动中如果有一条眼外肌功能不足，神经中枢为加强此功能不足的肌肉而发出过量的神经冲动，也必将同时到达其配偶肌，使配偶肌功能过强。例如右眼上直肌功能不足时，当双眼向右上方转动时，与右眼上直肌配偶的左眼下斜肌将表现功能过强。根据 Hering 法则，主视眼（固视眼）决定神经冲动的质和量。麻痹性斜视时，当麻痹眼为注视眼，神经中枢将会发放比非麻痹眼注视时更多的神经冲动到麻痹肌以维持麻痹眼注视，从而使该麻痹肌的配偶肌也同时得到了相等量的神经冲动而表现为明显的功能过强，这就是为什么麻痹性斜视时，第二斜视角大于第一斜视角的原因。此外，Hering 法则还可以帮助理解"抑制性麻痹"现象。例如，右眼上斜肌麻痹的病人，当其用右眼注视时往往表现为明显的左眼上直肌麻痹，这是因为右眼上斜肌麻痹者用右眼注视，神经中枢将会发放比非麻痹眼注视时更多的兴奋性神经冲动到麻痹肌（右眼上斜肌），与此同时，其拮抗肌右眼下斜肌和下斜肌的协同肌右眼上直肌也将同时接受更多的抑制性神经冲动（根据主动肌与拮抗肌之间的交互神经供给法则——Sherrington 法则），此时，根据 Hering 法则，右眼下斜肌和下斜肌的配偶肌——左眼上转肌（上直肌和下斜肌）也将接受等量的抑制性神

经冲动,因而表现为左眼不能完全上转,似左眼上直肌麻痹;然而,当用非麻痹眼(左眼)注视时,左眼上转功能完全正常。所以,临床上称左眼上直肌为"抑制性麻痹",而非真正的肌肉麻痹。

第三节　单条眼外肌的作用

有关单条眼外肌作用的描述,都是单纯从解剖学的角度,假定这些肌肉的收缩都是各自单独进行的,而且把一些有关的因素不加考虑,被简化省略的因素有以下几点:①眼球旋转中心并不是一个固定的点,而是一个随眼球转动而不断变动的小区;②眼外肌在眼球上的附着线是一条不规则的弧线,其形状、宽度以及和角膜缘间的距离都有很大的个体差异;③眼眶筋膜、韧带对眼球的过度转动有一定的限制作用;④肌肉间相互作用所产生的促进或制约作用。

一、眼外肌肌肉附着点和肌肉牵引力方向的影响因素

眼外肌的作用主要决定于肌肉牵引力的方向(即肌轴)与视轴之间所形成的角度,以及肌肉附着点与眼球旋转中心的位置关系,而肌肉附着点和肌肉牵引力方向又受到以下因素的限制:

1. 起始点(origin)　即肌肉起始于眶尖部 Zinn 总腱环的位置(下斜肌在眶前缘内下角)。

2. 解剖附着点(anatomic insertion)　即为肌肉(实为肌腱膜)穿过眼球筋膜并附着于巩膜表面的位置。

3. 接触点(point of tangency)　即为眼外肌自起始点到解剖附着点的过程中刚好接触眼球之处。

4. 接触弧(arc of contact)　为紧贴于巩膜表面自肌肉接触点到解剖附着点之间的距离或弧长(由肌腱和部分肌肉段组成,上斜肌则全为肌腱组成)。接触弧越长,眼肌收缩时的效应越强。因接触点是可以变化的,所以当肌肉收缩时,接触弧长度发生改变。

5. 功能附着点(functional insertion)　实际上就是肌肉接触点。当眼球转动时,功能附着点不断的变化,真正的肌肉牵引力则产生于此点。原在位时,内直肌的接触弧较短,外直肌的接触弧最长。当眼球内转 30° 时,内直肌的解剖附着点则变成了功能附着点,而外直肌的接触弧则变得更长了。

6. 肌肉平面(muscle plane)　即由功能附着点(或接触点 T)、解剖附着点(A)、眼球旋转中心(C)和肌肉起始点(O)共同构成的一个假想的眼球转动平面(TACO,图 1-270)。在眼球运动中,肌肉平面可视为相对固定不变的一个因素。

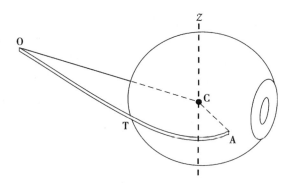

图 1-270　肌肉平面示意图

7. 肌肉转动轴(muscle axis of rotation)　为通过眼球旋转中心并垂直于肌肉平面的轴(图 1-252)。当眼外肌收缩时,眼外肌都将围绕着各自的肌肉转动轴在肌肉平面内转动眼球。

二、单条眼外肌的作用

(一)原在位(第一眼位)时单条眼外肌的作用

由于六条眼外肌在眼球上的附着点以及肌轴的方向各有不同,因而对眼球运动的作用也就不同。每条眼肌单独作用时,必须依赖该肌与眼球视轴所形成的角度而发生不同的转动。

1. 内直肌　眼球处于原在位时,内直肌的肌轴恰与眼球视轴一致,因此,内直肌收缩仅使眼球内转,没有其他作用。

2. 外直肌　原在位时,外直肌的肌轴也与视轴一致,因此,外直肌收缩仅使眼球外转,没有其他作用。

3. 上直肌　由于原在位时上直肌的肌轴与视轴形成 23° 角,因此,上直肌单独收缩,其主要作用是眼球上转,次要作用是眼球内转和内旋。

4. 下直肌　同上直肌一样,原在位时下直肌的肌轴与视轴形成 23° 角,因此,下直肌单独收缩,其主要作用是眼球下转,次要作用是眼球内转和外旋。

5. 上斜肌　原在位时,上斜肌与视轴成 51° 角,因而上斜肌收缩主要使眼球内旋,同时还有使眼球下转和外转的次要功能。

6. 下斜肌　同上斜肌一样,原在位时下斜肌与视轴也成 51° 角,因此,下斜肌收缩主要使眼球外旋,同时还有使眼球上转和外转的次要功能。

(二)第二眼位时单条眼外肌的作用

当眼球离开原在位处于第二眼位时,各眼肌对眼球的转动效应就发生质和量的改变,有以下三方面的因素:第一,眶轴是固定不变的,眼肌的起点也不变;第二,视轴与眶轴之间的角度将随新的眼位而发生变化;第三,眼外肌附着点(尤其是功能附着点)以及与眼球旋转中心的位置关系将发生变化,但肌肉平面变

化很小，因而可视为相对固定不变。由于以上原因，使得肌轴与视轴之间的角度随眼球转动角度的不同而发生变化，而且这种变化无疑是多种多样的，下面用几种主要变化来说明。

上直肌与下直肌在原在位时与视轴成 23° 角。如果眼球向颞侧转 23° 角（第二眼位），则视轴与肌轴方向一致，将变成和内、外直肌在原在位时和视轴的关系一样，此时，上、下直肌的作用只有单纯的上转和下转作用，其次要作用完全消失。如果眼球向鼻侧转 67° 角（实际上不可能转这样大的角度），使上、下直肌与视轴形成 90° 角，使其主要功能变为内、外旋作用，而无上、下转作用，此时原来的次要功能上升为主要功能，原来的主要功能减弱或完全消失。因此，临床上在治疗外旋转斜视时，可采用垂直肌移位的方法，即上直肌向颞侧移位以加大肌轴与视轴的夹角，从而增强上直肌的内旋作用，同时，联合下直肌向鼻侧移位以减少肌轴与视轴的夹角，从而减弱下直肌的外旋功能。上、下斜肌在原在位时肌轴与视轴成 51° 角。如果眼球内转 51° 角，则肌轴与视轴一致，将完全成为上、下转肌，原来的主要功能（内、外旋）将完全消失。另外，如果眼球外转 39° 角，则肌轴与视轴成 90° 角，其内、外旋作用将大为加强，上、下转的次要作用则几乎消失。内、外直肌在作水平方向运动时其作用不因转动角度改变而发生变化，但在上、下转眼时却会有变化。当眼球处于上转或下转位置时，由于肌轴与视轴形成了一定的角度，除内、外转仍为主要作用外，还将产生上、下转及旋转的作用。眼球处于上转位时，内直肌还有上转和内旋的次要作用，外直肌还有上转和外旋的次要作用；眼球处于下转位时，内直肌还有下转和外旋的次要作用，外直肌还有下转和内旋的次要作用。综上所述，可归纳如下：当眼球离开原在位进入次位，随眼球转动，各眼肌对眼球的作用不断发生质和量的变化，即在某些次位上主要功能加强，同时伴有次要功能减弱或消失；而在某些其他次位时，次要功能加强，同时伴有主要功能减弱或（理论上讲）消失。

三、眼球运动范围

正常儿童自原在位向侧方转动可达 45°～50°，上、下转动时可达 40°～45°。眼球转动 45°～50° 需肌肉缩短 10mm 和松弛 10mm（大约眼球转动 4.8° 相当于肌肉在巩膜上 1mm 距离）。眼球上转的幅度随年龄的增大而逐渐减小，25 岁时上转幅度即有轻度减小，到 80 岁时上转幅度平均只有 16° 左右，但在其他方向的转动幅度变化较小。Donders 认为近视眼的旋转中

心比正视眼者稍靠后一些（约后移 1mm），增加了眼球半径，使肌肉每缩短 1mm 所产生的转动幅度减小。另外，镜框、凹透镜的棱镜片作用等都会减少近视眼眼球转动的幅度。相反，远视眼眼球转动的范围要比近视眼者大，有的远视眼者其外转幅度可达 70°。

临床上常采用以下方法来估计眼球运动的范围。眼球内转时，其正常所达到的范围在是瞳孔内缘达上下泪点的垂直连线上。外转时，角膜外缘达外眦。上转时，角膜下缘在内外眦水平连线上。下转时，角膜上缘在内外眦水平连线上。

第四节　眼外肌的协同作用

眼球的每一运动，都是由多条眼外肌参与以及双眼共同作用的结果。

1. 主动肌（agonist）　在眼球运动中起主导作用的肌肉称为主动肌。如眼球上转时，上直肌为主动肌。

2. 拮抗肌（antagonist）　在眼球运动中，属于同一眼具有相反作用的肌肉称为拮抗肌。如右眼上转时，上直肌收缩，下直肌即为上直肌的拮抗肌。

3. 配偶肌（yoke muscle）　能使双眼向相同方向转动的肌肉，称为配偶肌。配偶肌是指双眼而言。双眼同向运动时，配偶肌共有六对（图 1-271）：向右侧注视时主要配偶肌为右眼外直肌和左眼内直肌；向左侧注视时主要配偶肌为左眼外直肌和右眼内直肌；向右上方转时主要配偶肌为右眼上直肌和左眼下斜肌；向右下方转时主要配偶肌为右眼下直肌和左眼上斜肌；向左上方转时主要配偶肌为左眼上直肌和右眼下斜肌；向左下方转时主要配偶肌为左眼下直肌和右眼上斜肌。在特定的情况下，比如在不同类型的眼球运动时，配偶肌可以发生变化。例如在双眼同向运动时，右眼外直肌是左眼内直肌的配偶肌；而当双眼异向运动时（集合运动）时，两眼的内直肌就变成了一对配偶肌。

4. 协同肌（synergist）　在眼球运动中，属于同一眼具有辅助作用的肌肉称为协同肌。如右眼下斜肌可以辅助右眼上直肌使眼球上转，右眼下斜肌就是右眼上直肌的协同肌。

上述主动肌、协同肌和拮抗肌都是指同一眼而言。在眼球运动中三者的关系不是固定不变的，随着眼球的运动，眼外肌牵引力的方向与视轴之间的角度以及眼外肌附着点与眼球旋转中心的位置关系发生了变化，三者的关系也将随之而变化。在开始收缩时，一条肌肉常常是眼球转动的主要承担者（主动肌），因为当时该肌处于机械上的有利位置，其他协同肌由于所处位置不利，作用显然较小。当眼球开始向某方向转

动后，前者逐渐失去有利位置，作用逐渐减小；而后者则愈加有效，由原来的协同肌变为后来的主动肌。拮抗肌的作用也逐渐增强，从而削弱了原来主动肌的作用。这种辅助与拮抗机制的作用，可以防止眼球的过度运动，并且有利于眼球运动的任意起止。这是极为和谐的配合，只有具备了这样的机制，眼球运动才能细致、平稳，使黄斑中心凹能随意跟随注视目标。

现将在第一眼位时六条眼外肌的协同肌（表1-18）和拮抗肌（表1-19）列表如下。值得注意的是，此表所列出的关系仅适合于在第一眼位时，眼球离开第一眼位后，各肌肉间的关系将会发生变化。

表1-18　眼球在第一眼位时眼外肌的协同肌

肌肉	主要作用	次要作用	协同肌
外直肌	外转	无	上斜肌，下斜肌
内直肌	内转	无	上直肌，下直肌
上直肌	上转		下斜肌
		内转	内直肌，下直肌
		内旋	上斜肌
下直肌	下转		上斜肌
		内转	内直肌，上直肌
		外旋	下斜肌
上斜肌	内旋		上直肌
		下转	下直肌
		外转	外直肌，下斜肌
下斜肌	外旋		下直肌
		上转	上直肌
		外转	外直肌，上斜肌

表1-19　眼球在第一眼位时眼外肌的拮抗肌

肌肉	作用	拮抗肌	
		主要	次要
外直肌	外转	内直肌	上直肌，下直肌
内直肌	内转	外直肌	上斜肌，下斜肌
上直肌	上转	下直肌	上斜肌
	内转		上斜肌、外直肌、下斜肌
	内旋		下直肌、下斜肌
下直肌	下转	上直肌	上斜肌
	内转		上斜肌、外直肌、下斜肌
	外旋		上斜肌、上直肌
上斜肌	内旋	下斜肌	下直肌
	下转		上直肌、下直肌
	外转		上直肌、内直肌、下斜肌
下斜肌	外旋	上斜肌	上直肌
	上转		下直肌、上直肌
	外转		上直肌、内直肌、下直肌

5. 诊断眼位　六对配偶肌在麻痹性斜视时对于麻痹肌的定位诊断具有十分重要的意义。一旦某个眼外肌或其神经支配出现异常时，配偶肌之间的作用强弱不一，就会出现斜视。出现这种情况，临床上就需要作出定位诊断，以确定是哪一只眼、哪一条眼肌发生麻痹或异常，诊断眼位就是根据这种需要而设计的。

如前所述，眼球围绕三个轴转动，除内、外直肌单纯执行内、外转之外，其他四条眼外肌都各有三个主、次要作用，一旦发生麻痹其三种作用都受损，产生复杂的效应。在诊断哪一只眼、哪一条眼肌发生麻痹时最方便和有效的方法，就是观察哪一只眼在哪一个方位处于最显著的落后状态。在上下转、左右转和内外旋的表现中，前两者眼球的位置较易观察，内外旋的位置变化最不易观察，所以，内外旋的位置变化不能用于外观的诊断。根据前述各单个眼外肌最强有力于上转、下转的方位或左转、右转的方位，可以分别将每一条眼外肌转到一定的方位，而使其他五条眼外肌的功能不会与此肌的功能相混淆，这样就为六条眼外肌形成了六个诊断眼位。例如用于上直肌最有效的上转方位是当眼球外转23°的位置，换言之，其最有效的上转方位是右上方；与此同时该眼的另一个上转肌，即右眼下斜肌，在这个方位时的主要作用是外旋，而其上转作用则大大减弱。因此，在右上方位，右下斜肌不起上转作用，保持眼球在这个方位的唯一眼肌是右上直肌，右上方位也就是右眼上直肌的诊断眼位。就右眼而言，其他各眼外肌最有效的方位是：右下直肌负责右下方位下转，右上斜肌负责右眼左下方位下转，右下斜肌负责右眼左上方位上转，右外直肌负责右侧方位右转，右内直肌负责右眼左侧方位左转。

为实现双眼单视（binocular vision），两眼的配偶肌在正常情况下等量地向同一方向转动两个眼球。因此，六对配偶肌负责的六个方位分别是向左、向右、左上、左下、右上和右下六个方位，具体分布见图1-271。在具体诊断时令患者分别向六个方向运动，当发现向

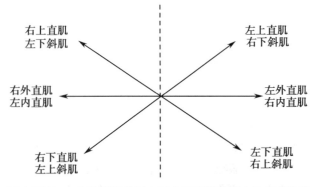

图1-271　六个诊断眼位时六对主要配偶肌最大作用方位示意图

某个方位转动时有一个眼的力量较弱或处于落后状态，该落后眼负责此方位的眼肌即为麻痹肌。

第五节 眼球运动分类

有关眼球运动的分类和术语较为庞杂，容易混淆，目前为大多数人所接受的是 Lancaster（1943）的分类方法。

一、单 眼 运 动

单眼运动（monocular movements）是指人们在实际生活中，除非另一只眼的眼外肌完全麻痹或已摘除，否则不可能令一只眼睛单独运动。有关单眼运动上转（supraduction，sursumduction 或 elevation）、下转（infraduction，deorsumduction 或 depression）、内转（adduction）、外转（abduction）、内旋（incycloduction）以及外旋（excycloduction）已在本章前文叙述。

二、双 眼 运 动

双眼运动（binocular movements）是在大脑皮质及眼运动中枢控制下的一种极为协调的双眼联合运动，实际生活中眼球运动多属于这一类。根据眼球运动的目的不同，双眼运动可以分为不同的形式，而不同的运动形式又有其各自的皮质中枢、皮质下中枢以及联系其间的神经纤维，从而构成了眼运动中枢的亚系统。

眼运动中枢的亚系统包括：

前庭系统（vestibular system）或前庭眼反射（vestibulo-ocular reflex，VOR）：前庭系统将产生由于头部的运动所引起的反射性的双眼运动。当头向右侧转动时，反射性地引起向左侧的双眼运动，以保持目标仍然在两眼的视网膜黄斑中心。前庭眼反射在出生后 3 个月可达成人水平。

视觉动力系统（optokinetic system，OKS）：视觉动力系统由视觉目标所驱动，当头部固定不动，双眼追随或注视一视觉目标时，除前庭系统以外的所有眼运动亚系统都将参与到这一行为中，如扫视运动、跟随运动和聚散运动。最直接的例子是，当给予一个匀速移动的全视野垂直条删（视动鼓）刺激时，视觉动力系统将立即产生视动性眼球震颤（optokinetic nystagmus，OKN）。

扫视系统（saccadic system）：扫视系统往往对周边视野中有兴趣的，或是突然出现的视觉目标刺激产生一种突然的、快速的眼球运动或眼球跳动，称之为扫视运动（saccadic movement），其目的是快速地使物体的影像落在黄斑中心凹。扫视运动可以是水平的或垂直的，也可以是旋转的，主要与自主运动有关。

平稳跟随系统（smooth pursuit system）：平稳跟随系统将对视野中缓慢移动的目标作出与目标的移动速度相一致的眼球运动，称之为跟随运动（pursuit movement），其目的是使视野中移动目标的影像相对固定于黄斑中心凹。跟随运动的形式可以是水平的或垂直的，也可以是旋转的。跟随运动大多为不自主运动。

聚散系统（vergence system）：聚散系统将对视觉目标移动的远近作出相应的反应，使物体的影像能够准确地落在双眼的黄斑中心凹并维持双眼单视。当目标移近时，双眼内直肌收缩；当目标移远时，双眼内直肌松弛转向原在位状态。

根据 Lancaster（1943）的分类方法，双眼同时向相同方向的运动称为同向运动（versions，or conjugate movement），双眼同时向相反方向的运动称为异向运动（vergences，or disjunctive movement）。

1. 同向运动 双眼同向运动是双眼向相同方向作同时、等量、等速度的转动，以实现眼球运动的第一和第二目的（变换注视野和把视觉目标带入黄斑中心凹并保持其位置），属于快眼球运动。同向运动的形式可以是扫视运动，也可以是跟随运动。同向运动的性质可以是自主的（voluntary），也可以是不自主的（involuntary）。例如，病人可以遵照检查者的指示双眼"向右看"或"向左看"，或者按照病人自己的主观愿望双眼同时向右侧或向左侧转动，这种运动属于自主运动；另一种是不自主运动，如两眼不自主地跟随眼前一个移动的目标向右侧或向左侧转动和旋转。根据其运动的方向又可分为水平同向运动、垂直同向运动、斜向同向运动和旋转同向运动。根据同向运动的形式（扫视运动或跟随运动）、性质（自主或不自主）以及方向（水平、垂直、斜向或旋转），各有其各自的神经支配中枢，详见神经眼科章节。

2. 异向运动 双眼异向运动是双眼向相反方向作同时、等量、等速度的转动，是聚散系统对视觉目标移动的远近作出的相应反应，使物体的影像能够准确地落在双眼黄斑中心凹并维持双眼单视（即眼球运动的第二和第三目的），属于慢眼球运动。根据眼球转动的方向不同又可以分为以下几种。

（1）集合运动（convergence movement）：当目标由远处移近时，双眼内直肌收缩，称为集合运动，又称辐辏运动。将棱镜片底向外置于双眼前，可以诱发集合运动。集合运动参与了近反射的过程。所谓近反射是指当视觉目标移近时，视觉系统将会产生一系列的反射：一是双眼内直肌收缩产生集合运动；二是晶状体的屈光力增强，产生调节（accommodation）；三是同时伴有双眼瞳孔的缩小（pupillary constriction）。这种由于近目标而引起的三个联带反射称为近反射（near reflex）。集合与调节之间存在非常密切的关系，一定量的调节必将产生一定量的集合，所以临床常常称集合为调节性集合或调节性辐辏（accommodative convergence）。通常两者的关系可以用调节集合比率来表示，即 AC/A 率，其具体计算请见有关斜视章节。集合与调节以及两者的关系在维持近视觉时双眼单视的过程中起着非常重要的作用，了解两者的关系对于深刻理解共同性斜视有重要意义。

（2）散开运动（divergence movement）：当目标由近处移远时，双眼内直肌松弛，由集合状态转向原在位状态，称为散开运动。将棱镜片底向内置于双眼前，可以诱发散开运动。集合运动和散开运动同归类于水平性异向运动。

（3）垂直异向运动（vertical vergence movement）：垂直异向运动是指同时发生的一眼向上运动和另一眼向下运动。实际生活中较少产生这类眼球运动，只有当一眼前置棱镜片底向上，另一眼前置棱镜片底向下时，可以诱发双眼垂直异向运动。

如前所述，双眼异向运动在维持双眼单视的过程中起着重要的作用。临床上常见到隐斜患者，由于融合功能的存在，隐斜患者往往不会表现出斜视，只有当融合功能被打破时或患者疲倦时才表现出来。融合功能由两部分组成，一是感觉性融合，二是运动性融合，或称融合运动（fusional movements）。融合运动实际上可以归类为双眼异向运动的一种特殊类型。融合运动的幅度可以用棱镜片或同视机测得。其大小由两个因素决定：一是 Panum 空间的大小决定运动性融合的下限（如果视差在 Panum 空间的范围以内只产生感觉性融合），换言之，视差必须大于 Panum 空间的范围才能产生运动性融合；二是超过了引起双眼异向运动的视差为融合运动的上限。融合运动的幅度个体差异很大，集合运动时幅度最大，垂直异向运动时幅度最小。

三、微小眼球运动

微小眼球运动（micro or miniature eye movements）是指在维持双眼注视的过程中，眼球并不是处于绝对的静止状态，而是存在着一系列复杂的、精细的、微量的眼球动，包括微小震动（microtremor）、微小漂移（microdrifts）和微小扫视（microsaccades）。当双眼注视目标的大小在黄斑中心凹最小锥体细胞的直径范围内时，将会出现微小震动，其幅度一般较小，大约 5～50 弧秒角，而且双眼的微小震动往往是不协调的或者是异向的。与微小震动相比，微小漂移的幅度较大，而且较慢，大约 2～5 弧分角，同样，双眼的微小漂移也是不协调或者是异向的。微小漂移是否与视觉目标影像在黄斑中心凹的位置有关目前仍然存在着争议。微小扫视的幅度大约 1～23 弧秒角，其运动的速度与大扫视运动（macrosaccades）很相似，其主要作用可能是矫正视觉目标滑离黄斑中心凹。有关微小眼球运动的特性以及在视觉功能中所扮演的具体角色目前还不是十分清楚。

（侯　川　张　伟）

主要参考文献

1. 赫雨时. 斜视. 天津：天津科学技术出版社，1982：11-25.
2. 刘家琦，李凤鸣. 实用眼科学. 第 3 版. 北京：人民卫生出版社，2010：558-560.
3. 赵堪兴，杨培增. 眼科学. 第 7 版. 北京：人民卫生出版社，2008：246-248.
4. 赵堪兴. 斜视弱视学. 北京：人民卫生出版社，2011：7-11.
5. von Noorden GK. Binocular Vision and Ocular Motility, Theory and Management of Strabismus. 6th ed. St Louis：Mosby，2002：52-78.
6. Miller NR. Clinical Neuro-ophthalmology. 4th ed. Baltimore：Willians & Wilkins，1985：608-651.
7. Glaser JS. Neuro-ophthalmology. 3rd ed. Philadelphia：Lippincott Willians & Wilkins，1999：327-344.
8. Taylor D，Hoyt CS. Pediatric Ophthalmology and Strabismus. 3rd ed. Philadelphia：Elsevier Saunders，2005：849-861.
9. Sherrington CS. Experimental note on two movements of eyes. J Physiol，1894，17：27-29.
10. Hamberlain W. Restriction in upward gaze with advancing age. Am J Ophthalmol，1971，71：341-346.
11. Donders FC. About the relation between the convergence of the visual axes and the accommodative status of the eyes. Strabismus，2006，14：167-168.
12. Lancaster WB. Terminology in ocular motility and allied subjects. Am J Ophthalmo，1943，26：122-125.

第五篇 视 觉 生 理

视觉生理是认识众多的视觉现象,揭示视觉形成的规律,从对视信息的吸收加工到最后产生光觉、形觉、色觉等的视觉感受科学。

视觉形成,既要通过特定的光学系统,又需要经历物质代谢、能量转换、信息传递、视觉辨认、图像识别等一系列相互作用的过程,要有从周围到中枢的广泛的神经网络。从光对视网膜光感受器的刺激,到对光敏感视色素引起的一系列光化学反应,光感受器吸收光子信息后,经历光能转换成化学能,构成电信号,通过触发各个部分神经系统的活动,将突触所释放的神经活性物质和被激活起来的酶系统参与,最后把信号传递到大脑视皮质。因此无论光觉、形觉、色觉等,均有解剖学、生理学、生化学和光化学等各种学科知识的交融,还有物理学、神经科学等各方面知识的汇集。

视觉生理至少包括两个方面:一是视觉形成的基础。涉及与视觉有关的解剖、组织、功能和代谢等各个方面的互相配合。另一是了解和实践视觉测定的相应手段,增加对视觉科学的认识。这里特别要提到视觉心理物理学和视觉电生理这两大领域在阐明视觉形成中的重要作用。

视觉心理物理学包括光觉、形觉、色觉、运动觉等各个方面。视野、暗适应、对比敏感度、双眼视等视觉功能都是视觉心理物理学的主要内容。由此演化出来的各种测试手段,也就构成视功能检查的视觉心理物理测试技术。

视觉电生理不断成功地记录了单个视细胞电位和一簇生物电反应,对了解视网膜各级神经元和神经网络,循神经的传递及视觉中枢处理,均有特殊的意义,它也促进在视觉生理的神经机制研究上取得重大突破。视觉电生理的相应测定技术在应用上被认为是客观视功能测定的一种手段。近期又迈出的一大步是多焦视觉电生理技术的出现,通过一个通道的常规电极,可以获悉同一刺激条件下多个不同视网膜部位的视觉电反应,经过计算机处理,分离出各个不同部位的波形及组成三维的视觉电反应地形图。由线性和非线性成分分析,来判断视觉系统不同层次的功能,这成为新一代的客观视功能测定。

视觉生理涉及视觉形成的最核心部分,也是眼科学中内容众多、知识深刻的篇章。因此从光觉、形觉(包括视力、视野等)、色觉及视觉电生理等视觉生理学专题展开探讨,必有助于更好地认识和应用实践视觉科学。

(吴乐正)

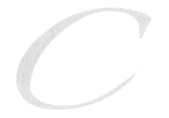

第一章
视觉的基本功能

视觉的基本特征是感受外界的光刺激,与感受光刺激有关的视觉基本功能表现为眼能分辨不同强弱的刺激光,分辨有一定时间间隔的闪光刺激,分辨不同波长的颜色光刺激和有一定空间距离的两个刺激物,同时又通过眼球运动,使眼主动对准和扫描刺激物,以形成清晰的视觉。视觉的这些基本功能使人们能够接受外界丰富的信息,并在此基础上形成更复杂的图形和空间知觉。

第一节 亮 度 分 辨

一、光谱敏感性和 Purkinje 位移

在研究亮度分辨时,必须首先了解人眼的视觉敏感性。人眼能接受可见光谱范围的电磁辐射的刺激,但对可见光谱内各波长刺激所需的光强度和引起的光效应并不一致,这种不一致性可以通过光谱敏感曲线

来描述。纵坐标以引起一定主观感觉所需能量的倒数来表示，横坐标为波长，所得曲线称作相对光谱敏感曲线（relative spectrum sensitivity curve），或称为相对亮度效率曲线（relative luminous efficiency curve）。人眼视网膜有两种感光细胞，视锥细胞（cone）和视杆细胞（rod），视锥细胞主要集中在视网膜的中央部位，主司明视觉（photopic vision）。由中央凹测得的相对光谱敏感曲线称明视敏感曲线；视杆细胞主要分布在视网膜的外周部，主司暗视觉（scotopic vision）。视杆细胞对光的感受性比视锥细胞的感受性要高 10^3 倍以上。视锥细胞和视杆细胞对光谱的不同波长的感受性也不一样，明视感受性的最大值在 555nm 处，而暗视感受性的最大值则在 507nm 处，暗视觉比明视觉的峰值向光谱的短波端移动了 48nm，这种移动在人眼的感觉中表现为在白天看到黄色和蓝色亮度大致相等的表面，但到黄昏时，由于光照强度变弱，人眼感到蓝色表面较黄色表面明亮些，这个现象在 1825 年由捷克医生 Purkinje 观察到，故称 Purkinje 位移（Purkinje shift）或 Purkinje 效应。

二、视网膜光感受器的方向敏感性

1933 年，Stiles 和 Crawford 发现，同等强度的光线，在离瞳孔中心 4mm 的任何一侧入射到视网膜，其相对光效率只有从瞳孔中央入射光线的 1/5，表明从瞳孔中央入射光线要比从瞳孔边缘入射的光线所引起亮度感觉要大，这个现象称为 Stiles-Crawford 效应（Stiles-Crawford effect）。不同入射部位和相对亮度效率的关系曲线显示最有效的入射光的位置不是在瞳孔正中，而是偏离瞳孔中央 ±0.5mm 处。用不同波长的光从瞳孔的不同部位刺激视网膜中心凹的视锥细胞，可测得不同波长单色光的视锥细胞方向感受性。视杆细胞也有方向感受性，并与视锥细胞相似，其感受性最高的部位是在靠近瞳孔中央的颞侧部位。

方向性效应和光感受器的聚漏（funneling）性质有关。光感受器的外段和内段的折射率比周围介质高，光线射入内段以及在其进程中，根据投射到细胞壁的角度以及细胞内和细胞外介质的折射率的比例，部分由全反射折回细胞内，部分透过细胞壁漏到周围介质，这样，如果入射的光线方向发生改变，在细胞内的折射情况也就不同，由此形成了方向性效应。

三、亮　度　分　辨

亮度分辨包括绝对阈（absolute threshold）和辨增阈（incremental threshold）两个方面。绝对阈是指完全暗适应的眼，刚能察觉的亮度或所需要的光能量。绝对阈的测定决定于观视条件和给予刺激的情况，可从三方面着手：①所需最低视网膜照度，这决定于观视表面亮度和瞳孔面积。经实验计算，对于完全扩大了的瞳孔，每秒达到视网膜的量子数为 2300 个左右，它们分布在全视网膜的 1.3×10^7 个视杆细胞上，每个视杆细胞能接受两个或两个以上量子的概率很小，即一个量子就可以激活一个视杆细胞，使其发出一个可被第二级神经元利用的信号，不过要引起主观感觉，还需要这样的信号进行大量的时间综合和空间综合。②所需最低光通量。如果刺激光是一个点光源，按射入瞳孔的光通量来计算视阈值，则需要每秒有 90～144 个量子进入眼，才能被察觉，但由于光的散射、衍射、综合时和综合域的不确定性等复杂情况，很难对这种刺激进行定量分析。③所需最低能量。测定最低能量阈值时，刺激时间要短，刺激域要小，而且要固定到一定的视网膜部位。实验证明，只要有 54～148 个量子（平均 112 个）达到角膜，就有 50% 的概率被看见，这些量子，大体有 50% 在未到达视网膜之前即被反射和吸收，达到视网膜的量子，约 20% 被吸收，即仅有 5～14（平均 11）个量子被吸收，达到视阈。但考虑到衍射和散射作用，经统计学分析，在 1 毫秒内，需要吸收 5～7 个量子，也即有 5～7 个视杆细胞被兴奋起来，才能被察觉。此外，由于视系统"噪声"的存在，也会影响绝对阈。

辨增阈是指在一定的亮度背景下，能区别一定附加亮度的阈值。研究辨增阈的方法很多，最常见的为在一均匀亮度背景 IB 的中央附加一定亮度 ΔI，刚能察觉中央和背景亮度差别或引起一定大小反应的 ΔI 即为辨增阈。虽然在视系统内含有"噪声"，如果将噪声相应的等效暗光用 ID 表示，在一般情况下，IB 远大于 ID，因而可以将 ID 忽略不计，则辨增阈是研究 ΔI 和 IB 之间的关系。Weber-Fechner 定律概括了视觉分辨的宏观规律：神经信号的大小与刺激光强度间关系服从于双曲线函数，而背景光的作用，只是压缩（compression）信号的大小（背景光包括外加适应光和内在暗光）。在一般实验情况下，适应光比暗光大得多，但又不因压缩而达到饱和，上述的双曲线关系和压缩关系均变成线性关系，因此欲产生一定大小的神经信号，只需加强刺激，使刺激光与适应光成正比。

与亮度有关的感觉，还存在着两种适应状态，一种是从光亮处到黑暗处，在黑暗中视觉感受性逐渐提高的过程，称作暗适应（dark adaptation）；另一种是从黑暗到光亮处、在光亮处视觉感受性逐渐降低的过程，称作光适应（light adaptation）。暗适应测定对人眼来说，一般选择中心凹外 11° 为视杆细胞最密集处，确定不同暗适应时间间隔的视阈值。通常在暗适应30分钟左右，视阈值降低10^5倍以上，达到稳定状态。有关暗适应功能的详细资料请见第五章。光适应的进程很快，大约一分钟就能基本上完成，因而对光适应的研究比较困难，有一种方法是让一只眼对光适应，而另一眼不对光适应，在不同时间的光适应后，立即将对光适应眼的刺激物与非对光适应眼的刺激物作明度匹配，通过两个刺激光的比较得出光适应曲线。

第二节 空 间 分 辨

一、视力与对比敏感度

眼的空间分辨是指区分一定空间距离的两个物体的能力。目前临床上对形觉功能的检查主要采用视力或称视敏度（visual acuity）和对比敏感度（contrast sensitivity）。有关视力和对比敏感度的意义、测定方法及影响因素等请参见卷一第五篇第四章和卷二第四篇第五章，本节主要阐述应用对比敏感度来研究空间分辨的机制，以及对比敏感度与视力之间的关系。

眼的空间分辨取决于两个方面：一是眼的光学因素（即成像质量），另一是视网膜至视中枢信息的传递和加工（非光学因素），用一个简单的公式来表示：

总的视觉系统空间分辨（HA）＝眼的光学因素（HO）× 视网膜－脑因素（HR）

对这三个部分，我们只要测出任何两个，就可以求得第三个。对眼的光学因素曾有人在剜出的眼后极部的巩膜和脉络膜处开一个小窗，进行直接测量，以后又有人从活体眼，根据从在视网膜成像的一条光线经瞳孔反射出来的光量分布来表明眼的光学质量，但这两种方法测定眼的光学因素均十分困难，前者因剜出的眼球，多少有些死后的变化，而且眼一旦剜出，就很难维持活体眼状态下的光学质量；后者测量和计算均较烦琐。视网膜－脑的因素，从20世纪30年代就开始对这种测定作了尝试，直到60年代才告实现，其中一个例子为Campbell和Green的工作，他们应用激光作为相干光源、在视网膜上产生干涉像，从而可以避开眼的光学系统，直接测定出视网膜－视皮质因素。总的视觉系统空间分辨可通过对比敏感度测定来确定，其测定的机制为：不同空间频率的正弦光栅为刺激图像，经过整个视觉系统后，被传递的各频率的正弦波的平均亮度保持恒定，但振幅受衰减，衰减频率愈高，衰减愈大；而衰减的大小可通过与正弦光波的振幅有关的物理量来表示，这个合适的物理量为对比度（contrast）。对比度的定义为：

$$对比度 = \frac{L_{max} - L_{min}}{L_{max} + L_{min}} = \frac{2\Delta L}{2L_{av}} = \frac{\Delta L}{L_{av}}$$

公式中 L_{max} 为正弦波的最大亮度，L_{min} 为正弦波的最低亮度，ΔL 为平均亮度减最低亮度的值或最大亮度减平均亮度值，L_{av} 为平均亮度（图1-272），因而 ΔL 为对平均亮度 L_{av} 的调制，而对比度的变化还与正弦波的频率有关，这类似光学系统的透镜那样，可以用调制传递函数（modulation transfer function，MTF）来表示正弦波在成像空间振幅被衰减的程度与频率有关。对于人眼，要察觉到有对比度的存在，必须达到一定对比度阈值（contrast threshold），对比度阈值的倒数称为对比敏感度（contrast sensitivity，CS），因而，对人类视觉系统的空间分辨的 MTF 可以用对比敏感度函数（contrast sensitivity function，CSF）来描述。目前 CSF 不仅应用于视觉生理的空间分辨的理论研究中，而且还广泛地应用于临床，能更早期地反映疾病所引起的形觉功能的障碍。

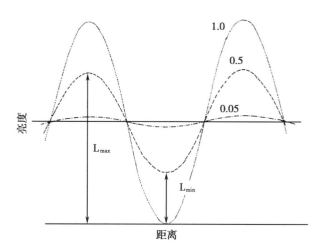

图1-272　1.0、0.5 和 0.05 的三个正弦光栅的空间亮度分布

视力与 CSF 间有何联系？已有学者将 CSF 曲线的高频端作延长线，此延长线与横坐标（即空间频率坐标轴）相交，交点处的空间频率称为高频截止频率（the frequence in high frequence cut off），应用下列公式，将高频截止频率换算成视力：

视力＝20/500•高频截止频率

按此公式计算的分辨视力与 Snellen 视力相比较，两者相接近或前者略高于后者。

二、马　赫　带

1865年物理学家 E. Mach 描述了一种刺激的空间交互作用现象。在长方形上，刺激光强度呈阶梯形的变化，它包括三个部分，左侧是均匀的低亮度区，右侧是均匀的高亮度区，中间是从低亮度向高亮度逐渐过渡的区域，当人眼观看这个刺激区时，会感到在左侧区和中间区的交界处有一条暗带，在中间区和右侧区的交界处又有一条亮带。这种现象称为马赫效应，明带和暗带称为马赫带。客观上这条明带和暗带是不存在的，是观察者的视觉系统上所产生的错觉。这种错觉可能是由于视网膜上邻近的神经细胞之间侧向相互抑制作用（即侧抑制 lateral inhibition）的结果。

刺激的亮度能够影响马赫带的宽度，随着刺激亮度的降低，暗带的宽度增加，而亮带的宽度受亮度变化的影响不大。在照明非常强或非常暗时马赫带完全消失。当均匀暗区和均匀亮区之间的亮度差大时，即中间区亮度分布的坡度大时，马赫带更明显。当刺激视网膜中心凹时，马赫带变窄，刺激 30° 视角以外的视网膜时马赫带变宽。马赫带的产生只是在单眼受亮度刺激时形成，当双眼有融合作用时不产生马赫带，颜色图形刺激也不存在马赫带。

三、空 间 总 合

当刺激时间不变，在视网膜一定刺激面积的范围内，刺激的强度变化可以由刺激面积大小得到弥补，这种情况称刺激的空间总合（spatial summation）。在刺激中央视锥细胞面积小于 5′ 视角，刺激视杆细胞面积小于 30′ 视角时，刺激面积 × 刺激强度 = 常数，这意味着，在一定刺激面积范围内，随着刺激面积大小有改变，虽然单位面积的刺激量有变化，但由于存在刺激的空间总合作用，阈限刺激的总量是恒定的，这一规律称为 Ricco 定律。但是当刺激面积超出上述范围后，阈限值将随刺激面积的增大而不断提高，这一定空间范围称为临界面积（critical area）。空间总合作用与感受器的神经兴奋的总合作用有关。

第三节　时 间 分 辨

人眼对间断的光刺激的反应状况与刺激光的间歇频率有关。如果刺激周期性波动的频率较低，可以很容易地看出单次闪光（flash），当间歇时间缩短，也即时间频率增加，观察者对闪光的感觉便衔接起来，产生了"闪烁"（flicker）效应，如果闪光频率再进一步增加，则闪烁效应消失，物理上波动的光就被看成是稳定的光了。物理上的闪光在主观上引起的感觉介于闪烁和稳定之间时的闪光频率称临界闪烁光频率（critical flicker frequency），或称临界融合频率（critical fusion frequency）。所谓调制百分比是指正弦波的振幅 ΔI 和其平均光强（$I_{平均}$）的百分比。如果一个在视觉上是稳定的正弦光刺激的平均光强，当改变正弦波的

振幅，使观察者刚能察觉到闪动时的振幅强度为 ΔI，那么 $\Delta I / I_{平均} \times 100$ 就是这一频率的正弦闪光的阈限调制百分比。调制百分比越大，表明所需的振幅越大；其阈限值就越高。人眼调制百分比阈值与闪光频率有一定联系，人眼对 10 次 / 秒的刺激最敏感，对这个频率，调制百分比小于 3% 就能察觉出闪光。对较高和较低的频率，其阈限值增加，当频率超过 50 次 / 秒时，甚至 100% 调制正弦波都不能察觉到闪光。刺激的物理特性，如刺激光强度、波长、物体大小、位置及背景等对临界闪光频率均有影响。观察者本身的生理和心理因素，如瞳孔大小、年龄、药物、疲劳等也会影响临界闪光频率。

另外，当保持刺激面积不变，在一定的刺激时间范围内，如果刺激强度很弱，视觉效果较差，为了达到一定的视感觉，可以用延长刺激时间的方法来加以弥补，这种情况称作刺激的时间总合（temporal summation）。保持刺激面积不变及短时刺激的情况下，为达到视觉阈限所需的刺激时间与刺激强度成反比。在这种条件下，刺激时间 × 刺激强度 = 常数。这表明随着刺激时间的改变，虽然单位时间的刺激量变化了，但是由于刺激时间的总合作用，阈限刺激的总量是恒定的。这个规律称为 Bloch 定律。这个定律只是适用于在一定的刺激时间内，当刺激视锥细胞的时间超过 30 毫秒，刺激视杆细胞的时间超过 200 毫秒时，阈限值便有所增高，即需要更大的刺激总量才能看到刺激物，这一时间的转折点称为临界时间（critical time）。视锥细胞和视杆细胞的总合时间不同，视杆细胞的总合时间较长。在短时刺激下，视锥细胞的阈限约为视杆细胞的 7 倍；在长时刺激下，两者阈限的差别可增大到接近 100 倍。

第四节　颜 色 分 辨

色觉是人类视觉的基本功能之一，人们生活在一个五彩缤纷的世界里，颜色使生活变得丰富多彩，给人以美的感受。人们对颜色的感觉称为颜色视觉（color vision），它是外界物体的各种颜色对人眼视网膜视细胞的刺激与人的神经系统相互作用的结果。

对颜色视觉的研究至少已有 250 多年的历史，其中较有影响的学说有 Young Helmholtz 的三原色学说，Hering 的色拮抗（color opponency）学说和 Muller 等提出的阶段学说（stage theory）。近代 Land 等又提出色恒常（color constancy）理论。这些学说对色觉机制的认识不断深入和完善。

对颜色的定量研究方法之一是色度学，色度（chromaticity)是指用数学方法来研究颜色,这样使颜色现象变得具体化和简单化。在色度学研究方面最有代表性的是 1931 年 CIE(Commission Internationale de l'Eclairage,国际照明委员会)制定的色度图,也叫 CIE 1931 色度图。其色度图中对任何颜色都可用匹配该颜色的三原色(红、绿、蓝)的比例加以规定,因而每一颜色都在色度图中占有确定的位置。

正常人对颜色感觉是十分敏感的,颜色视觉包括三个心理量:明度(brightness)、色调(hue)和饱和度(saturation)。根据 Ames(1921)的资料,考虑到上述三个心理量,人眼大约可分辨约 13×10^3 种不同颜色。如因遗传或因后天眼病引起辨色力较差或甚至分辨不出颜色,称之为色觉异常(color vision abnormality)或色觉障碍(color defect),亦即通常所称的色盲(color blindness)。目前对色觉异常的检查已有多种方法,有用心理物理学方法作色觉检查,包括假同色图、色相区别子、色觉镜等,也有用视觉电生理方法,包括色光 ERG、色光 VEP 和色光诱发的视动性眼震图等。对颜色的研究已成为一门独立学科——颜色科学。

第五节　眼球的运动

在视觉过程中,眼球的运动具有重要作用,它既可以使保持静止或运动的外界物体的像经瞳孔落到黄斑中心,使成像清晰,又可以扩大视野的范围,并通过眼球运动来维持人体运动的正确姿势。

眼球运动是通过三对眼外肌(内直肌和外直肌,上直肌和下直肌,上斜肌和下斜肌)来完成,三对眼外肌的协同运动使眼球以角膜顶端后方 13.5mm 处作中心转动。眼球运动的范围大约有 18°,超过 12°时就需要头部运动的帮助了。两个眼球的运动是非常协调的,它们可同时向同一方向转动或是进行会聚运动。一个眼球不能单独运动,这是因为受到大脑中枢的管制,如果中枢管制失调,眼外肌力量不平衡,两眼就不能同时注视一个目标,视轴呈分离状态,其中一眼注视目标,另一眼偏离目标,即为斜视(strabismus)。

眼球运动的基本形式有三种:注视(fixation)、跳动和追随运动(pursuit movement)。注视是使眼球中心凹对准物体的某一点,但是,这种对准物体的运动并不十分精确,因为当眼注视外界一个点的时候,眼球并不是完全不动的,而是在不断地作微弱的运动,一般每隔 1～1.5 秒便发生一次不规则的运动,运动的幅度很微小,平均约 0.045～0.06mm,另外还有不断的起伏颤动,颤动的频率每秒约 30～70 次,颤动的幅度平均约 17.5″视角。在双眼注视时,还伴随有微弱的会聚和分散运动。正常情况下,眼球因注视产生的不随意运动是极微小的,对视觉敏锐度和深度视觉没有什么影响,相反,这种眼球的微弱颤动会增加视觉的能力,这是因为视网膜的一个固定部位经过一定时间的刺激后,会很快地发生适应,其结果会造成视觉模糊,甚至视觉消失,而眼球的颤动可以经常变动视网膜上刺激的部位,这就避免了视网膜的适应现象。如果黄斑中心凹发生了病变,失去注视能力,眼球出现可察觉的震颤,这就成为病理性的眼球震颤。

眼球的跳动发生在眼搜索要观察的任何物体时,或当眼主动地把视线由一个目标转移到另一个目标时,或当转动眼球使落到边缘视野的刺激移到中央视觉的时候,眼球出现跳跃式的移动,而不是平稳地滑动。眼球运动总是使视线先对准目标的一部分上,停留片刻,注视后又跳到另一部分上,对新的部分进行注视。眼的跳跃运动的速度很快,据报道,水平方向 5°、10°、15°、20° 和 25° 的运动所需时间分别为 35、65、84、96 和 104 毫秒,垂直方向 5°、10°、15° 和 20° 的运动,分别为 35、43、84 和 108 毫秒。倾斜方向(45°)运动 5°、10°、15° 和 20°,分别为 35、65、90 和 115 毫秒。

眼球的追随运动是较平稳的运动,在头部不动的情况下,为了保持眼球能经常注视在一个运动的目标上,眼球必须跟随这个运动目标,使这个运动目标的像能投射到黄斑中心凹,达到像的清晰,这种追随运动也称为平稳视跟踪运动(smooth pursuit eye movement)。测定平稳视跟踪的方法有多种技术,例如可应用视觉眼电图、红外线巩膜反射法和巩膜探察线圈等技术来测定追随速度、位移和平稳程度。已证实,平稳视跟踪时眼球移动的速度和方向主要取决于所注视的运动目标的情况,当目标的运动速度在 50～55°/s 以下时,眼球能追随运动的目标,而理想平稳视跟踪的速度上限为 40°/s。当目标高速运动时,在眼的追随运动中掺杂了跳动,如果眼跳动的方向和速度与物体运动的方向和速度相符合,就能很好地看清物体。眼跳动一次需用 40～50 毫秒,约相当于 300°/s 的角速度。有时虽然眼的跳动速度比刺激目标的运动速度大,但是在眼由追随运动改变为跳动的时候,可能有一个阶段眼运动速度与目标运动的速度相符合,符合的时间可以很短,但只要有几毫秒的时间,眼就能分辨清楚目标。当眼球追随过远的运动目标时,例如坐在开动的火车厢内观看车外远处的景物,眼球在追随到一定程度之后,便会突然向相反方向跳回到原处,再追随新的对象,在这种情况下眼球的运动是按追随、向相反方向的跳动、再追随、再跳动这样的方式反复进行的。

第六节 图 像 识 别

图像识别（pattern recognition）是人们生活中最普遍、最实际的一种知觉，也是人类知觉最惊人的能力之一，是涉及更高级的信息加工过程。图像识别也是一种再认识的活动，即在图像识别中，既要有当时进入感官的信息，也要有记忆中存储的信息。只有通过存储的信息与当前的信息进行比较的加工过程，才能实现对图像的识别，因而图像识别也可以称作图像再认识。图像识别是一个极为复杂的过程，涉及一系列心理过程的相互作用，包括感觉、知觉、记忆、认识、搜索、形成概念，直到最后完成对图像的再认识。

一、与图像识别有关因素

1. 熟悉的图像　对熟悉的图像，无论落在视网膜的哪个部位，人们都可以识别出来。这表示刺激过的图像在视网膜上遗留下"痕迹"，这个图像的痕迹在神经系统中有定向作用，不管图像输入的位置在视网膜中如何改变，却总能达到识别的效果。

2. 刺激的旋转　当刺激呈旋转改变时，产生的知觉也发生改变，有人作了试验，先让被试者看 40 张图画，每张画看 3 秒，然后成对地呈现图画，其中一张（称刺激图像）是在 40 张中出现过的，另一张（称测试图像）是新的，要求被试者指出哪一张是在 40 张中出现过的。他们的结果是：当刺激和测试图像放置于不同的位置，例如两者均为正置位或均为倒置位，或刺激图像正位而测试图像倒位，或刺激图像倒位而测试图像正位，人们对两者均为正置位的再认识精确度要高于其他几种。这说明在辨别图像时，图像的方向对再认识起很大的作用。

3. 图像本身的特征　当图像方向改变后，人们仍能识别出该图像来，这可能是图像本身的特征起作用。一般来说，不管图像怎样转动，它的很多特征是不变的，如果能识别它的基本关键性特征，则无论图像是怎么旋转，仍可以认识此图像。

4. 刺激形状和大小的恒常性　当图像的形状和大小没有变化，但它的位置或方向发生改变，此时再来认识图像，在人们的图像知觉中基本上保持原来的形状和大小。不仅对熟悉的图像，对不熟悉的图像也有同样的现象，这表明在再认识之前已经有了知觉恒常性，正是由于这种恒常性存在，才使再认识成为可能。

5. 眼球的运动　在图像识别时，眼球根据不同的图形及需求作适当的运动。阅读时，眼球的运动并不是沿直线平稳地进行，而是作一系列的跳动和注视，每

次跳动之后，眼球停顿一下再进行注视。接着再跳动再注视，阅读一行一般的文字大约有 6～8 次跳动，每次跳动时间为 0.02～0.03 秒。每次注视时间占 0.2～0.3 秒，以这种运动形式，阅读完第一行后转入第二行。阅读过程中眼球的这种运动是视觉的反射活动，人们并不能意识到它，所以眼球的跳动次数和每次注视时间不能由人随意控制，每次注视时，眼能同时看到的字数越多，即每次注视的广度越大，注视的时间越短，阅读的速度就越快。眼球水平方向的运动快于垂直方向的运动，因而汉字横行排列优于直行排列。另外对熟悉的材料或内容浅而易懂的文章，阅读速度也快。在观察图形时，眼往往是集中在图形的某些特点上，如简单的多边图形的各个角是眼集中注视的部位，一些特殊细节处或图形的轮廓上有明显变化的部位，如转弯或转角处，另外还表现出有一定规律按顺序观察，首先观看最有特征部分，再围绕特征部分按一定的路线进行巡视，从一个特征移到另一个特征上。对初次看图的学习阶段，眼球按一定的扫描路线运动，当再认识见过的图画时，眼的扫描路线和学习阶段的扫描路线常是相同的。一个典型的扫描路线大约包括 10 次注视，共持续 3～5 秒。对图形的认识也是随着婴儿年龄的增大而发育起来，3 岁儿童首先是把图形从背景中分离出来，眼球运动的轨迹只集中在图形的某一部位，看不到追踪图形轮廓的情况。6 岁儿童的眼动轨迹与图形的轮廓比较符合，并能对具有特征性的部分进行注视，形成对图形的追踪探察运动。

二、图像识别理论

有关图像识别的研究已有很多种理论，每种理论有其可解释的一面，也有缺陷之处，下面介绍几种理论：

1. 模板匹配（template matching）理论　这个理论认为要识别某个图像，必须在过去的经验中有这个图形所"记忆的痕迹"或基本模型，这个模型又称"模板"。如果当前的刺激与大脑中的模板符合，就能识别这个刺激是什么。也就是说，一个图像是通过它与模板相匹配而加以认识的。按照模板理论，辨认一个几何图形要经过下述的过程：图形的反射光作用于视网膜并变为神经冲动传递到大脑，然后大脑在许多现有的模板中进行搜索，如果发现某个模板与传入的图式相匹配，那么，这个图形就被识别了。这种模板匹配图像识别理论所指的匹配是外界刺激必须与模板完全符合，如若知觉系统的刺激不是匹配刺激，则不能引起所有与图形有关的神经元的兴奋，因而不能达到识别。实际上，在现实生活里，人们不仅能识别与基本模式一致的图像，也能识别与基本模式不完全符合的图像。一

个刺激图像，在视网膜上的位置可能不同，大小也可能会改变，或者方向旋转了，视觉形状各不相同。因而按照模板匹配理论，由于有了变化，破坏了识别所必要的基本条件，即破坏了刺激与基本模式的一致性，理论上应识别不出，但实际上，人们仍可识别它们。另外，按照这种理论，外界刺激必须与它们的内部图形成一对一的相匹配，才能加以识别，这样就需要形成无数个模板，它们分别与人们所看到的各种图像及这些图像的变形相对应，这需要大脑里存储无数多的模板。从神经学上来看是不可能的，即使可能，人们要在无数个模板中提取记忆，也会有一个很费时间的搜索过程，而这又与人们所具备的对大量图像的迅速识别能力发生了矛盾。所以，模板匹配是在感觉信息结构与脑中已存储的结构精确符合的基础上的简单的图像识别原理。

2. 原型匹配（prototype matching）理论　这个理论认为，眼前的图像，例如字母 A，不管它是什么形状，也不管把它放到什么地方，它都和过去知觉过的 A 有相似之处。人们在长期记忆中存储的并不是无数个不同形状的模板，而是从各类图像中抽象出来的相似性的原型，拿它来检验所要识别的图像。如果所要识别的图像能找到一个与它具有相似性的原型，那么，这个图像也就被识别了。这种图像识别模型从神经学上和记忆搜索的过程上来看，都比模板匹配更适宜。例如对原型"A"字，在人们的大脑中概括了与这个"A"字原型相似的各种图像的共同特点，这就使我们能够识别与原型不一致而仅相似的所有其他的 A 了。原型不仅是对一类刺激的概括，而且也是这类刺激在脑里的最优代表。尽管原型匹配理论能够更合理地解释图像识别的一些现象，但是它并没有说明人是怎样对相似的刺激进行辨别和加工的，例如有部分相似，而又有部分不相似的图形又是怎样区分开来的，这可能涉及更复杂和更微妙的机制。

3. 泛魔识别模型（pandemonium）理论　这是 1959 年 Seifridge 提出的一个利用特征分析机制来识别图像的理论。这个理论把图像识别过程分为不同层次，每个层次都有承担不同职责的特征分析机制，它们依次进行工作，最终完成对图像的识别。Seifridge 把每种特征分析机制形象地称为一种"魔鬼"（demon）。由于有许许多多这样的特征分析机制在起作用，因此叫做"泛魔"识别模型或泛魔系统。在泛魔系统中，第一层是执行最简单任务的"映像鬼"（image demon），它只是记录外界的原始形象，正和视网膜获得外界刺激的映像一样。然后由"特征鬼"（feature demon）进一步分析这个映像。在分析过程中，每个特征鬼都去寻找与自己有关的图像特征。例如在识别字母时，每个特征鬼负责报告字母的一种特征及其数量。"认识鬼"（cognitive demon）接受特征鬼的反应。每个认识鬼只负责识别一个图形，当它发现与自己识别图形有关的特征时开始喊叫，它发现的特征越多，喊叫声就越大。最后"决策鬼"（decision demon）根据许多认识鬼喊叫声的大小，选择叫声最大的认识鬼的反应作为所要识别的图像。泛魔识别模型在某些方面类似于模板匹配，因为它需要与所识别的特定项目的特征进行匹配。泛魔系统在不同层次的分析上是串行加工，它包括 4 个层次：映像鬼、特征鬼、认识鬼和决策鬼。但每一个特征鬼和认识鬼都同时寻找与自己有关的图像特征，每个认识鬼均报告输入与自己的一组特征匹配的程度。两种加工方式都被充分利用了，所以它是图像识别的一个很灵活的模型。

（吴德正）

主要参考文献

1. 杨雄里. 视觉的神经机制. 上海：上海科学技术出版社，1996：39-48.

2. 阮迪云，寿天德. 神经生理学. 合肥：中国科学技术大学出版社，1992：213-238.

3. 荆其诚，焦书兰，纪桂萍. 人类的视觉. 北京：科学出版社，1987：91-113.

4. Moses RA, Hart WM, Jr. Adler's Physiology of the Eye: Clinical Application. 8th ed, ST. Louis: Mosby, 1987: 429-457.

5. Schuster S, Amtsfeld S. Template-matching describes visual pattern-recognition tasks in the weakly electric fish Gnathonemus petesii. J Exp Biol, 2002, 205: 549-557.

6. Larsen A, Undesen C. A template-matching pandemonium recognizes unconstrained handwritten characters with high accuracy. Mem Cognit, 1996, 24: 136-143.

第二章
光　觉

光觉即视觉系统对光的感知过程，是视觉系统的最基本的功能。其形成既有光线进入眼内，经屈光间质折射汇集于视网膜的光学传导过程，也有光感受器细胞接受光线刺激转换为神经冲动的光电换能过程，及其后续激发的神经冲动在视网膜和视路传递过程，最后投射在大脑皮质的视觉中枢，完成光觉感知。因此上述屈光间质、视网膜和视路等各个环节都可影响光的传递和感受。

第一节　光的性质与传递

人眼所能感受到的光，只占能量光谱（energy spectrum）中很小部分，即 380～760nm 的电磁波，即可见光。其波长比宇宙射线、X 线及紫外线长，而比无线电波和红外线短。在此之外的电磁波都可以对眼造成损害，如电光性眼炎、白内障、视网膜损伤等（图 1-273）。

光具有波动和粒子二重性，其波动性类似于声波，有折射、衍射和干涉等现象。其粒子特性表现为光被吸收时，会发生能量转换，将其能量转变成化学能或热能。

光的最小单位为量子（quantum）。光量子（photon）含有能量，它与波长成反比，因此短波光量子的能量较大，而长波长光量子的能量较小。光量子的能量用下列公式计算：

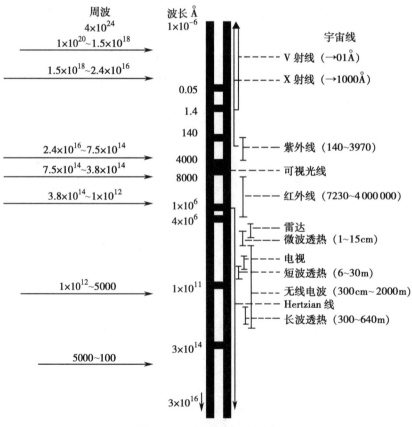

图 1-273　电磁波光谱简图
（1Å＝0.1nm）

$$e = h \times V\mu$$
$$V\mu = c/\lambda$$
$$e = h \times c/\lambda$$

式中，e 代表量子的能量（energy of the quantum）；h 代表普兰克常数（Planck's constant）；$V\mu$ 代表光的频率（frequency of light）；c 代表光的速度（velocity of light）；λ 代表光的波长（wave length of light）。

光在传递过程中遇到不同的介质，可能发生下列几种情况：①反射（reflect）；②吸收（absorb）；③传递（transmit）；④折射（refract）。如传递介质透明度良好，则对光的吸收和反射可减少到最低限度，而透过的光达到最大限度。运用于眼上，当屈光间质透明时，进入眼内的光反射或吸收极小，则视网膜将吸收最高限度的光。

第二节　视网膜感光细胞与视色素

一、视网膜的感光细胞

视网膜有两种感光细胞，根据细胞外段的形状，分别称为视杆细胞及视锥细胞。两者在细胞形态、数量、分布、视色素、主司功能等方面均存在差异。前者胞体较大，其外段长而且呈杆柱状，内含的盘膜多，每个视杆细胞外段可含数百个，以至上千个小圆盘即盘膜；而视锥细胞的胞体较小，其外段细而短呈锥状，盘膜的数量也没有视杆细胞多。人眼视杆细胞远多于视锥细胞，视杆细胞大约有 1.1 亿～1.3 亿个，而视锥细胞约有 600 万～700 万个；视杆细胞主要分布在黄斑区以外，如中心凹外 20° 处，其细胞密度最高达 16 万 /mm²，在中心凹处则无视杆细胞，全部是视锥细胞，其密度为 1.5 万 /mm²。随离心度增加，视锥细胞

密度越来越少，如在中心凹外 20° 处仅有 0.65 万 /mm²（图 1-274）。

由于两种感光细胞上述不同，且外段所含的视色素不同，决定了两种感光细胞在光觉感知上主司的功能区别。视杆细胞感光敏感度高，能对弱的光线有最大的吸收，在亮度较暗环境中感知微弱光线变化，主司暗视觉，仅有灰色亮度感觉，在亮度低于 10^{-2}cd/m² 以下的暗环境起作用。视锥细胞在明亮的环境中感知光线，主司明适应和色觉，在 $10 \sim 10^{10}$cd/m² 亮度范围亮环境起作用。

外段盘膜是特化的脂质双层结构的细胞生物膜，为细胞膜连续不断地向内陷折叠，形成片层结构或小圆盘状。两种感光细胞的盘膜形态也不相同，视锥细胞的盘膜与其周围的细胞膜相连，而视杆细胞盘膜，除基部极少数与细胞膜相连接外，其他绝大部分都是与细胞分离的（图 1-275）。这种结构差异提示，视锥细胞的视色素在外段盘膜可以自由移动。盘膜的生理学意义在于类似光线过滤器，让经过的光线经过多层的盘膜有最大的吸收。盘膜具有细胞膜的所有生理特性，如流动性和膜两侧的物质扩散和转运功能，所有嵌于盘膜上的视色素，也非僵硬地固定于盘膜不变化，而是可以转动及侧向运动。

人类视网膜兼有视杆细胞、视锥细胞，称为"混合型视网膜"，而夜间活动的动物（如猫头鹰）或深海鱼类（如鳐鱼）只有视杆细胞，主要在白天活动的某些动物如鸡、鸽、松鼠等则以视锥细胞为主。

二、视　色　素

视色素（visual pigment）为光线进入眼内到视网膜，启动感光细胞膜电位改变的最初物质，位于外段盘膜上。

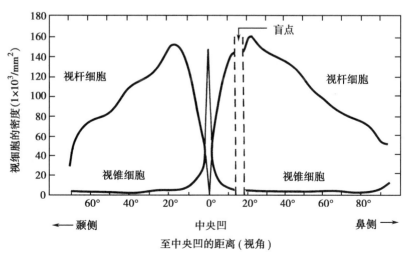

图 1-274　人视网膜视杆细胞和视锥细胞分布密度

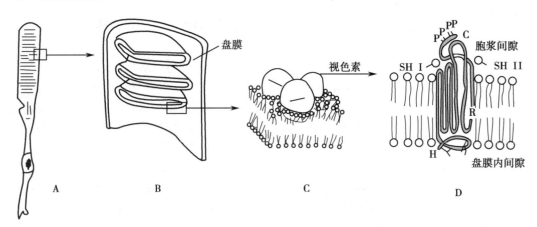

图 1-275　视杆细胞外段结构及视紫红质分布示意图

A 为视杆细胞示意图　B 为视杆细胞盘膜示意图　C 为盘膜上视色素的示意图　D 为视色素分子结构示意图

（一）视色素的类别

所有视色素有一个共同的结构，都是由一个生色团（chromophore）和一个特殊的蛋白即视蛋白（opsin）两部分组成，生色团与视蛋白是一对一结合。生色团的成分是视黄醛或称维生素 A 醛（retinal），它是源自维生素 A 的视黄醇氧化物。维生素 A 有 A_1（视黄醇）和 A_2（去氢维生素 A，或 3- 脱氢维生素 A），因此相应的生色团也有视黄醛$_1$和视黄醛$_2$两种。维生素 A 和视黄醛能以顺（cis）、反型（trans）两种形式存在。

不同种类的脊椎动物有不同的生色团，不同的光感受器又有不同的视蛋白。人类视网膜有 4 种视色素，不过在每个光感受器中仅有一种视色素。视杆细胞的视色素为视紫红质（rhodopsin），而视锥细胞可有三种视色素，根据其光谱的吸收特性，其最高吸收峰分别对红（570nm）、绿（540nm）及蓝（440nm）颜色敏感。人类 4 种视色素的生色团都是 11- 顺 - 视黄醛。在暗环境下，视锥细胞的视色素也与视杆细胞的视色素一样，会对 380～650nm 范围内波长光线起反应。但视色素经光线漂白之后，视锥细胞的色素就显示出上述各自的波长吸收特征。

视蛋白部分结构复杂，存在于视杆细胞和视锥细胞的视蛋白分别称为暗视蛋白和明视蛋白。每种视色素独特的光谱特性都是由生色团与蛋白质的相互作用所决定。脊椎动物的视色素大致可分为视紫红质、视紫质、视紫蓝质和视蓝质四类，其组成如表 1-20。

（二）视色素的代谢

视色素的视网膜再生过程：视色素漂白后的不断再生，保证足够有功能的视紫红质是维持视觉的重要条件。视色素的再生分为光感受器的局部循环再生和血液补充两部分。局部再生即为全反型视黄醛再异构为顺型视黄醛及进一步与视蛋白结合的过程，这一步

表 1-20　脊椎动物视色素

生色团		蛋白质		视色素	吸收峰值（nm）
视黄醇$_1$	+	视杆细胞视蛋白	=	视紫红质	498
视黄醇$_2$	+	视杆细胞视蛋白	=	视紫质	522
视黄醇$_1$	+	视锥细胞视蛋白	=	视紫蓝质	562
视黄醇$_2$	+	视锥细胞视蛋白	=	视蓝质	620

骤可发生在光感受器外段，也可以发生在吞噬了外段盘膜的视网膜色素上皮（RPE）内。

首先，外段全反型视黄醛在视黄醛醛还原酶及其辅酶 NADPH 的催化作用下还原成全反型视黄醇，后者移向光感受器内段，在微粒体中受酯化酶催化，与脂肪酸发生酯化反应形成酯化全反型视黄醇。酯化全反型视黄醇再转移到包绕光感受器外段的 RPE 细胞的胞突内，一作储存（如棕榈酸视黄酯），二则随时转换为全顺型视黄醇以便生成视色素，后一步需要异构酶参与。在异构酶作用下，酯化全反型视黄醇同分异构为 11- 顺视黄醇和游离的脂肪酸，11- 顺视黄醇再转移到光感受器外段氧化为 11- 顺视黄醛，并在此与视蛋白结合，完成视色素的再生循环过程并融合在盘膜之上（图 1-276）。在暗环境下，此再生过程需要约 30 分钟。以上为视色素再生的主要通道，小部分视色素在外段可以直接完成再生，如在异构酶催化下，全反型视黄醛可在外段直接异构转变为 11- 顺视黄醛，并与视蛋白结合。

由此可见，单靠感光细胞不能完成视色素的再生循环，RPE 在视色素的再生中有不可或缺的功能。如果 RPE 中参与视色素代谢的蛋白分子表达异常，可引起视网膜变性类疾病。如 ABCR4 功能全部异常则导致

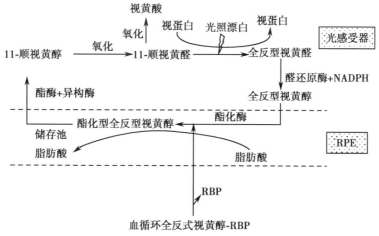

图 1-276 视色素生色团的再生循环过程示意图

视网膜色素变性（Rp）；ABCR4 功能部分异常则可引起 Stargardt 病或黄色斑点状眼底（fundus flavimaculatus），也与老年黄斑变性的发生有关。

RPE 中作为视色素的储存形式的酯化视黄醇有三种来源：①上述光感受器外段视色素的漂白；② RPE 吞噬外段盘膜碎片中的视黄醇；③血液补充再循环过程中视色素损失或少部分代谢为视黄酸后的不能再生性消耗。譬如长期摄入不足或因为肝、肾、肠道疾病影响了维生素 A 的吸收、储存及视黄醇结合蛋白（RBP）的合成、代谢等，导致血液中长期维生素 A 缺乏，最终也会耗竭 RPE 中视黄醇类物质的储存，影响到光感受器视色素的含量，引起夜盲症状，长期严重者甚至可引起感光细胞的分解。

视色素和其他膜蛋白一样，镶嵌在盘膜的脂双层中，视色素分子与脂类分子的排列很规则，结构高度有序。视色素的代谢还与感光细胞盘膜的脱落、再生有关。由于成熟的视网膜中视杆细胞、视锥细胞不再分化，感光细胞为了长期保持其活性及结构的完整性，就需要不断地对老化、损伤及有缺陷的部位进行修复，其最活跃的修复部位就是感受器外段。外段盘膜处在不断更新的动态过程中，是感光细胞不断被更新的部位。新的细胞膜在内外段之间产生，并在此与视蛋白结合，而老化的细胞膜不断由顶端脱离，被 RPE 吞噬。通常盘膜的脱落方式是每 8～30 个一组，一组一组地脱落。哺乳动物外段的更新周期为 9～13 天。

人体两种感光细胞外段代谢方式基本一致，但受环境亮度的影响而不同，均在活动相对较低的环境中外段脱落加快，即暗环境使得视杆细胞外段脱落减慢，亮环境中脱离加快并呈节律性改变。视锥细胞与视杆细胞刚好相反，在暗环境中外段脱落加快。研究发现，视网膜在许多方面存在有节律性活动改变，脊椎动物视网膜节律性变化更为明显。目前对视网膜这些节律性现象产生的机制尚不明了。

（三）维生素 A 的代谢

由于维生素 A 参与视色素的合成，同时也是人体维持上皮组织结构的完整、促进人体生长发育等方面所必需，有必要将其体内的代谢过程作简单叙述。

维生素 A 属于脂溶性维生素，分为三种两类。包括视黄醇、视黄醛和视黄酸三种，主要以视黄醇的形式存在。视黄醇在体内可氧化为视黄醛，视黄醛可还原为视黄醇，还可进一步氧化成为视黄酸，但视黄酸不能还原为视黄醛和视黄醇，而且本身也无生色功能。维生素 A 又可分为维生素 A_1（$C_{20}H_{30}O$）和维生素 A_2（$C_{20}H_{28}O$），后者是在 β- 白芷酮环的 3、4 位上多了一个双键。维生素 A 分子中由于有不饱和键，故化学性质活泼，易被氧化或被紫外线破坏。

小肠是维生素 A 的吸收部位，食物中的脂肪、蛋白等有利于两者的吸收。食物中维生素 A 的主要存在形式是维生素 A 与脂肪酸生成的视黄醇酯，还有一部分是以游离形式存在。视黄醇酯也是维生素 A 在体内的主要储存形式，在肝脏中视黄醇酯以脂蛋白的形式储存，占体内总储存量的 95%。当机体需要维生素 A 时，可自肝脏在酯酶的作用下水解成视黄醇经血液转运到机体各组织中。维生素 A 在血液中的转运形式为，视黄醇与 RBP 及血浆运甲腺蛋白（TTR）结合为三位一体的复合物形式转运到靶组织器官后分离，血液中视黄醇为全反型，顺型视黄醇（醛）只存在于光感受器外段。

由于动物肝脏中含有丰富的维生素 A，所以摄入动物肝脏或鱼肝油可以直接提供人体所需维生素 A。许多植物及水果中含有丰富的类胡萝卜素（$C_{40}H_{56}$），如 α、β、γ- 胡萝卜素等，这些物质在体内可转变为维生素 A，有维生素 A 原之称，但转换效能不同，以 β- 胡萝卜素的转换率最高，每一个胡萝卜分子在双氧酶作用下，可以转化成 2 个维生素 A 分子。胡萝卜素同为脂溶性，不溶于水和醇，其吸收部位也在小肠。在肠细胞内，大量 β- 胡萝卜素在胡萝卜素裂解酶的作用下迅速转变成具有活性的维生素 A，然后大部分维生素 A 转变成视黄醇酯。

摄入过量维生素 A 会造成中毒，但 β- 胡萝卜素在人体内转化为维生素 A 的比例是由人体维生素 A 状态控制的。当体内维生素 A 的量足够满足体内代谢需要时，β- 胡萝卜素会在体内储存起来，等到体内的维生素 A 不够时再释放给体内的代谢所需，并及时地转化成维生素 A。即使过量摄入，只会造成皮肤黏膜黄染，而不会造成中毒，减少摄入一段时间可自行消退。

第三节　视色素的光转换机制

由于人眼视网膜中视紫红质含量丰富，含量约为 (6.20 ± 0.64) nmol，故而视杆细胞内的视色素——视紫红质是视觉物质中研究较为详尽的一种。视紫红质是暗环境下最初吸收光线进而引起视觉兴奋的光敏色素，所以人眼暗环境下的光谱敏感性曲线会与视杆细胞内的视紫红质的吸收光谱一致。

视紫红质仅存于视杆细胞的外段盘膜上，是视杆细胞膜与外段盘膜的主要蛋白，占蛋白含量的 85%，属可溶性糖蛋白，分子量约 36kD，由 348 个氨基酸残基组成。每个盘膜约有 1.2×10^5 个视色素分子，一个感光细胞约有 10^9 个视色素分子。视紫红质由 11- 顺视黄醛 1 与视蛋白结合而成，视黄醛为其生色团，它的吸收光谱峰值在 498nm。一般认为，视色素分子的一级结构是 11- 顺视黄醛分子上的醛基与视蛋白中 296 位赖氨酸（C 端起则为 53 位）的 ε- 氨基之间形成希夫（Schiff）碱基键。视蛋白只和顺型视黄醛结合，一旦视黄醛构型改变，两者间即发生分离。视紫红质与游离型的视黄醛和视蛋白分子相比，结构更加稳定，不易

受温度、pH、药物等因素的影响，这与两者结合后的二级结构更加稳定有关。视紫红质中生色团与视蛋白的结构示意图见图 1-277。

视紫红质分子折叠后横跨于细胞盘膜，分子链两端（N，C）及 7 个跨膜单位露于盘膜两侧。其 N 末端与 3 个袢位于盘膜外胞质间，另外 3 个袢与 C 末端位于细胞质内。C 末端部分为视紫红质激酶结合位点，附近还有多个磷酸化位点（图 1-275D）。在暗环境中视紫红质以完整的视色素分子形式存在，呈紫红色；当光照时分解为视黄醛与视蛋白两部分，视紫红质变成黄色或灰白色，即"光漂白"。回到暗处后，在酶的作用下，重新组合成完整的视紫红质。这个分解合成过程伴随有视黄醛构型的转变，也就是光作用下视紫红质漂白和再生过程，相应于眼的暗适应和明适应，构成一个视紫红质代谢循环。视紫红质漂白和再生过程的核心是视黄醛构型的转变，一个视紫红质分子当吸收一个光子后，视黄醛在其第 11 个碳原子上扭转，发生立体异构化，于是 11 顺 - 视黄醛变成全反型视黄醛，继而与视蛋白分离。全反型视黄醛也称前光视紫红质，是漂白过程中的第一个中间产物（图 1-277B）。光线使 11- 顺变成全反视黄醛的过程，也称为光异构化（photoisomerization）。

光一旦与视紫红质结合即引发后续连续化学反应，类似瀑布效应，只有在某些特定温度下反应才会终止。这个过程中，除了视黄醇构型改变及与视蛋白的分离，还伴有能量的释放、分子内自由能减低。视紫红质的体外研究发现，从视紫红质受光刺激，到视黄醛由顺型向反型构型变化，进而导致生色团与视蛋白完全分离的整个过程中，有许多中间产物，每一个中间产物有着相应敏感波长，但趋势是后续产物的吸收光谱的峰值也明显向短波方向移动。在上述中间产物产生的同时，也伴有光感受器膜电位的变化，产生光感受器电位，所以光感受器膜电位是在视色素的漂白过程中产生的（图 1-278）。上述反应过程的完成需要大量热量，据估计每克分子视色素异构化需吸收

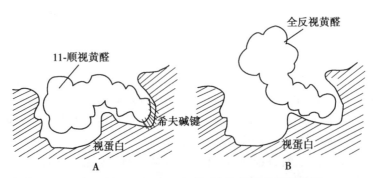

图 1-277　顺型与全反型视黄醛与视蛋白结构示意图
A. 11- 顺视黄醇　B. 全反视黄醇

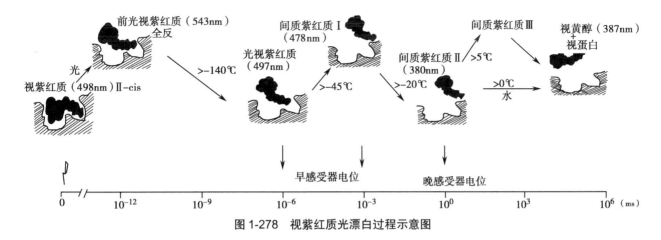

图 1-278　视紫红质光漂白过程示意图

24kcal 能量，若环境温度降低到某种程度可使反应停止。图中所标温度为反应停止温度。

　　在视色素的漂白过程中，导致盘膜光感受器电位的产生是由于暗环境中，视杆细胞存在内段胞内高 K^+、外段胞内高 Na^+ 的离子分布差异状态。在这种状态下，细胞膜的 Na^+ 通道是持续开放中的，Na^+ 由外段胞膜经 Na^+ 通道被动性进入感光细胞膜内，再经内、外段之间的连接纤毛（connecting cilium）到达内段；内段胞膜上的 Na^+-K^+-ATP 酶又主动将胞内的 Na^+ 排出到胞质，Na^+ 又依靠浓度差流向外段胞质。内段胞膜上的 Na^+-K^+-ATP 酶是维持内段胞内高 K^+、外段胞内高 Na^+ 状态的关键。暗适应状态下感光细胞，由于 Na^+ 在内、外段之间流动所形成的电流称为"暗电流"（dark current）（图 1-279A）。"暗电流"维持了视杆细胞膜电位在暗环境下处于"低极化"水平。另外，暗适应时感光细胞外段高浓度的环鸟苷酸（cGMP）有利于 Na^+ 通道的开放。感受器外段 Na^+ 通道除对 Na^+ 通透以外，对 Ca^{2+} 也有一定的通透性。

　　"暗电流"也是光线刺激后，盘膜光感受器电位产生的"关键"所在。研究发现，在光照下，"暗电流"出现减少，同时盘膜出现极化加大、膜电阻增加的"超极化"的"感受器电位"（图 1-279B）。这是由于外段胞膜外 Na^+ 浓度的降低，导致了 Na^+ 内流减少，使盘膜电位出现了超极化反应。

　　光照刺激下"暗电流"的减少是 Ca^{2+} 在发挥作用，即"钙学说"。但后来的许多研究证明，cGMP 是视色素和感受器电位之间重要的物质基础。异构化的视紫红质可以通过一系列生化反应，激发 cGMP 的水解，使得暗适应时外段高浓度的 cGMP 迅速降低，这一降解过程大约需要 100 毫秒。一个漂白的视紫红质分子可以使 10 万个 cGMP 分子水解。水解过程为：光在外段为视紫红质分子吸收，激活 GTP 结合蛋白，随之激活磷酸二酯酶（PDE）。PDE 将 3，5′-cGMP 水解为 5′-GMP，降低了 cGMP 的浓度。cGMP 具有维持 Na^+ 通道开放的作用，cGMP 浓度的降低，导致外段盘膜 Na^+ 通透性的降低，Na^+ 内流减少，同时"暗电流"也减低，感光细胞的膜电位发生超极化改变，膜电位由 $-30mV$ 达到 $-60mV$，感光细胞的阈值升高，进而改变（减少）突触末端神经递质的释放，导致其后的双极细胞和水平细胞膜电位发生相应改变。在光照引起外段 Na^+ 内流减少的同时，Ca^{2+} 内流也有减少。Ca^{2+} 内流也会影响感光细胞的膜电位变化，Ca^{2+} 对鸟苷酸环化酶有抑

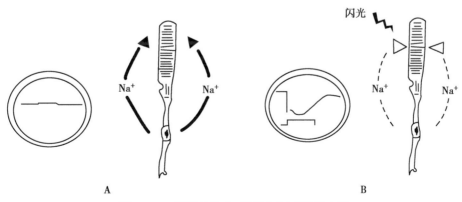

图 1-279　视杆细胞内、外段"暗电流"示意图

A. 暗适应状态　　B. 光刺激时 Na^+ 流减少，膜电位发生超极化

制作用，继而调控 cGMP 合成速度，Ca²⁺ 内流的这一反馈作用与 Ca²⁺ 参与光感受器水平的光适应现象有关。

cGMP 是感光细胞视觉物质光化学效应过程中最重要的"第二信使"，对视觉兴奋的发生起着调控的作用。研究发现，视网膜是人体中 cGMP 浓度最高的部位，而视网膜中几乎所有的 cGMP 位于视杆细胞中，其中大部分又集中在外段。暗适应时，高浓度的 cGMP，除可以保持 Na⁺ 通道的开放，还可以通过蛋白的磷酸化过程激活位于外段的许多种蛋白激酶，调节控制感光细胞的许多代谢及生理活动。现研究证明，胞膜上的 cGMP 蛋白即是 Na⁺、Ca²⁺ 通道，对两种离子均有通透性。

有实验证明，视杆细胞的视紫红质吸收一个光子，即可引起该视杆细胞产生可记录的膜电位变化。这也表明了在光感受器的光电转换过程中有巨大的放大效应。

第四节　光　适　应

当眼从强光下突然进入暗处时，最初一无所见，随着在暗处停留时间的增加，渐渐能觉察暗处周围的物体，这种增加了对光敏感性的适应过程称为暗适应。测量暗适应的能力及其过程是一种对光觉能力测定的基本方法。相反如果由暗处突然进入一个明亮的环境，最初也是一无所见，但很快就逐渐看清周围物体，这个过程称明适应。人眼在昼夜间，由最暗到最亮的亮度变化范围可达 10^8 倍。眼睛对光敏感性与环境亮度成反比的现象称 Weber 法则。

能引起光感觉的最小量的光线称为光刺激阈。光刺激阈的高低与对光的敏感度强弱成反比。通过对暗适应过程中光刺激阈变化测定，将各时间点阈值做对数转换后绘成一条曲线即暗适应曲线（图 1-280）。

暗适应过程大致分为两个主要阶段，即视锥细胞敏感段和视杆细胞敏感段。正常人最初 5 分钟对光敏感度提高很快，以后转为缓慢，在 8～10 分钟时可见到有一个转折点，此即 α 曲，又名 Kohlrausch 曲，随后光敏感度又有较快提高，20 分钟后渐趋稳定，直到 50 分钟左右基本完成。在 α 曲之前的暗适应为视锥细胞敏感段；α 曲之后则为视杆细胞敏感段。通常至少测定 30 分钟暗适应阈值。许多试验证明了暗适应曲线的意义。例如，若将测量阈值的区域局限于中心凹，则曲线只有初始相（图 1-280 中虚线 C），并且始终保持较高的阈值水平，不再降低。但是当测定的区域移到含有视锥、视杆细胞的旁中心凹区域时，曲线显示典型的 α 转折（图 1-280 中实线）。在视网膜仅有视杆细

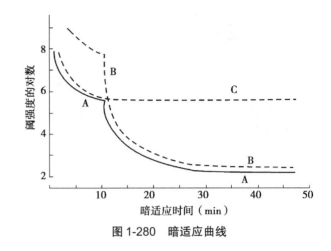

图 1-280　暗适应曲线

胞的视杆性全色盲患者，可以测得视杆系统的暗适应曲线（图 1-280 中虚线 B）。

用于暗适应测量的仪器有 Goldmann-Weeker 适应仪、Hartinger 适应仪等。其基本原理和结构类似，包括照明系统及记录系统两部分。照明装置用于产生明适应时弥散背景光，可调节亮度光用于暗适应时光感受阈值的刺激。通过光刺激源与记录装置相连的活动标尺，在记录纸上打印所测定的光阈值。暗适应测定前，开启仪器背景照明。统一的明适应亮度和时间可以保证了每一个测定者有一个共同的适应状态起点，是结果有可比性的前提。

其他简化的暗适应测定方法，如对比法，由受检者与具有正常暗适应功能者同时进入暗室，记录其可辨认周围物体的时间；或简单的测定计，如 Foster 计和辨认最早感知蓝光时间的 Кравков-Вищневскии 仪。

影响暗适应测定的因素：

1. 前曝光亮度和时间　检查前避免如眼底照相等强闪光刺激检查项目。检查前需绝对暗适应 15～20 分钟后再进行明适应，最后进行暗适应检查。

2. 光刺激的视网膜部位　视网膜的视细胞在周边和后极部的分布并不一致，因此在视杆细胞最多处，其感光敏感度也高。

3. 瞳孔大小　瞳孔大小的改变可以调节进入眼睛光线的多少，暗适应条件下瞳孔扩大，可以增加进光量。

4. 其他　受检者的合作程度或疾病等。

暗适应测定方法及其临床应用见第二卷第四篇第六章《视功能检查》中第三节《光觉》一节内。

（罗光伟　吴乐正）

主要参考文献

1. 杨雄里. 视觉的神经机制. 上海：上海科学技术出版社，1996.

2. 吴乐正. 我国正常人暗适应曲线的一些观察. 生理学报, 1963, 26: 367.

3. 吴乐正, 张光博. 暗适应的临床意义. 中华眼科杂志, 1964, 11: 313.

4. Albert DM, Miller JW. Albert Jakobiec's principles and practice of ophthalmology (volume 2). Philadelphia: Elsevier, 3rd ed. 2008.

5. Ryan SJ. Retina (volume 1), 4th ed. Philadelphia: Elsevier, 2006: 33-150, 171-178.

6. Leibovic KN. Science of Vision. New York: Springer-Verlag, 1990: 172-210.

7. Duke-Elder S. Systems of Ophthalmology. Vol 6. St Louis: Mosby, 1968: 547-590.

8. Moses RA. Adler's physiology of the Eye. 8th ed. St Louis: Mosby, 1989: 389-582.

9. Ruthton WAH. The plotting of dark-adaption curves in rod-cone investigation. Am J Ophthalmol, 1963, 56: 749.

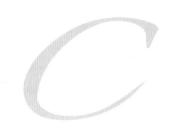

第三章

形　觉

　　形觉是视觉系统重要的感觉功能之一。它反映视觉系统对外界物体的空间分辨能力。形觉的产生，首先取决于视网膜对光的感觉。其次取决于视网膜对各刺激点的分辨能力，最后通过视中枢的综合和分析，以形成完整的形觉。

第一节　物与像的关系

　　眼的屈光系统如同一组复合的透镜。将外界物体反射出来的光线，经过结点，聚焦于视网膜，形成倒立缩小的实像。左右眼的倒像经过大脑皮质中枢融合，在主觉上成为一直立的物像。但眼并不是一个严格的以折射面为中心的光轴系统，只有当瞳孔直径小于 0.5mm 时，眼才几乎是完善的近轴系统。在一般的日常生活中，眼形成的物像与物体之间存在着一定的对应关系及差异，其差异如同光学透镜一样有色像差。放大的色分散、球面像差、周边像差及弥散光环等，这些差异通过视觉过程的生理和心理功能予以补偿和调节，使它们的影响降低到最小限度，使视网膜上的成像达到较理想的程度。

一、眼的成像缺陷

　　上述的各种差异是因眼的成像系统的缺陷所造成，现分别叙述各类差异。

　　1. 色像差　不同波长的光经过眼的屈光间质时，其折射的程度也不同，短波光要比长波光大，这样，短波中的蓝光要在长波中的红光之前先集合成焦点。对正视眼来说，红光为远视性，蓝光为近视性，而黄光则正好落在视网膜上。由于不同波长的光线落在视网膜的前、中、后，造成色像差，会轻微降低视网膜像的清晰度，尤其在瞳孔散大时，色像差更明显。在白天，瞳孔缩小，当瞳孔直径为 2mm 时，约 70% 的光集中在透镜中央直径为 0.5mm 的区域内，可以减少大量的色像差。

　　2. 放大的色分散　人眼中心凹的位置轻度偏离眼

光学系统的光轴，因而所有落在中心凹上的像，随着物体的远近和投射方向不同而使视网膜像的形状和大小发生轻度改变，造成上述色像差扩大的现象，称之为放大的色分散。在人类视觉的进化过程中，中心凹的偏离已适应放大的色分散现象，并带来颜色立体视觉的形成。

　　3. 球面像差　任何一个透镜，它的周边部的屈光力要比中央部强，因此，经过周边部的光要比经中央部的光形成的焦点要靠前些，这就产生球面像差。当瞳孔不大时，周边部的光线大部分被虹膜遮住，球面像差的影响就不明显。另外，由于晶状体中央部的密度和弯曲度均较大，可帮助减低球面像差的影响；又因角膜周边部较平，即使瞳孔放大时也可以矫正球面像差。总的来说，球面像差与光的衍射和色像差相比，它对成像的影响可以略而不计。

　　4. 周边像差　由于眼视网膜中央和周边部的组织解剖结构及细胞的功能不一致，使视网膜周边部的像总是不如中央凹处的像那么清楚，这就是周边像差。一般情况下，在瞳孔较大时，才会显示出周边像差的影响。

　　5. 弥散光环　因上述各类像差的存在及其联合作用，即使是正常眼，也不能使外界的一个物点在视网膜上形成锐利的点状焦点，仅形成一个轻度模糊的光环，即弥散光环。两个非常靠近的物点在视网膜上形成两个相互重叠的光环，线是由无数点所组成，因而，一条线在视网膜上构成无数光环重叠排列，形成一条模糊的条带。物体又由许多线条所组成，以致物像显得模糊。弥散光环在屈光不正眼中特别明显。

二、视网膜像的移动

　　要使视网膜成像清晰，除了克服以上光学缺陷外，视网膜像的移动也是一个必要的因素。已发现如果眼固定注视物体30～40秒，视物就会不清，如在固视过程中，眼球不断地作微小的不随意运动，避免较长时间的注视，就可以保持像的清晰。因眼球的微小运动，首先使高对比度目标的边缘模糊，然后消失，接着使图像很快模糊并最终消失,这时再给予简单的光刺激,又可再现视网膜图像。Clowers 已证实:在正常眼,视网膜像自由移动时比视网膜像固定时对物的分辨力更高。造成这种现象的原因,推测是在视中枢而不是在视网膜。在注视过程中眼球作微小运动可分成四类:①微小的快速振荡,其幅度约 17.5″,频率 30～70 次/秒;②慢速振荡,其幅度和频率不能用数字描述;③慢速漂移,其幅度达 6′;④快速的急跳,其时间间隔不规则,平均幅度 5′～6′。

眼除了感觉静止的物体外,还要感觉运动的物体。对低速运动的目标,眼球作平稳跟踪运动(smooth pursuit eye movement)使运动目标的像能落在中心凹上,以保持视网膜成像的清晰。平稳视跟踪系统的作用是减少中心凹上像的移动速度,但这种稳定作用是有一定限度的,而且常常是不完善的,在目标速度较大或视跟踪系统受损情况下更是如此。因此,往往还需要微小的扫视运动掺杂在平稳跟踪运动中,以协助矫正眼球位置。正常人能准确地跟踪视标的速度达 60°/秒(增益接近 1),频率达 1Hz。当视标的运动速度和频率超过这些限度时,视跟踪的增益就会下降,当视标运动速度大于 100°/秒时,只能诱发出眼的扫视运动而不能诱发出平稳跟踪运动。

第二节 视 力

一、视 角

视角表示从物体的两端点各引直线,经节点交叉所形成的夹角。视角大小直接影响到视网膜受刺激的面积。视角的大小随物体的大小及物体离眼的远近而异,物体越大或物体离眼越近,则视角越大,视网膜受刺激的面积也越大。最小视角表示人眼能分辨物体两点间的最小距离形成的视角。最小视角的确定,最初以天文学家的计算,即以辨别两颗相互分离的星星为标准,这两颗星星与眼结点所构成的视角不得小于 1′,按推算 1′ 视角在视网膜上的像相当于 4.96μm,已测得视锥细胞直径为 4.4～4.6μm,故 1′ 视角相当于 1 个视锥细胞,欲区分两个点,被兴奋的两个视锥细胞间必须至少隔开一个未被兴奋的视锥细胞。假使两个兴奋的视锥细胞是相连的,则就不能将此两点区别,而将它们看成一点。但以后 Polyak 的测定结果表明,人眼中心凹部位每个视锥细胞的直径为 1.0～1.5μm,如果视锥细胞紧密地整齐排列,则视锥细胞间距离不会大于 1.0μm,以此推算在眼内夹角约为 12″,根据医学实验的测定,人眼最小的视角常在 20″～30″。

二、视力及视力表

依照视功能的不同,视力可分为光觉视力、色觉视力、深度觉视力和形觉视力,一般所说的视力指形觉视力,它是临床上应用最广,也最有价值的一种视力。

视力指识别形状的精确度,又称之为视敏度(visual acuity),它的值为视力能分辨最小张角的倒数。视力包括远、近两种视力。视力通过视力表来测定。视力表可用在标准照明下的纸视力表,或用灯箱视力表,最近也有使用由计算机控制的从监视器显示的视力表。视力表的种类繁多,目前国际通用的视力表有 Snellen 视力表、C 字视力表(Landolt ring)、Sloan 视力表。我国目前主要用的是国际标准视力表和对数视力表。国际标准视力表按等级数排列,即从 0.1～1.0 每一行相差 0.1,其优点为小数整齐简单,便于记忆、记录和使用。其缺点为从视角大小上看,每一行相差的比例并不相同,例如 0.1 至 0.2,视角大小相差一倍,只相差一行,而 0.5 至 1.0,视角也只是相差一倍,但却相差 5 行,这样排列就会造成上疏下密。我国缪天荣提出了对数视力表,又称 5 分制对数视力表,将视力分成 5 个等级,1 分为光感,2 分表示手动,3 分相当于指数,4 分为 0.1,5 分为视力正常 1.0,在 4.0 分和 5.3 分之间,应用 E 字或 C 字作为视标,共分 14 行,视标每增加 1.2589 倍,视力减少 0.1log 单位,这样使各行之间的视角差距的比例相等,就能应用相差的行数直接进行视力比较。1979 年国际标准草案提出,采用 C 环,每行视标数≥5 个,每两行视标大小差异约为 26%($10^{\frac{1}{10}}$=1.2589)。其中,Bailey 和 Lovie 的最小分辨对数(log minimum angle of resolution,Log MAR)视力表和糖尿病性视网膜病变早期治疗研究组(early treatment diabetic retinopathy study,ETDRS)的视力表采用的是在 Sloan 视力表基础上改进的最接近上述国际标准的视力表。美国科学院视觉委员会-国家研究委员会(Committee on Vision of the National Academy of Science-National Research Council,NAC-NRC)提出临床视力测试标准,推荐使用 C 视力表或用 Sloan 大写的铅字视力表,后者要求每行有 8～10 个字母,或少些以减少拥挤现象。在每行内的字母,其识别的难易度要相近,行间以 0.1log 单位(即 26%)来递减。记录的视力可用两种表示方法,一种读到全部正确的最后一行,在这行以下的一行还可以读出几个字,则将读到全部正确的最后一行视力记下,并在此视力右上角记录还可以读出下一行的字母数(例 20/40＋2)。另一种是读到最后一行,其中有几个字母读不出来,则可记录下最后一行视力,并在其右上角记下读不出的字母数（如 20/60 − 1）。另外，还有适合不同国家文字的视力表，如阿拉伯字视力表、印度文视力表、英国标准文字视力表及澳大利亚适合土人的海龟视力表等；对婴幼儿采用特殊的视力表，如各种图形视力表（包括点状、条栅、图形等）。

近视力表的原理同远视力表，但将受检者的眼离视力表的距离设为30cm。近视力表有多种方式，如用1.5，1.2，1.0……0.1 表示，或用近视力表，J1，J2，……J7 等，J1 是正常近视力，J2……均表示近视力有不同程度的减退。

三、影响视力的因素

1．物理因素

（1）测试的距离：测试距离与视力的关系为 $A = D/M$（A 为视力，D 为目标离眼的距离，M 为目标的大小）。另外测试距离与眼的调节状态和瞳孔大小控制有关，因此测试距离必须达到一定的大小。各个国家对测试距离的规定各不相同，我国定为 5m，美国 NAS-NRC 推荐用 4m，英国常用 6m。

（2）亮度：正常人视力与刺激光的亮度有关，已测量了人眼的视力亮度曲线（图 1-281）。从曲线可见，当亮度由低逐渐上升达到一定亮度时，视力接近于一个平台，即使再增加亮度视力也未见再提高。检测视力的光照亮度应在 $80 \sim 320 cd/m^2$，平均为 $160 cd/m^2$。

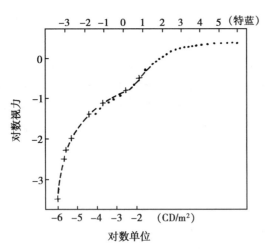

图 1-281　人眼的视力亮度曲线

（3）对比度：视力表的字体亮度和背底亮度的不同对比将直接影响视力，已有报道相同的视力表，但不同对比度，测得视力不同，对比度越大，视力越高。Miyajima 等采用了四种不同对比度视力表对 20 例（40 只眼）正常人进行测试：①标准高对比度（90%）；②中对比度（15%）；③低对比度（2.5%）；④高对比度但字体和背底反转。结果显示，上述四组的视力分别为：

1.25±0.11、0.87±0.12、0.52±0.13 和 1.25±0.11。

（4）呈现时间：测定视力，必须提供一定限度的呈现时间，当小于 0.7 秒时，视力会下降，当小于 0.1 秒时连对文字、图形的辨别能力也会降低。但呈现时间也不能过长，过长时间使扫视运动增多，也会影响分辨力。对旁中心视力，呈现时间在 0.5～1 秒。

（5）运动效应：物体的运动效应对司机和飞行员都是相当重要的。动态视力低于静态视力，随着物体运动速度的增加，视力下降也增大，这可能与视跟踪运动的不精确性有关。当视标运动速度达 110°/s，视力下降很明显。对运动的物体，较高的亮度是必要的，因为当亮度增加 10^3 倍时，动态视力可增加 2～3 倍。

2．生理因素

（1）受刺激的视网膜区域：视网膜对物体的最小分辨力，由视网膜上单位面积所含的光感受器的数量而定。光感受器本身越小，或细胞排列越整齐，则每个细胞之间的距离也就越小，所测得的最小视角也随之变小。测定人眼视网膜不同部位的视力，发现中心凹处的视力最好，离开中心凹的旁中心视力就明显降低，越向周边视力降低越明显（图 1-282），这与视网膜内的视锥细胞及视杆细胞的分布，及与它们的结构排列有关。

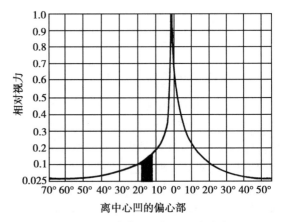

图 1-282　视网膜不同部位视力分布图

（2）年龄：以 1′ 视角为正常标准视力，则视力在年龄上有差异。通常生后 2 周的婴儿就有固视能力，一个月有追光动作或能看到眼前手动，6 个月时视力提高到 0.2，以后随年龄的增大而升高，30 岁左右可达到最好视力，50 岁以后又随年龄的增长而逐渐下降。

四、视网膜视力

视网膜视力（retinal visual acuity）又称激光干涉视力（laser interferometric visual acuity）。它是利用激光的相干性，将两束 He-Ne（波长为 633nm）激光聚焦于

近眼的结点，这两束激光通过眼的屈光间质时，因有光程差的存在，此两束光线到达视网膜上便形成红、黑相间的干涉条纹。当调节这两束激光束间的距离，干涉条纹的粗细及数量也发生变化。视网膜分辨力指每度视角能分辨的条纹数，并可将它转换成视网膜视力（表1-21）。激光视网膜视力是测定视网膜视敏度的一种较新的方法，其优点有：①不受屈光状态的影响，无论是近视还是远视，两激光束均能在视网膜上形成干涉条纹；②对一定程度的屈光间质的混浊，激光束仍能通过，对白内障手术、玻璃体切割术和角膜移植术术前激光视力测定可预测术后视力；③测定方法简便，病人易于接受。但也发现在激光视网膜视力和视力表所测视力之间可存在不一致的情况，如有视网膜视力较视力表视力好的假阳性情况，这可能与视网膜细胞排列变化有关，如黄斑囊样水肿和黄斑浆液性脱离等，由于视网膜上的光感受器排列紊乱，对视力表视力有影响，但不影响视网膜视力，对弱视者看条纹较看文字更容易，也可造成假阳性。也有视网膜视力较视力表视力低，呈假阴性情况，最主要发生在成熟期白内障或玻璃体严重混浊，入射的激光束在晶状体或玻璃体内被散射，光的强度明显减弱，以致在视网膜上难以形成清晰的干涉图形。另外散瞳不够充分也可能造成假阴性结果。

表1-21 视网膜视力与视网膜分辨力的对应值

视网膜视力	相等的标准视力	分辨力（条纹数/度）
0.03	20/660	1.0
0.06	20/330	2.0
0.12	20/160	4.0
0.20	20/100	6.6
0.32	20/60	10.6
0.40	20/50	13.2
0.50	20/40	16.5
0.63	20/30	20.8
0.8	20/25	26.4
1.0	20/20	33.0

五、视力的客观测定

对有癔症、诈盲患者及不合作者如婴、幼儿或老年患者用主观方法测定视力有困难，可考虑采用客观测定方法。

1. 图形VEP技术　根据不同空间频率的图形（棋盘格或光栅）VEP反应波形，测定可以记录图形VEP反应的最高空间频率对应的视角，进而换算成视力。图形VEP测视力有两种方法：一种为直接测量法，

另一种为外推法。直接测量法测定视力是逐渐由低到高记录多个空间频率的图形VEP反应，直至记录不到反应波形为止，以无反应或以能观察到最小图形所对应的视角作为测定视力。外推计算法测定视力是根据不同空间频率下的图形VEP反应，建立图形VEP振幅-空间频率曲线及回归方程，推算反应在接近噪声水平（近0振幅处）时对应的空间频率，并将此空间频率换算成视力。以后又采用扫描VEP（sweep VEP）技术，即在高时间频率状态下不间断的连续变换光栅条纹的宽度（空间频率），记录到在各种空间频率下的稳态图形VEP，与上述两种方法相同原理，推算视力。扫描VEP方法的优点是可以缩短检查所需时间。由于图形VEP测试受诸多因素影响，本身也有一定的变异性，目前较多的研究集中在对正常人的观察。

2. 视动性眼球震颤（optokinetic nystagmus，OKN）把不同大小的黑白相间的垂直光栅条纹或棋盘方格在眼前以一定速度作水平移动（或用条纹鼓旋转方式），当条纹的空间频率较低时（即条纹较宽）受检者能看清，这时出现视跟踪性眼球运动，其包括慢向跟随运动和快向的回跳运动。当条纹的空间频率越来越高（即条纹越来越窄）时，慢向跟随运动越来越快，当达到一定的条纹宽度时，记录到慢向运动和快向运动几乎一致，用此时的空间频率推算出视力。

六、其他视力测试方法

微差视力（vernier acuity）、高敏视力（hyperacuity）、动态视力（kinetic vision）是为低视力患者设定的低视力视力表，用激光扫描检眼镜将不同大小Snellen E的视标投射到眼底不同部位，有助于了解视网膜不同部位的视力情况。

第三节　对比敏感度

除了视力作为测定形觉功能外，对比敏感度（contrast sensitivity，CS）也是形觉功能的重要指标之一。一般我们所指的视力是中心视力，其实际上只反映黄斑中心凹对高对比度的细小目标的空间分辨力。但是，在日常生活中，人们还需要分辨粗大及低对比度的目标，在眼科临床上也常见到有的病人自觉视力下降，但测定其中心视力确仍为正常。因而，为了更全面地评价形觉功能，有必要让受试者既要辨认大小不同，又要辨认对比度不同的刺激图形。人眼对比敏感度函数（contrast sensitivity function，CSF）是代表不同空间频率人眼感觉的阈值对比度的倒数。

早在1935年LeGrand就提议利用干涉条纹作为

视力测定的视标,限于当时的科技水平,未能如愿以偿,1956 年 Schade 首先将空间光栅用于分析视觉系统的信息传递特性。1968 年 Campbell 用示波器产生亮度按正弦分布的光栅,测量了人视觉系统感受不同空间频率的对比敏感度。结果表明,人的视觉系统在辨认外界物体时所需的对比度随实际物体的空间频率不同而改变。近年来,CSF 检查已广泛应用于评价视觉系统的形觉功能,多数研究表明 CSF 不仅比常规视力检查更加全面地反映形觉功能的特性,而且能更早地反映疾病所引起的形觉功能的障碍,对视觉系统疾病的早期诊断及鉴别诊断具有重要的作用。

一、光学系统的调制传递函数

在分析一般光学系统如透镜成像的质量时,人们发现对于一个光强度按正弦分布的物体,光学系统所成的像仍然是以同样的正弦分布,但是像的对比度有所下降(对比度的定义为:$C = (L_{max} - L_{min})/L_{max} + L_{min}$。式中 C 是对比度,L_{max} 和 L_{min} 分别表示正弦光栅明亮分布的最大值和最小值(图 1-283),而且像的对比度下降的程度取决于物体的空间频率和光学系统成像的特性。因此,对于任何一个特定的光学系统,由它所成图像的对比度的变化是空间频率的函数,称之为调制传递函数,它反映光学系统对不同空间频率的响应能力。对不同的光学系统,MTF 的不同则反映了光学系统成像特性的不同。用这种分析频率响应特征的方法,能够比较全面地评价光学系统的成像质量。

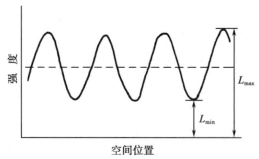

图 1-283　正弦波的光强度分布
对比度 $= L_{max} - L_{min}/L_{max} + L_{min}$

二、视觉系统的对比敏感度函数

把人的视觉系统作为一个完整的成像系统,可借用 MTF 的概念来分析视觉系统对外界物体的响应能力。视觉系统的感觉过程如图 1-284,它包括两个部分:①能使外界物体在视网膜上成像的眼球光学系统;②从处理和传递视网膜上的像直至使大脑有感觉的视网膜 - 大脑系统。对人眼 MTF 的确定可通过测定每

个空间频率的对比敏感度来表示,即 CSF。虽然理论上可以分别测定上述单个系统的 CSF,然后将两个系统的乘积得到全视觉系统的 CSF,但实际上直接测定总的视觉系统的 CSF 要容易得多。

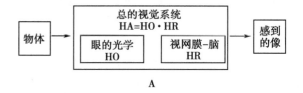
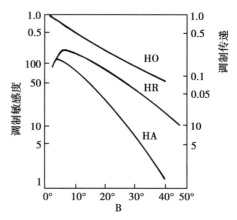

图 1-284　视系统的感光过程及 MTF 的确定
A. 视系统的感光过程　B. MTF 的确定

正常人眼的 CSF 呈带通型(band-pass type)(图 1-285),显示在低和高空间频率(空间频率以周 / 度,即 cpd 来表示)的对比敏感度下降;在中空间频率的对比敏感度最高,为 CSF 曲线的峰值,CSF 呈带通型的特性表明视觉系统观看粗、细条纹轮廓较困难,而观看中等条纹(3~5cpd 左右)的轮廓最容易,这种特性与视网膜的感受野的侧抑制及马赫(Mach)效应(轮廓强调现象)等密切有关,是视觉图像信息处理的重要特性之一。

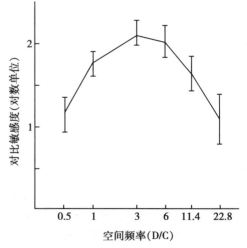

图 1-285　正常人眼的对比敏感度函数

正常视觉系统的 CSF 受刺激图像的物理因素的影响，引起的变化是多种多样的，这可能与视觉系统的持续性通道（sustained channels）及暂时性通道（transient channels）等特性有关。物理因素有：①视标的平均亮度，当增加视标的平均亮度，则各空间频率的对比敏感度均上升，上升较明显的部位是在高空间频率区，CSF 的峰值区向高空间频率区移动；②视角，视角增宽、低空间频率区的对比敏感度上升；③光栅条纹方向，在高空间频率区，于垂直和水平方向的对比敏感度最高，斜向（45°或 135°）最低；④闪烁刺激，高闪烁频率的光栅引出的中频和高频区的对比敏感度较低闪烁频率的要低，而低频区则相反；⑤视标显示时间，显示时间缩短，全频率区的对比敏感度均下降，而且在高空间频率区的对比敏感度下降更明显；⑥视标的移动，视标较快的移动使高空间频率区的对比敏感度降低。生理因素的影响包括：①双眼或单眼，双眼视状态下测得的 CSF 比单眼的要上升 2 倍；②瞳孔，瞳孔扩大，使高空间频率区的对比敏感度下降；③视网膜受刺激部位，在视网膜的中心凹区，CSF 的高频响应最好，而在视网膜的周边部，则低频响应较好；④年龄，儿童的 CSF 值比成人低，青年人的 CSF 值较高，20～30 岁最高，40 岁以后随年龄增加高频区的对比敏感度明显下降，但低频区的改变不明显。

依据 CSF 特性，联系视觉系统的解剖结构及生理功能，Campbell 等提出了与视觉信息处理机构有关的多通道理论（multiple channels），即认为在视系统内可能存在着多个相互独立的空间信息传递通道，这些通道是能对某种刺激特征选择性地产生敏感的神经机制，它们在视网膜上有不同的感受野。研究脊椎动物的视网膜表明：至少存在着三种不同的神经节细胞，一种称为 X 细胞（持续细胞），其轴突较细，持续放电约为 1 分钟，传导速度为 20m/s，对小光斑及慢刺激反应较好。另一种称 Y 细胞（瞬时细胞），其轴突较粗，放电持续时间为 1 秒，传导速度为 40m/s，对大光斑和快速刺激反应较好。第三种是 W 细胞，其轴突较 X、Y 神经节细胞要细，主要投射到中脑上丘，与控制运动、朝向选择、对比变化检测等感受野有关。外侧膝状体和视皮质的神经细胞也有各种类型的选择性兴奋特征，其感受野的形态更为复杂。在猫的视皮质中已发现三类感受野：①简单型感受野，主要位于 17 区Ⅳ层内，接受外侧膝状体 X 细胞的输入信息；②复杂型感受野，主要位于 17、18 区表层和深层内；③超复杂感受野，位于视皮质内。多通道的理论基于上述种种细胞的反应，不同特征刺激信号的传导和处理可能通过不同的信息通道来完成，而视系统总的响应能力则

为各通道响应能力之和。图 1-286 表示视系统的多通道机制。实线表示只对某一特定的空间频率及特定的方位有选择性反应，它们互相独立存在。全部总和特性以虚线表示，视觉图像按其频率和方位的成分，有选择地或并列地得到处理。

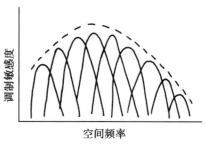

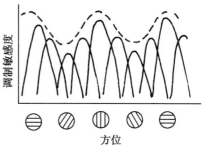

图 1-286 视系统的多通道机制的示意图

三、对比敏感度的心理物理方法的测定

CSF 的心理物理方法的测定是主观判断刚能看到某个空间频率图形的对比度（即阈值对比度）。主观判断的阈值，存在着两种情况：①所谓"探测阈值"（detection threshold），即当对比度达到探测阈值时，受试者已能感到显示屏上有图形出现，但不能确定是什么样的图形；②"图形阈值"（form threshold 或 pattern threshold），是指对比度达到图形阈值时，受检者能看清图形的样子。例如图形是光栅，则能看清光栅的粗细。"图形阈值"要较"探测阈值"高。一般心理物理方法所测的阈值常用"图形阈值"。目前，使用心理物理方法有 Von Békésy 追迹法、增加对比度法（the method of increasing contrast）、调节法（the method of adjustment）及强制选择追迹法（forced-choice tracking）。Von Békésy 法让受检者观看低对比度（从 0 开始）逐渐升高，直到刚看到光栅，记下阈值，然后再从高对比度逐渐降低，直到刚看不到光栅时记下阈值，取两次阈值的平均值。此方法测定的对比度阈值较正确，但测定时间较长，受检者易感视疲劳。增加对比度法是仅使光栅的对比度从低向上升，记录受检者刚能看到光栅图形时的对比度阈值。此方法较 Von Békésy 法要简单些，但有时受检者往往会将图形阈值与探测阈值相混淆。调节法

是将光栅的对比度由高逐渐向低降，直至受检者刚看不到光栅图形，记录此时的对比度阈值。此方法也较简单，但往往有后像的影响，使受检者难以作出正确的判断。上述的三种方法对配合者均可得到较满意的结果，但对婴幼儿，上述的方法根本不行，必须采用行为法如强迫选择观察法，以测定其 CSF。

四、对比敏感度的视觉电生理法的测定

心理物理方法测定 CSF 已较为成熟，但此方法对儿童、老年人或理解能力较低的不配合者，结果难以确信。另外，心理物理方法仅能得到阈值数据。但有许多研究又表明：视系统的阈值反应与阈上值反应并不相关；阈值反应正常的，阈上值反应不一定正常。由于这些原因，许多学者开始探讨 CSF 的客观测量问题。20 世纪 70 年代初，Campbell 等开始研究人眼的图形 VEP 的幅值与对比度的关系及用图形 VEP 测量 CSF 的可能性，他们发现在一定的对比度范围内，VEP 振幅与对比度的对数值近似呈线性函数，把这个函数外推至零振幅处即得到视皮质活动的电生理的对比阈值，它与心理物理方法测得的阈值极其相关。以后 Nakayama 和 Mackeben 把 Campbell 的方法应用到灵长类动物，报道了灵长类动物的 VEP 振幅 - 对比度函数与人类的相似。近年来，随着锁相（lock-in）放大技术及离散傅里叶变换（DFT）的引入，使客观 CSF 的测量进入临床应用成为可能。最近，有的学者应用图形视网膜电图测量 CSF 也作了一些研究。

PVEP 的振幅与对比度之间关系已有不少研究，Campbell 和 Maffei 用 8Hz 的图形翻转光栅作刺激，刺激野为 5°×4°，空间频率低于 3.3c/d，PVEP 的振幅与对比度之间的关系需用两条斜率不同的直线来拟合。Campbell 把这种在低空间频率下的非单调性解释为旁中心凹的作用。但 Bobak 等用 7.5Hz 的给 - 撤正弦光栅作刺激，发现人眼在空间频率为 6c/d 时，VEP 振幅与对比度间也同样出现两个分支。以后 Nakayama 等在猴和 Bodrs-Wollner 在鼠的实验表明，在低、中、高空间频率都可出现两个分支现象，认为这种非单调性与空间频率无关。总的看来，在低对比度时，VEP 振幅与对比度呈线性关系，但随着对比度的增高，VEP 幅值的变化较多样化。因而取低对比度时的振幅 - 对比度函数，外推至 0 振幅，则即可得到阈值对比度。

当用 PVEP 技术来测量 CSF 时，必须考虑使用刺激图形的类型及物理参数，因为这些因素均会影响到 PVEP 的波形及包含在这些波形中的有关对比度的信息。这些因素包括：

1. 光栅与方格 PVEP 的振幅值不仅对空间对比度敏感，而且对"边缘"或"轮廓"也很敏感，方格比光栅的"边缘"多一倍，因此方格诱发的反应振幅应比光栅大。

2. 图形翻转与给 - 撤反应 图形翻转是指光栅或方格的暗区和亮区交替改变，保持平均亮度不变。"给 - 撤"反应是指图形出现一定时间后，再消失为一空白屏，空白屏的亮度与图形出现时的平均亮度一致。较多研究表明"给 - 撤"VEP 包含较少的亮度信息，更多的是由对比度所引起。

3. 刺激的时间频率 用较高的刺激频率（≥8～10次翻转 / 秒），可诱发出类似正弦波反应，称之为"稳态反应"。图形翻转刺激诱发的稳态反应的 VEP 主要成分为二次谐波。用较低的刺激频率诱发出"瞬时反应"，瞬时反应的好处是可以逐个分析对比度对各波的影响。在稳态反应和瞬时反应之间可有一段过渡的刺激频率，这时诱发反应既非稳态又非瞬时。

4. 亮度 亮度较高时，视系统的分辨力也较高，但亮度高时、也容易引起 VEP 的饱和效应。

5. 空间频率 应用 PVEP 来测量 CSF 时，空间频率的范围在 11～0.4c/d（即 2′～50′），过小空间频率使 PVEP 受到亮度成分的影响，过大的空间频率使 PVEP 的幅值很低。

6. 刺激野 一般认为中央视网膜 6°～8° 范围刺激，可得到最大的 PVEP 反应，再增加刺激野面积，PVEP 的振幅不再增加。过小的刺激野，在低空间频率刺激时，则光栅条纹或方格数很少，也会影响 CSF 的测量。

五、低视力的对比敏感度

低视力的对比敏感度研究在国外已有二十余年，在国内有关方面的工作也正在开展。WHO 将低视力定义为最佳矫正视力大于或等于 0.05，小于 0.3。但在评价低视力的残余视力与其视觉康复的关系中，仅有视力还不够，许多学者提出还要考虑对比敏感度、视野以及调节等。

低视力的 CSF 改变主要表现在各空间频率的 CS 较正常人降低，尤以中、高频明显，频率数（指所见的空间频率的数量）也减少。将 CSF 曲线的高频端延长，此延长线与横坐标轴相交，交点处的空间频率称为高频截止频率。低视力的 CSF 高频截止频率与远视力呈正相关，比较低视力者的双眼 CSF 与优势眼的关系，一般优势眼是 CSF 峰值较高或 CSF 总和较高的眼。根据这一点，在低视力康复中应选择视力较好眼，或 CSF 峰较高的眼和（或）CSF 总和较高的眼作为训练助视器应用眼较为合适。观察低视力的阅读能力与 CSF 的关系，发现 CSF 的频率数与阅读的成功率密切

相关。当频率数≥3,则多数低视力者经戴近用助视器后能实现阅读成功,所需配用的近用助视器的屈光度数与 CSF 频率数呈负相关。这与成功的阅读要求视系统应有一定数量的视觉通道的兴奋有关,当戴近用助视器后,阅读时字体的视网膜影像扩大,使较多的视觉通道受刺激而兴奋。如果 CSF 频率数较小,则所需近用助视器的放大倍数应大些,其屈光度数也随之增加;反之 CSF 频率数较大,则所需近用助视器的屈光度则较低。

(吴德正)

主要参考文献

1. 孙桂毓. 实用眼屈光学. 济南:山东科学技术出版社,1988:1-85.

2. 徐广弟. 眼屈光学. 上海:上海科学技术出版社,1987:23-27.

3. Arden GB. Visual loss in patients with normal visual acuity. Trans Ophthalmol Soc UK,1978,98:219.

4. Campbell FW,Roboson JG. Application of fourier analysis to the visibility of grating. J Physiol,1968,197:551.

5. Murray IJ,KnilikowskiJJ. VEPs and contrast. Vision Res,1983,23:1741.

6. Woo GC. Low Vision,Principle and Applications. New York:Springer Verlag,1986:17-55.

7. Nakamura A,Tabuchi A,Matsuda E,et al. Dynamic topography of pattern visual evoked potentials(PVEP)in psychogenic visual loss patients. Doc Ophthalmol,2000,101:95-113.

8. Masson G,Mestree DR,Blin O,et al. Low luminance contrast sensitivity effects of training on psychophysical and optokinetic nystagmus thresholds in man. Vision Res,1994,34:1893-1899.

第四章
视　　野

　　视野是形觉的一种形式，是指单眼或双眼所能看到的范围。正常人视野有一定范围，因此当一个人以单眼或双眼注视某一目标时，他可以利用其"余光"看到注视目标以外的一定范围，便于学习、工作和生活。不少疾病可以表现为视野异常，例如发生青光眼后，常会出现视野的特异性改变；当青光眼病情进展后，视野的改变会加重，直到出现"管视"，此时患者注视某一目标后，他所见的范围非常狭小，就像通过一根管子所看到的那样。颅内病变及一些中毒性疾病可以发生视野改变，甚至会是首发和唯一的表征。因此视野检查有助于一些疾病的诊断和鉴别诊断。事实上，视野检查和视野计已经是眼科最常用的检查手段和诊断工具之一。通过视野检查，可以了解：①视功能是否存在缺损；②确定导致视功能缺损的病变位置；③定量了解视功能缺损及其变化。

第一节　视野和视野检查的基本概念

　　单眼视野是指身体和头位保持固定的情况下，单眼注视某个静止目标时视觉所能感知到的全部范围。这一视野概念的前提条件是身体、头位和眼位保持固定，因此视野的范围与眼球移动或头部转动时视觉感知范围是不一样的。

　　单眼视野反映了视网膜的感知能力。一只眼不同区域的视网膜所能感知的能力是不同的。Traquair 首先提出正常视野可以用一丘样小岛，即视丘来说明（图 1-287）。他假想的单眼视野是"黑暗"大海中的一个小岛。小岛的海岸线大致上呈椭圆形，代表着视野的范围。在这一范围内，各处的视敏度并不相同。在小岛的顶峰是视敏度最好之处，是注视点所在的位置。小岛的岸边代表周边部视野，视敏度较低，只能见到大试标。越接近小岛的顶端，越能看见小的试标。小岛的地面有坑凹之处，表示该处的视敏度降低。视乳头部位不具有视网膜那样的感光能力，其所对应的视野部位称为生理盲点，好似在小岛顶峰旁一个小井。

　　Traquair 将视野拟为立体的视丘设想对理解视野、解释视野检查结果、改进检查视野的方法都具有指导意义。现有的视野检查方法主要有两种。一种称为动态视野检查法，用一试标在视野范围内出现，在有缺损的区域就会看不到试标，表明该处地面上出现了"坑凹"。如果想知道该"坑凹"有多深（即了解该处的视敏度下降有多大），就可以改用大的试标来测定（图 1-287A）。另一种视野检查法是静态视野检查法，是在"岛"的表面测定"坑凹"的深度，即在视野的某些选定位置上（一般是怀疑有视野缺损处）采用不同强度的刺激，来了解该处视敏度减退的程度（图 1-287B）。

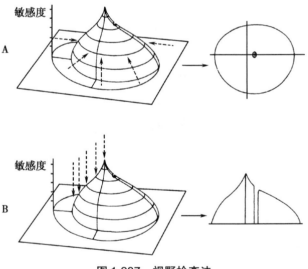

图 1-287　视野检查法
A. 动态视野检查法　B. 静态视野检查法

　　一般认为，视野中央部围绕黄斑 25°～30°的区域称为"中央视野"或"中心视野"（central visual field），其以外的区域则为"周边视野"（peripheral visual field）。我国人正常的单眼视野的范围：上方 60°，下方 75°，鼻侧 60°，颞侧 100°。生理盲点位于颞侧旁中心区，其中心距注视点 15.5°，水平线下 1.5°，其垂直径 8°，水平径 6°。

当两眼注视于一点，双眼所能看见的范围叫双眼视野（binocular visual field）。一个人双眼视野的中央部有一大区域是两眼视野重叠的，在这区域中的物体，两眼都能看到。但是因为颞侧视野较鼻侧大，所以两只眼的颞侧周边部视野尚各有一个月牙形未重叠的部分，它反映视网膜鼻侧最周边部的视野。视野中央部两眼均能看见的区域约60°半径。由于两眼的生理盲点均被包括在这一区域内，因此在双眼视野中不能测出生理盲点（图1-288）。

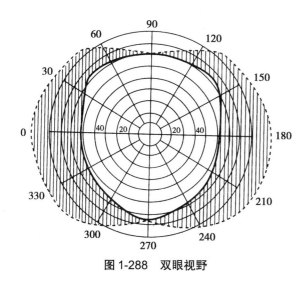

图1-288　双眼视野

第二节　有关视野和视野检查的基础知识

一、光刺激的心理物理学规律

无论动态视野检查还是静态视野检查均为测试视网膜不同部位对光的感知能力，因此光刺激的物理学规律是理解视野、进行视野检查和解释检查结果的基础。

1. 光及其计量单位　与视野检查密切相关的光学概念有光通量、光强度、光照度及光亮度。由一个物体发出的可见光的功率称为光通量（luminous flux，Φ），其单位为流明（lm）。这一发光体在特定方向的光通量称为光强度（luminous intensity，I），$I = \Phi/\Omega$（Ω 为球面度），光强度的单位为坎德拉（cd）。目标物体单位面积上接受的光强度称为光照度（illuminance，E），$E = \Phi/A$（其中 A 为目标物体的反射面积），单位为勒克斯（lx，lm/m^2）。目标物体在某个方向上反射的、被受检者主观感受到的光称为为光亮度（luminance），单位为 cd/m^2，光亮度与目标物的反射率有关。在视野学中常用的亮度单位为阿熙提（apostilb，asb），$1asb = 1/\pi (cd/m^2)$。

2. 分贝　主观感受一个目标体亮度变化时，要考虑目标体亮度和背景亮度的差异与背景亮度本身之间的相对关系。例如背景为一支蜡烛时，增加一支蜡烛可令观察者感受到明显的亮度变化，而背景为一千支蜡烛时，增加一支蜡烛则很难令观察者感受到亮度变化。受试者主观感受到的亮度变化遵循 Weber 在1846 年提出的心理物理学规律 Weber 定律，即对亮度变化的感受（对比）由目标物亮度和背景亮度差别（△L）与背景亮度（L）的比值决定的，用公式表示为：

$$C = \triangle L/L$$

1860 年 Fechner 对 Weber 定律进行了补充，即主观感受的变化（△E）与△L/L 成正比，用公式表示为：

$$\triangle E = c \times \triangle L/L$$

由于主观感受的变化是一个比值，而比值的变化在数学上较难表示，因此在工作中通过对数将比值还原为数字，例如当亮度由 0.001asb 提高到 100 000asb 时，亮度提高了 10^8 倍，也可以表示为提高了 8 个对数单位。

在视野检查中，试标相对于背景的亮度变化（△L = L_试标 − L_背景）是以参考亮度（L_{Ref}）与其比值的对数来表示的，这个对数的单位是 bel。试标相对亮度的单位为分贝（decibel，dB），1dB = 0.1bel。因此以 dB 为单位的△L 用公式表示为：

$$\triangle L(dB) = 10 \times \log(L_{Ref}/\triangle L)$$

上述公式中，左侧的△L 以 dB 为单位，右侧的 L_{Ref} 和△L 均以 cd/m^2 为单位。

根据上述公式可以看出：①光标（即为检查视野时的试标）亮度越低，其对应的分贝值越高。②分贝值与实际亮度的关系不是线性关系，而是对数关系，1bel（10dB）对应的光标亮度为 L_{Ref} 的 1/10，2bel（20dB）对应的光标亮度为 L_{Ref} 的 1/100。③以分贝为单位的试标亮度与参考亮度（L_{Ref}）的设定有关，即试标亮度绝对值相同，采用不同的参考亮度（L_{Ref}）时其分贝值是不同的。事实上，检查视野的不同视野计采用的 L_{Ref} 是不同的，因此不同视野计中分贝值相同的试标具有不同的实际亮度。

为了解决这一问题，目前不同视野计设计中的默认规则为将内在设计的最大试标亮度作为参考亮度 L_{Ref}，并将这一最大试标亮度定为 0dB。上述公式因此转变为：

$$\triangle L(dB) = 10 \times \log(最大试标亮度/\triangle 实际试标亮度)$$

式中最大试标亮度 = 0dB。图 1-289 示△L 是试标相对于背景的亮度变化，公式表示为

$$\triangle L = L_{试标} − L_{背景}$$

不同视野计的 0dB 所对应的阿熙提是不同的，

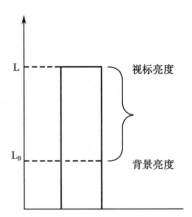

图1-289 图示△L是视标相对于背景的亮度变化

例如Octopus 101视野计0dB对应于1000asb，而Humphrey视野计0dB对应于10 000asb。即使如此，不同视野计之间以分贝为单位的试标亮度变化（△L）是可以比较的。由于最大试标亮度设定为0dB，实际试标亮度不可能超越最大试标亮度，因此以dB为单位的实际试标亮度不可能为负数。

3.阈值或差别光敏感度（differential luminance sensitivity） 由于受检者本身感知能力的波动，对相同亮度的试标进行重复检测时，有时受检者能看到，有时受检者会看不到，对光敏感度重复测量得到的不同数值称为短期波动。由于短期波动的存在，阈值的测量不能仅凭单次测量结果就做出判断。由试标的看见频率曲线可见（图1-290），在背景照明亮度不变情况下，光标由很暗变为很亮过程中，可见率由0%上升至100%，在这一过程中50%可见率的光标亮度称为阈值或者差别光敏感度。视野每一点的阈值是通过检测该点刺激光标的50%可见率而确定的。

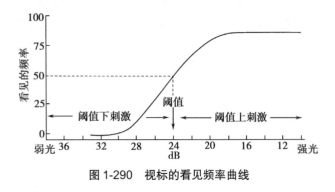

图1-290 视标的看见频率曲线

4.光标持续时间 当光标持续时间过短（小于100ms）时，光标被感知的能力与光标的亮度和持续时间有关，即持续时间较短（小于100ms）的光标需要提高亮度才可以与持续时间较长（最大值到100ms）但是较暗的光标获得等同的感知能力。这一规律称为Bloch定律，公式表示为：

$$T \times L = C$$

式中T为光标持续时间，L为光标亮度，C为常数。

为了避免光标持续时间对检测阈值产生影响，光标的持续时间需要大于100ms。但是光标持续时间过长（大于200ms），超出扫视运动所需的反射时间，会造成注视。因此静态视野检查中光标持续时间通常在100ms到200ms之间。

5.光标大小 光标的大小与阈值有关。如果一个光标的直径小于10′（对应于Goldmann视野计的I号试标），则仅对单个视网膜神经节细胞产生刺激，遵循Ricco定律，即L/A＝C（式中L为光标亮度，A为光标面积，C为一常数）。光标的面积减小一半则光标的亮度需提高一倍才能获得相等的感知能力。光标直径大于10′（即大于或等于Goldmann视野计II号试标），则对多个视网膜神经节细胞产生刺激，由于相邻神经元之间有抑制，因此上述定律变化为$L/\sqrt{A}=C$（L为光标亮度，A为光标面积，C为一常数）。

平面视野屏中的试标大小以"直径/检查距离"来表示，检查距离1米时直径为2mm的试标表示为2/1000。试标的大小转换为圆周度的转换公式为：（试标/检查距离）×（180/π）。以3mm试标33cm检测距离为例，试标大小为（3/330）×（180/3.1416）＝0.52度。自动视野计的试标大小以标准的Goldmann试标为基础。标准Goldmann试标按大小分为6挡（分别为0号至V号），相邻两个试标直径相差2倍。Goldmann I号试标直径为0.108度，用于检测微小暗点；III号试标直径0.432度，自动视野计中几乎所有的检查均采用III号试标完成的；V号试标直径1.7度，用于低视力程序。

二、视野和视野检查的解剖学基础

要想合理地理解和解释视野，需要了解眼的视觉系统，特别是连接视网膜至枕叶皮质的视路的解剖学，以及视路各部分的血液供应。视野缺损是视觉神经元及神经纤维功能损伤的外在表现。视野检查有助于了解视觉神经元及神经纤维损伤的位置和程度，从而指导临床诊断和治疗。视路的解剖结构是分析视野的基础，正确地解读视野检查结果需要充分了解视觉神经元分布及纤维走行（图1-291）。

虽然一只眼的视野主要反映视网膜的感光能力，但是只有当光线通过屈光间质聚焦于视网膜时，才有可能具有正常的视野。角膜、前房、晶状体和玻璃体应当是透明的，瞳孔应当具有正常的对光反应，晶状体应当具有将光线聚焦于视网膜上的正常功能。屈光间质的任何部分发生混浊，阻断光线达到视网膜，或在光线进入眼内过程中发生散射，都会影响到视野。

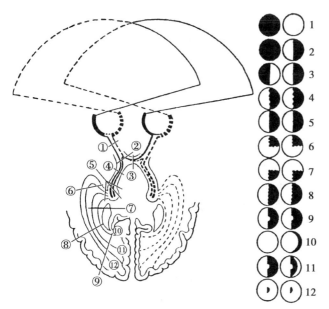

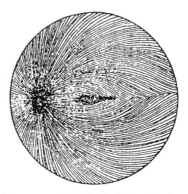

图 1-291　视路不同区域的病变及其相应的视野缺损

1. 左侧视神经　2. 左侧视神经与视交叉相连处　3. 视交叉中央部　4. 左侧视束　5. 左侧外膝状体或视放射起始部　6. 左侧迈耶祥部（Meyer's loop）　7. 左侧视放射内部　8. 左侧视放射中部　9. 左侧视放射之后部　10. 左侧距状皮层之前部　11. 左侧距状皮层之中部　12. 左侧枕叶之后端

如果由于屈光不正或老视等因素，使光线不能聚焦在视网膜上，也会影响视野的检查结果。

光线到达视网膜后，首先通过光感受细胞，才能将视网膜的感光转换成电冲动，再通过其他的视网膜神经成分，最终到达大约 120 万个视网膜神经节细胞。视网膜神经节细胞轴突进入视乳头形成视神经。视神经的纤维离开眼球后向大脑延伸，在垂直子午线上视神经纤维发生分离，鼻侧的视神经纤维在视交叉处发生交叉，颞侧的视神经纤维不发生交叉。视神经纤维继续向丘脑走行，形成视束而入外膝状体。视束中约有 10%～15% 的纤维为瞳孔反应纤维，进入四叠体上丘。轴突在外侧膝状体内换神经元，轴突往后分散形成一厚层，称为视放射。视放射终于枕叶内侧面的视皮质，即距状裂的上方及下方。

黄斑纤维首先占视神经的颞上方，往后一点便深入视神经而占其中央部位。来自黄斑部鼻半的纤维在视交叉部交叉，主要在视交叉的后部；来自黄斑颞半的纤维仍不交叉。在视束中黄斑束首先在中央，渐渐往后，它往上进入外侧膝状体的外后方。在视放射中黄斑纤维占中三分之一，再伸至枕叶。

（一）球内段的神经结构及血液供应

1. 视网膜上视纤维的分布　视网膜可以分为内外两部分，外层为视细胞层，包括视锥细胞、视杆细胞和

色素上皮层；内层为传导层，主要为双极细胞、神经节细胞及神经纤维。自神经节细胞分出来视神经纤维向视神经乳头集中而形成视神经（图 1-292）。视网膜的视纤维有其特殊的分布和排列，这在理解视野和解释视野检查结果中是有很重要的意义的。

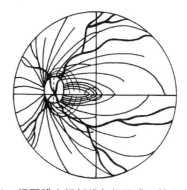

图 1-292　视网膜上视纤维分布情况

自视乳头中心作一假想的上下垂直线，可将视乳头分为颞侧和鼻侧。视乳头鼻半侧的纤维呈放射状分布于鼻侧视网膜上，直到视网膜鼻侧的最周边。视乳头颞半侧的纤维呈弧形，绕过中央部到达周边。自黄斑中心凹直往颞侧周边有一道看不见的水平线，称为"水平缝"（horizontal raphe）。视乳头颞半侧的纤维分为上下两半，上下两半的视纤维均作弧样绕过中央部（黄斑部）而到达水平缝，但均不越过此缝，并且也不互相吻合。图 1-293 显示视网膜上神经纤维及视网膜血管分布的情况。

图 1-293　视网膜上视纤维与视网膜血管分布的关系

在视网膜上视乳头黄斑束的视纤维较短，所呈的弧形弯度也较小，近水平缝时几乎成直线分布于黄斑与视乳头颞侧缘之间。视乳头黄斑纤维束占视乳头颞侧中央三分之二的区域，而其他来自视网膜颞侧上方（或下方）的纤维则拥挤在视乳头颞侧缘上方（或下方）的六分之一区域。在无赤光的检眼镜下可以看到视网膜的视纤维分布。

虽然视网膜上视纤维的分布大致如上所述，但也

有少数乳头颞侧的纤维直向乳头鼻侧，例如有一部分黄斑乳头间纤维直向乳头鼻侧。因为它们是在自视乳头至黄斑之纤维束的下面，所以在无赤光的检眼镜下看不出它们分布的情况。

视网膜周边来的纤维位于视网膜纤维层的深层，自视网膜近视乳头部来的纤维则在视网膜纤维层的浅层（图1-294）。

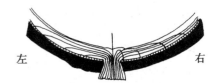

图 1-294 视网膜纤维在视乳头处的排列

2. 视网膜神经纤维层的血液供应 视网膜内层由视网膜中央动脉供养。视网膜中央动脉为终端动脉，每一小分支供养一束单独的视网膜神经纤维。血管的分布也在水平中线分为上下两半。视网膜神经纤维层的血供主要来自于视乳头周围的视网膜中央动脉分支。在视乳头周围的视纤维表浅层有放射状毛细血管（radiating peripapillary capillaries，RPC），它们可以来自于视网膜中央动脉的主干，也可以来自视网膜小动脉。RPC 走行相当直而长，可以彼此吻合，也与深层毛细血管丛吻合，RPC 沿视网膜四支大血管主干行走，形成弓形分布。在眼压增高的情况下进行荧光素眼底血管造影时，可以见到 RPC 充盈不良。

3. 视网膜视纤维分布与视野的对应关系 视野中心点对应的视网膜结构是黄斑中心凹，该处视锥细胞丰富，因此在视野中心点处视敏度最高。在黄斑中心凹处作一垂直线可以将视网膜分为鼻侧与颞侧，作一水平线可将视网膜分为上方与下方。黄斑中心凹颞侧视网膜神经元及其纤维的功能对应注视点鼻侧的视野。黄斑中心凹鼻侧视网膜神经元及其纤维对应注视点颞侧的视野。视乳头与视野上的生理盲点对应，也包含颞侧的视野中。黄斑中心凹下方（或上方）视网膜对应注视点上方（或下方）的视野。视路眼内段的病变绝大多数会累及视神经纤维层，因此视野缺损的尖端多指向生理盲点，常见的视野缺损形态如图1-295所示。视网膜鼻侧病变所致的视野缺损如图1-296（1）所示，大致可以分为六种不同的视野改变：a. 病变在视乳头鼻侧边缘时可产生扇形暗点，此暗点起自生理盲点，延伸到视野周边；b. 病变离视乳头稍有一点距离，不与视乳头相连接时，涉及该处视网膜全层纤维时则视野缺损也不连生理盲点，而符合于病变以外的区域；c. 若病变仅涉及部分的纤维，而未涉及最深层纤维者，视

野缺损可以不伸至周边部；d. 病变宽泛者视野缺损也宽；e. 病变狭小者，视野缺损也狭小；f. 病变在视乳头与黄斑之间者，发生相应的视野缺损。视网膜颞侧病变所致的视野缺损如图1-296（2）所示，大致有以下几种情况：a. 常呈弧形束状缺损；b. 此种束状暗点可终止于鼻侧水平中线；c. 如果上下均有弧形暗点，则可呈环形，但上下两弧常不完全对称，在鼻侧中线处出现"阶梯"；d. 弧形暗点也可直伸往鼻侧周边部。所有上述弧形暗点均指出生理盲点，但有些可不与生理盲点相连，这可能是由于有部分自视乳头鼻侧往视乳头至黄斑之间的纤维束未病变侵犯之故。

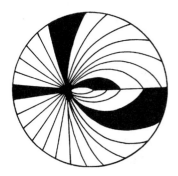

图 1-295 不同部位视纤维受损伤后所形成的几种暗点的图形

（二）视神经的结构及血液供应

1. 视神经的结构 视神经主要由来自视网膜神经节细胞的视纤维及瞳孔光反射的纤维所组成。外有软脑膜包围，此膜分出小的中隔伸入视神经中，使视神经分为小束。接近视交叉处的中隔较厚，在视神经正中心之下方通过，将交叉纤维和不交叉纤维隔开。

视神经纤维刚出眼球的后壁时，鼻侧纤维束约占视神经内侧四分之一，乳头黄斑束约占外侧的四分之一，而颞侧纤维分为两束占上下各四分之一。稍向后，此二束纤维合并为一束。在球后约 12mm 处，即中心视网膜血管进入视神经处，乳头黄斑束的位置已在视神经的正中央，鼻侧和颞侧纤维束各占视神经的内外侧二分之一（图1-297）。因此，如果病变位于视神经前端的周围，则发生中央暗点及周边缺损；若病变在视神经后端，则产生单眼偏盲。病变也可沿着视神经侵犯较长的一段视神经，或横断视神经的某段，使产生各种不同类型的视野改变。

2. 视神经的血液供应

（1）视神经前段的血液供应：视神经前段包括表面的视网膜纤维层、筛板前区、筛板区和筛板后区。不同人中其血供有很大变异（图1-298）。

1）视网膜神经纤维层的血供已在前面有所叙述。

2）筛板前区：主要由后短睫状动脉的分支穿过巩

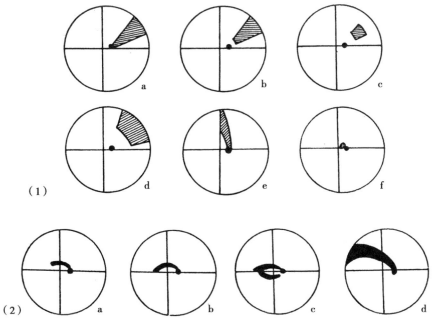

图 1-296 视网膜病变导致的视野缺损

（1）视网膜鼻侧病变所致的视野缺损 （2）视网膜颞侧病变所致的视野缺损

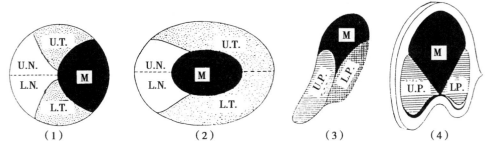

图 1-297 （1）视神经远端切面 （2）视神经上端切面 （3）视束切面 （4）外侧膝状体的切面

M＝黄斑纤维 L.T.＝颞下纤维 U.T.＝颞上纤维 L.N.＝鼻下纤维 U.T.＝鼻上纤维 U.P＝上方周边纤维 L.P.＝下方周边纤维

膜而供此区。有人见到由脉络膜血管返回来的分支动脉。伸往筛板前区的小血管呈局限性分布。视网膜中央动脉在此区无分支供应。

3）筛板区：睫状后短动脉分支或 Zinn-Haller 动脉环上分支供血，小血管在视神经纤维束的膜隔中，组成密集的毛细血管网，视网膜中央动脉无分支供应筛板。

4）筛板后区：此段视神经的血管主要来自后短睫状动脉供软脑膜的血管；少数可有视网膜中央动脉伸展的小分支。

（2）视神经眶内段：由在视网膜中央动脉进入视神经之前眼动脉分出的"视神经轴心动脉"供血，它分前后二支，前至视乳头，后至视神经管。此外，眼动脉尚有 6～12 支小动脉随软脑膜分支深入视神经。眶内段视神经内有纵横交错的毛细血管网。

（3）视神经管内段：由眼动脉供血。

（4）颅内段视神经：其上方由大脑前动脉，下方由内颈动脉供血。眼动脉及前交通支可能有分支供应它。

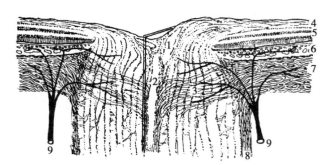

图 1-298 视乳头的血供养

1. 视网膜中央动脉 2. 视网膜中央静脉 3. 筛板 4. 视网膜纤维层 5. 视网膜各层 6. 脉络膜 7. 巩膜 8. 软脑膜 9. 后睫状短动脉

（三）视交叉的结构及血液供应

1. 视交叉的位置及其附近组织的关系　视交叉的形状为扁平长方形，横12mm，前后8mm；前缘较后缘稍低，位于第三脑室的底与前壁交界处，并构成第三脑室隐窝前部的底；其下为垂体窝，其前下方为蝶骨视神经沟。视交叉为软脑膜的包被，除后缘外全部浸在脑脊液中。大多数视交叉位于垂体窝的上方；大约5%的视交叉因视神经较短而位于蝶骨视神经沟内；约12%的视交叉位置较后，位于蝶鞍横膈之上，垂体窝微露于视交叉之前后；约79%的视交叉位置更后，位于鞍背之上，垂体窝的一小部分露于视交叉之前；约4%视交叉位置更加靠后，位于鞍背之后，垂体窝大部露于视交叉之前（图1-299）。

视交叉并不与蝶鞍的横隔膜相连接，上下相距约5～10mm（图1-300）。

视交叉与邻近组织的关系：视交叉的前方为大脑前动脉及其联系支。视交叉的侧面有内颈动脉及前穿质（anterior perforated substance）。后方为灰结节（tuber cinereum）及丘脑下漏斗（infundibulum），后者与垂体相连。上方为第三脑室，视交叉的前角外上方为嗅束（olfactory tract）的内根。其正下方为垂体，外下方为海绵窦及其内含物。

蛛网膜盖满两视神经之间，向侧面展开至两内颈脉颞叶尖端，前面延伸至额叶，并包围丘脑下漏斗。蛛网膜在漏斗与视交叉之间有丰富的血管网。

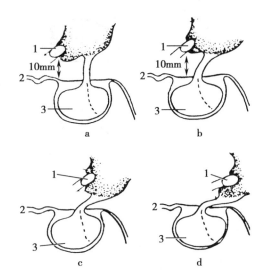

图1-300　视交叉与垂体的位置关系侧面示意图

注意：视交叉距鞍膈约10mm

1. 视交叉　2. 鞍膈　3. 垂体

a, b. 前置位　c. 正常位　d. 后置位

2. 视交叉的视纤维结构　在视神经将入视交叉时，视神经纤维分为交叉纤维与不交叉纤维两部分。在视交叉中，来自两眼鼻侧的纤维互相交错，形成复杂的结构。在接近视交叉后方外侧时，各侧的不交叉纤维与来自对侧的交叉纤维会集组成视束。要了解视交叉部病变所产生的视野改变，必须首先要了解这些纤维的分布情况。

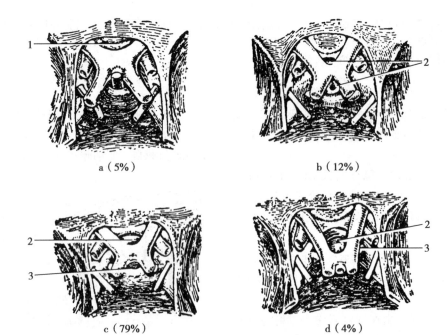

图1-299　视交叉的位置与垂体的关系

1. 蝶骨视神经沟　2. 垂体　3. 蝶鞍背

a. 视交叉位于蝶骨视神经沟内　b. 视交叉位于蝶鞍横膈之上　c. 视交叉的后缘位于鞍背之上　d. 视交叉位于鞍背之后

（1）交叉纤维：交叉纤维来自视网膜鼻侧，在视交叉中越过中线至对侧视束。来自视网膜鼻侧下方的纤维在视交叉前部通过，并进入对侧视神经的上端，呈一弯曲；然后再归入对侧视束中，仍位于视束的内下方。此弯曲部分称为"前绕环"（anterior loop）或"前膝"（anterior knee）。前绕环的纤维与来自对侧视神经的纤维在该部几乎成直角交错编织。来自视网膜鼻上方的纤维行经视交叉的侧部（同侧）向后弯曲，进入同侧视束的起端；再由此越过视交叉的后部转入对侧视束中。此弯曲部分称为"后绕环"（posterior loop）或"后膝"（posterior knee）（图 1-301）。

来自两眼视网膜鼻侧的纤维几乎全都在视交叉的正中线上交叉。

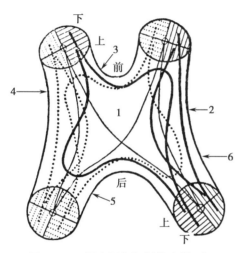

图 1-301 视交叉部视纤维交错图解
1. 视交叉中部病变　2. 视交叉一侧病变　3. 视交叉前角偏一侧病变　4. 视交叉前部一侧的病变　5. 视交叉后角偏一侧病变　6. 视交叉后部一侧的病变

（2）不交叉纤维：不交叉的纤维沿着视交叉的外侧向后进入视束中，并且与交叉纤维交错。来自视网膜颞侧上部的纤维稍靠内侧一些，来自视网膜颞侧下部的纤维稍靠外侧一些。故在视交叉中部压迫性病变如垂体瘤时，来自视网膜颞下部的纤维受累最迟。

（3）黄斑纤维：黄斑纤维在视神经的颅内段一直占据中央部分。至视交叉的前外方时，黄斑束的交叉纤维与不交叉纤维始行分开：前者在视交叉中向后向上斜着越过中线，在视交叉的后方中央部分与对侧的黄斑交叉纤维交叉，交叉处近于第三脑室隐窝的底部；不交叉的纤维则沿视交叉的侧部直向同侧视束的中央部行进。

当视交叉的前后左右不同位置上出现病变后可以累及不同的神经纤维，因而可以产生各种不同类型的视野改变。

3. 视交叉的血供　视交叉自后上向前下斜，位于脑底动脉环（Willis 环）中，视交叉的血液供应主要有其上方的大脑前动脉和两侧偏下方的颈内动脉。前交通动脉、后交通动脉和大脑中动脉也参与其血液供应（图 1-302）。

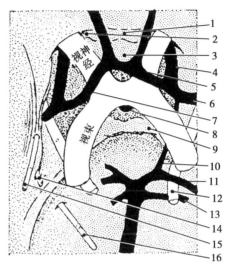

图 1-302 视交叉腹面与 Willis 动脉环之间的关系
1. 视交叉沟　2. 视神经孔　3. 鞍结节　4. 颈内动脉　5. 前交通动脉　6. 大脑中动脉　7. 大脑前动脉　8. 漏斗柄　9. 后床突　10. 后交通动脉　11. 大脑后动脉　12. 第三脑神经　13. 小脑上动脉　14. 第四脑神经　15. 第五脑神经　16. 第六脑神经

（1）视交叉供血的小动脉：视交叉自 Willis 环中穿过，它将供应视交叉的小动脉分为上、下两组，两组的血管在视交叉前缘处互相吻合：

1）上组：两侧大脑前动脉水平段向前方发出一支小动脉行于视交叉上面侧部，称为视交叉上动脉。它有分支到视交叉前缘及侧缘，主干达颅内段视神经上面。大脑前动脉向后也发出小分支供应视交叉的后部。在 28 例标本中发现前交通动脉的 2～3 支小动脉供应视交叉上面并分支达前缘。大脑中动脉起端发出的小分支也参与供应视交叉上面之后部。

2）下组：小动脉主要来自颈内动脉的垂体上动脉及后交通动脉的漏斗动脉，每侧 10～12 支小动脉。每支小动脉又分为二个分支，一支供应视交叉下面，一支在漏斗周围互相吻合成网，向下供应漏斗和垂体。自漏斗周围吻合网中也发出分支供应视交叉。因此视交叉下方与漏斗、垂体有同一血供来源，这一点具有重要的临床意义。视交叉下方的小动脉分支在视交叉前缘与来自视交叉上动脉的分支相吻合，称为"视交叉前吻合"。颈内动脉还发出 2～3 支小动脉迂曲内行，自视交叉外侧直接到达视交叉侧缘偏下方的软膜内，称为视交叉侧动脉。它不参与视交叉前吻合或漏斗周围吻合，此点具有临床意义。

（2）视交叉实质内的小动脉：供应视交叉的小动脉在视交叉表面的软膜内再次吻合成网。尔后自视交叉上面、下面、颞侧缘及前缘进入视交叉实质内。其正中部上、下面血管明显较少（图1-303）。

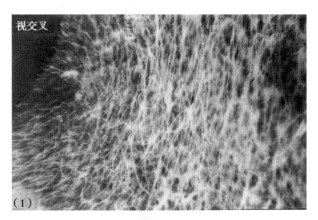

（1）

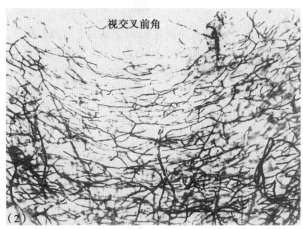

（2）

图1-303　视交叉部血管
（1）视交叉侧部实质内小血管：致密　（2）视交叉中部

进入视交叉实质内的小动脉，一部分走在实质深层，在视交叉侧部与来自颅内段视神经和视束起端的小动脉吻合成网后，逐渐分支成毛细血管；一部分自视交叉侧部前方，侧缘后方及中部后方进入实质后行进于实质浅层，其走行由前向后几乎平行，达视交叉后界或下丘脑时，才分支成毛细血管，与下丘脑毛细血管形成吻合。这些小动脉管径较粗、走行直、在视交叉内几乎没有分支，似乎是借道视交叉供应后方下丘脑的血管。中部前方及前缘小动脉管径很细，进入实质后即分支成毛细血管，因此中部前方实质内无小动脉穿行。

（3）视交叉实质内毛细血管：视交叉实质内毛细血管位于神经纤维束周围的神经束膜中，围绕神经纤维

排列呈网状。视交叉侧部、中部的毛细血管各有特点。

视交叉侧部的毛细血管网，大致沿视交叉侧缘平行方向纵向排列，前方与视神经，后方与视束实质内毛细血管相连。侧部毛细血管网密度高且吻合多，网眼较小，呈五边形或不规则形，有多量小动脉分支在侧部逐渐过渡成毛细血管。

视交叉中部毛细血管的排列方向大致与视交叉前缘平行，呈左右横行排列，由前向后排成若干层，层与层之间吻合成网。中部毛细血管密度较侧部稀疏，吻合少、网眼大，呈横六边形，尤以中部前方更明显，未见有分支的小动脉在中部穿行。

视交叉旁中部毛细血管网是联系中部与侧部毛细血管的"结合区"。毛细血管由侧部的纵向排列转为中部的横行排列，在近视交叉前缘实质内，此种"转向排列"尤为明显，小动脉在旁中部逐渐分支过渡为毛细血管。

在视交叉后缘，毛细血管与下丘脑的毛细血管有丰富的吻合。

（四）视交叉以上的视路及血液供应

视束以上的视路包括视束、外侧膝状体、视放射区和视觉大脑皮层。视交叉以上任何一段视路的病变都将产生双眼同名偏盲。但是视交叉以上视路与其他神经和神经中枢很接近，因此当一个病变引起视野缺损时，也常发生其他症状。根据这些症状，可以对病变位置做出较为明确的判断。在视交叉以上，各段的视纤维分布和排列均不同。虽然视交叉以上视路的各段均产生同名偏盲型的缺损，但是视野缺损的位置、浓度、范围及两侧视野缺损间的差别都不相同。

1. 视束　整个视束的前段行经于蝶鞍横膈之上，跨过第三脑神经。其上方为前穿质及第三脑室之底，其内侧为灰结节。视束的中段位于大脑脚与钩回之间，视束在此处越过占住大脑脚中间部分的锥体束，与锥体束相邻，为感觉神经的通过处。所以这里的一个病变可以发生视觉及身体的感觉和运动障碍。

视束的血液循环：视束为软脑膜血管所供应，与视交叉的血循环相通，主要由动脉环的后交通支及前脉络动脉。血管在视束内沿其前后方向往返折回，使成重叠的血循环供养；往返的二血管系统中若有一个发生障碍时，视功能不致发生永恒的损伤（图1-304）。

2. 外侧膝状体　外侧膝状体（external geniculate body）位于视束的后端。其冠状切面呈心形。从横切面上可以看出外侧膝状体的前端接视束，外侧与豆状核后部的内囊相邻，内侧为内膝状体，后方为海马回，外后方为侧脑室的后角。

外膝状体的切面上出现白质与灰质交替排列的层

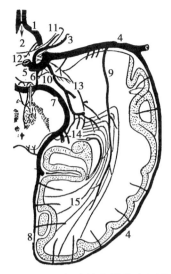

图 1-304　视路的血供养腹面图

1. 大脑前动脉　2. 前交通动脉　3. 眼动脉　4. 大脑中动脉
5. 颈内动脉　6. 后交通支　7. 大脑后动脉　8. 距状支
9. 大脑中动脉的深视支　10. 前脉络动脉　11. 视神经
12. 视交叉　13. 视束　14. 外侧膝状体　15. 视放射区

次。在白质中为来自视束的视纤维，带有髓鞘；来自
同侧的与来自对侧的纤维也交替地排列着。灰质即视
纤维的终点，在此更换神经单位后伸出新的纤维，组
成视放射。

外膝状体分为六层。第一、二层为较大的细胞，
其余四层为紧密排列的小细胞。由同侧视网膜来的纤
维进入第二、三、五层，由对侧视网膜来的纤维进入第
一、四、六层中，由两侧视网膜上对应点来的纤维则终
止于外膝状体中的相邻之处（图 1-305）。每根纤维进
入外膝状体后分为五、六个止端，各换元与一个神经
节细胞相连，故视网膜上一个极小的病变将在该眼视
纤维所进入的三层中发生萎缩；而如果在枕叶皮层有
一小的病变，则将在外膝状体的六层中均发生萎缩。

外侧膝状体的主要血供：来自大脑后动脉，但其
前方及外方则几乎全为前脉络动脉所供应。在外侧膝
状体门部，则有来自此二血源的丰富的吻合支。视路
和外侧膝状体均有脉络膜前动脉和大脑后动脉分支的
双重血供。

3. 视放射区　视放射（optic radiation）为外侧膝
状体与枕叶之间的视路，也是外膝状体更换神经元之后
的视纤维，自外膝状体向外在听觉纤维的内侧呈扇形
放射状分布。视放射的纤维分为背、侧、腹三束。来
自视网膜上方的纤维形成视放射区背束及侧束，在颞
叶及枕叶之中经过，在同一水平面上一直往后到达距
状裂。来自视网膜下方的纤维形成视放射区腹束，在
颞叶中呈 Meyer 圈，Meyer 圈的最前端绕侧脑室的下

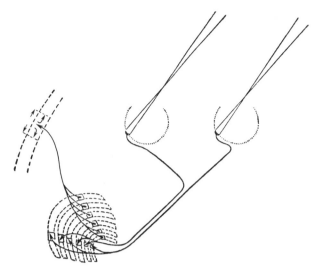

图 1-305　外侧膝状体可分为六层

同侧视网膜所束的纤维入 2、3、5 层中；对侧视网膜所束纤
维入 1、4、6 层中。两侧视网膜上"相符点"所来的纤维终止
于外侧膝状体中相邻之处

角急转往后行走，与其他二束纤维会合，至枕叶的距
状裂处（图 1-306）。黄斑束纤维在上下两部分纤维之
间直向距状裂的尖端。愈是视放射区后段病变所产生
的同名偏盲，愈是可重的、对称的。

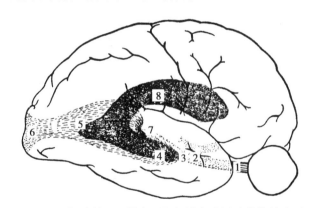

图 1-306　视放射区图样右侧视纤维自外侧膝状体伸出后，
其下部纤维向前向下向外绕过侧脑室下角（即 meyer 环）再
向后，其上部纤维一直往后

1. 视神经　2. 视交叉　3. 视束　4. meyer 环　5. 视放射区
6. 枕叶视皮层　7. 外侧膝状体　8. 侧脑室

视放射的血液供应：①当视放射的纤维往前行至
侧脑室下角的顶部时，为前脉络动脉所供应。②当视
放射之纤维往后行，位于侧脑室外侧时，为大脑中动
脉的深视支所供应。此支在前穿质处穿入脑内。③当
视纤维向枕叶皮层分布时，为穿通皮层的一些血管所
供应。它们供养视纤维，但并不供养大脑皮层。这些
血管主要来自大脑后动脉的距状支。

4. 视觉大脑皮层　视觉皮层在枕叶内侧，自枕叶

尖端直伸至距状裂的前端,包括距状裂的上下唇,往后伸至枕叶外侧一小部分。一侧视觉皮层相当于两眼视网膜同向的一半(例如右侧视觉皮层相当于右眼视网膜的颞半侧及左眼视网膜的鼻半侧)。视觉皮层在距状裂的最前端反映出对侧眼的颞侧周边部的视野,即双眼视野中的颞侧月牙区,因为两眼同侧半视网膜最周边的纤维终止于此。在此处以后,向心性地将两眼的同侧的半个视网膜逐渐地、相继地在视觉皮层上反映出来:枕叶的最后端反映着黄斑区,视网膜的上半与下半相当于距状裂的上方与下方,近距状裂处即相当于视网膜的水平中线(图1-307)。

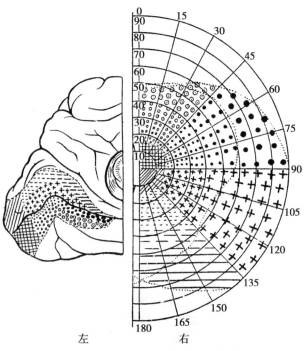

图1-307 Gordon及Holmes所拟的视网膜各部在枕叶皮层的各相当部图解

注意:黄斑区在枕叶部分占比较大的部分

枕叶的血液供应:枕叶视觉大脑皮质主要是由大脑后动脉的距状支所供应。大脑中动脉也分支至距状裂的后端。在枕叶后部尖端有大脑中动脉及大脑后动脉的吻合支。血管在软脑膜内组成网形,自软脑膜血管网有小支供应灰质,有较大的分支深入供应白质。供应白质的血管为终动脉。

第三节 影响正常视野的因素

视野检查是一种心理物理学方法,会受到许多因素的影响。在判断视野检查结果时应当考虑到所有的影响因素,才能得到准确的判断。影响正常视野的因素可以分为受检者本身的因素和检查技术的因素。

(一)受检者的影响因素

1. 屈光不正 未矫正的屈光不正在视网膜上的成像模糊,亮度略暗,减少了光标的刺激强度,可使视野呈向心性缩小。

2. 身体和精神状态 病人身体衰弱或体力及精神疲劳,或反应较慢,或服用镇静、安眠等药物,均可影响视野检查结果。

3. 白内障 白内障可能造成视野的向心性缩小,或者多次检查显示的视野缺损形态有明显差异。白内障对于青光眼患者视野检查的影响可表现为"假性"青光眼视野缺损加重。

4. 瞳孔大小 一般做视野检查时,要求瞳孔大于2.5mm。如果瞳孔过小,进入眼内的光量减少,视网膜照明减少,导致平均光敏感度下降或视野向心性缩小。如果瞳孔过大,影响视网膜成像,从而影响视野结果。

5. 年龄 随着年龄增加,视网膜节细胞神经纤维数目减少,晶状体密度增加,导致视网膜平均敏感性下降。平均每增加10岁,视网膜平均敏感度下降0.58~1.0dB。年龄对中心视野的影响较小,周边视野呈向心性缩小。

6. 学习效应(learning effect) 初次接受视野检查者不久再次重复同样检查时,其视野常比初次"改善",这种通过熟悉检查程序使视野扩大的效应被称为学习效应。

7. 面型 受检者面部的形状、睑裂的大小、鼻梁的高低、眶缘的凹凸以及眼球在眼眶内的位置,均可能影响视野的大小和形状。

(二)检查技术的影响因素

1. 检查者的技术水平 检查者对视野检查法的了解和熟练程度,对受检者的安置是否妥当。

2. 试标 在同一距离检查时,试标愈大所得的视野范围也愈大。在同一黑色背景上,白色试标产生的视野最大,蓝色、红色、绿色视野范围及次递减10°。

3. 背景照明 即使其他条件相同,在不同的背景照明下,由于视锥细胞和视杆细胞的敏感状态不同,视野检查结查会有较大差别(图1-308)。目前多数视野计(如Goldmann视野计、Humphrey视野计和一些型号的Octopus视野计)的背景照明为31.5asb。有学者认为半暗光背景下更容易查出中心30°时计以内的视野缺损,如某些型号Octopus视野计的背景照明为4asb。

4. 刺激时间 由于视觉信息有时间叠加效应,视野结果因光标刺激时间(500ms以内)不同而改变。大多数手动视野检查的试标暴露时间约为1s,时间叠加效应不明显。我们常用的Octopus视野计光标暴露为

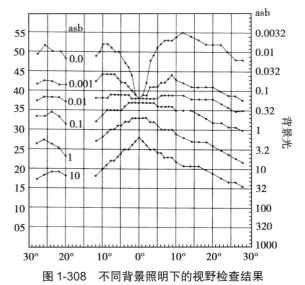

图 1-308 不同背景照明下的视野检查结果

六个不同背景光,最下曲线为明适应下所得,如一般正常的丘样小岛;最上曲线为暗适应下所得,周边部视网膜敏感度比黄斑部强,呈现"生理性中心暗点";中间段曲线为半暗光下所得,丘顶平直,表明黄斑与周围视网膜的敏感度相近似

100ms,Humphrey 视野计光标暴露时间为 200ms。由于人的目光扫掠运动为 180ms～250ms,如查刺激时间太长,容易出现假阴性结果;刺激时间太短,容易出现假阳结果(图 1-309)。

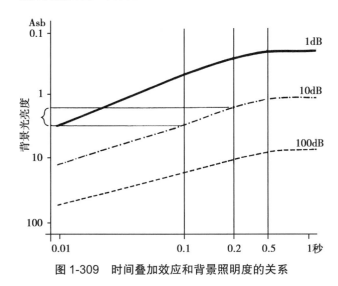

图 1-309 时间叠加效应和背景照明度的关系

第四节 视野检查的常用术语

在视野检查中,经常会应用一些术语。准确地理解这些术语的含义,有助于理解视野检查结果,也有利于同行间的交流。

1. 暗点(scotoma) 视野范围内的视觉减低(depression of vision)或视觉消失(blind)区域称作为暗点或"缺损"(defect)。

2. 阳性暗点 被受检者能在日常生活中自行察觉的暗点称为阳性暗点。这种暗点常由视网膜外层疾患所致。

3. 阴性暗点 受检者平时不感到暗点的存在,但在视野检查时发现的暗点称为阴性暗点,常由视觉传导系统疾患所致。

4. 中心暗点(central scotoma) 位于注视区的暗点。引起中心暗点的病变位于黄斑部或侵及视乳头黄斑束所致。

5. 旁中心暗点(para-central scotoma) 暗点位于注视点的一侧,可能包括注视点,或仅在注视点附近。旁中心暗点常是中心暗点的初期。

6. 中心 - 盲点暗点(central caecal scotoma) 暗点包括生理盲点及注视点在内。

7. 弧形暗点(arcuate scotoma) 从生理盲点伸出向鼻侧呈弧形绕过注视区,可以在注视点上方或下方。任何病灶使一束视神经纤维的传导受到障碍,可以发生弧形暗点。

8. 环形暗点(annular or ring scotoma) 暗点为完整或不完整的环,常见于 15°～30° 之间视野。典型病变为视网膜色素变性。

9. 绝对性暗点 改变试标大小、亮度和颜色,暗点均存在,称作绝对性暗点。生理盲点为绝对性暗点。

10. 相对性暗点 视敏度部分降低的区域,增加试标的刺激强度,暗点消失,这种暗点称作相对性暗点。

11. 偏盲(hemianopsia) 视野的一半缺损,其缺损的内界以通过注视点垂直中经或水平中线为界。

12. 象限性缺损(quandrantopsia) 视野中以垂直半径或水平半径为界,占视野一象限的缺损。

13. 黄斑回避(macular sparing) 某些视野缺损如偏盲时,中央 5° 左右不受累,称为黄斑回避,常见病变位于视皮质。

14. 阈值(threshold) 在背景照明不变的情况下,如果某一刺激光的可见率为 50%,则该刺激强度为被检查视网膜点的阈值。

15. 短期波动(short term fluctuation) 在一次自动视野计检查时,对某些点的光敏感度阈值进行重复测量,会得到不同的数值,这称为短期波动,是估计视野检查结果的可靠性和可重复性的指标。

(劳远琇 赵家良 张顺华 睢瑞芳)

主要参考文献

1. 劳远琇. 临床视野学. 第 2 版. 北京:人民卫生出版社,1965.

2. Anderson DR, Patella VM. Automated static perimetry. 2nd

Edition. Singapore: Harcourt Asia Pte Ltd, 1999.

3. 高桦，劳远琇. 人体同交叉的血供养. 中华眼科杂志，1986，6：324.

4. 劳远琇，睢瑞芳. 视野学概论 // 李凤鸣. 中华眼科学. 北京：人民卫生出版社，2004，320-355.

5. McKendrick, Allison M. Recent developments in perimetry: test stimuli and procedures. Clinical and Experimental Optometry 2005，88（2）：73-80.

6. Cubbidge RP. Visual fields. Ediburgh: Elsevier Butterworth-Heinemann. 2005.

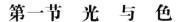

第五章

色 觉

第一节 光 与 色

一、可见光与光谱

日光是白色的，用棱镜片能将其分解为红、橙、黄、绿、青、蓝、紫的光谱（spectrum）。在相当明亮的白光下形成的彩色光谱称为光谱（photomic spectrum）。如在薄暮或微弱光线下形成无彩色光谱，称为微光光谱或暗光光谱（scotopic spectrum）。

二、物体的颜色

物体的颜色决定于物体对照射它们的光线的反射、吸收和透过。如白光照射在某物体上被全部反射就呈现白色；如全部吸收则这物体就呈现为黑色；如反射红光而将其他波长的光吸收，则呈现红色；如仅反射绿光，则这物体就呈绿色。如受日光照射时能透过全部光线，则这物体就是无色透明的，如透过红光而吸收其他波长的光线，则为红色玻璃，如仅透过绿光则为绿色玻璃，其他仿此。

如将透过的光线加以分析，则所得光谱常有一处或数处色彩减弱或完全残缺，这种光谱名吸收光谱（absorption spectrum）。实际上世界上并不存在完全反射和完全不反射的物体。在黑色与白色中间尚有各种灰色，它们只能看作是"非彩色的颜色"。物体的颜色和所照的光线有密切关系，物体除本身能发光外，一般都要在光线照耀下再发出反射光，使得该物体的形状和颜色才能被人看见。如用很红的光线照射，则白色物体会呈现红色，绿色物体会呈现黑色，物体就改变了原来的色彩。

三、物体的温度和颜色

物体加温会辐射出人眼看不出的红外线，如温度再增高就由微红到橙黄，到 1000℃ 就成白色，温度愈高白色愈显著，纯白色的温度为 6000℃。颜色和温度

的关系非常密切。科学上把不因加热而起化学变化并对光能完全吸收（不反射也不透过）的物体称为"黑体"，如石墨就是近于黑体的物质。黑体连续加热，它随温度上升按红→黄→白→蓝顺序发光。我们将黑体加热所发出的某种色光时的温度，称为该色光的颜色温度，简称色温（color temperature）。如果某光源的色光与黑体加热到某温度时所发出的色光相当，这个温度便称为该光源的色温，通常用 Kelvin 度（°K）来表示。晴天正午日光色温约为 5400°K，40W 白炽灯的色温约为 2600°K。只有黑体的色温和本身的温度相等，而其他光源的色温就和本身温度大不相同。

表 1-22 列举几种光的估计色温，以供参考。

表 1-22　日光和几种光源的色温

光源	色温（°K）
正北方晴空	16 000～26 000
正北方天空（薄云）	14 000
阴天天空	6000
正午平均阳光	5500
日出一小时阳光	3500
溴钨灯	3500
碘钨灯	3000
蜡烛光	2000

四、颜色光线的应用与交通信号系统

在日常生活和生产中，颜色光线起着非常重要的作用。如在冶金制造中常常利用颜色来判断熔炼材料的温度，等离子和液晶等显像屏得到广泛应用，在医药行业中也需要精细的色光识别。艺术家把红橙色称为暖色，青绿色称为冷色，夏季用青绿色灯光，冬季用红橙色灯光，对人都有舒适之感。

交通信号系统对颜色灯光的基本要求是容易发现而且不易认错。1975 年 CIE 推荐的"灯光信号"是红、绿、白、黄等四种，此外还规定了用蓝和蓝紫色作为补充颜色信号。三色系统是最常用的，就是用红色、绿

色和补助的白色或黄色光源,中国的道路交通信号灯系统就是用红黄绿三色系统,用白炽灯、低压卤素灯和发光二极管(LED)作为色光光源。近年来 LED 交通信号灯已成为主流产品,具有可见度好、省电、寿命长和抗恶劣环境的能力强等优点,颜色光线除色彩外还有亮度和饱和度因素,红光比绿光明亮,更容易在远处被发现和鉴别,故作为停止信号。CIE 建议的绿光区域比较大,在一定范围内的偏蓝和偏淡绿是允许的。在红绿灯光变换之间,插入黄色灯光,作为有犹豫、准备行动的信号。图 1-310 示 ABC'D' 区为红色光,EFGH 区为黄色光,MNOP 区为绿色光。

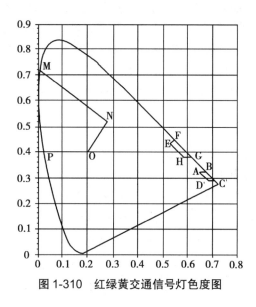

图 1-310 红绿黄交通信号灯色度图

第二节 视觉与色觉

一、色觉功能的演变

蚯蚓生活在泥土中,它体表的感光细胞仅能辨识光的有无。两栖类的蛙、爬虫类的龟、蜥蜴和多数鸟类已具有色觉,而牛、兔与鼠无色觉。Grether(1989)发现卷尾猴的色觉不完全,它可能有像甲型色盲的色觉。松鼠、犬的色觉也不完全。据说类人猿已具有如人的完全色觉,而多数营夜间生活的长尾猴和低级灵长目半猿和狐类无色觉,一般在白昼活动的狐猴类可能有粗略的色觉。总之生物在漫长的进化过程中逐渐完善感色的高级视觉器官。

二、视网膜的感色野

视锥细胞的分布以视网膜中央的黄斑区为最多,越近周边越趋减少,至周边则缺如。中心凹的视锥细胞特多且排列紧密,形状特别细长,几乎类似视杆细

胞,1mm² 面积约有 14 万个。视杆细胞的分布则反之,越至周边越多,中央凹处则无视杆细胞,它们的分布最密集有两处,即盲点鼻侧约 20° 与黄斑中心凹颞侧 20° 处,其最大数目 1mm² 约有 30 万个。

颜色视野因视锥细胞在视网膜各区分布不同,所以视网膜的感色区也因区域不同而不同。黄斑部对色最敏感,越至周边辨色力越减弱,周边视野只有光感而无色感。感色范围以蓝色为最大,紫色为最小,一般顺序为蓝、黄、红、绿与紫。

König(1894)首先发现黄斑中心凹处对青黄色不能辨认。Willmer(1949)也证实该处确实是青黄色盲区,但 Farnsworth(1955)则认为是青黄色弱区,只能辨别红绿,故对远距离的信号灯因视角过小而对青黄不能辨别,此青黄色盲区现今认为是缺乏蓝受体(Hartridge,1947)所致。

第三节 色觉的物理、化学、生理和心理现象

一、电学现象

视细胞受到光的刺激后发生化学变化的同时也产生电位变化,用微电极和超微电极可以测出视细胞的电位。视网膜电图的早期感受器电位(ERP)被证明和视色素是密切相关的。大白鼠的 ERP 振幅的恢复速度和视色素漂白后的再合成速度是一致的(Core,1967),大白鼠纯视杆细胞 ERP 的峰值和视紫质的吸收光谱也是一致的。所以一般认为,ERP 是由具有视杆细胞的视网膜产生。Carr(1970)证明人眼 ERP 的光谱敏感度和视锥细胞色素光谱敏感度相一致。而闪光漂白视色素后 ERP 的恢复速度和色素的再合成速度相适应而与视杆细胞色素不相适应,故认为 ERP 产生于视细胞外节质膜和相连的膜盘结构。丰田(1970)用微电极插入蛙的视杆细胞内测得电压为 5～20mV,停止光照后就没有明显的电位变化。

二、视色素

近年来由于分子生物学等新技术的发展,已知脊椎动物的视细胞中含有两大类视色素,即视杆细胞视色素与视锥细胞视色素,它们分别存在于相应细胞的外节中。人视杆细胞外节中含有一种感光物质,名视紫红质(rhodopsin),实验证明其吸收曲线和人暗适应下的视敏度曲线完全一致,说明人的暗视觉物质就是视紫红质,它对 385～670nm 波长的光线都能被漂白,而对 509nm 波长的光线最为敏感,即对该波长的光线

有最大的吸收能力。

视锥细胞外节中的感光物质（即视色素）有数种。Wald（1937）曾在鸡的视锥细胞中提取出一种视紫蓝质（iodopsin）。他又用两重光路测定法实验，用不同波长的光刺激视锥细胞，发现其中有对绿色光线波长敏感的绿敏素（chlorolabe）和对红色光线波长（erythrolabe）敏感的红敏素。Brown 及 Wald（1964）用上法在人视网膜中心凹的视锥细胞上测出有 3 种视锥细胞，它们分别对 440nm、525～535nm 及 560nm 波长的色光敏感，这说明视网膜上有分别感觉红、绿及蓝色光的 3 种视色素。视锥细胞的视色素不仅与明视觉有关，而且与色觉的关系更为密切。

视色素是一种结构十分复杂的复合性色蛋白，其组成中有视黄醛$_1$和视黄醛$_2$两种。脊椎动物的视色素有视紫红质、视紫质、视紫蓝质和视蓝质等。其中视紫红质研究得更多些，它在光中分解，在黑暗处重新合成，其反应需酶的参与，由于视紫红质分子中有维生素 A 成分，缺乏后者将影响它的合成。

三、明适应、暗适应和色适应

视网膜的视锥细胞司明视觉，而视杆细胞司暗视觉。视锥细胞在光线充足的条件下能分别物体的细节和其颜色，视杆细胞在微光下，能看出物体的细节，但不能辨别颜色。

我们在黑暗处处久时，突然转到光亮处，视力会变得很差，经过一段时间，才能恢复到最佳的状态，这称明适应；相反，原处于明亮处时，突然转到黑暗处，视力也会变得很差，经过一段时间，方能逐渐恢复，此称暗适应。除了瞳孔调整迟缓外，主因还是视锥细胞和视杆细胞的功能转移的速度。

眼不但对白色有适应现象，对单色也同样有适应现象，此名色适应（color adaptation）。在红适应时对红光的敏感度减低，绿适应时对绿光的敏感度减低。

光线的明与暗能影响视网膜的功能，对色光也起一定的影响。实验证明，如将照在可视光谱上的光线从明亮渐变为阴暗时（暗适应），光谱上的红色部分首先消退而变为灰色、青蓝色最后变为灰色，此时全光谱呈灰色，但光谱各部分仍有明暗之分，光谱的红端本来比紫端明亮些，而现在却相反，其明亮的部分向紫端推移。反之由黑暗渐转为明亮时，蓝色先出现，红色最后出现，最终成为正常的白昼光谱。这个现象称为 Purkinje 现象或 Purkinje 效应。

四、后像和色疲劳

后像或残象：如注视白纸上的一个黑斑点稍久，突然再注视白纸则眼前出现和原斑点同形状的白斑点，旋即变淡终至完全消失。同样如注视白纸上红斑点，则眼前就出现红的补色绿斑点，不久也即消失不见，这种暂时出现斑点现象名后像（after image）。出现之后像和原像颜色相反或是它的补色的这种后像称阴性后像（negative after image）。出现和原来一样的像，如注视电灯的光辉灯丝后立即闭眼，眼前出现和原来同一色的"光辉"灯丝，旋即消失，这种像称阳性后像（positive after image）。

色疲劳：注视一个有色目标过久后，则这个颜色目标的像渐渐地加上了后像，以致变得模糊，最后达到茫然无所见的地步，这个现象名色疲劳（color fatigue）。

五、对　比

我们注视一种颜色时受旁边颜色的影响，感觉上这种颜色起了变化，这现象名为对比（contrast），又分同时对比和连续对比。

同时对比：如双眼注视红色方块中之灰色小块中央的一个黑点（如图 1-311），就觉得中间正方灰色块略呈红的补色绿色，如中间正方形和外围各涂成浓淡不同的灰色，则灰色浓淡之差增大；如内外方块都涂同一颜色，则可见其浓淡不同，明度不同。又内外涂不同颜色，如涂黄红色，则见黄色部分略呈黄绿色（红补色），涂红色的部分呈现红紫色（黄红的补色），如此一种颜色受旁边颜色的影响，感觉上认为颜色起了变化的这种现象称为"同时对比"（simultaneous contrast）。图 1-312 称为 Koffka 对比图，中间环为灰色，外围涂红、绿两色，看起来被包围的半环成绿色，被绿包围的半环成红色。

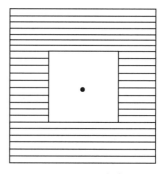

图 1-311　同时对比

连续对比：我们看一种颜色后再看另一种颜色，则后一种颜色上又加上前一种颜色的后像，如前一色与后一色为互补色，则后一种色看起来比原来的色要深一些，因而加深了两色的对比，同时前一色看来也比原来的色要深一些，如此互相影响使其对比更为明

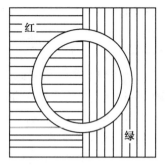

图 1-312 Koffka 对比图（中环涂灰色）

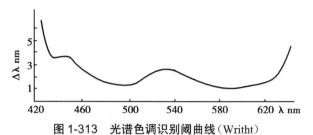

图 1-313 光谱色调识别阈曲线（Writht）

横坐标：光谱色的波长 纵坐标：波长差 视角：0° 亮度：70phot（辐透）

显，这种现象名为连续对比（successive contrast），常被用来增加画面色彩的美感。

六、其他因素对色觉的影响

色觉是眼的功能，但它也会因别的感觉器官而受到一定的影响。在安静和有噪声的环境下分别测定色光的明度阈值发现后者在感知 620～560nm 之间的色光时感色度略略变小，而对 560～430nm 之间的色光其感色度略变大。嗅觉、味觉和触觉对于色觉的影响更小，只能在某些实验中见有微细的变化。体位倒是感觉出有明显的影响，身体某一部位处于某一姿势较长时，色觉会有明显的改变，如仰头过久就会降低对绿色的感受性。

第四节 颜色的特性

一、颜色的三特性

颜色本身不管是发光体和不发光体（颜料）都有三个特性或属性（attributes），即色调、明度和饱和度。

1. 色调（hue） 就是色彩，可见光谱的红、橙、黄、绿、青、蓝、紫都是色调。如红色有大红、浅红、粉红都归属于红色调，绿有草绿、深绿都属于绿色调。光谱色从红到紫的变化是慢慢移行的，其间有许多中间色彩，如果在光谱末端加上一种绛色而可把光谱两端作成一个各色相连的色调环。人眼辨别色调的能力相当精密，但对色光的波长而有差别。据 Wright 与 Pitt（1946）的实验，在绿青色（494nm）、橙黄色（585nm）及蓝紫色（443nm）灵敏度最大（图 1-313），在黄与青能识别相差 1nm 的波长，对光谱两端红和紫辨别力最迟钝，红色从 655nm 到红末端及紫色从 430nm 到紫末端几乎辨别不出。人眼能辨别的色调约 150 种及绛色调 30 种共约 180 种（Smith 1925）。

2. 明度即亮度 颜色的第二个特性为亮度（luminosity or brightness）即明暗之别。光谱色黄色附近最

亮，红和紫两端最暗。即使同一色调也有明亮度的差别，如粉红较亮，紫红色较暗，颜料中掺入白粉则亮，掺入黑粉较暗，光线多则亮少则暗。人眼能识别的亮度约 600 种。明适应眼和暗适应眼看光谱各色的明度是不相同的（图 1-314），明适应眼看光谱的波长约在 560nm 处最亮，而暗适应眼在 500nm 处最亮。

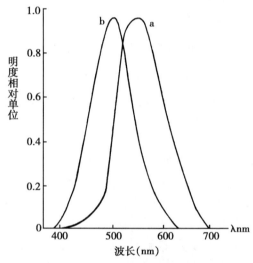

图 1-314 明适应眼和暗适应眼对光谱的各波长色的明度曲线
横坐标：波长 纵坐标：相对明度 a. 明适应眼 b. 暗适应眼

3. 饱和度 颜色的第三种特性即饱和度（saturation），即颜色的纯度（purity），光谱色最单纯认为是最饱和或最纯。某一光谱色如掺入白光饱和度就减低，同样颜料如掺入白色饱和度也就降低了，颜色不掺和其他色则色愈纯即饱和度愈大。

人眼能辨别不同色调各种亮度和饱和度共约万余种。实际上美术、纺织、印刷等所用颜色区约数千种。

二、Larglunge 颜色立体

色调、明度和饱和度虽是三个独立的特性，但三者又是有相互关系的，为了使三者关系的形象化可以用 Larglunge 颜色立体来说明。

Larglunge 颜色立体形似橄榄（图 1-315），腰部是

一个圆,圆周上顺序排列光谱色红(R)、橙(O)、黄(Y)、绿(G)、青(BG)、紫(V)及绛色(P)表示色调。H 上端 W 表示白色,中央 A 正是圆心表示灰色,下端 BL 表示黑色,L 为灰色。黑灰白为非彩色,从圆心到圆周表示饱和度的增加,从 BL 到 W 表示明度的增加,如圆周缩小,饱和度渐减小到 A 处,饱和度为 0,如圆周渐上升,圆周同时缩小升到 W 处,色调是 0,明度增到极大,饱和度也成为 0,反之如明度降到 BL,则饱和度为 0,明度也为 0 了,三者的关系表示得甚为清楚。

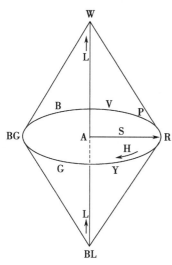

图 1-315　颜色立体

三、补　色

凡两种色混合而得到非彩色(灰色或白色)则此两色称互补色(complementary color)。如用波长 λ＝590nm 与 560nm 的两色光可得到非彩色,此两色即为互补色。

四、颜色的匹配和混合

将两种或两种以上的色混合作成和某一标本色看起来一样的实验色称颜色匹配(color matching)。虽然主观上看起来匹配的新色与标本色是一样的颜色,而颜色的内容可不相同,如 589.7nm 是黄色,红和绿相混合也是黄色,而这两种黄色内容不相同,因黄色不尽是这个波长的色光。

Newton 曾将日光分解为多种色光后,又用他的色旋盘作了拼色试验。圆盘上涂了光谱七色,每秒转速达到 2000~3000 转时七色就成为白色。按一切颜色都可由三原色比例配合而成,如图 1-316 R、B、G 分别示红、绿、蓝三原色,内圆 C 是标本色,增减 R、B、G 的面积以匹配色 C。有时 C 和三色之中需加入黑或白的面积,有时 C 中还要加三原色中之一红或蓝色才能匹配 C 色,此时各面积之比等于色量之比。

Grassmann 总结了颜色混合时的许多规律:两种不同色相混合得一新色。相同色调、相同饱和度和相同明度之色混合得到的新色其色调、饱和度和原色一样,但明度则增加一倍。外观相同之色可以互相替代,如 A 色和 B 色相同,C 色和 D 色相同,则 A+C＝B+D,如 C 色和 E 色 +F 色相等,则上方程可以写成 A+E+F＝B+D,称为代替定律(law of substitution)。

第五节　颜 色 系 统

Guild 和 Wright 分别用三原色来码齐光谱色,因所用方法不同而结果不相同。1931 年 CIE(国际照明委员会)取两者的平均结果,并将三原色的波长 R 定

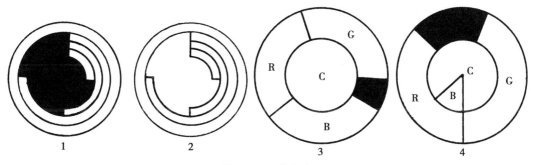

图 1-316　色旋盘

R 为红色　G 为绿色　B 为蓝色　C 为标本色,即是拟用红、绿、蓝来拼色和码齐的颜色

1 为黑色和彩色色旋盘示意图,除黑色部分外,都涂同一种彩色,从外圈数起,第 1 圈全是一种彩色,第二圈有 1/4 是黑色,第三圈有 1/2 是黑色,第四圈有 3/4 是黑色,急速转动旋盘可看到不同亮度的颜色圈。2 为等亮度灰色和彩色色旋盘示意图,除灰色部分外,都涂同一种彩色,从外圈数起,第 1 圈全是一种彩色,第二圈有 1/4 是灰色,第三圈有 1/2 是灰色,第四圈有 3/4 是灰色,急速转动旋盘可看到不同饱和度的颜色圈。3 为彩色旋盘示意图,用 R(红色)B(蓝色)G(绿色)匹配 C(标本色),当 RBG 比例合适时(或加入部分黑色或白色),急速旋转圆盘时,内圆(C)和外圈的颜色主观看起来达到一致。

4 为彩色旋盘示意图,当 R 与 G 混合以匹配中央黄色标本色(C)时,有时需要在 C 加入蓝光(B)以达到匹配

为 700nm，G 为 546.1nm，B 为 435.1nm 来码齐标准刺激，码齐出等能白色（E 光源），三刺激值为 r⁻、g⁻、b⁻，分别为红、绿、蓝的刺激值，即对于等能量的各光谱光线的三色刺激值［又名光谱分配系数（distribution coeffient）］用方程式来表示：

$$C = r^-(R) + g^-(G) + b^-(B)$$，R、G、B 为红绿蓝三基本色。这样规定下来的三刺激值简名 1931 色系统标准观察者。为了码齐颜色 C，三个规定的刺激值都有负值，表 1-23 为三刺激值数字表：

表 1-23 三刺激值数字表

| 颜色C波长 | 三刺激值 | | |
nm	r⁻(λ)	g⁻(λ)	b⁻(λ)
400	0.000 30	0.000 14	0.012 14
450	−0.012 13	0.006 78	0.316 70
500	−0.071 73	0.035 36	0.047 76
550	0.022 79	0.211 78	−0.000 58
600	0.344 29	0.062 46	−0.000 49
650	0.101 07	0.001 16	−0.000 01
700	0.004 10	0.000 00	0.000 00

第六节 光谱轨迹

白光光谱各色用 Maxwell 三角表示出来，图 1-317 中正三角形三顶点 RGB 表示红色、绿色和蓝色。其他各色都在三角形外，形成一马蹄形光谱轨迹（spectrum locus）。底边的一条直线，包括紫色和绛色，大部非光谱所有，这条直线名为紫轨迹（violet locus）表示最饱和的紫色和绛色。光谱轨迹上各点，代表光谱各波长颜色的色度，R 点波长约 400nm，最高点 P′ 波长 520nm，B 点约 460nm。马蹄形的轨迹底部直线是人为的，它包括紫色和绛色。马蹄形的平面是三个基本色的三色混合所成颜色，中央是白色点。所以光谱的一切颜色

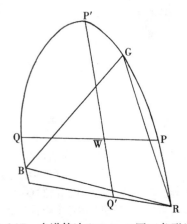

图 1-317 光谱轨迹（Maxwell 区三角形坐标）

（以及白色）均可由三个基本色之两或三种混合制成，当然色相同而内容则不相同，即所谓"同色异谱"。

第七节 颜色视觉理论

关于颜色视觉有许多理论，较经典的有 Ladd Franklin 的进化论、Young-Helmholtz 学说、Hering 学说与近代的新理论。

一、Ladd Franklin 学说

Ladd Franklin（1892～1926）认为颜色视觉是在人类进化过程中逐渐发展起来的，在初期视网膜只能感黑白（视杆细胞阶段），其后进化到周边锥细胞能感黄、蓝两色，最终发展到有中央视锥细胞功能能感受红绿，此学说较少符合视野所见情况。

二、Young-Helmholtz 学说

此学说又名三色说（trichromatic theory）或（three components theory），最初由 T. Young（1807）根据 Newton 三原色论而提出的，至 1852～1866 年经 Helmholtz 改进而盛行于世，故又称 Young-Helmholtz 学说。Young 认为视网膜上有三种视锥细胞，分别感受红光、绿光与蓝光。Helmholtz 认为红光刺激红视锥细胞，同时对绿、蓝视锥细胞也有不同程度刺激，绿、蓝光也如此，同时刺激其他两种视锥细胞，如三种视锥细胞受同等刺激则产生白，无刺激则为黑。Helmholtz 臆想每一个视锥细胞不只是具有一种活动形式，而有三种活动形式（化学的、电的或其他过程），在受到三种基本刺激（红、绿、蓝）时三种活动形式可以独立发生作用，而作用的程度和外来光线的色价（color value）成正比例，这三种独立的活动形式作用于脑而产生色觉。对色盲的解析，认为红色盲缺乏红色要素，绿色盲缺乏绿色要素，因红色刺激红色要素同时也刺激绿色要素，所以色盲者常红绿不分，称为红绿色盲。

射入眼内的光线部分被眼球内各反射面、视网膜、脉络膜所反射、折射及吸收，还有小部分又经瞳孔反射出眼外，这光线是未被视色素吸收的残余光线，测定未经视色素漂白及漂白后的光谱两相比较就可测出两者的差光谱，证实至少有红敏感及绿敏感的两种视锥细胞色素（图 1-318）。

再则用显微分光光度法（Brown 与 Wald）测定细胞中的视色素吸收光谱，发现人眼黄斑的视锥细胞含有能吸收光峰 536nm、564nm 的物质，又发现猴眼黄斑视锥细胞能吸收光峰波长在 577nm、565nm 的物质。Liefman 用此法测定金鱼视锥细胞波长在 460nm、

570nm 和 640nm 的吸收光谱，三条曲线均有各自的最大吸收率（图 1-319）。以上实验是对三色论的有力支持。

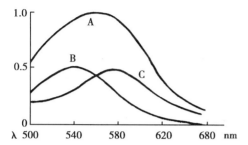

图 1-318 视锥细胞红敏色素和绿敏色素的差光谱
纵坐标：视色素相对光敏度密度的改变　横坐标：波长

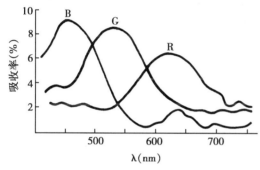

图 1-319 金鱼在三种视锥细胞的吸收光谱
B. 青色　G. 绿色　R. 红色

三、Hering 学说

E. Hering（1876）提出拮抗色觉学说（opponent color theory），他假定视网膜上有三种光化学物质（photochemical substance）或视素，由于这三对物质破坏和再合成而形成四种不同颜色即红、绿、青、黄，故又名四色说（tetra chromatic theory）（表 1-24）。

表 1-24 Hering 学说

Hering 假定的化学物质	网膜上反应	所生色觉
白—黑	破坏	白
	合成	黑
红—绿	破坏	红
	合成	绿
黄—蓝	破坏	黄
	合成	蓝

此学说可解释色混合，橙色是黄 - 蓝和红 - 绿视素都被破坏的结果，黄绿是黄 - 蓝视素与红 - 绿视素都合成的结果。黑 - 白视素的作用是码齐混合色的亮度和饱和度。同时色对比和连续色对比是视网膜的一部分

视素发生破坏而其相邻部分发生合成作用的结果，但此学说对正负后像不能圆满解释。

四、阶 段 学 说

阶段学说（stage theory）是现代色觉的新概念，使三色说与四色说能够合流起来。Walraven（1966）等提出色觉分两个阶段。第一为视网膜阶段，视网膜有三种独立的感色视素或三种视锥细胞，它们分别对红、绿和蓝光起反应，又能产生白和黑反应，所以在视网膜阶段是三色机制。第二阶段是在视觉信息向大脑传递过程中发生四色机制。G. Svacrichin、R.L. Devalois 对猴和鱼类的视网膜和神经传导通道进行研究发现，有一类细胞对可见光谱全部色光都起反应而对波长 575nm 反应最大，这种细胞光感受性和人的光谱效率性质相似因而认为是负责明视觉的，又在双极细胞和外侧膝状体的细胞对红光发生正电位反应对绿光发生负电位，还有对黄光发生正电位对蓝光发生负电位反应的细胞，因此在视觉传导系统中有三种不同反应即光反应（L 型），红 - 绿（R-G）与黄 - 蓝（Y-B）反应，在红绿反应中有 +R-G（红兴奋绿抑制），黄 - 蓝反应中有 +Y-B（黄兴奋蓝抑制）和 +B-Y（蓝兴奋黄抑制），这些对立细胞的兴奋和抑制互相作用则决定各种颜色感觉（图 1-320）。

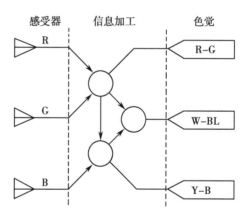

图 1-320 阶段学说色觉机制设想图
R. 红色　G. 绿色　B. 青色　W. 白色　BL. 黑色　Y. 黄色

其模式图设 R、G、B 代表三种视锥细胞，分别对红、绿、蓝色光起反应。R+G+B 通路传递亮度。红 - 绿机制（R/G）由 R 和 G 输出差所引起，黄 - 蓝机制（Y/B）由中间机制（R+G）和 B 输出差所形成。

此学说认为红色盲由于 R 视锥细胞的缺损，结果使R/G 机制不能正常活动，亮度通路 R+G+B 变为 G+B，故光谱红端亮度障碍而缺失；绿色盲是因 R/G 的缺损，亮度通路不受影响，故亮度曲线同正常（图 1-321）。

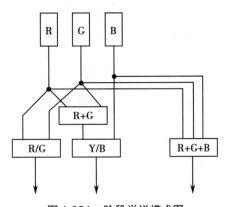

图 1-321　阶段学说模式图

R.红色　G.绿色　B.蓝色　Y.黄色

（俞自萍　曹　凯）

主要参考文献

1. 上海第一医学院眼科教研组. 眼科学. 北京：人民卫生出版社，1977：111-114.

2. 蔡浩然. 视觉的分子生理学基础. 北京：科学出版社，1978：32-192.

3. 俞自萍. 颜色视觉与色盲. 贵阳：贵州人民出版社，1988：1-143.

4. 荆其诚，焦书兰，胡维生. 色度学. 北京：科学出版社，1979：38-67.

5. 中华人民共和国国家质量监督检验检疫总局. 中国国家标准化管理委员会，道路交通信号灯设置与安装规范GB14887-2011. 电子版：1-9.

6. 市川宏. 标准色觉检查表（第二部）. 东京：医学书院，1973：1-56.

7. 加藤金吉. 色觉及びその异常. 东京：医学书局，1955：4-104.

8. Duke-Elder S. System of ophthalmology. 4th ed. London: Henry Kimpton, 1963: 82-89.

运动视觉（motion perception）是视觉系统对运动物体的感知能力，属于一种基本的视功能。目前临床上常用的评价视功能的指标：中心视力、静态视野、色觉、对比敏感度等，实质上只是反映视网膜对静止物体的分辨能力，而运动视觉检查是通过视觉系统对运动目标的分辨能力来评价其功能特性。一些眼科疾病如青光眼、视神经病变等，常选择性地损伤运动视觉，利用运动视觉检查，可以对这些疾病进行早期诊断，早期治疗。

一、运动视觉的研究

早在 19 世纪 Purkinje 首先注意到运动后像（movement after image）的存在，为运动视觉的研究开辟了道路，至 20 世纪初 Wertheimer 首次提出"运动觉（motion perception）"这一概念（以下称运动视觉）。以后许多学者做了大量工作，认识到运动视觉是视觉系统的基本视功能。它的整个过程是相当复杂的，同时由于生理学的进步，利用单细胞电极记录研究视觉神经元，发现运动图像可引起视觉神经元兴奋，为运动视觉机制的存在提供了充足的依据。以后进一步研究发现某些视觉细胞的兴奋频率在刺激的对比度、形状和大小不变情况下，随着运动刺激的方向和速度的变化而变化。自 20 世纪 70 年代开始，由于各学科的发展和相互渗透，特别是神经解剖学、生理学以及计算机科学的发展，通过应用计算机控制，能在显示屏上呈现各种运动视标，如随机点、条状视标、光栅等图形；也可改变运动方式，如水平移动、垂直移动、斜移、旋转或闪烁等；也可以用不同的运动速度，如匀速、非匀速、加速等，对各种运动视标及视觉作用感觉进行定性和定量分析，从而对运动视觉的基本特性、传导途径及运动中枢等的研究及其在视觉网络中的作用有了进一步的认识。

在运动视觉的研究方面包括运动视觉的基础理论的研究和临床应用的研究，基础理论突出对运动视觉传递通路和运动视觉中枢的细胞活动特性的研究。已发现视觉系统中存在着对运动敏感的神经元，如在家兔视网膜神经节细胞，发现对刺激方向敏感的神经元，在灵长类动物于皮质纹状区发现方向敏感细胞，在 4β 层尤为明显。运动神经元通过一些独特的视觉通道进行传导，在视觉通道不同水平上的神经元对运动视觉起不同程度的影响。在中枢，运动视觉主要集中在 MT 区（middle temporal area, V5），该区对快速传递的运动信息，对方向选择性和追随运动均是很敏感和有效的。同时，在临床上也发现有些疾病，其视力仍正常，而运动视觉已选择性受损，如有报道一例双侧顶骨枕区受损的患者，其视力和色觉完全正常，但运动视觉完全丧失。以后观察到青光眼、视神经病变、弱视、视网膜色素变性等疾病均发生运动视觉的改变，甚至早期已发生变化。

二、运动视觉的传导途径

原始视皮质也称为纹状体皮质、17 区、V1 区，它接受视网膜的传入纤维（经丘脑外侧膝状体），同时也发出纤维到邻近区域，如 V2、V3、V3A、V4 和 MT（V5）等区。现已清楚，MT 主要与运动信息的处理有关，是运动视觉的中枢；V1、V2 和 V4 区则与色觉及形觉有关，也可能参与部分运动信息的处理。

1. 运动视觉的单通道传递学说　视觉系统中，存在着两个基本的传递通道：一类称 M 通道，来自于大直径的视神经节细胞（M 细胞），在灵长类动物占视网膜节细胞的量为 10%，另一类称 P 通道，来自于占视网膜极大部分的小直径的视神经节细胞（P 细胞）。早期研究认为运动视觉的相关信息主要通过 M 通道。应用抗原 - 抗体反应检测 CAT-301 抗原可证实大细胞通路的部位，发现该抗原在大细胞通道的含量较高，组织切片的结果表明在外侧膝状体的大细胞层、纹状体皮质的 4B 和 5 层、V2 层中的宽条纹区及 MT 的全部区域均标有抗原抗体复合物，证实有大细胞通道存在。现较明确的是：M 通道由 M 细胞传导给外侧膝状体，再向上传导到视皮质 V1 区 4Cα 层中的细胞，对低空间频率和高时间频率的刺激目标特别敏感，对粗大目标和运动目标的分辨起重要作用。

2．运动视觉的多通道传递学说 以后的研究发现运动视觉除了通过 M 通道传递外，也可以通过 P 通道传递，P 通道由 P 细胞传导给外侧膝状体的 P 细胞，再向上传导到视皮质 4Cβ 层，对高空间频率、低时间频率的目标敏感，对细小目标的分辨起重要作用，该通道主要支配色觉和形觉。运动视觉的信号、颜色觉信号和形觉信号在 V1 区有结合，有关运动的信息传向 MT 区，颜色传向 V4 区，形觉传向高层对应区域。过去认为 M 和 P 通道是两个平行的视觉传递通道，为相互独立的多通道学说。但近来提出了新的观点，认为颜色和运动视觉具有明显的相互作用，大量心理物理学、生理学及创伤方面的研究对此都提供了有力的证据。例如，测量具有颜色和亮度变化的红绿正弦光栅运动的感知速度，发现当红与绿的亮度非常接近时，人们对等亮度颜色光栅运动感知速度比非等亮度（即有亮度）颜色光栅运动感知速度明显降低，也比单纯黑白亮度光栅运动感知速度要低，这表明对等亮度颜色光栅运动感知速度的降低不是由于亮度而引起，而是颜色和亮度的总合而产生的，从而也认同颜色和亮度共用通道的假设。另外还有学者提出可能存在三种运动通道：一种是对亮度敏感的运动通道，另一种是对颜色和亮度都敏感的运动通道，还有一种是只对颜色敏感的运动通道。另外还对运动的概念也提出了新的观点，认为除了感受一维物体运动的一级运动外，还有感受相关运动的二级运动视觉，以及深度运动视觉。

三、运动视觉的基本特征

（一）运动视觉的发育过程

婴儿运动视觉的发育，在生后 9～12 周，其运动视觉是成人的 1/10，以后缓慢发展，但到 1 岁时仍低于成人的水平。6～8 周的婴儿无明显的运动视觉，仅能从静止的背景中觉察出运动的变化，但不能感知整个图形的运动。13～16 周则不仅可从背景噪声中感知运动，还可感知整个图形的运动。青少年运动视觉值较高，10～20 岁最高，30 岁时处于稳定状态，40 岁以后随年龄增长运动视觉值下降，在 20～80 岁的年龄段，随年龄增长，运动视觉及定向区分明显下降，此种情况在视网膜中心及周边表现相同，周边降低的程度比中心区更加明显。

（二）正常人的运动视觉特征

除年龄因素影响外，左、右眼及性别对运动觉无显著性影响，瞳孔大小、屈光介质混浊情况及屈光状态对运动视觉影响也较小。下部象限较上部象限对运动视觉的感受具有更高的敏感性，但与中心视力没

有直接的关系，中心视力正常，运动视觉可明显异常。年龄因素表现在随着年龄的增长运动视觉有逐渐下降的趋势：青少年（10～20 岁）运动视觉的感觉值最高，30 岁处于稳定阶段，40 岁以后随着年龄的增长运动视觉值开始下降，50～60 岁及以后随着年龄的增长运动视觉明显下降。这也表明运动视觉与其他的视功能一样存在着与年龄相关的"衰老"现象。

四、运动视觉的检查方法及临床应用

运动视觉检查常在有监视器的计算机上进行，通过设计软件以产生各种运动视觉的检查方法，其方法包括：随机点、条状视标、字母移动、光栅移动、运动的图形 VEP、视动性眼球震颤（optokinetic nystagmus，OKN）等方法。临床上对青光眼、视神经病变、弱视、视网膜色素变性及黄斑疾病等引起运动视觉改变的情况也均有报告。例如，原发性开角型青光眼（POAG）病人的最小位移值（D_{min}）是正常人的 2 倍，而最大位移值（D_{max}）及相关阈值无明显异常。POAG、高眼压（OHT）的运动阈值较正常人明显增高。在 Humphrey 视野正常时，其运动视觉可出现明显异常。青光眼和高眼压病人的方向察觉阈值较正常对照明显增高。在青光眼病人的中心及周边运动敏感度发现，D_{max} 及相关阈值明显增加，且愈向周边阈值愈高。

（吴德正）

主要参考文献

1. 汪建涛，吴德正，Fitzke FW. 正常人运动视觉的测试. 中华眼科杂志，1997，33：109-112.

2. 汪建涛，吴德正，Fitzke FW. 运动视觉在原发性开角型青光眼中的应用研究. 中华眼科杂志，1998，34：39-41.

3. 顾宝文，吴德正，梁炯基. 青光眼视锥细胞运动视觉功能的变化. 中华眼科杂志，2001，37：104-107.

4. 顾宝文，吴德正，梁炯基，等. 老年性黄斑变性锥细胞运动觉功能的变化. 中华眼底病杂志，1999，15：219-221.

5. 邓娟，吴德正，陈有青，等. 早期糖尿病视网膜病变患者颜色运动视觉特性. 中华眼底病杂志，1998，14：135-138.

6. Wang JT, Wu DZ, Fitzke FW. The test of motion perception of the normal chinese subjects. Chin Med J, 1998, 111: 275-277.

7. Bilodeau L, Faubert J. Isoluminance and chromatic motion perception throughout the visual field. Vis Res, 1997, 37: 2073-2083.

8. Baez KA, McNaught AI, Dowler JG, et al. Motion detection threshold and field progression in normal tension glaucoma. Br J Ophthalmol, 1995, 79: 125-128.

视觉信息的传递主要呈生物电活动。本章重点阐述下面几个问题：①视网膜的光感受器如何将吸收的光能转变成电活动；②从光感受细胞来的电信号又如何经各级神经元传送到视皮质；③在传递过程中各级神经元的电活动特性及对视觉信息的加工作用。

第一节　光感受器的电活动

一、光感受器的结构及视色素与视觉信息

光感受器分成外段、内段和细胞轴突三部分，内、外段之间由连接纤毛相连。在电子显微镜下，外段内部为重叠的小圆盘所充满，小盘系由底部细胞膜反复向内折叠而成。在视杆细胞，除了底部的几个小盘之外，绝大部分的小盘完全与细胞膜脱离。在视锥细胞，大部分或全部小盘不同程度地与细胞膜连接。在内段紧靠外段的部位，有许多线粒体，它们有时形成一个椭圆形的集聚体，因此，这个部位亦称为椭圆体，它是酶集中的地方。细胞核在内段靠突触处，细胞的末端形成突触，视杆细胞的突触呈小圆球状，视锥细胞的突触呈小足状，双极细胞和水平细胞的突触陷入光感受细胞的突触末端形成三联体（triad）。

盘膜和原生质一样具有双层磷脂分子和镶嵌着的蛋白分子的结构，脂质分子的非极性端相互靠拢，极性端朝向盘内或盘外，蛋白分子接近椭圆状，直径4～5nm，嵌入全部脂质层。盘膜上的蛋白质主要为视色素（构成视杆细胞外段的蛋白质实际上有80%是视色素）。每单位轴长的视色素密度是相当恒定的，所有的视色素均有一共同的结构，即由一个生色团和视蛋白相结合而成。这种结合在黑暗中很稳定，但在生色团吸收光量子后，分子构型立即发生变化，随即产生一系列的反应，即使在黑暗中此反应仍然进行，最后导致生色团和视蛋白全脱离，母体物质对可见光的吸收即消失，这过程被称为漂白。在吸收光后的一系列反应称为暗反应、热反应或光分解。在光分解时，不仅对视色素本身，也在盘膜和细胞膜上引起一系列的变化，最后以类似电紧张的方式影响突触递质的释放，从而把信息传到第二级神经元。

二、光感受器的细胞内记录电反应

细胞内微电极的应用是研究复杂神经组织活动过程较为有效的一种手段。1958年Bortoff首先将微电极插入大鲵鱼的较大视杆细胞，1967～1969年Tomita等成功地将极细的微电极插入鲤、蛙和大壁虎的视锥细胞，以后不少工作者在其他的高等动物的视网膜光感受细胞内插入微电极，以研究光感受细胞的电活动。到目前为止，看来大部分脊椎动物的光感受细胞的兴奋模式基本上是相同的。当微电极插入鲤鱼的视锥细胞作细胞内记录时，在暗中可记录到 −20～−40mV 的膜电位，此时表示视锥细胞处于去极化状态。细胞外隙经常有一电流从内段流向外段，称此电流为暗电流（dark current）。光照时反应为超极化，几乎持续整个光照时间（图1-322）。其振幅随光强而连续变化，光强越大，振幅也越大，但当光强增大到一定的程度，振幅不再变大，达到了饱和状态。脊椎动物的视杆细胞和视锥细胞均具有这种性质，由于光照时超极化，减小了暗电流，相对暗电流来说，光感受器的外段呈正电位变化。

三、光感受器的细胞外记录电反应

20世纪70年代初Hagins等用细胞外微电极对暗电流和光电流做了不少研究。他们最主要的工作是采用离体视网膜的灌流技术，将参考电极放在已制备的大白鼠视网膜光感受器的外段顶端，另一个电极逐步插入光感受器层，随着电极插入的不同深度，可记录到暗电压的梯度（图1-323）。从图中可见，当闪光时（箭头），电位瞬时减低，随着电极插入离外段顶端位置（O）越远、暗电压越高，光电流的反应也越大，相对地引起暗电流的减小也越明显。更进一步的研究是他们采用了三根微电极，以 10μm 的间距同步地沿光感受

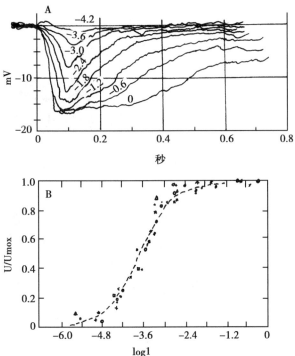

图 1-322　光照反应的超极化

A．不同强度闪光（10ms）引起鳖视锥细胞的超极化反应

B．超极化峰值与刺激光强的关系

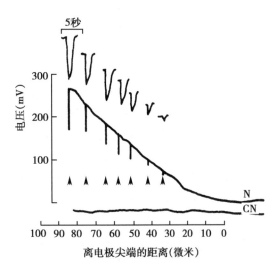

图 1-323　大白鼠视杆细胞层暗电压梯度

0 位置为外段顶端　N 为正常反应　CN 为经 10mM KCN 处理

细胞长轴方向推进，分别测定由闪光引起的三根微电极之间的电位差和不同刺激光强度引起的光电流沿光感受细胞长轴分布的情况。结果表明，光电位主要分布在外段和内段之间，光电位的大小与刺激光强有关，光引起的电流变化要经过几个数量级的放大。

四、光感受器电位的离子机制

光引起光感受器电位的产生有三种可能的机制：①光刺激时细胞膜对 K^+ 和 Cl^- 通透性增加，使膜超极化，如同在运动神经元所见的抑制性突触后电位；②在黑暗中，由于光感受细胞的细胞膜对 Na^+ 的通透性降低，膜电位接近其他离子（K^+、Cl^- 等）的平衡电位，从而成为超极化电位；③ Na 泵为光照所激活而产生超极化电位。对这三种可能性，不少工作者进行了一系列的试验，以证实超极化电位产生的可能机制。用改变细胞外液的离子成分，测定光照时膜电位的变化，发现光照时鲤鱼、鳖、大鲵鱼等光感受细胞的膜电阻增大。用高渗液来研究光调节外段膜的离子通道的特性，发现当新鲜分离的蛙视网膜的光感受细胞外段浸入到高渗的 NaCl 溶液中，在暗处迅速恢复长度；而在高渗的 KCl 溶液中，无论在暗或在光的条件下，都不能恢复长度。但当外段浸入到高渗 NaAc 溶液中，如同 NaCl，暗时可恢复，光照时不能恢复。如果浸入高渗的 NH_4Cl 溶液中，在暗和光照时均可以恢复。这些结果表明外段原生质膜的 Na^+ 通道在暗时打开，光照时被阻断，Cl^- 通道无论光照和暗时始终打开，K^+ 通道极少，一般 K^+ 的通透性只有 Na^+ 的 1/100。第三种认为 Na 泵的作用产生超极化电位的假设是不成立的，因为如果用药物将 Na 泵的作用抑制，暗电流和光电流反应终将取消，这时若用外加 Na^+ 来维持内、外 Na 浓度梯度，光照仍能引起反应。流入细胞内的 Na^+ 是依靠 Na 泵排至细胞外，这种 Na 泵可能存在于内段，其活动与光照无关。

归纳上述结果：光感受器在不受光刺激时处于活动状态，即在暗中，外段细胞膜的 Na^+ 通道是开放的，Na^+ 流持续地从细胞外流入细胞内，产生暗电流，使光感受器的细胞膜去极化。光照时引起 Na^+ 通道关闭，膜电导降低，整个光感受细胞（包括外段、内段和突触末端）超极化，此时膜电位接近 K 电位。

根据上述事实，可以提出光感受器的等效电路（图1-324）。并根据这个电网络，经过运算，在光照时或外加电流时，膜电位变化与 Na^+ 和 K^+ 的浓度及对这些离子的跨膜电阻的关系如下式：

$$\Delta V = \frac{\left(\dfrac{RT}{F} Ln \dfrac{[Na^+]_o[K^+]_i}{[Na^+]_i[K^+]_o} + jR_K \right) R_K}{(R_{Na} + R_K)^2} \cdot \Delta R_{Na}$$

式中 ΔV 表示膜电位的变化值；j 为外加电流；F 为法拉第常数；R 为气体常数；T 为绝对温度；R_{Na} 为 Na 离子的跨膜电阻；R_K 为 K 离子的跨膜电阻；o 为细胞外；i 为细胞内

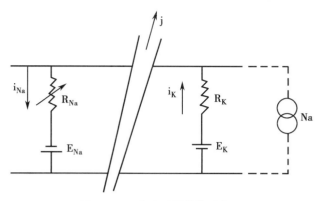

图 1-324　光感受器的等效电路

实线部分表示外段，虚线部分表示内段

Na: 钠泵　E_{Na}: 钠电池　E_K: 钾电池　i_{Na}: 钠通道电流　i_K: 钾通道电流　R_{Na}: 钠通道电阻　R_K: 钾通道电阻

第二节　视觉换能过程

一、视觉换能过程中的内部信使

1. Ca^{2+} 假说　当一个视紫红质分子被光激活时，大约可使外段细胞膜产生 1PA 的电流量改变，也即相当于每分钟内约有 6.2×10^6 个 Na^+ 不能再进入膜内，也大约相当于有 250 个钠通道被关闭。在视杆细胞，视色素位于膜盘上，离子通道在细胞膜上，而膜盘与细胞膜是分离的，这就需要一种内部信使或中间媒介，把这两种分离结构上的变化联系起来。而在视锥细胞，膜盘保持与细胞膜相连，可不需要内部信使为媒介，但没有理由认为视锥细胞的光感受机制与视杆细胞有根本的不同。因此，长期以来人们接受这样一种观点：换能过程中需要有一种内部信使。

20 世纪 70 年代初，Hagins 等提出了钙离子假说，他们的主要观点是：膜盘在暗中聚积 Ca^{2+}。当视色素分子受光激活后，引起 Ca^{2+} 自膜盘内向外释放，通过胞质扩散到外段的细胞膜，阻断 Na^+ 通道。这种假设得到了若干重要工作的支持。例如：有实验表明，光照时测到视杆细胞内 Ca^{2+} 浓度增高，如果人为地向视杆细胞外段的细胞膜内注入 Ca^{2+}，可引起细胞膜上 Na^+ 通道关闭，类似光引起的 Na^+ 通道关闭（图 1-325）。

2. 环鸟苷酸（cGMP）假说　在 Hagins 提出 Ca^{2+} 假说后，近年来又发现 Ca^{2+} 注入细胞内引起 Na^+ 通道关闭要比光刺激引起的关闭较晚出现，而且除去胞质内的 Ca^{2+} 或使胞质中含有较高浓度的 Ca^{2+}，并不影响外段细胞膜对光刺激引起的反应。另外又有其他的实验表明细胞内 Ca^{2+} 浓度在光照时很快下降，仅在暗中才回复。将分离的视杆细胞浸浴在无自由 Ca 的溶液中，仍能产生光反应。在差不多与 Ca^{2+} 假设提出的同时，Bitensky 提出了一种以 cGMP 作为内部信使的假说。他们发现光感受细胞的外段含有极高浓度的 cGMP，并且 cGMP 的浓度受光的调节。在光照时，由于磷酸二酯酶（PDE）的作用，使 cGMP 水解，同时出现 Na^+ 的关闭。但因为酶反应的速度不够快，这一假说未能为人们所普遍接受。直至 80 年代初，采用了片膜嵌位新技术，对 cGMP 作为内部信使的假说具有突破性作用。此方法是先将视网膜用胰蛋白酶处理，分离出视杆细胞外段或整个细胞，并移至灌流小室，记录微电极向前推进与分离视杆细胞的外段的表面相接触，通过急促的吸引方法，使电极与膜之间形成高阻抗的封接（电阻高达千兆欧姆以上，常称为 Gn 封接）。此时，电极略作震动，小片的细胞膜即与细胞相分离，这样就把细胞膜内面暴露于灌流小室中的灌流液，而外面侧与微电极内的溶液相接触，这种内面朝外的片膜就可以在灌流小室中施加各种不同溶液，来分析对细胞膜的作用。当 cGMP 作用于片膜内面时，明显地增加膜的电导。当用任氏液冲洗掉 cGMP 后，膜的电导又回复到原来水平。另外还发现在没有三磷酸鸟苷（GTP）时也发生，说明这种电导增加并非通过蛋白磷酸化作用，而是 cGMP 直接作用于膜。还发现在没有 cGMP 时，Ca^{2+} 浓度的变化对膜电导完全没有影响，这些结果十分清楚表明 cGMP 直接作用于 Na^+ 通道。1985 年 Haynes 和 Yan 应用同样的技术，报告了在鲶鱼的锥细胞观察到类似视杆细胞的结果，以后也有类似的报告，说明 cGMP 可能也是视锥细胞的内部信使。

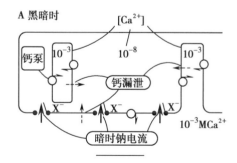

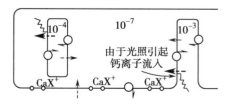

图 1-325　暗电流和光感受器受激发的模型

二、光感受机制

目前认识的光感受机制的主要步骤如图 1-326，在视杆细胞，光被外段的视紫红质分子吸收，激活 GTP-结合蛋白（G），G 又随之激活 PDE，PDE 将 3′，5′-cGMP 水解为 5′-GMP，从而降低了 cGMP 的浓度。在暗中，cGMP 的浓度较高，使细胞膜的 Na^+ 通道打开，Na^+ 内流，光的吸收导致 Na^+ 通道关闭，视杆细胞超极化，从而引起突触末端神经递质释放的变化，视锥细胞的情况相似。

下面将详细介绍光感受机制的各步骤的生化反应和分子结构变化过程：

1. 视紫红质循环　当视紫红质吸收光后成为激活的视紫红质，激活的视紫红质继续作用于下一级的 G 蛋白，同时又进行自身循环，在酶作用和能量代谢的过程中，促使 11- 顺视黄醛变成全反视黄醛，并与视蛋白分离。

2. GTP- 结合蛋白循环　GTP- 结合蛋白包括三个亚单位：$T\alpha$，$T\beta$ 和 $T\gamma$。$T\alpha$ 的分子量为 37～40kD，$T\beta$ 的分子量为 35～37kD，$T\gamma$ 的分子量为 6～10kD。在暗的条件三个亚单位结合在一起形成 $T\alpha、\beta、\gamma$，并与 1 个二磷酸鸟苷（GDP）分子相结合，整个 $GDP\cdot T\alpha、\beta、\gamma$（或 $GDP\cdot T$）处于无活性状态，当光作用时，激活的视紫红质作用于 $GDP\cdot T$，使之激活，并使 $T\alpha$ 与其他两个亚单位 $T\beta$ 和 $T\gamma$ 分离，分离的 $GDP\cdot T\alpha$ 能激活 PDE 的活性。

3. 磷酸二酯酶循环　PDE 也包括三个亚单位，其中 $PDE\alpha$ 具有分解 cGMP 的活性，但在暗条件下，此活性被另一个亚单位 $PDE\gamma$ 所抑制，当 $GTP\cdot T\alpha$ 和 $PDE\gamma$ 结合时，后者对 $PDE\alpha$ 的抑制作用解除，则导致原生质内 cGMP 水解。

4. cGMP 循环　有活性的 $PDE\alpha$ 作用于 cGMP，使其水解成 GMP。由于 cGMP 的量减少，导致 Na^+ 通道关闭。

5. 视紫红质激酶和抑制蛋白（arrestin）　这两种物质与视紫红质在暗中重新失活有关。视紫红质激酶可使视蛋白磷酸化，磷酸化的视蛋白可以与抑制蛋白结合，使视紫红质激活 $GTP\cdot T$ 的作用停止，于是整个系统恢复到光照前的状态。

据估计，在上述的连锁反应中，一个视紫红质的分子被激活时，可使约 500 个 $GTP\cdot T\alpha$ 分子激活，一个 $GTP\cdot T\alpha$ 激活一个 PDE，而一个激活的 PDE 可以在一秒钟内水解约 4200 个 cGMP 分子。由于存在着这两级放大，使整个系统极为灵敏，这也解释了为什么一个光量子的刺激可以引起较明显的膜电位改变。

第三节　视网膜的突触机制和递质

当光感受器的外段吸收光能并转变成电信号后，视觉信息就开始了它在视网膜复杂的神经元网络中的传递和加工过程。神经元之间的连接是通过突触形式，通过一定的神经递质，使视觉信息在神经元和细胞间传递。通常认为由光感受器、双极细胞和神经节细胞形成了由视网膜到脑的直接通路，水平细胞和无长突细胞位于神经元之间，具有横向联络的作用。以后又发现视网膜中存在第六种神经细胞，称为网间细

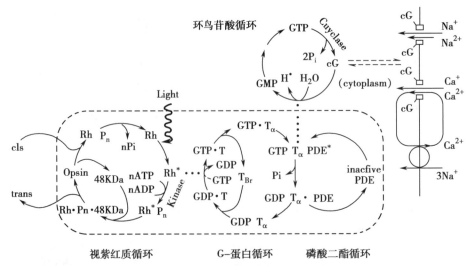

图 1-326　光感受机制的各活动步骤图

opsin：视蛋白　Rh：视紫红质　ATP：三磷酸腺苷　ADP：二磷酸腺苷　kinase：激酶　PDE：磷酸二酯酶　GTP：三磷酸鸟苷　GDP：二磷酸鸟苷　T：结合蛋白　GMP：一磷酸鸟苷

胞。另在水平细胞之间和在其他细胞之间存在着大量电突触（即缝隙连接 gap junction），这就使视网膜细胞之间的联系更加复杂。由此可以设想，视网膜的作用绝不是把组成的物象的各光点作"点对点"地以各自特有的线路向神经节细胞传递，再传入脑。而是视觉信息在视网膜内传送时，已进行了复杂的加工，提取其中主要的特征，使一部分信息加强，而另一部分削弱，重新整合后向上一级神经元输送。

一、细胞末端的突触结构

通过 Golgi 银染色法染色视网膜标本，然后在光学显微镜下对细胞进行鉴定，进一步再对已鉴定的细胞作电镜观察，可以较清楚地了解到视细胞末端的突触结构。

1. 视锥细胞末端突触　典型的视锥细胞末端呈圆锥形，称之为视锥细胞小足（cone pedicle），小足的底部向内陷成为陷入型突触（invaginated synapse），在凹陷的上方有突触带（synaptic ribbon），带的周围有突触小泡聚集，双极细胞的树突伸入到突触中央位置，水平细胞的树突伸入到两侧位置，构成三联体。

2. 视杆细胞末端突触　视杆细胞末端呈球形，称之为视杆细胞小球（rod spherule），人眼的视杆细胞小球长度为 60μm，宽度为 2μm，它与双极细胞与水平细胞的树突也构成三联体。

3. 双极细胞末端突触　双极细胞的轴突端不是陷入型，而是略为突起，它突起的一侧与无足细胞的突相连，突起的另一侧与神经节细胞的树突相连，形成二联体（diad）。除二联体外，双极细胞的突触端还可以直接与神经节细胞的细胞核周围的膜相连，形成核形连接。

二、突触前过程

突触小泡为突触前递质的释放单位，小泡胞吐（exocytosis）将其内容物释放于细胞外空间。小泡膜与细胞膜融合而露出细胞表面，之后它又从被挤压的后表面向突触的侧面陷入，再度成为突触小泡。突触的陷入深度与光感受细胞的适应状态和温度有关，陷入型突触的陷入深度以长时间明适应的视网膜为最浅，室温下暗适应的视网膜突触陷入深度处中，而在温度为 4℃时暗适应的视网膜突触陷入为最深；陷入的深度反映了视网膜细胞突触部露出并融合的突触小泡膜的面积。在明适应时，因小泡释放减少，露出细胞表面的小泡膜少，陷入也浅。在暗适应时，递质释放增多，随之露出细胞表面的突触膜增加，褶襞也增加，表现为陷入较深。

除了从细胞的形态变化可说明突触前细胞在去极化时释放递质外，还可以用电流刺激视网膜的方法来证实。从视网膜光感受细胞一侧向玻璃体一侧通电流，或反向通电流，人为地使突触前膜电位发生变化，发现通电后在光照时，除了因通电产生的人为变化外，水平细胞几乎未见任何电变化；而若在暗时通同样的电流，则能记录到相当大的超极化电位；如果采用了阻断递质的方法使突触阻断时，在暗时通电后于水平细胞产生的电变化也消失，而单纯通电在水平细胞两边也不产生生电变化。这表明上述的水平细胞的电变化是由光感受细胞产生的电位经突触释放递质，再传至水平细胞的结果。

三、视网膜中的神经递质

视网膜虽然是中枢神经系统的一个简化模式，但其神经递质却呈现令人惊讶的复杂性。可以这样说，到目前为止，认为有神经递质功能的物质都可以在视网膜中发现。至少已发现了 50 多种物质具有神经递质的功能，在视网膜中主要的神经递质及分布如下：

1. 胆碱受体配基类　α- 银环蛇毒素（α-BuTx）（N- 胆碱受体配基）和二苯羟乙酸奎宁酯（QNB）（M- 胆碱受体配基）主要分布在内核层、神经节细胞层和内外网状层。

2. 氨基酸类　γ- 氨基丁酸（GABA）分布在内核层、神经节细胞层和内网状层。谷氨酸和天冬氨酸分布在内网状层、神经节细胞层。视网膜内还含有丰富的牛磺酸、谷氨酸和 β- 丙氨酸。

3. 儿茶酚胺类　多巴胺（DA）、去甲肾上腺素和肾上腺素分布在内核层、内网状层、外网状层和神经节细胞层。

4. 5- 羟色胺　分布在内核层和内网状层。

5. 肽类物质

脑啡肽（ENK）：神经节细胞层、内核层、内网状层及无足细胞。

血管活性多肽（VIP）：内核层、内网状层、视神经和睫状神经节。

生长激素抑制素（SRIF）：双极细胞、水平细胞和无足细胞。

神经紧张素（NT）：内核层、神经节细胞层。

缩胆囊素（CCK）：内核层、神经节细胞层。

促甲状腺素释放因子（TRH）：双极细胞、水平细胞和无足细胞。

近年来对 γ- 氨基丁酸、脑啡肽和多巴胺的研究更为突出。已发现 γ- 氨基丁酸和脑啡肽共存于同一无长突细胞，它们同时由突触前膜释放出来，前者作用于突触后膜的相应受体，引起 Cl^- 通道关闭，而使突触后细胞超极化，脑啡肽则作用于突触前膜上的自身受体，通过减少 Ca^{2+} 的电流而限制突触前膜上释放 γ- 氨基丁酸，这样，递质共存使得相应的突触成为一个具有负反馈的自稳系统。

多巴胺见于视网膜内核层，它们一部分是无长突细胞，一部分是网间细胞。网间细胞的细胞体在内核层，纤细的突起则分布到内网状层和外网状层。在内网状层，它们接受来自无长突细胞的输入，也同别的无长突细胞形成树突 - 树突式联系。在外网状层，网间细胞的突起又与双极细胞和水平细胞发生联系。所以，一般认为它形成了由无长突细胞再回到外网状层的反馈回路。现已发现，在水平细胞表面有多巴胺受体，后者又使膜上的腺苷酸环化酶激活，但生理浓度的多巴胺并不引起化学递质的那种作用，即使膜通透性或膜电位发生改变。以后进一步研究发现，多巴胺可以使水平细胞间的电突触膜偶联，因而能阻止光照引起的电信号在水平细胞之间的横向扩散，结果使水平细胞的反应范围缩小。用阻断剂的实验证明，多巴胺的这一作用是通过 D_1 型受体实现的，该受体通过激活腺苷酸环化酶而使细胞内 cAMP 浓度增加。另外，还发现 D_2 型受体的作用，D_2 型受体具有抑制腺苷酸环化酶活性的作用，使细胞内 cAMP 浓度减低，这样就影响感光细胞中的肌凝蛋白和微管系统，分别引起光照条件下，视杆细胞伸长，使其外段进入色素上皮，视锥细胞缩短而使其感光部分不被色素上皮掩盖。多巴胺的这一研究表明神经递质作用不仅在于通过特定受体调控突触后膜离子通道的功能状态，产生不同形式的突触后电位反应，实现对突触后神经元的兴奋和抑制，也可以不通过影响离子通透性，而造成细胞形态和功能的改变。

四、突触后电位

递质分子通过突触间隙，与突触后膜上的受体结合，引起突触后膜的离子通透性的变化，产生局部的电反应，即为突触后电位。突触后电位主要有两类：①兴奋性突触后电位；②抑制性突触后电位。在视网膜中，兴奋性突触后电位指突触后与突触前反应具有相同极性者，抑制性突触后电位指突触间极性相反或由于突触活动的结果使突触反应减小。视网膜的各层细胞既有兴奋性突触后电位，也有抑制性突触后电位。

已有报道从水平细胞的反应来研究突触后电位。鲤鱼的水平细胞在暗中显示 -30mV 左右的膜电位（去极化）。这是由于光感受细胞持续释放递质的结果，光照时产生超极化的慢电位（S- 电位），持续整个光照时

间。光照时的超极化是因光感受细胞释放递质的减少，如同在暗处使用降低液外 Ca^{2+}，增高 Mg^{2+}，使突触阻断一样，水平细胞产生 -70mV 的超极化电位。超极化的程度由 K^+ 的平衡电位决定；如果用非通透性的阳离子（如胆碱）置换外液中 Na^+，则水平细胞在暗中超极化，即无 Na^+ 流入细胞内，再给光刺激，记录不到 S 电位；若把视网膜再放回正常任氏液中，水平细胞电位出现瞬时的逆转，细胞内达 + 5mV，然后再渐渐回复到正常水平。以上结果提示水平细胞是在光感受细胞递质的作用下才显示对 Na^+ 的高通透性，形成突触后电位。

第四节　视网膜各层细胞的电活动

一、侧抑制现象和感受野

1. 侧抑制现象　指相邻的神经元之间能够彼此抑制的现象。具体地说，当刺激某一神经元使其产生兴奋，再刺激它周围的另一个相邻神经元时，可以看到后者的反应对前者的反应有抑制作用。侧抑制现象最初在鲨的侧眼上发现。鲨的侧眼是一种复眼，它由很多小眼构成，每个小眼的感光系统是由 8～20 个小视网膜细胞包围 1～2 个偏心细胞所组成。小视网膜细胞的兴奋先传给偏心细胞，然后偏心细胞产生脉冲电位通过它的轴突输出。从每个小眼来的神经纤维，即偏心细胞的轴突集合起来组成神经丛，各神经纤维之间在横的方向上还有一些纤维相联系。一般认为侧抑制的产生就是由这些横向纤维引起的。

与侧抑制现象相反的有脱抑制现象，即当一个小眼（B）对另一个小眼（A）发生抑制作用时，此时再照射第三个小眼（C），小眼 C 靠近小眼 B，而远离小眼 A，则由于小眼 C 对小眼 B 有抑制作用，结果使小眼 A 受小眼 B 的抑制作用减小，称此现象为脱抑制现象。

2. 感受野　感受野的概念最早是由 Adrian（1928）提出来的。他研究皮肤感受器时发现，一根神经纤维从几个末梢接受信息，这几个末梢所占据的区域称为该神经纤维的感受野。在视觉系统中，视网膜某一特定区域受到光刺激时，引起视觉系统较高水平上单一神经纤维或单一神经细胞的电反应，那么，这个区域便是该神经纤维或该神经细胞的感受野。感受野有其一定的特性，通常感受野的大小与刺激光强有关，刺激强度越高，神经细胞感受野的反应也越大，感受野的形状和大小还依赖眼的适应状态的变化，但感受野的位置是固定不变的。除视网膜各神经元中存在着感受野外，外侧膝状体或大脑皮质的细胞与视网膜特定

区域相联系,也有感受野存在,将在以后的几节中详细分析各类细胞的感受野。

二、水平细胞的电活动

Svaetichin(1953)用微电极在视网膜上记录到一种新电位,当时认为是从视网膜的光感受细胞来的,后经过荧光染色定位,标记出的是水平细胞的电位,为了纪念 Svaetichin,特称此电位为 S 电位。

S 电位的特性有:①对光刺激产生持续性的超极化电位;②在同等光强度的刺激条件下,超极化电位的振幅通常比光感受细胞电位的振幅要大得多;③电位振幅随着光刺激强度的增加而增大,最大可达 −60～−70mV;④当刺激光的强度一定,而光照视网膜的面积变化时,S 电位的振幅也发生变化,即光照面积增大,电位的振幅也增大(图 1-327)。

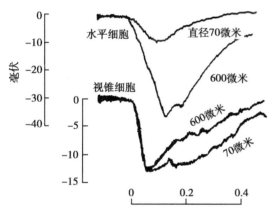

图 1-327 龟视网膜水平细胞和视锥细胞对不同光照面积的电反应

进一步对水平细胞的研究,发现水平细胞有两种类型:L 型和 C 型。L 型水平细胞对可见光范围内的任何波长的刺激均产生超极化的单相反应,它包括了在暗适应状态和明适应状态下的不同的 L 型水平细胞。C 型水平细胞对不同波长的刺激产生拮抗式的反应,如对短波长段的光刺激产生超极化电位,对长波长段刺激产生去极化电位的双相反应,或双长、短波段刺激均产生超极化电位,而对中间波段刺激产生去极化电位的三相反应。各类动物的水平细胞种类极不一致。

通过电生理的研究,已了解到水平细胞的作用有:①水平细胞的感受野变化较大,可以从 300μm 起大至整个视网膜,这样可起到高度空间综合作用;②对光感受细胞具有负反馈作用,即当水平细胞发生超极化反应,这种超极化反应又反馈到光感受细胞,使其去极化,负反馈是构成侧抑制的一个重要方面,它可以对光刺激反应进行高度空间综合,改善光感受细胞的

时间频率响应,提高对比度和分辨力;③对颜色光进行初级的处理,如在金鱼的视网膜内的水平细胞可分为四种,一种水平细胞只从视杆细胞接受输入,即在暗适应状态下得到 L 型的反应,另外三种水平细胞都是从视锥细胞接受输入,根据它们的形状与视锥细胞突触联系方式的不同,又可分成 H1,H2 和 H3 三种水平细胞。在明适应状态下,可记录到 H1 型水平细胞的单相反应,H2 水平细胞的双相反应和 H3 水平细胞的三相反应。由此推测 H1 型水平细胞是从红视锥细胞以同极性接受输入,H2 型水平细胞是接受绿视锥细胞或蓝视锥细胞的反应,同时以逆极性接受 H1 型水平细胞的反应,结果产生重叠的双相反应。H3 型的水平细胞,是以同极性接受视锥细胞的反应,同时逆极性接受 H2 型水平细胞反应,两者相互作用的结果产生三相性反应。从总体上看,颜色先在水平细胞进行了初级加工。

三、双极细胞的电活动

双极细胞作为次级神经元之一是光感受细胞活动向神经节细胞传递的最直接的通路。双极细胞对光的反应也不是峰电位,而是持续性的电位,其电位极性取决于光刺激的方式。双极细胞的感受野是同心圆式构型,由互为颉颃的中心和周边区组成。双极细胞按其反应的模式可分为两类,第一类是"去极化型"或"给光 - 中心型"(on-center),若以小光点照射感受野中心,则显示去极化反应,以光环刺激其周边,则显示超极化反应;第二类即为"超极化型"或"撤光 - 中心型"(off-center),其反应的模式与第一类相反,当光点照射感受野的中心部时产生超极化电位,而光环照射感受野的周边部时产生去极化电位(图 1-328)。这两类细胞感受野中心区大小大致与单个双极细胞的树突野一致,因此,可以认为中心区接受光感受细胞的直接输

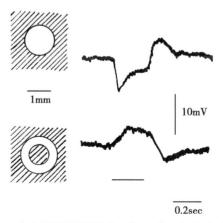

图 1-328 金鱼视网膜的"撤光 - 中心型"双极细胞对光点和光环的电反应

入，而感受野周边部比双极细胞的树突野覆盖区大，反应的潜伏期要比中心部的长些，可能是接受经水平细胞而来的输入信号。

双极细胞的反应大小与光刺激的面积不同于水平细胞。在双极细胞反应的初期，反应大小与光刺激面积无关，而后随光刺激面积增大，反应却逐渐缩小，这是因为水平细胞对双极细胞有拮抗作用所致。但这种拮抗作用出现的时间，比双极细胞直接从光感受细胞接受输入引起的反应要迟。因此，双极细胞的初期瞬时反应，不受水平细胞拮抗作用的影响。

用颜色光刺激视网膜，观察双极细胞的反应，大致可分为两种类型：一种是非拮抗型的双极细胞，即感受野的中心部和周边部对不同颜色光的刺激均产生同极性的反应，其中对红光有最大反应。一般认为它的感受野的中心部和周边部都只是从红视锥细胞接受输入，并且推测中心部是直接从红视锥细胞接受输入；另一种是色拮抗型的双极细胞，它的感受野有两种，即 R+ 中心 /R−G− 周边型（R 表示红光，G 表示绿光，+ 表示去极化反应，− 表示超极化反应）和 R− 中心 /R+G+ 周边型。色拮抗型的双极细胞，它的感受野中心部是由红视锥细胞输入形成的，而周边部是由单相反应的 L 型水平细胞产生 R− 反应和双相反应的 C 型水平细胞产生 R+G− 反应两者输入后形成的，因而，颜色在双极细胞又进一步的加工处理。

四、无足细胞的电活动

无足细胞也是产生持续性的电反应，但呈现瞬变型，并伴有峰电位（图 1-329）。无足细胞的感受野较大，感受野的类型有"on-center"和"off-center""on-center"型的无足细胞，在感受野中心给以光刺激的瞬间，产生瞬时去极化电位。在感受野周边部给以光刺激，当刺激光消失的瞬间，也产生瞬时去极化电位。对"off-center"型的双极细胞，在光点离开感受野中心部的瞬间，产生极大的去极化电位，而在光环给光瞬间产生瞬间去极化电位。对于覆盖感受野全部的均匀光

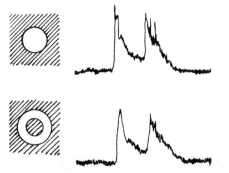

图 1-329 金鱼视网膜无足细胞对光点和光环的电反应

刺激，同样也在给光和撤光的瞬间产生反应，即 on-off 反应。

无足细胞能够检测光强度的时间变化过程，具有运动检测器的功能。在蛙和鸟类的视网膜中，无足细胞特别发达，而且数量很多，这些动物仅对运动的目标有反应，而对静止的物体无反应，表明无足细胞参与运动目标的信息加工。

在金鱼的视网膜中，除了发现瞬间反应的无足细胞外，还有持续反应的无足细胞。持续反应的无足细胞主要对颜色发生反应，其中有对红光产生超极化反应，对绿光产生去极化反应的无足细胞（R−G+），还有 R+G−，R+G+B− 和 R−G−B− 等无足细胞。

五、神经节细胞的电活动

双极细胞与神经节细胞之间的突触连接，是由双极细胞的轴突与神经节细胞的树突或细胞体相连接，传递信息是单向的。此外，无足细胞与神经节细胞的突触联系，也传入一部分信息至神经节细胞。人视网膜内的神经节细胞约有 100 万个，比光感受细胞少得多（不到 1%），因此，可以认为一个神经节细胞要综合很多光感受细胞来的信息。

神经节细胞的电反应与视网膜内其他细胞的反应不同，它产生的是全或无的脉冲电位。在暗处，神经节细胞产生低频的脉冲电位，称之为自发性放电。在给予光刺激时，按其感受野的特点，可使脉冲电位发放频率增加或减少。

神经节细胞的感受野较复杂，对白光刺激有三种类型的神经节细胞起反应：①当给光或刺激光强突然增加时，可引起神经节细胞脉冲发放率的增加，称此为给光反应或开反应（on 反应）。在感受野内能够引起给光反应的区域，称之为 on 区。②当给光时神经节细胞无反应或脉冲发放受到抑制，而当撤光或刺激光强突然减弱时，却能引起神经节细胞脉冲发放频率的增加，称之为撤反应或关反应（off 反应）。在感受野内引起撤反应的区域为撤光反应区域或 off 反应区域。③当给光和撤光时都能引起神经节细胞脉冲发放频率增加，称之为给 - 撤反应或开 - 关反应（on-off 反应），在感受野内能够引起给 - 撤反应的区域，称之为给 - 撤反应区域或 on-off 反应区域。若 on 区在感受野中心部，就称为 on 中心型感受野，这种感受野的周边部一般是 off 区。若 off 区在感受野中心部，就称 off 中心型，这种感受野的周边一般是 on 区。另外不分中心和周边部，在感受野内任何部分进行刺激时，都呈 on-off 反应（图 1-330）。如果改变刺激光的面积，当刺激光的面积正好完全覆盖在感受野的中心部时，神经节细胞

的脉冲发放频率最高，当刺激光面积增大时，既覆盖了感受野的中心部，又覆盖了感受野的周边部时，神经节细胞的脉冲发放频率反而比以前有所降低。因而，可以认为 on- 中心和 off- 中心型的感受野在它的中心部和周边部之间存在着抑制机制。

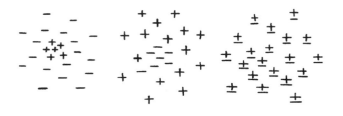

on中心型感受野　　off中心型感受野　　on-off感受野

图1-330　三种神经节细胞感受野示意图

神经节细胞的感受野的大小差异很大，相邻感受野之间彼此有互相重叠现象。在视网膜中心凹附近的感受野较小，这种神经节细胞一般接受视锥细胞传来的信息，而视网膜周边部的感受野较大，这种神经节细胞一般接受视杆细胞传来的信息。另外感受野的大小与适应状态有关。如 on 中心型的感受野，在暗适应时感受野的周边部变小或消失，此时感受野全部呈中心 on 反应。

在脊椎动物猫的视网膜内神经节细胞的感受野研究，发现猫的神经节细胞可分为三种类型：X 型，Y 型和 W 型。X 型神经节细胞轴突的直径比 Y 型的要细，X 型神经节细胞的电脉冲在轴突上的传导速度（平均26m/s）比 Y 型细胞（平均为 40m/s）要慢，X 型和 Y 型的神经节细胞的轴突经过外侧膝状体中继后传入大脑，但 Y 型的轴突有一小部分分支传至中脑上丘。W 型的神经节细胞的轴突比前两者均细，其电脉冲在轴突上的传导速度最慢，它的轴突主要传至中脑上丘。这三种类型的神经节细胞的感受野的特性也不相同，X 型的感受野较小，Y 型和 W 型的均较大，X 型的感受野主要分布在视网膜的中部，Y 型的分布在视网膜中部和周边部，W 型的主要在周边部，从感受野的功能来说，X 型细胞对空间信息作检测并传递，Y 型细胞对时间信息检测和传递，W 型细胞对运动信息检测和传递。

除了对白光反应的神经节细胞感受野外，用色光研究，于猴视网膜神经节细胞的反应，大体上可以看到三种感受野。第一类神经节细胞具有拮抗色、同心圆状的感受野，感受野的中心部只从一种视锥细胞接受输入，有的甚至只从一个视锥细胞接受输入，因此，它的感受野的中心部很小，感受野主要分布在视网膜的中心凹附近，对恒定的色光刺激呈现连续性反应。第二类神经节细胞具有拮抗色、非同心圆状的感受野，

主要也分布在视网膜的中心凹附近，第二类神经节细胞的数目较第一类稍微少些，它们对恒定色光刺激也是呈连续性反应。第三类神经节细胞具有同心圆状的感受野，也具有某种程度的色拮抗性质，感受野的中心部对波长的选择性不敏锐，而周边部具有强的拮抗作用。对刺激光的时间变化产生瞬间反应，感受野主要分布在视网膜的周边部。另外还发现几类较少的感受野，一类为神经节细胞具有同心圆形状的感受野，但没有色拮抗的性质，即对波长的选择性在感受野中心部和周边部都是相同的，对刺激光的时间变化也产生瞬时反应，它还可以接受视杆细胞的输入，其极性与从视细胞接受输入的极性相同。另一类神经节细胞具有非同心圆状的感受野，它几乎没有自发性放电，对每次光刺激只能产生 1~2 个脉冲，这类神经节细胞已几乎不具有色拮抗性质，而对运动方向的选择，但其程度很弱。再有一类神经节细胞具有非同心圆状的感受野，它对静止的闪光刺激几乎没有反应，只对运动的刺激有反应，而对运动的方向没有选择性。它对运动的刺激可能有两种反应，抑制性的（自发性放电减少）和兴奋性的（脉冲发放增多）。在金鱼的视网膜中也发现存在着可以区分一种光反应的神经节细胞（L）和四种相互拮抗的颜色神经节细胞。

六、视网膜内各级神经元间信息传递

归纳上述视觉信息在视网膜各层细胞的传递特性：在暗处，视网膜的 Na^+ 通道打开，光感受器处于去极化状态，不断地释放递质，增强超极化型的双极细胞对 Na^+ 的通透性，而减弱去极化型的双极细胞对 Na^+ 的通透性。当光照时，视网膜各层的信息传递见图 1-331，图中突触旁标有 + 号的表示兴奋性的细胞，标有 - 号的为抑制性的，左侧表示对中心光点的反应，右侧表示对光环的反应。光对视网膜的作用，在远端的视网膜细胞层（光感受细胞、水平细胞和双极细胞）的反应都是分级的持续电位，没有神经冲动，这是因为这些细胞的突起比较短，不需要长距离地传递信息，慢电位的电紧张性的扩布可能足以使信息达到这些细胞的最远端；从无长突细胞起出现瞬变性反应和脉冲活动，而神经节细胞就像通常的神经元一样完全以脉冲形式反应。视网膜的各层细胞呈现不同形式的感受野，光感受细胞一般只对照射其上的光点有反应，水平细胞和无长突细胞有较大的均匀感受野，双极细胞对中心光点和光环的刺激显示明显不同的反应。图示细胞中心光点为超极化，对光环为去极化，也存在反应形式相反的双极细胞。同样，神经节细胞的情况也相似，图中的 G1 细胞对中心光点的刺激显示抑制，对

光环显示兴奋，或以相反形式，如果用一覆盖感受野周边和中心的弥散光照射，则反应减小或消失。这种中心 - 周边相拮抗的感受野形式，是视网膜的突触回路中水平细胞和无长突细胞对视信息横向调制的结果。在神经节细胞中还有一种 G2 的神经节细胞，对光刺激呈现瞬态的给光和撤光反应，因此，特别适宜于传递运动的刺激信号，这种反应特性是通过无长突细胞的复杂的相互作用产生的。

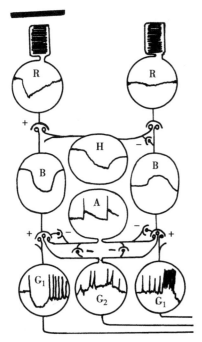

图 1-331 脊椎动物视网膜神经元的电反应
R：光感受器　H：水平细胞　B：双极细胞　A：无足细胞
G1、G2：神经节细胞

第五节 视通路和视中枢的电活动

一、外侧膝状体的电活动

视觉信息通过视神经纤维到达视交叉，经视交叉后在外侧膝状体换神经元。外侧膝状体包括背外侧核，内侧层间核和丘脑网膜接受区（亦称外侧膝状体翼）。通常所说的外侧膝状体主要指背外侧核，它由六层细胞组成：A，A1，C，C1，C2 和 C3。在 A 和 A1 层及 C 层背区是大细胞，C 层腹区和 C1～3 层内是小细胞，每一层都接受半侧视网膜的定位投射（C3 除外）。A、C 和 C2 接受对侧眼输入，A1 和 C1 接受同侧眼的输入，C3 只接受来自上丘的投射。外侧膝状体各区与不同视皮质的联系也基本清楚：A 和 A1 只投射到 17 区和 18 区，构成 17 区总输入的 94% 和 18 区输入的 47%，C 层分别投射到 17 区，占该区输入的 5%，18 区

为 25% 和 19 区为 23%，其中到 18 区去的都是大细胞的纤维，到 19 区的都是小细胞的纤维。小细胞 C1～3 层构成 19 区的重要输入成分（占 23%），到 17 区和 18 区去的输入量很少（分别为 1% 和 5%）。内侧层间核也有两层，中央部分接受同侧眼输入，外侧部分接受对侧眼输入，它主要到 18 区和 19 区（分别为 25% 和 40%）。丘脑网膜接受区接受双眼输入，均是小细胞，只投射到 19 区（20%）。另外，按细胞的功能特性可以将外侧膝状体分成三种成分细胞：X 细胞，Y 细胞和 W 细胞。在 A 和 A1 层，X 细胞比 Y 细胞多（X/Y = 2∶1），在内侧层内核和 C 背区，绝大多数是 Y 细胞（Y/X = 9∶1），在 C1～3 和丘脑网膜接受区几乎只有 W 细胞，X 纤维的绝大部分进入 17 区，Y 纤维是 18 区的主要输入成分，W 纤维几乎全部投射到 19 区，因而视皮质 17、18 和 19 区可能是处在同一水平上的并联结构。

外侧膝状体的电活动呈现放电效应，其感受野以同心圆式结构为主，只有少数细胞为非同心圆式结构，在外侧膝状体除了对传递图形的平均亮度信息外，还能增强图形的边缘和拐角。例如用一个亮的三角形的不同部位去刺激一个为 on- 中心持续型的外侧膝状体细胞的感受野中心，在三角形的拐角处刺激引起外侧膝状体细胞的放电频率最高，其次是三角形的边缘，三角形的中心部分反应最小。另外，外侧膝状体神经元能根据感受野周围背景图像的空间特征，调整感受野的大小和反应强度。

二、大脑皮质细胞的电活动

大脑皮质细胞包括简单细胞、复杂细胞和超复杂细胞（其中有"低层超复杂细胞"和"高层超复杂细胞"）。

1. 简单细胞　大脑皮质简单细胞的感受野分为并列的兴奋区（给光区）和抑制区（撤光区）。如果在感受野的兴奋区呈现一个固定的亮光点，与这个感受野有关的皮质细胞便兴奋，发出脉冲反应。如果光点落在这个感受野的抑制区，这个细胞便被抑制而停止发放脉冲，或者使它的发放率低于正常的发放率。简单细胞感受野的兴奋和抑制区的不同分布使其成为感受线条和边界的察觉器。

简单皮质细胞感受野的有效刺激是视网膜上的线条刺激，包括暗背景上的亮线条、亮背景上的黑线条和明暗区之间的边界。简单细胞的有效刺激必须包括直线成分，而且每个细胞只对一定方向上的线条反应最好，一个简单细胞感受线条的最适宜方向叫感受野定向（receptive-field orientation），用角度来表示。简单细胞感受野的特点是面积较小，兴奋区和抑制区分离，有较明显的空间总和，没有或很少自发放电。

2. 复杂细胞　大脑皮质的复杂细胞比简单细胞有更大的感受野。复杂细胞的最优刺激与简单细胞的最优刺激相似，必须具有特定方向的线条和边界，对只要落到复杂细胞感受野的最优刺激，不管其落在感受野的哪一部位，都以同样的程度进行反应，而且只要线条运动的方向不变，这种反应就维持不变，说明复杂细胞的反应并不依赖于刺激在感受野的绝对位置。而简单细胞的反应依赖于刺激作用在感受野上的准确程度。复杂细胞感受野不能区分兴奋区和抑制区，自发放电较强，空间总和不明显。

3. 超复杂细胞　大脑皮质超复杂细胞比复杂细胞的感受野更为复杂。超复杂细胞感受野和复杂细胞感受野的相似之处是它们不分给光区和撤光区。但超复杂细胞具有更大的选择性及明显的终端抑制。超复杂细胞又可分为"低层超复杂"细胞和"高层超复杂"细胞。低层超复杂细胞的感受野除了对刺激的方向、宽度、对比度有选择外还对刺激的强度有选择性。当一方向适宜的边界或条状刺激通过兴奋区时可引起兴奋反应，通过抑制区时则产生抑制反应，整个线条恰好通过兴奋区，而不进入抑制区时效果最大。有些感受野的抑制区在兴奋区的一端，有些则在两端。而且，运动刺激较静止的闪光刺激更有效。在视皮质17、18和19区均可找到这类细胞，尤以19区更为常见。高层超复杂细胞的感受野的特点是：一个边界或长度固定的条状刺激在两个适宜方向上的运动都可以引起反应，这两个方向互为90°，如果刺激偏离任一适宜方向15°则不起作用。因而，高层超复杂细胞可以由许多低层超复杂细胞激活，高层超复杂细胞只能在皮质19区内找到。

4. 视皮质的功能柱　Hubel 和 Wiesel 用单细胞记录方法对猿猴大脑皮质纹区进行了研究，他们把微电极从各种方向插入皮质深处，发现皮质细胞是按非常有秩序的方式排列的，纹区皮质在功能上可以细分为许多蜂巢状的微小柱状体，这些柱状体从皮质表面向下延伸到白质纤维。每个皮质柱状体包含大量的简单细胞和复杂细胞（这是根据电生理结果推断，形态学上尚未观察到）。现已发现在皮质中存在着方位柱、眼优势柱、空间频率柱、颜色柱。另外，又设想大脑皮质上许多柱状体可以认为组成不同的方块，每一方块代表一个信息加工单元，Hubel 和 Wiesel 称这些方块为超柱状体（hypercolumn），它们在皮质表面的面积大约为 0.5～1mm²，深度为 3～4mm，在超柱状体内，包括整套能分析图形方位、深度、空间频率和颜色等基本特征的各类神经元，它们几乎从一个共同的视网膜小区域接受输入。

第六节　临床视觉电生理

视觉电生理研究的进展及临床视觉电生理的应用与当代科学技术的发展是分不开的。视网膜电图（electroretinogram，ERG）于 20 世纪 40 年代开始应用于临床，60 年代眼电图（electrooculogram，EOG）问世，60 年代末 70 年代初视觉诱发电位（visual evoked potential，VEP）也逐步地应用于临床，90 年代 Sutter 创始了多部位视网膜电图和多部位视觉诱发电位（multifocal ERG，mfERG 和 multifocal visual evoked potential，mfVEP）。目前，临床视觉电生理的测定已成为眼科临床常规的视功能检查方法之一，其优点在于它属于无创伤性的客观检测法，并可根据波形的各成分的起源来判别病变的层次及程度，为临床诊断及疗效鉴定提供了一定的依据。

一、眼　电　图

眼电图（EOG）是测量视网膜色素上皮和光感受细胞之间所存在的视网膜静电位，记录暗、明适应条件下视网膜的静息电位的变化，可反映色素上皮和光感受细胞复合体功能，也可用于测定眼球位置及眼球运动的生理变化。

眼球如同一个电池，呈偶极子，从眼球前极到后极构成电场，将两个电极分别置于眼球角膜和视网膜后部，可以导出电位差。依据同样的原理，如果在眼内、外眦部附近的皮肤上放置电极，当眼球向鼻侧或颞侧转动时，在相应的电极上就会产生与眼球对应位置的极性，靠近角膜极的一侧电极性相对地表示正极，另一侧相应于视网膜后部，成为负极。这样，通过两个体外电极可以将眼的静止电位记录下来，记录到的电位与眼球转动的角度有一定关系。经过暗、明适应条件的改变，即使眼球转动的角度保持不变，但引出的静电位却有变化，这种变化的静电位形成了眼电图（图 1-332）。

EOG 电位的起源主要来自色素上皮。从动物实验中可见，眼静息电位大部分发生在色素上皮；在人眼视网膜破坏后，仍可能记录到静息电位，静脉注射叠氮可选择性地破坏色素上皮，静息电位也明显减小。另外，也观察到明适应后引起光升，此光升是因为刺激了光感受细胞、视网膜色素上皮复合体后引起静息电位缓慢的上升。即当光感受细胞吸收光量子后，引起光感受器外段膜盘内的视色素起光化学反应，使色素上皮细胞的 K⁺ 浓度减低，造成超极化，这种超极化改变在 ERG 的直流记录中可得到，如 C 波和晚期的光峰。在

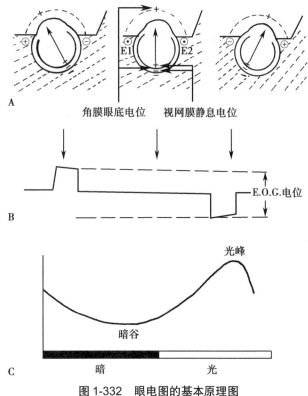

图 1-332 眼电图的基本原理图
A. 在眼内外眦部安皮肤电极记录角膜 - 眼底静电位的原理
B. 相对左右偏转时的 EOG 电位　C. 眼暗、光适应时的 EOG 电位

稳定的光背景影响下，色素上皮超极化增加，在几分钟达到了峰值，然后超极化减小，逐步回复到基线。但在临床上还发现两种情况，一种是先天性静止性夜盲，ERG 的 b 波记录不到，但 EOG 的光升是正常的；另一种是视网膜中央动脉阻塞，EOG 光升和 ERG b 波均消失，但光感受细胞的功能不受影响，这些表明要有正常的 EOG 电位，也必须要有正常的视网膜中层细胞。因而，有人提出 EOG 的光升是从视网膜的中层到外层细胞的活动，并通过色素上皮起作用。

EOG 可受生理和物理因素的影响，生理因素有：年龄影响，年轻者光升较大，年老者较小；双眼与单眼相比较，双眼的光升值较单眼高；个体之间的差异也较大。物理因素有：明、暗适应时间及明适应光的亮度均会影响光升值，不同波长的明适应光，产生 EOG 的光升值也不同。

二、视网膜电图

视网膜电图（ERG）是指视网膜受光刺激时，从角膜电极记录到视网膜的总和电反应，它反映了从光感受细胞到无长突细胞的视网膜各层细胞的电活动。正常的 ERG 包括负相 a 波，正相 b 波和 b 波上升段中可

见数个小波称之振荡电位。用特殊的记录方法，还可记录到潜伏期极短的早期感受器电位及潜伏期较长、反应过程较长的 c 波。

经过 100 多年的研究，人们对 ERG 的认识已较为深刻。不仅对 ERG 的各波特性及起源有了深入的了解，并且对 ERG 测定的标准化方法及临床应用日臻完善。目前，ERG 仍是眼的电生理中最有代表性的部分。

关于 ERG 各成分起源的研究，1933 年 Granit 根据猫经乙醚麻醉后，其 ERG 各成分先后消失的过程，以及各成分对缺氧、缺钙及神经传导速度等不同，提出了有关 ERG 各成分起源的较完整的"三导程"学说，他认为 ERG 分别由 P I、P II 和 P III 三个导程构成。P I 是一个缓慢向上偏转的阳性导程，估计是 ERG 的 c 波。P I 的潜伏期在不同的动物中有所不同，越高级的动物，其潜伏期越短。在猫的实验中，经乙醚麻醉后，P I 首先消失。在某些冷血动物（其视网膜中只有视锥细胞），则引不出 c 波。另外，在明适应状态或用强光刺激也引不出此导程。P I 对不同波长的光谱敏感性如同视杆细胞，这些都表明 P I 与视杆细胞的活动有关。P II 同样是一个向上的阳性偏转，与 P I 不同的是其反应非常迅速，可能代表 ERG 的 b 波。在猫经乙醚麻醉后，P II 跟随着 P I，反应消失，P II 对缺氧很敏感，窒息时选择性地在 P I 之前消失，影响神经冲动的因素也可影响 P II。另外，P II 在视杆细胞的通路比起视锥细胞的通路来要敏感。在冷血脊椎动物中，混合型视网膜的 P II 比全视锥细胞的视网膜要大，Granit 认为 P II 起源于光感受器与神经节细胞之间的神经通路中的一种电兴奋活动，很可能来自双极细胞。P III 是代表向下偏转的负性成分，它是构成 a 波和 b 波的部分成分，在乙醚麻醉下最后消失，P III 在明适应状态下总是大于暗适应状态下的反应，并且无论增加光照的强度还是光照时间，都可以使 P III 增加。酒精是唯一已知的能选择性地抑制 P III 的药物。P III 的潜伏期与 ERG 的 a 波一致，并且在明视下较强，故认为它的产生主要与视锥细胞有关（图 1-333）。

Granit 的三导程分析，提供了有关 ERG 各成分起源的先驱性研究。近年来，应用微电极和细胞内染色的方法，将微电极插入视网膜不同的深度以观察 ERG 各成分的最大振幅，并结合微电极尖端染色法，以确定各成分的起源。

a 波：Brown 和 Wiesel 用微电极插入猫的视网膜，同时记录 ERG，发现当电极进入到 120μm 时，即接近 Bruch 膜，记录到 ERG a 波的最大振幅，此时，电极位置正好在光感受细胞层。有的工作者用谷氨酸钠饲养老鼠，经一段时间后，鼠视网膜的内层及节细胞均被

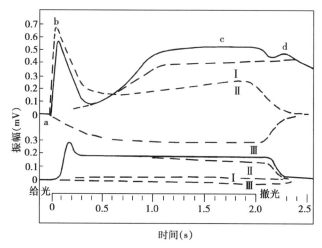

图 1-333 Granit 对暗适应下猫的 ERG 的三导程分析

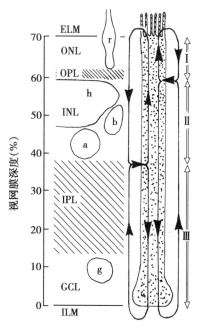

图 1-334 Müller 细胞产生 b 波的假设图
直的细点标志的细胞为 Müller 细胞 ELM：外界膜 ONL：
外核层 OPL：外丛状层 INL：内核层 IPL：内丛状层
GCL：神经节细胞层 ILM：内界膜 h：水平细胞 b：双极
细胞 a：无足细胞 g：神经节细胞

破坏，而光感受细胞层则完好无损，此时仍能记录到正常 a 波，b 波消失，这也说明 ERG 的 a 波来自光感受细胞而不是内核层。

b 波：有关 b 波的起源仍有不同的观点。早在 1933 年，Granit 的"三导程"的概念，认为 b 波可能起源于双极细胞，以后至 50 年代末，60 年代初，一些作者使用微电极的技术，对猫眼作视网膜电图记录，发现 b 波最大振幅发生在接近内核层，由此，提出 b 波来自双极细胞。直至 1970 年，Müller 和 Dowling 在大鲵鱼中通过微电极细胞内记录和染色标记细胞定位法，发现：① Müller 细胞反应的潜伏期与 b 波相一致；②光引起 Müller 细胞的慢反应波形与 b 波相似；③ Müller 细胞的电反应，在强度 - 反应曲线方面，与 b 波也相同；④ Müller 细胞有与 ERG 相类似的撤光效应。根据这几点，他们提出 ERG b 波不是起源于双极细胞，而是起源于 Müller 细胞。但 Müller 细胞是一种神经胶质类细胞，没有突触与其他神经元联系，怎么发生电反应？Kline 等提出了细胞间的电流活动而产生 b 波的假说。Müller 细胞从视网膜的玻璃体一面的内界膜到外核层的外界膜。由神经元活动所释放出的 K^+ 位于 Müller 细胞的两个部位，一个属远端电流穴，它位于 I 和 II 间的表面；另一个是近端的电位穴，位于 II 和 III 间的表面，电流循环如箭头所示。从经这两个穴的电流来看，近端穴引起沿 Müller 细胞向上和向下的相反电流，其大小几乎相等，互相抵消，而由远端穴产生的向上和向下的电流，沿着 Müller 细胞呈不对称分布。这样就形成一个如同 b 波的阳性角膜电位，远端的 K^+ 源对 b 波起有决定性意义。Dick 等及 Kline 等又证实远端 K^+ 源是由去极化的双极细胞的活动释放而来的（图 1-334）。

c 波：c 波的起源比较清楚。Noell 对兔视网膜电图的各种药物作用进行了实验，观察到以下几个有意义的结果：①当静脉注射氮化钠后，c 波明显增大，他认为氮作用部位是视网膜色素上皮。②静脉注射碘化钠，破坏色素上皮后，c 波消失，此过程相应于氮反应消除的时间，而 a、b 波不受影响。③注射碘醋酸破坏光感受细胞，则 ERG 包括 c 波在内消失，氮反应也消失。Brown 和 Wiesel 将微电极插入猫的视网膜内，同时作 ERG 记录，发现当电极接近 Bruck 膜时，c 波上升至最大值，以上这些都证实色素上皮是 c 波的发生器。

振荡电位（oscillatory potential，OP）：OP 的产生部位还不十分清楚。Brindley 用微电极插入蛙的视网膜，当电极达内核层时，此电位的振幅最大。Ogaden 也用微电极插入鸽、鸡和猴的视网膜，发现 b 波上的振荡电位的最大振幅在内丛状层，包括双极细胞的轴突末端，无足细胞突和神经节细胞的树突，它们都与振荡电位的产生有关。另外，也发现在视网膜循环有障碍病变患者，其 OP 降低或消失，而 b 波仍正常，说明 OP 可能来源于视网膜中层。至于，OP 各子波是否属同一类细胞的反应或不同类细胞产生目前还不清楚。

早期感受器电位（early receptor potential，ERP）：ERP 包括从角膜表面引出的双相反应，R1 为正相波，R2 为负相波，实验表明 ERG 的起源与光感受细胞外段的视色素活动密切相关。在鸽中 R1 是发生在亮视紫红质转变到间视紫红Ⅰ的阶段，R2 是发生在间视紫红Ⅰ转变到间视紫红Ⅱ的阶段，人眼的 ERP 主要来自视锥细胞。

三、视觉诱发电位

视觉诱发电位（VEP）表示视网膜受闪光或图形刺激后，在枕后视皮质区域通过头皮电极记录到的反应。早在 1875 年，诱发电位的开拓者 Caton 认为间歇性的闪光可以在动物的枕叶皮质引起特定的电反应。以后 Adrian 等从人的脑电波中发现 VEP，但由于信号太微弱，绝大多数人的 VEP 被背底噪声所淹没，直到 20 世纪 60 年代末、70 年代初应用了计算机平均技术，使 VEP 得到稳定、准确记录。至目前对 VEP 的研究已越来越深入，临床的应用也越来越广泛。

正常 VEP 的波形与刺激的条件及受检者的状况密切相关。按刺激形式可分为由闪光刺激引出的闪光视觉诱发电位（FVEP）和由图形刺激引出的图形视觉诱发电位（PVEP）（图 1-335）。对 FVEP 主要进行全视野刺激和单通道记录，在闪光频率较低时呈瞬态反应，表现为由 5～7 个波构成的一组复合波，当闪光频率达到 10Hz 以上，则反应呈正弦波形式。对 PVEP，按图形刺激条件的变化，波形有其不同的特性，在较低的图形翻转频率时为瞬态反应，在较高的翻转频率（>7.5Hz）为稳态反应。瞬态 PVEP 较为复杂，波形除了与视网膜受刺激的范围及区域、图形的平均亮度、对比度、空间频率及图形的颜色有关外，还与电极的记录部位有很大关系（参见卷二第四篇第八节）。另外，受检者的因素，如年龄、性别、屈光状态、病人的配合程度及优势眼等都会对 PVEP 的波形有影响。

从枕后头皮表面记录的 VEP，其多数成分为皮质起源，它有两种来源不同的成分：①原始成分：指视觉冲动起自视网膜的光感受细胞，经外侧膝状体到枕叶；②辅助成分：起自视网膜的神经冲动取道网状结构和弥散性丘脑投射系统到达枕叶。如果电极放置距离枕外粗隆越远，在所记录到的 VEP 中这种辅助成分则越多。关于 VEP 各成分的起源已经历了较长时间的探讨。起初 Jeffreys 和 Anford 假设在每一个瞬间视皮质的电位分布可以用一个电偶极子的特性来表示，VEP 的峰电位分布图形受电偶极子的位置和朝向所决定。依据此机制，有些作者采用各种刺激方式引导出不同区域的视网膜受刺激后的 VEP 反应，但各作者的结果不相一致。1986 年 Maier 等设计了一个三维球形模式代表头，其电导性能类似于脑组织，他们假设从一个皮质内部来的活动与电偶极子的特性是等同的，通过数学计算的方法将电偶极子产生的线性因素（如朝

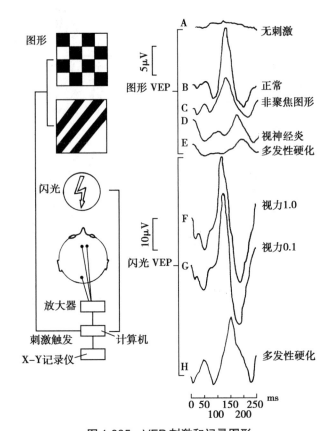

图 1-335　VEP 刺激和记录图形
左：刺激记录系统示意图　右：各种状况下的图形和闪光 VEP

向性）和非线性因素（如位置）等找出，使 VEP 反应的测量值与计算机描出的电位分布图之间有一致性，用主成分分析法找出测得数据的空间维度，再用物理模式找出对应的部位，在枕部 24 个位点记录了图形给/撤、图形翻转及高频闪光刺激的电反应。得出的结论是：所有刺激诱发的电反应均来自初级视皮质，只有图形给反应和较少部分的图形撤反应和图形翻转反应在较高一级视皮质起作用。特别指出，图形给 VEP 的快向正波和负波的一部分起源于 18 区（或 19 区），而较慢的负波成分起源于 17 区的电活动。

从枕叶头皮记录到的 VEP 主要代表视野中央 6°～12°的电活动。这主要由视网膜不同区域在枕叶皮质投射的部位所决定。来自中央视网膜的纤维投射到枕叶皮质后极的凸面，来自视网膜周边部的纤维投射到枕叶内侧面，深在的距状裂皮质，所以，从放置在枕后头皮电极记录的电位反映的是接受中央视野冲动的枕叶后极皮质的电活动，在枕外粗隆上 1.5～2.0cm 处（Oz）所记录到的 VEP，主要反映黄斑部的功能。

四、多焦视网膜电图和多焦视觉诱发电位

多焦 ERG（multifocal electroretinogram, mfERG）和多焦 VEP（multifocal visual evoked potential, mfVEP）

通过对视网膜后极部多部位的 m- 序列的刺激，再经计算机的数学转换，实现对视网膜后极部多个小区域的功能测试，因而 mfERG/mfVEP 能达到高度空间分辨，即可以了解视网膜不同区域视功能变异。在临床上对黄斑病变、青光眼等有较大的诊断价值。

（吴德正）

主要参考文献

1. 蔡浩然，马万禄. 视觉分子生理学基础. 北京：科学出版社，1978：130-194.

2. 曹天钦，冯德培，张香桐，等. 神经科学前沿. 上海：知识出版社，1986：106-134.

3. 程极济，林克椿. 生物物理学. 北京：高等教育出版社，1981：404-428.

4. Davson H. Physiology of the Eye. 4th ed. London：Churchill Livingstone，1980：243-309.

5. Osborne NN，Chader GJ. Progress in Retinal Research. Vol3. Oxford：Pergamon Press，1984：1-56.

6. Ryan SJ. Retina. Vol1. St Louis：Mosby，1989：83-104.

7. Sutter EE，Tran D. The field topography of ERG components in man-I. The photopic luminance response. Vision Res，1992，32：433-446.

第六篇 眼科微生物学

微生物是自然界中一类体形微小、结构简单、肉眼看不见、必须借助光学显微镜或电子显微镜放大后才能看到的微小生物。不同的微生物具有不同的形态结构，可为单细胞、多细胞或无细胞结构。微生物种类很多，细菌、衣原体、螺旋体等属原核细胞型微生物；真菌属真核细胞型微生物；病毒为非细胞型微生物，皆具有繁殖快、适应环境能力强等特性，在自然界分布极为广泛。人体表皮肤及与外界相通的腔道，包括眼睑、睑缘、结膜囊、泪道均可有多种微生物存在。眼表屏障完好对有些微生物已能适应，微生物间相互制约，处于相对稳定状态，不致病。机体免疫功能低下、菌群失调或皮肤、结膜、角膜、眼球壁防御屏障受到破坏时，微生物就可侵入黏膜、眼内或微生物经血流播散到眼，引起感染性眼病。有些微生物对眼有明显侵袭性、致病性，可以造成急性感染或暴发流行。近年，随抗生素、激素、免疫抑制剂的普遍应用，眼部微生物菌群发生变化，耐药菌株和条件致病微生物成为当前感染的主要病原，真菌性、病毒性眼病日益突出。另外有些微生物的致病谱发生改变，新的致眼病微生物陆续被发现。开展新的检查、医疗手段和新的眼科手术也相应增添了医源性感染机会。眼科微生物学就是旨在认识致眼病微生物的生物学特性、致病机制、免疫原性及实验室检查方法，从而对感染性眼病做出病因诊断，及时采取有效防治措施，以控制感染与流行。

第一章
眼科细菌学

第一节 概　述

一、细菌形态与结构

细菌体积以微米（μm）计算，无色半透明，染色后光学显微镜下可见。致眼病细菌主要为球菌、杆菌形态。基本结构有细胞壁、细胞膜、细胞质和核质。细胞壁主要成分为肽聚糖，带有抗原决定簇决定菌的抗原性。按 Gram 染色着染情况分为 Gram 阳性菌、Gram 阴性菌。Gram 阳性菌染为紫色，细胞壁较厚，肽聚糖多，含大量磷壁酸，是重要的表面抗原。Gram 阴性菌染为红色，细胞壁较薄，肽聚糖少，无磷壁酸，另有脂蛋白、脂多糖（内毒素）。细胞膜主要为磷脂与蛋白质构成的单位膜，可转运养料、生物合成、参与细菌呼吸过程。细胞质呈溶胶状态，含水、蛋白质、核酸、脂类等。幼龄菌核糖核酸含量高，有较强嗜碱性。细胞质中质粒为染色体外的遗传物质，为环状双链 DNA，携带耐药因子等遗传信息，能自我复制，遗传子代。基因重组技术以细菌质粒作为基因载体进行 DNA 重组，生产生物制剂。细胞质中核酸主要为 RNA，另有核糖体、中间体、营养颗粒等。核质是细菌的遗传物质，与真核细胞的细胞核不同处为无核膜和组蛋白。双链 DNA 组成纤维状环状染色体回旋盘绕在细胞质内。某些细菌细胞壁表面有一层黏多糖物质，为荚膜，折光强，一般染色法不着色，镜下菌体周围呈透明圈，其形成与细菌所处环境及致病力有关。许多 Gram 阴性菌表面有菌毛，可黏附于宿主细胞表面，利于启动感染。有动力的细菌有鞭毛，其位置、数目有属种特征。有的杆菌在一定条件下，细胞质脱水浓缩，形成折光强，不着色的芽胞，休眠状态下对外界因素抵抗力增强。

二、细菌的代谢与繁殖

细菌能独立进行生理活动，代谢活跃，生长繁殖迅速。以含碳化合物为碳源、含氮化合物为氮源组成核酸、蛋白质、酶等组分，无机盐调整渗透压，在有水条件下进行新陈代谢。细菌通过细胞壁、细胞膜从外界摄取营养物质，其呼吸链存在于细胞膜上。专性需氧菌有完善的呼吸酶系统，只能在有氧环境中生长繁殖。兼性厌氧菌兼有需氧呼吸和无氧发酵两种酶系统，有氧或无氧条件下均能生长繁殖。专性厌氧菌缺乏完整呼吸酶系统，只能在无氧条件下生长繁殖。细菌生长的最适温度为 37℃，pH 7.2～7.6。细菌二分裂方式繁殖，球菌沿一个或几个平面分裂，呈单、双球形，链状或葡萄状排列。杆菌沿横轴或分枝状分裂。细菌在人工培养基中生长繁殖有一定规律性，分迟缓期、对数生长期、稳定期和衰退期。

三、细菌合成、分解产物

细菌代谢过程中因各种细菌所具有的酶系统不同，对糖类、蛋白质等分解能力不同，形成产物不同，常用以鉴别细菌种类，如糖发酵试验、靛基质试验、尿素分解试验、明胶液化试验等。细菌除合成自身组分外，尚合成一些产物，有的与致病作用有关。有些细菌产生侵袭性酶。有些 Gram 阳性菌生长时产生外毒素，有些 Gram 阴性菌菌体崩解后释放内毒素。能引起疾病的细菌称病原菌或致病菌。

四、理化因素对细菌的影响

细菌一般在 100℃煮沸 5～10 分钟即被杀死，但芽胞抵抗力强，高压蒸气灭菌是最有效的灭菌方法，可杀死所有微生物。紫外线波长 200～300nm 有杀菌作用。常用的化学消毒剂为甲酚类（来苏）、75% 乙醇、过氧乙酸、碘酊、聚维酮碘（碘伏）、安尔碘、表面活性剂苯扎溴铵、氯己定、甲醛等。

五、正常菌群与菌群失调

人体皮肤表面和与外界相通的腔道黏膜上存在微生物。一般情况下对人无害，称正常菌群，有的菌长期居留，有的菌暂时寄居。人体和菌群间及菌群的各种微生物间保持一定的生态平衡。一般不致病的细菌在一定条件下能引起感染的称条件致病菌。正常人眼睑、睑缘处常有表皮葡萄球菌、类白喉杆菌、微球菌等寄生。正常结膜囊可无细菌（约 30%）或存在少数表皮葡萄球菌、甲型链球菌、类白喉杆菌、丙酸杆菌，偶见卡他布兰汉球菌、金黄色葡萄球菌、肠道细菌等。在长期使用广谱抗生素、激素等情况下，正常细菌菌群比例发生改变，或耐药菌转为优势菌，表现菌群失调。眼科领域中耐药菌感染、条件致病细菌感染，特别是 Gram 阴性杆菌感染日益突出。

六、抗细菌感染免疫

眼黏膜表面完整的上皮屏障能阻止细菌侵入，起重要防御作用。瞬目运动、泪液冲洗等机械因素阻碍细菌附着。泪液中有溶菌酶、乳铁蛋白、补体、黏蛋白等非特异抗菌物质。中性粒细胞为第一线抗菌防御细胞，吞噬细菌，在溶酶体酶的作用下将细菌杀死并消化降解。特异性免疫中体液免疫、细胞免疫均起重要作用。

七、细菌性眼病的病原学诊断

细菌性眼病的病原学诊断主要有下面方法：

1. 标本采集　用灭菌棉拭子或小铲采取。

2. 病灶区涂片、刮片检菌。

3. 细菌分离培养与鉴定　使用不同培养基、培养条件，依据细菌菌落、菌体形态及依据细菌分解代谢产物不同、产酶不同，利用生化试验等进行属、种鉴别。

4. 药物敏感试验　检测标本中分离出来的病原菌对抗生素的敏感性，对临床选用治疗药物有指导意义。

5. 血清学试验　如凝集试验、荚膜肿胀试验、抗链球菌溶血素 O 试验、免疫荧光试验等。

第二节　与眼科有关的细菌

一、需氧菌、兼性厌氧菌

（一）葡萄球菌属

葡萄球菌属为 Gram 阳性球菌，广泛存在于自然界，是人体皮肤、黏膜、眼睑、睑缘、结膜囊及鼻泪道的常见菌。菌体球形，0.8～1.2μm。固体培养基上细菌多个平面分裂增殖，堆聚成葡萄状。眼标本涂片或液体培养基培养的细菌常为单个、两个或数个簇集。衰老死亡或被中性粒细胞吞噬的菌体 Gram 染色常转为阴性。兼性厌氧，营养要求不高，普通培养基上可生长。菌落圆形，直径 1～2mm，不透明，光滑凸起，湿润有光泽。肉浸液培养均匀混浊生长。高盐培养基上也能生长。细菌对干、热抵抗力较强，干燥情况下能存活 3～6 个月。2% 酚、5% 苯酚、0.1% 氯化汞中 10～15 分钟灭活，对甲紫很敏感。人对葡萄球菌有一定的自然免疫力，但机体免疫力低下或在一定条件下可引起感染，是眼部化脓性炎症的最常见致病菌。病后产生免疫但为时短暂可反复感染。本菌属按产生血浆凝固酶与否分为凝固酶阳性的金黄色葡萄球菌和凝固酶阴性葡萄球菌两大类。

1. 金黄色葡萄球菌（*Staphylococcus aureus*）　血平

板上形成金黄色菌落，周围有透明溶血环，产生血浆凝固酶能凝固人或兔血浆，侵入机体后在菌体周围形成纤维蛋白保护层，阻碍被吞噬细胞吞噬且不受体液杀菌物质作用。纤维蛋白沉积，局部毛细血管栓塞，缺血坏死，形成限局性脓肿。菌产生溶纤维蛋白酶、透明质酸酶、脂酶、DNA 酶、溶血毒素、杀白细胞毒素、α 毒素、肠毒素及表皮松解毒素等。菌分解甘露醇产酸。菌细胞壁表面有葡萄球菌 A 蛋白（staphylococcal protein A，SPA），能和人及多种哺乳动物血清中 IgG 的 Fc 段非特异结合，所形成的复合物可结合补体，经替代途径激活补体。用葡萄球菌为载体，结合特异抗体 IgG 分子的 Fc 段后，其 Fab 段暴露在球菌表面，进行协同凝集试验时可被相应抗原所凝集。

金黄色葡萄球菌是眼及其周围组织化脓性炎症或毒素性眼病的重要致病菌，常致睑缘炎、睑腺炎、结膜炎、角膜溃疡、眶蜂窝织炎、泪囊炎、眼外伤或内眼手术后眼内炎、全眼球炎、眼睑烫伤样表皮松解症等多种眼病。对其细胞壁成分或毒素过敏可致卡他性角膜炎、边缘性角膜炎、泡性眼炎、上皮性点状角膜炎等。

2. 凝固酶阴性葡萄球菌 表皮葡萄球菌（*Staphylococcus epidermidis*）为眼部常见菌，菌落乳白色或柠檬色，不分解甘露醇。不产生血浆凝固酶、溶血毒素、杀白细胞毒素。无 A 蛋白。本菌产生胆固醇酯酶、脂肪蜡酯酶，可分解睑板腺的脂质为脂肪酸，皂化形成泡沫，破坏泪膜稳定性，对上皮细胞有毒性和刺激性。产生细胞外黏质（黏附素），易黏附定植在人工晶状体、接触镜、植管等医用生物材料上，形成微菌落连成群体，外覆黏多糖的生物膜（biofilm）。黏质保护细菌逃避机体免疫系统而存活，且降低菌对抗生素的敏感性。细菌毒素趋化炎细胞，蛋白酶、酯酶等，降解组织，引起炎症。生物膜内长期存活的细菌刺激机体产生抗体，膜表面免疫复合物引致免疫性损伤。表皮葡萄球菌是正常结膜囊的常在菌，曾被认为是非致病菌。近年其致病性日益受到重视，现已成为白内障手术、眼内人工晶状体植入、玻璃体切割术、硅管植入后眼内炎、眼外伤、眼内异物或内眼手术后眼内感染的常见致病菌。

葡萄球菌属原对青霉素 G 敏感，但由于金黄色葡萄球菌、表皮葡萄球菌能产生 β- 内酰胺酶，此酶与青霉素结合使青霉素水解失活。因而耐甲氧西林的金黄色葡萄球菌（MRSA）和表皮葡萄球菌（MRSE）明显增加。此类葡萄球菌对苯唑类青霉素、头孢唑林、氟喹诺酮类、利福平、夫西地酸、红霉素、克拉霉素、复方磺胺甲基异噁唑等敏感。万古霉素、去甲万古霉素对葡萄球菌有强效，用于治疗重症感染。

（二）链球菌属

链球菌属为一群圆或卵圆形链状排列的 Gram 阳性球菌，广布于自然界和人的鼻、咽部、呼吸道。菌体 0.5～1μm。直接涂片细菌常成对或短链状排列。液体培养基中长链状生长。兼性厌氧。营养要求高，在含血液、血清或腹水培养基上生长良好。固体培养基上菌落较小，直径 0.5～0.75mm，圆形灰白色半透明凸起菌落。细菌分解葡萄糖。氧化酶及过氧化氢酶阴性。对外界抵抗力不强，60℃ 30 分钟灭活。按其对绵羊红细胞溶血能力分类为三种：

1. 甲型溶血性链球菌（*α-Hemolytic streptococcus*）或草绿色链球菌（*Streptococcus viridans*） 血平板上菌落周围红细胞部分溶解，呈 1～2mm 宽草绿色溶血环。血清汤内絮状、颗粒状生长，细菌沉积于试管底部，上部液体澄清。不发酵菊糖，不能被胆汁溶解。本菌为健康人正常结膜囊的常在菌，不致病。在一定条件下致睑缘炎、新生儿及幼儿结膜炎、角膜溃疡、持续性角膜上皮缺损、眼外伤或抗青光眼滤过手术后眼内炎、滤泡性结膜炎、转移性眼内炎、泪囊炎等。近年来，时见本菌在角膜移植术后致眼内炎和 LASIK 术后致感染性结晶性角膜病变报道。

2. 乙型溶血性链球菌（*β-Hemolytic streptococcus*）血平板上菌落周围红细胞完全溶解，呈 2～4mm 宽无色透明的溶血环。致病性强，能引起多种眼病。依据链球菌细胞壁多糖抗原将乙型溶血性链球菌分为 A～V 20 个组。对人类致病的多为 A 组乙型溶血性链球菌（化脓性链球菌）。本菌产生多种和疾病有关物质：菌细胞壁 M 蛋白对黏膜上皮细胞亲和，且抗吞噬和吞噬细胞内杀菌作用；透明质酸酶（扩散因子）分解细胞外基质中透明质酸使菌易在组织内扩散；溶血素 O 溶解红细胞，破坏白细胞、血小板，抗原性强，刺激机体产生抗链球菌溶血素 O 抗体；链激酶能激活血浆纤维蛋白溶酶原转变为溶纤维蛋白酶，溶解纤维蛋白、纤维素，阻止血浆凝固；链道酶分解脓液中蛋白 DNA，使脓液稀薄，利于细菌扩散；外毒素红疹毒素引起皮疹。

A 组溶血性链球菌感染后有一定的免疫力，但各型间无交叉免疫性。M 蛋白可刺激机体产生特异抗体。M 蛋白可能和心肌有共同抗原性，多糖抗原和心瓣膜、关节滑液膜糖蛋白等有共同抗原性，免疫复合物沉积可致心肌炎、关节炎、肾小球肾炎。A 组链球菌所致的眼病有膜性结膜炎、急性泪囊炎、匐行性角膜溃疡、眼睑丹毒、眶蜂窝织炎、眼内炎、全眼球炎等急性感染及与 M 蛋白有关变态反应性葡萄膜炎等。检测抗链球菌溶血素 O 抗体滴度在 1：500 以上有协助诊断意义。链球菌敏感药物为青霉素 G、头孢唑林、头孢拉定、克拉霉素、红霉素、阿奇霉素、利福平、环丙沙星、加替沙星、氧氟沙星、林可霉素等。

3. 丙型链球菌（γ-Streptococcus） 又称非溶血性链球菌，为肠道正常寄生菌，一般无致病力，偶致眼内炎。

4. 肺炎链球菌（Streptococcus pneumoniae） 又称肺炎球菌，寄居于正常人鼻咽部、口腔，可见于正常结膜囊、鼻泪道、泪囊。菌体 0.5μm×1.5μm，矛头状或卵圆形，Gram 阳性双球菌，常圆端相对，尖端向外成对排列。也见单个或偶为短链状。组织中菌体周围有多糖荚膜，呈不着染环状半透明区。荚膜有抵御吞噬作用，有抗原性。兼性厌氧，营养要求较高，需含血、血清培养基才生长。血平板上菌落细小，直径 0.5～1mm，灰色半透明扁平圆形。细菌产生自溶酶，培养稍久则菌落自溶，中央部呈脐状凹陷。液体培养基内均匀混浊生长，稍久自溶又变澄清。发酵菊糖，可被胆汁、去氧胆酸钠溶解。其荚膜多糖为型特异抗原，以特异抗血清做荚膜肿胀试验可用于分型。肺炎球菌抵抗力低，易死亡。产生溶血毒素、杀白细胞毒素、神经氨酸酶、分泌型 IgA（sIgA）分解酶等，侵入组织后抑制局部非特异免疫防御，菌迅速扩散。致眼病的肺炎球菌多为 3、7、10 型，常致急、慢性泪囊炎，泪小管炎，匍行性角膜溃疡，急性卡他性结膜炎，边缘性角膜浸润。可致眼内炎、转移性眼内炎。病灶区刮片、涂片染色镜检见明显荚膜的双或单个球菌可快速诊断。一般较少产生耐药性，对青霉素 G、头孢唑林、红霉素、阿奇霉素、克拉霉素、庆大霉素、氟喹诺酮类等敏感。

（三）奈瑟菌属

1. 淋病奈瑟菌（Neisseria gonorrhoeae） 又称淋球菌。人类为其唯一自然宿主，感染泌尿、生殖系统引起淋病。Gram 阴性双球菌，菌体肾形或卵圆形，0.6～0.8μm，成对排列，相邻面扁平或稍凹陷。菌体表面有菌毛，无荚膜或鞭毛。专性需氧。营养要求高，普通培养基上不生长。需血平板、巧克力色血平板或 Thayer-Martin 培养基分离，在 5% CO_2 及一定湿度环境下生长良好。菌落直径 0.5～1mm，微带灰白色半透明圆形，边缘整齐。产生自溶酶，衰老菌肿胀自溶。淋球菌分解葡萄糖，不分解其他糖类。氧化酶和过氧化氢酶阳性。对理化因素抵抗力弱，干燥易死亡。菌嗜黏膜柱状、移行上皮细胞，菌毛上黏附因子黏着上皮细胞，能侵入完整的结膜上皮细胞并能从上皮细胞间隙侵入黏膜下层。产生分解 sIgA 的蛋白酶，阻碍调理吞噬。菌体外膜脂多糖为内毒素，可激活补体系统释放炎性介质，引致中性粒细胞趋化引起化脓性炎症。淋球菌主要通过性接触传播，致尿道炎、前列腺炎、附

睾炎、阴道炎、子宫颈炎等。亚临床感染可成为感染储存者。淋病患者通过自身接种或间接接触污染眼部可致淋菌性结膜炎、角膜溃疡、眼内炎、眶蜂窝织炎等。淋病产妇分娩时新生儿经产道污染致新生儿淋菌性眼炎。眼分泌物涂片或结膜刮片染色镜检，在中性粒细胞、上皮细胞胞质内及细胞外见 Gram 阴性双球菌可作初步诊断。荧光抗体染色可作快速诊断。从病灶取材及时做细菌培养可确诊。产生青霉素酶的淋球菌耐药菌株明显增多，对头孢曲松、大观霉素、头孢噻肟、妥布霉素、环丙沙星、氧氟沙星、阿奇霉素、多西环素、克拉霉素等敏感。用 1% 硝酸银一次性滴眼或红霉素、氧氟沙星眼膏可预防新生儿淋菌性眼炎。

2. 脑膜炎奈瑟菌（Neisseria meningitidis） 可在少数正常人的鼻咽部寄生，带菌而不致病。Gram 阴性双球菌，形态与培养特性同淋球菌。分解葡萄糖、麦芽糖，不分解蔗糖。氧化酶和过氧化氢酶阳性。细菌自溶死亡时释放内毒素，常致毛细血管内皮细胞损害。本菌通过飞沫或接触传播。流行性脑膜炎菌血症期，细菌经血行播散到眼时致转移性眼内炎。有时无脑膜炎症状仅出现眼内炎。结膜偶可为细菌侵入门户，先出现结膜炎继而表现脑膜炎或仅致化脓性结膜炎。敏感药物同淋球菌。

（四）卡他布兰汉球菌（Branhamella catarrhalis）

卡他布兰汉球菌，为上呼吸道正常菌群，也见于正常结膜囊。肾形球菌，0.6μm×1μm，单或成对排列，Gram 阴性。普通培养基上能生长，菌落小，灰白色颗粒状，坚硬干燥，不易乳化。氧化酶和过氧化氢酶阳性，不分解糖类。本菌一般不致眼病，一定条件下偶致结膜炎、角膜炎、眼内炎。对阿莫西林、妥布霉素、红霉素等敏感。

（五）不动杆菌属（Acinetobacter）

不动杆菌是人和动物皮肤、呼吸道、胃肠道正常菌群之一。为一群不发酵糖类的 Gram 阴性球杆菌。血平板菌落灰白色，圆形，光滑整齐，直径 0.05～2mm。麦康凯培养基上菌落呈灰白色。硝酸盐还原试验阴性，氧化酶阴性，过氧化氢酶阳性。与眼病有关为硝酸盐阴性杆菌（A. anitratum）。菌体 0.7μm×1.5μm。条件致病，是医源性感染的常见菌。眼外伤或眼手术后感染致角膜溃疡、眼内炎。对青霉素类耐药，对新霉素、卡那霉素、多黏菌素敏感。

（六）假单胞菌属

铜绿假单胞菌（Pseudomonas aeruginosa） 又称绿脓杆菌，为 Gram 阴性杆菌。普遍存在于自然界土壤、水源、污水、空气中。可寄居于人体皮肤、黏膜、上呼吸道，偶见于正常结膜囊。菌体细长，(1～3)μm×

0.5μm，直或微弯，一端有单根鞭毛，能运动。菌体周围菌毛能附着黏膜上皮细胞，胞壁外黏液层可抵抗吞噬。专性需氧。营养要求简单，能在含少量有机物的潮湿环境下长期存活，普通水中也可生长。生长温度范围为 5～42℃。在普通琼脂培养基上发育良好，18～24 小时形成较大圆形扁平菌落。表面湿润，中央稍隆起，边缘不整齐，菌落常融合。细菌产生水溶性蓝绿色吩嗪类色素（绿脓素），使培养基呈灰绿色。另外产生荧光素，紫外光下呈鲜明黄绿色荧光。血平板培养菌落直径 2～3mm，暗绿灰色带金属光泽，周围透明溶血环，有特殊甜甘草或生姜气味。临床标本初代培养可不产生色素，有的菌株产生黄色或褐色色素。肉汤培养表面有菌膜，放置室温，振摇试管增加氧化时菌液上层带蓝绿色。铜绿假单胞菌氧化分解葡萄糖，氧化酶阳性，过氧化氢酶阳性，液化明胶，分解尿素。细菌产生多种高活性酶如碱性蛋白酶、胶原酶、弹性蛋白酶、透明质酸酶、磷脂酶、DNA 酶等增加其侵袭性和致病性。外毒素 A 能破坏角膜上皮细胞、基质细胞、内皮细胞，感染早期即致角膜水肿混浊。菌细胞壁脂多糖为内毒素，菌壁崩解后释出内毒素致热原反应、血管通透性增加，替代途径激活补体系统趋化吸引大量中性粒细胞致急性炎症。产生溶血毒素、杀白细胞毒素，白细胞溶解释放大量溶酶体酶。溶蛋白聚糖酶分解角膜基质中胶原成分，使胶原纤维分散，基质坏死溶解。

　　本菌不能侵入完整皮肤、黏膜屏障，对健康人不致病。但机体免疫低下、长期应用抗生素菌群失调，角膜微外伤时通过菌毛介导结合角膜上皮细胞的糖蛋白受体入侵、条件致病，主要为接触感染，偶为空气传播。铜绿假单胞菌是医源性感染、医院内交叉感染的重要病原菌，是对眼部有严重危害性的条件致病菌，其重要性在细菌性角膜溃疡、眼内感染中居首位。铜绿假单胞菌能在一般抗生素、磺胺滴眼剂中存活，易污染眼科检查治疗用荧光素液、生理盐水、蒸馏水、器械浸泡液、表面麻醉药、扩瞳剂、缩瞳剂等多种眼用药物。眼黏膜上皮屏障受损如角膜异物伤、眼外伤、内眼手术时滴用污染本菌药物或手术野、器械消毒不当感染本菌则急性发病，可致盲。与配戴软角膜接触镜相关的细菌性角膜溃疡中 2/3 为铜绿假单胞菌感染。铜绿假单胞菌容易污染镜用系列物品，有黏蛋白包被的镜片更利于细菌附着。超时过夜配戴接触镜，在角膜缺氧、微擦伤等诱因下可引起角膜感染。铜绿假单胞菌所致眼病有角膜溃疡、环形角膜溃疡、角膜巩膜溃疡、眼内炎、全眼球炎、眶蜂窝织炎、泪囊炎、转移性眼内炎、新生儿结膜炎等。除铜绿假单胞菌外，近年

也见假单胞菌属中其他菌，如类鼻疽假单胞菌、嗜麦芽假单胞菌、葱头假单胞菌、产碱假单胞菌等眼部感染报道。

　　微生物学检查：①溃疡处刮片、房水、玻璃体吸刺取材，固定染色，光学显微镜检查。在坏死融解脓液中见单个纤细的 Gram 阴性杆菌。荧光抗体染色，荧光显微镜下检菌；②细菌分离培养，抗铜绿假单胞菌多价血清玻片凝集试验，药物敏感试验；③鲎溶解物试验（Limulus test）：Gram 阴性杆菌死亡时，菌细胞壁的脂多糖（内毒素）释放出来。溃疡局部、房水、玻璃体内微量内毒素即可使鲎血液变形细胞溶解物形成凝胶。敏感性极高但非铜绿假单胞菌所特异；④疑有污染的眼用药品包括荧光素液、表面麻醉剂、滴眼剂、接触镜配戴者使用的镜片及系列物品等细菌培养对临床诊断有一定意义。细菌对外界环境如紫外线、干燥等抵抗力强。2.5% 碘酊、75% 酒精、0.2% 过氧乙酸、40% 甲醛溶液、2% 苯氧乙醇有良好的杀菌效果。铜绿假单胞菌对一般抗生素、磺胺剂天然耐药。对庆大霉素耐药株增加。现首选对细菌有高度活性的头孢他啶。另对多黏菌素 B、E、妥布霉素、阿米卡星、米诺环素、哌拉西林、羧苄西林、磺苄西林、诺氟沙星、环丙沙星、头孢噻肟、头孢哌酮等敏感。各种滴眼剂应小剂量分装，定期更换。检查宜用荧光素钠测试纸条。洗眼用生理盐水煮沸消毒，严防医源性感染。角膜接触镜配戴者使用的镜片及物品，如护理液、镜盒等严防污染，定期更换。铜绿假单胞菌感染者须隔离治疗，严防交叉感染。

（七）嗜血杆菌属

　　嗜血杆菌为 Gram 阴性小杆菌，寄居在上呼吸道黏膜表面。需氧或兼性厌氧、氧化还原酶系统不完备，培养时需要 X（血红素）、V（辅酶 I 或 II）因子。新鲜血液中有 X、V 因子，但 V 因子处于被抑制状态。将血液加热破坏抑制物则 V 因子被释放，故培养本属细菌需用巧克力色血平板分离培养。高 CO_2 环境生长良好。氧化酶阳性，过氧化氢酶阳性。属内与眼病有关的细菌为埃及嗜血杆菌、流感嗜血杆菌。

　　1. 埃及嗜血杆菌（*Haemophilus aegyptius*）　又称科卫杆菌（Koch-Weeks bacillus），为眼科致病菌，1.5μm×0.3μm 细小杆菌或球杆菌状，单独、成对排列或团块状簇集。结膜炎刮片或眼分泌物涂片染色镜检，在中性粒细胞、上皮细胞胞质内、外均见 Gram 阴性小菌体。巧克力色血平板上菌落针尖大小，无色透明或半透明露滴状，不溶血。划线接种时将金黄色葡萄球菌点种其上共同培养，由于金黄色葡萄球菌产生 V 因子，促埃及嗜血杆菌生长，故靠近葡萄球菌菌落的埃及嗜血杆

菌菌落明显增大（卫星现象）。本菌不发酵木糖，不产生靛基质，吲哚阴性。对干燥敏感，采标本后即刻接种培养可提高阳性率。能侵入完整黏膜上皮细胞，产生内毒素，能在吞噬细胞内生存繁殖致细胞死亡。细菌通过眼分泌物、污染物品接触传播。有高度传染性。易在儿童中引起流行性结膜炎，可与沙眼衣原体混合感染。偶致角膜溃疡、眼内炎，有时致慢性卡他性结膜炎。对第三代头孢菌素、氨苄西林、环丙沙星、氧氟沙星、氯霉素、四环素、利福平、磺胺等敏感。

2. 流感嗜血杆菌（*Haemophilus influenzae*） 形态及培养特性与埃及嗜血杆菌相似。发酵木糖，产生靛基质。寄生于上呼吸道，致急性呼吸道感染前可先出现急性结膜炎，偶致青光眼滤过术后眼内炎。敏感药物同埃及嗜血杆菌。

（八）莫拉菌属

莫拉菌属（*Moraxella*）内致眼病者为腔隙莫拉菌（*M. lacunata*）。正常呼吸道黏膜寄居，偶见于正常结膜囊、睑缘处，有时污染眼用化妆品。Gram 阴性双杆菌（2～3）μm×1μm，端端相连，成对排列，偶呈球杆菌，短链状。眼分泌物中菌体较短粗，末端方直，呈砖形。Gram 染色脱色慢，常不同着色，一张玻片标本上可同时见 Gram 阴性长杆菌及 Gram 阳性短粗球杆菌。专性需氧，需要在含血、血清或鸡蛋培养基上生长，高 CO_2 较湿环境下 32～35℃培养可提高分离率。生长较慢，血平板上菌落直径 0.3～0.5mm，细小灰色露滴状，不溶血。Löffler 血清斜面培养基生长快，菌落周围略凹陷，有时表面见液化小窝。生化反应不活泼，不分解糖类，不分解尿素，不产生靛基质。氧化酶阳性。产生溶蛋白酶，液化明胶。本菌引起的眼部感染为眦部睑缘炎、眦部睑结膜炎、慢性滤泡性结膜炎。内毒素偶致角膜溃疡、角膜脓肿、眼内炎。细菌对锌离子敏感，常用硫酸锌治疗。对青霉素 G、氨苄西林、氟喹诺酮类、妥布霉素、头孢菌素、红霉素、多西环素等敏感。

（九）肠杆菌科

肠杆菌科是一群生物学性状相似的 Gram 阴性杆菌，为人和动物肠道正常菌群，自然环境中普遍存在，偶见于正常结膜囊。

1. 埃希菌属 眼部常见为大肠埃希菌（*Escherichia coli*），2μm×（0.4～0.7）μm，单个存在。菌体周围有鞭毛，有动力，肠外感染菌株有微荚膜。兼性厌氧。普通琼脂培养基上生长，菌落直径 2～3mm，灰白色不透明，光滑湿润。麦康凯培养基上呈淡红色。血平板上菌落多不溶血。肉汤中均匀混浊生长。发酵葡萄糖、乳糖等多种糖类产酸产气。大肠埃希菌基于质粒传递，常被用于基因重组技术。一般不致眼病，一定条

件下偶致新生儿结膜炎、假膜性结膜炎、角膜溃疡、泪囊炎、眶蜂窝织炎、全眼球炎。对氧氟沙星、环丙沙星、庆大霉素、卡那霉素、氨苄西林、哌拉西林、第三代头孢菌素类、新霉素等敏感。

2. 变形杆菌属（*Proteus*）、普罗威登斯菌属（*Providencia*）、摩根菌属（*Morganella*） 同属一族，是寄居于人、动物肠道的正常菌群，广泛存在于水、土壤、腐败有机物中，偶见于正常结膜囊。Gram 阴性杆菌，2μm×0.5μm，多形态，可呈球杆菌状、丝状。单个存在或成对、短链状排列。周身鞭毛多，运动活泼。营养要求不高。普通变形杆菌（*P. vulgaris*）和奇异变形杆菌（*P. mirabilis*）在固体培养基上扩散迁徙生长，形成弥漫波纹状菌膜，布满整个培养基表面。可产生硫化氢，有恶臭，血平皿上可溶血。发酵葡萄糖，不分解乳糖。具有苯丙氨酸脱氨酶，大多数可分解尿素。

为医源性感染的重要条件致病菌，也是实验室常见的污染菌，可污染眼药及眼科检查治疗器械。对角膜致病性强，眼外伤、眼手术时污染本菌可致角膜溃疡、环形角膜炎、角膜穿孔、眼内炎、全眼球炎、眶蜂窝织炎等。耐药菌多，有的菌株对氧氟沙星、环丙沙星、庆大霉素、妥布霉素、阿米卡星、多黏菌素、哌拉西林、第三代头孢菌素类等敏感。

3. 克雷伯菌属 眼部常见为肺炎克雷伯菌（*Klebsiella pneumoniae*），又名肺炎杆菌，广泛存在于自然界，在人的上呼吸道、口腔、肠道中寄生，可见于正常结膜囊。Gram 阴性杆菌，菌体较粗大，（1～6）μm×（0.3～1.5）μm。端对端成双或短链状排列。有厚的多糖荚膜，病灶直接涂片菌体呈卵圆形或球杆状，成对或短链状排列菌体外绕以明显荚膜，无鞭毛，无动力。需氧或兼性厌氧，普通培养基上发育良好。菌落大，灰白色，黏液状相互融合，接种环挑取时有黏丝。麦康凯琼脂平板上菌落呈粉红色。肉汤培养液黏稠。分解葡萄糖、乳糖。老年人、免疫低下者偶致环形角膜脓肿、急性泪囊炎、转移性眼眶脓肿、眼内炎、新生儿假膜性结膜炎等。本菌常多重耐药，有的菌株对环丙沙星、氧氟沙星、庆大霉素、妥布霉素、阿米卡星、多黏菌素、哌拉西林、第三代头孢菌素等敏感。

4. 沙雷菌属 眼部常见为黏质沙雷菌（*Serratia marcescens*），又名灵杆菌，为土壤、空气、水中常在菌，广布于自然界。Gram 阴性较短小杆菌，0.5μm×1μm，有时呈球杆菌状。大小不等，周身鞭毛。兼性厌氧，普通培养基上生长。菌落灰色，中央部混，周围半透明，稍黏。有氧常温下产生非水溶性灵菌红素和吡羧酸水溶性粉红色素。但近年不产生色素的菌株增多。血平板上有窄溶血环。发酵分解葡萄糖、蔗糖，不发

酵乳糖。液化明胶。产生黏蛋白、胶原酶、溶蛋白酶、脂酶、DNA 酶，能分解泪液溶菌酶。为重要条件致病菌。可污染医疗器械、物品、眼药，造成医院内医源性感染。常污染角膜接触镜及镜用系列物品。在生物膜中生长，眼表屏障损伤时感染，可致匐行性角膜溃疡、环形角膜溃疡、角膜溶解穿孔、内眼手术后眼内炎、转移性眼内炎、全眼球炎、早产儿化脓性结膜炎、泪道感染等。近年本菌已成为接触镜相关的细菌性角膜感染中仅次于铜绿假单胞菌的重要病原菌。对多种抗生素抵抗，有些菌株对妥布霉素、阿米卡星、哌拉西林、庆大霉素、第三代头孢菌素、氧氟沙星等敏感。

5. 产碱杆菌属　粪产碱杆菌（*Alcaligenes faecalis*）腐生或寄居脊椎动物肠道内，可存在于皮肤、黏膜，偶污染结膜囊。Gram 阴性球杆状或短杆状菌，1μm×0.5μm，单个存在。有周身鞭毛，专性需氧。麦康凯培养基上菌落无色，透明或半透明。不分解任何糖类。在含蛋白胨的肉浸液培养基中产氨，使 pH 上升到 8.6。氧化酶阳性，过氧化氢酶阳性。可污染医疗器械，易污染洗液造成医源性感染。条件致眼病，如角膜移植术后感染、眼眶术后感染，内眼手术后偶致眼内炎。对氧氟沙星、多黏菌素、新霉素、头孢他啶、磺胺异噁唑敏感。

（十）布鲁杆菌属（*Brucella*）

布鲁杆菌属是人畜共患布鲁杆菌病的病原菌，Gram 阴性小球杆菌，（0.4～1.5）μm×（0.4～0.8）μm，单个排列，常在细胞内寄生。Giemsa 染色呈紫色。改良的 Ziehl-Neelsen 染色菌呈红色。肝浸液琼脂、血琼脂培养基培养，5% CO_2 环境，5～10 天见小透明无色光滑菌落，不溶血。菌无动力，代谢不活跃，不产生靛基质，不液化明胶。氧化酶和过氧化氢酶阳性。脲酶阳性。透明质酸酶阳性。有较强内毒素及侵袭力。通过接触羊、牛、猪等病畜或食入污染未消毒牛奶、奶制品、未熟肉类、经皮肤、黏膜、消化道、呼吸道等多途径进入人体，引起多系统、多发病灶感染。菌多次侵入血流致波浪热或长期低热。急性期可累及眼部致急性葡萄膜炎，重者合并前房积脓、玻璃体炎、眼内炎。慢性期表现为反复发作的虹膜睫状体炎、多灶性脉络膜炎、囊状黄斑水肿、继发性视网膜脱离、巩膜炎、钱币状角膜炎、球后视神经炎、视交叉蛛网膜炎等。

1. 发热期血细菌培养　眼内液（房水、玻璃体）细菌培养、涂片 Ziehl-Neelsen 染色、荧光抗体染色检菌。

2. 血清学试验　待检血清和诊断抗原做凝集试验、补体结合试验。

3. 布鲁菌素皮内试验。

布鲁杆菌对链霉素、四环素、多西环素、利福平、第三代头孢菌素等敏感。

（十一）棒状杆菌属

棒状杆菌为一类 Gram 阳性杆菌，需氧或兼性厌氧。与眼部有关的为白喉棒状杆菌、类白喉棒状杆菌。

1. 白喉棒状杆菌（*Corynebacterium diphtheriae*）为白喉病原菌。菌体细长，直或稍弯棒状，（1.5～5）μm×（0.5～1）μm，一端或两端膨大，常呈 L、V、Y 或栅栏状排列。菌体着染不均匀，两端见异染颗粒。血平板上菌落小且灰暗，有窄溶血环。Löffler 血清培养基上生长良好。发酵葡萄糖、麦芽糖，不发酵蔗糖。不分解尿素。产生毒性极强的外毒素，致局部黏膜上皮细胞坏死，白细胞、纤维素渗出凝结形成灰白色膜，膜与深层组织粘连，不易剥离，强剥时局部出血。白喉棒状杆菌存在于患者或带菌者鼻咽或鼻分泌物中，经飞沫、污染物品传播。白喉流行期间偶致膜性、假膜性结膜炎，角膜炎，可不伴全身症状。白喉毒素可致眼外肌麻痹、调节麻痹。对青霉素敏感，抗毒素治疗。

2. 类白喉棒状杆菌（*Corynebacterium diphtheroides*）　为皮肤、鼻咽黏膜、结膜囊的正常菌群，见于干眼症、瘢痕性睑外翻、维生素 A 缺乏 Bitot 斑、角膜软化的上皮细胞表面。形态与白喉棒状杆菌类似但较粗短，无异染颗粒，常呈 L 形、V 形、栅状排列。对葡萄糖、麦芽糖、蔗糖及尿素分解的试验作为各种间的鉴别方法。不产生外毒素。血平板上菌落很小，尘状，暗灰白色，干燥。无致病性或偶与其他细菌混合感染，免疫妥协者偶致角膜溃疡、结膜炎。

（十二）分枝杆菌属

分枝杆菌为 Gram 阳性杆菌，细长，有分枝状生长趋势。细胞壁含大量脂质，苯胺染料不易着色，加温或延长染色时间着色后又不易被盐酸酒精脱色，故称抗酸杆菌。专性需氧菌。属中与眼病有关的细菌为结核分枝杆菌、非结核分枝杆菌、麻风分枝杆菌。

1. 结核分枝杆菌（*Mycobacterium tuberculosis*）Ziehl-Neelsen 抗酸染色呈红色细长微弯杆菌，有时颗粒状或念珠状。单个或并行排列或分枝状、V 形排列。需含血清、卵黄等 Löwenstein-Jensen 培养基培养，生长缓慢，经 4～6 周或更长时间才出现裸眼可见的淡黄色、不透明的干硬菌落。胞壁磷脂刺激机体单核细胞增殖，引起肉芽肿性炎症和干酪样坏死。蜡质能诱发迟发型变态反应。能在巨噬细胞内繁殖并可被携带转移，可通过血流全身播散。对人致病的主要为人型结核分枝杆菌（*M. tubercalosis hominin*）。感染后机体产生有菌免疫，主要为细胞免疫。结核分枝杆菌偶致结膜结核、巩膜结核、结核性泪腺炎。血行播散时致脉络膜视网膜炎、葡萄膜炎、虹膜粟粒结节、脉络膜粟粒结核。对结核菌蛋白过敏性眼病有泡性眼炎、葡萄膜炎、结节状上巩膜炎、视网膜血管炎、脉络膜炎。结核性脑膜炎时视盘水肿、视神经萎缩。检测机体曾否感染过结核分枝杆菌，做皮肤试验使用的结核菌素有旧结核菌素（OT）、纯化蛋白衍生物（PPD），曾受染者在注射部位出现迟发型变态反应炎症。抗结核分枝杆菌药物为利福平、异烟肼、乙胺丁醇、链霉素、对氨基水杨酸等。

2. 非结核分枝杆菌（*Nontuberculous mycobacterium*） 为腐生菌，条件致病菌，机体免疫低下时通过眼表损伤、异物伤感染致眼病。能在无营养条件下生存，可污染多种液体剂如冲洗液、消毒液等，是医院内感染的常见菌之一。Gram 染色弱阳性，着染不匀或部分着染的细长杆菌，（1～4）μm×（0.3～0.5）μm，多形性，有时分枝状或 V、Y、人字形排列。涂片中常单个或束状聚集。抗酸染色阳性。胞壁含大量脂肪酸和糖脂，强疏水性，在吞噬细胞内可不被杀灭。普通培养基上不生长，血平板、巧克力色平板培养见融合菌落。罗氏培养基、Löwenstein-Jensen 培养基、Middlebrook7H 培养基、吐温白蛋白肉汤培养基生长良好，菌落较小，不透明，无色或淡黄色。依据固体培养基上菌落生长速度和产生黄橙色素的情况分为 4 组：缓生菌（培养 2～4 周见菌落）中 1 组为光照产色菌，如海分枝杆菌（*M. marinum*）、堪萨斯分枝杆菌（*M. kansasii*）。2 组为暗产色菌，如戈氏分枝杆菌（*M. gordonae*）、蟾分枝杆菌（*M. xenopi*）。3 组为不产色菌，如鸟 - 胞内分枝杆菌（*M. avium-intracellulare*）。速生菌（培养 5～7 日内即见菌落）为第 4 组，不产色素，有的菌落淡黄，遇光不加深或迟产色素，如偶发分枝杆菌（*M. fortuitum*）、龟分枝杆菌（*M. chelonei*），多发生于角膜屈光手术（尤其 LASIK）、角膜异物伤、角膜移植手术后及戴角膜接触镜者，表现为角膜基质炎、结晶状角膜病变、角膜溃疡、持续性角膜上皮缺损、巩膜炎、眼内炎等。鸟 - 胞内分枝杆菌常为 AIDS 患者播散感染的重要条件致病菌。

实验室检查为：病灶区刮片，抗酸染色检菌；荧光染料金胺 - 若丹明染色，荧光显微镜下菌呈金黄色荧光，可提高敏感性。罗氏培养基、Middlebrook7H 培养基培养；病灶角膜板层切除，组织病理学抗酸染色检查。

本菌产生 β- 内酰胺酶，对青霉素、头孢菌素类耐药。宜选用阿米卡星、加替沙星、利福平、妥布霉素、环丙沙星、克拉霉素、阿奇霉素、罗红霉素、乙胺丁醇、异烟肼等治疗。

3. 麻风分枝杆菌（*Mycobacterium leprae*） 又名 Hansen 杆菌，为细长杆菌，（1.5～4）μm×（0.2～0.3）μm，两端钝圆。抗酸染色呈红色。病灶渗出物中细菌多位于细胞内，也见于细胞外，菌可在巨噬细胞、角膜细胞胞质内繁殖，细胞呈泡沫状（麻风细胞）。束状排列或球状集簇存在。体外培养未成功。接种小白鼠足垫可引起局部肉芽肿病变，细菌繁殖。人为唯一宿主，也是唯一传染源。麻风分枝杆菌通过皮肤、呼吸道黏膜、痰、汗、泪液等长期接触感染，传染性很强。麻风病为侵犯皮肤、黏膜和周围神经组织的全身慢性传染病，瘤型、结核样型麻风，致严重畸形、狮面容貌。常致眼睑变形、睑内翻、外翻、秃眉、秃睫、角膜基质炎（角膜麻风）、角膜血管翳、眼肌麻痹、视网膜炎等。侵犯第 V、VII 脑神经致角膜知觉消失、兔眼、暴露性角膜炎。致虹膜睫状体炎、虹膜表面砂粒状菌簇、巩膜炎、上巩膜炎、虹膜萎缩、瞳孔扩大肌萎缩。皮肤真皮层刮取组织液涂片、病灶组织活检，抗酸染色检菌为主要实验室检查方法。敏感药物为氨苯砜类、利福平。

（十三）需氧芽胞杆菌

需氧芽胞杆菌为一群 Gram 阳性、内生芽胞的大杆菌。为腐生菌。经常污染环境，偶可污染结膜囊。可致眼病的有枯草芽胞杆菌、蜡样芽胞杆菌、蕈状芽胞杆菌。

1. 枯草芽胞杆菌（*Bacillus subtilis*） 是实验室常见的污染菌。菌体（3～5）μm×1μm，两端平直，中央或次末端有圆形芽胞，单个或短链状排列。有鞭毛。普通琼脂培养基上生长，菌落大，灰黄色，扁平，表面粗糙，边缘不整齐。血平板上有透明溶血环。肉汤培养表面有厚的暗皱菌膜。产生外毒素，对热、化学消毒剂抵抗。一般无致病性，但一定条件下则可引起结膜炎、环形角膜脓肿。穿通性眼外伤、眼内异物伤感染本菌可致暴发性眼内炎、玻璃体脓肿、全眼球炎。

2. 蜡样芽胞杆菌（*Bacillus cereus*） 畜牧饲养工作者检出率高。菌体（3～5）μm×1.2μm，末端钝圆。菌体中央或次末端可形成卵圆形芽胞，短链状或长链状排列。有周鞭毛，有动力。普通琼脂培养基上菌落灰白色蜡状混浊，边缘不整齐，蔓延扩展。血平板上浅灰色菌落，边缘波浪状，周围有透明溶血环。肉汤培养均匀混浊生长，管底有沉淀。卵黄培养基上产生卵磷脂酶。产生外毒素。一般不致病，但穿通性眼外伤、眼内异物污染本菌时，细菌进入玻璃体则引起剧烈炎症，破坏眼内组织致视网膜坏死、暴发性眼内炎、玻璃体脓肿、全眼球炎。常伴有角膜环形浸润、褐色前房积脓、积血。可致巩膜软化穿孔。静注药瘾者污染本菌可致转移性眼内炎。另外，偶致结膜炎、角膜炎、泪囊炎。枯草芽胞杆菌、蜡样芽胞杆菌对克林霉素、万古霉素、庆大霉素、红霉素、头孢他啶等敏感。

3. 蕈状芽胞杆菌 菌体（3～5）μm×1μm，两端平直，单个或长链状排列。普通琼脂培养基上生长，菌落大且多毛，根样或毛发样外观的黏稠菌落。可致结膜炎、角膜溃疡。

（十四）奴卡菌属

奴卡菌多为腐物寄生菌。能引起眼病的主要为星形奴卡菌（*Norcardia asteroides*），为 Gram 阳性纤细丝状细菌，直径 0.5～1μm，树枝状分枝的丝状细菌，常间断或珠状着染。菌体脆弱，易断裂为长短不一的杆菌、球菌。抗酸染色部分阳性。专性需氧。普通培养基或沙氏培养基培养 2～4 周初见白、黄或橘黄色蜡样星形菌落，表面粗糙或碎屑颗粒状，有皱褶。血平板上菌落暗白色，干硬，石灰质样小块状或面包屑状，边缘不规则。含高盐培养基上仍能生长。肉汤培养表面有厚菌膜。不液化明胶。本菌条件致病，通过呼吸道吸入、皮肤伤口、口腔、肠道、眼等侵入人体，引起局部或播散性感染。菌细胞壁的类脂、肽、多糖引致慢性化脓性肉芽肿性炎症。本菌所致的眼病有慢性角膜结膜炎、角膜溃疡、持续性角膜上皮缺损、泪道感染、睑、结膜肉芽肿、巩膜肉芽肿、眼外伤或内眼手术后眼内炎。原发肺感染或皮下脓肿，可致转移性眼内炎、脉络膜视网膜炎、脉络膜脓肿、全眼球炎。此菌对复方磺胺甲基异噁唑、磺胺嘧啶、青霉素、多西环素、阿米卡星等药物较敏感。

（十五）汉氏巴尔通体（*Bartonella henselae*）

汉氏巴尔通体属立克次体目，近年被证实为猫抓病（cat-scratch disease，曾名 Parinaud 眼腺综合征）的病因。

巴尔通体为嗜银小杆菌，（2～2.5）μm ×（0.5～0.6）μm。多形性，微弯，大小不一。Gram 染色阴性淡染，单个、短链状或簇状排列。营养要求高，在血平板或巧克力色平板上，5% CO_2 环境 35℃培养 10～14 天才见菌落生长。菌落小，圆形灰色。细菌生化反应不活泼。在细胞内寄生，亲和血管内皮细胞，在血管内皮细胞内及巨噬细胞内、外簇集。一般染色看不到，仅 Warthin-Starry 银染色和 Brown-Hopp 银染色可见。以猫蚤为媒介在猫间传播，猫为其储存宿主和传染源。通过被猫抓、咬、舔伤、蚤咬伤感染人。患者的血液、淋巴结、皮损、结膜病变组织可分离出巴尔通体。易感人群主要为学龄前儿童和青少年。皮损区丘疹、水疱或脓疱。致单侧滤泡性结膜炎、肉芽肿性结膜炎、睑结膜肉芽肿，同时伴有同侧耳前淋巴结肿大、触痛。另致葡萄膜炎、视神经炎、视神经视网膜炎、视网膜脉络膜炎、视网膜血管炎、黄斑区星状视网膜炎、黄斑区浆液性视网膜脱离。此外致杆菌性血管瘤病、关节炎等。

实验室检查：皮肤、结膜病变组织或淋巴结活检，Warthin-Starry 银染色，镜检；免疫组化或电镜查巴尔通体；间接免疫荧光、酶免疫法、ELISA 检测特异抗体；PCR 法检测抗原。

敏感药物为多西环素、万古霉素、阿奇霉素、红霉素、克拉霉素、利福平、氨基糖苷类、第三代头孢菌素、环丙沙星、复方磺胺甲基异噁唑等。

二、厌 氧 菌

厌氧菌在自然环境中广泛存在。人体皮肤黏膜寄生的正常菌群中很多是厌氧菌，肠道栖居的厌氧菌远比需氧菌多。眼结膜囊穹隆部皱襞多，空气少，处于低氧或厌氧状态，有利于厌氧菌生存。正常眼结膜囊厌氧菌检出率为 32.5%～51.6%。一般不致病。当眼外伤，特别是深部伤口、刺伤、咬伤、手术等解剖屏障破坏，血液供应障碍、氧张力低下时，厌氧菌生长繁殖致病，或与需氧菌、兼性厌氧菌混合感染致病。

（一）梭状芽胞杆菌属

1. 破伤风梭菌（*Clostridium tetani*）　存在于人和动物肠道，芽胞广布于泥土上层。菌体细长，（2～5）μm ×（0.3～0.5）μm，Gram 阳性杆菌，周鞭毛，有动力。带芽胞的菌体顶端有宽于菌体直径的圆形芽胞，菌呈鼓槌状。专性厌氧。血平板上菌落扁平，不规则圆形，边缘疏松羽状，有透明溶血环。庖肉培养基中混浊生长，肉渣不变色或轻微发黑，产生少量气体，有腐臭。不发酵糖类。芽胞抵抗力极强。破伤风梭菌繁殖时产生毒性极强的外毒素（破伤风痉挛毒素），对中枢神经系统，尤其脑干神经和脊髓前角细胞有高度亲和力，致超反射反应和横纹肌痉挛，最后窒息死亡。毒素脱毒处理为类毒素，抗原性强，可刺激机体产生抗毒素中和毒素。眼睑、眼眶、眼球深部创伤、刺伤，污染泥土或污染异物有破伤风梭菌或合并需氧菌混合感染时，厌氧环境下破伤风芽胞转变为繁殖体，局部繁殖产生毒素致病。清创，开放伤口，注射抗毒素可紧急预防。人工自动免疫可获免疫。破伤风梭菌对青霉素、万古霉素、红霉素、哌拉西林、头孢唑林敏感。

2. 产气荚膜梭菌（*Clostridium perfringens*）　为人畜肠道菌群，存在于污染环境。粗大 Gram 阳性杆菌，（4～8）μm × 1μm 大小，单或成对排列，无鞭毛。在感染组织内形成荚膜。菌体次极端或中央部有卵圆形芽胞，宽度≤菌体。厌氧，但少量氧环境中仍可生长。血平板上菌落直径 2～4mm，灰白色，有溶血环，有的菌株双圈溶血环。庖肉培养基中混浊生长，肉渣不被消化，产生气体。对糖类分解能力很强。牛乳培养基中分解乳糖产酸，凝固酪蛋白，同时产生大量气体（汹涌发酵）。本菌产生强烈外毒素与溶血素、透明质酸酶、胶原酶、卵磷脂酶、DNA 酶等，能分解破坏多种细胞的细胞膜。创口污染本菌时局部氧化还原电势降低，芽胞出芽繁殖，分解组织且产生气体造成气肿坏死，病情凶险。眼球穿通伤、眼内异物伤、眶内异物伤感染本菌或混合感染时急剧发生气性坏疽性眼内炎、全眼球炎、眶蜂窝织炎。前房水、玻璃体、眶内吸刺液涂片、培养可诊断。应清创处理伤口。本菌对青霉素、去甲万古霉素、红霉素、哌拉西林、甲硝唑、头孢唑林、亚胺培南、克林霉素、头孢他啶等敏感。

3. 肉毒梭菌（*Clostridium botulinum*） 存在于土壤、动物粪便中的 Gram 阳性杆菌。菌体（4～6）μm×1μm，周鞭毛，无荚膜。有芽胞菌体的次极端有宽于菌体的卵圆形芽胞，菌呈网球拍状。专性厌氧。血平板上菌落较大，圆形，边缘不整，有透明溶血环。庖肉培养基中肉渣被消化变为黑色，产酸、产气，有腐败恶臭。本菌产生极强烈的神经外毒素（肉毒杆菌毒素），作用于中枢神经系统的脑神经核和外周神经 - 肌肉连接处，阻碍突触前膜乙酰胆碱的产生和释放，引致胆碱能神经支配的肌肉和骨骼肌松弛性麻痹。食入带毒素食物后发生食物中毒，眼部表现为复视，斜视，眼睑下垂，眼内、外肌麻痹，瞳孔散大。注射多价抗毒素血清治疗。用肉毒梭菌毒素 A 治疗特发性眼睑痉挛、面肌痉挛、麻痹性斜视有良好疗效。

（二）放线菌属

放线菌为一类 Gram 阳性、不产生孢子、无动力、分枝状排列的丝状杆菌。与眼部感染有关的为衣氏放线菌、链丝菌。

1. 衣氏放线菌（*Actinomyces israeli*） 为口腔、咽部正常菌群之一。纤细杆菌，直径 1μm。Gram 着染不规则，呈树枝状分枝或不分枝，偶为丝状菌。菌体断裂为杆菌，末端略膨大为棒状、栅状排列及球菌。病灶组织中形成黄白色小颗粒（硫磺样颗粒），压平镜检见细菌向四周放射状走行呈菊花形，中心部细菌 Gram 阳性着染，四周细菌末端膨大，染为红色。抗酸染色阴性。厌氧或微需氧，生长慢。5% CO$_2$ 可促其生长。脑心浸液琼脂平板上菌落初呈疏松蛛网状，7～10 日后为粗糙灰白色隆起的臼齿状菌落。硫乙醇酸钠液体培养基中呈绒球状或面包屑状沉于管底。偶见于结膜囊，共生或致病。所致眼病有单侧慢性泪小管炎、泪囊炎、慢性或亚急性泪道性结膜炎、眼睑小脓肿、角膜浸润、溃疡，常伴前房积脓、眶蜂窝织炎、眼内炎等。对氨苄西林、青霉素、四环素、红霉素、林可霉素等敏感。

2. 链丝菌属（*Streptothrix*） 为纤细的分枝与不分枝的长菌丝，常断裂为杆菌与细小球菌，Gram 着染不同，杆菌 Gram 阴性，球菌 Gram 阳性。Giemsa 染色能更清楚地识别其形态。泪小管分泌物、压挤物或凝块

压片染色镜检见菌块与菌体。厌氧培养，生长较慢。常致下泪小管炎，并发慢性结膜炎、泪囊炎。宜搔爬清除菌块，对青霉素、四环素、万古霉素、磺胺等敏感。

（三）丙酸杆菌属

痤疮丙酸杆菌（*Propionibacterium acnes*）又称厌氧类白喉杆菌，共生存在于皮肤、毛囊、皮脂腺、汗腺等部位，为常见的厌氧菌，常存在于正常结膜囊、睫毛根附近。常自睑缘、麦氏腺口分泌物中分出本菌。Gram 阳性杆菌，棒状或微弯。高度多形性如长、短杆菌、球杆菌状或一端圆，另端尖细。着染不均匀或不明显。排列类似白喉杆菌。无鞭毛，无荚膜。厌氧生长但稍能耐氧。血平板菌落微小，0.2～0.5mm，不溶血，灰白色。硫乙醇酸钠肉汤培养 3～5 日后初见生长，有颗粒状沉淀。发酵葡萄糖，产生丙酸。产生过氧化氢酶、脂酶，能分解皮脂、脂肪酸，引起炎症，致痤疮。本菌毒力较低，产生中性粒细胞趋化因子，刺激其释放溶酶体酶，但对中性粒细胞、单核细胞抵抗，致肉芽肿性炎症、迟发性超敏反应性炎症。如侵入伤处、眼内则致病，是白内障囊外摘除、人工晶状体植入后迟发性眼内炎的常见病原菌。晶状体囊袋内氧分压低，利于菌生长繁殖，可见白色菌斑。眼穿通伤、异物伤、玻璃体手术、角膜移植、青光眼滤过术感染本菌或混合感染时致迟发性慢性葡萄膜炎、反复前房积脓、肉芽肿性虹膜睫状体炎、玻璃体炎、眼内炎、黄斑囊状水肿。有时致急性结膜炎、角膜炎、结晶性角膜病变、角膜溃疡、泪小管炎、泪囊炎、脂溢性睑缘炎、眶蜂窝织炎等。本菌对哌拉西林、头孢甲肟、氧氟沙星、万古霉素、大环内酯类、甲硝唑、替硝唑等敏感。

（四）类杆菌属

脆弱类杆菌（*Bacteroides fragilis*）、产黑色素类杆菌（*Bacteroides melaninogenicus*）寄居于肠道、口腔、上呼吸道等处正常菌群，可见于正常结膜囊。Gram 阴性杆菌，（1.5×0.5）μm～0.8μm 或球杆菌，两端圆稍深染，中间常有浅或不着色部分。多数有荚膜，无鞭毛，无芽胞。专性厌氧。脆弱类杆菌在血平板上菌落灰白色，光滑，半透明，不溶血。液体培养基中菌呈多形性。产黑色素类杆菌在固体培养基上培养 5～7 日，灰白色菌落渐变为褐色、黑色，乙型溶血。产生胶原酶，能抑制或抵抗吞噬。产生 β- 内酰胺酶，对青霉素、第一、二代头孢菌素抵抗。偶致眼内炎、眶蜂窝织炎、泪囊炎、泪小管炎、角膜炎。对甲硝唑、替硝唑、克林霉素、利福平、红霉素、第三代头孢菌素敏感。

（五）梭杆菌属

梭杆菌（*Fusobacterium*）为口腔、上呼吸道、肠道正常菌群。Gram 阴性细长杆菌，5μm×1μm，中央部膨

大，两端尖细，呈梭形。多形态，有时球杆状、长丝状。生化反应不活泼，专性厌氧。血平板上菌落灰白色，扁平，边缘不齐，有时表面有珠光斑点。偶致眼内炎、结膜炎、泪囊炎、泪小管炎、角膜炎、眶蜂窝织炎。对甲硝唑、替硝唑、多黏菌素、卡那霉素、妥布霉素、青霉素 G 等敏感。

（六）消化球菌属

消化球菌（*Peptococcus*）为寄生于口腔、上呼吸道、肠道、皮肤的正常菌群，也可见于正常结膜囊。炎症眼检出率高。Gram 阳性球菌，0.5～1μm。单个、成双、四联或不规则小堆状。专性厌氧，血平板菌落0.5～1mm，灰白色，不溶血。黑色消化球菌产生黑色色素，菌落呈黑色。硫乙醇酸钠液体培养基中呈细小均匀分散的颗粒状。条件致病，常与其他细菌混合感染，偶致急性结膜炎、泪小管炎、泪囊炎、眼内炎、角膜炎、眶蜂窝织炎。对青霉素、甲硝唑、替硝唑、林可霉素、红霉素、利福平、头孢他啶等敏感。

（七）消化链球菌属

消化链球菌（*Peptostreptococcus*）可见于正常结膜囊。Gram 阳性球菌或卵圆形菌，直径 0.3～1μm，易脱色变为 Gram 阴性。成双或短链状排列，专性厌氧，营养要求较高，需含羊血、血清培养基才缓慢生长。菌落小，圆形，灰白色，不溶血。硫乙醇酸钠液体培养基中颗粒状沉淀生长。常混合感染，可致急、慢性泪囊炎、泪小管炎、结膜炎、角膜炎、眶蜂窝织炎、眼穿通伤后眼内炎、角膜移植或屈光手术后感染、转移性眼内炎等。对青霉素、克林霉素、头孢唑林、红霉素、利福平等敏感。

（八）韦荣球菌属

韦荣球菌（*Veillonella*）正常寄生于口腔、上呼吸道、泌尿生殖道、肠道等。Gram 阴性微小球菌，直径0.3～0.4μm，形似卡他布兰汉球菌，但更小些。培养初期可为 Gram 阳性，成对、短链状或堆块状。专性厌氧，血平板菌落 1～2mm，圆形灰白色，不溶血。有脂多糖内毒素，条件致病，常与其他细菌混合感染，致泪小管炎、术后眼内炎。对青霉素、头孢唑林、红霉素、林可霉素等敏感。

主要参考文献

1. 余贺主编. 医学微生物学. 第 2 版. 北京：人民卫生出版社，1986.

2. 闻玉梅. 现代医学微生物学. 上海：上海医科大学出版社，1999.

3. 刘锡光. 现代诊断微生物学. 北京：人民卫生出版社，2002.

4. 包寅嘉，程越夫，张林坤. 正常人眼结膜囊的厌氧菌培养. 眼科研究，1987，5（2）：107-110.

5. 孙秉基，张郑民，许萍，等. 细菌性眼部感染症的现状（361 例细菌培养和药物敏感试验的统计分析）. 眼科研究，1989，7（4）：207-210.

6. 卢嘉彪，林振德，邹玉平. 304 例化脓性眼内炎细菌培养结果分析. 中华眼科杂志，2000，36（5）：355-357.

7. 孙旭光，王智群，罗时运，等. 细菌感染性眼病病原学分析（1989-1998）. 眼科研究，2002，20（1）：77-79.

8. 梁庆丰，李莹，邓世靖，等. 准分子激光原位角膜磨镶术后非结核分支杆菌性角膜炎一例. 中华眼科杂志，2005，41（2）：186-187.

9. 殷晓棠，罗时运，李然，等. 放线菌性角膜炎 5 例临床分析. 眼科，2007，16（3）：191-194.

10. Murray PR, Baron EJ, Pfaller MA, et al. Manual of Clinical Microbiology. 7th Ed, Washington：ASM Press, 1999.

11. Singer TR, Jsenberg SJ, Apt L. Conjunctival anaerobic and aerobic bacterial flora in pediatric versus adult subjects. Br J Ophthalmol, 1988, 72（6）：448-451.

12. Jones S, Cohen EJ, Arentsen JJ, et al. Ocular streptococcal infections. Cornea, 1988, 7（4）：295-299.

13. Stern GA, Lubniewski A, Allen C. The interaction between pseudomonas aeruginosa and the corneal epithelium. Arch Ophthamol, 1985, 103（8）：1221-1225.

14. Garg P, Mathur U, Athmanathan S, et al. Treatment outcome of Moraxella keratitis：our experience with 18 cases. A retrospective review. Cornea, 1999, 18（2）：176-181.

15. Helm CJ, Holland GN. Ocular tuberculosis. Surv Ophthalmol, 1993, 38（3）：229-256.

16. Sheu SJ, Shyu JS, Chen LM, et al. Ocular manifestations of tuberculosis. Ophthalmology, 2001, 108（9）：1580-1585.

17. English CK, Wear DJ, Margileth AM, et al. Cat scratch disease. Isolation and culture of the bacterial agent. JAMA, 1988, 259（9）：1347-1352.

18. Cunningham ET, Koehler JE. Ocular bartonellosis. Am J Ophthalmol, 2000, 130（3）：340-349.

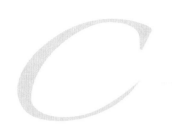

衣原体属于立克次体与衣原体纲-衣原体目-衣原体科-衣原体属，是一群专性寄生真核细胞内的原核型微生物，与 Gram 阴性细菌有密切亲缘关系，属细菌范畴。特点为体小，能通过滤菌器；兼有 DNA、RNA 两种核酸；有独特发育周期，二分裂繁殖，在宿主细胞胞质内形成包涵体；细胞壁含胞壁酸；有核糖体、质粒和数种酶系统。不能产生腺苷三磷酸，须依靠宿主细胞代谢中间产物的能量寄生繁殖。对多种抗生素和磺胺剂敏感。

衣原体属内有沙眼衣原体（*Chlamydia trachomatis*）、肺炎衣原体（*Chlamydia pneumoniae*）、鹦鹉热衣原体（*Chlamydia psittaci*）和家畜衣原体（*Chlamydia pecorum*）四个种，共有脂多糖属抗原。在沙眼衣原体种内有沙眼衣原体亚种、性病淋巴肉芽肿衣原体亚种和鼠肺炎衣原体亚种。

一、沙眼衣原体

我国汤飞凡和张晓楼等 1956 年首次从沙眼病人结膜取材，用鸡胚卵黄囊接种方法分离培养出沙眼衣原体并确证其为沙眼的病原。

衣原体的形态在不同发育阶段表现不同。原体为成熟的感染颗粒，能在细胞外存活。圆形，0.2～0.3μm，大小一致。Gram 染色阴性，Giemsa 染色呈紫红色，细小砂粒状，光学显微镜油镜下可见。电子显微镜下中央有致密类核结构，原生质内充满核糖体，外有细胞质膜包围，更外为细胞壁，其内面有六角形排列的亚单位颗粒。DNA 与 RNA 含量近似。始体或网状体为衣原体在感染细胞内的繁殖相。椭圆形 0.5～1.0μm，大小不一。Giemsa 染色呈蓝色斑点状。电镜下无类核结构，染色质网状，DNA 分散在胞质中。RNA 含量高。始体无感染性。

沙眼衣原体嗜黏膜柱状上皮细胞。原体附着敏感细胞表面，经细胞将其吞入，进入细胞质内。吞噬过程中细胞膜将原体包绕形成包涵体泡，抑制溶酶体与其融合，抵抗细胞内杀伤。在泡内原体的细胞壁变软，

其通透性增加，进而消失。原体体积增大，演化发育为始体。随始体二分裂增殖形成簇集斑点状始体型包涵体。随始体分裂增殖，包涵体增大移近细胞核的一侧呈帽状。感染 18～24 小时，始体开始浓缩，重组细胞壁，包涵体内初见子代原体，为始体原体混合型包涵体。其基质为代谢合成的糖原，Lugol 碘液染为褐色。随原体增多密集充满整个包涵体泡，成为原体型包涵体或成熟包涵体，细胞核被挤压到细胞一侧或变扁平。最后细胞裂解或反向排除，原体被释放到细胞外，再感染新的敏感细胞。整个发育周期为 48 小时。一个上皮细胞内可有 1 个以上原体进入，形成数个包涵体，也见不同发育阶段的包涵体同时存在。包涵体相互融合则形成巨大填塞型包涵体，占据整个胞质。

衣原体细胞壁的脂多糖为属共同抗原。主要外膜蛋白（MOMP）是多功能蛋白。有属、种、亚种和血清型的特异抗原决定簇，是衣原体免疫分型和鉴定的基础，已制成各血清型的单克隆抗体。用免疫荧光法、主要外膜蛋白特异单克隆抗体法将沙眼衣原体分为 18 个血清型别。其中 A、B、Ba、C 血清型沙眼衣原体致沙眼。眼分泌物、泪液中衣原体通过眼-眼，或手、物-眼途径在家庭、集体生活的密切接触传播。D、Da、E、F、G、H、I、Ia、J、K 血清型为包涵体结膜炎衣原体，是性传播疾病的重要病原微生物之一，主要致衣原体性尿道炎、附睾炎、子宫颈炎、输卵管炎等。通过性接触传播，也致包涵体性结膜炎或游泳池性结膜炎，通过眼分泌物直接感染或经被污染的游泳池水而间接感染。患衣原体性子宫颈炎产妇分娩时，新生儿通过产道感染，致新生儿包涵体性结膜炎、肺炎。近年研究发现 Reiter 综合征和沙眼衣原体有关，患者患结膜炎、尿道炎、多关节炎，血清有高滴度抗衣原体抗体，关节液中曾分离出衣原体。L1、L2、L2a、L3 血清型为性病淋巴肉芽肿衣原体，致性病淋巴肉芽肿，经性接触传播，偶致结膜炎。我国分离的衣原体标准株 TE55 为 C 型血清型。微量免疫荧光法调查我国华北沙眼流行区沙眼患者血清、泪液的特异抗体型别主要

为 B（Ba）型和 C 型血清型。

沙眼衣原体有毒素，和衣原体颗粒不能分开，但用青霉素处理可使衣原体失去感染性而保持毒素活性。静脉途径注射小白鼠后 24 小时内小白鼠死亡。毒素对温度敏感，有抗原性，可被免疫血清中和。毒素保护试验检测国内 46 株沙眼衣原体可分为 Ⅰ、Ⅱ 两型。原体有对上皮细胞的毒素，致细胞损伤，并启动上皮细胞的多种功能基因上调，释放炎前细胞因子等致炎症。

衣原体能在鸡胚卵黄囊膜细胞内增殖，鸡胚特异性规律死亡。剖检卵黄囊膜涂片，Macchiavello 染色见大量染为红色衣原体。衣原体能在多种培养细胞内生长，最敏感细胞株为 McCoy 细胞、HeLa-229 细胞。细胞经放线菌酮或细胞松弛素 B 等预处理，抑制真核细胞代谢后，离心接种可增加其敏感性。衣原体在细胞质内形成特异性胞质内包涵体。人为沙眼衣原体自然宿主，可感染灵长类动物。

沙眼衣原体对外界抵抗力不强，对热敏感，56℃ 5 分钟、70℃ 1 分钟失活。煮沸或沸水浇烫污染的洗脸用具是简易可靠的消毒方法。干燥 1 小时失活，低温冷冻可存活数年。75% 酒精很快灭活衣原体。

衣原体原发感染后机体全身及局部产生体液与细胞免疫应答，局部淋巴样组织 T、B 淋巴细胞被致敏活化增殖，血清、泪液中出现特异抗体。愈后仅短期内对再感染有保护作用，但此后不能预防再感染。重复感染时引起迟发型超敏反应、免疫病理性炎症随重复感染次数增加而加重，导致并发症，如纤维化瘢痕形成、睑板变形内翻、角膜混浊、血管翳、眼干燥症等，严重沙眼可致盲。

实验室检查方法为：①结膜上皮刮片 Giemsa、Lugol 碘染色光学显微镜下查包涵体、基质中糖原。荧光素标记单克隆抗体试剂盒荧光显微镜下查沙眼颗粒、ELISA 法测抗原；②衣原体分离培养是诊断衣原体感染的金标准，细胞培养分离衣原体是目前最常用的方法，鸡胚卵黄囊接种分离适用以恢复衣原体毒力；③主要外膜蛋白 DNA 探针、核酸杂交法、PCR 法测核酸。

沙眼衣原体敏感药物为利福平、四环素、红霉素、阿奇霉素、克拉霉素、氟喹诺酮类、磺胺类等。

二、肺炎衣原体

肺炎衣原体是新认识的一种衣原体，初在沙眼研究中自我国台湾一名儿童结膜取材，用鸡胚卵黄囊分离出的 TW-183 株衣原体，继而在美国从患咽炎学生的咽部分离出 AR-39 株衣原体。此两株衣原体抗原性完全相同，组合称 TWAR 衣原体，后定名肺炎衣原体。

肺炎衣原体有些特性与沙眼衣原体、鹦鹉热衣原体相似，但电子显微镜下原体呈梨形，有周围胞质区，外膜以内见电子致密微体，包涵体较小。肺炎衣原体全世界分布。寄居人咽部、呼吸道上皮。常隐性感染，可致咽炎、肺炎、支气管炎、鼻窦炎、中耳炎，也可致结膜炎、虹膜炎、葡萄膜炎。对磺胺药不敏感。肺炎衣原体可在人的巨噬细胞、血管内皮细胞、动脉平滑肌细胞内生长。动脉粥样硬化灶处泡沫细胞（巨噬细胞）内电镜可查见衣原体。免疫组化、PCR 法检出肺炎衣原体抗原和特异核酸。

三、性病淋巴肉芽肿衣原体

性病淋巴肉芽肿衣原体（*Chlamydia lymphogranuloma venereum*）形态、性状与沙眼衣原体相似，血清型别不同。除致性病淋巴肉芽肿外偶致滤泡性结膜炎。

主要参考文献

1. 汤飞凡，张晓楼，李一飞，等. 沙眼病原研究 I 沙眼包涵体的研究. 微生物学报，1956，4（1）：1-14.

2. 汤飞凡，张晓楼，黄元桐，等. 沙眼病原研究 Ⅳ 接种鸡胚，分离病毒. 微生物学报，1956，4（2）：189-210.

3. 张晓楼，金秀英. 沙眼病毒动物感染范围及药物敏感性的实验研究. 中华医学杂志，1962，48（7）：418-423.

4. 张晓楼，金秀英. 从预防措施方面对沙眼病毒的实验研究. 中华医学杂志，1962，48（12）：775-777.

5. 王克乾，张晓楼. 沙眼病毒毒素及病毒分型实验研究. 中华眼科杂志，1966，13（2）：146-149.

6. 洪涛，金秀英，王思智，等. 沙眼病毒形态的电子显微镜研究. 微生物学报，1973，13（2）：91-94.

7. 金秀英，张晓楼，张文华，等. 沙眼发病机理的探讨. 中华医学杂志，1980，60（5）：259-262.

8. 张力，张晓楼，金秀英. 我国华北沙眼流行区患者抗沙眼衣原体抗体的检测及其分型. 中华眼科杂志，1991，27（2）：67-70.

9. 张文华，青木功喜，武宇影，等. 中日沙眼衣原体结膜炎病原学流行病学研究. 眼科，1992，1（1）：22-24.

10. 吴清平，郑红，李雯，等. 睑结膜炎症者肺炎衣原体，沙眼衣原体核酸检测. 眼科研究，2001，19（6）：542-543.

11. Chang XL，Chin HY，Wang KC. Experimental trachoma in human volunteers produced by cultured virus. Chin Med J（Engl），1960，80（3）：214-221.

12. Chang XL，Chin HY，Wang KC. Experimental studies on trachoma vaccine in monkeys. Chin Med J（Engl），1964，83（11）：755-762.

13. Le Bar WH，Coerschman B，Jemal C，et al. Comparison of

DNA probe，monoclonal antibody enzyme immunoassay，and cell culture for the detection of chlamydia trachomatis. J Clin Microbiol，1989，27（5）：826-828.

14. Ostergaard L，Birkelund S，Christiansen G. Use of polymerase chain reaction for detection of chlamydia trachomatis. J Clin Microbiol，1990，28（6）：1254-1260.

15. Ossewaarde JM，de Vries A，van den Hoek JA，et al. Enzyme immunoassay with enhanced specificity for detection of antibodies to Chlamydia trachomatis. J Clin Microbiol，1994，32（6）：1419-1426.

16. Kuo CC，Jackson LA，Campbell LA，et al. Chlamydia pneumoniae（TWAR）. Clin Microbiology Rev，1995，8（3）：451-461.

17. Tabbara KF，Abu-el-Asrar A，Al-Omar O，et al. Single dose azithromycin in the treatment of trachoma：a randomized controlled study. Ophthalmology，1996，103（5）：842-846.

18. Bobo L，Novak NM，Kocha H，et al. Evidence for a predominant proinflammatory conjunctival cytokine response in individuals with trachoma. Infect Immun，1996，64（8）：3273-3279.

19. Stephens RS. The cellular paradigm of chlamydial pathogenesis. Trends Microbiol，2003，11（1）：44-51.

20. Yang JL，Hong KC，Schachter J，et al. Detection of chlamydia trachomatis ocular infection in trachoma-endemic communities by rRNA amplification. Invest Ophthalmol Vis Sci，2009，50（1）：90-94.

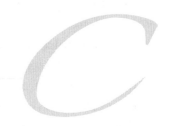

第三章
眼科螺旋体学

螺旋体是细长柔软的螺旋状或波状单细胞微生物。细胞壁薄，壁与圆柱状菌体细胞膜之间有轴丝，轴丝屈曲收缩，螺旋体能自由运动。通过二分裂繁殖。能引起眼病的螺旋体有梅毒螺旋体与伯氏包柔螺旋体。

一、梅毒螺旋体

梅毒螺旋体又名苍白密螺旋体（*Treponema pallidum*），是性病梅毒的病原体。菌体纤细，两端尖直，(6～15)μm×(0.1～0.2)μm。有 8～14 个锐角弯曲的螺旋，旋距 1μm，规则。胞质周围腔内有 3～4 根内鞭毛，体柔软易弯曲，沿纵轴旋转或向前后活泼运动，其一端可较长时间固着于细胞上静止不动。体外黏多糖层可保护抵抗吞噬。螺旋体分泌黏多糖酶对皮肤、胎盘、脐带、主动脉等含黏多糖高的组织更有亲和性。对理化因素抵抗力弱，对干燥、热、冷均敏感，但潮湿状态下其感染性能保持 12～24 小时。不能人工培养，需接种兔睾丸或眼前房内培养保持毒力（Nichols 株）。螺旋体不易着色，镀银染色呈棕黑色。人为唯一传染源，通过性接触传播或经胎盘感染胎儿。螺旋体侵犯皮肤、心、血管、内脏、神经系统、眼等多种器官和组织，表现全身性疾病。感染后机体除产生抗螺旋体特异抗体外，螺旋体与宿主组织的磷脂结合形成复合全抗原，刺激机体产生抗磷脂抗体称反应素。反应素能和正常牛心肌提取物中类脂质发生非特异的沉淀反应、补体结合反应。获得性或先天性梅毒皆可表现多种眼病，如基质性角膜炎、虹膜睫状体炎、葡萄膜炎、脉络膜视网膜炎、视网膜血管炎、视盘炎、视神经萎缩、上巩膜炎、巩膜炎、玻璃体炎、睫状体或脉络膜梅毒瘤、视神经视网膜炎、第 6、3、5、7 脑神经麻痹等。神经梅毒常表现 Argyll Robertson 瞳孔、脊髓性小瞳孔。

实验室检查为：①皮疹或病灶处取材，墨汁负染色在暗视野光学显微镜下检查螺旋体。房水、玻璃体取材，荧光抗体染色后荧光显微镜检查。②血清学试验为最常用的实验室诊断方法。非螺旋体抗原试验如玻片微量絮状试验（VDRL），快速血浆反应素试验（RPR）、自动反应素试验（ART）用于筛查。螺旋体抗原试验如荧光密螺旋体抗体吸收试验（FTA-ABS）、梅毒螺旋体血凝试验（TPHA）、梅毒螺旋体制动试验（TPI）、梅毒螺旋体补体结合试验（TPCFT）等检查特异性抗体，用于确证。螺旋体对青霉素 G、苄星青霉素、头孢菌素、四环素、红霉素等敏感。

二、伯氏包柔螺旋体

伯氏包柔螺旋体（*Borrelia burgdorferi*）为疏螺旋体，细长，一般 (5～20)μm×(0.2～0.5)μm。有 3～8 个浅而不规则形波状螺旋，有 4～8 根内在性轴鞭毛，运动活泼。染色质 DNA 呈线性，含 4～7 个质粒。Gram 染色阴性，不易着色。Giemsa 染为淡紫红色，银染色呈棕褐色。暗视野光学显微镜下可见活的螺旋体。1975 年美国 Lyme 镇儿童流行不明病因的关节炎，称 Lyme 病。80 年代相继从自然疫源地的蜱组织、病人皮肤、血液分出新种包柔螺旋体，命名伯氏包柔螺旋体并明确为 Lyme 病的病原体，传染源为鼠类，储存宿主为野生或驯养的哺乳动物，人畜共患。硬蜱属（*Ixodes*）中全钩硬蜱、达敏硬蜱等为伯氏包柔螺旋体的传播媒介，螺旋体寄生在蜱的中肠内。我国黑龙江、新疆、内蒙古、山东、福建等地从蜱及 Lyme 病患者均分离出伯氏包柔螺旋体。蜱叮咬吸血时经唾液将螺旋体注入宿主体内或经硬蜱的粪便污染皮肤表面侵入皮肤、血流。螺旋体外膜蛋白有抗吞噬作用，侵入机体后诱发产生特异抗体。抗原 - 抗体 - 补体形成免疫复合物常沉积在关节内。蜱叮咬人类皮肤出现慢性移行性红斑，淋巴结肿大。螺旋体经血、淋巴播散致眼病。另外，也可隐性感染或自愈。Lyme 病常于夏秋季发病，多见于林区工人、野外工作者、疫源地儿童。Lyme 病眼部表现为滤泡性结膜炎，基质性角膜炎，前、中、后葡萄膜炎，全葡萄膜炎，玻璃体炎，脉络膜炎，渗出性视网膜脱离，眼内炎，浅层巩膜炎，视盘水肿，视神经炎，视神经视网膜炎，视网膜血管炎，黄斑水肿，视神经萎缩，第 3、4、6、7 脑神经麻痹，眼眶眼肌炎等多种眼病。

偶致瞳孔强直、Argyll-Robertson 瞳孔、皮质盲。

伯氏包柔螺旋体实验室检查为：①皮肤病灶活检，银染色。脑脊液、血液、玻璃体暗视野镜检螺旋体或荧光抗体染色查抗原。②螺旋体分离培养。③间接免疫荧光法、酶联免疫吸附试验、免疫印迹法等检测抗螺旋体抗体。

伯氏包柔螺旋体对青霉素、红霉素、头孢曲松、头孢唑林、四环素、多西环素等敏感。

主要参考文献

1. 闻玉梅. 现代医学微生物学. 上海：上海医科大学出版社，1999.

2. 温玉欣，艾承绪，张永国，等. 从莱姆病患者血液分离出螺旋体. 微生物学报，1988，28（3）：275-278.

3. 刘霭年，刘海林，化冰. Lyme 病眼部表现 30 例分析. 中华眼科杂志，1993，29（5）：271-273.

4. 王光璐，张风，孟淑敏，等. 莱姆病的眼底表现及其治疗. 眼科，1993，2（2）：82-84.

5. 程桂萍，林媛，吴香莲. 葡萄膜炎与 Lyme 病. 眼科研究，2000，18（5）：388.

6. Schulman JA, Peyman GA. Syphilitic gummatous iridocyclitis. Ann Ophthalmol, 1989, 21（9）: 333-336.

7. Margo CE, Hamed LM. Ocular syphilis. Surv Ophthalmol, 1992, 37（3）: 203-220.

8. Doris JP, Saha K, Jones NP, et al. Ocular syphilis. Eye, 2006, 20（6）: 703-705.

9. Cornut PL, Sobas CR, Perard L, et al. Detection of treponema pallidum in aqueous humor by real-time PCR. Ocul Immunol Inflamm, 2011, 19（2）: 127-128.

10. Winward KE, Lawton SJ, Culbertson WW, et al. Ocular Lyme borreliosis. Am J Ophthalmol, 1989, 108（6）: 651-657.

11. Berg D, Abson KG, Prose NS. The laboratory diagnosis of Lyme disease. Arch Dermatol, 1991, 127（6）: 866-870.

12. Isogai E, Isogai H, Kotake S, et al. Detection of antibodies against Borrelia burgdorferi in patients with uveitis. Am J Ophthalmol, 1991, 112（1）: 23-30.

13. Zaidman GW. The ocular manifestations of Lyme disease. Int Ophthalmol Clin, 1993, 33（1）: 9-22.

14. Colucciello M. Ocular Lyme Borreliosis. N Engl J Med, 2001, 345（18）: 1348-1350.

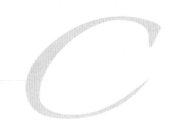

第四章
眼科真菌学

真菌是个体较大、分化程度较高，不含叶绿素，无根、茎、叶分化，以寄生或腐生方式大量存在于自然界的真核细胞型微生物。空气中真菌孢子可污染结膜囊，暂时存留。因自然条件、季节、环境、职业等因素不同，正常结膜囊真菌阳性率为2%～25%。正常情况下不致眼病，但一定条件下如外伤、长期应用广谱抗生素致菌群失调或应用皮质激素、免疫抑制剂而免疫低下或免疫受损者，外源或内源真菌侵入眼部繁殖致病。可致眼病的真菌有60属以上。植物性、动物性角膜外伤，穿通性眼外伤，手术途径等皆可发生真菌感染。戴软角膜接触镜者真菌污染镜片，镜用物品如生理盐水、护理液、镜盒后，真菌附着在镜片表面，其酶分解镜片侵入镜片内增殖，镜片作为载体，轻微角膜擦伤可致真菌感染。内源性全身性真菌病血行播散或邻近部位真菌蔓延也可致真菌性眼病。此外，在一定季节，空气中真菌常为眼部过敏性疾病的变应原。近年镰刀菌、曲霉菌等真菌感染性眼病增多，在诊断、治疗方面都是需要重视的问题。

第一节 概 述

可致眼病的真菌多数为霉菌（丝状菌），少数为酵母菌、类酵母菌（单细胞真菌）和双相型真菌三大类。霉菌有分枝或不分枝的菌丝体，菌丝透明管状，直径2～6μm。细胞壁由甲壳质及多糖构成。细胞膜上麦角固醇为真菌所特有。有典型核结构、内质网、线粒体等细胞器及肝糖等内含物。菌丝在一定间距形成分隔的为有隔菌丝，不形成分隔的为无隔菌丝。菌丝伸入寄生物、培养基内吸取水分、营养的菌丝为营养菌丝；向空气中伸展的菌丝为气生菌丝，由此产生孢子。真菌通过无性、有性或菌丝断裂繁殖。孢子是真菌繁殖的一种重要方式，脱落后在空气中播散，易被携带且抵抗力较强，在适宜环境下萌发芽管，延长为菌丝继续繁衍。酵母型、类酵母型单细胞真菌为圆或卵圆形，直径3～6μm，发芽增殖。幼芽成熟后自母细胞脱落，如子细胞延长不脱落，继续发芽成细胞链称假菌丝。真菌对营养要求不高，生长较慢。需要较高湿度和氧气。常用的培养基为沙氏培养基、马铃薯葡萄糖培养基，菌种鉴定常用察氏培养基、脑心浸液琼脂培养基。适宜培养温度为22～28℃或放置室温。丝状真菌多于培养数日至2周出现菌落，呈疏松的絮状、绒状或毡状，由菌丝体组成。初为白色，依种类不同渐呈不同颜色，表面见粉末状孢子，有的菌落背面也显不同颜色。酵母型菌菌落为乳白色，柔软湿润。镜下见芽生细胞。类酵母型菌落形态同酵母型菌落但除芽生细胞外尚有假菌丝伸入培养基中。双相型真菌因培养条件、生存环境不同呈现不同型菌落与形态。在人体内寄生或适宜培养基上37℃培养时菌落为酵母型，菌体发芽繁殖。在沙氏培养基，室温培养时为丝状型菌落，镜检见菌丝、孢子。真菌对干燥、紫外线耐受性较强，对苯酚、碘酊、甲紫、氯化汞、甲醛等较敏感。正常情况下，眼表面上皮屏障对外源真菌有明显抵抗。真菌感染时细胞免疫起重要作用。一定条件下真菌侵入眼组织在局部增殖，分泌蛋白酶、胶原酶、溶血素等真菌毒素破坏组织，扩展侵入角膜深层，甚至穿破后弹力层进入前房。中性粒细胞、巨噬细胞清除真菌缓慢，其抗原成分导致迟发超敏反应性肉芽肿性炎症。致角膜溃疡、虹膜睫状体炎、眼内炎。

实验室检查方法为：

1. 病灶区刮片、前房、玻璃体吸刺液涂片，直接用氢氧化钾、乳酚棉蓝、蓝墨水湿片光学显微镜检查真菌。或甲醇固定后Gram、PAS、Grocott-Gomori六胺银染色后镜检。吖啶橙染色、钙荧光白染色荧光显微镜检查常可快速诊断。

2. 病灶区取材分离培养真菌。常用试管斜面培养，依菌落生长速度、形态及显微镜下真菌形态鉴定其属种。载玻片小培养镜下观察其菌丝、分枝、顶囊、孢子头、孢子等特征鉴定属、种。为除外取材时或实验室污染，病灶区刮片与培养结果相符或重复出现同一种真菌时更有病因学意义。

3. 组织活检、病理切片 PAS 或 Grocott-Gomori 六胺银染色镜检;房水、玻璃体取材,PCR 法测真菌 DNA。共焦显微镜检查活体角膜中菌丝、孢子。

真菌对一般抗生素抵抗。对多烯类药物如两性霉素 B、那他霉素、金褐霉素、制霉菌素敏感。有些菌株对咪唑类药物如氟康唑、伊曲康唑、克霉唑、咪康唑、益康唑、酮康唑等敏感。氟胞嘧啶及尼泊金、磺胺嘧啶银、硫柳汞等有抗真菌作用。近年研究抑制角鲨烯环氧化酶阻断真菌膜麦角固醇生物合成的烯丙胺类特比萘芬(terbinafine)及新型三唑类伏立康唑(voriconazole)有较好的广谱抗真菌作用,已用于临床。

第二节　与眼科有关的主要真菌

一、丝 状 真 菌

(一)曲霉属

曲霉属(*Aspergillus*)为最常见的腐生真菌,孢子在空气中播散,可存留于呼吸道、皮肤上,也是实验室常见的污染菌,常条件致眼病。生长迅速,培养初呈白色绒状菌落,因菌种不同,菌落逐渐改变颜色。菌丝有隔,45°角分枝,分生孢子梗自厚壁膨大的菌丝细胞(足细胞)生出,垂直其长轴。梗无横隔,顶部膨大为顶囊。自顶囊生出小梗,梗端相继长出球形分生孢子,形成不分枝的孢子链。顶囊、小梗、孢子链组成分生孢子头,呈球形、伞状或柱状。致眼病的常见曲霉有以下几种。

1. 烟曲霉(*A. fumigatus*)　暗烟绿色菌落,培养基背面无色或带黄褐色。分生孢子梗短,光滑。顶囊烧瓶形,带绿色。单层小梗着生在顶囊上部。分生孢子较小,球形,有小棘,呈绿褐色。分生孢子头呈短柱状。致病力强,为角膜真菌病中常见的病原体。

2. 黄曲霉(*A. flavus*)　生长较快,黄或黄绿色菌落。分子孢子梗粗糙,无色。顶囊球形或烧瓶形,小梗单或双层满布顶囊上。分生孢子黄褐色,球形或近球形,粗糙。分生孢子头呈疏松放射状、柱状。产生黄曲霉毒素,有致癌作用。

3. 黑曲霉(*A. niger*)　菌落稍局限,黑色厚绒状。分生孢子梗光滑,顶囊球形,全面着生双层小梗,呈褐色。分生孢子球形,黑褐色。分生孢子头球形,渐变为放射柱状,褐黑色。

其他尚有杂色曲霉(*A. versicolor*)、构巢曲霉(*A. nidulans*)等。

曲霉所致眼病有角膜溃疡、巩膜溃疡、眼睑炎、眼外伤或手术后眼内炎、全眼球炎。真菌性鼻窦炎侵及眶内致眶蜂窝织炎或眶肉芽肿性炎症。另外,可致结膜炎、泪小管炎、过敏性眼炎。免疫低下者致播散性葡萄膜炎、内因性眼内炎。

(二)镰刀菌属

镰刀菌属(*Fusarium*)是土壤、水、有机物中常见的腐生菌。可见于皮肤、呼吸道。生长迅速,菌落絮状,气生菌丝发达。初为白色渐变为浅黄、橘红或砖红色,产生水溶性色素使培养基着染。菌丝有隔,分生孢子梗短,有小型及大型镰刀状分生孢子。产生蛋白酶、胶原酶。条件致病,真菌性角膜炎中居首位,常致角膜溃疡,可致眼内炎。致眼病的常见镰刀菌为:

1. 茄病镰刀菌(*F. solani*)　白色絮状菌落,渐变为浅黄色。小的透明卵圆形分生孢子假头状着生。大分生孢子呈镰刀形,微弯,有 2~5 个隔。为真菌性角膜炎的常见菌。

2. 串珠镰刀菌(*F. moniliforme*)　白色絮状菌落,渐变为橘红色。小分生孢子成串或假头状着生。大分生孢子镰刀形,直或稍弯,两端尖细,有 3~6 个隔。

3. 禾谷镰刀菌(*F. graminearum*)　生长茂盛的絮状菌落,白色渐变为洋红、砖红色。大分生孢子有 3~5 个隔。

(三)青霉属、拟青霉属

青霉属(*Penicillium*)和拟青霉属(*Paecilomyces*)广泛存在于自然界及空气中,正常结膜囊偶可检出,是实验室常见污染菌。青霉属生长迅速,菌落初为绒状、毡状,继而粉末状,呈灰绿、蓝绿或橄榄灰色,有放射状皱纹,表面有时见黄色液滴。菌丝有隔,直接分化生成分生孢子梗。梗端无顶囊,有对称或不对称的帚状分枝,由单轮或 2 列多次分枝系统构成。自小梗产生蓝绿色球形孢子形成孢子链。正常结膜囊内曾培养出产黄青霉、黄绿青霉、草酸青霉、皮落青霉等,菌种鉴定常用察氏培养基。一般不致病,一定条件下致角膜溃疡、眼内炎,偶致结膜炎、泪囊炎。拟青霉属菌落毡状,由白色转为黄或黄褐色。单个小梗或一簇小梗直接着生在菌丝上。小梗较长,基部膨大,上部变尖成管状,略弯,由此产生成串卵形分生孢子。可致角膜溃疡、巩膜炎、穿通伤后或术后眼内炎、人工晶状体植入后眼内炎。

(四)头孢霉属

头孢霉属(*Cephalosporium*)广布于自然界植物残体、种粒、土壤及空气中。白色絮状菌落,气生菌丝发达,渐变为黄色、粉红或红褐色。菌丝有隔,较细,两侧生出分生孢子梗,互生或对生。梗的顶端长出卵圆形孢子相继推到侧旁,由黏液粘成假头状分生孢子团。产黄头孢霉、顶孢头孢霉等可致角膜溃疡、眼内炎。

（五）链格孢属

链格孢属（Alternaria）是土壤、空气中腐生菌，实验室常见污染菌之一，常暂时污染结膜囊。灰黑、褐绿乃至黑色绒状菌落，气生菌丝不发达。菌丝有隔，分子孢子梗较短，淡褐色。多细胞分生孢子，倒棒状，大小不一。顶端延长成喙状，有壁砖状分隔，常数个乃至十数个链状连接，呈褐色。条件致病可引起感染、致结膜炎、角膜溃疡。可为过敏性结膜炎的致敏原。

（六）毛霉属

毛霉属（Mucor）为土壤中常见的腐生菌，生长迅速。疏松白色、灰色羊毛状菌落很快长满培养基。菌丝较宽，7～15μm，壁薄，无隔，有较少近直角或不规则分枝，常曲折。自菌丝直接长出孢子梗，长短不一，单生或分枝生。梗的顶端为球形孢子囊，囊内充满球形无色孢子。成熟后孢子囊壁消解，孢子播散于空气中。毛霉在特定条件下致病，主要侵犯血管，易侵入动脉，引起血栓、组织坏死，且沿血管扩展。糖尿病及长期使用免疫抑制剂者、白血病、淋巴瘤患者及患毛霉鼻窦炎者延及眼眶可致急性眶蜂窝织炎、炎性假瘤、眶尖综合征。另可致角膜炎、眼内炎。播散性脑膜脑炎时表现为上睑下垂、眼内、外肌麻痹。

（七）其他

如犁头霉、瓶霉、枝孢霉等致角膜溃疡。

二、酵母型真菌

（一）白色念珠菌

白色念珠菌（Candida albicans）可寄生在正常人体皮肤、口腔、上呼吸道等黏膜，暂时存留不致病。菌细胞卵圆形，（2～3）μm×（4～6）μm。Gram 阳性，深紫色。Giemsa 染色深蓝色。芽生繁殖，簇集排列。一般培养基上生长为白色或乳酪色圆形菌落，表面光滑湿润，微隆起。玉米粉琼脂培养基上形成假菌丝及厚壁孢子。发酵葡萄糖、麦芽糖。不发酵乳糖。接种血清内 37℃ 培养 2～3 小时显微镜检查见菌细胞有芽管伸出（芽管形成试验）。本菌为重要条件致病菌，机体免疫低下或菌群失调时菌细胞壁甘露聚糖蛋白黏附上皮细胞，长出芽管伸入表皮细胞形成链状假菌丝侵入组织内致病。眼及其附属器皆可感染，表现为眼睑念珠菌病、湿疹性睑缘炎、假膜性结膜炎或球结膜鹅口疮、角膜溃疡、感染性结晶性角膜炎、术后眼内炎或播散性内因性眼内炎、脉络膜视网膜炎等。另外，热带念珠菌、克柔念珠菌等偶致角膜炎。

（二）新型隐球菌

新型隐球菌（Cryptococcus neoformans）在土壤中存在，鸽子为其自然宿主，鸽粪中隐球菌空气播散。

圆或卵圆形酵母样芽生细胞，2～5μm。组织内菌体较大，5～20μm。Gram 染色阳性，墨汁染色在菌细胞周围可见相当于菌体 2 倍宽的多糖荚膜，有抑制吞噬作用。沙氏培养基上形成乳酪白湿润菌落，有融合趋势。血平板上如葡萄球菌菌落。不发酵糖类，产生脲酶，不形成假菌丝。人的原发感染常为肺。新型隐球菌是 AIDS 患者条件致病真菌之一，可致肺炎、脑膜炎，继发累及眼部，表现为斜视、上睑下垂，致视网膜炎、转移性眼内炎、玻璃体视网膜炎、视网膜炎、渗出性视网膜脱离等。菌血行播散到眼或中枢神经系统病变扩展，可致隐球菌性脉络膜炎、视神经病变。脉络膜见多发散在孤立的病灶。玻璃体炎性混浊，有雪球样物浮动。脉络膜毛细血管内见菌栓。可见视盘水肿、视神经炎、视神经萎缩。另外，偶可致眼睑结节、结膜结节、肉芽肿性虹膜炎或眼内炎。偶致眶蜂窝织炎、肉芽肿性溃疡。

（三）卵圆糠疹癣菌

卵圆糠疹癣菌（Pityrosporum ovale）、圆糠疹癣菌（P. orbiculare）为嗜脂酵母，为皮肤正常菌丛，在脂质含量高的部位如毛囊腔内繁殖，产生脂肪分解酶，常见于睑缘，麦氏腺过度分泌时更适于生长。卵圆形、球形芽生菌，3～8μm，芽底宽，无假菌丝。Gram 染色阳性。适宜培养基为 Littman 琼脂加橄榄油培养 6～7 日，菌落灰色，常融合，可浮在油上，有乳酪气味。沙氏培养基或血平板加橄榄油也可助生长。常致慢性脂溢性睑缘炎、毛囊炎、秃睫、上皮性角膜炎、慢性结膜炎、边缘性角膜溃疡。

三、双相型真菌

（一）荚膜组织胞浆菌

荚膜组织胞浆菌（Histoplasma capsulatum）是禽类病原性真菌，鸟粪污染土壤，狗、猫、鼠等都可感染，孢子播散通过呼吸道或动物咬伤而感染人类。在感染组织内、单核巨噬细胞或中性粒细胞胞质内及细胞外的真菌，为 2～4μm 卵圆形芽生细胞。脑心浸液琼脂、血平板 37℃ 培养，菌落呈酵母型，镜检为单芽芽生细胞，芽茎细。沙氏培养基室温培养 3～4 周后菌落初为白或淡黄色绒状，渐变褐色。镜检见细长有隔菌丝。有棘突呈齿轮状的 8～14μm 球形厚壁大分生孢子及 2～4μm 小的球形分生孢子。人的原发感染常为肺，血行播散到眼，致脉络膜视网膜炎，偶致眼睑、眼眶病灶、睑结膜肿物样溃疡。

（二）皮炎芽生菌

皮炎芽生菌（Blastomyces dermatitidis）是北美、非洲的土壤、枯草腐生菌，可污染人的口腔、皮肤。呼吸道吸入孢子，肺部原发感染。组织内或含血酵母脑心浸液琼脂培养基 37℃ 培养菌落呈酵母型。镜检见 8～15μm 厚壁卵圆形菌，少数单个出芽增殖以宽底附着于母细胞。沙氏培养基室温培养 5 天～4 周见白色绒状菌落，渐呈灰褐色。菌丝细，1～2μm 有隔。孢子梗长短不一，顶端有圆形孢子。菌血行播散到眼或慢性化脓性肉芽肿样皮肤病灶直接扩展累及眼部，致葡萄膜炎、眼内炎、角膜炎、巩膜炎、眼眶化脓性肉芽肿性病变。

（三）申克孢子丝菌

申克孢子丝菌（*Sporothrix schenckii*）存于土壤腐木、干草及植物上的腐生菌。组织内或脑心浸液琼脂培养基 37℃ 培养为灰色酵母型菌落，镜检为 Gram 阳性小圆形或雪茄形芽生细胞。沙氏培养基室温培养呈有皱褶的皮革样菌落，纤细分枝状有隔菌丝。分生孢子梗自菌丝两侧直角生出，顶端簇集 3～5 个梨形分生孢子。通过受伤皮肤、黏膜侵入人体致深部感染、角膜基质炎、慢性肉芽肿性炎症。菌经淋巴管扩散可致葡萄膜炎、眼内炎、肉芽肿性坏死性脉络膜视网膜炎、全眼球炎。

主要参考文献

1. 王端礼. 医学真菌学 - 实验室检验指南. 北京：人民卫生出版社，2005.

2. 罗庆录，李玉，吕乃群. 医学真菌学. 吉林：吉林科学技术出版社，1996.

3. 吴绍熙，邓宁如，廖万清. 现代真菌病诊断治疗学. 北京：北京医科大学，中国协和医科大学联合出版社，1997.

4. 范德彰，蔡松年. 金褐霉素治疗真菌性角膜溃疡 - 实验研究及 248 例临床疗效观察. 中华眼科杂志，1985，21（5）：257-259.

5. 吕永顺，王文山，石印广. 正常结膜囊内的真菌培养. 中华眼科杂志，1991，27（5）：312-324.

6. 王丽娅，张月琴，王印其，等. 中国三地区真菌性角膜病致病菌种的调查. 中华眼科杂志，2000，36（2）：138-140.

7. 孙旭光，王智群，罗时运，等. 眼部真菌感染的病原学分析（1989-2000）. 中华眼科杂志，2002，38（7）：405-407.

8. 王香兰，彭淑玲，周毅，等. 烯丙胺类药物治疗真菌性角膜炎的实验研究. 眼科，1998，7（1）：46-49.

9. 李绍伟，Gebhardt BM，史伟云，等. 共聚焦显微镜鉴别真菌性角膜炎的实验研究. 眼科研究，2001，19（2）：389-392.

10. 孙声桃，王丽娅，王刚生，等. 90 例真菌性角膜炎菌种鉴定. 眼科研究，2002，20（3）：247-248.

11. Liang QF，Jin XY，Wang XL，et al. Effect of topical application of terbinafine on fungal keratitis. Chin Med J，2009，122（16）：1884-1888.

12. Vajpayee RB，Angra SK，Standramouli S，et al. Laboratory diagnosis of keratomycosis comparative evaluation of direct microscopy and culture results. Ann Ophthalmol，1993，25（2）：68-71.

13. Abad JC，Foster CS. Fungal keratitis. Int Ophthalmol Clin，1996，36（3）：1-15.

14. McMillan TA，Lashkari K. Ocular histoplasmosis. Int Ophthalmol Clin，1996，36（3）：179-186.

15. Garg P，Gopinathan U，Choudhary K，et al. Keratomycosis：clinical and microbiological experience with dematiaceous fungi. Ophthalmology，2000，107（3）：574-580.

16. Gopinathan U，Garg P，Fernandes M，et al. The epidemiological features and laboratory results of fungal keratitis: a 10 year review at a referral eye care center in South India. Cornea，2002，21（6）：555-559.

17. Johnson EM，Szehely A，Warnock DW. In vitro activity of voriconazole, itraconazole and amphotericin B against filamentous fungi. J Antimicrob Chemother，1998，42（6）：741-745.

18. Hariprasad SM，Mieler WF，Lin TK，et al. Voriconazole in the treatment of fungal eye infection: a review of current literature. Brit J Ophthalmol，2008，92（7）：871-878.

19. Xie L. Zhai M，Zhan J，et al. Antifungal susceptibility for common pathogens of fungal keratitis in Shandong province China. Am J Ophthalmol，2008，146（2）：260-265.

20. Rahman MR，Johnson GJ，Husain R，et al. Randomised trial of 0.2/% chlorhexidine gluconate and 2.5% natamycin for fungal keratitis in Bangladesh. Brit J Ophthalmol，1998，82（8）：919-925.

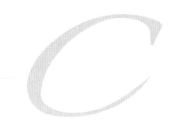

第五章
眼科病毒学

病毒是最原始的生命形态，只有脱氧核糖核酸（DNA）或核糖核酸（RNA）一种类型的核酸作为遗传信息载体；体积比细菌小；仅含少数几种酶类，不能在无生命的培养基中繁殖而必须依赖宿主细胞的代谢系统才能进行自我复制的非细胞型微生物。病毒在自然界分布极广泛，人或动、植物皆可携带病毒或感染。在感染性眼病中病毒性眼病很常见且重要性日益明显。病毒可侵犯眼睑、眼附属器、结膜、角膜、葡萄膜、视网膜、视神经，也可感染中枢神经系统、末梢神经、感觉神经后累及眼部。病毒可致眼睑、结膜良性或恶性肿瘤。全身性病毒感染时，在病毒血症期，病毒可播散至眼部发病。此外，有些病毒对胚胎眼的发育有致畸作用。掌握病毒学基础知识和研究进展，做到眼部病毒病的病原学诊断、适宜的抗病毒药物治疗、防止流行播散与医源性感染是很重要的。

第一节　概　　述

一、病毒的形态与结构

病毒体积微小，以纳米（nm）计算。结构简单，不具备细胞结构，仅在电子显微镜下将其放大数千、数万倍才可以看到其形状和结构。病毒体呈不同大小的球形、砖形、丝状等形态，无细胞器。基本结构为蛋白质包裹核酸组成的复合大分子。病毒分为 DNA 病毒和 RNA 病毒两大类。双链核酸通过碱基配对，由氢键将两条链结合在一起形成螺旋状构型。单链核酸随意卷曲或碱基配对自身折叠。核酸携带病毒基因组的遗传信息，与蛋白质结合在一起构成病毒的核心，位于病毒中心部位，又称核样物，主导病毒的生命活动及少量功能蛋白质如病毒核酸聚合酶、转录酶、反转录酶等。核心外有一层蛋白质衣壳，由多肽分子按特定排列顺序组合的许多小管状或球形亚单位（壳粒或子粒）构成。衣壳保护核酸免受外界环境如核酸酶的损害，对宿主细胞亲和吸附，有特异抗原决定簇引致宿

主产生抗病毒免疫。病毒核心与衣壳合称核衣壳。有些病毒的核衣壳外面还有一层疏松的脂蛋白包膜（外膜），由病毒介导生成的蛋白质（含病毒抗原）和来自宿主细胞的胞膜、核膜多糖和类脂组成。包膜与病毒对宿主细胞的嗜性、特定侵害部位、致病性及血凝特性等有关。

二、病毒的复制繁殖

病毒是超级寄生微生物，没有核糖体，需借助宿主细胞核糖体合成其蛋白质，缺乏完备酶系统，需依靠宿主细胞的酶系统营代谢活动，必须在活的敏感细胞内才能生长增殖。病毒增殖是以自身核酸为模板进行自我复制。其过程为：①吸附敏感细胞膜的特异受体上；②细胞膜内陷吞饮或经酶将病毒外膜与细胞膜降解、融合，病毒进入细胞内；③细胞内溶酶体释放蛋白酶将病毒衣壳裂解，释放出病毒核酸；④核酸链解离，以单链为模板，通过聚合酶利用核苷酸复制子代核酸。病毒基因组转录信使核糖核酸（mRNA），指导转译病毒的功能蛋白、结构蛋白、酶等；⑤在细胞内复制出的子代病毒核酸和蛋白质亚单位组装为病毒体；⑥将复制的病毒体释放到细胞外。有外膜的病毒通过细胞核膜或细胞膜时获得外膜。

三、理化因素对病毒的影响

病毒耐冷怕热，加热 56℃ 30 分钟或 100℃ 数分钟灭活。−40℃ 或 −70℃ 低温冷冻可较长期保存病毒。冷冻后真空干燥病毒，低温保存可长期存活。病毒核酸对紫外线、射线敏感。甲醛可灭活病毒而保持其抗原性，用于制备疫苗。病毒易被酒精、氯化汞、氧化剂、碘、戊二醛、十二烷基硫酸钠等灭活。有脂质外膜的病毒对脂溶剂敏感，无外膜的病毒对脂溶剂抵抗。

四、病毒感染与病毒致病作用

病毒侵入细胞后，有的病毒早期即终止细胞的生物合成，引起细胞破坏死亡，有的病毒在细胞内增殖

但不引起明显细胞损害。某些病毒感染细胞后产生细胞病变，表现细胞圆缩、增大、堆聚、融合或脱落。有的病毒在受染细胞的胞质内、核内或胞质及核内，即病毒合成的部位形成包涵体。病毒感染引起机体局部或全身炎症反应主要为单核细胞、巨噬细胞、淋巴细胞、浆细胞浸润。隐性感染为病毒侵入机体不出现症状（亚临床感染），或仅出现不明显临床症状而机体已产生特异免疫。隐性感染者可为健康带毒者。显性感染为病毒在敏感细胞内活跃复制、释放，受染细胞死亡，出现病理生理性和组织破坏性损伤，临床急性发病。持续性潜伏感染为临床或亚临床原发感染后病毒基因整合到宿主细胞染色体中，长期潜伏在细胞内。在一定条件、诱因下潜伏病毒活化、增殖，表现一次或多次复发。眼部病毒感染常为局部感染，局部发病。全身性病毒感染也常累及眼部。病毒性眼病的发生、发展和转归取决于病毒和机体两方面诸多因素，除各病毒生物学特性、感染量、抗原性、毒株毒力等因素外，眼解剖生理特点、防御屏障、机体全身及局部免疫状态、超敏反应类型等均有重要影响。有时感染本身引起的损害不严重，但相继发生的特异性、非特异性免疫病理炎症却导致不可逆转的眼组织损伤，破坏了生理视功能。

五、病毒抗原性与机体抗病毒免疫

病毒蛋白质抗原主要存在于病毒的衣壳和外膜上，引致受染机体产生相应体液免疫与细胞免疫。IgM 抗体首先出现，可作为早期诊断的指标，表明初次感染。中和抗体（主要为 IgG、IgA 抗体）与病毒表面抗原决定簇结合后可使病毒失去吸附、穿入细胞能力，消除其感染性，在补体、巨噬细胞参与下灭活病毒。病毒经眼结膜侵入，抗原刺激结膜淋巴样组织产生局部免疫应答，sIgA 是控制局部感染的重要抗体。由于中和抗体不能通过细胞膜，体液免疫对细胞内病毒难以发挥作用。对病毒感染的防御和恢复方面，非特异性细胞免疫（巨噬细胞、NK 细胞等）及特异性细胞免疫起更重要作用。效应 T 细胞除直接破坏靶细胞、杀死胞内病毒外，释放的白细胞介素、淋巴因子加强扩大对病毒感染的抵御和排除能力。病毒激活细胞干扰素系统，诱生抗病毒蛋白使细胞呈抗病毒状态。有的病毒复制过程中改变了受染细胞细胞膜的抗原性，产生新抗原或表现病毒抗原，由此成为免疫攻击的靶细胞。

六、病毒性眼病的实验室检查方法

（一）病毒检测

采取标本应在发病初期、急性期。检测受染细胞、组织中病毒或病毒抗原。

1. 光学显微镜法 刮取眼睑、睑缘、结膜、角膜病变区细胞或吸取房水、玻璃体涂片，Giemsa 染色、Papanicolaou 染色后镜检细胞病变、包涵体、渗出细胞类型。

2. 免疫荧光法 直接法为用异硫氰酸荧光素标记抗已知病毒 IgG 抗体或单克隆抗体直接检查待检标本细胞内的特异抗原。间接法为用标记异硫氰酸荧光素的抗 IgG 抗体（抗抗体）检测抗已知病毒抗体同相应病毒抗原的结合物。荧光显微镜下抗原部位呈黄绿色荧光。

3. 酶联免疫吸附试验（ELISA） 用双抗体夹心法将已知特异抗体吸附固相载体上，加入含未知抗原标本，再加辣根过氧化物酶连接的特异抗体。最后加酶的底物（邻苯二胺）。免疫复合物上的酶催化底物产生颜色物质，裸眼观察或分光光度计测颜色改变。

4. 电子显微镜 检查细胞、病变组织中病毒体或特异抗血清免疫电镜检查抗原。

5. 分子杂交法 用放射性核素标记已知病毒的单链 DNA 探针，使之与标本中和探针有共同核酸序列的单链 DNA 杂交。形成的双链结构通过放射自显影或闪烁计数显示。

6. 聚合酶链反应（PCR）杂交技术 设计合成能与待测病毒基因组片断两端互补的一对引物。待检样品经高温变性处理形成单链 DNA 后与引物退火。在 DNA 聚合酶作用下延伸 DNA 链，多次扩增则提高检测的敏感性和特异性。

（二）病毒分离培养

发病初期、急性期取材，病毒分离率高。拭子涂搽结膜、角膜病变区，结膜囊洗液、泪液、分泌物、或吸取房水、玻璃体、视网膜下液等置冰壶中尽快送检。抗生素处理杂菌后接种敏感细胞、动物或鸡胚。病毒增殖后光学显微镜检查细胞病变、包涵体。用中和试验、免疫荧光、酶标抗体技术、血凝抑制试验等鉴定病毒。

（三）血清学方法检测特异抗体

检测发病初期和恢复期双相血清中特异抗体及其滴度的动态变化。恢复期血清抗体滴度较急性期抗体滴度增加 4 倍或以上时有诊断意义。补体结合试验借助补体测血清抗体结合抗原的性能，补体结合抗体维持时间较短，阴性结果表明无近期感染。中和试验检测抗体对病毒感染力的中和性能。血凝抑制试验检测抗体抑制病毒凝集红细胞的性能。原发感染后中和抗体、血凝抑制抗体滴度虽随时间逐渐下降但持续多年或终生可测出。间接免疫荧光技术、间接酶联免疫吸附试验常用于检测血清抗体。亲和素 - 生物素酶联免疫吸附试验（ABC-ELISA）可放大提高灵敏度和特异性。放射免疫测定（RIA）常用于检测特异性 IgM 抗体。

七、抗病毒药物治疗

抗生素、磺胺药对病毒无作用。碘苷（IDU）治疗单纯疱疹性角膜炎获成功为治疗病毒病开辟了新领域。相继出现曲氟尿苷（F3T、三氟胸苷）、阿糖胞苷（Ara-C，CA）、阿糖腺苷（Ara-A）、安西他滨（CC、环胞苷）等抗 DNA 病毒药物。选择性抗 DNA 病毒药如阿昔洛韦（ACV）、更昔洛韦（GCV）、泛昔洛韦（FCV）、伐昔洛韦（VCV）已普遍应用。新药西多福韦（cidofovir，CDV）对疱疹病毒科病毒和腺病毒 6、8、19 等型有很强抑制作用。利巴韦林（ribavirin，病毒唑）、膦甲酸、干扰素、干扰素诱导剂等有广谱抗 DNA、RNA 病毒活性。

第二节　与眼科有关的病毒

一、脱氧核糖核酸病毒

（一）疱疹病毒科病毒

疱疹病毒为一组中等大小，有外膜的 DNA 病毒，普遍存在于自然界。各病毒体形态相同而生物学特性、抗原性不同，无血清学关联。病毒体球形，直径 120～200nm。电子致密的球形核心为双链线状 DNA 螺旋。核心外有蛋白质衣壳，由 162 个空心壳粒组成立体对称 20 面体，其中六邻体 150 个，五邻体 12 个，每个面为一个等边三角形。核心与衣壳合称核衣壳，其外有无定形皮质层，最外层为脂蛋白双层外膜。病毒在敏感细胞的核内复制组装，形成核内包涵体。成熟时以出芽方式通过宿主细胞核膜获外膜，经胞质排出到细胞外。病毒常隐性感染，不表现临床症状，也可临床发病。原发感染后病毒潜伏，其 DNA 基因组整合到宿主细胞基因内，终生带毒或存留多年，一定诱因条件下诱发内源性感染复发。感染人类的疱疹科病毒按其生物学特性及核酸 DNA 限制性内切酶的切割位点不同，分为 α、β、γ 三个亚科。α 亚科为单纯疱疹病毒、水痘带状疱疹病毒。感染宿主范围广，复制周期短，易培养，有较高致细胞病变作用，常在感觉神经节内潜伏。β 亚科为巨细胞病毒、玫瑰疹病毒。感染宿主范围窄，复制周期长，受染细胞形成巨细胞，常在唾液腺、网状淋巴细胞组织内潜伏。γ 亚科为 EB 病毒、Kaposi 病毒，感染宿主范围窄，复制速度与致细胞病变不同，嗜 T、B 淋巴细胞、淋巴母细胞，也可感染上皮细胞、纤维细胞，致隐性感染，潜伏于淋巴组织，与肿瘤有密切关系。

1. 单纯疱疹病毒（herpes simplex virus，HSV，HHV-1，HHV-2）　是世界范围广泛感染人类的 DNA 病毒，长期与人建立了共生关系，人为其自然宿主，疱疹病毒科病毒的基因组结构用限制性内切酶处理 DNA 分子分为长、短两片段，长段占 82%，短段占 18%。每个片段有其独特的碱基顺序，以共价键连接。长、短片段首尾核苷酸序列倒置重复，可不同方向连接，构成原型、长段倒置型、短段倒置型、长、短段均倒置型四种异构体。病毒能感染脊椎动物大多数细胞系如人二倍体细胞、绿猴肾细胞、兔肾细胞等。外膜糖蛋白吸附敏感细胞后，与细胞膜受体融合，或通过胞饮核衣壳进入细胞内。溶酶体将衣壳消化，释放出病毒 DNA，基因组暴露。转录早期 mRNA，翻译合成病毒 DNA 聚合酶、胸苷激酶（TK）。病毒 DNA 入细胞核内。氢键断裂为两条 DNA 单链。在基因组指引下，以自身为模板，通过病毒 DNA 聚合酶、利用核苷酸合成单链。经碱基配对复制出子代双链 DNA。转录晚期 mRNA，使细胞内质网翻译合成病毒蛋白，部分病毒蛋白进入核内，在核酸表面组装衣壳（初级装备），另外部分病毒蛋白结合到受染细胞表面。核内新复制的子代病毒对数生长，大量繁殖。以出芽方式通过细胞核膜时获核膜成分作为外膜（完整装备），最后经细胞反向吞饮释放到细胞外，并可经细胞间桥粒，以细胞 - 细胞途径感染相邻细胞。复制出的子代病毒有完整病毒、无外膜的裸露病毒和无核酸的空心颗粒三种形态。完整病毒有感染性，流产病毒无感染性但有抗原性。单纯疱疹病毒有三种抗原：可溶性抗原与病毒体可分开，经角膜上皮细胞层可弥散进入基质浅层，也可弥散离开；病毒外膜和结合到受染细胞表面的糖蛋白；衣壳子粒为不溶性抗原，抗原决定簇可较长时间存留在受染角膜板层内，可引起机体免疫反应，同时造成组织病理损伤。病毒编码 gB、gC、gD、gE、gG、gH 等糖蛋白和建立感染、诱导中和抗体有关，是体液和细胞免疫识别的标志。三种抗原皆可与相应抗体、致敏淋巴细胞、补体反应，引起免疫性炎症。

单纯疱疹病毒有 1、2 两型（HSV-1、HSV-2），DNA 的 G＋C 含量不同，分子量不同，限制性内切酶切割位点不同。用中和试验、免疫荧光、单克隆抗体、限制性内切酶图谱分析可以区分。相互有交叉反应。1 型病毒易感部位为腰以上皮肤、黏膜如面、唇、口腔、眼部，在单纯疱疹病毒性眼病中占 87%～98%。对角膜致病发病早，病变较表浅。嗜神经性较弱。对碘苷敏感。常以非活化状态潜伏在三叉神经节、上颈神经节。激活因子作用下易复发。2 型病毒主要侵犯生殖器、腰以下皮肤、黏膜，致生殖器疱疹、新生儿播散性或限局性感染，在单纯疱疹病毒性眼病中占 2%～13%。对角膜致病发病较迟，早期侵犯基质，病变重，病程长。嗜神经性较强。对碘苷耐药。常潜伏在骶尾神经节，可复发。近年研究用 PCR 及原位杂交法自颈神经节到骶神经节皆可检出 HSV 1、2 型。

单纯疱疹病毒对外胚叶组织有亲和性，除皮肤、黏膜外可侵犯脑、感觉神经或细胞。病毒繁殖时出现细胞病变，表现细胞肿胀圆化、葡萄状集聚，细胞融合形成多核巨细胞、核内包涵体、细胞溶解。含糖蛋白量多，抗原性强的毒株常致角膜基质坏死性炎症。缺乏胸苷激酶的毒株致病力低。

人对单纯疱疹病毒敏感性很高，直接接触感染或通过临床发病患者或无症状带毒者的唾液、泪液、分泌物、食具间接感染。2 型病毒另经生殖道、产道感染。绝大多数人的原发感染为亚临床感染，不表现症状，1%～10% 的人临床发病。其致病谱常见为皮肤、黏膜疱疹、龈口炎、疱疹性眼病、生殖道疱疹、脑炎等。

眼、面部原发感染时，病毒沿三叉神经进入轴突，通过轴质逆向流动到三叉神经节或经交感神经到上颈神经节，此时神经节匀浆可分离出病毒。机体体液抗体出现后神经节内病毒则进入潜伏状态，病毒 DNA 整合到神经元细胞的 DNA 内或以环状分子亚病毒形式长期潜伏，仅表达潜伏相关转录物（LAT），普通培养不能分离出病毒。原发感染部位决定病毒潜伏在那个神经节。近年研究表明除神经节、神经元以外，病毒也可能潜伏在角膜组织，能检测出潜伏相关转录物。实验研究表明潜伏状态下有时出现间歇性自然排毒但可不致病。刺激或手术损伤神经节、局部滴肾上腺素、应用免疫抑制剂、皮质激素等均可诱发潜伏病毒活化。被激活产生的感染病毒沿轴质到该神经支配的相应部位细胞处活跃复制，临床复发。潜伏是疱疹复发的主要根源。感冒、发热、日晒、外伤、过劳、精神紧张、使用激素等常为单纯疱疹复发的诱因。

单纯疱疹病毒原发感染后机体出现体液免疫与细胞免疫。中和抗体能有效地灭活细胞外游离病毒，控制病毒血症，阻止病毒全身播散，但不能作用于细胞内病毒，也不能清除潜伏病毒或阻止其活化。黏膜感染局部出现 sIgA 抗体，能中和病毒但为时短暂。细胞免疫在抵御单纯疱疹病毒感染中起重要作用。细胞免疫与病毒活力间平衡破坏常导致复发。

单纯疱疹病毒能引起多种眼病，如眼睑、睑缘单纯疱疹，急性滤泡性结膜炎，星状、树枝状、地图状角膜炎，盘状角膜炎，基质角膜炎，角膜内皮炎，小梁炎，角膜葡萄膜炎，虹膜睫状体炎，视网膜脉络膜炎，急性视网膜坏死等。其中单纯疱疹性角膜炎多次复发遗留

瘢痕混浊，严重损害视力，是角膜盲的首要眼病。

实验室检查：①细胞学检查、病毒抗原检测。刮取溃疡区细胞涂片 Giemsa 染色、Papanicolaou 染色，光学显微镜检查见病变上皮细胞圆化胀大。细胞核增大，染色质趋边，核膜增厚。核内同质性斑块为核内包涵体。有的上皮细胞融合为合体细胞，一个细胞内核数 3～20 多个不等。直、间接免疫荧光染色或单克隆抗体染色后荧光显微镜检查受染细胞核内、胞质内病毒抗原染为鲜明黄绿色。②病毒分离。取材接种兔肾细胞、二倍体细胞、Vero 细胞培养，出现细胞病变后做中和试验鉴定；③血清学试验。对原发感染有诊断意义。

2. 水痘带状疱疹病毒（varicella-zoster virus，VZV，HHV-3） 水痘病毒和带状疱疹病毒为同一种病毒。感染后，因机体免疫状态不同，临床表现水痘或带状疱疹两种疾病。病毒只有一个血清型，只感染人类，对一般实验动物不敏感。对细胞嗜性严格，用人源细胞如人胚肺成纤维细胞、羊膜细胞、人胚肾细胞或猴源细胞培养，病毒在核内增殖，复制周期较长，出现局灶性细胞病变，表现细胞胀大、核内嗜酸包涵体、形成多核巨细胞。病变渐向邻近细胞扩散，最后全细胞层出现病变。复制的病毒和受染细胞结合较强，需用超声波等处理才能将病毒游离。病毒通过上呼吸道分泌物、飞沫传播，传染性强。无免疫的儿童原发感染表现水痘或亚临床感染。水痘急性期眼部偶见结膜、角膜缘疱疹、水痘后可发生盘状角膜炎、虹膜炎。此后，病毒潜伏于脊神经后根神经节、脑神经的感觉神经节内，终生带毒。当外伤、感染、应用免疫抑制剂或中、老年人细胞免疫低下时，潜伏病毒活化，沿感觉神经轴突达该神经分布的皮区，局部增殖，表现带状疱疹。眼带状疱疹为潜伏在三叉神经半月神经节或眼支的水痘带状疱疹病毒活化，致三叉神经眼支，偶致上颌支急性感染，主要沿额神经、泪神经、鼻睫状神经支达该神经支配的皮肤、眼及其附属器发生病变。所致的眼病有单侧额区、眼睑、睑缘带状疱疹，急性结膜炎，上巩膜炎，巩膜炎，上皮性、树枝状角膜炎，粘斑状、钱币状角膜炎，盘状角膜炎，角膜内皮炎，虹膜睫状体炎，小梁炎，继发性青光眼，视神经炎，眼内、外肌麻痹，神经营养性角膜炎等。近年研究表明，水痘带状疱疹病毒可为急性视网膜坏死综合征、进行性视网膜外层坏死的病因。电镜检查患者视网膜见疱疹病毒体。用单克隆抗体、生物素 - 亲和素过氧化物酶法在视网膜外、内层，色素上皮细胞处查见水痘带状疱疹病毒抗原。玻璃体病毒分离阳性，免疫荧光、免疫酶法、DNA 原位杂交法检出水痘带状疱疹病毒。玻璃体内细胞用免

疫荧光法检出水痘带状疱疹病毒抗原。玻璃体、房水中抗水痘带状疱疹病毒抗体滴度高于血清抗体滴度。

实验室检查方法为疱疹区基底细胞刮片，Giemsa染色光镜检查核内包涵体。用已知抗水痘带状疱疹病毒特异血清做间接荧光抗体染色、酶标抗体染色、核酸杂交法检测病毒抗原、核酸。检测玻璃体特异 IgG 抗体。PCR 法检测 DNA。

3. 巨细胞病毒（cytomegalovirus，CMV，HHV-5）巨细胞病毒对宿主或组织培养细胞有严格的种特异性，人巨细胞病毒只在人成纤维细胞内增殖。病毒刺激受染细胞的核酸和蛋白质合成，细胞胸苷激酶活性增加。刺激细胞 DNA、RNA 和蛋白质合成，诱导细胞转化，有潜在的致癌作用。用传代人胚肺细胞培养，病毒复制缓慢，见显著增大、有折光的巨大细胞。病毒在细胞核内装配，胞核增大，核中央见包涵体。包涵体周围有晕轮与核膜分隔，胞质内也见折光颗粒。Giemsa 或 HE 染色，核内包涵体嗜碱或双嗜性着染，呈靶心状或猫头鹰眼状匀质致密的圆形斑，另见胞质内嗜酸或双嗜性圆形小体。病毒外膜有糖蛋白抗原决定簇，仅一个血清型。人群感染极普遍，我国成人抗巨细胞病毒抗体阳性率为 40%～90% 以上，原发感染多在 2 岁以下。大多数为隐性感染、持续性感染不致病。少数表现传染性单核细胞增多症。原发感染后病毒潜伏在涎腺、乳腺、白细胞、肾小管细胞等处，经唾液、尿、乳汁、泪液、血液排毒，通过密切接触、输血、血制品、器官、骨髓移植等水平传播。孕妇病毒血症期感染胎儿，可引起死胎、畸形。围产期感染致新生儿巨细胞包涵体病。器官移植受者、AIDS 患者、自身免疫病、白血病、淋巴瘤等患者长期使用免疫抑制剂、化疗药物后免疫功能低下，潜伏病毒活化或再感染常严重致病。眼部表现为巨细胞病毒性视网膜炎、视网膜坏死、葡萄膜炎、角膜内皮炎、视网膜血管炎等。先天性巨细胞病毒感染除小头畸形、智力低下、耳聋外，眼部表现为小眼球、无眼球、白内障、视盘发育不全或缺损、视神经萎缩、葡萄膜炎、虹膜周边前粘连、视网膜脉络膜炎、角膜混浊等。

实验室检查为：①患者尿、咽漱液、房水、玻璃体、视网膜下液、泪液离心沉淀后镜检病毒包涵体；免疫荧光法、免疫酶标法等测病毒抗原；核酸探针、聚合酶链反应法测病毒 DNA；②病毒分离；③视网膜组织病理学检查；④检测新生儿抗巨细胞病毒 IgM 抗体诊断先天感染。

4. EB 病毒（Epstein-Barr virus，EBV，HHV-4） EB病毒嗜 B 淋巴细胞，一般细胞培养病毒不生长。用胎儿淋巴组织、脐血淋巴细胞培养，病毒可使 B 淋巴细胞转化为淋巴母细胞，成为能在体外连续传代的淋巴母细胞株。病毒也可在上呼吸道、唾液腺、腮腺管上皮细胞、鼻咽部淋巴组织中复制繁殖。复制周期中表达早期抗原（EA）、膜抗原（MA）、衣壳抗原（VCA）、核抗原（NA），诱使机体产生相应抗体。病毒侵入口、咽上皮细胞后长期存在并不断释放排毒，主要通过唾液传播，输血、授乳也可传播。EB 病毒在感染的 B 淋巴细胞内潜伏，小部分 DNA 整合到细胞染色体内，大部分 DNA 以环状分子形式游离于细胞染色体外。人群普遍受染，原发感染常在幼年，通常为不显性感染，不表现症状。检测正常人群多有一定滴度抗体，抗核抗原抗体、抗衣壳抗原抗体阳性表明已感染过 EB 病毒。与 EB 病毒感染密切相关的疾病为传染性单核细胞增多症、Burkitt 淋巴瘤、鼻咽癌、类风湿关节炎、Sjögren综合征等。EB 病毒所致的眼病有急性滤泡性结膜炎、钱币状角膜炎、角膜基质炎、浅层巩膜炎、虹膜睫状体炎、泪腺炎、原发性眼干燥症、视神经炎、视网膜炎、脉络膜视网膜炎等。虹膜角膜内皮综合征可能和 EB 病毒感染有关联。

实验室检查为：①分离病毒。唾液、咽漱液、尿液或外周血细胞接种人脐血淋巴细胞；②免疫荧光法检测病毒抗原。核酸探针、聚合酶链反应法测病变组织中病毒核酸；③间接免疫酶法、间接免疫荧光法检测血清特异抗体。

（二）腺病毒（adenovirus）

腺病毒是一群分布十分广泛的 DNA 病毒，球形，直径 60～90nm。核心为线性双链 DNA，衣壳由 252个壳粒组成 20 个等边三角形的立体对称 20 面体。形成三角形面及边缘的 240 个壳粒为六邻体，有病毒的共同属抗原决定簇（α 抗原）。位于 12 个顶角的 12 个壳粒为五邻体，从每个五邻体基底各伸出一根末端膨大为球形的纤维状刺突，有型特异抗原决定簇（γ 抗原），能和恒河猴或大白鼠红细胞发生凝集并被同型特异抗血清所抑制。病毒无包膜。宿主感染范围有种属特异性，感染人类的腺病毒对实验动物不敏感。病毒通过其纤维状棘突与敏感细胞膜上受体结合进入细胞，在核内复制装配。人源细胞如人胚肾细胞、二倍体细胞、HeLa 细胞中病毒增殖，引起细胞病变，表现细胞圆化、胀大，葡萄状聚集。细胞核增大，核内形成包涵体。早期包涵体嗜酸性染色，晚期渐为嗜碱性，呈匀质圆或椭圆形团块，位于核中央部，周围有环形晕。电子显微镜下病毒呈晶格状排列。用核酸杂交法被归纳为 A-G 7 个基因亚组，有 51 个血清型。病毒对温度耐受范围较广，4℃可活存数周，室温中活存 1 周以上。对理化因素抵抗力较强，紫外线照射 30 分钟灭活。75% 酒精有良好灭活作用。病毒高度嗜上皮细胞，传染性很强，通过飞沫、眼分泌物、污染的水、物接触传播致急性显性感染或亚临床感染，常在易感人群中造成暴发流行或全年散发病例。腺病毒致咽炎、上呼吸道感染、婴幼儿肺炎等。引起的常见眼病为急性滤泡性结膜炎、假膜性结膜炎、咽结膜热、非特异性滤泡性结膜炎。自呼吸道分泌物、消化道、泌尿道、泪液、眼分泌物皆可分离出病毒。致眼病的腺病毒主要为 D、B、C、E 亚组，引起流行性角膜结膜炎的腺病毒常为 8、19、31、37 或 3、7、4、10、11、15、42 型。引起咽结膜热的腺病毒常为 3、4、5、6、7、11、18 型。引起非特异性滤泡性结膜炎的腺病毒可为 1～11、14～17、19、20、34 型。我国腺病毒性结膜炎流行时曾分离出 8、3、7、11 型腺病毒。病毒通过手 - 眼、手、物 - 眼途径在家庭、学校、工厂等单位内接触传播，或通过游泳池等公共场所传播。需引起重视的是腺病毒常通过污染病毒的医务人员的手、医疗器械，特别是眼压计、前房角镜、诊疗物品如手电筒、滴眼液等医源性传播，在医务人员和眼病患者间交叉感染，甚至造成流行。污染眼压计上的腺病毒，4～9 天仍有传染性，病毒在荧光素液内可存活 3 周。感染后机体产生对同型病毒的特异抗体，中和试验、血凝抑制试验可鉴定病毒型别。腺病毒基因组适合遗传改造，可作为基因载体，将目标蛋白的基因插入腺病毒载体，导入体内，应用于生物工程技术。另外，腺相关病毒（adeno- associated virus，AAV）为单链 DNA 缺陷病毒，对人无致病性，基因组易改变，已用作基因载体临床应用。

实验室检查为：结膜刮片细胞学检查，光学显微镜检见单核细胞反应、上皮细胞核内包涵体。单克隆抗体直接免疫荧光法、酶联免疫试验可快速诊断；发病初期、急性期取材分离病毒；双相血清做中和试验、血凝抑制试验、补体结合试验，检测特异抗体。

腺病毒对一般抗病毒药物无确切疗效。近年研究新核苷类似物西多福韦（cidofovir）对动物感染模型有疗效。重组人基因工程干扰素滴眼液、恢复期血清可预防或减轻发病。预防接触传播很重要。

（三）传染性软疣病毒

传染性软疣病毒（molluscum contagiosum virus）属痘病毒科，病毒在皮肤鳞状上皮细胞深层细胞的细胞质内复制，形成胞质内嗜酸性包涵体。细胞增大，密集的病毒匀质团块状充满整个胞质，常将变性固缩的细胞核挤压到细胞的一端。上皮细胞增生形成珠白色软疣结节，中央脐凹状，含凝乳色疣体，内有大量病毒。病毒的自然宿主为人类，通过直接、间接接触传播，常发生于儿童期。眼睑、特别是睑缘部的传染性

软疣常伴滤泡性结膜炎，上皮性角膜炎。压挤软疣内容物，涂片染色镜检胞质内包涵体。碘酊、三氯醋酸或苯酚烧灼。液氮冷冻治疗。

（四）人乳头瘤病毒

人乳头瘤病毒（human papilloma virus）或称疣病毒，是小 DNA 病毒。球形，直径 45～55nm。基因组为双链共价闭合的环状 DNA。衣壳为立体对称 20 面体，有 72 个壳粒，无包膜。病毒侵犯人皮肤、黏膜的鳞状上皮细胞，引起细胞增殖，在基底层细胞内潜伏。常见的为 1～4 型。通过直接接触传播引起慢性感染。皮肤、黏膜损伤是造成感染的重要因素。病毒可致眼睑疣、睑缘疣、结膜乳头瘤、角膜缘乳头瘤、Bowen 病，常伴有慢性卡他性结膜炎、点状角膜上皮剥脱，并与尖锐湿疣与宫颈癌相关。除物理、化学方法破坏疣组织、二氧化碳激光、阿糖胞苷抗病毒药物、手术切除等治疗外，局部注射干扰素有一定疗效。

二、核糖核酸病毒

（一）肠道病毒 70 型和柯萨基病毒 A24

肠道病毒 70 型（enterovirus type 70）和柯萨基病毒 A24（Coxsackie virus A24）同为暴发流行新型急性出血性结膜炎的病原。皆属微小核糖核酸病毒科，肠道病毒属，具有肠道病毒的生物学、理化特性。病毒球形，直径 20～30nm。基因组为单链 RNA，外壳由 60 个亚单位组成对称 20 面体。无外膜。病毒与敏感细胞表面受体结合后脱壳，RNA 进入细胞，在细胞质内复制装配，随细胞死亡释放子代病毒。病毒对理化因素较稳定，室温下可活存数日。75% 酒精可灭活。两种病毒皆致急性出血性结膜炎，以潜伏期短、发病急、暴发流行为特点，少数人伴有上呼吸道感染症状，偶有结膜炎后出现脊髓脊神经根炎的报道。肠道病毒 70 型对乳鼠无致病力，用传代人胚肺细胞、HeLa 细胞或原代人胚肾、猴肾细胞培养病毒，常需盲传数代，较难分离。对羟苄唑（HBB）敏感。不同流行期病毒株基因组常有抗原变异。非洲、亚洲、欧洲流行的结膜炎都曾分离出肠道病毒 70 型。柯萨基病毒 A24 对乳鼠敏感性高，能引起神经麻痹。病毒可在人胚肺细胞、HeLa 细胞等多种传代细胞株内生长，易分离。细胞病变表现细胞变圆，折光度下降，胞质内颗粒增加，细胞萎缩、坏死脱落。病毒对羟苄唑抵抗。亚洲流行的结膜炎常分离到此病毒。1971 年以来我国多次出血性结膜炎暴发流行，曾分别分离出肠道病毒 70 型及柯萨奇病毒 A24 型。

两种病毒的传染性极强，人群各年龄组普遍易感，多于夏秋季流行。病毒主要通过泪液、眼分泌物传播。

接触污染物是主要传播方式。通过被病毒污染的物品、水、手或通过医务人员传播，在家庭、学校、工作单位、浴室、游泳池等公共场所扩大蔓延，常引起社会大范围流行。流行后人群血清中和抗体增高，在相当时间内有一定免疫力。

实验室检查为结膜刮片，用单克隆抗体直接或间接免疫荧光法检查病毒抗原或电镜检查病毒体；发病早期取材分离病毒，用于流行病学调查；双相血清测中和抗体滴度，增长4倍或4倍以上可确定病原。

肠道病毒70型、柯萨基病毒A24皆无特效敏感药物，少数报道吗啉胍（ABOB）、羟苄唑、利巴韦林（病毒唑）有疗效。局部重组人基因工程干扰素滴眼剂有预防或缩短病程的效果。基于病毒传播性极强，感染者应隔离，避免接触传播。流行期医院需设专台隔离门诊。医务人员检查患者后必须用75%酒精消毒双手及使用的仪器，以杜绝交叉感染。

（二）腮腺炎病毒

腮腺炎病毒（mumps virus）呈球形，直径100～200nm。基因组为单链RNA，核壳呈螺旋形对称结构。脂质包膜表面刺突含血凝素和神经氨酸酶，能凝集人、禽类的红细胞。在人胚肾细胞、二倍体细胞等细胞质内复制增殖，引起多核融合巨细胞、胞质内嗜酸包涵体。人是唯一自然宿主，病毒对腺体、神经组织有亲和性。通过唾液、飞沫传播，在上呼吸道上皮细胞局部繁殖后进入血流，播散到腮腺、睾丸、脑等处致腮腺炎、睾丸炎、脑炎等。病毒播散到眼及其附属器时表现为急性泪腺炎、滤泡性结膜炎、浅层点状角膜炎、盘状角膜炎。偶致虹膜炎、葡萄膜炎、巩膜炎、一过性眼压异常。脑炎时第Ⅲ、Ⅳ、Ⅵ脑神经受累则出现上睑下垂、眼内、外肌麻痹、瞳孔反应异常、复视、注视麻痹。少数视神经炎后继发视神经萎缩。

（三）麻疹病毒

麻疹病毒（measles virus）为单链RNA病毒，球形，直径120～250nm。人为其唯一自然宿主，普遍易感，病后终身免疫。通过呼吸道飞沫传播或经泪液、结膜分泌物传播，有高度传染性，麻疹前驱期、皮疹早期眼部表现为卡他性结膜炎、表层点状角膜炎、上皮性结膜角膜炎，半月皱襞处可查见Koplik斑。上皮刮片用免疫荧光法、免疫酶法可检出病毒抗原。另外，偶致麻疹性视网膜病变、亚急性硬化性全脑炎、视网膜脉络膜炎、视盘水肿、视神经炎、皮质盲、脑性视力减退、眼球震颤、眼运动障碍等。患慢性消耗病或人工喂养营养不良儿童患麻疹后，由于重病消耗及不合理的喂养常加重营养不良。维生素A缺乏、蛋白质缺乏可导致角膜软化症。

（四）新城疫病毒

新城疫病毒（Newcastle disease virus）又称新城鸡瘟病毒，是禽类急性传染病新城疫的病原微生物。鸡瘟流行时家禽饲养人员或从事新城疫病毒疫苗的实验室工作人员偶被感染致急性滤泡性或乳头性结膜炎、点状上皮性角膜炎。

（五）风疹病毒

风疹病毒（rubella virus）为单链RNA病毒，球形或圆形，直径50～70nm。核壳呈立体对称20面体，外有脂蛋白外膜。人为风疹病毒的重要宿主，通过呼吸道飞沫传播，或经泪液、结膜分泌物、有高度传染性。临床表现风疹。病毒有致畸作用，孕妇感染风疹病毒血症期病毒可通过胎盘感染发育中胚胎，导致器官发育障碍，称先天性风疹综合征。胎儿受损程度、类型和孕妇感染时的妊娠月份相关，越是早感染，先天缺陷越严重，可造成单一器官或多系统、多器官的发育异常。最常见的三联症为先天性白内障、先天性心脏血管异常和耳聋，其他异常包括体格发育障碍，智力、行为及运动能力低下，肝、脾肿大，血小板减少性紫癜，糖尿病等。先天性风疹综合征表现为眼部病变者达50%以上，眼器官的各部分都可受累。可表现为一种或多种眼病，也常伴有其他器官异常。婴儿出生时或生后数周内即出现眼病，也可生后不显症状，随发育于数年或更长时间以后才出现异常。特征性眼部病变为先天性白内障、风疹性视网膜病变，其他如小眼球、小角膜、先天性角膜混浊、角膜水肿、虹膜发育不良、慢性虹膜睫状体炎、葡萄膜炎、先天性青光眼、牛眼、重度屈光不正、弱视、眼球震颤、眼运动异常、斜视、皮质盲、视神经萎缩等。受累器官内风疹病毒较长时间存在，可持续感染排毒。

先天性风疹综合征患儿尿、房水、摘除或吸出的白内障可分离出病毒。婴儿生后即检出特异性IgM抗体或未曾感染风疹但6个月后抗风疹IgG抗体水平持续高滴度，表明为先天感染。

从优生优育考虑，预防重点为防止孕妇原发感染风疹，特别是妊娠早期3～4个月内避免与风疹患者接触。普及接种三联疫苗是预防先天性风疹综合征的有效措施。

（六）人免疫缺陷病毒

人免疫缺陷病毒（human immunodeficiency virus，HIV）是20世纪80年代以来全球蔓延流行的获得性免疫缺陷综合征（acquired immunodeficiency syndrome，AIDS，简称艾滋病）的病因，归属反转录病毒科的慢病毒属。HIV为RNA病毒，球形，直径80～140nm。病毒体中央有一高密度核心，呈圆柱形或棒状。基因组为正链 RNA 构成双体结构，含主结构核心蛋白及反转录酶。衣壳呈对称 20 面体。最外为病毒基因编码糖蛋白组成的外膜。病毒受体为 CD4 分子，主要侵犯的靶细胞为 T 淋巴细胞亚群中 CD4$^+$ 辅助性 T 细胞和巨噬细胞，也可感染树突状细胞、朗格汉斯细胞、脑的神经胶质细胞、B 淋巴母细胞、非神经元脑细胞等。HIV 外膜糖蛋白 gp120 和 CD4$^+$ 辅助性 T 细胞表面的 CD4 受体分子特异结合吸附细胞表面。外膜与细胞膜融合，核衣壳进入细胞内。病毒 RNA 染色体组通过反转录酶转化为 DNA 形式整合到宿主细胞染色体中。可保持无转录活性而潜伏。细胞分裂时病毒基因随之复制，机体无法消除病毒，感染持续。另外，病毒 RNA 也可和结构蛋白结合，装配子代病毒颗粒以出芽方式释放到细胞外。HIV 周而复始复制增殖使辅助性 T 细胞及其他 CD4$^+$ 细胞不断地被破坏，免疫功能下降，进行性免疫衰竭从而导致多类别、多系统的条件致病微生物感染和恶性肿瘤。HIV 有 HIV-1、HIV-2 两个血清型，HIV-1 是 HIV/AIDS 更常见的型别。HIV 对理化因素抵抗力较弱，对热、干燥敏感，一般消毒剂如 3% H_2O_2、75% 酒精、1%～2% 戊二醛、2% 甲酚、0.2%～0.5% 次氯酸钠等均可灭活病毒。HIV 通过同性恋或异性恋性接触传播、通过静脉注药瘾者共用污染注射器传播、还可以经输血、输血液制品、器官移植、骨髓移植、人工授精及围产期母婴传播。偶有被污染针头刺伤、黏膜溅血等职业因素受染报道。感染 HIV 后血中出现病毒即有感染性，病毒和抗体终身持续并存，血清抗体阳性表明为已受 HIV 感染的带毒者。受染者的血液、精液、唾液、黏膜分泌液、乳汁、尿液、骨髓、淋巴结、脑脊液等存在 HIV。自 AIDS 病人的泪液、结膜、角膜、房水也曾分离出 HIV。HIV 主要侵犯破坏淋巴系统，特别是细胞免疫受损。潜伏期 6～10 年，甚至 15 年以上。HIV 感染者 /AIDS 病程中有 40%～100% 出现眼部病变，如视网膜、球结膜微血管病变、各种条件致病微生物眼部感染如：巨细胞病毒性视网膜炎、弓形虫视网膜、脉络膜炎，重病眼带状疱疹、卡氏肺囊虫脉络膜炎等。另见卡氏肉瘤、眼窝淋巴瘤及中枢神经系统病变。

实验室检查：①检测血清抗 HIV 抗体。ELISA 法初筛。蛋白印迹法、放射免疫沉淀法确证。②检测外周血 T 细胞计数、T 细胞亚群细胞计数。CD4$^+$ 辅助 T 细胞值和 CD4$^+$ 辅助 T 细胞 /CD8$^+$ T 细胞比值和 HIV/AIDS 病情、预后密切相关。③检测血中 HIV 核心抗原 P24 或 HIV 反转录酶。④ PCR 法检测核酸。⑤检测血浆中病毒载量。

抗 HIV 药物有核苷类反转录酶抑制剂如齐多夫定（AZT）、去羟肌苷（ddI）扎西他滨（ddC）、拉米夫定（3TC）、司他夫定（d4T）等。非核苷类反转录酶抑制剂如依非韦仑（efavirenz）。蛋白酶抑制剂如茚地那韦（indinavir）。现联合用一或两种反转录酶抑制剂及一种蛋白酶抑制剂治疗（鸡尾酒疗法）可提高疗效，改善预后，减少母婴传播。条件致病微生物感染应用相应敏感药物治疗。

（七）人嗜 T 淋巴细胞病毒 Ⅰ 型

人嗜 T 淋巴细胞病毒 Ⅰ 型（human T-lymphotropic virus type Ⅰ, HTLV-Ⅰ）为成人 T 细胞白血病 /T 细胞淋巴瘤及慢性进行性脊髓病的病因。HTLV-Ⅰ 为单链 RNA 反转录病毒，靶细胞为 CD4$^+$ T 淋巴细胞，致恶性增生、患者高丙球蛋白血症，组织内免疫球蛋白沉积。相关眼部病变表现葡萄膜炎、玻璃体炎、干燥性角膜结膜炎、上巩膜炎、巩膜葡萄膜炎、视网膜脉络膜色素变性、视盘炎、免疫球蛋白角膜病变、睑或结膜淋巴瘤等。实验室检查为 ELISA 或蛋白印迹法检测血清、房水内特异抗体、PCR 法检测房水中淋巴细胞内 HTLV-Ⅰ。

（八）流行性出血热病毒

流行性出血热病毒（epidemic hemorrhagic fever virus）为自然疫源性疾病流行性出血热的病原，为单链 RNA 病毒，直径 120nm。姬鼠、田鼠为其储存宿主，通过其排泄物污染环境或以恙螨为传播媒介感染人，致肾综合征出血热，流行于我国东北、华中等地区。新疆出血热病毒主要在新疆流行，以家畜、野生动物为自然宿主，蜱为其传播媒介。病毒血症期全身广泛微循环障碍，多脏器出血。累及眼部表现为睑、结膜水肿，结膜下出血、视神经炎、视网膜炎、视网膜出血、葡萄膜炎、黄斑水肿、脉络膜渗出、视网膜脱离等。

主要参考文献

1. 金秀英. 单纯疱疹性角膜炎. 眼科研究，1985，3（2）：114-117.

2. 金秀英. 疱疹病毒性眼病. 先天性风疹综合征的眼病. 其他病毒性眼病. 见：杜平，朱关福，刘湘云主编. 现代临床病毒学. 北京：人民军医出版社，1991: 632-647，654-657，658-668.

3. 张文华. 腺病毒性眼病. 急性出血性结膜炎. 见：杜平，朱关福，刘湘云主编. 现代临床病毒学. 北京：人民军医出版社，1991: 648-650，651-653.

4. 陈鸿珊. 疱疹类病毒感染及其药物. 见：陈鸿珊，张兴权主编抗病毒药物及其研究方法. 北京：化学工业出版社和现代生物技术与医药科技出版中心出版，2006: 303-326.

5. 沐桂藩，吕华，顾方舟，等. 1984 年北京地区急性出血性结膜炎的病原学研究. 中华眼科杂志，1989，25（1）：

20-23.

6. 张文华,武宇影,郭玉华,等. 1988 年北京急性出血性结膜炎病原分离和鉴定. 眼科研究,1990,8(3):188-190.

7. 刘祖国,李绍珍,陈家琪,等. 正常人角膜单疱病毒基因存留的研究. 中华眼科杂志,1997,33(4):289-291.

8. 谢立信,李绍伟,董晓光,等. 单纯疱疹病毒 I 型功能性基因在角膜内潜伏感染的实验研究. 中华眼科杂志,2000,36(1):36-39.

9. Easty DL. Viral Diseases of the Eye. London: Lloyd-Luke Ltd. 1985.

10. Oh JO. Ocular Virology. In: Tabbara KF. Hyndiuk RA (eds): Infections of the Eye. Boston: Little, Brown, 1986: 93-105.

11. Kaufman H, Rayfield M. Viral conjunctivitis and keratitis: herpes simplex virus. In: Kaufman H, et al. eds. The Cornea. New York: Churchill-Livingstone, 1988: 299-332.

12. Kaye SB, Lynas C, Patterson A, et al. Evidence for herpes simplex viral latency in the human cornea. Br J Ophthalmol, 1991, 75(4): 195-200.

13. Pavan-Langston D. Herpetic infections. In: Smolin G, Thoft R. eds. The Cornea. 3rd ed. Boston: Little Brown, 1994: 183-214.

14. Gordon Y, Gordon RY, Romanowski E, et al. Prolonged recovery of desiccated adenoviral serotypes 5, 8, and 19 from plastic and metal surfaces in vitro. Ophthalmology, 1993, 100(12): 1835-1839.

15. Romanowski EG, Gordon YJ. Efficacy of topical cidofovir on multiple adenoviral serotypes in the New Zealand rabbit ocular model. Invest Ophthalmol Vis Sci, 2000, 41(2): 460-463.

16. Liesegang TJ. Varicella-zoster virus eye disease. Cornea, 1999, 18(5): 511-531.

17. Jabs DA, Engers C, Bartlott JG. Cytomegalovirus retinitis and acquired immunodeficiency syndrome. Arch Ophthalmol, 1989, 107(1): 75-80.

18. Matoba AY. Ocular disease associated with Epstein-Barr virus infection. Surv Ophthalmol, 1990, 35(2): 145-150.

19. Givens KT, Lee DA, Jones T, et al. Congenital rubella syndrome: Ophthalmic manifestations and associated systemic disorders. Br J Ophthalmol, 1993, 77(6): 358-363.

在热带和温带发展中国家，眼寄生虫病是重要的医学问题，多与身体其他部位寄生虫感染同时存在。常见的眼部寄生虫为猪带绦虫、弓形虫、旋盘尾丝虫、罗阿丝虫等。普及配戴软角膜接触镜后自生生活的棘阿米巴致角膜感染增加。器官移植、免疫抑制剂大量应用后特别是宿主免疫力低下、AIDS病人卡氏肺囊虫脉络膜炎患病率上升。寄生虫对眼组织的机械性、化学性损伤，宿主对寄生虫的免疫变态反应等均可导致视功能损害，重症者致盲。

一、猪带绦虫

猪带绦虫（Taenia solium）成虫扁平透明薄带状，体长 2～5m。头节球形，有 4 个吸盘。顶端为顶突，上有两圈共 25～50 个小钩，故又称有钩绦虫。颈部细，虫体由 700～1000 节片组成链状带，每一节片均有雄、雌生殖器。远端孕节子宫内充满虫卵，逐渐从链体脱落，随粪便排出，新的节片不断自颈部生出。孕节内卵散出后污染土壤，潮湿环境下可活存相当时间。虫卵圆形，35～42μm，外有薄的卵壳，内为球形六钩蚴。猪为其中间宿主，吞食虫卵后，在十二指肠六钩蚴逸出，钻入肠壁经血循环或淋巴系统达宿主皮下、肌肉、心、脑等部位。继续发育为囊尾蚴，呈卵圆形乳白色半透明体，头节见吸盘、顶突和小钩，囊内充满液体。囊尾蚴渐被纤维组织包裹，在肌纤维间、结缔组织内可存活数年而无炎症反应。人为猪带绦虫的终末宿主，食入生的或未煮熟的含囊尾蚴的猪肉后，虫体在小肠内发育成熟为成虫，以头节固着肠壁寄生，可存活十余年，其孕节相继随粪便排出体外。人食入含卵未煮熟猪肉、污染虫卵的蔬菜、水、食物或猪带绦虫寄生者自身感染食入虫卵后，人也可作为中间宿主。囊尾蚴在人体各脏器、组织内寄生，致猪囊尾蚴病（cysticercosis）其危害性远较成虫为大。囊尾蚴多寄生于人皮下疏松结缔组织、肌肉内，可打出皮下结节，数目多少不一。囊尾蚴寄生于脑内致癫痫、颅内压增高、视盘水肿。囊尾蚴是较常见的眼寄生虫，可寄生在眼

的各部位如结膜下、巩膜、眼外肌、眼睑、眼眶等处，但常见的眼囊尾蚴病是六钩蚴经短后睫状动脉或眼动脉、视网膜动脉达视网膜下或穿过视网膜侵入玻璃体内发育为囊尾蚴。玻璃体内的囊尾蚴在检眼镜检查下呈蓝白色 2～3PD 大小的球形囊肿，内见白色点状头节。强光照射下可见其头节伸缩蠕动变形。眼内囊尾蚴寿命约 1～2 年，存活时宿主尚能耐受，虫体死亡后，抗原性物质释放常致炎性渗出，引起视网膜炎、脉络膜炎、眼内炎、渗出性视网膜脱离，并发白内障等，最后眼球萎缩。猪带绦虫的实验室检查方法为连续全粪便检查节片和虫卵。皮下结节手术取出活检囊尾蚴。囊液抗原皮内试验。血清学检查为间接血凝试验、间接免疫荧光试验、酶联免疫吸附试验。加强个人饮食卫生、生熟炊具分开使用预防感染。有效的驱虫药物为吡喹酮、阿苯达唑、甲苯咪唑、槟榔、南瓜子等。玻璃体手术取出囊尾蚴。

二、刚地弓形虫

刚地弓形虫（Toxoplasma gondii）属球虫目原虫，是人畜共患的寄生虫。自然疫源地分布极广，很多哺乳动物、温血动物隐性感染。弓形虫专性细胞内寄生，有双宿主发育生活周期。中间宿主为啮齿类、家畜、鸟类、鱼类等和人类，在其体内仅进行无性繁殖。终末宿主为猫科动物，在其肠上皮细胞内进行无性及有性繁殖。中间宿主急性感染时血流中速殖子呈弓形或新月形，（4～7）μm×（2～4）μm，前端尖，后端钝圆，单个、成对排列或簇集。Giemsa 染色胞质蓝色，核圆，紫红色，位近虫体钝端。虫体运动活泼，除红细胞外各种有核细胞、组织、器官都可侵犯。进入细胞后在胞质内分裂增殖，细胞破裂速殖子逸出，入血流、淋巴再侵入其他组织细胞，引起组织炎症、水肿、细胞浸润。数个虫体集聚在一个巨噬细胞内称假包囊。急性感染后，随宿主体液、细胞免疫出现，速殖子形成圆或卵圆形包囊。包囊内含多数较小的新月形或卵圆形缓殖子，存在于骨骼肌、脑、视网膜及其他组织细胞内。宿

主免疫低下时，包囊破裂，缓殖子逸出又侵入附近细胞，炎症再发或形成新包囊。速殖子和缓殖子皆为滋养体。包囊可活存数月、数年以上，是中间宿主间相互传播的重要来源。终末宿主猫科动物捕食感染弓形虫鼠或染有包囊、假包囊动物后，在其消化道内囊壁被消化，释放滋养体。除部分入肠壁血管进行与中间宿主体内相似的繁殖外，主要在猫的小肠绒毛上皮细胞内反复裂殖为含有多数扇形排列裂殖子的裂殖体。部分裂殖子发育为雌、雄配子体，转入有性繁殖。雌、雄配子体结合发育成卵囊 9～12μm。卵囊从肠壁脱落，随粪便排出体外后在外界成熟，有 2 个孢子囊，每个孢子囊内含 4 个子孢子，具有传染性。卵囊对外界环境抵抗力强，是自然界感染的主要感染源。中间宿主吞食后，在小肠内子孢子逸出，进入肠壁内血管、淋巴管扩散至全身各组织细胞内增殖为速殖子。人食入污染卵囊的食物或含缓殖子包囊的未熟肉食感染弓形虫。正常人对弓形虫有较强自然免疫力，多为隐性感染。免疫缺陷、免疫低下时表现为急性、慢性或复发性弓形虫病等。眼弓形虫病为弓形虫进入视网膜血流，寄居毛细血管内皮细胞，再侵入视网膜引起视网膜脉络膜炎、视网膜动脉周围炎或致葡萄膜炎、玻璃体炎、渗出性视网膜脱离、继发性青光眼、视神经萎缩等。孕妇妊娠期间感染弓形虫，虫血症期虫体经胎盘可感染胎儿。先天弓形虫病表现脑脊髓炎、精神运动障碍、脑钙化灶、脑积水、视网膜脉络膜炎外常致先天畸形，如小眼球、眼球震颤、无虹膜、脉络膜缺损、白内障、斜视、眼球萎缩等。

病原体检查是诊断弓形虫病的重要依据。急性感染期取脑脊液、血液、房水、玻璃体切割液、视网膜下液涂片荧光单克隆抗体染色、Giemsa 染色后显微镜检查滋养体、包囊、假包囊。标本接种小白鼠分离弓形虫。血清学试验检查抗弓形虫抗体，如间接血球凝集试验、间接荧光抗体试验、酶联免疫吸附试验、微量乳胶凝集试验。有效治疗药物为乙胺嘧啶、磺胺嘧啶、复方磺胺甲基异噁唑、螺旋霉素、克林霉素、四环素、左旋咪唑等。

三、旋盘尾丝虫

旋盘尾丝虫（Onchocerca volvulus）简称盘尾丝虫，为寄生人体皮下的丝虫，致盘尾丝虫病。疫源地有一定地理分布，主见于西非、热带非洲等雨林地区。为高发区的首要致盲病，又名河盲症。成虫半透明乳白色丝线状，两端细而钝圆，角皮层横纹外有螺旋状增厚部。雄虫（16～42）mm×（0.13～0.21）mm，雌虫（20～50）mm×（0.27～0.5）mm。微丝蚴（1.50～368）μm×

（5～9）μm，无鞘膜。中间宿主及传播媒介为蚋属黑蝇（black flies of Simulium species），在流速快含氧高的河、溪水中产卵滋生。雌蝇日间叮咬盘尾丝虫感染者时微丝蚴随组织液进入蝇体内，在蝇胸肌发育为感染期幼虫，移行至蝇的下唇涎腺。当蝇再叮咬人时，幼虫进入新宿主皮肤而感染。人为盘尾丝虫的自然宿主，幼虫在人体皮下发育为成虫。雌、雄成虫扭结团状寄居皮下，生存达 10 余年。宿主反应性纤维组织增生包裹，形成皮下或深部肌腱内结节。成虫有性繁殖产生大量微丝蚴，微丝蚴在人体内移行到各部皮层、皮下、淋巴管、淋巴结等处，致皮疹、皮炎、局限性皮肤萎缩、色素异常、皮下结节、淋巴结肿大。盘尾丝虫病最严重的病损为眼部损害，微丝蚴直接侵犯眼睑、眼眶、结膜，常侵入角膜或经血流达眼内组织。微丝蚴活存 1～2 年，活动时致机械性损害，其代谢毒性产物或死亡后释放抗原物质，致局部变态反应性炎症。儿童、青少年感染常表现点状上皮下角膜炎、雪片状角膜混浊，炎性浸润中心常为死亡的微丝蚴，另致慢性结膜炎性增生、结膜下结节、巩膜炎、进行性硬化性角膜炎、角膜混浊、炎性血管翳等致盲（河盲病）。微丝蚴侵入前房内，裂隙灯下可见其在房水中泳动或一端附着于晶状体、角膜或虹膜上，致前部葡萄膜炎、虹膜脱色素、瞳孔缘萎缩、瞳孔偏位。微丝蚴侵犯视网膜色素上皮层、脉络膜或视网膜致脉络膜视网膜炎，另可致视神经炎、视神经萎缩、继发性青光眼、并发性白内障等，最后眼球萎缩。实验室检查方法为取皮片、结膜活检微丝蚴或皮下结节检查成虫。皮片置生理盐水中孵育过夜后显微镜检见逸出的微丝蚴。微丝蚴抗原皮内试验。预防措施为疫源地区用 223 等杀幼虫剂控制黑蝇滋生。治疗药物为伊维菌素（ivermectin）、乙胺嗪（diethylcarbamazine，DEC）、舒拉明（suramin）。

四、罗阿丝虫

罗阿丝虫（Filaria loa）又名眼丝虫（filaria oculi），引起罗阿丝虫病，流行局限于中、西非洲热带雨林地区，我国援外回国人员中也见感染者。成虫白色线状，头部钝，尾尖，角质层有小的角质突起。雄虫（20～34）mm×（0.3～0.4）mm。雌虫（45～55）mm×0.5mm。成虫寄生在人体皮下组织，寿命可达 10 余年。雌虫产生微丝蚴，（250～300）μm×（6～8.5）μm，有鞘膜，日间周期性出现在宿主外周血液中。罗阿丝虫感染者为其传染源，昼间吸血的斑虻（chrysops）为其中间宿主及传播媒介。虻叮咬感染者时微丝蚴进入虻体，在其脂肪体中发育为感染期幼虫移至其喙部。虻再次吸人血时幼虫经伤口侵入人体，在皮下发育为成虫。成虫在皮下及深部结缔组织内移动，位浅层时引起炎症反应，至深层或离去后症状缓解，临床表现为游走性肿块，时现时消。在眼部，成虫移行在眼睑皮下、球结膜下或眼眶内引起水肿、炎症、肉芽肿、眼球突出，也可侵入前房、玻璃体。局部稍加温时，虫体向表层蛇样爬动，出现蚁走感、痒感等刺激症状或局部过敏现象。滴表面麻醉剂后虫体静止不动则症状缓解。虫体死亡后释放物致肉芽肿性炎症。微丝蚴血症期可侵入各脏器，有时致葡萄膜炎、视网膜病变、视网膜出血、渗出。感染者末梢血嗜酸粒细胞增多。日间取血可检出微丝蚴。活检成虫。预防措施为皮肤涂驱避剂防斑虻叮刺，杀虫剂灭虫。皮下、结膜下肿块手术取出成虫。驱虫药为伊维菌素、阿苯达唑、甲苯咪唑、乙胺嗪。

五、犬弓蛔虫、猫弓蛔虫

犬弓蛔虫（*Toxocara canis*）、猫弓蛔虫（*Toxocara cati*）是犬、猫常见的肠道寄生虫。受精卵在适当温度、湿度下发育为幼虫卵，被犬、猫食入在小肠幼虫孵化逸出，侵入小肠黏膜，经肝、肺移行再经咽、食道回到小肠发育为成虫。成虫在小肠寄生，受精卵随粪便排出。人为非自然宿主。与感染犬、猫密切接触的儿童、有食土癖或异食癖者、食入被幼虫卵污染的食物、水等可被感染，但在非适宜的宿主体内幼虫发育受阻，不能发育为成虫。在人的小肠内孵出第二期幼虫经肠壁进入血流、淋巴管达肝、肺、脑、眼等器官或组织间隙，称内脏幼虫移行症（visceral larva migrans）。幼虫刺激局部组织致嗜酸粒细胞脓肿或肉芽肿性炎症。幼虫通过脉络膜、睫状体、视网膜中央动脉进入眼内或直接侵入眼组织时称眼弓蛔虫症（ocular toxocariasis）。幼虫的毒性或抗原性产物致慢性眼内炎、眼底后极部、周边部肉芽肿性视网膜脉络膜炎、葡萄膜炎、虹膜睫状体炎、玻璃体脓肿，易误诊为视网膜母细胞瘤、Coats病。另可致囊状黄斑水肿、视网膜血管炎、视神经炎、渗出性视网膜炎、继发性视网膜脱离等。常用的病原学诊断方法为血、房水、玻璃体细胞学检查嗜酸粒细胞。用二期幼虫抗原做酶联免疫吸附试验，检测血清、房水、玻璃体内抗体具有高度特异性。治疗药物为噻苯唑、阿苯达唑、甲苯咪唑、乙胺嗪等。

六、可致病的自生生活阿米巴

阿米巴为单细胞原虫，具有摄食、消化、代谢、排泄、繁殖、运动等全部生命活动功能。阿米巴分寄生、共生生活的阿米巴和不需要寄生宿主，在自然界能独立生活的自生生活阿米巴两大类。自生生活阿米巴中，少数还可以在温血动物和人类体内生存繁殖，能

致人类疾病的阿米巴称为可致病的自生生活阿米巴。包括有棘阿米巴科的棘阿米巴属和双鞭毛阿米巴科的耐格里属。

（一）棘阿米巴属

棘阿米巴属（*Acanthamoeba*）以细菌、真菌或其他原虫为食，普遍栖息于自然界，生存于淡水、海水、污水、自来水、潮湿泥土、污物、腐败植物中，也见于人、家畜、禽类粪便内。正常人咽、上呼吸道曾分离出棘阿米巴。有滋养体、包囊两种形态，相互转化。滋养体是适宜环境下繁殖期的形态，代谢活跃。滋养体呈椭圆、长椭圆形，体表有多数棘状突起，时现时消。直径15～45μm。以叶状伪足缓慢定向移动，运动中虫体形态多变。在人体组织内体形较小，约8～15μm，可呈圆形。细胞质丰富，外质透明凝胶状，内质溶胶状，含食物泡、水泡、脂滴等颗粒状物，随虫体移动见颗粒流动。细胞核居中，直径6μm，染色质较少，淡染。核中央见2.4μm大小圆形斑状致密核仁，碱性染料深染，核膜和核仁间有较透明区围绕。虫体后侧见收缩泡，周期地形成和排空以调整其体内外渗透压。滋养体二分裂繁殖，有丝分裂时核仁与核膜消失，生活周期约10小时。无鞭毛期。在25～35℃生长好。对外界因素敏感。

当干燥、食物缺乏、氧张力低下等不宜环境下，滋养体变圆，停止活动，胞质脱水形成囊壁，经包囊前期、未成熟包囊期，转化为成熟包囊。在人体组织内也形成包囊。是休眠蛰伏期的形态，代谢低。

成熟包囊为球形透明折光体，直径10～20μm。有双层囊壁。外壁皱褶状或蜂窝状，内壁光滑呈多边形、圆形、星形或三角形。内外壁间有透明窄间隙。内外壁在一定距离处相接触形成孔，有膜覆盖，为虫体脱囊时的出口处。包囊的胞质致密，富含食物颗粒、脂滴、糖原。核区境界不很明显，但见斑状核仁。包囊对理化因素、氯化物、过氧化氢等消毒剂抵抗力极强，对一般抗菌药物耐药。自然环境中可存活数年。包囊是棘阿米巴的传播因子，体轻小，可被尘砂、昆虫携带或飘浮于空气中随气流播散。适宜环境下脱囊而出，恢复为滋养体，遗留空囊壁。

滋养体是致病因子，产生神经氨酸酶、磷脂酶、溶菌酶、纤维素酶、蛋白酶、胶原酶、核糖核酸酶、氨基己糖酶等多种活性酶。体外实验滋养体和人角膜组织片接触12小时致上皮溃疡，侵入上皮下。可在体外培养的兔角膜上皮，人角膜上皮细胞、基质角膜细胞、内皮细胞内生长繁殖致细胞损伤。棘阿米巴对不同种动物组织细胞的敏感性不同，以人、猪、中国仓鼠的角膜最敏感。动物体内实验接种Wister鼠、中国仓鼠、幼猪

角膜致角膜炎，接种兔前房、玻璃体内致虹膜睫状体炎、玻璃体炎、视神经炎。

不同种棘阿米巴的滋养体从形态上难区分，而包囊的形态结构有差异，且外界条件及存活的时间对包囊形态有影响。Pussard 和 Pons 依据包囊形态将棘阿米巴分为 3 个类群，18 个种。类群Ⅰ的包囊大，平均直径≥18μm，包囊内外壁距离很宽，外壁光滑或轻微皱褶，内壁呈星形，内外壁在内壁突起处相接，孔盖在内壁处。类群Ⅱ包囊平均直径 <18μm，内外壁距离或大或小，外壁常为波浪状或乳头状，内壁可为星形、多边形、三角形，有时也可为圆形或椭圆形，没有明显的突起形成。孔盖位于内外壁交界处，为外壁内褶形成的凹陷。类群Ⅲ包囊平均直径 <18μm，外壁薄，有或无皱褶，内壁圆形，有 3～5 个稍突起的臂。棘阿米巴属内 A. polyphaga（类群Ⅱ）、A. castellanii（类群Ⅱ）、A. culbertsonii（类群Ⅲ）、A. hatchetti（类群Ⅱ）、A. rhysodes（类群Ⅱ）、A. lugdunensis（类群Ⅱ）、A. quina（类群Ⅱ）、A. griffini（类群Ⅱ）、A. astronyxis（类群Ⅰ）、A. triangularis（类群Ⅱ）10 个种与角膜炎有关，以 A. polyphaga、A. castellanii 为最多见，以 A. culbertsonii 致病力最强。

依据虫株 DNA 序列差异做基因分型是确切分型方法。Cast 分析 18 株棘阿米巴 18S rDNA 基因得出 T1、T2、T3、T4 四个基因型。Stothard 在其基础上对新分离的 35 株又建立了 T5～T12 八个基因型。致角膜炎的虫株主为 T4 基因型，另有 T3、T6、T11 基因型。我国自角膜炎分离的棘阿米巴属虫株基因也主为 T4 基因型，符合致角膜炎最多的基因型别。

棘阿米巴经常和人临床下接触。健康人血清 52% 存在抗棘阿米巴 IgG 抗体。正常人血清中低度抗体能保护免受环境感染。眼表完整上皮屏障、瞬目、泪液冲洗等干扰其停留附着。引起人类感染常是一定条件下机会感染，致棘阿米巴角膜炎，偶致亚急性肉芽肿性脑炎、脑膜脑炎。滋养体、包囊都能附着在角膜表层上皮细胞的微皱襞上。具有侵袭性的滋养体是启动感染的致病因子。污水溅眼、尘砂、异物、戴角膜接触镜缺氧等角膜微损伤时给棘阿米巴感染提供条件。滋养体以伪足侵入上皮层内，潜行于细胞间并进入基质内，以上皮基底细胞、角膜细胞为食，滋生繁殖并形成包囊。共焦显微镜活体角膜检查可见组织中滋养体、包囊。活的滋养体和完整的活包囊由于抗原隐蔽，感染初期不引起细胞反应或很轻微反应，随虫体代谢产物、活性酶等释放及虫体死亡后抗原物质暴露引起免疫病理性炎症。变性的包囊、残囊（空囊）能较长时间存留在角膜内。棘阿米巴致角膜炎病程中表现上皮性角膜炎（点、线状、假树枝状、复发性上皮糜烂、地图状

溃疡），上皮下浸润、放射状角膜神经周围炎、角膜缘炎、弧形、环形角膜炎、角膜基质炎、盘状角膜溃疡、角膜脓肿坏死穿孔。常伴虹膜睫状体炎、前房积脓、积血，继发青光眼，并发白内障。重症累及巩膜致肉芽肿性巩膜炎、葡萄膜炎。

实验室检查有确证本病的价值。①角膜刮片细胞学检查，刮取物滴加 10% KOH、乳酚棉兰或生理盐水湿片用普通光学显微镜或相差显微镜检查可见双层囊壁的包囊和滋养体活体形态。固定后 Giemsa 染色、Gram 染色，镜下见阿米巴包囊、变性包囊、空囊及滋养体。其他染色方法有 Wright 染色、Papanicolaou 染色、HE 染色、PAS 染色、Gomori 六胺银染色、Hemacolor 染色、三色染色等。化学荧光染料如吖啶橙、钙荧光白（calcofluor white）或间接免疫荧光抗体染色，在荧光显微镜下包囊清晰可见。②阿米巴原虫培养。刮取病灶组织接种 Page 非营养琼脂培养基表面，滴加活的或加热灭活的大肠埃希菌菌液，置湿盒内 28℃培养。初次分离在 1～2 周内用光学显微镜或倒置光显微镜观察，见滋养体自接种部位向外移行行迹，繁殖且簇集此后转化为包囊。对分离出的阿米巴滋养体做鞭毛试验可确定阿米巴属别。③角膜板层组织活检。重复刮片、培养结果阴性时，用微型环钻取材活检做阿米巴培养、组织病理学检查。免疫组化或透射电镜检查。④分子生物学方法如同功酶测定、DNA 探针及聚合酶链反应（PCR）检测角膜、泪液标本中棘阿米巴 DNA。⑤与戴接触镜相关患者的镜用物品包括镜盒、清洁液、护理液连同镜片一并做阿米巴培养、细菌培养、真菌培养，有辅助诊断意义。

棘阿米巴对多种抗感染药天然抵抗，早期抗原虫药物治疗是挽救视力的关键。①病变区清创。聚维酮碘有杀灭作用。②抗阿米巴药物为双胍类阳离子消毒剂，如氯己定、聚六亚甲基双胍（PHMB）。芳香二脒类为普罗帕脒（propamidine）、双溴丙脒、己脒定（hexamidine）。甲硝唑葡萄糖滴眼液、新霉素、巴龙霉素对棘阿米巴有一定的杀灭作用。伊曲康唑、克霉唑、氟康唑、咪康唑等疗效尚待验证。皮质激素抑制巨噬细胞活性，有碍消除阿米巴且促进滋养体增殖，加重病情，应禁用。药物治疗不能有效控制感染时则应在药物治疗基础上行治疗性角膜移植手术。

（二）福氏耐格里原虫

福氏耐格里原虫（Naegleria fowleri）多滋生在淡水中，滋养体较小，直径 7～20μm，椭圆形。体表无棘状突起，运动活泼。细胞核中央见圆斑状致密核仁。有丝分裂时核仁分为 2 等份，核膜持续存在。有暂时性鞭毛期，滋养体在蒸馏水内 37℃培养 2 小时转变为

梨形，一端生出 2 根鞭毛，继续培养 24 小时又恢复滋养体形态。鞭毛期不分裂，不形成包囊。滋养体在不适宜环境形成包囊，较小，直径 7～10μm，外壁光滑，在人体组织内仅见滋养体，不形成包囊。包囊对温度耐受力强，遇适宜环境又转变为滋养体。条件致病，游泳或接触污染水源经鼻腔感染可致急或亚急性肉芽肿性脑膜脑炎，全身播散。近年偶见福氏耐格里原虫性角膜炎报道。

七、结膜吸吮线虫

结膜吸吮线虫（*Thelazia callipaeda*）又称东方眼虫，是寄生于犬、猫等动物眼结膜囊、泪道的线虫，偶可寄生于人结膜囊引起结膜吸吮线虫病（thelaziasis）。本虫多见于亚洲地区如印度、朝鲜、日本等，我国也见散发病例。成虫乳白色半透明细长线状，体表有微细锯齿状横纹，头、尾端光滑。头端圆钝，有角质性口囊。成虫 1～1.5cm。卵椭圆形，（54～60）μm×（34～37）μm，排到泪液内。发病以夏秋季为多，中间宿主为果蝇类，舐吸终末宿主眼分泌物时将卵食入，在蝇体内发育为感染期幼虫，移至口器。蝇再次舐吸动物或人眼时传播感染，幼虫在终末宿主结膜囊内发育为成虫。成虫以口囊叮附在上穹隆部外侧结膜上，1～10余条线团状卷缩在结膜囊上、下穹隆部吸吮眼分泌物而生存，另可寄生在泪腺、结膜下或皮脂腺内。虫体分泌排泄物的化学性刺激、虫体移动机械性损伤常致慢性结膜炎、泪点外翻、结膜下肉芽肿。角膜损伤时线虫侵入角膜致角膜混浊。进入前房时致虹膜睫状体炎、继发性青光眼。治疗应保持眼部清洁，结膜囊滴表面麻醉剂后用镊取出虫体，彻底冲洗结膜囊。

八、卡氏肺囊虫

卡氏肺囊虫（*Pneumocystis carinii*）为世界性分布，寄生于多种哺乳动物肺组织，致病力低的原虫，正常人下呼吸道内也可存在。近年研究其核酸序列及编码酶的基因分析结果和真菌更为接近，目前仍暂时归属球虫亚纲。随白血病、恶性肿瘤、器官移植时抗代谢药物、细胞毒药物和免疫抑制剂的应用，特别是 AIDS 出现后，卡氏肺囊虫已成为常见的机会性感染病原微生物，日益被重视。肺囊虫生活史中有滋养体、包囊前期、包囊期。滋养体 2～8μm，形态多样，细胞膜薄，单个核。Giemsa 染色胞质浅灰蓝色，核紫红色。二分裂或接合生殖繁殖。核分裂，每核外围有胞质形成囊内小体（子孢子）。包囊前期呈卵圆形，3～6μm，细胞膜增厚开始形成囊壁。成熟包囊球形，4～10μm，囊壁厚，内含有 8 个 1μm×（2～3）μm 新月形或圆形囊内

小体，呈团状或钟形堆集排列。Giemsa 染色包囊壁不着色。囊内小体呈紫红色，亚甲胺兰染色包囊呈紫蓝色。Gomori 六胺银（GSM）染色包囊壁呈棕或黑色，囊内小体不着色。包囊破裂释放囊内小体，发育为小滋养体，遗留括弧样或折叠状空囊。肺囊虫包囊通过空气飞沫传播入肺，囊内小体脱囊发育为小滋养体，寄生肺泡内。多为隐性感染，不表现症状。一旦机体免疫低下时则大量繁殖，致间质性浆细胞性肺炎，肺泡腔内充满蜂窝状泡沫样物，内含虫体。AIDS 患者 60%～85% 并发肺囊虫肺炎，也是其重要死亡原因之一。肺囊虫肺外播散到眼部致脉络膜炎，偶致球后肌锥内肉芽肿。实验室检查为肺泡灌洗液、肺活检，染色查肺囊虫。单克隆抗体免疫荧光染色或酶联免疫试验查抗原。ELISA、间接免疫荧光法测抗体。分子生物学方法检测核酸。敏感药物为复方磺胺甲基异噁唑、乙胺嘧啶、磺胺嘧啶、喷他脒等。

九、旋 毛 线 虫

旋毛线虫（*Trichinella spiralis*）为人畜共患寄生虫，在哺乳动物间传播。成虫微小，线状。雌虫（2～4）mm×0.06mm，雄虫 1.5mm×（0.04～0.05）mm，寄生在多种动物及人的十二指肠、空肠内。成虫产卵分化为幼虫，部分自肠腔排出，而大部分幼虫侵入淋巴管、小静脉，随血流达全身器官、组织，寄生在横纹肌内继续长大。幼虫（100～124）μm×6μm，周围纤维组织增生形成梭形囊包，囊包内含 1～数条幼虫。旋毛线虫成虫、幼虫寄生发育在同一宿主体内，但感染性幼虫必须转换宿主，即人或动物食入未熟或生的含旋毛线虫囊包的肉类后才能在其肠内发育为成虫，完成生活史。幼虫毒素、代谢产物致肉芽肿形成，引起肌炎、肌痛。侵犯眼部，在眼肌成囊时睑水肿、球结膜水肿、结膜下出血、眼肌炎、复视、视网膜静脉曲张、视网膜出血。实验室检查为肌肉囊包检查幼虫。ELISA、间接免疫荧光试验、间接血凝试验等检测抗体。治疗药物为噻苯唑、甲苯咪唑等。

十、曼氏迭宫绦虫

曼氏迭宫绦虫（*Spirometra mansoni*）又名孟氏裂头绦虫，生活史需要经过三个宿主。成虫寄生在终末宿主猫、狗的小肠内。卵随粪便排出，在水中孵出钩球蚴。钩球蚴被第一中间宿主剑水蚤食入后发育为原尾蚴。带原尾蚴的剑水蚤再被第二中间宿主蝌蚪、蛙、蛇或鸟、鸡、猪等转续宿主吞食，发育为裂头蚴，进入肌肉、腹腔、皮下组织寄居。猫、狗等捕食受染的第二中间宿主或转续宿主后，裂头蚴在其肠内发育为成虫。

人可为迭宫绦虫的第二中间宿主、转续宿主，也可为终末宿主。裂头蚴有很强的活动能力，头节有再生能力且存活时间长。寄生人体部位广泛，造成的危害较成虫为大。裂头蚴可通过民俗中习用生蛙肉贴敷伤口治疗眼疾、自伤处或通过正常皮肤、黏膜侵入人体或食入含裂头蚴的生或未熟的蛙、蛇、鸡、猪肉等或经污染水源感染。裂头蚴寄居人体皮下、黏膜下、浅表肌肉内，形成肉芽肿或囊包，裂头蚴寄居囊腔内，囊壁为纤维结缔组织。可侵犯眼睑、结膜下、球内、眶内致局部红肿，可触及游动性条索状物。可致虹膜睫状体炎、玻璃体炎、并发性白内障、眼球突出、眼运动障碍等。治疗成虫用南瓜子、槟榔等驱绦虫药。手术摘除整个裂头蚴虫体。特别取出头节才能根治。

十一、棘球绦虫

棘球绦虫（Echinococcus）为人畜共患寄生虫。属中有细粒棘球绦虫（E. granulosus）、多房棘球绦虫（E. multilocularis）等4个种，以细粒棘球绦虫为多见。生活史中需要2个宿主。狗等食肉动物为终末宿主。成虫细小，长2～7mm，由头节、颈部及幼节、成节、孕节节片组成。头节有顶突，4个吸盘和两圈小钩。寄生在狗肠腔内，经粪便排出孕节和卵污染环境，狗是重要传染源。中间宿主为羊、牛、猪等。人可偶为中间宿主，食入虫卵感染，患包虫病，多见于牧区人群。中间宿主食虫卵后六钩蚴逸出，入血流达肝、肺等器官、肌肉组织或达眼眶内、睑、结膜下等部位定居发育为棘球蚴。棘球蚴是大小不一的圆形囊状体，由囊壁、生发囊、数量不等的椭圆形，170～122μm大小的原头蚴及囊液组成。周围有炎性反应和结缔组织增生（包虫病）。棘球蚴侵眶内时致上睑下垂、眼运动受限、眼球突出、暴露性角膜炎、视神经炎、视神经萎缩。实验室检查方法有皮内试验、酶联免疫吸附试验、间接血凝试验等。主要治疗方法为手术切除。包虫囊肿穿刺，抽液，注入95%酒精。服甲苯咪唑、阿苯哒唑驱虫。

十二、血　吸　虫

血吸虫（Schistosoma）为人畜共患寄生虫，我国、日本等地区流行的血吸虫主要为日本血吸虫。人及多种哺乳动物为其终末宿主，成虫寄生在肠系膜静脉主要门脉系统或内腔静脉血管内。成虫产卵随粪、尿排出体外，污染水源，在水中孵出毛蚴。毛蚴侵入中间宿主钉螺体内发育为尾蚴。尾蚴在水内游动，人接触污染尾蚴的水经皮肤感染，发育为童虫，最后成熟为成虫。雌虫产卵随血流到内脏，特别在肝、肠中沉积，致肉芽肿、纤维化、肝硬化。血吸虫病时偶见眼部受累，表现结膜、泪腺肉芽肿、脉络膜炎、视网膜出血、葡萄膜炎等。治疗药物为吡喹酮。

十三、利什曼原虫

利什曼原虫（Leishmania）为脊椎动物和人共患寄生虫，是黑热病的病因，见于热带、亚热带地区，我国黑热病主要为杜氏利什曼原虫（L. donovani）所致。生活史有前鞭毛体和无鞭毛体两个时期。前鞭毛体寄生在昆虫宿主白蛉胃内，梭形，长11～16μm，前端伸出一根鞭毛。Giemsa染色胞质淡蓝，核及鞭毛呈红色，另见紫红色杆状动基体。无鞭毛体寄生在脊椎动物、人的巨噬细胞内，卵圆形，4.4μm×2.8μm，仅见核及动基体。白蛉为利什曼原虫的传播媒介，叮刺吸血时，前鞭毛体随唾液注入人体内，被巨噬细胞吞噬转化为无鞭毛体。在纳虫泡内二分裂增殖，经单核巨噬细胞携带到脾、肝、淋巴结等处，致脾、肝、淋巴结肿大、贫血、出血、皮肤色素增生。累及眼部时表现眼睑溃疡、肉芽肿性结膜炎、瘢痕形成、泪道阻塞、周边基质角膜炎、坏死性角膜溃疡、葡萄膜炎、视盘炎、视网膜出血、播散性脉络网膜炎、视网膜中心静脉阻塞、睑外翻、暴露性角膜炎等。实验室检查方法为骨髓、淋巴结等穿刺液或皮肤、黏膜病变区组织液涂片查原虫。间接免疫荧光、ELISA、间接血凝试验测抗体。治疗药物为葡萄糖酸锑钠、喷他脒。

十四、微　孢　子　虫

微孢子虫（Microsporidia）为专性细胞内寄生，形成微孢子的早期真核单细胞原虫。自然界普遍存在。寄生宿主范围很广，包括非脊椎动物和脊椎动物如昆虫、鸟、鱼、鼠、家畜、猫、狗等，偶感染人类。近年，随HIV/AIDS流行、免疫受损者增多，时见眼、鼻、鼻窦微孢子虫感染的报道。微孢子虫在宿主细胞质内寄生，生活周期为裂殖体-成孢子体-母孢子体-孢子母细胞-发育成熟为微孢子。微孢子大小为1～2μm，卵圆形或圆形。胞壁有几丁质。依属别不同有一个胞核或双核紧密排列。电子显微镜下见电子致密外壁和透明内壁。单位膜内孢质中有原核生物样核糖体、简单的高尔基器而无线粒体。胞质前端近周边部有极体细胞器，从脐状结构的锚盘伸出直径0.1～0.2μm有6～7个或数目不等卷圈的管状极丝，极丝向后止于孢子后部的空泡处。感染细胞时极丝弹出将胞质内容物射入宿主细胞或通过吞噬进入细胞内发育繁殖。微孢子虫通过胃肠道、呼吸道、伤口或接触感染微孢子虫的宠物感染人类，致肠炎、慢性腹泻、肝炎、尿道炎、鼻窦炎等多种疾病。微孢子经细胞-细胞扩散、自粪、尿排出体外。手-眼途径感染角膜致病。微孢子虫目中有 6 个属能致人类疾病，其中脑炎微孢子虫属（*Encephalitozoon*）和微粒子虫属（*Nosema*）微孢子可引起两种类型的角膜病。脑炎微孢子虫属微孢子虫常感染 HIV/AIDS 患者，致上皮性点状角膜结膜炎。结膜、角膜刮片检查在表层上皮细胞胞质内有膜包绕的空泡中见簇集不同发育期的微孢子虫。近年，除 HIV/AIDS 患者外，也时见本属微孢子虫感染免疫功能正常人角膜的报道。微粒子虫属微孢子虫感染偶见于眼外伤正常免疫活性者，致基质角膜炎、肉芽肿性角膜溃疡、角膜坏死穿孔。角膜刮片或活组织检查，在角膜细胞内、外和基质板层间查见微孢子虫。微孢子虫 Gram 染色阳性，Giemsa 染色呈紫蓝色。Grocott 银染色、PAS 染色见细胞壁，孢子一端见 PAS 阳性小体。电子显微镜可进一步观察形态，鉴定属别。微孢子虫对一般抗生素不敏感。烟曲霉素、普罗帕脒、伊曲康唑可缓解病变，控制发展。重症基质炎考虑治疗性角膜移植。

十五、班氏丝虫

班氏丝虫（*Filaria bancrofti*）热带、亚热带地区分布，我国平原地区丝虫病流行。幼虫在中间宿主库蚊、伊蚊体内发育，蚊叮咬时感染期幼虫侵入人体，在淋巴系统内发育为成虫。人为其终末宿主，成虫寄生在浅、深淋巴系统，繁殖产生微丝蚴，微丝蚴从淋巴系统进入血循环，有明显的夜间周期性释放。丝虫可致淋巴管炎、淋巴结炎、淋巴阻塞性病变，表现为象皮肿、乳糜尿。丝虫偶异位寄生在眼睑、前房、结膜下、葡萄膜、视网膜下，表现胶样结节、葡萄膜炎、脉络网膜炎。实验室检查为午夜取末梢血涂片查微丝蚴。结节切除检虫。ELISA 测抗体。乙胺嗪、呋喃嘧酮治疗。

十六、恶 丝 虫

恶丝虫（*Dirofilaria*）为狗、猫等食肉动物的寄生虫，见于北、南美洲、欧洲、亚洲等地。蚊为传播媒介，微丝蚴在蚊体内发育为感染幼虫，蚊叮咬人时偶感染人，但不能在人体内完成生活周期。偶致睑皮下、结膜下炎性结节、葡萄膜炎、虹膜、睫状体囊肿、坏死性肉芽肿。

十七、棘颚口线虫

棘颚口线虫（*Gnathostoma spinigerum*）为狗、猫等寄生虫，主要见于亚洲。成虫线状，红色。虫卵椭圆形，表面粗糙不平。卵在水中发育为一期幼虫，被第一中间宿主剑水蚤吞食，成长为二期幼虫。再被第二

中间宿主淡水鱼类吞食，在其肌肉内成长为三期幼虫。狗、猫为终末宿主，食入三期幼虫后成长为成虫，在胃内寄生，虫卵随粪便排出，污染水域。人是非适宜宿主，幼虫不能发育成熟。食入含三期幼虫的生鱼或猪、鸡肉后，幼虫移行寄生在皮下及全身各处。幼虫累及眼部致眼睑、眶内、眼内病变，表现眶蜂窝织炎、结膜炎、角膜溃疡、葡萄膜炎、玻璃体炎、视网膜脱离、视神经中央动脉阻塞等。无特效治疗药物，手术摘除幼虫。

十八、非 洲 锥 虫

非洲锥虫（African trypanosoma）寄生于人、哺乳动物血液、组织细胞内的鞭毛虫，主要见于非洲，为非洲睡眠病的病原体。锥鞭毛体（10～30）μm ×（1.5～3.5）μm，纺锤形，后端有点状动基体，前端有鞭毛，核居中，虫表面有波动膜。Giemsa 染色胞质内见暗蓝色异染颗粒，核和动基体呈红色。传播媒介为采采蝇，锥虫在蝇的中肠内发育，叮咬人体时锥鞭毛体随其唾液传播给人。皮下增殖致局部锥虫下疳，全身淋巴结肿。进入血循环周期性锥虫血症，造成多系统疾病，侵犯中枢神经系统致脑膜脑炎。眼部致睑、球结膜水肿、前部葡萄膜炎、基质角膜炎、视神经炎、视盘水肿、眼肌麻痹、睑下垂。实验室检查为淋巴结穿刺液、血液涂片查锥鞭毛体。间接荧光抗体试验、间接血凝试验、ELISA 查血清抗体。治疗药物为舒拉明、喷他脒。

十九、节肢动物、昆虫

（一）羊狂蝇、鼻狂蝇、牛皮蝇

羊狂蝇（*Oestrus ovis*）、鼻狂蝇（*Rhinoestrus*）、牛皮蝇（*Hypoderma bovis*）为羊、马、牛等牲畜寄生蝇，夏秋季成蝇繁殖，产卵于羊、马等鼻腔、眼结膜囊内。卵在结膜囊内孵化为幼虫。发育成熟后爬出结膜囊，体外成蛹，然后羽化为成蝇。狂蝇飞行时偶撞及人眼，将卵产于人结膜囊或通过污染蝇卵物品间接感染人。主要见于热带、中美等地区，也见于我国内蒙古、新疆、青海等牧区的放牧人员、野外工作者。幼虫呈乳白色，羊狂蝇幼虫为梭形，前端有一对黑色角质钩，各体节腹面前缘有 3～4 排棘刺。鼻狂蝇幼虫呈长椭圆形，前端有一对口钩，体背面有间断小棘。幼虫在结膜囊寄生引起蝇蛆病，局部刺激症状，眼睑水肿、结膜炎、角膜炎［结膜蝇蛆病或眼蝇蛆病（ocular myiasis）］。幼虫侵入皮下、泪道、眼眶致睑蜂窝织炎、眶蜂窝织炎，可破坏侵蚀眶骨、脑膜导致神经症状。牛皮蝇幼虫有时侵入眼内引起葡萄膜炎、视网膜下出血、视网膜脱离、眼球萎缩。结膜囊内蝇蛆在滴表面麻醉药后，蝇蛆幼虫口钩失去吸附能力，用镊即可取出。

（二）蠕螨（Demodex）

毛囊蠕螨（*D. folliculorum*）皮脂蠕螨（*D. brevis*）为皮肤寄生虫，体细小，0.1～0.3mm，半透明乳白色。毛囊蠕螨体细长些，皮脂蠕螨较短粗。螨体分颚体、足体、末体三部分，有针状口器，体表有环形皮纹，有4对足。蠕螨寄生于人体毛囊、皮脂腺、外分泌腺上皮处，刺吸宿主细胞、皮脂腺分泌物而营生繁殖，引起上皮、皮脂腺增生、破坏。雌螨在毛囊内产卵，卵无色半透明，呈蘑菇状。螨寄生于睫毛毛囊、皮脂腺、睑板腺时致慢性睑缘炎、睑板腺炎、秃睫。蠕螨通过接触传播。拔取睫毛乳头或挤压睑板腺分泌物置玻片上，滴甘油、KOH后显微镜检查可见蠕螨。治疗药物为甲硝唑、氯化氨汞、硫磺软膏等。

（三）耻阴虱

耻阴虱（*Pthirus pubis*）为体表寄生虫，见于卫生状况不良者。虫体灰白色蟹形，大小为1.5～2mm。前足细，第2、3对足发达，腹部两侧有钢毛。以足嵌于睑缘组织，口器插入皮下叮刺吸血寄生。成虫产卵于睫毛基部，虫卵半透明，一端较尖，黏附在睫毛上，另端较平而游离。接触传播，致睑缘瘙痒、慢性睑缘炎、结膜炎。镊子夹除虫体，充分清洁睑缘。

（金秀英　罗时运）

主要参考文献

1. 吴观陵. 人体寄生虫学. 第3版. 北京：人民卫生出版社，2005.
2. 李志辉. 眼部猪囊尾蚴病. 中华眼科杂志，1980，16（1）：59-61.
3. 金秀英. 弓形虫病及其实验诊断. 国外医学眼科学分册，1983，7（1）：72-78.
4. 中华眼科杂志编辑委员会综合. 人眼结膜吸允线虫83例分析. 中华眼科杂志，1980，16（1）：64-69.
5. 夏顺寅，高丰. 人体旋毛虫病眼内表现及临床分析. 中华眼科杂志，1991，27（6）：369-370.
6. 金秀英，罗时运，杨宝玲，等. 棘阿米巴角膜炎的诊断和治疗探讨. 眼科研究，2000，18（2）：143-145.
7. 罗时运，金秀英，王智群，等. 棘阿米巴角膜炎致病虫株的超微结构观察. 中华眼科杂志，2008，44（11）：1020-1024.
8. 刘丁兰，李胜. 眼眶巨大包虫囊肿一例. 中华眼科杂志，1997，33（1）：11.
9. 汪东，宋国祥. 眼眶猪囊尾蚴的临床分析. 中华眼科杂志，1999，35（2）：129-131.
10. Shields JA. Ocular toxocariasis: a review. Surv Ophthalmol，1984，28（5）：361-381.
11. Lam S. Keratitis caused by leishmaniasis and trypanosomiasis. Ophthalmol Clin N Am，1994，7（4）：635-639.
12. Shami MJ，Freeman W，Friedberg D，et al. A multicenter study of pneumocystis choroidopathy. Am J Ophthalmol，1991，112（1）：15-22.
13. Young JA，Ryan ET. Parasitic infections of the anterior segment. Int Ophthalmol Clin，1996，36（3）：49-71.
14. Bodaghi B，Touitou V，Fardeau，et al. Toxoplasmosis: new challenges for an old disease. Eye，2012，26（2）：241-244.
15. Seal DV. Acanthamoeba keratitis update-incidence, molecular epidemiology and new drug for treatment. Eye，2003，17（8）：893-905.
16. Bacon AS，Frazer DG，Dart JK，et al. A review of 72 consecutive cases of acanthamoeba keratitis，1984-1992. Eye，1993，7（8）：719-725.
17. Sharma S，Das S，Joseph J，et al. Microsporidial keratitis: need for increased awareness. Surv of Ophthalmology，2011，56（1）：1-22.
18. Pearlman E，Gillette-Ferguson I. Onchocera volvulus, Wolbachi and river blindness. Chem Immunol Allergy，2007，92（3）：254-265.
19. Tu EY，Joslin CE. Microsporidia and acanthamoeba: the role of emerging corneal pathogens. Eye，2012，26（2）：222-227.
20. Gao YY，Di Pascuale M，Li W，et al. High prevalence of demodex in eye lashes with cylindrical dandruff. Invest Ophthalmol Vis Sci，2005，46（9）：3089-3094.

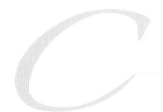

眼科病理学在于揭示并探讨眼部疾病的发生机制和病变的本质，为眼病的诊断和治疗提供理论依据，指导临床医师确定治疗方法以及评估患者的临床预后。

第一节　病理检查应注意的事项

一、对标本的要求

1. 所取标本必须是新鲜的，应立即固定，以防自溶，根据检查目的，选用固定液。

2. 所取标本，应避免对组织压挤或夹损致细胞变形，无法辨认。

3. 软的薄片组织，如结膜、虹膜等应立即轻轻平铺于纸片上，稍干后置于固定液内。标明标本的方位，以便切片时有所选择。

4. 活体检查的标本，一定要足够大、深以防不是真正的病变组织。

5. 取较表浅病变标本做活体检查时，应注意同时取与之交界的一些正常组织，以便观察病变与正常组织的关系。

6. 电镜检查用的标本在同一检查部位做两张切片，一张供光学显微镜检查用，另一张供电子显微镜检查用，以保证电镜所见确为病变处细胞。

二、标本的固定

（一）标本固定的目的
固定是最重要的要求之一，其目的为：

1. 抑制自溶酶的作用，杀死引起分解的微生物，防止死后改变，如腐败和溶解。

2. 尽可能保持各种组织成分原来形状。

3. 使原先软的组织变硬，可使以后处理过程容易些。

4. 使各种组织成分可接受以后的染色。

（二）标本固定的前提要求
1. 组织要新鲜，应及时、尽早地浸于固定液中。

2. 固定剂渗入组织的能力和速度是有限的，组织块太大、固定不好等影响病理片后续的制作。

3. 固定剂的量必须足够。一个活体检查标本固定液的基本容量至少应为标本大小的 10 倍。一个眼球必须有约 300ml 的固定液。并不需要将球壁开窗。

4. 组织固定的时间因组织大小而定，眼球固定 48 小时，活体检查标本根据容积大小固定数小时至 24 小时。

（三）固定液的选择
1. 4% 甲醛溶液　常规应用，优点：①固定的组织切片几乎可被很多特殊染料所染；②也可用于冷冻切片，因此适用于脂肪染色；③不引起组织过度发硬或发脆；④价格较便宜。主要缺点为：①为水溶液，故可溶解高度水溶性物质，如胱氨酸或尿酸盐结晶及某些碳水化合物（如糖原）；②使被固定组织产生收缩，视网膜尤甚；③固定组织不适用于电子显微镜检查。

2. 戊二醛　常用 4% 浓度。其主要优点为固定组织适合光学显微镜和电子显微镜检查；组织收缩明显少于甲醛溶液。

3. 95% 丙酮　用于培养的细胞爬片，特别是需进行免疫荧光共焦显微镜者效果较佳。

4. 乙醇　70%～100% 浓度乙醇对一些组织化学技术（例如证实糖原或某些酶）有用。但常规中很少用乙醇固定组织，因有较多缺点，如穿透缓慢、引起组织过度发硬和严重收缩，致使细胞变形等。乙醇可溶解脂肪，在对脂肪的研究中禁用。

5. 四氧化锇（锇酸）　主要用于电子显微镜检查。固定于四氧化锇的组织极难复染，因此，不适用于石蜡包埋并用光学显微镜检查用的组织切片。

6. 其他固定剂　如 Zenker 液和 Bouin 液，因缺点较多，很少应用。

三、组织的取材与处理

病理医师需根据临床医师送来的组织进行量体裁

衣再取材,然后重新固定,再上机或手工操作,完成后面的步骤。

（一）组织方向的确定

1. 眼部局部组织,除肿瘤外通常较小较薄,应有方向性,否则无法显示组织病变的全部或相应的结构,如角膜方向包错,切片只能看到某一层组织,不能见到五层结构:上皮层、前弹力层、基质层、后弹力层和内皮细胞层;一些抗青光眼手术取出来的角巩缘组织如果方向包错,制作出来的片很可能没有小梁网结构;眼表的小肿瘤如方向错误,将无法看到组织的排列极向及组织浸润生长的程度,这一点对于鉴别原位癌还是鳞癌非常重要。

2. 送检眼球也应注意方向,故眼球剖切前方向的确定也非常重要。确定离体固定的眼球方向应注意以下几点:

（1）剖切眼球前务必明了左右眼。

（2）眼球前面观根据角膜的位置方向判断眼球方向:角膜略呈椭圆形,上下方结膜部分遮盖上下角膜缘,其水平径较垂直径稍长,由此判断眼球的水平方向。内直肌眼球附着端距角膜缘最近,上直肌眼球附着端距角膜最远,依此可判断出眼球鼻侧及上方。

（3）眼球后面观最具有说服力的标记为下斜肌附着眼球上的止端,它位于视神经的颞侧稍上方,为一厚实的弧形肌肉纤维束,弧形的凸面朝向眼球上方,近弧形凸面缘顶端的下面相当于视网膜黄斑区的位置;上斜肌的上端位于眼球的颞上方,为一较薄的白色肌腱组织,由此能识别眼球的上下方及鼻颞侧。

（二）小组织的取材

小组织的取材,特别是眼表面的组织,应先确定上皮面和基底面的方向,尽可能以最大面积处作切面及包面。

（三）眼球的取材:

1. 如临床医师无特殊说明,一般情况下眼球取材按水平面方向、前经瞳孔、后经过视神经中央进行剖切。

2. 大部分摘除眼球的理由为眼内长了肿瘤,故针对眼内肿瘤摘除的眼球进行取材选取剖切点或包埋面,先要确定肿瘤的位置,务必通过肿瘤与球壁相连接的基底面、前经瞳孔、后尽可能通过视神经进行剖切,即肿瘤基底部、瞳孔和视神经三者联一线作剖切面和包面,这样不仅得到眼球的完整结构,也能获得眼内肿物的最大面积及与球壁的连接点,便于进行病理观察和诊断。取材眼内肿瘤位置的方法:①临床检查资料着手,根据一些物理检查先确定肿瘤位置与大小;②灯光透照法:在暗处,用透照灯从眼外巩膜面透

照入眼内,可从瞳孔处见到淡淡的红光,如有黑色素样肿瘤,则见不到光,依此确定肿瘤位置;③触摸法:用手指尖轻压眼球壁,肿瘤处球壁硬度感增加、质实、颜色偏灰。

3. 眼球取材方法:多采用两块双面刀片平行剖切眼球法。

四、脱　水

由于所用包埋物质（如石蜡、火棉胶等）不是水溶性的,必须将细胞内水分除去,包埋物质才能渗入细胞内。常用的脱水剂是乙醇或乙醇丙酮混合物,自低浓度开始,逐渐至100%浓度。用这种梯度脱水法可避免急骤脱水引起细胞收缩变形。

五、浸　透

因组织经固定和脱水后形成一个空间框架,内有脱水剂,必须经过浸透。用包埋剂逐渐取代组织内的脱水剂,使细胞内外所有空隙都为包埋剂填充。待包埋剂形成固体后,便于切片。石蜡包埋技术所用的浸透剂为二甲苯或氯仿。火棉胶包埋用乙醚。电子显微镜技术中在包埋前先用 1:1 Epon 812 环氧酯和 100% 丙酮混合剂浸透 30 分钟,再用 Epon 812 环氧酯包埋剂浸透。

六、包　埋

为能将组织切成很薄的片,染色后供显微镜检查,必须将组织包埋于某种物质内,使固态到足够硬度,可用于切片机切片。冷冻切片则不用包埋,将固定后的组织或新鲜组织冷冻后切片。

（一）石蜡

石蜡为最常用的包埋物质,其优点是:①所用时间短,可较快得到结果;②其组织可切得比包埋于火棉胶者更薄,显微镜下可以观察到细胞的较细致结构;③可用于多种特殊染色,而火棉胶包埋切片受到限制;④可连续切片;⑤未切的余下组织可较久保存,备日后再切。

其缺点为:较火棉胶包埋的组织收缩及变形稍多些;石蜡包埋经乙醇,二甲苯处理,脂肪被溶解。若需评价组织的脂肪,必须用冷冻切片。

（二）火棉胶

1. 优点　①可用于含大空腔易于萎陷的组织标本,可保持其原来形状,眼球即为其一;②较少引起组织细胞收缩和变形。

2. 缺点　①需用数周时间,不能及时得到结果;②切片比石蜡切片厚得多,影响对细胞精细结构的观

察；③不能满足某些组织化学技术要求；④火棉胶包埋块随时间变性，不如石蜡包埋块保持得久。

七、切　片

用切片机将石蜡包埋的组织切成 4～6μm 厚的薄片，放置玻片上，经烤干，二甲苯脱蜡，乙醇复水等处理后，玻片仅留有组织，染色后即可供检查。

八、染　色

组织不染色用光学显微镜在透射光观察，只能看到核和细胞边界，必须染色后，才能看到组织及其细胞的特征和彼此关系。至少要用两种染料，一种染细胞核，另一染细胞质和细胞外组织。

常规应用的染色为苏木素和伊红（HE 染色）。凡为碱性染料染色的物质称为"嗜碱性"物质。苏木素为碱性染料，可使细胞核的酸性核蛋白染成蓝紫或紫黑色。凡为伊红染色的物质称为"嗜酸性"物质。常用酸性染料（伊红）使胞质和水肿液中蛋白质染成浅粉红色。

第二节　病理 HE 片的制作

传统的病理技术实际就是 HE 片的制作，HE 病理片制作技术成为病理学科不可替代、不可缺少的技术，是永恒的经典。没有 HE 片的制作，也就没有病理学科的存在。随着病理技术的发展，病理技术已由手工操作转变为机器自动化操作的，但对眼科病理而言，手工制作仍是大部分眼病理室所采用的，其流程如下：

1. HE 片制作的流程　石蜡切片脱蜡至水→Harris 苏木素染液 5～8 分钟→流水冲洗 1 分钟→1% 盐酸酒精分化 2～5 秒→流水冲洗 10 分钟→0.5% 伊红水溶液 1～2 分钟→蒸馏水稍洗 1～2 秒→80% 乙醇 1～2 秒→95% 乙醇Ⅰ 1～2 秒→95% 乙醇Ⅱ 1～2 秒→无水乙醇Ⅰ 5 秒→无水乙醇Ⅱ 5 秒→二甲苯Ⅰ 1 分钟→二甲苯Ⅱ 1 分钟→中性树胶封片→光镜下观察。

2. 结果观察　细胞核蓝色，细胞质、肌纤维、胶原纤维等呈深浅不同的红色；红细胞、角蛋白等呈明亮的橙红色。

第三节　组织化学染色

经典的 HE 染片技术，能让我们清晰见到细胞组织的结构，是正常细胞还是肿瘤细胞，但对于一些特殊成分及精确的组织源性，需要借助组织化学染色技术。根据不同的需要，常用的组织化学染色有数十种。

一、常用的组织化学染色技术

常用的一些组织化学染色技术的名称与目的见表 1-25。

二、常用的组织化学染色基本流程

（一）PAS 染色

1. 制作流程　切片二甲苯脱蜡，梯度酒精水化→蒸馏水洗→0.5% 高碘酸水溶液氧化，10 分钟→流水 2 分钟，蒸馏水洗→无色品红，加盖暗处作用 10～20 分钟→0.5% 偏重亚硫酸洗 2 次（1 分钟 / 次）→流水冲洗，5 分钟→Mayer 苏木素染核，1 分钟→水洗→中性树胶封片。

2. 结果观察　胞质阳性呈亮红色颗粒为糖原，阴性为复染色。

（二）胶性铁染色

1. 制作流程　组织脱蜡至水→3% 醋酸水溶液，10 分钟→酸化胶体铁，10 分钟→蒸馏水洗片，5 分钟，换水 1～2 次，至切片无色→2% 亚铁氰化钾盐酸水溶液，10 分钟→蒸馏水 2 次→核固红复染，5～10 分钟→中性树胶封片。

2. 结果观察　酸性黏液物质呈鲜蓝色，胞核红色。

（三）Masson 三色染色

1. 制作流程　组织固定于 Bouin 液或 Zenker 液，流水冲洗一晚（或 1 小时，3～6℃），脱水包埋，切片脱蜡至水→Mayer 苏木素，5～7 分钟→流水稍洗→1% 盐酸酒精分化→流水，10～15 分钟→丽春红酸性品红，5 分钟→蒸馏水稍洗→1% 磷钼酸水溶液，5 分钟→直接苯胺蓝或亮绿液复染，5 分钟→1% 冰醋酸，1 分钟→95% 酒精脱水多次→无水酒精脱水，二甲苯透明，中性树胶封片。

2. 结果观察　胶原纤维呈蓝色（苯胺蓝复染）或绿色（亮绿复染），胞质肌纤维和红细胞红色，胞核蓝褐色。

（四）胶原纤维（V.G）染色

1. 制作流程　组织固定、脱水，包埋→切片脱蜡至水→Weigert 铁苏木素，5～10 分钟→稍水洗→1% 盐酸酒精分化→流水数分钟→Van Gieson 染色，1～2 分钟→倾去余液，95% 酒精分化和脱水（可不用）→无水酒精脱水→中性树胶封片。

2. 结果观察　胶原纤维呈鲜红色，肌纤维、胞质及红细胞呈黄色，胞核呈蓝褐色。

（五）爱先蓝染色

1. 制作流程　组织固定、脱水、包埋→切片脱蜡至水→爱先蓝（pH 2.5），10～20 分钟→流水稍洗→核

表 1-25　组织化学染色表

需要观察的组织结构		方法	适用范围
结缔组织	胶原纤维	1. 改良 Van Gieson 苦味酸丽春红 S 法 2. Masson 三色法 3. Mallory 三色法	1. 软组织梭形细胞肿瘤的鉴别 2. 角膜淀粉样变性 3. 眼肌纤维的鉴别
	网状纤维	1. 改良 Gordon-Sweets 法 2. 改良 Gomori 法	1. 癌与肉瘤的鉴别 2. 鉴别早期癌 3. 鉴别原位癌或原位早期浸润 4. 区别血管内皮瘤和血管外皮瘤 5. 区分骨恶性淋巴瘤和骨尤文瘤 6. 区别淋巴结的滤泡性淋巴瘤和淋巴滤泡反应性增生 7. 成纤维细胞型脑膜瘤与星形细胞瘤区别
	弹性纤维	1. 醛品红法 2. 间苯二酚碱性品红法 3. 维多利亚蓝法	1. 弹性纤维增生 2. 弹性纤维断裂崩解
病原微生物	细菌	1. 苯胺结晶紫法 2. 草酸铵结晶紫法	观察细菌
	抗酸菌	苯酚碱性品红法（抗酸染色）	观察抗酸菌
	真菌	1. 高碘酸无色品红法 2. 无色品红 - 醛品红法（改良 Gridley）法 3. 六胺银法（改良 Grocott）法 4. 爱尔新蓝（pH 2.5 法）	1. 观察真菌 2. 观察菌丝和孢子
	衣原体颗粒	吉姆萨（Giemsa）法	观察衣原体颗粒
淀粉样蛋白		1. 甲紫法 2. 甲醇刚果红法 3. 硫酸钠爱尔新蓝法 4. 硫代黄素 T 荧光色素法	区别淀粉样蛋白与玻璃样变
色素	钙盐	1. 硝酸银法 2. 茜素红 S（改良 McGee-Russell）法	用于证明组织中钙盐的存在
	脱黑色素	脱黑色素法	鉴别黑色素瘤中的黑色素细胞
	含铁血黄素	1. 亚铁氰化钾法 2. 改良腾波尔法	用于黑色素、脂褐素、甲醛色素与含铁血黄素鉴别
	甲醛色素	除甲醛色素法	用于内源性色素鉴别
肥大细胞		1. 甲苯胺蓝法 2. 醛品红 - 橙黄 G 法 3. 爱尔新蓝沙红法	用于观察肥大细胞
糖类	中性脂肪	1. 苏丹Ⅳ法 2. 油红 O（改良 Lillie）法	用于水样变性、糖原与脂肪变性的鉴别
	糖原	1. 高碘酸 - 无色品红法（PAS 法） 2. 胭脂红法	用于脂滴与糖原的鉴别
	中性黏液物质	爱尔新蓝（pH 2.5）- 高碘酸 - 无色品红法（AB-PAS 法）	用于中性黏液与酸性黏液的鉴别
	酸性黏液物质	1. 黏液胭脂红法 2. 爱尔新蓝（pH 2.5）法 3. 爱尔新蓝（pH 1.0）法 4. 胶体铁法	1. 用于黏液性上皮肿瘤的鉴别 2. 用于证明肿瘤是否含有黏液物质

固红复染，5～10分钟→稍水洗→中性树胶封片。

2．结果观察　唾液酸及弱硫酸化黏液物质及一般黏液呈蓝色，各种强硫酸化黏液物质不染色或淡染，胞核红色。

（六）弹力纤维（醛品红）染色

1．制作流程　组织10%甲醛固定，脱水包埋→切片脱蜡至水→KMnO₄，5分钟→草酸漂白5分钟→水洗→70%酒精稍洗→醛品红液10分钟→70%酒精洗2次，每次30秒，至切片不再脱色→稍水洗→橙黄G液，1秒→稍水洗→中性树胶封片。

2．结果观察　弹力纤维呈深紫色，底色为不同程度黄色。

（七）刚果红法

1．制作流程　组织10%甲醛固定，脱水包埋→脱蜡至水化→甲醇刚果红，10分钟，倾去余液→碱性酒精急速分化，数秒，镜下控制→流水洗，5分钟→苏木素染核，必要时盐酸酒精分化→流水洗，10分钟→中性树胶封片。

2．结果观察　淀粉样蛋白红色，胞核蓝色，偏光镜下淀粉样蛋白出现绿色双折光。

（八）脂肪染色（苏丹Ⅲ）

1．制作流程　组织固定，冷冻切片→70%酒精稍洗→A液，5分钟→70%酒精洗去多余染液→B液复染胞核2～3分钟，必要时1%盐酸酒精稍分化→水洗，10分钟或稀碳酸锂水溶液促蓝，裱于载玻片。把周围水抹干→水溶性胶或甘油明胶封片。

2．结果观察　中性脂肪呈橙红色，胞核蓝色。

（九）Gram染色

1．制作流程　石蜡切片脱蜡至水→结晶紫，1分钟→水洗→革兰碘液，1分钟→水洗→95%脱色酒精，约30秒（脱色酒精滴满涂片，立即倾去，再滴满，脱色10秒）→水洗→碱性品红复染，1分钟→水洗→镜检。

2．结果观察　革兰阳性菌呈紫色，革兰阴性菌呈红色。

（十）抗酸染色（苯酚碱性品红法）

1．制作流程　组织固定，脱水包埋→切片脱蜡，不经酒精→纱布抹干余液→流水稍洗→苯酚碱性品红，室温，15～30分钟→流水漂洗→20%硫酸水溶液水化，约1～5分钟→流水漂洗→Mayer苏木素浅染→流水洗，10～15分钟→中性树胶封片。

2．结果观察　抗酸菌（包括麻风杆菌和结核杆菌）呈鲜红色，胞核蓝色。

（十一）GMS染色

1．制作流程　10%甲醛固定，脱水包埋→脱蜡至水→8%铬酸水溶液，20分钟→水洗→0.5%偏重亚硫酸钠，1分钟→流水，5分钟，蒸馏水洗两次→六胺银工作液温箱（58～60℃）60～90分钟，至切片黄色，霉菌黑色→蒸馏水洗→0.1%氯化金溶液调色，2～3分钟→稍水洗→2%硫代硫酸钠，2～5分钟→流水，5分钟→亮绿液复染，20～40秒或橙黄G复染1～2秒→快速水洗→95%酒精及无水酒精脱水→中性树胶封片。

2．结果观察　各种霉菌均被着色，菌丝和孢子明显黑褐色，抗酸菌也是黑褐色，背景为淡绿色（亮绿复染）或橙黄色（橙黄G复染）或红色（曙红）。

（十二）Giemsa染色

1．制作流程　切片二甲苯脱蜡，梯度酒精水化→纯净水洗→Giemsa稀释液，45～60分钟→蒸馏稍水洗，晾干→中性树胶封片。

2．结果观察　上皮细胞胞质内见衣原体颗粒呈紫红色颗粒状。

（十三）含铁血黄素（亚铁氰化钾）

1．制作流程　组织固定脱水包埋→切片脱蜡至水→蒸馏水洗→一液和二液等分混合，染片，10～20分钟→蒸馏水洗→核固红染核5～10分钟，或沙红复染数秒→稍水洗→中性树胶封片。

2．结果观察　含铁血黄色呈蓝色，胞核呈红色。

（十四）脱色素法

1．制作流程　切片脱蜡至水→酸化高锰酸钾，2～4小时→稍水洗→2%草酸漂白，1～2分钟→流水。5分钟，镜下观察，看黑色素是否脱去→苏木素-曙红染色。

2．结果观察　与未经上述酸化高锰酸钾溶液氧化，草酸漂白的相同连续切片比较，脱色的为黑色素。

第四节　免疫组织化学检查

免疫组织化学是利用特异性的抗原抗体反应，研究组织或细胞的抗原物质或抗体的定性定位的技术方法，为形态功能及代谢的结合。对了解病变的组织起源与分类有很大的帮助。尽管免疫组化染色技术的发展极大地推动了病理学科的发展，特别是肿瘤的分类与诊断，但该技术仍无法取代传统的HE病理技术，对于临床诊断病理学，HE病理技术仍是学科技术的根本与灵魂。

一、临床诊断工作中常用的免疫组织化学标记

临床诊断工作中常用的免疫组织化学标记见表1-26。

二、免疫组化染色的方法

免疫组织化学方法一般先用某种标志物标记，结

表 1-26　常用的免疫组化抗体

血液系统	MPO：髓系细胞标志物 T 细胞标志物：CD3、CD5、CD45Ro、CD4、CD8、CD43 B 细胞标志物：CD10、CD20、CD79a、CD23 LCA：淋巴系细胞标志物 其他：CyclinD1、kappa、lambda、bcl-2、bcl-6、TDT、CD1a、CD21、CD30、CD38、CD57
神经系统	NF（神经纤维细丝蛋白）：神经元特异性中间丝蛋白，分布于中枢外周神经元及肿瘤中。 NSE（神经元特异性烯醇化酶）：主要分布于神经元和一些神经内分泌细胞中。 Sy（突触素）：一种糖蛋白，存在于神经元突触前囊泡膜上，肾上腺髓质细胞和神经内分泌细胞质内。 CD56：神经细胞黏附分子，主要分布于大多数神经外胚层来源的细胞和组织中。常用于星形细胞瘤、神经母细胞瘤、神经内分泌肿瘤等的研究。 GFAP（胶质纤维酸性蛋白）：中间丝蛋白之一，主要用于星形胶质瘤等中枢神经系统肿瘤的诊断。 S-100：可溶性酸性蛋白，主要存在神经组织，少数间叶组织。用于神经鞘瘤、恶黑、脂肪肉瘤及软骨肿瘤的诊断。 巢蛋白（nestin）：中间丝蛋白，在神经上皮干细胞中极为丰富，在原始神经外胚层肿瘤 PTEN、星形胶质细胞瘤呈阳性反应。

上皮源性	PCK（广谱细胞角蛋白）：主要标记各种上皮		AFP（甲胎蛋白）：主要用于原发性或转移性肝细胞癌的诊断
	HCK（高分子角蛋白） 34βE12 主要标记鳞状上皮	LCK（低分子角蛋白） 如：CK7、CK8、CK18、CK19 主要标记腺上皮	其他：SMA（平滑肌肌动蛋白）：用于标记平滑肌及其来源的肿瘤，也可标记肌上皮细胞 EMA（上皮膜抗原）：阳性表达部位类似 CK

肌源性	desmin：为肌细胞的中间丝蛋白，正常分布于平滑肌细胞、心肌细胞、骨骼肌细胞和肌上皮细胞。主要用于平滑肌肿瘤、横纹肌肿瘤和肌上皮肿瘤的诊断 myoglobin：骨骼肌肌质中的一种肌红蛋白，主要用于横纹肌肿瘤的诊断 actin：广谱肌动蛋白，主要表达于平滑肌细胞、心肌细胞、骨骼肌细胞和肌上皮细胞。平滑肌瘤、平滑肌肉瘤、横纹肌肉瘤及肌上皮肿瘤等均可呈阳性
血管内皮	F8、CD31、CD34：标记相血管内皮，用于血管源性肿瘤的诊断
内分泌	CgA：肾上腺髓质中含量最高的可溶性酸性蛋白，广泛存在于神经元及其神经内分泌细胞和肿瘤细胞中。主要用于神经内分泌肿瘤的诊断 serotonin（5-HT）5- 羟色胺：主要用于神经内分泌系统的肿瘤诊断与研究 ACTH（促肾上腺皮质激素）：由垂体前叶细胞分泌的一种多肽激素，用于垂体肿瘤的功能性分类及原发和转移性垂体肿瘤的鉴别诊断
组织细胞	CD68、lysozyme、AACT：标记组织细胞，主要用于纤维组织细胞源性肿瘤的诊断
其他	vimentin：主要分布于间叶细胞及其起源的肿瘤组织 HMB45：黑色素相关抗原，存在于皮肤的交界痣和蓝痣细胞中。主要用于恶性黑色素瘤及软组织透明细胞肉瘤的诊断 PCNA、ki-67：增殖细胞相关核抗原，评价细胞增殖状态

合于抗体上，然后借助其显示发生于组织或细胞内的抗原抗体反应的性质及位置，达到定性，半定量和定位的目的。所用方法有 PAP 法、APAAP 法、ABC 法、SABC 法和 SP 法等。可用于病原学诊断，了解肿瘤组织来源及功能状态，显示病变组织中抗原、抗体、补体或免疫复合物成分及浆细胞、B 或 T 淋巴细胞和自身抗体等与疾病发生的关系。下面以较常用的 SP 法为例说明免疫组化技术的方法流程：

1. 将石蜡切片脱蜡至水。PBS（pH 7.4）冲洗，3分钟共 3 次。

2. 根据每种抗体的要求，进行抗原修复，PBS 冲洗，3 分钟共 3 次。

3. 甩去 PBS，每张切片滴加 1 滴或 50μl 3% H_2O_2 阻断内源性过氧化物酶，室温孵育 10 分钟，PBS 冲洗，3 分钟共 3 次。

4. 甩去 PBS，每张切片滴加 1 滴或 50μl 正常非免疫动物血清，37℃孵育 10 分钟。

5. 甩干血清后，每张切片滴加 1 滴或 50μl 第一抗体（自选），37℃孵育 1 小时或 4℃过夜（建议参考每种抗体的说明书），PBS 冲洗，5 分钟共 3 次（用 PBS 缓冲液代替一抗作阴性对照）。

6. 滴加生物素标记二抗，37℃孵育 30 分钟，PBS 冲洗 5 分钟共 3 次。

7. 滴加辣根过氧化物酶标记的链霉素卵白素工作液，37℃孵育 30 分钟，PBS 冲洗 5 分钟共 3 次。

8. 甩去 PBS，每张切片滴加 2 滴或 100μl 新鲜配制的显色剂。光镜下观察，显色漂亮后即放入蒸馏水终止。常用的显色剂有 DAB 或 AEC，一般 DAB 显色 3～5 分钟，AEC 显色 10～20 分钟，阳性显色分别为棕色和红色。

9. 蒸馏水或自来水冲洗，Mayer 苏木素衬核复染 1 分钟，流水冲洗 10 分钟。

10. 如用 DAB 显色，则切片经过梯度酒精脱水干燥，二甲苯透明，中性树胶封片；如果用 AEC 显色，则切片不能经酒精脱水，流水冲洗后直接用水性封片剂封片。

三、双标染色方法

在同一张组织切片中同时或先后显示两种不同抗原的免疫组化即称为双重免疫组织（细胞）化学标记（简称双标）。同理标记更多抗原称多标。该方法可以帮助实验者在同一张组织切片中不同组织或细胞之间的相互关系，分析其抗原含量的变化，从而使形态、功能的研究更好的结合。其实，双标是不同的免疫组化方法的组合，下面介绍石蜡切片的一种双标染色步骤：

1. 石蜡切片，脱蜡至水，PBS 冲洗，3 分钟共 3 次。

2. 根据一抗的要求，对组织抗原进行相应的修复。

3. 每张切片滴加 1 滴或 50μl 3% H_2O_2 阻断内源性过氧化物酶，室温孵育 10 分钟，PBS 冲洗，3 分钟共 3 次。

4. 甩去 PBS，每张切片滴加 1 滴或 50μl 正常非免疫动物血清，37℃孵育 10 分钟。

5. 甩干血清后，每张切片滴加 1 滴或 50μl 第一抗体（自选），37℃孵育 1 小时或 4℃过夜，PBS 冲洗，3 分钟共 3 次。

6. 甩去 PBS，每张切片滴加 1 滴或 50μl 生物素标记的第二抗体，37℃孵育 10 分钟，PBS 冲洗，3 分钟共 3 次。

7. 甩去 PBS，每张切片滴加 1 滴或 50μl 链霉菌抗生物素 - 碱性磷酸酶溶液，37℃孵育 10 分钟，PBS 冲洗，3 分钟共 3 次。

8. 甩去 PBS，每张切片滴加 2 滴或 100μl BCIF/NBT 显色液，显微镜下观察 10～30 分钟，阳性显色为蓝黑色。

9. 蒸馏水冲洗，PBS 冲洗，3 分钟共 3 次。

10. 甩去 PBS，每张切片滴加 1 滴或 50μl 双染增强液，37℃孵育 10 分钟，PBS 冲洗，3 分钟共 3 次。

11. 甩去 PBS，每张切片滴加 1 滴或 50μl 正常非免疫动物血清，37℃孵育 10 分钟。

12. 甩干血清后，每张切片滴加 1 滴或 50μl 的另一个第一抗体，37℃孵育 1 小时或 4℃过夜，PBS 冲洗，3 分钟共 3 次。

13. 甩去 PBS，每张切片滴加 1 滴或 50μl 生物素标记的第二抗体，37℃孵育 10 分钟，PBS 冲洗，3 分钟共 3 次。

14. 甩去 PBS，每张切片滴加 1 滴或 50μl 链霉菌抗生物素 - 过氧化物酶溶液，37℃孵育 10 分钟，PBS 冲洗，3 分钟共 3 次。

15. 甩去 PBS，每张切片滴加 2 滴或 100μl 新鲜配制的 AEC 溶液，光镜下观察 5～10 分钟，阳性染色为红色。

16. 蒸馏水或自来水冲洗，Mayer 苏木素衬核复染 1 分钟，流水冲洗 10 分钟。

17. 直接用水性封片剂封片。

第五节　电子显微镜检查技术

一、透射电子显微镜

透射电子显微镜检查技术是利用电磁透镜成像工作原理。由于电子束和样品相互作用后会以不同立体角度散开，结构密度大，散射角也大，密度小的结构疏松则散射角小。如在样品后放一孔径很小光阑，可将散射角大的电子遮挡，使之不能参与成像。因此，样品密度越大，被遮的电子也越多，参加成像的电子数目也越少，在荧光屏上的亮度也越弱，反之，密度小的样品在荧光屏上亮度也越强。在荧光屏上形成随样品密度不同的变化而有不等亮度的透射电子显微镜图。

二、扫描电子显微镜

扫描电子显微镜检查是利用从标本表面反射的二次电子成像，观察组织结构立体外观的电子技术。标本经前固定、浸洗、后固定、浸洗、脱水等处理后，用临界点干燥法，达到标本干燥，然后用金属镀膜法将金、铂等原子溅射、喷涂于样品表面，用扫描电镜观察。由于扫描电子显微镜的景深大，因而图像富有立体感。

三、冷冻 - 蚀刻技术

冷冻 - 蚀刻技术是研究生物膜结构的重要方法之一，不仅能观察到细胞膜、核膜和各种细胞器膜的表面及断裂面的结构，而且还能看到细胞表面连接装置、细胞表面内吸外排的孔和膜内微粒，表现出立体超微结构。和扫描电子显微镜检查技术一样，不需切片，只需在表面喷铂金后，在电子显微镜下观察。

第六节 荧光原位杂交技术的应用

荧光原位杂交技术（FISH）是一种利用携带荧光的核酸探针与细胞中 DNA 杂交的原理在核和细胞中显示 DNA 位置及染色体数量变化以了解疾病基因水平改变的一种方法。其利用已知的标记核酸探针，以碱基互补配对的方式与待检测标本中的单链 DNA 结合以实现对基因的定位，定性和相对定量的检测。

FISH 的基本操作步骤：①对标本进行预处理，包括石蜡切片以及烤片、脱蜡；②对切片进行预处理，放入 80℃ 的预处理液中，之后用蛋白酶进行标本的处理，用封片剂进行封片；③杂交，加入探针，对标本加入探针放入杂交仪，变性温度 85℃，杂交温度 37℃；④去除封片胶洗脱为杂交或错配的探针；⑤ DAPI 复染后观察结果。

FISH 常用的荧光标记物有：cy-5（不可见红外光）、AMCA（蓝色）、罗丹明（rhodamine）（红）、得克萨斯红（Texas Red）（深红）和异硫氰酸荧光素（FITC）（绿色）等。不同的荧光标记有各自特定的波长的激发光激发，故正确选择合适的滤光片和高质量的荧光显微镜是十分重要而关键的。

原位杂交技术能够发现肿瘤细胞中染色体以及基因的改变如：染色体的缺失，易位，基因的缺失，融合等等。现如今 FISH 在肿瘤诊断中有较多应用如：各种软组织肿瘤、淋巴瘤、白血病、上皮性肿瘤、中枢神经系统性肿瘤分类及病原体检测等，其中对慢性粒细胞白血病的遗传特征：9，22 号染色体上的 BCR-ABL 基因融合的检测为其诊断提供了一个更为简便的方法。FISH 与最开始 Gall 和 Pardue（1969）发现的放射性标记原位杂交相比具有更安全，更快速，且信号更强等优点。

第七节 共聚焦显微镜检查

激光共聚焦显微镜是在荧光显微镜成像的基础上加入了激光扫描的装置，通过结合计算机图像处理系统，从而可以得到细胞以及组织的微细荧光图像，并且还可以在亚细胞水平上观测细胞生理及形态学的变化，并且激光共聚焦显微镜的三维可视化功能可以满足研究者将同一组织中的不同观察目的的数据场进行三维重建的要求，这使得激光共聚焦显微镜在医学、生物学上都有广泛的应用。

激光共聚焦显微镜的原理是利用对于物镜焦平面处于共轭的照明针孔与探测针孔，激光由照明针孔发出，经过分光镜反射至物镜聚焦于样品上，然后扫描标本内焦平面上的每一个点并激发出荧光。激发出的荧光反向回到分光镜，并通过探测针孔时先聚焦，聚焦后的光被光电倍增管（PMT）探测收集或冷电耦器件（cCCD）逐点或逐线接收，将信号输送到计算机成像，由于位于焦平面以外区域射来的光线对于检测小孔平面而言是处于离焦状态故而不能通过小孔，所以观测到的都是位于焦平面上的点的荧光，从而形成一个标本的光学横断截面的像。

激光共聚焦显微镜可以定位组织的二维结构，也能研究标本的三维空间结构，更有针对于活体标本的时间动态分析，钙离子快速定性等。利用激光共聚焦显微镜可以实现对细胞结构、蛋白质、DNA、RNA 的观察，通过三维成像了解细胞及其结构的三维空间位置，对活体标本的细胞膜流动性、神经信号、细胞黏附和细胞通讯等的研究分析，在眼部组织，特别是视网膜的发育、组织干细胞、新生血管疾病以及眼部的肿瘤等的研究中起到了不可替代的作用。

（郑邦和　李永平）

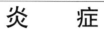

第二章

炎　症

炎症是机体对损害因子所发生的一种非特异性防御反应，目的在于局限、消灭或排除外来的损害因子和因伤致死的细胞，最后以组织破坏或愈合告终。炎症反应和修复往往同时进行。两者紧密相关，为不同反应过程。炎症反应是机体生存最基本的自卫形式。

炎症反应可以由直接的或间接的细胞破坏造成。外伤及各种不同物质（如碱、酸、蛋白溶解酶类、紫外线、离子放射以及某些从微生物释放出的物质）均可引起直接细胞损害。间接细胞破坏由引起及加强炎性过程的中间机制所造成，但其本身也可以直接破坏细胞，尤其是在眼组织密闭范围内，某些内在酶的激活，如角膜溃疡中的胶原酶，免疫反应中补体系统的激活，以及因血管破坏而激活血凝机制，均为中间机制，能引起并扩大炎性过程中细胞破坏的范围。

与炎症反应有关的另一重要因素是宿主反应能力。糖尿病、酒精中毒和类固醇疗法等全身情况均可改变宿主反应，产生免疫学、血管活动性和细胞反应的能力出现正常的变异。此外，特异性缺损可瓦解正常体液性和细胞性机制。宿主反应能力的另一方面为免疫学机制。同样，可能有正常的变异。在某些情况下，免疫反应本身也可能有害，例如在自身免疫病中所见。

炎性过程按病程长短可分为急性、亚急性和慢性三种类型，根据炎症病变特征，可分为变质、渗出和增生三种基本病变过程。其中，变质和渗出为主的病变多见于急性炎症，增生为主的病变多见于慢性炎症。

第一节　炎症的基本病理变化

不同原因引起的炎性疾病临床表现和病理形态各不相同，但其基本病理变化是相同的，通常概括为局部组织的变质、渗出和增生。变质为损害性改变，渗出和增生是抗损害和组织修复，三者几乎同时发生或交错重叠出现，但轻重程度不一，一般早期以变质为主，以后以渗出和增生为主。

一、变　质

炎症局部组织所发生的变性和坏死称为变质（alteration）。变质可发生在实质细胞和（或）间质细胞。实质细胞出现肿胀、水样变性或脂肪变性以及凝固性坏死或液化性坏死等。间质结缔组织也可发生黏液变性、纤维素样变性和坏死崩解。组织坏死虽可由炎症直接作用引起，但更重要的是炎症局部组织代谢改变所致。炎症局部首先是血管反应，表现为局部充血、血流加快，局部耗氧量增加，氧化过程增强，继之发生循环障碍、氧耗降低、酸性产物增多，引起组织酸中毒。溶酶体崩解，可释放出多种炎症介质。炎症介质主要来自中性粒细胞的溶酶体，也可来自血小板和其他细胞，它能引起微循环的改变，促进渗出，如葡萄膜炎时前房水内组织胺明显增多。因此，炎症的过程是互相联系并且由致炎因子和机体反应两方面决定的。

二、渗　出

炎症局部组织血管内的液体和细胞成分通过血管壁进入组织间质、体腔、黏膜表面和体表的过程称为渗出（exudation）。所渗出的液体和细胞总称为渗出物或渗出液（exudate）。渗出性病变是炎症的重要标志，渗出的成分在局部具有重要的防御作用。局部炎症性水肿可稀释毒素，减轻毒素对局部的损伤作用；为局部浸润的白细胞带来营养物质和带走代谢产物；渗出物中所含的抗体和补体有利于消灭病原体；渗出物中的纤维蛋白原所形成的纤维蛋白交织成网，限制病原微生物的扩散，有利于白细胞吞噬消灭病原体，炎症后期，纤维网架可成为修复支架，并利于成纤维细胞产生胶原纤维；渗出物中的病原微生物和毒素随淋巴液被带到局部淋巴结，有利于产生细胞和体液免疫；渗出液过多有压迫和阻塞作用，渗出物中的纤维素如吸收不良可发生机化。急性炎症反应的血管变化和渗出性改变，有三个相互关联的过程：①血流动力学的改变（炎性充血）；②微循环血管壁通透性增高（炎性渗出)；③白细胞游出和聚集（炎性浸润）。

根据渗出物的主要成分和炎症发生的部位，可从形态上将炎症分为浆液性炎症、纤维素性炎症、化脓性炎症和出血性炎症。

（1）浆液性炎症：以血清渗出为特征，渗出的主要成分为浆液、少量中性粒细胞和纤维素，其中蛋白质为3%～5%，主要为白蛋白。浆液性炎症常发生在疏松的结缔组织、黏膜等处，渗出物浸润组织可引起水肿。

（2）纤维素炎症：以纤维素渗出为主。纤维素大量渗出见于血管壁损伤较重时，多由于某些毒力较强的细菌感染，如白喉杆菌、痢疾杆菌和肺炎双球菌等。纤维素性渗出物与中性粒细胞及坏死的黏膜常混合在一起，形成灰白色膜状物，有些膜与黏膜附着牢固，不易脱落，称为真膜。有些则容易擦掉，称为假膜。这些假膜有时可被中性粒细胞释放的溶蛋白酶溶解，有时可发生机化。

（3）化脓性炎症：以中性粒细胞大量渗出为特征，伴有不同程度的组织坏死和脓肿形成。常见于葡萄球菌、链球菌、脑膜炎奈瑟菌、大肠埃希菌引起的感染。脓性渗出物称为脓液，是一种混浊的凝乳状液体，呈灰黄色或黄绿色。化脓性炎症的病灶中，坏死组织被中性粒细胞释放的或组织崩解产物产生的溶蛋白酶溶解液化过程，称为化脓。脓液中的中性粒细胞大多数已坏死变性，称为脓细胞。脓液中除了有脓细胞外，还有细菌、被溶解的坏死组织碎屑和少量浆液。

（4）出血性炎症：不是一种独立的炎症类型，只是当炎症灶内血管壁损伤较重时，渗出物中有大量红细胞称为出血性炎症，如流行性出血性结膜炎等。

三、增　生

在致炎因子、组织崩解产物或某些理化因子的刺激下，炎症局部的巨噬细胞、内皮细胞和成纤维细胞可发生增生（proliferation）。在某些情况下，炎症病灶周围的上皮细胞或实质细胞也发生增生。当致炎因子作用于机体形成炎症反应时，增生、变质和渗出几乎同时发生，但增生反应在炎症初期较轻，在晚期明显，所以增生在慢性炎症时较显著。实质细胞和间质细胞的增生与相应的生长因子的作用有关。炎性增生具有限制炎症扩散和修复作用。

第二节　急性炎性反应

急性炎性反应的临床经典体征为红、肿、热、痛和功能改变。局部的红、热，是由于发炎部位的微血管扩张所致；血液中的血浆自损伤的或扩张的微血管渗出，使局部组织肿胀；痛是因神经末梢受渗出物的压迫，或因炎症反应过程中产生的神经介质直接作用于神经末梢所致。已知缓激肽是引起痛的介质中最主要的。功能改变的原因较多，其机制也较复杂，疼痛是原因之一。

与其他组织对同一刺激的反应相比，角膜内急性反应常是扩大的。试验性角膜内注射较为温和的刺激，例如生理盐水，产生急性炎性反应，自角膜缘开始向中心扩散。有淋巴细胞-巨噬细胞反应特征的炎性反应，如迟发性过敏反应，角膜内初期有过多的中性白细胞游出。引起急性炎症反应的机制尚未完全了解，很可能与补体的激活有关。

一、血管性反应

1. 血流动力学的变化　机体受到刺激的瞬间，局部小动脉收缩，组织出现数秒至数分钟的一过性缺血。以后小动脉、小静脉和微血管相继扩张，小动脉之间有短路形成。小动脉以后极度扩张、充血，血流明显加速。由于静脉回流负荷过大和长时间的充血，小静脉和微血管壁通透性有改变，一部分血浆和炎细胞渗出使局部血液浓缩。再加上红细胞积聚成簇，进一步使血流速度减慢。

Lewis所描述的三联反应为对钝挫伤的反应。钝挫伤后3～18秒，击中部位出现红线。若连续打击数次，红线范围扩大，并泛潮红。3～5分钟后转变为风团块。局部微血管及细静脉扩张形成红线。潮红是因邻近的小动脉反射性扩张所致，显然是神经性反射的结果。风团块是血管渗透性改变，导致血浆内液体和蛋白质外渗，积存于细胞外间隙引起水肿的结果。

2. 血管通透性变化　由于致炎因子的直接损害，或长期充血、缺氧及一些代谢产物对血管内皮细胞的损伤，均可改变毛细血管或小静脉的通透性。血管内皮细胞损伤有直接和间接两种类型。直接损伤中，内皮细胞有较明显的破坏，血管变化发生于毛细血管和小静脉。间接损伤中，内皮细胞改变部位在毛细血管后小静脉。内皮细胞对某些血管活性介质（如组织胺）反应而收缩。这一收缩可能由于介质对内皮细胞的微丝和微管等细胞骨架的影响所致。正常两个相邻近的内皮细胞间的紧密连接被拉开，形成间隙，发生外漏。

血管外漏有不同模式：立即的、暂时性外漏，完全位于小静脉内，由介质所产生；立即的、延长的外漏，可见于血管的直接损伤，尤其在人皮肤中；迟发的、延长的外漏，在数小时内并不显出，主要由轻度直接损伤所造成，曾经认为是由于长期作用化学介质所致，但现已清楚与直接损伤有关，这种损伤极其轻微以致最初探查时被忽略。

渗出的液体，根据所含蛋白及细胞成分不同，可分为漏出液和渗出液两大类。漏出液为血浆内的水分和可溶性电解质渗出至血管外，其蛋白含量很低，也无细胞成分。其作用为稀释致炎因子，以减少或消除其破坏力，并输送血液中的抗体、炎症介质、调理素和溶菌素等以抵抗侵害物或诱导必要的白细胞的局部积聚。渗出液为血管渗出液体中含有较多的蛋白（纤维素）、炎细胞和细胞碎渣。前者为纤维素性渗出物，后者为细胞性渗出物。

二、细胞性反应

急性炎症中，炎性细胞也自微循环逸出，在炎性灶局部积聚。这一过程为：

1. 靠边及附壁　局部发炎时血管扩张，血流变慢，白细胞渐从轴流进入边流，并沿内皮细胞滚动，称为白细胞贴边现象。红细胞和管壁的内皮细胞原带有负电荷，互相排斥。炎症时，白细胞伸出伪足，减少负电荷的数量，因而与内皮细胞的黏着力增加，称为附壁现象。其发生的机制可能是细胞本身的黏度增强，另一可能由于血管内皮细胞及白细胞间形成"钙桥"。也有人提出内皮细胞有一可限定的细胞外膜，似为糖蛋白，也可含肝素，在血凝过程中分泌纤维蛋白原的前激活质和因子Ⅲ。所有这些中之一有改变，可能引起这一初起的贴边。

2. 细胞游出　黏着于血管壁内面的白细胞通过内皮间连接处间隙向外移动至血管外。白细胞除本身具有移动能力外，并受到炎症介质的吸引。在细胞游走过程中，内皮细胞收缩可使细胞间隙增宽，并可伸出胞突包围白细胞，协助白细胞进入管壁并自管壁逸出。

3. 趋化作用　白细胞由于趋化因子引起并具有一定方向性的游走，称为趋化作用。趋化因子往往由损伤的组织释放。白细胞的趋化因子有直接和间接两种，又可分为特异性和非特异性两类。虽然已识别各种介质，但如何影响方向性外移，尚未很好了解。

4. 吞噬作用　白细胞和网织内皮细胞的吞噬作用是其重要功能之一。这些细胞吞噬异物、微生物以及死的细胞和其产物，使之降解，并由细胞内去颗粒。中性粒细胞是重要的吞噬性细胞，而单核吞噬细胞为身体主要"清道夫"。当外来的粒子为天然发生的血浆蛋白质，即调理素，包裹后，易受吞噬细胞的吞噬。中性白细胞和吞噬细胞均有特异受体，认识并附着这些调理素的部分。这些特异受体现已知是针对γ球蛋白Fc部分以及来自补体第三成分的C3b。此外，炎症中的纤维素，形成网状支架，便于固定异物和微生物，也有

助于加强白细胞的吞噬能力。吞噬细胞接触粒子时，由细胞质卷入作用包围粒子，将其并入胞体，形成吞噬体。这一吞噬作用是膜的活动，需要能量通过糖酵解过程所释放的能量供给。趋化作用或细胞运动的过程，吞噬作用过程以及去颗粒过程均涉及膜运动，同时伴有细胞内细胞骨架暂时性改变，即微管和微丝的改变。任何增加环腺苷酸的物质将减少微管的集合，因此减少趋化作用，吞噬作用和去颗粒作用，增加细胞内环鸟苷酸具有相反的效应，增加这些活动。

三、炎症的化学介质

炎性反应的所有方面，如血流内的变化，血管通透性改变和炎性细胞的行为，大部分为广大系列的化学介质所控制。有一些介质为外源性，从微生物释放出来，但最重要的介质为内源性，来自血浆、损伤后身体组织细胞或炎症细胞。

（一）从血浆释放的因子

从血浆释放的化学介质有三个主要互相关联系统：激肽系统、凝血系统和补体系统。

1. 激活系统——Hageman因子激活　最初Hageman因子活化为凝血因子Ⅻ，当与内毒素、免疫复合体、胶原、暴露的基底膜、内皮细胞的膜及尿酸盐，还有体外的玻璃、高岭土等表面带有负电荷的物质接触后，即被激活。激活后的Hageman因子激活血浆内的前血管舒缓素，形成血管舒缓素。这是一种活跃的蛋白溶解酶、激肽原酶，可将血浆内的激肽原裂解成缓激肽。这是最强的血管扩张剂和致痛剂。缓激肽的作用与炎症后期血管通透性增高关系密切。血管舒缓素在体外对数种白细胞有趋化性。纤维蛋白溶解系统也为血管舒缓素所激活，纤溶酶原被转变为纤溶酶。血管舒缓素和纤溶酶两者可依次激活Hageman因子，加速以后的反应过程。

由凝血酶激活的纤维蛋白原所释放的纤维蛋肽和纤溶酶作用于纤维蛋白所形成的纤维蛋白裂解产物，两者均作用于血管，对白细胞有趋化性。纤维蛋白沉着由于直接损坏血管内皮而扩大炎性过程，而血管外纤维蛋白积聚亦加强水肿形成。

2. 补体系统　补体系统是循环中涉及释放炎症化学介质的另一主要系统，在炎症和免疫反应中均起重要作用。实质上补体是正常血浆内的一组蛋白酶系，其主要作用先在免疫反应的效应阶段杀伤带有抗原的细胞及病原体，起着保护机体的作用，但有时也能造成组织的损伤。

补体可以有数个途径被激活。C3断片、C5断片和激活的C567复合体均参与炎性过程。C3a和C5a

为过敏毒素,在液相中有生物活性,使肥大细胞和循环中的嗜碱性粒细胞释放组胺,因而引起微血管扩张,毛细血管通透性增加,平滑肌收缩。这三种物质也对白细胞有趋化性。

已知有激肽和补体系统两者的循环抑制物。α1 大球蛋白、α1 抗胰蛋白酶、C1 酯酶抑制剂及 C3b 的失效剂均可抑制这两个系统。羧肽酶 N 使 C3a、C5a 和缓激肽不失活。另外,α1 抗胰蛋白酶和 α2 大球蛋白也可干扰从白细胞释放出物质的效应,例如组织酶。可以看出,情况极为复杂,因为有好几个系统互相作用。纤溶酶由于具有激活 Hageman 因子,分裂 C3 成为碎片及消化纤维蛋白的能力,因此极具重要性。

(二) 从细胞和组织释放的因子

1. 血管活性胺类 主要是组胺和 5- 羟色胺,在炎症早期阶段两者是引起微血管扩张和细静脉壁通透性增加的主要介质。组胺来自血小板、肥大细胞和嗜碱性粒细胞内。5- 羟色胺的来源因动物类别不同而异。组胺和 5- 羟色胺存在于肥大细胞胞质颗粒内,当受刺激后,组胺被释放出。组胺也从血循环中嗜碱性粒细胞和血小板中释放出。从上述细胞成分中分泌含组胺颗粒或其脱颗粒是依赖能量的,受环腺苷酸和环鸟苷酸两者含量的影响。使细胞内环腺苷酸浓度升高的物质将减少组胺的释放,而减少环腺苷酸或增加环鸟苷酸的物质,将使脱颗粒现象显著。除组胺外,肥大细胞颗粒含有其他介质可影响炎症,例如过敏性慢反应物质(SRS-A),过敏的嗜酸性粒细胞趋化因子(ECF-A)以及血小板激活因子(PAF)。组胺和某些前列腺素也有能力抑制组胺的进一步释放,因此能调整炎性反应。

血管活性胺类能使血管通透性增高,并引起平滑肌收缩,但对中性粒细胞似无趋化性。对组胺作用敏感的细胞和组织有两个不同的对组胺的受体位置。H1 受体位置为某些抗组胺类的阻断,如吡拉明。H_2 受体位置不被通常的抗组胺类所阻断,但为较新的抗组胺类所阻断,例如布立马胺(burimamide)。可以想得到,H_2 受体位置在炎症中可能很重要,但尚未被广泛研究。

组氨酸脱羧酶将组氨酸转变为组胺,而在炎性组织中,这一酶的含量增高,表明组胺继续形成的一个可能机制。曾有人提出儿茶酚胺、肾上腺素、去甲肾上腺素及它们的前体 DOPA 和多巴胺可能是重要的。正常时,这些是抗炎性物质,但在有血管渗透性改变的区域,它们的浓度可能降低,因为与它们代谢和激活有关的酶有局部性增加,因而有效地加强炎性反应。单胺氧化酶抑制剂减少这些酶的浓度。儿茶酚胺

增加,而炎症部分地被阻止。对炎症这一独特的情况,在眼组织中极为重要,因可能有高浓度的儿茶酚胺存在眼内组织中。

2. 前列腺素系统 前列腺素是多种非饱和脂肪酸,20 个碳长,含有一个戊烷环。由磷脂酶 A_2 作用于细胞膜上的磷脂化物衍生成花生四烯酸,再由环氧酶转化花生四烯酸合成前列腺素。前列腺素及其代谢过程中形成的活性中间产物构成一大家族,其生物活性稍有不同,有的有抗炎性质,有的具有促炎症性质。事实上,细胞组织中所产生的前列腺素是代谢产物的混合,因而功能上是其总和的表现。有六型前列腺素,其中 PGE_1 和 PGE_2 为促炎性,$PGF_{2\alpha}$ 可能是抗炎性的。PGE_1 最有效力,可引起血管通透性改变,并引起小动脉扩张。它可能是趋化性的,可引起疼痛。直接眼部注射这一前列腺素可引起眼内压升高,血房水屏障崩溃,而有血浆蛋白渗出进入前房,模拟急性炎症的初发期。

前列腺素合成酶的活动为非类固醇药物所抑制,如阿司匹林及吲哚美辛,可说明这些药物的抗炎性活动。相反,皮质类固醇可以抑制 PGE_2 的释放,因有影响磷脂酶 A_2 活性的作用。前列腺素和介质,如激肽、组胺和 5- 羟色胺,可能有协同作用,前列腺素使血管对激肽作用致敏。也有证据证明激肽加强前列素的生产。

HETE 是一个花生烯酸代谢产物,具有趋化性。它是由脂氧合酶的作用所形成,不被阿司匹林和吲哚美辛所抑制。白三烯是新近发现的一类炎症介质,来自HETE 进一步代谢。过敏性慢性反应物质就是其中一个。前列环素(PGI_2)是一化合物,具有一些与大多数前列腺素相反的作用。它来自内皮。与引起血小板凝集的内过氧酶,血栓素和前列腺素相反,前列环素抑制血小板凝集,在试验动物中引起皮肤水肿形成。对HETE 和 PGI_2 在眼的炎症中的重要性,目前尚不知道。

前列腺素可能在眼内有特殊重要性。前列腺素 E_2 和 $F_{1\alpha}$ 在实验性外伤后从虹膜中局部释放出,这一作用可为阿司匹林所抑制。阿司匹林和吲哚美辛也可防止玻璃体内或静脉内注射细菌毒素所造成的实验性葡萄膜炎和眼内炎症。临床上,葡萄膜中的前列腺素量升高,显然,葡萄膜组织中有一个清除前列腺素的系统 - 前列腺素运输机制,可能是对前列腺素作用的一个重要灭活剂。

3. 溶酶体因子 从白细胞颗粒和血小板释放的可能介质包括非酶性阳离子蛋白质和酸性中性蛋白酶。某些阳离子蛋白质曾被发现在数个种属中使肥大细胞脱颗粒,并对单核吞噬细胞具有趋化性,但在人类则

不如此。目前为止，阳离子蛋白质的最大作用类似抗微生物制剂。酸性蛋白酶在体外试验中降解基底膜，但在活体中难以测试。中性蛋白酶能降解胶原、弹力组织、软骨、基底膜和纤维蛋白，并为急性炎症组织中极其重要的破坏性物质。来自中性白细胞的蛋白酶也能释放激肽或抑制其他肽类的形成。这些酶以不同方式释放，部分受环腺苷酸-环鸟苷酸系统的控制，可发生颗粒的出胞作用和入胞作用。

4. 淋巴细胞产物　当致敏的 T 细胞再次与特定的抗原接触后，释放多种生物活性物质，称为淋巴因子。这些 T 细胞对具有抗原性的细胞有细胞毒性。其杀伤作用可以是直接的，也可能间接地由于释放淋巴因子的作用的结果。淋巴因子作用包括：影响吞噬细胞或大单核细胞的膜并激活溶酶体系统，促进吞噬作用，杀死病毒或细菌；抑制吞噬细胞移动；对白细胞及吞噬细胞有趋化作用；杀伤靶细胞；对其他淋巴细胞有致核分裂作用；增加毛细血管通透性；释放干扰素。

四、炎 症 细 胞

（一）中性粒细胞

中性粒细胞为急性炎症时的细胞反应之一，在急性期其数量最多。这些细胞在骨髓内产生，在循环的白细胞中占最多数，可对急性外伤反应而迅速动员。使循环的中性粒细胞增加的因子包括体育锻炼、肾上腺素以及特异性刺激白细胞和释放白细胞因子。中性粒细胞在血循环中生存少于一天，在组织中生存少于 2 天。成熟的中性粒细胞无再分裂的能力，很少能有进一步合成活动，尽管含有大量糖原。糖酵解为能量产生的主要机制。

中性粒细胞胞质中含有两种颗粒，一种为嗜天青颗粒，含有酸性水解酶、髓过氧化物酶、溶菌酶和阳离子蛋白质；另一种为较小的、较少致密的特异性颗粒，内含碱性磷酸酶、溶菌酶和乳铁蛋白。在吞噬作用中，中性粒细胞显示突发的代谢活动，并有能量消耗的增加，过氧化氢生产增多，一磷酸己糖分流活动增加及乳酸盐的储积。空泡内 pH 下降，更多的酶活化。溶酶体酶有降解不能生活物质的重要性，但有一些酶可导致细菌的死亡或抗原的降解。阳离子蛋白质、乳铁蛋白、过氧化氢及其他有强的氧化和还原能力的物质，可对被吞噬的微生物引起直接膜破坏。过氧化氢在这方面最为重要，参与卤化物及髓过氧化酶共同产生特别有力的次氯酸盐。

炎症的细胞反应可以很轻，如结膜于急性紫外线照射后所发生的，也可严重，如发生于细菌性眼内炎者。中性粒细胞积聚伴有受累组织的液化性坏死，可

形成脓肿，这种炎症称为化脓性炎症。中性粒细胞也可能参与免疫学损伤，尤其在血管炎或角膜外伤中。中性粒细胞的脱颗粒活动部分与所产生的破坏有关。

（二）单核吞噬细胞

单核吞噬细胞系统曾一度被称为网织内皮系统，是一个贪食的细胞家族。这些细胞除清扫外尚有很多功能，例如细胞分泌，抗原处理及在免疫反应中效应细胞功能；在伤口愈合中是必不可少的，并且是肉芽肿性炎症中主要部分。与中性粒细胞相反，巨噬细胞有在组织中增殖的能力，也保持高度合成活力。单核细胞为这一系统的循环成分，在血液中占白细胞总数的 3%～8%。它们在骨髓内造成，存活 1～2 天，在血循环中不到一天；进入组织后可存活较久（至少 60 天）。单核细胞极为活跃，对 C3a、C5a、血管舒张素、纤溶酶原激活剂、中性粒细胞内盐基性肽类以及某些淋巴细胞产物的趋化性影响有反应。

单核细胞进入组织内称为巨噬细胞，有时称为组织细胞，固定的或活动的。巨噬细胞胞质内含有内质网膜及核糖体、线粒体及大量溶酶体，并有胞饮囊泡和吞噬空泡。吞噬和降解时，这些细胞可增加它们的活动。与中性粒细胞一样，在有调理素时，吞噬作用加强。吞噬作用后，蛋白水解酶的合成增加，反映在胞质大小和量增加及产生的溶酶体酶数量增加。

某些被吞噬的微生物难于杀死，其中很多为细胞内寄生虫，在巨噬细胞内增殖。微生物如分枝杆菌、利斯特菌属、布氏杆菌、弓形虫属，和病毒具有能力抑制吞噬溶酶体融合，因此阻止对它们的破坏。在这些情况，非特异性巨噬细胞激活，特异性抗体包围生物，或特异致敏 T 淋巴细胞可能加强杀伤作用。巨噬细胞的外观取决于所吞噬的物质，吞噬脂类可使细胞有明显的空泡形成，吞噬晶状体蛋白也造成有特别外观的巨噬细胞。

巨噬细胞可产生多种酶或炎症介质，如酸性水解酶、溶菌酶、中性蛋白酶、脂酶、纤溶酶原激活物、补体成分、致热原、运铁蛋白、前列腺素、促凝血酶原激酶及干扰素等，以及能调节其他细胞功能和增生的几种蛋白质。在伤口愈合中，纤维组织形成和新生血管形成可能部分是从巨噬细胞释放的物质引起的结果。

巨噬细胞和淋巴细胞是与免疫活动最直接相关的两类细胞。淋巴细胞的任务是特异地识别抗原并使免疫系统复杂的机构运转。巨噬细胞向淋巴细胞提供抗原，使引起最强的免疫反应。同时巨噬细胞直接及通过产生可溶性因子间接与淋巴细胞表面接触，活化或抑制淋巴细胞以调节免疫反应。巨噬细胞能释放可溶性介质，并作用于 T 淋巴细胞，使之活化而能增强对

某些抗原的反应，B 淋巴细胞的活化至少也是通过 T 细胞间接受巨噬细胞的作用。

高密度的巨噬细胞能抑制 T 及 B 淋巴细胞对抗原、有丝分裂素及混合淋巴细胞培养的反应。这一抑制作用一般不会引起淋巴细胞的死亡，但为不可逆的过程，抑制后不能恢复正常。在细菌、病毒、真菌和原虫等感染中，细胞介导免疫起着重要的抵抗作用，而巨噬细胞则是起效应细胞的作用。活化的巨噬细胞可使细菌停止增殖，并杀死现有细菌。在抵抗某些病毒感染和痊愈过程上，巨噬细胞亦起重要作用。病毒在活化巨噬细胞中繁殖受到限制。由于细胞毒性 T 细胞溶解病毒感染的细胞后，巨噬细胞才吞噬这个溶解的细胞，因而将所含病毒消灭。活化的巨噬细胞对某些原虫感染和在真菌感染中也起作用。

巨噬细胞有抵抗肿瘤作用。动物实验证明凡能活化巨噬细胞的感染大都能使动物对一些自发瘤和可移植瘤具有抵抗力。此外，组织病理学研究发现巨噬细胞参与许多与肿瘤有关的炎症反应。可能活化巨噬细胞在接触过程中，将其溶酶体外放给予肿瘤细胞，也有可能，活化巨噬细胞释放可溶性细胞毒因子将瘤细胞破坏。

（三）嗜酸性粒细胞

嗜酸性粒细胞与免疫反应过程有密切关系，常见于免疫反应，更常见于变态反应、药物反应和超敏状态。嗜酸性粒细胞在骨髓中产生，在血液中占 2%～5%。在寄生虫和肠虫感染中数目增多。在眼内炎中有嗜酸性粒细胞时，强有力地提示肠虫感染。嗜酸性粒细胞是活动细胞，不能进一步分裂。胞质内有明显外观的颗粒，卵圆形，有结晶芯，富于精氨酸的蛋白质，也有其他酶，如过氧化物酶、芳基硫酸酶和磷脂酶。这些细胞缺少中性粒细胞中所见的嗜菌酶。对嗜酸性粒细胞有趋化作用的因素，来源于补体激活，C3a、C5a、C5、6、7，来自肥大细胞、HETE 和 ECF-A，以及淋巴细胞。

嗜酸性粒细胞的功能为吞噬作用、对炎性反应某些方面的调节以及对寄生虫幼虫特异杀伤作用。嗜酸性粒细胞为迟缓吞噬细胞，可吞噬抗原 - 抗体复合体及一些微生物。有细胞内杀伤微生物能力，但不如中性粒细胞有效。嗜酸性粒细胞因含组胺酶，能使组胺不活动，也含芳基硫酸酶 -B，使 SRS-A 不活动，因而抑制肥大细胞产物的活性而调节炎性反应。嗜酸性粒细胞由 IgG-Fc 或 C3b 受体结合至寄生虫幼虫表面，释放其颗粒而破坏微生物。当有寄生虫侵染时，可能有较高的 IgE 反应，因此，肥大细胞（嗜碱性粒细胞），IgE 反应和嗜酸性粒细胞联合为一特殊化防御，抵抗寄生

虫。但在某些超敏状态，同一机制可能导致不希望发生的组织破坏。

（四）肥大细胞和嗜碱性粒细胞

肥大细胞是非循环细胞，仅存在于组织中，而嗜碱性粒细胞来源于骨髓，在正常血液中仅占 0.5%～1%。这两种细胞被活化后释放出嗜碱性颗粒的内容物至细胞外。这些内容物为肝素、组胺、过敏性慢反应物质（SRS-A），过敏性嗜酸性细胞趋化因子（ECFA）及血小板激活因子（PAF）。这些物质有足够高的浓度时，引起过敏反应的临床症状。嗜碱性粒细胞与血管舒缓素和淋巴细胞产物显示阳性趋化性。肥大细胞在葡萄膜、皮肤及浆液表面较丰富。这两种细胞与 IgE 结合后被活化而释放出上述化学介质。可以认为肥大细胞是武装了 IgE 的效应细胞，一个身体体表组织内的监视所。速发超敏反应就是通过它完成的。

（五）淋巴细胞和浆细胞

1. 淋巴细胞　在人体中至少有两类不同的淋巴细胞：T 淋巴细胞，为依赖于胸腺的淋巴细胞，和 B 淋巴细胞，为囊依赖细胞。前者与细胞介导免疫有关，后者产生抗体，与体液免疫有关。另外尚有一些既无 B 又无 T 淋巴细胞特征的细胞，称为"无标记细胞"或"裸细胞"，有细胞毒性能力。

T 细胞有三种主要生物学功能：①通过细胞毒作用将靶细胞破坏；②引起迟发性超敏反应，表现为抗感染能力；③细胞间的免疫调节作用，如 T 细胞和 B 细胞间的协同作用，促进或抑制 B 细胞的功能，激活巨噬细胞，产生淋巴因子以调节其他类细胞的功能。B 淋巴细胞为表面上有免疫球蛋白的细胞，具有能力转变为浆细胞及生产抗体。

淋巴细胞不仅能增大，在组织内也可增生。偶或这种增生可能过度。这种情况可发生在眶内，较少见于眼内，形成炎性组织团，即所谓的炎性假瘤。

2. 浆细胞　这些细胞几乎全见于组织中，血循环中不见。当受到抗原的适当刺激后，B 细胞发展成浆细胞。成熟的浆细胞合成并释放出很多免疫球蛋白（抗体）。当遇见所识别的抗原后，结合在抗原上，并有补体的参加作用，或移交给吞噬细胞将其消灭。每一种抗原只能激活一种 B 细胞，而其转化的浆细胞也只产生一种特异性抗体分子。当特定抗原再次入侵，体内若存在这种相应的 B 细胞（记忆细胞），将通过浆细胞形式释放大量的特异性抗体以对付这些特定抗原。有时，因不能分泌球蛋白，浓缩的免疫球蛋白积聚在浆细胞内质网内，形成特殊的形态，称为 Russel 小体。由于尚未了解的原因，Russel 小体在眼内可见到很多。

第三节　慢　性　炎　症

慢性炎症常为缓缓发展，持续数周或更长时间，为急性炎症的持续或急性炎症反复发作的结果，较少显著的血管改变，而是渗出性和增生性过程。细胞以淋巴细胞、浆细胞和单核吞噬细胞为主。往往修复过程与炎症同时进行，因此，成纤维细胞增生和新生小血管可以伴同慢性炎症，当炎症变为持续时，这些细胞形成这一反应基本上是增生性质的一部分。虽然"慢性炎症"意味一个长期炎症，但慢性炎症中所见细胞也可以是某些病起反应的唯一细胞，例如葡萄膜炎，对某些细菌、病毒以及在免疫学有关疾病如类风湿关节炎、接触性皮炎。炎症也可变为慢性，由于炎症的原先刺激持续存在，有死的组织、异物，或局部供血不良所致。体表的脓肿和溃疡可以由急性炎症进行至慢性期。慢性炎症也可能是全部或部分性免疫炎症或是免疫炎症伴有纤维血管性增生或修复反应。

肉芽肿性炎症是一特殊类型的慢性炎症，较多的巨噬细胞是炎性浸润主要部分。在肉芽肿中，这一细胞型可表现为上皮样细胞和炎性巨细胞。这些细胞较大，胞质丰富，核染色浅，边界不太清楚，可能有鳞状细胞的外观。因与上皮细胞相似，故称之为"上皮样"细胞。电镜下，这些细胞的膜与相邻的细胞形成无数互相交错的突。胞质含有无数小的空泡，主要是一个分泌型的单核吞噬细胞。至于是否形成与活化的巨噬细胞内的分泌有不同，尚不知道。在成熟的时期，这些细胞并非特殊吞噬性。在肉芽肿中也可见到其他型巨噬细胞。仅用光学显微镜，通常不可能区分这些巨细胞成熟的不同时期。

炎性巨细胞是由单核吞噬细胞融合而成。炎性巨细胞可能在外观上有不同，多少取决于刺激物。各种各样的异物引起巨细胞，其胞质内有多个核。Langhans巨细胞特征为核围绕细胞的周边。这一细胞可见于异物反应和感染性肉芽肿中，例如结核。另一型巨细胞见于对脂类的反应，称为Touton巨细胞。核均位于中央，细胞有空泡，围绕在周围，空泡对脂性物质染色，典型见于黄色瘤或脂肉芽肿。巨噬细胞的融合和机制了解很少。炎性巨细胞往往是某些病毒引起的炎症一部分。如单纯疱疹病毒所产生的慢性角膜炎中，角膜内围绕膜结构可见到炎性巨细胞。其确切形成机制尚不了解。根据超微结构研究和丧失吞噬能力，巨细胞形成的另一理论提出，融合是身体排除不再需要的细胞的一种方法。虽然几乎所有巨细胞是由融合所产生，但胸腺素标记技术曾表明少数细胞是不完全细胞分裂的结果。

产生肉芽肿的各种不同原因有一些共同的特点，即趋向于是低级刺激物，主要产生单核细胞而不是中性粒细胞浸润，并且难于被炎性细胞所正常消化。它们可以是颗粒物质、脂类物质、重金属如铍和锆，或复合微生物。真菌、螺旋体、原虫和肠虫典型地产生肉芽肿性反应。产生肉芽肿性反应的物质不一定都是外源性。皮脂腺外溢的脂性物质可引起睑板腺囊肿，表皮样或皮样囊肿鳞状层崩溃后释放的角化蛋白可引起肉芽肿性反应。

肉芽肿广义地分为完全由于异物反应所致的和过敏性成分起作用两类。在后一类中，肉芽肿常是一种传染性病因，而超敏性主要由细胞介导的。免疫性肉芽肿可以因细胞免疫反应、抗体反应或两者共同作用下所产生。临床上，细胞介导超敏性的重要性见于产生肉芽肿的一些微生物的皮肤试验。将从这种微生物提取的抗原注入皮内时，产生迟发型超敏感性反应。迟发超敏感性皮肤反应变最明显需2～3天。这是典型的细胞超敏反应。除单核吞噬细胞占主要炎性反应外，肉芽肿形成可伴有坏死，可以是凝固性、类纤维蛋白性、干酪样、或各种组合，多半因为血管阻塞或溶解性酶的释放或两者均有所致。愈合反应也可能存在，纤维增生可能是肉芽肿形成的一部分，只要刺激物存在，肉芽肿即持续。

病理在识别一个炎性反应是肉芽肿性的重要性，在于有可能识别引起反应或使之继续的物体究竟是一个异物、结核杆菌、内源或外源的脂物质、真菌，或一个血吸虫卵。用特殊染色可增强识别机会，如对耐酸微生物用Ziehl-Neelsen染色，为识别真菌可用过碘酸-Schiff染色（PAS）染细胞壁或囊的黏多糖。

肉芽肿的另外一些特点也可能有助于识别病变的基本性质。一个肉芽肿性炎症可表现为多个散在肉芽肿，例如肉样瘤病。因为其中存在的大多数细胞为上皮样细胞，故这些肉芽肿称为上皮样肉芽肿。复合性肉芽肿境界不太清楚，可能有一中心病灶，围绕其外的炎症有机化，因此，在结核中，往往有一中心灶或区域性干酪性坏死改变。其他肉芽肿性炎症可以是弥散性，如交感性眼炎。

第四节　对生物性物体的反应

炎性反应在一定范围内有赖于特定微生物的天生的特征。任何类型微生物都能引起眼病。细菌、真菌、原虫、蠕虫、衣原体、病毒以及可能支原体属均可涉及。每一种物体以不同方式作用，可引起宿主不同类型反应。最后疾病表现因此取决于这些内在的特征，同样也有赖于微生物引起宿主炎性反应的变化。所有微生物均有某些共同特征。它们必须能进入人体并能到达眼，或直接传入眼内。微生物的存在可造成即刻性宿主反应、迟发性宿主反应，尤其是假若有免疫成分，或造成亚临床感染。

1. 细菌　细菌产生不同类型炎性反应，有赖于它们形成何种类型的物质，以及它们在体内是细胞内存在或细胞外存在。细菌性外毒素和内毒素两者可产生破坏作用。不同的生物产生蛋白水解酶、脂、蜡和囊膜产物，所有这些均引起炎性反应。

外毒素可能由革兰阳性细菌所释放，其效应是即刻的。它们是可溶解的蛋白性物质，通常有蛋白水解酶活性。梭状芽胞杆菌的外毒素，以及在较小范围内白喉棒状杆菌的外毒素，特别有力，常引起急性炎性反应。其他外毒素较少有力，但在确定炎性过程特殊表现中是重要的。葡萄球菌产生毒素可导致组织坏死及促凝剂的活动，通常导致脓肿形成。链球菌因有透明质酸酶的产生，引起弥散性蜂窝织炎。假单胞菌产生特别有力的外毒素（外毒素 A）抑制细胞内蛋白的合成。

细菌性内毒素主要为革兰阴性细胞壁的主要部分。这些是较为不溶解的脂黏多糖，在微生物死亡后发挥其作用。抗体大概不改变他们的作用。不同的微生物的内毒素有相同的效应，是一些有力的物质，主要由交替补体途径，通过备解素和 C3b，激活补体系统。如能接近血循环，可引起血管内凝固，周边血管萎陷以及休克等严重变化。局部引起急性炎性反应，为他们对血凝系统的活化而大为扩大。它们激活多克隆 B 淋巴细胞的能力也大为扩大炎性反应。细菌内毒素可由其在血清内或其他体液中聚集鲎蟹血小板的能力来测定。

某些细菌产生囊的能力，为细菌提供保护，使细菌能接近细胞内及部分保护的环境，因而改变炎性反应。在无抗体时，肺炎球菌被保护并增生。某些细菌（如结核、麻风等）和一些原虫（如鼠弓形虫）为了增生和生存，必须接近细胞内位置。这一情况发生在单核吞噬细胞内。这一细胞内环境加上某些细菌内存在的脂和蜡的复杂性质，致使身体难以对付某些微生物。这种困难表现在炎性反应的复杂性和肉芽肿形成。

2. 真菌　真菌一般产生慢性化脓性或肉芽肿性炎症。感染可以是表浅的，也可以是位于深处，潜在地危及生命。很多真菌感染是机会性（条件性）的，特别有可能发生于免疫能力受损的病人中。所以称之为机会性感染是因为，这一类真菌并非原发性疾病的原因，

由于机体受某种其他疾病的损伤而继发真菌性感染。

3. 原虫或蠕虫　对这两种的内在因素知道不多，不过，一般认为，可能与真菌一样，也是超敏感性起作用。活的蠕虫显然并不引起炎性反应，只于生物死亡时才发生。真菌、某些细菌、原虫和蠕虫常可经详细检查或用特殊染色而在组织内识别。

4. 病毒　病毒感染变化很大，在某些程度上，有赖于所被攻击的宿主细胞。所有动物病毒只含一种核酸分子，脱氧核糖核酸（DNA）或核糖核酸（RNA），因而病毒必须在宿主细胞内复制、繁殖，是专性细胞内寄生微生物，利用宿主细胞内的 DNA 和 RNA 进行自己的合成。根据所含核酸不同，病毒分类为含 DNA 的病毒和含 RNA 的病毒。并根据大小、重量、对物理性和化学性药物如乙醚的易感性、电镜中结构特征和免疫学特性再进一步分类。DNA 和 RNA 病毒可在宿主细胞内复制病毒核酸和结构蛋白质，阻断宿主细胞蛋白质和 RNA 的合成。在感染晚期引起细胞的变性，最后病变细胞的溶酶体释放各种酶而引起细胞坏死和崩解；也可感染细胞并自细胞传细胞，或变为宿主染色体组的主要部分，并如此传递给后代。

对抗病毒病的免疫保护因病毒不同而有不同，可能是细胞介导的，赖淋巴细胞的两者联合，也可几乎不存在。干扰素的制作是对抗病毒的一个重要保护性机制。一般有淋巴细胞 - 单核细胞反应，有坏死者除外。因病毒所产生的组织病理学改变无特异性，要确定一个病变是否为病毒所产生的，有赖于识别核的或胞质的包涵体，如传染性软疣。而如疱疹性角膜炎则有特定的临床病程。在其他怀疑病毒所致的炎性疾病中，需从体液中发现病毒或证实抗体效价上升。

病毒引起数种特殊疾病。疱疹性病毒组中特别可能发生潜伏现象，相当于持久的亚临床感染又被激活，产生临床上显然的黏膜病变。病毒可见于最初黏膜病变区域内脊髓神经节内，在体液内，如泪液，慢性引流，并定期出现在最初感染部位而无明显疾病表现。关于潜伏情况有多少是因病毒的代谢不活动，有多少归因于亚临床再感染受免疫系统某种方式的控制，目前尚不清楚。

病毒产生的第二个特殊模式是有极长的潜伏期的疾病。其中有一些显示针对含于细胞内病毒的免疫反应，可以部分地是疾病表现的原因。另有既不显示炎性反应的证据，又无病毒的超微结构证据，被称为"慢"病毒感染，可为感染组织的超滤液所传递。

由于免疫反应缺陷、部分耐受或几乎没有免疫反应，病毒得以生长并能引起疾病。另外，可因免疫反应而发生病毒病的一些表现，是病毒性引起的一种超

敏感性。最后一种病毒引起的病是不正常生长,包括发育不良和瘤形成。病毒使一些细胞转化成恶性,失去接触抑制特性,具有无限制生长的能力。另外有的病毒可使宿主细胞发生改变,使其与邻近细胞融合形成合胞体。妊娠早期,风疹感染产生各种不同的先天异常,包括眼部改变在内。已开始深入研究病毒与瘤形成的关系。据信病毒可能与人类数种瘤有关。

(郑邦和　赵桂秋)

第三章
创伤、再生和修复

第一节　细胞和组织的损伤

在生活过程中，机体的细胞和组织经常不断受到内外环境中各种不同刺激因子的影响，并通过自身反应和调节机制做出反应，以适应环境条件的改变、抵御损害因子的伤害。这种反应能力能够保证细胞和组织的正常功能，维护细胞、器官乃至机体的生存。当机体内外刺激因子较小时，细胞可能只发生分子水平的调节障碍，这种改变需要采用组织化学或更精密的检验手段才能显示。当细胞和组织的功能调节不能适应内外环境时，就会出现结构上的改变。开始可表现为超微结构的改变，进而是光学显微镜下的改变。较轻的改变可以恢复，如刺激强度过大、时间过长、超过了细胞的适应能力，病变达到不可逆点时，细胞就会坏死。例如组织缺血时，首先氧化磷酸化过程降低，以后是亚细胞结构改变，最后是内质网、线粒体及细胞膜的改变，这些改变是可复性的，再进一步发展，才成为不可恢复的损伤，并在光学显微镜上可以查见。

一、造成损伤的因素及机制

自然环境及体内外环境都在不断变化，在变化过程中许多因素都能造成细胞和组织的损伤，可归纳为五类。

（一）物理因素

1. 机械性因素　是造成眼创伤的重要原因，常使组织、细胞和分子空间结构及完整性和连续性遭到破坏，如根据致伤物的性质、大小、形状、速度及致伤力的强弱可造成眼及附属器的挫伤、破裂伤、穿通伤、骨折、震荡伤等。由于致伤情况复杂，对眼的创伤表现及轻重程度亦极不一致。

2. 温度因素　机体内的生物化学过程都有适宜的阈值，超过或低于这种阈值必然影响其进行，甚至停止。烧伤时局部的病理改变，取决于温度高低和接触组织的时间长短，轻度烧伤，可发生血管扩张重新，少

量血浆渗出到组织间隙出现红肿，温度增高，血管壁通透性明显增高，渗出液增多，水肿加重可形成水泡。高温亦可使蛋白变性，如角膜烫伤或烧伤可造成角膜混浊，甚至组织细胞死亡，形成焦痂进而形成溃疡。极高温度可使组织脱水以致炭化。轻度烧伤，组织可以修复或再生。重度烧伤时组织发生坏死、脱落，不能再生。

3. 气压及压力因素　人体对高气压耐受力较强，但在高压力情况下，特别是高压氧（高压舱）下可见线粒体肿胀与脱嵴。当气压急剧降低时，可使在高压时溶于组织器官内的气体迅速逸出，造成组织损伤。急性高眼压常造成眼的灌注压降低，眼内组织缺血、缺氧、轴浆流运输障碍及视网膜与能量代谢有关的酶的活性变化，造成眼组织特别是视网膜的能量代谢障碍。当眼压降低，血运恢复时又可产生大量的 O_2 自由基，继续对眼组织造成损伤。

4. 电离辐射　大剂量辐射可直接损伤生物的大分子，使细胞变性、坏死；或使血管壁细胞受损，形成血栓或出血。放射性损伤特有的改变是诱发染色体畸变。辐射伤可使细胞内水分电离，产生自由基，自由基可使细胞内成分受到损伤，特别是与膜结构的不饱和脂肪酸结合，形成脂质过氧化物，使细胞遭到破坏。紫外线可使细胞核染色质浓缩致细胞死亡脱落，引起眼部急性炎症发作，称为电光性眼炎。亦可产生大量自由基，攻击膜结构，使细胞结构遭到破坏。

（二）化学因素

1. 酸烧伤　酸可使组织蛋白发生凝固，引起细胞与组织功能障碍、甚至坏死，引起组织损伤的程度与组织接触的时间、酸的种类及浓度有关。

2. 碱烧伤　主要是碱离子与组织细胞中，特别是膜结构中的脂质发生皂化作用而溶解，亦可与蛋白结合，形成碱性蛋白化合物，继续对组织造成破坏。所以，碱烧伤较酸烧伤对眼组织的损伤更为严重，预后较差。

3. 中毒因素　外界许多化学物质可以造成眼组织

的损伤，如氯喹、木醇等可引起视网膜及视神经发生萎缩；烟草、某些药物（如皮质类固醇）在某些情况下可诱发青光眼的发作，甚至葡萄糖太多，对组织亦有毒性作用，如糖尿病时可引起视网膜的病变。氧异常增多，在一定条件下亦可对组织造成损伤，如晶状体后纤维增生症。

4. 营养缺乏　眼组织是全身代谢最旺盛的组织之一，需要不断由外界摄取营养物质，当某些化学物质缺乏时，轻则发生功能障碍，重则造成组织的损伤，如维生素 A 缺乏时，不能形成足够的视黄醛可造成夜盲，严重者则发生角膜软化。

（三）生物因素

人类生活在自然界，与其他生物有着密切的联系，有些生物常常会造成眼组织的损伤，如鸟啄、蜂蜇等不乏发生。草木在某些情况下亦可造成眼的损伤。当然，危害眼组织最多的生物因素还是微生物。正常情况下结膜囊内即有细菌生长，一般不引起眼病。在一定条件下可引起眼各组织的感染。

（四）免疫因素

眼的组织结构与身体其他各部组织有相似之处，即有特异性免疫和非特异性免疫功能，发挥着免疫防护、自身稳定、免疫监视作用。然而，眼组织又有其特殊的结构特点，从而构成了眼免疫反应的许多特殊性，表现为特征性病理改变。例如，直接的损伤可使组织抗原决定簇暴露、抗原释放，甚至损伤免疫系统；间接的损伤可刺激免疫系统产生反应，引起一系列免疫病理改变。

（五）遗传因素

先天性异常系指出生后即存在外观畸形或结构与形态异常，但亦有不乏表现为出生后的生长发育过程中逐渐表现出的外观异常，如视网膜色素变性和 Leber 病等。先天异常的原因十分复杂，有相当一部分是由基因决定的，称为遗传性疾病。另一部分是在胚胎发育过程中孕妇内环境因素改变，造成体细胞损伤所致。此种异常不遗传。此外，还有一部分原因不明，可能是遗传因素和环境因素之间相互作用的结果。多为多因素遗传病，如一般性近视，遗传度约 60%；环境因素（如不卫生的阅读习惯）可引起发病。

二、细胞的超微结构及损伤的改变

细胞是一个由细胞膜封闭的生命单元，内含一系列相互分隔功能不同的亚单位，即细胞器，各种细胞分别进行着复杂的生化反应，行使独自的功能，以维持机体和细胞的生命活动，各种病理改变首先开始于细胞器的改变。

（一）细胞核

细胞核是细胞的调节中心，遗传信息的载体，其形态随细胞所处的周期阶段而异，通常以中间期核为准。细胞核外被以核膜，核膜由内、外两层各厚 80nm 的单位膜构成，中间为 20～50nm 宽的间隙（核周隙）；核膜上有直径约 50nm 的微孔，是核质与胞质交通孔道，数目多少与细胞类型有关。核质由染色质构成，主要成分为脱氧核糖核酸（DNA），并以与蛋白质相结合的形式存在，DNA 可用 Feulgen 反应证实。核内嗜碱的浓染团块为异染色质，呈弥散细颗粒状分布，用普通染色法几乎不着色的染色质为常染色质，具遗传特性，而异染色质，则不具遗传性。

细胞损伤时核的改变

1. 核大小的改变　核的大小常反映着核的功能状态，功能旺盛时核增大，核质淡染，核仁也相应增大或增多，有时会出现多倍体和多核巨细胞，如大噬细胞吞噬旺盛时，常有多核细胞出现；细胞功能下降或细胞受损伤，核的体积变小，核周隙加宽，染色质致密，但细胞水肿时，细胞核亦可肿大，主要由于钠泵衰竭，致水电解质运输障碍的结果。

2. 核结构的改变　细胞损伤及衰亡的主要特征之一是核的改变。

（1）核固缩：染色质聚集成致密浓染的大小不等的团块状（图 1-336），继而整个细胞收缩变小，最后留下一致密的团块称核固缩（karyopyknosis）。核固缩后还可进一步崩解成若干碎片（核碎裂），逐渐消失。

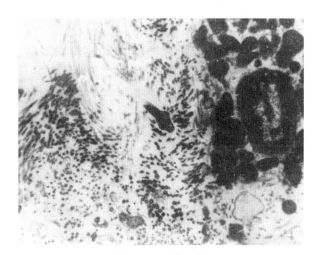

图 1-336　核固缩
染色质弥散呈碎片状，核周隙增宽，核出现切迹（×8000）

（2）核碎裂：染色质逐渐边集于核膜内层，形成较大的高电子密度团块，核膜开始尚保持完整，以后多处发生断裂、缺失，核逐渐变小，最后裂解为许多致密的浓染碎片称核碎裂（karyorrhexis），亦可发生易位、重复等改变。

（3）核溶解：变致密的染色质最后完全溶解消失，即核溶解（karyolysis），细胞核出现上述改变，提示细胞死亡。

3. 核内容 在某些细胞损失时可见核内出现各种不同的包含物，谓核内容物（intranuclear inclusions）可分为：

（1）胞质成分：主要是线粒体、内质网片、溶酶体、糖原颗粒等，可因向核膜内突出，在某一切面上看起来像在核内，实际上，其周围有核膜包绕，亦可在细胞的有丝分裂末期，某些胞质结构被封入新形成的子细胞核内，前者称假性包含物，后者称真性细胞包含物（图1-337）。

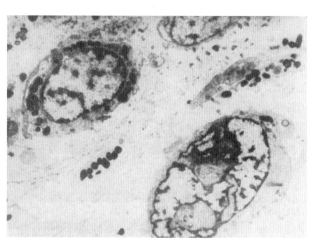

图 1-337 胞质成分
细胞质内有线粒体（箭头）（×4000）

（2）非胞质成分：种类较多，如铅、铋、金等重金属中毒时，核内可出现丝状或颗粒状真性包含物，某些DNA病毒感染时，可在核内检到病毒颗粒。

4. 核仁的改变 核仁无界膜，直接悬于核质内，由3种不同成分构成：

（1）原纤维成分：为蛋白质及其结合的嗜碱成分。

（2）细颗粒状成分：主要由12S rRNA构成，为核仁的嗜碱成分。

（3）细丝状成分：穿插于整个核仁内；

根据3种核仁成分的排列可反映细胞的蛋白合成活性，可大体分为：①壳状核仁，原纤维状成分位于核中央，细颗粒状成分包围于外层，此种细胞合成活性较低；②海绵状核仁，原纤维与细颗粒状成分呈海绵状排列，合成性较高，谓"工作核"；③高颗粒性核仁，原纤维成分几乎消失，主要由嗜碱的颗粒成分构成，合成性旺盛，此核仁见于炎症和肿瘤细胞；④低颗粒性核仁，主要由原纤维成分组成，细颗粒成分较少，此

种核仁见于再生时；⑤分离性核仁。以上三种核仁成分互相分离并减少，核仁变小，无活性，见于缺氧、中毒等情况。

（二）细胞膜

细胞膜厚约7.5～9.0nm，具弹性，是一种液态镶嵌结构，由脂双层和蛋白质构成，表面覆有一薄层不同的糖类与膜脂或与膜蛋白结合，形成糖萼（glycocalyx）。有些细胞，如角膜上皮、视网膜色素上皮细胞表面有大量纤维的突出，称微绒毛（图1-338），有时可向内凹陷，形成内褶。细胞间借助特殊结构：闭锁小带、附着小带、桥粒和缝隙连接发生联系。细胞膜除了作为细胞的屏障外，对于细胞乃至生命均具有十分重要意义，如细胞内、外物质交换、细胞运动及生长调控、能量运输、细胞识别、免疫决定和各种表面受体等。

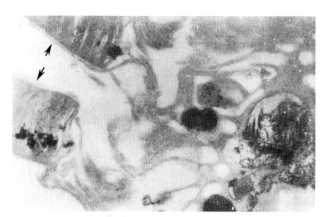

图 1-338 视网膜色素上皮细胞表面微绒毛
视网膜色素上皮细胞表面突起多量微绒毛（箭头）直达杆体外段（×8000）

细胞膜受损伤的改变：在机械力的作用下，可引起细胞膜的破损；某些脂溶性阴离子物质、酶和毒素也可以破坏细胞的完整性。能量供应不足时、或毒素作用均可造成细胞主动运输障碍，使细胞内主要内、外Na^+、K^+倒置，过多的Na^+及Ca_2^+进入细胞内，引起细胞水肿，微绒毛减少或消失，糖萼可脱落消失，细胞连接破坏，细胞间发生解离进而脱落或死亡。

（三）线粒体

线粒体是细胞内能量之源，细胞内三羧酸循环及呼吸在此进行，反应所需的酶整齐地排列在其中，形状有杆状、椭圆形及圆形。线粒体由双层膜构成，外膜平滑，内膜则曲折形成长短不等的嵴，嵴上附有基粒。内、外膜之间成为外室，内膜内侧称内室，线粒体外膜含有单胺氧化酶及糖和脂质代谢的各种转移酶，内膜上则为呼吸链和氧化磷酸化的酶类；线粒体基质进行着β氧化、氧化脱羧、三羧酸循环以及尿素循环等。线粒体还有自己的内物质运输的通道，亦为细胞

内化学反应的部位之一。

粗面内质网（RER）由扁平的常平行排列的池构成，其表面附着约 15nm 的电子致密颗粒，即核蛋白体，是由核糖核酸（rRNA）和蛋白质构成，具有合成蛋白和脂肪蛋白的功能，输送到高尔基复合体。

在病理情况下，粗面内质网可发生数量和形态的改变，细胞再生及病毒感染时，粗面内质网增多；在细胞萎缩时，则减少；当细胞受损时，由于能量供应不足，内质网上的核蛋白体往往脱落于细胞质内，粗面内质网池也可扩张，甚至形成空泡，严重时，粗面内质网互相离散，可断裂为大小不等的片段和小泡，如细胞水肿时，在某些化学物质的刺激下（如酒精、巴比妥类药物）或细胞功能增强时，内质网可被诱导而增大、增多，池内有蛋白、脂类物质沉积。

滑面内质网（SER）由光滑的迂曲小管和小泡构成，膜上无核蛋白颗粒，与粗面内质网相连。滑面内质网功能较多，参与糖原合成，有能合成磷脂、糖脂及糖蛋白中的糖成分，在甾类化合物合成中起重要作用。其含有葡萄糖醛酸酶、脱氢酶和脱甲基酶，能分解甾体，灭活药物和霉素。

在细胞损伤时，滑面内质网小管可裂解为小泡或扩大为大泡，在某些药物及芳香族化合物（致癌剂）的影响下，可在细胞内形成洋葱皮样层状结构，有时为细胞适应性反应（结构较松），也可为变性样改变（致密）。

（四）高尔基复合体

高尔基复合体（Golgi's complex）来自核膜外层，排列为数层马蹄形的小囊组成，向细胞核的一面称"形成面"，由一些与粗面内质网池相连的小泡构成，另一面为成熟面。由粗面内质网合成的蛋白质输送至此，进一步加工、浓缩、装配之后，以分泌颗粒等形式，分泌到细胞外，此外，在形成含糖蛋白的分泌中，细胞膜及糖萼的构成以及初级溶酶体的形成中均起重要作用。

细胞损伤时，可出现扁平囊扩张以及扁平囊大泡和小泡的崩解；细胞萎缩时，高尔基器亦变小或部分消失。

（五）溶酶体

溶酶体（lysosome）有单层膜包裹的小体，直径约 0.2～0.8μm，内含大量多种酶。可分为：①初级溶酶体，除含水解酶类外，不含其他物质，即未参与细胞消化过程的溶酶体；②次级溶酶体，已参与细胞消化过程，其内除水解酶类外，还含有外源性或内源性物质，因而亦称吞噬溶酶体（phagolysosome）。

细胞损伤溶酶体的改变。

1. 物质在溶酶体内贮存　在某些病理情况下，一些内源性或外源性物质可在溶酶体内贮存起来，使溶酶体增大、增多；当溶酶体某些酶缺乏时，如神经鞘磷脂酶缺乏，可使神经鞘磷脂在细胞内沉积（Niemann-Pick 病），同样Ⅱ型糖原贮积病（Pompe 病）是消化黏膜多糖的酶缺乏，使其在溶酶体沉积所致。

2. 溶酶体膜损伤及通透性增高　水解酶逸出，引起细胞广泛自溶，受损细胞的大分子成分被水解酶分解为小分子物质。溶酶体酶释放到细胞间质中，也会发生破坏作用。

3. 自噬成分残留　溶酶体也是细胞消除自我的工具，在细胞器更新，细胞萎缩时，胞质内形成自噬溶酶体，将自噬泡内成分分解，有时有些脂类遗留下来，成为残留体。一些脂褐素、髓鞘样小体就是这样形成的。

（六）微管和微丝

微管（microtubules）和微丝（microfilaments）是细胞的骨架，具有决定细胞形状和牢固性的功能。微丝粗约 6nm，实为肌动蛋白丝；微管直径 20～26nm，长度不一，管壁由 13 根纵裂的原丝构成；此外，还有中间丝，直径约 7～11nm。其化学性质各异。微丝和微管，又是细胞整体运动和细胞器在细胞内移动所依赖的物质，如细胞分裂时，染色体的运动就是由纺锤体（微管）收缩引起。当它们受到损伤时，细胞分裂、运动、细胞内的运输均可发生障碍。细胞膜的骨架有缺陷时也可造成疾病，如红细胞膜上的收缩蛋白（spectrin）不能与骨架蛋白或肌动蛋白结合，红细胞就不呈盘状，而呈圆形，称球形红细胞（spherocytosis），容易崩解而造成贫血。

三、细胞和组织的适应性反应

（一）肥大

细胞、组织和器官为适应环境或功能需要而发生体积增大称肥大（hypertrophy），肥大细胞的线粒体总体积增大，细胞的合成功能升高，粗面内质网及游离的核蛋白体增多，吞噬细胞的溶酶体也增大，横纹肌负荷过重时，肌丝也增多。肥大可分为：

1. 代偿性肥大　是由于器官功能加重所致，如举重运动员肌肉特别发达，先天性青光眼病人角膜及巩膜均会增大。

2. 内分泌性肥大　由于内分泌作用引起的肥大，如 Graves 病可引起眼外肌肥大。

（二）增生

在有繁殖能力的组织中，由于功能之需，使细胞数量增多，致组织器官增大称增生（hyperplasia, proliferation）。增生细胞的各种功能物质如细胞器和核蛋白体等不会或稍增多。当原因消除后，即可恢复原状。再生可分为：

1. 再生性增生　指具有再生能力的组织和器官发

生损伤时，可通过细胞再生修复者，如角膜上皮擦伤，角膜上皮细胞可通过再生加以修复。

2.过度再生性增生　指机体由于慢性反复性损伤的部位，发生的过度再生性增生，如慢性结膜炎时，结膜上皮过度增生，形成乳头。

（三）萎缩

正常发育的组织或器官的体积缩小称萎缩（atrophy），可由组织器官的实质细胞体积缩小造成的，有时也可因细胞数目减少所致。萎缩通常是由细胞的功能活动降低，血液及营养物质供应不足，神经刺激减少和内分泌功能下降所致。在萎缩中的细胞内自噬泡增多，可发现泡内正在被消化的细胞器，缩小的细胞质内常有一些脂褐素，是溶酶体的残存小体。

萎缩可分为：

1.生理性萎缩　当机体发育到一定阶段，一些组织器官逐渐萎缩，如青春期后胸腺逐步退化，8月胚胎时，晶状体周围血管退化，到老年后一些器官如脑、心、皮肤发生萎缩，眼球也因眶脂肪萎缩而下陷。

2.病理性萎缩　原因不一，表现为：

（1）全身萎缩。

（2）局部性萎缩：乃因某些局部因素发生的萎缩，如高眼压或炎症引起的视神经萎缩，绝对青光眼可引起虹膜睫状体萎缩，以及其他眼组织萎缩，如视神经、视网膜、脉络膜等。

萎缩是适应现象，是有条件的可逆过程，如萎缩程度不重，去除病因，萎缩的组织器官是可能恢复原状的。

（四）化生

由于组织、细胞所处环境的改变，一种已分化的组织转化成为另一种性质相似的分化组织的过程称为化生（metaplasia），化生不是由已分化的细胞转变为另一种细胞，而是由多能细胞（reserve cell）、干细胞（stem cell）分化而成。一般认为只能转化为性质相似的细胞，如睑外翻时，下睑结膜由立方形上皮化生为鳞状上皮，有人认为这种鳞状上皮化生，可能更有力的抵抗外部刺激，具保护意义，但有些化生意义不太明确，如慢性脉络膜炎或Coats病时常有骨化生。

四、变性和物质沉积

变性（degeneration）是指细胞及间质的形态学和功能的变化，表现细胞或间质内出现异常物质或正常物质增多，轻度变性是可复性改变，当原因消除后，变性细胞的结构和功能仍可能恢复，严重变性，往往不能恢复，并进而发展为坏死，变性可分为二大类：细胞水含量异常和细胞内物质异常沉积。

1.细胞水肿　人类机体大约2/3水存在于细胞内，1/3存在于细胞外。正常情况下，细胞内外水分互相交流，保持机体内环境稳定。当损伤因子存在时，如缺氧、缺血、电离辐射及冷、冻、毒素等影响细胞时，细胞膜上的钠泵能量供应不足，致钠、钙及水分进入细胞内，钾逸出细胞外。水存贮于胞液及其细胞器内，细胞体积变大，色泽也变混浊，称混浊肿胀（cloudy swelling），严重时光学显微镜下可见水泡，称空泡变性（vacuolar degeneration）或水样变性（hydropic degeneration）。

病理学改变：细胞体积增大，胞质透明淡染，细胞核也常增大，染色变淡，整个细胞膨大，电镜下，除可见胞质基质疏松变淡外，尚可见线粒体肿胀及嵴变短、变少，内质网广泛解体、离断和发生空泡。

细胞水肿是轻度损伤表现，原因去除后，可以恢复正常。

2.细胞内物质沉积　在病理情况下，不同的原因可使不同物质在细胞和间质内异常沉积。

（1）脂肪变性：正常情况下，除脂肪细胞外，其他细胞一般不含有或仅少见脂滴，如这样细胞中出现脂滴或脂滴明显增多，则称脂肪变性（fatty degeneration）。脂滴主要成分为中性脂肪，也可有磷脂及胆固醇。如家族性卵磷脂-胆固醇乙酰转移酶缺乏症（lecithin: cholesterol acyltransferse deficiciency，又称Norum病），由于酶的缺陷，使卵脂磷和胆固醇在血管及角膜中沉积，可引起角膜混浊，角膜老年环也是脂类沉积的结果。用苏丹类染料及铱酸染色可以显示。

（2）玻璃样变性：又称透明变性，较常见，好发生于血管壁和纤维结缔组织，有时见于细胞内，在不同原因所致的不同病变细胞中的透明物质，称透明变性（hyaline degeneration），发生机制不同，在光学显微镜下为细胞或组织内出现一些着伊红色、同质状蛋白物质。

纤维结缔组织的玻璃样变性：常见于纤维瘢痕组织中，此时纤维细胞明显变少，胶原纤维增粗并互相融合为带状或片状的半透明均质，弹性及韧性均差，如角膜瘢痕及慢性虹膜睫状体炎病变的瘢痕中常见。其发生机制尚不十分清楚，有人认为胶原蛋白分子之间的交联增多，胶原蛋白互相融合、期间有较多的糖蛋白积聚所致。亦有人认为缺氧、炎症的原因，造成局部pH增高，使胶原蛋白分子变成明胶互相融合而成。

血管壁玻璃样变：这种改变常见于高血压时的肾、脑、视网膜的小动脉，可能由于小动脉持续性痉挛，使内膜通透性增高，血浆渗入内膜及中膜，凝固成无结构的均匀红染物质。此外，内膜下的基底膜样物质增多，结果使管壁增厚变硬，管腔变小，以致闭塞。

细胞内玻璃样变：亦称细胞内玻璃样小滴变性。这种情况眼科少见。

（3）淀粉样变性：组织内有淀粉样物质沉积谓淀粉样变性（amyloid degeneration），它是一种结合黏多糖蛋白质，遇碘时被染成赤褐色，再加硫酸时则呈蓝色，与淀粉遇碘时反应相似。此物质常沉积于血管基底膜下，或细胞间，或沿网状纤维支架分布。淀粉样物质用 HE 染色为淡红色均质状，电镜下为直径 7.5～10mm 的不分支纤维，淀粉样变性可为全身性或局部性，前者极为罕见，局部性见于睑结膜及上呼吸道等慢性炎症伴有大量浆细胞浸润时，发生的机制不清，有人认为沉积的物质是免疫球蛋白的轻链，因此，称免疫源性淀粉样物。根据淀粉样物中常有丙种球蛋白和血清中球蛋白增多的现象，有人认为这是由于抗原抗体反应在血中形成的蛋白复合物，也有人认为是浆细胞产生的免疫球蛋白与成纤维细胞、内皮细胞所产生的含硫黏多糖相结合而形成的复合物。

（4）黏液样变性：组织间隙出现类黏液的积聚称黏液样变性（mucoid degeneration）。病变处间质疏松，可以染成淡蓝色的胶状液体，其中有一些多角形、星芒状细胞散在。

（5）纤维素样变性：又称纤维蛋白变性，为间质胶原纤维及小血管壁的一种变性，病变部位结构逐渐小时，变为一堆境界不甚清晰的颗粒状，小条或小块状物质为纤维素样变性（fibrinoid degeneration），呈强嗜酸性，状似纤维素，并且有时呈纤维素染色，实为组织坏死的一种变现，也称为纤维蛋白样坏死（fibrinoid necrosis），形成机制尚不清楚，可能与结缔组织中黏多糖沉积、免疫球蛋白增多、小血管受损、血浆渗出有关。

（6）病理性色素沉积：常见的有以下几种：

1）含铁血黄素：铁蛋白（ferritin）微粒集结而成的色素颗粒谓含铁血黄素（hemosiderin），呈金黄色或棕黄色，具折光性，是大噬细胞吞噬后转化而成的含高铁（Fe^{3+}）的蛋白质，遇铁、氰化钾及盐酸后出现蓝色，称普鲁士蓝或柏林反应。当细胞破裂后，此色素散布于组织中。

2）胆红素：在吞噬细胞内形成的一种蛋白衍生物，称胆红素（bilirubin）。生理情况下，衰老的红细胞在单核吞噬细胞中解体，其血红蛋白被分解为珠蛋白、铁及胆绿素，后者还原后为胆红素，进入血液。血中胆红素过多时可将组织染黄，如巩膜黄染，但因眼的房水屏障作用，胆红素不能进入眼内。

3）脂褐素（lipofuscin）：是一种黄褐色细胞颗粒，为细胞内自噬溶酶体（autophagolysosome）中细胞器碎片，不能被溶酶体消化形成的一种不溶性残存小体，

在电镜下为一种典型的残存小体（residual bodies）。

4）黑色素：一种棕褐色或深褐色颗粒状色素称黑色素（melanin），形状各异，大小不等。皮肤、毛发、眼色素膜及视网膜色素上皮层均有黑色素存在。黑色素由黑素细胞（melanocyte）产生；酪氨酸在酪氨酸酶作用下，氧化为二羟苯丙氨酸（dihydroxyphenylalanine，DOPA）。DOPA 进一步氧化成吲哚醌，失去二氧化碳后转变为二氢吲哚，再聚合成一种不溶性的聚合物，即黑色素，再与蛋白结合为黑色素蛋白。黑色素细胞因含有酪氨酸酶，如遇到 DOPA，则出现与黑色素相似的物质（DOPA 反应阳性），而皮下吞噬黑色素细胞（melanophore），即吞噬了黑色素的组织细胞，因不含有酪氨酸酶，故 DOPA 反应阴性，以资区别黑色素细胞和吞噬黑色素细胞。

（7）病理性钙化：正常机体内只有骨和牙齿含有固态盐，其他部位组织内有固态钙盐沉积，则为病理性钙化（pathological calcification）。沉积的钙盐主要为磷酸钙，次为碳酸钙。其在 HE 染色时呈蓝色颗粒，开始为细颗粒，逐渐聚成大颗粒或片状。病理性钙化可分为营养不良性钙化和转移性钙化两种。

1）营养不良性钙化：当组织缺氧后，胞质内、线粒体内钙可增多，甚至发生钙盐沉积，电子显微镜下为致密的颗粒状团块，称营养不良性钙化（dystrophic calcification）。当组织退变坏死，其中可见大量钙盐沉积，如结核灶、重型慢性脉络膜炎。有时白内障亦可见钙化灶。营养不良性钙沉积原因尚不清楚，可能与局部碱性磷酸酶活性增高有关，碱性磷酸酶活性升高，使局部磷酸增多，超过 $3Ca2 \times 2PO3\text{-}4$ 的常值，形成磷酸钙沉积。此外，变性坏死组织可使其环境的 pH 降低，使钙酸溶解，钙离子浓度升高，由于组织液的缓冲作用，又使局部组织碱性化，钙盐又沉积。

2）转移性钙化（metastatic calcification）：较少见，是全身性钙、磷代谢障碍使血钙或血磷升高，在正常组织上沉积，如甲状旁腺功能亢进时，大量骨钙进入血液，可在全身一些组织、器官如肾小管、器官如肾小管、肺泡和胃黏膜上沉积。

五、坏　死

机体的局部组织、细胞死亡称坏死（necrosis）。坏死可以是渐进性坏死（necrobiosis），个别情况下，致病因子强烈，可以迅速发生坏死。坏死后的细胞核的改变为：①核固缩，核碎裂及核溶解；②细胞质崩解，呈颗粒状；③间质的改变，由于各种溶解酶的作用，基质崩解，胶原纤维肿胀并崩解液化。根据肉眼观，坏死可分为：

1. 液化性坏死（liquefactive necrosis） 坏死组织很快被酶分解呈液体状态称液化性坏死，如化脓即液化性坏死。

2. 凝固性坏死（coagulative necrosis） 坏死组织由于是水变干，蛋白质凝固成灰白或黄白色比较坚实的固体，如煮熟，呈土黄色，特点是组织水分减少，但结构轮廓依然长期的保存。凝固性坏死的发生机制尚不清楚，有人认为由于溶酶体受到某种损伤，溶酶体酶活性不足所致。

3. 干酪样坏死（caseous necrosis, caseation） 主要见于结核杆菌引起的坏死，如结核病灶的坏死，此时坏死组织彻底崩解，镜下见不到组织轮廓，只见一些无定形的颗粒状物质。由于坏死组织含有较多脂质，故略带黄色，又加脂质阻抑了溶酶体酶的溶蛋白作用，形成了如干酪状物质。

4. 纤维蛋白样坏死（fibrinoid necrosis） 又称纤维素样坏死，是指恶性高血压、免疫损伤相关的小动脉炎时，在小动脉壁或类风湿关节炎时在胶原纤维中发生的一种改变。在细胞外有纤维蛋白、免疫球蛋白和其他血清蛋白，染色性质似纤维素而得名。

5. 坏疽（gangrene） 组织坏死后又发生了细菌侵入繁殖的结果，由于腐败组织产生硫化氢（H_2S），并与铁结合（FeS）而呈黑色、绿色。视坏疽内水分多少又分干性坏疽（dry gangrene）和湿性坏疽（wet gangrene）。

坏死组织经过机体处理可被溶解吸收、分解排出、机化或包囊、钙化。

第二节 损伤的再生和修复

再生和修复为愈合反应的基本特点。组织发炎时，必有细胞死亡。一方面，渗出物和破坏的组织被清除，另一方面，有新生的细胞或结缔组织修复已损坏的组织、细胞，使之愈合。由相同的健康细胞代替损坏的细胞，称为再生；如由肉芽组织或结缔组织代替原有的特异性组织，称为修复。再生和修复在手术或外伤后的伤口中是被欢迎的，在已被失活或发炎的高度特殊化组织中，这些改变虽是需要，但其本身可能是破坏性的。

组织再生的潜在能力变化很大。有一些细胞称为不稳定细胞，例如结膜和角膜的上皮，保持这一能力，经常脱失并替换。其他组织保存分裂的能力但并不正常发生增生，例如成纤维细胞，星状细胞和内皮细胞保留分裂的能力，但正常时并不分裂，这些称为稳定细胞。高度特殊化的或永久细胞，如神经元、视网膜感觉层的细胞和骨骼肌的细胞，还可能包括人角膜内皮，并不保有分裂的能力。

眼内和眼周发生愈合反应为修复而不是再生，损坏的组织为新生成的纤维性结缔组织所代替。视网膜和中枢神经系统中，由星状细胞产生神经胶质纤维，形成神经胶质瘢痕。因为视网膜多数细胞是有丝分裂后细胞，因之功能不恢复。大多数愈合情况中，再生和修复过程进行迅速。角膜移植后对合良好的创缘中，再生和修复将无困难。然而，若丧失相当多的组织，愈合将仅再构成近似正常的组织，尤其是当结缔组织框架和基底膜已破裂时，修复和再生过程变为混杂。结果是扭曲的瘢痕，含岛状增生的上皮。睫状上皮有足够损坏时，可能造成这类瘢痕。这一愈合过程不一定有完全的功能性复原。

一、皮肤伤口愈合

瘢痕组织形成是炎性过程的延伸，在清洁的愈合中皮肤伤口（如眼睑手术后）可见到。第一天组织学检查可见到血小板和纤维蛋白构成的血凝块，有多形核白细胞出现，在最初数日内数目增多。第二天，上皮的表层细胞再生并开始移行覆盖伤口表面（再上皮化）。最初，再生的上皮仅 1～2 细胞层厚度，最后，常在第一周末，达到正常厚度。第三天，损伤区内单核吞噬细胞变得更显著增多，而中性粒细胞数目减少。从第五天开始，很容易观察到新的成纤维细胞和血管生长并数目增加。事实上，最早在第二天，成纤维细胞在伤缘变得更显著、增大，并移入血凝块中的纤维蛋白网内。成纤维细胞和内皮细胞两者增生、移行。

肉芽组织在对合不好的伤口中最显著，并且可真正形成小团的增生的血管、成纤维细胞、单核吞噬细胞和淋巴细胞，以及显示胶原纤维开始沉着。结膜伤口对合不好，或作为睑板腺囊肿手术后愈合过程中一部分，可发生这种改变。这种肉芽组织本身可变为难看的团块，需要切除。

第一周末，上皮缺损已闭合，伤口纤维性部分有成纤维细胞增殖、小血管和慢性炎性细胞。只是在第二周中，胶原沉着变显著。纤维蛋白凝块开始溶解。在数月时间内，伤口发生抗张强度，伤口收缩而变小些。在第一周中，可在伤口内找见蛋白水解酶，部分来自血循环，部分来自中性粒细胞和单核吞噬细胞。这些酶帮助消化细胞残屑和血凝块。巨噬细胞特别重要，因释放很多中性蛋白酶。其中纤溶酶原激活物催化纤溶酶原转化成纤溶酶，作用为消除纤维蛋白凝块。在头数周内，伤口区也有低氧张力，pH 降低，以及乳酸盐类量增多，主要因为局部细胞有强的代谢活动，部分因为血供应相对减少。乳酸盐蓄积可能是胶原合成的一个重要刺激。静止的成纤维细胞可以为乳酸盐和抗坏血酸诱发，形成新的胶原。成纤维细胞能合成胶原、氨基葡聚糖和弹性硬蛋白。激活的成纤维细胞是一长细胞，有很多突。其超微结构特征为胞质内充满粗面内质网，为主要功能是细胞外分泌的细胞的特征。不过，成纤维细胞亦能收缩和运动。事实上，肉芽组织内很多成纤维细胞有无数的肌动蛋白和肌球蛋白构成的胞质丝，并且有平滑肌细胞特征的细胞膜凝聚。当肉芽组织形成时，肌成纤维细胞数目增加，据信这是愈合伤口发生收缩的部分原因。

（一）胶原

胶原不是单一的纤维性蛋白，事实上是纤维性蛋白质的一个家族。每一胶原分子是一个蛋白质，由三个多肽链缠绕成三螺旋结构所组成。根据这些链的氨基酸成分、糖化程度及它们集合期，可以分别为 5 型胶原，均有羟赖氨酸和羟脯氨酸，但量不同。Ⅰ型胶原见于成人真皮、筋膜和角膜。Ⅱ型存在于软骨、玻璃体、巩膜和角膜。Ⅲ型主要见于胚胎组织，但也早期见于愈合反应中。它与网硬蛋白相似，为很多内脏器官的网架。Ⅳ型见于基底膜，部分由上皮细胞构成。Ⅴ型见于每一细胞，尤其是平滑肌的外骨骼中。

每一胶原的形成，部分为细胞内，部分为细胞外。在细胞内，三个肽链的每一个是在成纤维细胞的核糖体上合成。在内质网内，链上的脯氨酸和赖氨酸进行羟基化糖化，而分子称为前胶原，由细胞所分泌。在细胞外，酶将终端肽从链上分裂，形成原胶原（tropocollagen），为胶原原纤维的基础单位。原胶原与介于邻近分子的 1/4 交错聚集产生胶原的 64nm 具有特征的带状模式。合成中任何步骤发生问题均可造成缺陷的胶原。脯氨酸和赖氨酸的羟基化有赖于适当量的抗坏血酸（维生素 C）。缺乏维生素 C，不能维持胶原合成，发生坏血病。

正常愈合伤口中，胶原合成初期为皮肤内Ⅲ型胶原，逐渐为成人型Ⅰ型胶原所代替。初期胶原不规则，沉着于伤口内，形成弱的结合。第一周末，胶原合成真正达到高峰。三周末，伤口团块达最大。自第二周开始，伤口开始进行再塑过程，不规则沉着的年轻胶原逐渐地在一个月期间为另一种胶原所代替，这种胶原的张力力量与正常皮肤的张力力量近似相等。这一再塑过程最初特征为有大量胶原酶，主要由单核吞噬细胞合成的中性蛋白酶。2～3 周时，胶原合成和胶原溶解达到平衡，虽然胶原在质上有改变，但在量上不增加。胶原酶的产生有时可能是不需要的，在某些情况可导致组织崩溃增加，例如在化学烧伤后可加速角膜破坏。

（二）氨基葡聚糖

成纤维细胞不仅合成胶原，也合成氨基葡聚糖（黏多糖类）和弹性硬蛋白。第一周时透明质酸的量增加，以后逐渐为氨基葡聚糖所代替，例如硫酸软骨素。这是多糖类，有重复的双糖单位，由糖醛酸，主要是葡萄糖醛酸，和己糖胺所构成。己糖胺可以硫酸盐化。这些物质和蛋白质结合成为蛋白多糖，这是一个显然大的高电荷的化学结构，以不同量和不同成分正常存在于特定组织内，例如，这些物质形成角膜基质的主要部分和玻璃体。胶原纤维的大小和方向可能受不同蛋白多糖的影响，说明角膜和巩膜正常胶原结构中的不同。

氨基葡聚糖在伤口愈合中的重要性尚未很好了解，但有人提出这些大的高电荷分子在某些方面促进增殖细胞和新沉着的胶原原纤维的空间排列，并可能帮助伤口内代谢调整。增殖的成纤维细胞的来源尚不十分明了，可能来自血管周的静止细胞。

（三）生长因子

关于新的成纤维细胞和新形成血管的移行和增殖的刺激，尚不了解，不过，曾经提出各种生长因子，这些部分具有特征的多肽类，能引起成纤维细胞和内皮细胞在组织培养中增生。同样，曾识别有各种不同因子可引起胶原和蛋白多糖合成的增加。这些因子可由巨噬细胞所合成，可由血小板所释放，可由覆盖的上皮细胞所产生。从血小板释放的因子 - 血小板生长因子，或结缔组织激活肽，能引起内皮细胞和成纤维细胞的增生，以及增加成纤维细胞合成。来源于巨噬细胞的一个不太明确的因子，能引起成纤维细胞和内皮细胞增生。尚有一些其他生长因子，例如神经生长因子、成纤维细胞生长因子及肿瘤血管发生因子。

最初肿瘤血管发生因子的研究是在角膜内植入不同瘤细胞后进行。血小板来源因子和白细胞及其产物，特别是巨噬细胞和视网膜提取物，是这一系统中引起血管增生的一些物质。增生开始为角膜缘血管扩张，血管祥变更明显，随之有细胞索条长入间质内，以后索条内有腔出现。在主动脉、软骨和玻璃体内含有未明确性质的化学物质，可抑制这些血管性增殖。

二、角 膜 愈 合

（一）上皮愈合

角膜上皮擦伤仅丧失一些层上皮或其全层、Bowman 膜完整。角膜上皮极迅速开始再生，约一小时后，裸露区边缘的正常上皮变扁，向中心移行，覆盖上皮缺损区。最早滑动的为翼状细胞，然后为基底细胞变扁平、滑动。若角膜全部上皮脱失，则由角膜缘处结膜上皮于 48～72 小时内覆盖。最初，上皮层比正常为薄，但经有丝分裂后上皮细胞增殖，迅速将上皮层恢复至正常厚度。经数周至数月，结膜上皮变为具有角膜上皮形态学上的特征。

上皮细胞经有丝分裂的增殖，一般于伤后 24 小时才开始，首先出现在伤缘外一段距离。增殖的上皮细胞似将整片的上皮推向伤区。上皮虽再生，但与下面的结缔组织并无牢固粘连。待建立新的基底膜和半桥粒附着后，才有牢固的结合，约需至少 6 周时间。在此之前，由于再生的上皮细胞与 Bowman 膜并无牢固结合，可能是各种不同上皮缺损的原因，包括复发性角膜上皮剥脱在内。

若 Bowman 膜，甚或少许浅层基质层，连同上皮一并刮去，其愈合情况如上所述，并有有丝分裂增殖，形成比正常上皮层略厚的小灶区，但 Bowman 膜和浅层基质并不修复。

(二) 基质愈合

角膜基质中心愈合慢于周边，主要因角膜无血管。角膜基质伤后，伤缘的角膜细胞最初变性，但 3～4 天后，成纤维细胞样细胞出现在伤缘，数目增多。究竟这些细胞完全由改变的分裂角膜细胞所产生，抑或它们作为单核细胞从角膜缘组织移来，或它们在穿通伤中自房水出现，尚有争论。至少 75%～80% 显然在伤缘转变。愈合中的角膜伤口内，透明质酸最初由成纤维细胞合成，继之有硫酸软骨素合成。白内障切口或角膜移植术的愈合很好的角膜伤可能难以看出，但 Descemet 膜断裂是唯一线索表明角膜的伤痕。

(三) 内皮愈合

人角膜内皮愈合是由内皮扩大、移行来覆盖缺损区，以后经有丝分裂或可能经无丝分裂，内皮细胞数目增多，而原先的细胞恢复原来大小。上述两者中，细胞分裂居次要地位。数周后，内皮细胞产生新的基底膜 (Descemet 膜)。人角膜内皮细胞似随年龄增长而减少，而且当内皮细胞数达临界水平时，剩余细胞不能正常作用。如内皮修复不完全，角膜基质发生水肿。如角膜前面伤口对合不好，或有纤维组织存在伤口内，上皮细胞可沿伤缘长入，部分原因为内皮细胞缺乏活力。如内皮细胞具有活力，上皮细胞生长被抑制 (接触抑制)。内皮细胞具有在小梁网内和虹膜前表面移行的能力，并形成新的基底膜。

(四) 相互关系

基质结缔组织生长的重要刺激似来自再生的上皮；因此，若上皮再建被阻，基质愈合也被干扰。曾经考虑过，上皮对基质的这一作用为酶的作用，即某些物质被释放，有助于角膜细胞转变为成纤维细胞。最近的研究表明，上皮细胞不仅能引起基质生长，并且它们本身也能形成新的胶原或胶原前质以及基底膜。在角膜外移物培养中，上皮生长直到与内皮接触为止。若内皮缺失，上皮直接生长在基底膜上。若除去上皮，内皮在短暂迁延后也按相似形式移行。看来上皮和内皮在其生长习性中彼此抑制。

第三节　眼内异常愈合反应

虽然在愈合中，皮肤和角膜伤口内的成纤维细胞增生以及中枢神经系统损伤中星状神经胶质细胞的增生，一般是有益的，但在眼内有很多例证表明相似的增生是不需要的。这些增生可以是内皮的、成纤维细胞的和上皮的增生复合体，例如外伤后玻璃体基底纤维性机化及睫状膜形成，不论是意外伤或手术后、眼内出血后或炎症后均如此。在这些情况中，常可观察到视网膜和睫状体的有色素和无色素上皮细胞包裹于增生的纤维血管性膜内，有时在神经胶质膜内。

其他不需要的增生为发生于视网膜邻近的非血管性增生。这一类型的增生并不累及 I 型胶原的形成，这是典型的纤维性结缔组织；而星状神经胶质细胞增生是重要的。这些可能是较为单纯的，显然自发的，是玻璃体视网膜外伤和发生于老年的变性的一部分。这些增生为视网膜表面形成极薄的膜，由神经胶质细胞通过视网膜内层破裂移行所成。这些改变常无症状。视网膜脱离手术后可形成大量玻璃体退缩或视网膜周性膜形成，其中不仅星状细胞并且成纤维细胞和肌成纤维细胞增生。视网膜色素上皮在这些增生中密切有关，引起或转变成增生的成纤维细胞、肌成纤维细胞和星状细胞。另有一些增生引起玻璃体视网膜病变、表面皱起黄斑病变、黄斑褶等。

眼内另外的不需要的增生主要涉及内皮细胞，其中包括角膜新生血管形成、虹膜发红、晶状体后纤维增生以及伴发糖尿病或放射后的增殖性视网膜病变。有时，尤其是糖尿病，复杂的增生包括血管性和非血管性增生两类。上述情况很多是正常愈合过程中一些不正常，不受愈合正常控制机制约束。

(郑邦和　赵桂秋)

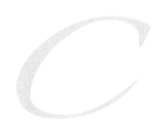

第一节　肿瘤概述

一、肿瘤的定义

关于肿瘤的解释，不同专家、不同的书本不完全一样，其原因不仅是我们对肿瘤的认识仍不彻底，更多的是从不同的层面、提出不同的见解。以下就是一些关于肿瘤定义的解释：

"肿瘤是机体局部组织的细胞在各种内在和外界的致癌因子长期作用下，逐渐发生持续性异常增生所形成的新生物。"根据肿瘤对宿主的作用及其组织学特点又可分为良性肿瘤和恶性肿瘤。

"肿瘤是机体遗传和环境癌致因素以协同或相互作用的方式，引起遗传物质 DNA 损伤、突变，同时伴随有多个癌基因激活和肿瘤抑制基因失活，使正常细胞不断增生、转化而形成的新生物"。

"肿瘤为不受机体正常生理控制的组织自主性的增殖物"，其增殖物内的细胞不仅具有侵袭并破坏邻近组织的能力，且能发生远处转移并破坏其所到之处组织的结构和功能，并危及机体生命。所以局部外观而言，肿瘤仅为机体某组织异常的组织块，从全局看它又是一个"独立"的生命实体。

"癌症的形成实际上就是一个新寄生物种的进化过程。就像寄生物一样，癌肿依赖宿主获得营养。癌肿能够自己决定生长方式和生长位置。癌细胞的生存不依赖其他细胞，而且它们形成与其人类宿主不同的染色体组型。癌肿的起因不是少数基因突变引发细胞以不受控制的速度生长，而是整个染色体发生紊乱。"

二、肿瘤的起源

1. 单克隆起源学说　同一肿瘤中的所有的肿瘤细胞源自单一的某一个转化细胞的不断增生，即这些瘤细胞群体共享一个祖先。某一个转化细胞经过多次突变最终成为主占的优势克隆，肿瘤就是这些细胞优势克隆的结果。这特定的某一个细胞即为干细胞。

2. 多克隆起源学说　同一肿瘤存在多个不同的肿瘤克隆，不同肿瘤克隆间的相互作用是肿瘤发生、发展的先决条件。在多个克隆相互竞争生存环境过程中最终产生一个优势克隆。多个克隆为肿瘤同一群体在生物学上具有异质性的原因。

3. 单中心或多中心　肿瘤的起源不仅可单中心或多中心，其周围组织的细胞也可相继转化恶变为新的肿瘤细胞。

4. 肿瘤的单灶性发源学说　肿瘤发源于单一小簇正常细胞，这一小簇细胞恶变后生成肿瘤，无论是原发瘤、侵袭邻近部位的浸润灶及远距离的转移灶，还是复发灶，瘤细胞均源自于第一代恶变的小簇细胞。

5. 肿瘤的多灶性发源学说　肿瘤最初发生是多灶性的，逐渐发展融合成单一个肿瘤。由此提出了区域性癌变假说，即各种癌变作用因素在致癌的过程中其对象并不一定只限于一小簇细胞，而是较广泛的区域，癌变首先发生于癌变因素作用最强处，或受体最敏感的细胞首先生癌，之后邻近的受到癌因素作用的其他细胞也先后发生恶变，即区域性起源。

三、肿瘤干细胞

肿瘤组织中具有自我更新、无限增殖和多向分化潜能，并产生肿瘤的细胞群体，称为肿瘤干细胞。它不仅是肿瘤群体的起源细胞，也维持整个瘤群的更新和生长，并是肿瘤转移和复发的根源。事实上界定干细胞或给肿瘤干细胞下个定义是非常困难的，这些困难并非来源于技术原因，而是肿瘤细胞内在的自然本能非常复杂。干细胞也是一个"阶梯式"过程，从干细胞到非干细胞中间经历了多级过程，并非是牛非马这么简单，干细胞的不同代数的后裔在干细胞的性能上也应发生了变化，即自我更新，并不等于自我维持，更新的过程中，逐渐转为祖细胞或暂时性扩增细胞，所以不仅"原始干细胞"、子代干细胞、祖细胞及暂时性扩增细胞均应为具有增殖能力，但其增殖能力是不同的，为从无限到有限的过程。

四、肿瘤的生长模式

解释肿瘤的生长模式（model of tumor growth）有两种观点：①随机模型（stochastic model）：早年提出的一种解释肿瘤生长模式的观点，认为肿瘤中所有瘤细胞均具有高度增殖能力，均能产生后代；②肿瘤干细胞生长模式：肿瘤组织中类似相对应的正常组织，仅有少量细胞具有自我更新、自我维持和无限增殖的能力，大部分细胞为分化细胞，后者已丧失自我更新、无限增殖的能力。肿瘤组织中肿瘤干细胞到终末分化细胞是一个类似"瀑阶梯式"的等级分化过程，大部分干细胞的后扩增、数量增多的同时，细胞分化程度也增高，增殖能力逐渐丧失，干细胞在瘤体的增大过程中处于核心位置，为肿瘤发生、转移和复发的根源。

五、肿瘤细胞的形态学变化

肿瘤分为肿瘤实质和间质，肿瘤实质为肿瘤组织的主体，即瘤细胞本身，间质则为血管、纤维结缔组织和一定量的炎症细胞，一些还有神经纤维，主要起支持营养作用。肿瘤的形态学变化主要是指瘤细胞的形态学变化。

（一）肿瘤细胞形态变化

肿瘤细胞形态极不一致，不同的肿瘤、同一肿瘤不同的病人、同一肿瘤不同的区域不完全相同，有时差异很大。多表现为圆形、卵圆形、多边形、梭形、蝌蚪样、带状或不规则形。肿瘤细胞大小也极不一致，小的比同一来源的正常组织细胞还小，类似淋巴细胞，大者可达数百微米，如瘤巨细胞。

（二）肿瘤细胞核变化

肿瘤细胞核变化差异也非常明显，此为瘤细胞异型性的主要观察内容，即判断一个细胞是否是恶性肿瘤细胞，核的变化占很重要的分量。肿瘤细胞核的改变表现为：

1. 细胞核均为未成熟的细胞核，核内染色体数目增多，故细胞核明显增大，恶性肿瘤的细胞核多为正常细胞核的 3～5 倍。正常细胞核与细胞质的比例为 1:4～1:6，恶性肿瘤细胞其比例接近 1:1，甚至大于 1:1。细胞核的大小也极不一致，大者表现为巨核瘤巨细胞，小者类似组织中的干细胞。细胞核 DNA 合成增多，染色嗜碱性明显增强，故在 HE 染中表现为深染。

2. 细胞核的形态也是多种多样、千奇百怪，多为圆形、椭圆形、梭形、杆形、不规则形，核表面还出现核深沟、核生芽、核凹陷、核锯齿、核分叶等。

3. 核的数目也可明显增多，出现单核、双核、多

核，甚至多达数十个的核，一些细胞核融合成多核瘤巨细胞。

4. 核仁增大，也增多，一个细胞核内出现多个核仁非常普遍。核仁多呈嗜伊红或嗜双色。

5. 瘤细胞核膜明显增粗，且厚薄极不均匀。

6. 肿瘤细胞核排列的极向非常紊乱，失去了极向，与正常细胞核的长轴与细胞长轴平行的形态极不一致。

7. 细胞核分裂明显增多，并常伴病理性核分裂的出现。病理性核分裂包括：

（1）三极、多极核分裂。

（2）顿挫型染色体：核分裂时纺锤体拉力不均致部分染色体进入胞质内而不在赤道上所致。

（3）包括三极、多极核分裂在内的不对称性核分裂。

（4）不全核分裂或核分裂失败，产生核瘤巨细胞。

（5）核空圈：核内染色体呈空圈样。镜下见到病理性核分裂可考虑为恶性肿瘤。

（三）肿瘤细胞质的变化

1. 瘤细胞分化越差，瘤细胞胞质越少，但染色越偏嗜碱性。

2. 瘤细胞或多或少出现一些分化，胞质表现出一些组织源性特定的分化结构，如：代表鳞状上皮分化的角化珠、不全角化；代表肌源性的横纹结构；代表色素细胞的黑色素颗粒；代表脂肪细胞的脂滴空泡；代表黏膜上皮的黏液物质等。

六、肿瘤的血供

肿瘤组织的血液供应是保证瘤细胞营养、维持细胞生存的主要途径。瘤组织内血供的途径至少有两种方式：血管和血管拟态。肿瘤的生长和转移有赖于肿瘤组织内新生血管的形成。长期以来认为肿瘤组织内产生的新生血管保证了肿瘤快速生长、不发生坏死获得营养，血管生成是肿瘤组织内的血供方式。近年来注意到肿瘤组织内存在一种独立于血管系统之外的血液成分灌注管道系统，即肿瘤细胞本身能形成类似于血管管道、但无血管内皮细胞衬里或被覆、由细胞外基质界定的网络状管腔，称为肿瘤血管拟态。血管拟态结构上为肿瘤细胞伸出一些突起及细胞外基质相连的网状、管样交织的网络体系，表现为网状管区大小不一、表现为环形、交叉形、直的管腔样形、带分枝的间有断口相通的水利灌溉遂道样的网区，管区内有时能见到一些红细胞，PAS 染色管状区及网状区染色阳性。形态上至少有五种血管拟态样的结构：①肿瘤细胞和 PAS 阳性物；②肿瘤细胞和内皮细胞（有或无 PAS 阳性物）；③肿瘤细胞本身；④单纯 PAS 阳性物；⑤PAS 和内皮细胞等构成方式。除此之外，尚能见到

囊样腔隙的方式存在。脉络膜荧光造影显示这些网络样、非内皮细胞衬里的管样结构具有功能性的微循环。已提出不同观点来解释肿瘤组织内血管拟态是如何发生的：①源自于血管内漏出的血液雕刻一个通路通过肿瘤组织，最终变成肿瘤内血流；②肿瘤细胞侵犯血管壁为形成血管拟态和马赛克血管（mosaic vessels）的机制；③血管拟态的形成与瘤细胞的特殊表型有关，不发生坏死的 WIBC-9 细胞移植瘤内有血管拟态形成；而发现坏死的 MC-2、MC-5 和 MC-18 移植瘤内无血管拟态产生，比较两者间发现 WIBC-9 表达了一些血管内皮细胞及生成因子相关的基因，如 Flt-1、Tie-1、Tie-2、Integrin avb3、VEGF、Ang-1、Ang-2、KDR、G3PDH；④肿瘤细胞基因失控、转成胚胎样，具有可塑性，能表达血管样表型，后者类似血管生成。

七、肿瘤内的炎症反应

肿瘤绝非炎症，肿瘤组织内能见到炎症细胞或炎症反应存在是一个不争的事实，故有人将炎症细胞看成肿瘤的间质一部分。炎症反应的存在（特别是炎症介质）与恶性肿瘤的转化、生长、侵袭和转移关系非常密切，但并非所有肿瘤组织内均有炎症反应存在，肿瘤内的炎症反应有以下特点：①原发性肿瘤相当长的一段时间内无明显的炎症反应，除非肿瘤增大某种程度或出现坏死溃疡时，或引起了血管周围炎时；②手术后复发性的恶性肿瘤，如睑板腺癌，炎症反应明显出现，但炎症反应并不代表患者的预后较好；③坏死型的肿瘤，如坏死型眼内葡萄膜黑色素瘤和视网膜母细胞瘤，尽管玻璃体腔内的肿瘤组织明显或全部坏死，整个葡萄膜组织大部分也发生坏死、结构紊乱，并有多量的炎症细胞浸润，但眼球外眼眶能见到活力较强的肿瘤细胞；④肿瘤内的炎症细胞除非坏死型，炎症细胞数量相对炎症而言数量仍算少，多分布在血管周围或瘤组织的外围，主要是淋巴细胞、浆细胞、吞噬细胞或多核巨细胞，坏死型中尚能见到或多或少的嗜酸性粒细胞及中性粒细胞的存在；⑤复发性肿瘤组织内炎症细胞明显增多，预后并不好。故炎症细胞的出现，对于患者并不一定是一件好事情。

八、肿瘤的分化、死亡与退变

（一）肿瘤的分化

肿瘤内细胞或组织的分化是一种较常见的病理现象，正是因为有分化的出现，我们才能根据肿瘤分化的特点对肿瘤进行命名及分类，确定肿瘤是这个而非那个肿瘤，如出现鳞状上皮分化确定为鳞癌，皮脂腺分化为皮脂腺癌，即便是非常恶性、分化极差的未分化胚胎型横纹肌肉瘤，也是根据未分化肿瘤细胞间有少量的肌母细胞分化来诊断的。

（二）肿瘤的死亡

死亡是肿瘤组织内较为常见的一种病理现象。肿瘤组织内瘤细胞至少存在两种死亡的方式：凋亡与坏死。肿瘤坏死主要是因为肿瘤内部血供障碍所致，组织学上表现为大小不等的坏死灶，镜下为红染无结构物的存在。细胞凋亡为调节细胞数量及生命活动的一个积极主动过程，也是生物发育过程中维持细胞平衡的一个重要手段，在组织器官发育形成过程中，曾有某类细胞短时间大量繁殖，这些幼稚细胞在分化成熟过程中，除分化成熟细胞最终死亡外，未完全分化细胞的消失均是通过基因依据一定的时空控制的细胞发生凋亡来实现，从而达到细胞与组织器官的功能相一致，不至于细胞过度的增殖引起肿瘤。尽管不能说所有肿瘤内均有凋亡现象，但肿瘤越未分化、越恶性发生凋亡的机会越高，如视网膜母细胞瘤和神经母细胞瘤，几乎每例患者的 HE 染片均能见到凋亡细胞存在，HE 染色表现为：瘤细胞因为固缩而缩小，细胞变为圆形；核染色质明显聚积、浓缩成块状物，紧贴核膜分布进一步则呈分叶状，最后核分裂开成一些碎片，散在胞质中形成小体；细胞小体出现在固缩的细胞周围，有时能见到这些小体被周围相对正常的同类细胞或吞噬细胞吞噬。未经治疗的恶性肿瘤都会发生瘤细胞凋亡。尽管凋亡细胞多分布在坏死组织的外围，但肿瘤组织中凋亡发生与肿瘤组织大小并不一定有密切相关关系，较早期的瘤组织内也能见到凋亡细胞，未发生坏死的组织内活细胞旁也存在凋亡细胞。凋亡与肿瘤的发生、发展和预后均有关系。肿瘤组织内发生凋亡的机制尚不完全清楚，在肿瘤组织内接近坏死灶的部分，凋亡的原因可能是缺血，与营养障碍有关；肿瘤坏死因子在体外可引起肿瘤细胞株的凋亡，因而有学者认为体内肿瘤所产生的自发性细胞凋亡可能由于浸润在肿瘤组织内部的巨噬细胞释放肿瘤坏死因子的缘故。也有人认为细胞凋亡可能是由于细胞毒 T 淋巴细胞攻击的结果。肿瘤细胞凋亡也可能是瘤细胞自身为了抑制癌细胞增殖所采取的一种由基因调控的调节机制，其目的是为了清除一些类似正常的细胞或癌变有困难的细胞，即自身的"异己细胞"，以保证肿瘤的高度增殖，凋亡的发生并不一定是肿瘤退变的主导因素。

（三）肿瘤的退变

肿瘤退变是一特定的概念，指肿瘤的逐渐缩小或完全消失。一些肿瘤退变是暂时性的，一些为完全消失。大部分肿瘤退变均是发生在无明显针对肿瘤的治疗过程中，故又称为肿瘤自发性退变。这种现象多见于：肾细胞癌、视网膜母细胞瘤（retinoblastoma, RB）、神经母细胞瘤、黑色素瘤、绒毛癌、膀胱癌，其中视网膜母细胞瘤发生自发性肿瘤退变的退变率最高，达1%～2%。退变萎缩的RB眼球主要病理改变随病程不一而不完全相同。分为两种情况：①以坏死为主，见于退变发生后时间不长或退变的早期，眼内充满大片凝固性坏死，高倍镜下在坏死组织中常能见到已坏死的影细胞样的菊花团瘤细胞，基本上见不到活的瘤细胞，但仍能见到一些细胞核碎片；②退变已发生了很长时间，眼球明显变小，形状不规则，球壁厚薄不均，眼球内正常的结构破坏，眼内基本上为广泛纤维化，中间有一些大小不一的钙化灶，基本上见不到瘤细胞包括影细胞的存在。在坏死钙化的组织与脉络膜之间，或视神经前可伴有胶质细胞明显的增生。残存的脉络膜内有时能见到炎症细胞的出现，有时也能见到孤立的、外形类似菊花团的钙化小团存在。关于肿瘤完全坏死退变的机制仍不够清楚。已提出的关于自发退变的假说，包括肿瘤血供不足，局部因素的钙毒作用，免疫机制，终末分化等。肿瘤发生了退变或萎缩，能否说病人已痊愈，答案是否定的，如RB：①双眼RB患者，一眼表现为退变，另一眼瘤组织已侵犯到眼眶。②临床上也注意到一例病人具有典型症状的视网膜细胞瘤，从4岁追踪到7岁，肿瘤一直没有变化，但在7岁后突然快速生长。我们也碰到数例RB眼球内充满坏死的肿瘤组织，但球外见多量活的瘤细胞，形成极恶性的转移灶。③在退变的瘤组织内，仍可能残留少数或个别活的肿瘤细胞，这些瘤细胞在相当长的一段时间可能处于静止期并不生长，一旦环境发生变化又能快速繁殖，形成新的复发的肿瘤病灶。

第二节 眼部表面外胚层起源的肿瘤

从正常组织开始增生、到不典型增生，达癌变，再经癌变发展成恶性肿瘤，绝大部分需经过较长的时间。眼表上皮性的肿瘤就体现了这个过程，如角结膜上皮从增生到不典型性增生，再到原位癌，最后发展到浸润性癌。不典型增生也称为异型性增生（dysplasia），根据细胞增生活跃程度，分为三级：①Ⅰ级不典型增生：指增生的细胞不活跃，异型性不明显，无明显癌变倾向；②Ⅱ级不典型增生：增生的细胞出现了一定的异型性，有一定的癌变倾向；③增生的细胞明显活跃，增生的细胞异型性非常明显，达原位癌的程度。

一、鳞状上皮乳头状瘤与鳞状上皮乳头状癌

鳞状上皮乳头状瘤（squamous cell papilloma）外观

上呈现为结膜上皮处有灰白色、半透明或粉红色，带蒂或不带蒂或菜花状的隆起物，裂隙灯下肿瘤内小乳头中央可见到点状红色的血管。组织学上肿瘤呈指样或分叶状，由基底部向表面放射状伸出。每个指样结构中央为疏松排列的纤维血管组织，表面为增生的鳞状上皮覆盖（图1-339），增生的细胞多为鳞状上皮内的棘细胞，细胞圆形或卵圆形，胞质丰富，细胞间可有间桥存在，部分细胞类似刚开始分化的基底细胞。鳞状上皮乳头状癌（papillary squamous cell carcinoma）（图1-340）为鳞状上皮乳头状瘤局部恶变，刚开始可表现为类似乳头状瘤内上皮的原位癌，进一步发展为向下突破基底膜的浸润性鳞状细胞癌。

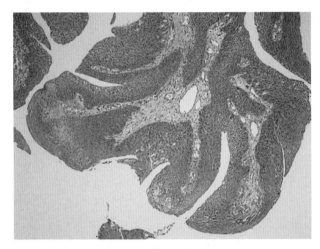

图 1-339 结膜乳头状瘤（40×）

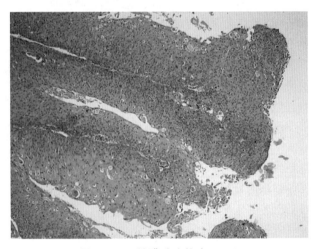

图 1-340 结膜乳头状癌（40×）

二、原位癌与鳞状上皮癌

原位癌（carcinoma in situ），即上皮内上皮瘤（intraepithelial epithelioma）或上皮内癌（intraepithelial carcinoma），发生在角膜上皮者又称为鲍温病（Bowen

病），发生于结膜与角膜缘的任何部位。临床上外观表现为结膜上皮弥漫性扁平乳白色明胶状增厚及桑葚状隆起，与正常组织分界清晰，外围常能见到粗大的血管由正常结膜伸向病变处。组织学上表现为病变处的鳞状上皮增厚，细胞层次增多，排列紊乱，失去了正常的由基底细胞过渡到棘细胞、扁平细胞排列方式，即细胞排列极向消失（图 1-341，图 1-342）。细胞大小不一，可有瘤巨细胞出现。细胞核明显增大，且大小不一、深染，核仁明显或多个核仁，可见到核分裂的存在，也可见到少量巨型畸形核的出现。可出现单个角化细胞、角化不全、角化过度甚至角化珠的结构，可伴有轮状窝。癌细胞仅局限上皮层内，并没有突破基底膜向下浸润生长。值得注意的是并非所有的原位癌都会发展成浸润性癌，有的可长期不发展，甚至自行退变。

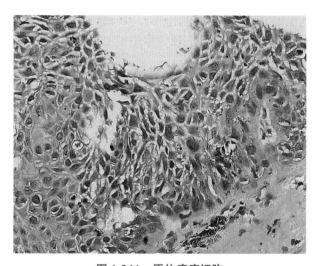

图 1-341 原位癌癌细胞
显示癌细胞向下浸润生长的趋势，新生血管开始长入（100×）

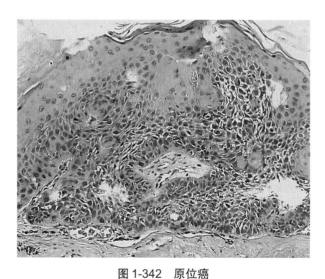

图 1-342 原位癌
鳞状上皮内细胞排列极向紊乱，细胞核增大、深染（200×）

鳞状上皮癌（squamous cell carcinoma）指发生于皮肤及鳞状上皮被覆黏膜最常见的癌。外观上分为三种类型：肿瘤呈结节状或菜花状突出于表面的结节型、肿瘤坏死形成较大溃疡的溃疡型和表面结构光滑，但肿瘤向深部组织浸润的深部浸润型。基于鳞癌（特别是高分化鳞癌）内出现一些分化较好的成分如角化珠、细胞间间桥等（图 1-343），故癌细胞应主要源自于干细胞的后代细胞，即多为中后期扩增细胞。已进入分化途径中的扩增细胞间变而发生肿瘤。鳞状上皮癌组织学表现为：癌细胞呈巢状、团状、条索状和片状排列，连续切片可发现瘤细胞与其上的表皮或黏膜上皮相连，向下浸润性生长。癌细胞异形性明显，主要由棘细胞样细胞构成，呈多角形、卵圆形或梭形细胞，细胞质相对丰富，细胞间有间桥，部分团块周边可围一些体积较小的基底样细胞。能见到角化细胞或角化珠存在。大部分肿瘤中仍能出现鳞状上皮的层次趋势：基底细胞 - 棘细胞 - 角化细胞，但排列及生长方向发生变化，生长也出现断层，不能出现正常表皮或上皮连续性结构。

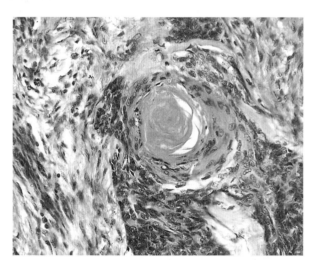

图 1-343 鳞状上皮癌
癌细胞中央出现癌性角化珠（200×）

三、基底细胞癌

基底细胞癌（basal cell carcinoma）为眼睑最常见的恶性肿瘤，少见于结膜，起源于眼睑及结膜鳞状上皮最深层基底细胞层多潜能的鳞状上皮干细胞。临床表现结节或溃疡，典型者为突起、坚实的"珍珠样结节"，结节表面常有增生的微血管，结节中央常有溃疡，缓慢向周边扩展，类似火山口样，可含或不含色素，含色素者类似色素痣或黑色素瘤。组织学上癌细胞呈片、条索状、团块状、带状或假腺样分布于上皮下或真皮层内（图 1-344，图 1-345），连续切片能发现肿瘤与表面的鳞状上皮基底细胞相连，甚至能发现早期仅表现为基底样癌细胞在鳞状上皮层内增生聚积成团，尚未突破基底膜，类似"原位基底细胞癌"。癌细胞形态相似于基底细胞，表现为矮柱状、短梭形、卵圆形或不规则形，细胞小，大小相对一致，核大深染、核分裂少见，胞质少。少量细胞胞质内可有色素颗粒。部分病例可出现分化，开始分化的细胞体积增大，局部区域出现轮状窝。

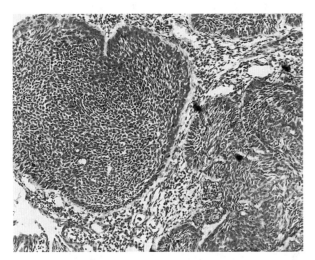

图1-344 基底细胞癌（100×）

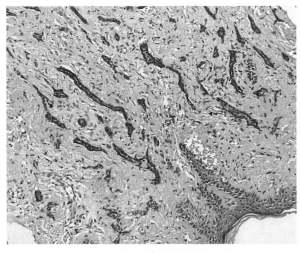

图1-345 基底细胞癌
癌细胞呈条索状排列（100×）

四、发生在皮脂腺的肿瘤

皮脂腺分为与毛囊有关或无关两类皮脂腺。与毛囊相关的皮脂腺分布在全身皮下毛囊相邻处，这部分皮脂腺实为毛囊原基一侧上皮性外根鞘增生突入其下的间充质形成，为表面外胚层发育而来，从这一点来说，表面外胚层的干细胞即为皮脂腺细胞祖细胞的祖先。皮脂腺先由上皮性突出物发展成分叶状的泡状结

构，每一泡状结构中央大部分为体积较大、圆形或椭圆形，胞质内丰富的脂滴空泡，核圆形，小，位于中央，泡状结构内细胞从中央向外围发展体积变小、胞质减少、核变大，细胞渐变为梭形或矮柱状，最外层为一层基底细胞，故皮脂腺由中央含脂滴的分化细胞和外围一层基底细胞构成，其间为正在分化的过渡细胞。皮脂腺的分泌为全浆分泌，分泌物由破碎的细胞及其内含物构成。充满脂滴的中央细胞退化时整个细胞碎裂，其脂性分泌物通过与外根鞘相连续的导管排出至体表。

除大部分皮脂腺与毛囊有关外，尚有少数皮脂腺与毛囊无关，主要分布在眼睑、鼻前庭、外阴部和肛门周围。位于眼睑睑板处皮脂腺称为睑板腺。这部分皮脂腺直接从表皮所产生的上皮形成。睑板腺为覆盖在眼睑表面的上皮形成。

皮脂腺的发生始于皮脂腺的祖细胞或干细胞，成体组织中的胚皮脂腺也能见到祖细胞，即表达表面外胚层标记P63的细胞，皮脂腺祖细胞主要分布在皮脂腺的基底细胞。

发生在眼睑皮脂腺的肿瘤包括良性的腺瘤样的皮脂腺增生（adenomatoid sebaceous gland hyperplasia）和恶性肿瘤皮脂腺癌（sebaceous adenocarcinoma），最多见于眼睑的睑板腺。腺瘤样的皮脂腺增生外观上表现为5mm以内的扁平稍隆起或向外突起的结节，组织学为一些数个小叶状排列的发育成熟的皮脂腺，环绕分布在中央的皮脂腺导管构成，与正常皮脂腺无明显差异，但小叶的数量和细胞的密度增加。

由正常的皮脂腺或增生的皮脂腺过渡到皮脂腺癌中间可有间变或癌变移行的过程。皮脂腺的间变发生于皮脂腺的外围未分化或开始分化的细胞，即皮脂腺的祖细胞。先表现为细胞形态不规则，核增大深染，胞质减少，并表达P63，为皮脂腺干细胞转化为肿瘤干细胞。间变细胞向中央迁移发展破坏正常的分化细胞。间变如始于皮脂腺尚未分化时的干细胞，瘤组织中则见不到脂滴的分化。间变的细胞如始于皮脂腺与根鞘相连接处，则伴鳞状上皮分化的发生，出现角化物或轮状窝，此时难以与鳞状细胞癌鉴别。

眼睑的皮脂腺癌多见于眼睑的睑板腺，也可发生于近睑缘的毛囊周围的Zeis腺、源自于泪阜和眉弓的皮脂腺。皮脂腺癌早期表现为无痛性小结，非常类似于睑板腺囊肿的外观，病变发展结节增大、溃破，表现为菜花状或溃疡状的结节，极少数病变范围广时仅表现为睑缘的弥漫增厚、充血和结痂，易误诊为单纯的睑缘炎。典型的组织学表现为癌细胞呈小叶状、带状、团块状、乳头状和弥漫分布，小叶中央能见到成片的

红色坏死，类似丁酪样坏死（图1-346）。癌细胞的形态及大小差异较大，取决于癌细胞分化程度，多表现为圆形、卵圆形、多边形、不规则形或矮柱状基底样细胞，可出现巨大的畸形瘤巨细胞。分化好的细胞胞质内有明显有脂滴空泡（图1-347），甚至表现为泡沫状，组织化学苏丹Ⅲ、油红等脂肪染色可以证明这些空泡内为脂肪物质。分化差的细胞体积小、核大、深染、胞质少。癌细胞异形性非常明显，核分裂较为多见。

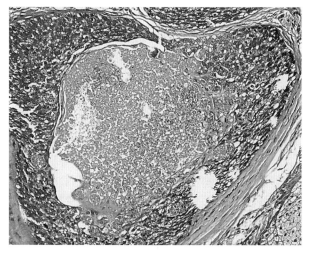

图1-346 睑板腺癌
癌细胞呈片状排列，中央坏死（100×）

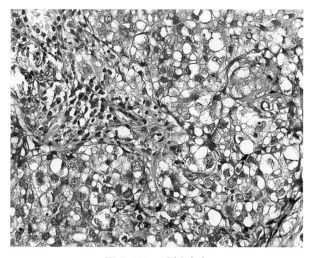

图1-347 睑板腺癌
癌细胞异型性明显，胞质内和核内均有空泡（200×）

第三节 神经外胚层起源的肿瘤

一、髓上皮瘤

髓上皮瘤（medulloepitheliomas，ME），旧又称视网膜胚瘤（diktyoma）。髓上皮瘤是一种起源于睫状体非色素上皮和视网膜、视杯等处残留的原始髓上皮细胞的罕见低度恶性肿瘤。其最常见的发病部位为眼内睫状体部。眼眶髓上皮瘤多为继发于眼内髓上皮瘤突破巩膜进入眼眶内生长，而原发于眼眶的髓上皮瘤极其罕见。诊断必须依据病理确诊。髓上皮瘤发病年龄从5个月到56岁不等，多数患者为年龄小于10岁的儿童。眼内髓上皮瘤病变进展缓慢，但发生于眼眶时病程明显较短。组织学表现为：①髓上皮瘤在组织形态学上表现细胞多样性、组织形态多样化，呈条索、腺管、腺囊性及腺囊性旁团块内少量菊花团样结构等，其中腺囊性结构是其特有的病理特点，坏死、钙化少见。②肿瘤主要由片状、条索状排列的低分化的神经上皮细胞，形态与胚胎期的视网膜和睫状体上皮极为相似。这些成分占据了肿物的大部分。增殖的髓上皮细胞构成错综复杂的细胞条索，被包含有透明质酸的囊样间隙所分割。在低倍镜下，肿瘤呈现典型的网状结构。③瘤细胞由柱状、椭圆形、小圆形细胞构成，排列成腺管状、网状或弥漫成片状，腺管样结构中，瘤细胞排列1~12层不等。④部分区域可见类似Homer-Wright和Flexner-Wintersteiner菊形团及假菊形团样结构，但较视网膜母细胞瘤中的菊花团要大。⑤根据肿瘤组成成分不同，Zimmerman将髓上皮瘤分成非畸胎瘤样髓上皮瘤和畸胎瘤样髓上皮瘤，前者瘤体由巢状或片状的低分化神经上皮细胞和原纤维状基质组成；后者除此以外还可以见到正常眼球内不应存在的异种组织结构，如脑组织，软骨或骨骼肌组织（图1-348~图1-351）。

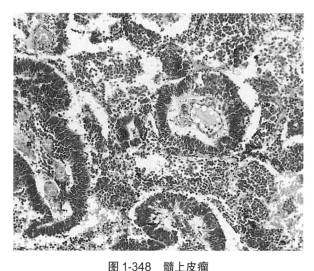

图1-348 髓上皮瘤
肿瘤由未分化的神经母细胞与髓上皮样结构构成（100×）

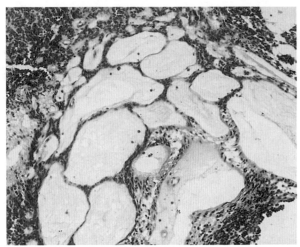

图 1-349　髓上皮瘤

瘤细胞围成多个囊腔,其内为黏液样物质(200×)

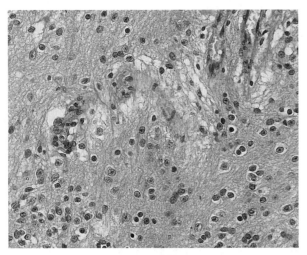

图 1-350　髓上皮瘤

脑样组织(200×)

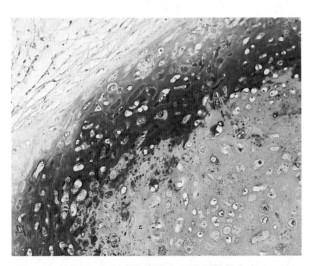

图 1-351　髓上皮瘤胶性铁染色显示软骨的存在(100×)

二、神经母细胞瘤

神经母细胞瘤(neuroblastoma)又称成神经细胞瘤,为源自神经嵴细胞的恶性胚胎性肿瘤。大部分发生于婴儿期和儿童期,成人发生较少。神经母细胞瘤可起源于肾上腺或交感神经系统链的任一部位。眼眶也会发生神经母细胞瘤,眼眶部神经母细胞瘤通常为转移性,进展迅速的眼球突出和眶周瘀斑是其典型临床表现。10%～40% 的系统性神经母细胞瘤会有眼眶转移。转移可为单侧或双侧,40% 的眼眶转移灶是双侧的,8% 的神经母细胞瘤首发症状为眼眶肿物。神经母细胞瘤亦可原发于眼眶,但极其少见,可能源于睫状神经节。对于眶部神经母细胞瘤是否原发,有不同观点,有人提出除非依据尸检结果,排除其他部位的病灶,才能认为病变属于原发;亦有人认为通过全身系统检查、长期随访等无其他特殊症状出现,即可诊断为原发。

组织学上肿瘤由神经母细胞(图 1-352)及其衍生细胞(神经节细胞和施万细胞)以及肿瘤间质构成。神经母细胞为不成熟、未分化交感前体细胞,表现为一致性的小圆形、不规则形细胞,胞质少、深染核、细胞染色质密集浓聚或呈均匀斑点状、小而不清楚的核仁。细胞可呈巢状或条索状分布。可见 H-W 结构和神经毡(neuropil)样结构,后者是由神经母细胞发出的细胞突起构成。眼部转移灶的生长可表现为弥漫浸润生长,可累及骨骼和肌肉,可有出血坏死。免疫组化染色瘤细胞可表达神经元特异性烯醇酶(NSE)、Sy、神经胶质原纤维酸性蛋白(GFAP)、嗜铬粒蛋白(chromogranin),不表达角蛋白(keratin)、CD99、波形蛋白(vimentin)、S-100、LCA、神经微丝蛋白、结蛋白(desmin)。

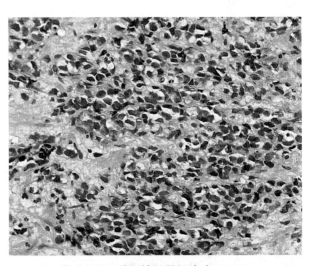

图 1-352　眼眶神经母细胞瘤(200×)

三、视网膜母细胞瘤

视网膜母细胞瘤（retinoblastoma，RB）为婴幼儿最常见的眼内恶性肿瘤，也是仅次于白血病的儿童第二常见恶性肿瘤。RB 特有的生物学现象使其研究超出了某一学科或单一疾病的范围，不仅是眼科医生关注的热点和难点，也是遗传学、分子生物学、肿瘤学等医学生命学科研究的重点对象，这些生物学特点主要有：①源于视网膜，本身又属于神经外胚叶瘤，能向神经元光感器等方向分化；②有遗传特性，即具有家族史，在部分儿童表现出显性遗传，又在另一些患者表现为散发，故为研究肿瘤发病分子机制的理想模型；③较高的自发退变率，为其他恶性肿瘤的 1000 倍；④经治疗后发生全身其他部位第二恶性肿瘤的频率较高，等。过去对 RB 所取得的两大举世公认、里程碑式的辉煌成果："二次突变论"和视网膜母细胞瘤易感基因发现与抗癌基因学说，至今仍在医学和生物学领域发生重大的影响，具有一定的理论价值。

组织学上视网膜母细胞瘤主要是由一些未分化的神经母细胞构成，这些细胞对放射非常敏感，形态上表现为圆形、椭圆形、锥形、短梭形或不规则形，形态大小不一，根据大小可分为两类细胞：一为小圆形细胞，似淋巴细胞，核大深染，胞质极少，核分裂多见（图 1-353）；另一类为体积略比小圆形细胞稍大的大圆形细胞，胞质相对丰富，核染色也相对较淡。瘤组织中纤维结缔组织很少见。瘤细胞常呈现出特殊的排列方式，似菊花状，称为"菊花团"结构：① F-W 菊花团（图 1-354）：此类菊花团主要是由矮柱状，梯形或锥形细胞围成一空腔构成，相对未分化的小圆形细胞其体积稍大，核位于靠外侧的基底部，胞质较为丰富，多分布在近腔面。中心的腔多为圆形，腔边为一线状膜样结构，一些细胞突起能突破此膜向腔内伸出，经胶性铁染色证实腔内为抗透明质酸酶消化的糖胺聚糖类物质；② Homer-Wright 菊花团：简称 H-W 菊花团。与F-W 菊花团不同，构成此类菊花团状的瘤细胞中央并非由细胞围成一空腔，而是一些交错伸出的细胞突起，见不到明显的膜样结构，其内可有一些非糖胺聚糖的丝状物质，或许是一些细胞碎片。一些病例尚能见到半环状排列的花团：即不完整的 F-W 和 H-W 菊花团，瘤细胞呈菊花状趋势，但没成环，多层半环状排列的细胞，似波浪状或栅栏状，多位于视盘前。另外，常见到一些似菊花的假菊花结构，瘤细胞环绕滋养血管排列，切面见中央为血管，成堆瘤细胞围绕这血管，大小不一。此外，有时尚能见到一特殊的花饰状物（图 1-355）：为一些盛开的花样的细胞小簇或团。既可以小结节状表

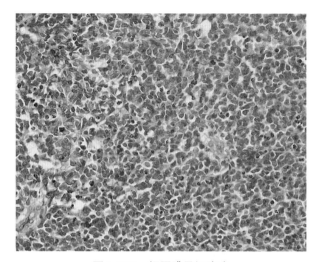

图 1-353　视网膜母细胞瘤
未分化的神经母细胞（200×）

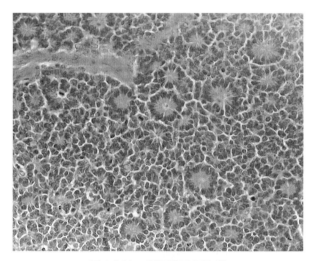

图 1-354　视网膜母细胞瘤
H-W 菊花团和 F-W 菊花团（200×）

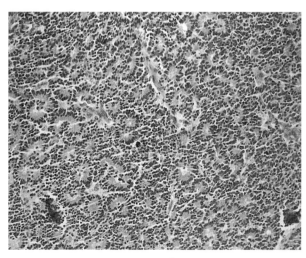

图 1-355　视网膜母细胞瘤
花饰状结构（200×）

现，也可以单个细胞表现。构成花饰状的细胞就像一簇花，为长柱状或长梭形，典型的形态上可分为三部分：基底部呈长柱状，稍宽，胞质丰富，细胞位于此部的中央，花状的末端为一膨大的结节，呈花蕾样或锥状物，花蕾的蒂或根部通过中间细窄的茎部与柱状的基底部相连，现已证明花饰状物为 RB 向视网膜光感受器分化的直接证据。

第四节 中胚层起源性的肿瘤

中胚层起源性的肿瘤称为软组织肿瘤（soft tissue neoplasm），软组织肿瘤指发生在除外骨骼、神经胶质、淋巴造血组织以外所有的非上皮性组织的肿瘤，包括纤维组织、脂肪组织、肌源性组织和脉管组织的肿瘤。从发育角度来说，软组织主要源自于胚胎时期的中胚层。

一、纤维性肿瘤

（一）孤立性纤维性肿瘤与恶性孤立性纤维性肿瘤

孤立性纤维瘤（solitary fibrous tumor）为起源于眼眶 CD34 的间充质细胞，主要向成纤维细胞分化的一种良性间叶性肿瘤。多发生在成年以后，女性略多于男性；临床常表现为患侧眼球突出，不同程度的眼球运动受限。组织学表现为：肿瘤常由细胞疏松区和细胞丰富区两部分构成，常以细胞丰富区为主。瘤细胞呈短梭形、卵圆形或不规则形，细胞排列较为紧密；细胞疏松区瘤细胞排列较为疏松，呈纤细的梭形或具有一些突起的树突状，间为低密度的间隙。细胞核呈圆形、卵圆形、梭形，染色质细匀，核膜无明显增粗，见不到或罕见核分裂。瘤细胞排列无明显规律或呈现无结构性生长方式，局部区域也能见到短束状排列（图 1-356，图 1-357）。瘤细胞间含有数量不等、粗细不均的胶原纤维束，一些可发生玻璃样变，胶原纤维明显时可呈现为瘢疙瘩样的形态学变化。瘤细胞弥漫性强阳性表达波形蛋白、CD34、Bcl-2、巢蛋白、CD99。瘤细胞转化为恶性时细胞出现明显的异型形，核大，深染，能见到核分裂。

（二）周细胞瘤

周细胞瘤组织内血管较为丰富，呈现为鹿角状、裂隙状、血窦样的血管，瘤细胞环绕血管扩开去，紧密的围绕血管周围，似乎与血管无明显的分界，瘤细胞排列比孤立性纤维瘤更为紧密、丰富，细胞短、圆形，很少见到胶原纤维束。

（三）炎症性肌纤维母细胞瘤

炎症性肌纤维母细胞瘤（inflammatory myofibro-blastic tumor）由成纤维细胞，间有肌成纤维细胞，伴淋

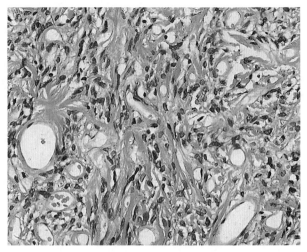

图 1-356 眼眶孤立性纤维性肿瘤
肿瘤由梭形细胞和一些纤维束构成（200×）

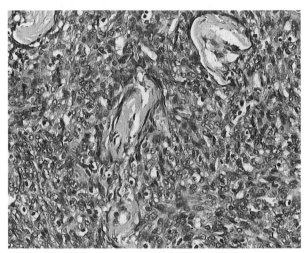

图 1-357 恶性孤立性纤维性肿瘤
细胞核深染，可见核分裂象以及异型性改变（200×）

巴细胞和浆细胞浸润的一种梭形细胞肿瘤，实为真性肿瘤，并非炎症性假瘤。此病以儿童及青少年多见。病理表现为：梭形瘤细胞较为肥胖，呈束状、漩涡状排列。一些区域梭形瘤细胞排列较为致密，一些区域较为疏松。瘤细胞间伴有一些数量不等的炎症细胞浸润，主要为淋巴细胞、浆细胞，部分出现嗜酸性细胞、中性白细胞。一些可出现淋巴滤泡，也可出现组织细胞。细胞间可伴不同程度的黏液样变、胶原化。一些区域可呈现出血、坏死及钙化。瘤细胞弥漫表达波形蛋白，间有部分瘤细胞表达平滑肌肌动蛋白（SMA）、肌特异性肌动蛋白（MSA）、结蛋白。

（四）成年型纤维肉瘤

成年型纤维肉瘤（adult fibrosarcoma）为成纤维细胞样细胞组成的恶性梭形细胞肿瘤。梭形瘤细胞排

列较为密集，交织成束，部分区域可呈现鱼骨样或人字形排列（图1-358，图1-359）。瘤细胞边界不清，大小较为一致，胞质淡嗜碱性，核中等大小、深染，染色质颗粒增粗，较多核分裂存在。瘤细胞间可有不同程度的胶原纤维存在。分化差者瘤细胞稠密、呈片状或弥漫性生长，细胞相对小但肥胖，梭形的细胞形态不明显，甚至表现为卵圆形或不规则圆形，核着色更深、异型性更明显、核分裂更多见，几乎见不到胶原纤维。肿瘤外无明显包膜，瘤细胞呈浸润性向周围组织内生长，即便术中将肿物切除干净，如再取周围的脂肪及肌肉组织，多能在邻近肿瘤的这些组织中见到梭形的肿瘤细胞。免疫组织化学：瘤细胞弥漫表达波形蛋白、CD99、Bcl-2、巢蛋白。

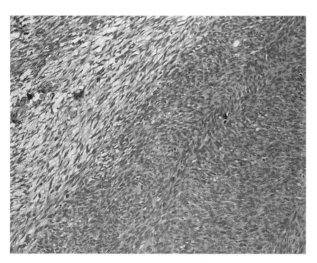

图1-358　成年型纤维肉瘤
梭形瘤细胞呈鱼骨样排列（100×）

二、肌源性肿瘤

（一）横纹肌瘤与横纹肌肉瘤

横纹肌瘤（rhabdomyoma）：发生在成年，具有较好成熟横纹肌分化的眼眶良性肌源性肿瘤。中年发病多见。

横纹肌肉瘤（rhabdomyosarcoma）：是儿童时期最常见的眼眶原发性恶性肿瘤。主要由原始接近未分化的小细胞和少量早期分化阶段的横纹肌母细胞组成。具有胚胎横纹肌的一些特点的横纹肌肉瘤为横纹肌肉瘤较为常见的一种类型。多见于10岁以下的婴幼儿和儿童，青少年也发生，年长者罕见。病变发展较快，呈现眼球进行突出及眼球移位。瘤细胞主要以未分化的细胞为主（图1-360，图1-361），呈小片状、团状或弥漫、疏松分布，主要表现为圆形、卵圆形、星状、蝌蚪样和不规则形，细胞小，胞质少，核大深染，类似神经母细胞或淋巴母细胞，核分裂多见。腺泡状排列：瘤细胞衬在小梁状的纤维结缔组织，内为不规则的腔隙，呈现腺泡状结构，或瘤细胞呈巢状排列，巢中央瘤细胞退变坏死脱落，形成空隙。腔内有一些游离的瘤细胞为本病的重要特点。瘤细胞间散在一些体积稍大、胞质红染的早期分化细胞，细胞表现为带状、梭形、大圆形的肌母细胞，这些瘤细胞胞质相对丰富，红染，可位于细胞一侧，核大小不一，分化好者，核圆形、体积小，位于中央或偏一侧。分化差者核大，空泡状或深染。瘤细胞形态、大小变化较大，多为各种分化程度不同的肌母细胞构成，瘤细胞表现为异型性明显的体积较大的圆形及卵圆形细胞、多边形细胞、梭形细胞，除此之外常能见到不到中等大小的蝌蚪状、带状和网球拍状等形状的瘤细胞。并可见畸形巨大的细

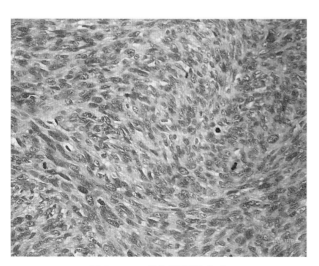

图1-359　成年型纤维肉瘤
梭形瘤细胞异型性明显（200×）

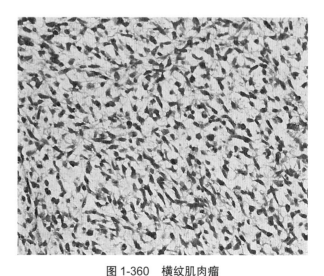

图1-360　横纹肌肉瘤
瘤细胞圆形、梭形、不规则形，散在分布，间为黏液基质（200×）

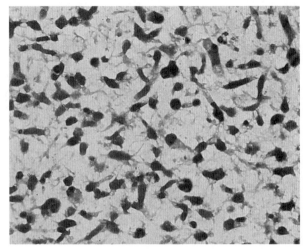

图 1-361　横纹肌肉瘤

胞质红染的肌母细胞（↓）（400×）

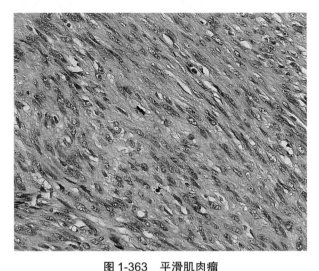

图 1-363　平滑肌肉瘤

由排列成束的梭形细胞构成，细胞核深染，可见核分裂象，细胞异型性明显（200×）

胞或多核瘤巨细胞。免疫组织化学：开始分化的瘤细胞可表达结蛋白、肌红蛋白（myoglobin）、肌形成蛋白（myogenin）、波形蛋白、MSA、MyoD1。未分化的小圆形细胞不表达上述肌源性标志物，可表达 NSE。

（二）平滑肌瘤与平滑肌肉瘤

眼部的平滑肌源性肿瘤可发生于眼睑的竖毛肌、睫状体平滑肌、虹膜括约肌及开大肌、血管周围的平滑肌纤维及眼眶等处的间充质细胞，以睫状体处发生者相对较多。组织学显示具有平滑肌细胞的特征性变化，主要由平滑肌样的梭形细胞构成（图 1-362，图 1-363），交织排列成束。瘤细胞胞质丰富、嗜酸性，染成粉红色，内有明显的纵形丝状结构，核位于中央，也呈梭形或长椭圆形，两端钝圆或雪茄状。免疫组织染色瘤细胞

表达 SMA 等肌源性标志物。当平滑肌样的梭形细胞具有明显的异型形，核大深染，并出现瘤巨细胞时应视为平滑肌肉瘤。

三、脂肪瘤与脂肪肉瘤

无论是眼眶还是全身其他软组织，主要成分为纤维、肌肉和脂肪组织。所发生的肿瘤也经常见到你中有我我中有你。近年来一些研究表明脂肪肉瘤由成纤维细胞和原始间叶细胞发生而来，它们具有多向分化潜能，既可向脂肪细胞分化，又可向纤维细胞、组织细胞、平滑肌细胞、横纹肌细胞及软骨等方向分化，而形成单一或多种成分的脂肪肉瘤。很显然，脂肪肉瘤的发生与脂肪细胞发育有密切关系。脂肪细胞的发育发生在胚胎 10～14 周开始，在间叶组织中纤细的毛细血管网周围出现未分化的梭形和星形细胞（前脂肪细胞），形态似成纤维细胞。在第 14～24 周，这些细胞胞质内出现脂滴，此种细胞逐渐分化为多空泡的圆形成脂肪细胞。成脂肪细胞的小脂滴逐渐相互融合成单个大的脂肪滴，胞核向周边移动，形成成熟的脂肪细胞，其过程可分为：原始成脂肪细胞、成脂肪细胞、早期脂肪细胞和成熟的脂肪细胞。

（一）脂肪瘤

脂肪瘤（lipoma）为成熟脂肪组织增生组成的良性肿瘤，多见于结膜、眼睑及眼眶。组织学表现相似于正常脂肪组织，由成熟的脂肪细胞构成。根据同时产生其他细胞或细胞外基质成分的不同又分为皮脂瘤、纤维脂肪瘤、黏液脂肪瘤、软骨脂肪瘤和骨脂肪瘤。皮脂瘤多见于结膜，除脂肪组织外，尚能见到一些表皮样结构的存在。

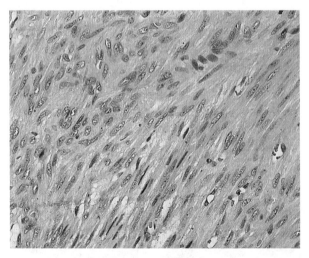

图 1-362　平滑肌瘤

由平滑肌细胞组成，肌细胞呈长梭形、胞质丰富，嗜酸性，核位于中央，也呈梭形或长椭圆形，两端钝圆（200×）

（二）脂肪肉瘤

脂肪肉瘤（liposarcoma）由异型性明显的多形性畸形细胞和成脂肪细胞构成。成脂肪细胞表现为多形性、多空泡状，核形态怪异、深染、核内空泡等变化。异型性明显的多形性畸形细胞散在或成群分布（图 1-364）；由梭形、多边形、圆形、不规则形细胞组成；细胞体积大小不一，从未分化的小圆形细胞到体积巨大的巨型瘤细胞均能出现；核大，大小不一，深染，也可见到多核瘤细胞出现。根据肿瘤分化程度不同，肿瘤不同区域呈现不同的病理改变，可包含以下几个区域，区域间边界十分清楚，各区域内的瘤细胞表达的蛋白并不完全相同，甚至存在明显的差异：

1. 分化非常好的脂肪组织区　这部分区域主要由一些成熟的脂肪细胞构成，几乎见不到或很少看异型的瘤细胞存在，相似于正常的脂肪组织。

2. 正在成熟的脂肪组织　正在成熟的脂肪组织，即正在发育的脂肪组织，主要由一些成熟的脂肪细胞和不同发育阶段的成脂肪细胞构成，即便是成熟的脂肪细胞，其表现也相似于脂肪瘤，但细胞核相对较多，体积也增大。

3. 疏松的网状区　由一些梭形细胞、肿瘤样的成脂肪细胞和交织成网状的淡区构成。

4. 梭形细胞致密的纤维组织区　内可出现分化成熟的横纹肌组织。

5. 去分化的区域　表现为纤维组织内存在一些非常形态多样的肿瘤细胞。肿瘤细胞散在分布，大小不一，可有瘤巨细胞出现；胞质少或呈现红染的胞质；细胞核变化较大，一些体积大，为巨核细胞，形态多样，切迹明显，深染，异形性明显。

四、血管性肿瘤

（一）毛细血管瘤

毛细血管瘤（capillary hemangioma）瘤细胞呈小叶状或成片排列，小叶间为纤维结缔组织。肿瘤由增生的毛细血管构成（图 1-365）。

免疫组织化学染色增生的毛细血管内皮细胞表达CD34、CD31、和Ⅷ因子。

（二）海绵状血管瘤（cavernous hemangioma）

海绵状血管瘤多发生于成年人，以中青年为多，女性多于男性。临床上主要表现为渐进性的眼球突出，由于肿瘤多位于肌锥内，眼球向正前方突出，病程发展缓慢。可出现视神经压迫性萎缩或压迫性眼底改变，影响视力。大体观肿物为类圆形的球状或橄榄状的紫蓝色肿物，有包膜，大小取决手术时间，最大者可达 2cm×3cm，质偏软，有波动感。切面：似海绵，能见

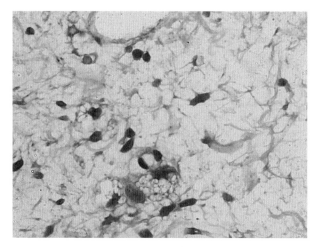

图 1-364　脂肪肉瘤
异型性明显的成脂肪细胞（200×）

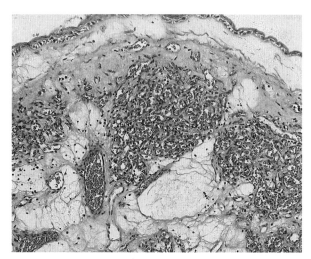

图 1-365　毛细血管瘤
肿瘤由增生的毛细血管构成（40×）

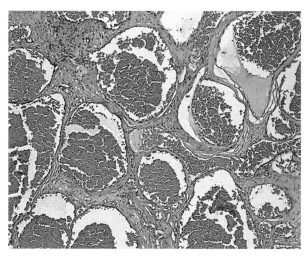

图 1-366　海绵状血管瘤
肿瘤由大小不一的血管腔构成（40×）

到筛状小孔，有些棕黄色或暗红色液体流出。镜下：由一些较大、圆形或不规则圆形、大小不一的血管腔构成（图1-366），囊内主要为红细胞和一些红色蛋白样物。囊壁厚薄不均，一些仅薄如毛细血管，管壁仅由薄而扁平或圆形的内皮细胞构成；一些除内皮细胞外，中间有较多的纤维分隔。纤维内可有灶性淋巴细胞、浆细胞浸润。部分区域管腔外围能见到平滑肌束，与血管平滑肌瘤不同，这些增生平滑肌束很少环绕整个血管。

第五节 视神经相关的肿瘤

一、视神经胶质瘤

视神经胶质瘤（optic nerve glioma）大体观察：新鲜瘤组织略呈粉红色，固定后为灰白或淡白色，见胶冻状的小囊腔。质地与胶冻区有关，胶冻区多则质地偏软，少则偏实。肿瘤呈弥漫浸润性生长，与视神经组织无明确分界，广泛者见视神经结构破坏，仅见鞘膜存在，软脑膜及硬脑膜常增生，硬脑膜呈现一致密的、似巩膜增厚的胶原纤维组织。组织学：瘤细胞相似于正常视神经内的胶质细胞，密度增加，细胞不同程度增大，核略增大，染色质及核仁增多，核呈椭圆形、梨形、锥形、短梭形，核膜清晰，部分增粗，核仁呈小圆形，1～3个；部分核泡状；核周少许胞质。瘤细胞常呈梭形、双极状，伸出多个突起，细胞间的突起交织成网状，有时胞质甚少，核似乎位于突起的交错点上，无明显核分裂。毛细血管稍增多，但无内皮细胞增生。一些血管扩张，呈裂隙状，瘤细胞浸润血管壁上，沿着血管呈多层状浸润带，该处瘤细胞增大，圆形及多边形，似城墙样改变（图1-367）。一些区域见微囊、裂隙，

囊内为淡红染的蛋白样渗出物或呈低密度状。纤维丰富区能见到一些圆形、椭圆形、胡萝状或圆珠状小体，均质、红染偏嗜碱性的物质，为Rosenthal小体。部分区域能见到圆形、不规则形的钙化球或钙化灶。

二、脑 膜 瘤

脑膜瘤（meningioma）是由脑膜和脑膜间隙的细胞成分发生的肿瘤，约占颅内发生肿瘤的13%～18%，椎管内肿瘤的25%，占眼眶肿瘤的4%～8%。在眼眶，包绕视神经的视神经鞘膜本身就是脑膜的一部分，由外向内为硬脑膜、蛛网膜和软脑膜，视神经为眼眶脑膜瘤的好发部位，但不是唯一的部位。解剖学上眼眶骨膜在视神经孔处与视神经硬脑膜融合，在起源上两者有千丝万缕的关系，眶骨膜也是眼眶脑膜瘤的另一发生部位，常累及蝶骨和筛骨骨膜。临床表现：①多发生在成年女性，儿童发病常为多发，并可合并颅内脑膜瘤；②临床表现主要为进展性的眼球向前突出伴视力下降，由于肿瘤直接包围视神经，视力下降可出现在眼球突出之前；③临床检查：眼底改变是脑膜瘤的另一特征，主要表现为视盘水肿。形态学：瘤细胞排列为巢状、条索状和片状，细胞间较为致密，又叫合体细胞性脑膜瘤。瘤细胞为圆形、类圆形或不规则圆形、多角形；细胞体积较大，呈上皮样，胞质丰富淡染（图1-368）。细胞核也呈圆形或类圆形，染色质呈细网状或颗粒状，常边集，使核中央区明显淡染或略呈为空泡状。细胞巢状外围的瘤细略呈梭形，脑膜瘤的组织学变化有较多变异，常以某一类型的变化为主，伴有其他多种形式的改变。常将某一突出成分的组织学特点分为多种亚型：上皮型、纤维型、过渡型、砂粒体型、血管型。免疫组化EMA、S-100、CK可呈阳性反应。

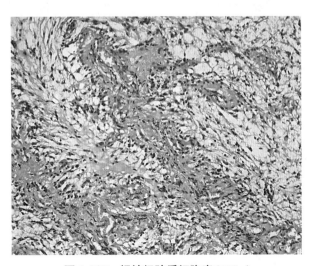

图1-367 视神经胶质细胞瘤（100×）

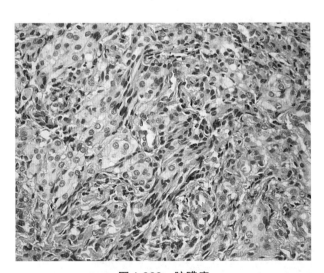

图1-368 脑膜瘤
瘤细胞呈巢状排列（200×）

第六节　色素性肿瘤性病变

一、雀　　斑

雀斑（ephelis）见于眼睑、结膜和葡萄膜组织，外观呈暗黑色或淡棕色斑片，圆形、卵圆形，边界清晰，直径一般不超过 3mm 大小。病理表现为组织内树突状黑色素细胞的体积增大、黑色素颗粒增多，并非黑色素细胞的增生，其出现一般不会影响正常组织结构。

二、色　素　痣

色素痣（pigmented nevus）为发生在眼部包括眼睑皮肤、睑缘、结膜、角膜缘、葡萄膜及视盘周围的一种先天性、扁平或稍隆起、圆形或不规则圆形病变，一些病变为出生后多年才能表现出来，青春期可突然增大、色素增多易误认为痣的恶变。病理主要表现为痣细胞成巢状或团块状、片状排列（图 1-369），痣细胞圆形、多边形或短梭形，胞质内色素颗粒不等，色素分布由表面到深层呈递减趋势，细胞体积大小由浅到深也是呈递减趋势，这一点在皮肤及结膜发生的痣特别明显，称为细胞排列极向，细胞排列极向如出现紊乱或消失，视为恶性的一个标志物。根据痣细胞存在的部位分为交界痣、皮内痣和复合痣，另外还有一种相对特殊的蓝痣。与交界痣、皮内痣不同，蓝痣的痣细胞位于真皮内或上皮下的更深层，细胞体积更大，梭形具有多量的突起，临床常表现为淡蓝色或灰蓝色的病变外观，自出生时病灶就存在。

三、黑　变　病

黑变病（melanosis）与痣不同，并非痣细胞的增生，而是在原组织内本身没有色素颗粒的细胞如上皮细胞内出现了明显增多的黑色素颗粒，多见于结膜、眼睑皮肤和葡萄膜等。分为先天性和获得性两种。组织学显示：其一是表皮或上皮的基底及深层细胞胞质内出现明显增多的黑色素颗粒，黑色素细胞并没有增多，其数量正常或呈现减少，发生在结膜时，推动结膜病变随结膜移动而同步移动，此类病变一般不会发生恶变；其二是上皮基底层内细胞色素沉着增多，同时黑色素细胞的数量也增多，其功能也处于亢进状态，合成大量的色素，过多的色素排到细胞外或堆积到细胞内致细胞破裂，黑色素颗粒被组织内的吞噬细胞及纤维细胞吞噬，上皮下出现较多具有黑色素颗粒的细胞，色素细胞具有潜在的恶变能力，受各种刺激，呈现不典型增生，逐渐可发展成恶性黑色素瘤，此时增生的肿瘤性的黑色素细胞可侵犯整个上皮层，并出现具有异型性的上皮样细胞，细胞核明显增大、核仁明显、黑分裂增多，黑色素颗粒增多，肿瘤性的黑色素细胞侵犯上皮下组织或结膜的固有层，并出现较多新生血管。临床上可见到一种特殊类型的黑变病，源自于葡萄膜的黑色素细胞出现在巩膜及巩膜上组织内，称为先天性眼黑变病；如先天性眼黑变病同时伴有同侧眼睑或面部皮肤的病变，则称为先天性眼、皮肤黑色素细胞病，又称为太田痣。

四、黑色素细胞瘤

黑色素细胞瘤（melanocytoma）为色素痣的一种特殊类型，仅由多边形痣细胞组成的色素痣（图 1-370，

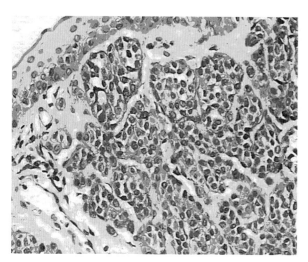

图 1-369　色素痣
痣细胞呈巢状排列，无明显异型性（200×）

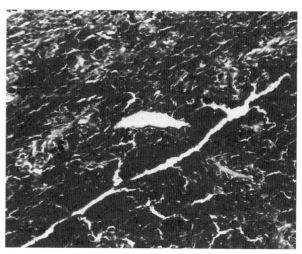

图 1-370　脉络膜黑色素细胞瘤
瘤细胞充满黑色素颗粒（100×）

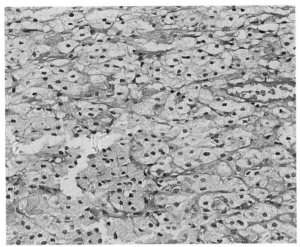

图 1-371 脉络膜黑色素细胞瘤
脱色素后显示瘤细胞核圆形,胞质丰富,无明显异型性(200×)

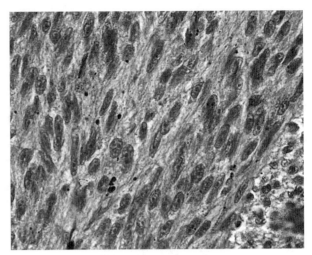

图 1-372 脉络膜黑色素瘤
瘤细胞由梭形细胞构成(400×)

图 1-371),多见于葡萄膜。病变呈肿物性生长,进行性发展趋势,肿物逐渐增大可波及房角和巩膜。病灶内可出现坏死灶。此肿瘤有潜在的恶变趋势。医检时有时因其瘤细胞胞质内充满色素颗粒,看不清细胞内的结构误为黑色素瘤,故病理诊断黑色素细胞瘤之前务必将病理切片进行脱色素处理。

五、黑色素瘤

眼部黑色素瘤(melanoma)见于眼睑皮肤、结膜、葡萄膜和眼眶,葡萄膜发生的黑色素瘤为成年人眼内最常见的恶性肿瘤。葡萄膜黑色素瘤主要发生于眼球后极部。与发生在眼内的视网膜母细胞瘤不同,绝大部分病例为散发病例,无明显遗传性。组织学上肿瘤由不同类型的肿瘤细胞构成。根据细胞不同的形态,黑色素瘤至少有以下几种不同形态的肿瘤细胞(图 1-372～图 1-375):

1. 梭型 A 细胞 瘤细胞呈长梭形,核也呈梭形,中央见一条染色略深的线状物,为核膜的皱折,染色质均匀细,无核仁存在,也看不到核分裂。细胞质不清,细胞之间无明确的分界。

2. 梭形 B 细胞 瘤细胞呈梭形,较梭形 A 型细胞大、短,核呈椭圆形或梭形,核染色质粗,中央常能见到一个界限清晰的圆形的核仁存在,核分裂存在但少见;细胞质不清晰,细胞界限也不清。两类梭形细胞常成束、编织状、交错排列,约 6% 的梭形 B 细胞呈栅栏状排列。

3. 上皮样细胞 瘤细胞为圆形或多边形,细胞较大,形态及大小差异较大。

(1)大上皮样细胞:细胞体积较大,为中上皮样细

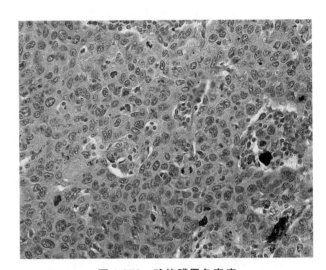

图 1-373 脉络膜黑色素瘤
瘤细胞由各种不同大小、异型性明显的上皮样细胞构成(200×)

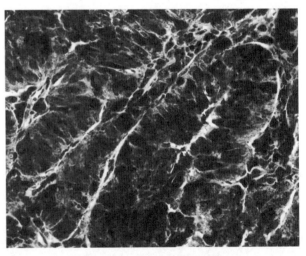

图 1-374 脉络膜黑色素瘤
瘤细胞呈乳头状排列(200×)

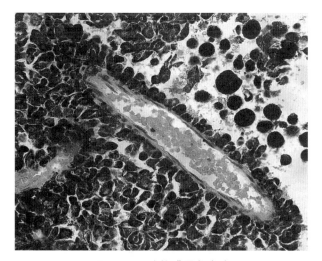

图1-375 脉络膜黑色素瘤
大小不一、充满色素颗粒的上皮样细胞围绕血管生长（200×）

胞的2～3倍，呈圆形、椭圆形或不规则形，核也大、圆形或不规则形，核仁明显，一个或多个核仁存在，核分裂多见，棕黑色的色素颗粒较多者常看不到细胞核，或仅露出一个淡染仅似白色的圆形区或环，核仁明显、一个或多个核仁存在，胞质丰富，略呈嗜酸性或淡嗜碱性，瘤细胞常单个存在，或数个散在分布。

（2）中上皮细胞：瘤细胞明显小于大上皮样细胞，呈圆形、多边形或球拍状，瘤细胞呈疏松、串珠状、成双或成片排列，一些围绕血管呈花环状或菊花状排列，也可单个瘤细胞游离散在梭形细胞中或瘤组织内及视网膜下蛋白样渗出物内。细胞边界清晰，内有较多黑色或棕褐色色素颗粒存在或由色素颗粒完全充满胞质，有时看不到细胞核；色素颗粒较少或无色素者，能见到胞质丰富，略呈嗜酸性，核呈圆形或椭圆形，核仁明显，一个或多个核仁存在，核分裂多见，并出现病理性的核分裂。

（3）小圆形细胞：形态及大小与色素痣细胞相似，呈巢状、片状排列，无明显的核分裂的存在。

4. 双核或多核瘤巨细胞 细胞形态同大上皮样细胞，但有双核或多核存在。

5. 气球样细胞 瘤细胞形态相似于上皮样细胞，为圆形或多边形，但体积略小，胞质更丰富，内有空泡，呈泡沫状；核固缩变小、深染。此种细胞可能为瘤细胞向变性细胞发展的一种过渡细胞或为瘤细胞向脂肪细胞的分化。

发生在眼部不同部位的黑色素瘤，其细胞类型、侵袭途径及转移、恶性程度和预后不全相同。发生在眼睑及眼表的黑色素瘤多以上皮样细胞及瘤巨细胞为主，常先侵犯邻近组织，通过淋巴管达局部淋巴结，

致淋巴结肿大，然后才发生血行转移。发生在睫状体和脉络膜者，瘤细胞以梭形细胞或（和）上皮样细胞为主，也可见到瘤巨细胞，多为混合型，由于这些组织本身就是血管组织，内有多量的血管存在，瘤细胞较容易侵犯血管，表现为血行播散为主。血行转移与肿瘤的大小有时并不成正比，肿瘤小者有时已经存在转移灶。黑色素瘤预后难以判断，主要是因为：

1. 取决于肿瘤的细胞类型 ①肿瘤组织内有上皮样细胞者，无论其细胞多少，预后比梭形细胞者差；②肿瘤细胞异型性越明显预后越差；③肿瘤干细胞越多，即表现为小细胞者的越多，越容易侵犯血管，预后更不好。

2. 取决于发生部位 发生于眼睑及眼表的黑色素瘤术后容易复发，主要是因为：

（1）源于眼表的黑变病发生恶性变时，病变为多中心性，波及范围较广，一个区域的病灶被切除，其他尚没有表现出来的病灶又发生恶变。

（2）肿瘤病灶虽然切除，但外观上肿瘤病变外围的组织尽管外观上没有色素的存在，这些组织内仍有黑色素较少的肿瘤细胞存在，即亚临床病灶的存在，这些病灶残瘤也是复发的主要因素。

（3）肿瘤已侵犯多处的淋巴管。发生在虹膜的黑色素瘤预后比发生在睫状体和脉络膜黑色素瘤者预后好得多，这是因为：其细胞类型与预后及生物学特性无明显关系。早期位于虹膜基质内，逐渐发展突破虹膜前界层长入前房内或向后破坏虹膜色素上皮，向虹膜后生长，也可向睫状体蔓延。病灶内可发生囊样变性及出血。虹膜基质内的血管外膜较厚，故瘤细胞不易侵犯血管腔发生转移。

脉络膜黑色素瘤的全身转移可见于眼球摘除术后数月、数年或更长时间，有人认为"眼球摘除治疗黑色素瘤会促肿瘤发生全身转移"，也有人认为"眼球摘除与非手术保守治疗两者无明显的差异"。此说明其转移与手术摘除眼球密切相关。眼球内的肿瘤在临床上发生转移前已随眼球摘除，理论上来说将含有肿瘤的眼球这一完整的独立器官移走，机体已没有肿瘤细胞的存在，但仍有全身转移，此可能是：①葡萄膜本身的组织结构就是血管膜，尽管瘤细胞并不是发生于血管而是源自于血管间的黑色素细胞，但黑色素细胞与血管的关系密切。②不完整的毛细血管管壁一部分本身就是肿瘤细胞，肿瘤细胞和血管内皮细胞相嵌，肿瘤细胞成为血管本身一部分，可随血液播散发生了远处的"转移"。③上述所说的血液播散发生的远处"转移"，确切地说应是远离原发器官单个细胞或小克隆潜伏于全身各易感性的组织内的毛细血管内或随血液流动，似乎返祖回到原始的血细胞的状态，并没有增殖。

这部分细胞就是病理上见到的组织内极少量的小圆形或不规则形、胞质极少、核深染的肿瘤干细胞。远离原发器官血液中的这部分肿瘤干细胞相当长的一段时间内与原发于眼球独立器官内的实体瘤相互对应、彼此依存，通过某一种机制或瘤细胞的远距离的对话使血液中的瘤细胞只保持存活和分化的能力，限制其增殖，瘤细胞永远是一种单细胞的状态。④将存在肿瘤的眼球摘掉，实际上就是将肿瘤主体拿掉，存在于远离于原发器官血液中单个的肿瘤干细胞失去了肿瘤主体的照应和牵制，即失去了抑制其生长、保存为单个细胞状态的机制，肿瘤干细胞被激活转为优势状态，克隆性生长、繁殖，开始了真正性的转移生长，在易感组织如肝、肺、胃肠道等处形成转移灶。对于发生于葡萄膜内的黑色素瘤，体积小、发展缓慢、相对比较静止、视力较好者，应采取定期观察为主的保守治疗方式。

第七节　眼部转移性肿瘤及转移癌

眼部组织特有的组织结构常常是瘤细胞停留之处，也是转移性肿瘤的高发区，主要发生在眼葡萄膜，少见于眼眶等处。这是因为：①葡萄膜组织，特别是脉络膜内血管较多，血液丰富，血流缓慢，全身其他部位的组织器官所发生的恶性肿瘤，其瘤细胞均可通过血液循环停留在葡萄膜形成转移性的肿瘤性病灶，称为葡萄膜转移性肿瘤；②瘤细胞经睫状血管转移至眼内，睫状后短血管多而粗，行程短，转移来的癌栓到达脉络膜的机会较多，此处转移癌占85.4%；③一般来说，转移到葡萄膜的恶性肿瘤，绝大多数为癌性病灶，肉瘤转移至眼内的很少见，故称为葡萄膜转移癌。葡萄膜转移癌预后差，随访资料分析患者眼部症状出现至死亡的间隔时间最短为1个月，最长为48个月，平均11.2个月。

组织学上转移性肿瘤性病灶的结构和形态大多数基本上与原发性肿瘤相似，可根据细胞形态学特征提示原发癌的部位。必要时借助免疫组化染色判断其组织来源。全身各种检查也是鉴定原发肿瘤还是转移性肿瘤的有力途径，值得注意的是，相当一部分的病例，首先是以眼部症状起病，转发癌病灶诊断相当困难，先摘除眼球确诊后经详细全身检查后才发现原发病灶，有的甚至尸检才确认原发病灶。

（李永平）

主要参考文献

1. 李永平. 我国眼内干细胞研究现状与展望. 中华眼底病杂志, 2007, 23（2）: 83-86.

2. 运良. 恶性肿瘤细胞的形态及临床意义. 实用医技杂志, 2005, 12（5）: 1359-1360.

3. 杨智炜, 李永平. 基因工程视网膜母细胞瘤动物模型的建立. 中华眼科杂志, 2006, 42（7）: 667-670.

4. 刘斌, 李永平, 彭展. 人眼脉络膜黑色素瘤 OCM-1 细胞中肿瘤干细胞的分离纯化. 中华眼底病杂志, 2007, 23（2）: 87-90.

5. 杨培增, 陈家祺, 葛坚, 等. 眼科学基础与临床. 北京: 人民卫生出版社, 2006: 776-787.

6. 吴向华, 李永平, 张平, 等. 睑板腺癌多次手术病例临床特征及组织病理学特点分析. 中华实验眼科杂志, 2012, 30（5）: 437-440.

7. 李永平, 冯官光, 易玉珍. 国内视网膜母细胞瘤的研究现状及展望. 中华眼科杂志, 2004, 40（4）: 217-219.

8. 张平, 冯官光, 李永平, 等. 516 例眼部血管瘤的临床病理分析. 中国实用眼科杂志, 2004, 22（4）: 280-282.

9. 张浩, 颜建华, 吴中耀, 等. 鼻咽癌眼眶转移临床分析. 中华眼科杂志, 2006, 42（4）: 318-322.

10. Stopschinski BE, Beier CP, Beier D. Glioblastoma cancer stem cells: from concept to clinical application. Cancer Letter, 2012: 1-9.

11. Zhong X, Li Y, Peng F, et al. Identification of tumorigenic retinal stem-like cells in human solid retinoblastomas. Int J Cancer, 2007, 121（10）: 2125-2131.

12. Li YP, Nie L, Zang WX, et al. Rhabdomyoma of the orbit. Pediatr Ophthalmol Strabismus, 2008, 45（2）: 113-115.

13. Liu L, Li Y, Huang S, et al. Keratinocyte growth factor-2 on the proliferation of corneal epithelial stem cells in rabbit alkali burned cornea. Yan Ke Xue Bao, 2007, 23（2）: 107-116.

14. Scian MJ, Stagliano KE, Anderson MA, et al. Tumor-derived p53 mutants induce NF-κB2 gene expression. Mol Cell Biol, 2005, 25（22）: 10097-10110.

15. Yan J, Li Y, Wu Z. Orbital neurofibroma presenting with a negative Hounsfield unit on computerized tomography. Orbit, 2006, 25（3）: 239-241.

16. Damato B, Coupland SE. A reappraisal of the significance of largest basal diameter of posterior uveal melanoma. Eye, 2009; 23: 2152-2160.

17. Hawkins BS. The Collaborative Ocular Melanoma Study（COMS）Randomized Trial of Pre-enucleation Radiation of Large Choroidal Melanoma: IV. Ten-year Mortality Findings and Prognostic Factors. COMS Report 2004, Number 24. Am J Ophthalmol, 2004, 138: 936-951.

18. Manschot WA, van Strik R. Is irradiation a justifiable

treatment of choroidal melanoma? Analysis of published results. Br J Ophthalmol, 2007, 71: 348-352.

19. Tschentscher F, Hüsing J, Hölter T, et al. Tumor classification based on gene expression profiling shows that uveal melanomas with and without monosomy 3 represent two distinct entities. Cancer Res, 2003, 63: 2578-2584.

20. Zimmerman LE, McLean IW, Foster WD. Does enucleation of the eye containing a malignant melanoma prevent or accelerate the dissemination of tumour cells. Br J Ophthalmol, 1978, 62: 4204-4225.

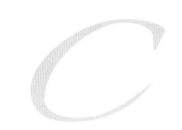

第五章
变性疾病与营养不良

第一节 结膜变性

结膜变性（degeneration of conjunctive）是由于全身性或局部性疾病使结膜的物质代谢障碍，导致细胞或间质发生形态结构变化，出现各种异常物质，或原有某些物质的堆积过多，结果结膜上皮及基质萎缩。

一、睑裂斑

睑裂斑（pinguecula）位于睑部之角膜两侧，是一个黄白色三角形微隆起的斑块，三角形的基底向角膜缘，四周有小血管分支包围，一般内侧较为明显，结膜上皮与病变组织相粘连，不能移动。

病理改变：类似翼状胬肉，表现为角膜缘上皮隆起和变薄，上皮下有较多红染、无结构变性物质，这些物质可能属于弹力纤维样变性，对 Verhoeff-Van Gieson 染色呈阳性。

二、翼状胬肉

翼状胬肉（pterygium）指睑裂部肥厚的结膜及结膜下组织自球结膜向角膜表面的侵入。一般认为翼状胬肉是受外界刺激而引起的一种慢性炎症性病变，单眼或双眼发病。

病理改变：翼状胬肉无特异性病理改变，大多数表现为结膜上皮变薄角化不全，亦可轻度增生变厚，杯状细胞数目减少，结膜下胶原纤维和弹力纤维变性，后者呈均匀的嗜碱性颗粒状，晚期可有钙盐沉积（图 1-376）。由于病变通常累及到角膜上皮、前弹力层或浅实质层，因此手术切除后容易复发。

三、结膜淀粉样变性

结膜淀粉样变性（amyloidosis of conjunctive）是淀粉样物质沉着于结膜组织内的一种病变。淀粉样物质是一种与免疫球蛋白有关的糖蛋白。临床上大多数结膜淀粉样变性属于局限性病变。多发生于中青年人，

单眼或双眼发病。结膜任何部位均可发病，但多见于穹隆部及眦部结膜。病变为单个或多个无痛性肿块，呈蜡黄色或橡皮样隆起。有些病例结膜弥漫性增厚，伴轻度充血。

病理改变：为结膜下组织和小血管壁周围有大量嗜酸性、均匀一致的、无结构的变性物质（图 1-377），

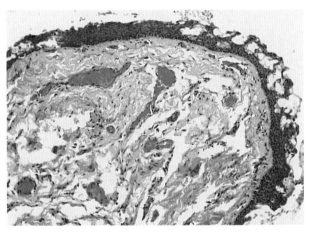

图 1-376 翼状胬肉
结膜上皮轻度增生，杯状细胞增多，结膜下组织中大量血管，弹力纤维变性（HE×200）

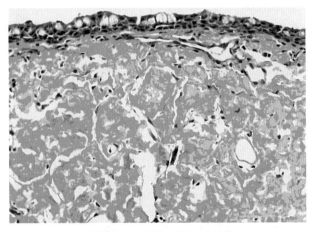

图 1-377 结膜下淀粉样变性
结膜上皮下大量均匀红染的变性物质，变性物质周围有少量炎性细胞浸润（HE×200）

用偏振光观察时呈双色性及双折光性;刚果红染色呈红色;甲基色染色呈紫色。病变组织中血管壁同样有淀粉样物质沉着,使其变厚。各病灶之间有数量不等的淋巴细胞和浆细胞浸润,有时可见多核巨噬细胞及Russell小体。用免疫组化染色技术,免疫球蛋白的kappa链及lambda链呈阳性反应。电镜观察,沉着物由无长间隙不分枝的丝状原纤维组成,带有β-折叠结构。

四、结膜干燥症

结膜干燥症(xerosis of conjunctive)是由于全身疾病或眼及其附属器病变,导致眼部腺细胞分泌液的数量及成分异常,致使结膜发生干燥现象。眼干燥症的发生不仅影响结膜,还会同时波及角膜,故又称为角结膜干燥症或干燥综合征。

病理改变:结膜上皮鳞状化生,表层局部角化,杯状细胞消失,上皮细胞胞质内色素颗粒明显增多,上皮下慢性炎性细胞浸润,基质血管扩张充血。伴有感染的病例较多中性粒细胞浸润,可发生局部坏死及溃疡,最后瘢痕形成。球结膜刮片检查时上皮细胞角化,杯状细胞消失,可发现干燥杆菌。Sjogren综合征时,除了以上结膜组织的病变外,泪腺、涎腺及唇腺等也有大致相同的病理改变,早期均以淋巴细胞浸润为主,继之大量淋巴细胞增生形成淋巴滤泡。细胞浸润导致腺泡萎缩消失,同时有结缔组织增生。

第二节 角膜病变

一、角膜变性

角膜变性(corneal degeneration)是一组进展缓慢的变性性疾病,多于20～30岁时,双眼发病,多为后天获得性疾病。常继发于眼部炎症性疾病或全身性疾病,少部分原因未明,但与遗传无关。角膜变性有时可伴有角膜新生血管,其临床过程虽可持续多年,但较角膜营养不良的进展一般要快得多。

(一)气候性滴状角膜病变

气候性滴状角膜病变(climatic droplet keratopathy)确切病因不清,可能与过度日光照射、风尘刺激、某些慢性角膜病变或眼内病变有关。有些病例伴发带状角膜病变。好发于老年男性,临床表现为睑裂区角膜浅基质层内有许多灰黄色、颗粒状混浊,病变可从角膜周边部向中央发展或突出于角膜上皮表面。

病理改变:角膜前弹力层及表浅基质层内积聚有许多均匀一致,大小不一,圆形或椭圆形透明的嗜酸

性物质(图1-378)。甲苯胺蓝和碱性品红特殊染色呈阳性反应。这些沉积物质可能是异常角膜细胞产生的细胞外胶原与黏多糖物质的复合体。

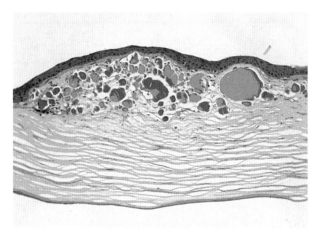

图1-378 球滴状角膜变性
角膜上皮下和浅实质层聚集有许多大小不一的、小球状嗜酸性物质(HE×100)

(二)带状角膜病

带状角膜病(band keratopathy)比较常见,通常为绝对期青光眼、葡萄膜炎和角膜炎后的并发症,也可发生在已萎缩的眼球上。亦可见伴有高血钙症的全身病(如维生素D中毒、甲状旁腺功能亢进等)。带状角膜病常发生于睑裂部位的角膜暴露区,表现在角膜上皮层下前弹力层处呈灰色带状混浊。混浊首先发生在3点和9点处角膜缘,与角膜缘周边相隔一处狭窄透明区。然后混浊从两侧向中央扩展,最终连接,形成中部狭窄、两端较宽、横贯睑裂的带状混浊区。病变部位常伴有钙质沉着的白色钙化斑。最后病变可侵犯到角膜基质层和出现新生血管。晚期可出现刺激症状。

病理改变:角膜前弹力层及表浅基质层内积聚有许多均匀一致,大小不一,圆形或椭圆形透明的嗜酸性物质(图1-379)。甲苯胺蓝和碱性品红特殊染色呈阳性反应。这些沉积物质可能是异常角膜细胞产生的细胞外胶原与黏多糖物质的复合体。

(三)老年环

老年环(arcus senilis)是最常见的角膜老年退行性改变。临床上灰白色混浊环首先出现于上、下方角膜缘附近,继而出现于鼻、颞两侧,最终形成一个完整的环围绕角膜周边。在混浊环与角膜缘之间有一个狭窄的相对透明区,近角膜缘侧边界清晰。朝向角膜侧的边界较模糊。

病理改变:在HE染片中看不出明显改变。在苏

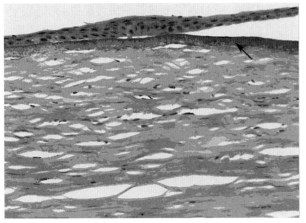

图 1-379　带状角膜变性
角膜前弹力层有大量蓝染的颗粒状变性物质（箭头）（HE×400）

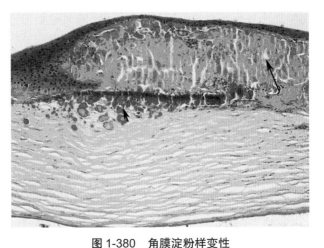

图 1-380　角膜淀粉样变性
上皮下大量淀粉样变性物质（长箭头），伴有球滴状变性（短箭头）（H×200）

丹染片中，脂肪沉积物的分布略似沙漏或两个不规则三角形，两基底部分别位于前、后弹力膜，顶点与顶点在角膜基质中层相对。组织化学检查显示此物质为非结晶状胆固醇及磷脂的混合物。电镜下见细胞外颗粒状物，脂肪沉积物呈大小不等的空泡状，在中层基质较少，近后弹力膜最明显。至于混浊环周边的透明区可能与角膜缘血管弓伸向角膜缘内有关。

（四）脂质角膜病

脂质角膜病（lipid keratopathy）又称为角膜脂肪变性（lipid corneal degeneration），多继发于病毒性角膜炎后期、陈旧性眼外伤或伴有角膜变性性血管翳的病变。临床表现为角膜基质层内形态各异的黄白色类脂样混浊和大量新生血管。

病理改变：角膜基质层纤维变性，其内有大量结晶状胆固醇裂隙，周围可伴有炎性纤维组织增生。这些结晶体主要是脂肪酸和胆固醇，冷冻切片后使用油红 O 或 sudan 染色呈阳性反应。本病的发生与角膜内大量新生血管有关，新生血管中的类脂性物质沉积于角膜板层纤维之间。

（五）角膜淀粉样变性

角膜淀粉样变性可以是原发性或继发性，患者可患有局限性或全身性病变。原发性淀粉样变性多发生于心脏、胃肠道、肾脏、结膜下、眶内或舌等部位，原发性角膜淀粉样变性可发生于格子状角膜营养不良和凝胶滴状营养不良病变。继发性局限性角膜淀粉样变性可以发生于角膜或角结膜缘，通常并发于角结膜炎症或损伤后。

病理改变：主要为角膜或角结膜缘上皮下聚集有大量均匀红染的淀粉样物质，刚果红染色呈阳性（图1-380）。

二、角膜营养不良

角膜营养不良（corneal dystrophy）是指与遗传因素相关的原发性、进行性、非炎性的具有病理组织学特征的组织改变。角膜营养不良一般不伴全身病，是原发于角膜上的病变。发病年龄较早，但病情进展极其缓慢。多为双眼发病，病变好发于角膜中央区，不伴炎症及新生血管形成。角膜营养不良的病因及发生机制尚不清楚。随着近代分子生物学的研究，发现许多种角膜营养不良病变存在基因缺陷。根据临床表现、病变部位和病理学特点，角膜营养不良性病变主要分为上皮和前弹力膜营养不良、基质层营养不良和内皮细胞营养不良三大类。病理学检查的标本主要来自于角膜移植术切取的病变组织，因此大多数为病变晚期的形态学改变。有些病变通常需要做电镜和组织化学染色加以证实。

（一）上皮性营养不良

1. Meesmann 角膜营养不良　多发生于幼儿时期，为常染色体显性遗传。临床特点为双眼角膜上皮内有许多表浅的、大小及形状较规则的微囊泡，随幼儿发育微囊泡可逐渐增多。若囊泡破裂，患者可有异物感、视力减退、上皮反复糜烂或角膜知觉减弱等症状。

病理改变：角膜上皮细胞之间有微小囊泡，囊泡内含有一些碎片样物质。上皮和基底膜不规则增厚，前弹力层基本完整。

2. 角膜上皮基底膜营养不良　本病又称为地图 - 点状 - 指纹状营养不良（map-dot-finger print dystrophy），好发于中年女性，常为双眼发病。临床表现为双眼角膜表浅性灰白色点状混浊或微小囊泡，这些微小囊泡多集中于瞳孔区，呈指纹状或地图状。

病理改变：微小囊泡位于角膜上皮内或上皮细胞之间，囊腔内含有脱落的细胞碎片。指纹状混浊区上皮下聚集有大量基底膜样物质，基底样上皮细胞向下不规则生长。地图状混浊区的上皮细胞基底膜与前弹力层之间积聚有较厚的基底膜样物质和胶原样纤维（图1-381）。角膜前弹力层基本正常。

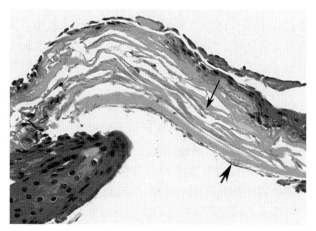

图1-381　角膜上皮基底膜营养不良
上皮层轻度隆起，上皮细胞变薄或脱落，上皮下与前弹力层（细箭头）之间有大量基底膜样纤维（粗箭头）（HE×400）

3. Reis-Bucklers角膜营养不良　多数为双眼角膜中央对称性病变，常染色体显性遗传。临床表现为角膜表面不规则，角膜上皮水肿，角膜浅层或上皮下有散在的灰白色混浊，常呈环状、线条状或地图状分布。

病理改变：病变区角膜上皮不平坦，上皮基底膜缺损，上皮下有前弹力层碎片和纤维样组织增生。大多数病变区前弹力层消失。电镜下可见前弹力层内有大量原纤维样物质积聚。由于上皮细胞基底膜缺损及半桥粒消失，因而容易导致复发性上皮脱落或糜烂。上皮下纤维样组织可能来源于角膜细胞的化生。病变晚期，前弹力层及浅基质层被瘢痕性结缔组织代替，但深部基质层、后弹力层及内皮细胞层仍基本正常。

（二）角膜基质层营养不良

1. 颗粒状角膜营养不良（granular corneal dystrophy）　为常染色体显性遗传，多发生于10岁以内儿童，双眼发病，青春期后症状明显。临床特点为角膜中央的基质层内有许多境界清楚，点状乳白色、面包屑样混浊，伴有畏光、结膜充血等症状。

病理改变：为角膜浅基质层内有界限清楚，大小不一的团块状嗜酸性沉积物，Masson三色染色呈亮红色（图1-382）。电镜检查可见此类物质由长短不一的杆状或薄板状、高电子密度物质组成，其宽度约为100～500nm。组织化学染色证实此类物质属非胶原蛋白，内含有酪氨酸、色氨酸及精氨酸等，说明此种营养不

良可能是蛋白或磷脂合成异常的结果。本病可伴发某些继发性病变，如上皮细胞微小囊肿及前弹力层透明样变性，由此导致角膜上皮细胞糜烂。

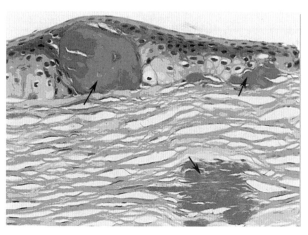

图1-382　颗粒状角膜营养不良
角膜上皮内及上皮下和浅基质层内积聚有红染的蛋白性物质（箭头），表面上皮水肿，并轻度隆起（HE×400）

2. 格子状角膜营养不良（lattice corneal dystrophy）　为常染色体显性遗传，通常为双眼、对称性发病。临床特点为角膜中央上皮下出现线条状混浊，通常互相交叉成格子状或蛛网状。随病变发展，线条状混浊可变粗、伴有浅实质层混浊或复发性上皮脱落。

病理改变：为角膜前弹力层和基质层内积聚有团块状、嗜酸性、均匀红染的淀粉样物质，刚果红染色呈阳性。随病变发展，可扩展到深部基质层，但很少累及到后弹力层或内皮细胞层。由于淀粉样物质积聚在角膜上皮下或前弹力层，容易引起上皮脱落或角膜知觉减退。

3. 斑点状角膜营养不良（macular corneal dystrophy）　为常染色体隐性遗传，多发生于10岁以内儿童。主要表现为角膜中央浅基质层弥漫性、斑点状混浊，随病变发展可累及深部实质层和角膜周边部。

病理改变：为角膜基质层内积聚有大量斑块状嗜酸性物质，其属于酸性黏多糖或氨基糖类物质，PAS或Alcian蓝染色呈阳性。多数病变中前弹力层受到破坏，这些沉积物可扩展到角膜上皮下，角膜表面呈小结节状凸起，角膜上皮变薄或缺损。

4. 联合型颗粒状和格子状角膜营养不良（combined granular-lattice corneal dystrophy）　又称为Avellino角膜营养不良，指同一只眼中存在颗粒状和格子状角膜营养不良两种变性的病变。本病为常染色体显性遗传，通常在10～20岁发病。临床表现为角膜中央实质层混浊，深浅不一，局部角膜上皮糜烂或呈颗粒状隆起。

病理改变：角膜病变具有颗粒状角膜营养不良和格子状角膜营养不良的特点，角膜浅基质层表现为颗粒状角膜营养不良，积聚有片块状或团块状红染的变性物质；中部或深部基质层内可见格子状角膜营养不良的改变，有小灶状淀粉样变性物质。

（三）Fuchs角膜内皮营养不良

Fuchs角膜内皮营养不良（Fuchs corneal endothelial dystrophy）多发生于中年女性，双眼对称性病变。临床特点为角膜中央部位后弹力层不规则的赘疣状凸起。随年龄增长，病变向角膜周边部扩展。由于角膜内皮细胞萎缩和生理性屏障功能消失，通常导致角膜上皮和角膜基质层水肿、大泡状角膜病变、视力下降和眼痛等症状，且往往于睡眠醒后角膜水肿加重。

虽然Fuchs角膜内皮营养不良中内皮的根本异常尚不清楚，但临床所见的发病机制有以下几方面：

1. 胶原组织产生增加　多在后弹力层后方及上皮下，正如许多其他角膜疾病一样，Fuchs营养不良的不正常内皮细胞产生多余的胶原，包括有稀疏胶原的异常基底膜及多层较疏松的原纤维胶原上皮下结缔组织，来自从角膜缘或基质迁徙来的成纤维细胞，但其中一部分亦可能来自上皮。

2. 内皮屏障作用及泵功能降低　在内皮退行性变而遭破坏的同时，可以出现细胞顶端间隙的连接破坏，使房水穿过内皮屏障进入基质及上皮。由于病变内皮不能将这些液体泵出而上皮屏障又阻止其从角膜前面排出，致使角膜发生水肿。病变晚期，由于上皮下瘢痕形成，阻止液体进入上皮基质，瘢痕形成使角膜不再增厚，后部胶原组织使角膜后部韧性增加而较难肿胀，故角膜结构较前紧密，患者也感觉较为舒适。本病早期角膜内皮细胞Na^+-K^+泵（Na^+-K^+-ATP酶）的密度明显增加，随病情发展，Na^+-K^+泵的密度逐渐下降，最终泵功能完全丧失。

3. 青光眼发病机制

（1）眼压对角膜内皮的影响：关于青光眼与气候性滴状角膜病变、Fuchs角膜内皮营养不良联系的报告还存在争议，其中一个原因是眼压升高亦常导致角膜内皮继发性变化。内皮细胞密度减少可见于：开角型青光眼、闭角型青光眼和某些继发性青光眼。但角膜内皮改变的程度并不始终与眼压升高的程度一致，提示其他因素（如年龄或前葡萄膜炎）会影响青光眼与角膜内皮变化之间的关系，因此在评价青光眼与气候性滴状角膜病变及Fuchs角膜内皮营养不良的关系时必须考虑到上述因素。

（2）气候性滴状角膜病变与房水流出：气候性滴状角膜病变患者有较高的异常房水流畅系数发生率，

但随后研究证实气候性滴状角膜病变组房水流畅系数平均值与正常组没有统计学差异，气候性滴状角膜病变的病变范围和房水流畅系数之间亦无联系，气候性滴状角膜病变组与无气候性滴状角膜病变匹配组比较研究发现前者具有较低的平均眼压。

（3）Fuchs角膜内皮营养不良与青光眼：开角型青光眼与Fuchs角膜内皮营养不良的联系仍未清楚，以前估计10%～15%的Fuchs角膜内皮营养不良患者具有开角青光眼，然而在Fuchs角膜内皮营养不良研究中没有发现Fuchs角膜内皮营养不良与原发性开角青光眼存在遗传重叠。

具有浅前房和Fuchs角膜内皮营养不良的患者易发生闭角型青光眼，显然这是由于角膜逐渐增厚并最终导致房角关闭的结果。以前一些作者提出闭角型青光眼尤其是伴有虹膜萎缩的急性闭角型青光眼气候性滴状角膜病变发生率较高；也曾提出气候性滴状角膜病变或Fuchs角膜内皮营养不良患者的前房轴深较浅。但另外研究认为这是两种非相关的异常情况同时存在，可能互相存在影响。

病理改变：为角膜后弹力层增厚，局部呈疣状或小结节状、突向前房，其表面常无内皮细胞覆盖或被一层胶原性膜样组织覆盖（图1-383）。角膜内皮细胞变性，水肿及数量减少，角膜上皮内微小囊肿或大泡状角膜病变。电镜检查发现后弹力层疣状凸起，可能是病损内皮细胞的分泌或变性产物，主要为基底膜样物质组成。

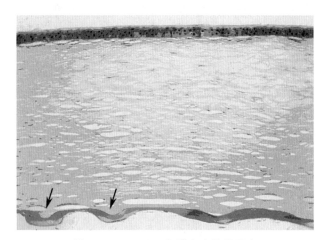

图1-383　Fuchs角膜内皮营养不良

角膜后弹力层增厚，局部呈小疣状凸起（箭头），角膜内皮细胞基本消失（HE×100）

（四）圆锥角膜

圆锥角膜（keratoconus）是一种以角膜扩张为特征，致角膜中央部向前凸出呈圆锥形及产生高度不规则近视散光和不同视力损害的原发性角膜变性疾病，它可以是一种独立的疾病，也可以是多种综合征的组成部分。多发生于青春期前后，通常双眼先后发病，不伴有炎症。晚期会出现急性角膜水肿，形成瘢痕，视力严重受损。广义的圆锥角膜包括两种类型：前部型圆锥角膜和后部型圆锥角膜，后者又可分为完全性和局限性。狭义的圆锥角膜一般仅指前部型圆锥角膜。

病理改变：病理检查主要来自于完成期圆锥角膜或急性圆锥角膜的标本。病理特点为角膜组织变薄，尤其角膜中央的基质层明显变薄，板层纤维相应减少。大多数病例存在前弹力层小灶性断裂或缺损，缺损区被基底膜样物质或胶原纤维充填。重症病例可引起后弹力层断裂，水渗入到角膜基质层内，出现急性角膜水肿（图1-384）。有些病变伴有角膜变形、角膜前表面前凸、后弹力层皱褶、后弹力层缺损、基质层纤维样细胞增生和瘢痕形成。

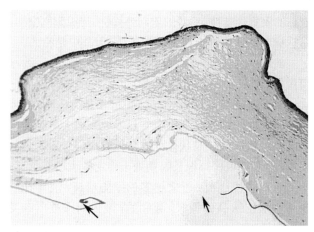

图1-384　圆锥角膜
角膜高度水肿，后弹力层皱褶，中央区后弹力膜断裂（箭头）
（HE×100）

第三节　白　内　障

凡是各种原因如老化、遗传、局部营养障碍、免疫与代谢异常、外伤、中毒、辐射等，都能引起晶状体囊膜损伤，使其渗透性增加和丧失屏障作用，或导致晶状体代谢紊乱，可使晶状体蛋白发生变性形成混浊，称为白内障（cataract），其实质是晶状体结构被破坏失去透明性而变成混浊状态。导致视力下降，甚至失明。

一、白内障的病理改变

（一）悬韧带异常

大部分悬韧带异常（如松弛或崩解）为先天性或发育性，常致晶状体脱位或形态异常（如球形晶状体等），类似的晶状体形态异常也可由外伤（手术）影响局部悬韧带引起，也可由肿瘤引起睫状体节段性内移致晶状体悬韧带松弛所致。悬韧带对相邻组织的炎症具有很强的抵抗力，因炎症引起悬韧带崩解极为罕见。纤维组织增生可以以悬韧带为支架自睫状体伸向晶状体、虹膜和玻璃体。

（二）晶状体囊膜异常

1. 白内障　在前级球形晶状体可见晶状体囊膜缺如及变薄。晶状体囊可因晶状体皮质的丢失而松弛，而晶状体膨胀时晶状体囊因牵拉而变薄，可能看到小的破裂现象。外伤及囊膜破裂时，伤口边缘晶状体卷曲，并轻度外翻。正常情况下，晶状体囊膜不能自行修复，小的伤口（如针刺伤）可被囊下上皮及其基底膜物质充填。

2. 剥脱综合征（exofoliation syndrome）　临床上可见晶状体前囊被雪花样物质覆盖。此种物质主要集中于晶状体前表面的中央环形区和周边赤道前区，两区之间通常有一透明带相隔。对于其来源尚有争议，一种观点认为晶状体囊为其唯一来源；另一种观点认为其亦源于周围组织的变性。Eagle及其同事研究了一例因急性高眼压致晶状体上皮全部坏死的病例，在睫状体和虹膜上皮细胞中发现大量剥脱物质，而晶状体囊上则未查到，故提出囊下上皮的活性是剥脱物质源于晶状体的前提。组织化学分析提示此物质部分是蛋白质，另可能是一种淀粉样物质。

3. 晶状体囊色素沉着（pigmentation of the lens capsule）　是由于许多金属改变了晶状体囊的颜色。在眼内含铁异物存留时，铁锈颗粒可在前囊和囊下皮质中出现不规则和点状沉着，眼内出血后也可出现类似铁锈颗粒；应用可溶性金属盐治疗风湿性关节炎，可致金颗粒沉积在晶状体囊；慢性汞中毒病人可见汞颗粒沉积在晶状体前囊；在眼内铜异物存留或Wilson病的病人，晶状体变成深绿色、棕绿色或棕色，在瞳孔区白内障形成具有特征性颜色的中央环并向外扩展成向日葵瓣状。此种所谓的向日葵白内障是由于细颗粒状的铜呈线样沉积在晶状体囊和囊下上皮细胞所致，并不是异常的晶状体上皮后徙造成。电镜下，虽然眼内铜异物存留者晶状体囊内沉积的电子致密物中含铜，但Seland应用X线能量散射分光法未能测出大量铜元素，故认为这些沉积可能由损伤的上皮细胞产生的脂褐质样物质。在Wilson病中证实后弹力层中的物质在晶状体囊中亦可形成，特别是在前、后极部，而赤道部则相对稀少。HE染色切片中可见颗粒呈不连续的线状排列，铜特殊染色呈阳性。

（三）上皮细胞异常

白内障形成过程中晶状体上皮细胞发生一系列退

行性和增生性改变，主要包括囊下上皮坏死、上皮增生、后徙、化生和胶原纤维形成、成熟障碍、细胞质内贮存、细胞间隙扩大、子午线排列不规则等。

正常晶状体囊下上皮呈单层排列，止于赤道部。但可因辐射、急性青光眼和炎症等发生改变，其特征性改变是片状或弥散状细胞退变和坏死，与损伤的程度和性质有关。辐射损伤易致细胞分裂，相对小的辐射剂量可能只影响中周边部的分裂细胞，而大剂量则可致囊下上皮全部坏死。

急性青光眼眼压急剧升高可致前囊下片状不规则混浊—青光眼斑，组织学上可见局限性囊下上皮缺失和边缘部坏死细胞堆积。严重虹膜睫状体炎致虹膜后粘连或晶状体向前脱位触及角膜时，也可出现类似晶状体上皮细胞缺损、迁移和聚集。相邻晶状体纤维也可能发生变性。

赤道和后皮质的变性（如年龄相关性白内障）常伴有细胞后徙、内移和赤道部细胞变形，形成后囊下白内障，此时可能临床上无明显赤道部混浊。后囊下白内障平铺片示中央液化区，其由一处或多处赤道部后徙的细胞呈星状分布形成环状围绕。超微结构显示自赤道部向后极部后徙细胞活性不断增强，于后极部发生坏死，于混浊液化中心发现细胞碎片，推测后徙细胞通过细胞坏死和释放溶酶体对白内障发生影响。目前还不清楚后囊下白内障是否有后囊下晶状体纤维的疾病引起，其可继发引起细胞后徙和变性，抑或由不正常赤道部细胞后徙引起。没有任何一种单纯的刺激可以解释所有病人的细胞后徙，这种现象是细胞改变的另一最终共同途径。

晶状体囊大部分破坏后，残留的晶状体上皮细胞可能增生形成大球形变性的晶状体细胞——Elschnig珍珠，和膀胱细胞相似，但体积常更大，空泡样变性更明显。Elschnig珍珠常见于瞳孔区，聚集成圆形、半透明的点球状及串样结构，可继续增生、聚集影响视力。偶尔可见其脱出游离于前、后房内被吸收或吞噬。Elschnig珍珠常附着于后囊，形成皱缩、混浊后囊的一部分，其中复层上皮细胞可发生肌成纤维细胞化生。

眼前节疾病（如炎症、外伤等）可引起晶状体上皮增生。此时上皮细胞呈多层扁平状，形成梭形团。光镜下细胞类似成纤维细胞，其上晶状体囊多形成皱折，但仍完整，有时晶状体前级呈脐样突起。

正常成熟的晶状体纤维逐渐失去细胞核和其他细胞器，但在一些病理情况下，纤维成熟异常，即在某些情况下经致白内障源的刺激有核的纤维细胞可至晶状体中央，如风疹性白内障等，其中可伴有细胞器不退化。

在有些情况下，晶状体上皮细胞内可见异常细胞质成分聚集，在铁锈症眼中晶状体上皮细胞内可见大量电子致密颗粒；有些年龄相关性白内障中糖原增加。有些白内障还可见细胞间隙有不同程度扩大。

正常情况下晶状体上皮平铺片可见赤道部上皮细胞呈子午线排列，在某些白内障中首先发现这些放射状的柱状细胞排列破坏，可能导致不正常的纤维化。

（四）纤维细胞异常

晶状体纤维细胞异常临床上表现为多种形式如辐轮状、裂隙、板层分离、点状混浊、楔状、玫瑰花样、向日葵形或其他形状。尽管发病原因各种各样，临床上可见的晶状体皮质混浊其组织学形态均相似，主要包括水肿样改变、Morgagnian小体形成、细胞膜改变及胞质、细胞外包涵物形成。

代谢改变使细胞内颗粒聚集，最初表现常伴有酸化。皮质改变的早期可信性特征是晶体细胞间嗜伊红液体的聚集伴变性，边缘细胞向外移位，形成隙样空间，病理标本制作中亦有类似裂隙形成，但其中是空的。

随着纤维变性的不断进展，空泡样变，最终细胞膜崩解，释放出的蛋白质形成大小不等的球样聚体—Morgagnian小体。许多Morgagnian小体、嗜伊红液体和凝固变性的细胞核聚集在一起形成临床上可见的楔形或辐轮状混浊。晶状体纤维变性极少同时累积全部皮质，且有时可保持很长时期处于稳定静止状态。

随着病程进展，越来越多的细胞崩解，液体在晶状体内潴留致晶体膨胀，囊绷紧，液体因渗透压改变从房水通过完整晶状体囊进入晶状体，皮质崩解较核快，崩解的细胞膜可形成多层膜片段。

在某些白内障中，晶状体纤维内可见电子致密物质，这种包涵物的出现早于细胞质融合。

长期的白内障可以发生钙化、骨化或脂肪组织形成。

二、白内障的病理过程

初发期白内障，晶状体皮质液化变性，呈弥漫性嗜酸性红染的蛋白性物质；晶状体皮质纤维断裂成大小不一的碎片，其间有许多大小不一圆形红染的小体，称为Morgagnian小体。随着晶状体皮质纤维不断变性和Morgagnian小体增多，晶状体的体积可轻度增大，变为成熟期白内障（图1-385）。此期晶状体囊膜变薄，液化的晶状体皮质不断增多，有些小分子蛋白亦可穿透晶状体囊膜进入前房或睫状体周围，导致晶状体溶解性青光眼。有些长期变性的晶状体皮质亦可发生粥样变性坏死、巨噬细胞吞噬或钙盐沉积。间叶性细胞可通过晶状体前囊裂隙长入晶体内，引起晶状体

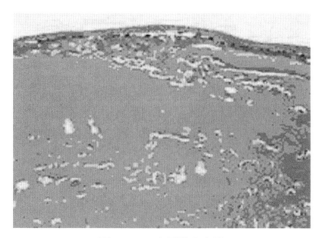

图 1-385 皮质性白内障
晶状体皮质纤维液化变性, 间有许多 Morgagnian 小体(HE×200)

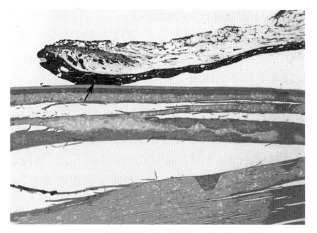

图 1-386 原发性闭角型青光眼的病理改变
虹膜瞳孔缘部与晶状体前囊接触紧密, 形成瞳孔阻滞(箭头)
(HE×200)

内骨样化生或脂肪细胞化生。核性白内障表现为晶状体核呈均匀一致的红染变性。

第四节 青 光 眼

一、原发性青光眼

(一)原发性闭角型青光眼

原发性闭角型青光眼(primary angle-closure glaucoma, PACG)是由于周边虹膜堵塞小梁网, 或与小梁网产生永久性粘连, 房水外流受阻, 引起眼压升高的青光眼。患眼具有房角狭窄, 周边虹膜易于与小梁网接触的解剖特征。根据眼压升高是骤然发生还是逐渐发展, 又可分为急性闭角型青光眼和慢性闭角型青光眼。

病理改变:眼压急性增高可以导致虹膜扇形坏死和萎缩, 瞳孔括约肌和开大肌坏死。有些病例晶状体囊上皮细胞发生小灶状坏死和皮质变性。虹膜与小梁网之间长期接触, 可引起虹膜根部与前房角形成牢固粘连, 纤维化和小梁网变性。虹膜瞳孔缘与晶状体前囊接触紧密(图 1-386)。由于眼内压增高和静脉回流受阻, 可引起角膜上皮和实质层水肿、视盘水肿和视网膜中央静脉阻塞。

(二)原发性开角型青光眼

原发性开角型青光眼(primary open angle glaucoma, POAG)是小梁网途径的房水外流排出系统异常导致房水外流受阻的疾病。前房角开放但眼压升高, 造成视神经与视野损害。

病理改变:电子显微镜观察小梁切除术的标本发现慢性单纯性青光眼:① Schlemm 管旁组织内细胞外物质增多;② Schlemm 管内侧壁(小梁网侧)的内皮细胞大泡结构减少;③小梁薄板增厚, 使其相互贴近和小梁网眼变窄;④小梁网眼内积聚有大量黑色素颗粒;⑤小梁薄板表面的内皮细胞数量减少。

组织学检查提示小梁网胶原纤维和弹性纤维变性, 内皮细胞脱落或增生, 小梁网增厚, 网眼变窄或闭塞, 小梁网内及 Schlemm 管内壁下有细胞外基质沉着, Schlemm 管壁内皮细胞的空泡减少等病理改变(图 1-387)。但上述病理性改变很难与正常小梁网组织的老年化改变相鉴别。

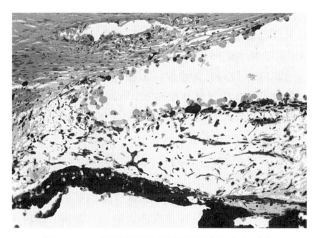

图 1-387 原发性开角型青光眼的前房角形态
开角型青光眼, 房角开放(HE×200)

二、继发性青光眼

继发性青光眼(secondary glaucoma)是由于某些眼病或全身疾病, 干扰或破坏了正常的房水循环, 使房水流出通路受阻而引起眼压增高的青光眼。

（一）继发性闭角型青光眼

病理改变：主要是虹膜根部与小梁网表面形成永久性粘连，即前房角粘连。通常显示前房变浅，虹膜根部向前与小梁网表面粘连，瞳孔缘部的虹膜向后与晶状体前表面粘连，形成瞳孔闭锁。随着病变进展，前房角粘连逐渐加重，形成广泛的虹膜前粘连。如果前房角粘连部位越过 Schwalbe 线，角膜内皮细胞亦可沿虹膜前表面生长，形成"假房角"。同样，前房内出血和炎性渗出亦可促使瞳孔区纤维膜样组织增生，形成瞳孔膜闭（图 1-388）。

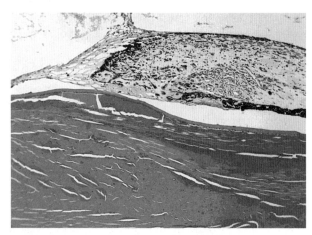

图 1-388　继发性闭角型青光眼的病理改变
慢性虹膜睫状体炎，瞳孔缘部纤维膜形成，瞳孔膜闭（HE×100）

（二）继发性开角型青光眼

病理改变：①小梁网本身病变，如眼球钝挫伤后，由于红细胞堆积在小梁网上，或同时伴有血凝块阻滞瞳孔，以及小梁网损伤后炎性水肿，使房水排出受阻，引起眼内压升高。②小梁网眼被异常物质阻塞，如眼内积血，特别是玻璃体积血时，可发生溶血性青光眼（hemolytic glaucoma）或血影细胞性青光眼（ghost-cell glaucoma）。两者发病机制有所不同，前者为吞噬血红蛋白的巨噬细胞、后者为退变的红细胞，阻塞小梁网，房水流出受阻而使眼压升高。另外，过熟期白内障，晶状体皮质液化并漏入前房，被巨噬细胞吞噬，巨噬细胞以及大分子晶状体蛋白亦可阻塞小梁网，使房水外流受阻，眼压升高；睫状体黑色素瘤继发的青光眼，可在肿胀的虹膜表面和小梁网内见到少量圆形吞噬黑色素的巨噬细胞（图 1-389）。③小梁网表面和前房角被膜样组织覆盖，如继发于视网膜静脉阻塞、糖尿病性视网膜病变等视网膜缺血性疾病或炎症之后的新生血管性青光眼，由于虹膜表面和前房角新生血管和结缔组织膜形成，使周边部虹膜和小梁网紧密粘贴，引起眼压升高。

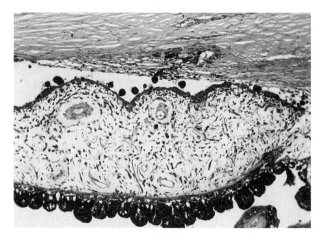

图 1-389　继发性开角型青光眼的病理改变
继发于睫状体黑色素瘤的青光眼，肿胀的虹膜表面和小梁网有少量圆形吞噬黑色素的巨噬细胞（HE×400）

第五节　视网膜变性与视网膜色素变性

一、周边部视网膜微小囊样变性

周边部视网膜微小囊样变性（peripheral microcystoid degeneration of the retina）几乎存在于每个成年人眼中。变性从锯齿缘开始，最早发生在颞侧，然后顺圆周向两侧及向后部发展，最后围成环状，但向后极少超过赤道部。

病理改变：本病主要发生在视网膜周边部锯齿缘后方，囊性腔隙早期位于外丛状层和内核层之间，内含少量透明质酸（图 1-390）。囊性腔隙可渐进性增大，发展到外界膜与内界膜之间或互相融合成较大的囊腔，其之间常被 Müller 纤维分隔。有些囊性腔隙位于神经纤维层内，称为网状型微小囊性变性。囊性腔隙可持续增大，Müller 纤维隔断裂，发展成视网膜劈裂或视网膜裂孔。

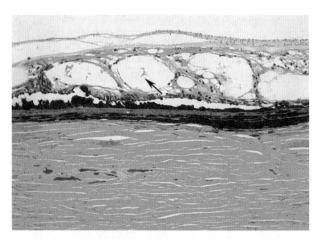

图 1-390　周边部视网膜微小囊样变性的病理改变
周边部视网膜内有许多圆形囊样腔隙（箭头）（HE×200）

二、变性性视网膜劈裂症

变性性视网膜劈裂症（degenerative retinoschisis）又称为获得性视网膜劈裂症，指视网膜在外丛状层发生劈裂者。一般发生在视网膜囊样变性的基础上，大多出现在颞侧及颞下侧视网膜周边部，因颞下方周边部血液循环较差，易发生变性。

病理改变：好发于视网膜锯齿缘后部，表现为视网膜层间劈裂，其内壁为内界膜，可见残存的神经纤维层和胶质纤维，外壁不规则，含有部分外丛状层和外核层。变性性视网膜劈裂症是引发视网膜脱离的重要原因。劈裂腔内的液体可通过裂孔进入视网膜下腔隙，导致视网膜脱离。本病不同于先天性视网膜劈裂症，后者可见于先天性视网膜发育异常病变中，多发生于眼底后极部或黄斑部，病理特点为视网膜组织发育不良，视网膜内可见范围较大的劈裂腔，腔内无断裂的 Müller 纤维。

三、视网膜铺路石样变性

视网膜铺路石样变性（paving stone degeneration of retina）可能是因周边部视网膜相对性缺血所致的一种视网膜脉络膜萎缩性病变。表现为白色小圆形或椭圆形边界清晰的脉络膜视网膜萎缩灶，可伴有块状色素斑。病灶中脉络膜血管清晰可见。

病理改变：为病变区视网膜发育不良、变薄或萎缩，视网膜色素上皮消失和脉络膜毛细血管层萎缩，萎缩的视网膜与 Bruch 膜粘连紧密。病灶可单发或多发，病灶边缘常显示色素上皮增生或肥大，因此眼底检查时常看到病灶边缘不均匀的色素沉着（图 1-391）。有些病例可见视网膜内胶质细胞增生。

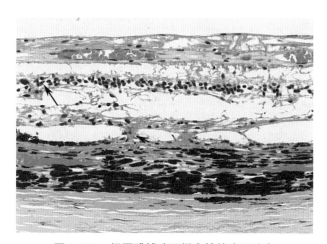

图 1-391　视网膜铺路石样变性的病理改变
病灶区视网膜色素上皮细胞内色素脱失，视网膜与脉络膜点状粘连（短箭头），病灶边缘的色素上皮细胞体积正常或增大（长箭头），视网膜发育不良（HE×400）

四、视网膜色素变性

视网膜色素变性（retinitis pigmentosa）是一种以视锥细胞和视杆细胞功能障碍和视网膜、视网膜色素上皮进行性萎缩为特征的遗传性视网膜病变。临床上以夜盲、视野缩小、眼底骨细胞样色素沉着为特征。本病最终可导致失明。

病理改变：早期病理改变发生于视网膜外层，视锥、视杆细胞萎缩变性，外核层消失。随病变加重，视网膜各层细胞发生萎缩变性，细胞层次减少和胶质细胞增生。由于视网膜色素上皮分解破坏，细胞内释放的黑色素颗粒可迁移到视网膜内，通常聚集在视网膜血管壁周围或血管旁的胶质纤维内，故眼底呈现骨细胞样色素沉着。

第六节　黄斑变性

老年性黄斑变性（age-related macular degeneration，AMD）是一种随年龄增加而发病率上升并导致患者的中心视力下降甚至视力丧失常见眼病，发病年龄多在 50 岁以上，无性别差异，常双眼同时或先后发病，是导致老龄人低视力和盲目的首要原因。

一、干性老年性黄斑变性

干性（或称萎缩性、非新生血管性）老年性黄斑变性（AMD），主要有玻璃膜疣和 RPE（视网膜色素上皮细胞）异常改变。玻璃膜疣呈圆形、黄色，位于后极部外层视网膜下，由脂质等代谢产物沉积在 Bruch 膜内层（增厚）和 RPE 基底膜之间形成，可使 RPE 脱离。

病理改变：①黄斑部下方的脉络膜毛细血管的管腔部分或全部闭塞；②Bruch 膜发生透明样变性、变厚或粗细不均，并积聚有嗜碱性颗粒样物质；③视网膜色素上皮细胞萎缩，排列紊乱，有些部位色素上皮细胞变得稀疏和色素脱失，眼底呈现地图样萎缩的改变；④视网膜色素上皮与 Bruch 膜之间或积聚有大量基底膜样物质，伴有软性或硬性玻璃膜疣；⑤视网膜变薄，视锥细胞及视杆细胞萎缩或数目减少（图 1-392）。

二、湿性老年性黄斑变性

湿性（或称渗出性、新生血管性）老年性黄斑变性从脉络膜诱发的毛细血管向外层长出新生血管，即 CNV，新生血管伴有成纤维细胞增生，可破坏脉络膜毛细血管、Bruch 膜、RPE 和光感受器细胞，引起严重的视力丧失。检查可见后极部视网膜下灰黄色 CNV，伴暗红色视网膜下出血。也可形成玻璃体积血。FFA

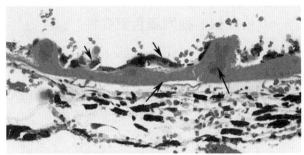

图 1-392 年龄相关性黄斑变性的病理改变（萎缩型）

视网膜色素上皮与 Bruch 膜（长箭头）之间积聚有大量 PAS 染色阳性的基底膜样物质，边界不清，表面色素上皮有脱落（小箭头）（HE×400）

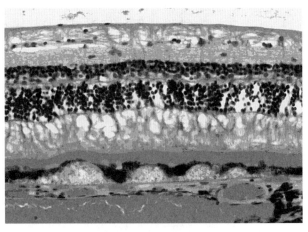

图 1-393 年龄相关性黄斑变性的病理改变

视网膜色素上皮下融合性玻璃膜疣（HE×400）

早期可见 CNV 呈花边状或绒球状，后期荧光素渗漏，出血区则显遮蔽荧光。晚期黄斑下瘢痕化，中心视力几乎完全丧失。

病理改变：除干性 AMD 的改变外，其主要特点为：①视网膜色素上皮与 Bruch 膜之间积聚的基底膜样物质增多；②脉络膜新生血管形成，如果 Bruch 膜出现裂孔，新生血管可经裂孔向色素上皮下方生长；③新生血管较脆弱，管壁容易发生破裂出血，引起视网膜色素上皮层浆液性或出血性脱离，甚至导致视网膜神经上皮下出血或玻璃体积血；④出血区纤维细胞增生和色素上皮化生，形成视网膜下纤维血管性瘢痕；⑤黄斑部纤维血管性瘢痕形成过程中，视网膜血管亦可与脉络膜毛细血管发生吻合，形成视网膜血管瘤样增生（图 1-393）。

（赵桂秋）

主要参考文献

1. 白希清. 病理学. 北京：科学出版社，1987：20-69，96-143，188-283，785-834.

2. 宋琛. 眼组织电镜图谱. 北京：人民军医出版社，1988：56-78，112-235.

3. 孙为荣. 眼科病理学. 北京：人民卫生出版社，1997：1-21，21-34，473-478.

4. 赵桂秋，林锦镛，林红. 眼科病理学图谱. 北京：人民卫生出版社，2011：57，97-110，201-208，306-317.

5. Spencer WH. Ophthalmic Pathology An Atlas and Textbook. 3rd ed. Vol1. Philadelphia: Saunders，1985：1-101.

6. Yanoff MBS. Ocular Pathology: a text and atlas. 2nd ed. Philadelphia: Harper & Row Publishers，1982：1-30，65-138.

第 二 卷

眼科学总论

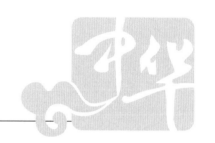

第一篇　眼免疫学概论

免疫学是研究机体如何识别自体和异己、如何清除各种有害刺激（如病原体、毒性物质、细胞碎片、肿瘤细胞等）的一门学科。虽然在 11 世纪初，祖国医学中已有免疫的初始概念，如记载了天花的痂皮粉末可以预防天花的发生，但直到 18 世纪初，英国的 Edward Jenner 才确立了用接种牛痘预防天花的方法。19 世纪法国科学家巴斯德（Louis Pasteur）进行了减毒菌苗实验，使免疫学成了一门真正的学科。20 世纪初和中叶，人们对抗原、抗体的特性、体液和细胞免疫、免疫反应所致的超敏感反应性疾病有了深刻的认识。1957 年 Burnet 提出了克隆选择学说，极大地推动了免疫的发展。20 世纪 70 年代以后，免疫学相关领域特别是分子生物学的快速进展及其在免疫学的迅速渗透，从基因、分子、细胞、整体等不同层面上研究免疫细胞的机制，从细胞分化、发育、活化、信号转导、细胞凋亡等角度探讨免疫病理生理过程，对认识生命奥秘提供了大量的资料，免疫学已成为生命科学的前沿学科之一。

20 世纪初，免疫学开始渗透至眼科学领域，1903 年 Uhlenhuth 发现晶状体蛋白具有抗原性，1905 年 Eduard Zirm 成功实施了人类历史上第一例同种异体角膜移植手术；1909 年 Golowin 用免疫的概念解释了某些眼部炎症，1910 年 Elschnig 提出了交感性眼炎可能是由葡萄膜抗原引起的观点。1937 年 Steiger 和 Reichstein 合成了糖皮质激素，1949 年 Hench 等用糖皮质激素治疗类风湿关节炎，为此类疾病的治疗带来了革命性的进展；1950 年 Gordon 和 McLean 将糖皮质激素和促肾上腺皮质激素引入眼科疾病的治疗，获得了较好的治疗效果，50 年代还出现了细胞毒性制剂和其他免疫抑制剂；1970 年人们从真菌中提取了环孢素，随后的研究发现它具有较强的免疫抑制作用，为组织和器官移植后免疫排斥反应的预防和治疗带来了新的进展；1984 年人们从真菌中提取了他克莫司，并发现它对免疫反应有强大的抑制作用，其免疫抑制作用是环孢素的 10～100 倍，为器官移植后免疫排斥反应、角膜移植后免疫排斥反应和一些顽固性自身免疫性疾病（如顽固性非感染性葡萄膜炎）等疾病的治疗带来了新的希望。免疫学、生物学、分子生物学等领域的快速进展及其在眼科领域广泛的渗透，对阐明一些免疫性眼病的发病机制、寻找有效的诊断和治疗方案均产生了巨大的影响。

我国眼免疫研究起步较晚，在 20 世纪 70 年代

以前，在我国文献中仅可见与免疫有关眼病的个案报道和角膜移植免疫排斥反应的散在报道。70 年代中后期，一些眼科工作者开始从事眼免疫学研究，至 80 年代、90 年代，已开始对疾病进行深入的研究，如提取纯化了视网膜 S 抗原、光感受器间维生素 A 类结合蛋白、葡萄膜黑色素相关抗原，用这些抗原诱导出实验性自身免疫性葡萄膜视网膜炎（experimental autoimmune uveoretinitis，EAU），EAU 和内毒素诱导的葡萄膜炎（endotoxin induced uveitis，EIU）模型的研究已为阐明人类葡萄膜炎发病机制提供了重要的参考资料。90 年代末和本世纪初，我国眼科工作者在角膜移植免疫排斥反应、角膜侵蚀性溃疡、葡萄膜炎发病机制、Graves 眼病等方面均进行了较为深入的研究，特别是近年来我国眼科工作者在角膜感染性疾病、葡萄膜炎等免疫学研究方面做了大量工作，已跻身于国际先进行列。杨培增等在国际上首次发现了葡萄膜炎发生机制中的一个新通路——IL-23/IL-17，并围绕这一通路进行了系统研究，更新了对此类疾病的认识，为此类疾病的预防和治疗等找到了新的靶点，在国际著名 SCI 杂志发表了 100 多篇论文。

1987 年由广州第一军医大学刘善宝教授组织召开了第一届全国眼免疫学术会议，在会议上讨论酝酿成立了中华医学会眼科学会眼免疫学组，以后相继在从化市、洛阳市、广州市、青岛市、昆明市、大连市召开了第二至第七届全国眼免疫学术会议。之后杨培增教授带领眼免疫学组将全国眼免疫学术会议提升至国际会议，2007 年、2009 年和 2011 年分别在广州、重庆、重庆召开了第一、二、三届国际葡萄膜炎专题会议，扩大了我国在国际眼免疫和葡萄膜炎领域中的影响，我国在葡萄膜炎研究中的取得了令人瞩目的成绩，已跻身于国际先进行列。历任组长分别为刘善宝教授、杨以嘉主任医师、谢楚芳教授，现任组长为杨培增教授。

在眼免疫学领域，我国眼科工作者进行了较为深入的研究，出版了眼免疫学或与眼免疫性疾病有关的专著，如杨朝忠主任的《眼科免疫学》（1989 年）和《角膜免疫学》（1993 年）、杨德旺教授主编的《眼科免疫学》（1990 年）、杨培增教授和李绍珍院士主编的《葡萄膜炎》（1998 年）、杨朝忠主任和柳林教授主编的《现代角膜移植学》（1998 年）、谢立信院士著的《角膜移植学》（2000 年）、杨培增教授著的《葡萄膜炎诊断与治疗》、李志杰教授等主编的《眼免疫性疾病》（2001 年）、孙世

珉教授主编的《葡萄膜病学》(2002年)、杨培增教授著的《临床葡萄膜炎》(2004年)、《葡萄膜炎诊断与治疗》(2009年)等。《中华眼科杂志》、《中华眼底病杂志》、《眼科研究》、《眼科新进展》等杂志刊出了大量的有关免疫及眼免疫性疾病方面的论文,为我国眼免疫学的发展起到了积极的推动作用。

第一章

免疫的基本概念

免疫是机体识别和清除各种有害刺激、保持机体内环境稳定的一种防御性反应。免疫应答有两种类型,即先天性免疫和获得性免疫。两种免疫应答均是由免疫系统完成的,免疫系统主要包括免疫器官、免疫细胞、免疫分子等。

第一节　先天性免疫应答和获得性免疫应答

一、先天性免疫应答

先天性免疫应答(innate immune responses)是指机体与生俱来的免疫,也被称为自然免疫(natural immunity),是指机体遇到病原体或异物后的立即(数分钟至96小时内)应答。执行此种免疫应答的组织、细胞和分子包括:①具有物理性屏障作用的皮肤、黏膜;②具有吞噬异物、病原体作用的吞噬细胞和中性粒细胞;③具有杀伤病毒感染靶细胞作用的自然杀伤细胞(natural killer);④具有抑菌、杀菌作用的物质(如泪液中溶菌酶、抗菌肽、乳铁蛋白等,血液及体液中的补体等)。

吞噬细胞在先天性免疫应答中起着重要作用,它们在吞噬病原体或异物后,通过酶的作用将它们消化降解,在此过程中这些细胞释放一些细胞因子,从而导致血管扩张、炎症细胞游走渗出,引起局部红、肿、热、痛等反应。

二、获得性免疫应答

获得性免疫应答(adaptive immune response)与先天性免疫应答有很大不同(表2-1),是由抗原呈递细胞将外来感染病原体、异种蛋白或自身抗原吞噬加工处理后呈递给T或B细胞,并产生特异性效应细胞或分子所引起的免疫应答。此种免疫应答具有特异性,即仅对引起T或B细胞激活的抗原发生反应,对无关抗原不发生反应。由于细胞活化需要一定时间,所以获得性免疫应答一般需在抗原刺激后4~5天以后才能出现。它在清除病原体、预防再感染中发挥主导作用。

表2-1　先天性免疫应答与获得性免疫应答的区别

	先天性免疫应答	获得性免疫应答
刺激物	细菌毒素、细胞碎片等	抗原(通常为蛋白质)
识别受体	"清洁性"受体或毒素受体	抗原特异性受体(如免疫球蛋白、T细胞抗原受体)
反应时间	受刺激后数分钟至96小时	受刺激后4~5天后
记忆	无记忆,初次应答与再次应答相同	有记忆,受相同抗原刺激后,产生迅速和强烈的反应
特异性	无特异性	有特异性

第二节　免疫组织、器官与细胞

一、免疫组织和器官

免疫组织和器官包括中枢免疫器官、组织和外周免疫组织及器官。

(一)中枢淋巴组织和器官

中枢淋巴组织和器官是淋巴细胞人干细胞分化、增殖成熟为效应细胞的场所,包括骨髓和胸腺,在禽类还包括腔上囊。

1. 骨髓　骨髓中多能造血干细胞增殖、分化、发育、成熟为B细胞、粒细胞、单核细胞等,骨髓中造血干细胞分化为淋巴干细胞,后者经血液循环到达胸腺并在胸腺中发育成熟。

2. 胸腺 胸腺是 T 细胞发育的场所，由皮质和髓质两部分组成，胸腺的细胞分为胸腺细胞和胸腺基质细胞，骨髓的淋巴干细胞进入胸腺后即被称为胸腺细胞，胸腺基质细胞包括胸腺上皮细胞、巨噬细胞及胸腺树突状细胞，这些细胞及其产生的多种胸腺激素构成 T 细胞发育分化、成熟的微环境。

（二）外周淋巴组织和器官

外周淋巴器官和组织包括脾脏、淋巴结、扁桃体、黏膜上皮下的淋巴组织等。

1. 脾脏 脾脏包括白髓和红髓两种组织，白髓由淋巴细胞组成，红髓由髓索和髓窦组成。B 细胞和 T 细胞分布于脾脏的不同区域，围绕中心小动脉的为动脉周围淋巴鞘，主要由 T 细胞、树突状细胞及少量巨噬细胞组成，T 细胞中约 2/3 为 $CD4^+$ 细胞，1/3 为 $CD8^+$ 细胞，小动脉淋巴鞘的外周有淋巴滤泡，主要为 B 细胞组成，受刺激的 B 细胞可形成具有生发中心的次级淋巴滤泡。脾脏中 B 细胞约占 55%，T 细胞约占 35%，巨噬细胞约占 10%。

2. 淋巴结 淋巴结由皮质区和髓质区两部分构成。皮质区浅层也被称为非胸腺依赖区，由淋巴滤泡和散在淋巴细胞组成，分布于此区的细胞主要为 B 细胞，未受抗原刺激的 B 细胞存在于初级滤泡中，经抗原刺激的 B 细胞存在于次级淋巴滤泡中；皮质区深层也被称为副皮质区或胸腺依赖区，主要由 T 细胞组成，其中 $CD4^+$ T 细胞占大多数，$CD8^+$ T 细胞占少数。淋巴结中 T 细胞约占 75%，B 细胞约占 25%。

二、免疫细胞

免疫细胞包括单核 - 巨噬细胞、中性粒细胞、嗜酸性粒细胞、嗜碱性粒细胞、淋巴细胞等。

（一）单核 - 巨噬细胞

单核细胞占血中白细胞总数的 10% 以下，随血液循环进入不同的组织中，即成为巨噬细胞。这些细胞具有很强的吞噬功能，在抵御病毒、细菌和寄生虫感染中起着重要作用，还具有吞噬清除体内凋亡的细胞、细胞碎片、异物等作用。

（二）中性粒细胞

中性粒细胞也被称为多形核白细胞，存在于循环血中，约占外周血粒细胞总数的 90%。它含有丰富的溶酶体、过氧化物酶、多种蛋白酶和杀菌物质，是先天性免疫的主要效应细胞之一，在受到化脓菌感染时，中性粒细胞迅速在侵入部位聚集，吞噬和清除侵入的病原体，并造成局部的炎症反应。

（三）嗜酸性粒细胞

嗜酸性粒细胞占循环中粒细胞总数的 2%～5%。胞质中富含颗粒和溶菌酶，在抵御寄生虫感染中发挥重要的作用。在春季卡他性结膜炎和过敏性结膜炎患者的结膜和泪液中，往往有大量的嗜酸性粒细胞。

（四）嗜碱性粒细胞和肥大细胞

嗜碱性粒细胞约占血液循环中粒细胞的 0.5%，肥大细胞存在于结缔组织和黏膜。两种细胞表面有高亲和力 IgE 的 Fc 受体，当与 IgE 结合后可诱发组胺和慢反应物质的释放，引起速发型过敏反应。已经发现正常人结膜固有层含有大量的肥大细胞，在过敏性结膜炎时，肥大细胞数量增加。

（五）淋巴细胞

淋巴细胞分为 T 细胞、B 细胞和自然杀伤细胞（NK 细胞）三种。T 细胞在胸腺中发育成熟，主要定居于淋巴结的副皮质区和脾脏的动脉周围淋巴鞘，主要参与细胞免疫；B 淋巴细胞在骨髓中发育分化，主要定居于淋巴结皮质浅层和脾脏，主要参与体液免疫；NK 细胞可通过其表面的受体识别病毒感染的细胞，并对其发挥杀伤作用。

根据细胞表面 CD 分子的不同，T 细胞可分为 $CD3^+CD4^+CD8^-$（即 $CD4^+$ 细胞）和 $CD3^+CD4^-CD8^+$（即 $CD8^+$ 细胞），前者识别 13～17 个氨基酸多肽，受自身 MHC-II 类分子限制，后者则识别 8～10 个氨基酸多肽，受 MHC-I 类分子限制。

$CD4^+$ T 细胞可分为辅助性 T 淋巴细胞（Th）和迟发型超敏反应 T 淋巴细胞（T_{DTH}）两大类，Th 细胞中有 Th1、Th2 两种重要亚群，Th1 细胞主要分泌 IL-2、IFNγ 和 TNF-β，参与细胞介导的免疫应答，Th2 细胞主要分泌 IL-4、IL-5、IL-10，主要参与体液免疫应答。随着研究进展，多种不同于 Th1、Th2 亚群被发现，如 Th17、Th22、Th9 以及 Tfh 细胞等，Th17 细胞主要产生 IL-17A、IL-17F、IL-21 和 IL-22，参与感染免疫、自身免疫和肿瘤免疫的发生和发展；Th22 细胞主要产生 IL-22，主要参与皮肤黏膜疾病的；Th9 细胞主要分泌 IL-9，增强组织的炎症反应；Tfh 细胞主要分泌 IL-21，辅助 B 细胞分化。

$CD8^+$ T 细胞主要通过细胞裂解和细胞凋亡的机制杀伤靶细胞，在细胞免疫应答中起着重要作用。

抑制性或调节性 T 细胞是一类功能上具有抑制作用的细胞，包括 $CD4^+Th2$ 细胞、$CD4^+CTL$ 细胞、$CD4^+CD25^+$ 细胞、Th3 细胞等，此类细胞在维持体内免疫微环境稳定中起着重要作用。

第三节 免疫分子

免疫分子包括细胞因子、免疫球蛋白、补体系统、主要组织相容性复合体、黏附分子、白细胞分化抗原等。

一、细 胞 因 子

细胞因子是由免疫细胞及非免疫细胞分泌的一类具有生物活性的小分子多肽或糖蛋白的总称。

(一)细胞因子的分类

有关细胞因子的分类方法有多种,如可根据受体、功能等进行分类。目前通常把细胞因子分为白介素(如IL-1~IL-17等)、干扰素(α、β、γ三种)、肿瘤坏死因子(α、β两种)、集落刺激因子(如粒细胞-巨噬细胞集落刺激因子、单核-巨噬细胞集落刺激因子、粒细胞集落刺激因子等)、生长因子(如表皮生长因子、成纤维细胞生长因子、神经生长因子、转化生长因子等)和趋化因子(如CXC趋化性细胞因子、CC趋化性细胞因子、XC趋化性细胞因子等)六大类。

(二)细胞因子的特点

细胞因子通常具有以下特点:①多为小分子多肽或糖蛋白;②通过与相应受体结合而发挥作用;具有高效性,但半衰期短;③作用方式的多样性,可通过旁分泌、自分泌或内分泌的方式发挥作用;④作用具有多效性,即一种细胞因子可对多种靶细胞发挥不同的生物学效应;⑤效果具有多重性,即几种细胞因子可作用同一种靶细胞;⑥多细胞来源,即一种细胞因子可有多种细胞产生;⑦细胞因子可表现出拮抗效应或协同效应,各种因子相互影响,形成一庞大的网络。

二、免 疫 球 蛋 白

免疫球蛋白(immunoglobulin, Ig)也被叫做抗体,是由抗原刺激B细胞后分化为浆细胞所产生的一类球蛋白,分为分泌型和膜型两种,前者存在于体液中,后者则存在于B细胞膜上。

免疫球蛋白由两条相同的重链和两条相同的轻链构成,两条重链和两条轻链之间及重链和轻链之间均有二硫键相连接。其三级结构呈Y形,包括可变区和恒定区两部分。可变区具有多样性,形似囊袋,具有特异性结合抗原的能力,恒定区则主要决定效应功能,如介导杀伤或消除侵入的病原体等。

根据Ig的重链恒定区抗原的差异,可将其分为IgM、IgG、IgA、IgD和IgE五类,其中IgG又有IgG1、IgG2、IgG3和IgG4四个亚类,IgA有IgA1和IgA2两个亚类。

抗体的生物学功能有:①识别和结合特异性抗原,清除病原微生物及其有毒物质,避免或减少组织损伤,但也可在抗原抗体结合后导致免疫病理损伤;②激活补体系统,引起一系列补体活性产物的释放;③增强单核-巨噬细胞和中性粒细胞的吞噬作用;④抗体依赖性细胞介导的细胞毒性;⑤介导I型超敏反应;⑥IgA介导的黏膜保护作用;⑦穿过胎盘和黏膜,增强新生儿抗感染能力和呼吸道消化道抗感染能力。

三、补 体 系 统

补体系统是指存在于人和脊椎动物血清和组织液中的一组具有酶活性的蛋白质,目前已发现有30余种,按其功能可分为三类:①补体的固有成分,包括C1q、C1r、C1s、C4和C2、B因子、D因子、C3、C5、C6、C7、C8、C9、丝氨酸蛋白酶等;②可溶性或膜结合性的补体调节蛋白,包括备解素、C1抑制物、C4结合蛋白、I因子、H因子、S蛋白等;③介导补体活性片段或调节蛋白生物效应的各种受体,如CR1~CR5、C3aR、C2aR、C4aR。

补体可主要由肝细胞、单核-巨噬细胞产生,内皮细胞、肠道上皮细胞、角质细胞等也可合成补体。

补体激活的途径主要有以下三种:①抗原抗体复合物介导的经典途径,抗原抗体与C1结合,并依次激活C4、C2、C3,依次形成C3转化酶(C4b2b)和C5转化酶(C4b2b3b),后者可裂解C5,并最终形成C5b-9复合物(膜攻击复合物),此种复合物可使细胞膜上形成多种小孔,使得水分子、离子等可自由通过,最终导致细胞内渗透压降低和细胞溶解;②甘露聚糖结合凝集素激活途径,在病原体感染的初期,机体产生甘露聚糖结合凝集素蛋白,它与细菌的甘露糖残基结合,并与丝氨酸蛋白酶结成具有活化C1q同样生物活性的复合物,并引发与经典途径相同的级联反应;③补体活化的旁路途径,一些细菌、细菌内毒素、葡聚糖、酵母多糖、凝集的IgA和IgG4等均可激活旁路途径。

血清中的D因子可将B因子裂解成Ba和Bb,Bb与C3b结合成C3bBb,后者即为C3转化酶,此酶水解C3,使之成为C3a和C3b,后者与C3bBb结合成C3bBb3b,后者即是C5转化酶,该酶以与经典途径相同的方式激活随后的级联反应。

补体系统激活过程中有许多活性产物,具有以下多种生物功能:①靶细胞溶解作用,在抗感染免疫中发挥重要作用;②调理作用,C3b、C4b和iC3b具有调理素作用,可促进吞噬细胞吞噬和杀伤微生物;③清除免疫复合物作用;④免疫调节作用;⑤引起炎症细胞脱颗粒,C3a、C4a和C5a可通过与炎症细胞表面的相应受体结合而引起细胞脱颗粒,造成炎症介质的释放,造成炎症损伤;⑥细胞趋化作用,C5a可使中性粒细胞发生趋化。

四、主要组织相容性复合体及其编码分子

主要组织相容性复合体（major histocompatibility complex，MHC）是与多种免疫现象有关的基因集中的区域，其编码的产物被叫做 MHC 分子或 MHC 抗原。人类 MHC 通常被称为 HLA（human leukocyte antigen）系统，存在于第 6 号染色体短臂上，有 3 个基因区，即Ⅰ、Ⅱ和Ⅲ基因区；Ⅰ类基因分为 B、C、A 三个位点，其产物被称为 HLA-Ⅰ类分子；Ⅱ类基因分 DP、DQ 和 DR 三个位点，每一位点又包括至少两个功能基因位点；Ⅲ类基因主要编码血清补体成分。

MHC 具有显著的多态性，据最近的资料显示，HLA 复合体的等位基因总数已超过 2500 个。

MHC-Ⅰ类抗原表达于所有有核细胞表面，可识别和呈递内源性抗原肽，对 CD8$^+$ CTL 识别起限制作用。MHC-Ⅱ类抗原表达于抗原呈递细胞和活化的 T 细胞，主要识别和呈递外源性抗原肽，与辅助受体 CD4 结合，对 CD4$^+$ Th 细胞的识别起限制作用。

HLA 分子是决定组织器官移植后是否发生免疫排斥反应的重要因素，供体和受体 HLA 位点配合率越高越不易发生免疫排斥反应，因此在骨髓移植中一般选择 HLA 完全相同者作为供体。

已经发现 HLA 抗原与多种疾病相关，如强直性脊柱炎及急性前葡萄膜炎与 HLA-B27 抗原相关，Behçet 病与 HLA-B51 抗原相关、鸟枪弹样视网膜脉络膜病变与 HLA-A29 抗原相关、Vogt- 小柳原田综合征与 HLA-DR4、DRw53 抗原相关。探讨 HLA 抗原与疾病的相关性及其机制已成为免疫学领域里的一重要课题。

五、细胞黏附分子

细胞黏附分子（cell adhesion molecules）是一类介导细胞与细胞或细胞与细胞基质相互接触和结合以及淋巴细胞归巢等有关的分子。它们参与细胞活化、凋亡、信号转导、细胞的移动等过程，在免疫应答、炎症修复、凝血、肿瘤转移等重要生理病理过程中发挥重要作用，其作用是通过受体 - 配体结合的形式而实现的。

细胞黏附分子有许多种，按其结构特点可分为整合素家族（integrin family）、选择素家族（selectin family）、免疫球蛋白超家族（immunoglobulin superfamily）、钙黏蛋白家族（Ca^{2+} dependent adhesion molecule family，cadherin）四大类。

整合素家族主要介导细胞与细胞外基质的黏附，免疫球蛋白超家族主要参与抗原识别或细胞间相互作用；选择素家族主要介导白细胞和内皮细胞之间的黏附，参与炎症、淋巴细胞归巢、肿瘤细胞转移等病理生理过程；钙黏蛋白家族主要介导同型细胞间的黏附作用，在胚胎发育和维持成人组织结构完整性和极性方面起着重要作用。

第四节　特异性免疫应答

一、抗　　原

具有刺激机体免疫系统产生特异性免疫应答并能与相应免疫应答产物在体内和体外产生特异性结合的物质被称为抗原。它具有两种特性：①免疫原性，即能刺激机体产生抗体和效应 T 细胞；②抗原性，即能与抗体或效应 T 细胞发生特异性结合。具有两种特性的抗原被称为完全抗原；只具有抗原性的抗原被称为不完全抗原；能够诱导机体产生免疫耐受的抗原被称为耐受原；能引起变态反应的抗原被称为变应原。

抗原可是外来物质，如异种物质（微生物、异种蛋白等）或同种异体物质，也可是自体物质，如隐蔽的自体抗原暴露、理化或生物因素造成的自体成分的改变。

抗原具有特异性，即一种特定抗原只能产生对该抗原的特异性抗体和（或）致敏淋巴细胞，并且这些效应物质也只能与此种抗原发生反应。此种特异性是由抗原中的抗原决定簇所决定的。抗原决定簇是指决定抗原特异性的特殊化学基团（也被称为表位）。一般而言，蛋白质抗原具有多个抗原决定簇，每种抗原决定簇仅具有一种特异性。一些抗原决定簇位于抗原表面，易被相应淋巴细胞识别，而一些抗原决定簇存在于分子内部，不易被相应淋巴细胞所识别，但在理化因素的影响下，可使这些内部的抗原决定簇暴露出来而引起免疫应答。

T 淋巴细胞和 B 淋巴细胞识别的抗原决定簇有明显不同，T 淋巴细胞受体识别抗原呈递细胞处理加工后并与 MHC 分子结合的小分子多肽（10～20 个氨基酸左右）；而 B 淋巴细胞受体能识别未经抗原呈递细胞加工的抗原决定簇，此种抗原决定簇一般位于抗原分子的表面。

二、免疫应答过程

免疫应答过程也被称为免疫应答弧，包括传入时相、抗原呈递时相和效应时相，三个时相是连续的。传入时相包括最初的抗原识别转运、抗原呈递过程，抗原引入后被抗原呈递细胞所吞噬，到达区域淋巴结，将抗原消化降解为小得多的肽片段，并与 HLA-Ⅰ类或Ⅱ类分子一起呈递给 CD8$^+$ CTL 或 CD4$^+$ Th 细胞，此时即进入抗原呈递时相，Th 细胞受到不同抗原刺激后

可分化为 Th1 细胞、Th2 细胞、Th17 细胞、Th22 细胞、Th9 细胞和 Tfh 细胞，参与不同的炎症反应。免疫应答是由效应性 T 细胞和抗体实现的，它们的出现也即标志着进入了效应时相。效应性 T 细胞主要有迟发型过敏反应 T 细胞和细胞毒性 T 细胞，前者通常表达 CD4 分子，分泌 IFN-γ 和 TNF-β，在进入靶组织后，与抗原和抗原呈递细胞接触后被充分激活，释放多种细胞因子和介质，募集非特异性细胞如中性粒细胞、嗜碱性粒细胞、单核细胞等至靶部位，以清除异物和病原体，并造成不同程度的炎症损伤；后者则表达 CD8 分子，可通过释放细胞因子或特异的穿孔分子杀伤肿瘤细胞或病毒感染的细胞。此外，自然杀伤细胞、淋巴因子激活的细胞和杀伤细胞也为效应细胞。

三、特异性抗体

初次抗原刺激产生的抗体为 IgM，抗原重复刺激时则产生其他抗体，抗体通过淋巴管进入血液与血液或组织中的抗原结合，介导多种效应。在初次免疫应答过程中，机体出现了记忆细胞，这些记忆细胞于再次抗原侵入时，往往引起更为迅速和有效的免疫应答。

第五节 免疫耐受

免疫耐受（immunological tolerance）是机体对某些抗原刺激产生的免疫无反应现象，此种无反应具有特异性，对不引起耐受的抗原具有正常的免疫应答。免疫耐受同免疫应答一样是机体的重要防御机制，免疫应答用来防御感染、清除异物和肿瘤，而免疫耐受则使机体避免发生自身免疫性疾病。

一、免疫耐受形成机制

免疫耐受形成的机制有多种，大体上可分为两大类，即中枢耐受机制和外周耐受机制。

（一）中枢性免疫耐受机制

胚胎期存在无数具有不同反应特异性的细胞克隆，自身反应性 T、B 细胞克隆在胸腺及骨髓中，被引发启动细胞程序性死亡，导致克隆消除，此即被称为阴性选择。

（二）外周性免疫耐受机制

1. 自身抗原的隔离 机体存在一些生理性屏障和抑制性因子，这些屏障可有效地将自身反应性 T 细胞与组织中的抗原隔离，抑制性细胞因子，如形成独特的免疫抑制性部位，如胸腺、眼、脑、睾丸、胎盘等。

2. 外周自身免疫性 T 细胞的克隆清除 自身反应性 T 细胞可通过 Fas/FasL 的相互作用而导致这些细

胞凋亡。

3. 缺乏淋巴细胞激活的第二个信号 淋巴细胞的激活需要双重信号，第一种信号是由 T 细胞受体与抗原呈递细胞表面的 MHC-I 或 II 类分子结合产生的，第二信号是共刺激信号，是由 T 细胞表面的共刺激分子与抗原呈递细胞表面的共刺激分子配体相互作用产生的，当仅存在第一个信号而无第二个信号时，即可造成免疫耐受。

二、免疫耐受与疾病

免疫耐受是机体的重要防御性机制之一，免疫耐受的破坏将导致自身免疫性疾病。因此，用建立免疫耐受的方法可能对自身免疫性疾病及器官和组织移植免疫排斥反应的预防和治疗有重要意义。目前诱导免疫耐受的方法有口服抗原、静脉注射抗原、前房注射抗原等方法。

免疫耐受又是一些病毒感染细胞、肿瘤逃避免疫攻击的一种重要机制，因此，打破免疫耐受，建立有效的免疫应答将为这些疾病的治疗提供新的途径。

第六节 免疫反应介导的组织损伤

对抗原的免疫应答，一方面消除有害刺激，同时当此种反应过强时（即是超敏反应）即引起组织损伤和疾病。超敏反应（hypersensitivity）是指机体对某种抗原的一种病理性免疫反应。超敏反应也被称为变态反应（allergy）或过敏反应（anaphylaxis），通常被分为 I 型超敏反应（速发型超敏反应）、II 型超敏反应（细胞毒型或细胞溶解型超敏反应）、III 型超敏反应（免疫复合物型超敏反应）和 IV 型超敏反应（迟发型超敏反应）。

一、I 型超敏反应

引起 I 型超敏反应的抗原主要有灰尘、花粉、毛发、尘螨及其排泄物、动物皮屑、羽毛、牛奶、鸡蛋、虫、鱼、虾、蟹贝、寄生虫、药物等。这些抗原诱导特异性 IgE 抗体，特异性 IgE 通过其 Fc 片段结合于黏膜表面的肥大细胞 Fc 受体和嗜碱性粒细胞表面的 Fc 受体，当特异性抗原再次进入时，抗原即与存在于肥大细胞的 IgE 结合，通过一系列反应引发这些细胞脱颗粒，释放组胺、缓激肽、白三烯、前列腺素 D_2、血小板活化因子等，引起过敏性休克、过敏性哮喘、过敏性胃肠炎和荨麻疹等疾病。

二、II 型超敏反应

诱导 II 型超敏反应的抗原有 ABO 血型抗原、Rh

抗原、HLA 抗原、改变了的自身抗原、外源性抗原与正常组织细胞间的共同抗原，吸附在组织细胞上的外来抗原，参与Ⅱ型超敏反应的抗体有 IgG1、IgG2、IgG3 和 IgM，引起细胞损伤的机制有以下几种：①激活补体系统，造成靶细胞溶解；② IgG 与靶细胞结合后可通过其 Fc 段与巨噬细胞、中性粒细胞、NK 细胞等表面的受体结合，导致靶细胞破坏；③通过抗体依赖的细胞介导的细胞毒性对靶细胞的破坏。由此型超敏反应引起的疾病有输血反应、新生儿溶血症、自身免疫性溶血性贫血、药物过敏所致的血小板减少、甲状腺功能亢进等。

三、Ⅲ型超敏反应

引起Ⅲ型超敏反应的抗原有内源性抗原和外源性抗原两种，参与此型超敏反应的抗体为 IgG、IgM 和 IgA。可溶性抗原与相应的抗体结合形成抗原抗体复合物，大分子的免疫复合物可被单核 - 巨噬细胞吞噬，从而被清除，小分子免疫复合物可通过肾脏滤过而排出体外，中等大小的复合物则可沉积于毛细血管基底膜，通过激活补体系统而引起一系列免疫损伤和炎症反应。临床上常见的疾病有血清病、链球菌感染后肾小球肾炎、类风湿关节炎、Behçet 病、系统性红斑狼疮等。

四、Ⅳ型超敏反应

引起Ⅳ型超敏反应的抗原主要为胞内寄生菌、某些病毒、寄生虫及一些化学物质，参与此型过敏反应的细胞主要为 CD4$^+$ T$_{DTH}$ 细胞、CD4$^+$ CTL 细胞和 CD8$^+$ CTL 细胞。CD4$^+$ T$_{DTH}$ 细胞再次与抗原呈递细胞表面的特异性抗原接触后，迅速释放多种因子，如趋化因子、IFN-γ、TNF-β、IL-2 等，募集单核细胞和淋巴细胞在靶部位聚集，并引起组织损伤。TCL 细胞可释放穿孔素和酶类，引起靶细胞溶解破坏，也可通过 Fas/FasL 的相互作用诱导靶细胞凋亡。Ⅳ型超敏反应引起的疾病有肺结核、麻风、类肉瘤病、Wegener 肉芽肿、交感性眼炎等。

（杨培增）

主要参考文献

1. 杨培增,李绍珍. 葡萄膜炎. 北京:人民卫生出版社,1998:1-35.
2. 邵启祥. 免疫器官和组织. 见:龚非力主编. 医学免疫学. 北京:科学出版社,2000:1-16.
3. 曾劲扬,李卓亚. 免疫耐受. 见:龚非力主编. 医学免疫学. 北京:科学出版社,2000:225-250.
4. Budd RC, Fortner KA. T lymphocytes. In: Ruddy S, Harris ED, Sledge CB, et al. ed. Kelley's Textbook of Rheumatology. 6th ed. Philadelphia: W.B. Saunders Company, 2001: 113-126.
5. Eagar TN, Tompkins SM, Miller SD. Helper T-cell subsets and control of the inflammatory response. In: Rich RR, Fleisher TA, Shearer WT, et al. ed. Clinical Immunology: Principles and Practice. 2nd ed. London: Mosby, 2001, 16.1-16.12.
6. Elkon KB. Immunologic tolerance and apoptosis. In: Rich RR, Fleisher TA, Shearer WT. ed. Clinical Immunology: Principle and Practice. 2nd ed. London: Mosby, 2001, 11.1-11.7.
7. Feltkamp TEW. Autoimmunity and autoimmune diseases of the eye. In: de Keizer RJW, Jager M, Kijlstra A. ed. Handbook of Ocular Immunology. Buren: Aeolus Press, 1998: 23-34.
8. Kijlstra A. Immunology and the eye. In: Easty DL, Sparrow JM. ed. Oxford Textbook of Ophthalmology. Oxford: Oxford University Press, 1999: 3-7.
9. Kotzin BL. Mechanisms of autoimmunity. In: Rich RR, Fleisher TA, Shearer WT, et al. ed. Clinical Immunology: Principles and Practice. 2nd ed. London: Mosby, 2001, 58.1-58.13.
10. Rich RR. The human immune response. In: Rich RR, Fleisher TA, Shearer WT, et al. ed. Clinical Immunology: Principles and Practice. 2nd ed. London: Mosby, 2001, 1.1-1.12.
11. Sonoda KH, Sasa Y, Qiao H, et al. Immunoregulatory role of ocular macrophages: the macrophages produce RANTES to suppress experimental autoimmune uveitis. J Immunol, 2003, 171: 2652.
12. Chi W, Zhu X, Yang P, et al. Upregulated IL-23 and IL-17 in Behcet Patients with Active Uveitis. Invest Ophthalmol Vis Sci, 2008, 49: 3058-3064.
13. Chi W, Yang P, Li B, et al. IL-23 promotes CD4$^+$T cells to produce IL-17 in Vogt-Koyanagi-Harada disease. J Allergy Clin Immunol, 2007, 119: 1218-1224.
14. Amadi-Obi A, Yu CR, Liu X, et al. TH17 cells contribute to uveitis and scleritis and are expanded by IL-2 and inhibited by IL-27/STAT1. Nat Med, 2007, 13(6): 711-718.
15. Zhang H, Yang P, Zhou H, et al. Involvement of Foxp3-expressing CD4$^+$ CD25$^+$ regulatory T cells in the development of tolerance induced by transforming growth factor-β2-treated antigen-presenting cells. Immunology, 2008, 124: 304-314.

16. Seed KD，Lazinski DW，Calderwood SB，et al. A bacterio-phage encodes its own CRISPR/Cas adaptive response to evade host innate immunity. Nature，2013，494（7438）：489-491.

17. Lanier LL. Shades of grey: the blurring view of innate and adaptive immunity. Nat Rev Immunol，2013，13（2）：73-74.

18. Zietara N，Łyszkiewicz M，Puchałka J，et al. Immunoglobulins drive terminal maturation of splenic dendritic cells. Proc Natl Acad Sci U S A，2013，110（6）：2282-2287.

19. Granados DP，Yahyaoui W，Laumont CM，et al. MHC I-associated peptides preferentially derive from transcripts bearing miRNA response elements. Blood，2012，119（26）：e181-191.

20. Braumüller H，Wieder T，Brenner E，et al. T-helper-1-cell cytokines drive cancer into senescence. Nature，2013，494（7437）：361-365.

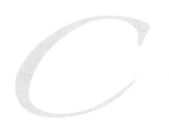

眼作为一个暴露器官易于受到各种各样的损害，如病原体引起结膜或角膜的感染、眼组织的理化和机械性外伤、眼组织隐蔽抗原暴露所致的自身免疫应答及其自身免疫性疾病等。为维持正常生理功能，组织需要一系列的防御机制，其中重要机制之一是眼的免疫防御机制，此机制主要包括两大方面，一是眼表面所构成的防御机制，如结膜、泪液、角膜等的特优的结构和成分构成防御各种外来侵入的重要屏障，另一个是眼内的免疫赦免机制，如前房相关免疫偏离（anterior chamber associated immune deviation，ACAID），此种免疫赦免机制可有效地预防特异性和非特异性免疫应答所致的炎症损伤。

一、结　　膜

结膜由两层组织组成，一层为上皮层，另一层为固有层。富含血管和淋巴管，淋巴引流至耳前和下颌下淋巴结。结膜中含有大量的免疫细胞，如 Langerhans 细胞，其他树突状细胞、巨噬细胞、肥大细胞等。对防御结膜的微生物感染有重要的意义，同时，当受到抗原刺激时，也可引起 II 型或 IV 型超敏反应，造成炎症损害。

结膜与其他黏膜一样存在黏膜相关的淋巴样组织（mucosa-associated lymphoid tissue），其特征为：①富含抗原呈递细胞；②具有局部加工处理抗原的功能，如肠道派尔（Peyer）集合淋巴结、结膜滤泡等均具有呈递抗原的能力；③有丰富的效应细胞，如上皮间 T 细胞、上皮下肥大细胞等；④在一处黏膜免疫后，可以在所有黏膜组织均有效应 B 细胞和 T 细胞的分布。抗原对黏膜的刺激通常引起 Th2 细胞激活，引起 IgA 和 IgG 抗体的产生。目前已有人尝试用抗原口服的方法来诱导 Th2 细胞，从而预防 Th1 细胞引起的自身免疫性疾病。

二、角　　膜

一般认为，角膜是免疫赦免组织，其形成与多种因

素有关：①角膜上皮的完整性及角膜上皮损伤后可在短时间内得以修复；②角膜无血管组织，也无淋巴管，仅在角膜缘附近有血管和淋巴管；③一般认为角膜中央无树突状细胞和 MHC-II 类抗原阳性细胞，但最近杨培增等用活体内实验的方法（即将荧光素标记的抗体注射至小鼠玻璃体内，直接标记角膜中抗原阳性细胞）发现，角膜中（包括角膜中央）有两类树突状细胞，一类为 F4/80$^+$ 卵白蛋白$^+$ 细胞，另一类为 MHC-II$^+$B7-2$^+$ 细胞，推测后一类细胞可能具有免疫调节作用。

三、泪　　液

泪膜是由泪腺、副泪腺、结膜杯状细胞分泌，覆盖于眼球前表面除具有润滑眼球表面、保持角膜光学特性等功能外，尚具有重要的防御功能，泪液中含有多种抵御微生物感染的物质，如溶菌酶、β 溶素、乳铁蛋白、IgA、IgG、IgE 和补体成分，其中溶菌酶、β 溶素、乳铁蛋白对微生物有直接的杀伤或抑制作用，免疫球蛋白和补体成分则可干扰细菌的黏附或促进吞噬和补体固体、激活肥大细胞及溶解细菌细胞壁等作用。

四、前房相关免疫偏离

前房相关免疫偏离（anterior chamber associated immune deviation，ACAID）是指抗原引入前房后诱导出特异性非补体结合抗体和细胞毒性 T 细胞的前体细胞，但迟发型超敏反应（delayed type hypersensitivity，DTH）缺如。ACAID 中的特异性抗体往往对机体具有保护作用，而 DTH 受抑制则可使眼组织避免特异性和非特异性炎症损伤。

已经发现眼组织中有多种引起自身免疫应答和炎症反应的抗原，如视网膜 S 抗原、光感受器间维生素 A 类结合蛋白（interphotoreceptor retinoid-binding protein，IRBP）、黑色素相关抗原、晶状体抗原等，眼是暴露器官，易于受到光、化学、物理、机械等损伤，眼组织损伤将可能导致上述隐蔽的自身抗原暴露，当这些抗原进入房水后，即可能通过一系列机制诱导出 ACAID，因

此避免了炎症（葡萄膜视网膜炎）所致的眼组织损伤。由此可见，ACAID 将进入房水的抗原转化成对机体有保护作用的免疫耐受信号，从而维持眼内免疫微环境的稳定性、眼组织结构的完整性和正常的视功能。

ACAID 的发现是眼科免疫领域里的一重要进展，它解释了许多病理生理现象，将对眼内炎症（葡萄膜视网膜炎）的预防研究有重要的意义。但有关 ACAID 形成的机制目前尚不完全清楚。目前的研究已揭示出多种因素与 ACAID 形成有关（表 2-2）。

表 2-2　与 ACAID 形成有关的因素

血 - 房水屏障	β 转化生长因子前体
眼内缺乏淋巴引流 *	可溶性 CD59
组织液直接引流至血管	可溶性 C3 修饰酶抑制剂
眼内 FasL 的构成性表达	血管活性肠肽
房水调节因子	游走（移行）抑制因子
α 促黑色素细胞激素	可溶性 CD59 配体
降钙素基因相关肽	可溶性 CD46
IL-1 受体拮抗剂	促生长素抑制素
可溶性 CD55	凝血酶敏感蛋白 -1
C1q 可溶性抑制剂	

* 有人认为眼内有淋巴管的存在

有关诱导 ACAID 信号的细胞目前尚不完全清楚，动物实验发现 F4/80 抗原（表达于小鼠 DC 和一些单核 - 巨噬细胞）阳性细胞是诱导和携带 ACAID 的一类重要细胞。

前房免疫抑制微环境在 ACAID 的形成中起着关键作用，已知房水中有多种具有抑制性的因子，如TGF-β、IL-1 受体拮抗剂、可溶性 CD59 等。这些免疫抑制性因子可能使 F4/80+ 细胞在吞噬和处理抗原后诱发 ACAID 信号，这些细胞通过小梁网进入静脉循环，进入脾脏的边缘区，诱导 NK 细胞、B 细胞、CD4+ 细胞和 CD8+ 细胞积聚，于前房注射抗原 5～7 天后诱导出具有抑制 DTH 反应的 CD4+ 细胞和 CD8+ 细胞，还可能诱导出 Th3 细胞 CD4+CD25+ 细胞和 Tr1 细胞，从而发挥免疫抑制（免疫耐受）效应。

五、眼部其他免疫赦免部位

已有研究发现，玻璃体和视网膜下间隙也是免疫赦免部位，将自体抗原或异体抗原注射至玻璃体腔内或视网膜下，也可诱导出免疫耐受现象。目前的研究发现，以下因素可能与此种免疫赦免形成有关：①玻璃体内存在 TGF-β 样的免疫抑制性因子；②视网膜中 Müller 细胞对淋巴细胞转化有抑制作用；③视网膜色

素上皮细胞具有免疫抑制作用；④睫状体中的树突状细胞、MHC-Ⅱ类抗原阳性细胞可呈递玻璃体中的抗原诱导出类似 ACAID 的免疫赦免现象。

（杨培增）

主要参考文献

1. 杨培增，李绍珍. 葡萄膜炎. 北京：人民卫生出版社，1998：63-99.

2. Streilein JW，Masli S，Takeuchi M，et al. The eye's view of antigen presentation. Hum Immunol，2002，63：435-443.

3. Stein-Streilein J，Streilein JW. Anterior chamber associated immune deviation（ACAID）：regulation, biological relevance, and implications for therapy. Int Rev Immunol，2002，21：123-152.

4. Katagiri K，Zhang-Hoover J，Mo JS，et al. Using tolerance induced via the anterior chamber of the eye to inhibit Th2-dependent pulmonary pathology. J Immunol，2002，169：84-89.

5. Rao NA，Kimoto T，Zamir E，et al. Pathogenic role of retinal microglia in experimental uveoretinitis. Invest Ophthalmol Vis Sci，2003，44：22-31.

6. Bielory L. Allergic disorders of the eye. In：Rich RR，Fleisher TA，Shearer WT，et al. Clinical Immunology：Principles and practice. 2nd ed. London：Mosby，2001，53.1-53.11.

7. Yang P，de Vos AF，Kijlstra A. Macrophages and MHC class II-positive cells in the choroid during endotoxin induced uveitis. Br J Ophthalmol，1997，81：396-401.

8. Yang P，Das PK，Kijlstra A. Localization and characterization of immunocompetent cells in the retina. Ocular Immunology and Inflammation，2000，8：149-157.

9. Yang P，Chen L，Zwart R，et al. Immune cells in the porcine retina：distribution, characterization, morphological features. Invest Ophthalmol Vis Sci，2002，43：1488-1492.

10. Chen L，Yang P，Kijlstra A. Distribution, markers, and functions of retinal microglia. Ocular Immunology and Inflammation，2002，10：27-39.

11. Feltkamp TEW. Autoimmunity and autoimmune diseases of the eye. In：de Keizer RJW，Jager M，Kijlstra A. ed. Handbook of Ocular Immunology. Buren：Aeolus Press，1998：23-34.

12. Meng Q，Yang P，Li B，et al. CD4+PD-1+ T cells acting as regulatory cells during the induction of anterior chamber-associated immune deviation. Invest Ophthalmol Vis Sci，2006，47：4444-4452.

13. Zhu X，Yang P，Zhou H，et al. CD4+CD25+ Tregs express

an increased LAG-3 and CTLA-4 in anterior chamber-associated immune deviation. Graefes Arch Clin Exp Ophthalmol，2007，245：1549-1557.

14. He H，Yang P，Jiang L，et al. Upregulation of CD94 on CD8＋T cells in anterior chamber-associated immune deviation. BMC Immunol，2008，9：53.

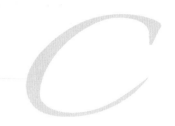

第三章
眼的感染免疫

微生物突破眼球表面的正常防御屏障侵入黏膜、眼内或经血流播散到眼，可引起感染性眼病。细菌、病毒、真菌、衣原体、螺旋体和寄生虫均可引起眼部感染。感染可诱发机体产生免疫应答，以清除入侵的病原体及毒性产物，从而发挥免疫保护作用。但在一定条件下也可表现为免疫损伤，即免疫病理作用。病原体入侵能否引起疾病，与病原体致病性，机体组织生化环境（组织种类、温度、酸度、氧化还原电位等）及机体免疫能力有关。

病原体致病性与其致病的特性、侵袭力、毒素和酶等有关。机体免疫能力则可分为非特异性免疫与特异性免疫。非特异性免疫则为机体的天然防御功能，包括皮肤和黏膜的表面屏障作用，体液中各种抑制致病微生物的物质，各种吞噬细胞的吞噬杀伤作用。眼部非特异性免疫有赖于眼球表面防御系统：正常眼黏膜屏障，泪液中的溶菌酶、补体、乳铁蛋白、免疫球蛋白，结膜相关的淋巴样组织（conjunctiva-associated lymphoid tissue，CALT），各种吞噬细胞等。特异性免疫主要是通过抗体和致敏淋巴细胞介导的作用，即抗体介导的体液免疫和 T 细胞介导的细胞免疫。

第一节　细菌感染的免疫

在我国导致眼部感染的常见细菌，球菌为表皮葡萄球菌、肺炎球菌、微球菌属、金黄色葡萄球菌和甲型溶血性链球菌；杆菌为假单胞菌属、棒状杆菌属，而以铜绿假单胞菌最凶猛。革兰阳性球菌和革兰阴性杆菌仍是导致眼部感染的主要菌属。细菌侵入机体能否引起疾病，与细菌的毒力、侵入的数量、侵入的门户及机体免疫能力的强弱有关。

一、细菌的致病性

细菌的致病性包括对宿主致病的特性和致病能力的大小两个方面。致病能力包括侵袭力和毒素两个方面。侵袭力与菌体的表面结构、胞壁成分和某些胞外酶的作用有关，如铜绿假单胞菌产生的蛋白溶解酶使

细菌易于移生到有组织破损的部位。毒素包括内毒素和外毒素。外毒素是细菌生长繁殖过程中产生并分泌到菌体外的毒性物质，如金黄色葡萄球菌和链球菌均产生多种外毒素溶解红细胞、破坏白细胞。内毒素是革兰阴性细菌细胞壁的外层结构，活菌时不能释放，死亡裂解后才能游离出来，一般情况下可引起发热、白细胞反应异常及巨噬细胞功能障碍。

二、机体防御细菌感染的免疫学机制

（一）非特异性抗菌免疫

完整的眼黏膜表面上皮构成了一道防御各种病原菌入侵的天然防御屏障。眼睑运动、泪液冲洗等机械因素阻碍细菌附着。泪液中的溶菌酶、补体、乳铁蛋白、和免疫球蛋白（主要是 IgA），可溶解或杀死细菌。细菌一旦突破屏障结构，要受到中性粒细胞、单核 - 吞噬细胞的吞噬杀伤。

（二）特异性抗菌免疫

特异性免疫主要是通过体液免疫和细胞免疫而起作用。特点是具有明显的针对性，只能对相应病原菌起作用。

1. 胞外菌感染的免疫　胞外菌是指机体发生感染时，病原菌主要停留在细胞外的血液、淋巴液和组织液中繁殖致病，如葡萄球菌、肺炎球菌、链球菌等。其免疫过程以吞噬细胞的吞噬、补体的溶菌和特异性抗体的作用为主。如葡萄球菌 A 蛋白能和血清中 IgG 的 Fc 段非特异性地结合，形成复合物激活补体。链球菌感染后血清中可出现抗 M 蛋白抗体增强吞噬细胞的吞噬作用。

2. 胞内菌感染的免疫　胞内菌感染是指病原菌侵入机体后，主要位于细胞内的感染，如结核分枝杆菌、麻风杆菌等。特异性体液免疫对胞内菌感染的作用不大，清除该菌主要靠 T 细胞介导的免疫。特异性致敏淋巴细胞可直接发挥杀伤作用，或通过释放多种细胞因子发挥作用，如有的细胞因子可调动和活化吞噬细胞、增加吞噬杀伤能力；有的可调集和活化淋巴细胞，进一步扩大细胞免疫效应。

3. 有荚膜细菌感染的免疫 常见的致病性荚膜细菌有肺炎球菌、淋病奈瑟菌等。荚膜多糖可刺激机体产生特异性抗体,抗体与荚膜多糖结合,可增强吞噬细胞对该菌的吞噬杀伤能力,结合有抗体的细菌也可通过激活补体产生溶菌作用。

4. 对毒素的免疫 细菌外毒素可刺激机体产生抗毒素以中和外毒素,抗毒素主要是 IgG 和分泌型 IgA (SIgA)。抗毒素和外毒素结合后形成的免疫复合物,可被吞噬细胞吞噬,并将其降解清除。如抗链球菌溶血素 O 抗体(抗 O 抗体)。

(三)细菌感染与免疫学诊断

绝大多数细菌感染机体后,都能刺激机体产生特异性抗体。机体在感染细菌后几天,IgM 抗体开始产生,故特异性 IgM 的检出与升高,提示近期感染;IgG 抗体在体内维持时间较长,该种抗体的检出对以前的感染和免疫有一定意义。一般来说,细菌性疾病的确诊最后需要病原菌的培养结果来证实,但对那些难以分离培养的病原菌,若在患者血清中测到高滴度的特异性抗体,或用聚合酶链反应(PCR)检测到病毒 DNA,则有利于辅助疾病的诊断。

第二节 病毒感染的免疫

病毒具有抗原性,可刺激宿主细胞、体液免疫应答的发生,从而影响感染的结局。病毒感染可分为两类:一类是宿主的免疫反应能将病毒从机体内清除(如流感病毒);另一类是尽管有宿主免疫应答的发生,但病毒感染持续存在。病毒持续感染可以是潜伏感染,伴或不伴有间歇性复发(如单纯疱疹病毒),也可作为慢性感染存在(如人类免疫缺陷病毒)。眼部病毒感染常为局部感染、局部发病,也可由全身性病毒感染累及眼部。常见的眼部感染病毒有单纯疱疹病毒、水痘-带状疱疹病毒、腺病毒、肠道病毒 70 型、巨细胞病毒和 Epstein-Barr 病毒等。

一、病毒的致病性

病毒侵入细胞后,可抑制细胞的生物合成发生细胞病变效应;也可在细胞内增殖但不引起明显细胞损害,成为病毒的贮存库。受染细胞可表现为圆化、增大、融合、聚集、溶解、坏死、胞质或胞核内包涵体。有时直接的病毒病变效应引起的损害不严重,但随后发生的免疫病理效应却导致不可逆的组织损伤。

二、机体抗病毒免疫

病毒感染引起机体局部或全身炎症反应,表现为

单核细胞、巨噬细胞、淋巴细胞和浆细胞浸润,并产生相应细胞免疫与体液免疫。IgM 抗体首先出现,可作为早期诊断,表明初次感染。中和抗体(主要为 IgG、IgA 抗体)可有效地灭活细胞外病毒,控制病毒血症,防止病毒全身扩散,但对细胞内病毒难以发挥作用。眼结膜局部感染刺激结膜层的淋巴样组织产生 S-IgA 抗体,可中和病毒,控制局部感染。病毒感染的防御和恢复方面,非特异性细胞免疫(巨噬细胞、NK 细胞等)及特异性细胞免疫起更重要作用。效应 T 细胞可直接破坏靶细胞,杀死细胞内病毒,还可通过释放淋巴因子如 γ-干扰素、白介素等加强扩大对病毒感染的抵御和排除能力。

三、病毒感染与免疫学诊断

光学显微镜镜检受染细胞病变、包涵体和渗出细胞类型;直接或间接免疫荧光法检测病毒抗原;核酸探针、PCR 检测病毒 DNA;分离培养病毒;发病初期和恢复期双相血清,可做中和试验、补体结合试验、血凝抑制试验、酶联免疫吸附试验(ELISA)检测特异抗体。

四、三种眼部常见的病毒感染的免疫病理

(一)单纯疱疹病毒

大多数眼部单纯疱疹病毒(HSV)感染由 HSV-1 型引起,HSV-2 型主要侵犯生殖器,偶尔也引起眼部感染。受染细胞表现为圆化、融合、聚集、溶解。HSV 有三种抗原:可溶性抗原、病毒外膜和衣壳子粒,均可与相应抗体、致敏淋巴细胞、补体反应,引起免疫性炎症。

HSV 原发感染后机体出现细胞免疫与体液免疫。细胞免疫在防御(控制)HSV 感染中起更重要作用,细胞免疫低下易感染 HSV,且病情较重,病变易向角膜基质扩散,并易复发。机体感染 HSV 后早期出现抗体,成人患者与正常老年人的血清抗体阳性率无差异(>90%),上皮型与实质型角膜炎,复发性患者在发病前,发病期间及病后的抗体水平均无明显改变。因此,血清抗体只可作为除外 HSV 感染的诊断作用。患眼泪液的特异性抗体(S-IgA)在急性期升高,则有诊断意义。

复发是单纯疱疹病毒性角膜炎的特点,这主要由于 HSV 以亚病毒状态潜伏感染于三叉神经节,在一定条件下细胞免疫与病毒活力间平衡破坏,潜伏病毒活化,沿神经轴突至感觉神经末梢活跃复制,引起角膜病变复发。

(二)腺病毒

腺病毒性角结膜炎病原主要是 8、19、29 和 37 型。

感染后产生的中和抗体对机体起保护作用，效价高者角膜炎症较轻，恢复期滴度可升高 4 倍以上。急性期泪液的 IgA，IgG 升高。本病发病机制是病毒抗原或感染角膜细胞所引起的免疫反应。

（三）微小 RNA 病毒

肠道病毒 70 型及 Coxsackie 病毒 A24 型是急性出血性结膜炎的病原。感染后血清中和抗体升高，恢复期滴度可升高 4 倍以上，产生一定免疫力。泪液中的 S-IgA 是局部重要的中和抗体。双相血清检测中和抗体的滴度以及早期从结膜囊取材分离病毒可作为诊断依据。

第三节　真菌感染的免疫

真菌为机会致病菌，正常情况下不致眼病，但在一定条件下如外伤、内眼手术后、长期应用广谱抗生素使机体菌群失调或长期应用糖皮质激素、免疫抑制剂使机体免疫力低下时，外源或内源真菌可侵入眼部致病。眼部真菌感染以真菌性角膜溃疡和真菌性眼内炎为多见，常见致病真菌有镰刀菌属、曲霉菌属、念珠菌属、青霉菌属等。

真菌的致病是由于它产生的菌丝、孢子侵入组织，杀伤靶细胞，并可产生各种酶（如镰刀菌的蛋白酶、胶原酶）和毒素（曲霉素）促进感染及侵入宿主细胞。真菌的多糖荚膜（如新型隐球菌）及较粗大菌丝（如白念珠菌）则具有抗吞噬作用。真菌侵入眼组织在局部增殖，其抗原成分常导致超敏炎症反应而形成溃疡、脓肿。

正常情况下，眼表面黏膜上皮屏障对外源真菌有明显抵抗，构成了主要的非特异性防御机制。真菌感染后产生的抗体（往往水平低）对机体无保护作用，只可减少其传染性。而细胞免疫则对抗御真菌起重要作用，孢子可被巨噬细胞吞噬并杀死，吞噬细胞通过细胞外黏附作用攻击菌丝体。

诊断主要靠找到菌丝体或组织学特征。抗体检测对诊断无帮助。抗原检测对诊断有一定帮助。

第四节　衣原体感染的免疫

衣原体为细胞内寄生的微生物，介于病毒与细菌之间，兼有 DNA、RNA 和一定的酶，具有细胞壁和细胞膜，在受染细胞的胞质内形成包涵体。引起眼部感染的衣原体为沙眼包涵体结膜炎衣原体种，用免疫荧光法将其分为 15 个血清型，A、B、Ba、C 血清型引起沙眼，D～K 型引起成人和新生儿包涵体性结膜炎，L_1～L_3 型引起性病淋巴肉芽肿，偶致结膜炎。

衣原体可感染人的结膜、角膜上皮细胞，感染后可转换该细胞生物合成以适应衣原体代谢需要，以二分裂方式繁殖更多衣原体，侵入更多细胞内寄生，而不能被人体正常的免疫机制清除。衣原体有毒素，对眼结膜致病作用强，是致急性炎症的主要致病物质，并可向深部组织进展。

一、沙眼的免疫病理

1956 年我国汤飞凡、张晓楼等用鸡胚接种首次成功分离培养出沙眼衣原体，并确定为人类沙眼的病原。

沙眼衣原体感染后，机体全身及局部黏膜产生免疫应答，其免疫反应以局部为主。约 1/2 沙眼患者血清可检出抗沙眼抗体，但效价低，既不起保护作用，也未达诊断水平。患眼泪液可查到特异性抗体 S-IgA 滴度升高，但病变痊愈后抗体消失或降低，极易发生再感染。局部黏膜淋巴样组织的淋巴细胞被致敏活化增殖，巨噬细胞活化。重复感染时衣原体持续地释放抗原物质，使长期慢性感染的结膜可能发生组织抗原性变异，这种自身抗原刺激致敏的 T 细胞，释放淋巴毒素，引起迟发型超敏反应，在上皮下引起慢性炎症形成瘢痕，导致睑内翻、倒睫、实质性角结膜干燥症、睑球粘连和角膜混浊等并发症。合并细菌混合感染，也使病情加重。

对沙眼的诊断，一般依据临床症状和体征。病原学诊断为：急性炎症期结膜刮片行 Giemsa 或 Diff-Quik 染色，上皮细胞胞质常见包涵体；直接或间接免疫荧光法、ELISA 检测衣原体抗原；核酸探针、PCR 检测衣原体 DNA；结膜刮取物及泪液（鸡胚培养，组织培养）分离衣原体；补体结合试验、ELISA、间接免疫荧光试验检测抗体。

二、包涵体性结膜炎的免疫病理

包涵体性结膜炎的传染途径为尿道、生殖道的分泌物或游泳池间接接触，新生儿经母亲的产道感染。此型衣原体除致成人包涵体性结膜炎外，更常致衣原体性尿道炎和宫颈炎。可致新生儿包涵体性结膜炎和肺炎。成人患者血清可检出特异性抗体，但滴度低（一般 >1∶16，<1∶280）。

第五节　螺旋体感染的免疫

螺旋体是一类细长、弯曲成螺旋状、运动活泼的原核细胞型微生物。对人和动物有致病性的主要有密螺旋体属、疏螺旋体属和钩端螺旋体属，感染引起的疾病有梅毒、莱姆病和钩端螺旋体病等,均可有眼部病变。

一、梅　毒

梅毒(syphilis)的病原体为密螺旋体属中的梅毒螺旋体(*Treponema pallidum*,TP)。在自然情况下,TP只感染人类,人是梅毒唯一的传染源,主要通过性接触传播或经胎盘感染胎儿。获得性和先天性梅毒皆可表现多种眼病,如基质性角膜炎、虹膜睫状体炎、全葡萄膜炎、脉络膜视网膜炎、视网膜血管炎、视神经炎、视神经萎缩、玻璃体炎等。

1. TP的致病性　目前尚未证明TP具有内毒素或外毒素致病物质,该微生物引起的致病机制还不十分清楚,但已发现TP有很强的侵袭能力。TP能附着在许多组织上,并能产生透明质酸酶,分解组织、细胞和血管基底膜的透明质酸,从而有利于TP扩散至各种组织和血管内,破坏毛细血管,导致组织坏死、溃疡。TP还能产生前列腺素PGE_2,抑制宿主的免疫功能。

2. 梅毒的免疫性　梅毒的免疫是传染性免疫,即有TP感染时才有免疫力,包括细胞免疫和体液免疫,但以前者为主。人感染梅毒后,首先是中性粒细胞,继而是巨噬细胞进行吞噬和杀灭,当特异性抗体和补体存在时其吞噬作用加强。随后,产生对TP的特异性体液免疫和细胞免疫,前者产生较早,后者产生较晚。细胞免疫在抗TP感染中起到更积极和重要的作用。但抗TP的免疫力是不完全的,多数患者不能完全清除体内的TP,转变为潜伏状态,继而反复再现。

在感染的所有阶段,梅毒患者和实验动物,都能产生两类抗体:一类是抗TP抗体,当补体存在时将TP杀死或溶解;也对吞噬细胞发挥调理吞噬作用。另一类是抗心类脂质抗体,也称反应素,能同生物组织中的类质脂发生反应。反应素无保护性作用,仅可作为梅毒的血清学诊断。

3. 免疫学诊断　在梅毒的第一和第二期,最好的诊断方法是用暗视野显微镜,直接从可疑的病变组织(皮疹或黏膜)检查梅毒螺旋体,组织切片标本可用镀银染色后镜检。房水、玻璃体取材,可用直接免疫荧光法或PCR方法检查。

患者的血清学变化在感染的14～21天后出现,有助于梅毒诊断的血清学试验主要是反应素性抗体和螺旋体抗体的检测。反应素性抗体试验常用的测试方法是华氏反应,如试验阳性,抗体的滴度增高与病史或病程相符可诊断为梅毒,一期梅毒阳性率为70%,二期阳性率最高,三期阳性率略低。螺旋体抗体试验常用的方法有荧光密螺旋体吸收试验(FTA-ABS)和梅

毒螺旋体微量血凝试验(MHA-TP),80%的一期梅毒患者反应阳性,二期患者可达100%。

二、莱　姆　病

莱姆病(Lyme disease,LD)是一种自然疫源性疾病,由伯氏疏螺旋体(*Borrelia burgdorferi*,BB)感染引起,主要通过蜱叮咬、吸血而在宿主动物之间、宿主动物与人之间传播。眼部表现为滤泡性结膜炎、基质性角膜炎、虹膜睫状体炎、全葡萄膜炎、玻璃体炎、脉络膜炎、视网膜血管炎、视神经炎、视神经萎缩等。

致病机制尚不清楚,但在研究中发现,BB具有黏附并侵入某些细胞的能力。人或动物感染BB后均可产生特异性抗体IgM和IgG。通常IgM在病后1周出现,2～4周达最高水平,IgG于感染后4～6周才能检出,至关节受损症状时达高峰,维持数月至数年。BB抗原激活的T细胞或分泌的细胞因子可活化巨噬细胞。

免疫学诊断:应用组织化学染色、病原分离及PCR技术从感染组织或临床标本中检出BB或BB DNA,是确诊LD的直接依据,特别是PCR技术,敏感性高。血清学诊断主要应用于游走性红斑发生后的2～4周,对非典型病例是唯一可靠的诊断方法,主要是检测特异性抗体IgM和IgG,最常用的方法是ELISA和IFA试验。

三、钩端螺旋体病

钩端螺旋体病(leptospirosis)简称钩体病,是由多种不同血清群和血清型的钩端螺旋体所引起的急性传染病。带菌动物为本病的传染源。钩端螺旋体(钩体)可通过破损的皮肤和黏膜侵入人体致病。钩体可产生溶血素、细胞毒因子和内毒素样物质,这些物质可能与致病机制有关。钩体的免疫以体液免疫为主,起病后一周左右,患者体内开始出现特异性抗体,首先是IgM,而后IgG。病程1个月左右抗体效价可达高峰,此期临床上为第二期,即免疫期。随着特异性抗体的增加和调理吞噬作用的发挥,吞噬细胞功能加强,钩体血症逐渐消失。患者病后可获得对同型钩体的持久免疫力。眼部病变主要表现为葡萄膜炎,常累及双眼,多发生于免疫期。

免疫学诊断:取可疑患者的血液(1周内)、尿液(2周后)或脑脊液(有脑膜刺激症状者),离心集菌后可直接暗视野显微镜检查或镀银染色后镜检钩体。特异性抗体检测:显微镜凝集试验血清效价1:300以上或双相血清效价4倍以上有诊断意义;补体结合试验血清效价1:20以上有诊断意义。

第六节　寄生虫感染的免疫

常见的眼部寄生虫感染为猪囊尾蚴、刚地弓形虫、旋盘尾丝虫、管圆线虫、棘阿米巴，引起相应的眼病。寄生虫的分泌物和酶以及代谢产物均具有高度的抗原性，免疫应答有不同的表现，多不能产生完全的免疫保护。寄生虫可通过机械性、化学性、宿主对寄生虫的免疫变态反应造成视功能损害。现分述三种常见眼寄生虫病的免疫病理。

一、眼囊尾蚴病

囊尾蚴是猪肉绦虫的幼虫，可寄生在眼的各部位，但常见的眼囊尾蚴病（ocular cysticercosis）是囊尾蚴经后睫状动脉抵达视网膜下或穿过视网膜进入玻璃体中。眼内囊尾蚴寿命为 1～2 年，虫体死亡后，抗原性物质释放常致炎性渗出，表现视网膜炎、脉络膜炎和视网膜脱离等。移行和成囊中的囊尾蚴密切、连续与组织接触，刺激宿主生成高效价的 IgG 和 IgE，具有再感染保护作用。血清学诊断仅限于检测蚴虫。酶联免疫吸附试验与某些交叉反应已经用于诊断检测囊尾蚴病。

二、眼弓形虫病

眼弓形虫病（ocular toxoplasmosis）的病原体为刚地弓形虫（*Toxoplasma gondii*），属细胞内寄生虫，猫科动物是其终末宿主，人和其他哺乳动物为中间宿主。人类通常通过胃肠道感染弓形虫，也可通过胎盘使胎儿感染。原虫（速殖子）可以穿透并进入机体的组织细胞进行增殖，最终形成包囊，内含许多微小的生长缓慢的感染体（缓殖子）。在经过机体细胞免疫和体液免疫反应后，只有形成包囊的寄生虫能够存活下来。虫体既可直接损害组织，也可作为抗原引起过敏反应。

正常人对弓形虫有较强自然免疫力，多为隐性感染，一般无症状。发育中的胎儿、老年人和免疫缺陷、低下的人是最易受侵害的对象，表现为广泛的感染。弓形虫感染引起的眼部病变，以视网膜脉络膜炎最为常见。

弓形虫感染后机体可产生特异性抗体，IgM 可在感染 5 天后出现，IgG 大约在 1～2 周后出现，能存在数月至数年，对防御感染无大作用，但具有诊断意义。细胞介导的免疫反应是主要抗感染机制，如果寄生虫是初次接触抗体，那么巨噬细胞杀死细胞内寄生虫的能力非常强。这是由于抗体与弓形虫结合，抗体的 Fc 段被巨噬细胞的 Fc 受体识别，激活正常吞噬作用及反应中间产物氧和氮的形成，最终杀死寄生虫。

弓形虫病的诊断多数采用血清学方法。IgG 在诊断上更有价值，血清抗体效价升高是近期感染的可靠指标。IgM 血清学试验可用于孕期和脐带血液检查。

三、眼弓蛔虫病

眼弓蛔虫病（ocular toxocariasis）的病原体为犬弓蛔虫（*Toxocara canis*）和猫弓蛔虫（*Toxocara cati*）。感染途径为食入（多为小儿密切接触犬、猫及异食癖者）幼虫卵后，在小肠内孵化成幼虫经肠壁进入血液循环，通过脉络膜、睫状体、视网膜中央动脉进入眼内或直接侵入眼组织。幼虫的毒性或抗原性产物可引起眼前后段炎症，主要是慢性眼内炎。眼部炎症机制是过敏反应，血清 IgE 升高，嗜酸性粒细胞增多，葡萄膜、视网膜、玻璃体内形成嗜酸性粒细胞脓肿或肉芽肿，甚至在前房内也包裹幼虫周围。嗜酸性粒细胞可杀灭幼虫。常用的病原学诊断方法为血、房水、玻璃体细胞学检查嗜酸性粒细胞或特异性抗体检测。

（王　红　杨培增）

主要参考文献

1. 孙旭光，王智群，罗时运，等. 细菌性角膜炎病原学分析. 中华眼科杂志，2002，38：292-294.

2. 孙旭光，王智群，罗时运，等. 对疑为眼内炎患者房水玻璃体细菌培养结果的临床分析. 中华眼底病杂志，2002，18：104-105.

3. 孙旭光，王智群，罗时运，等. 眼部真菌感染的病原学分析. 中华眼科杂志，2002，38：405-407.

4. 杨培增. 葡萄膜炎诊断与治疗. 北京：人民卫生出版社，2009.

5. 李在连，冯永堂. 临床免疫学. 北京：科学出版社，2002.

6. 陆德源. 医学微生物学. 北京：人民卫生出版社，1997.

7. 李运千，马韵，任双喜. 抗真菌免疫研究进展. 华夏医学，2006，19（1）：174-176.

8. 胡建章，谢立信. 抗真菌免疫与角膜真菌感染. 国际眼科纵览，2006，30（1）：50-54.

9. 赵文杰，席丽艳. 真菌的免疫识别. 中国真菌学杂志，2006，1（1）：57-59.

10. 张海贞，田洪青. 梅毒的细胞免疫学研究进展. 中华传染病杂志，2011，29（4）：251-252.

11. 李军，郑和义. 梅毒检测研究进展. 中国医学科学院学报，2012，34（1）：96-97.

12. Ryon JL. 1997. Bacterial diseases. In: Stites DP, Terr AI, Parslow TG. Medical Immunology, 9th ed. Stamford: Appleton & Lange.

13. Carr DJ，Harle P，Gebhardt BM. The immune response to ocular herpes simplex virus type 1 infection. Exp Biol Med，2001，226：353-366.

14. Abu el-Asrar AM，Geboes K，Missotten L. Immunology of trachomatous conjunctivitis. Bull Soc Belge Ophtalmol，2001，280：73-96.

15. Charles SP，David JD. 1997. Spirochetal Disease. In：Stites DP，Terr AI，Parslow TG. Medical Immunology，9th ed. Stamford：Appleton & Lange.

16. Aldave AJ，King JA，Cunningham ET Jr. Ocular syphilis. Curr Opin Ophthalmol，2001，12：433-441.

17. Karma A，Mikkila H. Ocular manifestations and treatment of Lyme disease. Curr Opin Ophthalmol，1996，7：7-12.

18. Rathinam SR，Namperumalsamy P. Leptospirosis. Ocul Immunol Inflamm，1999，7：109-118.

19. McKerrow J. 1997. Parasitic Diseases. In：Stites DP，Terr AI，Parslow TG. Medical Immunology，9th ed. Stamford：Appleton & Lange.

20. Klaren VN，Kijlstra A. Toxoplasmosis，an overview with emphasis on ocular involvement. Ocul Immunol Inflamm，2002，10：1-26.

21. Yuk JM，Yoshimori T，Jo EK. Autophagy and bacterial infectious diseases. Exp Mol Med. 2012，29：99-108.

22. Okada M，Shirakawa T. Frontier of mycobacterium research：host vs. mycobacterium. Kekkaku，2005，80：613-629.

23. Jensen S，Thomsen AR. Sensing of RNA viruses：a review of innate immune receptors involved in recognizing RNA virus invasion. J Virol，2012，86：2900-2910.

24. Takeuchi O，Akira S. Innate immunity to virus infection. Immunol Rev，2009，227：75-86.

25. Koyasu S，Moro K. Role of Innate Lymphocytes in Infection and Inflammation. Front Immunol，2012，3：101.

26. Yang P，Zhang N，Li F，et al. Ocular manifestations of syphilitic uveitis in Chinese patients. Retina，2012，32：1906-1914.

27. Gupta A，Gupta V，Herbort CP，et al. eds. Uveitis：Text and Imaging. New Delhi：Jaypee Brothers Medical Publishers LTD，2009.

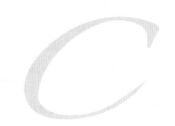

第四章
眼的自身免疫性疾病

第一节 概　述

如前所述，机体对自身的成分不发生免疫应答，维持着机体自身免疫微环境的稳定性，在某些因素的影响下机体将自身成分识为"异己"，发动了针对自身成分的特异性抗体或自身反应性 T 细胞，即为自身免疫（autoimmunity），自身免疫应答所产生的抗体或效应 T 细胞引起临床疾病，即被称为自身免疫疾病（autoimmune disease）。

根据受累器官或组织，自身免疫性疾病分为两大类，一类是具有严格的器官特异性，被称为器官特异性自身免疫性疾病（organ specific autoimmune disease），其特征为疾病限于某一特定的器官，如一些不伴有全身病变的葡萄膜炎，其自身抗原存在于视网膜或葡萄膜、晶状体，诱导的自身反应性 T 细胞或抗体也仅攻击靶组织，引起葡萄膜炎或葡萄膜视网膜炎，再如多发性硬化，是针对髓磷脂的自身免疫反应引起的中枢神经系统疾病；另一类为非器官特异性自身免疫性疾病（non-organ specific autoimmune disease），其特征为病变发生于多个器官系统，如系统性红斑狼疮、Vogt-小柳原田综合征、幼年型慢性关节炎、类风湿关节炎等，其抗原分别为细胞核成分、黑色素、胶原等，所诱导的自身反应性 T 细胞或抗体具有广泛的靶组织（细胞），即引起多系统多器官病变。

根据发病的机制，自身免疫性疾病也可被分为两大类，即主要由自身抗体引起的自身免疫性疾病和主要由 T 细胞参与的自身免疫性疾病，Graves 病是由自身抗体介导的自身免疫性疾病，此种抗体与甲状腺刺激素受体结合，从而造成甲状腺功能亢进；葡萄膜炎、多发性硬化、1 型糖尿病等则主要是由自身免疫反应性 T 细胞所介导。

尽管自身免疫性疾病累及的器官组织可有很大不同，但通常有以下特点：①患者外周血中有高效价自身抗体或自身反应性 T 细胞；②多数可找到引起疾病的自身抗原；③用自身抗原和氟氏完全佐剂免疫敏感动物可诱导出相似于人类自身免疫性疾病的动物模型，将血清或致敏淋巴细胞过继转移，可诱导出相似的病变；④疾病往往反复发作或呈慢性迁延；⑤有一定的遗传倾向；⑥使用免疫抑制剂有效，但不同患者对不同的免疫抑制剂有不同的反应；⑦如不及时治疗可能导致死亡、残疾或失明等严重后果。

第二节 自身免疫性疾病发生的 有关因素及机制

自身免疫性疾病发生的机制及有关因素目前尚不完全清楚，现有的资料表明，自身抗原的暴露或出现、免疫调节功能异常、遗传因素等在其发生中起着重要作用。

一、自身抗原的暴露或改变

（一）隐蔽的自身抗原暴露

在一些特定的器官和组织，解剖学屏障将自身抗原与系统免疫隔绝开来，外伤、手术、感染等可引起解剖学屏障破坏，使得隐蔽的自身抗原暴露出来，刺激机体产生特异性抗体或自身免疫性 T 细胞增殖，从而引起自身免疫应答和自身免疫性疾病，如交感性眼炎即是外伤或手术造成眼内抗原暴露引起自身免疫性疾病的一个典型例子。

（二）自身抗原发生改变

各种理化损伤和生物学因素均可造成组织细胞的损伤和自身抗原的改变，如暴露出新的抗原决定簇，抗原被修饰成为具有强烈免疫原性的抗原、外来成分与细胞成分结合成完全抗原等，这些新的抗原可能导致免疫应答和自身免疫性疾病。

（三）分子模拟机制

感染因子与体内某种成分在分子结构上非常相似，它们侵入机体后所引起的抗体或自身反应性 T 细胞不但对感染因子发生反应，还可与机体相应自身成分发生反应，引起自身免疫性疾病。

二、免疫调节功能紊乱

免疫调节功能紊乱是自身免疫性疾病的一个重要特征。人类自身免疫性疾病往往反复发作或持续存在，但在动物所诱导的自身免疫性疾病模型则往往表现为一种急性自限性疾病。最近研究发现葡萄膜炎患者 $CD4^+CD25^{high}$ 调节性 T 细胞数量不足和功能降低是复发和慢性化的重要机制，而在动物葡萄膜炎模型（实验性自身免疫性葡萄膜炎）中发现，在炎症发生初期，小鼠体内即诱导出调节性 T 细胞，在炎症高峰期，此类细胞达到峰值，由于它们具有强烈抑制 Th17 细胞的作用，可使炎症迅速消退，从而使动物葡萄膜炎表现为急性自限性炎症。

目前研究发现，免疫调节功能紊乱包括以下几个方面：① Th1 和 Th2 细胞功能失衡，使特异性抗体大量产生或自身反应性 T 细胞大量增殖；② Th17 细胞 / 调节性 T 细胞比例失衡，使 Th17 细胞持续激活；③ Fas/FasL 表达异常，Fas/FasL 相互作用是诱导细胞凋亡的重要机制，Fas/FasL 表达异常不能有效地使自身反应淋巴细胞通过凋亡途径被清除，因而造成自身免疫性疾病的发生或反复发作以及慢性化；④辅助刺激分子表达异常，辅助刺激分子及其配体的相互作用可提供淋巴细胞激活的第二信号，其异常表达可导致自身免疫性淋巴细胞激活及自身免疫性疾病；⑤多克隆刺激剂和超抗原可使处于耐受状态的 T 细胞或 B 细胞激活，引起自身免疫性疾病。

三、免疫遗传因素

已经发现一定的 MHC-Ⅰ类抗原或Ⅱ类抗原与某些疾病密切相关，早年研究发现强直性脊柱炎及其伴发的急性前葡萄膜炎与 HLA-B27 抗原密切相关，Behçet 病与 HLA-B51 抗原密切相关，Vogt- 小柳原田综合征与 HLA-DR4、DRW53 相关。近年研究发现 Behçet 病还与 IL-23R、CCR1/CCR3、IL-10、IL-1、UBAC2 等基因的基因多态相关，Vogt- 小柳原田综合征与 IL-17、STAT4、CTLA-4 等基因的多态相关。

但自身免疫性疾病、自身炎症性疾病具有复杂的遗传背景，多基因共同决定其对自身免疫性疾病的敏感性，基因与环境等的共同作用，决定着疾病的发生及其表型。

四、环境及其他诱发因素

一般而言，有关自身免疫性疾病的环境和其他诱发因素尚很难确定，这主要是因为在不同个体、不同人种有很大差异。目前研究发现，一些因素可能与自身免疫性疾病发生有关，如先天性风疹病毒或肠道病毒感染与 1 型糖尿病发生有关，一些其他病毒与多发性硬化发生有关，阳光照射可以加重系统性红斑狼疮患者的皮肤病变，性激素可能在类风湿关节炎、系统性红斑狼疮、Behçet 病、Sjögren 综合征等发生中起着一定作用。

第三节 常见的自身免疫性（自身炎症性）疾病或与眼有关的自身免疫性疾病

眼是自身免疫性疾病易受累及的器官，一些自身免疫性疾病可以仅累及眼组织，如 Mooren 角膜溃疡（角膜侵蚀性溃疡）、晶状体诱发的葡萄膜炎、一些特发性葡萄膜炎等；另一些自身免疫性疾病则不仅累及眼组织，也可累及全身多个器官和组织，如边缘性角膜溃疡、类风湿关节炎、系统性红斑狼疮、幼年型慢性关节炎、强直性脊椎炎及其伴发的葡萄膜炎、炎症性肠道疾病及其伴发的葡萄膜炎、Behçet 病、Vogt- 小柳原田病、交感性眼炎、Sjögren 综合征、伴有全身自身免疫性疾病的巩膜炎或巩膜外层炎等。这里简述一些常见的累及眼组织的自身免疫性疾病。

一、边缘性角膜溃疡

边缘性角膜溃疡（marginal ulcers）又被称为周边溃疡性角膜炎（peripheral ulcerative keratitis），是一类严重的角膜疾病，常伴有多种全身自身免疫性疾病，如类风湿关节炎、结节性多动脉炎、Wegener 肉芽肿、硬皮病、系统性红斑狼疮、复发性多软骨炎、巨细胞动脉炎、银屑病等。

此种角膜溃疡虽然易合并上述自身免疫性疾病，但其确切的发生机制目前尚不完全清楚。组织学检查发现，在角膜缘有多种炎症细胞浸润，但粒细胞可能通过产生大量破坏性蛋白酶特别是基质金属蛋白酶而参与溃疡的形成。

边缘性角膜溃疡常表现为角膜缘充血，角膜缘结膜隆起呈卷起外观，角膜缘的溃疡大小不等，可伴有或不伴有新生血管和浸润。

边缘性角膜溃疡的治疗主要包括以下方面：①糖皮质激素滴眼以控制炎症，但应当注意此种治疗可以加重角膜溶解和穿孔；②免疫抑制剂治疗全身性自身免疫性疾病；③手术干预（详见有关章节）。

二、Mooren 角膜溃疡

Mooren 角膜溃疡（Mooren's ulcer）也被称为角膜

侵蚀性溃疡（rodent ulcer），特征性表现为周边角膜灰白色浸润，呈环状和向心性进展，引起上述的溃疡伴有深层的溶解。虽然有研究表明，Mooren 角膜溃疡可能与细菌、病毒、寄生虫感染等有关，但更多的研究显示，它是一种自身免疫性疾病，其自身抗原可能为多种角膜抗原。免疫学检查已发现患者血清中有抗角膜上皮的抗体；组织学及免疫组织化学检查发现有 CD4⁺ T 细胞、中性粒细胞、肥大细胞和嗜酸性粒细胞浸润；溃疡附近的角膜上皮有 HLA-Ⅱ类抗原表达和 IgG；并发现患者血清中免疫复合物和 IgA 水平升高。

Mooren 角膜溃疡的治疗主要有糖皮质激素滴眼剂、环孢素滴眼剂、他克莫司滴眼剂滴眼，严重者应给予全身免疫抑制剂治疗，必要时进行手术治疗（详见有关章节）。

三、Sjögren 综合征

Sjögren 综合征是一种自身免疫性疾病，特征性表现为泪腺和唾液腺淋巴细胞浸润，此种病理改变造成泪腺和唾液腺分泌减少，从而引起口干、干眼及其由此所造成的一系列角膜和结膜改变。

根据是否伴有全身性疾病，Sjögren 综合征可分为两种：一种为原发性 Sjögren 综合征，另一种则为继发性 Sjögren 综合征。前者是指不伴有全身自身免疫性疾病的类型，但是可伴有肺、肾、皮肤和神经系统的病变；后者则是指伴有全身自身免疫性疾病的类型，伴有的疾病有类风湿关节炎、系统性红斑狼疮、多肌炎、进展性系统性硬化、结节性多动脉炎等。此种疾病的确切发病机制尚不完全清楚，但目前的研究发现有多种免疫病理学异常。对小唾液腺活组织检查发现，泪腺中有局灶性淋巴细胞浸润或腺细胞周围基底膜下和腺细胞附近淋巴细胞浸润。浸润的淋巴细胞主要为 CD4⁺ T 细胞，在表型上为 Th1 细胞，这些细胞进入泪腺和唾液腺后可以发育成为激活的记忆表型，表达 Fas 抗原，产生 γ- 干扰素、IL-2、肿瘤坏死因子。在唾液腺中也发现有激活的 B 细胞，它们可产生 IgG1 型的抗核抗体，所产生的抗体有两种：一种是针对 A 抗原（即 SS-A）（分子量为 60 和 52kDa）的抗体；另一种为针对 B 抗原（即 SS-B）（分子量为 48kDa）的抗体。

对唾液腺的研究还发现以下异常：①腺上皮有异常的 MHC-Ⅱ类抗原表达，此种异常表达有助于自身抗原呈递给自身反应性 T 细胞；②腺上皮细胞可以产生 IL-1 等前炎症因子，促进炎症的发生；③腺上皮细胞可以表达 B7 分子（共刺激分子），此种分子可提供 T 细胞激活的第二信号；④腺上皮细胞可以表达 FasL 分子，此种分子可以通过与浸润 T 细胞表面的 Fas 分子相互作用，诱导上皮细胞凋亡；⑤细胞凋亡以及 T 细胞介导的毒性等所造成的腺细胞的破坏可以造成 SS-A 抗原和其他抗原的破坏，从而引发自身免疫应答和组织破坏。

由于患者的眼部主要表现为干眼及干眼造成的角膜和结膜改变，因此其治疗主要是使用人工泪液或降低泪液的蒸发和外流的措施，同时还应使用环孢素滴眼剂滴眼以及全身使用免疫抑制剂。

四、幼年型慢性关节炎及其伴发的葡萄膜炎

幼年型慢性关节炎（juvenile chronic arthritis，JCA）是儿童最常见的关节炎，在文献中也被称为幼年型类风湿关节炎、幼年型特发性关节炎等。在临床上分为三种类型，即系统型（Still 病）、少关节型和多关节型。虽然三种类型均可伴发或引起葡萄膜炎，但其中少关节型最易伴发葡萄膜炎。

JCA 伴发的葡萄膜炎多发于女性儿童，典型地表现为慢性虹膜睫状体炎、带状角膜变性和并发性白内障，是少年儿童葡萄膜炎中最常见的类型之一。

有关此病的发病机制目前尚不完全清楚。目前的研究表明，它不是单一的疾病，而是不同原因所引起的一种综合征。已发现对Ⅱ型胶原的体液和细胞免疫应答在其发生中起重要作用，对视网膜 S 抗原的免疫应答、风疹病毒、细小病毒感染等也可能起一定作用。此外尚发现患者有选择性 IgA 缺乏、杂合 C2 成分缺乏、对热休克蛋白 60 的 T 细胞增殖反应、白细胞计数增加、红细胞沉降率加快、C 反应蛋白升高、血清补体水平升高、血清淀粉样蛋白水平升高、抗核抗体异常等。免疫遗传学研究发现，患者中 HLA-A2 抗原阳性率增高，HLA-DR5（DRB1*1104）、DRw6、DRw8、DQw1（DQA1*0501）和 DQw2（DPB1*0201）抗原与少关节相关，HLA-DR4（DRB1*0401 和 0404）抗原与类风湿因子阳性的多关节型相关。

JCA 及其伴发的葡萄膜炎可用非甾体抗炎药、甲氨蝶呤、糖皮质激素、苯丁酸氮芥、环磷酰胺、硫唑嘌呤、环孢素等治疗。在治疗过程中应定期进行肝肾功能、血常规及其他方面的监测，还应注意苯丁酸氮芥、环磷酰胺等所引起的不育等副作用。对于严重的角膜带状变性可考虑在依地酸螯合后行表层角膜切削术和光学治疗性角膜切除术，对于并发性白内障则应在葡萄膜炎很好控制后进行手术治疗。

五、强直性脊椎炎及其伴发的葡萄膜炎

强直性脊椎炎（ankylosing spondylitis）是一种病因及发病机制尚不完全清楚的主要累及中轴骨骼的关节

炎。典型地表现为腰骶部疼痛、晨僵和后期脊椎活动受限。X 线检查发现疾病早期呈骶髂关节炎改变，后期则显示脊椎融合、强直等改变。此种关节炎患者中约 20%～30% 伴发或引起葡萄膜炎，典型地表现为急性复发性非肉芽肿性前葡萄膜炎。

已发现此种疾病与革兰阴性菌（如克雷伯杆菌属、沙门菌、志贺菌、耶尔森菌）和沙眼衣原体感染等有关。内毒素在多种动物可诱导葡萄膜炎模型，这些方面的实验也支持此病的感染学说，但这些感染因子可能通过诱导交叉反应或自身免疫反应引起关节炎和葡萄膜炎。

世界范围内的研究表明，强直性脊椎炎与 HLA-B27 抗原密切相关，据报道，在患者中 HLA-B27 抗原阳性率为 80%～92.7%，在伴有葡萄膜炎患者中阳性率达 95%～100%。

强直性脊椎炎尚有其他异常，如红细胞沉降率加快、血清碱性磷酸酶水平增高、血清 IgA 水平升高，但这些改变通常不具有特征性。

强直性脊椎炎的治疗包括锻炼、非甾体抗炎药、柳氮磺嘧啶、抗肿瘤坏死因子的生物制剂、手术等。其伴发的葡萄膜炎通常采用糖皮质激素、非甾体抗炎药和睫状肌麻痹剂等滴眼剂滴眼治疗；出现囊样黄斑水肿、视盘水肿时可考虑短期给予糖皮质激素口服治疗。

六、炎症性肠道疾病及其伴发的葡萄膜炎

炎症性肠道疾病（inflammatory bowel disease）是一种病因和发病机制尚不完全清楚的疾病，临床上包括溃疡性结肠炎和 Crohn 病两种类型。前者主要表现为肠黏膜弥漫性浅表溃疡和假性息肉；后者则主要表现为肠型多发性非干酪样坏死性肉芽肿，还可伴有骶髂关节炎、脊椎炎、周围关节炎、结节性红斑、坏疽性脓皮病、口腔溃疡、肝炎、神经系统受累等多种全身异常。约 1.9%～23.9% 的患者出现眼部损害，主要为葡萄膜炎、巩膜外层炎、巩膜炎和角膜炎等。葡萄膜炎主要表现为慢性非肉芽肿性虹膜睫状体炎，也可表现为急性非肉芽肿性前葡萄膜炎、中间葡萄膜炎、脉络膜视网膜炎、神经视网膜炎、视乳头炎、全葡萄膜炎。

此病的病因和发病机制尚不完全清楚，目前研究发现，耶尔森菌、胚胎弯曲杆菌空肠亚科、病毒感染等可能与其发病有关；大肠埃希菌 O14 脂多糖与结肠黏膜的交叉反应可能是一种重要的发病机制；HLA-B27 抗原与此病密切相关，HLA-Bw52、HLA-DR 抗原与溃疡性结肠炎相关。

七、交感性眼炎

交感性眼炎（sympathetic ophthalmia）是发生于单侧眼球穿孔伤或内眼术后的一种双侧肉芽肿性葡萄膜炎，潜伏期一般为 2 周至 2 个月。在临床上可表现为脉络膜炎、脉络膜视网膜炎、全葡萄膜炎、前葡萄膜炎等多种类型。在少数患者尚可出现脱发、头发变白、白癜风、听力下降、耳鸣、脑膜刺激征和脑脊液淋巴细胞增多等异常。

交感性眼炎是一种自身免疫性疾病，视网膜 S 抗原、光感受器间维生素 A 类结合蛋白、脉络膜黑素相关蛋白等所引起的自身免疫应答可能与其发生有关。

组织学改变主要为葡萄膜的肉芽肿性炎症，特征性地表现为淋巴细胞浸润伴巨噬细胞、类上皮细胞集聚，形成 Dalen-Fuchs 结节。免疫组织化学研究发现结节是由 Ia+ 细胞、OKMI+ 细胞（组织细胞）和 Ia−、OKMI− 的脱色素的视网膜色素上皮细胞组成，通常伴脉络膜增厚。陈之昭等发现，在疾病早期，浸润的细胞主要为 CD4+ 细胞，在后期则主要为 CD8+ 细胞，此外尚发现在少数患者有 B 淋巴细胞浸润。

交感性眼炎的治疗主要为使用糖皮质激素和其他免疫抑制剂，如苯丁酸氮芥、环磷酰胺、环孢素等。对于眼前段受累者，应给予糖皮质激素滴眼剂、非甾体抗炎药滴眼剂和睫状肌麻痹剂眼膏或滴眼剂滴眼治疗。

八、Vogt- 小柳原田病

Vogt- 小柳原田病（Vogt-Koyanagi-Harada disease）是一种病因尚不完全清楚的多系统多器官受累的疾病，也被称为 Vogt- 小柳原田综合征。典型地表现为葡萄膜炎、脑膜刺激征、听觉功能障碍、白癜风、毛发变白等。我国患者有典型的临床进展规律，在葡萄膜炎发生前（前驱期）患者有头痛、耳鸣、听力下降、头皮接触感觉异常、颈项疼痛或强直等表现，可有眼痛、畏光流泪等异常；在葡萄膜炎发生后的 2 周内（后葡萄膜炎期），患者主要表现为双侧弥漫性脉络膜炎、脉络膜视网膜炎、视盘炎和神经上皮浅脱离；在葡萄膜炎发生后 2 周至 2 个月内（前葡萄膜受累期），患者除有后葡萄膜炎期的表现外，往往出现渗出性视网膜脱离及前葡萄膜炎的体征，如尘状角膜后沉着物（KP）、前房闪辉和前房细胞；在葡萄膜炎发生 2 个月后（前葡萄膜炎反复发作期），患者则主要表现为肉芽肿性前葡萄膜炎反复发作，眼底则主要出现晚霞状眼底改变、Dalen-Fuchs 结节，并易出现并发性白内障和继发性青光眼等并发症。

Vogt- 小柳原田病是一种自身免疫性疾病。已发现用黑素相关蛋白可诱导出类似 Vogt- 小柳原田病的动物模型；患者的淋巴细胞对黑素细胞有增殖反应，

周围血淋巴细胞和脑脊液的淋巴细胞对 B-36 黑素细胞系有细胞毒性；患者有针对黑素细胞的 IL-2 依赖的 T 细胞，这些结果均表明对黑素相关蛋白的免疫反应在其发病中起重要作用。

组织学检查发现葡萄膜呈现弥漫性的肉芽肿性炎症，并出现典型的 Dalen-Fuchs 结节（类上皮细胞、巨噬细胞、淋巴细胞和改变的视网膜色素上皮细胞）。免疫组织化学研究发现，辅助性 T 细胞和抑制性 T 细胞的比例增高；脉络膜炎症病灶和白癜风病灶中激活的 T 淋巴细胞表达 CD25 和 CD26 分子；急性期患者的房水中 $CD4^+$ 细胞多于 $CD8^+$ 细胞，在疾病恢复期，两者的比例则倒置，脉络膜病灶中的 $CD4^+$ 细胞与 $CD8^+$ 细胞之比也降低；在疾病活动期，房水和脑脊液的 $CD4^+$ T 细胞中大多数表达记忆型 T 细胞的标志和 Fas 分子；患者血清中 IL-2 和 γ- 干扰素水平升高，房水中 IL-6 水平升高，来自房水中的 T 细胞克隆可产生大量的 IL-8、IL-6、IFN-γ 等细胞因子。脉络膜毛细血管内皮和脉络膜黑素细胞的 MHC-II 类抗原表达显著增高。近年研究发现患者体内有大量 Th17 细胞被激活，同时 IL-27 和 miRNA-155 表达显著降低，不能有效抑制 IL-23/IL-17 通路激活，是重要的发病机制，此外调节性 T 细胞功能和数量不足也是其发病的一个重要机制。

免疫遗传学研究发现，Vogt- 小柳原田病与 HLA-DR4、DRw53 密切相关，近年研究发现还与 IL-17 等基因相关。

初发的 Vogt- 小柳原田病主要采用糖皮质激素口服治疗，初始剂量为 1.0～1.2mg/(kg·d)，随着炎症的减轻应逐渐减量；对于复发的患者一般选用糖皮质激素以外的免疫抑制剂，如苯丁酸氮芥、环磷酰胺、环孢素、硫唑嘌呤，或联合糖皮质激素治疗；有眼前段受累者应给予糖皮质激素、非甾体抗炎药、睫状肌麻痹剂滴眼治疗。

九、Behçet 病

Behçet 病（Behçet's disease）以往认为是一种自身免疫性疾病，现在多数学者将其归类于自身炎症性疾病，是一种累及多系统多器官的自身炎症性疾病，特征性地表现为葡萄膜炎、复发性口腔溃疡、多形性皮肤损害、生殖器溃疡等病变。此种疾病所致的葡萄膜炎可表现为前葡萄膜炎、全葡萄膜炎、视网膜炎、视网膜血管炎、视网膜脉络膜炎、中间葡萄膜炎，易引起复发性前房积脓，典型地表现为反复发作的肉芽肿性炎症，是葡萄膜炎中治疗最为棘手的类型之一。

Behçet 病是一种病因和发病机制尚不完全清楚的自身免疫性疾病，与此病发生有关的抗原有视网膜 S 抗原、光感受器间维生素 A 类结合蛋白、口腔黏膜抗原、细胞骨架中的中间丝、血管基底膜、髓磷脂碱性蛋白、半乳糖脑苷脂、唇细胞胞质抗原、唾液酸等。但到目前为止，发现的与疾病相关的抗原尚不能合理解释此病所出现的多系统多器官受累的现象。

已发现多种感染因素（如酿脓链球菌、血链白球菌、B19 唾液链球菌、单纯疱疹病毒、丙型肝炎病毒、微小病毒等）与 Behçet 病发生有关，但目前尚不清楚这些感染因素通过何种机制引发 Behçet 病。

免疫学研究已发现此病有多种免疫学异常：①活动期患者的 T 细胞被激活，表达 CD25 分子；② $CD4^+$ T 细胞和 $CD8^+$ T 细胞表面有 IgA 分子；③循环血中 T 细胞受体 γδ 的比例增加；④自然杀伤细胞和中性粒细胞数量增加；⑤患者血清中 IL-1α、IL-6、IL-8、TNF-α、可溶性 IL-2 受体水平升高；⑥患者的循环免疫复合物水平增高；⑦活动性 Behçet 病患者周围血淋巴细胞中转录因子 T-bet 的 mRNA 和蛋白水平均显著升高，此结果表明 Behçet 病主要由 Th1 细胞所介导；⑧近年研究发现 Th17 细胞激活在此病发生中起着更为重要的作用；⑨ Behçet 病患者周围血淋巴细胞对凋亡有相对高的抵抗性，进一步研究发现这些细胞的 Fas、FasL 表达不平衡，提示自身反应性 T 细胞不能有效地通过 Fas/FasL 相互作用被诱导发生凋亡，此是该病中炎症复发和慢性化的重要原因；⑩免疫遗传学研究发现此病与 HLA-B5 抗原和它的亚型 HLA-B51 相关，还与 IL-10、IL-23R 等 60 余种基因相关。

Behçet 病主要使用糖皮质激素以外的免疫抑制剂治疗，常用的药物有环磷酰胺、苯丁酸氮芥、环孢素、硫唑嘌呤、秋水仙碱等，最近有人使用针对肿瘤坏死因子的单克隆抗体或可溶性肿瘤坏死因子的可溶性受体治疗顽固性 Behçet 病及其伴发的葡萄膜炎，获得了一定的效果，最近杨培增等用此种生物制剂治疗 2 例对其他免疫抑制剂无反应的顽固性 Behçet 病患者，发现可以降低发病频度和减轻复发时的炎症严重程度，但停用后炎症又往往复发。糖皮质激素滴眼可治疗眼前段炎症，与其他免疫抑制剂联合应用，可以增强治疗效果。

十、晶状体相关的葡萄膜炎

晶状体相关的葡萄膜炎（lens-associated uveitis）是一类晶状体蛋白诱发的免疫反应所引起的疾病，在文献中有多种名称，如晶状体溶解性葡萄膜炎、晶状体过敏性葡萄膜炎、晶状体过敏性眼内炎、晶状体源性葡萄膜炎、晶状体诱导的葡萄膜炎等。

晶状体相关的葡萄膜炎在临床上可表现为全葡萄

膜炎或眼内炎、慢性眼前段炎症和双侧慢性葡萄膜炎。

　　有关此种葡萄膜炎发生的机制尚不完全清楚，有研究表明，晶状体中有 α、β、γ 蛋白，这些蛋白具有抗原性和具有致葡萄膜炎活性。各种原因所致的晶状体囊膜的破坏，造成这些蛋白的逸出，从而引起自身免疫应答和葡萄膜炎。正常情况下，进入房水中的蛋白通常可诱导出前房相关免疫偏离，抑制迟发型过敏反应和炎症损伤，但如果晶状体蛋白进入结膜下，即可诱导出免疫应答，或在眼局部免疫微环境改变不能诱导前房相关免疫偏离时，也可能造成免疫应答，并引发葡萄膜炎。

　　组织学研究发现，在晶状体物质的周围有淋巴细胞、浆细胞、中性粒细胞、巨噬细胞、类上皮细胞、巨细胞等的浸润或聚集。免疫学研究发现，患者血清中抗晶状体蛋白的抗体水平增高，淋巴细胞对晶状体抗原有活跃的增殖反应，用晶状体蛋白进行皮肤试验发现阳性结果；此外用晶状体蛋白免疫动物可诱发出类似晶状体相关葡萄膜炎的动物模型。这些结果均提示，此病是一种自身免疫性疾病。

　　此病的治疗主要是清除残留的晶状体物质，并使用糖皮质激素滴眼剂、睫状肌麻痹剂滴眼治疗。

（杨培增）

主要参考文献

1. 杨培增，李绍珍. 葡萄膜炎. 北京：人民卫生出版社，1998.

2. 杨志章，李卓娅. 自身免疫与自身免疫病. 见：龚非力主编. 医学免疫学. 北京：科学出版社，2000：304-316.

3. 王红，杨培增，张震，等. Behcet 病患者外周血淋巴细胞共刺激分子的表达. 中华眼底病杂志，2003，19（6）：357-359.

4. 杨培增. 临床葡萄膜炎. 北京，人民卫生出版社，2009.

5. Kotzin BL. Mechanisms of autoimmunity. In: Rich RR，Fleisher TA，Shearer WT. ed. Clinical Immunology：Principle and Practice. 2nd ed. London: Mosby，2001，58.1-58.13.

6. Sandborg CI，Nepom BS，Mellins ED. Juvenile arthritis. In：Rich RR，Fleisher TA，Shearer WT. ed. Clinical Immunology：Principle and Practice. 2nd ed. London：Mosby，2001，62.1-62.12.

7. Fox RI. Sjögren syndrome. In: Rich RR，Fleisher TA，Shearer WT. ed. Clinical Immunology：Principle and Practice. 2nd ed. London：Mosby，2001，63.1-63.10.

8. Foster CS，Streilein JW. Basic Immunology. In: Foster CS，Vitale AT. ed. Diagnosis and Treatment of Uveitis. Philadelphia: W.B. Saunders Company，2002.

9. Forrester JV，Lumsden L，Liversidge J，et al. Immunoregulation of uveoretinal inflammation. In: de Keizer RJW，Jager M，Kijlstra A. ed. Handbook of Ocular Immunology. Buren：Aeolus press，1998.

10. Jager MJ，Von Klink F，Sterk CC. Immunology and infectious disease of the cornea. In: de Keizer RJW，Jager M，Kijlstra A. ed. Handbook of Ocular Immunology. Buren: Aeolus press，1998.

11. Linssen A. Acute anterior uveitis and the HLA-B2-associated spondyloarthropathies. In: de Keizer RJW，Jager M，Kijlstra A. ed. Handbook of Ocular Immunology. Buren: Aeolus press，1998.

12. Yang P，Chen L，Zhou H，et al. Resistance of lymphocytes to Fas-mediated apoptosis in Behcet's disease and Vogt-Koyanagi-Harada syndrome. Ocular Immunology and Inflammation，2002，10：47-52.

13. Yang P，Ji L，Zhou H，et al. Disturbed expression of Fas/FasL on CD4+ and CD8+ T cells in Behcet's disease，Vogt-Koyanagi-Harada syndrome and idiopathic anterior uveitis. Ocular Immunology and Inflammation，2001，9：185-191.

14. Li B，Yang P，Zhou H，et al. T-bet expression is upregulated in active Behcet's disease. Br J Ophthalmol，2003，87：1264-1267.

15. Sun M，Yang P，Du L，et al. Contribution of CD4+CD25+ T cells to the regression phase of experimental autoimmune uveoretinitis. Invest Ophthalmol Vis Sci，2010，51：383-389.

16. Jiang Z，Yang P，Hou S，et al. IL23R gene confers susceptibility to Behcet's disease in a Chinese Han population. Ann Rheum Dis，2010，69：1325-1328.

17. Chi W，Zhu X，Yang P，et al. Upregulated IL-23 and IL-17 in Behcet Patients with Active Uveitis. Invest Ophthalmol Vis Sci，2008，49：3058-3064.

18. Chi W，Yang P，Li B，et al. IL-23 promotes CD4+T cells to produce IL-17 in Vogt-Koyanagi-Harada disease. J Allergy Clin Immunol，2000，119：1218-1224.

19. Chen L，Yang P，Zhou H，et al. Diminished frequency and function of CD4+ CD25 high regulatory T cells associated with active uveitis in Vogt-Koyanagi-Harada syndrome. Invest Ophthalmol Vis Sci，2008，49：3475-3482.

20. Wang C，Tian Y，Ye Z，et al. Decreased IL-27 in association with an increased Th17 response in Vogt-Koyanagi-Harada disease. Invest Ophthalmol Vis Sci，2012，53：4668-4675.

21. Zhou Q，Xiao X，Wang C，et al. Decreased microRNA-155 expression in ocular Behcet's disease but not in Vogt

Koyanagi Harada syndrome. Invest Ophthalmol Vis Sci，2012，53：5665-5674.

22. Zhou Q，Hou S，Liang L，et al. MicroRNA-146a and Ets-1 gene polymorphisms in ocular Behçet's disease and Vogt-Koyanagi-Harada syndrome. Ann Rheum Dis，2012 doi：10.1136/annrheumdis-2012-201627.

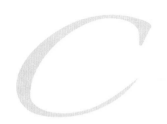

第五章
角膜移植及免疫排斥反应

角膜病是我国主要的致盲眼病，各种原因所致的角膜混浊影响视力均可通过角膜移植手术复明。角膜移植是器官移植成功率较高的手术，据文献报道，在手术后的第一年，移植片存活率高达90%。5年后下降到74%，10年下降至62%。但在"高危"的角膜病患者，10年生存率小于35%。目前我国每年施行此种手术约3500例，美国每年手术量为45 000例，其中属高危者不在少数，因此，防治角膜移植后免疫排斥反应对提高手术的成功率，具有重要的临床意义。

一、角膜的抗原成分

目前研究发现，角膜中含有多种抗原成分，如组织相容性抗原、ABO血型抗原、血源性抗原以及多种可溶性抗原。

（一）组织相容性抗原

1. 主要组织相容性抗原（major histocompatibility antigen） 主要组织相容性复合体（major histocompatibility complex，MHC）是与多种免疫现象有关的基因集中区域，具有高度的多态性，其编码的产物被称为MHC分子或MHC抗原。人类的MHC抗原被称为人类白细胞抗原（HLA），编码HLA的基因群被称为HLA复合体，它有三个基因区，即Ⅰ、Ⅱ、Ⅲ基因区。与移植有关的主要为HLA-Ⅰ类抗原和Ⅱ类抗原。HLA-Ⅰ类抗原广泛分布于所有的有核细胞表面，是细胞毒性T细胞和特异性抗体攻击的主要目标；HLA-Ⅱ类抗原则主要诱导辅助性T细胞活化，在自身免疫应答中起重要作用。

HLA-Ⅰ类抗原存在于角膜上皮、角膜实质及内皮细胞，从角膜缘朝向角膜中央区，其表达呈梯度下降的趋势。HLA-Ⅱ类抗原主要表达于角膜上皮和基质层的朗格汉斯细胞（LC），这些细胞主要分布于角膜缘及周边角膜。最近杨培增和Rosenbaum利用活体标记的方法发现，在小鼠角膜中央区也有MHC-Ⅱ类抗原的表达，在人类角膜中央是否有此类抗原表达，还需要使用更敏感的方法才能确定。

2. 次要组织相容性抗原（minor histocompatibility antigen） 是Y染色体编码的一种组织相容性抗原，它可引起较弱的免疫排斥反应。

（二）ABO血型抗原

ABO血型抗原存在于角膜上皮和内皮层，在角膜移植中具有免疫原性。ABO血型抗原的配型可明显降低角膜移植排斥反应的发生率。

（三）其他抗原

尽管已发现角膜中有多种其他抗原，但这些抗原在角膜移植免疫排斥反应中的意义尚未完全阐明。

二、角膜的免疫特点

虽然角膜中含有能够引起排斥反应的HLA抗原和ABO血型抗原，但角膜移植免疫排斥反应的发生率在所有器官和组织移植中最低，这主要取决于角膜的免疫"赦免"特性，最近研究认为角膜的免疫"赦免"实际上是免疫抑制，主要包括三个方面：①眼的解剖，细胞及分子屏障；②眼源性的免疫耐受（也称为前房免疫偏离 ACAID）；③眼内的免疫抑制微环境。这3个方面维持着角膜移植的免疫赦免状态，是角膜移植手术较其他器官移植排斥反应低的主要原因。

（一）角膜缺乏血管和淋巴组织

正常角膜仅在角膜缘处有血管，其余部位是无血管的，并且也无淋巴管存在。由于缺乏淋巴管，角膜阻碍免疫反应的"传入"弧，特别是对"直接"抗原加工的免疫反应。因此，角膜移植后需经过相当长的一段时间，区域淋巴结才发生抗原识别，效应细胞才到达移植体。然而，角膜中血管的缺如在一定程度上阻止了免疫细胞对角膜抗原的识别，限制了血源性免疫效应细胞和分子进入角膜组织；淋巴管的缺如使得抗原物质进入房水而不是进入区域淋巴结，进入房水的抗原可诱导免疫耐受，从而发挥免疫抑制作用（见后）。当角膜有大量新生血管可诱导LC迁移到移植体以及淋巴管，减弱了免疫"赦免"。

（二）角膜内有树突状细胞分布

树突状细胞（dendritic cell，DC）是职业性抗原呈递细胞，此类细胞主要分布于角膜缘及周边角膜。最近我们用活体内标记方法发现小鼠角膜中的 DC 有两个亚群，一群细胞呈 F4/80⁺CD11c⁺，细胞体大，树突粗大；另一群细胞呈 MHC-Ⅱ类抗原阳性和 B7-2 分子阳性，细胞体小，树突细而长。共聚焦显微镜检查显示两类细胞在细胞体部位有接触，提示它们可能在抗原处理方面有协同作用。有研究表明，B7-2⁺ DC 可能具有诱导免疫耐受的作用，角膜中的 B7-2⁺ DC 是否通过诱导免疫耐受维持角膜的免疫赦免特性，目前尚不清楚。

（三）角膜细胞表达 FasL 分子

FasL 是 Fas 的配体，是肿瘤坏死因子（TNF）受体家族的细胞表面分子。FasL 与 Fas 的相互作用可导致细胞凋亡，在胚胎发育和维持自身免疫稳定性中起着重要作用。已有研究发现，角膜上皮细胞、内皮细胞和一些基质细胞有 FasL 分子表达，这些细胞可诱导局部浸润的 Fas⁺ 细胞发生凋亡，维持角膜的免疫赦免特性。

（四）前房中存在免疫抑制机制

眼内含有可溶性、细胞表面的调节因子发挥抑制天然和后天免疫的作用，被称为眼内免疫抑制微环境。前房内这些因子包括 α-MSH、血管活性肠肽（VIP）、FasL 等。

已有研究发现，将抗原引入前房后可诱导出特异性抗体，但不能诱导出迟发型过敏反应，此种现象或机制被称为前房相关免疫偏离（ACAID）。ACAID 现象中，抗体反应被保留，细胞反应如 DTH 和 CTL 被抑制。ACAID 实质上是一种免疫耐受，角膜移植时，前房的眼源性抗原提呈细胞（APC）提取角膜内皮表面的移植抗原，抗原被运送到脾，诱导 ACAID 后，异体抗原特异性 DTH 被抑制，抑制角膜移植免疫排斥反应的发生，移植片可以长期存活。近来研究认为 B7-H3 主要参与诱导 ACAID。

三、角膜移植免疫排斥反应的有关因素和机制

众多研究发现，多种因素与角膜移植排斥反应的发生有关：①角膜大量新生血管；②大直径的移植片；③手术操作中损伤大；④手术部位靠近角膜缘；⑤多次性角膜移植手术；⑥术前严重感染；⑦偏心植片。有关角膜移植免疫排斥反应的发生机制目前尚不完全清楚，但目前的研究表明，局部的抗原呈递、细胞免疫、体液免疫、细胞因子、黏附分子等在其发生中均起着重要作用。

（一）局部抗原呈递

前已述及，角膜中存在 DC，这些细胞具有呈递抗原的能力，在局部因素的作用下，DC 可通过两种方式呈递抗原从而诱发免疫排斥反应：①直接抗原呈递，供体来源的 DC 表达高密度的同种类抗原，可以直接激活受者的 Th 细胞而诱发强烈的排斥反应，经过细胞内抗原加工，外来抗原以完整分子"直接"或以多肽"间接"刺激宿主 T 细胞，使其致敏；②间接抗原呈递，受者来源的 DC 进入异体角膜植片，宿主 APC 处理供体抗原，呈递宿主 MHC 到宿主淋巴细胞，发生抗原异体识别，摄取加工角膜植片中的抗原，然后再将抗原呈递给受者的 Th 细胞，诱导出较为缓慢的角膜移植免疫排斥反应。"间接途径"中，受体 LC 在抗原间接处理过程中有重要作用。缺乏结膜 APC 可防止排斥反应，抑制 LC 迁移可抑制排斥反应。还有研究表明，诱导 IL-10 和 TGF-β- 分泌 Th2 细胞，"间接"处理改变了免疫反应的耐受性。

（二）细胞免疫所起的作用

移植物排斥是一个细胞介导的免疫反应，T 细胞是角膜异体移植排斥反应的效应细胞。角膜移植后，在区域淋巴结中，主要由宿主 APC 而不是供体 APC 起抗原呈递的作用。供体抗原是以间接方式识别，宿主 APC 产生了宿主Ⅱ类 MHC 分子，这种分子对供体抗原有耐受性。参与细胞免疫的主要为 CD4⁺ 和 CD8⁺ T 细胞。已有研究发现，在其他器官或组织移植后发生免疫排斥反应的细胞主要为 CD8⁺ 细胞毒性 T 细胞（CTL），但在角膜移植免疫排斥反应中参与的细胞主要为 CD4⁺ T 细胞，而不是 CD8⁺ CTL。应用抗 CD4 抗体封闭 CD4⁺ T 细胞，可抑制穿透性角膜移植免疫排斥反应的发生；CD4 基因缺陷小鼠不发生角膜排斥反应。这些实验都证明 CD4⁺ 细胞是介导角膜移植免疫排斥反应的主要细胞。

（三）体液免疫反应的作用

有研究发现，在角膜移植后受体血清中有供体特异性补体结合抗体，此种抗体可能参与角膜的超急性排斥反应。

（四）细胞因子的作用

已经证明，IL-2、γ- 干扰素、肿瘤坏死因子 -β 和 β 转化生长因子均参与角膜移植免疫排斥反应。前三种因子对排斥反应有促进作用，后一种因子可能具有抑制作用。

（五）黏附分子的作用

用抗细胞间黏附分子 -1（ICAM-1）和抗淋巴细胞功能相关抗原 -1（LFA-1）的单克隆抗体处理移植鼠，发现可抑制角膜移植免疫排斥反应和延长植片的存活时间；阻断选择素（E-selectin）、血管细胞黏附分子（VCAM-1），也可降低角膜移植免疫排斥反应的发生

率。这些实验均表明,黏附分子在角膜移植免疫排斥反应中起着重要作用。

四、角膜移植免疫排斥反应的治疗

角膜移植免疫排斥反应通常选用免疫抑制剂治疗,常用的药物有糖皮质激素、环孢素、烷化剂、他克莫司等。糖皮质激素的使用剂量及给药途径应根据排斥反应的严重程度来决定,轻者可局部滴眼治疗,重者则需全身使用;环孢素适用于高危患者及伴有全身自身免疫性疾病的患者,可给予口服和滴眼治疗;他克莫司是一种免疫抑制作用强大的药物,可给予口服和滴眼治疗(详见有关章节)。

（吴欣怡 李 鸿 杨培增）

主要参考文献

1. 杨培增,龚向明,等.角膜移植排斥反应的铺片免疫组化研究.中华眼科杂志,1998,34:273-275.

2. Osawa H, Streilein JW. MHC class I and II antigens as targets of rejection in penetrating keratoplasty in low and high-risk mouse eyes. Cornea, 2005, 24: 312-318.

3. Niederkorn JY, Stevens C, Mellon J, et al. Differential roles of CD8+ and CD8− T lymphocytes in corneal allograft rejection in 'high-risk' hosts. Am J Transplant, 2006, 6: 705-713.

4. Wang FH, Chen M, Liu T, et al. Lymphocyte infiltration and activation in iris-ciliary body and anterior chamber of mice in corneal allograft rejection. Int J Ophthalmol, 2012, 5: 681-686.

5. 罗媛媛,甘辉亮,景明,等.免疫细胞在角膜移植排斥反应中作用的研究进展.海军医学杂志,2011,32:359-361.

6. Niederkorn JY. Immune Mechanisms of Corneal Allograft Rejection. Current Eye Research, 2007, 32: 1005-1016.

7. Hegde S, Beauregard C, Mayhew E, et al. CD4(+)T-cell-mediated mechanisms of corneal allograft rejection: role of Fas-induced apoptosis. Transplantation, 2005, 79: 23-31.

8. Maenz M, Morcos M, Ritter T. A comprehensive flow-cytometric analysis of graft infiltrating lymphocytes, draining lymph nodes and serum during the rejection phase in a fully allogeneic rat cornea transplant model. Mol Vis, 2011, 8: 420-429.

9. Schwartzkopff J, Berger M, Birnbaum F, et al. Accelerated corneal graft rejection in baby rats. Br J Ophthalmol, 2010, 94: 1062-1066.

10. Claerhout I, Kestelyn P, Debacker V, et al. Role of natural killer cells in the rejection process of corneal allografts in rats. Transplantation, 2004, 77: 676-682.

11. Cardell SL. The natural killer T lymphocyte: a player in the complex regulation of autoimmune diabetes in nonobese diabetic mice. Clin Exp Immunol, 2006, 143: 194-202.

12. Jie Y, Pan Z, Xu L, et al. Upregulation of CD4+ NKT cells is important for allograft survival in staphylococcal-enterotoxin-B-treated rats after high-risk corneal transplantation. Ophthalmic Res, 2007, 39: 130-138.

13. Sonoda KH, Taniguchi M, Stein-Streilein J. Long-term survival of corneal allografts is dependent on intact CD1d-reactive NKT cells. J Immunol, 2002, 168: 2028-2034.

14. 刘颖,接英,潘志强,等.自然杀伤细胞结膜下注射防治大鼠角膜移植免疫排斥反应的初步研究.眼科,2007,16:175-178.

15. Bai L, Lu XH, Dang ST, et al. Role of dendritic cells in graft rejection after penetrating keratoplasty. Nan Fang Yi Ke Da Xue Xue Bao, 2007, 27: 72-74.

16. Khan A, Fu H, Tan LA, et al. Dendritic cell modification as a route to inhibiting corneal graft rejection by the indirect pathway of allorecognition. Eur J Immunol, 2013, 43: 734-746.

17. 闫峰,蔡莉,黄振平,等.树突状细胞在角膜移植排斥反应中的免疫调节机制的探讨.眼科研究,2008,26:762-765.

18. Boisgérault F, Liu Y, Anosova N, et al. Differential roles of direct and indirect allorecognition pathways in the rejection of skin and corneal transplants. Transplantation, 2009, 15; 87: 16-23.

19. Chen X, Zhao S, Tang X, et al. Neutralization of mouse interleukin-17 bioactivity inhibits corneal allograft rejection. Mol Vis, 2011, 17: 2148-2156.

20. Saban DR, Bock F, Chauhan SK, et al. Thrombospondin-1 derived from APCs regulates their capacity for allosensitization. J Immunol, 2010, 15; 185: 4691-4697.

21. 黄晓莉,周炼红,艾明,等.TGF-β1 对大鼠高危角膜移植免疫排斥反应中植片 IL-10 表达的影响.眼科新进展,2009,29:12217.

22. 王炯,周炼红,艾明,等.TGF-β1 对大鼠高危角膜移植排斥反应及超微结构的影响.眼科新进展,2010,30:313-317.

23. Yang H, Cheng EY, Sharma VK, et al. Dendritic cells with TGF-β1 and IL-2 differentiate naive CD4+ T cells into alloantigen-specific and allograft protective Foxp3+ regulatory T cells. Transplantation, 2012, 27: 580-588.

24. 马慧香,徐锦堂,姜振友,等.角膜内皮细胞高表达 TGF-β1 的免疫学作用.眼科研究,2007,25:489-493.

25. Niederkorn JY. High risk corneal allografts and why they lose their immune privilege. Curr Opin Allergy Clin Immunol, 2010, 10: 493-497.

26. Hori J, Wang M, Miyashita M, et al. B7-H1-induced apoptosis as a mechanism of immune privilege of corneal allografts. J Immunol, 2006, 177: 5928-5935.

27. 褚建, 谢立信. 角膜免疫赦免机制的研究进展. 眼科新进展, 2000, 20: 226-229.

28. 李文静, 高晓唯, 任兵, 等. 诱导供体特异性前房相关免疫偏离对高危角膜移植排斥反应的影响. 国际眼科杂志, 2008, 8: 903-906.

29. Ji S, Yin X, Yang P. Effect of $CD4^+CD25^+$ regulatory T cells in the development of anterior chamber-associated immune deviation. Int J Ophthalmol, 2011, 4: 19-25.

30. Cursiefen C, Cao J, Chen L, et al. Inhibition of hemangiogenesis and lymphangiogenesis after normal-risk corneal transplantation by neutralizing VEGF promotes graft survival. Invest Ophthalmol Vis Sci, 2004, 45: 2666-2673.

31. Bachmann BO, Bock F, Wiegand SJ, et al. Promotion of graft survival by vascular endothelial growth factor: a neutralization after high-risk corneal transplantation. Arch Ophthalmol, 2008, 126: 71-77.

32. Hajrasouliha AR, Funaki T, Sadrai Z, et al. Vascular endothelial growth factor-C promotes alloimmunity by amplifying antigen-presenting cell maturation and lymphangiogenesis. Invest Ophthalmol Vis Sci, 2012, 53: 1244-1250.

33. Khan A, Fu H, Tan LA, et al. Dendritic cell modification as a route to inhibiting corneal graft rejection by the indirect pathway of allorecognition. Eur J Immunol, 2013, 43: 734-746.

34. Schwartzkopff J, Schlereth SL, Berger M, et al. NK cell depletion delays corneal allograft rejection in baby rats. Mol Vis, 2010, 2; 16: 1928-1935.

35. Hori J, Taniguchi H, Wang M, et al. GITR ligand-mediated local expansion of regulatory T cells and immune privilege of corneal allografts. Invest Ophthalmol Vis Sci, 2010, 51: 6556-6565.

36. Cunnusamy K, Chen PW, Niederkorn JY. IL-17A-dependent CD4+CD25+ regulatory T cells promote immune privilege of corneal allografts. J Immunol, 2011, 15: 6737-6745.

37. Zhang H, Grimaldo S, Yuen D, et al. Combined blockade of VEGFR-3 and VLA-1 markedly promotes high-risk corneal transplant survival. Invest Ophthalmol Vis Sci, 2011, 52: 6529-6535.

38. Tan Y, Cruz-Guilloty F, Medina-Mendez CA, et al. Immunological disruption of antiangiogenic signals by recruited allospecific T cells leads to corneal allograft rejection. J Immunol, 2012, 15 (188): 5962-5969.

39. Guo X, Jie Y, Ren D, et al. In vitro-expanded CD4 (+) CD25 (high) Foxp3 (+) regulatory T cells controls corneal allograft rejection. Hum Immunol, 2012, 73: 1061-1067.

40. Nicholls SM, Dick AD. Lack of IFN-gamma synthesis in aqueous humor during corneal graft rejection correlates with suppressed nitric oxide production by macrophages. Invest Ophthalmol Vis Sci, 2008, 49: 4923-4930.

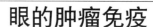

第六章
眼的肿瘤免疫

眼肿瘤免疫是指机体免疫系统对眼肿瘤产生的免疫反应及眼肿瘤发生和发展的免疫机制。随着近几年对眼肿瘤免疫和分子生物学研究的进展及对眼免疫赦免机制的深入了解，人们对眼肿瘤有了更深入的认识，新开展的肿瘤靶向治疗和免疫治疗显示出良好的治疗效果，为眼肿瘤患者带来曙光。

第一节　眼免疫赦免与肿瘤免疫逃逸机制

长期以来人们认为免疫系统对体内肿瘤的生长起着重要的免疫监视（immune surveillance）作用，即通过识别肿瘤抗原来消除肿瘤或限制其生长。免疫系统可分为两大类：先天性免疫系统（innate immune system）和获得性免疫系统（adaptive immune system）。先天性免疫的特点是缺乏抗原特异性和没有免疫记忆。参与先天性免疫的细胞包括巨噬细胞、树突状细胞（dendritic cell，DC），调节性 T 细胞（Treg cell）和自然杀伤细胞（natural killer cell，NK 细胞）。在先天性免疫中，NK 细胞是肿瘤免疫监视的重要成分。NK 细胞不仅可以通过细胞介导的肿瘤溶解功能杀死肿瘤细胞，还可通过细胞因子，如干扰素（interferon-γ）的分泌来诱导肿瘤的凋亡。MHC- I 低表达的细胞对 NK 细胞介导的细胞杀伤更敏感。获得性免疫是由具有抗原特异性和免疫记忆的 T 细胞介导的反应。Treg 细胞包括抗原特异性的抑制性 CD8⁺ T 细胞和抑制性 CD4⁺ T 细胞。Treg 细胞诱导活化后可产生非补体结合抗体。T 细胞可通过识别特异性的肿瘤抗原来消除肿瘤，起着重要的免疫监视作用。

但免疫系统健全的人也会有肿瘤的生长，也就是说在免疫监视功能正常的情况下，一些肿瘤仍然可以躲避免疫系统的监视而得到迅速生长。但近几年的研究表明免疫系统是一把双刃剑，肿瘤抗原引起的强免疫反应可控制肿瘤的生长，但弱的免疫反应反而刺激肿瘤生长，使肿瘤不被免疫细胞识别。有研究表明，肿瘤抗原可能通过免疫编辑（immunoediting）的机制被剪辑或去除掉，从而不被免疫效应细胞所识别而达到逃避免疫细胞监视的结果。

眼睛是一重要的免疫赦免（immune privilege）器官，这一概念起源于 Kaplan 和 Streilein 提出的前房相关免疫偏离（ACAID）的观点。多种眼睛的解剖及生物化学特征决定着其免疫赦免特性。例如，MHC- I 在眼睛组织低表达，从而对 CD8⁺ T 细胞免疫反应不敏感；前房液含有多种免疫抑制分子，如转化生长因子（TGF-β）、促黑素细胞激素（melanocyte-stimulating hormone，α-MSH）等；细胞表面分子 FasL、PD-L1/PD-L2 的表达可诱导活化的 T 细胞凋亡。那么在这样的特殊微环境中，免疫监视的功能又怎样呢？眼部的免疫监视效应细胞的功能可以受眼部微环境的调节，总结如下：

1. 自然杀伤细胞　NK 细胞在体内具有强大的免疫监视功能，但房水中 TGF-β 和巨噬细胞移动抑制因子（macrophage migration inhibitory factor，MIF）可明显抑制 NK 细胞的细胞溶解功能。

2. 树突状细胞/巨噬细胞　前房中 α-MSH 和 TGF-β 能够抑制树突状细胞/巨噬细胞释放一氧化氮，从而抑制先天性免疫反应。前房液中的 TGF-β 使树突状细胞/巨噬细胞不能有效地刺激 CD4⁺ 和 CD8⁺ T 细胞，从而导致调节性 T 细胞（Treg）的活化。

3. 效应 T 细胞　CD4⁺ T 细胞识别 MHC-II 呈递的多肽而 CD8⁺ T 细胞识别 MHC- I 呈递的抗原。眼组织 MHC- I 呈低表达状态，使得其对 CD8⁺ T 细胞介导的细胞溶解不敏感。另外，前房的 TGF-β 和 α-MSH 影响着 T 细胞的分化，可以通过激活 Treg 而下调获得性免疫活性。虹膜、睫状体和视网膜的色素上皮细胞表达程序性死亡配体 -1（programmed death ligand-1，PD-L1）可以与活化的 T 细胞结合，诱导产生 Treg，从而使效应性 T 细胞功能降低。

4. γδT 细胞　前房中的 γδT 细胞参与 Treg 细胞的诱导。

总之，所有免疫监视的效应细胞在免疫赦免的眼内均受抑制或参与 Treg 细胞的活化。眼部这一免疫赦免的特性使得先天性免疫和获得性免疫反应均受限，从而为眼肿瘤的生长和逃避免疫系统监视提供了有利的条件。

眼免疫赦免为肿瘤的生长提供有利的条件，但与非免疫赦免器官相比，眼肿瘤的发生率并不高。葡萄膜黑色素瘤是成年人最常见的眼内肿瘤，但比皮肤黑色素瘤发生率低 30 倍，尽占每年肿瘤发生总数的 1%。是不是眼部还有其他特殊的免疫监视机制呢？近年来比较受关注的是肿瘤坏死因子相关凋亡诱导配体（tumor necrosis factor-related apoptosis-inducing ligand, TRAIL）。TRAIL 是 TNF 家族的成员之一，与其受体（TRAIL-R1 和 TRAIL-R2）结合可以诱导细胞凋亡。包括葡萄膜黑色素瘤在内的很多肿瘤细胞表达 TRAIL 的受体，而多数正常的细胞不表达 TRAIL 受体或者表达一种拮抗受体抑制 TRAIL 诱导的凋亡。比较有趣的是，眼部组织构成性表达 TRAIL，这可能起到一定的眼部免疫监视作用。

第二节　肿瘤的免疫治疗

在过去二十年中肿瘤的治疗逐渐由非特异性的细胞毒性制剂向高选择性的肿瘤靶点治疗（targeted approach）和免疫治疗（immunotherapy）转化。随着对肿瘤机制的逐渐认识，肿瘤的靶向治疗和免疫治疗日益受到重视，显示出良好的应用前景。靶点治疗旨在抑制肿瘤生长中的重要分子通路，而免疫治疗指刺激机体自身抗肿瘤的免疫反应。

一、抗体免疫治疗

在过去的三十年中，抗体治疗日益受到重视。抗体免疫治疗（antibody-based immunotherapy）是一种靶向性治疗，针对肿瘤抗原或信号分子，特异性高，成为肿瘤免疫治疗的新方向。抗体免疫治疗主要通过以下几个机制来发挥抗肿瘤的作用。

1. 制作特殊结构的抗体　双特异性抗体是近几年新研制出的一种特殊抗体，它具有双重抗体亲和性，即可同时识别两种肿瘤抗原或识别一种肿瘤抗原和肿瘤生长相关的特定靶点。这种抗体要比传统的只识别单一位点的抗体效率要高。

2. 刺激自身的抗肿瘤免疫反应　治疗性抗体可识别肿瘤抗原，标记肿瘤细胞，促进抗原呈递，通过诱导获得性免疫可以间接地刺激抗肿瘤的免疫反应，从而起到类似疫苗的抗肿瘤作用。

3. 调节免疫反应的强度　在生理情况下，免疫系统的审核点（checkpoints）对维持自身耐受、防止自身免疫性疾病起着非常重要的作用。肿瘤细胞能够通过改变审核点蛋白的表达量来改变免疫系统对肿瘤的反应。多数用于肿瘤治疗的抗体是直接针对肿瘤细胞的，但阻断免疫系统审核点的抗体可以通过调节淋巴细胞的受体和配体来增强自身免疫系统的抗肿瘤活性。在临床肿瘤的免疫治疗方面，有两个最受关注的免疫审查点受体（immune-checkpoint receptor）。一个是 CTLA4（cytotoxic T-lymphocyte-associated antigen 4），它可以下调 T 细胞的活化。在小鼠的肿瘤模型中，抗体阻断 CTLA4 可以增强自身抗肿瘤的免疫力。临床研究已证实抗 CTLA4 抗体在黑色素瘤中具有抗肿瘤的活性。在晚期皮肤黑色素瘤患者，抗 CTLA4 治疗是第一个可以提高生存率的治疗方法。该制剂已于 2010 年经美国 FDA 批准使用。另外一个重要的免疫审查点受体是 PD-1（programmed cell death 1），它是 T 细胞信号通路的共抑制分子。早期的临床试验表明阻断 PD-1 信号通路在多种肿瘤中都可诱导肿瘤退化。调节性 T 细胞在肿瘤的发生和生长过程中也起着重要的作用，研究者用单克隆抗体降低调节性 T 细胞的活性，从而增强细胞毒性 T 细胞的抗肿瘤活性。

4. 靶向细胞毒性制剂免疫交联物（immunoconjugates）　这是通过在抗体上交联放射性或毒性制剂从而增强靶向性抗体的作用效应。

二、细胞免疫治疗

细胞免疫治疗是通过输入自体或异体特异性或非特异性肿瘤杀伤细胞，从而起到抗肿瘤的作用。希望通过用免疫细胞来杀伤肿瘤细胞但不损伤自身组织。可用于细胞免疫的细胞有多种，近几年被大家关注较多的有树突状细胞，T 细胞和 NK 细胞。

1. 树突状细胞（dendritic cells）　具有加工抗原并呈递给 T 细胞的功能，从患者的体内提取树突状细胞，在体外加入肿瘤抗原，活化后的树突状细胞再回输入患者体内，从而起到抗肿瘤的效果。该方法还处于研究探索阶段，效果有待进一步的证实。

2. 肿瘤浸润淋巴细胞（tumor infiltrating lymphocytes，TIL）　是从肿瘤组织中分离出来的 T 淋巴细胞，在体外扩增后再输入患者体内，具有一定的特异性抗肿瘤活性。但这些细胞在体内存在时间较短，只能有短期的抗肿瘤效果。

3. NK 细胞　在体内具有强大的免疫监视功能，且具有控制肿瘤局部生长和远端转移的作用，但在肿瘤患者 NK 细胞的功能往往有缺陷，不能深入肿瘤组织，所以将同种异源功能正常的 NK 细胞输入患者体内可起到抗肿瘤的效果。有临床试验已证实 NK 细胞免疫治疗在一些晚期的癌症患者中有短期抗肿瘤作用。但由于是异体来源的细胞，还有待优化技术减少治疗相关的风险和毒性作用，长期治疗效果还不清楚。

三、肿瘤疫苗

肿瘤疫苗分为两种，一种是预防性疫苗，另一种是治疗性疫苗。人乳头状病毒疫苗是一种预防性疫苗，可有效地预防宫颈癌的发生。治疗性疫苗是将疫苗给已经患有肿瘤的患者，激发患者机体对肿瘤的免疫应答反应，从而达到抗肿瘤的目的。目前治疗性肿瘤疫苗作为联合治疗中的辅助治疗方法。

1. 肿瘤细胞疫苗　是将自体或异体肿瘤细胞或其提取物经处理，加入佐剂增强免疫原性。这一方法的理论根据是肿瘤细胞包含有大量的肿瘤相关抗原，包括突变的蛋白，覆盖面广。

2. 特异性抗原疫苗　指用同种或异种肿瘤抗原诱导机体对该抗原产生免疫应答，打破肿瘤免疫耐受机制，达到抗肿瘤的目的。过去的疫苗主要是由小的多肽分子制作而成，这些多肽在体内的半衰期短且不易引起细胞免疫反应，临床效果欠佳。随着近几年对树突状细胞等免疫细胞应答的深入认识，人们发现添加免疫佐剂，如树突状细胞活化剂，可以增强多肽疫苗的活性。最近的研究表明，将 IL-2 作为免疫刺激剂加入多肽疫苗中可极大地增强疫苗的免疫活性，提高患者的生存率。也有研究者尝试用长的多肽分子或整个蛋白分子来制作疫苗，还处于早期试验阶段。

第三节　常见眼肿瘤的免疫

一、葡萄膜黑色素瘤

葡萄膜黑色素瘤是来源于虹膜、睫状体或脉络膜的恶性肿瘤。尽管近年来在其诊断和局部肿瘤治疗上有了突飞猛进的发展，但目前的治疗并不能控制肿瘤的远处转移，患者的生存率并没有得到提高，新研制出的靶向治疗和免疫治疗取得的鼓舞人心的初期结果，为晚期已转移的葡萄膜黑色素瘤患者带来了曙光。

人类葡萄膜黑色素瘤表达多种黑色素瘤特异性（melanoma-specific）抗原及黑色素瘤相关（melanoma-associated）抗原。虽然这些肿瘤特异性抗原具有诱导体液免疫和细胞免疫的能力，但眼部特殊的微环境使得肿瘤免疫反应受到明显地抑制。在葡萄膜黑色素瘤的组织中有 T 细胞和巨噬细胞的浸润，分别称为肿瘤浸润淋巴细胞（tumor-infiltrating lymphocytes，TIL）和肿瘤浸润巨噬细胞（tumor-infiltrating macrophages，TIM）。研究发现，肿瘤组织中的巨噬细胞是 M2 亚型的，具有抑制 T 细胞和促进肿瘤生长的作用，而浸润肿瘤组织中的淋巴细胞不能分化为成熟的效应细胞，多数转化为 Treg 细胞。M2 型巨噬细胞相关的免疫抑制作用可促进肿瘤的新生血管形成和远端转移。这些免疫细胞在葡萄膜黑色素肿瘤组织的表达与患者预后呈负相关，这说明一些眼内肿瘤引起的免疫反应可能促进肿瘤的生长。葡萄膜肿瘤组织中高表达 PD-L1，这一配体与 T 细胞上的 PD-1 受体结合抑制 T 细胞的活化。从葡萄膜黑色素瘤患者体内分离的 CD8$^+$ 淋巴细胞在可杀死体外培养的葡萄膜黑色素瘤细胞，但在体内黑色素瘤细胞对 CD8$^+$ T 细胞介导的细胞溶解有抵抗作用，可能与眼部微环境中免疫分子表达发生变化有关。

另外，葡萄膜黑色素瘤细胞对 NK 细胞诱导的细胞溶解非常敏感，其过程与 MHC-I 分子的表达呈负相关。前房水中的 TGF-β 可下调 MHC-I 分子在葡萄膜黑色素瘤细胞的表达，从而增强葡萄膜黑色素瘤细胞对 NK 细胞诱导的细胞溶解的敏感性。所以部分研究者认为 NK 细胞在葡萄膜黑色素瘤中起着非常重要的免疫监视作用。但也有研究证实前房水中的 TGF-β 和巨噬细胞移动抑制因子（macrophage migration inhibitory factor，MIF）可抑制 NK 细胞的活力，因此虹膜黑色素瘤可逃离 NK 细胞的免疫监视。动物实验表明移植于皮下的肿瘤细胞悬液很快被排斥，但移植入前房后肿瘤细胞可迅速生长。所以眼内这样特殊的环境使脉络膜黑色素瘤逃离了 NK 细胞介导的免疫监视。葡萄膜黑色素瘤的高病死率主要由于其极易远处转移至肝脏。葡萄膜黑色素瘤细胞分为两种类型，一种为 MHC-I 高表达，另外一种为 MHC-I 低表达。但当 MHC-I 低表达的肿瘤细胞离开眼部时，就很快被 NK 细胞消除。而转移的 MHC-I 高表达的肿瘤细胞可抵抗 NK 细胞的杀伤作用，形成转移癌。因此，MHC-I 在葡萄膜黑色素瘤的高表达与肿瘤恶性程度高和患者低生存率有关。NK 细胞可以控制葡萄膜黑色素瘤肝转移率。但这种 MHC-I 高表达的转移肿瘤细胞对 NK 细胞有抵抗性，成为葡萄膜黑色素瘤细胞免疫治疗的重要障碍，使得我们必须探索新的治疗方法。

近几年，随着对肿瘤分子生物学和免疫调控机制的进一步了解，新研制出的靶向治疗和免疫治疗在葡萄膜黑色素瘤中取得了鼓舞人心的初期结果。研究发现，血管内皮生长因子（vascular endothelial growth factor，VEGF）在葡萄膜黑色素瘤中表达增高，并对肿瘤的生长起着至关重要的作用。最近的临床试验结果表明，抗VEGF的抗体贝伐单抗（bevacizumab）可有效地减小肿瘤的大小。伊匹木单抗（ipilimumab）是另外一个受关注的免疫治疗药物，它是抗CTLA-4的单克隆抗体，通过阻断免疫核查点分子CTLA-4，来提供机体抗肿瘤的免疫力。三期临床试验已证实抗CTLA4抗体在皮肤黑色素瘤中具有抗肿瘤的活性，且在晚期皮肤黑色素瘤患者，抗CTLA4治疗是第一个可以提高生存率的治疗方法。该制剂已于2010年经美国FDA批准为晚期皮肤黑色素瘤的一线和二线药物。在葡萄膜黑色素瘤转移的患者中，初步临床试验表明该药物可起到稳定病情，提高生存率的效果。全面评估该药物在葡萄膜黑色素瘤的多中心临床试验正在进行中。

二、原发性眼内淋巴瘤

原发性眼内淋巴瘤（primary intraocular lymphoma, primary vitreoretinal lymphoma）是一种罕见的非霍奇金B细胞淋巴瘤。它是原发性中枢神经系统淋巴瘤的一种类型，主要累及玻璃体和（或）视网膜。原发性眼内淋巴瘤的临床表现与慢性葡萄膜炎的表现非常类似，所以及时诊断非常困难。诊断性玻璃体切除术中获取组织样本是诊断眼内淋巴瘤的主要方法。细胞学检查发现异形细胞是诊断的重要证据，而细胞因子和分子生物学检查也可为诊断提供有价值的证据。白介素-10（IL-10）的异常增高或IL-10/IL-6比值大于1提示淋巴瘤的可能。分子生物学方法检测到免疫球蛋白重链（IgH）或TCR基因重排也为诊断B或T细胞淋巴瘤提供重要的依据。免疫组织化学检测B细胞表面分子（CD19、CD20、CD22等）是检测B细胞源性淋巴瘤的方法之一。

三、视网膜母细胞瘤

视网膜母细胞瘤是儿童常见的眼内恶性肿瘤，其致病基因（*RB1*）定位于13号染色体的长臂。*RB1*突变导致RB蛋白的失活，从而发展为视网膜母细胞瘤。

人们在视网膜母细胞瘤周围的血管上发现了TIM和TIL的表达，而在视网膜母细胞瘤的组织中NCAN、MHC-Ⅱ和Thy-1高表达，MHC-Ⅰ和ICAM-1呈低表达。这些研究表明免疫调节在肿瘤发病机制中起一定的作用。

视网膜母细胞瘤发生退行性变或坏死是该肿瘤的一个突出特点。视网膜母细胞瘤的自发性消退率（1%）显著高于其他恶性肿瘤（0.01%）。这种高比例的自然消退倾向，被认为与免疫监视和抗肿瘤的免疫反应密切相关。肿瘤的自然消退有两种类型，一为伴剧烈炎

症反应的破坏视功能的肿瘤排斥，可能与迟发型超敏反应有关；另一类为局部炎症反应轻微的保存视功能的肿瘤排斥，可能与肿瘤特异性T细胞对肿瘤特异性杀伤有关。研究发现视网膜母细胞瘤细胞具有一定的免疫原性，患者体内有肿瘤特异性T细胞，IL-2可诱导这些淋巴细胞对肿瘤细胞产生特异性杀伤作用，而不影响正常细胞。因此，人为添加IL-2或应用其他方法活化局部的肿瘤特异性T细胞，可能是视网膜母细胞瘤免疫治疗的一个研究方向。

（陈　玲　陈之昭　张　梅）

主要参考文献

1. 孙为荣，牛膺筠.眼科肿瘤学.北京：人民卫生出版社，2004：109-112.

2. 杨培增.临床葡萄膜炎.北京：人民卫生出版社，2004：737-750.

3. 李志杰，彭广华，李辰.眼免疫性疾病.河南：河南科学技术出版社，2001：352-357.

4. Rosenberg A. Progress in human tumor immunology and immunotherapy. Nature, 2001, 411: 380.

5. Chen PW, Ksander BR. Influence of immune surveillance and immune privilege on formation of intraocular tumors. Chem Immunol Allergy, 2007, 92: 276-289.

6. Niederkorn JY, Wang S. Immunology of intraocular tumors. Ocular Immunology and Inflammation, 2005, 13: 105-110.

7. McKenna KC, Chen PW. Influence of immune privilege on ocular tumor development. Ocul Immunol Inflamm, 2010, 18: 80-90.

8. Bosch JJ. Immunotherapy of uveal melanoma. Dev Ophthalmol, 2012, 49: 137-149.

9. Spagnolo F, Caltabiano G, Queirolo P. Uveal melanoma. Cancer Treatment Review, 2012, 38: 549-553.

10. Vanneman M, Dranoff G. Combining immunotherapy and targeted therapies in cancer treatment. Nature, 2012, 12: 237-251.

11. Mellman I, Coukos G, Dranoff G. Cancer immunotherapy comes of age. Nature, 2011, 480-489.

12. Weiner LM, Murray JC, Shuptrine CW. Antibody-based immunotherapy of cancer. Cell, 2012, 148: 1081-1084.

13. Fromm PD, Gottlieb D, Bradstock KF. Cellular therapy to treat haematological and other malignancies: progress and pitfalls. Pathology, 2011, 43: 605-615.

14. Palucka K, Banchereau J. Cancer immunotherapy via dendritic cells. Nature, 2012, 12: 265-277.

15. Levy EM, Roberti MP, Mordoh J. Natural killer cells in human cancer: from biological functions to clinical applications. Journal of Biomedicine and Biotechnology, 2011, Epub Apr 26.

16. Pardoll DM. The blockade of immune checkpoints in cancer immunotherapy. Nature, 2012, 12: 252-264.

17. Cheng M, Zhang J, Jiang W, et al. Natural killer cell lines in tumor immunotherapy. Front Med, 2012, 6: 56-66.

18. Chambers CV. Cancer vaccines. Prim Care, 2011, 38: 703-715.

19. Gilbert SC. T-cell-inducing vaccines-what's the future. Immunology, 2011, 135: 19-26.

20. Chan CC, Wallace DJ. Intraocular lymphoma: update on diagnosis and management. Cancer Control, 2004, 11: 285-295.

21. Chan CC, Rubenstein JL, Coupland SE, et al. Primary vitreoretinal lymphoma: a report from an International Primary Central Nervous System Lymphoma Collaborative Group symposium. Oncologist, 2011, 16(11): 1589-1599.

22. Chan CC, Buggage RR, Nussenblatt RB. Intraocular lymphoma. Curr Opin Ophthalmol, 2002, 13: 411-418.

23. Whitcup SM, Park WS, Gasch AT, et al. Use of microdissection and molecular genetics in the pathologic diagnosis of retinoblastoma. Retina, 1999, 19: 318-324.

24. Kaplan HJ, Streilein JW. Immune response to immunization via the anterior chamber of the eye. I. F1 lymphocyte induced-immune deviation. J Immunol, 1977, 118: 809-814.

25. Sica. Role of tumour-associated macrophages in cancer-related inflammation. Exp Oncol, 2010, 32: 153-158.

26. Bronkhorst IH, Jager MJ. Uveal Melanoma: The Inflammatory Microenvironment J Innate Immun, 2012, Feb 1.

27. Matt W, van der Slik AR, Verhoeven DH, et al. Evidence for natural killer cell-mediated protection from metastasis formation in uveal melanoma patients. Invest Ophthalmol Vis Sci, 2009, 50: 2888-2895.

28. Madigan MC, Penfold PL. Human retinoblastoma: a morphological study of apoptotic, leukocytic, and vascular elements. Ultrastruct Pathol, 1997, 21: 95-107.

29. Madigan MC, Penfold PL, King NJ, et al. Immunoglobulin superfamily expression in primary retinoblastoma and retinoblastoma cell lines. Oncol Res, 2002, 13: 103-111.

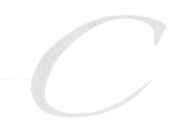

第七章
眼创伤的免疫

眼创伤（ocular trauma）是眼科和视觉科学的重要组成部分。眼的结构精细而娇嫩，功能特殊而重要，任何轻微的创伤均可致严重后果，甚或致盲。免疫因素在眼创伤的病理生理过程中扮演重要角色。

眼部的创伤包括机械性损伤、烧伤、辐射伤、化学伤、眼球挫伤及穿孔伤等。各种损伤都可以直接或间接引起免疫系统的改变。这些改变包括全身和局部免疫组织的损伤、创伤刺激使局部免疫功能亢进、创伤产生的一些介质促进或抑制免疫功能以及损伤后眼组织抗原释放，诱发自身免疫反应参与损伤的病理过程。尤其是创伤后感染所产生一系列非特异性或特异性免疫反应等。这些免疫反应使创伤引起的病理过程愈加复杂。眼创伤免疫表现在机体内部的病理过程，不是一个独立的因素和现象，而是免疫性病理和创伤性组织损伤等综合起来相互影响的一个复杂过程。在理论和临床上必须考虑诸因素对机体造成的综合效应。对这一复杂过程的认知和深入探讨将降低致盲致残率，具有重要理论价值和临床应用价值，促进眼创伤免疫乃至眼科学与时俱进的发展。

眼创伤免疫现象早于19世纪末、20世纪初叶就受到免疫学家们的关注。1905年Fuchs首先描述的交感性眼炎即眼创伤免疫的典型现象。之后，不断有眼创伤免疫的实验和临床研究报道。20年前逐渐发展成专门学科，即眼免疫学（ocular immunology）。随着免疫学等生物医学的迅速发展，眼免疫学亦获得长足进步。然而，对眼创伤免疫尚缺乏系统深入的研究，对眼创伤免疫的分子机制和眼创伤免疫与感染的探讨，直接的证据和资料贫乏。本章仅概述相关信息，并着重于近20余年来国内外的发展状况，以资参考。

一、眼表创伤的免疫

眼表之概念建立在近年开创的眼表疾病（ocular surface disease，OCD）的基础上。OCD是由Nelson于1980年提出，概指损害眼表结构和功能的疾病。组织解剖学上，眼表包括上下睑缘灰线之间的全部黏膜上皮部分（主要为角膜和结膜上皮）。眼表及其他相关的眼前部组织创伤有辐射伤、烧伤、机械性损伤等，往往合并头部及全身的损伤，所以其免疫功能的改变包括了全身的和局部的改变。

（一）全身免疫功能的改变

1. 辐射伤　除局部组织损伤外，主要对血液系统和造血系统的破坏。功能活跃和生长迅速的细胞组织对辐射线最为敏感。因此辐射伤时，首先是巨噬细胞和中性粒细胞受抑制，细胞内各种酶活性下降；其次是淋巴细胞，抗体形成受抑制，T细胞功能明显下降。严重者其骨髓和造血系统遭破坏。Bito和Klein经实验证实花生四烯酸代谢产物参与了X线所致辐射伤的炎症反应。花生四烯酸代谢的某些产物，如前列腺素E_1，具有免疫抑制或调节作用。局部免疫功能之抑制是否与前列腺素E_1等花生四烯酸代谢产物有关，尚不得而知。花生四烯酸代谢产物与眼表辐射伤所致的炎症机制亦待深入探讨。

2. 烧伤　血清总补体与C1g明显下降，补体传统途径和旁路的活力都下降。烧伤患者血清中存在一种免疫抑制因子，抑制细胞免疫功能，T细胞数量减少，伤后3～10天最显著，以后逐渐恢复正常。

3. 机械伤（包括手术创伤）　可导致暂时性免疫抑制，抑制的程度和持续的时间与创伤的严重程度有关。免疫抑制表现为免疫球蛋白和补体的减少，巨噬细胞和中性粒细胞的功能异常，淋巴细胞对抗原的敏感性降低。烧伤和机械伤后出现的局部免疫抑制的详细机制有待探讨。

（二）局部免疫功能的改变

正常状态下循环血中可能存在一定量的抗角膜组织成分抗体。Verhagen和Kijlstra报道正常大鼠血中可测出其抗角膜54蛋白的抗体，但不引起炎症反应和其他病理生理效应。物理、化学或机械损伤将使局部的组织细胞结构和亚结构改变，遂致局部的生理生化以及免疫防护功能改变。眼前部创伤主要引起眼睑、结膜及角膜的损伤。损伤严重时，其组织和功能均遭破坏；损伤较轻时，局部抗体合成增加，主要是 IgG 的升高。

角膜和结膜的碱、酸和热烧伤是眼科，尤其是眼表常见的可致盲致残的重症急症，免疫反应至关重要地介导了这些物理化学伤的病理过程。林春生等报道了角膜碱烧伤可导致全身体液免疫和细胞免疫反应，从而参与该损伤的免疫病理损伤，或加剧二次烧伤后的病理损伤过程。免疫抑制剂能减轻其病理反应也证实免疫机制在其病理过程中的重要作用。李雪等观察比较了角膜碱、酸和热烧伤后角膜的抗原性分子变化和黏附分子表达。发现角膜碱烧伤后，变性抗原和抗体反应介导了其持续时间较长、损伤较严重的免疫病理损伤机制，而且碱烧伤后 CA-AR12 分别与大鼠线粒体细胞色素 C 氧化酶的亚基单位Ⅰ、Ⅱ和Ⅲ具有部分同源性。角膜碱烧伤后变性的抗原产生和释放，以及相应的免疫反应在其组织损伤进展迅速之过程中扮演重要角色。转化生长因子（transforming growth factor-β，TGF-β）是被称为具有细胞开关功能的细胞因子或生长因子，在细胞分化调控、机体的免疫炎症反应的负调节及组织的纤维增生方面起重要作用。研究发现房水中的 TGF-β$_2$ 含量变化与碱、酸和热致伤的类型有关；TGF-β$_2$ 通过影响角膜黏附分子的合成和表达而减轻病理损伤，促进创伤愈合；外源性重组 TGF-β$_2$ 对角膜烧伤后具有治疗作用，这种作用与其对黏附分子的调控作用有关。通过免疫组织化学和反转录聚合酶链反应（reverse transfer-polymerase chain reaction，RT-PCR），已发现角膜烧伤后细胞间黏附分子 -1（intercellular adhesion molecule-1，ICAM-1）、血管细胞黏附分子 -1（vascular cell adhesion molecule-1，VCAM-1）、CD44 和 E 选择素异常表达，而且 E 选择素 mRNA 的表达量在三种烧伤后的急性期明显低于正常。这些研究从分子水平深入阐述了角膜碱、酸、热烧伤后的免疫病理机制，为该常见致盲性角膜化学和热烧伤的进一步防治提供了理论基础。

二、眼穿孔伤的免疫

近年研究发现，前房是重要的免疫赦免部位，眼组织结构的完整性对维持眼内免疫微环境稳定有着重要作用。我国学者发现眼球穿孔伤可破坏这种免疫微环境，并引起免疫反应，最终导致眼炎症的发生。

眼球穿孔伤是眼部有别于其他种类和性质的一种特殊而严重的损伤，常伴有晶状体、葡萄膜、视网膜和玻璃体的损伤或脱出。这些组织细胞的异位、变性或变异可成为自身抗原，从而诱发体液和细胞免疫反应，继而致葡萄膜炎或眼内炎。参与眼球穿孔伤后炎症反

应的介质有很多，其中重要且作用机制比较明确的是前列腺素 E$_1$（prostaglandin E$_1$，PGE$_1$）。实验和临床研究结果显示，PGE$_1$ 是眼前节机械性穿破伤后炎症反应的重要因子，在外伤刺激或晶状体蛋白过敏状态下呈一定或中等程度增加。有限度增加的 PGE$_1$ 起着炎症介质和炎症调节双重作用。然而，在外伤后感染状态下，房水中 PGE$_1$ 高度增加伴随组织病理变化严重，高度增加的 PGE$_1$ 可能对组织病理变化有显著的促进或加剧作用。

一眼或两眼穿孔伤或手术后出现的双眼炎症反应，重者可致双眼失明。这种状况称为交感性眼炎（sympathetic ophthalmitis/ophthalmia，SO）。晶状体蛋白释出囊外诱发的眼内炎症称为晶状体源性眼内炎（lens-induced endophthalmitis）或晶状体过敏性葡萄膜炎（phacoallergic uveitis），约占眼穿孔的 35%，葡萄膜和视网膜组织成分诱发者约占 0.1%。

（一）晶状体源性眼内炎

晶状体源性眼内炎（lens-induced endophthalmitis）或晶状体过敏性葡萄膜炎，由眼穿孔伤后晶状体蛋白外溢至前房和玻璃体内而诱发。

1. 临床表现 一般在伤后 7～10 天出现炎症现象，表现为轻度前部葡萄膜炎，仅有轻度的房水混浊和少许灰白色小圆形 KP。虹膜的肉眼所见并无显著异常，无肿胀无粘连，这是区别于其他类型炎症的主要特征。11% 的病例健眼也可出现轻度前部葡萄膜炎，可谓交感性晶状体过敏性葡萄膜炎，必须与交感性眼炎鉴别。由于糖皮质激素和其他抗炎药的应用，已使典型的晶状体过敏性葡萄膜炎大大减少。然而，一种临床现象值得注意，即双眼间隔数周或更长时间后行使人工晶状体植入术，多数情况下后施术之眼的炎症反应较重，后发障明显，视功能要比先施术之眼的视功能稍差。据推测这可能与残留于眼内的晶状体蛋白及其诱发的免疫反应有关。该有趣现象需更多的临床观察证实，其详细机制亦待进一步研究探讨。

2. 临床免疫学 血清免疫球蛋白普遍升高，以 IgM 和 IgA 升高明显，随炎症的出现和程度递次增高。泪液的各类 Ig 亦升高，补体无明显改变。血清抗晶状体抗体阳性率达 55%，其滴度在 1:16 以上，高效价的抗晶状体抗体有诊断价值。细胞免疫方面，T 细胞增高，对特异性晶状体抗原的反应增强。晶状体抗原皮肤试验的阳性率明显高于无炎症组病例。临床组织病理观察显示前房内散在中性粒细胞、嗜酸性粒细胞和少量淋巴细胞。房角无粘连，有时可见吞噬细胞或泡沫样细胞。虹膜及睫状体轻度水肿，血管轻度扩张，基质内淋巴细胞、嗜酸性粒细胞及浆细胞弥漫性浸润，无

增生和坏死。残留的晶状体皮质周围大量的中性粒细胞和嗜酸性粒细胞。玻璃体后部、脉络膜及视网膜均无明显变化。

3．实验研究 晶状体蛋白的免疫原性的发现为现代眼免疫学之源，亦为机体自身组织细胞的免疫原性和自身免疫奠定了基础并提供了良好模型。正常眼房水可测出微量晶状体蛋白，房水和循环血中能测出一定量的相应抗体。但在一定状态下，晶状体蛋白将诱发眼内炎症反应，即晶状体蛋白源性眼内炎或晶状体蛋白过敏性葡萄膜炎。使用新西兰白兔进行的实验观察发现，晶状体蛋白源性眼内炎的发病和病理过程与全身和局部的 PGE_1 水平下降、晶状体蛋白的释放量、机体的致敏程度和免疫复合物的局部沉积有关；眼局部的组织病理变化为非肉芽肿性炎症或 Arthus 反应；PGE_1 可能作为重要的免疫或炎症抑制因子参与其病理过程。

4．诊断与治疗 主要根据晶状体外伤史及前部葡萄膜炎，特异性免疫，如周围血和房水中抗晶状体蛋白抗体之检测，有参考意义。治疗主要是首先清除损伤的晶状体及外溢的晶状体蛋白，同时局部和全身应用糖皮质激素类药物，一般能有效地控制炎症。

（二）交感性眼炎

交感性眼炎是一眼或两眼穿孔伤或手术后出现的双眼炎症反应。交感性眼炎之现象早在古希腊医学著作中已有记载。然而，近代对交感性眼炎的认识源于19世纪 William MacKenzie 的报道，他详细描述了该病症的临床特征并将其命名为交感性眼炎（sympathetic ophthalmitis，SO）。随后，Fuchs 描述了其组织病理学改变。在1950年糖皮质激素的应用前，该病存在诸多不解之谜，几乎被认为是不治之症，预后极差。激发眼即受伤眼的摘除与否至今仍有争议。然而，免疫抑制或调节剂的确有效地控制了炎症并大大改善了其预后，该病已不再是患者和医生的惊恐之症。

交感性眼炎的流行病学存在着很大差异，主要是该病的诊断依赖临床发现而非血清学和病理结果。所报告的发生率也与时下降。这种下降可能是因为对该病的正确认识和对交感性眼炎的误诊率下降。19世纪美国南北战争期间的发生率高达16%（Duke-Elder 和 Perkins）。1950年前的发生率大多在2%以上。朝鲜战争期间为1.9%（1950～1953），中越战争时（1979）所统计分析的297只眼战伤中眼球穿孔伤90只眼，占30.3%。3个月内仅一例疑似交感性眼炎。近年报道眼穿孔伤中交感性眼炎的发生率0.2%～0.5%，内眼手术后为0.01%。这些数据足以证实 SO 的发生率大大下降。

交感性眼炎的病因学被眼科学家和免疫学家关注，并研究了近一个多世纪，至今仍不甚清楚。认为是感染（细菌或病毒）或自身免疫病者各己见。后者认为是对葡萄膜色素上皮、视网膜抗原等的变态反应。近年来的研究表明交感性眼炎是以细胞免疫为主的变态反应性炎症。Wong 等（1971）用同种葡萄膜-视网膜抗原（即葡萄膜加视网膜色素上皮的提取物）能使交感性眼炎患者的淋巴细胞转化增强。Germany（1976）发现2例患者的淋巴细胞转化只对视网膜抗原刺激增强，而对葡萄膜抗原无反应。Marak（1971，1976）用视网膜色素上皮抗原、视网膜抗原、晶状体抗原均可使交感性眼炎患者的淋巴细胞转化活性明显升高。Wacker（1981）用视网膜中提取的 S 抗原以及 Marak 用感光细胞外节的多肽碎片抗原都可以引起典型的实验性交感性眼炎。不同的实验动物在病理上略有差异；不同的抗原浓度，其炎症表现也不一致。低浓度者只引起非肉芽肿型炎症，高浓度者引起肉芽肿型炎症，严重者也可出现 Arthus 反应。然而，交感性眼炎患者的血清中未查到抗 S 抗原抗体。而且，Wu 及其同事发现交感性眼炎的脉络膜毛细血管无炎症，其原因尚不得而知。Jakobiec 等（1983）用单克隆抗体技术在交感性眼炎的伤口附近的淋巴细胞主要是 OKT8[+] 抑制性／细胞毒 T 细胞亚群，B 细胞只有5%。所以在病理切片中很少有浆细胞。临床研究还表明，交感性眼炎与某些 HLA 抗原高频表达有关。Grews 和 Reynard 等分别发现 HLA-B40 和 A11 抗原频率在交感性眼炎患者中有所增加；有趣的是，在英国和爱尔兰人以及日本人的交感性眼炎患者中均发现 HLA-DRB1*04、DQA1*03 和 DRB1*04 的高频表达。而我国患者中 HLA-B22 抗原频率明显高于正常对照组，其相对危险率为7.34（$P<0.05$）。这些结果提示，交感性眼炎的发生可能与免疫遗传因素有关，而且可能存在种族差异。然而，诸因素之间的内在联系尚待深入研究探讨。

前房相关免疫偏离（ACAID）现象是眼免疫学晚近的重要成果之一，即抗原接种入前房或眼内组织抗原进入前房诱导出全身特异性 DTH 和补体结合性抗体，但却保留细胞毒性 T 细胞反应和非补体结合性免疫反应。在角膜穿孔伤后将抗原注入小鼠前房，发现可以破坏 ACAID 的形成，即出现了迟发型过敏反应，伴有 γ-干扰素大量产生，但 IL-10、TGF-β1 产生显著减少，同时 $CD4^+CD25^+Foxp3^+$ T 细胞频率降低。此种迟发型过敏反应的出现和 Th1 细胞激活与交感性眼炎的发生有关，即眼前房相关免疫偏离的消失可能参与了交感性眼炎的发病机制和发病过程。

关于穿孔伤口在发病中的作用，被认为是眼内组织脱出至结膜下或眼球表面，其抗原启动眼球表面及结膜丰富的淋巴样组织，或将眼内抗原携带至脾和淋巴结而发生变态反应。这种反应克服了 ACAID 的抑制作用，从而导致了交感性眼炎发生。这些复杂的局部和全身反应以及信号的传递机制有待进一步研究。从统计学上看在角膜缘处的伤口和有眼内组织脱出的病例，其交感性眼炎发生率就高。近年来显微手术的开展，对眼穿孔伤病例进行早期的清创缝合，可能预防交感性眼炎的发生，或降低发生率和减轻其炎症反应。

综上所述，交感性眼炎主要是由 T 细胞介导的迟发型变态反应，其免疫原物质目前还不能确认。但是，诸多实验和临床事实表明感染因素在交感性眼炎的发病机制中起重要作用，尽管感染的确切病原微生物还不甚明了。病原微生物的感染或亚临床感染很可能激发或加剧炎症反应；或者起到免疫佐剂样作用，使创伤眼的自身免疫机体从自身免疫现象发展成自身免疫性眼病，即交感性眼炎。有效控制感染大大降低其发生率，以及免疫抑制剂的应用显著减轻了其炎症反应，乃该理论的有力佐证。因此，有理由认为交感性眼炎是与免疫遗传因素、自身免疫因素和感染共同作用的结果；眼前房相关免疫偏离现象的消失可能参与了交感性眼炎的发病机制和发病过程。

在诊断上，交感性眼炎与晶状体过敏性葡萄膜炎在发病学及临床症状上有相似之处，但在治疗和预后的判断有很大差异，必须认真加以区别（表 2-3）。

表 2-3　晶状体过敏性葡萄膜炎与交感性眼炎的鉴别

	晶状体过敏性葡萄膜炎	交感性眼炎
部位	以前部葡萄膜为主	全葡萄膜
发病时间	伤后 7～10 天	伤后 4～8 周
临床表现	轻，仅有 Tyn(+)、KP(+)、虹膜及眼底改变较轻	重，前房渗出多、虹膜增厚、广泛粘连玻璃体及眼底改变显著
病理学	晶状体周围以中性粒细胞及嗜酸性粒细胞浸润为主，可呈 Arthus 反应	肉芽肿性炎症
免疫学	以抗原 - 抗体复合物反应为主，血清抗晶状体抗体阳性率高，效价高	以细胞免疫反应为主，自身抗体的出现和效价不定
病程	短	长
预后	较好	不佳

三、眼创伤后感染的免疫

眼部创伤后的感染比较容易发生。结膜囊内寄生多种细菌和其他微生物，许多细菌具有抵抗机体的防御的能力。如葡萄球菌的凝集酶 α- 毒素、酯酶、杀白细胞素、蛋白 A 等都有抵抗人体的吞噬细胞、中性粒细胞和一些抗体的作用；链球菌的细胞壁内的透明质酸和 M 蛋白都是抗吞噬的成分；肺炎双球菌细胞壁表面的多糖类也具有抗吞噬作用。眼部受伤，眼前部的免疫组织易遭破坏，吞噬细胞和中性粒细胞的功能首先受抑制和破坏，其次是淋巴细胞。正常情况下，眼的前房水、晶状体和玻璃体均无血管和免疫炎症细胞，是良好的培养基。细菌等微生物借伤而入，迅速繁殖生长，再与趋化浸润的免疫炎症细胞相互作用，遂致一系列病理和免疫病理反应。

眼创伤后感染所引起的免疫反应，有以下几个因素：①许多细菌的某些成分或细胞壁上某些成分都具有抗原性，这些成分多为蛋白质和多糖类，都能诱发体液免疫反应，病毒和真菌则引起细胞免疫反应；②组织感染后，可以改变其组织细胞的抗原性，而引起针对自身组织的免疫反应；③眼组织的抗原性都比较弱，而感染的微生物可起着佐剂（增强免疫反应）或佐剂样作用，使之发生或加强自身免疫反应，或使自身免疫反应转化为自身免疫性眼病，或使已存在的自身免疫性眼病恶化。因此有人认为眼的自身免疫病的发生、加剧或复发都有一定的感染基础。眼创伤后感染的有效控制是防止或减轻一系列免疫病理反应、保存或挽救视功能的至关重要的因素。

（胡世兴　杨培增）

主要参考文献

1. 刘善宝. 晶体过敏性色素膜炎的临床免疫病理分析. 中华眼科杂志, 1985, 21: 211.
2. 金炎. 眼球穿孔伤后临床免疫学研究. 眼科研究, 1983, 1: 157.
3. 胡世兴, 刘善宝, 金炎. 前列腺素 E1 在眼球前段穿破伤病理过程中的作用. 第一军医大学学报, 1987, 7: 6-7.
4. 胡世兴, 金炎. 感染性和过敏性眼内炎的房水前列腺素 E1 和组织病理变化. 眼科学报, 1986, 2: 253-257.
5. 彭广华, 李志杰, 李辰. 外伤性眼内炎对眼免疫赦免状态的影响. 眼科研究, 2000, 18(4): 339-342.
6. 林春生, 林玉清. 小鼠角膜碱烧伤免疫反应和实验研究. 眼外伤职业病杂志, 2002, 24: 319.
7. 李雪, 徐锦堂, 崔浩. 兔眼碱、酸、热烧伤后蛋白抗原性变化的研究. 眼外伤职业病杂志, 2003, 25: 149-151.
8. 杨培增. 临床葡萄膜炎. 北京：人民卫生出版社, 2004.
9. Chu, DS, CS Foster. Sympathetic ophthalmitis. Int Ophthalmol Clin, 2002, 44: 179-185.
10. Okumoto M. The immunopathogenesis of staphylococcal

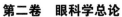
infections. Internal Ophthalmol Clin, 1985, 25: 133.

11. Verhagen C, AC Breebaart, MS Suttorp-Schulten, et al. Induction of autoantibodies to rat corneal protein 54. Clin Exp Immunol, 1992, 88: 101-106.

12. Lei F, Zhang J, Zhang J, et al. A penetrating ocular injury can affect the induction of anterior chamber-associated immune deviation. Mol Vis, 2008, 14: 327-333.

13. Abu El-Asrar AM, Al Kuraya H, Al-Ghamdi A. Sympathetic ophthalmia after successful retinal reattachment surgery with vitrectomy. Eur J Ophthalmol, 2006, 16(6): 891-894.

14. Su DH, Chee SP. Sympathetic ophthalmia in Singapore: new trends in an old disease. Graefes Arch Clin Exp Ophthalmol, 2006, 244(2): 243-247.

15. Yang P, Zhang Z, Zhou H, et al. Clinical patterns and characteristics of uveitis in a tertiary center for uveitis in China. Curr Eye Res, 2005, 30(11): 943-948.

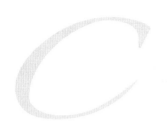

获得性免疫缺陷综合征（acquired immune deficiency syndrome，AIDS）是人类免疫缺陷病毒Ⅰ型（human immunodeficiency virusⅠ，HIV-Ⅰ）所引起的一种主要表现为后天性细胞免疫功能缺陷的致命疾病，此病被翻译为艾滋病。HIV-Ⅰ是一种反转录病毒，直径100nm，其胞膜蛋白gp120与CD4$^+$T细胞表面的受体相互作用，通过膜融合的方式进入细胞内，并转换成具有酶活性的核蛋白复合体。病毒相关的反转录酶将RNA基因组转录为DNA，并整合于宿主细胞DNA中，然后启动HIV-Ⅰ转录过程，复制的病毒可导致细胞死亡。

一、流 行 病 学

自1981年首次报道AIDS以来，其发病人数以惊人的速度在世界各地增长。HIV-Ⅰ感染者在非洲最多，其次为美洲和亚洲。据世界卫生组织估计，2011年全球HIV感染者约3400万（3140~3590万），比上年增加约250万（220~280万），其中死亡约170万（150~190万），主要集中在发展中国家。我国自20世纪末以来，由于吸毒、非法采血、卖淫嫖娼等的出现和蔓延，HIV-Ⅰ感染者迅速增加。据卫生部有关人士透露，截至2012年10月，我国累计报告HIV感染者约49万人，其中发病者约6.8万人，此病已构成了一种严重的社会公共安全问题。

二、传 染 途 径

HIV可通过体液传播，其感染途径主要有4种：①通过输入病毒感染的血制品、使用污染的注射器和针头感染；②性接触传播，特别是在同性恋者更易通过此种途径传播，与患者密切接触，接触含病毒的体液也可发生传播，据报道，我国HIV-Ⅰ主要是通过此种途径传播的；③垂直传播，系由感染的母亲在孕期、分娩过程或哺乳期的传播；④器官或组织移植传播，通过植入含有病毒的组织或器官可造成传播。

三、致 病 机 制

在接触病毒后数天内HIV即选择性地感染CD4$^+$T细胞，感染后7天内可看到淋巴结内有大量的感染细胞，2周后淋巴结和血中受病毒感染的细胞迅速减少。此时机体产生对病毒的特异性免疫应答，并且在滤泡树突状细胞中有大量的病毒颗粒。在无症状期，病毒在少数CD4$^+$T细胞中复制。病毒可通过多种机制（如病毒的直接溶细胞作用、引起凋亡、合胞体形成、自身免疫、gp120介导的细胞毒性、细胞介导的免疫清除等）破坏CD4$^+$T细胞。随着此类细胞的减少，淋巴结结构出现破坏，最后可导致整个结构破坏和完全纤维化。

HIV感染后机体对其产生体液和细胞免疫，特异性细胞毒性T细胞对HIV有重要的抑制作用，它有助于控制急性感染的病毒血症，可以杀灭感染的靶细胞，并对病毒复制有抑制作用，特异性的辅助性T细胞对细胞毒性T细胞有重要的辅助作用。但这些辅助性T细胞往往也随后被病毒所感染。虽然在HIV感染后机体可产生特异性免疫应答，但最终病毒还是造成大量的CD4$^+$T细胞破坏，由于这些细胞在免疫应答中有重要的作用，它们的减少将导致机体严重的免疫缺陷，当CD4$^+$T细胞数量低于200/μl时，细胞免疫几乎完全丧失功能，各种健康时不易感染的微生物大肆入侵，从而导致严重的机会感染和恶性肿瘤发生。

四、临 床 表 现

感染HIV后会经过数月至10年或以上的潜伏期，根据病情发展，临床上分为急性感染期、临床潜伏期和发病期三个时期。急性感染期HIV病毒快速繁殖，CD4$^+$T细胞数量显著下降，患者可出现发热、淋巴结肿大、咽炎和肌肉疼痛等"流感"样症状。此时患者血液中病毒含量高，传染性强。临床潜伏期时机体免疫反应可暂时抑制病毒活动，此时患者可以没有任何可见症状。HIV病毒持续感染CD4$^+$T细胞，当细胞数量低于 200 或 CD4+ T 细胞在淋巴细胞中比例少于 14% 时，患者易出现 HIV 感染的并发症，如机会感染、恶性肿瘤，并可导致眼部病变，此时即进入发病期。

（一）机会感染

患者可发生多种机会感染，如卡氏肺囊虫感染所致的肺炎、弓形虫、念珠菌、孢子菌、隐球菌、巨细胞病毒、单纯疱疹病毒、水痘 - 带状疱疹病毒、组织胞浆菌、结核分枝杆菌等的感染。

（二）肿瘤

患者可出现多种肿瘤，最常见的为 Kaposi 肉瘤，也可出现非霍奇金淋巴瘤、Burkitt 淋巴瘤等。

（三）眼部病变

患者可出现多种眼部异常，主要有 4 大类：①非感染性微血管病变；②眼的机会感染；③肿瘤累及眼附属器造成的病变；④神经眼科病变。

1. 非感染性微血管病变　主要见于视网膜，也可发生于结膜和视神经。在视网膜主要表现为视网膜棉絮斑，虽然此种棉絮斑与糖尿病和高血压所致者相似，但 HIV 所致者不出现糖尿病视网膜病变的硬性渗出和高血压性视网膜病变的小动脉狭窄。

2. 眼的机会感染　前述的机会感染均可引起眼部病变，但在 AIDS 患者最常见的机会感染为巨细胞病毒性视网膜炎、眼弓形虫病、带状疱疹病毒感染、梅毒、结核、组织胞浆菌等所致的眼部感染。

巨细胞病毒性视网膜炎发生率高达 6%～45%，通常发生于 CD4+ T 细胞低于 50×10^6/L 的患者。在临床上它主要表现为两种类型：一种为暴发型或水肿型，另一种为懒惰型或颗粒型。前者引起的视网膜坏死病变沿大血管分布，外观致密，呈融合的白色混浊，看不到相应部位的脉络膜，常伴有出血和血管鞘；后者则表现为轻度至中度颗粒状视网膜混浊斑，病变与视网膜无关，出血少见，病变分布与视网膜血管无关。两种类型的视网膜炎于数周后即进展为全层视网膜坏死，随后形成视网膜萎缩。

眼弓形虫感染多发生于 CD4+ T 细胞低于 150 细胞 /μl 的患者，眼部改变除表现为经典的局灶性坏死性视网膜炎外，尚可出现弥漫性坏死性视网膜炎、视网膜血管炎和前葡萄膜炎等。

眼带状疱疹病毒感染可以表现为角膜炎、巩膜炎和葡萄膜炎，其所致的急性视网膜坏死综合征和进展性外层视网膜坏死综合征是两种严重的炎症，通常患者的视力预后不良。

AIDS 患者易发生全身结核感染，免疫功能严重受抑制者可出现双侧多发性橘黄色脉络膜病变或散见于整个眼底的粟粒状病变。

3. 累及眼附属器的肿瘤　患者可发生眼睑或结膜 Kaposi 肉瘤、眼眶淋巴瘤等。

4. 神经眼科病变　可出现隐球菌性脑膜炎所致的神经眼科病变，如脑神经麻痹、视盘水肿、偏盲。此外也可出现眼带状疱疹、病毒性脑炎和中枢神经淋巴瘤所致的神经眼科异常等。

五、诊　　断

HIV 感染的诊断可根据患者的易感因素、病史、临床表现、抗病毒抗体测定、血清 HIV 抗原检测、体液和组织液的 HIV 培养及 PCR 检测等结果。抗体测定有两种方法，一种为酶联免疫吸附试验（ELISA），它是一种筛选试验，目前市售的试剂盒具有较高的特异性和敏感性，检测的是针对细胞溶解的或重组的 HIV-Ⅰ抗原；另外一种为 Western 印迹试验，它是一种确定性试验，测定的是针对主要 HIV-Ⅰ蛋白（如 P17、P24、P55、gp160、gp120/41）。对 ELISA 检测发现的阳性者应常规进行 Western 印迹检测。在感染的急性期血清特异性抗体并不存在，但在感染后 6～12 周内即可测出此种抗体。在感染的初期，血清中抗体出现之前，血中可测出 HIV-Ⅰ抗原和 HIV-Ⅰ RNA。前者可通过 ELISA 的方法检测，后者则可用 PCR 方法检测，通过培养的方法获得 HIV 病毒可确定诊断。

六、治　　疗

用于治疗 HIV 感染的药物有三大类，即核苷反转录酶抑制剂（如扎西他滨、拉米夫定、齐多夫定、去羟肌苷、司他夫定、阿巴卡韦等）、非核苷反转录酶抑制剂（如奈韦拉平、地拉韦啶、依非韦伦等）和蛋白酶抑制剂（如茚地那韦、奈非那韦、沙奎那韦、利托那韦、氨普那韦等）。目前所用的治疗方案多是联合几种不同的抗病毒药物，如高效抗反转录病毒治疗（highly active antiretroviral therapy，HAART）方案，即是使用 2 种核苷反转录酶抑制剂和 1 种非核苷反转录酶抑制剂，或 2 种核苷反转录酶抑制剂和 1 种蛋白酶抑制剂。目前人们已开始研究中医中药对 AIDS 的治疗，发现补中益气、滋阴养肝和清热解毒等中药具有一定的效果。AIDS 的疫苗也在进一步研究中，国外研究发现单体 HIV-1 包膜蛋白（gp120）候选疫苗和表达 HIV-1 Gag、Pol 和 Nef 抗原的重组血清 5 型腺病毒疫苗对 HIV-1 感染具有一定的临床效果。

在治疗过程中应当定期测定 CD4+ T 细胞计数、HIV RNA 水平和评价 AIDS 相关的感染、肿瘤等疾病。

（杨培增）

主要参考文献

1. 王焕玲, 叶俊杰, 李太生, 等. AIDS 并发巨细胞病毒性视网膜炎. 中国艾滋病性病, 2003, 9: 202.

2. 边琪, 缪朝玉, 楚正绪. 第 1 个反义药物——福米韦生. 中国新药与临床杂志, 2002, 21: 300.

3. 杨培增. 葡萄膜炎诊断与治疗. 北京: 人民卫生出版社, 2009.

4. Geng S, Ye JJ, Zhao JL, et al. Cytomegalovirus retinitis associated with acquired immunodeficiency syndrome. Chin Med J (Engl), 2011, 124 (8): 1134-1138.

5. Geng S, Ye JJ, Liu LQ, et al. Diagnosis and treatment of eye diseases associated with HIV infection and AIDS. Zhonghua Yan Ke Za Zhi, 2009, 45 (12): 1093-1098.

6. Liu FR, Guo F, Ye JJ, et al. Correlation analysis on total lymphocyte count and CD4 count of HIV-infected patients. Int J Clin Pract, 2008, 62 (6): 955-960.

7. Accorinti M, Ciapparoni V, Pirraglia MP, et al. Treatment of severe ocular hypotony in AIDS patients with cytomegalovirus retinitis and cidofovir-associated uveitis. Ocul Immunol Inflamm, 2001, 9: 211.

8. Goldberg DE, Wang H, Azen SP, et al. Long term visual outcome of patients with cytomegalovirus retinitis treated with highly active antiretroviral therapy. Br J Ophthalmol, 2003, 87: 853.

9. Siqueira RC, Cunha A, Orefice F, et al. PCR with the aqueous humor, blood leukocytes and vitreous of patients affected by cytomegalovirus retinitis and immune recovery uveitis. Ophthalmologica, 2004, 218: 43.

10. Song MK, Azen SP, Buley A, et al. Effect of anti-cytomegalovirus therapy on the incidence of immune recovery uveitis in AIDS patients with healed cytomegalovirus retinitis. Am J Ophthalmol, 2003, 136: 696.

11. Tufail A, Moe AA, Miller MJ, et al. Quantitative cytomegalovirus DNA level in the blood and its relationship to cytomegalovirus retinitis in patients with acquired immune deficiency syndrome. Ophthalmology, 1999, 106: 133.

12. Jacobson MA, Wilson S, Stanley H, et al. Phase I study of combination therapy with intravenous cidofovir and oral ganciclovir for cytomegalovirus retinitis in patients with AIDS. Clin Infect Dis, 1999, 28: 528.

13. Kramer M, Lynn W, Lightman S. HIV/AIDS and the eye. Hosp Med, 2003, 64: 421.

14. Shane TS, Martin DF. Endophthalmitis after ganciclovir implant in patients with AIDS and cytomegalovirus retinitis. Am J Ophthalmol, 2003, 136: 649.

15. Tufail A, Moe AA, Miller MJ, et al. Quantitative cytomegalovirus DNA level in the blood and its relationship to cytomegalovirus retinitis in patients with acquired immune deficiency syndrome. Ophthalmology, 1999, 106: 133.

16. vander Lelij A. Ophthalomologic manifestations of AIDS. In: de Keizer RJW, Jager M, Kijlstra A. Handbook of Ocular Immunology: Buren: Aeolus Press, 1998, 267-277.

17. Barouch DH. Challenges in the development of an HIV-1 vaccine. Nature, 2008, 2; 455 (7213): 613-619.

第二篇 眼的遗传学概论

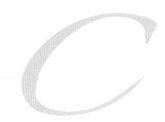

第一章
遗传与眼科疾病

第一节 遗传病的概念

一、遗传病的定义

遗传性疾病简称遗传病（hereditary disease，inherited disease，genetic disease），是指因遗传物质（染色体和基因）发生改变所引起的疾病。遗传因素可以是生殖细胞或是受精卵内的遗传物质结构和功能改变，也可以是体细胞内遗传物质结构和功能的改变。

大多数遗传病为先天性疾病（congenital disease）。先天性疾病是指个体出生后即显示症状的疾病。如果主要表现为形态结构异常，则称为先天畸形（congenital anomaly）。但先天性疾病不一定都是遗传病，如母亲妊娠早期感染风疹病毒造成胎儿的先天性白内障和青光眼等。反之，有些出生时未表现出来的疾病，也可以是遗传病。如原发性视网膜色素变性常在青少年期才发病，家族性玻璃疣往往要在青年期后才出现症状。

遗传病往往表现为家族性疾病（familial disease）。遗传病在亲代和子代中均有患者，表现出家族聚集现象。有些遗传病可能有不外显的亲代，或是隐性遗传病，也可能呈散发性，无家族史。家族性疾病是指同一家庭中有两人或数人患同一疾病。其病因可以是遗传性的。但一些感染性、营养性或地方性疾病也会呈现家族性发病，例如饮食中缺乏维生素 A，一家多个成员可以患夜盲症。因此，家族性疾病并不一定都是遗传病。

二、遗传病的种类

遗传病可以分为染色体病、单基因遗传病、多基因遗传病、线粒体遗传病和体细胞遗传病五大类。

1. 染色体遗传病（chromosome disease）　是由于染色体数目或结构异常导致的具有一系列临床症状的综合征，一般分为常染色体病和性染色体病两大类。

染色体数目异常的遗传病比较常见的是三体型和单体型，如性染色体的单体型 Turner 综合征（XO）和 21 三体综合征（Down 综合征，先天愚型）。染色体形态结构异常包括染色体部分缺失、部分三体型和易位等，例如猫叫综合征（5p 部分单体综合征）。目前已记载的染色体畸变综合征超过 300 种；染色体数目异常和结构畸变有 20 000 多种，发病率达 7.3‰，约占新生儿的 0.5%，由染色体异常引起的流产占孕妇早期自发性流产中的 50% 左右。

2. 单基因遗传病（single-gene disease）　指一对同源染色体上一对等位基因或是一个等位基因发生突变引起的遗传性疾病，其表现由该基因的功能所决定。这类遗传病多属罕见病，在人群中的发病率较低，如白化病、先天性无虹膜等。单基因遗传病又可分为三类：

（1）常染色体显性遗传病：已被认知的有 4458 种。据白种人群体调查的资料，比较常见的显性遗传病的发病率约占新生儿的 0.6%，较罕见的显性遗传病约占新生儿的 0.3%。

（2）常染色体隐性遗传病：目前已知的隐性遗传病有 1730 种，其发病率约占新生儿的 0.25%，有相当一部分属于先天性代谢缺陷，如氨基酸代谢异常约占新生儿的 0.1%。

（3）性连锁遗传病：已被认识的 X 性连锁遗传病有 412 种。X 连锁隐性遗传病主要为男性发病，总发病率约占新生儿的 0.1%，X 连锁显性遗传病较少，Y 连锁遗传病则更罕见，已知 19 种。

3. 多基因遗传病（polygenic or multifactorial inherited disease）　又称多因子遗传病，其病因涉及多对基因，发病又与环境因素密切相关。这类疾病的病因和遗传方式都比较复杂，多基因病有家族聚集现象，但无单基因病那样明确的家系传递模式，不易与后天获得性疾病区分。但随着医疗诊断技术的日益进步，多基因或多因子决定的疾病已日益增多。这类疾病往往是多发病，如糖尿病、唇裂、青光眼、单纯近视、共同性斜视等。

4. 线粒体遗传病（mitochondrial genetic disease）　线粒体 DNA 基因突变所导致的一类遗传性疾病，呈细胞质遗传，如 Leber 遗传性视神经萎缩。这类遗传病有下列两个特性，使得其在家系分析中会显得特别。

（1）母系遗传：由于受精时，精子线粒体不进入卵子，合子中的线粒体只能来自卵子，因此 mtDNA 只能由母亲传递给下一代。也就是，母亲的线粒体肌病能传递给子代，男女后代可能患病。只有子代女性而不是男性个体才能将线粒体疾病继续往后代传递。

（2）异质性：在线粒体遗传病中，同一个组织、器官甚至同一个细胞中同时存在突变型和野生型的 mtDNA。从而造成了疾病表型的复杂性。携带相同突变的家系不同成员的临床表现不同，不同发育时期的患者临床症状不同等。所以，临床分子学诊断所得的血液细胞中突变比例并不能代表患者病变组织中的突变比例，不能用于预测病人的发病年龄和病情的严重程度，也很难预测胎儿的发病风险。

5. 体细胞遗传病（somatic cell genetic disease）　体细胞遗传病是发生在正常机体细胞中的突变所导致的疾病。体细胞突变与生殖细胞突变不同，体细胞突变不会传给后代，生殖细胞的突变可传递给后代。现已知恶性肿瘤的遗传形式可以通过配子传给后代。但是，散发的恶性肿瘤是由于体细胞突变引起。肿瘤可以看作是个体对肿瘤的遗传易感性基础上，致癌因子引起体细胞遗传物质结构或功能异常的结果。这种异常大多数不是由生殖细胞遗传得来，而是在体细胞中新发生的基因突变所致。发生突变的癌前细胞在一些促癌因素的作用下发展为肿瘤。因此，多数肿瘤可看成是一种体细胞遗传病。有些先天性畸形亦属于体细胞遗传病。

三、遗传易感性

人类疾病发生的原因不外为环境因素与遗传因素。环境因素能否致病以及疾病的轻重往往受到遗传因素的影响，由遗传决定的、个体具有的易于患某种或某类疾病的倾向性（susceptibility），就是遗传易感性。例如伯氨喹敏感性，即有一部分人红细胞葡萄糖 -6- 磷酸脱氢酶（G6PD）遗传性缺乏，在服常量伯氨喹类抗疟药后可发生溶血。遗传易感性的研究有助于探讨遗传病的发生机制和遗传病的预防。

四、遗传异质性

据研究资料分析，遗传病的病种增多不仅是由于发现了新的疾病，而且是从已知的综合征中分出了亚型，即从症状相似、甚至相同的疾病中发现了不同的遗传病因，即所谓遗传异质性（heterogeneity）。

遗传异质性指的是一种临床表现可以由几种病变基因所引起——不同的致病基因可有相同的临床表现。这种表型相同而基因型不同的现象称为遗传异质性。

例如，视网膜色素变性可以有显性遗传、隐性遗传、性连锁隐性遗传等几种不同的遗传类型；每一种类型实际上都代表了不同的病变基因，虽然患者都有相同或近似的临床表现，但每一种都是独立的疾病，故仅凭临床表现难以区别它们，应结合家系分析加以区分，或通过酶、蛋白质、DNA 及代谢产物分析来进行更精确的区分。

遗传异质性的研究不仅在理论上有价值，而且对实际工作尤其遗传咨询很有意义。只有在正确判断遗传方式的基础上，才可推算出子代或同代的发病概率，正确回答咨询的问题。

另外，要注意拟表型（phenocopy），那是指环境因素或非遗传因素造成的变异，表型上与基因突变有相似的现象。例如，孕妇感染风疹病毒后所致的胎儿先天性白内障，就与遗传性的先天性白内障在临床上不易区别。

第二节　眼科遗传学的发展史

眼科遗传学是医学遗传学中的一个组成部分，是随着医学遗传科学的发展而逐步形成的。自西方医学史伊始，人们就认识到某些眼病的发生与遗传有关。公元前 460～377 年 Hippocrates 就注意到蓝眼睛、秃头等性状和疾病与遗传的关系。其后有先天性眼球震颤、近视眼等描述。至中世纪，已有记载近亲通婚易有盲目的子女。大约在 1752 年，Dalton 已观察到色盲会传代。1858 年 Von Ammon 关于眼胚胎发育的专著出版。1871 年法国 Leber 报告了家族性视神经病变（Leber 病）的家系。1876 年瑞士 Honer 发现了色盲是从外祖父传给外孙的遗传方式。自 19 世纪眼科学作为医学的一个年轻的分支而逐渐发展，特别是 1850 年 Helmholtz 发明了检眼镜，使眼科学诊断有了丰富的内容，眼科遗传学更得到了进一步的发展。

20 世纪以来，随着医学遗传学和其他学科的不断发展，眼科遗传学作为一门边缘学科已逐步形成。据 Francois（1961）统计，已发现的眼遗传病与有眼部表现的全身性遗传病达 200 余种，先后有重要的眼科遗传学专著问世，如 Sorsby（1951）的 *Genetics in Ophthalmology*；Francois（1961）的 *Heredity in Ophthalmology*；Waardenburg（1961—1963）的 *Genetics and Ophthalmology* 以及 Duke-Elder（1962—1964）的

System of Ophthalmology 中的有关章节，都为眼科遗传学提供了丰富的内容。

20 世纪 60 年代以后，由于染色体检查技术的发展，发现了很多染色体畸变病都有眼部改变。一些新技术、新理论的开展，连锁研究与基因定位的研究，尤其是生化遗传学和分子遗传学的发展，更加促进了眼科遗传学的发展，Goldberg（1974）的 *Genetic and Metabolic Eye Disease* 就是在此时问世的。不久之后，又发现不少眼部病理变化与遗传性代谢病有关，例如回旋状脉络膜视网膜萎缩的酶缺陷和代谢紊乱机制的发现；第一个抗癌基因——视网膜母细胞瘤基因的克隆，使眼遗传病的研究达到了分子水平，也为寻找防治方法打下了基础。

我国眼科遗传学的发展经历了漫长曲折的道路。早在 1929 年，石锡祜已提出了色盲的遗传。至 1940 年代，我国眼科专家周诚浒、陈耀真、毛文书等陆续发表了关于眼遗传病的报道。比较系统的医学遗传学工作始于 1960 年代，可惜未能有所发展。1978 年底，中国遗传学会在南京成立；翌年，全国第一届人类医学遗传学会议召开，同时成立了眼科遗传学协作组。自 1980 年 6 月召开全国第一届眼科遗传学术会议以来，至今已举行了十一届全国眼科遗传学术会议。

据统计，眼的单基因或多基因遗传病、全身性其他系统遗传病有眼部表现者，共计已有 1000 多种之多。我国对某些遗传性眼病已进行了较深入的研究，如人类白细胞抗原 HLA、半乳糖 -1- 磷酸尿苷转移酶与酯酶 D 分析。此外，青光眼、高度近视眼、视网膜母细胞瘤（Rb）、视网膜色素变性（RP）、Leber 遗传性视神经病变、色觉基因等的研究，已进入了分子水平。标志着我国眼科遗传学的学术水平在一些方面正向国际水平迈进。

第三节 遗传物质及遗传方式

一、遗传物质及其作用

1. 染色体　位于细胞核内的染色体是遗传的物质基础。每一个体细胞中全部染色体组成的类型，称为核型（karyotype）。人类的核型由 22 对常染色体和 1 对性染色体构成，性染色体在女性为 XX，男性为 XY。生殖细胞经过减数分裂而形成的精子与卵子只有 23 条染色体（22 条常染色体及 1 条性染色体；精子可为 X 或 Y，卵子则只有 X）。当精子与卵子结合形成受精卵时，染色体的数目（46 条）在人类世代繁殖过程中能保持不变。随后，由带 Y 染色体精子构成的胚胎将发育为男性，由带 X 染色体精子构成的胚胎则发育为女性。

2. 基因　基因是遗传物质的基本单位，是具有特定遗传信息的 DNA 或 RNA 片段。是遗传物质突变、重组和形成特定遗传功能的基本单位。其特点为：可复制；可发生突变和重组；通过转录和翻译，决定蛋白质多肽链的氨基酸顺序，从而决定某种蛋白质或酶的性质，以至最终决定生物的性状。DNA 的分子结构由两条互补配对的双螺旋结构组成。

基因的种类分结构基因（指决定组成生物性状的多肽链或酶分子结构的基因）或调控基因（指调节控制结构基因表达、影响结构基因功能的基因）。

基因的功能：

（1）作为遗传信息的载体，将遗传信息转录成由三个相连碱基组成的遗传密码，密码通常用 mRNA 的碱基表示。

（2）基因的复制（gene replication）。

（3）基因的表达（gene expression）：储存在 DNA 中的遗传信息通过转录合成 mRNA，再由 mRNA 经翻译转变成蛋白质（多肽链），此过程即基因表达。

（4）基因的调控。

3. 基因突变（gene mutation）　是指在一定的外因影响下 DNA 分子中的核苷酸顺序发生改变，致遗传密码产生相应的改变。基因突变既可发生在核的 DNA，也可发生在线粒体的 DNA，由此导致遗传病。

二、遗传的基本定律与单基因遗传病

1865 年，由孟德尔（Mendel）通过豌豆杂交实验而得出遗传因子的分离律（law of segregation）和自由组合定律（law of independent assortment）。分离律是指在生殖细胞形成配子的过程中，同源染色体分离，分别进入不同的生殖细胞。即生殖细胞只有亲代同源染色体的一条；位于同源染色体上的等位基因也随之分离，生殖细胞只有一对等位基因中的一个。自由组合定律认为，在生殖细胞形成配子的过程中，非同源染色体随机自由组合于生殖细胞中。1910 年摩尔根（Morgan TH）利用果蝇进行杂交实验发现了连锁与交换律。同一条染色体上的基因彼此之间是连锁在一起的，构成了一个连锁群，而在生殖细胞形成过程中，同源染色体在配对联会时发生交换，使同源染色体基因连锁群发生重组，这就是连锁与交换律。同源染色体上两对等位基因之间的交换与连锁基因间的距离相关，距离越远，发生交换的几率越大。基因在染色体上的距离用厘摩（centimorgan，cM）为单位表示，1% 交换率为 1 厘摩。

单基因遗传病是指受一对等位基因影响而发生的疾病，到1997年已发现人的单基因病超过6600种，单基因病约占整个人群的1%。主要有以下三类：

1. 常染色体显性遗传（autosomal dominant inheritance）　指决定某种遗传病或性状的基因为显性，位于常染色体上。如果用"D"代表显性基因，以"d"代表其相应的隐性等位基因，则此遗传方式的定义为：位于常染色体上的基因，当其在杂合子状态（Dd）时即能表现出相应的遗传性状。

临床上常见的是患者（杂合子，Dd）与正常人（正常纯合子，dd）通婚的情况，他们的子代约1/2发病。

这种遗传方式具有如下特点：

（1）通常连续两代或数代出现。

（2）父母之一有病时，子女约50%发病。

（3）患者的父母中必有一人患病。

（4）男、女两性发病率均等。

已知常染色体显性遗传的眼遗传病及有眼部表现的其他系统遗传病约240种，例如先天性睑下垂、结节状角膜营养不良、先天性无虹膜、马方综合征、Crouzon综合征等。

关于本遗传方式，要注意如下三个概念：

（1）表现度（expressivity）：指具有相同基因型的杂合子个体，而发病的严重程度和表现形式却有所不同。例如成骨不全，完整的表现为蓝巩膜、脆骨与耳聋。但在同一家族中，有人具有三种表现，也有人只有其中两种表现，甚至只有其中一种表现。

（2）外显率（penetrance）：指显性遗传病基因型的个体（杂合子）在群体中形成相应表现型的比例。百分之百表现相应表型的为完全外显，否则为不规则显性，即某些带有显性基因的杂合子不显现相应表型，在系谱上可出现隔代遗传现象。

（3）不完全显性（incomplete dominant）：指杂合子（Dd）在表现型上介于正常纯合子（dd）与病理纯合子（DD）之间，即表现为轻型患者。因此病理纯合子表现最严重，杂合子次之，正常纯合子则表现正常。

2. 常染色体隐性遗传（autosomal recessive inheritance）　指病变基因为隐性，且位于常染色体上。如假定隐性病变基因为"r"，相应的显性正常基因为"R"，则其定义为：位于常染色体上的基因，只有纯合状态（rr）才表现相应的性状，而杂合子（Rr）称为携带者（carrier），本身不表现病变而只将致病基因传给后代。

临床上较常见的是：①父母为致病基因的杂合子，子女中出现1个或多个致病基因纯合子（患者）；②患者配偶为正常基因纯合子，则所有的子女均为杂合子，临床上不表现疾病；③患者的配偶为杂合子，则子代

约一半人为杂合子，一半人为致病基因的纯合子，这种情况较少见。

这种遗传方式的特点如下：

（1）一般不连续两代出现患者。

（2）近亲通婚时，因配偶双方具有共同的祖先，易携带同一隐性致病基因，故子代易发病。

（3）双亲均为杂合子时，子女中出现患者，携带者和健康人的概率分别为1/4、1/2和1/4，患者的同胞中约1/4患病。

（4）发病与性别无关。

已知的常染色体隐性遗传眼病及其他有眼表现的遗传病约200多种，例如斑块状角膜营养不良、结晶样视网膜色素变性、Leber先天性黑矇、高度近视眼、半乳糖血症、肝豆状核变性等。

3. 性连锁遗传　指决定某种遗传病或性状的基因位于性染色体上的遗传方式。由于Y染色体的基因很少，故病变基因位于其上的遗传病很罕见。

（1）X连锁隐性遗传：指病变基因为隐性，位于X染色体上，与性别相关。男性只有一条X染色体，故只含一个基因，表现型完全取决于这个基因是正常抑或是致病的。女性由于有两条X染色体，有一对基因，故只有当这一对基因均为致病基因时才呈现疾病。

此遗传方式具有下列特点：

1）男性患者的致病基因随X染色体由母亲传来，并将传给女儿而不传给儿子，称为交叉遗传。

2）父亲为患者，儿子全部正常，女儿全为携带者（杂合子），母亲为杂合子时，儿子有1/2的机会发病，女儿有1/2的机会成为杂合子。

3）男性患者明显多于女性患者，谱系中往往只有男性患者。

已知全身性或各系统遗传病在眼部有表现的X连锁隐性病约27种，如眼白化病、眼脑肾综合征（Lowe综合征）、Norrie病等。

（2）X连锁显性遗传：指病变基因为显性，位于X染色体上，故与性别有关。如前所述，男性是否发病取决于其X染色体上有否致病基因；女性由于有两条X染色体（一对基因），故只要其中之一有致病基因时即呈现疾病。

此遗传方式的特点如下：

1）女性患病率高于男性。

2）男性患者的女儿全部发病，儿子全部正常，不会有男传男的现象。

3）女患者的子女各约有50%的机会发病。

4）患者的双亲之一必为患者。

人类疾病中已证实的 X 连锁显性遗传病很少，例如原发性眼球震颤、抗维生素 D 佝偻病、色素失禁症等。

三、多基因遗传病

当某一遗传病（或性状）由多对基因决定时，每对基因的作用都是较微小的，没有显、隐性之分，但有累积的作用，则称为多基因遗传（polygenic inheritance）。

这种遗传方式的主要规律如下：

1. 发病有家族聚集倾向，亲属发病率高于群体发病率，但又不符合单基因病的遗传规律。

（1）亲缘关系越密切，发病率越高。

（2）因个体患病越重，所带的致病基因就越多，其后代的患病风险也越高。

（3）一个家庭中随已有患者人数的增加，再生子女的患病风险越高。

2. 一级亲属的复发风险等于群体发病率的开方值。

3. 同卵双生子中的患病一致率高于异卵双生子，但相差不如单基因病（或性状）显著。

目前主要用阈值模式来解释此种遗传方式。多基因病的发病倾向用易患性（liability）表示，群体的易患性分布呈常态曲线。决定是否发病有一定的阈值（threshold），当某一个体的易患性超过阈值时，即表现疾病。

多基因遗传病的特点比较单纯，极少以多发性畸形的综合征出现。现已知眼部症状可用多基因遗传解释的有虹膜色泽、前房深度、眼轴长度等；属于或可能属于多基因遗传的眼病有单纯性近视眼、原发性青光眼、共同性斜视等。这些病虽然病种不多，但均为常见病、多发病，在总人口中患病率较高，故值得重视。

四、染 色 体 病

染色体数目和结构的相对稳定，是其所负载的遗传信息相对稳定的基础。染色体在某些条件下发生数量或结构改变，遗传信息就会发生相应的变化，则会形成严重的染色体疾病。

国外新生儿调查显示，染色体异常的发生率为 5‰～7‰（性染色体与常染色体缺陷的发生率约各占一半）。染色体异常的种类很多，已报告的超过 20 000 种，通常都表现为有多发性畸形、体格及智力发育障碍的综合征。目前已报告有眼部异常的染色体疾病约 70 种左右，例如视网膜母细胞瘤、先天性无虹膜等。

1. 染色体数量异常 包括多了或少了染色体，多出一条的称为三体（trisomy），少一条的称为单体（monosomy）。有时数量异常发生于受精卵卵裂后，使个体含有两种或更多不同数量染色体的细胞系，称嵌合体（mosaic）。

临床上比较常见的有 13 三体、18 三体、21 三体、45，XO、47，XXY 等，除全身症状外，通常都会发生轻重不等的眼部畸形，表现为眼外形改变如睑裂倾斜、内眦赘皮、眶距过远，个别的还会表现为小眼球、眼组织缺损、白内障、斜视、屈光不正等。

2. 染色体结构异常 种类较多，临床上较常见的主要有：

（1）缺失（deletion）：指染色体丢失了一部分，末端缺失或中间缺失。

（2）倒位（inversion）：指染色体两处发生断裂，中间的片段旋转 180° 后重新接上。

（3）易位（translocation）：指染色体的一段从正常位置移到另一位置上，有相互易位或罗氏易位。

（4）环形染色体（ring chromosome）：指染色体两臂末端都发生撕裂，丢失两个断片，两臂的残端弯曲接合而成环形。

（5）等臂染色体（isochromosome）：指染色体分裂时为横裂而不是纵裂，形成具有两条短臂或两条长臂的染色体。

染色体结构异常疾病与眼的关系也颇为密切，例如已报告 13 号染色体 q14 带缺失或易位至 X 染色体，发生视网膜母细胞瘤，后者可能因为易位至 X 染色体的 13 号染色体片段失活（Lyon 学说），产生 13 号染色体 q14 区缺失的效应。

（陈又昭　杨正林　曾凌华）

主要参考文献

1. 杜传书，刘祖洞. 医学遗传学. 北京：人民卫生出版社，1983：1-104.

2. 胡延宁. 眼科遗传学. 上海：上海科学技术出版社，1988：2-39.

3. 杜传书. 医学遗传基础. 广州：广东科技出版社，1982：18-103.

4. 加德纳 EJ. 遗传学原理. 北京：科学出版社，1984：39-74.

5. 普里斯特 JH. 医学细胞遗传学和细胞培养. 北京：科学出版社，1985：40-63.

6. 李璞. 医学遗传学. 北京：北京医科大学中国协和医科大学联合出版社，1999：4-5，245-1247.

7. 王培林，傅松滨. 医学遗传学. 北京：科学出版社，2001：257-270.

8. 邵宏. 医学遗传学. 北京：科学出版社，2001：203-211.

9. 夏家辉. 医学遗传学讲座. 长沙：湖南科学出版社，1998：40，83-87.

10. Waardenburg PJ, et al. Genetics and Ophthalmology. Vol 1. Oxford: Blackwell Scientific Publications Ltd, 1961: 1-8.

11. Francois J. Hereditary in Ophthalmology. St Louis: CV Mosby, 1961: 5-101.

12. Kaiser-kupfer MI, Valle DL. Clinical, biochemical and therapeutic aspects of gyrate atrophy. Progress in Retinal Research, 1986, 6: 179.

13. Musarella MA. Gene mapping of ocular diseasea. Surv Ophthalmol, 1992, 36: 385.

第二章
医学遗传学的研究方法

医学遗传学的研究涉及细胞学、组织学、生物化学、分子生物学等多学科的研究方法和技术，并需运用一些遗传学专门的调查与分析法。这里主要介绍一些为确定某种疾病是否有遗传因素参与而常用的方法。

第一节　群体普查与家系调查法

一、群体普查法

群体普查法（population survey）是选定某一人群对某种疾病进行普查，注意其发病的家族聚集性。由于遗传病往往有家族聚集现象（family aggregation），故通过调查某病在家属中的发病率，并与一般人群的发病率进行比较，可确定该病与遗传是否有关。如果某病患者亲属中的发病率高于一般人群，而且一级亲属的发病率＞二级亲属发病率＞三级亲属发病率＞一般群体发病率，则可认为该病有遗传基础。但应指出，由于同一家庭成员往往生活环境相同，家族聚集现象也可能由环境因素引起。要排除环境因素影响的可能性，应注意：①将血缘亲属与非血缘亲属的患病情况加以比较；②将寄养子女与非寄养子女的患病情况加以比较。

二、系谱分析

系谱分析（pedigree analysis）是根据先证者的线索对遗传病患者各家族成员的发病情况进行详细调查，再按一定方式将调查结果绘成系谱，根据其表现特点而判断遗传方式。通过系谱分析不仅可确定患者的疾病是否属于遗传病，判断某种遗传病是单基因病还是多基因病，以及确定单基因病的遗传方式，探讨遗传异质性的存在。另外，系谱分析也是遗传风险分析、连锁分析和产前诊断中必不可少的工具。

第二节　双生子法

双生子法在人类遗传学中占有独特的地位，因为它有助于遗传和环境效应的比较。完全或部分由遗传因素引起的疾病，同卵双生子比异卵双生子有较高的发病一致性。同卵双生子（monozygotic twin, MZ）是由一个受精卵发育而成的两个胚胎，因此遗传物质基本相同，表型特征也极相似。异卵双生子（dizygotic twin, DZ）是由两个卵子同时分别各与一个精子受精发育而成的两个胚胎，故其遗传特性仅与同胞相似，表型特征可以不相似。

比较 MZ 与 DZ 中某种病一致性的差异，可估计该病是否有遗传基础。如果 MZ 的一致性远高于 DZ，即表明疾病与遗传相关；差异不显著，则说明遗传在该病的发病上不起作用。

第三节　种族间比较

种族是在繁殖上隔离的群体，也是在地理和文化上相对隔离的人群。世界上主要有 6 种人种，即高加索人（白种人）、黑种人、亚洲蒙古种人、美国印第安人、澳大利亚种人及巴斯克人（西班牙及法国南部）。每一人种尚可分为若干亚种。种族间的差异具有遗传学差异。因此，各种族的基因库（群体中包含的总的遗传信息）彼此不同。如果某种疾病在不同种族中的发病率、临床表现、发病年龄和性别、合并症等有显著差别，则应考虑该病与遗传有关。例如，原发性青光眼在我国人中以闭角型多于开角型，两者患病率之比为 2.94～3.71∶1，而在欧美白人中则以开角型青光眼多见，如威尔士地区开角型青光眼与闭角型青光眼患病率之比为 5.2∶1，又如欧美白种人中的内眦赘皮比亚洲蒙古种人明显少见，在我国成人中的发生率为 21.7%，欧洲人则仅为 2.5%。提示了种族之间的遗传性差异。

第四节　关联分析法

在疾病的研究中，如果一种疾病经常伴随某一已经确定由遗传决定的性状或疾病同时出现，则说明该病与遗传有关。供作这种研究的性状称为遗传标志（genetic marker）。伴随性状可以是基因连锁（linkage）的表现，即两个基因座位同在一条染色体上；也可以是一种关联（association）现象，即两种遗传上无关的性状非随机地同时出现。例如，1963 年 Renwick 通过连锁分析法发现中央粉尘状白内障与位于 1 号染色体上的 Duffy 基因座位紧密连锁，因此把该病也定位于 1 号染色体上。属于关联的伴随性状的研究我国已有较多报告，如 Vogt- 小柳原田综合征与 HLA-B22 抗原的关联，原发性开角型青光眼与苯硫脲（PTC）味盲的关联等。

第五节　疾病组分分析

疾病组分分析法（component analysis）是指对于比较复杂的疾病，特别是发病机制尚未明了的疾病，可以将该病"拆开"来逐一对其某个发病环节（组分）进行单独的遗传学研究。此法亦称为亚临床标志（subclinical marker）研究。经过研究如证明所研究的疾病组分受遗传控制，则可认为这种疾病有遗传因素参与。例如原发性开角型青光眼除发现有家族史外，对其他三个要素眼压、房水流畅系数（C 值）、杯盘比（C/D）值的分别研究，已显示它们在遗传学上都是数量性状，似多因子遗传的方式。因此可以认为原发性开角型青光眼的发病有遗传因素的参与。

第六节　染色体检查

主要用于染色体病的诊断，通过对血或组织的培养，进行染色体的核型分析，以确诊是否有染色体异常。例如 21 三体综合征的 21 号染色体为三体型，视网膜母细胞瘤可有 13 号染色体长臂缺失。

第七节　生 化 检 查

用生化方法检测机体中代谢中间产物酶和蛋白质的变化，这是临床上诊断单基因病的主要方法。例如半乳糖酶缺乏的先天性白内障通过检测半乳糖 -1- 磷酸尿苷转移酶 / 半乳糖激酶而确诊，白化病可检测出酪氨酸酶缺乏。

第八节　分子遗传学基本技术

1. 核酸分子杂交　应用标记的核酸单链作为探针，与待测样品的核酸片段进行杂交，以鉴定是否存在靶序列、序列大小以及相对定量。核酸分子杂交的方法包括斑点杂交、Southern 印迹杂交、Northern 印迹杂交、原位杂交等技术。

2. 聚合酶链反应（PCR）　PCR 技术能快速、特异地在体外扩增目的基因或 DNA 片段，现已成为基因诊断的主要方法，并且 PCR 常能结合其他技术进行基因诊断。主要方法有 PCR/ 等位基因特异性寡核苷酸探针杂交（PCR/allele-specific oligonucleotide hybridization，PCR/ASO）、PCR- 限制性片段长度多态性连锁分析（PCR-restriction fragment length polymorphism，PCR-RFLP）、PCR- 单链构象多态性（PCR-single strand conformation polymorphism，PCR-SSCP）、PCR 产物变性梯度凝胶电泳（denaturing gradient gel electrophoresis，DGGE）、反转录 PCR（reverse transcription-PCR，RT-PCR）和可变数目串联重复序列和短串联重复序列多态性分析。

3. DNA 芯片（DNA chip）　是指固着在固相支持物上的高密度 DNA 微阵列，通过激光共聚焦显微镜获取信息，电脑软件分析处理资料，可快速地、准确地、高效地检测上千种或更多基因的表达水平、突变和多态性。

4. DNA 测序技术　DNA 测序技术是现代生物学研究中重要的手段之一。通过直接测定 DNA 顺序确定突变的部位和性质，所以测序是诊断已知和未知突变基因最直接可靠的方法。自从 1977 年第一代测序技术问世以来，DNA 测序技术已经取得了很大的发展，在第一代和第二代测序技术的基础上，以单分子测序为特点的第三代测序技术已经诞生。第一代测序技术以 Sanger 等发明的双脱氧核苷酸末端终止法应用最为广泛。采用 PCR 技术扩增出相应基因的特异性 DNA 片段，再进行序列分析，检查基因的变异情况，即可对疾病进行精确的基因诊断。但对于基因太大、突变位点不固定或基因未知，Sanger 法直接测序难度则较大或不可行。以 Roche 公司的 454 技术、Illumina 公司的 Solexa 技术和 ABI 公司的 SOLiD 技术为标志的第二代测序技术与第一代技术相比，第二代测序技术不仅保持了高准确度，而且大大降低了测序成本并极大地提高了测序速度。第三代测序技术与前两代技术相比，它们最大的特点是单分子测序。高通量是第二代和第三代测序技术的共同特点。基于新一代测序技术的分子检测方法也已经用于遗传病的基因诊断，成为人类遗传疾病研究和临床基因诊断的有力手段。

第九节　基因定位与人类基因图

作为生命科学前沿学科之一的医学遗传学，在 21 世纪的新纪元也迎来了更加突飞猛进的发展。2001

年 2 月人类基因组计划宣告基本完成，初步确定有 3 万~3.5 万个编码基因。人类已进入后基因组时代，这也是计算机技术、信息资讯和分子生物技术高度发展的结晶。

基因定位不仅为遗传病的病因提供了依据，而且为进一步的基因诊断和基因治疗提供了可能。基因定位的工作主要通过家系分析、高分辨染色体技术、体细胞杂交及连锁分析等分子遗传学的研究方法进行。关于人类疾病相关基因定位的研究策略主要有三种：家系连锁分析（linkage analysis），又称参数分析（parametric analysis），相关分析（association analysis），即通过传递／连锁不平衡检验（transmission/linkage disequilibrium test，TDT）来完成基因与疾病的关系分析；基因组错配扫描（genomic mismatch scanning，GMS），利用 E.coli 错配修复蛋白系统的特性避免了繁杂的基因型测定，成为一种简便高效的 IBD（identical by descent）物理图谱技术。

目前，确定特定的疾病相关基因主要有以下研究策略：①功能克隆（functional clone）；②定位克隆（positional clone）；③染色体局部区域内的基因克隆与基因的转录图谱；④物理捕获（physical trapping）；⑤差异显示（differential display）；⑥外显子捕获（exon trapping）；⑦DNA 微芯片技术（DNA microchip technology）；⑧基因组扫描（genome screening）；⑨突变体检测体系（mutant detection）；⑩比较基因组学研究（comparison genome study）。功能克隆是根据已知的生化缺陷或特征确认与该功能有关的蛋白质，分离纯化该蛋白质并测定出部分氨基酸序列，再根据遗传密码推测其可能的 mRNA 序列，最后设计相应的核苷酸探针，杂交筛选 cDNA 或基因组 DNA 文库，最终获得整个编码区乃至全基因序列。但是许多遗传病包括绝大多数单基因遗传病，它们的生化功能都不清楚，因而功能克隆的应用有相当大的局限性。随着人类基因组计划工作的进展和染色体遗传图谱和物理图谱的构建，许多单基因遗传病的基因位点已有了精确的染色体定位和相应的 DNA 标志（如 RFLP、minisatellite ［VNTR］、SNP 等），所以我们可以在所研究的遗传疾病生化背景未知的情况下采用定位克隆的策略来分离这些基因。定位克隆已被证实是克隆基因尤其是人类群体中遗传疾病相关基因的一种有效手段。定位克隆的主要过程如下：通过连锁分析确定该基因在染色体上的位置，并将这个位置精确到 2000kb 左右的范围内；利用距离该基因最近的 DNA 标志筛选 YAC 库，采用染色体步移法获得覆盖这个基因位点的一组连续的 YAC 克隆；在这个 DNA 区域内寻找基因，可结合外显子捕获、物理捕获等方法鉴定基因。由于定位克隆的工作量太大，人们提出建立染色体区域转录图谱的技术路线，其核心内容是：用已经定位在染色体某一特定区域的 YAC DNA 为"钓饵"，和所在地有可能相关，甚至是所有能够拿得到各种组织来源的 cDNA 杂交库杂交，寻找其同源的 cDNA 克隆，做进一步分析。外显子捕获和物理捕获是指在一个较小的 DNA 区域内，通过此方法搜寻出结构基因的存在。比较基因组学是将模式生物基因组与人类基因组进行比较研究，从而为分离一些人类遗传病的候选基因和预测一些新克隆人类基因的功能提供有益的指导作用。例如：利用酵母基因组与人类基因组进行最佳序列相似性对比分析，来阐明人类疾病状态下突变基因的功能，进而预示人类该基因的功能。

（陈又昭　杨正林　曾凌华　郭向明）

主要参考文献

1. 杜传书，刘祖洞. 医学遗传学. 北京：人民卫生出版社，1983.

2. Nora JJ，Fraser FC. 医学遗传学原理与应用. 北京：人民卫生出版社，1978.

3. 胡铮，等. 北京市顺义县青光眼流行病学调查. 中华眼科杂志，1989，25：115.

4. 李璞. 医学遗传学. 北京：北京医科大学协和医科大学联合出版社，1999.

5. 王培林，傅松滨. 医学遗传学. 北京：科学出版社，2001.

6. 李境海. 高度近视的基因频率及遗传方式的探讨. 中华眼科杂志，1984，20：222.

7. 徐炳森，邵健忠. 几种新型生物芯片的研究进展. 生物化学与生物物理进展，2000，27（3）：251-253.

8. Renie NA. Goldberg's Genetic and Metabolic Eye Disease. 2nd ed. Boston: Little Brown, 1986: 139-153.

9. Thompson JS. Genetics in Medicine. 4th ed. Philadelphia: W B Saunders, 1986: 165-228.

10. Rimoin DL, Hirschhorn K. A history of medical genetics in pediatrics. Pediatr Res, 2004: 286.

11. Phillips CI, Gosden CM. Leber's hereditary optic neuropathy and Kearns-Sayre syndrome: mitochondrial DNA mutations. Surv Ophthalmol, 1991, 36: 463.

12. Nathans J, Davenport CM, Maumenee IH, et al. Molecular genetics of human blue cone monochromacy. Science, 1989, 245: 831.

13. Mckusick VA, Amberger JS. The morbid anatomy of the human genome: chromosomal location of mutation causing disease. J Med Genet, 1993, 30: 1.

14. Renie WA. Goldberg's Genetic and Metabolic Eye Disease. 2nd Ed. Boston/Toronto：Little，Brown and Company，1986.

15. Musarella MA. Gene mapping of ocular diseases. Sur Ophtalmol，1992，36：285.

16. Cooper DN，Jay M，Bhattacharya S，et al. Molecular genetic approaches to the analysis of human ophthalmic disease. Eye，1987，1：699.

17. Friend SH，Bernards R，Rogelj S，et al. Human DNA segment with properties of the gene that predisposes to retinoblastoma and osteosarcoma. Nature，1986，323：643.

18. Dryja TP，McGee TL，Reichel E，et al. A point mutation of the rhodopsin gene in one form of retinitis pigmentosa. Nature，1990，343：364.

19. Saiki RK，Gelfand DH，Stoffel S，et al. Primer-directed enzymatic amplification of DNA with thermostable DNA poly-merase. Science，1988，239：487.

20. Ng SB，Turner EH，Robertson PD，et al. Targeted capture and massively parallel sequencing of 12 human exomes. Nature，2009，461：272.

21. Ng SB，Buckingham KJ，Lee C，et al. Exome sequencing identifies the cause of a mendelian disorder. Nat Genet，2009，42：30.

22. Wang JL，Yang X，Xia K，et al. TGM6 identified as a novel causative gene of spinocerebellar ataxias using exome sequencing. Brain，2010，133：3510.

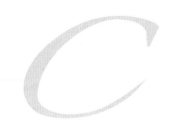

第三章
常见眼科遗传病

眼遗传病与全身性遗传病有眼部表现者均属眼科遗传病范畴。眼科遗传病也如其他遗传病一样分基因病与染色体畸变。由于不少眼部疾病易于查看，也由于很多遗传学家及眼科学家的重视，随着遗传学各种研究技术的进展，眼科遗传病已发现的病种也越来越多。据我国近年来的调查资料表明，眼科遗传病的发病率并不低。单基因眼病患者约占总人口的 4%，而多基因眼病则更多见，如近视眼在中小学生中的患病率达 21%～66.5%。眼的遗传病已占我国人口的 1/3 左右，应引起我们的注意。

第一节　眼睑疾病

一、眼睑缺损

眼睑缺损主要位于睑缘部，典型者呈三角形。可伴有其他先天畸形，常见为角膜皮样瘤或皮肤脂肪瘤，还可伴有角膜混浊、圆锥角膜、虹膜缺损、白内障等。此外，还可为染色体畸变或全身遗传性综合征的表现之一。本病多为散发，偶为常染色体隐性和显性遗传。

二、内眦赘皮

内眦赘皮（epicanthus）为内眦部有垂直向下的半月状皮肤皱襞，掩盖内眦的一部分或全部。内眦赘皮在不同人种中的发生率差异很大，白人成年期发生率仅 2%～5%，而中国人为 21.7%，其发生率随年龄增长而降低，单纯型为常染色体显性遗传。多种染色体畸变有内眦赘皮如 5p13 三体、13q、18q、21 三体、22q+、Turner 综合征等），很多遗传性综合征也有内眦赘皮。

三、下睑赘皮

下睑赘皮（inferior epiblepharon）是指平视时平行于下睑缘部的皮肤皱襞，可全部或部分遮盖下睑缘，有的还经内眦向上延续成逆向内眦赘皮。

下睑赘皮常见于婴儿期，但随年龄增长减少。成年人少见，这主要见于黄种人。我国 20 岁以上成人中的发生率为 0.5%。本病的遗传方式据双生子调查结果显示为常染色体显性遗传。父母均有下睑赘皮者，子代的发生率超过 75%；父母单方有者，子代仅半数可发生的机会。

四、单　重　睑

单重睑在白人极少见，被认为畸形，称上睑赘皮。在东方人中较常见。这种遗传性状仅作为一个生理变异，不能称疾病。在我国的群体发病率为 44.5%。单重睑的遗传方式为常染色体显性遗传。父母均为单重睑，子代约 75%～80% 有。父母之一为单重睑，子代约半数可有单重睑。

五、先天性上睑下垂

上睑下垂（ptosis）有遗传性和非遗传性两大类。遗传性大多数在出生时期可见到，但也有少数至成年期才出现。按其表现本病可分为以下几种类型：

1. 先天性单纯性上睑下垂　较常见，约占全部先天性上睑下垂的 77%。多数为常染色体显性遗传，少数为隐性遗传，此外尚有散发病例。

2. 晚发性单纯性上睑下垂　常在 40～60 岁发病，有缓慢发展倾向，呈常染色体显性遗传。

3. 睑裂狭小上睑下垂和倒转型内眦赘皮综合征（blepharophimosis, ptosis, and epicanthus inversus syndrome；BPES）　也称为 Komoto 综合征，是一种少见的遗传性疾病，先天性上睑下垂伴有小睑裂等眼睑异常。本病有双眼上睑下垂、小睑裂、倒向内眦赘皮与双眼距离过远，为常染色体显性遗传，外显率较高。致病基因 FOXL2（OMIM 605597）定位于 3q23。

4. 上睑下垂伴眼外肌麻痹　上睑下垂可伴有不同程度的眼外肌麻痹，麻痹可为周围性，但多数是中枢性。呈常染色体显性遗传，偶为隐性遗传。

5. 伴有全身性遗传病的上睑下垂　上睑下垂可见于各种染色体畸变（4p、10q+、18 三体、18p、22q+、Turner

综合征等），也可见于各种单基因遗传病（强直性肌营养不良、Rubinstein-Taybi 综合征、单侧面萎缩等）。

6. 下颌 - 瞬目征（Marcus-Gunn 征，OMIM 154600）下颌运动时伴有异常动作的上睑下垂，通常是单侧性，为常染色体显性遗传，基因定位 q24.1-q24.2。

六、双 行 睫

双行睫（distichiasis）指在正常的睫毛后面另有一排睫毛，由睑板腺开口处长出。病理检查显示睑板腺被睫毛毛囊取代。为常染色体显性遗传。

第二节　泪道遗传性疾病

一、先天性泪小管和泪点缺如或闭锁

有较肯定的遗传性，多为常染色体显性遗传，有不同的外显率和表现度。

二、多泪点和泪小管

有家族遗传的家系报道，呈常染色体显性遗传。

三、先天性鼻泪管阻塞

较常见，约占新生儿的 1.75%～6%。常为鼻泪管下端开口处有一薄膜造成阻塞，极少为骨性狭窄。

可能为多基因遗传，也有家族遗传报道，呈常染色体显性遗传。

四、先天性泪囊瘘

多为散发，遗传方式可呈显性或隐性遗传。

第三节　眼 球 疾 患

一、先天性无眼球

无眼球畸形又称先天性无眼球。在胚胎早期，由于视窝及视泡的形成发生障碍或被破坏，眼球组织缺如，称为先天性无眼球。真正的先天性无眼球罕见，只有将全部眼眶组织经过连续组织切片检查，无神经外胚叶组织发现时方能证实。其临床表现为眼睑、结膜、泪器完全具备，唯眼球缺如，外观塌陷。因临床诊断时不能作活检，故不易和极小的先天性小眼球或先天性囊状眼球区别。根据其发生机制可分为三类：①原发性无眼球指视窝与眼泡从未形成，发生于胚胎长 2mm 以前，为无眼球最多见的类型；②继发性无眼球指整个视神经管前端未发育。因而眼球也不发育，往往伴有脑部畸形；③退行性无眼球即视泡形成后不久发生退行性变。

先天性无眼球大多为散发性，仅少数有阳性家族史，可为常染色体显性遗传，或隐性遗传。

二、先天性小眼球

先天性小眼球（microphthalmos）较为常见。指已有眼球，但小于正常，可伴有眼部其他畸形。原始视泡发生后，无论受到何种障碍，引起眼球发育停滞，均可成为小眼球。根据是否伴有眼部其他畸形与畸形种类，可分为以下几类：

（一）单纯性小眼球

单纯性小眼球（isolated microphthalmos/anophthalmia）为胚胎裂闭合以后眼球发育停滞，眼球体积小，但无其他显著畸形。本病常为散发性，约 1/4 有家族史，具有遗传异质性，目前已发现 7 个致病基因的突变可导致单纯性小眼球。遗传方式可分为常染色体显性遗传，或隐性遗传。

（二）缺损性小眼球

缺损性小眼球（colobomatous microphthalmos）指小眼球有胚胎裂闭合异常，表现为先天性小眼球，可合并虹膜、脉络膜、视神经缺损。有些病例可伴有眼眶囊肿，可为双侧性或单侧性。有的一眼为小眼球，另一眼为眼球组织缺损；也有的家庭中一些成员为小眼球，另一些则为眼球组织缺损。本型可为散发性，也可有遗传性。确定的致病基因有 SOX2（OMIM 184429）、OTX2（OMIM 600037）、PAX6（OMIM 607108）等。

（三）并发性小眼球

并发性小眼球（complicated microphthalmos）原始视泡已经生长发育，但以后发生退行性改变，出现各种不同的异常，如先天性角膜白斑、无虹膜、瞳孔膜存留、白内障、玻璃体纤维增殖、视网膜发育不良、葡萄肿等。本病可有阳性家族史，遗传方式有常染色体显性遗传、隐性遗传等。

（四）伴有全身畸形的先天性小眼球

可合并有智力发育不全、唇裂、腭裂、面部畸形、多指（趾）、先天性心脏病等。多种染色体畸形可发生先天性小眼球，如 13 三体、18 三体、4p−、13q−、18p−、18q−、10q+、13p+、14q+ 等。有若干全身性综合病征可发生小眼球畸形，如下颌 - 眼 - 面畸形、Marinesco-Sjogren 综合征、眼 - 耳 - 脊柱发育不良、眼齿指发育不良、下颌面骨发育不良等。

三、独眼畸形和并眼畸形

独眼畸形（cyclopia）为双眼组织全部或部分融合，

在前额中央形成一只独眼,如两眼为不同程度的融合,则称为并眼畸形(synophthalmia),两者常伴有大脑前部中线中胚叶结构异常。独眼和并眼畸形的病因一般解释为前脑组织诱导中枢的缺陷,以至神经管前部和视泡与额鼻突的中胚叶不能正常发育。本病一般见于死胎或生后不久即死亡,通常为散发性,偶有报告患者的同胞中有人发病或亲代有近亲通婚史,指示可能为致死性常染色体隐性遗传基因。

四、隐眼畸形

隐眼畸形(cryptophthalmos)即从眉弓开始移行的皮肤连成一片,为畸形结构,眼睑组织结构全部缺如,可扪及皮下有圆形隆起的眼球。常伴有全身畸形,如兔唇、腭裂、面裂、鼻甲畸形、喉闭锁、脑和脑膜膨出、并指趾、生殖器发育不良、腹部疝和肾畸形等。

本病多为散发性,有部分病例的同胞可发病,或亲代有近亲通婚史,可能为常染色体隐性遗传。

第四节　遗传性角膜病

角膜的遗传病病种较多,有先天性角膜大小、形状和曲率发育异常、先天性角膜混浊及各种遗传性角膜变性。

一、角膜大小、形状和曲度异常

(一)先天性小角膜

先天性小角膜(microcornea)是指角膜直径小于10mm。它可单独存在,也可伴有其他眼部异常,如眼球震颤、眼球组织缺损、瞳孔膜存留、小晶状体、先天性白内障、青光眼等,亦可伴有全身性先天畸形,如矮小、小颌、短指(趾)等。本病的遗传方式大多属常染色体显性遗传,规则或不规则;少数可能为隐性。

(二)先天性大角膜

先天性大角膜(macrocornea)指角膜直径在13mm以上,角膜透明,眼压正常。因较少伴眼部其他异常,故极少影响视功能。本病的遗传方式以性连锁隐性遗传较多见,基因定位于Xq21.3-22,而常染色体显性遗传较少见。

(三)圆锥角膜

圆锥角膜(keratoconus)特征为角膜中央部分进行性变薄,曲度增大,呈圆锥形,常有高度不规则散光。锥形角膜的症状和体征多在青年时期出现。有的作者认为这种异常的原因,可能是外胚叶在先天发育时未能从角膜周边移行至中央所致。圆锥角膜还可伴有蓝巩膜、无虹膜、前极性白内障、晶状体异位和先天性青光眼、视

网膜色素变性等其他眼部异常。圆锥角膜的发病率约为1%~2‰,多数为散发,部分有阳性家族史,在同一家庭中可有人发生圆锥角膜,而另一些人仅表现为不规则散光。也有同卵双生子发病的报告。遗传方式尚未定论,常染色体隐性或显性遗传。目前定位了9个基因位点,只确定的一个基因,定位于20p11.2,keratoconus-1(KTCN1 VSX1;605020)。其他基因定位位点分别是16q22.3-q23.1(KTCN2;608932)、3p14-q13(KTCN3;608586)、2p24(KTCN4;609271)、5q14.1-q21.3(KTCN5;614622)、9q34(KTCN6;614623)、13q32(KTCN7;614629)和14q24.3(KTCN8;614628)。

(四)扁平角膜

扁平角膜(cornea plana)为角膜曲度异常减少,甚至角膜完全变平。常伴有其他畸形,如小眼球、前部胎生环、晶状体移位、先天性白内障、青光眼、葡萄膜缺损、视神经与视网膜发育不良等。本病罕见,有常染色体隐性与显性两种遗传方式,隐性型者病情较重。

二、遗传性角膜营养不良

遗传性角膜营养不良(hereditary dystrophy of the cornea),指由遗传决定的角膜变性。表现为原发性、双侧各种形态的角膜混浊。常在青少年发病,病变静止或缓慢进展。遗传方式大多数为常染色体显性遗传或常染色体隐性遗传,但外显率和表现度不同。

目前对各类角膜营养不良的分类和命名还存在许多争议,因此往往一种角膜营养不良有多个名称,造成了很大混乱,其中解剖部位分类法最常用。一般根据受累角膜层次分为前部、实质部及后部角膜营养不良3类。

(一)角膜上皮和Bowmann膜营养不良

1. Meesmann角膜营养不良(Meesmann's corneal dystrophy) 为幼年起病,进行缓慢的角膜上皮层多发性细小点状混浊,表现为变性与上皮内囊肿形成。呈常染色体显性遗传,基因定位于17q12-21。

2. Reis-Bucklers角膜营养不良(Reis-Bucklers dystrophy) 在童年期起病,角膜呈现前弹力层弥漫性网状混浊,有反复角膜上皮脱落,可致视力明显减退及角膜知觉减退。呈常染色体显性遗传,基因定位于5q31,由TGFBI基因(OMIM 601692)突变所致。

3. Thiel-Behnke角膜营养不良(Thiel-Behnke corneal dystrophy) 表现为进行性蜂窝状角膜上皮下混浊及反复糜烂。为染色体显性遗传,基因定位于10q24。

4. 其他角膜上皮营养不良　Grayson-Wilbrandt前弹力膜变性(常染色体显性遗传)、遗传性带状角膜病

（常染色体隐性遗传）、前部镶嵌式角膜变性（常染色体显性或性连锁隐性遗传）等。

（二）角膜实质层营养不良

1. 颗粒状角膜营养不良（granular corneal dystrophy） 又称为 Groenouw Ⅰ型角膜变性，是较常见的一种角膜变性。通常在儿童期起病，表现为角膜实质浅层多个灰白色圆形混浊，主要位于角膜中央，周边部角膜很少累及，混浊之间的角膜仍保持透明，视力损害较轻，刺激症状不明显。组织化学与电镜显示混浊为蛋白质。本病为完全外显的规则的常染色体显性遗传，子代发病率约半数。基因定位于 5q31，由 TGFBI 基因（OMIM 601692）突变所致。

2. 斑状角膜营养不良（macular corneal dystrophy） 又称为 Groenouw Ⅱ型角膜变性，儿童期起病，进展缓慢，表现为角膜实质弥漫性混浊及灰白色斑点状混浊，视力损害严重，部分病人有刺激征，组织化学及电镜检查显示混浊为黏多糖物质，认为是酶缺陷造成的角膜内黏多糖物质积贮。遗传方式以常染色体隐性较多，常为角膜改变单独存在；合并有白内障或其他全身异常者较少见，为常染色体显性遗传，基因定位于 16q22，由 CHST6 基因（OMIM 605294）突变所致。

3. 格子状角膜营养不良（lattice corneal dystrophy，LCD） 又称 Haab-Dimmer 角膜变性，其中格子状角膜营养不良 1 型（LCD1）较为常见。10 岁左右起病，在角膜实质层出现条状混浊，交叉组成网格状，可发展至弥漫性混浊，常有明显刺激征，视力损害重，组织化学和电镜检查病变为淀粉样变性。呈常染色体显性遗传，外显率高，子代患病风险为 50%，基因定位于 5q31。目前确定的致病基因是 keratoepithelin（TGFBI；601692）。

而格子状角膜营养不良ⅢA 型（LCDⅢA），发病较 LCD1 型晚。这型疾病临床检查可发现基质内线形混浊较 LCD1 明显浓厚。遗传方式为常染色体隐性遗传，淀粉样沉积物种类和致病基因目前尚未确定。LCDⅢA 为常染色体显性遗传，基因定位于 5q31.1，致病基因：keratoepithelin（TGFBI；601692）。

4. 胶滴状角膜营养不良（gelatinous droplike corneal dystrophy） 又称为格子状角膜营养不良 3 型，遗传方式为常染色体隐性遗传，定位于染色体 1p32-q12，致病基因：TACSTD2（OMIM 137290）突变所致。

5. 先天性角膜实质层营养不良（congenital stromal corneal dystrophy） 表现为出生后不久双眼角膜实质层雾状混浊，进行性发展，常在青少年期视力明显下降需作角膜移植术。遗传方式为常染色体显性遗传，定位于 12q21.33，为 DCN 基因（OMIM 125255）突变所致。

6. Schnyder 结晶状角膜营养不良（Schnyder crystalline corneal dystrophy） 表现为角膜中央椭圆形或环状结晶混浊。遗传方式为常染色体显性遗传，定位于 1p36.22，为致病基因 UBIAD1（OMIM 611632）突变所致。

（三）内皮和后弹力层营养不良

1. Fuchs 内皮角膜营养不良（Fuchs endothelial corneal dystrophy） 因角膜内皮变性引起双眼角膜水肿及大泡形成，多为中年发病，女性多见，病程时间比较长，分为四期。遗传方式常染色体显性遗传，1 型 FECD1 定位于 1p34.3-p32.3，致病基因：COL8A2（OMIM 120252）突变所致；4 型 FECD4 定位于 20p13-p12，致病基因：SLC4A11（OMIM 610206）突变所致。6 型 FECD6 定位于 10p11.22，致病基因：ZEB1（OMIM 189909）突变所致。

2. 先天性遗传性角膜内皮营养不良（Maumenee corneal dystrophy） 由于角膜内皮缺如或明显减少，萎缩变性引起角膜水肿、混浊。有两种遗传类型：

1 型（corneal endothelial dystrophy 1）：遗传方式为常染色体显性遗传，定位于 20p11.2-q11.2。

2 型（corneal endothelial dystrophy 2）：遗传方式为常染色体隐性遗传，定位于 20p13，为 SLC4A11 基因（OMIM 610206）突变所致。在出生时或出生后不久发现角膜混浊。

三、先天性角膜白斑

先天性角膜白斑并非罕见，其混浊常位于角膜深层，混浊程度不一。部分病例可伴有小眼球、虹膜粘连、瞳孔膜存留或眼组织缺损等。发病原因可为中外胚叶发生畸变或胚胎感染所致，尤以前者可能性较大。

同患先天性角膜白斑的双生子病例提示了遗传因素。

四、角膜胎生环

（一）角膜前胎生环（anterior embryotoxon）

出生时或出生后不久出现。表现同老年环。可伴有蓝巩膜、大角膜、无虹膜等先天畸形。这种先天异常常有遗传倾向。遗传方式有常染色体显性或隐性遗传。

（二）角膜后胎生环（posterior embryotoxon）

为 Schwalbe 环，突起特别明显，呈发亮白色环，其组织结构与小梁一致。一般为单独发生的变异，但也有合并前房角中胚叶组织残留或其他眼前节先天异常者。这种先天异常有家族遗传倾向。

第五节 巩 膜 疾 病

单独累及巩膜的遗传病极为少见，与巩膜有关的遗传病主要是蓝巩膜。

蓝巩膜（blue sclera）通常指先天性巩膜变薄、透明度增加，透见葡萄膜色素，巩膜普遍呈浅蓝色。其原因是巩膜胶原纤维发育不全，使巩膜半透明。

蓝巩膜最主要的见于成骨不全（osteogenesis imperfecta type I），表现为骨脆、耳聋及蓝巩膜是成骨不全的三种基本表现。蓝巩膜最常见（95%～100%），而骨脆为56%～61%，耳聋为24%～26%。本病的遗传方式一般为常染色体显性遗传，外显率很高，但表现度不一。定位于17q21.33，致病基因：COL1A1基因（OMIM 120150）突变所致。较少数者可能属常染色体隐性遗传。除本病外蓝巩膜还可见于其他系统遗传病，如Ehler-Danlos综合征、下颌-眼-面畸形等。

第六节 虹膜与睫状体遗传性疾病

一、眼前节发育不良

眼前节发育不良（anterior segment dysgenesis, ASD）是一组以累及角膜、虹膜、瞳孔和前房角为主的先天异常，患者常合并青光眼。各种异常可以单独存在，也可以与其他异常同时出现，组成各种不同的疾病和综合征。

（1）角膜后胚胎弓：指Schwalbe环状隆起，有时有色素沉着。文献报告本病可在家族中连续传代，表现为常染色体显性遗传。

（2）Peters异常（Peters anomaly）：指角膜因后弹力层缺损致后表面缺损与相应区白斑，也可伴虹膜前粘连。其他可能的症状包括畸形相和尿道下裂。本病常为散发性，偶有隐性遗传的家系报告。基因定位和致病基因主要有三个：①位于2p22.2的CYP1B1基因（OMIM 601771）；②位于4q25的PITX2基因（OMIM 601542）；③位于11p13的PAX6基因（OMIM 607108）。

（3）Axenfeld-Rieger综合征（Axenfeld-Rieger syndrome, ARS）：一般双眼发病，男女发病率均等，发病率大约在1/200 000。表现为周边部角膜增厚突起和前移的Schwalbe线（角膜后胚胎环）是其典型特点，虹膜显著变薄，裂孔及多瞳形成，瞳孔变形异位，葡萄膜外翻等，前房角的异常。全身的异常，最典型的是牙齿和面额部的发育异常、脐周赘皮等。遗传方式多为

常染色体显性遗传，基因定位和致病基因主要有两个：①位于6p25的FOXC1基因（OMIM 601090）；②位于4q25的PITX2基因（OMIM 601542）。

（4）先天性无虹膜（aniridia）：是一种以明显虹膜缺损为特征并伴有多种眼部先天异常的遗传病。Barrata在1819年首先报告，其发病率为1/6400～1/100 000。本病多为双侧性，常有明显的视力不良、眼球震颤和畏光。眼部检查可见虹膜全部缺如，前房角检查时可见到虹膜根部残余。黄斑发育不良及黄斑反射消失。其他常见的眼部异常有角膜混浊、青光眼、白内障等。部分病人尚伴有智力低下、泌尿生殖器异常、肾胚胎瘤（Wilms瘤）等全身异常，称之为WAGR综合征。

遗传方式大多数表现为一种几乎完全外显的常染色体显性遗传类型，但表现度不一。无虹膜的致病基因：PAX6（OMIM 607108）定位于11p131。

（5）单纯性虹膜缺损：即不合并葡萄膜其他部分的缺损，是由于胚胎裂闭锁不全所致，典型者位于虹膜下方，瞳孔向下延伸到角膜边缘，形成倒梨形。

单纯性虹膜缺损的遗传方式大多数为常染色体显性遗传，只在极少数家系中表现为常染色隐性遗传。

二、先天性瞳孔畸形

1. 先天性瞳孔大小不等 双侧瞳孔大小相差大于20%称为双眼瞳孔不等。曾有报告同卵双生子发病，也有连续传代报告，提示为常染色体显性遗传，也可能为多基因遗传。

2. 多瞳孔 虹膜缺损可造成虹膜上的孔洞，称为假性多瞳孔，遗传方式可为常染色体显性遗传，真性多瞳孔应是每个瞳孔均有括约肌，能发生瞳孔反射。

3. 先天性小瞳孔 在户外阴影区注视远处物体时，如瞳孔小于2mm，即为小瞳孔。本病由Wilder在1862年首先报告，颇为罕见，通常为双侧性，但双眼程度不同。本病多为散发性，也曾有家族发病的报告，主要为常染色体显性遗传。

4. 先天性瞳孔散大 White曾报告一对同卵双生子，均有先天性瞳孔散大、对光反射及近反射消失。

第七节 原发性青光眼与遗传

原发性青光眼是主要致盲的眼病，是一种遗传异质性的综合神经退行性疾病，其特点是造成视力逐渐缺失。神经退行性变的特征表现为视网膜神经节细胞的丢失、视野典型性改变以及视神经的变性。眼压的升高是青光眼主要的危险因素。青光眼从病因学上分为原发型和继发型，从前房的解剖结构分类为开角

型和闭角型，从发病时间分类为婴幼儿型、青少年型以及成年人型。原发性青光眼可分为以下三种主要的类型：①原发性开角型青光眼（primary open-angle glaucoma，POAG）；②原发性闭角型青光眼（primary angle-closure glaucoma，PACG）；③原发性先天性青光眼（primary congenital glaucoma，PCG）。青光眼是常见且病变不可逆转的严重致盲眼病，遗传因素对于青光眼的发生具有重要作用。人类基因组计划的完成及相关分子遗传学技术在青光眼研究领域的应用，使青光眼的病因学研究取得了重要进展。

一、原发性开角型青光眼

POAG 是最常见的青光眼类型，全世界范围内有超过 3500 万人受到影响。POAG 的特点是视盘凹陷进行性扩大，相应地出现进行性的视野缺失，如果不治疗，会导致失明。POAG 的遗传学研究已有 100 多年的历史，大量家系调查报告发现约 13%～47% 的 POAG 有阳性家族史，而在 POAG 的亲属中，青光眼的发病率为 2.8%～16.5%，远高于正常群体的发病率 0.47%～1.43%。表明 POAG 的发生与遗传有密切关系，另外，吸烟、糖尿病和近视也是危险因素。

POAG 患者的亲属患该病的频率更大，表明该病可能受遗传因子影响。遗传方式可为常染色体显性遗传或隐性遗传。根据发病时间的不同，POAG 又分为青少年发病（juvenile open-angle glaucoma，JOAG）和成年发病（adult open-angle glaucoma，AOAG）。JOAG（发病年龄 3～30 岁）伴有高眼压、视野缺损及视盘损害，需要早期手术治疗。典型表现为常染色体显性遗传，而成年发病的 POAG 在遗传学上表现为复杂特性。迄今至少已经发现 22 个基因位点与 POAG 相关联，其中 14 个基因位点被命名为 GLC1A～GLC1N。目前从这些位点中只鉴定出 3 个致病基因，即 myocilin（MYOC/GLC1A；OMIM 601652）定位于 1q24.3-q25.2；optineurin（OPTN/GLC1E；OMIM 602432）定位于 10p15-p14 和 WD repeat domain 36（WDR36/GLC1G；OMIM 609669）定位于 5q21.3-q22.1。一部分 POAG 遵循孟德尔遗传定律，还有相当大一部分起因于几个基因的变异，每个基因都起了部分的作用。

二、原发性闭角型青光眼

PACG 的发生主要由眼的各种解剖因素决定。因此，对 PACG 遗传规律的研究也主要是对这些解剖因素的遗传规律研究。Tornquist 与 Miller 认为构成浅前房的基因是显性基因，因此浅前房是一种常染色体显性遗传性状。国内孙氏调查支持常染色体显性遗传。

Tomlinson 则认为 PACG 是多因子遗传决定的，浅前房不是由一对基因决定，而是由晶状体厚度、位置、角膜直径、眼球大小等多种性状决定的，这些性状都是由多因子遗传所决定的。国内对 100 例 PACG 的调查支持多基因遗传。

三、原发性先天性青光眼

PCG 指由于胚胎时期发育障碍，使前房角结构先天异常或残留胚胎组织，阻塞了房水排出通道所致的青光眼。表现为出生后或 3 岁以内眼压升高，角膜增大、混浊。原发性先天性青光眼作为严重威胁婴幼儿视力发育的眼病，危害极大。遗传方式为常染色体隐性遗传，目前确定的致病基因有两个，分别是定位于 2p22.2 的 GLC3A（CYP1B1；OMIM 601771）和定位于 14q24 的 GLC3D（LTBP2；OMIM 602091）。另外两个基因定位位点是：GLC3B（OMIM 600975）定位于 1p36.2-p36.1，GLC3C（OMIM 613085）定位于 14q24.3。

第八节　晶状体疾病与遗传

一、先天性白内障

先天性白内障（congenital cataract）是一种常见的视觉障碍性眼病，占全世界儿童致盲因素的百分之十。约有 40%～50% 先天性白内障是遗传性的。遗传性先天性白内障可只表现为晶状体的单一混浊，也可伴发眼部及其他系统的先天性异常。遗传性单纯性先天性白内障具有遗传异质性，有三种不同的遗传方式，即常染色体显性、常染色体隐性及 X 性连锁隐性遗传，其中以常染色体显性先天性白内障（autosomal dominant congenital cataract，ADCC）最为常见。定位致病基因位点及其候选基因是研究先天性白内障分子遗传学缺陷的关键步骤。迄今为止，确定了 30 个基因突变与先天性白内障的发生有关。这些基因包括 15 个编码晶状体结构蛋白的基因；5 个编码晶状体膜蛋白的基因；2 个编码晶状体发育过程中调控蛋白的基因；2 个编码转录因子的基因；5 个及其他类别的基因。另外，还有一些位点与先天性白内障连锁，但突变的基因尚未鉴定出。

（一）先天性白内障又可根据形态分为

1. 前极性白内障（anterior polar cataracts）　一般认为以继发原因的可能性较大，偶有遗传性的病例，多为常染色体显性遗传，基因定位：1 型（CTAA1；OMIM 115650）定位于 14q24-qter；11 型（CTAA2；OMIM

601202）定位于 17p13。

2. 后极性白内障（posterior polar cataract-1；CTPP1）　少数病例有遗传倾向，多为常染色体显性遗传，基因定位于 1pter-p36.1。

3. 中心性（核性）白内障　核性白内障约占先天性白内障的 1/4，通常为常染色体显性遗传。目前国内外发现较多的与先天性核性白内障发生有关的基因主要集中在晶状体蛋白以及缝隙连接蛋白上，主要的致病基因有 CRYAA、CRYBA1/A3、CRYBB1、CRYGD、GJA3、GJA8 等。

4. 板层白内障（lamellar cataract）　表现型分为两种，另外一种 Marner 白内障也属于板层白内障，以发现人 Marner（1949）来命名。都是常染色体显性遗传，定位于 16q21-q22.1。均为热休克蛋白转录因子 4 基因（HSF4；OMIM 602438）突变所致，但是突变的位点不同。

5. 针刺状白内障（aculeiform cataract）　由 Vogt（1922）首先描述，先后被命名为针尖样白内障、纤维束样白内障，而在国内称为珊瑚状白内障（coralliform cataract）。常染色体显性遗传多见，定位于 2q33.3，为 CRYGD 基因（OMIM 123690）突变所致。

6. 缝性白内障（sutural cataract）　定位于 22q11.23，为 CRYBB2 基因（OMIM 123620）突变所致。

7. Coppock 样白内障（Coppock-like cataract；CCL）其特点是在胚胎核与后囊膜之间有大量细小粉尘样混浊，呈圆盘状。目前已确定的致病基因有两个：一个是位于 2q33.3 的 CRYGC 基因（OMIM 123680），另一个是位于 22q11.23 的 CRYBB2 基因（OMIM 123620）。

（二）伴有其他眼部异常或全身遗传病的先天性白内障

1. 眼部遗传病　如虹膜缺损、无虹膜、晶状体异位、Norrie 病、先天性小眼球等可伴有先天性白内障。

2. 染色体病　很多种染色体病可发生白内障，如 13 三体、18 三体、21 三体、15q+、21q-、Turner 综合征等。

3. 半乳糖代谢障碍与先天性白内障

（1）半乳糖血症（galactosemia）：是由于半乳糖 -1- 磷酸尿苷转移酶（galactose-1-phosphate uridylyltransferase）缺乏所引起。患儿进食半乳糖后会导致组织内有半乳糖醇和半乳糖 -1- 磷酸毒性物质堆积。

半乳糖醇在晶状体内堆积会导致白内障，而半乳糖 -1- 磷酸堆积会引起脑、肝、肾损害。半乳糖血症为常染色体隐性遗传病，纯合子酶活性完全缺乏，但罕见；杂合子及其变异型则不同程度地引起酶活性降低，且在人群中有一定的比例。已有研究表明半乳糖 -1-

磷酸尿苷转移酶活性降低可引起先天性白内障（尤其是核性或绕核性者），而脑、肝、肾损害缺如或很轻微。本病基因定位于 9p13.3，致病基因为 GALT（OMIM 606999）。

（2）半乳糖激酶缺乏（galactokinase deficiency）：半乳糖激酶缺乏会导致体内半乳糖和半乳糖醇堆积，后者引起白内障，一般无脑、肝、肾损害。半乳糖激酶缺乏为常染色体隐性遗传，纯合子很罕见，杂合子的酶活性为正常的 50%，发生率为 0.2%～1%。已有研究表明，半乳糖激酶活性降低也与先天性白内障（尤其是核性及绕核性）关系密切。基因定位于 17q25.1，致病基因为 GALK1（OMIM　604313）。

二、老年性与早老性白内障

老年性白内障病因复杂，即使作一般的家系调查，也难以判断其与遗传的关系。Vogt 等对双生子作的老年性白内障发病情况的调查资料认为，老年性白内障与遗传有关，白内障的类型（核性或皮质性）也是由遗传决定的。不少作者从生化遗传学方面对老年性及早老性白内障的关系作了研究，如 Zinkham、Orzalesi、Moro 等认为老年性白内障的发生与葡萄糖 -6- 磷酸脱氢酶（G6PD）缺乏相关，国内也有报告显示 G6PD 活性降低是早老性白内障发生的一种危险因素。但因遗传背景不一，也有少数报告为阴性结果。对于半乳糖激酶（GK）或半乳糖 -1- 磷酸尿苷转移酶（GPUT）缺乏可引起先天性白内障已很明确，而半乳糖酶与老年性白内障的关系也有报道，显示在特发性早老及老年性白内障中 GPUT/GK 活性降低或 GPU'F/GK 杂合子的发生率高于正常人群；但也有报道未发现 GK 活性下降与早老或老年性白内障的这种相关性。因此，对于老年性或早老性白内障与遗传的关系尚有待于进一步研究明确。

三、先天性晶状体脱位

（一）单纯性先天性晶状体异位

单纯性先天性晶状体异位（simple congenital ectopia lentis）指先天性晶状体脱位未合并全身异常，由 Morton（1879）首先报告。晶状体脱位常为双侧、对称性。脱位方向多为向上或颞侧，具有发生继发性青光眼、白内障和视网膜脱离的倾向。发生晶状体脱位的原因与晶状体悬韧带的纤维发育异常有关。

遗传方式：多数病例报告为常染色体显性遗传，文献上有报告连续 5 代的家系。亦有少数病例报告为常染色体隐性遗传，致病基因为 ADAMTSL4（OMIM 610113），定位于 1q21.3。

（二）遗传性迟发性晶状体半脱位

遗传性迟发性晶状体半脱位（genetic spontaneous late subluxation of the lens）由 Vogt（1905）首先报告。临床表现与单纯性先天性晶状体异位相似，只是晶状体脱位发生在 20～70 岁之间。晶状体脱位呈进行性，多向上方或脱入前房，可有晶状体性近视，眼轴往往正常，常有继发性青光眼和白内障的发生。

遗传方式：常染色体显性遗传。

（三）伴有瞳孔异位的晶状体脱位

伴有瞳孔异位的晶状体脱位（ectopic lentis et pupillae）由 von Graefe（1855）首先报告。晶状体发生脱位的同时伴有瞳孔异位，瞳孔形态多样，多为椭圆形或裂隙状，难以散大，与晶状体脱位的方向相反。其他眼部异常可有眼轴增长、高度近视，以及发生视网膜脱离、继发性青光眼、白内障等。

遗传方式：常染色体隐性遗传，文献报告同胞发病，亲代有近亲通婚史。致病基因为 ADAMTSL4（OMIM 610113），定位于 1q21.3。

（四）伴有全身异常的晶状体脱位

1. 马方综合征（Marfan syndrome）　基因定位于 15q21.1，致病基因：FBN1（OMIM 134797）。

2. Marchesani 综合征　又称韦 - 马综合征（Weill-Marchesani syndrome），基因定位于 19p13.2，致病基因：ADAMTS10（OMIM 608990）。

3. 同型胱氨酸尿症（homocystinuria）　基因定位于 21q22.3，致病基因：CBS（OMIM 613381）。

第九节　视网膜遗传性疾病

一、视网膜色素变性

视网膜色素变性（retinitis pigmentosa，RP）是最常见的遗传性致盲病之一，据我国调查资料的群体患病率为 1:3784，在欧洲的统计为 1:300～7000。按此比例计算全世界 55 亿人口，RP 患者约有 100 万。

视网膜色素变性是一组进行性视网膜色素上皮和光感受器受损的单基因遗传病。具有高度的遗传异质性，其遗传模式非常复杂。15%～20% 视网膜色素变性表现为常染色体隐性遗传模式（autosomal recessive RP，ARRP），20%～25% 的病人表现为常染色体显性遗传模式（autosomal dominant RP，ADRP），10%～15% 的病人则表现为 X 染色体连锁模式（X-linked RP，XLRP），极少数病例表现为双基因模式（RDS 和 ROM 基因同时杂合突变）和线粒体遗传方式。线粒体突变导致的色素变性常伴全身的综合征，迄今为止所发现

的与线粒体突变有关的基因只有 MTS2 基因，该基因编码位于第二线粒体上丝氨酸较远端的 RNA 蛋白基因在 12258 的 C-A 转换突变可能干扰了 tRNA 分子的氨基酸受体影响了 tRNA 的氨基酸循环，因此降低了线粒体翻译的效率和准确性，有关基因突变与氧化磷酸化的关系尚不清楚。

除典型的家族发病之外，散发病例约占全部 RP 患者的 30%。现已找到 23 个可导致常染色体显性遗传 RP 的致病基因，还有 1 个位点的疾病基因没有发现。仅有少数致病基因致病率高于 5%。X 染色体连锁 RP 致病相关基因在 X 染色体上已明确定位 6 个位点，两个致病基因 2 个被克隆。其中 RP3（RPGR）致病率占 XLRP 的 70%～90%，RP2 占 XLRP 的和 10%～18%。常染色体隐性 RP 有 36 个基因被鉴定，但仍有 3 个位点的致病基因没有被鉴定（http://www.sph.uth.tmc.edu/Retnet/sum-dis.htm）。大部分常染色体隐性遗传 RP 的基因很罕见，导致不足 1% 的发病。但是 RPE65、PDE6A、PDE6B 和 RP25 占 arRP 2%～5%；在约 30% 的不知原因散发型 RP 病人中，arRP 占有很大比例。RP 相关基因基因及位点见表 2-4。

在这些 RP 致病基因中，每一种基因又往往存在多种致病突变，除了突变的多样性以外，同一个基因上不同的突变往往引起了不同的疾病，例如，RHO 基因（编码视杆细胞视紫红质的基因）上的不同突变可能引起常染色体显性遗传 RP，或常染色体显性遗传的先天性静止性夜盲，或罕见的常染色体隐性遗传 RP。RDS 基因（编码外周蛋白的基因）突变可能引起常染色体显性遗传 RP、常染色体显性遗传黄斑变性或双基因 RP。此外，同样基因突变的患者也常常有不同的表型，严重程度也不尽一致。迄今，已鉴定出 61 个 RP 基因，然而这些基因只能解释大约 60% 的患者发病，尚有近半数的 RP 患者有待进一步发现并鉴定其致病基因。几种不同遗传类型的视网膜色素变性的表现亦有不同，AD 型的发病年龄较晚，症状较轻，发展较慢，甚至有年龄超过 60 岁者仍能保持一定的中心视力，视野损害亦较轻；XR 发病年龄最早，病情最重（视力、视野损害重）；AR 型无论是发病年龄、病情发展与预后都介于 AD 与 XR 之间。XR 携带者一般无自觉症状，但检查发现眼底多种改变，可为正常，也可表现为毯样反光、局灶性色素改变或有色素沉着，ERG 多有异常改变（振幅下降，b 波峰时延迟）。

RP 在遗传和表型上均具有较大的异质性。表现为：①遗传异质性：即不同的基因可以引起相同的疾病；②等位基因异质性：即相同基因的不同突变可以引起相同或不同的疾病；③临床异质性：即具有相同

表2-4　RP相关基因基因及位点*

疾病	定位的位点 （致病基因未确认）	已确认的致病基因
常染色体隐性遗传RP	RP22，RP29，RP3	ABCA4，BEST1，C2ORF71，C8ORF37，CERKL，CLRN1，CNGA1，CNGB1，CRB1，DHDDS，EYS，FAM161A，IDH3B，IMPG2，LRAT，MAK，MERTK，NR2E3，NRL，PDE6A，PDE6B，PDE6G，PRCD，PROM1，RBP3，RGR，RHO，RLBP1，RP1，RPE65，SAG，SPATA7，TTC8，TULP1，USH2A，ZNF513
常染色体显性遗传RP	RP63	BEST1，CA4，CRX，FSCN2，GUCA1B，IMPDH1，KLHL7，NR2E3，NRL，PRPF3，PRPF6，PRPF8，PRPF31，PRPH2，RDH12，RHO，ROM1，RP1，RP9，RPE65，SEMA4A，SNRNP200，TOPORS
X染色体连锁RP（2）	RP6，RP23，RP24，RP34	RP2，RPGR

*此表引自 http://www.sph.uth.tmc.edu/retnet/

突变的不同个体，即便是在同一个家族中，也会具有不同的症状。这使得RP的分子发病机制相当复杂。对于这种情况的解释，目前比较普遍的观点认为是由于修饰位点的存在及环境因素的影响所致。

几种特殊类型的RP：

1. 单侧性RP　指一眼有明显的眼底改变及视野、暗适应与ERG等典型的表现，而另一Ht囊表现完全正常（包括ERG等检查），经随诊5年以上均不发病者本类型较罕见。Francois（1960）总结文献报告25例，多在中年发病，均为散发型病例，国内也有少数报告。

2. 象限性RP　较为少见，Bietti于1937年首先报道，特点为病变仅累及视网膜的一个象限，呈扇形分布，通常为双眼对称，尤以下象限多见，检查有与病变区相应的视野与EOG、ERG改变，但荧光素眼底血管造影常显示较检眼镜下病变范围大。本类型的症状较轻或无症状，病程进展缓慢，预后较好，常为散发型，但也有其他AD、AR或XR的报告。国内曾氏报告一家系三代6人患病。

3. 无色素RP　属AD，其特点虽有典型的夜盲、视力、视野损害和ERG改变，眼底表现有视盘与视网膜血管改变，但无色素沉着。本型较常见，且随年龄增长不少病例慢慢会出现色素沉着，因此有认为此即RP的早期病例，其遗传方式与典型的RP相同。

4. 结晶状RP　Bietti结晶状视网膜变性（Bietti crystalline corneoretinal dystrophy，BCD）由Bietti（1937）首先报告，本病的主要表现为视力下降、夜盲、进行性视野缩小，眼底特点为视网膜上的散在性结晶样小闪光点，同时可有脉络膜硬化、视网膜色素紊乱或堆积。早期视网膜电图可正常，但眼电图有异常改变。晚期常合并严重的视网膜功能损害。部分病例可见到角膜周边部结晶样物质沉着。近年来有研究证实角膜与血淋巴细胞中有类似的结晶物和复方脂质包涵体，认为

很可能是一种全身脂质代谢异常的结果。

遗传方式：常染色体隐性遗传多见，基因定位4q35.1，绝大多数BCD由CYP4V2（OMIM 608614）基因突变所致。

5. 白点状RP　Lauber将出现白点状RP分为两型：

（1）白点状眼底静止性，视力和视野正常。

（2）白点状视网膜变性进行性，临床症状和电生理表现与视网膜色素变性相似。

遗传方式：包括常染色体隐性遗传和常染色体显性遗传，目前发现与该病相关的致病基因有RLBP1（OMIM 180090）和RDH5（OMIM 601617）。

6. 合并视网膜色素变性的全身遗传综合征　如BBS综合征、Usher综合征、Refsum病、黏多糖沉积症、Cockayne综合征等。

二、Leber先天性黑矇

Leber先天性黑矇（Leber congenital amaurosis，LCA）于1869年由Leber首先描述，临床上并不罕见，是盲童的重要致盲原因之一，约占先天性盲童的10%～19%。本病通常在出生时已存在，视功能严重障碍，大多数至儿童期已为盲目。早期病例眼底可无明显异常，逐渐表现为明显的视网膜变性改变。ERG检查通常熄灭或重度降低，其他临床表现可有眼球震颤、指眼征、眼球凹陷、高度远视、斜视、白内障等。

遗传方式：患者的同胞可有发病，亲代有近亲通婚史，提示为常染色体隐性遗传。少数报告为常染色体显性遗传，但近来的观点则倾向于遗传异质性。目前已发现20个致病基因的突变可导致LCA，其中常隐LCA 17个；常显LCA 3个。

三、卵黄样黄斑变性

卵黄样黄斑变性，亦名Best病（Best macular

dystrophy，BMD），本病由 Adams（1883）首先描述，Best（1905）首次报告一个连续传代的家系。本病多发于4～12 岁，眼底检查在典型病例可见到双眼黄斑区有圆或椭圆形卵黄状囊样隆起，大小约为 1～2 个乳头直径，位于视网膜下。至青年时期囊肿破裂，变性萎缩，呈不规则形。眼电图检查明显低于正常，这种异常也可出现在无临床表现的携带者，而视网膜电图为正常。眼底荧光血管造影显示有圆形的遮蔽荧光区，瘢痕期在萎缩区呈强荧光。

遗传方式：本病已有较多的家系报告，均为常染色体显性遗传，表现度不一。有些病例可无明显的眼底改变，仅有眼电图异常。致病基因为 VMD2（OMIM 607854），基因位于 11q12.3。

四、少年型黄斑营养不良

少年型黄斑营养不良（Stargardt disease，STGD），本病由 Stargardt（1909）首先报告，故亦名 Stargardt 病。其病变原发于视网膜色素上皮，为一种伴斑点萎缩的缓慢进展的遗传眼病，一般在 6～20 岁起病，男女均可见，常为双侧性，视力进行性下降。眼底早期变化为黄斑区色素不规则，呈灰暗色，有多个灰暗细点；也可于视网膜深层见形态大小不一的黄色或黄白色斑点，中心凹光反射散乱或消失。此后发展为边缘清晰的萎缩区，大小约 1.5～2 个乳头直径，萎缩区表面有花毯样或金箔样反光。进一步发展可累及深层组织，发生脉络膜毛细血管萎缩，最后出现脉络膜大血管萎缩，成为白色瘢痕区，其中夹杂有很多粗大的色素堆积。荧光素眼底血管造影见黄斑区出现斑点样荧光增强或强荧光与遮蔽或弱荧光相间，但没有渗漏现象。早期 ERG 与 EOG 无明显异常，视野检查有绝对或相对的中心暗点。

遗传方式：主要为常染色体隐性遗传，亲代常有近亲通婚史，同胞中可有多人发病。少数病例为显性遗传或性连锁遗传。Stargardt 病 1 型致病基因 ABCA4（OMIM 601961）定位于 1p22.1；Stargardt 病 3 型致病基因为 ELOVL4（OMIM 605512）定位于 6q14；Stargardt 病 4 型致病基因 PROM1（OMIM 604356）定位于 4p15.32；Stargardt 病 2 型基因定位于 13q34。

五、视锥 - 杆细胞营养不良

视锥 - 杆细胞营养不良（cone-rod dystrophy，CORD）是一种以视锥细胞受损为主，伴不同程度视杆细胞损害的遗传性黄斑部疾病。本病的临床特征为怕光、眼球震颤、严重色觉障碍和视力减退。眼底变化多样，典型者为黄斑区"牛眼状病损"（Bull's eye），荧光素眼底血管造影显示黄斑部呈"靶心样"或弥漫性荧光增强。色觉障碍出现早，为进行性，常表现有全色盲。暗适应表现为视锥细胞阈值增高，而视杆细胞阈值正常或轻度下降。视野有环形暗点、旁中心暗点。ERG：变化多样，明视 ERG 明显下降或消失，暗视 ERG 早期常为正常或轻度下降。

遗传方式：大多数病例表现为常染色体显性遗传，少数病例为常染色体隐性遗传，此外也有不少散发的病例报告。目前已确定 26 个致病基因的突变可导致 CORD，其中常染色体隐性遗传 CORD 14 个，常染色体显性遗传 CORD 10 个，X 性连锁 CORD 2 个。

六、黄色斑点眼底

本病首先由 franceschetti（1953）描述。眼底检查可见多个不规则的黄色斑点，呈点状、条状、鱼鳞状或新月状，多分布在后极部视网膜血管之下。本病可单独存在，也可伴有黄斑变性（Stargardt 病），少数伴以视锥细胞变性。

遗传方式：本病主要为常染色体隐性遗传，偶有常染色体显性遗传的病例，此型较严重。散发型也常见。

七、显性遗传性黄斑囊样水肿

Deutman（1976）报告三个家系 9 例，以后又相继有报告。表现为黄斑区囊样水肿。荧光素眼底血管造影可见来自脉络膜毛细血管的渗漏，有时也有视盘毛细血管渗漏。有视力减退、远视、EOG 降低、色觉障碍。

遗传方式：常染色体显性遗传。

八、无脉络膜症

无脉络膜症（choroideremia；CHM）由 Mauthner（1871）首先报告。起病较早，5～10 岁开始夜盲，表现为进行性视野缩小，10～30 岁视力中度下降，以后渐失明。眼底有进行性脉络膜全层萎缩。眼电图早期就可出现降低；视网膜电图先为暗视 ERG 熄灭，继而明视 ERG 发生进行性损害。

遗传方式：本病患者仅为男性，女性杂合子为携带者，已有许多大的家系报告，提示为性连锁隐性遗传，致病基因 CHM（OMIM 300390）定位在 Xq21.2。

九、回旋状视网膜脉络膜萎缩

回旋状视网膜脉络膜萎缩（gyrate atrophy of choroid and retina；GACR）由 Laurence（1866）首先描述并发现家族性发病，Fuchs（1896）正式为本病命名。国外在芬兰发现的病例最多。国内亦有少数报道。临床特征为进行性视网膜脉络膜萎缩，表现为脑回状改变。一般

10～20 岁起出现夜盲、视力下降,多有近视、进行性视野缩小。ERG 检查显示杆锥体细胞功能均受累。荧光素眼底血管造影初期显示色素上皮萎缩,进而累及脉络膜血管,出现明显的荧光增强区。血液、尿液及组织内鸟氨酸增高,是由于鸟氨酸氨基转移酶(OAT)缺陷所致。

遗传方式:本病的家系分析显示仅患者的同胞发病,亲代的近亲通婚率较高,提示为常染色体隐性遗传。过去曾有常性及 X 性连锁遗传的报告,但从发现本病的生化异常后,国外报告经生化检查证实的病例均为常染色体隐性遗传。致病基因 OAT(OMIM 613349)基因定位于 10q26.13。

十、中央型脉络膜萎缩变性

本病最初由 Nettleship(1884)报告,表现为中年期起病,视力减退,眼底后节脉络膜毛细血管层萎缩。Krill 将本病分为两型:①中央型脉络膜毛细血管变性,大血管仍正常;②中央型脉络膜全层萎缩,大血管层也萎缩。

遗传方式:本病已有许多家系报告,有些肯定是常染色体显性遗传,有些是常染色体隐性遗传。

十一、弥漫性脉络膜萎缩变性

本病由 Morton(1855)首先报告,表现为中年期起病的弥漫性脉络膜毛细血管萎缩。

遗传方式:多数家系报告本病为连续传代,提示为常染色体显性遗传。也有一些家系亲代与子代均正常,仅在同胞中 3 人发病,提示为常染色体隐性遗传。较少见的如 Stankovic 报告一个性连锁隐性遗传的家系。

十二、先天性视网膜劈裂

先天性视网膜劈裂(congenital retinoschisis)由 Anderson 和 Thomson(1932)首先报告。

为先天性,常发现于青少年及儿童期。临床表现为双侧性视力差,多为远视眼。眼底可见周边部与黄斑中心凹的视网膜劈裂。周边部劈裂的内层向玻璃体腔隆起呈现纱膜样,可合并裂孔,玻璃体后脱离。黄斑受累时呈颗粒状或放射状条纹。视野在劈裂区有相应的盲点。ERG 显示 a 波正常,b 波降低。荧光素眼底血管造影示劈裂区高荧光。

遗传方式:本病为性连锁隐性遗传,致病基因 RS1(OMIM 300839)基因定位于 Xp22.13。

十三、家族性渗出性玻璃体视网膜病变

家族性渗出性玻璃体视网膜病变(familial exudative vitreoretinopathy,FEVR),也称为 Criswick-Schepens 综合征,于 1969 年首次报道,是一种发生于足月新生儿的遗传性眼病,主要临床特征包括:周边部视网膜存在无血管区或血管的过度生成,在视网膜有血管区和无血管区交界处可见新生血管,后极部视网膜血管呈牵引状,视网膜皱襞形成,玻璃体积血,周边纤维血管膜增生以及最终的视网膜脱离,多数为双眼受累。

FEVR 具有遗传异质性,可表现为常染色体显性遗传、常染色体隐性遗传以及 X 性连锁遗传。近年鉴定有关 FEVR 的基因功能和变异结果表明,三种主要的 FEVR 遗传方式均与涉及 Wnt 信号通路的一组保守基因,包括 NDP(OMIM 300658)、FZD4(OMIM 604579)、LRP5(OMIM 603506)和 TSPAN12(OMIM 613138)。已知这个通路是通过激活特异靶基因编码的转录物去调控眼的生长和发育。

十四、小　口　病

小口病(Oguchi disease)由日本小口(1907 年)首先报告,日本较多,我国也有报告,西方较少。症状为先天性夜盲,视力、视野、色觉正常,眼底可为弥漫性灰色和黄色,在暗室中 2～3 小时后,眼底可恢复至正常红色(水尾现象)。

遗传方式:日本统计本病亲代近亲通婚为 62%,部分病人同胞中有多人发病,提示为常染色体隐性遗传。1 型基因定位于 2q37.1,致病基因为 SAG(OMIM 181031);2 型基因定位于 13q34,致病基因为 GRK1(OMIM 180381)。

十五、家　族　性　疣

家族性疣(familial drusen)1895 年首次由 Hutchinson 描述,1899 年 Doyne 报告一家四姐妹同患病。

临床特征:初期视盘鼻侧或黄斑区出现境界清楚的黄白色小点,以后数目增加,大小各异,色变白,后期相互融合成斑块,可有色素增生及视网膜继发性改变,以至视力下降。荧光素眼底血管造影显示多个境界清晰的荧光斑,但无渗漏,视网膜电图及暗适应通常正常。

遗传方式:为常染色体显性遗传,表现度不一。

十六、先天性静止性夜盲

先天性静止性夜盲(congenital stationary night blindness;CSNB)表现为自婴儿期开始有夜盲,但眼底检查正常。一般在明视下视力、视野与色觉均正常,而暗适应功能明显下降,仅表现有视锥细胞的功能,ERG 改变以暗视 b 波降低为特点。

遗传方式：最多见的是 CSNB1A 型，为 X 性连锁遗传，致病基因 NYX（OMIM 300278）定位于 Xp11.4，常伴高度近视，此型除暗适应外，明适应功能也有障碍。对此型女性携带者，ERG 的振荡电位改变有一定的参考价值。

较为少见的 CSNB 类型为常染色体隐性：CSNB1B 型致病基因 GRM6（OMIM 604096）；CSNB1C 型致病基因 TRPM1（OMIM 603576）；CSNB1D 型致病基因 SLC24A1（OMIM 603617）；CSNB1E 型致病基因 GPR179（OMIM 614515）。CSNB 常染色体显性遗传：CSNBAD1 型致病基因 RHO（OMIM 180380）；CSNBAD2 型致病基因 PDE6B（OMIM 180072）；CSNBAD3 型致病基因 GNAT1（OMIM 139330）。

十七、视网膜母细胞瘤

视网膜母细胞瘤（retinoblastoma，RB1）是婴幼儿最常见的眼内恶性肿瘤。国外报告发生率为 1/15 000～23 000 活婴，国内的发生率为 1/20 000～25 000 活婴。近年来因诊疗技术提高，存活率增加，将致病基因传给下一代也增加了。其中 1/3 为遗传型，平均发病时间为 10 个月，且多为双侧性。另 2/3 为非遗传型，平均发病时间为 18 个月，多为单侧发病。单侧性多为非遗传型。对于生存患者，发生第二原发癌的危险，遗传型比非遗传型高。

视网膜母细胞瘤绝大多数发病在 3 岁以内，其临床表现分为 4 期：眼内期、青光眼期、眼外蔓延期和全身转移期。按病灶数目可分为单灶或多灶，按生长规律又可分内生型与外生型两种。详细的病理分期，对确定进一步的治疗及预后有重要价值。

关于本病的发病机制，较多倾向 Knudson 的二次突变学说，即认为视网膜母细胞瘤是由两次基因突变所产生。非遗传型者两次突变均发生在体细胞，而遗传型则第一次在生殖细胞，因此可解释它多为双侧性或多灶性及发病早。

遗传学研究：根据家系分析，国外 10%～22%、我国 0.7%～19.4% 的视网膜母细胞瘤患者有阳性家族史，其遗传方式为多数家系有垂直传代史，属于常染色体显性遗传，外显率为 85%～95%。20 世纪 70 年代后期应用细胞染色体显带技术发现，约 1%～5% 的视网膜母细胞瘤患者体细胞可有染色体畸变，主要为 13 号染色体长臂 1 区 4 带缺失（13q14），可伴有智力低下、全身多发畸形等改变。

自从 1986 年分离到视网膜母细胞瘤基因以来，研究表明视网膜母细胞瘤的发生与视网膜母细胞瘤基因 RB1（OMIM 614041）的纯合缺失或失活有关，RB1 是第一个被发现和克隆的抗癌基因。基因定位于 13q14.1-q14.2，含 27 个外显子，编码 4.7kb 的 mRNA。遗传型和非遗传型 RB 均由此同一位点上的基因突变所诱发。

对于视网膜母细胞瘤的治疗，早期诊断是其关键。除一般临床检查外，X 线平片、超声波及 CT 检查均为常用的诊断手段。此外，如检测房水乳酸脱氢酶（LHD）、血清甲胎蛋白及癌胚抗原（CEA）等，也有助于诊断与鉴别诊断。尤其是近年来分子生物学的发展，为本病的诊断和预防提供了新的技术。目前可通过 DNA 自动测序技术检测 RB1 基因，可发现的遗传型病例有视网膜母细胞瘤基因异常。

产前诊断：妊娠 16～18 周，从羊水中抽提 DNA，可检测到突变的 RB1 基因。

遗传咨询：本病的遗传咨询尤为重要，视网膜母细胞瘤患者家属的发病风险率可参照表 2-5。

第十节　视神经遗传性疾病

一、视盘发育异常

1. 视盘发育不全　视盘较小，为正常大小的 1/3～1/2，色正常或苍白，但视网膜血管多为正常。单或双侧性。患眼视力不良或正常，病变和视力损害为静止性。可单独发生或伴有其他眼部异常。本病病因未

表 2-5　视网膜母细胞瘤患者家属发病危险率

先症者			家族史	患者同胞	患者子代
双眼	单眼				
	多病灶	单病灶			
X			−	2%	≥50%
	X		−	1%～2%	6%～50%
		X	−	≈40%	2%～6%
		X	+	≥40%	≥40%
X			+	50%	50%

明，有少数显性遗传的报道，但多数病例为散发性。

2. 视盘杯盘比异常　先天性视盘生理凹陷大而深，要注意与病理性凹陷鉴别。视盘杯盘比可能由遗传决定，据 Armaly 报告每个个体的杯盘径与其亲代和同胞相似，在一些双亲杯盘比相差较大的家庭中，子代杯盘比介于双亲之间，提示为多基因遗传。

3. 视盘缺损　本病与胚胎裂闭合缺陷有关。它可单独存在，也可同时伴有视网膜缺陷，单侧多于双侧，轻重不一。一般为圆形或椭圆形，也有不规则形，缺损区呈边界清晰的凹陷。筛板不见，有时并有黄斑缺损、白内障等，致视力不良。遗传方式有散发性，也有常染色体显性或隐性遗传。

4. 视盘小凹　较常见，为视盘椭圆形陷窝，边缘清晰，直径为 1/8～1/2 乳头直径，常见于外下方，单侧多于双侧，多无明显症状，但可伴黄斑区浆液性脱离、出血、变性等。一般为散发性，但也有常染色体显性家系报告。

5. 视盘玻璃膜疣　本病发生视盘的玻璃膜疣，形成视盘隆起，常为双侧性，可伴有其他眼病的发生。遗传方式：曾有一些连续传代的报告，提示为常染色体显性遗传，外显率不全，也可能有少数是常染色体隐性遗传。

6. 视盘先天性弧形斑　与后天近视性弧形斑不同，一般见于下方（占 67%），呈白色弧形缺损，弧形斑的方向往往与视盘长轴一致。多见于远视散光眼。

二、常染色体显性遗传视神经萎缩

常染色体显性遗传视神经萎缩（autosomal dominant optic atrophy；DOA）于儿童期起病，病程缓慢，表现为视盘颞侧苍白，双眼视力损害轻至中度，有中心或哑铃状暗点，蓝色觉障碍；VEP 表现有潜伏期延长与振幅降低。

遗传方式：本病有较多连续传代的家系报告，提示为常染色体显性遗传。致病基因 OPA1（OMIM 605290）定位于 3q29。

三、隐性遗传性视神经萎缩

本病为先天性或幼儿期发生的视神经萎缩，视力损害较重，常伴有眼球震颤。

遗传方式：患者亲代常有近亲通婚史，并可在同胞中有人发病，为常染色体隐性遗传。

四、Leber 遗传性视神经病变

Leber 遗传性视神经病变（Leber hereditary optic neuropathy，LHON，OMIM 535000）是世界上最主要的青壮年致盲疾病之一，也是最常见、最经典的线粒体 DNA（mtDNA）遗传病。LHON 临床表现为急性或亚急性的中心视力严重丧失，多发于 15～35 岁的男性。该病在欧洲人群中的发生率约为 1/25 000～1/50 000，在亚洲人群中的发生率未见报道。现有研究表明，约 95% 的 LHON 病例源于 mtDNA 三个原发性突变（primary mutation），即位于 ND4 基因的 G11778A 突变，ND6 基因的 T14484C 突变和 ND1 基因的 G3460A 突变，国人 LHON 患者也主要是由这几个常见的 mtDNA 原发突变所致。

LHON 已被证实为是一种线粒体遗传病，属母系遗传。该病在遗传学上有很多特点，如遗传异质性，不完全外显性和男女发病有明显性别取向等。尽管三种线粒体原发性突变（mtDNA11778、14484、3460）是导致该病的直接因素，但在携带这三种原发突变的人群中仍有 50% 的男性和 90% 的女性不发病，被称为不完全外显性。这说明除了携带致病原发突变外，还有其他因素共同参与该病的发生，如性别、年龄、核基因修饰、单倍体、遗传异质性、环境因素，其中性别和年龄是该病发生的最危险的两个因素。

LHON 的分子遗传学基础：

1. LHON 的原发突变　1988 年 Wallace 及其同事在 9 个临床诊断为 Leber 病的家系中筛查出核苷酸位点 11778 发生 G＞A 突变，该突变导致呼吸链复合物 I NADH 脱氢酶亚单位 4 上第 340 密码子由高度保守的精氨酸变为组氨酸。1991 年在三个独立的 Leber 病的家系中发现核苷酸位点 3460 处发生 G＞A 点突变，该突变导致 NADH 脱氢酶亚单位 1 上第 52 个密码子丙氨酸转换为苏氨酸。之后发现 14484 位点突变，最初并未认为该突变可导致 Leber 病。不久 Johns 等报道了位于 ND6 基因的 14484 位点发生 T＞C 的点突变，该突变导致 ND6 上第 64 个密码子甲硫氨酸转变为缬氨酸。以上三个线粒体 DNA 突变被认为是 LHON 的原发突变，每个突变都可单独导致 LHON 的发生。这些位点的突变在北欧和亚洲 LHON 家系中均约占 95%，但是各自的突变频谱有明显不同，其中在北欧，3460 位点、11778 位点、14484 位点发生突变的分别占 8%～25%，50%～70%，10%～15%；而在亚洲 LHON 病人 11778 位点线粒体 DNA 发生突变的频率明显高于高加索人，约占 90%。三种 LHON 原发突变位点均位于呼吸链复合物 I 的亚基，这 3 种突变都不同程度地影响了呼吸链的功能，从而引起线粒体功能的缺陷，导致视神经轴质运输阻滞，轴索肿胀，使神经元功能受损，最终导致视力丧失。

2. 继发性突变　目前除了以上三种原发性突变之

外，还发现了 50 多种不同的突变（参见 www.mitomap.org），这些突变在正常人群中也可能存在，但频率远低于 LHON 患者，被称为继发性突变。

3. 遗传异质性　遗传异质性也是 LHON 发病的重要因素之一，即在细胞中同时存在野生型和突变型 mtDNA，当突变型 mtDNA 达到一定阈值就可能导致疾病的发生。Smith 估计外周血白细胞中的 mtDNA 11778 位点突变至少达 76% 才可能导致 LHON。在某些家系中也发现突变 mtDNA 异质性程度与发病的危险具有相关性。但是大多数 LHON 患者和他们的未受累的母系亲属均携带同质性 mtDNA 突变，所以突变 mtDNA 与 LHON 发病率并非密切相关。

4. 线粒体 DNA 单倍型类群　亚洲人群中最新研究结果显示，单倍体类群 M7b1'2 可以显著增加该突变类型的发病率，然而 M8a 可以降低发病率。最近，对国人 182 个 LHON 家系的 1859 例 11778 G>A 携带者研究表明，线粒体单倍型类群 M7b1'2 显著增加 LHON 的发病外显率，而单倍型类群 M8a 显著降低发病率。

5. 核基因调控作用　LHON 最显著的特征是男性发病高于女性，男性发病占优势表明 X 连锁的修饰基因与致病性的线粒体 DNA 突变之间发生作用。依据线粒体及 X 染色体连锁这两个位点的核基因模型，男性只有在 X 位点是纯合的或者该位点是杂合但 X 染色体非对称性失活时才可发病。所以家系谱研究认为 LHON 是一个母系遗传与 X 连锁隐性突变共同作用的结果。连锁分析显示位于 Xp21.1 区域的易感基因可以增加 m.11778G>A 和 m.14484T>C 的发病率，但对 m.3460G>A 没有影响。虽然最近的研究证实 X 染色体存在一些影响 G11778A 突变携带者发病的修饰因子，但这些基因的定位和克隆仍有待进一步研究。

第十一节　屈光不正与遗传

眼的屈光状态由角膜屈光力、晶状体屈光力、晶状体在眼内的相对位置和眼轴长度等多种因素综合确定。这些决定眼屈光状态的因素都是数量性状，在群体中基本呈常态分析，属多基因决定的遗传性状，这类数量性状在其形成和发展过程中又受多种环境因素的影响。

屈光不正的成因一直有争论，在多数类型的屈光不正中，遗传因素和环境因素都在其发生发展过程中或多或少地起一定作用。

一、远　视　眼

国内外双生子研究表明，远视眼（hyperopia）可能属于多基因遗传，受遗传因素和环境因素的双重作用，遗传度约 60%。

国外有人曾分析高度远视眼家庭，认为有可能为常染色体隐性遗传。

二、中低度近视眼

中低度近视眼的病因和发病机制仍有争论。不同种族间比较，黄种人近视眼的发生率较白种人和黑种人高，这种差异与近视眼患者的工作量不相关，不能用环境因素的不同来解释。家系调查表明，有家族史者近视眼的发生率高于无家族史者，近视眼患者一级亲属的发病率远高于正视者。同卵双生的近视一致率高于异卵双生子。这些研究表明近视与遗传有关。

生活、工作环境的差异，如用眼负荷、用眼卫生习惯（阅读观看的姿势、距离、时间及其环境光线强弱）、读物印刷字符的大小与色彩对比、营养等，对近视眼的发生发展都有影响。运动实验等研究表明，长期注视近物或单一色调的物体，可以诱发近视眼或促进其发展。随着电视、电脑、游戏机等的应用，其在青少年近视眼的发展中也是不可忽略的因素。

一般认为，中低度近视眼属多基因遗传病，与遗传和环境有关，遗传度约 60%。可能遗传因素是近视眼发生的前提。而环境因素则是其形成的条件。但尚可能少数近视眼的发生发展主要是由强烈的环境条件所致。因此，在近视眼的防治过程中，应着重减少或消除促使近视眼发生发展的环境因素，尤其是对有家族史的个体。

多基因遗传的基因定位难度较大，迄今报道的普通近视眼易感基因位点有 7 个：MYP6、MYP7、MYP8、MYP9、MYP10、MYP14 及 MYP17。

三、高度近视眼

高度近视眼（high myopia，HM）是指屈光度在 -6.00 以上，伴有广泛近视性眼底变性的近视眼。我国高度近视眼的患病率为 1%～2%。随着近视眼度数的增加和眼轴的延长，常发生其他影响视力的眼部合并症，如并发性白内障、青光眼、视网膜变性和视网膜脱离等，导致视功能严重损害，是致盲的重要原因之一。

许多研究表明高度近视眼与遗传的关系更为密切，部分为单基因遗传病。早在 20 世纪初，不少学者就已注意到高度近视眼在家系中呈单基因遗传。高度近视眼具有不同的遗传方式，可以表现为常染色体隐性遗传、常染色体显性遗传或 X 性连锁隐性遗传。对一些具有单基因遗传特点的高度近视眼大家系，通过全基因组扫描连锁定位研究，迄今已发现并得到国际认可的非综合征性高度近视眼基因位点有 14 个，包括 11 个常染色体显性遗传位点（MYP2、MYP3、MYP4、MYP5、MYP11、MYP12、MYP15、MYP16、MYP19、MYP20 和 MYP21）、1 个常染色体隐性遗传位点（MYP18）和 2 个性连锁隐性遗传位点（MYP1 和 MYP13）。其中 MYP21 致病基因 ZNF644（OMIM 614159）定位于 1p22.2。多个高度近视眼基因位点的存在表明高度近视眼具有遗传异质性和种族特异性，不同种族、不同家系可以由不同基因突变所致。

四、散　光　眼

双生子研究表明散光眼与遗传有关，可能属多基因遗传。

第十二节　色觉异常与遗传

色觉（color vision）是重要的视觉功能，主要是锥细胞的功能之一。不同波长的可见光引起不同的色觉。正常色觉的理论有多种，但主要为 Young-Helmholtz 三色学说。三色学说认为正常人的视网膜锥细胞有感应红、绿、蓝三种原色的感光色素。如果视锥细胞缺少某一种或几种感光色素，则导致色觉异常。编码这三种感光色素的色觉基因已通过分子遗传技术分离出来。

色觉异常分为先天性和后天性两大类。后天性色觉异常多在一些眼病后发生，如在视网膜与脉络膜疾病常有黄蓝色觉异常。在视神经疾病则多为红绿色觉异常。

先天性色觉异常又称色盲，是出于色觉基因异常或缺失所致的一类常见的人类遗传病。按程度轻重分为色盲和色弱。色盲是缺乏或完全没有对某一种或几种原色的辨别力。对一种原色缺乏辨别力者，称为二色视；对两种及三种原色缺乏辨别力者，称为一色视，即全色盲。色弱则是对一种或几种原色的辨别力降低或不足，属异常三色视。

一、红　绿　色　盲

红绿色盲（colorblindness，CBD）俗称色盲，在先天性色觉异常中，绿色弱最常见，依次为绿色盲和红色盲，红色弱较少，蓝色盲和蓝色弱及全色盲极少。汉族人中红和绿色觉异常的发生率男性约 5%，女性约 0.7%。而白种人男性约 8%，女性约 0.4%。黑种人和红种人男性约为 1%～2%，对国内 18 个少数民族的调查表明，大多数少数民族红和绿色觉异常的发生率与汉族接近，苗族与布依族偏低，而保安族和彝族偏高，但后三个少数民族的调查样本量较少。

红色盲、红色弱、绿色盲、绿色弱、蓝色单色视色盲属 X 连锁隐性遗传。编码红与绿感光色素的红和绿基因 OPN1LW（OMIM 300822）定位于 Xq28。红与绿色觉基因呈头尾相邻排列。两者的大体结构相同，编码序列有 96% 的同源性。正常男子只有一个红色觉基因，但有多个结构相同的绿色觉基因。红色盲和红色弱是因红色觉基因部分或全部缺失所致。绿色盲和绿色弱是由于某一个或所有绿色觉基因部分或全部缺失所致。色觉基因缺失的部位和范围与色觉异常的程度有关。至于蓝色单色视色盲，一类是由于红和绿色觉基因两者缺失或突变所致。另一类则是由于红和绿色觉基因的上游缺失一段 DNA 所致，这段 DNA 是红和绿色觉基因的活性所必需的。

二、蓝色盲和蓝色弱

蓝色盲（tritanopia）和蓝色弱临床少见，属常染色体显性遗传。致病基因 OPN1SW（OMIM 613522）定位于 7q32.1。

三、全　色　盲

全色盲（achromatopsia）临床少见，属常染色体隐性遗传。致病基因 CNGB3（OMIM 605080）定位于位于 8q21.3。另一致病基因 CNGA3（OMIM 600053）定位于位于 2q11.2。

先天性色觉异常尚无切实可行的治疗措施。对病因已明确的红和绿色觉异常及蓝色单色视色盲，可通过分子遗传学方法检查胎儿羊水细胞的色觉基因状况作产前诊断，也可通过检查分析家系中有关个体的色觉基因结构作遗传咨询。

（陈又昭　杨正林　郭向明　马巧云）

主要参考文献

1. 李凤鸣，罗成仁. 眼的先天异常. 北京：人民卫生出版社，1990：20-28.
2. 杜传书. 刘祖洞. 医学遗传学. 北京：人民卫生出版社，1983：750-752.
3. 胡诞宁. 眼科遗传学. 上海：上海科学技术出版社，1988：85-96.
4. 李丹阳. 半乳糖 1 磷酸尿苷转移酶与先天性白内障. 眼科学报，1991：7：67.
5. 徐国彤. 先天性白内障患者全血半乳糖激酶活性测定的临床意义. 中华眼科杂志，1989，25：1001.
6. 陈又昭. 早老及老年性白内障的葡萄糖磷酸脱氢酶的研究. 中华眼科杂志，1993，29（2）：126.
7. 魏念凤. 双生子斜视遗传因素的探讨. 中华眼科杂志，

1987，23：282.

8. 郭向明. 先天性晶状体脱位的临床观察. 眼科学报，1991，7：185.

9. 夏家辉. 医学遗传学讲座. 长沙：湖南科学出版社，1998，83-87.

10. 郭向明，贾小云，郭莉，等. 中国人 Leber 遗传性视神经病变线粒体 DNA 突变频谱. 中华眼底病杂志，2003，19（5）：288.

11. Renie WA. Goldberg's Genetic and Metabolic Eye Disease. 2nd ed. Boston/Toronto：Little，Brown and Company，1986：297-367.

12. Musarella MA. Gene mapping of ocular diseases. Surv Ophthalmal. 1992：36 - 285.

13. Nelson LB，Maumenee IH. Ectopia lentis. Surv Ophthalmol，1982，27：143.

14. David JW，Richard GW，Michael LK，et al. Bietti's crystalline dystrophy，a clinicopathologic correlative study. Arch Ophthalmol，1989，107：213.

15. Friend SH，Bernards R，Rogelj S，et al. A human DNA segment with properties of the gene that predisposes to retinoblastoma and osteosarcoma. Nature，1992，323：643.

16. MacDonald IM，Tran M，Musarella MA. Ocular genetics：current understanding. Surv Ophthalmol，2004，March-April 49（2）：159-196.

17. Sun W，Xiao X，Li S，et al. Mutation analysis of 12 genes in Chinese families with congenital cataracts. Mol Vis，2011：17：2197-206.

18. Ji Y，Zhang AM，Jia X，et al.（2008）. Mitochondrial DNA haplogroups M7b1'2 and M8a affect clinical expression of Leber hereditary optic neuropathy in Chinese families with the m.11778G->A mutation. Am J Hum Genet，2008，83：760-768.

19. Zhang Q，Guo X，Xiao X，et al. Novel locus for X linked recessive high myopia maps to Xq23-q25 but outside MYP1. J Med Genet，2006，43：e20.

20. Shi Y，Li Y，Zhang D，et al. Exome sequencing identifies ZNF644 mutations in high myopia. PLoS Genet，7：e1002084，2011.

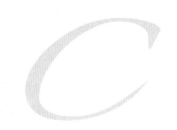

第四章
眼遗传病的诊断、防治与遗传咨询

由于遗传病的多样性、复杂性和特殊性，进行眼遗传病的诊断工作不仅需要有一般眼病的临床知识和技术，还应掌握相应的遗传病知识，辅以特殊的遗传学分析方法，以便对患者作出诊断，检出携带者和进行产前诊断及症状前诊断，这也是目前预防遗传病最理想的手段。

第一节　眼遗传病的诊断

一、临床诊断

眼遗传病诊断是一项复杂的工作，需要多学科的密切配合。遗传病的诊断包括常规诊断和特殊诊断。常规诊断指与一般疾病相同的诊断方法，特殊诊断是指采用遗传学方法。

1. 病史采集　由于遗传病与其他病不一样，不仅病人本身也对家庭造成较大的心理压力和负担。为此，在进行病史采集时，要注意耐心、细致和富于爱心，这样才可能取得病人与亲属的配合，使检查、分析和诊断工作顺利进行。

在病史的收集中，除了个人史，尤其应注意了解家族史，包括父母系家族中成员的健康状况，对亲属（1、2、3 级）发生率进行调查与分析，并绘出详细的系谱图。鉴别是否遗传病，区分是染色体病或基因病、单基因病或多基因病，进而确定疾病的遗传方式：常染色体或性染色体遗传，显性或隐性遗传。其次是婚姻史，需注意是否近亲结婚；在生育史方面应详细了解怀孕情况，包括怀孕时父母健康状况，有否接触致畸物质以及流产、死产、畸胎等。

2. 体格检查　眼遗传病除了有眼局部的典型症状、体征外，往往伴随全身其他器官、系统的表现。因此，在体格检查中应强调全面、细致，不仅要发现明显的体征，也要留意微小的改变，必要时请相应的专科会诊。

二、实验室检查

1. 细胞遗传学检查　细胞遗传学检查也就染色体检查和核型分析，是确诊染色体病的主要方法。随着显带技术（特别是高分辨染色体显带技术）和荧光原位杂交技术的应用，能更准确地诊断更多的染色体数目和结构异常综合征，还可以发现新的微畸变综合征，使染色体病的诊断和定位更加准确。染色体检查的标本来源于外周血、绒毛、羊水中脱落细胞、脐血和皮肤等组织。值得注意的是，染色体检查应结合临床表现进行分析才能得出正确诊断。染色体检查标本的来源，主要取自外周血、绒毛、羊水中胎儿脱落细胞和脐血、皮肤等各种组织。染色体检查的指征：①有明显的智力发育不全、生长迟缓或伴有其他先天畸形者；②夫妇之一有染色体异常，如平衡结构重排、嵌合体等；③家族中已有染色体或先天畸形的个体；④多发性流产妇女及其丈夫；⑤原发性闭经和女性不育症；⑥无精子症男子和男性不育症；⑦两性内外生殖畸形者；⑧疑为 21 三体综合征的患儿及其父母；⑨原因不明的智力低下伴有大耳、大睾丸和（或）多动症者；⑩ 35 岁以上的高龄孕妇（产前诊断）。

（1）染色体显带技术和高分辨染色体显带技术：20 世纪 70 年代发展起来的染色体显带技术是细胞遗传学研究中的一大突破。即制备中期染色体标本，通过显带技术，在光学显微镜下观察深浅相间的区和带。通过显带技术，不但能准确识别每一条染色体，而且可以精细地识别每一条染色体的每一个节段。根据对染色体处理方法和染料的不同，分为 10 余种显带技术，包括：G 显带（吉姆萨溶液染色）、Q 显带（氮芥喹吖因等染色，带型与 G 显带相同）、R 显带（用荧光、加热或其他处理获得与 G 显带深浅相反的带）、T 显带（显示端粒）、C 显带（显示着丝粒）、N 显带（显示核仁组织区）以及最新的限制性内切酶显带。最基本的是 G 显带技术。70 年代后期，由于细胞同步化方法的应用和显带技术的改进，美国细胞遗传学家龙尼斯（JJ Ronneys）

等建立了高分辨显带法，采用甲氨蝶呤、过量胸腺嘧啶核苷等将有丝分裂的细胞阻断在 S 期的同步培养方法，然后用秋水酰胺进行短时间处理，使之出现大量的晚前期和早中期的分裂相。早期染色体比正中期染色体长，显带后获得的更长的染色体，可在每个细胞的单套染色体上获得 1000 以上条带，此为高分辨染色体制备技术。高分辨技术能为染色体及其畸变提供更多的细节，有助于发现更多染色体微小异常，可对染色体的断裂点作更为精确的定位。

（2）染色体原位杂交（chromosome in situ hybridization）技术：将特定标志的已知顺序核酸为探针与细胞或组织切片中核酸（DNA 或 RNA）进行杂交，从而研究核酸片段的位置和相互关系，探针可应用生物素、地高辛、荧光等标记。DNA 探针经原位杂交后，用喹吖因、罗丹明、FITC 等荧光染料标记的生物素亲和蛋白和抗生物素亲和蛋白的抗体进行免疫检测和放大，使探针杂交的区域发出荧光，此为荧光原位杂交（fluorescence in situ hybridization，FISH）。不同的荧光染料可显示不同的颜色，具有快速、经济、安全、灵敏度高和特异性强的优点，现已广泛应用于细胞遗传学、分子细胞遗传学、基因定位和基因制图等领域中。中期染色体原位杂交可用于检测染色体微小缺失、插入、易位、倒位或扩增等结构异常，间期核 FISH 分析可检测非整倍体等。

2. 生化检查　生化检查是遗传病诊断中重要的手段之一，包括一般生化检查和遗传病的特异检查。对于遗传性代谢病，是临床上诊断遗传性代谢病的首选方法，检测包括对代谢中间产物的测定及蛋白质和酶的分析。

3. 基因诊断　利用分子生物学的技术，检测体内 DNA 或 RNA 结构或表达水平变化，从而对疾病做出诊断的方法，称为基因诊断（gene diagnosis），通常又称为分子诊断（molecular diagnosis）。基因诊断具有如下特点：以特定基因为目标，检测基因的变化，特异性强；采用分子杂交技术和 PCR 技术具有信号放大作用，用微量样品即可进行诊断，灵敏度高；在疾病尚无出现临床表现前，胎儿出生前的产前诊断，以及特定人群的筛查等，应用广泛；检测样品获得便利，不受个体发育阶段性和基因表达组织特异性的限制。需要说明的是，由于基因突变的类型多种多样，除了缺失、倒位、点突变、动态突变可以进行基因的检测外，大多数基因突变的分析复杂而繁琐，有一定的难度。

自 20 世纪 80 年代以来，在临床上运用基因诊断技术逐渐普遍。随着分子遗传学的发展，越来越多的眼科遗传病可以在分子水平上利用 DNA 自动分析技

术检查其致病基因，确诊遗传病。基因诊断彻底打破了常规诊断方式，不再以疾病的表型为主要依据推测疾病的发生及机制，而是采用分子生物学和分子遗传学方法，直接检测被检者某一特定基因的结构或者功能是否异常，从而对相应的疾病进行诊断。相对于常规诊断，基因诊断更注重个体基因状态，不仅可以对患者所患疾病做出判断，也可以对表型正常但携带有某种特定疾病基因或者特定疾病的易感者做出预测。

基因诊断的方法主要采用核酸分子杂交、PCR、基因芯片技术和 DNA 序列测定等技术。现在可实现基因诊断的眼科遗传病已不下百种，但是由于各种原因，国内临床上开展应用较多的仅限于 LHON、RB 等几种为数不多的眼遗传病，基因芯片技术的开发将会促进基因诊断在临床上的广泛应用。随着分子遗传学的发展，越来越多的遗传病可以在分子水平检测其致病基因，确诊遗传病。自 20 世纪 80 年代以来，在临床上运用基因诊断技术逐渐普遍，估计可用基因诊断的疾病已达约 4000 种（包括亚型）。遗传病的基因诊断包括 DNA 水平上的诊断和 RNA 水平上的诊断两大部分，前者分析基因的结构，后者检测基因的表达。

第二节　产前诊断

大多数遗传病没有有效的治疗方法，因此在个体出生前的不同阶段采取相应的策略尽早做出诊断，最大限度地减少遗传病的出现，降低遗传病带来的危害显得尤为重要。产前诊断（宫内诊断）是对胚胎或胎儿的健康状况进行检测，在遗传咨询的基础上对高风险孕妇进行产前检查，这是为防止有严重遗传病儿出生的主要措施。

一、产前诊断对象的选择

1. 夫妇一方有染色体异常或曾生育过染色体病患儿者。

2. X 连锁遗传病基因携带者孕妇。

3. 某些特定酶缺陷所致的遗传性代谢病。

4. 有生育多基因遗传的神经管缺陷患儿孕妇或夫妇之一为患者。

5. 有原因不明的自然流产、畸胎、死胎等病史的孕妇。

6. 其他，如 35 岁以上高龄孕妇、夫妇一方有明显致畸因素接触史等。

二、产前诊断技术

产前诊断的技术方法包括有创性和无创性两类。

有创性方法包括羊膜腔穿刺、绒毛取样、脐静脉穿刺、胎儿镜等，它们都有一定的流产风险，所以必须达到产前诊断适应证标准才能开展；无创性方法包括母亲血清三项筛检、超声影像和母体血中胎儿细胞及胎儿DNA/RNA检查等，它们对胚胎没有影响。

（一）有创性检查

1. 羊膜腔穿刺　羊膜腔穿刺是应用最为广泛最为安全的侵入性产前诊断技术。羊膜穿刺时间在妊娠10~22周均可，最适宜的时间为16~22周期羊膜腔穿刺。羊水中含羊膜层的羊膜细胞和来自胎儿的脱落上皮细胞，羊水标本可用于：①染色体分析，经过培养的羊水细胞采用常规、高分辨染色体检查方法确定胎儿是否患有染色体病，同时预测胎儿性别，防止有染色体异常的患儿及性连锁遗传病患儿的出生；②未经培养或经过培养的羊水细胞，采用FISH或是基因芯片技术可检查染色体数目及包括染色体微缺失在内的结构异常；③通过检测羊水细胞基因组DNA应用于单基因病基因诊断；④未经培养或经过培养的羊水细胞可进行生化检测以诊断相应的代谢性遗传病；⑤分离羊水上清液，进行生化检测，可检出神经管缺陷（NTD）胎儿、辅助诊断胎儿甲状腺功能低下先天性肾上腺皮质增生症、胎儿宫内溶血以及胎儿成熟度评价等。

2. 绒毛取样　一般在妊娠10~12周进行，与羊膜腔穿刺相比，该方法具有可以提早诊断、取材简便易行、测定方法迅速等优点，取样的绒毛用于染色体分析，但其中有2%的绒毛样本由于出现染色体嵌合现象，结果不能判断，需进一步羊膜腔穿刺或脐带血穿刺确定是否有染色体异常。

3. 脐静脉穿刺　该检查在妊娠后18周后至分娩前均可进行。可应用于胎儿血液系统疾病、胎儿宫内感染、染色体病及单基因病诊断。脐带血标本只需培养2~3天即可用来染色体分析，特别适用于绒毛活检或羊水培养染色体出现假嵌合体核型，往往需要通过脐带血染色体分析鉴定是否为真嵌合体。

4. 胎儿镜检查　胎儿镜检查是指将胎儿镜伸入羊膜腔以观察胎儿的外形、性别及有无畸形等，同时抽取羊水或胎血进行遗传学或生化检查，该操作的最佳时间为18~20周。但该操作难度大，并发症较多，一般不予采用。

（二）无创性检查

1. 母体血清三项筛查　母体血清三项筛查是指妊娠15~20周时对孕妇进行AFP、非结合雌三醇（uE3）和促绒毛膜激素（HCG）三项生化指标检测。胎儿为神经管缺陷（NTD）时，母体的AFP水平增高；胎儿为21三体综合征时，母体的AFP和uE3水平降低，均

为正常的70%左右，HCG水平大大升高，为正常的2倍；类固醇硫酸酯酶缺乏症和Smith-Lemli-Opitz综合征时，母体的uE3水平极低；18三体综合征时，母体血清三项指标均降低。母体血清学筛查只是一种筛查试验而非诊断，当母体血清学筛查阳性时，需进一步做诊断性检查如羊膜腔穿刺及其相关检测；而筛查阴性时，胎儿患21三体综合征、18三体综合征和NTD的风险大大降低，但依然存在患病的可能。

2. 超声影像检查　超声影像扫描可以准确估计胎儿年龄，鉴别多胎，证实胎儿活动能力、妊娠时间、鉴别胎儿性别和胎儿畸形。一般胎儿超声检查有三个重要的时间窗口。即妊娠10~14周，此期主要检查胎儿颈部透明带厚度，严重的先天畸形等；妊娠18~24周，此期进行一次系统的胎儿畸形检查，可发现并检出大部分胎儿畸形；妊娠32~36周，此期主要对胎儿生长发育情况进行再次评估，同时检查妊娠晚期才表现出来的胎儿畸形。

3. 母体血中的胎儿细胞及胎儿游离DNA或RNA检测　1969年人们发现母体血中存在很少量的胎儿细胞，用一系列技术分离母体血中的胎儿细胞，可用于性别判定和某些单基因病的分析。该技术尚处在发展的早期，一系列问题尚待解决。通过提取母亲外周血中游离DNA或RNA已成功用于胎儿性别和Rh血型鉴定以及某些单基因病的诊断。游离胎儿DNA采用新一代高通量测序技术，结合生物信息分析，得出胎儿患染色体非整倍性疾病（21三体综合征，18三体综合征，13三体综合征）的风险率。该方法最佳检测时间为孕早、中期，具有无创取样、无流产风险、高灵敏度、准确性高的特点，是目前应用最为广泛的分子遗传无创产前诊断技术。

（三）胚胎植入前诊断技术

植入前遗传学诊断（preimplantation genetic diagnosis, PGD）是辅助生育技术与分子生物学技术相结合而发展的产前诊断技术，俗称第三代试管婴儿。PGD主要是对体外受精的胚胎进行遗传学诊断，在确定正常后再将胚胎植入子宫。检测物质主要是取4~8个细胞期胚胎的1个细胞或受精前后的卵第一、二极体，取样不影响胚胎发育。主要用于染色体病和单基因遗传病的诊断。PGD的诊断技术方法包括PGD样本（胚胎活检）的选择和PGD检测方法（染色体分析、DNA分析、RNA分析）的选择。

1. 染色体分析　染色体分析普遍采用FISH技术，在植入前对多倍体、异倍体、平衡易位胚胎进行筛查，一些X连锁、Y连锁性疾病，则需鉴定胚胎性别后，植入女性胚胎。目前，基因芯片技术也用于单细胞的染

色体分析。

2. DNA 分析 进行 PGD 时，以单细胞为反应模板，PCR 的功效受到限制，因此采用多种改进的 PCR 法，如引物延伸预扩增、原位 PCR、免疫 PCR、荧光标记定量 PCR、等位基因特异性扩增、微卫星 DNA 的 PCR 及甲基化特异 PCR 等。

3. RNA 分析 反转录 PCR（reverse transcription and polymerase chain reaction，RT-PCR）：将致病基因表达的 mRNA 反转录成 cDNA，再对 cDNA 进行扩增，来检测目的基因。目前已将该法应用于 Marfan 综合征患者的 PGD。

第三节 遗传病的预防与遗传咨询

一、遗传病的登记

预防为主是我国卫生工作的基本方针，而目前大多数遗传病尚难以治疗，因此，对严重危害人类健康的遗传病进行登记、定期随访、检查，并作相应的婚姻与生育指导，这对提高人体素质、提倡优生优育工作更具有重大意义。如在部分国家，已有专门的机构负责对视网膜母细胞瘤、视网膜色素变性等常见的眼遗传病进行登记。

二、遗 传 咨 询

遗传咨询（genetic counseling）是在一个家庭中预防生遗传病患儿最有效的方法。它应用遗传学和临床医学的基本原理、技术，对某种遗传病在一个家庭中的发生、再发风险和防治所面临的问题，与患者及其家属进行一系列的交谈和讨论，使之全面了解情况，在权衡对个人、家庭、社会利弊的基础上，给予婚姻、生育、预防、治疗等的医学指导。遗传咨询的目的就是为了预测再生患病后代的风险，商谈选择对策，防止或减少遗传病患儿的出生，降低发病率，提高人群的遗传素质，从而达到优生目的。

1. 确诊遗传病结合专科检查与相应的遗传学检查，明确诊断，对是否属于遗传病及其遗传方式的确定做出判断。

2. 估计再生风险根据遗传病的病因可分为四大类，包括单基因病、多基因病、染色体病、细胞质遗传病，由此预测患者后代的患病风险。

（1）单基因遗传病再发风险的估计：按孟德尔定律推算，AD 为 1/2，AR 为 1/4，XR 男孩患病风险为 1/2，女孩 1/2 为杂合子。

1）AD 父母之一为患者，患者同胞再发风险为 1/2，子女为 50%；若父母均为患者，子女患病风险为 75%；若父母之一的同胞患病，而父母均正常，则子女患病风险等同该基因的自然突变率。如视网膜母细胞瘤的自然突变率为 14（10^6/基因/代），全色盲为 28。

2）AR 父母均为患者，则子女全为患者；父母均为杂合子时，子女患病风险为 1/4，携带者为 1/2。

患者的同胞再发风险为 1/4。近亲婚配时子女的发病风险增高，比随机婚配的风险率大 2500 倍。

3）XR 男患者的兄弟有 50% 可能发病。患者与正常女性婚配所生男孩均正常，女孩均为携带者。

母为携带者时，男孩患病风险为 1/2，女孩成为携带者的概率为 1/2；母为患者，其子一般都发病。女为携带者。仅在父母双方均带有致病基因时，其女才会发病。

（2）多基因遗传病再发风险的估计：多基因遗传病的再发风险与该病的遗传率和群体发病率的大小密切相关，相当多的多基因遗传病的遗传率为 70%～80%，群体发病率为 0.1%～1%。患者一级亲属的发病率近似于群体发病率的开方值，但这也并非固定不变的，如生育过遗传病儿的夫妇再发风险也相应增高，病情重的比病情轻的再发几率高。此外，多基因遗传病的发生与性别有关时，发病率低性别患者其一级亲属的发病风险比发病率高性别患者的一级亲属的发病风险高。再就是亲缘的远近与发病率也有关，随着亲属级别的降低，再发风险也会降低。倘若遗传率与群体发病率过高或过低，则不适用于此计算。

（3）染色体病再发风险的估计：在估计染色体病的再发风险时，除了检查父母核型外，还应了解父母的年龄、有害物质接触史等因素，尤其应注意带有结构异常染色体而表型正常的携带者。欧美资料在群体调查中的发病率为 0.25%，即 200 对夫妇中有一对中一方为携带者，而我国夏家辉等报告为 0.47%，即 106 对中有一对为携带者。生过畸形儿者再次发生的风险很大，因此在作遗传咨询时，检出携带者及作产前诊断，对防止染色体畸形儿的出生尤其重要。

三、携带者的检出

携带者是指带有致病基因而表型正常的个体，包括：隐性遗传病的杂合子，染色体平衡易位者，倒位染色体携带者，表型正常的迟发外显者，携带外显不全致病基因的不发病个体。携带者的检出，对遗传病的咨询与防治有积极意义。对携带者的检出有四大类，包括从临床水平结合系谱分析进行；在细胞水平主要针对异常染色体携带者的检查；酶和蛋白质水平主要检测酶的活性及蛋白质的量与活性；分子水平检测主要是直接检测致病基因的突变。如通过分子生物学技术检测 RB1 基因的突变，检出遗传型视网膜母细胞瘤携带者，就是一个很好的例子。

四、新生儿筛查及症状出现前的预防

新生儿筛查能在症状出现前及时诊断先天性代谢病患儿，在其典型症状出现前尽早作出诊断，及时采取预防措施，如 G6PD 缺乏新生儿应避免服用可致溶血的食物及药物，半乳糖血症儿禁止乳类食品等。这对预防遗传病的发生及减轻遗传病的损害，是一种有效的手段。

五、环境保护，避免诱因

随着工农业的发展、环境污染，接触致畸剂、诱变剂等的机会越来越多，如射线、电离辐射、电磁波、放射性核素等；一些化学品包括某些洗衣粉、杀虫剂等；某些食品，包括可诱发染色体畸变的食物色、咖啡因等；毒品、烟酒等成瘾物质；某些孕妇禁忌药物，如沙利度胺、肾上腺素、苯妥英、氯基嘌呤、甲丙氨酯等。这些因素都有可能对人体遗传物质造成损害，发生基因突变，导致胎儿畸形、肿瘤和遗传病的发生。为此，采用综合的环境保护措施，避免不适当地接触损害遗传物质的诱变剂、致畸剂，对保障个体及后代的健康也是十分重要的。

六、婚姻及生育指导

1. 我国婚姻法已明确规定，禁止近亲结婚。

2. 对一方已确诊某种遗传病者，应将该病的预后、后代再发风险告诉双方，以便就婚姻及生育做出指导。

3. 对能作产前诊断者，可根据其结果建议孕妇继续保留胎儿或作选择性流产。

4. 对不能作产前诊断遗传病的夫妇，若其后代再发风险大于 10%，应劝其不生育。

5. 夫妇双方为 AR 遗传病携带者，是生育重症型遗传病儿最主要的来源，因此在不能作产前诊断时不应生育。

6. 在严重 XR 遗传病家庭中，对已怀孕者应建议确定胎儿性别，以助选择性流产。

7. 对明确接触致畸因素的夫妇，不宜考虑保留胎儿。

第四节　遗传病的治疗

从基因突变到临床表现的出现，这其间涉及许多过程，每一过程都可能成为遗传病治疗的着眼点。遗传病治疗包括：①针对突变基因的体细胞基因的修饰与改善；②针对突变基因转录的基因表达调控；③蛋白质功能的改善；④在代谢水平上对代谢底物或产物的控制；⑤临床水平的内、外科治疗以及心理治疗等。过去对遗传病的治疗通常只是着眼于矫正或改善其临床症状，而无根治办法，但随着医学遗传学的发展，尤其是分子生物遗传病的治疗大致分为以下三类：

一、外　科　治　疗

可通过外科手术改善症状。

1. 矫正畸形如上睑下垂等手术可矫正畸形。

2. 改善症状如白内障手术可复明；视网膜母细胞瘤手术可挽救生命，早期甚至保留眼球或保存视力。

3. 病损器官或组织移植如角膜移植术治疗角膜变性等失明者。

4. 宫内手术　目前已有在早期产前诊断后，对某些胎儿的先天畸形通过宫内手术完成治疗的例子。

二、内　科　治　疗

1. 纠正生化代谢紊乱　目前治疗遗传性代谢病的主要原则是"禁其所忌，去其所余，补其所缺"。对酶缺乏而不能进行正常代谢的底物，可通过饮食控制这些物质的摄入。如半乳糖血症患儿在生后早期甚至母孕期就严格限制含乳糖的乳汁或乳类制品，可以避免全身症状及白内障的发生。对肝豆状核变性者限制铜的摄入，并应用青霉胺与铜离子形成螯合物的原理，给患者服用青霉胺，以去除体内细胞中堆积的铜离子。而对有些酶缺乏遗传病而不能形成机体所需的重要代谢产物者，可予以补充，如先天性免疫球蛋白缺乏症者补充丙种球蛋白就是补其所缺的例子。

2. 产前药物治疗　产前除采用宫内手术的治疗手段外，对能够通过胎盘的药物，可以经孕妇给药来达到治疗目的；对不能通过胎盘的药物，有些可直接注入羊膜腔。

三、基　因　治　疗

基因治疗（gene therapy）是运用重组 DNA 技术，将具有正常基因及其表达所需的序列导入到病变细胞或体细胞中，以替代或补偿缺陷基因的功能，或抑制基因的过度表达，从而达到治疗遗传性或获得性疾病的目的。

基因治疗试验最早是在 1980 年，美国加州大学第一次尝试用 β 珠蛋白治疗 β 地中海贫血病人。至 1990 年，第一项经美国国家卫生研究院（NIH）批准的人类基因治疗方案的临床试验才正式启动，此后新的方案

不断涌现，基因治疗进入新阶段。目前治疗的疾病主要是癌症，其次是 HIV 病毒感染和单基因遗传病。

1. 基因治疗策略　根据宿主病变的不同，基因治疗的策略也不同，概括起来主要有下列几种：

（1）基因修正（gene correction）：是通过特定的方法如同源重组或靶向突变等对突变的 DNA 进行原位修复，将致病基因的突变碱基序列纠正，而正常部分予以保留。但目前在技术上还无法做到。因为要在人基因组的某个特异部位上进行重组是一个非常复杂的过程。即使在不太复杂的模型系统中进行定位重组也不容易实现。然而原位修复的方法无疑是进行基因治疗最理想的途径和目的。

（2）基因替代（gene replacement）：是指去除整个变异基因，用有功能的正常基因取代之，使致病基因得到永久地更正。传统上所谓基因治疗实际上就是指基因替代疗法，就像外科移植手术一样。

（3）基因增强（gene augmentation）：指将目的基因导入病变细胞或其他细胞，目的基因的表达产物可以补偿缺陷细胞的功能或使原有的功能得到加强。近十年来已经发展了许多有效的方法可将目的基因导入真核细胞并获得表达，因而是目前较为成熟的方法。这一方案最适宜隐性单基因疾病的治疗。

（4）基因抑制和（或）基因失活：导入外源基因去干扰、抑制有害的基因表达。例如，向肿瘤细胞内导入肿瘤抑制基因（如 *Rb* 或 *p53*），以抑制癌基因的异常表达。

此外利用反义技术（antisense technology）封闭某些特定基因的表达，以达到抑制有害基因表达的目的。反义技术是反义核酸（RNA 或 DNA）技术，ribozyme 技术及反义 ribozyme 的总称。如反义 RNA 被誉为"基因封条"，能封闭 mRNA，抑制基因的表达。再如 ribozyme 实际上也是一种反义 RNA，与靶细胞的 mRNA 结合后，还能切割杂交分子，使之断裂，所以可以封闭或抑制某一基因所编码的特定蛋白质。

主要包括基因修正和基因添加（gene augmentation）两种策略。按治疗的受体细胞（靶细胞）的不同。可分为生殖细胞基因治疗和体细胞基因治疗两类。前者是将正常基因转移至患者的生殖细胞，使其发育成正常个体，这是根治遗传病的理想方法，但技术与伦理问题都难于选择。后者是将正常基因转移至特定的体细胞中，纠正致病基因的缺陷，使之表达。

2. 基因治疗方法

（1）目的基因的转移：将目的基因安全有效地转移到靶细胞中，此技术分为物理方法、化学方法、膜融合法、受体载体转移法、同源重组法和病毒介导转移法。

（2）靶细胞的选择：目前常用的是骨髓干细胞、皮肤成纤维细胞、外周血淋巴细胞和血管内皮细胞等。

（3）反义寡核苷酸技术：人为地制成反义核苷酸，使之与 mRNA 互补结合，阻止其翻译成蛋白质而达到治疗目的。

（4）自杀基因方法：将编码其种属的基因（自杀基因）转染到肿瘤细胞中，再用药物杀死它。

（5）抑癌基因疗法：是将正常野生型抑癌基因导入肿瘤细胞，以代替和补偿有缺陷的抑癌基因，从而抑制肿瘤生长或逆转其表型。

3. 基因治疗在遗传眼病中的应用　基因治疗近年来得到飞速的发展，在眼遗传病中的应用，无论是动物实验还是一期临床实验都取得令人振奋的成果。

（1）年龄相关性黄斑病变（AMD）新生血管的治疗：AdPEDF.11 基因治疗新生血管性 AMD 一期临床实验的结果需要进一步探讨，表明 PEDF 基因治疗 AMD 取得了有限的成功效果。

（2）LCA 的 RPE65 基因治疗是目前基因治疗在眼科疾病最成功的结果，另外几个 RPE65 基因治疗的临床实验仍在进行中。另外，LCA 的 *GUCY2D* 基因治疗动物实验也正在开展。

（3）玻璃体内注射 AdV-TK 及后续更昔洛韦的系统治疗玻璃体内种植的双侧 RB 的安全性和有效性的一期临床实验结果虽然不尽如人意，新的方法去加强肿瘤细胞的特异性表达正在研究中，开创了自杀基因治疗 RB 的安全性的可能性。

（4）其他基因治疗在遗传眼病中的动物实验，包括 RP 的 RHO 基因治疗、青光眼 AAV-BDNF 的基因治疗以及葡萄膜、LHON、角膜新生血管和脉络膜瘤等的基因治疗结果都有不断的报道。

总之，随着对基因研究和遗传病研究的不断深入，人们对人类遗传病的研究已经取得了许多重要成果。特别是 DNA 技术在医学中的广泛应用，遗传病的治疗有了突破性的进展，已从传统的手术治疗，饮食疗法，药物疗法等跨入了基因疗法，为眼科遗传病根治开辟了广阔的前景。

（陈又昭　杨正林　曾凌华）

主要参考文献

1. 夏家辉. 医学遗传学讲座. 长沙：湖南科学技术出版社，1998.

2. 培林，傅松滨. 医学遗传学. 北京：科学出版社，2001.

3. 李璞. 医学遗传学. 北京：北京医科大学中国协和医科大学联合出版社，1999.

4. 邵宏. 医学遗传学. 北京：科学出版社，2001.

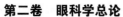

5. 杜传书，刘祖洞. 医学遗传学. 北京：人民卫生出版社，1992.

6. Sutherland JE，Day MA. Genetic counseling and genetic testing in ophthalmology. Current Opinion in Ophthalmology，2009，20：343.

7. 贾小云，郭向明，黎仕强，等. PCR-SSCP 在检测 Leber 遗传性视神经病变线粒体 DNA 突变的应用. 中国优生与遗传杂志，2005，13：9.

8. Maguire AM，Simonelli F，Pierce EA，et al. Safety and efficacy of gene transfer for Leber's congenital amaurosis. N Engl J Med，2008，358：2240.

9. Chung DC，Lee V，Maguire AM. Recent advances in ocular gene therapy. Current Opinion in Ophthalmology，2009，20：377.

10. Liu MM，Tuo JS，Chan CC. Gene therapy for ocular diseases. Br J Ophthalmol，2011，95：604.

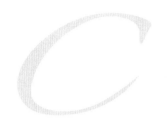

第三篇 眼科药物学

第一章
总 论

在眼科临床，药物治疗占有重要地位。眼科疾病的预防、诊断和治疗都离不开药物。近年来，眼科药物的实验研究和临床治疗取得了可喜的成果，为眼科药物学的兴起和发展奠定了良好的基础。

眼科药物学的主要任务在于论述药物对眼组织（包括位于眼组织的病原体）的作用及其机制（称眼科药效学，ocular pharmacodynamics），探讨药物在眼组织内吸收、分布、生物转化及排出等过程（称眼科药物动力学，ocular pharmacokinetics），研究药物治疗的眼科临床疗效和适应证（称眼科治疗学，ocular therapeutics），了解全身或眼局部用药后可能引起的眼部及全身不良反应（称眼科毒理学，ocular toxicologics），以及研制适用于眼部应用的各种制剂（称眼科药剂学，ocular pharmaceutics）。在清楚了解上述问题的基础上，以求达到指导临床合理用药。同时也为寻找新药、发掘祖国医药学的遗产或老药新用提供合理的线索和科学的依据。

第一节 眼科药物代谢动力学

药物必须在其作用部位达到一定的浓度后才能产生特有的药理作用并产生相应的效应。药物在作用部位的浓度每时每刻都因药物的吸收、分布、代谢和排泄的影响而不断变化。药物代谢动力学（pharmacokinetics，PK）简称药代动力学，就是研究药物浓度在体内变化规律的一门学科。研究内容主要包括：①药物的体内过程，包括吸收、分布、代谢和排泄，描述药物在体内变化过程的一般特点。药物吸收、分布、排泄仅是药物发生空间位置的迁移，统称转运；而药物代谢则是发生了化学结构和性质上的变化，称之为转化。②药物在体内随时间变化的速率过程，以数学公式定量描述药物随时间改变的变化过程。

眼内药代动力学是研究眼部各组织对药物的吸收、分布、代谢和排出等眼内过程的一般规律和动态变化过程。目的在于指导新药设计、优选给药方案、改进药物剂型、延长作用时间、提高药物疗效或减少毒副作用等。

一、药物的眼内过程

（一）眼用药物的吸收和影响因素

眼用药物的吸收包括局部用药的眼内吸收（分为角膜吸收，又称角膜通透性，以及非角膜吸收）、局部用药的全身吸收和全身用药的眼内吸收。

1. 眼局部用药的眼内吸收　滴眼剂滴入结膜囊内的药物首先必须与泪液混合，才能达到眼球表面，然后向眼内转运。因此泪液的分泌与排出、泪液的容量及分布对结膜囊内药物的吸收起着决定性作用。

在结膜囊内已与泪液混合的药液，也只有一小部分转运进入眼内，大部分随泪液从泪小管排出或经眼睑及结膜血管吸收进入血液系统。由此可见滴眼液的生物利用度（bioavailability）是很低的（约 1%～7%）。

眼局部用药的生物利用度：系指眼局部用药后药物被吸收入眼的速率和程度。影响滴眼液生物利用度的因素很多，主要有液滴的大小、泪液中的蛋白质含量、两种滴眼液滴眼的时间间隔和滴眼液中黏性赋形剂等。

（1）滴眼剂的角膜通透性：多种因素会影响药物对角膜的通透过程，归纳起来有下述三方面：角膜的结构和性质、药物的结构和性质以及滴眼液的配方。

1）角膜的结构和性质：角膜上皮层和内皮层含有丰富的脂质，易转运非极性、脂溶性物质；但是脂不溶性、极性物质难以通透。其渗透系数与油水分布系数呈线性关系。角膜实质层构成了角膜的主体部分，占角膜厚度的 90%，由于角膜细胞数目不多，角膜纤维层的潜在空隙多，药物扩散通过角膜实质层的阻力较小。因此对于完整角膜，其渗透系数与油水分布系数的线性关系近似于角膜上皮层。角膜擦伤或病变可以改变药物进入眼的转运速率。

2）药物的结构和性质：小分子量的水溶性物质和离子主要通过角膜上皮细胞间隙进入眼内，能够通过的最大微粒直径范围是 10～25nm。大于此直径的药物对角膜的通透性受到药物的化学结构、物理性质、药液浓度以及溶媒特性（如 pH、渗透压与各种赋形剂）等因素的影响，而药物的溶解度则起主要作用。非极性、脂溶性物质易于通过角膜。而对于大分子水溶性物质（如青霉素及四环素的盐类）来说，完整的角膜几乎完全是一种不能渗透的屏障。

脂溶性物质易透过角膜上皮层，但滴入结膜囊内的药物（不论其为何种制剂）在它们抵达角膜表面之前，必须首先通过一层水性泪膜，完全脂溶性的物质难以通过这层泪膜，因此对于完整的角膜来说，具有理想通透性的药物应当具有双相溶解度，即既溶于水，又能溶于油（如氯霉素、毛果芸香碱等）。

3）滴眼液的配方：如果说一种药物具有固定的角膜通透力，那么选择适当的滴眼液配方就有可能增强它的通透性。例如一种溶液的 pH、浓度和黏滞度等均可影响药物透入的量或延长其作用时间。

（2）非角膜（结膜 - 巩膜）途径透入眼内：结膜囊内的药物还可以通过结膜 - 巩膜吸收进入眼内，它首先抵达虹膜 - 睫状体而获较高药物浓度。对于某些大分子、水溶性药物通过这一途径入眼尤为突出。进入眼内的途径可能有二：①通过巩膜扩散，进入虹膜 - 睫状体、角膜。②进入结膜、巩膜的药物，扩散入血管（特别是前睫状动脉），在虹膜 - 睫状体达较高药物浓度。

药物自非角膜（结膜 - 巩膜）途径吸收入眼，对研究局部用药的眼内通透性和开发新剂型有重要意义：①以前通常将房水浓度视为眼内药物浓度高低的指标，现在看来对某些药物不一定恰当；②抗青光眼药物的靶组织是虹膜 - 睫状体。开发促进非角膜（结膜 - 巩膜）途径吸收入眼的眼用新剂型尤为重要（特别是局部应用的碳酸酐酶抑制剂）；③自后巩膜透入的药物还可以治疗视网膜、脉络膜疾病（如年龄相关性黄斑变性、糖尿病视网膜病变等）。

2．眼局部用药的全身吸收　滴眼液滴眼后，只有约 10% 的药物进入眼内。其余大部分则经结膜和鼻腔黏膜吸收进入血液系统。Shell 报告约 80% 滴眼液经鼻腔黏膜吸收入血液系统，且不经首关代谢（first pass effect），因而认为滴眼液的剂量应视作为静脉注射剂量。

滴眼液滴眼后因吸收而招致全身不良反应的问题已经引起广泛关注。Nelson 等报告了噻吗洛尔滴眼液自 1978 年 9 月经美国 FDA 批准进入市场至 1985 年 12 月期间所引起的全身不良反应。在统计的

40 000 000 张处方中，共有 3000 个不良反应的报告，其中有 450 例严重呼吸系统和心血管系统不良反应，死亡 32 例。

减少滴眼液滴眼后全身吸收的措施：①滴眼后闭合眼睑，并压迫泪点 5 分钟，可以减少因药物进入鼻腔所致的全身吸收。阻塞泪点可使噻吗洛尔全身吸收量减少约 60%。②局部应用收缩血管药（肾上腺素、去氧肾上腺素等），能减少结膜和鼻黏膜血流量，从而减慢药物吸收，并降低血药峰浓度。③增加药液的黏稠度，可延长其与眼球的接触时间，并使药液到达鼻黏膜的速度减慢，从而提高药物眼部吸收量和减少全身吸收。

3．结膜下注射的眼内通透性　结膜下注射的药物可以大量透入眼内，其吸收途径说法不一。有人认为结膜下注射的药物经注射针眼回流（或渗漏）进入泪液，经角膜进入前房；但对多数药物来说进入眼内的主要途径是经巩膜扩散进入眼内，可分两步：第一步注射药物在巩膜下浸润扩散；第二步从巩膜进入前房。其通路大约有下述几条：①横向扩散进入角膜实质层，由此通过内皮层进入前房；②通过前房角小梁组织；③进入虹膜基质，并通过它的前表面进入前房；④进入睫状体基质，并进入新分泌的房水；⑤进入玻璃体（主要在睫状体平坦部的玻璃体），并且通过前玻璃状膜。

4．全身用药后药物的眼内通透性　全身用药后（包括口服及注射用药）药物首先进入血液系统，随血液循环将药物带至眼部各组织。如结膜及其深层血管携带药物至眼球外侧；虹膜和睫状体是富含毛细血管的组织，药物浓度较高，并经扩散使药物进入房水；角膜巩膜缘毛细血管及存在于房水中的药物，促使药物进入角膜；脉络膜和视网膜的丰富毛细血管分布可使药物达到视网膜和玻璃体等。全身用药后药物的上述眼内通透性受多种因素的影响，如生物利用度、血浆蛋白结合率和血眼屏障等。

（二）药物在眼内的分布

药物从给药部位通透进入眼内后，经扩散或随房水循环进入眼内各组织（如虹膜、睫状体、晶状体、视网膜及脉络膜等），这一转运过程称为分布。药物在眼内的分布不仅与疗效关系密切，而且也与药物在组织内的贮藏和不良反应等有关。药物能否以较高浓度分布至靶组织的药动学信息是设计更有效药物的重要指南。给药途径、组织血流量、生物膜屏障和色素细胞等多种因素可以影响药物的眼内分布。

（三）药物在眼内的排出

进入眼内的药物大部分随房水循环经巩膜静脉窦进入血流；存在于房水的药物还可通过虹膜根部和脉

络膜上间隙经葡萄膜 - 巩膜途径排出；少数药物在睫状体、视网膜、脉络膜等组织经主动转运返回血液循环。正常房水排出的半衰期（即房水更新率，aqueous turnover）为 46.2 分钟（0.77 小时）。因此，如果一种药物在房水中的半衰期约为 0.77 小时，则可用房水更新率解释；若大于 0.77 小时，可能与组织结合而使半衰期延长；小于 0.77 小时，可能有药物被代谢或主动转运返回血液循环的参与。

（四）药物在眼组织内的代谢

药物的起效取决于它的吸收与分布，作用的终止则取决于药物在眼内的消除。药物的消除方式除了形成上述无活性的复合物（药物 - 血浆蛋白、药物 - 色素）暂时储存于体内（或眼内）外，主要靠体内（包括眼内）的代谢及最后的排出。

药物在眼内的代谢亦称生物转化，必须依赖酶的促进。存在于肝脏的"肝药酶"系统亦同样存在于包括眼组织在内的其他非肝组织。已有报告，实际上所有眼组织都具有一定程度的酶活性，而以虹膜、睫状体、角膜和视网膜色素上皮细胞的酶活性更丰富。

药物在体内（或眼内）的代谢具有重要意义。绝大多数药物经过代谢后失去药理活性，并提高极性和水溶性，有利于最后排出眼外及体外，例如毛果芸香碱滴眼后主要在眼前部灭活，水解后的代谢产物为毛果芸香酸；某些抗病毒药物主要在角膜上皮被代谢灭活，如碘苷代谢为 2′- 脱氧尿苷和碘尿嘧啶。当角膜上皮不存在时，就不发生上述代谢变化。

利用药物在眼内迅速代谢的特点，设计研制了一些"软"药（"soft"drug），在充分发挥其药效后迅速代谢失效，降低不良反应的发生。如短效"软"散瞳药，散瞳反应与阿托品、托吡卡胺类似，散瞳持续时间比阿托品大大缩短，同时全身不良反应亦减轻；"软"糖皮质激素氯替泼诺（loteprednol）具有高度抗炎活性而升高眼压作用则较小等。

某些药物本身无药理活性，只有在体内经代谢后才能变为有活性的物质，人们把这种化合物称之为"前药"（prodrug）。如地匹福林本身无药理作用，但它有很高的脂溶性，滴眼后迅速透入角膜。角膜存在一种水解酶，促使地匹福林迅速水解，释放出肾上腺素进入前房而发挥降眼压作用。前列腺素 $F_{2\alpha}$（$PGF_{2\alpha}$）可降低实验动物的眼压，效果与常规抗青光眼药相当，在某些情况下效果甚至更佳，但易引发眼部炎症等不良反应。将 $PGF_{2\alpha}$ 制成异丙酯或苄酯作为前药，可增加药物对角膜的通透性，从而降低药物浓度，明显减轻眼部不良反应。此类前药滴眼后，受位于角膜上皮的酯酶水解，在内皮一侧转变成 $PGF_{2\alpha}$，发挥治疗作用。

由此开发出一类新的 $PGF_{2\alpha}$ 前药衍生物（如拉坦前列素、曲伏前列素等），用于青光眼的治疗。

二、药物动力学过程和药动学参数

药物在眼内的转运及转化形成了药物的眼内过程，从而产生了药物在不同眼组织中的浓度变化，并且是一个随时间迁移而变化的动态过程。为了准确地描述这种动态变化，首先要绘制曲线图，然后计算药动学参数。这些参数能定量地反映药物在眼组织内动态变化的过程，同时是临床制定和调整给药方案的重要依据。

1. 药物浓度时间曲线　给药后药物浓度随时间迁移发生变化，若以药物浓度（或其对数值）为纵坐标，时间为横坐标绘制曲线图，称为药物浓度时间曲线图（concentration-time cure，C-T），简称时量曲线。全身用药后，血药浓度变化最具代表性，是最常用的样本。全身用药后的眼房水和玻璃体内药物浓度变化以及滴眼液滴眼后眼房水浓度变化则是研究眼科药代动力学最常用的样本，其时量曲线大致与单次血管外给药后血药浓度时间曲线相似。滴眼液滴眼后的泪液、前房内给药后的房水、玻璃体内给药后的玻璃体等体液内的药物浓度变化，其时量曲线则大致与静脉注射后血药浓度时间曲线相似。

2. 药动学参数及意义

（1）峰浓度（C_{max}）和峰时间（T_{max}）：指血管外给药后药物在血浆中的最高浓度值和出现时间，分别代表药物吸收的程度和速度。不同给药途径、不同药物制剂均可影响药物吸收的程度和速度。

（2）曲线下面积（area under the curve，AUC）：指时量曲线和横坐标围成的面积，表示一段时间内药物在组织中的相对累积量，是计算生物利用度的重要参数。

（3）生物利用度（bioavailability，F）：指给药后药物吸收进入眼组织的速率和程度。通常以血管内（如静脉注射）给药所得的血浆 AUC 为 100%，再以血管外给药所得的血浆 AUC 相除，得到经吸收过程实际到达全身血液循环的绝对生物利用度（$F = AUC_{血管外给药}/AUC_{血管内给药} \times 100\%$）。在眼科若以玻璃体（或前房）内给药后所得的玻璃体（或房水）AUC 为 100%，再以玻璃体（或前房）外给药（如滴眼液滴眼、结膜下注射、全身给药等）所得的玻璃体（或房水）AUC 相除，则得到玻璃体（或房水）的绝对生物利用度。用以评价同一药物不同给药途径的吸收情况。相对生物利用度（$F = AUC_{供试制剂}/AUC_{对照制剂} \times 100\%$）则是评价药品制剂之间、厂家之间、批号之间的吸收情况，是新制剂生物效价评定的重要参数。

（4）消除速率常数（K_e）：指单位时间内消除药物的

分数。如 0.18/h,表示每小时消除前一个小时末体内剩余药量的18%。正常机体 K_e 基本恒定,其数值大小反映药物在体内消除的快慢。K_e 的大小变化只依赖于药物本身的理化性质和消除器官的功能,与制剂无关。

(5)半衰期(half-life,$t_{1/2}$):指组织中药物浓度下降一半所需的时间。每个药物都有其自己的 $t_{1/2}$,是反映药物从体内消除快慢的指标,与组织药物浓度高低无关。

(6)清除率(clearance,CL):指单位时间内有多少容积(L 或 ml)血中药物被清除,单位为 $ml \cdot min^{-1}$ 或 $ml \cdot min^{-1} \cdot kg^{-1}$。

第二节　影响药物对眼作用的因素

多种因素影响药物对眼的作用。因此临床医生在用药前必须对这些因素认真加以考虑,以便采取适当措施,使药物治疗获得预期效果。

一、给 药 途 径

(一)全身用药

1.适应证　全身给药后药物首先进入血液系统,随血液循环到达眼部各组织。血流量丰富的组织中药物浓度必然会高,如结膜、虹膜、睫状体、视网膜、脉络膜及眶内软组织等。因此,这些眼组织的病变正是全身给药的最好适应证。原发性闭角型青光眼急性发作、急性眶蜂窝织炎等急性病例必须迅速静脉滴注高渗脱水剂或有效抗菌药物,以便及时控制症状。高渗脱水剂控制眼压和免疫抑制剂治疗严重的眼自身免疫性疾病(鸟枪弹样视网膜脉络膜病变、Behçet 病等),则必须全身用药方能发挥最大治疗功效,局部给药则会无效或疗效很小。

2.用药途径

(1)口服:是常用的给药方法,方便、经济、安全,适用于大多数药物和患者。缺点在于吸收较慢,且易受胃肠道内容物的影响。口服不适用于昏迷、抽搐、呕吐的患者及婴幼儿、精神病等不合作的患者。

(2)注射:注射给药可以准确而迅速地达到有效血浆浓度,静脉注射尤其如此。注射给药需要严格消毒,并应由医护人员执行。与口服给药相比,注射给药不够方便、经济和安全。静脉注射立即生效,特别适用于危急患者。大容积或刺激性较强的药物,常用静脉滴注方法。肌内注射吸收较缓慢,作用较持久。

(二)眼局部用药

1.适应证　大多数眼病可以采用眼局部给药治疗。滴眼液滴眼或眼膏涂眼大多用于眼部浅表病变如结膜

和角膜等疾患,有些则可以治疗白内障、青光眼等;结膜下注射可治疗角膜基质炎、前葡萄膜炎等深层病变;球后注射用于治疗眼后段及视神经疾病,如视网膜中央血管栓塞、视神经炎、脉络膜视网膜炎等;眼内注射(包括前房或玻璃体内注射)更可治疗各种严重眼内炎、增生性玻璃体视网膜病变(PVR)、巨细胞病毒性(CMV)视网膜炎等疾患。

2.用药途径

(1)结膜囊内给药:滴眼液滴眼是眼科最常用的方法,它简易、方便,不仅外眼疾病,而且许多内眼疾患也可以采用此法(如缩瞳药、治疗白内障药等)。但滴眼液作用时间短,易流失,生物利用度低。眼膏和许多缓释、控释局部用药新剂型均属此类给药方法,可程度不同地克服普通滴眼液的缺点。

(2)眼周注射:①结膜下注射:为使药物能在房水、前葡萄膜、晶状体及玻璃体的前部获得较高的浓度,可将药物注射于球结膜或穹隆部结膜下。结膜下注射的药物主要系通过巩膜直接透入眼前节。因此一些角膜透性弱的药物,宜作结膜下注射以获得较高的眼内浓度。但刺激性较强或对局部细胞毒性较高的药物,不宜采用此法。②球筋膜下注射:球筋膜除在近角膜缘 1~2mm 处与巩膜密切愈着外,其他部分与巩膜表面分开,中间留有潜在的巩膜上间隙。药物即被注射于这一间隙内。由于药物紧贴于眼球,更易吸收入眼,从而获得更高的眼内浓度。③球后注射:为使药物能更多地达到眼后节及视神经部,可采用球后注射方式。如对视网膜动脉或静脉栓塞、视神经炎、脉络膜炎等眼底疾患,可以采用球后注射法给药。许多内眼手术,为麻痹睫状神经节,也采用球后注射法进行麻醉。

(3)眼内注射:对于严重的眼内感染及脉络膜新生血管病例等,为迅速控制病情的发展,常采用将药物直接注射进入眼内的治疗方法。

二、联合用药与药物相互作用

联合用药的目的在于取得较大的疗效,减少单种药物用量,减少不良反应等。联合用药的结果可能是药物原有作用的增强或相加,这是人们所期望的。但不恰当的联合用药,往往由于药物相互作用而使预期的疗效降低,甚至出现意外的毒性反应。

药物相互作用是指对药物吸收、分布、代谢、排泄及作用机制的干扰,从而影响药物的效应或产生毒性,这是必须注意的问题。眼科临床亦不乏此类例证。如大剂量服用氯噻嗪治疗高血压患者,由于该药不良反应已造成电解质平衡失调,若再给予大量乙酰唑胺治疗其青光眼的眼压升高,可使电解质平衡失调更为加

剧。此外，若不了解患者曾经服用大量抗组胺药，治疗过敏症或用吩噻嗪类药物作安定剂，又在眼科手术前常规给予强烈镇静药，则两类镇静药的作用几乎可将患者致死。又如服用单胺氧化酶抑制剂反苯环丙胺，治疗精神抑郁症的患者，当同时多次滴用10%去氧肾上腺素溶液散瞳检查眼底时，患者常可发展为急性高血压危象等。

三、患者生理因素

1. 年龄问题　年龄对药物作用的影响主要表现在婴幼儿和老年人中。与一般成人相比，幼小婴儿中药物代谢或排泄功能尚未发育完善；而在老年人中则有所衰退。小儿体液的比例与成人不同，水盐转换率较成人快，对影响水盐、酸碱代谢的药物特别敏感。小儿处于生长发育时期，应当强调长期应用糖皮质激素对体质的影响，以及中枢抑制性药物对智力的影响。因此，小儿用药除按体重或体表面积计算外，对某些药物还须考虑小儿的生理特点。

应用滴眼液滴眼应当注意在婴幼儿和老年人的全身吸收问题。有关儿童的眼内分布容积，初生婴儿约为成人的1/2，至3岁时已与成人接近。但从儿童体表面积计算，初生婴儿约为成人的1/10，3岁儿童约为成人的1/3，滴眼液滴眼的剂量似以体表面积换算更为合理。滴眼液滴眼后全身吸收的主要部位在鼻黏膜。在泪液排出过程中，存在一种生理性阻滞功能，泪液从结膜囊转运至鼻腔的时间约为2～10分钟。老年人的正常生理性阻滞功能消失，使泪液的转运时间大大缩短（约0.5～1分钟），故老年患者更易引起药物的全身吸收，招致中毒的危险。

2. 性别问题　男女的生理功能不同，对某些选择性作用于性器官的药物，如性激素等反应不同。此外，妇女具有月经、妊娠、哺乳期等生理特点，因而女性对某些药物反应与男性不同。对妊娠及哺乳期妇女如必须使用滴眼液滴眼时，则应采用最小有效量和尽可能短的疗程，并在滴眼后立刻压迫泪囊部以减少药物的全身吸收。

3. 时间问题　生物的多种生理活性常表现昼夜节律，如体温、糖皮质激素分泌及尿钾排泄等，在24小时内有规律性波动是众所周知的事实。眼的一些生理参数如眼压高低、房水流动和泪液pH等也呈昼夜节律性变化，从而影响滴眼液滴眼后的眼和全身吸收。如噻吗洛尔滴眼后，中午12时的血峰浓度和全身生物利用度最低；倍他洛尔滴眼后，中午12时全身吸收最大，下午18时眼吸收最大。

4. 营养状态　营养不良的患者不仅体重较轻，且对药物作用较敏感，对药物毒性反应的耐受性也较差。可能与血浆蛋白结合药物少、肝药酶活性低和脂肪组织储药量少等有关。

5. 精神状态　患者的精神状态与药物疗效密切相关。乐观能增加机体对疾病的抵抗能力，有利于疾病的治愈和康复。使用安慰剂处理许多慢性疾病如高血压、心绞痛、神经症等，能取得30%～50%疗效，足以说明精神状态对药物疗效的影响。相反，忧郁、悲观而不愿配合治疗，将会削弱药物作用，对某些抑制性药物的反应也较严重。

四、病理状态

疾病本身可影响机体对药物的敏感性。肝功能严重不足时，在肝解毒的药物作用将加强和延长，而需在肝活化的药物作用减弱；肾功能不全则药物排泄减慢，半衰期延长；神经功能抑制时能耐受较大剂量兴奋药。反之，兴奋时能耐受抑制药；在抗菌治疗过程中，任何减弱机体抵抗力的因素都会降低疗效等。此外，患者遗传因素引起的病态和药物引起的病态，均可严重影响药物对机体的作用。因此应详细询问患者病史（包括眼病和全身病史）。

眼局部用药时亦应注意患者眼部和全身的病理状态。如前房角狭窄或原发性闭角型青光眼患者禁用散瞳剂进行散瞳检查。有眼创伤史患者慎用眼插入剂，包括含药胶原盾和毛果芸香碱长效药囊等。晶状体摘除的患者禁用肾上腺素和地匹福林滴眼治疗青光眼，因为对于无晶状体患者易引发囊样黄斑水肿。高血压、动脉硬化以及其他心血管疾病患者，若应用去氧肾上腺素（新福林）或肾上腺素进行高浓度、高频次滴眼，则易诱发心血管病发作。充血性心力衰竭、严重的心动过缓和二度房室传导阻滞患者禁用或慎用β受体阻断药滴眼。慢性阻塞性肺部疾病患者，应用β受体阻断药滴眼后易诱发哮喘发作或呼吸困难。Graves病患者用去氧肾上腺素或肾上腺素滴眼，可致高血压或其他心血管病等不良反应。糖尿病患者药物解毒和排泄功能减退，因此药物作用延长。全身应用甘油或糖皮质激素会使血糖升高，因此这些药物禁用于糖尿病患者等。

五、合　理　用　药

合理用药是指在临床应用药物治疗疾病时，根据患者的具体情况正确选择药物种类、药物剂型、剂量、给药途径和药物配伍，达到治愈疾病、减少不良反应和减轻经济负担。不合理用药和盲目滥用药物将给患者带来严重后果和经济损失。合理用药的基本原则是：①明确诊断；②严格掌握药物适应证和禁忌证；③根据药物特性选择剂型和给药途径；④根据病情确定用药剂量和疗程；⑤联合用药时应充分考虑药物之间的配伍和相互作用。

第三节　眼用药物剂型

药物只有在到达眼组织一定部位，并维持足够的时间，才能起到应有的治疗作用。影响药物抵达眼组织病变部位的因素很多，选择恰当的剂型是其中重要因素之一，即眼用药物的剂型可以影响药物对眼作用的强度、速率以及不良反应的发生等。

一、滴眼液和眼膏

（一）滴眼液

滴眼液（包括洗眼液如生理盐水、2%硼酸溶液等）配制时应注意下列诸问题。

1. pH 的调整　正常泪液的 pH 为 7.2～7.4（患眼病时会有改变），所以在配制滴眼液时常加入缓冲物质以调节溶液的 pH，使其与泪液大体相近，以减少刺激性。正常人眼可耐受的 pH 范围为 5.0～9.0。

2. 渗透压的调节　凡和血浆或泪液具有相同渗透压的溶液称为等渗溶液，相当于 0.9% NaCl 溶液。眼用溶液的渗透压应当尽量和泪液等渗。一般滴眼液均要求调整其渗透压。正常眼能耐受相当于 0.8%～1.2% NaCl 溶液的渗透压。

3. 灭菌和抑菌剂（或称防腐剂）的选择　眼用溶液灭菌的目的在于除去污染的微生物，这对于外伤或施行手术后的眼尤为重要。灭菌方法应当根据药物的性质决定，一般采用加热灭菌、滤过除菌或无菌操作等。

多剂量包装的滴眼液大多在使用过程中易受细菌污染，故加入抑菌剂是非常必要的。但抑菌剂存在对眼表细胞的毒性问题，近年来由于抑菌剂滥用引发的问题越来越受到关注，因此要求处方中抑菌剂应当维持在最小有效浓度，并加强对抑菌剂的质量控制。而研究开发低毒高效或可降解的新型抑菌剂是滴眼液研制过程中的重要方向。

多剂量滴眼液的抑菌功效是其综合能力的评价，如果主药有足够的抗菌作用，也可以不加抑菌剂。其评价标准为中国药典（2010 版）颁布的"抑菌剂效力检查法指导原则"。

4. 抗氧化剂　为保持某些易氧化药物的稳定性，常在滴眼液中加入适当抗氧剂。常用的抗氧剂有亚硫酸钠、亚硫酸氢钠、焦亚硫酸钠、硫代硫酸钠及维生素 C 等。

（二）眼用片剂

某些药物（主要是抗生素、核苷、多肽、生物制品等）的水溶液极不稳定，配成水溶液后 3～5 天即失效。因此将滴眼液处方中的主药和某些赋形剂压成药片（或装入胶囊），另一些赋形剂则制成水溶液。平时可长期保存，临用前将药片（或胶囊内容物）投入溶液，振摇溶解后，即能滴眼。目前常用的有：谷胱甘肽、利福平、吡诺克辛钠等。

（三）眼膏

眼膏是指供眼用的灭菌软膏剂。眼膏适于配制对水不稳定的药物，如某些抗生素等。眼膏的另一特点是在结膜囊内滞留时间长，具有长效作用。并能减轻眼睑对眼球的摩擦。缺点是有油腻感并会发生视物模糊。因此，一般惯于夜间用眼膏，白天用滴眼液。

二、眼用注射液

为使药物在眼内（前房、虹膜、睫状体、晶状体、玻璃体或视网膜、脉络膜）获得较高的浓度，达到治病目的。常采用眼周注射或眼内注射。

供眼周注射（包括球结膜下、筋膜囊下或球后注射等）的药液，应与小剂量静脉注射液的要求相同。但某些细胞毒性大、对局部组织刺激性高的药物，不宜作眼周组织注射。

眼内注射液（包括前房注射、前房冲洗液、玻璃体内注射、玻璃体灌注液等）应具有更高、更严格的要求。除上述要求外、尚需注意下述几点：①作眼内注射的药物均应测试药物对角膜内皮细胞及视网膜的最低毒性浓度，测出每一种药物的安全剂量，方能作眼内注射；②除严格控制 pH（7.0～7.4）、渗透压（相当于 0.9% NaCl 溶液）外，还应考虑对角膜内皮细胞的营养等因素，故推荐应用 BSS 液配制眼内注射液；③眼内注射液不应当含有防腐剂、抗氧剂等有害眼内各组织的化学物质。

三、新型眼部给药系统

普通滴眼液有配制容易、使用方便的优点。但也有许多缺点，如药物滴眼后，立即被结膜囊内的泪液稀释，并很快从泪道排出。因此，生物利用度低，作用时间亦极为短暂。由此带来一系列问题：①药物作用时间短，所以需反复频繁滴眼；②结膜囊内浓度很快下降，影响对眼组织的渗透；③因为浓度下降快，为使药物发挥作用，必须配成较高浓度。目前常用的抗生素、抗病毒药等滴眼液的浓度已达到最低抑制浓度的 500～1000 倍。但高浓度药液接触眼组织，易发生局部毒性反应；④药液大部分从泪道排出，从鼻、咽部吸收后还可能引起全身毒性作用。如噻吗洛尔、阿托品、肾上腺素等滴眼液点眼后中毒的病例已屡有报告。为延长作用时间、增加生物利用度、降低毒性（包括全身和眼局部毒性），开发研制各种新型眼部给药系统已成为目前的热门研究课题。

（一）缓释药物制剂

在普通滴眼液内加入黏性赋形剂，溶液黏滞度增加，延长药液在结膜囊内的滞留时间，从而延长作用时间，同时角膜通透性亦随之增强。常用的黏性赋形剂有甲基纤维素（MC，0.5%～1%）、聚乙烯醇（PVA，1.4%）、羟丙甲纤维素（HPMC，1%）、聚维酮（PVP，1%）、透明质酸钠（HA，0.1%）等。

（二）眼植入剂

眼植入剂是一类将药物包裹或掺入至高分子聚合物中，并制成不同形状，然后植入眼组织（包括玻璃体、前房或结膜下）的新剂型，药物从这种制剂中缓慢定量释放，起长效治疗作用。目前已用于眼科研究，并进入临床试验的眼用植入剂有两种类型：非蚀解型植入剂和生物蚀解型植入剂。

（三）透巩膜释药系统

许多眼后节疾患如年龄相关性黄斑变性，糖尿病视网膜病变，以及葡萄膜炎、视网膜静脉阻塞、眼前节手术后诱发的囊性黄斑水肿等需要长期而又足够剂量的药物治疗。现有的各种给药途径（如全身给药、滴眼、眼内注射、眼内缓释装置等）均有诸多不尽如人意之处。巩膜有较大的表面积，具有高度亲水性，能够通透水溶性大分子药物（分子量70～150kDa），同时巩膜内细胞少，缺乏蛋白水解酶，促使一些大分子生物活性物质（如寡聚核苷酸，单克隆抗体等）能透过巩膜抵达脉络膜、视网膜，因而侵袭性小的透巩膜释药装置应运而生。它们有药物巩膜内注射装置、巩膜药物渗透泵、非蚀解和蚀解式巩膜外层植入剂等，为有效治疗眼后节疾患提供可行给药途径。

（四）胶体系统

1. 眼用脂质体　靶向性是脂质体作为药物载体最突出的优点。在眼科最成功的靶向性脂质体是温度敏感性脂质体和单克隆抗体脂质体。此外，脂质体还能增强药物对角膜的通透性、提高药物在眼组织内的浓度，增加生物利用度，增强疗效和减少不良反应等。在治疗干眼综合征、细菌性眼内炎、病毒性角膜炎、抗青光眼滤过泡术后瘢痕形成和增生性玻璃体视网膜病变等各种眼病中，是一种十分有用的剂型，正受到眼科临床的日益重视。

2. 微粒体和毫微粒体　是包容药物的微小聚合物颗粒，这些颗粒被混悬于液态载体介质中。用于眼科

的微（毫微）粒体主要用生物蚀解聚合物制备，进入眼内后，溶蚀性水解，定量释出药物，治疗各种眼病，如治疗巨细胞病毒性视网膜炎、治疗增生性玻璃体视网膜病变、抑制角膜移植后排斥反应、抗青光眼滤过泡术后瘢痕化、治疗葡萄膜炎、治疗细菌性或真菌性眼内炎等。主要给药途径为滴眼、结膜下注射和玻璃体内注射等。

3. 亚微乳和微乳　粒径在100～300nm的乳滴称亚微乳，10～100nm为微乳。是一种液体透明、加热或离心不分层的热力学稳定系统。已研制的毛果芸香碱亚微乳滴眼剂具有生物利用度高、增强疗效和延长作用时间的优点。

（五）聚合凝胶

1. 生物黏附亲水凝胶（bioadhesive hydrogels）　是一类半固体型制剂。由于生物黏附聚合物与覆盖在生物黏膜（如角膜）表面的黏蛋白，形成较强的非共价键结合，因而能较长时间地滞留在黏膜表面，提高眼生物利用度，减少因全身吸收引起的毒副作用。

2. 即型凝胶（或称原位形成凝胶，in situ activated gel-forming systems）　是指一类黏性液体，当暴露于机体生理状态（如眼表面）时，可转变为一种半固体的胶态。它能精确给药，具缓释性，是一种更为合理的剂型。温度、pH或电解质的改变均可引起此种胶凝作用（gelation）的相转变。

（1）温度敏感性（temperature-sensitive）即型凝胶：此类制剂在周围温度为25℃及其以下时呈液体状态，当滴入结膜囊内后，在眼表温度（32～34℃）下，即进行相转化形成凝胶。

（2）pH活化性（pH-activated）即型凝胶：是由大量阴离子聚合物组成的一种毫微粒分散系统，在pH 5以下时呈极低黏度的液体状态存在。当滴入结膜囊内与泪液接触后，由于pH（7.2～7.4）升高，聚合物链的酸性基团被中和、吸水而膨胀，同时凝聚形成凝胶。

（3）离子活化性（ion-activated）即型凝胶：某些多糖类衍生物，其水溶液系低黏度液体，当与泪液中大量存在的 Na^+、K^+、Ca^{2+} 等阳离子络合时就发生相转变，形成凝胶。

（陈祖基）

第四节　眼科新药临床研究

一、新药的概念及分类

新药是指来自于细菌、真菌、动物或植物的天然产物或化学合成的未曾用过的新化合物。《中华人民共和国药品管理法实施条例》规定"新药是指未曾在中

国境内上市销售的药品"。国家食品药品监督管理局颁发的《药品注册管理办法》进一步规定"新药申请是指未曾在中国境内上市销售药品的注册申请。对已上市药品改变剂型、改变给药途径、增加新适应证的药品注册按照新药申请的程序申报"。《药品注册管理办法》将新药分成中药、天然药物和化学药品及生物制品三大部分，又根据药品注册的需要，再进一步分类。

眼科用药是指用于预防、诊断和治疗眼科疾病的化学药品、中药和生物制品。其给药途径可为眼部滴用、眼局部注射及全身应用等，但眼科用药主要是指前两者。

二、眼科新药临床研究的目的和分期

新药临床试验是指任何在人体（患者或健康志愿者）中进行的有关药物的系统性研究，以证实或揭示试验药物的作用、不良反应和（或）试验药物的吸收、分布、代谢和排泄，目的是确定试验药物的疗效与安全性。新药临床研究要保证试验过程规范，结果科学可靠，并且保护受试者的权益和保障其安全。新药临床研究必须符合《世界医学大会赫尔辛基宣言》，即公正、尊重人格、力求使受试者最大限度地受益和尽可能避免伤害的原则。

在新药研究过程中，都要经过临床前药理、毒理的研究。动物与人之间对药物的反应具有共同性，因而才能根据动物实验的结果推断药物临床应用的价值。但是动物与人之间对药物的反应也存在差异性。一些药物可能在某些动物中显示出良好的疗效，但是却不能在人体上显示出来。一些药物在某些动物中没有严重的不良反应，但是在人体中却有可能发生严重的不良反应。因此任何一种新药必须经过临床研究，证实其疗效和安全性后才能应用。

新药临床研究是新药评价的最后阶段，也是申请新药生产时必须呈报的内容之一。新药临床研究与一般的药物治疗存在明显区别。在新药临床研究中研究者对新药的开发和对受试者的安全都必须负责。而在药物治疗中，临床医师应用已经上市的药物治疗患者，是医师的日常工作之一。

在我国，新药的临床研究包括临床试验和生物等效性试验。新药的临床试验分为Ⅰ、Ⅱ、Ⅲ、Ⅳ期。各类新药应当根据其类别进行不同期别的临床试验。对于一些新药应当进行生物等效性试验，包括生物利用度比较试验和随机对照试验。眼部给药后药物进入体循环的量非常少，一般难于进行生物利用度比较试验。对于难于进行生物利用度比较试验的药品，则需按此类别要求进行随机双盲对照的临床试验，以求证是否生物等效。

三、参与新药临床试验的各方的职责

参与新药临床试验的各方主要有研究者、申办者和监察员等。研究者是实施临床试验并对临床试验的质量及受试者安全和权益的负责者。申办者是一项临床试验的发起者，是对该试验的启动、管理、财务和监察负责的公司、机构或组织。监察员是由申办者任命并对申办者负责的具备相关知识的人员，其任务是监察和报告试验的进行情况和核实数据。研究者、申办者和监察员在临床试验中既要相互合作又具有不同的职责。

（一）研究者的职责

研究者应当在医疗机构中具有相应专业技术职务的任职和行医资格；具有实施临床试验所要求的专业知识和经验；对临床试验具有丰富经验或者能得到本单位有经验的研究者的指导；熟悉申办者所提供的与临床试验有关的资料与文献；有权支配参与该项试验的人员和使用该项试验所需的设备。其职责有：①详细了解试验方案内容，严格按照方案执行。②了解并熟悉试验药物，同时掌握临床试验进行期间发现的所有与该药物有关的新信息。③在有良好医疗设施、实验室设备、人员配备的医疗机构进行临床试验，该机构应具备处理紧急情况的一切设施，实验室检查结果应准确可靠。④获得所在医疗机构或主管单位的同意，保证有充分时间在方案规定的期限内负责和完成临床试验。⑤向参加临床试验的所有工作人员说明有关试验的资料、规定和职责，确保有足够数量并符合试验方案的受试者进入临床试验。⑥向受试者说明经伦理委员会同意的有关试验的详细情况，并取得知情同意书。⑦负责做出与临床试验相关的医疗决定，保证受试者在试验期间出现不良事件时得到适当的治疗。⑧有义务采取必要的措施以保障受试者的安全，并记录在案。在临床试验过程中如发生严重不良事件，研究者应当立即对受试者采取适当的治疗，同时报告药品监督管理部门、卫生行政部门、申办者和伦理委员会，并在报告上签名及注明日期。⑨保证将数据真实、准确、完整、及时、合法地记入病历和病例报告表。⑩接受申办者派遣的监察员或稽查员的监察和稽查及药品监督管理部门的稽查和视察，确保临床试验的质量。⑪与申办者商定有关临床试验的费用。临床试验过程中不得向受试者收取试验用药的费用。⑫临床试验完成后必须写出总结报告，签名并注明日期后送申办者。⑬当终止一项临床试验时必须通知受试者、申办者、伦理委员会和药品监督管理部门，并阐明理由。

（二）申办者的职责

申办者的职责包括：①负责发起、申请、组织、监察和稽查临床试验，并提供试验经费。②按国家法律、法规等有关规定，向国家食品药品监督管理局递交临床试验的申请。③选择临床试验的机构和研究者，认可其资格及条件以保证试验的完成。④提供研究者手册，其内容包括试验药物的化学、药学、毒理学、药理学和临床的（包括以前的和正在进行的试验）资料和数据。⑤须在获得国家食品药品监督管理局批准并取得伦理委员会批准件后方可按方案组织临床试验。⑥与研究者共同设计临床试验方案。签署双方同意的试验方案及合同。⑦向研究者提供具有易于识别、正确编码并贴有特殊标签的试验药物、标准品、对照药品或安慰剂，并保证质量合格。申办者应建立试验用药品的管理制度和记录系统。⑧任命合格的监察员，并为研究者所接受。⑨建立对临床试验的质量控制和质量保证系统，组织对临床试验的稽查以保证质量。⑩与研究者迅速研究所发生的严重不良事件，采取必要的措施以保证受试者的安全和权益，并及时向药品监督管理部门和卫生行政部门报告，同时向涉及同一药物的临床试验的其他研究者通报。⑪在终止一项临床试验前通知研究者、伦理委员会和国家食品药品监督管理局，并说明理由。⑫负责向国家食品药品监督管理局递交试验的总结报告。⑬对参加临床试验的受试者提供保险，对于发生与试验相关的损害或死亡的受试者承担治疗的费用及相应的经济补偿。申办者应向研究者提供法律上与经济上的担保，但由医疗事故所致者除外。⑭当研究者不遵从已批准的方案或有关法规进行临床试验时，申办者应当指出以求纠正，如情况严重或坚持不改，则应终止研究者参加临床试验并向药品监督管理部门报告。

（三）监察员的职责

在临床试验中实行监察的目的是为了保证试验中受试者的权益得到保障，试验记录与报告的数据准确、完整无误，保证试验遵循已批准的方案和有关法规进行。监察员是申办者与研究者之间的主要联系人。监察员应当具有适当的医学、药学或相关专业学历，并经过必要的训练，熟悉药品管理有关法规，熟悉有关试验药物的临床前和临床方面的信息以及临床试验方案及其相关的文件。监察员应当遵循标准操作规程，督促临床试验的进行，以保证临床试验按方案执行。具体内容包括：①试验前确认试验承担单位已具有适当条件，包括人员配备与培训情况，实验室设备齐全、运转良好，具备各种与试验有关的检查条件，估计有足够数量的受试者，参与研究人员熟悉试验方案

中的要求。②在试验过程中监察研究者对试验方案的执行情况，确认在试验前取得所有受试者的知情同意书，了解受试者的入选率及试验的进展状况，确认入选的受试者合格。③确认所有数据的记录与报告正确完整，所有病例报告表填写正确，并与原始资料一致。所有错误或遗漏均已改正或注明，经研究者签名并注明日期。每一受试者的剂量改变、治疗变更、合并用药、间发疾病、失访、检查遗漏等均应确认并记录。核实入选受试者的退出与失访已在病例报告表中予以说明。④确认所有不良事件均记录在案，严重不良事件在规定时间内作出报告并记录在案。⑤核实试验用药品按照有关法规进行供应、储藏、分发、收回，并做相应的记录。⑥协助研究者进行必要的通知及申请事宜，向申办者报告试验数据和结果。⑦应清楚如实记录研究者未能做到的随访、未进行的试验、未做的检查，以及是否对错误、遗漏作出纠正。⑧姓名、监察的发现等。

四、临床试验前的准备

新药临床试验是以人体为对象，而且新药的安全性和有效性具有不确定性，因此在新药临床试验前要做好充分准备，谨慎从事。

1. 在进行临床试验前，必须周密考虑该试验的目的及要解决的问题，应当权衡对受试者和公众健康预期的受益及风险，预期的受益应当超过可能出现的损害。选择临床试验方法必须符合科学和伦理要求。

2. 进行的药品临床试验必须有充分的科学依据。研究者必须事先充分了解试验药品的临床前药理的各项研究资料，了解和熟悉试验用药的性质、作用、疗效和安全性，与研制单位按国家食品药品监督局发表的《药品临床试验质量管理规范》的要求一同制定临床研究方案。所选择的试验方法，必须符合科学和伦理标准。在临床试验开始前，研究者和申办者应当就试验方案、试验的监察、稽查和标准操作规程及试验中的职责、分工等达成书面协议。

3. 参加临床试验的申办者和研究者都必须充分了解和遵循指导医师进行人体生物医学研究的《赫尔辛基宣言》和国际医学科学组织委员会颁布的《人体生物医学研究国际道德指南》的道德原则（即公正、尊重人格、力求使受试者最大限度地受益和尽可能避免伤害），以及我国国家食品药品监督管理局发布的《药品临床试验质量管理规范》。

4. 新药的临床试验必须在能够进行细致观察，并能对紧急情况采取及时和必要的医疗措施的环境和条件下进行。进行临床试验的研究单位应当是国家食品

药品监督管理局批准的临床药理基地。若因特殊需要，选择非临床药理基地参加药品的临床研究时，应当得到有关部门的核准。

5. 负责进行眼科新药临床试验的所有研究者都应当接受过临床药理学专业的培训，具备承担该项临床试验的专业特长、资格和能力，并须经过《药品临床试验质量管理规范》的培训。同时还应当有丰富眼科临床经验的人员配合进行。

6. 所进行的新药临床试验必须得到国家食品药品管理监督部门的批准。

7. 临床试验的方案必须得到试验单位的伦理委员会审议同意，并签署批准意见后方能实施。

8. 临床试验用药品由申办者准备和提供。进行临床试验前，申办者必须提供试验药物的临床前研究资料，包括处方组成、制造工艺和质量检验结果。所提供的临床前资料必须符合进行相应各期临床试验的要求，同时还应提供试验药物已完成和在其他地区正在进行与临床试验有关的有效性和安全性资料。临床试验药物的制备，应当符合《药品生产质量管理规范》。

五、临床试验

（一）Ⅰ期临床试验

1. Ⅰ期临床试验的目的　Ⅰ期临床试验是在人体进行新药试验的起始期，其目的是施行初步的临床药理学及人体安全性评价试验，观察人体对于新的眼科用药的耐受程度和药物代谢动力学，为制定给药方案提供依据。

2. 受试者　Ⅰ期临床试验应当在健康志愿者中进行。受试者身体基本健康，不患有影响进行试验的眼部和全身疾病，并对试验目的充分了解，对试验药物的主要药理特性和可能的不良反应基本了解，自愿参加试验，并签署知情同意书。凡有下列情况之一者均不作为受试者：①健康检查不符合受试者标准。②4周内参加过其他药物试验者。③经常用药、嗜烟、嗜酒者。④试验前1年内患过严重疾病者。⑤试验前3个月内用过对某脏器的损害的药物。⑥有药物过敏史者。⑦正在应用其他预防或治疗药物者。

3. 耐受性试验

（1）剂量设计：根据新药类别、作用强弱、临床前药效与毒理试验结果，以及同类药品临床常用剂量等做出估计，确定用药的最小起始剂量和最大给药剂量。最小初始剂量一般可以用同类药物药品临床治疗剂量的1/10，最大剂量可以采用同类药物临床单次治疗量。对于滴眼液，由于药滴大小大致相同，因此可以采用不同浓度的药液，以便投于不同的剂量。

（2）分组：从最小剂量到最大剂量之间设3～5组，每组6～8人，受试者总数为20～30人。组间剂量距离根据所试药物毒性大小和试验者经验而定。毒性较小且试验者有经验时，设组可以少一些。如果所试药物作用强，应当缩小剂量距离，以免出现严重不良反应。

用于预防的新的生物制品的Ⅰ期临床试验可以选择疫区或非疫区的健康易感人群。一般总人数不得超过20人。如果该制品的免疫对象为儿童或婴幼儿时，需按先成人、后儿童，最后婴幼儿的顺序分步进行。每个年龄段的人数不超过20人。

各试验组由剂量从小到大的顺序逐组进行，观察到前一个剂量组无任何反应后，才能进行下一个剂量组的试验。当给予最大剂量后仍然没有出现任何反应时，就可以结束耐受性试验，不需继续加大剂量到出现毒性反应和不良反应。如果应用最小剂量与最大剂量之间某个剂量时开始出现不良反应，就应当结束耐受性试验，不应继续进行大剂量试验。

在耐受性试验中，只能给予每个受试者一个剂量试验，不得在同一个体中连续给药。

（3）观察指标：根据受试药物的类别、作用强弱、临床前药效与毒理试验结果，确定观察时间的长短。在试验前和试验后应当检查：①一般情况、脉率、心率、呼吸、血压。②血常规（包括血小板）、尿常规。③肝、肾功能。④与药品性能有关的特殊观察指标，例如滴眼液应当观察其是否引起眼部刺激症状、结膜充血及角膜上皮损伤等。

4. 药代动力学的研究　Ⅰ期临床试验中健康志愿者药代动力学研究可与耐受性试验中治疗剂量的试验组结合起来进行。

（1）受试人数：每组6～10人。

（2）分组：每种给药途径设一组。根据需要可设计为开放试验或盲法试验。也可采用试验药物与对照药物的交叉试验，即在同一组受试者中先后进行试验药与对照药的药代动力学研究。试验先后顺序随机分配。两次试验的间隔为1～2周。

（3）研究结果与数据处理：Ⅰ期临床试验药代动力学研究结束后，应当提供下列资料：①详细说明研究方法与计算公式。②受试者各项检查观察记录表。③血、尿药物浓度测定原始数据及结果。④药代动力学参数，包括一次给药后最大血药浓度（C_{max}）、峰时间（T_{max}）、$t_{1/2\beta}$、表观分布容积（V_d）、K_{el}、Clr及药-时间曲线下面积（AUC）。⑤对Ⅱ期临床试验给药方案的建议。

（二）Ⅱ期临床试验

1. 试验目的　Ⅱ期临床试验的目的是对新药的有效性及安全性作出初步评价，推荐临床给药剂量。

2. 试验设计　Ⅱ期临床试验是随机盲法对照临床试验。应当将受试者分入试验组和对照组。试验组应用试验药品，对照组采用已知有效的药物。一般情况下对照组不采用安慰剂，如需采用，则应当注意符合医学伦理道德，在不恶化受试者病情的情况下进行。根据受试药物的具体情况，可以分别选用双盲法或单盲法。

3. 受试者　受试者应当符合受试药品的适应证范围。受试者的诊断必须明确，并了解试验目的、试验药物主要药理特性和可能的不良反应，自愿参加试验，并签署知情同意书。凡有下列情况之一者均不作为受试者：①有药物过敏史者。②年龄小于或等于 17 岁，或大于 70 岁者。除非所试药品的适应证就是儿童或老年人，而且已有资料表明所试药品对儿童和老年人是安全的。③4 周内参加过其他药物试验者。④高血压病、冠心病或其他心血管疾病患者。⑤妊娠及哺乳期妇女或计划妊娠者。⑥正在应用其他预防或治疗药物干扰受试药品疗效和安全性观察者。⑦患者不能按试验要求参加试验者。

受试者人数应满足国家新药审批的临床试验的要求。应用随机的方法将入选对象分入试验组和对照组。试验组和对照组之间应当具有可比性。

4. 药物剂量、疗程和给药方法　根据Ⅰ期临床试验结果而确定，一般采用一种固定剂量。应当根据药物的作用特点和供试验的病种而确定疗程。例如抗过敏和抗感染滴眼液，疗程应当为 1 周以上。降眼压滴眼液，疗程应当不少于 2 周。应当根据药物的作用特点而确定给药方法。

5. 疗效观察与评价

（1）疗效的观察：疗效的观察指标应根据药物作用特点而定。例如降眼压药物的观察指标应当是眼压变化值。减充血剂的主要观察指标应当是结膜充血和结膜水肿，以及眼部主观症状。抗炎药物的主要观察指标为前房浮游体、房水闪光及虹膜纹理等。对于能用计量资料表示的观察指标，如眼压，则记录测量值。对于症状和体征等指标，则根据轻重程度以类别资料记分表示：0 分（无）、1 分（轻度）、2 分（中度）和 3 分（重度）。

（2）重复性检查：为了保证疗效观察的质量，在试验开始前，由参加试验的人员统一症状和体征评价计分标准，并选择一定数量的患者进行重复性检查。每个参加试验的人员独立记录症状和体征的结果，然后进行核对。如有差异，应当寻找差异的原因。

（3）疗效评价：当试验滴眼液时，如果受试者双眼患病，虽然双眼都需要治疗，但在评价疗效时只选择一只眼的结果进行分析。如果双眼均符合入选条件，可以根据试验前严重一只眼的结果进行分析，也可以随机选择一只眼的结果进行分析。如果只有单眼符合入选条件，则只用该眼的结果进行分析。

疗效一般可分为痊愈、显效、有效和无效四级。所确定各级疗效的具体标准，应当符合该种眼病的转归的一般规律，以及眼科学界对该病的认识水平。

当以计量资料，如眼压作为观察指标时，疗效应以计量资料的结果进行评价。

当以眼部症状或体征作为观察指标时，可以采用所观察的症状和体征得分之和的改变值来判断。

6. 安全性观察与评价　在眼科新药的Ⅱ期临床试验中，应当重视受试药物的安全性观察，包括用药后视力的变化、眼部刺激症状、眼压以及有无不良事件等。

临床试验不良事件观察与评估是眼科新药临床试验的重要方面。记录试验过程中发生的所有不良事件是参加临床试验人员的职责。不良事件是指在临床试验任何阶段发生有害的、病理的或未曾预料的解剖、生理或代谢改变，如体征、症状和（或）实验室检查结果的改变，而不论其发生于药物试验组还是安慰剂组，也不论其与药物是否有关。不良事件包括在临床观察中未曾记载过的试验前原有病情的加重、试验过程中新出现的疾病、药物相互作用、试验治疗的疾病明显恶化等。那些试验前存在的异常或试验治疗的疾病出现没有临床意义的加重和恶化，而且是符合病情发展规律的病情波动，就不应当考虑为不良事件。

药品的不良反应是指在规定剂量正常应用过程中产生的有害而非期望的、与药品应用具有因果关系的不良事件。在一种新药或药品新用途的临床试验中，其治疗剂量尚未确定时，所有有害而非期望的、与药品应用具有因果关系的不良事件，也应当视为药品的不良反应。

严重不良事件是指在临床试验过程中发生需住院治疗、延长住院时间、伤残、影响工作能力、危及生命或死亡、导致先天畸形等事件。发生于试验期间的严重不良事件，无论其与试验药物有关与否，都应当向药品监督部门、伦理委员会和临床试验申报者报告。

对不良事件严重程度的评定，根据不良事件的最重程度按下列标准分类：①轻度：较易忍受，只引起轻度不适，不影响日常活动。②中度：引起明显不适，影响日常活动。③重度：不能进行日常活动。

研究者应当尽一切努力来解释每一个不良事件，确定它们与试验药物的关系。对不良事件的因果关系按下列类别分类：①无关：不良事件与试验药物肯定无关。②可能无关：除了试验的药物之外，有更恰当的原因可解释不良事件的发生。不怀疑试验药物是不良事件的原因。③可能有关：没有显示出不良事件与试验药物之间的直接因果关系和效应关系，但有合理的理由认为不良事件是由药物引起的。④很可能有关：不良事件与试验药物有直接的因果关系和效应关系。⑤将不良事件归因于试验药物（或其他原因，如所治疗疾病的自然病程、并用的其他治疗）的肯定的程度决定于在下列一个或几个方面对不良事件的理解程度：如药物已知的药理学特点；以前已经观察到的这种药物或同类药物相似的事件；在文献中已经报告的不良反应；不良事件随着用药而出现，停药而消失，重新用药后又出现。

研究者应当对不良事件进行随访，直至症状消失或症状稳定。对受检者不良事件的随访都应当向主要研究者和临床试验监督员报告。

在计算不良事件总发生率时，应当将所有至少使用过一次受试药物的人数（即包括那些没有完成试验的人）为总数。

7. 总结报告 当Ⅱ期临床试验结束时，对研究资料按新药临床试验统计学指导原则进行分析，并写出总结报告，内容应与试验方案要求一致，包括：①随机进入各组的实际病例数，脱落和剔除的病例及其理由。②不同组间的基线特征比较，以确定可比性。③对所有疗效评价指标进行统计分析和临床意义分析。统计结果的解释应着重考虑其临床意义。④安全性评价应有临床不良事件和实验室指标合理的统计分析，对严重不良事件应详细描述和评价。⑤多中心试验评价疗效，应考虑中心间存在的差异及其影响。⑥对试验药物的疗效和安全性以及风险和受益之间的关系作出简要概述和讨论。

（三）Ⅲ期临床试验

Ⅲ期临床试验是扩大的多中心临床试验，其目的是进一步评价新药的有效性和安全性，应当遵循随机对照的原则，将受试者分入试验组和对照组。试验组应用试验药品，对照组采用已知有效的药物。

在进行多中心临床试验时每个中心试验组的病例数一般不得少于20例。受试者应有明确的入选标准和除外标准。其他可参见Ⅱ期临床试验的指导原则。

（四）Ⅳ期临床试验

Ⅳ期临床试验是新药上市后监测，在广泛使用条件下考察疗效和不良反应，特别注意罕见不良事件。其内容可包括：

（1）扩大临床试验：针对主要适应证进行随机对照临床试验，积累资料，对眼科新药的安全性和有效性提供进一步评估报告。

（2）特殊对象的临床试验：新药上市前临床试验按规定不以小儿、妊娠妇女、哺乳期妇女、老人及肝、肾功能不全的患者为受试对象。新药上市后在其安全和有效性基本肯定的条件下，应针对这些特殊对象进行临床试验。

（3）补充试验：上市前临床试验考察不全的新药，在试生产期内应做补充临床试验。

（五）多中心临床试验

新药的多中心临床试验是由多位研究者按同一试验方案在不同地点和单位同时进行的临床试验。各中心同期开始与结束试验。多中心试验由一位主要研究者总负责，并作为临床试验各中心间的协调研究者。与单一医学中心施行的临床试验相比，实施多中心临床试验更为困难。新药的临床试验常采用多中心临床试验。实施多中心临床试验的理由常为：①能在一定时期内征集到足够数量的受试对象。②能选择更具代表性的样本，减少各种偏倚，便于将试验结果推广到普通人群中。③可以发现少见的不良反应，能对干预措施的安全性进行更为全面、准确的评价。

在实施多中心临床试验时，除采用临床试验的一般原则之外，还应当遵循如下原则：

（1）建立一个组织或一个单位专门负责试验各阶段的组织和监督，以及参加试验的各单位的管理。

（2）要确定进行多中心试验的可行性。

（3）制定详细的能被各医学中心接受的临床试验方案。

（4）尽可能地保持高质量的标准。

（5）对各医学中心的临床试验工作进行严密的观察和监督。

（赵家良）

主要参考文献

1. 陈祖基. 眼科临床药理学. 第2版. 北京：化学工业出版社，2011：10-62.

2. 陈祖基. 重视眼部给药系统研究. 中华眼科杂志，2006，42：292-295.

3. Shikamura Y，Ohtori A，Tojo K. Drug penetration of the posterior eye tissues after topical instillation: in vivo and in silico simulation. Chem Pharm Bull，2011，59：1263-1267.

4. Fiscella RG. Ophthalmic drug formulations. In: Bartlett JD et al. Eds. Clinical ocular pharmacology. 5th ed, Boston: Butterworth—Heinemann，2008：17-37.

5. Ayaki M，Iwasawa A. Cell viability of four corneoconjunctival cell lines exposed to five preservatives and a surfactant used for infection control in eyedrops. Biocontrol Science，2011，16：117-121.

第二章

眼科化学治疗药物

细菌和其他病原微生物（立克次体、衣原体、真菌、病毒等）、寄生虫等所致疾病的药物治疗，统称为化学治疗。在眼科，化疗药物主要包括抗菌药物（抗生素、喹诺酮类等）、抗真菌药物、抗病毒药物等。

第一节 抗 生 素

一、青 霉 素 类

（一）青霉素（苄青霉素，青霉素 G，benzylpenicillin，penicillin G）

【主要作用】 对革兰阳性球菌（甲型链球菌、肺炎球菌、敏感的葡萄球菌）及革兰阴性球菌（脑膜炎奈瑟菌、淋病奈瑟菌）抗菌作用较强，对革兰阳性杆菌（白喉杆菌、破伤风杆菌）、螺旋体、放线菌等也有作用。细菌特别是金黄色葡萄球菌易对青霉素产生耐药性。

【临床应用】 用于治疗敏感细菌引起的眼眶感染、眼睑脓肿、眼内感染、淋病或梅毒性眼病、钩端螺旋体性眼病等，以及眼球穿孔伤的预防和治疗。青霉素钾（钠）：肌注 40 万～80 万单位，2～4 次 / 日；静滴每日 200 万～1000 万单位，分 2～4 次给药。普鲁卡因青霉素：肌注 40 万～80 万单位，1 次 / 日。

【不良反应】

（1）青霉素水溶液有一定刺激性，肌注时引起局部疼痛、硬结。钾盐忌作静脉推注，静滴时亦须计算含钾量，并注意滴注速度，以防血钾过高。

（2）本品过敏反应率占各种药物过敏反应的首位，约占用药人数的 1%～10%。而且过敏性休克发生率也最高。

过敏性休克的防治措施：①认真掌握适应证，杜绝滥用。局部应用易引起过敏，应尽量避免。②详细询问患者及家属有无变态反应性疾病及药物过敏史，特别是青霉素过敏史，如有上述情况，应慎用或不用。③皮肤敏感试验对预测患者对青霉素有无过敏，或减少过敏休克发生有一定价值；④避免在过分饥饿情况下注射青霉素。注射后应观察患者 30 分钟；⑤一旦发生过敏休克要分秒必争，全力以赴，就地抢救。立刻静注或皮下注射 0.1% 肾上腺素 0.5～1ml。同时输液、人工呼吸，给升压药及糖皮质激素等。

（二）耐酶新青霉素

本类青霉素具有耐酸和耐青霉素酶的特点。可口服和治疗抗青霉素的金黄色葡萄球菌感染。目前常用的有：苯唑西林（oxacillin）、氯唑西林（cloxacillin）、双氯西林（dicloxacillin）、氟氯西林（flucloxacillin）和萘夫西林（nafcillin）。

【主要作用】 本类新青霉素的抗菌谱及对于耐药性金黄色葡萄球菌的作用基本相似。与青霉素一样，主要作用于革兰阳性菌，其中尤以甲型链球菌和肺炎球菌效果最好，但其抗菌效能不如青霉素。故临床上主要用于治疗耐药性金黄色葡萄球菌感染。

【临床应用】 治疗耐青霉素金黄色葡萄球菌引起的各种眼部感染。口服：苯唑西林钠 0.5～1.0g，4～6次 / 日；氯唑西林钠 0.25～0.5g，2～4 次 / 日；双氯西林 0.5～1.0g，2～4 次 / 日；氟氯西林 0.5～1.0g，3 次 / 日。肌注剂量同口服。结膜下注射 50～100mg，玻璃体内注射 0.1～0.2mg。

【不良反应】 与青霉素有交叉过敏反应，用前须作青霉素皮试，阳性者忌用；口服后少数患者可能出现嗳气、恶心、腹胀、腹痛、口干等胃肠道反应。

（三）广谱青霉素

本类新青霉素耐酸，能口服，但不耐酶，故对产生青霉素酶的金黄色葡萄球菌无效。属于本类的主要有：氨苄西林（ampicillin）、阿莫西林（amoxycillin）、海他西林（hetacillin）和匹氨西林（pivampicillin）等。今以常用的氨苄西林为例作一介绍。

【主要作用】 为广谱半合成青霉素，对革兰阳性和阴性菌均有效。对革兰阳性球菌、阴性球菌和阳性杆菌的作用不亚于青霉素 G；对革兰阴性杆菌的作用与氯霉素相似，但不如卡那霉素、庆大霉素和多黏菌素；革兰阴性杆菌中以伤寒、痢疾、流感、百日咳及布氏等杆菌较敏感,但对 b 型流感杆菌和铜绿假单胞菌无效。

【临床应用】 治疗敏感菌所致的各种眼部感染。口服:0.25～1.0g,4 次/日;结膜下注射:50～100mg;玻璃体内注射:5mg。

【不良反应】 与青霉素有交叉过敏反应。皮疹发生率高(约 7.7%)。口服有胃肠不适、腹泻。肌注局部疼痛显著。

(四)抗铜绿假单胞菌青霉素

1.羧苄西林(卡比西林,carbenicillin) 抗菌谱与氨苄西林相似,特点是对铜绿假单胞菌和变形杆菌作用较强。治疗铜绿假单胞菌性角膜溃疡和眼内感染。口服不吸收、肌注疼痛,全身用药以静滴为宜,每日 10～20g;1%～4% 溶液或眼膏点眼;结膜下注射 5～10mg;前房内注射 0.1mg;玻璃体内注射 0.1mg。与青霉素有交叉过敏反应。大剂量静脉应用可发生抽搐等神经系统反应、高钠血症和低钾血症。血药浓度过高时偶有出血发生。个别患者有血清转氨酶升高。结膜下注射 50～100mg 引起剧痛和局部水肿。

2.磺苄西林(磺苄青霉素,sulbenicillin) 抗菌谱和抗菌效力与羧苄西林相似,仅对某些铜绿假单胞菌菌株作用较强。治疗铜绿假单胞菌性角膜溃疡和眼内感染。全身用药以静滴为宜,每日 4～8g。1%～4% 溶液或眼膏点眼,结膜下注射 5～10mg,前房内注射 0.1mg,玻璃体内注射 0.1mg。全身不良反应发生率低,以胃肠道反应居多,偶有皮疹、药热等。

3.哌拉西林(氧哌嗪青霉素,piperacillin) 具有广谱抗菌作用,特别对铜绿假单胞菌、变形杆菌等有较强作用。对铜绿假单胞菌作用比羧苄西林和磺苄西林强。对革兰阳性菌具中等抗菌活性。治疗铜绿假单胞菌性外眼感染和眼内感染,如眶蜂窝织炎、急性泪囊炎、角膜溃疡和全眼球炎等。肌注 0.5～2.0g,1～3 次/日。静滴 2.0～4.0g。滴眼 1% 溶液。结膜下注射 5～10mg。与青霉素有交叉过敏反应。全身应用约 3% 患者出现皮疹、皮肤瘙痒等,少数患者发生药物热。3% 患者有以腹泻为主的胃肠道反应,偶有恶心、呕吐。

4.阿帕西林(萘啶青霉素,apalcillin) 抗菌谱广,抗菌活性强。对铜绿假单胞菌的作用较羧苄西林强 35 倍,对大多数肠杆菌科细菌也具良好抗菌活性。对革兰阳性球菌(产酶金黄色葡萄球菌除外)有较强抗菌作用。眼内透性较好。用于治疗敏感菌株引起的眼部感染,如眼睑脓肿、急性泪囊炎、角膜溃疡、眶蜂窝织炎等。静注或肌注 1～2g,1～2 次/日。1% 溶液滴眼。结膜下注射 5～10mg。全身应用以过敏反应较多

见,少数患者有血清转氨酶升高和肾功能异常。

5.替卡西林(ticarcillin) 抗菌谱与羧苄西林相同,对革兰阴性杆菌的体外抗菌活性强于后者,对铜绿假单胞菌的作用比羧苄西林强 2～4 倍。治疗敏感菌引起的外眼和眼内感染。静注或肌注 2～3g,3～4 次/日。结膜下注射 5～10mg,玻璃体内注射 1～1.5mg。不良反应与羧苄西林相同,影响血小板功能较少见。

6.阿洛西林(azlocillin) 对大多数革兰阴性菌、阳性菌和厌氧菌皆有抗菌活性。对铜绿假单胞菌的作用较强,对耐庆大霉素和羧苄西林的铜绿假单胞菌有较好作用。治疗以铜绿假单胞菌为主的革兰阴性杆菌引起的外眼和眼内感染。肌注或静滴每日 12～16g,分 3～4 次给药。结膜下注射 5～10mg,玻璃体内注射 1～1.5mg。全身应用以变态反应较多见,有皮疹、药物热、嗜酸性粒细胞增多等。腹泻、恶心、呕吐等胃肠道反应发生于少数患者,偶见血清转氨酶升高和白细胞减少。

二、头孢菌素类

(一)第一代头孢菌素

本代中常用的有头孢氨苄(先锋霉素Ⅳ,cefalexin)、头孢唑林(先锋霉素Ⅴ,cefazolin)、头孢拉定(头孢雷定,先锋霉素Ⅵ,cefradine)、头孢羟氨苄(cefadroxil)等。

【主要作用】 对革兰阳性菌(金黄色葡萄球菌、耐青霉素金黄色葡萄球菌、溶血性链球菌和肺炎球菌等)的作用较强,对肠球菌无效。对阴性菌(大肠埃希菌、肺炎杆菌等)也有效,但铜绿假单胞菌和结核分枝杆菌无效。对部分淋病奈瑟菌株敏感。除脆弱类杆菌外,其余厌氧菌多敏感。本代头孢菌素对青霉素酶稳定,但可被许多革兰阴性菌产生的 β- 内酰胺酶水解。

【临床应用】 治疗耐青霉素金黄色葡萄球菌及其他敏感菌株引起的眼部感染。头孢噻啶:肌注 2g/日,分 4 次注射,1～2 周为一疗程。静注或静滴每日 2～4g,2～3 周为一疗程。结膜下注射 5～10mg,玻璃体内注射 0.1～0.5mg;头孢氨苄:口服 0.5～1.0g,3～4 次/日。肌注或静注每日 1～4g,结膜下注射 10～20mg,玻璃体内注射 0.1～0.2mg;头孢唑林:肌注或静注每日 1～2g,结膜下注射 10～20mg,滴眼 0.5%;头孢拉定:口服每日 2～4g,分 4 次空腹口服。肌注、静注或静滴每日 100～150mg/kg,分次给予。头孢羟氨苄:口服每日 2g。

【不良反应】

(1)本类药物用后可能引起过敏反应(包括过敏性休克),对青霉素过敏的患者部分对头孢菌素类也过敏。皮试液浓度为 300～500μg/ml。

（2）引起肾功能损害较多见，尤其与氨基糖苷类抗生素合用时为甚，因此两者不宜合用。

（3）应空腹口服，饭后服药可影响吸收。偶见恶心、腹泻、食欲减退等。肾脏已严重损害者应酌减用量。

（二）第二代头孢菌素

本代头孢菌素对多数 β- 内酰胺酶稳定，抗菌谱较第一代广，对革兰阴性菌的作用较第一代强，对某些肠杆菌科细菌和铜绿假单胞菌等的抗菌活性仍差。属本代的头孢菌素有：头孢孟多（头孢羟唑，cefamandole）、头孢呋辛（cefuroxime）、头孢克洛（cefaclor）、头孢替安（头孢噻乙胺唑，cefotiam）等。用于治疗革兰阴性杆菌引起的眼部感染。

（三）第三代头孢菌素

1. 头孢曲松（头孢三嗪，ceftriaxone） 本品对溶血性链球菌、肺炎球菌高度敏感。对许多阴性菌有较强的抗菌作用，对铜绿假单胞菌无效。对多种 β- 内酰胺酶稳定，但能被某些超广谱质粒介导 β- 内酰胺酶水解。血清 $t_{1/2}$ 长，有长效作用。对流感杆菌、淋病奈瑟菌和脑膜炎奈瑟菌的抗菌活性在第三代中属最强者。有较好的眼内透性。治疗敏感菌株引起的各种眼部感染。肌注、静注或静滴：每日 1～2g/ 日；结膜下注射：10～20mg；玻璃体内注射：0.1～0.2mg。肌注后疼痛较普遍，有嗜酸性粒细胞增多，皮疹、药物热等均少见。

2. 头孢哌酮（头孢氧哌唑，先锋必，cefoperazone）本品对铜绿假单胞菌有良好抗菌作用。抗菌活性除铜绿假单胞菌外，多逊于头孢曲松。全身用药后眼内透性差。治疗敏感菌株引起的各种眼部感染。肌注、静注或静滴：1～2g，2～3 次 / 日；结膜下注射：10～20mg；玻璃体内注射：0.1～0.2mg。不良反应以皮疹较多见（约 2%），其次为药物热、腹泻、嗜酸性粒细胞增多、一过性血清转氨酶升高以及尿素氮或肌酐升高等。

3. 头孢他啶（复达欣，ceftazidime） 抗菌谱广，抗菌作用强，对多种 β- 内酰胺酶稳定，对铜绿假单胞菌具有高度活性为其特点。眼内透性良好。治疗敏感菌株引起的各种眼部感染。肌注、静注或静滴：1～2g，2～3 次 / 日；结膜下注射：10～20mg；玻璃体内注射：0.1～0.2mg。不良反应轻而少见，有嗜酸性粒细胞增多、皮疹、药物热、对肝肾功能有轻度影响等。

（四）第四代头孢菌素

1. 头孢匹罗（cefpirome） 广谱抗菌活性，对葡萄球菌、耐青霉素的肺炎球菌及肠球菌有效。对铜绿假单胞菌的效果与头孢他啶相似，对很多耐抗生素的病原菌均有良好疗效。全身用药对非炎症眼具有良好的通透性。用于敏感菌引起的眼内炎和外眼感染及手术预防。静注或静滴 1～2g，1 次 / 日。有皮疹、发热和瘙痒等过敏反应和腹泻、恶心、呕吐等胃肠道反应。

2. 头孢吡肟（头孢匹美，cefepime，maxipime） 抗菌谱进一步扩大。对革兰阳性菌、阴性菌包括肠杆菌属、铜绿假单胞菌、嗜血杆菌属、奈瑟菌属、葡萄球菌及链球菌（除肠球菌外）都有较强抗菌活性。对 β- 内酰胺酶和某些染色体介导的 β- 内酰胺酶更稳定。对细菌细胞膜的穿透性更强。眼内透性良好。成人静注 1～2g，1～2 次 / 日。0.5～2.0g 溶于生理盐水或等渗葡萄糖液 100ml 中作静脉滴注。玻璃体内注射 1mg。不良反应主要为恶心、呕吐、腹泻、便秘等胃肠道反应，以及皮疹、头痛等。

三、非典型 β- 内酰胺类抗生素

1. 拉氧头孢（羟羧氧酰胺菌素，latamoxef，moxalactam） 对革兰阳性菌、阴性菌及厌氧菌作用强，对 β- 内酰胺酶更稳定。眼内透性较好。治疗敏感菌株引起的各种眼部感染。滴眼 1%～2% 溶液，结膜下注射 50～100mg，玻璃体内注射 1～2mg。不良反应以皮疹最多见，过敏性休克亦有报告。静注时有发热感、胸闷、胸痛等。

2. 氟氧头孢（氟莫克西，flomoxef） 对革兰阳性菌、阴性菌及厌氧菌有良好抗菌作用，对本品高度敏感的有金黄色葡萄球菌、化脓性链球菌、肺炎克雷伯菌、变形杆菌、大肠埃希菌、流感杆菌等。眼内透性较好。用于各种敏感菌引起的眼部感染。静注 1～2g，玻璃体内注射 0.2～0.4mg。肾毒性较头孢唑林钠低。

3. 亚胺培南（亚胺硫霉素，imipenem） 具有高效、抗菌谱广、耐 β- 内酰胺酶等特点，但在体内易被去氢肽酶水解失活，故临床应用者为本品与肽酶抑制剂西司他丁（cilastatin）的合剂泰能（tienam），稳定性好，供静脉滴注。用于治疗细菌性眼内炎，玻璃体内注射 1～2mg。全身用不良反应有恶心、呕吐、腹泻、药疹、静脉炎、血清转氨酶暂时升高、血小板增多和嗜酸性粒细胞增多等。

四、氨基糖苷类

1. 新霉素（neomycin） 对多种革兰阳性和阴性菌、放线菌及螺旋体有抑制作用。对致病性大肠埃希菌、结核分枝杆菌、假单胞杆菌和变形杆菌作用较强。金黄色葡萄球菌和链球菌易对本品产生耐药。治疗敏感菌引起的外眼感染和眼内感染。滴眼：0.5% 溶液（或眼膏）；结膜下注射：50～100mg。全身应用毒性大，仅限于局部应用。

2. 庆大霉素（gentamycin）

【主要作用】 抗菌谱较广。革兰阴性菌中，对各种肠道杆菌如大肠埃希菌、肺炎杆菌、变形杆菌、铜绿假单胞菌、沙门菌属、痢疾杆菌和沙雷菌等都有良好的抗菌作用；革兰阳性菌中，葡萄球菌（包括对青霉素、卡那霉素或新霉素耐药菌株）对本品常高度敏感，对链球菌无效。

【临床应用】 治疗铜绿假单胞菌、耐药性金黄色葡萄球菌及其他敏感菌所致的眼部感染。滴眼：0.3%～1% 溶液或眼膏；结膜下注射：3～10mg；肌注：40～60mg/d，分 2～4 次给药；静注剂量同上。

【不良反应】 全身用药对第八对脑神经的毒性是容易引起耳聋，肾功能不良及老年患者尤应慎用；对肾脏的损害大多是可逆的。其他有头晕、耳鸣、恶心、食欲缺乏以及注射局部形成硬结疼痛。过敏反应少见，但偶致过敏性休克。0.5% 溶液滴眼有轻度刺激性。结膜下注射 20mg 甚痛。

3. 阿米卡星（丁胺卡那霉素，amikacin） 具有广谱抗菌作用，主要对金黄色葡萄球菌、肠道杆菌类和铜绿假单胞菌有效。特别对庆大霉素产生耐药的大肠埃希菌、变形杆菌和铜绿假单胞菌等对本品仍敏感。治疗敏感菌株引起的外眼和眼内感染。滴眼 0.5%；结膜下注射 25mg。全身应用耳毒性和肾毒性与卡那霉素近似。0.5% 溶液滴眼有轻度刺激性。

4. 妥布霉素（tobramycin） 抗菌谱与庆大霉素近似，抗铜绿假单胞菌作用强，为庆大霉素的 2～4 倍，对庆大霉素耐药的铜绿假单胞菌本品仍敏感。对金黄色葡萄球菌的活性和庆大霉素相同。治疗革兰阴性杆菌特别是铜绿假单胞菌所致的眼感染性疾病。滴眼：0.3%～0.5%；结膜下注射：5～10mg。

全身应用主要是对听觉及肾脏的毒性，但比庆大霉素小。0.3% 溶液滴眼对眼无刺激，1% 溶液滴眼明显降低角膜上皮再生。

5. 萘替米星（乙基西梭霉素，netilmicin） 抗菌作用与庆大霉素相似，对庆大霉素、妥布霉素产生耐药的大肠埃希菌和铜绿假单胞菌有效。眼内透性较好。治疗敏感菌株引起的外眼和眼内感染。滴眼：0.3%～0.5%；结膜下注射：5～10mg。

五、大 环 内 酯 类

1. 红霉素（erythromycin） 抗菌谱与青霉素相仿，对耐药性（耐青霉素和四环素）金黄色葡萄球菌有效。对沙眼衣原体也有抑制作用。细菌对红霉素的耐药性发展快。

治疗对青霉素过敏的患者，或耐药性金黄色葡萄球菌，溶血性链球菌引起的眼部感染。0.5% 溶液滴眼，4～5 次 / 日；0.5% 眼膏涂眼，3～4 次 / 日；结膜下

注射 1～2mg，前房内注射 0.1～0.2mg。

结膜下注射后疼痛明显；前房内注射 2.5mg，会导致角膜及虹膜长期炎症反应，注射 1mg 引起暂时性虹膜炎；0.5% 溶液滴眼有一定刺激，浓度降至 0.25% 或 0.1% 可减轻刺激。

2. 阿奇霉素（azithromycin） 抗菌谱比红霉素广。对革兰阴性菌的作用明显增强，对流感杆菌、淋病奈瑟菌的抗菌活性达红霉素的 4 倍。对厌氧菌、支原体、衣原体、螺旋体等有较强作用。

治疗沙眼及敏感细菌引起的眼部感染。单剂量口服阿奇霉素治疗活动性沙眼的随机、对照临床观察显示，阿奇霉素 20mg/kg 一次口服，对照组为 0.5% 四环素眼膏涂眼，2 次 / 日，连用 6 周。治愈率为：阿奇霉素 63.3%，四环素眼膏 65.4%。滴眼 1%、1.5%。

口服后胃肠道反应明显低于红霉素，偶见肝功能异常，白细胞下降等。溶液滴眼有轻度刺激。

3. 克拉霉素（clarithromycin） 对革兰阳性菌的抗菌活性较红霉素略强，体内抗流感杆菌活性比红霉素强，对支原体、衣原体和厌氧菌的作用均强于红霉素。治疗沙眼及敏感细菌引起的眼部感染疾病。口服 0.25～0.5g，2 次 / 日；滴眼 0.5%。

口服后胃肠道反应发生率约 10.6%，个别患者出现头痛、耳鸣等神经系统症状及皮疹、皮肤瘙痒等过敏反应。

六、多 肽 类

1. 杆菌肽（bacitracin） 对多种革兰阳性菌和脑膜炎奈瑟菌等有高度抗菌作用。对耐药性金黄色葡萄球菌亦有效。临床上很少出现耐药菌株，即使发生也很缓慢。与其他抗生素间无交叉耐药性。治疗革兰阳性菌及耐药性金黄色葡萄球菌引起的眼部感染性疾病。滴眼 100～500 单位 /ml，结膜下注射 1000 单位，前房或玻璃体内注射 500～1000 单位。毒性大，仅作局部应用。水溶液不稳定，宜新鲜配制。

2. 多黏菌素 B（polymyxin B）和多黏菌素 E（黏菌素，polymyxin E，colistin） 两者抗菌谱基本相同。对几乎全部革兰阴性杆菌有高度抗菌活性，但变形杆菌不敏感。革兰阴性球菌、阳性菌和真菌等不敏感。本类是最有效的杀铜绿假单胞菌抗生素之一。细菌对本类药物不易产生耐药性。眼内透性甚弱。治疗铜绿假单胞菌性角膜溃疡和眼内感染。滴眼 0.1%～0.2%，结膜下注射 1～5mg。眼科仅作局部应用。0.25% 溶液滴眼有刺激，但可耐受。人眼结膜下注射（1～5mg），产生结膜水肿和剧痛。

3. 万古霉素（vancomycin）和去甲万古霉素（deme-

thylvancomycin，norvancomycin） 两者对革兰阳性菌具强大抗菌作用，特别是耐药性金黄色葡萄球菌和肠球菌属非常敏感。治疗革兰阳性菌特别是耐药性金黄色葡萄球菌和肠球菌属所引起的眼部感染性疾病。滴眼 0.5%；结膜下注射 5～10mg；玻璃体内注射 1mg。全身应用毒性较大，眼科仅作局部应用。

4. 替考拉宁（肽可霉素，壁霉素，teicoplanin，teichomycin，targocid） 本品为与万古霉素类似的新糖肽抗生素，抗菌谱及抗菌活性与万古霉素相似。对金黄色葡萄球菌的作用比万古霉素更强，不良反应更少。眼内透性差。临床应用同万古霉素。

5. 达托霉素（daptomycin，cubicin） 一种新型的环脂肽类抗生素。抗菌谱类似万古霉素和利奈唑胺，对敏感菌株的 MIC 比万古霉素低 4 倍左右，对 MRSA 的 MIC_{90} 约为 $0.5\mu g/ml$，并对 VRSA 和耐万古霉素的粪肠球菌、尿肠球菌均有活性。$200\mu g$ 玻璃体内注射治疗细菌性眼内炎安全有效。

七、四 环 素 类

1. 四环素（tetracycline） 抗菌谱广，对多数革兰阳性和阴性细菌、立克次体、支原体、衣原体、螺旋体及放线菌等均有效，其中对革兰阳性菌的作用较强。近年来耐药菌株日益增多，疗效降低。

治疗敏感细菌引起的眼部感染疾病。滴眼：0.5%溶液（或眼膏）滴眼；结膜下注射：1mg；0.5% 溶液滴眼对眼有轻度刺激，结膜下注射疼痛。

2. 美他环素（甲烯土霉素，metacycline） 抗菌活性略大于四环素。对四环素耐药的菌株，对本品仍敏感。治疗敏感细菌引起的眼部感染疾病。口服：0.2～0.3g，3 次/日。

3. 多西环素（强力霉素，doxycycline） 抗菌谱与天然四环素类相似，但抗菌作用比四环素强 2～10 倍。对土霉素、四环素耐药的金黄色葡萄球菌有效。眼内透性较好。治疗各种敏感细菌引起的眼部感染性疾病，以及沙眼。口服首剂 200mg，以后改为每日 100mg，3～7 日为一疗程。治疗沙眼每月服一次（200mg），并配合其他滴眼液。常见副作用为胃肠道反应，如恶心、呕吐、腹泻、舌炎、口腔炎及肛门炎等，宜饭后服用。皮疹及肠道二重感染少见。

4. 替吉环素（tigecycline） 新型甘氨环素类抗生素，对大多数 G^+、G^- 需氧菌及厌氧菌有效。对耐万古霉素肠球菌、耐甲氧西林金黄色葡萄球菌、耐青霉素肺炎球菌和其他多药耐药革兰阴性菌均具有良好活性。但对铜绿假单胞菌无效，对变形杆菌属的作用较差。对肺炎衣原体和沙眼衣原体的活性强大。对快生

长型分枝杆菌非常有效，尤其是龟分枝杆菌和脓肿分枝杆菌。首剂 100mg，然后 50mg 静脉注射，2 次/日。

八、其他眼用抗生素

1. 氯霉素（chloramphenicol，chlormycetin） 对革兰阳性和阴性细菌均有效，其中伤寒杆菌、痢疾杆菌、百日咳博德特菌等阴性杆菌特别敏感。此外，对立克次体和沙眼衣原体等亦有效。各种细菌对本品均产生耐药性，以大肠埃希菌、痢疾杆菌、变形杆菌等较多见，伤寒杆菌和葡萄球菌较少。局部滴眼治疗细菌性外眼感染及沙眼，眼周或眼内注射治疗细菌性眼内感染。滴眼 0.25%～0.5%（或眼膏 1%）；结膜下注射 50～100mg；眼内注射 1～2mg。

全身应用对造血系统毒性大。长期滴眼亦有引起再生障碍性贫血的报告。琥珀氯霉素结膜下注射有较强的刺激性，1% 眼膏涂眼有烧灼感。

2. 利福平（rifampicin） 广谱抗生素。对许多革兰阳性和阴性细菌、沙眼衣原体和某些病毒均有较强的抑制作用。革兰阳性菌中以金黄色葡萄球菌、肺炎球菌等较敏感，革兰阴性菌则对结核分枝杆菌作用最强，与异烟肼相似，比链霉素强。另外对麻风杆菌亦有较强的作用。高浓度能抑制腺病毒、牛痘病毒及天花病毒。对沙眼衣原体高度敏感。用于各种结核性疾患和耐药性金黄色葡萄球菌感染，沙眼以及某些病毒性眼病。0.1% 滴眼，4～6 次/日。

3. 林可霉素（洁霉素，lincomycin）和克林霉素（氯洁霉素，clindamycin） 林可霉素的抗菌作用与红霉素相仿，对革兰阳性菌敏感，如对肺炎球菌、耐药性金黄色葡萄球菌等均有显著作用，对革兰阴性菌几乎全部无效。克林霉素的抗菌谱与林可霉素相同，但抗菌作用比林可霉素稍强，口服易吸收，且不受食物影响。各种厌氧菌对本类药物敏感。

治疗革兰阳性菌和各种厌氧菌所引起的眼部感染性疾病。林可霉素：口服 0.5～1.0g，3～4 次/日；肌注 0.6g，2～4 次/日；结膜下注射 30～50mg；滴眼 0.2%。克林霉素：口服 0.15～0.3g，3～4 次/日；结膜下注射 50mg；滴眼 0.2%。

第二节 合成抗菌药物

一、氟喹诺酮类药物

氟喹诺酮类（fluoroquinolones）系指引入氟原子后的喹诺酮类第三、四代产品，具有如下特点：①对大多数需氧革兰阴性菌具有相似且良好的抗菌活性，某

些品种对铜绿假单胞菌活性增强，对革兰阳性菌的作用明显增强，具有较长的抗生素后效应（post antibiotic effect，PAE）。②对厌氧菌、分枝杆菌、军团菌及衣原体有良好作用，某些品种对具有多重耐药性菌株也有较强抗菌活性。③口服吸收好，组织穿透力强，体内分布广，体液及组织内浓度高。④滴眼液滴眼或口服后眼内透性良好，多数能达有效治疗浓度。

抗菌作用机制主要是抑制细菌拓扑异构酶Ⅱ和Ⅳ，拓扑异构酶Ⅱ又称 DNA 回旋酶（DNA gyrase），参与 DNA 超螺旋的形成，拓扑异构酶Ⅳ则参与细菌子代染色质分配到子代细菌中。DNA 回旋酶和拓扑异构酶Ⅳ是氟喹诺酮类药物的主要作用靶位，在革兰阳性菌中主要为拓扑异构酶Ⅳ，在革兰阴性菌中主要为 DNA 回旋酶。DNA 回旋酶为 2 个 A 亚基和 2 个 B 亚基组成部分的四聚体，氟喹诺酮类药物则作用在 DNA 回旋酶 A 亚基，通过嵌入断裂 DNA 链中间，形成 DNA- 回旋酶 - 氟喹诺酮类复合物，抑制其切口和封口功能而阻碍细菌 DNA 复制、转录，最终导致细胞死亡。前三代氟喹诺酮类药物主要作用于细菌 DNA 回旋酶 A 亚基，当细菌 DNA 回旋酶 A 亚基发生变异后，细菌就产生耐药。近年开发的第四代喹诺酮类药物，对 DNA 回旋酶 A 亚基、B 亚基及蛋白质合成均有抑制功效，不仅作用于回旋酶，而且对拓扑异构酶Ⅳ也有抑制作用。此外，氟喹诺酮类药物还存在其他抗菌机制，一种可能是诱导细菌 DNA 的错误修复，从而造成基因突变、细菌死亡；另一种可能是使细菌产生新的肽聚糖水解酶或自溶酶，使糖肽降解而改变了细胞壁肽聚糖成分，最终导致细菌溶菌。

眼科用于治疗敏感菌引起的外眼和眼内感染。口服的不良反应主要有胃肠道反应、中枢神经系统反应、变态反应等。滴眼液点眼有不同程度的刺激性。

1. 诺氟沙星（氟哌酸，norfloxacin）　抗菌谱广，对革兰阴性菌有较强作用，对金黄色葡萄球菌也敏感。滴眼：0.3% 溶液（或眼膏）；结膜下注射：1～2mg；口服：200～400mg，2 次 / 日。

2. 依诺沙星（氟啶酸，enoxacin）　具广谱抗菌作用。体外抗菌活性与诺氟沙星相似，但由于口服吸收迅速血尿浓度较高，所以体内作用高于诺氟沙星。滴眼：0.3% 溶液（或眼膏）。

3. 氧氟沙星（泰利必妥，氟嗪酸，ofloxacin）　抗菌谱比上述同类药物更广、抗菌作用更强。对革兰阳性菌包括葡萄球菌、化脓性链球菌、粪球菌的抗菌作用较诺氟沙星强 4～8 倍。所有耐萘啶酸和部分耐诺氟沙星的菌株对本品敏感。对铜绿假单胞菌的作用比诺氟沙星和依诺沙星稍差，与庆大霉素相似，但对其

他革兰阴性菌的作用则比诺氟沙星强。对多种厌氧菌亦有较强的作用，同时对支原体、衣原体亦有效。滴眼：0.3% 溶液（或眼膏）；结膜下注射：1～2mg；口服：200～400mg，3 次 / 日。

4. 环丙沙星（环丙氟哌酸，ciprofloxacin）　与氧氟沙星相似，具有更广的抗菌谱和更强的抗菌作用。对葡萄球菌作用与克林霉素相同。对链球菌作用较诺氟沙星强 4～8 倍。对粪球菌作用较氨苄西林强 4 倍。耐药性金黄色葡萄球菌对本品高度敏感。对铜绿假单胞菌的作用是本类药物中最强者。此外，对支原体和沙眼衣原体亦有较强的拮抗作用。滴眼：0.3% 溶液（或眼膏）；结膜下注射：1～2mg；口服：200mg，2 次 / 日。

5. 洛美沙星（lomefloxacin）　具有广谱抗菌作用。对金黄色葡萄球菌作用较诺氟沙星强，对铜绿假单胞菌的抗菌活性与诺氟沙星相似。对眼科常见病原菌有良好抗菌活性。滴眼：0.3% 溶液（或眼膏）；结膜下注射：1～2mg；口服：200mg，3 次 / 日。

6. 左氧氟沙星（可乐必妥，levofloxacin）　左氧氟沙星是氧氟沙星的左旋光学异构体，体外抗菌活性是后者的两倍。对包括厌氧菌在内的革兰阳性菌和阴性菌具广谱抗菌作用。对葡萄球菌属、肺炎球菌、化脓性链球菌、溶血性链球菌、肠球菌属、大肠埃希菌、克雷伯杆菌属、沙雷杆菌、变形杆菌、铜绿假单胞菌、流感嗜血杆菌及淋病奈瑟菌等具有很强的抗菌活性。眼内透性好。滴眼：0.3%、0.5% 溶液，口服：400mg/ 次，每日 2 次。

7. 加替沙星（gatifloxacin）　第四代喹诺酮类药物，抗菌谱更广、作用更强。既保留抗革兰阴性菌的高度活性，又明显增强了抗革兰阳性菌活性，并对厌氧菌、支原体、衣原体等有较强作用。滴眼：0.3%、0.5% 溶液溶液（或眼膏）；口服：400mg，1 次 / 日。

8. 莫西沙星（moxifloxacin）　第四代喹诺酮类药物，抗菌谱更广，抗菌活性更强。除保留抗革兰阴性菌活性外，明显增强了抗革兰阳性菌、厌氧菌、支原体和衣原体的活性。抗革兰阳性菌的活性与曲伐沙星相似，是环丙沙星的 4～64 倍；对各种厌氧菌均有良好抗菌活性，明显强于环丙沙星；抗衣原体的活性（MIC_{90} 0.06～0.12μg/ml）是环丙沙星的 17～33 倍，红霉素的 4～8 倍；对各种支原体的活性与司帕沙星和多西环素相同。眼内透性好。滴眼：0.5% 溶液（或眼膏）；口服：400mg，1 次 / 日。

9. 倍西沙星（besifloxacin）　具广谱抗菌作用，对革兰阳性菌如金黄色葡萄球菌、表皮葡萄球菌、肺炎球菌、溶血性链球菌、棒状杆菌和短小棒状杆菌等，对革兰阴性菌如流感嗜血杆菌、莫拉菌属、肺炎杆菌、大

肠埃希菌、铜绿假单胞菌和淋病奈瑟菌等均有强大抗菌活性。对某些耐药菌如 MRSA、MRSP、PRSP 和耐氨苄西林流感嗜血杆菌等仍有抗菌活性。同时，本品能显著抑制眼部致炎因子的表达，发挥局部免疫调节作用。滴眼：0.6% 混悬液。

二、噁唑烷酮类

利奈唑胺（linezolid）是第一个用于临床的噁唑烷酮类（oxazolidinones）抗生素，对大多数革兰阳性菌引起的感染具有较好的治疗作用。利奈唑胺对甲氧西林敏感和耐药葡萄球菌（MRSA、MRSE）、万古霉素敏感和耐药葡萄球菌（VRSA）、万古霉素敏感和耐药肠球菌（VRE）、青霉素敏感或耐药肺炎球菌（PRSP）均显示了良好的抗菌作用。对厌氧菌亦具抗菌活性。用于治疗敏感菌引起的眼内炎。静脉注射或口服 600mg/ 次，每日 2 次。1～2mg/ml 本品溶液滴眼治疗 MRSA 角膜炎疗效与万古霉素（50mg/ml）相当。不良反应有头痛、腹泻、恶心、舌变色、肝脏损害等，长期应用可能损害视神经。

三、磺胺类药物

1. 磺胺醋酰钠（sodium sulfacetamide，SA） 局部用磺胺类药物，对大多数革兰阳性和阴性细菌有抑制作用，其中以溶血性链球菌、肺炎球菌、痢疾杆菌等较敏感，对葡萄球菌、大肠埃希菌、流感杆菌等有效，对沙眼衣原体、放线菌和原虫等也有抑制作用。细菌对 SA 易产生耐药性，尤其当用药剂量不足，用药不规则时更易产生，其中以葡萄球菌最易产生。各类磺胺药间有交叉耐药性。

SA 局部应用治疗细菌性外眼感染如睑缘炎、结膜炎、角膜炎和泪囊炎等，对沙眼亦有效。滴眼液：10%～30%，4～6 次 / 日。SA 溶液滴眼后有刺激和烧灼感；有时可引起眼部过敏反应，如眼睑红肿、接触性皮炎、结膜充血、流泪等。对磺胺过敏者忌用。

2. 磺胺嘧啶（sulfadiazine，SD） 抗菌谱同 SA，抗菌活性是磺胺类中作用较强者。SD 滴眼治疗细菌性外眼感染如睑缘炎、结膜炎、角膜炎和泪囊炎等，对沙眼亦有效。滴眼液 4%，4～6 次 / 日；眼膏 5%，2～3 次 / 日。滴眼有一定的刺激性和烧灼感；局部点眼后有时可引起眼部过敏反应，对磺胺过敏者忌用。

3. 磺胺甲噁唑（新诺明，新明磺，sulfamethoxazole，SMZ） 抗菌谱与磺胺嘧啶相近，但抗菌作用较强。与增效剂（甲氧苄啶，TMP）联合应用时，抗菌作用更有明显增强，临床应用范围也扩大，并可减少耐药菌株的出现。局部或全身应用治疗细菌性外眼感染，如睑

缘炎、睑腺炎、结膜炎、角膜炎和泪囊炎等，对沙眼亦有效。滴眼液 4%，4～6 次 / 日；口服 1g，2 次 / 日。滴眼有一定的刺激性和烧灼感；口服有白细胞减少、皮疹、胃肠道刺激等副作用。如大剂量或长期服用，可引起结晶尿、血尿，须加服碳酸氢钠；高度过敏体质，特别是对磺胺过敏者禁用。

磺胺甲噁唑有一些复方制剂：

（1）复方新诺明片（复方新明磺片），每片含 SMZ 0.4g，TMP 0.08g，2 次 / 日，每次服 1～2 片，首剂 2～4 片，饭后服用。

（2）复方新诺明针（复方新明磺针），每支 2ml，含 SMZ 0.4g、TMP 0.08g。肌注 2ml，2 次 / 日。

四、甲硝唑和替硝唑

两者同属硝基咪唑类，均有广谱抗厌氧菌和抗原虫的作用，替硝唑（tinidazole）的作用约比甲硝唑（metronidazole）强 8 倍。口服吸收迅速而完全，吸收后广泛分布在各组织和体液中。用于预防和治疗厌氧菌引起的眼部感染。0.2% 滴眼液滴眼。

第三节 抗真菌药物

一、抗真菌抗生素

1. 两性霉素 B（amphotericin B） 广谱抗真菌药，敏感的真菌有荚膜组织胞浆菌、新型隐球菌、白念珠菌、粗球孢子菌、曲菌属、镰刀菌属等。低浓度抑菌，高浓度杀菌。

治疗真菌性眶蜂窝织炎、眼内炎、角膜溃疡及其他外眼真菌感染。滴眼：0.1%～0.3% 溶液，每 1～2 小时一次；眼浴：0.1% 溶液，每次 5 分钟，1～2 次 / 日；结膜下注射：0.1mg，每日或隔日一次；前房内注射：20μg；玻璃体内注射：5μg。

口服不吸收，肌注刺激性大，故仅作静注。眼科以局部用药为主。0.1% 溶液和 0.5% 眼膏有轻度刺激；结膜下注射有强烈刺激性。

两性霉素 B 脂质体：鉴于两性霉素 B 全身应用毒副作用大，目前临床多采用其脂质体剂型。已上市的主要有三种剂型：两性霉素 B 脂质复合体（amphotericin B lipid complex，ABLC），两性霉素 B 胶质分散体（amphotericin B colloidal dispersion，ABCD）和两性霉素 B 脂质体（liposomal amphotericin B，L-AmB）。三者的抗菌谱和抗菌作用与两性霉素 B 常规制剂相同，但减轻了两性霉素 B 的毒性，尤其是肾毒性明显减少。

眼局部主要用两性霉素 B 脂质体（L-amB），0.15%

L-amB 仅在注射部位有轻度炎症,而两性霉素 B 溶液结膜下注射(0.15%,0.3ml)可引起结膜重度充血,眼睑水肿,结膜上皮细胞糜烂,角膜基质层水肿;猴眼研究证明,L-amB 玻璃体内注射的毒性明显低于两性霉素 B 溶液。临床用于治疗真菌性角膜炎和眼内炎,0.5% L-amB 溶液滴眼,每 1～2 小时一次;结膜下注射 0.5mg/ 次,每日或隔日一次;前房内注射 10～20μg/ 次;玻璃体内注射 20～40μg/ 次。

2. 那他霉素(匹马霉素,natamycin,pimaricin)　广谱抗真菌抗生素。浓度 1～25μg/ml 时,对曲孢子菌属、芽生菌属、念珠菌属、头孢子菌属、球孢子菌属、隐球菌属、表皮癣菌属、曲菌属、镰刀菌属、组织胞浆菌属、小孢子菌属、青霉属、孢子丝菌属和毛滴虫属等均有抑制作用。

治疗真菌性外眼感染。滴眼:5% 混悬液或 1% 眼膏;结膜下注射:1～5mg;前房内注射:250μg。口服不吸收,注射给药毒性大,仅限眼科局部用药

二、唑类抗真菌药

1. 克霉唑(三苯甲咪唑,clotrimazole)　对深、浅真菌病均有一定疗效。敏感菌有白念珠菌、曲菌、新型隐球菌、粗球孢子菌、芽生菌和荚膜组织胞浆菌等。用于治疗外眼真菌感染。滴眼:1% 花生油剂,每小时 1 次至每日 4 次,1% 眼膏 4 次 / 日;结膜下注射:5～10mg;口服:0.5～1.0g,3 次 / 日。口服胃肠道反应多见,且吸收差,目前仅作局部应用。1% 花生油溶液滴眼对角膜、结膜刺激性较小。

2. 咪康唑(达克宁,miconazole,MCZ)　和克霉唑一样同属咪唑类广谱抗真菌药。对念珠菌、曲菌、孢子菌、隐球菌、芽生菌和荚膜组织胞浆菌等均有良好的抗菌作用。此外,对某些革兰阳性菌亦有效。治疗各种真菌性眼内感染,角膜溃疡和其他外眼感染。静滴:10～30mg/(kg·d),分三次给予,每次用量不超过 600mg;滴眼:1% 蓖麻油溶液,每小时 1 次至每日 4 次;结膜下注射:5～10mg;玻璃体内注射:10～20μg。静滴期间和稍后可能发生头晕、视觉异常、瘙痒、关节痛、恶心及呕吐等,发热、寒战、心律不齐等也有发生。溶液滴眼和结膜下注射对眼有强刺激性。

3. 酮康唑(里素劳,ketoconazole,KCZ)　广谱抗真菌药,对念珠菌属、孢子菌属、球拟酵母菌属、隐球菌属等有明显活性,对曲霉菌、组织胞浆菌等亦敏感。治疗各种真菌性眼部感染。口服:100mg,2 次 / 日;滴眼:1%～2% 混悬液。口服后的不良反应有胃肠道反应、血清睾酮水平降低、过敏反应及肝毒性等。急慢性肝炎、妊娠、对 KCZ 过敏患者禁用。混悬液滴眼有

一定刺激性。

4. 氟康唑(大扶康,fluconazole,FCZ)　具广谱抗真菌作用,对深部、浅部真菌病原菌均有效,尤其对念珠菌、隐球菌具有较高活性,对曲霉菌等作用较差。全身或局部给药治疗各种真菌性眼部感染。口服或静注:第一天 200mg,以后 100mg/d,疗程 6～8 周;滴眼:0.2%～0.5% 溶液或眼膏;结膜下注射:2～5mg。全身用药的不良反应有神经系统反应,血清转氨酶一过性升高等。眼局部应用刺激性小。

5. 伊曲康唑(斯皮仁诺,itraconazole,ICZ)　能强有力抑制大多数致病性真菌如曲霉菌、念珠菌、隐球菌、粗球孢子菌、组织胞浆菌、类球孢子菌等。用于治疗眼部各种真菌感染。口服:100～200mg,每日 1 次。口服常见副作用有胃肠道反应、血清转氨酶升高,偶有过敏反应。

6. 伏立康唑(voriconazole,VCZ)　具广谱抗真菌作用。对所有念珠菌属(包括氟康唑和伊曲康唑耐药株)均有抗菌活性,对白念珠菌的活性比氟康唑高 8～130 倍;对烟曲霉、黄曲霉、黑曲霉以及通常对两性霉素 B 耐药的土曲霉等曲霉属具杀菌作用。对皮炎芽生菌、粗球孢子菌和荚膜组织胞浆菌亦具良好抗菌作用;对弯孢属和孢子丝菌属具抗菌作用;对许多两性霉素 B 耐药的真菌,如波伊德假霉样真菌及其无性繁殖形式尖端足分支霉、镰刀菌属(包括腐皮镰刀菌)、拟青霉属(包括马内菲青霉)、双极菌属、链格孢菌属等具有抗菌作用。

用于治疗真菌性眼部感染。滴眼:1% 溶液;口服:0.2g/ 次,2 次 / 天;玻璃体内注射(100μg/0.1ml)。

7. 泊沙康唑(posaconazole)　泊沙康唑具有广谱抗真菌作用,对念珠菌属(包括对氟康唑耐药的白念珠菌和对现有唑类很少敏感的光滑念珠菌)、新型隐球菌、曲霉菌属(包括对两性霉素 B、伊曲康唑、或伏立康唑耐药的曲霉菌)、镰刀菌属和接合菌亚纲(zygomycetes)等多种真菌均有较好的抗真菌活性。用于治疗真菌性眼部感染。滴眼:1% 溶液;口服:0.2g/ 次,4 次 / 天。

三、棘白菌素类抗真菌药

棘白菌素类(echinocandins)为新型抗真菌药,属乙酰环六肽类。本类药物为 β(1,3)-D- 葡聚糖合成酶抑制剂,作用于真菌细胞壁的 β(1,3)-D- 葡聚糖合成酶。β(1,3)-D- 葡聚糖是多种病原体真菌细胞壁的重要组成成分,本类药物通过抑制其合成,破坏真菌细胞壁的完整和渗透平衡,发挥抗真菌作用。哺乳类动物无细胞壁,故本类药物对人体的毒性较低。

已进入临床研究的有 3 种,为卡泊芬净(caspofungin)、米卡芬净(micafungin)和阿尼芬净(anidulafungin),三种药物的分子量都很大,口服吸收差(约3%),因此仅能静脉给药。半衰期较长,均超过10小时,故可每日用药1次。用于治疗真菌性眼部感染,卡泊芬净:滴眼1%溶液,静脉输注50mg/次,1次/天;米卡芬净:滴眼0.1%溶液,静脉输注50mg/次,1次/天。

四、烯丙胺类抗真菌药

特比萘芬(terbinafine)为广谱抗真菌药,对皮肤真菌、皮炎芽生菌、曲霉菌、荚膜组织胞浆菌有灭菌作用,对皮肤真菌和曲霉菌的抗菌活性优于酮康唑和两性霉素B。1%浓度滴眼对丝状真菌性角膜炎有一定疗效,对眼有一定刺激。口服0.25g,1次/日。

第四节　抗病毒药物

一、非选择性抗疱疹病毒药物

1. 碘苷(疱疹净,idoxuridine,IDU)　仅抑制DNA病毒,对单纯疱疹病毒(HSV)、牛痘病毒、水痘病毒等具抑毒作用。HSV易产生抗碘苷毒株。治疗浅层单纯疱疹病毒角膜炎、眼带状疱疹及牛痘病毒性眼病。滴眼:0.1%溶液或3%眼膏。碘苷全身应用毒性大,仅作眼科局部应用;0.1%溶液长期滴眼可引起接触性皮炎、点状角膜炎、滤泡性结膜炎、泪点闭塞及狭窄、睑缘肥厚症等;延缓角膜实质层创伤愈合,因此角膜移植治疗单纯疱疹病毒角膜炎后忌用本品滴眼。

2. 阿糖胞苷(cytarabine,Ara-C)　主要抑制DNA病毒,对RNA病毒无作用。显著抑制HSV、牛痘和假狂犬病毒,较大剂量尚能抑制水痘病毒。HSV对Ara-C产生抗药性的能力较碘苷小得多,与碘苷之间无交叉抗药性。治疗HSV、牛痘病毒、带状疱疹病毒引起的眼部感染性疾病。0.05%~0.1%溶液滴眼,开始每1~2小时1次,待病情好转后改为每日4次。静注或滴注,每日剂量100mg/m²,治疗带状疱疹,10~14日为一疗程。主要缺点为细胞毒性较大,眼科常用浓度对人角膜造成广泛损伤,因而限制了Ara-C在眼科临床的应用。

3. 安西他滨(环胞苷,ancitabine,cyclocytidine,CC)　主要抑制DNA病毒,作用强于IDU。对牛痘病毒的敏感性较HSV大。治疗各型单纯疱疹病毒角膜炎和带状疱疹性眼病。滴眼:0.05%溶液或0.1%眼膏;结膜下注射:1~3mg。眼科仅作局部应用,细胞毒性小于Ara-C,溶液滴眼可引起角膜上皮点状着色、接触性皮炎等。

4. 曲氟尿苷(三氟胸苷,trifluridine,F₃T)　对HSV、牛痘病毒和腺病毒等DNA病毒有强大的抑制作用。其抗病毒作用比碘苷和阿糖胞苷强。1% F₃T溶液,每隔2小时滴眼一次,连续一周;或1%眼膏一天5次,连续三周,治疗浅层和深层单纯疱疹病毒角膜炎有效。与碘苷、阿糖腺苷相比,有疗程短、治愈率高的优点。F₃T抗病毒作用的选择性差,全身应用毒性大,仅限于局部应用。1%溶液滴眼可引起点状角膜上皮病变、丝状角膜炎、角膜水肿、泪点狭窄、急性结膜局部缺血反应及接触性皮炎等。

二、选择性抗疱疹病毒药物

1. 阿昔洛韦(无环鸟苷,acyclovir,ACV)　选择性抑制HSV、水痘带状疱疹病毒(VZV),对腺病毒、牛痘病毒和RNA病毒无效。抗HSV作用强,约为Ara-C的2倍,IDU的10倍,Ara-A的160倍。HSV对ACV易产生耐药性。ACV耐药株有两种类型:TK⁻株和DP⁻株,它们在病毒毒力和药物敏感性方面有很大差异。

治疗各型单纯疱疹病毒角膜炎和带状疱疹性眼病。滴眼:0.1%溶液或3%眼膏;口服:200mg,3~4次/日;静滴:15mg/kg。

全身用药可造成可逆性肾损害;此外还引起可逆性骨髓毒性、致突变等;ACV静注,溶液pH高(10~11),易造成局部刺激和静脉炎;眼局部用药可引起浅点状角膜病变、烧灼-刺激感、结膜充血、滤泡性结膜炎、眼睑过敏、泪点闭塞等。

2. 伐昔洛韦(万乃洛韦,valaciclovir,VCV)　是ACV的前体药物,口服后迅速被吸收,并立即水解为ACV和L-缬氨酸。VCV的抗病毒谱和作用机制类同于ACV。对EB病毒及CMV亦有一定抑制作用。治疗带状疱疹和HSV感染角膜炎。口服300mg,2次/日,疗程:带状疱疹10日;HSV感染角膜炎5~7日。口服常见头痛、胃肠道反应,极少数患者出现中性粒细胞减少、嗜睡等。

3. 喷昔洛韦(penciclovir,PCV)　抗病毒谱和作用强度与阿昔洛韦相同,主要抑制HSV和VZV。耐ACV的HSV-TK突变株与本品有交叉耐药性。而PFA和其他对ACV的HSV耐药株,对本品均敏感。3% PCV眼膏1~2次/日,治疗HSV-1角膜炎的疗效与F₃T相当。口服不良反应有头痛、恶心等。眼膏应用可引起局部灼热、刺痛、麻木等,停药后消失。

4. 泛昔洛韦(famciclovir,FCV)　是PCV的前体药物,在肠壁和肝脏经脱脂酶和黄嘌呤氧化酶的作用下转化为PCV,其抗病毒活性和临床应用均与PCV类同。

治疗带状疱疹：英国及欧共体国家推荐的剂量：250mg，3 次 / 日，疗程 7 日；美国 FDA 推荐的剂量：500mg，3 次 / 日，疗程 7 日。肾功能不全的患者剂量酌减。治疗单纯疱疹病毒：250mg，2 次 / 日，疗程 5 日。口服常见不良反应有头痛、恶心、偶见眩晕、疲劳、腹泻和呕吐等。

5. 更昔洛韦（丙氧鸟苷，ganciclovir，GCV，DHPG）GCV 在组织培养中对 HSV 和 VZV 的作用与 ACV 相当，在体内则比 ACV 高 60 倍。对 CMV 的作用明显高于 ACV，并证明对腺病毒和微小 RNA 病毒有效。

治疗各型单纯疱疹病毒角膜炎、带状疱疹性眼病、急性视网膜坏死综合征、CMV 葡萄膜炎和视网膜炎。滴眼：0.2% 溶液、凝胶或眼膏；结膜下注射：5～10mg；玻璃体内注射：200～2000μg；静注：5～10mg/kg。CMV 葡萄膜炎和视网膜炎易复发（复发率约 80%），须长期乃至终身治疗。

全身用药最常见的副作用为中性粒细胞减少，与剂量有关，可逆。其他有肾功能损害、癫痫发作、血小板减少等。眼局部应用有轻微刺激性。

6. 膦甲酸（foscarnet，phosphonoformate acid，PFA）　广谱抗病毒药，选择性抑制 HSV、VZV、CMV、乙肝及丁肝病毒（HBV 及 HDV）、流感病毒，也可抑制反转录病毒、HIV 病毒等。HSV 易对 PFA 产生耐药性，但与 IDU、GCV、ACV-TK⁻ 株间无交叉耐药性，与 ACV-DP⁻ 株有交叉耐药性。治疗各型单纯疱疹病毒角膜炎、带状疱疹性眼病、CMV 葡萄膜炎和视网膜炎。滴眼：1%～2% 溶液或眼膏；结膜下注射：5～10mg；玻璃体内注射：200～400μg；静注：60mg/kg，分 3 次给药。全身用药常见的副作用为贫血、尿肌酐升高、低钙血症及高磷血症、局部注射处产生静脉炎等；溶液滴眼和结膜下注射对眼有轻度刺激。

7. 西多福韦（cidofovir）　开环核苷酸类似物，能抑制病毒 DNA 聚合酶，对 CMV 有很强抑制作用，治疗指数比 GCV 高 8 倍，与膦甲酸、GCV 或 ACV 合用有相加或协同作用。对 HSV-1、2 型，VZV，EB 病毒，疱疹 6 型病毒，腺病毒及人乳头瘤状病毒也有很强的活性。治疗各型单纯疱疹病毒角膜炎、带状疱疹性眼病、CMV 葡萄膜炎和视网膜炎。滴眼：0.1%～0.2% 溶液或眼膏；结膜下注射：0.5～1.0mg；玻璃体内注射：20μg，隔 5～6 周重复注射 1 次；静滴 5mg/kg，每周 1 次，共 2 周，其后隔一周滴注 3～5mg/kg，同时注射丙磺舒 4g。全身应用主要不良反应是肾毒性，亦可引起低眼压和虹膜炎。

8. 福米韦生（fomivirsen，ISIS-2922，vitravene）　本品是 CMV 基因片段的硫代磷酸酯反义寡核苷酸，含

21 个核苷酸。与 CMV 的 mRNA 互补碱基系列相结合，从而抑制 CMV 的复制。抗 CMV 的活性高于 GCV 和 PFA，对 CMV 不产生耐药性。能明显延缓 AIDS 患者 CMV 视网膜炎的病情进展，治疗组与对照组病情进展的中值时间分别为 71 天和 14 天。玻璃体内注射 165μg，1 次 / 周，共治疗 3 周。随后每两周（或每月）1 次，维持治疗。有暂时性眼压升高（约 18.5%）、轻度眼内炎症（约 15%）、可逆性黄斑病变等。当本品玻璃体内浓度达到 495μg 时，有明显的视网膜毒性。

三、干扰素及干扰素诱生剂

1. 干扰素（interferon）　干扰素（包括各种天然诱生干扰素和重组基因工程干扰素）具有广谱抗病毒作用，对 RNA 病毒和 DNA 病毒都有作用。此外，对衣原体与原虫也有作用。与眼科有关的如牛痘病毒、HSV、VZV 以及沙眼衣原体均有明显抑制作用。

治疗单纯疱疹病毒角膜炎、牛痘苗性角膜炎、带状疱疹性眼病、流行性角膜炎和衣原体性眼病。滴眼：3×10^6 单位 /ml，1～3 次 / 日；结膜下注射：10^6 单位 /ml，0.1～0.2ml，1 次 / 日；肌注：1ml，10^6 单位 /ml，1 次 / 日。

2. 聚肌胞（聚肌苷酸 - 聚胞啶酸，polyinosinic-polycytidylic acid，poly I：C）　具有较快、较高的诱生干扰素能力，有广谱抗病毒作用。治疗单纯疱疹病毒角膜炎、牛痘苗性角膜炎、带状疱疹性眼病、流行性角膜炎和衣原体性眼病。滴眼：0.1% 溶液；结膜下注射：0.5mg，1 次 / 日；肌注：1～2mg，隔日 1 次。

四、其他抗病毒药

1. 利巴韦林（三氮唑核苷，病毒唑，ribavirin，virazole，RBV）　本品系广谱抗病毒药，在组织培养中对 DNA 病毒（HSV-1、HSV-2、牛痘病毒、腺病毒等）和 RNA 病毒（1、3 型副流感病毒，A_2 和 B 型流感病毒，鼻病毒 1_A、13、65 型以及柯萨奇病毒 B 型等）均有抑制作用。

治疗单纯疱疹病毒角膜炎、腺病毒性角膜炎和"红眼病"。滴眼：0.1%～0.5% 溶液或眼膏；结膜下注射：5～10mg。滴眼液或眼膏点眼偶有轻度刺激。

2. 酞丁安（ftibamzone）　本品对 HSV、VZV 以及沙眼衣原体均有明显抑制作用。治疗单纯疱疹病毒角膜炎、带状疱疹性眼病、沙眼等。滴眼：0.1% 溶液或 0.5% 眼膏。仅作局部应用。溶液或眼膏点眼有轻度刺激。

3. 羟苄唑（羟苄苯并咪唑，hydrobenzole，hydroxybenzyl benzimidazole，HBB）　选择性抑制微小 RNA 病毒。在组织培养中，50μg/ml 能有效抑制人类肠道

病毒、柯萨奇病毒和脊髓灰质炎病毒；50μg/ml 能抑制急性流行性出血性角膜结膜炎病毒（俗称"红眼病毒"）。治疗急性流行性出血性角膜结膜炎（俗称"红眼"）。滴眼：0.1% 溶液或 0.5% 眼膏。仅作眼局部应用；溶液或眼膏点眼有轻度刺激。

（陈祖基）

主要参考文献

1. 陈祖基. 眼科临床药理学. 第 2 版. 北京：化学工业出版社，2011：71-175.

2. Utine CA. Update and critical appraisal of the use of topical azithromycin ophthalmic 1%（AzaSite®）solution in the treatment of ocular infections. Clinical Ophthalmology，2011，5：801-809.

3. Comer GM，Miller JB，Schneider EW，et al. Intravitreal daptomycin: a safety and efficacy study. Retina，2011，31：1199-1206.

4. Chang MH，Fung HB. Besifloxacin: a topical fluoroquinolone for the treatment of bacterial conjunctivitis. Clin Ther，2010，32：454-471.

5. Al-Badriyeh，Nroh CF，Stewart K，et al. Clinical utility of voriconazole eye drops in ophthalmic fungal keratitis. Clinical Ophthalmology，2010，4：391-405.

6. Tabbara KF，Balushi NA. Topical ganciclovir in the treatment of acute herpetic keratitis. Clinical Ophthalmology，2010，4：905-912.

7. Tam PMK，Hooper CY，Lightman S. Antiviral selection in the management of acute retinal necrosis. Clinical Ophthalmology，2010，4：11-20.

第三章
抗炎药和影响免疫功能药物

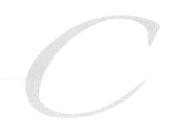

炎症是一种保护性防御反应。但这种反应也可导致严重后果甚或致命。眼的结构精细而脆弱，功能特殊而重要，眼的炎症独特且尤其重要。因此，掌握眼的抗炎药物药理，处理好眼炎症性疾患更具意义。

第一节 糖皮质激素

肾上腺皮质激素是肾上腺皮质分泌激素的总称。肾上腺皮质分三层，它们所分泌的激素各不相同：外层，球状带分泌盐皮质激素；中间层，束状带分泌糖皮质激素（glucocorticoid，GC）；内层，网状带主要分泌性激素。束状带分泌的 GC 生理意义十分重要，是维持机体正常生理活动必需的物质，临床上则以超生理量的 GC 治疗许多疾病。

一、主要药理作用

GC 对机体的作用广泛而复杂，且随剂量不同而异。超生理剂量的应用除影响物质代谢以外，主要还有抗炎、免疫抑制和减轻组织细胞损伤等作用。

1. 抗炎作用　GC 对各种原因（物理、化学、生物、免疫等）引起的炎症都有很强的抗炎作用，例如减轻炎症早期的渗出、水肿、毛细血管扩张、白细胞浸润及吞噬反应，从而改善红、肿、热、痛等症状；在炎症后期，GC 可以抑制毛细血管和成纤维细胞的增生，延缓肉芽组织生成，防止粘连及瘢痕形成，减少后遗症。但如前所述，炎症反应是机体的一种重要防御功能，炎症后期的反应更是组织修复的重要过程。因此，GC 在抑制炎症、减轻症状的同时，也会降低机体防御功能，导致感染扩散和阻碍创口愈合。

GC 抗炎作用的分子机制包括：

（1）对炎症抑制蛋白及某些靶酶的影响：①增加炎症抑制蛋白脂皮素 1（lipocortin 1）的生成，继而抑制磷脂酶 A_2，影响花生四烯酸代谢的连锁反应，使具有扩血管作用的前列腺素（PGE_2、PGI_2 等）和有趋化作用的白三烯类（LTA_4、LTB_4、LTC_4 和 LTD_4）等

炎症介质减少。②抑制一氧化氮合酶和环氧合酶 -2（cyclooxygenase-2，COX-2）等的表达，从而阻断 NO、PGE_2 等相关介质的产生。③诱导血管紧张素转化酶（angiotension-convertion enzyme，ACE）和中性内肽酶（NEP）的生成，以降解可引起血管舒张和致痛作用的缓激肽，从而产生抗炎作用。

（2）对细胞因子及黏附分子的影响：GC 不仅抑制多种炎性细胞因子如 TNF-α、IL-1、IL-2、IL-5、IL-6、IL-8 的产生，而且可在转录水平上直接抑制黏附分子如 E- 选择素及细胞间黏附分子 1（intercellular adhesion molecule 1，ICAM-1）的表达；此外，还影响细胞因子及黏附分子生物学效应的发挥。另一方面，GC 还可增加多种抗炎介质如 NF-κB 抑制蛋白 1（inhibitory kappa B1，IκB1）、IL-10、IL-12、IL-1RA（interleukin-1 receptor antagonist）的表达。

（3）对炎症细胞凋亡的影响：GC 能诱导多种细胞，包括炎症细胞和吞噬了病原微生物的炎症细胞凋亡，进而悄然消失。此乃其控制炎症、促进炎症反应后组织细胞消化吸收不留或少留痕迹的重要原因之一。诱导炎细胞凋亡和保护正常细胞的作用是内源性和外源性 GC 抗炎作用的重要分子机制之一。

（4）抑制白细胞和巨细胞移行管外，减少炎症浸润性组织反应。

（5）抑制成纤维细胞 DNA 合成，阻碍细胞分裂和增生，减少胶原沉积，抑制肉芽组织形成。

（6）增加血管对儿茶酚胺类的敏感性，收缩血管。

（7）应用大剂量时 GC 稳定溶酶体膜。

2. 免疫抑制作用　请参阅本章第三节有关内容。

3. 增强机体应激能力　GC 通过增强机体应激能力对抗细菌内毒素对机体细胞的损害，对抗各种原因所致的休克。提高中枢神经系统的兴奋性，增加血小板数目和血浆纤维蛋白原的浓度，以及缩短凝血时间等作用。

二、临床应用

主要治疗眼部各种炎症和免疫性疾病，适应证多，

用途广泛。

1. 适应证　①眼睑疾病：药物过敏性眼睑炎、化妆品等毒物性眼睑炎、眼睑烫伤和腐蚀伤、睑缘炎及神经性皮炎等。②结膜疾病：过敏性结膜炎、泡性结膜炎、春季结膜炎、酒渣鼻性结膜炎及化学性烧伤等。③角膜疾病：泡性角膜炎、角膜实质炎、硬化性角膜炎、角膜烧伤和腐蚀伤、角膜移植排斥反应等。禁用于角膜溃疡及树枝状角膜炎。④巩膜疾病：巩膜外层炎、巩膜炎。⑤葡萄膜疾病：虹膜睫状体炎、脉络膜炎、葡萄膜大脑炎、交感性眼炎、类肉瘤病等。⑥视网膜疾病：视网膜血管炎等。⑦视神经疾病：视盘炎、急性球后视神经炎、视盘血管炎及缺血性视神经病变等。⑧其他：眼眶疾病、眼部带状疱疹、颞动脉炎、甲亢性突眼症、眼型 Graves 病及眼眶炎性假瘤等。

2. 用法及用量　用药方法和制剂选择主要取决于病变部位。外眼炎症采用渗透性低的氢化可的松和可的松滴眼，既能维持局部的药浓，又不致大量透入眼内造成糖皮质激素性青光眼；对于虹膜睫状体等内眼炎症，则应采用渗透性较高之泼尼松龙和地塞米松等。严重病例需配合结膜下注射和全身用药；对于眼后节、视神经和眼眶等炎症，滴用 GC 类滴眼液滴眼难以奏效，需要全身用药，有些病例可以选用球后注射 GC。

用药剂量随疾病的严重程度不同而异。0.5% 可的松或氢化可的松和 0.1% 泼尼松或泼尼松龙已足以达到对大多数眼病的消炎目的。严重病例则需再加大浓度，增加滴眼次数。在高浓度、高频次滴眼控制炎症后，应逐渐减少滴眼次数和降低药物浓度，可以采用维持量（最低浓度、最少次数）滴眼治疗较长时间，以防复发。剂量与反应关系的研究表明，多数外眼炎症应用微量 GC（如 0.001% 地塞米松）溶液滴眼既可控制炎症，同时又可以明显减少各种不良反应。

全身用药以口服为主，常用泼尼松或泼尼松龙。开始每日 40～60mg，对严重病例可加至 80～120 mg。炎症控制后应逐渐减量，直至获得一个适宜的维持量，再继续用药较长时间，以免炎症复燃。维持量给药多采用隔日疗法（两天的剂量于头天早晨顿服，次日休息），这样给药的优点是符合机体 GC 的自然分泌规律，对肾上腺皮质功能和机体代谢的影响最小。

3. 感染性眼病中糖皮质激素的应用　感染性眼病中应用 GC 是一个有争议的问题。抗感染药物的应用能有效地清除病原微生物，但对炎症反应却无影响。为了减轻炎症反应对眼组织的损害，很自然地提出了应用 GC 的问题。然而，炎症反应对感染并非完全有害。炎症反应可以阻止病原微生物的繁殖，并限制感染的扩散。当炎症反应被 GC 抑制后，若无有效的抗感染药物存在，就有使感染恶化的危险。因此，GC 的抗炎作用具有两重性，既有减轻眼组织损伤的有利一面，又有可能使感染过程恶化的不利一面，必须权衡利弊谨慎使用。

（1）细菌性眼部感染：GC 并不妨碍杀菌药物的抗菌效能，因此 GC 与具有杀菌功效的抗菌药物联合应用是适宜的。但是必须证明引起感染的细菌对所用的抗菌药物高度敏感，并能在感染局部达到足够的杀菌浓度。

在细菌引起的感染性眼病治疗中，一般认为对轻度外眼感染（如细菌性结膜炎、角膜炎）单独应用抗菌药物即能有效控制感染，不需要加用 GC。对严重的细菌性角膜炎和眼内感染，若在高效抗菌药物应用的同时，适当配合 GC 治疗，有利于减轻炎症反应所致的眼组织损伤，对加速治愈过程、保护有用视力是十分有益的。对于原因不明或耐药菌株感染，则在查明病原菌和作出药敏试验前不宜加用 GC。但在施行治疗性穿透角膜移植术前，对于任何形式的角膜感染均可以应用 GC。手术将清除感染病原菌，手术前后应用 GC（同时配合有效抗菌药物治疗）的目的在于减轻术后的炎症反应，有利于角膜移植术的成功。

目前已有多种抗菌药物与 GC 配伍的复方滴眼剂用于眼科临床。如妥布霉素＋地塞米松（商品名为典必殊）、妥布霉素＋氟米龙、妥布霉素＋氯替泼诺、新霉素＋地塞米松（商品名为的确当）、新霉素＋多黏菌素 B＋泼尼松龙（商品名为帕利百）、庆大霉素＋泼尼松龙、庆大霉素＋氟米龙（商品名为易妥芬）、磺胺醋酰钠＋泼尼松龙、氧氟沙星（或环丙沙星）＋地塞米松（或氢化可的松或泼尼松龙）等。这类药物的优点是在严重细菌感染性眼病的治疗中能抗菌、消炎，加速治愈过程，保护有用视力；在眼科手术后应用有消除术后炎症，预防术后感染的功效。但其缺点也很突出，能诱发感染，延缓创伤愈合，升高眼压和引起晶状体混浊等。因此，必须权衡利弊，谨慎使用，更不能长期滥用。一般在应用 2～3 周后即应逐渐减量停用。在使用过程中须密切观察患者眼压，若超过基线眼压 5mmHg 以上，预示患者可能是对糖皮质激素升压反应的高敏者，有诱发糖皮质激素性青光眼的危险。

为避免糖皮质激素对眼部的各种不良反应，有人将抗生素与非甾体抗炎药相配伍组成复方滴眼剂用于眼科临床，如庆大霉素＋双氯芬酸钠（商品名为复美新），妥布霉素＋双氯芬酸钠等。这类药物可以免除升高眼压和引起晶状体混浊的危险，但仍有诱发感染和延缓创伤愈合的缺点。

氟喹诺酮类药物不宜与非甾体抗炎药合用。

（2）真菌性眼部感染：GC 禁用于真菌性眼部感染，对于这一点很少有争议。普遍认为滥用 GC 导致了眼部真菌感染发病率逐年增高。与抗菌药物相比，抗真菌药物不仅数量少，而且作用也较弱。同时，现有的绝大多数抗真菌药眼内通透性弱，局部或全身用药难以在角膜深层和眼内达到有效的杀菌浓度。因此应用 GC 抑制机体的炎症反应显然有害而无益。

（3）单纯疱疹病毒性角膜炎：在单纯疱疹病毒性角膜炎中正确使用 GC 的原则是：①浅层和溃疡型禁用 GC；②实质层型单纯疱疹病毒性角膜炎应加用 GC 滴眼；③使用 GC 的剂量因人而定，以最低浓度、最少滴眼次数而恰能控制炎症反应为度，等病情好转后逐渐减量停用，但是减速不宜过快；④应与有效的抗病毒药物、抗菌药物合用。

三、不 良 反 应

长期大剂量全身应用 GC，由于超过人体生理激素水平，可以产生一系列不良反应，并造成体内激素调节紊乱。因此必须正确认识 GC 的治疗作用和不良反应，权衡利弊，谨慎使用，力求避免下述不良反应和并发症。

1. 类肾上腺皮质功能亢进综合征 这是过量糖皮质激素引起物质代谢和水盐代谢紊乱的结果，表现为满月脸、水牛背、向心性肥胖、皮肤变薄、痤疮、多毛、水肿、低钾血症、高血压、糖尿病等，停药后症状可自行消失。

2. 诱发或加重感染 GC 抑制机体防御功能，可以诱发机会感染或使潜在病灶扩散，或使病情反跳。

3. 消化系统并发症 GC 刺激胃酸、胃蛋白酶的分泌，抑制胃黏液分泌。因抑制环氧酶 1（COX 1）催化生成的前列腺素 E 而降低胃黏膜的抵抗力，故可诱发或加剧胃、十二指肠溃疡，甚至造成消化道出血或穿孔，甚或危及生命。

4. 神经精神并发症 产生欣快、激动、失眠等中枢兴奋症状，可诱发精神病或癫痫发作。

5. 心血管系统并发症 由于钠、水潴留和血脂升高，引起高血压和动脉粥样硬化。

6. 引起骨质疏松、肌肉萎缩、伤口愈合延缓等。

7. 长期应用 GC 还可以引起糖皮质激素性青光眼和白内障，局部应用时更易发生。

8. 应用 GC 后能使患者周围血中白细胞数量增加，其机制不明。

9. GC 停药反应 长期用药的患者，若减量过快或突然停药，由于激素反馈性抑制腺垂体对 ACTH 的分泌，可引起肾上腺皮质萎缩和功能不全。

严重精神病、癫痫、溃疡病、中度以上的糖尿病、严重高血压、骨折、创伤修复期、肾上腺皮质功能亢进症、妊娠早期、尚无有效药物治疗的某些感染（如真菌等）性眼病和全身病均禁用本类药物治疗。

四、眼科常用的糖皮质激素类药物

糖皮质激素的种类很多，其主要作用、眼科适应证及不良反应等基本相同，但在用法、用量等方面各有特点，现介绍如下。

1. 氢化可的松（皮质醇，hydrocortisone） 滴眼：0.25%～2.5% 醋酸酯混悬液或眼膏；结膜下注射：7.5～12.5mg；口服：20mg/ 次，1～2 次 / 日；肌注或静滴：100mg/d。

2. 醋酸可的松（皮质素，cortisone acetate） 滴眼：0.25%～2.5% 混悬液或眼膏；结膜下注射：7.5～12.5mg；口服：25 mg/ 次，2～3 次 / 日；肌注：25mg/d。

3. 泼尼松龙（氢化泼尼松，强的松龙，prednisolone，hydroprednisone） 滴眼：0.1%～0.5% 醋酸酯混悬液或眼膏；结膜下注射：7.5～12.5mg；口服：10～20mg/ 次，2～4 次 / 日；肌注：10～40mg/d；静滴：10～20mg/d。

4. 泼尼松（强的松，prednisone） 滴眼：0.1%～0.5% 醋酸酯混悬液或眼膏；结膜下注射：7.5～12.5mg；口服、肌注、静滴用量同泼尼松龙。

5. 甲泼尼龙（甲基强的松龙，methylprednisolone）滴眼：0.1%～0.5% 醋酸酯混悬液或眼膏；结膜下注射：7.5～12.5mg；口服：4～10mg/ 次，2～4 次 / 日；肌注：10～40mg/d；静滴：10～40mg/d。

6. 曲安西龙（氟羟强的松龙，triamcinolone，fluox-yprednisolone）、曲安奈德（triamcinolone acetonide） 滴眼：0.1%～0.5% 醋酸酯混悬液或眼膏；结膜下注射：10～20mg；玻璃体内注射：5～10mg；口服：4mg/ 次，2～4 次 / 日；肌注：40～80mg/1～4 周。

7. 地塞米松（氟美松，dexamethasone） 滴眼：0.001%～0.1% 溶液或眼膏；结膜下注射：1～2mg；静滴：2～20mg/d；肌注：5～10mg/d；口服：0.75～3mg/ 次，2～4 次 / 日。

8. 氟米龙（氟甲松龙，fluorometholone，flumetholon） 滴眼：0.02%～0.1% 醋酸酯混悬液或眼膏。

9. 利美索龙（rimexolone） 是一新局部皮质激素类药物，1% 混悬液滴眼的消炎作用与泼尼松龙相当，而升高眼压反应则较小。滴眼：1% 混悬液。

10. 氯替泼诺（loteprednol，lotemax） 本品是一种"软"糖皮质激素，其特点是在充分发挥消炎作用后迅速在眼内代谢失效，因而具有高度抗炎活性而升高眼压反应则小得多。滴眼：0.5% 混悬液。

11. 二氟泼尼酯（difluprednate，DFBA）　0.05% 二氟泼尼酯眼用乳剂一日 2～4 次滴眼。其疗效、升眼压反应与 0.1% 倍他米松或 1% 醋酸泼尼松龙相当。

第二节　非甾体抗炎药

一、概　　述

非甾体抗炎药（nonsteroidal anti-inflammatory drugs，NSAIDs）是指结构与作用机制均不同于糖皮质激素，但具有抗炎作用的药物。本类药物均有解热镇痛和抗炎作用，一般以抗炎作用较为突出。抗炎的作用机制主要是抑制前列腺素（PGs）合成。当机体受到损伤时，细胞膜释放出花生四烯酸（AA），游离的 AA 经环氧酶和脂氧酶两条途径代谢，分别生成 PGs 和白三烯（LTs）等炎症介质。NSAIDs 通过抑制环氧酶活性，明显降低 PGs 合成而发挥抗炎作用。同时 NSAIDs 的抗炎作用还可能有其他机制参与。

环氧酶（COX）主要有两种：COX-1 和 COX-2，它们存在的部位不同，生物功能亦不同。COX-1 是一种构成酶，存在于胃肠道、肾脏、血小板等正常组织中，由它催化合成的 PGE_2 和 PGI_2 具有稳定细胞功能和保护细胞的作用。COX-2 的功能则有两重性，它既是构成酶，存在于肾脏、内皮细胞中履行正常的生理功能；又是一种诱导酶，存在于受伤组织中，催化合成的 PGE_2 和 PGI_2 是促炎性（proinflammatory）前列腺素，具有强的致炎、致痛作用。因此，选择性抑制 COX-2 在起到抗炎作用的同时，大大减轻对胃肠、肾脏的毒副作用。但过度抑制 COX-2 亦有较大危险性，可诱导血栓形成、对心血管系统造成不良影响、诱导功能肾衰竭等。因而理想的 NSAIDs 抗炎药应当能对 COX-2 具有适度的选择性抑制作用。

近年来研究发现，COX-2 的高表达与眼部新生血管形成密切相关，NSAIDs 可通过抑制 COX-2 而抑制新生血管，对新生血管性眼病有一定的辅助治疗作用。

二、眼科常用的非甾体抗炎药

1. 吲哚美辛（消炎痛，indomethacin）　本品抑制环氧酶活性，还抑制白细胞趋化因子，减低细胞吞噬作用，对抗组胺、5- 羟色胺和缓激肽等致炎因子，稳定溶酶体膜，从而减轻免疫反应。

治疗葡萄膜炎、巩膜炎和角膜炎，以及各种眼部创伤，亦可预防和治疗黄斑囊样水肿。口服 25mg，3 次 / 日；滴眼 0.5%～1% 蓖麻油（或混悬液）；结膜下注射 5～10mg。滴眼有较大刺激性。

2. 双氯芬酸（diclofenac）　对环氧酶的抑制作用强于其他 NSAIDs。其消炎、解热、镇痛作用比吲哚美辛强 2～2.5 倍。本品还能促进花生四烯酸与甘油三酸酯结合，降低白细胞内游离花生四烯酸浓度，从而间接抑制 PG 和 LT 的合成。因此，它是目前 NSAIDs 中能够同时影响 LT 生成的药物，被看作 PG 和 LT 的双重抑制剂。同时本品对结膜成纤维细胞的增生有抑制作用，并能显著降低人眼角膜知觉和敏感性，表现出角膜镇痛效果。

本品可以治疗葡萄膜炎、角膜炎、巩膜炎和巩膜外层炎，抑制角膜新生血管的形成，治疗内眼手术后、激光小梁成形术后或各种眼部损伤后的炎症反应，在白内障手术中抑制炎症性缩瞳反应，屈光性角膜切削术（PRK）术后镇痛、消炎及防止屈光度回退，春季卡他性结膜炎、季节过敏性结膜炎等过敏性眼病，预防和治疗白内障囊内摘除术后炎症及囊样黄斑水肿（CME），以及青光眼滤过术后促进滤过泡形成等。口服：25～50mg，3 次 / 日；肌内注射：75mg，1 次 / 日；滴眼：0.1% 溶液，3～4 次 / 日。滴眼有短暂烧灼、刺痛、流泪等，极少数可出现结膜充血、视物模糊。

3. 酮咯酸（酮咯酸氨丁三醇，ketorolac）　镇痛、消炎作用强于阿司匹林。酮咯酸滴眼治疗实验性病毒、细菌或真菌性角膜炎，在缓解炎症同时，不引起病灶恶化，也不干扰抗微生物药物的作用。治疗内眼手术后炎症、术后镇痛、春季卡他性角膜结膜炎、非肉芽肿性葡萄膜炎和囊样黄斑水肿等。滴眼：0.5% 滴眼剂。滴眼后有短暂刺痛、烧灼感。少数有过敏反应、浅表角膜炎、角膜水肿、眼干等。

4. 氟比洛芬（氟联苯丙酸，欧可芬，flurbiprofen，Ocufen）　抑制环氧酶活性，阻断花生四烯酸合成 PG，亦抑制白细胞趋化因子。具有镇痛、解热、消炎作用。对培养人筋膜成纤维细胞增生有抑制作用。预防白内障术中缩瞳反应，治疗内眼手术后和激光小梁成形术后的炎症反应，接触镜引起的巨乳头性结膜炎，前葡萄膜炎和黄斑囊样水肿等。口服 100mg，2～3 次 / 日；滴眼 0.03%。滴眼有短暂烧灼、刺痛感。

5. 吡罗昔康（炎痛喜康，piroxicam）　通过抑制前列腺素合成，抑制白细胞向炎症部位移动和溶酶体酶的释放而起消炎、解热、镇痛作用。在较高剂量时亦能抑制人筋膜成纤维细胞的增生。治疗内眼手术后和氩激光小梁成形术所致的炎症反应，以及前葡萄膜炎、急性出血性结膜炎、过敏性结膜炎等。口服：20mg，1 次 / 日；滴眼：0.5%～1% 溶液。溶液点眼有烧灼、刺痛感和流泪。

6. 普拉洛芬（pranoprofen）　消炎、解热作用强于阿司匹林、布洛芬等。治疗外眼或眼前节炎症，如眼睑炎、结膜炎、角膜炎、巩膜外层炎、前葡萄膜炎和术后炎症。用法：0.1% 滴眼，4 次 / 日。滴眼后最常见为眼部轻度刺激感，其他有异物感、流泪、结膜炎、痒、充血和眼睑水肿等。

7. 溴芬酸（bromfenac）　选择性抑制 COX-2，其抑制活性是双氯芬酸的 3.7 倍，酮洛酸的 18 倍。滴眼后眼组织通透性好，用于治疗外眼或眼前节炎症，治疗内眼手术后、激光小梁成形术后或各种眼部损伤的炎症反应和减轻疼痛。0.09% 溶液滴眼，2 次 / 日。滴眼后有轻度刺激感、眼红、充血等。

8. 奈帕芬胺（nepafenac）　是一种前药，在眼组织（如角膜、虹膜、睫状体、视网膜、脉络膜等）水解酶作用下，水解成具有高度活性的氨芬酸（amfenac），选择性抑制 COX-2。

实验研究显示，0.1% 奈帕芬胺滴眼液点眼，抗炎活性于滴眼后 15 分钟开始，持续 8 小时。并有稳定血 - 眼屏障（包括血 - 房水和血 - 视网膜屏障）、减轻眼后段炎症、水肿、网膜下积液和渗出等功效，而其他 NSAIDs（如 0.1% 双氯芬酸和 0.5% 酮咯酸等）滴眼液点眼则无此效能。小鼠实验模型显示奈帕芬胺滴眼液（0.1% 或 0.5%）滴眼能有效抑制脉络膜和视网膜新生血管。

用于治疗白内障和角膜屈光手术后的炎症、疼痛和畏光，滴眼 3 次 / 天，连续 14 天。亦有用 0.1% 奈帕芬胺滴眼液滴眼成功治疗糖尿病黄斑水肿的报告。滴用滴眼液后耐受性良好，不良反应主要表现为眼不适感、视力下降等。

9. 塞来昔布（西乐葆，celecoxib）　对 COX-2 的抑制强度比对 COX-1 高 375 倍。在发挥抗炎、镇痛、解热及抗增生的同时，不影响胃黏膜屏障、血小板及肾功能。研究表明，本品抑制视网膜色素上皮细胞内 VEGF 表达，抑制静止的和 VEGF 诱发的脉络膜内皮细胞和视网膜色素上皮细胞增生，抑制角膜血管新生。治疗术后炎症、弥漫性前巩膜炎等。

三、非甾体抗炎药滴眼液的安全性评价

NSAIDs 滴眼液在临床上常用于预防白内障术中瞳孔缩小，防治白内障术后囊样黄斑水肿，治疗季节性过敏性结膜炎、炎性翼状胬肉和睑裂斑，减轻屈光手术后的疼痛、畏光及屈光回退，以及治疗白内障、青光眼、氩激光小梁成形术、斜视手术后的疼痛及炎症。尽管大量的临床经验显示 NSAIDs 滴眼液安全、有效，但仍有一些副作用的报道，包括烧灼感、刺痛感、结膜充血、角膜知觉减退、持续角膜上皮缺损、浅层点状角

膜炎、角膜上皮下浸润、基质浸润等。由于大部分是局部应用的药物，尤其是含有防腐剂的药物，均具有潜在的角膜毒性，所以这些副作用并未引起太多的注意。然而，自 1999 年以来陆续有滴用 NSAIDs 滴眼液导致角膜融解甚至穿孔的报道，这一严重并发症引起了眼科医生对 NSAIDs 滴眼液安全性的极大关注。滴用 NSAIDs 滴眼液后出现角膜融解的机制可能是多方面的，包括对 COX 的抑制、基质金属蛋白酶在角膜中表达增高、角膜知觉减退及所含溶剂（包括防腐剂）的毒性等，其确切机制仍需进一步研究。在具有危险因素的患者，局部滴用 NSAIDs 滴眼液可能会触发角膜融解。因此，本类滴眼剂对糖尿病、自身免疫性疾病、眼表疾病及眼部手术后早期角膜病变的患者慎用。

第三节　免疫抑制药

免疫抑制药（immunosuppressive agents）是一类非特异性抑制机体免疫功能的药物，主要用于防治器官移植排斥反应和治疗自身免疫性疾病。具有免疫抑制作用的药物很多，除糖皮质激素、抗癌药和某些抗疟疾药外，近年又发现一些新的选择性免疫抑制药。

一、糖皮质激素

糖皮质激素常是抑制免疫反应的首选药物。用于治疗多种自体免疫病有效。但本类药物疗效多不持久，停药后易复发，长期使用副作用较多，故有提倡与环孢素或烷化剂或抗代谢药合用，以减少各药用量、降低不良反应、并能获得较巩固的疗效。

在防治器官移植的排斥反应时，单独应用大剂量糖皮质激素可以收效，但副作用大，特别是影响创口愈合及诱发感染等。故一般主张泼尼松与环孢素等合用是防止同种移植排斥反应的较好方案。

二、神经钙蛋白抑制剂

目前临床最有效的免疫抑制药是神经钙蛋白（钙调磷酸酶，calcineurin）抑制剂，环孢素、他克莫司和西洛莫司。这三种药物都作用于 T 细胞活化过程中细胞信号转导通路，起到抑制神经钙蛋白的作用。该作用可减少活化 T 淋巴细胞核因子（NFAT）向细胞核转运。NFAT 对包括 IL-2 在内的许多细胞因子基因产生诱导作用，从而抑制 T 细胞生长与分化。

1. 环孢素（cyclosporin A，CsA）　CsA 对细胞免疫和胸腺依赖性抗原的体液免疫有较高的选择性抑制作用，可用于治疗移植物排斥反应以及某些自身免疫性疾病。CsA 抑制抗原刺激所引起的 T 细胞信号过

程，减弱 IL-1 和抗凋亡蛋白等细胞因子的表达。CsA 增加转化生长因子 -β（TGF-β）表达，TGF-β 对 IL-2 刺激 T 细胞的增殖有强大抑制作用。CsA 与环孢素受体（cyclophilin）结合形成复合物，进而抑制神经钙蛋白磷酸酶对活化 T 细胞核因子去磷酸化的催化作用，并抑制 NFAT 进入细胞核并阻止其诱导的基因转录过程。此外 CsA 还有刺激泪液分泌，减轻干眼动物模型眼表面的炎症等作用。

本品可用于防治角膜移植排斥反应，治疗角膜基质炎、巩膜炎、严重葡萄膜炎、Graves 病、Sjögrens 综合征等。滴眼 1%～2% 油溶液或 0.05% 微乳；口服和肌注 10mg/（kg·d）。

1%～2% 油溶液滴眼有刺激性，眼周可出现脱毛现象，停止治疗后脱毛可再生；0.05% 微乳滴眼液点眼后有轻微刺激性。全身应用主要是肾损害，表现为尿少、血清肌酐和尿素水平升高。此外能致肝功能损害。

2. 他克莫司（tacrolimus，FK506） FK506 具有强大的免疫抑制特性。作用较 CsA 强 10～100 倍。通过抑制混合淋巴细胞反应和细胞毒性 T 细胞发挥免疫抑制作用，FK506 进入到细胞内后和它的受体 -FK 结合蛋白（FK-binding proteins，FKBP）结合成复合体抑制神经钙素（一种依赖钙离子和钙调素的磷酸酯酶）功能，从而抑制 NFAT 依赖性细胞因子的转录，发挥对 T 淋巴细胞依赖性免疫反应抑制作用。

全身和局部用药防治角膜移植排斥。治疗自身免疫性眼病和眼过敏性疾病。口服：0.05～0.2mg/（kg·d）；静滴：0.025～0.05mg/（kg·d）；滴眼：0.1% 溶液；结膜下注射：0.1%～0.3%，0.3～0.5ml。

眼局部应用副作用少，仅有结膜轻度充血和一过性灼热感等。全身应用的副作用较环孢素少，口服有胃肠道反应、皮疹、发热、胸闷、眼外肌一过性麻痹、唇周麻痹等。少数可发生贫血，肝、肾功能异常等，这些症状大多在停药后减轻或消失。

三、烷 化 剂

早年有人试用氮芥治疗红斑狼疮和肾病综合征等自身免疫性疾病取得成效，引起人们对烷化剂免疫抑制作用的兴趣。具免疫抑制作用的烷化剂有：环磷酰胺、苯丁酸氮芥、胸腺嘧啶氮芥、白消安、美法仑、塞替派以及具有烷化作用的丙卡巴肼等，其中以环磷酰胺研究应用最广泛。

环磷酰胺（cyclophosphamide）对 T 淋巴细胞和 B 淋巴细胞均有抑制作用，对 B 细胞作用更强。治疗交感性眼炎疗效较好，对 Behçet 病和周边葡萄膜炎亦有效。尚有用于治疗眶内假瘤、巩膜软化症及角膜侵蚀

性溃疡等报告，但疗效不肯定。不良反应常见脱发、恶心、呕吐、粒性白细胞减少、出血性膀胱炎等。偶可影响肝功能，凝血酶原减少。久用抑制性腺，导致闭经或精子减少。对眼的副作用有过敏性结膜炎、眼睑炎、眼睑和结膜色素沉着、结膜充血、眼底出血、睫毛和眉毛脱落等。

四、抗 代 谢 药

1. 硫唑嘌呤（azathioprine，AZP）和巯嘌呤（6-mercaptopurine，6-MP） AZP 在体内迅速降解，转化为 6-MP 发挥作用。但 AZP 的免疫抑制作用较 6-MP 强，毒副作用较小。作为免疫抑制药临床上主要应用 AZP，用于抑制角膜移植排斥反应，治疗交感性眼炎、周边葡萄膜炎和角膜侵蚀性溃疡等。口服：每日 1.5～3mg/kg。不良反应主要为骨髓抑制和肝脏毒性作用，大剂量或用药过久可出现严重骨髓抑制，白细胞和血小板减少比较明显。

2. 甲氨蝶呤（methotrexate，MTX） MTX 抑制二氢叶酸还原酶，使二氢叶酸不能转化为四氢叶酸，从而影响 DNA 的合成，抑制 S 期细胞。其免疫抑制效应与 AZP 相似。治疗交感性眼炎和周边葡萄膜炎，对 Behçet 病的疗效较差。口服 2～5mg/d；静注 25～100mg，每 5～7 天一次。副作用较大，主要引起口腔溃疡、胃肠道反应和肾功能损害。

3. 吗替麦考酚酯（mycophenolate mofetil，MMF） MMF 是一种抗真菌抗生素霉酚酸（mycophenolic acid，MPA）的 2- 乙基酯类衍生物，是一种前药，本身并无免疫抑制活性，用药后在体内迅速水解形成具有免疫抑制活性的代谢产物 MPA，才能发挥免疫抑制作用。MMF 免疫抑制作用的主要机制与它抑制鸟嘌呤的合成，从而选择性阻断 T 淋巴细胞和 B 淋巴细胞的增殖有关。用于防治角膜移植后排斥反应，治疗葡萄膜炎、巩膜炎、特应性角膜结膜炎，口服 1g/ 次，2 次 / 天。滴眼 1%。全身用药不良反应主要有白细胞减少、腹泻和呕吐等。

五、抗 生 素 类

1. 西罗莫司（拉帕霉素，rapamycin，RAPA，sirolimus） RAPA 的作用与 FK506、环孢素相似，通过抑制 T 细胞活化来抑制免疫抑制反应。研究显示 RAPA 对防治角膜移植术后排斥反应以及眼自身免疫性疾病有良好效果。与 CsA 或 FK506 联合应用可增强免疫抑制活性，减少用药剂量，降低药物不良反应。

2. 依维莫司（everolimus） 依维莫司在化学结构和临床应用上与西罗莫司相似，动物实验表明依维莫

司全身或局部应用（0.025%，0.05% 微乳液滴眼）能明显抑制异种角膜移植排斥反应，体外研究显示能显著抑制翼状胬肉细胞增生，是一有前途的免疫抑制药和抗增殖药。

六、抗 体 制 剂

1. 英利昔单抗（infliximab） 是一个抗 TNF-α 单克隆嵌合体抗体。用于治疗常规糖皮质激素或免疫抑制剂治疗无效的顽固性葡萄膜炎、白塞病、顽固性巩膜炎等自身免疫性眼病。静脉滴注 3～5mg/kg，以后每次给药间隔 4～8 周。

2. 达克珠单抗（daclizumab） 是一种人源化的 IL-2 受体（CD25）拮抗剂。用于治疗顽固性中间葡萄膜炎和后葡萄膜炎、鸟枪弹样脉络膜视网膜炎等，静脉注射 1mg/kg，以后每次给药应间隔 14 天，5 个剂量为一疗程。

3. 阿达木单抗（adalimumab） 本品是重组抗 TNF 的人 IgG1 单克隆抗体。用于治疗常规免疫抑制剂治疗无效的顽固性葡萄膜炎、Behçet 病等。2 周一次皮下注射 20～40mg，玻璃体内注射 0.5mg/0.1ml。

七、植物药有效成分

1. 秋水仙碱（colchicine） 本品为细胞有丝分裂毒素，也具有抗炎和免疫抑制效应。用于预防 Behçet 病炎症的复发要比治疗更有效。临床上可单独应用或与其他免疫抑制剂联合应用。用法：口服 0.5～0.6mg，2～3 次/日。不良反应有骨髓抑制、恶心、呕吐、食欲减退、腹泻、便秘等。药物局部刺激较大，漏于血管外可致局部坏死。

2. 雷公藤总苷 系雷公藤的提取物，主要成分为三萜化合物，即 T1 雷公藤内酯甲（tritotriterpenoid lactone）、T2 雷公藤三萜酸（tritotriterpenic acid）B、T3 雷公藤酸 A、T6 orthosphenic acid 和 T28 雷公藤三萜酸 C。雷公藤总苷具有强大的抗炎作用，显著的非特异性免疫抑制作用，细胞和体液免疫抑制作用。眼科常用于糖皮质激素等药难以控制或耐受的自身免疫性眼病，如葡萄膜炎等。1～1.5mg/kg，分 3 次口服。不良反应主要为胃肠道反应，如恶心、呕吐、腹泻等。偶有白细胞或血小板减少，停药后恢复；妇女月经紊乱，男性精子数量和活动力降低。

3. FTY720 是子囊菌冬虫夏草提取物的有效成分嗜热杀酵母素（又名多球壳菌素，myriocin, ISP-1）的烃链上引入苯环和羟烷基而成的衍生物。在生物体内本品在不对抗淋巴细胞增殖的情况下即可起到良好的免疫抑制作用，故可能成为一种有潜力的新型免疫

抑制剂。可用于防治角膜移植术后排斥反应、治疗眼自身免疫性疾病以及抑制角膜新生血管有良好效果。与 RAPA 或 CsA 或 FK506 合用可增强免疫抑制活性，减少用药剂量，降低不良反应。

第四节 抗变态反应药

这类药物习惯上称为抗过敏药，主要用于控制速发型变态反应。常用者为减轻充血剂、组胺受体阻断药和过敏介质阻释药等。

一、减轻充血剂

1. 萘甲唑啉（naphazoline）和羟甲唑啉（oxymeta-zoline） 两者均系 α- 肾上腺素受体激动药，局部滴于黏膜上有较快、较持久的缩血管作用，从而减轻充血和水肿。用于治疗过敏性结膜炎和多种原因引起的结膜充血、水肿。常用浓度：萘甲唑啉 0.1%，羟甲唑啉 0.025%。较长期应用可引起继发性充血。滴眼后有刺激、烧灼、不适感，瞳孔散大，眼压升高等不良反应。禁用于闭角型青光眼、窄前房角和对药物成分过敏的患者。高血压、心律不齐、高血糖、甲状腺功能亢进以及正在进行其他药物治疗的患者慎用。

2. 减充血剂和组胺受体阻断药复方制剂 已用于临床的复方制剂有 0.025% 盐酸萘甲唑啉/0.3% 马来酸非尼拉敏、0.05% 盐酸萘甲唑啉/0.5% 安他唑啉和 0.05% 四氢唑啉/0.5% 安他唑啉。非尼拉敏和安他唑啉系 H₁ 受体阻断药，溶液滴眼能解除组胺引起的眼表过敏症状及体征，因此本类复方制剂具有抗组胺和减轻充血的双重作用，可以治疗过敏性结膜炎，迅速减轻眼部瘙痒及充血等症状。临床研究表明，0.025% 盐酸萘甲唑啉/0.3% 马来酸非尼拉敏复方滴眼液在减轻充血方面明显优于单用萘甲唑啉和非尼拉敏，减轻瘙痒则与非尼拉敏疗效相同。不良反应和禁忌证等同萘甲唑啉。

二、组胺受体阻断药

传统的抗组胺药用于治疗过敏性结膜炎、春季角膜结膜炎及其他过敏性眼病等。眼科局部应用，主要用其拮抗组胺诱发的小血管扩张、血管通透性增加及对神经末梢的刺激作用。主要药物有氯苯那敏（扑尔敏，chlorphenamine）：口服 4mg、1～3 次/日，滴眼 0.1%～0.5%；曲吡那敏（tripelennamine）：口服 4mg，2～3 次/日，滴眼 0.1%～0.5%；安他唑啉（antazoline）：滴眼 0.5%；西咪替丁（cimetidine）：滴眼 0.1%；西替利嗪（cetirizine）：滴眼 0.1%。

新型抗组胺药尚能阻止炎性介质释放、抑制多种炎症细胞活化和抑制多种炎症介质活性等作用，因而有更强的抗过敏功效。眼科局部应用的新型 H_1 受体阻断药主要有：

1. 酮替芬（ketotifen） 具有较强的 H_1 受体拮抗作用，并能抑制肥大细胞和嗜碱性粒细胞释放组胺、慢反应物质等，从而抑制此类介质引起的组织水肿和渗出。具有较强的抗过敏作用。0.05% 酮替芬滴眼能明显抑制试验大鼠急性过敏性结膜炎的眼部渗出，治疗眼过敏性疾病。滴眼：0.025%～0.05% 溶液，滴眼后有轻微烧灼感。

2. 左卡巴斯汀（levocabastine） 为一作用较强的选择性 H_1 受体拮抗剂，对 5-HT、多巴胺、肾上腺素能神经受体无作用。体外实验显示，组胺能刺激人结膜上皮细胞内磷脂酰肌醇（phosphatidylinositol）发生逆向反应而被水解，以及刺激结膜上皮细胞分泌 IL-6、IL-8，左卡巴斯汀对上述刺激反应具有抑制作用；本品尚抑制结膜上皮细胞间黏附分子 -1（ICAM-1）的表达。在实验豚鼠过敏性结膜炎中，左卡巴斯汀抑制结膜内组胺释放以及泪液组胺浓度的升高。

本品用于预防和治疗过敏性角膜结膜炎，滴眼 0.05% 溶液。滴眼后 10 分钟即呈现对过敏症状的抑制作用，包括眼痒、充血、眼睑水肿和流泪，作用维持 4 小时以上。滴眼后有暂时性刺痛和烧灼感，少数可有视物模糊、眼干、口干、眼充血、流泪等。

3. 依美斯汀（emedastine） 为选择性 H_1 受体拮抗剂，与 H_1 受体亲和力非常高。对组胺刺激引起的人结膜上皮细胞内磷脂酰肌醇逆向反应和 IL-6 分泌的抑制作用强于奥洛他定、左卡巴斯汀，同时也抑制 IL-8 的分泌。它对组胺引起的结膜血管渗透抑制呈浓度依赖性，其效应与酮替芬相当，而由高到低依次强于溴苯那敏、氯苯那敏、氯马斯汀、美吡拉敏、左卡巴斯汀、非尼拉敏、苯海拉明及安他唑啉。依美斯汀还具有弱抗胆碱、抗缓激肽和抗 5-HT 活性。

用于预防和治疗过敏性结膜角膜炎。0.05% 富马酸依美斯汀滴眼液临床治疗过敏性结膜炎 6 周，使过敏症状和体征得到良好控制，该药一次应用的作用时间可持续 4 小时。临床治疗显示 0.05% 依美斯汀治疗过敏性结膜炎，在缓解眼痒、充血的程度上，强于 0.05% 左卡巴斯汀和 0.5% 酮咯酸。

滴眼后可有轻度烧灼、刺痛、视物模糊、眼干、异物感、角膜着色或浸润等，少数出现头痛、乏力和皮炎。

4. 依匹斯汀（epinastine） 是 H_1 和 H_2 双重受体拮抗剂，又是肥大细胞稳定剂与抗炎药。在结膜抗原攻击研究中，攻击 5 分钟时，依匹斯汀抑制眼睑水肿 72%，

而安慰剂只抑制 7%。同一项研究中发现依匹斯汀起效快（3 分钟），在缓解眼痒和结膜充血方面与左卡巴斯汀相似或更好。

0.05% 依匹斯汀滴眼液 2 次 / 日滴眼，治疗过敏性结膜炎能显著减轻瘙痒、充血、球结膜水肿和流泪等主要症状和体征。作用于 3 分钟内开始，持续约 8～10 小时。

5. 氮䓬斯汀（阿齐司丁，azelastine） 本品可阻断 H_1 受体；抑制脂氧酶，减少白三烯的生成；亦可阻断 LTC_4 和 LTD_4 受体；抑制蛋白激酶 C 和磷脂酰肌醇激酶，抑制肥大细胞和嗜碱性粒细胞 Ca^{2+} 的内流和过敏介质的释放；抑制细胞间黏附分子 -1 的表达；抑制肿瘤坏死因子 -α、粒细胞克隆刺激因子、血小板活化因子和嗜酸性粒细胞趋化因子的生成。

随机双盲、安慰剂对照临床研究显示，0.05% 氮䓬斯汀滴眼液治疗过敏性结膜炎有明显疗效，显著减轻瘙痒、充血、球结膜水肿和流泪等主要症状和体征。明显作用于用药后 3 分钟内开始，持续 8～10 小时。滴眼后不良反应主要有轻度烧灼、刺激感，约 20% 患者有味觉异常感。

6. 贝他斯汀（bepotastine） 具有较强的 H_1 受体拮抗作用，并能抑制肥大细胞释放组胺及多种炎性介质。0.15% 滴眼液一日 2 次滴眼，治疗过敏性结膜炎。

7. 奥洛他定（olopatadine） 本品是一新型抗过敏药，结构与酮替芬相似，但活性更强，它同时具有较强的抗组胺、稳定肥大细胞膜、抑制多种炎症介质活性等多重药理特性。

奥洛他定对组胺刺激引起的人结膜上皮细胞磷脂酰肌醇逆向反应和 IL-6、IL-8 分泌的抑制作用强于左卡巴斯汀。它对人结膜肥大细胞释放组胺、类胰蛋白酶和 PGD_2 的抑制呈剂量依赖性，其半数抑制浓度（IC_{50}）为 559μM；奥洛他定的组胺受体拮抗作用具有特异性，它对 α- 肾上腺素能、多巴胺、毒蕈碱 1 型和 2 型、5- 羟色胺等受体均无作用。它能有效抑制由组胺引起的结膜血管透性增加，而且起效快，作用持续时间长。

本品对环氧酶和脂氧酶没有作用，但能降低人多形核白细胞内花生四烯酸的生成，使白三烯和前列腺素合成减少。同时还能抑制 IgE 介导的人结膜肥大细胞释放肿瘤坏死因子 α，此作用能使奥洛他定的抗过敏活性持续得更久。

用于治疗过敏性结膜炎等。滴眼：0.05%～0.1% 溶液，对过敏引起的眼痒、充血等症状的缓解作用可持续 8 小时以上，因此，每日滴眼 2 次足以维持药效。临床治疗显示，0.1% 奥洛他定治疗过敏性结膜炎比

2% 奈多罗米、0.025% 酮替芬和 0.5% 酮咯酸等滴眼液更有效,耐受性也最好。滴眼耐受性优于其他消炎、抗过敏滴眼剂;不足 5% 患者诉说有短暂烧灼、刺痛、眼干、异物感等。

8. 阿卡他定(alcaftadine)　对 H_1、H_2 受体有较强拮抗作用,并能抑制肥大细胞释放组胺及多种炎性介质。0.25% 滴眼液滴眼治疗过敏性结膜炎,作用起始快(滴眼后约 3 分钟起效),维持时间长(约持续 16 小时),可一日 1 次滴眼。

三、过敏介质阻释药

1. 色甘酸钠(cromolyn sodium,disodium cromoglycate)　能抑制变应原诱发的肥大细胞脱颗粒,由此阻止组胺、5- 羟色胺、慢反应物质等过敏介质的释放。眼部应用治疗春季角膜结膜炎和其他过敏性眼病。滴眼:2%～4% 溶液。溶液滴眼后有轻度刺激或烧灼感。

2. 奈多罗米(nedocromil)　肥大细胞膜稳定剂,阻止过敏介质释放,作用较色甘酸钠强。同时能抑制多种炎症细胞的活化,如中性粒细胞、嗜酸性粒细胞、巨噬细胞、肥大细胞和血小板等。本品尚能影响继发性炎症细胞向炎症部位的聚集。眼部应用治疗春季角膜结膜炎和其他过敏性眼病。滴眼:2% 溶液。滴眼有暂时眼部刺激、烧灼感。

3. 洛度沙胺(lodoxamide)　新的肥大细胞膜稳定剂,阻止过敏介质释放,作用强于色甘酸钠。同时抑制嗜酸细胞趋化作用,阻止嗜酸性粒细胞释放各种细胞毒性蛋白,减轻对组织的损害。眼部应用治疗春季角膜结膜炎和其他过敏性眼病。滴眼:0.1% 溶液。滴眼后有短暂烧灼、刺痛和不适感,其他不良反应有眼痒、视物模糊、眼干、流泪、结膜充血等。

4. 吡嘧司特(pemirolast,TBX)　为肥大细胞稳定剂,作用强于色甘酸钠。在较低浓度时即可以抑制嗜酸性粒细胞和中性粒细胞游走。0.1% TBX 可显著抑制大鼠过敏性结膜炎,效应与酮替芬相当。治疗过敏性结膜炎、春季角膜结膜炎等。滴眼:0.1% 溶液,2次 / 日。滴眼后出现结膜充血、刺激感等症状。也可发生过敏反应,如眼睑炎、眼睑皮肤炎等。

(陈祖基)

主要参考文献

1. 陈祖基. 眼科临床药理学. 第 2 版. 北京:化学工业出版社,2011:188-252.

2. Jamal KN,Callanan DG. The role of difluprednate ophthalmic emulsion in clinical practice. Clinical Ophthalmology,2009,3:381-390.

3. Amrite AC,Kompella UB. Celecoxib inhibits proliferation of retinal pigment epithelial and choroid-retinal endothelial cells by a cyclooxygenase-2-independent mechanism. J Pharmacol Exper Therapeut,2008,324:749-758.

4. Neri P,Lettieri M,Fortuna C,et al. Adalimumab(Humira™) in ophthalmology:a review of the literature. East Afr J Ophthalmol,2010,17:290-296.

5. Wingard JB,Mah FS. Critical appraisal of bepotastine in the treatment of ocular itching associated with allergic conjunctivitis. Clinical Ophthalmology,2011,5:201-207.

6. Greiner JV,Edwards-Swanson K,Ingerman A. Evaluation of alcaftadine 0.25% ophthalmic solution in acute allergic conjunctivitis at 15 minutes and 16 hours after instillation versus placebo and olopatadine 0.1%. Clinical Ophthalmology,2011,5:87-93.

第四章

抗青光眼药物

青光眼是一组以视神经特异性萎缩性改变为主要特征的眼病，眼压升高是其发病和进展的主要危险因素，也是目前唯一能够有效控制的危险因素。眼压升高的病理机制是房水循环的平衡受到破坏。无论何种类型的青光眼，其眼压升高主要是房水外流受阻所致，也有房水生成增加所引起。因此降眼压药物的基本机制就是重建房水循环的平衡：促进房水外流（增加小梁网途径或葡萄膜-巩膜途径的房水引流）和减少房水生成。主要药物有以下几类。

第一节　肾上腺素能神经药物

一、肾上腺素受体激动药

1. 安普乐定（阿可乐定、氨可乐定，apraclonidine）

【主要作用】　可乐定的衍生物，在苯环 C_4 位多一个氨基，因而极性增强，对血-脑屏障的穿透能力下降，不易进入中枢神经系统，对血压调节中枢的抑制较少。正常人滴眼后房水生成减少约 1/3。开角型青光眼及高眼压症滴眼后 15～30 分钟开始降低眼内压，3～5 小时降眼压作用最大，持续 8 小时。

【临床应用】　防治眼部各种激光手术后诱发的急性眼压升高；预防开角型青光眼患者散瞳检查时因睫状肌麻痹产生的眼压急剧升高；治疗上睑下垂。滴眼：0.25%～0.5% 溶液。

【不良反应】

（1）眼部：结膜苍白，上睑退缩，轻微扩瞳，眼部不适，如眼烧灼感、眼痒、眼干及视物模糊、过敏性睑结膜炎及过敏性皮炎等。

（2）全身：最常见的副作用是口、鼻发干，其发生与所用的药液剂量有关。滴药时压迫泪囊部可减轻症状。其次为中枢神经系统症状有疲劳、乏力。其他有头痛、腹痛、腹泻、胃不适、呕吐、心动过缓、心悸、胸闷、味觉异常等。

禁用于对本品过敏者，严重心血管疾病和应用单

胺氧化酶抑制剂的患者。对妊娠妇女、哺乳期妇女和儿童不推荐用此药。

2. 溴莫尼定（brimonidine）

【主要作用】　选择性 α_2 受体激动剂。与安普乐定相比，溴莫尼定可能较少引起由 α_1 受体介导的副作用，如散瞳、眼血管收缩等。滴用 0.2% 溶液后 2 小时达最大降眼压作用。本品通过抑制房水生成和增加房水经葡萄膜-巩膜途径外流降低眼压。具有降低眼压及保护视神经的双重作用。

【临床应用】　防治眼部各种激光手术后诱发的急性眼压升高，治疗开角型青光眼和高眼压症。0.2% 滴眼液，2 次/日。

溴莫尼定与 β 受体阻断药、毛果芸香碱、布林佐胺等合用具相加作用，与 β 受体阻断药合用的降眼压效果比与后两者合用更好，但与毛果芸香碱合用的副作用较少。

0.2% 溴莫尼定/1% 布林唑胺复方制剂（商品名 Simbrinza）安全、有效，降眼压的疗效明显优于各单独成分。

【不良反应】

（1）眼部：滴眼后结膜苍白是最常见的副作用。长期应用约 10% 患者出现过敏性结膜炎，大多可耐受。

（2）全身：最常见副作用是口、鼻发干。中枢神经系统症状有疲劳、乏力、嗜睡。有轻度降血压作用，其作用较可乐定小，比安普乐定大。

3. 地匹福林（dipivefrin，DPE）

【主要作用】　地匹福林是肾上腺素的衍生物，是脂溶性更好，更易被眼吸收的肾上腺素前药。地匹福林本身并无生物活性，角膜基质和房水中有一种催化地匹福林水解为肾上腺素的酯酶，地匹福林进入角膜基质后，被水解释放出肾上腺素而发挥生物效应，引起散瞳、降眼压和增加房水中的环腺苷酸（cAMP）浓度。

局部滴用地匹福林后 30～60 分钟眼压下降，1～4 小时达最低值，12～24 小时内回升到基线水平。眼压降低 5.9mmHg，下降率为 20%～27%，降眼压作用持

续 12 小时。降眼压作用大于肾上腺素 10 倍，因此，用药量仅为肾上腺素的 1/10。

【临床应用】　用于开角型青光眼和高眼压症，尤适用于不能耐受肾上腺素者。0.1% 溶液滴眼，2 次 / 日；亦可用亲水软性角膜接触镜浸泡后戴于眼部。

DPE 与 β 受体阻滞剂合用，降压效果比两者单独使用更好。DPE 与毛果芸香碱联合也有附加作用。

【不良反应】　由于所用浓度仅为肾上腺素的 1/10～1/20，因此不良反应的发生率比肾上腺素低得多。

（1）眼部：眼部烧灼感、刺激感、畏光、瞳孔轻度扩大、视物模糊、结膜血管收缩后反弹性充血、滤泡性结膜炎、无晶状体性囊样黄斑水肿等。

（2）全身：一般不发生，偶有枕部疼痛、额部疼痛、一过性头痛、心律失常、心悸、心率增快、血压增高、脸色苍白，发抖和出汗等。

二、β 肾上腺素受体阻断药

本类药物通过作用于睫状体抑制房水形成，降低眼压，对房水流出无影响。阻断房水产生的作用部位在睫状体上皮和睫状体血管。但抑制房水形成的确切机制尚不明了。

1. 噻吗洛尔（噻吗心安，timolol）

【主要作用】　为非选择性 β 受体阻断药，没有明显的内源性拟交感活性和局部麻醉作用，对心肌无直接抑制作用。滴眼液滴眼对高眼压患者和正常人均有降低眼压作用。滴眼后半小时开始降压，2 小时获最大降压效应，作用约维持 24 小时。

【临床应用】　治疗各型青光眼和高眼压症。0.25%～0.5% 溶液滴眼，1～2 次 / 日。

联合用药：

（1）噻吗洛尔与缩瞳剂具有协同降眼压作用。0.5% 噻吗洛尔和 0.5% 毛果芸香碱复方制剂一天 2 次滴眼的降眼压效果与拉坦前列素（每晚滴 1 次）相当。

（2）噻吗洛尔与局部碳酸酐酶抑制剂有协同作用。0.5% 噻吗洛尔和 2% 多佐胺复方制剂（商品名：Cosopt）一天 2 次滴眼，治疗开角型青光眼和高眼压症的降眼压效果与拉坦前列素（每晚滴 1 次）相当；0.5% 噻吗洛尔 /1% 布林佐胺复方制剂（商品名：Azarga）的降眼压效果与 Cosopt 类同，但 Azarga 滴眼后的舒适度更好，眼部不良反应更少，而更易被患者接受。

（3）噻吗洛尔与 α₂ 受体激动剂安普乐定、溴莫尼定等有协同作用。0.5% 噻吗洛尔 /0.2% 溴莫尼定复方制剂（商品名：Combigan）与各个单一药物比不仅疗效增强，而且比单用 0.2% 溴莫尼定的过敏反应发生率降低约 50%。

（4）噻吗洛尔与前列腺素类药物合用有相加作用。0.005% 拉坦前列素和 0.5% 噻吗洛尔复方制剂（商品名 Xalacom）的降眼压作用较单用拉坦前列素或噻吗洛尔有进一步降低；0.5% 噻吗洛尔和贝美前列素复方制剂在治疗剥脱性青光眼控制昼夜眼压波动明显优于单用贝美前列素；0.5% 噻吗洛尔和曲伏前列素复方制剂（商品名 DuoTrav）在进一步降低眼压，减少不良反应及患者依从性等方面均优于 0.5% 噻吗洛尔和拉坦前列素的联合应用。

【不良反应】

（1）眼部：最常见的不良反应是眼烧灼感及刺痛，其他有结膜炎、睑缘炎、角膜炎、眼痛、异物感、眼痒、流泪、眼干、上睑下垂、角膜知觉减退、囊样黄斑水肿、复视，以及青光眼眼外滤过术后脉络膜脱离、视网膜脱离、黄斑出血、葡萄膜炎及个别白内障患者晶状体混浊加重等。滴眼后泪液分泌量减少，对泪腺功能低下的患者有可能造成干眼综合征，对于已有干眼症状的患者在用本品滴眼前有必要作泪腺分泌功能测定。

（2）全身副作用：局部用药的全身吸收可引起严重的全身并发症。主要有：

1）心血管：阻断 β₁ 受体可减慢心率，降低血压，减弱心肌收缩性，减慢心脏传导。其他心血管副作用包括昏厥、心悸、心绞痛和心肌梗死等。

2）肺部：引起支气管痉挛，呼吸道阻塞等。

3）中枢神经系统：包括头痛、疲劳、记忆力丧失、抑郁、焦虑。此外，噻吗洛尔可以通过降低性欲引起性功能低下和阳痿。大部分患者的症状很轻或暂时出现。

4）代谢方面：使血清甘油三酯升高 12% 及使血清高密度脂蛋白降低 9%。这种改变可增加患冠心病的危险。

5）其他：①消化系统：恶心，腹泻，消化不良，厌食，口干等。②免疫系统：系统性红斑狼疮。③皮肤：脱发，银屑病样疹等。④过敏反应：血管神经性水肿，荨麻疹及局部和全身性药物疹。

【注意事项】

（1）支气管哮喘或有支气管哮喘史者及严重慢性阻塞性肺部疾病患者，窦性心动过缓、二度或三度房室传导阻滞、明显心衰、心源性休克患者，以及对本品过敏者均禁用。

（2）滴眼后闭合眼睑并压迫泪囊部 5 分钟以减少药物经鼻黏膜全身吸收，此法可使噻吗洛尔全身吸收量减少约 60%，为预防全身副作用的简便易行的方法。

（3）当出现呼吸急促、脉搏明显减慢、过敏等症状时，立即停用本品。使用中若出现脑供血不足症状时应立即停药。对无心衰史的患者，如出现心衰症状应立即停药。

（4）冠状动脉疾患、糖尿病、甲状腺功能亢进和重症肌无力患者，用本品滴眼需遵医嘱。

（5）本品慎用于自发性低血糖患者及接受胰岛素或口服降糖药治疗的患者，因β受体阻断药可掩盖低血糖症状。

2. 倍他洛尔（倍他索洛尔，贝特舒，betaxolol，betoptic）

【主要作用】 为选择性 β_1 受体阻断药，对 β_2 受体无抑制作用。无局部麻醉作用（膜稳定作用）和内源性拟交感活性（部分激动作用）。

本品的选择性 β_1 受体阻断及 Ca^{++} 拮抗作用可使眼部血管扩张，增加灌注压，改善眼部微循环。对高眼压症及开角型青光眼患者的视野有良好的保护作用。

【临床应用】 用于治疗各型青光眼和高眼压症，0.25%～0.5% 溶液滴眼，2 次/日。

与缩瞳剂、碳酸酐酶抑制剂、地匹福林联合应用有协同作用。

【不良反应】

（1）眼部：有眼烧灼感，刺痛，眼干，眼痒等不适。偶有异物感、视物模糊、畏光流泪、分泌物增多、点状角膜炎、角膜知觉减退等。

（2）全身：偶有心率减慢、呼吸困难、支气管痉挛、心脏传导阻滞、充血性心力衰竭等。偶有头痛、头晕、疲劳、失眠、嗜睡等。偶有胃肠功能紊乱、恶心、呕吐、便秘、荨麻疹、中毒性表皮坏死、脱发和舌炎等。

窦性心动过缓、二度或三度房室传导阻滞、明显心衰、心源性休克者禁用。对本品过敏者禁用。已有肺功能低下的患者慎用，用药时应严密监视肺功能。慎用于自发性低血糖患者及接受胰岛素或降糖药治疗的患者。

3. 左布诺洛尔（左旋丁萘酮心安，贝他根，levobunolol） 为非选择性 β 受体阻断药，无明显局部麻醉作用及内在拟交感作用。用于治疗各型青光眼和高眼压症，手术后未完全控制的闭角型青光眼以及其他药物及手术无效的青光眼，加用本品滴眼可进一步增强降眼压效果。0.25% 或 0.5% 左布诺洛尔滴眼，1～2 次/日。

与噻吗洛尔相同，左布诺洛尔与地匹福林、毛果芸香碱、乙酰唑胺联合应用具协同作用。

不良反应：

（1）眼部：1/3 患者用药后出现暂时性眼烧灼及眼刺痛，5% 患者出现结膜炎，偶见虹膜睫状体炎。

（2）滴眼后的全身不良反应和注意事项与噻吗洛尔相同。

4. 卡替洛尔（喹诺酮心安，美开朗，carteolol） 为非选择性 β 受体阻断药，与其他 β 受体阻断药的主要区别在于它具有部分激动作用（即内在拟交感活性）。可以减少副作用，如支气管痉挛、心动过缓和血管收缩。

对原发性开角型青光眼具有良好的降低眼压疗效。对某些继发性青光眼，高眼压症，手术后未完全控制的闭角型青光眼以及其他药物无效的青光眼，加用本品滴眼可进一步增强降眼压效果。1% 或 2% 溶液滴眼，2 次/日。

不良反应：

（1）眼部：刺激症状比 0.5% 噻吗洛尔少。然而应用 1% 卡替洛尔可引起中度角膜麻痹；1/4 患者用药后出现暂时性眼烧灼、眼刺痛及流泪、结膜充血水肿。一些患者可出现视物模糊、畏光、上睑下垂、结膜炎、角膜着色。长期连续用于无晶状体眼或有眼底疾患者时，偶在眼底黄斑部出现水肿、混浊。

（2）滴眼后的全身不良反应和注意事项与噻吗洛尔相同。

5. 美替洛尔（metipranolol） 为非选择性 β 受体阻滞剂，无内在拟交感活性及局部麻醉作用。降眼压作用出现在用药后的 30 分钟，最大降眼压幅度（降眼压 30%）出现在用药后 2 小时。用于治疗开角型青光眼、手术后未完全控制的闭角型青光眼和高眼压症。滴眼剂：0.1%、0.3%、0.6% 溶液滴眼，2 次/日。

不同浓度美替洛尔和毛果芸香碱混合液治疗青光眼，疗效优于各单独药液。

不良反应：

（1）眼部：烧灼刺痛感，结膜炎，过敏性眼睑炎，视物模糊，畏光，流泪。偶见葡萄膜炎。

（2）滴眼后的全身不良反应和注意事项与噻吗洛尔相同。

第二节　拟胆碱能神经药物

一、拟乙酰胆碱药

1. 卡巴胆碱（氨甲酰胆碱，卡米可林，carbachol）

【主要作用】 直接激动 M 和 N 胆碱受体，也能促进胆碱能神经末梢释放乙酰胆碱而发挥作用。本品不被胆碱酯酶水解，故作用时间较长。滴眼后引起瞳孔缩小和眼压下降。前房内用药时，卡巴胆碱是一种强力缩瞳剂，它的作用比乙酰胆碱大 100 倍，比毛果芸香碱大 200 倍，用药后 5 分钟内可获最大缩瞳作用，持续 24 小时。

【临床应用】 主要用于治疗青光眼。在治疗开角型青光眼中，本药液浓度为 0.75% 时疗效仍然强于是 2% 毛果芸香碱。通常每 8 小时滴眼 1 次。注射剂（0.01%）适用于白内障摘除术、人工晶状体植入术等需要缩瞳的手术，用药后 2～5 分钟后出现明显的长期缩瞳作用。

【不良反应】

（1）眼部：滴眼引起眼刺痛、烧灼感，结膜轻度充血，睫状体充血，调节痉挛及由此引起的暂时性视力下降和头痛等不良反应，较毛果芸香碱严重。偶见局部过敏反应。

（2）全身：临床常用滴眼浓度不产生全身毒性。角膜上皮受损可增加卡巴胆碱的全身吸收，引起与毛果芸香碱过量类似的全身副作用，如流涎、晕厥、心律不齐、胃肠道痉挛、呕吐、哮喘、低血压、腹泻、出汗、尿频尿急等。

2. 槟榔碱（arecoline）　系从槟榔（*Areca catechu*）的果实中提取的生物碱。其毒蕈碱样作用较毛果芸香碱强。同时兼具烟碱样作用。槟榔碱溶液点眼用于眼科治疗青光眼，缩瞳作用强于毛果芸香碱，然持续时间稍短（2～12 小时）。常用浓度 0.25%～1%。

二、节后拟胆碱药

1. 毛果芸香碱（匹罗卡品，pilocarpine）

【主要作用】　毛果芸香碱主要产生乙酰胆碱的毒蕈碱样作用，并以促进腺体分泌的功能最大，全身用药后导致流泪、流涎、出汗等，但适当的眼部用量不引起上述症状。在眼科主要用其缩瞳、降眼压作用，滴眼治疗青光眼。

（1）缩瞳作用：滴眼后透入眼内直接作用于虹膜括约肌和睫状肌的 M- 胆碱受体，促使这两种平滑肌收缩，导致瞳孔缩小和睫状体痉挛。

（2）降眼压作用：滴眼后引起眼压显著下降，单剂量一次滴眼后 1 小时开始呈现降压作用，持续 4～8 小时。正常眼和青光眼的降压反应相似。降压程度与给药前的眼压水平成正比，约为原眼压的 10%～40%。

缩瞳剂降低眼压的机制一般认为系改善房水流出易度。局部滴用毛果芸香碱后直接兴奋虹膜括约肌，引起缩瞳，虹膜向中心拉紧，使周边部虹膜离开前房角前壁，开放前房角，房水得以通过小梁网及 Schlemm 管外流，对于闭角型青光眼来说以此作用为主。同时本品还通过收缩睫状肌的纵行纤维，牵引巩膜突，使小梁网间隙开大，房水外流阻力减小，增加房水排出，对于开角型青光眼以此作用为主。

【临床应用】

（1）治疗青光眼：对原发性闭角型青光眼和原发

性开角型青光眼均有明显疗效。

（2）在眼科的其他用途：①缩瞳：术后或检眼镜检查后用本品滴眼以抵消睫状肌麻痹剂或散瞳药的作用；②治疗调节性内斜视：有一定功效，但不如胆碱酯酶抑制剂更适宜。

本品与 β 受体阻滞剂、碳酸酐酶抑制剂、α 肾上腺素受体激动剂或高渗脱水剂联合使用有协同作用。

【不良反应】

（1）全身：滴眼后引起全身毒性反应极罕见。但对儿童或闭角型青光眼急性发作期频繁过量使用本药时可以发生全身毒性反应。对哮喘患者滴用毛果芸香碱溶液有引起支气管痉挛和肺水肿的危险。

（2）眼部：①调节痉挛：40 岁以下患者用药后可以出现调节痉挛，持续 2～3 小时。②缩瞳：使有晶状体核硬化及后囊膜混浊的患者视力极度下降。联合滴用地匹福林可以克服缩瞳引起的视力下降。③引起滤泡性结膜炎，换用卡巴胆碱治疗可以使之消失。④长期应用偶可引起过敏性结膜炎及皮炎，大多数是由药液中防腐剂特别是苯扎氯铵引起。⑤长期使用可出现晶状体混浊、视网膜脱离、黄斑裂孔及玻璃体积血。⑥长期使用缩瞳剂造成虹膜后粘连的发生率为 6.7%，定期散瞳是有效的预防方法。⑦降低抗青光眼手术的成功率。缩瞳剂可破坏血 - 房水屏障，使房水的生物化学特性改变，利于刺激成纤维细胞增生。因此在青光眼眼外滤过术前 2 周应当停用缩瞳剂。

2. 丁公藤碱（包公藤甲素，erycibe alkaloid）　系旋花科丁公藤属植物丁公藤（*Erycibe obtusifolia* Benth）提取的生物碱。1% 丁公藤总提取物和 0.05% 丁公藤Ⅱ溶液滴眼有缩瞳作用，改善房水流畅系数，降低眼压。其缩瞳和降眼压作用与毛果芸香碱相似。用于治疗开角型青光眼和慢性闭角型青光眼有效。滴眼后的不良反应有视物模糊、结膜充血、眼胀、眼痛或异物感。

第三节　碳酸酐酶抑制剂

一、全身应用碳酸酐酶抑制剂

1. 乙酰唑胺（醋氮酰胺，acetazolamide，Diamox）

【主要作用】　特异性抑制碳酸酐酶。浓度低至 1.4μg/L 即产生有效抑制作用，而对其他酶系统无影响。乙酰唑胺通过抑制位于睫状突的碳酸酐酶同工酶Ⅱ（CAⅡ），减少房水生成，引起眼压下降。应用乙酰唑胺后可使房水生成减少 50%。此后，即使增加药物剂量亦不再进一步减少房水的产生。说明约 40%～50% 房水的产生不需要碳酸酐酶参与。

【临床应用】　适用于治疗各种类型的青光眼，对青光眼急性发作时的短期控制是一种有效的辅助药物。口服：首次 500mg，维持量 125～250mg，3 次 / 日。

【不良反应】

（1）眼部：可引起暂时性近视，体征是前房变浅。可能是睫状体水肿，促使晶状体虹膜膈前移所致。减少剂量或停药，近视可消退。

（2）全身：本品是青光眼患者常用的有效药物之一，但全身应用引起的诸多不良反应，限制了它的临床应用。

1）常见不良反应：①手指、脚趾及其周围区域的麻木、刺痛感是本类药物全身应用后最常见的副作用，但均系暂时性，一般均能耐受。②全身不适综合征：疲劳、体重减轻、情绪抑郁、性欲减低、嗜睡等，在酸中毒患者更易发生。症状的出现部分与血清浓度有关。③胃肠道反应：金属样味觉、恶心、消化不良、腹部痉挛、腹泻等，少数患者不能耐受，需改用其他药物。④长期服用本品引起中度代谢性酸中毒。5%～10% 患者可引起尿路结石。

2）严重不良反应：①对造血功能的影响：可以引起再生障碍性贫血、白细胞减少、各类血细胞减少、粒细胞缺乏症、血小板减少性紫癜、低血红蛋白性贫血、造血功能减退、嗜酸性粒细胞增多等。鉴于上述不良反应，建议：碳酸酐酶抑制剂（CAIs）治疗前和治疗后每隔 6 个月应进行全血细胞检查。用 CAIs 治疗的患者，当有持续性咽喉痛、发热、疲劳、面色苍白、易受伤、鼻出血、紫癜和黄斑时应当警惕；任何一项血细胞成分的减少，均应停止本类药物治疗。②肾衰竭：乙酰唑胺引起肾衰竭，在临床上并非罕见，可能的原因为尿路结石形成、药物过敏反应和药物阻塞肾小管等。

2．醋甲唑胺（甲氮酰胺，methazolamide）　抑制碳酸酐酶作用比乙酰唑胺强 60%，眼内透性较后者增强，在体内仅 55% 的本品与血浆蛋白结合（乙酰唑胺为 90%～95%），故较低剂量即有明显降眼压反应。

用于原发性开角型青光眼和闭角型青光眼，作为局部应用抗青光眼药眼压控制不理想患者的辅助治疗。本品降眼压的同时对酸碱平衡影响较少，故对于患有严重阻塞性肺部疾患的患者优于乙酰唑胺。醋甲唑胺对尿枸橼酸分泌的影响较小，对于需要口服 CAIs 治疗但又易引起肾结石形成的患者，推荐应用本品。

不良反应与其他 CAIs 不同，低剂量很少引起代谢紊乱，有报道服醋甲唑胺可引起肾结石，但非常罕见，另有恶心、厌食、感觉异常、不适、疲劳、皮肤糜烂等。

3．双氯非那胺（二氯磺胺，diclofenamide）　双氯非那胺分子中含两个类似碳酸的磺酰胺构型，因而具有强烈碳酸酐酶抑制功能，但临床应用中其疗效并不比乙酰唑胺好。服药后对正常人和青光眼患者都有降眼压作用。用于治疗原发性开角型青光眼和一些继发性青光眼，也可用于闭角型青光眼术前的短期治疗和术后的辅助治疗。不良反应与乙酰唑胺基本相同。

二、眼局部应用碳酸酐酶抑制剂

1．多佐胺（dorzolamide）　多佐胺在体外可有效抑制人的 CA Ⅱ和 CA Ⅳ。开角型青光眼和高眼压症滴用后 2 小时，降眼压作用最大，眼压下降率为 17%～27%。降眼压效果与毛果芸香碱、倍他洛尔相似，较噻吗洛尔稍弱，低于口服乙酰唑胺。应用本品后加用乙酰唑胺口服，房水生成可进一步减少 16%。然而，口服乙酰唑胺后加用本品，则无附加作用。

用于治疗各型青光眼，2% 多佐胺用于青光眼的初始治疗每日 3 次；与 β 受体阻断药合用，每日 2 次。

不良反应：

（1）全身：滴眼后 7% 患者感到口苦，常为暂时性。少数患者出现头痛、恶心、疲劳、皮肤红疹及尿结石。

（2）眼局部：①常出现眼部烧灼感和刺痛；②少数患者出现过敏性结膜炎、眼睑炎，常出现于用药后 3～6 个月，停药后很快消失；③5% 患者出现视物不清、眼干及畏光流泪。

2．布林佐胺（brinzolamide）　对与房水分泌有关的 CA Ⅱ抑制作用最强（IC_{50} = 3.19nM）。滴用本品后降眼压作用出现在用药后 0.5 小时，峰时间为 1～2 小时。治疗开角型青光眼和高眼压症，1% 溶液滴眼 1～2 次 / 日。不良反应主要是视物模糊、眼部不适，通常较轻，可自行缓解。全身不良反应主要是味觉异常，有口苦及口酸感。其发生率随药物浓度加大而增高。

第四节　前列腺素衍生物

前列腺素衍生物降眼压机制在于增加葡萄膜巩膜途径房水流出率，它可使睫状肌松弛，使肌束间隙加大。另一种重要作用是使睫状肌细胞外基质金属蛋白酶增加。这些金属酶可以降解细胞外基质，减少睫状肌纤维间透明质酸引起的引力，有利于房水经葡萄膜巩膜外流。

1．拉坦前列素（latanoprost）

【主要作用】　滴眼后 3～4 小时呈现降眼压活性，8～12 小时达降压峰值，作用持续约 24 小时，每天滴眼 1 次。对正常人、高眼压和青光眼患者均有降眼压效应。

本品与噻吗洛尔、地匹福林、乙酰唑胺合用均有相加作用。与毛果芸香碱合用的疗效尚有争议。

【临床应用】 适用于开角型青光眼和高眼压症，对正常眼压性青光眼亦有效。0.005% 拉坦前列素每日滴眼 1 次，傍晚滴用较早晨具有更好的降压效果。

【不良反应】

（1）眼部：①轻度眼部刺激，异物感，结膜充血，点状角膜上皮糜烂及眼睫毛附近的毛发增多，色素增多，睫毛增多变长。②虹膜色素增加。其特征为向心性的异色，即瞳孔括约肌基质比周边虹膜基质色深。色素增加不是由于色素细胞增加，而是由于虹膜色素细胞内的黑色素增加。③眼干，眼痛，眼睑水肿，畏光，结膜炎，复视。④罕见视网膜动脉栓塞，视网膜脱离。由糖尿病视网膜病变引起玻璃体积血及黄斑水肿（包括黄斑囊样水肿），黄斑水肿主要发生于无晶状体眼、晶状体后囊破裂和人工晶状体眼。

（2）全身：最常见上呼吸道感染，发生率约为 4%。约 1%～2% 患者出现胸痛、肌肉痛、关节痛、背痛及过敏性皮肤反应。

禁用于对本品过敏者。慎用于葡萄膜炎、无晶状体眼及人工晶状体眼、有肝肾损害的患者。

2. 曲伏前列素（travoprost）

【主要作用】 本品在毫微克分子范围内对前列腺素受体有高度亲和力和激动作用。能激活睫状肌的前列腺素受体，引起睫状肌松弛，肌束间隙加大，同时降解肌纤维间基质，导致房水经葡萄膜巩膜通路排出增加，引起眼压下降。

【临床应用】 适用于开角型青光眼和高眼压症患者，对正常眼压性青光眼患者亦有效。尤其适于对其他降眼压药不能耐受或治疗无效的患者。0.004% 曲伏前列素滴眼，每晚 1 次。

本品与 β 受体阻断药、碳酸酐酶抑制剂等合用有协同作用。

【不良反应】

（1）眼部：①眼部充血，其中 95% 为轻度充血，不需任何治疗即可消失。②视力下降、眼部不适，异物感，眼痛及眼部瘙痒。③眼睑炎，白内障，结膜炎，干眼，虹膜异色，角膜炎，畏光，流泪及结膜下出血。④可以逐步改变虹膜颜色，本品通过增加黑色素细胞中色素颗粒的数量增加虹膜棕色素。⑤睫毛变长、变密、色素增加或睫毛数量增加，引起睑周或眼睑皮肤变黑。

（2）全身：约占 1%～5%，包括外伤、心绞痛、焦虑、关节炎、背痛、心动过缓、气管炎、胸痛、感冒综合征、抑郁、消化不良、胃肠功能紊乱、头痛、高胆固醇血

症、高血压、低血压、感染、前列腺功能紊乱、尿失禁和尿道感染。

慎用于葡萄膜炎患者、无晶状体患者、晶状体后囊膜破裂的人工晶状体患者或者黄斑水肿危险因素的患者。对本品和苯扎氯胺过敏者禁用。

3. 乌诺前列酮（unoprostone） 适用于对其他抗青光眼药物治疗不能耐受及治疗无效的开角型青光眼或高眼压症，对正常眼压性青光眼亦有效。0.15% 乌诺前列酮滴眼，2 次 / 日。本品可与其他抗青光眼药合用。如两种药合用，应间隔至少 5 分钟。

0.15% 乌诺前列酮和 0.5% 噻吗洛尔复方滴眼液，与 0.2% 溴莫尼定和 0.5% 噻吗洛尔复方、多佐胺和噻吗洛尔两种复方滴眼液的有效性与安全性基本一致。

不良反应：

（1）眼部：①常见烧灼感、刺痛、眼干、眼痒、睫毛增多增长及眼充血。②视力异常、异物感、眼睑疾患、流泪。③睑缘炎、结膜炎、角膜损害、白内障、眼分泌物、眼出血、眼痛、畏光及玻璃体损害。④急性高眼压、色盲、复视、眼睑色素增多、虹膜色素增加、虹膜炎、视神经萎缩、上睑下垂、视网膜出血、视野缺损。

（2）全身：①常见流感综合征，发生于 6% 的患者；② 1%～5% 患者出现过敏反应、背痛、气管炎、咳嗽、糖尿病、头晕、头痛、高血压、失眠、咽炎、风湿痛、鼻窦炎。

禁用于对本品过敏患者。慎用于眼内炎症如葡萄膜炎患者及有肝肾损害的患者。

4. 贝美前列素（bimatoprost） 前列腺酰胺家族中的成员之一。0.03% 溶液滴眼可使眼压下降 20%。降眼压机制系增加房水经小梁网和葡萄膜巩膜两种途径的外流，对房水生成无作用。用于治疗开角型青光眼和高眼压患者。0.03% 溶液滴眼，1 次 / 日。0.03% 贝美前列素和 0.5% 噻吗洛尔复方制剂（商品名 Canfort）降眼压的临床疗效优于两者的单一成分，与 Xalacom 效能相似。不良反应主要是结膜充血、睫毛增多变长及眼痒，发生率约 5%。

5. 他氟前列素（tafluprost） 他氟前列素是 $PGF_{2\alpha}$ 异丙基酯衍生物，滴眼后被角膜酯酶水解成活性成分——他氟前列素酸，并迅速进入眼内。他氟前列素为高度选择性前列腺素 $F_{2\alpha}$（$PGF_{2\alpha}$）受体激动药，与 FP 受体的亲和力是拉坦前列素的 12 倍，因而有更高的降眼压活性。适用于开角型青光眼和高眼压症患者，对正常眼压性青光眼患者亦有效。

滴眼后常见有结膜充血，眼睫毛异常，瘙痒，眼刺激感，虹膜色泽加深等。大多为轻度反应，未见严重不良反应病例。

第五节 高渗脱水药物

一、全身高渗脱水药

静脉注射高渗脱水药后不易从毛细血管透入组织，故血浆渗透压迅速提高，致使组织间液向血浆转移，产生组织脱水。对于眼组织，由于维持高度的血浆-房水渗透压差，促使房水向血管内转移。同时，玻璃体脱水、体积缩小。结果导致玻璃体内压、眼压和眶压同时降低，呈现强大的降压作用。

1. 甘露醇（mannitol） 本品除有高渗脱水作用，其利尿作用亦有助于上述作用。在甘露醇的影响下，可排出大量低渗尿液，血浆更为浓缩，渗透压进一步提高，从而更增强本品的降压效能。

适用于治疗各种类型青光眼，特别是急性青光眼，以及白内障与视网膜脱离等内眼手术前玻璃体腔脱水，对于内眼手术后前房形成迟缓或不全者也可以应用。20% 水溶液在低温下易析出结晶，需以热水温热溶解后使用。

本品具有毒副作用小、溶液稳定、不参与体内代谢、眼部炎症不改变其通透性等优点，因此是高渗脱水剂中首选药物。20% 溶液静滴，2～3g/kg，滴注速度宜快（3～10ml/min），以便迅速提高血浆渗透压。

2. 甘油（glycerol，glycerine） 甘油口服易吸收，常作口服渗透性降压药。口服后 10 分钟开始降眼压，30 分钟已十分显著，维持 4～6 小时。本品与缩瞳剂、碳酸酐酶抑制剂合用，具有明显协同作用。降压作用机制与甘露醇相同。炎症眼血-房水屏障崩溃，眼内甘油浓度升高，渗透压差降低，作用明显减弱。

适应证与甘露醇相同。急性青光眼伴有恶心、呕吐病例，口服用药困难，因此不宜用甘油口服。口服用量 1～1.5g/kg，溶于 0.9% NaCl 溶液，配成 50% 溶液服用，加少许食用香料调味。

甘油亦可作静脉注射，30% 甘油（溶于生理盐水）静注，可引起血尿，系肾动脉损伤。但甘油与维生素 C 钠或山梨醇合用，两者混合液同时静注，可避免血尿，并取得良好的降眼压效应。

（1）30% 甘油和 20% 维生素 C 钠混合液：维生素 C 钠单独口服或静注，亦有明显降眼压作用。两者联合应用具有相加作用。剂量 2ml/kg，静注后 15～30 分钟产生显著降压反应。本制剂的优点：高效、低毒、剂量小和用药时间短，适用于治疗各种类型青光眼。

（2）20% 甘油和 33.3% 山梨醇混合液：两者具有相加作用。静注 2.5ml/kg，有作用显著，溶液性质稳定和毒副作用小的优点。适用于各型青光眼手术前准备。

用甘油后有短期头痛、眩晕，偶有恶心、血压稍许下降，体温轻度增加等。甘油大部分在肝中转化为葡萄糖、糖原等，因此口服后血糖升高，引起尿糖，糖尿病患者忌用甘油及其各种制剂。

3. 异山梨醇（isosorbide） 系一口服渗透剂。口服剂量 1.5～2g/kg，维持 3～5 小时。对正常眼及青光眼均有作用，降压程度取决于起始的眼压水平，一般可降压 30%。临床适应证与甘油相同。口服副作用小，主要有恶心、腹泻、头痛等。本品不参与体内代谢，可用于糖尿病患者优于甘油。

二、眼局部高渗脱水药

1. 氯化钠（sodium chloride，NaCl） 自 Cogan 等（1942）首先证明氯化钠对角膜的脱水作用以后，试用了各种浓度，其中以 5% 疗效最好，刺激性也能被大多数患者所接受。软膏剂型的作用优于水溶液。5% NaCl 眼膏涂眼后 3～4 小时角膜厚度最大可减低 20%。临床上高渗氯化钠可用于治疗各种原因引起的角膜水肿，但上皮损伤的角膜水肿效果较差。一般每 3～4 小时滴 5% NaCl 溶液 1～2 滴，晚上用眼膏。

高渗氯化钠滴眼能引起不适感，如刺痛、烧灼感，一般患者均可耐受。5% NaCl 对角膜、结膜无毒性，过敏反应极少见。

2. 甘油 是一种无色透明，有甜味的糖浆状液体，易与水、醇混合。当与水接触时，甘油吸收水分发挥渗透剂作用。可用于治疗角膜水肿。常用浓度 50%～100% 溶液。

100% 甘油滴眼引起疼痛感（应用前须滴局麻药），但对人眼不产生明显组织损伤。同时，局部应用甘油的高渗作用是暂时的，因为随着甘油吸收后，渗透压迅速降低。因此，甘油仅用于诊断，在房角镜和检眼镜检查水肿角膜时是有价值的。

3. 葡萄糖（glucose） 30%～50% 葡萄糖溶液滴眼可用于治疗角膜水肿，40% 的疗效约与 5% NaCl 相当。葡萄糖溶液眼浴 30 分钟的脱水作用，能消除角膜上皮水肿，减轻角膜厚度。此作用持续 3～4 小时，眼浴每天重复 2～3 次。葡萄糖溶液眼浴引起结膜暂时刺激，亦难以维持溶液的无菌（除非加入防腐剂）。

第六节 视神经保护药

在有效控制眼压的基础上，通过阻断细胞凋亡途径或给予外源性神经营养因子等是青光眼视神经保护的研究方向。目前，青光眼视神经保护药主要有以下几类：钙离子通道阻滞剂（calcium channel blocker）、兴奋性氨基酸和 N-甲基-D-天冬氨酸（NMDA）受体拮抗剂、一氧化氮合酶（NOS）抑制剂、神经营养因子、自由基清除剂和抗氧化剂等。这些药物目前尚处于研究阶段，尚未有批准上市用于临床。

1. 钙离子通道阻滞剂　钙通道阻滞剂除了可以治疗正常眼压性青光眼，还能在神经细胞水平封闭钙通道，阻断兴奋性氨基酸诱导的神经毒性级联反应。有研究表明口服钙通道阻滞剂如硝苯地平（nifedipine）、尼莫地平（nimodipine）不仅可以改善正常眼压性青光眼的视野，而且尼莫地平还可以提高色彩视和对比敏感度。氟桂利嗪（flunarizine）和洛美利嗪（lomerizine）均可减轻高眼压引起的大鼠视网膜缺血再灌注损伤，其中后者的作用更强，两者均可以拮抗谷氨酸对培养大鼠 RGC 的神经毒性损伤，拮抗作用呈剂量依赖性。但是在应用钙通道阻滞剂时需兼顾全身降血压作用，以免因为过量使用而造成眼部血流灌注不良。

2. 谷氨酸拮抗剂　研究证实谷氨酸受体拮抗剂的应用可以减轻和预防神经元多种病变的不可逆性损害，从而达到保护视网膜神经节细胞的作用。除上述钙离子通道阻滞剂外，谷氨酸拮抗剂尚有：

（1）非竞争性谷氨酸拮抗剂：美金刚（memantine）、地佐环平（dizocilpine）、氟吡汀（flupirtine）等。

（2）甘氨酸位点的拮抗剂：犬尿烯酸（kynurenic acid，KYNA）是内源性色氨酸的代谢产物，能竞争性地结合 NMDA 受体上的甘氨酸，从而阻断 NMDA 介导的 RGC 损伤。左旋犬尿氨酸（L-kynurenine，L-kyn）是生物合成的 KYNA 前体药。动物实验表明：鼠体内注射 L-kyn 能阻断 NMDA 诱导的视网膜神经节细胞死亡，保留光感。

3. 神经生长因子　研究显示某些生长因子能促进视网膜神经节细胞的存活和损伤后轴突的再生。与神经节细胞关系密切的生长因子有：①神经营养蛋白类生长因子：包含神经生长因子（NGF）、脑源性神经营养因子（BDNF），神经营养素 3，4/5（NT3，4/5）。②睫状神经营养因子（CNTF）。③成纤维细胞生长因子（FGF）。④靶组织源性营养因子。⑤其他因子：包括轴突生长因子（AGF）、转化生长因子（TGF）、表皮生长因子（EGF）、血小板源性生长因子（PDGF）、巨噬细胞抑制因子（NIF）等。

4. 一氧化氮合酶（NOS）抑制剂　一氧化氮（NO）可能是一种非传统的脑内神经递质。正常眼内存在 NO，它可以抵抗内皮素的缩血管作用，具有调节视盘循环的生理功能。但某些情况下，一定浓度的 NO 具有很强的神经毒性。弥散到突触间隙的 NO 还能刺激谷氨酸盐的释放，进一步加重神经毒性作用。NO 生成抑制剂的应用可以防止视网膜神经节细胞受到缺氧、兴奋性毒素的损害。抑制 NO 生成的途径有：①抑制 NOS 活性，完全阻止 NOS 合成 NO。②调节谷氨酸代谢：精氨酸的类似物如左旋精氨酸和左旋赖氨酸等可影响精氨酸运转，抑制 NO 合成；精氨酸酶则可直接分解精氨酸，抑制 NO 合成。在实验性慢性青光眼的鼠模型中，利用 NOS 抑制剂氨基胍（aminoguanidine）治疗 6 个月，结果发现未治疗组的视盘苍白、凹陷，而治疗组正常。治疗组视网膜神经节细胞丧失不到10%，未治疗组丧失 36%，两组眼压基本相同。表明氨基胍可作为青光眼视神经保护剂。

5. 抗氧化剂　视网膜神经节细胞缺血后再灌注损伤能产生大量的氧自由基，氧自由基含有未匹配电子，直接与脂质，核酸蛋白发生反应，同时，它可促使兴奋性毒素的释放，两者共同作用加速神经元死亡。氧自由基清除剂包括过氧化氢酶、超氧化物歧化酶等内源性酶系统，以及维生素 C 及维生素 E 等抗氧化的维生素。启动内源性酶系统或直接供给外源性维生素 C 及 E 可防止视网膜神经节细胞的凋亡，但疗效仍待进一步临床证实。

第七节　抗青光眼滤过术的辅助药物

抗青光眼滤过术的失败主要由于成纤维细胞的增生，导致滤过道阻塞及结膜下组织纤维化形成。近年来采用多种药物试图减轻滤过道愈合和瘢痕形成，其中以抑制成纤维细胞增殖的抗代谢药物为主，以预防纤维蛋白团块形成及抑制胶原蛋白纤维交链的药物为辅。其中氟尿嘧啶和丝裂霉素、柔红霉素已用于临床显示了较好的疗效。

1. 氟尿嘧啶（5-fluorouracil，5-FU）

【主要作用】　5-FU 对增殖细胞有明显杀灭作用，对 S 期细胞特别明显。5-FU 及其衍生物对人皮肤成纤维细胞、主动脉内皮细胞和视网膜色素上皮细胞的增生均有显著抑制作用。5-FU 对体外培养的晶状体上皮细胞增殖亦有抑制作用，ID_{50} 为 $30\mu g/ml$。

【临床应用】

（1）青光眼滤过术辅助治疗：用于新生血管性青光眼、发育性青光眼、先天性青光眼、无晶状体青光眼及人工晶状体青光眼滤过术和失败过的滤过手术的辅助治疗。

用药方案：①小梁切除术后第一周，结膜下注射 5-FU 3~5mg，每日 1 次；第二周注射 5mg，隔日 1 次。②术中应用 5-FU 50mg/ml，浸在海绵中放置巩膜瓣中及瓣上 5 分钟,然后用生理盐水冲洗,辅于术后小剂量注射 5-FU。

(2)防治增生性玻璃体视网膜病变(PVR):5-FU 是治疗 PVR 的常用药物之一。眼内增生早期用 5-FU 可抑制细胞增生,术中术后应用可阻止残留细胞继续增殖。

【不良反应】 频繁结膜下注射引起患者不适是 5-FU 的缺点之一。最常见的并发症如下:

(1)角膜上皮及结膜上皮病变所致的并发症:①角膜上皮缺损(发生率为 17%~64%)和结膜伤口渗漏或裂开(5%~37%)是结膜下注射本品最常见的并发症。这两种并发症常出现于术后 1~2 周,多在 2 周内愈合。②其他与 5-FU 有关的角膜并发症:包括表面点状角膜病变、细菌性角膜炎、感染性结晶性角膜病变。③滤泡破裂(占 0~7%)在 5-FU 治疗组亦明显增高,其原因可能继发于药物对结膜上皮的毒性反应。

(2)薄壁滤泡引起的并发症:已证明小梁切除术后应用 5-FU 眼比对照眼更易出现薄壁多囊的滤泡,5-FU 眼为 40%,对照眼为 20%。提示接受 5-FU 治疗的眼发生迟发性眼内炎,低眼压性黄斑病变等与薄壁、多囊滤泡有关的晚期并发症的危险较高。

(3)视网膜毒性:结膜下注射 5-FU 后,5-FU 不抑制视网膜的蛋白质合成,而玻璃体内注射 5-FU 后,视网膜光感受器和神经细胞的蛋白质合成明显减少。

2. 丝裂霉素(mitomycin C,MMC)

【主要作用】 MMC 对成纤维细胞有明显抑制作用。其作用比 5-FU 强 100 倍,因而可用来阻止手术区的血管再生,抑制青光眼滤过术后滤过道的纤维细胞增生和瘢痕形成,保持滤过道的通畅。由于 MMC 对细胞的抑制作用在缺氧状态下得到加强,故在伤口愈合过程血管形成之前应用 MMC 预防滤过道纤维化可能更加有效。

【临床应用】

(1)用于青光眼滤过手术的辅助治疗。常用的方法:在滤过手术中将浸于 MMC 稀释液(MMC 0.2~0.4mg/ml)中的一小块海绵放置在结膜筋膜囊和巩膜表面之间 0.5~5 分钟,去掉海绵片,立即用、足量的生理盐水冲洗。

(2)预防翼状胬肉复发。方法:显微镜下切除翼状胬肉,暴露巩膜至少 3mm 宽,将一块约 4mm×5mm 浸有 MMC(0.1~0.4mg/ml)的手术海绵置于局部巩膜和角膜床处 3~5 分钟,立即用生理盐水冲洗。

另有研究显示术后用 0.1mg/ml MMC 滴眼 2 次/日,连用 5 天,可使翼状胬肉的发生率下降至 8%,若用 0.2mg/ml MMC 滴眼,可使复发率下降至 4%。

(3)其他:MMC 治疗在用于下述眼部疾患亦有一定效果如:预防视神经鞘减压术的失败、治疗结膜穹隆瘢痕性闭塞、泪道手术中防止泪囊鼻腔吻合口处因肉芽形成及瘢痕增生、角膜上皮瘤、预防斜视手术后粘连及瘢痕形成等。

【不良反应】

(1)对结膜的影响:MMC 辅助小梁切除术后多形成壁薄、透明、苍白无血管的滤过泡。滤过泡过薄可引起渗漏,从而使房水排出过多,导致眼压低。长期低眼压可引起一系列并发症,如浅前房、脉络膜脱离、迟发性脉络膜出血、视网膜脱离、低眼压性黄斑病变、白内障等。这些并发症都严重影响患者的视功能恢复。滤过泡过薄本身也可以直接引起滤过泡裂开、眼内炎等。

(2)对角膜的影响:应用 MMC 后角膜上皮改变的发生率为 12%,但术后早期即能愈合。MMC 对角膜内皮有损害,能明显减少角膜内皮数目。低浓度 MMC 对角膜较安全,可减少或避免角膜内皮细胞的损害。

(3)对巩膜的影响:MMC 能引起巩膜炎或巩膜坏死。推测 MMC 可能会与血管内皮细胞等其他细胞结合,对血管组织直接造成损害,从而导致巩膜组织缺血以致组织坏死。

(4)对睫状体的影响:MMC 对睫状体的影响在临床上主要表现为由房水生成减少而引起的低眼压。

(5)对小梁网细胞的影响:临床上常用浓度的 MMC 对小梁网细胞有一定毒性。

(6)对屈光的影响:术中应用 MMC 可较单纯小梁切除术产生更大的散光,为术后影响视力的主要原因之一。

注意事项:慎用于年轻近视眼患者、曾多次手术的老年人、球结膜薄而脆者、干眼症、慢性角膜上皮病变、巩膜炎或巩膜炎病史者。

3. 柔红霉素(daunomycin) 柔红霉素为细胞周期非特异性药物,对 S 期有较强杀灭作用,并可延缓 G1 期及 G2-M 期进程。研究表明柔红霉素在体内及体外均能较强地抑制成纤维细胞增生,且用量较氟尿嘧啶小得多,在细胞培养中柔红霉素抑制兔结膜成纤维细胞生长的能力是 MMC 的 60 倍。在难治性青光眼术中应用柔红霉素,证明可提高青光眼手术的成功率。术中用法:柔红霉素 0.2mg/ml 浸于棉片,置咬切处结膜与巩膜之间及巩膜瓣下 5 分钟,用生理盐水冲洗残留药后再行咬切。

玻璃体内注射柔红霉素 10nmol/眼,可明显抑制增生性玻璃体视网膜病变实验模型的形成,且不引起视网膜电流图的改变。柔红霉素 7.5μg/ml 能明显抑制晶状体上皮细胞增生,而其对角膜的损伤与生理盐水对照组无明显差异。

4．其他抗代谢药物

（1）其他抗肿瘤抗生素如阿柔比星、多柔比星、普卡霉素、博来霉素等均证明这些药物在细胞培养和滤过性手术动物模型中能明显抑制结膜成纤维细胞增生。可用于防治青光眼滤过术后瘢痕形成及防治增生性视网膜玻璃体病变。

（2）紫杉醇、秋水仙碱、长春新碱、长春碱、高三尖杉酯碱、喜树碱等在组织培养中均显示能抑制结膜成纤维细胞增生。其中紫杉醇抑制结膜成纤维细胞增生的作用最强。

（陈祖基）

主要参考文献

1. 陈祖基. 眼科临床药理学. 第 2 版. 北京：化学工业出版社，2011：253-357.

2. Bartlett JD，Fiscella RG，Jaanus SD，et al. Ocular hypotensive drugs. In：Bartlett JD，Jaanus SD. ed. Clinical Ocular Pharmacology. 5th ed. Boston：Butterworths-Heinemann，2008：139-174.

3. Pozarowska D. Safety and tolerability of tafluprost in treatment of elevated intraocular pressure in open-angle glaucoma and ocular hypertension. Clin Ophthalmol，2010，21（4）：1229-1236.

4. Hommer A，Sperl P，Resch H，et al. A double-masked randomized crossover study comparing the effect of latanoprost/timolol and brimonidine/timolol fixed combination on intraocular pressure and ocular blood flow in patients with primary open-angle glaucoma or ocular hypertension. J Ocul Pharmacol Ther，2012，28（6）：569-575.

5. Razeghinejad MR，Sawchyn AK，Katz LJ. Fixed combinations of dorzolamide-timolol and brimonidine-timolol in the management of glaucoma. Expert Opin Pharmacother，2010，11（6）：959-968.

6. Lim KS，Nau CB，O'Byrne MM，et al. Mechanism of action of bimatoprost，latanoprost，and travoprost in healthy subjects. A crossover study. Ophthalmology，2008，115（5）：790-795.

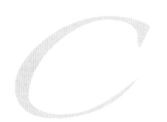

第五章
影响凝血系统和血管的药物

第一节　抗凝血药和溶血栓药

血液凝固是纤维蛋白原变成纤维蛋白的过程。这一过程需有凝血酶的参与。凝血酶由凝血酶原转变而成，并需有多种因子的参与。纤维蛋白形成后，又可被纤维蛋白溶解系统溶解，其过程是血浆中的纤维蛋白溶酶原经激活酶的作用，转变为纤维蛋白溶酶，后者将已形成的纤维蛋白复溶、分解。

血液凝固过程和纤维蛋白溶解过程是生理性凝血和抗凝血的基础，具有对立统一的辩证关系。在正常情况下，纤维蛋白在血管中不断微量形成，又不断被溶解，保证了血液的流动性。抗凝血药、溶血栓药和促凝血药大多是作用于上述过程而发挥作用的药物。

一、抗 凝 血 药

抗凝血药通过阻滞凝血过程，防治血栓形成。常用的有肝素和香豆素类。近年来，纤溶酶原激活剂如尿激酶，以及抗血小板药物如阿司匹林也开始用作抗凝血药。至于体外抗凝血药，主要有枸橼酸钠、草酸钠和依地酸钙钠，因能与血浆 Ca^{2+} 结合而保持血液不凝。肝素也有体外抗凝血作用。

1. 肝素（heparin）

【主要作用】

（1）抗凝作用：肝素通过激活抗凝血酶Ⅲ（ATⅢ）在体内外发挥抗凝血作用，延长凝血时间、凝血酶原时间和凝血酶时间。

（2）阻止凝血酶原变成凝血酶：肝素能与血浆中的 α 球蛋白共同作用，使凝血酶不能促进纤维蛋白原变为纤维蛋白；抑制血小板的凝集和释放，降低血液黏度；抑制眼前节炎症。

（3）保护内皮细胞：分子量小的肝素与血管内皮有较强的亲和性，可促进血管内皮细胞释放纤溶酶原活化因子，增强血管内皮表面的抗血栓特性。

（4）调血脂作用：肝素在低于抗凝作用浓度时，在体内还有降血脂作用。

【临床应用】

（1）治疗视网膜血管阻塞、脑血管意外引起的眼部症状，治疗结膜、角膜化学烧伤或热烧伤所致的眼前部血管栓塞。用法：500～10 000 单位，稀释后静注或静脉滴注，一次 3～4 小时。过敏体质者先试用 1000 单位，如无反应再用足量；滴眼 1000～2500 单位 /ml，4 次 / 日；结膜下注射 375 单位 /ml，1 次 / 日，10～25 次为一疗程。局部应用有一定刺激，应慎用。

（2）人工晶状体植入术：用肝素处理的人工晶状体及平衡液中加少量肝素，能预防晶状体后囊膜混浊，减轻术后炎症反应。

【不良反应】

（1）用药过量可引起自发性出血，主要表现为各种黏膜出血、关节积血和伤口出血等。必要时注射硫酸鱼精蛋白急救，1～1.5mg 可对抗 100 单位肝素。

（2）偶见过敏反应，如哮喘、荨麻疹、鼻炎、结膜炎和发热等。

（3）对于早期眼化学伤，过多次数的结膜下注射肝素，有诱发新生血管和出血的危险。当贫血区出现新生血管时应停止注射。

2. 低分子量肝素（low molecular weight heparins，LMWHs）　分子量为 5000 左右的肝素，理化性质及药理作用与一般的肝素有些不同，生物利用度较大（98%），半衰期较长（2～3 小时），对血脂的影响很小。还可与有关生长因子结合，抑制成纤维细胞、视网膜色素上皮细胞及视网膜胶质细胞的增殖与趋化。临床应用同肝素。主要不良反应为出血，但比肝素少。

低分子量肝素制品：达肝素钠（tedelparin，Fragmin）（分子量 2000～9000，平均约 5000）；依诺肝素（enoxaparin，Lovenox）（分子量 3500～5500，平均约 4500）；亭扎肝素（tinzaparin）（分子量 1500～10 000，平均约 4500）；那屈肝素（nadroparin，Fraxiparine）（分子量平均 4500）。

3. 硫酸皮肤素（dermatan sulfate，DS）　属于糖胺

聚糖类，与肝素或 LMWHs 合用可大大增强后两类药物的抗凝作用。临床试用于抗血栓治疗，无明显出血不良反应。本品口服可吸收，有望成为口服抗凝血药。

4．来匹芦定（lepirudin）　是由水蛭的有效成分水蛭素（hirudin），经基因重组技术制成，分子量 7kD。水蛭素对凝血酶具有高度亲和力，是目前最强的凝血酶特异性抑制剂。临床疗效优于肝素，大剂量可引起出血。

5．华法林（酮苄香豆素，warfarin）

【主要作用】　为香豆素类口服抗凝血药，作用机制是竞争性拮抗维生素 K。可阻断维生素 K 环氧化物转变为氢醌形式，致使这些凝血因子的 γ- 羧化作用产生障碍，导致产生无凝血活性的 Ⅱ、Ⅶ、Ⅸ、Ⅹ 因子前体，从而抑制血液凝固。在体外无效，在体内需待已合成的上述四种凝血因子耗竭后，才能发挥作用，故用药早期应与肝素并用。

【临床应用】　口服有效，但起效慢，临床抗凝效果不易控制。用途与肝素基本相同。

【不良反应】

1）出血：常见。早期见轻度牙龈出血或镜检血尿，严重者可发生皮肤黏膜、胃肠道、泌尿道、呼吸道和生殖道出血。可见发热、恶心、呕吐、腹泻、脱发等。

2）妊娠期使用可致"胎儿华法林综合征"，发生率 5%～30%，也可引起出血和死胎，故妊娠期禁用。

二、抗血小板药

1．阿司匹林（aspirin）　阿司匹林可使血小板中环氧酶活性中心丝氨酸残基乙酰化而灭活，从而抑制血栓素 A_2（TXA_2）的生成。一次服药对该酶抑制率达 90%，呈不可逆性。小剂量（国内推荐每天 50～75mg）阿司匹林防治血栓性疾病收效较佳，不良反应较少。

2．利多格雷（ridogrel）　为强大的 TXA_2 合成酶抑制剂兼中度 TXA_2 受体阻断药。本品可直接干扰 TXA_2 的合成，拮抗 TXA_2 的作用。由于抑制合成酶使血管内 PG 环氧化物堆积，使 PGI_2 水平提高，这可能比清除 TXA_2 更为重要，其总和结果产生抗血小板聚集效应。对血小板血栓和冠状动脉血栓的作用较水蛭素及阿司匹林更有效。不良反应较轻。

同类药物尚有吡考他胺（picotamide），达唑氧苯（dazoxiben）等。

3．噻氯匹定（ticlopidine）　为噻烯吡啶类药物，是比阿司匹林更特异的抗血小板药。作用缓慢，口服后 3～5 天见效，停药后可持续 10 天之久。对不同诱导剂，特别是 ADP 具有特异的、不可逆的和强大的抑制作用。

本品用于血栓栓塞性疾病疗效较好，也用于外周血管闭塞性疾病及糖尿病视网膜病变。国内常规剂量每天 250mg，可以达到最大治疗效果，如再增大剂量可引起出血倾向。

最严重的不良反应是中性粒细胞减少，甚至全血细胞减少，因此用药 3 个月内需定期检查血象。腹泻是最常见的不良反应，反应严重者需停药。此外，尚有轻度出血、皮疹、肝脏毒性等。

三、溶血栓药

1．尿激酶（urokinase，UK）

【主要作用】　本品是天然第一代溶栓药，是纤维蛋白溶酶原激活剂，可直接使纤维蛋白溶酶原转变为纤维蛋白酶，从而使纤维蛋白水解，溶解血栓。它对新鲜血栓效果较好。理想的作用条件为 pH 9.0，浓度 150 单位 /ml，温度 23℃。在这些条件下，促使纤维蛋白溶酶原的转化最完全。

【临床应用】

（1）角膜血染：2000 单位溶于 0.5ml 生理盐水中，结膜下注射 1 次 / 日，10 次为一疗程。必要时可用 2～3 个疗程。

（2）前房积血：将 5000～10 000 单位尿激酶溶于 2ml 生理盐水中，一次向前房内注射 0.3ml，3 分钟后再用生理盐水冲洗，如此重复 5 次，血块即能基本冲出。最后，如仍有残留微量血块，则把 0.3ml 溶液注入前房并保留，残存血块可在 48 小时内溶解。

（3）玻璃体内出血：一次向玻璃体内注射 1～2 万单位，对视网膜无毒。

并发症及其处理：玻璃体内注射尿激酶的并发症主要有：①无菌性前房积脓，口服糖皮质激素前房积脓能迅速吸收；②一过性高眼压，用乙酰唑胺治疗后，眼压在数天内即降至正常；③白内障不常见，可能因手术外伤引起；④视网膜脱离。

（4）视网膜出血：治疗视网膜中央静脉阻塞及糖尿病视网膜病变引起的视网膜出血。其他原因的视网膜出血，也可用尿激酶治疗。

使用方法：① 5000～10 000 单位的尿激酶（或更高剂量）溶解在 500ml 生理盐水中作静脉滴注，2～3 小时内滴完，1 次 / 日，5 次为一疗程。溶液应新鲜配制；②用 100 单位尿激酶溶于 0.5ml 生理盐水中作球后注射，1 次 / 日，10 次为一疗程。一般认为静滴的效果更好。

用药前准备：使用过量有引起继发出血可能，使用前和使用过程中，应测定血中优球蛋白溶解时间。正常值为 120 分钟，低于 50～60 分钟即不能应用尿激酶。

【不良反应】　全身应用主要引起出血，注射局部可发生血肿。如引起严重出血，可注射特殊解毒药-对羧苄胺。禁止与抗凝药或血小板抑制药同时应用。出血性疾病、新的创伤、正在愈合的伤口、严重高血压患者，以及凡是抗凝药的禁忌证均应禁用。

2. 阿替普酶（alteplase）

【主要作用】　为组织型纤溶酶原激活药（tissue type plasminogen activator，t-PA），属第二代溶栓药，能高效特异性地激活纤溶酶原转变成纤溶酶，进而使纤维蛋白水解，血栓消除。在纤维蛋白存在情况下，阿替普酶对纤溶酶原产生高度亲和力，能迅速地与纤维蛋白-纤溶酶原结合成三原复合物，激活纤溶酶原。由于复合物的存在，阿替普酶对血液中的纤溶酶原没有激活作用，不影响全身纤溶系统。

【临床应用】

（1）视网膜血管阻塞：阿替普酶是治疗视网膜动脉和静脉阻塞的有效药物，早期用药可望取得明显效果。静脉滴注阿替普酶10～20μg，或玻璃体内注射25μg。

（2）眼内纤维蛋白渗出：阿替普酶能特异地溶解纤维蛋白，成为治疗内眼术后纤维蛋白渗出的有效药物。临床常用阿替普酶眼内注射量，在低于25μg时比较安全。

（3）前房积血：阿替普酶可促进纤溶、解降凝血块中的纤维蛋白基质，从而加快血液的吸收。阿替普酶25μg前房内注入。阿替普酶溶液滴眼治疗术后前房积血，亦能使血液迅速清除。

【不良反应】

（1）眼内出血：发生率与用药剂量和时间，以及眼内是否有新生血管有关。对于糖尿病、眼内新生儿血管潜在出血因素者，使用阿替普酶再出血发生率较高，对此应当注意。

（2）玻璃体内注入阿替普酶的量≥25μg时，光镜和电镜下可见视网膜毒性反应。减少阿替普酶的用量，采用小剂量重复给药或使用最小效量（3μg），将可避免阿替普酶对眼组织的毒性损害。

3. 蝮蛇抗栓酶（抗栓酶）（ahalysantinfarctasum，snake venom antithrombus enzyme）　能降低血小板数量，抑制血小板黏附和聚集，降低血黏度、血浆纤维蛋白原和血脂；具有去纤、抗凝、溶栓作用。眼科可改善视网膜微循环，使视网膜重新得到供血、供氧、病变缩小、恢复视力。

治疗视网膜动、静脉阻塞。单用或与活血化瘀中药联合使用。静脉滴注：0.25～0.5单位或0.008单位/kg，1次/日，总量不宜超过0.75单位，2～3周为一疗程。

禁用于脑出血、活动性肺结核、溃疡病、严重高血压、亚急性细菌性心内膜炎、肝肾功能不全者以及月经期妇女。出现出血倾向或过敏反应须立即停药，或用抗蝮蛇血清中和。

4. 瑞替普酶（reteplase）　属第三代溶栓药。具有以下优点：溶栓疗效高，见效快，耐受性较好，生产成本低，给药方法简便，不需要按体重调整给药剂量。临床应用同阿替普酶，血小板减少症、有出血倾向者慎用。

第二节　促凝血药和止血药

促凝血药主要用于凝血功能低下的出血性疾病。凝血功能低下有先天（遗传）性和后天（获得）性之分，遗传性凝血因子缺陷引起的出血性疾病，需要用凝血因子替代疗法；获得性出血性疾病，有的系维生素K缺乏，则用维生素K补充疗法；有的由于纤维蛋白溶解活动亢进，需用抗纤溶药物治疗。

一、促凝血药

1. 维生素 K_1（vitamin K_1）　维生素 K_1 的主要生理功能是参与肝内合成凝血因子Ⅱ、Ⅶ、Ⅸ和Ⅹ。维生素 K_1 尚具镇痛作用。

临床用于治疗视网膜静脉周围炎、糖尿病、高血压眼底病变或内眼手术后等引起的眼底出血。肌注10mg，1～2次/日。静注选用注射乳剂，速度应缓慢。

静脉注射过快可出现颜面潮红、出汗、胸闷、呼吸困难、心血管性虚脱等，可危及生命。应控制注射速度，每分钟不超过5mg。

2. 注射用血凝酶（reptilase）　是从蛇毒中分离、纯化的一种酶制剂，为高效、速效的止血药。治疗及预防眼部手术出血。静注或肌注：成人1.0～2.0单位，儿童一次0.3～0.5单位。偶见过敏反应。有血栓病史者及妊娠妇女禁用。用药后注意出、凝血时间。

3. 酚磺乙胺（止血敏，ethamsylate）　能增加血小板数量并增强其聚集性和黏附性，促使血小板释放凝血活性物质，缩短凝血时间，加速血块收缩。尚能增强毛细血管抵抗力，降低毛细血管通透性。

用于眼外伤及眼部手术前后的出血、眼底出血等。预防出血：在手术前15～30分钟肌注或静注0.25～0.5g，必要时2小时后再给0.25g。治疗出血：肌注或静注0.25～0.5g，2～3次/日。口服：0.5～1.0g，3次/日。

偶可发生恶心、头痛、皮疹等不良反应。有静脉注射时发生休克的报道，应予注意。有血栓形成倾向者慎用。不可与氨基己酸混合注射，以防中毒。

4. 氨甲环酸（凝血酸，tranexamic acid） 能结合到纤溶酶原和纤溶酶的赖氨酸结合部位，竞争性阻抑纤溶酶原在纤维蛋白上吸附与结合，使其不能被纤维蛋白上的纤溶酶原激活物激活，从而抑制纤维蛋白溶解。作用强度是氨基己酸的 7～10 倍，氨甲苯酸的 2 倍，而毒性相近，故最常用。

适于手术前及手术中用药，预防内、外眼手术中的出血和止血。治疗出血性疾病，如眼睑术后反复大出血、结膜下出血、反复性玻璃体积血等。

尚有一定消炎和抗变态反应作用，治疗眼睑接触性皮炎、湿疹、葡萄膜炎和中心性脉络膜视网膜炎等有一定疗效。口服 0.25～0.5g，3～4 次 / 日；静注或静滴，一日 0.25～1.0g。

不良反应较少见，可有头痛、胃肠反应、皮疹等。静脉注射过快可引起低血压。有显著血栓形成倾向或活动性血管内凝血患者禁用。肾功能不全或手术后血尿者慎用。服用避孕药者使用本品，有增加血栓形成的危险。

5. 氨基己酸（抗血纤溶酸，aminocaproic acid）和氨甲苯酸（aminomethylbenzoic acid） 作用及用途同氨甲环酸，但较弱。口服吸收较完全，生物利用度较好。

氨基己酸：口服 2g，3～4 次 / 日；静滴：开始剂量 4～6g，维持量 1g/ 小时，直至出血停止；局部止血：术中用蘸有 10% 本品溶液的棉片，按压创口，可起局部止血效果。

氨甲苯酸：静滴 0.1～0.2g，加入 5% 葡萄糖溶液中滴注，一日最大量为 0.6g。口服，0.25～0.5g，2～3 次 / 日，极量一日 2g。

不良反应同氨甲环酸。尿中浓度高，且能抑制尿激酶，可形成凝血块阻塞尿路，故泌尿道术后血尿患者慎用。有栓塞性血管病史及有栓塞倾向者慎用。

二、止 血 药

1. 肾上腺色腙（安特诺新，carbazochrome，adrenosem） 本品能增强毛细血管对损伤的抵抗力，降低毛细血管的通透性，促进受损毛细血管端回缩而止血。主要用于毛细血管通透性增加所致的出血，对大量出血和动脉出血疗效较差。用于治疗各种出血性眼病，以及内、外眼手术前预防出血。口服：2.5～5.0mg，2～3 次 / 日。肌注：10mg，2～3 次 / 日。长期反复应用可产生水杨酸样反应。大剂量诱发癫痫及精神紊乱，故癫痫及精神病病史者慎用。

2. 止血棉（haemostatic sponge） 系由肾上腺色腙、药用明胶、EDTA-2Na、甲醛等，经过严格消毒后制成的橘黄色、质轻多孔的海绵状物质，与局部组织有

较强的粘合力，留存体内 3～5 周即被组织吸收的局部止血剂，其止血效果良好。适用于眼睑皮肤等组织外伤出血的急救，以及鼻腔、泪囊、眼球出血或眼眶内容摘除术等手术时止血。

3. 凝血酶（thrombin） 系从健康人或动物血浆中提取的凝血酶原，经凝血活酶活化而得的凝血酶的无菌冻干品。可促进纤维蛋白原转化为纤维蛋白，加速血液凝固。

以吸收性明胶海绵或纱布蘸上本品置于手术野或创面处止血，尤其是结膜手术或泪囊手术局部渗血性创面出血。外用局部止血配成 50～1000 单位 /ml 溶液。

本品严禁注射，不得与酸碱及重金属等药物配伍。本品必须直接与创面接触，才能起止血作用。如出现过敏症状时应立即停药。10℃ 以下贮存。

4. 吸收性明胶海绵（absorbable gelatin sponge） 为多孔海绵状物，可吸收数倍量的血液进入孔内，促使血小板破裂释放大量促凝血因子；同时有支架作用，使血块不易脱落而止血。用于眼科手术或创面止血，尤其是泪囊鼻腔吻合术或开眶术中止血。根据手术野出血部位，将吸收性明胶海绵剪成适当大小压于术野出血处；或临用前蘸凝血酶溶液可加强局部止血效果。

第三节 血管扩张药

一、概 述

当血管功能障碍，减少其控制组织的血流量时，组织即受不同程度损害。使用血管扩张剂，以期恢复血流量，应当可以减轻甚或消除这方面的组织损害。因此扩张血管的此种药物的治疗非常重要。眼科疾患中有必要给予血管扩张剂的不单是血管性病变，还广泛用于变性病变和炎症性疾病如视网膜色素变性、各种类型的视网膜炎和视神经炎等。此外，还常常扩大给药范围，作为对症疗法的合并用药，广泛用于临床。但它的主要适应证仍然是血管性病变，特别是对视网膜动、静脉栓塞，糖尿病视网膜病变和各种视神经炎等，治疗上尤不可缺少。

眼科常用的血管扩张药属于多种不同的类别，如妥拉唑林为 α- 受体阻断药，地巴唑为降血压药，硝酸甘油为抗心绞痛药等。但它们的基本作用都是扩张末梢血管，解除血管痉挛，改善眼组织的血液循环，有利于某些眼病症状的好转。

二、眼科常用的血管扩张药

1. 硝酸甘油（nitroglycerin） 可松弛平滑肌，尤其

是小血管平滑肌。扩张的小血管包括小动脉、毛细血管与小静脉血管，对小动脉以下血管床的扩张作用尤为显著。治疗视网膜中央动脉栓塞或痉挛。一次 0.3～0.6mg，舌下含化，2～3 分钟奏效，维持 15～30 分钟。

用药过量或在少数易感患者中，本品可致晕厥、直立性低血压、头痛和胃肠道紊乱。长期过量用药可造成正铁血红蛋白血症。开始用药时，可发生头痛和眩晕，但很快就能耐受。由于扩张眼部血管，能增高眼压，故青光眼患者慎用。

2. 亚硝酸异戊酯（amyl nitrite）　吸入后抑制血管运动中枢，使血管平滑肌弛缓，血管扩张迅速。约 30 秒起效，维持 4～8 分钟。眼科用于视网膜中央动脉痉挛或栓塞，视网膜色素变性等。用纱布包裹折断后，置患者鼻前吸入，一次 0.1～0.25ml，极量一日 0.6ml。

出现一过性头痛、眩晕、出汗、面红、心悸、恶心及血压下降等不良反应。不能用量过多，以免产生变性血红蛋白过多而致缺氧。头部外伤、脑出血、急性冠状动脉栓塞者忌用。青光眼患者慎用。

3. 妥拉唑林（tolazoline）　为 α 受体阻滞剂，松弛血管平滑肌使血管扩张。治疗视网膜中央动脉痉挛或栓塞、视网膜色素变性、黄斑变性、视网膜脉络膜炎、视神经炎等。亦用作角结膜化学烧伤及青光眼的激发试验。

滴眼：5%～10% 溶液　3 次 / 日。结膜下注射：10～25mg，隔日一次。球后注射：12.5～25mg，隔日一次。

本品有内在拟交感活性、组胺样作用和拟胆碱作用，故副作用较多。注射给药易引起心动过速、心律失常、心绞痛等。胃肠道反应表现为腹痛、恶心、呕吐、腹泻、胃酸增多等。还可出现颜面潮红、四肢及全身发热感、手足瘙痒、蚁走感、注射局部疼痛等。溃疡病、冠心病、已确诊的青光眼禁用。

4. 地巴唑（bendazol）　地巴唑能扩张小动脉、降低外周阻力，使血压下降。解除血管及平滑肌痉挛和促进受伤神经恢复传导力，对脊髓尚有兴奋作用。治疗视网膜和脉络膜的炎症、退行性变以及视神经炎、视神经萎缩、视网膜中央动脉痉挛、假性近视眼等。滴眼：1% 溶液治假性近视。口服：10～20mg，3 次 / 日。皮下注射 10～20mg，1 次 / 日。副作用较少，偶有头痛、出汗、发热、乏力、恶心、呕吐及一过性视物模糊等。滴眼有轻度刺痛感。

5. 烟酸肌醇酯（inositol nicotinate）　烟酸肌醇酯吸收后在体内逐渐水解出烟酸而发挥作用，是一种作用温和、但持久的周围血管扩张剂。并有抗凝血及溶血栓的作用。治疗视网膜脉络膜炎、视网膜色素变性、

视网膜血管痉挛和栓塞、视神经炎、视神经萎缩等。口服 0.2～0.3g，3 次 / 日。

6. 血管舒缓素（kallidinogenase）　具有舒张血管作用，对末梢血管及心冠状动脉均有扩张作用，给药后能使冠状动脉、脑、视网膜、肺、腹膜、皮肤、肌肉的血液供应增加，而腹腔内组织的血液供应相对减少。治疗视网膜脉络膜炎、缺血性视盘炎、视神经炎、视网膜动脉痉挛或栓塞、黄斑变性、视神经萎缩、玻璃体混浊、玻璃体积血、陈旧性眼底出血，以及慢性和陈旧性眼底病变等。临用时溶解，结膜下注射：5 单位，每日或隔日 1 次。球后注射：5～10 单位，2 次 / 周。对恶性肿瘤、及脑出血、肝功能不全等患者禁用。凉暗处保存。

7. 山莨菪碱（654-2，anisodamine）　作用与阿托品类似，具有缓解平滑肌痉挛、扩张血管、镇痛、散大瞳孔和抑制腺体分泌等作用。治疗视网膜脉络膜炎、视网膜色素变性、视网膜动脉痉挛或栓塞、视神经炎、视神经萎缩、假性近视眼等。滴眼：0.1%～0.5% 溶液；结膜下注射：0.2～0.5mg，每日或隔日 1 次；球后注射：0.4～1.0mg，每日或隔日 1 次；口服：1～5mg，1～3 次 / 日；肌注或静注：1～5mg，1～3 次 / 日。全身应用引起口干、面红、眩晕、轻度散瞳、视物模糊等。少数患者有心跳加快、小便不畅、嗜睡等反应。脑出血、青光眼患者禁用本品。

8. 丹参（salvia miltiorrhiza）　具有扩张血管、改善末梢血液循环、降低血压、活血化瘀、理气开窍和抗菌作用。眼科治疗视网膜动脉及静脉阻塞、玻璃体积血、葡萄膜炎、视网脉络膜炎、视神经炎、视神经萎缩及视疲劳症等。丹参注射液：球后注射：1.0ml，1 次 / 日；肌注：2～4ml，1～2 次 / 日，2～4 周为一疗程；静注：4ml，1 次 / 日；静滴：10ml，1 次 / 日。复方丹参滴丸（主要成分为丹参、三七、冰片）口服或舌下含服一次 10 粒，3 次 / 日。副作用轻微，个别患者可出现皮疹、胃肠道反应等。丹参滴丸妊娠妇女慎用。

9. 曲克芦丁（维脑路通，hydroxyethylrutin）　半合成黄酮类化合物，具有改善微循环作用，亦具有醛糖还原酶抑制剂作用。用于中心性浆液性脉络膜视网膜病变，糖尿病性视网膜病变的辅助治疗。口服：300mg，3 次 / 日。球后注射：50mg，1 次 / 日。肌注：50～100mg，1～2 次 / 日。静滴：500～700mg 溶于 5% 葡萄糖液 500ml。偶见有过敏反应、胃肠道不适等。

10. 羟苯磺酸钙（导升明，calcium dobesilate）　增加微血管抵抗力，降低血液黏稠度，改善微循环。抑制有害的血管活性物质（组胺、5- 羟色胺、缓激肽、透明质酸酶，前列腺素）引起的微血管高通透性，降低血

液中内皮素水平,改善基底膜胶原物质的生物合成。治疗糖尿病视网膜病变,一日 0.5～1.5g,一疗程 4～6 个月。进一步治疗:每日 1.0g 以维持疗效。大剂量服用有胃部不适、恶心、胃灼热感及厌食。可酌情减量,必要时停药。在妊娠头三个月及哺乳期内不宜服用。

(陈祖基)

主要参考文献

1. 陈祖基. 眼科临床药理学. 第 2 版. 北京:化学工业出版社,2011:368-388.
2. 江明性. 新编实用药物学. 第 2 版. 北京:科学出版社,2005:352-382.
3. Wilson ME Jr, Trivedi RH. Low molecular-weight heparin in the intraocular irrigating solution in pediatric cataract and intraocular lens surgery. Am J Ophthalmol, 2006, 141: 537-538.
4. Brown JS, Mahmoud TH. Anticoagulation and clinically significant postoperative vitreous hemorrhage in diabetic vitrectomy. Retina, 2011, 31: 1983-1987.
5. Abrishami M, Moosavi MN, Shoeibi N, et al. Intravitreal tissue plasminogen activator to treat refractory diabetic macular edema by induction of posterior vitreous detachment. Retina, 2011, 31: 2065-2070.

第六章
眼科手术用药

眼科手术是治疗眼病的重要手段之一。但无论手术前后或手术过程中均须使用某些药物，以保证手术的顺利进行，消除或减轻手术引起的种种不良后果。这些药物主要包括局部麻醉药、手术前用药、手术过程中应用组织黏稠剂和冲洗液等。

第一节　局部麻醉药

麻醉是手术不可省略的前提，手术成功与否同麻醉的效果密切相关。麻醉至少可以达到止痛和制动的目的。临床上虽有全身麻醉和局部麻醉之分，然而对眼科来说，最主要、最常用的则是局部麻醉。而且此种麻醉又须术者亲自施行。因此眼科医师不仅要熟练掌握局部麻醉技术，而且也应当熟悉常用的局部麻醉药物。

一、局部麻醉的方式

1. 表面麻醉　将局部麻醉药液直接滴于黏膜表面，使黏膜下的感觉神经末梢麻醉。在眼科又称滴眼麻醉，即将药液滴于角膜和结膜表面，产生局部麻醉作用。角膜由于无血管，故容易发挥局部麻醉作用。而对于富含血管的角膜巩膜缘或结膜有炎症时，则须反复多次滴用麻醉药液方能发挥麻醉作用。

滴眼麻醉在眼科临床最常用，如测量眼压、前房角镜和三面镜检查、剔除角结膜异物、拆除角结膜或角巩膜等缝线、探通泪道以及治疗电光性眼炎等。要求这类药物有较强的组织穿透力。

2. 浸润麻醉　向皮下或较深部组织中注射药液，以麻醉感觉神经末梢及纤维。浸润麻醉是眼科手术中主要的麻醉方法。根据手术部位和种类的不同，有眼轮匝肌麻醉、结膜下麻醉、球筋膜下麻醉、眼肌麻醉以及皮下麻醉等，用于进行外眼手术和部分内眼手术。

3. 传导麻醉或神经干麻醉　将药液注射于神经干的周围或神经干内，使该神经干支配区域产生麻醉。如球后麻醉用于进行各种内眼手术。

二、眼科常用的局麻药

1. 普鲁卡因（procaine）

【主要作用】　普鲁卡因能阻断各种神经冲动传导，具有良好的局部麻醉作用，但对皮肤、黏膜穿透力弱，故不适于表面麻醉，主要用于浸润麻醉。注射后约7～8分钟开始作用，维持约30～45分钟。它可使血管轻度扩张，因而容易被吸收入血液而失效。为延长局麻作用时间，常在溶液中加入少量肾上腺素（约每100ml加0.1%肾上腺素溶液0.2～0.5ml，相当于1:50万～20万，每次总量不应超过1mg），一般能使作用延长至1小时。

【临床应用】　用于眼睑皮下、结膜下、眼外肌和球后等浸润麻醉以及眶下孔、面神经根等传导麻醉。浸润麻醉：0.25%～0.5% 溶液，每小时不得超过0.75g，每次总量不得超过1.25g；神经传导麻醉：1%～2% 溶液，每次不得超过1g。

【不良反应】

（1）偶见过敏反应，如皮疹、哮喘、急性血小板减少性紫癜，甚至过敏性休克。有过敏史者应作皮内过敏试验。

（2）大量吸收或静脉注射可出现中毒。表现为中枢神经系统先兴奋而后转入抑制的症状，如不安、惊厥、昏迷和呼吸抑制。

2. 丁卡因（地卡因，tetracaine, dicaine）

【主要作用】　具有良好的表面穿透作用。麻醉作用开始迅速，滴眼后1～3分钟呈现作用，持续20～40分钟。0.5% 溶液滴眼不产生血管收缩和散瞳的作用，对角膜毒性亦较小，因此广泛用于眼科作表面麻醉；全身毒性大，一般不用作浸润麻醉，以免过量发生意外。

【临床应用】　用于角膜异物剔除、测量眼压、前房角镜检查、眼手术前表面麻醉等。

【不良反应】

（1）溶液滴眼后，多数患者主诉有短暂烧灼感，闭眼可减轻不适感。并对角膜上皮有轻度损害（点状上皮着色），影响创伤角膜上皮的再生。

（2）可发生流泪、畏光、结膜水肿、湿疹、睑炎等过敏反应。与普鲁卡因有交叉过敏反应。

（3）大剂量可致心脏传导系统和中枢神经系统出现抑制。眼球穿孔伤面积较大较深时，本品易被迅速吸收，应慎用，以免中毒。

3．奥布卡因（oxybuprocaine）

【主要作用】　为眼科表面麻醉剂，具有麻醉作用迅速和良好的持续性。对瞳孔径、瞳孔反应、眼压及眼调节功能等均无影响。滴眼后10～20秒出现麻醉效果，持续时间约14分钟。

【临床应用】　用于眼科检查或治疗中的表面麻醉，以及小切口非超声乳化白内障摘除术或超声乳化白内障吸除术的麻醉。0.4%溶液滴眼每2分钟一次，连续1～3次。

【不良反应】　偶见过敏反应，极少出现休克症状，有恶心、颜面苍白等症状时停用本品并进行适当处置。过敏体质，心脏病及甲状腺病等患者应慎用。本品与丁卡因、丙贝卡因无交叉过敏现象。

4．丙美卡因（proparacaine）

【主要作用】　局麻作用强，起效迅速，刺激性小。0.5%溶液滴眼后20秒出现麻醉效果，持续时间15分钟。主要作表面麻醉剂，且滴眼后出现的刺激症状仅及丁卡因的1/3，与丁卡因无交叉过敏现象。

【临床应用】　0.5%溶液滴眼。测量眼压、拆除缝线和角膜异物剔除：一次1～2滴。用于白内障摘除术、前房角镜及三面镜检查时，可以一次滴用1～2滴，共2次。

【不良反应】　甲状腺功能亢进、心脏病患者慎用。长期使用可引起角膜损伤，视力减退及伤口愈合延迟。冷处保存，溶液变色后请勿使用。

5．利多卡因（lidocaine）

【主要作用】　作用比普鲁卡因强2～3倍，组织扩散范围比普鲁卡因大一倍左右。作用快，给药5分钟即生效，维持时间长，一次用药能维持1～2小时。本品无扩张血管作用，对瞳孔、眼压也无影响。对黏膜穿透力强，对组织无明显刺激性，可用于各种形式的局部麻醉。

【临床应用】　用于浸润麻醉、传导麻醉、表面麻醉、前房麻醉。浸润麻醉：0.25%～0.5%溶液，每小时用量不超过0.4g；传导麻醉：1%～2%溶液，一次用量不超过0.4g；表面麻醉：2%～4%溶液；前房麻醉：前房灌注法0.012%～0.2%。能产生快速耐受性。若药液中加入少量肾上腺素，快速耐受性有所改善。

【不良反应】　过敏反应率比普鲁卡因低，两者间无交叉过敏，故对普鲁卡因过敏者可用本品。用药逾量或误入静脉引起毒性反应，出现嗜睡、头晕等中枢神经系统抑制症状，继之可出现惊厥或抽搐、血压下降或心搏骤停的严重意外。心、肝功能低下者，应酌情减量，心脏二、三度房室传导阻滞，高敏、癫痫、休克等患者禁用。

6．布比卡因（bupivacaine）

【主要作用】　长效局部麻醉药。作用维持时间为利多卡因或甲哌卡因的2～3倍。0.25%～0.75%溶液滴眼5～11分钟引起局麻，持续约4～7.5小时。

【临床应用】　用于持续较长时间的眼科手术麻醉，如视网膜脱离复位、玻璃体切除、角膜移植术等。适用于浸润麻醉、传导麻醉。0.75%布比卡因和2%利多卡因1:1混合作眼轮匝肌和球后麻醉2～9ml（不超过12ml），两者配伍应用，后者起效快，前者维持时间长，取得良好效果。

【不良反应】　常用量无明显副作用，用量偏大出现血压下降，心动过缓，肌肉震颤等。少数患者可见头痛、恶心、呕吐、尿潴留及心率减慢等。肝、肾功能严重不全、低蛋白血症和过敏患者忌用。

7．甲哌卡因（mepivacaine）　局部麻醉效能强，作用迅速，3～5分钟呈现麻醉作用，持续久，可维持2～3小时。毒性副作用较少，无明显的血管扩张作用，使用时不需加肾上腺素。浸润麻醉0.25%～0.5%；传导麻醉1%～2%溶液10～20ml；表面麻醉1%～2%溶液。副作用有恶心、呕吐、血压下降、头昏、嗜睡、寒战、痉挛、呼吸抑制和心搏骤停等。妊娠妇女忌用。

8．辛可卡因（cinchocaine）　作用持续时间约为普鲁卡因的3倍，毒性约比普鲁卡因高15倍，因毒性过大，较少用于浸润麻醉。本品易通过黏膜，主要用于表面麻醉。0.1%溶液滴眼，5分钟1次，共2～3次。中毒时引起中枢神经先抑制后惊厥。

9．丙胺卡因（prilocaine）　与利多卡因相仿，毒性较低，蓄积性也较少。作用潜伏期和维持时间较长，属中效局部麻醉药，约3～4分钟生效，持续为2.5～3小时。浸润麻醉：1%溶液；神经传导麻醉：2%～3%溶液。可致高铁血红蛋白血症。严重贫血，先天性或自发性变性血红蛋白血症禁用。妊娠妇女慎用。

第二节　手术前用药

眼科手术精细复杂，要求患者有更好的配合。但一般患者术前多精神紧张，以致恐惧失眠，反会给手术带来不利影响。为保证麻醉平稳、手术顺利进行，预防某些并发症，现多采取手术麻醉前给予镇静、催眠、镇痛药等。其优点是：①消除患者对手术的恐惧紧张心理，使患者处于安静状态。②提高痛阈，增强麻醉效果，减少麻醉药的用量。③使肌肉松弛，减少因肌肉张力及眼球运动对眼球的压力，以减少术中并发症。④减轻或对抗某些麻醉药物的不良反应。

一、镇静、催眠药和抗焦虑药

镇静、催眠药是对中枢神经系统产生抑制，引起镇静、催眠和对抗惊厥的药物；抗焦虑药是指具有抗焦虑不安作用的药物。这两类药物的作用和用途大致相同，临床上常相互替代，用以治疗焦虑、失眠和惊厥。

（一）巴比妥类

本类药物对中枢神经系统产生抑制作用，随剂量不同，抑制程度有差异。小量镇静，中等量催眠，大量抗惊厥和全身麻醉。眼科麻醉前给药用中等剂量，能减少麻醉药用量，加强麻醉效果，减轻焦虑状态。临床常用的巴比妥类药物有：

1. 长效巴比妥类

1）巴比妥（barbital）：起效时间慢，作用持续时间8～12小时，口服0.3～0.6g。

2）苯巴比妥（phenobarbital）：口服后0.5～1小时起效，作用持续时间6～8小时，$t_{1/2}$ 24～140小时，口服0.06～0.1g。

2. 中效巴比妥类 ①戊巴比妥（pentobarbital）：口服后15～30分钟起效，作用持续时间3～6小时，$t_{1/2}$15～48小时，口服0.05～0.1g；②异戊巴比妥（amobarbital）：口服后15～30分钟起效，作用持续时间3～6小时，$t_{1/2}$8～42小时，口服0.1～0.2g。

3. 短效巴比妥类 司可巴比妥（secobarbital）：口服后15分钟起效，作用持续时间2～3小时，$t_{1/2}$19～34小时，口服0.1～0.2g。

4. 超短效巴比妥类 硫喷妥（thiopental）：静脉注射后30秒内显效，作用持续时间1～4小时，$t_{1/2}$3～8小时，1.25%～2.5%静脉注射。

（二）苯二氮䓬类（benzodiazepines）

1. 地西泮（安定，diazepam） 具有明显的抗焦虑作用，亦具有较强的镇静、催眠、中枢性肌肉松弛、抗惊厥及抗癫痫作用。用于消除某些检查和治疗前的恐惧，也用于镇静、催眠、抗惊厥、抗癫痫、麻醉前给药等。口服2.5～5mg，3次/日，一日总量不超过25mg。肌内注射或静脉注射：10～20mg。

本品毒性小，安全范围大。最常见的是出现嗜睡、头昏、乏力和记忆力下降。久用可致耐受性和依赖性，而且不可突然停药，否则可产生戒断症状。老年患者，肝、肾、呼吸功能不全，青光眼，重症肌无力，驾驶员、高空作业者，以及妊娠妇女、哺乳期妇女慎用。

2. 硝西泮（硝基安定，nitrazepam）

【主要作用】 硝西泮是中效苯二氮䓬类镇静催眠药，具有镇静催眠及抗惊厥、抗癫痫等作用。其催眠作用良好，服后15～30分钟可入睡，维持6～8小时，引起类似生理性睡眠，醒后无明显后遗效应。

【临床应用】 催眠：适用于大多数失眠，用于催眠，一次5～10mg，睡前服。抗癫痫主要用于肌阵挛性癫痫和婴儿痉挛症。一日15～30mg，分3次服。极量：一日200mg。婴儿一日2.5～7.5mg，幼儿一日5～15mg，分3次服。

【不良反应】 偶致头痛、精神紊乱、白细胞减少等；长期用药可产生依赖性。重症肌无力、妊娠早期禁用。老人及心、脑、肝、呼吸系统疾患者慎用。与巴比妥类合用可致严重中枢抑制。

3. 艾司唑仑（舒乐安定，estazolam）

【主要作用】 作用类似硝西泮，但有作用强、起效快、不良反应小、安全范围大等优点。对肝肾功能、造血系统无不良影响。

【临床应用】 术前应用：可消除患者的紧张与恐惧情绪。也用于治疗肌萎缩侧索硬化的肌张力增高、更年期综合征、心律失常、呃逆、神经痛、术后疼痛等。镇静、抗焦虑：0.5～2mg，3次/日；催眠：一次2～4mg，睡前服用；抗癫痫：2～4mg，1～3次/日，口服，肌内注射或静脉注射。

【不良反应】 少见且轻微，偶见头昏、乏力、嗜睡、口干等反应，1～2小时后自行消失。长期应用可产生依赖性。老年高血压患者慎用。

4. 氟硝西泮（氟硝安定，flunitrazepam） 作用似硝西泮，但镇静、催眠作用较强，催眠作用较地西泮大10倍。有较好的肌肉松弛作用。用于各型失眠症，也可用于诱导麻醉。与芬太尼或氯胺酮合用有显著协同作用，配伍应用时宜减少剂量。催眠一次2mg，睡前服。诱导麻醉时大多数患者有轻度呼吸抑制。

5. 氯氮䓬（利眠宁，chlordiazepoxide）

【主要作用】 抗焦虑效果较甲丙氨酯稍强，但较地西泮、氯丙嗪为弱。抗惊厥作用与苯巴比妥相似。此药尚具有镇静、催眠和骨骼肌松弛作用。

【临床应用】 用于焦虑症、恐惧症、癔症、神经衰弱患者的失眠及情绪烦躁、高血压、头痛等，亦用于酒精中毒和痉挛（如破伤风和各种脑膜炎所致抽搐等）。与抗癫痫药合用可控制癫痫大发作、小发作。镇静：5～10mg，3次/日。催眠：10～20mg，睡前服。抗焦虑：5～10mg，3次/日。严重病例，20mg，3次/日。抗癫痫：10～20mg，3次/日。抗惊厥或抽搐：25～50mg，肌内注射或静脉注射，必要时每隔2小时重复1次。

【不良反应】 可致嗜睡、便秘等，大剂量可致共济失调、皮疹、乏力、头痛、粒细胞减少及尿闭等症。偶见中毒性肝炎。长期服用可产生耐受性，并能成瘾，男性患者可致阳痿，久服骤停可致惊厥。老人用药后易引起精神失常，甚至昏厥，故应慎用。妊娠及哺乳期妇女应忌用。

6. 三唑仑(海乐神，甲基三唑氯安定，triazolam)

【主要作用】 具有较好的镇静、催眠、抗焦虑，中枢性肌肉松弛、抗惊厥等作用。其特点是吸收好、作用快、疗效佳，肾功能正常者不出现蓄积作用，不影响肝药酶，对难治性失眠疗效好。小量即能抑制夜间胃酸分泌，这对溃疡病患者的失眠治疗有利。对年老体弱及高血压患者的失眠疗效较好。

【临床应用】 治疗各型失眠症，尤其对入睡困难、易醒和(或)早醒的失眠患者。还用于焦虑、紧张、烦躁等症。催眠0.25～0.5mg睡前服，年老体弱者一次量为0.125～0.25mg。

【不良反应】 常见有嗜睡、头晕、头痛。应用较大剂量顺行性记忆缺失和异常行为发生率增高。重症肌无力、肝、肾功能严重不全者禁用；青光眼、老人、妊娠妇女、哺乳期妇女、儿童慎用。

(三)其他镇静催眠药

1. 甲丙氨酯(眠尔通，meprobamate) 具有镇静、抗焦虑和肌肉松弛作用。能缩短快波睡眠时睡眠时间，停药后可能有反跳现象。用于神经症的焦虑、神经紧张性头痛、轻度失眠，也用于某些肌肉紧张状态。催眠：0.2～0.6g睡前30分钟服用。抗焦虑：0.4g，3次/日。常见嗜睡、共济失调。

少数出现过敏反应，如荨麻疹、红斑性皮疹；偶见造血系统反应，出现白细胞减少、血小板减少性紫癜及再生障碍性贫血。

2. 甲喹酮(安眠酮，methaqualone) 具镇静、催眠作用。作用维持6～8小时，醒后很少有后遗作用。此外尚有抗焦虑、抗惊厥、抗组胺与局麻作用。用于神经衰弱时镇静，催眠及麻醉前给药。催眠：0.1～0.2g，睡前15～20分钟口服，严重失眠者，可增至0.3～0.4g。镇静：0.18g，3次/日，饭后服用。

少数人出现轻度不适、头晕、嗜睡、胃肠道反应、皮疹、感觉异常等。大剂量用药偶致精神异常。长期应用产生耐受性，且有精神与躯体依赖性。

3. 格鲁米特(导眠能，glutethimide) 具有镇静、催眠、抗惊厥等中枢抑制作用。服药30分钟后入睡，维持4～6小时，不易为外界刺激惊醒。此外尚具抗胆碱作用与弱镇吐效应。催眠，对夜间易醒、焦虑所致

失眠效果较好。可与巴比妥类交替用。还可预防晕动症。催眠：0.25～0.5g睡前服；镇静：0.25g，3次/日；麻醉前给药：术前1天晚上服0.5g，麻醉前1小时再服0.5～1.0g；预防晕动症：0.25g/次。

常用量不良反应少。有时出现口干、瞳孔散大、恶心、头痛、皮疹等。偶致血小板减少、再生障碍性贫血等。长期应用可引起记忆力减退，有时出现兴奋现象；还可产生耐受性、成瘾性，停药可致戒断症状。

4. 水合氯醛(chloral hydrate)

【主要作用】 小剂量(0.25g)产生镇静，较大剂量(0.5～1.0g)引起接近生理性睡眠，口服或灌肠易于吸收，约15～30分钟起效，1小时内达到最大效应，4～8小时作用消失。

【临床应用】 催眠：适用于不易入睡及对巴比妥类产生耐药性者。口服0.5～1.5g。小儿10～15mg/kg，睡前口服或灌肠；抗惊厥：适于小儿高热、破伤风、子痫及中枢兴奋药引起的惊厥。灌肠1.5g，小儿40mg/kg。必要时6～8小时重复使用；眼科：用于小儿术前检查及小手术麻醉前用药。成人总量一次不超过1.0g，极量一次2g，一日4g。制剂：10%溶液或10%合剂。

【不良反应】

(1) 本品味辛难闻，对胃黏膜有较强刺激性，口服或灌肠制剂为10%溶液，用时以水稀释1～2倍。即使这样，仍发生恶心、呕吐，故胃炎、溃疡患者禁用。

(2) 本药对肝、肾、心有毒性，故禁用于有严重肝、肾及心脏病患者。

(3) 长期应用可发生耐受性和依赖性。突然停药可出现戒断症状。

二、镇 痛 药

镇痛药能选择性减轻或缓解疼痛。在解除疼痛的同时，还可消除伴随疼痛的不愉快情绪，使疼痛易耐受。麻醉前应用镇痛药的目的主要是为了消除疼痛，增强麻醉效果，减少患者的紧张情绪，使整个麻醉过程安全平稳。同时，本类药物也可用于术后止痛。

1. 芬太尼(fentanyl)

【主要作用】 属强效麻醉性镇痛药，作用与吗啡类似。镇痛效力约为吗啡的80倍。作用产生快，但持续时间较短，副作用比吗啡小。

【临床应用】 主要用于多种剧痛如外科、妇科等手术后和手术过程中的镇痛；也用于防止或减轻手术后出现的谵妄；还可与麻醉药合用，作为麻醉辅助用药；与氟哌利多配伍制成"神经安定镇痛剂"，可作辅助麻醉和进行小手术。麻醉前给药：0.05～0.1mg，手术前30～60分钟肌注。诱导麻醉：静注0.05～0.1mg，

间隔 2~3 分钟重复注射，直到达到要求；危重患者、年幼及年老患者的用量减小至 0.025~0.05mg。维持麻醉：当患者出现苏醒状时，静注或肌注 0.025~0.05mg。一般镇痛及术后镇痛：肌注 0.05~0.1mg。可控制手术后疼痛、烦躁和呼吸急迫，必要时可于 1~2 小时后重复给药。神经安定镇痛术：氟哌利多 5mg、芬太尼 0.1mg 配伍，小量多次静脉注射，一次 2ml。

【不良反应】　恶心、呕吐、眩晕、胆道括约肌痉挛，肌抽搐或强直，静脉注射速度过快或大剂量易抑制呼吸。支气管哮喘、脑部肿瘤、颅脑外伤所致昏迷者禁用。与其他中枢抑制药合用应酌减本药剂量 1/4~1/3。不宜与单胺氧化酶抑制剂（如苯乙肼、帕吉林等）合用。

2. 安那度尔（安侬痛，alphaprodine）　作用比吗啡迅速，但持续时间短，皮下注射后 5 分钟见效，维持 2 小时。镇痛效力不如哌替啶，呼吸抑制作用轻微。

用于短时止痛，如小手术时及术后止痛。皮下注射：一次 10~20mg，一日 20~40mg；静注：一次 20mg。极量：一次 30mg，一日 60mg。

3. 喷他佐辛（镇痛新，pentazocine）　镇痛效力为吗啡的 1/3，呼吸抑制为其 1/2，成瘾性小，属非麻醉性镇痛药。对心血管作用与吗啡不同，引起血压升高和心率加快，肺动脉压升高，增加心脏负荷，因此不用于心绞痛患者。

广泛用于各种慢性剧痛，麻醉前给药。皮下、肌内注射：30mg，剧痛时可加大至 50~60mg；口服：25~50mg，必要时 4 小时重复 1 次。常见眩晕、恶心、呕吐、出汗，大剂量抑制呼吸、升高血压、加快心率。

4. 布桂嗪（强痛定，bucinnazine）　麻醉性镇痛药，其镇痛效价为吗啡的 1/3，一般注射后 10 分钟生效，为速效镇痛药。对皮肤、黏膜和运动器官的疼痛有明显抑制作用，对内脏器官的疼痛效果较差。

适用于神经痛（偏头痛和三叉神经痛），炎症性、外伤疼痛，关节痛，癌痛及痛经。口服：成人 60mg，一日 90~180mg。小儿 1mg/kg。疼痛剧烈时用量可酌增。皮下或肌内注射：成人 50~100mg，1~2 次 / 日。

少数患者出现恶心、眩晕、头痛、黄视、乏力、发麻等不良反应。连续使用本品可致耐受和成瘾，故不可滥用。

5. 氟比汀（氟必定，flupirtine）　对多种原因引起的疼痛均有镇痛作用。还能降低骨骼肌的紧张性。用于术后、外伤、烧伤等所致疼痛。口服 100mg，3~4 次 / 日，严重疼痛患者 200mg，3 次 / 日，最大剂量一日 600mg。栓剂：每粒含 150mg，一日 1 粒，一日 3~4 次，严重疼痛时一次 1 粒，一日 6 次，最大剂量一日 900mg。用药不宜超过 8 天。常见疲乏、头晕、恶心、胃部不适、便秘、腹泻、出汗、口干、氨基转移酶升高、视觉障碍。妊娠妇女、哺乳妇女、胆汁淤积者禁用。

6. 奈福泮（平痛新，nefopam）　为一种新型镇痛药。对中、重度疼痛有效，肌注本品 20mg 相当于 12mg 吗啡效应。对呼吸、循环系统无作用，口服 15~30 分钟后迅速吸收。无耐受和依赖性。用于术后、癌症、急性外伤痛、平滑肌绞痛的止痛，麻醉辅助用药。口服：20~60mg，一日 60~180mg。肌注或静注：20mg，必要时每 3~4 小时 1 次。不良反应有恶心、呕吐、失眠、头痛。青光眼，尿潴留及肝、肾功能受损者慎用。

第三节　术中用药

一、黏弹性保护剂

黏弹性保护剂（黏弹剂，viscoulastic agents）系一类具有黏性和弹性的透明胶体物质，在眼科各类手术，特别是在现代白内障手术和人工晶状体植入术中广泛应用。在眼科手术中使用黏弹剂可起到保护角膜减少器械和冲洗液对眼组织的损伤；能维持前房较恒定的深度，便于手术操作；可防止玻璃体和虹膜脱出；对前房积血或伤口渗血有止血等作用。用于临床手术的黏弹剂必须无菌、无毒、无热原、无抗原，对接触的细胞和眼组织无毒性，有充分的黏滞度和润滑性，亲水可稀释，理化性质稳定，便于分装、消毒和保存等。目前临床上普遍使用的黏弹剂有透明质酸钠、甲基纤维素等。眼压升高是黏弹性物质应用后的主要并发症，一般发生在术后 12~72 小时，是可逆的。其原因是黏弹性物质机械性阻塞小梁网，导致房水排出减少，与黏稠性高低和分子量大小密切相关。术中尽可能将前房残留的黏弹性物质冲洗干净和术后少量服用碳酸酐酶抑制剂，则有助于预防和治疗眼压升高。

1. 玻璃酸钠（透明质酸钠，海伦，sodium hyaluronate，Healon）

【主要作用】　大分子多糖聚合体，具有良好的黏弹性，其黏稠度比房水或生理盐水高 20 万倍，具有润滑、阻隔、渗透、支撑等作用。保护角膜内皮、形成前房、维持前房恒定深度，抵抗玻璃体压和虹膜脱出，并有术中止血效果，可作为玻璃体代用品。

【临床应用】　用于白内障手术及角膜移植术；在视网膜手术及玻璃体切除术中注入眼内帮助压迫视网膜复位；抗青光眼手术中前房及结膜下注射，预防前房消失、低眼压及其他并发症。术中眼内注射：1%~1.4% 溶液适量。治疗干眼症：0.1%，4~6 次 / 日。

【不良反应】　眼内注入可引起一过性眼压增高，

需予以对症处理。

2. 羟丙甲纤维素（hypromellose，hydroxypropyl methylcellulose，HPMC）　具有低分子量，低黏度和亲水性好的特点，术后24小时内98%残存HPMC可通过小梁网排出眼外。本品不含蛋白质，不易引起炎症或过敏反应。眼前节手术中注入前房，使前房加深，便于手术操作。用于白内障囊内、囊外摘除术、抗青光眼手术及角膜移植手术等，亦用于干眼症治疗。前房注入：0.2～0.5ml，术后需将该药冲洗出前房；滴眼：0.5%～1%溶液，4～6次／日。手术中前房如有残留物，则术后短时间内眼压升高。

3. 硫酸软骨素A（chondroitin sulfate，CSA）　为一酸性黏多糖，是生物体内结缔组织中特有成分之一，具有一定的黏性，也可作透明质酸钠的代用品。用于白内障摘除和人工晶状体植入术，角膜移植术等。前房注入：10%～20%溶液适量。黏弹性及驱动眼内组织不如透明质酸钠，前房内少量残留不引起眼压升高。

二、平　衡　液

平衡液即灌注液（irrigation fluid）在现代囊外白内障摘除术及玻璃体切除术中占有重要位置，眼内组织对平衡液的化学成分、酸碱度、渗透压、温度以及冲洗的压力等都有严格的要求，否则易造成眼组织损害。平衡液中的主要成分，Na^+、K^+、Ca^{++}、Mg^{++}、Cl^-等离子对于维持细胞膜电位、细胞内渗透压及激活多种酶系统过程中发挥重要作用；谷胱甘肽对于维持细胞内环境的稳定、葡萄糖对于细胞的能量代谢都是十分需要的。平衡液的pH值要求控制在6.9～7.5，渗透压200～500mOsm；温度25～35℃较为适宜，低于20℃或高于40℃，均可引起角膜内皮损害，甚至视网膜脱离。

1. 复方乳酸钠葡萄糖注射液（乳酸钠林格注射液，compound sodium lactate and glucose injection，lactated Ringer solution）　本品对角膜内皮及其他眼组织的毒性较之平衡盐液明显为大，仅作为平衡盐液缺乏时的替代品。用于白内障手术、穿透性角膜移植术术结束时形成前房、玻璃体置换，玻璃体切除手术时作为灌注用。前房或玻璃体腔注入：适量。眼内冲洗时间过长，可引起角膜水肿。

2. 平衡盐溶液（balanced salt solution，BSS）　维持内眼手术中眼压，冲洗前房皮质，可用作玻璃体代用品及前房灌注液。玻璃体切割术时注入玻璃体内作为置换液体，白内障手术以及穿透角膜移植术时前房内灌注以便术终形成前房。前房或玻璃体腔注入：适量。

3. 增效平衡盐液（balanced salt solution plus，BSS plus）　本品由于含有谷胱甘肽、葡萄糖等营养成分，使其对角膜内皮及其他眼组织有更好的保护作用和营养功能。临床应用同平衡盐溶液。

三、眼内惰性填充物

1. 硅油（silicone oil）

【主要作用】　硅油为一种惰性物质，光学上透明，屈光指数与玻璃体相似，注入眼内能清晰地观察眼底和施行激光视网膜光凝治疗。

硅油与水的界面上有较高的表面张力，以及硅油在眼内的位置、形态、体积可较长时间保持稳定，不需像气体那样重复注射。

比重比水轻，易于促进视网膜平复而不易进入视网膜下。注入玻璃体腔内不被吸收。硅油的机械止血作用有利于增生性玻璃体视网膜病变和糖尿病视网膜病变的手术和视网膜切开。

【临床应用】　主要用于其他充填物难以治愈或治疗失败的复杂性视网膜脱离，合并增生性玻璃体视网膜病变的视网膜脱离，巨大裂孔性视网膜脱离，后极部裂孔的视网膜脱离，牵拉性视网膜脱离等。

【不良反应】　硅油充填的术中并发症：视网膜及视网膜下出血，视网膜新裂孔形成，硅油异位。术后并发症：白内障、青光眼、低眼压、角膜病变、硅油乳化以及视网膜毒性等。

2. 过氟三丁烷胺（重水，perfluorotributylamine）

【主要作用】　无色透明，屈光指数接近于玻璃体，比重较大，几乎是水的2倍，注入玻璃体内后有机械压迫作用。黏度低，很容易注入或吸出。沸点高，可在过氟化碳液体内进行眼内激光视网膜光凝、冷凝或电凝，不会引起眼内组织气化和分解。表面张力大，与水形成的界面清楚，不与水和硅油混合。与水的表面张力略高于硅油，在水中的表面张力更有助于顶压视网膜。不与血液相混合，眼内出血时不影响视线，压迫视网膜，有助于止血，不影响手术操作。

【临床应用】　用于增生性玻璃体视网膜病变手术、巨大视网膜裂孔手术、晶状体或人工晶状体脱入玻璃体腔的手术处理。还用于脉络膜上腔出血的处理、视网膜下手术、眼内异物取出、外伤性视网膜脱离、先天性脉络膜缺损合并视网膜脱离、人工角膜成形术后的视网膜脱离的处理等。

【不良反应】　术中并发症有：①过氟三丁烷胺进入视网膜下，在液体平面超过裂孔作膜的剥离时易产生。②在液泡周围产生小滴，分散乳化，影响眼底观察，不易吸净。术后并发症有过氟化碳液体残留。对于大滴残留应当取出，小滴残留长期观察无特殊影响。

（陈祖基）

主要参考文献

1. 陈祖基. 眼科临床药理学. 第 2 版. 北京：化学工业出版社，2011：389-413.

2. 江明性. 新编实用药物学. 第 2 版. 北京：科学出版社，2005：79-84，103-123，153-166.

3. Wutthiphan S，Srisuwanporn S. Bupivacaine injection to treat exotropia and esotropia. Strabismus，2010，18：137-141.

4. Nadal J，Capella MJ. Treatment of proliferative diabetic retinopathy using viscosurgery with vital dye. Arch Ophthalmol，2011，129：1358-1360.

5. Lucena DR，Ribeiro MS，Messias A，et al. Comparison of corneal changes after phacoemulsification using BSS Plus versus Lactated Ringer's irrigating solution：a prospective randomised trial. Br J Ophthalmol，2011，95：485-489.

6. Ghoraba HH，Ellakwa AF，Ghali AA. Long term result of silicone oil versus gas tamponade in the treatment of traumatic macular holes. Clin Ophthalmol，2012，6：49-53.

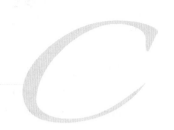

第七章
影响眼组织代谢的药物

第一节 维 生 素 类

维生素是人体维持正常代谢和功能所必需的物质，大多数维生素是某些酶的辅酶（或辅基）的组成部分。人体所需的维生素多从食物中获得，仅少数可在体内合成或由肠道细菌产生。在正常情况下机体对维生素的需要量很少。倘若食物中维生素含量太少，机体的吸收或利用发生障碍，以及因机体对维生素的需要量增加，可以发生供求不平衡等，均可引起维生素缺乏症。此时则需给予维生素治疗。

一、脂溶性维生素

1. 维生素 A（视黄醇，vitamin A）

【主要作用】 维生素具有促进生长，维持上皮组织如皮肤、结膜、角膜等正常功能，参与视紫红质的合成和体内许多氧化过程，以及增强视网膜感光力等功能。维生素 A 缺乏时，则生长停止，皮肤粗糙、干，角质软化，并发眼干燥症及夜盲症。此外，尚可引起视神经损伤，视网膜电流图（EGR）的变化甚至熄灭，以及致畸胎（眼的先天缺陷）等。

【临床应用】 治疗夜盲症、角膜软化症、眼干燥症、视网膜色素变性、眼铁质沉着症、佝偻病、软骨病及其他维生素 A 缺乏症等。口服 5000～25 000 单位，2～3 次 / 日；肌注（油剂）0.5～1ml（含维生素 A 25 000～50 000 单位），1～2 次 / 日，作臀肌深部注射。

【不良反应】 维生素 A 一般不具毒性，但当长期摄入大量时可引起急性或慢性中毒。表现为颅内压升高伴视盘水肿，轻度眼球突出，脱发，皮疹，脱皮，广泛游走性关节痛，肝、脾大，胃纳锐减，瘙痒，烦躁，低凝血酶原血症性出血，眼内斜视。

2. 维生素 D（vitamin D）

【主要作用】 维生素 D 种类很多，较重要的有维生素 D_2（骨化醇或钙化醇，calciferol）和维生素 D_3（胆骨化醇，cholecalciferol）。

维生素 D 参加钙的代谢，主要在于促进钙的吸收（也能促进镁的吸收），并可能调节及保证体液中钙及磷的充分供应，以促进骨骼的钙化。

【临床应用】 用于甲状腺功能减低时，可以防治抽搐性白内障。结核病时，可以用作辅助治疗药，促使病灶钙化。还可用于治疗儿童高度近视眼、顽固性睑缘炎及角膜溃疡等。

维生素 D_2 口服 1 万单位，3 次 / 日。肌注 40 万单位，隔日 1 次，连用 2 次，间隔 3～4 周后再注。每 1mg 维生素 D_2 相当于 40 000 单位维生素 D。

【不良反应】 维生素 D 一般不具毒性，只有当长期过量（每日 100 000 单位以上）服用时，方出现维生素 D 过多症，甚至中毒。主要表现为高钙血症、软组织异位钙化。症状有食欲消退、呕吐、腹泻、多尿、体重下降或停止增加等。眼部表现为结膜和角膜的一种典型带状混浊，停药后即迅速改善。偶见视孔变窄而侵犯视神经，初期表现为视神经炎或视盘水肿，最终可致视神经萎缩。

维生素 D 过多症的治疗：①停用维生素 D 制剂；②低钙饮食；③糖皮质激素治疗。糖皮质激素系维生素 D 拮抗剂，用于严重病例。可减少消化道对钙、磷的吸收，降低血钙，使钙在体内重新分布。常用泼尼松 1mg/（kg•d），连用 2～4 周。

3. 维生素 E（生育酚）（vitamin E, tocopherol）

【主要作用】 维生素 E 具有抗氧化作用，它本身对氧敏感，易被氧化，故在体内可保护其他易被氧化的物质，如不饱和脂肪酸、维生素 A 等。维生素 E 亦是自由基清除剂，它能直接提供电子，使自由基还原，抑制晶状体内的过氧化脂质（LPO）反应；促进氧化型谷胱甘肽还原为还原型谷胱甘肽，从而增强 H_2O_2 的分解效应，清除 H_2O_2；维持巯基酶活性，增强胆碱酯酶的抗氧化作用。维生素 E 对肌肉代谢和生殖功能有良好影响，并可使末梢血管扩张，改善局部血液循环，促进病变组织的恢复。

【临床应用】 治疗各种白内障、糖尿病视网膜病变、视神经萎缩、病毒性角膜炎、眼肌麻痹、各种脉络膜视网膜病变、晶状体后纤维增生、视网膜色素变性、黄斑变性、角膜变性及恶性眼球突出等。口服 5～10mg，3 次 / 日；肌注 5～10mg，1 次 / 日。

【不良反应】　恶心、食欲减退、胃部不适、便秘、腹泻及胃痛等。

二、水溶性维生素

1. 维生素 B_1（硫胺素，vitamin B_1）

【主要作用】　维生素 B_1 在糖代谢中发挥重要的作用。缺乏时糖代谢中间产物丙酮酸等的氧化不能正常进行，引起一系列功能障碍，表现为多发性神经炎，心脏活动失调，胃肠功能障碍。眼部表现主要为球后视神经炎，中央性及中央旁性暗点，暂时性视盘苍白，ERG 振幅降低（但无一例呈熄灭型），视力降低。

【临床应用】　用于治疗睑缘炎、结膜炎、角膜炎、视神经炎、视网膜炎及维生素 B_1 缺乏症等。口服 5～30mg，3 次 / 日；肌注 50～100mg，1 次 / 日。

【不良反应】　毒性极低。但极少数患者即使注射小量亦可发生过敏性休克，故应尽量避免注射。禁用静脉注射。

2. 维生素 B_2（核黄素，vitamin B_2，riboflavin）　维生素 B_2 是黄素酶类的辅基。作为辅酶在生物氧化还原中发挥递氢作用。维生素 B_2 亦为维持视网膜正常功能所必需。当缺乏维生素 B_2 时，可以引起组织呼吸减弱及代谢强度的低落。维生素 B_2 缺乏性病变多在眼部及皮肤与黏膜交界处，如角膜炎、结膜炎、唇损害、口角炎、舌炎、阴囊皮炎等。此外尚有眼睑痉挛、畏光、烧灼感和痒感、流泪及视力减退等眼部症状。

维生素 B_2 可用于治疗睑缘炎、结膜炎、疱疹性眼炎、角膜炎、视网膜炎和视神经炎等。口服 5～10mg，1～2 次 / 日；滴眼 0.01% 溶液，4～6 次 / 日；结膜下注射 1～2.5mg，1 次 / 日。

3. 维生素 B_6（吡多辛，vitamin B_6，pyridoxine）　维生素 B_6 是吡多醇（吡多辛）、吡多醛（pyridoxal）及吡多胺（pyridoxamine）的统称，三种形式具有相同的生理功能。维生素 B_6 在体内转化为吡多醛磷酸酯，作为一些酶系统的辅酶，参与氨基酸代谢中的几个重要反应如氨基转移作用与去羧基作用等。吡多醛磷酸酯也参与脂肪代谢中的亚油酸转变为花生四烯酸的过程。治疗睑缘炎、视网膜炎与视神经炎等。口服 10mg，3 次 / 日；皮下、肌注或静注 25～100mg，1～3 次 / 日。

4. 烟酸（nicotinic acid）和烟酰胺（nicotinamide）

【主要作用】　烟酸或烟酸钠在人体内变成烟酰胺，以烟酰胺方式与核糖、磷酸及嘌呤化合，形成辅酶 I

（NAD）与辅酶 II（NADP），它们是组织呼吸中的重要递氢体，能反复地传递氢原子以促进生物氧化过程。

烟酰胺缺乏所致的病变称癞皮病。典型癞皮病有三种特征：皮炎、腹泻及痴呆。眼部表现为双眼视力逐渐下降及中心暗点，检眼镜观察视盘和黄斑无明显异常改变。维生素治疗需数周方能恢复视力。若维生素缺乏严重，视神经可能受到不可逆损伤，视力恢复就不完全。烟酰胺是醇脱氢酶系统的辅酶，此系统是顺维生素 A 氧化成顺视黄醛所必需，亦是视紫红质合成的第一步。因此，烟酰胺缺乏症（即使在适量维生素 A 存在下）亦将引起夜盲。

【临床应用】　用于治疗角膜、视网膜及视神经等疾患。烟酸：口服 50～100mg，3 次 / 日。皮下或肌注 100mg，1～3 次 / 日。烟酰胺：口服 50～100mg，3 次 / 日。静注或静滴 50～200mg，1 次 / 日。

【不良反应】　烟酸：恶心、呕吐、心悸、荨麻疹、皮肤瘙痒、温热感。烟酰胺：瞳孔缩小、流涎、呕吐、腹泻、血压升高、汗多、呼吸减弱甚至痉挛、麻痹而死。严重者可皮下注射 0.05% 阿托品 0.5～1ml，并进行人工呼吸；惊厥者吸入乙醚或注射异戊巴比妥钠（amytal）（肌注或静注每次 5mg/kg）。

5. 叶酸（folic acid）　叶酸为细胞生长及分裂必需的物质，借助维生素 C 变为甲酰四氢叶酸，然后作为辅酶参与胸腺嘧啶等合成，后者又可能在维生素 B_{12} 的参与下形成核苷。缺乏时导致细胞成熟停止及分裂障碍，首先表现在造血过程，形成巨细胞性贫血，其他表现为腹泻及牙龈炎等。治疗视神经炎、视网膜炎等。口服 5mg，3 次 / 日。肌注 5～10mg，1 次 / 日。

6. 维生素 B_{12}（vitamin B_{12}）　维生素 B_{12} 具有广泛的生理功能，作为辅酶参与机体许多生化代谢反应（如核酸、胆碱、氨基酸、糖及脂肪等）。它对生物的正常生长、红细胞的成熟、神经系统功能的维持等均起一定作用。在恶性贫血时，周围神经、脊髓及大脑常发生病变。在眼则引起球后视神经炎并伴典型的中心暗点以及贫血性视网膜炎。

眼科应用维生素 B_{12} 治疗视网膜脉络膜炎、视神经炎、视神经萎缩、青光眼、中毒性弱视和黄斑变性等。结膜下注射 50～100μg，1 次 / 日，或 500～1000μg，1 次 / 周；球后注射 50～100μg，2 次 / 周，或 500～1000μg，1 次 / 周；肌注 100～500μg，1 次 / 日，或 500～1000μg，1 次 / 周。

7. 维生素 C（抗坏血酸，vitamin C，ascorbic acid）

【主要作用】

（1）参与体内氧化还原反应：维生素 C 具有强还原性，使某些酶分子中的巯基（-SH）保持还原状态，从而维持它们的活性。晶状体含丰富维生素 C，在保持谷胱甘肽呈还原型（GSH），维持晶状体透明中起着重要的作用。维生素 C 具有抑制白细胞髓过氧化物酶和溶酶体酶、清除氧自由基的作用。有效地清除·O$_2^-$（超氧阴离子自由基），保护组织不受·O$_2^-$及其衍生物的损害。

（2）参与核酸、氨基酸的代谢和神经介质的合成。大剂量维生素 C 可使组织内 cAMP、环鸟苷酸（cGMP）的含量增高。

（3）参与胶原蛋白和组织细胞间质的合成，与正常结缔组织的形成和再生有密切关系。

（4）增强机体对感染疾病的抵抗能力和解毒效能。

【临床应用】　治疗各型白内障、出血性眼病（眼内或眶内出血）、角膜疾患（角膜炎、角膜溃疡）、角膜碱烧伤或热灼伤、眼内炎症、视网膜脉络膜病变（特别是糖尿病视网膜病变或高血压动脉硬化性眼底病变）等。口服 100～300mg，3 次 / 日；结膜下注射 50～100mg，每日或隔日 1 次；皮下、肌注、静注或静滴 100～1000mg，1 次 / 日。

8. 维生素 U（vitamin U）　在生物体内易形成活性甲基。促进半胱氨酸、胸腺素及肾上腺素等的合成，从而加速组织细胞的新陈代谢，补充必要营养，促进肉芽新生而修复黏膜溃疡。同时在防止末梢微细动脉内膜肥厚、硬化和阻塞等方面也起一定作用。治疗各种角膜疾患，如疱疹角膜炎、角膜溃疡、角膜烧伤及角膜糜烂等，以促进溃疡愈合，上皮修复等。滴眼 3% 溶液；结膜下注射 5～10mg/0.1ml，每日或隔日 1 次；口服 50～100mg，3 次 / 日；皮下注射 100mg，1 次 / 日。

第二节　酶及生物制品

一、酶　制　剂

1. 胰蛋白酶（trypsin）

【主要作用】　胰蛋白酶是胰腺分泌的一种主要蛋白水解酶。能选择性地分解蛋白质中由赖氨酸或精氨酸所构成的肽链。对一切无生命的变性蛋白质有消化溶解作用。溶解脓液和坏死组织，使之变稀，易于引流；并消除炎症过程中所致的纤维素沉淀，促进肉芽组织的生长。

【临床应用】　治疗各种眼部炎症如虹膜睫状体炎、葡萄膜炎、急性泪囊炎、全眼球炎及角膜溃疡等；治疗各种出血性眼病如前房积血、玻璃体积血、眼底出血、视网膜静脉周围炎及视网膜静脉血栓形成等；以及治疗眼外伤和钝挫伤、视网膜震荡等均有不同程度疗效。肌注 2.5～5mg，1 次 / 日；滴眼 0.5% 溶液；

结膜下注射 0.5～2.5mg，每日或隔日 1 次；泪道冲洗 0.25%～0.5% 溶液。

【不良反应】　可引起组胺释放，肌注后出现组胺样过敏反应，体温升高、呼吸急促、心跳加快、白细胞增多、血管神经性水肿和荨麻疹等。给药前先用抗组胺类药物可减轻这些反应。肝、肾损害，凝血功能异常者忌用。

2. 溶菌酶（lysozyme）　溶菌酶可使细菌细胞壁中的不溶性多糖类转变成可溶性黏肽类，而发挥抗菌作用。对某些病毒感染如流行性腮腺炎、带状疱疹和水痘等，防治效果类似干扰素。此外尚有止血、消肿和促进组织功能恢复等作用。与抗菌药物合用治疗各种外眼感染性疾患。

3. 玻璃酸酶（透明质酸酶，hyaluronidase）　能水解黏多糖类物质，其主要作用物是透明质酸。对透明质酸的葡萄糖胺键有水解和解聚作用，降低体液的黏度和阻力，使细胞间物质易于流通和扩散，故可使局部储积液或注射液扩散，从而加速药物吸收，减少组织张力和疼痛，亦有利于水肿、炎性渗出物的消散吸收。

玻璃酸酶可以用于局部麻醉辅助剂、手术前降眼压、加速药物扩散，还用于黄斑水肿、眼底出血、眼睑淤血以及突眼性甲状腺肿的突眼症等治疗。滴眼 150 单位 /ml，每 2 小时 1 次；结膜下注射 50～150 单位 /0.5ml，每日或隔日 1 次；球后注射 100～300 单位 /ml，1 次 / 日；皮下或肌注 150～1500 单位，1 次 / 日。

二、生　物　制　品

1. 三磷腺苷（adenosine triphosphate，ATP）　为一种辅酶，参与体内脂肪、蛋白质、糖、核酸等代谢，又是体内能量的主要来源。并能扩张末梢血管，促进血液循环、改善局部营养，促进水肿和渗出物的吸收，提高视神经和视网膜的功能。用于治疗视疲劳、眼肌麻痹、视网膜出血、中心性视网膜炎、视神经炎、视神经萎缩以及缓解调节性近视的过度调节。皮下注射（或肌注或静注）10～20mg，1～2 次 / 日；滴眼 1% 溶液；结膜下注射 5mg。

2. 辅酶 A（coenzyme A）　为体内乙酰化反应的辅酶，对糖、脂肪及蛋白质的代谢起重要作用。与体内乙酰胆碱的合成、肝糖原的积存、胆固醇的降低及血浆脂肪含量的调节等有密切关系。治疗视网膜脉络膜病变、视网膜动脉硬化、视神经炎及视神经萎缩等。作为辅助治疗药，常与 ATP 合用。肌注 50～100 单位，1～2 次 / 日，7～10 天为一疗程；静滴 50～100 单位。

3. 肌苷（inosine）　参与体内能量代谢和蛋白质合成，可直接进入细胞内参与糖代谢，提高各种酶的活性，特别能增强 CoA 的活性，提高体内 ATP 水平。促进视网膜细胞的新陈代谢，增加视细胞的反应性，提高视功能。治疗中心性视网膜脉络膜炎、视神经炎、视神经萎缩及其他视网膜脉络膜病变。口服 40～400mg，3 次 / 日；球后注射 40～80mg，1 次 / 日，5 次为一疗程；静注 200～600mg，1～2 次 / 日。

4. 细胞色素 C（cytochrome C）　为细胞呼吸激活剂，对组织中的氧化、还原具有迅速酶促作用。当组织缺氧时，细胞通透性增高，可进入细胞内矫正细胞呼吸和促进物质代谢。用于中心性视网膜脉络膜炎、视神经炎、视神经萎缩、视网膜动脉栓塞、黄斑变性、眼肌麻痹、视疲劳等，作为一种辅助用药。肌注 15mg，1～2 次 / 日；静注 15～30mg，1～2 次 / 日。

5. 小牛血去蛋白提取物（deproteinized calf blood extractives，DCBE）　是从小牛血液透析物中提取的不含蛋白的低分子活性物，内含氨基酸、羟基酸、肽类、核酸关联物、多糖及糖脂等有机成分，亦含 Na$^+$、K$^+$、Ca^{++}、Mg^{++} 等无机成分。眼用凝胶为透明黏性凝胶滴眼液。

【主要作用】　DCBE 能在细胞水平上促进组织线粒体对氧和葡萄糖的摄取和利用，促进 ATP 合成，直接参与依赖能量的生物合成、生物变异及活性物质的转动等过程，从而显示出一系列的生物活性。在眼科表现为：

（1）改善组织细胞对氧、葡萄糖、钾及磷酸盐的通透性，保持细胞内钾的恒量，促进葡萄糖转动至细胞内，改善角、结膜的营养。

（2）改善低氧状态下细胞内的糖代谢，减少角膜乳酸及丙酮酸蓄积，从而减轻角膜的水合作用，此外尚能迅速消除角膜内皮水肿，使患眼角膜恢复透明、改善视力。

（3）促进组织修复，使受损害的角膜上皮及其下面的基底膜、角膜内皮加速修复。

（4）能使过度增生的肉芽组织蜕变，胶原纤维重组，减少或避免瘢痕形成，防止泪腺排泄口的封闭。

（5）眼用凝胶的基质为黏性凝胶，黏度适中，表面活性高，滴眼后能在眼球表面和眼睑内形成一层均匀而较持久的保护膜覆盖伤口和溃疡面，既能减少房水渗漏，又能缓解眨眼时，睑球机械摩擦所带来的剧烈疼痛。

（6）能稳定泪膜，防止过早破裂，使干燥眼患者泪膜破裂时间（BUT）复常，从而缓解干燥眼症状，并减缓由于 BUT 缩短而引起的继发性角、结膜损伤。

【临床应用】　眼用凝胶滴眼，2～4 次 / 日。用于：

（1）创（外）伤性角膜炎、溃疡：①角膜机械性损伤，角膜上皮异物损伤，配戴隐形眼镜引起的角、结膜损伤等。②烧伤、灼伤及电、激光、紫外线、X 线、酸、碱等化学物质引起的损伤等。③角膜移植术后上皮点状混浊、上皮缺损等。

（2）多种角膜炎，角膜溃疡：如浅层点状角膜炎、大疱性角膜炎、角膜内皮炎、化脓性角膜炎、真菌性角膜炎、沙眼合并角膜溃疡、单纯疱疹病毒性角膜炎、流行性角膜结膜炎、暴露性角膜炎、神经麻痹性角膜炎。

（3）免疫及神经营养性因素所致的角、结膜病变以及用于多种眼科手术后。

第三节　防治白内障药物

一、防治老年性白内障药物

（一）抗氧化作用类药物

1. 谷胱甘肽（glutathione，GSH）　谷胱甘肽有还原型（GSH）和氧化型（GSSG）之分。两者的互变过程可拮抗氧化物对巯基(-SH)的破坏作用，保护含巯基的蛋白质和酶不被氧化、变性。在正常晶状体中谷胱甘肽含量非常高，绝大部分以还原态存在。因此，维持 GSH 的正常水平对维持晶状体透明性方面起着重要作用。用于治疗老年性白内障。2% 滴眼液，4～5 次 / 日。

2. 牛磺酸（taurine）　牛磺酸是抗氧化剂，能清除体外系统中的羟基自由基和超氧阴离子。治疗初、中期老年性白内障用 4% 牛磺酸滴眼液，3～6 次 / 日。

3. 苄达赖氨酸（bendazac lysine，BND）　BND 能保护晶状体和血清蛋白免受热力和紫外线、酸或碱作用所引起的变性。它清除自由基的能力弱，但可以保护晶状体蛋白拮抗自由基损伤。在临床上用于治疗白内障患者，能明显改善视力，甚至可逆转混浊至透明。口服 500mg，3 次 / 日。滴眼 0.1%。

4. 硫普罗宁（硫拉，tiopronin，thiola）　硫普罗宁分子中有 -SH 基，具有很强的还原作用。它促使氧化型谷胱甘肽转变为还原型谷胱甘肽，使去氢抗坏血酸还原为维生素 C。因而能维持晶状体的透明度，阻止和逆转晶状体混浊的病理过程。用于老年性白内障，滴眼：0.1%，3～6 次 / 日。口服：50～100mg，3 次 / 日。

5. 半胱氨酸（cysteine，L-cys）　半胱氨酸结构中含有 -SH 基，它能维持机体内多种酶的活性或有激活解毒、改善代谢的作用。实验证明，它能抑制 -SH 含量下降、抑制脂质过氧化，维持 GSH 的抗氧化水平从而抑制白内障发展。口服 40mg 或 80mg，3 次 / 日，用于治疗初发老年性白内障。

（二）营养类药物

1. 维生素类（详见本章第一节）

2. 利明眼药水　可增加眼的局部代谢，补充金属离子及维生素。处方：碘化钾 0.3g，氯化钠 0.05g，氯化钾 0.06g，维生素 C 0.3g，维生素 B_1 0.1g，硼酸 1.1g，硼砂 0.19g，羧甲纤维素钠 0.15g，硫代硫酸钠 0.05g，尼泊金 0.3g，蒸馏水加至 1000ml。滴眼 3～4 次 / 日。用于早期白内障。

3. 仙诺林特或仙诺灵（sanolent）　是一种复合制剂，主要成分为从牛眼晶状体中提取的晶状体蛋白素与维生素 C、核黄素和碘化钾复合制成。舌下含化 1 片，3 次 / 日，用于治疗各种白内障。

二、防治糖尿病性白内障药物

（一）醛糖还原酶抑制剂（aldose reductase inhibitors）

1. 索比尼尔（sorbinil）　较强醛糖还原酶抑制剂，可抑制晶状体醛糖还原酶的全部活性，改善晶状体纤维细胞内的高渗状况，防止晶状体蛋白聚合物增加。1% 滴眼液，3～4 次 / 日。

2. 舒林酸（sulindac）　是一种非甾体抗炎药，对醛糖还原酶具有很强的抑制作用，它能使老年糖尿病白内障的视力上升。1% 溶液滴眼，4 次 / 日。

（二）抗氧化类药物

1. 吡诺克辛钠（白内停，pirenoxine，Catalin）　本品对羟基的亲和力比醌型物质更强，可以制止醌型物质对晶状体可溶性蛋白的氧化变性作用。滴眼剂（0.7～1mg/15ml）5～6 次 / 日。适用于老年性和糖尿病白内障。

2. 法可林（phacolysin）　本品易透过晶状体囊膜而进入晶状体，阻止醌体对晶状体可溶性蛋白的氧化、变性和混浊化作用；能抑制醛糖还原酶活性，阻止糖性白内障发生。用于治疗糖尿病性、老年性及外伤性白内障等。滴眼剂（075～1mg/15ml）3～5 次 / 日。

三、后发障的药物防治

1. 肝素　肝素可抑制成纤维细胞的生长，减少人眼晶状体囊外摘除术后眼内组织表面纤维蛋白的沉积和后囊细胞的生长，从而阻止后发性白内障形成，提高视力。5% 肝素滴眼剂，术后每天 3 次，连续用 4 个月。

2. 曲尼司特（利喘贝，tranilast）　本品可减少晶状体上皮细胞化生时 FGF-β 的生成和释放，防止胶原合成从而防治后发性白内障。0.5% 滴眼剂，术后 4 次 / 日，连续用 3 个月。

四、防治白内障的中成药

1. 石斛夜光丸　由石斛、人参、山药、茯苓、枸杞子、五味子等 25 种组成。具有扶正祛邪、益气填精、滋肝补肾、清热熄风、平肝潜阳。用于老年性白内障等。口服 1 丸，2 次 / 日。

2. 增光片　由党参、枸杞子、当归、麦冬等组成。具有补气养血、益肝明目、聪耳。多用于肝肾不足、神气衰弱、经络涩滞、光华不能发越者。口服 4～6 片，3 次 / 日。用于老年性白内障等。

3. 障眼明　由肉苁蓉、山萸肉、枸杞子、党参、黄芪、菊花等组成。具有补肝益肾、健脾调中、益气填精、明目益神之功效。口服 4 片，3 次 / 日，3～6 个月为一个疗程，间隔 1 个月。适用于老年性白内障早、中期。

4. 明目清障片　由菟丝子、黄芪等组成。具有补肾益精、益气养阴、清障明目之功效。它还能明显清除体外系统的羟基自由基。口服 5 片，3 次 / 日，3 个月为一疗程。主治老年初、中期白内障。

5. 珍珠明目滴眼液　具有清肝、明目、止痛作用。用于早期老年性白内障、慢性结膜炎、视疲劳等。能提高早期老年性白内障的视力。并能改善眼胀眼痛等。滴眼 3～5 次 / 日。

6. 视明露（雪莲叶汁，cineraria）　可促进眼内组织血液循环、增强晶状体新陈代谢。滴眼 2～3 次 / 日，用于外伤性白内障、老年性白内障早、中期及后发性白内障。

7. 昆布眼液　由中药昆布的提取液配制而成。具有软坚散结，促进晶状体混浊吸收及维持晶状体透明度的作用。滴眼 3～4 次 / 日，用于白内障治疗。

（陈祖基）

主要参考文献

1. 陈祖基. 眼科临床药理学. 第 2 版. 北京：化学工业出版社，2011：414-441.

2. 邱晓顿，龚岚，孙兴怀，等. 小牛血去蛋白提取物治疗机械性角膜上皮损伤的临床疗效分析. 中华眼科杂志，2008，44：720-725.

3. Lange AP，Moloney G，Sheldon CA，et al. Bilateral corneal ulceration caused by vitamin a deficiency in eosinophilic gastroenteropathy. Case Report Ophthalmol，2011，2：302-306.

4. Ishikawa Y，Hashizume K，Kishimoto S，et al. Effect of vitamin C depletion on UVR-B induced cataract in SMP30/GNL knockout mice. Exp Eye Res，2012，94：85-89.

5. Zhu X，Guo K，Lu Y. Selenium effectively inhibits 1,2-dihydroxynaphthalene-induced apoptosis in human lens epithelial cells through activation of PI3-K/Akt pathway. Mol Vis，2011，17：2019-2027.

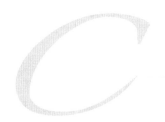

干眼症的发病是多因素，多环节的。其病因多种多样，是机体内部的因素和外在的环境因素共同作用的结果。其病理生理过程也十分复杂，泪液动力学过程中任何一环节的异常均可导致干眼症，因此对干眼症进行治疗时应了解其病因及分类，针对不同的病因和临床类型进行治疗。药物治疗主要包括：①补充泪液，即泪液成分的替代治疗，主要是人工泪液的应用；②刺激泪液分泌；③激素及免疫抑制剂等。

第一节　人　工　泪　液

人工泪液是干眼的主要治疗药物。人工泪液发挥以下基本作用：润滑眼表，补充缺少的泪液成分，稀释眼表的可溶性炎症介质，降低泪液渗透压并减少高渗透压引起的眼表应激反应等。此外一些人工泪液中的特殊添加成分可有其相应疗效。

所谓人工泪液，系指理化性质与泪膜相似的泪液替代品。然而由于人体分泌的泪液含有水、电解质、蛋白质、脂质等，成分复杂，使得人工泪液很难与天然泪液完全相同。理想的人工泪液应具有良好的耐受性、低表面张力、接近正常泪膜的电解质成分。由于患者只能间歇地使用人工泪液，因此还应在角膜存留较长时间，以尽量模拟泪液的连续分泌状态。同时还应不含毒性防腐剂等。

一、黏　多　糖　类

应用最广泛的是透明质酸钠（sodium hyaluronate，SH）。SH分子中的羧基和其他极性基团可与水形成氢键，能结合大量水分而具良好保湿性。SH溶液含分子网状结构，具有凝胶的弹性和溶液的黏性这一双重特性，有良好的润滑作用，滴眼后较为舒适，有很好顺应性。SH还有良好的细胞保护作用，能对抗防腐剂、氧自由基等有害物质对细胞的损伤，并有促进角膜上皮愈合的功能。常用浓度0.1%～0.2%。

二、聚丙烯酸类

常用者有卡波姆（carbomer），为一高分子聚合物，作为人工泪液的主要成分，可促进角膜上皮愈合，降低角膜通透性。常用浓度0.1%～0.3%，也可制成眼用凝胶。

三、纤维素醚类

纤维素醚类化合物甲基纤维素、羧甲纤维素、羟丙甲纤维素等被广泛用于配制人工泪液，可以增加人工泪液的黏度，同时与角膜表面黏蛋白的亲水层黏附，使形成的泪膜易与角膜吸附，因此具有较长的存留时间。本类化合物与其他眼用产品有较好相容性。常用浓度0.5%～1%。

四、聚乙烯类衍生物

常用1.4%聚乙烯醇（polyvinylalcohol，PVA）和1.0%聚维酮（povidone，polyvinylpyrrolidone，PVP），有较好的保水性，对各型眼干燥症有效，但它们的黏度低，在角膜表面的存留时间较短。

五、甲　壳　胺

甲壳胺（chitosan）是甲壳素脱乙酰基形成的多糖，有较好的黏附特性和组织相容性，浓度0.5%。除了润滑作用外，还有止血、消炎、杀菌和促进血管内皮生长的作用。

六、其　　他

1. 含维生素A的人工泪液　维生素A能促进生长，维持结膜、角膜等上皮组织的正常功能。缺乏维生素A则泪腺细胞角质化而停止分泌泪液，发生干眼症。局部滴用棕榈酸维生素A可使干眼症结膜杯状细胞密度明显增加，而明显逆转细胞的角化。

2. 含乳铁蛋白的人工泪液　局部应用1%乳铁蛋白可明显抑制干眼模型动物角膜上皮的不完整性。

3. 含细胞因子的人工泪液 如含表皮生长因子、碱性成纤维细胞生长因子和神经生长因子等人工泪液在干眼症的治疗中亦具有明显临床价值。

4. 含脂质的人工泪液 应用含磷脂（phospholipid）、饱和及不饱和脂肪酸以及甘油三酯的人工泪液治疗，对脂质性泪液不足型干眼症患者疗效较佳。

5. 自家血清 是一种最好的人工泪液，但由于其制备的复杂和来源的限制，因此应用较少。研究表明，在重症干眼，如 Sjögren 综合征（SS），自家血清的疗效最佳，可能与其所含多种生物活性成分（如表皮生长因子、维生素 A、转化生长因子 β、纤维连接蛋白等）有关。

第二节 增加泪液分泌药物

一、拟胆碱能药

泪液分泌受自主神经支配，因此毛果芸香碱等拟胆碱能药，可促进腺体分泌。

1. 毛果芸香碱 早期应用低浓度毛果芸香碱滴入口内，以刺激泪液产生。近年来有报道口服盐酸毛果芸香碱每天 9mg（分 3 次服用），连续 1 个月，治疗 SS，获得良好效果。

2. 茴三硫（anethol trithione） 本品显著增加 M 胆碱受体数量，明显提高腺体（唾液腺、泪腺）的分泌量，对 SS 有显著疗效。口服，每次 25mg，3 次 / 日。

3. 新斯的明（neostigmine） 口服新斯的明 15mg，3 次 / 日，对轻症干眼症有一定疗效。

二、嘌呤 P2Y2 受体激动剂

地夸磷索（diquafosol） 本品可激活眼表细胞（包括结膜上皮细胞和杯状细胞）上的嘌呤 P2Y2 受体，刺激泪液和黏蛋白分泌，并恢复角膜上皮屏障功能。干眼症患者用 3% 地夸磷索滴眼液滴眼后角膜点状染色显著减轻，泪膜破裂时间（BUT）明显延长，眼表舒适度显著改善。

三、其他增加泪液分泌药物

1. 溴己新（bromhexine） 口服剂量为每次 16mg，3 次 / 日，连续服 2~3 个月，但疗效评价不一。

2. 3- 异丁基 -1- 甲基黄嘌呤（3-isobutyl-1-methyl-xanthine，IBMX） 为一种磷酸二酯酶抑制剂，可通过增加细胞内 cAMP 或 cGMP 水平而刺激副泪腺的泪液分泌，其作用呈剂量依赖性。临床在干眼症患者应用 4 周后可明显降低患者泪液的渗透压。

第三节 激素和抗炎、免疫抑制剂

一、雄 激 素

研究发现绝经后妇女干眼症的发病率明显升高。在泪腺中有雄激素的受体，妇女绝经后体内血液循环内的雌激素和雄激素均下降，而这些血清内的激素是局部分泌组织敏感性激素的前体。雄激素水平降低是导致 SS 患者泪腺功能降低的最主要原因。因此，补充雄激素可治疗干眼。在干眼症患者雄激素的作用机制可能为下调免疫活性，对上皮细胞促进某些特殊基因的表达，促进蛋白质的合成，对某些分泌过程有放大作用。早期有研究通过补充生物活性的雄激素来治疗 SS，受到良好疗效。近期的研究表明全身补充雄激素在非 SS- 干燥性角膜结膜炎（KCS）患者亦有良好效果，已有研究局部应用雄激素以改善泪腺和睑板腺的分泌功能。

二、抗炎药和免疫抑制剂

近年来免疫和炎症在干眼症发病机制中的作用越来越受到重视。SS 和非 SS-KCS 患者的泪腺、结膜活检标本、泪液及眼表面印迹细胞学检查均发现有炎症细胞浸润及炎症反应标志物的表达，炎症反应与干眼症的程度呈正相关，SS 最为严重。抗炎药和免疫抑制治疗只适于有眼表面炎症的中、重度干眼，对于轻症患者不需要应用。

1. 环孢素（CsA） CsA 常用浓度为 0.05% 和 0.1%。由于浓度 0.05% 及 0.1% 时 CsA 的治疗效果基本相同，且低浓度者眼部刺激小，并发症几率较低，故推荐 0.05% 为最佳治疗浓度。CsA 对干眼的治疗作用更多体现在免疫调控而不仅仅是免疫抑制或抗炎方面。CsA 可降低眼表白介素 -6 水平，减少活化的淋巴细胞数，减轻眼表及泪腺的炎症反应及凋亡率，同时可增加结膜杯状细胞的数量，并增加泪液分泌量，在众多临床报道中显示了较好的疗效。其并发症主要包括眼部不适，结膜充血，继发感染等，但程度轻，发生率低，局部用药对全身情况无明显影响。CsA 滴眼液治疗干眼的疗效较佳，患者依从性好，起效时间至少数周，一般使用半年后效果较好。而口服 CsA 是否对干眼有治疗作用及其是否必要，尚无定论。

他克莫司抑制眼表炎症的机制与 CsA 基本相同，但抑制作用更强，副作用较小，适用于 CsA 治疗无效的严重干眼患者。

2. 局部滴用的糖皮质激素（GC） GC 仍是目前效

果最好的抗炎药物,临床报道证实短期局部使用 GC 可明显减轻干眼的症状与体征。常用包括甲泼尼龙、可的松、地塞米松,氯替泼诺滴眼液等,浓度一般为 0.1%,极重症者亦有用 0.5% 浓度。滴药次数及用药时间须按照干眼严重程度的不同,每天 1～4 次酌情处置,炎症减轻时须逐渐减量至停用,以避免 GC 相关并发症如眼部感染、激素相关的青光眼及白内障等。

(陈祖基)

主要参考文献

1. 陈祖基. 眼科临床药理学. 第 2 版. 北京:化学工业出版社,2011:490-503.
2. McCann LC,Tomlinson A,Pearce EI,et al. Effectiveness of artificial tears in the management of evaporative dry eye. Cornea,2012,31:1-5.
3. Lee JH,Ahn HS,Kim EK,et al. Efficacy of sodium hyaluronate and carboxymethylcellulose in treating mild to moderate dry eye disease. Cornea,2011,30:175-179.
4. Utine CA,Stern M,Akpek EK. Clinical review:topical ophthalmic use of cyclosporin A. Ocul Immunol Inflamm,2010,18:352-361.
5. Kymionis GD,Bouzoukis DI,Diakonis VF,et al. Treatment of chronic dry eye:focus on cyclosporine. Clin Ophthalmol,2008,2:829-836.
6. Takamura E,Tsubota K,Watanabe H,et al. A randomised,double-masked comparison study of diquafosol versus sodium hyaluronate ophthalmic solutions in dry eye patients. Br J Ophthalmol,2012,96(10):1310-1315.

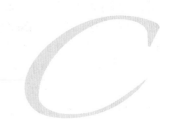

第九章
抑制新生血管生成的药物

眼部新生血管形成是多种眼病的共同病理改变及临床表现，其造成的渗漏、出血等是视力丧失的主要原因。新生血管可发生于角膜、虹膜、脉络膜及视网膜等多种眼组织中，是重要的致盲因素。

正常眼部血管结构及功能的维持依赖于血管生成促进因子和抑制因子的平衡状态。然而在缺血、缺氧、炎症和外伤等病理条件下，此种平衡被打破，新生血管形成的阀门即可开启。新生血管的形成过程主要包括：①血管通透性增加；②血管基底膜上的酶降解；③内皮细胞移行、增生、出芽生长并形成管腔；④新生血管成熟，形成血管网。

多种血管生成促进因子可以直接或间接的作用于内皮细胞，促进新生血管形成。血管内皮生长因子（VEGF）在新生血管形成过程中起着重要的作用。在VEGF家族中，VEGF-A是促进新生血管形成的主要血管源性刺激因子。随着VEGF是新生血管形成的重要启动因子这一理论的出现，抗VEGF药物便应运而生。

第一节　抗血管内皮生长因子药物

一、抗血管内皮生长因子适体

适体（aptamer）是人工合成的一段寡核苷酸序列，可以是RNA或单链DNA。它能以极高的亲和力和特异性与靶序列结合。通过与病理学相关蛋白质的特异性结合，抑制这些蛋白质的酶活性，从而达到治疗的目的。

哌加他尼钠（pegaptanib sodium，商品名Macugen）是一种抗VEGF适体，于2004年成为第一个获美国FDA批准的治疗湿性年龄相关性黄斑变性（AMD）的VEGF抑制剂。它能特异性与VEGF-A的VEGF165异构体结合，抑制其生物活性，阻碍其与受体结合，从而抑制新生血管形成。0.3mg玻璃体内注射，每隔6周可重复注射，用于治疗年龄相关性黄斑变性、糖尿病黄斑水肿、糖尿病视网膜病变的新生血管、视网膜

中央静脉阻塞继发的黄斑水肿等。其不良反应大多因注射本身引起，如眼压升高、视网膜色素上皮撕裂、眼内炎、晶状体损伤、视网膜脱离、过敏反应等。

二、抗血管内皮生长因子单克隆抗体

1. 雷珠单抗（ranibizumab，Lucentis）　是人源化重组抗VEGF单克隆抗体片段Fab部分，对人VEGF的所有异构体都具有特异性和亲和力，抑制VEGF，从而抑制新生血管形成及血管渗漏。猴眼玻璃体内注射雷珠单抗可在1小时内完全渗透视网膜全层，$t_{1/2}$ 3.2天。与静脉注射、结膜下或筋膜下注射相比，玻璃体内注射的药物浓度最高，半衰期最长，而血浆内的药物浓度很低。

2006年获FDA批准治疗AMD。0.5mg玻璃体腔注射给药，每个月1次，用于治疗AMD、视网膜静脉阻塞、糖尿病视网膜病变、视网膜新生血管、虹膜红变及新生血管性青光眼等。其眼部并发症包括眼压升高、视网膜色素上皮撕裂、眼内炎、晶状体损伤、视网膜脱离、结膜出血、眼痛、玻璃体漂浮物等。

2. 贝伐珠单抗（bevacizumab，Avastin）　贝伐珠单抗是一种重组的人源化单克隆抗体，包含93%的人类IgG片段和7%的鼠源结构，人源化部分可以延长半衰期，降低免疫原性。它的主要作用机制为：以VEGF为靶点，与内源性的VEGF竞争性结合VEGF受体，抑制内皮细胞的有丝分裂，增加血管通透性，从而抑制新生血管的形成。贝伐珠单抗兔眼玻璃体内注射（1.25mg/0.05ml，单次），或结膜下注射（1.25mg/0.05ml，单次），或溶液滴眼（1.25mg/0.05ml，6次/天，连用7天），然后测定眼内组织药物浓度的动态变化，结果表明玻璃体内注射能在眼内组织（虹膜-睫状体、玻璃体、视网膜、脉络膜）获得高度药浓，滴眼则难以在眼内达到有效浓度。

眼科有用于治疗视网膜母细胞瘤，AMD伴发的脉络膜新生血管（CNV）、糖尿病视网膜病变、囊样黄斑水肿（CME）、病理性近视眼引起的CNV、新生血管性

青光眼、抗青光眼滤过术后瘢痕化、抗翼状胬肉术后复发、抗角膜新生血管等的实验和临床研究报告。静脉注射：5～10mg/kg，每 2 周 1 次；玻璃体内注射：1.25～2.5mg/ 次，每 4 周 1 次；结膜下注射：1.25mg/0.05ml；滴眼：0.5%～2.5%。目前本品在眼科临床应用属于超说明书用药，应谨慎。

不良反应：静脉注射常见为乏力、疼痛、腹痛、头痛、高血压、腹泻、恶心、呕吐、食欲下降、口腔炎、便秘、上呼吸道感染、鼻出血、呼吸困难、剥脱性皮炎、蛋白尿白细胞减少等；玻璃体内注射常见为晶状体损伤、眼内炎、视网膜脱离、葡萄膜炎、视网膜色素上皮撕裂、短暂局部缺血等。

三、血管内皮生长因子诱饵受体药物

阿柏西普（aflibercept，VEGF Trap-Eye，商品名 Eylea） 是一种重组融合蛋白，由 VEGF 受体 1 的第 2 个 Ig 结构域和受体 2 的第 3 个 Ig 结构域融合至人 IgG1 的 Fc 片段的可溶性诱饵受体。它对人 VEGF-A 的所有异构体都具有高度亲和力（<1pmol），同时也能与胎盘生长因子结合。本品起可溶性诱骗受体的作用，因此能够抑制这些同源性 VEGF 受体的结合和活化，而抑制新生血管形成。皮下或玻璃体内注射可明显抑制激光诱导小鼠脉络膜新生血管（CNV）的生成，减轻 VEGF 引起的血视网膜屏障的破坏，还可显著抑制光感受器表达 VEGF 的转基因小鼠视网膜下新生血管的生成。

2011 年 11 月 FDA 批准阿柏西普用于治疗湿性年龄相关黄斑变性（AMD）。推荐剂量是 2mg（0.05ml）玻璃体内注射，前 12 周（或 3 个月）每 4 周（或 1 个月）1 次，随后每 8 周（或 2 个月）1 次。

常见不良反应是结膜出血、眼疼痛、白内障、玻璃体脱落、玻璃体飞蚊症和眼压增加。

四、阻断血管内皮生长因子或其受体生成的药物

1. 贝伐拉尼（bevasiranib） 是一种作用于 VEGF mRNA 的小分子干扰 RNA（siRNA），能使 VEGF mRNA 发生降解，而干扰 VEGF 的合成。抗新生血管生成的作用比 VEGF 适体和 VEGF 抗体强。猴眼玻璃体内注射可抑制激光诱导的 CNV 和减轻渗漏。II 期临床试验结果显示该药能够抑制患者眼部新生血管生长、改善视力，并有良好的安全性和耐受性，正在进行 III 期临床试验。

2. Sirna-027 是作用于 VEGF 受体 1 mRNA（VEGFR1 mRNA）的 siRNA，使 VEGF 受体 1 mRNA

降解，干扰 VEGF 受体 1 生成，从而抑制新生血管。在 CNV 模型试验中，眼周或玻璃体内注射 Sirna-027 可显著减少新生血管范围 45%～66%；在小鼠缺血性视网膜病变模型中，Sirna-027 玻璃体内注射 1μg 后可使视网膜新生血管减少 32%。I 期临床试验显示患者玻璃体内注射 100～1600μg 有良好的安全性和耐受性。

五、酪氨酸激酶抑制剂

VEGF 与细胞表面相应受体结合，才能激活下游的信号分子发挥生物学作用。VEGF 和血小板源性生长因子（PDGF）等受体含有酪氨酸激酶，酪氨酸激酶抑制剂（tyrosine kinase inhibitors，TKIs）抑制酪氨酸激酶的磷酸化，从而阻断下游的信号转导，起到抑制新生血管生成的作用。

伐拉尼布（vatalanib）是最具选择性的 VEGFR 酪氨酸激酶抑制剂，几乎所有 VEGFR（VEGFR1、VEGFR2 和 VEGFR3）的酪氨酸激酶均能被抑制。玻璃体内注射能抑制小鼠实验性视网膜和脉络膜新生血管。该药的生物利用度高，有望口服给药。目前正在进行 I、II 期临床试验。

本类药物还有舒尼替尼（sunitinib）、索拉非尼（sorafenib）、凡他尼布（vandetanib）等。均有抑制血管生成和抗肿瘤活性，作为抗肿瘤药物均已批准用于临床。

第二节　其他类药物

一、血管生成抑制因子

血管生成抑制因子通过影响血管生成过程的各个环节（胞外基质重建、内皮细胞迁移、内皮细胞增殖、微管形成）发挥抗血管生成的活性。可分为两大类：一类是特异性作用于内皮细胞的血管生成抑制因子，包括各种大分子蛋白前体的酶解片段；另一类是非特异性作用于内皮细胞的血管生成抑制因子，包括细胞因子、含 TSP I 型重复模序的血管生成抑制因子、组织金属蛋白酶抑制剂、丝氨酸蛋白酶抑制剂等。

1. 血管抑素 K1-4（angiostatin K1-4，AS K1-4） 是纤溶酶原的蛋白酶解产物，由纤溶酶原的前 4 个 kringle 区组成（K1-4），分子量为 38kDa。能特异性作用于血管内皮细胞，可抑制内皮细胞的增殖和迁移，并诱导内皮细胞凋亡。动物实验表明 AS 能防止视网膜、脉络膜、虹膜及角膜新生血管的生成。

2. 色素上皮衍生因子（pigment epithelium-derived factor，PEDF） PEDF 是丝氨酸蛋白酶抑制剂家族中

的非抑制性成员，分子量为 50kDa 的糖蛋白。PEDF 是强效的内源性新生血管抑制剂，能促进内皮细胞凋亡，抑制内皮细胞移，下调 VEGF 表达，阻止 VEGF 与其受体结合，减少 VEGF 诱发的血管渗漏，抑制炎症反应等。在动物模型中证实，PEDF 能够抑制鼠角膜、脉络膜、视网膜新生血管的形成。正在进行临床应用研究。

3. 内皮抑素（endostatin，ES） ES 是胶原ⅩⅧ分子的 C 端酶解产物，分子量为 20kDa 的蛋白质，是作用最强的抑制血管生长的因子之一，对多种起源的新生血管内皮细胞增殖都有抑制作用，而不影响静止的血管内皮细胞或非内皮源性细胞。实验显示，ES 能够抑制角膜、脉络膜、视网膜新生血管的形成。

二、糖皮质激素

1. 曲安奈德（triamcinolone acetonide，TA） 人工合成的含氟长效糖皮质激素，通过抑制炎症，并下调 VEGF 水平，降低血管通透性，抑制内皮细胞移行及新生血管生成。在多种动物的 CNV 模型中，玻璃体腔注射曲安奈德可以明显抑制新生血管形成。临床上通常与光动力疗法合用以取得更好疗效。

2. 阿奈可他醋酸盐（anecortave acetate，Retaane） 人工合成的肾上腺皮质激素衍生物，具有较强的抑制血管生成的作用，但无传统糖皮质激素受体介导的活性，不具有免疫抑制和抗炎作用，也无类似其他糖皮质激素的诱发白内障和眼压升高等不良反应。阿奈可他通过抑制细胞外蛋白酶的表达，抑制血管内皮细胞透过血管壁向组织基质的迁移过程，从而抑制新生血管的生成。前瞻性、随机、双盲、多中心临床研究显示，眼后部巩膜旁腔隙注射阿奈可他混悬液 15mg（每 6 个月 1 次），在维持 AMD 患者视力和抑制 CNV 生长方面安全、有效。

三、环氧酶 -2 抑制剂

环氧酶 -2（COX-2）通过调节 VEGF 的合成及生理功能的发挥、内皮细胞的移行和凋亡，在新生血管的形成过程中起重要作用。研究证明 COX-2 参与了 CNV 的形成过程，COX-2 抑制剂能够抑制 CNV 的发生发展，为防治 CNV 性疾病提供了新的方向。

小鼠实验模型显示奈帕芬胺滴眼液（0.1% 或 0.5%）滴眼能有效抑制脉络膜和视网膜新生血管。塞来昔布能抑制视网膜色素上皮细胞内 VEGF 表达，抑制静止的和 VEGF 诱发的脉络膜内皮细胞和视网膜色素上皮细胞增生。玻璃体内注射塞来昔布能有效抑制 CNV 的 VEGF 及 MMP-2 表达从而抑制实验性脉络膜新生血管。结膜下注射塞来昔布通过抑制大鼠角膜 COX-2 及 VEGF 的表达抑制实验性角膜血管新生。

（陈祖基）

主要参考文献

1. 陈祖基. 眼科临床药理学. 第 2 版. 北京：化学工业出版社，2011：623-629.

2. Tolentino M. Systemic and ocular safety of intravitreal anti-VEGF therapies for ocular neovascular disease. Surv Ophthalmol，2011，56：95-113.

3. Kaiser PK，Symons RC，Shah SM，et al. RNAi-based treatment for neovascular age-related macular degeneration by Sirna-027. Am J Ophthalmol，2010，150：33-39.

4. Emerson MV，Lauer AK. Current and emerging therapies for the treatment of age-related macular degeneration. Clinical Ophthalmology，2008，2：377-388.

5. Wang Y，Wang VM，Chan CC. The role of anti-inflammatory agents in age-related macular degeneration（AMD）treatment. Eye，2011，25：127-139.

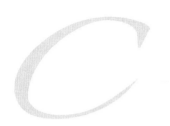

第一节 散瞳药和睫状肌麻痹药

一、M 胆碱受体阻断药

1. 阿托品（atropine）

【主要作用】 阿托品选择性拮抗 M 胆碱受体，具有广泛的药理作用，但各器官对阿托品阻断作用的敏感性不相同。随剂量的增加可出现瞳孔扩大和调节麻痹，腺体分泌减少，膀胱和胃肠道平滑肌的松弛，心率加快，血管扩张和中枢兴奋等作用。

（1）眼：阿托品阻断 M 胆碱受体，使瞳孔括约肌和睫状肌松弛，出现散瞳、眼压升高和调节麻痹。这三种作用都有重要的临床意义。

（2）腺体分泌：抑制腺体分泌，唾液腺和汗腺对阿托品最敏感，引起口干和皮肤干燥，同时泪腺和呼吸道分泌也大为减少。

（3）平滑肌：松弛许多内脏平滑肌，对过度活动或痉挛的内脏平滑肌，松弛作用较显著。

（4）心血管系统：治疗剂量（0.5mg）可使部分患者心率轻度短暂地减慢。对抗迷走神经过度兴奋所致的传导阻滞和心律失常。大剂量有解除小血管痉挛的作用，尤其以皮肤血管的扩张最显著，可产生潮红温热。

（5）中枢神经系统：较大治疗剂量（1～2mg）可轻度兴奋延髓和大脑，2～5mg 时兴奋作用加强，可出现焦躁不安、多言、谵妄；中毒剂量（如 10mg 以上）常产生幻觉、定向障碍、运动失调和惊厥等，有时可由兴奋转入抑制，出现昏迷及呼吸麻痹。

在眼科主要用其散瞳和调节麻痹作用，其作用强、维持时间久，1% 溶液单次滴眼扩瞳作用持续 7～10 天，调节麻痹作用持续 7～12 天。

【临床应用】

（1）治疗虹膜睫状体炎：首先，阿托品化可以减轻急性虹膜炎和虹膜睫状体炎的疼痛。此种止痛是由于睫状体和虹膜的炎症肌肉松弛，得到充分休息所致。其次，使炎症血管的渗透性恢复至正常状态，而减少蛋白质和炎性细胞的渗出。最后本品还可以预防和拉开虹膜粘连，并将减少由于后粘连所造成的继发性青光眼、瞳孔闭锁及并发性白内障等并发症。滴眼 0.5%～1%。

（2）检查屈光：对患近视眼、远视眼的幼儿或青少年应用睫状肌麻痹剂消除调节作用。阿托品作用最充分，持续作用时间最长，常用 1% 滴眼液及眼膏。

（3）矫正内隐斜：阿托品类睫状肌麻痹剂能降低好眼的视力，使其低于内斜视眼，从而强制性地固定内斜视眼于正位。

（4）解除调节痉挛：对调节和集合功能过剩的患者，阿托品化能解除调节痉挛和不适感。亦有用于治疗假性近视眼、青少年低度真性近视。

（5）治疗恶性青光眼：使用阿托品，使瞳孔扩大，拉开紧贴于晶状体前极的虹膜，解除瞳孔阻滞；麻痹睫状肌，使睫状体扁平，促使睫状体与晶状体赤道部脱离接触，解除睫状环阻滞；由于悬韧带拉紧，晶状体凸度减小，而利于前房的恢复。常用 1% 阿托品滴眼，4 次 / 日。

（6）难治性青光眼滤过术辅助用药：阿托品可以帮助重建血 - 房水屏障，减少血浆蛋白的渗漏，减轻术后的愈合反应强度，在一些难治性青光眼如新生血管性青光眼、葡萄膜炎性青光眼等，术前局部滴用阿托品，对滤过性手术的成功有益。

【不良反应】

（1）全身：滴眼后常见的不良反应有口干、心悸、皮肤干燥、潮红、排尿困难、便秘等。过量中毒时，可出现高热，呼吸加快、烦躁不安、谵妄、幻觉、惊厥等。

儿童应用阿托品睫状肌麻痹下验光时，偶尔产生毒性反应，其症状包括皮肤、黏膜干燥、发热、激动和谵妄、心动过速以及面部潮红。滴眼后压迫泪囊部，擦去过剩的溶液或眼膏，以及减低溶液浓度（用 0.5% 溶液），均可以减少毒性反应。

（2）眼部

1）增高眼压：阿托品类药对正常眼的眼压无明显影响，然对眼压异常或窄前房角、浅前房眼患者，滴用阿托品后有使眼压明显升高而激发青光眼急性发作的危险。

2）过敏反应：滴眼后可见眼睑产生接触性皮炎。其特征为发痒、红肿、皮肤潮红、结膜轻度充血。除停药能消除外尚无满意疗法。糖皮质激素仅能延缓这种反应的发生。

2. 后马托品（homatropine）　作用与阿托品类似，特点是散瞳和麻痹睫状肌的时间短（约为阿托品的1/10），一般半日至1日即可恢复，且无抑制分泌的副作用。用于眼科引起散瞳和睫状肌麻痹，有发生快而持续时间短的优点。散瞳验光及检查眼底，治疗虹膜睫状体炎。与阿托品相同。

3. 环喷托酯（cyclopentolate）　有较强睫状肌麻痹和散瞳作用。其睫状肌麻痹作用优于后马托品，与阿托品相当，具有作用开始迅速、维持时间短而强度大的优点。用于儿童患者的睫状肌麻痹下验光，检查眼底。不良反应：1% 或 2% 溶液滴眼后产生明显烧灼感，0.5% 溶液滴眼后有轻度烧灼感。滴眼引起的全身不良反应与阿托品相同，发生与用药剂量有关。滴眼后尚能引起儿童中枢神经系统的紊乱。

4. 托吡卡胺（托品酰胺,tropicamide）

【主要作用】　溶液滴眼于 25～30 分钟内产生最大散瞳作用，随后作用逐渐降低，于 6 小时恢复至滴眼前水平。与后马托品、环喷托酯，去氧肾上腺素和羟苯异丙胺等药物比较，有作用强和起始快的特点。睫状麻痹作用强于环喷托酯和后马托品，作用维持时间则要短得多。

【临床应用】

（1）散瞳检查：由于本品作用强，起效快，维持时间短，因此是散瞳作眼底检查的首选药物，常用浓度为 0.5% 和 1%。本品常和肾上腺素类散瞳药合用，以增强作用、减少用药浓度，如 0.1% 托吡卡胺与 1% 去氧肾上腺素或 1% 羟苯异丙胺合用；0.5% 托吡卡胺与 0.5% 去氧肾上腺素合用等。Brown 等报告若在 0.1% 托吡卡胺和 1% 去氧肾上腺素混合液中加入 1% 甲基纤维素，能产生像 1% 托吡卡胺和 10% 去氧肾上腺素混合液相同的散瞳和睫状麻痹作用。

（2）屈光检查：应用本品每 5 分钟滴眼 1 次，连续滴 4 次，隔 20 分钟可作屈光检查。考虑到残余调节力的存在，故不适于少年儿童散瞳验光。

【不良反应】　溶液滴眼，特别是 1% 溶液，产生暂时的刺激性。亦可使开角型青光眼患者眼压升高，通常不超过 5mmHg，且时间短暂，因此不会损害视神经。

二、α受体激动药

去氧肾上腺素（苯肾上腺素，新福林，phenylephrine，neosynephrine）。

【主要作用】　系 α₁ 受体激动药。溶液滴眼所产生的散瞳作用开始迅速，维持时间短，无睫状肌麻痹作用。使房水生成减少，能降低眼压，但无临床意义。

【临床应用】　散瞳检查眼底，治疗缩瞳剂所致的虹膜囊肿和治疗上睑下垂等。滴眼：5%～10% 溶液。

【不良反应】

（1）全身：10% 去氧肾上腺素滴眼可引起心肌梗死、高血压、室性心律失常、心动过速、反射性心动过缓、头痛、心悸、肺栓塞、蛛网膜下腔出血、肺水肿、呕吐、脸色苍白、出汗等全身性反应。

（2）眼部：暂时的局部烧灼感，畏光。虹膜上皮细胞释放色素颗粒。急性闭角型青光眼患者，应用任何一种散瞳剂均应十分谨慎。

严重的冠心病、高血压、动脉硬化、心血管疾病、糖尿病及甲状腺功能亢进者禁止全身应用去氧肾上腺素。如滴眼散瞳时，应谨慎。妊娠妇女、婴幼儿禁用。出现过敏症状或眼压升高应停用。患者服用单胺氧化酶抑制剂和三环抗抑郁剂时均禁用本品滴眼。

第二节　生长因子

一、概　　述

生长因子是指在体内和体外对细胞生长具有促进或抑制作用的高分子多肽，是多细胞生物进行细胞间信息交流的分子信号。其种类繁多，存在于血小板、各种成体细胞、胚胎细胞及大多数培养的细胞中，通过精确的网络调控保持机体内环境平衡。生长因子是由非腺体细胞以旁分泌或自分泌的方式产生，它们有一些共同特征：均为蛋白质或多肽，在体内浓度极低，有高度活性，有一定的细胞特异性，对不同靶器官有不同的功能，可在细胞周期的不同时期起作用。

二、生长因子在眼科的应用研究

（一）神经营养因子

1. 神经营养因子（neurotrophic factor, NTF）主要家族成员。

（1）神经生长因子（nerve growth factor, NGF）：是神经系统最重要的生物活性蛋白物质之一。

（2）脑源性神经营养因子（brain-derived neurotrophic

factor，BDNF）：由 120 个氨基酸组成，分子量为 12 300。氨基酸序列与 NGF 约有 50% 相同。

（3）睫状神经营养因子（ciliary neurotrophic factor，CNTF）：是一种酸性蛋白，分子量为 20～40kDa，广泛存在于中枢和外周神经系统。

（4）胶质细胞源性神经营养因子（glial derived neurotrophic factor，GDNF）：是一种新近发现的神经营养因子，为两个分子量 16kDa 单体组成的糖蛋白，受体与已知的多肽因子受体均不同。

2. 眼科应用研究 实验表明神经营养因子能促进轴突切断和视网膜缺血后的视网膜神经节细胞（RGCs）存活和轴突再生，因此可望成为一种治疗视网膜疾病的神经生物制剂。

（1）视网膜色素变性：多种神经营养因子能提高遗传性视网膜变性的光感受器的存活，包括 NGF、BDNF、CNTF 等。

（2）缺血性视网膜疾病：给予外源性 NGF、BDNF、CNTF 等能防止缺血所致 RGCs 损伤。

（3）视神经外伤：将外源性 NGF、BDNF、CNTF 等注入鼠眼玻璃体腔内，明显延迟视神经切断后神经节细胞的凋亡和促进轴突切断后 RGCs 的存活。

（4）视网膜脱离：NGF、BDNF、CNTF 等能显著降低 Müller 细胞的增殖反应和胶质纤维酸性蛋白（GFAP）的上调，所以能通过降低 Müller 细胞的胶原增殖反应和促进外节段的再生而促进视网膜脱离再复位后的修复。

（二）碱性成纤维细胞生长因子

碱性成纤维细胞生长因子（basic fibroblast growth factor，bFGF）可与损伤相邻部位靶细胞表面的特异受体结合，激活细胞修复信号系统，调控与修复有关的细胞分裂增殖和生长分化及细胞间黏着分子（如胶原蛋白等）的合成与分泌，从而促进组织再生、创面修复及组织重建。

bFGF 在正常角膜组织全层均有分布，细胞培养、器官培养及动物实验结果表明，bFGF 可促进并调控角膜细胞的分裂增殖、移行和分化，具有促进角膜组织再生、加速角膜愈合速率及改善角膜修复质量的功能。

bFGF 促进兔碱烧伤角膜修复的研究显示：①能显著加速角膜上皮的再生，并在中、晚期延缓和减轻角膜上皮再脱落。②明显促进碱烧伤角膜内皮的修复。③促进角膜基质的修复，改善角膜纤维的极层排列。④bFGF 促进角膜愈合的效果与给药剂量具有一定的相关关系。

bFGF 亦是一种能作用于神经系统的细胞因子，因此对视网膜、视神经疾病亦有一定效果。如 bFGF 可延缓 RGS 鼠遗传性感光细胞变性、参与 RPE 细胞损伤

的修复、缓解视网膜缺血性损伤和降低 RGCs 损伤等。

（三）表皮生长因子

表皮生长因子（epidermal growth factor，EGF）广泛存在于各种体液中，对成纤维细胞、血管平滑肌细胞、消化道黏膜细胞、上皮细胞及内皮细胞等有促进增殖作用。

能有效刺激体外培养的角膜上皮细胞、基质成纤维细胞和内皮细胞的增生、移行。在角膜伤口部位加入 EGF 能促进干细胞分裂向细胞分化过度，最终形成新的角膜上皮细胞，从而代替了受伤的角膜上皮。

用于角膜损伤的修复。如严重角膜烧伤、角膜损伤、角膜溃疡等损伤的修复。促进角膜屈光手术、角膜移植术以及翼状胬肉术后的瘢痕修复。适用于圆锥角膜、角膜营养不良、角膜白斑、大泡性角膜病变。

（四）转化生长因子

转化生长因子（transforming growth factor-beta，TGF-β）是由 112 个氨基酸组成的多肽为亚单位，通过二硫键相连的二聚体分子，分子量为 25kDa，具有酸稳定性。对眼部各组织检测表明，角膜、结膜、晶状体、房水、小梁网、玻璃体、视网膜等组织均表达 TGF-β，生物活性以 TGF-β_2 为主，并且有 TGF-β I 型和 II 型受体存在。

TGF-β 对细胞生长具有双向调节作用，作用的效果与其所作用的细胞类型、细胞分化状态、环境中存在的其他生长因子等有关。

调节细胞外基质成分的合成和降解。TGF-β 可促进 I 型胶原的转录、翻译以及成纤维细胞、平滑肌细胞中弹性蛋白的合成释放，促进成纤维细胞合成透明质酸。此外，TGF-β 还促进纤维粘连蛋白、整合素等其他蛋白多糖的合成。TGF-β 还可诱导细胞外基质在伤口处沉积，导致瘢痕和纤维化。

TGF-β 对眼等多种器官的胚胎发育、组织修复、纤维化过程等都有重要意义。用于角膜碱烧伤，可以较好地抑制机体免疫细胞的活性及损伤部位的浸润，进而减轻角膜的病理过程，同时，能够促进损伤组织的修复。

（五）血小板源性生长因子

血小板源性生长因子（platelet-derived growth factor，PDGF）有两方面作用。一是对中性粒细胞、单核细胞和成纤维细胞有趋化性，二是它的促细胞分裂特性，促进纤维形成的连续过程。

PDGF 能改变角膜上皮细胞和内皮细胞的骨架，促进钙离子内流，同时可促进角膜上皮细胞和内皮细胞的分裂、增殖，促进角膜上皮细胞、基质和内皮细胞的伤口愈合。

(六)肝细胞生长因子

肝细胞生长因子(hepatocyte growth factor,HGF)是一种具有多种生物学活性的细胞因子,主要由内皮细胞、成纤维细胞、脂肪细胞、胶质细胞产生,广泛分布于全身各组织器官,通过与受体结合并磷酸化与细胞连接,转导 HGF 的所有效应。

HGF 及其受体在角膜、晶状体及视网膜组织中均有表达,通过旁分泌和(或)自分泌途径调节角膜、晶状体上皮细胞和色素细胞的功能,维持结构的完整性。HGF 明显促进角膜上皮细胞增生。角膜上皮受损后,泪腺中 HGF 与 KGF 的 mRNA 水平明显升高。HGF 尚能促进视网膜神经节细胞的存活和损伤后轴突的再生。

(七)胰岛素样生长因子

胰岛素样生长因子(insulin-like growth factor,IGF)具有生长激素样作用,是一个多肽,结构类似胰岛素。IGF 作用于细胞增殖周期的 G_1 末期,对多种细胞有促有丝分裂作用,对成纤维细胞作用甚强。IGF 与其他生长因子有协同作用。

研究表明 IGF 能促进视网膜神经节细胞的存活和损伤后轴突的再生。同时 IGF 还通过加强表皮生长因子的作用来间接刺激上皮细胞增多。

(八)角质细胞生长因子

角质细胞生长因子(keratinocyte growth factor,KGF)是具有 163 个氨基酸的多肽。角膜 KGF 主要由角膜基质成纤维细胞产生,在人角膜上皮以及内皮细胞中均有 KGF mRNA 的表达,并具有 KGF 受体。KGF 受体大多分布在角膜上皮细胞。

KGF 可以促进角膜上皮细胞与内皮细胞的分裂、增殖,但不能促进成纤维细胞的增殖。KGF 依赖激活角膜上皮细胞中的 Ras-MAP 激酶途径发挥作用。KGF 可以通过旁分泌途径作用于角膜上皮细胞,促进其分裂和增殖。对体外培养的角膜上皮细胞有明显的促增生作用。

第三节 消毒防腐药

消毒药是指作用强大,能迅速杀灭病原微生物的药物。理想的消毒药应是广谱的,即能杀灭细菌、细菌芽胞、真菌、病毒和原虫,一般用于无生命物体,如手术器械和环境卫生等方面。防腐药是指能抑制病原微生物生长繁殖的药物,一般用于体表(如皮肤、黏膜或创面、伤口)等局部感染的防治。但两者之间无严格界限,主要是作用强度的差异,消毒药在低浓度时能起防腐药的抑菌作用,防腐药达到一定浓度时也有杀菌作用,故统称为消毒防腐药。它们与一般化学治疗药物不同,在常用浓度下,也能损伤正常组织细胞。因此大部分药物仅作局部应用。

一、酚 类

1. 苯酚(石炭酸,phenol) 使菌体蛋白质变性而发挥杀菌作用,对革兰阳性菌、革兰阴性菌及部分真菌有效,对结核分枝杆菌效果差,对芽胞、病毒无效。高浓度的酚则使蛋白质沉淀。浓度在 1% 以上的溶液具有杀菌力,在组织中有较大的穿透性。眼科用 0.5%～1% 溶液治疗慢性结膜炎、沙眼。

2. 甲酚(煤酚,cresol) 抗菌作用比苯酚强数倍,而毒性几乎相等,因而有更高的治疗指数,能杀死大多数细菌,高浓度长时间可杀灭芽胞。水中溶解度低,常配成 50% 肥皂溶液,即甲酚皂溶液(煤酚皂溶液、来苏水、lysol),1%～2% 溶液用于消毒洗手;5%～10% 溶液用于器械、环境和排泄物的消毒,对皮肤和黏膜有腐蚀性,需稀释后应用。

3. 甲酚磺酸(cresol sulfonic acid) 是一种杀菌力强,溶解度高,毒性较小的杀菌消毒剂。甲酚经磺化后降低了毒性提高了水溶性。其杀菌效力较煤酚皂溶液强,0.1% 溶液的消毒作用与 70% 乙醇、0.1% 过氧乙酸、3% 煤酚皂溶液相当。常用浓度 0.1% 可代替过氧乙酸用于环境消毒,代替煤酚皂溶液用于洗手、洗涤和消毒器械及用具等。

二、碘 类

1. 碘酊(iodine tincture) 一般用于皮肤消毒。眼科用 3%～5% 的浓碘酊作局部烧灼,以治疗顽固性树枝状角膜炎、真菌性角膜溃疡以及角膜侵蚀性溃疡等,但烧灼只能限于病变区域,不允许涉及正常组织。并需及时冲洗。

2. 聚维酮碘(吡咯烷酮碘,beta 碘,碘伏,povidone iodine,betadine,PVP-I) 聚维酮碘是聚维酮与碘的络合物,其中 80%～90% 的结合碘可解离成游离碘,抗菌谱广,杀菌力强。对真菌、衣原体、病毒也有较强杀灭作用。对眼科棘阿米巴角膜炎患者分离的棘阿米巴滋养体和包囊均有效。

对急、慢性角膜炎、结膜炎、睑缘炎有良好的疗效。对新生儿眼炎的治疗和预防有确切效果。用于眼科手术前消毒,效果比其他常规消毒法好。0.5%～2.5% 溶液滴眼。

本品滴眼后有轻度刺激性,对碘过敏者慎用。溶液切勿进入前房内,否则易损伤角膜内皮细胞等眼内组织。ERG、光镜及电镜研究表明,玻璃体内注射 50μg 时对视网膜无毒;注射 500μg 时即有一定毒性。

三、重金属化合物

（一）银化合物

1. 硝酸银（silver nitrate） 是一种可溶性银盐，通常用作杀菌、防腐和收敛。但高浓度硝酸银有强烈的腐蚀作用。其作用强度与浓度和作用的时间成正比。眼科用其0.1%～0.5%溶液作为收敛剂，1%溶液用以预防新生儿淋菌性结膜炎。但刺激性大，滴药后必须用生理盐水冲洗。长期使用后易发生结膜银沉着症。

2. 蛋白银（protargol，argyrol） 为一胶体银，含银量较少，但大部分银以不解离的形式存在。它有强蛋白银和弱蛋白银两种。①强蛋白银的含银量约为8%，解离度大，杀菌力比弱蛋白银为强；②弱蛋白银的含银量约19%～23%，刺激性及杀菌力均比强蛋白银小。眼科常用10%～25%弱蛋白银溶液滴眼，2～4次/日。药物在眼内能缓缓释放银离子，产生持久的抑菌作用。用于治疗结膜炎、眼睑炎等，但使用时间不宜过久，以防发生刺激和银沉着症。

（二）汞化合物

1. 硫柳汞（thiomersal，thiomersalate） 有抑制细菌和真菌作用，0.01%～0.02%溶液用于眼、鼻、咽喉、生殖器黏膜感染及药剂防腐。眼膏用于治疗对结膜炎和角膜炎。

2. 黄氧化汞（黄降汞，mercuric oxide yellow）和氯化氨汞（白降汞，mercury amide chloride） 两者均为不溶性汞化合物，有刺激和消毒防腐作用，它与组织接触后，能被组织的蛋白质和盐类缓慢溶解，不断释放汞离子，而保持较长时间的抑菌作用。

眼科应用其眼膏（2～3次/日），治疗泡性结膜炎、角膜炎、睑缘炎。且由于该药对组织有轻微的刺激作用，涂药后可使局部血液循环旺盛，从而促进炎症产物的吸收，故亦用于角膜炎症的晚期，但易于引起过敏性反应。

使用本剂期间，为避免形成有腐蚀作用的碘化汞或溴化汞，故不应同时内服碘剂或溴剂，亦不可与乙基吗啡同用，因后者刺激性大。

（三）硫酸铜

硫酸铜（copper sulfate）有收敛、腐蚀和杀菌作用。0.5%～1%溶液滴眼，3～4次/日，有抑制细菌、真菌和病毒作用。用于治疗沙眼、结膜炎、春季结膜炎、某些真菌性角膜溃疡等。高浓度有腐蚀作用，如用硫酸铜棒（由等量的硫酸铜、硝酸钾和明矾组成）治疗顽固性沙眼，但涂擦后应立即用生理盐水冲洗。

（四）硫酸锌

硫酸锌（zinc sulfate）通常用0.25%～0.5%溶液作为防腐及收敛剂（3～4次/日）。摩拉-阿杆菌引起的结膜炎有显著疗效。并可止痒。20%浓溶液有腐蚀作用，可用于局部烧灼治疗顽固性角膜溃疡。滴眼大多用于治疗眦部睑缘炎、慢性结膜炎、春季结膜炎及沙眼等。

四、表面活性剂

1. 苯扎溴铵（新洁尔灭，benzalkonium bromide）和苯扎氯铵（洁尔灭）（benzalkonium chloride） 两者作用和用途相似。对革兰阳性菌和阴性菌、阴道滴虫、某些真菌、病毒都有效。0.001%～0.1%溶液用于消毒皮肤、黏膜和创口，0.01%溶液可用于某些滴眼剂防腐。长期反复使用后对黏膜有一定毒性，某些患者可出现过敏。

2. 氯己定（洗必泰，chlorhexidine，hibitane） 为广谱消毒防腐药，对革兰阳性菌、阴性菌、某些真菌、病毒都有效。0.02%～0.05%溶液用于消毒皮肤、黏膜和创口。可用于某些滴眼剂防腐。滴眼治疗棘阿米巴角膜炎有一定疗效。

3. 度米芬（domiphen bromide） 作用和用途与氯己定相似，用于皮肤黏膜消毒及某些滴眼剂防腐。常用浓度0.02%～0.05%溶液。

4. 西曲溴铵（溴烷铵，cetrimonium bromide）和西吡氯铵（cetylpyridinium chloride） 两者的作用、用途和不良反应相似。对革兰阳性菌作用强，较高浓度对革兰阴性菌也有效，对芽胞无效，对部分病毒、真菌有效。0.1%～1%溶液用于皮肤消毒，与氯己定合用效果更好。0.1%加入滴眼剂中作防腐用，滴眼治疗眼表感染疾患。

五、醇 类

1. 乙醇（酒精，ethanol，alcohol） 是一种强力的杀菌剂，其70%～75%溶液可使菌体蛋白脱水、变性而起强大的消毒作用。但高浓度（80%以上）则因蛋白过快的脱水和凝固，妨碍乙醇向皮肤深部渗透，反使杀菌力降低；浓度低于60%亦不能作为消毒杀菌剂。70%～75%溶液作皮肤与器械消毒（器械消毒需浸泡30分钟以上）。80%～90%溶液1～2ml作球后注射或神经干、神经节附近注射，可引起神经的发炎和变性，以治疗剧痛的绝对期青光眼和顽固性神经痛。因局部反应较大，注射前应先注入局麻药1～2ml。

2. 三氯叔丁醇（chlorobutanol） 本品有杀灭细菌和真菌的活性，常用0.5%溶液在注射剂、滴眼液中作防腐剂。本品急性中毒可引起中枢系统抑制症状，表现为意识丧失，呼吸抑制等。

六、酸 类

1. 乳酸（lactic acid） 本品对细菌、病毒有杀灭作用。空气消毒，$1ml/m^3$，稀释 10 倍后加热熏蒸 30 分钟。本品对皮肤黏膜有刺激性和腐蚀性，避免接触眼。

2. 苯甲酸（benzoic acid） 有抑菌作用，对真菌作用较强。在酸性条件下作用较好。0.1%～0.3% 作防腐剂。

3. 羟苯甲酸酯类 是对羟基苯甲酸的烷基酯类，包括甲酯、乙酯、丙酯、丁酯（又称尼泊金甲酯、乙酯、丙酯、丁酯）。它们的共同点是有抗细菌、抗真菌作用，在酸性溶液中性质最稳定，作用最强。两种酯合用有协同作用。0.03%～0.05% 溶液常用作注射剂、滴眼剂的防腐剂。

第四节 螯合剂和诊断试剂

一、螯 合 剂

1. 依地酸二钠（disodium edetate，EDTA-Na$_2$）

【主要作用】 依地酸二钠能与各种重金属和稀土元素的离子结合成稳定的可溶性螯合物，而解除毒性，促进角膜等组织中钙质沉着和血染的吸收，其中尤以对钙、铝类疗效为佳。本品也是胶原酶抑制剂，能抑制石灰烧伤和角膜溃疡时角膜组织内形成的胶原酶，阻止该酶对组织胶原成分的溶解，减缓组织的破坏和溃疡扩散。

【临床应用】 用于治疗角膜溃疡、带状角膜变性、角膜钙质沉着、角膜血染症、眼部石灰烧伤、眼内金属异物、眼铁质沉着症（铜质沉着症）以及铅、汞、钇、锆、镭、钚等中毒。冲洗 0.37% EDTA-Na$_2$ 溶液，以生理盐水稀释 10 倍冲洗。本品有刺激性，可先点 0.5%～1% 丁卡因溶液。滴眼 0.37% 溶液，3～6 次 / 日。结膜下注射 0.37% 溶液 0.5ml，1 次 / 日。电离子透入 0.37%～0.5% 溶液。

2. 依地酸钙钠（calcium disodium edetate，EDTA-CaNa$_2$） 系依地酸的钙钠螯合物。作用和用途与 EDTA-Na$_2$ 基本相同，但不能螯合钙。对无机铅中毒有特效；对汞、镉、锰、铜、钴及放射性元素的分解产物钇、锆、镭、钚等有解毒作用，但对带状角膜变性、四乙基铅中毒及锶无效。滴眼 0.5%～2.5% 葡萄糖溶液，4～6 次 / 日。电离子透入 0.5% 溶液 1 次 / 日，配合滴眼。结膜下注射 0.5% 溶液 0.5ml，1 次 / 日。

3. 去铁胺（deferoxamin） 为一种氨基化合物，在体内遇 Fe^{3+} 后即络合成为无毒的络合物，从尿中排出，

倘若铁离子已被组织包裹起来，则无效。铁屑进入眼球内，铁离子与活性酶结合，易毁坏感觉细胞，并贮存在葡萄膜组织中形成铁锈沉着症。如用本品可使游离于组织中铁离子络合，减少与玻璃体中的黏多糖酸接触，并防止细胞内活性酶的活动。用于眼球内无法吸出的铁质、眼铁质沉着症、玻璃体积血、角膜血染。滴眼 5%～10% 溶液（或眼膏），4～6 次 / 日。

4. 青霉胺（penicillamine） 为含巯基的一种氨基酸，对金属离子有较强的螯合作用，可与体内的铁、铜、铅、汞、锌等形成螯合物经肾脏排出。此外，尚有抑制胶原酶及使血球蛋白解体的作用。眼科用于铁锈症、眼铜绿症、某些免疫性疾病以及铜、铅、汞等中毒。其中驱铜效果较显著，而驱铅和驱汞效果不如 EDTA-Na$_2$。口服 0.5g，3 次 / 日；静脉注射 1g，1 次 / 日。对肾有刺激性，偶见血尿和腹绞痛。对骨髓有抑制作用。另外，尚可出现皮疹、脱屑、头昏、乏力、厌食、恶心、呕吐、腹痛、腹泻等反应，但一般反应较轻微，可长期用药。偶有发热或视神经炎。与维生素 B$_6$ 合用可减少毒副作用。

二、诊 断 试 剂

1. 荧光素钠（sodium fluorescein）

【主要作用】 本品局部应用，进入结膜囊后弥散在泪液内，当结膜、角膜上皮层有缺损时，可以通过该处进入细胞间隙而染色，角膜上皮缺损处被染为绿色，结膜破溃处被染成黄色。若有异物存在，则在异物周围成绿色环。

将荧光素钠口服或静脉注入后，借助血管内的荧光反应，以观察视网膜、脉络膜、虹膜、结膜及角膜缘的血管微循环情况。当本品进入机体血液内，通过钴蓝玻璃，可清晰地观察到眼底或眼前部黄绿色血管内血流（或损害）及渗漏之荧光表现。

【临床应用】 用于结膜、角膜上皮缺损的诊断。1%～2% 溶液 1 滴滴入或荧光素纸片夹在结膜囊内，经1～3 分钟后用生理盐水冲洗掉药液，观察染色情况。

泪道通畅试验，用 2% 荧光素钠 1 滴滴眼，如 2 分钟后眼部仍留有药液，或 3 分钟后鼻内棉卷（事先塞入挤干的湿棉卷）不染色，则表明泪道阻塞。

荧光素眼底血管造影、虹膜血管造影及结膜微循环研究：①静注：5% 10ml，10% 5ml，20% 3ml，25% 2.5～3ml。以 10% 5ml 为常用。②口服：每次 1g，口服后分别于 30、45、60 分钟观察或摄影。15～30 分钟渐见视网膜血管荧光，其中以 60 分钟最显著（相当于静注后 7～10 分钟）。此法简便，不良反应少，但血管与渗漏的清晰度不及注射法。

【不良反应】　静注一般无严重反应，偶见恶心、呕吐、瘙痒、皮疹。对于特异质患者，可出现较严重的反应，如呼吸道阻塞、声音嘶哑、急性肺水肿、血压升高、昏迷、休克、心跳和呼吸停止乃至死亡。静注前须备好急救药品，并保持警惕，最好先作过敏试验。

2. 吲哚青绿（indocyanine green, ICG）

【主要作用】　ICG 发出的荧光强度较弱，仅为荧光素钠的 1/25。当 ICG 进入血液后 98% 与白蛋白结合，因而不易从脉络膜血管外漏。同时激发光为红外光，可穿透色素上皮、积血区、渗出区及浆液性脱离区，使得脉络膜血管结构显影更清晰，为临床研究脉络膜循环及其疾病提供了重要而又方便的手段。本品不参与体内代谢分解，迅速被肝脏摄取以游离的形式由胆汁排出，无肝肠循环，也不通过肾脏排泄。ICG 在血中的半衰期 3～4 分钟，重复造影不需很长时间。

【临床应用】　眼科用于诊断和鉴别诊断脉络膜疾病和某些视网膜疾患，如视网膜色素变性、黄斑部脉络膜视网膜变性、脉络膜新生血管、脉络膜肿瘤、脉络膜炎、年龄相关性黄斑变性（AMD），视网膜营养不良性疾病等。

【不良反应】　ICG 对人体无毒性，副作用比荧光素轻，主要有恶心、呕吐、发热等。严重者可见休克，极少有致死报告（0.02%～0.07%）。肝肾功能不全患者慎用或忌用。同荧光造影一样，操作时应配备各种抗休克的急救药品和器械，常规应用前应进行过敏试验。

3. 玫瑰红钠（rose bengal sodium）　本品溶液能将失去生命力的组织（坏死或变性组织）和黏性分泌物染成深红色。用于角膜炎、结膜炎、干燥性角膜炎、角膜上皮缺损等症的诊断检查。滴眼：1% 溶液。10% 溶液染刮片，若用 10% 溶液滴眼则引起眼的剧烈疼痛。

4. 荧光素 - 玫瑰红合剂　组成：荧光素钠 50mg，玫瑰红 50mg，氯化钠 45mg，硝酸苯汞 0.05mg，蒸馏水加至 5ml。应用本品可同时了解组织的正常细胞与损害细胞。红色为变性、死亡细胞，绿色为上皮缺损。此合剂易退色，不宜久存。滴本品后 5 分钟进行检查，必须在 30 分钟内检查完毕。

5. 锥虫蓝（台盼蓝，曲利本蓝，trypan blue）　一种活性染色剂，可染死亡细胞和黏液，但不染变性细胞与活体细胞。用于角膜、结膜表面染色，亦可作前房内注射。如角膜移植、白内障、人工晶状体植入术后，可用以了解角膜内皮的情况。表面染色浓度 1%，前房内注射浓度 0.1%。

6. 亚甲蓝（美蓝，methylene blue）　亚甲蓝对角膜结膜上皮缺损可染为蓝色，亦可在眼部瘘管、窦腔、泪囊等手术时作标志的指示剂。此外，还可作黏膜皮肤的干燥涂擦剂。滴眼：0.05%～1% 溶液，滴眼后用生理盐水冲洗，组织缺损处呈蓝色；若与 1% 荧光素钠合用染色后，组织缺损处（或溃疡区）为蓝色，其周围为绿色。皮肤涂擦及瘘管注射用 1% 溶液。

（陈祖基）

主要参考文献

1. 陈祖基. 眼科临床药理学. 第 2 版. 北京：化学工业出版社，2011：358-367，442-468.

2. Trinavarat A, Pituksung A. Effective pupil dilatation with a mixture of 0.75% tropicamide and 2.5% phenylephrine: A randomized controlled trial. Indian J Ophthalmol, 2009, 57: 3512-3514.

3. Sakai T, Kuno N, Takamatsu F, et al. Prolonged protective effect of basic fibroblast growth factor-impregnated nanoparticles in royal college of surgeons rats. Invest Ophthalmol Vis Sci, 2007, 48: 3381-3387.

4. Hosseini H, Ashraf MJ, Saleh M, et al. Effect of povidone-iodine concentration and exposure time on bacteria isolated from endophthalmitis cases. J Cataract Refract Surg, 2012, 38: 92-96.

5. Trinavarat A, Atchaneeyasakul LO. Treatment of epidemic keratoconjunctivitis with 2% povidone-iodine: a pilot study. J Ocul Pharmacol Ther, 2012, 28: 53-58.

第四篇 眼科诊断学概论

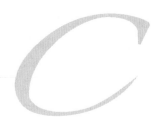

第一章
病史及一般检查

第一节 病 史

（一）病史的重要性

对眼病患者采集详细的病史至关重要。

眼病症状的变化表明眼病发生与发展的过程，详细询问病史才能掌握。掌握病史对疾病的诊断、治疗和预后的推断起重要的指导作用。

眼不是孤立的器官，与全身各系统都有密切的联系。许多内科、儿科、神经科以及妇产科疾病等疾病都在视器官有着特征性的表现。外科手术又是眼科手术的基础。所以在询问眼病患者的病史时，必须注意全身状况。

（二）采集病史

应当按常规进行询问，做好记录。门诊病史应当简明扼要，入院病史应当系统详尽。

1. 一般资料　包括姓名、性别、年龄、婚配、职业、民族、籍贯、住址、入院日期及住院号。这些资料十分重要、不可忽视。

2. 病史

（1）主诉：主要的症状和持续的时间。如两眼均不正常，应先着重最近发病之眼的症状，并注意双眼之间症状的联系。

（2）现病史：包括发病诱因、眼部症状的变化、病程演变经过与全身相关疾病的联系。对眼部症状的描述要抓住重点，尤其要重视视功能的变化。同时注意其他有关的症状。

采取病史或进行记录时，应两眼分别进行，先右后左，以免混淆。注意应当首先透彻了解现在发病眼的情况。

（3）既往史：应追问双眼的疾病史以及与眼病相关的全身病，如高血压、心脏病、肾脏病、糖尿病、呼吸和消化系统疾病、外伤及手术史、传染病史等。这些情况或可导致眼部表现，或在眼科手术准备过程中应

当予以妥善处理。

（4）个人史：了解个人生活习惯、移居或停留的地方，这对某些地方性眼病的诊断和预后的判断可有帮助。例如有食用生猪肉史时有助于对猪囊虫病的诊断；在肺吸虫病发生的地区可出现眼眶肺吸虫病；在非洲刚果、贝宁一带有由盘尾丝虫引起的河盲症。

（5）家族史：遗传性及先天性疾病日益受到重视。应当询问有无近亲结婚史、家族中有无与患者相似的疾病。患者母亲妊娠时是否患病，如风疹和性病。

第二节 眼科一般检查

（一）注意事项

检查眼科患者前首先应了解其病史，抓住主诉及有关症状的要点，然后进行全面检查，并应有所侧重。

应当审视患者的全身状况，如体质衰弱或健壮、胖瘦、有无贫血、态度、表情、头部姿势等。

检查时应先右眼后左眼，以免将双眼的结果混淆。

遇有传染性眼病，应当先查健眼，后查患眼，尽量避免传染。检查后双手和器械应彻底消毒，以防交叉感染。在有流行性结膜炎时，更应注意防止传染病的蔓延。

检查步骤：应当有系统地由外而内，进行有条不紊的细心检查。在检查过程中，应当对双眼的结果进行比较，这样才不致遗漏重要的征象。检查时动作要轻巧，以免加重患者的痛苦。

对于有严重刺激症状的患者或不合作的患儿，在检查时应当避免对眼球加压，以免使患者原有的外伤或发生溃疡的眼球发生破裂及眼内容脱出。为了避免对怀疑有眼球破裂伤的眼球加压，可以滴用表面麻醉剂，减轻疼痛和刺激症状后再行检查。对于不合作的小儿应当固定头部后进行检查，必要时使用眼睑拉钩分开眼睑。

（二）常规的检查内容

1. 视力　每个患者都应先做视力检查。远视力低

下而近视力正常，表明有可能为近视性屈光不正。远视力正常而近视力差的中年以上者，多数可能是老视眼。远、近视力都不正常者，有可能为重度屈光不正或眼的器质性病变。必要时用简单的试镜片法来排除屈光不正。视力检查不仅有助于诊断，还可提供病变发展恶化或好转痊愈的依据。

2.眼外观 应注意面部、眼睑、眼眶、眼球和睑裂有无异常。

面部骨骼、肌肉是否对称，肌肉运动是否正常。额部有无皮肤皱纹。眼部附近皮肤有无异常。眉毛高低、浓密、稀少、色泽、有无脱落。耳前淋巴结、腮腺、颌下腺有无肿大。

应当观察眼睑有无上睑下垂或睑裂闭合不全，有无上睑退缩，眼睑有无内翻或外翻以及眼睑运动情况，有无内眦赘皮。注意观察眼睑皮肤色泽、有无水肿或炎症，眼睑松弛或紧张、有无肥厚、皮疹、水疱、糜烂、溃疡、瘢痕、皮下气肿、血管扩张、肿物，有无压痛，眼睑皮下有无结节。应观察睑缘是否肥厚、充血、过度角化，睫毛数目多少、有无脱失或变白、有无倒睫、是否触及角膜，睫毛根部异常堆积物。睫毛上有无寄生虫、分泌物及鳞屑，睑板腺口是否阻塞，是否有睫毛异生，睑缘皮肤有无脱屑、糜烂、溃疡、结痂、瘢痕。

眼眶有无眶缘或眶内肿块，肿块大小、形状、硬度、移动程度及搏动，有无瘘管或骨质缺损。

眼球位置有无偏斜，有无突出、移位或陷落。眼球大小有无异常，是否对称，有无眼球缺如。

眼裂大小如何，是否两眼等大，眼球运动时眼裂大小是否改变。

3.泪器 应当观察泪腺部位有无红肿、压痛、肿块，上、下泪点位置是否正常，是否窄小或闭塞；泪囊是否饱满，有无肿胀、红肿。用手指压迫泪囊处有无溢液，或分泌物自上、下泪点溢出。如患者主诉流泪，应区别是泪液分泌过多或为泪道阻塞所致。为确定泪道是否通畅，可滴荧光素于结膜囊内，然后检查同侧鼻孔内有无颜色，最好的办法是冲洗泪道。

4.结膜 首先检查球结膜，观察其色泽、光滑度，有无因干燥引起的皱褶和 Bitot 斑，结膜血管及其走行情况，有无水肿。当有充血时应当区别结膜充血和睫状充血。区别正常的结膜色素与色素性肿物。观察结膜有无新生物、睑裂斑及胬肉，半月皱襞上有无滤泡。

然后检查睑结膜，先查下睑结膜，后查上睑结膜。应观察其色泽、光滑度及透明度、组织厚薄、血管走行、睑板腺排列情况，有无乳头、滤泡、结石、瘢痕、色素、异物，有无分泌物及其性质。观察结膜囊内是否有分泌物，判断分泌物性质，有无膜或假膜、有无睑球

粘连、结膜下出血及新生血管。

5.巩膜 观察有无巩膜黄染或蓝色巩膜，有无充血、溃疡、变薄、缺血、水肿、结节、青灰色瘢痕或葡萄肿，触诊巩膜是否有压痛。

6.角膜 检查角膜时应当注意其大小、形状、弧度（扁平或圆锥形），表面是否光滑，有无混浊及新生血管，有无异物、上皮剥脱、溃疡、角膜瘘、虹膜脱出、角膜葡萄肿。如发现角膜混浊应当鉴别是浸润、水肿、变性或瘢痕，应当注意其部位、层面及形态。区别角膜血管位于角膜浅层或深层，这对诊断角膜病变的类型极为重要。

检查角膜时还应仔细鉴别角膜上的色素、内皮上的沉淀物，有时还需检查角膜内皮细胞的形态、大小和数目。

7.前房 应当先查前房的深浅。可将聚光手电筒灯光自眼的颞侧角膜缘沿虹膜平面照入。如果虹膜小环处向前突出，小环以内的光线被遮住，表明是浅前房，提示有发生原发性前房角关闭的可能。深前房伴有虹膜震颤，可能为晶状体脱位，半脱位或无晶状体眼。还应当观察前房是否有不规则的深浅变化、房水的清浊、有无渗出物、沉淀物、色素颗粒、积血、积脓、脱落的组织。

8.虹膜 观察其色泽、纹理，双眼是否一致。有无黑痣或浅色区，有无色素沉着或脱失，或虹膜变薄、萎缩。有无虹膜小结节或结节。瞳孔缘有无后粘连，周边部有无前粘连，虹膜上有无新生血管。瞳孔缘虹膜色素边缘有无破裂、脱失、内翻或外翻。虹膜上有无外伤穿孔或根部断离。虹膜有无缺损或虹膜全部缺失，虹膜上有无肿块或囊肿。

9.瞳孔 在一般光线下先观察瞳孔的大小、形状和位置，比较双眼是否相同。其次检查瞳孔的直接光反应；或用手交替遮盖一眼，或用光源照射观察瞳孔收缩反应及其持续的时间。然后观察间接光反应。最后测试调节反应。瞳孔扩大可因青光眼、外伤或其他原因致瞳孔括约肌麻痹。应当观察有无瞳孔缘撕裂。瞳孔缩小见于 Horner 征、永存瞳孔膜、先天性多瞳、虹膜缺损。先天性无虹膜可出现异常形状的瞳孔。Adie 瞳孔及 Argyll Robertson 瞳孔均属瞳孔反射异常。

10.晶状体 一般先在不散瞳的情况下采用焦点映光法检查晶状体。观察有无残余瞳孔膜、晶状体有无混浊。观察晶状体混浊的部位及形态（前囊下、皮质、核或后囊下）。观察晶状体位置，是否有半脱位或全脱位，晶状体是否缺如。观察晶状体形态，是否有小晶状体、球形晶状体或圆锥形晶状体。必要时散瞳后进行检查，方可确诊。

11.玻璃体　一般应用检眼镜透照法观察玻璃体内有无混浊物。玻璃体内星状小体和后玻璃体脱离时，玻璃体后界膜上的乳头前环等都能借助检眼镜，将光线直接照射在被观察物体上而看到。观察玻璃体是否有出血、机化、变性或炎症。

12.眼底　一般应用检眼镜在正常瞳孔下观察视盘有无充血或苍白，有无凹陷或隆起，边界是否清晰；视网膜血管的行径、管径粗细、管壁反光、有无交叉压迫征；黄斑部中心凹反光是否正常，是否有视网膜出血，裂孔；视网膜各处有无渗出、出血、新生血管、微血管瘤、退行性改变、水肿或新生物。怀疑有阳性所见时必须散瞳后详细检查。

13.眼肌运动　应观察双眼位置是否正常；向前方平视时视线是否一致，有无偏斜，有无眼球震颤。然后观察眼球运动，先向左、右、水平方向转动，然后向右上、右下、左上、左下运动，观察有无偏斜，并询问有无复视。对有视疲劳的患者，应当检查集合功能及隐斜。简单检查集合功能的方法是嘱受检者注视放在双眼前面正中线上的目标，由远而近移动目标，当其一眼开始外斜时此点即集合近点。可有用遮盖法测试有无隐斜。

14.眼压　可以先指测眼压，以大致了解眼压是否正常、偏高或偏低。准确的测量应当借助于眼压计。

指测眼压法：测量时让患者轻闭双眼，尽量向下注视。检查者将两手中指、环指置于患者前额作支撑，示指指尖放在上睑板上缘的皮肤面，两指交替向眼球中心方向轻压眼球。当一指压迫眼球时，另一指即可感触波动感，借指尖感觉眼球波动的抵抗力，以估计眼球的软硬度。指测的眼压结果记录为 T_n，代表眼压正常；T_{+1}、T_{+2} 和 T_{+3}，分别代表眼压轻度、中度、重度增高；T_{-1}，T_{-2}，T_{-3} 分别为眼压轻度、中度和重度减低。

15.视野　可采用检查者与被检查者面对面的对照法粗试视野轮廓。这种方法可以发现视野是否有明显缺损、鼻侧阶梯、鼻侧丧失、极度向心性缩小，是否有同侧偏盲、双颞侧或双鼻侧偏盲。如果发现视野有缺损，应当再应用视野计进行详细检查。

16.色觉　如有必要应当用色盲检查本进行检测。

（赵少贞　袁佳琴）

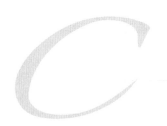

第一节　视觉障碍

视觉障碍是眼科疾病最重要的症状。根据病变侵犯视器官不同的部位而有不同的症状。因眼球疾病或屈光不正引起的视力减退最为常见,其次是视路传导异常引起的视力低下。病变在视交叉以前可引起单眼视觉异常,在视交叉或视交叉后的病变可引起双眼视觉异常。而视觉中枢异常则引起视觉缺损。所以,可以根据症状来推测病变的位置是在周围还是在中枢。

一、视力减退

（一）突发性或渐进性视力减退

1. 突发性视力减退　如为单眼发病应当先看眼表和眼前节的表现,有可能是角膜炎、虹膜炎、急性闭角型青光眼等。如果眼表和眼前节的表现正常,则可能为内眼疾病,如玻璃体内出血、孔源性视网膜脱离、视网膜动脉阻塞或静脉阻塞、视神经炎等。如果视力减退是间断性、一过性轻度模糊以至眼前发黑、发暗,持续数秒至数分钟,应当考虑视网膜动脉痉挛、颈内动脉或主动脉弓异常的可能。

如系双眼突然视力下降,可能由于视神经炎或药物中毒等引起。双眼突然失明并不多见。有时常是一眼先有视力下降,当另一眼突然失明时才发现两眼均不正常。导致一眼突然失明的疾病少有侵犯双眼的。

2. 渐进性视力减退　可因眼部疾病如角膜混浊、白内障、青光眼、葡萄膜炎、玻璃体混浊、年龄相关性黄斑变性等引起。多侵犯单眼,也有累及双眼者。

逐渐发生的远视力异常而近视力正常多为近视或近视散光,远视力正常而近视力差者可能为远视、远视散光或老视。个别人可能会突然出现老视,多因某些全身疾病或产后体质衰弱所引起。上述情况都可以配戴合适的眼镜来矫正视力。

视力减退到无光感时称为黑矇,见于眼球萎缩、绝对期青光眼、视神经萎缩,也可见于视神经炎、中毒或尿毒症引起的皮质盲等疾患。

（二）弱视

眼部检查未发现器质性改变,但是视力低下且不能矫正至该年龄段所应达到的视力者,称为弱视。常见于屈光不正,尤以远视及远视散光为多见,也可发生于斜视之眼。还可以因为出生时有视网膜或视路出血,以致影响视功能而成为弱视。

婴幼儿时期因先天性白内障、上睑下垂、角膜白斑遮蔽瞳孔区,也可引起弱视。另外,还有在弱视治疗过程中因遮盖健眼而导致健眼视力下降的弱视。

（三）伪盲

伪盲者称单眼或双眼视力高度减退或完全失明,但是视力并没有减退的情况。伪盲患者的行为表现比真正的盲人或患者的视力低下或盲的程度还要严重,需要进行伪盲试验来确定。

二、视野缺损

1. 单眼或双眼视野缺损　视网膜疾病、视神经疾病、脉络膜疾病、青光眼侵犯单眼时,可表现为单眼的视野缺损。患者常感到如幕帘遮住一部分视野。

双眼视野缺损时表明视交叉或视路有病变,如血管疾患或占位性病变等。双眼受累患者早期常不自觉。

2. 中心或周边视野缺损　中心视野30°以内范围的病变易被发现,周边视野缺损达一定程度才会被察觉。严重者如晚期青光眼及视网膜色素变性,可出现管状视野。周边部视野缺损可分为鼻侧、颞侧、上方或下方视野缺损。

3. 暗点和偏盲　暗点是局限性视野缺损而周围正常,多累及单眼,可出现在视野的中心,亦可出现在视野的周围。其范围和程度依病变的严重与否而异。可见于黄斑变性、中心性浆液性脉络膜视网膜病变、视神经炎等。

偏盲累及双眼,有同侧偏盲、双颞侧或双鼻侧偏盲或1/4偏盲。还有双侧性暗点,多数情况下双眼视野缺损对称。偏盲表示视交叉或视路病变,可由血管疾患、颅内占位性病变或外伤所引起。

三、色觉异常

1. 色盲　先天性色盲为性连锁遗传，男多于女，双眼视功能正常而辨色力异常。患者常自觉辨色无困难，而在检查时发现其色觉异常。

单眼色觉障碍见于中央部视网膜变性或视神经病，视力受累明显，色觉相应受累。双眼色觉障碍也可以由药物中毒引起。屈光间质混浊如角膜白斑和白内障，都可以引起辨色力低下。

2. 色视　口服驱虫药如山道年可致视物发黄。意大利萨丁尼亚岛居民因缺乏葡萄糖 -6- 磷酸脱氢酶，而有溶血性贫血及红绿色盲。

四、夜盲与昼盲

1. 夜盲　当患有影响视力的眼病而兼有夜盲时，患者常会注意到视力低下，而忽视夜盲的症状。夜盲发生于视网膜色素变性、视神经病、青光眼及维生素 A 缺乏，也可见于全视网膜光凝后。

2. 昼盲　在光线明亮的条件下较在昏暗的环境下视力差称为昼盲，见于视网膜锥体退化或中毒侵犯视神经。中央部角膜白斑或某些白内障也会有此种表现。

五、彩　色　视

在电灯泡等明亮光源的周围出现彩虹色圆环称为彩色视，可见于青光眼、Fuchs 角膜上皮内皮营养不良等病变。角膜水肿时也可有此症状。如果长时间佩戴角膜接触镜或在游泳池及江河中游泳，也可发生角膜水肿而出现此症状。黏液脓性分泌物黏附在角膜瞳孔区可出现彩色视，可经瞬目活动后而消失。发生白内障时因在晶状体中有水隙，偶尔可有此症状。长期服用胺碘酮治疗心律失常，因角膜色素沉着而视物发黄。

六、内　视　现　象

这是患者看到自己眼内结构的一种现象。所能看到的有固定的晶状体混浊和玻璃体内的漂浮物，甚至视网膜血管的图形。此混浊和漂浮物在以白色墙壁或蓝色天空为背景时更易看到。

1. 生理性漂浮物　最为常见，在眼前呈半透明的短线状，形状可变，可随眼球活动而飘动，其本身也有一定的动度。它显示玻璃体的轻度改变，称为飞蚊幻视，会随年龄增长及近视眼的改变而稍有增多。后玻璃体脱离时视盘前环脱向前方，可呈飘动的不规则环形漂浮物，同时常伴有突然出现的尘状或点状浓度不一致的漂浮物或打闪，闪光等现象。

2. 病理性漂浮物　眼外伤、葡萄膜炎均可有出血或渗出物到玻璃体内呈现漂浮物，但比生理性漂浮物浓密。当漂浮物突然大量出现时，提示眼内出血或葡萄膜炎，也可提示有视网膜脱离的可能。出现漂浮物的位置可提示视网膜裂孔所在的位置。

七、幻　　视

幻视是在外界无光刺激的条件下出现的视觉，包括闪光线条、小片、环、耀眼的小体以及各种图像，大多是在闭眼的情况下看到的。

1. 单眼光幻觉　为视网膜受刺激所引起。如玻璃体脱离在体位变化时，脱离的玻璃体可撞击视网膜而使患者有闪光或光环飘动的感觉。又如玻璃体牵动视网膜或压迫闭着的眼睛时，也可有同样的现象。

2. 双眼视幻觉　有成形的与非成形的两种。

枕叶皮质及有关区域的病变可引起静止的光和星的感觉，而副纹状 18 区可产生彩色薄片及环的感觉。顶、枕叶皮质病变产生的幻觉包括人和动物等。此外还可有延长物象的时间，不能辨认物体，定错位置，辨色困难和说错颜色。颞叶皮质幻视可感觉到记忆中所经历的人、物、风景，包括海陆风景、大草原的火灾，可反复出现，但缺乏细节。幻视还可伴有幻听。小脑病变可感觉到有一过性视物颠倒。

八、视　物　变　形

1. 小视症　所看见的物体比实物小，见于黄斑部的病变。视网膜中央区水肿、肿瘤、出血都可以使视网膜视锥细胞间距增大，因而出现小视。颞叶皮质病变也有一过性双眼视物变小的症状。

2. 大视症　与小视症的原因相似。当视锥细胞因病变被挤在一起时，表现为大视症。

3. 视物扭曲　除小视症与大视症常伴有物体形态扭曲外，最常见的视物扭曲是视网膜脱离的症状之一。此外，眼底肿瘤与黄斑部水肿也有同样的症状。无晶状体眼佩戴高度凸透镜片也有严重视物扭曲现象，甚至不能接受高度凸透镜。

九、皮质盲与知觉盲

1. 皮质盲　双侧枕叶皮质 17 区的视中枢病变可引起皮质盲，可见于尿毒症。视觉丧失，但瞳孔光反应良好。

2. 知觉盲　顶枕裂角回病变可引起知觉盲。患者不能用视觉辨认物体，但仍能用触觉等辨认。尚伴有阅读困难或不能阅读和不能书写。此种异常有高度选择性，如患者可以认数而不能认识字母，或只能认识印刷品字迹而不能辨认手写的字体。

十、复　视

1. 单眼复视　少见。是由于角膜或晶状体混浊分散光线，以致物体在视网膜成像两个或多个。患者一般不注意其中模糊的影像。

2. 双眼复视　为眼肌麻痹的主要症状。视近集合异常，视远分开异常。隐斜可出现复视。共同性斜视发生在儿童早期，斜视眼物像被抑制，因而在后来追问不出复视的历史。眼球突出双眼视轴不能集合在一个焦点上，也可出现复视。

第二节　眼痛、头痛及不适感

（一）眼痛

虹膜睫状体炎重症者感觉眼球深部疼痛，睡眠时加重。青光眼急性高眼压时则胀痛剧烈，但睡眠时可减轻。屈光不正或老视的视疲劳时可有轻度眼胀痛。球后视神经炎可在眼球转动时感到眼球后疼痛。带状疱疹可引起严重的球后疼痛，在皮肤出现水疱前数日发生，所以起初难以诊断，只有在皮疹出现后才能确诊。老年人可有疱疹后难以忍受的球后剧痛。

（二）头痛

因眼引起的头痛常伴有眼眶痛。屈光不正或佩戴眼镜不合适可引起轻度头痛。清晨起来感觉到的头痛不是由于视疲劳所致。用一般止痛药如阿司匹林能缓解的头痛，不表示有器质性病变。

重症急性闭角型青光眼可有剧烈偏头痛，超过眼痛，并伴有恶心、呕吐等症状。严重的单侧偏头痛伴恶心、呕吐，可提示神经科疾病。头痛在用力时加重且伴呕吐而无恶心，提示脑内积水。严重额部头痛伴有眼肌麻痹，提示为颈内动脉鞍上动脉瘤。三叉神经痛发生在神经支配的区域，且剧痛难忍。

（三）不适感

1. 异物感　角膜上皮缺损、异物、结膜炎或角膜炎时，均可有异物感。不论异物位于眼表何处，都常感到异物是在上睑结膜的外侧。

2. 烧灼、干涩及不适　在轻型非特殊性眼睑、结膜疾病，屈光不正、视力疲劳时，都常有这种烧灼感。奇痒提示春季结膜炎。

3. 畏光　强光刺激视网膜可引起瞳孔缩小及头痛。由黑暗地方突然来到光线过于明亮的地方，可因畏光而感到不适。由反射物体射入眼内的强光可引起眩目。眼神经症也可表现为对光线过度敏感。视网膜锥体退化的患者愿在较暗的光线下活动。当照明增强时其视力反而低下。

第三节　眼分泌物异常

（一）异常分泌物

有时常可根据分泌物的性质来诊断眼病。黏液脓性分泌物见于链球菌、肺炎球菌等结膜炎。患者晨起时因分泌物将睫毛粘在一起，常使眼睑粘着难以睁开。在脑膜炎双球菌或淋病奈瑟菌感染的结膜炎时，可出现纯脓性分泌物。白色泡沫状分泌物由干燥杆菌所引起。黏丝状分泌物合并眼眦部糜烂，系由 Morax-Axenfeld 杆菌引起的眦部睑缘炎。极粘的丝状分泌物属于过敏性结膜炎，如春季结膜炎。病毒性结膜炎只有轻度流泪而少有分泌物，但常伴有耳前淋巴结肿大。

（二）流泪、泪溢和干眼

1. 流泪　流泪是泪腺反应性分泌增多以致眼泪流在眼外的一种情况，见于内翻倒睫、结膜炎、角膜炎、虹膜睫状体炎，也见于结膜角膜异物或眼球各种损伤。先天性青光眼患儿因角膜水肿也常有流泪现象。

2. 泪溢　泪溢是泪液排出的通路引流不畅以致泪液流到眼外的一种情况。婴儿鼻泪道未通、老年人鼻泪管的虹吸作用减退、泪点外翻、眼睑外翻等都可引起泪溢。

3. 干眼　系由于泪液分泌过少或眼表的泪液蒸发过多所致，见于结膜过多的瘢痕形成如眼烧伤、化学伤、天疱疮、沙眼、多形性红斑等，也可见于 Sjögren 综合征及维生素 A 缺乏患者。

第四节　患者常诉说的症状

1. 红眼　包括结膜充血及睫状充血。应鉴别结膜炎、角膜炎、虹膜炎、青光眼。结膜下出血常引起患者的高度重视，可由外伤引起。老年人毛细血管脆性增加、揉眼、咳嗽、高血压、动脉硬化、糖尿病等均可引起结膜下出血。

2. 新生物或结节　常出现在眼睑、结膜或角膜缘等处。应查明病因。

3. 眼睑位置异常。

4. 眼球突出　可因眶内肿瘤、炎症假瘤、眶内血管异常、眶骨肿瘤、鼻窦炎或肿瘤、甲状腺功能亢进等引起。

5. 睑裂增大或变小　睑裂增大与眼球突出的病因相同。睑裂变小可因 Horner 综合征、上睑轻度下垂、眼眶脂肪因外伤而吸收所致。

6. 瞳孔异常　可有大小和形状的异常。

（赵少贞　袁佳琴）

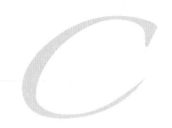

第三章
裂隙灯活体显微镜检查

第一节 裂隙灯活体显微镜的
构造和使用原理

（一）裂隙灯活体显微镜的构造

裂隙灯活体显微镜的主要结构可分为裂隙灯照明系统和双目显微镜两部分（图2-1）。

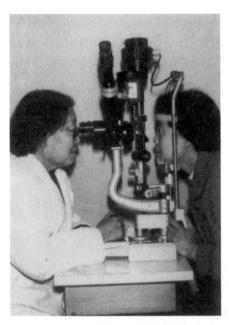

图2-1 裂隙灯活体显微镜

裂隙灯照明系统具有较强的电光源。光源发出的光线经过凸透镜集中，再经过可以转动的隔板。隔板上有大小不同的圆孔可以将光线调节成不同长短宽窄的裂隙。通过隔板以后的裂隙光线再通过投射透镜，使光线更加集中。在裂隙灯照明系统的光路中装有滤光片，如无赤光、钴蓝等滤光片。无赤光片可用于检查毛细血管及出血点，钴蓝片可用于Goldmann压平眼压计的测量以及眼表面荧光素染色等的观察。

双眼显微镜由成组的接目镜和接物镜组成，可以变换不同的倍率。常用的倍率为10～25倍。双眼观察具有立体感。

各种类型的裂隙灯还备有前房角镜、眼底接触镜及三面镜等附件，供检查前房角及眼底各部分之用。

（二）裂隙灯活体显微镜的使用原理

裂隙灯活体显微镜的使用原理是充分利用集中的光线。由裂隙灯发出的光线在焦点处高度集中。当被集中的光线经过眼的屈光间质时，仅光线通过的组织被照亮，其被照亮的部位恰符合光线断面的大小和形状，而被照亮与其周围未被照亮的黑暗部分之间形成明显的对比。这种现象正如一束太阳光射入暗室时，在此光线通过处飘浮于空气中的灰尘被照亮而显示出来的现象一样。角膜、晶状体、玻璃体等透明组织有精细的结构，当光线通过时在这些组织中发生屈折和反射。这些组织在裂隙灯光线通过的地方可以显示出淡灰色半透明的状态，而不是黑暗的空间。在病理状态下，这种现象更加明显。若利用光线的反射现象，以光学方法增大物象，则用低倍显微镜也可查见精细的结构。利用普通显微镜查细胞必须高倍放大，而利用裂隙灯显微镜仅放大20倍，即可见到房水内的浮动细胞。当用裂隙灯窄的裂隙时可使焦点光线通过角膜或晶状体时显示出这些组织的光学切面，类似病理切片一样可以显出组织的层次。

第二节 检 查 方 法

一、受检者的准备

检查时尽量使受检者头部舒适地固定于颌架上。检查前先调整仪器，避免长时间用强光照射检查眼。检查者的右手调节显微镜的手柄、裂隙光的宽度和隔板的孔洞，左手可以分开受检者的眼睑。使光线来自患眼的颞侧，光线角度与显微镜约成40°角，也可以随检查的需要调整角度。先嘱患者闭眼，在上睑皮肤上调节照明光线的焦点至清晰，再让患者睁眼进行检查。

二、六种基本检查方法

1. 弥散光线照射法 将裂隙光充分开大，在低倍镜下用弥散光进行观察。用于眼睑、结膜、巩膜的一般检查和角膜、虹膜、晶状体的全面观察。

2. 直接焦点照射法 为裂隙灯活体显微镜检查法的基础，其他方法均由此衍生而来。此法系将光线的焦点调节到与显微镜的焦点完全一致，然后进行观察。光线的焦点与眼接触后，其光学效果取决于光线所通过的组织的透明度。当光线焦点落于不透明的组织上如巩膜和虹膜时，则因大部分光线被反射，一部分光线被分散和吸收，而得到一个光亮而整齐的照射区。如果焦点光线通过一个透明而分散光线的间质如角膜和晶状体时，由于组织内部结构的光学不均匀性，可使光线发生反射、屈折和分散，于是在角膜或晶状体上形成乳白色的光学平行六面体。

（1）宽光照射：在用本法检查时应先用宽裂隙，当集中光线斜向通过角膜时，在光线的焦点部分形成非常整齐的光学平行六面体，其前后两面稍呈弧面，相当于角膜的前后两面，此面的宽窄由照射光线裂隙的宽窄所决定（图 2-2）。光学平行六面体两侧壁之间距离表示角膜的厚度，不因光线裂隙的宽窄而改变，但随光线投射的角度大小而改变，投射光线角度较小时则变小，较大时则变宽。

如果光线照射于晶状体，则形成一晶状体的光学平行六面体，包含许多光带，表明晶状体内的结构。因晶状体前后径约相当于角膜厚度的 4～5 倍，故不能

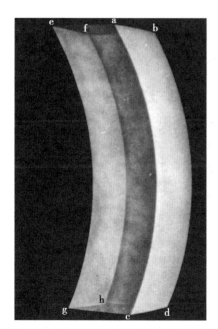

图 2-2 直接焦点照射所形成的角膜光学平行六面体
a、b、c、d. 角膜前面 e、f、g、h. 角膜后面

由一次集合焦点看清全部晶状体的结构，必须向深处移动焦点，方可看清后部。

（2）窄光照射：如将裂隙变窄，则焦点光线在眼上形成一个很薄的光学切面（图 2-3），便于确定病变位置，分辨角膜伤口是否为穿通性，以及观察其他细微的病变。窄光所形成的光学切面好比病理切片，因而裂隙灯显微镜检查具有活体组织检查的功效。

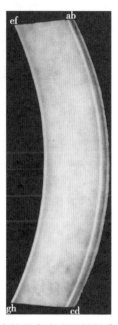

图 2-3 直接焦点窄光照射角膜光学切面

（3）圆锥光线：此法采用极小的圆孔以代替裂隙而发出圆锥形光线。当照射到前房中时，最轻度的房水混浊也可以被查出，呈现出浮游的微粒。采用此法时应使暗室极度黑暗，检查者处于良好的暗适应状态，否则不易看出此细微变化。

3. 镜面反光照射法 本法是利用光线照射在角膜或晶状体表面上所形成的镜面反光区，借该区光度的增强而检查该处的组织。

镜面反光照射法的操作：先将裂隙灯的照射光线自颞侧照射在角膜上，此时在角膜靠鼻侧出现一光学平行六面体，在角膜颞侧出现一小长方形的发亮反光区。这时使受检眼稍向颞侧移动，同时把裂隙灯光向颞侧稍稍移动，使光学平行六面体与发亮反光区重合，就在重合的一瞬间，检查者顿觉强光耀眼，此时检查者的眼恰好居于反射光线的径路上。利用此法，可以查见角膜表面泪膜上的脱落细胞。将显微镜的焦点向患者方向稍稍移动，对准在角膜后面上的淡黄色镜面反光带，即可查见角膜内皮的花纹（图 2-4）、晶状体前囊膜和后囊膜以及成人核上的花纹。

4. 后部反光照射法 本法是借后方反射的光线以

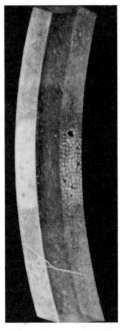

图 2-4 镜面反光照射

显示角膜表面泪膜上的脱落细胞及角膜内皮花纹和后弹力层疣

检查眼的结构。检查时将光线的焦点照射于被检组织后方的不透明组织或反光面上，而显微镜的焦点调整在被观察的组织上。如观察角膜，须将光线焦点照射于虹膜上或有白内障改变的晶状体上。如观察晶状体前部时，须将光线焦点照射于晶状体后囊上，或利用从眼底反出的光线。利用本法易于查出角膜上皮水肿、水疱、角膜后壁细小沉着物、角膜纤细的瘢痕及血管、晶状体的细小空泡以及虹膜萎缩及发育不全之处等。

后部反光照射法检查时，病变随背景反光的颜色而显出不同的色泽。如角膜上皮水肿、水疱，当以虹膜为反光屏时呈棕黄色；晶状体小泡，当以晶状体后囊为反光屏时呈蓝灰色，而以眼底为背景时则呈黄红色。

5. 角巩膜缘分光照射法 本法系利用光线通过透明组织的屈折现象，以观察角膜上的不透明体。其法为将光线集中在角膜缘上，由于光线通过角膜时被分散和屈折，在全部角巩膜缘上形成一环形光晕，而以对侧角膜缘处最浓。正常角膜除此光晕及由巩膜突所形成的环形阴影外，角膜本身将无所见。如角膜某处发生极淡的混浊，则该处可见明显的灰白色遮光体。

6. 间接照射法 本法是把光线照射到组织的一部分上，借光线在组织内的分散、屈折和反射，对在被照射处附近的遮光物加以分辨。此时显微镜的焦点与光线的焦点不在一起，光线的焦点在遮光物旁，而显微镜的焦点可调节在遮光物上。应用此法时入射光线与

观察线的角度要大，而轻轻移动光线将更有助于观察。本法便于观察瞳孔括约肌、虹膜内出血、虹膜血管、角膜中的水疱以及血管等。

三、颤动光线、定位、影的投射及光学切面的扭曲

1. 颤动光线照射法 轻轻上下左右移动光线，使被检查处在直接焦点与间接焦点照射法之间交替出现，则细微的改变立呈一明一暗的现象而被发现。有时也可合并应用后方反光照射法，更有利于发现病变。

2. 定位法 最常用的定位法是使用直接焦点照射法窄光和大的投射角，利用宽的光学切面辨别病变的深浅位置。此时也需要不断变换显微镜焦点的位置。

3. 影的投射 在用弥散光线照射法时，小的角膜瘢痕在虹膜或晶状体囊上常有投影。应用直接焦点照射法时，在光学平行六面体或光学切面前面的物体如黏液、小异物、角膜薄翳和血管等，均可遮住光线而在其后面呈现投影。有时甚至空气泡、水疱等透明物体，也可因其折光作用而形成投影。晶状体囊上或囊下混浊等，也同样可以产生投影。此外，甚至裂隙灯照明系统上的尘埃亦可在眼组织上呈现阴影。不可将这种光学现象误认为病理改变。

4. 光学切面的扭曲 当角膜上有水疱或薄翳时，角膜光学切面常发生扭曲现象。如角膜光学切面的前界正切在水疱中心时，则光学切面的后界并不发生扭曲。但光学切面位于水疱中心两侧时，则由于水疱的透镜作用，以致光学切面的后界发生扭曲，呈现凸出或凹入的边界。当角膜弯度或厚度发生局部改变，通过该部位观察晶状体的光学切面时，晶状体的光学切面也可以扭曲。以上这些光学切面的扭曲，都不要误认为是病理改变。

四、玻璃体和眼底检查法

玻璃体和眼底检查应充分散瞳，可以用双凸透镜或接触镜，也可利用前置镜（-58.6D 的凹透镜），置于受检眼的角膜前 15mm 处进行检查。后者的缺点是放大倍率较小、镜野小，玻璃体和眼底的周边部不便于检查。

近来多用 +90D 或 +56D 双凸透镜。在裂隙灯显微镜前，检查者手持凸透镜于被检眼前约 10mm 处，轻微前后移动即可双眼查见眼底的立体倒像，可见赤道以后的范围。

接触镜是 -64D 的凹透镜，其凹面与角膜表面一致，放置在角膜前面以检查玻璃体及眼底。其放大倍率大，镜野大，反射光线较少，物象清晰。特别是近年

来应用三个反光曲的接触镜,即三面镜,对检查眼底周边部更为方便。

1. **玻璃体检查** 玻璃体的位置较深,结构精细,光的通透性大,而分散性很差,必须借助 Tyndall 现象才能检查。

检查玻璃体的前 1/3 不需要任何附件,可以用直接焦点照射法的窄光带检查。

检查玻璃体的后 2/3,使用前置镜时应使之与被检眼尽可能靠近。使用接触镜时,可以在滴表面麻醉剂后将接触镜放在结膜囊内,接触镜与角膜接触面以甲基纤维素、生理盐水或其他等渗液填充。以左手持镜随需要而活动。

使用接触镜或前置镜时,照射光线与显微镜的角度必须缩小到 30° 以内,但检查时仍以尽可能地增大此角度为佳,以避免眼底反出的红光和前置镜的反光干扰。

采用的照射方法只有直接焦点照射法和后方反光照射法两种。在利用前一种照射方法时,应注意使裂隙灯的焦点与显微镜的焦点一致,才能看清玻璃体的正常或病变结构。在使用后一种方法时,可以利用由眼底反出的光线。

检查时常嘱患者注视指示灯,以便观察所要检查的部位。

先用低倍镜检查,必要时改用高倍镜。用低倍镜检查眼球后极时,检查者可使用双眼视力,有立体感。但当被检眼向左右转动时,因瞳孔区呈竖的椭圆形,则只能用单眼视力;而在眼球上下转动时,瞳孔区呈横的椭圆形,使用双眼视力的范围广。因此,在检查玻璃体和眼底时,可以用横的裂隙。

由于玻璃体有活动性,所以在检查开始或每次眼球转动之后,必须等待其活动停止,才能作正确的观察。

检查玻璃体的周边部较为困难,应利用三面镜来完成。

由于玻璃体是透明的组织,又有眼底的红色反光,因而玻璃体深部的变化特别是玻璃体后界膜更不易辨

认。玻璃体后界膜是一均匀的灰色面,可以有细小的皱褶,有时很薄不易看清,甚至有时把前置镜窄而垂直的反光误认为玻璃体后界膜。因此应先检查眼球的静止状态,之后嘱患者上下转动眼球,然后向前方注视。此时注意玻璃体由动到静的过程,则容易辨认出玻璃体后界膜。

2. **眼底检查** 应用裂隙灯活体显微镜检查眼底,以使用三面镜最为方便。三个反射镜面的倾斜度分别为 75°、67° 与 59°。借此,眼底各部包括前房角均能看清。所见的眼底物象为反射象。通过透镜的中央部镜面 1 可看清眼底的中央部分;镜面 2 可检查眼底赤道部至眼底 30° 的部分;镜面 3 可检查眼底的周边部;镜面 4 可看见玻璃体与眼底极周边部及前房角(图 2-5)。

裂隙灯光照射的方法有三种:第一种是应用光学切面作直接焦点照射,可以鉴别黄斑囊肿或黄斑裂孔;第二种是利用脉络膜返回的光线作后方反光照射,以显示出最轻微的病变;第三种是间接照射法,可鉴别视网膜的细小囊肿等。

3. **周边部眼底压陷检查法** 本检查法利用压陷接触镜检查眼底周边部,包括锯齿缘附近的视网膜、睫状体和玻璃体基底部。压陷接触镜由接触镜和压陷器合并构成。接触镜有三面镜,主要利用 59° 的镜面。压陷器类似桶状,套在三面镜外,其接触眼球的一端具有一个 1.2mm 长的巩膜部分,其曲率半径与接触镜相同。因而应扩大接触面,使镜、压陷器和角膜贴附较好。在巩膜部分的边缘上,焊有一个直径为 6mm 的钢质半球。当接触镜的中心在瞳孔中央时,结膜和巩膜相当于锯齿缘的区域可被压陷约 2~3mm。检查前应使钢球对准 59° 的反射镜面(图 2-6,图 2-7)。

检查前充分散大瞳孔尤为重要。向眼球表面放置压陷接触镜时,因其体积较大,比单独放接触镜稍困难。放置时嘱受检者向上看,用压陷器的钢球插入下眼睑与眼球之间,另一只手的拇指拉上睑向上,然后将压陷接触镜放在角膜上,同时让受检者向前看。正确地放好压陷接触镜,就可以看见裂隙灯的光照在眼

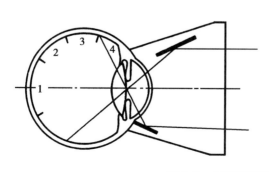

图 2-5　三面镜图解

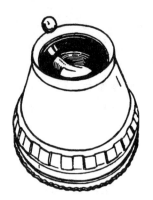

图2-6　压陷接触镜

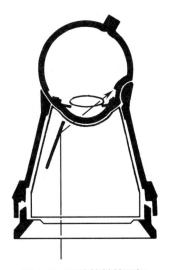

图2-7　压陷接触镜图解

底被压陷区的顶点及其邻近的部位。若瞳孔扩大超过8mm，则锯齿缘和周围区域都可查见。

检查时必须借助于精细的手指运动，使压陷接触镜沿角膜缘的周围转动，并前后移动，经常调整压陷接触镜的位置。因此，检查者与受检者都应当处于舒适的位置。

压陷检查时不可以过于用力，以免妨碍视网膜血液循环。视网膜脱离时不应用力压陷，以防加重脱离。眼球穿孔伤后8周内、挫伤后或眼底出血6周内都不应当进行这种检查，以免压陷引起眼球破裂或出血。

第三节　临床应用

一、结膜检查

（一）正常结膜

1．睑结膜　正常睑结膜呈粉红色，透明，可以看清其下面的血管。睑结膜上皮透明，下有结膜腺样层，呈淡粉红色。腺样层下为结缔组织层与睑板融合，呈灰黄色。

上睑结膜近睑缘处和近穹隆部都有结膜血管发出，与睑缘垂直排列，数目为十余支，此血管在睑板上2/3与下1/3处吻合成网状。血管分支大约有三、四级，位于不同的平面上，最细小的分支可达上皮下的腺样层接近结膜上皮处。下睑结膜的血管走行不如上睑规则。

上睑结膜在内眦或外眦部位，可能有少数极小的滤泡及细小的乳头。

2．球结膜　上皮透明，其下部腺样层呈淡灰色。

（1）球结膜血管：有两类：一类是浅层血管，可随结膜移动。小动脉与小静脉相伴而行。小动脉细，色泽鲜艳，小静脉粗。两者之间有许多网状毛细血管相连，在毛细血管和静脉内可见流动的红细胞。另一类是深层血管，血管分支较少。两个血管系统有互相吻合之处。

（2）房水静脉：多位于角膜下方，常在距角膜缘约2mm处自巩膜穿出，呈透明的水柱状离心而行。不久即与结膜静脉汇合。清红分流保持一段距离，之后才变成红色的血管。房水静脉一只眼约有1～2支，最多6支。

（3）结膜淋巴管：正常时不能查出。结膜下出血被吸收时，可见血管旁有伴随的白色空隙，即血管周围的淋巴管。

3．角膜缘　呈较宽的半透明灰色带，在光学切面上巩膜末端呈楔状，其尖端与角膜的前弹力膜带相连接，后面则逐渐与巩膜相融合。其界限微呈锯齿状。

（1）角膜缘栅栏带：位于角膜缘外2/3处，在角膜上皮下有放射状排列的透明细小管状线条，两端有小分支相互吻合。管状线条的两侧常有色素，多数人在角膜的上下方较明显。

（2）角膜缘血管网：对沙眼的诊断有一定意义。正常时角膜缘的外2/3地带可以看出血管网分前、后两层，而在角膜缘的内1/3地带只有一层纤细的血管网。在内1/3处的血管网大约有2～3层血管环套，最末一层环套基底的位置恰在浅层巩膜处。如超过此界限即属异常（图2-8）。

（二）结膜病变时表现

1．结膜循环障碍

（1）结膜充血：睑结膜变化明显，出现水肿，上皮下组织增厚，透明度减低，血管及分支充盈，毛细血管扩张，并有新生血管走向结膜表面。若充血严重，可因上述变化加重而遮蔽睑结膜的原有结构。

球结膜充血时伴球结膜水肿，血管扩张迂曲，也可出现新生血管以致球结膜增厚，重者可导致毛细血管破裂出血。

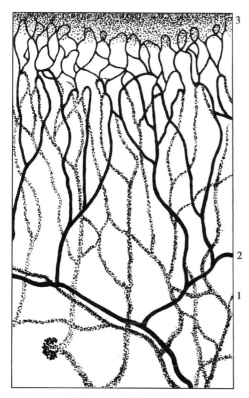

图 2-8 角膜缘血管网

1. 前睫状动脉的分支 2. 结膜后动脉的分支 3. 角膜缘血管网

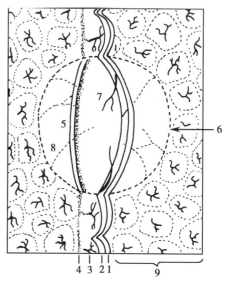

图 2-9 结膜乳头和滤泡

1. 结膜上皮浅层 2. 结膜上皮深层 3. 浅层腺样层有由大血管发出的血管小支 4. 深层腺样层 5. 滤泡后面 6. 滤泡境界 7. 滤泡浅层血管 8. 滤泡深层血管 9. 结膜乳头

睫状充血时，上巩膜血管扩张迂曲，相互吻合组成复杂而扩张的角膜缘血管网，呈紫红色。

（2）结膜淋巴循环障碍：如有小瘢痕使局部淋巴循环受阻时，结膜淋巴管扩张，呈透明的囊状或迂曲盘绕的串珠状。

（3）某些全身病的结膜血管变化：高血压、先兆子痫、动脉硬化、糖尿病时，球结膜血管痉挛、缺血，小动脉或小静脉可呈螺旋状弯曲，毛细血管迂曲变细，血流呈颗粒状，并有带状、梭形血管瘤。

2. 结膜炎症 可见结膜水肿、充血、血管新生、细胞浸润、乳头增生和滤泡形成等变化。

（1）乳头增生：是以结膜血管反应为主，有淋巴细胞浸润的病理变化。肉眼观察睑结膜上的绒毛状乳头，在裂隙灯活体显微镜下可见一簇小血管作为支架，其中有一主支，其方向与睑结膜面垂直。此处稍隆起呈乳头状，周围有小沟环绕（图 2-9）。结膜慢性炎症可见乳头增生，常见于睑板上缘及内外眦部。严重时可弥散在全部睑结膜。春季结膜炎初起时乳头多位于睑板上缘附近，呈粉红色半透明微黄色突起，参差排列。乳头发展面积较大、突起较高、呈块状，每个乳头上有数支血管分成许多小支蜿蜒分布。

（2）滤泡形成：是以淋巴细胞为主伴有附加新生血管的病理变化。裂隙灯显微镜下滤泡比乳头大数倍，呈圆形或椭圆形，边界清楚，表面光滑，其周围有小血管向中央分出细支包绕滤泡。滤泡性结膜炎、早期沙眼的滤泡和其他原因引起的滤泡不易区别，应根据滤泡的位置、形态和发展过程来鉴别。沙眼的滤泡可发生在睑板内、半月皱襞及球结膜近角膜缘处。其透明度差，大小不一致，排列不整齐，其间夹杂有瘢痕，将血管扭曲。滤泡周围可有细胞浸润和乳头增生。早期沙眼角膜上缘即可出现沙眼血管翳，角膜缘血管网越过浅层巩膜突。

二、角膜检查

（一）正常角膜

1. 泪膜 用镜面反光和直接焦点照射宽光检查时，可见泪膜上好像有极薄的一层油在水面上，呈五彩的波纹状，并常粘有脱落的上皮细胞。荧光素染色，泪膜呈鲜艳的绿色。直接焦点照射用窄光做光学切面，可见泪膜是角膜光学切面最前面的条带。

2. 上皮 在窄光的光学切面上，在发亮的泪膜线条下面的透明带是上皮。后方反光照射法时，在角膜缘处及角膜缘血管网的内侧，可见到极细小的水滴，即所谓的上皮生理露珠。这是由角膜缘毛细血管网渗出的水分。

3. 前弹力层 在光学切面上，角膜上皮透明空间下面的光带即前弹力层。其下面与角膜基质层相连续，并无明显的分界线。

4. 基质层 在光学平行六面体或光学切面上显示为淡灰色透明体，其各处浓淡不均。镜面反光照射时可显出角膜基质似有网状花纹，这是由于角膜不同板层的镜面反光所致。

基质层的中层和前 1/3 处可见角膜神经呈纤细发亮的丝状，呈放射状走行，总数约 30 支，在距角膜缘 1mm 左右有时可见较粗的神经鞘。角膜神经常呈二叉分支，走行很直，无弯曲，亦无吻合，在分支处有时有小结节。检查角膜神经时，须用裂隙光线的焦点前部或后部的非焦点部分才能看出。角膜神经与角膜血管不同，角膜血管较弯曲，有吻合支，血管中常含有血液。

5. 后弹力层和内皮层 在角膜边缘部分常有后弹力层增厚的圆形突起，即后弹力层疣。此小体在用镜面反光照射法检查角膜内皮时，在角膜内皮的六角形细胞花纹间呈现黑色的空隙。这是由于后弹力层增厚处有不规则的反光所致。角膜内皮是在活体上唯一能看出细胞的地方，在裂隙灯显微镜下呈淡金色反光。

（二）角膜病变时的表现

1. 上皮改变

（1）点状病变：上皮或上皮下有细小灰尘状发白的小点，可见于春季结膜炎、干眼症，某些病毒性角膜炎。

（2）水肿和水疱形成：可借镜面反光照射法查出。水肿处显示无数针尖状突起。当水肿加重时，水分积集可以形成水疱。

（3）剥脱：裂隙灯下可见缺损部位不平整，可以有明显的界线。荧光素染色，可见角膜上皮剥脱处呈点状或片状着色。

（4）丝状物形成：在角膜表面有细小的卷丝状物，一端附着于角膜上，另一端游离而卷曲在角膜面上，半透明，淡灰色，状如脐带，可以随瞬目动作而活动，见于干眼症、外伤、水肿、炎症等。

（5）裂缝：在疱疹性角膜炎时，前弹力层发生浸润以后可以出现上皮的裂隙，角膜上皮在裂隙处增厚卷曲。

（6）在外伤或炎症后，如果角膜前弹力层或基质层有缺损而不能很快修复，常有上皮增生以修补其缺损。在光学切面上该处的上皮增厚，泪膜下的空间呈不规则增宽，但是上皮的表面仍是光滑的。

2. 前弹力层变化

（1）混浊：炎症或退行性变均可引起前弹力层混浊。某些角膜病毒感染极易侵犯此层，如流行性角膜炎、疱疹性角膜炎等可以引起前弹力层和浅层基质的浸润，以后形成瘢痕。

（2）新生血管：前弹力层血管是浅层角膜血管，来自角膜缘血管网，与结膜血管相连续，位于角膜上皮下。浅层角膜血管常伴有浸润和结缔组织形成，使前弹力层和角膜浅层基质遭受破坏，形成富有血管的薄层，即血管翳。

（3）破裂：在眼外伤和先天性青光眼时，前弹力层可呈不规则的线条状破裂。在新鲜的破裂处中间发暗，边缘折光较强。

（4）皱襞：由眼压降低所引起。见于眼球萎缩，特别是穿孔伤后的眼球萎缩。此时常自穿孔伤伤痕处形成前弹力层皱襞。皱襞呈放射状条纹或几何图形。

（5）色素：老年人或有瘢痕的角膜，在正对睑裂的前弹力层处可见棕色或橄榄色波状色素条纹。

3. 基质层变化

（1）水肿：此时角膜基质层混浊，角膜板层水肿，板层间空隙加大，其中含有液体。光学切面可见角膜基质层厚度增加。角膜向后面凸起较多，有局限性放射状透明裂隙，在角膜基质炎时最为明显。

（2）浸润：根据病因不同，浸润的形态也不一致。化脓性角膜炎的浸润呈黄色，其他种浸润则呈灰色。在某些病毒感染时，角膜浸润位于角膜浅层基质，浸润或分散孤立，或组成一定的图形，如树枝状等；而结核或梅毒性角膜基质炎则浸润位于基质深层，互相融合。

角膜炎症性浸润多伴有水肿。其鉴别在于浸润呈颗粒状、点状或线条状，而水肿则比较均匀，呈灰色。角膜水肿比浸润的发展或消退快。

角膜基质层在退行性变时可以有透明变性、脂肪变性等，呈灰色或黄色点状或不规则的特点。

（3）瘢痕：角膜瘢痕与水肿和浸润不同。瘢痕是静止的，角膜表面光滑，瘢痕周围的组织清晰。常可以根据瘢痕的形态推知原来所患的病种。陈旧的瘢痕可逐渐变淡，可在瘢痕内出现放射状透明的线条。瘢痕内可有透明变性，呈黄色颗粒状或块状斑，也可有白色边界不整齐的钙化点，或有脂肪沉着或色泽鲜艳的胆固醇结晶，还可有虹膜色素和退化性色素沉着以及血管生成。

（4）角膜弯曲度和厚度的改变：可利用光学切面查出。这种改变可以侵及角膜局部或全部。见于角膜较重的瘢痕、圆锥角膜、边缘性角膜变性、先天性青光眼等。

（5）新生血管：来自睫状血管，由角巩膜交界处的深部伸向角膜基质层。血管较直，分支不多，色泽较深，有伞状与树枝状等。这种血管表示角膜基质的病变，如结核性或梅毒性角膜基质炎等。而深层树枝状血管则表示角膜板层的破坏。

4.后弹力层的变化

(1)皱襞:由角膜水肿或眼压突然降低所引起。每一后弹力层皱襞均呈双条平行的亮线,两端相遇,尖端呈梭形,而平行线中间发暗。皱襞的线条非常柔和,有透光感。

(2)增生条纹或突起:由后弹力层皱襞突向前房,有纤维性渗出物沉着于其上,或局限性内皮细胞增殖,或后弹力层增厚所致。在梅毒性角膜基质炎或严重的虹膜睫状体炎以后可以看到。在角膜后面形成嵴状线条,有时呈网状,反光强,有玻璃丝或玻璃棍状感觉。

(3)破裂:由于长期眼压升高、外伤或手术所引起。最典型的见于水眼。后弹力层破裂处呈波状弯曲而有反光的双线,中间夹以较暗之处。

(4)色素:在肝豆状核变性时,在后弹力层上,角膜周边部有棕色、橄榄色的色素沉着。在铜质沉着症时,也有类似的色素沉着。

5.内皮细胞的变化　角膜内皮细胞在角膜基质炎、虹膜睫状体炎、外伤和退行性变时,可以有水肿、坏死和脱落等变化。角膜内皮细胞水肿时,内皮花纹模糊,角膜后面呈喷雾状。而内皮细胞脱落或坏死时,常有灰尘状色素附着。

6.角膜后沉着物

(1)炎症沉着:在葡萄膜炎或重症角膜炎时,角膜后面有白细胞和纤维素甚至色素的沉着,呈盘状、星状或点状。典型的排列呈底向下的三角形。非典型排列轻者呈散在的点状排列;重者可在角膜后面弥散,终至机化形成纤维性膜状物。新的沉着边界整齐,呈圆形,有实体感,色素较少;旧的沉着边界不整,呈星形,而实体感较差,色素较多。

(2)色素沉着:老年人、糖尿病、高度近视眼、青光眼或眼内手术后,在角膜内皮上可有色素沉着。呈灰尘状或细点状棕色小颗粒。

(3)生理性沉着物:儿童和青年人在角膜内皮上,正对瞳孔下方处有少数白细胞沉着,排列呈梭形。

三、前 房 检 查

1.正常前房

(1)前房深度:正常前房中央深,周围浅,中央部平均深度约为 3.5mm。前房深度随年龄的增长而逐渐变浅。调节时虹膜睫状体向前移动,前房变浅。近视眼的前房较深,而远视眼的前房较浅。

(2)房水闪辉:正常房水含有微量蛋白质。当用极强的圆锥光线照射而检查者又处于良好的暗适应状态时,前房并不完全是黑暗的空间,在光线照射的道路上用黑色瞳孔作背景时,可能看到生理的房水闪辉。

(3)房水浮游的微粒:房水内见到几个浮游的微粒不是病理改变。这种颗粒有两种:一类是色素,一类是白细胞。老年人常见有虹膜色素脱落,可以沉着在虹膜上、角膜后。甚至在用圆锥光线检查时,也可以看见色素颗粒漂浮在光线的路径上。有时在青年人也可以见到,这些人并没有外伤或发炎的历史。在儿童的前房内常有少许白细胞,由于房水的流动可沉着在角膜后面,常见于近瞳孔下缘六点处。

(4)房水的对流:角膜温度低于虹膜,因而在角膜后面的房水比在虹膜前的温度低,于是形成房水对流。在角膜后的房水向下沉,在虹膜前的房水向上升。在虹膜睫状体炎或白内障等手术后,房水内渗出的细胞增多时,易于看出此对流现象。

(5)先天性瞳孔膜存留丝状物:可呈蛛丝状,附着于虹膜小环上或晶状体前囊上,有时另一端漂浮于房水中。

2.前房病变时的表现

(1)深度异常:小角膜、闭角型青光眼患者的前房浅。先天性青光眼、大角膜、白内障过熟期、晶状体向后脱位或无晶状体眼时,前房变深。在虹膜前粘连、虹膜膨隆、囊肿或肿瘤时,前房呈不规则的变浅。

(2)先天畸形:先天性中胚叶发育不良,可有透明样物质或虹膜基质的纤维束在前房内。

(3)炎症:虹膜睫状体炎时房水闪辉增加,前房内常有细胞,或游走在前房内或沉着在角膜后面,也可以夹杂色素。重者房水混浊加重,并有纤维性渗出物。渗出物轻者呈纱状,重者可成堆成团。渗出物逐渐被吸收后,有时遗留机化的纤维性膜状物,粘在晶状体囊上或角膜后面,可形成透明的网状,其中杂有色素。重症炎症、血管破裂时可以有前房积血。

(4)外伤

1)前房积血:外伤时可发生前房积血,其上部常呈一水平面,上面可见有红细胞漂浮,有的红细胞可沉着在角膜后面。

2)脱落或漂浮在前房内的眼组织:在手术、产伤、眼球穿孔伤或钝挫伤时,角膜后弹力层可发生破裂或撕脱,其边缘可以卷曲在前房内。虹膜色素皱边和中胚叶前层,都可以因外伤撕脱而漂浮于前房内。如全部虹膜根部断离,虹膜可全部脱落到前房内呈球状。外伤后晶状体囊的碎屑和晶状体纤维碎块都可游离在前房内,甚至全部晶状体可脱位到前房内。晶状体悬韧带断裂时常伴有玻璃体脱出,柔软透明、上有色素。

3)前房内异物:外伤和手术均可将异物带入前房,如睫毛、木屑、棉绒、金属、玻璃等。

（5）肿瘤和囊肿：外伤植入性囊肿、虹膜原发囊肿及虹膜肿瘤，可占据部分或全部前房。

（6）色素和结晶：前房中除色素外，还可见到胆固醇结晶、星状小体、闪辉融化的结晶。胆固醇结晶呈不定的形状，色泽鲜艳。

（7）前房内寄生虫：前房内可见到血丝虫、包囊虫等。

四、虹 膜 检 查

（一）正常虹膜

1. 瞳孔缘虹膜色素皱边 呈棕褐色串珠状。瞳孔缩小时特别明显，瞳孔扩大时皱边被拉长而稍平。通常上方的皱边比下方稍宽。

2. 虹膜基质浅层 起自虹膜周边部，止于虹膜小环，在小环处呈锯齿状边界。人们的这一边界各不相同，有的模糊，有的明显，明显的可以呈弓状的纤维束。先天性瞳孔膜存留与此处相连接。我国大多数人的虹膜所含色素细胞多，基质浅层有时呈均匀一致的海绵状，因而看不到表面的小梁结构。另一些人虹膜小梁结构明显，呈放射性的纤维束状。纤维束往往呈波状，甚至呈螺旋状。在小环处有与瞳孔平行排列的纤维束，相互交错吻合，到达虹膜小环处特别明显。

有些人虹膜下方色泽浅淡，肉眼观察微微呈黄绿色，甚至淡黄色。裂隙灯活体显微镜下可见该处的虹膜基质浅层组织疏松，色素稀少，有许多放射状弯曲的虹膜小梁束状纤维结构，可能看到其中的血管。

虹膜基质浅层周边部有与瞳孔缘平行的虹膜收缩沟，约 1/4～1/2 圆周长。瞳孔扩大时此沟特别明显。此处的前界膜薄，所含的色素少，故色泽较周围的组织浅淡。在深棕色的虹膜上，有时在沟处可以看到放射状的纤维束。

在虹膜基质浅层靠近虹膜小环处有虹膜小凹。大的呈菱形、小的呈圆形，在此处无内皮细胞，亦无前界膜。小凹周围常有虹膜纤维束为其界限，小凹中也常有纤维丝通过。此小凹可局限于虹膜基质浅层，而露出下面的虹膜基质深层。也有包括深层基质而露出下面的深棕色虹膜外胚层者。

3. 虹膜基质深层 起自瞳孔缘，止于虹膜周边部。裂隙灯下只能看到虹膜小环以内的区域。此层薄、呈棕色，由放射性的纤维束组成，此束状结构在近瞳孔缘处明显。而在组织结构致密、色素丰富的人，放射性的纤维束状结构则不太明显。在邻近虹膜小环处常有虹膜小凹。

在虹膜上常可看到散在的色素堆，大小不等，呈不规则形状。

（二）虹膜病变时的表现

1. 虹膜炎症

（1）充血：炎症时虹膜充血，血管充盈扩张。棕色色素致密的虹膜，血管充盈不易看出。较浅色的虹膜下方色素较少，虹膜充血时可以看到小梁中的血管。炎症持续时间较长且反复发作时，虹膜血管充血怒张。在虹膜基质内可看到一段段红色弯曲的血管，若隐若现，类似红色的小蠕虫。同时，可能有新生血管在虹膜表面呈不规则吻合。

（2）细胞浸润和渗出物：

1）房水闪辉：当渗出物使房水中蛋白质含量超过正常 10 倍时，裂隙或圆锥光线通过处可以看到灰色的房水闪辉。房水中有细胞漂浮时，高倍放大下可看到白色小点浮动。渗出细胞可以呈分散的小白点或较大的灰白色堆块。重症也可含有色素，呈黄色或棕黄色。前房积血时红细胞在前房内最初呈红色，日久可以退色。风湿性虹膜炎可有纤维素性渗出物，渗出物呈胶状或丝状，有时也可结成块状。

2）晶状体后间隙的渗出物：葡萄膜炎时，可见有炎性渗出物呈点状、星状、尖角状，沉着在晶状体后囊上或位于晶状体后间隙或玻璃体前部。由于光学现象，晶状体后囊上的沉着显得比角膜后面的大一倍以上，渗出物常呈弥散排列。一般炎性细胞多为灰色，色素细胞为红棕色，出血则为红色或淡黄色。

3）虹膜小结节和结节：小结节呈小绒球状、微透明，易于生成与消散，由纤维素凝集而成，常分布于虹膜表面或瞳孔缘。结节呈实体状，由细胞堆集所形成，可存在于虹膜表面或基质内。

（3）虹膜粘连：虹膜后粘连多发生于瞳孔缘及其附近，虹膜周边前粘连分布的位置不定。虹膜后粘连可被牵成纤细的条索，由虹膜的瞳孔缘到晶状体前囊上。应与先天性瞳孔膜存留相鉴别。虹膜睫状体炎可引起环行粘连，但可在瞳孔的某处留有小孔，以保持前房和后房的交通。在晶状体前面有渗出物时，常有新生血管自虹膜延向晶状体前面的渗出膜上。

2. 虹膜萎缩 表现为色素上皮退化和基质萎缩，重症则常伴有血管新生。

（1）色素上皮退化：表现为色素脱落、转移，甚至有色素增殖。还可以表现为瞳孔缘色素皱边消失。严重退化时色素上皮层可萎缩，可看出透光处。色素脱落以后，可以沉着在虹膜表面、房角、角膜后面或晶状体上。重者有烟状的色素沉着，使虹膜呈污秽的色泽。

（2）基质萎缩：表现为虹膜纹理改变、虹膜变薄变平，以致在正常时所见的虹膜瞳孔区与睫状区差别消失。虹膜小梁被拉长，呈放射状，失去正常柔和的波状弯曲。虹膜小环常不明显，有时也被拉长向周边收缩，虹膜小凹也不明显。萎缩的小梁有时呈白色纤维条索状。由于结节吸收所引起的局限性萎缩呈一凹陷，有时呈白斑点状，也有时只有一薄层基质覆盖在上面，露出下面的色素上皮层，形成较深色的小凹。

萎缩的虹膜基质可能造成虹膜内翻或外翻。严重的虹膜萎缩在后部反光照射时，大部分虹膜透光，只剩下网状组织。

（3）血管新生：炎症后或其他原因引起的虹膜萎缩，都可能看到虹膜血管。大多数病例的血管好像小梁的血管，变成永久性充盈。血管呈放射状走行。当接近小环时，可以发生分支相互交错。这些小血管可沿小环的方向走行，自此再出现少许分支延向括约肌。当虹膜基质萎缩严重时，新生血管非常明显，不仅在虹膜基质内还可达到虹膜表面，曲张而蜿蜒。

五、晶状体检查

（一）正常晶状体

以焦点光线照射在晶状体上，可以看见晶状体的前囊与后囊。前囊的弯度较小，后囊的弯度较大。在前囊与后囊之间，可以看到很多明暗相间的不衔接带。根据特别明显的不衔接带，可以辨认晶状体皮质和晶状体核。

1. 晶状体的不衔接带 在成年人可以分为以下几个主要的带：①前囊带和后囊带；②前不衔接带和后不衔接带；③成人核前带和成人核后带；④青春核前带和青春核后带；⑤胎儿核前带和胎儿核后带。这些都是反光较强的带。在反光带之间有较暗的空间，其中还有不甚明显的带（图2-10）。

不衔接带的形成是晶状体纤维生长的结果。可能是由于晶状体新陈代谢改变，或晶状体的生长速度突然增长或停顿所致。当新纤维生长时，较老的较深层纤维的新陈代谢低落。以致引起屈光系数改变，因而形成了不衔接带。

由于不衔接带的存在，可以看到晶状体生长的历史。晶状体最中央的部分是胎生早期生成的，晶状体囊下的部分是最新生成的。不同年龄的人，晶状体不衔接带的表现也不一样。初生时晶状体前后囊下除前后不衔接带外，只有少许晶状体纤维，其下面就是前、后Y缝。少年和青年，在胎儿核外有晶状体纤维形成很淡的不衔接带，将来到了成年发展成为成人核，35岁以后的人中才容易看清成人核。在成人核的外部为晶状体皮质。所以根据不衔接带的形成，可以看出晶状体发育的情况。若晶状体有混浊时，也可以根据其位置推断发生的时期和性质。

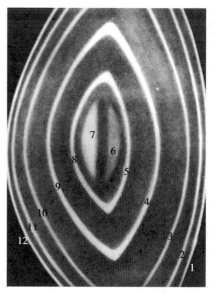

图2-10 晶状体光学切面图解

1. 前囊带 2. 前不衔接带 3. 成人核前带 4. 青春核前带 5. 胎儿核前外带 6. 胎儿核前内带 7. 胎儿核后内带 8. 胎儿核后外带 9. 青春核后带 10. 成人核后带 11. 后不衔接带 12. 后囊带

2. 晶状体核、皮质、晶状体囊及晶状体悬韧带 为了便于对正常晶状体和病变晶状体有正确的认识，现将晶状体分为下列几部分叙述：即胎儿核、成人核、皮质和晶状体囊。

（1）胎儿核和胚胎核：胎儿核位于晶状体的内部，其前界为Y缝，后界为"人"字缝。当用光学切面检查时，其中间的黑暗裂隙为在母体内胚胎前3个月形成者，称为胚胎核。胎儿核和婴儿时期所形成的晶状体纤维，有时很难分出明显的界限。胎儿核后"人"字缝比较明显，垂直支无分支，两个下支呈钝角并有分支（图2-11）。自此缝上有丝状的晶状体纤维呈有规则的排列，向外分散。前Y缝不明显，上方两支的夹角宽，仅垂直支有分支。前Y缝和后"人"字缝的垂直支是互相平行的。

（2）成人核：出生后新生的晶状体纤维不断生长，层层围绕在胎儿核外。光学切面检查时形成许多不衔接带。成年后其中有一反光最强的不衔接带位于晶状体囊与胎儿核带间，这就是成人核的界限，即成人核带。这成人核带大约在十几岁以后逐渐出现，35岁以后才更加明显。当用宽光直接焦点照射时，可以看到成人核表面的浮雕状花纹，呈放射崎状或沟状，中间夹些条状的花纹，老年人特别明显。

（3）皮质：位于晶状体囊与成人核带之间，较成人核富于弹性，随年龄的增长而增厚。在20岁时皮质的厚度相当于成人核的1/4，而在70岁时皮质的厚度便

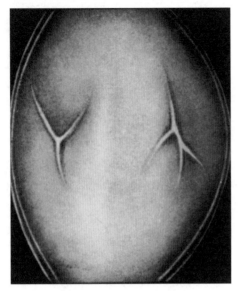

图 2-11　初生 4 个月婴儿的晶状体光学切面
晶状体缝与晶状体囊条带距离很近

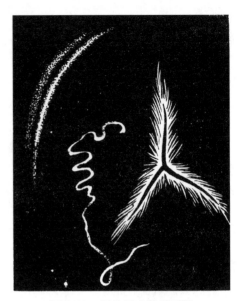

图 2-12　螺旋形小体弓形线

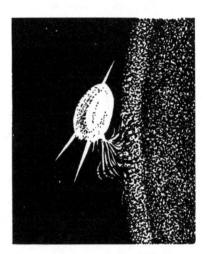

图 2-13　玻璃样小体

相当于成人核的 1/2。

用直接焦点照射时，在皮质内可以看到一些不太明显的不衔接带。皮质的缝系统在老年人可以看到，有些缺乏经验的眼科医师常将成人核表面的浮雕状花纹和皮质的缝系统误认为白内障。为了确诊白内障，应采用后方反光照射法，从瞳孔区投照光线到眼底，如在眼底返回红色光线的晶状体上看到黑色遮光之处，才能确诊为白内障。

在晶状体前后囊下各有一折光比较明显的不衔接带，分别称为前不衔接带与后不衔接带，属于皮质的一部分。在儿童及青年人比较明显。

（4）晶状体囊：晶状体前囊的镜面反光带呈现皮革状花纹，呈淡灰色，其中夹杂淡粉和淡蓝色彩色反光。晶状体后囊的镜面反光带比前囊的小而明亮。晶状体前囊常可查见残余瞳孔膜的丝状物和星状色素。晶状体后囊中央微偏鼻侧处常有一螺旋形小丝状物附着，其尾部向后弯到晶状体后间隙内。此螺旋形结构表示残余玻璃样动脉的前端。在此丝状物附近有时可以看见致密的白色圆形小体，称为玻璃样小样，也是玻璃样动脉的遗迹（图 2-12，图 2-13）。

恰在上述螺旋形小体的颞侧常有一弓形线，其凹面向螺旋形小体。有的人在弓形线围绕的范围内，在晶状体后囊上呈现淡灰白色盘状混浊，这也属于胎生的遗迹，并非病理改变，不要误认为白内障。

3. 晶状体悬韧带　检查晶状体悬韧带应充分散瞳。当瞳孔极度散大时，用后方反光照射法可见悬韧带在晶状体周边部呈放射状纤维束状排列。用强光和高倍放大直接焦点照射法或镜面反光照射法，可见悬韧带纤维柔韧光洁、排列成束状，每束纤维约 4～6 根。末端有纤维分支，呈刷状附着在晶状体悬韧带板层上。晶状体悬韧带板层呈薄膜状，是晶状体囊的组成部分。前部晶状体悬韧带附着在晶状体赤道部的前面，附着处微呈弧线形；后部悬韧带附着在赤道部的后面，与玻璃体前界膜接触。

（二）晶状体病变时的表现

1. 晶状体混浊　可根据其分布的位置、数量、大小、形状和色泽来确定白内障的种类。

分布在前囊或后囊、胚胎核或胎儿核的混浊，可确定为先天性白内障。在成人核以内、胎儿核以外的混浊发生于青少年时期，属发育性白内障，如花冠状白内障。皮质混浊表明为中年及老年的变化。

数量极少的粉尘状、点状、短线状混浊分布在晶状体各处，属生理性。几片花瓣状混浊分布在成人核内也无病理意义，但如果较密集地围绕在成人核的赤道部，则可以诊断为花冠状白内障。

侵犯全部胚胎核的混浊，或为粉尘状或为圆片状，都可诊断为中央粉末状或中央核形白内障。侵犯 Y 缝处，如果描绘出 Y 缝的形态，就可诊断为缝性白内障。

淡绿色苔藓状混浊位于成人核内是典型的苔藓状白内障，属于发育性白内障。自晶状体后极开始向前部呈珊瑚状延伸，侵犯全部晶状体，其中夹杂有多种彩色结晶，即珊瑚状白内障，属先天性。

老年性白内障的特征是前后囊下混浊、皮质楔形或片状混浊或核混浊。后囊下混浊呈片状或淡黄色锅巴状，核混浊可呈乳色、白色或棕黄色。在其发展过程中，个别病例在晶状体内出现金箔状或彩色条带或胆固醇彩色结晶。

TNT 白内障的典型特征是在晶状体成人核外面的皮质由赤道部开始出现由淡黄棕色不透明的细点状混浊组成的环形或有齿的环形，在瞳孔区前囊下也可有环形混浊。

白内障的种类繁多，可参阅有关章节。

2. 空泡、水隙和板层分离　这常是老年前期晶状体的改变，但也可发生于其他情况。

一两个空泡无重要的病理意义。但如数量增多密集，发展为不规则形状且挤压成堆，在近晶状体成人核处的皮质呈放射状排列，则可提示为视网膜色素变性并发白内障。

水裂多位于皮质的中层或深层，常自中央向周围呈放射状排列。在光学切面上水裂呈光学密度减低的空间，边界不规则，有如木片断裂的锐利边缘。如边缘处有白色混浊，表明已开始有年龄相关性白内障。

板层分离是在前皮质深层出现晶状体板层分离，呈平行的线条纹理。除老年前期改变外，外伤性白内障也可以看到此种改变。

3. 晶状体位置改变　发生于马方综合征或外伤等。前者双眼晶状体向颞上方半脱位，后者可有半脱位或玻璃体脱出至晶状体与瞳孔之间，甚至全脱位至前房或玻璃体内。

4. 晶状体形状异常　表现为晶状体缺损、晶状体前或后圆锥等，常合并有局限性白内障。

外伤后晶状体纤维发育受阻，甚至发生萎缩。晶状体可有混浊或变薄。

5. 晶状体悬韧带异常　可由变性、炎症或外伤所引起。表现为悬韧带断裂，残余的断端可卷曲在晶状体囊上。在悬韧带上常黏附有白色碎屑或色素颗粒。

六、玻璃体检查

（一）正常玻璃体

1. 原始玻璃体　当焦点光线照在晶状体后形成光学切面时，在晶状体后形成一个黑暗的空间，即晶状体后间隙。其前界是玻璃体的前界膜，称为玻璃样膜。后界是皱襞膜，呈有皱褶的透明膜状。当加强照射光线的亮度时，此间隙并非完全透明，而是有纤细的网状结构，其排列近乎垂直方向，也有卷曲或交错的，此即原始玻璃体。晶状体后间隙的后面与玻璃样管相连。玻璃样管在青少年是矢状的，随年龄增长而向下弯曲。

2. 玻璃体　用裂隙灯活体显微镜观察，玻璃体呈疏松支架组织构成的不均匀板层或假膜状。板层的厚度不一致，是由不规则集合的细纤维状物组成的。当光线照明度加强时，其膜状特性变得明显。这是由于玻璃体复杂胶体结构的光学效果所致。

当光线照射到玻璃体最前部时，其支架组织形成的反光带特别清楚，好似悬挂的幕状，即皱襞膜，是玻璃体的前界。在此之后，有垂直的近乎平行排列的玻璃体板层，间以较狭窄的黑暗空间，大约有 2~3 层可以被看清。而在玻璃体的深部，被照的板层亮度减弱，看不清结构。在玻璃体板层之间的黑暗地带，用高度照明或改变照射方向时，也可以看到纤细的纤维状结构。

（二）玻璃体病变时的表现

1. 玻璃体退化

（1）老年、近视眼、视网膜色素变性晚期，玻璃体正常的板层结构被破坏，有纤细的丝状物呈波浪状，有时凝集成小团，有如搅乱了的羊毛，也可出现薄纱状物，其中还可看到不规则的白色细点。严重的退化则皱襞膜消失，原始玻璃体与玻璃体混到一起，晶状体后间隙消失。

（2）玻璃体脱离：常见的是后上方脱离和后脱离。脱离的玻璃体后界膜呈囊状下陷，为均匀一致的灰色而透明的皱襞膜。膜的上方或后方是透明的空间，前方或下方是胶状的玻璃体，玻璃体可有退化。当脱离范围很大时，玻璃体后界膜可在晶状体后间隙之后，好似垂直悬挂的薄膜。后界膜上还可查见乳头前环。脱离轻微时只能用前置镜或三面镜才可查见。

（3）视网膜脱离：可见玻璃体严重退化，玻璃体视网膜粘连，条索或膜样物形成。也常伴有玻璃体脱离。

2. 炎症　葡萄膜炎、视网膜炎和视盘炎时，在裂隙灯活体显微镜下可见到渗出的蛋白质呈弥散的尘状混浊，有时形成块状。细胞渗出呈白色点状，可聚集成小片，位于晶状体后间隙或玻璃体支架组织上。由于渗出蛋白质的比重超过前皱襞膜的比重，以致出现前皱襞膜上升现象。眼后节炎症可在视网膜前或玻璃样管内看到尘状混浊。炎症持续时间久或病变严重时，玻璃体也可发生退化。

3. 外伤　眼球挫伤或穿孔伤都可以引起玻璃体渗出、出血以及支架组织破坏，出现条索牵引。

七、眼 底 检 查

（一）正常眼底

1. 视盘　在裂隙灯活体显微镜下，利用光学切面容易看出视盘的生理凹陷。可能看到内界膜向视盘的延续，在生理凹陷处稍向深部陷入。在其下面的血管被一层很薄的组织膜所围绕，可以看到中央血管的细小分支。在生理凹陷的深部，可以看到神经纤维通过筛板的小孔爬升到乳头的高峰，然后再弯向视网膜。在弯曲的部位，神经纤维的束状走行看得特别清楚。

在光学切面上，可以看见视神经周围的视网膜最厚，越向黄斑部越薄。但是在正常情况下，即使在视盘周围也不能清楚地分辨视网膜条纹和脉络膜条纹。有关乳头周围视网膜的厚度，人间的差别也很大。在辨认视盘周围视网膜水肿时，必须注意此点。视网膜血管位于视网膜浅层，可以使视网膜表面呈现隆起。

2. 黄斑部　光学切面可以显示出黄斑部中心凹区域的视网膜变薄并有凹陷。中心凹呈小而明亮有闪动光辉的亮点，此反光亮点恰好在视网膜光学切面表面的前面。

在视盘和黄斑中间的区域，有光度较弱的环行反光在黄斑周围环绕黄斑走行；在视盘周围则环绕视盘走行；而在两者之间则呈垂直走行的反光。

裂隙灯下视网膜色素上皮呈颗粒状，其颗粒状程度也因人而异。在颞侧弧和下侧弧处的色素上皮一部分是平滑的，另一部分呈不规则的颗粒状增厚。此处的脉络膜只能看见不清楚的纤维状结构，甚至看不见脉络膜的结构。但此处的视网膜结构则比较清楚。

（二）眼底病变时的表现

1. 视盘　视盘水肿与视盘炎都可查见视盘有水肿。两者的鉴别在于视盘炎时视盘前的玻璃体闪辉增加，在脱离的玻璃体后面有细点状混浊。

2. 视网膜

（1）视网膜水肿：此时视网膜增厚，也可有囊肿形成，焦点光线照射囊肿呈蜂窝状。

（2）黄斑囊肿和黄斑裂孔：黄斑囊肿在光学切面上可看出其前壁，而黄斑裂孔则看不见其前壁。板层裂孔无视网膜脱离，而全层裂孔则可见到视网膜与脉络膜的光带间有较大的距离。

（3）局限性萎缩：视网膜光学切面局部变薄。

（4）视网膜脱离：以三面镜寻找和检查裂孔的细节最为有用。由炎症继发的视网膜脱离，可在光学切面上查见视网膜后沉淀物。

3. 脉络膜　炎症时，在活动病变前部的视网膜有水肿和混浊。脉络膜肿瘤时，可见在肿瘤边缘有视网膜脱离。血管瘤为扁平的红色局限性脉络膜增厚，边界常不清楚，表面可有囊肿。黑色素瘤可见其在视网膜下呈黑色。

八、眼底周边部压陷检查

（一）正常的周边部眼底

检查时首先检查前房、前房角和睫状体最前部的睫状体带，然后向后检查虹膜晶状体间隙，在此间隙内可看见睫状突的头和晶状体悬韧带。以后继续用压陷法通过晶状体向后面检查（图2-14）。

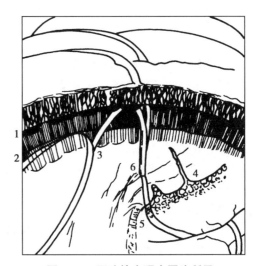

图2-14　压陷检查眼底周边所见

1. 睫状突　2. 晶状体悬韧带　3. 前玻璃体膜　4. 锯齿缘
5. 视网膜前束　6. 中间束

1. 锯齿缘　是眼底周边部最明显的标志。它是发育分化的移行带，有各种形态的变异。其发育上的变异常与子午线分割段有关，多在水平子午线上。变异有两类：锯齿缘边界形态不规则、组织异位。

（1）锯齿缘边界形态：很不一致，鼻侧的齿突明显，颞侧锯齿缘较平滑而偶然有齿。但在同一只眼可看到一部分锯齿缘几乎是直的，另一部分则可有延续到睫状体的齿突。齿突的类型很多，有长的、短的、有分支的、融合极宽的，也有与锯齿缘隔离的齿突（图2-15）。

在齿突之间的缘凹深度和宽度也是各式各样，特别是深的缘凹可以向后延伸很远。在锯齿缘还可查见

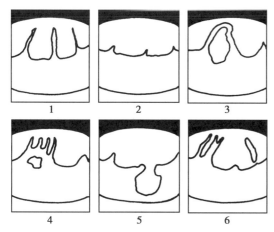

图 2-15　锯齿缘的形态
1. 长齿突　2. 短齿突　3、4、5. 假孔　6. 视网膜异位

假孔。假孔可由齿突融合而成，可由异常宽的齿突中央的缺陷形成，也可由深的缘凹被分割而成。假孔位于锯齿缘后，孔底是正常睫状体平坦部的颜色和结构。应注意与视网膜裂孔相区别。

（2）锯齿缘组织异位：可有视网膜异位和睫状体上皮异位。子午线嵴是睫状体上皮异位的一种，表现为长的视网膜隆起，长轴沿子午线方向走行，常位于齿突处，也有在缘凹中间者，嵴的表面呈不规则、透明、白色结节状（图 2-16）。

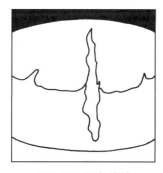

图 2-16　子午线嵴

2. 视网膜　在锯齿缘处，视网膜向睫状体形成陡坡。在光学切面上呈一个阶梯。此处的视网膜常有囊样变性，常沿锯齿缘排列（图 2-17）。

3. 睫状体平坦部　前部呈条纹状，后部呈颗粒状。两者中间隐约有锯齿形的界限，称为锯齿线。在锯齿线前方的睫状体条纹部有一与锯齿线平行的线，呈灰白色、发丝光，称为白色中间线。

4. 晶状体悬韧带　在虹膜晶状体间隙可以查见。用焦点光线宽光照射，晶状体悬韧带纤维在黑色的背景下呈灰白色的条纹。在睫状体平坦部有晶状体环形悬韧带，称中间韧带，是白色中间线（简称白中线）的组成部分。

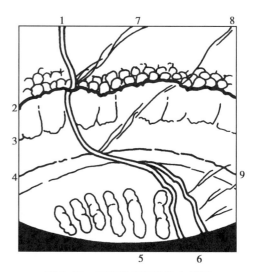

图 2-17　正常眼底压陷检查所见
1. 光学切面　2. 锯齿缘　3. 锯齿线　4. 白中线　5. 睫状突
6. 前玻璃体膜　7. 视网膜前束　8. 中间束　9. 冠状束

5. 玻璃体

（1）前玻璃体膜和玻璃体前间隙：前玻璃体膜由晶状体沿睫状体向后走行（图 2-18）。离开晶状体后，通过晶状体和虹膜晶状体间隙可以看见一段。前玻璃体膜在此处向前方凸起，在光学切面上表现为均匀一致的膜状。用宽光照射时显示为弥散的反光面。

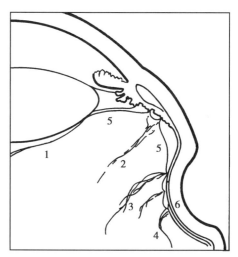

图 2-18　压陷眼底周边部矢状切面图解
1. 玻璃样束　2. 冠状束　3. 中间束　4. 视网膜前束　5. 前玻璃体膜　6. 锯齿缘

玻璃体前间隙的境界外侧为睫状体上皮，前方为晶状体悬韧带，内侧为前玻璃体膜，后部为锯齿线即解剖学玻璃体基础部的前缘。玻璃体前间隙只有在前玻璃体膜漂浮时才能出现。

（2）玻璃体束：玻璃体中央部含有玻璃体束。玻璃体束形成纤细、漏斗状的薄膜系统（图 2-18）。在宽光照射时呈纤细而有皱襞的反光膜或疏松的绒毛纤维状,光学切面上呈纤维状。可分为四个束:①玻璃样束附着在晶状体边缘附近的玻璃体前膜上。②冠状束附着在睫状突的后1/3。③中间附着在白中线处。另外有纤细的小束附着在白中线附近,但常常只是部分出现,而不是围绕睫状体平坦部的全周。以上后三种玻璃体束在走向眼球中央部时逐渐消失,且极为活动。眼球轻微活动就会发生波浪式飘动,慢慢地再恢复到原来的位置。④视网膜前束是不活动的,也是比较明显而易于查出的。可含有数层板层,集中附着在锯齿缘,其附着处在光学切面上呈尖向锯齿缘的楔形。视网膜前束向后直到视盘边缘(图2-19)。玻璃体束是在生后发展的,可由于纤维的浓缩和腔的形成而遭破坏。

(3)玻璃体皮质:在裂隙灯显微镜下呈现为无结构的"光学空间",在视网膜前束与视网膜之间。

(4)玻璃体基础部:眼底最周边部的玻璃体就是玻璃体基础部。其前界位于锯齿线,在锯齿缘前1～2mm,后界在锯齿缘后2～3mm。临床上功能性玻璃体基础部更为重要。它的边界是在玻璃体脱离的地方,前面在前玻璃体膜的附着点,后面在后玻璃体膜的附着点。用压陷法在裂隙灯活体显微镜下可以看出玻璃体基础部的境界。

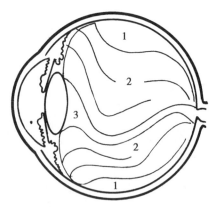

图 2-19 成年人玻璃体
1.玻璃体皮质 2.玻璃体中央部 3.中央管

(二)眼底周边部的病理改变

1.玻璃体的改变 血管改变、视网膜炎、葡萄膜炎及眼球外伤,都可以有病理浸润、渗出或出血到玻璃体内。因玻璃体束状结构的特性,眼底下方周边部的空间代表玻璃体一切病理沉淀物的"集合池"。若玻璃体内有沉淀物时,此处将有明显的表现。所以观察病情是进展还是好转,可以利用此处的表现来评价。

2.炎症 前部葡萄膜炎症轻型可查见睫状体平坦部有沉淀物,在白中线或锯齿缘可见较密集的结节(图2-20)。炎症渗出位于玻璃体外,即在前玻璃体膜之前、玻璃体前间隙内(图2-21)。

睫状体平坦部有炎症时,该处可有弥散性炎症或局限性病灶。渗出物可到玻璃体前间隙及玻璃体基础部内。

后部葡萄膜炎沉淀物常在玻璃体内,位于前玻璃体膜之后。发生玻璃体脱离时,沉淀物可聚集在视网膜和玻璃体之间的间隙内。

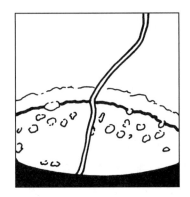

图 2-20 虹膜睫状体炎睫状体平坦部的沉淀物

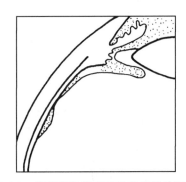

图 2-21 前葡萄膜炎玻璃体前间隙的沉淀物

3.视网膜脱离 有裂孔的视网膜脱离眼底周边的改变很重要。锯齿缘前面的睫状体上皮与其下面的色素层粘连较紧,所以视网膜脱离常停止在锯齿缘。但睫状上皮是单层的,所以睫状上皮裂孔易于扩展、裂孔长,多与锯齿缘平行。锯齿缘后的裂孔常是视网膜脱离的原因。有圆形或马蹄形,其形状常根据视网膜脱离与玻璃体粘连的形状而定。此外,在白色坏死的视网膜和视网膜脉络膜瘢痕病灶的分界线处,也易发生视网膜裂孔。

4.眼外伤 钝挫伤的眼底周边部改变也很重要。可查见外伤后玻璃体脱离、玻璃体基础部撕脱、视网膜裂孔、睫状上皮裂孔、葡萄膜外伤性破裂等。

5.囊肿和肿瘤 睫状体平坦部的前部或后部可发生囊肿。有时单一,有时大小不等的囊肿紧密相连。囊肿太小则不易查见,用后方反光照射法或在压陷的侧面影像上才能看见。

视网膜母细胞瘤可以扩展到视网膜边缘形成孤立的小病灶，一般不用压陷法不易查清。如考虑用凝固疗法治疗时，必须用压陷法检查。玻璃体内的子瘤易与发育性变异如睫状上皮异位相混淆。裂隙灯显微镜下子瘤的细胞团境界散乱，睫状上皮异位呈囊肿样，且边界清楚。

（赵少贞　袁佳琴）

主要参考文献

1. 袁佳琴，等. 眼裂隙灯显微学. 北京：人民卫生出版社，1982.

2. 袁佳琴，林少明，等. 21 世纪眼科学前沿. 天津：科学技术出版社，2001.

3. Georg E. Biomicroscopy of Peripheral Fundus. New York: Springer-Verlag, 1973.

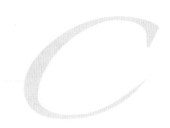

第四章
角膜特殊检查法

第一节　角膜曲率计

（一）基本原理与构造

最早的角膜曲率计（keratometer）是 1856 年由 Helmholtz 根据角膜双映像法研制出的。具有代表性的为 Haag-Streit 角膜曲率计。它是将照明的一对物像投射到角膜上，所成的反射虚像经过一系列的物镜及双棱镜而成为实像，供检查者观察（图 2-22，图 2-23）。

（二）检查方法

检查者通过目镜看到角膜上两对重叠的像，测量时只用中间的一组像。两个像间距的大小是由角膜的弯曲度所决定的，曲率半径越小，两像间距就愈小，反之就愈大。如在水平位将两像调整至恰好接触，两像的中心平分黑线连成一线，此时从曲率计的刻度尺上可读出 180° 子午线上的角膜曲率半径（mm），同时还可测出角膜的散光量（D）和轴位。按照此法可测出垂

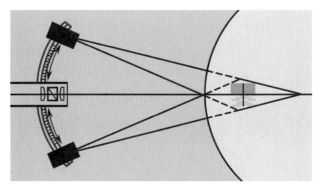

图 2-23　角膜曲率计原理示意图

直位或其他方位的曲率。分析时以 K 表示曲率，一般正常角膜平均 K 值为 43D～44D。

正常角膜屈光力范围约 40D～47D，对于该范围的角膜，曲率计具有很高的准确性；但对过于平坦或过于陡峭的角膜，特别是屈光力大于 50D 者，曲率计将失去其准确性。因此，在评估病变的角膜及角膜屈光手术前、后复杂的曲率分布状况时，不可将角膜曲率计作为主要的检查手段。

第二节　角膜地形图

（一）基本原理与构造

角膜地形图（corneal topography）是从 Placido 盘衍变而来的，它由计算机处理系统、投射系统和摄像系统组成（图 2-24）。

最初 Rowse 用 Placido 盘获得高质量的角膜地形测量。以后该领域的先驱 Klyce 通过捕捉角膜表面的图像并采用计算机图像分析系统把投射到角膜表面的影像摄影，经程序软件处理后将影像数字化，再用彩色编码绘制出地形图，其中冷色（如蓝色）表示较平坦的区域，而暖色（如红色）代表较陡的区域。标准化的等级图其范围从 28D～65D，间距为 1.5D，颜色从深蓝到深红（彩图 2-25，见书末彩插）。

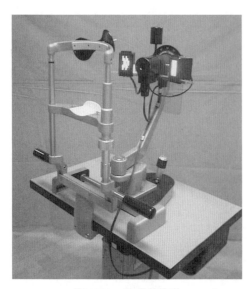

图 2-22　角膜曲率计

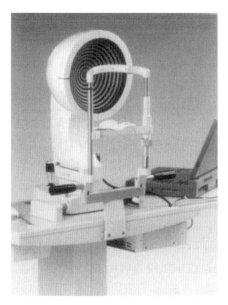

图 2-24　角膜地形图仪

从而获得真正的 360° 眼前节（从角膜前表面到晶状体后表面）的三维 Scheimpflug 图像。通过旋转测量，在重要的区域角膜中心获得较多的测量点。

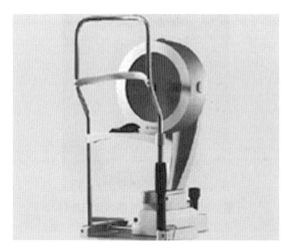

图 2-32　Pentacam 节分析系统

（二）检查方法

正常角膜的中央区较陡峭，向周边逐渐变扁平，多数角膜大致变化平约 4.00D。角膜地形图因人而异，可分为以下几种：圆形、椭圆形、对称或不对称形的蝴蝶结形和不规则形（彩图 2-26～彩图 2-30，见书末彩插）。

角膜地形图在屈光手术中应用非常广泛，术前可以详细了解角膜表面的地形状态，以决定手术方案；术后可以了解角膜的曲率变化及视力下降的原因。

角膜地形图在许多角膜疾病的诊断中也非常有用，如圆锥角膜和临床上无任何症状和体征的隐性圆锥角膜，通过角膜地形图检查可以发现（彩图 2-31，见书末彩插）。

近年来，又出现了将 Placido 盘和扫描裂隙结合起来检测角膜前后表面及整个角膜厚度的 Orbscan Ⅱ 和 Pentacam 角膜地形图设备。

第三节　Pentacam 眼前节分析系统

（一）简单构造与基本原理

Pentacam 节分析系统在眼前（图 2-32）有两个整合的摄像机：第一个摄像机在中心，监测瞳孔的大小和位置，控制定位，同时监视眼球的运动并进行内部校正；第二个摄像机安装在旋转轮子上，摄取眼前节的图像；第二个摄像机遵循旋转原则，在少于 2 秒钟内，从 0° 到 180° 的角度 50 次拍摄裂隙图像，每张照片可获取 500 个真实的高度点，经过角膜特定的角度全部编辑，最终每个层面产生 25 000 个真实的高度点，

（二）测量方法

患者坐位，将头部放在下颌托上，注视 Pentacam 旋转轴中心，蓝色光带中的固视目标，在小于 2 秒钟内，检查者选择每半秒 12 张，每 1 秒 25 张或每 2 秒 50 张三种测量模式中的一种，非接触获取数据。可测量角膜厚度，显示角膜前后表面地形图和 Scheimpflug 眼前节图像，也可进行白内障分析和三维眼前房分析。下面为正常角膜和圆锥角膜患者 Pentacam 图像（彩图 2-33，彩图 2-34，见书末彩插）。

第四节　角膜内皮细胞镜

（一）基本原理与构造

角膜内皮细胞显微镜（corneal specular microscope）是利用镜面反射的原理，即光束通过非均质介质时多数光线通过而有少量光束在光学界面反射回来，并在显微镜的基础上增加特殊的目镜和物镜而成。镜面每次的检测面积约 0.1mm，通常可放大 100 倍左右。

（二）检查方法

内皮细胞检查方法有接触型和非接触型两种。接触型是接触角膜表面进行摄影或录像，将所得结果进行图像分析，对角膜内皮细胞的形态和密度进行精确描述，为临床诊断与治疗提供依据。非接触型为不接触角膜的检查，可进行快速实时的角膜内皮细胞检查分析（图 2-35）。正常内皮细胞大小均匀，六角形细胞的比例不低于 30%，总数量约为 1000～3000 个 /mm^2（图 2-36）。

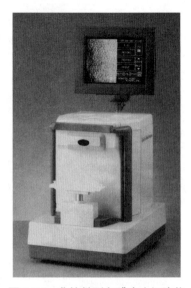

图 2-35 非接触型角膜内皮细胞仪

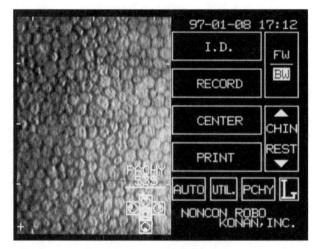

图 2-36 正常角膜内皮细胞

第五节 共聚焦显微镜

（一）基本原理与构造

共焦显微镜（confocal microscope through focusing）的全称为扫描裂隙共聚焦显微镜（图 2-37）。其原理是

扫描裂隙仅允许光从一个非常细的平面聚焦到一个敏感的照相机上，每张图的扫描范围为 300μm × 400μm，厚约 5μm，放大倍数 1000 倍，X、Y、Z 轴由三轴机器杆控制，移动范围可精确到小于 1μm。

（二）检查方法

患者妥为安排后，轻按电脑操作杆按钮，即可开始自动的个体化检测，也可用操作杆手动进行。使用该设备时，在角膜表面和物镜之间填充少量屈光指数与角膜接近的胶而不接触角膜组织，以保证在检测角膜表面鳞状细胞或内皮细胞时不致使组织变形或损伤（图 2-38）。检查开始后，以 25 幅图像 / 秒的速度检查 10～20 秒，可获得 350 幅数字化储存图像，储存在数字图像记录仪中供检查者回放、慢放等分析之用。在图像分析中，Z-Scan 的应用很广泛（图 2-39）。图中的曲线从左至右分别表示由内皮细胞到上皮细胞各层的反光强度和厚度。以下是正常角膜各层图像的共焦显微镜表现（图 2-40～图 2-46）。

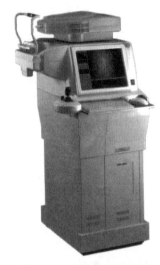

图 2-37 角膜共焦显微镜

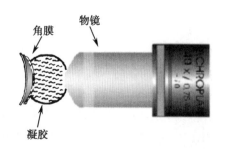

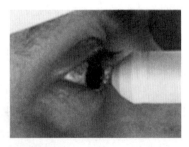

图 2-38 物镜与眼表面之间放少许凝胶

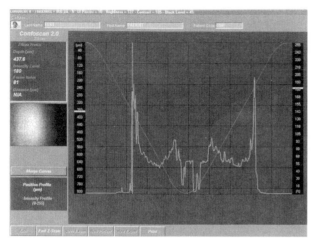

图 2-39　用于测量的 Z-Scan 模式

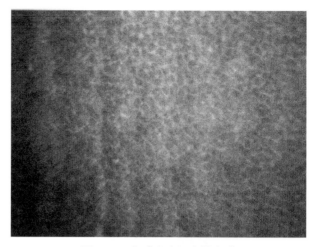

图 2-42　角膜上皮细胞基底膜

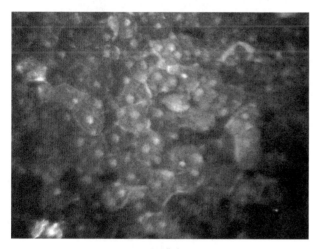

图 2-40　角膜表层细胞

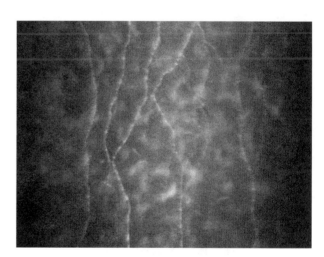

图 2-43　Bowman 层及神经

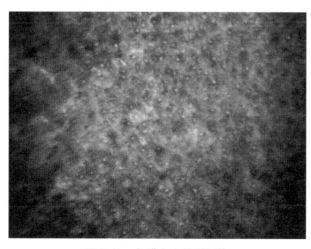

图 2-41　角膜上皮的翼细胞

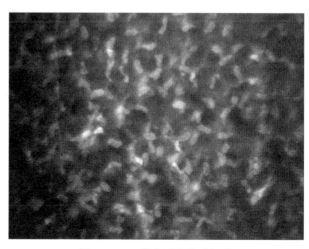

图 2-44　正常角膜前基质细胞

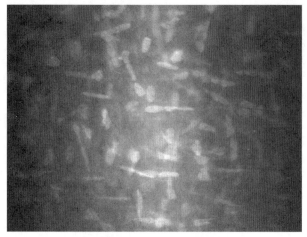

图 2-45　正常角膜后基质细胞

调整，可对检查目标采集到不同深度的图像，因此可连续构建一个数据立方体图像。

（二）检查方法

患眼表面麻醉后，将眼用凝胶滴于物镜头表面，盖上无菌角膜接触帽。嘱患者注视固视灯，调整物镜位置使激光光束位于病变区，前移物镜至接触帽与角膜轻微接触，设两者接触的焦平面为 0。通过改变焦平面，可获得不同深度角膜图像。数码采集照片并保存图像。正常角膜各层图像的激光共聚焦显微镜表现如下（图 2-48～图 2-54）。

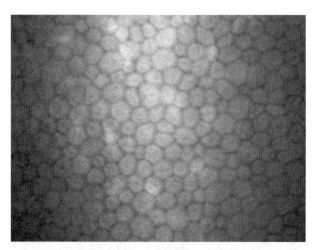

图 2-46　正常角膜内皮细胞

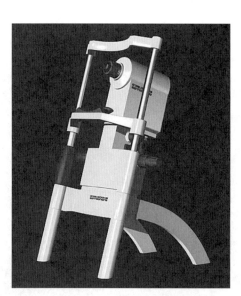

图 2-47　激光共聚焦显微镜

第六节　激光共聚焦显微镜

（一）基本构造与原理

激光共聚焦显微镜是由视网膜激光断层扫描系统和角膜模块组件组成（图 2-47）。激光波长 670nm，放大倍数 800 倍，分辨率为 1μm。工作原理：激光共聚焦显微镜精确性的基础是激光光源和检测平面的共聚焦原理。反射光经分光器与入射激光束路径分离，并通过第二个共焦光栅发生偏离以到达光敏检测器。来自于焦平面外的光源被抑制，只有处于焦平面的目标层可产生图像。激光束逐点对样本进行扫描，从而产生垂直于设备光轴的二维（2D）图像。通过对焦平面

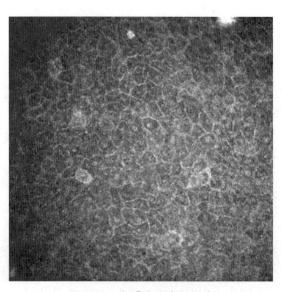

图 2-48　角膜上皮表层细胞

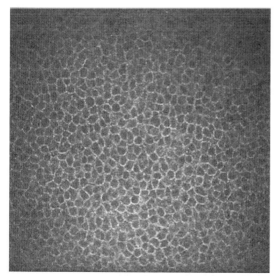

图 2-49　角膜上皮翼状细胞

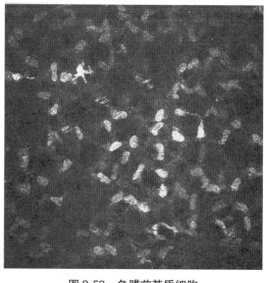

图 2-52　角膜前基质细胞

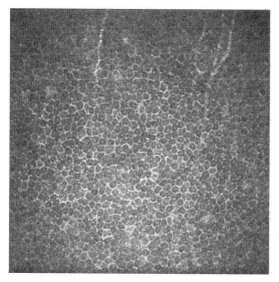

图 2-50　角膜上皮基底细胞

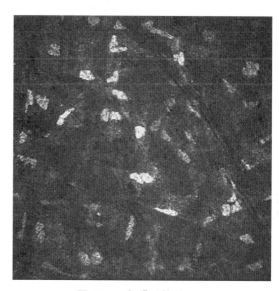

图 2-53　角膜后基质细胞

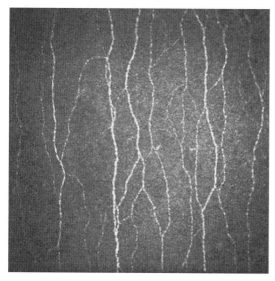

图 2-51　角膜上皮下神经丛

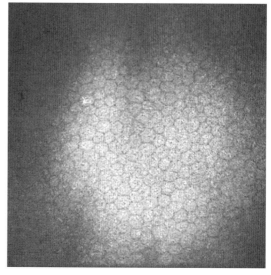

图 2-54　角膜内皮细胞

（赵少贞　袁佳琴）

主要参考文献

1. 魏文斌. 当代临床眼科进展. 安徽：科学技术出版社，1998：67-68.

2. 杨钧. 眼科学彩色图谱. 北京：人民卫生出版社，2002：23-24.

3. 徐亮. 同仁眼科手册. 第2版. 北京：科学出版社，2011.

4. Boyd BF. Atlas of Refractive Surgery. English Edition，2000：52-58.

5. Stave J，Zinser G，Grümmer G，et al. Modified heidelberg retinal tomograph HRT：initial results of in vivo presentation of corneal structures. Ophthalmologe，2002，99（4）：276-280.

6. Stachs O，Zhivov A，Kraak R，et al. In vivo three-dimensional confocal laser scanning microscopy of the epithelial nerve structure in the human cornea. Graefes Arch Clin Exp Ophthalmol，2007，245（4）：569-575.

第五章
眼底检查法

眼底通常是指晶状体后的眼部结构，包括玻璃体、视网膜、黄斑部、脉络膜和视盘等重要部位。从Helmholtz 1851年发明直接检眼镜以来，眼底的检查仪器不断推陈出新，极大地提高了眼底病的诊治水平。临床中通常先使用各种检眼镜，如直接检眼镜、间接检眼镜和裂隙灯活体显微镜联合前置镜（包括各种透镜）进行全面细致的眼底检查，必要时辅以各种仪器如B超声扫描、眼底照相、眼底血管造影和相干光视网膜断层扫描进行眼底形态学的检查，以便明确诊断，为治疗提供依据，保存眼底病的影像学资料，以便眼底病的随诊。表2-6归纳了常用眼底检查法。

表2-6　眼底检查法

检眼镜法
1. 直接检眼镜
2. 间接检眼镜：14D，20D，28D
3. 裂隙灯活体显微镜
非接触式：Hruby镜78D，90D，120D
接触式：三面镜，全视网膜镜
其他专用设备
1. 眼底照相机：含全景200，RetCam
2. B超声扫描
3. 荧光素眼底血管造影
4. 相干光视网膜断层扫描（OCT）
5. 眼内镜

眼底检查是一项复杂而又充满挑战的临床工作，不仅需要掌握各种眼底检查设备原理和使用常识，还需要通过仪器的使用对眼底进行全面、细致的检查，并不断地对病灶特点进行记录、加工分析与归类。大部分临床工作者需要通过不断的学习和训练才能够真正掌握和运用各种眼底检查设备和检查方法，同时发现自己擅长的检查手段并加以灵活运用。

第一节　检眼镜发明简史

检眼镜（ophthalmoscope）按照成像原理可分为直接检眼镜和间接检眼镜，前者观察到的眼底是直立的正像，后者观察到的眼底是倒像。检眼镜是临床工作中必不可少的仪器。

直接检眼镜最早被称为检眼镜，目前主流的看法是由德国年轻的物理和医学科学家Hermann von Helmholtz在1850年（29岁）时发明的（图2-55）。当时，他为生理学学生准备了一个实验来证明能量的保存：用纸板，胶水和显微镜玻璃片制作了一个粗糙的仪器，这就是检眼镜的前身。该实验显示进入瞳孔的光线被反射回到发光源。而且，光线沿其进入瞳孔的路线到眼外。应用这个临时的检眼镜，Helmoltz将眼放在进入和离开眼的光路上，可以看到患者的视网膜（图2-56）。1850年12月6日他在柏林物理学会上公开发表了他发明检眼镜的公告。与此同时，长达43页的关于检眼镜的专著也发表了（图2-56）。

Helmholtz称这个发明为"*Augenspiegel*（eye mirror）"。三年后Maressal de Marsilly提出检眼镜（ophthalmoscope）一词，并将应用这一仪器检查眼底的方法称为"检眼镜检查法（ophthalmoscopy）"。

但是，Helmholtz并不是第一个观察到活体视网膜，或者第一个用自己发明的设备观察到眼底的人。Jean Méry 1704年将动物眼放入水中，看到了猫的视网膜血管。Jan Purkinje用它的近视眼镜将放在其后的蜡烛光反射到眼内观察到了狗和人的眼底。1825他用拉丁文发表了所有的细节，但是直到很多年后他的贡献才被承认。1846年Ernst Brücke详细解释了光照射瞳孔所引起的红光反射，但是由William Cumming伦敦皇家眼科医院（后来的Moorfields眼科医院）一个年轻的眼科医生在同年发表了论文，宣称如果进入到眼内的光线的光轴与观察者的视线一致的话，每只眼都可以被照亮并被观察到。

在英国，可能更多的人会将Charles Babbage认为是检眼镜发明的先驱。他在1847年就发明了一个仪器观察到了眼底（图2-57），但是当他向显赫的眼科学家Thomas Wharton Jones演示时，却未能成功。大约7

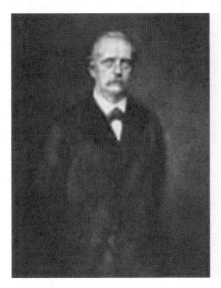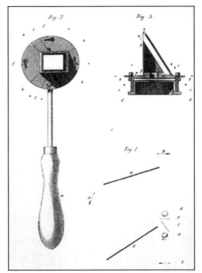

图 2-55 Harmann von Helmholtz 和他发明的检眼镜

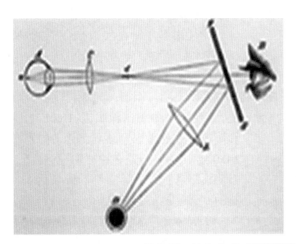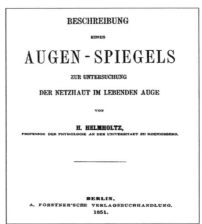

图 2-56 Helmholtz 检眼镜原理和专著封面

年后这一发明,而不是 Helmholtz 的检眼镜,在英国得到大家的承认。后来 Wharton-Jones(1854)在医学科学编年史陈述并证实了这一发明,他们认为英国人才是检眼镜的发明者。

尽管对检眼镜的发明存在一定争议,但是目前的

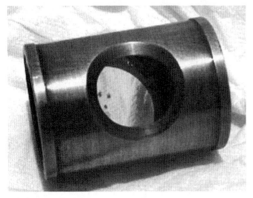

图 2-57 Charles Babbage 设计的检眼镜

各种检眼镜还是以 Helmholtz 检眼镜为模板而逐渐发展起来的,其影响最大,且被大多数人所公认。

Helmholtz 在论文中陈述了检眼镜必备的三个因素:光源、将光线照向眼内的反射面和眼底成像的光学聚焦观察手段,这一原则在其后各种检眼镜升级改造中均被遵循,但是没有被超越。1852 年 Helmholtz 的技工 Rekoss 把带有不同屈光度数的透镜转盘加在检眼镜上,以矫正检查者和受检者的屈光不正,使得眼底清晰易见,此盘即是 Rekoss 盘。Coccius(1857)在平面反射镜中央穿一小孔作为检眼镜的光源。直接检眼镜变革最大部分是照明光源。最早的 Helmholtz 检眼镜光源是蜡烛光,也使用过油灯和石蜡灯。这一时期为了获得足够的亮度,照明光源与检眼镜需要同步移动,出现了各种移动模式,如 1854 年 Ricardus Ulrich 在观察管中放入移动蜡烛,Lionel Beale 在 1869 年发明了内置移动油灯。Argand 兄弟将光源变成了黄

色,发光亮度达到最佳,成为检眼镜的标准光源。革命性的进步是源自 1879 年 Thomas Edison(爱迪生)发明了白炽光电灯泡,就开始利用灯泡作为检眼镜光源。6 年后由纽约眼科学家 William Dennett 在美国眼科学会上展示了第一个电光源检眼镜。1913 年 Crampton 把干电池置于检眼镜柄内,制成了便于携带使用的电检眼镜。电检眼镜的出现提高了检眼镜的质量,使用更为方便,利于携带,得到广泛的使用。

图 2-58 示直接检眼镜各种不同时期照明模式。

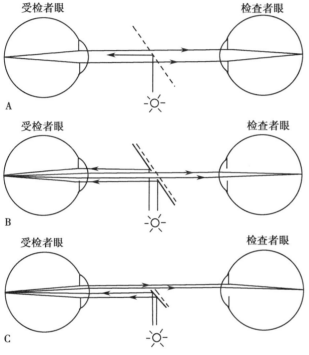

图 2-58　直接检眼镜照明模式图
A. Helmholtz 的半反射镜面照明　B. Ruete 中央穿孔的镜面照明　C. 现代镜面或者棱镜照明

直接检眼镜的发明是眼科领域的重大革命,开拓了眼科新领域,其重要性可以和听诊器相当,是眼科医生必备的检查设备。随着科学技术的不断进步,直接检眼镜的质量也得到不断的提高。

间接检眼镜是在直接检眼镜的基础上发明的。1852 年 Ruete 应用涂有水银的凹面镜作反射镜,将位于受检眼右侧光源发出的光反射至受检查眼的瞳孔内并到达视网膜,将反射镜中央水银擦去形成透明小孔,经小孔可观察到自受检眼反射回来的光线,在经过受检眼前一个 +16D 的凸透镜后使受检眼眼底成像在凸透镜前,形成一倒像,放大约 4 倍,这就是间接检眼镜检查法的开端(图 2-59)。

1861 年 Giraud-Teulon 发明了双目间接检眼镜。在电光源发明之前,直接检眼镜和间接检眼镜的光源均为反射光源,由于光源较弱,以及成像质量差和操作繁杂,使其在临床上无法得到广泛应用。1944 年 Schepens 制成了电光源双目间接检眼镜(图 2-60),于

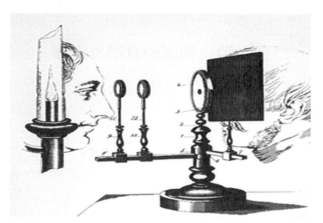

图 2-59　Ruete 间接检眼镜示意图

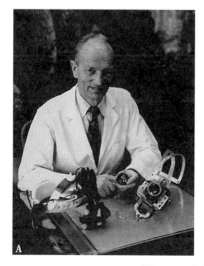

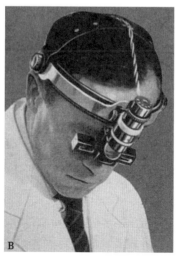

图 2-60　间接检眼镜
A. Schepen 和他的间接检眼镜原型　B. Fison 间接检眼镜

1945 年在比利时眼科学会上展示。另一间接检眼镜先驱是英国年轻的医生 Fison，他到波士顿 Schepen 研究所参观时看到了这一发明，回国后在 Stewart Duke-Elder 的指导下，与 Charles Keeler 合作在 1959 年生产出了 Fison 双目间接检眼镜。它革新了检眼镜，使之具有三个强大的特点：简捷，功能强大，示教镜可供第三者观察。间接检眼镜发明在眼科领域的作用巨大，不仅提供了双目视觉，使病变有了立体感；同时也可以在直视下进行各种操作，比如顶压下检查周边部眼底，直视下进行视网膜脱离手术，还可以与激光配合，进行眼底动态的激光手术等。

我国最早使用的检眼镜是外国眼科医师在中国行医时带入的。在我国科技工作者的不断努力下，现在我国已有多种类型和不同档次的直接检眼镜供眼科临床应用。在我国各级综合医院和眼科专科医院中基本上均使用国产检眼镜。1982 年我国的科技工作者和眼科医师共同努力，研制成功国产的双目间接检眼镜。检眼镜的国产化为我国眼科事业的发展做出了重要的贡献。

第二节　眼底检查准备工作

为了获得与眼底有关的各种信息，避免遗漏，在眼底检查前需要进行诸如病史询问、测量眼压、了解前节情况以及散瞳等准备工作。

1. 检查前应在明室自然光下对患者进行全面的了解和检查，包括主诉、询问病史、视力、外眼和全身状况等，明确眼底检查的必要性，施行的是一般的疾病筛查，体检，是以疾病诊治为主的检查。同时对即将进行的眼底检查重点有一个大致判断。

2. 眼底检查应在暗室进行，此时瞳孔较大，利于照明光线进入到眼内，并提高对比度。在光线强的环境，瞳孔小，在检眼镜照射下瞳孔在对光反射作用下进一步缩小，不利于检眼镜光线进入眼内，对比度也不理想。年轻人，近视患者在暗环境下瞳孔自然开大，有的可达 6～7mm，起到替代散瞳药的效果。不散瞳眼底检查主要用于眼病筛查，初步了解视盘、眼底后极部、颞上和颞下血管弓附近以及黄斑部的情况。检查时嘱患者向不同方向注视，可以将检查范围扩展到赤道部。对散瞳药过敏或者禁忌者，如原发闭角型青光眼或浅前房者，常常在小瞳孔下检查眼底。

3. 对有眼底病的患眼，常常需要散瞳后检查眼底。瞳孔散大、固定，有利于各种眼底病的检查。散瞳前应注意患者有无散瞳禁忌证。详细询问有无散瞳药物过敏史，询问有无高血压、心脏疾病；有无青光眼病

史；并用裂隙灯活体显微镜或手电筒照明法来估计前房深度，特别是周边前房深度和虹膜膨隆的情况，如系浅前房、窄前房角者，散瞳时应当特别注意。同时注意晶状体的混浊情况，是否属于白内障膨胀期。散瞳前还应该了解眼压、视盘陷凹、视盘中央动脉搏动等情况。检查眼底通常使用单纯散瞳剂或弱的睫状肌麻痹剂，可以在检查完后，瞳孔尽快恢复正常，减轻不适感。如有必要，也可以使用强的睫状肌麻痹剂，如阿托品，结膜下注射混合散瞳剂散瞳后进行眼底检查。不同颜色虹膜对散瞳药的作用不同，有黑色虹膜的瞳孔可能散大要慢一些，维持时间长一些，可能与药物与虹膜黑色素结合后逐渐释放有关。常用的散瞳药主要有以下几种，可选择使用：

（1）复方托吡卡胺滴眼液：每瓶（5ML）含托吡卡胺 25mg，盐酸去氧肾上腺素 25mg。其中托吡卡胺具有阿托品样的抗胆碱作用，药物吸收后可引起散瞳及调节麻痹。盐酸去氧肾上腺素具有拟交感胺作用，表现为散瞳及局部血管收缩。散瞳时滴入结膜囊，一次 1 滴，间隔 5 分钟滴第 2 次。滴眼后应压迫泪囊部 2～3 分钟，以防药液经鼻黏膜吸收过多引发全身不良反应。本品滴眼后 5～10 分钟开始散瞳，15～20 分钟瞳孔散得最大，大约维持 1.5 小时后开始恢复，5～10 小时瞳孔恢复至滴药前水平。其作用强、起效快、持续时间短。瞳孔散大后约有 5～10 小时的畏光及近距离阅读困难的现象。偶见眼局部刺激症状。亦可使开角型青光眼患者眼压暂时轻度升高。未手术的闭角型青光眼患者禁用。

（2）2.5%～10% 去氧肾上腺素（neosynephrine）滴眼液：由盐酸去氧肾上腺素、焦亚硫酸钠、尼泊金等成分制成。用于散瞳检查，特点是作用时间短，不能麻痹调节功能，一般不引起眼压升高，且可耐煮沸消毒。每次 1 滴，5～10 分钟后可重复 1 次。30 分钟后瞳孔即可散大，可持续 3 小时。10% 溶液作用快而强，但毒副作用也强，对新生儿、高血压和心脏病患者等不宜使用。

（3）0.5%～1% 托吡卡胺（tropicamide, mydriacyl）滴眼液：抗胆碱药，有散瞳作用和睫状肌麻醉作用，其作用快，时间短，为眼科散瞳的首选药，用于散瞳检查眼底，验光配镜，虹膜状体炎。0.5% 托吡卡胺液 2 滴用于散瞳。1% 托吡卡胺液用于验光时先 1 滴，5 分钟后滴第 2 滴，20 分钟可达最大效应，但只能持续 20 分钟。必要时可加第 3 滴。用于青少年功能性近视、中间性近视和轻度远视。每晚临睡滴 1～2 滴，滴药后压迫泪囊部 1～2 分钟，可连续用 1～3 个月，视力恢复后停用，视力上下波动可重复使用。药液浓度过高或

用药次数过多等过量使用时药液经鼻泪管时易被黏膜吸入血液循环，而引起全身症状如口干、便秘、排尿困难、心率加速等，对此并不需特殊处理。原发闭角型青光眼忌用。

（4）1%～2% 后马托品（homatropine）滴眼液：每次 1 滴，共滴 3 次，间隔 10～15 分钟。1 小时后瞳孔散大，可持续 3 天。散大瞳孔作用比阿托品快而弱，持续时间短（1～3 日）。

（5）环喷托酯（cyclopentolate，cyclogyl）滴眼液：又名盐酸环喷托酯滴眼液、盐酸环戊通滴眼液，是一种合成的 M 胆碱受体拮抗剂，阻断乙酰胆碱对虹膜括约肌和睫状肌上的 M 受体的作用，使得瞳孔扩大，麻痹睫状肌，药理作用和阿托品非常相似。本品对儿童可导致中枢神经系统紊乱，如幻觉及精神病发作，成人的毒性作用很少见，偶尔见的不良反应包括无力、恶心、头晕、情绪改变以及心动过速。

（6）0.25%～1% 阿托品（Atropine）滴眼液：为阻断 M 胆碱受体的抗胆碱药，散大瞳孔，麻痹睫状肌。常用于 13 岁以下儿童和婴幼儿散瞳屈光检查用，很少用于散瞳检查眼底。使用时务必要注意压紧泪囊部，以免中毒。

（7）混合散瞳剂：一般是将三种药物，包括肾上腺素（1:1000）、注射用阿托品、丁卡因按照体积 1:1:1 的比例混合，行结膜下注射，可以快速强力散瞳。主要针对急性葡萄膜炎患者发生瞳孔后粘连时使用。

在滴用散瞳药之前，可以先滴 0.5% 盐酸丙美卡因（proparacaine），可以促使瞳孔尽快散大，这是由于它可防止反射性流泪，从而防止稀释散瞳药液。

在检查眼底后，可以滴用 0.5% 盐酸达哌唑（dapiprazole）促使瞳孔尽快恢复正常。0.5% 盐酸达哌唑是一种 α 肾上腺受体拮抗剂，通过作用在瞳孔扩大肌（平滑肌）而产生缩瞳作用。对睫状肌没有任何作用，因此对前房深度没有影响。可以安全、有效地逆转因去氧肾上腺素或者托吡卡胺等医源性所致的瞳孔散大。

散瞳检查眼底后，应当对老年人或浅前房患者严密观察，待瞳孔恢复且无异常后方可离去。不可使用 2% 毛果芸香碱滴眼液缩瞳来避免青光眼发作，这可能会导致瞳孔痉挛，瞳孔僵持在中度大小，反而会诱发原发性闭角型青光眼的急性发作。

对已经确诊的原发性前房角关闭的患者，在未进行周边虹膜切除术之前应当谨慎地进行散瞳眼底检查。如确有必要，可以在严密监视下进行，一旦发生眼压升高，应当及时处理。

日常门诊工作中主要采用直接检眼镜和间接检眼镜进行眼底检查。两种方法各有所长，可根据检查条件和检查需要选择使用，通常以两者结合，可以得到更为全面的检查结果。两者检查方法的比较见表 2-7。

表 2-7　直接检眼镜法和间接检眼镜法使用比较

	直接检眼镜法	间接检眼镜法
是否散瞳	可以不散瞳	最好散瞳后检查
检查范围	2DD，约 10°	8DD，约 45°
影像	正像	倒像
检查所及区域	赤道部	可达锯齿缘
放大倍数	15～16×	2～4×
立体感	无	有
屈光补偿	可调，+20D～25D	无需补偿
辅助项目	无	巩膜压迫器
屈光介质	一般要求较高	可以在角膜斑翳、初期白内障、玻璃体混浊或积血下检查眼底
手术中使用	很少	经常
配合激光治疗	否	可以

第三节　后　映　照　法

1. 后映照法检查目的和方法　在用检眼镜检查眼底之前一般先用后映照法（retro- illumination）检查屈光间质是否透明。后映照法是利用检眼镜的反射镜将光照射至眼内，借视网膜返回光线照亮眼内，以便检查眼屈光间质的一种方法，又称透照法。采用后映照法检查可以了解屈光间质，如角膜、晶状体以及玻璃体有无混浊，观察混浊的程度、位置和形态等。也可以发现其他玻璃体病变和视网膜脱离。对于在视诊或斜照法中已发现的改变可做进一步检查。

当用直接检眼镜施行后映照法时，将检眼镜的转盘度数转至 +12D 镜片（放大 D/4 = 3×），在距受检眼约 10cm 处，通过窥孔由远而近依次对角膜、前房、晶状体及玻璃体进行检查，这样就可以了解在相应的大致位置有无屈光间质的混浊（图 2-61）。如果屈光间质有混浊，就会出现种种阴影。这时再令患眼向上、下、左、右转动，就可对混浊进行定位了。

2. 应用直接检眼镜施行后映照法的注意事项

（1）散瞳可使检查更为顺利。

（2）在施行后映照法检查时，如果受检眼瞳孔呈均匀一致的照亮，则为正视眼或仅低度屈光不正；如看到视网膜血管，则表示有高度屈光不正，这时如果检查者头向一侧移动，视网膜也随之向同一方向移动，则表示为高度远视眼，如为逆动则系近视眼。

（3）屈光间质混浊较轻和混浊物较微细时，如射

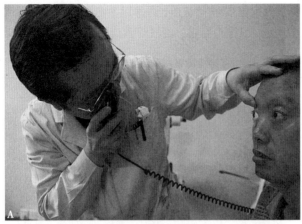

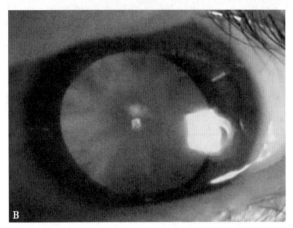

图 2-61 后映照法

A. 后映照法,大光斑照射散大的瞳孔,距离患者眼球 25cm 左右　B. 红光反射下的白内障

入光线太多、太强则返回光线也强,可将混浊物照亮,发现病变反而比较困难,同时光线过强也易造成瞳孔显著缩小,对检查不利,因此检查轻度混浊病变时照射光线应较弱。

3. 应用后映照法的检查所见

(1) 屈光间质混浊:屈光间质有混浊时红色的反光中会出现黑影。如果瞳孔呈黑色或暗红色,光线完全不能照入,则为晶状体混浊或玻璃体内有大量出血。如眼球静止后黑影仍在飘动,则表示混浊是在前房或玻璃体内;如为很多飘动的闪亮光点,则为玻璃体溶解现象。在瞳孔区中央部出现特殊阴影或周边部出现弧形阴影,则多为圆锥形晶状体或晶状体脱位所致。

(2) 颜色变化:视网膜脱离或眼内肿瘤时,后映照法检查可以看到瞳孔后结构。变换照射方向,就可看到瞳孔反射有时呈红色、有时呈白色等。

(3) 确定混浊所在的位置:常用移像法来确定(图 2-62),即检查者先由正面观察,然后将头向侧方移动或令受检眼向侧方移动,观察混浊的黑影与眼内预定目标位置的变化,也就是根据黑影是与眼内目标同方向还是反方向移动以及移动程度来决定黑影所在的位置。一般常用瞳孔缘即相当于晶状体前表面作为观察目标;也可以用角膜的反射像作目标,即角膜前表面产生的检眼反射镜像正好遮住角膜曲度中心,由于角膜的弯曲半径是 8mm,所以大约相当于晶状体后面。设其中 2 为位于晶状体前表面的混浊点,1 和 3 是分别

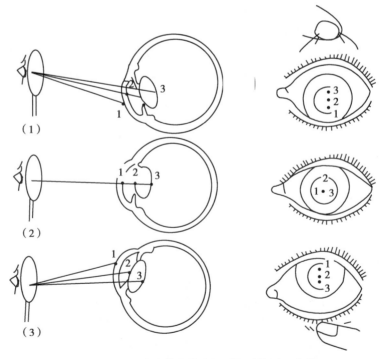

图 2-62 用移像法检查屈光间质混浊位置示意图

(1)患眼下转时检查所见　(2)患眼前看时检查所见　(3)患眼上转时检查所见

位十屈光间质不同部位的混浊点,当眼球运动时,就可看到在混浊中心前面的混浊点如 1 向眼球运动的同一方向移动,而相当于晶状体前表面的混浊点 2 不动,其后面的 3 则向眼球运动的相反方向移动。移动的程度则是离中心愈远,移动的程度愈大。检查者自(2)方向向眼内透照时,由于混浊点重叠而被看成一个点,但当眼球移位至(1)或(3)或检查者改变位置时,则相当于角膜位置的 1 向瞳孔缘方向移动,而 3 则向相反方向的瞳孔缘移动,以上就是以瞳孔缘为目标的混浊位置定位法。利用角膜反射像作目标判断屈光间质混浊位置的原理与上述相同。

第四节　直接检眼镜检查法

应用直接检眼镜(direct ophthalmoscope)检查的方法称为直接检眼镜检查法,检查时所看到的眼底像为正像或直像,故又称为正像或直像检查法。

(一)直接检眼镜的构造

直接检眼镜有两种,即反射检眼镜(reflecting ophthalmoscope)和电检眼镜(electric ophthalmoscope)。前者在临床上已不再使用。后者是以置于检眼镜内部的电光源作为照明光源。经过无数次改进,可以用经过变压的一般交流电作为电源,使用范围广泛,检查容易,现在已为多数眼科医师经常使用。将电池或蓄电池置于镜柄内者可以不必另备电源,使用尤为方便。现在直接检眼镜多为 May(1900)型,两种电源都有,制造已很精良,除有完善的矫正镜片外,在光路中还有用以调节照明光斑大小和强度的配件,并且具有产生不同颜色光源和照明光裂隙的功能,完全可以满足临床检查时的不同需要。电直接检眼镜的基本构造见图 2-63~图 2-66。

1. 照明系统　光源的灯丝位于集光透镜的主焦点上,使发射出来的光经集光透镜后变为平行光线,然后经过顶部棱镜的折射,使光线进入受检眼中。直流电都采用 2.5V、0.3A 的小型专用灯泡,而用交流电的检眼镜都采用 6V、5W 优质小电珠。后者的功率为前者的 6 倍。集光镜由 1~2 片凸透镜组成,灯丝放在集光镜的焦点上,即所谓灯丝准直位,灯丝经集光镜后发射平行光(灯丝在无限远处结像)。集光镜有活动式及固定式两种。

2. 光阑圈　光阑圈放在投射镜的焦点上,即光阑准直位,光阑经投射镜后发射出平行光,光阑结像于无限远。平行光射入受检眼,在眼底上可见一个边界清楚的圆形光斑。光阑圈有大、中、小三种光斑,裂隙光、半圆光斑等也可供选择。

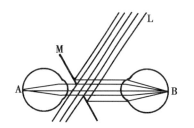

图 2-63　直接检眼镜(反射检眼镜)原理

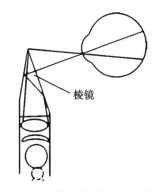

图 2-64　May 检眼镜棱镜图(电检眼镜)
光线自瞳孔下部进入眼内

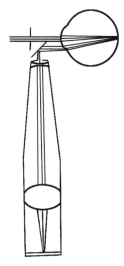

图 2-65　Fridenwald 检眼镜示意图(电检眼镜)

3. 投射镜　由一组凸透镜组成的透镜组。

4. 反射镜　为一片玻璃表面镀铝的反射镜。灯光通过集光镜、光阑及投射镜,由反射镜将光线射入受检眼瞳孔。反射镜的反射角为 91°。射入眼底的光线必然要从眼底反射出来才能使医师看到眼底。

5. 透镜盘　也称为 Rekoss 盘,盘中装有很小的球镜片,度数从正号(黑字)到负号(红字),范围通常为 +20D~-25D。以交流电为电源者常另附副盘,与前者相加可达 +40D~-60D,检查时用于调整检查者和受检者的屈光不正。

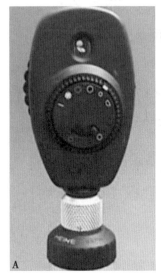
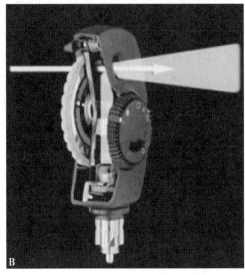
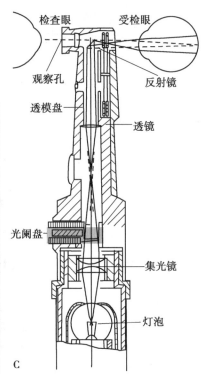

检查眼　受检眼

观察孔　反射镜

透模盘

透镜

光阑盘

集光镜

灯泡

A　B　C

图 2-66　直接检眼镜构造图

A. 直接检眼镜头　B. 直接检眼镜构造　C. 直接检眼镜光路示意图

6. 滤光片　滤光片一般位于聚光透镜和投射透镜之间，为绿色滤光片，也称为无赤光滤光片。该滤光片能去除照明光束的长波光线，在显示眼底时可产生两种效果，一是增加了视网膜血管和背景的对比度；二是利于检查者鉴别是视网膜损害，还是脉络膜损害。视网膜损害显示为黑色，而脉络膜损害则显示为棕灰色，这种差异是由于视网膜组织的短波光散射所致。

（二）检查方法

检查在暗室内进行，检查者与受检者相对而坐或检查者站立。嘱患者双眼平视正前方。对于卧位患者，嘱其向正上方或者天花板注视。对于注视不良的患者，如儿童，老人，可以用一标记物让其注视，或者让患者伸出自己的手指置于一定位置，嘱其注视之。

为了消除受检眼的调节，应让受检者用另一眼向远方注视，或在暗室对面墙上固定一小灯作为注视目标，这样就易于检查。

打开检眼镜电源后校正检查光的聚焦是否良好，选择合适的光斑大小，并调节光照强度。如果是小瞳孔，一般选择小光斑，如果瞳孔散大，可以选择大光斑。检查时检查者应当右手持检眼镜用右眼检查患者的右眼，左手持检眼镜用左眼检查患者的左眼。检查时应当尽量放松调节，有屈光不正的检查者可以戴用自己的眼镜矫正，也可以不戴，用检眼镜上所附的转盘镜

片矫正即可以。直接检眼镜检查法姿势见图 2-67。检查者自窥孔向被检眼注视。

应用直接检眼镜进行眼底检查前，首先行透照法检查，依次对角膜、前房、晶状体及玻璃体进行检查，了解有无屈光间质的混浊。然后将直接检眼镜移向眼球，直至距角膜约 4mm 处进行眼底检查。在检查过程中检查者随时以示指拨动转盘，以便选择看清眼底最清晰的度数。对于极高度近视眼，用最高度负镜片仍不能看清眼底时，应尽量靠近被检眼，或让被检者戴上自己的眼镜再行检查。如检查者和患者双方均为

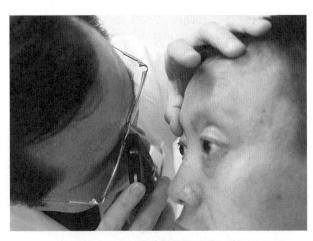

图 2-67　直接检眼镜检查者姿势

正视眼,调节也已放松,检查时可以不加用任何镜片。如双方都有屈光不正,则所需镜片的屈光度数是两者屈光不正的代数和。根据检查时所使用的镜片度数,可以大致估计出被检眼的屈光状态。由于散光度数较高时,检查者可以发现受检眼底焦点对不清楚,眼底像不清晰,常常只在与散光轴一致以及与散光轴垂直的子午线上才可以先后出现准确的焦点。据此可以判断散光的度数和散光轴的方向,越有经验的检查者,这一判断越接近准确。

目前多数检眼镜在照明系统中加上一个横隔板,增加了检眼镜的功能,常用的是附加上无赤光线或其他滤光片。在视镜(visuscope)的照明系统调焦与观察系统调焦完全一致,因此可利用隔板上的图形来测量眼底血管的粗细、病变的大小以及诊断旁中心注视等。

直接检眼镜观察眼底要以一定顺序来进行,以免遗漏(彩图 2-68,见书末彩插)。首先应该检查或者应该观察视盘的情况。注意视盘的形状、大小、颜色等,并注意边缘是否正常、有无隆起、隆起程度如何、生理凹陷大小与视盘大小之比(杯盘比,C/D、有无盘沿切迹或缺失,巩膜筛板是否可见,视盘供应血管的情况,有无充血,出血,扭曲,新生血管等。再根据方位,将视盘通常分为 4 个象限,即鼻上、鼻下、颞下、颞上,出入于 4 个象限的视网膜血管也分别称为视网膜动脉(或静脉)的鼻上分支、鼻下分支、颞上分支和颞下分支。这些分支血管所分布的视网膜区域也称为相对应的区域。检查完视盘后可仔细检查每支血管的走行,反光,动脉与静脉管径之比,有无交叉征,血管白鞘,白线,静脉有无扩张,扭曲,管径是否一致,有无血管祥,串珠样改变等;有无视盘上的血管搏动、有无视盘血管的先天异常,如睫状视网膜血管等;检查血管同时注意视网膜的情况,如颜色是否正常、有无出血、渗出、增生膜,牵拉条索,有无视网膜脱离,裂孔等;脉络膜有无萎缩斑,脉络膜血管是否可以透见、反光如何等。最后检查黄斑区。注意黄斑区中心凹光反射是否存在,亮度如何,色泽如何,有无出血、水肿、裂孔、渗出、玻璃膜疣、前膜反光等。

检查完毕时如果发现患者有病变或有可疑病变需要详细检查或有特殊需要者,均应散瞳后进一步检查并做其他特殊辅助检查。眼底检查时,一般都要双眼同时进行,对某些特殊结构尤其要注意双眼的比较,如怀疑青光眼时要着重观察双眼视盘的差异;糖尿病和高血压时,双眼视网膜病变的不同步;颅内高压时,可以双侧视盘水肿情况判断程度和病程,如 Foster-Kennedy 综合征等。

第五节　间接检眼镜检查法

双目间接检眼镜(binocular indirect ophthalmoscope)检查法又名立体间接检眼镜检查法。该法采用双目间接检眼镜联合非球面手持式凸透镜来观察眼底,是准确检查眼底不可缺少的方法,尤其是评估眼底后极部以外的眼底病变。

(一)间接检眼镜的构造

间接检眼镜主要由目镜、光源、物镜和电源盒组成(图 2-69)。目镜是 +2D 的透镜,两个透镜间的距离可以调节,以便适应检查者的不同瞳孔距离。光源有卤素灯泡(6V、15W)和氙灯灯泡,前者使用时间较长时可能会发热,寿命短;后者为无热冷光源,寿命长。采用氙灯照明的间接检眼镜可以配合滤黄光的间接检眼镜使用,减少对患者的刺激,提高对病灶的识别能力,尤其是对玻璃体。

入射光线的方向可以通过一旋钮来改变。入射光的光斑为圆形,一般有大、中、小三种,通过滤光片(绿色和蓝色滤光片)可以改变入射光颜色。示教镜呈三角形,安装在间接检眼镜前端,可以拆卸,并改变左右位置,便于两侧的助手观察不同的眼底病灶。间接检眼镜电源可以直接外接电源,也可以采用充电式无线电源,便于携带,使用更加方便。

间接检眼镜的标准配备一个巩膜压迫器,它分为头、颈、体三个部分,头端为球形或者柱形金属头,手指端为一金属套,通过弧形金属小棍相连(图 2-69)。

间接检眼镜的物镜是不同读数的凸透镜(图 2-69)。凸镜的角放大倍数与度数成反比,也与患者的屈光度有关。例如对于一个正视眼来说,+20D 的放大倍数为 2.3 倍,而 +30D 的放大倍数为 1.5 倍。+20D 临床中颇为普遍使用,因为它兼顾了放大倍数和视野范围两大优势。初学者,小瞳孔,混浊角膜或者气体填充眼常使用 +28D 或者 +30D。表 2-8 列举了不同凸透镜各种常用参数,供参考。

表 2-8　不同透镜的放大倍数及视野

透镜度数	有效直径	放大倍率	视野
+13D	40mm	4.5	23°
+14D	53mm	4.2	35°~37°
+18D	51mm	3.40	44°
+20D	50mm	2.9	37°~50°
+22D	46mm	2.72	60°
+28D	40mm	2.1	55°~58°

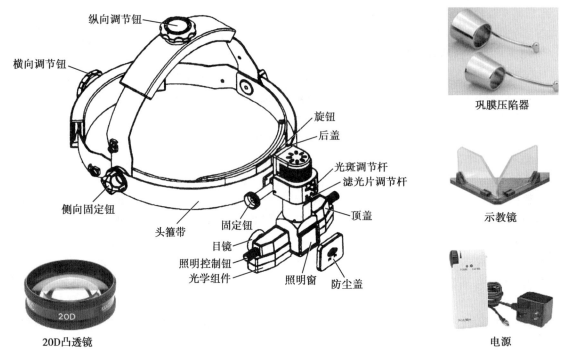

纵向调节钮
横向调节钮
旋钮
后盖
光斑调节杆
滤光片调节杆
顶盖
侧向固定钮
头箍带
固定钮
目镜
照明控制钮
光学组件
照明窗
防尘盖

巩膜压陷器

示教镜

电源

20D凸透镜

图 2-69　间接检眼镜的构造和组成

目前使用的间接检眼镜主要有两大类，眼镜式和头盔式，头盔式可以将电源整合到头箍带上，称之为无线式间接检眼镜。现在还可以将激光，录像系统整合到间接检眼镜上，方便治疗和教学（图 2-70）。

（二）检查方法

间接检眼镜检查前通常需要将瞳孔要充分散大。由于间接检眼镜为强光照射，滴散瞳药后 30 分钟左右瞳孔方能保持散大状态，过早检查可能会导致反射性瞳孔缩小。

检查者戴双目间接检眼镜后，调节间接检眼镜目镜之间的距离，使双眼能够同时看到伸直的手掌。然后调节控制光线照射方向的旋钮，使间接检眼镜的光斑位于检者视野中央位置。

检查在暗室进行，受检者多用坐位或平卧位。坐位检查时，检查椅最好有靠背或者让受检者靠墙坐着，

避免检查时受检者向后跌倒。检查者与受检者面对面站立或坐于受检者前方，调整检查者的头和身体。开始时先以较弱光线和不用集光镜对受检眼进行透照法检查，此时可以看到红光反射。看到红光反射后，将凸透镜置于受检者和检查者光路之间。拇指和示指持凸透镜，置于被检眼前方约 5cm 处，凸面朝向检查者。中指和环指分别撑开被检者上、下睑并固定在眶缘上。受检眼瞳孔、集光镜中心和检查者的注视光线应在同一直线上。也可以假想为一视柱（视轴），它通过凸透镜中央，随着眼底的受检部位的不同在旋转（图 2-71）。受检眼和凸透镜的距离尽可能地远一些。为了获得清晰的成像，适当调整凸透镜方向以及与受检眼的距离。一旦位置适当，可以看到充满凸透镜的又大又圆的倒像。当看到视盘及黄斑成像后，再把集光镜向检查者方向稍移动一些，影像立即会变得清晰。如有角膜反

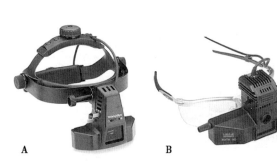

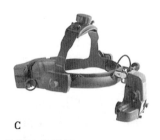

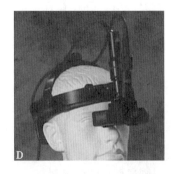

A　B　C　D

图 2-70　各种间接检眼镜
A．头盔式间接镜　B．眼镜式间接镜　C．无线式间接镜　D．视屏式间接镜（激光）

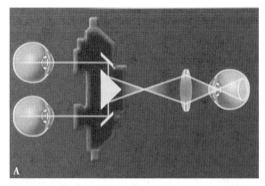

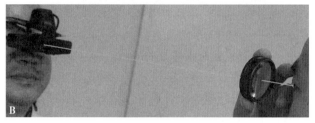

图2-71 双目间接检眼镜检查模式图和假想的视柱

A.间接检眼镜成像模式图 B.无论观察哪一部分眼底,都有一假想轴将被检查者瞳孔、透镜中央和间接检眼镜两目镜中央点连接起来

光,可把集光镜稍予倾斜,即可避开(图2-72)。

在检查眼底其他部位或周边部时,检查者可以围绕受检者头部移动检查位置,或嘱受检查向不同方向依次转动,集光镜和检查者的头位也随之移动,使受检位置、凸透镜和检查者瞳孔始终保持在视柱上,以便获得稳定和完全的图像。注意每一部位的成像都是倒像,将不同的倒像整合后,才能反映完整的眼底结构。初学者容易混淆病灶的位置,方向等。图2-73显示了某一病灶从后极部,中周部,周边部的检查过程。

要全面地观察到眼底周边部的情况,必须使用辅助工具向着视轴方向顶压眼球壁,以便暴露需要检查的部位,这种方法称之为巩膜压陷法。该方法应该在

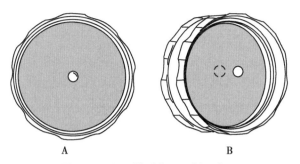

图2-72 凸透镜避免强反射示意图

透镜最凸面对准检查者(有的凸透镜是镀银边对准患者),略微倾斜凸透镜(B),镜面反光(A)不会进入到检查者眼内

检查者已经熟练地掌握间接检眼镜的基础上,例如能够熟练地获得眼底后极部的清晰成像后施行。在早产儿视网膜病变、高度可疑的孔源性视网膜脱离、久治不愈的渗出性视网膜脱离、周边型葡萄膜炎、急性视网膜坏死、眼后节手术以及需要检查到锯齿缘等情况下常常需要使用巩膜压陷法。但在无晶状体眼和无虹膜眼中,不用巩膜外顶压也能查见包括基底部在内的周边部眼底情况。

应用巩膜压陷器时,压陷器的头部应置于受检眼相应检查部位的眼睑外面。例如检查眼底上方时,嘱受检者先闭合眼睑,然后将压陷器的头部置于睑板上缘,当受检眼睁开时,压陷头即滑到上眶缘的下缘。检查下方锯齿缘部位时也是如此,但较困难。压陷的范围为角膜缘外6~14mm,也就是直肌附近和基底部的位置。在压陷3点和9点时钟位的睑裂部时,一般不必滴用表面麻醉剂,但必要时可以滴用表面麻醉剂。使用压陷器时,对正常眼压者不会产生疼痛,但在检查前应当告知受检者眼球会有压迫感。

用于巩膜压陷法检查的巩膜压陷器有多种设计(图2-74)。压陷器接触到皮肤面的部位一般呈钝性光

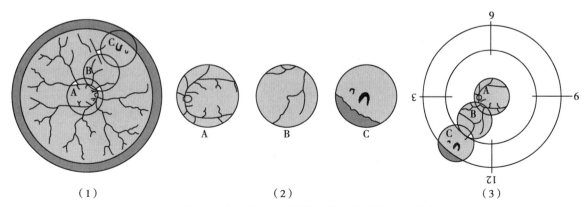

图2-73 视网膜一马蹄形裂孔在间接检眼镜下的成像过程(倒像)与作图

(1)视网膜裂孔位于1点钟赤道部前 (2)三个圆显示间接检眼镜下对应的位置,A为后极部,B为赤道部附近,C为周边部 (3)作图的过程

滑的球形或者小柱状,分别位于巩膜压陷器两端,各为一种形状,以便检查者选择使用。有一种巩膜压陷器头端是一个空心的圆柱,专门用于术中顶压和标记巩膜,顶压后巩膜壁表面有一环形压陷痕迹,利于定位。也可以应用棉棍、冷冻头、斜视钩和弯镊子等来替代巩膜压陷器,会达到与巩膜压陷器的同样的效果。

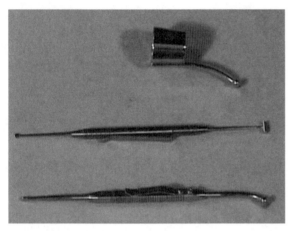

图 2-74 各种巩膜压陷器

在应用巩膜压陷器进行检查时(图 2-75),患者取仰卧位,将压陷器的头端置于被检眼相应的眼睑皮肤面,如检查眼底上方时,令被检者先闭合眼睑,然后将压陷器的头置于睑板上缘,被检眼睁开时,压头即滑到上眶缘下缘。检查下方锯齿缘位时也如此,但较困难。在检查 3 点和 9 点时钟方位的周边部眼底时,由于眦部皮肤较为紧张,可能需要滴用表面麻醉药后完成。在巩膜压陷器下,在皮肤面按照一定的方向如顺时针逐一全面的筛查,如果遇到可疑之处,进行动态、反复检查后核实。

应用巩膜压陷法时操作要轻柔,避免患者不适、挤压眼睑、眼球不停地转动,以致无法获得清晰稳定的成像。视网膜脱离患者眼压低于正常,压迫较易,但勿过重。如果眼球壁较硬,或者患者眼压较高,可以进行前房穿刺,眼压降低后易于顶压观察。

间接检眼镜检查是婴幼儿眼底检查必不可少的手段。检查之前要取得家长的配合,告知这种检查的必要性和重要意义,同时要和儿科医生取得联系。检查时家属不应当在现场。检查可以在儿科病房或者眼科诊室内进行完成。使用复方托吡卡胺 2 次,间隔 1～5 分钟,充分散瞳,以瞳孔直径 5～7mm 为宜。部分婴幼儿,尤其是虹膜色素较重的患儿,需要加用去氧肾上腺素或者其他散瞳药才能充分扩大瞳孔。滴药后大约 30 分钟,使用间接检眼镜联合 28D 凸透镜进行检查。使患儿平卧在检查床上,助手或者护士固定四肢和头部。检查者用消毒后的眼睑拉钩将眼睑伸开,或者使用儿童专用开睑器,如 Cook、Sauer 以及 Schaefeer 开睑器。结膜囊内滴表面麻醉剂 2 次。在检查过程中,如果角膜干燥,可以间断放松眼睑拉钩或者滴用湿润眼表的滴眼。一般来讲,如果是早产儿视网膜病变的筛查,要想看到Ⅲ区的病灶,则需要应用巩膜压陷器或者倾斜头位才能完成。除专用的巩膜顶压器(Flynn压陷器)外,细棉棍,斜视钩都可以替代。检查须按照一定顺序进行,以周边部眼底检查为重点。检查结束后滴用抗菌滴眼液。检查时要注意患儿生命体征,主要注意对药物的反应,尤其是过敏反应。如果是稍大一点的幼儿,其四肢力量大,难以配合,可以让其口服水合氯醛(10%,0.7ml/kg)或者注射安眠药,待入睡后进行检查,注意先滴用散瞳滴眼液,再服用入睡药,避

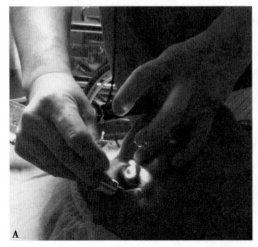
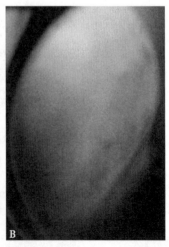

图 2-75 巩膜压陷器的使用

A. 右手中指带巩膜压陷器套进行颞上方位顶压,左手持间接镜 B. 压陷器下巩膜嵴,可见其上裂孔

免入睫后瞳孔还未充分散大。

间接检眼镜配合不同度数的凸透镜检查具有亮度强、适应不同屈光介质，可视范围大、立体感强、无需屈光补偿，并可在直视下行视网膜脱离手术、激光视网膜光凝治疗等优点。

第六节　裂隙灯活体显微镜眼底检查法

裂隙灯活体显微镜在前置镜、接触式三面镜、全视网膜镜或其他非球面镜，如 +90D、+60D、+78D 和 +120D 透镜的辅助下可以进行眼底检查。

（一）前置镜

前置镜，也常称之为 Hruby 镜（图 2-76），是裂隙灯活体显微镜的标准配件之一。前置镜是一个拥有固定支架和活动关节的 -55.0D～-58.0D 的高度平凹透镜。检查时，将其固定在裂隙灯活体显微镜上，凹面向着受检眼，并尽可能靠近受检眼，但是勿接触睫毛及皮肤，避免镜片污染和刺激患者。透镜本身并不起放大的作用，但是在显微镜的目镜作用下放大倍数高，为立体直像，主要用于后极部眼底检查，如视盘凹陷与水肿、中心性浆液性脉络膜视网膜病变、黄斑孔、黄斑变性和玻璃体黄斑牵拉综合征等。由于有活动关节和把手，可以调整其位置，适应不同的患者和检查位置。检查时，将前置镜的中心对准受检眼瞳孔，并调整裂隙灯照明光、目镜观察光、前置镜中心、受检眼瞳孔成一个同轴光路。先用较弱的窄裂隙光线通过前置镜射入瞳孔，前移裂隙灯活体显微镜，使焦点逐渐从角膜前移，直至看到眼底。如有需要，可以适当增强加宽照明。如要观察视网膜或病变的切面，则可使观察光路与照明光路之间有 5°～10° 的夹角，可以适当地避免眩光。检查黄斑周围部位时，可让患者向不同的方向适当转动眼球，即可以观察到较大的范围。如果视网

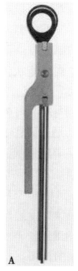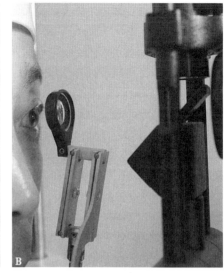

图 2-76　Hruby 镜及其使用
A. Hruby 镜　B. 与裂隙灯活体显微镜联合使用示意图

膜反光强，也可小范围移动照明光路至成像清晰为好。

前置镜由于其位置固定，灵活性差，距离患眼过近，现在已逐渐被其他透镜替代。

（二）Goldmann 三面镜

三面镜（图 2-77）的全称是三面反射接触镜（Goldmann three-mirror lens）。三面镜是在眼底接触镜的基础上增添了三个平面反射镜，三个平面镜与角膜面的夹角分别为 59°、67° 和 75°，中央则为一平凹接触镜。三面镜的中央镜成像为正像，像位于晶状体后囊附近，为虚像；三个倾斜镜面为平面反射，也为虚像，反射镜面与观察部位是相对的，即通过上方的镜面观察下方的视网膜，通过鼻侧镜面观察颞侧视网膜，余类推。如果把三个平面反射镜和平凹透镜全部用上，则可检查全部眼底。中央Ⅰ号镜是一个凹透镜，用于检查眼底后极部约 30° 的区域，包括晶状体后的玻璃赤道部

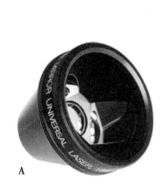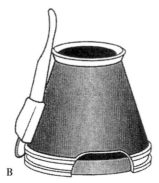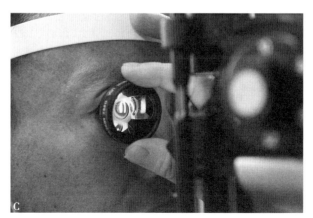

图 2-77　Goldmann 三面镜和巩膜压陷夹持器
A. 三面镜　B. 巩膜压陷式三面镜　C. 三面镜的使用

的眼底区域。Ⅲ号镜为中等度数斜面镜（67°），可以检查周边部眼底。Ⅳ号镜为小半圆形，斜度最小（59°），倾斜的反射镜可检查前房角，眼底极周边部和基底部区域，在无晶状体眼中可以看到锯齿缘，甚至睫状体平坦部（图2-78）。

应用Goldmann三面镜检查时，通过调整裂隙灯光线的入射方向，使其与镜面的放射轴一致。通过旋转三面镜和调整裂隙灯入射光线，使得视网膜所有经线都能接受检查。尤其是在检查鼻侧和颞侧眼底时，需要调整镜面的位置和将入射光调至水平位，才有可能检查到近周边的眼底。同时，可以通过嘱患者眼球轻度地向不同方向注视，能够获得更大范围的周边部眼底。

将Goldmann三面镜放置在一个特制的锥形夹持器上，该夹持器边缘有一小凸起，可以用来进行巩膜顶压（图2-77）。在巩膜顶压下，完成锯齿缘和极周边眼底的检查。带巩膜压陷的三面镜检查常用于高度怀疑孔源性视网膜脱离、中间型葡萄膜炎以及静脉周围炎等患者。但是这种压陷检查可能会引起患者不适，特别是不熟练的检查者施行操作时。

（三）接触式间接镜

接触式间接镜为一底似角膜接触镜的凸透镜，正面为凸透镜，眼底像为全反的倒像，与间接检眼镜的成像类似，可以用来进行眼底检查及治疗（图2-79）。透镜的度数以及屈光指数不同决定了所能观察到的最大眼底的范围。表2-9列举了常用接触镜的常用参数，供临床使用参考。使用全视网膜接触间接镜时，

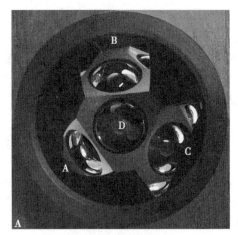

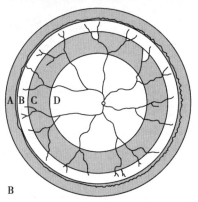

图2-78　三面镜各个镜面与其对应的眼底观察部位
A. 三面镜各个小镜面，其中A镜59°，检查房角及周边部眼底；B镜67°，检查赤道部靠前的眼底；C镜75°，检查后极部到赤道部眼底；D镜为凹透镜，检查后极部30°眼底　B. 各个镜面所对应的眼底检查范围

表2-9　常用接触式间接镜参数

产品	放大倍数	视野范围（°）	激光斑放大倍数	接触设计模式	覆膜设计
Super Quad 160	0.5	160~165	2	标准液体	超膜 AR/DIDiode
Equator plus	0.44	114~137	2.27	ANF（无液体）LP 低液体	AR/DIDiode（适合 Argon 激光）
QuadPediatric	0.55	100~120	1.82	标准液体	超膜 AR/DIDiode
QuadrAspheric	0.51	120~144	1.97	标准液体 ANF（无液体）LP 低液体	超膜 AR/DIDiode
TransEquator	0.70	110~132	1.44	标准液体 ANF（无液体）LP 低液体	超膜 AR/DIDiode
PDT LaserLens	0.66	115~137	1.5	标准液体	超膜 AR/DIDiode
AreaCentralis	1.06	70~84	0.94	标准液体 ANF（无液体）LP 低液体	AR/DI
SuperMaculae	1.49	60~78	0.67	标准液体	
VHRWF	0.5	145~155	2.0	标准液体	

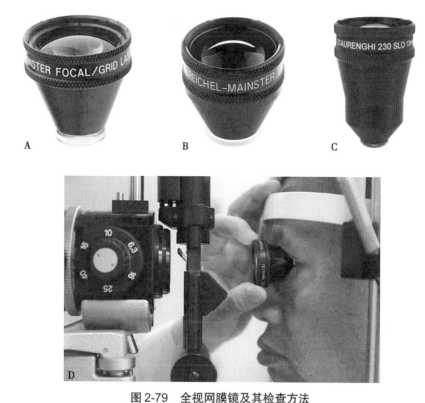

图 2-79　全视网膜镜及其检查方法

A. focal/grid 镜　B. mainster 镜　C. 230°镜　D. 接触式间接镜使用方法

当置放完毕后，会形成一个负压，无需在工作时对眼球过度施压。同时轻轻向眉弓处或向上倾斜少许，可以使图像更加清晰。

（四）非接触式间接镜

非接触式间接镜（图 2-80）成像原理与前置镜一样，但是它并不固定于裂隙灯上，而是用手指握持后进行检查，常用的度数有 +60D、78D、90D 以及 120D。表 2-10 总结了包括间接检眼镜使用的各种非接触间接镜的常用参数，供临床选择合适度数的凸透镜进行眼底检查。在使用该类镜子时，镀银边的一侧面向患者，凸面一侧面对检查者，这样成像质量最佳。检查时让

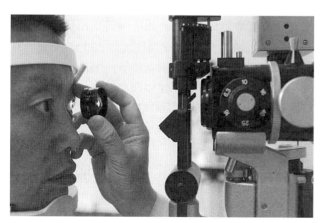

图 2-80　裂隙灯联合非接触式凸透镜检查法

间接镜距离受检眼越远，则成像大小越接近镜面直径。让入射光尽可能弱，避免反射和成像对比度下降。

（五）注意事项

1. 散瞳　在无散瞳禁忌证的情况下，通常应当充分散瞳后进行检查，以便能看到更大范围眼底情况。

2. 使用眼底接触镜、三面镜和接触角膜的全视网膜镜前，需先对受检眼滴用表面麻醉剂，如 0.5%～1% 丁卡因滴眼液 1～2 次。向角膜表面安放透镜前要在已清洗和消毒的镜面上滴 1% 甲基纤维素或者透明质酸钠等润滑剂数滴，以保证镜面与角膜面之间密切接触并不残留气泡。如接触界面中有气泡，会使成像不清，无法施行恰当的检查，同时还有可能导致角膜擦伤。当检查完毕时，一定要把镜面上的润滑剂用清水冲洗干净，以免残留的电解质及黏弹剂损害镜面。检查后受检眼要滴抗菌滴眼液，以防感染。同时嘱咐患者在半小时内切勿揉眼，防止角膜擦伤。

3. 严格按照各种凸透镜的说明书上的规定保护透镜。以常用清洁用水或者纯净水清洗镜面，用清洁的软棉球擦净。常用的消毒液为戊二醛或者次氯酸钠浸泡 25 分钟。为保护镜面不受损，切勿接触含有酒精、氧化剂和丙酮的清洗剂。勿用纱布、酒精、试纸等擦拭镜面。如在手术中需要使用间接镜，最好用环氧乙烷等消毒后使用，避免高温消毒或者酒精浸泡。

表 2-10 常用间接镜参数

度数	联合使用	放大倍数	激光斑放大指数	标准视野	动态视野度数	工作距离（距离角膜,mm）	光圈（mm）	用途
14D	间接镜	4.29	0.23	37°	无	72	34	黄斑和视盘细节检查
18D	间接镜	3.40	0.29	44°	无	55	39	提高间接镜放大倍数
20D	间接镜	2.97	0.34	50°	无	47	39	间接镜标配
22D	间接镜	2.72	0.37	60°	无	39	48	广角
28D	间接镜	2.13	0.47	58°	无	29	22	常用,尤其儿童
60D	裂隙灯显微镜	1.15	0.87	76°	131°	11	17	黄斑和视盘细节检查
78D	裂隙灯显微镜	0.93	1.07	84°	139°	8	17	细节高分辨率
90D	裂隙灯显微镜	0.75	1.34	94°	153°	5	6	常用非接触式眼底检查
120D	裂隙灯显微镜	0.5	2.0	120°	173°	4	21	超广角检查,周边部

4. 各种前置镜、凸透镜和接触镜需用专用擦镜布进行镜面清洁。使用完毕后放回镜盒中。小心操作。检查前告知患者在检查时不要移动头部，或者用力挤压眼睑，防止透镜摔碎、摔裂，尤其是镜面边缘的保护环套容易摔裂，破损。

第七节　特殊光线下眼底检查法

应用不同波长的光线作为光源检查眼底时，可以使眼底特定的层次或者结构发生颜色的改变，突出显示，有利于病灶等对照检查。

（一）无赤光

Vogt 相继于 1913 年和 1918 年发表使用无赤光（red-free light）获得黄斑和视网膜神经纤维的活体像。最初将碳弧光灯作光源，将盛有 30% 硫酸铜溶液或 0.0078% eviovirdin 溶液的玻璃瓶作滤光器而获得无赤光。现在应用安装在电检镜或裂隙灯上特制的绿色滤光片获得无赤光。该滤光片能去除照明光束的长波光线，在显示眼底时可产生两种效果：①它增加了视网膜血管和背景的对比度。②它有利于检查者鉴别是视网膜损害，还是脉络膜损害。一般光线入眼后小部分被眼底吸收，大部分被反射回来，其中较短的光波被视网膜反射回来，较长的光波由脉络膜反射回来，Vogt 把前者命名为视网膜光线，后者命名为脉络膜光线。一般光线下由于两种光线互相干扰，使视网膜像和脉络膜像的清晰度都受到影响，而使用无赤光线做检查时，则只有视网膜光线出现。视网膜损害显示为黑色，而脉络膜损害则显示为棕灰色。

无赤光检查的特点主要有：①在明显的豹纹状眼底、视网膜脉络膜炎或黄斑变性等情况下，用普通光检查眼底有时查不清黄斑区，如利用无赤光则容易看到。②应用无赤光可以在正常眼底中查见呈白线状走行的视神经纤维，乳头黄斑束和弓形纤维止于中线的状况也可以看到。早期视神经萎缩时就可发现视神经纤维消失、视网膜呈斑块状，多发性硬化症时纤维条纹消失。轴性视神经炎时可见乳头黄斑束纤维条纹消失，其他部位纤维正常。③应用无赤光可以清楚地查见细小血管支和小出血点。④应用无赤光检查时，视网膜反射不管年龄大小都较明显，在视网膜表面有轻微的凸凹不平时即出现不规则反射，可以借此鉴别轴性视神经炎和中心性浆液性脉络膜视网膜病变。⑤无赤光检查时所见图像的立体感较为显著。

（二）红光、黄光和黄绿光

红光系通过 Wratten 29、中泉红色 66 等特殊滤光片而获得。红光的特点是可以穿透视网膜深层，将脉络膜像或视网膜色素上皮层显露出来，也就是利用脉络膜返回光线来进行检查。临床上可以透过较混浊的中间质对眼底进行较好的观察；可以透过视网膜表面新生物、渗出斑对深层视网膜进行观察，如玻璃疣（drusen）和色素增生等显露清楚；容易发现脉络膜血管和脉络膜病灶等。对已被白鞘遮盖的血管常可辨别出是否仍有血流通过，此外还可以辨别出脉络膜的动脉与静脉。黄光和黄绿光的取得也须经特殊的滤光片如 Wratten 52 和 22 明胶滤光片等。利用黄光和黄绿光可观察微血管及其病变，如微血管瘤等。在诊断黄斑区病变方面有意义。广角欧宝 200 就是采用黄光和绿光获得范围约 200° 的眼底成像。

第八节　正　常　眼　底

眼底范围广泛，包括玻璃体、视盘、视网膜和其血管以及脉络膜等超过 4/5 的眼内容物。在进行眼底病正确诊断之前，需要了解这些组织的正常结构以及生理变异，熟练运用各种检查方法，勤于实践，才能不断地提高认识各种复杂多变的眼底病的能力。

玻璃体为透明的胶质体，充满于玻璃体腔中。玻璃体在视盘，黄斑中心凹周围和玻璃体基底部与视网膜粘连紧密。玻璃体与晶状体交界区有一凹陷，周围通过 Wieger 韧带附着在晶状体上。中央部从晶状体后极至视盘前有一低光学密度区，称为 Cloquet 管，为原始玻璃体的残留，胚胎时曾存在玻璃体血管。Cloquet 管凝聚在晶状体后，宽约 1～2mm，称为 Mittendorf 点。另一端附着在视盘边缘胶质上，如果没有完全退化，视盘前可见一半透明残端，称为 Bergmeister 视盘。

视盘（disc，D）也称视神经乳头，直径约 1.5mm，常呈略竖椭圆形，为淡红色或橘红色，颞侧因毛细血管少而色略浅。其边界清楚，在双目镜下可见其略高出眼球壁，凸向中央，其上毛细血管清晰可见，轻微屈膝状走行。视盘中央有一凹陷区，大小不等，呈现不同的形态，称为视盘生理凹陷（cup），凹陷的直径（C）约为视盘直径的 0.25～0.6，深度约为 1 屈光度，其内可见为数不多的小黑点或者灰色点，为巩膜的筛板网眼。颞侧或周围可有带色素性环，称为视盘色素斑（图 2-81）。

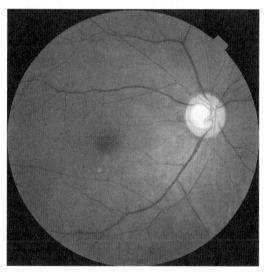

图 2-81 正常眼底

视网膜中央动脉和中央静脉从视盘中央或者贴于生理凹陷壁进入眼球。在视盘表面可以看到视网膜静脉的搏动，但是看不到视网膜动脉的搏动。视网膜血管跨越视盘边缘后主要分为颞上、颞下、鼻上和鼻下主干之后，在以不同的小分支延伸于视网膜，直至终末支小动脉。视网膜动脉血管色泽鲜红，管径较细，分支多呈锐角。视网膜静脉较粗，色泽较暗，形态弯曲，汇合角度多为钝角。从视网膜毛细血管引流而来

的视网膜小静脉不断汇合后形成较大的静脉小分支，进而合成与视网膜动脉同名的视网膜静脉，经视盘边缘进入视盘后，在视盘表面或视盘内汇合成为视网膜中央静脉。正常视网膜动脉和静脉血管均不发生吻合。视网膜血管壁基本上为透明状，沿中轴可见到血管壁的反光，但眼底检查所观察到的视网膜血管，实际上只是位于血管内血流中的红细胞流。有的正常眼可在视盘颞侧边缘发出一只睫状动脉，称为睫状视网膜动脉，主要靠荧光素眼底血管造影来证实。

黄斑位于视盘颞侧 1.5～2PD（视盘直径），水平线偏下 15° 的位置。由于在尸体眼或者离体眼球的新鲜标本上黄斑部呈淡黄色，因此称为黄斑。在对青少年进行眼底检查时可见到椭圆形反光晕轮。黄斑区的视网膜血管分支呈向心性分布，越向中心越细，在到达中心之前形成一环状血管吻合圈，称为黄斑拱环，其中心有一小的凹陷，称为中心凹，中心凹周围至毛细血管拱环内称为黄斑无血管区。中央有一强反光小凹称为中心小凹，是视觉最敏锐区。其大致位置和结构测量见图 2-82。

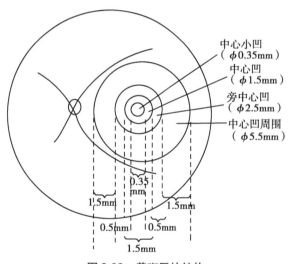

中心小凹（φ0.35mm）
中心凹（φ1.5mm）
旁中心凹（φ2.5mm）
中心凹周围（φ5.5mm）

0.35mm
1.5mm   1.5mm
0.5mm 0.5mm
1.5mm

图 2-82 黄斑区的结构

眼底周边部（图 2-83）可以看做一个复合体，由玻璃体基底部、视网膜锯齿缘部和睫状体平坦部组成。玻璃体基底部范围包括锯齿缘前 1.5～2mm，锯齿缘后 3mm 和玻璃体靠近视网膜区域。该区域玻璃体纤维致密、浓缩，后半部高于前半部，直接嵌入到视网膜和睫状体平坦部，与视网膜、睫状体上皮粘连牢固。视网膜锯齿缘是视网膜组织的前部止端，位于角巩膜缘后平均 8mm，锯齿缘有前凸的齿突和后陷的缘凹。应用巩膜压陷器，在三面镜或广角镜下，可以看到锯齿缘呈不同的形态，比如微囊样变性、囊肿、非压迫变白等。

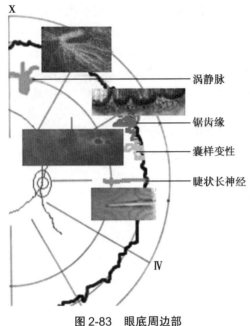

图 2-83 眼底周边部

脉络膜位于视网膜下，由于色素上皮层的遮挡，因此脉络膜形态不十分清晰。但是在视网膜周边部、老年人、高度近视眼的豹纹状眼底，或者在特殊光线下，如红激光（全景 200 的 633nm 红激光）可以看到脉络膜大血管的形态。脉络膜的静脉血汇集到不同象限的涡静脉后离开球壁。涡静脉一般每个象限有 1～5 条，其膨大的壶腹部位几乎都能看到。各个壶腹部的后缘连线称为赤道，赤道部为赤道连线前后各 2PD 的范围。赤道前为周边区，赤道后为中央区。在鼻侧和颞侧赤道部子午线附近还可以看到呈条索状水平走行的黄白色和杏黄色的睫状后长神经。其他子午线走行的都是睫状后短神经。

第九节　眼底病变测量法

眼底病变大小、高低和部位的测定，如测量视网膜病灶的大小、血管的直径、青光眼陷凹的深度和大小、视盘水肿的高度和视网膜脱离的隆起度，以及视网膜裂孔、眼内异物、球内肿瘤的定位等，在临床上有很大的意义。对眼球内组织的测量常受到测量方法、屈光状态、检查者测量误差等诸多因素的影响，测量结果与实际结果会存在不同程度的误差。眼底病变测量的常用方法有以下几种：

（一）平面测量法

1. 目测法　以视盘的直径（缩写为 PD 或 DD）1.5mm 为标准，对病变的大小、距离视盘的距离进行目测，例如距离视盘颞侧 3DD 处有青灰色病灶，直径为 1.5DD，隆起 3D（diopter）等，这是一种粗略的估算，

简单、方便、实用，在临床上广为使用。但是这种描述不能反映病情的细微变化，不适合病情的短期随诊，也不能用于变化较小的病变的比较。

2. 刻度测量法　在检眼镜光学系统中附加一个标准测量的刻度尺，检查过程中将刻度与被检测目标作比较，可以测得目标的大小和位置。最先为 Ruete（1852）和 Landolt（1878）所设计。

应用间接检眼镜检查眼底时，在集光透镜上加上刻度标尺。使用时将刻度面向受检眼，将病变部位的眼底像调至透镜中央，对准标尺读出刻度数，然后再测受检眼视盘直径（以 1.5mm 计）的刻度，将两次刻度进行换算，求出病灶的毫米数值（图 2-84）。

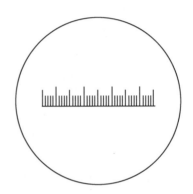

图 2-84 眼底测定用集光透镜上的刻度标尺

应用直接检眼镜进行检查时，在照明系统中加上带网格的滤光板，就可将网格的影子直接投射在受检眼的视网膜上，对病变与格子直接进行比较，然后根据所得的格子数量进行换算，从而得出近似的毫米数。以 Oculus 厂制造的视镜（Visuscope）为例，在光学系统中加入了几种特殊标记和无赤光。使用时先以 Rekoss 盘矫正屈光不正，然后把带有标记的滤光板旋入，为增强对比度可同时加上无赤光。图 2-85 中 a 是为测量病变面积大小和高低而设计的方格图；b 为测量血管管径的方块图；c 为确定是否黄斑注视用的星点图，这对治疗小儿弱视眼有帮助；d 是为测出旁中心注视点与中心凹的距离而设计的圆圈图；e 为检查散光用的散光计。

检查眼与被检查眼的屈光状态、检眼镜的位置等因素直接影响检查结果，测量结果仅能作为一个近似值。为了使测得的结果具有可比性，应当尽可能使被检者放松调节，矫正屈光不正，并将检眼镜保持在距受检眼一定的距离，才有可能达到测量目的。

3. 精密测量法　应用眼底测微计测量的精密度较高。例如 Lobeck 在 Gullstrand 大型检眼镜的目镜上安装了特制的测微计，用以测量视网膜血管的管径；在物镜侧相当于眼底成像的空间位置加入测微计，先测

涡静脉
锯齿缘
囊样变性
睫状长神经

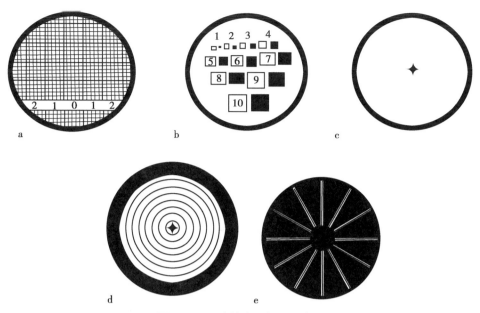

图 2-85 眼底检查用标记示意图

a. 方格标记 b. 方块标记 c. 星点标记 d. 圆圈标记 e. 散光标记

视盘直径, 再测病变, 然后按计算公式得出毫米值, 精密度可达 1/40mm。

4. 眼底摄影测量法 根据摄影结果在图片上进行测量, 换算得出毫米数值。

5. 计算机自动测量法 近年来随着计算机图像处理系统的迅速发展, 眼底图像的数据处理已得到了广泛应用。在现代生产的各种型号眼底照相机的配置上, 均已有成熟的图像处理功能, 其中也包括眼底图像的测量和计算功能, 从而使原本相当复杂的测量与计算变得简单易行。如拓普康的 Imagnet 系统既可以测量长短, 也可以测量面积, 如彩图 2-86 (见书末彩插) 所示。

（二）立体测量法

应用检眼镜检查眼底时, 可以根据血管走行情况得知病变是凹陷或隆起。例如青光眼视盘陷凹可见血管在视盘边缘部呈屈膝下陷的形状, 视盘水肿时可见血管向上爬行, 在视网膜脱离时也可借血管走行的状况来判断视网膜是否隆起等。眼底组织高度测量的常用方法有:

1. 焦点测量法 首先用直接检眼镜对准眼底正常部位的一点, 这点应在距病变区较远的位置, 矫正屈光不正后观察到最清楚的像, 记下检查所用的屈光度数。然后再检查病变部位的另一点, 如隆起的顶点或陷凹的最低点, 再次记录观察到像最清楚时的屈光度数。将两次检查屈光度之差换算成毫米数, 即为病变的高度。一般应用正镜片时要记下最大屈光度数, 负镜片要记下最小度数值。在检查者本身调节作用已经消除, 检眼镜的位置又恰在受检眼前焦点 (角膜前

15.706mm) 的情况下, Duke-Elder 所定的两点差数的正视眼换算值 1D 为 0.388mm (近于 0.4mm), 或当距离差值为 3D 时约等于 1.17mm (近似 1mm)。检查无晶状体眼时检眼镜要保持在受检眼角膜前 23.277mm, 换算值 1D 等于 0.72mm, 3D 等于 2.16mm (约 2mm)。

2. 移像法 应用直接检眼镜检查时要调整好受检部位的焦点。当检查者轻微移动时可见距检查者近的点也就是隆起点, 比距离远的点也就是陷下点移动范围要大, 换言之即距离远的点与距离近的点的影像移动呈相反方向。在应用间接检眼镜检查时, 如把集光透镜向上下、左右移动, 就可以由于透镜的棱镜作用而使影像发生相似的明显移动。这一方法仅用于对病变的大致判断, 不能得出测量的依据。

3. Gullstrand 大型双目检眼镜测量法 仪器立体感强, 测量较准, 主要是利用对不同部位检查时为聚焦所旋转的棱镜度数不同, 加以自动记录, 即可得出所差的屈光度数, Hapten (1955) 设计精密度可达 0.1D。

4. 在现代科学技术基础上产生的超声波检查、相干光断层扫描成像检查和视网膜地形图检查等, 在眼科临床的应用提高了对眼底病变立体测量的准确性和客观性, 提高了检查质量, 已在临床上得到了较为普遍的应用。

第十节 眼底定位法

眼底定位法主要用于视网膜脱离裂孔定位和视网膜脉络膜肿瘤等病变的定位。以下方法曾经在临床上

广泛应用，但是由于眼底检查技术的进步，现在已较少应用。

（一）检眼镜定位法

Von Graefe（1882）首先应用检眼镜定位法，Amsler 设计了记录图形表。

1. 子午（经）线测定法　应用直接检查法时，当被定位点如视网膜裂孔被发现时，就可在相当位置的角膜缘上用甲紫做出标记，以后按时钟位置记在记录纸上。用间接法时裂孔必得位于集光镜中心，镜应与虹膜面平行。当裂孔出现在视野中央时，就可根据目标与角膜中央的连接线向角膜缘一侧延长，并在相应的角膜缘上作出标记，此点即经线所在位。

2. 纬度测定法　经线确定后，再用检眼镜测量裂孔至锯齿缘的视盘直径（DD）数，换算成毫米，加上锯齿缘至角膜缘的平均距离，即裂孔所在的纬度位置，也就是距角膜缘的毫米数值。一般认为角膜缘至锯齿缘的平均距离是 8mm，但在屈光不正时可有变化，远视眼可小于 7mm，近视眼可大于 9mm。用直接法时真正的锯齿缘虽不可能看到，但如瞳孔极度散大，则所观察到的视网膜最周边部距角膜缘的实际距离，一般也就认为相当于 8mm 处，已知 1DD 平均是 1.5mm，如此乘以 DD 数再加上 8mm 就可得出实际数值。也就是可以在已知的经线位置上得出在巩膜上的位置。为对照参考数字是否正确，特别是近后极者，可以乳头或黄斑作起点进行估算。为计算方便，一般假定黄斑至锯齿缘的距离为 24～27mm。以上方法测量后极部及其附近病变可以相当精确，如病变位于周边部或视网膜脱离的隆起度很高，则所测结果误差很大，须加以注意。

（二）周边视野计定位法

主要是先用检眼镜和视野计求得视网膜被定位点所在的子午线和观察角（observed angle）的度数，然后再按表或公式计算出距角膜缘的毫米数值。这一方法以前曾有广泛应用。患者取卧位或坐位，可用手持视野计或弧形视野计，嘱患眼注视视野计的中心小目标，如不能注视，则令健眼注视一示标，移动示标，直至患眼角膜中心正对注视中心目标，固定示标。用直接检眼镜先查到裂孔，然后在一直注视裂孔的情况下，检查者把头退至视野弧的稍后，轻轻移动视野弧，至恰把检眼镜光线挡住，读出检眼镜光线在视野弧上所照亮的位置度数，此点即观察角，亦即纬度。视野计上指针所指的方向即子午线。

按观察角度数进行查表或按公式计算，即可换算出由角膜缘至巩膜面裂孔的距离。举例① Arruga 换算（图 2-87）；② Stine 换算表（表 2-11）。

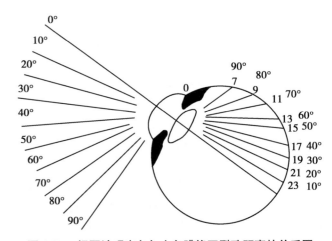

图 2-87　视野计观察角与由角膜缘至裂孔距离的关系图

表 2-11　观察角换算表（Stine）

观察角	眼球壁弧形距离（mm）			眼球壁弦距离（mm）		
	鼻侧	颞侧	垂直下方	鼻侧	颞侧	垂直下方
90	8.4	—	7.7	8.1	—	7.5
80	10.2	8.4	9.2	10	8.1	9.0
70	12.4	10.2	11.3	11.9	10	10.9
60	14.9	12.4	13.6	13.9	11.9	12.9
50	17.6	14.9	16.2	15.9	13.9	14.9
40	20.4	17.6	19.0	17.8	15.9	16.8
30	23.3	20.4	21.9	19.5	17.8	18.6
20	26.2	23.3	24.8	20.9	19.5	20.2
10	29.2	26.2	27.7	22.0	20.9	21.4
5	30.7	27.7	29.2	22.4	21.4	22.0
0	32.2	29.2	30.7	22.8	22.0	22.4
赤道	11.7（73.2°）	11.7（63.2°）	11.7（68.2°）	11.3	11.3	11.3

对 −10D 以上的高度近视眼患者,应将所得的数值加以矫正。

−10.00D 测量值 × 1.16;−15.00D 测量值 × 1.25;−20.00D 测量值 × 1.33。高度脱离者应注意误差(图 2-88)。

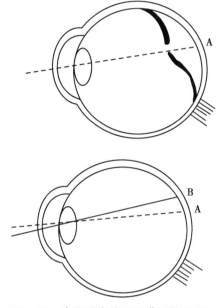

图 2-88　高度脱离的视网膜测量误差图
A. 观察角位置　B. 裂孔的实际位置

计算公式为:

Ⅰ. $d=(94-0.8×\theta)/3$

式中 d= 角膜缘至定位点球壁弧距离(mm),θ= 观察角。

Ⅱ. 在近视眼中,d 的矫正数是增加 d 的千分之 $16×D$

式中 D 是近视眼的屈光度。

Ⅲ. 由角膜缘至裂孔的弧距离或弦距离的换算率,如弧距离在 12mm 以下,则不必换算;如弧距离在 12mm 以上,则弦距离等于弧距离打 6 折再加上 5mm。

(三)透照定位法

使用巩膜透照器作视网膜脱离裂孔定位,主要有两种方法,一为经巩膜透照,检查者自瞳孔用检眼镜观察裂孔是否被照亮;二为经瞳孔透照,检查者自已经暴露的巩膜上观察相当于裂孔部是否透出光亮。

此外曾有多种眼底定位法,如 Cowan 正切投影法、Weve 替代法、Schenk 光电管定位器、Strampelli 透照烧灼器、Safar 电极瞄准检眼镜、Foster Moore 探查贯穿术等,随着双目间接检眼镜直接裂孔定位法的应用,上述定位方法在临床上已很少使用。

(四)视网膜裂孔的直视定位

视网膜手术中应用双目间接检眼镜在直视下直接

定位,已得到广泛应用。应用直接检眼镜进行裂孔观察与定位时,必须要用术者的手握镜,并且只能用单眼观察,观察眼与患眼的距离很近,观察、定位和术中的手术操作均具有一定的盲目性。双目间接检眼镜的应用克服了上述缺点,不需要在术前进行繁琐的检查与计算,术中在双目间接检眼镜的直视观察下通过冷冻头压迫巩膜即可准确地对裂孔定位,并可以在相应的巩膜上进行标记,操作简单易行,结果准确可靠,在很大程度上节省了手术操作时间,提高了手术成功率。这是目前临床上应用最为广泛的定位方法(彩图 2-89,见书末彩插)。

第十一节　眼底病变的作图记录

眼底涉及范围广,病变复杂,而且处在随时发展变化之中。通常在眼底检查时,我们需要及时记录观察到的病变的大致情况,便于参考和随诊,作图是常用的记录眼底病变的方法。必要时应当进行眼底照相来记录。

常用的眼底记录图纸如图 2-90 所示。图纸的大小与病例纸相同,记载受检者的姓名、病例号、眼别、视力、检查日期、初步诊断和检查者的签名。眼底部分是由 3 个同心圆及 12 条放射线组成,代表眼底的轮廓。最内较小的圆代表赤道部,是涡静脉壶腹部连线而成的假想圆;中间的一个较大的圆代表锯齿缘,不规则,呈锯齿状;最外侧较大的圆代表睫状体平坦部中线和玻璃体基底部,是最周边、最靠近睫状体的部位。12 条放射线将眼球圆按钟点位分为 12 份,两两相邻的放射线相距 30°。

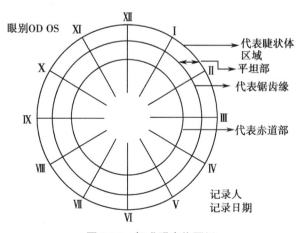

图 2-90　标准眼底作图纸

将直接检眼镜下所见结果作图时须将图纸正放;但是将间接检眼镜下所见结果作图时则须将图纸倒放,使其和间接检眼镜下所见的影像位置一致。作图完成后,将图纸放正就可以获得准确的眼底病变记录图。画图时,先画视盘、黄斑部和颞上下血管弓和鼻侧血管及其主要分支,作为眼底各种位置的参照标志。血管以静脉为主,因为静脉向周边走行较动脉更长一些。然后将所发现的病变逐一绘制到眼底图中(彩图2-91,见书末彩插)。按照国际统一标准应用不同的颜色代表不同的病变。正常视网膜以淡红色表示;视网膜动脉、出血斑和血管瘤应用红色来表示;视网膜静脉以蓝色来表示;周边部锯齿缘以蓝色波浪曲线来表示;脱离的视网膜用淡蓝色表示其范围大小;视网膜裂孔边界以蓝色线条勾画,孔内涂以红色;视网膜变性区是在红色的背景上画蓝色的叉;视网膜变薄区用蓝色勾画出形态、范围,其间涂上红色;视网膜色素以黑色来表示;脉络膜病变应用棕色来表示;视网膜渗出以黄色来表示;视网膜和玻璃体的增生条索和前膜用绿色来表示(表2-12)。病变的大小通常用视盘直径作为参照,1个视盘直径(DD)约为1.5mm。

表2-12　眼底作图的常用颜色

颜色	表示的解剖部位或病变
红色	视网膜动脉,视网膜出血,在位的视网膜,视网膜新生血管,动脉瘤
蓝色	视网膜静脉,脱离的视网膜,视网膜水肿
绿色	屈光介质混浊,玻璃体积血
黄色	视网膜和脉络膜渗出
棕色	色素,脉络膜脱离
蓝线绕红色	视网膜裂孔

第十二节　眼底检查示教和成像技术

检眼镜的发明与临床上的广泛使用极大地推动了眼科学的发展。随着科学技术的进步,尤其是照相和摄影技术与检眼镜的结合,从照相胶片、摄影录像带的使用到目前广泛采用的高清数字成像,能够随时客观地记录临床检查所见,不仅保存疾病状态的资料,还能够随时进行比较,有利于随诊,可以加深对眼底病的发生、发展的认识。

(一)眼底检查示教法

为了在教学时能让初学者与带教者同步观察到真实的眼底状况而创制了示教检眼镜。这类检眼镜有多种类型,如Thorner无反射示教检眼镜、Gullstrand大型检眼镜、内藤固定检眼镜等,其中Gullstrand大型检眼镜应用最广。Hartinger和Wegner制成多头示教检眼镜,可供几人同时观察,使用方便。各种手术用显微镜也可以归为这一类别中,示教镜与主刀镜同步,可调节屈光度,放大倍数和焦距,做到真正的同步。

在现代眼底照相机和裂隙灯照相机中多配有监视器系统,可将检查者观察到的图像通过光导纤维在监视器上显示,供多人观察和讲解,起到示教作用。

(二)眼底照相

眼底照相和摄影检查法是眼底检查中又一大的进展,是研究和治疗眼底病的重要方法之一。通过对眼底疾患的照相和录像,改变了过去对眼底病变只能凭印象大致描绘,或描述不准确,检查者之间差异大,费时费力等困难,能以最快、最准确的方法把病变的发生、发展情况真实地记录下来。随着数字化技术的发展和应用,大容量记录盘的出现,也避免了之前胶片和录像带保存的困难,现在已经逐渐取代并广泛用于眼科的各种检查设备中。在现代眼科临床工作和临床研究中,客观完整的图像资料是医疗文件必不可少的组成部分,熟悉、掌握和运用这些检查除了具有重要的临床意义外,也是眼科医师收集临床、教学和科研资料的必要途径。目前常用的眼底照相记录的设备主要有以下几大类:

1. 裂隙灯照相机　主要在有眼底检查凸透镜的情况下用于对眼底病变的照相。裂隙灯眼底照相先利用各种照明技术进行眼底疾病的活体动态观察,如应用裂隙照明或是弥散照明,确定照明的角度,以及采用后透照等方法,然后有重点地选择照相的内容,如病灶的位置、大小、角度,调整好眼底照相的各种参数,比如倍数、光亮度和焦距等,有针对性地进行取景照相。裂隙灯照相法主要用于视盘、黄斑和周边部个别病灶的记录。由于仪器设备本身的限制,如各种镜面反光强,需要多方面协调,所照范围小而局限,部分位置尤其是鼻侧和颞侧的眼底难以照相,各种相片之间拼图困难,此种照明方法在眼底病中已经较少应用。

2. 眼底照相机　自Carl Zeiss于1926年首次使用眼底照相机获得20°的眼底相片开始,眼底照相已经发生了翻天覆地的变化。①设备及成像质量不断提高。图像越来越清晰,数码技术成像的采集像素超过1000万。照相速度越来越快。②照相的角度不断扩大。从最初常用的20°一直到现在的30°(眼底照相标准)、45°、60°或200°(图2-92)。但是常用的标准眼底图片是由9个象限的30°图像组合而成,为后极部、正上方、颞上方、颞侧、颞下方、正下方、鼻下方、鼻侧和鼻上方,完整地记录眼底病变。这种方法对于赤道部之前以及极周边部的病变,如锯齿缘和睫状体平坦部的病变无法达到。专门针对早产儿视网膜病变的接触式RetCam能够达到130°的周边部眼底。1999年美国食品药品监督管理局（FDA）批准的全景 200 能采用共轭焦点成像原理在小瞳孔下获得 200° 的眼底像，对周边部眼底病变，如视网膜裂孔、格子样变性等能清楚地摄取图像，是目前最大角度的眼底成像仪。③可以使用不同

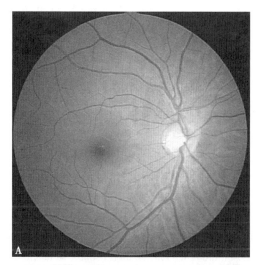

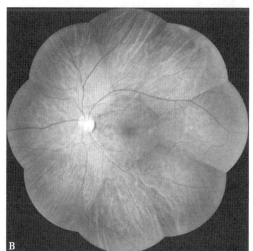

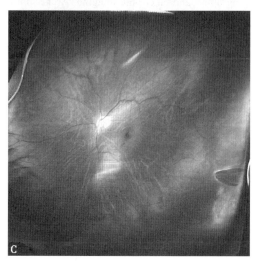

图 2-92　眼底照相角比较

A. 45°眼底　B. 拼图眼底　C. 200°眼底

的滤光片；无赤光眼底像可以检查到视神经纤维的缺损；红光照相主要针对脉络膜病变。④可以使用不同光源。最初的眼底照相使用普通照明光源，通过前面放置特定波长的滤光片，获得相应的眼底相片。1953 年 Hansen 和 Beeson 研制成功了高亮度氙闪光灯，为眼底照相机提供了充足的光源。将激光作为眼底检查光源应用于眼底照相机，是近年来眼底检查中的一项重大革命。全景 200 采用红绿激光进行眼底扫描，红光波长 633nm，扫描深层结构如视网膜色素上皮层和脉络膜；绿光 532nm，扫描视网膜色素上皮内各层；激光扫描检眼镜（SLO）和共焦激光扫描检眼镜（CSLO），如海德堡 HRA2 系统中采用了固体激光器产生 488nm 的蓝光作为荧光素钠的激发光；应用半导体激光器产生 790nm 的红光作为吲哚菁绿的激发光、820nm 的红外光作为红外光照相的光源，可以获得自发荧光的图像。采用激光检查眼底或者进行造影检查保证了照明光源的单色性，极大地提高了光源效率，同一台机器具有多种不同用途的光源同时各自独立发挥作用，实现了视网膜血管造影和脉络膜血管造影同步、独立、高速和动态实时的数字成像，为详细观察和对比造影过程中同时发生在视网膜血管和脉络膜血管的动态变化提供了可能。⑤图像处理技术。得益于软件科技的发展，几乎所有的眼底检查设备都有独自的图像处理系统，如黑白反转、对比度调节、图像测量和作图等。此外还有图像拼接，尤其是无缝拼接使图像更加平滑，病灶更加完美显现。一些特殊的软件针对不同的疾病及部位，进行诸如黄斑分析；视盘分析；对同一种疾病的随诊分析，前后比对等，都能极大地提高工作效率、质量和可信度。

（三）其他眼底专用检查仪

科技的不断发展催生了各种眼底检查设备的出现，如眼底血管造影机、视网膜断层扫描仪、相干光断层扫描仪等，极大地加深了对眼底病的认识，甚至纠正了对已知疾病的认识，并在这些新设备的帮助下发现了新的眼底疾病，促进和提高了各种眼底疾病的治疗效。反过来，由于对疾病认识不断的加深，也促进和推动了眼底检查设备不断地更新换代。

"眼科学是一门仪器学"（ophthalmology is instrumentology），眼科医生要不断地学习和实践，熟练地运用和掌握常用的裂隙灯活体显微镜以及直接检眼镜和间接检眼镜，在这基础上再辅以各种检查成像设备，提高诊断眼底疾病的准确率，同时可以发现和解决新的问题，这样可以全面地提高治疗各种眼底疾病效果和质量。

（赵家良　闵寒毅　杨　钧　雷嘉启）

主要参考文献

1. 张承芬. 眼底病学. 北京: 人民卫生出版社, 2010.

2. 宋振英. 眼科诊断学. 北京: 人民卫生出版社, 1985: 6-19.

3. 闵寒毅, 陈有信. 眼科数字成像诊断与应用技术及数字图像再继续教育中的整合作用. 见: 潘慧, 戴申倩主编. 医学数字图像实用技术. 北京: 协和医科大学出版社, 2010: 100-107.

4. Friberg TR. Examination of the retina: ophthalmoscopy and fundus biomicroscopy. Albert & Jakobiec's Principles & Practice of Ophthalmology, 3rd Edition, 1820-1841.

5. Ravin JG. Sesquicentennial of the ophthalmoscope. Arch Ophthalmol, 1999, 117: 1634-1638.

6. Keeler CR. The ophthalmoscope in the lifetime of Hermann von Helmholtz. Arch Ophthalmol, 2002, 120: 194-201.

7. Keeler CR. 150 years since Babbage's ophthalmoscope. Arch Ophthalmol, 1997, 115: 1456-1457.

8. Paton D, et al. Introduction to ophthalmoscopy. Michigan: Upjoin Co, 1979: 6-19.

9. Webb RH. Flying spot TV ophthalmoscope. Appl Optics, 1980, 19: 2991.

10. Maimster MA. Scanning laser ophthalmoscope: clinical applications ophthalmology, 1982, 89: 252.

11. Wells CG, Barrall JL, Martin DC. Fundus measurements with indirect ophthalmoscopy. An experimental approach. Arch Ophthalmol, 1992, 110: 1303-1308.

12. Bowd C, Weinreb RN, Williams JM, et al. The retinal nerve fiber layer thickness in ocular hypertensive, normal, and glaucomatous eyes with optical coherence tomography. Arch Ophthalmol, 2000, 118: 22-26.

13. Staurenghi G, Aschero M, Capria AL, et al. Visualization of neovascular membranes with infrared light without dye injection by means of a scanning laser ophthalmoscope. Arch Ophthalmol, 1996, 114: 365.

14. Orgul S, Cioffi G A, Bacon DR, et al. Sources of variability of topometric data with a scanning laser ophthalmoscope. Arch Ophthalmol, 1996, 114: 161-164.

15. Drexler W, Sattmann H, Hermann B, et al. Enhanced visualization of macular pathology with the use of ultrahigh-resolution optical coherence tomography. Arch Ophthalmol, 2003, 121: 695-706.

16. Stur M, Ansari-Shahrezaei S. The effect of axial length on laser spot size and laser irradiance. Arch Ophthalmol, 2001, 119: 1323-1328.

17. Freeman WR, Bartsch DU, Mueller AJ, et al. Simultaneous indocyanine green and fluorescein angiography using a confocal scanning laser ophthalmoscope. Arch Ophthalmol, 1998, 116: 455-463.

18. Kelly JP, Weiss AH, Schmode QZS, et al. Imaging a child's fundus without dilation using a handheld confocal scanning laser ophthalmoscope. Arch Ophthalmol, 2003, 121: 391-396.

19. Bartsch D, Freeman WR, Lopez AM, et al. A false use of "true color." Arch Ophthalmol, 2002, 120: 675-676.

20. Ashman R, Manivannan A, Sharp PF. Omitted references on color scanning laser ophthalmoscopy. Arch Ophthalmol, 2002, 120: 1601.

21. Michael G. Quigley and pascale Dubé a new fundus camera technique to help calculate eye-camera magnification: a rapid means to measure disc size. Arch Ophthalmol, 2003, 121: 707-709.

22. John C. Peterson ophthalmic photography: retinal photography, angiography, and electronic imaging. Arch Ophthalmol, 2002, 120: 1109.

视功能检查包括心理物理学和电生理两大类。心理物理学检查主要测量受检者光觉、色觉、形觉等视觉功能，包括视力、对比敏感度、暗适应、色觉、运动觉以及视野等，检查时需要受检者的应答配合，因此也称为"主觉检查"。电生理检查是依靠特设的刺激方式，以电生理技术记录视觉系统的生物电反应，进行视觉功能判断。本章阐述光觉、色觉、形觉及运动觉等心理物理学检查，并简述双眼视检查。视觉电生理测定将在本篇第八章中叙述。

第一节 视 力

视力测定是最基本和最重要的视功能检查项目，它是测量分辨二维物体形态和位置的能力，也代表视网膜黄斑中心凹处的视觉敏感度。视力与日常生活密切相关。世界卫生组织（WHO）于 1973 年规定，双眼中较好眼的最佳矫正视力小于 0.3 但是大于 0.05，或视野半径 <10° 者为低视力；较好眼的最好矫正视力为 0.3～0.1 为 I 级低视力，小于 0.1～0.05 为 II 级低视力。双眼中较好眼最佳矫正视力小于 0.05 为盲。

一、测定视力的原理

视力是眼睛对于物体两点间最小距离的辨别能力，也称视敏度（visual acuity）。物体两个最近点的光线通过眼的结点形成的最小夹角，即为视角，或称最小分辨角。视力与物体大小成正比，与距离成反比（图 2-93）。视力与视网膜适应状态、视觉信息系统的处理能力及眼的固视或眼球运动等物理、生理及心理因素有关。

要分辨两个点，在视网膜上必须有两个以上视锥细胞同时兴奋。由于正常眼的分辨力是 1′ 视角，它相当于视网膜上 4.96μm 的距离，而中心凹处的视锥细胞直径仅 1～1.5μm，所以要分辨两个点，必须在视网膜上有两个以上视锥细胞兴奋。而在这两个视锥细胞之间要有一个空间，至少需要一个不被兴奋的视锥细胞隔开。

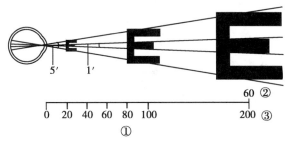

图 2-93 视标大小与距离的关系
①距离 ②米 ③英尺

视力是测量黄斑中心凹功能，旁中心注视时视力会急剧下降。中心凹外 1° 的视力是中心凹视力的 50%，中心凹外 5° 时视力降低 75%。

视力则是视角的倒数，视角为 1′ 时，则视力 = 1/1′ 视角 = 1.0；如是视角为 10′，则视力 = 1/10′ 视角 = 0.1。

二、视 力 测 定

（一）视力表检测

视力表是测量视力的最常用工具，为 Snellen 于 1862 年首创，一直沿用至今。但一个半世纪间已有多种视力表问世，其区别不仅在于视标的大小和排列，而是如何将测得的视角以数字的形式表达出来。现有"倒数视力表"和"对数视力表"两大类表达形式：以 Snellen 视力表为代表是以视角的"倒数"（小数或分数）来记录视力，而对数视力表则以视角的"对数"来记录视力。

视力表是由一簇不同大小的视标排列成行组成。视标的种类繁多，有字母、数字、几何图形或动物、物体图形等，较多用的是"E"字形视标或 Landolt C 字形缺口环（图 2-94）。对于视标的印刷有特殊要求：以 Snellen 视力表 1.0 视力视标为例，"E"每一个边长为 5′ 角，开口边的三条笔画宽度与两个缺口宽度相等，均为 1′ 角。具体 5m 远正方形"E"字的印刷宽度为 7.2722mm。视标边长的计算公式如下：边长 = 视角（rad）×5× 检查距离（mm）。rad 为 1′ 角的弧度数（= 0.000 290 888），那么

1.0 视标边长 =0.000 290 888×5×5000=7.2722mm，缺口的宽度为其 1/5，即 1.45mm。"C"形视标与相应"E"形视标等大，缺口宽度为 1′ 视角，且宽度与环形的粗细相同。视力表可以是纸质印刷的整张图表，也可是单个或用整行视标投影等方式。基本要求是具有最大黑白对比度和良好照明下的静态图标认知。此外也有使用不同对比度的低对比度视力表。

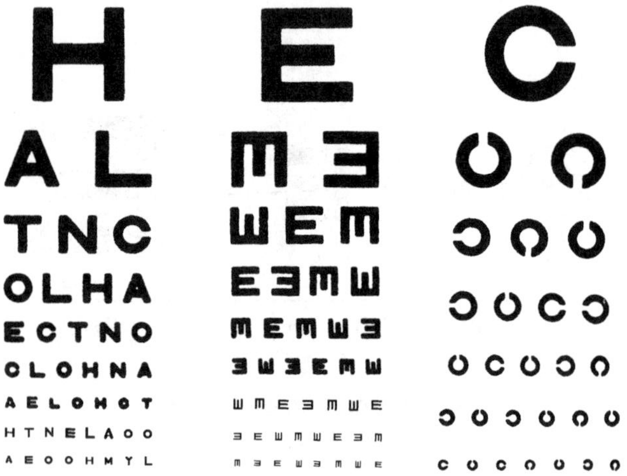

图 2-94　常用视力表类型

1. 常用视力表

（1）国际视力表：采用"E"字形视标，检查距离为 5m。视标为 0.1～1.0、1.5、2.0，我国通用的《国际标准视力表》于 1952 年开始使用，该表删除《国际视力表》2.0 一行，加进 1.2 一行。视力的换算为视角的倒数，即视力 =1/ 视角，视角是以"分"为单位。如视角为 1′ 时，则视力 =1/1′ =1.0，如视角为 10′ 时，则视力 =1/10′ =0.1，视标的视角增大 10 倍。

（2）Snellen 视力表：欧美国家多用，视标为 Landolt 环，其环粗及缺口宽度等于外径的 1/5。检查距离为 20 英尺或 6 米。视力换算为，视力 = 检查距离 / 标准距离，与国际视力表一样，视力亦为视角的倒数（表 2-13）。

有学者认为上述两种视力表存在如下缺点：①每行视标之间增大率不匀，如 0.1 行比 0.2 行大一倍，而 0.9 行比 1.0 行只大 1/9。②统计视力困难。视力由 0.1 至 1.0 为等差数列，公差 =0.1；而相应视角的数列由 10.0 至 1.0 的递增量并非恒定和相等（表 2-14）。由于两种数列的性质不同，对视力进行的计量统计分析就不能反映视角的差异，所以认为对"倒数视力表"视力不能统计算术平均数及标准差，也不宜进行线性分析。

（3）5 分制对数视力表：1959 年我国学者缪天荣提出《标准对数视力表》，以视角的对数为视力换算方式，按 Weber-Fechner 法则进行设计，即行间的视标以几何级数（公比$\sqrt[10]{10}\approx 1.2589$）的增率增大或减小时，

表 2-13　三种视力表相应的视力记录数字比较

记录数字			
国际视力表	Snellen	视力表	对数视力表
1.0	20/20	6/6	5.0
0.9			
0.8	20/25		4.9
0.7			
0.6			
0.5	20/40	6/12	4.7
0.4	20/50		4.6
0.3			
0.2	20/100		4.3
0.1	20/200	6/60	4.0

表 2-14　国际标准视力表中视力与视角间对应关系表

视力	对应视角	视角减量幅度（%）
0.1	10.0	100.0
0.2	5.0	50.0
0.3	3.3	33.3
0.4	2.5	25.0
0.5	2.0	20.0
0.6	1.7	16.7
0.7	1.4	14.3
0.8	1.3	12.5
0.9	1.1	11.1
1.0	1.0	10.0

视力是以算术级数减少或增加，与行间视标的增大率是一致的。此视力表检查距离为 5m。由最大视标视力 4.0 到最小视标视力 5.3，共 14 行。所谓 5 分制是指该表的设计是将视力状态分为正常至无光感 5 个等级，"5"为正常视力，相当于《国际视力表》视力 1.0（1′视角）；"4"为位于标准检查距离处看清最大视标时的视力，相当于国际标准视力表的视力 0.1（10′ 视角），增大 10 倍；"4"和"5"的视标与《国际视力表》0.1 和 1.0 等大，最小视标相当于《国际视力表》的视力 2.0，记对数视力为 5.3。"3"相当于 50cm 指数；"2"表示手动；"1"表示光感；"0"表示无光感。其视力记录是等差数列，也是以小数形式记录，公差 =0.1，对应的视角为等比数列。其视力换算公式为：视力 =5－log 视角′。应用 5 作为常数可以避免类似使用《logMAR 视力表》时视力越好测得的结果反而越低的现象。该视力表的不足之处在于视力低于"4"到"3"之间的视力分级略显粗略，对低视力患者的视力测定不方便，而且将数据

性质变成为等级资料。

（4）logMAR 视力表：MAR 是最小分辨角的英文缩写（minimum angle of resolution）。视力的换算方式为视力直接等于视角的对数，即视力 = log 视角。正常视力（1′ 视角）时视力记为 0，而 10′ 视角时记录视力为 1.0，呈现视力越好反而测得的结果越低的现象，甚至有负数出现。

（5）ETDRS 视力表：ETDRS 是早期治疗糖尿病视网膜病变研究的英文缩写，其命名与 20 世纪 80 年代国外早期糖尿病视网膜病变研究中，将视力检测列为研究的观察指标有关。近年来国外使用渐广，是 logMAR 视力表的改进。ETDRS 视力表中每一行的视标数相同，均为 5 个，检查距离为 4m。视标的行间距与字间距与视标大小有关，视标多由大写字母（sloan letters）组成。图 2-95 示 ETDRS 视力表，表右侧的数字为 logMAR 视力，左侧为对应的 Snellen 视力。研究显示 ETDRS 视力表的测定结果较 Snellen 视力表好，两表测定结果有统计学差异。视力可依所读对的一行视标的对应视力来记录，也可依所读对的视标数量来记录。后者记录方法主要便于视力的统计学处理。其转换为 logMAR 视力的公式如下：

$$logMAR 视力 = 1.10 - 0.02 Tc$$

（式中 Tc 为正确辨认出视标的个数）

如在 1m 远处仍然看不清最大视标者，则测量患眼是否有指数、手动、光感、光定位。

2. 检查方法

（1）远视力：检查距离应当按照选用的视力表的规定距离而确定。选用《国际标准视力表》时检查距离为 5m。如果空间小，可以采用平面镜反射，缩短一半距离。检查环境的光线要充足，照明度要稳定。受检者一般取坐位，其眼与视力为 1.0 一行的视标等高。先测右眼，再测左眼。检查时要注意遮盖好对侧眼。检查时由上而下指点视标。受检者应在 3～5 秒内应答视标所示，记录测得的视力数值。对裸眼视力达不到正常者，应检查针孔视力。戴镜者先测裸眼视力，然后测戴镜视力和记录矫正镜片度数。如果在标准距离仍不能辨认最大视标，应当嘱受检者向前移动，直到辨认出 0.1 视标为止，其视力记录以看见视标时的检查距离进行换算，例如应用《国际标准视力表》检查时 0.1 以下的视力根据"视力 = 0.1 × m/5"换算。如在 1m 远处仍不能辨认 0.1 视标，则改测"指数"，记录为"指数 / 距离（cm）"。如在 5cm 仍不能辩指数，改测"手动"。如手动也无法觉察，可用烛光照射，有光感则记录为"光感"，并判断其光定位能力。通常以"米"字形 9 个方位测定，当各方位光感均消失时记录为"无光感"。

（2）近视力：用于了解阅读距离下的视力，视力表是远视力表的缩小版。记录方法为：视力 / 距离（cm）。检查距离为 30cm。在屈光状态为近视眼时，裸眼远视力不佳，但近视力会有显著提高。老视眼因眼调节

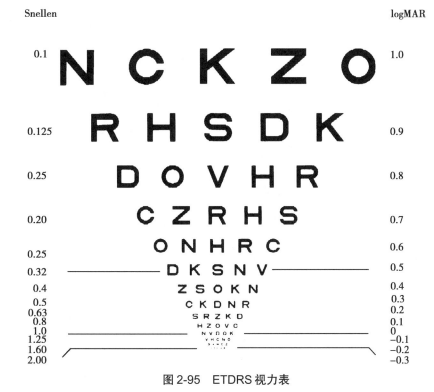

图 2-95　ETDRS 视力表

能力的下降，需要戴镜阅读。检查时要注意近视力表的亮度和照明。应用国际标准视力表时可以记录为0.1～1.5，应用 Jaeger 近视力表时记录为 J_1、J_2 等近视力值。

（二）儿童视力测定

儿童视力有一个发育成熟的过程，8～10 岁才有可能发育到正常成人水平。3 岁以下儿童的视力下限为 0.5；4～5 岁时下限为 0.6；6～7 岁时下限为 0.7。儿童由于认知和表达能力有限，不能像成人那样使用视力表。对于年纪稍大、理解力较强而且配合的儿童（一般在 5 岁以上），可以在教会辨认视标的前提下使用远视力表。有图形辨认能力的幼儿，可以使用动物或其他图形的视力表。无法使用视力表者，可用以下方法进行视力测定。

1. 根据婴幼儿对光或物的反应来判断视力 一般出生后 2 个月会随眼前的目标转动。4 个月时可以摸、看带色物体。6 个月时能抓住近物。8 个月后能随大人手指注视目标。1 岁时会走路后能主动避开障碍物。当怀疑婴幼儿单眼视力异常时，可观察单眼遮盖后的行为活动。当视力较好一眼被遮盖后，幼儿会出现不接受遮盖的行为反应；或原先较好眼能跟踪注视的目标，遮盖后视力差的一眼无法跟踪注视。

2. 选择注视法（preferential looking） 通过观察儿童对不同空间频率及对比度图形的眼球跟踪反应，来估计对图形分辨能力。常用的图形有棋盘方格及正弦调制光栅两种，检查时将两个图形置于有一定背景亮度的屏幕两侧，当一个图形静止另一个图形作水平移动或翻转变换时，观察幼儿对运动图形刺激有无头眼的跟踪注视移动，再由低到高或由高到低变换图形的空间频率，以确定所能够分辨的最高空间频率，进而判断其大致的视力情况。

3. 图形视觉诱发电位（visual evoked potential，VEG）测定 这是一种视觉电生理测定方法，利用不同空间频率的图形刺激，记录视中枢反应电位。根据 VEP 振幅及空间频率建立回归分析，推算最高反应时对应的VEP 空间频率，可能比直接测量视力获得更为准确的视力测定。检查过程中要注意幼儿的注视配合对结果影响。

（三）视网膜视力检测

这是测定屈光间质混浊眼的黄斑中心凹功能的一种方法。利用激光的相干特性，用小型氦氖激光经平行平板玻璃片反射产生两道平行激光干涉条纹光，投射到黄斑中心凹，使它在视网膜上产生粗细可调节的干涉条纹。根据受检者所能分辨的最细条纹折算出视力。在有屈光间质混浊时，如有可能找到两点透明部

分即可以应用此法来测定视力。这种检测视力的方法会受到屈光间质混浊的影响，当有致密性混浊时检测的准确性较低。这种方法常用于预测白内障或角膜手术后所获得的视力。

第二节 对比敏感度

除视力以外，对比敏感度也是一项基本的视觉功能。对比度是指目标上两个部位的亮度对比，一般为黑/白亮度比，用百分数表示，计算公式如下：

$$对比度 = [(最大亮度 - 最小亮度)/(最大亮度 + 最小亮度)] \times 100\%$$

对比敏感度是测定受检眼在某一特定空间频率下可分辨的最小对比度（对比度阈值）能力。而空间频率与对比度这两种变量间是相互影响的，在不同空间频率下，可分辨的最小对比度是不同的。测定多个不同空间频率下可辨认的对比度阈值就称为对比敏感度函数（contrast sensitivity function，CSF）。以空间频率的对数值为横坐标，对比度阈值的对数值为纵坐标，将不同空间频率的对比度阈值连线即为 CSF 曲线（图 2-96）。正常人 CSF 为钟形曲线，在 2～5cpd（周期数/视角°）处敏感度最高。高空间频率 CSF 下降较快，低空间频率 CSF 下降较慢。

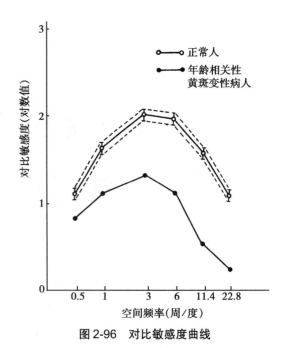

图 2-96 对比敏感度曲线

测定 CSF 的方法很多，尤其是 20 世纪 80 年代计算机在医学中广泛应用，可以精确调节空间频率和对比度的变化，如计算机可以精确地选择某一空间频率的不同对比度及对比度改变形式；刺激图形可以是不

同空间频率的光栅，也可以是棋盘格等；这些图形可以呈静止，可以一定时间频率闪现；也可以让辨认的图形产生方向变化等。以下为两种常用的检查方法：CSF检查仪及纸卡片法。

（一）检测方法

1. 对比敏感度仪　以Nicolet CS-2000为例，显示器显示的刺激图形为黑白垂直方向的正弦光栅，平均亮度为100cd/m²，最大对比度为50%。受检者距离视屏3m，对应于4.6°视角，暗室环境检查。检查时受检眼要注视屏幕中央。光栅的空间频率为0.5、1.0、1.5、3.6、11.4和22.8cpd六种，检查时某一种空间频率图形是随机出现的。在一种空间频率下，对比度是由0到50%逐渐升高，受检者在对比度升高的过程中对刚能辨认出的对比度予以应答，应答的方式为按键。每一个空间频率测定多次，将多次结果平均，即得到该空间频率的CSF。完成了所有6个空间频率图形的对比敏感度测定后，可以得到该测试眼的CSF曲线，做出判断。

2. Arden对比度卡片　将不同空间频率及对比度变化的条栅印在卡片纸上作CSF测定，简便快捷也利于携带。Arden把光栅制成六张不同对比度的图片，大小为305mm×280mm，编号为2～7，每张图片上光栅的空间频率分别为0.2、0.4、0.8、1.6、3.2和6.4cpd。编号1的图片为高对比的光栅，对比度接近于视力测试，作为补充时使用。各张图片的边上从上至下有0～25等分标尺，每等分11mm，图片2～7的对比度通过每等分0.088对数单位变化，根据标尺读数，可以指示该方向上正弦条纹的对比度值。

测定时将一张与图片散射率大致相同的卡片遮住图片的大部分，由对比阈值以下的条纹看起，这时受检者看到的是一幅均匀灰色的图。慢慢地将图片往对比增大的方向移动，直到条纹变成可察觉处止，记下图片边上水平位的标尺数，便可获得相应的对比阈值。受检者离图片57cm，室内照明130cd/m²。每张图以1～20阶差计分，检查完后总合6张图的总分判断正常与否。

现有多种CSF检查卡片，不同卡片的设计和判断虽不相同，但原理与Arden对比度卡片接近。

3. 客观检查法　用图形VEP或视动性眼球震颤（optic kinetic nystagmus，OKN）检查，必须采用扫描VEP记录技术。根据不同空间和对比度频率的VEP振幅，以外推法计算出测试者的CSF。

（二）影响因素

正常人右、左眼CSF无明显差异，但随着年龄改变CSF呈一定规律变化。儿童CSF值比成人低，青年人CSF值较高，20～30岁为最高，40岁以后则随年龄增加而高空间频率段CSF值明显下降，但低空间频率段CSF的改变不明显。年龄的影响可能因老年性瞳孔缩小和晶状体颜色加深，导致视网膜照度下降。也可能与视网膜内感光细胞和神经节细胞有关，性别是否对CSF有影响尚有不同意见。

（三）临床应用

CSF是一项基本视觉功能，CSF测定已广泛应用于评价视觉系统疾病的形觉功能。多数研究表明CSF不仅比常规视力检查更加全面地反映形觉功能改变的特点，而且能更快地发现疾病所引起的形觉功能障碍，有早期诊断意义。由于CSF与空间辨别能力即视力密切相关，所以任何能引起视力下降的眼病都会有CSF的异常。

1. 弱视　屈光参差性弱视者对高空间频率刺激的反应差，同时伴有低空间频率反应降低，其他弱视往往对低空间频率的光栅仍具有良好反应。

2. 屈光不正　屈光不正对CSF有影响，尤其是高度屈光不正影响更著。

3. 白内障　在视力正常或轻度下降的年龄相关性白内障早期，CSF就有改变。主要为中、高频空间频率的CSF下降。其改变程度与晶状体混浊的类型和程度有关。

4. 青光眼　青光眼的CSF异常可以出现在视力降低、视野受损之前。当CSF出现视野损害之后，CSF改变与视野损害之间存在有相关性。

5. 视网膜病变　年龄相关性黄斑变性随着病情进展，CSF值会有进行性下降，受损的频率范围逐渐加宽。视力正常者多为中频异常；视力异常者则以高频异常为主，或伴有中频异常；视力严重损害者可呈低频异常。糖尿病视网膜病变的CSF改变与病变的程度相一致，有无合并黄斑水肿对CSF影响较大。

6. 视神经疾患　CSF多为全频率异常，即使视力正常者也如此，表明此类疾病患者形觉功能损害较广泛，在早期已损害视觉系统的低频通道。

7. 准分子激光、眼内植入人工晶状体、配戴角膜接触镜等的临床应用，改变了正常眼的光学特性，对CSF有影响。在以上治疗下患者的视力可能提高到正常，但有时仍感觉视物模糊、眩光等症状，可能与CSF异常有关。多项研究表明，准分子激光治疗近视眼术后1个月，不同空间频率的CSF有降低，其降低改变还与近视眼度数有关。这种改变可能到术后3个月才有所恢复。非球面人工晶状体植入眼较球面人工晶状体植入眼具有较好的CSF，在改善视功能方面也具有优势。配戴恰当的角膜接触镜有利改善CSF。

第三节 暗 适 应

暗适应是眼的光觉功能，是人眼进入暗环境后视网膜对光敏感性增加的过程，用光阈值的对数值和时间两个变量分别作为坐标的纵轴和横轴，所记录的对光敏感力提升的曲线就是暗适应曲线。正常人的暗适应过程在最初 5 分钟内对光敏感度提高很快，此后对光敏感性缓慢提高，这是视锥细胞的暗适应过程。在 8～10 分钟后对光敏感性升高又加快，到 15～20 分钟后又渐变慢，大约在 30 分钟接近最大，直到 50～60 分钟时完成。并在 8～10 分钟曲线呈两段状，其间有个曲折称 α 曲（Kohlrausch 曲）。曲后适应过程属于视杆细胞对光的适应过程。因此 Kohlrausch 曲也是两种不同视细胞适应段相交叉的标志点（图 2-97）。按 Goldmann-Weekers 暗适应仪测得，正常人暗适应曲线对应的光敏感度阈值（对数单位）明适应时由 6～6.5 开始，Kohlrausch 曲的对应阈值约为 4.5，到 20 分钟时接近 2.5，50 分钟时约达 1.5～2.0。

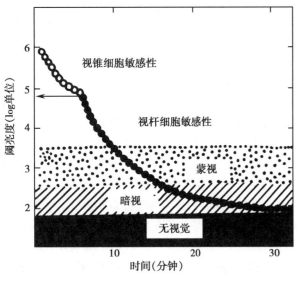

图 2-97 暗适应曲线图

（一）检查方法

光觉检查方法有多种，既有简单的方法，也有仪器测定等，分述如下：

1. 对比法 受检者与具正常暗适应功能的检查者同时进入暗室，在相同距离和条件下记录暗室内可辨出测试光或物体所需停留的时间，以粗略地判断受检者的暗适应能力。

2. 暗适应仪 暗适应仪能提供明适应光和可变刺激光，并可以通过记录装置记录下暗适应曲线过程。常用的暗适应仪有：

（1）Goldmann-Weekers 暗适应仪：该仪器有标准的刺激光源和记录装置，使亮度经调节到最低程度。记录时间可达 60 分钟。与此相应的随旋转鼓移动图表记录纸可以相应地记录下所测的光阈值，并标上记号。

检查前，受检者先在绝对暗室里暗适应 20 分钟，再经按仪器要求的明适应后，开始测定光阈值对数的光敏感度。测定时间为 30～50 分钟，各记录点最后联成曲线成暗适应曲线。

此暗适应仪尚具其他功能，例如可以在不同的视网膜部位进行检测，可以作为单纯闪光测定，也可以测量对比度视力、炫光敏感度和炫光后视力恢复情况，并可以利用视动性眼球震颤作客观阈值暗适应测定（图 2-98）。

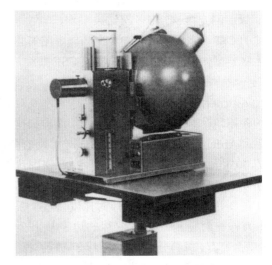

图 2-98 Goldmann-Weekers 暗适应仪

Hartinger 仪基本同 Goldmann-Weekers 仪，也可以作不同视网膜部位炫光敏感度和炫光后视力恢复情况测定，但不能测定对比度视力、视动性眼球震颤等。

（2）Кравков-Вищневскии 暗适应仪：主要是应用视网膜视杆细胞的感光物质——视紫红质对光谱的特殊敏感性，即在暗光中对蓝色较敏感、在亮光中对红色较敏感的 Purkinje 原理测得光觉能力。受检者先在暗室内停留 15 分钟，再经 2 分钟明适应后转入微光下暗适应，通过对蓝色出现时间的辨认而测知其暗适应功能。21～40 岁正常人为 2～16 秒，平均为 7.33 秒，41 岁以上男性平均为 10.72 秒，女性则显著延迟，平均为 12.05 秒。

（3）其他：如 Birch-Hirschfeld 光觉计、Foster 光觉计都较简化。在固定的照度下测量时间值或经一定时间暗适应后要求辨认视标，测所需光圈的大小。

（二）影响因素

1. 前曝光亮度和曝光时间的长短 从亮光下进室

内与经预适应者，其视锥细胞适应段有所不同。因此如先停留于绝对暗室 20 分钟以上，再予以固定照度和时间的前曝光即明适应，有利于准确测定。检查前避免强曝光，如眼底照相、荧光素眼底血管造影等检查。

2. 光刺激的视网膜部位 这与视细胞的分布有关。在中心凹外 20° 处视杆细胞最多，感光敏感度也高。

3. 生理因素 如年龄、瞳孔大小会对暗适应结果有影响。通常主张采用自然瞳孔。在一天内不同时间测定的暗适应结果也有差异。

4. 受检者的合作程度 测定暗适应前应当向受检耐心解释，体位要舒适，环境要安静。

5. 刺激视标的大小 刺激视标的大小对暗适应结果也有影响。

（三）临床应用

凡有主观感觉暗适应异常者均可以进行暗适应检查。当暗适应异常时，不能单从视觉系统寻找原因，还要注意全身系统的影响。

1. 眼部疾患

（1）视网膜和视路疾患对视网膜功能有严重影响：病变广泛的视网膜病变暗适应可以明显减退，如视网膜色素变性、视网膜脱离等，视神经炎、青光眼的暗适应也有下降。暗适应损害与疾病的发展程度密切相关，也与视野改变有一定的关系。黄斑部病变者在其靠近中心凹处暗适应不正常，但距中心凹较远处视网膜的暗适应阈值基本正常。

（2）屈光不正与屈光间质混浊：屈光不正、角膜白斑、白内障等患者也可以有暗适应降低，若不合并视网膜病损，暗适应不会严重降低。在摘除白内障或改善屈光状态后，暗适应有所改善。

2. 全身病

（1）维生素 A 缺乏：维生素 A 缺乏时会有暗适应异常，呈现夜盲。维生素 A 长期缺乏，可导致暗适应功能永久性损害。

（2）肝脏疾患：急性、慢性肝炎，肝硬化等都可以引起暗适应异常。这与维生素 A 吸收、储存及视黄醇结合蛋白的降低有关。

（3）糖尿病：糖尿病患者可有暗适应降低，特别是发展到视网膜病变者更为明显。

（4）肠道疾病：肠道疾病的暗适应异常与维生素 A 的吸收有关。

（5）闭经：闭经后可有暗适应异常，可能与内分泌改变有关。

（6）疟疾：常发生暗适应紊乱，由于疟疾引起继发性贫血及肝脏病变，使维生素 A 代谢不良。

（7）其他影响因素：缺氧、甲状腺功能亢进，神经衰弱等也可发生暗适应异常。

第四节 色 觉

人们生活在五彩缤纷的世界里，有了正常的色觉才能感受美好的世界。人们的生活离不开色觉，特别是从事交通运输、美术、医学、化学等工作者，色觉感知尤为重要。因此色觉检查也就成为就业、就学、服兵役等体格检查的必需项目。人眼能感受到的波长范围为 380~760nm，在 490nm（蓝 - 绿光）和 585nm（黄色光）之间有较高的分辨率，可分辨 1nm 波长的差异。而在其他范围则分辨率降低，在紫色和红色两个范围分辨率最低，仅能辨别出波长大于 4nm 的差异。人群中色觉异常率在 4%~8% 之间。男性的色觉异常明显高于女性，男：女约 = 10∶1。

一、检 查 方 法

判断一个人在生活当中对颜色感觉是否正常需要依靠对比法。以往色觉正常者，可根据双眼之间或与以往的情况对比来感知色觉异常。先天性色觉异常者出生后就缺乏正常的色觉感受，其色觉异常就要通过与其他正常人对比才能发现。临床常用的色觉检查方法主要包括假同色图、色相排列法、色觉镜和彩色绒团挑选等试验。检查时选择单眼还是双眼检查，取决于受试者色觉异常的情况，如果是先天性色觉异常，由于双眼的色觉异常是一致的，可以采用双眼检查；如果单眼色觉异常或双眼间色觉不一致，则应当采取单眼检查。现将主要的色觉心理物理学检查方法简述如下。

（一）假同色图

假同色图常称为色盲本，用于色盲的筛选。其设计原理是，用亮度相等易混淆的颜色斑点构成背景及"隐藏"于背景中的图形、数字、字母、曲线、动物图案等绘制成的许多张图片。正常人很容易以颜色区别来分辨出图片背景中隐藏的图形或文字，而色觉异常者只能以明、暗来判断，所以无法认出背景中许多图形或文字。采用假同色图的优点是检查快速简便，适用于色觉异常的筛查。国内选用的假同色图有俞自萍、王克长、汪芳润、吴乐正、黄时洲等的"色觉检查图"或"色盲检查图"；国外多用石原忍和 AO-HRR 等色盲本。采用假同色图检查应当在自然光线下进行，取阅读距离，一般应在 5 秒钟认出。

（二）色相排列法

检查的工具为色调连续的、系列颜色相子（棋子样排列子)组成,各个色相子的背面都有编号,放乱色相子成无序状态后让受试者依据自己的色觉辨别能力重新排列,医生根据排列的编号顺序与正常人对比,判断受试者有无色觉异常以及判断色觉异常的类型。国际上可以使用的色相排列试验有多种,此处列举以下两种:

1. FM-100 色彩试验　用于检查色调辨别力和异常的色混淆区域。共由 93 个色相子组成,其中 8 个为

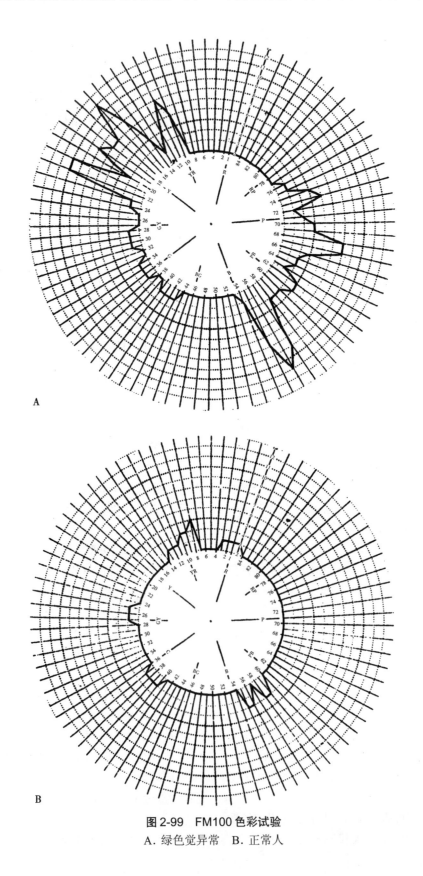

图 2-99　FM100 色彩试验

A. 绿色觉异常　B. 正常人

固定参考子,85 个为可移动的色相子,共分为 4 盒。每盒有 2 个固定子分别固定于盒的两端,而 21～22 个可移动的色相子供受检者作匹配排列用。每盒排列时间一般为 2 分钟,可以适当延长检查时间。检查在等于或大于 270lux 的自然光线或标准照明的人工光源和自然瞳孔下进行。两眼分别检查,要求受检者按辨认的颜色变化顺序排列好 4 个盒子的色相子。把色相子背面标明的序号记录在记分纸上,画出其轴向图和计算出总错误分,并以此判断色觉异常的类型和严重程度。图 2-99 为 FM100 色彩试验结果,上图为一例绿色觉异常,下图为一例正常人结果。该图的每一条放射线条代表每一个可移动的色相子,共 85 条线;环形虚线代表错误分,越向外错误分越大。

(1)总错误分:据黄时洲等(1988)对 120 名(240眼)不同年龄组的我国正常人眼的测定,左、右眼和男、女性别之间无差异;但不同年龄则有区别,20～29岁组总错误分最低 0～45 分;随年龄增加而增高,60～69 岁组错误分为 8～113 分。而各种红、绿色盲和色弱等眼病的总错误分可达 400～500 分以上。

(2)轴向分析:轴向分析有助于判断色觉异常的类别。根据受检者排列的色相子顺序,依色相子背面的数字绘图,可从排列异常的轴向判断红、绿或蓝盲。先天性绿色盲多在 7～21 和 49～63 区域的色相子出现错误;先天性红色盲多在 13～21 和 64～72 区域的色相子出现错误;蓝色觉异常色相子容易出错的区域为 44～48 和 85～3。

2. Panel D-15　检查时条件要求与 FM-100 色彩试验一致,一次检查时间约为 1 分钟可以完成。Panel D-15 由 16 个色相子组成,其中一个为固定的参考子,另外 15 为相等色调阶差的色相子。检查前先将可动的 15 个色相子顺序放乱成无序状态,让受检者按照颜色最接近固定参考子排列第一个色相子,后依照最接近上一个色相子的原则,依序排列完所有色相子。记分纸上登记排列的色相子顺序,并绘制极性图。结果如仅相邻色相子调换为小错属正常,若两个以上色相

子排列异常,差值大于 2 时则称为跨线。将跨线与已在图上标示的红、绿、蓝色盲轴作比较,可定为红、绿或蓝色觉异常。若跨线太多且排列无规则,为全色盲。图 2-100 为 3 例 Panel D-15 检查结果示例。

(三)色觉镜

色觉镜是目前最为准确的色觉检查仪器,可以对色觉异常进行定性和定量诊断及区分红、绿色觉异常;对于先天性色觉异常者可细分为红色盲、重度红色弱、轻度红色弱、绿色盲、重度绿色弱和轻度绿色弱。

色觉镜基本原理为:Rayleigh 发现黄色光可以通过红色与绿色混合而成,因此创立了红 + 绿 = 黄的公式。这种混合比例在正常眼与色盲眼不同。Nagel 根据这个原理设计了色觉镜。在镜筒的圆形观察野中,分为两半,上半是单色野,为 589nm 的单色红绿光;另一半为混合野由 545nm 的绿 - 黄光和 670nm 的红光混合而成。让受检者调节混合野的旋钮,使混合野色调及亮度匹配到与单色野最接近为止。记下受检者混合野的刻度数,确定配比范围和配比的中点,并根据匹配范围和匹配中点确定是何种类型的色觉异常。匹配范围可以确色觉异常的程度:0 或 73 时为红或绿色盲,10 左右为色弱。黄时洲等(1988)测得正常人配比中点为 41.5～51.0(46.4±2.9),配比范围 <6 刻度。

(四)彩色绒线团挑选

在一堆混有各种色彩的绒线团中,以某种颜色为要求取出一线团作为指定标准,让受检者从彩色绒线堆中找出他认为与指定作为标准线团颜色相同或接近的绒线束。也可让受检者将彩色分组,以判断其色觉有无异常。

以上每一种检查法各有一定的优缺点,如果综合应用几种方法进行色觉检查可以提高色觉检查的可靠性。

二、临 床 应 用

色觉检查有助于发现不同类型和程度的先天性色觉异常和分型,对于后天性色觉异常也具有一定的意义。

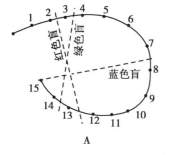
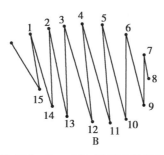
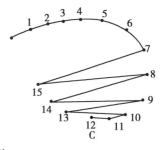

图 2-100　Panel D-15 试验结果 3 例

A. 正常　B. 红色盲　C. 蓝色盲

（一）分类

正常人色觉为正常三色视，而异常三色视、二色视和单色视均为色觉异常。异常三色视能感知红、绿、蓝三种颜色，但与正常人感受的原色比例有差别，色觉镜检查可以进一步区分其为轻、重度红色弱；轻、重度绿色弱四种。二色视分为红色盲和绿色盲。单色视或一色视又称全色盲，极为少见。若按病因则可以分为先天性和后天性色觉异常两大类。

1. 先天性色觉异常　先天性红绿色觉异常是一种性连锁隐性遗传病，眼底检查无明显的眼底和视神经病变，其他视功能大多不受影响。患者出生时已具有，双眼对称、一生中极少发生改变、有向后代遗传倾向。男、女性发生率分别约为5%和0.8%。红绿色觉异常的比例为：红色盲：红色弱：绿色盲：绿色弱＝1:1:1:4。红与绿色觉基因位于 X 染色体上（Xq28），故男性多呈显性，发生率高，而女性多呈隐性。正常人有一个红色觉基因和一个或多个绿色觉基因，两个色觉基因高度同源，同一率达98%。蓝色觉基因位于 7 号常染色体上（7q32）。基因异常导致相应视蛋白表达异常，蛋白内部分氨基酸被替换而功能异常。

2. 后天性色觉异常　又称为获得性色觉异常，为某些眼病、颅脑病变、全身疾病及中毒性改变表现。具有双眼对称或不对称、随病变好转或恶化而改变。视神经及颅内病变可有色觉异常。视神经萎缩、球后视神经炎及脑垂体肿瘤等以红、绿色觉异常为主；而视网膜部位的病变，包括中心性浆液性视网膜脉络膜病变、视网膜脱离、视网膜震荡、视网膜色素变性、黄斑变性及青光眼等以蓝、黄色觉异常为主。

（二）早期诊断

在青光眼早期甚至还没有视野改变前色觉就可能遭受损害，并有可能于视盘凹陷加深者中出现色觉障碍，因此有利于青光眼的早期诊断。

第五节　视觉运动觉

前面所述的光觉、色觉、形觉视功能检测都是视觉系统对静止物体的识别和分辨力，而对运动目标的判断则为视觉运动觉。运动觉是在光觉、色觉和形觉感知基础上更高级别的视功能。视觉运动觉包括对位置判断的位置觉和把物体从背景中区别开来的层次觉。通过对亮度、对比度、颜色及刺激因素等变化的感知和反应，可以得到不同的空间、时间、亮度、颜色和对比度下的视觉运动觉。

视觉运动觉是在婴儿出生后等 3 个月起逐步形成。它与人的整体发育密切有关，如青年期最为敏感。

随着年龄增长，到 40 岁后视觉运动觉和定向区分能力渐有下降，且周边感觉的降低程度较中心区明显。视觉运动觉与中心视力之间无直接关系。

基础研究证明，视网膜大的（M）节细胞及对应的大视觉通道参与运动觉的感受和传递。感受运动觉的视觉中枢位于枕叶中颞区。

1. 检查方法　运动觉检查方法有条状视标法、随机点法、及光栅移动法等；都是在设计的专用检查软件控制下，由普通的个人计算机（PC）机完成，背景光及视标的颜色可以控制及选择。

（1）条状视标法：在软件控制显示器背景亮度下，呈现数十个排列规则的条形视标，绝大部分视标是静止的，只有数个视标（譬如一个象限选一个视标）为可动视标。可动视标在程序的伪随机控制下移动。其运动方式有两种：一是向某一个方向的移动，分为几个大小移动范围，如2、4、6 像素；二是大于 40Hz 频率的视标闪烁运动。检查的范围与检查距离和屏幕大小有关，一般半径为 15°，暗室环境下检查。受检者面对显示器，距离约 60cm，注视屏幕中间的注视点，一旦感觉到任何部位的视标移动即按下键盘按键，作为可感受的反应应答。结果的表示方式为每一个视标不同运动状态的可视率（%）。

（2）随机点法：由计算机调控，在视屏上显示一定数量和形状的亮点，大部分亮点做无固定方向的随机运动，而一部分点向同一方向运动。受检者除了对同一方向运动的视标运动阈值做出按键反应外，还要选择键盘上的方向键对视标运动的方向做出判断。根据受检者的反应，计算机得出每个位点视标的"方向区分阈值"的结果。

（3）光栅移动法：以一定速度运动的正弦光栅条纹来测量空间对比敏感度。受检者需识别光栅条纹的出现及判断运动方向。

2. 影响因素

（1）生理因素：已如前述，年龄对运动觉的结果有影响。左、右眼别及性别间则无差异。瞳孔大小、屈光状态对运动觉的影响较小。

（2）病理因素：与中心视力的变化无直接关系。累及视觉传导通路的某些疾病的早期可受到损害，这可能与不同直径的神经纤维受损有关。

3. 临床应用　20 世纪 80 年代 Fitzke 开始将运动觉检查应用于临床研究，吴德正、梁炯基等自行设计检查软件，进行了系列运动觉研究。

（1）青光眼和视神经病变：青光眼各期均有运动觉异常，异常率与病变程度、视标运动方式及部位有关。如用条状视标法检查时，各种移动方式的异常率的增加是与病变程度的发展相一致的，晚期时各种移动方式的异常率达100%；异常率中以2像素移动的异常率最高，移动范围越大异常率则越低，闪烁视标的异常率最低。某些部位视标的异常率较高，与这些部位神经纤维容易受到损害有关。如用颜色随机点法，发现在黄色背景下的蓝色随机点的运动觉异常率最高。

（2）年龄相关性黄斑变性（AMD）：湿性渗出型较干性萎缩型AMD受损更严重。

第六节 双 眼 视

正常人的双眼直视前方，中央大部分为左右眼单眼视野的重叠区域，形成双眼视。在双眼间有正常视网膜对应，视皮质接受的来自双眼的视觉信息量基本均等，视中枢会产生易化效应，可使双眼视功能好于单眼。当视皮质接受的视觉信息量不均等时，视中枢会选择视功能较好的一眼的视觉信息，作为主视眼，日久另一眼的视功能会被抑制。此现象在视觉发育期的青少年尤为重要。

正常人在双眼眼肌协调平衡下，可以跟踪目标，使目标同时聚集于双眼的黄斑中心凹及对应的视网膜，在视皮质中枢产生单一立体物像，这种功能即双眼单视或融合视（fusion）。双眼单视分级：一级为同时视，可同时感受目标，没有单眼抑制现象。二级是融合视，双眼单视，但无立体视觉。三级是立体视，双眼对目标形成的夹角，可以使注视的目标较周围的物体有突出的层次立体感觉，是最高级的双眼单视。

同视机可以对患者的双眼视觉功能状况进行评价。立体视觉可以用立体图检查，常用的检查图有Titmus、Frisby和颜少明立体检查图。检查时戴偏振光眼镜或右红左绿镜片眼镜。现在可以用计算机设计立体图形刺激，记录图形VEP客观反映患者的立体视觉功能。

立体视觉除需双眼有正常协调的眼肌运动功能

外，还需要左、右眼视功能的正常，尤其是视力、视野的正常，两者不可缺一。所以在临床治疗眼病，提高视力的同时，努力改善双眼视功能，十分重要。

（罗光伟 吴乐正）

主要参考文献

1. Albert DM, Miller JW. Albert Jakobiec's Principles and Practice of ophthalmology (volume 2). Elsevier Publisher. third edition, 2008.
2. Ryan SJ. Retina (volume 1). Elsevier Publisher. 4th edition, 2006.
3. 罗光伟，黄时洲，吴乐正. 视觉生理学. 管怀进，龚启荣主编. 现代基础眼科学. 北京：人民军医出版社，1998.
4. 任泽钦. 视力资料统计学处理的几个基本问题. 中华眼科杂志，2007，43（6）：484-488.
5. 郑曰忠，时冀川. 眼科研究中平均视力的几种计算方法. 中国实用眼科杂志，2001，19（9）：683-685.
6. Dobson V, Clifford-Donaldson CE, Miller JM, et al. A comparison of Lea Symbol vs ETDRS letter distance visual acuity in a population of young children with a high prevalence of astigmatism. JAAPOS, 2009, 13(3): 253-257.
7. Kaiser PK. Prospective evaluation of visual acuity assessment: A comparison of Snellen versus ETDRS charts in clinical practice (An AOS Thesis). Trans Am Ophthalmol Soc, 2009, 107: 311-324.
8. Williams MA, Moutray TN, Jackson AJ. Uniformity of visual acuity measures in published studies. Invest Ophthalmol Vis Sci, 2008, 49(10): 4321-4327.
9. 汪建涛，吴德正，Fitzke FW. 视觉运动觉在原发性开角型青光眼中的应用研究. 中华眼科杂志，1998，34（1）：39-41.
10. 顾宝文，吴德正，梁炳基. 青光眼视锥细胞视觉运动觉功能的变化. 中华眼科杂志，2001，37（2）：104-107.

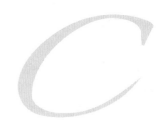

第七章
视野检查法

第一节　视野检查的发展史

视野检查是视功能检查的重要组成部分。通过视野检查可以对视野进行定性或定量评估。目前文献记载的最早视野检查是公元前 150 年 Ptolemy 尝试对周边视野进行定量测量。1510 年 Leonardo da Vinci 首次报告颞侧视野是 90 度。1593 年 Porta 提出了平面视野检查（campimetry）用于检测中央视野。1666 年 Mariotte 首先发现并描述了生理盲点。1800 年 Young 最早确定并报告了获得性视野缺损。由于当时对眼和脑组织的解剖结构及功能的了解有限，这些视野异常的发现还不能与疾病的诊断联系起来。1800 年之后眼和脑组织的解剖学研究从结构水平上升到功能水平，视野的观察与疾病诊断逐渐联系起来，视野检查成为临床工作不可缺少的一个部分。

1856 年 von Graefe 描述了一种视野检查方法，即在一个平板中央设定一个固视目标，对周边可以观察到的范围进行标记，通过这种方法可以对视野缺损进行可重复的测量，这种方法成为平面视野屏（tangent screen）的前身。1889 年 Bjerrum 对 Graefe 的方法进行改进，发明了平面视野屏，并首先报告了一种弓形暗点。其他研究者尝试在这种检查中使用不同大小的视标，以检查出较为隐匿的视野缺损。Traquair 对平面视野屏做了大量研究，为动态视野检查的发展做出了巨大贡献。平面视野屏的局限性在于仅适用于中心视野缺损的检查。

1860 年 Aubert 和 Förster 发明了弧形视野计，主要用于记录周边视野异常，但是不适用于中央视野的检测。

1945 年 Goldmann 发明了一种半球形的视野计，将视标以投射方式来呈现。Goldmann 视野计将背景照明、刺激光标大小及其亮度进行标准化，可以同时检查中心视野及周边视野，可以进行动态及静态视野检查，它为发展更为精确的现代视野计奠定了基础。

20 世纪 50 年代出现了以光阈值检测为基础的静态视野检查法。1959 年 Harms 和 Aulhorn 研制出 Tübingen 手动静态视野计，通过递增光标刺激强度测定光阈值，但是由于检查过于费时，而没有在临床上广泛应用。20 世纪 70 年代 Fankhauser 等人研制出计算机自动静态视野计，在此基础上不同厂家推出 Octopus、Humphrey、Oculus 等自动视野计，此后相关软件不断升级，使得检查更加简捷，界面更加友好。近年来推出的自动视野计一般具备固视控制及自动眼位追踪功能，软件方面加强了视野进展分析的功能，有些设备可以同时进行静态和动态视野检查。

近十余年研发出具有特定功能的视野计还包括倍频视野（frequency doubling technology，FDT）、短波长自动视野计（short wavelength automated perimetry，SWAP）、高通分辨视野计（high-pass resolution perimetry，HPRP）、自动瞳孔视野检查法（automated pupil perimetry）等。

第二节　视野检查方法及常用视野计

一、视野检查方法

视野检查的目的就是显示视野缺损的位置和程度，换而言之就是定性或定量地了解受检者视丘的形态，以发现其与正常人视丘形态之间的差别。

视野检查根据检查原理分为动态视野检查法和静态视野检查法。两种方法根本区别在于描画出患者视丘形态和高度的方式有所不同（彩图 2-101，见书末彩插）。

1. 动态视野检查法（kinetic perimetry）　指检查视野时，背景照明亮度不变，采用固定大小及亮度的视标从周边视野部不可见的区域沿子午线向中心可见的区域移动，直到受检者首先察觉视标的位置为止，该点称为等阈值点，记录该点的位置。用同一刺激强度的视标在相隔约 15°的子午线重复上述动作。将各子午线上的等阈值点接成一条线，即为不可见区与可见区的交接线，称作为该视标的等视线。改变视标的强度，可以得到不同视标的等视线（见彩图2-101A）。在视野范围内的某些区域有缺损时，可以改用大的视标来测定缺损的等视线，从而了解缺损的程度。

2. 静态视野检查（static perimetry）　是指视野检查时，视野计的背景照明、视标的显示时间不变的情况下，通过改变视标的亮度来测量视野某一点光敏感度或光阈值的方法。它可以分为两种：

1) 手动静态视野检查法：Goldmann视野计可以进行"静态定量"视野检查，通过改用不同亮度的视标，来检测某一位置视网膜感知不同亮度视标的能力（见彩图2-101B）。此检查需要在不同径线上逐点检查才能得到结果。

2) 自动静态视野检查法：随着计算机广泛应用，视野检查进行了新阶段。自动静态视野计是利用计算机程序，检查时视野计的背景亮度、视标大小和视标刺激时间均固定不变，通过改变视标的亮度或光阈值，自动检测某一位置视网膜感知不同亮度视标的能力，用数字显示视野缺损的位置和缺损的程度（见彩图2-101C）。

静态视野检查与动态检查相比，具有一定的优越性，对一些视网膜变性、黄斑病变、视神经炎等患者，能检查出用一般方法不能查出的视野改变。而且检查的环境和条件比较标准，可以对某个人一系列的视野结果或不同医院的视野结果进行较好的比较；所得的结果较少地依赖检查者；检查的敏感度提高；所获得的数字资料可以进行电子贮存，可以进行统计学分析，方便临床研究时使用。

检查视野的视野计有平面和半球形两种形式。平面视野计是将视标呈现在一个平面上，例如一面墙、一个屏或者一个监视器。这种设备适用于20度以内范围的视野检查，因为超出这一范围，视标的大小会依据几何学原理发生变化。半球形视野计（perimetry）内表面为半球形，受检眼位于半球的几何中心，因此在各个角度受检眼与屏之间的距离是相等的，可以用于中央及周边视野的检查。视野计的视标有实体视标和投射光斑两种形式。视野计根据操作方法分为手动和自动两种形式。

在临床工作中被广泛使用的视野计包括平面视野计、弧形视野计、Goldmann视野计以及计算机自动视野计。计算机自动视野计是目前视野检查的主流方法，但是其他类型的视野检查方法在某些情况下仍然不可替代。例如当患者的受检眼无法注视时，使用平面视野计检查则可利用健眼帮助注视。因此在配备有新型视野计的检查室，也不应该放弃其他类型的视野

计。眼科医师应当了解各种视野检查法的特点，根据患者情况选择适合的视野检查方法。

二、用于动态视野检查的视野计

（一）平面视野计（tangent screen）

1. 概述　现今最广泛采用的是Bjerrum屏，常用表面无花纹的黑绒布或无反光黑布制成。视野屏为边长1m或2m的正方形，在其表面标出8个或12个等分的子午线；在离中心5°、10°、15°、20°及25°处做同心圆，在屏的两侧相当于生理盲点之处做出不明显的标记。视屏中心为固视点，以白点表示。检查室内以7英尺烛光照明。常用检查距离为1m。视标直径有1mm、2mm、5mm、10mm等规格。除白色视标外，还有红色和蓝色的视标（图2-102）。

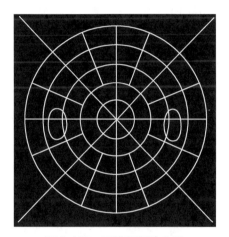

图2-102　平面视野计之屏

2. 检查适应证　用于检查30°以内视野有无异常，主要检查有无病理性的暗点。

3. 检查原理　采用动态视野检查。

4. 检查方法　受检者坐于平面视野屏前1米处，将下颏固定于颏架上，受检眼注视视野计中心的白色固视点，另一眼应用眼罩遮盖。先用适宜的视标，检查出生理盲点的位置和大小。如果查不出生理盲点，则表示施行的检查方法不正确或受检者对检查方法还不了解。此后在各子午线上由中心到周边或由周边向中心缓慢地移动视标，移动速度一般为每秒钟4°，并在视标移动中均匀地做与径线相垂直的轻微摆动，让受检者说出何处看到视标或视标消失，用黑色大头针在视野屏上标出记号。一般情况下应用2mm直径的视标检查中央30°视野。可以根据需要改用大的或小的视标。比如，当应用2/1000视标时不能查到疑有的视野缺损时，可以改用1/1000视标；如果受检者视力太差，用2/2000视标查不出应有的视野缺损时，可以改用5/1000或10/1000或更大的视标。发现暗点后，

要围绕此处反复检查，标出其界限。一般情况下应用白色视标进行检查。如有需要时，可以改用其他颜色的视标进行检查。检查者在检查前应当了解受检者的病情和进行视野检查的原因，预期检查时会出现什么样的视野缺损，在什么部位出现视野缺损的可能性最大，这样可以在进行一般测试之后，再进行重点检查。

当受检眼无法注视时，平面视野计检查可利用对侧健眼来帮助注视。方法：在健眼前带绿色玻璃片，固试点为白色，视标用红色。检查时嘱受检者用健眼注视，则所见固视点为绿色，而让受检者说明红色视标何时"看见"或"看不见"。这种灵活细致的检查，只有在视野屏上才能实现，因此在配备新型视野计的检查室里，这种检查法仍然有用。这种检查法对检查者的要求较高，检查时需要细心和耐心。

5．结果记录 视野屏的结果记录于"平面视野计记录表"中。图2-103为左眼记录表，其左侧为颞侧视野，右侧为鼻侧视野，上方为上方视野，下方为下方视野。视标的位置在图中以度数来表示。视野检查结果中必须记录照明亮度、视标大小、视标颜色、视标与检测眼的距离、检测眼视力、患者状态及配合程度。

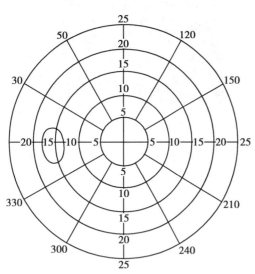

图2-103 平面视野记录表（左眼用）

（二）弧形视野计

1．概述 弧形视野计有简易型与投射型两种。弧形视野计的主要结构包括金属弧板、支架和头额固定架。弧板为宽75mm，半径33cm、长为180°～200°的金属板，表面不反光，可绕水平轴旋转360°。弧的凸面有刻度，中央固视点为0度，即位于弧的转动轴上；周边最大角度为90度。刺激光标的亮度、大小和颜色均可以改变。投射型弧形视野计上附有一个照明管，可向弧板的内面投射椭圆形光点以代替传统光标（图2-104）。

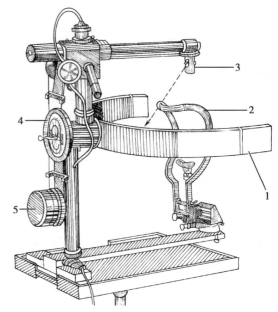

图2-104 用光源作试标的弧形视野计

1．弧板 2．头额固定架 3．光源试标 4．记录盘 5．移动光源的转轮

2．检查适应证 用于周边视野检查。

3．检查原理 动态视野检查。

4．检查方法 在自然光线或人工照明下进行，受检者坐于视野计前，下颌固定于颌架上，受检眼注视视野计弧上零度处的白色固定点，另一眼用眼罩遮盖。选用适宜的视标（常用视标的直径为3或5mm，颜色为白色或红色），从圆弧周边向中心缓慢移动，嘱受检者刚一发现视标或辨出颜色时，立即告知，将此时视标在弧上的位置记录在周边视野表上。将圆弧转动30°或45°后重复上述步骤，直到圆弧转动一圈，最后把各点连接起来，就是该眼的视野范围。改变视标的大小或颜色，重复上述过程可得到不同大小及不同颜色视标的视野范围。

5．结果记录 将检查结果记录在弧形视野计记录表上。用某一视标检查出的视野范围在上述表中用实线描画。不同颜色视标的视野范围也可用不同颜色线条表示，在视野图下方需有明确说明。报告需要记录眼别、视力、照明种类、检查日期、视标的颜色和大小、检查距离等基本信息。

（三）Goldmann视野计

1．概述 Goldmann手动视野计（图2-105）曾经是应用最为广泛的手动视野计，随着计算机自动视野计的广泛使用，目前Goldmann视野计在临床上已经较少使用，但是其设计原理为计算机自动视野计的出现奠定了基础。该视野计的屏为一个半径300mm的半球壳，内壁为乳白色，背景照明匀光，一般为31.5asb，

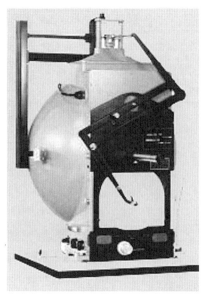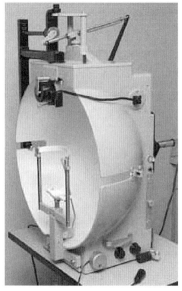

图 2-105　Goldmann 视野计的正面（右）和背面（左）

使视细胞处于明适应状态。视标为投射在背景上的光斑，视标的大小和亮度可以通过视野计背面三个横槽来进行控制。第一个横槽为亮度细调，有 a、b、c、d、e 五档，视标的亮度从 a 到 e 以 0.1 对数单位递增。第二个横槽为亮度粗调，有 1、2、3 和 4 档，视标的亮度从 1 到 4 以 0.5 对数单位递增。第三个横槽为视标大小调节，有 0、Ⅰ、Ⅱ、Ⅲ、Ⅳ 和 Ⅴ 档。通过三个横槽各档位的不同组合，即可以获得一系列刺激强度不同的视标。常用的视标依次为 Ⅰ1e、Ⅰ2e、Ⅰ3e、Ⅰ4e、Ⅱ4e 和 Ⅳ4e。可以通过转动系统在半球形屏上移动视标位置，视标在屏上的投射位置通过定位操纵杆按比例记录在视野记录图上。受试者看见视标时按响信号器以表示"看到"。操作员可以通过 Goldmann 视野计的背面望远镜观察受检者的注视情况，从而在检查中进行有效的调整。

在应用 Goldmann 视野计进行视野检查时首先对背景光和视标等条件做出规定。这些条件一直在新型视野计中应用（表 2-15、表 2-16）。

表 2-15　Goldman 视野计试标大小

	试标面积（mm²）	试标直径（mm）	试标所占视野范围（度）
0	1/16	0.28	0.05
Ⅰ	1/4	0.56	0.1
Ⅱ	1	1.13	0.2
Ⅲ	4	2.26	0.41
Ⅳ	16	4.51	0.8
Ⅴ	64	9.03	1.7

表 2-16　Goldman 视野计试标亮度

试标	亮度（asb）
1e	31.5
2e	100
3e	315
4e	1000

2．检查指征　中央视野及周边视野检查。

3．检查原理　动态视野检查，也可以进行静态视野检查。

4．检查方法　应用 Goldmann 视野计进行动态检查的操作方法基本上同弧形视野计法。结果记录如彩图 2-106（见书末彩插）所示。

三、用于静态视野检查的视野计

（一）Goldmann 视野计

Goldmann 视野计除了可以进行动态检查外，还可以进行静态定量视野检查。静态检查是指在经动态检查后发现的可疑或确定的视野缺损部位所在子午线上，每隔 2°～10° 检查一点，将视野计上的视标调到正常人看不见的弱亮度，显示一秒钟，若被检眼也看不到，则间隔 3 秒钟后再用强一级的亮度显示，依次逐步增加，直到被检眼看见，在记录表上记录此时所用的光强度。

应用 Goldmann 视野计进行静态视野检查甚为繁琐，受检者易感疲劳。有些研究者应用 Goldmann 视野计时将动态检查与静态检查结合起来，有针对性地选择检查范围，用于青光眼的筛查。

（二）计算机静态阈值视野计

1. 概述　随着计算机技术的应用，已经出现了多种型号的自动视野计。Octopus、Humphrey、Oculus 自动视野计是最早推出的自动视野计。我国已经生产出数种自动视野计，应用于临床。Octopus 101（图 2-107）和 Humphrey 750（图 2-108）是最具代表性的产品，其主要技术参数见表 2-17。

计算机静态阈值视野计由视野计主机和计算机两部分组成。主机部分用于患者检查，计算机部分用于检查者设定检查参数及选择检查程序等。

主机部分有一个半球形视野屏。不同型号视野计的视野屏半径不同。视野屏背景亮度均匀，多数视野计采用 31.5asb，有学者认为半暗光背景下更容易查出中心 30° 以内的视野缺损，因此某些视野计背景照明采用 4asb。计算机静态阈值视野计光标出现的位置和亮度由计算机程序控制。光标为投射到背景屏上的光斑，常规检查程序采用标准 Goldmann Ⅲ 号光标（直径 0.432°），低视力程序采用标准 Goldmann Ⅴ 号视标（直径 1.7°）。光标持续时间一般设定为 100ms 或 200ms。光标间隔时间可设置为某一固定值，有些视野计可以根据应答速度改变光标间隔时间以提高工作效率。视野计一般具有固视监测或固视控制功能，多数视野计在固视点下方装有红外电荷耦合器件（charge coupled device，CCD）摄像机，通过与其连接的 LCD 屏幕显示受检者瞳孔位置，部分视野计可以通过移动托架调整瞳孔位置。

视野计主机通过串行口与计算机相连，操作者通过计算机工作界面设定参数、选定程序、监测眼位等，操控视野计主机工作，视野计主机将检查结果传送至计算机，操作者可以查看结果、打印报告。

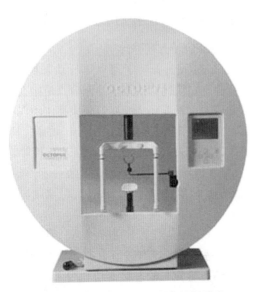

图 2-107　Octopus 101 型自动视野计

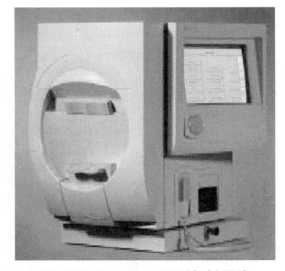

图 2-108　Humphrey 750 型自动视野计

2. 检查指征　中央及周边视野定量检查。

3. 检查原理　静态阈值视野检查。近年来随着视野计硬件结构的改进，不少新型自动视野计也设计了自动动态定量视野检测方法，但应用较多的仍然是静态视野检查法。

4. 检查方法

（1）检查前准备：

1）检查室要求：检查间的空间应当开阔、温度适宜和安静的暗室。

2）基本信息录入：检查前需记录受检眼视力、屈光状态、屈光间质及眼底情况以及可能的诊断。

3）告知：在进行检查前需要确认受检者有能力完成这一检查，并对检查过程和注意事项做详尽的说明。特别需要叮嘱受检者在整个检查过程中要保持注视固视点，这对于检查结果是否可靠至关重要。此外还要告知受检者有些光点会较亮，有些则较暗，无论较亮还是较暗的光点，若感知到均应给予应答。在检查中，受检者可以在任何时刻按"暂停"按钮，暂停检查进行休息。

4）眼罩的选择：完全不透明的眼罩可以有效防止遮挡眼看到较亮的光斑，但是也会使遮挡眼产生暗适应，从而这一眼在稍后接受检查时产生阈值的改变而影响检查结果。因此能够确保遮挡眼不会感知到较亮光斑的半透明眼罩是比较合适的。

5）屈光矫正：检查前需进行必要的屈光矫正，使患者能够清晰地看到注视点。检测 30° 以内范围的视野时可以采用窄边框眼镜进行屈光矫正，检测 30° 以外范围的视野时可以使用角膜接触镜，但不能使用框架眼镜。镜片应当尽可能接近眼球，但应当避免触及睫毛和上睑。当球镜和柱镜度数同时存在时，应通过

表 2-17 Octopus 101 和 Humphrey 750 主要技术参数对比

	Octopus 101	Humphrey 750i
视野屏	半球形屏（半径 42.5cm）	半球形屏（检测距离 30cm）
背景光亮度	4asb（1.27cd/m²）	31.5asb（10cd/m²）
视标		
大小	Goldmann Ⅰ～Ⅴ	Goldmann Ⅰ～Ⅴ
呈现时间	100ms	200ms
最大亮度	1000asb	10 000asb
测量范围	0～40Db	0～40dB
固视监测	专利的固视控制功能 CCD 眼球监视 / 摄像机	Heijl-Krakau 盲点监测法 固视跟踪系统 CCD 眼球监视 / 摄像机
阈值测试策略	NS- 标准阈值（4-2-1dB 阶梯） LVS- 低视力 DS- 动态 TOP- 趋势导向	全阈值（4-2dB） SITA 标准 SITA 快速 FastPac
筛选测试策略		两个区域 三个区域 定量缺损
主要阈值检查程序 名称 - 用途（检查范围）	G1/G2- 青光眼或普通检查（30°/60°） 32- 普通检查（30°） M1/M2- 黄斑检查（4°～10°～26°） N1- 神经眼科检查（4°～26°～70°） D1-糖尿病检查（26°～55°） LVC- 中心低视力检查（30°） LVP- 周边低视力检查（90°）	30-2（30°） 24-2（30°） 10-2（10°） 60-4（30°～60°） 黄斑（0～5°） 鼻侧阶梯（30°～50°）
主要检查方法	白 - 白视野法 蓝 - 黄视野法 闪烁视野法	白 - 白视野法 蓝 - 黄视野法 红 / 蓝 - 白视野法
分析软件	Peritrend 分析软件	STATPAC 分析软件
正常人数据库	具备	具备
打印报告	原始敏感度值 灰度图 偏差数值图 校正偏差数值图 偏差概率图 校正偏差概率图 累计缺损曲线 视野指数	敏感度数值图 灰度图 总体偏差数值图 模式偏差数值图 总体偏差概率图 模式偏差概率图 视野指数

转换使球镜值为最小，例如 +2.50 sph −3.0 cyl × 160°应转化为 −0.50 sph + 3.0 cyl × 70°。

6）双眼检查顺序：常规情况下双眼视野检查的顺序是先右眼后左眼，部分情况下检查顺序需根据需要设定。如果患者是初次检查，应该先检查视功能较好的眼睛，以便患者适应和学习视野检查的过程，使视功能较差眼的视野结果更为可靠。如果患者已经进行过多次视野检查，则应该先检查患眼，此时患者状态较好容易获得可靠结果。

（2）检查过程：自动视野计的检查过程主要由测试策略选择、测试程序选择、测试方法选择以及固视监测四部分组成。

1）测试策略的选择：确定光阈值敏感度的方法称为测试策略。在视野检查中选择何种策略是根据受检者的疾病类型及配合能力来决定的。

①超阈值策略：在测试中，光标的刺激水平是处于视丘看得见的区域来描画视丘的，通常所用的光标刺激水平高于阈值的 4～6dB（图 2-109）。超阈值策略可以对视野中大量位点进行快速检查，可以发现青光眼的 90% 以上的视野缺损。超阈值策略的最简单的形式即单一水平策略中，固定亮度的光标呈现在横跨视野的选择性位置上（彩图 2-109，见书末彩插）。然而，已经知道视丘上距离黄斑中心凹越远的位置上，其敏感度就越下降，因此有可能导致在视野周边部刚好超阈值的光标在检查黄斑中心凹时不能发现相对性小缺损，反之亦然。如果光标在周边部位时能自动变得亮一些，在中央部能自动变得暗一些，那么在检查中应用超阈值水平的光标所得的结果将会接近视丘的正常形状，这一方法可以以相等的敏感度在全视野发现暗点。结果，在全视野经修改的光刺激亮度在发现视野缺损方面要比一个水平的策略更加敏感。这一方法称为梯度 - 适应性超阈值策略（gradient-adapted suprathreshold strategy）（彩图 2-110，见书末彩插）。

应用这种策略的不足之处在于正常受检者接受检查时会有相当大的结果波动，可以大至 10dB，这种波动决定于患者进行检查的可靠程度和一些生理因素。为了解决正常人测试的波动问题，在大多数现代视野计中应用了阈值相关的梯度适应性策略（threshold-related gradient-adapted strategy），在这种策略中确定视丘的真正阈值主要是从视野中央部少量位点来获得的。随后检查的超阈值水平的选择是以这些最初的阈值水平为基础的。对于阈值相关的梯度适应性策略进一步细化是为了获得视野中超阈值刺激没有发现的所有刺激位点的真正阈值。因此在以超阈值检查发现局部视野缺损的地方，也能对视野缺损的深度进行定量。

②全阈值策略：由于超阈值视野检查是以光标的水平稍高于发现光标的阈值水平来测试的，因而出现明显的不足。正好位于估计的视丘位点与超阈值水平之间的早期浅的局限性视野缺损就不能被发现。因此以测量每个刺激位点的阈值来代替超阈值水平的检测将会更加精确地检测视丘。这种检查策略称为全阈值静态视野检查，它不能够采用手动视野检查来实现，而是自动静态视野检查法的一个特征。但是应用这种策略很费时间。典型的超阈值检查可以在 5～10 分钟完成双眼检查，但是完成双眼全阈值检查大约需要 1 小时。

在全阈值视野检查中，需要在全视野所有刺激部位确定光敏感度。全阈值视野检查中呈现刺激的方法采用阶梯法。在视野某一位点上，将一定亮度的刺激呈现给受检者。如果受检者能够看见这一刺激，他就揿压按钮来反应。然后视野计按照事先设定的量，如 4dB 来减少刺激的光强度。按照这样做法来呈现刺激，直至受检者不能够发现刺激。在这一点上，所用的阶梯跨过了受检者检测位点的阈值。然后，以较小的光亮度阶梯，如 2dB 来增加刺激，直至受检者发现刺激。在这时阶梯就两次跨过阈值，作为最终可以看到的刺激记录下来。如果受检者不能够发现第一次所呈现的刺激，最初一步的阶梯就以相反的方向进行，即增加 4dB，直至受检者能够发现，然后再以 2dB 的阶梯减少刺激，直至受检者不能看到刺激（彩图 2-111，见书末彩插）。

视野中每个位点的阈值的生理学性质是它时时会有变动，每天也会有较小程度的变动。在视野检查中，这些阈值的变动分别称为短期和长期波动。为了解决短期波动而精确地测量阈值，检查时所用的光标强度有必要多次跨过检测点的阈值，这样所得到的阈值才能具有更高的精确性。在全阈值视野检查中，由于视野的大量位点需要确定阈值，来回多次跨过阈值的检测很费时间。因此，就采用简易的阶梯法，在每个部位，最多跨过阈值两次。这种方法会导致确定的阈值精确程度不高，它是估计而不是精确地确定阈值。因此，这种阈值的估计也会受到短期波动的影响。

直至目前，大多数常用的自动视野计采用 4-2dB 阶梯法。在这种策略中，首先在视野的四个主要位点估计阈值，每个象限一个，距离黄斑中心凹约为 9°。开始呈现的刺激强度是根据受检者的年龄来确定。初始时，阶梯改变的大小为 4dB，一旦跨过阈值，阶梯的大小改为 2dB。四个主要位点的刺激是随机发生的，每个位点的阶梯的位置是不同的，受检者不能事先估计到下一个刺激的位点。对于大多数视野计来说，最后看到的刺激就是估计的阈值。一旦确定主要位点的阈值，就对邻近主要位点的刺激位点确定阈值。在这些位点，呈现的初始刺激的亮度是由以前主要位点确定的阈值来确定的。

每个随后的阈值估计开放给邻近的刺激位点，这样，刺激呈螺旋形向周边部扩展。因为最小阈值阶梯是 2dB，因此阈值估计的最大误差为 2dB。在 Octopus 视野计中，为了增加阈值估计的精确性，在最后看见和看不见刺激之间以 1dB 进行数学矫正，这称为 4-2-1dB 阶梯法。至今，4-2dB 阶梯法仍被认为全阈值视野检查的"金标准"，因为在应用这一方法进行视野检查时短期波动小，重复性好。然而，当估计全视野阈值时需要呈现大量的刺激，因此需要很长的检查时间（通常为 12 分钟），在检查中受检者需要定期的休息，这样会使结果受到受检者的注意力不集中和疲劳的影响。

③ FASTPAC 策略：为了减少视野检查的时间，并以此来减轻受检者的疲劳，增加受检者在视野检查中的注意力，已经在全阈值视野检查中采用了其他的策略。用于 Humphrey 系列视野计的 FASTPAC 策略应用阶梯大小为 3dB，当刺激跨过阈值一次就终止阶梯检查。开始时，在视野中预计可以看见区域的 50% 试验位点呈现刺激；对于其余的刺激，开始呈现的刺激是在视野看不见的区域。最后看见的刺激就作为阈值记录下来。导致与 4-2dB 策略相比，阈值最大的误差增加到 3dB。只是跨阈值一次也会增加短期波动，结果虽然 FASTPAC 节约了检查时间，但是增加了短期波动和阈值的误差。

④ SITA 的标准及快速检查策略：理想的测试视野的策略应当是既能高度准确地估计阈值，又能尽可能地缩短检查的时间。上世纪 90 年代中期，瑞典的一个研究组为 Humphrey 视野计制定了新的阈值检查策略，使检查时间明显短于标准的 4-2dB 策略所用的时间。这一策略称为瑞典交互阈值策略（Swedish Interactive Threshold algorithms），简称为 SITA，已经有效地替代了 4-2dB 策略的应用。SITA 应用了一个复杂的步骤来估计阈值。在 SITA 中，阈值估计的步骤需要了解视野每个刺激位点的心理学功能的看见频率，视野缺损发生的类型，以及视野邻近位点阈值的相互关联。这些"以前的知识"可使 SITA 构筑正常和异常视野表现的数学模型，而这一模型将被整合到估计阈值的步骤中去，这样可以允许更为精确地选择初始视标的亮度。异常的模型是基于青光眼患者中收集到的阈值信息而确定的，但是它仍然能够成功地适用于其他情况引起的视野缺损。刺激以阶梯方式提供给受检者，他们的反应可以连续地更新视野表现的正常和异常模型，这样可以在计算阈值敏感度选择时尽可能地应用所有可获得的信息来设定新的视标亮度，以便快速地获得阈值结果。与用于视野计的其他阈值策略不同，SITA 可以使刺激呈现的速度适应于受检者的反应时间，这样可以在大多数病例中进一步缩短检查时间。

SITA 在阈值估计中应用了概率的概念。对于某种事件，建立统计学分布或概率模型是可能的。概率机能的形状有一个峰和宽度，它们会根据实验的结果而有所不同。SITA 应用贝叶斯（Bayesian）概率，它可以对阈值的性质做出预测。在任何刺激呈现之前，SITA 就知道正常和异常的视野表现。一旦对阈值做出估计，SITA 就将其加入模型中，确定检查系统应当如何对这一信息做出反应。SITA 应用这种概率对阈值构筑最大的概率（maximum probability，MAP）估计。MAP 估计是对阈值做出的统计学分布。这一分布的高峰代表阈值的估计，分布的宽度代表了对阈值估计的精确度。

可利用的 SITA 有两种形式：SITA 标准策略和 SITA 快速策略，两者之间最主要的区别在于对阈值估计所选择的精确程度的水平。SITA 标准策略设计为与 4-2dB 策略具有相似或更好的精确度，而 SITA 快速策略设计为接近 FASTPAC 策略的精确度。一旦达到事先选择的阈值估计精确度的水平，检查也就终止了。SITA 快速程序适宜用于年轻患者或曾经接受过阈值程序检测后较有经验的受检者。在检查结束时，可以以一个短暂的后处理时期，对视野检查期间所测量的受检者注意力标准加以考虑，一些阈值的估计可能要做修改。在后处理时期结束后，就可以得出供临床评价所用的结果。采用 SITA 标准策略大约只需应用 4-2dB 策略的一半时间（约为 7min）就能完成检查。同样，采用 SITA 快速策略大约只需应用 FASTPAC 策略的一半时间。引入 SITA 策略后，就有可能对患者采用超阈值策略相似的时间来完成全阈值静态视野检查，应用 SITA 快速策略只需 3 分多钟，但是能够提供更多的视野信息，有助于疾病的诊断。

⑤趋势导向策略（tendency oriented perimetry，TOP）：SITA 策略是用于 Humphrey 系列的视野计的。其他视野计制造商也研发了针对减少检查时间而又不丧失阈值估计精确度的策略。TOP 策略已用于 Octopus 系列的视野计。由于视野缺损会有一些常见的类型，如偏盲、弓形缺损等，因此在视野的一些相邻区域会有发生缺损的"趋势"。在 TOP 策略中，在每个刺激位点估计的阈值要调整 5 次，一次是直接的刺激呈现，4 次是根据受检者对呈现在邻近位点的刺激而进行调整。这样在测试过程中，TOP 策略会将所测位点的阈值与周边位点的阈值相关联，从而快速获得测试点的阈值。TOP 策略是最快的视野阈值检查策略，平均检查时间在 2min 左右。在快速检查的同时，TOP 策略仍然保证了检查的准确性，研究显示使用 TOP 策略与标准阈值检查策略检查结果的一致性在 90% 以上。这一策略对于低视力、不能长时间检查的老年人和小孩来说是个非常有效的检查方法。

2）测试程序选择：测试程序的选择根据患者的疾病类型、预期的视野缺损位置及受检者视力情况而确定。Octopus 和 Humphrey 视野计阈值测试程序见表 2-18 和表 2-19。在日常工作中，可以选择其中一种

表 2-18　Octopus 视野计主要阈值测试程序

名称	点数	检查范围	应用
G1/G2 程序	59 点（0°～30°） 14 点（30°～60°）	0°～30°～60°	青光眼检查或普通检查
32 程序	76 点（0°～30°）	0°～30°	普通检查
M1/M2 程序	45 点（0°～4°） 36 点（4°～9.5°） 38 点（9.5°～26°） 14 点（30°～60°）	0°～4°～10°～26°	黄斑及黄斑旁病变、视神经病变等
N1 程序	21 点（0°～26°） 80 点（生理盲点） 54 点（4°～26°） 17 点（26°～70°）	（4°～26°～70°）	神经眼科检查
D1 程序	16 点（0°～26°） 42 点（26°～52°）	（26°～52°）	糖尿病患者中心及周边视野检查
LVC 程序	77 点（0°～30°）	（0°～30°）	中心低视力检查
ST 程序	85（中央 59，周边 26）	0°～60°	青光眼患者筛选 中心和全视野筛查

程序作为默认程序对每一个病例进行检测，可以发现大部分的视野改变，例如 Humphrey 视野计中 30-2 及 24-2 程序以及 Octopus 视野计中 G2 程序均可作为常规检测程序。软件可以预置默认的检查程序，可以让操作者快速的开始检查。

表 2-19　Humphrey750i 视野计主要阈值测试程序

名称	测试点数	测量范围	用途
30-2	76	0°～30°	普通测试、青光眼、视神经疾病、视网膜疾病
24-2	54	0°～24°	普通测试、青光眼、视神经疾病
10-2	68	0°～10°	黄斑疾病、视网膜疾病、视神经疾病、晚期青光眼
60-4	60	30°～60°	视网膜疾病、青光眼
黄斑程序	16	0～5°	黄斑疾病
鼻侧阶梯程序	14	30°～50°	青光眼

3）测试方法选择：白 - 白视野法（W-W）是视野检查和随访检查所采用的标准方法，但是有研究显示一些特殊的视野检查法可以检测出病变早期视野丢失。

①短波长自动视野检查法（short wave length automated perimetry，SWAP）：又称为蓝 - 黄视野检查法（B-Y），是一种新型的视野检查法。将蓝色的视标投射到黄色背景光视屏上。蓝色视标的波长为 440nm，视标为 Goldmann Ⅴ 号视标。黄色背景光的波段宽度为 500～700nm，亮度为 100cd/m²。某些型号 Octopus 视野计和 Humphrey 视野计有此检查模式。

人有两种解剖结构和功能不同的视觉传导通路，将视信号从视网膜传至外侧膝状体。一种称为小神经节细胞（parvocellular）传导系统；另一种称为大神经节细胞（magnocellular）传导系统。前者主要传导彩色、高空间频率、低时间频率（静止）信号，神经节细胞呈线性反应；后者主要传导黑白、低空间频率、高时间频率（运动）信号，神经节细胞呈非线性反应。基于上述理论，SWAP 的黄色背景光用于抑制视杆细胞以及对长波（红色）和中长波（绿色）敏感的视锥细胞；蓝色视标能检查感受短波长（＜475nm，蓝色）的视锥细胞和对此波长敏感的神经节细胞的功能。传导蓝光的神经纤维比传导红光和绿光的神经纤维粗大，青光眼早期首先受损的是传导蓝光的较粗大的神经纤维。此外，传导蓝光的神经纤维亦较少，仅占所有视锥细胞的 5%～10%，代偿功能低，受损后更容易被检测出来。

SWAP 检查的优点包括：①比使用常规自动视野计更早检测出青光眼视野缺损。②能较快预测青光眼视野缺损的进展（图 2-112）。SWAP 检查也存在不足之处，比如检查时间较长、结果的短期波动和长期波动大，人晶状体老化对蓝光散射会明显影响结果等。这些均需进一步的改进。

②闪烁视野法：在视野的不同位点测量临界融合频率（critical flicker frequency，CFF），CFF 是闪烁信号融合成外观呈连续光时的值，单位为赫兹（Hz）。在测试过程中，根据所选策略，每步的闪烁频率从很低（1～5Hz）到非常高（接近 50Hz），受检者通过回答信

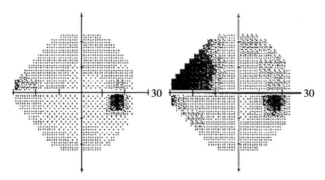

图 2-112　青光眼患者 Humphrey 视野计常规检查结果（左），和 SWAP 检查结果（右，出现鼻侧阶梯）

号看起来是闪烁的还是连续的来获得 CFF 值。闪烁视野检查法可以配置在某些类型常规视野计上，虽然闪烁视野得到阈值要明显快于常规全自动视野计，但它们的阈值及曲线图却非常相似。针对白内障及屈光间质不好的患者，闪烁视野检测的优点就显得尤其突出。

4）固视监测（fixation monitoring）和可靠性监测：患者在整个检查过程中保持固视是检查结果可信的基础，因此固视监测和控制是检查过程中的重要内容。

① CCD 眼球监视 / 摄像机：检查者在整个检查过程中可通过监视器了解患者眼球位置和注视情况，并对患者的可靠性性进行评价，有些设备可以对患者眼球位置予以调整。

② Heijl-Krakau 盲点监测法：在检查过程中，视野计可以在盲点位置周期性投射视标，患者对这些视标有应答则提示固视较差。固视丢失（Fixation Losses）

结果以分数表示，分母为盲点区域投射视标总数，分子为错误应答数。固视丢失参数中错误应答数为 0 的患者可能是由于固视较好，也可能是由于注意力很不集中。高比例的固视丢失需要考虑患者盲点偏位可能。盲点监测法只能够抽查 10% 的检查时间内患者的固视情况，无法完全避免患者因固视丢失而产生的错误检查结果。

③注视追踪（gaze tracking）：注视追踪是在整个检查过程中记录患者注视情况，将实际注视点与正确固视点的偏差情况显示在屏幕和报告里。上升的线条显示每次视标呈现时的固视丢失量，下降的线条预示特定视标呈现时设备不能很好的监测固视方向。

（3）计算机自动视野计检查结果分析报告（图 2-113）：计算机自动视野计的报告应包含如下内容：患者信息、检测参数、可靠性参数、视野检测结果、视野指数。

1）患者信息：包括患者姓名、性别、年龄（或出生日期）、检查日期、眼别、受检眼视力及屈光状态、受检眼瞳孔直径等。其中年龄信息务必准确，因为自动视野计检测过程中初始视标亮度的设定以及对检测结果的分析均建立在与年龄相关的数据库基础上。

2）检查参数：

①检测参数：检测参数包括视标大小、背景亮度、视标呈现时间、检测程序、检测策略、检测方法、检测时长。

②可靠性参数：包括固视丢失、提问次数 / 重复次数、假阳性错误、假阴性错误。

固视丢失（fixation losses，FL）：结果以分数表示，分母为盲点区域投射视标总数，分子为错误应答数。

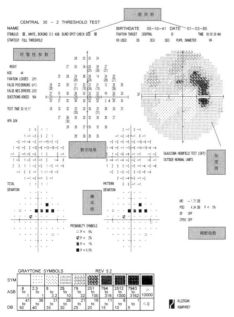

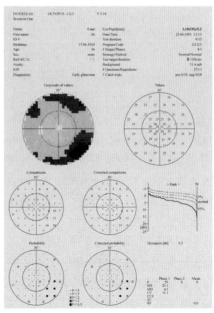

图 2-113　a）Humphrey 视野计打印结果　b）Octopus 视野计打印结果

一般情况下 FL 超过 20% 表示检查结果不可靠。

提问次数 / 重复次数（Questions/Repetitions）：提问次数为一次视野检查的总刺激次数，反映了受检者在确定光阈值时的难易程度。重复次数为眨眼或固视丧失造成的某一亮度的视标重复提出次数。重复次数低于 15 次是可接受的，高的重复率表明注意力不集中。

假阳性测试（positive catch trial）：为了了解受试者未感知到视标但是根据视标出现时的机械声响做出应答的可能性，计算机视野计有比例的出现无光点刺激的机械声，若患者给予应答，则为假阳性反应。假阳性反应多见于焦虑、紧张、不理解、不合作的患者。假阳性错误评分（false positive errors score，FP）的表示形式是患者不正确应答的分数或百分比，FP 超过 15% 即表示检查结果不可靠。

假阴性测试（negative catch trial）：在已建立了阈值的区域呈现一个亮的、受试者一定能感知的光刺激，若患者不予回答，则为假阴性反应。假阴性反应提示受试者注意力分散。假阴性错误评分（false negative errors score，FN）的表示形式是患者不正确应答的分数或百分比，FN 的解释较为复杂，需结合视野缺损的情况。

3）单次视野检查结果：

①数值图：显示了各检测点的实际检测数值，数值图不能快速和直接地解释检测结果，但这些数值是进行视野分析的基础。

②灰度图：灰度图将不同范围的数值用不同灰度或不同颜色表示，可以令视野检测结果直观易懂。灰度图可以显示中、重度的视野缺损，但是常常不能显示有临床意义但较浅的视野缺损，对于中周部无临床意义的敏感性下降则显示突出，因此灰度图不能作为分析视野结果的主要依据。

③总体偏差数值图和总体偏差概率图：总体偏差数值图显示每一个测量点实际测量值和该点年龄段正常值的差异，负值表示敏感度低于同一年龄段正常值。周边视野敏感度的正常范围大于中心，5dB 阈值降低发生在中心视野可能非常有意义，但发生在周边视野则可能在正常变异范围内。总体偏差概率图可显示总体偏差数值的统计学意义，分别按 P<5%、P<2%、P<1%、P<0.5% 概率和相应的符号来表示。总体偏差概率图可显示有统计学意义的视野缺损。

④模式偏差数值图和模式偏差概率图（或校正偏差数值图和校正偏差概率图）：模式偏差数值图显示各测试点总体偏差数值减去普遍敏感度下降均值所得到的差值，可排除白内障或瞳孔小等光路障碍造成的视觉敏感性普遍下降因素，更清晰的显示真实视野缺损。

模式偏差概率图显示模式偏差数值的统计学意义，分别按 P<5%、P<2%、P<1%、P<0.5% 概率和相应的符号来表示，显示排除敏感性普遍下降因素后有统计学意义的局部视野缺损。

⑤累计缺损曲线（Bebie 曲线）：将各测试点缺损值按照缺损深度从小到大进行有序排列所得到的曲线，能清楚的显示缺损的特征和深度。

⑥视野指数：

平均光敏感度（mean sensitivity，MS）：受检区各检查点光敏度的分贝值，主要与年龄有关。20 岁年轻人中央区视网膜敏感度为 35～36dB，而在周边区则为 32～33dB。

平均缺损（mean defect，MD）：各检测点光敏感度与同年龄正常人光敏感度之差的平均值，反映全视网膜光敏感度有无下降及下降的程度，受局限性视野缺损的影响较小。平均缺损的正常值为 ±2dB，MD 值≥2.5dB 显示异常的敏感度下降。MD 值主要用于监测视野变化。

丢失方差（loss variance，LV）：以丢失量减去平均缺损形成丢失方差来描述丢失量围绕平均缺损的离散趋势。当 MD 相当小或者在正常范围内而 LV 表现为异常时，指示视野有局限性缺损。正常值为 0～6dB。

校正丢失方差（corrected loss variance，CLV）：用短期波动值矫正丢失方差，故不受测量误差的影响。必须进行第二阶段的测试，才能获得此值。CLV≥4dB 显示视野异常的不规则性。

短期波动（short-term fluctuation，SF）：必须进行第二阶段测试才能获得此值，显示光敏感度阈值重复测量时的离散趋势。正常短期波动值为 1～2dB。

可信度（reliability factor，RF）：将假阳性和假阴性试验的结果合并起来评价视野检查的可靠性。RF>15% 表示结果不可靠，应重复检查。严重缺损的视野可出现假阴性率升高，也可造成 RF 值升高。

模式标准差（pattern standard deviation，PSD）：相当于 LV，表示受检者视丘形态与同年龄的正常视丘相差的程度，显示局部视野缺损造成的视丘不规则程度。PSD 低表示视丘的坡度较为平滑；PSD 高表示视丘不规则或是由于病人对刺激的反应的变异性大。校正模式标准差同 CLV。

四、其他类型计算机自动视野计

（一）倍频视野计（frequency double perimetry，FDP）

倍频视野计的设计基于视觉倍频现象，即低空间频率（<1cpd）的正弦黑白条栅按一定的时间频率翻

转,当翻转频率增加到 15Hz 以上时,人眼看到的空间频率是原空间频率的两倍(图 2-114)。

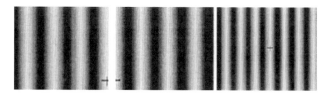

图 2-114 黑白条栅在高时间频率(25Hz)下翻转,其空间频率出现加倍现象

研究表明大神经节细胞的 M_y 亚型传导视觉倍频现象。M_y 细胞占所有大神经节细胞的 15%～25%,其神经纤维粗大,在青光眼早期既出现损害,倍频视野计能够发现早期青光眼视野缺损。因为大细胞的神经纤维传导低对比度和运动的刺激信号,检查室照明情况、瞳孔大小以及 6D 之内的屈光不正对倍频视野检查均无影响。

目前用于临床检查的倍频视野计是由美国 Welch Allyn 公司设计、由美国 Zeiss 公司生产。受检眼注视视屏中央的黑色固视点,见到条栅时,受检者按下应答,检查 20°～30° 中央视野,分为 17 或 19 个视野检测区。除注视中央区检测视标为直径是 5° 的圆外,其余视标为 10° 的正方形,视标显示时间为 720ms,条栅的空间频率是 0.25cpd,闪烁频率是 25Hz,平均亮度是 50cd/m²(图 2-115、图 2-116)。

（二）高通分辨视野计(high-pass resolution perimetry,HPRP)

高通分辨视野检查法是瑞典学者 Frisen 设计的,由瑞典的 HighTech Vision 公司生产。HPRP 运用特殊设计的环形视标测定周边视觉空间分辨率,反映视网

膜小神经节细胞的功能和数量(图 2-117)。环形视标出现在计算机监视器的屏幕上,其平均对比度于监视器背景一致,并且保持恒定,不随环形视标的大小改变。由计算机产生的视标经过“高通频”滤过,所有的低空间频率信号被滤掉。这种技术形成的刺激信号称

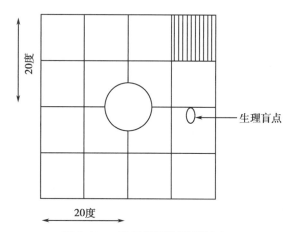

图 2-115 倍频视野计视野检测区

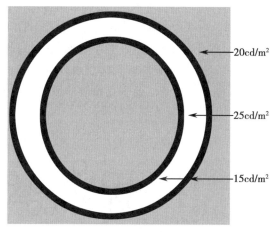

图 2-117 高通分辨视野检查之试标

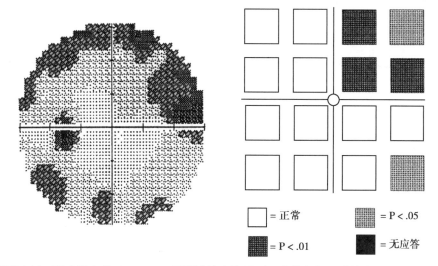

□ = 正常　▨ = P < .05
▨ = P < .01　■ = 无应答

图 2-116 青光眼患者 Humphrey 视野计检查结果(左)和倍频视野计检查结果(右)比较

为"消散视标（vanishing optotype）"，如果视标不能被识别，视标就不能被看见。这就避免了检查视力出现的"能够看见，但不能认出是什么"的情景。某一视网膜区域神经节细胞越密集，其分辨率就越高，小的视标就能被发现；神经节细胞越稀疏，其分辨率就越低，大的视标才能被发现。HPRP 视野的阈值为分辨率，检测中央 30° 视野的 50 个点。因青光眼患者在早期就有神经节细胞丧失，其视网膜分辨率下降，高通分辨视野检查则能在常规视野检查发现异常之前检出早期改变。该检查方法阈值变异小，用于追踪随访，可较真实地反映视野进展和改变（图 2-118）。表 2-20 列出了 SWAP、FDP 和 HPRP 三种新型视野检查法的比较。

（三）自动瞳孔视野检查法（automated pupil perimetry）

不同的光刺激将引起不同程度的瞳孔反应。自动瞳孔视野计将红外线录像系统用于瞳孔的图像记录并与自动视野计相结合，选用特定的背景光、视标及视野检查程序，测量瞳孔受视标刺激后的动态变化。完成检查后经计算机分析处理，可得到每个视标位置瞳孔对光反射的潜伏期和瞳孔收缩振幅。结果打印的方式与自动视野计结果相同，除数字图外，还可转换为灰度图。自动瞳孔视野检查只需患者保持良好的固视，不像其他视野检查法要求受检者的应答，检查时间也大大缩短，因此更容易被接受。

五、粗测和筛查视野缺损的方法

用于粗测和筛查视野缺损的视野检查方法有对照法、Snellen 表法及 Amsler 方格表法。对照法不需要使用特殊设备，以检查者的视野范围作为对照，用于在床旁粗测患者的视野情况。Amsler 方格表用于筛查黄斑病变或累及乳头黄斑束病变造成的中央视野缺损或中央区视物变形。

（一）对照法（confrontation）

1. 适应证　用于粗略了解视野范围有无异常。本法简单易行，但准确性较差。

2. 方法　检查者与被检者相对而坐，相距约 50cm。两眼分别检查。检查右眼时，让被检查者用眼罩遮盖左眼，检者闭合右眼，两人相互注视，眼球不能转动。然后检者伸出不断摆动的食、中二指，在被检者与检者的中间同等距离处，分别在上、下、内、外、左上、左下、右上、右下等八个方向，由周边向中心缓慢移动，如果两人同时见到手指，说明被检者的视野是正常的；如果被检者比检者发现手指晚，则说明被检者视野小于正常。由此检者根据自己的视野（必须是正常的）对比出被检者视野的大概情况。

（二）Amsler 方格表检查法

早在 19 世纪，眼科学的书籍中就记载了用线条和方格记录和描述患者中心视力的异常。20 世纪中期，

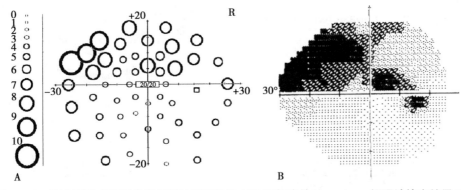

图 2-118　青光眼患者高通分辨视野计检查结果（左）和相应的 Humphrey 视野计检查结果（右）

表 2-20　三种新型视野检查法比较

	SWAP	FDP	HPRP
神经节细胞	小细胞，Ⅰ型	大细胞，M_y 型	小细胞，Ⅱ型
试标	440nm 蓝光	黑白条栅，0.25cpd	环形
阈值	光敏感度	空间对比敏感度	分辨率
优点	早期青光眼检测	早期青光眼检测 检查时间短（2～4分钟/眼）	早期青光眼检测 检查时间短（5～6分钟/眼）
缺点	检查时间长（14～18分钟） 易受屈光间质影响	缺少对正常人，疑似青光眼及青光眼 长期随诊研究	易受屈光间质影响 缺少长期随诊研究

Mac Amsler 设计的方格表得到了广泛的应用。它可以检测 10° 范围内中心视野。本法方便、迅速、灵敏，患者可以自测，了解病变进展情况。

1. 适应证 怀疑黄斑部病变引起的视野改变时。

2. Amsler 表介绍 Amsler 方格表（图 2-119）是在一块 $10cm^2$ 黑色纸板，用白色线条分为 5mm 等宽的小格子，几何中心处白色圆点作为注视点。方格表置于患者眼前约 28～30cm 处，整个表格相当于中央 20° 视野，每小格相当于 1°，方格表在视网膜上的投射位置如图 2-120 所示。

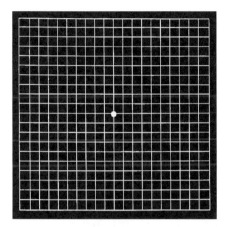

图 2-119 Amsler 方格表

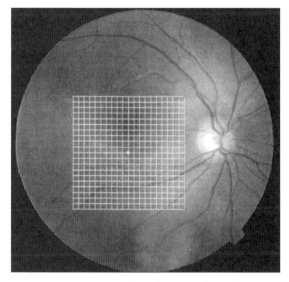

图 2-120 Amsler 方格表在视网膜投射部位

3. 检查方法 检查时在自然光线或灯光下，受检者持 Amsler 表于眼前 30cm 左右，遮盖没有检查的对侧眼。检查前不要检查眼底或散大瞳孔。检查过程中询问被检者如下问题：

①能否看到中央白点？（目的是了解有无中心暗点）

②能否看见整个检查表？（目的是了解有无暗点）

③哪些格子看不见？（目的是了解有无绝对性暗点）

④哪些格子前有一层纱幕？（目的是了解有无相对性暗点）

⑤在注视点和缺损之间留有多少小方格？（目的是为了确定暗点位置）

⑥所有格子是否均为正方形？（目的是了解有无视物变形）

⑦线条有无震动、变色及闪光？（目的是了解有无暗点的变色、闪光现象）。

询问后让患者直接在小格上用铅笔描出弯曲变形的形态，检查者可在与检查表相似的纪录纸上记下结果。

4. 结果分析 通过上述个问题，根据受检者的回答可以得到明确的检查结果。

第三节 视野缺损的分类和定位

视野报告所显示的视野缺损位置是以受试者的角度显示的，而眼底检查的病损位置是以检查者的角度显示的，因此直接检眼镜下视觉神经元及视神经纤维损伤的位置与视野检查报告的视野缺损的对应关系是以水平线为轴翻转 180 度，如彩图 2-121 所示（见书末彩插）。

根据发生的部位，视野缺损可以分为三种类型，即单眼视野缺损、双眼视野缺损以及交界性视野缺损。单眼视野缺损一般由视网膜脉络膜的病变或视神经的病变引起。双眼视野缺损即视觉通路中单个或多个病灶导致双眼均出现视野缺损，通常见于视交叉及以上视觉通路的病变，也可见于双眼发病的视网膜脉络膜病变及视神经病变。交界性视野缺损由视交叉和视神经交界处的病变或者视交叉和视束交界处的病变引起。

根据程度，视野缺损可以分为绝对性暗点和相对性暗点。绝对性暗点即改变视标的大小、亮度和颜色均存在的暗点。相对性暗点即视觉敏感度部分降低的区域，增加视标的刺激强度可以消失的暗点。

一、单眼视野缺损

1. 局限性视野缺损

（1）中心暗点（central scotoma）：位于注视区的暗点称为中心暗点，是黄斑部病变或侵及乳头黄斑束的病变所引起的视野缺损。根据视野缺损程度可分为相对性中心暗点和绝对性中心暗点。相对性暗点是由黄斑区神经纤维层水肿引起的（图 2-122）。绝对性中心暗点是由黄斑部深层或浅层神经元细胞出现器质性病理改变造成的。

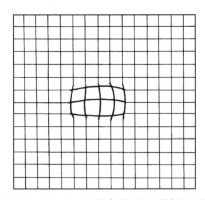

图 2-122 Amsler 方格表发现相对性中心暗点
见 Amsler 方格表中央方格不正,格子大小不匀,明线条发暗

（2）中心 - 盲点暗点：暗点范围包括生理盲点及注视点,也称为"哑铃状暗点"。中心 - 盲点暗点见于视网膜睫状动脉阻塞以及视神经营养性或中毒性病变,如烟中毒。

（3）楔形暗点（wedge-shaped scotoma）：楔形暗点尖端指向生理盲点,可以不与生理盲点相连,是视乳头鼻侧神经节细胞及轴突发生病变的表现。可见于视网膜中央动脉或者静脉鼻侧分支阻塞、视网膜鼻侧纤维束的缺损、视乳头鼻侧病变等。根据病变的范围和深度不同,楔形暗点的可有不同。

某些视路的病变也可以形成楔形暗点,但视网膜脉络膜疾病形成的楔形暗点多为单眼,且尖端指向视乳头,视路疾病形成的楔形暗点多为双眼且尖端指向注视点,可予以区别。

（4）弧形暗点和旁中心暗点（arcuate scotoma）：从生理盲点伸出向鼻侧呈弧形绕过注视区的暗点,是视乳头颞侧神经节细胞及神经纤维发生病变的表现,旁中心暗点是弧形暗点的早期表现。弧形暗点和旁中心暗点见于青光眼、视网膜分支动脉阻塞、视乳头埋藏玻璃膜疣、视乳头局限缺血性病变、视乳头先天性缺损等。根据病变的范围和程度,弧形暗点可有不同的表现。有些弧形暗点不与生理盲点相连,可能是由于部分视乳头至黄斑之间的纤维经行视乳头鼻侧缘而未受病变侵犯。

（5）环形暗点（annular or ring scotoma）：暗点为完整或不完整的环,围绕注视点,一般不与生理盲点相连,常见于 15～30° 之间视野。典型病变为视网膜色素变性（图 2-123）。早期环形暗点可为不完整的环,易与青光眼或其他弧形暗点混淆,通过是否与生理盲点相连可加以鉴别。此外,无晶体眼使用眼镜矫正时进行视野检查也可出现环形暗点需要加以注意。

（6）象限型缺损（quandrantopsia）：视野中以垂直半径及水平半径为界,占视野一象限的缺损,象限缺损

的尖端指向生理盲点。常见于视网膜分支动脉阻塞。

（7）水平偏盲型暗点：视野的一半缺损,其缺损的内界以通过注视点的水平中线为界,见于视网膜动脉的上支（或下支）发生供血障碍（图 2-124）。

（8）生理盲点扩大：视乳头水肿使视乳头的轴突肿胀而将视乳头周围的网膜视觉细胞往外推开,阻碍光线而致生理盲点扩大（图 2-125）。

2．弥漫性阈值降低 弥漫性阈值降低是指在全部位点光标的亮度高于正常范围才能被感知,见于屈光不正和屈光间质混浊,也见于视网膜神经元细胞弥漫性损伤以及一部分视神经疾病如视神经脱髓鞘、外伤或视神经血供异常。

二、双眼视野缺损

发生于视交叉及以后视路的病变通常产生双眼视野缺损。常见的双眼视野缺损的形式为偏盲,即以通过注视点垂直中线或水平中线为界的半侧视野缺损。根据双眼发生偏盲的方向分可为双颞侧偏盲、双鼻侧偏盲、同名偏盲。常见的双眼视野缺损及定位见图 1-297 中 3～12。

1．双颞侧偏盲 双颞侧偏盲是指通过注视点的垂直中线为界线的双眼颞侧视野缺损,是双眼鼻侧交叉纤维受损的表现。双颞侧偏盲常见于视交叉位置的病变（图 1-297 之 3）。

2．双鼻侧偏盲 以通过注视点的垂直中线为界线的双眼鼻侧视野缺损,是双眼颞侧不交叉纤维受损的表现。双鼻侧偏盲常见于视交叉双外侧同时出现的病变。

3．双同向偏盲 双眼同为左侧或者同为右侧的视野缺损,常见于视束及以上的视路部分或者全部视纤维受损（图 1-297 之 4～12）。根据病变位置和范围不同,同向偏盲可表现为各种形式：

（1）完全性（complete）：完全性偏盲是指以垂直中线为界线,包括注视点在内的半侧视野全部缺损,是视束及以上的视路全部视纤维受损的表现（图 1-297 中 4、5、8）。不完全性同向偏盲指半侧视野部分缺损,是视束及以上的视路部分视纤维受损的表现（图 1-297 中 6、7、9、10～12）。

（2）可重性（congruous）：偏盲根据双眼缺损的范围是否完全一致分为"完全可重"以及"不完全可重"两种。一般在外侧膝状体以前的视路如视束的病变"不完全可重"（图 1-297 中 4、6～8）,而外侧膝状体以后视路如视放射和距状裂的病变"完全可重"（图 1-297 中 9～12）。

（3）黄斑回避（macular sparing）：中央 5° 左右视野

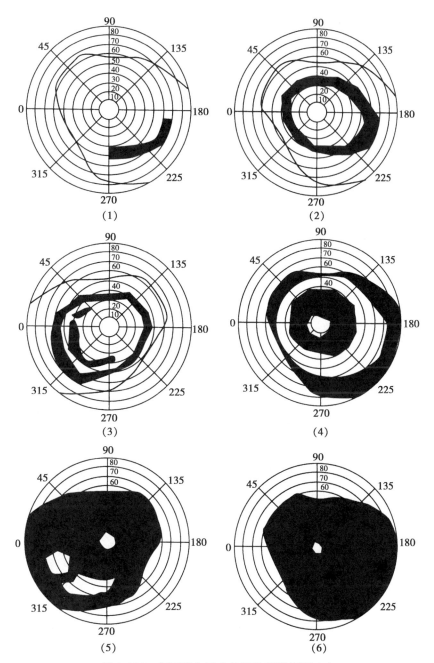

图 2-123　视网膜色素变性的进行性视野改变

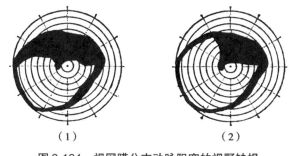

图 2-124　视网膜分支动脉阻塞的视野缺损
（1）下支动脉阻塞，上半视野缺损　（2）颞下分支动脉阻塞，
鼻上方视野缺损

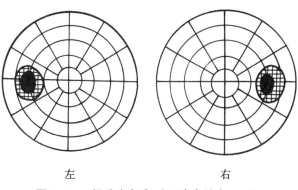

左　　　　　　　　右
图 2-125　视乳头水肿，生理盲点扩大（双眼）

不受累的同名偏盲称为黄斑回避（图1-297中9、11），见于枕叶皮质的病变。

（4）颞侧月牙形视野缺损/回避（defect/sparing of temporal crescent）：在正常视野中，颞侧视野范围大于鼻侧，超出的部分为颞侧周边一月牙形区域。当发生同名偏盲时，可能留下颞侧月牙区没有缺损称为颞侧月牙形视野回避（图X中11，第一卷第四章图5中11）；或者两眼视野重叠的部分无明显改变，而只在一眼的颞侧周边月牙形区域出现缺损称为颞侧月牙形视野缺损（图1-297中10）。

三、交界性视野缺损

1. 视神经和视交叉交界处病变　可出现视神经受损导致的同侧单眼盲，合并对侧眼下方交叉纤维受损导致的对侧眼颞上象限偏盲（图1-297中2）。

2. 视交叉和视束交界处病变　可出现视束受损出现的双颞侧偏盲，合并对侧眼上方交叉县委受损导致的对侧眼颞下象限偏盲。

第四节　视路各段常见病变的视野缺损

一、视网膜脉络膜病变所致的视野缺损

1. 黄斑部病变　发生于黄斑部的疾患，如黄斑部疾患，如年龄相关性黄斑变性、近视眼黄斑变性、黄斑裂孔、日蚀性视网膜灼伤、中心性浆液性视网膜脉络膜病变以及高血压、糖尿病等视网膜病变累及黄斑区时，均可以出现中心暗点。

早期的黄斑部病变表现为视物变形和稀薄的相对性中心暗点，即患者虽然中心视力接近正常，眼底也可以没有发现明显的病变，但是其仍能主观感觉到视物有些异样，感到眼前蒙有一层薄纱，或者好似有分泌物挡住眼前。一般的视野检查法可能查不出视野缺损，但是用Amsler表进行检查，可以发现视物变形和相对性中心暗点。

日蚀性视网膜灼伤时可发生中心暗点。当观察日蚀时如无适当保护，事后患者常自觉视野中有暗点。检查时发现中心视力尚佳。眼底检查可以发现黄斑部有程度不等的病变，包括中心凹光反射弱、模糊，周围呈暗棕色，有渗出，出现大小不一的黄灰色点，形状可为圆形、横卵圆形或半月形。视野呈一很小的阳性中心暗点，直径少有大于1°者。这种暗点多为相对性，可能为暂时的，但多为永久的。在暗点周围常有一区域对颜色视标呈不清楚的相对性或绝对性缺损（图2-126）。

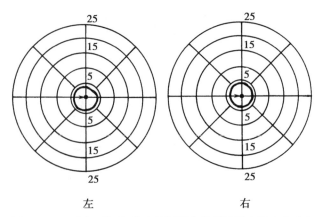

左　　　　　　　　右

图2-126　观看日蚀后，发生视网膜灼伤所致的小型中心暗点

较晚期的黄斑部疾患患者常常有绝对性中心暗点，这是由于黄斑部深层或浅层受到器质性病理改变所致。

2. 视网膜色素变性　典型表现为赤道部环形暗点。环形暗点在视野的25°～30°范围，围绕注视点，不与生理盲点相连。视网膜色素变性随病变进展可表现出不同形式，早期为不完整的环，可与青光眼或其他弧形暗点混淆，晚期视野为向心性缩小（见图2-123）。

3. 视网膜中央动脉阻塞　视网膜分支动脉阻塞常在相符于它供养的视网膜范围发生视野缺损。若某一大分支发生阻塞，将会出现象限型视野缺损，象限的尖端指向生理盲点。如果在颞上（下）支发生阻塞则出现鼻下（上）方弧形的视野缺损，以水平中线为界，常常半分注视区，这一点与青光眼视野改变中的弧形缺损不同。若视网膜动脉的上半支（或下半支）发生供血障碍则视野将发生下半（或上半）水平偏盲型视野缺损（见图2-124）。

4. 睫状视网膜动脉阻塞　睫状视网膜动脉是视网膜动脉的一小分支，阻塞时可出现一乳头至注视点的暗点。若视网膜分支动脉阻塞而它仍供血时，可在发生的象限型缺损的尖端出现一小块完好的视野。

二、视神经常见疾病所致的视野缺损

1. 视乳头水肿（见图2-125）　视乳头水肿使视乳头的轴突肿胀而将视乳头周围的网膜视觉细胞往外推开，加之附近网膜有水肿，阻碍光线而致生理盲点扩大。水肿有时伸往黄斑区，而发生盲点扩大合并中心暗点，成为"盲点至注视点"的哑铃状暗点。

2. 缺血性视乳头病变的视野缺损（图2-127）　当供养视乳头的后睫状动脉分支内灌注压失调，而使所供的视乳头部位发生缺血，表现为主观感觉眼前有一片模糊，检眼镜检查可以发现视乳头局限性轻度水肿，视野检查出现由生理盲点伸出的一短的弧形束状暗

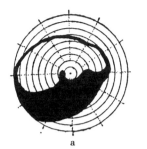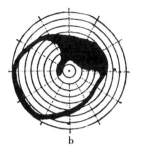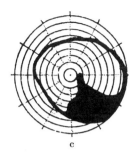

图2-127 典型的缺血性乳头病变的视野改变

点,绕过注视区,再连一大片视野缺损,缺损可占约一象限大小,但不以正中线为界,若两个相似的缺损发生,可占约半个视野,3~4个象限样缺损可使视野只留中央部位,而呈"管视"。

血压过低,如失血、休克、无脉症等或眼压突然增高可以引起眼灌注压过低,小血管本身的病患如高血压动脉硬化、糖尿病、重度贫血、红细胞增多症、高血脂,以及视乳头病变如视乳头玻璃疣或肿块、视盘血管炎等疾病均可合并发生缺血性乳头病变,因此缺血性视乳头病变的视野缺损也可在这些疾病中出现。

3. 球后视神经病变 球后视神经病变包括发生在视乳头至视交叉之间的病变,包括血栓、炎症、肿瘤、外伤以及中毒等,可以引起多种形式的中心暗点。

(1)中心暗点:是球后视神经病变最为常见的视野缺损类型(图2-128)。眼底检查见不到黄斑部病变,而视野呈现中心暗点者常为视神经病变。急性发病者,中心视力下降,瞳孔传入阻滞,见于球后视神经炎以及多发性硬化、急性酒精中毒等。慢性发病者,一般多因中毒性,如慢性甲醇中毒、乙胺丁醇、铅中毒、二硫化碳中毒、碘化物中毒,甚至毛地黄、氯霉素、链霉素、巴比妥及磺胺类常用药物也可发生中毒而出现中心暗点。

(2)与生理盲点相连的中心暗点:因其形状也称之为"哑铃状暗点"(图2-129),是视神经中毒性疾病典型的视野缺损。暗点略呈椭圆形,常涉及双眼或一眼较重;视力明显逐渐下降,暗点的鼻侧边缘呈圆形,越过正中垂直线5°~6°,暗点的上下界在颞侧越过生理盲点,暗点之中有1~2个较浓的缺损区域(即在较大

的视标或较强的刺激之下,此两区域仍为暗点)称为暗点中的"核"。经过治疗后,病情可以显著好转,视力增进,暗点缩小,有时只留下此"核"。

(3)大中心暗点:这类大的中心暗点可至30°左右。由于一般视野屏只包括中央25°~30°范围,因此无法查得,常常需用包括周边的视野检查才能检查出来。

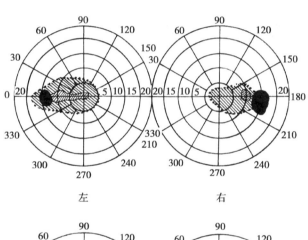

左　　　　　　　右

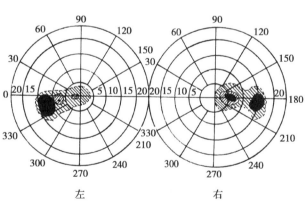

左　　　　　　　右

图2-129 两例烟中毒性弱视的典型视野缺损

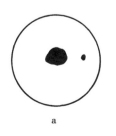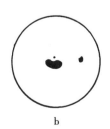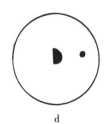

a　　　　b　　　　c　　　　d

图2-128 多种型样的中心暗点

Leber 遗传性视神经病变常表现为此类中心暗点（图 2-130）。该病通常于 10～20 岁发病，先一眼视力进行性下降，很快另眼也发病。初起时视乳头充血、水肿，几周后逐渐出现视神经萎缩。患者有大的中心暗点，大至 30°～40°，并且在某个方位暗点可伸至视野的周边，最常见伸在鼻上象限。个别患者的中心暗点可以"开窗"，留下正中 3° 左右的视野，视力可提高。

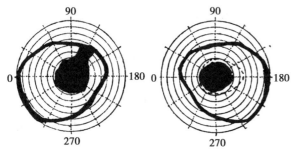

图 2-130 Leber 家族性遗传性视神经病变，表现出较大的中心暗点；有时暗点伸至周边

三、视交叉部病变所致的视野缺损

在视交叉前后左右上下不同位置上的病变可产生各种不同类型的视野改变。

1. 视交叉中部的病变（图 1-317 中的 1） 视交叉中部病变可造成双侧黄斑交叉纤维损伤，表现为双眼颞侧偏盲型中心暗点，通常见于影响视交叉血管供血的病变。当头部外伤时，如发生头颅前后受挤压，视交叉可发生自前至后的撕裂伤，导致两眼的交叉纤维完全受伤，而产生完全的双眼视野颞侧偏盲。

2. 视交叉前角两视神经之间的病变（图 1-317 中 3） 如果病变稍偏一侧，则首先有同侧眼的视野颞侧偏盲，即所谓"交界处暗点"（图 2-131A）。继之，同侧眼可出现中心暗点，再有对侧眼的视野颞侧偏盲。到了末期，则同侧眼全盲，对侧眼颞偏盲。这是因为病变先损伤两个视神经起端的内侧，然后再损伤同侧视神经的全部（图 2-131B）。

3. 视交叉前方外侧的病变（图 1-317 中 4） 当病变在视交叉前方的外侧，则同侧眼的不交叉纤维及来自对侧在视交叉前部交叉的纤维遭受侵犯，以致发生同侧眼的鼻侧偏盲，对侧眼的颞侧视野上方发生小部分缺损，而呈不相等的同名偏盲。至末期则同侧眼呈全盲，而对侧眼呈不完全的颞侧偏盲。

4. 视交叉后角的病变 如果病变是在视交叉的后角，则可以侵及双眼黄斑的交叉纤维，出现双颞侧偏盲型中心暗点（图 2-132）。

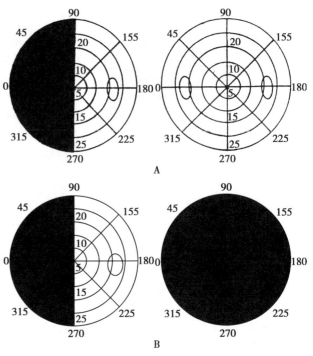

图 2-131 交界处暗点

A. 同侧眼颞侧偏盲，另眼正常 B. 同侧眼全盲，对侧眼颞侧偏盲

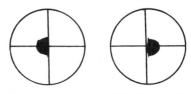

图 2-132 视交叉中部后角病变所致的双眼颞侧偏盲型中心暗点

5. 当视交叉后角偏内侧的发生病变 在这种情况下（图 XX 中 5，第一卷第四章图 15 中 5），其对侧眼颞侧首先发生偏盲，继则来自同侧眼而不交叉的纤维亦被侵及，以致同侧眼呈现鼻侧视野缺损（图 2-133）。

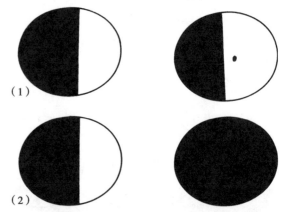

图 2-133 视交叉后角偏一侧的视野缺损起始为同名偏盲，继则一眼的另半视野出现缺损

6. 视交叉后角外侧的病变（图1-317中6）　如果病变是在视交叉的外侧偏后，则病变侵犯视交叉同侧不交叉纤维和同侧上方交叉纤维，以及对侧下方的交叉纤维，从而产生一种非典型的视野改变，即同侧眼的鼻侧及颞下象限视野缺损、对侧眼颞上象限视野缺损（图2-134）。

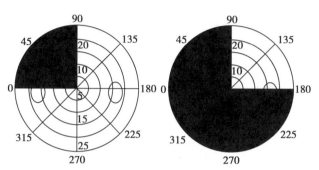

图2-134　病变位于视交叉右侧偏后，所产生的视野缺损位于右颞下象限、左颞上象限及右鼻侧

7. 视交叉两侧的病变　双眼视野鼻侧偏盲常常是因为视交叉病变所致（图2-135）。一般必须同时有两个病变在视交叉的两侧侵及两眼不交叉的纤维，才产生此种现象。有时也可能病变（如血管瘤）是在视交叉的一侧，推挤视交叉将其抵触于对侧内颈动脉上，而产生双眼视野鼻侧偏盲。在临床上，双眼视野鼻侧偏盲很少见。例如血管硬化的末期，两侧内颈动脉可能同样硬化而压迫视交叉的两侧；或因视交叉附近发生炎症，但视交叉的中央部尚未被波及；或因第三脑室扩大，推挤视交叉或视神经向下向外，使其被压于两侧内颈动脉上；或因垂体肿瘤推挤视交叉或视神经往上，使其被压于两侧内颈动脉或大脑前动脉上。

图2-135　双眼鼻侧偏盲

8. 视交叉下方的病变　视交叉下方为蝶鞍区，蝶鞍区附近的病变常导致双颞侧视野发生缺损，而缺损的尾端总终止于垂直正中线。最常见为垂体腺瘤，再则脑膜瘤、血管瘤、颅咽管瘤等等。很少为炎症引起。

视交叉部下方病变以垂体瘤为例，其视野损害发展有一定规律。视野改变先发生在颞上方再往颞下伸延，使颞半视野呈偏盲型，右眼顺时针，左眼反时针方向发展，最后留下鼻上方一小块视野。部分患者不沿此发展规律，而首先出现一弧形束状暗点，此暗点可

与生理盲点相连，或在生理盲点以内，逐渐一束一束地暗点增多，束状暗点尾端均终止于视野的正中垂直线使叠加的弧形暗点变为偏盲型（图2-136，图2-137）。

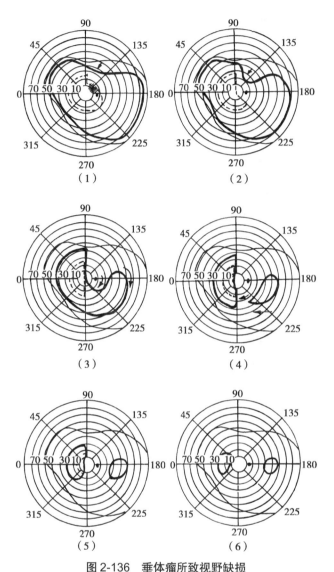

图2-136　垂体瘤所致视野缺损
双颞上→双颞下→双鼻下→最后留有鼻上方"小岛"状视野一块（传统的认识）

9. 视交叉血供异常　微腺瘤等鞍内肿物尚在鞍隔以下，对视交叉本身并未造成压迫或牵扭，但也可引起视功能障碍，表现为视野双颞侧缺损。在病变去除后，视野迅速恢复正常，某些妇女妊娠时。视交叉中部后方的毛细血管与下丘脑的毛细血管有着密切的吻合，所以视交叉中部前方的毛细血管网较中部后方的更薄弱，使排列在中部前方的双鼻下视网膜纤维更易受到损害，因此，许多患者早期往往表现为双侧颞上象限视野缺损。

经应用血管墨汁灌注、血管铸型后扫描电镜观察等方法，对视交叉的动脉、静脉及毛细血管等进行了

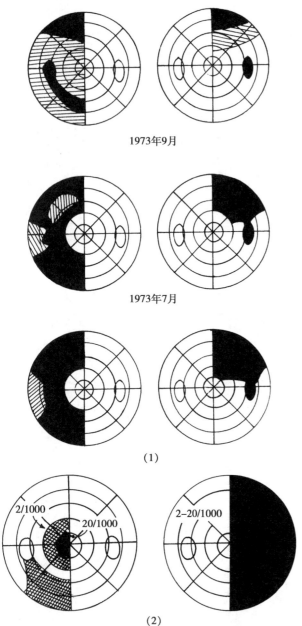

1973年9月

1973年7月

(1)

(2)

图 2-137 垂体瘤所致视野缺损,可以首选为一偏盲型弧形束状暗点,束状暗点逐渐增多增宽,叠加成颞侧偏盲[(1)及(2)]

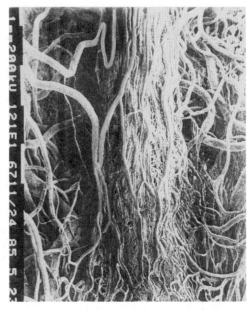

图 2-138 视交叉下组动脉主要来自垂体上动脉及后交通动脉,二者在漏斗周围互相吻合成网,每支动脉分为上下两支,一支供视交叉下面,一支往下供漏斗和垂体

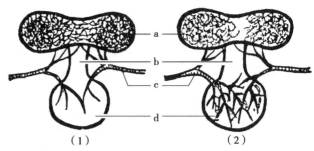

图 2-139 (1)视交叉与垂体正常的供血状态 (2)垂体增殖性病变时,高灌注状态,影响了视交叉的供血
a. 视交叉 b. 漏斗 c. 视交叉下方小动脉

研究,发现视交叉中部存在一个微循环的薄弱环节,后者是造成视神经交叉纤维易发生供血障碍的真正原因。供应视交叉下方的血管是来自垂体上动脉和漏斗动脉的分支,垂体漏斗与视交叉下方由共同的血管分支供应(图 2-138)。当垂体发生肿瘤时,它的血流量远超出正常。垂体局部这种高灌注血流状态借助共用血管"窃走"了大呈血流。虽然视交叉的毛细血管是相互吻合成网的,但由于视交叉整个供血量因肿瘤的"窃流"或干扰而大为减少,使中部微循环的薄弱环节首先缺血,导致视交叉中部的交叉纤维供血障碍(图 2-139),表现出具有特征性的双颞侧视野缺损。

在视交叉中部这个微循环薄弱环节中,各部位的薄弱程度不尽相同,所以视交叉功能障碍可以表现为不同部位、不同程度的双颞侧视野缺损。视交叉中部后方的毛细血管与下丘脑的毛细血管有着密切的吻合,所以视交叉中部前方的毛细血管网较中部后方的毛细血管网更为薄弱,使排列在中部前方的双鼻下视网膜纤维更容易受到损害,因此许多患者早期往往出现双侧颞上象限的视野缺损。

10. 其他视交叉病变的视野改变 视交叉附近的病变也可能产生双眼水平偏盲,这可能为双眼上半或下半的偏盲。有时一眼上半另眼下半象限盲,可称"跷板样"视野缺损(图 2-140)。视交叉附近的病变有时只损害黄斑乳头纤维束,而呈现中心暗点。有时视交叉病变所致的视野缺损并发功能性的视野改变。有时暗点在视野的中间部位;有时中心暗点非常大而周边视野仍正常。

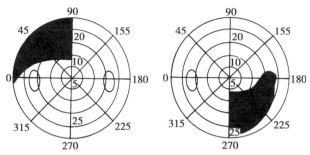

图 2-140　颞侧偏盲，一眼缺损在上方，另眼缺损在下方，呈"跷板"状

四、视交叉以上视路病变所致的视野缺损

视交叉以上的视路中，一侧的病变均将产生两眼对侧半视野的缺损，称为同名偏盲，也称同侧偏盲或同向性偏盲。因此双眼的同名偏盲，意味着视交叉以上视路的病变，可能是肿瘤、血管瘤、血管病变、炎症或外伤等引起。

由于从视束起端往后经过外膝状体、视放射、到视皮层，视纤维在各段有其特殊的排列，故各部段的病变所发生的两眼的同名偏盲，有它特殊的形态。有的同名偏盲占上下两个象限，有的仅占一个象限，有的会出现数处同名偏盲。

（一）同名偏盲

1. 完全的双眼同名偏盲（图 2-141）　用不同大小的视标进行检查，两眼同一侧视野完全缺损，这是视交叉以上视路病变均可以发生的视野改变，很难具有定位意义。

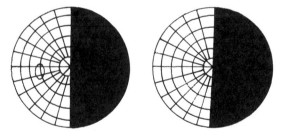

图 2-141　视交叉以上视路的病变，均可导致完全的双眼同名偏盲

由于瞳孔纤维随视纤维行径直到视束的后 1/3 为止，然后瞳孔纤维离开视束走向中脑，因此如果同名偏盲视野中不累及瞳孔反应，可以考虑病变在视束以上。

病变愈在视放射后段及愈近视皮质，双眼同名偏盲愈完全。视放射区的最后段，接近枕叶皮质部，其同名偏盲缺损中近黄斑约 $2°\sim6°$ 的范围视力常常依然存在，这种情况称为黄斑回避。愈近视皮质的病变中，这种回避的现象愈常见到（图 2-142）。关于黄斑回避发生机制，目前仍有不同看法，尚待进一步研究解决。

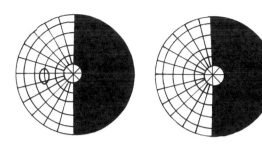

图 2-142　枕叶病变所致的同名偏盲，常有"黄斑回避"区

枕叶病变即使为完全同名偏盲，但中心视力常属正常，如果视力下降，或两眼视力不相等，应该注意有无其他原因。

2. 双眼可重的不完全同名偏盲　两眼视网膜来的纤维到外侧膝状体中，经过组合排列，使一眼某处的纤维和另眼与该处相应部位的纤维配对排列，因此病变发生时两眼出现形状大小相同的视野缺损，但在视路前后不同位置缺损有些差异。

在颞叶的前端位于侧脑室前角处的病变将发生双眼对侧极小的视野缺损，小缺损位于上象限，呈楔形，其内界为正中垂直线。

如果病变在颞叶侵犯较广泛，双眼对侧的视野有可重的较宽的缺损。

3. 极小、可重的同名偏盲　在视放射中，两眼相应部位所来的纤维配对而行，又因视放射中纤维已散开，一个较小的病变侵及视纤维时，可以在双眼同侧视野中出现极小的、可重的缺损，一般多为血管性病变。起病时视野缺损较大，久之可能出血水肿及血管反应性痉挛等所造成的影响渐渐好转，留下血管病变确切发生供血阻断处视纤维的损伤。由于纤维较分散，故受损的视纤维范围有限，而发生"极小、可重、同名偏盲"，这种可重的小偏盲只有在视放射段病变方可以发生（图 2-143）。

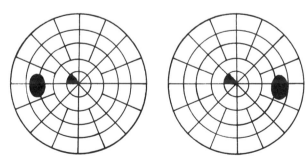

图 2-143　视放射中，视纤维散开，小的局限病变可发生极小的同名偏盲型小暗点

4. 视野的水平线部位，相应于在距状裂的底部，其同名偏盲从注视点横置达到 60° 一狭条状视野缺损，极为少见。

（二）象限性同名偏盲

象限性偏盲是视野缺损侵及一个象限范围，以正中水平子午线及正中垂直子午线为界。由于在视路中，涉及范围可能超越一个象限，故视野中常常是在一侧偏盲的缺损中有一象限更加严重，也就是用大的或强的刺激可以找到一象限性偏盲。

1. 顶叶病变常为双眼下方象限性偏盲　顶叶的肿瘤或血管性病变，可以不占完全的象限，但是缺损总是可重的，定位时应注意有无顶叶相关的神经系病征同时存在（图2-144），如手指辨识障碍、左右分辨障碍、计数障碍、书写障碍等。如果上述4个症状不完全，则不能定位，或是有更多的神经症状，可能病变范围更广泛。

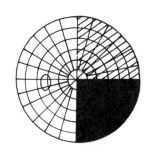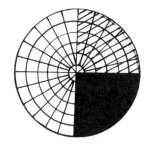

图2-144　顶叶病变可致同名偏盲，而以下象限偏盲更重（对大试标也看不见）

检查视野时应注意患者的意识及状态。如果患者很清醒明白，能理解如何检查，注视也很好，表明病变在"非主"（non-dominate）顶叶。如果患者不能执行上述情况，可能不是其不合作，而可能是顶叶病变之故。可疑的病例可以采用一简易方法来验证，即嘱患者闭眼，等待要他睁眼时才睁眼，患者一般均遵照医嘱闭眼，但是有顶叶病变的患者，不一会儿就睁眼，这是由于坚持有意识的主动运动受障之故。

这类患者应当改用对照法检查视野，越复杂越详细的视野检查方法，越难得出结果。

2. 枕叶象限性偏盲　枕叶病变常产生双眼病灶对侧的同名偏盲，有些也可呈象限性偏盲，系距状裂下唇（或上唇）的病变之故。在外伤中，当一侧距状裂上唇受伤时产生双眼对侧的同侧下象限偏盲；如果两侧距状裂上唇均受伤时，则产生双眼下半视野缺损呈水平偏盲。如果伤及距状裂下唇，应该产生双眼上半视野缺损，但此处负伤者常因伤及横静脉窦出血而死亡，临床上无法查得其视野。

枕叶病变可伴有闪光幻视，而不伴有肢体运动及感觉障碍。

3. 颞叶病变常致双眼上方象限性视野改变　从外膝状体发放出来的视纤维，其下部分的纤维在颞叶中往前绕过侧脑室的前角，呈圈状（Meyer's loop）。由于有侧脑室腔将上部纤维与下部纤维分隔开，因此病变通常仅侵及下部分纤维，呈现双眼上象限性视野缺损（图2-145），例如颞叶肿瘤或中耳炎所致的脑脓肿常导致双眼上象限（病灶对侧）视野缺损。

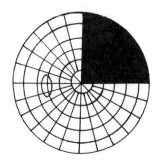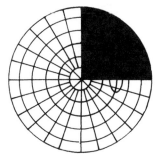

图2-145　颞叶病变常可为双眼上方象限性偏盲

颞叶病变出现的象限性（完全或不完全）的视野缺损一般均为"可重的"，但是也有少数是"不太可重的"，推测可能是颞叶的占位性病变，向内侧挤压，侵及视束而致视野缺损不完全可重。颞叶的病变如果在主侧半球（dominate side）并侵及内囊后部，除同名偏盲之外还可有绘图不能，失读症、偏瘫，核上面神经麻痹、失语等，如果在非主侧则有偏盲、偏瘫及不识左右。颞叶的病变可出现成形的幻视、嗅觉幻觉、及钩回发作等等。

（三）双眼数处同名偏盲

双眼两侧同名偏盲十分罕见。同名偏盲可先发生于两眼某一侧视野，以后再发生在两眼另一侧视野；也有两眼双侧视野同时发生偏盲者。两眼双侧同名偏盲者多为枕叶阻塞性血管病变所致。病变在基底动脉系统时，可合并发生脑干症状。有研究者在尸检中发现很多椎动脉或基底动脉血栓形成的情况，距状裂支动脉血管是两侧枕叶血栓最常见之处。

双眼两侧同名偏盲是由于两个或两个以上的病灶同时分别累及两侧脑内段视路，正确分析其视野图形，能够协助临床定位病变部位。

1. 双眼上方或下方两个象限偏盲　这种情况将形成双眼上半或下半水平偏盲，视野呈现水平线以上或以下的缺损，成水平样偏盲（图2-146）。这种视野缺损必定是在鼻半及颞半的视纤维同时受损，病变位于双侧大脑之中，应当考虑多发病灶，如多发性血栓、突然严重缺氧（如心跳停止）等。双眼同时发生右上及左下象限性偏盲使视野呈棋盘格式（图2-147），则病灶在左右视道各一个。

2. 双眼两侧同名偏盲　以两个病例显示这种视野缺损的存在。

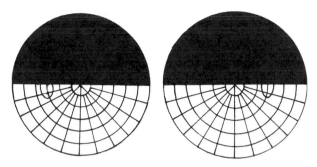

图 2-146　双眼同时发生左上象限及右上象限视野缺损,呈现为上水平盲,病灶在右视路各一个

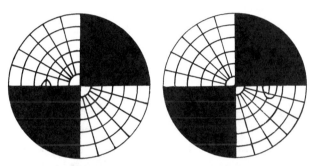

图 2-147　双枕叶各有一病变,发生双眼左右两侧同名偏盲,留下中心黄斑回避区

（1）病例一：某患者的双眼鼻半和颞半视野均有缺损,两侧的"黄斑回避",使视野中央 3°～5° 不缺损。该患者行动如若盲人。检查时视力表一行也看不见,大物件也不能辨认,但是偶尔却能看到很小的字,常被认为"歇斯底里"。检查视野时,应当以患者的手指为目标。

（2）病例二：患者男,23 岁,反复性头痛,呕吐伴

视物不清 4 个月余。双眼视力 1.5；双眼外展受限；双眼视乳头水肿。脑积液压力 180mmH$_2$O；猪囊虫补体试验（+）；脑 CT 显示脑皮质下散在多发小结节样密度增高影。视野检查：2/1000 白色视标,不规则环形视野缺损（图 2-148A）；用大视标将视野图形剖析得出：双左侧可重的偏盲型视野缺损（图 2-148B）,双右侧近可重的视野缺损,以中线为界,双眼左右侧的缺损融合形成一个双眼两侧可重的同名偏盲型暗点。结合临床,诊断为脑囊虫病累及双侧视路。

五、青光眼所致的视野缺损

青光眼是一组以特征性视乳头改变为主要特征的眼病,眼压升高是其发生的主要危险因素。青光眼是我国最常见的致盲和引起视力损伤的原因之一,对其早期发现和早期治疗极为重要。在青光眼的发生和进展过程中,均会有视野的改变。Traquair 说："……没有一个眼病与视野检查的关系比青光眼更为密切……",这句话是有它的意义的。虽然视野改变并不是青光眼最早出现的改变,但是在一个疑似青光眼的病例中,视野检查所显示出来的改变在诊断上具有特殊的价值。而且,定期的视野检查也是监察青光眼病情进展的良好手段,视野缺损的增加常常显示青光眼病情的进展。因此,视野检查在青光眼的诊断、治疗的选择和预后判断等方面都具有重要作用。

青光眼性视野缺损是与视网膜神经节细胞以及其轴突（神经纤维）的受损密切相关。根据病变程度可出现如下视野改变：

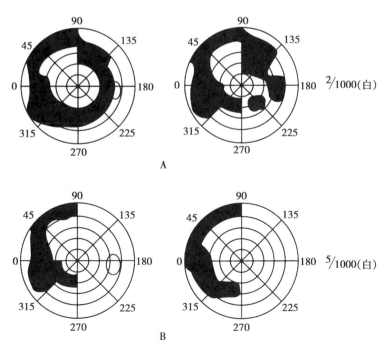

图 2-148　一例脑囊虫病患者双眼两侧同名偏盲的视野

（一）视野的弥漫性缺损

已有研究报告指出，青光眼视野最早期的改变之一是全视野的光敏感度呈现轻度的、弥漫性降低。这是由于视神经和视网膜神经纤维的弥漫性受损所致。这种视野的弥漫性缺损只有应用自动的全阈值静态视野才能测量出来，但是在临床上很难做出肯定的结论，特别当有其他因素也有可能引起视野光敏感性下降，如屈光间质混浊、瞳孔缩小、屈光不正未进行矫正等存在时。因此，在发现视野的光敏度弥漫性下降时，需要结合其他的临床危险因素综合考虑才能诊断青光眼。

（二）视野的局限性缺损

1. 旁中心暗点（图 2-149）　最早期的青光眼视野改变可表现为自动静态视野检查中视野局限性视网膜

光敏感度下降或光敏感度数值变异增加，随后该区出现绝对性暗点。70% 以上的早期青光眼视野改变为单个或多个旁中心暗点。由于视网膜神经纤维的走向和分布以及神经纤维在视乳头的排列的特点，青光眼所致的视野改变和受损神经纤维束的解剖位置具有对应性。视神经乳头的上缘和下缘的神经纤维在青光眼病变过程中最容易受损，因而旁中心暗点多分布在中央 15°～20°，呈椭圆形，并随病变进展有沿弓形神经纤维束走形发展的趋势。

2. 弓形视野缺损（图 2-150）　随着病变的进展，神经纤维束缺损增宽，向视乳头边缘延伸。旁中心暗点沿神经纤维伸长，成为弓形视野缺损。完整的弓形暗点始于生理盲点，绕过注视点的，止于鼻侧的水平缝。也可突破水平线，进入向下方发展而止于垂直中线。

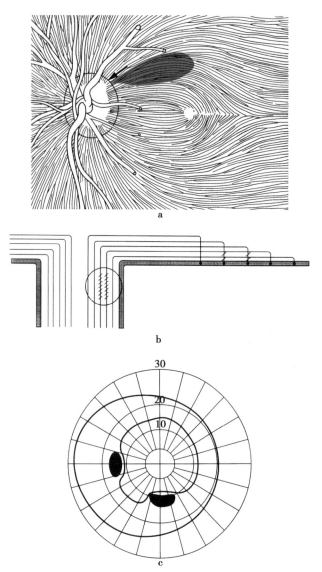

图 2-149　a.视网膜神经纤维的分布以及青光眼导致的神经纤维缺损同　b.神经纤维在视乳头的分布以及图 50a 对应的视网膜神经节细胞的损失　c.图 50a 所对应的旁中心暗点

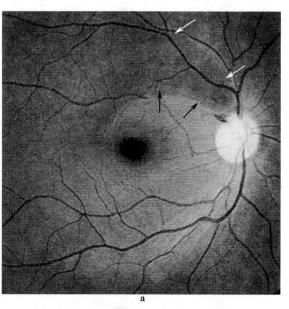
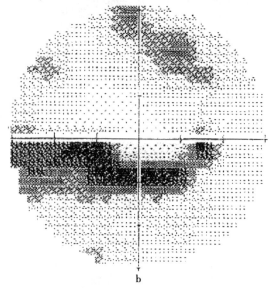

图 2-150　a.无赤光眼底相，示视网膜神经纤维层缺损　b.对应的弓形视野缺损

3. 鼻侧阶梯　由于上半视野和下半视野神经纤维束受损的不对称，视野缺损在鼻侧水平缝处呈阶梯样，称鼻侧阶梯。鼻侧阶梯也可出现在正常的视野，但是如果暗点超过 5°～10°，则为病理性。青光眼鼻侧阶梯通常和弓形缺损和旁中心暗点一起出现，但也可以孤立出现。在青光眼视野缺损中约 40% 存在鼻侧阶梯；约 7% 的早期青光眼视野缺损表现为鼻侧阶梯。

4. 盲点扩大　盲点扩大虽然是非特异性改变，但如果盲点扩大呈弧形，称为 Seidel 暗点，则是早期青光眼视野改变的特征。另外，视乳头周围视网膜、脉络膜萎缩是青光眼常见的病征，尤其是老年患者，视野改变为盲点扩大。

5. 盲点外露　盲点外露既可以是病理性的，亦可为以生理性的。因下方视网膜的敏感性比上方视网膜差，在自动静态视野检查时，正常人也可出现上方盲点外露。

6. 颞侧视岛和管视　这种视野进展的特点是和视网膜神经纤维受损的先后顺序相关的。随着青光眼病变加重，视乳头上、下缘的神经纤维几乎完全丧失，只有乳头黄斑束和一些鼻侧的神经纤维还存在，因此"颞侧视岛"和"管视"是晚期青光眼视野的特征。并且因为仅有一半的乳头黄斑束纤维正常，管视并不以中央注视点为中心。

（劳远琇　赵家良　张顺华　睢瑞芳）

主要参考文献

1. Anderson DR, Patella VM. Automated static perimetry. 2nd Edition. Singapore: Harcourt Asia Pte Ltd, 1999.

2. 劳远琇. 临床视野学. 第 2 版. 北京：人民卫生出版社，1965.

3. Spector, Robert H. Visual Fields. Clinical Methods In Walker HK, Hall WD, Hurst JW(ed). The History Physical and Laboratory Examinations. 3rd Edition. Boston: Butterworth, 1990.

4. Heijl A, Patella VM. Essential perimetry: The field analyzer primer. 3rd Edition Carl Zeiss Meditec, California: Dublin. 2002.

5. Schiefer U, Pätzold J, Dannheim F, et al. Conventional Perimetry Part I: Introduction - Basic Terms（Slightly modified translation of: U.Schiefer, J. Pätzold, F. Dannheim: Konventionalle Perimetrie. Teil I : EinfÜhrung - Grundbegriffe. Der Ophthalmologe 2005, 102(6): 627-646.

6. Cubbidge RP. Visual fields. Ediburgh: Elsevier Butterworth-Heinemann. 2005.

7. 高桦, 劳远琇. 垂体微腺瘤所致的双颞侧视野缺损. 中华医学杂志, 1987, 67: 573.

8. 张铭志, 劳远琇. 双眼两侧同名偏盲. 实用眼科杂志, 1996, 14: 405.

第八章
视觉电生理测定

作为主要的感觉器官,眼在扫描周围景物过程中接收和汇集了大量的视觉信息。视网膜光感受器层将光信号转变成电信号,然后经视觉神经通路将电信号转导至大脑视皮质。对视觉电信号的编码、分析贯穿整个视觉通路,最终在视皮质完成对视觉信号的处理,形成视觉。临床视觉电生理是通过采用不同的记录手段捕捉在视觉传导过程中的电信号,通过对起源于视觉通路不同部位电信号的分析,判断相应部位的功能。因为在疾病中视觉电生理信号会出现异常,通过对异常电信号的分析,可以判断视觉功能发生的部位、性质和程度,达到对眼病进行客观诊断的目的。

视觉电生理的历史可追溯到19世纪,1865年Holmgren首先发现动物眼在光照后出现电位变化即视网膜电图(electroretinogram, ERG)。1933年Granit分离并命名了ERG的主要成分,这一发现成为临床视觉电生理的基础并成为其1963年获得诺贝尔生理奖的主要成就。1945年Karpe首先将ERG应用于临床,20世纪60年代眼电图(electro-oculogram, EOG)和视觉诱发电位(visual evoked potential, VEP)也加入到临床视觉电生理检查的序列。随着计算机技术和信号采集分析技术的不断发展和完善,90年代又出现了多焦视网膜电图(multifocal ERG, mfERG)和多焦视觉诱发电位(multifocal visual evoked potential, mfVEP)。到目前为止,临床视觉电生理(visual electrophysiology)已形成了一套完整的视功能检查系统并被广泛用于眼科临床和视觉研究中。它不仅可以用于常规的视功能诊断,还被广泛用于疾病预后的判断、治疗效果的追踪、新干预方法的疗效及安全性评价等方面。

虽然视觉电生理包括有多项检查项目,但其使用率不尽相同。据2005年美国Bascom Palmer眼科医院统计,在所有视觉电生理检查中,全视野ERG约占50%,多焦ERG约占25%,各种VEP检查约占20%,其他检查约占5%。这些数据间接反映了这些检查在眼科临床工作中的价值。

作为视功能不可或缺的检查方法,临床视觉电生理有五个主要特点:非创伤、客观、敏感、可对比和多信息:

(1)非创伤及非侵入性:临床视觉电生理检查本身不会对机体造成创伤和损害。

(2)客观性:临床视觉电生理是由不同光刺激在不同视觉环境条件下所引发的诱发电位。视觉系统各部位所产生的对光反射取决于各部位功能的完整性,而与被检者的主观意向无关,因此其结果是准确、可靠的。其他视功能检查方法如视力、视野、色觉等因需要被检者主观配合,或多或少都会包含一些主观因素的影响。视觉电生理为不适合做心理物理检查者如婴幼儿、智力障碍者或伪盲者等提供了有效的也是唯一的客观检测手段。另外在屈光间质混浊严重影响患者视力时,只要光线能有效地达到视网膜,也可以对视网膜的功能做出客观的判断,推测疾病的预后。

(3)敏感性:视觉电生理检查结果的各种波形成分,与视网膜和视路的不同部位的功能有着对应的关系(表2-21)。假如所有的视觉电生理检查结果均正常,便几乎可以肯定地排除视网膜至视皮质的器质性病变。反之,若某项视觉电生理检查结果出现某个波形异常,则可以断定相应的视网膜或视路有功能性异常。另外,在某些视网膜疾病如糖尿病视网膜病变,在眼底还没有发现明显病灶前,即可以出现视网膜内层ERG成分的改变,可作为早期诊断的一个依据。

表2-21 视觉组织结构与相应的电生理检查

组织结构	电生理检查
视网膜光感受器	ERG的a波
视网膜双极细胞、Müller细胞	ERG的b波、d波
视网膜无长突细胞等	ERG的OPs波,暗视阈值反应
视网膜神经节细胞	ERG的明视负波反应、图形ERG*
视神经及视路	VEP*、mfVEP*
视网膜色素上皮	EOG

*光感受器、双极细胞功能正常时

（4）可对比性：完整的视功能检查需要从左右两眼获得结果。在双眼处于不同的情况下，如一只眼正常、另一只眼患病，或两眼分别处于疾病的不同状态时，两只眼的检查结果互相是最理想的参照物，有利于做出诊断。同时，应建立视觉电生理检查室不同设备各项检查的正常值，作为对比的另外一个参照。

（5）多信息性：为适应其精细的功能，视网膜和视路的结构极其复杂，这也是不易深入理解视觉电生理的原因之一。为了便于理解，我们不妨把视网膜看成是由两条纵向系统和由这两条纵向通路贯穿的不同的横向细胞层的结构。这两条纵向系统即为视杆系统和视锥系统；而不同的细胞层则是视细胞层（包括视杆细胞和视锥细胞，第一级神经元）、双极细胞层（第二级神经元）和视网膜节细胞层（第三级神经元）。视觉电生理检查可以反映纵向系统（视杆细胞和视锥细胞系统）和横向各细胞层的功能（图 2-151）。需要注意的是，视觉信号在视网膜和视路的传导呈多米诺骨牌式的链式反应。若外层视网膜功能正常而内层视网膜功能异常，则可以断定视功能受损部位在视网膜内层和视路；而若视网膜外层功能丧失，即使视网膜内层和视路功能正常，也不能记录到视网膜内层和视路的正常反应。进行视觉电生理结果分析时应具有视觉系统信息传递的整体观。

临床视觉电生理检查通过采用一定强度的背景光和不同强度的刺激光来分离视网膜视锥系统和视杆系统的功能。在暗视（scotopic）即背景光的强度接近零的情况下，若刺激光的强度低于视锥细胞的反应阈值，所得到的反应是由视杆细胞所引发的反应（视杆系统功能）；若刺激光的强度高于视锥细胞的反应阈值，所得到的反应则是由视杆细胞和视锥细胞分别引发的反应的总和（视杆系统加视锥系统功能）。因此，暗视电生理检查在低强度刺激光时主要反映视杆系统的功能；在高强度刺激光时反映视杆系统和视锥系统的功能。在明视（photopic）即在有一定强度的背景光的情况下，视杆细胞的功能被背景光压抑，此时由不同刺激光所引发的反应主要由视锥细胞引发，因此明视情况下检测的是视锥系统功能。

从纵向系统来看，临床工作中全视野 ERG 和全视野 VEP 根据有无背景光和不同刺激光的强度可分别检查视杆系统、视杆和视锥系统、视锥系统的功能。而图形 ERG、图形 VEP、多焦 ERG、多焦 VEP 及局部 ERG（local ERG）因环境光强的影响，主要反映视锥系统的功能，其中多焦 ERG 主要反映黄斑区及其周围视锥系统的功能。

从横向层面来看，全视野和多焦 ERG 反映视网膜各层尤其是外层神经元的功能，图形 ERG 反映视网膜节细胞的功能。全视野、多焦、和图形 VEP 反映局部视网膜节细胞及视路的功能，用全刺激野、半侧刺激野、多通道记录能对视路病变作出辅助定位判断。EOG 反映视网膜色素上皮的功能。

目前，即使在我国许多大医院眼科，视觉电生理这一检查技术也并未得到正确和充分地利用，其原因可能有以下几个方面：对视觉电生理各项检查的机制认识不足；对设备不熟悉，不能遵循国际通用标准和

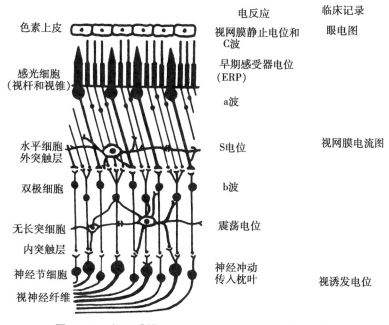

图 2-151　视网膜横断面示意图及各细胞层产生的电位

指南进行检查,造成结果不可靠;记录和分析方法不规范。这些不足导致临床视觉电生理不能为临床工作提供准确的结果。

在世界范围内,由于视觉电生理具有独有的和一些不可替代的特点,其在眼科临床及研究方面的应用越来越普遍,目前临床视觉电生理发展的主要方向是:

(1)深入了解视觉电生理各项检查不同成分的细胞起源:目前可以确定的是全视野ERG的a波、b波和d波的起源,对其他全视野ERG的成分及其他电生理检查项目的各个成分的起源还在逐渐深入研究阶段。随着对视觉组织结构的不断深入了解,其对视网膜电生理的贡献也会相应地跟进。这将引领对视觉疾病的诊断上升到一个新的水平。

(2)应用计算机和新的信号采集技术,简便、快速和准确地提供测试结果。

(3)应用新的信号处理技术对视觉电生理的波形进行分析:从分析中发现一些新指标在疾病中的变化规律。如除常规测定振幅、潜伏期外,还可以采用傅里叶分析和小波分析技术评价波形的频率和多次谐波特征;用强度-反应函数及地形图等观察波形变化及分布特性;用数学公式模拟重建正常及疾病的视觉电生理图形。这些尝试不仅为病变的诊断提供了更多的依据,同时也有助于理解正常及疾病状态下视觉信号转导的分子生物学基础。

(4)功能和形态的统一:近年来对视觉组织形态学的影像诊断有了长足的进步,将影像学的结果与视功能的结果统一起来是对眼科工作者的一个新的挑战。

(5)对视觉电生理记录标准化:由于各个医院所处的环境、所用设备和方法不尽相同,得到的检查结果有差异。为使不同单位的检查结果具有可比性,国际临床视觉电生理学会(International Society for Clinical Electrophysiology of Vision, ISCEV)在不断地对各项电生理检查标准进行完善。目前,已制定了全视野ERG的标准(standard)和其他检查项目的指南(guideline)。

第一节　视网膜电图

视网膜电图(ERG,即全视野ERG,又称闪光ERG)是视觉电生理检查中了解最深,应用最成熟和最广泛的方法。通常作为示例的ERG波形是在暗适应背景和强刺激光条件下记录到的,是视网膜受光刺激时从角膜电极记录到的视网膜视杆系统和视锥系统电反应的总和。在ERG各波分析中,最常用的是开始一个负相a波,紧接着一个正相b波和叠加在b波上的振荡电位(oscillatory potentials, OPs)。a波起源于光感受器,b波起源于ON双极细胞,振荡电位可能是起源于视网膜无长突细胞水平。除了以上三种主要成分外,用不同的记录条件还可以记录到其他一些成分,其中研究较多的有起源于视网膜神经节细胞水平的明视负波反应(photopic negative response, PhNR),起源于视网膜无长突细胞水平的暗视阈值反应(scotopic threshold response, STR)和起源于OFF双极细胞的d波。另外在a波之前有一个小的紧接在刺激光之后的双向反应波,称为早期感受器电位(early receptor potentials, ERP),认为是起源于光感受器外段。在ERG中还有一个潜伏期极长的正相反应c波,起源于视网膜色素上皮层,c波需用直流放大器并在用较长的时间才能记录到。早期感受器电位、c波及x波、m波等其他波形等在临床很少应用。

一、常规视网膜电图的记录方法

依据2008年国际标准化方案,临床上常规ERG记录须达到如下要求:

(一)基本技术

1. 电极　①记录电极:应当使用角膜接触电极。置放角膜接触电极时,为了尽可能地睁眼须有开睑装置;为了保护角膜,需用无刺激、无过敏原及相对不黏滞的导电液(<0.5%甲基纤维素)。②参考电极:可以使用已安在角膜接触镜框内与结膜接触的电极(双极电极),也可以使用皮肤电极,置于额中或靠近眶缘。③地电极:可以使用皮肤电极,置于额或耳垂,并接地。

2. 刺激器　必须采用全视野刺激球(Ganzfeld球)产生光的漫反射,以达到视网膜均匀照光。

3. 刺激光源　①刺激时间:根据刺激时间小于任何光感受器细胞整合时间标准的要求,刺激光应由一系列持续时间最长为5毫秒的闪光组成,可以用气体放电管、频闪管、发光二极管和其他设备提供这类短时间的闪光。②刺激光波长:白光闪光刺激,可用频闪灯管,其色温近7000K,与乳白色的刺激球内面相配。③刺激光强度:标准闪光强度(stimulus strength of standard flash, SF)为1.5~3.0cd·s/m²。④背景照明:对全刺激野,背景光亮度至少达17~34cd/m²(5~10fL, 3.43cd/m²=1fL)。

4. 光强度的调节和校准　①刺激光和背景光强度的调节:采用可变刺激光强度和背景光强度的方法。刺激光强度的变换至少可在3log单位内变化,可以连续地或以0.25log单位内逐级递减,在减弱光强时不应当改变其波长。应当有良好的背景光调节功能,能不断地校正到低于"单次全视野视锥细胞反应"的光强水平。背景光的色温不能随光强变化而改变。②再次校准：随着闪光管、闪光电源、背景光、衰减系统或球内面的变化，从整个面上反射出的光强度也会发生变化，因而在一定时间内应对背景光和刺激光作检测和调整，检测次数随机而异，一般应当每半年检测一次。

5. 电子记录仪 ①放大器：放大器和前置放大器的通频带应为 0.1～1000Hz，在记录振荡电位或有其他特殊需要时应做调整。前置放大器的通频带应为 50～300Hz。一般采用交流耦合放大器，并能处理由记录电极产生的撤电位（offset potential）。②显示器：采用示波器或计算机辅助系统，操作者在测试过程中应当持续监视波形的稳定性，并进行相应的调整。③患者屏蔽：放大器与患者之间应有电屏蔽结构。现在的电生理检查设备一般拥有较强的抗干扰能力。

（二）临床测试程序

1. 散瞳 应当充分散大瞳孔。但在患者有散瞳禁忌时可以不用散瞳，但要记录注明。

2. 初期暗适应 为了达到较稳定的生理状态和较大的暗视反应，患者应当至少暗适应 25 分钟。暗适应结束后应当在暗红光下安放 ERG 记录电极，并尽量减少电极对角膜的刺激。

3. 电生理检查前做过其他检查 ERG 测定前尽量避免荧光素眼底血管造影和眼底检查。如果已进行这些检查，则至少要暗适应 1 小时以上。为了减少光适应和缩短患者戴接触镜的时间，在记录混合反应和视锥细胞反应前应当先记录全视野弱光刺激的暗视反应。

4. 固视 因使用 Ganzfeld 球而不强调固视，但是可以告诉患者要向前直视，保持眼位稳定。

（三）记录和测定

常规 ERG 记录方法应当完成下列五种条件下的记录，这五项检查可以满足约 50% 以上患者的需要。

1. 视杆系统反应（暗视 ERG） 图 2-152 表示视杆细胞引发的视网膜双极细胞的反应，此反应在暗适应时最为敏感，应是测定的第一个 ERG 信号，刺激光强度应当低于白色标准闪光 2.5log 单位的弱白光（新的 ISCEV 标准称为暗适应 0.01）。两次闪光之间最少应相隔 4～5 秒。按白光光强标准，也可以用蓝光作刺激光。

2. 最大反应（暗适应混合反应，dark adaptation mixed response） 此反应（图 2-153）是对暗适应眼用标准闪光强度的白光刺激所得到反应（新的 ISCEV 标准称为暗适应当是 3.0）。两次闪光间隔应为 12 秒以上。此反应是视锥系统和视杆系统的混合反应。

3. 振荡电位 此反应（图 2-154）是对暗适应眼使

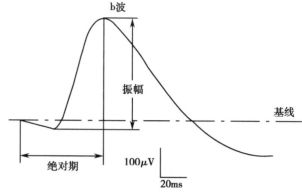

图 2-152 视杆细胞反应

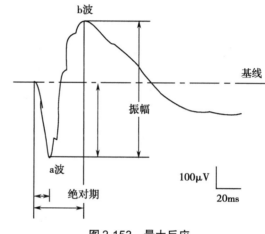

图 2-153 最大反应

用白光标准闪光强度光强刺激所得的反应。两次刺激应相隔 12 秒以上，仅记录第二次反应或平均第二次以后的反应。记录振荡电位时，放大器的低频截止为 50Hz，高频截止为 300Hz。

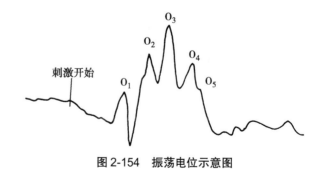

图 2-154 振荡电位示意图

4. 单次全视野视锥系统反应（明视 ERG） 记录前在 Ganzfeld 球内选用 17～34cd/m²（5～10fL）的背景光，先明适应 10 分钟，抑制视杆细胞反应。在背景光下用白光标准闪烁强度作单次全视野刺激，两次刺激应相隔 0.5～1 秒。平均 10 次可得到一个稳定性和重复性较好的视锥系统反应（图 2-155）。

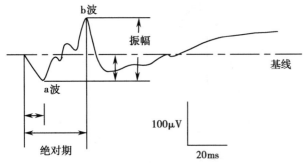

图 2-155　单次闪光视锥细胞反应

5. 闪烁反应　在记录单次全视野视锥系统的反应后，用与明视 ERG 相同的背景光照，再给予闪光频率为 30Hz 的标准闪光强度刺激，得到闪烁光反应（图 2-156）。

ERG 测量按标准化要求，对已选取的 ERG 信号测量其振幅和隐含期（implicit time），或为潜伏期。对视杆系统反应、视杆和视锥系统混合反应、视锥系统反应，需测量 a 波振幅（从基线到 a 波的波谷间电位值）和 b 波振幅（从 a 波波谷到 b 波波峰间的电位值）、b 波的隐含期（从刺激开始到 b 波波峰的时间）。对闪烁光 ERG，测定 b 波的幅值及两个峰间的间隔时间。对于振荡电位的测定，国际标准化未作具体规定，目前测定的方法多样化，一种方法是先作波谷间的连线，再从各个子波的波峰作垂直线与连线相交，测定从波峰到相交点的电位值及从刺激开始到各波峰的时间；另一种方法是以基线延长与 b 波上升级相交，以此交点再与第一个子波谷相连，以后连线及作垂直线的方法与第一种方法相同。最近倾向于采用快速或离散傅里叶分析，能较精确地得到振荡电位的能量和频率参数。

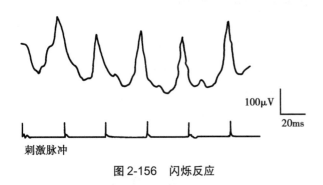

图 2-156　闪烁反应

二、特殊视网膜电图的记录方法

除上述必须做到的临床 ERG 记录外，还有一些特殊的反应，其记录方法如下：

1. 早期感受器电位　用高强度、短时间的闪光刺激暗适应的眼，可以引出绝对期极短、极性相反的双向波，称之为早期感受器电位（图 2-157）。记录电极为角膜接触镜电极，电极的外圈涂成黑色，以防止伪迹，皮肤电极置于前额作参考电极，置耳垂作地电极。应用极强的闪光，有的使用常规 ERG 光强的 106 倍。R1 和 R2 振幅、R1 和 R2 振幅之和、R2 的绝对期和半恢复时间（即第一次全视野刺激后，R2 振幅恢复到原来 1/2 所需的时间）。

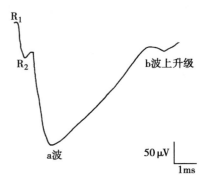

图 2-157　早期感受器电位（R₁ 和 R₂）

2. c 波　用直流放大器慢扫描速度的方法来记录。c 波振幅取决于刺激光的强度和持续时间，并与暗适应时间的长短有关。

3. 图形 ERG　应用光栅、棋盘格或其他图形刺激引出后极部视网膜的反应，起源于视网膜神经节细胞，该反应的电位极小，记录上有特殊要求。

（1）电极：记录电极不能影响图像在视网膜上成像，常用金箔电极或 DTL 电极。电极悬挂在眼睑，并与角巩膜缘相接触。

（2）刺激参数：正常的平均亮度为 50cd/m²，对比度 80%，空间频率 0.5～1 度/周或按要求改变，时间频率 4Hz，刺激视野 10°～20°。

（3）记录过程：电极安放完毕后插上纠正镜片，单眼记录，叠加反应至少 100 次或更多。

（4）测量参数：正常的图形 ERG 包括起始的一个小的负波（a），接着一个较大的正波（b 波），再一个较大的负后电位（图 2-158）。测量 a 波振幅，即从基线至 a 波波谷间的电位值；b 波振幅，即从 a 波波谷到 b 波波峰间的电位值；绝对期的测定方法同常规 ERG 方法。由于 PERG 的 a 波很小，测定较困难、变异较大，因此主要分析 b 波振幅和绝对期。

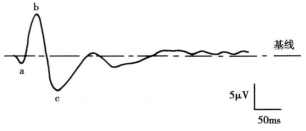

图 2-158　图形 ERG

4. 局部 ERG 刺激视网膜的一定区域，在该区域所记录到的视网膜反应称局部视网膜电图。其测定的方法基本同全视野 ERG，但不同于暗适应，首先给予背景光明适应，以克服刺激光散射的影响，然后将刺激光斑照到视盘上，作 128 次平均，如平均后仍记录不到反应，表明已无散射影响，再将光斑移到记录部位作局部 ERG 记录。

5. 色光 ERG 记录方法同常规 ERG，但应用不同波长的滤光片作为刺激光源。为了比较不同波长引出的波形特点，必须校正各色光的刺激能量，使之达到同等刺激强度，才能将测得的各种波形相互比较。

三、视网膜电图的临床应用

在不同种类的视网膜病变中，ERG 可以有不同类型的改变，如 Leber 先天性黑矇、视网膜发育不全、多数视网膜色素变性和全视网膜脱离等疾病，ERG 记录不到明视和暗视反应；视锥细胞营养不良则有正常的暗视而 ERG 记录不到或呈现异常的明视 ERG；先天性静止性夜盲则记录不到暗视 ERG，最大混合反应的 a 波和 b 波均降低或 a 波正常 b 波降低，而其明视 ERG 几乎正常；性连锁视网膜劈裂征呈现正常 a 波和降低的 b 波。视网膜血管性病变主要表现为振荡电位降低等。ERG 可以为临床诊断和鉴别诊断提供依据。对屈光间质混浊而需作白内障手术或玻璃体切除术的患者，如术前 ERG 正常或轻度降低，则估计术后视力恢复较好；如术前 ERG 明显降低或记录不到，则估计术后效果较差。图形 ERG 在临床对判断视网膜神经节细胞的病变起重要作用，在外伤性视神经下行性萎缩时早期图形 VEP 降低或消失，而图形 ERG 正常，到晚期图形 ERG 则降低或消失；视神经炎患者其全视野 ERG 正常，图形 ERG 降低或消失；对于青光眼患者，当眼压高于 30mmHg 时，图形 ERG 的振幅就明显降低，峰时间延长；在弱视患者，弱视眼表现出不同程度的图形 ERG 振幅降低，而全视野 ERG 正常。

第二节 视觉诱发电位

视觉诱发电位（visual evoked potential，VEP）或称视诱发反应（visual evoked response，VER）是表示视网膜受全视野或图形刺激后，经过视路传递枕叶视皮质诱发出的电活动。由于 VEP 的振幅较小，一般在 5～10μV，用单次刺激方法很难将所需的 VEP 信号从背底脑电波的噪声信号中区分开来。直到 20 世纪 60 年代，由于计算机技术的发展，通过叠加平均技术提取所需的信号，才得以实现 VEP 的记录，并应用于临床。常用的图形刺激多数使用电视屏显示黑白方格翻转，这种刺激是较为合适的，因为视皮质对图形的轮廓和边缘效应非常敏感，图形刺激主要评估来自黄斑中心凹的细神经纤维的功能，适用于屈光间质透明、能够进行屈光矫正和合作的被检者。视皮质对闪光的刺激也相对敏感，适用于屈光间质混浊小儿或无晶状体眼及不合作者。

一、视觉诱发电位的记录方法

参考国际临床视觉电生理学术会议的标准化建议：

1. 电极 采用皮肤电极。作用电极安装的部位参照脑电图记录的国际 10～20 系统（图 2-159），常采用中线部位即枕外隆凸与鼻根作一连线，在此连线上取有效电极、参考电极及地电极的部位，横向部位即通过 Oz 位（约高于枕外隆凸 2.5cm）与两耳相平的连线上安置电极。参考电极或称无关电极，应当安放在那些不受或少受诱发电位空间电场影响的地方。地电极可接耳垂或其他适当部位。

2. 刺激方式

（1）图形刺激：常用黑白方格翻转刺激。对于全刺

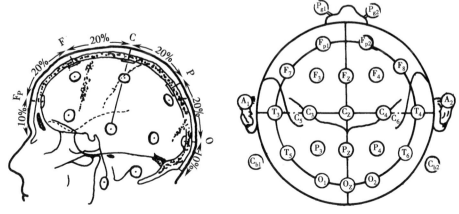

图 2-159 电极放置的 10～20 系统
基于头皮 4 个标准点（鼻根、枕外隆凸、左和右耳前点）间的百分比距离而来

激野方式,其刺激野应≥200,方格为50′(根据需要可改变大小),对比度≥70%,平均亮度近30cd/m²,翻转时间间隔在瞬态反应为0.5秒,在稳态反应时无明显规定,一般需≥0.06秒(7.5Hz)。另外依据需要可采用半刺激野、1/4刺激野或局部刺激野作刺激。

(2)全视野刺激:用全视野刺激,闪光亮度需5cd·s/m²(如屈光间质明显混浊,可提高亮度达50cd/m²),明适应光的亮度取3cd/m²(如有屈光间质混浊可增大到30cd/m²)。记录瞬态反应所需的单次闪光间隔时间应为1秒,稳态反应的刺激频率一般大于10Hz。

3. 放大器　时间常数≥1秒,低频滤波≥75Hz。

4. 测试过程　取自然瞳孔,先按上述要求安置电极,然后给予刺激,记录波形。在图形刺激时要求受检者正视视屏中心点,保持眼球固视,对闪光刺激不做严格要求,对两种刺激方式均应作100次以上的反应叠加和平均,结果打印在记录纸上。

二、正常视觉诱发电位波形及分析

1. 瞬态全视野VEP　它包含5～7小波组成的一个复合波(图2-160),正向波为P波,负向波为N波,按波出现的先后标记为1,2,3……,也有用罗马数字或英文来表示的。瞬态全视野VEP分为三个阶段,在0～90毫秒出现的反应称初发反应,包括1～3的3个小波,在90～240毫秒内为继发反应,包括4～7的4个小波,240毫秒以后的反应称后放射,是由一系列规则的正弦波组成的反应。全视野VEP对评价视网膜至视皮质的传导障碍有一定意义,但是由于视网膜的离散性,刺激的特异性不高,另外波形的变异较大。

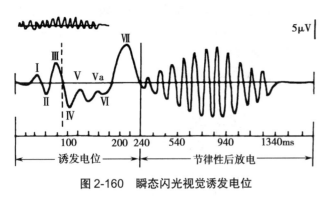

图2-160　瞬态闪光视觉诱发电位

2. 稳态全视野VEP　当闪光刺激的频率超过10Hz时,VEP的波形逐渐成为正弦波式反应,当频率增加到20Hz时,则反应基本上达到近正弦波的稳态反应(图2-161)。稳态反应很少受心理因素的干扰,稳定性好。目前提倡每个受检者都应完成瞬态和稳态反应。

3. 瞬态图形VEP

(1)全刺激野图形翻转VEP:保持刺激屏幕的平

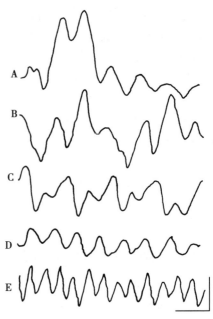

图2-161　随刺激频率的加快,由瞬态闪光VEP(A、B、C)转入稳态

闪光VEP,刺激频率:A. 1次/秒　B. 4次/秒　C. 8次/秒　D. 16次/秒　E. 24次/秒　定标:垂直线对A、B、D、E为10μV,对C为20μV,水平线为100毫秒

均亮度不变,黑白方格或条栅按一定频率相互翻转,全刺激野刺激。典型的图形翻转瞬态VEP包括3个三相复合波,第三个复合波较小,第二个复合波大而稳定,用中线单道记录,在Oz位得到一个较大的负正负复合波(即第2个复合波),亦称之为NPN复合波(图2-162),第一个N波的潜伏期约为75毫秒(或称N75),P波潜伏期约为100毫秒(或称P100),第二个N波潜伏期约为135毫秒(或称N135),此复合波是临床上观察和分析的主要波形。

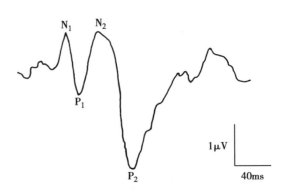

图2-162　瞬态图形视觉诱发电位

(2)全刺激野图形给、撤反应:在平均亮度不变的情况下,全刺激野的图形以一定的时间间隔(一般需大于600毫秒)出现或消失,在出现图形时记录到的反应称为给反应,在图形消失时记录到的反应称为撤反应,

给、撤图形 VEP 均包括由 NPN 组成的三相波。

（3）半侧刺激野图形翻转 VEP：用横向多通道记录方法，半侧刺激野的图形翻转 VEP 波形，与刺激野的大小及刺激部位密切有关。当使用垂直半刺激野，在同侧头皮电极处记录到与 Oz 位相一致的负正负（NPN）VEP，而在对侧头皮电极处已录到一个潜伏期近似 NPN 波但极性相反的正负正（PNP）VEP 波，PNP 各波的振幅较对侧 NPN 波小，双侧波形的各波振幅离 Oz 位越远越小（图 2-163）。按解剖学的概念，来自颞侧视网膜的神经纤维在视交叉处不交叉，直接投射到同侧枕叶皮质，而来自鼻侧视网膜的神经纤维在视交叉后投射到对侧枕叶皮质。以解剖学的观点来看，颞侧的半刺激野分别作用于左、右眼的鼻侧视网膜，经视交叉后，右眼颞侧半刺激野投射到左半球的视皮质，而左眼的则投射到右半球视皮质；鼻侧的半刺激野分别作用于左、右眼的颞侧视网膜，经视交叉处不交叉，右眼鼻侧半刺激野投射到右半球的视皮质，左眼的则投射到左半球视皮质。以此推理，右眼受到鼻侧半刺激野刺激后应在右半球的视皮质处反应最强，右眼受颞侧半刺激野刺激后应在左半球的视皮质处反应最强，左眼的情况以此类推。而实际测得的半刺激野的 VEP 结果与此相反，即右眼鼻侧半刺激野在左半球的视皮质得到较强的 NPN 波形，而右半球则为较弱的 PNP 反应，对右眼颞侧半刺激野，在右半球视皮质测得较强的 NPN 反应，而在左半球视皮质测得较弱的 PNP 反应。这种应用半刺激野在中线 Oz 位左右两侧记录到的极性相反，与刺激同侧为 NPN 波、反应较强而在对侧为 PNP 波、反应较弱的现象称为"矛盾的不对称性"或为"不对称分布"（asymmetry distribution）。当用水平半刺激野刺激时，下半侧刺激野产生的 VEP 反应较上半侧刺激野产生的反应较大，潜伏期较短。应用半侧刺激野刺激的方法，在临床上有助于对视交叉后的病变作出诊断。

（4）象限刺激野：用 1/4 象限刺激野，经中线 Oz 位作横向电极记录，结果类似半侧刺激野的反应，但振幅降低，比较上下 1/4 象限刺激的 VEP，上 1/4 象限野 VEP 构成刺激对侧的 PNP 波占优势，其中 N 波较明显，而下 1/4 象限野 VEP 构成中线及刺激同侧的 NPN 波较明显（图 2-164）。

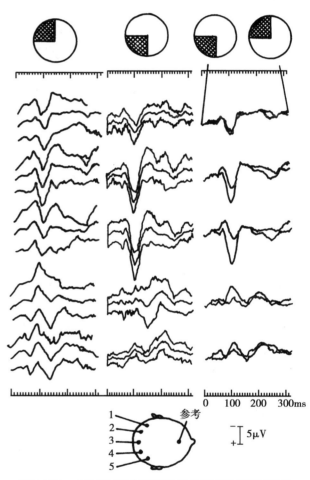

图 2-164　上和下 1/4 象限刺激野的图形视觉诱发电位
左侧为 1/4 上象限野 VEP，中间为 1/4 下象限野 VEP，右侧为上 1/4 和下 1/4 象限 VEP 波叠加成半侧刺激野 VEP 波形

（5）中心刺激野和旁中心环状刺激野：当半侧刺激野逐渐缩小至黄斑区域，多通道记录：表明与刺激野同侧的 NPN 波在刺激野缩小中大致不变，而与鼻侧刺激野相对侧的 PNP 反应逐渐变小，至黄斑中心野刺激时已显得不太明显了（图 2-165）。实验性中心暗点测试用全刺激野中线单通道记录，当中心暗点逐渐加大时，P100 的振幅逐渐降低，扩大至 150 暗点，部分检查者 P100 消失或振幅降低 50% 以上，N75 在有 20～60 中心暗点时不受影响。中心遮盖用于半侧刺激野，

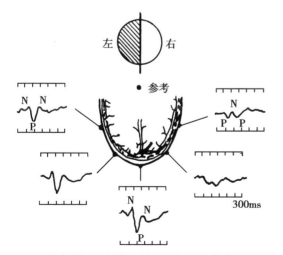

图 2-163　左半侧图形刺激野的图形视觉诱发电位，Oz 位及与刺激同侧左半球视皮质呈 NPN 波，对侧右半球视皮质呈 PNP 波

随半侧刺激野中央暗区的加大，与半侧刺激野同侧的NPN波逐渐降低，尤以P波降低更为明显，加大到80～100暗点时P波几乎消失，而对侧的PNP波相对不受影响（图2-166），这种现象称为"黄斑和旁黄斑反应"。上述实验证实了图形VEP中的P100主要产生于中心凹区，N75主要产生于40～150环状视野区。

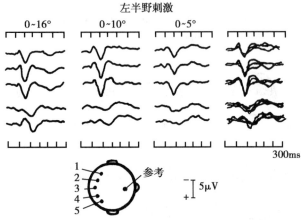

图2-165 刺激野范围引出的图形视觉诱发电位
右侧为左三个反应的重叠，当刺激野自16°缩小到5°时同侧P100不受影响，对侧PNP逐渐减小至消失

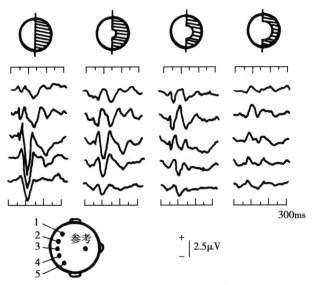

图2-166 人工盲点对半侧刺激野图形视觉诱发电位的影响
从左向右中央盲点分别为0°、2.5°、5°和10°，随中央盲点的出现和逐渐减小，对侧PNP波逐渐增大

4. 稳态图形VEP 与稳态全视野VEP相似，当图形的翻转频率逐渐加大时，VEP的波形从瞬态分离复合波趋于融合成正弦曲线的连续波，翻转频率达7.5Hz时反应基本上达到了稳态图形。

5. 地形图 记录VEP的颅表面的电位分布图，称为VEP的地形图（topography of VEP或maps of VEP）。这种图实际上是三维的脑生物电活动在二维的颅骨框架平面上的投射。记录时必须采用多通道记录法，一般至少要有12个作用电极，多者达24或48个电极，电极的位置可根据检查和研究的需要而设置，但排列尽量均匀。各作用电极测得的数据经计算机处理，得到诸电位分布区域内各点的电位极性及数值，将相同极性及相同数值的点连接起来组成等电位图，除用连线表示外，还可以用彩色图或灰度图来表示。地形图的优点是：①直观性好，无论从等电位或从灰度图及彩色图，均可以直接观察到VEP在颅表面空间分布的特征。②可动态观察VEP在颅表面的活动情况，即在不同时刻画出不同的地形图，进行分析比较。③对视觉电活动的基础理论研究及VEP的临床应用，提供更多的信息和有效的方法。

三、临床检查应当选择的条件

VEP除了对基础理论，如视觉发育、视觉通道机制、空间调制特色及色觉机制等研究开辟了新的途径，而且在临床应用方面，尤其对黄斑病变和视路病变的诊断及视功能的判断方面具有独特作用。因VEP的测试条件及其多样化，对临床检查必须选择合适的刺激参数，这样既能对病变作出诊断，也能节省检查时间。下面提供临床测试条件的基本选择方法：

1. 黄斑病变 常采用图形VEP、全刺激野、小方格、单通道记录方法，应用中线位，作用电极置Oz位。多数呈P100潜伏期延长。

2. 视路病变

（1）视交叉前病变：对视神经炎、多发性硬化，可以用全视野刺激或图形大方格刺激、中线单通道记录方法，病变主要表现为P100潜伏期延长。多数缺血性视神经病变患者有水平半视野缺损，可以采用上方或下方半视野刺激进行比较，多数上半视野缺损者很少出现VEP异常，而下半视野缺损往往表现为P100振幅降低，若累及中心视野才出现P100潜伏期延迟。

（2）视交叉病变：可以采用全视野/半侧刺激野图形刺激作多通道记录，进行双眼及单眼不同侧的比较。视交叉病变多数患者呈双颞侧偏盲，多通道刺激野VEP反应呈现在有视野侧为半侧刺激野的VEP特征，即用横向连接，于右眼O1和T5位的反应与Oz位不同，呈现NPN波，O2和T6位呈NPN反应，振幅较大，而O2和T6位呈PNP波，双眼波形相比较，左右眼不对称分波的波形极性呈交叉性对应（图2-167），称为交叉不对称性（crossed asymmetry）。如用垂直半侧刺激野刺激，当刺激双眼颞侧时无反应可记录。

（3）视交叉后病变：也应用全刺激野和半侧刺激野以及多通道记录方法。多数视交叉后病变患者的视野呈同向偏盲，多通道视野刺激的 VEP 也呈现有视野半侧刺激野的 VEP 特性，如大脑右半球枕叶有肿物，则引起右眼的鼻侧偏盲和左眼的颞侧偏盲。当右半球

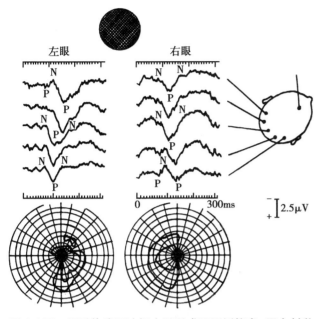

图 2-167　因垂体瘤压迫视交叉形成双颞侧偏盲，用全刺激野，多通道记录，比较左、右眼的图形视觉诱发电位，左眼 PNP 和 NPN 波分布与右眼的 PNP 和 NPN 波呈交叉对应

肿物被切除后，其 VEP 的特性如图 2-168，右眼 O2 和 T6 位与 Oz 位一致呈 NPN 波，O1 和 T5 位呈 PNP 波，而左眼的 O2 和 T6 位亦与 Oz 位一致呈 NPN 波，O1 和 T5 位呈 PNP 波，左右不对称分布的波形极性呈非交叉性对称，称为非交叉不对称性（uncrossed asymmetry）。同一眼比较，用垂直半侧刺激野刺激，当半侧刺激野刺激在偏盲区时，则在各通道均记录不到反应，如半侧刺激野在非偏盲区，则可记录到该区半侧刺激野的 VEP 特性波形（图 2-169）。

3. 其他病变

（1）白化病：通过多通道左右两侧记录，观察 VEP 波的不对称性，以确定白化病视神经纤维的异常投射。当用半侧刺激野多通道 VEP 建立时，则表现为半侧刺激野相对侧的优势电位（正常人为同侧优势）。

（2）青光眼：使用大方格，较高刺激频率，1/4 刺激野（左上 / 左下 / 右下和右下四个象限），多通道记录，可以早期查出青光眼所致的视野缺损。

（3）弱视：用全刺激野，图形小方格刺激，单通道记录，多数患者呈 P100 振幅降低，潜伏期延长。

（4）色盲：可应用等亮度的红 / 绿 / 红 - 绿图形刺激，色盲者将会对某种颜色的刺激产生 VEP 振幅降低和潜伏期延长。

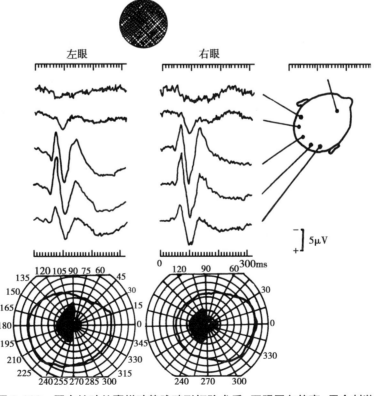

图 2-168　因右枕叶处囊样动静脉畸形切除术后，双眼同向偏盲，用全刺激野，多通道记录，比较双眼图形视觉诱发电位，双眼各波于 Oz、O₁、O₂、T₅、T₆ 位均一致，为非交叉性相对应

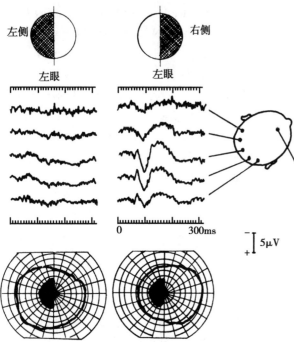

图 2-169　与上图同一病人，其左眼受半侧刺激野刺激，于左半侧刺激时各通道均记录不到反应，于右半侧刺激时呈同侧和 Oz 位 NPN 波，对侧 PNP 波

第三节　多焦视网膜电图和多焦视觉诱发电位

常规的全视野视网膜电图（electroretinogram，ERG）记录全视网膜功能，但对于局部性的病变仍难以判别。20 世纪 70 年代以来发展了局部视网膜电图（focal electroretinogram，fERG）方法，但这种方法的信/噪比变异较大，多数仅应用于测定黄斑区 10° 内的功能，也不能满足临床检出微小病变的要求。90 年代初 Sutter 等研制了一种多焦（或称多刺激野）视网膜电图和多焦视觉诱发电位（multifocal electroretinogram and multifocal visual evoked potential，mfERG and mfVEP），应用 m 序列控制伪随机刺激方法，达到同时分别刺激视网膜多个不同部位，用一个常规电极记录多个不同部位的混合反应信号，再用计算机作快速

Walsh 变换，把对应于各部位的波形分离提取出来，并将视网膜各部位的反应振幅构成立体地形图，从而可定量和直观地评价视网膜的功能，为临床应用开拓新的测试方法。

一、基 本 原 理

mfERG/mfVEP 通过在阴极射线视波器（CRT）或其他显示器上显示出多部位的刺激图形，实现对视网膜后极部多个小区域的功能测试，如彩图 2-170（见书末彩插）所示。测试视网膜后极部可选取 61 个六边形、103 个六边形、241 个六边形或更多（图 2-171），也可以选择其他刺激图形。以下为了叙述方便，均选用六边形作为刺激图形来说明。此方法应用伪随机二元 M 系列环（m-sequence cycle）控制，使刺激野各小区交替、重叠进行全视野或图形翻转刺激。在多焦电生理记录中，系统（指所研究的视觉系统）获得的输入信号是多通道的（每个通道的输入信号即每个六边形小区域所接受的刺激），输出的信号是单通道（即从一个接触镜电极得到一个总的反应）的，从单通道的输出信号与多通道的输入信号中，通过互相关函数变换从同一记录中分离出各小区刺激对应的视觉系统反应。

如果应用互相关函数计算，需要花费很长的计算时间。在应用了 m 序列作为输入刺激的情况下，互相关的计算可以通过一种快速 M 变换（fast M transform，FMT）的方法，并将 FMT 转换成快速 Walsh 变换（fast Walsh transform，FWT），此方法比常规方法快 15～30 倍，极大地减少了计算量。

多焦视觉电生理信号包含有多次反应成分的生物电信号，即包含一阶反应（first order kernel，FOK）的线性成分和二阶反应（second order kernel，SOK）等高次反应的非线性成分。其中一阶反应主要反映单个输入信号的独立脉冲响应，代表对刺激的平均亮度反应，以视网膜外层光感受细胞的活动为主，为视觉电生理反应的线性部分；而二阶反应主要反映前一个基本间隔，或前两个基本间隔时的刺激和当前一个刺激之间相互作用的脉冲响应，这些代表两次刺激相互作用的反应，以视网膜内层神经节细胞的活动为主，为视觉

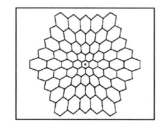
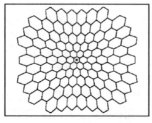
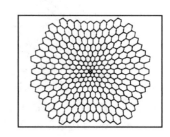

图 2-171　多个六边形选取

电生理反应的非线性部分。

mfERG 和 mVEP 的显示有多种形式，如反应曲线、组合曲线，二维图和三维图（彩图 2-172，见书末彩插）。测量参数包括各区反应波或组合区平均反应波的反应振幅和反应潜伏期，反应振幅可用振幅密度（nV/deg2）或振幅和（μV）表示。计算方法有三种：①峰峰值（peak to peak，或 peak to trough）测量；②均方根（root mean square；RMS）测量；③数量积（scalar product）测量。反应潜伏期指从刺激开始至反应波谷或波峰的时间（毫秒）。

二、临床应用

1. 黄斑病变　mfERG 检测后极部 30° 视野区，具有确切评价黄斑区功能的优越性，通过定量计算可以确定每个局部区域的功能。按六个环划分，则中心环反映黄斑中心凹的功能，并能与中心视力相比较。如特发性黄斑裂孔者，mfERG 显示中心凹反应明显降低，黄斑区反应亦降低，于三维图中可见峰明显降低；因外伤或高度近视眼等原因引起的黄斑裂孔，除黄斑区改变以外黄斑外区域也有变化。当黄斑裂孔施行手术治疗成功地封闭裂孔后，中心凹反应升高，三维图见峰的再现，随访时间延长，峰逐渐升高，相对应的视力也逐渐增加（彩图 2-173，见书末彩插）。非手术治疗的患者，mfERG 也能对病变的进展作随访观察。

2. 视网膜脱离　mfERG 对本病视功能的测定有其特有的优点：①可判别病变是否累及黄斑区。②可区分脱离和非脱离区的视网膜功能。③可对手术治疗前后的功能做出对比。反应密度降低及潜伏期延长与视网膜脱离的范围有关。当脱离累及黄斑部时，则中心凹及黄斑区 N1 波和 P1 波的反应密度降低，潜伏期延长。脱离区 N1 波和 P1 波的反应密度较非脱离区的反应密度明显降低，非脱离区 N1 波和 P1 波的反应密度也较正常对照组降低。病程较短、视网膜脱离范围较小的患者，术后视功能恢复较好，三维图形直观看到 P1 波峰值在术后 1～3 个月内逐渐升高（彩图 2-174，见书末彩插）。

3. 视网膜色素变性　mfERG 显示各个环的 N1 波和 P1 波潜伏期较正常对照组显著延长，P1 波的反应密度及振幅较正常对照组降低，其中 3～6 环的降低更为明显。我们的观察发现 83.3% 的患眼仍于黄斑区记录到有正常潜伏期，反应密度及振幅总和为正常、轻度降低或降低 P1 波，但全视野 ERG 却有 75% 的患眼反应呈平坦。大部分患者在中央 5° 内局部反应的潜伏期仍可正常或轻度延迟，反应密度呈中、轻度降低，在中央 5° 范围外局部反应的潜伏期延长，反应密度明显

下降或消失。

4. 糖尿病视网膜病变　mfERG 在未出现视网膜病变的糖尿病患者，已经可以显示局部区域 P1 波潜伏期延迟。非增生期糖尿病视网膜病变对应于病灶部位，出现反应潜伏期延迟或反应密度降低。对于黄斑水肿，三维图呈现峰降低，1～2 环呈多处局部区域的反应密度降低，各部位的变化呈非均一性。对于增生期糖尿病视网膜病变，会显示各部位一级反应和二级反应的 P1 波反应密度下降，潜伏期延长。

5. 青光眼　mfERG 对原发性开角型青光眼的早期诊断和发病机制的认识方面具有意义。在原发性开角型青光眼中，mfERG 的二阶反应显示 P1 的波反应密度降低，特别可以发现黄斑区功能降低要超过周边部视网膜，提示在青光眼早期黄斑区的功能降低可能更早。对 mfERG 视盘成分（optical nerve head component，ONHC）的分析，青光眼患者 ONCH 成分的潜伏期延长，而视网膜成分（retinal component，RC）未受明显影响。用单通道双极记录方法检测青光眼患者和可疑青光眼患者的 mfVEP，观察到 mfVEP 与 Humphrey 视野缺损之间具有较好的对应性，在暗点区域记录到的 mfVEP 反应信号是平坦的。将视野在各象限的光敏感度（dB 值）之和与 mfVEP 在各相应象限组合反应的振幅进行相关分析，发现他们之间具有较强的相关性。Klistorner 等用多通道双极记录方法记录青光眼和可疑青光眼的 mfVEP，结果显示对于已经确诊的青光眼，视野缺损都可以在 mfVEP 中表现出来（图 2-175）。对于可疑青光眼，尽管视野检测结果还在正常范围，但应用非对称系数［RAC，RAC＝（Amp1－Amp2）/（Amp1＋Amp2），Amp1 和 Amp2 分别代表左、右眼 N1P1 波的振幅］，观察到患者在每个象限的 RAC 平均值都较正常人显著增大。提示在这些患者中至少有一些眼 VEP 振幅已经降低。

6. 视路病变　①视神经炎：mfVEP 可以用来追踪视神经炎发病后的局部视神经损害。受累眼所有区域 mfVEP 受影响的程度不一样，因而对于检测局限性视神经损害，mfVEP 比心理物理的视野检查和电生理的传统 VEP 检查都有明显的长处。②视交叉病变：出现与视野改变相一致的 mfVEP 变化。例如一患者为垂体瘤，其视野的颞上象限为绝对缺损，颞下象限有相对的缺损区域，在 mfVEP 的象限平均反应中，颞上象限记录不到信号，颞下象限的反应振幅显著降低。③视交叉后病变：视交叉后损害的发生部位在视束到视皮质之间，病变以脑肿瘤、出血及梗死多见。视野变化双眼呈同侧偏盲，在视野缺损的象限，mfVEP 记录不到信号。

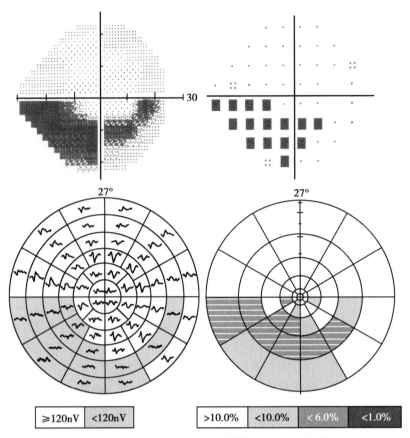

图 2-175　一例青光眼患者的视野与 mfVEP 比较

自动视野测试呈下方弓形缺损，mfVEP 于相应的区域呈反应降低，降低程度见标记，两者变化基本相符（摘自 Klistorner A，et al. Objective perimetry in glaucoma. Ophthalmology，2000，107（12）：2283）

第四节　眼　电　图

眼电图记录暗、明适应条件下视网膜静息电位的变化，它反映视网膜色素上皮层和光感受器复合体的功能，也可以用于测定眼球位置及眼球运动的生理变化。眼的静息电位持续存在于眼的前、后极部之间。将两个电极安置于眼的两侧，靠近内、外眦部，当眼球转动一个固定角度时，于两个电极可以记录到眼的静息电位。眼的静息电位在光照不变的情况下仅有轻微波动，但随暗适应和明适应状态的改变，静息电位发生明显的变化，经暗适应后眼的静息电位降至最低值，称为暗谷，转入明适应后，眼的静息电位上升，逐渐达到最大值，称为光升或光峰。在临床上此方法适用于能够配合者，尤其适合不能戴接触镜、不能作 ERG 的受检者。

一、记 录 方 法

参照国际临床视觉电生理学会的标准化建议，EOG 的检查应当做到以下几点：

（1）电极：采用皮肤电极，记录电极安置于眼内、外眦部的皮肤上，地电极接耳垂。

（2）全视野刺激球：至少能在眼的后极部 60° 范围内达到视网膜均一的漫反射照光。明适应的亮度为 50cd/m²，当有明显屈光间质混浊时可提高到 50cd/m²。固视灯的夹角为 30°～50°，常用 30°，灯亮的交换时间为 1 秒。

（3）记录系统：从电极获得的电信号，经前置放大器后输入直流放大器或交流放大器，交流放大器的时间常数 >3 秒，低通滤波 ≥5Hz，监视器观察图形，记录纸上打印结果。

（4）测试过程：散瞳或自然瞳孔，避免突然从亮到暗处，在非直接照明的屋内安置电极，受检者角膜平面照度 <11Lux，先预适应 5～10 分钟，接着暗适应 15 分钟，继后转入明适应 15 分钟，从初适应最后 3 分钟开始记录，记录每分钟前 10 秒的眼球运动时电位，共有 3～5 个波形，取波形的平均值表示每分钟眼的静电值。

二、正常眼电图及分析

正常 EOG 包括由暗谷和光峰组成的一条曲线（图 2-176），从这条曲线中可以确定三大类指标：

（1）电位幅值性指标：包括光峰电位（light peak potential，LPP）、暗谷电位（dark trough potential，DTP）、基电位（basic potential，BP）和电位差（potential deviation，PD）。

（2）电位比值性指标：包括光峰电位/暗谷电位（LPP/DTP）或称 Arden 比；电位差/基电位（PD/BP）或称 Gliem 比；光峰电位/基电位（LPP/BP）和电位差/峰电位（PD/LPP）。

（3）电位时值性指标：包括光峰时间（light peak time，LPT）、暗谷时间（dark trough time，DTT）。

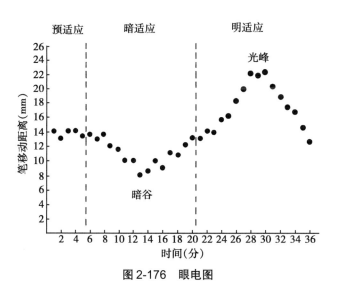

图 2-176　眼电图

EOG 的临床应用表明，上述指标中最有用的是光峰和暗谷电位的比值，而不是其绝对值，一般比值的下阈值为 1.8，上阈值为 2～2.5。

EOG 的检查时间较长，约需 45 分钟，检查完毕后还要计算每分钟的平均幅值。据估计，如果让一位较熟练的人来测量计算，则每个患者约需花 2.5 小时（双眼），这种花费大量时间就使 EOG 的临床应用受到了一定的限制。随着计算机技术的发展，已研制出眼电图微型计算机控制系统，自动控制检查的全过程，并进行数据采集和加工处理，计算出各项指标值，最后将结果用数值和曲线形式打印出来，从检查到发报告平均每人约需 5 分钟，极大地节省了人力和时间，为 EOG 的临床使用开辟了途径。另外，也可以采用记录纸慢速转动方法，使每秒钟记录到的波形横向压缩，显示包络线，直接测量包络线的最小振幅（即暗谷）和最大振幅（即光峰），以求得 Arden 比。

三、其他眼电图检查方法

其他 EOG 的检查方法有：

（1）局部 EOG：设置明适应的光投射到视网膜的一定区域，记录该区域的静息电位，此方法可用以测定黄斑区的功能。

（2）色光 EOG：采用不同颜色的光作为明适应光，如用红光、蓝光等，以便更好地分离视锥细胞和视杆细胞的反应。

（3）高渗压反应和 Diamox 反应：这是非光刺激诱发的静息电位变化。受检者先预适应 30 分钟，使静息电位处于稳定状态，然后静脉注射高渗液（10% 果糖或 15% 甘露醇）或 10% 乙酰唑胺（diamox）溶液，给药后静息电位逐渐降低，数分钟后缓慢升高，计算给药前静息电位与给药后静息电位降至最低点的差值与给药前静息电位的比值，此比值反映了药物引起的色素上皮反应，属检测静息电位变化的一种方法。

（4）快振荡 EOG：采用 1 分钟到 1.25 分钟时间间隔的重复暗亮光刺激，随着暗亮光的交替刺激，形成 EOG 的光峰和暗谷随刺激的暗明周期性出现，呈现在暗相电位增加而在明相电位降低。测量峰和谷的振幅及峰与峰之间的时间。

四、眼电图的临床应用

临床上视网膜色素变性、药物引起的病变、维生素 A 缺乏引起的病变、全色盲、视网膜脱离、脉络膜病变等，视网膜组织可有不同程度的损害，尤其是色素上皮层、感受器组织受损害，EOG 的光峰可降低，Arden 比降低，严重者可为平坦波形。通常 EOG 的改变与 ERG 的变化有相平行的表现，但也有特殊的例外，如卵黄状黄斑变性，其 ERG 通常为正常，而 EOG 明显异常。影响脉络膜和色素上皮的病变，如脉络膜黑瘤和无脉络膜症，其 EOG 呈平坦型，Arden 比小于 1.2。另外，还发现视网膜血管系统的病变，如高血压、糖尿病视网膜病变以及视网膜中央动脉阻塞、视网膜中央静脉阻塞和静脉周围炎等病变，EOG 呈现 Arden 比值下降，这可能与视网膜缺氧或供血不足有关，也可能说明 EOG 主要反映色素上皮层和光感受器的复合功能，但也可能与视网膜内层细胞的活动有关。

（吴德正）

主要参考文献

1. 吴乐正，吴德正. 临床视觉电生理. 北京：科学出版社，1999.

2. 潘映福. 临床视觉诱发电位. 第 2 版. 北京：人民卫生出

版社, 2000.

3. Babel J. Ocular Electrophysiology, A Clinical and Experimental Study of Electroretinogram, Electro-oculogram and Visual Evoked Response. Stuttgart: Georg Thieme Publishers, 1977: 1-172.

4. Heckenlively JR, Arden GB. Principles and Practice of Clinical Electrophysiology of Vision. ST Louis: Mosby Year Book, 1991: 483-811.

5. Sutter EE, Tran D. The field topography of ERG components in man, I: the photopic luminance response. Vision Res, 1992, 32: 433-446.

6. Parks S, Keating D, Williamson TH, et al. Functional imaging of the retina using the multifocal electroretinograph: a control study. Br J Ophthalmol, 1996, 80: 831-834.

7. Hood DC, Zhang X, Greenstein VC, et al. An interocular comparison of the multifocal VEP: a possible technique for detecting local damage to the optic nerve. Invest Ophthalmol Vis Sci, 2000, 41(6): 1580-1587.

8. Klistorner AI, Graham SL, Grigg JR, et al. Multifocal topographic visual evoked potential: improving objective detection of local visual field defects. Invest Ophthalmol Vis Sci, 1998, 39(6): 937-950.

瞳孔是反映眼运动功能和视网膜状态的一个动力学指标。瞳孔反应受视网膜光照强度、视网膜光感受器和视神经传入性轴突完整性、中脑顶盖前区、连接至动眼神经核中 Edinger-Westphal 核的连接神经元，以及伴随第三脑神经的传出性副交感通路和交感神经通路等多种因素的影响。另外，瞳孔大小还受集合反射、视网膜光适应状态，以及来自额叶和枕叶皮质和脑干网状结构核上性因素的影响。瞳孔变化对于一些眼部疾病及神经系统疾病有重要的诊断价值。临床上根据瞳孔的形态、大小及反应往往可以作出非常准确的诊断，尤其对一些神经系统疾病，常可以根据瞳孔的不同反应作出极为精确的定位诊断。瞳孔反应也是人体重要的生命指征。因此瞳孔检查不单单是临床眼科检查中不可缺少的项目，也是全身检查和危重患者观察的重要内容之一。

第一节　瞳孔的一般概述

（一）瞳孔的正常形态

正常的瞳孔呈圆形，边界整齐。在瞳孔的边缘有来自虹膜背面色素上皮的一圈深色卷边，呈花边状。瞳孔的大小无时不在发生变化，很难记录瞳孔的真实大小。一般说来，正常瞳孔的直径大约为 2～5mm，平均为 4mm 左右。小于 2mm 时称为瞳孔缩小（miosis），大于 5mm 时为瞳孔散大（mydriasis）。正常人双侧瞳孔的大小基本相同，双侧瞳孔大小相差达 1mm 时称为瞳孔不等（anisocoria）。

（二）影响瞳孔大小的因素

瞳孔大小受多种因素的影响，它可因光线、年龄、种族、虹膜色素的多少、注视目标的远近、睡眠与觉醒、精神状态以及屈光状态等因素而变化。

光线强时，瞳孔缩小；光线暗时，瞳孔散大。注视远距离目标时瞳孔较大，而注视近处目标时瞳孔缩小。通常，近视眼瞳孔较大，远视眼瞳孔较小。睡眠及闭眼时瞳孔均缩小，睁眼及觉醒时瞳孔则较大。深色虹膜者较浅色虹膜者瞳孔小一些，因此有色人种的瞳孔多小于白色人种。

新生儿由于瞳孔开大肌发育尚不完善，瞳孔均较小。随着年龄的增加、身体的发育，瞳孔括约肌也逐渐发育完善。一岁以上的儿童瞳孔逐渐变大，少年时期瞳孔最大，青年人瞳孔也较大，老年人由于虹膜弹性减低以及瞳孔括约肌强直等原因，瞳孔常常会缩得很小。

此外，精神状态对瞳孔也有明显的影响，兴奋、愉快、恐惧和疼痛均可使瞳孔散大。性别对瞳孔也有一些影响，大多数女性的瞳孔较男性稍大。

（三）双侧瞳孔的对比

几乎所有人的双侧瞳孔都不会绝对相等，但并非都有临床意义。双侧瞳孔不等大的现象在一些人中其实存在已久，只是偶尔在照镜子时才突然发现，或被他人偶然发现。双侧瞳孔大小只要相差 0.2mm，临床检查就可以发现；当相差大于 0.4mm 时，表现就已经很明显。一项调查表明，41% 的正常人中双侧瞳孔不等大，相差 0.4mm 以上；80% 的人瞳孔大小相差 0.2mm 以上。尽管双侧瞳孔大小不等发生率很高，但程度较小，通常只在 1.0mm 以内。有 3%～4% 的正常人的双侧瞳孔大小可以相差 1.0mm 以上。瞳孔不等并不稳定，大部分人只是在一段时间内表现为瞳孔大小不等。即使是同一个体，瞳孔不等也随时间而变化。瞳孔不等与性别、年龄、虹膜色泽深浅以及测定时间等因素无明显相关，但也有观察认为瞳孔不等较常见于老年人。由于影响瞳孔变化的因素过于复杂，在检查瞳孔时一时很难确定瞳孔的大小是否正常。应同时进行详细的眼部检查，注意相关体征，如上睑下垂、眼运动、瞳孔的集合反应和光反应等，为明确瞳孔不等的原因提供有益的线索。

瞳孔不等可以是生理性的，但也可以是病理性的。生理性瞳孔不等是最常见的原因，病理性瞳孔不等可以是支配瞳孔括约肌的副交感神经和支配瞳孔散大肌的交感神经病变导致一侧瞳孔散大或缩小的结果。一般地讲,非病理性瞳孔不等其程度不随光照强度而变化,依光照而增大或减少者为病理性瞳孔不等。在进行神经眼科检查尤其是在检查头颅外伤患者时,应考虑所有的瞳孔不等是否为病理性改变。只有在全面详细地检查神经系统,而且经过一段较长时间的观察后瞳孔仍无改变时,才能考虑为生理性瞳孔不等大。

(四) 检查瞳孔的方法

在检查瞳孔时,要注意以下几个方面:①瞳孔是呈圆形还是不规则形状的?②双眼的瞳孔大小是否相等?③瞳孔对光反射如何?④如果瞳孔没有对光反射,它们是否有近距离的反应?

为了控制影响瞳孔大小和反应的因素,检查瞳孔应当在暗室里进行。如果室内光线太强,瞳孔会缩得较小,不便观察瞳孔反应。光源应当置于受检者正面稍上方或稍下方,通常从下方照射,最好不要让光线从一侧照来,因为侧面来的光线常使离光源近的一侧瞳孔稍小于对侧,因而容易出现双侧瞳孔不等大的假象。进行检查时应嘱受检者全身放松,注视远方的目标,如远处的灯光或视力表等,以便减少与调节或集合反应相伴的瞳孔缩小(图2-177)。

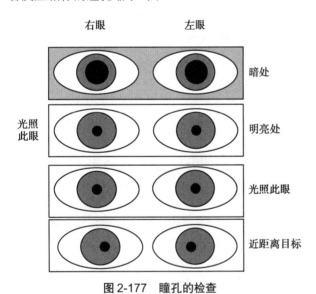

右眼　　　左眼

暗处

光照此眼　明亮处

光照此眼

近距离目标

图2-177　瞳孔的检查

检查瞳孔大小的简单方法是采用透明直尺直接测量,单位为毫米,但最好的方法是使用 Haab 瞳孔尺,这是一种眼科专用尺,在尺上刻有大小不等的圆,检查时以尺上的圆与被检查眼的瞳孔大小相比较,即可测出受检瞳孔的大小。更精确的测量可以采用专用的 Weekes 角膜尺测量瞳孔的大小,但一般认为采用 Haab 瞳孔尺即可。对于有经验的检查者来说,通过目测即可准确地估测出瞳孔的直径。

当在暗室内发现瞳孔不等大时,应当在较明亮的光线下作进一步检查,观察瞳孔不等程度是在明亮环境下还是暗室中更为严重,以明确是交感或副交感神经病变引起的。同时还应当进行裂隙灯活体显微镜检查,以排除虹膜后粘连、瞳孔括约肌破裂、异常的节段性运动或虹膜萎缩等局部病变。

为了检查瞳孔的光反应,可用一较明亮的光源先照一眼,然后再照另一眼,注意两眼瞳孔缩小的程度和快慢,以及瞳孔维持的大小。最好使用小型笔式手电筒,这种电筒使用方便、便于携带。当然,也可以使用普通电筒、检眼镜或手持裂隙灯等其他光源进行瞳孔检查。

交替移动光源检查(swinging or alternating test),对于检查相对性瞳孔传入性缺陷(relative afferent papillary defect, RAPD)有极其重要的价值(图2-178)。检查在暗室内进行,嘱受检者注视远方,将一明亮的光源从下方照在一侧瞳孔,然后快速地将光源移向对侧,这样对左、右眼往复进行检查,光线在每眼应停留3~5秒。正常情况下,当光源从一眼移至另一眼时没有瞳孔的运动,瞳孔缩小的程度也相同。若双侧视神经传导不等时,当光源移至患眼时瞳孔扩大,移向健眼时瞳孔缩小。轻症者,当光源交替移动时仅表现为一侧瞳孔缓慢收缩或快速扩大。这种交替移动光源检查也可用交替遮盖试验(alternate-cover test)代替,即用手或挡板轮流遮盖双眼瞳孔,可以发现遮盖患眼时健眼瞳孔无变化,而遮盖健眼时患眼瞳孔明显散大。

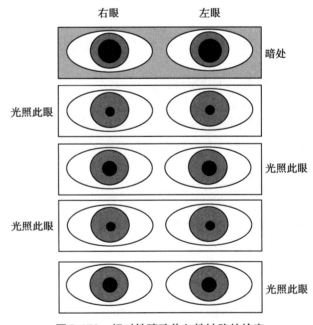

右眼　　　左眼

暗处

光照此眼

光照此眼

光照此眼

光照此眼

图2-178　相对性瞳孔传入性缺陷的检查

当瞳孔光反应较差时,还应当检查瞳孔集合反应。可以让受检者伸出一手指置于鼻前方,嘱其先注视远方目标,然后迅速注视鼻前方自己的手指尖,注意观察瞳孔大小的变化和眼运动。当瞳孔光反应正常时，则无需检查瞳孔集合反应。

除了检查瞳孔的大小、形态、反射外，还应当检查双眼瞳孔的距离，称为瞳孔距离，这对于配制眼镜是十分重要的。由于瞳孔中心的定位不很准确，检查瞳孔距离时最好不要从瞳孔中心测量。正确的方法是测量一眼瞳孔一侧的边缘到另一眼瞳孔同侧边缘之间的距离。例如，测量从右眼瞳孔鼻侧缘到左眼瞳孔的颞侧缘，或从右眼瞳孔颞侧缘至左眼瞳孔鼻侧缘之间的距离。通常用透明直尺即可测出。

（五）瞳孔的异常形态

瞳孔常见的异常可分为先天性及后天性两大类。

1. 先天性瞳孔异常

（1）先天性瞳孔膜存留（congenital residual papillary membrane）：也称永存瞳孔膜（congenital persistent pupillary membrane），系由于瞳孔区的第一中央动脉弓（应于胚胎 6 个半月时消失）和第二中央动脉弓（应于胚胎 7～9 个月时消失）及其伴同的中胚叶组织未能按正常规律发生萎缩，而残留于瞳孔区所致，是瞳孔先天异常中比较常见的一种。其特点为瞳孔区有与虹膜颜色一致的不规则膜状或条索状组织遮挡瞳孔，其四周常有一些条索附着于虹膜卷缩轮处；有时为一些透明无色的蛛丝状细丝呈桥状横架于瞳孔之间，其两端也附着于虹膜卷缩轮处。

（2）先天性虹膜缺损（congenital iridocoloboma）：由于胚裂闭合异常或在胚裂闭合后发生的虹膜发育异常所致，多为双侧对称的虹膜下方缺损。前者多伴有下方脉络膜、睫状体甚至视神经缺损，后者则仅见虹膜缺损而无脉络膜等的缺损。临床表现为双眼对称性下方偏鼻侧虹膜部分或全部缺损，瞳孔呈锁孔状。

（3）先天性无虹膜（congenital aniridia）：为少见的眼部先天异常，由于虹膜发育停滞于原始状态所致，多为双侧受累。临床表现为整个角膜范围内均看不见虹膜，经角膜直接即可见到晶状体赤道部、悬韧带及部分睫状突。有时也可在前房角处见到少许残留的细窄的虹膜组织。患者视力很差，常有畏光，并伴有眼球震颤。

（4）先天性小瞳孔（congenital microcoria）：较为罕见，系因虹膜肌肉异常，通常系因瞳孔开大肌发育障碍而引起瞳孔括约肌持续性收缩所致。双眼多为对称，瞳孔一般均小于 2mm，瞳孔反射很弱甚至缺如，患者常伴有调节痉挛，多具有遗传和家族性倾向，对可卡因及其他散瞳剂的反应也很差，瞳孔散大时呈卵圆形。应当注意本症与 Horner 综合征以及 Argyll Robertson 瞳孔相鉴别。

（5）先天性大瞳孔（congenital macrocoria）：先天性大瞳孔更为罕见，其原因显然不是因为瞳孔括约肌发育障碍，因为瞳孔括约肌的发育较瞳孔开大肌为早。这种瞳孔对光线无反应，也无瞳孔的集合反应。应该注意其与药物性散瞳相鉴别。

（6）其他先天性瞳孔异常：先天性多瞳症、裂隙状瞳孔、瞳孔异形或瞳孔异位等均较少见，文献中偶见报道。

2. 后天性瞳孔异常

（1）虹膜炎后的虹膜后粘连：虹膜睫状体炎常会导致虹膜向后与晶状体发生粘连，致使瞳孔缩小，边缘不齐，瞳孔反应迟钝甚至完全消失。仔细检查可以发现瞳孔边界极不规则，有虹膜组织在瞳孔缘处与晶状体发生粘连。如果瞳孔并非全部后粘连，经滴用散瞳剂后未粘连的部分可被药物散大，而已粘连处则不能扩大，形成典型的"梅花状或花瓣样"瞳孔；如果瞳孔缘一圈全部后粘连，则形成瞳孔闭锁。

（2）原发性闭角型青光眼的瞳孔改变：急性闭角型青光眼患者瞳孔散大，反射消失，瞳孔多呈竖椭圆形。由于患者常有剧烈的头痛以及恶心、呕吐，因此偶尔可被误诊为急性颅内压增高引起的动眼神经麻痹所致的瞳孔散大，在诊断时应当注意。前者多有眼部充血、眼压增高、视力明显减退，而后者眼部没有充血，眼压、视力正常，而且瞳孔呈正圆形散大。

（3）外伤性瞳孔散大：眼球外伤特别是钝挫伤，常常可以因瞳孔括约肌断裂而致外伤性瞳孔散大。这种瞳孔散大的形态不是正圆，中等大小，光反应迟钝，可以同时伴有眼部其他外伤的体征。

（4）外伤性虹膜瞳孔缘撕裂和虹膜根部断离（iridodialysis）：眼球局部受暴力钝挫伤可引起虹膜瞳孔缘撕裂，表现为瞳孔缘切迹、瞳孔不规则。有时可在虹膜根部发生断裂，引起虹膜根部断离，在与虹膜根部断离相对应的一侧瞳孔缘呈一弦状直线，因而呈现 D 形瞳孔。严重的钝挫伤可引起虹膜根部完全断离，与先天性无虹膜的表现相似，称外伤性无虹膜。

（5）手术后虹膜缺损　青光眼、白内障和玻璃体切除等手术有时需做虹膜切除，如果虹膜切除的范围大，则可引起瞳孔改变。与先天性虹膜缺损不同的是，手术切除的虹膜缺损区多位于上方 12 点钟附近。

第二节　瞳孔的正常反应

（一）瞳孔的光反应

瞳孔的光反应是瞳孔各种反应中最为明显的一种反应，光线照射入眼内必然引起瞳孔缩小，光线减弱或撤去时瞳孔又逐渐扩大,这种反应称为瞳孔的光反应(light reaction of the pupil)或光反射。临床上又将瞳孔的光反应分为直接光反应与间接光反应两种。光线照射一眼,被照射眼瞳孔缩小,这种瞳孔的反应称为瞳孔的直接光反应(direct light reaction);光线照射一眼时,对侧未被照射眼的瞳孔也同时缩小,未被光照眼的这种反应称为瞳孔的间接光反应或同感性光反应(indirect light reaction 或 consensual light reaction)。实际上光线照射任何一眼时,必将同时、等量地到达双侧 Edinger-Westphal 核,因而必然引起双侧瞳孔收缩。因此从解剖生理的角度来看,双眼瞳孔收缩都应该是"直接"光反射;然而从临床角度来说,将被照射眼的瞳孔反应称为直接光反应,而未被照射眼的瞳孔反应称为间接反应,对定位诊断有极为重要的意义。

临床上检查瞳孔光反应时,一定要认真分别检查两眼的直接光反应与间接光反应。检查者应用笔式手电筒照射一眼,仔细观察该眼瞳孔的直接光反应与对侧眼的间接光反应;然后再照射对侧眼,也同样观察被照眼瞳孔的直接反应与对侧眼间接反应。检查时应当注意保证光源只照射一侧眼,对侧眼未受到光的照射。因此检查时最好用手或其他物体将光线隔开,以免光线影响另一眼而导致错误的结果。

(二)瞳孔的集合反应

注视远距离目标时瞳孔散大,注视近距离目标时瞳孔缩小,这种瞳孔随着注视目标的远近而发生的变化称为瞳孔的集合反应(convergence reaction of the pupil)。

也有人将瞳孔的集合反应称为瞳孔近反应或调节反应,使得对这种瞳孔反应的称谓较为混乱。实际上,眼在注视近处目标时有三个动作同时发生:①双眼内直肌收缩使双眼同时内转的集合作用;②睫状肌收缩致悬韧带松弛而使晶状体变凸以增强其屈光能力的调节作用;③双眼瞳孔缩小。这三个反射的目的是使近距离的物体能在视网膜上形成一个清晰的影像,并使影像落在双眼视网膜对应点(黄斑)上,这样才能完成双眼单视。瞳孔收缩反应仅仅产生于集合反射,即双眼集合时发生瞳孔收缩,双眼散开时瞳孔扩大,这种关系是不能颠倒的,即瞳孔缩小不会产生眼球的集合运动。调节反射本身也不会直接产生瞳孔缩小,只有在调节反射引起了集合反射时才会间接地引起瞳孔收缩。瞳孔反应与注视近距离的物体没有直接关系,而仅仅发生于因为注视近距离目标而引起了集合反射冲动时,才会发生瞳孔收缩。因此瞳孔的集合反应不应该称为瞳孔的近反应和调节反应。

瞳孔的集合反应有两种:一种是可由意志支配的,如自己注视鼻尖时双眼瞳孔缩小;另一种是反射性的,

如注视一个移动的目标逐渐由远到近或由近到远所致的瞳孔反应。

临床上应当分别检查随意性和反射性集合反应。首先检查其随意的瞳孔集合反应:先让被检查者注视远处目标,记录其双侧瞳孔大小;然后让其注视自己的鼻尖,再观察双侧瞳孔缩小情况,再嘱被检查者注视远方,瞳孔又慢慢扩大。其次再检查由视觉刺激引起的集合运动的瞳孔收缩:先让被检查者注视远处目标,观察其瞳孔大小,然后检查者以其手指或钢笔置于被检查者眼前 1m 处,并将手指或钢笔逐渐向被检查者眼前移动,嘱被检查者注视移动的手指或钢笔,此时可见其双眼逐渐集合,同时瞳孔也逐渐缩小,然后再将手指或钢笔逐渐移向远处,双眼又逐渐分散,瞳孔也慢慢扩大。

严格说来,瞳孔的集合反应不是一种反射,因为双眼集合与瞳孔收缩两者之间并没有神经的联系,只是在同一过程中两项运动同时出现的一种协同现象。

(三)瞳孔的闭睑反应

眼睑闭合时瞳孔缩小,或当用手强行分开眼睑而被检查者企图用力闭眼时,瞳孔也会收缩,这种瞳孔反射称为闭睑反应(lid closure reaction of the pupil)或称眼轮匝肌反射。瞳孔的闭睑反应是一种单侧性反射,对侧瞳孔没有变化。

(四)瞳孔的三叉神经反射

当角膜、结膜或眼睑受到刺激时,通过三叉神经眼支引起瞳孔缩小,称为瞳孔的三叉神经反射(trigeminal reflex of the pupil),或称眼球感觉反射或眼球瞳孔反射。这种反射是双侧性的,不仅受刺激侧的瞳孔发生收缩,未受刺激的对侧瞳孔也同时收缩。此外当刺激面颊或颈部皮肤时,可以通过三叉神经下颌支引起瞳孔散大,称瞳孔皮肤反射(cutaneous papillary reflex)或睫脊反射(ciliospinal reflex)。

(五)瞳孔的意识感觉性反射

刺激除了眼及其附属器以外的身体任何部位,以及兴奋、恐惧或激动等情绪改变,均可引起瞳孔扩大,这种瞳孔反应称为瞳孔的意识感觉性反应(psychosensory reflex of the pupil)。这种瞳孔扩大的反应均为双侧性,而且在情绪激动的因素持续存在时瞳孔也一直保持散大。疼痛也可以引起瞳孔散大,有人称瞳孔的疼痛反射(pain reflex of the pupil),但此反射个体差异较大,并与交感神经的兴奋状态相关。睡眠时瞳孔缩小。这些均属于瞳孔的意识感觉反应。

(六)瞳孔的前庭性反射

前庭器官受到刺激时出现瞳孔的变化,称为瞳孔的前庭性反射(vestibular reflex of the pupil)。如用冷、

热水或旋转椅检查的方法刺激前庭,可引起瞳孔散大。

(七)耳蜗瞳孔反射

强烈的声音刺激时瞳孔可以散大,这种反射称为耳蜗瞳孔反射(cochleo-pupillary reflex),为双侧性,但往往受刺激侧瞳孔的反应更为明显一些。

(八)迷走神经紧张性瞳孔反射

深吸气时瞳孔扩大,深呼气时瞳孔缩小,这种随呼吸而变化的瞳孔反应称为迷走神经紧张性瞳孔反射(vagotonic pupillary reflex),又称呼吸性瞳孔反射。

(九)外展散瞳反射

双眼向两侧方转动时外展眼的瞳孔较内转眼的瞳孔稍大,称为展神经反射(abducent mydriatic reflex),又称为 Tournay 瞳孔反应。

第三节　瞳孔的异常反应

一、光反射传入障碍的瞳孔异常

(一)相对性瞳孔传入缺陷

相对性瞳孔传入缺陷(relative afferent pupillary defect,RAPD)是两侧视神经传导不对称时所产生的客观而又敏感的指征。如果一眼由于视神经炎或其他视神经疾病引起视神经传导下降,交替移动光源检查就可发现相对性瞳孔传入缺陷。每当光源移向患侧时将会出现瞳孔扩大;相反,当光源移向健侧时瞳孔则缩小。这就是光源照射时瞳孔扩大侧眼的 RAPD 征阳性(图 2-128),这一瞳孔变化以往又称为 Marcus Gunn 瞳孔。任何明显降低一侧光信息向 Edinger-Westphal 核传导的疾病都可表现为 RAPD 征。这一现象还可见于广泛的不对称性黄斑病变以及累及盘斑束的大范围的视网膜脱离。弱视眼也可能有轻度的 RAPD。双侧对称性视神经病变或外侧膝状体之后功能异常无 RAPD。除极特殊情况外,白内障和玻璃体积血等屈光间质混浊无 RAPD。屈光不正、功能性视力丧失或皮质病变也无 RAPD。RAPD 提示单侧或不对称的前部视觉系统疾患,特别是视神经的疾病。如果缺乏 RAPD,则诊断视神经病变应慎重。此征对鉴别视神经炎或伪盲所致的单眼视力减退有很大价值。

(二)黑矇性瞳孔强直

单侧眼球、视网膜或视神经病变引起该眼失明,表现为患眼瞳孔直接光反射及对侧健眼间接光反射消失,而对侧健眼的直接光反射及患眼的间接光反射正常,称为黑矇性瞳孔强直(amaurotic pupil rigidity)。黑矇性瞳孔强直不引起瞳孔不等,然而交替移动光源检查可证实存在 RAPD。

(三)弱视性瞳孔无力

一眼因广泛的视网膜病变或视神经疾病而引起的严重视力障碍,但尚未完全失明,该眼瞳孔的直接光反射较对侧健眼明显减弱,称为弱视性瞳孔无力(amblyopic pupillary inertia)。

(四)Wernicke 偏盲性瞳孔强直

瞳孔的传入纤维伴随视觉纤维与视神经、视交叉及视束同行,但在视觉纤维即将进入外侧膝状体以前离开视路进入中脑。因此外侧膝状体以前的视路受损,从偏盲侧来的光线不能引起瞳孔光反射,非偏盲侧来的光线则可引起瞳孔的光反应。而外侧膝状体以后的视路损害,无论光从偏盲侧或非偏盲侧来均无瞳孔障碍。这种由偏盲侧来的光线不能引起瞳孔反应,称为 Wernicke 偏盲性瞳孔强直。此征对鉴别外侧膝状体以前或以后的偏盲,有很重要的定位价值。

(五)Argyll Robertson 瞳孔

中脑顶盖前区病变阻断顶盖前核发至动眼神经 Edinger-Westphal 核的瞳孔第二级神经元纤维,因而引起瞳孔光反射消失而集合反射正常的 Argyll Robertson (AR)瞳孔。典型的 AR 瞳孔包括瞳孔的直接及间接光反射均消失、瞳孔缩小且形状不规则,然而瞳孔的集合反应正常甚至更为活跃。但最常见的是瞳孔光反应受损害而并非完全消失,集合反应正常,即光反应和集合反应的分离。AR 瞳孔还有一个重要特点是不但对光反射的瞳孔不能缩小,即使在暗室瞳孔也不能很好地扩大。AR 瞳孔多为双侧性,但也有单侧发生者。一般认为,典型的 AR 瞳孔多见于神经梅毒,但也可见于脑炎、多发性硬化、脊髓空洞症、松果体肿瘤或其他中脑病变以及糖尿病等疾病。

(六)反 Argyll Robertson 瞳孔

瞳孔的集合反射消失而光反射存在,被称为反 Argyll Robertson 瞳孔。这是病变损害了 Edinger-Westphal 核与集合中枢(Pleria 核)之间联系的缘故。表现为双眼集合运动存在,但双眼球集合时瞳孔不缩小,而瞳孔的光反射却完好无损。

二、光反射传出障碍的瞳孔异常

(一)Edinger-Westphal 核病变

Edinger-Westphal 核病变引起瞳孔光反射、集合反射、闭睑反射以及意识感觉性反应等所有的瞳孔反应全部消失,且伴有瞳孔散大以及调节作用麻痹,但眼球运动不受损害。一般 Edinger-Westphal 核性损害多为双眼对称。

(二)动眼神经麻痹

动眼神经麻痹常为单侧性,除瞳孔散大外多伴有其他动眼神经所支配的眼外肌麻痹，如上睑下垂和眼球运动受限。如果动眼神经病变位于颅内段，则表现为动眼神经所支配的全部眼外肌麻痹，如病变位于眶内，由于动眼神经入眶后立即分为上、下两支，因此眼外肌瘫痪多不完全。动眼神经麻痹所致的瞳孔不等在明亮环境下最明显。

（三）强直性瞳孔

强直性瞳孔（tonic pupil）又称 Adie 瞳孔，多见于20～40 岁女性，常系单侧发病，双侧者少见。发病常很隐蔽，多为偶然发现一侧瞳孔散大。患眼瞳孔散大，直接与间接光反射、集合反射均消失或极为迟钝，健眼瞳孔反射均正常。由于患眼瞳孔扩大和缩小均有缺陷，在明亮环境下患侧瞳孔较健侧大，但在暗室则比健侧小。裂隙灯活体显微镜检查可能见到瞳孔括约肌节段性麻痹，以及自发性、不规则的括约肌蠕虫样运动。集合反射在患者长时间注视近距离目标时也可见瞳孔缩小。由于瞳孔对光及集合反应并未完全消失，因而被称为强直性瞳孔。这种强直性瞳孔对一切瞳孔药物均起正常反应，甚至对一些不能引起正常瞳孔发生反应的较低浓度药物，如 2.5% 甲基胆碱（methacholine）、0.125% 毛果芸香碱都能引起瞳孔缩小。强直性瞳孔的原因不明，近年来有文献报道患侧睫状神经节中神经节细胞有明显减少。此种瞳孔不等随时间逐渐减弱，有些患者可在数月后自行恢复正常。

强直性瞳孔患者有时伴有膝反射或踝反射消失，伴有这些腱反射消失者称为 Adie 综合征。

三、交感神经损害的瞳孔异常—— Horner 综合征

交感神经损害引起瞳孔开大肌麻痹，从而导致瞳孔缩小，临床上称为 Horner 综合征。其病因极为复杂，自下丘脑起，经脑干、颈及胸脊髓、颈部、胸部、颅内直至眼眶，凡交感神经所经过的途径附近病变均可引起此综合征。因此，临床上很难查出确切的损害部位。

Horner 综合征表现为患侧瞳孔小于对侧，瞳孔不等在暗室更明显，但瞳孔的一切反射仍存在。除瞳孔缩小外，由于上睑受交感神经支配的 Müller 肌麻痹，致使患侧上睑轻度下垂，而睑裂缩窄，小于对侧，但在向上注视时上睑仍可上提。由于下眼睑的上提可表现为眼球轻度内陷，但实际上眼球突出度正常。

无汗症也是 Horner 综合征的重要体征，但随病变部位的不同而表现各异。中枢第一神经元的病变为整个患侧躯体无汗；累及从颈脊髓到颈上神经节的第二神经元病变为同侧面部无汗；病变在颈上神经节至眼的神经节后病变则不表现无汗症，或只是前额无汗。

临床上可用可卡因、肾上腺素滴眼试验粗略判定Horner 综合征的损害平面。如果病变位于第一神经元（下丘脑至颈 8 到胸 2 脊髓段），可卡因可使患侧瞳孔散大，而肾上腺素不能引起散瞳。如果病变位于第三神经元（颈上节至眶内段交感神经），可卡因不能使瞳孔扩大，而肾上腺素则可引起瞳孔扩大。病变位于第二神经元（颈 8 至胸 2 脊髓到颈上节），则两种药物均不能引起瞳孔散大。

四、其他瞳孔异常

（一）虹膜震颤

正常人的瞳孔有一种收缩和散大不断交替的运动存在，但这种收缩和散大的交替运动非常细微，肉眼检查不易发现。如果这种运动比较明显时肉眼即可查见者，称为虹膜震颤（iridodonesis, hippus）。产生虹膜震颤的机制不清楚，目前认为它不是一种病理改变，而是一种无害的生理现象。

（二）周期性动眼神经麻痹

动眼神经麻痹伴有短暂的自发性好转间歇期，数分钟后又恢复其麻痹状态者，称为周期性动眼神经麻痹（cyclic oculomotor palsy）。本病较为罕见，原因不明，多见于出生后或一两岁时就发生的动眼神经麻痹患者。动眼神经麻痹时瞳孔散大，并有其他眼外肌麻痹；短暂的好转间歇期时瞳孔缩小，其他眼外肌也恢复正常。

第四节　瞳孔的药物反应

影响瞳孔的药物可分为缩小瞳孔的药物与散大瞳孔的药物两大类。

（一）缩瞳剂

缩瞳剂（miotics）可分为两个主要药理组：直接作用的胆碱能药物和间接作用的胆碱酯酶抑制剂。前者直接作用于副交感神经的节后纤维，使瞳孔括约肌收缩；后者抑制胆碱酯酶，从而使副交感神经纤维末梢的乙酰胆碱聚积，而致瞳孔缩小。

常用的胆碱能缩瞳剂有毛果芸香碱、甲基胆碱等，而胆碱酯酶抑制剂缩瞳药常用毒扁豆碱（eserine）、新斯的明（neostigmine）等。

此外，有些药物全身使用时，由于抑制大脑皮质的作用而产生瞳孔缩小，如吗啡、氯丙嗪等。

（二）散瞳剂

散瞳剂（mydriatics）也可分为两类，一类为副交感神经阻滞药，其药理作用是对抗乙酰胆碱，称为抗胆碱能药物，如阿托品、东莨菪碱、后马托品、托吡卡胺

和尤卡托品等；另一类为拟交感神经药物，使瞳孔开大肌兴奋而致瞳孔散大，如去氧肾上腺素、麻黄碱等。此外，还有一些药物可阻滞交感神经末梢对去甲肾上腺素的再吸收而使瞳孔散大，如可卡因。

（三）全身麻醉药物对瞳孔的影响

乙醚等全身麻醉剂可以引起瞳孔变化，这种变化取决于麻醉的深度：麻醉第一期为诱导期，瞳孔改变不明显；二期为兴奋期，瞳孔开始散大；第三期为手术期，在此期第一、二级时，瞳孔又复缩小，第三级开始瞳孔又散大，三期第四级及麻醉第四期麻醉过量时，瞳孔则完全散大且固定，处于濒死前状态（有关瞳孔反应的详细内容，请参阅第十卷神经眼科学第四章瞳孔）。

（赵家良 张顺华 严 密）

主要参考文献

1. Biousse V, Newman NJ. Neuro-Ophthalmology illustrated. New York: Thieme, 2009: 11-14, 269-305.

2. 严密. 瞳孔. 见：李凤鸣主编. 眼科全书（下册）. 北京：人民卫生出版社, 1996: 3031-3051.

3. 安得仲. 实用神经眼科学概论. 北京：人民卫生出版社, 1998: 26-43.

4. American Academy of Ophthalmology. Basic and clinical science course 1999-2000, Section 5, Neuro-ophthalmology. San Francisco: American Academy of Ophthalmology, 1999: 23-24, 97-111.

5. Glaser JS, Sergott RC. Neuro-ophthalmology. In: Tasman & Jaeger. Duane's Ophthalmology. CD-ROM Edition. Lippincott-Raver, 1997.

6. Liu GT, Volpe NJ, Galetta SL. Neuro-ophthalmology diagnosis and management. Philadelphia: Saunders, 2001: 427-463.

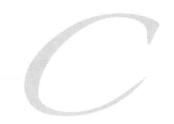

第十章
眼底血管造影术

第一节　荧光素眼底血管造影术

常规眼底检查一般只能观察到诸如红（出血）、黄（黄白色渗出）、黑（色素）、白（灰白色水肿）等疾病的表象，而不能深层次地了解病变发生的原因。要在活体眼上深入认识眼底病变的病理生理改变，临床上最常用的方法是施行眼底血管造影检查。眼底血管造影术主要包括以荧光素钠为染料、波长490nm的蓝色可见光为激发光的荧光素眼底血管造影（fundus fluorescein angiography，FFA）及以吲哚青绿（indocyanine green，ICG）为染料、波长805nm的近红外光或红色激光为激发光的吲哚青绿眼底血管造影（indocyanine green angiography，ICGA）。自从1961年FFA出现以来，已经广泛应用于眼底病的临床诊断、疗效观察、发病机制及解剖和病理等研究，是检查诊断眼底病的最重要的手段之一。本节就FFA的发展简史、基本原理与方法、相关的组织解剖、临床释义注意要点、正常与异常的眼底荧光图像及几种容易混淆的荧光图像等内容作一简单叙述。有关ICGA的内容将在下一节进行介绍。

一、荧光素眼底血管造影发展简史

施行FFA的两大要素是眼底照相机及所采用的染料——荧光素钠。因此，要谈FFA的发展史首先应从眼底照相机说起。100年以前，Honry Noyes首先在兔眼上行眼底照相术，但效果不理想。此后直到1926年，当Nordense和Carl Zeiss研制出首台性能良好的商品化眼底照相机后，人眼的眼底照相术才成为可能，并能应用于临床。1955年，Carl Zeiss将电子闪光技术引进眼底照相机后，就诞生了现代眼底照相机，这为后来Novotny和Alvis成功拍摄FFA图片打下了良好的基础。

FFA所用的染料——荧光素钠早在1871年由Von Baeyer首先合成。荧光素钠最早的一个用途是用于研究河水的水流。由于荧光素钠在蓝色光照下会产生黄绿色荧光，因此除了FFA外，在眼科另一个最常见的用途是将荧光素钠液涂于下穹隆部结膜上，用蓝色光源观察角膜有无黄绿色的染色灶，以此来判断角膜上皮有无缺损及其缺损的部位及范围。

为了在活体上观察到眼底血流动力学表现，一些学者作出了不懈的努力及尝试。早在1910年，Burke采用口服荧光素钠的方法首次见到脉络膜视网膜荧光。1930年Kikai在动物静脉内注射荧光素，并采用特殊滤光片观察到眼底血管荧光现象。1959年，Flocks等在猫的颈动脉系统注入不同类型的染料，通过视网膜电影照相术（cinephotography）来研究视网膜循环。1960年，Maclean和Maumenee在人静脉内注射荧光素，通过在裂隙灯活体显微镜或双目间接检眼镜照射光源路径的前方放置一钴蓝滤光片，来观察脉络膜血管瘤和脉络膜恶性黑色素瘤的荧光表现。他们应用这一技术对脉络膜肿瘤进行临床诊断，但是不能将荧光图像记录下来进行进一步的研究。

1961年，美国Indiana大学医学院学生Novotny及实习医生Alvis在《循环》杂志发表了第一篇有关人眼的FFA论文，自此开始了FFA临床应用及研究的新篇章。Novotny和Alvis因首先用胶片记录到了荧光素流经视网膜循环的时态，被誉为产生世界上第一张荧光素眼底血管造影图片的人。他们当时提出的一些造影技术原则，如合适的滤光片组合、充足的闪光光源、高敏感度胶片及高拍摄速度等原则，一直被眼科医生及眼底照相机研制人员所采用。此后，不少学者对理想的滤光片组合、高质量眼底照相机及立体照相技术进行了研究，同时许多眼科医生采用FFA研究了不同类型眼底疾病的荧光特征，使得我们对眼底病的认识提高到了一个新的层面。

我国从20世纪70年代初开始进行FFA的研究和临床应用，但是真正得到广泛应用是在80年代以后，当时举办了一系列全国性的FFA学习班，河北医学院出版了《眼底荧光血管造影释义》一书，1985年《眼底病杂志》（后更名为《中华眼底病杂志》创刊，这些都大

大提高了我国 FFA 的临床研究水平。目前我国市级以上大部分医院已购置 FFA 设备及进行了相关的临床检查和研究,FFA 的普遍应用大大提高了我国眼底病的临床诊治水平。

二、荧光素眼底血管造影的基本原理与方法

荧光素眼底血管造影(FFA)的基本原理是将荧光素钠从肘前静脉快速注入后,用装有激发滤光片和屏障滤光片组合的眼底照相机,连续拍摄或经数字化图像采集记录荧光素钠经血液循环进入眼底血管时在蓝色激发光激发下所发出的黄绿色荧光形态,从而动态、真实、客观地记录眼底血管结构、血流动力学改变、血管病理生理变化及其相关结构的病理改变。近年来随着数字医学的飞速发展,眼底血管造影设备的图像采集由原来的胶片改为用高分辨率的摄像机,并采用计算机图像处理技术,可以直接从电视屏幕上观察到清晰动态的眼底血管造影全过程,并能把图像储存、保管,即时或择时进行图像分析处理。

(一)荧光素钠

荧光素钠是一种不参与机体代谢、不被人体吸收、无毒性、富有强烈荧光特性的染料,其分子式为 $C_{20}H_{10}O_5Na_2$,分子量为 376,在血液中约 40%~80% 的荧光素钠与血浆蛋白结合,但只有游离的荧光素钠在蓝色激发光照下才能发出强烈的黄绿色荧光。成人使用的最大剂量为 1g,相当于 15~20mg/kg,成人常用量为 600mg,临床上常用浓度为 20% 3ml 或 10% 5ml 静脉注射。血液中的荧光素约 60% 与血浆蛋白结合,少量与血细胞结合,其余为游离荧光素。荧光素大部分经肾脏随小便排出体外,少量经胆道排出。注射荧光素后皮肤黄染可持续 6~12 小时而尿液变黄却可持续 24~36 小时。注射荧光素后发生不良反应及副作用的几率较少,主要有:①一过性胃肠道反应如恶心、呕吐等。②过敏性反应,如瘙痒、荨麻疹、支气管痉挛等。③荧光素钠不慎注漏到血管外可致局部严重疼痛或局部血栓形成。近年来国内报道有 2 例因注射荧光素钠而致死的病例。因此造影室应当准备急救药品和器械,以供出现严重反应时使用。此外,对有严重过敏反应史、严重高血压、心脑血管疾病及严重肝肾功能不良的患者,应忌施行或慎行 FFA 检查。

(二)仪器设备

1. 眼底照相机　眼底照相机一般具备以下装置:①自动计时装置。②快速连续拍摄装置。③高强度闪光发生器。④多范围、角度拍摄装置。⑤立体拍摄装置。⑥双相机拍摄。⑦组合滤光片。目前的一些眼底照相还增加了自发荧光、红外光等拍摄装置。

2. 组合滤光片　包括激发滤光片和屏障滤光片,它们是确保荧光图像清晰度的重要设置。

(1)激发滤光片:此滤光片设置于频闪灯光源前方。由于血液中的荧光素钠在吸收波长为 490nm 的蓝色光后能激发出最强烈的荧光,即最高吸收光谱为 490nm,因此激发滤光片的作用就是允许 490nm 的蓝色光进入眼底,而不让其他波长的光线进入,以免影响荧光效应。

(2)屏障滤光片:此滤光片设置于观察目镜前。由于血液中游离的荧光素在受到蓝色光激发后能发出黄绿色荧光,其最大激发光谱为 520nm,因此为了能使胶片清晰成像,需在眼底和造影胶片的光学通道之间设置一个屏障滤光片。此滤光片的作用就是允许 520nm 波长的光线通过,而阻挡残余的蓝色激发光进入胶片。

除了激发滤光片和屏障滤光片的波长范围,滤光片的透射率及两张滤光片光谱重叠区的大小也是影响荧光图像清晰度的重要指标,透射率愈高,成像效果愈好,光谱重叠区愈小,假荧光出现的几率也就愈少。

3. 计算机硬盘存储或胶片记录　胶片记录应采用感光速度快、敏感度高的胶片,一般用 27DIN(ASA400)的全色胶片。眼底彩色照相一般用普通的 21DIN(ASA100)彩色胶片即可。近来已较少用胶片进行记录,而代之以将荧光血管造影及彩色眼底采用高分辨率的图像传感器(CCD)进行摄像并经计算机硬盘存储。

4. 数字化荧光血管造影　近几年来,随着数字化眼底图像系统的发展,眼底荧光时态可不经造影胶片记录,而由高分辨率的黑白摄像机拍摄并贮存于计算机硬盘或光盘内。这种数字化荧光血管造影所需的闪光强度为胶片曝光量的 1/3,可很快对病变进行评价而不受胶片冲洗的延误,同时可作图像处理分析,有利于准确快捷的激光光凝治疗。

(三)造影步骤和阅片注意要点

1. 造影步骤

(1)造影前应详细询问受检者有无过敏史、高血压、心脑血管疾病、支气管哮喘及肝、肾疾病等,有明显过敏体质、严重全身疾病及妊娠妇女患者应忌作或慎行造影。此外,尚需注意有无散瞳禁忌。

(2)检查患者的屈光间质及眼底病变情况,确定造影重点拍摄的部位及时间。

(3)登记患者的一般情况及造影资料,并用 1% 托吡卡胺和 5% 去氧肾上腺素交替滴眼散瞳至最大。

(4)向患者解释造影步骤及注意事项,消除思想顾虑,取得充分配合并签署造影同意书。

(5)酌情给予抗过敏药物和止吐剂如氯苯那敏、维生素 B_6。

（6）让患者舒适地坐在相机前，固定好头部，将肘部垫高至与心脏等高的位置。

（7）拍摄彩色眼底像、自发荧光、红外光、无赤光黑白像，以及放置激发和屏障滤光片后的对比照片。

（8）先抽取 10% 荧光素钠 0.1ml，经注射用水稀释至 5ml 后于肘前静脉缓慢注入，观察有无不适。如无，即可在 4～8 秒内快速注入 10% 荧光素钠 5ml 或 20% 荧光素钠 3ml，并同步计时。

（9）连续拍摄造影早期像，每秒 1～2 张，至静脉完全充盈，然后选择性重点拍摄。一般在注射后 3、5、10、15 分钟各拍摄数张，注意黄斑位和视盘位的拍摄，并嘱患者眼球向各方向转动或操作者移动镜头，以观察及拍摄眼底周边部位，周边部位的拍摄应按逆时针或顺时针顺序。

（10）根据病变需要，采用 Allen 立体分离器或立体拍摄钮拍摄立体片，或采用三维图像模式拍摄。有些病变应注意双眼对比拍摄和晚期相延迟拍摄。

（11）少数患者注射荧光素后 30～60 秒可出现恶心、呕吐，应暂停造影，嘱放松并做深呼吸，恢复后继续检查；如出现荨麻疹、支气管痉挛及休克等严重的过敏反应，应立即停止检查，静注肾上腺素、糖皮质激素或氨茶碱，并给予吸氧及保持呼吸道通畅。如荧光素不慎外漏可冷敷，24 小时后改热敷。

（12）告知患者造影后 6～12 小时内皮肤有黄染、24～36 小时内尿液变黄属正常现象，并确定领取报告日期。

2. 阅片注意要点

（1）应连续、全面地观察造影图片，不应当以某几张照片先入为主，造成释义的片面。

（2）造影片应与彩色眼底像和无赤光黑白像对照观察分析，以便更全面客观地确定病变性质。

（3）为确定病变的层次，可采用立体镜或戴 +8～+10D 镜架观察拍摄的立体片。

（4）对某些疑难、细微的病变，应注意双眼底同一部位、同一拍摄角度、相近拍摄时间的对比观察。

（5）对视神经病变，应注意双眼早期像和晚期像的对照观察分析，以确定视神经有无异常荧光。

（6）对异常荧光像的释义，应与相关的临床病理及血流动力学特点结合起来分析。

（7）因许多病变可出现相似的荧光表现，正确的诊断尚需与其他眼科检查及病征结合起来考虑。

（8）造影分析报告应以协助临床诊断及指导治疗为宗旨，力求重点突出，描述准确形象，切忌千篇一律。如眼循环障碍患者疾病早期应注意观察循环动态指征，如动脉充盈时间、充盈是否完全、有无迟缓充

盈、充盈缺损或无灌注、静脉回流时间是否正常、有无回流迟缓等。晚期病例还要注意继发改变的缺血区大小、侧支循环存在与否和有无视网膜或视盘新生血管荧光征象等。以简练的描述供临床参考。

（9）造影分析报告除了报告正文外，还应有造影诊断、根据造影拟作的临床诊断（拟诊）、建议明确诊断需要补充的其他检查以及治疗上的建议等。

（四）眼底血管造影的临床意义

未实践过眼底血管造影的医生，很可能会认为看造影图像与观察彩色眼底图片或作检眼镜检查差不多，因而觉得既然许多疾病诸如视网膜静脉阻塞、糖尿病视网膜病变、葡萄膜炎、黄斑疾病等经详细的眼底检查后基本都能获得诊断，那么再行眼底血管造影是否多此一举呢？

殊不知眼底血管造影的特殊意义在于：①检眼镜下看到的是静止的、表面的，而造影所见是动态的和内在的。例如通过染料流经血液循环，可以获悉充盈时间是否正常、有无迟缓充盈或充盈缺损。②造影可以见到毛细血管水平的细微结构（图 2-179），如毛细血管扩张（telangiectasis）、毛细血管闭塞或无灌注（non-perfusion）、动静脉短路（A-V shunts）及新生血管（neovascularization）。③可以看到血管功能上的改变，比如血管渗透性增强一词在临床上不过是病理学的概念而已，但在眼底血管造影则可以见到实质性的改变，染料从血管壁外渗，而且渗漏的部位和程度也都一目了然（图 2-180）。④可以看到视网膜色素上皮（retinal pigment epithelium, RPE）形态上的改变，如 RPE 渗漏灶、RPE 染色、RPE 色素脱失、RPE 萎缩、RPE 脱离（图 2-181）及 RPE 撕裂（图 2-182）等 RPE 损害性改变。⑤诊断与鉴别诊断上的意义，如老年患眼黄斑区出现

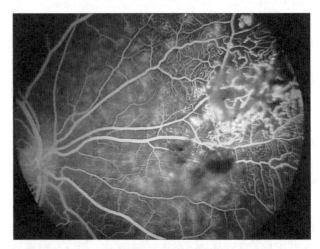

图 2-179　右眼 Coat 病

鼻上中周部大片区域视网膜毛细血管扩张，无灌注区及粟粒状动脉瘤性强荧光

的水肿、渗出，通过 FFA 和 ICGA 联合检查，就可以确诊黄斑区水肿、渗出是由中心性浆液性脉络膜视网膜病变还是由渗出型年龄相关性黄斑变性所引起。又如

FFA 显示的弥散性视网膜微小血管扩张渗漏和多湖状染料积存，分别对 Behçet 病（图 2-183）和 Vogt- 小柳 - 原田综合征的诊断与鉴别诊断有重要价值。⑥指导治

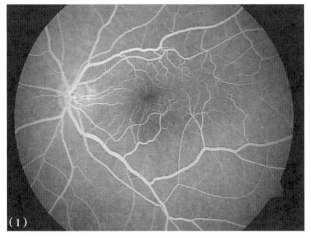

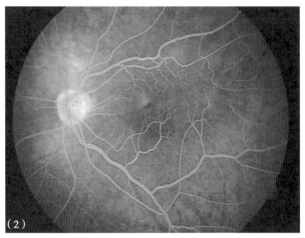

图 2-180 （1）左眼黄斑前膜，静脉期黄斑区小血管蛇形扭曲或牵拉变直，黄斑拱环变形、变小 （2）后期黄斑区受累小血管染料渗漏

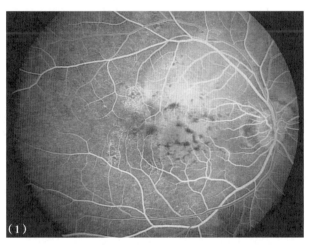

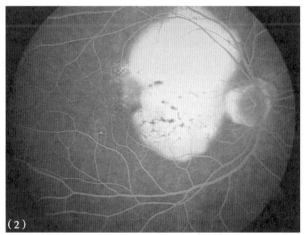

图 2-181 （1）右眼中心性浆液性脉络膜视网膜病变，静脉期黄斑区及其鼻上可见一约 9PD 大小、边界清楚的 RPE 脱离性类圆形强荧光，其内有色素点遮蔽荧光 （2）后期该 RPE 脱离性荧光更强，但大小、形态不变

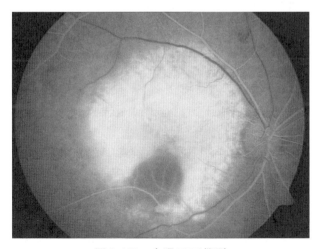

图 2-182 右眼 RPE 撕裂

后极部可见一不规则新月形强荧光灶（RPE 撕裂部分），其内侧可见弱荧光灶（RPE 卷曲部分），两部分之间有清晰的分界

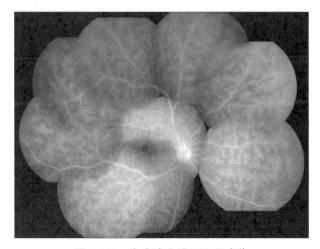

图 2-183 白塞病左眼 FFA 组合像

视网膜微小血管弥漫性扩张、渗漏，视网膜动脉旁可见醒目弱荧光带

疗，如 FFA 显示的视网膜静脉阻塞和糖尿病视网膜病变的无灌注区，及视网膜新生血管、年龄相关性黄斑变性和特发性脉络膜新生血管（idiopathic choroidal neovascularization, ICNV）的脉络膜新生血管（CNV）等，对指导激光光凝、光动力学疗法（PDT）或抗 VEGF 等有重要的价值。

三、荧光素眼底血管造影的临床释义

如何正确分析、理解和诠释各种荧光征象，对提高眼底病的临床诊治水平很重要。如果造影释义欠准确或全面，常常可导致临床诊治的困惑甚至误诊，因此如何进一步提高 FFA 的临床释义水平就显得很重要，以下几点对正确分析、理解和诠释造影图像很有帮助。

（一）分析造影图像须熟悉与造影相关的解剖生理

熟悉与造影相关的解剖生理及血流动力学特性，是正确诠释 FFA 图像的基础。

1. 血 - 视网膜屏障　又称视网膜内屏障，指由于视网膜血管和毛细血管的内皮细胞连接紧密，其间孔隙很小，在正常情况下荧光素分子不能透过血管到周围组织去，即形成血 - 视网膜屏障。

2. 脉络膜 - 视网膜屏障　又称视网膜外屏障，指由于正常脉络膜毛细血管的内皮细胞间孔隙较大，荧光素分子可自由渗漏到血管外，但其下的视网膜色素上皮（RPE）细胞间有紧密的封闭小带，可阻止荧光素分子向视网膜内渗漏，即形成脉络膜 - 视网膜屏障。

3. 血 - 视盘屏障　视盘上的毛细血管和视网膜毛细血管一样，不允许荧光素分子穿过其血管壁进入视神经周围组织，即形成血 - 视盘屏障。

4. 黄斑暗区　黄斑区的 RPE 细胞特别高大，所含的色素颗粒和脂褐素比其他部位浓密，加上位于外丛状层的叶黄素含量高，它们能吸收很大一部分激发光线。此外 RPE 还像一面光学滤片一样，可削弱脉络膜荧光的强度，这些都是导致造影黄斑暗区形成的原因。

5. 视神经的双重血液供应　筛板平面及筛板后区视神经的血供由睫状后短动脉供应，而视盘表层辐射状毛细血管及视盘周围辐射状毛细血管由视网膜中央动脉分支而来，并供应视神经表面神经纤维。因此凡累及睫状血管系统和（或）中央血管系统的疾病，都可导致视神经荧光异常。

6. Bruch 膜　Bruch 膜与 RPE 连接紧密，荧光素分子可自由通过此膜。Bruch 膜具有疏水导性及离子转运功能，它的异常改变可导致一些病理异常如 RPE 脱离、玻璃膜疣等。

7. 外丛状层　外丛状层是视网膜有明显间隙的一层。由于此层的 Henle 纤维在黄斑区呈放射状排列，形成星芒状间隙。因此无论是从脉络膜渗漏来的还是从视网膜深层血管渗漏的液体，一旦积存于黄斑周围的外丛状层间隙，就可形成黄斑囊样水肿，造影后期呈现花瓣样荧光征象。临床上常见的黄斑区星芒状渗出，也是脂质聚集于此层的结果。

8. 脉络膜血管结构　正常脉络膜的大、中血管是不渗漏荧光素的，但脉络膜毛细血管因其内皮细胞间孔隙较大，荧光素和一些小蛋白分子可自由渗漏到血管外，因此形成弥漫性的脉络膜背景荧光。脉络膜血管为三维立体结构，大血管呈三角形分布，中血管呈扇形分布，而毛细血管呈圆形或多角形小叶状分布（一个功能性小叶范围约为 1/4～1/2PD 大小），因此脉络膜灌注不良的造影表现依累及血管的不同呈现三角形（三角形的顶角朝向眼底后极部而底朝向赤道部）、扇形、多角形等形状。

（二）分析造影图像须与临床病理相结合

判断造影诊断是否正确的最好方法是得到临床病理的证实。反过来，对一些疑难荧光图像的诠释也应多从相关的临床病理角度来思考，多从病变发生的组织病理层次和病理生理改变来分析。譬如，在如何理解囊样黄斑水肿（cystoid macular edema, CME）的荧光特点上，我们首先应当知道外丛状层是视网膜有明显间隙的一层。由于此层的 Henle 纤维在黄斑区呈放射状排列，形成星芒状间隙。因此无论是从脉络膜渗漏来（脉络膜 - 视网膜屏障损害）的还是从视网膜血管渗漏出（血 - 视网膜屏障损害）的液体，一旦积存于中央凹周围的外丛状层间隙，FFA 后期就呈现花瓣样荧光外观的 CME 的特征性荧光表现（图 2-184）。而外丛状层纤维在黄斑区外却呈垂直排列，因此黄斑区外的水肿常呈蜂窝状外观。此外，如果水肿仅积存在内

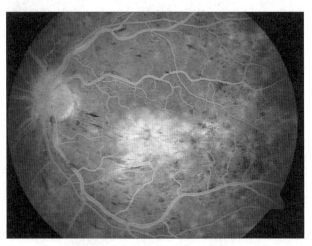

图 2-184　左眼 CRVO 后期像
黄斑区染料积存呈花瓣样外观（黄斑囊样水肿）

网状层而尚未深渗至外丛状层时,FFA 后期表现为无特征性的斑片状染料积存。又如,Bruch 膜由 RPE 基底膜、内胶原纤维层、弹力纤维层、外胶原纤维层及脉络膜毛细血管基底膜组成。临床上所见的玻璃膜疣位于 RPE 基底膜与 Bruch 膜其他几层之间。玻璃膜疣依组织病理改变的不同可出现以下多种荧光表现:①小的硬性玻璃膜疣因未影响到 RPE 功能,可呈相对正常的荧光。②玻璃膜疣导致 RPE 脱色素呈透见荧光。③软性玻璃膜疣荧光染色。④含脂质(尤其是中性脂肪)较多的玻璃膜疣呈相对弱的荧光。⑤多个大的软性或融合性玻璃膜疣可形成浅小的玻璃膜疣性 RPE 脱离(drusenoid RPE detachment),这种玻璃膜疣性 RPE 脱离的荧光强度比一般浆液性 RPE 脱离的要弱。

(三)造影图像须与血流动力学改变联系起来分析

眼底血管造影从根本上来说是一种在活体眼中能够动态、客观地记录眼底循环生理与病理改变的诊断技术。因此,分析造影图像时应当熟悉与之相关的眼底血管分布及血流动力学特点,掌握各种眼底疾患的血液循环特征,从而为合理分析病变区的荧光表现打下良好的基础。例如,视网膜血管的分布特点是视网膜血管分布于两个层面,较大的视网膜动、静脉和浅层毛细血管位于神经纤维层和神经节细胞层,而深层毛细血管位于内核层和外丛状层;浅层毛细血管的异常多见于动脉性损害,而深层毛细血管的异常多见于静脉损害性疾病;深浅二层毛细血管在黄斑中心凹附近逐渐合为一层,并终止于中心凹边缘,末端连成环状,形成中心凹毛细血管拱环(图 2-185)。一些疾病由于受累血管层次或部位的不同可出现不同的荧光表现,如 Eales 病的早期主要累及位于神经纤维层的周边部小静脉,部分小动脉也受到损害,疾病较晚期才出现视网膜毛细血管扩张,而 Behçet 病早期就导致位于内核层的视网膜毛细血管渗透性普遍增强。又如,了解视盘的双重血液供应是理解视盘荧光的基础:前部视神经由前向后由视盘表面神经纤维、筛板前区、筛板区和邻近的筛板后区等四部分组成。筛板前区、筛板区和邻近的筛板后区血液供应主要由睫状后短动脉提供,而视盘表面神经纤维的血液供应主要由视网膜中央动脉分支而来的视盘表层辐射状毛细血管及视盘周围辐射状毛细血管(图 2-186)所提供,因此凡累及睫状血管系统(如葡萄膜炎)和(或)中央血管系统(如视网膜中央静脉阻塞)的疾病都可以导致视盘的荧光异常。临床上视盘荧光异常见于以下几种情况:①由视盘毛细血管扩张形成的强荧光:主要见于视盘炎症、视盘水肿、视网膜中央静脉阻塞及视网膜中央动脉阻塞,其中前三种疾病的视盘毛细血管扩张合并

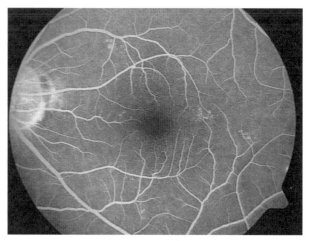

图 2-185 黄斑中心凹毛细血管拱环及无毛细血管区

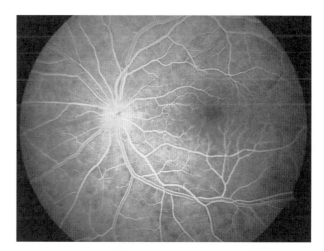

图 2-186 视盘表层辐射状毛细血管及视盘周围辐射状毛细血管

有染料渗漏,而视网膜中央动脉阻塞的视盘毛细血管扩张为代偿性的,并无染料渗漏。②由睫状后短动脉及其分支扩张形成的视盘强荧光:主要见于各种葡萄膜炎,造影后期可见视盘染色,部分严重葡萄膜炎的视盘毛细血管也有代偿性扩张并渗漏。③视盘的荧光减弱:主要见于前部缺血性视神经病变、原发性开角型青光眼及视神经萎缩,这些病变在造影早期于视盘某处或全部出现弱荧光,部分患眼因邻近区域的毛细血管代偿性扩张而于后期呈强荧光(图 2-187)。

(四)荧光素与吲哚菁绿眼底血管造影结果须结合起来对比分析

如前所述,FFA 能较好地发现视网膜血管和 RPE 病变,而 ICGA 却可较清楚地显示脉络膜损害。临床上一些较严重的视网膜病变常累及脉络膜,而不少脉络膜疾患也常并发 RPE、视网膜血管改变。因此,常需将这两种造影结果结合起来分析才能对病变作出较

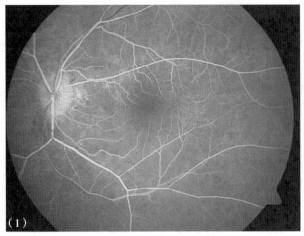
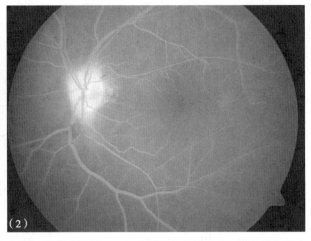

图 2-187 (1)左眼前部缺血性视盘病变,静脉早期可见视盘鼻上部分荧光较弱 (2)后期视盘呈强荧光,鼻上部分荧光比鼻下部分强

全面的评价。由于两种造影技术所采用的染料及激发光不同,在临床释义方面也有所区别,因此一些用于FFA 的术语可能不适用于 ICGA,例如由于 RPE 的屏障效应于 ICGA 中不起作用,因而在 ICGA 分析中就不用"窗样缺损"这样的说法。此外,由于近红外光的强穿透力,在 ICGA 中做出"遮蔽荧光"判断时应当慎重,在一般情况下不用这个术语,除非脉络膜前的病变组织足够厚或存在浓重的色素、出血,在造影早期和晚期完全遮盖了其下的脉络膜结构。此外,ICGA 图像至少应当观察 30 分钟以上(而 FFA 仅为 10 分钟以上),因为一些有价值的荧光影像(如冲刷现象、斑状 CNV)往往在 30 分钟左右才能显露。此外,ICGA 有两个认识需要更新:①以前认为 ICG 主要与血浆中的白蛋白结合,现在已经发现 ICG 主要与比白蛋白分子量大的脂蛋白结合;②以前认为 ICG 不从正常的脉络膜毛细血管渗漏出,但是现在已经发现 ICG 分子可以存在于正常脉络膜血管外的基质内,并积存于 RPE-Bruch 膜 - 脉络膜毛细血管复合体上;此外,RPE 细胞也可吞噬ICG 分子。

常规检查难以明确诊断或已经明确诊断但需造影指导治疗的眼底病,均应作眼底血管造影检查。如 FFA 在显示糖尿病视网膜病变、CRVO、Eales 病的无灌注区、新生血管、囊样黄斑水肿等重要治疗指征上起到了重要作用。临床上哪些疾病做 ICGA 好,哪些疾病做FFA 好,抑或需同时做两种造影呢?概括来说,息肉状脉络膜血管病变、隐匿性 CNV、CNV 的血管分型(毛细血管型、小动脉型、混合型)、视网膜血管瘤性增生、中心性浆液性脉络膜视网膜病变需弱剂量 PDT 治疗者、脉络膜血管瘤与其他脉络膜肿瘤、各种脉络膜炎症、浓厚出血渗出以及 FFA 查不出原因的病变,做 ICGA 能

够提供更多的信息;而典型性 CNV、浆液性 RPE 脱离、视网膜血管病变、RPE 病变及视神经病变,FFA 就能作出较好的判断,一般情况下不需再做 ICGA;如果脉络膜疾患并发 RPE、视网膜血管改变或视网膜病变累及脉络膜,则最好同时做 FFA 和 ICGA,以便对病变作出较全面的评价。

(五)造影图像须与病史、全身疾病及其他检查结合起来综合分析

造影诊断应当依据完整的病史,并结合全身、局部病变和其他检查资料进行综合分析判断,单独依靠FFA 或 ICGA 来诊断是片面的。譬如,对那些慢性发病的视网膜中央静脉阻塞(central retinal vein occlusion,CRVO),如果 FFA 显示除了视网膜静脉迂曲扩张、染料渗漏及视网膜毛细血管无灌注区、视网膜新生血管荧光外,还有视网膜中央动脉明显迟缓充盈,应当考虑这种类似 CRVO 病变可能是由眼动脉或颈动脉供血不足所致的眼部缺血综合征引起的淤滞性视网膜病变,彩色超声多普勒检查往往可以检测到 CRVO 同侧的颈动脉或眼动脉有粥样斑块形成。因此,引起CRVO 的原因除了要考虑到视网膜动脉硬化、视网膜血管炎症等因素外,还应当想到眼球外大血管供血不足、糖尿病、血液学改变等眼外局部及全身因素。

眼底血管造影毕竟只是眼底检查的一个方面,既不能代替其他检查方法,也不是最后的诊断依据,只根据造影说了算的做法是很片面的,眼底血管造影有其有利的一面,也有其不足之处,只有结合其他各项检查资料(如 OCT、超声、UBM),联系病史,分析比较,才能得出客观的结论。总之,FFA 虽然是一种较为成熟的技术,但由于其荧光表现复杂多样,因此对一种荧光征象的解释,不能只肤浅地观察其荧光的强

弱变化，而应当结合与之相关的血流动力学改变、眼底解剖及组织结构特点、病变发生的组织病理层次和病理生理改变来分析和理解，注意多从相关的临床病理角度来思考，尤其应当结合病史、眼部和全身其他检查资料综合分析，从而使眼底血管造影的临床释义水平能得到进一步的提高。

四、正常与异常眼底荧光图像

（一）正常眼底荧光图像

1. 臂 - 视网膜循环时间（arm-retinal circulation time，A-RCT）　荧光素经肘前静脉注入后随静脉血回流到右心，再通过肺循环至左心，最后经主动脉、颈动脉、眼动脉而到达眼底视网膜动脉，这段时间称为 A-RCT。由于 A-RCT 受年龄、注射部位血管管径大小、血液黏度、心脏排血功能、血管阻力、注射技术（如注射速度、方法）及观察者计时误差等多种因素的影响，因而差异较大。正常的 A-RCT 一般在 10～15 秒之间，两眼间差异为 0.2 秒，如超过 0.2 秒则疑有颈动脉狭窄或阻塞。

2. FFA 的分期　一般分为五期：①视网膜动脉前期：又称脉络膜期，在视网膜中央动脉充盈前 0.5～1.5 秒出现，为睫状后短动脉的充盈，表现为脉络膜地图状荧光、视盘蒙眬荧光或睫状视网膜动脉充盈。②视网膜动脉期：从视盘上动脉充盈开始至视网膜小动脉充盈，一般为 1～1.5 秒，为视网膜中央动脉的充盈。③视网膜动静脉期：视网膜小动脉完全充盈之后至微静脉充盈之前，为视网膜毛细血管的充盈（毛细血管期），此期毛细血管网（如中心凹毛细血管拱环）显影特别清晰，一般为 1～2 秒。此外，由视网膜中央动脉反流支在视盘表面形成的视盘表层辐射状毛细血管和在视盘周围及沿上、下血管弓分布的视盘周围辐射状毛细血管，也在此期显示得很清楚。④视网膜静脉期：静脉层流出现至静脉荧光减弱，为视网膜中央静脉的回流。静脉层流出现至静脉充盈成均匀荧光约需 7～10 秒，而荧光素从视网膜动脉充盈到静脉出现层流约需 2.5～3 秒，静脉回流可持续 15～20 秒以上；此后荧光素团可再循环到眼底，但荧光一次比一次衰减。⑤后期：为荧光素从视网膜血管消退之后所见到的残余荧光，一般指造影 10 分钟后，正常情况下可见到视盘晕轮和视盘颞侧弧形斑荧光。

梁树今、廖菊生等建议将 FFA 分为 4 期：①动脉前期：视网膜中央动脉尚未充盈之前的阶段。②动脉期：从动脉开始充盈算起到静脉充盈之前，仅有 1～2 支动脉主干充盈时称为早期动脉期。③静脉期：从静脉任何一支出现层流算起直到荧光衰减，刚有一支静脉出现层流时称为静脉早期。④后期：为荧光素血流从视

网膜血管开始消退的时间，一般指造影 10 分钟后。

为了与 ICGA 的分期（ICGA 一般分为早、中、晚期）相配合以及进一步简化 FFA 分期的描述，文峰等建议将 FFA 分为早、中、晚期：①造影早期：指从脉络膜出现荧光至视网膜静脉层流出现之前，包括前述的动脉前期、动脉期和动静脉期（梁树今、廖菊生等建议的动脉前期和动脉期）；②造影中期：即前述的视网膜静脉期；③造影后期：指造影 10 分钟后。一般眼底疾病的造影可按早、中、晚分期，但患有循环障碍（如视网膜动静脉阻塞、颈动脉狭窄等）或 CNV 性疾病，按动脉前期、动脉期、动静脉期、静脉期描述，能较准确地表达视网膜脉络膜血流动力学参数的异常。

（二）异常眼底荧光图像

1. 弱荧光（hypofluorescence）　任何原因使正常眼底荧光强度降低或荧光消失，均称为弱荧光。

（1）遮蔽荧光或阻挡荧光（blocked fluorescence）：视网膜前（包括角膜、前房、晶状体、玻璃体）或视网膜内的任何混浊物或病理组织，均可使正常视网膜、脉络膜或视盘的荧光减弱或缺损，称为遮蔽荧光或阻挡荧光。常见的有出血、色素斑块、致密渗出、瘢痕组织、肿瘤、异物及屈光间质混浊、玻璃体积血混浊等。按遮蔽的不同层次分为视网膜前遮蔽荧光、视网膜内遮蔽荧光、视网膜下遮蔽荧光及脉络膜遮蔽荧光。

（2）迟缓充盈（delayed filling）和充盈缺损（filling defect）：由于病理原因使视网膜、脉络膜和视神经血管或其供应区域的荧光充盈不良，称为迟缓充盈，而造影期间一直无染料充盈或无灌注则称为充盈缺损。脉络膜充盈时间大于 5 秒才充盈者为脉络膜迟缓充盈，视网膜动脉充盈至视网膜静脉完全充盈时间大于 15 秒者为视网膜动静脉充盈（AV transit）迟缓。此外，可见视网膜动脉充盈前峰是视网膜动脉迟缓充盈的一个指征，而荧光素从视网膜动脉充盈到静脉出现层流大于 3.5 秒则为视网膜静脉回流迟缓。迟缓充盈和充盈缺损常见于视网膜动静脉阻塞、视网膜血管炎、糖尿病视网膜病变、脉络膜缺血性疾病、脉络膜视网膜萎缩及缺血性视神经病变等。

（3）充盈倒置（reverse filling）和逆行充盈（retrograde filling）：正常情况下，睫状后短动脉比视网膜中央动脉提前充盈 0.5～1.5 秒。但有些疾患如青光眼晚期、前部缺血性视神经病变和某些眼底萎缩性改变等，可以出现视网膜中央动脉先充盈而睫状后短动脉晚充盈的次序颠倒情况，称为充盈倒置。逆行充盈是指当某支动脉阻塞时，它所供应的毛细血管初期并没有染料灌注，后来因相邻的由正常开放小动脉所供应的毛细血管荧光充盈，并通过交通支使该处无灌注的毛细血管

得到灌注；当这些毛细血管内的压力提高到一定程度时，染料便向原来阻塞的小动脉末梢推进。此时可见阻塞动脉的近端主干虽无充盈反而末梢有染料充盈，称为逆行充盈。这种逆行充盈现象多在静脉期出现。

2. 注射前荧光（preinjection fluorescence）

（1）自发荧光（autofluorescence）：传统的自发荧光与检测 RPE 细胞内脂褐质变化的现代自发荧光在概念上有所不同。传统的自发荧光是指一些病理改变如视盘玻璃膜疣、RPE 上的大玻璃膜疣、视网膜上的星状细胞错构瘤（hamartoma）及去血红蛋白血液等，在荧光素注射前就可发出相当强烈的荧光而使成像系统显影。现代自发荧光是指采用 488nm 激发光激发 RPE 细胞内脂褐质发出荧光（详见相关章节）。

（2）假荧光（pseudofluorescence）：由于滤光片的匹配欠理想致有些光谱未被滤除或眼底一些白色组织对荧光的反射，均可造成实际并不存在的荧光像在记录系统上显影，称为假荧光。其产生的原因有：①激发滤光片和屏障滤光片组合的选择欠佳，两者光谱重叠区太大，或光谱不纯、波长不理想，有些光谱未能被屏障滤光片去除，这些都可使眼内本不存在的荧光错误地在记录系统上出现。②造影后期进入前房和玻璃体的一些荧光素所激发出的荧光，可被眼底的一些白色组织（如苍白的视盘、白色的瘢痕、有髓神经纤维、硬性渗出及裸露的巩膜等）反射进入成像系统而显影。此外，相机镜头不洁、拍摄所用的闪光强度过高或图像沾污等均可造成人为的假荧光，应当注意鉴别。

3. 强荧光（hyperfluorescence）　在眼底任何部位出现荧光强度增加或出现不应有的荧光，均称为强荧光。

（1）透见荧光（transmitted fluorescence）：又称窗样缺损（window defect），是指由于 RPE 细胞的色素脱失，原被正常 RPE 掩盖的斑驳状或地图状脉络膜荧光就可透过 RPE 脱色素区而显露其形态。尽管 RPE 有色素脱失，但其细胞间紧密连接仍然完整而阻止荧光素渗漏。因此透见荧光的特点是与脉络膜荧光同步出现，造影期间随脉络膜荧光（或背景荧光）的增强而增强、减弱而减弱，但大小、形态始终不变（图 2-188）。

（2）渗漏（leakage）：任何原因使视网膜血管的屏障功能受损或 RPE 的紧密连接破坏或出现异常血管等，均可导致荧光素分子渗出，称为渗漏。若渗漏出的荧光素于解剖间隙逐渐积蓄起来，称为染料积存（pooling）；若荧光素渗漏后弥散到周围组织使其染上荧光，称为组织染色或着染（staining）。渗漏的发生主要有以下几种形式：

1）血 - 视网膜屏障功能损害发生的渗漏：某些视

网膜疾患可以导致视网膜血管内皮的紧密连接受损，而发生荧光素从管腔内渗漏到血管外。视网膜血管性疾病或其他累及视网膜血管的病变，均可导致这种渗漏。譬如在糖尿病视网膜病变，由于围绕和支撑视网膜毛细血管内皮细胞的壁细胞丧失而导致微动脉瘤形成，使得蛋白质和浆液可以从毛细血管内皮细胞间渗

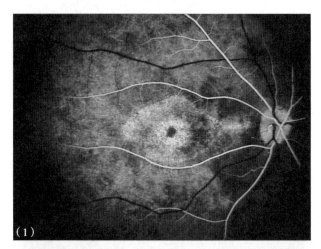

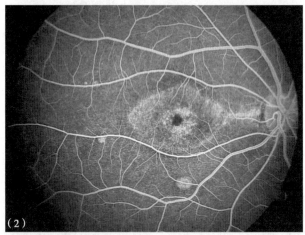

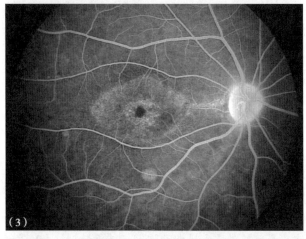

图 2-188　（1）Stargardt 病患者右眼动脉期，黄斑区及周围靶心样强荧光　（2）靶心样强荧光随脉络膜背景荧光增强而增强　（3）后期靶心样强荧光渐退，但大小、形态不变

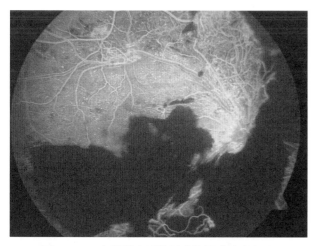

图 2-189 右眼增生型糖尿病视网膜病变 FFA
视网膜微小血管扩张、渗漏，新生血管芽性团状染料渗漏及微动脉瘤性点状强荧光

漏到视网膜组织中去（图 2-189）。FFA 显示这种视网膜内渗漏为荧光着染。再如无晶状体黄斑囊样水肿，就是由于中心凹周围毛细血管内皮的紧密连接受损，而致荧光素渗漏到外网状层的囊样间隙内，呈现造影后期的花瓣样染料积存外观。

2）RPE 紧密连接功能损害发生的渗漏：正常的 RPE 是阻止荧光素从脉络膜组织向视网膜下腔渗漏的一道屏障。任何原因使 RPE 细胞间的紧密连接（或封闭小带）受损（即脉络膜 - 视网膜屏障受损）均可致此屏障功能发生障碍，从而引起液体从脉络膜向视网膜下渗漏。如中心性浆液性脉络膜视网膜病变（图 2-190）及 Vogt- 小柳 - 原田综合征（图 2-191），均可导致脉络膜 - 视网膜屏障功能损害而发生染料渗漏并积存于神经上皮下。

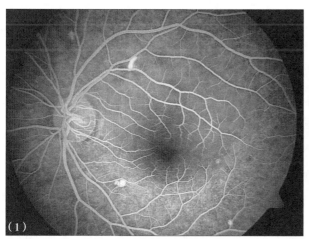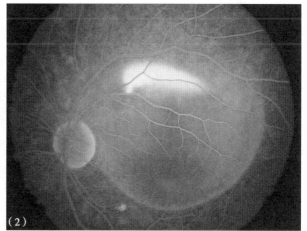

图 2-190 （1）左眼中心性浆液性脉络膜视网膜病变，静脉期黄斑鼻上可见一强荧光呈炊烟状渗漏 （2）后期染料积存于黄斑区，勾画出一大的盘状脱离区轮廓

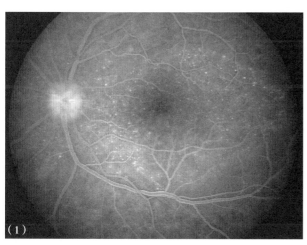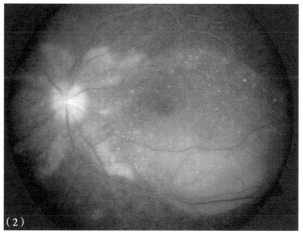

图 2-191 （1）Vogt- 小柳 - 原田综合征左眼 FFA 静脉期像，后极部散在针尖大小点状强荧光，视盘表面毛细血管扩张、渗漏 （2）后期像可见后极部呈多湖状染料积存，视盘呈边界清楚的强荧光

3）Bruch 膜损害发生的渗漏：荧光素分子在正常情况下可通过 Bruch 膜而进入其与 RPE 间的间隙，但不能进入 RPE 细胞本身。RPE 细胞间的紧密连接和其离子转运功能，使荧光素仅局限于 RPE 下。如果 Bruch 膜发生了病理改变，染料就会异常地积蓄于 Bruch 膜与 RPE 之间。例如年龄相关性黄斑变性的玻璃膜疣（drusen），由于玻璃膜疣位于 RPE 基底膜与 Bruch 膜其他几层之间，较大的玻璃膜疣还可以导致 RPE 与 Bruch 膜之间的浅小脱离。FFA 显示玻璃膜疣染色或呈透见荧光改变。再如，浆液积蓄于 Bruch 膜与 RPE 之间形成的色素上皮脱离，由于 RPE 的紧密连接仍然完整，FFA 显示其荧光特点为造影早期就出现，多呈类圆形，随时间延长荧光增强，但大小、形状始终不变。

4）新生血管性渗漏：①视网膜新生血管：任何原因使视网膜发生缺血性改变，均可引起视网膜或视盘血管异常生长而形成新生血管（图 2-192）。常见的疾病有糖尿病视网膜病变（图 2-193）、视网膜静脉阻塞、视网膜血管炎等。由于新生血管的内皮缺乏紧密连接，因此造影期间荧光素可以很快地渗漏至血管外或进入玻璃体，形成异常醒目的强荧光团。②脉络膜新生血管：它来源于脉络膜毛细血管的异常生长，通过病变的 Bruch 膜进入 RPE 或 RPE 下。由于脉络膜新生血管内皮屏障功能障碍常常导致视网膜下出血和渗出，晚期形成纤维血管性瘢痕组织。脉络膜新生血管常发生于年龄相关性黄斑变性、特发性脉络膜新生血管、高度近视眼黄斑出血，以及一些可以导致 Bruch 膜裂开的外伤或病变（如血管样条纹）。典型脉络膜新生血管的 FFA 特征是动脉前期或动脉期就可见车辐状、花边状或不规则形脉络膜新生血管的轮廓，随时间延长荧光素迅速渗漏扩大，边界欠清，晚期更明显，且此渗漏与视网膜血管无联系。

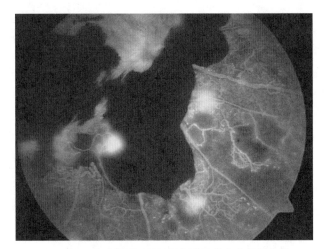

图 2-193　右眼增生型糖尿病视网膜病变静脉期像
下方及鼻下中周部可见多片状无灌注区及 3 个新生血管芽性团状染料渗漏

5）视网膜和脉络膜肿瘤血管发生的渗漏：视网膜和脉络膜肿瘤内的血管亦缺乏紧密连接，允许荧光素渗漏进入肿瘤内或使邻近的组织染色。这样的肿瘤有脉络膜血管瘤、脉络膜黑色素瘤、视网膜血管瘤、视网膜及色素上皮错构瘤、星状细胞错构瘤等。

（三）几个容易混淆的荧光图像

1. 视网膜毛细血管无灌注区与视网膜出血遮蔽荧光的鉴别

（1）边界的差别：无灌注区周围为扩张的毛细血管围绕，也就是说无灌注区的边界由扩张的微小血管组成，具有一定的规范性；而视网膜出血遮蔽荧光的边界由出血的形状所决定，具有随意性（图 2-194）。

（2）颜色的区别：出血遮蔽荧光由于脉络膜背景荧光及视网膜血管荧光效应均被阻挡，故其颜色较黑暗；而无灌注区只缺乏视网膜血管荧光，其后仍可透见脉

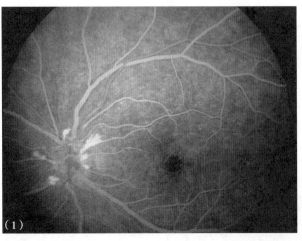

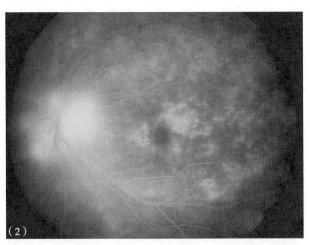

图 2-192　（1）左眼葡萄膜炎伴视盘新生血管，静脉早期视盘表面可见多个新生血管芽性团状染料渗漏　（2）后期视盘新生血管芽渗漏更明显

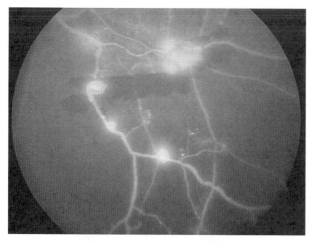

图 2-194　左眼 CRVO 静脉期像
下方中周部可见大片无灌注区和多个新生血管芽,其内可见
片状出血遮蔽荧光

络膜背景荧光,故颜色为淡黑。

(3) 分布的不同:无灌注区呈片状分布,多见于中周部易缺血区域(图 2-195);而视网膜出血呈散在分布,多见于视网膜后极部血液供应丰富的区域。

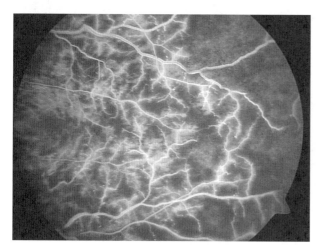

图 2-195　左眼 CRVO 静脉期像
黄斑区及黄斑颞侧斑片状出血遮蔽荧光,鼻侧中周部大片状
无灌注区

(4) 病程发展的不同:出血灶一般 3 个月内会吸收,而无灌注区不会随时间推移而消退,甚或有扩大。

(5) 与眼底彩色像对比进行区别:观察 FFA 显示的弱荧光灶处有无出血。

(6) 施行光凝治疗的区别:无灌注区大于 5PD 时行光凝治疗,为光凝治疗的指征;而出血由于可吸收一部分光凝能量,可妨碍光凝治疗的效果。

2. 视网膜新生血管与视网膜血管扩张渗漏的鉴别

(1) 染料渗漏的形态差异:视网膜新生血管呈团状渗漏,而视网膜血管扩张沿血管缘渗漏。

(2) 染料渗漏时间的差异:视网膜新生血管于造影早期就明显渗漏,而视网膜血管扩张的渗漏于造影后期较明显。

(3) 分布的差异:视网膜新生血管常位于毛细血管无灌注区的边缘,而视网膜血管扩张渗漏随血管分布走行。

(4) 形态的差异:典型的视网膜新生血管呈扇形。

3. 玻璃膜疣(drusen)与脂质渗出的鉴别

(1) 病变位置的不同:玻璃膜疣位于 RPE 与 Bruch 膜之间,而脂质渗出位于视网膜内丛状层和(或)外丛状层间隙内。

(2) 眼底形状的不同:玻璃膜疣常呈类圆形,其周围绕以灰色边缘,而脂质渗出呈不规则点状或板状。

(3) 病程演变的不同:玻璃膜疣数周内无变化,而脂质渗出数周内可吸收消失或出现新的渗出。

(4) FFA 的不同:玻璃膜疣呈透见荧光或染色,而脂质渗出呈弱遮蔽荧光或无明显异常的荧光改变。

(5) 临床意义的不同:玻璃膜疣与老年黄斑变性相关,而脂质渗出与视网膜或脉络膜血管异常相关。

4. 典型与隐匿性脉络膜新生血管的区分　脉络膜新生血管的 FFA 定义与分类如下:

(1) 典型 CNV(classic CNV):造影早期有边界清晰的 CNV 轮廓强荧光,后期进行性荧光素渗漏,积存于 RPE 下或神经视网膜下,形成局限性强荧光(图 2-196)。由于 CNV 是来源于脉络膜毛细血管的异常生长,因此典型 CNV 通常在脉络膜期(动脉前期)或动脉期就充盈染料,在拍摄荧光像时就要求早期快捷而连续地拍摄染料通过的形态,以利确定 CNV 的位置和范围。对于 AMD 典型 CNV 的形态,过去广泛认为是动脉前期或动脉期呈现的花边状或车辐样血管轮廓,其实这种典型的花边状或车辐样 CNV 荧光,比较常见于特发性脉络膜新生血管和高度近视眼合并黄斑盘状变性患眼,而在 AMD 并不常见。典型性 CNV 位于黄斑中心凹中央 200μm 以外者,可行直接光凝治疗。

(2) 隐匿性 CNV(occult CNV):缺乏典型 CNV 的荧光表现,在 FFA 检查中可能由于 CNV 的边界欠清使其精确范围难以确定,或由于染料渗漏的来源难以确认,或因为视网膜下出血、浊性渗出、色素或 RPE 脱离掩盖了部分 CNV 性荧光渗漏。FFA 诊为隐匿性 CNV 的患眼应进一步申请 ICGA,以确定 CNV 的范围及边界。黄斑光凝研究小组根据隐匿性 CNV 的不同表现又分为以下两类:

1) 血管性色素上皮脱离(vascularized pigment epithelial detachment):为隐匿性 CNV I 型。FFA 早期出现一个不规则的 RPE 脱离性强荧光区,几分钟内荧光逐渐增强,晚期视网膜下组织染色或染料渗漏(图 2-197)。隐匿性 CNV Ⅰ 型属伴 RPE 脱离的隐匿性 CNV 形式。

2)造影后期无源性染料渗漏(late leakage of undetermined source):为隐匿性 CNV Ⅱ 型。FFA 早期无边界清晰的典型 CNV 性强荧光出现,后期有不规则或边界欠清的 RPE 下渗漏,并伴视网膜下出血遮蔽荧光(图 2-198)。隐匿性 CNV Ⅱ 型属不伴 RPE 脱离的隐匿性 CNV 形式。

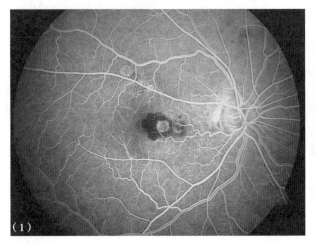
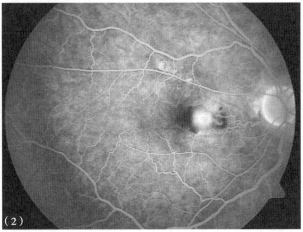

图 2-196 (1)右眼典型 CNV,静脉早期黄斑拱环鼻侧缘可见一绒团状、边界清楚的 CNV 轮廓 (2)后期 CNV 染料渗漏呈局灶性强荧光

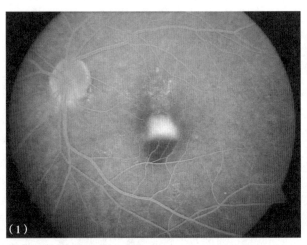
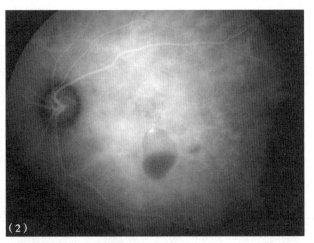

图 2-197 (1)左眼隐匿性 CNV Ⅰ 型,FFA 后期像黄斑区可见浆液血液性 RPE 脱离,上半浆液区呈强荧光,下半出血遮蔽荧光 (2)ICGA 早期像,浆液血液性 RPE 脱离区上缘可见数个囊袋样外观的息肉状脉络膜血管扩张灶

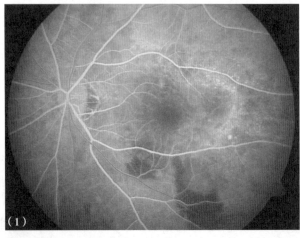
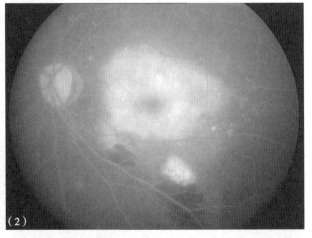

图 2-198 (1)左眼隐匿性 CNV Ⅱ 型,静脉早期黄斑区及周围可见斑点状强荧光及斑片状出血遮蔽荧光 (2)后期像黄斑区及周围出现斑片状强荧光

（3）CNV 的 4 分类法：根据 CNV 内典型成分与隐匿成分所占比例的不同，将 CNV 分为以下 4 种类型：

1）完全典型性 CNV（wholly classic CNV）：指 CNV 内完全由典型成分组成。

2）典型为主性 CNV（predominantly classic CNV）：指 CNV 内典型成分大于等于整个病灶的 50%。

3）轻微典型性 CNV（minimally classic CNV）：指 CNV 内典型成分小于整个病灶的 50%。

4）隐匿无典型性 CNV（occult with on classic CNV）：指 CNV 内完全由隐匿成分组成。

（文 峰 杨培增 廖菊生）

第二节 吲哚青绿眼底血管造影术

自 20 世纪 60 年代初 FFA 应用于眼科临床以来，FFA 已成为眼底病检查诊断的主要手段之一。FFA 技术的应用，使我们可以动态地观察视网膜血管结构及其血流动力学改变。FFA 在视网膜血管疾患和 RPE 病变的诊治中显示出重要的临床价值，但是它对脉络膜疾患的观察却有相当大局限性，这是由于：① FFA 采用的蓝色激发光为可见光，难以穿透脉络膜和 RPE 的色素、出血、浊性渗出及黄斑区叶黄素等；②荧光素分子能从正常脉络膜毛细血管内皮孔隙渗漏出来形成弥漫性背景荧光，从而阻挡了对脉络膜深层结构的进一步观察。因此脉络膜血管很难像视网膜血管那样容易地被观察到。人们对脉络膜血管构筑的了解远不如对视网膜血管那样清楚。近年开展起来的吲哚青绿眼底血管造影（ICGA）恰好弥补了 FFA 的上述不足，可以在活体上较好地观察到脉络膜血管构筑。ICGA 的基本原理是采用 ICG 为染料，近红外光或红外激光为激发光源，通过高速摄影或实时摄像，并经计算机图像处理系统来记录眼底血管，尤其是脉络膜循环动态图像的一种技术。作为 FFA 的补充技术，近年来 ICGA 已在眼底病（尤其是脉络膜相关性疾病）获得了越来越广泛的应用。本节就 ICGA 的发展简史、基本原理与方法、临床释义及临床应用等方面作一简单叙述。

一、吲哚青绿眼底血管造影发展简史

自从 1851 年 Helmholtz 发明检眼镜后，人们可在活体眼上观察到人的血管。当光线投射到眼底结构时，通过眼底结构（如视网膜血管）的光反射效应，采用检眼镜可观察到各种眼底结构。但此时观察到的眼底图形是静态的，也可用眼底照相将其真实地记录下来。此外，FFA 技术的应用使我们可以动态地观察到视网膜血管结构及其血流动力学改变。由于脉络膜血管被 RPE 色素及脉络膜本身的色素阻挡，很难像视网膜血管那样容易地被观察到。因此人们对脉络膜血管结构的了解远不如视网膜血管清楚。

对脉络膜血管的结构了解较少并不意味着脉络膜血管的病理生理作用不重要。我们知道，约 90% 的眼部循环流经脉络膜血管，因此许多致病因子都容易聚积于此，而发生多种脉络膜疾患。由于脉络膜病变隐匿于视网膜的深部或常并发有视网膜改变，使得对脉络膜相关疾病眼底形态学的观察较为困难，因此很多脉络膜相关疾病的脉络膜血流动力学改变尚未阐述清楚。尽管 1961 年出现的 FFA 已经成为眼底病检查诊断中最重要的手段之一，但在多年的临床应用过程中人们逐渐认识到，虽然 FFA 对视网膜血管疾患和视网膜色素上皮病变显示其重要的临床价值，但它对脉络膜疾患的观察及在眼底出血、水肿或浊性渗出情况下检测其原发病变却难以令人满意。导致上述缺陷的原因是由于 FFA 所采用的黄绿色激发光难以穿透 RPE、黄斑区叶黄素、出血及浊性渗出液等；而脉络膜毛细血管的多孔性又使得荧光素钠能从正常的脉络膜毛细血管渗漏出来形成弥漫性背景荧光，影响了对脉络膜深层结构的观察。因此临床上亟需一种新的方法来观察和研究脉络膜病变的眼底改变特征，以及在严重出血、渗出下能较好地发现其原发病变。ICGA 就是这样一种能较好地显示脉络膜血管结构的技术。

ICGA 发展经历了以下几个阶段：

1956 年：医学上首次使用 ICG 染料，主要用于心动力学研究及随后的肝功能检测。

1969 年：ICG 首次用于造影。Kogure 等用红外 ICG 吸收血管造影（ICG-absorption angiography）研究狗大脑表面的血液循环，随后在猴颈动脉内注射 ICG，用于 ICG 脉络膜吸收血管造影，可见到脉络膜静脉。David 首先在人身上行动脉注射 ICG 的 ICG 吸收造影，可见到脉络膜毛细血管充盈及脉络膜静脉。

1972 年：Flower 等首先在人身上成功行静脉内注射 ICG 的 ICG 吸收血管造影。

1973 年：Flower 等首先在人身上成功施行 ICG 荧光血管造影。随后他们改进了多光谱眼底照相机及改进滤光片，并试用于临床。

1980 年：Flower 等采用改装的眼底照相机观察到正常脉络膜毛细血管的充盈形态。

1986 年：Hayashi 等用实时录像取代 35mm 相机，开始了 ICGA 录像造影的研究，录像造影增加了图像的时间分辨率，且与图像处理技术结合后提高了 ICGA 的临床应用价值。

1989 年：Sheider 等将激光扫描检眼镜应用于 ICGA，

与图像处理技术结合起来提高了图像的空间分辨率。

1995 年：Bischoff 等研制出 FFA 和 ICGA 同步造影。现在的视网膜与脉络膜同步血管造影系统具有分辨率高（1536×1536）、三维图像、超大广角镜（一次成像 150° 眼底）成像等特点。

近年来，眼底照相机拍摄 ICGA 的速度与质量日益成熟：①高速 ICGA 临床观察结果表明，用 1 帧/秒的拍摄速度已可满足对视网膜血流动态变化的分析。但由于脉络膜血流比视网膜血流大 20～30 倍，因此用 1 帧/秒的拍摄速度来记录脉络膜血流的动态图像是不够的。尤其在显示脉络膜新生血管（CNV）的滋养血管上，更应当采用高速造影来分析。目前的高速 ICGA 可达到 16 帧/秒。② ICGA 的序列图像减影技术：该技术可用于增强 CNV 的滋养血管及脉络膜血流的可见性。其原理是通过对连续拍摄的相邻两张 ICGA 图片的像素进行减影分析（pixel-by-pixel subtraction），获得在像素亮度上有变化的图像，从而显示染料通过脉络膜小动脉到毛细血管的形态变化。③多功能影像平台：将 ICGA 与 OCT、自发荧光、眼底彩色照相、眼底红外照相及眼底无赤照相结合起来，从不同影像角度综合分析病变。

二、吲哚青绿眼底血管造影的基本原理与方法

（一）吲哚青绿的结构与特性

ICG 又称靛青绿或福氏绿，是一种三碳菁染料，易溶于水，分子量为 775U，分子式 $C_{43}H_{47}N_2O_6S_2Na$。其特点为：①最大吸收波长 805nm，最大荧光波长 835nm，均在近红外光范围内。②与血浆蛋白结合率高达 98%，其中又主要与血浆中较大分子形状的高密度和低密度脂蛋白相结合，形成较大体积的 ICG-血浆蛋白复合体，故极少从脉络膜毛细血管漏出。③ ICG 分子为三维立体结构，其两个多环结构（polycyclic part）具有亲脂性（如亲磷脂成分），而其硫酸盐基团（sulfate group）具有亲水性，因此 ICG 具有亲脂和亲水的双重特性。④ ICG 的血浆清除有两个高峰，第 1 个高峰在染料注入后的 3～4 分钟，第 2 个高峰在 1 小时后。⑤ ICG 由肝实质细胞从血浆中摄取后以整分子形式排入胆汁，不再经过肠肝循环，故对眼组织无染色，且短时间内允许重复造影。⑥ ICG 的荧光效率仅为荧光素的 1/25。⑦由于 ICG 的峰吸收波长与二极管激光发出的波长一致，故可用于 ICG 染料增强的二极管激光光凝。⑧由于 CNV 组织内或 CNV 长入部位积蓄有较高浓度的 ICG，而 ICG 的吸收峰（805nm）与传统半导体激光波长（810nm）相近，加上 ICG 对光敏感、皮肤光毒性低及清除迅速等特点，近年来将 ICG 作为一种光敏剂应用于 ICG 介导的光栓疗法（ICG-mediated photothrombosis，IMP）来治疗 CNV。⑨因 ICG 可使内界膜和晶状体的前囊膜染色，可应用于黄斑裂孔手术时内界膜的辨认与剥离及白内障的连续环形撕囊术。

ICG 与荧光素的特征比较见表 2-22。

表 2-22　吲哚青绿与荧光素的特性比较

特点	吲哚菁绿	荧光素
最大吸收波长	805nm	490nm
最大荧光波长	835nm	520nm
血浆蛋白结合率	98%	约60%
相对分子质量	775 000	376 000
亲脂性	强	较弱
荧光效率	弱（荧光素的 4%）	强
组织染色	无	有
肝肠循环	不经过	经过
耐受性	较好	较差
光毒性	小	较大
安全性	好	较好

（二）ICGA 的禁忌证及不良反应

由于 ICG 制剂含有少量碘及染料排泄的原因，有以下几种情况的患者禁忌行 ICGA：

（1）碘过敏史者。

（2）贝壳类食物过敏史者。

（3）严重过敏史者：尽管 ICG 与青霉素、磺胺类没有明显交叉反应，但对于这些药物有严重过敏史的患者应谨慎使用。

（4）尿毒症患者。

（5）严重的肝病患者。

（6）妊娠妇女。

在 ICGA 的安全性方面，现在认为 ICGA 比 FFA 更为安全，且易于被患者耐受，仅有少数患者（0.2%～0.65%）出现恶心、荨麻疹、瘙痒、便意、静脉疼痛及低血压等不良反应，但也有发生过敏性休克等严重不良反应的报道。尚未见眼科应用 ICG 直接导致患者死亡的报道。国内报道 2 例高龄患者在注入 ICG 和荧光素混合液后行眼底血管造影出现较严重过敏性反应的病例。因此尽管 ICGA 的不良反应较少，但是我们应当意识到少数患者也有可能发生较严重的不良反应，尤其对伴有心血管疾病或过敏体质的高龄患者，更应当小心谨慎。要求检查室的急救药品和器材准备齐全，以确保在造影检查过程中一旦出现严重过敏反应或发生心脑血管疾病时，患者能得到及时的治疗及抢救。

（三）基本仪器设备

主要有近红外光眼底摄像系统、激光扫描检眼镜系统、计算机图像处理系统等设备。

1. 近红外光眼底摄像系统　包括：①数字化红外眼底照相机。②高分辨率的黑白摄像机。③图像监视器及同步计时器。④图像打印机。⑤计算机图像采集分析系统。

2. 激光扫描检眼镜（SLO）系统　SLO是用一聚焦的、暗的激光束扫描眼底来获取图像。其应用于造影的特点为：①灵敏度高，图像对比度好。②照明亮度低（亮度不足间接检眼镜的1/1000），患者感觉舒适。③景深大，从虹膜到视网膜均可聚焦。④高效率造影：光收集效率高，做FFA时荧光素需要量仅为普通量的1/10。⑤适于小瞳孔或屈光间质混浊下造影。Biscoff等人于1995年对SLO进行了改进，把单个波长的SLO改装成2个波长系统，允许同步记录ICGA和FFA，且成像清晰。其原理为通过采用氩激光及红外激光作光源，配置两个相应的光接收探头，并对滤光片及计算机图像处理系统进行了改动，使其能同时接收FFA的黄绿色可见光及ICGA的红外光信息并分别记录，从而可以对一个患者同时做ICGA和FFA，称为ICG和荧光素同步造影（simultaneous indocyanine green and fluorescein angiography）。目前的同步血管造影系统还具有动态造影图像、三维造影技术及可检测RPE细胞内脂褐质产生的自发荧光等特性。

3. 计算机图像处理系统　由于脉络膜血流动力学特点及ICG的荧光效率较弱，使得ICGA图像不尽如人意，一些脉络膜结构难以清晰显示出来，故需进行图像处理。随着计算机软、硬件技术的高速发展，不仅可以获得较清晰的ICGA图像，而且可对图像进行定量测量和分析，也可以将不同阶段的图像或其他研究中的图像进行同画面对比分析，以便获得更多的信息。

（四）造影方法

现以近红外光眼底摄像系统为例，简述ICGA的一般造影步骤。

1. 造影前应当详细询问有无碘和贝壳类食物过敏史，有无严重的肝肾疾病，对妇女检查者应当询问有无妊娠，若有上述情况应当禁忌作ICGA；若同时作FFA，应询问有无FFA的禁忌证。签署造影同意书。

2. 造影前详细检查眼底或仔细阅看FFA片（如已做），掌握造影的位置及重点。

3. 登记患者的一般情况及造影资料。

4. 根据所用仪器确定是否散瞳：应用SLO系统可以散瞳或不散瞳检查；应用近红外光眼底摄像系统须将瞳孔散至最大。

5. 服用抗过敏和止吐药物（如氯苯那敏、维生素B_6），如同时行FFA，服用一次即可。

6. 拍摄患者的彩色眼底像、自发荧光、红外光、无赤光眼底像及对照像。

7. 将25mg或50mg ICG溶于专用的无菌注射用水3ml中制成ICG浓溶液以作造影；将5ml注射用水溶于装有25mg ICG的残余瓶内，制成ICG稀释液，以备预试验用。造影用ICG的一般剂量为：0.5～1.0mg/kg，推荐剂量不超过5mg/kg。应注意，溶解ICG一定要用专用的无菌注射用水，不得使用其他溶液如生理盐水等。

8. 预试验　于肘前静脉注射预试验用ICG稀释液1ml，并定时注入少量稀释液以防止针头堵塞。观察20分钟内患者有无过敏反应及其他不适。

9. 若无过敏反应再在4秒内于肘前静脉快速注入ICG浓溶液（在注射ICG浓溶液前先注入1ml的ICG稀释液），同时启动同步计时器、图像监视器，从监视器荧幕上或目镜内观察造影过程，注意早期图像与重点病变部位的拍摄，将造影图像储存于眼底图像处理系统内。每间隔5分钟拍摄一次，直至30分钟以上。

10. 标记注射　ICGA造影后期由于视网膜血管荧光的消退，使得脉络膜异常荧光的定位欠确切。为了解决这一问题，可以于常规注射ICG染料行ICGA后约30分钟左右再快速注入少量ICG染料（注射量一般为第一次注入后预留下的1ml），此时视网膜和脉络膜血管可再次清晰地显影，有利于病灶较准确的定位。这种ICG的再注射称为"标记注射"。现在的近红外光眼底照相机一般配置有后期图像增强系统，通常不再采用"标记注射"。采用SLO系统行ICGA，后期图像清晰，不需"标记注射"。

11. 造影完毕后重新观察及分析储存的造影图像，并从视频打印机或图像处理系统上选择有代表性的造影图像进行打印，作为报告记录用。

12. 若同时作ICGA和FFA，可将20%荧光素钠3ml混溶于上述ICG配液内一同注入肘前静脉（如激光扫描检眼镜系统），或于注入ICG后5分钟再行注入荧光素，分别选择不同的滤光片组合作ICG和FFA（如红外眼底血管造影系统）。

三、吲哚菁绿眼底血管造影临床释义注意要点

近几年来，ICGA已在眼底病的临床诊断、指导治疗、疗效观察及发病机制等方面发挥了越来越大的作用。但是由于所采用的激发光、染料的特性及脉络膜血流动力学的复杂性，以及ICGA所见的异常荧光不

仅与病变本身的结构有关，而且与所用的图像采集系统有关等原因，使得 ICGA 的荧光图像比 FFA 更为复杂，其临床诠释也比 FFA 更困难。下面就 ICGA 的临床释义方面应注意的几个问题作简单阐述。

（一）ICGA 的分期问题

有关 ICGA 的分期尚无统一标准。由于 ICGA 显示的脉络膜动静脉没有 FFA 显示的视网膜动静脉层流等标志，再加上脉络膜血流速度很快及 ICG- 血浆蛋白复合体的弱渗透性，使得 ICGA 的分期很难像 FFA 那样分为动脉期、动 - 静脉期、静脉期等。目前主要采用两种方法对 ICGA 的图像进行时间上的描述。

1. 按造影时间段分期　分为造影早期、中期及晚期。①造影早期：指染料注入 5 分钟内。如前所述，ICG 血浆清除第 1 个高峰在染料注入后的 3～4 分钟，因此该期的脉络膜血管荧光最强，大的脉络膜动脉、静脉及视网膜血管均可见到。②造影中期：指染料注射后 5～20 分钟，此期脉络膜静脉开始模糊，逐渐与蒙眬的脉络膜毛细血管融为一体，成为弥散性均匀一致的脉络膜荧光。③造影晚期：指染料注射后 20～40 分钟，ICG 血浆清除第 2 个高峰在染料注入后 1 小时的特性保证了后期像的可观察性，该期的视盘荧光暗黑，脉络膜大血管呈弱荧光轮廓。

2. 按造影的确切时间描述　如注射后分 × 秒，造影 × 分 × 秒等。

（二）熟悉睫状后动脉系统与脉络膜血管的构筑及特点

ICGA 从根本上来说是一种能够动态、客观地记录脉络膜血流动力学改变的技术。因此分析造影图像时应熟悉与之相关的睫状后动脉系统与脉络膜血管的构筑及特点，从而为合理分析病变损害区的荧光表现打下良好的基础。眼动脉是颈内动脉的第 1 分支，眼动脉在眼眶内发出视网膜中央动脉和睫状后动脉。从眼动脉发出的睫状后动脉一般有 2 支，位于视神经鼻侧的称为鼻侧睫状后动脉，它供应脉络膜鼻侧部分的血液；位于视神经颞侧的为颞侧睫状后动脉，供应脉络膜颞侧的血液。因此，由于鼻侧与颞侧睫状后动脉各自供应鼻侧或颞侧脉络膜部分的血液，导致在视神经或其周围出现一垂直的带状生理性脉络膜灌注不良区，称为分水带（watershed zone）。少数人可从眼动脉发出 3～4 支睫状后动脉，这种情形下可出现不同形状的分水带。睫状后动脉沿视神经前行，到达眼球后部于视神经周围分出 10～20 支睫状后短动脉和 2 支睫状后长动脉。睫状后短动脉在视神经周围的后部巩膜进入脉络膜上腔后再分出 7～10 支小分支。这些小分支呈放射状向赤道部伸展，呈现尖朝向后极部，底朝

向赤道部的三角形供血区域。这种血流动力学特点是临床上发生"三角形缺血综合征"的解剖学基础。

脉络膜血管分为大血管层、中血管层和毛细血管层。毛细血管几乎呈直角自小动脉分出，黄斑区小动脉量多而行径较短，黄斑区的脉络膜毛细血管密度最大，因此黄斑下的脉络膜动脉压最高，这是黄斑区易罹患病变的解剖因素。为了保证视网膜外层的血供和代谢，脉络膜毛细血管的管径较大且内皮细胞间存在较大的孔隙，这使得小分子蛋白和荧光素很容易从脉络膜毛细血管内皮间的孔隙漏出来，但具有大分子结构的 ICG- 血浆蛋白复合体却很难渗漏出去。脉络膜静脉系统呈分区回流血液，毛细血管过渡为毛细血管后小静脉，进而形成较粗的静脉支，最后形成 4～6 支涡静脉，分别回流各自象限的血液。

睫状后短动脉于视神经周围穿入巩膜后分出 2～4 支或更多的分支，鼻侧和颞侧睫状后短动脉小分支在巩膜内互相吻合形成 Haller-Zinn 环，该动脉环并不是完整的圆环。从 Haller-Zinn 环发出的分支供应的区域有：①前部视神经周围的软膜。②视神经筛板区。③视盘周围的脉络膜，与来自脉络膜睫状后短动脉的小分支汇合。④睫状视网膜动脉。在部分高度近视眼，因 RPE 色素和脉络膜色素的稀疏及减少，ICGA 早期可观察到 Haller-Zinn 环。

（三）ICGA 特性与释义的关系

1. ICG- 血浆蛋白复合体与释义的关系　如前所述，ICG 与血浆蛋白结合率高达 98%，其中又主要与血浆中较大分子形状的高密度和低密度脂蛋白相结合，因此 ICG- 血浆蛋白复合体的体积和相对分子质量均较大。这种大的结合蛋白分子决定了 ICG 的渗透性较弱，且较缓慢，因而使得我们难以采用 ICGA 去判断一些微小血管病变如小管径的典型 CNV、视网膜微小血管的扩张的渗透性改变。换句话来说，ICGA 对微小血管病变的显示欠敏感。很多时候，直到造影的后期才在病灶区内出现 ICG 的轻微染色。

2. ICG 的亲脂基团和亲水基团与释义的关系　ICG 分子中的多环结构具有亲脂性（尤其对磷脂成分具有高度亲和力），而其硫酸盐基团却有亲水性。因此 ICG 分子具有亲脂和亲水双重特性。这种特性在解释一些病灶发生的强弱荧光方面有重要意义。如玻璃膜疣内的含磷脂成分的多少决定了其在 ICGA 呈弱荧光还是强荧光。又如结晶样视网膜变性患眼的结晶样小体在 ICGA 后期表现为弥散性点状染色，这是由于结晶样小体内含有较丰富的脂质成分，对 ICG 分子有较高亲和力的缘故。因此，在对某些病灶的强弱荧光解释方面，我们应考虑到 ICG 的亲脂性和亲水性在其中可能

发挥的作用。

3. 近红外光的强穿透性与释义的关系 由于 ICGA 的近红外光对 RPE 的穿透性高达 90%，而且血液中的血红蛋白仅吸收微量的 ICG 荧光，这些特性使得 ICGA 能较好地穿透浓厚出血、浊性渗出液及 RPE 和脉络膜的色素，从而发现某些 FFA 观察不到的病变。如在视网膜和（或）脉络膜出血患眼中，ICGA 可以透过出血发现 FFA 无法显示的被出血所掩盖的原发病变。由于在 FFA 发挥作用的 RPE 屏障效应于 ICGA 已不再存在，因此 FFA 常用的"透见荧光"概念也就不再适用于 ICGA。由于失去了 RPE 的屏障作用以及在脉络膜血管荧光的干扰下，视网膜小血管在 ICGA 显示得不清楚。此外，一些薄层出血在 FFA 表现为遮蔽荧光，但在 ICGA 却呈现相对正常荧光表现。

4. ICG 的弱荧光效应与释义的关系 ICG 的荧光效应仅为荧光素的 4%，这就是为什么 ICGA 的图片质量比 FFA 差的原因，也使得 ICGA 对脉络膜毛细血管的辨认不太理想。因此 ICGA 比 FFA 更需要图像处理技术来增强我们对图像质量的需求。随着 ICGA 设备的改进及计算机图像处理技术的发展，ICGA 的图片质量将会获得进一步的提高。

（四）ICGA 后期像观察的重要性

一般来说，无论是 FFA 还是 ICGA，阅片者往往对造影早期像的观察分析给予了足够的重视，但对后期像的观察却不那么仔细。其实对于 ICGA，一些病变的后期像的观察比早期像更为重要。尤其要注意 30 分钟后图像的拍摄、记录及分析。少数造影医生错误地认为 ICGA 像 FFA 一样，只拍摄 15 分钟或 20 分钟左右就可以了，有些是为了赶时间而缩短拍摄时间，这样势必漏拍一些到后期才会出现的重要荧光征象。如对息肉状脉络膜血管病变（polypoidal choroidal vasculopathy，PCV）具有诊断意义的息肉状病灶的"冲刷现象"、湿性年龄相关性黄斑变性（age-related macular degeneration，AMD）的斑状 CNV 等就是在造影后期才表现出来的。导致一些重要荧光征象在后期才出现的原因主要是由于大分子结构的 ICG-血浆蛋白复合体的渗透性较弱，ICG 染料要渗漏到病变组织，并使组织染色，则需要一段较长的时间。其次是早期像受到正常脉络膜血管荧光和视网膜血管的干扰作用，一些脉络膜病变不易分辨；而在后期像，由于正常脉络膜血管和视网膜血管荧光已消退，病变组织所致的荧光表现就容易显露出来。

（五）如何分析脉络膜血管扩张

视网膜血管扩张分为病理性及代偿性两种。根据脉络膜血管迂曲增粗及通透性增强与否，脉络膜血管扩张也可分为代偿性与病理性脉络膜血管扩张两类。代偿性脉络膜血管扩张是指 ICGA 可见脉络膜血管迂曲增粗，但造影期间这些迂曲增粗之血管并无通透性增强或染料外渗。代偿性脉络膜血管扩张多发生在脉络膜灌注不良区域周围或陈旧性脉络膜视网膜病变患眼上，是正常脉络膜血管为了补偿周围缺血病变而产生的血管反应性迂曲增粗，其血管内皮细胞及相关组织并无病理性改变。病理性脉络膜血管扩张指 ICGA 可见脉络膜血管迂曲增粗，且造影期间这些血管有通透性增强所致的片状强荧光。脉络膜血管通透性增强的荧光表现为：①造影早期可见脉络膜血管迂曲增粗、边界模糊。②造影中期由于染料从血管内缓慢渗漏到周围的脉络膜基质内而表现为片状强荧光，该片状荧光的荧光强度比 CNV 性强荧光要弱。③造影后期由于部分渗漏到脉络膜基质的染料从周围脉络膜血管吸收入血，使得其荧光强度有所减弱。临床上一般所说的脉络膜血管扩张指的是病理性脉络膜血管扩张。

（六）如何分析脉络膜灌注不良

1. 病理性与生理性脉络膜灌注不良 脉络膜灌注不良分为生理性和病理性两类。生理性脉络膜灌注不良主要指分水带，有研究表明分水带落在黄斑区是干性型 AMD 向湿性型转化的危险因素。病理性脉络膜血管灌注不良分为脉络膜迟缓充盈与脉络膜充盈缺损。一般将比周围正常脉络膜充盈迟 7 秒以后才充盈的区域判断为脉络膜迟缓充盈；脉络膜充盈缺损是因脉络膜血管阻塞或萎缩所致，表现为从造影早期至后期一直为弱荧光，只是造影后期充盈缺损所致的弱荧光形态比早期要清晰些。由于脉络膜血管为三维立体结构，大血管呈三角形分布，中血管呈扇形分布，而毛细血管呈圆形或多角形小叶状分布，因此脉络膜灌注不良的造影表现依受累血管的不同呈现三角形、扇形、多角形等形状。如急性多灶性缺血脉络膜病变的鳞状弱荧光灶就是因多个小叶充盈缺损并相互融合所致。

2. RPE 色素脱失与脉络膜灌注不良 在临床上我们观察到，FFA 所显示的斑点状透见荧光（RPE 色素脱失）在 ICGA 后期像表现为斑点状弱荧光。这是由于 RPE 萎缩或色素脱失导致其下的脉络膜毛细血管萎缩或血流量下降所致。

（七）脉络膜炎性弱荧光的分析

1. 造影期间一直呈弱荧光 这是由于脉络膜内 ICG 扩散减少（impaired choroidal ICG diffusion）的缘故。任何引起脉络膜基质（stroma）瘢痕或全层炎性损害的病灶（如一些后葡萄膜炎的炎性肉芽肿）均可表现为弱荧光，其原因可能是由于这些病灶的存在，使得 ICG 分子向其内扩散的相对含量比周围正常 ICG 扩散至脉络膜组织要少，因此呈相对弱荧光。此外，炎性物质浊性渗出液的遮挡荧光效应也可能发挥了一定作用。

2. 造影早、中期为弱荧光，而后期变为等荧光（iso-fluorescence）或强荧光　这是由于脉络膜基质的局灶炎性损害所致，这种造影早、中期的局灶炎性弱荧光于造影后期因病灶周围脉络膜血管的通透性增强，导致染料渗入或积存而呈强荧光。

（八）红外眼底摄像系统与激光眼底扫描系统图像异同的分析

1. 对浆液性RPE脱离的显示　由于散射光的问题，红外眼底摄像系统与激光眼底扫描系统对浆液RPE脱离的显示有所差异：浆液RPE脱离在红外眼底照相机显示为弱的强荧光，而在共焦激光眼底扫描系统则呈现弱荧光，造成这种差异的原因可能是红外眼底照相机摄像时，因进入脉络膜血管的染料通过脱离腔内轻度混浊的浆液产生散射而使浆液产生荧光；但是激光眼底扫描系统摄像时不会产生类似的散射光作用，因此浆液性RPE脱离表现为弱荧光。

2. 对CNV的显示　红外眼底照相机对局灶性（focal）CNV和斑状（plaque）CNV的显示比激光眼底扫描系统要清楚，其原因可能是红外眼底照相机调增闪光强度的性能比激光眼底扫描系统要好；而激光眼底扫描系统显示CNV的血管结构及CNV的滋养血管比红外眼底照相机要好。这主要是由于激光眼底扫描系统的时间分辨率（25帧/秒）比红外眼底照相机要高（1帧/秒），以及激光眼底扫描系统具有点对点检测的特性，可以获取高对比度图像所致。此外，若用共焦激光眼底扫描系统同时作FFA和ICGA，来判断CNV时应当注意，对于典型CNV（无论是光凝前的典型CNV还是光凝后复发的典型CNV）及浆液性RPE脱离的分析，应以FFA为主，ICGA仅作为补充。

（九）ICGA的自发荧光

在ICG注射前，一些病变组织可能产生自发荧光，如血浆蛋白的降解产物（如陈旧性出血）、含较多脂褐质的病变组织（如某些脉络膜痣或黑色素瘤的表面沉积物），以及伴有色素的病变组织，如高度近视眼的Fuchs斑）等。应用强闪光拍摄，自发荧光更易显露。这些自发荧光如在ICGA早期出现，则易与异常的脉络膜血管充盈相混淆；而于造影后期出现，则可能误认为染料渗漏或组织染色（图2-199）。因此，行ICGA时也应像FFA一样，在ICG注射前拍摄1~2张对照片。

（十）造影图片的伪迹

1. 脉络膜血管交叉处荧光与热点（hot spot）CNV　热点CNV又称局灶状CNV，指在ICGA中同时具有以下

两个特征的隐匿性CNV：① CNV性强荧光范围＜1PD；② CNV性强荧光的边界清晰，荧光较明亮。有时脉络膜血管交叉处荧光易被误认为热点状CNV。可资鉴别的是血管交叉性强荧光随造影时间延长而渐退，而真正的热点状CNV在造影后期荧光更强。

2. 强荧光伪迹　如前所述，一些病变组织可于注射前发出荧光（假荧光或自发荧光），这些荧光有时易与血管充盈相混淆。这些病变组织包括陈旧性灰白色视网膜下出血、脂质沉着、色素性CNV及慢性浆液性视网膜脱离。许多人工伪迹会影响造影图像的质量，如眼底照相机附加透镜和反光镜中的灰尘伪迹及数字图像特有的"图像浮散"（image blooming）伪迹。仔细选择图像记录系统的增益水平和合适的闪光强度设置，有助于减少这种"图像浮散"伪迹。此外，有些CNV光凝后2周的病例，ICGA显示在光凝斑的弱荧光内或边缘出现一个或数个点状强荧光，若此时眼底检查并无渗出或出血的增加，那么这些强荧光点并不代表有残余性CNV或复发CNV的存在，往往数周后这些强荧光点会自行消退，不必要再行补充光凝治疗。临床随访显示原光凝治疗是成功的。这种光凝斑边缘出现的暂时性强荧光，可能代表了局灶性脉络膜血管炎或退化的残余CNV，或尚不能解释的强荧光伪迹。一般来说，当对异常ICGA强荧光区域施行有损伤的直接光凝治疗时，只有当考虑到这些损伤是导致临床渗出性改变的根源时才进行光凝。若异常ICGA损伤远离渗出区或缺乏渗出征象时，应当首先考虑临床密切观察，不可贸然行光凝封闭损害区域。

总之，由于ICGA在眼科临床应用的时间并不长，经验尚不够丰富，对于许多异常的荧光征象还缺乏与临床病理的联系，再加上脉络膜血液循环所具有的复杂性和动态性，以及不同图像采集系统显示荧光的差异，使得ICGA异常荧光的诠释比FFA要困难很多。但是可以相信，随着ICGA技术的改进与经验的积累，ICGA将会在眼底病的诊治方面发挥更大的作用。

四、吲哚菁绿眼底血管造影的临床应用

（一）年龄相关性黄斑变性

渗出型年龄相关性黄斑变性（age-related macular degeneration，AMD）最主要的特征是黄斑区CNV形成。有资料表明，仅有13%的CNV患眼能通过FFA确诊后适宜施行激光光凝治疗，而激光光凝后又有约50%的患眼复发，因此借助FFA只有不到7%的患眼受益于激光光凝治疗。对于87%的FFA诊为隐匿性CNV的患眼，ICGA提供了重要价值。有报道91%的隐匿性CNV被ICGA确诊为CNV形成，并且可以从

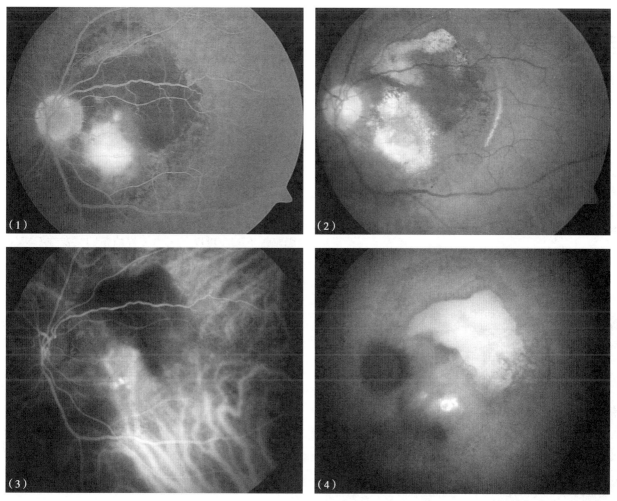

图 2-199 (1)陈旧性出血(去血红蛋白血液)所致的自发荧光,左眼彩色眼底像,黄斑区出血、渗出,黄斑上方片状陈旧性出血 (2)FFA 后期像,黄斑区斑片状染料渗漏及出血遮蔽荧光,黄斑上方片状陈旧性出血呈弱的假荧光 (3)ICGA 早期像,黄斑鼻下 3 个息肉状脉络膜血管扩张灶,黄斑及上方出血呈弱荧光 (4)ICGA 后期像,黄斑鼻下 3 个息肉状病灶呈中心为弱荧光周围环状染色的"冲刷现象",黄斑上方陈旧性出血呈边界清楚的假荧光

这些隐匿性 CNV 中发现约 50% 的患眼有典型的 CNV 的荧光征象,表现为边界清晰的 CNV 性强荧光区,可以增加约 1/3 的激光光凝治疗的机会。对经 ICGA 确诊为典型 CNV 的患眼进行激光治疗,伴有色素上皮脱离者中 43% 的患眼获得成功,不伴色素上皮脱离的患眼中成功率为 66%。此外,由于激光光凝斑于 ICGA 中为弱荧光,而在 FFA 中为荧光染色,其复发性 CNV 为强荧光,这种强弱对比度的反差使得 ICGA 可以显示 FFA 发现不了的复发性 CNV。总之,ICGA 可以发现色素上皮脱离、出血或光凝斑所掩盖的 CNV,并能扩大适于激光光凝治疗的 CNV 范围及提高激光光凝的成功率。

以下有关 AMD 中 ICGA 的研究在临床有较大的应用价值:

1.隐匿性 CNV 的 ICGA 分类

(1)局灶状 CNV:又称为热点状 CNV,是指在 ICGA 中同时具有以下两个特征的隐匿性 CNV:① CNV 性强荧光范围 <1PD。② CNV 性强荧光的边界清晰,荧光较明亮(图 2-200)。局灶状 CNV 常适宜施行激光光凝治疗。

(2)斑状(plaque)CNV:指任何 CNV 性强荧光斑范围 >1PD 的隐匿性 CNV。斑状 CNV 的荧光强度一般比局灶状 CNV 的荧光强度要弱。根据边界清楚与否斑状 CNV 又进一步分为以下两种形式:①边界清晰的斑状 CNV:指造影期间始终保持清晰的边界(图 2-201);②边界模糊的斑状 CNV:指边界欠清或 CNV 的某一部分仍被浓厚的出血所掩盖。

(3)活动性 CNV:指 CNV 于造影早期就出现,晚期明显染色或渗漏。这意味着 CNV 具有较强的增生能力及较高的通透性。

(4)非活动性 CNV:又称静止性 CNV,指 CNV 在造影早期不显露,在造影后期才出现染色。非活动性

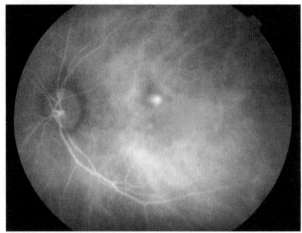

图 2-200　局灶状 CNV（热点状 CNV）

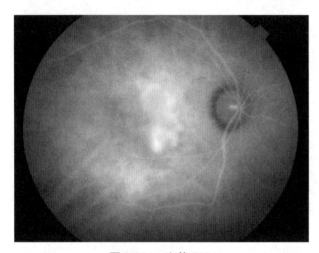

图 2-201　斑状 CNV

CNV 代表了增生较少、含血管成分较少、无明显渗漏的 CNV。

（5）结合型（combination）CNV：指局灶状和斑状均存在的 CNV 损害。根据两者之间的关系分为以下 3 种形式：①斑缘点型（marginal spots）：指局灶状 CNV 位于斑状 CNV 的边缘；②斑内点型（overlying spots）：指局灶状 CNV 位于斑状 CNV 范围以内；③斑外点型（remote spots）：指局灶状 CNV 与斑状 CNV 互不相关。

（6）混合型（mixed）：指各种各样的 CNV 混杂在一起。如斑状 CNV 既与边缘的局灶状 CNV 相结合，但斑内又出现"热点"。此种形态的 CNV 较少见。

已有临床病理研究证实：①ICGA 显示的强荧光斑与组织病理上 CNV 的位置、范围相对应。②这种斑状 CNV 可以存在于没有渗出表现或实际上是干性型 AMD 的患眼，代表了非活动性 CNV。通过对斑缘点型 CNV 患眼仅光凝斑状 CNV 边缘热点（不光凝斑状 CNV）的观察，结果显示渗出吸收、视力稳定，这也间接证实 CNV 有活动性与非活动性之分。因此，并不是所有的 CNV 性强荧光均需激光光凝封闭治疗。

2．不规则浆液性视网膜色素上皮脱离　对一些范围较大、形状不规则（如呈肾形）的 RPE 脱离，FFA 常显示不出任何 CNV 性荧光征象，但 ICGA 往往在脱离腔弱荧光的边缘显示出一边界清楚的 CNV 性强荧光。可惜的是激光光凝这种 CNV 的疗效并不理想，不过偶尔有些患眼激光光凝治疗后的效果却出奇地好。

3．复发性 CNV　ICGA 有助于清楚地显示 FFA 显示不清楚的光凝后复发 CNV。据统计，在 FFA 不能清楚地显示其边界的复发性 CNV 中，约有一半的患眼经 ICGA 可以确定为边界清楚的复发性 CNV，而可以施行补充的激光光凝治疗。值得注意的是，对那些 FFA 未显示出任何 CNV 荧光征象及 FFA 已显示为边界清楚的典型复发性 CNV 患眼，ICGA 提供不了有价值的信息。因此像原发性 CNV 一样，首先采用 FFA 来确定光凝后有无复发性 CNV 的存在；若有，则须确定是典型性还是隐匿性 CNV，如果 FFA 显示为典型性复发性 CNV 或未显示任何 CNV 征象，则不再作 ICGA；如果 FFA 显示为边界欠清的隐匿性 CNV，则应行 ICGAA，以便确定隐匿性 CNV 的大小和边界。唯一例外的是，当光凝后 FFA 未显示染料渗漏但眼底检查黄斑区渗出增加而不是减少时，应当进一步施行 ICGA 检查。

4．干性 AMD 发生渗出性改变的危险因素　通过对一眼为湿性 AMD 的对侧干性 AMD 患眼的 ICGA 表现及随访观察，ICGA 显示对侧眼有斑状强荧光出现，则此患眼具有发生渗出性改变的高度危险性。这种 ICGA 中晚期出现的斑状强荧光可能代表了位于 Bruch 膜内的静止性 CNV 或亚临床 CNV 形式。

另一个危险因素是黄斑区分水带的存在。黄斑区分水带为 ICGA 刚显影的前几秒内出现的、呈垂直的带状弱荧光。据统计，92% 的 CNV 患眼中 CNV 来自分水带边缘或与分水带相关。因此黄斑区分水带在 CNV 的发生中起了一定作用，也就是说有黄斑区分水带的干性 AMD 患眼具有发生渗出性改变的高度危险性。

5．ICGA 的 CNV 血管分型　通过 ICGA 显示的 CNV 血管构筑，将 CNV 分为毛细血管型（CNV 内以毛细血管成分为主）、小动脉型（CNV 内以小动脉成分为主）及混合型（CNV 内毛细血管、小动脉数量相近）。这种 CNV 血管分型有助于指导治疗：小血管型可单独行抗 VEGF 治疗，但小动脉型及混合性需 PDT 联合抗 VEGF 治疗。

6．CNV 的滋养血管　ICGA 可较好地确定 CNV

的滋养血管。尤其当采用高速造影技术时，滋养血管的走行更能被准确地显示出来。一旦滋养血管被确定，就可以对它进行直接激光光凝封闭，治疗的成功率为40%～70%。

7. 视网膜血管瘤性增生（retinal angiomatous proliferation，RAP）　可分为视网膜内新生血管（Ⅰ期）、视网膜下新生血管（Ⅱ期）、视网膜脉络膜吻合和CNV（Ⅲ期）三个发展阶段。ICGA对视网膜血管瘤性增生的第Ⅱ、Ⅲ期的诊断及指导治疗有重要价值。

（二）息肉状脉络膜血管病变

息肉状脉络膜血管病变（polypoidal choroidal vasculopathy，PCV）是近几年引起眼科界广泛注意的一种疾病，它以异常分支的脉络膜血管网及血管网末梢息肉状血管扩张灶为特征，临床上极易将其同湿性AMD相混淆。但PCV的流行病学特点、自然病程、眼底血管造影特征、视力预后及治疗等，均与湿性AMD有较大的不同。

ICGA应用于PCV后，使眼科学者对PCV的认识有了很大提高。典型的PCV患眼的ICGA显示如下特征性表现：①早期于脉络膜内层可以见到呈伞样异常分支的脉络膜血管网，部分血管网的中心还可以见到一根起自于脉络膜血管的滋养动脉；②随血管网充盈显示其末梢的多个息肉状扩张、膨隆灶，即所谓的"息肉状结构"，其位置对应于检眼镜下所见的视网膜下橘红色结节样病灶。但近年来认为，在PCV的诊断上，分支状脉络膜血管网的存在与否并不是必不可少的指征，只要有多个或呈簇状的息肉状脉络膜血管扩张灶存在，不管与之相连的脉络膜血管网存在与否都可以诊断为PCV。在PCV患眼中看不到分支状脉络膜血管网的原因可能有：①当血管网位于脉络膜毛细血管内时，由于脉络膜毛细血管荧光的干扰作用，其内的细小分支状血管网往往难以显示出来。②当息肉状病灶并不是从血管网末梢膨隆而来，而是直接从其下的脉络膜大血管膨出所致时，就并无真正的脉络膜血管网的存在。③脉络膜出血、渗出及血液浆液性视网膜色素上皮脱离掩盖了其下的脉络膜血管网。

息肉状病灶是诊断PCV必不可少的指征。息肉状病灶于ICGA早期就呈现囊袋样强荧光，活动性病灶在造影后期可以发生染料渗漏或染色；静止性病灶在造影后期则可以发生荧光减弱或表现为息肉灶中心弱荧光，周围呈环状染色的"冲刷"现象。息肉状病灶一般小于1/3PD，数量可多可少，形态有呈葡萄样外观者，也有多个孤立并存者。PCV与AMD有如下不同之处：①PCV可以发生于眼底的中周部，而AMD仅见于黄斑区及其周围。②PCV的息肉状病灶较少

侵犯黄斑中心凹，而AMD的CNV常累及中心凹。③PCV较少形成盘状瘢痕，而AMD的CNV最终结局是黄斑区盘状瘢痕形成。④PCV患眼和对侧眼缺乏AMD的CNV那样的发病危险因素（如软性玻璃膜疣、局部高色素）。⑤PCV患眼的眼底可以见到特征性视网膜下橘红色结节样病灶，而AMD的CNV常呈青灰色外观。⑥ICGA显示不同：PCV于脉络膜内层可以见到分支状脉络膜血管网及其末梢的息肉状扩张灶，而AMD呈现局灶状CNV或斑状CNV；部分息肉状病灶后期渐消退或呈"冲刷现象"，而CNV后期染料渗漏或染色（图2-202）。⑦部分PCV患者的视力预后良好，而绝大部分AMD的CNV患眼视力预后差。⑧AMD好发于白种人，而PCV于黑人及亚洲人多见；⑨AMD发病于50岁以上者，而PCV可见于20～90岁的人。

在PCV与湿性型AMD等CNV性疾病的鉴别诊断方面，可以依据以下几点进行鉴别：①与白色人种比较，PCV相对好发于有色人种，而湿性型AMD却是白色人种易罹患。②PCV患眼或对侧眼眼底较少有软性玻璃膜疣及局部色素沉着等CNV易患因素改变。③如无遮挡，可见息肉状病灶呈橘红色结节样隆起，而CNV病灶一般呈青灰色改变。④典型性CNV的FFA表现及隐匿性CNV在ICGA显示出的"热点"现象或晚期"斑状"强荧光，与PCV的特征性ICGA改变有明显不同。⑤PCV患眼的病情发展相对平缓，最终较少瘢痕化，视力预后较好。此外，PCV患眼内缺乏血管样条纹、高度近视眼、炎症等表现，较易与眼底血管样条纹、高度近视眼、眼组织胞质菌病及葡萄膜炎等引起的CNV性疾病相鉴别。

PCV在我国是一种并不少见的眼底疾病，在原诊断为渗出型AMD的中国患者中，约1/3其实是PCV。中国人PCV好发于男性，单眼多见，息肉状病灶多位于黄斑区及血管弓周围。PCV的发病机制尚不清楚，可能与先天性或获得性脉络膜血管异常有关。

（三）中心性浆液性脉络膜视网膜病变

在过去，对中心性浆液性脉络膜视网膜病变（简称中浆）的发病机制有两种看法。一种认为病变原发于RPE，因其封闭小带的局限性损害使其屏障功能受到破坏；另一种认为与脉络膜循环障碍有关，RPE为继发损害。ICGA为进一步阐明中浆的发病机制提供了新的依据。中浆ICGA的表现有脉络膜迟缓充盈、脉络膜毛细血管和静脉扩张充血、脉络膜血管通透性增高所致的强荧光、RPE脱离和隐性RPE脱离等。因此推测中浆的发病机制为：一个或多个脉络膜小叶缺血导致脉络膜毛细血管和静脉扩张充血，进而引起脉络

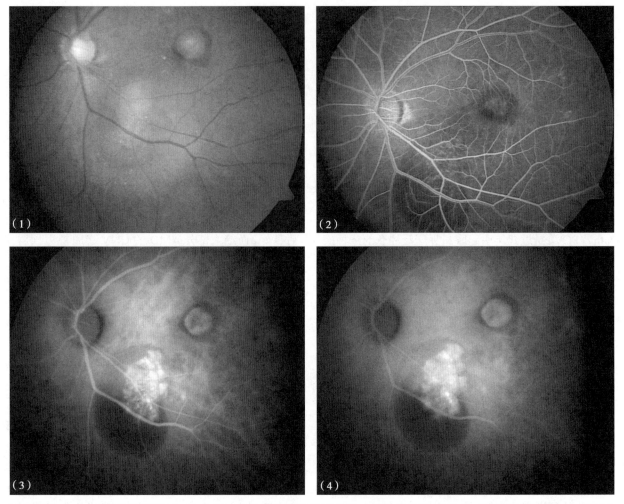

图 2-202 （1）典型新生血管性 AMD 合并 PCV 患者左眼眼底彩色像，黄斑区可见灰黄色灶，周围绕以环状出血，颞下血管弓下可见视网膜下橘红色病灶 （2）FFA 静脉期像，黄斑区可见斑状强荧光，周围绕以出血遮蔽荧光，颞下血管下可见斑点状强荧光 （3）ICGA 早期像，黄斑区可见类圆形 CNV 性强荧光，颞下血管弓下可见分支状脉络膜血管网及多个息肉状病灶 （4）ICGA 后期像，颞下血管弓下的息肉状病灶部分染色，部分消退，黄斑区 CNV 染色

膜血管的通透性增高，在液体高渗透压的作用下导致 RPE 封闭小带损害或形成色素上皮脱离（PED），最终引起神经上皮脱离。在这种发病机制的引导下，我们就不难理解为何情绪波动或 A 型行为者易罹患中浆，也不难理解中浆具有自限性与复发性等特性。

ICGA 对中浆的另一个价值是在非典型中浆的诊断与鉴别诊断方面。典型的中浆于检眼镜和 FFA 就很容易明确诊断及指导治疗，但是一些非典型中浆，如伴浆液性 RPE 脱离、有广泛 RPE 损害及年龄在 50 岁以上的患眼，有时诊断就较困难。尤其是年龄较大的中浆应注意与湿性 AMD 相鉴别，ICGA 有助于两者的鉴别诊断。年龄较大的中浆具有以下三个与 AMD 不同的 ICGA 特征：①广泛或多灶性脉络膜渗漏。②发生的浆液性色素上皮脱离一般呈均匀强荧光。③造影后期可见大的脉络膜血管负影。而湿性 AMD 的

ICGA 却呈现：①单个强荧光灶表示局灶 CNV 的形成。②具有的浆液性色素上皮脱离一般呈弱荧光。

ICGA 对指导中浆的光动力疗法（PDT）治疗有重要价值。对于中心凹下渗漏灶的急性中浆或慢性中浆，采用 1/2 或 1/3 剂量的维速达尔对 ICGA 中期显示的脉络膜血管通透性增强区进行弱剂量 PDT，可以取得较好的疗效。

（四）急性后极部多灶性鳞状色素上皮病变

过去对急性后极部多灶性鳞状色素上皮病变（acute posterior multifocal placoid pigment epitheliopathy, APMPPE）的发病机制有两种看法，一种推测其为 RPE 的病毒感染，另一种认为是脉络膜血管的炎性病变所致。ICGA 为阐明 APMPPE 是原发于脉络膜血管还是 RPE 提供了重要依据。APMPPE 的鳞状病灶在 FFA 早期呈弱荧光，晚期染色；但 ICGA 显示鳞状病灶在造

影早期和晚期均呈弱荧光，恢复期患眼原病灶所致的部分弱荧光灶可以消退，还可以观察到脉络膜迟缓充盈及一些 FFA 发现不了的损害灶。通过 ICGA 的表现及图像分析，认为 ICGA 显示的弱荧光损害灶是一个或多个脉络膜毛细血管闭塞及融合所致，而不是 RPE 损害的遮蔽荧光，因此推测 APMPPE 的发病机制为脉络膜毛细血管前小动脉炎性阻塞，导致脉络膜毛细血管小叶闭塞，而 RPE 为继发性损害。因此有些学者建议将 APMPPE 改称为急性多灶性缺血性脉络膜病变（acute multifocal ischemic choroidopathy，AMIC）。

（五）病理性近视眼黄斑出血

ICGA 有助于确定和鉴别病理性近视眼黄斑出血的两种不同形式：是 CNV 性病理性近视眼黄斑出血（图 2-203），还是漆样裂纹所致的单纯性（或漆样裂纹性）黄斑出血（图 2-204）。由于这两种不同类型的病理性近视眼黄斑出血的治疗及预后有很大不同，因此

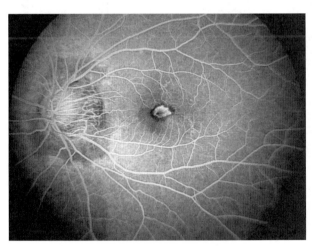

图 2-203　左眼 CNV 性病理性近视眼黄斑出血
FFA 显示黄斑区典型 CNV

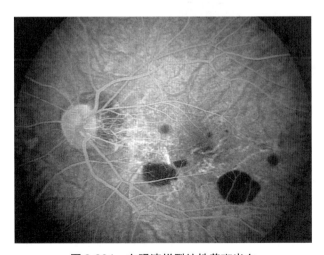

图 2-204　左眼漆样裂纹性黄斑出血
FFA 显示黄斑区及周围可见多灶类圆形视网膜下出血，出血周围无水肿及渗出

对它们的早期鉴别诊断显得较为重要。CNV 性出血时 ICGA 显示其 CNV 为强荧光，而漆样裂纹所致的出血中，眼底所见一般为类圆形（因出血位于 Bruch 膜与 RPE 之间），周围无水肿、渗出，部分患眼 ICGA 可穿透出血，显示其下的早期漆样裂纹为弱荧光线条，并无强荧光出现。漆样裂纹引起的出血是由于新的漆样裂纹形成过程中，Bruch 膜变性破裂，牵拉其上的脉络膜毛细血管破裂出血所致。出血吸收后常于原出血下出现一新的黄白色漆样裂纹。

（六）脉络膜血管瘤

脉络膜血管瘤（choroidal hemangioma）为先天性血管发育畸形，属良性肿瘤。临床上可以分为孤立性与弥漫性两型，约各占 50%。孤立性脉络膜血管瘤主要位于视盘及后极部附近，呈边界不清的淡红色球形隆起，不伴脑、皮肤及眼部其他部位（如眼睑皮肤、结膜、巩膜）血管瘤或血管扩张。弥漫性脉络膜血管瘤的病变范围较大，脉络膜有广泛增厚，眼底呈紫红色，为斑痣性错构瘤病之一 Sturge-Weber 综合征的眼底表现。

1. 孤立性脉络膜血管瘤　ICGA 可显示其特征性表现：①瘤体显影的前数秒内可见整个瘤体由不规则的脉络膜血管网团组成（图 2-205）。②造影后期的"冲刷现象"：即染料从瘤体血管部分排空，部分又渗漏至周围脉络膜和视网膜下腔形成"桑葚状荧光"征象。③瘤体周围扇形脉络膜灌注不良。④能比 FFA 更准确地显示瘤体的范围大小。这些特征有助于诊断和鉴别诊断及指导激光光凝治疗。

2. 弥漫性脉络膜血管瘤　弥漫性脉络膜血管瘤临床上较难诊断。由于 FFA 对脉络膜结构观察的局限性，常常使得 FFA 不能显示或显示不清弥漫性脉络膜血管瘤的全貌。大部分病例 FFA 仅见后极部脉络膜背景荧光增强、不均。但 ICGA 于显影后数秒内可较清晰地显示弥漫性脉络膜血管瘤的结构，周围尚伴有脉络膜灌注不良。因此 ICGA 对弥漫性脉络膜血管瘤的确诊起了非常重要的作用，是其他诊断技术（如 FFA、B 超及 CT）不能比拟的，应作为发现 Sturge-Weber 综合征的弥漫性脉络膜血管瘤的特异性检查方法。

（七）脉络膜恶性黑色素瘤

根据脉络膜黑色素瘤的瘤体中色素量、肿瘤厚度、肿瘤内血管及肿瘤组织坏死程度等的不同，而在 ICGA 中有多种荧光表现。一般来说，含较少色素而有较多肿瘤血管的黑瘤可以呈现较强的荧光；肿瘤厚度越厚常常提示肿瘤内可能有较大管径的血管，ICGA 可以呈现更强的荧光，这种情况在肿瘤呈蘑菇状时尤其明显。若肿瘤内含色素较多，而内在血管较少，或肿瘤有大片坏死时，ICGA 则表现为较弱的荧光。

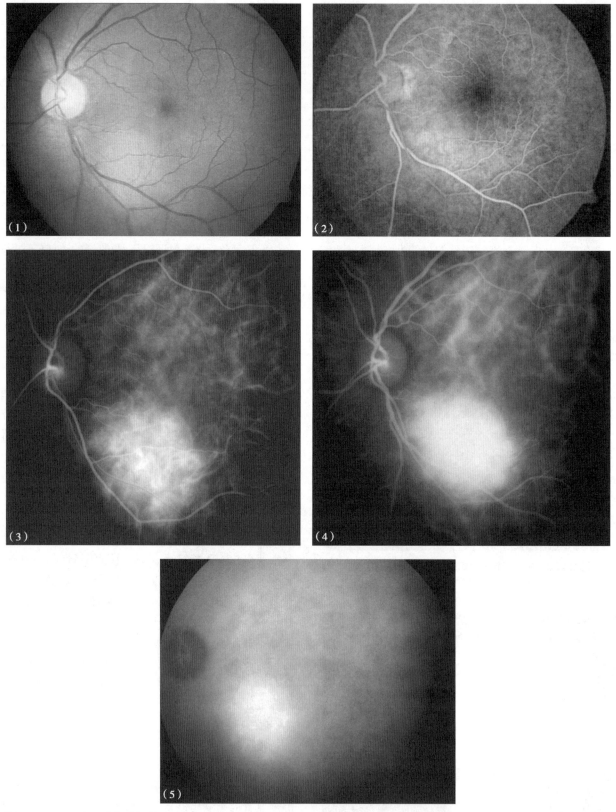

图 2-205　(1)左眼脉络膜血管瘤彩色眼底像,黄斑鼻下可见 2.5PD 大小的视网膜下橘红色病灶　(2)FFA 后期像,黄斑鼻下脉络膜背景荧光增强,未见瘤体强荧光　(3)ICGA 早期像,黄斑鼻下可见脉络膜血管网团　(4)ICGA 显示脉络膜血管瘤体染料渗漏　(5)ICGA 晚期的"冲刷现象"

非色素脉络膜黑瘤的 ICGA 荧光与周围脉络膜荧光相比，瘤体可呈现弱荧光、强荧光或等荧光。大部分病例可以显示出肿瘤内在的血管结构。这些滋养血管常于染料注射后 20 秒内就显影，有大、中、小三种不同管径及不规则的血管分支，在造影早期数分钟内就可以出现血管壁染色，造影中晚期肿瘤血管逐渐渗漏染料，致肿瘤组织染色。有些肿瘤血管的管径和分支形态与周围正常的脉络膜血管很相似，但肿瘤血管的以下特征有助于两者的鉴别：①肿瘤血管的随机分布（random distribution）；②较大血管旁有不规则的细小分支；③肿瘤血管壁有染色；④肿瘤血管可以呈现斑驳状不规则染料渗漏，渗漏的染料可以积存于肿瘤内及其下的视网膜脱离腔内。轻度隆起的非色素性脉络膜黑瘤由于其内在血管较少，ICGA 难以显示或仅发现少量的血管结构。肿瘤越厚，肿瘤血管的特征就越明显，可表现为血管明显扩张、血管呈发夹状、螺旋状或剪刀状等异常形态。一旦 ICGA 发现这些特征性的异常血管，就可确诊为脉络膜黑瘤。

大多数轻度隆起的色素性脉络膜黑瘤，在造影期间可表现为边界清楚的弱荧光。这种弱荧光是由于瘤体色素、致密的肿瘤细胞或缺乏明显的肿瘤内血管所致，其内的岛状弱荧光也可能由 RPE 增殖或色素集聚、出血、坏死及脉络膜血管灌注不良所致。尽管大部分病例在造影早期和晚期均为弱荧光，但也有一些病例在晚期表现为边界模糊的轻微强荧光。这种晚期强荧光一般为均匀一致的，但也可以呈现三环状（a three-ring pattern of mild staining）轻度染色征象，即瘤体中心为弱荧光、旁中心为强荧光、中心外又为弱荧光，旁中心区域和周边区域的斑点状染色排列呈三环状。此外，脉络膜黑色素瘤的预后与其微血管形成模式有关，而共焦激光 ICGA 可以显示肿瘤的微血管形成模式，提供了活体组织直接估计脉络膜黑色素瘤预后的可能。

（八）葡萄膜炎

在葡萄膜炎，ICGA 可以发现一些临床上或 FFA 不能发现的异常征象。大部分葡萄膜炎，如 Vogt- 小柳 - 原田综合征、各种脉络膜炎（如多灶性、匍行性、结核性、弓形虫性）、多发性一过性白点综合征、APMPPE 等，其 ICGA 主要表现为多灶性弱荧光，这些弱荧光可能代表了脉络膜灌注不良、脉络膜血管炎性表现或炎性浸润灶等。根据弱荧光灶出现的时间和形态，有助于一些脉络膜炎性疾病的诊断与鉴别诊断。一些葡萄膜炎病例还可以通过 ICGA 的随访检测来判断预后及指导治疗。此外，当脉络膜炎性疾患并发 CNV 时，ICGA 有较大的价值。ICGA 显示炎性病灶为弱荧光，

而 CNV 为强荧光，但在 FFA 两者均为强荧光。因此，ICGA 可以较为清楚地显示该 CNV 的位置及边界。

（九）眼底不明原因出血

在眼底出血的情况下，FFA 发出的蓝色激发光有很大一部分被出血所吸收而形成遮蔽荧光，从而使 FFA 难以正确判断一些眼底出血的原因或其原发病灶。而 ICGA 因其以近红外光为激发光源，能较好地穿透出血、色素及浊性渗出等，有利于探讨出血所掩盖的、FFA 发现不了的原发病灶。ICGA 显示眼底不明原因出血的原发病灶主要有以下几类：① CNV 形成：这是最常见的原因。FFA 并不能发现一些 AMD 黄斑出血下的 CNV，而 ICGA 则可以清晰地显示出来。②不伴 CNV 的高度近视眼黄斑出血：这种出血是由于在新的漆样裂纹形成过程中，Bruch 膜变性破裂牵拉其上的脉络膜毛细血管破裂出血所致。FFA 和 ICGA 均未发现 CNV，部分患眼的 ICGA 可以显示出血下新的漆样裂纹呈弱荧光条带。③脉络膜破裂：常因外伤所致，ICGA 显示破裂处脉络膜血管染料渗漏，部分患眼可并发 CNV 形成。④视网膜血管异常：如先天性视网膜粗大血管，其表面的浓厚出血可能会掩盖下面导致出血的血管改变，FFA 的激发光穿透不进去，但 ICGA 的近红外激发光可以穿过出血而显示其下的血管异常。⑤视网膜血管瘤和巨动脉瘤：它们均可以导致视网膜和玻璃体积血，有些情况下 FFA 只能显示视网膜有边界不清的强荧光及晚期染料渗漏，不能找出引起出血的确切原因，而 ICGA 却能显示其原发病灶（图 2-206）。⑥自发性出血：在视网膜和脉络膜的一过性、自发性出血中，FFA 和 ICGA 均未能见到引起出血的病灶，出血吸收后 FFA 和 ICGA 亦未发现任何异常，视力预后良好。

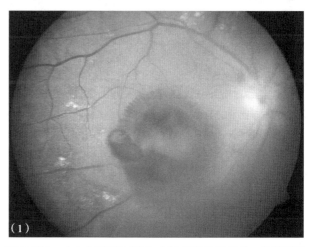

（1）

图 2-206 （1）右眼视网膜大动脉瘤彩色眼底像，黄斑区及下方可见斑片状视网膜浅层及深层出血

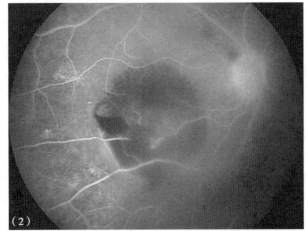

（2）

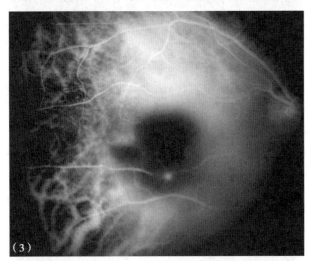

（3）

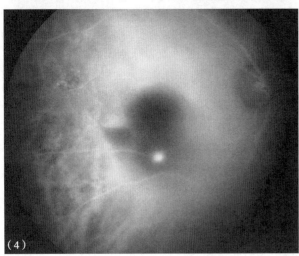

（4）

图2-206（续）（2）FFA后期像，黄斑区出血遮蔽荧光，其内可见染料渗漏 （3）ICGA早期像，颞下视网膜动脉旁可见一类圆形瘤体强荧光 （4）ICGA中期像，颞下视网膜动脉旁可见一类圆形瘤体轻度染料渗漏

（十）眼前节ICGA

眼前节FFA可用于对色素较少的虹膜血管进行观察，但由于色素的遮蔽效应，不适用于色素丰富的棕色虹膜的观察。而眼前节ICGA因其对色素的强穿透力可用于观察虹膜的血管变化及充盈形态。眼前节ICGA主要用于虹膜红变、巩膜外层炎与巩膜炎的鉴别诊断、眼前节血管的充盈形态等的观察与分析。

（文　峰　杨培增　陈有信）

主要参考文献

1. 文峰. 吲哚青绿血管造影术及其临床应用. 眼科研究，2006，24：113-118.

2. 文峰. 加强对脉络膜新生血管的分类及临床意义的认识. 眼科，2006，25：223-226.

3. 文峰，吴德正. 浅谈吲哚青绿眼底血管造影的临床释义. 中华眼底病杂志，2002，18：74-76.

4. 文峰，吴德正，金陈进，等. 孤立性脉络膜血管瘤的吲哚青绿眼底血管造影. 中华眼底病杂志，1998：14：81-83.

5. 杨培增. 临床葡萄膜炎. 北京：人民卫生出版社，2004：96-99.

6. 陈玲，杨培增，文峰，等. Behcet病和Vogt-Koyanagi-Harada综合征的吲哚青绿及荧光素眼底血管造影分析. 中华眼科杂志，2002，38：210-212.

7. 文峰，吴德正，吴乐正. 高度近视黄斑出血的荧光素和吲哚青绿眼底血管造影分析. 中华眼科杂志，1998，34：267-269.

8. 文峰，吴德正，吴乐正. 老年黄斑变性黄斑出血的吲哚青绿眼底血管造影. 中华眼底病杂志，1997，13：146-149.

9. 文峰，吴德正，吴乐正. 不明原因黄斑出血的吲哚青绿脉络膜血管造影. 眼科学报，1997，13：62-66.

10. 文峰，姜利斌，吴德正. 特发性息肉状脉络膜血管病变的临床分析. 中国实用眼科杂志，2002，20：415-418.

11. 文峰，吴德正，李海涛，等. 息肉状脉络膜血管病变的眼底特征分析. 中华眼底病杂志，2003，19：269-271.

12. 李海涛，文峰，吴德正，等. 先天性视网膜血管变异的临床特征分析. 中华眼底病杂志，2003，19：292-295.

13. 李海涛，文峰，吴德正，等. 漆样裂纹性高度近视黄斑出血的眼底特征及视力预后. 眼科研究，2003，21：622-624.

14. Wen F，Chen CZ，Wu DZ，et al. Polypoidal choroidal vasculopathy in elderly Chinese patients. Graefe's Arch Clin Exp Ophthalmol，2004，242：625-629.

15. Wen F，Wu DZ. Indocyanine green angiographic findings in diffuse choroidal hemangioma associated with Sturge-Weber syndrome. Graefe's Arch Clin Exp Ophthalmol，2000，238：625-627.

16. Wen F，Yu MZ，Wu DZ，et al. Effect of indocyanine green angiography using infrared fundus camera on subsequent dark adaptation and electroretinogram. Doc Ophthalmol，2002，105：51-56.

17. Li HT，Wen F，Wu DZ. Polypoidal choroidal vasculopathy in a patient with circumscribed choroidal hemangioma. Retina，2004，24：629-631.

18. Ciardella AP，Donsoff IM，Huang SJ，et al. Polypoidal choroidal vasculopathy. Surv Ophthalmol，2004，49：25-37.

19. Herbort CP，Lehoang P，Guex-Crosier Y. Schematic interpretation of indocyanine green angiography in posterior uveitis using a standard angiographic protocol. Ophthalmology，1998，105：432-440.

20. Chen CJ，Chen LJ，Miller KR. Clinical significance of postlaser indocyanine green angiographic hot spots in age-related macular degeneration. Ophthalmology，1999，106：925-931.

第十一章
眼科影像诊断

1895年德国物理学家伦琴（Rontgen）发现了X线，不久即应用于医学领域，第一次在活体情况下直接观察到人体骨骼和大脏器的正常状况和病理变化。传统X线片分辨率低，除含气器官外很难显示其他软组织。20世纪40年代兴起造影技术，在一定程度上弥补了X线片的不足。而后，显像能源的不断发现和计算机技术的相继应用，使影像的分辨率大为提高，形成了崭新的医学影像学（medical imageology），内容包括X线检查、超声检查、计算机体层摄影（CT）、磁共振成像（MRI）、数字减影血管造影术（DSA）、放射性核素显像、正电子发射计算机断层扫描（PET-CT）等，这些技术均已应用于眼科临床。另外，眼科特用的相干光体层检查也已归入医学影像范畴。本章仅就经常使用的几种影像技术加以阐述。

第一节　X 线显像

眼部X线显像（X-ray radiography）适用于眼球突出、眼眶外伤、异物定位和泪道阻塞等症。过去除传统X线片外，还曾采用过眼眶阳性、阴性对比剂造影和血管造影等有痛检查法，现已被超声检查、计算机体层摄影、磁共振成像、数字减影血管造影术所取代。

一、摄　影　技　术

颅骨结构复杂，在X线片上形成重叠像，影响对病变的观察。为了减少这种重叠，对不同部位的显示采用特定的投照体位。

1. 柯氏位（Caldwell位）　即20°后前位，岩骨投影于眶下缘之下，与上颌窦重叠。适用于观察眶腔、眶壁、眶上裂，以及额窦、前组筛窦和颅骨，是检查眼球突出、眶骨折和异物定位常采用的体位。

2. 瑞氏位（Rhese位）　即53°后前斜位，可显示视神经孔和后组筛窦，也可观察眶内壁、眶顶和额窦。两侧眶分别摄影，便于比较。要求投照标准，双侧视神经孔对称地显示在眶外下象限。

3. 瓦氏位（Water位）　即45°后前位，主要显示眶顶、眶底、颧弓和上颌窦，也可观察在柯氏位上所显示的结构。

4. 眶侧位　观察眶顶、眶底、上颌窦和蝶鞍，但均为两侧重叠像。

5. 头颅正侧位　有时眼眶病与头颅疾病有关时需要摄取头颅正侧位，以观察眼眶和头颅骨，如组织细胞病的广泛骨侵蚀、神经纤维瘤病的骨缺失、颅颌面骨折等。

根据临床需要还可以采用其他投照体位摄影，如颅底、头颅正、侧位等。

二、正　常　眼　眶

观察眼眶像应逐项进行，以免遗漏。一般按眶窝形状、眶窝容积、眼眶密度、眶壁、眶上裂、视神经孔及眶周围结构，循序观察。

1. 眶窝形状及容积　眶窝形状和容积可因种族、性别和年龄不同而有所区别，但两侧对称。在柯氏位上婴儿眼眶略呈圆形，青春期后呈圆钝的四边形，两侧眼眶形状相同，容积相等（图2-207）。眼眶侧位像呈锥形，其上为颅前窝，下为上颌窦。

2. 眶密度　眶内密度与额骨区基本相等，两侧对称。

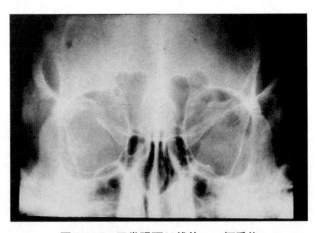

图2-207　正常眼眶X线片——柯氏位

3. 眶壁　在20°后前位，眶顶前由额骨水平板及其后端的三角形由蝶骨小翼构成，密度不等，可见脑回压迹。眶内壁为筛骨纸板的垂直重叠像，呈线形。眶下壁与岩骨像重叠，是眼眶与上颌窦的分界线。眶外壁前缘由额骨颧突及颧骨额突构成，后部为蝶骨大翼，蝶骨大翼外部有一条自外上至内下的斜行高密度线影，名眶斜线或无名线，是蝶骨大翼颞侧面的投影。

4. 眶上裂　是位于眶顶壁与眶外壁之间的低密度区，呈窄三角形，边界清楚，自内下向外上方斜行。其大小和形状个体差异较大，两侧也往往不对称。

5. 视神经孔　在瑞氏位上视神经孔显示在眶外下象限，眶上裂的内上方。为略呈圆形的低密度区，边界锐利。孔径内上至外下4.8mm，内下至外上5.3mm，正常范围3～7mm。两侧视神经孔对称，孔径基本相等，其直径差异大于1mm即有诊断意义。

6. 眶周围结构　在20°后前位上眶内侧透明区为筛窦气泡，两侧等宽。眶内上侧不规则形透明区为额窦，中有间隔将两侧分开，两侧多不对称。眶上方为颅前窝及其内的脑组织。眶下方透明区为上颌窦，眶外侧为颞窝及其内的软组织。

三、异常眼眶

眼内病变、眼眶病、眶周病以及这一区域的外伤，均可能出现阳性X线征，有时并不明显，需要逐项认真观察才能发现。

1. 容积扩大或缩小　眶容积扩大是长期眶内压增高的结果，多见于良性肿瘤或病变。早期改变为眼眶形状变圆，眶腔稍大；晚期则眶腔明显扩大，眶上裂继发扩张，筛窦变窄，眶密度增高（图2-208）。眶壁骨质普遍增生，如蝶骨嵴脑膜瘤、骨纤维异常增殖症等，可使眶腔缩小；眶外病变压迫眼眶，如皮样囊肿、黏液囊肿早期，可使眶壁向眶腔内凹陷，引起眶容积窄小；幼年摘除眼球、放射线照射等，眶内压降低，生骨中心抑制，发育迟缓，眼眶较正常侧小。

2. 眼眶密度增高　眼眶内软组织水肿、充血、眼球增大和眶内肿瘤等，均可引起眼眶密度增高，缺乏特异性，无特殊诊断意义。眶内局限性密度增高，如钙斑、静脉石、异物等，则是重要的X线征。眶内钙斑见于视网膜母细胞瘤、脉络膜骨瘤、一些眶内良性和恶性肿瘤。眶内静脉石多发生于与异常静脉有关的疾病，如静脉曲张、静脉性血管瘤和纤维血管瘤等（图2-209）。

3. 眶壁改变　局限性骨增生见于骨瘤，多与鼻窦发生联系，也可原发于眼眶，病变呈团块状、息肉状或分叶状，X线显示象牙质样高密度影（图2-210）。弥漫性眶骨增生见于骨纤维异常增殖症和蝶骨嵴扁平型脑

膜瘤。骨破坏多发生于骨髓病变或邻近眶壁的恶性肿瘤，X线显示局部不规则密度减低。神经纤维瘤病往往伴有骨缺失和骨畸形，眶腔扩大。眶骨膜下皮样囊肿刺激骨膜，环形骨增生，压迫局部又引起骨吸收，X线显示肿物周围有一硬化环，其内为低密度区，此种特征性改变有定性诊断意义。

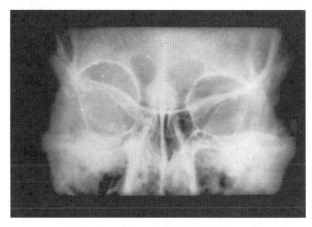

图2-208　右侧眼眶扩大

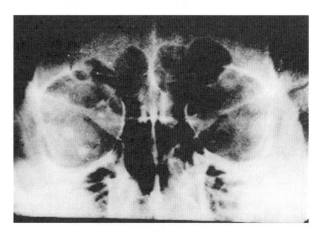

图2-209　右侧眶内静脉石

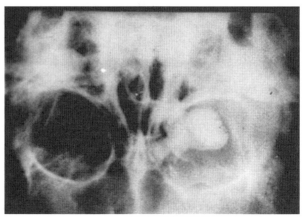

图2-210　左眶骨瘤

4.眶上裂扩大　正常眶上裂多不对称，明显扩大时才有诊断意义。眶上裂增大多见于颅眶沟通肿瘤和幼年发生的静脉曲张，神经纤维瘤病也可使眶上裂畸形和扩大（图2-211）。

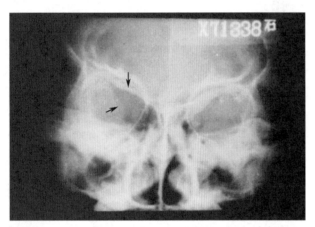

图2-211　右侧眶上裂扩大

5.视神经孔改变　眶内视神经肿瘤向颅内蔓延，视神经管内肿瘤以及视交叉和颅内视神经肿瘤向眶内蔓延，均可引起视神经孔圆形扩大，孔缘密度减低（图2-212）。蝶骨小翼根部骨增生，视神经孔变小。蝶骨嵴内1/3和后组筛窦恶性肿瘤可引起视神经孔破坏，X线显示孔缘不连贯。

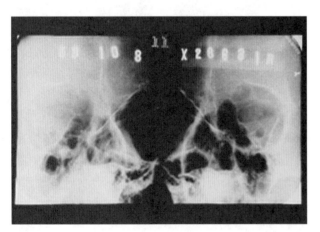

图2-212　右视神经孔扩大

6.眶邻近病变引起的眶改变　鼻窦恶性肿瘤引起窦腔扩大，密度增高，窦壁骨破坏。蝶骨脑膜瘤往往骨增生与破坏同时存在。

四、异 物 定 位

金属异物吸收X线较多，可以显影。一旦查出眶区异物即行定位，确定其与眼球的关系和在眼内的准确位置，以便选择手术进路。

1.角膜缘标志定位法　角膜缘缝以金属环或戴巴金环，摄正、侧位像。根据标志描绘出眼球图形，确定异物位置，计算出异物与标志的距离，绘入异物定位图表，准备手术（图2-213）。

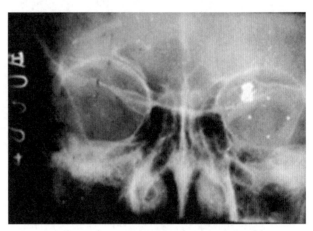

图2-213　左侧眶异物X线异物定位

2.两次曝光法　适用于异物在眼球边缘，不能确定与眼球壁的关系，或多个异物时。头部固定，按角膜缘标志法摄取标准侧位像，眼球向上转动，使底片两次曝光。眼内异物（未位于眼球转动中心者）、眼球壁异物、眼球筋膜和眼外肌内异物，可出现两个异物影像。

3.方格定位法　多在手术台上应用。如按角膜缘标志法切口未取出异物，则可在异物附近的巩膜表面缝一金属方格网，再摄取正、侧位片，根据异物与方格的关系矫正切口位置，将异物取出。

4.眼球筋膜囊充气法　使眼球向内下转动，细针穿入赤道部眼球筋膜和巩膜之间的潜在间隙，注射空气2ml，摄正、侧位像，低密度气体描绘出眼球轮廓，可确定异物与眼球壁的关系。

5.无骨摄影　眼球前段小异物可透过X线而不显影。利用牙片贴附于下睑皮肤，并尽量推向眶内，X线球管在头上方，中心线切过眼球，垂直于底片，利用软线摄影，可显示小金属或密度较大的非金属异物。

五、泪 囊 造 影

泪囊造影适用于泪道不通、泪囊瘘和泪道先天畸形的诊断，特别是泪道手术之前往往需要此项检查，以了解泪小管、泪总管、泪囊和鼻泪管的情况。造影方法先以生理盐水冲洗泪道，压迫泪囊，然后经下或上泪点、泪小管注入40%碘油或60%泛影葡胺1～2ml，拭去结膜囊残留的造影剂，摄眼眶正、侧位像。观察泪道充盈情况。

六、眼眶骨折

眼眶骨折分为直接性和间接性骨折两种。外力直接打击眶缘引起的骨折为直接性骨折，多位于眶前部，为粉碎性（复合性）骨折，X 线常发现眶缘断裂、骨折移位；外力较大如车祸，常引起复杂性骨折，伤及颅底和鼻窦等眶周骨骼。眼眶钝性打击冲力向眶内软组织传递，在眼眶骨壁最薄弱处引起骨折，为间接性骨折，也称为爆裂性骨折，骨折位置多发生在眶底和眶内壁，此时 X 线显示较困难。

（宋国祥　肖利华）

第二节　超声检查

眼和眼眶位于人体表层，结构规则，声衰减较少，是人体最适用于超声检查（ultrasonography）的部位之一。目前应用于眼科临床的几乎涵盖超声形式的全部，包括 A 型超声、B 型超声、超声活体显微镜、三维超声和多普勒超声。超声检查已是眼和眼眶病诊断中，尤其是眼球内病变的诊断中必不可少的检查方法。

一、超声成像基础

1. 超声和超声的产生　弹性物体振动在周围介质中产生波动，并向远方传播，这种传播着的能量叫做声。声源每秒钟的振动次数称为频率，频率单位以赫（Hz）表示。人耳能听到 20～20 000Hz 的声能，频率大于 20 000Hz 正常人耳便不能听见，名超声。医用诊断超声频率在 1 兆赫（MHz）以上，眼科专用机的频率更高。检查眼前段用 50～100MHz 频，显示晶状体、玻璃体和后部眼球壁用 10～20MHz，检查眼眶用 7.5～10MHz。弹性物体振动很难达到如此高的频率，诊断超声采用经过人工极化的压电陶瓷片（钛酸铅、钛酸锆、锆钛酸铅等）产生。由于这种陶瓷片可将电脉冲转化为声脉冲，又可将声脉冲转化为电脉冲，因而名为换能器（transducer），换能器是设在探头前端转换能量形式的晶体片，是超声仪内最重要的部件之一。

2. 超声的传播　超声波从换能器产生以后，便以声波的形式垂直于换能器向前传播。一个波的起始至终了的间距名波长。声波交替产生，并向远方推进。在不同介质中的传播速度也有所不同，每秒钟超声波在空气中传播 333m，在水中为 1500m，钢材中 6000m，在人体软组织中大约为 1540m。由于人体组织结构的不同，超声在各种结构中的传播速度也不一致，以眼球和眼眶为例，声速每秒在角膜为 1500m，房水和玻璃体 1523m，晶状体 1641m，视网膜 1583m，脉络膜 1527m，巩膜 1630m，眼外肌 1631m，视神经 1615m，眶脂肪 1476m，颅骨 3360m。超声在传播过程中介质对其有一种阻力，名声阻。声阻是声速与介质密度的乘积，介质密度愈高，声速愈快，其声阻值也愈大。在眼部，眶骨骼的声阻值最大，房水的声阻最小。

3. 超声的反射　超声的反射是超声成像的基础。当超声自第一介质向邻接的第二介质传播时，如果两者的声阻差异大于 0.1%，在其界面便发生反射，部分声能被反射而回，名回声（echo）。其余的能量继续传播，每遇一个声阻界面便发生一次反射，产生一次回声。一系列回声被换能器接收，经过计算机处理重建形成声界面图像，显示在监视器上便是看到的超声图。相邻介质的声阻差异愈大，反射的能量愈多，在图像上波峰越高或光点也越亮。利用反射现象可精确地测量各种组织结构的厚度，如眼轴长度、晶状体厚度等。人工晶状体屈光度的计算、屈光性角膜成形术前角膜厚度测量等，都是利用界面反射原理测知的。

4. 超声的吸收和衰减　超声在介质中传播，与组织发生摩擦，部分声能转变为热能而被吸收。大功率超声对组织的破坏便是由产热引起的，现已有利用聚焦探头照射脉络膜黑色素瘤使之局部升温，然后放射治疗，高温可提高瘤组织对放疗的敏感性。由于吸收、反射、散射等因素，传播着的超声能量逐渐减少，名为超声的衰减。在正常组织结构中，衰减程度依次为骨骼＞纤维组织＞肌肉＞脂肪＞液体。病理组织衰减大于正常组织，各种病变的衰减程度也不一致，实体病变＞液性囊肿。观察衰减程度有助于病变的定性诊断。

5. 超声的分辨率和穿透力　分辨率有轴向和横向之分。轴分辨率与脉冲宽度有关，脉冲宽度＝脉冲时间×声速，最大轴分辨率等于 1/2 脉冲宽度。频率愈高，脉冲时间愈短，因而轴分辨率也愈强。另一方面，频率高，衰减多，穿透力低，频率与分辨率成正比，与穿透力成反比。由于眼球位于体表且其内多液体，声衰减减少，允许眼科超声采用高频率或超高频率的换能器，获得高分辨率。横向分辨率与声束宽度相等，为了提高横向分辨力临床多采用聚焦探头，焦点区声束窄，有很高的横向分辨率。

二、眼科超声显示形式和超声诊断仪

根据图像显示形式，眼科临床采用一维、二维和三维像显示，相应的超声诊断仪有 A 型、B 型和三维型；另外还有 D 型，即 Doppler 超声。市场所售的眼科专用超声诊断仪，往往包括 A 型、B 型和 A、B 两型同时显示功能。

1. A 型显示　A 型（A-mode）显示是将探头置于

眼前,声束向前传播,每遇一个声阻界面发生一次反射,回声按返回时间以波峰形式依次排列在时基线上,波峰形状表示界面状况,波峰高度表示回声强度。波峰单纯,表示反射界面规则;波峰愈高,表示回声愈强。A型超声形成一维像,对病变的解释虽比较困难,但组织鉴别力较高,测量距离准确,人工晶状体验光仪和角膜厚度测量仪便是由A型超声发展而来的;据称标准化的A型超声图有很高的组织鉴别力。

标准化A超是临床诊断用超声。它首先由Ossoinig发明并使用,现在已经历四代更新:第一代Kretztechnik 7200MA;第二代Ophthalscan S;第三代Mini A和Mini B-Scan;第四代BVI B-Scan(包括标准化A超及各种电脑功能)。标准化A超的特点在于采用非聚焦8MHz探头;配有标准的组织模块,这就决定了其标准分贝设定参考了组织敏感度,组织敏感度是用来发现和鉴别病变性质。标准化A超采用S型放大技术,提高了对组织的分辨能力。标准化A超在眼内和眼眶病变的诊断上有独到之处,但诊断过程中需要操作者有丰富的经验。

2. B型显示 B型(B-mode)显示简称B超,回声以光点表示,即每一回声在监视器上形成一个光点;光点亮度表示回声强度,回声愈强光点愈亮。探头在眼前移动形成许多光点,把光点连接起来便成为一幅二维图像。目前市售B型超声仪的探头有两种,一为扇形扫描,由马达驱动探头作往返扇形运动,所形成的图像为扇形实时图像;另一种为线阵探头,将许多个换能器排列在探头内,利用电子开关依次开动换能器,从一端至另一端便形成一幅图像。线阵探头声束平行、图像不变形,是其优点;但眼球是一个小器官,眼科临床多应用扇形扫描,因其探头较小、使用方便,分辨率似乎也优于线阵探头。

3. C型显示 C型(C-mode)显示为探头做"Z"型扫描,形成与声束方向垂直的体层像。据称对于探查视神经、显示球后肿瘤与视神经和眼外肌的关系有价值。由于分辨率较低,目前已经废弃,而代之以三维超声的冠状断面。

4. 三维超声 三维超声(3-D ultrasound)是在二维超声基础上发展起来的一种新技术。在二维超声的探头上安装一个微型旋转马达,在探头沿中轴旋转过程中连续采集一幅幅二维图像。计算机系统将这一系列二维图像的准确位置记录下来,并予以储存。计算机把这些二维像按顺序叠加重建,便形成眼和眼眶的三维像。这种立体像可以显示病灶的实景,从任何方向、任何角度进行观察,全方位扫描也降低了小病变遗漏的可能。三维超声还可以任意切割成一维和二维

像,或同时在三维像的侧面观察两幅二维图像。对兴趣区多方向切片,得以显示病变的体层状况。对纵切面进行A型分析,用S型放大器评估病变内部的回声波峰高度,并可在任何选定的方向进行线性测量。三维超声还有另外一个重要功能即体积测量,眼内肿瘤体积测量得以监视肿瘤体积变化,如一个小脉络膜黑色素瘤的增长、盘状黄斑变性的缩小或眼内肿瘤局部治疗或化疗后的反应。此种测量简便可靠,准确性是其他仪器尚不能达到的。

5. 彩色多普勒超声 彩色多普勒超声(color Doppler ultrasound)是应用Doppler效应原理分析超声频移的一种声学技术。探头发射固定频率的超声,在传播过程中遇到运动界面,回声频率发生改变,名为频移。通过检波器检测频移的量,根据频移程度形成血流频谱图和二维图像或转变为音响。频移程度与运动速度成正比,界面运动越快,频移的量越大。界面向探头运动,回声频率增高,显示为红色;以红色亮度表示界面运动的速度,界面运动越快,图像显示越红亮。界面背探头运动回声频率减低,显示为蓝色,界面运动越慢颜色越暗。近年已开始应用Doppler超声显示眼动脉、睫状后动脉、视网膜中央动、静脉的血流二维像和血流参数,以及病变内的血流状况。

三、检 查 方 法

如上所述,诊断性超声有多种显示形式,探查目的不尽相同,因而检查方法也有所区别,大体可分为两种:直接检查法和间接检查法。直接检查法是将探头直接接触眼睑皮肤进行扫描;间接检查法是在眼前置一水杯,将探头浸入水中进行扫描。皮肤纹理常存有空气,超声在空气表面几乎全部反射,所以直接检查法需要在皮肤表面涂抹一层耦合剂,以便驱逐体表的气体,使超声进入体内,显示声阻界面。

1. A型超声检查 为诊断目的,采用直接检查法。患者仰卧于检查床上,轻闭双眼,眼睑涂耦合剂,探头接触眼睑皮肤,监视器屏幕上即出现一维回声图像。移动探头,使全部眼球和眼眶受到检查。在检查中不断调节增益,以观察回声强度。为测量角膜厚度或眼轴长度,需要特制探头。探头内设一注视灯,探头表面有一乳胶水囊。1%丁卡因麻醉角膜,使探头接触角膜,患者注视指示灯,即可显示探测距离。因探头表面有一柔软的胶囊,使眼球免受压力,不因测量而影响眼球形状。

2. B型超声检查 以扇形扫描为例,直接接触法同A型超声检查。探头置于上眼睑中部,探头标记指向12点,屏幕即显示二维图像,探头标记所指的方向

位于图像上方。探头稍向外移并向外侧倾斜，即可显示晶状体后界面、玻璃体和视神经，为轴位扫描。而后向左、右移动探头，变换接触位置，并转动探头握把角度，使全部眼球和眼眶经过一次纵向扫描。然后横向扫描，探头标记指向 3 点（右眼）或 9 点（左眼），上下移动，再作一次全面横向扫描。然后在眼球 - 眶壁之间，不通过眼球直接扫描。使眼球和眼眶的各个部位都经过两次扫描，以免遗漏。发现病变后，在不同位置用不同角度进行详细检查。对于占位病变，应观察其位置、范围、形状、边界、内回声、声衰减和硬度，以便鉴别诊断。对于眼球突出而未发现占位病变者，应注意观察眼外肌、视神经、球后脂肪垫和眼上静脉的形状和宽度，并进行两侧眼和眼眶的对比。对于眼球赤道部之前的检查，往往需要患者眼球转向探头对侧，使声束达到被检查部位。发现玻璃体内异常回声，应使患者眼球转动，以观察后运动。探查过程中需常调节增益，或图像冻结后进行后处理，以便于观察回声强度，进行鉴别诊断。

3. 超声活体显微镜检查　超声活体显微镜（ultrasound biomicroscope, UBM）属于二维扫描，但使用超高频率的换能器，因穿透力有限，所以采用间接检查法。患者平卧，1% 丁卡因麻醉角、结膜，结膜囊置入水杯，倒入 2.5% 甲基纤维素或生理盐水，将探头伸入眼杯的液体内，距角膜 2mm。探头与被检查界面垂直，即可对眼球各径线进行扫描。

4. 三维超声检查　按 B 型超声检查法先显示二维像，了解病变的一般情况。然后将探头置入旋转马达套管内，手持套管使探头密切接触眼睑皮肤，启动 B 型超声即开始采集二维像。旋转马达带动探头旋转 180°，采集 180° 的二维像，计算机加以处理，将采集到的二维像重建为三维像。用鼠标旋转图像，可从不同的角度进行观察；可切割任何部位、任何方向、任何角度的一维和二维像。显示眼球和眼眶的冠状二维像，是三维超声的特殊功能。体积测量方法是将肿瘤切割成若干 0.1mm 体层，用鼠标勾画出病变的轮廓，计算机将轮廓内的面积乘以层厚，得到每一体层的体积，将所有体层的体积加在一起，便得到病变的总体积，测量三次，取其平均值。

5. 多普勒超声检查　彩色多普勒超声检查分为三步。先显示灰阶二维图像，观察一般情况，然后开启彩色多普勒，显示红、蓝血流信号。眼球后 15～20mm，视神经一侧红色血流为眼动脉血柱二维像。眼球后 10～15mm，视神经一侧红色血流为睫状后动脉图像。眼球后 10mm 以内，视神经中央部红、蓝血流为视网脉中央动、静脉。重点观察病变内的血流信号，如血

流数目、形状、来源等。根据血流数目多少可分为 5 级：多个体层未发现红蓝血流为无血流，如囊肿；多个体层偶见血流为血流不丰富，如泪腺多形性腺瘤、视神经胶质瘤；一个体层可见 1～2 个血流，为中等丰富，如神经鞘瘤；一个体层显示 3 个以上血流，为血流丰富，如肉瘤、脑膜瘤；病变内到处是红蓝血流，为弥漫血流，如婴儿型血管瘤、动静脉血管瘤等。视网膜肿瘤由视网膜中央动脉供血，如视网膜母细胞瘤。脉络膜肿瘤由睫状后短动脉供血，如脉络膜黑色素瘤。视网膜、脉络膜肿瘤多为分叉血流，原发玻璃体增生症多见一根红色血流。由于彩色血流显像对入射角度依赖性较强，为了观察血流形状和来龙去脉，启动能量图所观察到的血流信息更为丰富。最后启动脉冲多普勒，将取样容积置于需要检测的血流里即显示血流频谱，检测血流参数，如收缩期最大血流速度、舒张末期血流速度、平均血流速度、搏动指数和阻力指数，这些血流参数说明病变的灌注状况。

四、正常超声图像

1. A 型超声图　采用直接接触法，在时基线上开始端的杂波为始波，起始之后 4～10mm 可见晶状体前、后界面高波峰，以后平段表示无回声界面的玻璃体。始波后约 23mm 可见玻璃体 - 视网膜界面高波峰，其后高低不等的波峰表示球后脂肪及其他软组织界面回声，最后高波峰为眼眶骨面回声。自视网膜至眶骨波峰的间距一般不超过 18mm（图 2-214）。

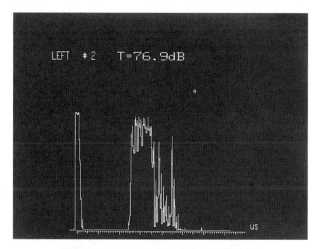

图 2-214　正常眼部标准化 A 型超声图

2. B 型超声图　因显示部位不同而异。如行轴位检查，可见晶状体后界面弧形回声光带，因玻璃体缺乏声阻界面显示为广大的暗区，后侧弧形光带为眼球壁（包括视网膜、脉络膜和巩膜）回声，其后横置 W 形光团，表示球后脂肪及其他软组织结构回声，中央锐

三角无回声区表示视神经（图2-215）。非轴位检查，声束不经过晶状体，晶状体回声不出现，球后光团呈三角形。检查眼外肌时需将探头向相反方向倾斜，使声束与被检查肌肉垂直入射，眼外肌为低回声光带。转动眼球可追查至眼外肌止点。眼上静脉在视神经和上直肌之间，正常情况下不能显示。

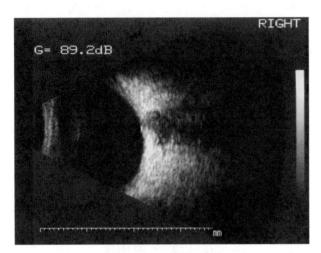

图2-215　正常眼部B型超声图

3. 超声活体显微镜图像　超声活体显微镜利用超高频率换能器，分辨率可达20～60μm，能显示眼前节4～5mm深度组织结构的二维图像。声束经过角膜中央部分，前部有两条弧形强光带，分别为角膜上皮表面和前弹力膜回声，之间有一窄的中等回声带，为角膜上皮内的回声。前弹力膜强回声光带之后有一较宽的中等回声带，为角膜实质回声，其后又有一条弧形强光带，为后弹力膜和角膜内皮回声，因两层组织薄而紧贴，其回声融合为一。角膜之后的无回声区，是房水占据的位置。对于前房正常深浅者，尚能显示晶状体前部。检查角膜缘部分，可显示结膜、巩膜、前房角、睫状体、虹膜周边、后房、晶状体悬韧带和部分晶

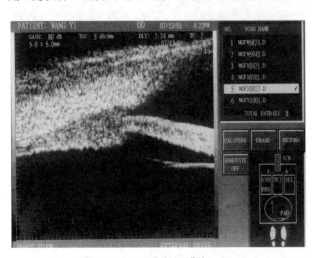

图2-216　正常角巩膜缘UBM

状体（图2-216）。前部中等光带表示结膜回声，其后较宽的强光带为巩膜回声。再后的三角形中等光团，为睫状体回声。虹膜与睫状体相连，其前后面显示为强光带。角巩膜缘后的无回声区，表示前房角。周边虹膜之后的窄三角状无回声区，表示后房及后房水。悬韧带显示为细丝状回声，悬韧带一侧的强回声光带为晶状体表面回声。睫状体之后的无回声区表示前部玻璃体。

4. 三维超声　正常三维图像一般观察眼后段，图像的前部无回声空间，表示玻璃体，与二维像中的无回声区相一致。其后为一向后凹陷的半球形光面，表示后极部眼球壁的表面。再后的圆锥形强回声光团为球后结构回声。任意切割推移平面在侧面显示二维像，观察眼外肌、视神经等重要结构。视神经为一无或低回声区，眼外肌显示为斜行的低回声体（图2-217）。

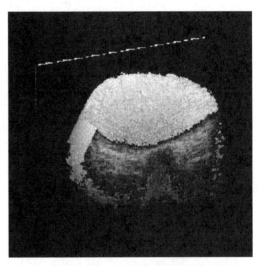

图2-217　正常眼部三维图像

5. 多普勒超声　首先利用二维图像显示视神经，然后启动多普勒，在相应的位置找到眼动脉、睫状后动脉和视网膜中央动、静脉二维像（彩图2-218，见书末彩插）。眶尖部视神经一侧闪烁的红色血流代表眼动脉。眶中段视神经一侧闪烁的红色血流表示睫状后动脉。邻近眼球壁视神经中央的柱状红蓝血流表示视网膜中央动、静脉。然后启动脉冲多普勒，将取样容积分别置于各个动脉即描绘出频移图。眼动脉频谱呈三峰二谷形（彩图2-219，见书末彩插），视网膜中央动脉呈三角形，静脉无波峰，睫状后动脉频谱图的形状居于两者之间。测量各个动脉的血流参数，眼动脉收缩期最大速度34.6～43.8cm/s，睫状后动脉18.1～20.5cm/s，视网膜中央动脉11.1～11.48cm/s。舒张末期流速：眼动脉8.5～11.5cm/s，睫状后动脉5.3～7.1cm/s，视网膜中央动脉3.7～4.2cm/s。

五、超声检查适应证及禁忌证

眼位于体表,可利高分辨率的高和超高频探头,眼内几乎呈一致的暗区,眼球后为强回声区,这些部位的疾病显示得异常清楚,所以大多数眼和眼眶病均适用于超声检查。

1. 眼球内疾病　眼前节疾病如角膜病、虹膜病、前房及前房角改变,适用于超声活体显微镜检查。屈光间质混浊、瞳孔闭锁、白瞳孔、玻璃体混浊、出血、增生物和异物、视网膜、脉络膜脱离、眼底隆起物(各种眼内肿瘤,如视网膜母细胞瘤、脉络膜黑色素瘤等)、眼球萎缩、原因不明的视力减退和高眼压、可疑的眼内寄生虫和后巩膜炎、术后浅前房等,适用于 A 型、B 型和多普勒超声检查。由于多普勒超声可以检测血流参数,对于一些眼底病,特别是血管性疾病的研究,如高血压、糖尿病视网膜病变等有很大价值。眼内肿物治疗前后可用三维超声测量体积,观察疗效。

2. 眼眶病　视网膜、脉络膜压纹、不能解释的视神经萎缩、无明显原因的视盘水肿等,均适用于 B 型超声检查。单侧和双侧眼球突出包括肿瘤、炎症、血管病及假性眼球突出,可疑的眼球筋膜炎和眶内异物、原因不明的视力减退、眼球运动障碍、泪囊区、眼睑和眶缘肿物等,适用于 A 型、B 型超声检查。对于血管畸形和眶内肿物,还应进行多普勒超声检查。但由于超声的穿透性有限,所以发生于眶尖的病变或肿瘤或体积较小的病变有假阴性的可能,需要 CT 和 MRI 弥补。

3. 眼外伤　眼球穿孔伤及眼后部破裂伤、异物定性、定位、可疑眶内血肿、气肿等,适用于 A 型、B 型和多普勒超声检查。眼前节外伤有时需要 UBM 检查。

4. 眶周围结构病变眼眶侵犯　可疑炎症、肿瘤、囊肿、血管畸形、动静脉直接交通等,除 UBM 外适用于各种超声检查。

5. 介入性超声　超声引导针穿活检、眼球非磁性异物或手术台不能取出的异物、手术台未发现肿瘤的眼球突出等,均可在手术台上进行 B 型超声检查。

6. 活体测量　角膜厚度测量、眼轴径测量、人工晶状体屈光度检测、眼内和眼眶病变轴径及基底径测量,以及病变体积的测量等。

由于超声检查对人体无害,一般说来无禁忌证,但对于新近眼外伤和侵入性手术应注意无菌处理,并禁止加压眼球,以免眼内容物外溢。

六、病理超声图像

正常超声图遭到破坏即属于病理图像,各种显示形式的超声都可有病理改变,将于每种疾病中述及,现仅就病理性 B 型超声图加以描述。

(一)眼内病变异常图像

正常玻璃体为一致性暗区,眼内异常均显示为光亮区,特别引人注意。

1. 异常光团　眼内异常光团,多见于视网膜和脉络膜肿瘤、玻璃体积血、原发性玻璃体增生症、早产儿视网膜病变和晶状体脱位等(图 2-220,图 2-221)。如果在光团中有强回声光斑,其后有声影,说明病变内有钙斑,对诊断视网膜母细胞瘤有较大价值。

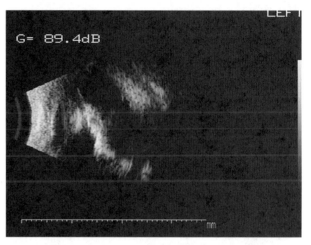

图 2-220　眼内异常光团——视网膜母细胞瘤

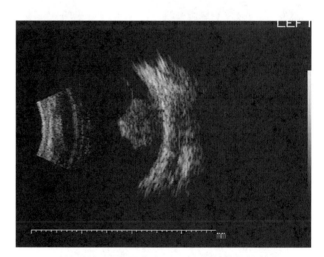

图 2-221　眼内异常光团——脉络膜黑色素瘤

2. 异常光带　在玻璃体暗区内出现光带且多个体层显示为连续的光带,一般为膜状回声,如视网膜脱离、脉络膜脱离、玻璃体积血、机化膜以及玻璃体后脱离等,均可呈现此种回声图形(图 2-222)。严重的视网膜脱离可呈现八字形、伞状或 T 形光带。

3. 异常光环　晶状体脱臼和猪囊尾蚴等在玻璃体暗区内显示环状回声,但环内往往有少许光点(图 2-223)。做眼球冠状体层,全视网膜脱离也可呈环状回声,全脉络膜脱离呈花瓣状光环。

4．点状和斑状回声　玻璃体混浊、积血、异物和星形玻璃体病等，小则形成光点，大则构成光斑（图2-224）。

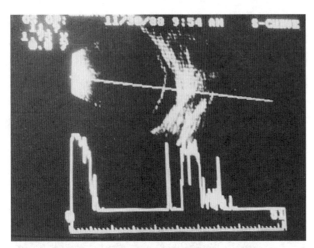

图2-222　眼内异常光带——视网膜脱离

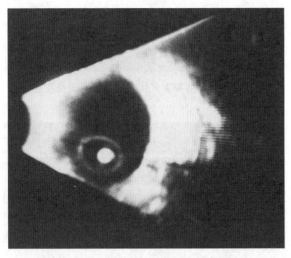

图2-223　眼内异常光环——猪囊尾蚴

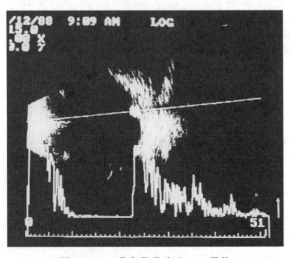

图2-224　眼内异常光斑——异物

（二）眼眶病异常图像

球后脂肪垫为一强回声光团，眶内占位病变多显示为相对的弱回声区或无回声区。正常结构如视神经、眼外肌、脂肪垫和眼上静脉病变，均可显示这些结构的形状、大小和声学性质改变。

1．无回声暗区　表现为眼眶强回声区内出现液性暗区，如单纯性囊肿、血肿、脓肿、黏液囊肿、脑膜膨出，以及淋巴浸润性炎性假性肿瘤，横纹肌肉瘤等少间质肿物，也可表现为暗区（图2-225）。衰减强的肿物虽也显示为暗区，但缺乏后界回声，灵敏度提高后出现内回声，名衰减暗区。

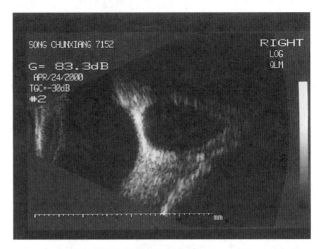

图2-225　眶内液性暗区——血肿

2．弱回声区　是指病变内有少许回声，多见于视神经胶质瘤、神经鞘瘤、肉瘤、炎性假瘤、婴儿血管瘤等。有囊肿物表现为边界锐利、圆滑，无囊肿物边界不清或不整齐（图2-226）。

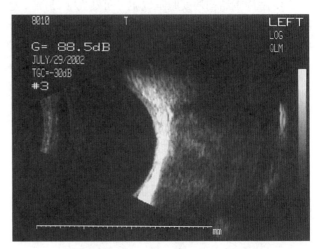

图2-226　眶内弱回声区——神经鞘瘤

3．中等回声区　泪腺多形性腺瘤、皮样囊肿、神经鞘瘤等，表现为中等回声。

4.强回声区 与正常眶脂肪比较虽属于较低回声区,但在占位病变中回声最强,如海绵状血管瘤、异物、静脉石和皮样囊肿(各异)等,均属于强回声病变(图2-227)。

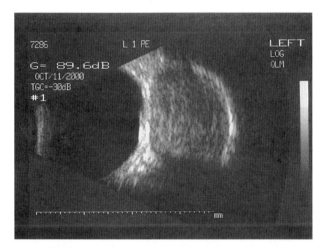

图2-227 眶内强回声区——海绵状血管瘤

5.正常结构异常 眼外肌肿大见于炎症、甲状腺相关眼病、颈动脉海绵窦瘘和肿瘤浸润或压迫。视神经肿大多为脑膜瘤、胶质瘤和炎症(图2-228)。眼上静脉增粗伴有搏动,见于颈动脉海绵窦瘘。眼球增大见于高度近视眼或先天性青光眼(又称牛眼、水眼)。

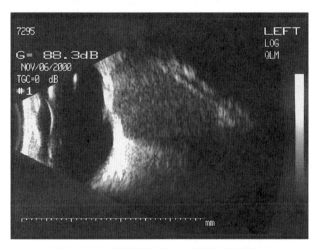

图2-228 视神经增粗——视神经胶质瘤

七、伪 影

伪影(artifact)也即假象,由于超声的物理特性、活组织的声学性质和检查方法的不当,使超声显示的图像失真,产生假象。此种与真实情况有差异的图像如不注意加以鉴别,可以导致错误的诊断;如能正确利用伪影,则有助于诊断。在眼科超声检查中常遇到的伪影有以下几种:

1.多次反射 声束在介质中传播,遇到平滑界面产生第一次回声,此回声传播到探头,探头表面作为声界面又将部分声能反射而回,遇到原平滑界面产生第二次回声,如此往返多次反射,在图像上形成多个形状相同、距离相等、强度渐减的多回声。如探头表面有一层接触剂,接触剂与皮肤之间存有空气,声束在空气表面和探头表面多次反射,图像显示为一串回声。另外一种多次反射发生在结构规则的正常结构或病变内,在其前后界面之间多次反射,如晶状体后的盘状回声、眼内人工晶状体和规则异物形成的彗星征(图2-229),也属于多次反射。

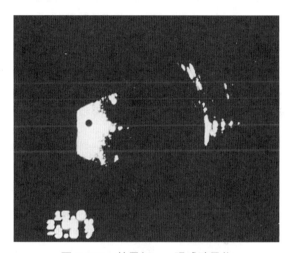

图2-229 彗星征——眼球壁异物

2.侧壁失落效应 圆形结构和囊性病变,两个侧面与声束近于平行,不产生回声,在图像上两侧壁均不能显示。在接近侧壁处入射角度较大,回声超越了探头可能接收的范围,也不能显示。如行轴位检查,正常眼球侧壁不能显示,眶内圆形囊肿侧壁也不能显示,均属于侧壁失落效应。

3.后壁增强效应 声束在人体内传播,随着深度增加不断衰减,设计工程师为使图像深浅回声均匀,已加入了深度增益补偿。在囊性病变,病变内液体衰减较周围组织少,其后壁的回声也较周围组织强,眶内囊肿经常出现后壁增强效应。

4.声影 声束经过强衰减体后能量大部或完全耗尽,其后面的回声体不能显示或回声甚弱,如视网膜母细胞瘤内的钙斑、脉络膜骨瘤、黑色素瘤以及眼植物性异物等,其后均有声影形成(图2-230)。

5.部分容积效应 B型超声图像是一种体层像,体层厚度等于声束的宽度。如所检查的结构或病变小于声束宽度,结构或病变内必然重叠正常组织的回声,谓部分容积效应。视神经的界面与声束近于平行,在图像上视神经内不应该有回声光点的存在,然而正常

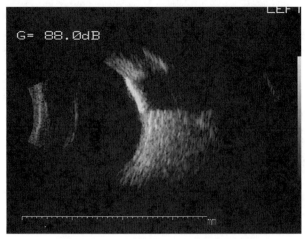

图 2-230 声影——脉络膜骨瘤

眼部声像图的视神经内却有一些光点，这些光点便是视神经上、下脂肪组织回声重叠的结果。

(宋国祥 肖利华)

第三节 CT 检查

CT 是由两个英文词 computed tomography 的字头组成，是以电子计算机辅助形成体层二维像的意思。CT 机由 Hounsfield 设计，1969 年生产样机，1975 年已经出现有关眼眶占位病变的临床报道，1979 年获诺贝尔医学生物奖。此后发展很快，不断更新换代，至今已出现第 5 代产品，尤其出现的多层螺旋 CT 的扫描速度更快，图像质量更高。如果进行三维重建，就没有了阶梯伪影，图像更接近立体解剖图像，仿真内镜不仅更真，而且更细小的病变及黏膜的病变发现率增高。成像能量使用穿透力很强的 X 线，不但能显示骨骼和体内气体，而且可以清晰地观察各种软组织，第一次对全人体进行了活体影像解剖。CT 检查诊断准确，方法简单，无痛少损伤，已在眼科领域中广泛应用。

一、CT 基本知识

1. 成像原理 CT 机是一套很复杂的仪器，包括扫描器、计算机、控制台和计算机程序。扫描器中最重要的部件是 X 线发射管和探测器。X 线球管发射一窄束 X 线，经过人体头部后被对侧的探测器接收。球管虽然发射等强度的 X 线，但经过人体时部分能量被吸收衰减，探测器所接收到的是衰减后的 X 线。探测器是非常灵敏的光电装置，能把强弱不等的 X 线等份转变为电能，再经过模拟数字转换器将电能转换成数字，储存于计算机内。多次扫描获得的数据，经过计算机运算重建形成数字矩阵，再经数字模拟转变器转换，

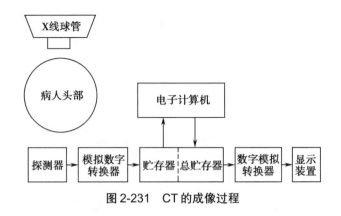

图 2-231 CT 的成像过程

显示在监视器上便是我们观察的 CT 图像（图 2-231）。

2. 密度、CT 图像和 CT 值 如上所述 X 线通过人体时有一部分能量被衰减，衰减量取决于人体结构的密度；密度高（如骨皮质）衰减程度也高，密度低（如脂肪、空气）衰减也少。高密度结构在 CT 灰阶图像上显示为白亮区，低密度结构在图像上显示为黑暗区，实际上 CT 图像是密度图像。放射学家根据人体不同组织吸收 X 线后的衰减指数换算出人体密度的等级，从最低密度的空气到最高密度的骨皮质共分 2000 个亨氏单位（Hounsfield unit，HU，H）。空气为 −1000H，水为 0H，骨皮质为 +1000H，正常人体各种组织结构密度的 CT 值均包括在 2000H 之内，眼部结构的 CT 值见表 2-23。值得指出的是，不同报告者采用不同的 CT 机，不同的体层厚度，所测得的 CT 值也不尽相同，一般说来像素越小 CT 值越能代表某组织的真实密度。

表 2-23 眼内结构 CT 测量

结构	宽度或厚度（mm）均值±标准差	CT 值（H）均值±标准差
眼环	2.9（厚）±0.5	+35.6±7.9
内直肌	3.0（厚）±0.6	+36.2±11.9
外直肌	2.0（厚）±0.3	+31.4±15.0
上直肌	8.0（宽）±1.0	+25.7±12.2
下直肌	7.0（宽）±1.3	+33.6±10.7
视神经	4.0（宽）±0.9	+27.0±8.9
晶状体		+87.9±9.2
玻璃体		+8.1±7.5
球后脂肪		+94.4±9.9

3. 窗位和窗宽 窗技术是用以观察正常和病理组织的一种显示技术，分为窗位（window level，WL，L）和窗宽（window width，WW，W）。由于各种正常组织结构和病变具有不同的 CT 值，为显示病变的细节，应选择适当的窗位和窗宽。所谓窗宽是图像显示的 CT 值范围，就是用多少 CT 值观察 CT 的灰阶像。窗位是

窗的中心位置，也称窗中心（WC，C），应取在病变CT值的位置，也就是观察病变最满意的位置。适当的窗宽上界应在病变CT值以上，下界应在周围结构CT值以下，以便把病变与骨和空气密度分开。CT图像用灰阶表示密度，人体的组织（包括气体）和病变共2000H CT值，而观察者的裸眼对CT图像却只能分辨16个等级，若用人裸眼分析CT像，所能分辨的CT值应为2000/16＝125H，即两种相邻结构的CT值相差125H时才能被分辨开来，在临床上两种相邻软组织很难有如此大的CT值差异。眼球和眶内各种组织除脂肪和晶状体之外，CT值相差不足20H，不能被人眼分辨，如采用窗技术进行观察，软组织间的分辨不但可能而且清晰。颅脑检查一般选定窗宽100H，窗位＋35H，则人裸眼可分辨的CT值为100/16＝6.25H，相邻组织的密度差异只要等于或大于此数值便可被辨认。眼眶与脑的结构有很大区别，晶状体CT值＞＋80H，眶脂肪CT值＜－80H，所需的窗宽范围应大于脑部检查。眼眶软组织病变检查，窗宽一般在250～500H之间，窗位选定＋30～＋60H之间。因为眼球突出做CT检查，设定窗宽300H，窗位＋40H，则窗宽的上限为＋190H，下限为－110H，脂肪与空气、肿瘤与骨骼均不在同一灰阶度上，且相差很大，易于识别。而检查眼眶骨壁、视神经管和金属异物时，采用窗宽1000H或大于1000H，窗位定在＋400～＋600H之间；但检查爆裂性骨折时，因眶内、下壁甚薄，同时还要观察眼外肌的状况，采用软组织窗宽比骨窗更适当。根据不同需要选择不同的窗位和窗宽，可获得最满意的CT图像。

4. 三维CT　人体的正常器官和病变为三维结构，而CT所显示的是二维体层像。螺旋CT开发了三维重建软件，利用二维像的数据形成三维像，通过界面各部的亮度差异，给人以真实的立体感，骨性眼眶和眶内软组织均可形成三维像。三维CT对立体定位及选择眼眶手术进路有很大帮助。

5. CT分辨率　分辨率也即鉴别图像细节的能力，是判定CT机性能和CT图像质量的主要标准。分辨率有密度分辨率和空间分辨率两种。密度分辨率又称对比分辨率，是指图像显示最小密度差异的能力。CT图本来就是密度图像，对密度的差别甚为敏感，分辨率极高，早期CT机已能分辨0.5%的密度差异。空间分辨率是指影像中所能显示的最小细节，与密度分辨率比较，空间分辨率较差，第三、四代CT空间分辨率可达到0.35mm。

6. 介入性CT　利用螺旋CT快速连续扫描，实现在监视屏中实时显示被检组织的体层像，了解病变情况。于病变表面皮肤置一标记物，确定穿刺点，在CT监视下针体绕过眼球，进至病变内穿吸或穿切，取出标本进行细胞学或组织学检查。对于小病灶也可利用介入方法进行治疗。

7. 导航手术　在神经外科、颌面外科、耳鼻喉科、眼眶病、整形科及头颈外科使用目前已开展，并取得良好效果。CT导航技术打破了传统二维影像系统的局限性，其目的是把患者术前CT图像数据和术中从定位器获得的患者解剖结构的形状位置信息及手术器械的位置信息集成到一个共同的坐标系统中，这些组合信息最终将被外科医生用来在术中准确定位手术病灶区域或避开危险部位，使医生对手术器械相对患者解剖结构的位置一目了然，使外科手术更快速、更精确、更安全。

二、CT检查方法

眼部CT检查，包括平片和强化两种方法。所谓CT平片是指未加任何高密度造影剂情况下摄取的图像。眶内大部分容积被脂肪占据，脂肪密度较低，一般情况下低于－80H，眼眶内一些重要结构和非含脂占位病变的CT值均大于＋30H，与其相邻脂肪的密度差异甚大，因而对于眶内病变的揭示摄取平片足以达到目的。强化CT是指静脉内注射高密度造影剂（如泛影葡胺、甲泛葡胺等）以后摄取的CT片。一般病变内含血管较多，血液内含有较多高密度造影剂；病变内血-眼屏障遭到破坏，从血管渗出的造影剂也多，所以病变的增强明显大于其周围的正常组织。眶内肿瘤蔓延至颅内或颞窝内，因为脑和颞肌的CT值与肿瘤接近，不强化不足以显示病变的眶外部分；另外，强化前、后均测CT值并予以对比，观察强化形态、强化程度和强化是否均匀等，也具有鉴别诊断意义。如环形强化多为囊肿，高度强化多为含血管较多、血-眼屏障破坏严重的病变如肉瘤，不均匀强化是海绵状血管瘤早期摄影的典型表现。摄取平片或强化片，无论哪种方法都存在体层方向和层厚、层距问题。

1. 扫描方向　扫描方向也即体层方向，根据检查目的和部位加以选择，包括水平扫描、冠状扫描和眶矢状重建三个方向。水平扫描也称横轴位扫描，一般作为常规检查。水平扫描的基线多采用眦耳线（OM线），即外眦角与外耳道的连线。为了检查视神经和视神经管，经常采用另一条基线——眶下缘至外耳道上壁连线（RBL），这一连线与OM线有－10°～－15°夹角。如扫描时使眼球上转，以OM-20线为基线，在一个体层上可显示视神经及视神经管全程。冠状扫描用于检查眶上、下壁和眼外肌。让患者头部努力后伸，使扫描层面垂直于OM线，即可摄取冠状片。检查上、下直肌和视神经有时采用眼眶矢状体层，由于头颈部CT机的扫描孔较小，全身CT的扫描孔虽够大，仍需要辅助托架，因而眼眶矢状体层很少采用直接扫描，而是利用重建软件，即从薄层水平扫描资料重建眼眶矢状体层。图像重建还可多层面、多方位地观察病变，有助于定性、定位诊断，显示复杂性骨折，减少射线照射剂量。

2. 层厚和层距 眼部病变较小，如体层太厚重叠了邻近正常组织，不能显示病变的真实密度和CT值，则容易误诊。采取薄体层也有缺点，体层越薄所产生的噪声也越高，降低了信噪比，影响图像质量。应采用既能显示小病变、图像质量又提高的体层厚度。检查眼内病变的体层厚度应用2～4mm，检查眼眶病采用3～5mm，显示视神经及视神经管的体层厚度用1～3mm，检查后视路应用10mm厚度。层距指扫描体层开始至上一体层的间距，如层厚小于层距，两个扫描体层之间有未加扫描的层面，则可以减少X线照射量，但可能遗漏小病变。层厚大于层距形成重叠扫描，虽然小病变可以显示，但X线照射量增加。眼科检查往往采用连续扫描，即层厚等于层距，扫描范围应包括全部眼眶，眶上、眶下各加一个体层，以免遗漏病变。

三、正常眼部CT图像

因扫描方向和体层位置不同，各体层像所显示的结构也有所区别，但两侧正常眼的图像总是对称的。

1. 水平体层 眼眶最大立径35～40mm，采用5mm厚度体层，自眶下缘至眶上缘共8～9个体层即可包含全部结构；3mm厚度体层需14个断层面，根据需要还可向上或向下扩大扫描范围。现代CT扫描多可1～2mm一个层面，所以图像清晰。

（1）眶下部：眶下壁自后向前、向下扩展，与水平面间有25°夹角，水平扫描任何一个体层均不能包括眶下壁全部。眶内壁与矢状面平行，而外壁与矢状面呈45°夹角。因而，在OM线 -1.0cm体层相当于眶下缘处的平面。图像前部显示眶缘，其后的透明区是上颌窦上部的水平像。在OM线下0.5cm层面上眶腔略呈浅杯状，眶外壁后部有一缺口为眶下裂像，眶后椭圆或三角形透明区仍为上颌窦上部。在OM线0°体层，眶腔略呈三角形，外壁为颧骨，较厚，内壁为泪骨及筛骨纸板，较薄。杯底为上颌窦上壁，有时在眶的后方仍可见上颌窦透明区。眶腔内前端可见环形软组织影，称为眼环，为眼球下部横断体层，环内低密度区表示玻璃体。眼环与眶底间有一楔形软组织影，为下直肌肌腹的水平体层像（图2-232）。肿大的下直肌水平像可呈类圆形，易被误诊为眶内占位病变。

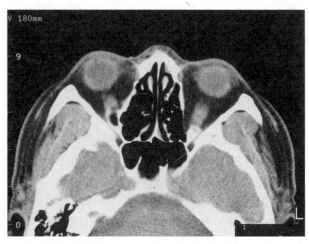

图2-232 正常眼眶下部水平体层像

（2）眶中部：包括OM线 +0.5～+1.0mm体层，眶腔呈三角形，外壁厚薄不一，由颧骨额突及蝶骨大翼构成，后端开口为眶上裂像。眶内壁仍由泪骨和筛骨纸板构成，除前端之外骨壁很薄，甚至只显示一线状骨痕迹。眶腔前端的环形软组织影为眼环，是眼球壁三层膜的体层像。环内前端双凸透镜形高密度影是晶状体的体层像，因其密度较高，与前方的房水和后方的玻璃体形成鲜明对比。眼环前面的软组织影是眼睑的体层像，眼环两侧软组织影为内、外直肌翼状韧带像。沿眶内、外壁的长梭形软组织影分别为内直肌和外直肌图像，内直肌较厚，外直肌较薄，还可见起自眶尖止于眼环两侧的肌腱影。眼环后端至眶尖的条状影为视神经体层像，正常视神经走行弯曲，但重叠起来在图像上便呈直管状。眼环、视神经、眼外肌之间的低密度区，为脂肪所占据的位置。眶内侧透明区为筛窦影，其内可见小房间隔。眶外壁的外侧前部有颞窝及其内的软组织，后部为颅中窝内的大脑颞叶影像（图2-233）。

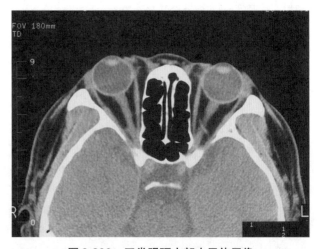

图2-233 正常眼眶中部水平体层像

（3）眶上部：包括 OM 线以上 1.5～2.5cm 层面，这一部分眶腔形状变化较大。在 +15mm 体层仍为开口三角形，但外壁之前缘已向内侧延伸。再上部体层眶腔缩小，形状不规则或呈闭口三角形，眶内自眶尖向前伸展的长方形软组织影为上直肌 - 提上睑肌复合体图像（图 2-234）。高分辨 CT 于视神经外侧和视神经上方可见一斜形细条影，为眼动脉像，有时可追踪到筛后和筛前动脉。眼动脉和上直肌之间还可见一膝状条影，为眼上静脉图像，该血管由前内向后外走行，至眶中部折向内侧，经眶上裂入海绵窦。眶腔前外角可见泪腺切面像，为长椭圆形或杏核状软组织影。眼眶以上为大脑额叶，眶外壁外侧为颞窝及其内的软组织，后部是大脑颞叶，眶内侧为筛窦前、后组。正常眶内各结构及 CT 值的测量如表 2-23。

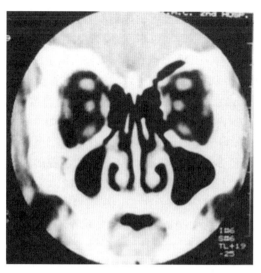

图 2-235　正常眼眶中段冠状体层像

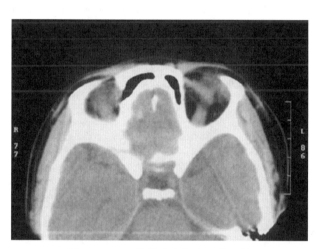

图 2-234　正常眼眶上部水平体层像

2. 冠状体层　水平 CT 虽然可以观察眶内及眶周围大部分结构，但对上、下斜肌难以显示，对于眶顶、眶底和上、下直肌不能显示其厚度，冠状体层像的特殊价值是补充了水平 CT 的这些不足，特别是对爆裂性骨折的诊断，是冠状体层的适应证。

（1）眶前段：可见眶骨、下斜肌和上斜肌的第二幅、四条直肌的肌腱及眼球冠状断面。

（2）眶中段：眶腔略呈类圆形或三角形，腔内四个方向可见四直肌横断体层，中央偏内的圆形软组织影为视神经断面像，视神经和上直肌之间的点状影是眼上静脉横断像，高分辨 CT 尚可见眼动脉和额神经，眶腔大部分部位为低密度脂肪组织所占据。眼眶的内侧为筛窦，上方为颅前窝及其内的脑组织，外侧见部分颞窝及软组织，下方为透明的上颌窦（图 2-235）。

（3）眶后段：眶腔变小，略呈三角形，外下方骨缺口为眶下裂。眶腔内可见四直肌及视神经逐渐接近，相互之间仍有低密度脂肪组织间隔。利用高分辨 CT

机强化扫描，还可以显示运动和感觉神经及眼动脉和眼静脉等小结构的横断体层。眶内侧为后组筛窦，上为颅前窝，外有颞窝，下有上颌窦。再向后扫描，利用骨窗可显示视神经管的斜断体层像，为一低密度影。

3. 矢状体层　标准矢状体层并不适用于显示眶内结构，因上、下直肌和视神经与标准矢状面分别有 23°和 35°夹角，平行于眶轴的层面，在一个层面上可显示眶上、下壁，上、下直肌及眶内视神经全程，但前部眼环为眼球的斜断面。

四、CT 检查的适应证

CT 对于密度改变具有很高的分辨率，占据眼内大范围容积的是低密度玻璃体，占据眶内大范围容积的是更低密度的脂肪，只要眼部各种结构具有密度和形态改变或出现新生物，均是 CT 检查的适应证。一般 CT 检查对于眼及其附属器损害较小，可以说此种检查尚无禁忌证，但连续多次扫描有可能造成晶状体的放射性损伤。

1. 白瞳孔的病因诊断　儿童白瞳症约有半数由视网膜母细胞瘤所致，约 85% 的肿瘤内有钙斑，而引起白瞳孔的其他疾患一般缺乏钙质。CT 对钙斑的揭示特别敏感，因而对白瞳孔的病因诊断有重要价值。

2. 葡萄膜肿瘤　葡萄膜肿瘤多具有特殊形状，且向玻璃体内增长，CT 可以如实显示；特别是脉络膜骨瘤，CT 发现盘状钙化斑即可确诊。脉络膜转移癌往往伴有颅内和骨转移，CT 也可予以揭示。视盘水肿、假性视盘水肿和视神经萎缩，也是 CT 检查的适应证。双侧眼视盘水肿多因颅内压增高所引起，CT 可发现引起颅内压增高的原因，如占位病变、脑水肿等。假性视盘水肿常由埋藏性玻璃样体所引起，CT 可显示为高密度斑影。视神经萎缩的原因较多,如该神经本身肿瘤或占位病变压迫,CT均可显示病因。

3. 眼球突出和眼球移位 眼球突出是由于眶内容体积增加或眶容积缩小所致。肿瘤、血管畸形、炎症、水肿、出血、眼外肌及视神经肿大、眶脂肪增生等,均可引起眶内容体积增大。眶壁骨质增生如骨纤维异常增生症、扁平型脑膜瘤,可引起眶容积缩小。眼球向一侧移位多见于眼球旁占位病变,如泪腺的肿瘤和炎症,以及眶前部皮样囊肿。

4. 眼眶扪及肿物 CT可揭示肿物的准确位置、范围、形状、边界、与周围结构的关系等,有时可确定肿物的性质。

5. 不能解释的眼肌麻痹 眼肌麻痹可因多个部位的多种疾患所引起,从大脑皮质到中脑,从第3、4、6脑神经核到神经末梢,从神经末梢到眼肌,这些部位的占位病变、出血、炎症等均可引起眼内肌和眼外肌麻痹。CT可发现颅内和眶内病变,甚至可以做出定性诊断。

6. 眼外伤 眼内和眶内软组织损伤、出血、气肿、异物(金属、非金属)和骨折等损伤CT均能揭示,结合外伤史和临床检查多数病例可做出定性诊断;尤其是对眶壁骨折,CT优于其他检查方法。

7. 邻近结构病变 鼻窦、鼻咽腔、颞窝、翼腭窝及颅内等各部位的肿瘤、囊肿、炎症、外伤等,均适用于CT检查。

8. 神经眼科问题 两眼视野缺失、视路和视中枢病变以及瞳孔异常等神经眼科问题,均是CT检查的适应证。

五、眼内病变CT图像

(一)眼内高密度块影

以下几种肿瘤CT可以显示眼内高密度块影。

1. 视网膜母细胞瘤 有特殊的CT征,即单眼或双眼内有实体性肿物,其中有点状或片状钙化斑,可以作为该病诊断和鉴别诊断的重要依据(图2-236)。

(1)肿瘤侵犯一眼或两眼,眼环大小正常或大于正常。如果双侧视网膜母细胞瘤合并独立原发性颅中线肿瘤,常为松果体细胞瘤,则称三侧性视网膜母细胞瘤。

(2)玻璃体低密度区出现高密度块影,或弥漫性密度增高。

(3)病灶内部分或全部被钙斑所占据。

(4)视神经蔓延者可见该神经增粗、视神经管扩张及颅内肿瘤。

2. 脉络膜黑色素瘤 眼内半圆形、蘑菇状或息肉状高密度影,可被造影剂增强,眼外蔓延者可见眼环缺口,其周围有高密度块影,眼环压迫变形,并向一侧

移位或突出(图2-237)。

3. 脉络膜骨瘤 视盘旁盘状钙斑,CT体层像呈棒状骨密度影。

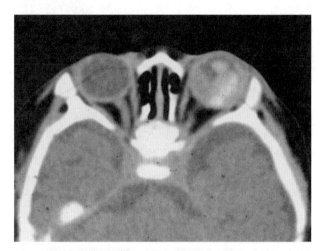

图2-236 左眼视网膜母细胞瘤CT

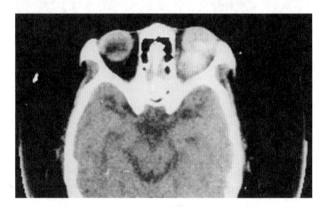

图2-237 左眼脉络膜黑色素瘤眼外蔓延CT

(二)眼环增厚

眼环增厚见于视网膜脱离、脉络膜脱离、巩膜炎(尤其是后巩膜炎)和炎性假瘤(包括淋巴瘤)。视网膜脱离随体位变化而变形,脉络膜脱离多位于眼前部,巩膜炎局部增厚,炎性假瘤常有更重要的CT征,如肿物、眼外肌肿大、泪腺肿大等。

(三)玻璃体弥漫性密度增高

玻璃体弥漫性密度增高见于玻璃体积血、机化物、混浊等,CT检查很难提供准确诊断。

六、眼眶病变CT图像

眼眶大部分容积被低密度脂肪所占据,几乎所有的病变均较脂肪密度高,尤其是眶内肿瘤与脂肪对比明显,易被CT发现。

(一)眶内高密度块影

为眼眶占位病变常见的CT征,常伴有普遍或局部眶容积扩大。几种常见的肿瘤各有一定特征。

1. 海绵状血管瘤和神经鞘瘤 两者图像类同，但前者多位于肌锥内，且多呈类圆或椭圆形，CT 值一般 >+50H，多呈渐进性增强（图 2-238）。后者多位于肌锥外，椭圆、锥形或串状，CT 值和增强值均低于前者。如一侧眶内多个肿瘤同时存在多为海绵状血管瘤或神经鞘瘤，肿瘤经眶上裂向颅内蔓延多为神经鞘瘤。

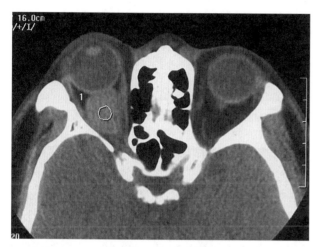

图 2-238 右眶良性肿瘤——海绵状血管瘤 CT

2. 泪腺良性多形性腺瘤 位于泪腺窝，类圆形，局部骨壁变薄，眼球被压迫变形。

3. 皮样囊肿 多位于眶外上方的骨膜之外，半圆形，其内密度高低不均，有负 CT 值区或内容均为脂肪样密度。局部骨壁凹陷或穿孔，可能与颞窝或颅腔沟通；注射造影剂后环形增强，囊内容不被强化。

4. 脑膜瘤 原发于眶内的脑膜瘤 CT 显示有 4 种形状：管状、块状、锥状和扁平状。前三者原发于视神经鞘，高密度影中央常有低密度条纹向后蔓延，视神经管扩大，视神经管内口或蝶鞍前上方有肿物。扁平型脑膜瘤常有局部骨壁增厚（图 2-239）。

5. 恶性肿瘤 多为形状不规则、边界不清楚、不圆滑、不均质的高密度块影，与眼球接触呈铸造形，常有骨破坏，并向邻近结构蔓延（图 2-240）。

6. 假性肿瘤 炎性假瘤、寄生虫肉芽肿、肉样瘤和血管炎等，在 CT 片上呈现不规则块影，边界不整齐，均质或不均质，明显增强。另外，炎性假瘤常伴有眼外肌肿大和眼环增厚。

（二）眶内钙斑

眶内和眼内病变均可含有钙斑，这些钙斑可能是血管内或病变内钙质沉着，也可能是骨性肿物。眶内最常见的钙斑是静脉石，畸形静脉易于栓塞，沉着钙质后形成静脉石，形状如豆，大小不等，往往有多个，在纤维血管瘤、静脉曲张和静脉性血管瘤内常见。有一些病变发生坏死可沉淀钙质，如视网膜母细胞瘤、良

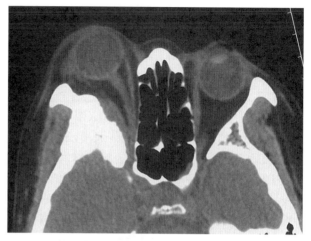

图 2-239 右眶壁增厚——蝶骨脑膜瘤 CT

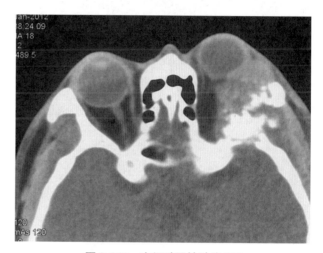

图 2-240 左泪腺恶性肿瘤 CT

性肿瘤的包膜、泪腺的良性和恶性肿瘤等（图 2-241）。脑膜瘤内可含砂粒，如袖套状钙斑。另外一种情况是含骨病变，如脉络膜骨瘤、眶内骨瘤、眼球结核骨化和畸胎瘤，在图形上也如同钙斑。甲状旁腺功能亢进，血钙增高，眼球壁和眶内容可有钙质沉淀。

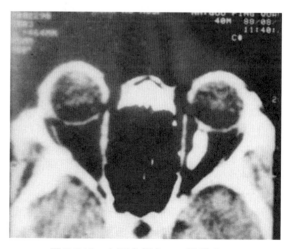

图 2-241 左眶内钙斑——脑膜瘤 CT

（三）眼外肌肿大

以眼外肌肿大为特征的疾病有甲状腺相关眼病、肥大性肌炎、颈动脉海绵窦瘘、眼外肌内肿瘤、肌内寄生虫病和眶尖肿瘤压迫等。甲状腺相关眼病多为双侧眼眶对称性或一侧眼眶多个眼外肌肿大，梭形，不侵犯肌腱和肌肉止点，眶尖部密度增高（图2-242）。肥大性肌炎多发生于一侧眼眶的单一肌肉，肌肉肿大不规则，肌腱和肌肉止点也被侵犯。颈动脉海绵窦瘘可见眼上静脉增粗，眼外肌猪囊尾蚴病其中有低密度区。眼外肌内肿瘤多为局部增大。临床也经常见到肌肉内肿瘤，如颗粒细胞瘤、转移癌、静脉曲张、纤维瘤等。

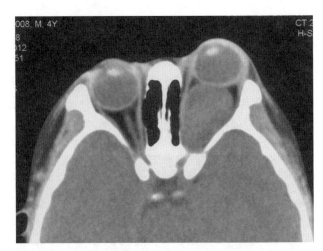

图2-243　左视神经梭形肿大——视神经胶质瘤CT

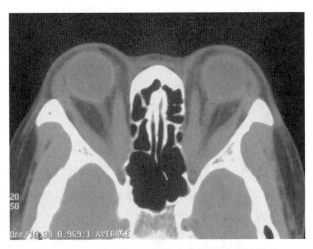

图2-242　双眶眼外肌肿大——甲状腺相关眼病

（四）视神经肿大

视神经肿大多见于神经鞘脑膜瘤、视神经胶质瘤、视神经炎、视神经挫伤、视盘水肿、压迫性视神经病变、炎性假瘤、肉样瘤和视网膜中央静脉血栓等病变。视神经鞘脑膜瘤多呈管状增粗，至眶尖部肿大更为明显。在薄层面像肿大的视神经中央有低密度条纹，呈车轨状。肿瘤有向颅内蔓延的倾向，可见视神经管增宽和鞍区肿物。视神经胶质瘤多呈梭形肿大，边清均质，强化值较低（图2-243）；如肿瘤内有液化腔，则相应部位的密度较低，且不强化。炎性假瘤和肉样瘤引起的视神经粗大甚为少见。视神经炎和水肿以及静脉血栓形成，该神经仅轻度增粗。

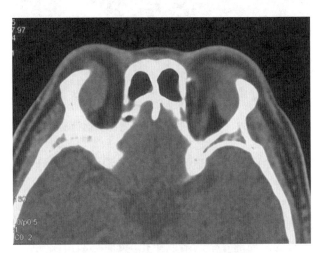

图2-244　双侧泪腺肿大——炎性假瘤CT

（五）泪腺肿大

泪腺肿大见于泪腺上皮瘤、炎性假瘤、肉样瘤等。良性上皮瘤呈类圆形，炎性假瘤呈杏核状，单侧或双侧（图2-244）。

（六）眼上静脉扩张

正常眼上静脉在高分辨CT水平片多能见到，该静脉扩张主要见于颈动脉海绵窦瘘及眶内动静脉血管瘤，前者用造影剂强化可见同侧或两侧海绵窦扩张，后者

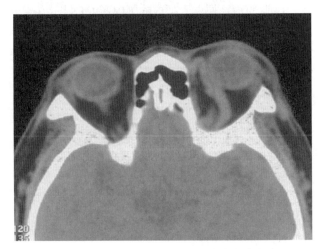

图2-245　左眼上静脉扩张——颈动脉海绵窦瘘CT

眶内有高密度块影（图2-245）。另外，甲状腺相关眼病眶尖肌肉肿大压迫静脉回流，该血管也可扩张，但较少见。

（七）眶壁增厚

多个骨骼弥漫增厚多发生在骨纤维异常增生症，

一或两个眶壁增厚，发生于扁平状脑膜瘤，局限性骨肿物多为骨瘤，骨嵴增生见于复发性泪腺多形性腺瘤和皮样囊肿（图2-246）。

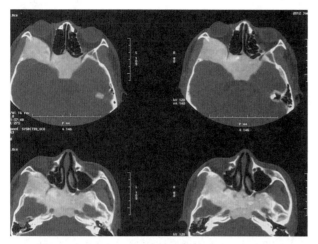

图2-246　弥漫性骨增厚——骨纤维异常增生症CT

（八）骨破坏和骨孔形成

骨内肿瘤，如骨肉瘤、骨内血管瘤、尤因肉瘤、转移癌和组织细胞增生X等均有明显的骨破坏（图2-247）；另外，眶内和邻近结构恶性肿瘤也常引起眶壁骨破坏，如鼻窦恶性肿瘤。皮样囊肿向颅内或颞窝发展，相应的骨壁可形成骨孔（隧道）。

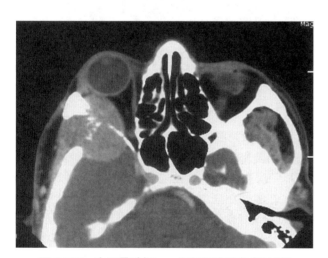

图2-247　右眶骨破坏——组织细胞增多症X CT

（九）骨畸形和骨缺失

眶骨畸形多发生在神经纤维瘤病，或系眼眶手术骨壁复位不佳所引起。眶壁缺失多因先天性疾病或手术去除骨壁所致（图2-248）。眶壁邻近良性肿物压迫使钙质吸收以及老年性骨吸收，在CT片上也看不到骨壁。

（十）视神经管扩大

视神经管扩大是由于长期视神经增粗所引起，见于视神经胶质瘤、脑膜瘤和视网膜母细胞瘤颅内蔓延等（图2-249）。

（十一）眶上裂扩大

眶上裂扩大多由于颅眶沟通病变所引起，如神经鞘瘤、静脉曲张等（图2-250）。

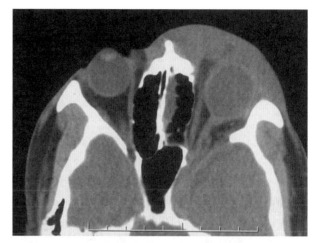

图2-248　左眶骨缺失——神经纤维瘤病CT

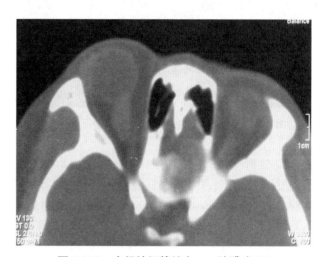

图2-249　右视神经管扩大——脑膜瘤CT

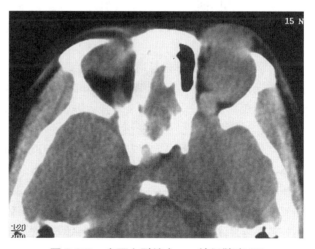

图2-250　左眶上裂扩大——神经鞘瘤CT

七、眼部外伤

眼部外伤包括软组织挫伤、出血、气肿、骨折和异物,这些异常在 CT 上均可予以显示。眼眶外伤还应注意眶周围结构,特别是颅脑损伤 CT 检查应扩大范围。

1. 软组织损伤 眼内软组织挫伤多表现为水肿、出血和正常结构变形断裂,CT 显示眼内密度增高、晶状体脱臼和眼环增厚等。眶内软组织挫伤在 CT 片上可见脂肪内不规则片状高密度影,表示出血、水肿。如有血肿形成,则显示为占位病变样块影,气肿显示为透明区(图 2-251)。

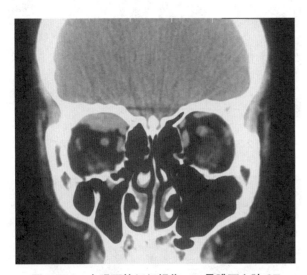

图 2-251 右眼眶软组织损伤——骨膜下血肿 CT

2. 骨折 眶壁直接性骨折多发生在眶缘,粉碎性骨折更为多见,骨片散落在眶缘附近。间接性骨折多为爆裂性骨折(blow-out fracture),儿童爆裂性骨折多为眶下沟(管)裂开或眶下壁陷落,软组织疝入上颌窦,呈滴泪状,下直肌增厚,嵌入骨折线或陷入上颌窦(图 2-252)。成年人多眶内壁爆裂性骨折,部分筛板陷入筛窦,内直肌增粗,软组织向内侧移位,占据原筛窦的位置。临床上眶内、下两壁骨折也多见;如冲力较大,眶外壁也可裂开。

3. 异物 眼内和眶内异物分为低、等或高密度,金属异物无论位于眼内、眶脂肪、眼外肌和眶骨内,均呈现高密度斑影,因与软组织密度差异太大常出现对比伪影,异物周围有放射状高密度线条,中央为透明区(图 2-253)。植物性异物应为低密度影,但由于长时期在体内存留被炎性渗出物浸湿,多显示为软组织影。其他如玻璃、煤块和塑料等,与颞肌对比均为高密度影。油质异物近年多见,多见于爆炸或崩伤。伤后除了面部伤外多累及眼部可造成失明,如果异物进入眶内常引起长期严重炎症反应,如果手术取出不彻底会遗留瘘管。

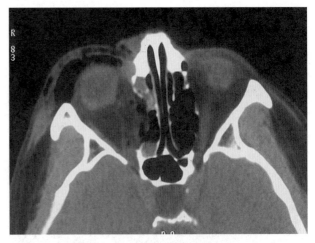

图 2-252 右爆裂性骨折 CT

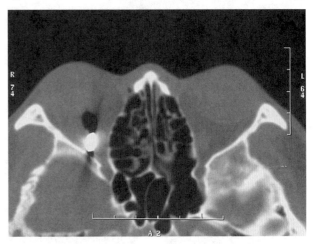

图 2-253 右眶内金属异物 CT

八、伪 影

CT 伪影是图像不能正确反映组织结构和病变位置、大小及密度所形成的假象。在成像过程中,由于外界环境、扫描技术和 X 线物理特性等因素均可形成伪影,在眼部扫描中常见的伪影有人体运动、密度差异和机器故障伪影等。

1. 运动伪影 在 CT 扫描过程中,患者眼球和头部的任何移动均可造成图像模糊不清,以及与扫描方向一致的条状低密度影,称之为运动伪影。

2. 对比伪影 眼内和眶内金属物质与其周围组织密度差异太大,可产生高对比伪影,如金属异物、银夹等,产生以金属为中心向周围放射的条状、片状高或低密度影,异物影往往被放大,有时其中央有透明区(图 2-254)。加大窗宽和窗平,可以减少或消除此种伪影。在 X 线束传播过程中遇到高密度结构如眶外壁、颅前窝的鸡冠和枕部粗隆,也可出现条状伪影,均属于高对比伪影。

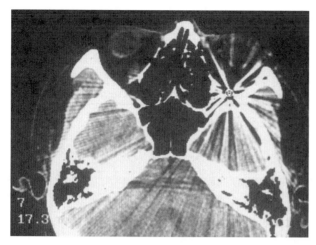

图 2-254　左眶内金属异物 CT

3. CT 机故障伪影　扫描机本身故障可出现低或高密度同心环状伪影，这种伪影往往出现在眼眶以后，不影响眼眶的观察。

4. 部分容积效应　CT 图像是一定厚度的体层像，在单位体积内可能包括几种组织结构，所测得的 CT 值是单位体积的平均值，称作部分容积效应。如用 5mm 厚度体层测量视神经的 CT 值，视神经厚度只有 3.5mm，另外 1.5mm 为脂肪，所测得的 CT 值应为 $[(3.5mm \times 35H) + (1.5mm \times -90H)] \div 5 = -2.5H$，视神经 CT 值 -2.5H 显然是部分容积效应造成的伪影。

（宋国祥　肖利华）

第四节　磁共振成像

20 世纪 40 年代中期，Bloch 和 Purcell 分别发现，原子核置于磁场中，给予特定频率的电磁波（射频）照射，此能量可被原子核吸收和释放，这一发现成为磁共振成像（magnetic resonance imaging，MRI）的基础。至 1976 年已经照出第一张人体 MR 体层像，此后不断有文献报道，磁共振成像已成为医学领域（包括眼科）的热门话题。

一、成像原理和成像方法

1. 原子和原子核　原子是物质的最小单位，由原子核及绕核的电子（带负电荷）构成。原子核内有质子（带正电荷）和中子，统称为核子。电子和核子不是静止的，而是不停地沿其中轴旋转运动，周围产生一个小磁场。核内含有偶数质子和中子，自旋产生的磁场相互抵消，只有含奇数核子的原子核才具有磁性，如 ^1H、^{13}C、^{19}F、^{31}P 和 ^{23}Na。目前医学上选用只含有一个质子的 ^1H 作为 MRI 的原子核。

2. 磁铁　磁铁是 MRI 扫描仪的首要部件，磁场强度愈大、越均匀，所形成的图像质量愈高，现在采用的磁铁由超导材料制作，磁场强度可达 1.5T。在自然界氢核质子自旋取向任意而无规律，若置于强磁场中，则其自旋轴与磁力线平行，形成稳定状态，所以 MRI 必须有一个高强度的磁铁。

3. 射频脉冲及脉冲序列　MRI 的能量是射频脉冲（radio frequence pulse，RF）。RF 是一种短波无线电波，通过围绕人体的射频线圈发射至磁场内。特定频率 RF 垂直施加于磁场，可被与之相适应的氢核吸收，从低能状态跃迁至高能状态，质子的自旋轴发生倾斜并绕磁力线转动，此种现象名为共振。其倾斜度达 90° 时称为 90° 脉冲，达到 180° 时称为 180° 脉冲。临床上施加射频脉冲的序列有多种不同的排列形式，连续施加 90° 脉冲称为饱和回收序列（saturation recovery sequence，SR）。如先给予 180° 脉冲，再施加 90° 脉冲，如此循环不已，则称为反向回收序列（inverse recovery sequence，IR）。还有一种施加脉冲的顺序是先给 90° 脉冲，而后给予 180° 脉冲，称为自旋回波序列（spin-echo sequence，SE）。IR 显示人体解剖结构较好，SE 显示病理情况最优，为了节省检查时间并能满足临床需要，采用 SE 序列作为常规检查。根据临床需要，也常应用脂肪抑制序列和一些快速成像序列。

4. 弛豫现象和弛豫时间　施加 RF 脉冲时，磁场内的质子吸收能量发生共振，RF 终止后被激发的质子逐渐弛豫下来，又恢复到原来的平衡状态，同时把吸收的能量作为一种共振信号发射出去，终止 RF 脉冲后质子恢复原来的排列方向所需的时间称为弛豫时间（relaxation time）。弛豫时间有两种，即弛豫时间 1（T1）和弛豫时间 2（T2）。T1 也称纵轴弛豫时间或自旋 - 晶格弛豫时间，是指在弛豫过程中质子将能量释放到其周围晶格中所需的时间；T2 是对应于垂直外磁场磁化的指数衰减时间，又称横向弛豫时间或自旋弛豫时间。各种原子核的弛豫时间是一个常数。短 T1 和长 T2 代表高信号强度，长 T1 和短 T2 表示低信号强度。

5. 梯度线圈及体层图像　梯度线圈（gradient coil）是围绕身体的另一个生产磁场的线圈，用以形成体层像和选择体层方向。在 MRI 检查时不必移动患者的体位，只调节梯度线圈即可形成所需要方向的体层像：水平、冠状或矢状体层像。

6. 接收线圈　接收线圈是绕在身体表面的线圈，它的作用如同收音机的天线一样接收共振质子发出的共振信号，这些信号是形成磁共振图像的原始信息。眼部检查应用头部线圈或表面线圈。头圈围绕头部，所形成的图像两眼信号对称，前后均匀，但信号强度较低。表面线圈呈环形或眼镜形,检查时放置于眼眶前部表面,因其接近被检查部位,可获得较高的信号和高质量的体层像,缺点是两侧眼眶和眼眶前后信号不匀称,正常结构和病变距离线圈越远信号越低,不能进行左右、前后对比观察。

7. 图像形成和成像参数 共振信号被接收后,经模拟/数字转换将数据输入储存,并由计算机运算、排列,形成数字矩阵,再经过输出数字/模拟转换,以灰阶形式显示在屏幕上,便是我们所观察的磁共振图像。超声图像的成像参数是声学界面,CT 成像参数是密度,成像参数都非常单一,而 MRI 成像参数要复杂得多,固有成像参数有氢核密度(质子密度)、T1、T2 和流动效应;另外,人为的脉冲重复时间(TR)和回波时间(TE)对图像也有重要影响。

(1)氢核密度:质子密度大,吸收的 RF 脉冲能量多,释放出的 RF 信号强度高,在图像上显示为白亮的高信号区。骨皮质内氢核甚少,在图像上为黑色低信号区。

(2)T1:各种原子 T1 为一常数,T1 时间越短的原子核吸收 RF 越多和放射的共振信号越高,在 T1 加权像(T1 weighted,T1WI)上为明亮的高信号区,眶脂肪属短 T1,在 SE 序列 T1WI 像上显示为白亮区,水为长 T1 显示为低信号区。

(3)T2:T2 也是一个常数,T2 时间愈长的原子核吸收 RF 愈多,释放的共振信号越高,在 T2 加权像(T2WI)上显示为白亮的高信号区。玻璃体属长 T2 结构,在 SE 序列 T2WI 上即显示为白亮区。

(4)原子核的流动效应:动脉内的血液流动较快,被 RF 激活的质子在接收线圈探查之前已经流过,因而接收不到信号,图像上显示为暗区,在 SE 序列 T1WI 和 T2WI 上均为无信号区。

(5)脉冲重复时间:脉冲重复时间(pulse repetition time,TR)系指连续射频脉冲之间的时间。临床应用 TR 在 300~2500 毫秒之间,短 TR 用 300~1000 毫秒,长 TR>1000 毫秒。

(6)回波延迟时间:回波延迟时间(echo delay time,TE)是指 RF 脉冲到产生回波之间的时间,TE 常用的范围较窄,短 TE 在 15~40 毫秒之间,长 TE 在 60~100 毫秒之间。

为诊断目的,采用 SE 序列,短 TR/TE 与 T1WI 对应,而长 TR/TE 与 T2WI 对应,即短 TR/TE 为 T1WI 像,长 TR/TE 为 T2WI 像。

手术中 MR 是新兴起而已开始应用于临床的新技术。它改变了过去脑部手术,手术野小,周围解剖关系不清楚,带有一定盲目性的操作。而现在导航及三维实时显示,不仅手术野而且术野下方及周围的三维解剖关系均能随着手术探针或刀的移动而实时显示。

磁共振检查技术在近年发展很快并已在临床应用,在未来数年内将有更进一步完善,如快速实时成像,磁共振功能性影像,显微磁共振成像,以及同质同性抑制技术。

二、检 查 方 法

检查前应询问患者有无恐惧症、癫痫,女性有无妊娠。体内有心脏起搏器和金属异物者禁做此项检查。向患者解释检查时发出的声响和注意事项,去除头部金属饰物。

1. 表面线圈 眼内病变检查常采用眼眶表面线圈(临床应用不多),眼眶检查用标准头圈。表面线圈距兴趣区近,具有较高的信噪比,能提高图像质量。但接收线圈距离两侧眼球不等,失去两眼对比性,改用眼镜式表面线圈可克服此种缺点,但前后信号仍无对比性,所以眼眶检查采用标准头圈,前后、左右信号强度可以对比观察。

2. 脉冲序列及成像参数 常规检查采用 SE 序列,T1WI、T2WI 和 ρWI 图像,所需要的 TR 和 TE 见表 2-24。MRI 成像时间较长,为了加快扫描速度,也常采用梯度回波序列。快速 SE 序列 T2WI 超薄体层像,对于眼部肿瘤的鉴别诊断优于标准序列。

表 2-24 成像参数 TR 和 TE 对图像的影响

加权像	TR	TE
T1WI	短	短
T2WI	长	长
ρWI	长	短

3. 体层方向和厚度 由梯度线圈选择体层方向,一般采用水平、冠状和眼眶矢状体层。体层厚度根据需要加以选择,检查眼内病和视神经病层厚 1~3mm,眼眶病 3~5mm,颅内视路病 10mm。

4. 图像增强 MRI 也有图像增强,但增强剂与 CT 强化剂不同,后者增强病变的密度,而前者利用顺磁作用缩短弛豫时间,增加不同病变信号的区别,获得更佳的组织分辨率。使用的增强剂为钆喷酸葡胺(Gadopentetate Dimeglumine,Gd-DTPA)。眼内和眶内病 MRI 平片即能满足临床诊断需要,视神经等小病变往往需要强化检查。强化扫描所采用的线圈、体层方向和厚度同于以上标准片。

5. 脂肪抑制 在 SE 序列 T1WI、T2WI 和 ρWI 图像上,脂肪均显示为白亮的高信号,一些小结构和病变易被埋没，在这些情况下往往需要脂肪抑制技术来排除脂肪高信号的干扰，提高病变信号的对比。

6.磁共振血管造影　磁共振血管造影（magnetic resonance angiography，MRA）是利用 MRI 的流空效应来显示血管，其他软组织和骨骼均不显影，用以揭示海绵窦动静脉瘘和眶内动静脉血管畸形，在一定程度上可以替代数字减影血管造影术。两者均为重叠像。

三、正常眼部磁共振成像

正常眼球和眼眶各种结构的氢核含量不同，T1 和 T2 也不一致，因而在 MRI 图像上可辨认出眼球的眼球壁、眼内容及眼眶内的脂肪、视神经、眼外肌和眶外同体层结构。不同的扫描方向、不同的扫面位置所见到的结构同于 CT，但 MRI 所表现的是共振信号强度（图 2-255～图 2-257），CT 是密度图。

在 MRI 图像上，对于眼球及其附属器信号强度的描述常有以下几种不同方法：①图像上白亮者为高信号强度如眶内脂肪，灰色称中信号强度如视神经和眼

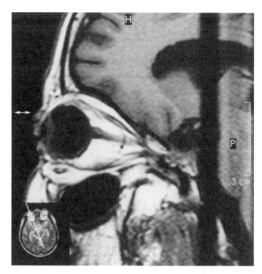

图 2-257　眶矢状 MRI

外肌，灰黑色称低信号强度如巩膜，全黑称无信号如鼻窦内的空气；②以脑信号强度作为标准，眶内各结构和病变的信号强度与之比较，如视神经在图像上的灰度基本与脑相同称作等信号强度，脂肪信号比脑信号高称作高信号；③以眼外肌作标准，其他结构和病变与之比较，如视神经的灰度与眼外肌基本一致称作等信号强度，脂肪称高信号，玻璃体称作低信号；④以颞肌信号强度作为标准，其他结构和病变与之比较。在描写信号强度时用字较为繁琐，往往以信号两个字代替信号强度。按图像的黑白度描写，眼部各正常结构的信号如表 2-25。

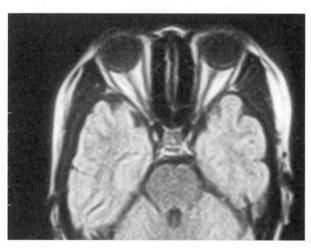

图 2-255　眶中部水平 MRI

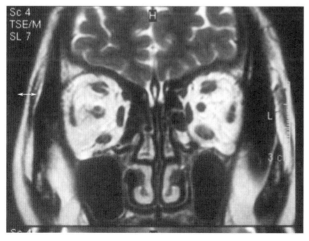

图 2-256　眶中段冠状 MRI

表 2-25　眼部正常结构信号强度（SE 序列平片）

结构	信号强度	
	T1WI	T2WI
巩膜	低	低
视网膜	低	中
脉络膜	低	中
玻璃体	低	高
晶状体	中	低
眼外肌	中	中
视神经	中	中
泪腺	中	中
眶脂肪	高	高
眶骨壁	无	无

脂肪抑制技术处理后，在 T1WI 上脂肪信号消失，而眼环、视神经、眼外肌和泪腺信号强度明显增高；一般病变在脂肪抑制序列也是高信号，在脂肪无信号的对比之下显得更为突出。

四、适应证和禁忌证

MRI 检查的适应证包括视觉障碍、眼内和眶内肿瘤尤其是眶尖部小肿瘤、眶内炎症和甲状腺相关眼病、眼部外伤、眶内肿瘤向外蔓延、眶周围结构肿瘤眶内侵犯、慢性头痛、颅压增高、可疑脑梗死或多发性硬化、眩晕、共济失调和颅后窝肿瘤等。当怀疑葡萄膜黑色素瘤或眶内肿瘤颅内、颞窝蔓延时，特别需要 MRI 检查，一般眼和眶内病 CT 检查应优先考虑。

尚未发现 MRI 对人体危害，但体内有磁性金属异物包括眼内异物、人工关节、骨钉以及动脉瘤夹等，应禁用 MRI 检查。因这些磁性物质在强磁场内可能移位，造成二次创伤。体内安有心脏起搏器，在施加 RF 时可干扰起搏器工作，引起心搏骤停，也禁用 MRI。另外，MRI 很难显示骨变化，故检查骨折和钙化斑应选择 CT 扫描。

五、眼球病变磁共振成像

眼内病变特别是肿瘤在玻璃体腔内将出现异常信号，有一些眼病眼环的大小、形状和信号强度有改变。

1. 眼内异常信号 眼内肿瘤、视网膜脱离和玻璃体积血等，均出现眼内异常信号。一般眼内肿瘤显示为 T1WI 中信号，T2WI 高信号。如果肿瘤内含有影响弛豫时间的特殊物质，则信号强度发生改变，例如葡萄膜黑色素瘤内含有较多的黑色素，此物质有顺磁作用，缩短弛豫时间，形成短 T1 和短 T2，因而在 MRI 图像上与其他肿瘤不同，T1WI 肿瘤呈高信号，在低信号玻璃体的对比之下显示甚为清楚在 T2WI 像上肿瘤呈低信号，在高信号玻璃体的衬托之下显示更为突出。但是在临床上应当注意的是，脉络膜下出血在某一时期的信号与葡萄膜黑色素瘤是类似的，国内外亦有因此信号按肿瘤做眼球摘除的病例，所以除了特殊信号外，病变的形状也很重要（图 2-258）。视网膜母细胞瘤内含有钙质，钙质在任一加权像上均无信号，因视网膜母细胞瘤含钙量不同而出现不同的信号强度，常见的一种类型是 T1WI 和 T2WI 图像肿瘤均为中、高信号，其中有形状不规则的低信号区，低信号区便是钙沉着部位。视网膜脱离的 MR 信号强度取决于渗液内的蛋白质含量。慢性视网膜脱离含蛋白质较多，T1WI 高信号，T2WI 高信号。少量玻璃体积血对眼内信号影响不大，出血量较大时才会有改变，且随血红蛋白的裂解而变化。一般新鲜出血（72 小时以内）T1WI 和 T2WI 像均为低信号，亚急性出血（72 小时以后）或慢性出血 T1WI、T2WI 均为高信号。

2. 眼环形状和大小改变 先天性青光眼（水眼、牛

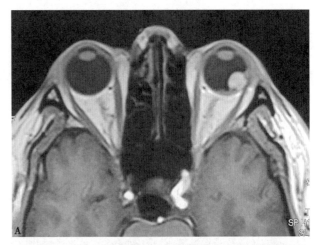
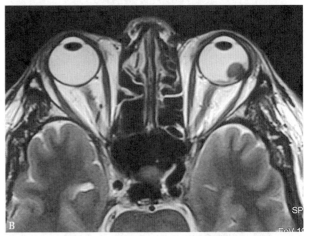

图 2-258 左眼内信号异常——脉络膜黑色素瘤 MRI
A. T1WI，肿瘤为高信号 B. T2WI，肿瘤为低信号

眼）、高度近视眼以及巩膜葡萄肿，眼环一致性或局部增大、变薄；小眼球、眼球萎缩和高度远视眼则显示眼环较正常小。严重的眼球壁炎症、弥漫浸润的肿瘤，正常眼环信号强度将有所改变。在巩膜炎，由于水肿、充血和炎细胞浸润，局部眼环增厚，T1WI 显示为中或低信号，T2WI 高信号。

3. 眼内结构异位 晶状体、视网膜、脉络膜等正常结构均可脱离原位，且伴随着信号强度的改变。

六、眼眶病变磁共振成像

眼眶内大部分容积被脂肪所占据，T1WI 和 T2WI 均显示为高信号，而眶内病变一般显示为相对低信号，很容易被发现；如采用脂肪抑制序列，则病变均为高信号，更易被显示。

1. 眶内块状异常信号 眶内占位病变出现此类信号。眶内占位病种类繁多，MR 信号强度不尽相同，但除个别类型的肿物如皮样囊肿（含有脂肪）之外，一般实性软组织占位病变在 T1WI 像中均为中或低信

号,明显低于眶内脂肪,而 T2WI 像中肿瘤呈中、高信号强度,接近甚至高于脂肪信号(图 2-259)。由于在 MRI 上骨骼为无信号区,因而特别适用于揭示视神经肿瘤的视神经管内和颅内蔓延。目前临床使用的 3.0T 的 MRI 可以显示至少 3mm 左右的颅内蔓延肿瘤信号。对于恶性肿瘤眶外蔓延的显示也明显优于 CT。值得注意的是,占位病变的信号强度往往不是绝对的,同一病变内因位置的不同信号强度可不一致,不同病变可有相同的信号强度,笔者检查 80 例眶内肿瘤,信号强度如表 2-26。除观察信号强度之外,病变的位置、形状、边界及继发改变对于鉴别诊断也很重要。

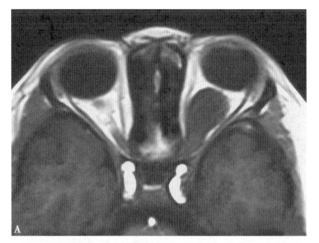

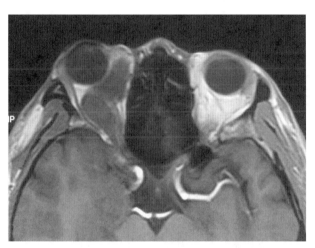

图 2-259 右眶内块状异常信号——神经鞘瘤

图 2-260 左视神经梭形增粗——胶质瘤
A. T1WI B. T2WI

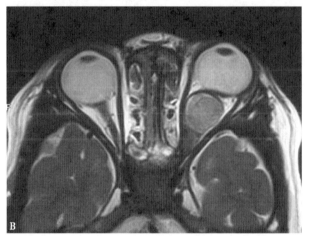

2. 视神经肿大及信号异常 明显的视神经肿大多因肿瘤引起,如脑膜瘤和胶质瘤,一般呈管状或梭形肿大,T1WI 中低信号,T2WI 高信号(图 2-260)。视神经肿瘤有向管内和颅内蔓延的倾向,MRI 不受骨管的影响,可观察肿瘤范围。视神经炎、视神经水肿以及肿瘤在眶尖部压迫,可引起视神经轻度增粗。在脂肪抑制及强化后,甚至可看到视神经炎的病灶。

3. 眼外肌肿大及信号异常 眼外肌肿大多见于甲状腺相关眼病和炎性假瘤,前者多发生在两眶、多个眼外肌对称性肿大,后者多为单一眼外肌肿大,且波及肌腱(图 2-261)。一般情况下 T1WI 和 T2WI 肿大的眼外肌均为中信号,如水肿明显,则 T2WI 信号增高。另外,颈动脉海绵窦瘘的眼外肌也中度或轻度肿大,但眼上静脉增粗更为明显。临床也可见到眼外肌内肿

表 2-26 眼眶肿瘤共振信号强度

诊断	例数	T1WI				T2WI			
		低	中	高	斑驳	低	中	高	斑驳
脑膜瘤	14		14			4	10		
末梢神经瘤	9		8	1		1	7	1	
炎性假瘤	8	2	6			2	1	5	
皮样囊肿	8	1	2	5			6	2	
泪腺恶性瘤	3		3				2	1	
黏液囊肿	3	1	2					3	
血肿	2			2				2	
其他	33	3	29		1	2	1	29	1

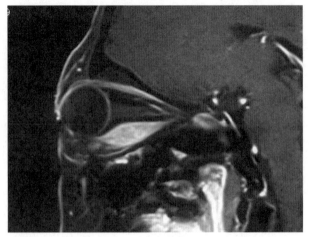

图 2-261 下直肌肿大——甲状腺相关眼病的矢状增强 MRI

瘤，如颗粒细胞瘤、神经源肿瘤、血管性肿瘤及转移癌等，应引起医生注意。

4. 眼静脉及海绵窦扩大 颈动脉 - 海绵窦瘘时，眼上、下静脉及海绵窦扩张，因这些血管内流动的是动脉血，受流动效应影响，T1WI 和 T2WI 像均无信号，也可同时伴有 6 条眼外肌肿大。

5. 泪腺肿大 泪腺肿瘤多发生于一侧泪腺窝内（图 2-262），良性多呈类圆形，恶性多不规则。泪腺炎症多为两侧泪腺肿大，且多呈扁平形。

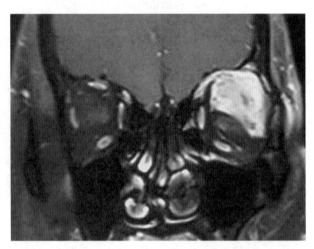

图 2-262 左泪腺肿大——泪腺腺样囊腺癌增强 MRI

七、眼眶周围结构病变磁共振成像

鼻窦由骨壁、黏膜和空气构成。正常黏膜甚薄，在 MRI 图像上常观察不到信号，如果发现信号存在则意味着是一种异常。鼻窦炎黏膜增厚，T2WI 像上呈现高信号条纹。鼻窦积液 T1WI 为低信号，T2WI 高信号。鼻窦恶性肿瘤 T1WI 和 T2WI 多为中低信号，T2WI 信号越低恶性程度越高。脑部病变是 MRI 检查的最佳

适应证。脑部肿瘤 MRI 显示局部正常结构消失，因弛豫时间延长，T1WI 多为中低信号，与正常脑信号的强度接近，T2WI 信号强度明显高于脑组织。在肿瘤周围有一水肿环，T1WI 呈低信号，T2WI 高信号，水肿环甚至高于肿瘤的信号强度。颅内炎症为 T1WI 低信号，T2WI 高信号；脓肿形成后，在 T2WI 图像上信号强度更高。脑多发性硬化常累及视神经、半球的白质内，也见于内囊、脑桥和小脑。MRI 显示为多个斑点状异常信号，T1WI 低信号，T2WI 高信号。鼻咽癌有时侵犯眶部，原发灶多位于侧隐窝，形状不规则，边界清楚，T1WI 低或中信号，T2WI 高信号，信号强度可不均匀。鼻咽癌眶内侵犯，可明确显示蔓延途径和眶内肿瘤。

八、伪 影

MRI 伪影是影像上不能正确反映组织结构的位置和组织的 MRI 特性，以及显示出不属于成像结构的假信息，以致影像失真，诱导错误诊断。眼部 MRI 常见的伪影有以下几种：

1. 化学位移 磁场中原子核外周的电子云对原子核有屏蔽作用，屏蔽作用的大小与原子核所处的分子环境有关。同样一种原子核、同样的磁场，但其分子环境不同，它们的共振频率将不相同。若使其共振频率相同，则需要施加不同强度的磁场，这些原子核共振频率或共振场强的相对差别即化学位移。在眼部检查中，化学位移主要发生在视神经边缘，该神经一侧的信号叠加到另一侧，在图像上视神经一侧有一低信号条纹，而另一侧显示一高信号条纹。

2. 表面线圈造成的伪影 把接收线圈置于眼眶表面造成信号的不匀称，距线圈近的结构和病变信号高，距线圈较远的同样结构和病变则信号低，失去了前后对比性。

3. 磁化率效应 在两种性质差别很大的组织间存在磁化率效应，致使信号丢失。磁性异物和金属碎片要比抗磁性和顺磁性物质的磁化率大得多，眼部微小的磁性异物都会引起大片的信号缺失，所以磁性金属异物不适用于 MRI 检查。

（宋国祥 肖利华）

第五节 相干光断层成像术

相干光断层成像术（optical coherence tomography，OCT）是由 Huang 等人于 1991 年首先报道，近二十年来快速发展的新型医学影像诊断技术，它利用光对眼内组织结构进行断层扫描，并结合计算机图像技术，可以应用于眼部，具有非侵入性、非接触性的特点。OCT

的轴向分辨率可达 10μm，最新一代的甚至可达 3μm，比目前临床上常用的断层成像技术如 CT、MRI、B 超等要精细 10～100 倍以上。一系列实验和临床研究表明，应用 OCT 可以观察活体眼前和眼后节组织的显微形态结构，可以起到类似于组织病理学观察的作用，同时还可以进行定量测量，得出组织结构定量值。目前，OCT 应用最广泛的是对青光眼和视网膜疾病的检查，具有普通检眼镜、荧光素眼底血管造影等眼底检查方法所起不到的独特作用，从而提高了对眼底疾病的诊疗水平，成为青光眼眼底疾病诊断病情、追踪观察和科学研究的重要手段。

一、原理与图像分析

了解 OCT 的技术和操作原理有助于 OCT 的研究者对 OCT 图像分辨率影响因素的理解。OCT 的应用原理与 B 型超声扫描相似，但后者使用的是声波，而 OCT 使用的是光波。由于光波传播迅速，易达眼前节和后节，可以对眼内结构进行断层精细扫描，为临床诊断提供重要的信息。

超声显像技术已在临床上广泛应用于眼轴的测量及眼前段的检查。由于超声波技术依靠眼内组织的声波反射，因此它要求测量装置（探头）直接接触角膜或借助液体浸泡技术促进声波在眼内的传播，超声测量的分辨率取决于所用声波的频率或波长。相反，光学测量成像技术应用的是光波而不是声波，因此检查时不需要直接接触眼球，从而方便了检查及大大减少了患者的不适感。另外，光学成像的分辨率比超声波检查要高。当代 OCT 显影图像的分辨率比标准 B 超图像的分辨率高约 10 倍。正是因为 OCT 的分辨率高，使得眼前节和视网膜的结构清楚显像，从而有助于许多临床疾病的诊断。光学技术的主要缺点是在大部分生物组织中光会被散射或吸收，因此光学成像技术一直局限应用于光能直接到达或经内镜、导管可到达到的组织。由于眼球的特殊结构，光极易通过瞳孔到达眼部组织，因此眼科是 OCT 的理想应用领域。

根据眼内显微结构反射光波的不同，OCT 可以测量不同组织间的相应距离和显微结构。虽然 OCT 可以用短脉冲光源来检查，但是多数 OCT 运作系统采用低相干的连续光源。由于光的传播速度很快，所以无法像超声波那样，用电子学的方法对经样本反射后产生的光的回声延时进行探测，因此一项已知的光学技术——干涉度量学便被引入了这一领域。

作为光源的低相干超级二极管发光体所发出的光束，被一个光纤偶联器平均地分成两束，一束被送入干涉仪的参照光路，而另一束被送入探测光路。两个

中反射或反向散射的光线在光纤偶联器被重新整合为一束，并为光学二极管所探测，通过对不同深度组织产生的不同反向散射强度对数值所对应的彩色灰阶值进行实时显示来获得图像。红色和白色代表反射强的区域，蓝色、黑色等暗色调则与反射弱的区域相对应。与 B 型超声的成像原理极为相似，OCT 系统通过多次类似 A 型超声波的纵向扫描（通常为 100 次），获得的样本构成被检测区域的断层伪彩色图像。扫描信息和组织的厚度或距离被仪器测量，通过计算机进行分析处理，获得组织的扫描图像及厚度图像值，厚度值的记录单位为微米。轴向扫描时，不同组织结构的相对位置可以通过眼内光束横断面位置或目标的改变而测得。因为光束能被聚焦在很小的点上，因此横断面扫描的精确性高。OCT 探头光束的波长是近红外光，因此患者看不到光束，这样在检查过程中就减少了患者的不适感。而临床医生可通过近红外光敏感的影像照相机，观察到 OCT 光束断层扫描的部位。

OCT 从诞生到现在仅仅 20 年的时间，已经经历了多次的升级换代，在测量原理、技术和分析软件上都有了很大改进，使我们对视网膜病变的认识不断加深和提高。最早出现的时域 OCT（商品名 OCT1000），其轴向分辨率为 16μm，它可以分辨出视网膜的色素上皮与脉络膜毛细血管层（红白色强反射光带）、光感受器层（蓝黑色光带）、内外丛状层（黄绿色光带）和视网膜神经纤维层（RNFL）（红色光带），并能够自动地测量 RNFL 厚度和视网膜厚度。2000 年 OCT2000 和 2002 年 Stratus OCT 相继出现，轴向分辨率提高到 10μm，扫描速度达到每秒 400 个 A 扫描，检测的重复性、精确度显著提高。

最近出现的频域 OCT 是 OCT 技术的一大飞跃。频域 OCT 通过光谱仪将干涉信号中的不同波长信息采集到电荷耦合器件（CCD）上，经过傅立叶变换，将光的波长信息转换为生物组织信息。由于探测器和光源波长的改进，频域 OCT 展现出超高的分辨率、灵敏度和超快的数据采集速度，被认为是临床上最有发展前途的 OCT 技术。它的扫描速度为每秒 20 000～55 000 个 A 扫描，轴向分辨率达到 5μm，一方面使频域 OCT 在相同的扫描时间内获取更大量、细微的视网膜组织的信息，另一方面将扫描过程中由于眼球不自主运动对图像的干扰尽量减少，因此采集的信息将更精准。频域 OCT 还可以对采集的大量断层扫描数据进行三维图像处理、实现对眼底扫描结构的三维重建，并可以利用计算机软件进行三维图像任意断层结构的观察和定量分析，目前，主要用于黄斑部及视盘结构的三维结构检测。

总之，通过 OCT 可以同时观察到扫描部分的眼部结构和横断面图，它既可以观察眼底超微结构的形态学特征，又能将视网膜十层结构分层，像眼底彩色照相一样把各层病变作为资料记载下来。同时，OCT 图像可提供眼内结构的定量信息资料，可以用于疾病诊断、追踪和疗效判断，是目前眼科影像诊断技术最先进的检查方法之一。

二、正常 OCT 图像及其变化

在了解异常的视网膜、黄斑及盘周的 OCT 图像前，应当首先熟悉正常 OCT 的结构图像及它们的形态特征、正常厚度等。

1. 正常视网膜的 OCT 图像分析　CT 图像以伪彩色表示不同的反射率：红色表示高反射，黑色表示最低的反射，中等的反射以黄色及蓝绿色表示。

在断层图像中，由于黄斑中心凹、视盘和视网膜剖面特有的形态，可以很明显地辨认。玻璃体视网膜界面为不反射的玻璃体和反向散射的视网膜表面之间的分界。不反射的玻璃体显示为黑色的暗区，视网膜表面显示为高反射的红色层。

黄斑部的 OCT 图像：在正常黄斑部的 OCT 断层图像中，显示了视网膜不同层的对比。视网膜的前后缘也是高反射层，对应于神经纤维层（NFL）和色素上皮（RPE）及脉络膜毛细血管层。前、后两层高反射的红色层之间对应于视网膜的中间层：最低程度反射为光感受器的核层，显示为黑色；中等和低反射交替的黄蓝色层显示视网膜的层状结构，内外丛状层（IPL、OPL）为中等反射。在脉络膜毛细血管层下，由于通过视网膜神经上皮层、色素上皮层和脉络膜毛细血管层之后的信号减弱，从脉络膜深处和巩膜返回较弱的散射，表现为蓝色及黑色暗区。视网膜血管由于其反向散射的增加及其来自于色素上皮层和脉络膜毛细血管层反射的暗区而被辨别出。大的脉络膜血管也在图像上显示为具有低反射的黑色管腔。依照断层图像，视网膜的后层终止于视盘边缘，与脉络膜终止于筛板相一致；神经纤维层从黄斑到视盘的厚度增加，正与解剖组织所认为的相似。

OCT 图像通常可以显示黄斑部疾病的形态学改变。OCT 能评估中心凹光感受器的丧失，如出现全层黄斑裂孔、中心的瘢痕或纤维化以及其他黄斑损害。黄斑轮廓隆起一般与视网膜前膜和假性黄斑裂孔相关。中心凹轮廓丧失或变平可见于黄斑裂孔、黄斑水肿或黄斑区神经上皮脱离。玻璃体黄斑牵引可致黄斑中心凹变平或突出。

2. 视盘周围的 OCT 图像　经过视盘中心的放射状和环形 OCT 断层图像，可以用来比较不同方向神经纤维的厚度和评价视盘的剖面。前、后高反射层分别表示 NFL 以及脉络膜毛细血管层和 RPE。在放射状 OCT 图像中，90°的断层图像（垂直于乳头黄斑束）显示 NFL 向视盘方向伸展，相当于上和下弓形神经纤维束所在处，0°断层图像（平行于乳头黄斑束）则显示较薄的 NFL，与该区神经纤维束较少相符合。在全部断层图像中，其表面轮廓是显而易见的。脉络膜在筛板处的止端也可以见到。视盘周围神经纤维层厚度的记录在青光眼和视神经变性疾病的诊断和追踪方面有很重要的意义。

3. 神经纤维层　视网膜神经纤维层厚度的变化可以作为神经变性疾病发病的重要指标，例如青光眼中。在 OCT 图像中，表层视网膜中 NFL 是一个强反向反射层，与深层视网膜层相比表现为增强的反射率。NFL 的厚度可以在视盘周围的圆柱形或线形断层图像中的特殊点被测量出，也可以通过计算机软件算法评估出视网膜和 NFL 的厚度（图 2-263）。仔细检查视盘周围环形断层图像可以识别出局部 NFL 缺损，且必须与正常的反射率和 NFL 厚度的变异相鉴别。

4. 视网膜色素上皮层和脉络膜毛细血管层　在 OCT 图像中 RPE 和脉络膜毛细血管层较难分辨，它们联合反射为 OCT 图像中视网膜神经上皮层的后界，并提供脉络膜的病理信息，如年龄相关性黄斑变性和脉络膜新生血管形成。

RPE 色素增加使反射增加，后反射界面轻度增厚，伴随脉络膜反向散射暗区。RPE 脱离也造成脉络膜暗区。椭圆形瘢痕和其他纤维化表现为明显的后反射增强。色素减少或色素上皮萎缩或联合窗样缺损能致反射减少及增加探测束对脉络膜的穿透和深层的高反射。

反射的中断提示 RPE 和（或）脉络膜毛细血管层脉络膜新生血管形成。内生的新生血管穿过 Bruch 膜使其中断，并由于新生血管膜的结构而使后反射增强。但由于新生血管渗漏至视网膜内或视网膜下液体积聚，或联合上方神经上皮层脱离等病变可使后反射减弱，从而形成 OCT 扫描的不同图像。

5. 玻璃体和玻璃体视网膜界面　很多玻璃体和视网膜疾病影响玻璃体视网膜界面。正常的玻璃体凝胶在玻璃体和视网膜之间的高对比界面是透光的，由于炎性渗入物、玻璃体浓缩或出血，可以从玻璃体获得显著的反向散射信号。在 OCT 图像上后部玻璃体膜与表面视网膜是不能分辨的，但是当玻璃体后脱离时就可以分辨出来。来自后玻璃体的反射是典型的弱反射，通常是不规则的，这是因为玻璃体凝胶和其间的液体具有相似的反射指数。

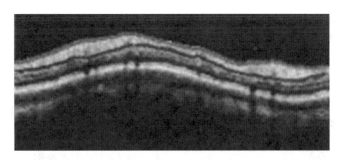

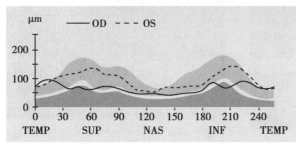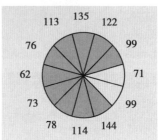

图 2-263　OCT 测量正常人视网膜神经纤维层厚度

如果视网膜前膜与视网膜神经上皮层分离，就可以很容易地分辨。然而通常情况下它与视网膜表面紧密地黏附，与视网膜之间的差别主要是它们之间的光反射率不同，次要表现是与假性黄斑裂孔或牵引性视网膜脱离相似。通常来自视网膜前膜的反射高于来自下面的视网膜组织反射。

视网膜前膜与视网膜分离后，由于膜的高反射率、厚度增加和轮廓的差异，它可以与后玻璃体分辨出来。相对于脱离的后玻璃体，收缩的视网膜前膜通常具有较平的轮廓，表现出较大的张力。

6. 视网膜厚度　视网膜厚度对于很多眼底疾病的确诊是一个重要的参考指标。OCT 的高度轴向分辨率以及能很好地判定视网膜前后界的反射率对比，使 OCT 成为客观测量视网膜厚度的最佳方法之一。

视网膜水肿时厚度增加，也可使其组织的散射性质发生改变。一个测量视网膜厚度的重要位置是直接测量黄斑区，黄斑水肿对视力有很大影响。这项测量特别适用于糖尿病视网膜病变所致的黄斑水肿患者的追踪，或白内障术后患者囊样黄斑水肿的排除和追踪。通过识别视网膜内囊样部位可以鉴别黄斑水肿和视网膜的牵引。

视网膜厚度减少通常见于萎缩或瘢痕性病变，可以是局灶性或弥漫性的改变。

7. 视网膜神经上皮层和色素上皮层脱离　在 OCT 图像中，神经上皮层脱离表现为浅的视网膜隆起，在视网膜和 RPE 之间为透光区，来自正常的光感受器的最低反射会增加。

色素上皮层的浆液性脱离具有独特的表现。对应的 RPE 反射带会局灶性地隆起于透光区之上。像神经上皮层脱离中的光感受器一样，脱离的 RPE 比正常情况下具有较高的反射，也许是浆液与脉络膜毛细血管层之间反射指数的差别，或由于 RPE 细胞本身代谢失调和形态学的改变所致。来自 RPE 的反射增强明显地遮蔽来自脱离区下方的脉络膜反射信号。在浆液和基底膜之间通常为均匀的暗的反射交界。与神经上皮层脱离相比，色素上皮层脱离的角度也较锐，在脱离边缘处 RPE 细胞与基底膜黏附紧密，以支撑液体压力的增加（图 2-264）。

在神经上皮层脱离中，来自光感受器的反射增强可以与来自色素上皮层的高反射相似，但是很少发生对 RPE 和脉络膜反射的较大遮蔽。因此神经上皮层和视网膜色素上皮层脱离的区别在于确定浆液聚集处下方反射的强度和估计脱离的夹角。

在 OCT 中神经上皮层脱离的图像有时可以被严重的视网膜水肿所干扰，这是由于在许多病例中液体积聚和反射降低，在外部的视网膜层可见明显的水肿。在这些病例中重要的是识别平滑和连续的液体 - 视网膜边界的特征，以确定神经上皮层脱离的诊断。

RPE 的出血性脱离具有全部浆液性 RPE 脱离的特点，此外可以直接观察到在 RPE 脱离下相应的血液光反射信号。由于入射光通过脱离的 RPE 后衰减，血液通常呈现适度增高的反向散射。光通常穿过低于 100μm 的脱离的 RPE 和出血。

纤维血管性色素上皮层脱离在 RPE 脱离下的内部也显示一些光的反向散射。但比较血液的低散射系数，纤维血管增殖的反射明显降低，并通常使脉络膜

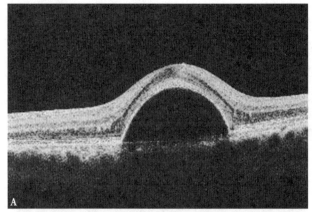

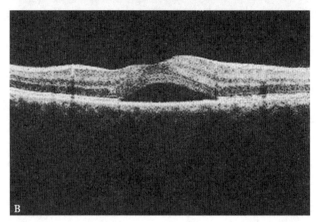

图 2-264 色素上皮层脱离（A）与神经上皮层脱离（B）

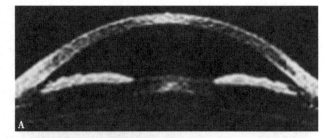

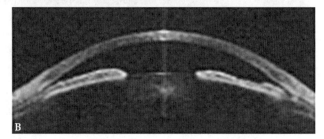

图 2-265 眼前节 OCT 彩色图像（A）及前房角成像（B）

的探测光透过增强。其他损害如卵黄状损害，可以具有类似的特点，在隆起的 RPE 和脉络膜之间呈现弥漫的适度的中等反射率。

融合的软玻璃膜疣可以误认为小的色素上皮层脱离。软玻璃膜疣表现为暗区适度的反射率，通常不能辨别是来自脉络膜的反射还是来自隆起的 RPE 下方的脉络膜。

8. 眼前节 OCT 扫描仪　这是专为眼前节成像设计的影像学检查仪器，具有分辨率高、非接触性、非侵入性、可重复性好、测量范围广、可监控等优点，提供形态学图像和量化分析，在眼科诸多方面，如人工晶状体植入手术的设计和术后观察，测量角膜厚度、前房角、前房深度、泪河高度，角膜屈光手术和术后随访观察，青光眼手术前后前房角和滤过泡的评价等方面均有广泛应用（图 2-265）。

眼前节 OCT 在临床和科研中的应用还有待于进一步完善拓展，比如，提高分辨率和扫描光束的组织穿透力、开发自动化程度更高的处理软件、减少人为测量和操作的误差、建立眼前节 OCT 检查结果的正常参考值和参考图谱等，是今后需要解决的问题。

OCT 技术在将来还有可能进一步发展，例如进一步增强图像，并开发用于其他组织检测或与其他检测方法结合的诊断设备，如与多普勒技术结合用于血流检测，与导管纤维探头结合用于微细结构的探测。此外，还将开发更高分辨率的 OCT 系统，例如更好地区分视网膜各层结构，并可能进行细胞形态学成像及检测。Schuman（2003）就指出："超高分辨率相干光断层扫描可将轴向分辨率提高 4 倍"。多波长和多极性光的断层图像技术将使用分光镜或组织的双折射属性，进一步提高对比度，以便更精确地检测和分辨各种疾病状态。

三、青光眼及视神经疾病

（一）青光眼

青光眼性视神经和视网膜神经纤维层（RNFL）损害及视野缺损，是青光眼的最主要特征。OCT 具有较高的轴向分辨力，可进行微米级的厚度测量，应用 OCT 作为青光眼性视网膜神经纤维层成像及定量测量的工具，在青光眼的早期诊断和病情追踪方面起着重要作用。

1. OCT 检查视网膜神经纤维层的方法　患者需散瞳，采用内固定法，以视盘中心为圆心，围绕视盘周围的神经纤维层进行环形扫描。通常右眼从视盘颞侧 9 点开始，经过上、鼻、下象限，回到测量的起始点。左眼从视盘鼻侧 9 点开始，经过上、颞、下象限，回到扫描起始点。扫描周围的直径为 3.37mm。扫描后计算机自动给出扫描处的视网膜神经纤维层厚度值，包括总的平均厚度值、各象限的平均厚度值及从 1 点到 12 点各钟点的平均厚度值，并显示出视网膜神经纤维层的厚度曲线图。

频域 OCT 可以检测视盘周围（6×6）mm² 区域的视网膜神经纤维层厚度。它在 1.5 秒内同时进行 200 次水平扫描和 200 次垂直扫描，共采集 40 000 个数据点。扫描图像由系统自动识别视盘的中心、确定直径 3.4mm 测量环的位置、并从 6mm² 方形区域中提取数据，分析该环上 RNFL 厚度，可提供 12 个钟点、4 个象限及全周平均的 RNFL 厚度，以及该区域视网膜神经纤维层厚度地形图。并与仪器自带的正常 RNFL 厚度数据库对照分析，获得 RNFL 厚度偏差图，直观显示出该区域 RNFL 缺损的大小、形态和位置。

2. 青光眼的 OCT 图像表现 在 OCT 图像中，视网膜前界与玻璃体之间的一层红色高反射层为视网膜神经纤维层。OCT 能区别正常人和青光眼患者的 RNFL 的图像特征，并能以微米级的分辨率定量区分正常人与青光眼患者的 RNFL 厚度。随着青光眼患者的病情进展，RNFL 的厚度逐渐变薄。青光眼性视网膜神经纤维层受损时，可见这层红色高反射层变薄，表现为局部缺损或弥散性变薄（图 2-266），也可以表现为在弥散变薄的基础上伴有局部较深的缺损。早期青光眼较多累及下方象限和（或）上方象限的神经纤维层，即弓状纤维束，扫描图上呈现反映上、下象限的红色反射层变薄，但是仍然可以见到厚薄不一的红色反射层，曲线图上双驼峰的峰波降低。随着青光眼病情进展，代表视网膜神经纤维层的红色反射层越来越薄，某些局部红色反射层可以消失，说明该方位的神经纤维层已完全萎缩，晚期至绝对期的青光眼中红色反射层接近消失。此时，曲线的双驼峰接近平坦，测得的神经纤维层从 0 至几十微米。

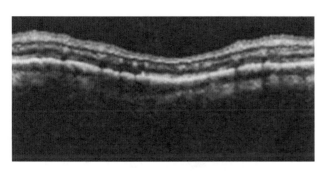

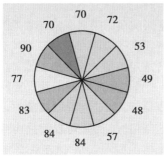

图 2-266 青光眼的上、下方视网膜神经纤维层变薄

由于视网膜神经纤维层的厚度存在个体差异，各年龄段神经纤维层的厚度也不一样。因此在判断神经纤维层厚度是正常还是变薄时，除了要与正常同龄组对照之外，患者的健眼与患眼之间比较或与患者本人第一次检查的基线比较都很重要，建立患者的档案库和进行追踪检查对比，更能发现早期的视网膜神经纤维层损害。

OCT 发现的视网膜神经纤维层变薄，与视盘沿变窄、视杯扩大及视野缺损都有较好的相关性和吻合性，对此 Schuman 等于 1995 年就有报道。许多学者认为在青光眼性视野损害出现之前就已经发生视神经组织的损害，即所谓"视野缺损前期"。因此，发现"视野缺损前期"的青光眼性视神经和视网膜神经纤维层损害才能更早地发现青光眼。随着视网膜神经纤维层厚度的减少，视野的平均缺损范围逐渐增加，而且视野缺损与 OCT 图像中的 RNFL 变薄或缺损呈直接的对应关系，而青光眼视盘凹陷的扩大需要视神经损害达到一定量时才能表现出来，才能用检眼镜或眼底照相等方法观察到。OCT 能直接对视网膜神经纤维层成像，并进行各钟点方位的厚度测量，这无疑给确定有无视网膜神经纤维层损害提供了更为可靠精确的手段。

一些研究者应用 Stratus OCT 进行了大量的临床研究工作。正常人的 RNFL 厚度呈上、下方较厚而鼻、颞侧较薄的双驼峰样特征，并且与年龄呈负相关关系。青光眼性 RNFL 受损时，可见 RNFL 层局部和（或）弥漫变薄，曲线变为平坦，尤其在颞侧上、下方多见。经与组织学对比研究证实，OCT 检测的 RNFL 厚度值与组织学测量值是没有显著差异的。

频域 OCT 也提供了 RNFL 厚度参数评估青光眼对视网膜的损害。它不仅提供了与时域 OCT 一样的视盘中心外 3.4mm 环形线上的平均 RNFL 厚度值，还提供了视盘周围（6×6）mm² 区域的 RNFL 厚度图，反映了该区域 RNFL 厚度的分布特征；并与正常 RNFL 厚度数据库对照分析得到 RNFL 厚度偏差图，反映了该区域 RNFL 缺损的大小、形态和位置，有助于我们全面认识青光眼对 RNFL 的损害。频域 OCT 还提供了新的青光眼检测参数，如黄斑区视网膜神经节细胞复合体层厚度等，已经表明频域 OCT 在发现青光眼性 RNFL 损害中具有重要作用。

（二）视神经疾病

许多视神经疾病都可引起视盘和视网膜神经纤维层的改变。视神经萎缩的患眼中，采用 OCT 测量视盘旁 RNFL 也显示其变薄。OCT 对视盘与视网膜神经纤维层进行横断切面的检测，在视神经疾病的诊断及对病情的了解方面也非常有用。例如 OCT 对视盘的水平扫描图形提供视盘凹陷的情况,视神经小凹表现为局部视盘凹陷,也可以直接从OCT图像测量视盘凹陷的数值。视盘水肿伸展的范围可以在OCT横切面图上测量视盘突出于视网膜面的高度来评估。

浆液性黄斑部视网膜脱离与视网膜劈裂两者都可以伴有先天性视盘小凹。对这些病变进行OCT黄斑部视网膜及视盘横切面扫描,能够较为准确地了解这些组织结构改变的特征。视网膜神经上皮层脱离表现为视网膜神经上皮层完全隆起。相反,视网膜劈裂表现为内、外层视网膜之间的分离,伴有垂直或桥状的成分。囊样视网膜改变表现为视网膜水肿与视网膜内的光学反射减弱。

四、视网膜及脉络膜疾病

(一)视网膜血管阻塞性疾病

视网膜血管阻塞是急性视力丧失的常见原因,对静脉阻塞性疾病进行OCT扫描能更细致地观察到视网膜的组织形态改变,如常见的视网膜与黄斑水肿增厚、神经上皮增厚、囊样黄斑水肿等;在追踪观察黄斑水肿病情进展的量的变化、视网膜厚度变化和水肿吸收好转方面是非常有用的。黄斑水肿增厚可以经过一个或多个特别的部位进行扫描测量,以便准确地追踪视网膜内或视网膜下液潴留和吸收好转的情况变化。

在视网膜静脉阻塞时,OCT切面扫描图可以见到包括囊样黄斑水肿、板层黄斑孔洞、视网膜下液潴留或神经上皮浆液性脱离、视盘水肿等病理改变(彩图2-267,见书末彩插)。视网膜动脉阻塞病例表现为急性黄斑水肿、视网膜缺血苍白,以及以后发生视网膜萎缩,两者都可以通过OCT扫描测量视网膜厚度的变化而作出准确的评估。视网膜苍白常常伴随着缺血性视网膜病变,在OCT扫描图像中可以见到神经纤维与视网膜神经上皮层反光增强。

(二)糖尿病视网膜病变

黄斑水肿、视网膜新生血管、视网膜前纤维膜、视盘新生血管、视网膜脱离等是糖尿病患者视力损害的原因。

糖尿病视网膜病变黄斑水肿的病理组织改变包括视网膜神经上皮层增厚、层间内液潴留、囊样变性、玻璃体-视网膜牵引、浆液性脱离,与OCT图像分析的结果密切相似,与视力变化也有很好的相关性。糖尿病黄斑病变引起的视网膜水肿在OCT上表现为视网膜水肿、囊样黄斑水肿(CME)及视网膜神经上皮脱离。黄斑水肿主要是细胞外液体积聚,在视网膜外层特别是外丛状层间表现得比较明显。它也引起Müller细胞胞质肿胀,严重的水肿则视网膜全层增厚,且常合并

CME和神经上皮脱离。OCT图像能够显示视网膜增厚的程度,这是其他检查无法比拟的。在黄斑水肿患者中,视网膜厚度测定较观察荧光素渗漏与视力的相关性更有意义。重复定期进行OCT检测及图像分析,眼科医生能够比其他检测手段更为准确地追踪黄斑水肿的变化和定量测定。慢性囊样黄斑水肿可发生板层黄斑孔洞。OCT图像可以证实视网膜厚度部分丧失,异常的色调提示囊泡破裂。CME是指液体大量积存于黄斑中心凹周围的Henle纤维间而呈现的蜂窝状外观,神经细胞坏死亦可形成囊样空腔。小的CME可融合增大,间隔消失而呈一大囊肿。CME不仅见于外丛状层,亦可见于内丛状层、内核层甚至神经节细胞层。OCT的优势在于不仅能显示如30μm那样的小囊肿,还能清楚地显示其所在的视网膜层次位置。OCT检查较FFA检查更有助于发现CME(图2-268)。

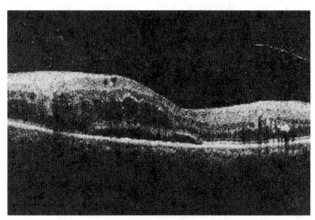

图 2-268 糖尿病视网膜病变
黄斑区见多个囊腔伴神经上皮层脱离

硬性渗出表现为局部的高强度视网膜内层表面强反射,它完全遮蔽其下方的视网膜神经上皮层及视网膜色素上皮、Bruch膜和脉络膜毛细血管层的光反射。视网膜神经纤维层缺血产生的棉絮状斑在OCT图像上表现为视网膜神经纤维层和内层视网膜神经上皮光反射增强区。由于血块有高的反射及光波穿透血液时高度衰减,出血可以遮蔽来自出血下方的深层视网膜光反射。

增生性糖尿病视网膜病变常导致视网膜前纤维增生。它与视网膜紧密黏附在一起时,OCT检测时显示视网膜神经纤维层增厚,强反光带增宽。由于纤维增生不一致,反光带的厚度可不一致。视网膜纤维增生部分与视网膜黏附,部分在视网膜前方,OCT图像可以清楚显示这些情况,而且可以测量出纤维增生与视网膜神经纤维层的间距。从OCT图像上可以检测到视网膜牵引和牵引性视网膜脱离的形态。

由于玻璃体的光学透明性，后脱离玻璃体后界膜的典型图像为一窄细的光反射带，它比视网膜前膜的光反射带低，比视网膜神经纤维层的光反射带更低。

从 OCT 图像分析可以定量地测量视网膜神经上皮层变薄萎缩的情况。

（三）中心性浆液性脉络膜视网膜病变

OCT 的应用为中心性浆液性脉络膜视网膜病变（CSC）的诊断和随访提供了新的手段。CSC 的 OCT 图像可显示以下三种表现：

1. 视网膜神经上皮层水肿、脱离 视网膜神经上皮层脱离表现为神经上皮层隆起，其下为液体积聚的无反射暗区，底部见一高反射光带为视网膜色素上皮层。如在神经上皮脱离时同时发生视网膜水肿，则组织明显增厚，反光不同程度地减弱，难以分辨层次。

2. 视网膜神经上皮层和色素上皮层（RPE）脱离 同时存在 RPE 脱离时，表现为神经上皮与一条薄的、高反射的色素上皮光带一起隆起，其间为充满液体的暗区。在 RPE 脱离眼，与 RPE 脱离相对应的反光带比其周围正常的色素上皮和脉络膜毛细血管层要薄。

3. RPE 断裂 反射的色素上皮光带中断，同时伴有 RPE 和神经上皮层脱离。

OCT 可以区分 CSC 的神经上皮层脱离和 RPE 脱离，也可以区分 CSC 的浆液性视网膜脱离与 RPE 脱离。通过观察 RPE 与脉络膜的反射，当 RPE 脱离时可以出现一边界清晰的隆起强反射。脉络膜反射的致密阴影因 RPE 脱离而致光的衰减，相比之下神经上皮层脱离可存在液体 -RPE 的清晰界面。偶尔脱离的神经上皮层的后缘回声可能与 RPE 脱离相似，不过此时脉络膜的反射阴影较小。FFA 可显示一个或多个因 RPE 水平渗漏所致的高荧光区。通过这些渗漏区的 OCT 图像显示 RPE 隆起的高回声区，同时伴随其下的浆液性 RPE 脱离。与 FFA 的表现相比，FFA 显示墨汁样扩散和炊烟样扩大，OCT 检查的结果均可表现为神经上皮脱离和 RPE 脱离，与荧光素渗漏的形态无关。

由于视网膜组织与浆液性渗出之间显著的光学界面，OCT 的高分辨率能极敏感地测出极小的神经上皮层隆起。当中心凹浆液性脱离浅而 FFA 检查未能发现荧光素渗漏时，OCT 检查可以显示神经上皮浅脱离。这是 OCT 与以往检查相比具有的独特优越性中较为重要的一点。

在 CSC 的 OCT 检查中，发现在少数病例不仅存在神经上皮层脱离和 RPE 脱离，而且还同时存在 RPE 断裂。证实在 CSC 的发病机制中不仅存在 RPE 细胞连接的病变，同时还可以出现严重的 RPE 断裂。至于 RPE 断裂是原发的还是继发于 RPE 脱离，有待进一步

观察。另外，对于 RPE 断裂实际出现的几率，也有待于进一步的研究，这是因为 OCT 仅为某个切面的影像，如果没有扫描到 RPE 断裂部位时可能导致漏诊。

综上所述，视网膜神经上皮脱离、RPE 脱离和断裂是 CSC 的主要 OCT 图像特征（图 2-269），（彩图 2-270，见书末彩插）。OCT 不仅能区分 CSC 的视网膜神经上皮和 RPE 脱离、发现 RPE 断裂，而且能进行精确定量分析和定量追踪观察 CSC 的病程演变。此外，经 OCT 测量与统计研究表明，CSC 急性期视力损害与视网膜神经上皮层脱离的范围和高度均有关系，呈负相关，即神经上皮层脱离的范围和高度越大，视力越差。

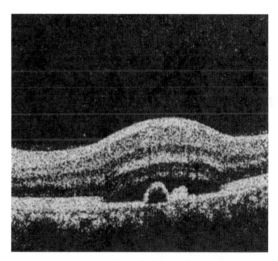

图 2-269 中心性浆液性脉络膜视网膜病变
二维 OCT 检查：视网膜神经上皮浆液性脱离，病变处视网膜色素上皮层局部隆起脱离

（四）视网膜下新生血管形成的黄斑疾病

视网膜下新生血管膜形成是指新生血管生长在视网膜下，可能位于视网膜神经上皮层与视网膜色素上皮层之间，或位于视网膜色素上皮层与脉络膜之间。

脉络膜新生血管（CNV）在许多视网膜疾病与疾病过程中可以出现。其中青壮年以中心性渗出性脉络膜视网膜病变较常见，老年人以年龄相关性黄斑变性最多见，其主要病程特征代表了视网膜下新生血管膜发展和转归的过程。

1. 年龄相关性黄斑变性 根据临床与病理表现，年龄相关性黄斑变性（age-related macular degeneration，AMD）可以分为萎缩型与渗出型。两者均可发现在 RPE 基底膜和 Bruch 膜胶原、弹力纤维之间形成玻璃膜疣。萎缩型者主要为脉络膜毛细血管萎缩、玻璃膜增厚和 RPE 增厚等所致的黄斑区视网膜萎缩变性；渗出型者的主要病理改变是 CNV 形成，并侵入视网膜下，发生视网膜神经上皮和（或）RPE 浆液性脱离，浆液潴留

或出血，继之反复出血、吸收致纤维膜增生、瘢痕化。OCT扫描能显示上述的临床与病理表现。

在OCT图像中，软性玻璃膜疣表现为视网膜神经上皮后界较均匀一致的中度反射区，位于Bruch膜内或Bruch膜下，前方的RPE隆起，可见窄低的类似RPE脱离的边缘，有轻度回声信号区。

萎缩型AMD的地图状变性灶，因视网膜变薄和视网膜色素上皮色素缺失，OCT检测时回声反射增强而突出易见。

渗出型AMD最主要的特征是CNV形成，OCT检测可有助于了解CNV与RPE的位置关系及损害程度。OCT图像上可见有多种改变。典型的CNV表现为RPE和脉络膜毛细血管层断裂，纺锤形局部增厚和边界清楚的高回声反射区病灶，血管膜位于视网膜神经上皮下或RPE之下。伴随视网膜下液，视网膜水肿的OCT图像更易于辨认。隐匿型CNV的纤维性血管膜形成RPE脱离，表现为RPE隆起，隆起的局部有光反射轻度背散射区（backscattering region），没有脉络膜光反射遮蔽暗区。最后一种CNV因RPE层的病理改变表现为脉络膜光反射增强灶，其边界不大清楚，常伴有病灶上方视网膜囊样变化。

从OCT图像上能清楚地辨认和了解浆液性视网膜神经上皮脱离、浆液性视网膜和RPE脱离、黄斑中心凹下液潴留，还能测量视网膜厚度并追踪其吸收和视网膜厚度改变的情况，为了解治疗前后的变化提供可靠资料（图2-271，彩图2-272，见书末彩插）。

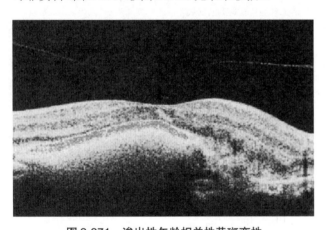

图2-271 渗出性年龄相关性黄斑变性

二维OCT检查：黄斑区色素上皮层不均匀，上皮层隆起、脱离，其下见强反射信号团块影

视网膜神经上皮脱离的OCT图像表现为光学空间上方的视网膜隆起，为边界清楚的液体-视网膜色素上皮层、液体-视网膜内界面和窄浅的空隙。

RPE脱离的OCT图像表现为相应于RPE的反光带隆起，边缘锐利，存在深层脉络膜光反射减弱区。

出血性RPE脱离的OCT图像显示RPE光带向上隆起，边界清晰，其深面光带不光滑并增厚，腔内有中等强度反射，反射波迅速减弱，看不到脉络膜反射相。

2．中心性渗出性脉络膜视网膜病变 简称"中渗"，多单眼发病，眼底表现类似AMD，多为孤立的渗出灶，可伴有出血，病变OCT扫描图像与湿性AMD的OCT扫描图像有很多相似之处。可以观察到CNV、浆液性或出血性视网膜神经上皮脱离、出血性RPE脱离。

（五）孔源性视网膜脱离

孔源性视网膜脱离（rhegmatogenous retinal detachment, RRD）是指视网膜的神经上皮从色素上皮层分开。RRD一旦发生，须尽早手术复位，但是术后可发生一些黄斑部改变，如囊样黄斑水肿、黄斑前膜、外层视网膜萎缩以及视网膜下色素迁移。OCT能精确地发现视网膜脱离累及黄斑的情况以及视网膜复位术后的黄斑病变。黄斑部的病理改变在OCT图像上主要表现在视网膜厚度和反射特性改变两方面。视网膜厚度增加可见于视网膜水肿、视网膜囊肿、视网膜渗出、视网膜前膜形成等；视网膜厚度变薄可见于视网膜萎缩、瘢痕或遗传性黄斑病变；反射特性改变是由于视网膜层结构和细胞形态改变所致。反射增强多见于视网膜炎症浸润、纤维化、硬性渗出和出血、新生血管膜增殖等；反射减弱多见于视网膜水肿或屈光间质混浊等。另外，OCT不但能准确了解视网膜脱离有无累及黄斑或中心凹，而且能测量出中心凹脱离的高度，而术后黄斑区的OCT检查能准确了解黄斑区的结构改变并作定性检测，从形态改变上区分出不同的变化；也能定量测量、追踪其术后动态变化、黄斑水肿、视网膜神经上皮下残液存留随时间推移是否消退、了解黄斑区厚度与形态是否恢复到正常范围。OCT可以辨认黄斑部视网膜前膜与视网膜之间的细微关系，结合临床症状为选择玻璃体手术提供客观形态依据。

（六）特发性黄斑裂孔及黄斑前膜

1．特发性黄斑裂孔（idiopathic macular hole, IMH）是严重危害老年人中心视力的疾病之一。1988年Gass等通过临床研究后指出：附着于视网膜上的玻璃体后皮质由于生物学性质的改变，在黄斑中心凹表面突然自发性地前后向和切向收缩，是导致黄斑裂孔的最重要的因素。他将IMH成分为4期：第一期为中心凹脱离，视力下降至0.3～0.8，玻璃体透明附着，中心凹变浅甚至消失，无裂孔发生；第二期为早期裂孔形成，常为一较小的偏心性全层裂孔，裂孔直径小于350μm；第三期，黄斑裂孔完全形成，伴有玻璃体中心凹脱离，视力下降约在0.05～0.3之间。部分患者可产生玻璃体后脱离，但仍有部分患者数年后无后脱离的发生。

在此期间尽管裂孔周围可不断出现一些改变,但视力一般较稳定。第四期为全层黄斑裂孔伴有玻璃体后脱离。OCT 对黄斑裂孔的发生和发展提供了最直观的认识,能清晰地分辨特发性黄斑裂孔的形态、边界、是否有盖、有无水肿及玻璃体后脱离,能显示黄斑裂孔视网膜横截面的各层组织结构(图 2-273,图 2-274)。此外,OCT 能对特发性黄斑裂孔进行较为准确的分期。与 Gass 对黄斑裂孔进行的分期相似,OCT 也能将 IMH 分为相应的 4 期,且各期的形态特征与 Gass 在显微镜下观察到的形态特征非常相似。对 I 期黄斑裂孔临床诊断率较低,OCT 却能清楚地显示 I 期黄斑裂孔的病变并作出较准确的诊断,也可发现即使较细小的玻璃体黄斑牵引或视网膜前膜增长。

OCT 还可以微米级的分辨率进行各种参数的测量。用 OCT 对黄斑裂孔进行定量测量是对其进行追踪的一个很好的客观指标,也是评价黄斑裂孔手术效果的

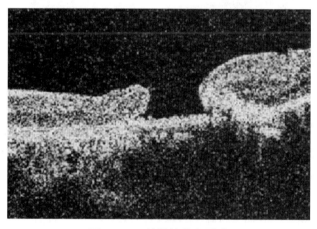

图 2-273 特发性黄斑裂孔
二维 OCT 所示黄斑中心区视网膜全层缺失

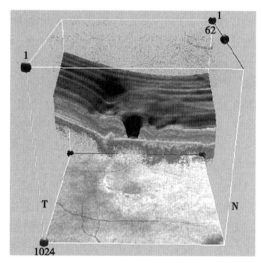

图 2-274 特发性黄斑裂孔
三维 OCT 所示的黄斑区裂孔

有用的客观指标,是目前其他检查方法所无法做到的。

2. 特发性黄斑视网膜前膜(idiopathic macular epiretinal membrane,IMEM) 本病是指一类原因不明,在黄斑区视网膜内表面生长的纤维增殖膜,多发生在老年人。可引起不同程度的视力下降和视物变形。Gass 提出本病分为 3 级,0 级为透明,视网膜内层无变形;I 级为薄膜,视网膜内表面变形;II 级为厚膜,灰色,其下血管不清,视网膜明显变形。显著的病变在检眼镜下眼底表现为黄斑部视网膜内表面锡箔样或玻璃纸样反光,前膜的下面或邻近区域可见小的视网膜皱褶或条纹,局部血管迂曲,故曾用名有黄斑皱褶综合征、玻璃纸样黄斑病变、黄斑皱褶等。

本病在 OCT 图像上表现为黄斑中心凹移位,中心凹陷消失、隆起,视网膜水肿、增厚,表现为表面一层高密度的反射光层。OCT 能很好地显示 IMEM 患者黄斑部的横截面组织结构。在 OCT 图像中 IMEM 主要有各种表现:视网膜前膜(ERM)伴黄斑水肿、增生性 ERM、ERM 伴假性黄斑裂孔、ERM 伴板层黄斑裂孔。在各种 OCT 图像中均可分辨出 ERM 的厚度及与视网膜内表面的距离(彩图 2-275,见书末彩插)。

病理组织学检查示视网膜前膜的主要成分为 Müller 细胞和胶质细胞,另外形态学还证实有成纤维细胞、玻璃体细胞、肌纤维母细胞和色素上皮细胞等。

(七)视网膜退行性病变

采用 OCT 研究遗传性和后天性视网膜变性疾病,可显示其病理组织改变,如在卵黄状黄斑变性(vitelliform macular dystrophy)中,OCT 图像显示一种中等度的背景反射,视网膜下病变可与浆液性视网膜脱离鉴别。视网膜神经上皮是隆起的,其下的病变使视细胞层压缩,这可导致视物变形,受累眼也可能有局部视细胞丧失与色素上皮萎缩,多位于中心凹附近。

视网膜色素变性(retinitis pigmentosa,RP)的 OCT 图像显示受累区域视网膜变薄,而在未受累黄斑区则接近正常,受累区域视网膜反射部分降低,而色素反射则过强,黄斑区的反射可接近正常。此外还可查出 RP 合并黄斑裂孔等改变。

采用 OCT 检查视网膜劈裂症(retinoschisis,RS)患者,可在活体情况下见到视网膜劈裂组织的细微结构变化,与组织病理所见极为类似,黄斑中心呈一宽条带囊样改变,为后极部视网膜神经上皮层间的组织分离,其间以桥状组织相连。这种囊样改变与视网膜中央静脉阻塞(CRVO)、糖尿病视网膜病变(DR)所致的囊样黄斑水肿有所不同。CRVO 或 DR 所见的囊样黄斑水肿在 OCT 图像中表现为由不规则圆形或椭圆形小囊腔组成,囊腔内可有渗出。而视网膜劈裂症的

囊样黄斑改变表现为囊腔内被多条斜形或垂直的桥状组织分隔，无渗出改变，因而在 FFA 时视网膜劈裂症可见正常荧光，无荧光渗漏，晚期病例可见部分背影荧光增强，而在 CRVO 或 DR 则可见荧光增强呈菊花瓣状黄斑囊样水肿改变。本症后期或少数严重病例出现包括黄斑区在内的视网膜和脉络膜广泛性萎缩，与病理所见的描述类似（图 2-276）。

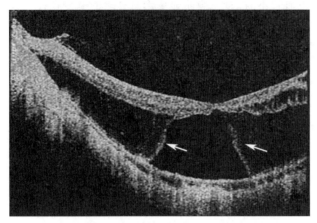

图 2-276 高度近视眼黄斑部视网膜劈裂

（八）其他视网膜脉络膜疾病

炎症通常增强受累组织内的光反射，炎症细胞迁移到视网膜或玻璃体增加光反射的强度。OCT 可以显示一个炎症过程的变化图像，提供一个治疗后炎症范围变化的过程。OCT 在评估继发于急性或慢性炎症的形态学改变方面是有用的，例如视网膜水肿、继发性视网膜脱离、纤维化和萎缩。

由于葡萄膜炎所致的失明通常是由于黄斑水肿、继发性视网膜脱离等原因所致，在 OCT 图像上评估视网膜厚度等变化即可量化黄斑水肿、视网膜脱离的程度，追踪一系列黄斑中心凹水肿的 OCT 图像，可以准确地评估后葡萄膜炎所致的黄斑部视网膜下液体潴留情况，并提供一个客观的药物等治疗后效果评估。

（黄丽娜）

第六节 其他影像技术检查

（一）放射性核素成像

将放射性核素经注射或口服进入体内后，会被特定的器官和病变吸收，并不断地发射出粒子，粒子被核医学显像仪所接受，形成体层像，称放射性核素显像（radionuclide imaging）。脏器和病变的显像浓淡程度取决于聚集核素的量，而聚集核素的量受血流代谢和引流的影响，因此核素显像提供的不是形态图像，而是功能信息，有利于病变的早期发现。目前临床应

用有单光子发射计算机体层（single photon emission computed tomography，SPECT，ECT）和正电子发射体层（positron emission tomography，PET）两种方法。

ECT 使用的核素是 ^{99m}Tc，此物质与骨骼具有亲和力，形成骨显像。在眼科应用，主要是显示眶壁骨性肿瘤、眼内和眶内恶性肿瘤的术前全身检查、除外骨转移（图 2-277）。^{99m}Tc 半衰期短，仅 6 小时，大部分经肾脏排除。安全可靠，显像清楚。

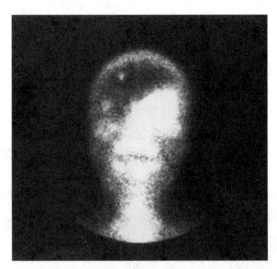

图 2-277 左眶放射性核素聚集——骨肉瘤

PET 的显像原理同 ECT，是利用肿瘤生长所需物质来揭示肿瘤的功能状态，临床上应用 ^{18}F-DG 做显像剂，此物质参与肿瘤代谢，因此可以显示软组织肿瘤。在眼科应用于恶性肿瘤的揭示和放射或化疗后的疗效观察。肿瘤纤维化无放射性核素聚集，如仍有活的瘤组织，则放射性核素聚集；另外做眼部肿瘤术前全身检查，以除外肿瘤的软组织转移。

（二）眼眶血管造影

眼眶血管造影分为动脉造影和静脉造影。动脉造影采用数字减影血管造影术（digital subtraction angiography，DSA），根据临床需要分别选择颈内动脉、颈外动脉和椎动脉造影，有时需要两侧显影。

DSA 是经股动脉穿刺，针体进入血管后拔出针芯，置换导丝，在 X 线透视引导下将带导丝的导管送至需要显示的血管内，拔出导丝，注射造影剂，在造影剂到达感兴趣的区域之前第一次摄影，并数字化储存。待造影剂到达兴趣区后再摄影一次，由计算机减去第一次影像（包括颅骨和软组织），则只显示含有造影剂的血管。选择性颈内动脉造影同时显示眼动脉和大脑前、中动脉，适用于检查外伤性颈动脉海绵窦瘘和眼眶颅腔沟通或多发性动静脉血管瘤。如考虑硬脑膜海绵窦瘘或其他眼眶颅内血管畸形，往往需要做两侧颈内、颈

外及椎动脉造影,以观察畸形血管的来龙去脉,以便于选择治疗方法。如需要观察眼动脉的分支或进行眼内病和眶病的介入治疗,则需将导管插入眼动脉内进行该血管造影。正常动脉造影图像在侧位像上可见眼动脉源于颈内动脉,向前走行,略有弯曲,相当于眼动脉的颅内和管内段。行至眼眶内后即在视神经外侧斜向上行,越过视神经向内向前,直至上眶缘(图2-278)。在动脉后期或动静脉期,尚可见脉络膜弧。在正位像上眼动脉呈小鱼钩状,向上弯曲。有的个体眼动脉起源变异,直接与泪腺动脉的回返支相连。超选择眼动脉造影除眼动脉之外,尚可见其主要分支和脉络膜弧,如视网膜中央动脉、泪腺动脉、睫状后动脉及其分支,以及肌支(图2-279)。病理眼眶动脉造影在动脉期显示眼静脉及海绵窦,表示颈动脉与海绵窦有直接交通(图2-280),如有眼动脉增粗及块状影,表示有血供丰富的肿瘤。DSA还可发现各种与眼动脉有关的血管畸形和血管之间的异常交通。

眼眶静脉造影(orbital venography)可显示眼上静脉和海绵窦。经额静脉穿刺或颌下部的面静脉插入导管,注射造影剂,摄正、侧位X线片。正常正位像眼上静脉呈一倒V字形多一划,侧位像为不对称抛物线形,其后显示海绵窦(图2-281)。异常眼眶造影可能有异常块状影、眼上静脉移位和眼上静脉不显示(图2-282)。出现块影多为静脉曲张,静脉移位表示有占位病变压

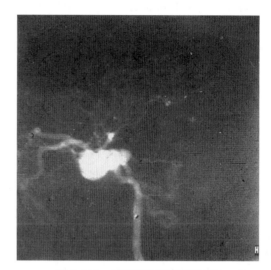

图2-280 颈动脉海绵窦瘘 DSA

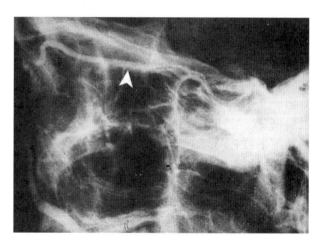

图2-281 正常眼上静脉造影

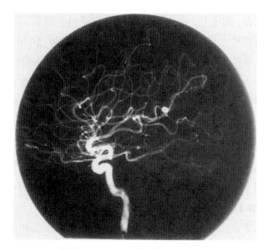

图2-278 正常颈内动脉 DSA

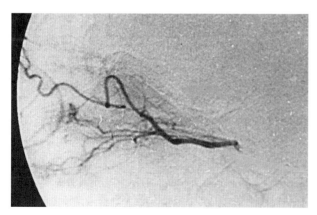

图2-279 正常眼动脉 DSA

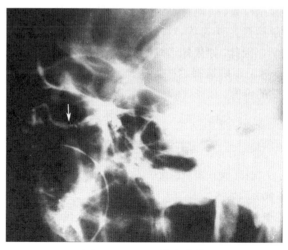

图2-282 眼上静脉弯曲

迫,眼上静脉不显示可能是该血管阻塞和血管外压迫所致。

(三) PET-CT

PET-CT 也是一种放射学检查,兼顾了 PET 功能和 CT 功能。PET 的功能是进行代谢学分析,可以对病变部位进行定性,CT 是可以进行精确解剖学定位。PET/CT 则是同时拥有这两种功能,而且功能明显更为强大。

PET-CT 能对肿瘤进行早期诊断和鉴别诊断,鉴别肿瘤有无复发,对肿瘤进行分期和再分期,寻找肿瘤原发和转移灶,指导和确定肿瘤的治疗方案、评价疗效。

因为 PET-CT 是 PET 技术和 CT 技术的集合,所以 PET-CT 当然是比 CT 检查更先进的。CT 检查病变部位时,往往只能发现解剖学异常,比如检查肿瘤发现异常包块,但不能进行定性,也就是不知道该包块的良恶性。PET-CT 除了可以精确定位外,还可以对该异常包块进行代谢学分析,确定是不是恶性肿瘤。

PET-CT 确实在检查肿瘤方面运用比较多,但还有很多其他的临床作用。PET-CT 的作用主要有以下几点:早期发现肿瘤;进行肿瘤的早期诊断,尽早发现肿瘤,为肿瘤的有效治疗提供依据;确定肿瘤良恶性;当发现有包块,进行良恶性判定很重要,直接影响着治疗方法的选择;确定肿瘤分期分级;根据明确的肿瘤分期分级可以制定出正确的治疗方案,避免错误治疗;发现原发灶,当出现疑似肿瘤症状或是肿瘤标志物高的情况下,PET-CT 可以帮助寻找肿瘤原发灶;肿瘤疗效评估和预后判断;想知道治疗后效果如何,最合适的仍然是 PET-CT;协助肿瘤治疗,在肿瘤治疗中,PET-CT 可以引导肿瘤穿刺、活检和介入治疗。另外,PET-CT 还可以帮助制订肿瘤放疗治疗计划。

在现代医学的临床诊断中,除了询问病史,以及视诊、触诊、叩诊、听诊为基础的体检方法之外,还有实验室检查、病理组织学检查、影像学检查,而医学影像学检查又有 X 线、CT、磁共振成像、DSA、超声、核医学。因此,如果知道这些医学影像学检查的临床意义,对于正确选择这些方法,解决诊断需求具有相当重要的价值。

(宋国祥　肖利华)

主要参考文献

1. 宋国祥. 现代眼科影像学. 天津:天津科学技术出版社, 2002:17-75.

2. 李立新. 眼部超声诊断图谱. 北京:人民卫生出版社, 2003:8-14.

3. 张文静,宋国祥. 彩色多普勒超声对眼眶正常血管的检测. 天津医药, 1996, 24(增):127.

4. 袁佳琴,林少明. 21 世纪眼科前沿. 天津:天津科学技术出版社, 2001, 433-442.

5. 吴恩惠. 眼球突出的 CT 病因诊断. 中华放射学杂志, 1982, 16:246.

6. 王振常,蒋定尧,鲜军. 眶颅沟通性病变的 CT 和 MRI 研究. 中华放射科杂志, 2001, 35:351.

7. 林尔坚,余深平,张翎,等. 运用 CT 透视引导介入操作. 中华放射杂志, 2001, 35:228.

8. 宋国祥,田文芳,肖利华,等. 眼眶肿瘤磁共振成像 80 例分析. 中华眼科杂志, 1994, 30(6):423.

9. 宋国祥,田文方,李秀伟,等. 眼型 Graves 病的 CT 扫描分析. 中华眼科杂志, 1988, 7;597.

10. 葛坚,骆荣江. 光学相干断层成像术检测视网膜神经纤维层厚度的初步研究. 中国实用眼科杂志, 1999, 6:331.

11. 凌运兰,刘杏. 应用光学相干断层成像术测量正常人黄斑视网膜厚度的初步研究. 眼科学报, 2000, 16(2):86-90.

12. 马凯,王光璐. 光学相干断层照相及其在眼科的应用. 中华眼底病杂志, 1999, 1:59-61.

13. 黄丽娜,古洵清. 光学相干断层成像术的临床应用. 北京:新世纪出版社, 2002:21.

14. 刘杏,凌运兰. 应用光学相干断层成像术测量正常人视网膜神经纤维层厚度. 中华眼科杂志, 2000, 5:362-365.

15. 张承芬. 眼底病学. 北京:人民卫生出版社, 1998:191.

16. 王光璐,马凯. 糖尿病视网膜病变患者黄斑病变的光学相干断层扫描. 中华眼底病杂志, 2001, 3:184-186.

17. 江双红,邢怡桥. 糖尿病视网膜病变黄斑区视网膜厚度变化. 中国实用眼科杂志, 2003, 2:93-96.

18. 张凤,马凯,王光璐,等. 渗出型老年性黄斑变性的光学相干断层扫描观察. 中华眼底病杂志, 2000, 16(4):220-222.

19. 何守志,王炜,李晓陵,等. 渗出型老年黄斑变性患者眼底相干断层成像结果分析. 中华眼科杂志, 2002, 38:543-545.

20. 曾键,赵铁英,樊宁,等. 裂孔性视网膜脱离手术后黄斑区光学相干断层扫描检查的临床意义. 中华眼底病杂志, 2002, 18:266-268.

21. 刘杏,凌运兰. 特发性黄斑裂孔的光学相干断层扫描图像特征. 中华眼底病杂志, 1999, 4:205-208.

22. 韩冰,古洵清,黄丽娜,等. 特发性中心性浆液性脉络膜视网膜病变的光学相干断层成像. 临床眼科杂志, 2003, 11:6-8.

23. 黄丽娜,Schuman J,Wang N. 光学相干断层成像与组织形态学检测猴眼青光眼视网膜神经纤维层厚度的比较. 中华眼科杂志, 1999, 37(3):188-192.

24. 肖利华. 现代眼眶病诊断学. 北京：科学技术出版社，2006.

25. Maree MF. Orbital space-occupying lesions：role of computed tomography and magnetic resonance imaging. Radiol Clin North Amer，1987，25：529.

26. Miller MT，Mafee MF. Computed tomography scanning in evalration of ocular motality disorders. Radiol Clin North Amer，1987，25：733.

27. Shammas HJ，Dunne S，fisher YL. Three-dimentional ultrasound tomography of the eye. Eden Mills：NovoCoast Publishing，1998：1-15，35-85.

28. McCaffery S，Simon EM，Fischbein NJ，et al. Three-dimensional high-resolution magnetic resonance imaging of ocular and orbital malignancies. Arch Ophthalmol，2002，120（6）：747.

29. Naik MN，Tourani KL，Sekhar GC，et al. Interpretation of computed tomography imaging of the eye and orbit. A systematic approach. Indian J Ophthalmol，2002，50（4）：339.

30. Hee MR，Izatt JA，Swanson EA，et al. Optical coherence tomography of the human retina. Arch Ophthalmol，1995，113：325.

31. Mackinnon JR，Mckillop G，O'Brien C，et al. Colour Doppler imaging of the ocular circulation in diabetic retinopathy. Act Ophthalmol Scand，2000，78（4）：386.

32. Huang D，Swanson EA. Optical coherence tomography. Science，1991，22：1178-1181.

33. Toth CA，Narayan DG. A comparison of retinal morphology viewed by optical coherence tomography and by light microscopy. Arch Ophthalmol，1997，115：1425-1428.

34. Barmann M，Gentile RC. Reproducibility of retinal thickness measurements in normal eyes using optical coherence tomography. Ophthalmic Surg Lasers，1998，29：280-285.

35. Koop N，Brinkmann R. Optical coherence tomography of the cornea and the anterior eye. Ophthalmology，1997，94：481-486.

36. Puliafito CA，Hee M. Imaging of macular diseases with optical coherence tomography. Ophthalmology，1995，102：217-229.

37. Hee MR，Puliafito CA. Topography of diabetic macular edema with optical coherence tomography. Ophthalmology，1998，105：360-370.

第十二章
眼科微生物学检查法

眼睑、睑缘与额面部皮肤相连续，眼球前表面经常暴露在空气中，结膜囊通过泪道与鼻腔相通，自然界及寄居体表和腔道的微生物可见于结膜囊。正常情况下结膜囊菌量较少，也不致病。但在特定情况下，如机体全身或局部防御功能低下、菌群失调、眼表面屏障受损、眼外伤或手术创伤时，细菌、真菌、病毒及原虫等微生物可直接侵袭眼部或通过血流、邻近器官蔓延引起眼部感染。基于眼解剖的精细及生理功能的特殊性，眼部感染时必须及时明确致病微生物的类别，针对病因应用适宜的敏感药物治疗，以便抢救视力。采取患者眼部标本进行实验室检验可为临床病因诊断、治疗药物选择及疾病防治与流行病学调查提供依据。眼科医务人员应了解有关眼微生物学检查法，以此提高眼病诊治水平。

第一节　细菌学检查法

正常结膜囊常见的细菌有表皮葡萄球菌、类白喉棒状杆菌、金黄色葡萄球菌、甲型链球菌及痤疮丙酸杆菌等。细菌暂时性存在，常无危害。一定条件或机体免疫功能低下时，结膜囊菌种增加，细菌定居繁殖，附着眼表组织，侵入致病。临床常见致眼病的细菌为表皮葡萄球菌、金黄色葡萄球菌、肺炎球菌、甲型链球菌、铜绿假单胞菌、沙雷菌、淋病奈瑟菌、科卫杆菌、诺卡菌、莫拉双杆菌及痤疮丙酸杆菌等。

一、标 本 采 集

采集眼标本应在发病初期，最好在未使用抗菌药物治疗之前。用灭菌的紧细棉拭子或人造纤维拭子蘸无机磷酸盐液在病变明显处取材，注意无菌操作，避免拭子触及其他部位或长时间暴露空气中，以防杂菌污染。眼标本量少，易干，采后应尽快送检。

1. 睑缘标本　分开上、下眼睑，沿上、下睑缘稍加压用拭子往返涂搽睑缘、睫毛根部、外眦部。

2. 结膜囊标本　患眼向上方注视，下牵翻转下睑，用拭子自一端向另一端水平方向涂拭下穹隆结膜。旋转拭子的另一面与结膜接触，往返再涂拭一次，注意不要遗漏内眦部取材。

3. 角膜标本　结膜囊行表面麻醉后，置开睑器或以手分开上、下眼睑，用灭菌小棉棒先拭去溃疡表面附着的分泌物及坏死物后，用拭子前端轻轻捻转涂拭溃疡基底部及其进行缘。或用灭菌小铲、接种环、或眼科手术用小钝刀片或皮下注射用钝端针头侧缘与角膜表面成45°轻轻刮取溃疡进行缘及基底组织。

4. 泪道标本　采泪囊标本时，分开近内眦部上、下眼睑，压迫泪囊区，拭取泪点处的反流物。采泪小管标本时，局部表面麻醉。将一拭子或角板置泪小管区后方，压迫泪小管皮肤用另一拭子拭取泪小管逆流物或扩张泪点后用小匙刮取泪小管内凝块。

5. 房水标本　在手术室按内眼手术消毒操作。表面及浸润麻醉后用三角刀或刀片在下方或颞下方角巩膜缘处做小而深的半切开。用25号针头连同1ml注射器自半切开处针头斜面向前刺入前房，房水自然流入注射器约0.1～0.2ml。针尖勿触及虹膜、晶状体或角膜内皮，轻轻撤出针头，将针尖插入灭菌橡皮塞内，连同注射器立即送检，或将房水滴于转运拭子上送检。

6. 玻璃体标本　在手术室按内眼手术消毒、麻醉操作。在玻璃体病变明显部位剪开球结膜，在角巩膜缘后4mm睫状体扁平部切开巩膜。用20或21号针头连接注射器向眼球中心方向刺入玻璃体腔，吸取玻璃体0.2～0.3ml；或玻璃体切除液标本。细菌性眼内炎的玻璃体标本涂片及细菌培养阳性检出率远比房水标本高。

7. 眶内标本　沿穿孔伤处或切开引流部位取材或眶内穿刺吸引取材。

二、显微镜下细菌形态学观察

1. 涂片、刮片固定　标本采取后即刻涂于清洁载物玻片上，稍干即用甲醇或95% 乙醇固定5～10分钟。房水等液体标本量过少时用细胞离心器直接沉淀于玻片上。玻璃体切除标本量大时,低速离心沉淀后取沉淀物涂片。

2．染色

(1) Gram 染色:为检查细菌常规使用的染色方法,依细菌细胞壁成分不同着染不同,Gram 阳性菌能固定结晶紫和碘的复合物,不被丙酮脱色,而呈紫色;Gram 阴性菌细胞壁脂质被丙酮溶解而脱色,沙黄复染后呈红色。

染液:结晶紫液(结晶紫乙醇饱和液 20ml,1% 草酸铵液 80ml)。碘液(碘 1g,碘化钾 2g,蒸馏水 300ml)。脱色剂(95% 乙醇 70ml,丙酮 30ml)。复染液(0.5% 沙黄乙醇液 10ml,蒸馏水 90ml)。

染色法:结晶紫液染 1 分钟,倾去,水洗。碘液染 1 分钟,倾去。脱色剂脱色 15～30 秒,水洗。沙黄复染 1 分钟,水洗。干后光学显微镜油镜下观察细菌形态。

(2) Giemsa 染色:主要用于结膜、角膜细胞学检查,识别炎细胞类别;感染细胞的胞质、核内包涵体;辨认衣原体发育周期;疱疹病毒、腺病毒核内包涵体;同时检查细菌(蓝色)、真菌(紫蓝色)、原虫包囊、滋养体等。标本可以长期保留。

染液:Giemsa 储存液(Giemsa 粉 0.5g,中性甘油 33ml,甲醇 33ml),棕色瓶 4℃保存。工作液(Giemsa 储存液用 pH 7.0 的 1/15M 磷酸盐缓冲液或蒸馏水 20 倍稀释),用前新鲜配制。

染色法:将 Giemsa 工作液滴在载玻片上染色 15～20 分钟,倾去。缓冲液或自来水冲洗。

(3) 吖啶橙染色:为阳离子荧光色素,非特异染色剂,细胞 DNA 呈绿色、RNA 呈橙红色荧光,用于检查细菌、真菌或衣原体包涵体及阿米巴等。荧光显微镜检查,激发滤光片 BG12,屏障滤光片 NO47;激发光 470nm,发射光 520nm。细菌、真菌、衣原体包涵体呈亮橙色荧光或橘色,色素颗粒不着染,上皮细胞胞质呈橙红色荧光,核呈绿色或淡绿色荧光。背景暗黄绿、淡黄绿或黑色,对比鲜明。细菌量少时比 Gram 染色更敏感。阳性标本可直接再用 Gram 染液复染,以确定其为 Gram 阳性菌或 Gram 阴性菌。

染液:吖啶橙保存液(吖啶橙 1g,吐温 80 2ml,蒸馏水至 1000ml)。pH 3.8,McIlvaine 缓冲液(磷酸氢二钠 10.081g,枸橼酸单水化物 13.554g,蒸馏水 1000ml)。−10℃保存一年稳定。工作液(等量吖啶橙染液与缓冲液混合)用前配制。

染色法:甲醇固定,吖啶橙工作液染 2～5 分钟,蒸馏水洗,待干。滴加缓冲液 1 滴,加盖片。即刻荧光显微镜检查。

(4) 抗酸染色:由于分枝杆菌属的细菌细胞壁含有较多的脂质,常规染色法不宜着色,但延长染色时间或提高染色温度可使菌体着色。苯酚复红基础染色后可抵抗盐酸酒精的脱色作用,碱性亚甲蓝复染菌仍呈红色。此类细菌又称抗酸菌。用于检查、诺卡菌,菌体呈红色。

染液:苯酚复红液染色液(碱性复红乙醇饱和液:95% 乙醇 100ml,碱性复红 5～10g,取 10ml;5% 苯酚水溶液 90ml,两者混合即成);碱性亚甲蓝染色液(亚甲蓝乙醇饱和液:95% 乙醇 100ml,亚甲蓝 2g,取 20ml,加 0.01% KOH 100ml,两者混合即成);3% 盐酸乙醇溶液(浓盐酸 3ml,95% 乙醇 97ml,两者混合即成)。

染色法:①冷染色法:涂片上滴加苯酚复红染色液,染色 30 分钟以上(注意防止染液干涸)自来水冲洗。加 3% 盐酸乙醇溶液数滴轻晃,至无红色染液脱出止,自来水冲洗。碱性亚甲蓝染色液复染 1 分钟,自来水冲洗,干片镜检。②加温染色法:涂片置于染色架上加苯酚复红染色液,在涂片下用小火加温至染液冒蒸汽,持续 5 分钟自来水冲洗。加 3% 盐酸乙醇溶液数滴轻晃,至无红色染液脱出,自来水冲洗。碱性亚甲蓝染色液复染 1 分钟,自来水冲洗,干片镜检。

用金胺 - 若丹明(auramine-rhodamine)荧光染色可提高非结核分枝杆菌检测的敏感性。

三、细菌培养与鉴定

眼部标本取材后须及时接种、培养。一般细菌用血琼脂培养基及麦康凯培养基等。分离培养嗜血菌属细菌、淋病奈瑟菌用巧克力色琼脂培养基。增菌培养用肉浸液或脑心浸液等。培养厌氧菌用硫乙醇酸钠肉浸液、硫乙醇酸钠脑心浸液、庖肉培养基、氯化血红素琼脂培养基。在厌氧罐、厌氧袋或厌氧箱培养。最适温度为 36～37℃。淋病奈瑟菌初次分离宜用 5% CO_2 培养箱或烛缸培养。培养结核分枝杆菌、非结核分枝杆菌用勒 - 詹(Lowenstein-Jensen)培养基、Middlebrook7H10 培养基。

细菌在固体培养基上形成菌落。依据菌落形态特征、液体培养基混浊情况、涂片染色镜检菌体形态、检测细菌代谢过程中分解、合成代谢产物不同(如对碳源、氮源利用试验;酶类试验等)鉴定细菌种类,例如金黄色葡萄球菌血浆凝固酶试验阳性。基于 Gram 阴性杆菌细胞壁有可溶性脂多糖内毒素,细菌死亡时内毒素释放到感染组织中,用鲎阿米巴样细胞溶解物检测铜绿假单胞菌、变形杆菌等内毒素方法敏感且可快速诊断。虽菌量少或已用抗菌药物治疗者,微微克内毒素仍能形成胶体凝固,呈阳性反应。Gram 阴性杆菌眼内炎房水或玻璃体做鲎试验,1 小时内可获阳性结果。

目前实验室鉴定细菌采用快速细菌鉴定组合,如 API 系统。或采用全自动、半自动微生物系统鉴定仪。

四、药物敏感试验

不同细菌对抗菌药物敏感性不同。在耐药菌株日益增加情况下,体外药物试验检测分离菌株对药物的敏感程度,对帮助临床选择治疗药物,及时有效地控制感染是十分重要的。常用方法为纸片法和试管稀释法。前者将含有一定量的不同抗菌药物纸片贴附在已接种被检细菌的琼脂平板上。37℃培养过夜。纸片内药物向四周扩散,纸片周围对药物敏感菌株的生长受到抑制而形成抑菌圈。按抑菌圈有无和直径大小区分为敏感、中介和耐药三级划分。试管稀释法是将抗菌药物倍比稀释后加入适量稀释待检菌液,培养 16～18 小时后,抗菌药物最高稀释度仍能抑菌者,该管药物浓度即为待检菌株的敏感度。或采用 E-test 试条测试法。

五、血清学试验

机体感染病原微生物后产生特异抗体。根据抗原和相应抗体在体外能特异结合的原理进行多种抗原抗体反应。用已知抗原检测未知抗体以协助临床诊断,或用已知抗体检测未知抗原以鉴定病原微生物。细菌血清学诊断有凝集试验、沉淀试验、溶血试验、免疫荧光试验等。

第二节　沙眼衣原体检查法

衣原体属是一类严格细胞内寄生,有独特发育周期的原核微生物。沙眼衣原体种用免疫荧光法分为 18 个血清型别。A、B、Ba、C 血清型为眼型,即沙眼衣原体;D～K 血清型为眼、生殖泌尿型,即包涵体结膜炎衣原体;L1～L3 血清型为性病淋巴肉芽肿衣原体。

一、检测衣原体

1. 结膜刮片检查包涵体及衣原体抗原　眼表面麻醉后用灭菌小铲刮取上、下睑结膜及穹隆部结膜上皮细胞,轻涂载玻片上,甲醇固定后染色。光学显微镜检查上皮细胞胞质内包涵体。荧光显微镜检查衣原体抗原。

(1) Giemsa 染色:上皮细胞胞质内包涵体着色清晰。包涵体内初见蓝色斑(始体),外有空泡环绕,位于细胞质周边部(始体型包涵体)。随始体分裂增殖,包涵体增大,移近细胞核的一侧,呈帽状。在簇集蓝色斑点中出现细小红染的原体颗粒(始体、原体混合型包涵体)。包涵体继续增大成熟,包涵体泡内充满大小一致细砂样红色颗粒(原体型包涵体)。细胞破裂后原体散落到细胞外。

(2) Lugol 碘染色:沙眼衣原体感染 48～72 小时的成熟包涵体基质含糖原,Lugol 碘染为褐色,背景淡黄色。可快速筛查。

染液:碘 5g,碘化钾 10g,蒸馏水 100ml。

染色法:Lugol 液染色　2～10 分钟,自来水冲片。

(3) 吖啶橙染色;荧光显微镜下包涵体呈橙 - 红色荧光,上皮细胞、白细胞核为淡绿色或绿色,胞质不着色或淡绿色。

(4) 单克隆荧光抗体直接染色:用异硫氰酸盐荧光素标记抗沙眼衣原体属脂多糖特异性单克隆抗体或抗主要外膜蛋白型特异单克隆抗体染色。荧光显微镜油镜下见上皮细胞胞质内及细胞外针尖大小苹果绿色闪烁荧光颗粒,即沙眼衣原体抗原颗粒。本法敏感特异且简单快速。

(5) 酶联免疫吸附试验检测抗原。

沙眼衣原体直接标本检测试剂盒已在临床应用。

2. 衣原体分离培养

(1) 细胞培养:用 McCoy、HeLa 229 传代细胞,经放线菌酮或 DEAE- 葡聚糖、射线照射处理细胞后离心沉淀接种,培养 48～72 小时取样染色检查包涵体。本法为分离培养衣原体金标准,敏感、经济。

(2) 鸡胚培养:刮取结膜活动病变区上皮细胞,洗入含链霉素的汉氏液内,置 4℃灭菌处理后接种 6～8 日龄鸡胚卵黄囊内,每胚 0.2ml,继续孵育。4～10 日内或盲目传代后鸡胚规律性特异死亡。收获卵黄囊膜,涂片 Macchiavello 染色,光学显微镜下见红色砂粒状衣原体颗粒。

二、检测抗体

1. 微量免疫荧光试验(MIF)　将纯化各血清型衣原体抗原或组合抗原用蘸水笔尖点在载物玻片上。固定后滴加待检血清或泪液。温育后用荧光素标记的抗人免疫球蛋白抗体复染,荧光显微镜下观察结果。本法敏感特异,样品用量少,用于沙眼流行地区衣原体型别调查或衣原体血清学分型。

2. 酶联免疫吸附试验检测抗体。

第三节　螺旋体检查法

与眼病相关的螺旋体主要为梅毒螺旋体和伯氏包柔螺旋体。患者眼部标本中两种螺旋体的含量都较少，直接镜检或分离培养阳性率不高，实验室诊断主要依靠血清学试验。

1. 梅毒螺旋体

（1）非螺旋体抗原反应素试验：机体感染梅毒螺旋体后，螺旋体与宿主组织中磷脂形成复合抗原，刺激机体产生抗磷脂抗体（反应素）。患者血清中反应素可与牛心肌的提取物类脂质发生非特异的沉淀反应，用于筛查。

性病研究实验室 VDRL 试验：抗原为从牛心肌提取纯化的心磷脂加卵磷脂、胆固醇。玻片上患者血清加抗原悬液，低倍显微镜下观察，出现絮状沉淀为阳性。定性试验后可做定量试验。

快速血浆反应素试验（RPR），抗原中加胶体碳为指示剂可肉眼观察结果。目前本试验最常使用。

（2）螺旋体抗原试验：以梅毒螺旋体为抗原检测患者血清中抗梅毒螺旋体特异抗体，用于确证诊断。常用方法为荧光密螺旋体抗体吸收试验（FTA-ABS）、梅毒螺旋体血凝试验（TPHA）、梅毒螺旋体制动试验（TPI）。

2. 包柔螺旋体　Lyme 病血清学检测方法为酶免疫试验（EIA）酶联免疫吸附试验、间接免疫荧光抗体试验检测患者血清中特异抗螺旋体抗体。因与梅毒螺旋体有交叉反应，免疫印迹法（或蛋白印迹法）可确证。

第四节　真菌学检查法

空气中真菌孢子常暂时污染结膜囊。正常情况下，真菌不在眼表存留，不致眼病。一定条件下可发生外源或内源性眼部真菌感染。眼部致病性真菌常为腐生菌如镰刀菌、曲霉菌、头孢霉、交链孢霉、青霉菌及白念珠菌等。

一、标本采集

同细菌检查。

二、直接涂片光学显微镜检查真菌

1. Gram 染色　丝状真菌因菌龄不同，胞质着染有差异，一般呈紫蓝色，衰老菌丝呈淡红色，细胞壁及中隔不着染。死亡菌丝常呈玻璃样。念珠菌等芽生细胞及假菌丝染为紫蓝色。

2. Giemsa 染色　丝状真菌、类酵母菌染为紫或蓝色。胞壁、中隔不着染，衰老、死亡菌丝淡染或不着染。

3. 10% 氢氧化钾湿片　氢氧化钾能溶解角蛋白，清除黏液、脓细胞、坏死组织碎屑，而不破坏菌丝及孢子。标本不需固定，真菌结构清晰。

染液：10% 氢氧化钾液（氢氧化钾 10g，甘油 20ml，

蒸馏水 80ml 或二甲亚砜 40ml，蒸馏水 60ml，混合后加入氢氧化钾 10g，棕色瓶保存）。

染色法：玻片滴氢氧化钾液，放置 10 分钟。或加盖玻片过火焰微加温助溶。镜检用明视野，降低聚光镜减少进入光线观察。再加滴亮绿或亚甲蓝复染后镜检。也可使用优质蓝墨水 1 份与氢氧化钾液 4 份混合染色，真菌呈蓝色。

4. 乳酚棉蓝染色　标本不需固定，湿片检查。真菌菌丝、孢子呈蓝色。

染液：乳酚棉蓝染液（结晶酚 20g，乳酸 20ml，甘油 40ml，蒸馏水 20ml，棉蓝 0.05g）。

染色法：玻片标本上滴乳酚棉蓝染液 1 滴，加盖片镜检。

5. Grocott Gomori 六亚甲基四胺银染色　用铬酸氧化真菌多糖为醛，还原六亚甲基四胺银成为可见的金属银沉积真菌胞壁。丝状真菌细胞壁及中隔染为棕黑色，轮廓非常清楚，胞质不着染。酵母、类酵母菌染为黑色。背景淡绿色，对比明显，显微镜低倍镜下即可见。

染液：原液甲（5% 硼砂 8ml，蒸馏水 100ml）。原液乙（10% 硝酸银 7ml，3% 六亚甲基四胺 100ml）。工作液（甲、乙液等量混合，新鲜配制）。复染液（亮绿 0.2g，蒸馏水 100ml，冰醋酸 0.2ml）。

染色法：玻片标本置 5% 铬酸中氧化 30 分钟。置预热 58～60℃ 的工作液中染 20 分钟。标本显琥珀色时取出，蒸馏水冲洗。0.1% 氯化金调色 2～4 分钟，冲洗。置 2% 硫代硫酸钠液中 1～2 分钟，冲洗。新鲜配制的 1:5 亮绿液复染 40 秒。

6. 钙荧光白染色　钙荧光白（calcofluor white）为非特异化学荧光染料，亲和纤维素、几丁质，荧光显微镜下可快速检出组织内真菌。真菌细胞壁呈亮白色，上皮细胞、炎细胞呈淡蓝色。

染液：钙荧光白液（钙荧光白 0.1g，伊文斯蓝 0.1g，蒸馏水 100ml）。

染色法：标本甲醇固定，滴加染液 2～3 滴染 5 分钟，倾去染液，加盖片荧光显微镜镜检，激发光 436nm，发射光 520～550nm。

7. 过碘酸雪夫（PAS）染色　过碘酸为强氧化剂，氧化多糖产生醛基。新生醛基和无色碱性品红形成紫红色化合物。丝状真菌、类酵母菌胞壁多糖染为紫红色。

8. 吖啶橙染色　荧光显微镜下丝状真菌、孢子呈亮绿色。上皮细胞胞质不着染或淡绿黄色。死亡菌丝呈红色；类酵母菌、假菌丝呈红橙色，核绿色。厚膜孢子呈红橙色。

三、真菌培养与鉴定

培养真菌常用沙氏培养基、土豆葡萄糖培养基、察氏培养基。真菌生长较慢，需较高湿度和氧，故用棉塞或多孔硅胶塞试管斜面培养。培养温度 22～28℃，湿度 40%～50%。眼部致病真菌一般在数日至 10 日内形成丝状菌落或类酵母型菌落。做玻片小培养可在低倍显微镜下清楚地看到菌丝、分生孢子梗、孢子、假菌丝。依据真菌生长速度、菌落外观、菌丝、孢子或菌细胞形态特征等鉴别真菌类别。白念珠菌在玉米粉琼脂培养基产生厚膜孢子，菌细胞在血清中 2 小时形成芽管。

第五节　病毒学检查法

病毒体积微小，为无细胞结构，仅有 DNA 或 RNA 任一种类型的核酸，只能在适合的活细胞内复制繁殖，为寄生性微生物。导致眼病的病毒主要有单纯疱疹病毒、水痘 - 带状疱疹病毒、巨细胞病毒、EB 病毒、腺病毒、肠道病毒 70 型、柯萨基病毒 A24、风疹病毒、腮腺炎病毒、传染性软疣病毒及人免疫缺陷病毒等。

一、标　本　采　集

检测病毒应在发病早期，症状刚刚出现，组织内病毒含量最高时采取标本。用拭子在活动病变处涂搽，或灭菌小铲刮取上皮细胞取材或吸取房水、玻璃体检查。

二、直接镜检病毒包涵体、病毒抗原和病毒体

1. 普通光学显微镜检查病毒包涵体　有些病毒在敏感细胞的胞核或胞质内复制繁殖时形成包涵体。刮取病变处上皮细胞涂于载物玻片，固定染色或半薄组织切片染色。常用染色法为 Giemsa 染色、Papanicolaou 染色，需要在光学显微镜的油镜下镜检。单纯疱疹病毒及水痘带状疱疹病毒在感染细胞的核内形成嗜酸包涵体。巨细胞病毒在细胞核内形成嗜酸包涵体，在细胞质内形成嗜碱包涵体。腺病毒在细胞核内早期为嗜酸包涵体，晚期为嗜碱包涵体。痘苗病毒在细胞质内形成嗜酸包涵体。传染性软疣病毒在细胞质内形成团块状嗜酸或嗜碱包涵体。

2. 荧光抗体染色检查病毒抗原　异硫氰酸荧光素与特异性免疫球蛋白(抗体)经化学方法结合后仍保持抗体的免疫活性。用标记荧光素的已知抗体染色标本，抗体与标本中相应抗原结合，洗去未结合的荧光抗体后用荧光显微镜观察。在紫外光或蓝光激发下，标本上呈现黄绿色特异荧光部位即抗原部位。荧光抗体染色检查眼分泌物涂片、细胞刮取物、水疱液、房水、玻璃体以及组织标本内病毒抗原等已广泛应用。

(1) 直接荧光抗体染色：标本经冷丙酮固定后直接滴加标记荧光素的已知特异抗体，湿盒内温育后洗去未结合的血清，荧光显微镜下观察。本法简便、特异性强。但一种标记抗体只能检查相应的一种抗原。常用于快速检测单纯疱疹性角膜炎、腺病毒性结膜角膜炎等标本。

(2) 间接荧光抗体染色：制备一种荧光素标记的抗免疫球蛋白抗体可检测多种病毒抗原。标本上先滴加已知特异抗体(第一抗体)、温育洗涤后再滴加荧光素标记的抗免疫球蛋白抗体(第二抗体或抗抗体)，温育洗涤后镜检。本法敏感性比直接法高，荧光亮度强。

(3) 单克隆抗体染色：用特异病毒抗原免疫 BALB/C 纯系小鼠后，取小鼠脾脏含特定免疫信息的 B 细胞与小鼠骨髓瘤细胞株在促融剂作用下融合杂交成为杂交瘤细胞。此杂交瘤细胞具有产生对原病毒抗原决定簇高度特异性抗体的能力，且可无限繁殖。杂交瘤细胞系可冷冻保存，杂交瘤细胞注射到小鼠腹腔，腹水中积累分泌单克隆抗体。经纯化，荧光素标记后用于直接荧光抗体染色检测相应抗原。单克隆抗体单一性强，没有交叉反应，检测单纯疱疹病毒、腺病毒十分特异敏感。

3. 电子显微镜检查病毒体　将水疱液、房水等滴在有支持膜的铜网上，负染色后电子显微镜观察病毒体的形态特征。做病变组织超薄切片，透射电子显微镜观察或免疫电镜技术、标记免疫电镜技术检测细胞或组织内病毒体或抗原。

三、病毒分离培养

恰当采取标本、处理标本是分离病毒成功的关键。发病初数日内，用拭子擦取或刮取病变区细胞置汉氏液内，或取结膜囊洗液、房水、玻璃体抽吸液置小瓶内放冰壶及时送检。实验室内用灭菌镊将拭子揉洗后加青、链霉素放 4℃ 1 小时除菌处理。低速离心沉淀后取上清液，1/2 标本接种培养，1/2 标本低温冰箱保存。

1. 细胞培养　为分离培养病毒的常用方法，也用于检测中和抗体或鉴定病毒。根据各种病毒对细胞的敏感性选用不同细胞。常用的细胞为：

(1) 原代细胞：如人胚肾细胞、人羊膜细胞、乳兔肾细胞、地鼠肾细胞、鸡胚细胞等。

(2) 二倍体细胞：如人胚肺二倍体细胞。

传代细胞：如 HeLa 细胞、Vero 细胞、FL 细胞等。

多种病毒在敏感细胞内复制繁殖时，受染细胞出

现形态改变,称细胞病变,光学显微镜下可见。疱疹病毒感染的细胞圆化、增大、细胞融合为多核巨细胞。腺病毒感染的细胞聚合成葡萄状。肠道病毒致细胞圆缩、颗粒增多、脱落。有些病毒在细胞内繁殖不显细胞病变,可借助其对某些动物红细胞有吸附作用而判断病毒增殖。

2. 鸡胚培养　有些病毒能在发育鸡胚中增殖。将待检标本接种鸡胚绒毛尿囊膜、卵黄囊、尿囊腔后继续孵育。病毒增殖时绒尿膜上形成痘斑或鸡胚特异性死亡,剖检涂片检查。

3. 实验动物培养　不同病毒有其特定敏感动物。常用实验动物为小白鼠、乳鼠、家兔、灵长类动物等。

四、血清学试验

血清学试验已广泛应用于诊断病毒感染、鉴定病毒及流行病学调查。用已知血清鉴定未知病毒或用已知病毒检测血清抗体。采取患者发病3～4日内急性期血清及发病2～3周后恢复期血清低温冻存。双份血清同时做血清学试验,比较抗体滴度。恢复期血清抗体滴度比急性期抗体滴度上升≥4倍即有诊断意义。

1. 中和试验　特异抗体与相应抗原(病毒)作用后使病毒不能吸附敏感细胞或抑制病毒进入细胞从而中和其感染性。能抑制细胞病变的血清最高稀释度即中和抗体滴度。

2. 血凝及血凝抑制试验　有些病毒如腺病毒、痘病毒等能和某些动物红细胞相互作用引起红细胞凝集。此血凝性能可被相应抗体所抑制,血凝抑制作用有型的特异性。用微量血凝抑制试验鉴定新分离病毒的型别、检测血清抗体效价。

3. 补体结合试验　用已知抗原检测未知抗体,从双份血清抗体滴度变动诊断病毒病。

4. 免疫荧光技术　检测血清、泪液、房水、玻璃体中特异抗体。

5. 酶联免疫吸附试验(ELISA)　用辣根过氧化物酶标记特异性抗体,此酶标抗体保留抗体特异免疫活性及酶的催化活性。以酶标抗体处理待检标本形成带酶的抗原抗体复合物。加入酶的底物如邻苯二胺,由于酶的催化作用使底物呈现颜色反应。肉眼、分光光度计、酶标仪做定性、定量分析。本法具有敏感性高、特异性强、仪器设备简单等优点。微量固相载体酶联免疫吸附试验已普及应用于病毒学研究。常用方法有:

(1) 间接法:用酶标记的一种抗免疫球蛋白抗体检测多种抗体。将已知抗原包被于固相载体。加入待检血清,温育洗涤后再加入酶标记的抗同种免疫球蛋白抗体。温育洗涤后加入底物显色。颜色深浅与待检

抗体量相关。

(2) 双抗体夹心法:用酶标记特异性抗体检测分子量大的抗原。将已知抗体包被固相载体。加入待检抗原,温育洗涤后加入酶标记特异抗体,温育洗涤后加入底物显色。颜色深浅与待检样本中抗原量成正比。

6. 酶标金黄色葡萄球菌蛋白A(SPA)酶联免疫吸附试验　金黄色葡萄球菌细胞壁的蛋白A能和人及多种哺乳动物的IgG分子Fc段结合,用SPA代替IgG抗体做酶联免疫吸附试验检测特异抗体或抗原。

7. 其他　近年生物素-抗生素(亲和素)系统已应用于酶联免疫、荧光免疫等检测技术,提高了检测方法的敏感性。随分子生物学发展核酸杂交技术,聚合酶链反应技术在病毒性眼病诊断方面提供了更精确敏感的实验手段。CRYSTAL单纯疱疹病毒HSV-1或HSV-2 IgG抗体检测试剂盒已用于临床。

第六节　原虫检查法

可致病的自生生活阿米巴滋生于水源、泥土、污物中,常被尘砂、昆虫等携带或在空气中播散。戴角膜接触镜者使用的镜用物品易被阿米巴污染,成为潜在感染源。当眼表微损伤时阿米巴可侵入角膜上皮细胞层则致病。实验室检查是病因诊断的可靠依据。

一、标 本 采 集

表面麻醉后用小铲刮取角膜病变区组织,轻涂2张载玻片上,一张湿片镜检,另一张及时固定后染色镜检。病灶区拭子取材或刮取物做阿米巴培养。戴接触镜相关角膜炎患者的镜片、镜盒、护理液或冲洗液一并做阿米巴、细菌、真菌培养。如病灶深在,刮片检查未见病原微生物而临床体征符合原虫感染时做角膜活检。尽量避开视轴区,用微环钻或小刀在病灶边缘处切取板层角膜组织,分别做阿米巴培养、病理组织学检查、电镜超微结构观察。

二、实验室检查

1. 角膜刮片镜检原虫

(1) 滴加10%氢氧化钾、乳酚棉兰或生理盐水,覆盖玻片,光镜下见球形双壁包囊及滋养体。

(2) Giemsa染色:完整包囊的外壁及胞质淡紫色,内壁深紫色。核区淡染,中央见紫红色深染的斑状核仁。滋养体胞界不很明显,胞质内见颗粒状物及大小不等的空泡,核同包囊。角膜基质间屡见双壁包囊,常呈串状排列或簇集。

(3) 吖啶橙染色:吖啶橙结合包囊壁黏多糖,荧光

显微镜检查包囊壁呈黄 - 橙色荧光，包囊内部微带绿色。滋养体呈绿色或亮橙色，背景黑色。

（4）钙荧光白染色：对阿米巴包囊的多糖聚合物亲和，包囊染为亮白色荧光，滋养体淡蓝色。包囊外壁受损溶解液化时弱着染或不着染。

2. 阿米巴原虫培养　标本接种 Page 非营养琼脂培养基，表面滴加大肠埃希菌液 2～3 滴，置湿盒内 28℃培养 7～14 天，光学显微镜检查。培养阳性时镜下见滋养体自接种处向外移行、增殖。继续培养后滋养体转化为线状排列或簇集的包囊。切取原虫生长区的表层培养基移置载玻片上或印片取材，加盖玻片在光学显微镜或相差显微镜下见活的多形态滋养体。大小不一，多为椭圆形，直径约 20μm，体表有棘状突起，以叶状伪足移动。胞质颗粒状随虫体移动而流动。近胞体后方周期性出现收缩泡。核内见明显核仁。包囊圆形，约 12～15μm，外壁不平整，内壁光滑，多边形、圆形、星形。胞质颗粒状浓密，核区及核仁同滋养体。另见双壁空囊。培养出的阿米巴可利用形态学分类，基因鉴别法分型。免疫荧光法区分钟别。

3. 鞭毛试验　取阿米巴滋养体种入 1ml 无菌蒸馏水中，置 37℃温箱孵育 2、24 小时分别吸出虫体，滴载玻片上，显微镜观察。棘阿米巴属滋养体无鞭毛期。耐格里属滋养体有鞭毛期，孵育 2 小时滋养体变成梨形并有鞭毛长出，继续孵育 24 小时恢复原滋养体形态。

4. 角膜组织活检及病理组织学检查　常用的染色方法为 PAS 染色、HE 染色、Gomori 银染色、钙荧光白染色。

5. 扫描电镜、透射电镜超微结构观察。

第七节　弓形虫检查法

眼弓形虫病是眼后节葡萄膜炎的重要病因，实验室检查是诊断本病的重要依据。一般做间接荧光抗体试验、ELISA。免疫印迹法检测眼内局部特异性弓形虫 IgG 抗体的产生，定量计算 Goldmann-Witmer（GW）系数，比较房水及血清中特异抗体。GW 系数为房水抗弓形虫抗体 IgG/ 血清抗弓形虫抗体 IgG/ 血清总IgG。GW 系数≥2 提示眼内弓形虫感染。

逆转录聚合酶链反应扩增房水弓形虫 DNA。视网膜穿刺下液细胞病理检查弓形虫包囊。

第八节　螨虫检查法

（一）标本采集

用无齿小镊子夹住眼睑睫毛，连同毛囊一并拔出，每次检查可拔 3～4 根睫毛。放在清洁的载物玻片上，盖上盖玻片。

（二）光学显微镜检查

使用显微镜目镜 10 倍，物镜 10 倍查看有无螨虫。

第九节　眼科细胞学检查法

细胞学检查具有取材方便、实验设备要求简单和快速诊断等优点。通过观察局部细胞病理学改变、炎细胞类别、致病微生物形态等可帮助判断感染性或非感染性病变。对感染性眼病的早期病因诊断、定向治疗、随诊等均有实用意义。眼科细胞学检查方法如下。

（一）标本采集

使用清洁无痕的载物玻片，经清洁液、乙醇处理，蒸馏水冲洗干燥后备用。眼球表面麻醉后用铂或铝制小铲或小手术刀片轻、稳、准确地刮取病变部表面细胞，避免扩大损伤或出血。涂展标本宜薄层均匀，忌加压或往复涂搽以免人工损伤细胞形态。采取房水、玻璃体、视网膜下液时要用干燥注射器及针头吸取，及时滴片推薄。细胞量过少时低速离心沉淀，取沉淀物涂在曾涂有白蛋白或明胶的玻片上，或细胞离心机直接离心沉淀在玻片上，及时甲醇固定，防细胞自溶。

（二）染色

1. Giemsa 染色　方法见前述，为眼科细胞学检查常用的染色方法。细胞形态清晰。细胞核染为紫红色，核仁为紫蓝色，细胞质呈淡蓝色。除识别微生物（细菌、真菌、病毒包涵体、原虫等）感染外可判断炎症反应类型。

2. Wright 染色　为碱性染料亚甲蓝和酸性染料曙红组成瑞氏粉末。由于细胞内含有不同等电点的蛋白质，带有不同电荷，能选择吸附相应染料而着色。氨基带正电荷能和带负电荷的酸性染料结合被染为红色。羟基带负电荷能和带正电荷的碱性染料结合被染为蓝色。细胞核染为紫红色，胞质、核仁呈蓝色。主用于检查渗出细胞类别，区分炎症反应类型。

染液：Wright 染液（Wright 染色粉 1g，甲醇 600ml 溶解过滤）放在 4℃保存备用。磷酸盐缓冲液（1% 磷酸氢二钠 30ml，1% 磷酸二氢钾 30ml，蒸馏水 940ml）调 pH 为 6.4～6.8。

染色法：涂片不需固定，滴 Wright 染液布满标本，染 1～3 分钟后再滴加等量缓冲液，混合染色 10 分钟。蒸馏水冲洗。

3. Papanicolaou 染色　用于检查上皮细胞鳞状化生、角化分期。上皮细胞核内病毒包涵体。

正常结膜上皮细胞巴氏染色后胞质淡蓝色。角化细胞较分散，胞体增大，大小不一，多边形变薄，胞质染为粉红色。核缩小，染色质固缩，有时见蛇形核。捲褶胞质内偶见透明角质蛋白颗粒。超角化细胞零散，胞界不清楚，边缘常见捲褶。胞质杏黄或橘黄色。核由原蓝紫色转为红色，最后消失。

Gill 改良巴氏染色法：按下列顺序操作：95% 乙醇固定 15 分钟，入水蘸浸 10 次 × 2，Gill 苏木素 1 中染色 2 分钟，水蘸浸 10 次，Scott 替代水兰化 1～2 分钟，水蘸浸 10 次 × 2，95% 乙醇脱水蘸浸 10 次 × 2，改良 OG-6 复染 1～2 分钟，95% 乙醇蘸浸 10 次 × 3，改良 EA 复染 2～6 分钟，95% 乙醇蘸浸 20 次 × 3，纯乙醇脱水蘸浸 10 次，二甲苯透明，加盖玻片镜检。

（三）光学显微镜检查

先用 10 倍物镜循序观察细胞分布、类别、形态、染色情况及背景梗概，然后改换 40 倍物镜、100 倍油镜观察上皮细胞、炎细胞细微结构变化、细胞内含物、细胞内外微生物以及黏液、纤维素等。

（四）眼表正常细胞像

1．结膜上皮细胞　依取材部位上皮细胞形态不同。睑结膜上皮细胞多为扁平多边形细胞，胞体较大。核卵圆居中，染为紫红色，染色质致密。匀质胞质淡蓝或淡红色，核／质为 1:2～1:3。柱状上皮细胞核为圆形或卵圆形，直径近似胞体宽度，常略偏位于细胞一端，细胞平行排列。立方形细胞为深层细胞，核染色质细颗粒状，胞质嗜碱染色。球结膜上皮细胞多为扁平细胞，胞体连接紧密层片状。

2．杯状细胞　睑、球结膜上皮细胞间见单个散在或簇集的杯状细胞。胞核较小，偏位近细胞膜。过碘酸雪夫染色（PAS 染色）胞质内见染为淡红色的黏液，黏液泡增大时染为深红色，将细胞胀大，细胞变圆。细胞核固缩移位于细胞一侧。一般染色时黏液泡内黏蛋白常溶解消失成为圆形空区（指环细胞）。

3．角膜上皮细胞　表层细胞扁平多边形，紧密连接，规则整齐。细胞核卵圆形，染色质细颗粒状。胞质透明清澈。中层细胞略小，翼状或卵圆形。基底细胞呈方形，核大，核仁清楚，胞质染为蓝色。

4．睑缘鳞状上皮细胞　多边形细胞，胞体较大且薄。核小深染或消失，胞质淡红色。

（五）炎细胞

细菌性、真菌性感染、衣原体急性感染、抗原抗体复合物免疫性炎症、化学药物刺激或组织分解坏死时，中性粒细胞为主要渗出细胞。病毒性感染表现单核细胞、淋巴细胞增多。过敏性炎症时出现嗜酸性粒细胞、肥大细胞。黏液染为红色，纤维素染为淡紫蓝色。

（六）几种常见感染性眼病的细胞像

1．细菌性结膜炎　上皮细胞零散，炎性退行变性。中性粒细胞反应。见单个或簇集的球菌、双球菌、杆菌等。中性粒细胞活跃吞噬细菌，胞质内见吞噬的菌体或分解的细菌残体（图 2-283）。

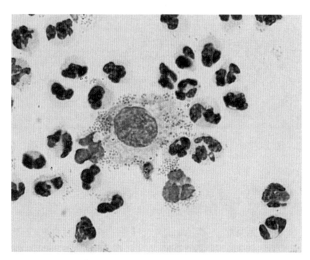

图 2-283　淋菌性结膜炎：上皮细胞内、中性粒细胞内淋球菌

2．沙眼　急性感染期上皮细胞明显炎性变性，胞核呈筛网状。有的上皮细胞质内见沙眼包涵体。慢性炎症、滤泡压挤物见大量免疫活化的淋巴细胞、浆细胞、Leber 细胞及淋巴细胞的胞质碎片（图 2-284）。

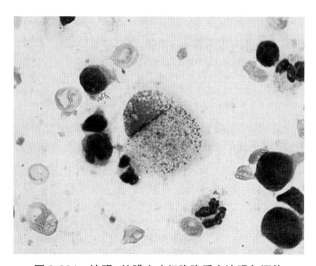

图 2-284　沙眼：结膜上皮细胞胞质内沙眼包涵体

3．腺病毒结膜角膜炎　上皮细胞轻度炎性变性。单核细胞、淋巴细胞反应，背景清洁。

4．细菌性角膜溃疡　上皮细胞水肿、溶解或缺失。大量中性粒细胞，常自溶。有的中性粒细胞胞质内或上皮细胞胞质内及细胞外见球菌、双球菌、杆菌等（图 2-285，图 2-286）。

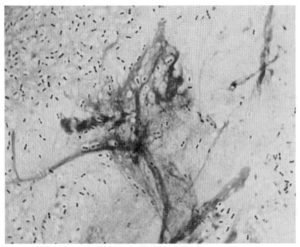

图 2-285 肺炎球菌性角膜溃疡：肺炎链球菌、荚膜

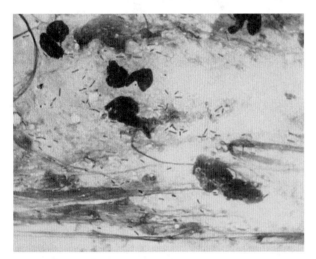

图 2-286 铜绿假单胞菌性角膜溃疡：中性粒细胞，铜绿假单胞菌

9. 眼睑、睑缘传染性软疣 上皮细胞增大，零散。胞质内见致密卵圆形、块状包涵体。胞核固缩，移位于胞膜下。小淋巴细胞反应。

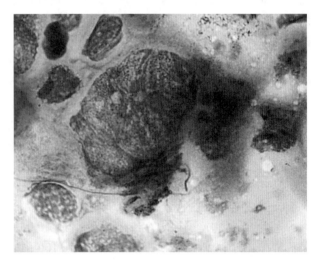

图 2-287 单纯疱疹病毒角膜炎：合体细胞

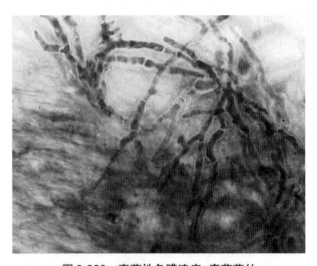

图 2-288 真菌性角膜溃疡：真菌菌丝

5. 单纯疱疹病毒性角膜炎 上皮细胞圆化，胞核明显增大，染色质离心集聚，核膜增厚，核内见淡染匀质状包涵体。上皮细胞融合为大的合体细胞，细胞内核数 4～20 个不等。单核细胞及中性粒细胞反应（图 2-287）。

6. 真菌性角膜溃疡 上皮细胞明显炎性变性、溶解。中性粒细胞反应，自溶。坏死物中见节段状、交织团状真菌菌丝、卵圆形芽生细胞或假菌丝。少数嗜酸性粒细胞（图 2-288）。

7. 棘阿米巴角膜溃疡 上皮细胞明显炎性变性、溶解。中性粒细胞、单核细胞反应。见棘阿米巴包囊及滋养体（图 2-289）。

8. 眼内炎 房水、玻璃体吸刺液不清澈，大量中性粒细胞或变性溶解。见单个、簇集细菌或丝状、芽生真菌。中性粒细胞、巨噬细胞内见吞噬的菌体。

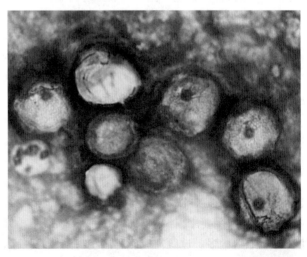

图 2-289 棘阿米巴性角膜溃疡：棘阿米巴包囊、空囊

10. 链丝菌性泪小管炎 细碎菌块中见纤细丝状菌，常断裂为细小球菌或链状排列。中性粒细胞反应。

（七）结膜印迹细胞学检查

在眼表面麻醉下应用醋酸纤维素滤纸片，以解剖位置，采集保持细胞完整性和相互联系性的结膜、角膜表层上皮细胞。固定染色后光学显微镜下观察细胞病理生理形态，用以诊断和研究眼表疾病及其致病机制。本检查法操作简易、安全，可无伤害性地定性、定量分析细胞病变性质，病程中重复取材随诊和评价疗效。

1. 检查法

（1）材料：0.2μm 孔径醋酸纤维素滤纸，切剪成 6mm 直径小圆片，浸蒸馏水中 3～4 小时，消除其表面活性。取出晾干，高压消毒后备用。

（2）受检眼以 0.5% 盐酸丙美卡因滴眼 2 次，开睑器开睑，用棉拭或滤纸轻吸去下穹隆部泪液。

（3）无齿小镊子夹取滤纸片侧缘，粗糙面向下轻置于角膜缘颞侧 2mm 外的球结膜上，以视网膜眼动脉压力计，相当于 60g 压力接触滤纸片或用圆端玻璃棒轻压、展平滤纸片贴附，持续 5～6 秒印取表层上皮细胞。小镊揭下滤纸片，取样面向上，平置玻璃平皿或涂过薄层明胶的载玻片上。甲醇或 10% 甲醛溶液固定。

（4）巴氏染色或过碘酸雪夫染色及苏木素复染。

（5）脱水，二甲苯透明，自然干燥。

（6）光学显微镜下分级：在目镜 10 倍，物镜 10 倍条件下观察上皮细胞的形态、连接、胞核、胞质的颜色、核质比（N/C）、上皮细胞角化、杯状细胞数及炎性细胞的有无。观察 5 个视野，分别计杯状细胞数，取其均值，然后据 Nelson 分级标准进行分级。

2. Nelson 分级标准

0 级：结膜上皮细胞形态正常，层状、大小一致，胞质蓝绿色，N/C 1:2，杯状细胞簇集分布，平均 1 个低倍视野下见 12.1 个。

1 级：结膜上皮细胞轻扩大，胞质蓝绿色。N/C 1:3，无角化。杯状细胞初见减少，密度下降，平均 1 个低倍镜视野下见 7.4 个。

2 级：所有结膜上皮细胞均扩大，变扁平，胞质蓝绿色或粉红色。核缩小，N/C 1:4～1:5，轻度角化。杯状细胞明显减少，平均 1 个低倍视野下见 2.7 个。

3 级：结膜上皮细胞明显增大，多边形，胞质粉红色，浆内出现颗粒状物，核固缩崩解，N/C 1:6～1:8，出现不同程度的角化，杯状细胞很少，体小，常缺如。

3. 正常眼结膜上皮细胞像 分泌性结膜上皮细胞呈片状连接，上皮细胞胞体较小，大小一致，圆形或卵圆形，胞质较少，染为淡蓝绿色。核较大，居中，嗜碱染色。核 / 浆比为 1:2。上皮细胞间有簇集或单个不同大小的椭圆形杯状细胞。杯状细胞胞体饱满，较大，胞界清楚或不清楚。细胞内分泌胶状黏蛋白，胞质明显。核小，常移位近胞膜，呈扁椭圆形。PAS 染色时胞内黏蛋白强着染，呈绛红色。有时细胞外或无细胞处也见淡染黏液。随患者年龄增加细胞分级自 0 级进为 1 级，属正常范围。2 级提示眼表异常。3 级为明显异常。

4. 结膜印迹细胞学检查的应用 常用于检测、诊断原发性、继发性干眼症、维生素 A 缺乏性干眼、自身免疫性眼病（如 Sjögren 综合征，Stevens-Johnson 综合征、眼瘢痕性类天疱疮、红斑狼疮等）、过敏性眼病、眼化学伤角膜缘干细胞缺失后角膜结膜化、药源性眼表异常、上方角膜缘角膜结膜炎、眼表肿瘤及接触镜相关眼病随诊等。

5. 进展 近年印迹细胞学有很大进展，如用生物孔膜采取结膜、角膜表层上皮细胞、纤维素膜印片取材后转移细胞到明胶包被的载玻片上或用磨光边缘的玻片直接印取细胞；用间接免疫荧光法、免疫酶法检测自身免疫性眼病者、过敏性眼病者上皮细胞表面炎性标志物 HLA-DR、IgE 受体 CD23 的异常表达；免疫过氧化物酶染色检测上皮细胞的细胞角蛋白；检测长期应用抗青光眼药物者上皮细胞炎性细胞因子的表达；检测眼表病毒感染者疱疹病毒、腺病毒抗原；检测眼表原虫感染者棘阿米巴包囊及滋养体等。

（金秀英 孙旭光 罗时运）

主要参考文献

1. 李影林. 临床微生物学及检验. 北京：人民卫生出版社，1995.

2. 叶应妩. 全国临床检验操作规程. 第 2 版. 南京：东南大学出版社，1997.

3. 刘翔，周祖嫌，张啸峰，等. 感染性眼病厌氧菌培养及药敏试验. 中华眼科杂志，1991，27：80.

4. 罗时运，张文华，金秀英，等. 眼棘阿米巴的分离培养和鉴定. 眼科，1993，2：31.

5. 孙旭光，王智群，李然，等. 44 例眼科患者真菌培养及药物敏感性的分析. 眼视光学杂志，1999，1：111.

6. 孙声桃，徐筠，胡宏. 角膜溃疡刮片病原学两种检查方法比较. 眼科研究，2003，21：61.

7. 金秀英，罗时运，张文华，等. 眼科细胞学检查在临床的应用. 实用眼科杂志，1986，4：734.

8. 宋丽红，金秀英，孙旭光，等. 干眼症结膜印迹细胞学研究. 眼视光学杂志，1999，1：155.

9. Arffa RC, Avni I, Ishibashi Y, et al. Calcofluor white and

ink-potassium hydroxide preparations for identifying fungi. Am J Ophthalmol，1985，100：719.

10. Karciogtu ZA. Laboratory Diagnosis in Ophthalmology. New York：MacMillan Publishing Company，1987.

11. Marines HM，Osato MS，Font RL. The value of calcofluor white in the diagnosis of mycotic and acanthamoeba infections of the eye and ocular adnexa. Ophthalmology，1987，94：23.

12. McLeod SD，Kolahdouz-Isfahani A，Rostamian K，et al. The role of smears，cultures，and antibiotic sensitivity testing in the management of suspected infectious keratitis. Ophthalmology，1996，103：23.

13. Pinna A，Zanetti S. Sotgin M，et al. Identification and antibiotic susceptibility of coagulase negative staphylococci isolated in corneal external infections. Br J Ophthalmol，1999，83：771.

14. Nelson JD. Impression cytology. Cornea，1988，7：71.

15. Treng SCG. Staging of conjunctival squamous metaplasia by impression cytology. Ophthalmology，1985，92：728.

16. Calonge M，Diebold Y，Saez V，et al. Impression cytology of the ocular surface：a review. Exp Eye Res，2004，78：457-472.

17. Donisi PM，Rarna P，Fasolo A，et al. Analysis of limbal stem cell deficiency by corneal impression cytology. Cornea，2003，22：533.

18. Hong S，Lee CS，Seo KY，et al. Effects of topical antiglaucoma application on conjunctival impression cytology specimens. Am J Ophthalmol，2006，142：185.

19. Barabino S，Montaldo E，Solignani F，et al. Immune response in the conjunctival epithelium of patients with dry eye. Exp Eye Res，2010，91：524.

20. Thiel MA，Bossart W，Bernauer W. Improved impression cytology techniques for the immunopathological diagnosis of superficial viral infections. Br J Ophthalmol，1977，81：984.

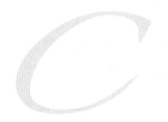

药物治疗是治疗眼病的重要方法。在本书第二卷第三篇的眼科药物学中已经对眼科的给药途径对药物疗效的影响，以及眼科各类药物的临床应用进行了详细的叙述。本章从治疗学的角度对眼科的药物治疗作一概述。

（一）眼科的给药方式和途径

眼科最常用的给药方式是眼局部给药，如将滴眼液（包括溶液、混悬液、乳剂等）、眼用凝胶或眼膏等滴入或涂入结膜囊内。如果眼部治疗需要较高药物浓度，可以采用眼局部注射方式，如球结膜下注射、眼内注射等。滴眼液一般是多剂量包装的，即可以多次开盖后滴用，但也有单剂量包装的，即单次启用后即弃用，但使用的成本较高。

1.结膜囊内给药　滴用滴眼液的方法通常是嘱患者将头部稍后仰或平卧，眼向上注视。滴药者用手指轻轻向下牵开下睑，然后将药液缓慢地滴入下穹隆部，一般滴用1滴即可。轻提上睑使药液在结膜囊内充分弥散。嘱患者轻轻闭眼2～3分钟。以干棉球拭去流出结膜囊的药液。眼用凝胶和眼膏的给药方法与滴眼液大致相同，将凝胶或眼膏涂入结膜囊的下穹隆部。用药后轻轻闭眼和按摩眼球有助于药物的扩散。

当需要同时使用两种不同的滴眼液时，如果用完一种后马上就用第二种，就会发生药物被稀释或药物溢出结膜囊的情况。因此应当在用完一种药物至少5分钟后再用第二种药物。

滴入结膜囊的药物可以通过结膜血管吸收，或者结膜囊中多余的药物从鼻泪管流入鼻腔，由鼻黏膜吸收而进入全身循环，可以引发全身性效应，其程度与眼部给药的剂型有很大关系。经鼻泪道流入鼻腔的药物多与滴眼液有关，而很少与眼用凝胶和眼膏有关。当应用滴眼液时，用手指轻压内眦部的泪囊区，可以明显减少药物经鼻泪道流入鼻腔的量，从而减少药物引起的全身效应。

2.结膜囊冲洗　在清除结膜囊内刺激物、异物或

分泌物等急救处置时，可以应用眼用冲洗液冲洗结膜囊。通常使用的眼部冲洗液为无菌的0.9%氯化钠溶液。在紧急情况下，也可以应用洁净水作为眼部冲洗液。

3.结膜下注射　为了有效地控制病情，或者结膜囊内给药后疗效不显著而需要用抗感染药、散瞳剂或糖皮质激素等药物时，可以采用结膜下注射方式来给药。药物通过角膜和巩膜扩散到前房、后房和玻璃体内而发挥治疗作用。结膜下注射的单剂量体积是有限的，通常不超过1ml。

4.眼内注射　为了有效地控制病情和提高疗效，必要时可以采用眼内注射的方式，包括前房内注射和玻璃体腔内注射来给药。由于眼内注射有可能发生一些严重的并发症，因此应当慎用。

5.全身给药　一些药物，如抗菌药和糖皮质激素，可以采用全身给药的方式，来治疗一些眼部易感的疾病。一些降眼压药物也需要采用全身给药的方法，如口服乙酰唑胺、甘油盐水，静脉滴注高渗剂甘露醇等，来达到快速降低眼压的目标。

（二）眼用药物的微生物污染的控制

临床所用的眼用制剂应当是无菌的。大多数眼局部用药是装在多剂量容器中的，多次开盖和使用有可能污染药液。即使在这些药液中加有防腐剂，在使用时仍然需要注意避免污染。如果使用不当，如滴用滴眼液时使药瓶的开口接触结膜囊或眼睑，就有可能将眼部分泌物吸入药液内，而使药液污染，再接着应用这些药液，就不但起不到治疗的作用，反而对眼部产生有害的作用。在眼局部药物治疗中，应当注意下列各点：

1.给患者给予滴眼液或眼膏时，应当说明使用方法。患者在家中自用的保存于多剂量容器中的眼用药物（包括滴眼液、眼用凝胶和眼膏），在首次开封后使用时间不应当超过4周，除非药品说明书另有说明。

2.医院病房里使用的眼用药物一般在开封后1周弃用。应当给每位患者提供个人专用的眼用药物。如

果遇到需要特别关注的污染问题,应当为每只眼提供单独使用的眼用药物容器。

3．对于出院的患者,应当提供新的尚未开启的眼用药物。在出院时让患者带走当天已经发给他们的药品是可以接受的做法。

4．在门诊部,以使用单剂量包装的滴眼液为好。如果使用多剂量包装的滴眼液,应当在每日工作结束时丢弃。在意外事件时和急诊等感染高风险的地方,应当尽量使用单剂量包装的滴眼液。如果使用多剂量包装的滴眼液,应当在单次使用后丢弃。

5．眼科诊断用染料,如荧光素钠等,应当尽量使用单剂量包装的药品。如果使用多剂量包装的滴眼液,应当在每日工作结束时丢弃。

6．手术前使用的滴眼液瓶应当在手术时丢弃,并提供新的滴眼液瓶。如有可能,眼科手术时应当使用单剂量包装的滴眼液。如果使用多剂量包装的滴眼液,应当为每位患者提供个人专用的滴眼液瓶,并在手术结束时弃用。在施行内眼手术和其他进入前房的处置时所使用的制剂必须是等渗的,而且不含防腐剂和抗氧剂,如属必需,应当加入缓冲液将 pH 调至中性。用于内眼手术的液体应当按特别的处方配制,一般静脉输注的制剂并不适用于这种目的。

（赵家良）

主要参考文献

1.《中国国家处方集》编委会．中国国家处方集（化学药品与生物制品卷）．北京：人民军医出版社,2010,693-694.

2.《中国国家处方集》编委会．中国国家处方集（化学药品与生物制品卷·儿童版）．北京：人民军医出版社,2013,552-553.

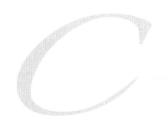

第二章
眼病的手术治疗

第一节 引　　言

眼科学作为临床学科的一个重要分支，主要任务是保护视觉器官生理功能和防治视觉器官各种疾患、最大程度地减少盲和视力损伤以及视觉残疾等，从而达到保护人们的视功能，保障人们欢享色彩斑烂的美好生活。尽管许多眼病和遗传、免疫缺陷、生化代谢障碍或全身其他系统疾病密切相关，使眼科与内科有着不可分割的内在联系，但有更多的常见眼病诸如白内障、青光眼、视网膜脱离、角膜瘢痕、斜视等，必须或主要依靠外科治疗才能达到治疗目的。随着科技的不断进步，即使在以往被认为是一些"典型"的眼内科疾病，例如糖尿病视网膜病变、黄斑水肿、玻璃体积血、眼内炎等，也因激光光凝及玻璃体手术等技术在治疗上的明显优势，而逐渐向眼外科领域转化。可以这样说，没有日益发展的眼外科治疗手段就没有现代眼科学。

20世纪60年代中期以来，逐步发展起来的显微手术是眼科手术治疗中的一次革命。显微手术不仅以其手术精细、组织损伤少、效果明显而显示其远胜于常规手术的优越性，还推动了手术器械、缝针缝线、手术设备、人工替代材料、眼内外填充和灌注材料等一系列改革和创新，而且还进一步更新了眼外科手术的认识和观念，为原来无法用外科方法处理的许多眼内外疾患开辟了新的治疗途径。在防盲治盲工作中发挥重要作用的白内障现代囊外摘除术、超声乳化吸除术及人工晶状体植入术，使复杂视网膜脱离以及黄斑前膜等的预后大为改观的一系列玻璃体腔内手术，包括角膜内皮移植在内的成分角膜移植手术、非穿透小梁术和前房角切开术等青光眼手术以及近视眼的各种激光切削手术等等，也只有在显微手术日臻完善并广为应用的今天才得以实现。如果说现代大外科正在朝向微创手术发展，那么眼外科已经进入了超微创手术时代，使某些眼病患者在手术后即刻就能感受到视功能的改善。因此，眼科医师不仅要熟悉传统眼科手术的

知识和技能，更应掌握眼科显微手术的各种原则和要领，眼科显微手术已成为一个合格的眼外科医师必备要求。

作为眼治疗学概论的一部分，本章所叙述的内容不可能也不应该是眼科手术学微缩版，而是从宏观角度介绍一些与手术治疗有关的问题，包括术前准备、麻醉、手术室的要求、常规手术和显微手术概论、术后护理及访视要求等等，是眼科手术的基础。

第二节　术前准备

涉及医生和患者两个方面，医生方面包括熟悉病史和患者全身健康状况，手术眼的具体情况，手术方案制定，术前与患者及家属的谈话等；患者方面包括对手术的知情了解，手术眼局部术前准备，全身健康是否适合眼科手术的评估，以及经济承受能力等。

一、医生方面的准备

1. 熟悉病史　病史不仅是诊断疾病的重要依据，也是作出手术决策、制订合理手术方案、提高手术效果的基准。手术医生必须十分熟悉患者的病史，不能满足于原已提供的病史记录，要善于发现问题，寻根究底，弄清每一个细节。对已经施行过手术但未能见效的患者，更应详细询问以前手术的情况、有无并发症、并发症的处理方法和最终结果。对药物有无严重不良反应及过敏反应亦应重点询问，并予记录。

2. 完成各种必要的检查　除了作出诊断所必需的各种局部和全身检查外，还要检测、收集各种手术本身或手术前后对比所需的数据和资料。例如改善或保护视功能的手术，视力（包括矫正视力）检测是基本，人工晶状体植入要求测定患眼的角膜曲率半径、眼轴长度及屈光度；抗青光眼手术前必须要了解前房角的状态和视野等视功能；屈光性角膜激光切削术一定要测定角膜地形图和角膜厚度；没有荧光素眼底血管造影结果就难以达到有针对性的激光视网膜光凝治疗

等。改善眼部外观的手术如眼部各类整形、重建手术的外观照片也是必不可少的。

3. 制定手术方案 制定手术方案前,一定要明确诊断、确认有手术指证及手术的目的性是什么。所谓手术方案,就是为了实现这一目的所制定的具体计划,包括合适的术前用药,麻醉方法的选用,输血、补液的准备,手术途径和步骤的比较与取舍,术中或术后眼部组织标本的送检,手术中使用的高值耗材和(或)永久植入物、暂时填充物,对手术过程中可能会遇到的困难和并发症的预计,克服困难、预防和处理并发症的必要准备和方法,手术效果的评价,手术意外的应急预案,术后的护理要求等。制定出一个合理而完整的手术方案,需要手术医生的渊博学识、逻辑思维、丰富的临床经验和全心全意为患者服务的精神,而方案本身又会给手术者以莫大的信心和勇气,为手术的成功奠定良好的基础。

4. 家属谈话和签署手术知情同意书 无论从取得患者和家属的理解与合作,还是出于医政法规和法律的考虑,手术前必须与患者本人和(或)患者家属(在特殊病例时是必要的)作一次恳切的谈话,并请患者本人(有民事行为者)和家属(或法定监护人)签署手术知情同意书。谈话应本着实事求是、富于同情心,以及表达医生对患者的责任心和对治疗疾病的信心这一精神来进行。以一种善意的、关注的、或宣教的方式有助于医患双方更好地了解对方,从而形成的相互信任很重要。要充分说明手术的目的,并根据每个患者的不同病情如实地告知手术中可能遇到的困难和意外情况。同时也应让患者了解医生采取了哪些克服和预防这些困难或意外的措施,决不能任意夸大手术的危险性和严重预后,以便掩饰手术中可能发生的失误来保护自己;也不可盲目乐观,把手术说得易如反掌,甚至许下空头保证,炫耀自己。这不仅要求手术医生有坚实的临床基础、求实的态度,而且具有崇高的医疗道德和高度的责任心。

通过谈话,一方面要使家属(或患者本人)充分了解手术的必要性和可能遇到的并发症,同时要体现医生对病人尽心尽力的服务精神和实事求是的科学态度,从而使其消除对手术的惧怕、疑虑和紧张,建立对医生的高度信任感,主动配合医生做好手术,争取最好的结果。

二、患者方面的准备

1. 思想准备 每一位即将接受手术治疗的患者,几乎都存在着不同程度的焦虑、担忧等精神压力。他(她)们顾虑着自己的病能否治好;手术中将会经受怎样的痛苦;产生后遗症的机会多少;医生的经验、能力和责任心;经济上的承受能力;今后的生活和工作等等。作为医务人员特别是担任手术的医生,一定要针对每一个患者的具体情况,在手术前1天细致、耐心地做好医患交流工作。

要理解患者的复杂心情,同情他们肉体上和精神上所蒙受的痛苦,将心比心,医生要时刻表现出谅解和宽容的态度,医务人员的规范言行和负责态度是医患交流的基础,每位医务人员都应该学点心理学,根据每位患者的特点,针对性地做好手术前的解释工作,消除患者的疑虑、安定患者的紧张情绪,充分、细致的医患交流是获取患者手术配合的最有效方法,也是缓解患者惧怕、紧张心理的最有效镇静剂,不是任何药物所能替代的。

2. 眼部准备 主要目的是清洁眼部,尽最大可能消除污染源。

(1) 对任何一个将要接受眼部手术的患者,如无睑缘炎症、结膜囊清洁、表观正常、泪道通畅,则术前三天常规滴用广谱抗生素滴眼液,每日3~4次,或术前一天滴眼6次,可以达到与术前三天滴眼同样的结膜囊清洁作用。一般不强调做结膜囊细菌培养。要注意,不同年龄的人群中结膜囊细菌是不同的:14岁以下的儿童主要是阳性球菌和阴性杆菌,成人中阳性杆菌的比例增加,而老年人则阳性球菌明显多见。应根据不同人群、不同地区来选择合适的抗生素,因为不同人群、不同地域病原菌的存在差异性,对抗生素的敏感性也有所不同的:南北、东西地域性的差异,农村与城市的差异,职业性的差异……等等,还要结合当时的耐药菌情况来综合考虑。

(2) 内眼手术前是否剪睫毛仍有争议,一般认为不必剪睫毛,特别是术中使用无菌粘贴塑料膜时。

(3) 眼眶、整形手术需剃去眉毛、备皮,可按外科备皮原则作准备。

(4) 有慢性泪囊炎的患者,术前一定要对泪囊先作妥善处理(作泪道探通、泪囊摘除或泪囊鼻腔吻合术)。再经结膜囊细菌培养连续三次阴性方可施行手术,特别是内眼手术。

(5) 有睑缘炎、睑腺炎、眼睑过敏性皮炎或感染性炎症者,必须彻底治疗后方可手术。

(6) 手术当天早晨,术眼用中性消毒肥皂清洗一次,并用生理盐水冲洗结膜囊。如需扩瞳或缩瞳,则按医嘱滴入相应的药物,用无菌纱布覆盖,等待进入手术室。

3. 全身准备 主要针对可能影响手术施行,手术结果或术中术后可能产生意外或引起并发症的全身情况,作好必要的事先处理以及应急预案。如有其他专科病症,通常需要其他临床专科医师的协助。例如,对有严重高血压、动脉硬化、冠状动脉供血不足的患者,术前一定要使血压降至 150/90mmHg 以下,并辅以其他内科治疗,必要时实行术中心脏监护;有糖尿病的患者术前血糖要控制在允许手术范围,调整饮食及降糖药物,使血糖能稳定在这一水平,术后是否因手术创伤带来的血糖波动需要加强控制治疗。有出血倾向的患者,术前要作出凝血时间测定,必要时请血液科专科会诊。伴有剧烈咳嗽者一定要得到有效控制。妇女月经期内应避免手术。对精神特别紧张的患者,除给予充分的术前交流安慰和鼓励外,适量的镇静剂也有帮助。此外,对术后需要较长时间保持特殊体位(如玻璃体注气、注硅油)的患者,还要术前告知和进行模拟训练,以适应术后的特殊体位要求。

三、手术前给药

这里提到的手术前给药,仅限于眼科手术本身或麻醉前所需的有关药物,不包括由于治疗全身伴随疾病所需要的各种药物。

1. 稳定情绪　为了消除患者的紧张情绪和保证术前的正常睡眠,通常可于术前一天临睡前给服安定等药物,以保障得到良好的休息,次日能够较好配合手术的施行。尤其对于那些高度紧张的患者,抚慰其焦虑情绪很有必要。

2. 辅助镇痛　在局部麻醉下进行创伤较大的手术时,如果担心术中镇痛不全,可以辅助使用一些阿片类镇痛药或非甾体类镇痛药。阿片类镇痛药兼有镇痛和镇静的作用,可在术前一小时肌肉注射吗啡 5～10mg,或哌替啶 50～100mg,其缺点是可能引起血压下降、呼吸抑制和恶心呕吐等不良反应。非甾体类镇痛药没有这些不良反应,可在术前静脉注射帕瑞昔布钠 40～80mg,或氟比洛芬酯 50～100mg,但这类药物也可引起心血管系统和消化系统的不良反应。

3. 全身麻醉前准备　为了减少全身麻醉时的呼吸道分泌物,保持气道通畅,抗胆碱药物(如阿托品)曾经是全身麻醉前最常用的药物。由于目前常用的大多数麻醉药物都不引起呼吸道分泌物增加,而且抗胆碱药物本身可能导致术后谵妄、眼压增高、口干等不良反应,目前已不在术前常规使用。

4. 预防出血　对术中可能渗血较多不易有效控制的手术,或具有出血倾向虽经内科治疗得到控制、但仍应注意防范意外出血的病例,以及对于血管脆性增强、舒缩功能减退的老年人,术前可考虑加用止血药。氨甲苯酸(止血芳酸)和氨甲环酸(止血环酸)两者均

具有抗纤维蛋白溶解作用,可于术前半小时静脉注射,但对肾功能不全或有血栓形成倾向的患者不宜使用。长期服用阿司匹林、华法林等抗凝药物的患者,围术期是否停用抗凝药物应在权衡血栓形成和手术出血二者风险后决定。对于高血压患者,除了通过内科治疗将血压控制平稳外,采用全身麻醉可以消除紧张焦虑、控制应激反应,比较方便地将血压维持在平稳而合适的水平,从而减少术中出血。

5. 扩瞳与缩瞳　在作视网膜脱离、玻璃体切除、白内障摘除等手术前,要扩大瞳孔。根据手术需要选择作用时间长短不一的药物。滴 1% 阿托品或 2% 后马托品,可在半小时后达到最大扩瞳作用,持续数天,常用于视网膜、玻璃体等历时较长并需经常观察眼底的手术。白内障摘除或(和)后房型人工晶状体植入术,手术时间较短,人工晶状体植入后需立即将瞳孔缩小,一般用 5% 去氧肾上腺素(新福林)和 1% 托吡卡胺(tropieamide)两者的合剂,一次滴药后可在半小时内达到最大扩瞳作用,一个半小时后就逐渐消失,且麻痹睫状肌的作用也很短暂。这两种药还可和阿托品或后马托品合并滴用可起协同作用,使瞳孔扩大更为充分,持续时间更长。但去氧肾上腺素能直接兴奋 α- 肾上腺素能受体,使血管收缩、血压上升,对有严重高血压、冠状动脉疾病和脑供血不全的老年患者,要谨慎使用。在抗青光眼手术、穿透性角膜移植、成分角膜移植等手术前,有时需将瞳孔缩小,应在术前 1 小时内滴 1% 毛果芸香碱两次,每次相隔 30 分钟。这种低浓度的温和缩瞳剂并不增加术中前房出血或术后严重虹膜炎发生的机会,不必顾虑。

6. 降低眼压和眼球软化　常用于抗青光眼手术、白内障摘除术或其他需要降低眼压、减少玻璃体容积的内眼手术。快速降压常用 20% 甘露醇于术前半小时静脉快速滴注,剂量为 1～1.5g/kg 体重,注射时间不宜超过 20 分钟,但最大降压时间持续仅约 2 小时。口服乙酰唑胺 500mg,可在 2 小时内达到最明显的降压效果,持续 2～6 小时。为求得更大的降压效果,两者可以合并应用。但合并应用时每一种药物的剂量,应根据术前眼压水平、手术中对眼压的要求、患者的全身状况,以及对此种药物的有效性等不同因素来确定,但要达到眼球软化的程度(大切口白内障手术时)也即眼压在 1.3kPa(10mmHg)以下,常需在充分球后麻醉后配合眼球加压才能实现。对于眼压控制要求高或者因手术容易紧张导致眼压、血压升高的患者,也可以采取全身麻醉来得到良好的眼压、血压控制。小切口闭合式白内障手术以及超声乳化白内障手术,对眼压并不苛求。

第三节　麻　醉

要做好一个手术，不仅需要手术者的娴熟技巧、丰富经验以及面临突发情况时的果断、沉着、勇气和信心，还有赖于理想的麻醉效果——镇痛完全，肌肉松弛，眼压下降，呼吸平顺，血压稳定，没有咳嗽、恶心、呕吐等不良反应，术后数小时内仍保持一定的镇痛作用。眼科手术的麻醉有眼局部麻醉和全身麻醉两类。眼局部麻醉的实施主要是眼科医师自己，而全身麻醉一定依靠专业的麻醉医师来施行，眼科医师与麻醉医师的密切配合，是达到预期手术目的的基础。

一、眼局部麻醉

绝大多数的眼部手术都可以在局部麻醉下进行。眼局部麻醉对人体生理功能的扰乱较少，比较安全，不需要特殊设备，费用低廉，可选用作用时间较长的药物，以减少术后短期内的疼痛。患者的意识不丧失，不需等待苏醒及特殊护理，术毕即可离开手术室，并早期活动，减少了全身麻醉带来的相关并发症危险。缺点是需要获得患者的积极配合，如果患者配合不好，或麻醉效果欠佳，或因患者的意识清醒而紧张均会影响手术的顺利实施。

1. 适应证　原则上除了儿童、精神极度紧张、老年痴呆或因耳聋、言语不通等原因无法与手术者配合的成年人外，都可在局部麻醉下施行各种眼部手术。但复杂的眼部成形术和眼眶深部的手术，局部麻醉往往难以达到理想的效果且历时较久，在手术的后期阶段可能发生镇痛不全使患者无法坚持，采用全身麻醉可能更为适合。

2. 眼局部麻醉药物的选择　眼部手术局部麻醉可根据不同的麻醉要求，选择各种不同的麻醉药。

眼部局部麻醉药有两大类，一类为表面麻醉药，即根据眼的局部感觉神经分布解剖特点，只需在眼表角膜结膜表面滴用少许麻醉药物就能达到解除眼部特别敏感的疼痛不适、进行为时较短的手术治疗操作。当然，这类表浅的非侵入性麻醉也需要患者的良好配合以及操作者的娴熟技术。另一类眼局部麻醉药物即注射性给药的麻醉剂，与外科的麻醉药物相同，只是给药量较少，针刺注射的部位不同有如结膜下、眼球旁、眼球后以及眼眶周围，甚至耳后面神经的麻醉等，要求对眼的局部神经、血管、肌肉等解剖，尤其是眼的感觉及运动神经支配分布非常熟悉，进针准确到位，只需要很少药量就能达到满意的麻醉效果，并且还能避免麻醉带来的不良反应。氨基-酯类化合物（amino-

ester），以普鲁卡因、氯普鲁卡因、丁卡因为代表；另一类为氨基-酰胺类（amino-amide）化合物，以利多卡因、布比卡因、罗哌卡因为代表。前者被血浆中的拟胆碱酯酶水解，后者被肝脏微粒体中的酶降解。

（1）眼表面麻醉剂：一些手术治疗只触及到黏膜或表层上皮组织，如角膜异物剔除、拆除球结膜或角膜缝线、剔除结膜结石、冲洗和探通泪道、前房穿刺等，以及靶组织没有或很少有感觉神经支配的一些治疗，如眼的激光治疗，包括周边虹膜切除术、周边虹膜成形术、激光小梁成形术、后发白内障切开术，各类屈光性激光角膜切削术，视网膜疾病的激光光凝术，以及目前普遍开展的白内障超声乳化吸除和人工晶状体植入术等，都只需使用表面麻醉剂就能够在预计的较短时间内顺利实施完成。最常用的眼表面麻醉剂有：0.5%～1% 丁卡因（地卡因）滴眼液，滴眼 1～3 分钟起效，可维持约 30 分钟；2%～4% 利多卡因滴眼液，滴眼 1～3 分钟起效，可维持 15～20 分钟；0.4% 盐酸奥布卡因（倍诺喜）滴眼后 24 秒起效，可维持 9～13 分钟。0.5% 丙氧苯卡因（爱尔卡因），滴眼后 20 秒内起效，作用可持续 15 分钟。表面麻醉剂的共同不良反应是过多使用可引起角膜上皮损伤剥脱，以及对药物的过敏性反应。

（2）眼局部注射麻醉药物　大部分局部麻醉下的眼科手术，是通过局部浸润或神经阻滞来实现，故需选用作用强、毒性低、持续时间不等的可注射麻醉剂（表 2-27）。

从表中可知，普鲁卡因及氯普卡因最为安全，作用强度相同，但麻醉时间较短，适用于手术量小、操作时间不长、术后疼痛反应不严重的病例。利多卡因和卡波卡因达到中枢中毒的剂量，远较普鲁卡因为小，也即毒性较大。但其麻醉作用和持续时间也较强而长，在眼科手术时所需的剂量与一次注射所容许的最大量（2%，25ml）还有较大距离，因此仍较安全。目前大多应用利多卡因代替普鲁卡因施行眼局部注射麻醉。布比卡因的毒性最强，但所需浓度亦低，故仍有较高的安全范围，麻醉作用持久是其最大的特色。临床上可将 2% 利多卡因和 0.75% 布比卡因等量混合注射，以达到既安全又持久的双重目的，加有布比卡因的局部麻醉剂能基本消除术后短时间内的疼痛不适。

在作局部浸润麻醉时麻醉剂中加入少量肾上腺素（约 1/100 000～1/200 000），一是可使注射处的血管收缩，减缓已经注入眼组织中的麻醉药的吸收，延长其在体内的代谢分解过程，从延长麻醉作用时间，并减少麻醉剂吸收中毒的危险。二是肾上腺素收缩血管，也能减少手术野的渗血量，适用于那些术前眼部充血

表 2-27 眼科常用注射局部麻醉药

名称	别称	作用强度	浓度（%）	最大剂量	中毒剂量（mg/kg）	开始时间（分）	持续时间（分）
普鲁卡因 Procaine	奴佛卡因 Novocaine	1	1～4	500mg	19.2	7～8	30～40
氯普卡因 Chloroprocaine	氯奴佛卡因 ChloroNovocaine	1	0.5～2	500mg	22.8	3～5	30～45
利多卡因 Lidocaine	赛洛卡因 Xylocaine	2	1～2	500mg	6.4	4～6	20～60
卡波卡因 Carbocaine	曼匹佛卡因 Mepivaine	2	1～2	500mg	9.8	3～5	120
布比卡因 Bupivacaine	麦卡因 Marcaine	8	0.25～0.75	175mg	1.6	3～5	4～12 小时

明显的手术眼，使手术更为顺利。此外，对富有血管的组织（如眼睑、泪囊）施行手术时，在麻醉剂中添加少量肾上腺素更有帮助。但对于那些患有高血压、心脑血管病的病人，以及眼部有缺血性疾病或管状视野的病例等，则可能带来意外风险，应当避免使用。老年人也应当慎用，以防引起高血压危象、心房颤动等严重不良反应。肾上腺素还有扩瞳作用，对于手术中瞳孔扩大反而不利于手术进行的，也应该避免使用。

传统的浸润麻醉时，往往在麻醉剂中添加少量透明质酸酶使组织中的透明质酸去聚化而增加麻醉剂的渗透性，使麻醉的有效区域扩大，但有效的麻醉持续期则相应缩短，故实际得益不多，但在球后浸润麻醉时加用少量透明质酸酶，确能因减低眶内组织的张力而降低眼压。有些地区尤其是基层和边远地区这种方法还在继续使用，但同时对眼眶施加机械性压力来软化仍有必要。透明质酸酶的剂量以浊度降低单位（turbidity reducing units，TRU）为标准，1TRU 表示在 30 分钟内将血清中 0.2mg 透明质酸酶的悬浊度降低至 0.1mg 的悬浊度。临床上当每毫升麻醉药中含有 7TRU 时，即能有效地减低组织中透明质酸的屏障作用。

3. 常用方法 常用眼科局部麻醉方法有浸润及阻滞麻醉两种。

（1）浸润麻醉：常用于表浅组织如眼睑、结膜等的手术。用 5 号注射针直接在手术部位的皮下或结膜下注射麻醉剂 1～3ml，被浸润区应略大于手术所需的范围，但又不能注射太多，使手术区组织过于臃肿。在作眼睑皮下浸润麻醉时，加少量肾上腺素对减少渗血颇为有效。

（2）阻滞麻醉：根据不同手术部位的需要，阻断支配该区的主要神经分支。一般用 5 号针头注射。为减少组织损伤，提倡用非一次性的非常锋利的针头，因

为临床上时有见到做球后注射时刺破球后血管、神经，甚至将针头刺入眼球内的悲痛事件发生。

1）阻滞眶上神经：紧靠在眶上切迹的外侧，沿眶上壁进入 2～2.5 厘米，注射麻醉药 1.5～2.5ml，可麻醉除外眦一小部分以外的整个上睑及眉上的额部皮肤（图 2-290）。

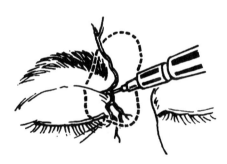

图 2-290 眶上神经阻滞

2）阻滞滑车上神经：紧靠滑车的上方，沿眶内侧壁深入约 1cm，注入麻醉药 1.5～2ml，可麻醉上睑的内侧 1/3，至同侧鼻背部及同侧额部内 1/3 的皮肤（图 2-291）。

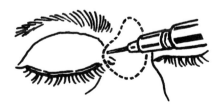

图 2-291 滑车上神经阻滞

3）阻滞鼻睫状神经：在内眦韧带的上缘沿眶内壁进针 2cm，注入麻醉药 1.5～2ml，可同时阻断筛前、筛后分支。麻醉内眦、泪囊及同侧相应平面的鼻背部皮肤（图 2-292）。

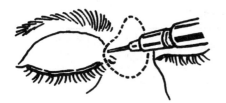

图 2-292　鼻睫状神经阻滞

4）阻滞泪腺神经：在外眦部稍上方沿上眶缘和外眶缘交界处的眶外侧壁进入约 2cm，注射麻醉药 1～1.5ml，可麻醉泪腺及上睑外侧 1/3（图 2-293）。

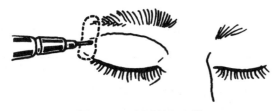

图 2-293　泪腺神经阻滞

5）眶下神经阻滞：将麻醉药直接注射在眶下孔的开口处，该口位于眶下缘中点向下约 1.5cm 的面颊部，可用手指触及一凹陷，也可在眶下缘中点沿眶下壁进入 1.25cm 处注射麻醉药 2ml，麻醉下睑及同侧面颊部（图 2-294）。

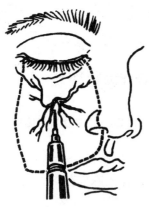

图 2-294　眶下神经阻滞

6）面神经阻滞：通常有三种方法。

① Van Lint 浸润阻滞法：在外眦联合外 1cm 的皮肤上注射 0.2ml 麻醉药形成皮丘，针头刺到骨膜后稍稍退缩，然后沿着眼眶外上缘靠近骨膜进针约 2.5～3cm，边注射麻醉药边后退，直到皮丘下，共注射麻醉剂 3～4ml，此时针头方向下转 90°，沿眼眶外下缘在同一层面进针 2.5～3cm，边注射边后退共约 3ml。如注射部位正确，药液不会很快弥散到眼睑皮下，轻轻按摩数分钟，即可使供应上、下睑眼轮匝肌的面神经分支被阻滞（图 2-295）。

② O'Brien 法：系阻滞面神经经过颞下颌关节前方

供应眼轮匝肌的分支。操作者用食指尖放在耳屏前颞颌关节处，令患者张口、闭口，即可触及下颌骨踝突向前后的移动，在踝突和颧弓下缘交界处的隐凹内垂直进针约 1cm 深达骨膜注射麻醉药 2～3ml（图 2-296）。

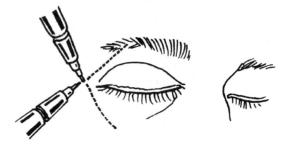

图 2-295　Van Lint 面神经浸润阻滞法

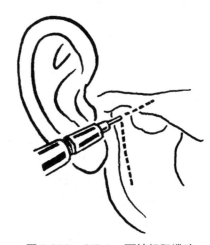

图 2-296　O'Brien 面神经阻滞法

③ Spaeth 改良 O'Brien 法：本法用得较多，是将面神经阻滞在刚出茎乳孔处。在乳突尖与耳垂背面交界处的隐凹内，针头朝向外眦部进入 1～1.5cm，注射麻醉药 3～4ml（图 2-297）。

成功的面神经阻滞后，在 3～5 分钟内眼睑完全松弛，不能闭合，采用 Spaeth 改良法，除眼轮匝肌松弛外，还可出现面部肌肉松弛、口角向对侧歪斜的现象。

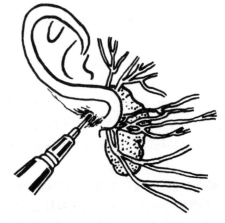

图 2-297　Spaeth 改良 O'Brien 面神经阻滞法

7）球后阻滞：是各种眼内手术的常用麻醉方法，完全的球后麻醉可阻滞动眼、滑车、外展神经及睫状神经，使眼球运动几乎完全丧失，角、结膜及葡萄膜的感觉麻痹。令患者眼球向鼻上方注视，针头从下睑外侧皮肤近下眶缘处刺入，经眶隔沿下、外直肌之间进入肌锥间隙，然后向眶尖方向缓缓推入共约3cm，抽吸无回血即可注射麻醉药3～4ml（图2-298）。也有从外下方结膜囊穹隆部进入眶内的，现已不常用。

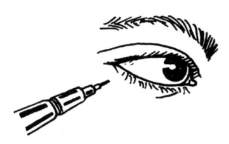

图2-298　球后浸润麻醉

8）球旁阻滞：又叫球周麻醉，是眼球壁赤道部及其前相关手术较常用的麻醉方法，可以起到感觉麻痹但眼球又有一定运动，还避免球后麻醉风险的一种眼局部麻醉方式。常用的方法是在各个象限内施行，多选择颞上方，也可在颞下方、鼻上方。沿眼眶骨性边缘从眼睑皮肤进针，垂直刺入直到针头触及眶骨，抽吸无回血即推注麻醉药2～3ml。

二、全身麻醉

全身麻醉和局部麻醉的选择取决于手术的创伤大小、复杂程度、时间长短以及患者的全身情况和意愿。现代麻醉的发展和进步使麻醉越来越安全、平稳、可控而舒适。对患者而言，全身麻醉可以使意识消失，完全消除紧张和焦虑，提供如睡眠一般的舒适感，术中全面和全程的监测和管理使患者的安全也更有保障；对外科医生而言，全身麻醉可以提供良好的手术条件，外科医生不必顾及患者能否配合，可以从容地进行各种操作。因此在全身麻醉下施行眼部手术变得越来越普遍，并乐意为医生和患者所接受，在发达国家中这种倾向更加突出。已有研究显示，局部麻醉和全身麻醉下施行眼科手术，无论从死亡率、手术效果、全身和局部并发症等方面，都没有明显差别。

我国因限于各种技术条件和理念的问题，目前仍以局部麻醉下施行眼科手术占多数。

1. 全身麻醉的适应证

（1）无法配合手术的儿童；

（2）由于智力、听力、言语和精神状态等各方面的障碍，无法与医护人员合作的成人；

（3）精神过度紧张的高血压、冠心病病人，在清醒状态下实施手术容易引起血压升高、心肌缺血者；

（4）手术创伤大、疼痛明显的手术，如眼内容剜除术、眶骨折修复术等；

（5）手术时间长、精细复杂或体位要求特殊，估计在局部麻醉下患者难以坚持的高难度手术，如眼底手术；

（6）患者坚持要求施行全身麻醉又无全身禁忌证者。

2. 麻醉药物和麻醉方法

（1）全身麻醉药物：全身麻醉药物可分为吸入麻醉药和静脉麻醉药两大类。

1）吸入麻醉药：药物从呼吸道进入体内，经由血液循环进入中枢神经系统而发挥麻醉作用。现代吸入麻醉药物均以原形从肺排出，极少在体内代谢，安全性好，麻醉深度也易于控制。理想的吸入麻醉药物应符合毒性低、作用强、诱导复苏快、麻醉过程舒适平稳且能满足肌肉松弛、不激惹气道、对呼吸和循环抑制轻微、不易燃易爆等基本条件。常用的吸入麻醉药有七氟醚、异氟醚、安氟醚和氧化亚氮等。现代吸入麻醉药还有降低眼压的作用，更适合于眼科手术。七氟醚因为对呼吸道的刺激小，目前已成为小儿患者首选的吸入诱导药物。

2）静脉麻醉药：经静脉注射入血而发挥作用，操作简单，对呼吸道无刺激，不污染手术室环境。理想的静脉麻醉药物应当易溶于水、溶液稳定、对血管壁及组织无刺激性且满足起效迅速、对呼吸循环抑制较轻、代谢产物无毒性、复苏快等基本要求。常用的药物有丙泊酚、依托咪酯、咪达唑仑和氯胺酮等。丙泊酚和依托咪酯都可以降低眼压，适合于眼科手术的麻醉。氯胺酮可使眼外肌张力增加而使眼压上升，可以引起眼球震颤，目前已较少应用。

在全身麻醉中，除了使用吸入或静脉麻醉药使意识消失以外，为了达到镇痛和肌松的目的，常常还需要使用阿片类镇痛药（如芬太尼、舒芬太尼、阿芬太尼、雷米芬太尼等）和肌肉松弛药（如琥珀胆碱、罗库溴铵、阿曲库铵、维库溴铵等）。现代麻醉常常复合使用各种药物以达到无意识、无痛、肌肉松弛、减轻应激反应的麻醉目标，称为平衡麻醉。

（2）全身麻醉方法：按照气道管理方式的不同，用于眼科手术的全身麻醉可以分为气管插管全身麻醉、喉罩全身麻醉和无插管全身麻醉三种方法。

1）气管插管全身麻醉：是传统的全身麻醉方法，对头面部手术而言，气管插管对气道的控制和管理比较方便，但插管和拔管的过程刺激较大，容易引起咳嗽、屏气而导致眼压升高，并可加重由血压升高引起的出血。

2）喉罩全身麻醉：眼科手术因为其精细的手术特点而需要平稳的麻醉诱导和苏醒过程，喉罩作为新型的声门上气道管理工具，对气道刺激小，可以为眼科手术提供更好的安全性和舒适性。自 20 世纪 90 年代初喉罩进入临床应用以来，全世界已有超过两亿人次的喉罩全身麻醉实践。由于在眼科手术中麻醉医生远离患者头部，气道管理相对比较困难，所以使用喉罩全身麻醉需要经过严格的培训。

3）无插管全身麻醉：一般是使用吸入或静脉麻醉药物，在保留自主呼吸的情况下达到一定的麻醉深度。由于缺乏对气道的控制，无插管全身麻醉仅适用于一些短小的手术如拆线、角膜异物剔除等。

3. 全身麻醉对眼部的影响

（1）对眼压的影响：某些全身麻醉药物以及麻醉操作和管理可以影响眼压。麻醉过程中如果管理不当，会发生体动、咳嗽、屏气或躁动，导致眼压上升，幅度可达 30～40mmHg；麻醉加深时眼压可下降，幅度可达 5～7mmHg，在全身麻醉下检查先天性青光眼患儿时应当考虑这一因素。吸入麻醉药、大多数静脉麻醉药、麻醉性镇痛药都可以不同程度地降低眼压。氯胺酮可以引起眼外肌张力增高而使眼压升高。去极化肌松药琥珀胆碱在去极化过程中可使眼压升高 6～12mmHg，持续 5～10 分钟，因此应避免使用，提倡尽可能使用非去极化肌松药物以避免影响眼压。全身麻醉后的恶心呕吐也可以引起眼压升高，使用小剂量地塞米松（0.1mg/kg）、5- 羟色胺 3 受体拮抗剂和氟哌利多的"三联疗法"可以将术后恶心呕吐的发生率控制在 30% 以内。

（2）全身麻醉下副交感神经兴奋性增高，可引起瞳孔缩小，同时使调节作用增强，在儿童更为明显。巴比妥类药物既往曾经常用于全身麻醉诱导，但是目前临床已较少应用，该类药物可使辐辏作用减弱，致使辐辏性内斜视病人在麻醉后斜视显著减轻或消失。

（3）氧化亚氮（笑气）作为吸入麻醉药物已有超过 150 年的历史，目前仍在临床广泛应用。由于比氮气的溶解度高 35 倍，氧化亚氮相对于氮气能更快弥散入含气腔隙，使之体积增大。如玻璃体腔内原已注入空气或六氟化硫等惰性气体，使用氧化亚氮麻醉将使眼压升高，导致视网膜视神经循环发生障碍，故在视网膜脱离手术时如需在玻璃体腔内注射气体，则至少在注气前 15 分钟应停止吸入氧化亚氮。

（4）眼心反射可由多种刺激引起，包括眼球受压迫、眼外肌牵拉、眼结膜牵拉、球后阻滞等，最常见的

临床表现是心动过缓，有时也会发生房室传导阻滞、室性异位心律和心搏骤停。局部麻醉和全身麻醉都可以发生，高碳酸血症和低氧血症可加剧眼心反射。发生心律失常时，通常停止手术操作可以使心律恢复正常，如果严重心动过缓持续或反复发作，可以静脉注射阿托品。

第四节　手术室的布置和要求

眼科手术室的建设应符合现代手术室的基本要求。根据 2002 年由中华人民共和国建设部和国家质量监督检验检疫总局联合发布的《医院洁净手术部建筑技术规范》（GB50333-2002）及其 2012 年的新标准（征求意见稿），手术室应分为洁净区与非洁净区，洁净区与非洁净区之间必须设缓冲室或传递窗。洁净区内宜按对空气洁净度级别的不同要求分区，不同区之间宜设置分区隔断门。手术室的内部平面和通道形式应符合便于疏散、功能流程短捷和洁污分明的原则。非洁净区通常设有休息室、示教室、会诊室等，供工作人员在手术间隙休息讨论或会诊之用。洁净区包括刷手间、麻醉准备室、复苏室以及手术室。各部分之间要求紧相毗邻，并有门户相通。器械消毒应在消毒供应中心进行，污染器械要按规定路线送至清洗室，然后送至消毒供应中心消毒，经消毒处理后的清洁器械应从另一通路送至储备室或手术室，不可与污染器械的输送路线混用。

根据 2012 年的国家标准（《医院洁净手术部建筑技术规范》征求意见稿），眼科的无菌手术要在 I 级洁净手术室进行，手术区的空气洁净度级别为 5 级（相当于 2002 年国家标准中的 100 级），周边区为 7 级（相当于 2002 年国家标准中的 10 000 级）。每个手术间采用独立净化空调系统，至少设置三级空气过滤，新风可采用集中系统，各手术室应设独立排风系统。手术室最小新风量为 15～20m³/（h•m²）（2002 年国家标准中为 60m³/h•人），集中布置于手术台上方的送风口，应使包括手术台的一定区域处于洁净气流形成的主流区内。现代化眼科手术室的手术床应能根据不同手术要求调节高度或改变患者体位。手术用的无影灯应根据手术室尺寸和手术要求进行配置，宜采用多头型。手术室内要设下列几种气源和装置：氧气、压缩空气、负压吸引、氧化亚氮、氮气、二氧化碳和氩气以及废气回收等，其中氧气、压缩空气和负压吸引装置必须安装。医用气体终端可选用悬吊式和暗装壁式，其中一种为备用。各种终端接头应不具有互换性，应选用插拔式自封快速接头，接头应耐腐蚀、无毒、不燃、安全可靠、

使用方便。现代化眼科手术室还应备有眼科手术显微镜及视频转播和录放设备，具备双向交流功能以满足教学和培训需要。天花板荷载的手术显微镜能节省手术室的占用面积，比较理想，但安装要求高，价格昂贵；落地式显微镜占地较多，但可以移动，价格也较便宜。

除显微镜外，还应配备超声乳化仪、冷凝器、玻璃体注吸切除器及其眼内照明的导光纤维系统、双极电凝器、间接检眼镜、激光器、电磁铁等眼科专用器械。嵌饰在墙上的医用阅片灯箱也属必需，更为先进的是可通过网络系统传送各类影像检查图片资料供手术者取阅的设施。为随时取用常用或抢救药品和应急手术器械，手术室中一般配有小型的器械橱和药品柜。地面应平整，采用耐磨、防滑、耐腐蚀、易清洗、不易起尘与不开裂的材料制作。墙面应使用不易开裂、阻燃、易清洗和耐碰撞的材料，墙面必须平整、防潮防霉。墙壁和地板的交接处都要做成圆角，以减少积灰，易于清扫、除尘。手术室应采用人工照明，不应设外窗。

手术室内应保持适宜的温度，一般要求在 21～25℃（2002 年国家标准中为 22～25℃）之间，相对湿度应在 30%～60%（2002 年国家标准中为 40%～60%）之间。为保证手术室中的各种仪器时刻处于最佳状态，经常性的清洁和定期检修保养十分重要。

为便于工作人员随时了解手术情况，现代化的手术室中还应设有电视监视设施和对讲呼叫系统。监控室的值班人员可以从电视屏幕上观察到每一个手术室中的活动，听清医护人员的现场请求，迅速及时地给予帮助。

第五节 显 微 手 术

显微手术早在 1946 年由美国眼科医生 Perritt 所提倡，但没有得到应有的重视，原因之一是显微镜的问题没有得到很好的解决。1953 年 Carl Zeiss 厂生产了第一台立式机械手术显微镜，但只用于妇产科。1961 年 Devoe 再次强调显微眼科手术的重要性。尽管如此，在 1966 年召开的国际显微外科会议上，还只有35 名对显微手术有兴趣的眼科医师参加。根据 1979年在新加坡召开的世界显微外科会议上的估计，眼科显微手术在发达国家中只占 30%，在发展中国家仅占10%。但进入 20 世纪 80 年代后发展十分迅速，我国的眼科显微手术是在 20 世纪 80 年代才开始的。目前眼内手术在显微镜下进行已经成为眼科医生的共识，一部分外眼手术也积极推广显微镜下施行，我国的眼科显微手术器械、手术显微镜等的研制开发也获得了可喜的成绩，不仅为在我国推广显微手术创造了很好的条件，而且已经开拓了国际市场。

在手术显微镜的不同放大倍率下，通常能辨认1/6mm～1/50mm 的物体，因此组织结构可以看得十分清楚。在显微手术器械的配合下操作更为精细、准确，组织损伤大大减少，手术的效果也明显提高，一些以前认为无法施行的手术通过显微镜下操作已经成为可能，并已挽救了大批过去认为无法救治的"盲眼"。

缝合泪小管的断端、分离角膜的不同层面进行各类屈光性手术和成分角膜移植手术、Schlemm 管的辨认及其切开术和非穿透性小梁手术、确保后囊不受损伤而吸除晶状体皮质的超声乳化手术，以及各种玻璃体腔内手术如视网膜黄斑前膜剥除、视网膜切开术等等，在肉眼或普通放大镜下无法完成或难以完成的手术操作，现在都可以借助显微镜来达到目的。显微手术的开展和不断革新进步，使眼科的治疗模式发生了时代性的巨大变化，并且眼科的手术已经进入到超微创时代，术后恢复期更短，疗效更佳。

一、手术显微镜

这是开展显微手术的基本工具。比较理想的手术显微镜通常包括下列部件：①双目目镜；②无级变倍放大系统（从 3×～25× 不等）；③物镜；④分光器及接筒（可接助手镜、示教镜、照相及摄像系统）；⑤裂隙灯；⑥同轴照明系统；⑦X-Y 位移装置；⑧脚踏电动控制开关。

显微镜的目镜一般倾斜 45°，目镜上有屈光调节旋钮及屈光度指示，便于具有屈光不正及双眼屈光参差的手术者调整屈光度之用，也大大延长了眼科医生的手术年限。在正视情况下，将旋钮转在"0"位上。两个目镜筒之间的距离也可调节，以符合术者的瞳距。手术者和助手必须事先对目镜的屈光度和瞳孔距离作适当调整，以求得最舒适的位置和清晰的图像。放大倍率根据具体需要选定，一般的眼球前段手术常在 6～10 倍之间，超过 15 倍较少应用，有的显微镜可放大 20倍或更多，这样高的倍率主要用于观察检查，也可用于一些极其精细的手术操作。要知道的是：放大倍率越高，视野范围越小，景深也越短，操作也愈困难。目镜到手术野之间的距离一般为 150～200mm，而从医师眼到手术野的距离一般不应超过 350mm。即使在低倍镜下操作手术野及景深仍很有限，例如在放大 3.5倍时手术野仅约 66mm，景深只有 2.5mm 左右，这就要求我们在操作时手术器械头部的活动范围不能超过6cm 直径，而上下运动幅度不能超过 2.5mm，否则就会越出手术野的范围或使成像模糊不清而不能完成细致而确切的操作，这一点与非显微手术时可以在较大幅度内自由活动的情况极为不同，也是初学者不能很快适应的关键所在。要使手术器械正确地进入视野，初学者应克服"过头"现象。因为绝大多数显微镜的目镜都是倾斜一定角度的，手术者会下意识地将器械沿着目镜光轴的方向送入"手术野"，实际上这一方向已经超出真正手术野的范围，因此不能看到它们，要克服这种现象，一定要很自然地把器械送入物镜正下方的被照明范围内反复练习，才能取得经验。目前已经开发的眼科手术虚拟培训系统，对初学眼科显微手术者适应显微镜下操作具有积极作用，尤其是对显微手术操作的手感训练有很好的效果。见到手术器械后，还应在镜下检查一下各种器械的开闭功能是否良好、锋口是否有残缺、操作是否方便，以保证手术时得心应手地发挥各种器械的作用。连续变倍装置可使术者在手术过程中随时变换所需要的放大倍数，但由于放大倍率与视野和景深范围成反比例，在变倍过程中视野范围和景深也随之变动，因而需要随时调整焦距，使目标始终保持清晰。X-Y位移装置可使显微镜沿着XY坐标的平面内移动若干距离，使手术野始终处于最佳位置。变倍和调焦以及XY轴的位移都通过脚控开关来完成，术者应该熟悉这些开关的位置，在双眼不离目镜的情况下能自由地踩踏各种开关，并应脱去鞋子以增加足部的敏感性。

在充分肯定显微镜下施行手术优点的同时，也不能不看到显微镜的强光会造成视网膜光损伤的不利一面，特别是视网膜组织变性及色素沉着，多见于耗时较长的眼内手术之后。因此应尽可能缩短手术操作时间，否则最好能减低照度。现代化的手术显微镜多采用悬吊式，并附有手术器械台、电源或气流导管、照相和录像系统，以减少各种器械的占地面积，并增加显微镜的稳定性。根据需要还可装有激光滤光片，以防止术中应用激光对手术者造成眼的损伤；装有角膜散光测量仪等并可选择切口位置或及时调整缝线的松紧，减少手术眼原来的散光或术后散光。

二、患者的枕垫和医生的臂托、座椅

除了调好显微镜的放大倍率、焦距并使手术野经常保持在照明区的中心位置外，还要使患者的头位固定，任何移动都会破坏手术野中的理想平衡状态，因此选择一个柔软舒适又能固定患者头部的枕垫也很重要。手术过程中医生的双眼应该一直不离开目镜（手术器械应由专人从旁递给术者）。为了减少术者的疲劳，手术者应取自然舒适的坐姿，一只高度适中、柔软舒适的座椅是十分需要的，如果带有一个依托腰部的

靠背则更理想。术者就坐时双脚应自然着地，并留有一定的伸缩范围，必要时可加垫板，如医生身材特别高大或过分矮小，则可同时调整手术床、显微镜以及座椅的高度，以求得最适宜的位置。显微镜的脚踏开关以及其他设备的脚踏开关通常放在方便手术者脚控操纵的前外方。如前所述，显微镜下的手术野范围很小、景深也很短，有些医生在做精细操作时会有手部颤抖，影响手术的精确性，而手部颤抖除了紧张外，也常与肘、腕部没有依托有关。为了增加双手的稳定性，这些医生就需要配有一个可以调节高度和宽度的搁手架托住肘腕部。搁手架的高度应根据患者头部的实际位置事先调节好，以求得最省力、最方便的操作位置，一般与患者的眶部平面相当或稍高。托手架也可和座椅装配在一起，其斜度和高低均可自动调节以适应术者的个体化需要。

三、显微手术器械

在显微镜下，原本认为十分精细的常规手术器械会显得粗糙而笨拙，甚至挡住视野使手术无法进行，勉强使用会造成过度组织创伤，导致不良后果。显微手术器械的基本要求是：①要有适宜长度和直径的手柄。手柄长度一般不超过90mm（总长100mm），直径或宽度在5～7mm（单柄）～10mm（双柄）之间。②要有一个粗糙的手指接触面以防滑落，也是持握的理想位置的标记。③器械的头部功能部分要精细牢固，对合良好。④双柄器械的弹簧既要轻快，又要有力。⑤无反光，以防光照下对术者产生耀眼而干扰手术操作。⑥某些器械的头部应有角度，使之在精细操作时不挡住主刀者的手术野。

根据手术的不同目的及要求，现已有很多专业种类的显微手术器械如白内障超声乳化、玻璃体切除等作为商品供应。基层医疗单位眼科如能具备下列的常用器械，已可基本上满足一般眼前段显微手术的要求。

1. 钢丝弹簧开睑器　使用轻便，能有效地分开眼睑而不压迫眼球。

2. 镊子　①0.12mm有齿镊，一面是一个细齿与另一面的双细齿刚好密闭恰合；②细纹固定镊；③平面缝线结扎镊，又常称无齿镊；④成角平面镊。

3. 剪刀　①弹簧柄组织剪（直、弯），又分结膜角膜组织剪和小梁组织剪；②弹簧柄专用角膜剪，分左右两个弧度的弯剪；③蝶式虹膜剪或Vannas剪；④尖头剪线剪。

4. 虹膜回复器，角膜板层分离铲。

5. 钝头4号或5号冲洗针头，及注吸双套管。

6. 持针器　直头、弯头，带锁、不带锁任选。

7. 刀片 有剃须刀片，圆头刀片，钻石刀，一次性刀片，特殊规格的刀片。

8. 其他 角膜环钻、虹膜钩、巩膜支撑环、手术用前房角镜等。

四、缝针和缝线

为使眼部手术达到一期愈合，减少瘢痕及散光程度，除了切口整齐光滑、对位良好外，眼内手术的水密式缝合是一个不可缺少的条件，要做到这一点就必须依赖于适合显微手术的缝针缝线。理想的缝线应该是：①抗张力强度高，有柔韧性不易断裂；②组织适应性好，无抗原性，不会产生炎症反应；③容易看见；④容易打结，结头牢靠；⑤吸收率一致；⑥与适合的缝针匹配。

目前常用的缝线有不吸收缝线和可吸收缝线两种，前者包括丝线、尼龙线、多聚酯缝线、不锈钢丝等，后者有肠线、胶原线、聚乙二醇酸（polyglycolic acid）缝线和 Polyglactin 910 缝线等。20 世纪 60 年代以前主要为丝线，丝线柔软、强度高、打结牢，但对组织的刺激反应较大，容易带菌引起感染。自 20 世纪从 70 年代合成缝线大量生产以来，丝线已不经常使用。尼龙线张力强度高、弹性好、反应小、打结牢，线头可埋入组织内，拆线容易，但缝合时不能抽得太紧。实际上尼龙线并不是真正不吸收，它的张力强度每年递减 15%，因此不能用于真正需要永久缝合的手术中。可吸收缝线中 Polyglactin 910 及聚乙二醇酸缝线较为常用，它们的抗张力强度高，无抗原性，不易遭受污染，组织反应较轻微，其张力强度可维持 3～4 周，在 1.5～3 个月内逐渐吸收，这对青光眼结膜切口的愈合来说已经足够，但角膜切口的愈合要 45 天左右，因此角膜移植术一般不用可吸收缝线，而采用尼龙线。可吸收缝线可不必拆去，是其优点。缝线的粗细通常以"0"表示，"0"前的数字越大，线径越细，如 10-0 一般为 0.02mm，6-0 则为 0.1mm。线径虽细，但对强度、张力仍有一定要求，以 10-0 单丝尼龙线为例，其张力强度应在 30gm 左右，低于这一标准就难以达到牢固缝合的目的了。

前已述及尼龙线细、滑、弹性好、张力强度均匀，缝合后组织四周受力匀称，不易滑动。因为细、滑很容易穿过组织，不会使组织遭受过度损伤，且无抗原性，反应很轻，这些都是它的优点，但用尼龙线缝合时切口不可拉得过紧，否则当组织发生水肿时容易受到切割，并造成过多的术后散光。尼龙线较滑，打结时应倍加注意，不使松散滑脱。在第一轮绕缠时最好 2 圈，第二个结恰恰使第一轮缠绕圈不致松脱即可，第三个结要打紧，这样就不容易散开。因为尼龙线有一定的可塑性，在打结时在结内的线径变细，断端则仍保持原有的粗细，就像一根橡皮筋打结时一样。剪线时线头要短，一般要求离结 0.5mm 剪平，并将线结埋入角巩膜任一侧（角巩膜切口）的针道中，以免线头的断端外露引起刺激。

缝针的粗细一般和缝线相互匹配，线端被牢固地嵌插在针尾内。缝针一般可分圆针、三角针、反三角针及铲针等不同种类。圆针除有锋利的针尖外，针体光滑圆润，不易割裂组织，但不能穿切角膜、巩膜等坚硬组织，一般用于缝合黏膜，如结膜、泪小管、泪囊壁鼻黏膜等。三角针虽然边刃锋利，便于缝合角巩膜等坚韧组织，但它容易使组织割裂，目前已被反三角或铲针所代替，特别是铲针头部尖扁两边开锋，既利于穿过角巩膜组织又不致造成组织割裂或损伤深部的组织如葡萄膜，因而是一种理想的缝针，目前也应用最广。

五、前房内及玻璃体腔内手术的特殊要求

1. 灌注液 为了在手术过程中使眼球内的腔隙仍然保持开放，并维持一定的眼内压力，利于器械伸入而不损伤正常组织如角膜内皮、视网膜等，必须在术中进行液体灌注。灌注液要求不仅能维持眼内的容积及压力，又要不影响或尽可能少影响组织细胞，特别是角膜内皮、睫状体上皮、视网膜组织等的生理功能。在眼前段手术时，灌注液要求能保持内皮功能的完整性，也不干扰晶状体的正常代谢。有人将不同的灌注液对动物眼球进行灌注，并比较其角膜内皮的损伤程度，发现谷胱甘肽碳酸氢盐 - 林格液（glutathione bicarbonate-Ringers Sol）对角膜内皮的损伤最小。平衡盐水（BSS）及普通林格液较差。但如灌注时间不超过 6 小时，内皮仍可保持完整，故仍能满足临床要求。生理盐水对内皮的损伤较大，灌注后角膜水肿增厚明显，故不宜多用于手术中前房灌注。除了灌注液中的化学成分外，液体的 pH 浓度、渗透压、温度和灌注时的压力也会对组织发生影响。灌注液的 pH 最好在 6.9～7.8 范围内，适宜的温度为 20～35℃，灌注压力一般不应超过 1.95kPa（15mmHg）。

2. 黏弹性物质 黏性和弹性物质的发展和应用，为保护组织不受或少受不必要的意外损伤创造了足够的操作空间，在减少创面间的粘连和"分离"、"推顶"组织使之就位等方面起着非常重要的作用，为现代眼科显微手术中不可缺少的辅助物质。透明质酸钠是其主要代表。

透明质酸钠是一种从公鸡的鸡冠中提取的大分子

量多糖聚合体，分子量为2百万～5百万，呈黏性透明的半流体。无毒、无抗原性或致炎症因子，在白内障手术时应用透明质酸钠角膜内皮损伤率仅为1%，不用时则为17%；在人工晶状体时用与不用透明质酸钠，对角膜内皮的损伤率分别为18%及54%。透明质酸钠还可用于青光眼手术时恢复前房，穿孔性外伤时推回虹膜，便于修补缝合，也可将其注入玻璃体腔内推平脱离的视网膜或大裂孔的翻转边缘，为封闭裂孔创造有利的解剖条件。甲基纤维素是较易得到而价格低廉的黏稠剂，但它缺乏足够的弹性，"占位"作用远不如透明质酸钠，故多用于表面保护。目前还有一些特别研制的粘弹剂（包括不同分子量、复合成分等）用于眼前段手术，可根据不同眼病和手术要求来选择。

3. 随着视网膜玻璃体手术的不断深化和发展，一些特殊辅助材料也根据手术治疗需要研发成专业产品，如玻璃体视网膜手术中使用的膨胀性气体全氟丙烷（C3F8）、二甲基硅油（通称硅油）等来填充和顶压视网膜，以满足治疗复杂的玻璃体、视网膜疾病的需要。

六、显微手术几个基本的操作要领

1. 三个最基本的动作 显微镜下的各种操作都依赖于手指的动作来完成，常用的三个动作是：①拇指和食指、中指间的相对运动：这是使用各种镊子、弹簧剪刀的基本动作。②旋转运动：器械在拇指与食指之间受相对力量的捻动而旋转，如圆柄持针器、角膜环钻等操作时的基本动作。③划切合穿刺动作：用刀片做各种切口和穿刺口。所有的动作都要力求准确，用力要适当、均衡，需反复体会并熟悉各种组织的正常阻力以及不同状况下变化。在用钻石刀或细小穿刺刀时，由于刀刃极为锋利遇到的阻力要比一般刀片为小，用力也应减轻，以免切划过度或穿刺失控伤及其他组织。

2. 缝针的夹持和安放 首先要选择好持针器，可以根据各人的习惯选用直头、弯头、带锁或不带锁等不同的式样。一般来说弯头不带锁的持针器较易操作，夹针时针尖应在持针器头部的凸弧侧，不可反夹。缝针应被夹住在中央部，切不可夹在头部或近尾部，否则将会损坏针尖或边锋的锐利度或将针折断。由于缝针和缝线均极细，穿过组织后应将缝针置于显微镜的视野内，以便于第二次夹针时迅速将其夹住。

3. 角膜或巩膜的缝合 是眼科显微手术缝合中最常用和较不易掌握的一环。缝合角膜时进针要深，一般要求达到接近后弹力层的深部基质中，这样可使创缘的内口闭合良好，愈合后不会形成内口哆开。为了达到这一目的，进针时一定要垂直于角膜表面，用角

膜镊镊住创缘时单齿在外、双齿在内，抽线时要缓慢均速，以免牵拉过头。打结最好用平面打结镊子，也可用持针器来代替但有时不易持住细小的缝线。第一轮缝线缠绕两圈，拉紧时应以伤口恰好对合为度，不能留有裂缝，也不要拉得过紧而使组织发生张力。第二个结打牢后，应将线头用剪刀离线结0.5mm处剪断，并将线头埋入针道内。

第六节 术后护理及随访要求

一、术后护理

术后护理是保证手术成功的重要组成部分。一次成功的手术只是治疗成功的一半，如果没有良好的术后护理，很可能会导致手术彻底失败。护理不仅仅是护士的工作，同样需要得到医师的关心与指导，只有医护密切配合，才能完成细致而又富有成效的术后护理工作。

1. 心理护理 术后及时告知病人手术过程是否顺利，手术后可能引起的不适及如何应对，告知病人和照顾者所需要配合和注意的事项，使病人做到心中有数，有助于其保持稳定的情绪，积极配合治疗和护理。如果是恶性肿瘤或是手术疗效差的病人，更应主动关心和帮助病人，随时观察和体察病人的需求和想法，及时予以解决，帮助病人树立战胜疾病的信心。

2. 体位护理 眼科手术后除玻璃体视网膜手术外一般无特别体位要求，卧床时平卧位即可。对于玻璃体视网膜手术的病人，因为术中可能需要向玻璃体腔内注入硅油或气体，以"顶住"视网膜裂孔或脱离的视网膜，所以需根据裂孔或脱离的位置嘱病人采取最恰当的头位和（或）体位，原则上术后应使裂孔或脱离位置处于最高位。所以，病人可能需要采取俯卧位（低头位）或俯卧位侧卧位交替，俯卧位的持续时间应根据医生的叮嘱。因俯卧位时病人容易出现各种不适如胸闷、呼吸不畅、胃部不适、面部甚至球结膜水肿、肘部麻木等，医生护士应经常关心和观察病人，讲解保持该体位的目的和重要性，使病人和其照顾者都能理解并遵守；询问病人有无不适及不适程度，协助其更换不同的姿势但仍保持低头位，以缓解其不适；观察病人是否能够持续依从医护人员的叮嘱保持正确体位，必要时向病人讲解不正确体位可能带来的严重后果等，提高病人的依从性。有前房出血者，应调整头部位置使积血离开手术部位。

3. 活动与休息 由于手术技术不断提高和现代化的手术器械不断进步，眼部手术的切口和损伤越来

小，目前已很少需要术后绝对卧床休息。手术当天以卧床休息为主，轻度室内活动对所有眼科手术后的病人原则上都是允许的，而且应当鼓励，这样做不仅可以减少许多不必要的并发症，如肺炎、静脉血栓形成、食欲不振、腹胀、便秘等，而且会使病人较快地摆脱萎靡不振的精神状态，利于康复。用餐和大小便时如无绝对必要最好不要在床上进行，但应给予必要的帮助。嘱病人尽量减少用力屏气的动作。

4. 饮食护理　眼科病人手术后对饮食无特别限制，通常情况下进柔软易消化的普食即可，禁烟酒，多吃新鲜水果蔬菜，保持大便通畅。若为全麻病人，因术前禁食时间较长，术后麻醉清醒后先进食少量温水，无不适则可进少量易消化饮食，第一次进餐不可过饱。有些病人因术中眼肌牵拉较多，可能会引起术后恶心呕吐，告知病人可能的原因，帮助病人放松，先进少量温水、流质或半流质饮食，无不适则可过渡到普食。如恶心呕吐剧烈，则需除外是否伴有眼压升高、高血压危象等，根据术眼及全身检查情况医嘱治疗。适当使用止吐剂和静脉补充液体，观察病人的全身情况，预防水电解质紊乱。伴有糖尿病、高血压等合并症的病人仍然要按照相应的饮食要求。

5. 疼痛护理　麻醉作用消失后，手术眼感到暂时疼痛是十分常见的，一般不剧烈，病人可以耐受，持续约3～4小时，逐渐缓解。如过后又发生疼痛，而且逐步加剧，应引起足够的重视，不作任何检查而投予"止痛片"的做法是不允许的。突然的疼痛加剧常见于伤口裂开、眼内容（特别是虹膜）脱出、前房出血、眼压升高、眼内感染、缝线脱落刺激角膜、角膜上皮剥脱等情况，必须立即查看，及时给予处理。

6. 病情观察　全麻病人术后注意观察病人的神志是否清楚，生命体征是否平稳，如有异常，及时与医生联系处理。眼部情况主要观察：①病人眼部敷料的渗出情况，必要时更换；②敷料或绷带是否在位，有无松脱；③观察病人眼部分泌物的量、颜色、性状等，观察眼部充血情况；④经常询问病人自身感受，如疼痛是否减轻或加剧，有无眼胀痛、头痛、恶心、呕吐等，视力有无改善或减退，有无全身其他不适等，及时发现异常情况，及时处理。

7. 安全护理

（1）眼部安全：术后眼部意外损伤并非少见，各种损伤可以发生在白天清醒时，也可发生在睡梦中，多半系由于自己无意识误伤。为了防止这种意外损伤，建议在纱布眼垫之外加上一个多孔的硬质（铝或硬塑料）透气防护罩。面积应略大于眼垫，做成瓢状，凹面向眼球，用胶布固定在眶周骨缘，这样就可避免外力

对术眼的压迫、碰撞，大大减少了意外损伤的机会，用了这种防护罩还可缩短纱布眼垫贴敷时间，便于局部给药。病人出院后还可带回家中再使用一段时间，一般用到术后两周，使术眼更为安全。

（2）身体安全：眼部术后需要包扎单眼或双眼，病人的感知能力发生改变，识别、应对和避免环境中危险因素的能力下降，容易发生碰撞、磕绊、跌倒、烫伤、刺伤等意外伤害。因此，应正确评估病人视觉障碍的程度，鼓励家属陪伴，做好生活照顾，指导病人使用呼叫器随时获取帮助。将病人常用的生活用品放在最易取放的位置，便于病人使用，移除病人所处环境中的所有障碍物和危险物品，幼儿或双眼视力低下者应加用床栏，防止坠床。使用多种方法向所有眼科病人和家属宣传预防跌倒和意外损伤的基本常识，提高病人和家属的自我防范和保护意识。同时在病区、病室、检查室等设计、设置上也要考虑到眼科病人视觉功能障碍的特殊需求。

8. 用药护理　严格按医嘱为病人正确及时用药，向病人说明药物的作用和可能的副作用，观察用药效果，嘱咐病人如有任何不适及时向医护人员反映。

9. 术后换药及拆线　旨在清洁局部，保持结膜囊相对无菌，检查伤口及各种术后组织反应情况，随时给予必要的药物治疗和相应的处理，后两者更为重要。在检查内眼手术后局部情况时，不能满足于手电筒照明和肉眼观察，应该在裂隙灯下仔细检查眼前段的情况，包括伤口、角膜透明性、前房深度和炎症反应、虹膜形态、瞳孔大小及对光反应、有无前后粘连、青光眼滤过泡的状况、晶状体透明度、人工晶状体的位置等，必要时辅以眼底及眼压检查。玻璃体、视网膜手术后换药时，检查眼底更应作为常规，并粗略估测视功能的恢复程度，检查完毕后滴抗生素、皮质激素滴眼液及涂敷相应的眼膏，根据需要给予扩瞳剂或缩瞳剂，覆盖纱布眼垫及硬质保护罩。除丝线外，10-0尼龙线或可吸收缝线如无线结外露，一般均不需拆除。拆除尼龙线时应在裂隙灯或手术显微镜下进行，用一锋利的注射针刃面在埋藏线结的远端将线段割断，然后用平头镊镊住游离断端将线结连同缝线一并抽出。

10. 健康教育　为提高眼科病人的自我管理能力或其照顾者的照护能力，预防并发症，促进病人更好的康复，医务人员应对其进行全面的健康教育，使其具备照顾自己所需的相关知识、技能和态度，包括疾病可能发生的原因或诱因，如何预防；如何正确眼部用药和全身用药；用眼卫生常识；饮食相关的注意事项；活动、工作与休息的注意事项；情绪和精神状况对眼病的影响；术后可能发生的并发症及如何预防；如

何识别并发症的提示讯号并及时咨询、就诊等。因病人的文化层次和理解能力不一，为提高健康教育效果，保证病人出院前掌握必要的相关知识，可采取多种教育方法，包括口头讲解、文字表达、发放健康教育处方、多媒体、电话提醒或设立咨询电话等。

二、术 后 随 访

随着眼科手术技术的不断提高，眼科手术病人住院治疗的时间越来越短，许多眼科手术已无需住院，病人术后无特殊情况可直接回家。所有术后的护理工作均由病人或其家属完成，因此，对每一个接受了手术的病人，术后按时随访则显得尤为重要。对住院病人在出院记录上要写明手术日期、手术名称、术中、术后的重要情况、出院时的状况，并提出随访的时间和重点要求。对于门诊手术病人应在其病历上写清楚上述内容，在不能做到手术医生自己随访一贯制的情况下提供上述细节，以便随访医生能把握住随访要领，做到有的放矢，是十分重要的一环。积极建议手术医生自己随访，至少是在术后的关键时期内。

关于随访的时间和频率，不同疾病、不同病人、不同手术方式可能均有不同要求。因此，应提醒病人严格按主刀医生的要求按时到门诊随访，不可根据自己的个人感觉随意安排随访时间，以免延误病情或治疗。一般门诊施行超声乳化白内障人工晶状体手术、激光角膜屈光性手术的病人，术后第一天日、第三天、一周一定要来随访，观察术眼恢复状况，有无并发症发生，以及治疗用药的调整，此后随访时间可根据术眼状况而定。婴幼儿性青光眼病儿术后 1 个月，最好作一次全身麻醉下或镇静睡眠下的眼部系统检查。如病儿已能较好配合，则应争取在清醒状态下测定眼压，必要时口服水合氯醛使其入睡后再作检查。青光眼手术后病人通常情况下出院 1～2 周来院随访，以后视术眼状况而定，如术后滤过功能良好、眼压稳定持续 3 个月，才可列入每 3 个月随访，一年后可 3～6 个月一次的常规随访。角膜移植手术同青光眼术后随访。白内障人工晶状体植入术、激光角膜屈光性手术等，也需隔 3～6 个月后进入稳定阶段。视网膜、玻璃体手术后如出院时屈光间质清楚、视网膜复位良好、裂孔闭合满意，一般情况下术后 1 周作第一次随访，以后视病情而定。整形手术、肿瘤摘除手术后的随访时间，应根据病人伤口情况、手术范围、或术后是否辅以化疗 / 放疗等因素，制定随访的时间和频率。

每次随访后要做好详细记录，告知病人并注明下次随访的时间和重点要求，以便下一次如果是其他医生随诊时能够了解病情和上次随访情况，正确地完成随访要求。对于所有眼科手术病人均应叮嘱：出院后如果突然发生视觉或其他异常，应立即来院就诊，以免耽误病情治疗。

（孙兴怀　嵇训传　管怀进）

注：感谢复旦大学附属眼耳鼻喉科医院麻醉科李文献主任，护理部席淑新主任帮助撰写相关麻醉和护理章节。

主要参考文献

1. 李凤鸣. 中华眼科学. 第 2 版. 北京：人民卫生出版社，2005，754-766.

2. 庄心良，曾因明，陈伯銮. 现代麻醉学. 第 3 版. 北京：人民卫生出版社，2004.

3. George L. Spaeth, Helen Danesh-Meyer, Ivan Goldberg, et al. Ophthalmic Surgery: Principles and Practice. 4th edition, Saunders, 2012, 1-15.

4. Woltman SR. Surgery of the Eye. New York: Churchill Living Stone, 1988.

5. DraegarJ. Ophthalmic Microsurgery Instrumentation, Microscopies, Technique. Basel: Karger, 1987.

6. Roper-Hall MG. Standards Eye Surgery. 6th ed. Brigtol: Bristol John Wright & Sons, 1980.

物理疗法（physical therapy）是眼科治疗的重要组成部分，是应用机械力、热、冷、光、电等物理因素进行治疗的独特治疗方法。可以单独应用，也可以与其他疗法联合应用，或作为其他疗法的补充治疗。

第一节 按摩（指压）疗法

按摩疗法是通过机械按压以达治疗目的的简单易行的治疗方法，多年来一直在眼科临床广为应用，最多见的是眼球按摩。

1. 白内障术前眼球按压 施行大切口白内障囊外摘除及人工晶状体植入术前常需眼球按压，以获得较低的眼压，避免术中玻璃体脱出。此技术对于该种手术来说是极为关键的步骤。人们曾设计一个 50mmHg 的气球，于术前加压于术眼 30 分钟，以使眼球软化。也可以采取指压法，根据需要施以不同的加压时间。近些年来，随着白内障手术技术的进步，尤其是在小切口的条件下施行超声乳化白内障吸除术和人工晶状体植入术，术前眼球加压技术已经不那么重要了。但在非超声乳化，尤其是行球后或球周麻醉下大切口的白内障摘除术及人工晶状体植入者，仍需以此方法降低眼压和眶压，以保证手术安全。

2. 青光眼滤过术后的补充措施 青光眼眼外滤过术后，为了保持滤过通道引流通畅，防止瘢痕形成后阻塞过通道，可以采用指压眼球作为辅助治疗。指压眼球的时机：①滤过术后早期：当施行滤过术后，滤过泡平坦而不弥散，眼压为 12mmHg 以上，前房恢复正常或接近恢复正常，以及无前房积血时，可以开始指压眼球。②滤过术后晚期：一般为滤过术后半年以上，原来隆起弥散的滤过泡变平，眼压升高，前房深度正常或接近正常，可以考虑施行指压眼球作为辅助治疗。通常的指压眼球的方法为：从滤过泡对侧 180° 处经过眼睑用手指向着眼球中心方向持续加压大约 10 秒，撤除指压眼球约 5 秒，接着继续指压 - 撤除指压，根据指压后滤过泡隆起弥散情况，一般进行 3～5 分钟。指压眼球时动作要轻柔，不可粗暴。指压前要洗手。

第二节 热 疗 法

热疗法（thermotherapy）应用已久，至今仍为广泛应用的物理治疗方法之一。可以根据不同的临床需要，采用电、光、磁、热等不同的给热途径和不同的热效应，达临床治疗目的。

（一）局部热疗法

局部热疗法是临床上最常应用、最简单易行的治疗方法。采用温热可以促使局部血管扩张，改善血液循环，增加局部血流量，促进炎性渗出和水肿的吸收。常用的有湿热敷和干热敷两种。

1. 湿热敷法 结膜囊所能承受的最高温度为 43.6℃，因此热敷的温度一般以 45～50℃为宜，每次持续 15～20 分钟。

2. 干热疗法 常用热水袋或胶塞玻璃瓶装以热水，垫 2～3 层纱布棉垫置于眼睑上，每次 20 分钟，每日 2～3 次。

上述疗法适用于急性睑腺炎、泪囊炎、角膜炎、巩膜炎、虹膜睫状体炎等。

（二）经瞳孔温热疗法

经瞳孔温热疗法（transpupillary thermotherapy，TTT）多采用 810nm 波长的半导体激光器，通过散大的瞳孔对某些眼底病变施以相应的热效应，以达治疗的目的。自 1995 年应用于临床以来，对脉络膜黑色素瘤、脉络膜新生血管等眼底病的治疗已获得一定的治疗经验。

1. 治疗机制 TTT 是一种眼局部治疗技术，将一定波长（810nm）激光束经瞳孔及透明的屈光间质投送到眼底相关部位，可将其热能传送到视网膜、脉络膜的病灶及异常血管，以达治疗眼底肿瘤及异常血管增生的目的。其所产生的热量在 45℃～60℃之间。它不像一般激光视网膜光凝术产生 60℃以上的高温，使组织表层凝固坏死，阻滞了热能向深层传导，而是以亚光凝固方式将热量传递给病变组织，继续向深层扩散,对视网膜深层及脉络膜病变组织产生破坏作用,以达治疗某些眼底病变的目标。这种近红外光照射是 TTT 的理想选择,其穿透力强,穿过介质时能量吸收少,大直径光斑更加强了其对组织的穿透力。研究显示,治疗区的肿瘤细胞可呈现变性、坏死,而其上的感光细胞及其周围的组织细胞却无明显受损。热穿透区域的血管呈现为血栓栓塞,但却无或仅有少量出血,亦无明显炎症表现,对巩膜组织的损伤亦不明显。

2. 治疗方法　TTT 最常用的热源是产生 810nm 近红外激光的半导体激光器,此波长激光穿透力强,屈光间质对光能吸收少,光斑直径可调范围大,为 1.0～4.5mm,根据需要照射时间可为 1～10 分钟,能量级范围可为 300～1200mW,以照射区在照射最后 15～20 秒呈轻度灰白色为宜。

影响治疗区域温度高低与下列因素有关,即产生的能量与光斑直径成正比;屈光间质透明度高,被照射眼底组织含色素多者热能效应高。操作过程未完中断时,仅需完成剩余部分即可,不必重复全过程。

3. 适应证

(1) 脉络膜黑色素瘤:1992 年开始就 TTT 对脉络膜黑色素瘤治疗的可行性获得了组织病理学依据,1995 年从临床上证实了其有效性和安全性,从而为本病的治疗开辟了一新的治疗领域。

研究显示,TTT 对该肿瘤的最大穿透深度为 3.9mm。目前为大家普遍接受的相对适应证为:①肿瘤为眼部原发,无局部和全身转移,但有全身转移的危险因素。②瘤体基底不大于 12mm,厚度不超过 4mm。③患眼屈光间质透明,瘤体位于后极部,瞳孔可散大,直径不小于 6mm。临床研究表明对邻近视盘或黄斑中心凹的肿瘤,治疗成功率可高达 94%。

另有研究显示,对瘤体较大者,可因其已侵及巩膜或 TTT 的效应不能达其基底部而易复发,最好在 TTT 的基础上联合应用可对瘤体基底部发挥效应的近距离放疗,即"三明治疗法"。

(2) 视网膜母细胞瘤:目前越来越倾向于对其进行包括 TTT 在内的更加保守的局部治疗。一般认为当瘤体小于 3～4mm 者可单用 TTT,大于 4mm 者先行化疗,待瘤体缩小后再行 TTT。其治疗参数为光斑直径 0.8、1.2、2.0mm,起始能量 200mW,以 50mW 幅度调整,平均能量 437mW,每个光斑照射时间为 1～5 分钟,瘤体较大者要用更大的能量和照射时间。

(3) 局限性脉络膜血管瘤:对发生于后极部并致浆液性视网膜脱离、囊样黄斑水肿者,TTT 对其可以发挥治疗作用,有时甚至可达意外疗效。有人还认为 TTT 可以用于激光光凝失败后的脉络膜血管瘤的治疗,亦

可以代替激光光凝对其直接治疗。鉴于脉络膜血管瘤本身色素含量少,又伴有视网膜下积液,且血管丰富易散热,有人建议采用高能量(800～1200mW)、大光斑(2 或 3mm)、长时间(3～6 分钟)治疗措施。

(4) 脉络膜新生管及年龄相关性黄斑变性:特发性脉络膜新生血管(choroidal neovascularization,CNV)及年龄相关性黄斑变性(age-related macular degeneration,AMD)是损害中心视力的重要眼病,其中以渗出性 AMD 最为常见。目前认为,TTT 对黄斑下隐匿型 CNV 的治疗是一行之有效,且无明显副作用的疗法。TTT 可使 CNV 闭塞,促进出血和渗出的吸收,减少机化及萎缩斑形成,尤其适合于不能进行光凝治疗的黄斑部病变。应用 810nm 激光,依病变大小选择 1.2、2.0 和 3.0mm 光斑,起始能量 600～700mW,每光斑照射时间 1 分钟,能量控制随光斑大小成比例增加。

4. 并发症

(1) 眼前节并发症:可见有局限性虹膜萎缩、虹膜炎、虹膜后粘连、前囊下晶状体混浊。

(2) 眼底并发症:可见有视网膜出血、视网膜收缩、视网膜血管阻塞、视网膜新生血管、浆液性视网膜脱离。

5. 有待解决的问题　有作者提出 TTT 理论上的合理性和实际操作中难以掌握之间的问题。就前者而言,理想的 TTT 对 AMD 的治疗应在数秒内使组织温度升达 49℃,而又不超过 51℃,以免光凝效应损伤视网膜功能。而在 49℃ 的亚光凝温度下,眼底又不能显示呈灰白色的光凝反应斑,出现光凝斑则表示加温过量,而目前的治疗设施又不能提示照射部位的温度,如何掌握这一临界值温度是有待解决的问题。

另外,临床研究显示 TTT 对新生血管膜不太明显的隐匿型渗出性 AMD 疗效较好,而另有 30% 有典型新生血管膜的 AMD 则对经瞳孔的光动力疗法(photo-dynamic therapy,PDT)较为敏感,因此应当根据 AMD 的类型选择治疗手段,或两者互补。

(三)透热疗法

电透热法(electrodiathermy)在 20 世纪 80 年代以前治疗眼病中占有极为重要的位置,尤其是透热凝固法(diathermic coagulation),对糖尿病视网膜病变的治疗、孔源性视网膜脱离的视网膜裂孔封闭及难治性青光眼的眼压控制等,均具有重要治疗措施。但由于其并发症较多,逐渐为冷冻疗法所替代。近年来随科技的发展,波长为 810nm 的半导体二极管激光的高透热性能,同样在难治性青光眼、孔源性视网膜脱离等疾病的治疗得以应用。

1. 难治性青光眼

(1) 治疗机制:利用波长 810nm 的近红外光穿透

力强的特点，以半导体激光及接触式探头输入方式，可高效率地将热能透入睫状体，并为其丰富的色素组织所吸收，热效应导致包括睫状上皮细胞在内的组织蛋白凝固、变性、凝固、坏死，减少房水生成，降低眼压。研究还发现，睫状体扁平部光凝可以加强葡萄膜巩膜通道房水的引流，睫状体冠部光凝后促使虹膜根部向后牵拉，有减轻小梁网阻塞的作用。此种治疗方式具有定位准确，对周围组织损伤小等优点，虹膜、巩膜等邻近组织均不受影响，较传统的睫状体破坏性手术成功率高，安全性好，且易于操作。

（2）适应证：应用普通抗青光眼滤过手术难以治愈的各种难治性青光眼，包括：①新生血管型青光眼；②复杂眼外伤继发的青光眼；③穿透性角膜移植术后、玻璃体视网膜术后继发青光眼；④绝对期或近绝对期青光眼，其他治疗不能控制眼压，有待解决疼痛的青光眼，采用较高能量参数是安全有效的。

（3）治疗方法：球后及表面麻醉后，将激光光纤接触头置于角巩膜缘后 1.5～2.0mm 处，激光手柄与视轴平行，对准睫状体冠部；激光照射范围 180°～300°，15～40 烧灼点均匀分布，避开 3 点、9 点部位，以免损伤睫状后长动脉；功率 1500～3000mW，以听到爆破声为宜。

（4）并发症：可见前房积血、葡萄膜炎、角膜水肿等，偶见眼球萎缩。

2. 孔源性视网膜脱离　孔源性视网膜脱离的裂孔封闭，早期曾采用电凝透热法，因其并发症多而改用巩膜外冷凝技术。20 世纪 90 年代中期以来，具有高穿透力的波长 810nm 二极管激光，又开始应用于孔源性视网膜脱离的裂孔封闭。据认为较冷凝技术有更多的优越性。

（1）治疗机制：波长 810nm 的二极管近红外激光，是目前唯一能穿过巩膜致视网膜粘连的激光，其放射能可被脉络膜色素成分及视网膜色素上皮吸收转化为热能，以达到裂孔处视网膜神经上皮层和色素上皮层粘合，封闭裂孔的目的。据认为，其粘连效应可能优于冷凝，对血 - 视网膜屏障的破坏作用亦小于冷凝。

（2）治疗方法：一般采用波长为 810 的二极管半导体激光器，将一带光导纤维的透巩膜二极管激光探头手柄置于与裂孔相对的巩膜表面，施加一定压力致巩膜内陷，尽可能使视网膜色素上皮、脉络膜与脱离的视网膜接近。使用能量一般在 600～1500mW，曝光时间 1000～2000 毫秒，根据情况可以每次以 100mW 的能量、500 毫秒的曝光时间增加，直至相应位置视网膜出现灰白色热凝斑为宜。

第三节　冷凝疗法

冷凝疗法（cryotherapy）自 19 世纪应用于眼科临床以来，至今仍广泛应用于眼科临床。

（一）冷凝的组织反应及治疗机制

冷凝引起的组织反应会依冷凝温度高低、持续时间长短及不同组织的生物特性而呈不同，因此可以根据临床需要采取不同的冷凝方式，以达到治疗眼病的目的。

1. 冷凝的组织病理损伤　在严重冷凝状态下，组织细胞可出现内外电解质紊乱、脂蛋白变性、细胞皱缩或破裂等一系列病理改变。同时组织中淋巴、血流淤滞或局部血栓形成、微循环衰竭，终致组织凝固、坏死、脱落。临床上可以将此种组织反应用于眼外或眼内肿瘤及其他肿瘤的冷冻治疗，使肿瘤脱落、萎缩。

一定程度的组织冷凝可以引起局部炎性反应，尤其是含色素多的组织对冷冻更为敏感，通过巩膜对脉络膜、视网膜施加 −20～−50℃ 的冷冻，所诱发的组织水肿、渗出、细胞浸润等炎性反应就可以致使脉络膜和视网膜粘连。利用这一机制，临床上广泛以其治疗孔源性视网膜脱离的封闭裂孔。冷凝封洞较过去的热（电）凝封洞更为安全，这是由于其对含血管、细胞较少的巩膜组织损伤较少，而电凝过量所致的巩膜坏死可以引起穿孔。

透过巩膜对睫状体部位施以冷凝可致睫状体细胞严重损害，明显降低其房水生成的功能，因此可用其治疗某些类型的青光眼。

2. 冷凝组织粘连效应　冷凝致组织形成冰晶凝固，并与冷凝头形成粘连。利用此效应可清除眼表的病理组织，如病毒性角膜炎；可以取出眼内组织，如 20 世纪 80 年代以前，广为应用的冷冻白内障囊内摘除术。

3. 冷冻组织保护效应　临床上常需将取下的眼组织暂时保存，必要时备用，如供体角膜的冷冻保存。在深低温状态下可完全抑制组织细胞的能量代谢，使其处于"休眠状态"。需要时使其复温，恢复其代谢活性，用于角膜移植或其他临床需要。

为避免冷冻致冰晶形成所引起的上述一系列细胞损害，在冷冻技术操作中特别加入了二甲亚砜等冷冻保护剂。以此保存的供体角膜于数月甚至数年后仍可应用。

据研究，冷冻损伤有可能致细胞膜释放抗原物质，激发体内抗体形成。因此在某些肿瘤的治疗中，除能除掉瘤体外，抗体的形成有可能提高机体的抗肿瘤能力。

（二）冷凝治疗

1. 孔源性视网膜脱离　透过巩膜冷凝的视网膜裂孔封闭技术，目前仍然广为应用。间接检眼镜在手术中的应用，使冷凝位置更为确切，冷冻量的掌握更为恰当，增加了手术成功率，减少了并发症。但是，冷凝范围过广或冷冻度过量，可以致使过重的炎性反应、血管破裂，甚至玻璃体内积血，促使 PVR 形成等。

2. 糖尿病视网膜病变　一般用于增生性糖尿病视网膜病变，尤其是屈光间质不透明、不宜行激光视网膜光凝治疗者。多采用全视网膜冷凝，分两个阶段进行，首先行赤道部和锯齿缘之间的周边部视网膜冷凝，在结膜表面进行即可；第二步再行后部视网膜冷凝，需行结膜切开，在巩膜表面冷凝。采用温度为 -60～-90℃，冷凝时间 10 秒，每次做两个象限，4 排冷冻点，每排 5～6 个。每次治疗间隔 7 天。

本疗法虽能取得一定疗效，但其术后反应重，可以出现眼内出血、渗出等并发症，因此若条件允许，应当尽可能采取激光光凝法。

3. 青光眼

（1）适应证：①滤过性手术失败，且不宜再行手术的青光眼患者。②药物治疗无效，且无其他疗法的青光眼患者。③不宜行滤过手术的继发性青光眼，如新生血管性青光眼、葡萄膜炎继发青光眼等。④单纯为减轻痛苦而又不宜行滤过手术的各种绝对期青光眼等。

（2）冷凝方式：①睫状体冷凝：冷凝角膜缘后 3～4mm 处。②小梁网冷冻：冷凝角膜缘后 1mm 处。③睫状体小梁网冷凝：分别冷凝角膜缘后 1mm 和 2mm 处，有人认为此种方法最好。④睫状体联合周边视网膜冷凝：冷凝于角膜缘后 8～15mm 处，主要用于新生血管性青光眼的治疗，在减少房水生成的同时，促使新生血管萎缩退化。

（3）并发症：可见有：①结膜下出血；②前房积血；③睫状体出血；④虹膜萎缩；⑤葡萄膜炎；⑥低眼压；⑦眼球萎缩。

4. 眼部肿瘤

（1）眼睑皮肤及眼表肿瘤：如血管瘤、乳头状瘤、较良性且局限的基底细胞癌等，可用 CO_2 干冰、液氮等涂于肿物表面或其根茎部，肿物可逐渐萎缩、坏死、脱落。

（2）眼内肿瘤：对于较局限的眼内恶性肿瘤如视网膜母细胞瘤等，患者不同意摘除眼球或双眼患病拟保留眼球者，可采用冷凝疗法。具体做法是在瘤体相

应的巩膜表面施以 -70～-190℃ 的冷凝，时间 30～60秒，以直视下眼底冷凝部位呈现灰白色"冰球"样改变为宜。可重复冷凝，中间间隔 1 分钟，重复 2～3 次。因其疗效不如放疗等更为确切，现已较少应用。

5. 表层角膜病变　如病毒性角膜炎等。将 CO_2 冷凝头直接冷冻于病变区 5～10 秒，可清除表层病变组织，刺激上皮增生。

6. 白内障囊内摘除术　将特制的冷凝器的冷凝头直接接触于晶状体前表面，以 -10～-20℃ 的低温就可使晶状体前囊、前皮质与冷凝头共同形成冷凝粘结，将晶状体完整摘除。在 20 世纪 60～80 年代，曾是我国最普及的白内障囊内摘除手术方式。随现代白内障囊外摘除及人工晶状体植入术的普及，此手术在临床上已不再采用。

第四节　电　疗　法

眼科电疗法（electrical therapy）除在热疗法一章中提及者外，尚有直流电离子透入、音频脉冲等疗法。

（一）直流电药物离子透入法

该疗法是利用直流电流的电场作用，以电学上的同性相斥、异性相吸原理，将有极性的药物不经血液循环直接导入眼内的一种治疗方法。在正常情况下，眼球固有的屏障功能，使滴用滴眼液等局部给药方法进入眼内的药物较少。而用直流电药物离子透入法，在眼内所能达到的药物浓度比局部滴药法高 20 倍。有研究者曾用 ^{32}P 核素示踪法进行动物实验研究表明，以等量的 ^{32}P 分别行离子透入、结膜下注射和滴眼后 30 分钟，房水中的 ^{32}P 峰值浓度比为 127:2:1，表明直流电药物离子透入法所导致的眼物浓度要比滴眼方法给药高 127 倍。

常用的药物离子导入方法有眼杯法、眼垫法、棉片法等。眼垫法较为简便易行。一般是在眼睑表面放置和药物极性相同的电极板，枕部放置与其极性相反的电极板，在同性相斥、异性相吸的共同作用下，促使药物导入眼内。

直流电药物离子透入法的适应证范围较广，巩膜炎、角膜炎、葡萄膜炎、玻璃体混浊、视神经炎、眼底出血等均可采用此治疗方法。

本治疗方法具有见效快、无痛苦、操作简便易行等优点。但操作时应当注意电极板不可直接接触皮肤，以免灼伤。

（二）其他疗法

其他应用于眼科者主要有音频电疗等，其作用机制及适应证见表 2-28。

表 2-28 音频电疗法等的作用机制及适应证

电疗法	电疗特点	作用	适应证
低频脉冲	低电压,小电流,频率 50～80 次 / 秒,脉冲持续 1 毫秒	肌肉受激节律性收缩,改善血液循环,增强代谢,改善神经功能	睑肌及眼外肌麻痹,眼睑血管神经性水肿,睑知觉障碍
音频电流	频率 2000Hz 范围内的正弦交流电	镇痛、止痒、消肿、软化瘢痕、松解粘连	睑瘢痕,结膜囊缩窄,睑球粘连,睑皮肤带状疱疹,睑缘炎,睑腺炎,角膜炎
高频电长波	以高频长波电流产生的火花放电性刺激予以治疗	镇痛、止痒、改善血液循环	睑肌痉挛或松弛,睑皮肤瘙痒或感觉异常
高频电中波	以高频中波电流的热效应予以治疗	促进血流、淋巴循环,增强代谢免疫功能,消炎、解痉、止痛	睑慢性炎症,睑肌痉挛,眼部神经痛

第五节 放射疗法

放射疗法是用电流辐射治疗疾病的一种方法,自 1895 年伦琴发明 X 线,1898 年居里夫妇发现镭元素以后迅速发展起来,在近百年的医学治疗学上曾起到重要作用,至今仍不失其治疗价值。

(一)放射源

(1)电磁辐射:包括 X 射线和 γ 射线。X 射线是电子在 X 线机或加速器内加速后撞击阳极靶,由一部分能量转化而来的。γ 射线为天然或人工放射性物质(如镭 -226、钴 -60、钽 -182 等)衰变过程中产生的,性质类似 X 射线。

(2)粒子辐射(corpuscular radiation):

1)β 射线:是天然或人工放射物质衰变过程中发射的电子。眼科常用的是放射性核素锶 -90 发射的 β 射线,制成眼用敷贴器,治疗眼表疾病等。

2)电子束(electron beam):电子在加速器内被加速后,可产生高能电子束或高能 X 射线。其特点是照射深度易控,适于表浅病变治疗而很少伤及深层组织。

(3)其他高线性能量转换(LET)射线:包括快中子、质子、负 π 介子及某些高能重核(如氦核、氖核等)。质子束已有效地用于治疗葡萄膜黑色素瘤,其优点是照射量能更精确地局限于肿瘤区,可将眼内其他重要组织如晶状体、黄斑和视神经等摒除在外,对整个肿瘤区的放射也比较均匀。

(二)眼科照射技术

1.远隔性外照射 X 射线、γ 射线或电子束治疗机皆属此类。

2.放射性物质移植或间质性应用 将放射源插入肿瘤或病变组织内。镭针、钴 -60 针、氡小管、金粒 -198 和钽 -182 丝均可用作此种治疗。

3.局部接触治疗 将放射性核素敷贴器直接放到或缝到病变组织处,如锶 -90 敷贴器和钴 -60 盘等。巩膜板放疗也属此种。

4.腔内治疗 如将针状敷贴器放入眶内行放射治疗。

5.注射或食入法 有时用于眶内广泛播散的淋巴瘤。

(三)眼病治疗

1.眼睑上皮癌

(1)接触放射法:适用于大小不超过 1～5cm、深度在 0.5cm 以内的肿瘤。总剂量 45～50Gy(4500～5000rad)。

(2)穿透性放射疗法:电压需提高到 140～180kV,总剂量 46～60Gy(4600～6000rad),适用于中等大肿瘤。腺癌比基底细胞癌剂量要略大些。

(3)镭针疗法:适用于小肿瘤或睑缘肿瘤。

(4)电子束疗法:适用于大面积眼睑上皮癌,总剂量 70～85Gy(7000～8500rad)。

以上方法的选择主要取决于眼睑上皮癌的临床期别。1 期(T1):肿瘤等于或小于 2cm,宜用接触疗法;2 期(T2):小于 5cm,皮下轻度浸润,宜用穿透性放射疗法;3 期和 4 期(T3,T4):大小超过 5cm,呈侵蚀性,侵犯深层组织如软骨、骨、肌肉,可应用电子束疗法。

2.视网膜母细胞瘤 放疗以往多用于不宜手术、术后辅助治疗或术后复发的视网膜母细胞瘤(retinoblastoma,RB)患者。近年来研究发现,RB 对放疗极为敏感,因此对其施行眼球摘除术更为慎重,而趋于应用放疗法消除肿瘤,尤其是双眼患者。目前所采用的放疗方法有以下几种:

(1)外照射疗法(EBRT):较为传统的方法,对 RB 控制率高,适用于邻近视盘或黄斑的肿瘤等,但副作用大,可以导致晶状体混浊、玻璃体积血等。

(2)趋实体放射疗法:为一新型放疗技术,利用直线加速器配合角度旋转,对肿瘤释放高剂量射线;适用于视盘及黄斑部 RB。

（3）渊强放射疗法（MRT）：又称强度调控放射疗法，为一三维立体放疗技术，通过计算机制作出瘤体大小及形状的图像，以不同程度窄放射线从不同角度对瘤体实施放疗，可用于治疗已扩展至锯齿缘和玻璃体内的 RB。

（4）近距离（巩膜敷贴）放射疗法：为最早应用于 RB 的放疗技术，是将含放射性核素物质的敷贴器置于瘤体基底部位巩膜处，以适当释放剂量，在 2～4 天时间内透过巩膜射及瘤体顶部，使肿瘤坏死萎缩。其优点是对眼及颜面部正常组织损伤小，诱发继发肿瘤的几率低。适合于基底部 <16mm，厚度 <8mm 的 RB。

3. 脉络膜恶性黑色素瘤 对脉络膜黑色素瘤（choroidal malignant melanoma, CMM）的治疗，眼球摘除已不是唯一的治疗手段，放射治疗已为广泛的治疗措施，甚至为首选的保守治疗方法。就其全身转移情况而言，和摘除眼球者相比并无明显差异。

治疗方法最常使用的仍是巩膜表面放置放射性敷贴器，碘 -125 敷贴器已基本代替钴 -60、铱 -192、钌 -106 等，但是根据肿瘤的大小和程度，选择恰当的敷贴器。

近年来国内外已有应用立体定向放射疗法对 CMM 进行治疗，认为对后极部和后部脉络膜的 CMM 有较好疗效。

4. 球表肿瘤 包括上皮癌、Bowen 病、恶性黑色素瘤、癌性黑变病（cancerous melanosis）等，用切除加放疗可获较好效果。一般用 β 或 γ 射线，也可用低伏 X 线，剂量一般是 4～6 周内 80～100Gy（8000～10 000rad）。癌性黑变病最好用氡小管移植，剂量 4 天内 40Gy（4000rad）。

5. 眶肿瘤 对淋巴组织肉瘤、横纹肌肉瘤、泪腺肿瘤（混合瘤、腺癌和圆柱瘤），放疗可取得一定疗效。

6. 良性肿瘤 放疗对眼部血管瘤、浆细胞瘤、乳头瘤、角化病（keratosis）、瘢痕瘤等可产生一定疗效。

第六节 超声波疗法

（一）超声波及其治疗机制

超声波是在电或其他能源的作用下，所产生的频率超过声速、大于 2000 次 / 秒的机械振动波。一般以纵波形式在介质中传播，并使介质粒子产生压缩和稀疏交替性变化。超声波具有机械波的波动性、声场特性、指向性、反射性、折射性，并具有干涉、衍射、吸收和衰减等特性。

超声波被组织吸收后可转化为热能。这种热效应随即可使局部组织温度上升，血管扩张，血流量增加，血管通透性增强。临床上可以用其治疗眼部炎性疾病，促使浸润水肿消退，炎性渗出吸收。超声波的机械效应可以产生轻微的按摩作用，亦可改善局部血流和淋巴循环，加强代谢功能。超声波还能促使胶原纤维分裂，促进组织修复，松解粘连，软化瘢痕，并能改善神经的营养和功能。

超声波还可以通过其机械效应将组织粉碎，这就是超声乳化白内障吸除术（phacoemulsification）的基本机制。

研究证明，小剂量超声波对眼组织无害。大剂量可引起角膜水肿乃至坏死、玻璃体液化、虹膜、睫状体及视网膜不同程度的损害。

（二）低强度超声眼病治疗

1. 治疗方法

（1）水囊法：超声头通过放于闭合眼睑上的温水囊施以治疗。

（2）浴槽法（水下辐射）：超声波固定在特别的盛有 36～38℃生理盐水的眼浴槽中，将眼浴槽再置于经表面麻醉的眼球上。

（3）接触法：将超声头直接放于闭合的眼睑上，采用移动辐射或固定辐射。

（4）超声导入法：即同时借超声波促进药物离子透入。实验证明药物可很快扩散到深部组织，5 秒即可达眼底组织。治疗中超声头放于盛有欲导入药物的眼杯中。

以上各方法一般用超声波强度 0.2～0.3W/cm^2，时间 5～8 分钟。超声导入法的时间可适当延长到 10～15 分钟。

2. 适应证

（1）睑板腺囊肿及睑瘢痕：对新鲜睑瘢痕，可有一定疗效。

（2）角膜炎：用超声导入法效果较好，可加速角膜炎性病变愈合及前房渗出的吸收。

（3）角膜瘢痕性混浊：对于早期形成的角膜瘢痕可有一定疗效。

（4）玻璃体积血及混浊：分解血凝快，促其吸收。

（5）中心性浆液性脉络膜视网膜病变：可以促进浆液性渗出的吸收。

（三）高强度聚集超声眼病治疗

1. 高强度聚集超声睫状体透射治疗青光眼

（1）治疗机制：据研究有以下降眼压机制：①破坏睫状上皮，减少房水生成。②致睫状体和巩膜分离，加强葡萄膜巩膜通道的引流。③治疗后的巩膜组织有助于睫状体上腔的房水引流入结膜下。

（2）适应证：不宜施行眼外滤过术或已经施行滤过术失败的各种难治性青光眼。

（3）治疗方法：在角膜缘后 1.5mm 的巩膜上，以 4.5mHz 的声束脉冲聚集透射睫状体，强度 500～2000W/cm²，做 5～10 个透射点，每点 2～5 秒。透射区随即呈现结膜变白及水肿。注意声束的方向，以免损伤晶状体而致其混浊。

（4）并发症：可见有葡萄膜炎、低眼压、局灶性晶状体混浊等。

2. 眼部恶性肿瘤　利用高强度聚集超声产生的热效应可以导致组织坏死，达到治疗恶性肿瘤的目的。有关此项治疗的研究资料甚少，有人认为其优点是：①聚集区可控制在极小的范围内，可以精确定位于眼内或眶内任何深度和部位。②与激光光凝相比，它不需依靠组织的特殊成分（如黑色素）以助能量吸收。③可以透过不透明介质到达作用点。④可以重复治疗。但在治疗过程中，其对通过的正常组织（如巩膜等）的损伤如何解决，有待进一步研究。

（四）白内障超声乳化术

1. 超声乳化仪　现已成功用于临床的白内障超声乳化仪多种多样，经过多次更新换代使该技术更加成熟完善，为提高手术质量、减少并发症提供了可靠保障，如近年来博士伦公司推出的 Stellaris 超声乳化仪（图 2-299）等，可实现 1.8mm 的同轴微切口超声乳化术，手术创伤更小、手术安全性更高，术后恢复更快。这些手术仪器的基本结构虽有不同，但基本原理相同。

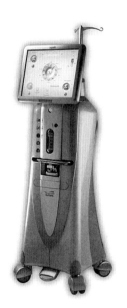

图 2-299　白内障超声乳化仪（Stellaris）

（1）工作原理：现今的超声乳化仪利用振动频率达 40 000 次／秒的超声乳化头（超乳头），将晶状体核粉碎乳化，再通过一负压管道的吸引将乳化的晶状体核吸出。为保持稳定的正常前房深度及消除超乳头机械

振动产生的热量，在超乳头上精心设计了灌注冲洗与乳化抽吸同步进行的管道结构，既减少了机械振动对周围组织的机械损伤，又将其振动产生的热量随水流消失，同时也在这一过程中冲洗干净了晶状体囊袋内的所有核和皮质碎屑。

（2）主要结构：

1）超乳头：其中央为一施行超声振动乳化晶状体核的中空管形乳化头，粉碎乳化的核碎屑即从其中空管中吸出。乳化头外装一硅胶套管，灌注液即自此灌入眼内，吸取和灌注平衡。乳化头端呈一定角度的倾斜面，常用有 15°、30° 和 45° 三个规格。依核的硬度可选用不同倾斜面的乳化头。

2）吸引装置：又称吸引泵，是将超乳头端的液体、乳化的晶状体核及皮质吸出眼外的装置。现应用的吸引泵有两大类型，即蠕动泵和文丘里泵。①蠕动泵：这一吸引装置是由一轮状结构实施的。将与超乳头抽吸系统相接的软管挤压于轮状结构内，因其内充满恒定量的液体，随着轮状结构的转动可以将管内液体挤压排出，随之产生负压，将眼内液体吸出。转速越快，负压越大。在术中根据需要随时调节压缩轮的转速，亦即调节负压的高低。以蠕动泵为抽吸装置的超声乳化仪的负压上升缓慢，较为稳定，误伤晶状体后囊膜的机会较少，尤其适合于技术欠娴熟的初学者。其缺点是吸引启动缓慢。②文丘里泵：其吸引装置是由一可以排出高速气流的容器装置完成的。该容器与超乳头的抽吸管道相连，当容器顶部有气流抽出时容器内即产生负压，其负压的高低与气流的抽出速度成正比。因此在手术操作中可以根据需要控制气流排速，亦即控制负压。此型超声乳化仪的优点是负压启动快，吸引力快速提高。缺点是容易损伤不应吸住的组织。

2. 适应证和禁忌证　随着手术设施的改进、手术经验的积累、技术的娴熟，白内障超声乳化术已无严格意义的禁忌证，凡适宜于行白内障囊外摘除术者均可行此手术。但具体到每位术者，应当根据自身手术掌握的娴熟程度，适当地掌握适合自己的适应证。例如初学者，不宜对晶状体核极硬或复杂条件的白内障患者予以手术。其他诸如角膜内皮细胞数的多少等，亦应根据自己的临床经验适当掌握。

3. 评价　超声乳化白内障吸除术的开展，是白内障手术的重大进展。该项技术的应用，使白内障手术以极小的切口、极轻微的创伤、极快的速度、极高的质量施行，使患者得以复明。此项技术使也可以大批量群体门诊白内障手术的开展成为可能，极大地减轻了患者的痛苦及经济负担。

但此项手术毕竟是在眼前节极狭小的空间内施行

的,稍有不慎即可造成角膜内皮等正常组织的严重损伤,甚至出现不可挽回的并发症。故要求术者必须经过严格的训练,有较高的操作技巧。

第七节 激光疗法

激光医学是近代重大的科技成就之一,1960 年 Maiman 发明激光,1961 年即由 Zaret 将其引入眼科,研究开发了红宝石激光,用来封闭视网膜裂孔。而后氩激光等相继问世,使激光疗法成为眼科治疗学的重要组成部分。近年来激光疗法的快速发展已使其成为眼科学的一项重要内容。

(一)激光发生原理

激光(laser)是英文中光受激辐射放大(light amplification by stimulated emission of radiation)的简称,其发生原理当然与某些物质的受激辐射有关。

1. 原子的受激吸收和受激辐射 原子由中央的原子核和围绕其旋转的电子组成。电子旋转轨道有远近,近核轨道上的电子能量低,远核轨道者能量高。原子可以为外来因素所激发,吸收能量,使近核电子跃至远核轨道上。此种激发状态极不稳定,受激处于高能级的电子总是趋于向低能级轨道跃迁,并同时释放能量。这一过程称为光辐射,亦即受激辐射(stimulated emission)。若受激辐射的光子和激发其的光波方向相同,位相、偏振、频率及速度均相同,并能使其光子数增多即光波放大,此种光波即为激光。

2. 激光工作物质 由上可知,要获取激光必须通过一定的激发方式,作用于某一物质,使其更多的低能态原子成为高能态原子,此称粒子数反转(population inversion)。但并非所有的物质均能受激实现粒子数反转,只有那些易于产生此种物理反应的物质才有可能产生激光,这种能够受激产生激光的中间物质称为激活媒质(active medium),又称激光工作物质。现已发现能满足此要求的物质有许多种,可分为气体、液体、固体和半导体四大类。

气体工作物质有:①原子气体,如氦、氖、氩、氪、氙等;②离子气体,如氩离子、氪离子等;③分子气体,如二氧化碳、氮气等。液体工作物质常用的有含荧光素钠等的染料物质。固体工作物质以掺入可激活离子元素的固体材料最为常用,如铬离子、铒离子等,最具代表性的是掺钕钇铝石榴石。半导体虽亦为固体,但其作为工作物质产生激光的机制有所不同,故单独列出。

3. 激励源 激励源就是为使工作物质形成粒子数反转和光放大的能量来源。最常用的是光激励和电激励。

(二)激光的特性及其生物学效应

1. 激光的特性

(1)单色性好:激光的光谱范围窄,故具有极好的单色性。不同波长的光波对组织会有不同的生物效应,故人们可根据临床需要选择不同波段的激光予以治疗。激光的单色性与其工作物质有关,气体最好,固体次之,半导体最差。

(2)方向性强:激光的发射方向总是与激发其的光波方向一致,只向单一方向发光。良好的方向性使其照射部位的能量集中,可根据临床需要选择不同大小的焦点光斑,便于精确治疗。

(3)亮度高:激光的发光面积小,方向性好,极少有散射,故其光亮度极高,可对局部组织产生极好的生物效应。可根据临床需要选取不同波段的激光,以达治疗目的。

(4)相干性好:激光是最好的相干光源,其光束中各光线的方向、频率、相位均相同。此良好的相干性会产生理想的光学衍射,并利用此原理分析生物组织结构的显微照片。

2. 激光的生物效应

(1)光热效应:激光被组织吸收后可转化为热能,组织升温可使其生物学特性发生改变,此即光热效应。此效应的强弱与激光波长有关,波段长的红外激光的热效应最高。同时,激光照射的作用时间长时热效应亦强。

(2)压强效应:高功率的激光会对组织产生冲击波作用,亦即压强效应。此作用来源于激光的辐射压、反冲压、超声压及气化压。此效应可用于组织的切割。

(3)强电场效应:激光可使组织中的离子产生位移,达一定程度时受照射部位会发生电子游离,形成正负电荷密度几乎相当的等离子体,后者的微爆破作用可将气体、液体或固体击穿,并同时出现声光现象。

(4)光化学效应:组织吸收激光后,可使其蛋白、酶等发生组织化学变化,亦即光化学效应。利用该效应,有时特意向治疗组织内注入光敏物质,如激光 - 血卟啉,以加强此种效应,达治疗目的。

(三)眼科常用激光器

眼用激光器一般依其所应用的激光物质而命名,如氩离子激光器、氪离子激光器、氦氖激光器、掺钕钇铝石榴石激光器、染料激光器、CO_2 激光器、半导体激光器等。根据各种激光的不同生物效应及所采用的不同临床效能,又将其分为光凝激光器、光切割激光器和光动力疗法激光器等。

1. 光凝激光器 主要利用其热效应对眼组织行光凝固治疗,常用的有以下几种:

（1）氩离子激光器：其激光波长为 488.0nm 和 514.5nm 的蓝色和绿色激光，可用于眼底、虹膜和前房角的光凝治疗。

（2）氪离子激光器：可产生 476.2nm、520.8nm、568.2nm 和 647.2nm 波长的蓝、绿、黄及红色激光。在眼科临床中多用其黄色和红色激光。前者穿透力强，不为黄斑区的叶黄醇所吸收，可明显减少对视细胞的损伤；后者不为血红蛋白所吸收，对水肿出血的视网膜有较强的穿透力。

（3）半导体 810 激光器：能发出波长 810nm 的红外光，对组织有较强的穿透力，故可用其透过巩膜进行睫状体或视网膜光凝治疗。

（4）半导体 532 激光器：可发出波长 532nm 的绿光，适宜于视网膜的光凝治疗。因其穿透力较弱，一般不引起疼痛。

（5）染料激光器：可产生从近紫外线的 250nm 到近红外线的 1500nm 的连续可调的各波段激光。

（6）二氧化碳激光器：可发射波长 10 600nm 的远红外激光，可用于眼睑肿物切除或眼睑整形术。

2. 光切割激光器 利用其光能量，施行治疗性组织切割术。

（1）Q- 开关掺钕钇铝石榴石（Nd∶YAG）激光器：工作物质为 Nd∶YAG 晶状体，氪灯激励，激光波长 1064nm。可发射高峰值功率的脉冲激光，作用于靶组织后可产生等离子体爆破效应，达到切割组织的目的。常用其切割虹膜、后发障、玻璃体机化条索等。

（2）掺铒钇铝石榴石（Er∶YAG）激光器：其发出的激光波长为 2940nm，与水的吸收光谱峰值相当。故其能量易被表浅组织内的水分吸收，使其气化、消融，达切割目的。可用于屈光性角膜手术、虹膜切开、晶状体囊膜切开、晶状体乳化、视网膜前膜和玻璃体机化膜切除、视网膜切开等手术。

（3）准分子激光器：准分子激光（excimer laser）的工作物质为惰性气体与卤素混合后受外来能量激发形成的化合物，该物质分子极不稳定，寿命仅几十纳秒，故称其为准分子。以其为工作物质所发出的激光即准分子激光。其波长为 157～353nm 的紫外和远紫外波段。眼科常用的氟化氩准分子激光器激光波长为 193nm 的紫外激光，穿透力仅为 1μm 左右，组织切痕极细，其高能量光子可裂断蛋白质分子键，并将击碎的长链分子碎片烧蚀分解。其作用时间极为短暂，远不到热扩散所需要的时间，故对周围组织不会造成热损伤。目前广泛用于屈光性角膜手术和角膜表层病灶的切除。

（4）飞秒激光器：1997 年美国密歇根大学的 Kellogg 眼科中心和超快光学研究中心（ultrafast optical sciences，CUOS）研制成功可用于医学的飞秒激光器。飞秒为一时间单位，1 飞秒 = 10^{-15} 秒。飞秒激光（femtosecond laser）是一种近红外激光，其波长为 1053nm，脉冲持续时间非常短，只有几个到几百个飞秒。超短的脉冲持续时间只需较小的激光能量（几个 μJ）就可在聚焦点产生极高的瞬间功率，可达百万亿瓦，激光脉冲产生等离子体，等离子体超高速持续膨胀，最终使组织通过光裂解爆破作用将组织分开，此过程将形成含有 CO_2 和 H_2O 的空化气泡，每一束激光脉冲会产生一个大约 5μm 左右直径的气泡，连续作用的激光脉冲产生数以万计的小气泡，它们相邻堆积，各个微小的空腔紧密相连，形成一个分开的平面。正是这种微爆破效应使得各爆破点连接成线，线又连成面，从而在分子结构层面产生组织切削作用。我们可以按照预设参数在计算机程序的控制下精确切削任意几何图形。另外，飞秒激光在透明材料中，光束几乎无衰竭到达材料内部聚焦点，这一点是其他激光无法比拟的。正是由于飞秒激光的这些作用特点，使得其在眼科的各大领域得到了重视和应用，尤其在屈光性角膜手术领域中更成为备受瞩目的焦点。

3. 光动力疗法激光器 光动力疗法（photodynamic therapy）是用激光照射致敏的组织后，通过其光化学反应达治疗目的。上述氩激光、氪激光、染料激光等均可达此治疗目的。

（四）激光治疗的导入途径

1. 直接照射法 是直接将激光束照射于作用部位的方法。根据激光头是否与作用部位接触，又有直接接触照射和直接非接触照射两种方法。前者多用于眼睑整形、泪道再通等手术，在巩膜表面直接向睫状体或视网膜脉络膜施行光凝治疗的也属此种。

2. 直接检眼镜法 将激光器融入直接检眼镜，两者光路同步，用于眼底病的激光治疗。早年应用的红宝石激光曾用此方法。

3. 裂隙灯活体显微镜光路法 将激光融入裂隙灯活体显微镜装置，使其与裂隙灯光路同步。加用三面镜或专门的激光透镜，可以用于包括周边视网膜在内眼底各部分的激光治疗。是目前应用最广的导入途径。

4. 间接检眼镜法 将激光融入双目间接检眼镜的光学系统，使其成为激光间接检眼镜，行眼底激光治疗。该方法具有照明度高、视野大、可行周边眼底治疗等优点。

5. 激光探针法 把光导纤维的末端连接到激光探针上，通过巩膜或手术切口直接引入眼内。是目前玻璃体切除术中行眼内直接视网膜光凝最常用的手段。

（五）眼病的激光治疗

1. 糖尿病视网膜病变的激光治疗　在全身控制糖尿病的基础上，激光光凝治疗至今仍是治疗糖尿病视网膜病变（diabetic retinopathy，DR）的主要手段。临床研究已经证实，激光治疗 DR 可以降低致盲风险，改善或稳定病情。

（1）治疗机制：DR 引起的视网膜最基本的病理损害就是微循环的改变，毛细血管闭塞，组织长期缺氧诱发新生血管增生，进一步的新生血管出血并引发一系列眼内并发症。激光治疗的目的就在于通过光凝消除视网膜无灌注的缺氧区，预防新生血管形成，消除已出现的新生血管，尤其防止黄斑区的水肿、渗出或出血，预防或治疗并发症，最大限度地保护视功能。

（2）光凝方法：根据 DR 的严重程度及临床需要，一般采用下列四种光凝方法：

1）局灶性视网膜光凝：多用于非增生性 DR Ⅲ 期患者，针对无灌注区的光凝（彩图 2-300，见书末彩插）。

2）全视网膜光凝术：是目前应用最广的激光光凝方法，主要是针对最易导致视觉损害甚至失明的增生性糖尿病视网膜病变（proliferative diabetic retinopathy，PDR）的治疗。目前认为该光凝方法的治疗机制是激光光凝破坏了部分耗氧量高的光感受器色素上皮复合体，降低了视网膜的耗氧量，同时增加了脉络膜毛细血管对内层视网膜的供氧，减少因缺血诱导的新生血管生长因子的合成和释放，抑制新生血管生成，促使已形成新生血管的消退，控制或延缓了 PDR 的进展。其具体操作是从赤道部到后极部，除盘斑束及其黄斑区以外，施行广泛密集的视网膜光凝（彩图 2-301，见书末彩插）。光凝斑大小一般 200～500μm，时间 0.2 秒，能量自 100mW 起，致产生灰白色光凝斑为宜。一般要击射 1000～1600 个光凝斑，分 3～4 次完成。

3）超全视网膜光凝：对较严重的增生性 DR，尤其是已出现虹膜新生血管甚至继发青光眼者，应行超全视网膜光凝。除光凝斑密度加大外，光凝范围亦要加大，自赤道部至锯齿缘的周边视网膜均应光凝，向后融入黄斑区周围的格栅样光凝区。

4）格栅样光凝：是目前另一最常用的治疗 DR 的激光光凝方法，主要用于治疗糖尿病黄斑水肿（diabetic macular edema，DME），此乃为另一种导致视力严重损害的糖尿病眼部并发症。格栅样光凝能使 DME 消退的主要机制是激光光凝减少了视网膜光感受器的耗氧量，改善了氧供及血液循环。有研究显示，光凝区视网膜前氧分压增加，视网膜氧含量高于未治疗区，异常血管总渗漏区域缩小，使黄斑水肿消退。亦有研究显示，格栅样光凝术后，可致视网膜血管自主调节性

收缩，血流量减少，从而减轻 DME。另有研究认为，此种光凝术可以重新修复视网膜外屏障，光凝后增生的色素上皮细胞可以重新铺满光凝区，并可释放抗血管生长因子，最终改善了 DME。其治疗方法是在黄斑中心凹以外 500μm，击射 100～200 个、直径 100～200μm 环绕中心凹呈格子样分布的光凝斑（图 2-302）。光凝斑的间距为一个光凝斑直径。光凝强度比全视网膜光凝弱，以光凝斑呈浅灰色反应为宜。若考虑不让乳斑束受损，也可排列成口向视盘的 C 形。

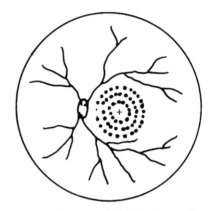

图 2-302　黄斑部病变的格栅样视网膜光凝

2. 视网膜静脉阻塞的激光治疗

（1）治疗机制：光凝可以封闭破裂或扩张的毛细血管及微小静脉，阻止或减少出血，减轻静脉回流的压力，缓解渗出、水肿，尤其是减少受累黄斑区的血流灌注，减轻其水肿。光凝视网膜无灌注区，减少其组织耗氧量，防止新生血管及随之出现的并发症。近年研究发现激光可以击穿视网膜静脉壁及其下的 Bruch 膜，诱发视网膜静脉与脉络膜静脉形成吻合，使静脉内的血流顺压力梯度从脉络膜静脉流出眼外，消除或减轻视网膜静脉血流障碍，减少了并发症的发生。

（2）治疗方法：治疗原则基本是与 DR 激光治疗相一致。

1）全视网膜光凝：适宜于缺血性视网膜中央静脉阻塞。对严重病例尤其是出现虹膜新生血管者，应当施行超全视网膜光凝。对非缺血性视网膜中央静脉阻塞，仅行 600 个左右较稀疏的全视网膜光凝即可。对缺血性分支静脉阻塞的病例，可行全视网膜光凝或象限性视网膜光凝（彩图 2-303，见书末彩插）。

2）格栅样视网膜光凝：用于黄斑水肿者。

3）激光诱导的脉络膜视网膜静脉吻合术：该方法适用于非缺血型视网膜中央静脉阻塞伴黄斑水肿加重者，有人认为黄斑部仍有灌注的缺血型中央静脉阻塞及侧支静脉阻塞也可以应用。采用氩蓝绿或氩绿激光、染料激光、钕：YAG 激光，在视网膜颞下或鼻下静

脉第一分支以外距视盘 3PD 处行激光击射,以视网膜出现一气化泡、少量出血甚或少量玻璃体积血,为视网膜静脉及 Bruch 膜被击穿的标志。

3. 视网膜脱离的激光治疗

(1)治疗机制:激光光凝产生的渗出性炎性反应,致视网膜和脉络膜形成局限性瘢痕粘连,使视网膜神经上皮层牢固黏附于色素上皮层及其下的脉络膜,预防或封闭视网膜裂孔,防治视网膜脱离。

(2)治疗方法

1)视网膜变性区的光凝治疗:对有发生视网膜脱离潜在危险的赤道部及周边部视网膜变性区,要行光凝治疗。具体方法是在变性区边缘做 2~3 排环绕光凝。周边部视网膜较薄,尤其是变性区更甚。故光凝能量应适当降低,以免致视网膜出血等损伤。

2)视网膜裂孔的光凝治疗:适宜于光凝治疗的视网膜裂孔包括:①位于赤道或周边部有导致视网膜脱离危险的干性裂孔。②新鲜孔源性视网膜脱离,裂孔小、无牵拉,卧床后视网膜可以复位者。③视网膜脱离复位手术中视网膜裂孔眼内补充光凝。属于第一种情况者,直接在裂孔周围做 2~3 排环绕光凝斑即可(彩图 2-304,见书末彩插)。已有视网膜浅脱离者,除在裂孔缘行一环形光凝外,应在视网膜脱离区以外行 2~3 排环绕光凝。一般用光斑直径 100~500μm,功率 200~500mW,时间 0.1~0.2 秒。至于第三种情况,光凝强度应增加,可选用 500μm 光斑,曝光时间 0.2~0.5 秒。

3)黄斑裂孔的光凝治疗:对有发生视网膜脱离迹象或已出现浅脱离者,本身又无手术条件时,可以选择光凝治疗。应当选择不易被叶黄素吸收的氪黄激光等予以光凝。若属于前者,应当在裂孔边缘做一排骑跨式光凝;若为后者,可在裂孔缘外 1000μm 的非脱离区做环形光凝。由于黄斑区视细胞密集,对于此处的激光光凝治疗应当持非常慎重的态度。

4. 视网膜静脉周围炎的激光治疗 视网膜静脉周围炎又称 Eales 病,是以周边部视网膜分支静脉阻塞、反复发生的视网膜前出血、玻璃体积血为主要病理表现的疾病。故其激光治疗的机制和糖尿病视网膜病变及视网膜静脉阻塞相同,对病变区的光凝治疗可以促进出血吸收,破坏视网膜的无灌注区,防止新生血管的发生,并有助于控制血管的炎性病变。故多主张在其早期行激光光凝治疗。

选用蓝、绿、黄色等易被血红蛋白及黑色素吸收的激光均可。若用氪激光,其治疗参数可选取为光斑 200~300μm,功率 200~500mW,时间 0.2~0.3 秒。对周边部病变能量可适当放大。

5. 黄斑部疾病的激光治疗

(1)中心性浆液性脉络膜视网膜病变(central serous chorioretinopathy,CSC):目前认为激光光凝是对 CSC 疗效比较确切的治疗手段,其治疗机制可能是激光的热效应破坏了损伤的 RPE 细胞,同时也刺激周围正常 RPE 细胞增生修复损伤面,使 RPE 屏障功能得以恢复,即封闭了渗漏点。另一方面,热效应可刺激改善相应区域的脉络膜毛细血管的血液循环,形成新的回流通道,使神经上皮下的积液由此流向脉络膜,消除黄斑部水肿。

临床研究显示激光治疗可使 CSC 缩短病程,减少复发,较其他疗法的治愈率高,故有人主张对有激光治疗适应证的 CSC,应尽早行激光光凝治疗,对那些无自愈倾向和反复发作者更为首选治疗措施。

对 FFA 显示渗漏点在距黄斑中心凹 200μm 以外者均可考虑激光治疗,但对距中心凹 200~500μm 的渗漏点,应当采用小能量光凝,以免伤及黄斑区视细胞(彩图 2-305,见书末彩插)。

(2)中心性渗出性脉络膜视网膜炎:激光光凝的目的是抑制消除新生血管,控制出血渗出,保存部分有用的中心视力,临床观察有效。但是操作应当相当慎重,能量不足会刺激新生血管增生,过强又可致 Bruch 膜损害。适应证也应当严格掌握,一般只对活动期患者行光凝治疗。对位于毛细血管拱环外非乳头黄斑束新生血管光凝,对黄斑周围出血禁忌光凝。

(3)年龄相关性黄斑变性(age-related macular degeneration,AMD):激光治疗仅限于渗出性 AMD。和中心性渗出性脉络膜视网膜炎一样,亦是针对其新生血管膜和渗出灶,使其处于稳定的"干性"状态。

研究显示,激光光凝对隐匿型 CNV 疗效欠佳,而对边界清楚的中心凹以外的 CNV 是一理想的治疗选择。有人认为新生血管和渗出位于中心凹以外 200μm 者可行光凝治疗;一眼已明确诊断且尚无明显新生血管的对侧眼,只要渗出病灶在中心凹以外 500μm 也可考虑光凝;干性病灶边缘出现明显荧光渗漏者亦应光凝。

氪黄激光应作为首选,治疗参数与中心性渗出性脉络膜视网膜炎相当。在病灶近中心边缘做密集骑跨光凝,在其外做覆盖全病灶区的成排光凝。

6. 青光眼的激光治疗

(1)激光周边虹膜切除术

1)治疗机制:利用激光产生的热凝效应、电离光爆破效应等物理作用,可以将虹膜组织行全层局部切除,以代替手术虹膜周边切除术,达到防止和逆转前房角关闭的目标。具有这一效能的激光器有氩激光、钕：YAG 激光或氩激光与钕：YAG 激光的联合，以及波长 810～840nm 的半导体二极管激光等。

2）适应证：①急性闭角型青光眼临床前期、前驱期和前房角仍然没有开放的间歇期。②用缩瞳剂能控制眼压的早期瞳孔阻滞或部分瞳孔阻滞性慢性闭角型青光眼。③尚未形成虹膜周边前粘连的瞳孔阻滞所致的继发青光眼。④眼解剖参数有发生闭角型青光眼高危个体的预防性治疗。

3）治疗方法：选择颞上或鼻上周边部的虹膜隐凹或其他较薄的虹膜部位，以适当的激光予以击射。若为氩激光，可用光斑 50μm、功率 1000mW、时间 0.2 秒，用单点重复击射法，1～30 个脉冲即可完成。若为 Q- 开关钕：YAG 激光，一般激光能量在 3～15mJ，1～6 个脉冲即可完成切割。若为氩离子及钕：YAG 组合激光机，可先用一定能量的氩激光将被击射处虹膜热凝使其萎缩变薄，然后再用钕：YAG 激光击射。对半导体二极管激光的所用参数为：光斑 50～100μm，时间 0.05～0.1 秒，功率 1000～2000mW。

（2）激光周边虹膜成形术：激光光凝周边虹膜可使周边虹膜变薄，增宽前房角，是治疗早期非瞳孔阻滞性青光眼的有效措施，并可作为部分瞳孔阻滞性青光眼的补充治疗。

1）治疗机制：光凝部位的周边虹膜表面成纤维细胞增殖，胶原蛋白形成，光凝斑周围虹膜向心性收缩，使虹膜根部变得平坦，是那些因周边虹膜明显增厚或高褶虹膜所致窄前房角、闭角型青光眼的虹膜变薄、平坦，前房角增宽或重新开放。同时，瘢痕后的虹膜组织挛缩，可使不甚牢固的周边虹膜前粘连的虹膜退缩，拉离小梁网，使前房角重新开放。

2）适应证：①虹膜高褶综合征。②因周边虹膜偏厚、睫状体前移所致房角变短等非瞳孔阻滞因素性早期慢性闭角型青光眼。③瞳孔阻滞和非瞳孔阻滞因素共存的闭角型青光眼周边虹膜切除术的补充治疗。④有临床研究显示也可以用于急性闭角型青光眼，以及睫状环阻滞型、膨胀期白内障、晶状体半脱位等晶状体源性青光眼的治疗。⑤周边虹膜切除术及周边虹膜激光光凝术失败病例的重复光凝治疗。

3）治疗方法：多采用氩激光、倍频 532 激光等。一般行 360° 周边虹膜光凝，应用氩激光者，可行 24～36 个光凝点，相邻两个光凝点之间相隔约 2 个光凝斑直径；光凝斑直径 500μm，曝光时间 0.5 秒，功率 200～400mW。应用倍频 532 激光者，采用的参数是 360°，40～50 个光凝点，光凝斑直径 200～300μm，曝光时间 0.3～0.4 秒，能量 250～400mW。

（3）激光小梁成形术及选择性激光小梁成形术：

1979 年氩激光小梁成形术（argon laser trabeculoplasty，ALT）开始用于原发性开角型青光眼的治疗，1995 年又研究出选择性激光小梁成形术（selective laser trabeculoplasty，SLT），因其选择性作用于含黑色素小梁细胞，而对其他小梁网组织不产生损伤而得名。

1）治疗机制：激光小梁成形术是将激光直接击射于小梁网的治疗方法，其治疗机制认为是在激光的热凝作用下使小梁网的胶原纤维收缩，牵引小梁网，使小梁网网眼开大，并使 Schlemm 管扩张，房水引流增加。常用的激光器有氩激光等。

SLT 是利用倍频 Q- 开关钕：YAG 激光对小梁网进行同样的击射，采用适当的能量参数，可选择性作用于含黑色素小梁细胞，而对其周围组织不产生损伤。其作用机制目前认为是激光光凝后，可使小梁细胞裂解，所激发的生物效应，通过释放趋化因子、细胞因子，更新小梁网组织细胞，梳理小梁网间隙，促进房水引流。

2）适应证：①原发性开角型青光眼：药物治疗不能控制眼压。②抗青光眼滤过手术失败，且功能小梁清晰可见者。③前房角后退性青光眼。④假性晶状体囊膜剥脱性青光眼。⑤色素性青光眼。⑥青少年型青光眼。

3）治疗方法：激光小梁成形术利用 Goldmann 房角镜或特制的倾斜角为 59° 或 62° 的反射镜置于眼表，并将裂隙灯调到 16～25 倍，以便能清晰地观察到小梁及前房角结构。若使用氩蓝绿激光，其光斑设计为 50μm、时间 0.1 秒、功率 300～1000mW 起始，对无色素小梁能量适当加大。光凝位置应在功能小梁与非功能小梁的结合部。在色素性小梁网，光凝斑应跨于色素带的前缘。在无色素小梁网，因其界限难以识别，可光凝于其中央。光凝范围可为 180° 甚至 360°，以获得理想的降压效果为宜。光凝斑 80～100 个，可 1～2 次完成。

SLT 是利用倍频 Q- 钕：YAG 激光，击射鼻侧或颞侧 180° 小梁网，光凝斑 4μm，脉宽 3 纳秒，能量设置 0.4～1.8mJ 之间，光凝斑点数 50～80 之间。

（4）睫状体光凝术

1）治疗机制：睫状体是一黑色素及血管极为丰富的组织，极易吸收激光光能并转化为热能。这种光热和光凝作用可以直接破坏睫状上皮细胞，影响房水的生成。光凝所造成的睫状突血流降低，也能致房水生成减少。光热所引起的睫状体炎性效应，可以增进葡萄膜巩膜通道的功能。鉴于以上降眼压效应，又是以损害睫状体的破坏性手术，临床上常用其治疗某些类型的难治性青光眼，比同样是破坏性手术的睫状体冷凝和电凝术有较多优点，近年来有取而代之的趋势。

2）适应证：主要用于以药物和手术均难以控制眼压或不宜行青光眼手术的青光眼，如新生血管性青光眼、无晶状体性青光眼、人工晶状体术后的青光眼、穿透性角膜移植术后的青光眼、伴有葡萄膜炎或角膜炎的青光眼、外伤性青光眼等。

3）治疗方法：根据激光导入眼内的进路不同，将其分为经巩膜、经瞳孔和经眼内三种光凝技术。

①经巩膜睫状体光凝：因其简单易行，是目前临床应用最多的一种。多采用钕：YAG 激光和半导体激光。前者为波长 1064nm 的近红外光，对巩膜有良好的穿透力。后者波长为 800～850nm，其巩膜穿透力虽不及前者，但却极易为黑色素组织所吸收，均能产生较好的治疗效应。具体操作中又有接触性照射和非接触性照射法两种，前者是将激光探头与巩膜接触，后者则是在一定的距离将激光束照射于作用位置。激光一般照射于角膜缘后 1.5mm，激光探头或激光束与巩膜垂直。所用激光的能量大小及光照时间、光凝斑的多少，以及是做 180° 还是 360°，依所用的激光性质、青光眼的严重程度及所采用的治疗方法各不相同。接触式光凝的优点是定位较准确，不受患者眼动的影响，所需激光能量较低，操作方便，是目前较多采用的治疗方法（图 2-306）。

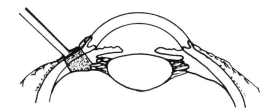

图 2-306　经巩膜睫状体光凝

②经瞳孔睫状体光凝：在角膜前置放三面镜，同时行巩膜压陷，经充分散大的瞳孔在直接观察到睫状突的情况下，直接将激光经瞳孔击射到睫状突作用部位（图 2-307）。其优点是在直视下操作，能更精确地定位及控制光凝能量，选择性光凝睫状突，不伤及周围组织。但必须有一透明的角膜，瞳孔能充分散大，睫状突能较多暴露。这些条件在青光眼患者一般较难达到，故对无晶状体青光眼可试行治疗。

③眼内睫状体激光光凝：此种方法仅适于那些患有青光眼又必须行玻璃体切除术的患者，如糖尿病视网膜病变并玻璃体积血、新生血管性青光眼患者，在进行玻璃体切除的同时可行睫状突光凝术。

7. 白内障的激光治疗

（1）白内障术后晶状体后囊膜混浊的激光治疗：

1）治疗机制：Q- 开关钕：YAG 激光等，有极强的

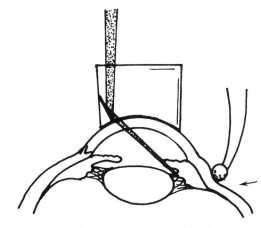

图 2-307　经瞳孔睫状体光凝

等离子体爆破效应，故有极强的光分裂、切割眼内组织的作用，临床上用其击穿并切掉瞳孔区混浊的后囊膜，是目前治疗白内障术后晶状体后囊膜混浊的最有效方法。

2）适应证：外伤及白内障术后瞳孔区晶状体后囊混浊并影响视力且有一定的配合能力者，均可采取此治疗方法。

3）治疗方法：根据白内障术后晶状体后囊膜混浊的具体情况，如有无人工晶状体、有无张力及混浊的严重程度等，治疗方法和所用能量有所不同。一般应用 Q- 开关钕：YAG 激光 1mJ 能量，即可击穿后囊膜。在能切开后囊膜的情况下能量越小越好，对有人工晶状体者更应如此。同时聚焦点应十分准确，并尽可能避开对视轴区的击射，以免损伤人工晶状体。

（2）激光人工晶状体前膜切开术：

1）治疗机制：利用上述激光切割作用将人工晶状体前膜切开，切开缘随之发生皱缩，并与人工晶状体前表面分离、脱落。

2）适应证：①前膜较厚影响视力者；②致瞳孔阻滞，形成继发青光眼者。

3）治疗方法：同后发障治疗。

（3）白内障术前激光破囊：对有晶状体半脱位或悬韧带不健全的患者，为减少术中对晶状体的机械骚动，可于术前应用 Q- 开关钕：YAG 激光行环形破囊。在充分散大瞳孔后，以 1～2mJ 单脉冲能量，在瞳孔缘内 1mm 做环形连续击射，形成一前囊膜环形破口。

（4）激光白内障摘除术：掺铒石榴石（Er：YAG）激光器的问世，为白内障激光乳化手术的开展展示了一新的治疗途径。现已发现波长 2940nm 的铒：YAG 红外激光对组织有很好的气化、切割、粉碎作用，能将晶状体核粉碎，又可避免超声粉碎的机械振动作用。

近年来备受瞩目的飞秒激光因其能在组织内进行

精确切削，对切削区以外的组织影响较小，具有极高的安全性，在白内障手术切口、破囊乃至晶状体皮质及核组织的碎裂等步骤均已开始临床应用，但目前尚缺乏大规模临床样本的分析报告。该疗法能否和超声乳化白内障手术一样，为白内障手术开辟一个更为科学、安全、微创的治疗领域，有待进一步开发。

8. 准分子激光治疗屈光不正　多年来人们一直在研究通过改变角膜曲率来治疗屈光不正。因角膜是最重要的屈光介质，其屈光力（+43.05D）约占眼球总屈光力（+58.64D）的70%。目前能达到这一需求较为理想的方法之一就是波长为193nm的准分子激光角膜切削术。

（1）治疗机制：波长193nm的准分子激光脉冲，具有高达64eV的能量，以打破角膜组织分子的结合链。每一激发脉冲仅可切削0.2～0.25μm厚的角膜组织，尚不到一层角膜胶原纤维板的厚度，且具有良好的均匀性。故在计算机控制下利用小光斑飞点技术，可以根据需要在角膜表面任何部位，施行以一层角膜胶原纤维板为单位的显微切削术。加之此种激光极为低微的穿透力和热扩散性，对其相邻的角膜组织几乎无任何损伤，对角膜内皮、晶状体等也不会有任何副作用。因此准分子激光矫治屈光不正已广为应用。

准分子激光治疗近视眼是对角膜中央进行切削，使其表面趋于扁平，前表面曲率半径加大，屈光力降低（图2-308）。而对远视眼的治疗，则是切削角膜中央光学区的周围部分，使其光学区前表面的曲率半径相对变小，加大其屈光力（图2-309）。对散光眼的治疗，则是根据其屈光状态的需要，对角膜中央光学区采取相应的不对称切削（图2-310）。在术前准确验光的基础上，将其屈光数据及其他角膜解剖参数输入微机，激光机即可以按要求准确完成屈光手术。

（2）检查及手术设施：经过多年的发展，该项技术已日趋成熟。其中检查及手术设施的进一步完善起了决定性作用。目前这些检查治疗设施仍在不断改进，

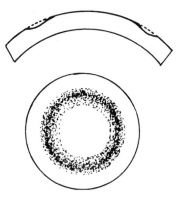

图2-309　激光屈光手术治疗远视原理

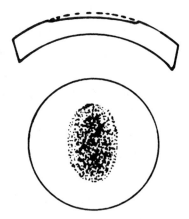

图2-310　激光屈光手术治疗散光原理

像波前引导的切削技术的广泛开展，有望能使角膜在激光切削重塑后能获得比术前矫正视力更好的视功能。

（3）治疗方法：开始应用的治疗方法称为准分子激光光学角膜切削术（photorefractive keratectomy，PRK），后来又研究出可以用于治疗更高度数屈光不正的激光角膜原位层状重塑术（laser assisted in site keratomileusis，LASIK），以及近年来又出现可用于角膜较薄屈光不正患者的激光上皮角膜重塑术（laser epithelial keratomileusis or laser epithelial keratoplasty，LASEK）。

1）PRK：操作较为简便易行。用机械或其他方法将拟手术区的角膜上皮层去除，随之依已输入计算机内的手术参数行激光切削，即可按要求对角膜完成重塑，成为正视屈光状态。但该术式仅对−6.00D以下的近视眼及−1.00D以下的散光眼效果较好，术后痛苦大，角膜雾浊的发生率也较高，LASIK术式则能克服其某些缺点。

2）LASIK：是角膜板层技术和PRK相结合的治疗方法。是用一特殊的板层角膜刀，在角膜中央做一直径7.5～8mm、厚130～160μm，包括角膜上皮层、前弹力层和浅基质层的带蒂角膜瓣，在其下做基质层PRK，然后将角膜瓣复位（图2-311）。

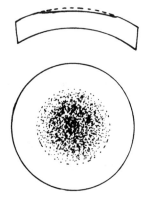

图2-308　激光屈光手术治疗近视原理

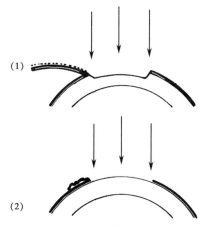

图 2-311 (1)LASIK 手术方法 (2)LASEK 手术方法

该手术的优点是可以应用于高度近视眼患者，保留了上皮细胞层及前弹力层，解剖结构趋于合理，并减轻了患者的术后痛苦。但角膜中央厚度低于 500μm 的高度近视眼患者不宜施行此种手术，这是由于其角膜瓣虽然复位，但已基本上不具有其原有的张力作用，切削后剩余的中央角膜实质厚度不能小于 300～350μm。因此实行此手术的患者的角膜中央厚度一般要大于 500μm。对于中央角膜实质厚度小于 500μm 的患者可以考虑施行 LASEK 手术。

3）LASEK：LASEK 与 LASIK 不同的地方是先做一带蒂的角膜上皮瓣，在其下行 PRK 操作，然后将角膜上皮瓣复位（图 2-311）。故此术式与 PRK 基本类似，只是保留了完好的角膜上皮层，术后恢复快，痛苦较 PRK 轻，并发症少，而且可应用于角膜厚度低于 500μm 的高度近视眼患者。

角膜上皮瓣的手术操作是用一特制的微环钻，在角膜中央做一直径 8mm、深 70μm 的预切口，再以 20% 酒精作用 30 秒使其与前弹力层松解，然后用器械将其分离。在其下行 PRK 操作。

9. 准分子激光切削术治疗角膜表层病变 利用上述准分子激光治疗机制，临床上已用其治疗浅层角膜混浊。另外，其对表层炎症、糜烂、变性及大泡性病变的临床疗效亦有报告。

10. 虹膜病变的激光治疗 利用激光对组织的热凝及切割爆破效应行虹膜周边切除防治青光眼，以及对虹膜后粘连致瞳孔阻滞性继发青光眼等的激光治疗已如前述，对其他虹膜病变的治疗亦有广泛的应用。

（1）瞳孔膜存留：多采用 Q- 开关钕：YAG 激光，以每脉冲 2mJ 起，以能将残膜击碎的最低能量为宜。根据残膜的厚薄及面积大小，可一次或多次完成治疗。

（2）虹膜囊肿：多采用氩离子激光或半导体激光，以对角膜和房水有良好的透过性、能为含色素较多的囊壁所吸收的激光为宜。本方法简便易行，将囊肿壁击破后再对已皱缩的囊壁行密集光凝，进一步粉碎，可避免其复发。

（3）瞳孔移位：手术、外伤及先天畸形均可致瞳孔移位。利用氩激光的热凝作用可使虹膜组织收缩，将瞳孔矫正至较正常的位置。利用 Q- 开关钕：YAG 激光的爆破切割作用也可达此目的。两者各有利弊，对瞳孔移位较轻者可选择前者，较重者可选择后者。

11. 泪道病的激光治疗 高能量短脉冲 CO_2 激光对组织的气化作用、钕：YAG 激光对组织的爆破切割作用，均能在瞬间内清除掉或击穿某些组织。临床上利用其此种效应治疗泪道疾病。现已有多种用于此项治疗的激光机。

（1）泪道阻塞：可以应用波长 1064nm 的静态脉冲钕：YAG 激光探头，在导管引导下至阻塞部位将其击穿，使泪道再通。

（2）慢性泪囊炎：利用 CO_2 激光，以其不同的激光能量，在内镜引导下自鼻腔向上先后击穿鼻黏膜、泪骨及泪囊壁等，逆行完成鼻腔泪囊吻合术，在临床上已有开展。但由于激光所切的骨孔不够大，常因骨孔处膜性闭塞而致手术失败。

在经皮肤切口的鼻腔泪囊吻合术中，以激光辅助击穿泪骨及鼻黏膜者亦有报道。但此术式较常规鼻腔泪囊吻合术的优点并不突出，且不够经济，目前并未普及。

12. 激光眼睑成形术 波长 10 600nm 的远红外激光对组织有极强的气化切割力，且其热效应极少向邻近组织扩散，临床上常用其行眼睑成形等美容手术。故高能超脉冲 CO_2 激光器又称为美容激光器，用其行重睑手术、睑袋切除、皮肤去皱等美容手术。

（六）激光光动力学疗法在眼科的应用

光动力疗法（photodynamic therapy，PDT）是在激光和化学物质的共同作用下发挥治疗效应的治疗方法。多年来一直用其治疗肿瘤尤其是恶性肿瘤，近年来除应用眼部肿瘤外，在 AMD 等其他眼病中亦有应用。

1. 治疗机制 某些化学物质，如血卟啉衍生物（hematoporphyrin derivative，HPD）等通过静脉进入体内后，肿瘤细胞和新生血管对其的亲和力比正常组织大 2～10 倍，因此在这些组织部位有高密度分布。这种光敏剂在特定波长激光的照射激发下会发生光化学反应，产生氧化能力极强的单态氧，后者可破坏组织细胞的各种细胞器，因此对照射部位细胞有极强的杀伤力。研究还发现单态氧还可攻击血管壁，使其细胞成分发生不可逆的氧化损伤，如内皮细胞坏死脱落，这种病理改变又为血栓形成并致血管阻塞创造了条件。因此利用以上病理效应,眼科临床中可用 PDT 治疗眼部恶性肿瘤及用于以破坏新生血管为目的的某些眼病的治疗。不同部位的病变、新生血管,应选择不同波长的激光及相应的光敏剂。

2. 常用的光敏剂及照射激光

(1) HPD:为最早应用的光敏剂,亦称第一代光敏物质。其最大吸收波长为 630nm,常用于肿瘤的治疗。其缺点是皮肤光敏毒性较强,组织穿透力低,临床应用有限。

(2) 玫瑰红(rose bengal):最大吸收激光波长 550nm,可以选择性作用于眼部新生血管。

(3) 酞菁(phthalocyanine)类光敏剂:对波长为 175nm 的红外光有很强的吸收力,被认为是一较理想的光敏剂。

(4) 苯唑卟啉衍生物(benzoporphyrin derivative,BPD):又称第二代光敏物质,最大吸收光波波长 689nm 或 692nm。其组织穿透力强,皮肤光毒性较 HPD 低,但细胞毒性却较 HPD 高 10～70 倍,并有良好的亲肿瘤特性。据认为是一较有临床应用前景的光敏剂。

3. 临床应用

(1) PDT 治疗 AMD:此项治疗在国内外均已开展,主要是针对渗出性 AMD,使其 CNV 闭塞,临床效果是肯定的。目前认为 BPD 是消除其 CNV 最理想的光敏剂,与其匹配的激光为波长 699nm 的半导体激光,以低能量输出为原则,设计出各项相应的操作参数,病变部位可持续光照 83 秒,视盘 200μm 范围内禁忌光照,治疗后避光 24 小时。

(2) PDT 治疗脉络膜黑色素瘤:PDT 是一治疗眼部恶性肿瘤较新的治疗方法,国内外已有多年的实验及临床研究。以往所用的光敏剂多为 HPD,所用的激光有大功率氩 - 氪激光、波长 630nm 的染料激光、514nm 的氩激光等,各有利弊。但由于光敏剂及所用激光的各种缺陷以及受眼部组织等多方面因素的影响,至今仍未普及,尚在探索当中。

近期我国曾用 BPD 作为光敏剂,用波长 692nm 的氩离子染料激光进行动物实验研究。静脉注射 BPD 1mg/kg,照射剂量 80J/cm^2 以上,对厚度为 3.0～4.6mm 的脉络膜黑色素瘤有明显的治疗作用,并认为利用 BPD 作为光敏剂的光动力学治疗,可能成为一种选择性治疗脉络膜黑色素瘤的新疗法。

(七)飞秒激光在眼科的应用

飞秒激光具有频率高、脉宽窄、能量低、瞬时功率高,对周围组织热和机械损伤都很小等优点,使得飞秒激光在眼外科领域备受瞩目,其治疗范围和临床应用快速拓展。其治疗机制前已叙述,以下主要就其在眼科的应用进展进行概述。

1. 屈光手术　飞秒激光应用于 LASIK 中制作角膜瓣与传统的机械板层刀相比具有预测性更好、安全性更高、角膜瓣厚度具有很高的均一性、精确性和重复性、高阶像差明显减少、感染几率降低以及术后干眼症的发生率减少等优势,为角膜屈光手术提供了更为高效和安全的技术基础。同时,"全飞秒"激光屈光手术技术已开始临床应用,使一种新的屈光手术的应用成为了现实,由于它不再需要准分子激光,为了区别于其他已知(图 2-312)的屈光手术,尤其是飞秒 LASIK(需要准分子激光行实际屈光消融),这种手术被命名为飞秒激光基质透镜切除术(femtosecond lenticule extraction,FLEx)(图 2-313)。同时,FLEx 术式同源的微创改进术式:微小切口基质透镜切除术(small incision lenticule extraction,SMILE)也已出现。

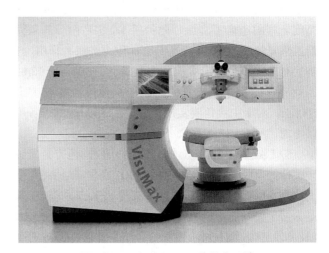

图 2-312　VisuMax 飞秒激光系统

2. 角膜移植手术　在深板层内皮角膜移植术(deep lamellar endothelial keratoplasty,DLEK)中,飞秒激光辅助 DLEK 产生很少的光雾,对于雾状水肿、内皮功能紊乱的角膜进行深层次的切割时可避免发生角膜膨隆、角膜穿孔等,同时减少了压力作用于角膜上皮时引起的上皮擦伤,且不需要水润滑,不会使水和碎屑进入板层交界面;制作角膜瓣不需要角膜表面的切口与缝合,减少了术后高散光及上皮停止生长等问题。在穿透性角膜移植术(penetrating keratoplasty,PKP)中,飞秒激光聚焦到角膜的任何层面轻易制作穿透性的全层切口,精准控制各个切割点,形成整体化切削,其切口严密性、耐渗漏压方面优于传统 PKP。

3. 青光眼　有报告通过对巩膜脱水,使巩膜半透明,并且应用 1700nm 波长的飞秒激光来增大巩膜对光谱的透过率,在离体水合巩膜片上完成了不损伤表层组织的表面下切割。这种切割方式的隧道形态更加规则,保持了滤过道的通畅,达到有效地引流房水和降低眼压的目的。同时飞秒激光能够在不损伤周围组织的情况下切穿小梁网和 Schlemm 管内侧壁,同时保持 Schlemm 管外侧壁的完整性。虹膜切除术:有报告

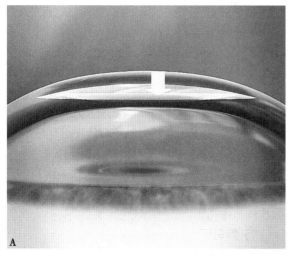

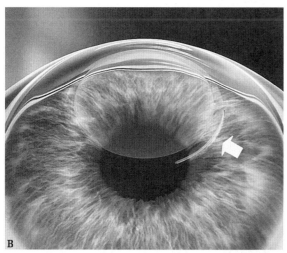

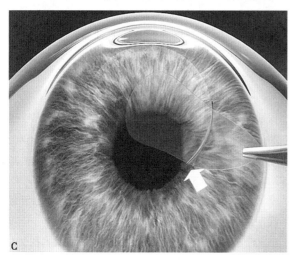

图 2-313 FLEx 手术过程示意图

A.飞秒激光制作角膜基质透镜 B.飞秒激光制作角膜切口
C.由切口将透明透镜取出

观察飞秒激光对猪眼虹膜的切割效果,显示虹膜上的切口光滑整齐,对周围组织几乎不产生热损伤,同时飞秒激光虹膜切除时远低于传统氩激光虹膜切除所需的输出功率,意味着更小的附带损伤和更少的手术并发症。

4.白内障 见本节白内障的激光治疗。

飞秒激光在巩膜、虹膜和晶状体等部位疾病的治疗研究大部分还在实验或临床验证阶段,但从目前的发展趋势看,飞秒激光有望为眼科领域带来诸多突破性变革。

第八节 高压氧疗法

在超过一个大气压的环境下吸氧以治疗疾病,称为高压氧疗法(hyperbaric oxygen therapy, HBO),早于 20 世纪 60 年代 HBO 治疗就已应用于视网膜血管阻塞的治疗。

(一)设备和治疗方法

高压氧治疗的专用设备是一座优质钢特制的密封加压舱,向舱内输入压缩空气后成为高压环境。舱内所加压力称为附加压,一个大气压再加上附加压称为绝对压(ATA)。单位用 kg/cm^2 或 lb/in^2。患者在高压舱内稳定后吸入纯氧,即为高压氧治疗。临床治疗多用 2~3ATA,眼病治疗多用 2.5ATA。间断吸纯氧或混合气体 80 分钟,中间吸空气 10 分钟。每日一次,10~12 次为一疗程,一般治疗 2~4 个疗程。

(二)高压氧对眼组织的影响

1.视网膜血管 在 1ATA 高压氧下,视网膜小动脉、小静脉直径分别缩窄 8.5%~11.6% 和 10.7%~14.4%;高压吸氧在 3ATA 大气压绝对值下,视网膜小动脉、小静脉管径更加变细,分别缩窄 19% 和 28%,静脉更为明显。这种血管的变化不仅见于眼底,也见于全身。真正的原因尚不清楚。Dollery 认为,是高压氧造成组织代谢变化所引起的直接反应,或属高血氧本身的一种反应。停吸氧后 2 小时,血管可恢复原状。另外,在高压氧下静脉的颜色也变浅,显然是由于血氧量增加所致。

尽管血管收缩会使血流量减少,但由于高压吸氧后动脉血氧比常压吸空气后增加 20 倍以上,故眼部组织的氧化力和氧含量还会相应增多。

2.视网膜电流图 实验研究发现,在 4 个大气压下吸氧 3 小时可造成视网膜电流图消失,移至正常空气内 2.5 小时后可恢复正常。但也有人认为,有可能产生不可逆性改变。其发生原因尚不清楚。

3.视网膜组织 在狗实验中发现,氧中毒可致不

可逆性视网膜神经纤维层局灶性病变，甚至可产生视网膜褶皱或脱离。在氧气中混以 CO_2 后不易产生以上病变，认为 CO_2 可使血管扩张，减少高血氧引起的血管收缩作用。

（三）高压氧治疗眼病的机制

1. 增加眼组织血氧含量　高压氧提高全身血管张力、增加血氧含量使静脉血氧明显增加，使之变成动脉样血。在此环境中，即使无携氧血红蛋白，仅脉络膜血管内的血浆物理溶解氧，供应整个视网膜的氧消耗已是绰绰有余。加之视网膜本身的血氧大幅度上升，可使视网膜众多视细胞免受或逆转缺氧性损害。

2. 增加眼组织氧弥散的距离和速度　气体由高向低分压弥散，弥散速度和距离与氧分压的高低反差成正比。在高压氧吸入状态下，即便是远离肺泡的眼部小血管及组织，氧分压也将数十倍递增，房水内氧分压也将增加。故视网膜在缺血、缺氧情况下发生的水肿引起血氧移行障碍时，仍可得到充分的氧供。

3. 使视网膜血管收缩，改善微循环，减轻水肿。

4. 增强机体吞噬细胞功能及纤维蛋白溶酶的活性，促使眼底少量出血的吸收。

5. 促使细胞再生，胶原纤维形成，加速创面修复愈合。故国外在眼部整形中辅以高压氧治疗，已广泛采用。

（四）眼病治疗

1. 视网膜血管阻塞　对视网膜动脉或静脉阻塞有一定疗效，治疗越早效果越好，病史较久者大多无效。视网膜中央动脉阻塞血柱未完全中断者，效果较好。

治疗中如吸高压混合氧（97%O_2+≤3% CO_2）效果会更好，但高压氧治疗后引起部分小动脉闭塞已有报道。

2. 缺血性视神经病变　对其疗效报道不一，多数研究显示有一定或显著疗效，也有报道和药物治疗无明显差异者。总体结论是 HBO 可使缺血性视神经病变免受进一步缺血性损害，可提高疗效，缩短病程。

3. 视网膜震荡及挫伤　在眼挫伤等病理损害时，可引起后极部视网膜血管痉挛及接踵而来的血管麻痹扩张、出血、渗出、组织水肿、缺氧等病理改变。据认为高压氧的小血管收缩效应可以改善视网膜血管扩张，阻止通透性增加，减轻水肿和出血，阻止无氧酵解；同时又供给足够的氧，提高血液和组织的氧分压，逆转组织的缺氧状态，改善细胞功能，可有治疗效应。

4. 中心性浆液性脉络膜视网膜病变　有一定疗效，是最早定为高压氧治疗的适应证之一。

5. 巩膜溶解及坏死　临床上为某些需要所采用的β射线照射或眼局部使用抗代谢药物丝裂霉素 C 等，有可能致巩膜溶解或坏死，HBO 可使此种情况有不同程度的改善。

6. 青光眼　临床研究报道，HBO 治疗可使某些青光眼眼压降低，开角型青光眼视野改善，据认为可能是血氧浓度增加的原因。

（五）眼部副作用

HBO 治疗除偶见气压伤、减压病、氧中毒等全身副作用外，亦不乏眼部损害的报道。

1. 视野缺损　可能与 HBO 所引起的视网膜血管收缩，血流量减少，以及氧自由基引起的组织脂质过氧化反应有关。

2. 屈光度改变　有报道发现，HBO 治疗可诱发可逆性近视，可能与晶状体屈光指数或曲率改变有关。

3. 晶状体损伤　国外报道，长期行 HBO 治疗者出现了核性白内障的病例。推测长期高氧负荷可能会对晶状体产生损害。

（六）禁忌证

下列情况不宜行高压氧治疗：

1. 胸部创伤、骨折、气胸、呼吸道创伤、呼吸道及肺部疾病者。

2. 高血压症　血压 >21.28/13.3kPa（160/100mmHg），有脑卒中史或前驱症状者。

3. 耳咽管阻塞、鼓膜内陷、鼻窦炎者。

4. 虽有开角型青光眼治疗有效的研究报告，但对急慢性闭角型青光眼，尤其是眼压未控制者，不应采用 HBO 治疗。

5. 视网膜脱离者。

6. 内出血及出血性疾患者。

7. 急性传染病。

8. 癫痫及精神障碍者。

9. 妊娠期及月经期妇女。

10. 恶性肿瘤及极度疲劳衰弱者。

（闫洪禄　阎晓然　卢信义）

主要参考文献

1. 杨德旺. 眼科治疗学. 北京：人民卫生出版社，1983：281-339.

2. 陈江涛，彭晓燕. 经瞳孔温热疗法的现状. 中华眼底病杂志，2002，18（3）：247.

3. 李涛，罗清礼. 脉络膜黑色素瘤经瞳孔温热疗法研究概况. 中华眼底病杂志，2001，17（4）：327.

4. 王文清，杨冠，宁文捷. 高频透热连续环形撕囊术在白内障超声乳化手术中的应用. 中华眼科杂志，1998，34（1）：71.

5. 马建军，范珊，刘友兰，等. 高频透热撕囊器在成熟期白内障囊外摘除术中的应用. 中华眼科杂志，1999，35（2）：150.

6. 卢信义. 激光眼科学. 北京: 人民卫生出版社, 1983: 26-151.

7. 李珍峰. 眼科激光治疗学概要. 北京: 人民卫生出版社, 1998.

8. 周炜, 郭希让. 眼科激光治疗学. 郑州: 河南医科大学出版社, 1998.

9. 刘文静, 林琳, 刘宝南. 半导体激光治疗年龄相关性黄斑变性的临床观察. 中华医学研究杂志, 2002, 2: 687.

10. 李红, 曹虹, 王雨生. 激光治疗糖尿病视网膜病变的研究进展. 眼科新进展, 2010, 30(5): 489.

11. 钱韶红, 孙兴坏. 选择性小梁成形术治疗原发性开角青光眼. 中华眼科杂志, 2007, 87(2): 172.

12. 万修华. 屈光手术新进展——LASEK. 国外医学眼科学分册, 2001, 25: 331.

13. 杨庆松. 应用光动力学疗法阻塞眼部新生血管的实验研究. 国外医学眼科学分册, 1997, 21: 366.

14. 陆方, 严密, 张军军. 光动力疗法治疗老年性黄斑变性的临床研究. 中华眼底病杂志, 2002, 18: 175.

15. 王海林, 牛彤彤, 尹蓉实. 二极管激光经巩膜光凝术在孔源性视网膜脱离手术中的应用. 中华眼底病杂志, 2006, 22: 339.

16. 孙希忠. 半导体激光经巩膜睫状体光凝术治疗难治性青光眼 41 例临床分析. 中国医学工程学, 2011, 19: 84.

17. 郭晓会, 高延庆, 王新. 经巩膜睫状体光凝治疗难治性青光眼的临床观察. 国际眼科杂志, 2011, 11: 1464.

18. 赵成, 游志鹏. 视网膜母细胞瘤的治疗新进展. 国际眼科杂志, 2009, 9: 139.

19. 肖建平, 苗延浚, 徐国镇. 脉络膜黑色素瘤立体定向放射治疗初探. 中华放射肿瘤杂志, 2000, 9: 102.

20. 范肃洁, 梁远波, 孙兰萍. 激光虹膜成形术治疗非瞳孔阻滞型房角关闭. 中国实用眼科杂志, 2006, 24: 1140.

21. 郭晓会, 朱冬梅, 高延庆. 倍频 Nd:YAG 激光治疗初发和复发性中心性浆液性脉络膜视网膜病变. 眼外伤职业病杂志, 2010, 32: 839.

22. 林延, 王玮. 激光周边虹膜切开术在急性闭角型青光眼的临床应用. 局解手术学杂志, 2011, 20: 192.

23. 彭晓燕, 张永鹏. 糖尿病视网膜病变的治疗趋势. 眼科, 2011, 20: 217.

24. 李红, 曹虹, 王雨生. 激光治疗糖尿病视网膜病变的研究进展. 眼科新进展, 2010, 30: 489.

25. 李新, 周伟. 白内障手术中激光的应用. 医学综述, 2011, 17: 585.

26. 黄敬, 周琼. 飞秒激光屈光手术研究进展. 眼科新进展, 2011, 31: 793.

27. 聂萌星, 袁满红. 飞秒激光在眼外科中的应用新进展. 国际眼科杂志, 2009, 9: 2148-2150.

28. The Diabetic Retinopathy Study Research Group. Photocoagulation treatment of proliferative diabetic retinopathy, clinic application of diabetic retinopathy study (DRS) findings, DRS number 8. Ophthalmology, 1981, 85: 583.

29. Robertson DM, et al. Direct, indirect and sham laser photocoagulation in the management of central serous choroidoretinopathy. Am J Ophthalmol, 1983, 95: 457.

30. Schuman JS, et al. Contact transscleral continuous wave Neodymium: YAG laser cyclophotocoagulation. Ophthalmology, 1990, 97: 571.

31. Mark WB, et al. Semiconductor diode laser photocoagulation in retinal vascular disease. Ophthalmology, 1990, 97: 1553-1561.

第四章
心 理 治 疗

心理治疗（psychotherapy）又称精神治疗，就是用心理学方法，主要通过医护人员的语言和行为来改善患者的情绪，提高患者对疾病的认识，解除其顾虑，增强其战胜疾病的信心和能力，以达到减轻疾病或加速疾病治愈的目的。在眼科临床中是不容忽视的组成部分。

第一节　心理治疗的临床意义

心理治疗在防病治病方面具有重要意义。

（一）心理因素是致病的重要原因

自古以来祖国医学就一直重视"七情"在发病因素中的作用。近代医学也注意到，不仅大多数神经症及部分精神病与心理因素有关，而且许多躯体疾病也和心理因素有关。如闭角型青光眼的急性发作往往因情绪而起，过度疲劳、精神压抑往往是单纯疱疹病毒性角膜炎的诱因。

近代医学已经发现了心理因素致病的物质基础。一切心理应激主要通过中枢神经系统再影响自主神经系统、内分泌系统和免疫系统，进一步影响各脏器。

在心理应激下机体的免疫功能发生变化，已得到实验证明，其抗体和免疫球蛋白水平下降，巨噬细胞活力减弱，T细胞成熟速度延缓，致使机体的抗病能力减弱。单纯疱疹病毒性角膜炎的细胞免疫功能低下，已从临床上得到了证实。

因此说生理是心理的物质基础，心理又对生理产生重大影响。在一定条件下，心理能改变生理活动。因此，心理因素在疾病的发生发展中起重要作用，心理治疗在防病治病方面有重要意义。

（二）心理治疗有利于眼病的康复

人们常把眼睛比做"生命"，眼病无疑将会给患者带来极大的心理刺激，而各种不同的心理因素又会给眼病的转归带来不同的影响。乐观开朗良好的心理因素可促进机体的新陈代谢，增强机体的抗病能力，进而使眼病向好的方面转化。而焦虑、忧郁等不良心理因素将会使各种器官功能受到阻抑，削弱体质和抗病能力，进而影响眼病的康复。因此在医疗工作中，眼科医护人员可采用心理治疗，避免或排除患者的消极心理因素，充分利用其积极心理因素促进疾病的康复，这是疾病防治中不容忽视的重要方面。

第二节　眼科常用的心理治疗方法

（一）一般性心理治疗

这是一种简单易行的心理治疗方法，能使眼病患者增强安全感，减少焦虑和不安。常用的有以下几种：

1. 解释　人们对眼睛的重视超过躯体任何其他器官，而且多数患者对眼病缺乏常识和了解，眼病给患者带来的焦虑和不安往往更为严重。医务人员要根据眼病的性质及不同的服务对象，采用不同的方式对患者进行详细解释，包括疾病的性质、病理及预后。帮助患者解除顾虑，树立信心，加强合作，为下一步的治疗创造良好条件。对所采用的治疗措施（药物或手术等）可能会出现的情况，也要进行详细解释。

2. 鼓励和安慰　有的患者尤其是严重眼疾患者，往往情绪低落、悲观失望、缺乏信心，又对失明极为恐惧。这都是眼疾康复的不利心理因素。此时需进行行之有效的鼓励和安慰，给予同情和支持。帮助患者振作精神，提高其战胜疾病的主观能动性。

3. 保证　对确诊为功能性眼病而患者又表现为极度焦虑、紧张和不安时，医生应当及时以充分的事实为依据，用充满信心的态度和坚定的语调向患者提出治愈疾病的保证，以消除其紧张、焦虑情绪。

4. 暗示　是通过某种措施让患者完全相信医生的语言和治疗手段，去除患者的心理障碍，达到治愈疾病的目的。在解释、鼓励、安慰及保证的过程中，都包含着暗示的作用。

暗示又分为直接暗示和间接暗示，前者主要通过语言来实施，后者则同时配合药物、理疗及其他医疗措施，其效果一般比前者好。

接受暗示的能力因人而异，只有易接受暗示的人才能起到作用，不易接受暗示治疗的人其结果往往适得其反，因此宜因人因病取舍。

（二）个别深入心理治疗

深入心理治疗是由医生有计划有步骤地通过交谈方式和患者单独进行的心理治疗，适用于某些眼神经症、心因性眼病等。其具体步骤是：

1. 细听倾诉　是做好个别心理治疗的关键一步。越是具有神经症的患者，其言语越是语无伦次。医生必须以极大的耐心，机智地加以诱导，有意识地给予赞同和表示同情的插话，让患者把心里话都倾吐出来。这样才能得到真实的病史资料，使患者的心情舒畅，为做好心理治疗创造条件。

2. 分析治疗（analytic therapy）　是个别心理治疗的重要阶段。在充分占有资料和掌握患者心理的基础上和患者一起分析病史资料，并提出我们对发病原因和发病机制的初步意见，帮助患者提高对疾病的认识。在分析治疗的过程中会遇到不同患者各种各样的心理状态，应采用不同的心理治疗技巧，不能用单纯的一般心理治疗来代替。一般心理治疗仅能起到安慰、鼓舞的作用，疗效是短暂的。深入的个别心理治疗，疗效就比较巩固。

3. 巩固疗效　个别心理治疗的第三个阶段是鼓励患者在医生的指导下，针对自己的情况主动积极地进行自我锻炼，以巩固成绩，提高疗效，预防复发。

以上三个阶段又不是各自孤立、截然分开的，而是有机地结合在一起。笔者曾对一位轻度面部硫酸烧伤，因心理障碍致癔症性睑下垂者进行个别心理治疗，该患者虽无任何器质性病变，却忍受不能睁眼之苦长达 3 年之久。一般暗示治疗无效，经 1 个月的个别心理治疗，最后治愈。

（三）集体治疗

20 世纪初 Pratt 首先在结核病患者中采用了集体讨论的方法，通过患者情感上的相互支持取得了较好的效果。1910 年 Moreno 用这种方法治疗有情绪问题的儿童。1929 年 Wender 用此法治疗神经症患者。近年来我国也出现了各种类型的集体治疗（group therapy）形式，如上海的癌症患者俱乐部，为延长癌症患者的寿命起到了极为积极的效果。各地的盲童学校、盲人俱乐部，是对盲人最好的集体心理治疗形式。

集体治疗主要是通过发挥集体人际关系中的积极影响作用，通过患者相互之间的交流和帮助，清除各种不良思想情绪，以达到治疗疾病的目的。

（四）行为治疗

行为治疗（behavior therapy）是充分利用心理学的原则和技巧，来直接改变或改善患者的行为表现。其理论依据为学习学说（learning theory），即通过适当设计的学习环境和训练程序，用奖赏、处罚机制更改个体的行为表现。眼科多用其治疗儿童弱视等。常用的行为治疗方法有：

1. 行为限制法　限制患者的某些行为，从而达到治疗目的。如单眼弱视患儿遮盖健眼，强迫弱视眼工作，以达到增视并最后获双眼单视的目的。

2. 奖励强化法　即当患者呈现医生所期望的心理与行为反应时，马上给予奖励，以增强其反应的继续发生。如在弱视儿童训练中，每当视力提高一行时，则奖励一个玩具等方法。

3. 处罚清除法　当患者表现出不期望的行为反应时，可给予适当处罚。如弱视治疗中的儿童往往会把健眼的遮盖罩取下，以满足一时的视觉改善。如发现后就应给予适当的处罚或终止奖励，包括口头批评等。

第三节　几种常见眼病的心理治疗

（一）眼神经症

最常见的眼神经症有癔症性弱视或黑矇，多采用间接暗示治疗。

首先了解患者得病的社会心理背景，再通过交谈和患者建立良好关系，以取得患者的信任。再进一步给患者以治愈的保证，以巧妙的语言和谈话方式做好心理暗示，再辅以药物或理疗。一般一次可愈。笔者曾对一例因锅炉爆炸惊恐而发生癔症性眼矇已两年的患者，施以仔细的暗示疗法而完全治愈。另有一位癔症性眼矇者，曾被误诊为球后视神经炎应用糖皮质激素治疗 2 周后无效，应用一支注射用水结膜下注射，用语言取得患者信任，即刻获得治愈。有人对癔症性弱视采用泪道内注入掺有庆大霉素的生理盐水，告知若嘴里有苦涩感即为有效，随之可愈。故对此类患者，取得患者信任是关键。

对不易行暗示治疗者，可行个别深入的心理治疗。

其他各种类型的眼神经症、神经衰弱及更年期综合征等以眼症状为其突出表现者，均可采用一般性心理治疗。

（二）儿童弱视

尽管儿童弱视并非心理疾患，但有些治疗过程仍是根据"行为治疗"原则设计的适合儿童心理特点的训练程序。医生和家长需密切配合，时刻掌握儿童的心理变化，采用"奖励强化法"和"处罚消除法"，以便能使弱视训练坚持下去。使单眼单视这一不正常行为成为双眼单视的正常行为。

（三）青光眼

青光眼，尤其是原发闭角型青光眼常被称作"气蒙眼"，说明心理因素在本病中的作用，即在其生理解剖易患性的基础上，心理刺激可引起发病。因此对有青光眼易患因素者或已有前驱症状者，应当告诫其注意避免或设法解除容易导致其发病的社会心理刺激，以达预防和早期治疗的目的。

已发病者往往因急性高眼压而痛苦难忍，同时由于视力急剧下降患者焦虑万分。此时，医生在给其药物治疗的同时应给其一般性心理治疗，解除其焦虑情绪，以增强其安全感，提高治疗效果。

有研究显示，对青光眼住院手术患者同时行心理干预治疗者，可明显提高治疗效果，缩短住院时间，减少手术并发症。进一步研究显示，心理干预治疗可明显改善患者的焦虑情绪、血液流变学和血皮质醇状态，提高外周 T 细胞亚群的功能，增强了患者对应激状态的恢复能力。

（四）单纯疱疹病毒性角膜炎

精神压抑引起的免疫功能降低，常常是单纯疱疹病毒性角膜炎的诱发因素。其细胞免疫功能低下已从临床上证实。

近来心理学家发现，对未来美好的想象可改善机体的免疫功能。因此，对该病患者以合理的心理治疗，有利于疾病康复及减少复发。

（五）眼外伤

外伤的特点是突然、意外，患者无任何心理准备。眼外伤无论从美容上或是功能上都会造成严重影响，伤后患者的心理状态是极为复杂的。

严重的急性眼外伤患者，初期会表现出异乎寻常的镇静和冷淡。此乃急性心理创伤后的"情绪休克期"，提示心理创伤是沉重的。其后许多患者则呈现不同程度的焦虑、不安。当其意识到外伤给自己造成无可挽回的眼部损伤、仪容破损以及由此而来的各种不良后果时，极易陷入深沉的忧郁状态，甚至产生轻生念头。这种心理障碍变化会进一步从全身内分泌及免疫系统反映出来。研究显示，重症眼外伤患者心理障碍所带来的变化，突出反映在躯体化因子、抑郁症状因子、焦虑症状因子、人际关系状况因子和饮食睡眠因子等的异常。此类患者此时最需要别人的支持、关心和同情缓解其心理障碍。要有计划地与患者交谈，引导其接受这一事实，同时给予鼓励、安慰，帮助其渡过难关。

外伤手术又是一较大刺激，又可加剧其焦虑、恐惧、睡眠障碍等心理问题。术前必须予以详细谈话，告诉其手术的必要性，手术性质、方法、预期效果及术后可能出现的问题，使其有充分的思想准备，完好的心理状态，积极配合手术治疗。

外伤康复期的心理反应更为复杂。此时应让患者了解康复过程中可能遇到的种种情况，使其心理上有所准备。对已成定局的严重致残后果，也要让患者慢慢承受下来。还要对康复治疗进行指导，使其有信心配合各种治疗，以达最佳效果。研究表明，心理康复水平对其行为功能有极大影响，康复期的心理治疗干预与否，疗效会有较大差异。故在康复期一定要取得家属的协作，多方面的精神支持，调动患者自身积极因素和潜能，树立重新生活的信心，尽快恢复正常人际关系和社会生活，重返社会。

（六）眼部手术患者的心理治疗

1. 一般患者围术期心理治疗　眼科相当一部分疾病是靠手术治疗的。手术对患者来说是一较大的心理冲击，不同的心理反应对手术效果及术后康复均有重要影响。

（1）术前焦虑：此乃一常见的心理反应。轻度焦虑对手术效果可不受影响，因其可表现出正常的心理适应功能。严重焦虑者预后差。完全无焦虑表现者预后也未必好，其中一类是处于被压抑状态的焦虑和恐惧，会影响术后的心理适应；另一类是对医生和手术的过度心理依赖，对手术的危险性、术后并发症的可能性及康复的艰巨性均缺乏足够的心理准备，也不能呈现正常的心理适应。

为引导患者有一正常的心理反应，术前必须与患者做一次详细的谈话。要告诉患者手术的性质、手术方法、手术效果、术后可能出现的问题、遇到问题怎么办，使患者有充分的心理准备，而不是草草签一份手术知情同意书。在谈话中应允许并鼓励患者提出问题，不但要了解患者有无焦虑，而且要了解焦虑的具体内容，并有的放矢地进行解释和安慰。

（2）术后忧郁：多出现于手术效果不够理想（尤其是不符合本人要求）者。患者表现为情绪不稳、睡眠障碍、食欲减退等，对术后康复有不良影响。医务人员在术后应经常访视患者，观察病情，遇有忧郁等心理问题应给予解释、鼓励、支持，并配合药物治疗，以利于术后康复。

（3）术后谵妄：多出现于术后双眼遮盖者。服用糖皮质激素可能会诱发其发生。

轻者表现为理解困难、应答缓慢等，重者表现为不安、恐惧感、视幻觉，甚至躁狂。

对患者术前的精神病、抑郁症及其他心理障碍病史要有清楚的了解。术前术后要密切注视其心理变化，并及时给予心理和药物治疗。术后在糖皮质激素的应用方面也应慎重，偶有因糖皮质激素出现严重心理障碍者。

2. 儿童患者围术期心理治疗 儿童不能理解对其施行手术的目的和意义，往往将手术看作是一种惩罚，一种难于承受的痛苦折磨和肉体伤害，内心充满着恐怖，力图逃避。这种心理反应会对其精神发育产生长期影响。因此，要采取各种措施尽可能减少手术对其心理创伤。

年幼儿童离开父母会加剧紧张心理，故在行麻醉之前应让其父母在旁陪伴。麻醉前不应让患儿看见刀、剪等手术器械、手术室的布置及医护人员的举动，也应尽可能减少对儿童的不良刺激。把手术说成是游戏这种欺骗患儿的做法也是不必要的，仅简单告之，让其睡一觉即将其眼疾治好即可。

较大的儿童则会对麻醉本身产生极大的忧虑，恐怕以后再也醒不过来。父母及医护人员应给予充分解释，以消除这种恐惧。

儿童害怕黑暗，术后应尽可能遮盖一眼，室内要光亮。患儿从麻醉中醒来时其父母应守候在床边，这对术后必须遮盖双眼的患儿尤其需要，因父母可直接拉着患儿的手，使患儿得到安慰。

3. 精神病患者围术期心理治疗 眼科手术时，有时会遇到各种程度不同、种类不一的精神病患者，除给予必要的药物治疗外，术前、术后还要辅以正确的心理治疗，以保证手术的成功。

（1）常见精神病类型

1）老年性精神病：这是眼科最常见的一种，尤其是老年性白内障患者。其突出表现是近期记忆丧失，但对童年时代的事则往往记忆犹新。判断力降低，感情不能控制，固执、自以为是，说话虽有连贯性但不切题。晚期则理解力极差，糊涂，不能辨别方向。患者能否行局部麻醉手术，主要取决于对患者实际判断能力的估计。

2）其他类型精神病：精神分裂症、抑郁性躁狂性精神病、妄想性精神病等，在眼科手术中均可遇到。主要表现为幻觉，有的人会出现人格解体（depersonalization），患者会否认其眼睛或功能的存在。相反，有的双眼成熟期老年性白内障患者会因幻觉而否认其视觉丧失。有的患者会出现内向投射作用（introjection），诉说其眼内有破坏性毒物、其眼正在烂掉等奇谈怪论。能否行局部麻醉手术，也取决于其判断力。和老年性精神病相比，对其的检查应更为详尽。

（2）精神病患者手术复明问题：从理论上讲，对包括精神病患者在内的任何人，手术使其复明都是有益的。但能否达到复明目的，则要看其精神病的严重程度。对临界性精神病患者（marginal psychotic）行手术治疗，肯定是有益无害的。对较严重的精神病患者，手术效果就不能肯定。因严重精神病患者对外界环境的正常反应大部分丧失，手术对其增加的微弱视力达不到复明目的。且手术刺激会使患者术后突发躁狂，甚至会自行把手术眼毁掉，故手术前一定要请精神科医生会诊，以决定手术是否可行。术后也一定要请精神科医生协助处理。

（3）术前心理诊断：这是以会谈方式来判断其精神障碍严重程度的过程。医生应和患者一起讨论手术问题，在谈话过程中医生要得到下列资料：①患者是否意识到其视觉的丧失，对手术改善视力的情况是否有正确认识。②对手术的严重性是否有恰当的考虑，如果判断力正常，患者对手术效果会表现出极大的关注。③是否有较好的记忆力。不论在什么情况下都不应该欺骗患者，把手术说成是无关紧要的事情。

对有严重判断力障碍者，可以考虑放弃手术。若必须手术，可在全身麻醉下或给箭毒类药物，同时服用小剂量镇静剂。患者虽清醒，但不能活动。

（4）术中心理治疗：在手术室里医生同样要和患者保持密切关系，尽可能满意地回答其各种问题。若患者精神不太清醒，应再三提醒他和他说话的是医生，他是躺在手术床上，术后他的视力会更好。切忌粗鲁地命令其"不准活动"一类的言词，这样会使患者更加迷惑，其精神状态甚至会退回到像一个小孩子的表现，而不予以合作。患者的一切合理要求如让其鼻孔喘气通畅些等，都应给予满足。如果其要求是不能实现的，应给予耐心解释，并一再提醒其正在进行手术治疗。不合情理要求的提出意味着其判断力的减弱，医生要设法恢复、加强其判断力。最好事先做好全身麻醉的准备，必要时可立即改作全麻完成手术。

用加大安眠剂和镇静剂的剂量试图解除其不合理举动的做法是不可取的，其效果只能是适得其反。如静脉注射 0.5g 异戊巴比妥，患者虽可暂时入睡，但手术再次开始将其致醒后其精神状态会更坏。对于精神状态较坏、难于控制的患者，在手术台上入睡并不是好事，而是一个危险信号，因这时已失去了医生对其精神的控制，一旦患者从梦中醒来，其精神状态已远离了其原来的判断能力，会给手术带来灾难性的后果。

（5）术后心理治疗：术后精神病患者更易出现幻觉及离奇的行动。一方面是由于手术的刺激，另一方面则是由于镇静剂和镇痛剂的不良反应，因精神病患者对这些药物的耐受性较低。

要采取各种措施恢复其判断力，术后不要遮双眼。如果两眼都施行了手术，冒点风险也应将损伤较小的眼打开,并由其亲属或熟人细心照看,提醒并加强其判断力。如果这些措施失败就要加大镇静剂的用量,以保证眼不受意外损伤。

第四节 盲人的心理治疗

这里所提及的主要是各种不可治盲的心理治疗。

(一)盲儿的心理治疗

主要是各种先天性畸形及生后各种原因导致双眼失明的儿童。

生理的发展是心理发展的基础,适当的刺激是促进生理和心理发展的因素。盲目所致的视觉剥夺会对儿童的身心发展造成影响。为弥补这一缺陷,使患儿能有正常的身心发展,家长需在医生的指导下,根据儿童心理发展的不同阶段,给患儿以合理的心理训练,充分发挥患儿其他感觉如听觉、躯体觉的作用,促使其智力和其他方面的发展。盲童学校及其他一些集体治疗形式,也是帮助盲童心身发展的极好方式。

(二)长期医治无效的盲人

长期医治无效的盲人多见于目前尚无有效疗法的慢性眼病如视网膜色素变性等,虽然经过长期治疗,但是仍然无效而失明。这类患者对失明虽然已有思想准备,但是呈现忧郁情绪者并不少见。患者会感到生活在这个世界上给家庭和他人带来累赘和不幸,对生活失去热情,产生悲观厌世念头。家人和医生对患者心理上的关心和抚慰,是减轻这类忧郁反应最好的措施。

(三)突然致盲的心理治疗

突然致盲多为眼外伤和未得到妥善处理的急性眼病所致。这一突如其来的灾难,无疑将会给患者心理上以难以应付的极大打击。患者的焦虑、绝望心理不言而喻,足以使一个人的心理崩溃,难以自持。

此时要用心理支持疗法,使其渡过心理难关。以后根据其不同阶段的不同心理反应,慢慢引导其接受盲目这一事实。然后再进一步鼓励、抚慰,使其顽强地生活下去。

社会和医生共同努力把盲人组织成各种集体治疗形式,安排一些适合于盲人的活动,是治疗盲人忧郁情绪最好的方法。

(闫洪禄 阎晓然 卢信义)

主要参考文献

1. 严和. 医学心理学概论. 上海:上海科学技术出版社,1983:216-240.

2. 曾文星,徐静. 心理治疗. 北京:人民卫生出版社,1987:111-143.

3. 沈渔. 精神病学. 第2版. 北京:人民卫生出版社,1989,145-149.

4. 石寿森,雷宁玉,张风进. 心理干预对青光眼患者情绪和T细胞亚群的影响. 中国心理卫生杂志,2005,6:468.

5. Atkinson WS, et al. Complications in Eye Surgery. 2nd ed. Philadelphia and London: RM Fasanella, 1965:34-44.

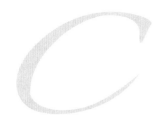

第六篇 公共卫生眼科学和眼病流行病学

第一节 公共卫生眼科学的
形成和基本概念

人类对健康和疾病的认识大体上经历了两个模式：单纯的生物医学模式和生物-心理-社会医学模式。早在古代人类文化的摇篮中国、巴比伦、埃及和印度等地，由于生产力的提高促进了医学的发展，因而当时已对一些疾病及其症状进行了简单描述。这些对疾病的原始认识主要是孤立地看待和处理疾病本身，也可以说从那个时代起就有了单纯生物医学模式。单纯生物医学模式经历了漫长的时期。长期以来，医师以个别患者为对象来研究疾病的特征和诊治方法。单纯生物医学模式对人类健康做出了巨大贡献。例如，人类以对氨基苯甲酸和对氨基苯磺酰胺制成磺胺药之后，使很多原来致命的感染得以控制。人类由 D 型青霉胺合成青霉素之后，挽救了成千上万人的生命。

然而，人类的生活并不是孤立的，生活环境中的各种因素不可避免地作用于人体。其中一些因素对人类健康具有促进作用；而有的因素则相反，直接或间接地导致某些疾病的发生和发展。因此人类的健康和疾病问题不仅仅是生物医学的问题，而是一个相当复杂的生物-心理-社会医学的问题。人们在长期的医学实践中逐步认识到，只是从单纯生物医学角度去认识健康和疾病的发生、发展和演变是不够的。例如肺结核的发生除了结核菌本身的作用外，常与贫穷导致蛋白质摄入不足和不良卫生习惯等社会因素有关，因此根除肺结核不能只给患者使用抗结核药，还要通过提高人民生活水平和改变不良生活习惯、增进人民的整体健康水平来解决。在医疗实践中也发现一些疾病的发生与心理因素有关，如十二指肠溃疡的发病就与精神紧张、劳累和饮食不调等因素有关。要解决这类疾病，就必须从单纯生物医学模式进入生物-心理-社会

医学模式。世界卫生组织（World Health Organization, WHO）指出，健康不仅仅是不患病或不虚弱，而是身体上、精神上和社会适应能力上都处于完美状态。这一定义也要求我们以生物-心理-社会医学模式来解决疾病的问题。

人类对眼病的认识也经历了相似的历程。人们早就发现，一些眼病的发生和发展与社会、环境、经济、文化等因素有关。沙眼是一种由沙眼衣原体引起的传染性眼病，应用抗菌药物治疗有相当好的疗效。虽然随着我国人民生活水平的提高和卫生条件的改善，沙眼的患病率和致盲率明显下降，但由于个人卫生和一些社会因素的作用，在我国至今仍未根治致盲性沙眼。这表明仅从生物医学出发，单纯用药物治疗是难于根治致盲性沙眼的。对此必须运用公共卫生学和社会医学的方法，动员群众，实行群防群治，包括搞好环境卫生、个人卫生等各项综合措施，才能取得良好的效果。眼科学的发展已为白内障引起的盲和视力损伤者的治疗提供了相当成熟的手术技术和设备，可以使白内障患者很快地恢复视力，但由于一些社会、经济和文化的因素，至今我国积存的数百万白内障盲人不能得到及时的治疗。这就表明，单纯的生物医学模式难于解决群体的医疗问题。医学的发展要求医师不但能诊治疾病，也能预防疾病；不但了解个别疾病的诊治方法，还能了解这些疾病在人群中发生、发展和分布的情况；不但能解决个别患者的病痛，也能解决社区人群中存在的危害健康的公共卫生问题；不但从个别患者的诊治中总结经验，还能进行临床研究，进行以人群为基础的调查研究，以便获得更多的眼病发生、发展和转归等信息，促进眼科学的发展。这就要求从事眼科专业的医务人员不但学习眼科学的专门知识和技能，还应当学习公共卫生的基本原则和方法。

公共卫生是为消除或改变对所有的人，包括对患者和健康人都会产生不良影响的因素所采取的有组织

的集体行动。公共卫生学是从群体的角度看问题，应用流行病学的概念和方法来解决临床医学的问题，解决社区人群中存在的疾病和健康问题。公共卫生学为人类控制疾病做出了巨大贡献，正是在与疾病的斗争中公共卫生学得到了快速的发展。它从最初只关注传染病的控制，发展到关注社区、国家或全球范围内与健康相关的所有活动；从关注卫生管理，发展到关注人们的生活方式；从关注环境对健康的影响，发展到对遗传病的控制；从关注预防疾病，发展到关注健康服务的组织和管理。因此将公共卫生学引入眼科学领域并将两者结合起来，将为眼科学的进一步发展提供更宽的视界和更多的机会。20世纪70年代中期，一些眼科学家和其他专家在总结长期医疗实践经验的基础上，正式提出了一个新的概念——公共卫生眼科学（public health ophthalmology），形成了公共卫生眼科学这一新的边缘学科。公共卫生眼科学是运用公共卫生学、临床眼科学和社会医学的原则和方法，从群体出发防治各种眼病，来提高人们的眼保健水平。

在眼科学领域，通过应用公共卫生学的原则和方法，已经解决了不少问题。通过世界和我国各地的眼病现况调查，我们基本上了解了全球和我国的盲和视力损伤的现状、原因和趋势，为全球和我国开展防盲治盲工作明确了目标。正是通过最近几年WHO统一组织的以人群为基础的学龄期儿童屈光不正调查，摸清了儿童屈光不正的现状，将屈光不正和低视力列入了全球最大规模的防盲治盲项目"视觉2020，人人享有看见权利"行动的重点。对于公共卫生眼科学所取得的成绩，我们应当认真地总结和推广，以便使公共卫生眼科学在我国眼科学的发展中发挥更大的作用。

眼科医务人员不仅从事医疗活动，而且还有机会从事临床研究。临床研究的过程非常复杂，这是因为临床研究的对象是人，研究所取得的成果也要应用于人。人是世界上最复杂的生命体。不但有生理活动，还有复杂的心理活动；不但有病理改变，社会活动也会对疾病过程产生明显的影响。在医学研究中，许多因素并没有控制在研究者手中。因此我们在临床研究中需要应用公共卫生学知识，使设计更加合理，测量的各类数据更加准确，结果的评价更加客观，才能得到恰如其分的结论。

做好社区人群中的眼保健服务是眼科工作者的任务之一。要完成这样的任务，就需要对社区人群的眼病发生情况和变化趋势有所了解，对社区眼保健服务项目的实施和管理有所了解。在这方面也亟需公共卫生眼科学的知识。

第二节　公共卫生眼科学的研究内容

公共卫生眼科学的概念决定了它与临床眼科学（clinical ophthalmology）的研究内容有所不同。临床眼科学研究的是患有眼病的个体；而公共卫生眼科学研究的是群体，包括眼病患者和一般人群的眼健康状况。对于某些眼病来说，临床眼科学主要侧重于治疗眼病本身；而公共卫生眼科学则侧重于减少这些眼病的累积患病例数和控制新病例的发生。公共卫生眼科学的研究内容至少应当包括：

（一）研究人群的眼健康状况

主要通过观察、记录、调查和整理每个人的具体情况并加以汇总，得出反映眼健康状况的指标，如视力、眼压、屈光度等状况。研究人群眼健康状况的意义在于评价现行眼保健措施的效果，为卫生管理部门制订眼保健政策提供依据。同时，也为眼科正常值的设定提供参考依据。

（二）研究特定人群的特殊健康问题

一些眼病在一定的年龄组中具有多发的特点，研究这些眼病的患病特点和流行规律，对于保障这些人群的眼健康具有重要意义。如维生素A缺乏引起的眼干燥症和角膜软化症多见于婴幼儿，常与贫穷、营养不良、不正确的喂养方式和某些地区的不良习惯有关。公共卫生眼科学的研究内容之一，就是要研究通过宣传教育、改善营养状况、建立正确的喂养方式以及对重点人群补充维生素A胶囊等多种途径，有效地控制婴幼儿中的眼干燥症和角膜软化症，预防因本病所致的盲的发生。

（三）进行病因学和疾病危险因素的研究

目前，仍有许多眼病的病因和发病危险因素尚不清楚。公共卫生眼科学家可以采用流行病学的研究方法，确定一定眼病的病因或发病的危险因素。白内障是老年人多发的眼病之一，病因尚不肯定，可能与许多因素有关。北京协和医院眼科与美国国家眼科研究所合作，比较了西藏和北京的白内障患病率，发现西藏年龄相关性白内障的患者比北京多60%左右，可能与西藏海拔高、日照时间长、接受的紫外线照射过多有关，这一研究丰富了年龄相关性白内障发病危险因素的认识。

应用公共卫生眼科学的概念和方法，往往能发现一些危险因素与某些眼病的发生有明显关联，这对于确定防治的重点人群具有一定意义。例如美国巴尔的摩眼病研究发现，黑人青光眼的患病率远高于当地的白人，这可能是由于青光眼的发病与种族有关，也可能与黑人的医疗条件有关。根据这一研究结果，早期筛查青光眼的重点应放在黑人聚居的社区。

（四）研究环境因素对眼健康的影响

人类生活环境中的各种因素不可避免地会影响到人体。其中一些因素可以促进健康，但有些因素则会对健康包括眼健康产生不利影响，使某些人易患某些眼病。生活在非洲和南美洲部分地区的人们常患盘尾丝虫病，这是一种由黑蝇传播的丝虫病，青年时期感染后中年期即可失明。电焊工人常发生电光性眼炎，井下作业的矿工容易发生眼外伤。公共卫生眼科学的任务之一是研究与眼健康相关的环境因素的作用，以便发扬有利因素，避免和减少不利因素，提高这些人群的眼健康水平。

（五）研究眼科医疗服务的需求、利用及其影响因素

用公共卫生眼科学的研究方法，通过调查人群的眼健康状况和一定时间内主要眼病的患病率、发病率和严重程度，可以间接地了解人们对眼科医疗服务的需求量。进一步调查一定时间内因疾病或损伤去眼科医院、综合医院眼科和其他医疗机构眼科的就医率，可直接了解人们对眼科门诊医疗服务的需求量。如果再能调查一定数量人群中一年内因眼病或损伤去眼科医院和综合医院眼科住院的人次数，即可估算出这些人群的眼科年住院率，从而确定人群眼科住院医疗服务的需求量。

人们对眼科医疗服务的需求，是卫生行政部门进行区域医疗规划、合理配置卫生资源的重要依据之一。因此，充分运用公共卫生眼科学方法研究人们对眼科医疗服务的需求和利用，可使有限的眼科卫生资源发挥最大的效能。

对眼科医疗服务的需求和利用受到多种因素的影响，除个体和疾病本身的因素外尚有许多社会因素起作用。在一般情况下，公费医疗和医疗保险者对眼科医疗服务的需求和利用明显高于自费医疗者。另外，人们的眼保健水平、职业因素等都有重要影响。研究人们对眼科医疗服务的利用及其影响因素，可为卫生行政部门提供信息，为调整眼保健政策提供依据。

（六）评价现行的眼病防治措施

公共卫生眼科学的重要研究内容之一就是综合利用流行病学、统计学和社会医学的方法，针对当地流行的主要眼病研究不同防治方法产生的不同防治效果，从而提出改进措施，促进防治水平的提高。有人报告了在非洲和南美洲等维生素A严重缺乏的地区，比较以不同方式给1岁以下婴幼儿补充维生素A的效果，发现在村卫生室发放维生素A胶囊的做法不如逐户发放效果好，于是提出了将发放维生素A胶囊同计

划免疫结合起来，进行逐户落实的意见。WHO曾召开会议，讨论在盘尾丝虫病流行地区以不同方式消灭黑蝇后血中微丝蚴的检出率，以寻求更好的控制盘尾丝虫病的措施。

第三节　公共卫生眼科学与防盲治盲和初级眼保健

（一）防盲治盲和初级眼保健的概念

眼科的一切活动都是为了防盲复明，从这一点出发，眼科工作者诊治个别的眼病患者也是防盲治盲工作的一部分。但防盲治盲还有其特定的含义，它主要是从群体角度来考虑和实施眼病防治的工作。开展防盲治盲首先应当了解人群中主要的致盲眼病及其分布情况，然后选择恰当的方法进行防治和评价其防治效果，实现WHO提出的"人人享有看见权利"的目标。正是由于防盲治盲考虑的是群体的问题，要解决的是危害眼健康的主要致盲性眼病，因此它与公共卫生眼科学具有非常密切的关系，实际上防盲治盲是公共卫生眼科学的一个重要组成部分。

要实现"人人享有看见权利"的目标，只依靠少数眼科医师和医疗机构是远远不够的。医疗机构根据其自身的条件和担负的任务，分为初级、二级和三级医疗机构，组成一个完整的医疗网络，为人们的眼保健提供完善的服务。一般地说，二级和三级医疗机构要承担疑难疾病的诊治。而所谓初级眼保健，是指在初级卫生保健的基础上，实现对传染性眼病和其他常见眼病最基本的防治和对常见眼外伤的基本急救。这是实施眼保健的基础。初级眼保健主要涉及社区的防盲和眼病的防治工作，因此也称为社区眼科学（community ophthalmology）。防盲应当是指开展包括公共卫生、个人卫生、人群健康教育、营养和安全在内的一系列有益于眼保健的社会活动。从效果和最终目的上看，防盲是初级眼保健的主要工作任务，因此初级眼保健属于公共卫生眼科学的范畴，以至于一些人将社区眼科学与公共卫生眼科学等同起来。

要实现初级眼保健，并不是在每个村庄都设有眼科和眼科医生，也不是普及高精尖的技术设备，而是要通过整个社区的努力，通过对非眼科医生、基层卫生工作者和其他有关人员的培训，使他们具有开展初级眼保健的能力，达到开展初级眼保健活动的要求。初级眼保健的活动应当与整个卫生保健工作结合起来。只有将初级眼保健纳入到卫生保健中去，才能持久、经济地开展初级眼保健的工作。

综上所述，初级眼保健和防盲治盲是从群体角度

来防治主要的致盲眼病。公共卫生眼科学为初级眼保健和防盲治盲工作提供了理论基础。在初级眼保健和防盲治盲工作开展以前，公共卫生眼科学工作者应当研究、设计和制订出技术方案，包括如何发现患者、如何统一标准进行眼病流行病学调查或盲人普查、采用何种效果评价方法等。公共卫生眼科学的原则有助于指导防盲治盲工作，以便用尽可能少的财力产生最大的社会效益。

（二）防盲治盲和初级眼保健的工作内容

简单地说，防盲和初级眼保健的工作主要不是在医院内坐等患者上门，而是要走出去，协同有关部门在社区内从事眼病防治工作。主要包括以下内容：

1. 开展眼健康教育 主要通过眼科医生和其他有关人员的参与，使社区内的全体居民都能了解眼保健的基本知识，例如懂得用眼卫生、了解正常眼的外观、知道在什么情况下就应当去眼科就诊，以提高社区内全体居民的眼健康水平。

2. 防治传染性眼病 传染性眼病的防治是个社会问题，必须同初级卫生保健紧密结合起来。要通过开展爱国卫生、改水、改厕、管理垃圾、改善居住条件和强化卫生行为等多种活动，降低沙眼的患病率。对于沙眼患病率高于10%的地区，应当普遍进行人群治疗。要通过保护水源，防止牲畜污染，管理好浴池、游泳池和理发店等公共场所的卫生，控制沙眼和结膜炎等传染性眼病的流行。我国政府已将急性出血性结膜炎（红眼病）列为丙类传染病，开始了监测工作。要教育居民改正不良卫生习惯，消灭苍蝇等有害昆虫。初级眼保健人员应经常深入城市和农村社区检查患者，特别是中、小学生和婴幼儿。在防治其他传染病时注意眼部并发症，例如积极地治疗麻风，就可以消除麻风引起的失明。

3. 防治营养性眼病 从事初级眼保健的人员要认识维生素A缺乏的早期症状，发现高危人群，以便及时补充维生素A。例如患有麻疹、长期反复呼吸道感染、蛔虫症和腹泻病时，均易造成维生素A缺乏。一旦发生角膜软化时，要及时转诊。要贯彻预防为主的方针，提倡科学喂养婴幼儿，鼓励食用富含维生素A的食物，如鸡蛋、肝、乳制品、胡萝卜等。同时也要防止食物中的维生素A在烹调过程中被大量破坏。随着我国人民生活的改善，维生素A缺乏已不常见。但是，对一些贫困和边远地区，仍要做好维生素A缺乏的预防工作。

4. 预防和初步处理眼外伤 眼外伤可以造成严重后果。造成眼外伤的原因很多，如交通或生产事故、生活中的意外情况、战争、儿童玩尖锐物品或做对抗性游戏等。因此，预防眼外伤需要全社会的共同努力，包括做好安全教育工作、遵守操作规程、配戴好安全用具、改善作业场所的照明、管理易燃易爆和放射性物品、禁止雇用未经训练的工人从事危险作业、制订各类安全标准、培训安全员等。

初级眼保健人员应掌握常见眼外伤的简单处理办法，如化学烧伤的洗眼方式、简单的眼内异物取出等。能评价眼外伤的严重程度，懂得眼外伤后的观察指标、继发感染的防治，以及哪些眼外伤需要及时转诊和转诊前的简单处理。

5. 及时发现白内障导致的盲人和视力损伤者以及其他眼病 白内障是发展中国家的主要致盲原因。经过短期培训的初级眼保健人员均可诊断白内障盲。在农村如遇到持续性或进行性视力障碍、白瞳孔，特别是老年人，应当考虑为白内障，并带患者到相关医院检查确诊。目前防治白内障盲的主要问题不是医疗技术方面的，而是一些经济文化因素阻碍了患者及时接受手术治疗。要结合健康教育，使群众懂得在增龄过程中出现的失明不是正常现象，而是病态，是可以治疗的。

在没有足够技术和必要设备的情况下，不能轻率地给患者施行白内障手术，而是应当及时转诊到有条件的医院进行手术治疗。

初级眼保健人员还要认识屈光不正、青光眼、糖尿病视网膜病变等重要致盲眼病的早期特征，及时发现和转诊患者。

第四节 学习公共卫生眼科学应注意的问题

公共卫生眼科学是理论性和实践性都很强的学科。在学习公共卫生眼科学时应当注重理论的学习，要掌握流行病学研究的理论和方法，要理解各种统计方法的基本概念和原理，要注意各种研究方法和统计学方法的适用范围。对于一些统计公式，应当着重了解其意义、方法和适用范围。在学习过程中，要注意联系实际。如有条件，应当参与一些正在进行的眼病流行病学和防盲治盲项目，了解如何在实际中应用公共卫生眼科学知识，来解决眼科学中所面临的一些难题。同时，结合一些有关的医学文献进行学习，评价其设计、测量和分析方面的优缺点，从中汲取经验和教训。只有反复地将理论知识与实践相结合，才能加深对公共卫生眼科学重要意义的认识。

在学习公共卫生眼科学时，应当与眼科学理论和方法的学习紧密结合起来。公共卫生眼科学就是将公共卫生学与眼科学相结合的结果，是应用流行病学和统计学理论和方法来解决眼科学问题的结果。在学习公共卫生眼科学时，应当考虑到我们常用的眼科学检测方法，如视力测量、视网膜检影、电脑验光等方法作为筛查试验或诊断试验的真实性、可靠性和实用性。当我们进行近视眼发病情况调查时，应当考虑到目标人群、样本大小、检测方法等是否合适。我们还应当注意到眼科学领域的一些特殊问题，例如一个人有双眼，当我们抽取样本时，是以眼为单位还是以人为单位。只有将公共卫生眼科学和眼科学其他知识的学习结合起来，公共卫生眼科学才会发挥更大的作用，才会使我们开阔眼界，掌握更多的解决眼视光学领域中难题的方法。

如前所述，公共卫生眼科学是一门具有临床眼科学、流行病学和社会医学特征的边缘学科。它在研究方法上也充分运用了这些学科的研究方法，特别是流行病学的研究方法。因此在学习公共卫生眼科学的过程中，掌握和运用流行病学研究方法十分重要。流行病学研究方法在公共卫生眼科学中的应用，主要表现在以下几个方面：

1．了解人群中眼病的患病情况、主要眼病的分布，以及人群中致盲和视力损伤的危险因素。

2．提供实用的眼病分类学。

3．确定某些眼病的高危人群，以便制订相应的防治措施。

4．评价人群的眼健康状况和防盲治盲规划。

5．选择具有较高成本效益比的预防、筛查、诊断和治疗眼病的措施。

6．选择恰当的眼病监测办法。

流行病学研究方法在公共卫生眼科学中的应用非常广泛，包括了几乎涉及一切眼病的公共卫生学方面：

1．传染性眼病　如各种细菌性和病毒性结膜炎、沙眼、盘尾丝虫病等。

2．非传染性眼病　如年龄相关性白内障、青光眼、老年性黄斑变性等。

3．营养和代谢性眼病　如维生素A缺乏引起的眼干燥症、糖尿病性视网膜病变等。

4．各种眼外伤。

流行病学作为公共卫生眼科学中重要的研究方法，特别有助于研究眼病和环境因素之间的交互作用。但是，目前由于存在以下一些问题，影响到流行病学在公共卫生眼科学中的广泛应用：

1．相当多的眼病缺少国际统一的诊断标准，造成了在眼病流行病学调查中采用不同的定义和方法，因

而产生了一些偏差。

2．在现已完成的描述性流行病学研究中，几乎没有眼病发病率如白内障的年发病率的研究，造成了在制订防盲治盲工作规划时缺乏纵向信息。

3．在现已完成的分析性流行病学研究中，涉及眼科的相当少，直接影响一些眼病发病危险因素的研究，例如对可能与白内障的发生相关的紫外线照射、严重脱水等因素，都缺乏深入研究。

4．目前大多数眼科医师的流行病学知识很少，而流行病学专家中侧重于眼病流行病学研究的则更少。

（赵家良　林　岩）

主要参考文献

1．赵家良. 眼视光公共卫生学. 第2版. 北京：人民卫生出版社，2011：1-3.

2．姚志麒，陈秉衡. 环境卫生学. 第2版. 北京：人民卫生出版社，1987：1-8.

3．林岩. 发展中国家的防盲和初级眼保健工作. 国外医学社会医学分册，1991，8（1）：4.

4．林岩. 防盲和初级眼保健. 中国农村初级卫生保健指导手册. 北京：卫生部医政司，1992：45-460.

5．王翔朴. 卫生学. 北京：人民卫生出版社，1989：213-226.

6．耿贯一. 流行病学. 北京：人民卫生出版社，1979：2-7，211-250.

7．胡铮. 北京市顺义县盲和低视力流行病学调查. 中华眼科杂志，1988，24（6）：322.

8．WHO. Epidemiology and public health ophthalmology. International Journal of Epidemiology，1992，21（6）：1200.

9．WHO. Formulating strategies for health fro all by the year 2000. Geneva，1979：50-88.

10．WHO. Evaluation of the strategy for health by the year 2000. Manila，1986，2-20.

11．WHO. World Health Forum. 1990，11（4）：359，Geneva.

12．WHO. Strategies for ivermectin distribution through primary health care systems. Geneva，1991：9-39.

13．Schwab L. Eye care in developing nations. Oxford：Oxford University Press，1990：1-16.

14．IAPB. World Blindness and its Prevention. Vol3. Oxford：Oxford Medical Publications，1988：1-48.

15．WHO. Formulation and management of national programs for the prevention of blindness. Geneva，1990：2-8.

16．Hu TS，Zhen Q，Sperduto RD，et al. Age-related cataract in the Tibet Eye Study. Arch Ophthalmol，1989，107：666-669.

第二章
眼病流行病学概论

第一节　流行病学的定义和研究范围

　　流行病学是公共卫生学的基础，是建立在观察、推理和计算基础上的一门学科。近数十年来，随着危害人数健康的疾病谱的变化，随着医学模式从单纯生物学向着生物学、心理学和社会医学相结合的模式转变，流行病学的概念也在发展，研究范围不断扩大。

　　流行病学研究人群中疾病与健康状态，包括研究疾病在群体中的分布及群体中疾病和健康史，阐明疾病在特定时间、地点和特定条件下发生和发展的规律，探讨疾病的性质和病因、影响疾病流行的因素，从而制定预防措施，并对其效果加以评价。因此流行病学可定义为：流行病学是研究疾病在人群中发生、发展和分布的规律，以及制定预防、控制和消灭这些疾病的对策与措施的学科。流行病学是在人类与传染病作斗争中发展起来的，长期以来流行病学主要用于传染性疾病的防治。1960年在布拉格召开的国际流行病学会议上，对于流行病学是否仅限于研究传染病这一问题进行了激烈的讨论。随着传染病逐渐得以控制，死亡率明显下降，非传染性疾病如心脑血管疾病、恶性肿瘤等的致死率明显升高。加强研究这些非传染性疾病的发病危险因素，探索防治这些疾病的有效方法，是医学研究的重要任务。在长期的医学实践中，传统流行病学所形成的科学方法在医学众多领域里起着重要作用。流行病学渗入到临床、基础和预防医学各个领域，它与各有关学科相互结合、相互渗透、逐渐交融，产生了许多交叉性学科，如分子流行病学、药物流行病学、遗传流行病学、临床流行病学等。因此，要解决这些非传染性疾病也必须重视和应用流行病学的概念和研究方法。各国学者已将流行病学的研究范畴不再局限于传染病，而扩大至非传染性疾病的研究领域。随着流行病学概念的转化，其研究所涉及的范围也逐渐扩大。它由疾病的流行病学引申到研究异常生理状态及意外死亡等方面，因此乃有"生理代谢流行病学"、

"车祸流行病学"、"自杀流行病学"等。健康是相对于疾病的一种状态，对其进行研究有助于提高人群的健康水平，因此又有了"健康流行病学"或"群体健康流行病学"等流行病学的延伸。

　　流行病学研究涉及的内容虽已超出传染病甚至疾病的范围，但其最基本的研究内容仍然是研究疾病的发生、发展和分布，研究如何预防和控制疾病。随着医学的发展，已经认识到任何一种疾病在人群中出现时病例数目的多寡是随着时间而变动的，有时表现为流行，有时并不表现为流行，两种情况互相衔接，形成一个连续不断的过程。为了更好地研究疾病的流行机制，同时研究不流行的机制也是十分重要的。因此许多学者指出，流行病学是一门研究疾病及健康状况分布及其影响因素的重要学科。

　　临床眼科学是对特定患者个体和某种特定眼病的医疗处理，属于微观眼科学。从群体或社会医学角度研究眼病发病原因和影响因素，研究预防和治疗措施，即从宏观上对眼病加以研究，则属于眼病流行病学范畴。1974年第22届巴黎国际眼科大会强调指出了"公共卫生眼科学"的新概念。眼病流行病学是公共卫生眼科学的重要内容之一。眼病流行病学同样也不仅限于对传染性眼病如沙眼、流行性出血性角膜结膜炎等的研究，而更多地关注对非传染性严重致盲眼病如白内障盲、青光眼、糖尿病视网膜病变的研究。眼病流行病学研究是将流行病学和临床眼科学有机地结合起来，解决眼科学中面临的重要问题。

　　流行病学所研究的范围日益广泛，几乎每种疾病的研究都需要应用流行病学方法。研究的内容主要有下述方面：

　　1. 调查疾病的患病人群年龄、性别、职业分布、发病时间、地区分布，明确什么人在什么时候和在什么地方容易患病。调查疾病的患病率、发病率、死亡率和在人群中消长情况及其性质的变化，了解疾病在人群中发生、发展和分布的状况，为制订控制疾病的规划提供依据。

2. 探索疾病的病因与性质,确定引起各种疾病的特殊病因,并在医疗实践中验证其致病作用。

3. 研究影响疾病发生、发展或流行的因素。不同时期如季节、气候条件,不同地区的地理条件、经济状况及人们的文化水平,可能影响到某种疾病的发生或流行,成为影响疾病发生或流行的危险因素。沙眼的发病和流行就是明显的例子,卫生条件差、住房拥挤等可以加重沙眼的流行。以流行病学方法发现和控制引起疾病发生或流行的因素,就有可能对疾病加以有效地控制。

4. 了解疾病的自然病程,为准确地提出治疗和预防措施提供依据。

5. 根据流行病学研究的结果,明确疾病的原因及其危险因素,就有可能制定出合理而有效的治疗和预防措施,达到控制或根治某些疾病的目的。

6. 对治疗和预防疾病的效果,也应当采用流行病学方法加以评价。

第二节　流行病学原理

流行病学的基本原理包括两个方面,即疾病分布原理以及病因论和疾病的因果推断。

一、疾病分布原理

任何疾病在人群中都具有一定的分布形式,根据其分布特点可以探讨疾病发生或流行的规律,为制订疾病的防治策略和措施提供依据,这是流行病学的基本原理之一,也是流行病学研究始终关注的问题。许多重要的流行病学成果都是从研究疾病的分布开始的。

在有关流行病学的疾病分布原理的应用中,已经将研究的"疾病"加以扩展。疾病可以指传染性疾病,也可以指包括心脑血管、白内障等非传染性疾病,而且也延伸到健康及与健康相关的事件,包括对精神状况、心理状况、行为问题和环境适应的研究,以及对健康相关的卫生事件如灾害、伤害和卫生服务的研究。对于"分布"所涉及的内容也有延伸,从疾病的流行或暴发延伸到少数病例。而且随着对疾病发生、流行理论的认识不断深入,注意到任何一种疾病在人群中发生时,病例的数量是一个随着时间而变动的动态过程,有时表现为病例数较多的流行状态,有时则为病例数很少的非流行状态,两者间互相衔接,形成一个连续的过程。因此对于"分布"的研究,既包括流行状态,也包括非流行状态的研究。

(一)疾病分布的测量及其指标

1. 疾病分布的测量　任何疾病的分布都是应用数

量来表示的,这样才能互相比较,发现差异。表示疾病分布的指标有率或比。率指某种事物在总体中出现的几率,表示的是局部与总体之间的关系。例如在一个中学中共有学生 2000 名,其中男、女学生分别为 800 名和 1200 名。其中 200 男生和 400 名女生患有近视眼,那么该校的近视眼发生率则为 30.0%[(200+400)/(800+1200)]。而比表示的是不同事物间的比值。例如上述学校中患有近视眼的男、女学生之比为 200:400,即为 1:2,也可以说患有近视眼的男、女学生分别为近视眼学生的 33.3%[200/(200+400)]和 66.7%[300/(200+400)],表示的是构成比。率和比是不同的指标,如果混同,就会造成错误的判断。只有用患病率才能比较男、女学生中近视眼发病的情况。在上述学校中,男、女生近视眼的患病率分别为 25.0%(200/800)和 33.3%(400/1200),表明女生中近视眼的发生率高于男生。

2. 常用的表示疾病分布的指标

(1) 发病率(incidence rate):表示在一定时期内一定人群中某病新患者出现的频率。其计算公式为:

$$某病的发病率=(一定期间内某人群中某病$$
$$新病例数/同期的暴露人口)×10万$$

计算发病率时观察的时间单位可以根据所研究的病种及研究问题的特点而决定。通常以年来表示。也可以以一天、一周、一个月来表示。发病率多用 10 万分率,有时也用千分率来表示。计算时所用的分子是一定时期间内新发病人数。对于发病时间难以确定的一些疾病可以将初次诊断的时间作为发病时间。分母是可能发生该病的人群,对那些不可能患病的人(如传染病的非易感者)不应当计入分母内。但在实际工作中往往不易实现,当描述某些地区特定人群的某病发病率时,多用该时间段内特定人群的平均人口作为分母。例如观察时间以年为单位时,可用年初和年终人口之和的平均人口数或以当年 7 月 1 日 0 时的人口数作为分母。

发病率可以按不同特征,如年龄、性别、职业、民族和婚姻状况分别计算,称为发病专率。

发病率可以反映疾病发生的比率,因此它可以用来描述疾病的分布。发病率的变化意味着病因因素发生变化。通过比较不同人群的某种疾病的发病率来帮助确定可能的病因,探讨发病因素,提出病因假说,评价防治措施的效果。

(2) 罹患率(attack rate):罹患率与发病率同样是衡量人群中新发病例情况的指标,一般用于小范围或短期间的流行,也可以用百分率或千分率表示。它的优点是能根据暴露程度更为精确地测量发病的几率,在探讨病因中经常使用。观察期一般以周或月为单位，分子是新发病例数，分母为暴露人口。其计算公式为：

$$某病的罹患率 = (观察期内的某病新病例数 / 同期的暴露人口) \times 100(1000)$$

（3）患病率（prevalence rate）：也称现患率，是指某一特定时间内总人口中某种疾病的病例所占的比例。按观察的时间不同，患病率可以分为时点患病率和期间患病率，以前者较为常用。其计算公式为：

$$时点患病率 = (某日的新旧病例数 / 该日的人口数) \times 1000(或 10 万)$$

$$期间患病率 = (某期间的新旧病例数 / 同期平均人口数) \times 1000(或 10 万)$$

通常，时点患病率的时间不超过 1 个月，而期间患病率的期间是指一段特定的时间，常常超过 1 个月。期间患病率实际上是某一特定期间开始时的患病率加上该期间内的发病率。

一些因素会影响疾病的患病率。增加患病率的因素包括：①病程延长。②未治愈者寿命延长。③新病例增加（即在观察期间疾病发病率增加）。④病例迁入。⑤疾病易感者迁入。⑥健康者迁出。⑦诊断水平提高，发现更多病例。减低患病率的因素包括：①病程缩短。②病死率增高。③新病例减少（即在观察期间疾病发病率下降）。④健康者迁入。⑤患病者迁出。⑥治愈率提高。

当某地某种疾病的发病率和该病的病程在相当长时期内保持稳定时，患病率、发病率和病程三者间的关系为：患病率(P)＝发病率(I)×病程(D)，这样可以计算某些疾病的病程。

患病率通常用来表示病程较长的慢性病发生或流行情况，可以为规划医疗设施，估计医院床位、卫生设施及人员的需要量，评估医疗质量和医疗费用的投入等提供科学依据。

（4）死亡率（mortality rate）：是指在一定时期内一定人群中死于某种疾病或死于所有原因的频率，是测量人群死亡危险最常用的指标。计算时，常以年为单位。多用千分率或 10 万分率。其计算公式为：

$$死亡率 = (某人群的年间死亡总数 / 该人群同年的平均人口) \times 1000(或 10 万)$$

死于所有原因的死亡率是一种未经调整的率，也称为死亡粗率（crude death rate）。死亡率也可以按不同特征，如年龄、性别、职业、民族或病因等分别计算，称为死亡专率。

死亡率是用于衡量某一时期、某一地区的人群死亡危险性大小的指标。死亡专率可以提供某病死亡在

人群、时间和地区中变化的信息，也可用于探讨病因和评价防治措施。

（5）病死率（fatality rate）：是表示一定时期内（通常为 1 年）患某病的全部患者中因该病死亡的频率。其计算公式为：

$$病死率 = (因某病而死亡的总数 / 该病患者总数) \times 100\%$$

病死率常以百分率表示，可以表明疾病的严重程度，也反映医疗水平和诊治能力。当比较不同的医院治疗某种疾病的病死率时，应当注意可比性。这是由于一些大医院虽然医疗设备好、医疗力量强，但是收治的患者也可能比较危重，因而治疗某种疾病的病死率有可能反而比小医院还要高。

在眼科学中，除了应用上述的率之外，还经常应用下列的一些率：

（1）致盲率（prevalence of blindness）：是指某一特定时间内在总人口中盲人所占的比例。实际上它是盲的患病率。

（2）白内障手术率（cataract surgical rate）：是指每年每百万人群中白内障手术的例数。

（3）白内障手术覆盖率（cataract surgical coverage rate）：是指应当施行白内障手术的人群中接受白内障手术者的频率。计算时，以接受白内障手术的人数加上未接受白内障手术的因白内障致盲的人数为分母，以接受白内障手术的人数为分母，以百分率来表示。

（二）疾病分布

1. 疾病分布的形式　疾病在时间和空间的分布表现为多种形式：

（1）散发（sporadic）：在小范围内发生少数病例可以称为疾病的散发。散发是在同一地区的同一病种历年发病率之间比较的结果，表现为疾病的发病率低，患者在时间和空间的分布常常不明显集中。

（2）流行（epidemics）：当某地区某病的发病率显著超过历年的（散发）发病率水平时称为疾病的流行，是与散发相比较的流行强度指标。当某地某病达到流行水平时，意味着有促使发病的因素在起作用，应当引起注意。

（3）大流行（pandemic）：某病的发病率远远超过流行水平时称为疾病的大流行，其特点为传播迅速。

（4）暴发（outbreak）：是指在集体单位或小范围居民区内突然发生病例的现象。疾病暴发的原因主要是由于通过共同的传播途径而感染或有共同的传染源。所谓短时间主要是指在该病的最长潜伏期内。如果暴发的初发病例和最后病例的时间间隔超过该病最长潜伏期时，则应当考虑并非只有一次暴露的结果。

（5）地方性（endemic）：有些疾病经常存在于某一地区或某一人群时，该病就称为地方性疾病。

（6）输入性传染病（imported infectious disease）：凡是本国不存在或已经消灭的传染病，由国外传入时就称为输入性传染病。在一国之内某种传染病由一个地区传到另一个地区称为传入或带入。

2. 疾病的人间、地区和时间分布　当研究疾病分布时，往往要考虑哪些人、哪些地区和什么时候最容易患病，这就是要了解疾病的人间分布、地区分布和时间分布。

（1）人间分布：考虑某病或者某种健康状况的原因时常常首先考虑哪些人容易患病。人群的特征表现在年龄、性别、职业、受教育年数和种族等方面。了解疾病的人间分布有利于探寻致病因素的线索。盲和视力损伤容易发生在高龄的人群中，在女性、文化程度低人群中致盲率也相当较高；原发性闭角型青光眼在东亚人群患病率较高；在中国的年轻人群中近视眼的患病率较高，这些都表明许多眼病在人间分布是具有明显特征的。

（2）地区分布：考虑某病的原因时要考虑到该病在哪些地区最易发生。不同国家之间，城市与乡村之间，平原与山区之间，疾病的发生情况可能是明显不同的。这种情况可能与不同地区之间的自然地理环境、社会经济状况、人口密度、生活习惯、卫生条件、医疗设施存在差异有关。因此考虑疾病的地区分布可能为探寻疾病的原因和影响因素提供线索。

（3）时间分布：疾病的频率是随着时间而不断地变动的。离开时间就无法判断疾病分布指标的意义。疾病的时间分布包括以下几种形式：

1）短期波动：在较大人群中出现的某种疾病的流行或暴发。疾病的短期波动所引起的社会影响大，原因也较易判明。

2）季节性：指疾病的频率在一定季节升高的现象。一般来说，传染病的季节性表现较明显，非传染病发病缓慢，季节性表现常不明显。在眼科疾病中，春季结膜炎具有明显的季节发病的特点。

3）长期变异：多指长达几十年的观察，以便探讨疾病的各种变化。在长期观察疾病的动态时要注意疾病诊断标准的变化和诊断技术进步的影响。从眼科疾病的长期趋势来说，随着我国近视眼患病率不断增高，原发性闭角型青光眼的患病率有可能降低，这是因为前者是与前房加深相联系的，而后者则是与前房变浅相联系的。

在实际工作中，应当将疾病的人群、地区和时间分布综合起来考虑，才能全面地了解疾病的分布。

二、病因论和疾病的因果推断

病因论及疾病的因果推断是流行病学的另一个基本原理。开展流行病学工作的目的是预防疾病，为此有必要了解疾病是如何发生的。

（一）有关病因的一些学说

19世纪末，随着微生物学的发展，发现某些疾病是由微生物感染所引起的，不同的微生物可能导致不同的疾病，因此逐渐形成了病原体决定传染病的概念。随着对疾病发生及流行理论的认识不断加深，人们逐渐发现单一的病因不足以导致疾病的发生，特别不能适合于一些慢性非传染性疾病的病因探讨。即使对于传染病来说，不仅仅有了细菌就会发病，还会由于宿主和环境因素的影响而导致发病。于是出现了病因、宿主和环境的平衡失调引起疾病的理论。

环境是人类生活于其中的各种要素的总和。自然环境包括日照、气温、海拔高度等，社会环境包括婚姻、社会经济地位、居住条件以及居住地的城市化程度。环境不但会影响着人们的生活、生产，甚至会影响着人类的遗传。就眼病来说，在长日照、高海拔和低营养水平的地方，年龄相关性白内障的患病率明显增高；在照明差、学习负担重的儿童中近视眼患病率会增高。这些都是环境影响疾病发生的典型例子。

影响疾病发生的宿主方面因素包括肉体和精神等因素。机体具有遗传特征，而许多疾病的发生与遗传因素有关。机体的免疫力也会影响到疾病的发生。机体的适应能力与机体的生理、心理状态和文化水平有关，也会影响到疾病的发生。

病因来自于宿主和环境等方面。生物因素，如各种病原体和一些有毒动物、植物会引起疾病。人类需要的营养物质和维生素的缺乏，食物添加剂的应用，空气和水中化学物质的增加，放射线等都会导致疾病。

除了认识到疾病发生中病因、宿主和环境相互作用之外，还认识到一些疾病的发生是由多种原因引起的，例如日照时间长和营养缺乏的作用相叠加，可以引起白内障的发生。一些疾病是由于因果相联而导致一种疾病发生的，例如感冒引起机体抵抗力的下降，而机体抵抗力差则容易导致单纯疱疹病毒性角膜炎的发生。实际参与发病的有关因素更为复杂，这就产生了疾病发生的病因网络学说。流行病学探讨的病因实际上就是要通过疾病的分布从病因网或病因链中找出与疾病发生关系密切的关键因素。

（二）病因的探讨

流行病学探讨病因是以疾病的实际分布为根据来提出病因假设的，然后通过流行病学方法反复检验，来验证这些假设的病因与疾病之间的因果关系。

1. 观察疾病的分布来建立病因假设　根据疾病的流行病学调查结果，仔细地研究疾病的分布，通过分布的特点提出关于病因的假设。假设是根据疾病的分布和医学知识进行推理而建立的。在提出疾病病因假设时可以应用下列几种方法：

（1）差异法：如果两组人群中某种疾病的发病率明显差异，而且发现这两组人群中某些因素也有差别，那么这种因素就很可能是致病的原因。

（2）协同法：如果在不同情况下发生某种疾病的患者均有类同的因素时，则这种因素有可能是疾病的原因。

（3）共变法：当某一因素的量变引起疾病的发病率发生变化时，表明这种因素有可能是病因。

（4）类比法：当某种疾病的分布与已知病因的一种疾病具有相同的分布时，则可以考虑这两种疾病具有某种共同的发病因素。

2. 验证假设　所假设的病因可以通过实验的方法在动物或人群中进行证实。由于动物模型的建立并非容易，而且动物中获得的结果也不能轻率地应用于人类，因此在动物中证实病因是有相当难度的。在人群中进行证实病因假设的实验也非易事。较好的方法是首先进行现场调查和流行病学分析，如进行病例对照研究。然后再进行流行病学的实验研究，针对假设的病因进行干预，来观察对疾病发生的影响。如果研究结果能得到发病机制的研究支持，则能最后确定病因。

（1）联系及其种类：流行病学在探讨病因时，要先判明某种疾病与某种事物之间是否有联系，然后判断联系的意义，在许多事物中找出与疾病发生具有因果关系的事物。当两事物之间存在密切的数量关系时表明两者之间存在着联系。事物之间是否存在着联系是通过统计学方法来判定的。在统计学上，两种事物之间的联系有以下几种形式：

1）人为的联系：这是在调查研究中由于偶然因素或有意造成的假象。例如在研究中判断某种治疗方法的疗效时并没有客观的指标，全凭受试者的主观反应来判断，就有可能不能真实地反映两种事物间的联系。

2）间接的联系：如果事物甲既能引起事物乙，又能引起事物丙，事物乙和事物丙之间也会发生统计学相关，但是这种相关只是一种间接联系，不能期望干预事物乙能使事物丙发生改变。

3）因果关系：在统计学上相关的事物中，某事物常常继另一种事物发生，那么这两事物间可能是因果联系。

（2）判断存在因果联系的条件：当判断疾病与发病因素之间是否存在因果关系时，应当考虑的条件包括：①联系的强度是否大：联系强度越大，因果关系的可能越大。②联系是否具有特异性：如果某种因素与多种疾病有关，其特异性就低。如果这种因素仅与某种疾病有关，其特异性就高。③联系的普遍性：当某种因素与某种疾病之间的关系在任何时间、任何地点、任何人群中都能得到同样有意义的结果时，因果关系的可能性更大。④联系的时间性：当两种事物之间有因果关系时，原因总是发生在结果之前。⑤剂量效应：当作为病因的因素的剂量变化影响人群发病率变化时，则可能存在着因果关系。⑥分布相符：作为病因的因素的分布与疾病的空间分布、时间分布相符时，该因素与疾病的因果关系可能性大。⑦实验根据：有实验根据支持两事物间因果关系时，确定两事物间的因果关系的把握就更大。

当满足上述的条件越多，判断两事物间因果关系时出现的错误就越小。如果能够完全满足，则因果关系的可能性就越大。但是，即使不能完全满足上述的条件，也不能否定因果关系的存在。

第三节　流行病学常用的研究方法

选择研究方法是进行流行病学研究的核心。流行病学研究方法主要分为两种类型，即描述性研究和分析性研究。

一、描述性研究

描述性研究（descriptive study）是对已有的资料或通过特殊调查，如问卷调查、面谈、观察等方法收集到的资料进行整理归纳，对疾病或健康状态在人群中的分布情况加以描述。这种研究的目的不是专门检验一项病因假设，而是研究疾病在一定人群中的发生数量及其分布特点。它主要回答是谁、什么地区和什么时候易患这种疾病。通过分析，可以形成有关致病因素的假设和进一步分析研究的方向。因此当出现某种临床现象或健康状态等情况时，一般都从描述性研究开始，通过了解事件或疾病分布的基本特征获取信息，形成进一步分析研究的假设。描述性研究主要包括病例报告、疾病发生的流行病学描述、描述性横断面研究及生态学研究。

（一）病例报告

1. 概念　病例报告包括个案报告和大宗病例分析，是指研究具有某一或一系列具体情况或接受某一种治疗的临床病例，无特设对照组，只是描述所研究疾病的发生和分布，不能用于估计发生该病的危险。

2. 内容 病例报告往往对一些罕见或特殊的疾病进行报道，全面介绍疾病的发生、发展与转归，报道疾病的诊断、治疗和疗效评定结果。个案报告是研究少见病的常用方法，通过对临床上一个或几个特殊病例的报道，往往可以提供许多有价值的信息。大宗病例分析报告是对一组相同疾病的临床资料进行整理、统计、分析、总结并得出结论的方法。在临床科研中，这种回顾性病例分析是临床医师的主要研究手段之一。

一般要求报告中包括下列内容：①说明为什么该病例值得报道；②对病例进行描述，提供有关的数据资料；③指出该病例的独特之处，说明判断该病例未曾报道过的依据；④该病例的各种特点是否还有其他可能的解释；⑤指出该病例给予作者和读者的启示，做出结论。

病例报告的资料来源于一些经常性医疗资料，如医疗卫生工作中日常记录及有关的报告卡、医疗卫生工作和非医疗卫生工作统计报表、疾病监测资料，包括疾病、环境、药物不良反应监测等。

3. 病例报告的优缺点 病例报告是一种描述性研究方法，其优点是容易收集资料，所需的人力、物力和时间较少，在研究过程中患者能得到相应的治疗，因此容易为医师和患者所接受；缺点是论证强度较低，可信性较差。由于未设对照组，可能导致错误结论。研究对象仅为病例，没有发生这种疾病的危险人群，因此不能估计该病发生的危险。

（二）疾病发生的流行病学描述

根据个体特征（如年龄、性别、种族、受教育程度、职业、婚姻、社会经济状况和个性等）、地区（如城市、农村、国家等）及时间（如季节等）来收集疾病在人群中发生分布的资料，其研究目的是了解谁、什么地区和什么时候最容易患病。

（三）描述性横断面研究

1. 概念 又称现况研究（prevalence study）或横断面研究（cross-sectional study），是运用某种手段收集特定人群在某个时间断面的疾病信息，能了解某一时点或时段的疾病患病率。研究目的不是为了检验某种联系的假设。

如果在研究时，不仅收集特定人群在某一个时间断面的疾病信息，同时还测量暴露因素，并了解疾病与暴露因素之间的关系，这样的研究就由描述性横断面研究改变为分析性横断面研究。分析性横断面研究比描述性横断面研究可获取更多的资料和信息，因此在实际工作中一般不会只做描述性横断面研究。在这里，我们一并介绍描述性和分析性横断面研究。

2. 目的及用途

（1）描述疾病、健康状况或某一事件的发生及其分布特征，即通过对一个地区进行疾病或健康状况的调查，找出该地区危害人群健康和生命最严重的疾病和卫生问题，以确定该地区防病工作的重点。

（2）描述与疾病或卫生事件有关的暴露因素，并了解这些因素与疾病的联系强度，为病因学研究提供线索和建立病因假设。

（3）监测高危人群，在人群中进行普查或筛检，达到早期诊断、早期治疗患者的目标。

（4）了解人群的健康水平，对疾病防治措施的效果和医疗卫生工作的质量进行评价。

现况调查适用于研究病程长、发病频率较高的疾病，适用于研究比较稳定的暴露因素，但不适合研究病程较短或者在短期内可以逆转的危险因素。

3. 种类和方法

（1）普查：是在特定时间内，对特定范围人群中的所有成员进行某种疾病或某种健康状况的调查。特定时间应当是一个时点或是一个很短的时段，特定范围是指某一地区或具有某种特征的人群。进行普查的目的除了解疾病在人群中发生情况及其危险因素之外，还要在人群中早期发现患者并及时给予治疗。

开展某种疾病普查时应当注意以下原则：①要明确普查的主要目标是为了早期发现病例并给予治疗；②普查的疾病患病率比较高，以便短时间内发现足够多的病例；③普查时所用的检查应是灵敏度高、特异度强、易于在现场实施的方法；④要有足够的人力、物力和财力支持普查工作。

实施疾病普查的优点：可得到人群中某种疾病发生的实际情况和患者的绝对数，可以发现人群中的全部病例，以便早期治疗；可较全面地描述疾病的分布和特征，可以提供与疾病有关的危险因素及流行因素，为病因学研究提供线索；可以普及医学卫生知识；在调查中确定调查对象比较简单。

实施疾病普查的缺点：由于普查时受检对象相当多，例如所获资料较粗、准确性较低；调查费时、费人力、费用大；普查不适用于发病率低或诊断复杂的疾病，不适合目前尚无简易诊断手段的疾病；无应答率较高；组织工作的难度大；由于参加的工作人员多，调查质量难于控制；从普查中不能得到发病率的资料。

（2）抽样调查：是一种非全面调查。在实际工作中，如果为了揭示疾病分布规律，可以从研究人群的总体中抽取一部分样本进行调查，来估计该人群的患病率或某种特征的情况。抽样调查是以代表性样本来估计总体的一种研究方法，在流行病学研究方法中占有重要地位，几乎可以实现现况研究的所有目标。

由于抽样调查是从整个研究人群中抽取一部分人进行研究，如果要使所得的调查结果或结论在相当程度上能够代表整个研究人群，首要的条件就是采用随机化原则抽取样本。常用的抽样方法有单纯随机抽样、系统抽样、分层抽样、整群抽样和多级抽样：

1）单纯随机抽样（simple random sampling）：使研究人群中每一个个体都有同等概率被抽中为研究对象。通常可用抽签、随机数字表或计算机对排序的研究人群进行抽样。单纯随机抽样简便、易行，不需要专门的工作。但不适用于样本量很大的研究，也不适用于个体差异很大的研究。

2）系统抽样（systematic sampling）：是按照一定顺序机械地、每隔一定数量单位抽取一个对象。例如要调查白内障盲人，如果在 1000 人中抽取 10% 的人进行调查，则应抽 100 人。抽样间隔为 10，可在 1～10 之间随机抽一数字，假设为 5 时，则 5、15、25……即为本调查的样本。这种抽样方法简便易行，抽取的样本在总体中分布比较均匀，抽样误差比单纯随机抽样小、代表性好。但当总体中观察单位按顺序有周期性变化趋势或单调的增减趋势时，可能会产生偏倚。

3）分层抽样（stratified sampling）：先将研究总体按不同的特征进行分层，然后分别在各层中进行随机抽样。例如，把总体按年龄、性别、职业等分为若干组（统计学上称为层），然后在每层中随机抽取样本，再组合成为总体的一个样本。这种抽样方法的优点为：精确度比单纯随机抽样高；各层间容易对比；抽样误差比单纯随机抽样小。其缺点为：所得结论有局限性；抽样前需要有完整的研究人群资料，工作难度大。

4）整群抽样（cluster sampling）：为适应大范围调查的需要，抽样时不是以个体为抽样单位，而是以群体为抽样单位。被抽中的群体中的所有成员均作为研究对象。这种方法的优点是方便易行，便于组织，提高效率，节省人力和物力。但这种抽样方法要求各群内的变异与总体变异一样大，各群间的变异越小越好。缺点：抽样误差大，样本量需以抽样作用系数矫正。

5）多级抽样（multi-stage sampling）：是在大型调查时常用的抽样方法。先从总体中抽取范围较大的单元为一级抽样单元，再从中抽取范围较小的二级单元，可依次抽取范围更小的单元。这种抽样方法的优点是节省人力、物力；多级抽样的观察单位在总体中分布较均匀，比观察单位大的整群抽样能提高统计学的精确度。缺点是抽样前需了解各级调查单位的人口资料和特点，使抽样的实施和结果分析产生困难。

由于抽样调查的个体或单位间存在着差异，所以

样本量不能太少，太少则不能反映总体情况，结果的变异性太大。样本量太大，则耗费人力、物力及时间，实施调查也不太可能。在眼病流行病学调查中，常用的计算样本量的方法如下：

$$公式 \ n = (U_a/\delta)^2 P(1-P)$$

说明：n 为所需样本的大小；

$\quad\quad U_a$ 为正态分布中累积概率为 $\alpha/2$ 时的 U 值；

$\quad\quad \delta$ 为允许误差；

$\quad\quad P$ 为可能出现的样本量中最靠近 50% 的值。

举例计算样本量如下：某县现有人口 472 215 人，拟进行盲率的流行病学调查。根据以往文献资料知盲的患病率约为 0.5% = 0.005，取 $\alpha = 0.05$，允许误差 $\delta =$ 0.15% = 0.0015，则 $U_a = 1.96$，代入公式：

$$n = (1.96/0.0015)^2 \times 0.005 \times (1-0.005) = 8494 \ 人$$

允许误差 δ 定得越小，则样本量越大。

本例应取样本量为 8494 人。该县总人口为 472 215 人，则抽样比 = 8494/472 215 = 1.8%。

4. 现况调查的步骤

（1）根据研究目的确定采用普查或抽样调查，进行资料收集。资料收集是现况调查成功与否的根本保证。资料分为经常性资料，如日常医疗工作记录和统计报表，包括病历、检查记录等，以及一时性资料，如专门调查的结果。

（2）设计调查表。调查表的内容一般包括三个部分：①一般性项目，包括姓名、性别、出生年月、职业等；②调查研究的实质部分，主要是本次调查的有关项目，尽量选用客观指标来调查研究对象；③有关调查者的项目，列出"调查者"和"调查日期"，有助于查询和明确责任。

（3）确定测量方法和检验方法。进行调查时，尽量采用简单易行的技术和高灵敏度的检验方法。同时对调查员进行培训，使他们在调查时按照标准进行调查。

5. 现况调查中常见的偏倚及控制方法　在现况调查中，常由于某些人为的因素造成偏倚，导致研究结果不可靠。常见的偏倚有选择偏倚和信息偏倚。

（1）选择偏倚：指在选择研究对象过程中所产生的偏倚。例如选择研究对象时没有按随机抽样的方案进行选择，随意地由他人代替，从而破坏了样本的代表性和同质性。无应答偏倚也是一种选择偏倚，研究对象由于种种原因而拒绝参加调查，造成应答率降低。在实际调查中，若无应答率超过 10%，就难于反映所调查人群的全貌。因此，在抽样过程中坚持随机化原则、严格按照抽样设计方案选取研究对象，是十分必要的。调查前开展广泛的宣传和动员、采用补漏调查，

都能提高应答率。

（2）信息偏倚：指在调查过程中获取信息时所产生的偏倚，主要来自研究对象或研究者以及测量的仪器设备。常见的情况有：调查对象回答不真实或不准确造成回忆偏倚和报告偏倚；调查者没有按照"标准化"方法进行调查所造成的偏倚；测量工具或检测方法不够精确所造成的偏倚。控制这些偏倚的方法主要是选用精确的仪器设备，按照"标准化"方法进行各项调查。

6. 横断面研究的优缺点

（1）优点：所需费用少，容易施行；不需要随访时间；可以研究几种疾病与多种暴露因素之间的联系；能为制定人群的健康计划提供有用的材料；不影响研究对象的工作和生活，容易取得配合。

（2）缺点：在同一时间测量疾病和暴露因素，不能确定它们之间的时间顺序，不能建立疾病与暴露因素之间的因果关系；不能用于研究患病率极低的疾病；在大范围人群中随机选择样本困难；只能测量疾病的患病率，而不能测量疾病的发病率或其发生的相对危险性。

（四）生态学研究

在现况调查中，当被观察单位为生态单位时，就成了描述性生态学研究（ecology study）。生态学研究亦称集聚研究，是在群体水平进行观察和比较，它以组而不是以人为分析单位，描述疾病在各人群中所占的百分数或比数，以及各项特征者在各人群中所占的百分数或比数，寻找疾病的分布与哪些特征的分布相近或相关，从而在众多的因素中探索病因线索。常用的方法有生态比较研究和生态趋势研究。

二、分析性研究

分析性研究是检验特定病因假设时所用的研究方法，可以通过观察某一危险因素的暴露和疾病发生之间的关系来确定病因。分析性研究分为观察性研究和实验性研究两大类。

（一）观察性研究

在这类研究中，所研究的某一危险因素的暴露程度不被研究者所控制，只是通过观察和分析来达到研究目的。常用的观察性研究有分析性横断面研究、病例对照研究和队列研究，前者已在描述性横断面研究中介绍。

1. 病例对照研究

（1）概念：病例对照研究（case control study）是由果及因的回顾性研究（retrospective study），主要用于探索疾病发生的病因和危险因素，是对临床及基础研

究中形成的病因假设进行检验的方法。在病例对照研究中，比较患有某病的患者组与未患该病的对照组在过去和现在暴露于某种可疑危险因素或具有某一特征所占比率的差异，由此确立该病发生与可疑因素之间是否存在关联。病例对照研究在临床研究中被广泛应用，尤其在研究慢性病和罕见病时，其模式见图2-314。

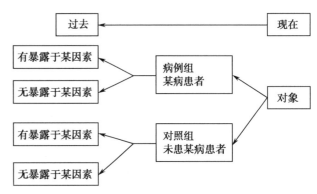

图2-314　病例对照研究模式示意图

暴露（exposure）是指曾经接触过某种因素或具备某种特征。暴露因素包括环境因素、个人行为因素、人类生物学因素等，它可以是危险因素，也可以是保护因素。

病例对照研究设计具有以下特点：①是一种回顾性调查研究，研究者不能主动控制病例组和对照组的危险因素有无暴露、暴露多少，因为暴露与否已成为现实。②是一种由"果"到"因"的研究，在研究疾病与暴露因素的先后关系时，已知研究对象患某病或未患某病，再追溯其可能与疾病相关的原因。因此，调查方向是回顾性的，按照从果到因的时间顺序进行研究。③病例对照研究设有对照组，由未患所研究疾病的人组成。

（2）研究步骤

1）提出假设：确定待研究的疾病和危险因素。

2）选择研究对象：这是研究设计中的一项重要内容。

病例组的选择：凡被选为病例者均应符合疾病的定义和选择标准，并应当具有代表性和暴露于危险因素的可能性。尽可能选用新发病例，因其发病不久，对疾病危险因素所提供的信息较为可靠。收集现患病例和死亡病例资料时易产生回忆偏倚。病例的来源可以为医院的患者或社区人群中的患者。

对照组的选择：选择对照的目的是为了正确估计病例组人群中暴露的分布情况。被选入对照组的条件是必须不患所调查的疾病，可以是正常人，也可以是患其他疾病的患者，但不能是同一系统疾病的患者。对照组主要来源于医院其他疾病的患者、同住一个街

区的健康人、患者的亲属、朋友等。

对照组确定后应与病例组就有关项目进行均衡性检验，要求两组除研究因素外其他非研究性因素尽量相同，有可比性。

匹配（matching）是一种常用的选择对照方法，匹配目的在于控制可疑混杂因素对研究因素与疾病之间联系的影响。具体的做法是：在选择对象时，使病例组与对照组在那些已知与发病危险有关的因素，如性别、年龄、经济状况和职业等方面保持一致。1个病例可以匹配1或2~3个对照，但是匹配比例数与研究效率的提高不成正比关系，过多的匹配将影响结果的正确性。

3）样本量计算：病例对照研究的样本量估计是在满足一定条件下的一个粗略估计值，只具有相对意义。样本含量的估计取决于：①人群中暴露于该研究因素的比例；②与该病有关的相对危险度（RR）估计值，或暴露的比值比（OR）估计值；③第一类错误的概率（α），通常 $\alpha=0.05$ 或 0.01；④第二类错误的概率（β），通常 $\beta=0.10$ 或 0.20，即 $1-\beta$（把握度）为 90% 或 80%。上述数值确定后，可用计算法或查表法得出所需要的病例和对照例数。样本量并非越大越好，过大会影响调查工作质量，负担重、耗时长，受检率和复查率都难以达到。

4）设计调查表：根据调查的疾病和危险因素设计调查表，记录所获取的暴露信息，包括所研究的危险因素及其他可疑的危险因素、混杂因素暴露的程度和时间。调查表设计及方法同横断面调查。

（3）结果分析：病例对照研究调查结束后，对资料经过汇总、整理、核对后进行分析。

1）描述性分析：对病例对照研究资料的概况和特征进行描述，如两组对象的一般特征，包括年龄、性别、职业、经济状况等差异。对病例组与对照组的特征进行均衡性分析，确定两组间是否具有良好的可比性，但研究的因素应除外。若两组的特征差异具有显著的统计学意义，在分析时要考虑其对主要关联可能产生的影响。

2）推断性分析：通过回顾比较病例组和对照组在患病前暴露于某种可能的危险因素方面的差异，分析暴露因素与疾病的关联程度。

资料归纳整理：简单的病例对照研究所得的结果可归纳为表 2-29 的形式。

由表 2-29 可计算出病例组和对照组的某因素暴露率：

$$病例组某因素暴露率 P_1=a/(a+c)$$
$$对照组某因素暴露率 P_0=b/(b+d)$$

表 2-29　病例对照研究资料的模式

组别	既往有暴露	既往无暴露	合计
病例组	a	c	$a+c$
对照组	b	d	$b+d$
合计	$a+b$	$c+d$	$a+b+c+d$

检验病例组与对照组暴露的差异是否具有统计学意义，χ^2 检验是常用的统计检验方法。

计算疾病与暴露之间的关联程度：疾病与暴露之间的关联程度可用比值比（odds ratio，OR）表示，说明某事件发生可能性与不发生可能性之比。在病例对照研究中，病例组的暴露比值为：

$$[a/(a+c)]/[c/(a+c)]=a/c$$

对照组的暴露比值为：

$$[b/(b+d)]/[d/(b+d)]=b/d$$

$$OR=病例组暴露比值 / 对照组暴露比值$$
$$=[a/c]/[b/d]=ad/bc$$

OR 的含义与相对危险度相似，指暴露组的疾病危险性为非暴露组的多少倍。$OR>1$ 说明疾病危险度增加，称为"正"关联；$OR<1$ 说明疾病的危险度减少，称为"负"关联。

例如，对视网膜脱离与视网膜格子样变性的关系进行病例对照研究分析。视网膜脱离患者 65 例，其中 52 例有视网膜格子样变性；无视网膜脱离对照组 62 例，其中 30 例有视网膜格子样变性。将资料列为表 2-30：

表 2-30　视网膜脱离与视网膜格子样变性的病例对照研究

组别	暴露因素者数	未暴露因素者数	合计
病例组	52（a）	13（c）	65
对照组	30（b）	32（d）	62
合计	82	45	127

视网膜脱离组格子样变性暴露率

$$P_1=a/(a+c)=52/(52+13)=0.8=80\%$$

无视网膜脱离组格子样变性暴露率

$$P_0=b/(b+d)=30/(30+32)=0.48=48\%$$

$$OR=病例组暴露比值 / 对照组暴露比值$$
$$=[a/c]/[b/d]=ad/bc=4.27$$

这一结果表明视网膜格子样变性与视网膜脱离有强的关联。

（4）病例对照研究中的偏倚和混杂：病例对照研究是一种回顾性观察研究，容易产生偏倚，主要有选择偏倚和信息偏倚。偏倚是指在研究设计、实施及分析过程中出现的系统误差，它会歪曲暴露与疾病之间联系的性质或强度，以致出现暴露与疾病之间联系错误的结论。因此,在流行病学研究中避免或减少偏倚是非常重要的。

1)选择偏倚:是由于研究对象与非研究对象间的特征有系统差别所产生的误差,常发生在研究的设计阶段。

2)信息偏倚:信息偏倚指在收集资料阶段调查暴露史时两组所用的标准不一致或有缺陷,而导致两组结果不一。例如:在调查时被调查者应答时心理状态不稳定或回忆不准确所致的偏倚。

3)混杂偏倚:混杂偏倚是指研究暴露因素与疾病之间的关系时,由于其他因素所产生的效应干扰研究的因素,造成研究的危险因素与疾病之间发生关联。例如吸烟与肺癌之间存在着关联,吸烟与饮酒有联系,吸烟者中饮酒者居多,看起来饮酒会使肺癌发生的危险性增加。实际上饮酒只是一个混杂因素。

(5)病例对照研究的优缺点

1)优点:适用于研究罕见病或潜伏期较长的疾病;需要的样本量较少,研究的周期短,节省人力、物力和财力。

2)缺点:研究少见的暴露因素时效率不高;回顾性收集资料的可靠性较差;不能研究疾病与暴露因素之间的时间顺序,难于确定暴露因素和疾病之间的因果关系;选择病例组和对照组时产生偏倚的几率很大;通常只限于研究一个暴露因素;不能得到有关疾病患病率、发病率和发病相对危险性的结果。

2. 队列研究

(1)概念:队列研究(cohort study)比较一组具有危险因素的暴露组和另一组无这种危险因素的对照组,经过一定时间后某种特定疾病的发生情况。进行研究时首先选定未患所研究疾病的一群人,根据是否暴露于所研究因素或暴露程度而划分为不同的组别,然后在一定期间内随访,观察不同组别该病(或多种疾病)的发病率或死亡率。如果暴露组(或大剂量组)的发病率显著高于未暴露组(或小剂量组)的发病率,则可认为这种暴露与疾病之间存在联系。队列研究的目的之一是检验病因假设,验证某种暴露因素对某种疾病发生率或死亡率的影响,同时可以观察某种暴露因素对多种疾病的影响。例如,在吸烟与肺癌关系的队列研究中,可以同时观察吸烟对人群其他疾病或健康状态的影响。一般在队列研究之前先进行一次现况调查,以明确人群中各成员的暴露情况及有关情况,作为选择研究队列的依据。队列研究的基本模式见图2-315。

队列研究的特点主要有:①是一种观察性研究,暴露不是人为给予,而是客观存在。②设立对照组,

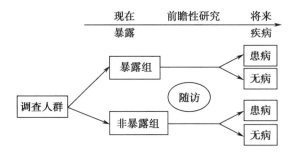

图2-315 研究模式示意图

对照组可与暴露组来自同一人群,也可以来自不同人群。③是由"因"及"果"的研究,在探求暴露因素与疾病的先后关系上,先确认是否暴露于某因素,再纵向观察由这种暴露产生的结果。④能进一步证实暴露与疾病的关联,可以计算出疾病的发病率,即人群发病危险程度。

根据作为观察终点的事件在研究开始时是否已经发生,可将队列研究分为前瞻性和历史性回顾性两类。前瞻性研究是研究开始时观察终点的事件尚未发生;历史性回顾性研究是在研究时观察终点的事件已经发生,可通过病历等资料了解这些事件的发生情况。也可以在过去资料的基础上,继续向将来方向观察事件的进一步演变情况。

(2)研究步骤:前瞻性队列研究首先根据研究对象在加入研究时的暴露情况分组,以后通过直接观察或其他信息渠道确定在某段时间内发生的病例或死亡,最后比较各组的发病率或死亡率。

1)研究对象选择

A. 暴露组选择:可在特殊暴露人群(指高度暴露于某种可疑病因的人群)或一般人群(指某行政区域或地理区域内居住的人群)中选择。

B. 未暴露组(对照组)选择:设立对照组的目的是为了比较,因此要注意两组的可比性。对照组除未暴露于所研究因素外,其他各种特征如年龄、性别、职业、文化程度等尽可能与暴露组相似。

2)样本量的估计:队列研究所需要的样本量往往大于病例对照研究的样本量,所需的样本量大小取决于四个参数:

一般人群中所研究疾病的发病率水平 P_0:P_0 越接近 0.5,所需观察的人数越少。

暴露人群的发病率 P_1:用一般人群发病率 P_0 代替非暴露组的发病率。两组之差 $d = P_1 - P_0$,d 值越大,所需观察人数越少。

显著性水平:用 α 表示,显著性水平要求越高,需观察的人数越多。通常 α 取值为 0.05。

把握度（$1-\beta$）：要求把握度越大，所需观察人数越多。通常 β 取值为 0.10。

队列研究样本量的计算公式为：

$$n = 2pq(u_\alpha + u_\beta)/(P_1 - P_0)^2$$

式中 P_1 与 P_0 分别代表暴露组和非暴露组的发病率，p 为两组发病率的平均值，$q = 1 - p$。

3）资料的统计分析：对于队列研究的资料一般先做描述性分析，将研究对象的组成、随访的经过、结果和失随访的情况做出描述，检验各组的发病率或死亡率是否有显著性差异，从而分析暴露因素与疾病是否有联系。若有联系，则进一步计算有关指标以分析联系强度。队列研究的基本数据按四格表形式归纳（表2-31）：

表 2-31　队列研究的资料模式

组别	病例	非病例	合计
暴露组	a	b	$N_1 = a + b$
非暴露组	c	d	$N_0 = c + d$
合计	$M_1 = a + c$	$M_0 = b + d$	T

暴露组的发病率 $= a/N_1$

非暴露组的发病率 $= c/N_0$

暴露与疾病的关联强度指标：主要有相对危险度（relative risk，RR），表示暴露组发病或死亡的危险是非暴露组的多少倍。$RR = 1$ 表明两组的发病率或死亡率没有差别；$RR > 1$ 表示暴露组的发病率或死亡率高于非暴露组，该暴露因素为危险因素；$RR < 1$ 表明暴露组的发病率或死亡率低于非暴露组，该暴露因素为保护因素。无论 RR 大于或小于 1，都应进行显著性检验。

RR 的计算公式如下：

$$RR = I_e/I_u = [a/N_1]/[c/N_0]$$

式中的 I_e 或 a/N_1 为暴露组的发病率，I_u 或 c/N_0 为非暴露组的发病率，同时需计算 RR 的 95% 可信区间，估计 RR 值的总体所在范围。

（3）队列研究常见的偏倚：队列一般是全人群的一个有高度选择性的亚群，所以队列研究的结论不能无条件地推论至全人群。常见的偏倚有选择偏倚、信息偏倚、混杂偏倚。

队列研究中值得注意的是"失访"。所谓的失访偏倚是指在研究过程中，某些选定的对象因为种种原因脱离了观察，研究者无法继续随访。在队列研究中，由于研究时间长、观察人数较多，失访是不可避免的。失访所产生的偏倚大小主要取决于失访率的大小、失访者的特征，对研究结果影响较大的偏倚是"高危人群"的失访，一般不应超过 10%。

（4）队列研究的优缺点

1）优点：明确暴露因素的影响在疾病发生之前，可确定疾病与暴露因素之间的因果关系；由于疾病发生在接受暴露因素影响之后，所以疾病状况不会影响研究对象的选择和暴露因素的测量；是确定疾病发病率和了解其可能病因的好方法；可以容易地研究在一种暴露因素的影响下几种疾病的发生情况，及这些疾病与暴露因素之间的联系。

2）缺点：不适用于少见病的病因研究；所需投入的力量大，耗费人力、财力和时间；研究对象的失访会减少有效的样本数；暴露于某种因素的人群在随访期结束前患者数显著增加时，会产生严重的医学伦理道德问题。

（二）实验性研究

1. 概念　实验性研究是流行病学的重要研究方法之一。它是将人作为研究对象。研究者将研究对象随机分配到试验组和对照组，对试验组的研究对象给予干预措施，随访观察并比较两组人群的结果，对比分析试验组与对照组之间在效应上的差别，来判断干预措施的效果。实验性研究的模式见图2-316。

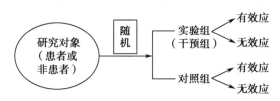

图 2-316　实验性研究的模式图

实验性研究的特征为：

（1）它是一种前瞻性研究，即直接观察研究对象。这些研究对象必须从一个确定的起点开始研究。

（2）施加一种或多种干预措施，这些干预措施可以是预防疾病的疫苗，也可以是治疗疾病的药物、方法等，但措施必须由研究者控制。

（3）研究对象必须来自同一个总体，严格采取随机化分组原则，将研究对象分为实验组和对照组。

由于实验性研究是由研究者控制研究措施，研究人群分组是随机的，因此对研究结果解释时能较好地排除外部因素的干扰，在检验效应能力上优于描述性研究和观察性研究。

2. 实验性研究的分类　根据不同的研究目的和研究对象，通常将流行病学实验研究分为临床试验、现场试验和社区试验。

（1）临床试验（clinical trial）：在研究中是以患者为单位进行实验分组的实验方法，常用于对某种药物或治疗方法的效果进行检验和评价。

（2）现场试验（field trial）：是以未患病的人作为研究对象进行实验分组的实验方法，例如接种疫苗预防疾病时。

（3）社区试验（community trial）：是以人群作为整体进行实验观察，常用于对某种预防措施或方法进行考核或评价。是现场试验的一种扩展，如食盐中加碘预防地方性甲状腺肿。

3. 临床试验的设计　临床试验时遇到的影响因素远比实验室工作复杂得多，而且不易控制。因此必须进行周密的合乎科学的设计，才能用比较经济的人力、物力和时间，最大限度地获得可靠的资料，得出有说服力的结论。

（1）确定临床试验的目的：在设计中首先应当明确试验研究的目的。选题可来自于临床问题，也可来自于文献资料的启发思路。一般地说，临床试验目的是研究药物、手术、放射治疗以及其他各种治疗措施的疗效和不良反应。

（2）研究对象：试验对象为具有某种特点的人群。由于不可能将具有这种特点的所有人包括到试验中来，因此只能抽取一部分人群作为样本来参加试验。样本的代表性会受多种因素的影响，除疾病本身的影响外社会、心理因素等也产生较大的影响。因此在试验前应当考虑好样本的代表性问题。试验前应当确定试验对象的纳入和排除标准，试验时必须严格按照选择标准选择试验对象。入选对象在病型、病情以及年龄、性别等方面具备某病患者的特征。入选对象的治疗依从性应当较高。所采用的干预试验必须证实确属对人无害、安全可靠，研究对象能从研究中受益。对干预措施容易出现不良反应的老、弱、幼、孕妇等，在研究中一般予以排除。

（3）研究因素：研究因素即所施加的干预措施，注意其性质、强度、影响因素及水平等。

研究因素在研究前应明确规定。研究因素的性质包括生物性因素，如细菌、病毒等；化学性因素，如药物；物理性因素，如高温、噪声等；以及心理因素等。因此各种疾病患者所具有的人口学特征、遗传因素、不良行为和生活方式等，也常作为研究因素。

研究因素的强度指临床试验所使用的药物或措施的总量、次数、剂量、疗程等。在研究设计时要注意掌握研究因素的使用强度，过大可能使研究对象受到伤害或在临床实践中无法开展，过小则难以出现预期的效应。一般通过阅读文献或开展小规模的预试验，可以确定研究因素的适宜强度。有的临床试验研究因素是单一的，即每次研究只观察一个研究因素的效应；但有时可有不同的水平或等级，即观察一种药物及不同剂量的疗效，不同的药物剂量就是不同的水平。

（4）效应指标：临床试验通过观察研究因素在研究对象身上产生的效应来验证疗效和因果关系，因此需要运用恰当的指标进行评价。常用的指标有发病率、死亡率、治愈率、缓解率以及副作用、实验室测定结果等。在具体选用指标时要充分考虑其真实性和可靠性，同时要考察其可行性。

4. 临床试验研究的基本原则　为获得真实可靠的研究结果设置对照，随机分组和盲法是流行病学实验研究的基本原则。

（1）均衡和齐同条件下设立对照组：设立对照组是临床试验的比较基础，正确设置对照组是试验设计的一个核心问题。设置对照组后可采用对比鉴别方法来研究处理因素的效应，尽可能地排除非研究因素对疗效的影响，减少或防止偏倚和机遇产生的误差对试验结果的影响，尤其对可以自然痊愈及变化的疾病、有季节变化的慢性病或以主观感觉或心理效应作为主要观察指标时，都要有相应的对照组。

均衡是指试验组和对照组除了研究因素之外，其他条件应尽可能地一致。试验组与对照组的均衡性越好，就越能显示研究因素的作用。

以下是三种常用的对照设计方法：

1）配对比较设计：将研究对象按某些特征或条件配成对子，然后对这一对子的个体分别给予不同的处理。例如在研究中，可选取同年龄组（年龄相差5岁以内）、同性别、同疾病、同病情的患者配对进行对比观察。统计方法可采用配对资料的 t 检验法或配对 χ^2 检验。配对设计能减少每一对内部的实验误差，因此试验效率比组间比较设计的效率要高。

2）自身对照设计：即对同一患者治疗前后的疗效进行比较。例如50例受试者可以得到50个差值，就可以进行前、后比较的均数差异显著性检验（t 检验）。这种设计方法不但可以用较少的受试对象进行试验，而且由于试验和对照在同一受试者进行，容易控制试验的条件，因此是一种比较好的设计。

3）组间比较设计：设计时将受试者分为试验组和对照组。在临床试验中对患者的处理比较复杂，通常的做法是以常规有效或传统疗法作对照组的处理。将得到的试验组和对照组数据用两均数或 χ^2 检验进行统计学处理，判断其结果。这种试验的效率不如配对设计，常要用较多的受试者才能得到与其他设计相似的效果。如两组例数相等，其试验的效率比两组例数不等时要高。

（2）随机分组：临床试验必须遵循随机化原则对受试者进行分组。进行任何一项临床试验时，由于时间、人力、物力的限制，不可能把所有的患者都作为研究对象，而只能抽取其中一部分作为样本来代表总体。如果受试者的分组遵循随机化原则，则从样本中得到的研究结果可以推论至总体。随机化分组不等于随便分组，随机化分组是所有受试者都有同等的机会分入试验或者对照组。随机化分组的方法很多，除用抽签、抓阄、掷骰等法外，比较科学又方便的方法是应用随机数字表。除了查阅随机数字表得到随机数字外，更简单的方法是用带随机数字的电子计算器或计算机等直接由按键而得出一系列随机数目。

（3）盲法：任何临床试验都希望得到无偏倚的试验结果，但从临床试验设计到结果分析的任一环节都可能出现偏倚。这些偏倚可来自于研究者，也可来自于受试者。采用盲法可有效地避免这些偏倚，消除研究者或受试者的偏倚和主观偏见。

根据设盲的程度，盲法可分为单盲法、双盲法和三盲法：

1）单盲法：研究者知道每个受试者接受处理的具体内容，但受试者却完全不知道。单盲法方法简单、容易施行，可消除受试者的心理偏倚，研究者可以及时发现和处理试验中遇到的问题。但在收集和评价资料时，有可能受到研究者偏倚的影响。

2）双盲试验：研究者和受试者都不知道受试者的分组和处理，这样可以减少两者主观因素造成的信息偏倚。实行双盲法较困难，要求有一整套完善的代号和保密制度，还要有一套保证安全的措施，而且对一些危重患者不宜使用。

3）三盲法：即研究者、受试者和资料分析者都不知道受试者的分组和处理情况。它可避免资料分析者引起的偏倚，但在执行过程中有时有一定困难。

5. 临床试验的样本量估计 由于个体间的差异，任何抽样方法都不可能保证样本完全反映总体的情况，所以抽样误差总是存在的。根据统计学原理，样本越小、误差越大，因此临床试验中样本大小的确定非常重要。

例如，曾有人用某药治疗 5 例高眼压患者，眼压全都降至正常范围，于是就说该药治疗高眼压症的治愈率为 100%。这种结论并不妥当，因为计算治愈率的抽样误差可以发现，根据这 5 例的治疗情况，此方法对高眼压的真正治愈率可能高达 100%，也可能低达 47.8%（因为这百分率的 95% 可信限是 47.8%～100%）。如果治疗例数增加到 50 例，眼压仍然全都降至正常范围，其治愈百分率的 95% 可信限为 93%～100%。这一例子说明样本必须够大才能得出比较正确的结论，不然可能不能区别所得结果是研究因素还是其他偶然因素造成的。

一般地说，试验的样本愈大则愈可靠，但样本量过大有时反而不易达到准确、迅速，甚至造成不必要的浪费。但例数太少又不易得出有意义的结果，因此临床试验中估计样本量是值得重视的问题。

估计样本大小需要了解以下几个条件：①采用何种试验设计方法。②估计试验人群和对照人群的阳性率和标准差各为多少。如无过去的经验作参考，可用较少的试验对象先做一个预试验，以便得到这些数据。③明确规定两个率或平均数间显著差别时最小相差数。在医学研究中，统计资料一般分为测量资料和计数资料两大类，不同的统计资料进行样本含量大小估计时要用不同的方法。

6. 常用的临床试验研究方案

（1）随机对照试验（randomized controlled trial，RCT）：RCT 是严格按照随机化的方法，将研究对象分为试验组（或干预组）和对照组，同时分别给予规定处理或安慰剂（或不给予任何措施），采用盲法前瞻性地观察两组结果，然后进行分析、比较、评价，从而得出研究的结论。随机对照试验的模式见图 2-317。

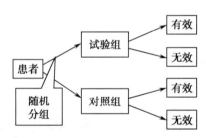

图 2-317 随机对照临床试验模式图

随机对照试验的优点为：①研究结果的对比性好，随机分配受试者可以防止一些干扰因素的影响，并维持两组间情况的相对一致性，从而保证研究结果的可比性。②研究对象有一定的选择标准，研究措施和评价结果的方法标准化，可保证试验的可重复性。③采用盲法可使试验的干扰减到最小程度。

其缺点为：①花费的时间、人力、财力比较大；②所得结果不能适用于大范围；③可能出现伦理道德问题；④随诊时间较长，受试者的失访率较高，可能会影响研究结果。

（2）非随机对照试验（non-randomized controlled trial）：如研究对象的分配未按照随机化原则进行，而是由研究者分配或按不同医院加以分组，即一所医院或病房作为对照组实施原疗法，另一所医院或病房推行新疗法，经过一段时间观察后比较两组的疗效。这种设计方案简便易行，也易为患者和医师接受。缺点是不同医院收治的患者在基本临床特征与主要预后因素的分布上不一定均衡。如受试者是非随机分配的，两组基线时不一致，常常可能将轻型患者、预后好的患者分在试验组，结果出现夸大虚假的疗效，导致结果的差异，致使临床试验的结论产生偏倚。

（3）序贯试验（sequential trial）：序贯试验是每次作小量成对比较试验，将比较的结果记于事先设计好的表格中，连续不断地分析获得的资料，一旦达到统计上的显著性，试验就可以停止。序贯试验的设计是对现有样本一个接一个或一对接一对地展开试验，循序而连贯地进行，直至出现规定的结果时便适可而止结束试验。这种试验没有预先估计的样本含量，下一步试验均根据上一步结果来决定。序贯试验最大的特点是省时、省力、省样本，克服组间比较的盲目性，同时比较符合临床实际。在临床研究中，要初步比较两种处理时最为适用。主要用于单因素研究分析，常用于疗程短、见效快的疾病研究。

序贯试验的设计类型：

1）质反应与量反应：质反应性序贯试验的观察指标是计数资料，量反应性序贯试验的观察指标是计量资料。

2）开放型与闭锁型：开放型序贯试验不预先确定最多样本数，而闭锁型试验须预先确定最多样本数，以便防止样本过大，迟迟做不出结论。

3）单向与双向：当比较两个药物（A 与 B）的疗效时，第一种情况是只要求回答 A 药是否优于 B，结论可以是 A 药优于 B 药，或 A 药不优于 B 药，这种情况属单向序贯试验。第二种情况是不但要求回答 A 药是否优于 B 药，而且要求回答 B 药是否优于 A 药，这种情况属双向序贯试验。以上情况可归纳为许多类型的序贯试验。

第四节　疾病的筛查

一、疾病筛查的概念

疾病筛查（screening）是指在一组人群中应用一些试验、检查或其他措施来确定一些无症状或无体征的、未曾发现的患有某种疾病的患者、可疑者或具有发生这种疾病的高危人员的策略，这是发现疾病的重要方法。在人群中有一些表面健康但实际上有病的人，他们可能因为处于疾病的早期阶段而缺少明显的症状，或者这种疾病本身就没有明显的症状，因而表面上看起来与正常人一样。他们需要进行疾病筛查，才能与正常人区分开来。因此疾病筛查针对的是疾病早期阶段的无症状或仅有轻微症状，而且看起来像是正常人的患者。

流行病学研究的主要目标是控制疾病的发生和流行，减少伤残和死亡。疾病的筛查也是要达到这样的目标，因此进行疾病筛查是流行病学研究的重要部分，其主要目的是为了早期发现可疑患者，然后进一步进行诊断试验，从而达到早期诊断、早期治疗、减少疾病的死亡率和致残率的目的。通过发现早期的病例，疾病筛查可以更加全面地确定一些疾病的发生情况或自然病程。通过疾病筛查，可以发现一些患有某种疾病的高危人员，因而提供机会，可以从病因学的角度尽早地采取措施，达到预防疾病发生的目的。通过疾病筛查早期发现患者后，可以继续进行追踪观察，了解疾病在人群中的自然病程，或进一步观察干预措施的效果。

疾病筛查已经在医学的众多领域中得到了应用，糖尿病、高血压、肺癌、乳腺癌、子宫颈癌的筛查已经取得了相当好的效果。在眼科学领域内，也开展了许多疾病的筛查。许多学校对学生定期进行视力检查，可以发现视力低下者。一些学校对学生进行视力和屈光检查，可以发现屈光不正者。经过进一步检查，使他们得以确诊，从而获得早期干预、早期治疗的机会。

为了能使疾病筛查能够获得成功，应当考虑以下三个方面：

（1）确定所进行的疾病筛查项目是否必要。

（2）做好疾病筛查项目的设计。

（3）对疾病筛查项目进行评价。

二、疾病筛查的应用原则

虽然疾病筛查可以达到早期诊断疾病的目标，但并不是所有的筛查项目都会对筛查的对象有益处。在筛查中，有可能发生过度或错误的诊断；一些经过筛查认为是正常的人可能会产生假性安全感，而忽视警惕和预防疾病。正是由于疾病筛查所产生的这些不良作用，当考虑对某种疾病进行筛查时，首先应当思考实施这一筛查项目是否必要。在回答这一问题时，需要考虑的因素包括：

1. 筛查的疾病应当是无明显症状的　如果一种疾病具有明显的症状和体征，患者会感觉到自己患病，可能会主动地寻求医疗服务。对于那些虽然具有明显症状和体征，但是并没有寻求医疗的患者，需要开展的工作并不是疾病筛查，而是进行健康教育和普及防病知识，使他们了解到诊治疾病的重要性，从而寻求医疗。在实际工作中，有时很难确定一种疾病是否具有明显的症状。例如不同年龄的近视眼患者可能会有不同的症状。轻度近视眼患者，特别是在其发病的早期常常没有明显的症状。当近视度数增加，常常会出现明显的视远模糊和视力疲劳的症状。成人近视眼患者出现的症状要比儿童近视眼患者出现的症状早。儿童可能对正常视力没有很明确的概念，因此儿童的近视眼患者就不能体会或认识到所发生的症状。对于儿童近视眼患者来说，是缺少明显症状的，应当值得进行筛查。

2. 所筛查疾病在人群中是流行的　所要筛查疾病的患病率应当是相对高的，也就是说，这种疾病在人群中数量比较多。这些资料可以从以人群为基础的流行病学调查中获得。所筛查的疾病还应当是严重危害人们的身心健康的疾病，如严重影响劳动力，给家庭和社会造成严重负担的，大量消耗卫生资源等。对于一些不太严重的疾病进行筛查往往在经济上是得不偿失的。

3. 所筛查的疾病是可以明确诊断和进行治疗的　筛查疾病的目的是要对筛查出来的患者给予进一步确诊和治疗，因此如果一种疾病尚无确诊和治疗方法时，就没有理由在人群中筛查这种疾病，否则只有增加患者的精神和经济的负担。筛查试验阳性者并不一定是这种疾病的早期患者，其中可能有假阳性者，因此必须要采用可靠的诊断试验，才能确定真正的患者。此外，还应当考虑到疾病的确诊和治疗是否能在当地进行，患者是否有能力负担诊疗的费用等。如果这些问题没有解决，那么这种疾病也是不应当进行筛查的。

疾病的筛查必须在具备一定条件后才能进行。世界卫生组织（World Health Organization，WHO）提出过疾病筛查的原则，主要内容有：

（1）进行筛查的疾病应当是当时当地的重大卫生问题。

（2）被筛查的疾病应当在确诊后具有可以接受的治疗方法。

（3）被筛查的疾病应当具有诊断和治疗疾病的设施。

（4）疾病应当具有潜伏期。

（5）对所筛查的疾病或情况具备适当的检验和检查方法。

（6）所采用的试验能被人群所接受。

（7）对疾病的自然史，包括从潜伏期到晚期的全过程有恰当的了解。

（8）对于接受治疗的人应当有患者同意接受治疗的规定。

（9）要考虑进行疾病诊断和治疗的费用。发现病例的总费用从总的医疗开支来说应当是合理的。

（10）发现病例应当是一个连续的过程，而不是仅仅是"进行一次就算了"的计划。

这些原则实际上强调了疾病筛查应当有合适的疾病，合适的筛查试验，合适的筛查计划。在以上10点中，最基本的是要有适当的筛查方法、确诊方法和有效的治疗手段。不具备上述条件进行筛查，将会造成许多不良后果，例如浪费资源，给高危者或患者造成很大的精神压力，给社会增加不必要的负担和压力。

三、疾病筛查项目的设计和实施

理想的疾病筛查项目应当能在某一人群中确定需要进行治疗的所有患者，而让正常人得以通过。但是任何筛查项目都不能达到这一理想的要求，会不可避免地出现假阳性和假阴性的结果。如果能对筛查项目进行精心设计和实施，则有可能提高确定患者的准确性。疾病筛查的设计和实施包括了选择适当的筛查试验，选择适当的筛查地区和人群，加强筛查试验的质量控制等内容。

（一）选择筛查试验

筛查试验是疾病筛查的基本工具，是指能在疾病筛查中采用的、可以将表面上健康但实际上有病的人与那些无病者区分开来的试验。筛查试验应当是相对无害、快速、易用和价廉的试验。筛查试验常常是常规的临床检查一部分，并根据筛查项目的具体目的进行适当的修改，这种修改有可能降低其发现患者的准确性，以便适用于筛查项目中检查大规模人群的需要。在疾病筛查项目的设计中，选择适当的筛查试验是非常重要的。

1. 筛查试验与诊断试验　两者是不同的，不能互相替代和混淆：

（1）适用的范围：筛查试验针对的是一组人群，是要从人群中筛查出有病或可能有病的人。而诊断试验针对的是个别患者，是为了证实受检者是否患有某种疾病。筛查试验的对象几乎是健康人，或者看起来像是健康人。对于已经确诊为某种疾病的患者，就没有必要进行筛查试验；对于诊断试验来说，受检者应当是患者或可疑患者。

（2）试验的目的：筛查试验的目的是在人群中确定可能患有某种疾病的人。而诊断试验的目的是证实临床上提出的可能诊断。

（3）应用的设备：在筛查试验中所用的医疗设备常常与诊断试验不同。在诊断试验中所用的设备常常是可以进行定量测量来证实疾病的。而筛查试验仅仅需要指出受检者是否有患病的可能性，因此设备可以相对简单一些，但是应当能够快速地检查，以便满足筛查大量人群的需要。

（4）对试验阳性者的处理：对于筛查试验阳性者，不能马上给予治疗措施，而是应当安排诊断试验，以便明确诊断。对于诊断试验阳性者，已经明确了所患的疾病，应当给予适当的治疗措施。

（5）费用：对于筛查试验来说，应当是对检查者无伤害，价格便宜，能被大范围人群所接受。而对于诊断试验来说，费用可以稍高些。

（6）灵敏度和特异度：筛查试验应当具有较高的灵敏度，尽可能地发现所有的患者或可能发病的人。诊断试验应当具有较高的特异性，尽量排除所有的非患者。

（7）准确性：一般地说，筛查试验所得结果的准确性较差，权威性较低。而诊断试验具有较高的准确性和权威性。

2. 筛查试验的阳性标准　确定筛查试验的阳性标准是选择筛查试验的重要内容。改变筛查试验的阳性标准将会改变试验的灵敏度和特异度。例如当以测量眼压作为筛查原发性青光眼的筛查试验时，如果将阳性标准从原来设定的大于或等于 27mmHg 改变为大于或等于 21mmHg，试验的敏感度将会增加，即可以发现更多的原发性开角型青光眼的可疑者，但是增加了假阳性率，即降低了试验的特异度。在疾病筛查的设计时，应当选择一个恰当的阳性标准。对于病死率高、预后差、后果严重的疾病应当降低阳性判定标准，这样可以提高试验的灵敏度，发现更多的可能患病者，但是这样做会出现较多的假阳性，增加确诊患者的工作量。对于并不十分严重的疾病，假阳性的结果会给受试者造成沉重的心理负担，应当提高阳性判定标准，提高试验的特异度，以便减少试验假阳性的人数。

3. 筛查试验的数目和组合　在疾病筛查中，可以采用一个试验作为筛查试验。有时所采用的筛查试验的灵敏度和特异度均不理想。在这种情况下，可以选择多种试验联合应用来提高试验的灵敏度和特异度。多种试验的联合应用可以有几种方式：

（1）并联式：也称平行试验（parallel test），是指同时应用多种试验，其中任何一项的结果为阳性，则整个结果为阳性。并联式试验可以提高试验的灵敏度，即减少漏诊率，但是也会降低特异度，使假阳性率提高。例如，可以将视力检查、遮盖试验、色觉检查和检眼镜检查以并联方式排列来筛查儿童的眼病，其中任何一项检查为阳性时都要进一步检查，以便确诊有无眼病。这种安排可以更多地发现眼病儿童。有资料表明，如果单用视力检查来筛查眼病，则可能会漏掉 50% 的眼病患者。

（2）串联式（serial test）：也称系列试验，是指同时应用多项筛查试验，当每一项试验为阳性时才认为整个试验的结果为阳性。串联试验可以提高试验的特异度，从而降低假阳性率，但这样也可能降低灵敏度，而漏掉真正的阳性者。当疾病筛查中所用的试验的特异度都不理想时，可以采用串联式的安排。例如可以采用视力检查和视网膜检影来筛查屈光不正，则可以明显提高特异度。

（3）并联式和串联式并用：根据疾病筛查项目的特点，可以将多个筛查试验以既有串联，又有并联的方式联合应用，以便兼顾试验的灵敏度和特异度两个方面，得到较好的筛查效果。例如，当一项疾病筛查项目有三种筛查试验时，可以确定三项中任何一项为阳性，以及其余两项中任何一项为阳性时，该项疾病筛查的结果才为阳性。

当联合应用两个或两个以上筛查试验时，应当选用简便易行、价廉无害的试验。

4. 单相式筛查和多相式筛查　单相式筛查是指应用一种或多种筛查试验来筛查一种疾病。多相式筛查是指应用一种或多种筛查试验来筛选多种疾病。与采用单相式筛查分别筛查疾病相比，采用多相式筛查可以提高筛查的工作效率。采用多相式筛查不但可以确定无症状的患者，也可以作为定期的健康体检。在眼视光学疾病的筛查中，可以通过眼底照相及远程的资料传输来筛查白内障、青光眼、糖尿病视网膜病变等多种眼病。

（二）筛查者

在疾病筛查的设计中，由谁来进行筛查也是应当考虑的问题。由于人是复杂的生物体，既有疾病引起的解剖和生理的改变，也有复杂的心理改变，因此不能低估疾病筛查的复杂性，由此也增加了施行筛查试验和解释试验结果的复杂性。例如，视力检查是筛查眼科疾病最常用的检查，也是被认为是最为简单的检查，常常由没有经过充分培训的人员来施行。实际上在一些疾病筛查中视力检查结果的一致性是相当低的，从而影响到筛查项目的质量。之所以产生这种问题是由于多方面的原因造成的。检查视力时视力表的高度，照明的强度以及距离视力表的距离会对结果有所影响，一些受检者眯眼、歪头或注视视力表时间过长也会影响到检查结果。如果检查者没有接受过足够的培训，对检查视力的原理和影响因素不了解，那么所得的结果就会不准确，从而影响到眼病筛查的结果。

对于在疾病筛查中是否需要专业技术人员来施行筛查试验的看法并不一致。对于一个疾病筛查项目来说,需要有资格的卫生专业人员参与,来确定所要筛查的疾病是否是具有重要意义的公共卫生问题,也需要卫生专业人员提供信息来了解疾病的特征和性质。一些人主张筛查试验也应当由专业卫生技术人员来施行,这样可以提高试验的准确性。但是另一些人并不主张一定要由专业卫生人员来施行筛查试验,特别是在学校中进行的视力检查等筛查试验,因为如果这样做的话会对公众产生一种错误的印象,专业人员一定是在进行综合的眼部检查,而不仅仅是在施行筛查试验。而且,都由专业卫生技术人员来施行,所需的费用也会增加。实际上,可以根据筛查试验的复杂程度来确定试验者。如果一些筛查试验由非专业人员施行的话,一定要对他们进行足够的培训,使他们真正能胜任工作。如果采用一些计算机辅助的自动装置进行疾病筛查,那么就需要专业技术人员来施行。

(三)经济方面的考虑

在疾病筛查项目的设计中,也要考虑到实施筛查项目的经济方面的代价,并与筛查所得的益处相比较,确定其是否划算。一个筛查项目的代价包括直接的和间接的代价。直接的代价包括检查者、管理者、设备仪器、耗品,以及阳性者转诊的费用。间接的代价包括耽误工作和交通等费用、阳性者确诊的费用等,还包括因为错误的转诊所引起的费用。将直接与间接的代价之和除以所筛查的人数可以得到每个接受筛查者所需的代价。对于疾病筛查来说,也可以计算每个正确地被转诊者所需的代价。对于同样一个疾病筛查项目来说,选择不同的筛查试验,这些代价就可能明显不同。在疾病筛查项目设计时,应当要考虑到每个接受筛选者的代价和每个正确地被转诊者需要的代价,来选择恰当的筛查试验。

(四)选择恰当的筛查人群和地点

在设计和实施疾病筛查项目时,要选择恰当的人群和地点。选择的原则是选择该种疾病患病率高的人群和地区,选择当地政府部门和医疗卫生机构合作和支持的地区。

之所以要选择患病率高的人群和地区进行疾病筛查是为了发现更多的可疑者或早期患者,提高疾病筛查项目的效率。一些疾病在不同年龄的人群中的患病率可能明显不同,那么就应当选择恰当的年龄段的人群进行筛查。例如,盲和中、重度视力损伤主要发生在老年人群中,那么设计筛查盲和中、重度视力损伤时,选择大于或等于40岁的人群作为筛查对象就比较恰当。青少年是近视眼好发的年龄,又是防治的关键时期,因此筛查近视眼时常常以青少年作为筛查的重点人群。

之所以选择当地政府部门和医疗卫生机构合作和支持的地区开展疾病筛查,是因为在这些地区可以比较容易地解决动员群众参与,以及解决交通、安全和后勤保障等问题,以便顺利地开展筛查项目。

(五)提高疾病筛查项目的参与率

在设计和实施疾病筛查项目时,常常忽视的一个重要问题是在实施筛查项目之前就应当对筛查的对象进行宣传教育,提供有关的信息。实施疾病筛查项目的目标是为了早期发现疾病,促进健康,这对于疾病筛查项目的设计者的实施者是清楚的,但对于筛查对象来说未必能很好地理解。一些对象可能认为自己没有疾病而不愿意费时间接受筛查,一些人害怕在疾病筛查中受到伤害而拒绝接受检查,一些人害怕知道自己患病,或者害怕进一步确诊检查需要大量经费而拒绝接受筛查,也有一些对象害怕自己或家庭中其他成员知道患病后会受到他人的歧视而拒绝接受筛查。如果所设定的筛查对象不能积极地参与筛查项目,那么筛查就不可能得到成功。应当在筛查项目实施之前将有关的信息直接告知预定的筛查对象,或其父母和家庭的其他成员,学校的领导和教师,医疗卫生人员以及筛查项目的资助者,有时需要告知整个社区,以便动员更多的人接受和协助筛查。

在疾病筛查项目中,对于结果阳性者的进一步诊断检查和随诊的安排也很重要,只有这样才能使更多的筛查对象看到筛查项目对他们带来的好处,从而积极地参与筛查项目。

(六)加强疾病筛查项目的质量控制

在疾病筛查项目的设计和实施过程中,应当考虑做好质量控制,否则有可能使真正有病者不能筛查出来,增加了假阴性发生率,降低了疾病筛查的意义;又可能使无病者成为阳性者,增加了假阳性发生率,增加了进一步诊断检查的费用。

在实施筛查项目之前,应当对施行筛查试验的人员进行足够的培训,对所用的仪器设备进行校正,所用的判断标准应当统一,并且在筛查过程中保持仪器设备的性能良好。

在筛查过程中,要使所有的预定筛查对象接受检查,注意不要漏查。对于漏查者要及时补查。同时,也要避免非筛查对象的混入,以免影响疾病发病情况的估计。

要认真填写筛查记录,不能缺项漏填。每天工作结束前,要有专人仔细核查,发现问题要及时解决。

(七)资料的整理和总结

对疾病筛查项目所收集的资料要及时整理,并将资料输入计算机。在对资料进行核查后,进一步进行分析处理。应当总结出筛查的阳性率和早期患者检出率、受治率。对于受治的患者要进行随访，以便进行生存率的分析，并提出进一步工作的建议和设想。

四、疾病筛查试验的评估

除了对疾病筛查项目进行精心设计和实施外，还应当对疾病筛查试验进行评估，以便这些项目尽可能保持最高的准确性、有效性和尽可能高的效益。对于疾病筛查试验的评估主要有真实性（validity）、可靠性（reliability）和实用性（yield）三个方面。

（一）真实性

真实性又称准确性（accuracy），是指所用的试验的测量值与实际值相符合的程度，即判断受试者有病或无病的能力。评价筛查试验真实性的两个基本指标是灵敏度（sensitivity）和特异度（specificity）。

1. 灵敏度和特异度 灵敏度是指筛查试验在实际有病的人中正确地确定患者的能力。特异度是指筛查试验在无病的人中正确地确定非患者的能力。

为了确定筛查试验的灵敏度和特异度，应当首先选择一种公认的最可靠的诊断疾病的方法作为金标准，这种方法应当能正确地区分受检者是有病者还是无病者。然后将筛查试验中得到的结果与这种金标准的结果进行比较，就可以得出在患者中筛查出病例的百分比，作为筛查试验的灵敏度；也可以得出在无病的人中筛查出非病例的百分比，作为筛查试验的特异度。根据表 2-32 显示出一种筛查试验的结果与真正健康状态的比较结果，可得出：

$$灵敏度 = [a/(a+c)] \times 100\%$$
$$特异度 = [b/(b+d)] \times 100\%$$

与灵敏度和特异度相互补的两个指标是假阴性率（漏诊率）和假阳性率（误诊率）：

$$假阴性率 = [c/(a+c)] \times 100\%$$
$$假阳性率 = [b/(b+d)] \times 100\%$$

表 2-32 一种筛查试验的结果与真正健康状态的比较

筛查试验结果	金标准确诊		合计
	病例	非病例	
阳性	a（真阳性）	b（假阳性）	a+b
阴性	c（假阴性）	d（真阴性）	c+d
合计	a+c	b+d	N=a+b+c+d

一个理想的筛查试验的灵敏度和特异度最好均为100%，假阴性和假阳性均为零。实际上这是不可能达到的。一些计量测量的筛查方法，患者和非患者中的测定值往往是连续的，而且有相当大的重叠范围。在

确定某一数值作为筛查试验阳性的标准时，随着阈值的改变，筛查试验的灵敏度和特异度也随之改变。一般地说，如果要得到高灵敏度，特异度就会下降，反之亦然。

例如，原发性开角型青光眼是一种因眼压升高而导致视神经损伤和视野缺损的一种眼病。如果一个患者同时有眼压升高、视神经乳头改变和视野缺损等特征，而且前房角是宽角时，我们可以确诊他是原发性开角型青光眼。但是眼压升高并不是确诊原发性开角型青光眼的绝对正确的指征，这是因为每个人昼夜的眼压有相当大的波动范围。在青光眼患者中眼压的波动的范围要比正常人更大一些。另外，即使在同样的高眼压水平，有的人会产生病理性改变，有的人却不发生改变。因此虽然眼压升高的人比眼压较低的人发生原发性开角型青光眼的可能性增大，但是仍然需要其他的检查来明确诊断。在实际工作中，眼压测量仍然作为一种筛查试验来发现原发性开角型青光眼。在这里，我们以眼压测量为例，说明选择不同的眼压值作为区分青光眼和正常人的阈值时的灵敏度和特异度的改变。在正常人和原发性开角型青光眼患者中，其眼压值的分布是重叠的。在自然人群中，正常人的数量比原发性开角型青光眼的人数多得多，正常人的眼压分布范围也比青光眼患者的眼压为低。一个资料表明，正常人的眼压分布范围为 10～27mmHg，而青光眼患者的眼压分布为 22～42mmHg。也就是说，在眼压为 22～27mmHg 范围中，既有正常眼，也有青光眼。如果我们以 27mmHg 作为阈值筛选青光眼，所有非青光眼者都会被认为是正常人，也就是说，这种筛查试验的特异度为 100%，但是眼压为 22～27mmHg 之间的青光眼患者也会是阴性结果。这种阴性结果不是真实的，因此将其称为假阴性结果。当假阴性率增大时，筛查试验的敏感性会明显下降。如果我们以 22mmHg 作为阈值筛选青光眼，所有患有青光眼的眼都会得到阳性的结果，这也就是说，这种筛查试验的灵敏度为 100%，但是由于正常眼的眼压也会分布在 22～27mmHg 之间，这些正常眼也会得到阳性结果，但这种结果也是不真实的，因此称为假阳性结果。当假阳性率增大时，筛查试验的特异度会明显下降。

当然，我们可以选择 22～27mmHg 之间的任何数值作为阈值来区分正常人和原发性开角型青光眼。在选择这一阈值进行筛查时，总有一部分患者被漏诊，也总有一部分非患者被误诊。在确定这一阈值时，是以高灵敏度为主还是以高特异度为主，应当权衡假阳性和假阴性所造成的后果而定。对于假阳性者，我们应当进一步进行诊断试验。如果这些诊断试验价格昂

贵,这就增加了医疗费用。显然,我们应当尽可能地降低假阳性率,而选择高特异度的筛查试验。我们也应当考虑到,如果筛查的疾病非常重要,一旦漏诊就会发生严重后果时,就应当尽量降低假阴性率,而选择高灵敏度的筛查试验。

筛查试验的真实性不仅与试验本身的特征有关,而且也与受检者的一些因素有关,例如在疾病的早期容易发生假阴性的结果。

如果将灵敏度和特异度合并为一个指标来评价一项试验的真实性,可以采用以下两个指标:

(1) 约登指数(Youden index)=(灵敏度 + 特异度)-1。约登指数的值越大,诊断试验的真实性越好。

(2) 粗一致性(crude agreement)=$[(a+d)/(a+b+c+d)] \times 100\%$。式中$a$、$b$、$c$和$d$的意义见表2-25。粗一致性是筛查试验所检出的真阳性和真阴性例数之和占总受检人数的百分比。该值越大,其灵敏度和特异度之和越高,假阳性和假阴性之和越小。

2. 预测值　筛查试验的真实性也可以用预测值(predictive value)来衡量。预测值是筛查试验阳性或阴性结果正确与否的概率。预测值有阳性预测值(positive predictive value)和阴性预测值(negative predictive value)之分。前者是指真阳性人数占结果阳性人数的百分比,即表示试验结果阳性者属于真病例的概率。后者是指真阴性人数占试验结果阴性人数的百分比,即表示试验结果阴性者属于非病例的概率。

$$阳性预测值=[a/(a+b)] \times 100\%$$
$$阴性预测值=[d/(c+d)] \times 100\%$$

实际上,筛查试验的预测值与试验的灵敏度、特异度和受试人群中所研究的疾病的患病率有关。当灵敏度越高,阴性预测值越高。当特异度越高,阳性预测值越高。当受检人群中研究的疾病患病率越高,阳性预测值越高,阴性预测值越低。

3. 筛查试验的灵敏度、特异度和预测值的相互关系　以下举例说明如何计算筛查试验的灵敏度、特异度、预测值,以及这些名称间的相互关系。假定某种疾病在人群中的患病率为2%,所应用的筛查试验的灵敏度为90%,特异度为95%。接受筛查试验的人群共有1000人。根据以上数据可构建成一个四格表。首先我们应用患病率提供的信息将人群分为有病和无病的两组人群。由于该病的患病率为2%,因此患者数为1000人×2%=20人,无病的人数则为1000人-20人=980人。然后根据试验的灵敏度计算有病的人中得到阳性结果的人数为20人×90%=18人,那么假阴性结果的人数应为20人-18人=2人。接着根据试验的特异度计算正常人中得到阴性结果的人数为980

人×95%=931人,那么假阳性结果的人数应为980人-931人=49人。

根据上述计算,可构建四格表如下:

筛查试验	疾病状态		合计
结果	有病	无病	
阳性	18	49	67
阴性	2	931	933
合计	20	980	1000

根据上述的数据,计算得

阳性预测值:$18/(18+49)=27.0\%$

阴性预测值:$931/933=99.8\%$

如果筛查试验的灵敏度和特异度保持不变,但该病的患病率下降为1%。采取上述相同的计算,可构建下列四格表:

筛查试验	疾病状态		合计
结果	有病	无病	
阳性	9	49.5	58.5
阴性	1	949.5	941.5
合计	10	990	1000

根据上表数据,计算得

阳性预测值:$9/(9+49.5)=14.5\%$

上述例子表明,随着疾病患病率下降,阳性预测值也下降。

(二) 可靠性

可靠性(reliability)又称重复性,是指在相同条件下重复进行试验获得相同结果的稳定程度。理想的筛查试验应当具有相当高的可靠性,这样才能在相同条件下测量同一人时得到相同的结果。

许多因素会影响筛查试验的可靠性。研究者应当充分了解影响筛查试验可靠性的来源及其控制方法,以便对试验的可靠性做出客观评价。影响到筛查试验的可靠性的因素有:

1. 试验本身或试验的条件有所变化　由于试验方法本身不稳定,或应用的仪器、设备、试剂的不同,以及外在环境的影响等可以使测量结果出误差。由测量仪器所产生的误差可能是随机性的,也可能是系统性的。随机误差是不能预测的,它通常只增加结果的标准差,而不改变结果分布的集中趋势或平均值。系统误差可以改变结果分布的集中趋势,因此它比随机误差更有可能改变筛查试验的阳性或阴性的结果。

2. 观察者的差异　这是观察者对测量结果不一致所致的差异。包括同一观察者本身的变异(又称观察者内差异,intraobserver agreement),及不同观察者之间的变异（又称观察者间的差异，interobserver agreement）。观察者的差异可以 kappa 值来描述。kappa 值表示不同观察者对某一结果判定或同一观察者在不同时间对某一结果判定的一致性强度。kappa 值的计算公式为：

$$kappa \ 值 = (P_A - P_e)/(1 - P_e)$$

式中 P_A 为观察的实际一致率，$P_A = \sum A/N$，式中 $\sum A$ 为两次观察结果一致的观察数，N 为总检查人数。

P_e 为期望一致率，也称期望值，即两次检查结果由于偶然机会所造成的一致率，$P_e = \sum E/N$，式中 $\sum E$ 为期望两次检查结果一致的观察数，N 为总检查人数。

由计算 kappa 值的公式中可见，kappa 值实际上为两个差值之比，分子为实际观察到的一致率和可能由于偶然机会造成的期望率之差值，分母为（1 - 期望率）。kappa 值较大说明两次检查的一致性较好。实际上 kappa 值应在 0 与 1 之间。如果 kappa 值为 1，表明两次判断结果完全一致。如果 kappa 值为 0，表明两次判断结果完全是由于机遇造成的。一般认为 kappa 值为 0.4～0.6 为中度一致，0.6～0.8 为高度一致，≥0.8 为有极好的一致性。

现举例说明 kappa 值的计算方法：假定两名眼科医师对 200 名糖尿病患者的荧光素眼底血管造影片进行独立的读片。将结果分为三类：无视网膜病变、非增生性糖尿病视网膜病变（NDR）和增生性糖尿病视网膜病变（PDR）。两名眼科医师的读片结果见表 2-33：

表 2-33　两名眼科医师对 200 例糖尿病患者荧光素眼底血管造影片读片结果

眼科医师 A	眼科医师 B			合计
	正常	NDR	PDR	
正常	**78**	5	0	83
NDR	6	**56**	13	75
PDR	0	10	**32**	42
合计	84	71	45	200

1）计算实际一致率：在这 200 名患者的荧光素眼底血管造影片，两位眼科医师读片结果完全一致的有：正常 78 人，NDR 56 人，PDR 32 人，总计 166 人，即表 2-26 中黑体数字之和。一致率 $P_A = \sum A/N = 166/200 = 0.83$。

2）计算期望率：假设两次检查结果一致的患者数是由于偶然机会造成的，其第二次检查结果正常、NDR 及 PDR 患者数占总数的比例，应与第一次检查的正常、NDR 及 PDR 患者数的比例相同，即结果为正常：$84/200 \times 83 = 34.86$，NDR 为：$71/200 \times 75 = 26.63$，PDR 为：$45/200 \times 42 = 9.45$。$P_e = \sum E/N = (34.86 + 26.63 + 9.45)/200 = 70.94/200 = 0.355$。

计算 kappa 值：$kappa = (0.83 - 0.355)/(1 - 0.355) = 0.74$。

由于 kappa 值大于 0.6，两位眼科医师的检查结果已达到高度一致的水平。

3. 受检者自身生物学差异　筛查试验的可靠性还受到受检者自身生物学差异的影响。相当多的生物学指标会随着测量时间、受检者的情绪而波动。例如眼压在一天 24 小时内会相当大的波动，尤其是青光眼患者，波动的范围比正常人还要大。即使所用的眼压计很精确，测量的方法也准确，但在不同时间测出的眼压会有相当大的差别。当受检者情绪波动，甚至抽烟喝酒都有可能影响到眼压的测量结果。对于这些情况，要进行疾病筛查时应当注意到。

在眼科学中常用的筛查试验视力测量的可靠性就受到上述的三种因素的影响。测量视力时，其结果会受到不适当的照明，视力表上视标与背景的不合要求的对比度，周围环境控制不好，以及检查距离改变等影响。例如，如果测量视力时，受检者距视力表的距离比通常规定的 5m 距离近一些，就会产生系统误差。在这种情况下，所有近视眼患者检测视力的结果就会好一些，这样就会改变这些患者视力检查结果的分布，最终会影响到以视力检查为筛查试验的结果。虽然视力检查相对简单，但它却是一个复杂的心理物理测量，牵涉到受检者对信号的接受、判断、回答的过程，同时还会受到视细胞和神经系统生理作用的影响。对视力检查者培训程度的不同，也会使结果有相当大的差别。对检查者加强培训，使他们采用标准的方法检查视力，可明显提高视力检查的可靠性。受检者的状况也明显地影响视力检查的可靠性。有些屈光不正受检者在检查时快速地眯眼，常明显地改善视力检查的结果。

（三）实用性

筛查项目的实用性是指通过筛查有多少以前未被确定的患者得到诊断和治疗。下列一些因素影响到筛查的实用性：

1. 筛查试验的灵敏度　筛查试验必须能发现足够比例的病例才是有用的。如果筛查试验的灵敏度很低，不管这种试验的真实性和可靠性有多高，那么也只能发现少量的病例，其实用性是很差的。

2. 筛查疾病的患病率　在叙述筛查试验的预测值时，已经说明了筛查疾病的患病率对于阳性预测值的重要性。患病率受到疾病的发病率和疾病存在时间长短的影响。如果疾病的发病率高，存在的时间长，患病率也会升高。患病率也受到当地当时的医疗条件的影响，如果医疗条件好，对所筛查的疾病可以有效地治疗，那么这种疾病的患病率就会降低。此时进行疾病筛查的实用性就会很低。如果在疾病筛查之前，没有什么医疗条件治疗这种疾病，那么在人群中就会有较多的没有诊治的病例。在这种情况下进行首次疾病的筛查，就会得到较高的实用性。

根据流行病学知识，一些疾病在不同性别、年龄、种族、职业的人中，患病率会有相当大的差别。选择患病率高的人群中进行疾病筛查，就会得到较高的实用性。例如，在年龄40岁以上、肥胖、有糖尿病家族史的人中筛查糖尿病就会得到相对高的实用性。

3. 多相筛查 进行多相筛查常会得到相对高的成本-效益比。在眼病筛查中，我们常常应用多种筛查试验来发现多种眼病，使阳性发现率明显提高。当然，由于每种筛查试验都有一些假阳性的结果，因此对这些假阳性病例随诊的费用将会比单相筛查时增加。

4. 筛查的频率 为了提高筛查的实用性，应当考虑到筛查的频率。如果筛查的频率过高，筛查的实用性将会降低。但一般很难确定一种疾病理想的筛查频率，其原因包括：①每种疾病都有其自然病史；②不同人群中疾病的发病率是不同的；③每个人发生疾病的危险性是不同的。随着对疾病的自然病史、发病危险因素和治疗作用有更多了解，就能对筛查的频率提出更合理的建议。

5. 参与筛查和随诊的积极性 筛查疾病本身并不能增进健康，除非人们能参与筛查项目和发现健康问题。一些心理和社会因素影响人们参与预防疾病和积极性。这些因素包括人们对疾病严重程度、疾病对健康的严重后果、人们对疾病易感性以及采取治疗措施的好处等了解程度。如果所筛查的疾病被认为是严重的、可能会威胁到每个人的健康、如果采取防治措施可以消除疾病的威胁时，人们参与筛查的积极性会大幅度提高。

公众对疾病筛查项目的参与包括能接受和参加筛查试验，能合作地提供必要的疾病家族史和个人史，能服从随后采取的诊断试验和治疗措施，能改变生活方式以便降低发病的危险性（如放弃吸烟）等。

对于筛查项目的实用性应当定期评估，以便对筛查项目进行必要的修改。如果发现随着多次的疾病筛查，以及医疗条件的改善，疾病的患病率明显下降时，就可以减少疾病筛查的周期，甚至停止进行该病的筛查。

五、疾病筛查的优缺点

相当多的人认为疾病筛查总是值得进行的，因为早些发现疾病总是一件好事。事实上，疾病筛查既有优点，也有缺点。在做出是否筛查某种疾病之前应综合考虑各种因素。

（一）疾病筛查的优缺点

疾病筛查的优点在于可以在某种疾病的症状和体征明显出现之前的早期阶段发现这种疾病，并且在这一阶段开始治疗要比晚期发现时开始治疗更为有效，从而减低病死率和致残率。与任何医学试验一样，用于疾病筛查的试验也不是完美的，它会使那些没有患病的人错误地显示出阳性（假阳性）的结果，或者在患病者中显示出阴性（假阴性）的结果。特别是当筛查发病可能性很低的疾病时，虽然假阳性的百分率很低，但是假阳性的绝对数量还是相当高的。例如，如果一种疾病的发病率为0.01%，假阳性率为0.1%。根据该病的发病率，那么在10 000个人中实际上只有1个人患病。而根据筛查试验的假阳性率，那么在10 000人的试验可有10个为假阳性。表明在10个人获得的阳性结果中就有9个是错误的。

此外，疾病的筛查还存在着一些问题：

（1）疾病的筛查项目会涉及大量的人，但其中需要治疗的人只占一小部分，因此筛查项目消耗了大多数人并不需要治疗的医疗资源和费用。

（2）筛查试验可能产生不良的作用，例如引起受检者的紧张、焦虑和不适，有可能使受检者暴露于放射线和化学物质。

（3）筛查试验的假阳性结果可能会导致受检者的紧张和焦虑，也使受检者接受不必要的诊断试验和治疗。

（4）当早期发现疾病以后，如果治疗又不能显示出效果时，可使患者感到紧张和焦虑。

（5）如果在筛查中获得阴性结果，可使受检者产生错误的安全感，可能会导致延迟诊断和治疗。

（二）筛查试验的偏倚

评价筛查试验是否能增强人群健康的最好方法是施行随机对照试验。当应用病例对照研究或队列试验来进行研究时，一些因素可以使筛查试验显得比实际上更为成功，一些与研究方法相关联的偏倚会扭曲结果。由于在实际施行筛查项目时，常常不能进行随机对照的筛查试验，而是通过非随机的研究进行的，这样必然会产生一些偏倚而影响到结果。筛查试验的偏倚有：

1. 领先时间的偏倚（lead time bias） 所谓领先时间是指通过筛查早期发现某人患病的时间与因出现该病症状或体征而去就诊才被确诊的时间之差。一般地说，人们期望这一时间差越长越好，即发现疾病越早越好。某种疾病的领先时间可以受到两种因素的影响：①该病的病程长短；②筛查试验发现疾病的能力。如果领先时间很短,尽管通过筛查可以早期发现患者并立即进行治疗,但其治疗的效果和预后也可能不比未经筛查的患者进行治疗的效果更好。在实际工作中,虽然疾病筛查可以早期发现患者或可疑者,并随之及时地给予正确的诊断和治疗,但并不能推迟该病患者的死亡时间,只是增加了从诊断到死亡的时间间隔。而没有经过筛查的患者,可能会到出现明显的症状和体征时才能诊断,但死亡的时间可能没有改变,只是看起来从诊断到死亡的时间较短。在比较非随机分配的人群组存活率时,可以看出从确诊患病那一刻算起,经筛查而发现的病例组的存活时间要比非经过筛查的患者为长,这种情况可能是由于领先时间的偏倚所造成的假象。领先时间偏倚会影响到肿瘤患者5年生存率的判断。

2. 患者自我选择偏倚(selection bias) 并不是每个人都会参加疾病筛查项目。患者自我选择偏倚是由于参加与不参加筛查试验的人群在某些方面的特征不同而造成的。例如文化水平高、卫生保健知识多的人更愿意参加疾病筛查项目,这些人因为文化水平高和卫生保健知识多,更注意日常保健,不良生活习惯较少,对身体异常表现的警觉性高,能经常去医院检查身体,这些对他们的存活率都会有影响,因而引起偏倚。有乳腺癌家族史的妇女更愿意参加乳腺癌的筛查项目,这样就使得在参加筛查的人中发现更多的乳腺癌患者,也会引起偏倚。在进行研究时应当注意这种选择性偏倚对结果所造成的影响。

3. 时间长度的偏倚(length time bias) 时间长度偏倚是选择性偏倚的一种形式,是由于对资料的统计学处理扭曲了结果,而导致不正确的结论。当选择随机的时间间隔进行分析时,就可以发生时间长度偏倚,一般有利于长的时间间隔,而扭曲了资料。例如,时间长度偏倚可以影响筛查肿瘤患者的资料。一般认为,与生长较慢的肿瘤相比,生长较快的肿瘤具有较短的无症状期,不太容易发现。生长较快的肿瘤的预后常常比较差。在筛查中发现的肿瘤患者中,大多数很可能是生长较慢的肿瘤患者。这就意味着在筛查中发现的肿瘤患者可被误认为提高了存活率,即使实际上它们对预后没有作用。

4. 过度诊断的偏倚(overdiagnosis bias) 过度诊断是指一些发现的"疾病"在患者的终生都不出现症状或导致死亡。它不必要地将一个人转变为患者,使他们接受可能有害的治疗。当疾病的诊断是正确的,但却与患者的健康无关联时,就发生了过度诊断的偏倚。发生这种情况可能是对这种疾病的治疗是不需要的,或者根本没有治疗方法,或者患者不想进行治疗。由于大多数诊断为疾病的人也接受了治疗,因此很难判断一个人是否发生了过度诊断。只有当诊断为疾病的人不进行治疗,他又不出现疾病的症状,而且死于其他疾病时,才能确定原来疾病的诊断是过度的。因此,大多数关于过度诊断的推论来自于人群的研究。如果在一个人群中,疾病的严重后果(例如死亡)的发生率稳定,而出现快速增加的接受试验率和疾病诊断率,就高度提示出现疾病的过度诊断的偏倚。虽然过度诊断的偏倚可以发生任何疾病的筛查和诊断,但它主要从肿瘤的筛查中发现的。对一些无症状的患者进行系统的筛查可以发现早期的肿瘤,但一些患者终生没有出现肿瘤的症状和导致死亡。尸体解剖的研究已经表明,死于其他原因的老年男性中,相当高比例的人有前列腺癌。

过度诊断的偏倚可以造成一些伤害,包括:①接受的治疗是不需要的,而且对患者也没有帮助。而治疗可能会产生不良反应,甚至导致死亡。②诊断为疾病后可对患者产生心理的负担,增加脆弱的感觉。③治疗所需的费用增加了经济的负担。

要完全避免以上偏倚的唯一方法是施行随机对照试验,并且对研究的各个步骤进行精心的设计和严格的施行。如果采用这样的方法,研究就需要相当长的时间和费用。

第三章
眼病流行病学中常用的统计学方法

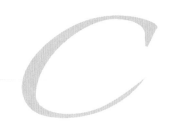

在医学实践中应用统计学方法非常普遍，对于某一疾病发病危险因素的评估、诊断方法的评价、药物疗效分析、预后估计等均离不开统计学方法。正确的统计分析有利于我们正确地认识事物存在的客观规律性，因此掌握统计学的基本原理和常用的统计方法，必将有利于眼科医师的临床实践与研究工作。

一、统计学基本知识

（一）统计工作的基本步骤

科学研究工作通常分为四步进行，即试验设计、收集资料、整理资料和分析资料。后三者是统计学工作的基本步骤。

1. 收集资料　依据调查或试验的设计要求准确、完整地收集资料，这是统计工作的基础。

2. 整理资料　将收集到的原始资料有目的、有计划地进行科学加工和存储，使资料更加系统化和条理化，以便于进行统计分析。

3. 分析资料　将统计整理后的资料进一步计算相应的指标，运用统计学方法进行分析比较，并结合专业知识得出结论。

上述三个步骤是密切联系和不可分割的，任何一个步骤出现缺陷或错误都会影响研究结果的准确性。

（二）资料的分类

医学资料主要分为计量资料、计数资料和按等级分组资料三大类，不同的统计资料应采用不同的统计方法。

1. 计量资料　是对每一个观察单位用定量方法测定某一项指标的数值大小所得到的资料，一般都有度量衡单位，如眼轴长度（mm）、荧光造影时的动静脉充盈时间（s）、眼压（mmHg 或 kPa）等。这些资料均适用于计量资料的统计方法，如 t 检验、方差分析、相关与回归以及一些非参数统计方法。

2. 计数资料　事先将观察单位按性质或类别进行分组，然后分别计数各组的个数而得到的资料。这些资料适用于计数资料的统计方法，如率的显著性检验、

卡方检验以及一些非参数统计方法。

3. 按等级分组资料　在医学资料中，有一些资料既有计数资料的性质，又有半定量的特性，则称为按等级分组资料。例如可将检查结果按 −、+、++、+++、++++ 分组，然后清点各组患者数。在观察某种药物或疗法对某病的疗效时，可将疗效分为痊愈组、显效组、无效组和恶化组，然后清点各组患者数。这类资料适用于一些非参数统计方法，如 Ridit 分析。

根据不同的研究目的，有时可将计量资料转化为计数资料或按等级分组资料，或将按等级分组资料转化为计数资料进行统计分析。例如眼压测定属于计量资料，但可根据眼压值将患者分为眼压正常组（10～21mmHg）和高眼压组（高于 21mmHg），分别计数两组的患者人数，即可得到计数资料。需要注意的是，将计量资料转化为计数资料或按等级分组资料时可能会丢失一些有用信息。将计数资料转化为按等级分组资料时比较困难。计数资料不能转化为计量资料。

（三）统计学的几个基本概念

1. 总体（population）　根据研究目的确定的同质观察单位（研究对象）的全体，实际上是某一变量值的集合。例如研究青少年的屈光状态，那么所有的青少年都在研究之列，这就是一个总体。有时总体所包含的个数无穷大，称为无限总体，若观察单位数有限时则称为有限总体。

2. 样本（sample）　从总体中抽取的部分个体称为样本。抽取的个体数多少称为样本量。由于直接研究总体经常是不可能的，所以大多数研究采用抽样研究，即通过抽取样本来推断总体的情况。例如研究某地区青少年的屈光状态，我们可从中随机抽取 1000 名青少年进行研究，1000 名青少年就是一个样本，其样本量是 1000。

3. 量　用数字、字母或其他符号代表观察单位（对象）的某一项观察结果或特征，以便存储和分析。

4. 统计量（statistic）　对研究对象进行多次观察，依据观察值所得出的量即为统计量。例如我们为了解

正常人的眼压值,可测定几十例"正常人"的眼压,计算得到的均数和标准差均称为统计量。

5. 参数(parameter)　通过上述统计量估计出的总体平均数、总体标准差或总体率,这些总体统计指标则称为参数。

6. 误差(error)　误差是指各种原因所造成的观测值与真值之间的差异,主要包括系统误差、随机测量误差和抽样误差。

(1) 系统误差:收集资料时,由于仪器不准确、检查者掌握标准过高或过低等原因,致使观察结果出现一致性偏大或偏小。这类误差可使原始资料失去准确性,应尽量避免。

(2) 随机测量误差:收集资料时,即使仪器准确、检查者掌握标准一致,但由于偶然原因也可使同一对象的多次检查结果不完全一致,这种误差没有倾向性,是难于避免的,但可将其控制在一定水平。

(3) 抽样误差:由于总体中每个个体存在差异,使得抽样研究中样本均数与总体均数之间、样本均数与样本均数之间始终存在着差异,这种由抽样研究引起的误差称为抽样误差。例如随机测量某地区 100 名正常人平均眼压为 16.8mmHg,这一样本均数并不会等于该地区所有正常人的平均眼压值,这一差异就是抽样误差。抽样误差的大小可用标准误来衡量。

7. 频率(frequency)　某种现象在样本中出现的比率,是样本特征。

8. 概率(probability)　也称几率,是指随机事件发生可能性的数值度量,是反映某一事件发生可能性大小的量,常用符号 P 表示,取值范围 $0 \leqslant P \leqslant 1$。$P$ 值越接近 1,发生的可能性越大;P 值越接近 0,发生的可能性越小。必然发生的事件概率为 1,肯定不发生的事件概率为 0。特别的小概率事件,特指发生概率 $P \leqslant 0.05$ 或 $P \leqslant 0.01$ 的事件,表示该事件发生的可能性小于或等于 0.05(5%)或 0.01(1%)。通常将两者作为事物差别有显著性统计学意义或有非常显著性统计学意义的界限。

在眼病流行病学中常用的概率有患病率、发病率、罹患率等,已在前述的《疾病分布原理》中有所叙述。

9. 随机化(randomization)　是抽样研究中遵循的一项非常重要的原则,就是要求在抽样前总体中每一个个体有同等被抽取的机会。随机化也是队列研究和实验性研究中分配受试者的重要原则,使每一个受试者都有同等的机会分入试验组或对照组。

二、常用的统计指标

在对数值变量资料进行统计分析时,首先应对观察测量得到的变量值(即观察值)进行统计描述,再在此基础上进行深入的统计分析和推断。平均数和标准差是最常用的两个统计指标。

(一)数值集中趋势的指标

平均数(average)是分析计量资料时最基本的一种统计指标,它说明一组观察值的平均水平或集中趋势,能使人对资料有个简明概括的印象,并能进行资料间的比较。在医学研究中,常用的平均数有算术均数、几何均数、中位数和调和均数等。

1. 算术平均数　简称均数(mean),是医学研究中最常用的统计指标,有总体均数和样本均数之分,分别用希腊字母 μ 和英文字母 $\bar{x}$ 表示。算术平均数适用于描述对称分布资料,特别是正态分布的资料,不适用于描述偏态分布资料。样本均数可利用计算器、计算机数据库技术或统计软件进行,计算公式为:

$$\bar{x} = \frac{x_1 + x_2 + \cdots + x_n}{n} = \frac{\sum x}{n}$$

式中:$\bar{x}$ 为均数,$\sum x$ 为各个变量值 x 之和,n 为样本例数。

例:某医师测定 8 名青光眼患者的眼压值分别为 33、28、48、37、22、30、29 和 40mmHg,试求其平均眼压值。

将各数值代入上述公式中,即可得到这 8 名青光眼患者的眼压均数:

$$\bar{x} = \frac{\sum x}{n} = \frac{33 + 28 + 48 + 37 + 22 + 30 + 29 + 40}{8}$$
$$= 33.38(\text{mmHg})$$

2. 几何均数(geometric mean,G)　假如有一组数据分别为 3、4、5、6、17,计算得算术平均数为 7,但实际上大多数数据位于 3~6 之间。显然,算术平均数 7 不能代表这组数据的中心位置,对于这样的偏态资料,将数据转化为对数就可使资料对称,然后求对数的平均数,再取其反对数,这样求得的平均数即为几何均数。它适用于呈倍数关系的等比资料或对数正态分布资料。

其计算公式为:

$$G = \sqrt[n]{x_1 \cdot x_2 \cdots x_n}$$

或:
$$\lg G = \frac{(\lg x_1 + \lg x_2 + \cdots + \lg x_n)}{n}$$

或:$G = \lg^{-1}\left(\dfrac{\lg x_1 + \lg x_2 + \cdots + \lg x_n}{n}\right) = \lg^{-1}\left(\dfrac{\sum \lg x_i}{n}\right)$

那么数据 3、4、5、6、17 的几何均数为:

$$G = \lg^{-1}\left(\frac{\sum \lg x}{n}\right) = \lg^{-1}\left(\frac{\lg 3 + \lg 4 + \lg 5 + \lg 6 + \lg 7}{5}\right) = 5.72$$

3．中位数（median，M） 是一组观察值的位置平均数，可直接由原始数据计算得出。对于分布较为对称的一组数据，中位数接近于平均数；当一组变量值分布呈偏态时，用中位数表示集中趋势较为合理。

若样本例数 n 为奇数，将观察值从小到大排序后，中间位置的那个观察值就是中位数。

$$M = x_{\frac{x+1}{2}}$$

若样本例数 n 为偶数，将观察值从小到大排序后，中间位置的两个观察值的算术平均数即为中位数。

$$M = \frac{1}{2}\left\{ x_{\frac{n}{2}} + x_{\left(\frac{n}{2}+1\right)} \right\}$$

例：7 例青光眼患者的眼压分别为 28、29、34、35、37、40 和 45mmHg，试求眼压中位数。

由于本组例数为奇数，第 $(n+1)/2$ 个眼压值即为中位数，第 4 个眼压值 35mmHg 即为中位数。

中位数用于描述偏态分布资料的集中位置，它不受两端特大、特小值的影响。

（二）数值离散程度的指标

假如 A 组 7 名同学的数学考试成绩分别为 76、80、84、88、92、96、100；B 组 7 名同学的考试成绩为 82、84、86、88、90、92、94。通过计算，两组同学的平均成绩（均数）均为 88 分，仅从均数上看不出两组资料有何差异，但仔细观察两组资料的分布形势，不难看出甲班同学的成绩分散，乙班同学的成绩分布较为集中。均数相同只说明两组资料的集中趋势相同，但各组数据内部观察值参差不齐的程度可能不同。因此，常需要用极差、四分位数间距、方差、标准差和变异系数等指标来描述资料的离散程度。

1．极差（range） 又称全距，是一组数据中最大和最小观察值之间的差值，用极差描述资料的离散程度简单明了，但它仅考虑到了最大值和最小值，不能反映观察值的整个变异程度；样本的例数越多，极差越大，不够稳定和全面。在上例中，A 组的极差为 $100 - 76 = 24$，B 组的极差为 $94 - 82 = 8$。A 组的极差大，说明数据较为分散；B 组的极差小，说明数据较为集中。

2．四分位数间距（quartile，Q） 四分位数是特定的百分位数，其中 P_{25} 为下四分位数 Q_L，P_{75} 为上四分位数 Q_U，四分位数间距即为 $Q_U - Q_L$。四分位数间距比极差稳定，但仍未考虑到每个观察值的变异度。

3．方差 要全面考虑每一个数据对离散程度的影响，可使用离均差总和来计算每一数据与其均数的差值之和，即 $\sum(x - \bar{x})$，但由于正负抵消，离均差总和等于 0。如果先把每一个数据与其均数的差值平方，再总和后即可得到离均差平方和（sum of squares，SS），

即 $\sum(x - \bar{x})^2$，可用来描述资料的变异度。由于离均差平方和受资料变异程度及样本例数多少的影响，因此求其均数即可得到方差（S^2），即 $\dfrac{\sum(x - \bar{x})^2}{n}$。方差（variance）越小，资料的离散程度越小；方差越大，资料的离散程度就越大。由于从样本中求得的方差往往小于总体方差，为了较好地得到总体方差的估计值，可将分母中的样本例数减去 1。即：

$$S^2 = \frac{\sum(x - \bar{x})^2}{n - 1}$$

式中 $n - 1$ 又称为自由度（degree of freedom，df），过去用 df 表示，现用希文字母 ν 表示。

4．标准差 因方差的单位是原单位的平方，所以使用起来仍然不方便。求方差的算术平方根即为标准差，来表示资料的离散程度指标。其计算公式为：

$$S^2 = \sqrt{\frac{\sum(x - \bar{x})^2}{n - 1}} = \sqrt{\frac{\sum x^2 - \dfrac{(\sum x)^2}{n}}{n - 1}}$$

式中：s 为标准差，$\sum x$ 为观察值之和，$\sum x^2$ 为观察值平方之和，n 为样本例数。

标准差（standard deviation）过去简写为 SD，现规范简写为 s。只有均数和标准差相互结合使用，才能更加全面地反映一组变量值的分布全貌。

标准差的应用：

（1）主要用于表示资料的离散程度：当均数和所用单位相同时，标准差大，表示资料的离散程度大；标准差小，资料的离散程度小。当均数相差较大或计量单位不同时，就不能直接比较。

（2）标准差可用于概括估计变量值的频数分布：假定我们测定 100 名健康者的眼压值，以各眼压值的大小为横坐标，以各眼压值的频数为纵坐标，做成直方图，就会发现该图中频数大多集中在中央均数附近，两端逐渐减小，形成一钟形曲线。当逐渐增加观察例数时，所作图形就逐渐接近于一条光滑的曲线。这条光滑的曲线接近于数学上的正态曲线，这样的数值分布就称为正态分布。曲线的顶端为均值，曲线下的面积代表频数分布。在这一曲线下，就可求出均数加减任何倍数标准差所占整个曲线下的面积（图 2-318）。

常用的数据有：均数 ±1 倍标准差，约占整个面积的 68%；均数 ±2 倍标准差，约占整个面积的 95.4%；均数 ±3 倍标准差，约占整个面积的 99.7%。

（3）用于估计正常值范围：通常将某一指标的 95% 正常人所在范围作为正常值范围。假定这些指标的分

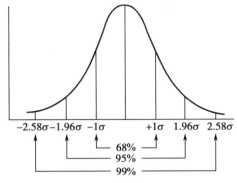

图2-318　正态分布曲线与可信限

布近似正态分布时,95%的分布范围就等于均数 ±1.96 倍标准差。

（4）用于计算均数的标准误。

（三）标准误

很多医学研究需要采用抽样研究的方法。抽样研究对于无限总体来讲是唯一可行的方法。即使对于有限总体来讲,抽样研究也可节省人力和物力。

1. 均数的抽样误差　在抽样研究中,由于存在个体差异,使得抽样研究中样本均数与总体均数之间,样本均数与样本均数之间始终存在差异,这种差异是由抽样误差造成的,抽样误差的大小可用样本标准误（standard error, SE）来衡量,均数的标准误用 $s_{\bar{x}}$ 表示,率的标准误用 s_P 表示。同样,当总体中各个数值相等或差异不大时,抽样所得的样本均数和总体均数就相同或相差不大;当总体中各个数值差异较大时,抽样所得的样本均数和总体均数就相差较大。均数标准误（$\sigma_{\bar{x}}$）与总体标准差（σ）以及样本大小（n）之间的关系是:

$$\sigma_{\bar{x}} = \frac{\sigma}{\sqrt{n}}$$

在实际工作中,由于不知道总体标准差,可近似地用样本标准差（s）来代替,求得均数标准误的估计值（$s_{\bar{x}}$）。那么:

$$s_{\bar{x}} = \frac{s}{\sqrt{n}}$$

这里的标准误等于样本标准差除以样本含量的算术平方根。

假如我们测定 100 名健康者的眼压值均数为 15.46mmHg,标准差为 2.32mmHg,那么标准误就是:

$$s_{\bar{x}} = \frac{2.32}{\sqrt{100}} = 0.232\text{mmHg}$$

标准误是描述样本均数的变异程度,说明抽样误差的大小;标准误越小,说明抽样误差越小。注意标准误不同于标准误,标准差描述各个观察值的变异程度（离散趋势）;标准误是描述样本均数与总体均数的变异程度,说明抽样误差的大小,并可用于总体均数的区间估计和两个均数之间的假设检验等。

2. 总体均数的估计　抽样研究的目的是通过样本均数估计总体均数（μ）,根据样本均数符合 t 分布的特点,利用 t 分布曲线下的面积规律估计出总体均数可能坐落的区间或范围。当样本含量较大时,可用 u 分布代替 t 分布。

（1）点值估计:即直接用样本均数估计总体均数。

（2）区间估计:根据样本均数符合 t 分布的特点,利用 t 分布曲线下的面积规律估计出总体均数可能落在的区间或范围,谓之可信区间（confidence interval, CI）。当 $a=0.05$ 时,称为 95% 可信区间（95%CI）。当 $a=0.01$ 时,称为 99% 可信区间（99%CI）。即总体均数的 95% 可能范围就是:

$$\bar{x} \pm 1.96\sigma_{\bar{x}}$$

用样本标准误代替总体标准误,总体均数的 95% 可信区间为:

$$\bar{x} \pm 1.96s_{\bar{x}}, \text{或记为} \bar{x} - 1.96s_{\bar{x}} \sim \bar{x} + 1.96s_{\bar{x}}。$$

同样,总体均数的 99% 可信区间为:

$$\bar{x} - 2.58s_{\bar{x}} \sim \bar{x} + 2.58s_{\bar{x}}$$

以上述 100 名健康者的眼压值均数为 15.46mmHg,标准差为 2.32mmHg 为例,得标准误为 0.232mmHg,那么总体平均眼压值的 95% 可信区间为: $15.46 - 1.96 \times 0.232 \sim 15.46 + 1.96 \times 0.232$,计算得 $15.0 \sim 15.9$mmHg。

（四）变异系数

当比较多组资料的离散程度时,而这几组资料的单位不同或均数相差悬殊,不能直接用标准差比较,需要用变异系数（coefficient of variation, CV）进行比较,变异系数又称为离散系数（coefficient of dispersion）,它实际上是指标准差占均数的百分比例。计算公式为:

$$CV = \frac{s}{\bar{x}} \times 100\%$$

例:某作者观察载脂蛋白 B 和甘油三酯与糖尿病性视网膜病变的关系,分别检测 28 例患者的载脂蛋白 B 为 99.67 ± 16.13mg/dl,甘油三酯为 (2.18 ± 0.6)mmol/L,试问两组数据的变异程度如何?

这两组数据的单位不同,数值相差也较大,因此不能直接进行比较,就必须计算其变异系数。

载脂蛋白 B: $CV(\%) = 16.13/99.67 \times 100\% = 16.18\%$
甘油三酯: $CV(\%) = 0.6/2.18 \times 100\% = 27.52\%$

由此可见,甘油三酯的变异系数大于载脂蛋白 B,说明甘油三酯的变异程度较大。

三、计量资料的显著性检验

(一)假设检验

假设检验是用来判断样本均数与样本均数间、样本均数与总体均数间的差异是由抽样误差引起还是本质差别所造成的统计推断方法。

假设检验的基本思想是：小概率事件（$P \leqslant 0.01$ 或 $P \leqslant 0.05$）在一次试验中基本上是不会发生的。首先提出检验假设（hypothesis，H_0），又称无效假设，再用适当的统计学方法确定假设成立的可能性大小，如可能性小，则认为假设不成立；若可能性大，则可认为假设成立。

假设检验的基本步骤：

1. 提出检验假设 假设样本均数与总体均数间或样本与样本均数间差异无显著性，它们之间的差异仅是由抽样误差所引起的。检验水平一般设定为 0.05 或 0.01，检验水平就是容许出现错误的概率（I 类错误的概率 α），当 $\alpha=0.05$ 时，出现错误判断的概率为 5%。

2. 计算统计量 根据资料的类型和特点，选定相适应的统计方法进行计算，如 t 检验、u 检验、卡方检验或非参数统计方法等。

3. 确定 P 值 根据统计量的大小确定检验假设成立的可能性大小。若 P 值小于预先设定的检验水平，则 H_0 成立的可能性小，即拒绝 H_0；若 P 值不小于预先设定的检验水平，则 H_0 成立的可能性较大，不能拒绝 H_0。P 值的大小可通过查阅相应的界值表得到。通常 P 值判断标准是：

$P > 0.05$　　差别无显著性

$P \leqslant 0.05$　　差别有显著性

$P \leqslant 0.01$　　差别有高度显著性

4. 判断结果 根据 P 值大小，确定统计结论。

(二)t 检验和 u 检验

t 检验和 u 检验就是统计量为 t 和 u 的假设检验，两者均是常用的检验方法。当样本含量 n 较大时，样本均数符合正态分布，用 u 检验进行分析。当样本含量 n 较小时，并且观察值（x）符合正态分布时，则用 t 检验；当 x 为未知分布时，应采用非参数统计方法，如秩和检验。

根据资料类型的不同，t 检验主要包括样本均数与总体均数比较的 t 检验、配对资料均数的 t 检验、两组资料均数的 t 检验和较大样本均数的 u 检验。

1. 样本均数与总体均数比较 样本均数与总体均数比较的 t 检验，实际上是推断该样本来自的总体均数 μ 与已知的某一总体均数 μ_0（常为理论值或标准值）有无差别。首先分析上述两个均数不等的原因既可能是抽样误差所致，也有可能确实存在环境因素的影响。因此需要用 t 检验进行判断，检验过程如下：

（1）建立假设：样本均数与总体均数之间差异无显著性。

（2）计算统计量：进行样本均数与总体均数比较的 t 检验时，t 值为样本均数与总体均数差值的绝对值除以标准误，其中标准误为样本标准差除以样本含量的算术平方根。即：

$$t = \frac{|\bar{x} - \mu|}{\dfrac{s}{\sqrt{n}}}$$

公式中：$\bar{x}$ 为样本均数，μ 为总体均数，s 为样本均数标准差，n 为样本例数。

（3）确定概率：以自由度 v（样本含量 $n-1$）查 t 值表，确定 P 值。

（4）统计结论：根据 P 值做出统计结论。

例：假如普通健康成年人群的眼压均数为 16.5mmHg，某医师在某山区随机抽查 25 名健康者右眼眼压，均数为 17.6mmHg，标准差为 2.8mmHg，问是否能认为该地区成年人的眼压高于一般成年人？

（1）建立假设：山区成年人的眼压与一般成年人的眼压差异无显著性。

（2）计算统计量：

$$t = \frac{|\bar{x} - \mu|}{\dfrac{s}{\sqrt{n}}} = \frac{|17.6 - 16.5|}{\dfrac{2.8}{\sqrt{25}}} = 1.96$$

（3）确定概率：因自由度 $v=n-1=24$，查 t 值表得：$t_{0.05(24)}=2.064 > 1.96$，故 $P > 0.05$。

（4）结论：山区成年人的眼压与一般成年人的眼压差异无显著性。

2. 配对设计的 t 检验 配对设计是医学研究中经常采用的一种设计形式，在研究过程中能很好地控制非实验因素对结果的影响，有自身配对和非自身配对之分。配对设计资料的 t 检验实际上是用配对差值与总体均数为 0 进行比较，即推断差值的总体均数是否为 0。其检验过程和样本均数与总体均数比较的 t 检验类似，即：

（1）建立假设：假设两者的差异无显著性。

（2）计算统计量：t 值等于差值均数与总体均数为 0 的差值绝对值除以差值标准误，其中差值标准误为差值标准差除以样本含量的算术平方根。即：

$$t = \frac{|\bar{x} - 0|}{s_{\bar{x}}} = \frac{|\bar{x}|}{s_{\bar{x}}} = \frac{|\bar{x}|}{\dfrac{s}{\sqrt{n}}}$$

式中：$\bar{x}$ 为样本差值的均数，s 为样本均数标准差，n 为样本对子数。

（3）确定概率：以自由度 $v=n-1$（对子数减 1）查 t 值表，若 $P\leqslant 0.05$，则拒绝 H_0；若 $P>0.05$，则还不能拒绝 H_0。

（4）统计结论：根据 P 值，做出统计结论。

3．两样本均数的比较 两样本均数的比较又称成组设计两样本均数的比较，其目的是推断两个样本分别代表的总体均数是否相等。其检验过程与上述两种 t 检验没有大的差别，只是假设的表达和 t 值的计算公式不同。

（1）检验假设：两样本均数比较的 t 检验假设一般为两样本均数差异无显著性，即两样本来自的总体均数相等。

（2）计算统计量：t 值等于两样本均数差值的绝对值除以两样本均数差值的标准误，即：

$$t=\frac{|\bar{x}_1-\bar{x}_2|}{s_{\bar{x}_1-\bar{x}_2}}$$

$$s_{\bar{x}_1-\bar{x}_2}=\sqrt{s_c^2\left(\frac{n_1+n_2}{n_1 n_2}\right)}=\sqrt{s_c^2\left(\frac{1}{n_1}+\frac{1}{n_2}\right)}$$

$$s_c^2=\frac{(n_1-1)s_1^2+(n_2-1)s_2^2}{n_1+n_2-2}$$

公式中：$\bar{x}_1$、$\bar{x}_2$ 为两样本均数，$s_{\bar{x}_1-\bar{x}_2}$ 表示两样本均数差值的标准误，s_1、s_2 为两样本标准差，n_1、n_2 为两样本例数，n_1+n_2-2 为自由度。

（3）确定 P 值：自由度 $v=n_1+n_2-2$，查 t 值表，若 $P\leqslant 0.05$，则拒绝 H_0；若 $P>0.05$，则还不能拒绝 H_0。

（4）统计结论：根据 P 值，做出统计结论。

例：为验证糖化血红蛋白与糖尿病性视网膜病变的关系，某作者测定了 35 例糖尿病视网膜病变患者血液中糖化血红蛋白含量为 10.72%，标准差为 2.1%；同时测定了 35 例健康对照者的血液糖化血红蛋白含量为 4.6%，标准差为 0.8%；试问两组人群血液中糖化血红蛋白含量差异有无显著性。

（1）建立假设：两组人群糖化血红蛋白含量差异无显著性，即 $H_0:\mu_1=\mu_2$；$H_1:\mu_1\neq\mu_2$。

（2）计算统计量

$$s_c^2=\frac{(n_1-1)s_1^2+(n_2-1)s_2^2}{n_1+n_2-2}=\frac{34\times 2.1^2+34\times 0.8^2}{35+35-2}=2.252$$

$$s_{\bar{x}_1-\bar{x}_2}=\sqrt{s_c^2\left(\frac{1}{n_1}+\frac{1}{n_2}\right)}=\sqrt{2.525\left(\frac{1}{35}+\frac{1}{35}\right)}=0.3798$$

$$t=\frac{|\bar{x}_1-\bar{x}_2|}{s_{\bar{x}_1-\bar{x}_2}}=\frac{|10.72-4.6|}{0.3798}=16.11$$

（3）确定 P 值：自由度 $v=n_1+n_2-2=68$，查 t 值表，得 $t_{(0.01)}=2.65$，故 $P<0.01$。

（4）结论：两组人群血液中糖化血红蛋白含量差异有显著性，即糖尿病视网膜病变患者血液中糖化血红蛋白含量明显高于健康对照者。

4．较大样本的 u 检验 当样本含量 n 较大时（如大于 100 时），可用 u 检验代替 t 检验，此时 u 值的计算公式较 t 值的计算公式要简单得多。计算 u 值时，同样是用两样本均数差值的绝对值除以两样本均数差值的标准误，即：

$$u=\frac{|\bar{x}_1-\bar{x}_2|}{s_{\bar{x}_1-\bar{x}_2}}=\frac{|\bar{x}_1-\bar{x}_2|}{\sqrt{\frac{s_1^2}{n_1}+\frac{s_2^2}{n_2}}}$$

式中 $\bar{x}_1$、$\bar{x}_2$ 为两样本均数，$s_{\bar{x}_1-\bar{x}_2}$ 为两样本均数差的标准误，s_1、s_2 为两样本标准差，n_1、n_2 为两样本例数，n_1+n_2-2 为自由度。判定 P 值时不需查表，$P=0.05$ 和 0.01 的 u 值界值（双侧检验）分别为 1.96 和 2.58，即 $u<1.96$，$P>0.05$；$u\geqslant 1.96$，$P\leqslant 0.05$；$u\geqslant 2.58$，$P\leqslant 0.01$。

例：某研究者随机观察 168 例健康者右眼颞侧神经纤维层厚度为 $88.06\pm 16.17\mu m$，观察 68 例开角型青光眼患者的颞侧神经纤维层厚度为 $63.93\pm 27.66\mu m$，试问两组人群神经纤维层厚度差异有无显著性。

（1）建立假设：两组人群的神经纤维层厚度差异无显著性，即 $H_0:\mu_1=\mu_2$；$H_1:\mu_1\neq\mu_2$。

（2）计算统计量 u 值

$$u=\frac{|\bar{x}_1-\bar{x}_2|}{s_{\bar{x}_1-\bar{x}_2}}=\frac{|\bar{x}_1-\bar{x}_2|}{\sqrt{\frac{s_1^2}{n_1}+\frac{s_2^2}{n_2}}}=\frac{|88.06-63.93|}{\sqrt{\frac{16.17^2}{168}+\frac{27.66^2}{68}}}=6.74$$

（3）确定 P 值：不需查表，即可知道 $u_{(0.01)}=2.58<6.74$，故 $P<0.01$。

（4）结论：两组人群的神经纤维层厚度差异具有高度显著性，即开角型青光眼患者的颞侧神经纤维层厚度明显变薄。

（三）方差分析

方差分析是检验两个或两个以上样本均数间差异有无显著性的统计方法，其中两个样本均数间的比较也可用 t 检验。方差分析的应用条件是数据需要服从正态分布，并且各个组有共同的总体方差。方差分析的步骤与 t 检验的步骤基本一致，首先做无效检验假设，即假设各组均数来自于同一总体。计算统计量 F 值后确定概率 P 值，最后得出统计结论。

如果研究中只有一个影响因素，应进行单因素方差分析，现以下面的例子来说明如何进行单因素方差分析。

例：某作者观察 12 例健康人每日不同时段的眼压值变动情况，结果见表 2-34，试问不同时段的眼压值差异有无显著性？

表 2-34　12 例健康人每日不同时段的眼压值变动情况

	早晨	中午	傍晚	
	19	16	17	
	19	15	16	
	16	19	16	
	18	16	17	
	17	19	18	
	21	20	19	
	19	18	18	
	16	19	17	
	18	16	16	
	19	17	16	
	19	19	18	
	22	19	18	Σ
$\sum x_{ij}$	223	213	206	642
n_i	12	12	12	36
$\bar{x}_i$	18.58	17.75	17.17	17.83
$\sum x_{ij}^2$	4179	3811	3548	11 538

（1）检验假设：12 例健康者每日不同时段的眼压值差异无显著性。

（2）计算统计量：

1）计算总均数（$\bar{x}$）和总变异的离均差平方和（$SS_{总}$）：

$$\bar{x} = \frac{\sum\left(\sum x_{ij}\right)}{\sum n_i} = \frac{\sum x}{n} = \frac{642}{36} = 17.83$$

$$SS_{总} = \sum\sum(x_{ij} - \bar{x})^2 = \sum x^2 - \frac{\left(\sum x\right)^2}{n} = 11\,538 - \frac{642^2}{36} = 89$$

2）计算组内变异的离均差平方和（$SS_{组内}$）和均方（$MS_{组内}$）：

$$SS_{组内} = \sum\sum(x_{ij} - \bar{x}_i)^2 = \sum x^2 - \frac{\left(\sum x_{ij}\right)^2}{n_i}$$

早晨：$SS_{组内} = \sum x^2 - \frac{\left(\sum x\right)^2}{n} = 4179 - \frac{223^2}{12} = 34.92$

中午：$SS_{组内} = 3811 - \frac{213^2}{12} = 30.25$

傍晚：$SS_{组内} = 3548 - \frac{206^2}{12} = 11.67$

$SS_{组内}$ 的合计值为：$34.92 + 30.25 + 11.67 = 76.84$

计算 $MS_{组内}$：$MS_{组内} = \frac{SS_{组内}}{n-k} = \frac{76.84}{36-3} = 2.33$

3）计算组间变异的离均差平方和（$SS_{组间}$）和均方（$MS_{组间}$）：

$$SS_{组间} = SS_{总} - SS_{组内} = 89 - 76.84 = 12.16$$

$$MS_{组间} = \frac{SS_{组间}}{k-1} = \frac{12.16}{3-1} = 6.08$$

4）计算 F 值：$F = \frac{MS_{大}}{MS_{小}} = \frac{6.08}{2.33} = 2.61$

在 F 检验中，较大均方应该是 $MS_{组间}$，较小均方是 $MS_{组内}$。如果计算出来的 $MS_{组间}$ 小于 $MS_{组内}$，就不必再向下进行计算 F 值了，就可认为差异无统计学意义。

（3）确定 P 值：根据组间自由度 = 组数（k）-1 = $3 - 1 = 2$，组内自由度 = $n - k$ = $36 - 3 = 33$。查 F 值表得：$F_{0.05(2,33)} = 3.29$，今 F 值 $= 2.61 < 3.29$，故 $P > 0.05$。

（4）统计结论：结果表明，12 例健康者每日不同时段的眼压值差异无显著性。

上述计算分析较为复杂繁琐，可将上述公式汇总如表 2-35：

表 2-35　单因素方差分析公式表

变异	离均差平方和（SS）	自由度（v）	均方（MS）	F 值
总变异	$\sum x^2 - C$	$n-1$		
组间变异	$\sum\frac{\left(\sum x_{ij}\right)^2}{n_i} - C$	$k-1$	$\frac{SS_{组间}}{k-1}$	$\frac{MS_{组间}}{MS_{组内}}$
组内变异	$SS_{总} - SS_{组间}$	$n-k$	$\frac{SS_{组内}}{n-k}$	

通过方差分析，各组均数之间差异没有显著性，则不需作进一步统计比较。如果各组均数之间差异有显著性，就需进一步进行各组之间的显著性检验（q 检验）。由于计算方法较为繁琐，在此不再详述，请参考有关专业统计书籍。

四、计数资料的显著性检验

样本率和总体率之间也存在着抽样误差。例如为了解某地学生的近视眼患病情况，我们随机抽取学生 2000 名，其中近视眼学生 374 名，近视眼患病率为 18.7%。这就是一个样本率，可能与当地小学生的总体患病率有一定差异，即样本率不完全等于总体率。假如我们再随机抽取 2000 名学生，其样本率也不等于总体率。这种由抽样误差造成的样本率与总体率之间的差异，称为率的抽样误差。率的抽样误差的大小由率的标准误(s_p)来表示，其计算公式为：

$$s_p = \sqrt{\frac{p(1-p)}{n}}$$

式中，p 为样本率，n 为样本例数。本例中患病率 $p=0.187$，样本例数 $n=2000$，故标准误为：

$$s_p = \sqrt{\frac{p(1-p)}{n}} = \sqrt{\frac{0.187 \times (1-0.187)}{2000}} = 0.0087 = 0.87\%$$

同样，率的标准误越小，率的抽样误差就越小，说明样本率与总体率越接近，用样本率来代表总体率就越可靠。反之，率的标准误较大，用样本率代表总体率的可靠性就越小。

（一）率的显著性检验

有了样本率和样本率的标准误，我们就可进行样本率与总体率、两样本率的显著性检验。最常采用的方法为 u 检验，适用条件为 $n \cdot p$ 与 $n \cdot (1-p)$ 均大于 5，且 p 与 $1-p$ 均不接近零。当样本例数较大时，样本率的频数分布近似于正态分布，即可采用 u 值表判断，而不用 t 值表判断。即当 $u < 1.96$ 时，$P > 0.05$，差别无统计学意义；当 $u \geq 1.96$ 时，$P \leq 0.05$，差别有统计学意义；当 $u \geq 2.58$ 时，$P \leq 0.01$，差别有显著的统计学意义。

1. **样本率与总体率的显著性检验** 计算公式为：

$$u = \frac{|p-\pi|}{\sigma_p} = \frac{|p-\pi|}{\sqrt{\frac{\pi(1-\pi)}{n}}}$$

公式中：p 为样本率，π 为总体率，n 为样本数。

例：为了解某地小学生的近视眼患病情况，随机抽取小学生 2000 名，其中近视眼学生 374 名，近视眼患病率为 18.7%。据估计当地小学生近视眼的总体患病率为 20%，试问该小学近视眼患病率与总体率差异有无显著性？

（1）检验假设：当地小学生近视眼患病率与总体率差异无显著性。

（2）计算 u 值：

$$u = \frac{|p-\pi|}{\sqrt{\frac{\pi(1-\pi)}{n}}} = \frac{|0.187-0.20|}{\sqrt{\frac{0.20 \times (1-0.20)}{2000}}} = 1.45$$

（3）确定 P 值：由于 $u = 1.45 < 1.96$，故 $P > 0.05$，差别无统计学意义。

（4）结果判定：结果表明当地小学生的近视眼患病率与总体率差异无显著性。

2. **两样本率的显著性检验** 适用条件同上。计算公式为：

$$u = \frac{|p_1-p_2|}{\sqrt{\frac{P_c(1-p_c)}{\left(\frac{1}{n_1}+\frac{1}{n_2}\right)}}} \qquad p_c = \frac{x_1+x_2}{n_1+n_2}$$

公式中：p_1、p_2 为两个样本率，p_c 为两样本的合并率（注意合并率不是两个率的平均值），n_1、n_2 为两个样本例数。

例：为了解某地小学生的近视眼患病情况，我们随机抽取甲学校小学生 2000 名，近视眼学生 374 名，近视眼患病率为 18.7%。随机抽取乙学校小学生 1200 名，近视眼学生 178 名，近视眼患病率为 14.8%。试问甲乙两学校学生的近视眼患病率差异有无显著性？

（1）检验假设：甲乙两学校学生的近视眼患病率差异无显著性。

（2）计算 u 值：

$$p_c = \frac{x_1+x_2}{n_1+n_2} = \frac{374+178}{2000+1200} = 17.3\%$$

$$u = \frac{|p_1-p_2|}{\sqrt{\frac{P_c(1-p_c)}{\left(\frac{1}{n_1}+\frac{1}{n_2}\right)}}} = \frac{|0.187-0.148|}{\sqrt{\frac{0.173 \times (1-0.173)}{\frac{1}{2000}+\frac{1}{1200}}}} = 2.82$$

（3）确定 P 值：由于 $u = 2.82 > 2.58$，故 $P < 0.01$，差别有显著的统计学意义。

（4）结果判定：结果表明甲乙两学校学生的近视眼患病率差异有高度显著性，故认为甲学校学生的近视眼患病率高于乙学校。

（二）卡方（χ^2）检验

卡方检验是一种用途非常广泛的假设检验方法，主要包括两个率或两个构成比比较的卡方检验、多个率或多个构成比比较的卡方检验。其显著性界限概率 P 值与 t 检验相同，即 $P < 0.05$ 差异有显著意义，$P < 0.01$ 差异有极显著意义。下面以例说明如何进行两个构成比（四格表）比较的卡方检验。

对于四格表资料（表 2-36），可采用四格表资料的专用卡方检验计算公式：

表 2-36 四格表资料的基本构成

a	b	$a+b$
c	d	$c+d$
合计	$a+c$	b+d	n

$$\chi^2 = \frac{(ad-bc)^2 n}{(a+b)(c+d)(a+c)(b+d)}$$

式中 a、b、c、d 为四格表的四个实际数字，n 为样本总数，即为 $a+b+c+d$ 之和。自由度 v=（行数 -1）（列数 -1）=$(2-1)\times(2-1)=1$。

　　仍以上述的甲乙两个学校学生的近视眼患病情况比较为例（表 2-37），试问甲乙两学校学生的近视眼患病率差异有无显著性。

表 2-37　甲乙两个学校学生的近视眼患病情况比较

	近视眼人数	非近视眼人数	合计
甲学校	374	1626	2000
乙学校	178	1022	1200
合计	552	2648	3200

　　（1）检验假设：甲乙两学校学生的近视眼患病率差异无显著性。

　　（2）计算 χ^2 值：

$$\chi^2 = \frac{(ad-bc)^2 n}{(a+b)(c+d)(a+c)(b+d)}$$

$$= \frac{(374\times1022-178\times1626)^2\times3200}{552\times2648\times2000\times1200} = 7.86$$

　　（3）确定 P 值：因 $\chi^2=7.86>6.63$，故 $P<0.01$。

　　（4）结论：说明甲乙两学校学生的近视眼患病率差异有显著性，甲学校学生的近视眼患病率明显高于乙学校。

　　该统计结果与前节所述的 u 检验的统计结论一致。

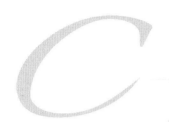

第四章
盲和视力损伤以及一些眼病的流行病学

一、盲与视力损伤的流行病学

（一）盲和视力损伤的标准

由于各国的社会经济发展状况不一，长期以来各国采用的评价盲和视力损伤的标准和方法也不一致，这对盲和视力损伤的流行病学研究、防盲治盲工作的开展和国际交流造成了困难。盲与视力损伤的流行病学研究必须有统一的标准，否则所得的资料不能反映实际情况，也无法进行比较。世界卫生组织（WHO）根据防盲治盲的进展，分别于1973年和2009年公布了盲和视力损伤的标准。

1. WHO 于 1973 年制订的标准　WHO 于 1973 年提出了盲和视力损伤的分类标准（表 2-38），并鼓励所有国家的研究和临床工作者以及有关机构采用这一标准。这一标准将盲和视力损伤分为五级，规定一个人较好眼的最好矫正视力 <0.05 时为盲人，较好眼的最好矫正视力 <0.3、但≥0.05 时为低视力者。该标准还考虑到视野状况，指出不论中央视力是否损伤，如果以中央注视点为中心，视野半径≤10°、但 >5° 时为 3 级盲，视野半径≤5° 时为 4 级盲。我国于 1979 年第二届全国眼科学术会议上决定采用这一标准。

表 2-38　视力损伤的分类（世界卫生组织，1973）

视力损伤		最好矫正视力	
类别	级别	较好眼	较差眼
低视力	1	<0.3	≥0.1
	2	<0.1	≥0.05（指数 /3m）
盲	3	<0.5	≥0.02（指数 /1m）
	4	<0.02	光感
	5		无光感

在国际疾病分类中，又将盲分为双眼盲和单眼盲，将低视力分为双眼低视力和单眼低视力。如果一个人双眼最好矫正视力都小于 0.05，则为双眼盲；如果一个人双眼最好矫正视力都小于 0.3、但大于或等于 0.05

时，则为双眼低视力，这些与 WHO 的标准是一致的。如果一个人只有一只眼的最好矫正视力小于 0.05，另眼大于或等于 0.05 时，则称为单眼盲。如果一个人只有一只眼的最好矫正视力小于 0.3、但大于或等于 0.05时，另眼大于或等于 0.3 时则称为单眼低视力。按这种规定，有些人同时符合单眼盲和单眼低视力的标准。在实际统计中，这些人将归于单眼盲中，而不归入单眼低视力中。

实际上，对盲人的定义并不特别严格。1999 年世界卫生组织曾指出，盲人的定义是指因视力损伤不能独自行走的人，他们通常需要职业和社会的扶持。由于各国社会经济状况不同，采用的盲和视力损伤的标准也有所不同。目前，一些国家采用下列有关视力损伤的标准：①视力正常者：双眼中较差眼的视力≥0.3者；②视力损伤者：双眼中较差眼的视力 <0.3、但≥0.1者；③单眼盲者：双眼中较差眼的视力 <0.1，较好眼的视力≥0.1 者；④经济盲者：双眼中较好眼的视力 <0.1者，但≥0.05 者；⑤社会盲者：双眼中较好眼的视力 <0.05者。对于这种分类方法，我们在阅读文献、进行国际交流时应当予以注意。

2. WHO 于 2006 年制订的标准　上述的盲和视力损伤的标准是采用最好矫正视力来判断的。这一定义有利于以统一的、可比较的方式收集人群为基础的盲和视力损伤的资料。但是制定这一标准时世界上盲的主要原因是沙眼、河盲、维生素 A 缺乏，并没有考虑到未矫正的屈光不正也是视力损伤的重要原因。研究表明，未矫正屈光不正引起视力损伤的问题广泛存在，矫正屈光不正是很有成本效益的干预措施，是全球根治可避免盲的视觉 2020 行动中应当重点控制的眼病。如果采用 WHO 于 1973 年制订的标准，将会漏掉大量的未矫正屈光不正。相当多的屈光不正患者并没有配戴矫正眼镜，他们的视力是低于正常的，对日常生活和工作有一定程度的影响。如果我们在确定他们的视力状况时只采用最好矫正视力，就会忽视他们日常生活中视力低于正常的实际状况。WHO 注意到这种情况,于 2003 年 9 月在日内瓦召开了"制定视力丧失和视功能特征标准的专家咨询会议,制订了新的视力损伤分类标准。2006 提 WHO 在其网站(http://www.who.int/classification/icd/2006i[dates/pdf)公布了这一标准。2009 年 4 月第 62 届世界卫生大会(World Health Assembly,WHA)通过了"预防可避免的盲和视力损伤的行动计划",认可了提出的盲和视力损伤的定义和分类(表 2-39)。在这一标准中,中度和重度视力损伤称为"低视力",3、4、5 级称为盲。与 WHO 于 1973 年制订的视力损伤分类相比,新的盲和视力损伤分类标准的重要修改是以日常生活视力(presenting visual acuity,PVA)代替"最好矫正"视力。日常生活视力是指一个人在日常的屈光状态下所拥有的视力。它可以指以下几种情况:①如果一个人平时不配戴眼镜,则将其裸眼视力作为日常生活视力。②如果一个人平时配戴眼镜,不论这副眼镜是否合适,则将配戴这副眼镜的视力作为日常生活视力。③如果一个人已配有眼镜,但他在日常生活中大部分时间内并不戴用,则以其裸眼视力作为日常生活视力。这一新的视力损伤分类改变了全球和我国对盲和视力损伤的估计,值得重视。

表 2-39 视力损伤的分类(世界卫生组织,2006)

类别	日常生活视力	
	低于	等于或好于
0 级,轻度或无视力损伤		0.3
1 级,中度视力损伤	0.3	0.1
2 级,重度视力损伤	0.1	0.05
3 级,盲	0.05	0.02*
4 级,盲	0.02*	光感
5 级,盲	无光感	
6 级	不能确定或不能检查	

3. 我国视力残疾的分级标准 视力残疾是指各种原因导致双眼视力低下或视野缩小,并且不能矫正,以致影响其日常生活和社会参与。视力残疾包括盲和低视力。视力残疾按视力和视野状态分级,其中盲为视力残疾一级和二级,低视力为视力残疾三级和四级。视力残疾均指双眼而言,若双眼视力不同,则以视力较好的一眼为准。如仅有单眼为视力残疾,而另一眼的视力达到或优于 0.3,则不属于视力残疾范畴。视野以注视点为中心,视野半径小于 10°者,不论其视力如何均属于盲。我国于 2011 年公布了视力残疾的国家标准(表 2-40)。这一视力残疾的分级标准的制订是根据我国目前的社会经济发展状况,参考了 WHO 有关

表 2-40 我国视力残疾的分级

级别	视力或视野
一级	无光感~<0.02;或视野半径小于 5°
二级	0.02~<0.05;或视野半径小于 10°
三级	0.05~<0.1
四级	0.1~<0.3

视力损伤和残疾分类标准制定的,作为我国残疾人的评定标准。

(二)全球盲和视力损伤概况

1. 全球的盲和视力损伤发生情况及原因 盲和视力损伤是世界范围内严重公共卫生、社会和经济问题。虽然不可能精确地估计全球的盲人数,但 WHO 为此做了大量工作,多次报告了全球的盲人数。1972 年 WHO 报告全球盲人数为 1000 万~1500 万人,但意识到这是一个低估的数字。1978 年 WHO 估计全球盲人数为 2800 千万人。1984 年又估计为 3100 千万人。1990 年再次估计为 3800 万人。从 1978 年到 1990 年的 12 年间,全球盲人数增加了 1 千万人。2002 年 WHO 估计全世界视力损伤的人群为 1.61 亿人。其中 3700 万是盲人,1.24 亿人为低视力者。

2012 年 WHO 公布了全球 2010 年视力损伤的资料。这些资料是根据 WHO 六个分区中 39 个国家的 53 份调查而总结的。表 2-41 列出了这些国家。入选的研究资料都是以人群为基础的调查,抽取的样本具有国家或区域代表性,具有恰当的样本量(1200~46 000 例)和受检率(80% 或以上),报告的资料以人为单位,所用视力损伤的定义符合资料总结的要求。这些资料的总结,全球盲人总数为 3936.5 万人,患病率为 0.58%;低视力人数为 2.460 24 亿人,患病率为 3.65%,视觉损伤(即盲和低视力合计)人数为 2.853 89 亿人,患病率为 4.24%(表 2-42)。全球各区的盲和低视力人数及其构成比见表 2-43。全球视力损伤的分布(构成比):非洲为 9.2%,美洲为 9.3%,东中海线区为 8.2%,欧洲为 9.9%,东南亚区(印度除外)为 9.8%,西太平洋区(中国除外)为 5.2%,印度为 21.9%,中国为 26.5%。全球盲的原因分别为白内障(占盲人总数 51%)、青光眼(占盲人总数 8%)、年龄相关性黄斑变性(占盲人总数 5%)、角膜混浊(占盲人总数 4%)、儿童盲(占盲人总数 4%)、屈光不正(占盲人总数 3%)、沙眼(占盲人总数 3%)、糖尿病视网膜病变(占盲人总数 1%)。全球视力损伤(包括盲和低视力)的原因分别为屈光不正(占视力损伤总数 42%)、白内障(占视力损伤总数 33%)、青光眼(占视力损伤总数 2%)、年龄相关性黄斑变性(占视力损伤总数 1%)、角膜混浊(占视

表 2-41 为 WHO 2010 年视力损伤资料分析提供资料的 39 个国家

WHO 分区	提供调查研究的国家
非洲区	博茨瓦纳、喀麦隆、厄立特里亚、埃塞俄比亚、冈比亚、加纳、肯尼亚、马里、尼日利亚、卢旺达、乌干达、坦桑尼亚联合共和国
美洲区	阿根廷、巴西、智利、古巴、多米尼加共和国、危地马拉、墨西哥、巴拉圭、秘鲁、委内瑞拉
东地中海区	伊朗、也门、巴基斯坦、卡塔尔
欧洲区	俄罗斯联邦、土库曼斯坦
东南亚区	孟加拉、东帝汶民主共和国、印度、印度尼西亚、缅甸、尼泊尔
西太平洋区	柬埔寨、中国、巴布亚新几内亚、菲律宾、越南

表 2-42 WHO 估计全球不同年龄组的视力损伤人数及患病率（2010 年）

年龄（岁）	总人口数（百万）	盲人数（百万）（患病率 %）	低视力人数（百万）（患病率 %）	视觉损伤人数（百万）（患病率 %）
0～14	1848.50	1.421（0.08）	17.518（0.95）	18.939（1.03）
15～49	3548.20	5.784（0.16）	74.463（2.10）	80.248（2.26）
50 及以上	1340.80	32.160（2.40）	154.043（11.49）	186.203（13.89）
合计	6737.50	39.365（0.58）	246.024（3.65）	285.389（4.24）

表 2-43 WHO 估计的全球各区视力损伤人数及构成比（2010 年）

WHO 分区	总人口数（百万）（构成比 %）	盲人数（百万）（构成比 %）	低视力人数（百万）（构成比 %）	视力损伤人数（百万）（构成比 %）
非洲区	804.0（11.9）	5.888（15.0）	20.407（8.3）	26.295（9.2）
美洲区	915.4（13.6）	3.211（8.0）	23.401（9.5）	26.612（9.3）
东地中海区	580.2（8.6）	4.918（12.5）	18.581（7.6）	23.499（8.2）
欧洲区	889.2（13.2）	2.713（7.0）	25.502（10.4）	28.215（9.9）
东南亚区（除外印度）	579.1（8.6）	3.974（10.1）	23.938（9.7）	27.913（9.8）
西太平洋区（除外中国）	442.3（6.6）	2.338（6.0）	12.386（5.0）	14.724（5.2）
印度	1181.4（17.5）	8.075（20.5）	54.544（22.2）	62.619（21.9）
中国	1344.9（20.0）	8.248（20.9）	67.264（27.3）	75.512（26.5）
全球	6737.5（100.0）	39.365（100.0）	246.024（100.0）	285.389（100.0）

力损伤总数 1%）、儿童盲（占盲人总数 1%）、沙眼（占盲人总数 1%）、糖尿病视网膜病变（占盲人总数 1%）。就上述致盲或导致视力损伤的原因来说，绝大多数是可避免的。所谓可避免盲是指通过及时应用现有的足够知识和恰当措施，一些致盲性眼病就能得到预防或控制，例如沙眼；一些致盲性眼病能通过成功的治疗而恢复视力，例如白内障。根据 WHO 估计，通过眼保健教育和加强眼保健工作，全球 80% 的盲人是可以避免的。只有 20% 的盲和视力损伤目前尚无有效的预防和治疗方法，但通过低视力保健和康复治疗可以使他们得到程度不等的帮助，以便提高生活质量，适应社会发展的需要。

2. 引起盲和视力损伤的主要危险因素

（1）老龄化：不同年龄的人群中盲和视力损伤的患病率明显不同。就全球来说（表 2-42），在 0～14 岁人群中，盲的患病率仅为 0.08%，低视力患病率为 0.95%，视力损伤患病率为 1.03%。在 15～49 岁人群中，这些数据分别增加为 0.16%、2.10% 和 2.26%。而在 50 岁及以上的人群中，这些数据分别为 2.40%、11.49% 和 13.89%，分别是 0～14 岁人群的 30、12 和 13 倍。老年人群中明显增高。

（2）性别：女性中盲和视力损伤的患病率高于男性。就全球范围来说，盲人中 64% 为女性，36% 为男性。这种状况可能与全球许多地方的妇女不能得到公平的眼保健服务有关。

（3）社会经济发展状况：全球各区的盲和视力损伤的构成比明显不同（表2-43），非洲区、东地中海区、东南亚区（印度除外）的盲人占全球盲人构成比均大于人口占全球人口的构成比，西太平洋区（中国除外）和中国的盲人占全球盲人构成比与人口占全球人口构成比相当，而美洲区、欧洲区盲和视力损伤的患病率均低于人口占全球人口的构成比，表明盲和视力损伤的发生与社会经济发展状况密切相关。作为全球最大的两个发展中国家中国和印度，视力损伤的构成比均高于人口占全球人口的构成比，视力损伤人数为全球视力损伤的总人数的48.4%，表明在这两个国家中开展防盲治盲对于提高全球防盲治盲的水平的重要性。

一般地说，在社会经济发展状况差的地区，由于卫生条件差，营养缺乏，以及一些寄生虫病的流行，使沙眼、维生素A缺乏和河盲等眼病大量发生，导致盲和视力损伤的患病率明显增高。同时由于社会经济发展的限制，眼保健设施缺乏，眼保健服务质量不高，许多贫穷的人得不到公平的医疗服务，导致一些眼病不能及时治疗。即使在一个国家内部，由于社会经济发展状况不同，不同地区盲和视力损伤的发生情况也有相当大的差别，因此用平均数来表示一个国家的盲和视力损伤的患病率，有可能难于反映这个国家的实际状况。不同经济地区盲和视力损伤的主要原因明显不同，经济发达地区为年龄相关性黄斑变性、糖尿病视网膜病变等，而发展中国家仍然以年龄相关性白内障和感染性眼病为主。

3. 中国的盲和视力损伤发生情况及原因　1987年我国进行了包括视力残疾在内的全国残疾人抽样调查，

所得的资料对了解我国盲与低视力患病率分布状况有重要的参考价值。2006年以来，我国又开展了两次大规模的眼病流行病学及视力残疾人调查研究，掌握了我国眼病的发生和发展情况以及视力残疾人的基础资料，为今后进一步开展防盲与眼病流行病学研究工作奠定了坚实的基础。

（1）全国九省眼病流行病学调查：为了解我国盲和视力损伤的发病情况，以及白内障手术复明的效果，2006年国家卫生部开始实施全国眼病调查的流行病学研究项目，得到了WHO和美国国家眼科研究所的支持。这一项目在我国社会经济发展状况不同的东部、中部和西部地区各抽取了三个省（直辖市、自治区）（东部：北京、江苏、广东，中部黑龙江、河北、江西，西部：云南、重庆、新疆），每个省选取了社会经济发展状况中等的县作为调查地。在每个县中采用随机整群抽样的方法确定调查人群，以50岁及以上的人群作为调查对象。根据户籍资料检录受检者。受检者就近在眼病检查站进行视力和眼部检查。通过认真检录、广泛培训工作人员、严格施行预试验等控制措施，保证调查的质量。结果在50 395名检录合格者中，45 747名完成了检查，受检率达90.8%。根据日常生活视力，九省（直辖市、自治区）市中盲（视力＜0.05）的患病率为2.29%（最低为1.27%，最高为5.40%），低视力（即中、重度视力损伤，视力≥0.05＜0.3）的患病率为10.8%（最低为6.89%，最高为15.8%）。根据最佳矫正视力（表2-44），九省（直辖市、自治区）中盲的患病率为1.93%（最低为0.74%，最高为4.95%），低视力的患病率为5.31%（最低为3.13%，最高为9.51%）。盲和视力损伤主要与老年、女性、受教育程度低等因素有关

表2-44　全国九省眼病流行病学调查中受检者的视力分布

调查地	受检者较好眼最佳矫正视力				
	＞0.5 人数（%）	0.5～0.3 人数（%）	＜0.3～0.1 人数（%）	＜0.1～0.05 人数（%）	＜0.05 人数（%）
北京市	4431（86.6）	470（9.18）	144（2.81）	16（0.31）	57（1.11）
江苏省	4245（82.6）	631（12.3）	165（3.21）	9（0.18）	91（1.77）
广东省	2942（64.1）	1105（24.1）	396（8.63）	37（0.81）	109（2.38）
黑龙江省	4414（87.5）	309（6.12）	204（4.04）	33（0.85）	87（1.72）
江西省	4112（82.1）	555（11.1）	230（4.59）	35（0.70）	78（1.56）
河北省	4385（86.8）	438（8.67）	145（2.87）	30（0.59）	53（1.05）
新疆自治区	4584（87.3）	426（8.11）	189（3.60）	12（0.23）	39（0.74）
重庆市	4409（81.8）	576（10.7）	253（4.69）	38（0.71）	114（2.12）
云南省	4197（81.5）	209（4.06）	318（6.17）	172（3.34）	255（4.95）
合计	37 719（82.5）	4719（10.3）	2044（4.47）	382（0.84）	883（1.93）

（表 2-45）。根据最佳矫正视力推算，全国 50 岁及以上盲人约有 500 万人（其中白内障盲人 291 万人），低视力患者 1400 万人。盲的主要原因为白内障（54.70%），白内障手术覆盖率（即最好矫正视力小于 0.1 的白内障患者中接受白内障手术的率）为 36.26%，白内障术后视力 >0.3 占 57.5%。其他主要的致盲原因有角膜混浊（7.50%）、视网膜疾病（7.40%）、高度近视眼（7.30%）、眼球缺失/萎缩（6.00%）、青光眼（5.30%）等。这些结果提示盲和视力损伤仍然是中国农村地区重要的公共卫生问题，其患病率存在着显著的地区差异。应当在农村地区大力开展防盲工作，尤其是在那些眼保健服务尚不易获得及负担不起的地区，特别要注意在妇女及受教育程度低的人群中实施防盲项目。

表 2-45 全国九省眼病流行病学调查中盲*的患病率与年龄、性别和教育程度的关系

	人数 （患病率，%）	调整的疾病优势比 （95% 可信限）
年龄		
50～59	70（0.32）	参考值
60～69	129（0.97）	2.86（2.09～3.86）**
70～79	347（4.16）	11.5（8.49～15.6）**
80+	337（14.2）	41.9（30.4～57.8）**
性别		
男	320（1.53）	参考值
女	563（2.27）	1.51（1.32～1.74）**
受教育程度		
文盲	556（4.04）	参考值
小学以下	123（1.68）	0.84（0.65～1.11）
小学	164（1.01）	0.78（0.61～1.00）
中学及以上	40（0.48）	0.58（0.41～0.83）**

* 盲的定义为受检者较好眼最佳矫正力 <0.05。
** 与参考值相比，$P<0.01$。

（2）第二次全国残疾人抽样调查：2006 年，国家 16 个部委联合开展了第二次全国残疾人抽样调查，在全国 31 个省（市、自治区），734 个县（市、区）的 2980 乡（街道），5964 个调查小区（每小区 420 人左右）中进行。调查采用分层、多阶段、整群概率比例抽样方法。现场工作于 2006 年 4 月 1 日至 5 月 31 日集中进行。2006 年 12 月 1 日国家统计局公布的主要数据为：计划调查 2 526 145 人（抽样比为 1.93‰），实际调查 2 108 410 人，受检率为 83.46%。调查发现残疾人数 161 479 名，患病率为 7.66%。单纯视力残疾 23 840 人，患病率为 0.94%；多重残疾人中的视力残疾人数 14 693 人，患病率为 0.58%；视力残疾人数为 38 533

人，患病率为 1.53%。根据这一结果，推算我国盲人数为 661 万人，低视力人数为 1342 万人。导致单纯视力残疾的眼病有白内障（46.93%）、视网膜葡萄膜病（12.65%）、角膜病（8.55%）、屈光不正（6.39%）、青光眼（5.64%）、视神经病变（4.75%）、遗传先天性疾病（4.43%）、外伤（3.05%）、弱视（2.21%）、沙眼（1.15%）。而 1987 年我国开展的第一次全国残疾人抽样调查，共调查 1 579 316 人，查出视力残疾 15 923 人，盲及低视力的患病率为 1.01%。导致视力残疾的眼病依次为白内障（46.07%）、角膜病（11.44%）、沙眼（10.12%）、屈光不正及弱视（9.73%）、视网膜和葡萄膜病变（5.89%）、青光眼（5.11%）。在第二次与第一次全国残疾人调查的 18 年间，盲人数增加 40%，低视力人数增加 380%，视力残疾人数增加 165%。这种变化趋势与 WHO 对全球和我国盲和视力损伤的估计是一致的。

二、白内障的流行病学

（一）白内障的发生情况

1. **患病率** 无论在我国还是在全球，白内障都是盲和视力损伤的主要原因。随着人口的增长和老龄化，全球 50 岁以上的人口比例将会随着死亡率和出生率的下降而增加，年龄相关性白内障引起的盲和视力损伤将会越来越多。目前全球因白内障致盲者已达 2000 万人，预计 2025 年可达到 4000 万人。我国农村 50 岁及以上人群白内障患病率大约 20%，全国 50 岁及以上白内障盲人大约 291 万人。在美国，43～80 岁白人核性白内障的患病率为 17.3%，皮质性白内障的患病率为 16.3%，后囊下混浊的患病率为 6.0%。

2. **影响白内障的患病率和发病率的因素** 影响白内障患病率和发病率的因素很多，主要有：

（1）年龄：随着年龄的增加，年龄相关性白内障的患病率明显增加。有研究指出白内障的患病率在 40～49 岁年龄组为 3.1%，而 70～80 岁年龄组就递增到 75.2%。

白内障盲人的患病率和发病率也随着年龄的增加而增加。研究表明 45～64 岁人群白内障盲人的患病率为 23.0/10 万，发病率为 3.5/10 万；65～74 岁组的患病率为 52.6/10 万，发病率为 4.9/10 万；75～84 岁组的患病率为 128.4/10 万，发病率为 14.0/10 万；85 岁以上组的患病率为 492.2/10 万，发病率为 40.8/10 万。

（2）性别：女性白内障患病率高于男性。

（3）国家和地区：在发展中国家白内障的患病率高，是致盲的最主要原因。发达国家的白内障发病率虽然也很高，但是由于白内障手术率较高，患者能得到及时的手术治疗，所以白内障并不是致盲的主要原因。表2-46列出了不同国家的人群与不同年龄组中三种类型白内障的患病率。

表2-46 不同国家白内障的患病率

国家	年龄 （岁）	应用的白内 障分级系统	白内障患病率（%）		
			核性	皮质性	后囊下
美国	65～84	Wilmer	46.3	23.9	5.4
巴巴多斯	40～84	LOCS	19.0	34.0	4.0
冰岛	50以上	JCCESGS	15.7	12.2	2.4
英国	55～74	Oxford	100.0	36.0	11.0
中国	45以上	LOCS	28.6	30.3	8.7

（4）晶状体混浊的分类系统：在白内障的流行病学调查中，已有多种晶状体混浊分类系统用于不同类型晶状体混浊的发生及其严重程度的判断，如威尔玛（Wilmer）白内障分级系统、威斯康星（Wisconsin）白内障分级系统、晶状体混浊分类系统（LOCS）以及牛津（Oxford）临床白内障分类与分级系统等。采用的分类系统会影响到白内障患病率和发病率的判断。由于晶状体混浊的判别尚未标准化，因此诊断容易带有偏向性，很难精确地评估和比较白内障的患病率和发病率。

（5）手术状况：白内障的患病率还与白内障的手术率密切相关。白内障患者在视力尚未明显损伤之前就接受白内障摘除术和人工晶状体植入术，就可以减少大量的因白内障引起的盲和视力损伤者。但是如果白内障手术质量不高，术中和术后出现严重并发症，就会增加白内障的致盲率。

（二）社会经济负担

白内障所致的盲和视力损伤严重地影响患者的生活质量，加重家庭和社会的负担。白内障盲甚至还会增加死亡率。日益增长的白内障摘除术和人工晶状体植入术的需求已成为最耗费社会成本的公共卫生问题之一，显著加重了全球的社会经济负担。如在美国每年白内障手术数超过125万，因白内障就诊的人数则就更多，每年的手术花费就超过30亿美元。随着人类期望寿命的不断增加，白内障的患病率将越来越高，社会经济负担也会越来越重。

（三）发病的危险因素

发生白内障的确切病因还不甚清楚，比较公认的是紫外线辐射。在海拔高、日照时间长的地区生活的人群中，白内障患病率明显增加，发生白内障的年龄也比较早。发生白内障的危险因素还包括年龄、性别、幼年反复腹泻引起的重度脱水、接触沼气产生的烟雾、营养问题、糖尿病、抗氧化维生素缺乏、饮酒、高血压、应用糖皮质激素等因素。包括基因多态性等遗传因素及其与环境的相互作用，也在白内障的发生发展中起着重要作用。发生不同类型白内障的危险因素见表2-47。

（四）防治措施

目前，可以通过以下途径防治白内障：

（1）去除病因和避免危险因素：去除病因和避免危险因素是预防白内障的根本措施。如使用抗氧化剂、补充维生素、戒烟和避免阳光的过度照射等。

（2）大力开展白内障摘除术和人工晶状体植入术：白内障手术是所有卫生干预措施中最具经济效益和社会效益的措施之一，它的效益与计划免疫相类似，可以显著和迅速地减少可避免盲的全球负担。在发展中国家，白内障手术的主要障碍是费用、医疗服务的可及性、缺乏对手术益处的认识、手术效果不佳、缺乏诊断和治疗白内障的人力资源等。在发达国家，虽然

表2-47 不同类型白内障的发病危险因素

危险因素		白内障类型	说明
个体因素	年龄	核性，皮质性	关系密切
	女性	皮质性	风险轻度增加
	黑/白人	皮质性	黑人皮质性白内障的风险增加；白人核性和后囊性的风险较高
遗传因素		皮质性和核性	均有遗传因素起作用
环境因素	吸烟	核性和后囊下	核性白内障关系特别密切
	紫外线	皮质性	剂量反应关系充分
	低社会经济地位/教育/收入	皮质性，核性，后囊下	密切相关
	饮酒	后囊下	酗酒与后囊性关系密切
	糖尿病	皮质性，后囊性	与糖尿病耐受和控制水平有关
	高血压	后囊下	后囊下白内障风险高
	糖皮质激素	后囊下	与大量长期使用的关系密切

不缺乏专业技术人员,但是其他的因素或多或少存在着。可以通过以下方法大力开展白内障手术,以便达到显著地降低白内障的患病率和致盲率,根治白内障致盲的问题:①建立眼保健网络,培养初级眼保健人员,筛查和动员白内障患者接受手术治疗:一旦患者因白内障的问题而导致行动不便,就可以动员其施行手术,不必等待完全失明后才寻求治疗。工作在社区的医师应当具有早期发现适合手术的白内障患者的能力,并能动员和转诊患者到有条件的医院施行白内障手术,这是控制白内障盲和视力损伤者的关键措施。②开展高质量、能负担以及可及的白内障手术。目前白内障手术主要有三种方法,即白内障囊内摘除术及无晶状体眼的矫正、白内障囊外摘除术联合后房型人工晶状体植入术、白内障超声乳化吸除及人工晶状体植入术。应当根据患者经济承受能力、医师的技术水平等选择适当的手术方法。施行白内障手术服务的主要措施包括:提高手术的成功率,最大可能地恢复白内障患者的视力;降低手术费用,面向所有患者特别是贫困人群;集中手术解决积存的白内障盲人,定期处理新的白内障盲人,优先治疗双眼盲;扩大社会和市场的作用,开展大规模手术,以便提高白内障手术设备的利用率,提高白内障手术率。

三、沙眼的流行病学

目前,沙眼依然是发展中国家引起视力损伤的主要原因之一。沙眼衣原体感染引起的活动性沙眼主要见于儿童。活动性沙眼反复发作后的瘢痕性沙眼大部分发生于成年人。

(一)沙眼的发病情况

沙眼是世界上缺少住房、水和卫生设施等基本生活需要的社会经济不发达的国家和地区的可预防的常见致盲性眼病。目前主要在非洲、东地中海、东南亚和西太平洋地区的 49 个国家流行。估计全球约有 5 亿人患有沙眼,其中 1.46 亿人为需要治疗的活动性沙眼,1000 万人患沙眼引起的倒睫,600 万人是沙眼导致的盲人。在我国沙眼曾是致盲的主要原因。经过 60 年来的努力,我国沙眼的患病率和严重程度明显下降。近 5 年来,有一些流行病学调查报告了小学生中的沙眼患病率:河北省武强县为 23.4%,山西省大同市为 10.9%,以滤泡性沙眼为主。目前在我国沙眼已很少致盲,受影响的主要是没有充分获得公共卫生服务的边远、农村和贫困地区。就全球而言,在埃及、坦桑尼亚、冈比亚、摩洛哥、马利、尼泊尔等许多国家存在大量沙眼。30% 甚至高达 60% 的儿童存在活动性沙眼。总的说来,随着社会经济的发展,卫生条件的改善,作

为一种流行性疾病的沙眼正在迅速减少,病情也较轻。虽然在儿童期仍然有发病,但是在成年人中很少发现结膜瘢痕和倒睫。在我国沙眼的局部高发流行区可仍然存在。如果一个地区 1～9 岁的儿童中活动性沙眼的患病率超过 10%,则表明这一地区为沙眼高发流行区,应当予以高度关注和重点防治。

(二)社会经济负担

沙眼可导致生产力的丧失。目前,治疗沙眼的成本还较高。由于再次感染沙眼衣原体十分常见,仅仅对个别活动性沙眼患者进行治疗往往不能控制沙眼的流行和高发,治疗更应当针对群体。控制沙眼的费用包括检查识别高危群体、宣传教育、购买并分发抗生素、对沙眼并发症如倒睫的手术治疗等。努力降低治疗沙眼的药物的价格,如四环素眼膏和阿奇霉素的价格则可以减轻沙眼所造成的社会经济负担。

(三)发病的危险因素

一些因素与沙眼的高发流行相关:

1. 地理因素 沙眼常见于贫穷且缺水的群体中,以非洲下撒哈拉地区和尼罗河流域最流行。

2. 环境因素 嗜眼家蝇可以传播沙眼。极度干旱地区、居住过分拥挤往往高发沙眼。

3. 社会因素 活动性沙眼的流行高峰在 3～6 岁的儿童中。面部清洁状况差的儿童易患活动性沙眼。沙眼还容易在同一家庭中的兄弟姐妹中传播。活动性沙眼和瘢痕性沙眼更常见于女性。

4. 其他因素 促使沙眼传播的流行病学因素还包括以下几点:①感染沙眼后,机体对沙眼的免疫力不高,持续时间短,易于形成沙眼衣原体的重复感染。沙眼衣原体的重复感染和反复发作可以加重病情。②不良的卫生和洗脸习惯,如共用毛巾和其他私人纺织品是危险的沙眼传播途径。灰尘直接刺激眼部加重沙眼的炎症反应。我国调查发现目前小学生发生沙眼的主要危险因素是共用毛巾脸盆、经常揉眼睛等。

(四)防治措施

预防和控制沙眼在全球眼保健与防盲治盲中具有重要意义。根据沙眼的流行病学特性和危险因素,WHO 提出了有效地预防和控制沙眼的 SAFE 战略。SAFE 是由以下四个英文词汇的字头组成:

(1) S—surgery:采用手术矫正沙眼导致的睑内翻和倒睫,以便显著地降低睑内翻和倒睫进一步引起的致盲性角膜病变的发生。如果沙眼引起的倒睫的患病率超过 0.1%,则急需对该地区提供手术服务。

(2) A—antibiotics:使用抗生素治疗活动性沙眼人群。四环素能有效消除沙眼衣原体,因此推荐应用 1% 四环素眼膏,每天涂眼 2 次,共用药 6 周。但是在

使用中很少有人能够坚持用药,从而造成难于控制沙眼的流行。大剂量口服阿奇霉素能在个体和群体中有效地杀灭沙眼衣原体。目前推荐单次口服阿奇霉素,剂量为儿童20mg/kg,成人1g,效果极佳,而且患者的用药依从性好。在群体中,对于有可能发生沙眼再次感染的高危者也应给予治疗,目前推行的阿奇霉素群体治疗方案包括:①每年全体成员治疗1次。②每年给予新发病的10岁及以下儿童治疗1次。③每年重新筛查和治疗患有活动性沙眼的儿童及其家庭成员。

(3)F—facial cleanliness:洗脸,即清洁眼、面部。增加洗脸的次数以保持面部清洁可以有效地防治沙眼,同时要注意毛巾和脸盆专人专用,以防止沙眼衣原体在人间相互传播。其实,单独使用抗生素只能在短期内快速降低沙眼流行地区的感染,不能持续地改变沙眼衣原体的传播流行。研究表明在沙眼高发地区,抗生素联合面部清洁和健康教育比单独使用抗生素干预的效果更好。

(4)E—environmental improvements:改善环境,如改进供水、改善卫生和居住环境,包括处理垃圾、消灭苍蝇、睡眠区的分隔与通风等措施,能够预防沙眼。改善环境控制沙眼需要长期艰巨的工作。环境因素在SAFE策略中虽然讲述最少,但却是最重要的。北美和欧洲沙眼的消失,是生活条件改善的结果,而不仅仅是抗生素和手术的作用。

总之,积极治疗活动性沙眼,切断传播途径,严防重复感染,手术治疗睑内翻和倒睫,特别是全面实施SAFE战略,是控制、根治致盲沙眼的关键所在。具体地说,面部清洁,改善饮用水,控制苍蝇可以在一定程度上控制沙眼。每年进行系统的阿奇霉素治疗联合其他方法有望持续降低活动性沙眼的复发。对已有沙眼倒睫的患者则需要进行矫正手术,并且要定期随访。

在我国,1949年中华人民共和国成立时,沙眼患病率高达50%,偏远农村地区达到90%。在党和政府的领导下,经过广大医务工作者的努力和群众性沙眼防治工作的广泛开展,目前沙眼的患病率已有明显下降。近年来,国家已经实施根治致盲性沙眼的项目,争取在2020年之前在全国范围内根治致盲性沙眼。

在国际上,2006年WHO在第10届"2020全球根除致盲性沙眼联盟"(GET 2020)大会上指出,估计全球罹患沙眼的人数已经从1985年的3.6亿下降到现在的8000万。《GET 2020》计划施行500万例倒睫手术、治疗至少6000万活动性沙眼患者。政府、社会各界、医务人员和广大群众应积极主动、全力以赴地落实和实施世界卫生组织提出的SAFE策略,实现2020年在全球根治致盲性沙眼的宏伟目标。在社会经济发展较慢的地区,应当增加供水、使用公厕、控制飞虫和家畜而改善生活环境,同时在公众中加强防治沙眼知识的普及和宣传教育。降低沙眼衣原体的传播是防治沙眼发生和发展的关键。防治沙眼的基础研究的进展,特异敏感的快速诊断方法的研究,将会进一步提高沙眼的诊断和治疗水平。

四、未矫正的屈光不正的流行病学

屈光不正包括近视眼、远视眼和散光眼,是常见的眼部异常。此外还有由于年龄增加所致的老视眼,通常需要光学矫正或屈光手术来矫正。

(一)屈光不正的发生情况

未矫正或不适当矫正的屈光不正是视力损伤的主要原因之一,但是长期以来并没有得到应有的重视。在澳大利亚,未矫正的屈光不正占视力损伤患者总数的53%,占"法律盲"(视力小于0.1者)的24%。屈光不正的主要类型为近视眼,其患病率世界各地不一。一些国家的近视眼患病率较低。在亚洲,近视眼不仅患病率高,而且发病年轻化。我国近视眼患病率在总人群中约为30%,6~7岁学龄前儿童为3.9%~9.1%,小学生约为35%,中学生约为50%,大学生约为70%。远视眼约占屈光不正总数的10%。白内障手术后的屈光问题约为70%。相当多的屈光不正患者并未得到光学矫正。有调查发现40岁及以上人群中,20%的日常生活视力低于0.1的人可以通过光学矫正使视力增加到1.0以上;73%的日常生活视力低于0.5的人可以经过屈光矫正而提高视力。根据2004年WHO资料,全球因未矫正屈光不正所导致的盲和视力损伤人数达1.53亿(表2-48),可见这一问题严重程度。

(二)社会经济负担

发展中国家还没有考虑到未矫正屈光不正导致的

表2-48 全球未矫正屈光不正情况(2004年)

国家	未矫正屈光不正的患者数(以百万计)(患病率,%)				总人口数,患者数(以百万计)(患病率,%)
	5~15岁	16~39岁	40~49岁	>50岁	5~>50岁
中国	5.940(2.66)	14.414(2.66)	7.209(3.95)	26.903(9.61)	1229.0 54.466(4.43)
印度	1.610(0.63)	2.695(0.63)	4.042(3.39)	30.970(18.70)	966.9 39.317(4.07)
全球	12.811(0.97)	27.126(1.11)	18.437(2.43)	94.824(7.83)	5750.7 153.198(2.67)

视力损伤所引起的劳动力丧失的巨大代价。很大一部分未矫正屈光不正导致的盲和视力损伤者处于能够很好地创造经济效益的年龄段。高度屈光不正、屈光参差和弱视可以导致永久性的视力损伤。高度近视眼还与视网膜脱离和近视眼视网膜病变等导致视力损伤和盲的眼病密切相关，而且治疗费用昂贵。

（三）发病的危险因素

环境因素和遗传因素在近视眼的发生和发展过程中均起到重要作用。近视眼可能与受较教育程度高、近距离工作、早产儿、低出生体重和家族史等因素有关。调查发现，我国青少年近视眼的主要原因是学生长时间视近，以及缺少户外活动。在种族方面，中国人和东亚其他人群具有较高的近视眼患病率。如果近视眼得不到充分的光学矫正，就有可能导致由于屈光不正引起的盲和视力损伤的人数增加。

（四）防治措施

目前尚无有效的方法来预防屈光不正的发生。中小学生每天 3.5 小时的户外活动可能有利于预防近视眼。睫状肌麻痹剂和双焦点镜也有可能减少近视眼的发生和发展。通过视力筛查可以发现视力低常和屈光不正者。对于在校学生，施行视力筛选非常实用、有效，有助于发现和防治屈光不正。

虽然目前仍然难以预防屈光不正，但解决屈光不正的方法却较为简单，只需验配一副合适的眼镜即可以解决视力的问题。通过以下三个途径可以提高屈光服务的水平，根治屈光不正导致的盲和视力损伤者：①开发验光配镜的人力资源。②生产实用、价廉的眼镜。③提供方便、可及和准确的验光服务。除近视眼外，屈光不正的预防策略还包括对有视力损伤的危险人群（主要是老年人）检查日常生活视力。对视力低于0.5 的人进行屈光和光学矫正服务，这是由于视力低于0.5 将有可能严重影响生活质量和缩短寿命。在发达国家，容易采用眼镜、角膜接触镜和屈光手术等方法来矫正屈光不正。美国的统计资料表明，55% 的美国人配戴框架眼镜，10% 的人配戴角膜接触镜，余下的35% 至中年后需要进行老视眼的光学矫正，也就是说，几乎所有的人一生中都需要解决屈光的问题。在许多发展中国家，很多人即使有了视力改变，也不愿意或没能力进行治疗。在我国，对眼镜的需求巨大，但是眼镜的质量却不容乐观。因此国家制订切实可行的眼镜质量标准，建立健全的眼镜质量监督管理体系，加强眼镜的质量管理是非常必要，能使所有屈光不正患者能获得到及时和恰当的矫正，能配戴一副合适的眼镜。屈光手术是矫正屈光不正的有效方法之一，在某些国家和地区其手术数量甚至超过了白内障手术。

五、角膜病的流行病学

（一）角膜病的发病情况

角膜病引起的角膜混浊是致盲的主要原因之一。2006 年第二次全国残疾人抽样调查提示角膜病占视残总人数的 10.3%，是除白内障、视网膜葡萄膜病之外的第三位的致残眼病。四川、湖北、浙江、山东的资料均提示角膜盲约占盲人总数的 1/4。角膜病的发病年龄以 0～9 岁儿童（23.48%）和 20～59 岁青壮年（46.91%）居多，男性多于女性（2∶1），乡村（82.98%）高于城市（17.02%）。角膜病在青壮年男性中的高发性，使角膜病成为严重影响我国劳动生产力的眼病之一。

在角膜病中，过去以沙眼引起的角膜并发症居首位，而目前以感染性角膜炎居第一位。据统计，感染病因中单纯疱疹病毒感染占 63.2%，细菌感染占 25.7%，真菌感染占 1.9%。配戴角膜接触镜护理不当所引起的棘阿米巴感染也有报道。除微生物感染性角膜炎外，角膜软化症（由于婴幼儿喂养不当、营养不良和缺乏维生素 A 所致）、角膜变性、外伤、接触镜及屈光性角膜手术并发症等也是较常见的致盲性角膜病，其他还有先天性遗传性角膜病、眼部手术后角膜失代偿等。角膜盲的发生在发展中国家主要归因于沙眼、干眼症、麻疹、新生儿眼炎及麻风，但是却忽视了世界性的农业生产造成的表层角膜损伤导致的单眼视力损伤。表层角膜损伤常导致快速发展的角膜溃疡和视力损伤。据估计，所有盲眼中 5% 是直接由眼外伤所导致。儿童比成人更容易罹患。

（二）社会经济负担

感染性角膜炎使全世界每年至少新增 150 万单侧视力损伤患者，社会和经济影响较大，包括：①对经济的影响：微生物所致的角膜炎的治疗费用非常昂贵，尤其是真菌性角膜溃疡，不仅药品昂贵，而且最终的视力恢复也不尽如人意。②对劳动力的影响：角膜溃疡患者往往是年轻人，而且患者的另一眼受损伤的危险性也很高，容易发生各种事故。儿童角膜溃疡对其一生的社会和经济影响更是无法估计。

（三）发病的危险因素

感染性角膜炎的危险因素包括地理、环境、社会等因素。其中最重要的危险因素是角膜外伤史。发达国家以配戴角膜接触镜为最主要原因，而发展中国家主要为农业生产所致的眼外伤。温暖和潮湿的地区，趋向于发生真菌性角膜溃疡；气候温和的地区，细菌性角膜溃疡更为常见。

（四）防治措施

感染性角膜炎是可以预防的。积极预防和治疗细菌性、真菌性和病毒性角膜炎是减少角膜病致盲的重要措施。对于发展中国家的微生物所致的角膜溃疡问题，应该从基层抓起。许多角膜外伤常常是由乡村医师甚至是由非眼科医师来处理的，不规范的治疗方法往往通过污染的物品或生物材料将细菌或真菌等病原体引入眼部，而导致角膜感染。通过加强对这些医师的进行培训，让他们学会和掌握处理眼外伤的正确方法，预防性地应用抗生素眼膏，密切地随诊观察，或者在角膜溃疡早期就能做出初步的诊断，及时地转诊处理。

虽然治疗角膜病的方法较多，而且大多数治疗也能够及时地控制患者的病情，但病变后遗留的角膜瘢痕仍然是一个难于解决的问题，目前只有通过以透明角膜替代移植才能恢复视力。角膜移植手术仍然是目前治疗角膜盲唯一有效的方法。施行该手术的前提是要有合格的透明角膜供体。角膜移植手术在我国三级以上医院均能施行，手术难度不太大，关键的问题是角膜供体材料奇缺。据统计，目前全国单眼或双眼角膜盲大约有 400 万～500 万人，其中 80% 左右可以通过角膜移植手术得以复明，但是全国每年施行角膜移植术仅约 5000 例，而且有减少的趋势，远远不能满足我国角膜盲患者的需要。因此加速建立合格的眼库十分重要。目前，我国只有小型或雏形眼库 10 多个，分别位于广州、北京、上海、山东、西安、郑州等地，但是这些眼库却很难获得眼球，往往处于"有库无眼"状态。因此，致盲性角膜病的防治形势相当严峻，拓宽角膜供体的来源迫在眉睫。

解决角膜病的致盲问题的关键在于以下几方面：

（1）开拓供体角膜材料，健全器官移植法规是当前我国开展角膜移植手术最迫切需要解决的问题。

（2）加强科普教育，提倡身后捐眼。角膜供体材料涉及伦理道德问题和社会习俗问题。旧传统观念的影响是我国角膜供体奇缺的主要原因。因此，应通过各种宣传工具和名人的榜样，使人人知晓身后捐献角膜是光荣、高尚之举，是人生的最后奉献，是医学造福人类的巨大进步，符合社会大多数人的利益，从而使身后捐赠眼球的举动普遍为人们所接受。

（3）加强眼库建设，提高眼库效率，尽快形成角膜供体网络系统。眼库应作为非营利性的社会组织机构来运作，尽可能地免费给全国各医院眼科提供眼球，形成全国眼库角膜供体网络系统。并在全国设立一个角膜供体中心，具体负责眼球的分配和运送。通过先进的通讯和交通设施把眼球送往全国各地，运输过程应当畅通无阻，保证角膜供体及时地到达指定的医院。

总之，通过加大宣传力度，争取社会各界的支持，动员全社会的力量为角膜病患者造福，使更多的人在身后捐献角膜，缓解眼库中缺乏角膜供体的情况，并且建立和畅通角膜获取的网络和渠道，使更多的角膜病盲人重见光明。

六、青光眼的流行病学

青光眼是一种常见的不可逆的致盲性眼病，包括原发性、继发性和先天性青光眼几种类型，其中以原发性青光眼最为常见。根据发病时前房角关闭与否，原发性青光眼是又分为原发性开角型和闭角型青光眼。

（一）青光眼的发生情况

已有一些大型的以人群为基础的流行病学研究调查了原发性开角型青光眼的患病率，在 40 岁以上的白人中约为 1%～3%。在亚洲人中发现原发性开角型青光眼的患病率与白人相似，但是主要是正常眼压性青光眼。在黑人中原发性开角型青光眼所致的盲人比在白人中多见。在非洲裔人中，原发性开角型青光眼的患病率较高，在 40 岁以上的人中达 3%～9%。在调整年龄以后，黑人中原发性开角型青光眼的患病率比白人要高 4 倍。

在 30 岁及以上人群中，原发性闭角型青光眼的发病率从低到高依次为：芬兰 4.7/10 万、泰国 7.0/10 万、以色列 10.7/10 万、日本 11.4/10 万、新加坡 12.2/10 万（其中华人的发病率为 15.5/10 万）。原发性闭角型青光眼的患病率在欧洲人群低，为 0.1%～0.6% 之间；而在亚洲人群则较高，从最低的日本 0.4% 至中国北京和蒙古的 1.4%。

我国青光眼流行情况的调查尚不多见。2006 年北京顺义区青光眼患病率调查发现，在 50 岁以上的人群中青光眼的患病率为 3.33%（95% 可信区间：2.85%～3.82%）。其中原发性开角型青光眼的患病率为 1.48%（95% 可信区间：1.16%～1.81%），原发性闭角型青光眼的患病率为 1.66%（95% 可信区间：1.31%～2.00%）。

虽然目前已确定全球有大量的人患有原发性青光眼，但是以人群为基础的研究表明，在一些低收入国家中只有 10%，在一些高收入国家中只有 50% 的原发性开角型青光眼患者知道自己患病。对于原发性闭角型青光眼来说，了解自己患病的患者更少，除非曾经有过急性发作，或者已被医师诊断过的患者。这些情况也表明，目前仍然低估了青光眼患病情况及其严重性。原发性青光眼的患病率随年龄的增加而增加。随着全球大多数国家的人口老龄化加剧，原发性青光眼患者的数量正在不断增加。在 2010 年，全球青光眼患者数为 6050 万人，其中开角型青光眼为 4470 万人，闭角型青光眼为 1570 万人。估计到 2020 年全球青光眼患者数将达到 8000 万人，其中 74% 是开角型青光眼。

（二）社会经济负担

由于青光眼是不可逆的致盲性眼病，而且需要患者终生治疗，因此所引起的社会经济负担相当重。我国 2006 年全国第二次残疾人调查表明，青光眼占视力残疾 6.6%。在 2008 年 WHO 的资料中，青光眼是引起盲和视力损伤的第三位原因，占盲人总数的 10.1%。原发性青光眼的致盲率高，在 2010 年全球因开角型和闭角型青光眼而失明的人数分别达到 450 万和 390 万人。估计到 2020 年，全球青光眼引起的盲人数达到 1120 万人，开角型和闭角型青光眼引起的各为 590 万人和 530 万人。如果加上因原发性青光眼造成的单眼盲和视力损伤者，青光眼所引起的社会负担将会更大。

（三）发病的危险因素

原发性开角型青光眼的发病危险因素除种族外，年龄增长、男性、高眼压、阳性家族史、近视眼是开角型青光眼的危险因素。遗传因素在其发病中可能起一定的作用。

原发性闭角型青光眼的发病危险因素主要有远视眼、年龄增长、女性、阳性家族史。通常认为眼前节拥挤是原发性闭角型青光眼主要的易患因素，而这种情况往往有家族遗传倾向和多基因因素起作用。

（四）防治措施

虽然青光眼是一种不可逆的致盲性眼病，但是采用目前循证的临床干预措施来治疗青光眼是有效的。大多数青光眼患者，特别是早期的患者一旦被发现，只要进行恰当的治疗，包括药物、激光和手术治疗，就很有可能改善其视力预后和生活质量。目前已有一些随机对照临床试验表明青光眼的治疗是有效的和有成本效益的。虽然到目前为止，我们所拥有的青光眼治疗方法还不能达到完全恢复青光眼患者视功能的目标，但是如果我们尽可能地发现和确诊青光眼患者，根据其病情采用合理的治疗，就会极大地减少青光眼导致的盲和视力损伤的人数。

青光眼的严重危害性在于其所致盲的不可治愈性。在初级眼保健水平早期识别它的危险信号并及时转给眼科医生十分重要。目前还没有确定在人群中筛查原发性青光眼是否真正有效，但是对 35 岁以上的个体和易发生原发性开角型青光眼的高危人群，如有家族史者和糖尿病患者进行定期筛查，有可能早期发现患者。一些检查视盘的方法可以为人群中筛查原发性开角型青光眼提供了可能。原发性闭角型青光眼在 60～69 岁人群中危险性最大，因此筛查工作应该集中在较之年轻 10～20 岁的人群组。筛查早期闭角型青光眼最可行的方法是测量前房深度，然后应用一些诊断试验来确诊早期无症状的原发性前房角关闭，并进行早期干预。

虽然至今青光眼仍然难以预防，但是只要早期发现，合理治疗，绝大多数患者可终生保持有用的视功能。防治青光眼既要采取临床途径，提高临床防治青光眼的水平，也要采取公共卫生的途径。我们应当培训各级眼科医务人员，使他们掌握足够的防治青光眼的知识，以便能够早期发现、早期诊断和早期治疗青光眼患者。青光眼的治疗过程很长，往往需要终生治疗，因此应当定期随诊。

七、儿童盲的流行病学

儿童盲与视力损伤在发达国家和发展中国家都是一个严重的问题。引起儿童盲的主要眼病有新生儿眼炎、早产儿视网膜病变、维生素 A 缺乏、弱视、外伤、沙眼、先天性或遗传性疾病，如先天性白内障等。引起儿童盲和视力损伤的三个主要原因依次是视网膜病（29%）、角膜瘢痕（21%）和全眼球疾病（14%）。

（一）儿童盲的发生情况

全球约有 150 万儿童盲患者，其中 48% 生活在亚洲，24% 生活在非洲。估计非洲有儿童盲患者 40 万人，印度有 27 万人，中国 20 万人。不同国家的儿童盲患病率相差很多，肯尼亚为 100/10 万，而英国和美国只有 9/10 万。每年大约有 50 万儿童成为盲人。以下列出几种儿童致盲性眼病的流行病学。

1. 新生儿眼炎 在发达国家新生儿眼炎的发病率为 0.1%～1%，而发展中国家如东非为 10% 以上。

2. 早产儿视网膜病变 近年来，早产儿视网膜病变的发病有所增加，已是 5 岁以下儿童死亡率低于 30/1000 的国家致盲的主要原因。在发展中国家，盲校盲童和严重视力损伤的儿童中，1/3 是早产儿视网膜病变。在美国早产儿视网膜病变的患病率较低，在早产儿中仅为 8%～19%。在我国随着围生医学和新生儿重症医学医疗技术水平的提高，早产儿存活率逐年提高，早产儿视网膜病变的发生率及致盲率呈现上升趋势。2004 年广州市盲校的调查发现在盲及低视力儿童中 37.9% 是由于早产儿视网膜病变引起的；2005 年上海盲校的调查发现在盲童中早产儿视网膜病变占到 32.99%，位居儿童致盲原因的首位。根据保守的估计，每年我国约新增 20 万例早产儿视网膜病变患儿。

3. 维生素 A 缺乏症 在非洲仍然是一个公共卫生问题。全球每年青少年儿童中，因为维生素 A 缺乏而有亚临床表现者为 1.25 亿人，干眼症为 500 万～1000 万儿童，其中 50 万儿童因此而失明，100 万～250 万例导致死亡。目前，在许多国家随着社会经济的发展，饮食的改善，干眼症的发病率有所下降，但在许多儿童仍能看到其早期临床特征如 Bitot 斑等。

4.其他儿童眼病

（1）遗传性眼病：由于致盲性感染性疾病的下降，遗传性疾病相对增加。在发达国家，遗传性疾病大约占儿童盲和严重视力损伤的 1/2。我国华东地区六所盲校 16 岁以下儿童盲和严重视力损害原因调查发现，白内障、视网膜营养不良、视神经发育不良是儿童盲和严重视力损害的主要原因，在盲童中可避免性盲占 47.23%，其中可预防盲为 22.84%，可治疗性盲为 24.39%。

（2）弱视：儿童弱视的发生率估计在 1%～2.5%。弱视还是造成 18～35 岁成人单眼视力损伤的原因之一，意味着未能治愈的弱视持续存在于儿童期之外的年龄段。

（3）角膜混浊：在 5 岁以下儿童的死亡率高于 30/1000 的国家，角膜混浊是主要致盲原因。角膜混浊的原因较难确定，主要原因可能是麻疹后的角膜溃疡、单纯疱疹感染、维生素 A 缺乏和新生儿眼炎。

（4）儿童白内障：虽然儿童白内障并不是引起儿童盲的主要眼病，但是估计全球约有 20 万儿童因白内障而致盲。

（二）社会经济负担

虽然儿童盲的数量不多，但是由于致残时间长、年数多，对社会和家庭是一个沉重的负担。新生儿眼炎和早产儿视网膜病变会影响患儿的一生，可以使一个月内的新生儿终生失明或视力减退。

儿童盲所造成的社会经济负担较重，包括：①盲人自己以及直系家属终生的花费。②失去对自己和社会创造价值的机会。③需要提供给盲童的活动、技能训练、教育而使其变成有用的社会成员所花的经费。④需要基础设施的花费：因为特殊教育的利益、社会安全、移植和其他生活的需要而要满足视力缺陷者所花费的。

维生素 A 缺乏对经济的影响巨大，它是发展中国家学龄前儿童致盲以及不断攀高的死亡率的最主要原因。世界银行和世界卫生组织的伤残调整寿命年（DALY）研究估计每年因为缺乏维生素 A 而造成的损失可达 3900 万～7400 万美元。

其他致盲性儿童眼病也同样会导致严重的后果。

（三）发病的危险因素

不同国家所引起的儿童盲的原因是有很大差别的。在发达国家主要是由于早产儿视网膜病变（ROP）、遗传性疾病（如白内障和视网膜营养不良等）、中枢神经系统的问题（如视路的缺氧或低氧）、先天性畸形（如小眼球、无眼球、视神经发育不良）和眼球震颤引起的；而在发展中国家，儿童盲主要是由于维生素 A 缺乏（常与麻疹或其他疾病相关联）、沙眼、遗传性疾病、白内障和新生儿眼炎。

影响一些地区儿童发病的因素有：①社会经济发展水平和医疗保健水平：这一因素可能造成了发达国家和发展中国家儿童盲原因的不一致。即使在同一个国家，在富裕家庭的儿童不太发生感染性眼病和营养不良。②围生医学和新生儿重症医学医疗技术水平：在一些发展中国家，由于围生医学和新生儿重症医学医疗技术水平低，几乎没有多少早产儿可以存活下来，因此很少发生早产儿视网膜病变。相反，在一些围生医学和新生儿重症医学医疗技术水平高的地区，由于挽救了低体重早产儿的生命，而使早产儿视网膜病变患病率明显增高。③居住地：居住地是农村还是城市对儿童盲的发生有很大影响：在菲律宾农村，因维生素 A 缺乏引起的角膜病变是儿童盲的主要原因，但在城市早产儿视网膜病变却是儿童盲的主要原因。④血亲婚姻：在一些地区，还存在着血亲婚姻，造成儿童遗传性疾病的增加。⑤围生期因素：在一些国家，新生儿眼炎和产伤已被确定为儿童盲和视力损伤的常见原因。

（四）防治措施

尽管目前不可能明显降低全球的儿童盲，但还是可以开展一些工作来防治儿童盲。国家防盲规划、视觉残疾的康复任务都有预防儿童盲的计划，例如 2006～2010 年和 2012～2015 年全国防盲规划中要求儿童盲防治知识的知晓率达 80% 以上。

预防儿童盲的主要措施包括：

（1）做好新生儿和学龄前儿童的眼病筛查工作。

（2）早期处理先天性白内障、青光眼等眼病。

（3）加强遗传咨询，干预近亲结婚。

（4）预防接种麻疹和风疹疫苗。

（5）早期诊断和治疗细菌性角膜溃疡。

（6）防治沙眼。

（7）提高饮食质量，摄入足量的富含维生素 A 的食物。

（8）为出生后的婴儿立即提供广谱抗生素预防新生儿眼炎。

（9）教育儿童避免危险游戏。

（10）教育妊娠妇女在孕期内合理用药。

（11）加强眼库建设，开展儿童角膜移植的医疗服务。

（12）对学生定期筛查视力，及时矫正屈光不正，治疗弱视。

（13）确保盲校的所有儿童接受眼科医师的定期检查，以便那些能被治疗的孩子得到及时治疗。

（14）在学校卫生课程中介绍眼的卫生和视力筛查的重要性，提高学生的爱眼意识。

八、眼外伤的流行病学

眼外伤是指机械、电、热或化学的能量所导致的眼部损伤，是全球的一个重要的公共卫生问题。虽然眼外伤是可以预防的，但是它可以造成伤害和致残。事实上眼外伤是全球影响青年人的单眼盲的主要原因，也是双眼视力损伤的原因之一。对于眼外伤的预防十分重要，可以明显地减少致伤和致残。

（一）眼外伤的发生情况

WHO 估计全球每年有 5500 万人发生眼外伤，其中 75 万人需要住院治疗，大约 20 万人是开放性眼球损伤。每年因外伤约有 160 万人失明，1900 万人导致视力损伤。眼外伤患者中男性约占 2/3，以儿童和成年人居多。最常见的眼外伤是被树枝、石头和金属异物的损伤。糖皮质激素类药物的滥用是导致眼外伤后角膜溃疡等病变的常见原因。

（二）社会经济负担

有关眼外伤对社会经济负担的研究较少，但是眼外伤对患者个人和社会经济的影响较大。1989～1991 年在澳大利亚维多利亚州的调查估计 31 000 例眼外伤损失了 3025 万美元和总计 147 个工作年的时间。眼外伤的社会成本和医疗费用也是巨大的。美国估计医院一年耗资 1.75 亿～2 亿美元来医治 227 000 名眼外伤住院患者。在北美，已有超过 120 万名曲棍球手在比赛时戴上面具，比起不加保护，可以减少约 70 000 次的眼部及面部损伤，每年为社会节约 1000 万余美元的治疗费。与治愈眼外伤和恢复其功能相比，预防眼外伤是降低发病率、致残率和死亡率的有效途径，并能显著节约国家财政支出和人力。

（三）危险因素

1. 年龄　眼外伤可以发生在各个年龄组。儿童的眼外伤较常见的原因是危险的运动和带尖头的玩具，引起严重的眼球穿孔伤发生率高。成年人的眼外伤大多由于职业和交通事故而造成。

2. 职业　在农村地区，农业性眼外伤相当常见。植物性（稻谷、竹子）角膜外伤并发角膜感染通常发生在亚洲、非洲东南部温暖的农业地区的稻谷收割季节。重要原因是预防不力和眼保健水平差。

3. 文化　在非洲，眼外伤的治疗之所以错综复杂，往往是因为应用了传统的治疗方法。据统计非洲有 49% 的患者使用传统方法治疗，如植物汁、牛奶混合一些黑粉和（或）捣碎的植物的根来治疗眼外伤。上述传统的治疗方法很容易引起感染和视力进一步下降。

此外糖皮质激素类药物的滥用也是导致眼外伤后角膜溃疡的常见原因。

4. 运动　目前仍有相当一部分运动员不戴防护眼镜而遭受眼外伤。

5. 爆炸　在地雷多的国家中，眼外伤是盲的主要原因。在柬埔寨以医院为基础的调查中发现眼外伤是盲的第四大原因，占双眼盲的 4%。其中许多是 15～35 岁的男性，82% 的是由于地雷爆炸所致。在我国，过节时放鞭炮也是导致严重的眼外伤原因之一。

（四）防治措施

预防外伤可以显著地减少致残率。眼外伤虽然可以预防，但令人遗憾的是人们往往将大量的人力、财力花费在眼外伤的诊断和手术治疗方面，而不是预防。有人认为眼外伤的发生是在个人控制能力之外的偶然事件，但是大量实践表明预防眼外伤也是一个可以实现的卫生保健目标，是公众健康问题，可以有多种多样的有效预防方法。目前，发达国家已为降低工业和运动性眼外伤的发生制定了严格的规定。

有效的预防眼外伤的措施包括：

（1）配戴护目器具：配戴护眼镜和面罩可有效预防曲棍球运动、短枪射击所造成的眼外伤。系安全带可有效预防驾驶车辆所造成的眼外伤。

（2）健康教育：学校教师和健康教育人员应当协助开展预防眼外伤健康教育。防护眼镜的使用、避免液体溅入眼内和不玩不安全的玩具对于预防眼外伤十分重要。加强道路安全教育，可以避免和减少交通事故引起的眼外伤。

（3）医务人员应当正确地处理眼外伤：眼外伤可以在任何地点发生，大多数眼外伤可能发生在医疗条件差的地方，因此初级卫生保健人员正确地初步处理眼外伤十分重要，包括用棉棒而不是应用锐器来剔除眼球表面的异物；如果化学物质溅入眼内时应当应用大量的水进行冲洗；如果没有眼球穿孔伤应当在眼科专科医师检查之前涂用眼膏，并以眼垫进行遮盖包扎；如有眼球穿孔伤时应当及时转诊到有条件的医院进行治疗。

九、糖尿病视网膜病变

糖尿病的眼部并发症，如糖尿病视网膜病变（diabetic retinopathy，DR）会导致严重的视力丧失，目前人类面临着糖尿病和糖尿病视网膜病变的全球性严重的公共卫生问题。

（一）DR 的发生情况

DR 是发达国家 20～74 岁人群中致盲的第一位原因。发展中国家的糖尿病及 DR 也呈现迅速增长势头。如在非洲城市地区，DR 十分普遍，患病率 15%～50%。糖尿病和 DR 的发生和流行在不同的人群中明显不同。在冰岛、挪威、丹麦、瑞典、芬兰等国 1 型糖尿病的年龄调整后的发生率分别为每年每 10 万人中 9.4、22、23、24、36。在冰岛，1 型糖尿病患者中采用眼底照相检测 DR 的粗患病率是 52%。美国威斯康星糖尿病视网膜病变流行病学研究组采用立体眼底照相检测的结果是，早期糖尿病患者群中 71% 患有 DR，23% 的人患有增生性 DR，6% 患有临床意义的黄斑水肿。在美国估计糖尿病患者中 DR 的患病率为 40% 左右，包括增生前期、增生期和黄斑水肿的严重视网膜病变的患病率为 8%。

根据 2007 调查，我国 20 岁以上人群中糖尿病患病率达 9.7%，其中男性为 10.6%，女性为 8.8%，估计全国有糖尿病患者高达 9270 万人，与 1980 年相比，我国糖尿病患者增加了 15 倍。而且我国糖尿病患者的未诊断率高达 57%。导致视力损伤的 DR 在糖尿病患者中发生率相当高。在以医院为基础的调查中，糖尿病患者中 DR 的发生率高达 36% 左右。

（二）社会经济负担

由于 DR 的发生与糖尿病的病程明显有关，因此只要糖尿病患者的寿命足够长，几乎一定会发生眼部严重的并发病。DR 的治疗相对复杂，治疗的效果并不令人满意，因此常常会给患者、家庭和社会造巨大的社会经济负担。

（三）发病的危险因素

DR 是糖尿病患者严重的微血管并发症，发生 DR 的危险因素包括糖尿病的病程长、年龄增长、血糖水平高、血糖控制不佳、高血压、肥胖、血脂异常等。DR 的患病率和糖尿病的持续时间有关。病程 20 年以上，30%～40% 的 1 型糖尿病患者患有增生性 DR。病程 25 年以上的糖尿患中 25% 患有黄斑部水肿。

近来的研究表明基因多态性对 DR 的发生发展也起着重要作用。目前已经筛选出的可能与 DR 密切相关的基因多达数十种，包括血管内皮细胞生长因子基因、糖基化终末产物受体基因、亚甲基四氢叶酸还原酶基因、醛糖还原酶基因等。

（四）防治措施

1. 控制 DR 致盲的策略　　包括：①通过相关的眼保健教育，增加社会对糖尿病和它的并发症的认识，确保患者定期检查眼底。②开展由眼科医师、糖尿病内科医生、一般内科医生和其他人员参与的糖尿病眼部并发症的筛选。③启动早期治疗，防止不可逆的视力损伤。例如可以应用激光光凝来防治 DR 的进展。④确保患者遵循医嘱，定期检测，治疗糖尿病眼部并发症。

2. 筛查和随诊　　由于 DR 的发生和进展与糖尿病的病程相关，因此加强糖尿病患者的教育，定期筛查眼部改变，对预防糖尿病并发症引起的视力损害十分重要。筛查包括视力的检查和眼底检查。训练有素的筛查眼底病变的人员主要是眼科医生，也可以是验光师、全科医生或内科医生。非散瞳下的眼底照相可以为广大卫生工作者参与 DR 的筛查提供帮助。

1980 年在冰岛实施了一个糖尿病眼部疾病的筛查和诊治项目，对糖尿病患者进行有规律的诊治。参与这一项目的 1 型糖尿病患者人数从 1990 年的 70%～80% 上升到 1994 年的 90% 以上。1990 年，冰岛大约 50% 的 2 型糖尿病参与这一项目。研究发现，12 岁以下的糖尿病儿童并不需要规律的眼病筛查。对于 1 型和没有 DR 的 2 型糖尿病患者每半年一次的眼部检查和眼底照相就已经足以控制病情。对于增生性 DR 和黄斑水肿的患者给予激光光凝治疗。这一项目取得了很好的效果。

其他筛选 DR 方法包括流动医疗队在社区范围内为公众免费提供散瞳后眼底照相，以便早期发现 DR 患者。这种早期诊断途径是合理的和可以接受的。DR 的筛查除了需要一系列检查外，还需要全社会的共同努力和参与。糖尿病患者中筛查 DR 的工作将会有效地最大限度地挽救视力。对于没有症状的糖尿病患者进行常规检查是很难实现的，所以要大力宣传筛查的必要性，促使更多的人接受常规的检查。目前，筛查所需的时间、花费和去指定医院参加检查的接受程度也是开展 DR 筛查的障碍。

3. 治疗　　早期应用激光光凝治疗可以防治 DR 所致的不可逆的视力损伤。早期治疗 DR 研究（Early Treatment Diabetic Retinopathy Study，ETDRS）表明，早期播散性激光光凝术可以轻度减少严重的非增生性 DR 和早期增生性 DR 的严重视力丧失的风险，在 1 型糖尿病患者中这一效果特别明显。ETDRS 还表明对糖尿病黄斑水肿进行格子样激光光凝可以减少视力损伤的风险。糖尿病控制和并发症试验（DCCT）将加强的和常规的胰岛素治疗的 1 型糖尿病患者进行了比较。在 9 年中，加强治疗组与常规治疗组相比，DR 的进展减慢了 76%。在轻度和中度的 DR 眼中，与常规治疗组比较，加强治疗组使增生前期和增生期病情的进展减慢了 61%，对黄斑水肿进行激光光凝后病情的进展减慢了 59%。英国糖尿病前瞻性研究项目显示应用磺酰脲或胰岛素加强血糖控制能减少 DR 的进展风险，并减慢 2 型糖尿病引起的 DR 的进展。另外，加强治疗组和常规治疗组相比，视网膜激光光凝的需要降低了 29%。一旦确诊糖尿病即进行强化治疗可以预防

DR 的发生。早期发现糖尿病的高风险患者能有效地减少 DR 导致的盲和视力损伤。

近年来，我国加强了糖尿病管理模式与 DR 的防控。卫生部发布了糖尿病宣传知识要点和糖尿病管理模式推广项目实施方案和技术操作手册，从行政和业务两方面加强包括 DR 在内的并发症防控干预，为 DR 的防控提供了良好的平台，有望降低 DR 这一能够防控的致盲性眼病的发病率和致盲率。

十、年龄相关性黄斑变性的流行病学

年龄相关性黄斑变性（age related macular degeneration，AMD）是老年人中黄斑部发生视网膜下沉着物、视网膜色素上皮层退行性改变、地图状萎缩或有脉络膜新生血管的一种病变，是导致盲和严重视力损伤的原因之一。

（一）AMD 的发生情况

AMD 是发达国家是老年人致盲的首要原因。患病率随年龄的增加而显著提高，在 50～60 岁之前并不多见，但在 90 岁以上的人群中，2/3 的人会发生早期 AMD，1/4 的患者发生视力损伤。随着人口的老龄化，AMD 的患病率将会显著增加。大量的以人群为基础的研究报告指出，白人（43～97 岁）中早、晚期 AMD 的 5 年累积发生率为 7.9%～8.7% 和 0.9%～1.1%。单眼新生血管 AMD 患者的对侧眼中，新生血管 AMD 发生率相当高（5 年间为 12%～26%）。在第一只眼发生晚期损害后，19% 的对侧眼发生新生血管 AMD 或地图状萎缩。单眼终末期的 AMD 中，29% 对侧眼发生终末期 AMD。AMD 的 10 年累积发生率，早期 AMD 为 12.1%，晚期 AMD 为 2.1%（包括 1.4% 新生血管发生率及 0.8% 地图状萎缩）。

在我国的老年人中，AMD 也越来越常见。2007年全国九省市眼病调查的结果显示，在 50 岁及以上的人群中，在盲和视力损伤的原因中 AMD 占 3.1%。

（二）社会经济负担

由于 AMD 的病变主要位于黄斑部，因此患者会丧失中心视力，对患者的生活质量和日常生活产生严重的不良影响，使许多人生活不能自理。在美国，AMD 大约影响了 800 万人，175 万人患有严重的 AMD。

（三）发病危险因素

发生 AMD 的确切病因尚不十分清楚，可能的因素有年龄、光损伤、环境因素、吸烟、易感基因、抗氧化状态、炎症过程以及心血管疾病相关的发病机制，包括高血脂、动脉粥样硬化、动脉硬化等。目前认为 AMD 似乎是由于环境因素与个体遗传易感性共同作用的结果。

（1）年龄：AMD 的发生率与年龄密切相关。AMD 是 50 岁以上人群中不可逆视力损伤的主要原因之一，并随年龄的增加患病率增加。

（2）性别：虽然 AMD 的发生过程中没有发现显著的性别差异。但有研究提示女性更有可能发生 AMD，而男性发生晚期 AMD 的可能性（1.0%）比女性（0.1%）大。推测 AMD 的发生可能与外源性雌激素有关。

（3）遗传因素：AMD 家族史是较强的危险因素，相关系数约为 3 以上。AMD 相关基因包括补体因子 H、HTRA1、CX3CR1 等。

（4）生活方式与环境：①吸烟：目前吸烟者比目前不吸烟者、曾经吸烟者比从未吸烟者之间发生晚期 AMD 的危险度高 2～6 等级。吸烟是新生血管性 AMD 发生的启动因子 / 或促进因子。因此应当要求早期或晚期的 AMD 患者戒烟。②饮食：抗氧化营养素（类胡萝卜素 / 叶黄素 / 玉米黄素）等抗氧化营养素可能对 AMD 的发生具有保护作用。食用水果和蔬菜会降低发生 AMD 的可能性。抗氧化剂或摄入锌（饮食或额外补充）能延缓 AMD 的病程进展。③脂肪酸：总胆固醇水平升高会增加新生血管性 AMD 发生的可能性。

（5）眼部因素：浅色虹膜的人群患新生血管湿性 AMD 几率有所增加。白内障术后 AMD 患病率升高，人工晶状体眼发生 AMD 的几率比正常眼增加 4 倍。

（6）全身因素：动脉粥样硬化、高血压、高胆固醇、高体重指数是 AMD 的潜在危险因素。

（四）防治措施

吸烟是唯一的已被证实的发生 AMD 的危险因素。吸烟的人群患 AMD 危险性是不吸烟人群的 3～5 倍。因此要加大鼓励戒烟的宣传力度。AMD 还往往在家族中出现，但是要找出精确的遗传基因却很困难，因为该病通常在老年才表现出来，而且患病的人在一生的大部时间内都是很正常的，这给正常的基因研究带来很大的困难。

AMD 对防盲工作带来了巨大的挑战。虽然目前还不能阻止和治疗 AMD，但是在提高患者的视功能方面仍然可以做相当多工作。早期的康复治疗和低视力的服务可以改善 AMD 引起的低视力患者的视功能。现有的助视器，从简单的放大工具到闭路电视阅读系统都能提高低视力患者的视功能。然而目前仍然有超过 2/3 的低视力患者没有使用助视器。

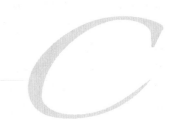

第五章
防盲治盲工作的开展

（一）全球的防盲治盲项目"视觉 2020，享有看见的权利"行动

近几十年来，WHO 等国际组织和各国政府已经为防盲治盲做了大量工作。为了尽快减少全球的盲人负担，WHO、国际防盲协会和一些国际非政府组织联合于 1999 年 2 月 17 日在日内瓦发起"视觉 2020，享有看见的权利"行动，目标是在全球范围内加强合作，于 2020 年根治可避免盲。这一全球行动的新内容包括：① 2020 年前根治可避免盲的共同目标将使全球所有的防盲治盲合作伙伴共同地工作。联合的宣传活动将有助于提高全球对于盲的认识，动员各方面的资源防治可避免盲。②在已经取得的国际和各国防盲工作经验的基础上，"视觉 2020"行动将进一步加强和发展初级健康保健和眼保健，来解决可避免盲的问题。③这一行动将寻求更广泛的区域合作，最终建立全球的伙伴关系来解决眼保健问题。

"视觉 2020"行动将通过下列几方面的努力来解决可避免盲：①预防和控制眼病；②培训眼保健人员；③加强现有的眼保健设施和机构；④采用适当和能负担得起的技术；⑤动员和开发人力和财力资源用于防治盲人。

"视觉 2020"行动将通过四个五年计划来实施。第一个五年计划开始于 2000 年。其余三个计划分别开始于 2005、2010 和 2015 年。"视觉 2020"的第一步行动是开展全球性活动，提高人民和政府对盲所产生社会影响的认识，并动员其承担根治可避免盲的长期的政治和专业方面的义务。

已确定白内障、沙眼、河盲、儿童盲、屈光不正和低视力等 5 个方面作为"视觉 2020"行动的重点。这样的选择是基于这五种眼病在盲人负担中所占的比例，以及对它们进行防治的可行性和可负担的能力。随着视觉 2020 行动在全球的进展，现在已将原发性青光眼和糖尿病视网膜病变也作为防盲的重点。

1. 白内障　是全球的首位致盲原因，因此是最优先考虑解决的眼病。估计目前有 2 千万人因白内障而失明。一般认为白内障不能被预防，但可通过手术将大多数盲人恢复到接近正常的视力。

每年每百万人群中所做的白内障手术数称为白内障手术率（cataract surgical rate，CSR），是一个表示不同地区眼保健水平的有用的测量指标。目前各国之间、甚至一国之内的 CSR 差别很大，美国等高收入国家已达到 9000，而整个非洲为 200。

在低收入国家，即使有白内障手术的设施，但经济和文化方面的障碍使得一些白内障盲人不能接受手术。此外，手术的效率很低也造成了大量白内障盲人不能及时得到治疗。实施"视觉 2020"行动后，白内障手术数将明显增加，特别在发展中国家中。从全球来说，计划到 2020 年的目标是 3200 万例。

在白内障治疗中，"视觉 2020"行动将强调：①获得恢复视力和生活质量的高成功率；②向患者提供可负担的和可及的服务，特别在缺医少药的人群中；③采取措施克服利用手术服务设施的障碍，增加设施的利用率。所采用的策略包括协调工作、培训人员、加强管理、监察和评价服务质量。

2. 沙眼　沙眼是世界上缺少住房、水和健康卫生设施基本需要的社会经济不发达地区的常见病。对于沙眼已制订了称为"SAFE"（surgery，antibiotic，facial cleanliness，and environmental improvement，即手术、抗生素、清洁面部和改善环境）的防治策略，正在发病地区应用。可以预料，通过实施 SAFE 防治策略，有可能到 2020 年根治作为致盲眼病的沙眼。

3. 河盲　又称盘尾丝虫病，是非洲 30 个国家中的地方病，但在拉丁美洲国家的少数地区也有发生。目前已在河盲流行的国家采取措施进行防治，取得了相当好的效果。

4. 儿童盲　考虑到儿童失明后持续的年数很长，而且失明对发育有所影响，因此儿童盲也是优先考虑解决的领域。估计全世界有儿童盲 150 万人，其中 100 万生活在亚洲，30 万在非洲。估计每年有 50 万儿童成为盲人，其中 60% 在儿童期就已死亡。不同国家的儿童盲的原因有所不同，主要由维生素 A 缺乏、麻疹、新生儿结膜炎、先天性白内障和未成熟儿视网膜病变引起。由于低体重和极低体重的新生儿存活率增加，在发达国家以及发展中国家的城市地区，未成熟儿视网膜病变也是一个需要解决的问题。对于引起儿童盲的其他原因，如先天性或遗传性眼病，目前尚无预防措施。

"视觉 2020"行动对儿童盲的防治采取以下三个方面的策略：①在初级卫生保健项目中加强初级眼保健项目，以便消灭可预防的致病原因；②进行治疗和手术服务，有效地处理"可治疗的"眼病；③建立光学和低视力服务设施。

5. 屈光不正和低视力　向屈光不正者提供矫正眼镜和解决低视力矫正问题也已包括在"视觉 2020"行动中。世界卫生组织估计目前有 3500 万人需要低视力保健服务。当人口老龄化加剧时，这一数字将会迅速增加。"视觉 2020"行动将通过初级保健服务、学校中视力普查和提供低价格的眼镜，努力向大多数人提供能负担得起的屈光服务和矫正眼镜，以及提供低视力服务。

在实施"视觉 2020"行动中，经过适当培训的人力资源是对可避免盲进行预防、治疗和康复的关键。"视觉 2020"行动通过加强初级生保健服务，鼓励在各级卫生保健服务系统中开发从事眼保健服务的人力资源。其开发的重点是中级水平的人员，因为他们是实施防盲项目的骨干。"视觉 2020"行动考虑培训的其他人员有验光师、国家和地区防盲项目的负责人，以及小儿眼科医师和器械维修技术员。

除了开发人力资源外，"视觉 2020"行动考虑到建立可以长期运行的全国性眼保健设施，以便使眼保健服务有广阔的覆盖面，使患者容易接近和利用眼保健服务设施。

在"视觉 2020"行动中，考虑到应当降低眼保健服务的价格，以便使更多的人接受眼保健服务。近几十年来，一些技术的进步提高了眼保健的服务质量，使社区人群更能接受眼保健服务。但是，一些技术的价格常常阻碍了在防盲项目中广泛地应用这些技术。将技术从发达国家转让到发展中国家有助于克服这些问题。它可允许以低价格生产高质量的眼保健服务设备和耗品。人工晶状体就是一个很好的例子。由非营利机构在发展中国家生产的人工晶状体，能使大量患者负担得起，而得到广泛应用。向发展中国家转让技术的其他例子包括眼药、缝线、眼镜和低视力助视器。"视觉 2020"行动促进和支持这些活动。

（二）我国防盲治盲工作的历史与现状

我国曾是盲和视力损伤十分严重的国家之一。新中国成立之前，人民生活贫困，卫生条件极差，眼病非常普遍，以沙眼为主的传染性眼病、维生素 A 缺乏、外伤和青光眼是致盲的主要原因。沙眼患病率高达 50%～90%。新中国成立后，各级政府大力组织防治沙眼。在全国农业发展纲要中，沙眼被列为紧急防治的疾病之一。经过积极防治，全国沙眼患病率和严重程度明显下降。1984 年国家成立全国防盲指导组，统筹全国防盲治盲工作，制定了《1991—2000 年全国防盲和初级眼保健工作规划》。1996 年卫生部等国家部委发出通知，规定 6 月 6 日为"全国爱眼日"。1980 年以来全国的眼病流行病学调查资料表明，白内障已成为我国致盲主要原因。各地积极开展筛查和手术治疗白内障。全国残疾人联合会把白内障复明纳入工作范围，极大地推动了防盲治盲工作。1988 年国务院批准实施的《中国残疾人事业五年工作纲要》将白内障手术复明列为抢救性的残疾人三项康复工作之一。1991 年国务院批准的《中国残疾人事业"八五"计划纲要》中又明确规定了白内障复明任务。全国各省、市、自治区也相继成立了防盲指导组，建立和健全防盲治盲网络，运用各种方式积极开展工作。我国的防盲治盲工作呈现了大好局面。

根据 20 世纪 80 年代以后我国各地陆续进行的盲和视力损伤流行病学调查，估计我国盲患病率为 0.5%～0.6%，盲人数为 700 万人，双眼低视力患病率为 0.99%，患者数为 1200 万人。盲和低视力的患病率随年龄增加而明显增加，女性高于男性，农村地区高于城市。目前我国盲的主要原因依次为白内障（46.1%）、角膜病（15.4%）、沙眼（10.9%）、青光眼（8.8%）、视网膜脉络膜病（5.5%）、先天/遗传性眼病（5.1%）、视神经病（2.9%）、屈光不正/弱视（2.9%）和眼外伤（2.6%）。各地在调查中发现，半数以上盲和视力损伤是可以预防和可以治疗的。

我国防盲治盲工作正以多样化形式发展：

1. 建立县、乡、村三级眼病防治网络　这是一种最常见形式，它将防盲治盲工作纳入了我国初级卫生保健，可以发挥各级眼病防治人员的作用。县级或县级以上的眼科医师参与当地防盲规划的制定，治疗一些较难的眼病，开展眼科手术，负责乡、村防盲人员的培训。乡级防盲人员负责本乡防盲规划的落实，建立盲和低视力卡片和眼病档案、处理眼科常见病的治疗。村级的眼病防治人员负责本村的防盲治盲宣传、建立本村盲和低视力的卡片；他们熟悉本村情况，可以较快地发现需要救治的盲人，及时上报并转送到县级眼病防治中心治疗。这样就可以形成一个发现、转诊盲人的系统。防盲工作的实践已经表明，这一系统一旦建立和巩固，就可以持续有效地发挥作用。

2. 组织眼科手术医疗队 眼科手术医疗队、手术车到农村和边远地区巡回开展白内障复明手术，也是防盲治盲的一种有效形式。我国幅员广阔，各地的社会经济发展水平并不平衡，眼科医师的分布也极不平衡。有些地区只依靠当地人员很难在较短时间内为白内障盲人解困纾危。由于国家和有关省市的精心组织，港澳同胞和国外非政府组织的支持，参加医疗队的人员素质高，设备好，可以在短期内完成大量的手术。而且手术医疗队起到了宣传动员的作用，能使更多的人了解和支持防盲治盲工作。

3. 评选"防盲先进县" 开展评选"防盲先进县"是我国做好防盲治盲工作行之有效的方法。这些防盲先进县有一些共同的特点：①成立县一级防盲治盲领导小组，规划、组织和协调了全县的防盲治盲工作。②依托原有的县、乡、村三级医疗卫生网，建立了三级眼病防治网，组成了眼病转诊系统。③积极培训基层眼病防治人员。④大力宣传眼病防治知识。⑤筛选白内障盲人，积极组织手术治疗，使盲患病率有所下降。

近十多年来，我国大规模地开展防盲治盲工作，也为我国锻炼和培养了一支防盲治盲队伍，包括防盲治盲项目管理人员、眼病流行病学调查人员和眼科医务人员。我国眼科事业得到了很大发展，现在全国有眼科医师22 000人。全国许多地方除了治疗眼科常见病之外，还能开展先进和复杂的手术。

我国的防盲治盲工作得到了世界卫生组织和一些非政府组织的大力支持。从1995年起，已多次召开世界卫生组织／中国卫生部／国际非政府组织关于中国防盲协调会，专门研讨中国的防盲工作。由国际狮子会援助的"视觉第一，中国行动"在我国卫生部和中国残疾人联合会的领导下顺利进行，从1997年起至2002年，完成了第一期的工作，从2002起用五年的时间进行第二期的工作。

目前我国的防盲治盲工作也存在一些问题，主要是组织领导有待于进一步加强，防盲治盲的实际需要和效率不高之间存在着矛盾，大规模白内障手术治疗的质量有待于进一步提高。由于我国人口众多，老龄化的速度很快，如果不采取切实有效措施做好防盲治盲，我国的盲人数将会急剧增加。

从我国目前情况来看，搞好防盲治盲的关键是提高工作效率。应当根据我国盲和视力损伤的严重情况和人力、财力资源做好规划，争取在尽量短的时间内根治我国的可避免盲。当前最为严重的是白内障盲的治疗，应当尽快地提高白内障手术率。要达到这一目标，单靠眼科医师的努力是不够的，需要集中各方面的力量共同工作。提高白内障手术效率还应当掌握防

盲治盲工作的"三A"原则，即开展防盲治盲工作应当是适当的（appropriate）、能负担的（affordable）、可及的（accessible）。"适当的"原则是指防盲治盲的开展应当因地制宜，采取符合各地实际情况的措施和方法。"能负担的"的原则是指防盲治盲应和各地社会经济发展水平相适应，能被国家、社会和个人所负担。"可及的"原则是指应当使盲和视力损伤者能有途径充分使用防盲治盲的服务设施。

提高防盲治盲的工作质量也是当务之急。特别是在白内障手术过程中，一定要把手术质量放在首位。人员培训是开展防盲治盲的核心问题。无论要提高我国白内障手术效率，增加年手术量，还是提高手术质量，都离不开人员培训。

合理地调整眼科力量的布局也是一个重要问题。目前，我国多数眼科设施和眼科医师集中在大中城市，分布相当不均匀，造成农村和边远地区白内障复明工作进展缓慢。我们应当尽快地改变这种状况。在防盲治盲工作中，应当注意充分发挥眼科医师的作用。眼科医师应当积极主动地投身到防盲治盲工作中去，为解决目前我国盲人问题和全国人民的眼保健做出我们的贡献。此外，我们应当在积极开发我国防盲治盲资源前提下，加强与世界卫生组织和国际非政府防盲组织的合作，争取更多的资源，努力创造防盲治盲工作的新局面，达到在2020年根治可避免盲的宏伟目标。

（赵家良　张士元　邹留河　管怀进　郑曰中）

主要参考文献

1. 耿贯一. 流行病学. 北京：人民卫生出版社，1979：2-7.
2. 马德锡. 实用医学科研方法. 学术期刊出版社，1988：78-184.
3. 张士元. 全国盲及低视力流行病学调查. 中华眼科杂志，1992，28：260.
4. 周韵芬. 重庆市盲及低视力流行病学调查. 中华眼科杂志，1989，25：296.
5. 胡铮. 北京市顺义县盲和低视力流行病学调查. 中华眼科杂志，1988，24：322.
6. 白文斗. 近视眼的防治. 长沙：湖南科学技术出版社，1984：49-55.
7. 栗惜兰. 眼科流行病学与防盲治盲. 广州：科学普及出版社广州分社，1987：126.
8. 李国彦. 青光眼的诊断治疗. 武汉：湖北科技出版社，1988：72-79.
9. Taylor HR. The epidemiology and public health significance of cataract blindness, in current aspects of ophthalmology. Amsterdam，1992：17-20.

10. Zhang WH. The epidemiology of acute hemorrhagic conjunctivitis in China: current aspects in ophthalmology. Vol I. Amsterdam, 1992: 234-236.

11. Wang FR. Myopia in the People's Republic of China. In: Fourth International Conference On Myopia. New York, 1990: 277-282.

12. Hou PK. Longitudinal study on the ocular refraction with its optical components among children in primary Schools. In: Fourth International Conference On Myopia. New York, 1990: 160-167.

13. Wu KY. A longitudinal study on the refraction and its components among children of Kaohsiung City, Taiwan. In: Fourth International Conference on Myopia. New York, 1990: 254-258.

14. Muskalki K. Evaluation of risk factors in student myopia in 5-years follow-up first report. In Fourth International Conference on Myopia, New York, 1990, 226-229.

15. Sommer A. Epidemiology and statistics for the ophthalmologist. New York: Oxford University Press Inc, 1980: 3-24.

16. Dawson CR. Guide to trachoma control. WHO, Geneva, 1981: 12-24.

17. Chylack LT. Lens opacity classification system. Arch Ophthalmol, 1988, 106: 330.

18. Chylack LT. Classification of human senile cataractous change by the American Cooperative Cataract Research Group method. Invest Ophthalmology Vis Sci, 1983, 24: 424.

19. Peyman GA. Intraocular gentamycin as intraoperative prophylaxis in South India eye camps. Bri J Ophthalmol, 1977, 61: 260.

20. World Health Organization. Global data on visual impairment, 2010. http://www.who.int/about/icensing/copyright form/en/index.html, 2012.

21. Zhao J, Ellwein LB, Cui H, et al. Prevalence of vision impairment in older adults in rural China: the China Nine-Province Survey. Ophthalmology, 2010, 117: 409-416.

22. Zhao J, Ellwein LB, Cui H, et al. Prevalence and outcome of cataract surgery in rural China: the China Nine-Province Survey. Ophthalmology 2010, 117: 2120-2138.

23. 赵家良. 眼视光公共卫生学. 第 2 版. 北京: 人民卫生出版社, 2011: 8.

第三卷

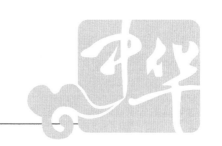

眼睑、泪器和眼眶疾病

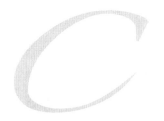

出生前存在的状态或身体某部器官的形状、结构、位置、功能与正常状态不相符合者即称先天异常。先天性眼睑疾病按其发育的顺序可分为三类：①睑褶发育异常。睑褶原基发育为胚胎 16～32mm 的时期。越在早期发生的异常，其畸形越重，如先天性小眼球、无眼球、小眼睑及眼睑缺损、睑裂构型、泪阜及半月皱襞的异常等。②睑缘分化异常。发生于胚胎 32～37mm 时期，在这一发育过程中发生的畸形有眼睑粘连、先天性睑内翻和睑外翻以及一些影响睑缘和睫毛的先天异常。③眼睑组织结构分化异常。包括睑板、眼睑皮肤、睑皮色素、眼睑先天性肿瘤、眼睑肌肉以及眼睑运动等异常。通常导致胎儿畸形发生的环境因素如由某种病原体引起的母体感染、妊娠期母体内分泌异常、饮酒、服用某种药物、X 线照射等均可能导致眼睑先天异常。随着分子生物学和遗传学的发展，遗传因素和基因突变等因素在眼睑先天异常发病中的作用日益受到重视。

第一节　睑裂狭小综合征

睑裂狭小综合征（blepharophimosis syndrome），又称为睑裂狭小 - 上睑下垂 - 倒向型内眦赘皮综合征（blepharophimosis-ptosis-epicanthus inversus syndrome，BPES），或 Komoto 综合征，是以睑裂狭小（睑裂的宽度和高度均缩小）、上睑下垂、内眦间距增宽、倒向型内眦赘皮为主要特征的先天性眼睑异常。临床上 BPES 可分为两型，Ⅰ型 BPES 除上述眼睑异常外女性患者还伴有卵巢功能早衰，Ⅱ型 BPES 则只累及眼睑而不影响生育功能。

【病因】　本病常有家族遗传史，偶有散发病例，为常染色体显性遗传，发病率约为 1/50 000，Aon Ammon 于 1841 年首先报道本病并指出有遗传性。近年来分子生物学和细胞遗传学研究表明，本病与基因突变有关，并将位于染色体 3q23 区域的 *FOXL2* 基因定

为 BPES 的首选致病基因，此基因突变与Ⅰ型和Ⅱ型 BPES 均相关。*FOXL2* 基因编码含多聚丙氨酸域的叉头转录因子，主要在视杯周围的间充质内表达，在发育期眼睑凸出嵴上表达最高，同时也在卵巢颗粒细胞中表达。目前已经报道在 208 个 BPES 家系中发现 107 种独特的 *FOXL2* 基因内突变。此突变使其编码的蛋白截短导致Ⅰ型 BPES，而多聚丙氨酸域的延展则与Ⅱ型 BPES 发病有关。其他的候选致病基因还有 *CRBP*（细胞视黄醇结合蛋白）基因、*INHBA*（抑制素 β-A）亚基因、*EGFR*（表皮生长因子受体）基因等。

【临床表现】　BPES 主要表现为睑裂的宽度和高度的缩小，内眦间距增宽、倒向型内眦赘皮。睑裂高度的缩小表现为上睑下垂，常为重度，视物喜抬头抬眉；睑裂宽度的缩小表现为小睑裂，重度患儿睑裂横径仅为正常儿童的 1/2。常伴有下眶缘发育不全和下睑外翻（图 3-1）。

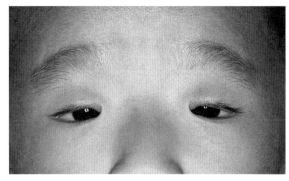

图 3-1　先天性睑裂狭小综合征

本症常合并其他先天异常：合并鼻梁低、鼻根部宽者较多，亦有合并小眼球、小角膜、泪小管延长及泪小点向外偏移等。Ⅰ型 BPES 还合并卵巢功能异常所致的不孕、原发性闭经或提前闭经、小子宫等。有的 BPES 患者合并不同程度的智力缺陷。

【治疗】　BPES 患者需接受开大睑裂水平径和垂直径的手术治疗。手术多需分期进行，先行内外眦成

形术以开大睑裂水平径,间隔 6 个月后再行上睑下垂矫正手术从而开大睑裂垂直径。内眦成形术的术式有"Y-V"成形术和 Mustard 矫正术等,外眦成形术的术式有 Von Ammon 外眦成形术、Fox 外眦成形术等。上睑下垂矫正需根据提上睑肌肌力不同选择不同的术式,大部分睑裂狭小综合征患者的肌力较差,多数选择利用额肌的上睑下垂矫正术。

目前尚没有有效的方法预测或预防本病的发生,但对 BPES 遗传因子和致病基因的研究将有助于对本病的早期诊断和筛选。

第二节 眼睑缺损

先天性眼睑缺损(congenital coloboma of the lid)为较少见的眼睑先天异常,主要见于先天性眶面裂患者,女性患者多于男性,新生儿发病率为 1.43/100 000~4.85/100 000。

【病因】 先天性眶面裂属于颅面裂隙畸形(craniofacial clefts),其确切发病原因尚不明确,可能与胚胎发育 6~9 周各种原因导致颅面各突起的融合失败有关。如羊膜带综合征,胚胎或胎儿与羊膜带粘连、压迫、缠绕,从而影响正常面突的融合过程,阻止眼球的发育或破坏其已形成的组织结构,导致较大的眼睑缺损。单纯、较小的缺损,则可能由于局部睑褶黏着失败,或眼睑融合以后的过早分离,形成切迹状的发育缺陷所致。而流感病毒感染、放射线照射、弓形虫感染、母体代谢紊乱、服用抗肿瘤药、抗痉挛药、肾上腺皮质激素、镇静剂等药物也是危险因素。本病大多数与遗传无关,可能有少数隐性遗传病例。基因干扰实验表明 *Shh*(音猬因子)基因、*EGFR*(表皮生长因子受体)基因、*Dlx*(远端缺失)基因和 *TGFβ₃*(转化生长因子 β₃)基因等与颅面部发育有关的基因异常和先天性眶面裂的发生有关。

【临床表现】 本病可单侧或双侧发病,上睑缺损较下睑者多见,也有患者为双眼上下眼睑对称性病变。颅面裂 Tessier 分类法(1976 年)中的 3、4、5、6 型面裂主要表现为下睑缺损,8、9、10、11 型面裂表现为上睑缺损。缺损的大小和形状各异,轻者仅侵犯眼睑,重者可伴有眦角、泪道、眶骨和眉的缺损畸形。多数眼睑缺损的部位为中央偏内侧,形状为三角形,基底在睑缘,也有呈梯形或横椭圆形者。当上下睑同时受累时,缺损多位于上睑内侧和下睑外侧。一般情况下,缺损部位的结膜和皮肤形成较光滑、圆钝的边缘,但亦有缺损边缘与球结膜或角膜形成条带状粘连,严重者影响眼球运动(图 3-2)。

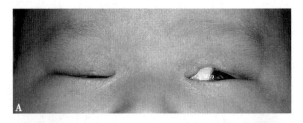
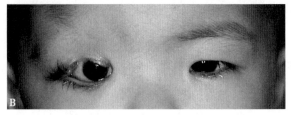

图 3-2 先天性上睑缺损
A. 左眼单纯先天性上睑缺损 B. 右眼先天性上睑缺损(右侧眶面裂)

本症可合并的其他先天异常:

1. 眼部合并的畸形 眼睑缺损部皮肤呈条索样向角膜巩膜移行伸长,形成睑球粘连,致使眼球运动障碍。常伴有患侧角膜皮样瘤,角膜先天性混浊,泪点缺损或闭锁、眉畸形等。有的患者合并先天性小角膜、小眼球或虹膜脉络膜缺损、黄斑部缺损等。通常由于眼睑缺损、角膜混浊等原因,患儿常伴有视力发育障碍。

2. 全身合并的畸形 唇裂、唇腭裂、颜面裂,头部、耳鼻、四肢的畸形,口盖缺损,第 1、2 趾合并,智力发育延迟等。

【治疗】 主要为手术整形,重建眼睑。对于眼睑缺损影响患儿视力或角膜暴露严重者手术应早期进行,以免影响视力。对于缺损范围 >1/3 睑缘长度者,应在 2 岁前手术。利用眼睑缺损周围残留的睑板及眼睑组织设计推移或滑行的带蒂组织瓣进行缺损修复或利用下睑全层旋转组织瓣修复上睑缺损。若缺损严重并伴睑球粘连者,在眼睑缺损修复的同时联合羊膜移植可有效解除睑球粘连。临床上对于严重的眼睑缺损,通常需要多次手术整形重建眼睑才能取得较满意的效果。

第三节 小眼球和无眼球

先天性无眼球和小眼球(congenital anophthalmia and microphthalmia)过去又称隐眼畸形,是一类以眼球前后径小于正常范围(小眼球)或眶内眼组织完全缺失(无眼球)为特征的先天性发育异常,常伴有其他眼部病变或全身性异常。1887 年 Treacher Collins 首先报道了一组先天性无眼球的病例。通常把先天性无眼球和小眼球归为一类疾病进行研究,因为临床上多数诊断为先天性无眼球症的病例手术证实大部分都残留有眼球巩膜壳或眼附属器的痕迹。先天性无眼球和小眼球的新生儿发病率为 0.22/10 000～2.56/10 000，在先天性眼盲病例中 16.6% 的患者为先天性小眼球或无眼球，是我国儿童失明的首要原因。

【病因】　在人眼发育过程即视泡形成、视杯和（或）晶状体诱导形成、胚胎裂闭合、眼前后房形成和眼功能成熟的任一过程中发生故障，均可导致眼部结构异常甚至眼球缺失，特别是视泡形成、视杯和（或）晶状体诱导形成过程异常将导致严重的眼球发育不全。研究表明，先天性无眼球和小眼球具有一定的遗传倾向，患者血缘亲属再发概率为 10%～15%，但多数为散发病例，可能与某些基因的突变异常有关。其中位于染色体 3q27 的 *SOX2* 基因突变已在多个互不关联的先天性无眼球病例中发现，其编码的 SOX 蛋白质家族在眼、下丘脑、颅颊囊、垂体前叶等组织结构中广泛表达，在中枢神经系统发育中起调控作用。*SOX2* 基因在视杯和（或）晶状体诱导形成过程中的表达不足造成晶状体板诱导的部分障碍和先天性无眼球和小眼球发病有关。而在神经外胚叶与表皮外胚叶中表达的 *PAX6* 基因在晶状体和视网膜的发育过程中起重要作用，*PAX6* 基因突变可导致几乎所有的眼组织异常。

先天性无眼球和小眼球也被认为和妊娠期间母体感染风疹病毒、巨细胞病毒或弓形虫等有关。

【临床表现】　先天性小眼球患儿出生时单侧或双侧眼球畸形，眼球直径较健眼或正常新生儿明显缩小，角膜直径变小伴混浊，前房消失，有时仅表现为结膜囊中芝麻大小的小黑点，视功能检查对光线刺激无反应。先天性无眼球症除了眼球缺如的体征之外，其他症状与先天性小眼球症相似，但程度更加严重（图3-3）。常伴有眼眶及周围骨骼的发育不全和软组织的发育不全，如患侧睑裂和眉毛短小、结膜囊狭窄或闭锁、眼部软组织发育不全、眶口和眶腔狭小等。CT 显示患侧眶容积较健侧缩小，可见缩小的眼球或眼附属器。严重的患儿合并全身性疾病或综合征。

值得注意的是，由于眼睑、眼窝、眼眶的发育有赖于正常眼球发育的刺激，先天性小眼球或无眼球患儿如在生长发育期不干预治疗，随着出生后健侧眶面发育的继续和患侧眶面发育的迟滞，双侧发育不均衡持续加剧，并影响到颅面其他诸骨，即同侧的颞骨、颧骨、上颌骨均发育不全。

【治疗】　目前临床上治疗先天性无眼球或小眼球症，主要针对促进眼部和眶周软组织及骨的发育不全和外观的改善，尚无法解决患儿的视功能障碍。研究证明眼眶扩张装置可持续地刺激眼眶骨骼和软组织的发育，如大小不等的结膜囊形态支撑物，能够扩张眼

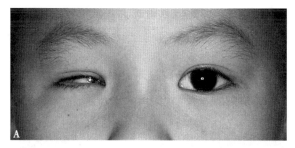
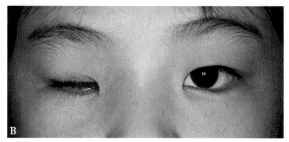

图 3-3　先天性小眼球和无眼球
A. 右侧先天性小眼球　B. 右侧先天性无眼球

睑和结膜囊，刺激眼眶发育。现主张干预治疗应尽可能开始于出生后数周内，每 3～4 周增大形态支撑物，促进软组织的扩张。

对于严重的先天性小眼球或无眼球患者或眼眶扩张装置已无法促进眶周发育时，一旦发现眼眶发育迟缓，应尽早植入足够大的眶内植入物以促进眶骨及面中部的发育。新型的眼眶扩张器，如自膨胀水凝胶组织扩张器，可充气、注水的球形扩张器等，为先天性小眼球、无眼球患儿的手术整复治疗提供了新的选择和方式。对先天性小眼球和无眼球患者的早期干预和及时治疗，可减少甚至避免眼眶和面中部发育不良的发生。

第四节　内眦赘皮

内眦赘皮（epicanthus）是一通过内眦部的垂直向弧形皮肤皱褶，其形成与鼻梁发育有关，具有遗传倾向，可单独或作为某个综合征的一部分出现。

【病因】　先天性内眦赘皮发生于胚胎第 3、4 个月，系因颅骨及鼻骨之发育不良，使过多的皮肤形成皱褶所致，其发生和遗传、年龄、种族等因素密切相关。本症为常染色体显性遗传，是蒙古人种的遗传特征之一，黑种人和白种人中少见。内眦赘皮发生在胎儿时期为常态，随着鼻梁的发育而减轻或消失。据调查我国儿童伴有先天性内眦赘皮者达 60% 以上，随年龄增长，内眦赘皮逐渐减少，但仍然有约 50% 的成年人存留内眦赘皮。

【临床表现】　内眦赘皮常为双侧性，皮肤皱褶起

于上睑，呈新月状绕内眦部走行，至下睑消失。少数患者由下睑向上伸延，绕内眦至上睑消失，称为倒向型内眦赘皮，此种内眦赘皮常见于睑裂狭小综合征患者。亦有单侧发病者，有些患者皱褶很宽，有时遮蔽内眦部，偶有遮盖鼻侧眼球影响一部分视野者。患者两眼距离较远，鼻梁低平，常被误认为是内斜视。在鼻梁上皱褶中间捏起皮肤，内眦赘皮可暂时消失。

先天性内眦赘皮根据其形态和走向又可分为以下四型：眉型内眦赘皮、睑型内眦赘皮、倒向型内眦赘皮和睑板型内眦赘皮。其中睑板型内眦赘皮起自上睑的睑板前区，下行进入内眦部逐渐消失，此为亚洲人常见的眼睑形态（图3-4）。

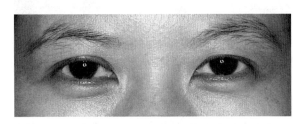

图3-4 双侧睑板型内眦赘皮

【治疗】 内眦赘皮可能随着年龄的增长而减轻或消失，儿童期的内眦赘皮一般不需要手术。随年龄增长，鼻骨及面部结构发育趋于稳定后可根据个人具体情况选择手术治疗，如合并其他先天异常者应酌情手术矫正。

内眦赘皮的矫正手术为通过局部皮瓣转位的方法来缓解垂直方向皮肤的张力，并切除多余皮肤以达到矫正目的。轻度内眦赘皮可采用"Z"成形术、"L"形皮肤切除术，较严重的内眦赘皮伴有内眦间距增宽者可采用"Y-V"成形术或Mustard法。若轻度内眦赘皮伴鼻梁低平者，则可施行隆鼻术。

第五节　上睑下垂

先天性上睑下垂（congenital ptosis）是常见的眼睑先天异常，发病率约为7.9/100 000，其特征为上睑睁不大、下垂，无力抬起。

【病因】 本症为常染色体显性或隐性遗传疾病，约12%单纯性上睑下垂的患者有家族史。主要由于提上睑肌发育不良或支配它的中枢和周围神经发育障碍如动眼神经核发育不全所致。有关提上睑肌的病变，从手术和尸体解剖中发现有几种情况：①提上睑肌完全缺如，或与上直肌融合；②肌肉发育不良、菲薄；③肌肉被纤维条索取代；④肌肉的上端异位；⑤肌肉有明显的萎缩性改变，但并不累及Müller平滑肌纤维。

【分类与分型】

（一）根据患者是否同时存在眼部及其他部位的先天异常

可将先天性上睑下垂分为以下几种类型。

1. 单纯性上睑下垂　多数先天性上睑下垂属于此类，它是由于提上睑肌发育异常所致，不伴有眼外肌功能障碍以及眼睑或其他部位畸形。

2. 上睑下垂伴眼外肌麻痹　最常见的是上直肌麻痹，表现为上睑下垂伴随同侧眼球上转受限，这是由于提上睑肌和上直肌在胚胎时来自同一中胚叶胚芽。个别患者也可伴有多条或全部眼外肌麻痹，可由动眼神经或动眼神经核发育障碍所致。

3. 上睑下垂伴眼睑其他畸形　如睑裂狭小患者表现为上睑下垂伴内眦赘皮和睑裂狭小。

4. 联带运动性上睑下垂，又称下颌-瞬目综合征，其特征是静止时一侧上睑下垂，而当咀嚼、张口或下颌向对侧运动时，下垂的上睑突然上提，甚至超过对侧高度。

（二）根据上睑下垂程度分类

根据上睑下垂的程度，即按照测量的下垂量分类，可将上睑下垂分为轻度上睑下垂（1～2mm）、中度上睑下垂（3mm）和重度上睑下垂（≥4mm）三种临床类型。

【临床表现】 上睑下垂常为单侧，也可双侧发病，但两侧可不对称，自出生后即可被家长发现。表现为平视时受累上睑位置低于正常，即上睑缘遮盖角膜上缘超过2mm，严重者部分或全部遮盖瞳孔（图3-5）。患者眼睑皮肤平滑、薄、无皱纹，常伴有眼球向上运动障碍。如瞳孔被眼睑遮盖，为克服视物障碍，患儿常习惯性借助额肌的力量牵拉眉毛上抬，借以提高上睑缘位置，从而形成较深的额部横形皮肤皱纹，或有仰头视物等特殊表情，有的甚至引起颈部肌肉或颈椎的畸形。重度上睑下垂患者如不及时治疗可影响视力发育，导致弱视。

本症可合并小眼球、眼球震颤、斜视、色盲、色弱等其他先天眼部异常。也可伴有小耳及副耳等全身其他部位异常。

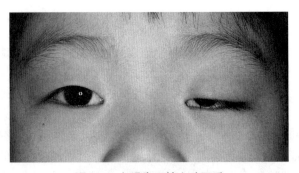

图3-5 左眼先天性上睑下垂

【治疗】　先天性上睑下垂主要通过手术矫正以改善外观，防止弱视发生。较为符合生理与美容要求的上睑下垂矫正手术方式为提上睑肌腱膜缩短或（及）前徙手术，术后患者上睑运动功能可以较好地保留。重度上睑下垂无法通过缩短提上睑肌达到矫正上睑下垂的目的，则需行利用额肌力量的手术如阔筋膜悬吊术或额肌筋膜瓣悬吊术，但术后存在眼睑闭合不全、上睑迟滞、暴露性角膜炎等并发症。

第六节　下颌 - 瞬目综合征

下颌 - 瞬目综合征（Marcus Gunn's jaw-winking syndrome）是一种特殊类型的先天性上睑下垂，约占先天性上睑下垂的 2%。该综合征最早由 Marcus Gunn 于 1883 年所描述，故又称 Marcus Gunn 综合征。

【病因】　下颌 - 瞬目综合征为不规则常染色体显性遗传。胁坂重（1959 年）曾报告三代相传家系。双亲有血亲结婚史者并非少见。其病因尚不明确，可能是由于三叉神经核的翼外神经部分与提上睑肌的神经核区域间存在异常联系或三叉神经与动眼神经之间在周围发生运动支的异常联系所致。佐野圭司等（1955 年）曾做提上睑肌、翼外肌、咬肌、颞肌、眼轮匝肌等肌电图检查，发现在提上睑肌、翼外肌间有强的相互联合运动，考虑本症由于翼外肌收缩，本体感受冲动沿三叉神经运动根、中脑核、动眼神经传导至提上睑肌所致。提上睑肌及翼外肌在健康个体亦有相互联合运动可能，只是因为有中枢性抑制而未表现。本症患者中枢性抑制可能由于某种原因被破坏而出现症状。

【临床表现】　下颌 - 瞬目综合征多为单侧上睑下垂，少数病例为双侧，下垂的上睑可随下颌运动而提高（图 3-6）。此时患侧睑裂反较健侧大者多见，有与健侧等大者，较健侧小者少见。

这种先天异常较明显者常于出生后婴儿吃奶时即出现眼睑痉挛性运动。引起上睑提高的运动各式各样：较多见的为张口、咀嚼或下颌向健侧方向移动时患眼上睑提高；有的向患侧方、向前或向后运动或回旋时患眼上睑提高；或在吸入、伸舌、咳嗽、谈话、笑、呕吐、咽下时患眼上睑提高。同一患者，以上数种情况并存者较多。我国徐淑娟等（1980 年）报告 1 例下颌运动时患眼上睑提高为跳跃式，即提高后瞬间又缓慢下垂。

下颌 - 瞬目综合征还可能伴有其他肌肉异常及眼肌麻痹，如上直肌麻痹，或患侧白内障、弱视和屈光参差等，并有少数核上性损害的报告。

【治疗】　下颌 - 瞬目综合征的各种症状可以随年

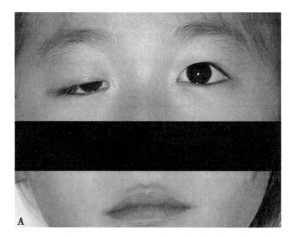
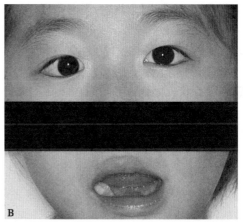

图 3-6　右侧下颌 - 瞬目综合征
A. 右眼上睑下垂　B. 张口时右眼上睑上提，睑裂和健侧等大

龄增长而减轻，甚至消失，儿童期一般不选择手术治疗。如上睑下垂遮挡视轴明显，为防止弱视形成，或患儿发育后上睑下垂没有减轻，可行上睑下垂矫正手术。一般为避免矫正术后联动动作仍存在可手术切断患侧提上睑肌同时行额肌筋膜瓣或阔筋膜悬吊术。病因治疗可以将翼外肌至提上睑肌本体感受的冲动阻断，如三叉神经第 3 支注射乙醇、开颅手术将患侧三叉神经根切断、三叉神经根压挫、将翼外肌切除等方法，但这些方法疗效不确定，手术并发症多，故临床较少使用。

第七节　双　行　睫

双行睫（distichiasis）为先天性睫毛发育异常。有作者认为属于异型发育，Begle（1912 年）及 Szily（1923 年）认为是远祖遗传征象之一。此种现象常在动物中发生。

【病因】　双行睫根据病因可分为先天性和获得性两种。先天性双行睫为常染色体显性遗传。童启哲

（1952年）报告母子女三人均有双行睫，马庆恂（1982年）曾报告一家四代人中有 6 例患双行睫。遗传性淋巴水肿-双行睫综合征（lymphoedema-distichiasis syndrome，LDS）已被证明与 *FOXC2* 基因突变有关，其编码基因片段的缺失、插入或重复以及基因的错义或无义突变均在 LDS 家系中发现。获得性者可见于 Stevens-Johnson 综合征、眼睑类天疱疮、严重化学伤等疾病，可能由于此类患者睑板腺缺如，被睫毛囊所代替导致。

【临床表现】 双行睫为在正常睫毛后方另发生一行睫毛，此睫毛位于睑缘后唇，由睑板腺口内长出（图3-7）。双行睫中附加的一行可以仅有很少的睫毛，但也可发育很好而且排列规则，数目少者 3～5 根，多者 20 余根。可见于双眼上下眼睑，也可只发生于双眼下睑或只发生于单眼。此副睫毛多细软短小，色素少，亦有与正常睫毛相同者。睫毛直立或向内倾斜，常引起角膜刺激症状。因副睫毛较细软，角膜上皮长期受刺激已能适应，所以有的儿童直到 5～6 岁因外观上有轻度"红眼"症状，才引起家长的重视。裂隙灯检查时角膜下半部可被荧光素染色。本症可合并其他眼部异常如斜视、上睑下垂、先天性睑内翻、先天性白内障等。

遗传性淋巴水肿-双行睫综合征的临床表现为累及下肢的淋巴水肿伴双行睫，同时可伴有硬膜外囊肿、心脏发育畸形、腭裂等异常。

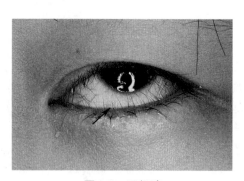

图3-7 双行睫

【治疗】 双行睫的治疗有直接拔除法、电解法、冷冻法和手术治疗。冷冻法对周围正常组织损伤大，已较少使用。直接拔除睫毛很快复发，因此如副睫毛少可行电解术。远期效果符合眼睑生理功能与外观的方法则是将睑缘劈开，暴露双行睫副睫毛之毛囊，再逐个摘除。现在联合应用射频刀技术，利用极细的射频针头插入毛囊内，可快速有效的祛除毛囊，手术损伤小，术后复发率低。严重者可切除眼睑后层（含异常睫毛和睑板腺的组织），用全厚口唇黏膜瓣移植或睑板结膜瓣滑行修复。局限性的双行睫也可行眼睑全层楔形切除。

第八节 睑 内 翻

先天性睑内翻（congenital entropion）在黄种人多见。主要发生在婴幼儿，女性多于男性。常随年龄增长多可自然痊愈，也有长期不愈者。

【病因】 多因内眦赘皮的牵拉，体质肥胖而鼻根部发育不饱满所致。此处皮肤过剩隆起，移动性大。也有因眼轮匝肌睑缘部过度发育或睑板发育不良者。其他如无眼球或小眼球可使眼睑失去应有的依附，而在眼轮匝肌作用的影响下可形成先天性睑内翻。

【临床表现】 本病多为双侧，下睑近内眦部的睑缘内翻致睫毛倒向眼球（图3-8），刺激角膜，尤以眼球下转时症状明显。角膜在睫毛刺激部发生上皮损伤。因流泪、畏光、球结膜充血等症状方引起家长注意。角膜下方可见薄层混浊，裂隙灯检查时可被染色。偶见上睑内翻者。Amacher（2002年）在行先天性睑内翻矫正术时发现，本症可伴有睑板发育不良和秃睫。

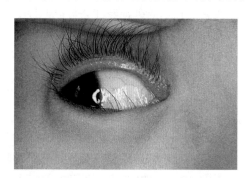

图3-8 先天性下睑内翻（下睑内侧倒睫）

【治疗】 先天性睑内翻随着患者年龄增大以及鼻梁的发育常可逐渐好转，而且由于幼儿的睫毛相对较稀软，虽触及角膜但是刺激性症状较小，因此不必急于手术治疗。对于 5～6 岁时仍有内翻的患儿，在角膜刺激症状明显时可行穹隆部-眼睑皮肤穿线术，是利用缝线牵拉的力量，将睑缘向外牵拉以矫正内翻，严重者可采用眼睑皮肤轮匝肌切除术。

（范先群 张 虹 陈宗蕊）

主要参考文献

1. 范先群. 眼整形外科学. 北京：北京科学技术出版社，2009：214-219.

2. 郭秉宽. 中国医学百科全书眼科学. 上海：上海科学技术出版社，1985：30.

3. 钱赞群，董洋，范先群. 先天性无眼球的病因及临床表现和整复治疗. 中国实用眼科杂志，2009，27：223-226.

4. 马庆恂. 遗传性先天性双行睫一家系报告. 中华眼科杂

志，1982，18（5）：264.

5. Fan JY，Wang YF，Han B，et al. FOXL2 mutations in Chinese families with Blepharophimosis syndrome（BPES）. Transl Res，2011，157（1）：48-52.

6. Fan JY，Han B，Qiao J，et al. Functional study on a novel missense mutation of the transcription factor FOXL2 causes blepharophimosis-ptosis-epicanthus inversus syndrome（BPES）. Mutagenesis，2011，26（2）：283-289.

7. Fan JY，Zhou YX，Huang XL，et al. The combination of polyalanine expansion mutation and a novelmissense substitution in transcriptionfactor FOXL2 leads to different ovarian phenotypes in blepharophimosis-ptosis-epicanthus inversus syndrome（BPES）patients. Human Reproduction，2012，27（11）：3347-3357.

8. Fantes J，Ragge NK，Lynch SA，et al. Mutations in SOX2 cause anophthalmia. Nat Genet，2003，33：461-463.

9. Hever AM，Williamson KA，vas'l Heyningen V. Developmental malformations of the eye: the role of PAX6，SOX2 and OTX2. Clin Gene，2006，69：459-470.

10. Fan X，Shao C，Fu Y，et al. Sugical Management and Outcome of Tessier Number 10 Clefts. Ophthalmology，2008，115：2290-2294.

11. Bell R，Brice G，Child AH，et al. Analysis of lymphoedema-distichiasis families for FOXC2 mutations reveals small insertions and deletions throughout the gene. Hum Genet，2001，108（6）：546-551.

12. Sutkowska E，Gil J，Stembalska A，et al. Novel mutation in the FOXC2 gene in three generations of a family with lymphoedema-distichiasis syndrome. Gene，2012，25；498（1）：96-99.

13. Nouby G. Congenital upper eyelid coloboma and cryptophthalmos. Ophthal Plast Reconstr Surg，2002，18（5）：373-377.

14. Seah LL，Choo CT，Fong KS. Congenital upper lid colobomas: management and visual outcome. Ophthal Plast Reconstr Surg，2002，18（3）：190-195.

15. Weng CJ. Surgical reconstruction in cryptophthalmos. Br J Plast Surg，1998，51（1）：17-21.

16. Pavone P，Barbagallo M，Parano E，et al. Clinical heterogeneity in familial congenital ptosis: analysis of fourteen cases in one family over five generations. Pediatr Neurol，2005，33（4）：251-254.

17. Griepentrog GJ，Diehl NN，Mohney BG. Incidence and demographics of childhood ptosis. Ophthalmology，2011，118（6）：1180-1183.

18. Pratt SG，Beyer CK，Johnson CC. The Marcus Gunn phenomenon. A review of 71 cases. Ophthalmology，1984，91（1）：27-30.

19. Amacher AG 3rd，Mazzoli RA，Gilbert BN，et al. Dominant familial congenital entropion with tarsal hypoplasia and atrichosis. Ophthal Plast Reconstr Surg，2002，18（5）：381-384.

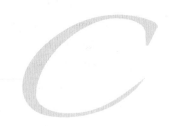

第二章
眼睑皮肤病

眼睑覆盖眼球，构成了角膜的保护屏障，它在结构上是几种组织的汇合，前面为皮肤，后面为结膜，中间夹有肌层和睑板组织，以及由皮肤过渡到结膜的睑缘结构及内部特殊的腺体组织。

眼睑皮肤是全身皮肤的一部分，因此全身性皮肤病变，均可在眼睑发生。其临床表现和病理变化与全身表现大致相同。唯眼睑皮下组织疏松，又无脂肪组织，常因炎症刺激而发生明显水肿是其特点。其次眼睑血循环丰富，组织破损后容易修复，但眼睑血管与眼眶及颜面血管均有广泛联系，静脉本身无瓣膜，故面部及眼睑的化脓性病灶易通过血管向眶内、颅内扩散而引起严重后果。因此，眼睑病变对眼球造成的危害也极其严重，所以对眼睑病变不能疏忽大意，应及时诊断和积极治疗。

第一节　眼睑充血与出血

一、眼 睑 充 血

【病因及临床表现】　眼睑充血（congestion of the eyelids）可以发生在眼睑组织和或睑缘部位，分为主动性（动脉性）充血和被动性（静脉性）充血。主动性充血是因动脉扩张和血流过盛所致，表现为睑皮呈鲜红色；可以是全身高热或中毒的局部表现，或被热辐射、虫咬和其他物理、化学性局部刺激所引起，也可以因其他邻近组织炎症波及引起。凡一切引起眼睑水肿的炎症都在不同程度上同时引起眼睑的充血现象。被动性充血是由于静脉回流障碍的结果，表现为眼睑皮肤呈深紫色，且伴有不同程度水肿。

睑缘部充血常是睑缘炎、慢性结膜炎、沙眼等疾病的症状之一，也可以是尘土、阳光、污浊空气等对眼部直接刺激的结果，屈光不正、眼肌疲劳、消化不良、病灶感染等因素也可引起反射性睑缘充血。

【治疗】　主要为祛除病因。忌烟酒及刺激性食物。

二、眼 睑 出 血

【病因及临床表现】　眼睑出血（hemorrhage of the eyelids）为眼睑皮肤小点状出血，可见于败血症或有出血性体质者，为全身性出血的部分表现，无特殊意义，只有出血面积较大时，才有意义。最常见的情况是睑部直接受伤而发生出血或是眼眶、鼻部、颅底骨折引起的出血渗透到眼睑皮下。在高血压、动脉硬化的情况下，因剧烈的咳嗽、呕吐可造成眼睑出血。小面积出血多局限于一个部位，很少扩散；但大面积出血则常沿着皮下疏松组织逐渐向四周蔓延渗透，甚至可越过鼻梁到对侧眼睑。由于鼻部皮肤坚厚，皮下血液未能渗透，因此从表面看来，两侧眼睑的出血灶似乎分开，互不联系。具有重要诊断意义的是由颅底骨折引起的眼睑出血现象，常在数日后才出现，血液沿颅底向前蔓延至鼻侧球结膜下和下睑组织内。由眶壁骨折引起的出血在解剖部位上有一定的规律性：眶顶部骨折出血一般沿提上睑肌而侵入上睑；眶尖部骨折出血沿外直肌扩散至眼睑外侧；眶底骨折出血渗透至下眼睑部。

【治疗】　眼睑出血一般可自行吸收，不需治疗。局部冷敷可起止血作用。若出血已停止，而皮下瘀血严重，可于伤侧颞部皮下注射复方樟柳碱 2ml，内含透明质酸酶 1500U，每天 1 次，连用 3 天，促进出血迅速吸收。

第二节　眼 睑 水 肿

眼睑水肿（oedema of the eyelids）较为常见，为局部或全身疾病的症状之一。由于眼睑皮肤松弛，皮下组织疏松，是水肿的好发部位。

【病因及临床表现】　造成眼睑水肿的原因很多，但都是发生在毛细血管损伤的基础上。常见的原因包括：①睑局部或周围邻近组织的炎症；②血液回流障碍；③全身因素（如肾炎）等。

眼睑水肿通常由局部炎症引起,可伴有高度充血和疼痛现象。高度肿胀的眼睑可使睑裂闭合,不能睁眼。引起眼睑水肿的睑部急性炎症主要有睑腺炎、睑蜂窝织炎、睑脓肿、外伤、皮炎或湿疹,以及严重急性结膜炎等。眼球和眼眶的炎症如全眼球炎、眶蜂窝织炎以及眶缘骨膜炎等也可引起眼睑水肿。其他邻近组织炎症主要有鼻窦炎、泪囊炎、颜面部丹毒等。鼻窦炎主要引起近颧骨睑部水肿,而泪囊炎则以下睑水肿明显。

因血液循环障碍引起的眼睑水肿包括海绵窦血栓、眼眶深部肿瘤以及长期高度睑痉挛等。

全身疾病引起的眼睑水肿,常见的是肾病、心脏病、贫血、营养不良、血管神经性水肿,多与全身性水肿共同出现。因肾小球肾炎或肾病综合征,眼睑呈贫血和高度水肿;由心脏病引起的眼睑水肿,因缺氧,一般呈青紫色(心源性水肿)。血管神经性水肿的特点为发生与消退都比较快。

【治疗】　针对病因治疗。

第三节　细菌感染

一、丹　毒

【病因】　丹毒(erysipelas)是由溶血性链球菌感染所致的皮肤和皮下组织的急性炎症。面部丹毒常易累及眼睑,上下眼睑均可发病,并向周围组织蔓延。

【临床表现】　典型症状为皮肤局部充血(鲜红色)、隆起、质硬,表面光滑,病变边缘与正常皮肤之间分界清楚,周围有小疱疹包围,这是临床诊断的重要特征。眼睑常高度水肿,不能睁开,患部剧烈疼痛和压痛。耳前和颌下淋巴结肿大,全身伴有高热。在病变过程中,如发现深部组织硬结化,应是为睑脓肿的前驱症状。睑部丹毒除可由面部蔓延而来以外,还可因睑外伤或湿疹继发性感染所致。抵抗力较强的患者,病变可于几天之内自行消退,但大多数情况,不经彻底治疗则病变可迁延数周之久,愈后无免疫力,遇到寒冷或创伤时,在原发灶上易复发。多次复发的结果慢慢会变成睑象皮病。

至于所谓坏疽性丹毒是一种较严重的丹毒感染,一般都原发于眼睑部。这种丹毒可在几小时或几天之内引起眼睑深部组织坏死,表面覆盖一层黑色硬痂皮,几周后脱落。

睑部丹毒可通过面部静脉或淋巴组织向眶内或颅内蔓延扩散,造成严重后果。有的病例由于眼球和眼眶组织的破坏,而导致视神经炎或视神经萎缩,以致失明。

【治疗】

1. 局部紫外线照射,同时肌肉或静脉给大剂量青霉素 1000 万 U 静脉点滴,每天 2～3 次,7 天后改为肌内注射。

2. 卧床休息,清淡饮食,大便通畅。

二、脓　疱　病

脓疱病(impetigo)是一种皮肤表面的原发性、扩散性、化脓性皮炎。

【病因】　由葡萄球菌感染引起,面部和身体其他部位的脓疱疮均可侵及眼睑。

【临床表现】　此病开始为鲜红色丘疹或水疱,迅速增长化脓,表现为成簇的黄色脓疱形成。脓疱破裂后,露出糜烂底面,富有浆液或脓性分泌物,由于手指的搔抓,使感染扩散至整个面部。

【治疗】　用 1∶5000 高锰酸钾溶液或 2% 硼酸溶液,将脓疱疮痂洗除干净,局部紫外线照射后涂抹 1% 煌绿乙醇,然后涂抗生素软膏。眼睑化脓性感染容易反复发生,因此,讲究卫生,增强体质,除去致病球菌非常重要。

三、眼　睑　疖

眼睑疖(furuncle of the eyelids)常发生在睫毛附近处,多为葡萄球菌感染所致,皮肤有轻微擦伤和体质虚弱者,结节处皮肤肿胀充血,数日后疖的顶部形成污秽黄绿色脓栓,眼睑肿胀,疼痛加剧,耳前淋巴结肿大,有的体温升高。数日后脓栓表面穿破,脓栓和周围坏死组织一起脱落,疖的顶部呈深在的溃疡面,此后病变进入修复阶段,皮肤缺损处充填肉芽组织,病灶愈合结疤。如不慎挤压疖肿,则感染沿静脉到海绵窦形成海绵窦血栓可危及生命。

【治疗】　口服磺胺类药物、青霉素 V 钾片,体温高者可肌内注射青霉素。有波动感形成宜切开排脓。

四、眼　睑　脓　肿

【病因】　眼睑脓肿(abscess of the eyelids)除了常由睑腺炎发展而来,多因外伤感染所致,也有继发于眶蜂窝织炎、泪腺炎及鼻窦积脓者,个别病例是全身感染转移的结果。多见于患结核病的儿童,也可见于丹毒侵入深部组织的患者。

【临床表现】　眼睑及球结膜显著水肿,耳前淋巴结肿大,全身反应也较显著。晚期脓肿波动感,脓液穿破皮肤排出而治愈。少数情况感染蔓延至眶内深部,从而引起极为严重的颅内感染,可危及生命。

【治疗】　应早期全身给予抗生素,局部超短波治疗，可使眼睑红肿消退。当脓肿已形成，出现波动现象，应即刻用无菌锐利刀尖将脓肿切开引流，一般可不用麻醉。

五、结　核

眼睑结核（tuberculosis of the eyelids）与身体其他部位的皮肤结核相似，可为原发性，也可以是继发性。

【病因】　原发者多因眼睑皮肤受外伤，结核菌直接侵入；继发者可由面部狼疮蔓延至眼睑。

【临床表现】　临床上眼睑结核分三种：寻常狼疮、结核性溃疡及瘰疬性溃疡。

1. 寻常狼疮（lupus vulgaris）　是一种慢性、进行性结核皮肤感染，苹果酱样软性结节为其特征。一般开始于儿童时期，它可以是皮肤的原发性感染，或从周围黏膜组织（主要是鼻腔）蔓延而来，也可由血液传播而致。

病变从表皮下出现半透明结节开始。结节被一红斑圆圈所包围，然后逐渐增大和隆起，在结节形成过程中，病灶缓慢向四周蔓延扩大，形成典型的狼疮红斑，残缺不全，好像狼咬的一样，故有狼疮之名。严重者双侧上下睑均受累，形成严重睑外翻，发生暴露性角膜炎，甚至失明。

2. 结核性溃疡（tuberculous ulcer）　多发生在睑缘，很少在眼睑。初发时呈极小结节，类似睑板腺囊肿，也易与睑板腺癌相混淆。结节逐渐变成边界不整齐的疼痛性溃疡，溃疡底部凹陷不平，呈颗粒状，有少量脓液覆盖，愈后残留大量瘢痕造成睑外翻。

3. 瘰疬性溃疡（scrofulous ulcer）　原发灶多在眶骨或筛窦，以后在皮肤面出现波动性紫红色肿块，肿块破溃形成溃疡，溃疡底部变成与深部病灶相通的窦道，不断有脓液排出。溃疡并向周围扩展，最终形成瘢痕性睑外翻。

【治疗】　采用全身抗结核药物治疗的同时，给予维生素和钙制剂，其中维生素 D_2 效果最佳，局部用链霉素软膏涂创面。

六、梅　毒

【病因】　梅毒（syphilis）是梅毒螺旋体所致的一种全身性传染性疾病。梅毒螺旋体可侵入人体的各个组织和器官。各期梅毒患者都有发生眼部症状的可能性，不分年龄和性别均可发生。

【临床表现】　当梅毒第一期时，眼睑可发生下疳，下疳系梅毒螺旋体自眼睑皮肤损伤处侵入，或带有梅毒螺旋体的异物损伤眼睑皮肤所致，也可经手指或直接和他人患部接触所致。若眼睑或结膜原有炎症，则

感染梅毒的机会更多。眼睑皮肤下疳为米粒或豌豆大的丘疹，呈暗褐色或红铜色，较硬，边缘较隆起。丘疹逐渐扩大，表面糜烂，易出血，基底污秽不洁，耳前淋巴结肿大。眼睑下疳早期应与睑板腺囊肿、睑腺炎、牛痘疱或各种肿瘤相鉴别。下疳发生溃疡后，需与结核性溃疡相鉴别。

梅毒第二期时，眼睑可发生米粒或豌豆大小的红白斑点（梅毒蔷薇疹）和丘疹，境界不规则，但比较清晰，以后丘疹渐失光泽，遗留褐色或污秽黄色的色素沉着。此外眼睑出现水肿、睑缘炎、白斑、睫毛或眉毛脱落。

梅毒第三期时，眼睑可出现结节状梅毒疹或梅毒瘤（树胶样肿），如豌豆大，较坚硬，发生于睑缘，轻度隆起呈赤褐色，或有鳞屑及痂皮覆盖，结节可以溃烂，一方面匐行增大，一方面侵及结膜，发生睑缘炎，并可破坏全部眼睑，甚至发生兔眼症。

梅毒性睑板腺炎是较常见的梅毒性眼睑疾病。男性多于女性，多单侧发生，呈结节状，大小不一，硬如软骨，与皮肤无附着现象，皮肤也无炎症现象，睑板常呈弥漫性肥厚，睑结膜充血，易与睑板腺囊肿相混淆。另外眼睑感觉有时丧失，或上睑下垂，睑裂不等大或睫毛、眉毛脱落等现象。

【治疗】　治疗越早，预后越好。对早期梅毒应积极彻底治疗，务必使其临床症状完全消失，血清反应应由阳性转阴性。大剂量青霉素肌内注射，局部病变涂氟氢松软膏。

七、淋　病

【病因及临床表现】　眼睑淋病（gonorrhea of the eyelids）常由于患淋病性尿道炎，接触眼后引起淋菌性脓漏眼。当淋菌侵入结膜后，经 2～3 日的潜伏期，睑结膜弥漫性充血、肿胀，乳头增大，球结膜也高度充血水肿，环绕角膜缘呈堤状隆起，甚至可将全部角膜覆盖起来。眼睑则高度肿胀、充血，触痛明显，眼睑不能翻转。耳前淋巴结肿大，有时全身发热。脓性分泌物中可发现淋病双球菌。

【治疗】　局部和全身治疗相结合。

1. 1：20 000 高锰酸钾溶液，频繁冲洗，尽量减少眼内分泌物。

2. 注意消毒隔离，预防传染他人，并注意健眼的自家传染。

3. 翻转上下眼睑暴露睑结膜，以 1% 硝酸银滴睑结膜上 5 秒钟后，立刻用生理盐水冲洗。

4. 局部频滴 1：10 000 青霉素液于结膜囊内，每 15 分钟一次，直至分泌物减少或消失，则加长间隔点药时间。

5．口服磺胺类药物，肌内注射青霉素（脓性分泌物多则静脉滴注）直至结膜囊找不到淋球菌，脓性分泌物完全消失。

八、软　性　下　疳

【病因】　软性下疳（chancroid of the eyelids）比较少见，当外阴部的软性下疳脓液中的软性下疳链球菌，借手指或其他媒介物，附着于睑缘或结膜上皮缺损时则被感染，形成眼部软性下疳。

【临床表现】　眼睑出现红疹、水肿，形成浅在溃疡，溃疡有烧灼及疼痛感。溃疡底有脓性分泌物。耳前与颈部淋巴结肿大。眼内分泌物（软性下疳结膜炎）中可发现软性下疳链球菌。

【治疗】　局部青霉素液（1∶10 000）滴眼，晚上涂金霉素或其他抗生素软膏。口服磺胺类药物，肌内注射青霉素 80 万 U，每天 2～3 次，连续 14 天。

九、麻　　风

【病因及临床表现】　麻风（leprosy）由麻风杆菌引起的一种慢性传染病，主要侵犯皮肤和周围神经系统。分瘤型和结核样型，两型皆易累及眼部。

眼睑麻风（leprosy of the eyelids）常为面部病变的一部分。不论面部瘤型或结核样型麻风均能侵犯眼睑，使眼睑产生各种不同形状的斑疹、结节、皮疹和结核样皮肤损害。眼睑皮肤常变棕色、粗糙变厚，边缘隆起，病损处也有乳头瘤样隆起者，数目多少不一，致面貌丑怪，呈假面具状（狮面肥大）。

麻风侵及额部和眼睑，早期局部感觉过敏，晚期感觉消失，瞬目运动减少，眉毛睫毛及附近汗毛脱落。可出现上睑下垂、眼睑结节或眼睑萎缩现象。由于眼睑轮匝肌萎缩或面神经麻痹，产生睑外翻和兔眼症状，后者为麻风患者常见的症状之一。临床对无明显原因的双眼睑闭合不全者，应考虑到麻风的可能性。因面神经麻痹而引起的眼睑运动麻痹，可导致角膜暴露、浸润、溃疡或穿孔等严重后果。

【治疗】　主要用抗麻风药物如砜类药物（含大量大枫子油）等。面神经麻痹者应做上下眼睑缘缝合术。

十、炭　　疽

【病因及临床表现】　眼睑炭疽（anthrax of the eyelids）系炭疽杆菌感染所致。由于与患病的牲畜接触而引起，故本病患者多为牧畜、屠宰场及制革等工作者。潜伏期 1～3 日。眼睑发生蜂窝织炎，高度红肿，皮下坚硬浸润，红肿处皮肤上有大小不同的水疱，继而变成含有脓和血的大疱，大疱溃破后可见深在的局部坏死，耳前和颌下淋巴结肿大、发炎，伴有发热、头痛，严重者可引起败血症或脑膜炎而死亡。

【治疗】

1．患者应充分休息，隔离治疗。

2．局部用双氧水洗涤，以保持创面清洁，然后涂抗生素软膏。

3．口服磺胺类药物，注射大量青霉素，严重者静脉滴注 1000 万 U，2～3 次 / 日，7～10 日可改为肌内注射。

十一、鼻　　疽

【病因及临床表现】　鼻疽（glander）是马的疾患，由鼻疽杆菌所引起，可致马死亡。人偶尔由于接触病马而被感染。伤口感染处形成典型的溃疡性肉芽肿病变。由于发生菌血症，内脏器官可发生脓肿，皮肤出现零星点状皮疹，患者可发生昏迷、虚脱甚至死亡。面部发生蜂窝织炎，蔓延至眼睑，最后形成脓肿、溃疡和坏疽。原发于眼睑感染者极少见。

【治疗】

1．严密隔离。

2．早期的损害可切除。

3．免疫马血清效果不确定。金霉素、链霉素及磺胺类药物可试用。

第四节　病　毒　感　染

一、单纯性疱疹

【病因】　眼睑单纯性疱疹（herpes simplex of the eyelids）由单纯疱疹病毒引起。这种病毒通常存在于人体内，当身体发热或抵抗力降低时，便趋活跃。因发热性疾病常常可以引起单纯疱疹发生，故又名热性疱疹。

【临床表现】　病变多发生于下睑部位，并与三叉神经分布范围相吻合。初发时睑部出现簇状半透明小泡组成的疱疹；约在一周内干涸，然后结痂脱落，不留下痕迹。但可复发。发病时刺痒与烧灼感。如发生在近睑缘部位，亦有可能蔓延到角膜。病变基底刮片，常证实有多核巨细胞。

【治疗】

1．涂 1% 煌绿乙醇后再涂氧化锌软膏或抗生素软膏，以加速干燥结痂过程。

2．病变蔓延至角膜，见单纯性角膜疱疹的治疗。

二、带　状　疱　疹

眼睑带状疱疹（herpes zoster of the eyelids）是一种

较为严重的睑皮肤病变，其典型变化是多在三叉神经第1支，少见第3支分布的区域发生，伴有炎性的成簇疱疹。多发生于老人及体弱者。局限于一侧，不越过眼睑和鼻部的中央界限。如系眼神经分支的支配区域受累，疱疹则分布在前头部、额部及上睑部（鼻睫神经为内眦部；泪腺神经为外眦部）等部位；如系第2支的眶下神经支配区域受累，则疱疹在下睑、颊部和上唇皮肤。

【病因】　一般认为带状疱疹是由于三叉神经的半月神经节或某一主支发生病毒感染所致。有原发性和复发性疱疹之分。复发性疱疹的病因为单纯疱疹病毒比较少见。而原发疱疹则被认为可能是水痘病毒引起。

带状疱疹也可分为病毒性和症状性两种类型。前者可能属于水痘病毒类型感染所引起，后者则由外伤感染、肿瘤生长以及内生性中毒等因素诱发，由于半月形神经节或其周围组织的影响造成。皮肤病变的基底部刮片可发现多核巨细胞与单纯疱疹所见相同。

【临床表现】　发病前常有轻重不等的前驱症状，如全身不适、发热等，后者病变区出现剧烈神经痛。数日后皮肤潮红、肿胀，簇生无数透明小疱，此疱基底发红，疱群之间的皮肤正常。水疱初为透明液体，继则混浊化脓，形成深溃疡，约2周结痂脱落，留下永久的皮肤凹陷性瘢痕，终生不退。

带状疱疹除眼睑侵犯外，常引起眼部并发症。以浅层角膜炎、虹膜睫状体炎较为常见，而深层角膜炎、青光眼较少见，在疱疹消退后巩膜炎和眼肌麻痹常可反复发生。根据带状疱疹的多样性以及临床症状间的关系，目前认为这种病变不仅限于皮肤组织的范畴，同时也累及内脏器官及一系列动脉周围组织，从而引起类似过敏性毛细血管周围炎和结节性动脉炎（带状疱疹性）等病理变化。

【治疗】

1. 预防继发感染及止痛，皮肤局部涂1%煌绿乙醇，10分钟后向皮肤疱疹处涂新配制的1:60消毒淀粉糊剂（以皮肤能耐受的温度）涂布，等待该糊剂干燥后形成一个半透明膜。淀粉糊剂涂后疼痛立即缓解，形成的薄膜可起到压迫敷料作用，不仅能促进疱疹内的液体吸收，又能防止继发感染。

2. 为了提高机体的抵抗力，用恢复期全血肌内注射，每次10ml，隔日注射，共2次，可缩短病程，并防止眼部并发症的发生（查GPT正常，HBsAg、抗HCV、抗HIV均为阴性的血）。

3. 病变范围广而症状较严重者，可给阿昔洛韦（acyclovir，ACV）口服800mg，5次/天，共10天。或静脉滴注（10mg/(kg·d)，分2～3次）共1～2周。

三、水　　痘

【病因及临床表现】　水痘是由水痘带状疱疹病毒引起的小儿急性传染病。

眼睑水痘（chickenpox of the eyelids）有时为单侧，也可发生于双侧。眼睑水肿，有水痘样皮疹或疱疹，疱疹透明如小水珠，可单独存在，也可簇集成群，若发生继发感染则形成脓疱。少数病例病损处发生坏死，之后形成瘢痕导致眼睑畸形或睑闭合不全。

四、麻　　疹

【病因及临床表现】　麻疹（measles）是由传染力较强的麻疹病毒引起的一种急性传染病，冬末春初流行。儿童发病率高，近年来由于麻疹疫苗注射的普及，已看不到麻疹病例。

眼睑麻疹是麻疹发热3～4天后的发疹期，其皮疹先从发际耳后和颈部，渐及眼睑和面部，从上向下蔓延，皮疹为玫瑰色斑丘疹，大小不一，疹间有正常皮肤。皮疹退时（也是自上而下的顺序），出现糠状鳞片脱屑，遗留棕色色素沉着，经1～2周消失，热退，全身情况逐步恢复。麻疹患儿常伴有维生素A缺乏症，轻者角膜干燥，重者角膜软化，若发生感染或穿孔，则造成难以挽救的后果。

【治疗】　卧床休息，加强营养注意室内新鲜空气流通，温度适宜，避免强光刺激，注意皮肤、眼、鼻、口腔卫生清洁，尽量减少并发症。预防角膜并发症给予大量维生素A及其他维生素。

五、传染性软疣

【病因及临床表现】　传染性软疣（molluscum contagiosum）可以感染眼睑及睑缘。软疣的结节是隆起的，圆顶形，像珠样的白色，中心有一脐凹。结节可以是较软的，也可机化。病变活检发现似伊红性类透明团，在马尔皮基（malpighian）细胞层的细胞中，病毒包涵体多聚积在细胞核附近。

六、流行性腮腺炎

【病因及临床表现】　流行性腮腺炎（epidemic parotitis，简称腮腺炎或流腮）是儿童和青少年中常见的呼吸道传染病，成人中也有发病。本病由腮腺炎病毒所引起。儿童感染腮腺炎可有眼睑水肿、充血、上睑下垂或睑裂变窄，或可伴有急性泪腺炎。

【治疗】　隔离患者使之卧床休息至腮腺肿胀完全消退。注意口腔、眼睑部位清洁。一般抗生素和磺胺类药物无效，有试用干扰素者似有疗效。

七、获得性免疫缺陷综合征

【病因及临床表现】 该病又称为艾滋病（AIDS），眼部并发症发生率可高达82.6%以上。眼睑表现主要为泪囊及眼眶Kaposi肉瘤，为一种来自血管内皮细胞的多中心恶性肿瘤。典型者表现为软性浅蓝色皮肤结节，或位于下穹隆或睑结膜处孤立的青紫色结膜下肿块，结节上常有出血斑，有时伴有结膜下出血。患者多因出血而被误诊为单纯球结膜下出血。

【治疗】 艾滋病患者平时应对皮肤注意保护，发现有异常应及时诊治。局部放射疗法对Kaposi肉瘤有效，但复发率高，主要副作用为皮肤红斑。对艾滋病合并Kaposi肉瘤一定要治疗艾滋病。

第五节　真　菌　感　染

近年来由于抗生素和肾上腺皮质激素的广泛应用，细菌虽然得到一定的抑制，但真菌病有所增加，真菌性眼病也比以往多见。长期应用抗生素，抑制了细菌，却有利于真菌的生长，同时因为消灭了肠道综合维生素的细菌，而产生维生素的缺乏，降低了皮肤、黏膜组织的抵抗力。另外长期应用肾上腺皮质激素也降低身体免疫力，干扰自身抗炎作用，因而也促进了真菌的生长。

真菌感染（fungal infections）可分浅在型和深在型。

【病因及临床表现】 皮肤表层组织的真菌感染，由念珠菌、小孢子菌、发癣菌等真菌引起。常见的有环形皮癣，先从红点开始，逐渐向周围扩展，形成由鳞屑包围的褐黄色斑，中央部分则开始消退，这样病变不断扩展的结果，使许多环形病灶相互连接，而成大面积的感染。虽然炎症只限于皮肤表层，但有时也可能由化脓变成溃疡。眉毛和睫毛因感染而脱落（愈后还可再生），睑皮充血水肿，以睑缘部位明显，邻近淋巴结也可肿大。

皮肤深层组织真菌感染，以孢子丝菌病为代表。它以小型逐渐长大的炎性结节开始，可在睑区尤其睑缘部出现。结节性病灶可伴有肉芽组织增生，溃烂后形成溃疡。病程缓慢，无疼痛感，感染一般发生在皮肤或黏膜破损的基础上。先原发于眼睑组织然后向眼眶及骨壁发展，甚至侵犯眼球；偶尔可累及肺及脑脊髓。在病变部位找到真菌，是确定诊断的可靠依据。

【治疗】 由于长期应用抗生素及肾上腺皮质激素而致者，应立即停止并禁用上述药物。局部涂聚维酮碘及制霉菌素软膏。提高机体免疫力，锻炼身体，加强营养，充足睡眠，肌内注射胸腺肽。

第六节　寄生虫感染

寄生虫感染（parasitic infections）在眼睑并不多见。利什曼原虫病的病原热带利什曼原虫，通过白蛉叮咬皮肤而引起眼睑病变的发生率为2%～5%（Chuetal，1983年）。外眦是最常被侵犯的部位。有的病例，内眦及泪道也可受累。在睑部出现类似睑板腺囊肿的肿块，逐渐形成溃疡，以结疤告终。有时也可以溃疡性青红色丘疹出现。病程缓慢，通常1年内自行消退，形成永久性瘢痕，导致睑外翻。潜伏期数月至数年不等，造成诊断上的困难。患过此病后具有高度免疫性，初次患病一般用锑剂治疗。

复细胞动物寄生虫，毛囊蠕螨（demodex folliculorum）一般感染眼睑，多数病例无自觉症状，但有大量蠕螨则使眼睑红肿并有痒感。类管状（套袖）病变由皮肤产生扩展至睫毛基底部0.5～1mm，蠕螨像蜘蛛有8条有节的腿，腹部有细线条，拔除病变睫毛，显微镜下易看出。

阴虱（phthirus pubis）也可侵及眼睑，因阴虱容易粘到睫毛上，成虫阴虱外形透明常误与睑缘上的纤维素弄混。发现此寄生虫时拔除病变睫毛，用1%煌绿乙醇涂擦毛囊根部。

第七节　过敏性炎症

【病因】 湿疹（eczema）是一种过敏性皮肤病，其表现形式多种多样，有红斑、丘疹、水疱、渗出、鳞屑形成和结痂的演变过程。当有继发感染时，亦可形成脓疹。

眼睑皮肤湿疹可为全身或面部湿疹的一部分，也可单独在睑部出现。

1. 过敏反应　局部过敏多由于滴入或涂布青霉素、磺胺类药物、阿托品、毛果芸香碱等制剂，或使用化妆染料、染发剂等引起；全身性者则由接触某些致敏物质或对某种食物过敏所致。

2. 局部慢性刺激　如慢性结膜炎、睑外翻时，由于分泌物或泪液的经常刺激而发炎。

3. 腺病质及营养不良的儿童，易于发生，常伴有泡性结膜炎。

4. 药物性湿疹也有经过内服途径引起，这种内生性湿疹常伴有不同程度嗜酸性粒细胞增多，而在睑皮上涉及范围比外生性接触性湿疹为广泛，常超出眼部之外，伴有身体其他部分的皮肤损害。

【临床表现】

1. 自觉症状主要为发痒及烧灼感。

2. 急性者眼睑突然红肿，继则出现丘疹、水疱或脓疱，不久糜烂结痂，最后脱屑而愈。

3. 亚急性者症状较缓，常迁延不愈。

4. 慢性者有急性或亚急性湿疹转变而来，睑皮肥厚粗糙，呈苔藓状，表面有鳞屑脱落。

【治疗】

1. 除去致病原因，加强营养。

2. 非特异性脱敏方法；抗组胺药及钙剂。

3. 局部紫外线照射，1%煌绿乙醇涂后再涂氧化锌软膏。

第八节 风湿性疾病

风湿性疾病（rheumatic diseases）为一组原因不明的如过敏性的或自身免疫性的结缔组织病（connective tissue diseases）。

一、红斑狼疮

红斑狼疮（lupus erythematosus）是一种炎性疾病，可能是自身免疫反应的一种表现。常分两种类型：盘状的和系统性的（全身性的）或播散性的，前者限于皮肤，后者分布广泛，包括全身。基因型在盘状病变中累及一个 X 键等位基因，而系统型者为三个显性 X 键等位基因，侵犯淋巴细胞合成的细胞自身抗体的三个禁忌细胞系（克隆）。因此两种情况考虑为两个独特的名称较好。

（一）盘状红斑狼疮

盘状红斑狼疮（discoid lupus erythematosus）是良性、发展缓慢并局限于皮肤的疾病。其特点为界限清楚，淡红色或紫色有鳞屑的斑并有扩张的毛细血管，病程多年，结疤愈合及色素性改变。女性为男性的 2 倍，40 岁发病率最高，该病是世界性广泛分布。其主要组织病理特点为表皮变薄、基底膜变性，过度角化，结缔组织变性，由水肿、透明变性及纤维蛋白坏死组成，皮肤主要是淋巴细胞浸润，偶尔形成肉芽肿及血管扩张。病损发痒，日晒后恶化。

【临床表现】 面部侵犯呈典型蝴蝶形，每翼占据每侧颊部及下眼睑，对称性，两翼在鼻梁上有窄条在相连，如此斑片在几年之内逐渐发展，病损或先始于每侧颊部，逐渐与中线融合，或开始于鼻部而后向两侧扩展。有大量鳞屑，其角质栓穿入表皮，以后瘢痕中留下凹坑。常无自觉症状，但由于瘢痕可致畸形。

下睑常被侵犯，睑缘也可受累，睑缘干燥，睫毛欠光泽，并有浅紫色、细的粘连鳞屑覆盖；最终睫毛脱落，呈萎缩性变，使睑缘不整齐。

未治疗的病变可持续多年，但全身健康状况仍很好，外伤、晒太阳、冷刺激或精神抑郁可促使其复发，应避免之。

【治疗】

1. 硫酸氯喹最有效，200mg，每日 2 次，6 周后减量，如不能耐受此药（恶心、呕吐）则用羟氯喹（hydroxychloroquine）400～600mg，每日 2 次，但效果较差。此治疗的副作用：头发变白、剥脱性皮炎、苔藓样皮疹、肌无力、神经疾病、精神错乱，以及角膜沉着物和视网膜病变（可影响双眼中心视力）。在治疗期间检查视觉症状是绝对必要的，包括眼底及色觉检查。

上述治疗是抑制比治疗作用大，因此 6 个月内 75% 患者复发，常需重复治疗。

2. 局部用肾上腺皮质激素治疗，常可控制小的损害或辅助系统治疗。

（二）系统性红斑狼疮

系统性红斑狼疮（systemic lupus erythematosus）是少见疾患，年轻女性多见。病因不清，它是在遗传基础上特殊淋巴干细胞的体细胞突变引起细胞抗体，细菌感染，晒太阳或精神紧张或服用某些药物成为促进因素。

主要病理改变是纤维蛋白样坏死，血管内皮增厚，胶原硬化和坏死，有苏木精体可解聚核酸作用。皮肤组织学与盘状红斑狼疮相似：上皮变薄、角化过长、毛囊及腺体开口阻塞，基底细胞层变性，血管周围。淋巴细胞浸润，浅层血管扩张。

慢性病例可能代表以后系统性紊乱的体征；暴发性病例的特点为明显的全身性紊乱，发热不适、继之皮肤侵犯，80% 患者有皮肤红斑。最普通的表现为面部、手及前臂大量紫色斑点；有时几乎全身发疹。这些斑疹融合成一个大红紫色浸润块，最典型的部位在两颊对称分布，下睑及鼻形成典型的蝴蝶型。最急性病例，斑块变成大泡并出血，分布广，发热、白细胞减少，脾大、关节痛、肾炎及非典型的非细菌性心内膜炎，心瓣膜广泛纤维蛋白样肿胀，可发生葡萄膜及视网膜并发症，后极部视网膜典型棉絮状斑，常意味着病情严重。

本病诊断除了临床表现以外，最有意义的是 LE 细胞试验 80% 系统性红斑狼疮患者是阳性的。

系统性红斑狼疮预后不佳。常因肾衰或继发感染造成的支气管肺炎而死亡。本病治疗以抗疟药与肾上腺皮质激素（先给予大剂量，情况稳定后尽快减至维持量）并用。

二、皮 肌 炎

皮肌炎（dermatomyositis）是一种少见的风湿性疾

病。1863 年 Wagner 首先描述,1887 年被 Unverricht 命名。皮肤特殊性水肿、发疹以及骨骼肌的炎症和萎缩为其特征。

【病因】 原因不明,但目前普遍假设为自身免疫异常,儿童及成年人均可患病。

【临床表现】 有些病例皮肤情况突出,另一些主要是肌无力,而没有皮肤的侵犯,称为多发性肌炎。早期皮疹有诊断意义,它是一种带蓝色的红斑,常描写为水晶紫特征,这是由于许多毛细血管扩张之故。通常会在干燥的皮肤表面出现脱鳞屑,眼睑、前额及颞部通常受累,其中眼睑累及最为常见。眼睑水肿压之可出现坚硬凹坑,且眼睑无法睁开。水肿、皮疹及明显的毛细血管扩张,可扩及上肢及全身。病变消退时,残留网状毛细血管扩张,红斑与萎缩区及带色素的瘢痕相混,造成皮肤异色症(poikiloderma)。皮肤脱毛、钙质沉着是其突出的特点,但也可发生多毛症(hypertrichosis)。

肌炎严重时,肩部和盆部的深部肌肉,有疼痛及触痛,眼睑轮匝肌可受累,致触摸眼睑时疼痛显著,眼外肌、语言、吞咽和呼吸肌均可受累,后者呼吸困难,通常死亡原因为呼吸衰竭或心力衰竭。

眼的并发症:浅层巩膜炎、虹膜炎及明显的视网膜病变,为大片的棉絮状渗出斑。

【病理】 水肿累及皮肤全层,有淋巴细胞、组织细胞及浆细胞浸润,后期表皮萎缩变薄而真皮中胶原均匀变厚、硬化。受累的肌肉丧失横纹(cross-striation),透明变性,淋巴细胞浸润,后期纤维化甚至钙化最终萎缩及硬化,血管内膜增生有时出现栓塞。

【治疗及预后】 疾病的发展过程难以预测。可呈暴发性,20% 患者尽管维持治疗,但在 1 年内死亡,另一方面经过急性期可慢慢消散,残留肌肉软弱及小的皮肤病变,慢性过程特别是儿童形成粗大的挛缩,治疗成功可使皮肌炎消失。治疗包括:

1. 卧床休息。

2. 肾上腺皮质激素是最有效的,最初泼尼松 50～80mg,尽快减至维持量。

3. 预防继发感染给予适量抗生素。

三、硬 皮 病

硬皮病(scleroderma)为风湿性疾病。分全身性(弥漫性)硬皮病、限局性硬皮病(硬斑病)及新生儿硬皮病。皮肤变硬,变厚,最后萎缩。本病可发生于任何年龄,女性为男性患者 3 倍。内脏器官可受侵犯,全身性硬皮病预后不佳。

眼睑硬皮病,有时引起动眼神经麻痹,也可引起边缘性角膜溃疡,由于角膜缘血管痉挛所致。也可合并前部葡萄膜炎与白内障。

本病无特殊疗法,自愈者不少见。

四、干燥综合征

【病因及临床表现】 干燥综合征(Sjögren syndrome,SS),又称口眼干燥综合征,是一种以侵犯泪腺、唾液腺等外分泌腺为主的慢性自身免疫性疾病,中老年妇女多见,又称为自身免疫性外分泌腺体病。泪液少,少数泪腺肿大,易并发细菌、真菌和病毒感染。临床上以反复腮腺肿大、颌下腺及淋巴结肿大起病者多见,而以上眼睑肿块为起病者临床少见,眼睑肿块为首发表现的干燥综合征,易误诊为肿瘤。

【治疗】 无特殊治疗。注意口眼的卫生,以 0.5% 甲基纤维素滴眼,在发生严重的功能改变及广泛的系统累及以及伴同其他结缔组织病时,可采用肾上腺皮质激素、免疫抑制剂或雷公藤制剂,近年来有人用转移因子等治疗,但机制尚不明确。

五、Stevens-Johnson 综合征

【病因及临床表现】 又称多形渗出性红斑症。多形性红斑进一步发展形成毒性表皮坏死溶解,这是一种急性致命性的病变。该病的眼部表现比较严重,病变可累及角膜、睑结膜、球结膜和眼睑。多发生于 10～30 岁男性,可能与病毒或药物(特别是现已禁用的长效磺胺类药物)过敏有关。眼部表现有眼睑红肿、糜烂、卡他性、黏液脓性、出血性或膜状结膜炎,结膜充血、水肿,可见大疱样损害,干性结膜角膜炎,浅层或深层角膜炎,泪点和鼻泪管阻塞、睑球粘连、睑内翻等。

【治疗】 在 Stevens-Johnson 综合征的急性期应保持眼部清洁。局部应用肾上腺皮质激素的意义目前尚未确定,常在出现继发感染时应用。为改善其预后,在皮肤病变早期对眼部进行详细的检查是非常必要的。

六、风湿热及类风湿关节炎

风湿热是一种常见的反复发作的急性或慢性全身性结缔组织炎症,主要累及心脏、关节、中枢神经系统、皮肤和皮下组织。在眼部可表现为眼睑痉挛,眼睑轻度水肿、眼轮匝肌麻痹导致溢泪,暂时性复视等;类风湿关节炎可见结节性浅层巩膜炎、巩膜炎和非肉芽肿性虹膜睫状体炎,尚可见全葡萄膜炎、干燥性角结膜炎等。

风湿热活动期必须卧床休息。抗风湿治疗常用的药物有水杨酸制剂和肾上腺皮质激素两类。中医药治疗也有一定疗效。

第九节 眼睑象皮病

眼睑肥大(hypertrophies of the eyelids)可能由于弥漫性肿物如神经纤维瘤性象皮病(neurofibromatous elephantiasis of the eyelids)、毛细血管扩张性象皮病(capillarectasia elephantiasis of the eyelids)或淋巴管扩张性象皮病(lymphectasia elephantiasis of the eyelids)所致。这些将在肿瘤章节叙述。结节性麻风可造成可怕的狮面肥大,在麻风病中已描述。

丝虫病(filariasis)是由马来丝虫寄生于人体淋巴系统所致的疾病。本病在我国南方可见,患者多为青壮年或幼童。丝虫病一般不引起剧烈的眼部症状,然而虫体可经血液循环或淋巴系统进入眼球和眼附属器而产生症状。故在流行地区或见到丝虫病患者应考虑眼部丝虫的可能性。眼部的症状和病理表现系丝虫直接阻塞眼部的淋巴管或眼对丝虫毒素产生过敏所致,以及丝虫本身对眼所造成的直接损伤。

眼睑肥大由丝虫阻止睑淋巴回流所引起,可发生双侧睑水肿,或眼睑发蓝色。眼睑皮肤逐渐粗糙变厚,多伴有乳糜尿、乳糜腹水,称之为淋巴性象皮病(elephantiasis lymphangiodes, filariosa),在眼睑少见。鼻象皮病或硬性水肿(elephantiasis nostras, solid oedema)为慢性疾病,复发于炎症和水肿之后,皮肤及皮下组织普遍性肥大。最常见的原因是慢性湿疹及丹毒,特别是复发型。眼睑水肿样肿胀无炎性症状,触摸眼睑皮肤有坚硬感,但无凹陷。患者自觉眼睑大而重,甚至难以睁眼,无疼痛及触痛。

病理检查为弥漫性淋巴细胞、浆细胞浸润及大量纤维化组织遍及皮肤及皮下组织,并渗透至眼轮匝肌。此外可有血管内皮增生及血栓闭塞。睑轮匝肌纤维甚至睑板均变性,皮肤腺体及毛囊有相当萎缩。象皮病样状态,不可能仅从淋巴水肿引起,某些病例认为是缺乏淋巴管的紊乱后果并有细胞浸润。

第十节 肉样瘤病

肉样瘤病(sarcoidosis)是较普遍的疾病,世界任何地方都有发病者,患者每个器官都可发病(包括眼球及其附属器的任何组织)。1899年Caesar Boeck将其命名为肉样瘤病(sarcoidosis)。

此病为慢性肉芽肿性疾病,最终纤维化或玻璃样变性,或两者皆有。其广泛播散性地侵犯网状内皮系统,包括皮肤、淋巴结、扁桃体、骨骼及内脏器官如肺、肾等。

【病理检查】 为非干酪样结节,有上皮样细胞及巨细胞,它常常无症状而经过多年,或恶化或缓解,有时自然治愈,但往往是进行性的。

【病因】 患者常伴有各种感染,尤其对结核有高度抵抗力而低度敏感,结核菌素反应甚微,也可由非细菌性因子引起相同类型反应。确切病因尚不清楚。

【临床表现】 皮肤损害占所有肉样瘤病患者的40%。有时仅有皮肤表现,有时与其他病损同时存在。常见的为结节性红斑,早期伴有肺门淋巴结病变。

眼睑的肉样瘤病表现为结节或丘疹性病变。病变微红界限清楚,或在真皮深处或皮下组织带棕色结节,有时局限非对称性,有时在面部广泛分布;深部病变的上面常呈青紫色。此病弥漫性扩展导致类斑块状,侵及眼睑使之肥厚。晚期更广泛病变为鲜红或略呈紫色的结节对称分布在颊部、鼻部,下睑病变叫做冻疮性狼疮(lupus pernio)。组织学,仅为上皮细胞,巨细胞少见。骨囊肿特别是指(趾)骨的远端,局限性骨质疏松中央几乎透明呈囊状病变,常引起梭形肿胀。眼并发症如葡萄膜炎常见。

【诊断】 除眼睑外在身体其他部位有典型病变,如肺门淋巴结肿大,肺纹理增粗,血清球蛋白增高,血钙也常增高,对结核菌素无反应。活检有典型的组织学改变,Kveim试验阳性:取患者的皮肤结节或淋巴结的生理盐水混悬液,皮内注射3~4周,出现典型的结节;6周后此结节活检有特征性组织学改变。此现象在活动性病例占70%~75%。

由于肉样瘤的自然过程是趋向于纤维性愈合,眼睑皮肤肉样瘤病没有累及其他组织,其预后较好,但有碍美容。

【治疗】 系统应用肾上腺皮质激素治疗,不过肾上腺皮质激素对深部结节及冻疮性狼疮效果欠佳。若病变局限可用曲安西龙(triamcinolone)向病变内注入,简便而常有效。它可使结节变平,预防瘢痕形成,也可与氯喹并用;但6个月内有复发倾向。

第十一节 神经性皮炎

【病因及临床表现】 神经性皮炎又称慢性单纯性苔藓,本病是以阵发性皮肤瘙痒和皮肤苔藓化为特征的慢性皮肤病,病变部位呈三角形或多角形的平顶丘疹,皮肤增厚,皮脊突起,皮沟加深,形似苔藓,常呈淡红或淡褐色,剧烈瘙痒是其主要的症状。多见于青年和成年人,儿童一般不发病,夏季多发或季节性不明显。

在眼睑表现为反复瘙痒,增厚,脱屑,颜色变深,首先感觉局部瘙痒,后出现集簇的粟粒至米粒大正常皮色或淡褐色、淡红色多角形扁平丘疹，稍具光泽，覆盖少量秕糠状鳞屑，进而丘疹互相融合成片，因痒常搔抓刺激皮肤渐增厚，形成苔藓样变，境界清楚，患处皮损周围常见抓痕，血痂。

【治疗】　宜用无肾上腺皮质激素的外用品治疗。

第十二节　眼睑化妆性色素沉积

【病因及临床表现】　因使用化妆品引起的面部色素沉着或色素减退是化妆品皮肤病的常见症状之一。近年来发现里尔黑变病（Riehl melanosis）大多是由于使用某些香脂或霜剂后产生轻度光敏性皮炎遗留的色素沉着。部分女性出于美容考虑，采用眼睑刺青的方法文眼线，这一做法存在争议。眼睑刺青也在睑缘重建术后使用，刺激睫毛的再生，但是眼睑的刺青面临和文身一样的问题，即随着时间的推移，图案有褪色和扩散的趋势。因色素扩散或者想改变图案而祛除眼睑的沉积色素非常困难。

皮损可表现为青黑色不均匀的色素沉着或色素脱失斑，且常伴有面部皮肤过早老化现象，可因某些化妆品直接作用造成，亦可因应用含有感光物质的化妆品经日晒后发生，或继发于化妆品皮炎之后。

【治疗】　治疗应首先停止使用化妆品，按一般色素沉着或色素脱失皮肤病治疗原则进行治疗。避免日晒。

第十三节　维生素缺乏

维生素是机体必需的物质，主要从食物中摄取，是构成酶系统的重要部分。它的作用是促进新陈代谢得以顺利进行。实际上机体对维生素的需要量并不大，然而一旦摄入量不够或消耗过多，吸收或利用发生障碍（如消化道疾病或烹调方法失当），或需要量增加（儿童成长期、妊娠、严重传染病、繁重体力劳动）等。都会引起各种维生素缺乏。

一、维生素A缺乏

维生素A缺乏（deficiency of vitamin A）属于营养不良性疾病。维生素A主要来源于动物组织，如肝、蛋、乳类、鱼肝油和多种黄色或绿色蔬菜及水果等。其中所含胡萝卜素自肠道吸收，由血液和淋巴转送至肝脏，经酶作用转为维生素A，并贮存于肝脏中。若饮食中缺乏或胃肠吸收功能不好，则维生素A不能被身体利用或消耗过量，均可发生维生素A缺乏症。尤其母乳不足的婴儿，或腹泻、痢疾、肝胆疾病或患长期慢

性消耗性疾病时，更易发生。

眼睑维生素A缺乏，常使患儿发生眼睑痉挛、红肿、畏光、不敢睁眼和睑缘炎、睑板腺炎或睑缘疖肿。睑板腺炎多为继发性，睑板腺的排泄管被类脂质堆积，刺激睑板腺和睑缘容易发生感染。严重者发生角膜炎、角膜软化、穿孔。治疗主要是改善营养状况，多食营养丰富食物。口服或注射维生素A，同时补充其他种类维生素；局部滴用消炎眼液或软膏，同时眼内滴鱼肝油剂预防角膜并发症。

二、维生素B$_1$缺乏

维生素B$_1$缺乏（deficiency of vitamin B$_1$）又称脚气病（beriberi）。维生素B$_1$亦称硫胺素，存在于许多食物中，以酵母中含量最多，在豆类、麦类、肉类及肝、心、肾中含量亦丰富，糙米中也不少，米麦类食物中的硫胺素多贮存在外胚层中，胚体含量尤其丰富，精制常有丧失，白米损失更多。因硫胺素为水溶性物质在洗濯或蒸煮时溶解于米泔水中而被丢失。维生素B$_1$缺乏时，影响身体碳水化合物的氧化和热能的产生，其新陈代谢终止于对神经组织有毒害的丙酮酸阶段，可引起视神经炎，从而对视力造成一定影响。另外慢性酒精中毒也往往发生弱视，与体内碳水化合物的新陈代谢增加，维生素B$_1$需要量增高，而供应不及有关。因维生素B$_1$缺乏时常发生多发性神经炎，若支配眼肌的神经被累及时，则出现复视和斜视。眼睑出现麻痹性上睑下垂，多为双侧性，经补充维生素B$_1$的治疗可迅速好转，这种患者的面部和眼睑的知觉也往往减退。治疗可口服或注射大量维生素B$_1$，加强营养并禁酒。

三、维生素B$_2$缺乏

维生素B$_2$缺乏（deficiency of vitamin B$_2$）亦称核黄素缺乏病，主要由于饮食中缺乏核黄素所致。患慢性腹泻和痢疾时常发此病，因核黄素从肠胃吸收再磷酸化后才能发挥作用。

主要症状为阴道炎、口角炎、舌炎、皮脂溢出性皮炎和角膜血管形成等。口角糜烂，口唇黏膜呈鲜艳绯红色，常有裂缝，口腔黏膜发生溃疡，舌呈鲜红色，舌面平滑，舌尖和舌缘可见明显的乳头。皮肤可有皮脂溢出充塞于皮脂腺口而结成干痂，多见于面部和鼻尖下方，以及鼻翼和鼻唇交界等处。

眼睑有瘙痒感觉及怕光刺激症状。眼睑皮肤往往发生水肿，并有睑痉挛现象。眉间部位常有皮脂溢出现象。睑缘发红糜烂，发生睑缘炎，睫毛常有分泌物凝结的黄色薄痂。

治疗时口服或注射核黄素及其他维生素,同时治疗原发病,加强营养。

四、烟 酸 缺 乏

烟酸缺乏(deficiency of nicotinic acid)又称糙皮病(pellagrosis)。烟酸或烟硫胺被组织吸收后组成细胞内重要辅酶,即二磷酸吡啶核苷酸(辅酶Ⅰ、DPN或NAD)和三磷酸吡啶核苷酸(辅酶Ⅱ、TPN或NADP)。两者参与体内很多代谢过程包括葡萄糖酵解、脂肪代谢、丙酮酸代谢、戊糖合成和高能磷酸键的生成等,因此它的缺乏将导致严重的代谢紊乱。人体烟酸来源大致有三:①动物类食物如肝、肾、肉等含量最多,豆类、新鲜绿色蔬菜、番茄等次之,白米及白面粉甚少,此为主要来源;②色氨酸在体内经过代谢可以转变为烟酸,但数量甚少,约为50:1,可以补偿部分需要;③肠道细菌如大肠埃希菌合成烟酸,可供吸收使用。

【临床表现】 烟酸缺乏时皮炎是本病最典型症状,在肢体暴露部位对称性出现鲜红色斑,边界清晰,着色伴以脱皮或溃疡,以手背、足背、腕、前背、手指、踝部发现最多。其次舌炎、腹泻,轻者失眠、健忘;重者精神紧张、抑郁或痴呆。

眼睑烟酸缺乏时,常发生睑缘炎、睑眦炎、眼睑皮肤炎和眼睑皮疹。初起时皮肤发红、发痒、轻度肿胀,有烧灼感,病情进展时,皮疹出现血浆渗出和结痂,也可发生感染和溃疡;病情好转时则皮肤干燥、脱屑。

【治疗】

1. 加强营养,摄取足够热量和含烟酸类食物。口服或注射烟酸。同时加用各种维生素。

2. 治疗原发病或并发症。

3. 睑缘炎时局部涂1%煌绿乙醇,然后涂抗生素软膏。

五、维生素C缺乏

【病因】 维生素C缺乏(deficiency of vitamin C)又称坏血病(scurvy),主要是由于饮食中缺乏维生素C所致。患急性和慢性疾病,如肺炎、肺结核等都增加机体对维生素C的需要量。腹泻和痢疾均可影响维生素C的吸收,若不及时补充即可引起此病。其临床特征为出血和骨骼病变。

维生素C多含于各种绿色蔬菜和水果内,如柠檬、橘子、番茄、山芋。其主要作用是保持细胞间质的完整,参与纤维细胞形成胶原纤维,既是制造红细胞的必需物质又是形成维持毛细血管内皮细胞之间黏合质的不可缺少的成分。若缺乏时,身体各部分都可出血。

【临床表现】 发病缓慢,初期倦怠无力,食欲差,易烦躁,肌肉和关节痛,牙龈红肿易出血,皮肤常有出血点及瘀斑。严重者鼻出血、胃肠及泌尿系统出血。患者贫血、水肿。骨膜下出血时四肢肿胀疼痛,尤以下肢为甚。儿童患此病,常发热,合并继发感染。

维生素C缺乏患者的眼睑可以发生水肿、出血斑点或血肿形成。出血如损伤动眼神经时,则出现上睑下垂。虹膜出血常为全身出血的一部分。

【治疗】

1. 大剂量口服或与葡萄糖一起静脉滴注维生素C。

2. 多吃新鲜蔬菜、水果。

3. 维生素K、六氨基己酸等止血药。

六、维生素D缺乏

【病因】 维生素D缺乏(deficiency of vitamin D)又称佝偻病(rickets),主要由于维生素D摄取不足所致。维生素D能促进钙、磷在肠道的吸收,保持钙、磷在机体中比例的平衡,促进骨质钙化。故维生素D缺乏时,骨骼中钙磷减少,骨骼不能进行钙化,结果骨质软化。鱼肝油中含维生素最多,蛋类和乳类也含有。平时维生素D的来源有赖于阳光对机体的照射。皮肤经日光的紫外线照射后,可产生维生素D。

【临床表现】 若为小儿,主要是发育迟缓,食欲差,易烦躁,头颅方形,前囟闭合晚,牙齿迟生,胸骨呈鸡胸状,串珠状肋骨。因血钙低,可使神经肌肉兴奋而伴发手足搐搦症。

维生素D缺乏有的病例出现眼睑痉挛,此现象往往是面神经痉挛,挛缩性抽搐的一部分。

【治疗】

1. 加强营养,多食蛋乳类食物以及骨粉、蛋皮粉或蚌壳粉等。

2. 鱼肝油口服,多晒太阳。

3. 静脉注射葡萄糖酸钙或氯化钙等。

4. 肌内注射维生素D_2,每日1次。

七、维生素K缺乏

维生素K缺乏(deficiency of vitamin K)可致出血性疾患。维生素K多含于菠菜等绿色蔬菜及卷心菜、胡萝卜、油菜、黄豆和肝、鱼、蛋类等食物中。它对于凝血酶原的形成和正常的血液凝固极为重要。当饮食缺乏维生素K或肠内胆汁减少影响维生素K吸收,以及服用特殊药物如磺胺类等可以减少肠内微生物的合成作用,皆可致维生素K缺乏。临床表现主要症状为出血。眼睑常发生皮下出血,严重者可形成皮下血肿。也偶有发生上睑下垂者。治疗为加强营养,祛除病因,多吃含维生素K的食物;大剂量维生素K口服或肌内注射。

第十四节 淀粉样变性

淀粉样变性（amyloidosis）有原发及继发之分。原发病变主要侵犯肌肉、神经（感觉及运动）、心血管系统和皮肤以及肝、脾、肾及肾上腺等。巨舌是常见的特征，消化系统紊乱、心力衰竭是死亡的最主要原因。Cohen（1967 年）发现 8.4% 眼部受侵犯，早期眼睑出现紫斑，因眼睑皮肤是淀粉样变性的沉着部位。典型眼睑皮疹是小而光滑的丘疹，分散或融合的，淡黄色或蜡黄色，有时由于侵及血管而出血。

继发者多见于慢性感染如结核、麻风、梅毒、类风湿关节炎、Reiter 综合征、肿瘤、代谢疾病如糖尿病及蛋白异常血症，但在眼及附属器则很少见。

局限性淀粉样变性（localized amyloidosis）可为原发或继发的。原发的多见于皮肤、喉、气管、支气管、心脏、子宫、泌尿、膀胱、眼及其附属器。发生在眼睑的患者都是健康的。文献上描写的主要是结膜的淀粉样变性，但其沉积物不仅在结膜上而且也在睑板、眼睑肌肉、血管以及有时在 Tenon 囊中发现。提上睑肌的累及致发生上睑下垂。此病多始于 30～40 岁，有时更早些；虽然常出现上睑肿胀，所有四个眼睑均可被侵犯。局限性肿胀是散在、非溃疡性和蜡状的，坚硬而生长缓慢，无触痛，无症状，所以许多患者直到病情很严重，都不找医生治疗，有的严重到眼睑不能睁开。上述情况只能用外科手术切除。不过往往不能彻底切除，幸而残余部分有自然缩小的趋势，但也有复发的。病理表现与一般淀粉样变性一致。

继发局限性淀粉样变性（secondary localized amyloidosis），淀粉样的小沉积物，在眼睑已发现几种类型：Brownstein 及其同事们（1970 年）发现的类脂蛋白沉积症（lipid proteinosis）、慢性肺炎球菌性结膜炎、沙眼后眼睑的沉积物可以是大块的。其病理与其他型淀粉样变性相同：钙化样退行性变可能发生骨形成。

第十五节 眼睑松弛症

眼睑松弛症（blepharochalasis）是发生在青年中的一种特殊类型的眼睑疾病，是以眼睑松弛同时伴有泪腺脱垂为特征，它与发生于中老年的眼睑皮肤松弛症有着本质的区别。

【病因】 常见于年轻人特别是青春期，1/3 病例在 10 岁以前，1/2 在 11～20 岁之间出现症状；它可能是先天性的，有遗传因素，男女均可罹患，以女性多见。

【临床表现】 初期上睑呈隐匿性、间歇性水肿性

肿胀，短暂发作持续 1 日或 2 日无痛，皮肤常发红似血管神经性水肿，常被误诊或漏诊。随之这些发作更加频繁而持久，使上睑肿胀皮肤变薄而皱缩，致松弛的皱褶下垂越过睑缘。肿胀或水肿期之后，皮肤无力而下垂，变成微红棕色，大量小静脉怒张（图 3-9）。后期常并发泪腺脱垂、上睑下垂和睑裂横径缩短。泪腺脱垂主要表现为双上睑颞上区隆起，翻转眼睑可于上穹隆结膜下见到脱垂的粉红色泪腺团块。上睑下垂多为轻中度，提上睑肌肌力良好，由提上睑肌腱膜与睑板附着处变薄或分离引起。睑裂横径缩短由外眦韧带松弛回退引起，同时会出现外眦圆钝畸形。

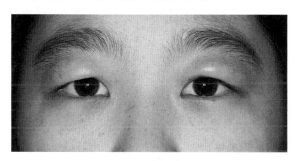

图 3-9 睑松弛症

【病理检查】 皮肤全层普遍性萎缩，胶原退行性变及弹力组织断裂、丧失，血管供养增加，毛细血管内皮增殖并有淋巴细胞浸润，有慢性低度炎症。

【治疗】 通过手术治疗使脱垂的泪腺复位至泪腺窝，同时对眶隔进行加固来减轻眶隔的松弛造成的眼睑膨隆，并对上睑松弛的皮肤进行充分的切除和正确的缝合，在功能和美容方面满足患者的要求。

第十六节 睑皮松弛症

睑皮松弛症（dermatochalasis）多见于中老年人群，由于眼睑皮肤的生理性老化，逐渐继发眼睑形态方面的改变，如眼睑皮肤松弛下垂、变薄、皱褶等。

【病因】 眼睑的皮肤在解剖上只在眉内侧和内眦韧带处与其下的眼轮匝肌有直接联系。随着年龄增长，眼睑与眼轮匝肌的连接松弛，加上眶隔逐渐变薄弱，眶脂肪膨出，造成松弛的皮肤向下悬垂。

【临床表现】 上下眼睑皮肤均可出现松弛现象，主要累及上睑，表现为眼睑皮肤过多、松弛肥厚，缺乏弹性、有许多皱褶。眼轮匝肌变薄，眶隔松弛，眶内脂肪膨出，上睑显现臃肿。轻者上睑皮肤松弛遮盖上睑缘使眼裂变小，成"三角眼"（图 3-10）；重者上睑皮肤下垂超过睑缘，遮盖部分睑裂或瞳孔，影响视野，患者视物抬头或提眉。而过多松弛皮肤的堆积，上睑也可呈重力性下垂。

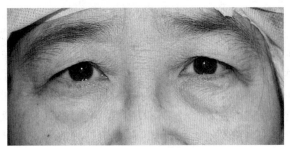

图 3-10 睑皮松弛症

【治疗】 上睑皮肤松弛症矫正是通过手术治疗祛除松弛的皮肤和轮匝肌，切除部分膨隆的眶脂肪，同时对眶隔进行加固来减轻眶隔松弛造成的眼睑膨隆，以在功能和美容方面满足患者的要求。

第十七节 睑皮迟缓

睑皮迟缓（flaccidity of the eyelids），1909 年 Laffer 曾描述双睑对称性迟缓并有上唇变厚。1919—1922 年 Ascher 详细报道了睑皮迟缓综合征：上唇变厚，露出下垂黏膜皱褶，贴近齿龈形成"双唇"，单纯性甲状腺肿大，下睑和下唇也轻度被侵犯。它可发生于年轻人，由于部分脂肪突出、移位，另外因黏膜筋膜结构松弛（Parkes 及 Griffiths，1967 年），压迫眼球常使眼球突出增加，眶脂肪脱出（脂肪疝）；若有美容要求，可在局麻下切除多余皮肤皱褶及脂肪疝，以缝合法恢复眶隔的紧张性。

第十八节 睑皮萎缩

睑皮萎缩（atrophy of the eyelids'skin）可以是许多情况即生理的、病理的和先天性的结果。任何普遍性皮肤萎缩，眼睑都可被累及。因外伤或任何炎症结果致局部萎缩，如第三期梅毒或某些深部真菌病。萎缩情况可以单独局限于眼睑，如睑皮松弛症及半面萎缩（facial hemiatrophy）均影响眼睑。

【临床表现】 老年性萎缩（senile atrophy）是眼睑皮肤松弛中特别明显的。一般 50 岁以后慢慢发展，尤其瘦者，皮肤丧失其正常的膨隆，变成黄色、薄的、粗糙的而且无弹性的，主要由于丧失正常滑腻脂质保护层，随着皮脂腺发育不全，伴有性激素活性衰减。毛发乳头皱缩，睫毛、眉毛脱落；皮脂腺大部分变空，因绕腺管的肌肉松弛，上睑皱襞变深而且延长，眶皱襞显著松弛下垂越过上睑缘。下睑因眶隔松弛缺乏支撑及睑轮匝肌迟缓，于老年性外翻时下垂而溢泪。溢泪与暴露产生慢性肥大性结膜炎，胖人眶隔弹性丧失，可使眶脂肪疝入眼睑，致上睑内半侧膨出而下睑呈囊袋样肿胀。

【病理检查】 真皮胶原纤维萎缩变薄，但无退行性变。

【治疗】 主要是治标，因为干燥、枯萎、皱缩皮肤，只有每天小心用刺激性少的羊毛脂霜予以改善。至于老年性外翻必须手术治疗。

（叶 娟 范先群 宋 琛）

主要参考文献

1. 葛坚. 眼科学. 北京：人民卫生出版社，2005：433-434.

2. 王椿森. 皮肤性病学. 北京：科学出版社，2004：120-122.

3. 李冬梅，陈涛，侯志嘉，等. 眼睑松弛症的临床特征及并发畸形的手术治疗. 中华眼科杂志，2012，48（8）：696-700.

4. Shuler JD. Kaposi sarcoma of the conjunctiva and eyelids associated with the acquired immunodeficiency syndrome. Archives of Ophthalmology. 1989，107（6）：858-862.

5. Hansen, Arne. Immunopathogenesis of primary Sjogren's syndrome：implications for disease management and therapy. Current Opinion in Rheumatology. 2005，（17）：558-565.

6. Darougqr S. Epidemiological and clinical feature of primary herpes simplex virus ocular infection. Br J Ophthalmol，1985，69：2.

7. Freman G. Ocular infection with virus. Am J Ophthmalmol，1984，97：601.

8. Dougberty JM. Comparative bacteriology of chronic blepharitis. Br J Ophthalmol，1984，68：524.

9. Hundal KS，Mearza AA，Joshi N. Lacrimal gland prolapse in blepharochalasis. Eye（Lond），2004，18（4）：429-430.

睑缘炎（blepharitis）是睑缘表面、睫毛毛囊及其腺体组织的亚急性或慢性炎症，是一种非常普遍的外眼疾病，也是眼科门诊中最常见的眼病之一。

其病因非常复杂。睑缘是皮肤与结膜的汇合区域，无论哪一方面的病变都可累及睑缘；睑缘暴露于外部环境中，由于睑缘部位富于腺体组织和脂肪性分泌物，容易粘上尘垢和病菌，从而易致感染。临床上多见葡萄球菌感染如金黄色葡萄球菌感染或者螨虫感染，其他如身体衰弱、不良卫生习惯、理化刺激、慢性结膜炎、溢泪、屈光不正、隐斜等均可成为诱因。其临床常见者有以下几种：干燥性睑缘炎、鳞屑性睑缘炎、溃疡性睑缘炎和眦角性睑缘炎。

睑缘炎需要坚持长期治疗，包括局部的清洁按摩和抗菌药物的使用，坚持 1 个月的疗程才能获得较好的疗效。有些患者可能没有坚持治疗，从而使轻度的睑缘炎发展为慢性，而慢性睑缘炎的治疗效果并不十分理想。

第一节　干燥性睑缘炎

【病因及临床表现】　干燥性睑缘炎（blepharitis sicca）是一种程度较轻的睑缘炎，睑缘表面单纯充血，常伴有睑部结膜炎症；特别在色素缺少的患者（如白化病），由于睑缘的显著充血，在睑裂周围形成典型的红色圈。屈光不正、劳累的近距离工作、被化学性尘埃污染的空气、发热以及用手揉擦眼睛的不良习惯等，都可促使睑缘充血加剧。若病程持久，便可发展为鳞屑性睑缘炎。

【治疗】　首先祛除病因，避免接触污染的空气、减少近距离用眼、矫正屈光不正、养成良好卫生习惯，其次用含有玻璃酸钠的 0.25% 氯霉素眼液滴眼，3 次 / 天，睡前涂红霉素或四环素眼膏。

第二节　鳞屑性睑缘炎

鳞屑性睑缘炎（squamous blepharitis）是由于眼睑皮肤皮脂腺及睑板腺分泌亢进，加上轻度感染而引起的睑缘表面、睫毛毛囊及其腺体的亚急性或者慢性炎症，亦称皮脂溢出性睑缘炎（seborrhea blepharitis）。

【病因】　其发生原因尚不明确，可能与局部存在的卵圆皮屑芽孢菌对皮脂腺分泌的皮脂降解产生刺激性物质有关。长期用眼习惯不当或者处于污浊的空气中也可能是诱发本病的原因。

【临床表现】　鳞屑性睑缘炎除双眼睑缘充血外，睫毛及睑缘表面附着上皮鳞屑，睑缘表面点状皮脂溢出，皮脂集于睫毛根部，形成黄色蜡样分泌物，干燥后结痂，状如涂蜡。鳞屑与痂皮除去后，露出充血的睑缘表面，但无溃疡和脓点这与溃疡性睑缘炎不同，睫毛虽然容易脱落，但能再生。患者自觉眼部刺痛及奇痒或烧灼感。如炎症长期不愈，则可导致睑缘逐渐肥厚，使睑缘后唇呈钝圆形，不能与眼球紧密接触。若同时有结膜炎，则可出现泪小点肿胀外翻现象而发生溢泪。

【治疗】　本病针对病因治疗，预后较好。首先应注意清洁局部皮肤，用中性清洁液可避免对皮肤的刺激，可用生理盐水祛除睑缘的鳞屑和皮脂。此外，用玻璃棒蘸金霉素或四环素眼膏按摩睑缘，除掉鳞屑，有睑板腺分泌过多者，用玻璃棒压睑缘，逼分泌物从睑板腺排泄口溢出，1 次 / 天，睑缘涂 1% 煌绿乙醇，再涂眼膏按摩睑缘 20 秒，共 3 次，1% 碳酸氢钠眼液，3 次 / 天，以中和脂肪酸。肾上腺皮质激素一般短期使用，当炎症控制后即可停用。人工泪液可以用于恢复眼表的稳定性，有利于减少患者的眼部刺激症状。

第三节　溃疡性睑缘炎

【病因】　溃疡性睑缘炎（ulcerative blepharitis）系由葡萄球菌感染引起，是睫毛毛囊、Zeis 和 Moll 腺化脓性炎症。多见于全身营养不良的儿童。

【临床表现】　症状较鳞屑性睑缘炎严重，皮脂分泌更多，干痂将睫毛粘成束。祛除痂皮后，露出睫毛根端和出血性溃疡和小脓疱。睫毛毛囊因感染而遭破坏，睫毛易脱落，而不易重生，形成秃睫或使睫毛位置不正。由于睑缘溃疡愈合成瘢痕组织收缩，邻近的睫毛乱生，形成倒睫，摩擦角膜。患者有明显的烧灼感、眼睑刺激症状。患病日久，引起慢性结膜炎和睑缘肥厚变形，破坏眼睑与眼球间的毛细管作用，从而导致溢泪；同时有泪点肿胀或阻塞等情况，则溢泪现象更加严重。下睑皮肤由于泪液浸渍，形成湿疹，也有称湿疹性睑缘炎（eczematous blepharitis）。湿疹日久皮肤增厚瘢痕收缩致睑外翻。外翻增加溢泪，溢泪促进外翻，形成互为因果的恶性循环。角膜可发生点状上皮性角膜炎、周边角膜新生血管形成等。

【治疗】 溃疡性睑缘炎较顽固难治，必须坚持长期治疗。具体治疗方法同鳞屑性睑缘炎的治疗，但必须拔除患有毛囊炎的睫毛，然后再治疗才能收效。

第四节 眦角性睑缘炎

【病因】 眦角性睑缘炎（blepharitis angularis）主要是 Morax-Axenfeld 双杆菌感染。而维生素 B_2 缺乏也是导致本病的可能因素。

【临床表现】 病变多为双侧，常发生于外眦部。睑缘及其附近皮肤被浸渍、充血，并伴有糜烂浸渍，可长期与眦角性结膜炎共存。主要症状为外侧结膜刺激症状、痒及烧灼感。

【治疗】 局部清洁方法与鳞屑性睑缘炎和溃疡性睑缘炎相同，局部用 0.25%～0.5% 硫酸锌液滴眼可抑制 Morax-Axenfeld 双杆菌产生的酶。睑缘及其附近的皮肤可先涂 1% 煌绿乙醇，再涂氧化锌眼膏，同时口服复合维生素 B，尤其是维生素 B_2。

（林 明 宋 琛）

主要参考文献

1. Benitez-Del-Castillo JM. How to promote and preserve eyelid health. Clin Ophthalmol，2012，6：1689-1698.

2. Dougherty JM，McCulley JP. Comparative bacteriology of chronic blepharitis. Br J Ophthalmol，1984，68（8）：524-528.

3. Liu J，Sheha H，Tseng SC. Pathogenic role of Demodex mites in blepharitis. Curr Opin Allergy Clin Immunol，2010，10（5）：505-510.

4. Fadlallah A，Rami HE，Fahd D，et al. Azithromycin 1.5% ophthalmic solution：efficacy and treatment modalities in chronicblepharitis. Arq Bras Oftalmol，2012，75（3）：178-182.

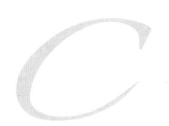

睑 腺 病

睑腺位于睑组织的深部，开口于睑缘。睑腺炎（hordeolum）是睑腺组织的化脓性炎症，又称麦粒肿。睑腺炎多由葡萄球菌通过睑腺在睑缘的开口进入腺体而引起。溃疡性睑缘炎常为诱因。根据被感染的腺组织的部位不同，又分为外睑腺炎和内睑腺炎。眼睑皮脂腺（Zeis 腺）或汗腺（Moll 腺）发生感染，称为外睑腺炎；如系睑板腺受累，则称为内睑腺炎。另外，主要由于腺组织分泌物潴留所引起的腺组织肿大则称为睑板腺囊肿，又称霰粒肿。

第一节　外睑腺炎

外睑腺炎（hordeolum externa）即外麦粒肿，也叫睑缘疖。俗称"针眼"。

【病因】　与身体他处的疖肿相同，系眼睑 Zeis 腺或 Moll 腺细菌感染引起的急性化脓性炎症，以金黄色葡萄球菌感染多见。

【临床表现】　患者自觉眼睑胀痛或眨眼时疼痛，逐渐加剧，眼睑局部水肿、充血，有压痛感，近睑缘处可摸到硬结，发生在外眦部者疼痛显著，外侧球结膜也发生水肿。数日后硬结逐渐软化，在睫毛根部有黄色脓头，积脓一旦穿破皮肤，向外排出，则红肿迅速消退，疼痛也随之消失。如致病菌毒性强烈，炎症可由一个腺体扩展到其他腺体，则形成多个脓点，有时伴有恶寒、发热的全身症状。耳前淋巴结肿大并有压痛。

【治疗】　早期局部热敷促进硬结吸收，口服或肌内注射抗生素，结膜囊内滴抗生素眼液，促使炎症消退。已有红肿硬结、疼痛者，在使用抗生素的基础上，若出现脓头即可切开排脓，切口应与睑缘平行以免眼轮匝肌受损，愈后瘢痕不明显。

第二节　内睑腺炎

内睑腺炎（hordeolum interna）为睑板腺的急性化脓性炎症或睑板腺囊肿继发感染。致病菌多为金黄色葡萄球菌。

【临床表现】　眼睑红肿、疼痛，由于炎症为睑板纤维组织包绕，红肿一般较外睑腺炎轻，但疼痛较重。在脓肿尚未穿破之前，充血的结膜面常隐见黄色脓头，可能自行穿破。少数情况下，脓液可从睑板腺的管道向外排出。但较常见的是脓液突破睑板和结膜的屏障，流入结膜囊内，脓液排出后，红肿即消退。如果致病菌毒性剧烈，则在脓液未向外穿破前，炎症已扩散，侵犯整个睑板而形成眼睑脓肿。

【治疗】

1. 结膜囊内滴抗生素眼液，结合超短波理疗，促使浸润和硬结迅速吸收或脓肿形成。

2. 当皮下或结膜下出现脓头时则切开引流。切口应与睑缘垂直，以免损伤过多的睑板腺。

不论内、外睑腺炎，切开前后切忌挤压，以免感染扩散，因为眼睑及面部的静脉无静脉瓣，可因局部挤压而引起海绵窦血栓致死。凡局部炎症反应剧烈，耳前淋巴结肿大，或伴有全身体征者，应卧床休息，保持大便通畅勿秘结，全身给予抗生素。顽固复发病例应检查有无糖尿病可能。

第三节　睑板腺囊肿

睑板腺囊肿（chalazion），即通常所称的"霰粒肿"，儿童和成年人均可罹患。

【病因】　睑板腺囊肿是在睑板腺排出管道阻塞和分泌物潴留的基础上形成的睑板腺慢性炎症肉芽肿。

【临床表现】　主要特点为病程进展缓慢，睑板上可触及坚硬肿块，但无红痛，表面皮肤隆起，与肿块无粘连。在正对肿块的睑结膜表面，结膜呈紫红色或灰红色。如有继发感染，则在形态上与内睑腺炎难以区别。

一般发生于上睑，也可上、下睑并发；可以是单个出现，也可新旧肿块交替出现。肿块大小不等，大如樱桃，小如绿豆。小型者可自行吸收，完全消失；但

899

一般情况下，肿块常是长期不变，或逐渐长大，质地变软，可自行溃破，排出胶样内容物，可在睑结膜表面呈现肉芽组织生长，亦可在皮下形成暗红色肉芽肿，经久不愈，有时甚至因瘢痕收缩致下睑外翻。

【病理检查】　睑板腺囊肿是一种肉芽肿性炎症。主要由浆细胞、上皮样细胞、淋巴细胞、巨噬细胞和大量纤维化组织所组成。随着周围纤维被压缩而形成稠厚的包囊，中央组织逐渐退行性变，形成胶样物质，以至液化。无干酪样坏死，是其和结核的主要区别。

尽管睑板腺囊肿是一种常见的睑部病变，但误诊的可能性是存在的。尤其对老年反复发作者应警惕睑板腺癌的可能。

【治疗】

1. 睑板腺囊肿有自愈可能，早期可热敷，较小的睑板腺囊肿可以进行病灶局部肾上腺皮质激素注射，促使囊肿消退。

2. 如果睑板腺囊肿不能自愈，且影响视力和外观时，可行切开刮除术。在结膜面垂直睑缘切开睑结膜，并向两侧分离，暴露囊肿壁，用剪刀小心剥离，将整个囊肿摘除，若术中囊肿壁已破，则将囊肿内容物及囊壁彻底剪除，术毕压迫3～5分钟止血，结膜囊涂抗生素眼膏，无菌敷料包扎翌日除去。

3. 对于儿童睑板腺囊肿溃破形成的紫红色肉芽肿，做平行于睑缘的皮肤切口，尽量将肉芽组织全部、彻底剪除，然后用7-0丝线对位缝合皮肤。

第四节　睑板腺阻塞

睑板腺阻塞（meibomian gland infarct）是睑板腺排泄管闭塞，分泌物积存日久钙化，形成小结石。

【临床表现】　多见于中老年人，轻者一般无自觉症状，但当结石尖锐棱角穿透结膜时则引起异物感。因此常以眼部异物感就诊，裂隙灯下可见睑结膜下出现黄色沉着物，少则可见数个黄白色小点，多者则可遍布整个睑结膜，连接成片。

【治疗】　结膜下的结石不需治疗，突出于结膜面上者用注射针头从结膜面剔除。

（林　明　宋　琛）

主要参考文献

1. 张兴儒，李青松，周欢明，等. 睑板腺功能异常. 中华眼科杂志，2011，47（1）：74.

2. 杨强，崔红平. 睑板腺功能障碍与细菌感染. 国外医学：眼科学分册，2005，29（6）：364-366.

3. Hirunwiwatkul P, Wachirasereechai K. Effectiveness of combined antibiotic ophthalmic solution in the treatment of hordeolum after incision and curettage: a randomized, placebo-controlled trial: a pilot study. J Med Assoc Thai, 2005, 88（5）：647-650.

4. Pavan-Langston D. Diagnosis and therapy of common eye infections: bacterial, viral, fungal. Compr Ther, 1983, 9（5）：33-42.

5. Lindsley K, Nichols JJ, Dickersin K. Interventions for acute internal hordeolum. Cochrane Database Syst Rev, 2010, 8（9）：CD007742.

6. Raskin EM, Speaker MG, Laibson PR. Blepharitis. Infect Dis Clin North Am, 1992, 6（4）：777-787.

第一节　倒　睫

【病因及临床表现】　倒睫是一种睫毛位置的异常，指睫毛生长方向朝向球结膜与角膜，并产生异物感、疼痛等刺激症状，角膜上皮可以脱落，也可以继发角膜溃疡，愈后成为角膜白斑。倒睫不一定伴有睑内翻，而睑内翻必然伴有倒睫（图3-11）。

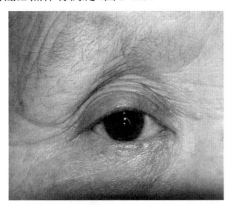

图3-11　老年患者右眼下睑中央有数根倒睫

倒睫的原因有很多，可为：①感染性，例如沙眼和眼部疱疹病毒感染，沙眼是倒睫最常见的原因，在发展中国家患病率较高；②免疫反应和炎症反应，例如类天疱疮引起的眼部瘢痕，Stevens-Johnson综合征或慢性睑缘炎；③外伤性，例如热烧伤或化学烧伤；④医源性，不适当的破坏睫毛毛囊手术。

【治疗】　治疗包括单纯的机械性拔除，在裂隙灯下用镊子拔除，但3～4周后会再次长出，需反复拔除。也可行电解拔除术治疗少数几根的倒睫，还有冷冻及射频破坏倒睫的睫毛毛囊方法也是有效的。但眼睑的广泛性倒睫则需手术治疗，如伴有睑内翻者则需联合内翻矫正术。

第二节　睑　内　翻

睑内翻为眼睑特别是睑缘向眼球方向翻转的异常

状态。睑内翻使睫毛刺激眼球引起异物感、畏光、流泪、疼痛等，角膜上皮可以局部脱落，甚至可继发角膜溃疡，愈后可为角膜白斑。

根据不同发病原因，睑内翻主要分为：先天性睑内翻；瘢痕性睑内翻；退行性睑内翻；急性痉挛性睑内翻。

一、先天性睑内翻

见第三卷第一篇第一章第八节。

二、瘢痕性睑内翻

【病因】　瘢痕性睑内翻（cicatricial entropion）由于睑结膜及睑板瘢痕性收缩引起。许多疾病均能导致瘢痕性睑内翻，包括：自身免疫性疾病（类天疱疮病）；炎性疾病（Stevens-Johnson综合征）；感染（沙眼，带状疱疹），以往常见于沙眼；手术（眼球摘除术，一些经上睑结膜入路的手术）和外伤（热烧伤及化学性烧伤），其中外伤所致瘢痕性睑内翻已成为目前临床上最常见的原因之一。

【临床表现】　因内翻的睫毛刺激角膜，患者有畏光、流泪、异物感和眼睑痉挛等症状，睫毛摩擦角膜而致角膜上皮脱落，如继发感染，可发展为角膜溃疡，愈后遗有角膜白斑，也可有新生血管长入，使角膜失去透明性，而导致严重的视力障碍（图3-12）。

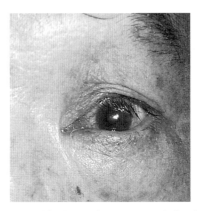

图3-12　沙眼后引起的上睑内翻，可见上睑睫毛与角膜相接触，上方角膜混浊

【治疗】 瘢痕性睑内翻的有效方法依赖于术前详细检查以发现致病原因，严重程度及特征性表现。在自身免疫性疾病的急性期严禁手术治疗，此时更适合使用局部和全身药物治疗，直至病情稳定。手术是治疗瘢痕性睑内翻的最主要方法，根据不同临床体征选择不同的手术方法。

三、退行性睑内翻

【病因】 退行性睑内翻又称为老年性睑内翻（senile entropion）。影响退行性睑内翻发展的因素可以孤立存在，也可以联合存在，包括：眼睑水平方向松弛，眼睑缩肌变细或断裂而致下睑缩肌无力，眶隔前眼轮匝肌跨越。眼睑松弛是由于内眦韧带及外眦韧带退行性延伸的结果。在正常情况下，下睑缩肌维持下睑缘处于正常位置。然而，下睑缩肌变细使得睑板下缘向前向上移位，同时使得睑缘向内旋转。

【临床表现】 常见于老年人的下睑。内翻的睫毛刺激角膜，患者有畏光、流泪、异物感等症状。睫毛摩擦角膜而致角膜上皮脱落，如继发感染，可发展为角膜溃疡，愈后遗有角膜白斑，也可有新生血管长入，使角膜失去透明性，导致严重的视力障碍（图3-13）。

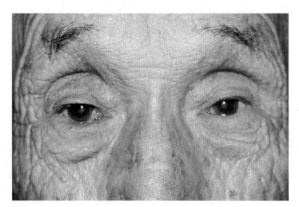

图3-13 患者，男性，76岁，左眼下睑内翻

【治疗】 主要为手术治疗，采用皮肤轮匝肌切除术，通过切除松弛的皮肤及部分眼轮匝肌达到矫正内翻的作用。

四、急性痉挛性睑内翻

急性痉挛性睑内翻（acute spastic entropion）是由于炎症或突然的眼内异物等刺激引起眼睑轮匝肌反射性痉挛，而使睑缘向内翻转。此病为一过性，病因祛除后眼睑痉挛自行缓解，眼睑即可恢复原位。

第三节 睑 外 翻

睑外翻（ectropion）是指睑缘向外翻转，睑缘离开眼球的异常状态，常引起睑裂闭合不全、溢泪，睑结膜干燥、结膜肥厚、充血，角膜干燥、溃疡等。

按其发病原因分为老年性、麻痹性、瘢痕性和先天性睑外翻。

一、老年性睑外翻

【病因】 老年性睑外翻（senile ectropion）为退行性睑外翻。老年人眼轮匝肌功能减弱，眼睑皮肤及内、外眦韧带松弛使睑缘不能紧贴眼球，以及下睑的重量作用使之下坠引起，另外下睑缩肌的断裂可引起垂直方向的松弛，导致睑缘稳定性下降，许多患者有泪小点外翻和溢泪，这些患者为擦去眼泪而频繁擦拭眼睑，从而进一步牵拉眦部韧带而加重病情，以上因素的联合作用导致退行性睑外翻的发展。

【临床表现】 仅限于下睑，轻者仅有睑缘离开眼球导致溢泪，部分患者有泪小点外翻，重者部分或全部睑结膜暴露在外，睑结膜干燥粗糙，高度肥厚角化，严重睑外翻致睑裂闭合不全、暴露性角膜炎或角膜溃疡（图3-14）。

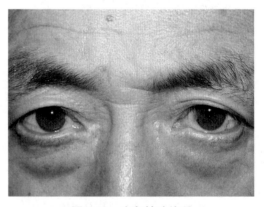

图3-14 老年性睑外翻

【治疗】 轻度外翻，睡眠时无角膜暴露者，可暂不考虑手术治疗，睡前涂用眼膏保护角膜。并嘱患者不要向下拭泪，以免加重外翻。外翻严重者，则需手术治疗，手术多采用睑板楔形切除，可外眦成形术（睑板条悬吊法），并拉紧皮肤的方法来矫正。

二、麻痹性睑外翻

【病因】 麻痹性睑外翻（paralytic ectropion）限于下睑，面神经麻痹而致眼轮匝肌收缩功能丧失，常见于听神经瘤、腮腺肿瘤、面部外伤等致面神经的麻痹，眼轮匝肌缺乏神经支配而使肌肉紧张性下降，致下睑缘下垂。

【临床表现】 由于瞬目减少和眼睑闭合不全使得下方角膜暴露，同时泪膜无法及时补充和分布，从而造成慢性眼表刺激性症状。这些患者多主诉频繁流泪，其主要原因是慢性积累反射性分泌腺（包括主泪腺和副泪腺）和眼睑弛缓（图3-15）。

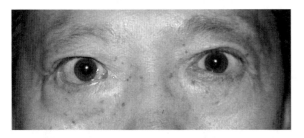

图3-15 听神经瘤术后3年，右眼麻痹性下睑外翻

【治疗】 首先祛除病因，单独使用或联合应用润滑性滴眼液，人工泪液，眼膏。如病因无法祛除，角膜暴露者可行外眦部或上下睑缘的临时性或永久性缝合术。必要时行睑外翻的矫正手术。

三、瘢痕性睑外翻

【病因】 瘢痕性睑外翻（cicatricial ectropion）主要与受损上睑或下睑垂直方向的缩短有关。病因包括机械性外伤和热烧伤，眼睑的化学伤、爆炸伤、肿瘤切除及眼睑手术操作不当等遗留瘢痕，眼睑的各种疖肿感染等。缩短前层的皮肤疾病，如皮肤癌、带状疱疹、结节病、Stevens-Johnson综合征、鱼鳞癣和硬皮病，均可以导致瘢痕性睑外翻。瘢痕收缩牵引使睑缘离开眼球，睑结膜部分或全部向外翻转。

【临床表现】 轻者仅有睑缘离开眼球导致溢泪，重者睑缘外翻，伴有泪小点的外翻，部分或全部睑结膜暴露在外，睑结膜干燥粗糙、肥厚角化，严重睑外翻致睑裂闭合不全、暴露性角膜炎或角膜溃疡（图3-16）。

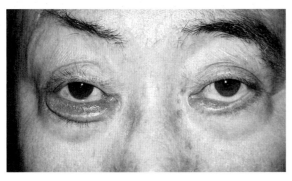

图3-16 双眼瘢痕性下睑外翻

【治疗】 在外伤及手术后半年瘢痕软化后，行瘢痕切除及松解手术，如瘢痕切除后皮肤缺损较大应同时行皮肤的游离移植或皮瓣转位术。

四、先天性睑外翻

先天性睑外翻（congenital ectropion）极为少见，常伴有其他眼部先天异常，可为单侧，也可为双侧。

第四节 上 睑 下 垂

正常人双眼平视时，上睑缘位于角膜缘下1～2mm，各种原因致上睑缘遮盖角膜上部超过角膜的1/5者即为上睑下垂。上睑下垂轻者仅影响眼部外观，重者部分或全部遮盖瞳孔，可影响视觉发育。而且患者为摆脱下垂上睑的干扰，常利用额肌的收缩或采用仰头视物，从而造成过多额纹形成，甚至造成脊柱的畸形。

上睑下垂有多种分类方法，有按病因分类，也有按上睑下垂的程度分类。以往国内一些教材多分为先天性及后天性两大类，此分类方法简便，但忽略了致病原因，在此我们采用基于病因的分类方法。

一、肌源性上睑下垂

肌源性上睑下垂是由于提上睑肌发育不良所致，肌源性上睑下垂可以是先天性的，也可以是后天性的。

1. 先天性肌源性上睑下垂（先天性上睑下垂见第三卷第一篇第一章第五节）。

2. 后天性肌源性上睑下垂是由于局部或弥漫性的肌肉疾病所致。

（1）慢性进行性眼外肌麻痹（chronic progressive externalophthalmoplegia，CPEO）：是线粒体脑肌病中最常见的一种临床类型，多在幼儿或青少年时发生，主要表现为进行性的上睑下垂和眼球运动障碍，部分可伴有肢体肌无力、视网膜色素变性、耳聋、糖尿病、心脏传导障碍和内分泌异常等。

（2）眼咽远端型肌病：是一种罕见的遗传性骨骼肌疾病，一般在成年发病，具有常染色体显性或隐性遗传特点，临床特点为缓慢进展的眼外肌麻痹、面肌无力、吞咽困难和肢体远端肌无力。

（3）重症肌无力：是以变化性和易疲劳性为特征，为神经肌肉连接处的乙酰胆碱受体缺乏所致，可能为自身免疫性疾病。多为全身性表现，10%病例可伴有胸腺瘤，极少病例中可能和眼型Graves病有关。眼部多双侧受累，表现为晨轻晚重，冰敷试验、乙酰胆碱受体抗体试验、或肌内注射新斯的明试验，如症状有缓解者有诊断意义。

二、腱膜性上睑下垂

各种原因引起提上睑肌腱膜裂孔或者断裂而导致的上睑下垂。病因多为：①自发性或退行性改变：如老年性上睑下垂（图 3-17）；②外伤性：钝挫伤或锐器伤；③内眼手术后：如抗青光眼、视网膜脱离等术后由于术中牵拉上直肌或过于牵拉眼睑而造成；④配戴硬性角膜接触镜或长期配戴厚重义眼患者。

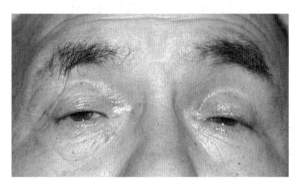

图 3-17　老年性上睑下垂

【临床表现】　①提上睑肌功能正常，肌力多在 8mm 以上；② Müller 肌功能正常；③上睑皱襞不明显或提高。

【病理检查】　提上睑肌腱膜变长、出现裂孔、部分或全部从睑板表面断裂、提上睑肌变性及纤维化改变等。

三、神经源性上睑下垂

（一）先天性神经源性上睑下垂

是由于胚胎发育期神经支配发育缺陷所致，多为先天性动眼神经麻痹、下颌瞬目综合征、Horner 综合征。本病较为少见。

1. 先天性动眼神经麻痹　表现为眼球运动受限、斜视、上睑下垂，可有瞳孔扩大。此类动眼神经麻痹可为部分性或完全性（图 3-18～图 3-20）。

2. Marcus-Gunn 综合征　Marcus-Gunn 综合征又称为下颌 - 瞬目综合征、Jaw-Winking 综合征、下颌闪动现象、颌动性瞬目、翼外肌 - 提睑肌伴随运动及 Gunn 综合征。发病机制可能是翼外肌和提上睑肌的神经支配（第Ⅲ或Ⅴ对脑神经）发生中枢性或神经核下性神经纤维连结异常所致，详见本篇第一章第六节。

3. Horner 综合征　同侧交感链损伤所致，主要为交感神经支配的 Müller 肌麻痹。可表现为瞳孔缩小，轻度上睑下垂，同侧面部少汗，或者同侧虹膜色素缺失。

（二）后天性神经源性上睑下垂

由于肿瘤或全身疾病引起的动眼神经麻痹所致，或

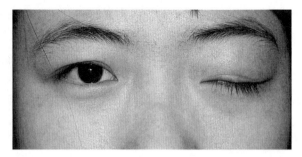

图 3-18　左眼先天性动眼神经麻痹，图中示第一眼位图

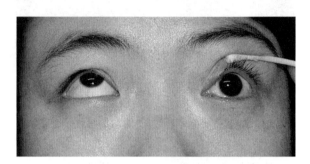

图 3-19　示图 3-18 患者左眼球上转受限

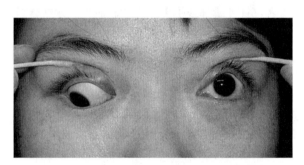

图 3-20　示图 3-18 患者左眼球下转完全受限

由于外伤等原因导致交感链损伤导致 Horner 综合征。

系统性疾病如糖尿病、高血压、动脉硬化等可导致后天性动眼神经麻痹。

四、假性上睑下垂

假性上睑下垂多由于眼球后陷、小眼球或无眼球等眼睑失去支撑，也可由于眼轮匝肌痉挛使睑裂变小，或对侧眼上睑退缩，而使其显示"上睑下垂"外观。下斜视患者斜视眼注视时可表现为上睑下垂，斜视手术后上睑下垂消失。此类上睑下垂通过病因治疗即可消失。

五、上睑下垂的治疗

先天性上睑下垂没有自行痊愈可能，多需手术矫正，部分外伤及神经源性者有自行恢复可能。上睑下垂矫正手术方式众多，由于其发病原因的不同，不可

能用一种术式来矫正所有的上睑下垂,另一方面对于同一患者也可能用不同的手术方法而获得同样良好的效果。因此在手术方式选择上需结合患者的具体情况及术者的经验来选择最佳的手术方式。

第五节 眼 睑 退 缩

眼睑退缩多发生于上睑,也可发生于下睑或上睑下睑同时发病,可单眼或双眼同时发生。眼睑退缩发生后,由于睑裂明显增大,呈现出"眼球突出样"外观,对容貌造成严重影响,而且可造成角膜和结膜暴露、干燥、角膜上皮脱落,甚至造成角膜浸润和溃疡。因此眼睑退缩的治疗不单纯为改善外观,对保护角结膜的功能亦有重要意义。

【概念】 上睑退缩:正常人双眼平视时上睑位于角膜缘下 1~2mm,如上睑位置高于此界限,上睑高于角膜上缘而致巩膜部分外露者。

下睑退缩:正常双眼平视时下睑位于角膜下缘,由于各种原因而致下睑缘位置下降,下方巩膜部分暴露者。

【病因】
(一)上睑退缩的发病原因

上睑退缩主要是由于 Müller 肌或提上睑肌功能过强所致,主要分为以下几类。

1. 肌源性 最常见者为甲状腺相关眼病性眼睑退缩,90% 的眼睑退缩是由于 Graves 病所致。Graves 病为自身免疫性疾病,促甲状腺免疫球蛋白附着于甲状腺的受体位点并常导致甲状腺功能异常(常为甲状腺功能亢进),同样的免疫球蛋白与眼眶内的不同组织有交叉反应,继之造成眶部病变的症状和体征(眼球突出、眼外肌病变、眼睑退缩等)。眼外肌是眶内自身免疫主要靶器官,病理学上可发现淋巴细胞、浆细胞浸润及肌纤维的增生。成纤维细胞被认为是眼睑内另一种可能的靶细胞,当免疫反应刺激眶内成纤维细胞时,可产生葡糖胺聚糖,吸收水分而导致眶组织水肿及突眼。本病女性多发,发病比例女性与男性之比约为4:1,大多数 Graves 病患者有甲状腺功能亢进症状,眼眶病变可出现在该症状之前、之中或之后。但其中约10% 的患者甲状腺功能正常,称为眼型 Graves 病。临床上除上睑退缩外,还常有上睑迟落、眼睑水肿、眼球突出、睑裂开大、眼球活动障碍、眼外肌受累、视神经病变及继发暴露性角膜病变等表现。

其他肌源性上睑退缩可见于先天性提上睑肌和上直肌纤维化等所致,少见于肌强直营养不良、家族性肌强直性周期麻痹等。

2. 神经性上睑退缩 交感神经或颈交感神经节受刺激时发生眼睑退缩。偶见于先天性眼睑退缩,可能为中脑背侧综合征。

3. 机械性眼睑退缩 由眼睑外伤、炎症、肿瘤,上直肌、下直肌或提上睑肌手术后使提上睑肌缩短致机械性眼睑退缩,高度近视、水眼、机械压迫等亦引起眼睑退缩(图 3-21)。

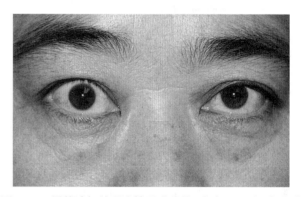

图 3-21 甲状腺相关眼病性眼睑退缩,患者双下睑、右上睑退缩,睑裂明显增大,呈"眼球突出样"

(二)下睑退缩发病原因

常由于下睑后层下睑缩肌和下睑交感神经肌肉引起的相对或绝对缩短导致。同上睑退缩一样,最常见病因为甲状腺相关性眼睑退缩,90% 的下睑退缩是由于 Graves 眼病引起相对的下睑后层下睑缩肌缩短及交感神经紧张性增加导致。患者可伴有或不伴有甲状腺功能异常,约 10% 的患者甲状腺功能正常,此型称为眼型 Graves 病。其次病因可能为下睑松弛,包括下睑轮匝肌力量减弱及下眶隔的松弛等,可为先天性,或为后天性下睑退缩。也可由高度近视、水眼等眼球突出引起相对性下睑后层缩短所致。而眼睑外伤、眼睑错位、机械压迫等绝对性的下睑后层缩短都可引起下睑退缩。医源性损伤后,如下直肌术后及美容性下睑袋成形术后的下睑退缩:由于下直肌及下眶隔与下睑缩肌之间的密切关系,在下直肌及下睑袋术后可能造成在下眶隔与下睑缩肌之间的瘢痕收缩,从而导致下睑退缩。

【治疗】 眼睑退缩的手术目的主要为维持视功能及保护角膜,其次是恢复外观。手术应在停止药物或其他保守治疗,眼睑退缩稳定半年以上进行。甲状腺相关性眼病,常需要一种以上的手术,首先要行眶减压术,减压后眼眶及眼球的相对位置常会改变,上睑常会更为后退。如有垂直斜视者,应先行斜视矫正,因下直肌的后退可导致下睑位置改变,因此眼睑退缩手术应于眶减压及斜肌手术后进行。外伤或眼睑手术后引起者亦应稳定半年后进行。

第六节　睑球粘连

睑球粘连是指睑结膜与球结膜或角膜之间的粘连状态。

【病因】　睑球粘连的病因主要为先天性及后天结膜损伤。

（一）先天性睑球粘连

多由于先天性角膜皮样囊肿范围广泛而形成睑球粘连，或先天性眼睑缺损伴有不同程度的睑球粘连。

（二）后天性睑球粘连

多发生于化学（酸、碱）烧伤、热烧伤、爆炸伤、结膜溃疡性疾病，以及结膜手术所致，也可见于重症沙眼患者。

【分类】　根据睑球粘连的部位和程度分类。

（一）按睑球粘连的部位分类

1. 睑球前粘连　粘连仅发生于睑缘附近的睑结膜与球结膜之间，穹隆结膜正常。

2. 睑球后粘连　粘连仅发生于穹隆部结膜，睑缘等部位结膜正常。

3. 睑球全粘连　睑结膜与球结膜的全部粘连，严重者上、下眼睑完全与眼球粘连，睑缘和结膜囊完全或几乎完全消失，角膜被遮盖而致失明。

（二）按睑球粘连程度分类

1. 部分性睑球粘连　睑球粘连范围小，累及眼球表面的某一个部分。

2. 广泛性睑球粘连　粘连范围广泛，眼睑与角膜粘连，可有穹隆消失。多表现为一侧穹隆广泛粘连，伴有角膜大面积粘连（累及角膜缘内＞2mm），也可有一侧穹隆或上下穹隆粘连，并且粘连累及全角膜。

3. 闭锁性睑球粘连　上、下眼睑与眼球完全粘连，睑裂消失。多伴有眼睑的缺损及角膜损害，部分患者视力丧失。

【临床表现】　睑球粘连不仅影响外观，而且影响眼部功能。由于粘连的部位和程度不同其临床表现复杂多样，主要为：

（1）严重的睑球粘连可引起眼球运动受限。

（2）角膜周围或角膜上的条索状粘连引起角膜不规则散光及复视。

（3）严重睑球粘连遮盖角膜者，可致严重视力障碍甚至失明（图3-22）。

（4）严重烧伤睑板溶解，睑缘皮肤破坏可致眼睑部分或完全缺损（图3-23）。

（5）睑球粘连牵拉致睑缘位置异常，可引起睑内翻倒睫、睑缘闭锁、睑裂消失等。

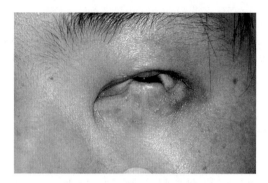

图3-22　热烧伤后睑球粘连

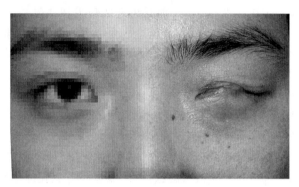

图3-23　左眼闭锁性睑球粘连

（6）可引起眦角畸形。

【手术原则】

1. 应在伤后半年或前次手术后半年或半年以上再行睑球粘连分离手术。如为酸、碱烧伤或严重睑球粘连应在伤后1年以后手术。过早进行手术，由于炎症反应或病变进展过程尚未静止、炎症未消退，手术不仅难以成功，反而可造成更严重的睑球粘连。

2. 睑球粘连手术原则　睑球粘连手术是以分离睑球粘连、恢复眼球运动、改善视功能及眼部外观为根本目的。因此手术需遵循如下原则：

（1）分离粘连：睑球粘连分离应彻底，结膜下瘢痕组织应祛除，但不要破坏健康筋膜囊。

（2）结膜缺损修复：尽量利用同侧的健康结膜转位修复，或利用另一眼的结膜移植修复，如缺损较大者，要考虑用羊膜、口唇黏膜、颊黏膜、硬腭黏膜等修复。如果视力恢复无望者，偶也可考虑用游离中厚皮片移植修复，术后配戴软性超薄义眼。

（3）游离移植对抗收缩措施：原则上凡行眼窝内游离移植者都要有双向对抗收缩措施，尤其是大面积的游离移植：①结膜囊内放置支撑物（弥补物）：一为展平转位或移植的结膜、黏膜、皮肤组织；二为对抗植片收缩。②睑缘粘连性缝合：此项对于全睑球粘连分离术至关重要，以此对抗黏膜及皮片继发性收缩，一般睑缘粘连应维持半年左右。

第七节　眼睑闭合不全

眼睑闭合不全是指上下眼睑不能完全闭合，而使眼球部分或全部暴露者。它不是单独的疾病，多伴发于各种眼睑异常。

【病因】　主要病因分为：①眼球突出，如 Graves 眼病、眶内肿瘤、眶组织水肿、眼球葡萄肿等，由于眼球突出超过眼睑所能遮盖的程度而致眼睑闭合不全。②眼睑缩短，如先天性或后天性眼睑缩短或缺损，而使眼睑无法正常闭合。外伤后致眼睑瘢痕收缩，眼睑缺损。退行睑外翻。面神经麻痹引起的眼轮匝肌麻痹，Graves 眼病等致眼睑退缩都可致眼睑闭合不全。③中枢神经疾病或昏迷状态下眼睑失去了神经支配功能，从而发生眼睑闭合不全。④特发性，排除了上述因素，而不明原因的眼睑闭合不全称为特发性眼睑闭合不全。

【临床表现】　眼睑闭合不全可表现为睡眠时不能闭合及清醒状态下不能闭合，由于眼表的部分或完全暴露，而使角膜无泪液润泽，可致角膜干燥，暴露性角膜炎。如果眼睑不能贴附眼球者，泪点外翻，或泪点离开了泪湖而造成溢泪（图 3-24）。

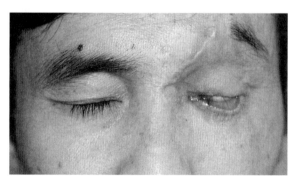

图 3-24　左眼瘢痕性睑外翻而致眼睑闭合不全

【治疗】　首先治疗病因，保护角膜。必要时需针对眼部不同畸形进行手术矫正。

第八节　眉　畸　形

眉毛位于眶上缘，由较密的丛生短毛组成，双侧对称生长，沿眶上缘向外略成弧形分布。眉下部肌层有眼轮匝肌和额肌，额肌的向内下延伸部分称为降眉肌，还有部分斜形肌纤维为皱眉肌。眉毛既可以遮挡阳光、阻挡额头汗水向下流入睑裂，同时也是面部容貌和表情的一个重要组成部分。左右两眉位置、形态对称对面部整体美学方面具有重要意义。

【病因】　眉畸形原因很多，先天性的可见于眶面裂等患者，后天性常见于外伤、烧伤、肿瘤、手术等。如眉部皮肤裂伤后早期对位缝合不当，造成断端分离或错位愈合。眉烧伤后有眉移位和眉缺损。眉移位常因额部或上睑瘢痕挛缩牵拉所致，以向上移位多见，而老年性皮肤松弛，或因面神经额支瘫痪或重症肌无力，则可导致眉下垂畸形。

【临床表现】　根据致病原因不同可表现为眉间距过宽、眉下垂、眉移位和眉缺损等。眉间距过宽多属于先天畸形。眉下垂的最常见原因是老年性皮肤松弛，可表现为单侧或双侧，眉的局部或完全以及眉的不同部位下垂。眉移位多见于眉区附近创伤后瘢痕挛缩致使眉毛向上或向下移位（图 3-25）。眉缺损常与上睑烧伤同时发生，分为部分及全部缺损。

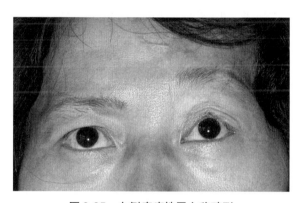

图 3-25　左侧瘢痕性眉上移畸形

【治疗】　先天性眉间距过宽可采用滑行皮瓣法将眉毛向中间推进。眉下垂可采用眉提高术矫正，包括皮肤切除眉下垂矫正术，双重睑切口眉固定术，内镜下眉下垂矫正术和头皮冠状切口眉下垂矫正术等。单纯眉移位可结合运用局部整形如"Z"成形术、局部旋转皮瓣修复或额部、上睑瘢痕松解使眉复位，有时对较为复杂的病例，还需行相应的创面皮肤移植术来完成全面的修复。如伴有眉缺损，则需同时行眉再造术。手术再造方法有毛囊移植、复合头皮片游离移植、头皮带蒂或岛状皮瓣移植，应根据缺损的情况和性别加以选择。不论采用何种方法，都应注意眉的正常形态以及性别差异，并力求两侧对称。

（李冬梅　范先群　宋　琛）

主要参考文献

1. 陈士成，徐建江，杨晋，等. 异体巩膜移植治疗烧伤后瘢痕性睑内翻. 浙江实用医学, 2007, 12: 126-127.

2. 李冬梅，陈涛，赵颖，等. Medpor 下睑插片植入治疗下睑退缩. 眼科, 2005, 14: 383-385.

3. 史伟云，王富华，谢立信，等. 眼烧伤后重度睑球粘连眼表重建的临床研究. 中华眼科杂志, 2005, 41: 791-795.

4. Gower EW, West SK, Cassard SD, et al. Definitions and standardization of a new grading scheme for eyelid contour abnormalities after trichiasis surgery. PLoS Negl Trop Dis, 2012, 6(6): e1713.

5. Woreta F, Munoz B, Gower E, et al. Three-year outcomes of the surgery for trichiasis, antibiotics to prevent recurrence trial. Arch Ophthalmol, 2012, 130(4): 427-431.

6. Barrett RV, Meyer DR. The modified Bick quick strip procedure for surgical treatment of eyelid malposition. Ophthal Plast Reconstr Surg, 2012, 28(4): 294-299.

7. Raschke GF, Rieger UM, Bader RD, Standardized anthropometric evaluation of ectropion repair results. J Craniofac Surg, 2012, 23(4): 1032-1037.

8. Hesse RJ. Medial ectropion repair of lower eyelids with a cicatricial component. Ochsner J, 2011, 11(2): 122-124.

9. Ozgur OR, Akcay L, Tutas N, et al. Cicatricial upper and lower eyelid ectropion in an ichthyosis patient. Surgical correction. J Dermatol Case Rep, 2011, 5(2): 27-29.

10. Oral Y, Ozgur OR, Akcay L, et al. Congenital ptosis and amblyopia. J pediatr Ophthalmol Strabismus, 2010, 47: 101-104.

11. Lin LK, Uzcategui N, Chang EL. Effect of Surgical Correction of Congenital ptosis on Amblyopia. Ophthal Plast Reconstr Surg, 2008, 24(6): 434-436.

12. Kazim M, Gold KG. A review of surgical techniques to correct upper eyelid retraction associated with thyroid eye disease. Curr Opin Ophthalmol, 2011, 22(5): 391-393.

13. Gandhi NG, Rogers GM, Kardon RH, et al. Periodic unilateral eyelid retraction in a pediatric patient. J Neuroophthalmol, 2011, 31(4): 350-352.

14. Rucker JC. Normal and abnormal lid function. Handb Clin Neurol, 2011, 102: 403-424.

15. Tsuji A, Kawai K, Fan H. Case in which tranilast ophthalmic solution was thought to be effective for the prevention of symblepharon and recurrence after pterygium surgery, Tokai J Exp Clin Med, 2011, 36(4): 120-123.

16. Das JK, Medhi J, Chakravarty R, et al. Mucous membrane grafting for the post-Steven-Johnson syndrome symblepharon: a case report. Indian J Ophthalmol, 2011, 59(3): 231-233.

第一节 眼睑痉挛

眼睑痉挛(blepharospasm)系指眼睑和眶周轮匝肌的非自主性痉挛收缩,根据病因可分为原发性与继发性眼睑痉挛。但临床上眼睑痉挛的患者经详细检查多不能发现确切病因,将此类不明原因的眼睑痉挛称为原发性眼睑痉挛(primary blepharospasm, PBS),又称特发性眼睑痉挛(essential blepharospasm, EBS)或良性特发性眼睑痉挛(benign essential blepharospasm, BEB)。特发性眼睑痉挛的发病率较低,为 1/10 000～25 000,男女之比为 1:1.8。大多数为双侧发病,平均发病年龄 55.8 岁,2/3 在 60 岁以上。

【病因】 继发性眼睑痉挛是由于眼睑反射通路的刺激性病变所致,如倒睫、角结膜炎、急性虹膜炎等,另外如中耳乳突炎症或肿瘤以及脑炎等均可以诱发此症。特发性眼睑痉挛的发病机制尚未明确,以往认为其致病原因可能是精神因素,但目前认为其发病和以下诸多因素有关:①血管因素:很多眼睑痉挛的患者通过 MRA 等检查发现存在脑部血管的扭曲等异常或变异,压迫面神经根部,其中小脑下前动脉、小脑下后动脉和迷路动脉病变是常见原因。②神经因素:很多学者认为该病的发病机制可能由中枢系统神经元和第 V、VII 对脑神经功能失调所致。此外,脑基底节部损害,黑质 - 纹状体 γ- 氨基丁酸能神经元功能低下导致多巴胺受体超敏或多巴胺递质异常也和眼睑痉挛有关。③遗传和环境因素对眼睑痉挛的发病也起一定作用。特发性眼睑痉挛属于常染色体显性遗传疾病,外显率约为 20%。但目前由于其较低的发病率和外显率,很难通过家系调查明确是哪条染色体或哪个基因位点的异常。

【临床表现】 特发性眼睑痉挛常为双侧病变,起病缓慢。早期表现为偶然出现的单眼或双眼频繁眨眼或不断加重的睁眼困难。随着病程进展患者表现为间歇性、不自主及进行性加重的眼睑痉挛,包括睑板前、眶隔前和眶周眼轮匝肌痉挛,以及上面部(皱眉肌和降眉肌)的痉挛。痉挛持续时间可长可短,间歇时间逐渐缩短,直至患者双眼睑阵挛性或强直性地闭合而不能睁眼。极少数患者眼睑痉挛的症状可自发缓解,多数患者可伴有眼干涩、疲劳、畏光等症状。眼轮匝肌长期痉挛性收缩可导致眼周皮肤松弛、眉下垂及腱膜性上睑下垂等病理性改变(图 3-26A)。部分特发性眼睑痉挛患者可以通过特殊方法来减轻或停止眼睑痉挛症状,比如讲话、吹口哨、咳嗽或将手指覆盖在眶上缘等。这些特殊表现的作用机制尚不清楚。

依据患者肌肉痉挛程度,将眼睑痉挛分为轻、中、重度:轻度患者可见眼睑肌肉的轻微颤动,无功能障碍;中度患者眼睑肌肉痉挛明显,伴有轻度功能障碍;重度患者则常伴有严重的功能障碍,影响阅读和驾驶。

【治疗】 对于继发性眼睑痉挛首先应该积极治疗原发疾病,祛除诱发因素。对于特发性眼睑痉挛目前尚无有效的预防及治疗方法。现有的治疗方法主要包括药物、肉毒杆菌毒素注射以及手术治疗等,均非针对病因的治疗,其目的主要是缓解患者睁眼困难、不能视物等症状问题。

轻、中度眼睑痉挛的患者,可采取药物及(或)肉毒杆菌毒素注射治疗。药物主要包括:镇静药、抗胆碱能药物及神经传导抑制剂等。肉毒杆菌毒素 A 局部注射是治疗眼睑痉挛的常用方法,可明显缓解症状,但每隔 3～6 个月需重复注射,并可引起暂时性上睑下垂、复视、兔眼及干眼等副作用。

口服药物治疗及长期反复注射肉毒杆菌毒素无效,或不能耐受上述治疗的重度眼睑痉挛患者可考虑手术治疗,切除具有闭合眼睑功能的肌肉或支配眼轮匝肌的面神经分支。较有效的 Anderson 术包括:①全肌切除术(包括睑板前、眶隔前及上下眼睑的眶部轮匝肌、皱眉肌及降眉肌);②眶周面神经分支切断;③修复眼睑痉挛的继发性改变(包括眉下垂、上睑下垂、睑裂横径的缩小及眼睑皮肤松弛)。手术治疗可减轻肌肉痉挛症状、改善睁眼功能和外观,矫正眼睑痉挛的并发症,同时减少肉毒杆菌毒素的用量,延长注射的间隔时间(图3-26B)。对于经MRA检查证实面神经根受血管压迫的患者则可行显微神经血管减压术,有较高的治愈率。

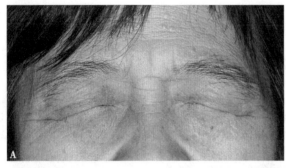

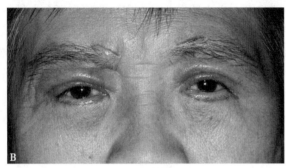

图3-26 特发性眼睑痉挛

A.眼睑痉挛术前 B.眼睑痉挛手术切除眼轮匝肌、皱眉肌、降眉肌后

近来也有学者利用生物反馈法,通过训练患者有意识地放松眶周肌肉的紧张状态,使眼睑痉挛得到缓解。

第二节 眼 睑 麻 痹

眼睑麻痹(paralyzed eyelid)是由面神经麻痹导致眼轮匝肌张力下降所致,以下睑外翻、眼睑闭合不全和继发的眼表暴露和刺激症状为主要表现的疾病。

【病因】 眼睑麻痹主要由于核性及核下性面神经麻痹所致,可由面神经颅内部、颞骨部和颅外部等处的各种病变引起,其中以Bell麻痹最多见。Bell麻痹是急性面神经麻痹的最常见原因,目前多认为和疱疹病毒感染引起的炎性病变有关。同时由于面神经在颞骨内部骨性面神经管内行径大约长30mm,是脑神经中通过骨内最长的神经,因此面神经周围的骨管、颞骨外伤、肿瘤压迫等均可导致面神经麻痹。引起面神经麻痹最常见的肿瘤是发生于第Ⅷ对脑神经的听神经肿瘤。其他如脑血管意外、结节病、细菌感染、莱姆病等均可累及面神经导致眼睑麻痹发生。

【临床表现】

1.眼睑闭合不全 表现为用力闭眼时,只见眼球上转而眼睑不闭合,严重者上下睑完全不能闭合,形成兔眼。由于长期不能闭眼,引起暴露性角膜炎(图3-27)。

2.下睑外翻 由于眼轮匝肌麻痹,下睑张力下降所致,表现为下睑松弛、外翻,睑结膜长期暴露而充血肥厚等。

3.反射改变 患侧眼的瞬目反射消失,刺激角膜时,患侧眼不瞬目,健眼正常,系角膜反射的运动纤维受损所致。

4.泌泪障碍 由于眼轮匝肌麻痹眼睑不能闭合,下睑松弛外翻,泪液不能进入泪小管引流入鼻腔所致。同时角膜长期暴露受到刺激亦可致泪液分泌增加而溢泪。但少数病例因泪腺分泌障碍可表现为泪液分泌减少和干眼。在神经恢复过程中,由于支配唾液腺的神经纤维再生错向至泪腺内,或与泪腺的神经纤维发生异常联系,在进餐或唾液分泌时产生不同程度的流泪现象,称为"鳄鱼泪"(crocodile tears),亦名食欲流泪或发作性流泪综合征。

5.睑裂变大 眼轮匝肌麻痹后,提上睑肌的张力失去对抗,致患侧睑裂大于健侧。

6.面部其他症状 主要表现为病变侧鼻唇沟变浅,口角下垂,口角向健侧歪斜,鼓腮漏气等面部轮匝肌瘫痪的体征,核下性面神经麻痹者病变侧额纹变浅或消失。

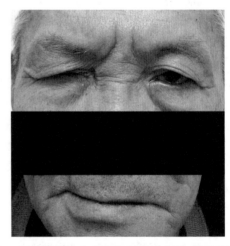

图3-27 左侧面神经麻痹致左侧眼睑麻痹,眼睑闭合不全,口角向健侧歪斜

【治疗】 首先应针对病因,治疗面神经麻痹。对于急性面神经麻痹或外伤性面神经麻痹引起的眼睑麻痹,可给予全身肾上腺皮质激素治疗,联合应用营养神经的药物,但疗效不确切。

眼部治疗最主要的是如何预防眼睑麻痹引起的继

发性眼部病变。包括药物保守治疗以及手术治疗。药物保守治疗为在眼睑闭合不全等情况下预防性给予含人工泪液成分及表皮生长因子等的眼药水和眼膏，保护角膜，防止暴露性角膜炎的发生。保守治疗无效的暴露性角膜炎或患者存在严重下睑外翻、眼睑闭合不全等，则需行手术矫正。通过手术缩小睑裂高度，从而保护角膜，如睑裂缝合术、下睑上吊术和永久性眼睑粘连术等。上眼睑金属板或弹簧植入术则可缓解上眼睑的退缩，解决睑裂变大的问题。滑行皮瓣术、筋膜悬吊术可用于矫正下睑外翻。

（范先群　宋　琛）

主要参考文献

1. 范先群. 眼整形外科学. 北京：北京科学技术出版社，2009：149-155.

2. 何守志. 临床眼科学. 天津：天津科学技术出版社，2002：446-448.

3. 杨新光. 现代眼科治疗学. 北京：人民军医出版社，2000：137-139.

4. 宋琛，何庆华. 唇黏膜瓣移植矫正缘间缺损性睑内翻倒睫. 中华眼科杂志，1980，1：93-95.

5. 宰和春. 神经眼科学. 北京：人民卫生出版社，1987：114-115.

6. Duke-Elder S. System of Ophthalmology. V，XII. London：Henry kimpton，1974：314-342.

7. Baker RS，Andersen AH，Morecraft RJ，et al. A functional magnetic resonance imaging study in patients with benign essential blepharospasm. J Neuroophthalmol，2003，23：11-15.

8. Calace P，Cortese G，Piscopo R，et al. Treatment of blepharospasm with botulinum neurotoxin type A：long-term results. Eur J Ophthalmol，2003，13：331-336.

9. Harrison AR，Berbos Z，Zaldivar RA，et al. Modulating neuromuscular junction density changes in botulinum toxin-treated orbicularis oculi muscle. Invest Ophthalmol Vis Sci，2011，23：52（2）：982-986.

10. Defazio G，Brancati F，Valente EM，et al. Familial blepharospasm is inherited as an autosomal dominant trait and relates to a novel unassigned gene. Mov Disord，2003，18：207-212.

11. Defazio G，Martino D，Aniello MS，et al. A family study on primary blepharospasm. J Neurol Neurosurg Psychiatry，2006，77：252-254.

12. Martino D，Defazio G，Alessio G，et al. Relationship between eye symptoms and blepharospasm：a multicenter case-control study. Mov Disord，2005，20：1564-1570.

13. Linder TE，Pike VE，Linstrom CJ. Early eyelid rehabilitation in facial nerve paralysis. Laryngoscope，1996，106（9 Pt 1）：1115-1118.

14. Rose EH. Autogenous fascia lata grafts：clinical applications in reanimation of the totally or partially paralyzedface. Plast Reconstr Surg，2005，116（1）：20-32.

15. Frey M，Giovanoli P，Tzou CH，et al. Dynamic reconstruction of eye closure by muscle transposition or functional muscle transplantation in facial palsy. Plast Reconstr Surg，2004，114（4）：865-875.

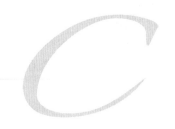

第七章
眼睑肿瘤

第一节　眼睑良性肿瘤

一、鳞状细胞乳头状瘤

鳞状细胞乳头状瘤(squamous cell papilloma)起源于眼睑复层鳞状上皮,是眼睑最常见的良性病变,也称纤维上皮息肉、软垂疣或皮肤乳头状瘤。部分病变由人乳头瘤病毒感染引起,其余病变原因不明。病变可单个或多发,常累及睑缘,表面可有蛋白角化痂,颜色与邻近正常眼睑皮肤相同,无蒂或有蒂。显微镜下,病变呈指状突起,中心为纤维血管组织,表皮显示有棘皮化和表皮角化过度,也有局灶性角化不全区域。诊断主要依靠典型的临床表现和病理组织学特征。鉴别诊断包括皮脂溢性角化病、寻常疣和皮内痣。治疗主要是对较小的病灶一般采取随访观察。如果病灶过大影响美观,可以进行手术切除。切除时需连同基底部一起切除,否则容易复发。有时也可采取冷冻或者激光切除治疗。

二、假性癌性增殖

假性癌性增殖(pseudocarcinomatous hyperplasia),即假性上皮瘤性增殖(pseudoepitheliomatous hyperplasia),是一种良性上皮增生,发展迅速,病变轻微隆起,表面不规则,可有结痂或溃疡,外观类似基底细胞癌或鳞状细胞癌。该病过程呈慢性炎症反应,发病与真菌感染、烧伤、溃疡、外伤、放射治疗以及昆虫叮咬有关。此外,有些肿瘤如颗粒状肌母细胞瘤或恶性淋巴瘤可以加速本病的发展。

病理组织学发现真皮内有不连续的鳞状细胞岛侵入,并伴有炎性细胞浸润,常累及表皮。细胞可显示有丝分裂,但无角化不良。虽然炎性细胞浸润围绕鳞状细胞,但不直接浸润鳞状细胞。病变很难同低分化的鳞状细胞癌相鉴别,确诊常需活检。治疗方法为手术切除。

三、角化棘皮瘤

角化棘皮瘤(keratoacanthoma)多发生于中老年人皮肤暴露区,病变在数周内生长较快,但常于6个月内自发消退,形成萎缩斑,故该病也称良性自愈性上皮瘤。发病与病毒有关,但电子显微镜下尚未发现病毒颗粒。病变为孤立的结节样,中央凹陷,呈火山口状,充满角化物,由于重力作用,可导致上睑下垂或睑外翻,偶有眼睑破坏性改变。多发性角化棘皮瘤与皮脂腺新生物有关。

显微镜下鳞状上皮细胞呈杯状隆起,中央为角化蛋白。增生的上皮内可见由坏死性角化细胞和中性粒细胞形成的微观脓肿。病变的基底部向深部浸润,炎性反应常常将病变与其下方的真皮分隔开。可有非典型增生,与鳞状细胞癌鉴别困难,故有人认为角化棘皮瘤是一种低度恶性的鳞状细胞癌。

鉴别诊断包括鳞状细胞癌、基底细胞癌、寻常疣、传染性软疣、反转性滤泡性角化病和皮脂溢性角化病。由于病变具有沿神经和肌肉内播散的倾向,故治疗应彻底切除病变,也有应用放射治疗或病变内注射氟尿嘧啶治疗角化棘皮瘤的报道。

四、皮脂溢性角化病

皮脂溢性角化病(seborrheic keratosis)(也称基底细胞乳头状瘤、皮脂溢性疣、老年疣)是发生于中老年人眼睑和面部最常见的良性皮肤病变,也可见于躯干和四肢。病变呈褐色或深棕色、边界清楚的分叶状(偶有乳头状)赘生物,病变轻度隆起,表面质脆,富有油脂,可单发或多个。大小从几毫米至几厘米不等。一般来说,皮脂溢性角化病不属于癌前病变,但如果同时伴有全身改变,如 Leser-Trélat 征,可使该病变的大小和数量快速增加,预示着潜在恶性的可能。一种变异的皮脂溢性角化病称黑质丘疹样皮肤病,病理组织学表现与皮脂溢性角化病相似,主要发生于有色人种。病变常发生在面颊部和眶周,呈多发的色素性丘疹。

病理组织学上，有乳头瘤状外形，在皮肤表面如"纽扣"状，由增生的细胞组成，这些细胞和正常基底细胞相似，称为基底样细胞。病变中含有充满角化蛋白的囊性包涵体。依照其组织学特点，病变分为三种组织学类型：角化过度型、棘皮症型和腺样型。角化过度型比棘皮症型更多地呈乳头瘤性，而棘皮症型则表皮明显增厚。腺样型中角化较少，而有长的分支状上皮性条索，由双排基底样细胞组成。

鉴别诊断包括痣、寻常疣、光线性角化病、色素型基底细胞癌和恶性黑色素瘤。皮脂溢性角化病的治疗方法包括冷冻、二氧化碳激光和手术切除。

五、反转性滤泡性角化病

反转性滤泡性角化病（inverted follicular keratosis）为良性病变，表现为结节状或疣状角化性肿块，可含有色素，外观如同黑色素性病变、寻常疣或皮脂溢性角化病，边界清楚。常见于中老年人眼睑或面部，且多数发生在睑缘。

病理组织学上，上皮显示分叶状棘皮症，其间基底样成分和鳞状成分均增生，也可见皮层松解区。细胞团中心可见鳞状上皮角化灶，细胞分化好，角化不全细胞无异形性。过去曾认为反转性滤泡性角化病是一种与毛囊有关的角化病，但连续切片未显示与毛囊有明确关系，因此有人提出该病应为基底鳞状细胞棘皮症。但大多数皮肤病理学家认为是受激惹的皮脂溢性角化病的一种形式。

治疗方法包括手术切除或冷冻，如切除不完全有复发倾向，因此临床有时误诊为鳞状细胞癌。

六、良性苔藓样角化病

该病于1966年由Lumpkin和Helwig命名为孤立性扁平苔藓，后来Shapiro和Ackerman又将其称为孤立性扁平苔藓样角化病。病变呈孤立的硬结或硬斑，直径5～20mm不等。表面光滑或有疣状突起，发生于皮肤裸露区，也可见于其他部位。有报道在138例良性苔藓样角化病中，头颈部受累者55例（40%）。病理组织学上，该病与扁平苔藓极其相似，表皮内嗜酸性细胞增多，有不规则的棘皮症伴角化不良区。真皮内含有束状单核细胞浸润并包绕表皮，常可见胶质体，直接免疫荧光检查可见这些胶质体内含有IgM和纤维蛋白原。良性苔藓样角化病可自发消退。

七、光化性角化病

光化性角化病（actinic keratosis）是一种最常见的皮肤癌前病变。多见于中年人，长期阳光暴晒而无适当的保护措施是该病的诱因。病变发生在皮肤裸露区，常常累及面部、手背和头皮，眼睑发生者较少见。病变呈多发，扁平丘疹样，伴有粘连性白斑。据报道，12%～20%未经治疗的病例发展成鳞状细胞癌。起源于光化性角化病的鳞状细胞癌预后较好，发生转移者仅占0.5%。

显微镜下，光化性角化病表现为过度角化、角化不全和角化不良。表皮萎缩或变薄也常常存在。表皮深层的非典型角化细胞形成芽体深入乳头状真皮内。其下方的真皮常含有慢性炎症。根据组织学特点，光化性角化病分为三型：肥大性、萎缩性和间变性，也有人将孤立的扁平苔藓样角化病称为第四型。其组织学诊断特征是在鳞状细胞癌的周边部存在光化性角化性改变。

治疗方法包括手术切除或冷冻。

八、大细胞棘皮瘤

大细胞棘皮瘤（large cell acanthoma，LCA）于1970年首先由Pinkus提出，认为是一种良性表皮新生物。该病多发生于中年人，皮肤裸露区，女性多见。表现为轻度角化的孤立性病变，直径小于10mm。病变呈灰白色、增厚的蜡状斑块，表面角化过度且无血管。也有报道病变呈多发性。头颈部多见（40.5%），其余为上肢（30.4%）、躯干（17.3%）和下肢（11.5%）。组织学表现类似光化性角化病、皮脂溢性角化病、Bowen病或扁平苔藓样角化病，其特征为良性表皮角化细胞增生，表皮棘皮症呈边界清楚的斑块，颗粒层比较明显，基底细胞层色素较多，真皮层有淋巴细胞浸润。大细胞棘皮瘤可手术切除或冷冻治疗，预后良好。

九、色　素　痣

色素痣（nevus）是一组临床表现不尽相同的病变，共同病理基础为痣细胞（一种特殊类型的黑色素细胞）增殖，形成巢样结构，多发生于眼睑或睑缘皮肤。根据组织学发生部位，色素痣可主要分为五种类型：①交界痣（junctional nevus）；②复合痣（compound nevus）；③皮内痣（intradermal nevus）；④蓝痣（blue nevus）；⑤先天性眼皮肤黑色素细胞增多症（congenital oculodermal melanocytosis）。

（一）交界痣

交界痣起源于表皮深层和真皮的交界部位，其外观扁平，略呈棕色，边界清楚。该型痣可进展为恶性黑色素瘤。病理组织学上可见细胞核呈多形性、染色过深、有丝分裂增多以及炎性反应。尽管病变与表皮相连，但痣细胞有时深入真皮，故有些痣在一个部位为交界痣，而在另一个部位则属于复合痣。

（二）皮内痣

皮内痣为临床最常见的痣。病变隆起，有时呈乳头瘤状，很少有色素，如有色素则为棕或黑色。病理组织学可见痣细胞完全在真皮内，细胞呈正常极性，即由浅逐渐向真皮内深入时，其核逐渐变小、变薄或呈梭形，颜色渐变深，病变内无炎性细胞。该型痣恶性变可能性小，可随访观察，出于美容的目的可以手术切除。

（三）复合痣

复合痣具有交界痣和皮内痣的特点，痣细胞可从表皮深入真皮。该型痣比交界痣多见，可有恶性变。有时复合痣可同时累及上下眼睑相对应的部位（图3-28）。病理组织学上，真皮成分显示正常极性，即近表皮的细胞较大，呈圆形，颜色较浅。痣细胞还可侵犯毛囊、汗腺等皮肤附属器。

梭形细胞痣又称青年性"黑色素瘤"，是复合痣的特殊型，主要影响儿童和年轻人。临床上为孤立的穹形结节，累及面部或四肢。组织学上有梭形细胞，并有上皮样细胞混杂，很像恶性黑色素瘤，但病理形态上呈良性。

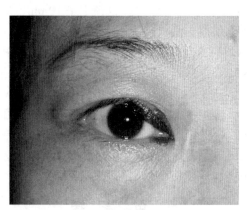

图3-28 复合痣外观像
上下睑相对应部位皮肤棕褐色隆起

（四）蓝痣

组织学上，蓝痣的痣细胞在真皮内，为细长梭形，其分支突起比一般痣细胞大，位置较其他痣更深，起源于深部真皮层的黑色素细胞，因此病变呈蓝色或灰色外观。蓝痣为扁平或轻微隆起的斑块，境界孤立，直径多小于1cm，一般出生时即有色素。如痣细胞丰富，病变体积较大，呈结节状或分叶状，则称为细胞性蓝痣（cellular blue nevus），具有低度恶性变潜能，文献曾报道2例细胞性蓝痣发展为黑色素瘤，并发生眼眶蔓延和颅内转移。而蓝痣则无恶性潜能。

（五）先天性眼皮肤黑色素细胞增多症

又称太田痣（nevus of Ota），是围绕眼眶、眼睑和眉部皮肤的一种蓝痣，伴有同侧结膜蓝痣和葡萄膜弥散性痣，是一种沿三叉神经分支分布的先天性皮肤色素过度沉着。病理显示眼睑和面部皮肤的黑色素细胞位于真皮的浅层。多见于有色人种，皮肤病变一般不发生恶变，仅发生于白人时病变才有恶性潜势，可恶变为黑色素瘤。

十、眼睑附属器肿瘤

（一）毛发上皮瘤（trichoepithelioma）

为单独或多发结节，好发于面部，可为常染色体不完全显性遗传，于青春期开始。表现为高出皮面的小黄色或肉色结节，一般长大至数毫米。

组织学上，可见多数鳞状细胞囊肿，即毛囊，由基底样细胞包围完全角化中心组成，代表不成熟的毛发结构。典型的角化是突然的、完全的，可与鳞状细胞癌角化珠鉴别，后者为逐渐的、不完全角化。

治疗以手术切除为主，多发病灶也可以进行激光或者磨削治疗。

（二）毛发腺瘤（trichoadenoma）

是一种临床比较少见的发生于面部及眼睑皮肤的良性肿瘤，位于眼睑者病变如同基底细胞癌，好发于老年人。组织学上，病变位于真皮内，呈囊状，内含角蛋白，周围绕以增生的嗜酸性表皮样细胞。

对于该瘤可以观察，美容需要可以进行手术切除。

（三）汗管瘤（syringoma）

是常见的眼睑良性分泌性肿瘤，多于女性青春期发病，表现为下睑或者面颊部的散在多个细小蜡黄色结节，直径1～2mm。病理检查可见每个小结节由埋在致密纤维基质内的小管组成，小管内衬多排上皮细胞，管腔内可能有黏液样物质或者角化蛋白。

对于该疾病的治疗，由于病变弥散，手术切除困难，可用铒激光或超脉冲二氧化碳激光治疗，但容易复发。

十一、血 管 瘤

眼睑血管瘤（hemangioma of eyelid），过去常称为毛细血管瘤（capillary hemangioma），是一种错构瘤，可为先天性或后天性，多于婴幼儿期或胚胎期发病，而到成人期可完全或部分消退。典型的病变呈紫红色，轻微隆起，质软，表面有小凹陷（图3-29）。单纯发生于眼睑者，多在1岁后停止增长，以后逐渐消退。病变累及眶内者，自发消退者少见。退行期病变颜色变浅，表面皮肤发皱。根据血管瘤的位置可分为表浅型（superficial）、深在型（deep）、结合型（combined）和复合型（complex）。

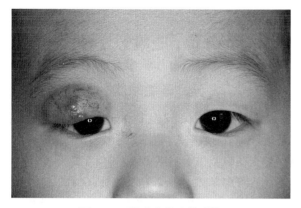

图 3-29 眼睑血管瘤外观像
右眼上睑皮肤紫红色隆起

超声检查显示病变形状不规则，边界不清楚，内回声多少不等，强弱不一，具有可压缩性。病变内部有弥漫分布的红蓝血流，呈快速流动的动脉频谱。CT显示眼睑肿大，呈高密度块影，形状不规则，边界不清楚（图 3-30）。MRI检查病变为异常信号，边界甚为清楚。在 T_1WI 为中信号，T_2WI 为高信号。

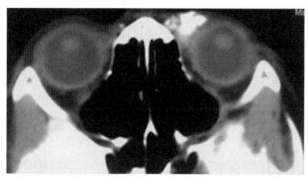

图 3-30 血管瘤水平 CT
左眼睑内侧软组织高密度影，形状不规则，均质

组织学上，病变由毛细血管小叶混杂疏松纤维性间隔组成。早期不成熟病变显示肥大内皮细胞。退行期间质纤维化，纤维隔增厚，毛细血管腔最后完全闭塞。

如肿瘤范围较小，可随访观察，可望 1 岁以后肿瘤消退。如肿瘤生长迅速，引起上睑下垂，遮盖瞳孔，应及时治疗。主要为保守治疗，口服肾上腺皮质激素被公认为一线治疗方案。肿瘤内注射肾上腺皮质激素或平阳霉素，或两者交替使用，可使毛细血管内皮细胞变性，管腔闭塞。冷冻、注射硬化剂或放射治疗副作用大，往往引起严重的功能和外观改变，需谨慎选择。最近有报道口服小剂量普萘洛尔治疗毛细血管瘤，肿瘤部分或完全消退，且副作用小，但还需进一步临床试验提供循证医学依据。对于保守治疗无效的少数病例，可考虑手术治疗。

十二、血 管 畸 形

血管畸形（vascular malformation）是一类先天性的血管病变，发病率约为 1.5%，好发于体表，表现为质地柔软、具有压缩性的肿块，与眼睑血管瘤不同，它生长缓慢，没有自发消退的倾向。长期以来，血管畸形的命名和分类都较混乱。1971 年国际血管疾病分类讨论会（ISAN）上，将血管畸形分为动脉型、静脉型、动静脉型、淋巴型及混合型。

病理学上，血管畸形的病变部位拥有成熟的内皮细胞，内皮细胞的生长速度与正常类似，其病变是由于在血管生成过程中血管内皮上的受体、配体调节异常阻碍血管生成所致。

眼睑部位的血管畸形以静脉畸形（venous malformation）多见，按血流高低，将静脉畸形分为高流型与低流型，前者体位移动试验阳性，因此也称为扩张型，后者无明显改变，称为非扩张型。眼睑静脉畸形表现为质软、紫红色皮肤结节，可单纯累及眼睑，也可同时累及眼睑皮肤、结膜及眼眶深部，病变往往边界不清（图 3-31）。彩色多普勒超声可探测病灶内的血流情况。CT 检查多弥漫性病变，常浸润性生长；形态不规则，边界不清，低流型常见静脉石（图 3-32）。MRI 检查 T_1WI 为中信号，T_2WI 为高信号，高流型病变对比成

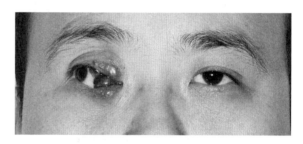

图 3-31 眼睑静脉畸形
右眼睑内眦部结膜深色肿物、边界不清

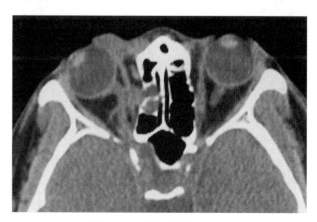

图 3-32 静脉畸形水平 CT
右眼睑内侧软组织密度影，形态不规则，边界不清楚

像后信号可明显增强，加压后病变范围扩大。孤立微小病变可手术切除，但多数病变需结合硬化、激光和手术等方法进行综合治疗，尤其是高流病变，单一方法治疗效果不佳。手术切除联合脉冲染料激光治疗能有效减少手术出血量，缩短手术时间并且促进病变纤维化，已得到广泛应用。低流静脉畸形病灶内注射平阳霉素治疗也取得明显疗效。使用如无水乙醇或生物胶水等强效硬化剂进行介入治疗，由于存在视力丧失的风险，应谨慎选择。

海绵状静脉畸形（cavernous venous malformation）是一种特殊类型的低流速静脉畸形，过去称为海绵状血管瘤，是成年人中最常见的良性原发性眼眶血管性病变，但发生在眼睑比较少见。表浅的病变显示为蓝色，深部病灶皮肤很少变色，瘤体中还有一个或者多个有弹性的结节存在。组织学上海绵状静脉畸形边界清楚，有完整包膜，瘤体内有扩大的血管腔隙，充满血液，腔壁内衬扁平的内皮细胞，纤维间隔将病变分割成不规则的小叶，因此病变像海绵状多腔结构，间质内有炎症细胞，也可见静脉石。大多数的眼睑海绵状血管畸形需要手术切除，由于有完整包膜，手术能完整切除，术后很少复发。

十三、黄　色　瘤

黄色瘤（xanthelasma）也称睑黄疣，最常见于中老年人的上睑内侧，双侧对称，也可单侧发病，与脂肪代谢有关，如高血脂、高胆固醇、肥胖或心血管病等有关。

临床表现为逐渐增大的无痛性眼睑内侧皮肤扁平黄色斑，与周围正常皮肤分界清楚（图3-33）。病理学上表现为皮肤浅层内灶状含脂组织细胞聚积，围绕血管和乳头网状真皮附件结构，病变从不蔓延至皮下。

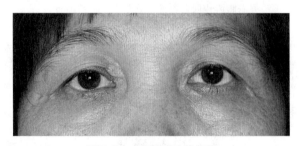

图3-33　双侧眼睑黄色瘤

出于美容目的可以进行手术切除，切除时要包括全层皮肤，范围稍大于病变与正常皮肤的分界线，否则容易复发。同时应该嘱患者注意饮食调配，减少脂肪油脂的摄入。保守治疗可以采取肝素多次小剂量注射于黄色瘤下方。

第二节　眼睑恶性肿瘤

一、基底细胞癌

基底细胞癌（basal cell carcinoma）为最常见的眼睑恶性肿瘤，占眼睑恶性上皮性肿瘤的85%～95%，95%以上病变发生于中老年人，平均年龄60岁，无性别差异。肿瘤来源于表皮基底层细胞，紫外线照射为其最重要的危险因素。病程较长，最长可达20年。基底细胞癌常与其他疾病有关，如皮肤纤维瘤、肥大性酒糟鼻等。组织学上可分为：①结节溃疡型；②色素性；③硬斑或硬化型；④表浅型；⑤纤维上皮瘤；⑥痣样基底细胞癌综合征；⑦线状基底细胞痣；⑧普通滤泡性基底细胞痣。绝大多数病变属于前4型，后2型非常少见。

【临床表现】　肿瘤多发生于下睑内侧，约占全部病例的2/3，内眦部和上睑各占15%，外眦部最少，约为5%。结节溃疡型基底细胞癌临床最为多见，外观呈坚硬的珍珠样结节，表面毛细血管扩张。随着结节逐渐长大，中央发生溃疡，周围边缘隆起，类似于侵蚀性溃疡（图3-34）。色素型基底细胞癌形态学上与结节溃疡型相似，但有黑色素沉着，可被误诊为恶性黑色素瘤。此二型基底细胞癌在发病年龄、性别、位置、病程和复发率方面无明显差异。

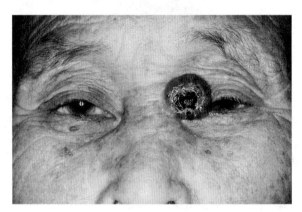

图3-34　结节溃疡型基底细胞癌
左上睑内侧结节性肿物，中央发生溃疡，周围边缘隆起

硬斑或硬化型基底细胞癌呈灰白色硬性斑块，边界不清。由于呈扁平状，临床上不易被发现，然而，该型病变具有侵袭性，可以侵及深层的真皮，也可侵入眼眶和鼻窦。结节溃疡型、色素型和硬化型易发生于面部。表浅型可发生于眼睑，但更多见于躯干，外观呈红斑鳞屑样斑块，可向周围扩散，边界尚清。可伴

有浅表溃疡和结痂。

痣样基底细胞癌综合征是一种常染色体显性遗传性疾病，其发生率不足 1%，临床表现为眼睑、面部和躯体多发性基底细胞癌、颌骨囊肿、骨骼、神经系统及内分泌系统异常等。该病于 1960 年首先由 Gorlin 和 Goltz 报道，故又称为 Gorlin-Goltz 综合征。

眼睑基底细胞癌可沿结膜侵犯泪道，并向眼眶和鼻腔蔓延，侵犯眼内者少见。

【病理】 基底细胞癌起自表皮基底细胞层的多能性原发上皮生发细胞，根据细胞分化程度可分为未分化型和分化型。未分化型由实性上皮性小叶构成，细胞和正常表皮的基底细胞相似，有一大的卵圆形或长形核，胞质较少，在光镜下基底细胞癌的细胞不显示细胞间桥。癌细胞核较为一致，无退行变，无异常的有丝分裂。癌细胞团的外围细胞排列成栅栏状。基质中有很多幼稚的成纤维细胞，并有大量糖胺聚糖。制片后，糖胺聚糖收缩，在切片中基质和癌细胞团可部分或全部分开。这一特征有助于与鳞状细胞癌相鉴别。炎性细胞浸润可很轻微或无。

分化型基底细胞癌可显示向皮肤附属器，即毛发、皮脂腺、顶浆腺和外分泌腺分化。向毛发分化的称为角化型，向皮脂腺分化的为囊性，向分泌腺分化的为腺样。另有一型为纤维化基底细胞癌，其结缔组织比其他型明显增多。在致密的纤维性基质中，可见癌细胞紧密聚积在一起，呈长条索状，只有 1～2 层细胞。瘤细胞条索向真皮侵犯。

【影像学检查】 影像学检查的价值在于观察病变侵犯范围和骨骼改变。

1. 超声检查　于病变表面直接探查，可见形状不规则占位病变，边界不清，内回声中等，分布不均。CDI 可见肿瘤内部血流丰富。

2. CT 检查　眼睑不规则增厚，边界不清，均质（图 3-35）。此外，CT 可以显示肿瘤眶内入侵的深度和骨骼破坏。

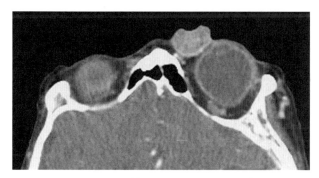

图 3-35　基底细胞癌水平位 CT
左眼睑内侧形状不规则病变，边界清楚，均质

【诊断和鉴别诊断】 根据临床表现，如结节溃疡型具有边缘隆起和中央溃疡的特性，色素型可见色素沉着。影像学检查有助于确定病变范围，深度和局部周围组织浸润和侵犯情况。但明确诊断还需活检经病理组织学确诊，术中冷冻切片病理检查是目前常用的方法。

基底细胞癌需与黑色素瘤、鳞状细胞癌、睑板腺癌、乳头状汗腺腺瘤等眼睑良、恶性肿瘤相鉴别。

【治疗】

1. 手术切除　基底细胞癌属于低度恶性的肿瘤，因此手术切除是治疗眼睑基底细胞癌的主要方法，手术切除范围应足够大，祛除所有肿瘤组织，同时尽可能地保留正常眼睑组织。由于癌细胞向周围浸润超出临床上所显示的正常边缘，最好采用 Mohs 法显微手术技术或术中冷冻切片监测切除标本的边缘，以确定肿瘤完全切除，减少复发。

2. 放射治疗　大多数基底细胞癌对放射治疗有效，尤其是复发病例或病变位于内眦部者可选择应用，放射量为 40～70Gy，有报道眼睑基底细胞癌侵犯眼眶者，应用敷贴器进行内放射治疗，取得较好疗效。但无论哪种放射治疗，都应掌握放射剂量，以避免放疗并发症。临床常见的眼部并发症包括放射性角膜炎、白内障、睫毛秃、皮肤色素脱失、放射性视神经病变等。硬化型基底细胞癌对放射治疗不敏感。

3. 冷冻疗法　适应证为：①有凝血功能障碍或因全身疾病而不能手术者；②患者不同意手术；③痣样基底细胞癌综合征；④着色性干皮症；⑤肿瘤位于内眦部，手术后易引起功能障碍和畸形者；⑥硬化型或复发性肿瘤。冷冻治疗的优点为冷冻对病变组织和周围正常组织有一定区别，因此冷冻后肿瘤消失，但眼睑不变形或很轻微畸形；由于冷冻阻塞瘤体周围的血管，可防止癌细胞扩散和转移。应用接触性探头直接置于肿瘤表面，比喷射冷冻疗效显著提高，并能随时调整冷冻时能量。冷冻治疗的缺点为治疗区皮肤有色素过度沉着和色素脱失现象，留有持久的白斑。

4. 光化学疗法　是利用光敏剂血卟啉衍生物对瘤细胞有特殊亲和力，在激光照射下，经过一系列化学反应，发生氧化作用，破坏癌细胞膜，使癌细胞坏死。同时血管基质也受到破坏，使肿瘤发生变性坏死。主要并发症为过敏反应，日光照射后，全身肿胀，或皮肤发生水疱。

另外，有报道一些新方法辅助治疗基底细胞癌，如应用干扰素 α-2b 或 δ- 氨基乙酰丙酸，但疗效不确切。如发生眼眶蔓延，应行眶内容切除术。

肿瘤切除完全者局部复发率约为 4.2%。可发生淋巴道转移，但较为少见，血行转移更为罕见。远处转移发生率为 0.028%～0.55%，最常见的转移部位为肺、骨骼、淋巴结、肝脏、脾脏和肾上腺。转移后平均生存时间为 1.6 年。

二、鳞状细胞癌

　　眼睑鳞状细胞癌（squamous cell carcinoma）比较少见，约占眼睑上皮性肿瘤的 5%，其发生率与基底细胞癌之比为 1:39，病变可自行发生，也可起源于已有的病变，如上皮内癌、光化性角化病及放射治疗后。鳞状细胞癌的发生与紫外线照射和着色性干皮症有密切关系。该肿瘤恶性程度较基底细胞癌高，发展快，可破坏眼球，侵入眶内，经淋巴转移至全身。

　　【临床表现】　鳞状细胞癌多发生于老年人，累及下睑者较多（图 3-36），但位于上睑和外眦者比基底细胞癌多见。肿物呈硬性斑块状或结节状，边缘不整齐，常有溃疡，病变可累及睑缘。分化好的病变呈灰白色肉芽肿样外观。肿瘤晚期，因为组织遭受癌细胞破坏，继发感染后，发出恶臭，癌细胞可以沿淋巴道远处转移。

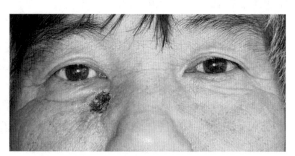

图 3-36　鳞状细胞癌
右下睑内侧肿物呈硬性斑块状，边缘不整齐，有溃疡

　　【病理】　组织学上，根据肿瘤分化程度可有不同的表现。分化好的肿瘤，细胞为多边形，有丰富的嗜伊红胞质，可观察到角化不良细胞，有角化珠形成。核明显，染色深，可见细胞间桥。而在分化低的肿瘤角化细胞和细胞间桥少见。

　　【治疗】　早期眼睑鳞状细胞癌少有转移，预后较好，尤其是起自光线性角化病者，广泛切除肿瘤组织，特别是应用 Mohs 技术或在冷冻切片检查监控下手术完全切除肿瘤，术后复发率低。对于肿瘤大，范围广的患者，除了手术切除以外，还应进行放射治疗。分化程度越低的肿瘤对放疗越敏感，因此对于 70% 的分化良好的鳞癌，放射治疗只能作为手术以后的辅助治疗。对于癌组织已经侵及眶内，应作眶内容切除术，术后再行放射治疗。少数肿瘤已经出现颅内转移的患者，或者远处转移的患者，可以采用化学治疗。

三、眼睑皮脂腺癌

　　眼睑皮脂腺癌（sebaceous gland carcinoma）常起源于睑板腺和睫毛的皮脂腺（Zeis gland），极少数来源于泪阜和眉弓皮肤的皮脂腺。在我国占眼睑恶性肿瘤的第二位，该病多发生于中老年人，女性多见，发生于 40 岁以前者多有眼部放射治疗史。上睑病变占 2/3。

　　【临床表现】　皮脂腺癌临床表现呈多样化，疾病初期为眼睑内坚韧的小结节，与睑板腺囊肿相似。以后病变逐渐增大，睑板呈弥漫性斑块状增厚，睑结膜相对处呈黄色隆起（图 3-37）。如起自皮脂腺，则在睑缘呈黄色小结节，表面皮肤正常。患者一般无明显自觉症状，或仅有眼睑沉重感，但当睑结膜受累时，可出现明显的刺激症状，表现为乳头状结膜炎。病变早期常被误诊为睑板腺囊肿或睑结膜炎，因此中老年患者在行睑板腺囊肿摘除后应行病理检查排除皮脂腺癌的可能。分化程度较低的皮脂腺癌通过淋巴管可以较早向耳前淋巴结和颌下淋巴结转移。

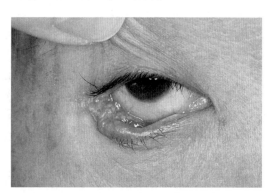

图 3-37　眼睑皮脂腺癌
下睑外侧睑板呈弥漫性斑块状增厚，睑结膜相对处呈黄色隆起

　　【影像学检查】　超声直接探查显示病变区形状不规则，内回声中等，分布不均，有块状回声，颈部、颌下淋巴结超声检查可观察肿瘤有无局部淋巴结转移，为指定治疗方案提供依据。CT 影像显示眼睑不规则高密度块影，后界清楚，范围明确（图 3-38）。

　　【病理】　组织学上，肿瘤由不同分化程度的细胞组成小叶状。分化好的区域常在肿瘤细胞小叶中心，肿瘤细胞呈皮脂性分化，有丰富的精细的空泡状胞质，核位于中央或稍向周边移位。分化不好的肿瘤显示退行发育，大多数细胞呈多形性核，有明显的核仁，胞质少。核有丝分裂活动中等度增加。有丝分裂常不典型，且奇形怪状。冷冻切片用油红 O 作脂肪染色，有助于明确诊断。

　　肿瘤可以上皮内方式扩散，侵犯表面上皮，呈单个细胞或小细胞巢，缺少细胞间桥，压挤邻近上皮细胞，

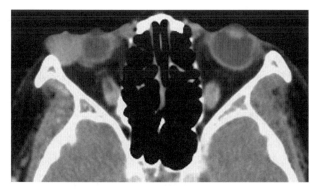

图 3-38 皮脂腺癌水平 CT
右外侧眼睑不规则高密度块影，后界清楚，范围明确

呈 Paget 样扩散。另有一型由瘤细胞整层厚度替代表面上皮。

【治疗】 以手术切除为主，术中以 Mohs 法切除肿瘤并病理监测切除边缘是否已无肿瘤细胞。肿瘤较大，或复发性肿瘤，或累及球结膜和眼眶，应行部分或全眶内容切除术；如有区域淋巴结播散，则行局部区域淋巴结清扫术。

对于有手术禁忌证或局部切除术后复发者，可行眼部放射治疗，但放射剂量需在 50Gy 以上才有治疗作用。单纯放射治疗，肿瘤往往在 3 年内复发。

应用低浓度丝裂霉素点眼，对皮脂腺癌侵犯结膜者有治疗作用。

【预后】 患者的预后取决于肿瘤的分化程度、侵犯范围和治疗及时与否。皮脂腺癌有结膜受累者预后不佳，往往需要眶内容切除。皮脂腺癌患者中需眶内容切除者约占 23%，死亡率为 9%～14%。

四、黑 色 素 瘤

黑色素瘤（melanoma）是一种恶性、黑色素细胞增生、侵袭性病变，由神经嵴来源的表皮内黑色素细胞新生物性转化所致。眼睑黑色素瘤约占眼睑恶性肿瘤的 1%，虽然发病率相当低，但其复发、转移和死亡率均较高，所有皮肤癌死亡病例中，几乎 2/3 是黑色素瘤所致。容易发生黑色素瘤的危险因素包括先天性或发育异常的痣、黑斑病等，以及过度的阳光照射、家族史、年龄和种族等。

【病理和临床表现】 原发于眼睑的黑色素瘤在临床特征、病理组织学所见、生物学行为和预后等方面与其他部位皮肤黑色素瘤基本相同。目前认为皮肤黑色素瘤分为四型。

1. 小痣恶性黑色素瘤（lentigo malignant melanoma）小痣恶性黑色素瘤主要发生在老年人皮肤暴露部位，位于眼睑者下睑和眦角部位比较多见。其前期病变为恶性小痣，呈扁平斑块，边界不清，有不同程度的色素沉着。病变有一个较长时期的原位发展阶段，此时色素可向周围蔓延 6～7cm 直径（水平生长期），并可持续多年。疾病可以持续生长，也可自发消退，同时伴有色素的改变。病理组织学上，在整个表皮基底细胞层内有不典型多形性黑色素细胞弥散性增生，延伸至毛发皮脂结构外鞘。向真皮侵犯时（垂直生长期），病变隆起，形成深棕色至黑色结节，由束状梭形细胞构成。

2. 表浅扩散性黑色素瘤（superficial spreading melanoma） 与小痣恶性黑色素瘤不同，这一型主要发生在中年人（平均年龄 50～60 岁），病变较小（平均直径 2.5cm）。其典型改变为播散性色素斑块，颜色不一，边界不清，但可触及。病变快速发展为侵犯期时，出现丘疹和结节，有不同程度的色素沉着。自发消退的部位可见灰白色或蓝灰色色素脱失区。显微镜下，表皮成分由不典型黑色素细胞构成，单个或呈巢状分布。侵犯期的瘤细胞大小和形状有变异，可为上皮样、梭形、痣样或混合型。

3. 结节性黑色素瘤（nodular melanoma） 常见于40～50 岁中年人，男女之比为 2∶1。病变呈蓝黑色或无色素性的小的有蒂结节，可迅速发展至 1～3cm，常伴有溃疡和出血（图 3-39）。病理组织学上，细胞失去正常极性，侵犯其上面的上皮。如仅上皮被侵犯，即为表浅扩散性黑色素瘤。若同时真皮也被侵犯，则为结节性黑色素瘤。瘤细胞不典型，核与胞质比增加，可有有丝分裂像及大的不正常细胞。常可见到其下有淋巴细胞浸润。

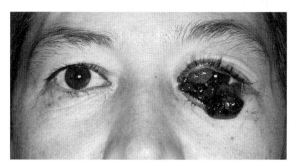

图 3-39 结节性恶性黑色素瘤
左眼睑呈蓝黑色迅速生长的结节伴有溃疡和出血

4. 起自痣的黑色素瘤 各种类型恶性黑色素瘤的发生均与先前存在的痣有关，特别是那些完全位于表皮内者。约 50% 的表浅扩散性黑色素瘤和 20% 的结节性黑色素瘤伴同痣而发生。色素痣向恶性黑色素瘤转化可有以下表现：①颜色的改变，特别是红、白和蓝色，以及突然变深暗；②大小改变；③表面特征的改变，如结痂、渗出、出血或溃疡；④质地改变，尤其是变软

或脆；⑤症状改变，如痛、痒或压痛；⑥形状改变，如原先扁平病变迅速隆起；⑦四周皮肤的改变，如红、肿或出现卫星病变。

皮肤恶性黑色素瘤按侵袭深度分级 Clark（1969 年），分为 5 级。分级越高预后越差。

Ⅰ级：瘤细胞限于基底膜以上的表皮内。

Ⅱ级：瘤细胞突破基底膜侵犯到真皮乳头层。

Ⅲ级：瘤细胞充满真皮乳头层，并进一步向下侵犯，但未到真皮网状层。

Ⅳ级：瘤细胞已侵犯到真皮网状层。

Ⅴ级：瘤细胞已穿过真皮网状层，侵犯到皮下脂肪层。

按垂直厚度分级 Breslow（1970 年），根据显微镜下测量的黑色素瘤最厚部分（从颗粒层到黑色素瘤最深处的厚度），分为 5 级：＜0.75mm、0.76～1.50mm、1.51～3.00mm、3.01～4.50mm 和 ＞4.50mm。厚度越大预后越差。

【治疗】 恶性黑色素瘤为恶性程度极高的肿瘤，应大面积广泛切除。切除范围与肿瘤的高度有关，肿瘤高度 ＜2mm 时，切除肿瘤及其周边 5mm 正常皮肤即可；当肿瘤高度 ≥2mm 时，其周边皮肤应切除 10mm 以上。肿瘤累及眶内，应行眶内容切除术。肿瘤深度 ＞1.5mm，有淋巴或血流扩散的可能，可考虑行区域淋巴结清扫。发生远处转移病例应在原发灶彻底切除后给予化疗。由于恶性黑色素瘤的生物学行为极为活跃，手术切除可能刺激肿瘤细胞增生和转移，近年来对颌面部恶性黑色素瘤已经不主张单纯手术切除，而是采用手术、冷冻、免疫、化疗、生物治疗等综合治疗模式。

传统观点认为恶性黑色素瘤对放射治疗不敏感，近来有研究表明，应用 ^{125}I 敷贴器固定于病变周围进行局部放射治疗，同时注意保护角膜和晶状体，具有较好疗效。但可引起眼睑萎缩、睫毛秃、干眼、白内障、角膜溃疡等放射性并发症。冷冻治疗对结膜黑色素瘤的治疗有辅助作用，但对眼睑皮肤黑色素瘤无效。

【预后】 肿瘤侵犯的范围、水平、深度、是否有溃疡形成以及有无远处转移情况都影响恶性黑色素瘤的预后。肿瘤病变侵犯范围大、分级高、垂直厚度大、有溃疡形成、有远处转移者预后差。皮肤恶性黑色素瘤基底有浓密的淋巴细胞浸润，表明预后较好；炎性细胞浸润愈浓密，预后愈好，而不伴有炎性细胞浸润者死亡率较高。

五、神经内分泌癌

又称为眼睑 Merkel 细胞癌，多见于老年人，好发于头颈部，有 10% 的患者出现在眼睑和眉弓处。为一种透明的、无树突的椭圆形肿瘤，位于真皮内，邻近毛囊，与神经末梢形成复合物。

临床表现为紫红色或者蓝红色皮肤结节，可见表面扩张的毛细血管。病理可见排列成巢状或者小梁状的瘤细胞呈椭圆形或者圆形，核分裂象多，胞质少，属于高度恶性肿瘤。

早期诊断、早期治疗是关键，手术切除时应扩大范围，进行广泛切除，否则术后容易复发和转移。

（范先群 张 虹 郑邦和）

主要参考文献

1. 范维科. 现代肿瘤学基础. 北京：人民卫生出版社，2005：55-59.

2. 范先群. 眼整形外科学. 北京：北京科学技术出版社，2009：179-19.1

3. 倪卓. 眼的病理解剖基础与临床. 上海：上海科学普及出版社，2002：36-67.

4. Grossniklaus HE, Wojno TH, Yanoff M, et al. Invasive keratoacanthoma of the eyelid and ocular adnexa. Ophthalmology, 1996, 103：937-941.

5. Chevez P, Patrinely JR, Font RL. Large cell acanthoma of the eyelid. Arch Ophthalmol, 1991, 109：1433-1434.

6. Greene AK. Current concepts of vascular anomalies. J Craniofac Surg, 2012, 23：220-224.

7. Harris GJ. Orbital vascular malformations: a consensus statement on terminology and its clinical implications. Orbital Society. Am J Ophthalmol, 1999, 127：453-455.

8. Fenton S, Kennedy S, Moriarty P. The role of interferon alpha 2b as an adjunctive treatment in the management of aggressive basal cell carcinoma of the eyelids. Acta Ophthalmol Scand, 2002, 80：674-675.

9. Donaldson MJ, Sullivan TJ, Whitehead KJ, et al. Squamous cell carcinoma of the eyelids. Br J Ophthalmol, 2002, 86：1161-1165.

10. Cruz OA, Patrinely JR, Stal S, et al. Periorbital giant congenital melanocytic nevus. Arch Ophthalmol, 1992, 110：562-563.

11. Gunduz K, Shields JA, Shields CL, et al. Periorbital cellular blue nevus leading to orbitopalpebral and intracranial melanoma. Ophthalmology, 1998, 105：2046-2050.

12. Wong CS, Strange RC, Lear JT. Basal cell carcinoma. BMJ, 2003, 327：794-798.

13. Vaziri M, Buffam FV, Martinka M, et al. Clinicopathologic features and behavior of cutaneous eyelid melanoma. Ophthalmology, 2002, 109：901-908.

14. Stannard CE, Sealy GR, Hering ER, et al. Malignant melanoma of the eyelid and palpebral conjunctiva treated with iodine-125 brachytherapy. Ophthalmology, 2000, 107:951-958.

15. Jia R, Zhu H, Lin M, et al. Clinicopathological characteristics and surgical outcomes of divided nevus of the eyelids: a decade's experience on 73 cases. Ann Plast Surg, 2012, 68:166-170.

16. Xu X, Jia R, Zhou Y, et al. Investigation of vasculogenic mimicry in sebaceous carcinoma of the eyelid. Acta Ophthalmol, 2010, 88:e160-164.

17. Shields CL, Naseripour M, Shields JA, et al. Topical mitomycin-C for pagetoid invasion of the conjunctiva by eyelid sebaceous gland carcinoma. Ophthalmology, 2002, 109:2129-2133.

18. Chao AN, Shields CL, Krema H, et al. Outcome of patients with periocular sebaceous gland carcinoma with and without conjunctival intraepithelial invasion. Ophthalmology, 2001, 108:1877-1883.

19. Shields JA, Shields CL, Eagle RC Jr. Trichoadenoma of the eyelid. Am J Ophthalmol, 1998, 126:846-848.

20. Fledelius HC, Illum N, Jensen H, et al. Interferon-alfa treatment of facial infantile haemangiomas: with emphasis on the sight-threatening varieties. A clinical series. Acta Ophthalmol Scand, 2001, 79:370-373.

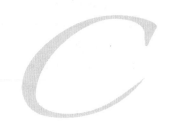

第八章
眼睑手术

第一节　眼睑手术基本技术

一、切口和缝合

任何手术都必然会遇到两个重要环节，即切口与缝合，对整形手术来说更为重要。切口设计和缝合方法不适宜，可以直接影响手术效果，甚至会导致一些完全可以避免的并发症。

（一）切口设计应注意事项

1. 皮纹　眼睑的皮纹与眼轮匝肌走行基本一致，外眦部皮纹呈鱼尾状。顺着皮纹作切口，张力小，对合好，术后瘢痕细小不明显。如垂直皮纹和眼轮匝肌纤维作切口，切口因张力而分开，术后瘢痕比较明显。

2. 轮廓线　在轮廓线上作相应的切口，术后手术瘢痕也不明显，如充填上睑凹陷的眉下缘切口、治疗睑袋的下睑睫毛下的皮肤切口。

3. 方向　眼睑皮肤切口原则上应平行睑缘，如切口垂直睑缘，尤其切口较深甚至需全层切断，术后在睑缘上可以出现切迹或睑外翻。眉毛和头皮内作切口，必须注意毛发方向，切口要作一定程度倾斜，以便保护毛囊。否则术后不久毛发脱落影响手术效果和外貌。

4. 高度　如矫治睑内翻的 Hotz 术，切口低矫正内翻程度大，切口高则矫正内翻程度小。

5. 长度　如切除肿物，浅在性肿物，皮肤切口的长度应与肿物长径一致。深的肿物，切口应大于肿物长径，否则暴露不佳，延长手术时间。

6. 位置　如脓肿的引流切口，应切在波动感明显的部位，或低位作切口以利引流。

7. 对称　以重睑术为例，左右眼睑的切口长度、弧度，单独看很好，如果不对称，手术效果必然不理想。

（二）缝合方法

1. 一般伤口缝合　缝针应垂直皮肤进针，使缝线内包含足够的深部软组织，有利于伤口闭合。如果缝合过浅、两侧缝线深度不一致、或两侧缝线与切口距离相差较大，容易在切口深部残留死腔，导致局部积血、积液，招致术后感染、伤口裂开、瘢痕粗大。深在的切口应先缝合深部软组织，再缝合皮肤。较大的切口缝合时，先缝中央 1 针，然后在剩下的切口中也缝中央 1 针，这样切口平整、匀称无畸形。切口两侧长度不一致，可以在偏长侧向外作一楔形切除，然后作间断缝合，避免出现猫耳现象。缝合时出现张力，可在切口两侧作皮下潜行分离。或于切口短侧作一小切口。如于缝合时发现组织较紧或短缺，可采用"Z"形缝合。不规则伤口缝合时，要仔细观察伤口情况，先缝呈角的部位，否则导致创缘错位，影响外貌。"T"形或较窄的"V"形伤口，不能作传统的间断缝合，因为可以导致皮瓣尖端缺血坏死，可采用以下方法，缝针先于皮瓣尖端的真皮下横行穿过，两端在对侧切缘的相应部位的皮肤面穿出结扎。内眦部撕裂伤在急诊缝合时注意缝合内眦韧带，否则术后可以出现远内眦畸形。

2. 睑缘缝合　在矫正睑外翻手术行游离皮瓣移植、结膜囊再造、眼睑再造时，常常需要作睑缘缝合，睑缘缝合可分暂时性的和永久性的两种。

（1）暂时性的睑缘缝合法：于下睑缘下 3mm 处作褥式缝线，由下睑皮肤进针、睑缘灰线后穿出，再由相应的上睑灰线后进针，上睑缘上 3mm 处皮肤穿出，结扎或将缝线粘于眉上方。

（2）永久性睑缘缝合：① Week 法：局麻下，于上下睑缘的内中 1/3 和外中 1/3 交接处，各切除宽约 5mm 长的上皮、创面内沿灰线劈开深约 2mm，对合上下睑创面后作褥式缝线，缝线下垫以橡皮片，结扎。②李玉纯法：由于 Week 法术后部分缝合处裂开，因而改良其缝合方法，加宽上下睑缘的粘连面积。③瓣状睑缘缝合法：上下睑缘的内中 1/3 和外中 1/3 间各作宽约 5mm 的瓣状切口，分离后向睑缘外翻出，对合上下睑缘创面作褥式缝线，睑缘瓣对合后于其两侧各作一间断缝合。睑缘缝线于术后 10 天拆除（图 3-40）。

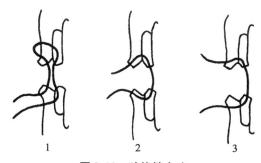

图 3-40 睑缘缝合法
（1）Week 法 （2）李玉纯法 （3）瓣状睑缘法

二、充填和修补

（一）眼睑凹陷的矫治

矫正眼睑凹陷可先用牙印胶取下凹陷模型，然后取腹部相应大小的真皮脂肪，按模型大小予以修剪成形。若眼睑凹陷较轻，所需的真皮脂肪量较少，可采用脐周切口，术后瘢痕小且不明显，否则可行腹部两侧沿皮纹方向切口，但术后瘢痕较明显。将修剪后的真皮脂肪植片移植于凹陷部位的眼轮匝肌下缝合固定（图 3-41）。如用单纯脂肪充填不仅表面不平整，且吸收明显。用上述方法充填上睑凹陷后，有可能部分影响上睑运动，待移植的真皮脂肪逐渐吸收多可缓解。临床上眼球摘除后，装上义眼，上睑仍明显凹陷，这是

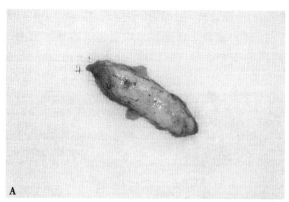

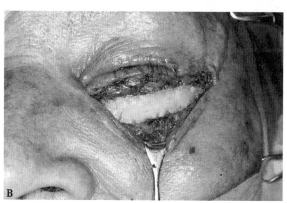

图 3-41 真皮脂肪瓣切取填补
A. 切取的真皮脂肪瓣 B. 真皮脂肪瓣充填矫正下睑凹陷

由于眼窝内容不足所致，应该采用充填眼窝内容的方法予以解决。

填充材料也可使用脱细胞真皮和高密度多孔聚乙烯等人工材料，但需考虑眼睑皮下充填位置较表浅，容易发生排斥、移位等并发症。

（二）皮肤缺损的修复

1. 方形皮肤缺损

（1）顺创面两侧缘向一侧作平行切口，长度参考缺损范围决定。将皮瓣游离后向创面推进，覆盖创面并间断缝合，如平行切口的远端出现皱褶，可于切口末端各切除一个尖向外的三角形皮肤（图 3-42）。

（2）方形皮肤缺损的两侧对边，各作一个反向的延伸切口，皮下潜行剥离，将皮瓣拉向对侧角，缝合。

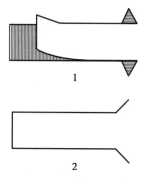

图 3-42 方形创面修复法，移行皮瓣

2. 长方形皮肤缺损

（1）创面四周作皮下潜行分离，于短边两侧的角形区作间断缝合，然后缝合其他部位。

（2）于缺损创面的短边各作一反向的三角形皮肤切除，切除范围由缺损面积大小决定，游离四周皮下组织后缝合。

3. 菱形皮肤缺损

（1）如创面不大，可于游离四周皮下组织后，在对角线较短的两侧拉拢缝合。

（2）于对角线较短的一边某侧，作对角线的延伸切口，长度与该对角线相等。切口远端再作与其邻边相平行的切口，长度与之相同。潜行分离皮瓣下方和四周的皮下组织，将皮瓣移向菱形缺损的对侧，间断缝合（图 3-43）。

4. 三角形皮肤缺损

（1）游离四周皮下组织，于三角形创面短边的两侧角形区作间断缝合，然后缝合其他部位（图 3-44）。

（2）于三角形创面的短边侧切除反向的三角形皮肤，潜行分离四周皮下组织后缝合。

（3）创面的一边向两侧稍靠下作延伸切口，分离四周皮下组织后，向创面中央部拉拢缝合。

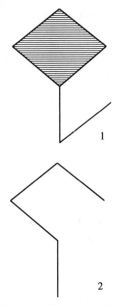

图 3-43　菱形创面修复法

（4）于创面的短边侧，向一侧作弧形延伸切口，其长度应参考创面大小决定。于切口向弓背方向切除一三角形皮肤，潜行分离皮瓣下方和四周皮下组织，将皮瓣转向创面对侧边，间断缝合。

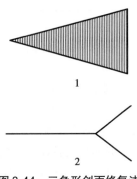

图 3-44　三角形创面修复法

5. 圆形皮肤缺损

（1）如果创面不大，于两侧向外各切除一三角形皮肤，使创面呈菱形，然后按菱形创面处理。同样也可以向四周匀称地切除三个三角形皮肤，使呈三角形创面，再按三角形创面处理。

（2）圆形创面修复法：①创面四周皮下潜行分离，宽度为创面半径，锐钩相对拉紧创面；②另一锐钩于原创缘处，远端锐钩倒向一侧；③沿折叠线和外缘切开皮肤，"Z"形缝合。再用另一锐钩拉住原创缘处的两侧皮肤。提起远端的锐钩向一侧折叠使呈三角形，沿折叠线切开该处皮肤，展开三角形皮瓣，再沿其外缘切开下方皮肤，展开另一个三角形皮瓣。潜行分离皮瓣下的软组织，两个三角形皮瓣互相交错位置，刚好遮盖原圆形创面的一半。按同样方法将圆形创面另一半予以修复（图 3-45）。

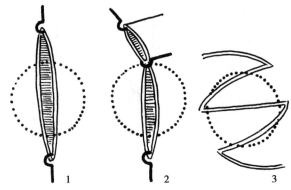

图 3-45　圆形创面修复法

三、松解和紧缩

眼睑垂直睑缘的瘢痕组织收缩导致睑外翻，内眦部垂直方向的皮肤短缺产生内眦赘皮、局限性穹隆变浅即临床上睑球粘连等，手术治疗的目的是松解张力，临床上采用下述两种方法。

1. Z 成形术　是一种最常用的松解条索状的直线瘢痕挛缩的局部皮瓣，切口呈"Z"形。其基本方法是在牵引力量最明显的部位做轴线切口，两端各做一对或多对方向相反的附加切口，在皮下充分剥离后，形成两个对偶三角形皮瓣，互相交换位置缝合，从而达到松解轴线方向张力的作用，因此又名对偶三角皮瓣成形术。30°≤附加切口的角度≤90°，以 45°～60°较理想（图 3-46）。据计算，附加切口为 45°，中轴伸延 1.47 倍。

2. V-Y 缝合　以垂直瘢痕引起的睑外翻为例，于瘢痕两侧作"V"形皮肤切口，分离皮下组织使呈三角

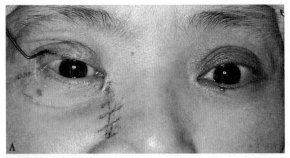

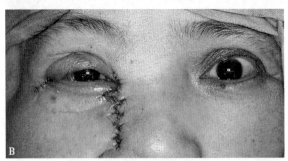

图 3-46　Z 成形术

A. 下睑内侧术前"Z"成形设计　B. 皮瓣交错缝合

形皮瓣,切除创面内的瘢痕组织以松解牵引力,此时皮瓣回缩,创面呈矛头状。潜行分离切口两侧的皮下组织,拉拢缝合,切口外形呈"Y"形(图3-47)。

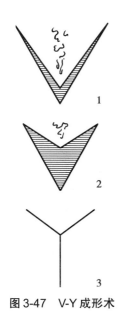

图 3-47　V-Y 成形术

与上述情况相反,外眦韧带断裂,外眦向内缩,外眦角变圆钝,可于外眦角外侧 5mm 处作矛头状皮肤切除,或 Y-V 缝合,以加强局部牵引力恢复外眦角外形。内眦韧带断裂、内眦畸形或外移以及先天性睑裂狭小等患者行内眦成形术,可采用 Y-V 缝合(图3-48)。又如老年人下睑松弛轻度外翻,可于下睑外 1/3 处作全层楔形切除,分层缝合,睑缘应作褥式缝合。

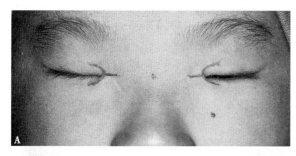

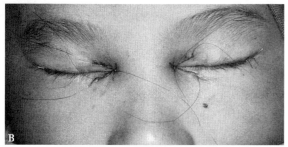

图 3-48　Y-V 成形术(先天性睑裂狭小患者)
A. 内眦部亚甲蓝画线"Y"形设计　B. "V"形缝合

四、组 织 移 植

(一)自体组织移植

1. 皮瓣移植　皮瓣包括皮肤及其附着的皮下脂肪组织。局部皮瓣利用邻近皮肤修补创面或改变瘢痕收缩方向,是眼睑成形中最常用的方法之一,带蒂皮瓣有一个或两个蒂与四周皮肤相连。皮瓣由于带有全层皮肤和皮下脂肪组织,供血较好,因此皮肤柔软、富于弹性、耐磨、抗感染力强,易成活、色泽变化小、术后收缩轻。

(1)局部皮瓣

1)移行皮瓣(sliding flap):将皮瓣向前移,覆盖前方的缺损创面,或后移以缓解收缩,皮瓣方向不变。移行皮瓣中较为常用的如三角形缺损创面的"T"形缝合、"V-Y"缝合、"Y-V"缝合等。

2)旋转皮瓣(rotation flap):于创面一侧作一弓形延续切口,切口末端的弓背侧作三角形或椭圆形皮肤切除,分离皮下组织,将皮瓣移植于缺损创面,弓背侧三角形或椭圆形皮肤切除的目的是使皮瓣易于转移,并避免产生皮肤皱褶即"猫耳"现象。旋转皮瓣多应用于修补下睑缺损。

(2)带蒂皮瓣(pedicle flap):可利用上睑、面颊、颞部皮肤。额部皮肤较厚,术后瘢痕也显著,尽量少用。带蒂皮瓣的长度不要超过蒂部宽度的 2.5 倍,皮瓣转移的角度不应超过 90°。切取皮瓣时要平行于供养血管,顺沿皮纹和眼轮匝肌走向。由于带蒂皮瓣切取后仍有一定程度的收缩,因此带蒂皮瓣应比覆盖的创面大。如果创面窄长,带蒂皮瓣窄长其远端可以由于供血不佳引起缺血坏死,可于额部或上睑作遮盖上半部创面的带蒂皮瓣,颊部作遮盖下半部创面的带蒂皮瓣,分别转移至创面,两端互相对接。下睑窄长的创面也可来自上睑的双蒂皮瓣,即该皮瓣于上睑内外侧均有蒂与原组织相连,形如桥形,将皮瓣移向下睑创面,3~4 周后,将两侧富裕的皮瓣移回上睑或切除之。

(3)圆茎皮瓣:取自颈前部的中或下 1/3 的称颈横圆茎皮瓣,取自锁骨与乳突之间的称颈斜圆茎皮瓣。其优点:①术后 3 周,皮瓣内形成了新的供血系统,保证了血液运行;②减少感染机会;③皮瓣包含皮肤和皮下组织,故皮片柔软富弹性,厚实耐磨,收缩少,颜色变化小。皮瓣可忍受较大的扭转。缺点:①增加新的手术瘢痕;②手术需多次完成,疗程长。

圆茎皮瓣的制作方法,根据眼部修补范围的大小、形状,在预定的供皮区标出,应稍大于修补范围,皮瓣的宽度与长度不超过 1:2.5。顺其两侧平行切开皮肤、皮下组织,潜行分离,充分止血,将皮瓣卷起呈圆茎,创缘间断缝合，两端2～2.5cm处作褥式缝合。凡士林纱布覆盖，两侧及其表面铺以多层细纱布，包扎不宜过紧。3周后即可移转。剪断其一端移植于受皮区。再待3周，剪断另一端可移植于眼部。顺圆茎皮瓣缝合处，剖开皮管，顺向切开皮下组织，铺平展开、剔除脂肪组织，充分止血，将皮瓣按设计要求缝合于缺损区。3周后断蒂。由于皮瓣带有较多的皮下组织和脂肪，局部肥厚。可于3～4周后整修。

（4）动脉岛状皮瓣（arterial island flap）：取自同侧颞浅动脉分支和连同其末端的皮肤修补眼睑缺损、眼睑再造和眉毛再造。制作方法：于头低位状态下标出所需的颞浅动脉分支走行，用甲紫标出根据颞浅动脉分支处至眼睑缺损部位的距离，于颞浅动脉分支相应处标出所需皮瓣的大小、形状（图3-49）。切取带有软组织的用甲紫标出的颞浅动、静脉，连同其远端的皮瓣。眼部创面与颞侧皮肤切口间作皮下隧道，将动脉岛状皮瓣通过隧道进入眼部创面，注意血管必须处于松弛状态，避免扭曲。按设计要求将皮瓣缝合于眼睑缺损处。如术眼尚有眼球，应用唇黏膜衬里。如术眼已无眼球，也可用游离皮片作衬里。缝合颞浅动脉分支处皮肤切口和皮瓣创面，如皮瓣创面较大，可用游离中厚皮片修补。术后切口处置橡皮引流条、皮瓣上作小切口引流，术区铺以松散之细纱布，压迫包扎不宜过紧。隔日换药，10天拆线。

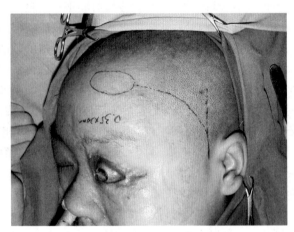

图3-49　颞浅动脉岛状皮瓣

2. 游离皮片移植（free skin graft）

（1）游离皮片分类

1）薄皮片：也称刃厚皮片，厚度为0.2～0.25mm，含皮肤表皮层和极少量的真皮乳突层。优点：①生命力较强，抗感染能力也较强，无论新鲜创面或有感染的肉芽创面均能生长；②供皮区愈合快。缺点：皮片色泽深暗、缺乏弹性、易挛缩、不耐压和不耐磨。

2）中厚皮片：临床上应用最为广泛，厚度为全层

皮肤的1/2～3/4，含皮肤表皮层及部分真皮组织。优点：①成活后的皮片柔软、有弹性、能耐受外力的压迫和摩擦；②供皮区自行愈合。缺点：①皮片色泽加深，有一定程度的挛缩；②感染性肉芽创面、血供不佳处如眶骨骨面有时不易全部生长。

3）全厚皮片：是最厚的皮片，含皮肤表皮层和真皮全层，但不包括皮下脂肪组织。优点：①皮片质地柔软、富有弹性、活动度好、耐磨；②皮片收缩程度小、色泽变化少。缺点：①感染创面、供血条件较差的部位不易生长；②供皮区需缝合，或另取中厚皮片移植修补。

（2）供皮区的选择：眼部成形手术的供皮区大多选择对侧眼的上睑、耳后、上臂内侧和锁骨上区。较大面积植皮时多选自大腿内侧。

（3）取皮方法：全身应无一般的手术禁忌证，供皮区周围无感染灶及皮疹。常规备皮3日。

1）徒手取皮法：这种取皮方法最简单，小面积的薄皮片和中厚皮片可采用徒手取皮法。其缺点为皮片厚度不均匀、皮片两侧呈锯齿状，故切皮时范围应该大一些。

2）切皮刀取皮方法：局麻、术区皮肤表面涂以少量液体石蜡。术者和助手各拿一块木板垂直压住供皮区两侧且向外绷紧，使术区皮肤紧张、平坦。术者右手持切皮刀于供皮区一侧呈30°切入皮肤，切入后将角度改为10°～15°呈拉锯式前进。一般刀片角度大，切取的皮片厚，角度小，皮片薄。

3）滚轴刀取皮方法：打开刀片压板，放置刀片后关紧压板，调整厚度旋钮，旋钮固定于第1格，切取的皮片厚度为0.25mm，固定在第2格，皮片厚度为0.50mm。取皮方法与切皮刀相同。

4）鼓式取皮机取皮法：可以根据手术要求切取所需厚度的皮片，皮片厚度均匀，面积大，切片前检查刀片是否锋利，刻度盘是否准确。手术在局麻下进行。先将取皮机安放在机架上，刀片插入刀片座、卡紧。调节刻度盘，每转动一格，刀片与鼓面距离为0.11mm。供皮区拭干后，根据所需皮片大小蘸胶水均匀涂于皮肤表面和一侧鼓面上。术者左手握取皮机轴，右手持手柄，将蘸胶水的鼓面部位与蘸胶水的供皮区接触、压紧，待皮肤与鼓面粘紧，左手轻轻提起鼓面同时转动鼓面，右手来回拉锯刀片，切下所需大小的皮片后，切断皮片。将取皮机放回机架，卸下刀片。在取下皮片同时撕下皮片表面的胶膜。用生理盐水纱布包裹待用。

刃厚皮片和中厚皮片供皮区创面用凡士林纱布和多层细纱布，绷带包扎，术后10天换药，如敷料粘于

创面，不要勉强揭开。局部渗液多、敷料湿透，可将敷料除去，仅保留紧贴创面的纱布，采取暴露疗法。

5）全厚皮片取皮法：适用于小面积移植，全厚皮片下不要附有皮下脂肪组织。先于供皮区用甲紫画出所需皮片大小、形状，范围要适当扩大些。取皮时撑紧术区皮肤，按甲紫画线切开皮肤，深及真皮。术者左手握住皮片一端，示指垫于皮片表面并绷紧，右手持手术刀将全层皮片取下。清除皮片下残留的脂肪，用生理盐水纱布包裹备用。供皮区四周作皮下潜行分离后，拉拢缝合，压迫包扎。术后5～7天换药，10天拆线，如局部张力大，可先间断拆线，拆线后仍需包扎2周（图3-50）。

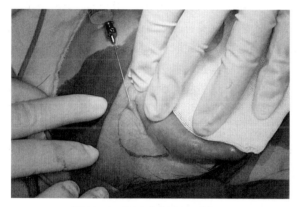

图3-50　耳后全厚皮片取皮法

（4）皮片移植法

1）薄皮片移植法：眼内容摘除术后，眼眶肉芽创面上可用薄皮片移植。将小片薄皮片铺于创面上，注意排净皮片下方的气泡、血液。各块薄皮片之间可留有小间隙，如为大片薄皮片可作小引流切口。皮片表面覆盖凡士林纱布，再用生理盐水细纱布充填，加压包扎，2～3天后换药，更换敷料但不撕掉凡士林纱布，继续压迫包扎，2周左右创面愈合。

2）中厚皮片及全厚皮片移植法：多应用于眼睑瘢痕性外翻、分裂痣、眼睑缺损、眼睑再造，部分无眼球的结膜囊再造等。首先清除瘢痕、松解一切牵引力量，使眼睑恢复正常位置。充分止血，睑缘缝合。将皮片自然铺于创面上，边缝合，边修整皮片，间断缝合，皮片各方向留数对长线头，皮片上作几个小引流切口。皮片表面松散均匀地铺盖细纱布，打包结扎，压迫包扎。术后给予抗生素预防感染。术后7天换药，10天拆线，睑缘缝合于术后3～6个月剪开。

（5）皮片移植失败原因：皮片下瘀血、感染、血运不佳（如皮片移动、基底瘢痕过多、皮片创缘对合不好、缝线过紧、植皮后压迫包扎不够等），睑缘缝合处裂开皮片收缩等。

3．真皮移植（dermic graft）　多取自大腿伸侧，它包含真皮乳突深层、网状组织，少许皮下脂肪和皮肤附件。真皮质地坚韧、富于弹性、易于成活，术后有吸收现象，占10%～20%。真皮移植可用来填补眼睑及眶上区凹陷畸形。真皮的切取可用徒手法或取皮机法。先切取表皮层皮瓣，不要切断皮片，再用手术切取所需的真皮组织，可稍带一些脂肪组织、充分止血，缝回表皮层皮瓣，压迫包扎。真皮移植前，先标出凹陷范围，蜡片或印模胶预作充填模型。手术时术区不宜注射过多的局麻药。按模型修剪数块大小不同的真皮，分层重叠，用褥式缝线于中央部互相固定，层次不超过4层。于充填部上缘或两侧做皮肤切口，分离皮下组织，充分止血后，将修剪后真皮层放入皮下腔隙，面积大的真皮朝外，面积小的朝里，移植的真皮用缝线穿出皮肤固定。缝合皮肤切口，压迫包扎。术后6～7天拆去切口缝线，2周后拆除皮肤固定缝线。但目前临床上已有标准化生产的异体脱细胞真皮商品材料，因此自体真皮移植已较少使用。

4．黏膜移植（mucous membrane graft）　黏膜的来源多选自对侧眼的结膜、口腔黏膜（下唇或颊部）（图3-51）。黏膜移植多用于修补睑球粘连、结膜囊缩窄、眼睑再造衬里等。口腔黏膜切取前3天开始用漱口液漱口，手术前用聚维酮碘消毒口唇和牙龈黏膜。切取的黏膜大小应较黏膜缺损范围稍大。切取的方法与切取全厚皮片方法基本相同。取下后修去附于黏膜下的脂肪组织，用生理盐水纱布包裹待用，凡士林纱布覆盖黏膜创面。如用球结膜移植时注意分清移植黏膜的上皮面和基底面。在修补睑球粘连或结膜囊缩窄等后，结膜囊内应放置适当的支撑物，并加压包扎。

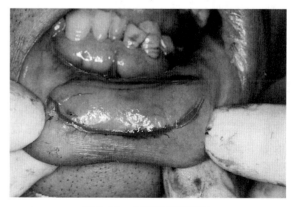

图3-51　口腔黏膜切取法

5．脂肪组织移植（fat graft）　游离脂肪组织多取自腹壁或臀部。移植后吸收现象明显，可达30%～40%。由于移植后的脂肪组织对感染的抵抗力很差，故手术时应严格消毒。脂肪组织移植可用来充填眼窝、眼睑的凹陷畸形。移植方法在凹陷一侧切开皮肤，钝性分离皮下组织，植入游离脂肪组织，缝线固定，间断缝合皮肤切口，压迫包扎。为减轻术后吸收现象，临床上在移植脂肪组织时适当过矫，手术中尽量保护脂肪小叶。

6. 筋膜移植（fascial graft） 筋膜大多采自大腿阔筋膜。手术时大腿位置为髂骨稍屈并内旋，膝关节稍屈。于大腿外侧中下 1/3 交界处做皮肤切口，分离皮下组织，暴露阔筋膜。根据手术设计要求切取适当宽度和长度的筋膜，缝合阔筋膜创面或向两侧扩大创面预防术后产生肌肉疝。缝合皮肤切口，压迫包扎。筋膜移植多用来修复局部凹陷畸形或作悬吊用（如先天性上睑下垂、下睑悬吊术等）。填补眼睑凹陷的方法与真皮移植法大致相同。如作下睑悬吊术，将筋膜条穿过下睑皮下，两端固定于内外眦韧带或该处眶骨膜。

7. 骨移植（bone graft） 骨质的来源多取自髂骨，骨质坚硬、不易变形、术后吸收极少。一般用来修补因骨质缺损所致的畸形。骨移植时要严格注意消毒。植骨处必须密切接触，注意固定，表面要有血供良好的软组织覆盖。凿取髂骨应在硬膜外麻醉下进行，手术时垫高术侧臀部，将髂部皮肤向下推移，顺髂前上棘做皮肤切口，分离皮下组织暴露髂骨，作骨膜切口，分离内侧骨膜暴露所需范围骨质。用骨凿劈开髂嵴，取下骨片，立即缝合骨膜，必要时骨蜡止血。间断缝合皮肤切口，放置引流条48小时，消毒纱布覆盖切口，敷料外压沙袋2天。骨片用生理盐水纱布包裹待用。骨质移植于局麻下进行。凹陷畸形一侧切开皮肤，分离皮下组织，切开并剥离凹陷部位的骨膜。把经过修整的整块骨质或碎块骨质充填于凹陷处，注意密切接触，移植的骨质可略高于四周骨质。缝回骨膜，缝合软组织及皮肤，必要时作睑缘缝合。压迫包扎。

8. 软骨移植（cartilage graft） 软骨是一种优良的充填物和支持物。它可以用来修补睑板和眶骨缺损，填补眼窝凹陷畸形。小块软骨可取自耳廓软骨，填充无眼球的眼窝凹陷应取自第6、7、8、9肋骨和肋软骨互相连合部位，注意保护肋缘。切取肋软骨应在硬膜外麻醉下进行。右侧第7肋软骨处做皮肤切口，分离皮下组织和肌层，暴露肋软骨，切口长度≥7cm。切开并剥离肋软骨，切取长度为7cm的全厚段肋软骨，注意切勿伤及胸膜，避免引起气胸，充分止血。缝合软骨膜、肌层及皮肤切口，压迫包扎。

9. 复合组织移植（compound graft） 包含一种以上的组织同时进行移植称为复合组织移植。复合组织移植目前仅限于一些体积较小的组织块，形体过大者术后有坏死可能。眼部整形常用的复合组织移植有以

下几种：①耳廓组织（皮肤、软骨）修复眼睑缺损；②鼻中隔（黏膜、软骨）修复睑结膜板；③头皮（皮肤、毛囊）做眉毛再造；④眉毛（皮肤、毛囊）做睫毛再造；⑤真皮脂肪瓣（真皮、脂肪）填补眼睑、眼窝凹陷；⑥健侧睑板睑结膜修补患侧缺损。

复合组织移植手术成功的要点：①手术中尽量减少组织损伤；②移植部位的瘢痕组织应尽量切除干净，使局部得到充分的血液供应；③设法扩大组织接触面；④严格的间断缝合，防止移植片移动，加压包扎；⑤充分止血；⑥预防感染。

（二）同种异体组织移植（homograft）

眼部整形手术中应用的同种异体组织有皮肤、羊膜、结膜、角膜、巩膜、阔筋膜、硬脑膜、骨和软骨等。目前应用中较为成功的除角膜以外还有巩膜、阔筋膜、硬脑膜等。巩膜一般取自摘除的外伤眼或绝对期青光眼眼球。切除其角膜和视神经，刮除眼内容特别是色素，浸泡于每日更换的95%乙醇中，共3日，后改为浸泡于75%乙醇中，并冷藏备用。异体巩膜多用来替代睑板组织、提吊上睑下垂等。阔筋膜和硬脑膜来源于新近尸体，也可采用上述方法保存。阔筋膜可用来提吊下睑、填充眼睑凹陷。硬脑膜可用来提吊上睑下垂、修复内眦韧带。羊膜来源于新鲜胎盘，生理盐水冲洗后浸泡于75%乙醇，一般用来球粘连分离后修补结膜。结膜多取自新近死婴，保存方法同前，用来修补结膜。上述各种异体组织移植后多被自身结缔组织替代。异体皮肤主要用作掩盖大片烧伤创面，减少渗出，防止细菌侵入，减轻患者痛苦。异体皮肤最终不能与自体皮肤愈合，3～6周后渐渐皮片肿胀、变暗，失去光泽，形成浅表溃疡，最后脱落。异体皮片移植的排斥反应至今未能解决。异体骨和软骨移植在眼部整形中很少应用。异体组织移植存在免疫排斥、传播疾病的风险。

（三）异种组织移植（heterograft）

异种脱细胞真皮基质通过特殊的程序处理方法生产、灭菌和消毒，使真皮中细胞成分及细胞相容性抗原被清除，但维持完整的胶原形态和基底膜结构，移植入体内能作为支架支持受体组织的再生，临床已应用于眼睑凹陷的充填和眼睑缺损的重建。因脱细胞真皮的抗原成分已被完全清除，免疫原性低，不会诱发特异性细胞免疫反应及非特异性异物反应。目前异种脱细胞真皮基质多来源于猪真皮组织。

（四）人工材料移植

多年来临床上对一些理化性能比较稳定的金属、非金属材料的移植进行了动物实验和临床观察。金属物质如黄金、不锈钢早已应用于人体内。近十多年来

新的较稳定的的贵金属、合金如钽、钒等相继问世,证明具有可靠的临床疗效。

非金属材料有天然的珊瑚、壳聚糖等生物材料以及人工合成物如尼龙、丙烯酸酯、聚己烯、硅橡胶、四氟化碳、有机玻璃、羟基磷灰石、高密度聚乙烯等,近年来临床上逐渐被广泛使用,取得了相当效果,其中有的是硬质的如丙烯酸酯、有机玻璃。有的软性材料如硅橡胶,可用来填补体表缺损,或作为人造皮肤。有的织成网,卷成管,可作为人造血管。有的呈液状,如液态硅橡胶,可注入组织充填用。随着化学工业发展,不断出现新产品,根据各自的特性,在动物实验确定无害后必将广泛应用于临床。

人工材料移植普遍存在移植后排斥、移位、感染等并发症问题,并发症的发生率与材料的生物相容性有关。关于这些物质是否有致癌作用,目前意见仍不一致,必须长期观察后才能得出结论。

第二节 上睑成形术

上睑成形术(upper blepharoplasty)包括功能性手术和美容性手术。在亚洲要求行美容性眼睑手术的患者中,年轻女性占大多数,她们希望通过上睑成形术形成上睑皱襞即双重睑。而眉下垂、皮肤松弛以及上睑下垂等病症通常会导致患者视野的缺损或视线受到阻挡,此时上睑成形术即成为功能性重建手术。

一、术前评估和准备

(一)一般准备

通过医患之间的交流确定患者的手术动机和对手术的期望。术前检查包括一般眼部检查如眼前后节情况的检查及泪膜和角膜知觉等检查。询问有无出血及过敏史,有无特殊疾病史,如甲状腺相关性眼病、角膜炎或面神经麻痹等。术前收集患者的影像资料,画示意图标注上睑的高度、弧度及睫毛方向。同时检查有无眉下垂、上睑下垂或内眦赘皮等需要手术设计加以考虑的情况。术前向患者和家属交代所有可能发生的异常情况和并发症等。

(二)手术前设计

手术前设计是关系手术成败与否的一个重要部分。术前设计的重点为确定双重睑的宽度、长度和弧度,确定上睑皱襞与睑缘的关系,主要有平行型、开扇型、新月型。上睑皱襞位置的设计需因人而异,根据受术者的脸型、睑裂高度及其职业、化妆习惯等个人要求因素综合考虑,同时应遵循对称美、比例美、和谐美、曲线美、医患共同参与的原则,才能达到预期效果。就大多数亚洲人而言,上睑皱襞一般位于睫毛缘上方5~8mm,比西方人低2mm左右。

(三)麻醉

通常在局麻下进行。局麻需2%的利多卡因加1:100 000的肾上腺素,用30g针头行皮下注射。这样使组织解剖层次更加清晰并减少出血。

二、手 术 方 法

上睑成形术的手术方式可分为非切开法和切开法两种,非切开法多用于年轻人,年轻人和老年人均可行切开法上睑成形术,只是老年人上睑成形术需切除更多皮肤。

(一)非切开法上睑成形术

非切开法或缝线法的原理是通过缝线材料引起皮肤和深部组织粘连从而形成瘢痕,适用于皮肤紧、眶脂肪及轮匝肌下脂肪较少的年轻人。但术后存在双重睑消失的可能。

1. 埋藏褥式缝线法 首先用亚甲蓝沿上睑皱襞在眼睑内、中、外皮肤作三组六点标记,约位于睑缘上方5~7mm。皮下及穹隆部结膜下做浸润麻醉。翻开眼睑后,将双针6-0可吸收缝线或聚丙烯缝线从睑板缘上1mm处结膜面进针。当缝针从皮肤面出来后,从原处重新进针,紧贴着皮肤水平穿过皮下组织。另一针从结膜面同一进针点进针,但紧贴结膜面在结膜下水平穿行约2~3mm后以相同方式从皮肤面出针。在三个标记处完成三针后分别结扎。

2. 连续缝线法 按术前设计的上睑皱襞高度、弧度及走行,用亚甲蓝标记并定出等分六点,用护板保护眼球,从外侧用单针6-0尼龙线自皮肤面进针,穿过下方尽可能多的组织包括睑板(不要穿透结膜),在进针点内侧约5mm处皮肤面出针。再次从刚才出针处皮肤进针,带入约5mm的皮下组织,从内侧5mm处皮肤面出针。重复几次直至从标记的内侧终点出针。然后从上睑皱襞内侧终点开始反向操作。从原先出针点外侧5mm开始,重复上述步骤直到最后从上睑皱襞外侧终点即开始手术的地方出针,最后在第一个进针点之上结扎缝线并剪短,将线结置于皮下。

(二)切开法上睑成形术

适用于所有要求作双重睑术者,特别是眼睑饱满、眶脂肪丰富、眼睑皮肤松弛、有明显内眦赘皮者。在手术中同时切除部分眶脂肪、松弛的上睑皮肤,也可同时作内眦赘皮矫正术。

手术步骤:用亚甲蓝根据术前设计画线,局部皮下浸润麻醉。用11号刀片沿画线切开皮肤和皮下组织和肌肉,暴露睑板前组织。剪去切口下唇一条睑板前眼轮匝肌。如果眶脂肪饱满，在切口上方横行剪开眶隔，将疝出的眶脂肪切除，此时注意不要损伤其下的提上睑肌腱膜，眶隔不需缝合。用5-0丝线或7-0尼龙线作5～9针间断缝合。缝线穿过切口下缘皮肤后，横向带一点提上睑肌腱膜，然后再穿过切口上缘皮肤（图3-52）。

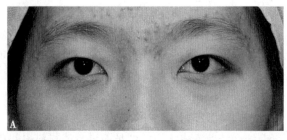

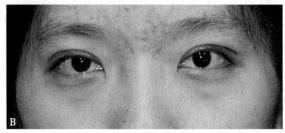

图3-52　切开法上睑成形术

A. 术前　B. 术后

（三）小切口切开术

小切口切开术兼具切开术和埋线术两者优点，仅在近内眦、外眦及中间三点各作一条3mm长的小切口，并可切除部分眶脂肪，术后反应较经典切开术轻，适用于上睑较饱满、皮肤无松弛者，但有少部分人日后双重睑会消失。

（四）上睑松弛成形术

适用于上睑皮肤松弛的患者，手术同时切除松弛的皮肤。

手术方式同经典切开法上睑成形术，只是在重睑设计画线的时候需要将上睑皮肤略向上提，在拉紧皮肤的条件下用亚甲蓝在距上睑缘5～6mm处画出上睑皱襞，至外眦部时将画线斜向外上方可切除横向多余的皮肤。然后用眼科镊夹住眼睑皮肤判断皮肤松弛情况，决定切除皮肤量后画出上方画线。根据脂肪膨隆程度，剪除适量脂肪，因老年人眶脂肪趋向萎缩，切取眶脂肪不宜过多。

三、手术并发症的预防和处理

上睑成形术后的并发症包括双侧重睑的不对称（宽窄、长度和弧度）、双重睑线过浅、消失或未形成、双重睑过低或过高、上睑区凹陷、上睑下垂等常见并

发症。并发症的发生与手术适应证选择不当、术式选择不当、术前双重睑线设计不当、术前对患者其他疾病如内眦赘皮、上睑下垂等未作详细检查及术中操作不当等有关。因此手术前详细检查、加强与患者沟通交流、术前完善设计和术中规范操作是预防术后并发症发生的关键。通常上睑成形术的术后并发症处理需要待3～6个月眼睑肿胀完全消退、术后瘢痕软化后重新设计，切开法手术分离瘢痕粘连，重新缝合皮肤切口。若一侧重睑过宽或过短，参照另一侧形态调整缝线高低和切口长度。有上睑下垂者需行提上睑肌缩短术矫正。上眶区凹陷可行真皮脂肪组织充填。但是由于上睑成形术后修复结果往往达不到理想效果，有的并发症甚至很难处理，因此手术并发症的预防尤为重要。

第三节　下睑成形术

"眼袋"是中老年人经常关注的美容问题，通常由眶脂肪脱垂所引起。下睑成形术（lower blepharoplasty）是常用的治疗"眼袋"的美容手术，同时可祛除多余松弛的皮肤。目的是在审美上重建下睑以呈现年轻外观，同时保留下睑功能。

一、术前评估和准备

和上睑成形术相同，全面的术前评估非常重要，应明确患者对整形的要求和期望，明确重要的全身疾病史，药物应用史、眼睑或眶周既往手术史，加强医患之间沟通，使患者了解手术性质、风险、并发症等。怀有不切实际愿望者或心理疾病者以及想通过手术解决社会矛盾者不适宜手术。

术前摄影非常重要，可证明患者具有的病理症状，并记录治疗前后的临床过程，侧位和斜位像有助于说明眼袋和面中部的关系。

下睑成形术的术前检查包括：①脂肪脱垂情况，脂肪脱垂使下睑呈雪茄样突出，向上注视较向下注视时突出更为明显；②皮肤松弛程度，皮肤较松弛的患者必须行外切口下睑成形术方可切除多余的皮肤；③眼轮匝肌肥厚，睑板前眼轮匝肌肥厚造成的下睑隆起在亚洲人尤其是男性并不少见。此种隆起毗邻睫毛缘，在面部表情变化，如微笑或大笑时加重，常被误认为眼袋；④下睑张力：用快速回复试验和下睑离放试验评估，以确定下睑的水平松弛度。若下睑张力低则患者术后易发生下睑外翻等并发症；⑤下睑位置，如果巩膜下方暴露，则需用眼球突出测量法来排除大眼球或突眼等疾病；⑥泪沟（即鼻颊沟）：是位于内眦侧

的皱褶，可刺激眼袋形成。这是因为面中部老化和下睑皮下脂肪减少共同导致；⑦下眶缘和上颌骨突出：影响术后下睑位置，应予以测量；⑧面中部：位于下睑和上唇之间，是下睑的延续，应在术前予以评定。

二、手术方法

治疗方法取决于眼袋形成的根本病因，应根据病理改变制订个体化治疗方法。有时注射肉毒素或皮下充填注射等辅助治疗可使治疗更完美。

（一）皮肤入路法

皮肤入路法的优点在于术野暴露充分，手术切口通常愈合良好，几乎不可见，但是偶然形成的瘢痕或瘢痕疙瘩会引起整形患者的关注。

手术步骤：用亚甲蓝在下睑睫毛下 2～3mm 处作眼睑全长切口，至外眦处后略向下斜。皮下局部浸润麻醉后沿画线切开皮肤，沿轮匝肌和眶隔之间分离出肌皮瓣，然后剪开眶隔使眶脂肪疝出，依次切除三个脂肪团，注意不要牵拉眶脂肪以免造成眼眶出血。因下斜肌将内侧和中央脂肪团分开，所以在切除脂肪时需鉴别及避开下斜肌。嘱患者尽量向头顶看，或同时张口以保证避免剪除过多皮肤导致术后下睑外翻。将分离出的肌皮瓣向上展平后用亚甲蓝画线确定剪除皮肤量再自外向内剪除多余的皮肤。用 6-0 可吸收线在

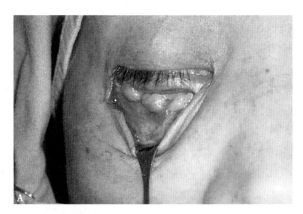

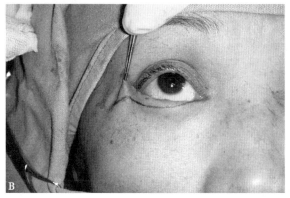

图 3-53 下睑成形术（皮肤入路法）
A. 暴露下睑三个脂肪团　B. 亚甲蓝画线去除多余的皮肤

眶骨膜外侧垂直褥式缝合，以抬高和支持下睑肌皮瓣。皮肤切口可用 7-0 尼龙线连续缝合。术后 5～7 天拆线（图 3-53）。

（二）结膜入路法

此术式的优点在于避免了皮肤和眼轮匝肌上的切口，从而降低了下睑位置异常和眼轮匝肌损伤的危险，适用于单纯脂肪膨隆年轻患者。双侧下睑穹隆部结膜局部注射麻醉，在睑板缘下 1～2mm 处切开结膜，向上牵拉结膜瓣暴露眶隔，切开眶隔使眶脂肪疝出。同样按照中央、内侧、外侧的顺序依次切除三个脂肪团。结膜创口通常不需缝合或使用热凝固使结膜两侧创缘对合即可。

（三）脂肪转位术

覆盖于下眶缘上的下睑软组织参与构成了泪沟或鼻颊沟，这部分软组织的不足或减少可以通过转移眶脂肪来填充。切开眶隔后，将疝出的眶脂肪修剪为 T 形带蒂瓣。切开下眶缘，以 Freer 骨膜剥离器上提骨膜形成骨膜下袋。将 T 形瓣的水平支置入骨膜下袋以填充鼻颊沟。

三、手术并发症的预防和处理

下睑成形术的并发症并不少见，与患者本身情况、手术方式和手术者的操作等均有关联，包括下睑退缩、外翻、兔眼、复视、感染、眶内出血及视力丧失等不同严重程度的并发症。

下睑退缩和外翻是皮肤入路法下睑成形术后最常见的并发症，主要由于术中切除了过多皮肤所引起。另外还可能发生下睑瘢痕和眼轮匝肌无力（因过度切开或烧灼）并促发兔眼。术中皮肤切除适量和外眦固定术可以避免发生下睑位置异常和兔眼。眶内出血可发生于术后早期，由于术中止血不充分所引起，术中严密止血和切除眶脂肪时避免牵拉有助于预防眶内出血。一旦发生眶内出血需立即处理，降低眶内压以免压迫和损伤视神经，必要时在排出血肿后行内外眦切开术。损伤下斜肌可引起复视，在切除眶脂肪前需仔细辨别和分离眼肌。结膜入路法在关闭结膜创口时需对合良好，避免结膜大面积上皮化和睑球粘连的发生。

第四节　睑内翻矫正术

睑内翻可造成睫毛与角膜、结膜表面发生摩擦，使患者产生不同程度的症状和体征，重者可造成角膜溃疡，角膜白斑，广泛性深、浅层新生血管而致失明。睑内翻的手术治疗应根据不同的病因和类型采取不同的手术方式。

一、先天性睑内翻

无明显眼表刺激症状的轻度先天性睑内翻随患儿发育可自行缓解，对于角膜刺激症状明显、发生角膜上皮脱落，角膜炎反复发作的患儿，应及时行睑内翻矫正术。

（一）下睑穹隆皮肤缝线术

手术步骤：根据患儿配合情况选择全身麻醉或局部浸润麻醉；用 1-0 丝线做 3 对褥式缝线分别位于下睑中央、中外 1/3、中内 1/3 处。缝线从下穹隆结膜处进针，穿过筋膜、眶隔，绕至睑板前，从距睑缘 1～2mm 处皮肤出针。每对缝线的两针间隔 3mm。垫以小棉卷垫或者硅胶管，拉紧缝线，使睑缘轻度外翻后打结（图 3-54）。

（二）皮肤轮匝肌切除法

适用于缝线治疗无效的先天性睑内翻、退行性睑内翻患者。

手术步骤：在麻醉前用眼科镊子夹持下睑皮肤以估计皮肤切除量，用亚甲蓝标出需要切除的范围，切除皮肤的形状为新月形。局部麻醉后沿画线去除皮肤及其下方的睑板前轮匝肌，用 5-0 丝线作间断缝合，对于内翻较重的患者可在缝线时在下睑板处挂一下睑板前组织，然后再结扎。

二、退行性睑内翻

退行性睑内翻的手术治疗同样可采用皮肤轮匝肌切除法，相比于先天性睑内翻矫正，其手术切除的范围更广，切除的皮肤轮匝肌量更多。除了皮肤轮匝肌切除法，还有以下几种手术方式矫正退行性睑内翻。

（一）眼轮匝肌缩短术

手术步骤：结膜囊表面麻醉及皮下局部浸润麻醉，在距离睑缘 2mm 处做一平行睑缘的皮肤切口，向下做皮下分离至距睑缘 4～5mm 处，暴露并分离出一条 8mm 宽的轮匝肌，用双针 6-0 可吸收线从后向前穿过该轮匝肌，两针间隔 6～8mm，剪去中间 3～4mm 轮匝肌后结扎缝线使该轮匝肌缩短。皮肤松弛者可同时去除多余的皮肤，用 5-0 丝线间断或连续缝合皮肤切口。

（二）下睑缩肌腱膜修复联合外眦韧带缩短和眼轮匝肌切除术

该手术可同时矫正退行性睑内翻的多种病理改变，修复断裂的下睑缩肌腱膜，缩短松弛的外眦韧带，去除重叠的眼轮匝肌，并可避免由于在睑板和睑缘上遗留缝线可能导致的角膜刺激症状。

手术步骤：同下睑成形术距离睑缘 2mm 处沿下睑缘平行做皮肤切口。在外侧眶缘处暴露 3～6mm 长外眦韧带，切口下方于轮匝肌下分离，打开眶隔，暴露出下睑缩肌腱膜断裂处，表现为在下睑板下缘一条紧贴结膜的白色条纹。将分离出的外眦韧带于近睑板处用 5-0 可吸收线缝扎后断开，重新固定在眶外侧缘内侧的骨膜上，从而缩短下睑的长度，增加下睑的水平张力。用 6-0 可吸收线将下睑缩肌的断缘重新缝合到睑板下缘的前表面，增强睑缘向外翻的力量。皮肤切口下适当去除一条轮匝肌和松弛的皮肤，5-0 丝线间断或连续缝合切口。

（三）Fox 法

该法主要将睑板中央作一个尖向上底朝下的三角形睑板切除并重新缝合，使睑板产生向外翻转的力量。

手术步骤：沿下睑灰线处劈开眼睑前后两层，深度达到 10mm，充分暴露下睑板。在下缘后层中央开始切除一块尖向上底朝下的三角形的睑板结膜瓣，注意基底大小≤5mm。在下睑和外眦角下方垂直切除一纺锤形皮肤肌肉层，形成一 15mm×10mm 大小的切口，无须作皮下分离。睑板处用 6-0 可吸收线缝合，注意打结于睑板面，避免角膜擦伤。5-0 丝线缝合皮肤切口，以增加下睑的水平张力（图 3-55）。

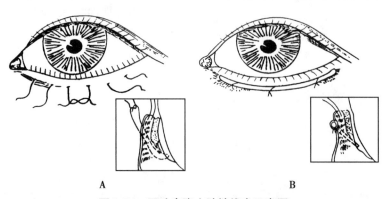

图 3-54 下睑穹隆皮肤缝线术示意图
A. 用 1-0 丝线做 3 对褥式缝线 B. 垫以小棉垫或硅胶管，拉紧缝线，使睑缘轻度外翻后打结

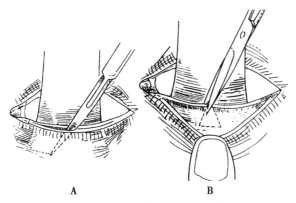

图 3-55 Fox 法睑内翻矫正术

A. 沿下睑缘灰线切口 B. 后层中央切除尖端向睑缘的三角形睑板结膜组织

三、瘢痕性睑内翻

瘢痕性睑内翻常见于严重沙眼的后遗症、结膜天疱疮、睑结膜及睑板的化学烧伤、外伤，以及肿瘤切除术后，因睑结膜睑板瘢痕产生并收缩，造成眼睑内层明显比外层短而使睑缘产生向内卷。

（一）Hotz 法

Hotz 法在睑板前提上睑肌腱膜附着前，把变形肥厚的睑板削薄并作一条楔形切除，使睑板恢复正常的形态。该手术可以同时处理松弛的上睑皮肤，术后可形成重睑。

手术步骤：按上睑成形术方法做上睑重睑切口，皮肤松弛者可切除多余的皮肤。剪除一条睑板前轮匝肌，分离暴露睑板及睑板前提上睑肌腱膜。在提上睑肌腱膜附着前沿，先用刀刃反复来回刮削肥厚的睑板，尽量将前半部睑板削薄。然后在与皮肤切口相应的位置做一条基底向前尖端向结膜的睑板楔形切除，深度达到睑板全厚的 2/3，但不要穿透。这样使睑板缝合后可向外翻转。用 5-0 丝线从切口下缘皮肤进针，再缝挂睑板楔形切口上缘，从切口上缘皮肤穿出，先缝合中央然后向两侧移动，两眦端按重睑美容常规间断缝合皮肤（图 3-56）。

（二）潘作新睑板切断法

此法是将睑板从睑板下沟切断，解除结膜面的瘢痕牵引，再通过缝线结扎改变睑缘的位置。适用于睑板变形、肥厚不明显的瘢痕性睑内翻患者。

手术步骤：翻转眼睑，在距睑缘 2～3mm 与睑缘平行的睑板下沟处，将结膜与睑板全层切断，切口达内外眦角。按内、中、外三等分部位，用 3 对 3-0 双针缝线，分别从睑板切口上唇结膜面进针，穿过睑板及睑板前轮匝肌，从距睑缘前唇 1～2mm 处皮肤出针。收紧 3 对缝线，垫小棉卷后结扎，使睑缘呈轻度外翻。

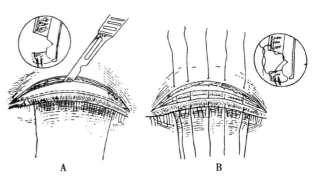

图 3-56 Hotz 法睑内翻矫正术

A. 尖端向结膜的睑板楔形切除 B. 缝挂睑板楔形切口上缘

（三）王导先"六三一"内翻矫正法

又称穹隆缝线睑板切断术。用三对褥式缝合加睑板下沟切断睑板使眼睑向外翻转。适应证同睑板切断术。手术方法是用 3 对 3-0 双针丝线从近睑板的穹隆部进针，绕至睑板前面，穿过睑板前轮匝肌，距睑缘 3mm 处皮肤出针，两针间隔 3mm。共做 3 对缝线，置于睑中央、中内三分之一、中外三分之一交界处。收紧缝线，观察矫正是否满意，然后垫以小棉卷结扎。利用三对褥式缝线牵引翻转眼睑，在睑板下沟横形切断睑板。切时不宜过深，以免切断缝线。

（四）睑板皮肤错位缝合法

又称睑缘后徙术，适用于其他手术失败或多次手术反复再发，睑结膜、睑板明显瘢痕增厚或畸形、睫毛乱生的重症睑内翻病例。

手术步骤：自泪小点外 1～2mm 处，向外眦作睑缘灰线全长切开。在睑板与眼轮匝肌之间剥离至睑板上缘，勿伤及提上睑肌腱膜，全部暴露出睑板前表面，使前后两层眼睑分开。以刀将瘢痕增厚处的睑板削薄，在内外眦部与眼睑垂直方向剪开睑板结膜层的两端，将睑板向后牵引，使眼睑前后两层错位。用 3 对 3-0 双针丝线从睑板游离缘上方 6mm 处穿过睑板，于距离睑缘 2mm 处皮肤面穿出，双针间隔 3mm，垫以小棉垫后结扎。共做 3 对这样的褥式缝合，置于睑中央、中内、中外三分之一交界处。这样眼睑不再内翻，错位的睑板结膜有效地保护了角膜。

（五）睑板、睑结膜游离移植术

睑板、睑结膜游离移植适用于严重的瘢痕性睑内翻病例，特别是已经历多次手术，睑板、睑结膜已有明显畸形或缩短的病例。

手术步骤：距睑缘 2mm 处作一与睑缘平行的睑结膜、睑板切口，直至暴露眼轮匝肌。于切口两侧睑板下将睑板与轮匝肌分离，彻底松解后层的挛缩，伸展睑板，形成能容纳新月形睑板、睑结膜的植床区。在同侧或对侧健康上睑中间切取宽 2～3mm 的新月形睑板睑结膜片，此处切口可不予缝合，让结膜上皮逐渐覆盖。将取下的睑板、睑结膜片移植于下睑植床区，上、下创缘分别用 6-0 可吸收线间断缝合，缝线从皮肤面穿出结扎，以免摩擦角膜。

（六）硬腭黏膜游离移植术

该方法也是通过延长眼睑后层的长度，使内翻的眼睑恢复到正常的位置。由于硬腭黏膜具有与睑板相似的弹性和光华的黏膜表面，是非常理想的后层眼睑替代材料。适用于严重的瘢痕性睑内翻及多次手术后眼睑后层明显缩短的患者。手术方式和睑板睑结膜游离移植术相同。硬腭切取方法见本章第九节。

四、睑内翻矫正术的并发症及处理

睑内翻矫正术的并发症主要是矫正不足和矫正过度两种。对于矫正不足的患者，一般可以观察 6 个月后选择其他手术方式再次矫正。矫正过度的可导致睑外翻和眼睑退缩，对此可以提前拆除缝线，并辅以按摩及观察处理，一般随时间的延长多能恢复，如果 6 个月后仍然不能恢复则要考虑行睑外翻矫正术。

第五节　睑外翻矫正术

睑外翻的病理改变主要由两点组成：①眼睑水平张力的改变或减弱使眼睑不能维持正常的位置；②眼睑内外两层结构的改变使眼睑受到向外翻转的作用力。可分为瘢痕性睑外翻、老年性睑外翻和麻痹性睑外翻。

一、瘢痕性睑外翻

临床上最常见。多由眼睑外伤、手术或者炎症使前层眼睑组织缺损及瘢痕形成，前层眼睑相对后层缩短，形成外翻。轻者可用"V-Y"矫正术、横切纵缝术、"Z"成形术来矫正；严重者或经过治疗复发者可用旋转皮瓣术和游离植皮术进行矫正。

1. "V-Y"矫正术　适用于下睑中央部轻度睑外翻而无广泛瘢痕者。"V"字的中央设计要正对外翻最明显处，其两个臂要稍宽于外翻睑缘的全长。需彻底松解瘢痕牵拉，使下睑外翻复位。然后在两侧皮下潜行分离，从"V"形的下角开始做"Y"形缝合。

2. 横切纵缝术　此术适用与睑缘平行的小的皮肤瘢痕引起的睑外翻。用亚甲蓝标记平行睑缘的瘢痕，将瘢痕切除形成一个横向的梭形切口。皮下潜行分离后将梭形切口两侧拉拢后用 5-0 丝线间断缝合，使切口变成纵向。这样使眼睑垂直方向的牵拉力减弱，外翻减轻。

3. "Z"成形术　适用于睑缘垂直条状瘢痕引起的轻度睑外翻的矫正。手术方法详见本章第一节。

4. 旋转皮瓣术　是将缺损周围邻近的皮肤分离后旋转到缺损部位来矫正睑外翻。适用于中度及重度睑外翻或其他手术失败的病例。常用的旋转皮瓣有：颞部旋转皮瓣矫正上睑和下睑的外翻；单纯下睑内侧的外翻可用鼻根部皮瓣来矫正；上睑皮肤松弛者可用上睑皮瓣来矫正下睑外翻。术后避免移动皮瓣，7～10 天拆线。必要时行睑缘融合保持 3 个月后再剪开。

5. 游离植皮术　是矫正瘢痕性睑外翻最常用的方法。适用于瘢痕面积较宽、外翻程度较重的复杂病例。眼睑的游离植皮采用全厚皮片，如瘢痕累及面积较宽波及面部者，也可用中厚皮片。为使供区皮肤更接近眼睑皮肤，供皮区的选择依次为：上睑、耳后、锁骨上窝，如果缺损面积较大的还可取上臂内侧、大腿内侧和腹部。为了对抗皮片的收缩，特别在下睑做游离植皮时，需做上下睑缘的融合。

二、老年性睑外翻

由于老年人眼睑的组织松弛，眼睑水平张力降低导致眼睑在重力作用下外翻。这种外翻以下睑外侧多见。

1. Kuhnt-Szymanowski 手术　通过缩短眼睑横径，增强眼睑水平向的张力矫正外翻，适用于中、重度老年性睑外翻矫正。

手术步骤：用三角刀将下睑外 2/3（重者可全长）睑缘灰线切开，劈分成前后两叶，剥离深达全睑板。在后叶中、外 1/3 交界处切去睑结膜睑板小三角，三角基底位于睑缘，切除长度根据外翻程度决定（图 3-57）。以 6-0 可吸收线间断缝合。从外眦角斜向外上方皮肤作一基底朝上，尖端朝下的三角形皮肤及轮匝肌切除以收紧前叶为度。最后以 5-0 丝线分别缝合轮匝肌及皮肤切口创缘。

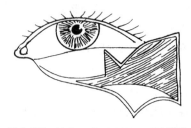

图 3-57　Kuhnt-Szymanowski 手术
在后叶中、外 113 交界处切去睑结膜睑板小三角

2. Byron-Smith 改良手术　此术是 Kuhnt-Szymanowski 手术的改良，适用于中、轻度老年性睑外翻矫正，尤其是睑轮匝肌张力缺乏性睑外翻。此方法不做

睑缘灰线切开，而在下睑缘下 2mm 处按下睑成形术术式切开皮肤分离，在外翻中央处作皮肤、轮匝肌、睑结膜、睑板的全层三角形切除。

3. 改良的 Smith Lazy-T 术 此手术在缩短下睑长度、增加下睑张力的同时还能矫正泪点外翻。

手术步骤：下睑缘下 2mm 处按下睑成形术术式切开皮肤分离达睑板下缘，于下泪点外侧 3mm 处垂直切开睑缘睑板结膜，将切口外侧的睑板结膜向内牵拉，当达到适当张力后将重叠部分做五边形眼睑全层切除。在泪小管下方 3mm 处，自眼睑垂直切口平行睑缘向内外侧做两处尖端内外眦的楔状后层眼睑切除，切除眼睑组织最宽≤5mm。用 6-0 可吸收线将睑板缝合，切除多余的皮肤，用 5-0 丝线缝合下睑眼袋切口（图 3-58）。

三、麻痹性睑外翻

其发病机制为面神经麻痹导致的轮匝肌张力下降，除表现为下睑外翻，还可出现口角歪斜等面瘫症状。这种睑外翻一般比较严重，治疗效果也欠佳。麻痹性睑外翻可用矫正老年性睑外翻的各种术式进行治疗，此外还能用滑行皮瓣术、筋膜悬吊术甚至睑粘连术进行矫正。

1. 滑行皮瓣术 适用于内侧外翻明显并有下泪小点外翻者。

手术步骤：以亚甲蓝在下睑中央距下睑缘下 4mm 向内与睑缘平行画出第一条切开线，长度刚好超过内眦部。距此画线下 6mm 再画一条平行线至内眦下方向上斜与第一条线相交。按画线切开皮肤，在舌状皮瓣下及其周围皮下剥离。在内眦角下方切口尖端处作一细长的三角形皮肤切除，在舌状皮瓣的蒂部两侧各作一三角形皮肤切除。分离出宽约 5mm 轮匝肌一条，在肌瓣中央剪断，将外侧断端向内牵拉，与内侧轮匝肌重叠，用 5-0 丝线在重叠部分的两端各作一针褥式缝合。将舌状皮瓣向内上方滑行，用 5-0 丝线间断缝合（图 3-59）。

2. 筋膜悬吊术 适用于其他方法治疗无效的重度下睑外翻。可用自体或同种异体阔筋膜，也可选用高分子聚合物材料如硅胶条等代替。手术方法为通过颞上方发际前或发际内以及内眦部内上方鼻骨处的小切口，以引针将筋膜条置于下睑板前面的皮下隧道（睑部在轮匝肌下）分别固定于鼻骨骨膜和颞肌筋膜上，从而增加下睑的张力以支撑下睑不外翻。

第六节 上睑下垂矫正术

一、手 术 时 机

上睑下垂患者的手术时机通常根据不同的类型而定。一般先天性上睑下垂以 3～5 岁以后手术为宜。年龄过小，术后患者不合作，眼轮匝肌收缩力量过强，将影响手术效果。但严重双眼上睑下垂，在麻醉安全的前提下，可提早在 1 岁左右手术，以避免仰头、皱额等畸形的产生。由于向下注视或视近物不受下垂的上睑干扰，如不伴有斜视、屈光不正或屈光参差，较少产生弱视。对单侧性上睑下垂病例，为美观要求手术也

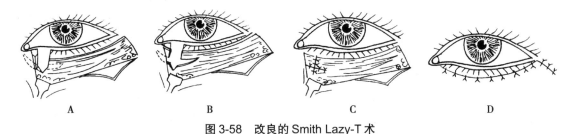

图 3-58 改良的 Smith Lazy-T 术

A. 自下泪点外侧垂直作五边形眼睑全层切除 B. 自眼睑垂直切口平行睑缘向内外侧做尖端内外眦的楔状后层眼睑切除 C. 缝合睑板 D. 切除多余皮肤，缝合下睑眼袋切口

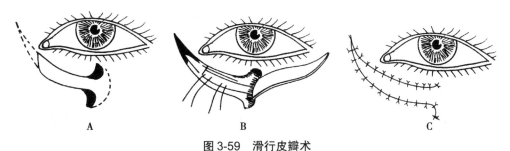

图 3-59 滑行皮瓣术

A. 在舌状皮瓣尖端和蒂部做三角形皮肤切除 B. 轮匝肌重叠 C. 皮瓣向内上方滑行后间断缝合

可在入学前进行。外伤性上睑下垂则需在创伤愈合一年后、局部瘢痕软化、组织水肿消退、病情稳定后才能手术。神经源性上睑下垂者，需在病情稳定6个月后方可手术。

如伴有其他眼外肌麻痹而造成复视者，需先矫正复视。肌源性上睑下垂（如重症肌无力）并非手术的禁忌证，如上睑下垂较为固定，药物疗效不佳也可进行手术。下颌-瞬目综合征由于大部分患者随着年龄增长，症状逐渐减轻或消失，因此需等青春发育期后若下垂仍明显才考虑手术治疗。睑裂狭小综合征的内外眦成形术与上睑下垂矫正手术是在两个互相垂直的方向上开大睑裂，宜分期手术，通常先作水平方向的开大，半年后再行垂直方向的矫正术。

二、术前检查

上睑下垂必须通过详细的术前检查来选择手术方式及确定手术量，同时对手术效果作出估计，预测手术后可能出现的并发症。

1. 确定下垂量　正常人在自然睁眼原位注视时，上睑缘位于瞳孔上缘与角膜上缘之间中点水平，即上睑缘覆盖上方角膜1.5～2.0mm，而角膜中央反光点至上睑缘的正常距离（MRD）约为3.0mm。因此下垂量即为实际测量所得的上睑缘遮盖角膜上缘距离减去正常值（1.5～2.0mm）或MRD的正常值（3.0mm）减去实际测量值。单侧上睑下垂的下垂量即为两侧睑裂高度之差。

根据测量的结果，将上睑下垂分为轻度下垂（1～2mm）、中度下垂（3mm）和重度下垂（4mm）三种临床类型。

2. 测量提上睑肌肌力　提上睑肌肌力的大小对手术方式的选择具有重要意义，因此正确测量提上睑肌肌力十分必要。提上睑肌肌力测量方法如下：用拇指向后压住患侧整个眉部，阻断额肌抬眉作用。嘱患者尽量向下注视，用直尺零点对准上睑缘，再嘱患者尽量向上看，睑缘从下向上提高的幅度（以毫米来表示）即为提上睑肌肌力。

根据临床手术选择的需要，可将肌力分为三级：良好（>8mm）；中等（4～7mm）；弱（0～3mm）。一般来说，肌力越差，下垂越明显，但各类型的上睑下垂表现不尽相同。我国正常人的提上睑肌活动幅度平均为13.37mm±2.74mm，额肌活动幅度平均为7.92mm±2.74mm。

3. "上睑迟滞"存在与否　上睑迟滞（lig lag）是指眼球向下注视时，上睑不能跟着眼球的下转而下移。这与提上睑肌内外角、上横韧带过紧或提上睑肌纤维

化有关。这种现象手术后不会消失，可造成睡眠时睑裂闭合不全。这时手术矫正量需保守。

4. 上直肌及其他眼外肌检查　先天性上睑下垂常伴有上直肌麻痹或不全麻痹，或同时伴有下斜肌功能不全，以至Bell现象消失。此时上睑下垂需欠矫，尽可能减轻或消除手术后的眼睑闭合不全现象。外伤性上睑下垂还可能伴有其他眼外肌麻痹而出现复视，如要矫正上睑下垂，则需先解除复视症状，否则上睑下垂矫正后患者复视更趋明显。

5. 视力检查　单纯性上睑下垂本身很少产生弱视，但往往伴有眼外肌的不平衡或眼球发育异常而出现弱视，因此对每个患儿应做视力及视功能检查。

6. 其他检查　新斯的明试验或疲劳试验可排除重症肌无力。Müller肌功能试验（10%去氧肾上腺素或5%可卡因）明确Müller肌功能情况。嘱患者作咀嚼动作观察上睑位置的改变以鉴别下颌-瞬目综合征。

三、手术方法

（一）提上睑肌缩短术

提上睑肌缩短术在于通过手术增强提上睑肌的肌力，术前肌力越好，手术效果越佳。但肌力4mm以下者，术后往往矫正效果差，容易复发，同时由于提上睑肌缩短量大，手术反应重，术后并发症发生率较高。因此提上睑肌缩短术的适应证应为提上睑肌肌力在4mm以上的先天性、老年性、外伤性或其他类型的上睑下垂病例。

1. 内外路结合的外路为主的提上睑肌缩短术　经皮肤途径的提上睑肌缩短术解剖标志明确，暴露清晰，缩短量易于控制和调整，上睑弧度高度调整容易，内翻倒睫等处理均较为方便，是目前最常用的上睑下垂手术方式之一。

手术步骤（图3-60）：

（1）皮肤标记及麻醉：用亚甲蓝画出术眼的上睑皱襞，一般距睑缘5～6mm，如为单侧性上睑下垂，则患侧的上睑皱襞切口的弧度趋向和高度与健侧一致或略低于健侧。在眼睑及眶上缘皮下作浸润麻醉，上穹隆结膜下浸润麻醉，使穹隆部结膜隆起，将Müller肌与穹隆部结膜分离。

（2）皮肤切开和暴露腱膜：按亚甲蓝标志用11号尖头刀切开皮肤。翻转上睑，外侧穹隆部结膜作一长5mm的纵形切口，沿结膜下将穹隆部结膜与Müller肌分离。用眼科镊将一细橡皮条从上述切口插入，置于穹隆部结膜与Müller肌之间，然后将眼睑复位。在睑板中央分离眼轮匝肌，暴露睑板全长及其前面的提上睑肌腱膜附着处，切除上睑皱襞切口下唇处眼轮匝肌

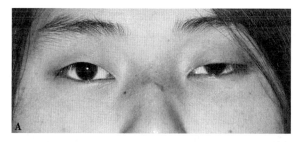

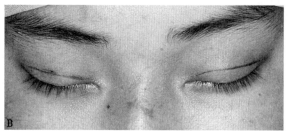

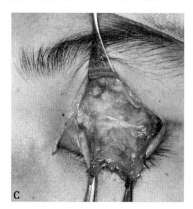

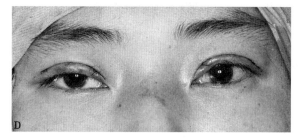

图 3-60 提上睑肌缩短术
A. 左眼先天性上睑下垂，术前 B. 用亚甲蓝画出皮肤切口线 C. 分离的提上睑肌腱膜 D. 术后

一条。用台氏拉钩将切口上唇皮肤向前牵引，可见腱膜前间隙（充满脂肪）与腱膜之间出现沟状间隙，用剪刀沿此沟向上分离，将腱膜前面与眶缘分开。

（3）分离提上睑肌腱膜：在睑板上方近外眦部纵形剪开腱膜，向后分离直至暴露橡皮条，橡皮条起到分离保护穹隆部结膜的作用。将血管钳的弯曲弧度与睑板上缘的弧度一致，然后深入分离的结膜下间隙，置于橡皮条上，钳夹住全部宽度的提上睑肌腱膜，此时取出橡皮条。在睑板上缘与血管钳之间切断提上睑肌腱膜和 Müller 肌，剪断内外角，在 Müller 肌下向上作分离至所需要的高度，使 Müller 肌、提上睑肌腱膜

与穹隆部结膜分离。接着，在腱膜前继续向上分离至暴露 Whitnall 韧带，在 Whitnall 韧带后面向上作分离，将腱膜与韧带分离。

（4）提上睑肌缩短：用圆规量出所需的缩短量，用亚甲蓝在腱膜上标记，在标记线的中央、内外侧，用 5-0 号可吸收线作三对褥式缝线，穿过中下 1/3 交界处的睑板层间固定。调整上睑缘的高度及弧度，结扎缝线，剪除缩短部分的肌肉。

（5）关闭皮肤切口及睑裂：皮肤切口用 5-0 号丝线间断缝合。术后沿下睑缘处作一 Frost 缝合线，向上牵引下睑。

2. 经结膜的提上睑肌缩短术 经结膜的提上睑肌缩短术，手术显示暴露不如经皮肤的术式，提上睑肌缩短的量也较少，术后上睑皱襞也不明显，同时对泪腺副泪腺和杯状结膜的损伤较大，因此，目前此术式的应用较少。

（二）利用额肌的悬吊手术

额肌是上睑下垂患者提高上睑的主要肌肉。1948 年即有人用缝线作额肌悬吊术。目前悬吊术已被广泛应用，目的都是通过悬吊材料将额肌与睑板连接起来，适用于提上睑肌肌力在 4mm 以下的先天性、后天性上睑下垂。此类手术方法繁多，悬吊的材料也多种多样，临床上以阔筋膜悬吊和额肌筋膜瓣悬吊最常用，幼儿患者额肌发育未成熟，为了减少手术创伤暂时起到提高上睑、暴露视轴的效果也可采用硅胶条悬吊，待患儿长大后再行其他手术治疗。

1. 异体筋膜悬吊术 筋膜悬吊术后眼睑闭合不全、上睑迟滞现象明显，Bell 氏现象阴性或眼球不能上转者，术后发生暴露性角膜炎风险大，应谨慎选择。

手术步骤：

（1）皮肤标记和麻醉：用亚甲蓝作好上睑皱襞及眉上缘三个横向切口的标记。上睑及眉上缘皮下浸润麻醉，不合作的儿童作全身麻醉，配合局部浸润麻醉减少切口出血。

（2）上睑皱襞及眉上缘切口：按亚甲蓝标记切开上睑及眉部皮肤，眉部切开深及肌肉，压迫止血，剪除睑板前轮匝肌。

（3）穿引及固定筋膜下端：护板插入上穹隆保护眼球，将筋膜引针从眉部中央切口穿入，经轮匝肌下从上睑切口穿出。将两条长约 8mm、宽 3mm 的筋膜条穿入引针针孔，随引针从眉上切口引出。如上述方法再从内外侧眉部切口引出筋膜，使两条筋膜呈"W"形，将筋膜"W"形下端两点分别缝于睑板中外 1/3 交界处。

（4）调整上睑高度，固定筋膜上端：在眉部切口牵

引筋膜调整上睑缘高度和弧度，通常使上睑缘达到上方角膜缘水平。然后将筋膜固定在深部额肌纤维，缝合眼睑和眉部皮肤切口。同样需作一 Frost 缝合线，牵引下睑。

2. 额肌筋膜瓣悬吊术 由于异体筋膜来源有限，自体筋膜取材可增加供区瘢痕和畸形，目前越来越多的手术者采用额肌筋膜瓣悬吊术来矫正重度上睑下垂。

手术步骤（图 3-61）：

（1）皮肤标记和麻醉：用亚甲蓝画出上睑皱襞，局部行浸润麻醉，部位为上睑、上睑及眉部之间及眉上方 1cm×2cm 大小区域。

（2）皮肤切口及剥离额肌筋膜瓣：按亚甲蓝标记切开皮肤及睑板前轮匝肌，用眼科剪在轮匝肌浅层水平向眶上缘剥离，依次暴露睑板前轮匝肌、眶部轮匝肌、眉部额肌及筋膜，剥离范围达眉上缘上方 1cm×2cm 大小。注意剥离至眉下切勿损伤眉毛毛囊。在眶上缘下方辨认额肌与轮匝肌交织处，在此做一横行切口，切开额肌纤维，其中包含部分轮匝肌纤维。在额肌纤维

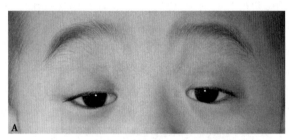

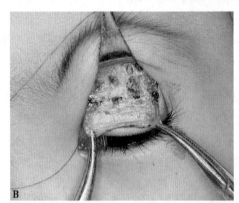

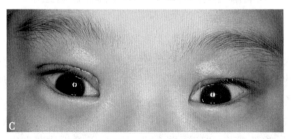

图 3-61 额肌筋膜瓣悬吊术
A. 双眼先天性上睑下垂，术前 B. 分离的额肌筋膜瓣
C. 术后

后，眶隔前向上剥离至眶上缘时贴紧骨膜向上剥离，至眉上 1cm 左右，注意勿太靠近内侧，否则易损伤内侧的眶上神经血管束。在横切口两侧各做一纵行切口，形成一宽约 2cm 可向下滑动的额肌筋膜瓣，抬眉时可以拉动此瓣，则额肌筋膜瓣已形成。

（3）固定额肌筋膜瓣：将眶隔前轮匝肌与眶隔进行剥离，以形成一隧道将额肌筋膜瓣从轮匝肌下穿至睑板上固定的位置。在额肌瓣中央及两侧各做一对褥式缝线固定于上 1/3 睑板处，调整上睑之高度、弧度及有无内翻倒睫后再打结。通常要求原位注视时睑裂比正常大 1mm，也就是上睑缘覆盖上方角巩缘上 1mm。

（4）关闭切口及 Frost 缝线：按重睑术缝合上睑切口，作下睑 Frost 缝线。

（三）睑板 - 结膜 -Müller 肌切除术

睑板 - 结膜 -Müller 肌切除术适用于提上睑肌肌力在 10mm 以上，下垂量在 1.5～2.0mm 先天性上睑下垂病例以及 Horner 综合征的患者。由于手术时翻转上睑，腱膜前间隙为最大，手术切除的组织中包含睑板、结膜、Müller 肌，因此取名为睑板 - 结膜 -Müller 肌切除术。手术方法如下：

1. 局部麻醉和切口 皮下及结膜下浸润麻醉，皮肤面不切开，术后上睑皱襞不明显。若对侧眼睑重睑明显也可同时行皮肤切开重睑成形术。

2. 睑板 - 结膜 - Müller 肌切除 上睑下衬入护板，翻转上睑，将睑板上缘向下牵引，再用两把弯血管钳夹住睑板上缘及穹隆结膜，两把血管钳尖端在睑板中央相遇。被夹住的组织包含睑板，结膜及 Müller 肌。将带有 5-0 号尼龙线的针从上睑皱襞（切口）的颞侧端皮肤进入血管钳上面的穹隆部结膜，然后沿着血管钳边缘贯穿所夹组织连续缝合，从上睑皱襞（切口）鼻侧端皮肤出针。去除血管钳，沿血管钳前夹的印记剪去部分睑板、睑结膜、Müller 肌。

3. 关闭切口 收紧 5-0 号尼龙线，用短胶布将尼龙线两端分别固定在上睑的内外侧。如皮肤切开者，则用 5-0 号丝线间断缝合，缝合过程中带睑板上缘。

（四）提上睑肌腱膜修复术

通常提上睑肌肌力在 8mm 以上的各种腱膜性上睑下垂均可施行此手术，其原则为直接修复提上睑肌腱膜断腱和裂孔，符合解剖和生理功能，是矫正腱膜性上睑下垂较好的方法。手术方法如下：

1. 局部浸润麻醉及皮肤切口 距睑缘 5～6mm 画出上睑皱襞，上睑皮下局部浸润麻醉，沿画线切开皮肤，用剪刀钝性分离睑板前轮匝肌，暴露上 2/3 睑板前表面。

2. 分离暴露腱膜 在眶隔与提上睑肌腱膜结合部上方中央处剪开眶隔，暴露腱膜前脂肪，其后白色闪亮的组织即为提上睑肌腱膜，可将脂肪切除，同时让患者上下注视，可见腱膜移动，而眶隔不随之移动。分离眶隔与腱膜的结合部，暴露腱膜。可采用棉签钝性剥离，也可用剪刀锐性分离，注意不要损伤腱膜。

3. 腱膜修复 有三种情况。①腱膜裂孔或断裂。用可吸收缝线沿水平方向将裂孔上下缘腱膜间断缝合。若下方腱膜缘薄弱或完全消失，将腱膜上方断端前移与睑板作褥式缝合。②腱膜完整。可采用腱膜前徙、折叠或缩短恢复上睑高度。③整个腱膜缺失。这时，只有将提上睑肌腱膜部用缝线拉起，将肌肉行缩短或折叠，缝于睑板上缘或选择行利用额肌的悬吊手术。

4. 关闭皮肤切口 用 5-0 号丝线间断缝合皮肤切口。如兔眼明显，则行 Frost 缝线闭合睑裂。

四、手术并发症的预防和处理

上睑下垂术后的并发症并不少见，其中以上睑下垂欠矫或过矫、上睑内翻倒睫、暴露新角膜炎、结膜脱垂等比较常见，其他如上睑迟滞、睑裂闭合不全等并发症由目前上睑下垂手术方式的限制难以避免。术前仔细检查，选择合适的手术方式，切忌用单一的手术方法治疗不同提上睑肌肌力的各种类型上睑下垂，明确手术矫正量，同时做好术后护理，则可极大减少手术并发症的发生。

（一）矫正不足

多见于术式选择不当，如肌力差而选择了提上睑肌缩短术者，也常见于提上睑肌缩短术中缩短量不足、缝线结扎过松、滑脱、分离提上睑肌腱膜时损伤或者筋膜、额肌筋膜瓣悬吊高度不够、滑脱等。预防矫正不足的关键在于手术前作详细的检查，根据检查结果选择合适的手术方式。手术中避免损伤提上睑肌腱膜或额肌筋膜瓣、调整睑缘高度至合适位置、缝线确切。术后出现矫正不足，如疑为阔筋膜或缝线滑脱，可于术后早期打开伤口予以重新缝合固定。否则需在术后 3～6 个月后待局部肿胀消退后再考虑再次手术。

（二）矫正过度

多由于行提上睑肌缩短术时提上睑肌缩短量过大，尤其在腱膜性上睑下垂者缩短量 >10mm 时更容易发生。阔筋膜悬吊时牵拉过度、切开额肌瓣的位置过高且分离不充分而勉强下移者也可致过矫。利用额肌的悬吊术，术后上睑缘的高度随时间推移会逐渐下降，早期过矫 1～2mm 者不需处理。但如出现角膜并发症时，需及时手术调整。对于提上睑肌缩短术

者，术后 2 周内发现过矫，可按摩或向下牵引上睑；术后 3 个月仍存在矫正过度，需再次手术。如过矫超过 3mm，特别是出现角膜并发症时，需及时手术，调整缝线高度，严重者可按上睑退缩手术做提上睑肌延长手术、内路睑板 - 腱膜切断术或前路巩膜移植术或提上睑肌延长术。

（三）上睑内翻倒睫

由于提上睑肌腱膜或筋膜、额肌瓣在睑板上的附着点太低、眼睑皮肤切口位置过高，切口下方皮肤松弛下垂，推挤睫毛内转或在皮肤缝合时未挂缝睑板或挂缝睑板的位置过低而致睑缘内翻形成倒睫，多发生在上睑缘内侧部位。术后出现睑内翻倒睫，如因组织肿胀造成内翻，可在近内侧睑缘做牵引缝线向上牵引，否则需重新调整提上睑肌腱膜、额肌瓣或筋膜在睑板上的缝线位置，或切除部分切口下唇的皮肤以及在缝合时深部挂缝提上睑腱膜或额肌瓣，以增加外翻力量，纠正上睑内翻倒睫。

（四）暴露性角膜炎

暴露性角膜炎是上睑下垂矫正术最严重的并发症之一，表现为术眼异物感、畏光、流泪，裂隙灯下检查见睫状充血，角膜出现点状浅层浸润、上皮脱落或混浊水肿，严重者可继发感染而形成角膜溃疡。主要由于上睑下垂术后导致眼睑闭合不全，Bell 现象缺乏，泪液分泌减少，术中术后保护角膜不当等所致。术后睑内翻倒睫也容易造成角膜损害进而发展为暴露性角膜炎。因此术前检查见 Bell 现象缺乏、泪液分泌减少者，术中手术矫正量应保守些。术中注意保护角膜，术毕做 Frost 缝线牵引下睑以及术后常规应用抗生素眼液及眼膏以保护角膜都能有效地预防暴露性角膜炎的发生。一旦出现角膜上皮脱落或浸润，应及时涂大量抗生素眼膏，向上牵引 Frost 缝线，包盖患眼，密切观察角膜情况。若经保守治疗 1～2 天后病情未见好转，应果断手术将上睑复位，使眼睑闭合。3 个月后可考虑再次手术，但手术量要控制好。

（五）穹隆部结膜脱垂

多见于提上睑肌缩短术后，因提上睑肌缩短量大，分离提上睑肌腱膜超过上穹隆部破坏了上穹隆悬韧带，或手术后组织水肿、出血致使结膜脱垂。因此手术时不要过度分离结膜与提上睑肌腱膜，并且在手术结束前检查穹隆结膜有无脱垂，若术中发现有结膜脱垂趋向，可用 5-0 可吸收缝线在穹隆部作 2～3 对褥式缝线预防结膜脱垂的发生。若术后发现结膜脱垂，轻者可在表面麻醉下将脱垂的结膜推送复位后局部加压包扎。严重者需重新手术褥式缝线复位悬吊脱垂的结膜，甚至需剪除部分脱垂的结膜。

（六）其他

眉额区血肿多发生于额肌瓣悬吊术后，与术中损伤血管、止血不彻底及术后包扎压迫不当有关，因此术中应充分止血，术毕必须充分排尽积血并加压包扎可有效防止血肿的发生。若术后发生血肿可抽出积血或需重新打开切口，取出血凝块。睑缘角状畸形或弧度不佳主要见于睑板部位的固定位置或高度不当。而结膜脱垂、外眦成形术后外眦韧带离断眼睑水平张力过低或术中过量去除皮肤可导致术后发生睑外翻，轻者可自行恢复，重者需再次手术调整缝线并处理脱垂的结膜。其他并发症还包括感染，睫毛、眉毛丧失，乱睫及血肿形成。如用线作悬吊材料，还可出现晚期感染。睫毛丧失及乱睫主要由于分离睑板时太接近睑缘，破坏了睫毛毛囊，或瘢痕牵拉造成乱睫。眉毛缺失主要见于分离额肌瓣时损伤了眉毛毛囊所致。

第七节　眼睑退缩矫正术

正视前方时，上睑应该遮盖上方角膜 1～2mm，下睑中央位置应与角膜缘处于同一水平。如在原位注视时，上睑缘或下睑缘超过正常位置，使上方或下方角膜或巩膜暴露时，就称为眼睑退缩（eyelid retraction）。上睑不能遮盖上方角膜，称为上睑退缩；下睑缘超过下方角膜缘，以致下方巩膜暴露，称为下睑退缩。

一、上睑退缩矫正术

眼睑退缩使角膜、结膜暴露、干燥、上皮脱落甚至产生角膜溃疡。由于睑裂增宽，造成巩膜露出过多，也可显著影响外观。所以矫正上睑退缩不但要恢复眼睑的闭合功能，还有保护角膜的作用，对改善外观也有很重要的意义。

（一）术前检查和术式选择

上睑退缩矫正的目的是减弱和缓解提上睑肌以及Müller 肌的作用，以恢复上睑的正常位置。

手术前应准确测量上睑退缩的程度，具体测量的方法为：双眼在第一眼位时，用尺测量睑缘最高点至角膜上缘的垂直距离，正常情况下上睑缘遮盖角膜上缘 2mm，因此所测得的距离增加 2mm 即为退缩量，根据退缩量可分为轻度（退缩量为 1～2mm）、中度（3～5mm）、重度（>5mm）上睑退缩。

根据眼睑退缩的不同程度采取不同的手术方式。轻度上睑退缩者可以用 Müller 肌切断的方法获得2mm 的矫正量；中度退缩者可在切断 Müller 肌的基础上再将提上睑肌腱膜做部分切断；对于 >5mm 的重度退缩患者，则需切断 Müller 肌及提上睑肌腱膜，并通

过后徒延长提上睑肌才能获得矫正效果。实际手术量需根据术中情况调整，以免过矫或欠矫。

（二）手术方法

（1）Müller 肌切除术：适用于轻度和中度上睑退缩患者。

手术步骤：上穹隆部结膜下浸润麻醉，使术中分离 Müller 肌更方便。翻转上睑暴露穹隆部，在外侧穹隆部结膜作 10mm 长的垂直切口，用钝头眼科剪在结膜下分离 Müller 肌与穹隆部结膜。于内侧穹隆部结膜相应作一垂直切口，沿睑板上缘水平剪开结膜，将结膜瓣向上翻转，充分暴露 Müller 肌后表面。然后用眼科剪刀在 Müller 肌前表面与提上睑肌腱膜之间进行钝性分离至距睑板上缘约 10～12mm 处（图 3-62）。在睑板上缘切断并剪除 Müller 肌。嘱患者坐起，观察两侧眼平视时睑裂是否对称。穹隆结膜切口用 6-0 可吸收线连续缝合。

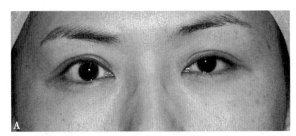
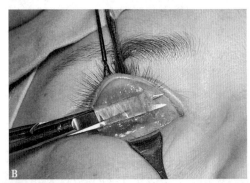
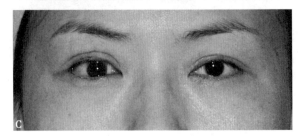

图 3-62　Müller 肌切除术治疗右眼上睑退缩
A. 右眼上睑退缩，睑裂大于对侧　B. 术中分离剪除 Müller 肌　C. 术后双眼睑裂对称

（2）提上睑肌 -Müller 肌后徒术：适用于中度到重度上睑退缩患者。此术式易于操作，疗效可靠，临床上较常采用。但是由于应用异体巩膜移植，会出现巩

膜吸收、慢性炎症、眼睑增厚等并发症。

手术步骤：以亚甲蓝按重睑高度画线。按提上睑肌缩短术行分离暴露提上睑肌腱膜和 Müller 肌。在睑板上缘横形切断并向上钝性推移提上睑肌腱膜和 Müller 肌，使肌瓣充分后退。按术前测定的上睑退缩量加 4mm 计算出异体巩膜高度（如上睑退缩量为 4mm，则巩膜片高度需 8mm），巩膜片长度约 20mm，并按上睑板上缘弧度修剪成形。将修剪好的异体巩膜片（也可用自体阔筋膜）置于睑板上缘与腱膜、Müller 肌瓣之间，用 5-0 可吸收线先将睑板上缘与巩膜片间断缝合，腱膜、Müller 肌与巩膜片之间作 3 对褥式缝合。调整睑缘高度和弧度，术毕眼睑缘比健眼小 1～2mm。皮肤切口用 5-0 丝线按重睑术常规间断缝合。上睑中央可缝一牵引缝线，将上睑向下牵拉。

（3）提上睑肌 -Müller 肌延长术：此方法较简便，疗效可靠，并发症比异体巩膜移植手术少。主要适用于中度到重度的上睑退缩。

手术步骤：同提上睑肌 -Müller 肌后徙术分离暴露提上睑肌腱膜和 Müller 肌。用眼睑拉钩充分暴露提上睑肌腱膜，测量睑板上缘提上睑肌腱膜的宽度并分成三部分 4 等份，中央部分占 2 个等份，两侧各占 1 个等份（即中央部分占总宽度的 50%，两侧各占 25%）。按每延长 2mm 矫正上睑退缩 1mm 计算出中央部分高度并以亚甲蓝在腱膜中央位置画出一梯形标志，梯形的高度即为延长量，类似"城垛样"。中央部分必须居中，否则上睑弧度容易发生畸形。沿画线切断提上睑肌，在睑板中央部保留一个近似梯形的提上睑肌瓣，将提上睑肌的内外侧角剪断，使两侧部分的提上睑肌自睑板上缘处离断后退。将两侧剪断的提上睑肌断端用 6-0 可吸收线间断缝合（合二为一），然后与睑板上缘梯形的中央部分缝合固定。观察调整上睑的位置和弧度形状（图 3-63）。

（三）上睑退缩矫正术后并发症及处理

上睑退缩矫正手术的手术效果与很多因素有关，如术前测量误差、手术方式的选择及术中肌肉延长或后徙的量等。因此术前仔细精确测量上睑退缩量、精心设计选择合适术式、术中认真做好每一步操作，减少手术的并发症，才可达到理想的矫正效果。上睑退缩矫正术的并发症以迟发性矫正不足多见，故术中多主张过矫 1～2mm。术毕上睑缝牵引线将上睑向下牵拉有助于上睑组织平展愈合外，还可适当调整欠矫量，如果术后睑缘仍较高，此缝线向下牵引时间可适当延长。一般术后过矫者少见，若术后轻度过矫待水肿消退，瘢痕软化后即可正常。

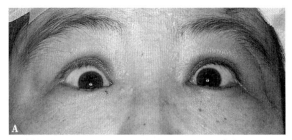
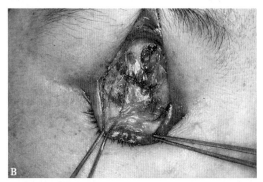
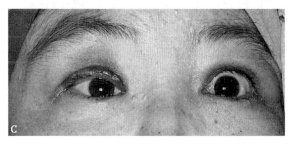

图 3-63　提上睑肌 -Müller 肌延长术
A. 双眼上睑退缩　B. 切断提上睑肌，两侧提上睑肌离断后退，与中央部分提上睑肌上端缝合　C. 右眼上睑退缩矫正，上睑缘位于角膜缘下 2mm

二、下睑退缩矫正术

下睑缩肌的功能类似提上睑肌，任何导致下睑缩肌痉挛或功能过强的情况都会使下睑退缩。与上睑退缩相似，下睑退缩的原因最常见的是 Graves 病，其次为眼外伤、手术、各种烧伤及面神经麻痹等原因所致。下睑退缩可影响下睑的功能和外观，导致眼干涩、流泪等，严重者常需手术治疗。下睑退缩矫正手术主要是在下睑板和下睑缩肌之间移植异体巩膜或人工材料。

（一）手术方法

1. 经皮肤切口的异体巩膜移植术　手术步骤：局部皮下浸润麻醉，距下睑缘 2mm 作与睑缘平行的全长切口，切开皮肤及睑轮匝肌。在睑轮匝肌下分离，充分暴露整个睑板直至睑板下缘。在睑板下缘横行切断下睑缩肌、Müller 肌及筋膜，暴露下穹隆结膜。以剪刀松解下睑缩肌并向下推移，使睑板下缘与下睑缩肌之间有一个能容纳巩膜植片的间隙。按下睑退缩量的 2

倍计算出巩膜片高度（如退缩量为 3mm，则巩膜片的高度为 6mm）并修剪成长方形。将巩膜片置于睑板下缘间隙，用 6-0 可吸收线在巩膜与睑板之间及巩膜与下睑缩肌之间作间断缝合。调整下睑缘高度。将眼轮匝肌向上提拉复位，以 5-0 丝线分别间断缝合轮匝肌及皮肤。

2. 经结膜切口的异体巩膜移植术　手术步骤：穹隆结膜下及中部近睑缘皮下浸润麻醉。翻转下睑，暴露下穹隆，在睑板下缘 3mm 处作与睑板下缘平行的穹隆结膜切口。分离暴露睑板下缘与下睑缩肌。在睑板下缘处横行全长切断下睑缩肌，以剪刀松解并将其向下推移，使睑板下缘与下睑缩肌之间造出一个能容纳异体巩膜植片的间隙。同样按下睑退缩量的 2 倍计算出巩膜片高度置于此间隙中并缝合。

3. 生物材料充填下睑缩肌矫正术　应用高密度聚乙烯生物材料代替异体巩膜，延长下睑缩肌，矫正下睑退缩，但是存在术后材料移位、排斥、暴露和感染的风险。

手术步骤：同经皮肤切口的异体巩膜移植术在睑板下缘与下睑缩肌之间造出一个能容纳高密度聚乙烯生物材料睑板替代物的间隙。将材料浸泡在热水中软化，根据术前测量的退缩量修剪成好的材料置于此间隙中，作间断缝合。观察调节下睑的弧度和高度。

（二）下睑退缩手术的并发症及处理

下睑退缩手术的主要并发症是矫正不足、矫正过度及眼睑弧度欠佳，生物材料植入还存在材料暴露、感染的风险，必要时需及时取出。如果需要再次手术需要等待 2～3 个月眼睑位置稳定后再进行。

第八节　眼睑肿瘤切除术

眼睑肿瘤的治疗方法主要有手术切除、冷冻、放疗、激光和化疗，其中手术切除是最主要也是最常用的治疗手段。无论良性还是恶性肿瘤，只要患者全身情况良好，诊断明确都要进行根治性的切除，除了某些高度恶性的肿瘤如恶性黑色素瘤等，由于肿瘤极易发生全身转移，目前提倡结合化疗、放疗和生物治疗的综合治疗。如果全身状况不佳或者术前诊断不明者，可以采取非根治性的切除或者诊断性切除，手术以后再配合以放疗、化疗、激光和冷冻等其他治疗方法。

一、手术治疗原则

1. 明确肿瘤性质　手术前根据病史和临床表现区分良性和恶性肿瘤，对于怀疑恶性肿瘤患者应该及早

活检，或者切除性活检。对于恶性肿瘤，手术前必须注意有无局部或者全身转移，如眶内转移、淋巴转移和肝脏转移。

2. 完整切除　无论良、恶性肿瘤，均应先考虑完整切除肿块，再进行眼睑的重建修复。

3. 切除范围　对于良性肿瘤一般要求手术切缘离肿瘤 2mm，尽可能保留正常组织，以利于眼睑的重建修复。恶性肿瘤由于有潜在扩展的特性，因此针对不同的肿瘤类型，要求的手术切缘有所不同：①基底细胞癌：结节型 3mm，浸润型 5mm，硬化型 8mm。②鳞癌：4～5mm。③睑板腺癌：5～9mm。④恶性黑色素瘤：7～10mm。

4. 恶性肿瘤切除过程中，必须防止手术而引起的癌细胞扩散，所有使用的物品在重建开始之前必须及时更换。

二、Mohs 法眼睑恶性肿瘤切除术

Mohs 法眼睑恶性肿瘤切除术是将肿瘤和肿瘤周围未加固定的组织切除以后，制成冷冻切片在显微镜下观察，以控制眼睑肿瘤的切除范围，最早应用于皮肤癌的手术治疗。

（一）手术步骤

沿肿瘤边界用亚甲蓝标记画线。根据标记线，在此线外 1～2mm 切开皮肤。切开时刀片与皮肤成 45°角，深度控制在 1mm 左右，完整将瘤体切除。将超过病灶各侧（包括基底部）1mm 宽的组织切下，分别标记号码，注明切取部位。将每一块组织都进行冷冻切片病理检查。如果在某一部位发现肿瘤残留，再切除阳性区域的第 2 层，并将上述过程重复，直至病理报告全部阴性为止（图 3-64）。

（二）Mohs 法的优缺点

与其他手术方法相比较，由于 Mohs 法是在病理检查检测下切除肿瘤，具有很高的治愈率。据报告，基底细胞癌应用 Mohs 法的治愈率为 98%，其他治疗方法比如超出肿瘤 4mm 切除，刮术等的治愈率也只有 90%～93%。

除了高治愈率，Mohs 法既可以完全切除肿瘤组织，又可以极大限度地保留周围健康眼睑组织，为缺损眼睑的修复和重建提供良好的基础。同时，Mohs 法治疗眼睑肿瘤使患者不必在切除肿瘤后等待病理报告数日后再进行修复手术。

但是，Mohs 法切除手术费时较长，且对恶性程度高、转移快的肿瘤如恶性黑色素细胞瘤的治疗效果不甚理想，手术后有一定的复发率，因此必须考虑控制理想切缘的方法以及肿瘤的综合治疗。

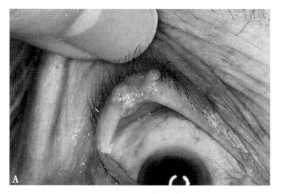

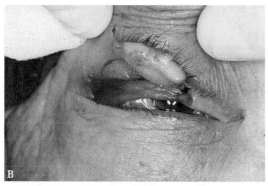

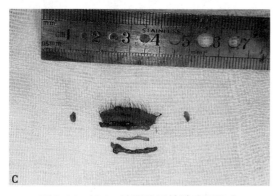

图 3-64 Mohs 法眼睑恶性肿瘤切除术

A. 右上睑皮脂腺癌 B. 完整切除瘤体 C. 切除病灶各侧（包括基底部）1mm 宽的组织分别标记后行术中冷冻切片病理检查

三、眼睑恶性肿瘤的综合治疗

眼睑恶性肿瘤的综合治疗是指除了常用的手术切除方法，联合冷冻、放疗、化疗、光动力疗法、免疫治疗以及基因治疗等一种或多种治疗方法的综合治疗模式。

放射治疗多用于眼睑恶性肿瘤手术切除后的辅助治疗，也可用于晚期病例术前缩小病灶再行控制性手术切除。对于未能将肿瘤完全切除干净或 Mohs 法切缘阳性的肿瘤，可以采取局部放射治疗。基底细胞癌对放疗敏感，鳞状细胞癌次之，睑板腺癌和恶性黑色素瘤对放疗不敏感。但由于放射性物质的副作用，常常会损伤正常眼部组织，引起诸如角膜炎、白内障等并发症以及眶周部软组织的萎缩。

化学治疗常用于有全身性疾病不能耐受手术或肿瘤晚期已有全身转移者。基底细胞癌可单独使用顺铂或联合阿霉素、紫杉醇类药物治疗，鳞状细胞癌可用丝裂霉素 C 进行化疗，均可取得一定疗效。

冷冻治疗常用于眼睑肿瘤比较表浅或全身性疾病不能耐受手术者。对较小的鳞状细胞癌和恶性黑色素瘤效果较好。报道证明口腔恶性黑色素细胞瘤经过以冷冻治疗为主的综合治疗患者生存率明显高于单纯手术者。而且冷冻治疗可阻塞瘤体周围的血管防止癌细胞的扩散和转移。但是接受冷冻区的皮肤受冷会有色素沉着或出现色素脱失。

CO_2 激光光凝可用于治疗眼睑浅表恶性肿瘤，如早期较表浅的基底细胞癌、鳞状细胞癌和恶性黑色素瘤。激光的凝结、气化和切割作用具有效率高、创伤小、愈合快、瘢痕浅等优点。

光动力疗法（PDT）是将激光和强光敏剂血卟啉衍生物如 α- 氨基酮戊酸（ALA）相结合治疗恶性肿瘤。强光敏剂血卟啉衍生物能在恶性肿瘤中特异性聚积而在正常组织中很少积存，故在特定波长光照射下迅速激发光动力反应，产生活性氧如单态氧，杀死局部肿瘤细胞，而不损伤邻近正常组织细胞，因此具有高度选择性。PDT 主要适用于较表浅的基底细胞癌和鳞状细胞癌，不能用于恶性黑色素瘤，它受肿瘤的大小及深度影响较大，特别对于深部肿瘤效果不佳。

免疫治疗主要是通过调动和增强患者自身的防御机制，改变患者本身对肿瘤细胞的生物学应答而取得抗肿瘤效应。免疫治疗剂干扰素（IFN）应用最早最广，疗效也最肯定。白介素 -2（IL-2）能诱导淋巴因子激活的杀伤细胞（LAK）和肿瘤浸润性淋巴细胞（TIL）的增殖和分化，识别肿瘤抗原，特异性杀伤肿瘤细胞。

基因工程疫苗是眼睑恶性肿瘤的一种新的治疗方法。通过基因工程技术将外源性目的基因导入受体细胞制成瘤苗，激发患者对机体肿瘤的特异性免疫应答，从而达到治疗肿瘤的目的。研究表明所有眼睑鳞状细胞癌和皮脂腺癌的细胞膜和细胞质都可以检测到黏蛋白 MUC1，利用 MUC1 黏蛋白疫苗防治以上恶性肿瘤有着广阔的应用前景。血管内皮细胞生长抑制剂（VEGI）和环状血管内皮细胞生长抑制因子（cyclo-VEGI）均可抑制血管内皮细胞增生及新生血管形成，具有强大的抗肿瘤效应。

眼睑恶性肿瘤的综合治疗模式可依据肿瘤局部生长和转移等特性选择不同的模式：①手术切除后化疗、放疗；②先行化疗、放疗减容然后手术切除，依据术后病理再考虑放疗和化疗；③化疗、放疗和免疫治疗、基因治疗配合进行等。然而目前眼睑恶性肿瘤治疗方法仍然以手术治疗的疗效比较肯定，其余治疗均处于辅助地位，缺乏权威的临床研究。因此眼睑恶性肿瘤的综合治疗仍是一个需要攻克的难题。

第九节　眼睑缺损修复术

眼睑由皮肤、皮下组织、肌层、肌下间隙、纤维层和睑结膜层等 6 层组织构成，其中纤维层的睑板由坚韧的纤维组织和整齐排列的睑板腺构成，对眼睑起支持作用，睑板腺分泌的物质对泪膜稳定和角膜透明有重要作用。眼睑的睑板结构是独特和唯一的，没有任何组织能够完全替代。因此眼睑缺损的修复尤其是较大范围的眼睑缺损的修复是一个临床难题。

一、眼睑缺损的原因和分类

（一）眼睑缺损的原因

眼睑缺损的原因有先天性和后天性两种。胚胎发育过程中出现异常可致先天性眼睑缺损，以单侧上睑缺损多见，常是先天性眶面裂的表现。后天性眼睑缺损可由肿瘤切除引起或炎症、外伤等所造成。随着现代工业和交通的发展，外伤造成眼睑缺损的病例不断增加。

（二）眼睑缺损的分类

根据眼睑缺损的原因和表现不同，有着不同的分类方法。

1. 根据病因分类　可分为先天性和后天性。外伤引起的后天性眼睑缺损在外伤后 48 小时内修复效果最为理想。陈旧性的缺损，由于邻近组织瘢痕收缩而失去弹性，修复难度增加，应对病情进行评估，分期修复。

2. 根据部位分类　可分为上睑缺损、下睑缺损、眦部和睑缘缺损。治疗不同位置的眼睑缺损其手术方法也不同。下睑以支撑功能为主，上睑则以保护眼球和睁闭眼睑为主，缺损修复难度大。而眦角部位的眼睑缺损，可伴有泪道和韧带损伤。

3. 根据深度分类　可分为眼睑浅层缺损、深层缺损和全层缺损。以灰线为界线将眼睑分为前后 2 层，前层包括皮肤、皮下组织和肌肉，称为皮肤肌肉层；后层包括睑板和结膜，称为睑板结膜层。若缺损只累及前层称为浅层缺损，若缺损累及后层称深层缺损，若累及前后两层称之为全层缺损。不同的缺损深度修复方法不同。

4. 根据范围分类　对于眼睑全层缺损，可根据眼睑缺损范围大小分为轻、中、重度。①轻度：缺损横径≤1/4 睑缘全长，通常可直接缝合。②中度：1/4 睑缘全长＜缺损横径≤1/2 睑缘全长，此类缺损可利用周围组织瓣滑行或转移修复。③重度：缺损横径＞1/2 睑缘全长，甚至眼睑全部缺损，这种缺损修复难度大，通常需要远处复合组织瓣转移或游离组织移植来修复和重建眼睑。

二、影响眼睑缺损修复的因素

眼睑具有保护眼球、保持泪膜的稳定性等生理功能，因此眼睑缺损不仅影响患者外观，更导致泪液蒸发、泪膜稳定性破坏、暴露性角膜炎等严重影响视功能的并发症。因此在眼睑缺损的修复中需要考虑以下问题：

（一）眼表问题

眼表由结膜、角膜和眼表面一层稳定的泪液膜构成，泪液膜中的脂质成分由睑板腺分泌。稳定的泪液膜是维持眼表健康的基础。眼睑缺损可导致睑板腺损害甚至完全丧失，失去分泌泪液中脂质的能力从而破坏泪膜。虽然眼睑缺损修复重建手术可以改善眼睑外观及眼表暴露情况，但不具有分泌泪膜中的脂质成分的功能，术后仍可发生眼表疾病，特别是重度全层眼睑缺损患者，术后可产生角膜混浊、新生血管甚至视力丧失。同时有些手术方法将造成仅存的健康睑板的损伤，进一步破坏睑板，应该慎用，比如 Hughes 瓣和 Cutler-Beard 瓣手术。

（二）眼睑运动问题

眼睑运动包括睁眼运动、瞬目运动、眼睑闭合功能以及双侧睑裂的对称运动等，眼睑运动的完成需要相应部位运动神经、肌肉功能的完整和协调。眼睑缺损时可同时伴有肌肉和支配神经的损伤，单纯重建眼睑组织特别是上睑组织难以使上睑恢复运动功能。手术时需要尽可能的考虑将残余部分的眼睑缩肌与睑板替代物融合才能恢复眼睑缩肌的运动功能。此外缺损修复组织的厚度和张力对睁眼运动也有很大的影响。因此解决眼睑运动的问题需要处理好眼睑运动相关的肌肉，具有很高难度。

（三）睑板替代材料问题

睑板起到支撑眼睑的作用，同时含有睑板腺分泌泪膜的脂质成分。睑板缺损修复是眼睑缺损修复的关键问题，理想的睑板替代材料尚未问世。耳廓软骨和异体巩膜、异体真皮组织以及高密度聚乙烯等生物材料都被用于替代睑板组织，虽然可起到一定的支撑眼睑的作用，但存在各种并发症，不具有分泌功能，因此不断寻找和研制新的眼睑替代材料成为目前眼睑缺损修复研究中一个重要方向。应用组织工程技术有望构建理想的眼睑修复材料，将对眼睑缺损修复带来新的突破。

三、眼睑浅层缺损

眼睑浅层缺损仅牵涉眼睑皮肤、皮下组织和肌肉，而睑板和睑结膜完好无损时，多发生在眼睑良性肿瘤切除术后。根据缺损范围和部位不同，采取不同的修复方法。对于缺损范围比较小的可以在不使眼睑位置发生改变的原则下采取直接缝合的方法来修复。对于缺损范围大，无法进行直接缝合时，就要考虑选择皮瓣修复，有旋转皮瓣、滑行皮瓣和游离植皮等。

（一）旋转皮瓣

旋转皮瓣可以取自上睑颞部、颞部、眉上、鼻侧或者额部。颞部皮瓣可以修复上下眼睑外侧的浅层缺损，额部皮瓣可以修复内眦部和上睑内侧的浅层缺损，鼻颊部皮瓣主要用于下睑缺损修复而上睑旋转皮瓣适用于上睑皮肤组织松弛的下睑浅层缺损患者。但是当缺损位于上睑时，考虑到上睑有快速灵活的开合眼睑功能，用皮瓣修复时可能会因皮瓣过于臃肿肥厚而影响眼睑运动。无论哪种旋转皮瓣，如果在所设计皮瓣蒂部有皮肤瘢痕，就不能采用此处的旋转皮瓣修复，因为瘢痕将影响皮瓣血供导致皮瓣远端坏死。

（二）滑行皮瓣

眼睑浅层缺损可利用水平、垂直和旋转滑行皮瓣修复。如果眼睑浅层缺损垂直径大水平径小或者缺损区域靠近内侧，可采用单侧或双侧水平滑行皮瓣法，做一个或者两个平行于灰线的切口，皮下分离以后，做成侧方皮瓣，游离后向中部缺损区域滑行，对位缝合。如果缺损区域水平径大而垂直距小，则可用垂直滑行皮瓣修复，可将缺损区域先修剪成长方形，在长方形离开睑缘的两侧各作一个三角形切除，高度等于或者略小于缺损的垂直径，形成与缺损范围一样的矩形皮瓣，分离皮瓣后向下或者向上滑动至缺损处，分层对位缝合。

1. 旋转滑行皮瓣 是利用邻近组织旋转滑行至缺损部位进行修复，根据缺损的大小和深度可以适当调节皮瓣的厚度。下睑滑行皮瓣可用于下睑内侧浅层缺损范围较大者，这种手术方法保留了下睑的全部肌肉和血管，而且还保证了下睑张力的存在，防止术后下睑外翻的产生。

2. Mustarde 瓣（面颊旋转皮瓣） 一般在眼睑中间或者外侧缺损时使用，但在下睑内眦部缺损范围大时也可以使用，将颊部组织向下睑内眦部推进修复缺损。将皮肤切口呈微向上凸起的弧形向外下方延长，最高点与眉部齐平后，向下延伸至耳屏前，切口长度根据组织滑动程度而定。分离皮下组织，将整个松解皮瓣向内眦部滑动至缺损区域，分层缝合组织皮肤（图3-65）。

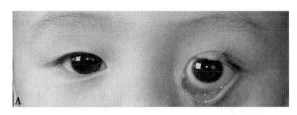
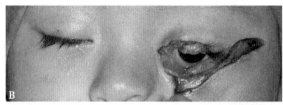
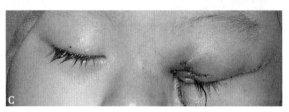

图 3-65 Mustarde 瓣修复下睑内侧缺损
A. 术前，左眼下睑内侧缺损 B. 分离 Mustarde 瓣 C. 术后，下睑缺损修复

3. Tenzel 瓣 此方法与 Mustarde 法很接近，可用于上睑内眦部的全层缺损。皮肤切口呈微向下凹的弧形向外上方延长，最低点与下睑低点平齐后再向上延伸至颞侧发际。分离皮下组织，将整个上睑皮瓣向内眦部滑动至缺损区域，分层缝合组织皮肤。

（三）游离植皮

如果面积很大的眼睑浅层缺损，或者上下睑均有较大面积的缺损，可采用全厚或者中厚皮片游离移植修复。全厚皮片可以取自耳后、锁骨上、上臂内侧，腹部或者大腿内侧等处，耳后皮片色泽和质地与眼睑皮肤最接近。如果缺损同时累及上下眼睑以及睑缘，可以将上下眼睑作为一个整体做整片皮片移植，以减少皮片收缩。缝合时内外眦留一小口，以便结膜囊内分泌物排出。术后 3 个月将植皮剪开。如果患者为幼儿，为了防止弱视发生，可在眼裂中央开孔，使视线不受遮挡（图3-66）。

四、上睑全层缺损

上睑全层缺损时需对上睑前后两层组织同时修复和重建，并且前后两层中必须有一层要自带血供，在满足自身存活需要的基础上能提供给另一层移植片血液供应。浅层缺损上节已经进行介绍，深层缺损一般采用复合组织瓣或者替代物修复。同时还应考虑到上睑的重要功能，因此修复的组织瓣不能过厚，以免过重影响眼睑活动，修复后的上睑应需要一定张力，避

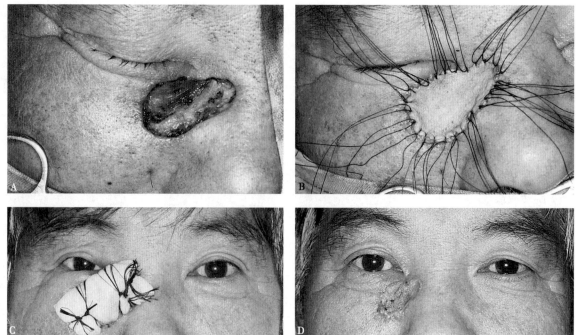

图 3-66　游离皮肤移植修复下睑浅层缺损
A. 右下睑内侧浅层大片缺损　B. 游离植皮　C. 植皮加压打包　D. 术后,植皮存活

免上睑外翻,后层的修复组织由于和角膜直接接触,应该尽量光滑,以免摩擦角膜,修复的组织瓣应与提上睑肌的残端缝合,以恢复眼睑的睁眼功能。

(一)轻度上睑全层缺损

缺损横径小于睑缘长度 1/4 的轻度上睑全层缺损,由于缺损区域的两侧还存在正常组织,将缺损区域修剪成三角形或者五边形,直接分层缝合即可。也可沿灰线劈开,将眼睑深浅两层分开并错开,然后分层缝合,避免术后睑缘切迹的发生。若缝合时张力过大,必要时可以进行外眦角切开术。直接缝合可以同时重建前后层眼睑,避免分期手术和使用替代物,而且重建后的眼睑外观自然。

(二)中度上睑全层缺损

1. 剪断外眦韧带法　对于较小程度的中度上睑缺损,可以剪断外眦韧带的上支,使残留的外侧眼睑组织向鼻侧移动 3～5mm。松解局部组织后,将缺损处直接拉拢缝合。

2. 复合组织瓣法　对于横径在 1/4～1/2 的上睑缺损,但是垂直径 <5mm 者,由于缺损区域的上方仍有残留的睑板结膜甚至肌肉组织,因此可以充分利用这些残留组织进行修复眼睑深层的缺损。同时皮肤肌肉的浅层缺损一般采用各种邻近皮瓣或游离植皮修复,但必须保证前后两层中有一层组织自带血供。

(1)睑板结膜瓣滑行法:如果上睑中央的残留睑板

高度 >3mm 时,将残留的睑板前徙,形成缺损区域的深层组织。对于单纯的上睑内侧或者外侧缺损者使用。将残留部位的睑板结膜组织水平滑行修复缺损。

(2)游离组织移植:适用于残留结膜睑板组织少,无法制成局部组织瓣者。可取患者的耳廓软骨、鼻中隔软骨、硬腭黏膜以及其他替代物,修剪成组织缺损的大小和形态,然后移植至缺损区域。这种方法手术后一般不影响眼睑活动,但是生理性较差,且移植后需注意眼睑与角膜组织的摩擦损伤(图 3-67)。

3. 下睑全层组织瓣修复上睑缺损

(1)Mustarde 瓣:适用于上睑垂直方向缺损较大的患者,由于缺损区域缺乏残留睑板结膜,因此选用下睑全层 180° 旋转组织瓣来修复上睑缺损。该手术分二期完成,一期手术将下睑带蒂组织瓣转入上睑缺损区域,二期手术一般在一期手术以后 4～6 周进行,局麻以后在睑缘处将蒂部剪断,修整上下睑睑缘即可。

(2)Cutler-Beard 瓣:该方法用与上睑缺损相对应的下睑全层组织瓣向上推进修复上睑,适用于大的上睑缺损,甚至是上睑全缺损。由于下睑所含睑板较少,如果上睑有残留的睑板和内眦韧带要充分利用。手术分二期进行:一期手术在距离下睑缘 3mm 处全层切开下睑组织,保留 3mm 宽的桥状下睑睑缘,在下睑缩肌平面分离和松解组织,形成矩形皮肤肌肉瓣。将矩形组织瓣经过桥状下睑睑缘的后面向上推进滑行至上睑

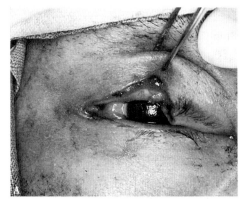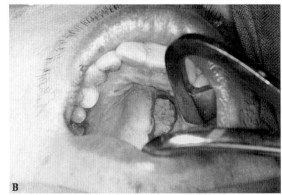

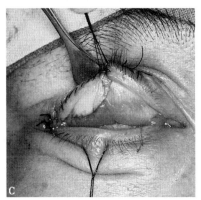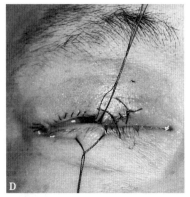

图 3-67　硬腭黏膜游离移植修复上睑全层缺损

A. 上睑外侧 1/2 全层缺损　B. 取口腔硬腭黏膜　C. 硬腭黏膜游离移植修复上睑后层缺损,浅层缺损选择滑行皮瓣修复　D. 术后

缺损处,分层和缺损部位创缘缝合。下睑桥状创缘暴露或者在其上下两侧各放一凡士林纱布卷,防止因受压而睑缘组织坏死。二期手术通常在一期手术后 2～3 个月进行,在相当于新的上睑睑缘处剪断滑行瓣,下睑桥状瓣的创缘上皮刮除后与滑行瓣切口下缘缝合。由于下睑所含的睑板组织少,因此二期手术后,后层退缩会导致瘢痕性睑内翻,造成角膜并发症。

(三) 重度上睑全层缺损

这类缺损多见于恶性肿瘤的切除术后、严重外伤或者严重的先天性眼睑缺损的病例。在重建上睑的过程中,需要同时考虑前后两层的组织来源,如邻近组织滑行瓣、带血管蒂的岛状瓣、结膜瓣、硬腭黏膜片等等。重度上睑全层缺损也可用前面提到的 Mustarde 瓣和 Cutler-Beard 瓣修复,如眼睑缺损面积较大累及整个上睑,则颞浅动脉岛状皮瓣修复可获得满意效果。岛状皮瓣组织与缺损处创缘分层缝合,并将残留的穹隆部结膜和球结膜分离形成结膜瓣滑行至皮瓣后部或利用硬腭黏膜游离移植来重建深层组织。皮瓣供区可分离后直接对位缝合,也可以全厚皮片游离移植修复。但值得注意的是,较厚的岛状皮瓣修复上睑缺损将影响上睑的活动度。

五、下睑全层缺损

与上睑缺损修复相同,下睑重建时同样要考虑前后两层组织的来源。下睑相对上睑来说,主要是支撑作用,因此在重建中以美容和外观考虑为主。缺损横径小于睑缘长度的 1/4 的轻度下睑全层缺损可以直接缝合。对于达到眼睑长度 1/4～1/2 的下睑中度缺损,可以采用切断外眦韧带法、Mustarde 瓣等方法来修复。

对于下睑 2/3 以上的重度缺损的修复比较复杂,手术难度较大,可采用取自上睑的睑板结膜瓣前徙进入下睑缺损区域作为后层修复,前层则用转位皮瓣等来修复。但对于 10 岁以下的儿童,该方法并不适用,因为这样可能会影响儿童的视力发育。Mustarde 瓣和反向的 Cutler-Beard 瓣也可以使用,但后层可能仍然需要睑板替代物来支撑。

1. Hughes 手术(上睑睑板 - 结膜复合组织瓣)　该方法是利用上睑睑板、结膜滑行代替下睑缺损的后层,再利用皮瓣或游离皮片来修复缺损的前层组织。适用于中重度下睑缺损。但 Hughes 手术需要将睑裂闭合,二期手术才能剪开,手术以后上睑会出现睫毛缺失、上睑退缩和内翻等并发症。

　　一期手术在距上睑缘4mm处平行于睑缘切开睑结膜和睑板，切口的宽度和实际的下睑缺损宽度一致。在该切口两侧各做一个与睑缘垂直的睑板切口，延伸至上穹隆部。在睑板前与轮匝肌间钝性分离，获得可以前徙的上睑睑板结膜瓣。将该瓣向下滑行至下睑缺损处，对位分层缝合（图3-68）。一期手术以后8周左右进行二期手术，在睑缘处剪断滑行下来的Hughes瓣，修整新的下睑缘，并且缝合结膜伤口。

　　2. 反向Cutler-Beard瓣　利用下睑全层组织瓣修复上睑缺损，称为Cutler-Beard瓣，在上节已经做过介绍。如果利用上睑全层组织瓣来修复下睑缺损，则称为反向Cutler-Beard瓣。适用于高度在8mm以内的中重度下睑缺损。

　　手术方法基本同Cutler-Beard瓣。手术中需要注意：上睑保留的桥状睑缘宽度至少6～7mm，以保证上睑的正常形态和充分的血供。如果下睑缺损的高度超过8mm，则上睑滑行下的组织瓣不足以完全覆盖下睑缺损区，勉强修复则会影响到上睑的外观和功能。

　　3. Mustarde瓣　下睑内侧垂直性的大范围缺损可以利用颊部旋转推进皮瓣修复前层，结合硬腭、耳廓软骨等睑板替代物移植，联合修复缺损区域。

　　4. 颞浅动脉岛状皮瓣修复重度下睑缺损　方法和上睑缺损修复相同，详见上节。由于颞浅动脉岛状皮瓣较厚，因此用于下睑缺损修复可很好的支撑下睑，相比于上睑缺损修复，颞浅动脉岛状皮瓣更适用于重度下睑缺损的修复。

六、眦部缺损

　　外伤、炎症、肿瘤、局部手术或先天因素等均可造成内、外眦部皮肤、肌肉软组织以及内眦韧带断裂，导致包括内眦赘皮、外眦赘皮、内眦角圆钝、内眦窝变浅、眦角移位等畸形，不仅影响眼部外观，同时影响眼部的一些正常生理功能，甚至可妨碍视野。根据不同的缺损畸形情况选择不同的手术方式。眦部缺损修复的关键是在固定复位内、外眦韧带，修复上下睑相应部位组织的缺损或牵拉的基础上，恢复两侧眦角的位置和形态的对称性，可采用"Y-V"成形术、"Z"成形术、鼻部或颞部旋转皮瓣等手术方式。

七、睑缘缺损

　　外伤或手术后会造成睑缘的形态改变，出现切迹样缺损，或者因为眼睑组织的部分缺损、瘢痕的牵拉致使睑缘呈豁口样缺损和外翻，很多情况是由于急诊外伤清创缝合未正确复位对合睑缘断端所致。按照不同的情况，可以灵活采用不同的手术方法来修复。睑缘缺损修复的关键是切除眼睑瘢痕特别是垂直于睑缘、牵拉睑缘的瘢痕，充分松解瘢痕粘连，深层组织做睑板前间断缝合，皮肤缺损可采用局部旋转皮瓣、"Z"形瓣等方法修复。对于重度甚至全部睑缘缺损，很难重建睑缘，特别是眼睑毛毛囊的再生一直是睑缘重建的难题，临床上可采用毛囊种植等方法，但生长的睫毛方向杂乱、质硬，难以达到理想的修复效果。

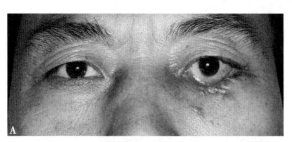
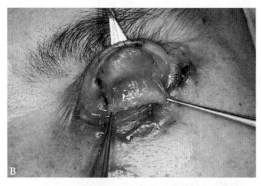
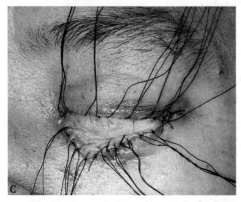

图3-68　Hughes法修复下睑缺损
A. 左眼下睑重度全层缺损　B. 上睑睑板-结膜复合组织瓣修复下睑后层缺损　C. 游离植皮修复下睑浅层缺损

第十节　眉畸形矫正术

一、眉　畸　形

　　眉畸形是指各种原因所致的眉的结构和完整性被破坏，造成眉分离和错位。眉畸形的原因很多，常见于外伤、烧伤、先天性眶面裂、肿瘤手术等。外伤后早期错位缝合可致眉错位愈合。眉移位常因外伤、烧伤等至额部或上睑瘢痕挛缩牵拉所致。

（一）眉分离和错位

多见于锐器或钝器所致的眉部外伤后，在早期清创缝合时没有解剖对位缝合，造成眉分离和错位愈合，需二期重新切开将分离错位的眉重新对位缝合。

（二）眉移位

1. 先天性眉间距过宽　多属于先天畸形，可采用滑行皮瓣法将两侧的眉毛向中间推进。

2. 后天性眉移位　后天性眉移位多见于眉区附近创伤后瘢痕挛缩致使眉毛向上或向下移位，可采用转位皮瓣、"Z"成形术或"O-Z"成形术矫正。术中切口需深达皮下脂肪层，勿损伤眉毛毛囊，否则术后发生眉毛脱落（图3-69）。

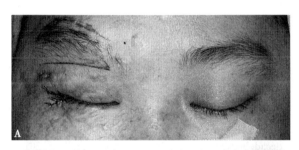
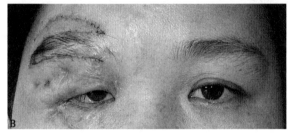

图3-69　眉上移矫正术
A. 右侧眉上移，亚甲蓝画线设计转位皮瓣　B. 右侧眉上移矫正术后

（三）眉缺损

由于眉再造困难，治疗眉缺损可采用画眉与文眉的美容方法。手术眉再造的方法有毛囊移植、复合头皮片游离移植、头皮带蒂或岛状皮瓣移植等，应根据缺损的情况加以选择。眉再造应注意眉的正常形态以及对称美，同时应考虑性别间的差异。

二、眉 下 垂

眉下垂的原因最常见的是老年性皮肤松弛和面神经麻痹。眉下垂可表现为单侧或双侧，局部或完全性眉下垂。眉下垂矫正术又称眉提高术，有直接眉提高术和间接眉提高术，手术切口有眉上皮肤切口、上睑重睑切口、冠状切口和内镜下发际内小切口。

（一）眉上切口眉下垂矫正术

适用于整个眉下垂或眉头、眉尾部分下垂者。按眉下垂的程度和部位，在眉上部夹持松弛的额部皮肤上提眉至合适的位置已确定需要切除的皮肤量。再用亚甲蓝按所需切除的宽度和弧度标记出手术切口线，眉外侧不要超过1cm，以免损伤面神经颞支。按设计线切开皮肤、皮下组织，切除眉上部多余皮肤和皮下组织。在眉毛内侧注意不要损伤眶上神经，沿眉弓上缘的切口要注意刀刃略向额部倾斜，以保护眉部毛囊。严密、间断缝合皮下组织层，并固定于切口上缘下方骨膜上，连续或间断缝合皮肤。

（二）重睑切口眉固定术

对于眼睑松弛伴轻度或中度的眉下垂，但额部皮肤皱纹较不明显、皮肤弹性尚可的患者可采用重睑切口眉固定术。术前观察患者坐位时眉下垂的部位及程度，确定眉提高量并用亚甲蓝标记。按上睑松弛矫正法切开上眼睑皮肤及轮匝肌，沿眶隔和轮匝肌之间剥离至眶上缘上1～1.5cm处即可见到眉脂肪垫。操作时避免损伤眶上神经。切除眉下区域外侧部分的眉下脂肪垫，避免损伤上方的肌肉组织，以防出血、瘢痕的形成或眉毛缺失。然后根据眉下垂的位置，一般选择在眉毛内、中、外部用4-0号锦纶编织线或5-0号可吸收缝线将眉毛下方缝合固定于眶上缘上1cm处骨膜上。调整眉毛的位置至所需求的部位，使眉弓弧度美观。缝线不宜结扎过紧。眉固定后按常规行上睑成形术。

（三）冠状切口眉下垂矫正术

适用于较为严重的眉下垂及额部、眉间皱纹患者。手术在全麻下进行，在帽状腱膜下平面做锐、钝性剥离提升冠状皮瓣，充分显露眉间鼻根部，暴露分离、切断或部分切除皱眉肌和降眉间肌，纵横切断帽状腱膜和额肌，注意避开眶上神经血管束。充分分离皮瓣至能移动，将瓣轻轻向上向后提，使它重叠并盖过初始切开线的后方，以决定切除的量。通常采用3定点头皮提紧固定：在顶部中央做第一点提紧固定，第二、三点定点缝合在双侧耳廓上方颞部，即外眦平面上方。

（四）内镜眉下垂矫正术

内镜下眉成形术可提高并固定下垂的眉毛以及减少下垂的眼睑皮肤，还可以用于矫正面神经麻痹，睑痉挛引起的眉下垂，以及减少额部、眶周和眉间皱纹等。内镜下眉下垂矫正术具有术后愈合更快、瘢痕更小、痛苦更少的特点，是眉下垂矫正术的发展方向。

手术方法是将内镜和剥离器通过发际线后头皮上的2cm垂直切口引入，在颞浅筋膜和颞深筋膜间分离，避免损伤额神经和眶上神经。有选择地减弱皱眉肌、降眉间肌、降眉肌和眼轮匝肌以改善前额和眉外观。进一步分离可达眶上缘和上睑，暴露眶隔并打开眶隔，凝固使眶脂皱缩。通过将分离的前额头皮的深部组织用缝线或可吸收螺钉固定到上方额骨上提复位眉部，矫正眉下垂。内镜下眉下垂矫正术是替代冠状切口眉下垂矫正术的很好的选择。

（范先群　赵光喜）

主要参考文献

1. 林茂昌. 现代眼部整形美容学. 西安：世界图书出版公司，1997：224-345.

2. 范维科. 现代肿瘤学基础. 北京：人民卫生出版社，2005：55-59.

3. 宋琛. 手术学眼科卷. 北京：人民军医出版社，1994：131-134.

4. 王炜. 整形外科学. 杭州：浙江科学技术出版社，1999：918-925.

5. 范先群. 眼整形外科学. 北京：北京科学技术出版社，2009：100-213.

6. 徐乃江，朱惠敏，杨丽. 眼整形美容手术. 上海：上海科技教育出版社，2007：216-223.

7. 范先群. 重视我国眼整形眼眶病专业的发展. 中华眼科杂志，2011，47：673-675.

8. 黄发明，陈钧，魏湛云，等. 额肌筋膜瓣矫正上睑下垂并发症的统计. 中华整形烧伤外科杂志，1999，15：19-22.

9. 林明，李瑾，朱惠敏，等. 改良额肌筋膜瓣悬吊术矫治上睑下垂的临床疗效观察. 眼科，2008，17：382-385.

10. 林明，李瑾，范先群. 上睑下垂术后发生暴露性角膜炎的相关因素研究. 中国实用眼科杂志，2007，25：1202-1204.

11. 赵莼，范先群，罗敏. 眼睑恶性肿瘤的诊断和治疗进展及其存在问题. 中国实用眼科杂志，2008，26：1173-1176.

12. 毕晓萍，范先群. 颞浅动脉岛状皮瓣联合口腔黏膜移植修复眼睑全层缺损. 上海交通大学学报：医学版，2008，28：717-719.

13. Booth AJ, Murray A, Tyers AG. The direct brow lift: efficacy, complications, and patient satisfaction. Br J Ophthalmol, 2004, 88: 688-691.

14. Ceisler EJ, Santos L, Blei F. Periocular hemangiomas: what every physician should know. Pediatr Dermatol, 2004, 21: 1-9.

15. Chen WP. Oculoplastic Surgery. New York: Thieme, 2001: 75-89.

16. Culter NL, Beard C. A method for partial and total upper lid reconstruction. Am J Ophthalmol, 1955, 39: 1-7.

17. Davis DA, Pellowski DM. Peripheral frozen sections a treatise on mohs surgery. Pathology Case Reviews, 2005, 10: 271-276.

18. Jia R, Zhu H, Lin M, et al. Clinicopathological characteristics and surgical outcomes of divided nevus of the eyelids: a decade's experience on 73 cases. Ann Plast Surg, 2012, 68 (2): 166-170.

19. Li J, Lin M, Zhou H, et al. Double-eyelid blepharoplasty incorporating blepharoptosis surgery for 'latent' aponeurotic ptosis. J Plast Reconstr Aesthet Surg, 2011, 64(8): 993-999.

泪器分为泪液分泌系统（secretory apparatus）和泪液排出系统（excretory apparatus）两大部分。分泌系统由泪腺（通常所说的泪腺是指主泪腺）、副泪腺（包括 Krause 腺、Wlofring 腺等）和结膜杯状细胞组成。泪腺（lacrimal gland）位于眼眶外上方，居于额骨和眼球之间，外形似杏仁。泪腺分上、下两部分：上部位眶部（又称上泪腺），位于眶上外壁的骨窝（泪腺窝）内；下部为睑部（又称下泪腺），位于眶骨外缘和结膜穹隆部的上面。上、下泪腺分泌了大部分的泪液，通过各自的导管，将泪液引流到结膜穹隆颞上部，睑部泪腺有时在翻转上睑时可以见到。泪腺为反射性分泌腺，在受到外界刺激（如角膜异物、化学物质刺激等）或情感激动时分泌泪液大量增加，起到冲洗和稀释刺激物的作用，产生的泪液过多并流出睑裂造成流泪。小脑脑桥的肿瘤和听神经瘤会使泪腺失去三叉神经上颌支的神经支配，影响泪液的分泌。副泪腺的数量只有主泪腺的 1/10，多位于结膜上穹隆。基础分泌主要来源于副泪腺，在正常情况下，其分泌量足以维持眼表的湿润，减少眼睑和眼球的摩擦。各种原因导致分泌系统本身的病变、及其导致的泪液分泌过多或过少都将对眼部造成一定影响。

排出系统包括上、下泪小点和泪小管、泪总管、泪囊和鼻泪管。正常情况下，泪液的生成和排出保持平衡，每次瞬目、闭睑动作使泪液在眼表涂布，同时推送到内眦部形成泪湖，然后通过虹吸现象进入泪点。闭合眼睑时，围绕泪小管部的眼轮匝肌收缩，泪小点暂时封闭，防止泪液回流，同时挤压泪小管和泪囊，迫使泪液从鼻泪管排入鼻腔。睁开眼睑时，眼轮匝肌松弛，泪小管和泪囊因自身弹性扩张，腔内形成负压，泪湖的泪液通过重新开放的泪小点进入泪小管和泪囊。泪囊内部有阀门状的上皮衬里，防止泪液或空气倒流。发育最完善的是鼻泪管远端的 Hasner 瓣，其结构十分重要，婴幼儿发生堵塞时引起先天性泪道阻塞和慢性泪囊炎。

正常情况下，眼部各种腺体的分泌成分组成泪液，眼睑的瞬目运动将泪液均匀涂布到眼表，除少量泪液蒸发外，大部分泪液经排出系统引流到鼻腔。分泌系统或排出系统的病变，包括先天异常、炎症、变性和肿瘤，统称为泪器疾病。炎症性肿胀或组织增生、肿瘤压迫或阻塞、瘢痕粘连等都可引起泪道阻塞，使泪液不能流入鼻腔而导致溢泪。在临床上，需要注意区别的是由于泪道阻塞引起的溢泪还是因眼表疾病刺激引起的高分泌性流泪，泪道阻塞最常见的原因为炎症性疾病，外伤次之，肿瘤较少，先天性狭窄或闭锁更是少见。临床上，泪腺疾病相对少见，主要为炎症及肿瘤。

第一章
泪　腺　疾　病

眼部腺体可分为基础分泌腺（包括 Krause 腺、Wolfring 腺等浆液腺，结膜杯状细胞、Henle 腺和 Mans 腺等黏液腺和睑板腺、Zeis 腺和 Moll 腺等脂质腺）和反射性分泌腺（即为通常所说的泪腺），主要功能是分泌泪液以适应眼的生理和病理需要。泪腺疾病除了包括泪腺分泌异常与干眼，还包括泪腺炎症、泪腺肿瘤、泪腺与全身疾病、泪腺脱垂、泪腺萎缩和其他泪腺病变。

第一节　泪腺分泌异常与干眼

正常的眼表面覆盖一层泪膜。泪膜是由睑板腺分泌的脂质，泪腺及副泪腺分泌的水样液和眼表上皮细胞分泌的黏蛋白所构成。泪液通过瞬目使其扩散至整个眼表面，而瞬目动作依赖于完整的瞬目反射，包括正常的角膜知觉、眼睑解剖结构及第 V、Ⅶ对脑神经的支配，所以正常的瞬目和神经反射才能使泪液在眼表分布正常。此外，泪液中的脂质层在调节正常蒸发过程中起重要作用。若泪液生成不足，瞬目和角膜知觉的损害及泪液脂质层的异常和泪液排出的延缓均可引起干眼。

目前，有关干眼的分类尚无统一标准。1995 年美国国立眼科研究所制定的干眼分类方法：①泪液不足型，指泪液生成不足；②泪液蒸发过强型，指睑板腺功能障碍或瞬目不全引起泪液蒸发增加等情况。另一种分类法是把干眼分为水液性泪液不足（Sjögren 综合征，SS）和脂质性泪液不足（非 SS 的水液性泪液不足）。

一、泪液的检测方法

泪液的检测方法，主要包括泪液量的检查（下文 1～5）、泪膜稳定性评价（下文 6～7）和泪液成分分析（下文 8～13）。

1. Schirmer 试验　可分为 Schirmer Ⅰ和Ⅱ试验。尽管此试验的重复性差，但由于经济实用，在临床上仍广泛应用于评估泪液分泌功能。

Schirmer Ⅰ试验（SⅠt）主要检查泪液分泌的量。检查方法：用 5mm × 35mm 滤纸（Whatman 41 号滤纸），一端反折 5mm 轻置于被检者下睑结膜囊中外 1/3 交界处，另一端沿睑缘垂下，嘱患者双眼睁开，有些作者嘱被检查者轻闭眼睑，但研究表明，闭眼或睁眼对检查结果无明显影响，5 分钟后取下滤纸，测量滤纸被泪液湿润的长度。检查应在暗环境以避免光线的刺激，正常滤纸的湿润长度≥15mm，如 <15mm 应视为异常，但不同时间检查、检查环境情况、检查者操作的差异、滤纸特点（如滤纸孔大小、张力强度）的差异、泪液的黏稠度等均可以影响检查结果。

Schirmer Ⅰ试验是目前最为常用的泪液量的检查方法，由于未能完全排除检查者的操作对眼的刺激，因而事实上 Schirmer Ⅰ试验所测的泪液分泌包含基础分泌，也有反射性分泌的泪液。若需要了解泪液的基础分泌量（Schirmer Ⅰ泪液基础分泌试验），检查前在结膜囊内局部应用表面麻醉药，再进行 Schirmer Ⅰ试验，所得结果即为泪液的基础分泌量，正常≥10mm，为保证结果的可靠性，应在暗室检查，以避免光线和环境因素对眼的刺激。

Schirmer Ⅱ试验（SⅡt）反映泪腺的反射性泪液分泌情况。检查方法：先行 SⅠt 试验，再用棉棒（长 8.0cm，顶端宽 3.5mm）沿鼻腔颞侧壁平行向上轻轻插入鼻腔刺激中鼻甲前端鼻黏膜，然后如前述放置滤纸（方法同 SⅠt 试验），5 分钟后取出滤纸记录泪液浸湿长度，>10mm/5min 为正常，如 <10mm 则为反射性泪

液分泌异常。SⅡt 检查可区分角结膜干燥症是 Sjögren 综合征（SS）引起（SⅡt 检查泪液分泌不增加）还是非 Sjögren 综合征引起（SⅡt 检查泪液分泌增加）。SS 患者由于泪腺有大量淋巴细胞浸润而导致水液性分泌减少，而非 SS 患者的泪腺结构基本正常，其病变可能位于泪管，或由于角膜或结膜的敏感性降低而引起。

2. 棉线测量法　Schirmer 试验可重复性差，不能完全凭它确诊或排除干眼，近年来开展了酚红棉丝试验，标准 70mm 酚红棉丝置于下睑穹隆部，被检者前视 15 秒，变红色部分 <9mm/15s 为阳性。也可将棉丝放置 120 秒后取出测湿长，美国人正常值为（23.9±9.5）mm/120s，日本人为（18.8±8.6）mm/120s。此检查比 Schirmer 试验刺激小，故结果更为可靠，试验简便、快速、重复性强，故在临床上有一定应用价值，但是由于测量时间过短，似乎仅能测出下穹隆部的储蓄泪液，所以其测量结果一直被人质疑。

3. 泪河测量　泪河是泪液的储存库，在每次眨眼后得以形成泪膜，据报道泪河包含了 75%～90% 的总泪液量。泪河高度的测量方法有许多，最简单常用的是使用裂隙灯观察，粗略估计下睑缘泪河高度，但这种方法很难估计上睑缘泪河，之后荧光素的联合应用提高了可视性。此外，还可通过数码摄像，经软件处理得到相对精确的数据。Kawai 等应用眼前节照相联合荧光素染色，NIH 图像处理软件分析发现，健康组双眼上下睑缘泪河高度均值分别为（0.22±0.06）mm、（0.24±0.08）mm，下睑缘泪河稍高于上睑缘泪河；而干眼症患者为（0.17±0.04）mm、（0.17±0.07）mm，明显低于健康组，且 Schirmer 值与泪河高度呈正相关。但荧光素对眼表有一定的刺激，可能会造成泪液量的改变。因而，也出现了一系列简易、非侵入性的泪河检测方法，如泪河视频检测仪、光学测厚仪、反射式泪河视频检测仪、光学相关断层成像检测法、泪河检测试纸测量法等。

4. 荧光素清除试验（fluorescein clearance test，FCT）　基本原理是通过检测不同时间段内泪液荧光素浓度的改变，从而计算泪液分泌量，还可利用测量结果计算泪液清除率。检测时在被检测眼结膜囊内滴入 5μl 的 2% 荧光素钠，15 分钟后取泪湖中的泪液用荧光光度计分析。Eter 等利用 Fluorotron Master 检测干眼症患者和健康对照组的泪液发现，干眼症患者的平均泪液分泌量和容量分别是 2.48μl/min、7.0μl，而健康对照组则为 3.40μl/min 和 7.2μl，可以看出干眼症患者泪液分泌量明显低于健康组。简单方法可通过 SⅠt 试验检测泪液清除率（tear clearance rate，TCR），在被检者结膜囊内滴一滴丙美卡因，再滴 5μl 0.25% 荧光

素,每10分钟测试一次SIt试验,每次滤纸放置1分钟,共3次,泪液清除功能正常者在第一条滤纸以后染色即开始消退。

5. 泪液蒸发试验 主要反映泪膜脂质层的功能。泪膜的质和量的变化可改变泪膜脂质层的形成、厚度及分散状况从而使泪液蒸发率升高。Goto 等利用泪液蒸发仪检测睑板腺功能障碍的干眼症患者泪液蒸发率为$(5.8 \pm 2.7) g/(cm^2 \cdot s)$,明显高于对照组$(4.1 \pm 1.4) g/(cm^2 \cdot s)$。在干眼时,高的泪液蒸发率可引起眼表渗透压升高。

6. 泪膜破裂时间(break up time,BUT) 主要反映泪膜的稳定性。检查方法:在被检者结膜囊内滴1滴$(1 \sim 2\mu l)$1%荧光素钠,嘱患者眨眼,然后用钴蓝光观察,由最后一次瞬目后睁眼至角膜出现第一个黑斑的时间即为BUT。非侵犯性BUT是使用泪膜镜直接观察泪膜的破裂时间。正常为$10 \sim 45$秒,少于10秒为泪膜不稳定。操作简单,适合干眼初筛,检查结果受年龄、种族、睑裂大小、温度、湿度影响。若BUT正常,则排除与泪腺相关的疾病;若BUT缩短,则显示泪膜不稳定,可考虑为干眼。

7. 角膜表面规则性检查 角膜地形图、波前相差等检查了解泪膜分布的规则性,当泪膜不规则或波动时不规则散光增加。Liu 和 Pflugfelder 发现干眼患者其 TMS-1 角膜地形图系统中反映角膜表面规则性的两个参数,即表面规则性指数(surface regularity index,SRI)和表面不对称性指数(surface asymmetrical index,SAI)明显较正常人增高,可作为诊断泪膜异常性疾病的一种客观方法,且其增高程度与干眼的严重程度呈正相关。

8. 泪膜脂质分析 干眼仪或泪膜干涉成像仪可直接观察泪膜脂质层的形态。Yokoi 等将泪膜图像分为5级,发现其分级与干眼的严重程度呈正相关,1级:泪膜图像呈灰色,分布均匀;2级:泪膜图像呈灰色,但分布不均匀;3级:泪膜图像有少量的其他色彩,且分布不均匀;4级:泪膜图像有较多的其他色彩,且分布不均匀;5级:部分角膜上皮暴露,不产生干涉条纹。泪液缺乏型干眼症患者泪膜较正常人的脂质层扩散速度慢,向上扩散时呈垂直条状形态,而正常人向上呈水平形态;睑板腺功能障碍患者除脂质层扩散的速度慢以外,其厚度存在自角膜下缘至上缘逐渐变薄的分布规律。同时,还可将采集到的干涉图像转化为泪膜脂质厚度数值,将干涉图像量化。

9. 泪液渗透压检查 干眼和接触镜配戴者泪液渗透压较正常人增加25mOsm/L,如大于312mOsm/L,可诊断为干眼。特异性较高,有较高的干眼早期诊断

价值。目前此方法用于实验室诊断,但尚未有简单、实用的方法用于临床。

10. 泪液蕨样变(羊齿状物)试验(tear ferning test,TFT) 了解泪液电解质和糖蛋白含量的比例。无表面麻醉的情况下取泪湖泪液,滴于玻片上,室温干燥$5 \sim 10$分钟后,相差显微镜$40 \sim 100$倍下观察。当泪液蒸发增强时,由于泪液渗透压升高,电解质与糖蛋白的平衡被打破,不能形成良好的厥样变现象。根据结晶样的分枝蕨样表现大致可分为4级:1级为较大,统一紧密的连续树枝状分布;2级为较小,稀疏分散的树枝状分布;3级极少有树枝状分布,同时伴有大量空泡;4级则完全丧失蕨样表现,只有成簇的黏液。一般认为,1、2级为正常泪液结晶表现,而3、4级为泪液异常。

11. 眼表活体染色 常用于角结膜的染色剂主要有3种:荧光素、虎红和丽丝胺绿。荧光素染色阳性反映了角膜上皮缺损(不连续),将角膜分为4个象限,规定无染色为0分,有染色则分轻、中、重3级,共$0 \sim 12$分。虎红及丽丝胺绿染色阳性反映了干燥及坏死的角膜上皮细胞,虎红还染色未被黏蛋白覆盖的上皮细胞,两者评分方法相同。记录方法:把眼表分为鼻侧睑裂部和颞侧睑裂部球结膜及角膜三个区域,每一区域染色程度分为$0 \sim 3$级,0级为无染色,3级为片状染色,共$0 \sim 9$分。

12. 泪液乳铁蛋白(lactoferrin,LF)含量测定 反映泪液分泌功能,泪腺分泌量减少,乳铁蛋白含量也下降。陈问京等的研究结果显示,国人 LF 泪液含量的正常值为$(1.46 \pm 0.32) g/L$,40岁后开始下降,70岁后明显下降。在干眼患者中泪液 LF 值下降,且随病程进展而持续下降。69岁以前如$\leq 1.04 g/L$,70岁以后如$\leq 0.85 g/L$则可诊断角结膜干燥症。

13. 泪液溶菌酶含量测定 正常人均值为1700μg/ml,如含量$<1200\mu g/ml$,或溶菌区$<21.5 mm^2$,则提示干眼。

14. 其他检查

(1)结膜印迹细胞学检查:了解眼表上皮细胞的病理及病理生理变化。此方法客观、准确、半定量、无创,与结膜活检结果相同。取材时嘱被检者双眼向相反方向注视,将醋酸纤维素膜轻轻压向角膜或结膜,取下醋酸纤维素膜,结膜囊内滴抗生素眼液,醋酸纤维素膜于12小时内染色或置于$-80^\circ C$冰箱保存。干眼患者眼表上皮细胞 HE 染色异常表现:结膜杯状细胞密度降低、细胞核与胞质(N/C)比值增大及上皮细胞形态改变(鳞状化生)等,角膜上皮结膜化(发现杯状细胞)。此法结合其他实验室方法可对眼表上皮细胞的细胞因

子表达进行研究，有助于干眼发病机制的研究。

（2）血清学检查：了解自身抗体的存在，对 SS 的诊断尤为重要。SS 患者血清抗核抗体、抗 DNA 抗体、抗 ENA 抗体（SS-A、SS-B、RNP、FR）、类风湿因子等阳性。

二、干眼诊断步骤和标准

干眼的临床表现主要有眼干涩感、异物感、发痒或烧灼感、畏光、眼红、视力疲劳等。有上述症状者，可按下列步骤做出诊断：首先作 BUT 检查，若 BUT 正常可排除干眼；BUT 缩短，则泪膜不稳定，可考虑干眼可能。第二步，对泪膜不稳定患者可作泪河线高度、Schirmer 试验、荧光素清除试验、泪液功能指数及荧光素分光光度计检测，若上述检查结果显示泪液减少，则为水液性泪液不足。第三步检查：Schirmer Ⅱ试验，虎红染色（>3 分为阳性）。睑裂暴露区荧光素染色（中至重度染色为阳性），血清自身抗体检查。若上述检查阳性则为 Sjögren 综合征（SS）；若是阴性，则为非水液性泪液不足 SS。如水液性泪液生成及泪液分布检查正常，则行睑板腺功能检查；若压迫睑板腺后无脂质分泌物排出或较多异常分泌物排出，则为睑板腺功能障碍，可初步诊断其为脂质性泪液不足或蒸发过强型干眼。

干眼主要根据以下项目诊断：①慢性症状，患者有视疲劳、异物感、干涩感、烧灼感、眼胀感、眼痛感、畏光、眼红等症状；②泪膜不稳定，通过泪膜破裂时间或泪膜镜检查结果可证实；③泪液分泌减少，泪河高度测定、Schirmer 试验结果可证实；④眼表损害，经眼表染色证实角膜结膜上皮损伤或缺失；⑤泪液渗透压增加或乳铁蛋白减少可进一步帮助确诊。干眼的诊断目前尚无统一标准，日本的诊断标准可供我国参考，同时具备以下 3 项阳性者可确立诊断：慢性症状（有 1 项以上阳性）：视疲劳、分泌物增多、异物感、眼皮沉重感、眼睛干涩、不适、疼痛、流泪、视物模糊、痒感、畏光及眼红；眼表染色：虎红染色评分≥3，或荧光素染色评分≥1；泪液功能试验：泪膜破裂时间 <5 秒；Schirmer Ⅰ试验≤5mm。

根据大量的临床观察，我们建议干眼的诊断标准为：①主观症状（必须）：干燥感、异物感、疲劳感、不适感；②泪膜不稳定（必须），泪膜破裂试验；③泪液分泌减少，泪河高度、Schirmer 试验；④眼表面损害（加强诊断），荧光素染色、虎红染色、丽丝胺绿染色；⑤泪液渗透压增加或乳铁蛋白减少（加强诊断）。在上述几项中，排除其他原因后有 1+2（≤5min）或 1+2（≤10min）+3 或 4 可作出干眼的诊断。如有 4 及 5 则加强诊断。

三、泪液分泌过少

泪液分泌过少（lacrimal hyposecretion）是由于各种原因引起的泪液分泌过少，常导致难治的干性角膜结膜炎，发生严重的干眼症，并严重影响患眼视力。由于缺少泪液、缺乏溶菌酶而失去对眼球的保护作用。

先天性泪液分泌过少在前章已有述及，后天性者可原发于泪腺本身疾病，神经麻痹或中毒也可引起泪液分泌过少。

【病因】　泪液产生不足有以下多种病因。

1. Sjögren 综合征

（1）原发性。

（2）继发性：①风湿性关节炎；②系统性红斑狼疮；③硬皮病（scleroderma）；④多发性肌炎（polymyositis）；⑤其他。

2. 非 Sjögren 泪液产生不足

（1）泪腺疾病

1）原发性：①先天性无泪症；②原发性泪腺疾病：急性泪腺炎（化脓性）、Mikulicz 综合征、泪腺肿瘤晚期。

2）继发性：①肉样瘤病；②HIV 感染；③Graft VS host disease；④干燥症；⑤泪腺部分切除术；⑥阿托品中毒，肉毒杆菌中毒可致泪腺腮腺分泌同时减少。

（2）泪腺管阻塞：①严重沙眼；②天疱疮瘢痕、白喉性结膜炎；③多形性红斑；④烧伤。

（3）反射性：①神经麻痹性角膜炎（三叉神经、面神经麻痹）；②长期配戴接触镜。

【临床表现】　上述各种疾病原因均可导致泪腺破坏或萎缩引起泪液生成明显减少或缺乏泪液，也有因为结膜各种病变发生结膜瘢痕引起泪腺排出小管堵塞，或因神经麻痹阻断泪反射的通路而发生干性角膜结膜炎表现。

【治疗】　重要的是对症治疗，减轻症状。常局部应用人工泪液类药物、甲基纤维素、素高捷疗眼凝胶、卡波姆滴眼液、维生素 A 棕榈酸酯眼用凝胶等。也可试用副交感神经兴奋剂或配戴亲水性软接触镜等。重症者可用栓塞或电烙封闭上下泪小点。也可作睑缘缝合术以保护角膜。

四、泪液分泌过多

【病因】　泪液分泌过多（lacrimal hypersecretion）有多种原因。

1. 原发性流泪（primary lacrimation）　因泪腺本身疾病引起，比较少见。在泪腺炎、泪腺囊肿、泪腺肿瘤或 Mikulicz 综合征的早期均表现流泪，此对泪腺疾病的早期诊断有所帮助。

2. 药物性流泪（pharmacological lacrimation） 应用作用强烈的副交感神经兴奋药物时可引起大量的流泪。如卡巴胆碱、醛甲胆碱、溴新斯的明和有机磷化合物（如有机磷农药和神经化学战剂）等；作用较强的胆碱酯酶抑制剂如四乙基焦磷酸盐也可使泪液分泌增加。此种流泪可用副交感类药物如阿托品抑制。

3. 中枢或精神性流泪（psychic lacrimation） 情绪激动、悲伤、狂笑、疼痛均可引起流泪。自主性流泪可见于演员，癔症患者流泪亦属此类，有时为阵发性。

4. 神经性流泪（neurogenic lacrimation）

（1）三叉神经受刺激引起的反射性流泪（nylex lacrimation）：可见于三叉神经炎、三叉神经痛等；来自角膜或结膜的化学性或物理性刺激，如异物、刺激性气体、冷（迎风流泪）、热、强光、倒睫等；眼部疾病如结膜炎、角膜炎、虹膜炎、青光眼、交感性眼炎等；来自鼻腔、鼻窦、口腔黏膜或下颌关节的各种刺激（强烈刺激性气味、腐蚀性气体及机械因素等），或这些组织的病变等；视疲劳和调节疲劳等因素均可刺激流泪。

（2）视觉刺激引起流泪：如强光刺激常为双侧性。

（3）面神经受刺激引起流泪：如强行分开痉挛性眼睑，鼻咽部、上颌窦尤其蝶窦和后组筛窦的炎症，对蝶腭神经的刺激等，均可引起强烈的流泪，若用可卡因麻醉鼻后部则可消除。

面神经麻痹后的功能异常，也是流泪原因之一。若病变发生在膝状神经节近侧，即岩大神经尚未分出之前，可致泪腺分泌停止。而发生在膝状神经节远端的病变，可因面神经麻痹所引起的眼轮匝肌功能不全而致流泪。

（4）味觉反射性流泪：当见到食物时流泪，有所谓"鳄鱼泪"之称。先天性者，由于发育不良或产伤所致；后天性者由于外伤或感染所致的面神经瘫，恢复期中膝状神经节邻近有病变，瘫痪侧在进食时，尤其是进食咸味、酸味和热的食物时流泪。此外，还见于岩浅大神经切断以后或脑干广泛病变。一般公认的解释是面神经再生时，涎腺纤维经蝶腭神经节误入泪腺，当患者有味觉刺激发生流涎反射时，便同时流泪。

（5）交感神经刺激流泪：交感神经受刺激可引起大量流泪，流泪可与上呼吸道分泌物增多同时发生。

（6）其他反射性流泪：见于一些生理动作如呕吐、哭泣等。颈动脉窦反射活跃或迷走神经受压迫而致迷走神经紧张亦可引起流泪。

5. 症状性流泪（symptomatic lacrimation） 可见于一些全身性疾病。甲状腺功能亢进患者常伴有流泪。眼球突出者，可因机械性刺激流泪；而角膜暴露或眨眼减少者，也可因受刺激而流泪。但流泪可出现在眼

球突出之前或突出消失之后，有时还表现为阵发性流泪和泪液分泌过少交替出现。黏液性水肿病者也可有流泪。交感神经刺激或泪腺组织浸润性病变可能与这些症状有关。此外，流泪也可见于脊髓痨，发生在共济失调前期。流泪也是震颤麻痹（Parkinson 病）的症状之一。

【临床表现】 泪液分泌过多，常表现为阵发性流泪，患者自觉不适，泪液常浸渍下睑皮肤，引起睑缘炎和湿疹及泪性结膜炎和结膜增厚。

此种流泪与由于泪道阻塞所引起的溢泪不同，若滴用荧光素液入结膜囊，2 分钟内即可显示有色液排入鼻腔，表明泪道通畅没有阻塞。

【治疗】 尽可能祛除病因，尤其是眼部和眶周病变。若原因不明或有不能祛除的病因，可试用肾上腺素衍生物或麻黄碱液滴眼，如无效，可选用一些促使泪腺减少分泌的方法，如全部或部分泪腺切除术、电烙术、X 射线照射或注射 80% 乙醇使其萎缩等；亦可切除部分泪腺排出管或电烙其开口使其封闭，造成泪腺继发性萎缩而减少流泪。通常，泪腺切除后，副泪腺和结膜腺的分泌足以润滑保护眼球。因此，手术前应仔细检查结膜是否健康。更稳妥一些的方法是分阶段封闭部分泪腺管开口。总之，手术和手术量的大小需要慎重考虑，避免造成泪液过度缺少而致干性角膜结膜炎。此外，还可用乙醇注射蝶腭神经或切断支配流泪的几条神经如岩浅大神经、蝶腭神经、舌咽神经鼓支和翼管神经。

第二节 泪腺炎症

据一些中心和病理研究所的研究报告，80% 泪腺肿物是上皮性，20% 是炎症性或淋巴细胞性。泪腺炎症在泪腺病变中占较大比重。

一、急性泪腺炎

急性泪腺炎（acute dacryoadenitis）并不常见，由于感染或特发性炎症使泪腺出现急性红肿、增大等。泪腺感染引起者少见，发病率为 1/100 万，多为单侧发病，多见于小儿，常并发于麻疹、流行性腮腺炎或流行性感冒。

【病因】

1. 原发性 感染可能由结膜囊经泪腺腺管入侵或可血源性。发病前可有上呼吸道感染，有时呈流行性，并伴有明显的全身症状。

2. 继发性 有来自局部或全身者。

（1）局部来源：穿通伤、烧伤，常引起局部化脓或

坏死；睑板腺或结膜的葡萄球菌感染，睑腺炎、眶蜂窝织炎等均可直接扩散至泪腺。

（2）病灶转移：远处化脓性病灶转移而来，如扁桃腺炎、中耳炎、龋齿、肾盂肾炎等。

（3）全身感染：如葡萄球菌所致的疖肿，链球菌所致的猩红热，肺炎链球菌和大肠埃希菌感染，多为化脓性，一侧泪腺受累。

流行性腮腺炎患者中，急性泪腺炎较多见。有报告37例流行性腮腺炎病患者中7例合并有泪腺炎，常双侧发病，症状较急，并不化脓，多在数日或数周内消退。

淋病性腮腺炎常由尿道炎或子宫颈炎转移而来，多为双侧性。多数作者穿刺检查未见细菌，认为可能为淋病菌毒素所致。一般急性期症状多在数天或数周内消退，很少化脓，有时可复发。

病毒感染也可引起泪腺炎，如麻疹、流行性感冒等。

此外，眼部带状疱疹、传染性单核细胞增多症、组织胞浆菌病等均可致泪腺炎。

【临床表现】　原发性者多见于儿童和青年，常为单侧，多累及睑部泪腺。睑部泪腺和眶部泪腺可单独或同时发病。急性睑部泪腺炎：上睑外侧发红、肿胀、疼痛、流泪不适，睑缘呈横 S 形下垂，肿胀可扩展到颞、颊部，耳前淋巴结肿大有压痛，睑内可扪及实性包块，有压痛，与眶壁及睑缘无粘连。眼睑分开时可见颞上结膜充血水肿，泪腺组织充血隆起，有黏液样分泌物。可伴有发热、头痛、全身不适。若早期适当抗感染治疗，多在 1～2 周炎症消退。也有的成亚急性、持续 1～2 个月才消退。少数化脓从上穹隆结膜穿破，脓液排入结膜囊或暂时形成瘘管，2～3 周愈合。

急性眶部泪腺炎，局部症状类似睑部泪腺炎，疼痛较剧烈而结膜水肿较轻。可在外上侧眶骨缘下扪及包块。眼球向内下方突出，向外、上运动受限并伴有复视。一般多在短期内用药后炎症消散。亚急性患者消退时间较长，少数化脓，脓液从上睑外侧皮肤流出，可形成瘘管。

急性泪腺炎一般预后良好，但化脓性者若引流不畅，感染可能扩散入颅内，引起海绵窦栓塞或基底脑膜炎。炎症后泪腺组织萎缩过多，可使泪腺分泌减少，甚至引起干性角结膜炎。

【诊断】　根据症状和体征，可做出诊断。睑部泪腺炎要与睑板腺感染、睑脓肿或脓性结膜炎相鉴别，眶部泪腺炎应与眶脓肿、额骨骨髓炎等相鉴别。

【治疗】　对特殊病因进行不同的治疗，合理使用抗生素等抗感染药物。局部采用热敷，结膜滴用抗生素眼药水等。若脓肿形成，需切开引流。睑部泪腺炎从上睑外侧皮肤切口，眶部者则从上穹隆外侧结膜切口。

二、慢性泪腺炎

慢性泪腺炎（chronic dacryoadenitis）较急性泪腺炎多见，可由急性泪腺炎迁延而来，病情进展缓慢，多为双侧性，也有单侧性。其病因多种，除结膜的慢性炎症例如沙眼可引起继发性泪腺炎，更多的是由全身性疾病所致，需要对局部肿物切除活检及全身检查治疗确定诊断性质。

【病因和表现】

1. 沙眼性泪腺炎（trachomatous dacryoadenitis）　一方面沙眼使结膜组织瘢痕化，阻塞泪腺排出管而致泪腺组织萎缩，结缔组织中淋巴细胞和浆细胞浸润，上皮细胞空泡和脂肪样变，泪液分泌减少，引起眼干燥症。另一方面由真性沙眼性泪腺炎所致，感染从排出管或淋巴管上行，急性期在小管周围淋巴管浆细胞聚积成滤泡，后期纤维化引起上皮萎缩，由于尚未从病变泪腺中分离出沙眼衣原体，以上沙眼病变过程还有待进一步研究确定。

2. 结核性（慢性）泪腺炎（tuberculous dacryoadenitis）　十分常见，多由血行播散而来。Abadie（1881 年）首先报告，随后报告较多。国内陈文润（1958 年）曾报告 1 例 25 岁男性，右侧结核性泪腺炎，手术及病理报告证实。本病有两种类型：①急性粟粒型，全身粟粒性播散，常侵犯双侧泪腺；②局限性孤立型结核瘤型，临床上十分重要，常并发于肺结核、淋巴结核或骨结核，由血行播散，多为青年患病，有以下两种表现。

（1）硬化型：为慢性进行性肉芽肿性炎症，分叶状硬结节、可活动、不疼痛。有时显示上睑下垂或眼球突出，眼球向上运动障碍，耳前淋巴结可受累，可单侧或双侧。有的形成囊肿或钙化。间有自然痊愈，但多数需手术摘除，完整切除者术后不再复发。

（2）干酪化型：慢性进行性，眼睑红肿，冷脓肿形成则有波动感，穿破后在上睑形成瘘管，侵及周围皮肤，甚至全身播散而致命。

3. 泪腺肉样瘤病　详见本节后述。

4. Sjögren 综合征　详见本节后述。

5. 良性淋巴上皮病变　详见本节后述。

6. 其他原因引起的慢性泪腺炎症，例如梅毒、麻风、放线菌等引起已较少见。

【治疗】　首先对因治疗。对结核和沙眼性泪腺炎，先用药物治疗原发病。可作泪腺组织活检，病变局限者，作泪腺切除。

对泪腺肉样瘤病和良性淋巴上皮病变可全身应用肾上腺皮质激素治疗，一般效果良好。为避免复发，可作放射治疗。

对 Sjögren 综合征患者应用药物抗炎和免疫治疗的同时使用人工泪液等。

三、泪腺肉样瘤病

肉样瘤病(sarcoidosis)是一种特发性累及全身多个器官的肉芽肿性炎症,侵犯泪腺者约占 6%。最常累及肺、肺门淋巴结、纵隔、皮肤、肝、脾等。黑人眼部受累较常见。表现为一种原因不明的眼眶非干酪样坏死性肉芽肿。其发病机制尚未明确,可能与多种感染及免疫功能失调有关。

【临床表现】 大多数患者 20～40 岁之间,女性较多,为男性的 2～3 倍,黑人是白人的 10 倍,黑人眼部受累也较常见。泪腺为眶内最常受累组织。常为双侧泪腺肿大,可先后发生,也可单侧性成结节状、质硬、无疼痛、逐渐增大,与眶内组织有联系。肿物在眼睑皮下和眶缘下可以移动。泪腺受损后可引起干性角膜结膜炎表现。眼外肌受累可致限制性眼肌麻痹,提上睑肌和上直肌受累可引起上睑下垂。其他眼部表现可有结膜结节,盘状或带状角膜变性,巩膜结节、视神经乳头病变等。

【病理】 眼内及泪腺组织呈非干酪样坏死性肉芽肿性炎症,有上皮样细胞伴有淋巴细胞,多核巨细胞等构成结节样的肉芽肿。

【诊断】 双侧泪腺肿大或眼睑和结膜结节。病者伴有肺、皮肤、淋巴结和肝脾病变者需高度注意到本病。X 射线和 CT 扫描可显示双侧肺门结节状团块影。50%～80% 肉样瘤患者血清血管紧张素转移酶(ACE)增高;镓扫描可显示泪腺与肺门摄取异常,特征性镓摄取异常,结合 ACE 升高诊断肉样瘤病特异性达 90% 以上。眼睑结膜或眼眶病变组织活检,病理组织学检查可以确诊。

【鉴别诊断】

1. Wegener 肉芽肿 为最常伴有眼眶表现的血管炎之一,是一种原因不明的坏死性肉芽肿性血管炎,多见于 40～50 岁,男女比例为 2:1。常累及眼、关节、皮肤、心脏和周围神经。50% 眼部表现者有眼眶受累,常双侧眼眶同时受累,眼睑肉瘤、泪腺炎和鼻泪道可同时发生,90% 以上有鼻窦病变。60%～90% 患者血清中性粒细胞胞质抗体(ANCA)升高。如患者有眼球突出,角巩缘炎症性浸润,同时有呼吸道、肺及肾脏病变则诊断可基本成立。

2. 特发性炎性假瘤泪腺炎型 急性者表现为颞上眼眶部位疼痛,上睑外侧压痛明显水肿充血,上睑出现横 S 形伴上睑下垂,颞上穹隆部结膜可见部分泪腺红肿,伴外侧结膜水肿充血,邻近外直肌受累可致疼痛、眼球运动受限和复视,不伴有全身表现。慢性者可继发于急性型之后或一开始即为慢性,表现为无痛性泪腺窝肿块,CT 显示泪腺杏核状增大,密度均匀增高,周围组织有部分浸润,无骨质破坏,肾上腺皮质激素类药物治疗症状明显减轻、病变缩小。

【治疗】 肾上腺皮质激素药物对肉样瘤有效,一般可口服泼尼松 30～60mg/d,3～4 周后每周减药 5mg,维持量为 15～20mg/d,需服药半年到 1 年或更长时间,也可局部注射曲安奈德有效。若病变局限或病变对肾上腺皮质激素治疗无效者,可采用局部外放射治疗或手术治疗。治疗中可检测血清 ACE 水平,了解病变活动性。

四、Sjögren 综合征

Sjögren 综合征又称为干燥性角结膜炎(keratoconjunctivitis sicca),是常见引起干眼的主要眼表疾病之一,是一种与遗传有关的多系统慢性自身免疫性疾病。据估计,发病率占一般人口的 1%～2%,其中 80%～90% 患者是成年女性。此病变常损害泪腺与副泪腺,导致泪腺泡萎缩或消失,泪液分泌明显减少,表现严重的角结膜干燥。此外,Sjögren 综合征还可累及涎腺、呼吸道、胃肠道、泌尿生殖道黏膜上皮和类风湿关节炎等身体某些其他部位的结缔组织,引起相应的临床表现。临床上,原发性 Sjögren 综合征是指不伴有全身结缔组织疾病者。继发性 Sjögren 综合征则伴有风湿性关节炎、硬皮瘤、系统性红斑狼疮、多肌炎、结节性动脉炎等。

【病因】 本病可能是常染色体隐性遗传,也发生于具有 *HLA-DR3* 基因遗传素质的个体。患病可能与免疫功能失调有关。即患者周围血液和靶器官辅助或诱导细胞增多,T 细胞毒细胞、抑制细胞数目相对减少,自然杀伤细胞活性下降,泪腺和唾液腺靶器官的浆细胞和 B 细胞明显增多,免疫球蛋白分泌增多,形成高免疫球蛋白血症,多数为 IgM 和 IgG。EB 病毒、巨细胞病毒和 HIV 病毒感染也为发病原因之一。

【临床表现】 好发于绝经期或绝经后的女性,男与女之比为 1:9,发病年龄 45～60 岁,常累及双眼。大约半数患者泪腺和唾液腺肿大,泪腺发炎而受到破坏,由外界或精神因素刺激反射性泪液分泌减少,有哭而无泪之称。炎性细胞浸润副泪腺使其分泌功能丧失。无泪液润滑结膜和角膜,结角膜干燥,表现为眼睑轻度红肿,结膜充血水肿,角膜上皮脱落,有黏液卷曲丝或上皮带,角膜可发生溃疡。患者常有沙样异物感,烧灼疼痛,畏光流泪,视力下降。

口腔、鼻腔、胃、阴道黏膜和支气管上皮显现光滑,苍白萎缩;因分泌降低,引起干燥性鼻炎、咽炎、声音嘶哑、吞咽困难和干燥性阴道炎。患者也可能出现无痛性关节肿、多关节炎、慢性肌炎、龋齿、脱发和肝脾肿大。

本病也可能引起周围神经病变,特别易伤害感觉神经,如脑神经受累,导致三叉神经痛,损害味觉,嗅觉丧失,瞳孔不等大;三叉神经病变将加重干燥性角膜炎,引起可怕的角膜病变。

该病分为两个基本类型:

1. 泪腺和唾液腺慢性炎症 其分泌减少伴全身性结缔组织病,常为类风湿关节炎、关节炎,这些病变可在眼部病变5~10年后出现。

2. 眼、口腔干燥综合征 腺病变伴早期或以后发生的自身免疫性疾病。患者可能出现 Raynaud 现象、血管炎、紫癜、淋巴非典型性增生、高丙种球蛋白血症、红斑狼疮、硬皮病、皮肤炎、桥本甲状腺炎、肾小球肾炎、Coombs 阳性溶血贫血、全身很多器官抗体增多等。

【诊断】 诊断原发性 Sjögren 综合征的标准至少有 5 个比较常用,其中发现欧洲的标准有较高的特异性差别(范围 97.9%~100%)。患者主诉有明显的眼干燥异物感,角膜荧光素检查和孟加拉玫瑰红染色示角膜和结膜均有染色区;泪膜破裂时间常 <5mm/min 或 10mm/min。若排除与全身结缔组织疾病关系时则为原发性,若同时伴有涎腺及类风湿关节炎等临床表现则可以确诊为继发性 Sjögren 综合征。因本病是一种自身免疫性疾病,患者常有类风湿因子阳性,抗核抗体阳性,血沉增快以及 IgA、IgG、IgM 升高等。

欧洲最常用的原发性 Sjögren 综合征诊断标准:①主诉干眼;②主诉口干;③涎腺病理活检;④ Schirmer-I 试验或玫瑰红染色(van Bijsterveld score, Rose Bengal staining)异常;⑤没有刺激的涎液测量或涎液图检查异常。以上各项中至少 4 项,即可作出诊断。

Sjögren 综合征诊断的欧洲标准,下列 6 项至少 4 项阳性,有 93.5% 敏感性和 94% 特异性。

1. 眼症状 定义,下列三个问题至少一个阳性回答。

(1)有否每天感到口干 >3 个月?

(2)眼部是否常有沙粒感觉?

(3)有否用人工泪液 3 个月以上?

2. 口症状 定义,下列 3 个问题至少一个阳性回答。

(1)有否每日感到口干 >3 个月?

(2)有无持久或复发性涎腺肿胀?

(3)是否常常需要饮用液体帮助吞噬干燥食物?

3. 眼症状 眼受累客观证据,确定下列 2 项试验至少一项阳性结果。

(1)Schirmes I 试验(≤5mm/5min)。

(2)玫瑰红试验(≥4,根据 van Bijsterveld scoring system)。

4. 病理组织学特征。

5. 涎腺受累 涎腺受累的客观依据,下列 3 个试验至少一项阳性。

(1)涎腺闪烁扫描法。

(2)腮腺扫描图。

(3)非刺激的涎液流(≤1.5ml/15min)。

6. 自身抗体 流动血清自身抗体至少 1 项存在。

(1)对 RO/SS-A 或 La/SS-B 抗原的抗体。

(2)抗核抗体。

(3)风湿因子。

日本的诊断标准:①当 Schirmer-I 和 van Bijsterveld score 和(或)荧光素染色异常;②泪腺或涎腺病理活检;③病理性泪液图。不需自身抗体存在。3 项中至少有不明原因的干眼症状,必须有 2 项满足。

【治疗】 因泪腺分泌不足,平时可在结膜囊内滴入人工泪液,也可滴抗生素眼药水预防感染。减少眼刺激症状,晚上用素高捷疗眼膏或点用甲基纤维素溶液涂眼。亲水角膜接触镜对改善症状、角膜干燥有一定疗效。必要时可作上、下泪小点电烙封闭,减少泪液引流。

在急性期或病变早期,在腺泡尚未萎缩和实质纤维化不明显前,全身和眼局部使用肾上腺皮质激素治疗,可收到满意效果。

环孢素治疗原发性病例每日 5mg/kg,疗程半年,可使口眼干燥症状缓解。此外,颌下腺导管移植术也有一定疗效。晚期病例可发生角膜溃疡、睑球粘连等并发症,也应保守治疗,不宜手术治疗。

鉴于该病治疗的困难性,不同的作者研究用细胞因子拮抗剂进行治疗,Becker 等认为有一些新的生物制剂提供选择,以 B 细胞为目标进行干扰治疗 PSS 有较好的前景,抑制炎症前因子 IL-12、IL-18、IL-23/IL17 系统,巨噬细胞移动抑制因子和趋化因子可以选择,它们抑制腺细胞的凋亡,促进细胞的再生。

五、良性淋巴上皮病变(Mikulicz 病)

1888 年 Mikulicz 报告泪腺和腮腺均同时肿大的病例,多年以来都称之为 Mikulicz 病,是一种病变组织内同时有淋巴细胞与上皮细胞来源的良性病变,又称为良性淋巴上皮病变(benign lymphoepithelial lesion)。如病变仅累及泪腺和涎腺则为 Mikulicz 病。

若除有泪腺和涎腺病变外,伴有全身性疾病如网状细胞增多症、肉样瘤病、流行性腮腺炎,恶性淋巴瘤和 Waldenström 巨球蛋白血症等则称之为 Mikulicz 综合征。炎症不会累及副泪腺,所以眼不干燥,也不伴有全身病变。

【病因】 原因不明,可能是一种与自身免疫相关的特发性炎症。

【病理】 良性淋巴上皮病因泪腺包膜的局限,炎症主要发生在泪腺内,泪腺基质内有较多的淋巴细胞浸润、导管的肌上皮增长形成所谓的肌上皮岛。该岛好像漂浮在淋巴细胞的海洋中。泪腺实质很少发生纤维化,实质内淋巴滤泡不明显,这与泪腺炎性假瘤形成区别。在炎性假瘤中,多种炎性细胞浸润,淋巴滤泡明显,实质纤维化明显。免疫组织化学染色,淋巴细胞 K、λ 染色阳性,表明双轻链表达;用 PCR 检测 IgH 基因重排证实淋巴细胞为多克隆。CD20 阳性为 B 淋巴细胞,CD3 阳性为 T 淋巴细胞,说明淋巴病变由 B、T 淋巴细胞组成。肌上皮岛 Keratin 染色阳性,说明该岛细胞为上皮来源,Desmin 染色阳性证实这些细胞具有纤维的特性。

肌上皮岛不是良性淋巴上皮瘤的病理特征,30%～50% Sjögren 综合征病例中,因残存的导管肌上皮增生也形成肌上皮岛。在泪腺活检中发现肌上皮岛的病例,再结合临床表现,约 25% 的患者可能是 Sjögren 综合征,剩下的患者为良性淋巴上皮病变。

【临床表现】 本病可发生于任何年龄,但以 30 岁以上者多见,女性多于男性,可单侧或双侧发病,以双侧多见(图 3-70),泪腺逐渐肿大,软而有弹性、无压痛,上睑皮肤肿胀,以外侧明显,不伴有眼部红痛。泪腺肿大可致患侧眼球突出并向鼻下方移位,患眼外上转受限。部分患者可因泪腺肿物压迫眼球导致屈光改变而使视力下降。一般副泪腺未受累、患者可无干眼等不适症状。眼眶 CT 扫描可显示双侧眼眶颞上方泪腺区增大的软组织肿块影,密度均匀一致,边界清楚,无眶骨破坏征。

由于双侧涎腺同时受累,患者同时有双侧涎腺肿大、口干、咽喉干燥不适。

【诊断】 患者中年女性,泪腺区均质边界清楚肿物(无骨质改变),伴有口干和双侧涎腺肿大者,应考虑此种病变,确诊依据组织病理学检查,主要为大量淋巴细胞浸润伴有上皮细胞。CT 扫描可见眼眶颞上方软组织肿块,密度均匀,边界清楚。眶骨质无破坏。

应与炎性假瘤鉴别,炎性假瘤引起泪腺肿大,但涎腺不肿大。炎性假瘤组织病理检查中无肌上皮岛,多种炎性细胞浸润和组织纤维增生为其特点。这

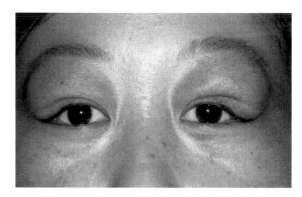

图 3-70 Mikulicz 病外观,双侧上睑外侧红肿

些病理改变与良性淋巴上皮病不同。淋巴瘤也可以使泪腺肿大,但肿瘤不只局限在包膜内生长,肿瘤可侵犯眶内脂肪,瘤组织内有大量淋巴细胞,但无肌上皮岛。还应与 Castleman 病区别,Castleman 病引起泪腺无痛性肿大,唾液腺肿大。其病理特点为淋巴细胞浸润,淋巴滤泡形成,在生发中心内可能有透明血管,但无肌上皮岛。

【治疗】 此病是一种特发性炎症,与自身免疫有关,使用肾上腺皮质激素类药物治疗效果明显,但需要逐渐减量,疗程在 3～6 个月。即使比较规范使用肾上腺皮质激素,临床上仍有少部分患者会复发。笔者主张手术切除 2/3～3/4 肿大的泪腺,术后联合小剂量肾上腺皮质激素,极少复发,同时残留的泪腺仍可有部分泪液分泌功能。手术切除的肿物做病理检查也可排除淋巴瘤等疾病。

六、淀粉样变性

眼眶淀粉样变性(orbital amyloidosis)可发生于眼眶泪腺区、眼睑和结膜组织内,是一种淀粉样蛋白沉积所致的病变,临床上比较罕见,病变可引起眼球突出、上睑下垂、眼球运动障碍、眼眶出血(自发性)和视力下降等。淀粉样变性可原发于眼眶伴全身其他器官病变,也可能是继发性改变,即全身的慢性感染或特异性炎症引起了眼部淀粉样蛋白沉着,即眼眶淀粉样变性常为全身淀粉样变性的一部分;原发性局限性眼眶淀粉样变性少见。

【病因】 原因未明,此病变是一种浆细胞参与的病变,可能与机体免疫功能障碍有关,有部分病例继发于长期的眼部感染及慢性炎症、血管炎、海绵状血管瘤等。部分病例继发于骨髓瘤(多发性)、巨球蛋白血症、B 细胞性恶性淋巴瘤等。部分病例有一定的家族倾向,说明与遗传有关。

【临床表现】 可发生于任何年龄,男女比例约为 1:3。

1. **全身表现** 原发性淀粉样变是常见的类型,皮肤、咽部、支气管、心脏、肝脏、肾脏、神经、肌肉、血管等处可有淀粉样蛋白沉积而产生的症状体征。当心脏受累时引起心力衰竭,舌部受侵累时舌部变肥大,使吞咽、说话困难,肠病变导致肠蠕动和吸收功能障碍。

2. **眼部表现** 眼病变是全身淀粉样变性的一部分,结膜、眼眶眼睑淀粉样蛋白沉着时,表现为皮肤有蜡黄色结节,因血管周围淀粉样蛋白沉着使血管脆弱,眼睑因轻微外伤便可出血。眼睑皮肤受累总是与全身淀粉样变性有关,局限在结膜、泪腺和眼眶的病变,而无眼睑皮肤受损,一般预示无系统性病变,在这些病例中,全身进行淀粉样变性的检查,其结果往往阴性。

局限于眼眶的淀粉样变性非常罕见,一般淀粉样蛋白先沉积在结膜,再沿血管周围向后蔓延到 Tenon 囊和眼眶。最典型的病变是淀粉蛋白沉积在上、下穹隆结膜和结膜下组织、上睑板、上睑提肌肌腱、肌肉和 Müller 肌,使上睑下垂。如翻开眼睑,可见脆而出血的实体赘生物。淀粉样蛋白沉积在泪腺使泪腺肿大,侵犯肌肉使眼外肌肥大、眼球活动受限,如多条眼外肌受累可能导致冻结眼(frozen globe)。巩膜和视神经周围受侵犯,可能影响视功能,还可侵犯眼眶其他组织,引起眼球突出、眼眶出血等。肿块可压迫眶骨产生眼眶骨质压迫性吸收,但没有骨质破坏。

继发性淀粉样蛋白变性主要由感染和炎症慢性刺激所致,参与炎症过程的浆细胞可能与淀粉样蛋白沉着有关。结核、类风湿关节炎、麻风和骨髓炎等引起淀粉样蛋白可在肝脏、肾脏、脾脏和肾上腺等实质器官沉着;也可累及双眼睑,但眼眶很少受侵犯。眼局部的炎症或感染引起局部的淀粉样蛋白沉积少见,如结、角膜慢性发炎、感染有时导致结、角膜淀粉样蛋白沉着,但眼眶内沉着非常罕见。

系统性浆细胞增生、多发性骨髓瘤、巨球蛋白血症和 B 细胞性淋巴瘤可能由于免疫球蛋白片段的过度合成而导致淀粉样蛋白在眼眶内沉着;淀粉样变性也被视为老年化的一部分,尸检发现老年人常有淀粉样变性。

CT 检查,可显示眶内泪腺区实性占位性病变,病变形状不规则,密度不均匀部分伴有钙化(图3-71)。

【**诊断**】 眼睑皮肤蜡黄肿块,穹隆结膜有硬脆、已出血的赘生物具有诊断价值。CT 检查发现泪腺肿大,眼外肌长大伴点状钙化或眶内、眶前段软组织肿块影,间或可见斑点状钙化,CT 检查能判断病变的范围、大小与位置,但不能确定病变的性质。CT 扫描还发现邻近异质性肿块的眶骨增厚、不规则。MRI 检查,T_2 加权像为异质低信号,在脂肪饱和强化时显示

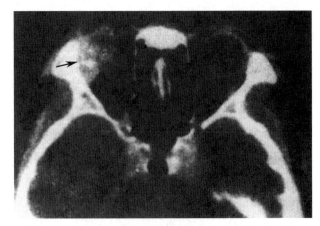

图 3-71 泪腺区淀粉样变性 CT 骨窗
显示右眶病变内有钙斑(箭头)

眼外肌同质性长大。淀粉样变性眼外肌长大应与其他原因引起的眼外肌长大相鉴别。Mrudoch 等报告 4 例做过血清淀粉样蛋白 P 成分 ^{123}I 闪烁法,1 例患者定型为淀粉样变蛋白质原纤维,从 IgG_4 重链恒定区派生而来。

要明确诊断,需做组织病理学检查,对浆细胞病变者要作蛋白免疫电泳,怀疑多发性骨髓瘤患者应收集 24 小时尿作 Bence-Jones 蛋白检查,如考虑浆细胞骨髓瘤应作骨髓检查,蛋白免疫电泳中的 IgM 高峰值提示巨球蛋白血症。

【**病理**】 特点为淀粉样蛋白 β 编织成片(折片)在细胞内沉积,引起异物肉芽肿反应。在常规 HE 染色中,无定形物质,多沿血管周围分布,表现为嗜酸性,在整个病变中可见成纤维细胞和炎性细胞,其中大部分是浆细胞,也可见具有特征性的多核异物组织细胞散在于病变区,或分布于淀粉样蛋白沉着区的边缘,在嗜酸性物质团块内,偶见淋巴样滤泡。淀粉样蛋白在 PAS、刚果红、结晶紫和硫磺素 T 染色呈阳性,用偏振光显微镜显示双折射和二色性。电子显微镜查见淀粉样蛋白是无周期,无分支的细纤维。

淀粉样蛋白的化学组成因病变不同而异,合成淀粉样蛋白的原料来自血液循环或局部的蛋白,自发地融合成 β 褶片构型,将蛋白转化为纤维。独特的苹果绿变色染色,刚果红染色用偏振光观察到的双折射,这些染色特性纯属纤维僵硬和皱褶构型所致。β 褶片存在于所有的淀粉变性病变中,故有作者建议将此病改名为 β 纤维病。

蛋白 AL 存在于原发性全身淀粉变性,多发性骨髓瘤的患者中,可能与眼睑、玻璃体淀粉样蛋白沉着有关;在原发性局限性眼眶病变中,也是主要蛋白。化学分析,蛋白 AL 代表 λ 和 κ 免疫球蛋白轻链 N 末

端片段或全部的轻链。

蛋白 AA 存在于继发性淀粉样变性的患者中,它是一组异型蛋白,在轻链 N 末端有 9 个氨基酸的普通序列,蛋白 AA 和蛋白 SAA 存在着免疫交叉反应,蛋白 AA 似乎是血液循环中蛋白 SAA 的降解产物。正常情况下蛋白 SAA 含量低,在慢性炎症和感染过程中,因应急反应而明显升高。

从其他淀粉样蛋白分离出来的纤维蛋白为蛋白 AFP,存在于有一定家族遗传倾向的患者中;蛋白 AEt 与 APUD 肿瘤有关;蛋白 AP 存在于淀粉样蛋白沉着的全部患者中,与 PAS 淀粉蛋白染色有关。

【治疗】 局限性的眼眶和眼睑结膜淀粉样变性可手术切除,对弥漫性广泛的眼眶浸润病变可作病理活检,确诊后给予肾上腺皮质激素治疗。对继发于其他病变者同时治疗原发病变。

第三节 泪腺肿瘤

一、泪腺肿瘤分类

泪腺肿瘤主要指原发于泪腺的肿瘤,也常常包括发生于泪腺窝的肿瘤。泪腺肿瘤在眼眶占位性病变中位居前列,据报道国内居第 1~3 位,国外居第 3~6 位。对大量文献汇总分析的结果显示,泪腺肿瘤的构成为:10% 的眼眶占位病变发生在泪腺;泪腺实性肿物中的 20% 为上皮性肿瘤,80% 为非上皮性肿瘤,后者包括炎症和淋巴增生性病变;泪腺上皮性肿瘤中大约 55% 为良性肿瘤,45% 为恶性肿瘤;后者中 60% 为腺样囊腺癌,20% 为多形性腺癌,10% 为原发腺癌,5% 为黏液表皮样癌,另 5% 为其他恶性上皮性肿瘤;在非上皮性瘤中,淋巴增生性病变占 50%,其他病变占 50%。泪腺窝还是多种不同类型肿瘤的好发部位,如神经鞘瘤、皮样或表皮样囊肿、绿色瘤、组织细胞病等。

1992 年 WHO 颁布了唾液腺肿瘤组织病理学分类方法,2006 年美国陆军病理研究所在此基础上对泪腺肿瘤进行了重新修订,一些新的肿瘤命名被引入分类(表 3-1)。确切的组织病理学诊断对于指导治疗和预后具有重要价值。病理学上被逐渐认识或重新分类的肿瘤,将推动临床医师总结其临床特征和影像学表现,更多的诊治经验也会逐渐得到积累。

泪腺肿瘤诊断中,病史和临床检查资料(包括影像)对判断肿瘤性质及预后具有重要意义。诊治中需要注意下列因素:

(1)临床病史及症状:病史较短,在半年以内,肿物增长快者多为炎性病变、淋巴增生性病变或恶性上皮性肿瘤;疼痛者可发生于炎症,也常见于泪腺恶性上皮性肿瘤,尤其是腺样囊性癌。良性上皮性肿瘤则少有局部疼痛表现。

(2)眼眶 CT 或 X 射线检查,显示眼眶扩大,未见眶骨破坏者多为良性上皮性肿瘤或其他良性肿瘤。若眶骨显示呈虫咬样破坏者,多为恶性上皮性肿瘤。

(3)病史长,无骨质破坏者,可能为良性多形性腺瘤;反之,如发现眶骨质破坏者,手术中摘除肿瘤同时应切除受累骨质,送活检确诊。

泪腺肿瘤的性质需对肿物做活体组织检查,送病理组织学检查确诊。术前可根据临床表现及影像检查,做出初步诊断,这对术者治疗方式和手术进路的选择决定及手术预后的估测具有重要意义(表 3-2)。若诊断为恶性泪腺肿瘤,则手术选择外侧壁开眶方式,术中注意切除受浸润的部分骨质。

泪腺肿瘤诊断中需要把泪腺的炎症性(包括感染性、非感染性、特发性和非特发性炎症)、肿瘤性和结构性(如泪腺囊肿和皮样囊肿)病变区别开来。在肿瘤中,需注意把炎性假瘤,淋巴细胞性病变,绿色瘤,肉

表 3-1 2006 年泪腺肿瘤的病理分类

上皮性肿瘤	非上皮性肿瘤	类肿瘤
良性上皮性肿瘤	淋巴瘤	泪腺导管囊肿
多形性腺瘤	浆细胞瘤	异位泪腺
嗜酸细胞瘤	血管瘤	慢性泪腺炎
肌上皮瘤	血管外皮瘤	炎性假瘤
唾液腺母细胞瘤	纤维组织细胞瘤	良性淋巴上皮病变
恶性上皮性肿瘤	孤立性纤维性肿瘤	
腺样囊腺癌	神经纤维瘤和神经鞘瘤	
多形性腺癌	脂肪瘤	
腺癌(不能再分型的)	转移性或继发性肿瘤	
黏液表皮样癌		
多形性低级别腺癌		
基底细胞癌		
腺泡细胞癌		
导管腺癌		
鳞状细胞癌		
透明细胞癌		
囊腺癌		
黏液腺癌		
上皮 - 肌上皮癌		
嗜酸细胞癌		
癌肉瘤		

表3-2　泪腺良性肿瘤与恶性肿瘤鉴别

	良性肿瘤	恶性肿瘤
发病率	＞50%（其中多形性腺瘤80%）	＜50%（其中腺样囊性癌过半）
发病年龄	10～70岁（＞40以上占50%）	50岁以上多见
病程	缓慢，平均病程3～5年	迅速，病程短
症状	无疼痛、流泪不明显	眼部红肿，疼痛流泪
眼球突出	眼球移位轻、复视不明显	后期明显，复视显著
眼球受压	明显或不明显	明显
眼眶X射线	一般眶骨无侵蚀	眶骨常有侵蚀、边缘不整
眼眶CT	肿物边界清楚向周边扩散不明显	常见肿瘤向中央及后部蔓延

样瘤，淋巴上皮性病变（Mikulicz病），Wegener肉芽肿，和结核等病变区别开来。

泪腺炎症与肿瘤均可表现为颞上象限肿块，均有肿胀和疼痛为主病史。通常症状存在短于6个月者或是炎症或是上皮性恶性肿瘤。炎性假瘤常有以周计的发病时间，而淋巴浸润性病变则有逐渐发作数月病史。多形性腺瘤则有泪腺肿物缓慢增大一年以上病史。

根据病史，临床表现和影像学检查、多数泪腺区肿物能做出初步诊断和鉴别诊断，唯最后诊断仍需依靠病理组织学检查。

二、泪腺多形性腺瘤

泪腺多形性腺瘤（pleomorphic adenoma of the lacrimol gland）又称为泪腺混合瘤，是一种泪腺的上皮性肿瘤。其起源于有多向性分化潜能的上皮细胞，其间质成分为上皮化生的产物。本病是泪腺肿瘤中最多见的上皮性肿瘤，发病率约占泪腺上皮性肿瘤的49%～58%，泪腺窝肿瘤的25%，眼眶占位性病变的3%～5%。

【临床表现】　本病多发生于年轻成年人（20～50岁），也可发生于各年龄组，没有性别差异。大多数起源于泪腺眶部，也可起源于泪腺睑叶部。常为单侧眼眶受累，肿物增大缓慢，病程较长。表现为慢性进行性上睑颞上方肿胀，无痛性肿物，眼球向前下方移位，颞上方向运动受限（图3-72）。颞上眶缘可触及或软或硬实肿物，固定，表面光滑，边界清晰，表面有向前移位的正常泪腺时可有颗粒感，触痛或压痛仅见于少数患者。复发性者呈可在皮下和泪腺窝触及多个结节状肿物，皮下肿物大小不等，小如粟米，大如黄豆，光滑

而活动。较大肿物压迫眼球可致屈光不正或视网膜水肿，脉络膜皱褶，视力下降并可引起复视。

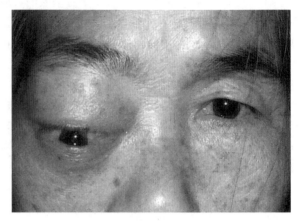

图3-72　良性多形性腺瘤外观
右侧眼球向前突出，向下移位

【影像检查】　影像学检查对于判断肿瘤性质和制定手术方案具有重要意义。

1. 超声检查　B超检查显示为眶外上方圆形或类圆形占位病变，边界清楚，光滑，内回声多或中等而分布均匀，声衰减中等，无可压缩性。这些声学表现符合多形性腺瘤的组织学特征。标准化A超显示入、出肿瘤波峰较高，肿瘤内为中高反射，中等衰减（图3-73）。

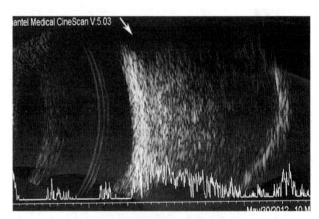

图3-73　泪腺多形性腺瘤B型超声
肿瘤表现中等回声（箭头）

2. CT扫描　CT扫描在泪腺上皮性肿瘤的诊断中具有重要价值。CT显示肿瘤位于眶外上方泪腺区，多为圆形或椭圆形，少数呈结节状，边界清晰，光滑，呈软组织密度，均质。当瘤内有大的囊变液化区时，可显示局部呈低密度区，瘤内如有骨化或钙化，可见局部高密度影。泪腺窝骨壁因受肿瘤压迫，呈现骨凹样改变，并有泪腺窝扩大（图3-74）。病变较大时，CT冠状位可显示眶顶骨吸收或骨缺损。复发性多形性腺瘤除在泪腺窝可见到病变外，还常在眶周、皮下形成数

个边界清晰的圆形或团块影,泪腺窝骨质常呈虫蚀样破坏,因受肿瘤刺激,周边骨质可增生肥厚(图3-75)。形状和位置对于多形性腺瘤的诊断具有特异性。因肿瘤多起源于眶部泪腺,呈膨胀性生长,故多呈圆形或椭圆形,除非肿瘤巨大,一般不超出眶缘,泪腺窝可明显扩大。而泪腺淋巴增生性病变多呈杏仁状,向前生长可超出眶缘,并沿泪腺窝向后蔓延,而无泪腺窝的扩大。

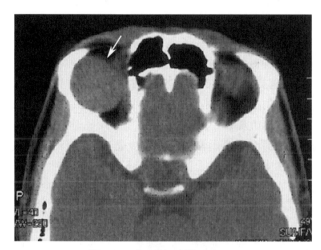

图 3-74 泪腺多形性腺瘤 CT
右侧泪腺区类圆形高密度影,边清,均质(箭头)

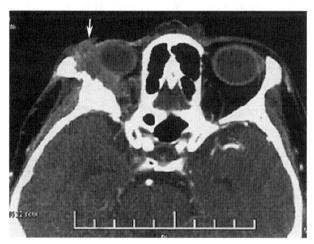

图 3-75 复发性多形性腺瘤 CT
肿瘤扁平状,邻近眶壁破坏及增生(箭头)

3. MRI 对多形性腺瘤的诊断无特异性,与其他良性肿瘤相似,T₁WI 显示为中信号,T₂WI 显示为中或高信号(图3-76),强化明显,可均匀一致强化或不均匀强化。肿瘤内出现大片液化区时,T₁WI 呈局灶低信号,T₂WI 为高信号,不能增强。复发性肿瘤为多个瘤体播散在眶软组织间,边界不清,信号不均,强化 MRI 显示尤为清晰。

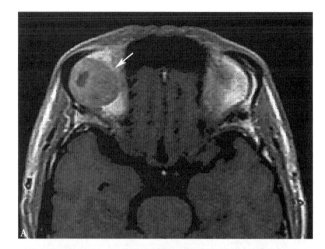

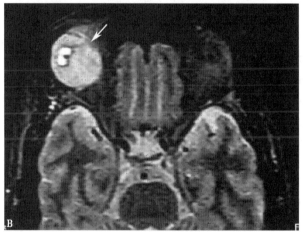

图 3-76 良性多形性腺瘤 MRI
右侧泪腺区类圆形异常信号(箭头)。A. T₁WI 中信号,内有低信号斑点 B. T₂WI 中信号,内有高信号斑点

【诊断】 根据单眼患者(20~50岁)发病缓慢,颞上眶缘无痛性肿块。CT 显示眼眶颞上方类圆形密影,边界清楚,密度高,均质或不均质,可被造影剂强化,无眶骨破坏。B 型超声显示肿物边界清楚、形状规则,内回声中等或较强,结合临床检查可以做出诊断。

【鉴别诊断】 主要需与下列几种疾病鉴别:

1. 多形性腺癌 肿物增长较快,彩色多普勒血流显像显示血流信号较丰富,CT 扫描检查可发现骨破坏。

2. 泪腺淋巴细胞性病变 多发生于老年人,可单侧或双侧发病,类似炎性假瘤,病史较短,眶前部可触及实性肿物,有压痛,超声扫描显示病变区低回声、边界清楚、较少声衰减。

3. 泪腺炎性病变 炎性假瘤常好发于泪腺,临床表现睑肿胀、疼痛、反复发作,有用肾上腺皮质激素治疗好转史。超声显示局部病变区(扁平形)低回声。CT 扫描显示病变区呈杏核状。带合并邻近眼外肌增厚或眼环增厚,病变常侵及睑部泪腺。

4. 皮样囊肿 可发生于眼外上方泪腺区,临床上不易与泪腺肿瘤相区别。CT扫描多显示为低密度区域或内含负CT值区，病变可在骨缝内形成隧道，甚至可向颅内或颞窝扩展，形成特征的哑铃状。原发于骨膜下可见骨质凹陷，边缘有骨嵴。

【病理】 肿瘤呈类圆形或椭圆形，有完整包膜，表面可有结节状突起，切面淡粉或黄白色，偶见软骨或黏液区。镜下见瘤组织主要由上皮细胞或间质分组成。瘤细胞形态和排列多样化：①腺管状排列，有两层细胞，内层为腺上皮，呈扁平、立方或柱形；外层为肌上皮细胞，呈多边形或梭形。②实性块状或条索状排列，瘤细胞巢有水液或软骨样区，部分上皮巢可见鳞化（彩图3-77，见书末彩插）。

肿瘤的包膜为假包膜，厚度在数微米至数百微米间，肿瘤表面的芽状突起处可无包膜，或肿瘤侵及包膜，或穿出包膜生长。国内外研究均显示，90%以上的多形性腺瘤均有包膜浸润现象，仅当瘤组织由内向外连续穿破包膜并在包膜外增殖时才有意义，因此穿刺活检视为禁忌。

若肿瘤细胞异型性明显，但尚未恶变，则诊断为不典型多形性腺瘤。不典型性、肿瘤细胞丰富及肌上皮成分的增多，可能提示肿瘤具有恶变的趋势，为明确这些病理征象的意义，Weis E等建议将上述征象写入病理结果的记述中。

【治疗和预后】 手术是主要治疗手段，注意完整切除肿瘤，保持包膜完整，避免过度挤压，可有效地避免复发和恶变。肿瘤周围的正常泪腺也应一并切除，这可减少因肿瘤穿破假包膜形成种植的危险。肿瘤的假包膜虽薄，但确实是阻止肿瘤细胞蔓延至正常泪腺或眶软组织的有效屏障。由于肿瘤的假包膜常与周围骨膜融合在一起，故术中应将骨膜一并切除，可减少复发。

由于各种先进的影像诊断技术的应用和诊治经验的积累，术前切开活检已基本废止，活检将导致肿瘤播散种植和复发。如果确有必要使用术前切开活检，术中应仔细清理活检区域周围的正常组织及骨膜。

多形性腺瘤的切除切忌将假包膜撕破或夹碎肿瘤，否则肿瘤细胞散落在软组织内，易造成肿瘤复发或恶变。一旦假包膜破裂，应将散落的肿瘤清除干净或反复冲洗。肿瘤质脆，术中勿用组织钳夹取，可夹持肿瘤边缘的骨膜，或用较大圆针和粗丝线缝扎肿瘤，在向外提拉肿瘤的同时，直视下分离肿瘤与眶内软组织的粘连，尤其是肿瘤后极部的粘连，充分游离后方可完整地摘除肿瘤。

直径<1.5cm、位置表浅的瘤体，可采用眉弓外上方皮肤切口，经前路开眶手术摘除肿瘤。较大的肿瘤或骨质破坏明显的肿瘤应采取改良外侧开眶术，截取包括额骨颧突在内的眶外上方骨瓣，可充分显露泪腺窝的肿瘤。忌从上穹隆结膜囊入路，此途径对肿瘤暴露不充分，且易损伤提上睑肌。

复发的肿瘤常呈不规则或多结节状病浸润性生长，局部切除很难彻底。原则上应根据复发的范围和部位行部分眶内容或全眶内容切除术。有的肿瘤复发后，就诊较早，范围小，可行扩大的局部切除，即将肿瘤周围的软组织甚至肌肉一并切除。因泪腺与眼球关系邻近，一旦复发，则切除的范围应包括眼球在内。较大范围的复发性肿瘤原则上应行眶内容切除术，除非患者拒绝。复发性多形性腺瘤可以侵犯骨质，造成严重的骨破坏或骨增生，具备恶性上皮性肿瘤的生物学特征，此时切除的范围应包括泪腺窝的骨壁。术后补充放射治疗40～60Gy可减少再次复发，但疗效还需长期随访观察。

睑部泪腺多形性腺瘤非常少见，文献报告者也较少。临床多表现为上睑外上方局限性圆形硬性肿块，无压痛。经皮肤切口局部切除，效果良好，但临床表现易和睑板腺囊肿及泪腺导管上皮性囊肿混淆。

预后一般良好。完整切除肿瘤有助于减少肿瘤复发或恶变。有报告在初次手术后20～40年后复发者。Rose等报告术前活检复发率32%，术前未作活检者复发率为3%。唐润东等报告初次手术复发率为3.5%。因此，只要术前对泪腺多形性腺瘤细致准确诊断，避免活检，初次手术完整摘除肿瘤就可以避免复发。

三、泪腺多形性腺癌

泪腺多形性腺癌（pleomorphic adenoid carcinoma of the lacrimal gland），又称恶性泪腺混合瘤，据Henderson等和陈耀真等报告发病率为15%～16.07%，为最常见（第三位）泪腺窝原发性上皮性肿瘤之一。

【临床表现】 非侵袭性和微侵袭性多形性腺瘤恶变的临床表现和多形性腺瘤相似，病史较长，而发病年龄较大，表现为单侧缓慢进行性的眼球突出和下移位，上睑肿胀或下垂，少有疼痛和病情突然加重。侵袭性多形性腺瘤恶变的包膜被肿瘤侵蚀，因此呈浸润性生长，表现为眶外上方固定的肿块，形状欠规则，边界不清，压痛，眼球向下移位。自发疼痛或压痛是提示肿瘤为恶性的重要信息。Rootman总结侵袭性多形性腺瘤恶变有4种临床表现：①长期的泪腺肿块突然增长；②有疼痛、骨侵蚀和肿瘤快速生长；③既往已切除的泪腺多形性腺瘤突然复发；④无痛性泪腺肿块。

CT扫描显示泪腺区肿块致密影形状不规则，边界不清呈锯齿样，眶骨不均质破坏，病变沿眶外壁向后蔓延，向鼻窦或颅内等部位扩展。X射线平片显示眶骨颞上方骨质呈虫蚀样破坏。B型超声图显示病变内回声不规则，透声性差，边界不清楚。耳前及颈部淋巴结肿大。有报告泪腺良性多形性腺瘤存在时间愈长，其恶变危险愈大。

【病理】 肿物无包膜或包膜不完整，切面呈灰白或灰黄、质脆，镜下可发现肿瘤恶变的证据，比如：有丝分裂、恶性腺体形成或细胞不典型增生等，形态学上最常见的恶变为低分化腺癌，少见者为腺样囊腺癌、鳞状细胞癌、黏液表皮样癌或肉瘤样变等。Rootman根据肿瘤侵袭的程度和与包膜的关系，将多形性腺瘤恶变分为3类：如果恶变区域完全局限在肿瘤内部，未侵入邻近组织，诊断为非侵袭性恶变，预后良好；穿出包膜向外侵袭<1.5mm，诊断为微侵袭性恶变，穿出包膜向外侵袭>1.5mm，诊断为侵袭性恶变。如果只有细胞核的增大和多形性，而缺乏显著增多的有丝分裂象或坏死，可考虑诊断不典型性多形性腺瘤。

关于肿瘤的起源，目前认为，非侵袭性的多形性腺瘤恶变是病灶内的癌变，而侵袭性恶变是一种起源自多形性腺瘤的具有侵袭性的肿瘤。

【治疗】 初发的非侵袭性恶变在术前常被认为是多形性腺瘤，两者的手术方法相同，完整的切除肿瘤及保持包膜的完整对预后十分重要，术后一般无需辅助放疗。如果是复发者，应扩大切除范围，包括瘤周软组织，术后辅助放疗可减少复发。而侵袭性恶变则应采取根治性切除术，即范围包括泪腺窝骨壁在内的眶内容切除术。术前诊断尚不明确者可术中冰冻切片明确诊断。

放疗应作为配合手术治疗的辅助手段应用于各种类型的泪腺恶性肿瘤。放疗可显著改善肿瘤的5年控制率和生存率。研究显示，对侵袭性腮腺多形性腺瘤恶变的患者术后行60Gy的放疗，5年局控率可从49%提高到75%。

【预后】 非侵袭和微侵袭性的多形性腺瘤恶变，如果能完整切除肿瘤并保持包膜完好，预后良好。侵袭性恶变的预后与肿瘤大小、侵袭程度、组织学分化程度、眼眶周围组织的浸润程度和全身转移等多种因素有关，一般认为预后较差。

四、泪腺腺样囊性癌

泪腺腺样囊性癌（adenoid cystic carcinoma of the lacrimal gland）居泪腺原发性上皮肿瘤的第二位，占20%～33.33%，为最多见的高度恶性的泪腺肿瘤。

【临床表现】 一般女性较多发病，发病年龄23～60岁，病程多在6个月内，多在发病一年内就诊。临床表现为发病较急，眼球向前下方突出，颞上眶缘硬

实固定肿块，不规则，眼球运动障碍（彩图3-78，见书末彩插）。疾病早期即可有严重眶周及结膜水肿，由于肿瘤呈浸润性生长，沿血管、神经和其他组织蔓延、破坏骨质，故常有眼和头部疼痛、局限压痛、疼痛常位于眉弓及额颞区。

【影像学检查】

1. B型超声 属低回声肿瘤，或内回声强弱不等。

2. 彩色多普勒血流显像 多数病例血流丰富。

3. X射线显像 早期无明显改变，晚期可发现泪腺窝骨质破坏。

4. CT扫描 腺样囊腺癌的诊断主要依赖CT检查，显示为贴附于眶外上壁的扁平状软组织肿块，沿骨壁向后蔓延，后缘呈锐角，表示浸润性扩大（图3-79）。肿瘤向前生长可超出眶缘，内下面沿眼球壁发展，与巩膜关系密切，呈铸造样。肿瘤内密度均质或不均质，偶见钙斑，边界尚清。早期可见骨壁虫蚀样缺失，晚期大范围骨破坏。肿瘤通过骨缺失区蔓延至颅内或颞窝。年轻患者的眶骨比老年人更易引起局部向眶外扩张。CT还可显示眶腔扩大、眶上裂或眶下裂扩大等继发改变。腺样囊腺癌易于血行转移，CT还可发现转移灶。

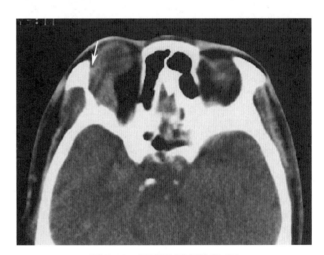

图3-79 泪腺腺样囊性癌CT
右眶外上方扁平状高密度块影（箭头），邻近骨壁虫蚀样破坏

5. MRI检查 对于肿瘤位置、形状、大小、边界的显示，MRI类同于CT肿瘤信号强度因人而异，多数病例T_1WI和T_2WI均呈中信号（图3-80）。由于MRI属共振信号图像，骨皮质为无信号区，对于骨破坏的显示CT优于MRI。MRI软组织分辨率强，当肿瘤向颅内或颞窝蔓延时，MRI优于CT。

【病理】 巨检肿瘤标本为灰白色肿块，多为实性，质地较硬，无包膜，常侵犯周围组织。依据2005年WHO制定的腺样囊腺癌分型标准，将组织病理学类型分为：管状型、筛状型和实性型，多种类型常在一个

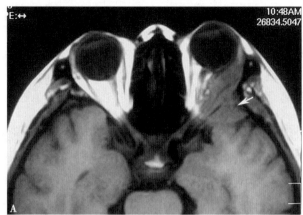

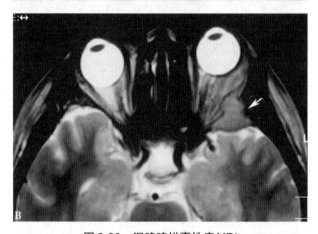

图 3-80　泪腺腺样囊性癌 MRI

左眶外上方、颅内及颞窝有异常信号区（箭头）。A. T₁WI 为中信号　B. T₂WI 仍为中信号

肿瘤内同时存在，但某种类型可占主要成分。筛状型是腺样囊性癌的典型结构，肿瘤细胞排列成大小不等、形态不规则的细胞团块，其中含有许多大小不等的圆形微小囊腔，呈筛孔状，内含淡蓝色的黏液样物质，有时囊腔内的黏液样物质可被透明变性的胶原纤维替代（彩图 3-81，见书末彩插）。管状型的肿瘤细胞排列成小条索、团块或腺管状，纵切面可见到狭长的腺管，横切面呈较圆的"腺管状"结构，部分肿瘤细胞巢内没有管腔，呈小梁状，但与筛状结构不同，细胞层次较少、条索较细长，部分细胞团块和条索内仍可见到较小的筛孔。实性型的肿瘤细胞排列成大小不等的实性团块，微囊小而少或缺如，部分细胞团块中央可见凝固性坏死，癌细胞体积更小、核更深染、胞质也更少，类似基底细胞，核分裂象较前两型易见。实性型被认为预后最差，其特点是易于早期复发和早期转移，生存率低，而筛状型和管状型预后较好。

腺样囊性癌不但可浸润脂肪、肌肉、血管及骨壁等结构，还好沿神经侵袭，是其特征性的生长方式，也是重要的病理学表现，被认为是继血道、淋巴道和种植之外的又一种转移方式，在肿瘤形成的早期即可出现，常提示预后不良。

【治疗及预后】　多年以来，手术切除始终是治疗腺样囊腺癌的首选方法。手术切除的范围及辅助治疗的应用一直是研究者们关注的焦点。

由于影像技术的发展，越来越多的早期患者得到了诊治。Shields 认为，影像学检查显示边界清晰而局限的泪腺上皮性肿瘤，无论良性或恶性，均应完整切除，根据病理结果决定后续治疗方案，而不应该采用切开活检，因为肿瘤包膜的破损会导致肿瘤的播散和复发。如果有可能完整切除，细针穿吸活检也不宜采用，它只适用于无法切除或怀疑转移性肿瘤的患者。

当影像学检查显示肿瘤累及眶尖，或肿瘤超出眼眶侵犯鼻窦或颅内，均应行眶内容切除术。眶内容切除后应转移正常颞肌或填塞真皮脂肪瓣重建眶腔，以免放疗造成眶前部过薄的皮肤发生破溃。是否切除眶壁骨质层备受争议，因为骨壁既是防御肿瘤向眶外蔓延的屏障，又是滋养肿瘤细胞使其复发的温床。目前比较一致的观点认为，影像学检查或术中证实眶外侧壁或眶顶骨质有明确的肿瘤侵蚀时，应一并切除肿瘤和受侵骨壁以减少局部复发。

AJCC 分级可作为制订治疗方案的依据，≥T3 的肿瘤应行眶内容切除术，并切除眶外侧壁和顶壁，术后辅以放射治疗，可减少术后局部复发，但转移和死亡的发生率仍较高。分级 <T3 的肿瘤宜行保留眼球的肿瘤切除术，术中可视情况切除瘤周组织，术后联合放疗，可获得与眶内容切除术等同的局部控制率。

由于肿瘤恶性程度高，易向鼻窦、颅内扩展或远器官转移，例如转移至肺、肝等脏器，治疗效果较差，预后不良。其复发率和病死率也较高。宋国祥等报道肿瘤复发率为 77.4%，陈耀真等报告病死率为 44.4%。

五、其他泪腺癌

（一）泪腺腺癌

泪腺腺癌（adenocarcinoma of the lacrimal gland）约占泪腺原发性上皮性肿瘤的 8.1%～15.4%。男性多见，亦可见于年轻女性，各种年龄均有发病。患者平均发病年龄约为 36.2～51 岁，泪腺腺癌可起源于泪腺泡的分泌细胞或泪腺导管肌上皮。

【临床表现】　患者肿瘤生长迅速，症状及体征大部与腺样囊性癌相似，所不同的是病变倾向于沿眶外侧壁生长，位置偏低，眼球突出，向下移位不明显（图 3-82），更容易侵犯并破坏眶骨，向颞窝、鼻窦扩展或全身转移。

【病理】　泪腺腺癌细胞呈立方形或柱状排列，核分裂象明显，常形成腺腔，内有黏液状物。

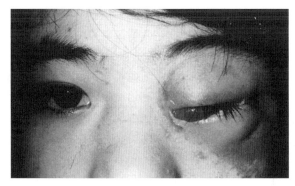

图 3-82 泪腺腺癌外观
左侧眼球突出，眼睑肿胀，结膜充血水肿

【治疗和预后】 治疗方法同腺样囊性癌，因其恶性程度高，手术较难切除干净，术后也易复发，一旦活检确诊，应早作眶内容摘除根治，并辅以放疗。

（二）黏液表皮样癌

泪腺黏液表皮样癌少见，由表皮样细胞、黏液细胞及中间型细胞构成。组织学上根据分化程度高低和黏蛋白含量而分类。低度分化者，有较多的产生黏蛋白的黏液细胞；高度分化者以表皮样细胞占优势，而黏液细胞少。细胞质内的黏蛋白可以特别染色显示。

黏液表皮样细胞癌的预后随分化程度和黏蛋白含量而变化：分化好的，有丰富蛋白者，预后较好；而有丰富鳞状细胞和少有黏蛋白者预后较差。

治疗与其他泪腺癌相同。

（三）鳞状细胞癌

泪腺鳞状细胞癌比较罕见，常累及全泪腺。其细胞特征有浸润边缘的分化，可变为角质化和不同程度的分化。组织化学和免疫组化检查可把黏液样细胞同鳞状分化相鉴别。

本病同其他泪腺癌一样，预后差，治疗方法相同。

六、泪腺囊肿

原发性泪腺囊肿（cyst of the lacrimal gland）较少见，比较多见的是泪腺导管囊肿（dacryops），是睑部泪腺叶起源的囊肿，或称单纯性泪管积液。国内曾有个例报道，Shields 报告 645 例眼眶肿瘤中有 5 例。

【临床表现】 泪腺导管囊肿主要发生于青年或中年人，上睑外侧肿胀、无红痛、生长缓慢，大如花生米或鸽蛋，扪之可活动，有波动，无压痛，提上睑，在上外穹隆可见光滑发蓝的透明囊性肿物，囊肿体积可随泪液分泌而变化。可因哭泣或物理刺激而增大，也可因液体的排出而缩小。眶叶的囊肿十分罕见，囊肿大者可见眼球突出及眼球向鼻下方移位，如外伤或继发感染，化脓后留下瘘管。

【病因病理】 泪腺导管囊肿据称是因泪腺导管阻塞引起导管进行性扩张，形成薄壁的囊肿。最初之阻塞可能因炎症或外伤所致。加之，炎症刺激泪液分泌增加，于是腺管被动扩张而形成囊肿。囊壁多由双层细胞构成，一般内层为立方状，外层为扁平状，囊壁可见部分瘢痕及纤维化表现。囊内液呈无色或黄色，含有蛋白质、上皮细胞、白细胞和胆固醇。周围的泪腺组织可以正常，但多数呈现炎性浸润，主要是淋巴细胞和浆细胞，亦可见组织纤维化。

【诊断】 颞上方穹隆结膜组织波动性囊性肿块，无压痛，年龄多为青年或中年。B 型超声显示眶外上方病变无内回声，CT 显示眼球外上方半圆形或管状低密度占位性病变，增强扫描环形强化（图 3-83）。

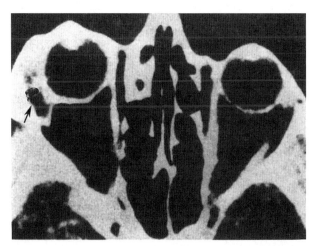

图 3-83 泪腺囊肿 CT
右眶泪腺区低密度影（箭头）

【鉴别诊断】 泪腺囊肿衬里结构是较多柱状上皮细胞而没有结膜上皮混合成分，分泌性 gloloid 体有助于把泪腺囊肿与单纯性结膜囊肿区分。此外需注意与眼眶泪腺区之皮样囊肿相区别。

七、泪腺区其他肿瘤

（一）反应性淋巴细胞增生和淋巴瘤

【临床表现】 侵犯眼眶的非霍奇金淋巴细胞性肿瘤多发生于 50～60 岁，大多数淋巴细胞性肿瘤倾向于侵犯眼眶上方和前方，故在眼眶内可扪及无痛性质软、结节状或索状肿物，多位于泪腺区，可单侧或双侧发病。因泪腺组织有淋巴细胞存在，有报告约 15% 眼眶淋巴瘤发生于泪腺窝。因此有时难以与泪腺原发性上皮性肿瘤区别。大部分良性反应性淋巴细胞增生和恶性淋巴细胞性肿瘤单侧或双侧发病。双侧同时受累或先前手术切除后复发提示可能恶性病变。此外，可伴有发热、消瘦、疲乏、浅表淋巴结肿大、肝脾肿大，胸膜淋巴结肿大。

【诊断】 眼球突出或泪腺区无痛性质软肿物，结膜穹隆部可见桃红或粉红鱼肉样肿物。彩色多普勒超声显示病变中低内回声、血流较丰富（图3-84）。CT显示眶颞上区均质性肿物，边界清楚，常随眶骨或眼球形状塑形生长（图3-85）。可伴全身症状体征。局部病变活检病理检查显示为良性反应性淋巴细胞增生，多由成熟的淋巴细胞组成，瘤细胞核呈圆形或卵圆形，淋巴滤泡较为常见，局部有胶原结缔组织呈反应性增生。而淋巴瘤则为形态单一的不成熟淋巴细胞或明显异型的淋巴细胞组成的浸润性病变。细胞有较多、较大分裂核，较多多形核与核仁并存，缺淋巴滤泡。

【治疗】 对反应性淋巴细胞增生给予肾上腺皮质激素治疗，辅以外放射治疗；恶性淋巴瘤患者需化疗外加放射治疗。

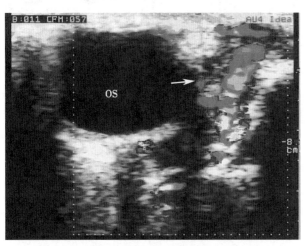

图3-84 反应性淋巴细胞增生多普勒血流显像
丰富血流信号（箭头）

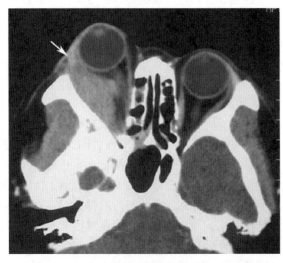

图3-85 反应性淋巴细胞增生CT
右眶外上方扁平状高密度影（箭头）

（二）绿色瘤与白血病

白血病（leukemia）是儿童最常见的恶性肿瘤，位居儿童恶性肿瘤的首位，由造血系统非成熟细胞过分增生引起。侵犯眼眶者多为急性粒细胞性白血病，由于白血细胞在眶骨膜下及眶内软组织浸润所致，多发生于急性骨髓性白血病的粒细胞肉瘤型，由于肿瘤内含有骨髓性过氧化酶，肉眼观察时肿瘤呈淡绿色，故称为绿色瘤，又称骨髓肉瘤（myeloid sarcoma）。

【临床表现】 多发生于儿童及青少年，男多于女，主要表现为局限性粒细胞浸润眼眶骨膜或眶内组织而致眶外上方局部肿物隆起或眼球突出，可单侧或双侧同时受累，肿物质硬、不能活动，伴有眼睑肿胀或球结膜水肿，眼球运动受限，双侧受累时可显现"青蛙"样面容，眼底检查部分患者可有白血病眼底改变（视网膜贫血，呈青灰色，Roth斑及出血灶）。部分患者可有低热、出血倾向表现。全身肝脾、淋巴结肿大，眼眶CT检查常见显示双侧眼眶外上方较大、边界清楚、密度均匀肿块。

【诊断】 根据患儿临床表现、血象、骨髓检查及眼眶CT扫描所见诊断。

【鉴别诊断】 需与其他儿童时期发生的恶性淋巴瘤、横纹肌肉瘤、神经母细胞瘤等相鉴别。儿童期发生眼眶肿瘤常需首先查外周血，排除绿色瘤，必要时行骨髓穿刺或活检确诊。恶性淋巴瘤可产生大量瘤细胞进入血液循环可致误诊。骨髓穿刺发现大量不成熟粒细胞存在即可确诊。

【治疗】 一经确诊应由儿科或血液病科予以全身化疗加肾上腺皮质激素治疗，可加放射治疗控制眼部症状。

（三）表皮样囊肿和皮样囊肿

1. 表皮样囊肿（epidermoid cyst） 常见于眼睑和眉区，局限于眶内者比较少见。若是仅有表皮结构，不含皮肤附件者称之为表皮样囊肿。

【临床表现】 可发生于任何年龄，病变常位于眶前外上或内上区表现为可触及的眼睑肿块，常常缓慢发展，眼球向前下方突出移位。

眼眶CT显示眼眶外上或内上方占位性病变。边界清楚，密度不均匀内有低密度区，常伴有部分眶骨缺损或骨质侵蚀。B型超声检查病变区边界清楚，内有低或无回声区。

【治疗】 大多数位于眼眶前部者，可前路开眶切除，术中需把囊肿内容与包膜一起完全切除，并避免囊肿内容物溢出或残留在眼眶周围组织。

2. 眼眶皮样囊肿（dermoid cyst） 是囊壁内含有皮肤附件如毛发、皮脂腺、泪腺等的囊肿。

【临床表现】 皮样囊肿一般可起自颅骨缝或额颞缝或眶上缘等处生长，位于眶缘者表现部隆起，边界清楚，可扪及半圆形或圆形肿物，有波动感，无压痛，肿物较大者可见眼眶形状改变及眼球突出。若囊肿溃破，可继发炎症反应，局部红肿压痛等。

【诊断】 眼眶 CT 及 B 超检查结果显示明显的囊肿特征和眶骨改变有助于明确诊断（图 3-86）。

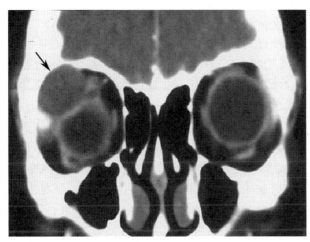

图 3-86　泪腺区表皮样囊肿冠状 CT

右眶泪腺窝区高密度影，内有低密度区（箭头），骨壁凹陷，边缘有骨嵴

【治疗】 手术治疗（详见眼眶肿瘤部分）。

第四节　泪腺与全身性疾病

一、甲状腺相关眼病

甲状腺功能亢进（甲亢）和内分泌性突眼患者，又称为甲状腺相关眼病，其眼眶软组织和眼外肌常有大量浸润性病变，引起组织水肿、眼球突出。

1985 年 Reese 报告甲状腺相关眼病患者泪腺肿大，泪腺中有中等量淋巴细胞和浆细胞浸润，间质内有液体潴留，水肿的结缔组织取代了腺组织，其泪腺改变可能是一种浸润性泪腺炎。

此外，甲状腺相关眼病患者还可以发生泪腺和腮腺同时肿大。

二、甲状腺功能减退

泪腺某些病变与甲状腺功能减退（hypothyroidism）的甲状腺有类似之处。黏液性水肿常有不同程度的浆细胞浸润，病变随年龄加重，女性多于男性。

早期慢性 Hashimoto 甲状腺炎和晚期黏液性水肿的甲状腺组织学改变与 Sjögren 综合征的泪腺改变十分相似，而且都有异常的絮凝试验和 γ- 球蛋白增高，许多 Sjögren 综合征患者产生甲状腺自身抗体。在甲状腺和泪腺中同时存在一些非感染性慢性炎性改变。黏液水肿面容者眼睑虚肿下垂或睑裂狭窄，部分患者轻度突眼。

三、白　血　病

（见第三节泪腺区肿瘤）。

四、淋巴细胞性肿瘤

（见泪腺区其他肿瘤）。

五、眼眶嗜酸性肉芽肿

嗜酸性肉芽肿（eosinophilic granuloma）、韩 - 薛 - 柯病（Hand-Schuller-Christian disease）与 Letterer-Siwe 病常习惯上都归为组织细胞增多病。然而，根据预后好的特点，又把嗜酸性细胞肉芽肿与其他两种病分开。其发病机制未明，可能是一种免疫异常性疾病，特别与 T 淋巴细胞异常有关。

【临床表现】 嗜酸性肉芽肿常发生于 3～10 岁儿童，也可见于 1 岁以内的婴儿或年龄较大者。常为单灶性骨损害，很少累及眼部。孤立的骨病变多见于颅骨，依次为骨盘、脊柱、肋骨和四肢长骨，而额骨和顶骨是常见的病变区。当眶骨受累时，外颞上眶缘是常见的部位。偶尔眶骨和颅骨广泛受累。病变区红肿，有压痛、疼痛或无疼痛。肿块与周围组织粘连，界限不清，不活动。病变发生在骨的板障层，突破眶骨膜，引起上睑外侧软组织炎症和泪腺炎，故出现类似于眼眶的皮样囊肿和泪腺炎表现。极个别病变可累及眼球、角膜、巩膜和葡萄膜。

【诊断】 常发生于儿童，在颞上外眶缘处扪及肿块，有压痛。X 射线平片显示眼眶外上方不规则锯齿状溶骨区，无硬化边界。嗜酸性肉芽肿在 CT 和 MRI 有非常典型的特征：病变常累及颧骨或额骨，其他眶骨也可受累。在病变早期，病变表现为在扩大的眶骨内可见不规则的、增强的、有明显的骨破坏（图 3-87）。随着病程进展，骨内病变突破骨皮质产生虫蚀样表现。肿物多为形状不规则、边界清楚、中高密度且质地不均匀的软组织块影，可被造影剂强化，与缺损骨壁关系明确。当 CT 显示眶顶或眶外壁缺失时，应警惕病变有无向颅前窝或颞窝蔓延。有时病变与正常脑组织之间可见较高密度的连续带状影像，显示硬脑膜受侵犯增厚，病变尚未侵入颅内。MRI 可用于检查眶内病变的位置和范围，但骨骼显示无信号区。在 T_1WI 显示为中等偏高信号，T_2WI 显示为中等偏高或高信号。

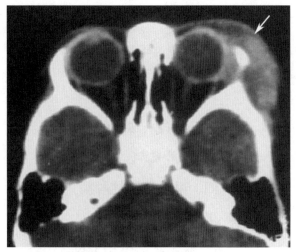

图 3-87　眼眶嗜酸性肉芽肿　CT
左眶外壁前端骨破坏，周围软组织密度增高，边界不清（箭头）

病变区作活检，可发现大量组织细胞增生，电镜下见细胞质内有 Langerhans 颗粒。对年龄较大者可诊为嗜酸性肉芽肿；对年龄较小者，应长期随访，若证实为单灶性病变，才可诊断此病。

【治疗】　眼眶嗜酸性肉芽肿为单灶性病变，手术刮除可清除病灶，肾上腺皮质激素类药物局部注射可治疗病灶。有主张刮除病灶后，局部小剂量分次放疗，效果更好。因病变良性，有自愈倾向，也可观察。

六、Wegener 肉芽肿

最常伴有眼眶病变表现的血管炎（包括 Wegener 肉芽肿、多动脉炎，超敏血管炎和巨细胞动脉炎）中以 Wegener 肉芽肿较为多见，是一种原因未明、累及呼吸道和肾脏的多系统病变。

【临床表现】　全身型者坏死性血管炎常累及上呼吸道、肺、鼻窦和肾脏以及眼和眼眶。任何年龄均可发病，高发年龄为 40～50 岁。男女比例为 2:1。主要死因是坏死性肾小球性肾炎引起肾功能衰竭。近 50% 患者有眼部表现，常双眼性，主要有角膜边缘溃疡、巩膜炎、葡萄膜炎、视网膜血管炎和视神经病变。眼眶受侵袭表现为眼球迅速前突，眼睑皮肤红斑，眼肌受累，眼球运动受限，泪腺也因慢性炎症而肿大。泪道受累引起流泪。鼻窦和鼻腔的病变可直接侵犯眼眶引起眼眶病变。

部分病例只有眼和眼眶病变、上呼吸道和肺部病变、没有肾脏病变。

血象常有贫血、血沉升高，白细胞增多、血小板增多，C 反应性蛋白升高，镜下血尿。血清抗中性粒细胞胞质抗体（antinenutronphil cytoplasmic antibody，ANCA）阳性。

【诊断】　眼部病变是全身 Wegener 肉芽肿最早表现，角巩缘匍行性溃疡和眼球突出，伴有全身肺和肾脏病变可作为诊断主要依据，眼眶病变者 CT 扫描主要提示脉络膜增厚，眼外肌肥大或模糊不清，如眼眶改变继发于鼻窦改变，见窦腔内有密度增高的肿块影，窦壁骨质可能有破坏或骨质硬化。CT 和 MRI 只能显示眶内弥漫性病变和受累范围，但无诊断意义。病理检查结果是最终诊断。病理典型改变：血管炎、肉芽肿性炎症和组织坏死。放射免疫检测血清，ANCA 结果阳性（阳性率 60%～90%）。

【治疗】　全身型：早期诊断，正确治疗可改善预后。本病一般认为是由细胞介导免疫所致，故需用免疫抑制剂如环磷酰胺、甲氨蝶呤和硫唑嘌呤等治疗，加用肾上腺皮质激素可提高疗效；一般采用环磷酰胺和泼尼松联合治疗，最好有内科医师参与治疗。局限型：此型有眼部和眼眶病变，上呼吸道和肺部病变，但没有肾脏的改变。鼻溢、咳嗽、体重下降、全身不适、发热较为常见。血沉升高，胸腔可能有积液。用肾上腺皮质激素治疗反应较好，预后相对好。

七、结节性多动脉炎

【临床表现】　结节性多动脉炎（polyarteritis nodosa）不同于其他自身免疫性疾病好发于女性，而是好发于男性，男女之比率为 4:1，常发生于 20～40 岁的患者，与 Wegener 肉芽肿一样，肾脏受累常为死亡原因之一。该病由免疫复合物所致全身坏死性血管炎，中小动脉、节段性受累，眼部表现占 10%～20%。

眼部表现，动脉血管炎可引起浅层巩膜炎、巩膜炎和角巩膜溃疡；睫状后动脉受侵害可产生脉络膜梗死和视网膜出血，肾脏受累导致高血压和视网膜脱离。

脑神经受累引起眼肌麻痹，眼球活动受限，供应视神经的动脉发炎，引起缺血性视神经病变，使患者视力下降，视野缺损。眼球突出是由于眼眶动脉炎症和结缔组织坏死使眼眶内容物增加，鼻窦病变，特别是筛窦病变扩散到眼眶所致。眶内炎性假瘤可能是多数小血管炎症病灶的融合，故有作者认为它可能是结节性多动脉炎的早期预兆，多年后才发生全身性结节性多动脉炎。少数病例眼眶最初活检为炎性假瘤，但在肾功能衰竭和胃肠出血后，再回头查看病理切片，认为这些病症是结节性多动脉炎。

【诊断】　眼部病变伴有全身器官病变患者，对受累组织皮肤、肌肉、周围神经活检有助于诊断。若只有眼眶病变表现需与炎性假瘤相区别。

【治疗】　对轻症患者，肾上腺皮质激素中等剂量治疗有效，若病情严重，需肾上腺皮质激素与免疫抑制剂(环磷酰胺等)大剂量长时间使用,可获80%五年存活率,同时需注意心、肺、肝、肾等脏器功能情况。

第五节 泪腺脱垂

泪腺脱垂有自发性和继发性。自发性泪腺脱垂是由于泪腺支持组织薄弱,较为常见,双侧对称性,多为青年发病。女性多于男性。魏志学(1984年)报告67例,年龄9~36岁;男17例,女50例;发病年龄为3~22岁,平均13.71岁;其中10例来自两个家系。病因未明,有家族性,与遗传有关。可能由于先天性眶睑支持组织薄弱,与睑皮松弛症(blepharochalasis)属同一类型,两者是否为同一疾病,尚无统一认识。鉴于青年女性患者占多数,有的提出可能与内分泌功能有关。

继发性泪腺脱垂,多由于外伤或肿瘤引起眶内压增高所致。

【临床表现】 自发性泪腺脱垂常常双侧上睑外侧肿胀、下垂(彩图3-88,见书末彩插),甚至阻碍视线。皮下可扪及中等质硬肿块。大如杏仁、分叶明显、可活动、可压回泪腺凹(此为区别泪腺肿大或睑内肿块要点)、无疼痛、情绪刺激性流泪减少,但少有结膜干燥。泪腺组织可有轻微增生或间质炎性变化,局部皮肤色泽改变。

【治疗】 手术复位,可通过手术把泪腺缝合固定于泪腺凹骨膜上,同时缝合加固眶隔。睑皮肤松弛症重者,可切除过剩皮肤。若缝合固定不足,术后易于复发。因此,有学者切除部分泪腺及脱垂的眶脂肪,加固眶隔并将其缝合于眶骨膜上。需注意结膜是否健康,否则导致干性角结膜炎。

第六节 泪腺萎缩

泪腺萎缩(atrophy of the lacrimal gland)有老年性、特发性和继发性萎缩三种。

一、老年性泪腺萎缩

随年龄增长,泪腺组织逐渐有萎缩性变化,男性比女性较为显著。泪腺腺泡结构消失、浆细胞增生、色素沉着、脂肪变性,最终泪腺分泌成分萎缩,被结缔组织代替,泪液分泌减少。据估计此种情况在40岁以上人群中约有1/3的人发生,65~70岁则更为多见,但不发生明显症状,少数可有发痒、烧灼、异物感、畏光或有黏液性分泌物,类似干性角膜结膜炎(keratoconjunctivitis sicca)症状。适当滴用含有人工泪液眼药水或晚间在睑缘涂以软膏可缓解症状。

二、特发性泪腺萎缩

特发性泪腺萎缩(idiopathic atrophy of the lacrimal gland)又称Sjögren综合征,以泪腺分泌减少伴有口腔干燥为特征。Fuchs(1919年)注意到此病症,以后经Gougerot、Mulock、Houwer等多位学者研究,直至Sjögren(1993年)才较完整地提出这个综合征,称之为Sjögren综合征或Gougerot-Houwer-Sjögren综合征。我国徐桂敏(1953年)首先报告此病,本病特征是干性角膜结膜炎、口腔干燥和类风湿关节炎三大症状,主要发生在绝经以后40~60岁的女性患者,但也有发生在10岁以下儿童或男性患者。

诊断和治疗见Sjögren综合征。

三、继发性泪腺萎缩

继发性泪腺萎缩(secondary atrophy)常因急性泪腺炎、慢性泪腺炎或泪腺脓肿,使泪腺组织大量破坏,代之以纤维瘢痕而导致的萎缩。此外,泪腺排出管道外伤,睑部泪腺摘除术,沙眼、化学性或热烧伤等所致的结膜病变、结膜瘢痕化、泪腺排出管道阻塞,均可致泪腺继发性萎缩。

第七节 其他泪腺病变

一、泪腺瘘

【病因】 泪腺瘘(fistulae of the lacrimal gland)可来自泪腺囊肿破裂或囊肿切除不完全;也可为泪腺脓肿从眼睑皮肤穿破、泪腺穿通伤、严重烧伤或寻常狼疮亦可引起;也可发生在外眦成形手术后。

【临床表现】 泪腺瘘瘘口小,排出泪液,多被蒸发。若遇刺激,泪液分泌增加,排泪明显,瘘口周围皮肤被浸渍。由于逆行感染,泪腺及瘘管常反复发作急性炎症或化脓。

【治疗】 手术是主要治疗方法。若单纯封闭瘘管,无论烧灼、缝合或切除,均易复发。理想手术方法是分离瘘管,将其移位于穹隆结膜。若手术不成功,则可将瘘管连同泪腺一并切除。

二、泪腺结石

泪腺结石(dacryolith)很少见。结石小时无症状,排于上穹隆,极似其他结膜囊异物,引起刺激症状。若结石阻塞腺管,可形成囊肿,引起慢性刺激和流泪。若腺体内有多数结石,由于慢性刺激,腺体肥大,可引起眼球突出。

结石由碳酸盐和磷酸盐形成，板层样结构。有的结石来源于真菌感染，与泪小管者相同。

（杨华胜　叶慧菁）

主要参考文献

1. 葛坚. 眼科学. 北京：人民卫生出版社，2010：138-139，143.

2. 刘祖国. 干眼的诊断. 中华眼科杂志，2002，38（5）：318-320.

3. 刘祖国等. 干眼的诊断与治疗规范. 眼科研究，2008，3（26）：161-164.

4. 彭志源. 医院临床眼科技术操作规范. 合肥：安徽音像出版社，2004：521-524.

5. Perry HD. Dry eye disease: pathophysiology, classification, and diagnosis. Am J Manag Care, 2008, 14（3 Suppl）: S79-87.

6. McGinnigle S, Naroo SA, Eperjesi F. Evaluation of dry eye. Surv Ophthalmol, 2012, 57（4）: 293-316.

7. 陈问京，张汗承，魏明竞，等. 我国正常人和若干眼病中泪液乳铁蛋白的变化规律. 中华眼科杂志，1989，25：292-295.

8. 阎慧，赵少贞. 干眼症临床检查的新进展. 眼科新进展，2008，9：711-714.

9. 张汗承，周祖嫌，赵成荣，等. 干眼病记分分级和人工泪液疗效评价的研究. 眼科研究，1994，12：25-27.

10. 倪卓等. 1921 例眼眶肿瘤的组织病理分类. 眼科学报，1995，11（2）：102-104.

11. 宋国祥. 眼眶病学. 北京：人民卫生出版社，2010：133-145，292-296，345-359.

12. 孙为荣. 眼科病理学. 北京：人民卫生出版社，1997：640-677.

13. 王毅，李冬梅，康莉. 泪腺腺样囊性癌的组织病理学特征. 眼科，2009，18：194-198.

14. Ravazzoni L, Ghini C, Macri A, et al. Forecasting of hydrophilic contact lens tolerance by means of tear ferning test. Graefes Arch Clin Exp Ophthalmol, 1998, 236: 354-358.

15. Yokoi N, Takehisa Y, Kinoshita S. Correlation of tear lipid layer interference patterns with the diagnosis and severity of dry eye. Am J Ophthalmol, 1996, 122: 818-824.

16. Jackson JA, Perrigin JA. Relationship of impression cytology and tear ferning to reports of dry eye. J Am Optom Assoc, 1999, 70: 187-192.

17. Marek J, Podhorska M. Evaluation of changes in cells of conjunctival epithelium in dry eye syndrome by impression cytology. Klin Oczna, 1995, 97: 176-181.

18. Liu Z, Pflugfelder SC. Corneal surface regularity and the effect of artificial tears in aqueous tear deficiency. Ophthalmology, 1999, 106: 939-943.

19. Da Dalt S, Moncada A, Priori R, et al. The lactoferrin tear test in the diagnosis of SjÊgren's syndrome. Eur J Ophthalmol, 1996, 6: 284-286.

20. Da Daet S, Moncada A, Priori R, et al. The lactoferrin tear test in the diagnosis of Sjögren's syndrome. Eur J Ophthalmol, 1996, 6: 284-286.

21. Manthorp R, Oxholm P, Prause JU, et al. The Copenhagen criteria for Sjögren's syndrome. Scand J Rheumatol suppl, 1986, 61: 19-21.

22. Fox RI, Robison C, Curd J, et al. First international symposium on Sjögrens sydrome: suggested criteria for classification. Scand J Rheumatol Suppl, 1986, 61: 28-30.

23. Char DH. Tumors of the eye and ocular adnexal. Lewiston, NY, BC Decken Inc, 2001: 371-383.

24. Rootman J. Diseases of the orbit. 2nd ed. Philadelphia: PA Lippincott Willians & Wilkins, 2003: 121-168.

25. Becker H, Pavenstaedt H, Willeke P. Emerging treatment strategies and potential therapeutic targets in primary Sjögren's syndrome. Inflamm Allergy Drug Targets, 2010, 9（1）: 10-19.

26. Murdoch IE, Sullivan TJ, Moseley I, et al. Primary localised amyloidosis of the orbit. Br J Ophthalmol. 1996, 80（12）: 1083-1086.

27. Shields JA, Shields CL, Epstein JA, et al. Review: primary epithelial malignancies of the lacrimal gland: the 2003 Ramon L. Font lecture. Ophthal Plast Reconstr Surg. 2004, 20（1）: 10-21.

28. Weis E, Rootman J, Joly TJ, et al. Epithelial lacrimal gland tumors: pathologic classification and current understanding. Arch Ophthalmol, 2009, 127（8）: 1016-1028.

29. Vangveeravong S, Katz SE, Rootman J, et al. Tumors arising in the palpebral lobe of the lacrimal gland. Ophthalmology, 1996, 103（10）: 1606-1612.

30. Rootman J. Diseases of the Oribt: A Multidisciplinary Approach. 2nd ed, Philadelphia: Lippincott Williams & Wilkins, 2003: 356, 327-328.

31. Hendseson JW. Orbital tumors. 3rd Edition. New York: Raven Press, 1994: 323-342.

32. Chen AM, Garcia J, Bucci MK. The role of postoperative radiation therapy in carcinoma ex pleomorphic adenoma of the parotid gland. Int J Radiat Oncol Biol Phys, 2007, 167（1）: 138-143.

泪道（lacrimal passage）由泪点（punctum）、泪小管（canaliculus）、泪囊（lacrimal sac）及鼻泪管（nasolacrimal duct）几部分组成。其主要功能是引流泪液入鼻腔。新近研究表明，重力对泪液排出所起的作用是微不足道的；对泪液排出起主要作用的动力是眼轮匝肌及有关肌肉运动的结果。泪液经结膜囊、泪小管、泪囊，最后排入鼻腔的过程可以理解为三个阶段的泵浦作用（lacrimal pump）：①眼睑睁开：泪液通过毛细管作用和重力作用进入泪小管。②眼睑闭合：泪小管缩短，泪囊扩张，由负压作用使泪液进入泪囊。③眼睑睁开：泪囊萎陷，泪囊内正压使泪液经鼻泪管进入鼻腔；泪总管开口处 Rosenmuller 瓣阻止泪液反流。任何部位的狭窄或阻塞和功能异常，都会引起泪液经睑缘溢出，称为溢泪（epiphora），应与泪液分泌过多所致的流泪（lacrimation）相区别。Schirmer I 试验可以鉴别泪液分泌量是否过多。泪道排泄功能是否正常，必须从外观检查泪道上端开口即泪点位置是否正常，是否与眼球接触，是否有外翻等。再检查泪道下端开口部位的下鼻道有无阻塞、肿瘤、炎症或萎缩。临床上有多种方法用来检查泪道引流功能。

第一节　泪道的检查

一、临　床　病　史

详细的病史，可为泪器病的正确诊断提供重要参考线索。除常规的眼科病史外，应重点了解下列情况：

1. 溢泪史　包括眼别、开始时间、程度、有无溢脓等。泪道阻塞有时有家族倾向。

2. 外伤史　对于局部有过外伤的患者，应问清外伤部位、时间及致伤情况，有无骨折和异物存留，外伤后的急救处理等情况。

3. 炎症史　有局部肿胀者，注意开始时间和速度，有无疼痛、触痛、发热和复发情况。

4. 肿瘤病史　有时泪道部位肿物已发生较长时间，要注意眼部肿瘤的肿胀时间、发展速度和治疗过程，有无其他部位肿瘤史及处理情况，最初发病部位和症状，是否做过病理检查等。

5. 治疗史　包括手术和药物治疗。要问清手术时间、目的、方式和效果，药物治疗的效果。

6. 其他眼病史　如单纯疱疹性眼病、干燥性角膜炎，以及其他眼病的特殊用药史。

7. 鼻病史　注意与泪器病有关鼻病情况。泪道与鼻腔只隔一薄骨板，许多鼻内疾病可侵犯泪道，有些鼻腔疾病也可引起反射性流泪。下鼻道的新生物或炎症，可阻塞鼻泪管开口造成溢泪。

二、局　部　检　查

1. 视诊　对所有怀疑有泪器疾病的患者，首先要注意观察泪道部位有无肿胀、新生物，有无睑外翻或泪点外翻，泪点开口是否看到，泪乳头有无肿胀。其次注意观察泪囊区皮肤有无瘢痕、瘘管或畸形，有无倒睫或睑内翻。结膜有无充血、肿胀、新生物或异物等。

2. 触诊　检查泪囊时轻压泪前嵴处的泪囊，有无触痛或波动感；有无脓液自泪点逆行流出或进入鼻腔，如果泪囊部有实质性肿块，应判断其硬度、移动性、有无触痛及其范围。

3. 鼻腔检查　由于鼻腔与泪器关系密切，要掌握一般的鼻腔检查技术，熟悉鼻腔解剖。如鼻中隔偏曲、鼻甲肥大、鼻息肉、鼻腔肉芽组织等新生物，以及鼻内感染，均可以影响泪道的正常功能，引起鼻源性溢泪。上颌窦炎可扩散并产生鼻泪管骨壁的骨膜炎。在做任何泪道重建手术前都应做鼻腔的常规检查，排除影响手术的鼻腔疾病。必要时进行影像学检查（X 射线成像、B 型超声、CT 和 MRI 等）。

（1）作泪囊鼻腔吻合术前，要排除鼻中隔向患侧的高位偏曲、过度肥大的中鼻甲。严重的鼻中隔偏曲，黏膜收缩后仍看不到中鼻道者，应先请鼻科手术矫正鼻中隔，然后再做泪道手术。

（2）对于冲洗通畅或加压后通畅的溢泪患者，要注意下鼻甲及下鼻道有无炎症或新生物。如能消除溢泪，证明为鼻源性溢泪，主要治疗鼻腔疾病。

（3）鼻腔内镜检查：周振德（1983年）使用直接鼻咽镜对鼻泪管下口进行直接观察，可看到鼻泪管下口，嘱患者做深呼吸，还可观察开口的形态及运动，在管口内或附近有否新生物存在。

三、泪液的排泄试验

1．有色溶液排泄试验（dye disappearance test，DDT）　将2%荧光素、2%红汞、10%弱蛋白银等有色溶液滴入结膜囊内，1分钟内结膜囊内的色液消失，而在鼻内出现色液，说明泪道通畅，排出功能良好；如5分钟后色液仍停留在结膜囊内而不出现在鼻腔，表明泪道有阻塞。

2．初步色试验（primary dye test or Jones Ⅰ test）　这是一种判断排泄系统任一部位有无阻塞的客观试验，为Jonse（1966年）提出，方法类似DDT。向结膜囊内眦部滴入0.5%～2%荧光素，患者头前倾，正常瞬目。事先用一蘸有1%丁卡因和麻黄碱液的卷棉子插入下鼻道鼻泪管下口处，用于接受可能流下的带色泪液，5分钟取出，有色素者为阳性，表明泪道通畅，否则为阴性。

3．二次色试验（secondary dye test or Jones Ⅱ test）　为上法的继续，用于判断阻塞的部位。在初步色试验阴性时，用生理盐水洗净结膜囊内残留色素，用盛有生理盐水的注射器和冲洗针头，在泪点扩张后，插入泪小管直至泪总管，让患者头前倾45°，鼻孔处放一纱布或棉花球。结果判断：注入生理盐水，有带色液自鼻孔流出者为阳性，证明鼻泪管有不全阻塞；如鼻腔内没有，而自上泪点冲出色素，证明鼻泪管完全阻塞；如自上泪点冲出清水，表明阻塞在泪总管；如有清水自鼻腔冲出，证明阻塞部位在上、下泪小点。对溢泪患者，此法有助于鉴别分泌过多性流泪还是泪道阻塞性溢泪。

4．泪点颜色试验　为Amdur（1965年）介绍，目的为检查泪点功能。患者坐于裂隙灯前，滴荧光素于下穹隆部，在古蓝片照明下观察。用棉签自皮肤侧压泪小管，有颜色自泪小管反流出来者为正常。

5．碳粒导泪试验　由长岛孝次（1976年）推荐，先将燃烧后烟末制成悬液，滴入结膜囊，以裂隙灯观察碳粒活动情况，在瞬目后碳粒快速流入上泪小点（急流相），随后变缓慢（缓流相）。前者为泪小管活动所致，正常者均可见到。有功能性排泄道障碍者，急、缓流相均看不到。

四、味 觉 检 查

因大多数用糖精作试验，故常称糖精试验（saccharin taste test），为Lipsius（1956年）首先使用于判断泪道的通畅程度。以后又有使用奎宁、苦味酸、小碱、氯霉素等试验。以糖精试验为例：在下穹隆部滴入1%～2%糖精水1滴，为50～80μl，嘱患者微仰首，正常瞬目，闭口深呼吸，觉得咽部有甜味即表示泪液引流正常，多数在3～10分钟内出现，但时间长短并不重要。Ingis（1977年）报告平均11分钟，包寅嘉等（1984年）测定正常人结果：2%糖精为（10.62±9.89）分钟；10%糖精为（4.25±2.99）分钟；1%氯霉素为（3.54±4.00）分钟。用其他苦味物时，以咽部有苦味表示泪道通畅。张一鸣等（1983年）用1%硫酸小碱试验。

味觉试验与Schirmer Ⅰ试验滤纸长度呈负相关，也较荧光素试验阳性率高。而苦味试验又比糖精敏感，这可能因舌根部味蕾对苦味特别敏感之故。当味觉试验阴性时，如冲洗通畅者，诊断为功能性排泄障碍。在做泪道重建手术后，此法可作为试验手术效果的一种方法。

本法无痛苦，符合生理排泪要求，儿童也乐于接受。缺点是一次检查一眼，不能定位。

五、泪 道 检 查

1．泪点的寻查和扩张　正常泪点不难发现，用手指将内眦部皮肤向上或向下牵开，泪点即向外翻出，见到一丘状突起，此即泪乳头，泪小点在其顶部，当局部有肿胀、泪点闭塞、外伤及新生物时寻找泪点就比较困难。

因泪点太细小，或开口大小虽正常，但做泪道冲洗试验时不足以插入冲洗针头，可用泪点扩张器（lacrimal dilator）（图3-89）扩大泪点。患者取坐位或卧位，术者一手拇指将下睑轻微外翻，用泪管扩张器扩大下泪点（dilatation），扩张器先垂直进入泪点1～2mm，然后转至水平方向，并向内捻转进入一段距离，直至泪点扩大到足以插入冲洗针头时退出。上泪点扩张方法相同。

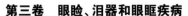

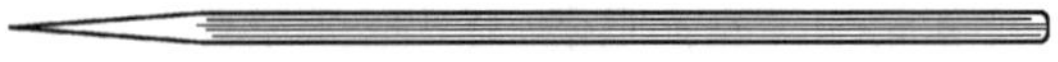

图3-89　Nettleship泪管扩张器

2．泪道冲洗术（syringing of the passage）

（1）简单冲洗：用2～5ml注射器和泪道冲洗针头，内盛生理盐水，按插入泪点扩张器的方法将针头插入泪小点及泪小管，如没有阻力，可插至泪囊。嘱患者稍低头，鼻前孔处放受水器或纱布，轻轻注入盐水，有液体自鼻孔流出者表明泪道通畅，盐水中加入少许荧光素更易看出。也可让患者头微仰，冲洗时有液体流至咽部。根据通畅度可有下列情况：

1）加轻压力通畅者表明泪道正常。

2）加稍大压力冲通者表明泪道狭窄。

3）针头未进入泪囊，液体自原点流出者为该泪小管阻塞；自另一泪小管流出者阻塞在泪总管。

4）针头可进入泪囊，液体自原点流出者，表明鼻泪管和另一泪小管阻塞，有黏液冲出者为慢性泪囊炎。

5）冲洗通而不畅，用 1% 麻黄碱收缩鼻黏膜后，再冲通畅者为鼻源性泪道阻塞。

（2）加压冲洗：此法为诊断方法，如果用抗生素溶液冲洗，也是一种治疗方法，用于冲破可能存在的膜性泪道阻塞，主要是婴儿。用套有橡皮的特制夹子夹住上泪小点，如上法将冲洗注射器针头插入下泪点直至泪囊，较用力地推冲洗液，如冲洗通畅，则加压冲洗成功。10 分钟仍不通者应放弃冲洗，改用探通术。

3. 泪道探通术（probing of the lacrimal passage） 用于诊断，也用于治疗。由 Anel（1913 年）首创，方法简单，现在已不用于诊断目的，而只对泪道狭窄或阻塞时，特别是儿童先天性鼻泪管膜闭，作为一种治疗方法仍被经常采用。

常用的探子有 Liebreich（图 3-90）和 Bowman（图 3-91）两种，都有一系列的粗细规格，探通时多用 1mm 直径者，太细易造成假道；太粗会引起不必要的创伤。探子一般从下泪点进入，但在小儿，为了避免下泪小管的损伤，或者在需要切开泪点时，可改由上泪点进入。成人用表面麻醉加局部浸润麻醉，或作滑车下神经阻塞麻醉，同时鼻内填塞可卡因棉片。小儿需用全身麻醉。术前先扩大泪点，探子涂以抗生素眼膏，垂直进入泪点 1～2mm，旋即转到水平位，向内徐徐深入，同时用拇指向颞侧牵引下睑皮肤，增加张力，避免泪小管黏膜皱褶，探子触到泪囊内侧的硬质骨壁

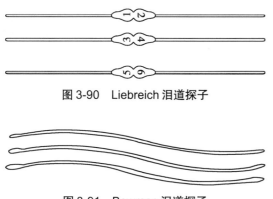

图 3-90 Liebreich 泪道探子

图 3-91 Bowman 泪道探子

时，将探子转到垂直位，略向后外沿内眦韧带中点到鼻翼连线进入鼻泪管。探子推进过程中遇到任何阻力时，必须把探子退出少许，略改变方向再探，直至确定真正的阻塞部位为止。术中必须动作轻柔，避免损伤泪道黏膜或造成假道，因为任何创伤都将增加瘢痕组织，加重阻塞。

六、X 射线成像

1. 正、侧位平片 以常规方法拍摄。由于颅面骨重叠较多，X 线平片只能了解泪囊窝、骨性鼻泪管及其周围关系的大概情况，参考价值不大。

2. X 线鼻泪管轴向片拍摄方法 患者坐于球管下方，将一稍大的 X 线牙片，呈水平位放于患侧第一磨牙相对的上颌部，X 射线球管自上向下，并稍向后呈 12° 倾斜，经眶中线向第一磨牙投照。正常的骨性鼻泪管呈一较透明的椭圆斑，可看出是否有骨性鼻泪管狭窄、阻塞、骨折及破坏程度。如投照不正确则难以判断。

3. 泪道造影（dacryocystography） 对膜性泪道的 X 线成像，需借助造影剂。检查前冲洗泪囊，并压迫泪囊挤出全部内容物，防止造影片上出现球状影（globulation）。患者取坐位，对好位后自下泪点注入 1～2ml 造影剂，通常用 35% 泛影葡胺、45% 碘化油或 30% 碘苯酯，注入后立即拍片。必要时 15 分钟再拍一张，以观察排空情况。正常泪道可见泪小管、泪总管、泪囊及鼻泪管显影。泪小管通常细长，泪囊为一长 10～12mm、宽 1～2mm 的长条，向下便是鼻泪管，至鼻腔可见不规则的片状显影，泪道阻塞者则鼻腔不显影。常规的泪道造影术采取俯卧柯氏位，泪道阻塞者梗阻端显示欠佳，而且造影剂容易由内眦部外溢干扰诊断；有学者采取立位柯氏位（即患者站立于立位胸片架前）进行插管泪道造影，使泪道下端显影更好，提高诊断准确率。在病理影，造影剂不能到达鼻腔，根据显影部位的长短和位置，可知阻塞部位。如为泪总管阻塞，则泪囊不显影。萎缩的小泪囊常只是一条很短的线，扩张的泪囊阴影都很大（图 3-92）。泪囊肿瘤则见造影剂环绕肿块。

泪囊造影还可发现慢性泪囊炎是否与鼻窦有关。对于造孔失败者，可帮助找出阻塞部位。造影对选择手术方案也有参考价值，上泪道病变占 20%～37%。为了使上泪道显影改善，Compbell（1964 年）用 0.3mm 微焦点球管进行泪道放大造影（macrodacryocystography），Iba 又用插管注射造影剂，称为插管泪道放大造影。Lioyd（1973 年）在此基础上增加了减影技术，称为减影插管放大泪道造影（subtraction intubation macrodacr-

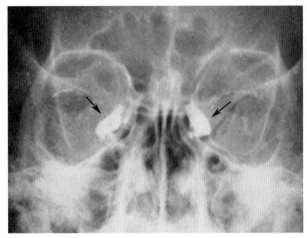

图 3-92　X 线泪囊造影
双侧泪囊扩大显影（箭头）

yocystography），又称数字减影泪道造影（digital subtraction dacryocystography，DSDCC），运用减影技术去除泪囊周围骨影，只保留泪道造影像的减影片。此过程由计算机进行处理，并可动态回放观察，存档保留便于随访时对照。DSDCC 能够显示泪道全程形态，提高了泪道影像的清晰度。

在造影剂注入方式上，除了常规的方法以外，如泪小管阻塞，可用逆行插管造影和泪囊穿刺造影法，前者自鼻泪管开口处，通过一特殊探子插入鼻泪管，直达阻塞部位，拍出阻塞照片。后者用注射器在泪前嵴处、内眦韧带下方刺入泪囊，如有空气抽出证明针尖在泪囊，注入生理盐水进一步证实后注入造影剂，一般用 40% 碘油 0.5～1ml，以 Cold-Well 位投照拍片。

泪道造影对泪囊的大小和形态显影较好，对泪囊鼻腔吻合手术前后的效果评估有价值；同时价格较低，易被患者接受。但是也有其缺点：有侵袭性，易引起泪道损伤或形成假道的风险；注射造影剂时要施加压力，对功能性泪道阻塞及轻度泪道狭窄的灵敏性较低，易漏诊；并且对阻塞段以下的部分不能显影。

七、CT 检查

CT（computed tomography）以 X 线或电子束为能量对人体组织进行扫描，经计算机处理形成检查部位的二维断层图像，具有较高的密度和空间分辨力，无组织结构重叠影，图像清晰，解剖结构关系明确；尤其是观察泪囊窝，CT 显示最为清晰（图 3-93）。随着 CT 设备及三维后处理技术的发展，利用 CT 扫描进行泪道系统的影像学研究已有较多报道。骨性鼻泪管长轴方向由上向下走行，向后偏斜 15°～25°，冠状扫描能够从断面观察泪囊窝和鼻泪管的情况（图 3-94）；而泪道

CT 三维重建技术可以从三维立体观察泪道情况，形象直观，可以任意旋转角度，做任意层面的二次断面分析。在影像上可清晰看到鼻泪管为泪囊窝内向下延伸的骨性管道，上口相当于眶下缘平面，下口位于下鼻道顶侧部。钟晖等（2008 年）报道骨性鼻泪管的长度在婴幼儿为（10.06±1.76）mm，成年人为（11.51±1.54）mm，统计学分析两者之间差异有统计学意义，说明儿童发育过程中会有一些变化。而研究表明鼻泪管长轴与各个平面（即正中矢状切面投影和水平切面投影）所成夹角的角度在婴幼儿和成年人之间差异无统计学意义。

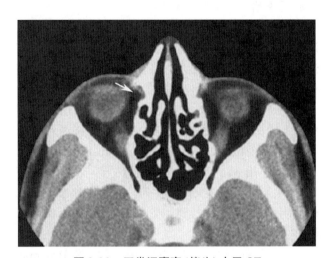

图 3-93　正常泪囊窝（箭头）水平 CT

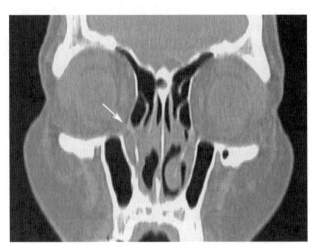

图 3-94　泪囊区及鼻泪管（箭头）冠状 CT

CT 扫描用于检查泪道系统，比较容易发现鼻泪管阻塞部位、新生物、外伤骨折的部位及其周围关系等。并可在术前辨认筛骨纸板和水平板是否异常，可避免发生术后脑脊液鼻漏。对于外伤性泪道阻塞，手术之前应常规进行 CT 检查，了解膜性泪道和骨性泪道局部解剖结构的破坏以及泪道周围组织的损伤情况，做

好术前评估,提高手术成功率,同时进行泪道造影检查并能了解泪囊大小和阻塞的部位(图3-95)。因此,CT检查是泪道疾病术前诊断和术后随访的重要手段之一。CT检查不足之处包括X线对晶状体有一定的辐射,其检查为分层扫描,缺乏连续性,对泪道结构的一些细微改变有遗漏的可能,出现漏诊。

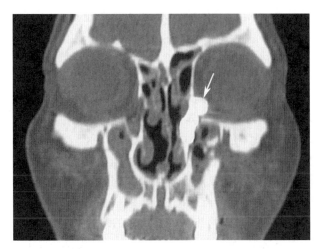

图3-95 外伤性泪道阻塞泪囊造影冠状CT
左上颌骨骨折,鼻泪管阻塞,造影剂滞留于扩大的泪囊内及鼻泪管上端(箭头)

八、B型超声检查

B型超声检查是利用超声的反射特性,将人体解剖结构和病理变化的回声转换成图像的一种检查方法,用于眼部检查的频率在7.5~10MHz间,探测深度可达6cm,足以进行泪囊检查。汤喜成(1990年)报告在B型超声引导下进行泪道探通插管获得成功。韩仪敏(1998年)利用B型超声对慢性泪囊炎注水前后进行探查,注水后平均扩大5.3mm×9.1mm(水平和垂直征),而仅流泪无流脓和正常对照眼,无泪囊病理扩大者,注水前后均未查到明显泪囊扩大。Pavlidis等(2005年)用15MHz B型超声对正常人和泪道阻塞患者进行检查,观察泪囊在引流泪液时的泵作用,正常人在眨眼时泪囊在内眦韧带的压力下,泪囊容积减小50%,而泪道阻塞患者只减小15%。Ostendorf等(2003年)用20MHz B型超声检查能清晰地显示泪小管的水平部及垂直部结构,对泪小管炎的诊断有意义。但超声穿透力有限,因有鼻骨的遮挡,超声检查不能够显示泪囊下端及鼻泪管部分。

九、磁共振成像

磁共振成像(magnetic resonance imaging,MRI)是一种20世纪80年代才用于临床的成像技术。在外界强磁场的作用下,原子核的自转轴与磁力线平行,受到射频脉冲激发时,因吸收能量而跃迁到高能状态,激发停止后便释放出能量,在经计算机转换为体层图像。这种检查对人体完全无辐射损害。磁共振具有成像参数多,软组织分辨率高,不显示骨皮质的特点,可显示泪囊和鼻泪管黏膜,对占位病变诊断有价值(图3-96)。利用强化剂Gd-DTPA顺磁作用,能缩短T_1,提高T_1加权像上的病变信号强度。Hofmann等(1999年)用造影剂Gd-DTPA对18例患者行MRI检查,结果显示18例有阻塞或狭窄,其中3例在泪小管,7例在泪囊,8例在鼻泪管,其中3例泪小管阻塞和狭窄均是由于黏液囊肿引起。

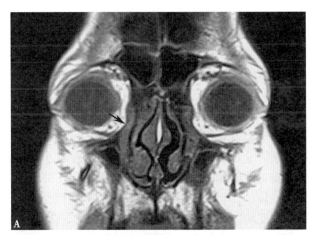

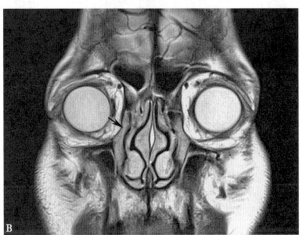

图3-96 正常泪道MRI
泪囊及鼻泪管显示为中信号(箭头)。A. T_1WI B. T_2WI

十、核素泪道造影

核素泪道造影(lacrimal scintillography)由Rossomonto(1972年)首先介绍,结膜囊内滴入放射核标记液,所用核素为^{99}Mo(钼)、^{99m}Tc(锝)或^{113}Sn(锡)、^{113m}In(铟),用γ照相机摄影,可动态观察泪液引流情况。Hurwitz

等(1975年)利用计算机辅助的γ照相机进行定量化核素造影(quantitative lacrimal scintillography，QLS)，对泪道的生理和动力学进行研究，同时也了解泪道的解剖结构。杜力等(1985年)应用QLS对国人正常泪道进行了研究，测得正常人泪液基础分泌量为0.721μl/mm±0.483(SD)μl/mm。这种方法不需插管，患者无痛苦，且对功能性溢泪的诊断更具优越性。

正常鼻泪管可在30秒钟内显影，多数在60～120秒内。120～180秒可达鼻腔，立位检查比卧位快。如5～10分钟达鼻腔为轻度阻塞，10～20分钟为中度阻塞，20～30分钟为重度阻塞。

在正常图像，上下泪小管不易分辨；泪囊呈竖椭圆形，长0.5～12mm不等，顶部为盲端；鼻泪管为一长条。病理图像：狭窄变形为泪囊下口狭窄；轮廓不齐为鼻泪管狭窄；充盈缺损为占位病变。

本法的缺点是要有设备和方便的核素来源。优点是无器械侵入，方法简便，可看到动态。

十一、泪道内镜检查

由于泪道系统的位置和结构特点，上述各种检查和诊断方法都是间接的了解其结构和形态的方法，需要一定的经验和相关知识的积累才能得到正确诊断，指导临床治疗。近几十年来，能够直观地看到组织结构和病变的内镜技术已在医学领域的各个专业广泛应用，并使微创手术蓬勃发展。在眼科领域里，内镜的应用起步较晚，首先应用于泪道疾病治疗的是使用鼻内镜经鼻腔入路治疗慢性泪囊炎。而真正既能够检查又能治疗的是经泪点入路的泪道内镜的出现。泪道内镜系统组件包括内镜、连接杆、冷光源、视频转换器、视频连接线、高速电钻系统及电脑主机。其中内镜为直头，含3个通道，分别为：①光导纤维通道；②工作通道；③注水通道。Fein等(1992年)首先应用泪道内镜经泪点入路进行泪道诊疗。可以直接观察泪道黏膜情况及病变的形态、位置和大小，并能通过录像或拍照等方式收集资料便于随访和研究；如配合治疗设备(高速电钻或泪道激光)可同时进行相关的治疗。有学者报告使用泪道内镜对72例泪道疾病患者进行检查，所有病例都取得清晰的泪道图像，部分患者同时进行了泪道造影术。对比这两项检查的情况，泪道内镜比泪道造影术能更准确地看到病变部位；认为泪道内镜是最好的泪道疾病的检查技术，可以代替泪道造影术。但是，由于泪道腔隙较小，目前的泪道内镜视野和图像质量还不十分理想，所以泪道内镜还有待于进一步改进。

(唐东润 罗文彬)

第二节 泪道功能不全

泪道功能不全(insufficiency of the lacrimal passage)是指没有器质性阻塞的泪液引流不畅，即冲洗泪道畅通而有溢泪的情况。主要是泪液的引流功能即泪泵作用不全所致，多见于眼轮匝肌麻痹或因疾病、年老而松弛，使泪泵功能被破坏，虽然泪道通畅，也不能正常的将泪液引流排至鼻腔，故称为"无张力性溢泪"或"功能性溢泪"。

(一)泪点功能不全

下泪点要在泪湖(lacus)处接触眼球，才能保证泪液引流；若眼睑位置异常，如下睑睑外翻，泪点离开泪湖，泪液就不能经泪小管的毛细管作用吸入泪道。临床上主要表现溢泪和原发疾病的症状。

【病因】 造成泪点外翻的原因很多，主要有：眼轮匝肌无力、老年性眼睑松弛、眶部眼轮匝肌痉挛、面神经麻痹以及眼睑皮肤瘢痕所致的睑外翻，还有结膜或泪阜肥厚、先天性泪点异位等。下睑皮炎亦可引起睑外翻。溢泪的刺激又加重皮炎而形成恶性循环。

【治疗】 首先应是祛除病因，眼睑肌力弱者，可作肌肉收缩的锻炼，但多数患者需手术治疗。如由于泪阜或结膜肥厚，可手术切除或电凝使之收缩。如由于下睑内侧段轻度外翻，可在泪点后约2.5mm处，平行于睑缘切除长8mm、宽3～5mm的梭形睑结膜片以矫正之；或将泪小管垂直部的后壁切除，使成一沟下达泪湖。如果睑外翻严重，则需作眼睑成形手术，如为瘢痕性者，切除瘢痕后用转位皮瓣或游离皮瓣进行修复。

(二)泪囊功能不全

【病因】 眼轮匝肌的收缩与松弛具有推动排泪的功能。当眼轮匝肌软弱或麻痹，或者泪囊瘢痕挛缩无张力时，排泪功能消失，而引起功能性溢泪。泪囊壁因炎症或肿瘤增厚，同样也可引起溢泪，最好采用泪道造影和核素泪道造影发现泪囊的问题明确诊断。

【治疗】 可采用泪囊鼻腔吻合术或激光泪道成形术，术后由于泪液的重力和吸气的吸力引流泪液。

(三)鼻泪管瓣膜功能不全

鼻泪管下端进入鼻腔处有Hasner黏膜瓣，其功能是阻止鼻腔中的空气窜流入泪囊和结膜瓣。当瓣膜关闭不全时，鼻腔中的气体和分泌物，在捏鼻时空气从泪点吹出发嘶嘶声，并可形成泪囊炎和气肿；鼻出血时，血液可经泪道至结膜囊出现"血泪"。由于瓣膜功能不全，逐渐使泪囊扩张，囊壁弹性消失，影响了泪囊泵的作用而发生溢泪。泪囊气肿可行泪囊鼻腔吻合术治疗。

(唐东润 罗文彬)

第三节　泪道狭窄或阻塞

泪道阻塞（stenosis of the lacrimal passage）常发生在泪点、泪小管、泪囊与鼻泪管交界处以及鼻泪管下口。主要症状为溢泪。其病变及检查方法，前文已有一些论述，现综合讨论其治疗方法。

（一）泪点狭窄（stenosis of the punctum）或阻塞

【病因】　可以是先天性的，也可由于创伤、烧伤或炎症后瘢痕组织形成所致。泪点本身阻塞的诊断容易明确，但其以下部位是否通畅却不知道，可通过由结膜囊内侧穿刺注射液体到泪囊内，如果液体能进入鼻腔，则表示下泪道通畅。

【治疗】　轻度狭窄可用泪管扩张器重复扩张来解决。如不能维持通畅，可将泪小管垂直部的内壁切开，或切除一小三角片，亦可用环钻或咬切器切除一小片。

如泪点全闭锁，但在睑缘睫毛止端内侧约 6.5mm 处能见到微突起的白色小点，可由此处进泪管扩张器，如成功地进入泪小管，扩大后，可如前述作切开或切除。如完全不能见泪点的痕迹，还可以从泪囊侧切开泪囊，把探子送入泪小管，在睑缘结膜面相当于泪点处，如前述作切开或切除；还有用亚甲蓝加压注入泪囊以寻找泪小管的报告。切开或切除做成新开口后，常置入丝线、塑料管或硅胶管，经 3 周上皮覆盖后拆除。若不能找到泪小管，则要采用下面介绍的泪小管阻塞的治疗方法，重建结膜囊与泪囊或鼻腔的通道。

（二）泪小管阻塞（stenosis of the canaliculus）

即上泪道阻塞，很常见，通常发生在泪小管内侧段进入泪囊或泪总管处。

【病因】　原因还不完全清楚，可能为先天畸形；泪小管炎黏膜肿胀或炎症后瘢痕形成；创伤，包括不适当的探通；泪道结石或异物；泪小管周围组织眼睑或结膜深部炎症病变引起的瘢痕等。长期使用糠甲碘也可引起此症。

【治疗】　治疗方法很多，但效果不甚理想。对于确诊为泪小管阻塞，还要了解泪囊和鼻泪管是否通畅，才能有针对性地进行治疗。如有炎症，估计阻塞是由黏膜肿胀所致应先用抗生素加肾上腺素溶液滴眼或冲洗，必要时加探针扩张并逐步加大探针号码，有时可奏效。若阻塞为器质性，已有瘢痕形成，如范围小，又接近泪点者，可以作泪小管切开术。如为近泪囊的短段阻塞或泪总管阻塞，外段尚有 8mm 正常泪小管，可以切除阻塞部，将泪小管与泪囊作端侧吻合，管内置细聚乙烯管支持，保留 12 周。如合并鼻泪管阻塞，可同时作泪囊鼻腔吻合术，有时获得满意效果。如阻塞

段很长，可以切除之，以结膜片做成上皮向内的黏膜管，内置尼龙线，重造泪小管（Stallard，1965 年），但很难成功。如用小刀将阻塞切开，在重复扩探，效果亦常难持久。近年采用探通阻塞后，留置聚乙烯小管 3～6 个月，使阻塞部形成上皮管道，然后拔去聚乙烯管，可有一定疗效。置入材料还可以用硅胶管、尼龙线、丝线、硬膜外麻醉导管等。如果上下泪小管外端大部阻塞，必须从结膜囊另辟交通道。如泪囊以下正常，可作泪囊移植术，将泪囊底部游离，从泪湖切开结膜，将结膜与泪囊底部吻合（Stallard，1965 年）；或用一颊黏膜管作桥吻合泪湖结膜与泪囊侧壁；或用静脉移植行结膜泪囊造口术（刘凯波，1989 年）。如泪囊正常而鼻泪管有阻塞，可作结膜泪囊鼻腔造口术，结膜鼻腔之间的通道可置入一聚乙烯或硅胶管（Carroll 等，1973 年），若将置管外面裹一薄层上皮向内的颊黏膜，效果更好。也可以从结膜泪湖部通过鼻泪管置入金属导管或聚乙烯管（郑保仁等，1965 年），也有一定效果；随着 20 世纪末激光在泪道疾病中的应用，泪道激光成形术广泛应用于阻塞性泪道疾病，使用激光将阻塞的泪小管打通后再放置泪道支撑物，增加了治疗的成功率。但有时发生置管移位、肉芽增生或感染等并发症，齐鹤山（2001 年）报告 4 例泪道留置胶管致泪小管息肉。此外，Bennett（1959 年）报告作结膜上颌窦造口术以解除溢泪。

（三）泪囊及鼻泪管阻塞（obstruction of lacrimal sac and naso-lacrimal duct）

最常发生在泪囊与鼻泪管连接部位，病变遍及鼻泪管的大部或全部。

【病因】　其原因有：①先天畸形，主要发生在鼻泪管下口；②外伤；③泪囊炎或泪囊周围炎；④泪囊或泪囊周围肿瘤；⑤异物；⑥骨鼻泪管阻塞，如 Paget 病；⑦鼻部手术后瘢痕。

【治疗】

（1）探通置管：可采用重复探通并逐步增大探针以扩大鼻泪管的方法，此法自 Bowman（1858 年）以来为常用的方法，对少数轻度的或纤维蛋白性粘连阻塞有效，已有固定瘢痕则很难奏效。探通切忌用暴力，否则会损伤鼻泪管黏膜造成假道，为细菌感染扩散开辟途径。探通后不要冲洗，特别不能加压冲洗，以免冲洗液外渗，引起泪道周围组织发炎。还要避免损伤泪点和泪小管，瘢痕形成会使泪小管阻塞，更增加治疗难度。因此 2～3 次扩探不成功时，再多次操作则有害无益。探通后放置支撑物如丝线、肠线、聚乙烯或硅胶管等，留置 3～6 个月使其形成通道，但仍难以维持远期疗效。也有采取逆行置管的方式治疗泪囊及鼻

泪管阻塞。

（2）阻塞切开：有多种阻塞切开的方法：特制刀切开、电解或电凝以及用激光切开，从上路或鼻内逆行切开阻塞等，效果均不满意。

（3）鼻泪管义管手术：探通扩大鼻泪管后置入一内径1.5～3mm义管，其材料可以用金、银、铂合金、丙烯酸酯、硅胶等（王兆玺，1988年），有的效果良好。新的人工材料硅胶管、硬膜外麻醉导管、聚氨基甲酸乙酯管等，生物兼容性好，是目前常用的植入材料。

（4）泪囊鼻腔吻合术：泪囊以下阻塞的最理想治疗方法应是泪囊鼻腔吻合术（见本章第八节）。而鼻内镜联合激光进行该手术，具有无皮肤切口、光线泪囊定位、操作精细、创伤小的优点。

（5）激光泪道成形术：近年激光技术发展很快，利用Nd：YAG（波长1064nm）近红外光，由于它气化组织时对邻近组织损伤极小，术后瘢痕形成少。孙叙清（1994年）等首先用Nd：YAG激光作泪道成形术54例，65只眼，有效率97%。之后，陆续有十几篇报告，用激光击开泪小管、泪总管或鼻泪管的狭窄阻塞处，联合药物灌注，这种手术方法可恢复泪道的生理通道。

（6）经泪道内镜泪道手术：泪道内镜的应用既可以了解泪道阻塞的病因、性质、部位和观察管腔黏膜的形态、病理情况，定位病变范围；又可在直视下同步治疗，使泪道疾病的诊断更加准确精细，手术方法选择目的性更强。黄渝侃等（2006年）应用泪道内镜经泪小点进入泪道系统，首先进行泪道检查，当探查过程中发现泪道阻塞段或狭窄段后，使用激光和微型电钻进行处理疏通，51眼泪道阻塞患者取得良好的效果。

（唐东润 罗文彬）

第四节 泪道炎症

一、泪小管炎

一般感染性泪小管炎（canaliculitis）较少见，多由各种细菌、病毒、衣原体或真菌感染所致，最常见的原因是放线菌。

单独发炎者，多由于泪小管与泪囊交接部分或泪总管阻塞，结膜囊细菌下行感染所致。Kalt（1932年）描述多为滤泡性炎症，上皮下淋巴细胞和浆细胞成团的浸润，形成滤泡性泪小管炎。当泪小管部分阻塞时，症状多不明显，诊断较困难，常引起内眼手术后感染，应多加注意。

有慢性泪囊炎者，常上行感染引起泪小管炎。即使已摘除泪囊，感染也可能存在，压之可有少量分泌物溢出，内眼手术前应注意，必要时行泪小管切开并电灼。

泪小管内炎性物的聚积，可以使之扩张成黏液囊肿或脓肿，有波动，内侧睑缘肿胀，泪点突起。必须行泪点和泪小管切开术并滴用抗生素眼液治疗。

泪小管周围组织的炎症，也常常蔓延至泪小管，如睑腺炎、睑板腺囊肿、睑部丹毒、蜂窝织炎或脓肿等。

特殊类型泪小管炎有多种，较常见者有：

1. 沙眼性泪小管炎（trachomatous canaliculitis） 22%的泪小管阻塞是由沙眼引起，在沙眼流行区较常见。感染直接从结膜下组织扩散至泪小管周围组织，这种情况Djacos（1950年）发现可高达37%。病理切片表现为泪小管黏膜及其周围组织淋巴细胞和浆细胞浸润，聚积成滤泡。脓性分泌物排入管腔，可以从泪点挤压出来。年久瘢痕组织形成，导致泪小管阻塞。Rubert（1932年）发现80%的沙眼患者1个或2个泪小管有不同程度的这种阻塞，因其周围腺样组织丰富，多发生在泪管总管周围，这种阻塞主要引起溢泪，也可以使泪小管扩张或感染形成脓肿。治疗上应用抗生素治疗沙眼和采用泪小管切开术。

2. 放线菌泪小管炎（actinomycosis canaliculitis） 多为Actinomyces israelli所致，为一种丝状、革兰氏染色阳性的杆状体。常仅有一个泪小管受累，主要是下泪小管，病程特别缓慢，女性多于男性，大多数是成年人，以中老年人多见。表现为溢泪和细丝状分泌物，常伴有内眦部结膜炎，奇痒，早期冲洗泪小管通畅。继而泪小管周围肿胀，泪点口撅起，可挤压出乳油状或脓性分泌物，探针进入泪小管可触及凝结物。这种脆性凝结物即放线菌性固积体，是本病诊断的依据，细菌培养可以证实其病原体。治疗方法：彻底清除泪小管凝结物是治疗本病的重点；可用冲洗法或切开泪小管，清除凝结物。口服两性霉素B、制霉菌素，局部滴入或自泪小管注入2%两性霉素B。有时需要行鼻腔泪囊吻合术。

其他由于结核、病菌、真菌等所致泪小管炎则属少见。

二、泪囊炎

非特异性泪囊炎（dacryocystitis）一般表现为慢性和急性两种，而以慢性最常见，急性泪囊炎（acute dacryocystitis）常常是慢性泪囊炎的急性发作。

【发病情况】 除新生儿泪囊炎由于特殊发育异常引起，前已述及以外，一般多发生在中年以后，老年多于儿童和青年，50岁发病率最高。性别倾向在新生儿无差异。成人泪囊炎则女性较多，占75%～80%，主要发生在老年女性患者，可能与女性的骨性鼻泪管管径较狭窄，鼻指数较大（鼻指数＝鼻宽×100/鼻高）或者女性好哭而擤鼻少，泪液滞留有关。确切原因至今尚无定论。在种族方面，黑人较白人少。X线检查黑人的鼻泪管短而宽，腔隙较大。黄种人由于鼻指数较大，可能患泪囊炎较多。不少病例有遗传表现，为常染色体显性遗传，但也有变异而仅传给女性者。遗传因素主要影响组织结构的造型，如鼻泪管的大小、形状等，是泪囊炎的解剖基础。

【病因】 泪囊炎常继发于邻近组织如结膜、鼻腔和鼻窦的炎症，或一些特殊感染如结核或梅毒等。原发于泪道系统者，原因不清楚。正常情况下，泪道黏膜完整，泪液引流通畅，泪液有一定的抗菌能力，泪囊不容易发生炎症。其中一个重要的诱发因素是下泪道阻塞所致的泪道内泪液潴留。开始时并不是器质性阻塞，而是由于鼻泪管黏膜暂时的充血水肿，而膜性鼻泪管居骨管内，黏膜的血管、淋巴管丰富，稍有肿胀即可造成阻塞，使泪囊内泪液潴留，易于细菌滋生，反过来因黏膜发生细菌感染，其炎症又加重了充血水肿，形成恶性循环；因此，炎症和阻塞可互为原因，相互影响。若细菌毒力不强，泪囊持续慢性炎症，最终形成鼻泪管固定性阻塞。如遇毒力强的细菌进入泪囊，即可引起急性发作，多数感染来自邻近的鼻腔、鼻窦或泪囊周围组织，还有多种因素影响这个过程。

1. 解剖因素 骨性鼻泪管的变异较多，有的比较狭窄。特别是鼻低平或面部狭窄者，其管径细小，黏膜稍有肿胀即可导致阻塞。发育时期鼻泪管管道发育不全或黏膜皱褶形成，管腔内径会太小，黏膜肿胀可使之完全阻塞。

2. 附近组织疾病的影响 鼻部的疾病如下鼻甲肥大或鼻中隔偏曲均可导致鼻泪管下端机械性阻塞；鼻腔的炎症如急性、血管神经性、增殖性或化脓性炎症等，感染既可直接扩散至泪道，也可刺激黏膜肿胀，引起鼻泪管下端阻塞；萎缩性鼻炎，其黏膜萎缩，鼻泪管下端扩大，感染可由此直接向上扩散；捏鼻时感染性分泌物更易进入鼻泪管，而引起泪囊炎。鼻窦与泪囊有密切的解剖关系，其炎症也是引起泪囊炎的重要原因，特别是筛窦，泪骨常气化为筛泡，骨薄如纸，甚至有陷窝相通，感染可由此直接扩散到泪囊，也可通过泪囊周围丰富的血管或淋巴管传播。

结膜感染向下扩散至泪囊者较少，除非是某些浸润性疾病，如沙眼等。

3. 全身性感染 如流行性感冒、猩红热、白喉、结核等，可能是通过血源性传播。

4. 泪液分泌过多和泪液的滞留 可使泪囊张力减弱，同时又是慢性激惹，泪囊壁抵抗力降低，易受细菌侵袭而发炎。

5. 异物 如从泪小点进入的睫毛或从鼻腔进入鼻泪管的异物亦可引起泪囊炎。

（一）慢性泪囊炎

【分类】 卡他性泪囊炎、黏液囊肿和慢性化脓性泪囊炎等几种。

1. 卡他性泪囊炎（catarrhal dacryocystitis） 表现为溢泪，与单纯泪道阻塞相似，伴有内眦性结膜充血和刺激症状，冲洗泪道有黏液分泌物由泪点反流，有时可部分通畅。

2. 泪囊黏液囊肿（mucocele） 泪囊壁失去张力而扩张，分泌物在泪囊内聚积形成囊肿。在内眦韧带下方有一波动的突起，挤压时有胶冻样透明或乳白色的分泌物从泪小管反流或压入鼻腔。一旦因为炎症上下泪小管闭塞，囊肿将继续扩张，在皮下形成相当大的略呈蓝色的囊性肿块，但不与皮肤粘连。CT扫描显示泪囊区为一囊性占位病变，中低密度，因内侧为骨性结构病变多向眶内突出（图3-97）。

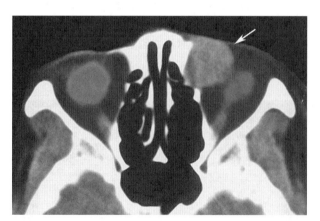

图3-97 泪囊囊肿CT
左侧泪囊区圆形高密度影（箭头）

3. 慢性化脓性泪囊炎（chronic suppurative dacryocystitis） 是由于滞留在泪囊内的分泌物聚积，细菌繁殖引起泪囊壁炎症。分泌物初为黏液性，以后变成脓性，压迫泪囊区时有黄色黏稠脓液反流，且经常排入结膜囊，成为感染源。慢性泪囊炎可由急性泪囊炎演变而来，也可以反复急性发作。慢性泪囊炎的囊壁由于慢性炎症而增厚，加之脓液聚积，囊壁扩张，形成类似黏液囊肿的化脓性囊肿。脓性分泌物排入结膜囊，引起结膜炎和湿疹性睑缘炎。

以上各种类型的慢性炎症都不会自行痊愈，且任何时候都有可能急性发作。无论黏液囊肿或化脓性囊肿多可以与筛窦沟通，形成筛窦泪囊瘘，当分泌物经筛窦从鼻腔排出，囊肿可缩小甚至消失，症状减轻，有如鼻腔引流手术一样的效果。

【诊断】 慢性泪囊炎的诊断，只要有溢泪并有黏液或脓性分泌物反流，其诊断是容易的。反流分泌物少时则难以与单纯泪道狭窄相区别。单侧顽固性结膜炎应当疑有慢性泪囊炎的存在。

泪囊黏液囊肿应与肿瘤、结核、梅毒等相鉴别，影像学检查（CT、MRI）、手术探查和活体组织检查可鉴别。内眦部的皮样囊肿和皮脂腺囊肿一般较表浅，且泪道通畅。筛窦或额窦囊肿位置多在内眦韧带上方，CT、MRI和鼻部检查可明确诊断。

【并发症】 慢性泪囊炎由于脓液聚积，其中常有毒力强的细菌滋生，特别是肺炎链球菌和溶血性链球菌容易繁殖。脓液经常排入结膜囊，导致慢性结膜发生；当角膜轻微外伤，或进行内眼手术，会引起匍行性角膜溃疡或化脓性眼内炎。因为这种潜在危险的存在，所以必须及时治疗慢性泪囊炎。内眼手术前也应常规检查泪道情况，特别是有溢泪者，如有异常，术前应作鼻内引流手术或摘除泪囊，在急症行内眼手术时，应将上下泪点电凝暂时封闭。慢性泪囊炎的黏脓性分泌物不能排泄时，细菌繁殖，侵犯囊壁及周围组织，引起化脓性泪囊炎及局部蜂窝织炎，临床出现眶内下部疼痛充血水肿，按急性化脓性炎症处理（图3-98）。

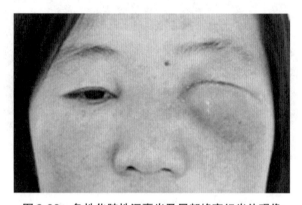

图3-98 急性化脓性泪囊炎及局部蜂窝织炎外观像
左泪囊区及其周围红肿

【病理】 慢性发炎的泪囊，囊壁纤维化、变厚，可达正常者的2～3倍，囊腔极度缩小；但扩大成黏液囊肿时，囊壁极度变薄。黏膜粗糙呈绒状，皱褶增多，肉芽组织或息肉可充满囊腔或在泪囊下端引起完全阻塞。

黏膜下组织大量炎性细胞浸润，因急、慢性程度不同其细胞成分各异。急性期为多形核白细胞和淋巴细胞；较慢性期为单核细胞、嗜酸性细胞、浆细胞和上皮样细胞；病程长者则有成纤维细胞。黏膜下的弹性

组织被纤维组织代替，瘢痕组织形成，囊腔缩小，泪囊与鼻泪管连接处为纤维索状闭塞。

泪囊瘘管黏膜面为复层上皮，与皮肤表皮相连续，瘘管周围大量浆细胞浸润，瘘管早期排出脓液，久之，急性炎症消退则转变为水样液。

非特异性泪囊炎的主要细菌是肺炎链球菌，其次是葡萄球菌、大肠埃希菌和摩拉克菌，少数为铜绿假单胞菌或淋病双球菌。

【治疗】 除去泪囊感染灶，建立鼻内引流道，仍是现代治疗的基本原则。

1. 药物治疗 局部滴用各种抗生素眼液，每日3～4次，滴药前挤压排空泪囊内分泌物，药液才能被吸入泪囊；全身应用磺胺类药物或抗生素，经一段时间的治疗，脓性分泌物可以消失，但不能解除阻塞和潴留，这只能作为手术前的准备。

2. 冲洗泪道 为了彻底清除脓性或黏液性分泌物，加强药物疗效，可以用生理盐水冲洗泪囊，脓液冲洗干净后，再注入0.3～0.5ml抗生素。Dayal（1962年）采用抗生素、肾上腺皮质激素和溶纤维素混合液冲洗，其作用可以抗感染、抗炎、软化粘连，对于早期尚无固定形成瘢痕的阻塞可以有较好的疗效。

3. 泪道扩探术 经过上述治疗，冲洗无脓性分泌物后，可试行扩探术。同时鼻内滴用抗生素和麻黄碱液，对于膜性阻塞或纤维蛋白性阻塞，可望获效。探通2～3次无效者，应考虑手术治疗。

4. 泪囊摘除术（dacryocystectomy） 为了祛除脓性泪囊病灶，早在第一世纪Celsus就施行切除术；Berlin（1868年）以后极为普遍。直至20世纪初，泪囊鼻腔吻合术发展完善，慢性泪囊炎一般都采用泪囊鼻腔吻合术治疗。但在泪囊结核、泪囊肿瘤疑为恶性者或严重角膜溃疡、急性青光眼、眼球外伤等需继续进行内眼手术时，仍有做泪囊摘除术的必要。手术时应将泪囊完整分离，特别注意将泪囊底部、泪囊与泪总（小）管连接部和泪囊下端切除干净。鼻泪管全长直至鼻腔要刮除黏膜。一旦有病变的黏膜遗留，还会复发、化脓或形成瘘管。泪囊摘除后，不再有脓液排入结膜囊，刺激减少，流泪症状大为减轻，患者经过数周即可习惯，故仍不失为一个有价值的手术。有学者为了在皮肤不留瘢痕，把切口作在内眦皮肤与黏膜交界处，从上泪点到下泪点切开，但暴露手术野稍窄，操作比较困难。

5. 泪囊鼻腔吻合术
鼻内引流术：采用泪囊鼻腔吻合术（dacryocystor-hinostomy，DCR）重建泪囊至鼻腔的引流道，既祛除了化脓病灶，又解除了溢泪，是最理想的治疗方法。近

代的泪囊鼻腔吻合术由 Toti（1904 年）首创，其方法是在泪囊凹作骨孔，切除相应的鼻黏膜和泪囊内侧壁，使泪囊与鼻腔相通。以后经过许多学者改进，逐步完善，到 Dupuy、Dutemps 和 Bourguet（1921 年）时基本定型。制造骨孔，切开泪囊和鼻黏膜并紧密吻合覆盖新通道创面，极大地提高了新造孔道畅通的可能性，成功率达 90% 以上。手术操作技术有多种，特别表现在制作骨孔和缝合黏膜方面，现在普遍使用的方法，无论外路 DCR 还是内路 DCR 都是在此基础上的改进和完善（详见本章第八节）。

（二）急性泪囊炎

【病因及临床表现】　急性泪囊炎（acute dacryocystitis）是由于毒力强的细菌如链球菌或混合肺炎链球菌等感染所致。多为慢性泪囊炎的急性发作，也可以无溢泪史而突然发生。

泪囊区红、肿、热、痛，肿胀蔓延到鼻根部，并沿下睑影响到同侧颊部。疼痛放射至额部及牙齿，局部压痛明显。同侧耳前淋巴结肿大，周身不适。由于泪小管黏膜肿胀至管腔闭塞，常无脓液回流。此时若得到适当治疗，炎症可以消退；若形成脓肿，可自行排入结膜囊，或破入筛窦而排入鼻腔，形成筛窦泪囊内瘘。急性泪囊炎若未得及时治疗，炎症扩散到泪囊周围组织，引起泪囊周围蜂窝织炎，局部红肿疼痛加剧，皮肤状似丹毒，眼睑结膜高度水肿而不能睁眼。耳前淋巴结甚至颌下淋巴结肿大，全身症状明显，体温升高。数日后脓肿形成，有波动，若破溃则形成泪囊瘘，位置常在内眦韧带下方，早期排出脓液，随着引流作用，炎症逐渐消退，分泌物变为水性，瘘管永久存留。如瘘管自行封闭，将再次急性发作，待到再度破溃，炎症方能消退。最后必须切除瘘管并作泪囊摘除或泪囊鼻腔吻合术。

另外，尚有急性泪囊周围炎（acute peridacryocystitis），泪囊本身正常，感染从邻近组织扩散至泪囊周围组织。常来自筛窦，也可是上颌窦或额窦。红肿等体征与急性泪囊炎引起者相似，但多向眶下缘或面部延伸，若为链球菌感染，则更像丹毒，耳前淋巴结及下颌淋巴结肿大。此时冲洗泪道通畅。化脓后常在远离内眦的眶下缘穿破，瘘管愈合后较少复发。

【诊断】　急性泪囊炎应与内眦部疖肿、皮脂腺囊肿继发感染、丹毒、骨膜炎等相区别。犬齿脓肿常引起上颌骨骨膜炎而与急性泪囊周围炎相似。筛窦和额窦急性炎症常累及内眦区域，但是肿胀和压痛区常居内眦韧带上方，且泪道通畅。鼻窦 X 线和 CT 扫描更能明确诊断。

急性泪囊炎常并发急性结膜炎，边缘性角膜溃疡等，若为肺炎链球菌感染，会引起匐行性角膜溃疡。若为溶血性链球菌，感染扩散至泪囊周围组织时，可导致面部丹毒；向后可引起化脓性筛窦炎。也可扩散到眼眶而引起眶蜂窝织炎、全眼球炎，甚至进入颅内引起脑膜炎而致死亡。

【治疗】　急性泪囊炎早期，局部和全身用抗生素、热敷等，一部分病例可望消散。若已有脓，则需引流，可先试行收缩鼻黏膜，用小探针从泪小管引流，如成功，重复施行可望消散。如已形成脓肿，则需切开引流。待急性炎症完全消退以后，及早作鼻腔引流手术。在急性期中禁忌作此手术，因为会造成感染扩散，甚至危及生命。

（三）特殊型泪囊炎

1. 沙眼性泪囊炎　原发性沙眼泪囊炎极少见。继发者多是沙眼病变沿结膜经泪小管蔓延至泪囊所致。典型病变是泪道黏膜有沙眼性滤泡（有上皮细胞生长中心），泪囊黏膜上皮内有沙眼包涵体。沙眼患者的泪道阻塞的发生率高于非沙眼患者，其比例约为 15∶4。由于阻塞和潴留更易导致混合感染。溢泪和流脓等症状与一般慢性泪囊炎无异。由于沙眼病变常使泪小管阻塞和泪囊高度缩小，恢复泪道功能更加困难，为祛除病灶，以施行泪囊摘除术和泪小管电凝术为宜。

2. 结核性泪囊炎　不常见，也因为没有常规进行病理检查，使一些病例未能得到确诊。此病多发生于20 岁以下的青年人，多见于女性。原发性结核性泪囊炎少见，曾有病例报告全身无任何结核灶者。继发性结核感染多来源于鼻腔、皮肤、结膜及邻近骨组织，以鼻腔狼疮蔓延而来者最多。Caboche（1907 年）发现 24例鼻腔结核中有 13 例累及泪道。临床表现除一般溢泪和流脓症状外，尚有耳前和颌下淋巴结肿大。黏膜增殖的泪囊壁可因干酪样坏死而形成冷脓肿，病变向周围组织扩展，可以破坏邻近骨组织和皮肤，导致典型的结核性瘘管形成。治疗上首先是全身抗结核和原发灶治疗，如果效果良好，根据泪囊本身和周围组织的情况，选择泪囊摘除术或鼻内引流术。

3. 梅毒性泪囊炎　在梅毒性初疮和二期梅毒中该病均极为罕见。三期梅毒瘤较常见，在泪囊区形成软性有波动的肿块，生长较快，波及泪囊周围组织，破溃形成溃疡或瘘管，破坏骨组织时而致整个内眦部、眶内侧及鼻部下陷成一大腔洞。先天性梅毒性泪囊炎，多为双侧性，由鼻部畸形所致，特别是鞍鼻、骨部畸形，导致泪道阻塞而继发化脓性感染，多不是梅毒直接感染引起。治疗上以驱梅毒治疗为主，一般效果良好。全身治疗以后，对由于泪道阻塞引起的化脓性泪囊炎，可按非特异性泪囊炎的治疗原则治疗。

4．其他疾病 如麻风、白喉可以从鼻腔等蔓延至泪囊而引起相应的泪囊炎。各种真菌性泪囊炎也可以发生。寄生虫如蛔虫，可以经鼻腔进入泪囊；蝇蛆也可以从鼻腔或结膜囊进入泪囊而引起泪囊炎。

（唐东润 罗文彬）

第五节 泪道憩室和囊肿

泪小管囊肿少见，常由先天性泪小管憩室发展而来，在睑缘形成囊样肿块，引起溢泪，感染后则充满脓液。治疗采取手术切除。

泪囊憩室（diverticulum）和囊肿（cyst）可为先天性的，也可由发炎或创伤后引起。表现为与泪囊有联系的囊肿，囊壁黏膜与泪囊本身结构相同。两者直接相通或以活瓣隔开；也可完全分离。囊肿内充满黏液，感染后则形成脓性。囊肿有波动，常位于泪囊前方皮下，增大缓慢，有时向眶下缘扩张。若囊肿与泪囊相通，压迫时有分泌物从泪点排出或排入鼻腔，囊肿变小；如囊内驻留空气，则形成气肿（pneumatocele），捏鼻时胀大；若其不与泪囊相通，压迫肿块则无改变。这两种情况下，冲洗泪道均通畅，但由于泪道受压迫可有溢泪。为明确诊断，可作碘油泪道造影。治疗：手术切除为主。如囊肿是孤立的，可以保留泪囊，术前或手术开始时向泪囊内注入适量亚甲蓝或甲紫，使泪道系统着色，在切除憩室或囊肿时，可发现是否与泪囊沟通，并避免损害上泪道结构。

（唐东润 罗文彬）

第六节 泪道异物及泪石

异物常由结膜囊冲洗进入泪小管，最常见者为睫毛，薛萍（1984 年）报告 3 例，睫毛一部分插在泪点外，刺激角膜和结膜，引起擦伤而畏光流泪。唐占禹（1966年）报告 1 例蛔虫；还可为植物碎屑。异物在泪小管内除引起刺激症状外，可以导致感染化脓，形成囊性泪小管炎，或在泪小管内形成肉芽肿或息肉。

泪小管异物可向下移行至泪囊和鼻泪管；异物也可从鼻泪管下口逆行进入。泪道异物虽常引起发炎或肉芽肿形成，但也有存留 10 年以上而无反应者。

泪石发生于泪小管者，早有报告（1670 年）。多数与放线菌有关。可由碳酸钙和磷酸钙沉着于异物周围形成，也可由退变细胞和无定形物质构成。

泪囊结石较少见，多与真菌感染有关，同时伴有泪小管结石，状如面团。有的由胆固醇和白垩样碎屑构成。银沉着产生的结石，其中心含有黑色银粒。结石常为层板样结构，富含钙盐。结石常伴有慢性泪囊炎。在泪囊中有如身体其他器官如胆囊或膀胱中结石一样，时而阻塞下口，即产生阵发性溢泪：冲洗泪道，可时而通畅，时而阻塞。有钙质的结石，X 线可以显影，无钙质者可以用对比剂作泪囊造影而明确诊断。Yazici 等（2001 年）统计了泪囊鼻腔吻合术后的 138 例鼻泪管阻塞患者，发现泪道结石的发生率为 8.4%（12/138），并认为男性表现为泪囊扩张的泪道结石的发生率高，鼻泪管不完全性阻塞和有吸烟史是泪道结石的相对危险因素。

所有泪道异物和泪石的治疗，均需手术取出，同时根据泪道阻塞情况采取相应的手术方式。

（唐东润 罗文彬）

第七节 泪 道 肿 瘤

据统计报告分析，泪道肿瘤绝大多数发生于泪囊，其次是泪小管，包括泪乳头。发生于鼻泪管的极少见，且多为鼻腔或鼻窦蔓延而来。从性质来分析，泪小管肿瘤以良性为多见，而泪囊肿瘤以恶性为多。

一、泪小管肿瘤

（一）泪小管良性肿瘤

泪小管内的良性肿瘤，以发病率排列为乳头状瘤（约 70%）、血管瘤、息肉及良性黑色素瘤（痣）。其中黑色素瘤极为罕见，泪小管息肉也甚少见。最常见的乳头状瘤常可发现在泪小管内黏膜上有一蒂，肿物表面菜花状，呈粉红色，较柔软。开始时为溢泪症状，患者往往有过多次接受泪小管探通或冲洗的历史，而加压冲洗往往是通畅的，这些机械性刺激常加速肿瘤的生长。随着肿瘤的生长，可见到泪小管部睑缘肿胀，可触及肿物，进而在泪道口内见到粉红色肿物，甚至突出泪小管口外。间歇冲洗时可有黏脓性分泌物流出。泪小管血管瘤的发病过程与乳头状瘤相似，只是肿瘤的表面光滑、色红，偶有自发破裂而出血，如眼泪一样流出睑裂，误认为是"血泪"。

【诊断】 首先应与恶性肿瘤区别，恶性者进行速度较快，瘤体不完整，周围浸润明显，可有溃疡。一般不作活组织病理学检查，而是在手术切下肿物后作病理学检查。

【治疗】 以手术治疗为主。手术中一方面要尽可能完整地摘除肿物，另一方面，又要尽可能保护好泪小管，防止术后出现瘢痕性狭窄，造成泪道阻塞。手术方法为从泪小管的结膜侧切开后取出肿物，肿物附着的基底部应切除干净。肿物送病理组织学检查。

（二）泪小点及其周围的良性肿瘤

包括泪小点附近结膜、皮肤、泪阜及半月皱襞上的乳头状瘤。其次为良性黑色素瘤（痣），而泪阜及半月皱襞上以黑色素瘤较多见。此外还有泪阜皮脂腺瘤的报告。

【诊断】 乳头状瘤的外观粉红色、有蒂，黑色素瘤较为扁平、表面光滑，一般没有浸润和表面溃疡。

【治疗】 以手术治疗为主。泪点周围肿瘤的手术都要注意保护好泪小点，如肿瘤在泪小点上，在切除肿瘤的同时或择期施行泪小点成形手术。

（三）泪小管的恶性肿瘤

除极少数上皮癌，是由乳头状瘤恶变发生者外，其余恶性肿瘤多数由邻近组织结构蔓延而来，如下睑的皮肤、结膜、泪阜上的肿瘤，均可扩展到泪小管。有的肿瘤起源于泪小点附近，例如睑缘的黑色素瘤和上皮癌等。

所有泪小管肿瘤都有溢泪症状，但早期冲洗往往是通畅的。

【诊断】 根据病史、症状和局部所见，诊断泪小管肿瘤不难，难的是区别良性还是恶性。因为两者手术切除范围不一样，必要时需行活组织病理学检查加以区别。

【治疗】 对于泪小管的恶性肿瘤，一般不适合作单纯肿瘤切除（参见泪囊恶性肿瘤的治疗）。

二、泪囊肿瘤

（一）泪囊良性肿瘤

泪囊的良性肿瘤相对较少。主要有：泪囊囊肿、乳头状瘤、多形性腺瘤、纤维瘤、肌母细胞瘤、息肉、毛细血管瘤、良性黑色素瘤（痣）等。其中以囊肿和乳头状瘤为多见。泪囊囊肿实为鼻泪管和泪小管同时阻塞或狭窄后，泪囊黏膜本身分泌的黏液不能排出，逐渐扩大所致；患者多无痛苦。而乳头状瘤往往出现在长期的慢性泪囊炎或黏膜外伤后。泪囊内息肉的产生常伴有鼻息肉或过敏性鼻腔疾患。泪囊乳头状瘤有两类，一类向囊腔突出，占据内腔；一类在囊壁内生长，后者有40%发现有早期恶变倾向。

【诊断】 泪囊肿瘤的一个重要特点是泪囊部肿胀，因而首先应与泪囊炎相区别；因所有肿瘤的病程都比较长，没有急性炎症现象，故易与急性泪囊炎区别。慢性泪囊炎通过泪道冲洗和挤压便可诊断，因为泪囊炎在挤出脓液后就瘪陷，囊性肿物消失，而肿瘤则不能。

所有的良性肿瘤的肿胀部位在内眦韧带的下部。用手指按压试验，囊肿有弹性和波动感，其表面光滑；

纤维瘤和肌母细胞瘤，按压感是实质性的；乳头状瘤按摩后可稍缩小。

【治疗】 以手术治疗为主。小的泪囊囊肿，如果泪小管及鼻腔正常，可施行泪小管泪囊鼻腔吻合术，大的囊肿应施行囊肿摘除，以后考虑泪道重建手术。其他泪囊肿瘤都应与泪囊一起摘除，以防止可能的恶性肿瘤治疗不彻底。待肿瘤摘除后半年再考虑做泪道重建术，或其他的减少泪液分泌的手术。

（二）泪囊恶性肿瘤

恶性肿瘤发生于泪囊者远较泪小管为多，不管发生于哪一部位，溢泪是一共同症状，但其程度及溢泪时间取决于肿瘤的生长时间和速度。

原发性泪道恶性肿瘤，大体可分为三个时期：初期肿瘤很小，常不能发现。泪道内有炎症，甚至溢脓，炎症可为肿瘤的原因，也可为其结果，局部无明显肿胀。第二期局部肿胀。可触及肿物，通常为圆形，质地较硬，但冲洗可能仍通畅，没有疼痛，时间可持续1年或稍长；第三期肿瘤扩展期。与皮肤粘连，甚至出现溃疡，还可侵犯骨骼、鼻腔和鼻窦，可向耳前、颌下和颈部淋巴结转移。

肿瘤类型有：来自上皮的鳞状细胞癌、基底细胞癌、腺癌、未分化癌、黏液表皮样癌、腺样囊性癌；来源于中胚叶的有纤维肉瘤、网状细胞肉瘤、淋巴瘤、纤维组织细胞瘤、横纹肌瘤及淋巴系统的其他恶性肿瘤；此外，偶尔可见到恶性黑色素瘤、血管外皮瘤、内皮细胞瘤和恶性肉芽，其中恶性淋巴瘤和恶性黑色素瘤预后常不良。Valenzuela 等（2008 年）报道对 1990—2004 年的 37 例泪道肿瘤病例进行临床分析，其中 2/3 的泪道肿瘤为上皮性的，主要是恶性肿瘤占 38%，其次为乳突状瘤占 27%，淋巴瘤为非上皮性恶性肿瘤中最常见的，占 30%。男性常见上皮性肿瘤占 87%，女性常见淋巴瘤占 57%。

这些肿瘤，可为原发性的，也可为转移性肿瘤，或者由良性肿瘤恶变而来。特别是上皮癌，在周围组织患有同样肿瘤时，很难判断是原发于泪道向周围扩散蔓延，还是原发于他处向泪道转移的。鼻窦的恶性肿瘤是泪道肿瘤的常见来源。

泪囊的恶性肿瘤虽不多见，如不及时治疗，常常可扩散蔓延到泪囊外的其他周围组织，例如鼻窦、鼻腔和眼眶。常因此而难以确定何为原发部位。同样，邻近的结膜、睑板、皮肤癌也常侵犯泪囊。

【临床症状】 初期症状有溢泪、慢性泪囊炎和泪囊部肿胀。早期行泪道冲洗是通畅的，可持续数月。发展越慢，泪道通畅的持续时间越长，较晚期出现泪囊部皮肤浸润，酷似炎症，但并不像急性泪囊炎那样严重。如先阻塞鼻泪管，常伴发慢性泪囊炎。泪囊肿瘤一般无疼痛，按压肿块时可发现质地较硬，但这不是肿瘤本身的硬度，而是肿物使泪囊深筋膜张力增加之故。按摩不能使其缩小，按压力量较大时可有疼痛。与良性肿瘤不同，泪囊的恶性肿瘤可侵犯到内眦韧带以上，极少数泪囊肿瘤可经泪小管达泪小点开口处，肉眼可以看到。

大部分泪囊区肿瘤在疾病初期即有症状，后逐渐加重。一般来讲，良性肿瘤的病程长，年龄分布也宽。Ryan 和 Font（1973 年）统计发现良性乳头状瘤分布于9～99 岁，而恶性肿瘤则以 40～75 岁的中老年最多。

【诊断】 手术前的诊断对选择手术和治疗方法很重要，虽然有些恶性肿瘤要等到病检报告才明确诊断，但下列诊断措施仍是有用的。

1. 病史 恶性肿瘤的病程相对短些，发展速度较快。

2. 肿块必须与炎症相鉴别 慢性泪囊炎和良性肿瘤很少越过内眦韧带；急性炎症虽可波及内眦韧带以上部分，但应有明显的急性炎症表现。

3. 肿瘤和慢性泪囊炎的主要区别 不仅是按压时感觉不一样，而且不会因按摩而缩小。

4. 影像学检查 进行影像学检查（包括超声检查、CT 和 MRI 等）可帮助诊断。CT 扫描可显示泪囊区占位病变，明确肿瘤的来源和范围（图 3-99）。对早期肿瘤可帮助判断部位。对晚期病变，有助于判断向周围扩散的程度，或确诊是否为鼻腔肿瘤侵犯泪道。及时行泪道造影检查可早期发现肿瘤的存在。

【治疗】 泪囊恶性肿瘤的治疗取决于肿瘤的类型：是原发的，还是继发的；是否扩散蔓延，其大小和位置。原发性的肿瘤，要打开泪囊才能做出诊断，甚至组织病理学检查后才明确诊断。也就是说，在明确诊断前需先进行手术（包括活检）。一旦诊断明确，应针对不同的肿瘤进行治疗。

1. 放射治疗 许多肿瘤手术后要作放射治疗，有些扩散范围较大而不适宜手术者，可直接作放射治疗。例如淋巴瘤、鳞状细胞癌、未分化癌，即使做了手术，也应放射治疗，必要时配合化学药物治疗。

2. 化学药物治疗 凡手术不能彻底切除的肿瘤，或在放射治疗后配合适当的化疗是十分必要的，化疗应使用对肿瘤敏感的药物（参考肿瘤化疗专著）。

3. 手术治疗 对小而恶性程度低的肿瘤可行手术切除。如患者年龄大或健康状况差，不适宜大剂量放疗和化疗者，应首先考虑手术切除，并充分烧灼其基底部。对未扩散到泪囊外的肿瘤，应连泪囊一起摘除，并且要尽量切到鼻泪管上口，以免肿瘤组织残留，手

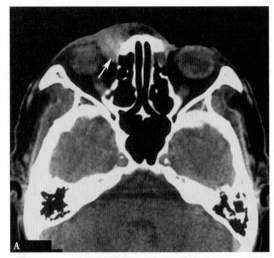

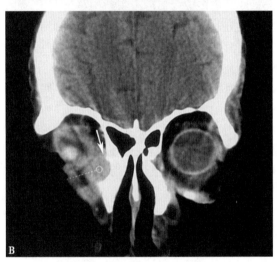

图 3-99 泪囊恶性淋巴瘤 CT
右侧泪囊区高密度影（箭头）。A. 水平 CT B. 冠状 CT

术后还需清除干净所有可疑组织。如已侵犯到眼眶深部者，应做眶内容摘除，并切除眶内侧壁。已侵犯鼻窦或由鼻窦蔓延而来的肿瘤，应配合鼻科进行广泛切除后辅以放疗和化疗，但这些肿瘤的预后不佳。

4. 冷冻治疗 在泪阜或泪点外的任何小的新生物，可用冷冻治疗，通常用液态氮。冷冻时既要彻底，又要保护好周围组织。

（唐东润）

第八节 泪道手术

泪道疾病是眼科常见病，病因包括泪道先天性发育异常、炎症、外伤、肿瘤等，其中以泪道阻塞性疾病最为多见。近年来，随着诊疗技术的进步，尤其是内镜技术、激光技术、医用材料及器械、医疗设备的不断发展、完善和更新，泪道疾病的治疗有了突飞猛进的发展，现代泪道手术有了更加微创化、多样化、综合

化、个体化的特点。根据病变的轻重和阻塞部位及性质不同,泪道阻塞性疾病的手术路径可以分为以下三类:①原道手术;②改道手术;③旁道手术。

一、术前准备及麻醉方法

（一）术前准备

术前给必要的镇定药物及止血药物应用。结膜囊及泪道冲洗,鼻内镜手术前应剪鼻毛。根据手术需要准备特殊的手术器械,如鼻内镜、泪道内镜、激光机、吸引器等。

（二）麻醉方法

实施泪道手术,根据手术类型、时间长短及患者自身情况可以选择表面麻醉、局部浸润麻醉、神经阻滞麻醉或全身麻醉。

1. 表面麻醉　包括 1% 丁卡因用于结膜囊表面;甲氧唑啉鼻腔喷雾或滴鼻;行鼻腔泪囊造口术者用浸有 1% 丁卡因及 1:1000 肾上腺素(或 1% 麻黄碱)纱条或棉片塞在中鼻道前端行鼻腔黏膜表面麻醉。

2. 局部浸润麻醉　2% 利多卡因及 0.75% 布比卡因 1:1 混合,加入适量肾上腺素,对手术区域直接浸润麻醉。

3. 神经阻滞麻醉　常采用支配泪道区域的感觉神经的神经阻滞麻醉,包括筛前神经、滑车下神经、眶下神经。

4. 全身麻醉　要求同其他手术,最好选用气管插管。

二、泪道激光成形术

激光用于泪道阻塞性疾病的治疗在临床上已经开展有十余年历史。通过柔软的光导纤维将激光传导进入泪道的腔道内,利用激光发射所产生的能量将泪道内阻塞物气化,从而达到疏通泪道的目的。

（一）激光器

目前临床应用于泪道的激光种类较多,如 Nd:YAG 激光、KTP 激光、半导体激光、钬激光、铒激光等。前三种国内应用较多(表3-3)。

表3-3　国内常用泪道激光器的基本情况

激光类型	波长(nm)	工作方式	平均功率(W)	水吸收系数(cm⁻¹)
Nd:YAG	1064	脉冲	0~10	0.61
KTP	532	连续	0~8	0.000 29
Ho:YAG	2100	脉冲	0~30	36
半导体	980	连续	0~10	0.5

注:水吸收系数越高表明激光越容易在水的液态环境中传输

1. Nd:YAG 激光　Nd:YAG 激光用于泪道手术时通常是以脉冲的方式来输出工作的,具有很高的峰值功率,激光能在极短的时间内将组织气化掉,同时将产生的热量在脉冲的间隙尽可能地释放,因而具有手术时间短、气化速度快的优点。但是由于它是高能的激光器,当激光能量太大时,组织就会因温度太高而产生碳化现象,因此为了避免在激光治疗的同时对周围组织产生太大的创伤,在手术时应该尽量使用低能量和低的工作频率,特别是对于泪点闭塞、泪小管阻塞的病例。

2. KTP 激光　KTP 激光是通过倍频晶体(KTP 晶体)对连续的 Nd:YAG 激光进行倍频所产生的,应该叫倍频 YAG 激光或倍频 532 激光。它是一种可见的绿光,对组织具有较高的气化率,在激光泪道手术中运用较多。

3. Ho:YAG 激光　Ho:YAG 激光器具备 Nd:YAG 激光的优点和缺点,其波长为 2100nm,最大的优点在于水对它的吸收很好,能很好地在水的液态环境中传播,加之也是脉冲输出,峰值功率高,气化率高且速度快,精确度高,对周围组织热损伤相对较小。但机器体积大、价格昂贵,较少运用于泪道手术。

4. 半导体激光　半导体激光器是近年来运用于泪道的一种新型微型激光器。它是由半导体晶体管直接发光而成的,不需要任何其他配套的装置,也不需要冷却,因而机器体积小,使用方便,性能稳定(图 3-100)。该激光器波长为 980nm,与 Nd:YAG 激光器的波长(1064nm)比较接近,组织穿透率强,能很好地对组织进行气化,因此适于泪道手术。但对比较坚硬的组织如骨组织进行气化时需要增加工作功率,应注意对周围组织的热损伤,尽量采用低能量操作。

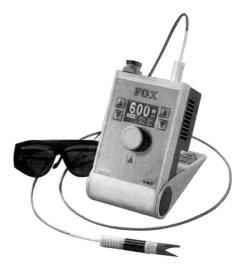

图 3-100　半导体激光器

以上四种激光器，各有优缺点，前三种激光器都是固体激光器，应该熟悉激光的基本特性，根据自身条件选择和应用不同种类的激光机。

泪道激光手术中另外一个很重要的问题就是光导纤维的使用。以上所述激光都可以用光纤传输。手术中所用的光纤为细圆柱形的石英光纤，柔软性好能弯曲，能很好地引导几百微米到几千微米波长的激光。泪道手术用的光纤其圆形石英层芯径由泪道本身腔管的直径所决定，范围为200～600μm（微米）。细的光纤进入狭长的泪道时，易折断、不易掌握方向，应使用配套的激光手柄及探针内使用，而直径为600μm的光纤有足够的坚韧性可以直接插入泪道进行工作。

（二）激光泪道成形联合泪道置管术

1. 适应证和禁忌证　激光泪道成形联合泪道置管术（laser-assisted dacryoplasty combine lacrimal intubation）适应于泪小管、泪总管及鼻泪管阻塞、慢性泪囊炎、泪囊鼻腔造口术复发及部分泪点闭锁的治疗。对泪道及其周围急性炎症、陈旧性泪道外伤及复合性眶骨折所致骨性泪道损伤、原因不明的泪囊肿物、鼻窦肿瘤术后、泪囊摘除术后及先天性泪道缺如者，应视为该手术的禁忌证。

2. 术前准备　泪道冲洗，初步判断阻塞部位。泪道冲洗有较多脓性、黏液性分泌物者，需经抗生素眼药水点眼、冲洗或适当的全身用药，待分泌物减少后手术。运用不同直径泪道探针对泪道进行探查，可以初步了解泪道有无狭窄或阻塞以及阻塞的大致部位及程度。有条件者需行泪道影像学检查如泪道造影等，以进一步了解泪道阻塞情况。

准备并体外调试激光光斑大小及能量至待机状况，将手术用泪道探针与激光手柄连接（图3-101A），调整激光光纤长度，当光纤伸出针头外2～3mm时，固定光纤并检查有无滑动。

3. 麻醉　成年人采取表面麻醉及局部浸润麻醉，小儿采取全身麻醉。

4. 操作步骤

（1）患者取仰卧位，泪点扩张器将上、下泪小点充分扩张，用带针芯的泪道套管针自泪点缓慢进入泪道，遇阻力后稍后退，拔出针芯，冲洗清理泪道，并明确套管针在泪道内。

（2）将调整好长度的带手柄的激光光导纤维插入泪道探针内，连接探针与激光手柄并拧紧固定。将带激光的泪道探针缓慢向前移动，至有明显阻力时发射激光，边打边向前缓慢推进，有明显落空感时停止激射（图3-101B），退出激光纤维。

（3）用生理盐水冲洗清理泪道并确认是否通畅，

如果通畅则结束激光，必要时可重复上述操作直至泪道通畅。

（4）激光泪道成形术一般均需联合泪道置管术，起到防止泪道粘连、支撑、扩张泪道的作用。根据泪道阻塞的部位及具体情况选择适当的泪道置管，结膜囊内涂抗生素眼膏，术眼遮盖（图3-101C）。

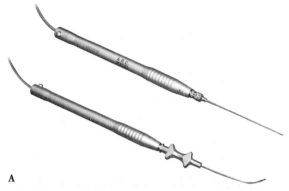

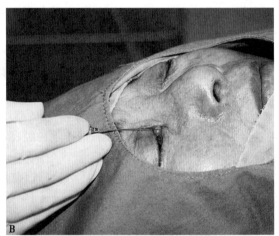

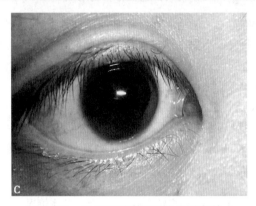

图3-101　激光泪道成形联合泪道置管术
A. 直、弯激光泪道探针及手柄　B. 泪道套管针自泪点缓慢进入泪道　C. 置管

5. 术后处理及注意事项　术后常规抗生素眼药水点眼，每周行泪道冲洗。根据阻塞部位及程度、泪道置管的类型及术后泪道通畅的情况决定泪道取管的时间，一般可留管1～3个月。

由于激光的类型不同，所用能量不尽相同，原则上应该选择小功率重复发射或脉冲方式进行工作。在激光治疗过程中，光纤到达阻塞区有明显阻力时再行激光发射，避免空射。一旦探针有落空感，立即停止发射激光，以免造成泪道过度损伤或损伤其他组织。行泪小管或泪总管激光治疗时，应将眼睑固定好，使泪小管处于拉紧变直状态，以免形成假道。为避免激光热量通过金属的泪道探针传播损伤泪道及周围组织，将激光光纤头端伸出至探针外 2～3mm 时再行激光发射，并确保光纤固定，以免治疗中光纤滑动退回探针内造成热损伤。

三、鼻腔泪囊造口（吻合）术

鼻腔泪囊造口（吻合）术（dacryocystorhinostomy，DCR）是治疗成人鼻泪管阻塞及慢性泪囊炎的主要手术方式（见前述）。此手术废弃了原有已阻塞的鼻泪管，在泪囊与中鼻道之间制造骨孔，建立一个新的泪液引流通道，使泪液由上泪道直接进入鼻腔，从而解除了阻塞。此法效果确切，是一种经典的手术方式。根据手术路径不同，常见的有经皮外路泪囊鼻腔吻合术、鼻内镜下经鼻泪囊鼻腔造口术以及经泪小管泪囊鼻腔造口术。

（一）经皮外路泪囊鼻腔吻合术

1. 适应证和禁忌证 适于各种类型慢性泪囊炎，鼻泪管阻塞与狭窄，而泪点与泪小管均正常，泪囊无明显纤维化挛缩者。合并泪总管阻塞者为相对适应证。对于泪囊区急性炎症、泪囊结核、泪囊及上颌窦恶性肿瘤者为禁忌证。患有高血压、心脏病及出血性疾病病史的老年患者及明显的鼻腔疾病者应谨慎手术。

2. 手术步骤

（1）鼻腔填塞：中鼻道及中鼻甲前端填入蘸有 1% 丁卡因和 1% 麻黄碱的纱条或棉片。

（2）麻醉：泪点表面麻醉，2% 利多卡因和 0.75% 布比卡因行眶下神经、滑车下神经、筛前神经阻滞麻醉。儿童及不配合者全麻下手术。

（3）切口：于内眦鼻侧 3～5mm，在内眦韧带处，平行于泪前嵴行深达全层的皮肤切口，切口稍向颞侧弯曲呈弧形，长 15～20mm（图 3-102A）。

（4）暴露内眦韧带和泪前嵴：钝性分离皮下组织和肌肉层，置入泪囊撑开器，暴露内眦韧带和泪前嵴。可视术中情况及手术者习惯决定是否切断内眦韧带，若需要断开者，建议在内眦韧带处作一标记缝线，术后须重新固定复位，以免引起内眦移位或畸形。

（5）暴露泪囊窝：在泪前嵴骨沿的鼻侧 0.5～1mm 处切开骨膜。骨膜剥离器紧贴骨面进行剥离，使泪囊连同骨膜一起离开泪囊窝。分离范围上至内眦韧带，

下至鼻泪管入口处，后至泪后嵴。

（6）造骨孔：用闭合的小血管钳将泪囊窝下端内侧壁薄的骨板压破形成小孔，再将咬骨钳伸入骨孔向前方及上下端方向咬除周围骨质，形成一大小约 10mm × 15mm 的卵圆形骨孔（图 3-102B）。亦可根据自己熟悉的方法选择使用骨凿或电钻制作骨孔。

（7）泪囊、鼻腔黏膜切开：泪小点插入泪道探针进入泪囊，将泪囊鼻侧壁顶起。在探针引导下用刀片在泪囊内侧壁作"工"形切开，使黏膜切口形成前后两页，并在骨窗内将鼻黏膜做相应的"工"形切开（图 3-102C）。需要强调的是必须将泪囊黏膜全层切开，如泪囊内有结石和肉芽等应完全祛除干净。

（8）泪囊鼻腔黏膜吻合：用 6-0 可吸收线将已切开的鼻黏膜与泪囊的前、后唇分别间断缝合 2～3 针，使两者吻合形成一黏膜管道（图 3-102D）。如果鼻黏膜或泪囊黏膜吻合不良或同时伴泪小管、泪总管狭窄或阻塞者，为保证手术效果，可在吻合口或双泪小管 - 吻合口 - 鼻腔内放置相应的引流支撑管，遇出血明显者可于吻合口放置止血材料或行鼻腔填塞。

（9）冲洗泪道：用抗生素溶液冲洗泪道，证实通畅，清除吻合口及鼻腔内积血。

（10）关闭切口：如内眦韧带被切断，则要行内眦韧带复位。分层缝合肌肉、皮下组织、皮肤。

此法的优点是手术视野暴露充分，泪囊和鼻黏膜切开及吻合确切，无骨面及软组织暴露，是治疗鼻泪管阻塞及慢性泪囊炎的经典术式及"金标准"。主要缺点是颜面部遗留瘢痕以及眼轮匝肌部分损伤等。手术失败的主要原因是吻合口阻塞，导致泪囊炎复发。早期阻塞大多由于鼻黏膜水肿或吻合口术后继发出血形成凝血块阻塞。早期行泪道冲洗，鼻部滴麻黄碱，有利于吻合口开放。后期阻塞则大多由于吻合口肉芽增生、瘢痕形成、吻合口缩窄所致，可以 2～3 个月后再次手术，再手术时视情况可选择经鼻内路或经泪小管激光造口联置管术。

（二）鼻内镜下经鼻泪囊鼻腔造口术

1. 适应证 鼻内镜下经鼻泪囊鼻腔造口术（endonasal enndoscopic dacryocystorhinostomy）的适应证同于经皮外路泪囊鼻腔吻合术。

2. 手术步骤

（1）鼻腔填塞：鼻内镜直视下将蘸有 1% 丁卡因和 1% 麻黄碱的纱条或棉片填塞至鼻腔中鼻道及中鼻甲前端，收缩鼻黏膜并行鼻黏膜浸润麻醉。

（2）麻醉：同前。

（3）泪囊定位：准确的泪囊定位是手术成功的重要保障。

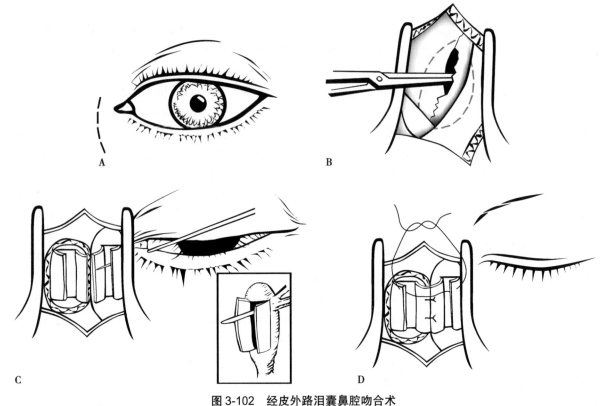

图 3-102　经皮外路泪囊鼻腔吻合术

A. 切开皮肤　B. 制作骨孔　C. 泪囊内侧壁及相应鼻黏膜作"I"形切开　D. 鼻黏膜与泪囊的前、后唇分别间断缝合

1）体外投影定位法：以枪状镊伸入鼻腔，夹持鼻腔外侧壁，鼻外的尖端平内眦韧带上方，此时枪状镊鼻内尖端所处部位即为泪囊的大致位置。

2）冷光源定位法：导光纤维由泪点进入泪囊，调暗鼻内镜光源。此时可在鼻腔外侧壁可见到光斑，上下轻滑动光纤头端，可初步了解泪囊大小。

3）解剖标志定位法：泪囊的前界为上颌骨额突，后界为钩突，上界平中鼻甲附着处或其上5～8mm；钩突中部水平为泪囊下界。

（4）制作鼻腔外侧壁黏膜瓣：在鼻腔外侧壁，以钩突为后界，自中鼻甲前缘附着处作一以上方或后界为基底的10mm×15mm的"U"形鼻黏膜瓣，深达骨膜下，分离并翻转鼻黏膜瓣，暴露上颌骨额突、前部泪骨及颌泪缝。

（5）造骨孔

1）可用电钻磨除泪囊内侧壁骨质，形成的骨孔，由此法形成的骨孔边缘光滑。

2）用咬骨钳自颌泪缝向前咬除上颌骨额突，并逐渐咬除前部泪骨，形成骨孔。

3）激光制作骨孔：鼻内镜直视下使用激光烧灼制作大小约10mm×15mm的卵圆形骨孔。由于热损伤较大而少用。

（6）泪囊切开：自泪点插入泪道探针进入泪囊，将泪囊内侧壁顶起，在探针引导下在泪囊内侧壁前缘弧形全层切开，形成一基底在后缘的泪囊黏膜瓣。

（7）泪囊鼻腔黏膜瓣处理：将泪囊黏膜瓣翻转向后，与钩突前缘鼻黏膜相贴。用银夹或用生物胶，或用可吸收止血材料填塞固定。为防止过多的骨质创面暴露，亦可将鼻黏膜瓣做分瓣处理后分别覆盖于骨孔的上、下、前缘。根据需要造瘘口可置不同类型支撑管，术后2个月左右拔除。

（三）经泪小管激光泪囊鼻腔造口术

1. 适应证　同经皮外路泪囊鼻腔吻合术。

2. 手术步骤

（1）鼻腔填塞：同前。

（2）麻醉：同前。

（3）操作：从上泪点插入激光光纤，进入泪囊并定位。鼻内镜直视下激发激光，气化泪囊内侧壁黏膜和前部泪骨及鼻黏膜，先形成一小孔进入鼻腔，随即逐渐向周围扩大形成大小约5mm×5mm的骨孔。硅胶管自上下泪点穿入，经过造孔处进入鼻内，再相互打结固定于鼻腔。此方法操作简单、出血少，但操作时应小心仔细并注意激光能量的选择，避免过多的热损伤。

四、泪道内镜下泪道微创成形术

近年来，随着内镜技术的迅速发展，泪道内镜（lacrimal endoscopy）在泪道病的诊断及治疗中得以应用并显现出其独有的优势和地位，被认为是泪道史上"里程碑式"的进步。微型泪道内镜通过微细的探头经泪点直接插入泪道，可以到达泪道的任何部位，通过摄像头及显示器的放大作用可以直接显示泪道的解剖结构及病理特征，直视下清楚地观察到泪道内的细小改变，如炎症、结石、外伤、异物、肿瘤、瘘管等，同时了解病变的性质、部位、病因及形态特征，获得病变部位的清晰图像并实时记录，可以根据泪道内镜的检查结果协助诊断，结合临床及患者情况制定个体化的泪道手术方案，并选择合适的病例实时或择期进行泪道内镜下的泪道微创手术，可以通过内镜的工作通道运用激光、微型电钻、环切刀等进行直视下的泪道内手术治疗，联合泪道置管术，手术成功率超过80%，且手术损伤小、时间短，是目前唯一能够在全程泪道内检查及治疗泪道疾病最微创的方法。

（一）泪道内镜

泪道内镜发展至今，已与眼内镜、鼻内镜三位一体，可以共用一个主机，各自配备不同的探头及手柄可以进行泪道内、眼内及鼻内的操作（图3-103A）。泪道内镜的两通道探头内含有灌注通道及照明摄像通道，主要用于泪道的检查及小儿泪道手术。其三通道探头外径1.1mm，另含有一工作通道，可以通过活检钳行直视下取材，通过网篮行内镜直视下结石取出术（图3-103B、C）。更可从工作通道放置激光光纤、微型电钻进行泪道内镜直视下的微创手术即泪道内镜下激光泪道成形术、泪道内镜下微钻泪道成形术（图3-103D）。2009年，国内项楠在德国设计了一款内镜专用环切刀，与最新的套管式内镜手柄连接可以进行直视下的

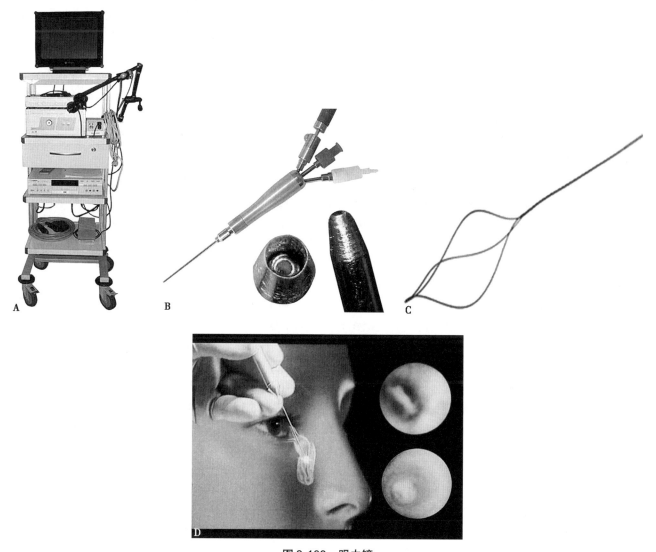

图3-103 眼内镜
A. 内镜系统　B. 三通道手柄及环切刀　C. 取石篮　D. 泪道内镜检查

泪道病变的环切，由此创新了一种泪道内镜下新的手术方式即泪道内镜下泪道环切成形术。此套管式环切刀因而以其名字命名为"Nan-Cannular"。

（二）手术

泪道内镜下泪道微创成形术适应于上、下泪小管狭窄或阻塞；泪总管、鼻泪管狭窄或阻塞；泪道结石、皱襞、息肉及部分复发性泪道阻塞等。禁忌证有先天性或外伤等原因导致无泪点或泪点严重瘢痕化；眼睑、泪道急性化脓性炎症；外伤导致的泪道断裂或骨性泪道阻塞；泪囊萎缩、严重纤维化；已知的泪道或鼻腔恶性肿瘤等。一般采用局麻，包括结膜囊表面麻醉，鼻黏膜表面麻醉，筛前、眶下神经阻滞麻醉。儿童及不能耐受局麻的成人选择全麻下手术。

1. 泪道内镜下激光泪道成形术（lacrimal endoscopic laser dacryoplasty，LEL-DP）　泪点扩张器扩张泪点，将三通道泪道内镜由泪点插入泪小管，边缓慢推进边间断行泪道内灌注。依次检查泪小管、泪囊、鼻泪管。当发现病变部位时，将激光光纤插入工作通道并在图像监视下将激光光纤伸出探头2～3mm，将光纤紧密接触阻塞物，调整适当的激光参数，在直视下边冲洗边进行激射，直至阻塞解除，冲洗通畅。

应注意操作时一定要先看清阻塞物并将光纤紧贴着阻塞物再进行激光，尽量使用较低能量，光纤需伸出探头顶端2～3mm后方能发射激光，当光纤头端有焦化的组织附着时，应及时退出并进行清理，以免激射时损伤内镜并引起热传导损伤周围组织。

2. 泪道内镜下微钻泪道成形术（lacrimal endoscopic microdrill dacryoplasty，LEM-DP）　将直径为300nm的微型电动钻头安装于内镜的工作通道并进行调试。内镜头经泪小点进入泪道，在内镜直视下对准病变部位进行钻切，直至阻塞解除。在进行鼻泪管钻切时可轻微上下移动探头，顺时针或逆时针往返数次钻除病变组织，可以有效地祛除漂浮于泪道内的病变组织。微钻用于泪小管及泪总管阻塞时，应固定好眼睑，保持完全直视并图像清晰的情况下，间断接通微钻小心地进行点钻，以免由于电钻的惯性运动损伤泪道组织或形成假道。当阻塞部位钻通后，轻柔间断地冲洗泪道，以防压力过大致使周围组织肿胀。

3. 泪道内镜下泪道环切术（lacrimal endoscopic dacryocircumcision）　适用于泪小管、泪总管阻塞，亦可用于鼻泪道阻塞、结石等。将套管式内镜的光纤插入Nan-Cannula的环切探头，伸出光纤使之头端与环状的刀刃平齐形成光滑的半球面，此状态下的环切刀无切割功能对泪道组织无丝毫损伤。直视下将探头缓慢插入泪道，此时可以获得清晰图像，当发现病变部位时，将光纤适当后退到套管式Nan-Cannula的环切探头内，此时其前端即成为锋利的环切刀，在直视下轻微的往复及旋转环切头，可以顺利准确地切除病变组织。将光纤还原到环切刀口并轻柔间断冲洗泪道，检查全程泪道，完成手术。

内镜下泪道微创成形术后一般均需要联合全泪道置管，采用0.62mm硅胶管行全泪道置管，并根据需要留置1～3个月。鼻泪道阻塞可视病情联合逆行置管术。

五、泪小管断裂修复术

泪小管断裂（canalicular laceration）常由于直接锐器伤（刀伤、刺伤等）和钝器撕脱伤（拳击伤、跌伤、摩托车撞击伤等）引起，多见于男性及青少年。泪小管全长约10mm，水平部分长8mm，从起始部分开始约有6mm走行于浅层眼睑，之后转向深部与内眦韧带前束伴行，汇入泪总管或泪囊，因此泪小管裂伤常常合并有内侧眼睑以及内眦韧带前束断裂。一般而言，断端距离泪点越远，寻找越困难，手术修复难度也越大。

泪小管断裂的手术方法很多。治疗的基本原则是迅速而准确地进行泪道断裂的修复，恢复受损的泪道系统及眼睑的解剖完整性，为良好的功能恢复提供条件。目前泪小管断裂吻合的方法主要有：①单纯吻合法；②泪小管吻合联合泪道置管法，后者是目前公认有效及最佳的手术方法。

（一）断端的寻找方法

断端的寻找可采用直接法或间接法。直接法是指借助显微镜或者放大镜直接寻找断端；间接法是从健侧泪点注入水、亚甲蓝、空气等，通过注入物的溢出部位寻找断端的可能位置，或者利用猪尾探针从健侧泪小管进入泪囊，从另一泪小管鼻侧端顺势滑出寻找断端。新鲜泪小管断端呈淡粉色喇叭状，黏膜光滑且有光泽，与周围组织区别明显，只要熟悉泪小管的走行，几乎所有断端均可在显微镜直视下找到。

（二）泪道置管法

寻找到泪小管的两侧断端后，为防止泪道吻合后组织愈合过程中瘢痕收缩导致吻合口的缩窄甚至闭塞，应放置支撑管，可以起到支撑管壁、辅助断端愈合、促进管腔成形、巩固再通及塑型的作用，通常情况下留管时间2～3个月为宜。

1. 双泪小管环形置管法（以下泪小管断裂为例）　将前端针孔处带有引线的猪尾巴式探针（Wrost探针）自上泪点插入上泪小管，依探针弧度轻旋转进入泪囊，再经下泪小管的鼻侧开口进入下泪小管，并依次由下泪小管的鼻侧断端、颞侧断端、下泪点穿出，引线套住硅胶管后，再经下泪点缓慢退入下泪小管、泪囊、上泪小管，最后由上泪点拉出，将硅胶管的两端缝扎在上下泪小点之间。这一方法手术成功率高，支撑管仅在双泪小管而未进入鼻泪管。

2．单泪小管鼻泪道置管法　将支撑管从泪点进入，穿过泪小管两断端，经泪囊到鼻泪管，从鼻腔穿出。将鼻腔中的硅胶管剪短，上方尾端用胶布贴敷或缝合固定于相应眼睑或面颊部，亦可做一球形膨大防止支撑管滑入泪道，或者将鼻腔穿出的硅胶管的一端与泪小点处的另一端打结。这种方法的优点是没有影响对侧正常泪小管，缺点是支撑管固定困难，容易滑脱，后一种打结方法虽然牢靠但影响患者外观。

3．双泪小管鼻泪道置管法　亦称全泪道置管法，将支撑管环形置于上下泪小管，两端由泪囊经鼻泪管引出并在鼻腔内打结固定。此种方式的置管不易脱管，兼具引流作用，且置管位置隐秘，仅可见到上下泪点之间的一小段透明的硅胶管，尤其适合上下泪小管均断裂的患者。硅胶管环远离角膜，基本上不引起角膜的擦伤。此方法操作相对复杂，但借助 Ritleng 泪道置管系统、Crawford 泪道引流管或记忆金属引导系统进行置管，可以减少手术操作步骤及时间。

4．Mini-Monoka 置管　用泪点扩张器扩张泪点，将 Mini-Monoka 硅胶管从损伤的泪小管一侧的泪点插入，将其从颞侧断端穿出，用探针确定鼻侧断端，再将硅胶管的另一端从鼻侧断端插入泪囊约接近鼻泪道处即完成。

（三）断端吻合方法

主要有两种吻合方式，即管壁吻合和管周吻合法。两种方法均可有效用于泪小管吻合，一般认为，浅层伤口断端距泪小点 <6mm 时，伤口张力小，暴露简便，可在显微镜下予 8-0 尼龙线或可吸收缝线直接吻合管壁，有助于伤口的精确对位。而断端距泪小点 >6mm，或者内眦撕脱伤、内眦韧带断裂者，应采用 6-0 尼龙线或可吸收缝线行管周吻合，管周至少缝合三针，其中一针需缝合在伤口底部即泪小管后面，以提供更大的组织牵引力，有助于恢复内眦形态，并可有效缓解伤口张力，使眼睑和眼球更好贴附，避免出现泪小点悬空的术后外观。良好的解剖复位是手术成功的保障。眼睑、内眦的损伤应尽可能地分层对位缝合及复位，缝合后需使眼睑重新与眼球良好贴附，避免出现泪点外翻及内眦畸形。内眦角正常形态的恢复，对于美容及防止术后溢泪尤其重要。

（四）陈旧性泪小管断裂处理

一般情况下，超过 2 周的泪小管断裂，如眼睑伤口已经缝合且已愈合良好可考虑 3 个月后进行二期处理。

泪小点、泪囊和鼻泪管损伤相对较为少见，应根据情况予以适当处理。泪点外伤为防止泪点狭窄及闭塞，必要时按泪小管断裂处理并予以置管。单纯开放性泪囊破裂，应进行良好的清创缝合及泪囊壁的修复，必要时放置支撑管。鼻泪管损伤往往是鼻眶筛骨折的结果，仅少数可能行一期修复及置管，严重外伤往往需要二期处理。

（项　楠）

主要参考文献

1. 周振德. 临床泪器病. 上海：同济大学出版社，1993：64-91，161-191.
2. 杜力，尹素云，宋琛，等. 正常泪道的定量化核素造影. 中华眼科杂志，1985，21：350.
3. 韩仪敏. 慢性泪囊炎注水 B 型超声检查法. 中华眼科杂志，1998，34：98.
4. 钟晖，孙洁，张莉，等. 婴幼儿鼻泪管螺旋 CT 三维重建及相关解剖数据测量. 眼科新进展，2008，28（7）：535-537.
5. 朱豫，张效房，张改玲. 外伤性泪道阻塞的 CT 检查. 眼外伤职业眼病杂志（附眼科手术），2005，27（1）：20-21.
6. 陶海，马志忠，侯世科，等. 泪道阻塞性疾病的诊断研究进展. 国际眼科杂志，2009，9（2）：342-346.
7. 张琳，杨文蕾. 泪道阻塞性疾病的诊断与治疗. 中国眼耳鼻喉科杂志，2010，10（1）：2-5.
8. 项楠，胡维琨，张虹等. 泪道内镜在泪道疾病诊治中的应用. 中华眼科杂志，2008，44（10）：943-945.
9. Valenzuela AA，McNab AA，Selva D. Clinical features and management of tumors affecting the lacrimal drainage apparatus. Ophthal Plast Reconstr Surg，2008，22（2）：96-101.
10. Pavlidis M，Stupp T，Grenzebach U，et al. visualization of the effect of blinking on the lacrimal pump mechanism. *Graefes Arch Clin Exp Ophthalmol*，2005，243（3）：228-234.
11. Ostendorf M，Tost F. Imaging the lacrimal canaliculus with 20-MHz ultrasonography：a normal diagnosis. *J Fr Ophtalmol*，2003，26（10）：1031-1034.
12. Yazici B，Hammad AM，MeyerDR. Lacrimal sac dacryoliths：predictive factors and clinical characteristics. *Ophthalmology*，2001，108（7）：1308-1312.
13. Hofmann KT，Hosten N，Anders N，et al. High-resolution conjunctival contrast enhanced MRI dacryocystography. Neuroradiology，1999，41：208-213.
14. Fein W，Daykhovsky L，Papaioannou T，et al. Endoscopy of the lacrimal outflow system. Arch Ophthalmol，1992，110（12）：1748-1750.

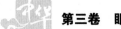

15. Plaza G，Beteré F，Nogueira A. Transcanalicular dacryocystorhinostomy with diode laser: long-term results. Ophthal Plast Reconstr Surg，2007，23（3）: 179-182.

16. Chu YC，Ma L，Wu SY，et al. Comparing pericanalicular sutures with direct canalicular wall sutures for canalicular laceration，Ophthal Plast Reconstr Surg，2011，27: 422-425.

眼眶虽然是一个较小的解剖腔隙，眶腔容积不足30ml，但眶内容却包含多种类型的软组织，其中有中枢神经和末梢神经，横纹肌和平滑肌，动脉和静脉，以及丰富的蜂窝脂肪组织等；软组织周围有七块颅面骨构成的眶壁。因此，眼眶疾病种类繁多，且多原发于眼眶以内。眼眶与鼻窦和颅腔解剖关系密切，这些部位的炎症和肿瘤也常蔓延至眶内。另外，有一些全身疾病也常侵犯眼眶，如甲状腺相关眼病，就是眼眶病中最常见的一种疾病。可以认为，眼眶病是病种范围广泛、种类繁多的一些边缘性疾病。

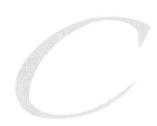

第一章
概　述

由于眼眶解剖、生理和病理过程的独特性，眼眶病与眼科其他领域的疾病有很大差别，实际上眼眶病学属于眼科、耳鼻喉科、颌面外科和神经内外科的边缘学科。眼眶病虽不是多发病，但与全身的联系却非常广泛，因此，眼眶病的诊断和治疗需具备较丰富的多学科知识。本章将论述有关眼眶病的一般性问题。

第一节　眼眶解剖

眼眶的解剖构造是眼眶病诊断和治疗的基础，需要熟记在心。为了适应临床应用，本节将按眼眶的系统解剖和断层解剖分别叙述。前者文图已在本书第一卷第三篇第二章内详细论述，本节仅述及与临床密切相关的问题；体层解剖是影像学显像的根据，有实际的临床应用意义。

一、眼眶的系统解剖

眼眶包括骨壁和眶内容。骨壁围绕成腔，眶腔呈梨形，底向前，尖向后。前为眶缘，呈开口状，后为眶尖，有骨管、裂与颅腔相通，神经和血管通过，也是眶内疾病和颅内疾病相互蔓延的通道。眶尖顶点位于视神经管和眶上裂间的骨桥处，是测量眼眶深度的标志。也有以圆孔和眶下裂之间的骨板作为眶尖者，两者相距甚近。眶腔最大径在眶上缘之后1～1.5cm，相当于眼球赤道部的位置，经眶上缘向眶内注射时，需将眼球推向下方，以免针尖刺入眼球。眶内容包括眼外肌、

神经、血管、筋膜、脂肪体和泪腺。眼眶骨壁被眼睑、鼻窦和颅脑所包围，鼻、脑疾病经常引起眶内组织结构的改变。医学影像学作为活体解剖技术，可以清晰显示眶壁、眶内容的正常结构和病变。

（一）眶骨壁

1. 眶测量　眼眶测量有重要的临床意义，且颅骨标本直接测量的各项数据，与三维CT测量基本一致，可作为眼眶病诊断和手术治疗的根据（表3-4）。

2. 骨壁　眶壁（orbital wall）由七块颅骨构成，包括额骨、蝶骨、颧骨、上颌骨、腭骨、泪骨和筛骨。骨间有骨缝、骨孔和骨裂。眶内壁大致呈方形，前后长44～50mm。内壁上部由额骨眶突构成，其他部分由前向后为上颌骨额突、泪骨、筛骨纸板和蝶骨体。眶内壁的内侧是筛窦，在筛骨纸板有筛前孔和筛后孔相互沟通。筛前孔在眶缘后20mm，筛后孔在此后12mm，距视神经孔5～8mm，有相应的血管和神经通过。筛后孔常作为视神经管减压手术进路的标志。筛骨纸板占据眶内壁的大部分，厚仅0.2～0.4mm，是成年人爆裂性骨折好发部位；筛窦的炎症和肿物易侵入眶内。内侧开眶和视神经管手术往往损伤筛前、后孔的神经、血管，引起较多出血。筛窦作为一个骨腔，是眼眶减压术常涉及的部位。

眶上壁呈三角形，前宽后窄，前后径长50～55mm。前部由额骨眶板、后由蝶骨小翼构成。骨壁薄而脆，经颅开眶和眶上壁减压术需要将此骨板祛除。眶上壁前缘内上角之后5mm，有一小圆形凹陷，名滑车凹，为

表 3-4　眶测量

	Rootman	崔模等	范先群等	
眶宽（入口横径 /mm）	40.0	38.9	右 36.75	左 36.87
眶高（入口竖径 /mm）	35.0	35.2	右 36.50	左 36.70
眶深（眶高线中点至眶尖 /mm）	—	47.8	—	—
眶容积（ml）	30.0	26.9	右 27.16	左 27.36
内眶距（两侧眶内缘距 /mm）	25.0	20.6	24.20	
外眶距（两侧眶外缘距 /mm）	—	95.0	102.30	
眶内外壁夹角	45°	—	—	
两眶外壁夹角	90°	—	—	

滑车附着点，滑车（trochlea）是一软骨环，上斜肌腱通过此环，改变作用方向。眶上缘内 1/3 与外 2/3 交界处有一沟，名眶上切迹，表面由膜性韧带封闭。眶上神经和眶上动、静脉经过此切迹，眶内上缘切口手术时应避免损伤这一神经血管束。眶上壁前端的外侧，骨面有一浅凹，名泪腺窝，眶部泪腺位于凹内。由于泪腺增大压迫，此处之骨膜甚薄，泪腺的良性肿瘤压迫可使泪腺窝加深；泪腺恶性肿瘤常侵犯骨膜和眶壁，引起骨破坏。眶上壁后端的蝶骨小翼根部有一椭圆形骨管，名视神经管，长 4～9mm，宽 4～6mm，自眶尖斜行向内、向后、向上，与冠状面成 36° 夹角，与水平面夹角 13°，有视神经和眼动脉通过，视神经管 CT 水平成像，需要考虑这些角度，且层厚应 <4mm，才能避免骨壁重叠，在一个断层显示视神经管的全程。眶上壁内上方为额窦，充分发育的额窦，可占据全眶顶。眶顶上方为颅前窝。眶上壁经常被周围结构病变所侵犯。额窦黏液囊肿和肿瘤侵蚀骨壁，蔓延至眶内。组织细胞增生病多发生在眶顶，神经纤维瘤病骨缺失，颅内脑膜瘤、骨膜下皮样囊肿以及骨纤维异常增殖症和骨性肿瘤也多发生在眶上壁。

眶外壁略呈三角形，前 1/3 为颧骨及额骨颧突、后 2/3 由蝶骨大翼构成，前后长 45～50mm。在眶外缘中点之后，骨面上有一小隆起，名眶外结节（Whitnall 结节），外直肌制止韧带、眼球悬韧带、眼睑外眦韧带及提上睑肌腱膜的外角附着于此，眼眶手术时注意保护这些结构。眶外壁有两个小孔，一孔在眶外结节之后，名颧骨孔，颧神经由此通过。另一孔近于眶上裂上端，由泪腺动脉回返支通过，与脑膜中动脉吻合，偶见眼动脉从这一动脉支起源。眶外壁前部的外侧为颞窝，深 20mm，为外侧开眶必经之路；颞窝内有肥大的颞肌，眶内容摘除后可转移一部分填补眶腔。眶外壁后部的外后侧为颅中窝，蝶骨大翼缺失时，大脑颞叶前极可经此膨入眶内，形成后部脑膜脑膨出。有报道甲状腺相关眼病高度眼球突出行平衡减压，几乎切除全部眶外壁，包括外壁后端，使眶内容向颞窝和颅中窝扩展，可达到满意效果。

在眶上壁和眶外壁之间有一骨裂名眶上裂，位于眶后部。后宽前窄，略呈三角形，长约 22mm，为眼眶和颅中窝之间的重要通道，动眼神经、滑车神经、展神经、三叉神经的眼支、眼静脉、交感和副交感神经纤维通过眶上裂。此处的病变可发生眶上裂综合征，包括上睑下垂、眼外肌及眼内肌麻痹，三叉神经眼支分布区感觉丧失等。眶尖部神经鞘瘤、静脉血管瘤常经此裂向颅内蔓延；颅内肿瘤也可经此裂向眶内蔓延，引起眼球突出和眶上裂综合征。

眶下壁最短，也呈三角形，由上颌骨眶面及腭骨眶突构成，眶下壁厚 0.5～1mm。眶下壁的内侧斜行向上，与眶内壁无明显界限。眶下壁的前端为眶下缘，由上颌骨和颧骨构成。前内侧为泪囊窝，下与鼻泪管相连，开口于下鼻道的前端，冠状 CT 可显示泪囊窝及鼻泪管全程。鼻泪管上口后外侧有一浅凹，为下斜肌起点，眶下壁有眶下沟（管），长 25～30mm，起自眶下裂，向前至半，形成骨管，开口于眶下孔，眶下神经和血管经过此沟管。此处骨壁很薄，眶前部圆钝物体打击，眶内压突然增高，可发生爆裂性骨折。眶下壁的下方为上颌窦，此窦是鳞癌的好发部位，常侵蚀骨板向眶内蔓延。

在眶外壁和眶下壁之间有一骨裂名眶下裂，在蝶骨大翼下缘与上颌骨、腭骨后缘间。三叉神经的上颌支、颧神经、副交感神经纤维、蝶腭神经节分支以及眼下静脉与翼丛的交通支由此裂通过。眶下部肿瘤，如神经鞘瘤、毛细血管瘤等，可通过眶下裂向翼腭窝和颞窝蔓延。

任同明等曾对眶壁上的标志进行测量，这些数据在临床上有实际用处，可以引导眼眶手术的操作，减少或避免手术并发症的发生（表 3-5）。

表 3-5　眼眶壁各种标志间距离的测量（mm）

测量	径线均值
眶外侧缘点至眶上裂	35.25
眶下点至眶上裂	45.62
眶下点至视神经孔外侧缘	52.08
眶内侧缘点至筛后孔	32.49
眶上切迹至眶上裂距离	39.04
眶上缘中点至视神经孔上缘	47.13
眶下缘中点至视神经孔外缘	49.64
眶外侧缘点至视神经孔外侧缘	48.40
眶下点至眶下裂距离	19.58
眶内侧缘点至筛前孔	18.59
眶内侧缘点至视神经孔内侧缘	41.15
眶上切迹至视神经孔上缘	45.39
眶下缘中外 1/3 点至眶上裂	45.35
眶深	49.64

（二）眼外肌

眼眶内的肌肉包括横纹肌和平滑肌，眼外肌和提上睑肌的主体是横纹肌，提上睑肌前下端的 Müller 肌和囊睑筋膜内的肌纤维是平滑肌，甲状腺相关眼病的上、下睑退缩和上睑迟落，由这两块平滑肌痉挛性收缩引起。

1. 眼外肌　眼外肌（extraocular muscle）是眶内主要的横纹肌，有四条直肌和两条斜肌，司眼球自主运动，分别由动眼、滑车和展神经支配。是一些自体免疫性疾病，如甲状腺相关眼病、肥大性肌炎等的好发部位。超声、CT 和 MRI 均可予以显示，也是眼眶手术中经常遭到损害的重要结构。

直肌包括内直肌、上直肌、外直肌和下直肌，均起自眶尖的总腱环，腱环绕视神经及眶上裂内端。肌腹呈散开状向前行，越过眼球赤道部，止于相应方位的巩膜。运动神经自肌锥面、在肌腹前 2/3 与后 1/3 交点处进入肌肉。斜肌包括上斜肌和下斜肌。上斜肌起自视神经孔内上方的蝶骨体，沿眶内壁的上方向前至眶前部内上角，通过滑车孔后反折，向外、向后行，止于眼球外上赤道部后方巩膜。自起点至滑车为第一辐，距滑车 10mm 处即形成肌腱，且逐渐变为圆条状，通过滑车。自滑车至止点均为腱索，由圆形渐变为扇形。经内上象限结膜进路开眶，必会遭遇这一结构，需要牵引后才能向深层分离。滑车神经通过眼眶的周围间隙，自眶骨面进入肌腹，开眶手术损伤机会较少。下斜肌起自眶底的前内侧，恰在鼻泪管上口后外方，向后外行，在下直肌下方交叉后，贴附巩膜，止于眼球后外部，动眼神经下支自下直肌外缘进入下斜肌。牢记

眼外肌的位置及供应神经走行，以免眼眶手术时损伤这些重要结构，引起并发症。如下穹隆结膜是经常采用的手术进路，在剥离过程涉及下斜肌，需要了解这一肌肉行程，切勿损伤。

2. 提上睑肌　提上睑肌（levator muscle of the upper lid）是一条薄长的横纹肌，前端含有一块又短又薄的平滑肌。起自眶尖肌腱环的上方，在上直肌上方偏内前行。在前端，两肌鞘膜之间有一薄层脂肪，甲状腺相关眼病这层脂肪增厚，在 MRI 矢状像可见。至眶隔之后 10mm，相当于上穹隆的顶点处变为腱膜，呈扇形继续前行，大部分腱膜纤维止于睑板前面的皮肤及睑板下 1/3。腱膜的外侧角较强大，止于眶外壁前端的眶外结节，内侧角较薄弱，止于内眦韧带。小部分纤维止于上穹隆部的结膜，举上睑时穹隆随之上提。提上睑肌由动眼神经上支支配。由于这一肌肉解剖上的特点，上部眼眶手术，特别是血管畸形手术，易损伤这一肌肉，引起永久性上睑下垂。提上睑肌变为腱膜之前，在其下面分出 Müller 肌，止于睑板上缘，由交感神经纤维支配。在提上睑肌的肌部与腱膜交界处上面，有一条薄纤维带，起自滑车及邻近骨膜，止于泪腺区，与提上睑肌肌鞘相连，是该肌肉的制止韧带。这一韧带虽然薄弱，常作为提上睑肌手术的标志。

3. 平滑肌　眼眶内平滑肌（smooth muscle）薄弱，除 Müller 肌之外，还有一束起源于横跨眶下裂处骨膜，部分肌纤维沿眶底前行，与下斜肌联系；另一部分向后达海绵窦。过去曾认为甲状腺相关眼病眼球突出，此平滑肌收缩起了一定作用。由眼球筋膜至下睑板下缘的囊睑筋膜内分布着一些平滑肌纤维，收缩时引起下睑退缩。

（三）骨膜和筋膜

1. 眼眶骨膜（periorbita）　是黏附于骨面的一层纤维膜，在骨缘、骨缝和孔、裂边缘与骨壁牢固粘连，手术时不易分离。在骨面处粘连松弛，易于积血积气，引起急性眼球突出。

2. 筋膜　眶内有复杂的筋膜以支持重要结构，在眼球运动方面起重要作用。主要的筋膜组织有眼球筋膜、眼球悬韧带、肌间膜和眶隔。眼球筋膜（Tenon's capsule）是一层疏松的、围绕眼球的纤维组织膜，起于角膜缘，向后扩展止于视神经周围。此膜前部有眼外肌通过，并与肌鞘融合，后部被睫状血管和神经所贯穿。眼球和眼眶内的炎症常引起眼球筋膜积液，超声检查显示为弧形透声带，CT 表现眼环增厚。

3. 眼球悬韧带　眼球悬韧带（suspensory ligament, lockwood ligament）是眼球筋膜的加厚部分。位于眼球下方，下直肌与下斜肌交叉处与之融合，两端汇入

内、外直肌制止韧带。眼球悬韧带有支持眼球在位，防止眼球向下移动的作用。眶底骨折下移，眶减压术切除眶底骨壁，以及切除上颌骨等，由于眼球悬韧带的支持，眼球仍能保持原在位。另外，各眼外肌和提上睑肌的肌鞘均有延长部分，形成制止韧带，分别止于眶骨和筋膜，保持眼外肌收缩协调。

4. 肌间膜 肌间膜（inter muscle membrane）是四直肌鞘膜向两侧扩展部分，与邻近直肌鞘膜连接，形成疏松的膜状结构。四直肌及肌间膜将球后脂肪分为肌锥内部分和肌锥外部分。肌间膜前部明显，有阻止肌锥内出血、气肿向外浸润作用。

5. 眶隔 眶隔（orbital septum）是一层结缔组织膜，形成眼眶的前界。周围起自眶缘骨膜，上睑眶隔下缘与提上睑肌腱膜融合，下睑眶隔上缘与囊睑筋膜融合，止于下睑板的下缘。

（四）眶内间隙

眼眶的膜状组织将眶腔分为四间隙（图 3-104）。各间隙好发病，临床症状均有不同，所采用的手术进路也不一致。

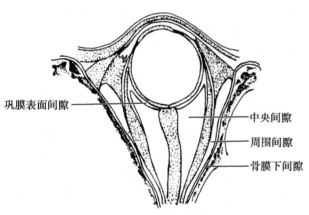

图 3-104 眶内四个间隙

1. 中央间隙 中央间隙（central space）前以眼球筋膜为界，周以四直肌及肌间膜为壁，为圆锥形间隙。眶内重要结构，如视神经、运动神经、感觉神经、交感和副交感神经，以及血管及其分支，多位于这一间隙。也是眶内疾病的好发部位，海绵状血管瘤、视神经肿瘤多发或仅限于此间隙。肌锥内肿瘤显著的临床表现为轴性眼球突出和视力减退。因重要结构多集中于中央间隙，手术分离时应特别注意。

2. 周围间隙 周围间隙（peripheral space）位于中央间隙和骨膜之间，眶隔为前界，呈环形带状。内含脂肪体，并有神经、血管通过；泪腺和眼神经分支位于这一间隙，泪腺的炎症、肿瘤，引起眼睑水肿充血，眼球突出，并向内下方移位。间隙内积存渗液和出血达到一定压力，向前可至结膜下及眼睑皮下，出现结膜

下出血和皮下瘀血。颅底骨折出血，血液经这一间隙引流至双侧上、下眼睑皮下，状如熊猫眼。

3. 骨膜下间隙 骨膜下间隙（subperiosteal space）是眶骨膜与骨壁间的潜在间隙，除骨缝和眶壁的孔裂骨缘之外，其他部位很少粘连，可积血、积气或积脓，是眶内皮样囊肿的好发部位。眶周围结构病变向眶内蔓延，经过骨膜下间隙。整形手术矫正眼球内陷，多在骨膜下间隙填置假体，手术安全，操作较易，反应较轻。

4. 巩膜表面间隙 巩膜表面间隙（episcleral space）位于眼球筋膜和巩膜之间，也是一个潜在间隙。进入及离开眼球的血管和神经，均经过这一间隙。眼内炎症和恶性肿瘤向眶内蔓延经过巩膜表面间隙。在眼球摘除时，需要从这一间隙与眼球筋膜分离。

（五）眶脂肪体

眶内脂肪（orbital fat）充填于中央间隙和周围间隙的重要结构之间，其含量直接影响眼球突出度，是蜂窝织炎和炎性假瘤好发部位。由于脂肪体丰富松软，有保护眶内重要结构的功能；但眶内手术时易脱入术野，干扰观察和操作，应轻巧的分离牵引。眶脂肪的重要性还在于影像诊断中的用途，脂肪属于强回声体，低密度物，具有短弛豫时间 1 和长弛豫时间 2，在超声检查、CT 扫描和 MRI 成像等方面均有特殊表现，被脂肪包围的病变，在这些影像技术中均显示得非常清晰。

（六）泪腺

泪腺（lacrimal gland）分主泪腺和副泪腺。副泪腺约 60 个，分布于上、下穹隆结膜下，分泌泪液，是组成泪膜的主要成分。副泪腺常发生慢性炎症，可扪及颗粒状肿物，因位置表浅，很少影响眼球位置。主泪腺是分泌反射性泪液的腺体，位于眶上壁前外端的泪腺窝内，是眶内仅有的上皮组织。提上睑肌的腱膜将主泪腺分为眶部和睑部。眶部泪腺较大，位于腱膜外上方的泪腺窝内，睑部泪腺较小，在腱膜之下，延伸至上睑外侧。翻转上睑时，可见上穹隆外侧的黄白色泪腺小叶。泪腺导管起自眶部泪腺经睑部泪腺开口于上穹隆部外侧，手术时切除睑部泪腺，损伤泪腺导管，反射性泪液不能导入结膜囊。泪腺是眼眶疾病的好发部位，该腺肿大多因炎症和肿瘤引起。淋巴样增生病和泪腺上皮瘤约各占 50%，其中泪腺型炎性假瘤和良性多形性腺瘤多见，也是眶内腺样囊性癌发生位置。

（七）血管

1. 动脉 眼动脉（ophthalmic artery）是眶内结构主要供血血管，起自前床突下部的颈内动脉，在视神经下方通过视神经管，到达眶尖，穿出硬脑膜鞘，向外、向上、向内绕过视神经，在眶内上方前行。眼动脉入眶后在视神经外下方处，血管外径 0.8～2.3mm，平均

1.42mm。眼动脉入眶后依次分出视网膜中央动脉、泪腺动脉、睫状后动脉、肌支、眶上动脉、筛后动脉、筛前动脉，以及眼动脉的终末支额动脉和鼻背动脉，为眼球和眶内组织结构供血。眼动脉约有95%起始于颈内动脉，另有5%来源于眶周围动脉的吻合支，如脑膜中动脉与泪腺动脉的吻合支，内眦动脉和鼻背动脉吻合支，眶下动脉与眼动脉吻合支。利用数字减影血管造影术可以揭示这种异常的血管起源。另外，颈外动脉的终末支眶下动脉，也分出细支为眶下部组织供血。眶内动脉多有吻合支，唯有视网膜中央动脉缺乏侧支循环，一旦断裂和阻塞，将永远丧失视力。

2. 静脉　眼上和眼下静脉（superior and inferior ophthalmic veins）是眶内主要静脉支，前者由内眦静脉分支和眶上静脉汇合而成，向上、向外并向后，至眼球后入肌锥内，在上直肌与视神经之间，向后经眶上裂进入海绵窦，长约40mm，横径2.7mm。眼下静脉起自眶底前端静脉丛，可能也与内眦静脉沟通，向后分支经眶下裂与翼状静脉丛联系。主干与眼上静脉汇合或单独经眶下裂入海绵窦。过去普遍认为眼静脉缺乏静脉瓣，侯玉春等（1993年）解剖19例（38眼）眼眶，发现多数个体存在静脉瓣，瓣膜多位于内眦静脉及眶上静脉交通支内。正常时静脉血向海绵窦引流，静脉瓣有防止血液逆流的功能，但海绵窦内压力增高时，如颈动脉-海绵窦瘘，多普勒超声显示血液逆行流动。

（八）神经

眼眶内的神经包括视神经、运动神经、感觉神经和自主神经，另外还有睫状神经节和其分出的睫状短神经。

1. 视神经（optic nerve）　自视乳头至视交叉，全长约50mm。根据视神经所在位置，分为四段：球内段、眶内段、管内段和颅内段。球内段主要在脉络膜-巩膜孔内，长0.7～1mm，横径1.5mm。视神经眶内段长25～30mm，因出巩膜孔后神经纤维被覆髓鞘，神经束外围绕脑膜，视神经的横径增粗至3～3.5mm。管内段视神经长4～9mm，周围的脑膜与骨膜融合，不能移动，是视神经挫伤的原发部位。颅内段约10mm，其周围仅有软脑膜、蛛网膜和脑脊液，因液体显示为低信号，强化脂肪抑制磁共振成像 T_1WI 清楚显示视神经全程。眶内和管内视神经由眼动脉的细小分支供血，眶内占位病变和手术器械压迫，可影响供血和形成压挤伤，引起视力丧失。视神经内有胶质细胞，可发生胶质瘤，蛛网膜的脑膜细胞可发生脑膜瘤，均有其特殊临床表现；视神经纤维外虽有髓鞘，但缺乏鞘细胞，所以视神经不发生神经鞘瘤，通常所称的视神经鞘瘤，实际是指视神经鞘的脑膜瘤。

2. 运动神经　眶内运动神经包括动眼神经、滑车神经和展神经三对脑神经。动眼神经（oculomotor nerver）包括运动纤维和副交感纤维，自中脑腹面出脑干，穿过软脑膜组成动眼神经干，经小脑幕切迹和海绵窦外侧壁，分为上、下两支，再经眶上裂进入眼眶，至眶尖的肌肉圆锥内。上支支配上直肌及提上睑肌，下支分为三支，分别分布于内直肌、下直肌和下斜肌。下支还分出副交感纤维进入睫状神经节，支配眼内的睫状肌和虹膜括约肌，司调节和瞳孔收缩。支配直肌和提上睑肌的神经支均从肌肉圆锥面、肌腹的前2/3和后1/3交界处进入肌肉。海绵窦和眶尖部肿瘤、炎症、出血以及肌锥后部手术操作经常引起动眼神经麻痹，出现上睑下垂，麻痹性斜视，眼球运动障碍，手术操作时应特别注意。滑车神经（trochlear never）背侧行走，并发生交叉，自中脑的背面发出，绕过小脑结合臂和大脑脚，经海绵窦外侧壁自眶上裂入眼眶。在上斜肌的骨膜面入肌腹，此神经在肌锥之外，眶内疾病和手术操作很少遭受损伤。展神经（abducent nerve）起自第四脑室底部，向前、向上，经蝶岩韧带下方及海绵窦内，经眶上裂入眶，支配外直肌。此神经细长、途经蝶岩韧带下方及海绵窦内，颅内压增高，海绵窦内、眶上裂和眶尖疾病以及外侧开眶手术，常影响这一神经。

3. 感觉神经　眼眶的感觉神经（sensory nerve）主要是三叉神经的第一支眼神经及其分支。眼神经在海绵窦侧壁前端分为鼻睫神经、额神经和泪腺神经。鼻睫神经分布在眼眶内上侧，上、下睑及结膜内侧，筛窦、额窦、鼻黏膜，以及鼻背、鼻翼和鼻尖的皮下。鼻睫神经还分出感觉支经睫状神经节进入眼内。泪腺神经分支与上颌神经的颧颞神经支吻合，后者含有来自翼腭神经节发出的泪腺分泌纤维，泪腺神经常被泪腺腺样囊性癌侵犯。

4. 自主神经　眶内自主神经（autonomic nerve）分为交感神经和副交感神经。交感神经纤维来自颈上交感神经的节后纤维，随颈内动脉入颅，在颈内动脉周围形成交感神经丛，经眶上裂、眶下裂进入眼眶，司平滑肌和血管及瞳孔开大肌的收缩。部分纤维进入上颌神经，由眶下裂入眶支配眶底平滑肌。副交感神经纤维分别来自动眼神经和面神经。前者是由E-W核发出的副交感纤维，经动眼神经至睫状神经节，更换细胞后组成睫状短神经，穿过视神经周围的巩膜入眼内，止于睫状体的睫状肌和虹膜瞳孔括约肌。另一只副交感神经纤维起自桥脑下部的泪腺核，与面神经会合，经蝶腭神经节更换细胞后发出节后纤维，经上颌神经及其分支至眶内的泪腺神经，止于泪腺，司泪腺的分泌功能。

5. 睫状神经节　睫状神经节（ciliary ganglion）是

位于肌腱环前 10mm、视神经和外直肌之间的副交感神经节，节前有感觉、运动（副交感）和交感三个根。运动纤维更换神经细胞，与另两根的纤维重新组合，形成 6～10 条睫状短神经，每一短神经均包含运动、感觉和交感纤维三种成分，在视神经周围穿过巩膜入眼内。

二、断　层　解　剖

数字化可视人体数据集获取技术的出现，使眼眶解剖结构的三维重建和可视化成为可能。对正常眼眶进行低温铣切，获得连续眼眶解剖断层数据集，经过计算机处理，可以观察眼眶各种构造，如眼球、眼外肌、视神经、血管等的断面结构与分布走行。这对于眼眶影像图的理解，眼眶病的诊断和治疗均有重要意义。

（一）眼眶水平断层

按照 CT 扫描和 MRI 成像的要求，水平断层分为上、中、下三个部分，每一部分重建一幅薄层图像，在不同断层可以观察到不同结构。

1. 眶下部水平断层　眶腔略呈斜置杯状，开口向前外方。眶前部为灰白色眼睑，其后为眼球下部水平断层，再后淡紫色楔形结构为下直肌，其两侧灰黄色结构为眶内脂肪。眶壁呈淡白色，眶内壁的鼻侧是筛窦下部，筛窦及眼眶以后深紫色腔隙分别是蝶窦和上颌窦，眶外壁的外侧是颞窝内的颞肌（彩图 3-105，见书末彩插）。

2. 眶中部水平断层　这一层面眶腔大致呈三角形，开口向前。眶前仍为眼睑，其后是重建的眼球，球后中央部有视神经，两侧为内、外直肌，视神经和肌肉之间为脂肪体。眶外壁后端有一骨缺口是眶上裂，其内后方骨管为视神经管。眼眶内侧仍是筛窦，其后为大脑颞叶，眶外壁外侧自前向后分别为颞窝内的颞肌和颅中窝的大脑颞叶（彩图 3-106，见书末彩插）。

3. 眶上部水平断层　眼眶大体呈杯状，开口向前。前端为眼球上部水平断层，球后可见屈膝状的眼上静脉和楔状上直肌，眼球外侧深灰色长椭圆形结构为泪腺。眼眶内壁的前内侧三角形深紫色结构为额窦的下端，其前方不规则形紫色区可能是保存或制作标本过程形成的腔隙（彩图 3-107，见书末彩插）。

（二）眼眶冠状断层

1. 眶后段冠状断层　视神经进入视神经管之前位于眶尖的内上角，在断层像上呈圆形，淡黄色。贴近四个眶壁的深紫色结构，分别为内直肌、下直肌、外直肌和上直肌。视神经下方紫色结构为眼动脉，此血管正在向外转移。视神经和眼动脉周围是淡黄色脂肪，在眶尖外上角有眼上静脉（眼上静脉和眼下静脉已汇合后）和眶上裂，外下角有眶下裂。眶壁呈现淡白色，内壁的内

侧为蝶窦前部，内下部是筛窦的后部（彩图 3-108，见书末彩插）。

2. 眶中段冠状断层　在这一层面，圆形淡黄色的视神经已居于眶中央部，四个方位深紫色短棒状结构，仍然是内直肌、下直肌、外直肌和上直肌的冠状断面，贴附于眶壁内上角深紫色结构为上斜肌，在视神经和外直肌之间的紫色条形影为眼下静脉，此血管向上正与眼上静脉汇合。眶壁呈淡白色围绕眶内软组织，眶内壁内侧为筛窦，眶下壁之下方为上颌窦，眶外壁的外侧有颞肌，眶上壁之上为颅前窝和大脑额叶（彩图 3-109，见书末彩插）。

3. 眶前段冠状断层　这一层面最显著的结构是眼球赤道部的冠状断层，呈圆形紫黑色，贴近眼球壁四个方位短棒状或条状结构分别是内直肌、下直肌、外直肌、上直肌的肌腹或肌腱，内上角有上斜肌的横断面，外下方紫色长梭形结构为下斜肌，内下方深紫色结构为泪囊窝。眶壁的内上方显示额窦（彩图 3-110，见书末彩插）。

第二节　眼眶病发病率

眼眶病不是多发、常见病，在自然人群中发病率尚不详，各家报告均为门诊就诊和住院病例数的统计，只能在一定程度上反映实际的发病率。至于各种疾病的发病数比例，由于报告者取材、分类和发表时间的不同而有较大区别。一般都认为甲状腺相关眼病最为常见，依次是肿瘤、炎症和血管性疾病。但由于大部分甲状腺相关眼病患者未包括在统计之内国内报告所占比重较小。现将病例较多的报告列表如下（表 3-6、表 3-7）。

表 3-6　3919 例眼眶病分类（Rootman, 2003 年）

疾病类型	例数	%
甲状腺相关眼病	2024	51.7
神经源肿瘤	192	4.9
淋巴增生性病变	160	4.1
血管源性肿瘤	94	2.4
继发性肿瘤	92	2.3
间叶肿瘤	63	1.6
转移性肿瘤	60	1.5
泪腺肿瘤	48	1.2
结构异常（含囊肿）	491	12.5
炎性病变	336	8.6
血管畸形	181	4.6
萎缩和变性	65	1.7
功能性疾病	112	2.9
总计	3919	100

表 3-7　6679 例眼眶病分类（宋国祥，2010 年）

疾病类型	例数	%	疾病类型	例数	%
（1）甲状腺相关眼病	1027	15.4	（9）泪腺肿瘤	342	5.1
（2）先天发育异常	28	0.4	（10）泪囊肿瘤	17	0.3
（3）眼眶炎症	755	11.3	（11）继发性肿瘤	304	4.6
（4）眼眶囊肿	625	9.4	（12）转移性肿瘤	57	0.9
（5）血管瘤和血管畸形	1747	26.2	（13）眼眶外伤	671	10.0
（6）间叶性肿瘤和肌源性肿瘤	233	3.5	（14）难于分类	52	0.8
（7）淋巴造血系统肿瘤	200	3.0	（15）总计	6679	100
（8）神经源肿瘤	621	9.3			

注:

（2）先天性异常 28 例：窄颅征 9 例，先天性小眼球合并眼眶囊肿 14 例，脑膜脑膨出 3 例，视神经发育不良和脑移位各 1 例。

（3）眼眶炎症 755 例：蜂窝织炎及脓肿 67 例，炎性假瘤 574，痛性眼肌麻痹 21 例，栓塞性静脉炎 10 例，结核 14 例，淀粉样变性 7 例，眶尖综合征 4 例，肉样瘤 4 例，结节性筋膜炎 4 例，骨膜炎 2 例，骨髓炎 4 例，Mikulicz 病 2 例，血管炎 9 例，慢性炎症 20 例，异物肉芽肿 2 例，Wegener 肉芽肿 9 例，炎性肉芽肿 2 例。

（4）眼眶囊肿 625 例：表皮样囊肿 91 例，皮样囊肿 184 例，单纯性囊肿 25 例，泪腺囊肿 19 例，皮脂腺囊肿 6 例，黏液囊肿 164 例，血肿 98 例，寄生虫囊肿 32 例，蛛网膜囊肿 1 例，胎瘤 4 例，皮脂腺癌 1 例。

（5）血管瘤和血管畸形 1747 例：毛细血管瘤 146 例，海绵状血管瘤 600 例，静脉性血管瘤 440 例，血管内皮瘤 6 例，管外皮瘤 14 例，恶性血管外皮瘤 4 例，纤维血管瘤 24 例，淋巴管瘤 21 例，血管淋巴管瘤 45 例，血管内皮肉瘤 2 例，静脉曲张 229 例，颈动脉海绵窦瘘 194 例，动静脉血管畸形 21 例，动脉瘤 1 例。

（6）间叶性肿瘤 233 例：横纹肌肉瘤 90 例，平滑肌瘤 5 例，平滑肌肉瘤 2 例，眼外肌内纤维血管瘤 1 例；纤维瘤 4 例，纤维肉瘤 9 例，隆突纤维肉瘤 2 例，纤维组织细胞瘤 23 例，恶性纤维组织细胞瘤 4 例，脂肪瘤 9 例，脂肪肉瘤 5 例，骨瘤 28 例，骨样骨瘤 1 例，骨肉瘤 7 例，骨巨细胞瘤 2 例，骨化纤维瘤 4 例，软骨瘤 2 例，软骨肉瘤 1 例，皮样脂肪瘤 3 例，骨纤维异常增殖症 13 例，包含性骨囊肿 1 例，动脉瘤样骨囊肿 4 例，黏液瘤 2 例，尤文瘤 2 例，良性间叶瘤 5 例，骨内血管瘤 2 例，骨性迷芽瘤和恶性骨细胞瘤各 1 例。

（7）淋巴造血系统肿瘤 200 例：非霍奇金淋巴瘤 111 例，霍奇金淋巴瘤 2 例，黄色瘤病 15 例，组织细胞瘤 4 例，嗜酸性肉芽肿 17 例，恶性网织细胞瘤 4 例，浆细胞肉瘤 3 例，绿色瘤 35 例，淋巴细胞非典型增生 8 例，淋巴细胞样白血病 1 例。

（8）神经源肿瘤 621 例：视神经胶质瘤 71 例，视神经脑膜瘤 196 例，视神经髓上皮瘤 2 例，神经鞘瘤 212 例，恶性神经鞘瘤 9 例，神经纤维瘤病 96 例，颗粒细胞瘤 4 例，孤立性神经纤维瘤 13 例，腺泡状软组织肉瘤 7 例，化学感受器瘤 3 例，神经母细胞瘤 3 例，原始神经外胚瘤、恶性神经上皮瘤和神经节细胞瘤各 1 例，黑色素瘤 2 例。

（9）泪腺肿瘤 342 例：良性多形性腺瘤 180 例，腺样囊性癌 93 例，恶性多形性腺瘤 30 例，腺癌 23 例，黏液表皮样癌 6 例，未分化癌 6 例，肌上皮癌 4 例。

（10）泪囊肿瘤 17 例：黏液囊肿 12 例，鳞癌 5 例。

（11）继发性肿瘤 304 例：视网膜母细胞瘤 56 例，脉络膜黑色素瘤 43 例，眼睑癌 49 例，眼睑黑色素瘤 10 例；结膜鳞癌 3 例，结膜黑色素瘤 10 例，结膜淋巴管瘤、鳞状上皮不典型增生和皮样脂肪瘤各 1 例；鼻窦癌 57 例，鼻窦肉瘤 5 例，鼻窦良性肿瘤 8 例，鼻窦类肿瘤 4 例，其他 2 例；鼻咽癌 9 例，黑色素瘤 1 例；颅脑脑膜瘤（良恶性）31 例，颅脑恶性胶质瘤 2 例，颅脑先天发育异常 2 例，颅脑腺癌、纤维血管瘤、软骨肉瘤、脊索瘤和垂体癌各 1 例；口腔癌 3 例，造釉细胞瘤 1 例。

（12）转移性肿瘤 57 例：上皮源性肿瘤 45 例，肉瘤 3 例，神经母细胞瘤、绒癌和腺癌各 1 例，组织来源不明 6 例。

（13）眼眶外伤 671 例：爆裂性骨折 539 例，开放性骨折 11 例，异物 79 例，眶缘骨折 1 例，视神经挫伤 37 例，气肿 4 例。

（14）难于分类 52 例。

第三节　眼球位置异常

　　眼球位置异常是眼眶病最常见的体征之一，包括眼球突出、眼球移位和眼球内陷。眼眶骨壁构成锥形眶腔，眶腔前部开口以眼球和眶隔封闭，眶内疾病引起眶压增高，驱使眼球向前突出。眶前部占位病变，压挤眼球向对侧移位。任何原因的眶腔扩大或眶内容减少，都可以使眼球内陷。

一、正常眼球突出度

　　眼球突出度是指眶外缘至角膜顶点的垂直距离，突出程度取决于眶腔容积和眶内软组织体积的比例。在正常情况下，眶腔、眼外肌、神经、血管和筋膜等结构的体积比较恒定，决定眼球突出度的因素主要是眶内脂肪体的含量。

　　正常人眼球突出度可因种族和年龄的不同而有差别，国人所测，最小 3mm，最大 21mm，均值 12.6～

13.6mm。Duke-Elder 引用国外资料,95% 正常人在 10.6～21.7mm 之间,均值 16.7mm。各家测量表明,眼球突出度与年龄有明显关系,性别间无显著差异。儿童时期突出度最小,青年时期最大,31 岁以后递减。这是由于幼年眶脂肪组织尚未充分发育,青年时期最为丰满,至老年逐渐吸收之故。多数人两侧眼球突出度相等,约 1/3 两侧差值 0.5～2mm,差值达 2mm 者仅占 1%。

二、眼 球 突 出

眼球突出度超过 22mm,两眼差值 >2mm,或在观察过程中,眼球突出度不断增长,均视为病理性眼球突出(exophthalmos)。引起眼球突出的原因有多种,大致有以下五种情况。

1. 眶内肿瘤　是引起一侧性眼球突出最常见的原因,约占一侧性眼球突出的半数,包括原发于眶内肿瘤,继发于眶周结构肿瘤和转移癌。临床表现为进行性眼球突出。

2. 眼眶炎症　包括急性、慢性、炎性肉芽肿等,其中炎性假瘤最为多见。

3. 甲状腺相关眼病　甲状腺功能亢进和正常均可引起眼球突出,前者多发生于女性,两侧眼,后者多发生于男性,一侧眼。一般表现为中等度的眼球突出,很少 >6mm,有自限和自愈趋势。

4. 血管畸形　包括眶静脉曲张,动、静脉交通及动脉瘤等,表现为体位性或搏动性眼球突出。

5. 眼眶外伤　骨折、出血、水肿、气肿等,一般伤后即有眼球突出,而后逐渐减退,严重的爆裂性骨折最终眼球内陷。

三、假性眼球突出

眼球、眼眶体积正常比例失调和两侧眼球、眼眶不对称引起的眼球突出名假性眼球突出(pseudoproptosis)。另外,两侧睑裂不等大也常被误认为眼球突出或位置异常。

1. 眼眶容积小　眼球大小正常,眼眶因外伤、手术、发育不全或幼年眼球摘除,经过放射治疗,眶容较小,另一侧显得眼球突出。

2. 眼球体积增大　牛眼、水眼、高度近视眼,特别是发生于一侧,眼球突出度差值可 >2mm。

3. 眼外肌松弛　眼球运动神经麻痹,眼肌张力丧失或眼外肌过度后徙,眼球向前移位。

4. 睑裂不对称　眼睑退缩或面神经麻痹睑裂扩大,造成眼球突出假象。

四、眼 球 脱 垂

外伤、出血、肿瘤等眶压增高,驱使眼球向前,脱出于睑裂之外。眼球高度突出伴有眼睑痉挛更易发生眼球脱垂(luxation of the eye)。眶腔过浅有利于眼球脱垂的发生。

五、眼 球 内 陷

外伤、手术、眶容积扩大,眼眶静脉曲张或眶肿瘤摘除之后,由于眶腔和眶内软组织的比例失调,眼球内陷(enophthalmos)。眼外肌紧张、交感神经麻痹、眶脂肪萎缩也可引起眼球内陷。

六、眼 球 移 位

眼球向垂直或水平方向移动名眼球移位(displacement of the eye)。眶外伤或前部肿瘤压迫眼球向一侧移位,后者常伴有眼球突出。眼眶上部发生肿瘤较多,如泪腺肿瘤,皮样囊肿,炎性假瘤及后部脑膨出等,临床上多见眼球向下移位;筛窦和上颌窦肿瘤眶内蔓延则眼球向外,向上移位。

七、眼 球 搏 动

眼球搏动(pulsation of the eye)伴有或不伴有眼球突出,常发生于以下三种情况。

1. 动静脉直接交通　多发生于颈动脉和海绵窦之间,偶发生于眶内,临床表现为搏动性眼球突出、血管杂音和结膜静脉螺丝状扩张。

2. 眶骨缺失　先天性或手术、外伤性眶顶、蝶骨大翼缺失,额窦黏液囊肿,或眶上裂扩大,正常脑搏动传递至眶内,引起眼球搏动,不伴有血管杂音。

3. 肿瘤　动静脉血管瘤、动脉瘤及供血丰富的眶内肿瘤,肿瘤的搏动可带动眼球前后运动。

第四节　眼眶病诊断

眼眶疾病虽不是多发病,但病种多范围广,往往需要详细询问病史,进行全面检查,综合分析,最后才能得出正确诊断。

一、一般情况和病史

了解患者的一般情况和详细询问病史,往往引导重点检查,提供诊断思路。

1. 性别　伴有甲状腺功能亢进的相关眼病多发生于女性,双眼;甲状腺功能正常的相关病多见于男性,一侧。血管畸形和血管瘤,脑膜瘤女性也较多见。

2. 年龄　毛细血管瘤多发生于出生后 3 个月以内，随后的几个月发展较快。静脉性血管瘤、淋巴管瘤、皮样囊肿、畸胎瘤、视神经胶质瘤、横纹肌肉瘤、转移性神经母细胞瘤、绿色瘤、组织细胞病等，多见于儿童。成年时期以甲状腺相关眼病、各种良性肿瘤和炎性假瘤多见，老年人多患炎性假瘤、上皮癌及鼻窦恶性肿瘤眶侵犯。

3. 患侧　眼眶急性炎症和肿瘤多发生于一侧，甲状腺相关眼病侵犯两侧眶。炎性假瘤约 1/3 发生于两侧，其他如血管炎、恶性淋巴瘤，以及转移癌也有可能发生于两侧，但比较罕见。颈动脉海绵窦瘘体征多显现于患侧眶，如流量较大，血流可通过窦间窦，流入对侧，出现两侧眼眼球突出和结膜血管扩张，如患侧眼眶静脉血栓，还可发生交替性眼球突出，即患侧恢复正常，原健侧眼球突出。

4. 眼球突出发生发展　眼球突出是眼眶病最常见的临床表现，了解发生和发展有助于鉴别诊断。突然发生眼球突出，伴有疼痛、呕吐、视力丧失及眼球固定等急性眶压增高临床表现，多见于眶内急性出血、气肿或静脉畸形栓塞。急性发病，数日内眼球突出度明显变化，多发生于急性炎症、恶性眼球突出。外伤性颈动脉海绵窦瘘伤后即有明显眼睑水肿，搏动性眼球突出和血管杂音，但由于患者多处于昏迷状态，眼部改变常被忽略。儿童时期毛细血管瘤、横纹肌肉瘤、绿色瘤、转移性神经母细胞瘤，以及炎性假瘤等，在一两周以内即可见明显增长。慢性发病和缓慢进展的眼球突出，则多见于眶内良性肿瘤。

5. 视力减退　眶内炎症、占位性病变和外伤等，均可引起视力减退。眼眶良性病一般早期视力正常或接近正常，但发生于视神经或眶尖的病变，早期压迫视神经，可引起视力减退或丧失。硬化型炎性假瘤眶组织弥漫性纤维化，甲状腺相关眼病多条眼外肌肥大，在眶尖部压迫视神经，使视力减退。颈动脉海绵窦瘘一般不影响视力，但由于眼眶静脉压升高，影响眼内液体和血液引流，继发青光眼或脉络膜脱离，视力减退或完全丧失。

6. 双眼复视　眼眶炎症和恶性肿瘤侵犯动眼神经、滑车神经和展神经，或浸润眼外肌，均引起眼球运动限制，复视。头颅外伤，如颅底骨折、血肿和颈动脉海绵窦瘘，损伤眼球运动神经。眼眶爆裂性骨折，由于眼外肌水肿、出血、肌纤维断裂，肌肉嵌塞、牵挂肌鞘等原因，伤后即刻发生眼球运动限制和复视；晚期眼外肌粘连，复视症状长期存在。甲状腺相关眼病早期眼外肌炎细胞浸润，水肿、成纤维细胞增生，眼球运动受限，晚期肌肉纤维化，发生纤维性挛缩，引起限制性

斜视，使患者发生复视。眼肌型重症肌无力，疲劳时上睑下垂和眼球运动受限。单眼复视多由于双瞳孔，晶状体不全脱臼和大度数散光引起。

7. 眶区疼痛　眼眶蜂窝织炎、炎性假瘤、血管炎、栓塞性静脉炎、出血、恶性肿瘤、感觉神经肿瘤（神经鞘瘤和泪腺肿瘤侵犯感觉神经）等均可以使眶区疼痛。另外，眼眶邻近结构，如眼内炎症和青光眼，鼻部疾病，鼻咽腔癌，以及颅内疾病也可引起眶部疼痛。

二、眼部检查

1. 眼球突出度测量　眼球突出测量多采用 Hertel 眼球突出计，简便实用，测值准确。使患者向前平视，光线均匀照射在患者双眼角膜。将眼球突出计足扳平置于两侧眶外缘皮肤表面，观察角膜顶点在反光镜里的位置，记录读数。不同检查者和同一检查者前后多次测量，因对眶缘所施加压力不等，结果可能不同，但双眼差值应无区别。两侧眼球突出度差值＞2mm，视为病理性眼球突出。

近年，眼眶爆裂性骨折增多，为了矫正眼球内陷，常需要测量眼眶体积，利用 CT 测量眼球突出度更为实用。CT 扫描时摆正患者头位，力求两眶位置对称，双眼垂直向上注视，眼眶横轴位扫描，选用显示角膜顶点的体层进行测量。在两侧眶外缘表面之间画一连线，角膜顶点与这一连线的垂直距离，即为眼球突出度（图 3-111）。

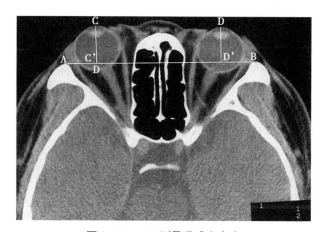

图 3-111　CT 测量眼球突出度
A 至 B 眶距。C 至 C' 右眼眼球突出度。D 至 D' 左眼眼球突出度

2. 眶区扪诊　眶前部肿物可扪及，注意病变位置、大小、颜色、形状、边界、表面情况，有无压痛、搏动、波动，可否推动等。良性肿瘤多为类圆形，表面光滑，无压痛，可推动。炎症或恶性肿瘤多形状不规则，边界不清，有压痛，不能推动。

3. 眶内压测量　以眼眶压力计测量或两拇指同时向眶内压迫两侧眼球，估计球后阻力。正常眼眶眼球可压入眶内，高眶压可用 +，++，+++ 表示。

4. 视力　恶性肿瘤或急性炎症常引起视力减退，眶内良性肿瘤早期不影响视力，但位于眶尖和接触眼球壁的可使视力减退。前者因压迫视神经，使之萎缩，后者压迫眼球，改变了正常弧度，引起屈光或眼底改变。胶质瘤和脑膜瘤早期也有视力改变。

5. 眼睑及眼球表面观察　眼睑及球结膜红肿多为炎症表征，恶性肿瘤、脑膜瘤、甲状腺相关眼病也常引起眼睑水肿。甲状腺相关眼病主要表现为上睑眶缘部向前扁平隆起，并伴有上、下睑回缩及上睑迟落。眼睑和结膜瘀斑，多为眶内出血向前浸润，熊猫眼（双眼睑紫黑色瘀血，眶缘之外正常）是颅底骨折的典型表现。眼球表面螺丝状静脉怒张多因海绵窦或眶后部动、静脉异常交通引起。眼睑、额颞部皮肤松弛增厚，可能由丛状神经纤维瘤引起。结膜下或眼眶周围异常静脉扩张，眶内可能存在同样的畸形血管。

6. 眼底改变　眼眶病常发生眼底改变，急性炎症可引起视乳头水肿、出血、眼底静脉扩张。视神经或肌锥内肿瘤常发生视乳头水肿或萎缩。视神经鞘脑膜瘤长期存在，发生慢性视乳头水肿性萎缩及视神经睫状静脉。检眼镜可见视乳头色淡、轻度向前隆起，边界不清，有一或数根短而粗的静脉起自视乳头中央，至视乳头边缘消失。视神经睫状静脉是由于视网膜中央静脉在球后部位长期压迫，形成的该血管与脉络膜静脉之间的侧支循环。此种特殊的血管，多发生于脑膜瘤，偶见于视神经胶质瘤或炎性假瘤，先天性者更为少见。接触巩膜的肿瘤引起眼底压痕，被压迫部位变平或前隆，视网膜水肿，黄斑变性或视网膜脉络膜皱褶。眶内恶性肿瘤偶侵入眼内，眼底可见灰红色瘤斑。

7. 眼球运动　炎症、恶性肿瘤压迫或浸润眼外肌及运动神经，早期引起眼球运动障碍；良性占位病变，由于机械阻碍，晚期眼球运动不全。

三、眼眶周围和全身检查

眼眶周围一些重要结构，如鼻窦、鼻咽腔、颌面、颅腔等，这些部位病变可直接通过血管神经间隙或破坏眶壁蔓延至眶内。一些全身疾病如内分泌系统疾病、神经纤维瘤病、组织细胞病、造血系统疾病等常侵犯眼眶。因此，眼眶周围结构及系统检查也很重要。

鼻部及鼻咽部应列为常规检查，鼻及鼻窦疾病是继发性眶病的主要来源之一，眼眶蜂窝织炎多由鼻窦炎症蔓延而来。鼻和鼻窦的囊肿和肿瘤也常侵入眶内。鼻咽部恶性肿瘤通过颅底 - 海绵窦旁 - 眶上裂，筛

窦和眶下裂侵入眼眶，引起疼痛，眼球突出，眼球运动障碍。鼻部疾病常有鼻部分泌物和通气不畅。鼻内窥镜检查可发现黏膜充血、水肿、糜烂、肉芽、息肉和肿瘤，必要时应做活检。颅眶之间仅有薄层骨壁相隔，又有孔、裂相通，眶内重要结构几乎均与颅内组织连接，眶内疾病常表现出颅脑症状和体征；同样，颅内病变，特别是蝶骨脑膜瘤可侵犯眶和颅脑。海绵窦区病变引起眼球运动神经麻痹和搏动性眼球突出。

一些系统性疾病可引起眼眶内病变，原发部位可发现异常。甲状腺相关眼病可发现甲状腺肿大、震颤和甲亢引起的体征。皮肤棕色斑和软性纤维疣往往伴有眼睑和眶内神经纤维瘤病及眶骨缺失。头颈皮下及口腔黏膜血管瘤提示眶内同类病变的可能性。多发性嗜伊红肉芽肿引起多处膜状骨缺失及软组织隆起、眼球突出、尿崩症、肝脾肿大和发育迟缓。造血系统肿瘤引起眶绿色瘤。肺、消化系统、乳腺癌以及泌尿生殖器肿瘤，可向眶区转移，原发部位或有体征，或有手术治疗史。自从影像技术应用于眼眶病诊断之后，继发于眼眶周围结构的疾病及转移癌的原发灶，多可被发现。

四、实验室检查

1. 化验室检查　实验室检查对眼眶病的诊断有重要意义，如急性化脓性感染血液中白细胞增多，多形核白细胞比例增高；造血系统肿瘤末梢血白细胞增多，并发现幼稚细胞，骨髓中白细胞系增生活跃，原始白细胞占主要成分。甲状腺相关眼病，甲状腺吸 ^{131} 碘率增高，血清三碘甲状腺原氨酸（T_3）和甲状腺素（T_4）含量增高，T_3 抑制试验和促甲状腺激素释放因子试验结果异常对诊断均有帮助。

2. 细胞学检查　细胞学检查原来用于人体表面和管腔脱落细胞的观察，如眼睑、结膜肿瘤的涂片。自从介入性影像学发展之后，细胞学检查范围已扩大，对体内器官的肿物穿检已广泛应用。眼眶病细胞学检查多在超声和 CT 引导下进行，以细针头（20～25G）穿入瘤体内，抽动针栓，使针管形成负压。针尖在瘤内两三个层面穿吸，使脱落细胞进入针头，标本涂片乙醇固定，常规 HE 染色，光镜观察。也可将标本推入50% 乙醇固定，用 Millipore 过滤，取得的细胞涂于玻片，以巴氏法（Papanicolaou）染色观察。根据单个或细胞团的形状、大小、胞核和胞质比例、着色情况、染色体及核分裂等变化判断病变性质。观察到典型细胞尚有可能作出组织学诊断。

3. 活体组织检查　即在活体情况下取得检材，进行病理组织学检查。浅层病变，利用切开法切取病理

标本；深层病变，在影像技术引导下穿切，获得病理组织块，制作切片，HE 常规染色，光镜观察，一般可作出诊断。如有困难，可行特殊染色，如组织化学、免疫组织化学和放射免疫组织化学技术检查，这些检查对于病理诊断和确定组织来源有较大帮助。

4. 电子显微镜观察　电子显微镜具有高放大力和高分辨力，可观察细胞膜、细胞器以及各种光镜不能查见的微小结构，特别对分化程度低的肿瘤诊断更有价值，对确定组织来源也有重要意义。

5. 基因诊断　基因是 DNA 分子上的一个功能片段，它决定着人体的一切生物行为，包括健康和疾病。随着分子生物学的发展，基因诊断已经是重要的检查方法之一。基因诊断对所有恶性肿瘤的预防、早期诊断以及治疗和预后评估都有很大帮助。所需的基因，在人体的血液、粪便、尿沉渣、胃液、胰液、痰液等样品中，可以提取获得。目前基因诊断方法有核酸分子杂交、聚合酶链反应（PCR）和生物芯片技术。前者的理论基础是基因 DNA 的杂交特性，DNA 由两条单链结合而成，加热可使双链分裂为单链，冷却后单链又结合为双链，名为杂交。杂交的特异性甚强，只有同源性单链才能结合。利用杂交原理，将已知探针（单链）置入，如能与未知 DNA 单链结合，即可肯定诊断。PCR 技术是利用 DNA 样本，进行体外基因复制，利用复制 DNA 数据，分析被检者的基因图谱，以确定诊断。现代又有应用以生物芯片技术为代表的高通量密集型检测技术，生物芯片技术包括基因芯片、蛋白质芯片和组织芯片等，对样品处理能力强、用途广泛、自动化程度高等特点。目前基因诊断技术已初步应用于眼科遗传病、恶性肿瘤和感染性疾病等方面，为眼部疾病的预测、诊断、治疗和预防提供了崭新的技术。

第五节　影像学诊断

利用超声、X 射线、射频等能量照射人体，或将放射性核素介入体内，由计算机辅助成像，可显示人体正常结构和病理改变。眼眶病位置深在，不透光线，只能利用影像观察，因此，影像技术在眼眶病诊断中占有重要位置。

一、超声检查

超声检查（ultrasonography）是由探头中的换能器发生超声，并向前传播，在人体的声学界面发生反射，回声形图像。根据超声图像的显示形式，超声检查分为 A 型、B 型、三维及彩色多普勒超声等。由于超声诊断准确，操作简单，对人体无害，在眼病诊断中已广泛应用。

1. A 型超声　A 型超声检查（A mode ultrasonography）是在涂接触剂后将探头置于眼睑皮肤表面，声学介面产生的回声被换能器接收，经过主机运作，以波峰形式陈列在时基线上。波峰位置表示距离，高度表示回声强度。正常眼部 A 型超声图像在始波之后约 10mm，可见晶状体与玻璃体界面高波峰，而后为无波峰区，表示玻璃体内缺乏回声界面。始波后约 23mm，可见玻璃体 - 视网膜界面高波峰。再后高低不等的波峰表示眼球后软组织回声，最后较高波峰为眼眶壁骨面回声，高频率超声不能穿透骨壁，眼眶以外的病变不能显示（图 3-112）。自视网膜至眶骨壁波峰之间的距离一般不超过 18mm，眶内占位病这一距离延长，波峰增多或减少（图 3-113）。

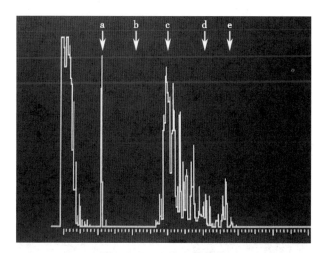

图 3-112　正常 A 型超声

a. 晶状体 - 玻璃体界面波峰　b. 玻璃体无回声区　c. 眼球壁波峰　d. 眼球后软组织界面波峰　e. 眶壁骨面波峰

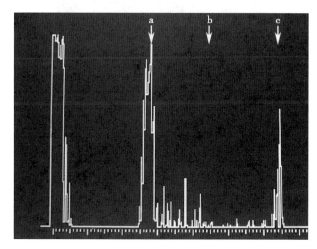

图 3-113　眶内肿瘤 A 型超声

a. 入肿瘤波峰　b. 球后间隙延长，出现低波峰区，表示低回声性肿瘤　c. 出肿瘤波峰

2. B 型超声 B 型超声检查（B mode ultrasonography）换能器在眼前扫描，以光点探表示回声，把光点连接起来便成为一幅实时灰阶二维像，光点白亮度表示回声强度。眼用 B 型超声仪探头有两种，一为扇形扫描，形成扇形图像；另一种为线阵探头，形成的图像不变形。

正常 B 型超声图因所使用探头和显示部位不同而异。扇形轴位扫描，可见前房无回声区，虹膜表面竖立的带状回声，晶状体后界面弧形回声，玻璃体无回声区，右侧弧形光带为眼球壁（包括视网膜、脉络膜和巩膜）回声。眼球壁以后横卧"W"形团状强回声表示眼球后结构，其中央横行无回声区表示视神经（图 3-114A）。非轴位探查晶状体回声往往不能显示，球后强回声呈三角形。探查眼外肌需将探头倾斜，眼外肌为带状低回声结构，转动眼球可追查至止点。扇形扫描因其探头较小，操作方便，分辨良好，为临床广泛应用，但有角度的扫描致使图像变形。利用线阵探头检查，发出

的声束平行，图像逼真，对眼部正常结构和病理状况的显示也较清晰，但探头较大，操作不便（图 3-114B）。眼眶病理 B 型超声图发生在不同部位有不同表现，蜂窝组织内多为占位病变，不同肿瘤回声光点多少、强弱、分布和声衰减也不一致，如神经鞘瘤属中弱回声，内部常有液性无回声区（图 3-115）。

3. 三维超声 先进行 B 型超声常规检查，显示病变后启动旋转马达，连续采集二维信息，由三维重建软件形成立体图像。鼠标操纵可从任何角度观察图像，也可从任何位置切割观察一维和二维图像。

4. 彩色多普勒超声 彩色多普勒超声成像（color Doppler imaging）是应用 Doppler 效应原理分析回声频移的一种诊断方法，用以观察运动界面。市售彩色多普勒诊断仪具有多种功能，包括显示二维灰阶图像、彩色血流显像、能量显像、检测血流频谱和超声造影。首先用 B 型超声观察眼眶病变一般情况，然后启动彩色多普勒，出现彩色血流信号，叠加在二维灰阶图像的相应位置。红色信号表示血液向前流动，蓝色表示向后流动，根据血流信号出现的位置、形状和颜色以确定是哪一级血管。眼动脉位于眼视神经一侧，球后约 20mm，血流为明亮柱状红色血流，搏动闪烁。然后以脉冲多普勒显示血流频谱，检测血流参数。睫状后动脉在球后约 15mm 处，视神经内、外侧各一，为红色血流，频谱图形状仍呈三峰二谷。视网膜中央动、静脉在眼球壁与视神经交界处暗区内，为细小红、蓝色血流，频谱图呈三角形（图 3-116，见书末彩插）。在眼内病，视网膜中央动脉和睫状后动脉血流参数往往改变；眶内血管畸形，可出现异常血流信号和血流频谱（图 3-117，见书末彩插）；眶内肿物，多数病变内可发现多少不等血流信号，对于定性诊断有较大帮助。

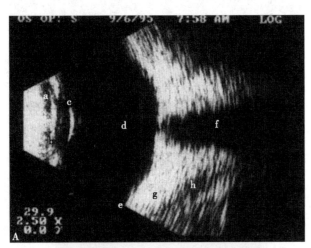

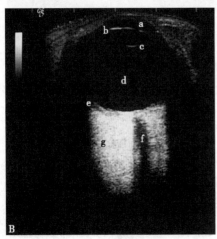

图 3-114 正常 B 型超声图

A. 扇形扫描 B. 线阵扫描（上方为眼前部）。a. 前房 b. 房水 - 虹膜界面 c. 晶状体 - 玻璃体界面 d. 玻璃体 e. 眼球壁 f. 视神经 g. 球后脂肪 h. 眼外肌

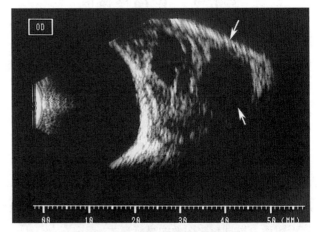

图 3-115 眶内肿瘤 B 型超声

肿瘤呈中等回声（大箭头），肿瘤内有液性暗区（小箭头），符合神经鞘瘤

5. 超声造影 超声造影又名强化超声（contrast enhanced ultrasonography）。静脉注射超声增强剂（Sono Vue，SF_6），观察病变强化模式，进行鉴别诊断。先行二维及彩色多普勒超声检查，观察病变一般情况，然后进入对比脉冲序列造影模式，经肘静脉团状注射造影剂 Sono Vue，观察肿瘤的造影剂灌注模式。正常注射造影剂 10 秒钟后眼球后结构迅速强化，瞬间眼球壁回声明显增强，10 分钟以内增强消失。造影剂所产生的谐波有增强超声图像的作用，可显示传统超声无法探测到的小病灶，并可计算血管数目、能量多普勒信号强度以及造影前后的变化值，对鉴别良、恶性肿瘤有所帮助。眶内海绵状血管瘤有特异性增强模式，首先在肿瘤边缘出现柱状强化，表示进入肿瘤的动脉充满造影剂，柱状强化末端渐膨大，呈滚雪球样渐进性强化扩大，这种眼眶海绵状血管瘤强化模式，是独一无二的（图 3-118）。

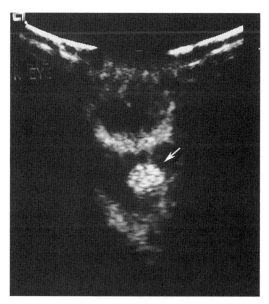

图 3-118 眶内海绵状血管瘤超声造影
开始增强后 12 秒钟的强化区（箭头）

二、X 射线成像

X 射线成像的密度分辨率较低，在眼眶病诊断中已很少应用，但数字减影血管造影术（digital subtraction angiography，DSA）仍在继续应用，且其他方法尚不能替代。经股动脉或股静脉插管，可以选择头颈部任一血管，包括眼动脉和眼静脉进行诊断和治疗。因骨和其他软组织影像被减除，使血管显示甚为清楚。临床怀疑颈动脉海绵窦瘘、动脉瘤和眶供血丰富的肿瘤时，常选择颈内动脉血管造影明确诊断（图 3-119）。DSA 除作为诊断方法之外，更重要的是进行介入性治疗，

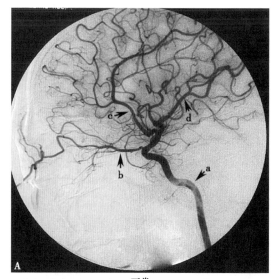

正常

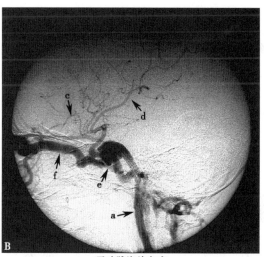

颈动脉海绵窦瘘

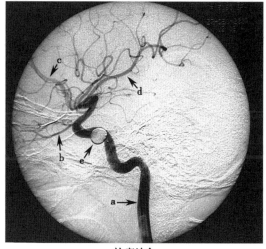

栓塞治愈

图 3-119 选择性颈内动脉造影
a. 颈内动脉 b. 眼动脉 c. 大脑前动脉 d. 大脑中动脉
e. 海绵窦在动脉期显影（B），栓塞后显示球囊，海绵窦不再显影（C） f. 眼静脉，动脉期显影，栓塞后消失（C）

对于颈动脉海绵窦瘘，动脉瘤已代替传统的手术方法。有报道称对于视网膜中央动脉阻塞和视网膜母细胞瘤也可行动脉插管溶栓或化疗；眶内静脉畸形如静脉曲张，可经股静脉或眼上静脉插管进行诊断和栓塞治疗。

三、计算机断层成像

计算机断层成像（computed tomography，CT）是以电子计算机辅助形成断层二维像之意。CT 的密度分辨率甚高，不但可以显示骨骼，同时清晰的分辨软组织及其病变。眼眶壁、眶内各种正常结构和病变，密度差异较大，是最适于 CT 检查的部位之一。

1. 眼内病变　玻璃体积血，视网膜、脉络膜肿瘤，视网膜、脉络膜脱离等，影响玻璃体密度的病变均可被 CT 发现。尤其是视网膜母细胞瘤，既有软组织肿块，又有钙斑，CT 可以定性诊断。

2. 眶脂肪体内占位病变　包括各种新生物、炎性肿物、肉芽肿、血管性病变、囊肿和血肿等，这些病变密度均较高，在低密度脂肪衬托之下显示得甚为清晰（图 3-120）。根据病变的位置、形状、边界、密度及继发改变可进行鉴别诊断（表 3-8）。

眶内良性肿瘤多显示为高密度块影，类圆形，边界清楚，均质。因长期眶压增高，常见局限或普遍眶容积扩大。海绵状血管瘤多位于肌锥内，呈马铃薯状，CT 值多高于 +50H，增强较著，一般 >20H，动态检查呈典型的渐进性强化。皮样囊肿多位于眶外上方骨膜之下，半环状高密度影，内密度高低不均，有负值区或内容均为脂肪样密度区，局部骨壁形成凹陷或穿孔，与颞窝、颅腔沟通，囊壁环形增强，而内容不能强化。静脉曲张在未充血前多显示为正常或条状高密度影，眼球突出后呈现锥状或不规则形高密度影，明显增强。恶性肿瘤形状多不规则，边界不清楚或不圆滑，不均

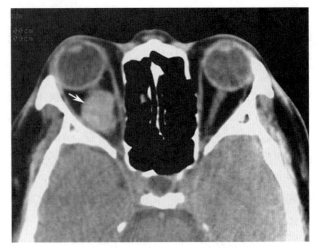

图 3-120　眶脂肪内占位病变 CT
右眶肌锥内高密度块影（箭头），符合良性肿瘤；左眶正常

质，常见骨破坏，并向邻近结构蔓延。泪腺腺样囊性癌常沿眶外上壁向后延伸至眶尖部。

炎性肿块如炎性假瘤、寄生虫肉芽肿、血管炎等，在 CT 片上呈现不规则块影，边界不整齐，均质或不均质，明显增强，病变与眼环呈铸型外观。炎性假瘤常伴有眼外肌肥大和眼环增厚，豚囊尾蚴多寄生于眼外肌内，高密度块影内有小片低密度区。

3. 视神经肿大　视神经肿大多见于脑膜瘤、视神经胶质瘤、视神经炎、视神经挫伤、视乳头水肿、压迫性视神经病变、炎性假瘤、血管炎和视网膜中央静脉阻塞等病。视神经鞘脑膜瘤多呈管状增粗，向后蔓延至视神经管前缘，遇到阻力，眶尖部肿瘤肿大更为明显（图 3-121）。在薄断层像，肿大视神经中央有低密度条纹，呈车轨状，强化 CT 显示更为明显。肿瘤增大并蔓延至硬脑膜之外，可呈块状、梭形或锥形，蔓延颅内者可见视神经管增宽和鞍上区肿物。视神经胶质瘤多

表 3-8　常见眶内占位病变 CT 表现

病变类型	位置	形状	边界	密度	增强	继发改变
海绵状血管瘤	肌锥内	马铃薯状	清，圆滑	均	渐进性	眶腔扩大
静脉血管瘤	肌锥内外	不规则	不圆滑	不均，静脉石	著	眶腔扩大
皮样囊肿	多外上方	多样	清或不清	不均，负值区	环形	眶壁凹窝
神经鞘瘤	多眶上部	多样	清，圆滑	均或有低密区	不著	眶腔扩大
多形性腺瘤	泪腺窝	类圆	清，圆滑	均	不著	泪腺窝扩大
脑膜瘤	视神经	管状车轨样	清	均，有钙斑	著	视神经管增宽
腺样囊腺癌	泪腺窝	扁平后延	不圆滑	均或不均	著	骨破坏
横纹肌肉瘤	多上部	不规则	清，不圆滑	均或不均	著	骨破坏
恶性淋巴瘤	多泪腺区	不规则	清，不圆滑	均	著	与眼环铸型
炎性假瘤	不限	不规则	清，不圆滑	均或不均	著	与眼环铸型

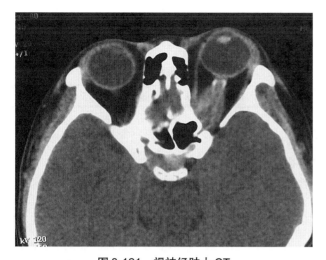

图 3-121 视神经肿大 CT
左侧视神经肿大，前端呈管状，内有钙斑，后端膨大，符合视神经鞘脑膜瘤

呈梭形肿大，肿瘤内常有液化腔，相应部位密度较低，且不强化。视神经炎、视神经挫伤、视乳头水肿及视网膜中央动脉阻塞等，均为视神经一致性轻度肿大。

4. 眼外肌肿大 以眼外肌肿大为特征的眼眶病有甲状腺相关眼病、眼外肌型炎性假瘤、颈动脉海绵窦瘘和眼外肌内肿物。甲状腺相关眼病多为双侧眼眶对称性或一侧眼眶多条眼外肌肿大，梭形，后 1/2 或 1/3 肿大最显著，一般不侵犯眼球侧肌腱，眶尖密度增高，有时有泪腺肿大和筛骨纸板压迫征。眼外肌型炎性假瘤多发生于一侧眶的单一肌肉，形状不规则，眼球侧肌腱被侵犯（图 3-122）。但也可多个眼外肌肥大，需结合临床表现才能与甲状腺相关眼病鉴别。后者早期可侵犯肌腱，并伴有泪腺轻度肿大，有时误诊为炎性假瘤，经过一段时间治疗观察，出现眼睑退缩和迟落征，

最后诊断甲状腺相关眼病。在颈动脉海绵窦瘘，所有眼外肌均轻度肿大，B 型超声检查搏动的眼上静脉更为引人注目。眼外肌内肿物如肿瘤、寄生虫病等，侵犯一条肌肉的肌腹，肌腱可不受影响。

5. 泪腺肿大 见于泪腺上皮瘤、炎性假瘤及恶性淋巴瘤等。良性上皮瘤呈类圆形，压迫眼环变形，局部骨壁变薄；恶性上皮瘤形状不规则，常伴有骨破坏。炎性假瘤泪腺呈杏核状肿大，多为双侧。

6. 眼静脉扩张 正常眼上静脉在 CT 水平片上可见，形状如屈膝状。该静脉扩张主要见于颈动脉海绵窦瘘及眶内动、静脉瘤，前者经造影剂强化后可见同侧或两侧海绵窦扩张，后者眶内有高密度块影。

7. 眶壁改变 眼眶骨壁由颅顶骨和颅面骨的骨面构成，经常被骨壁自身或邻近的病变所侵犯，引起骨增生或骨破坏。如骨瘤、骨纤维异常增生症和扁平形脑膜瘤，可引起骨增生，CT 显示各种样式的眶壁增厚。眶壁内肿瘤引起明显的骨缺失，邻近的恶性肿瘤浸润骨壁引起蚕蚀样骨破坏。骨膜下的皮样囊肿，形成凹窝或骨孔。有时还见到先天性、外伤性或手术后的骨缺失。

8. 眼眶外伤 包括软组织损伤、骨折和异物，在 CT 上均可清晰显示。软组织损伤可见眶软组织体积增大出血，眶内血肿显示为高密度块影，不被造影剂增强。眶骨折可见骨折线，骨片、骨移位。爆裂性骨折多发生在眶下、内壁，骨凹陷或骨折片移位，邻近的眼外肌增厚，软组织嵌塞。眼眶内异物分为低密、等密或高密度异物。金属异物无论位于眼内、眶脂肪、眼外肌和眶骨壁内均显示为高密度影，常出现放射状伪影。如异物为油滴，与眶脂肪等密，不能显示；因异物刺激，周围组织水肿，肉芽增生，在高密度软组织对比之下，油滴显示为圆形低密度斑影（图 3-123）。

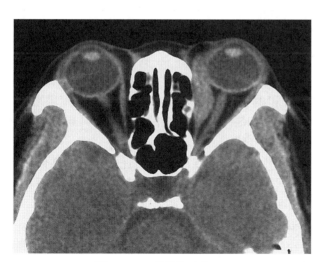

图 3-122 眼外肌肿大 CT
左眶内直肌肿大，侵犯肌腱，符合眼外肌型炎性假瘤

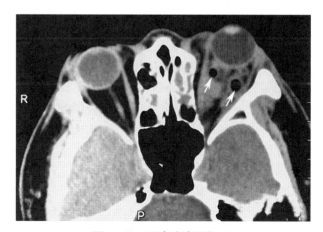

图 3-123 眶内油滴异物 CT
左眶肌锥内不均匀密度增高，内有两个圆形低密度影（箭头），表示油滴异物

9. CT血管造影　CT血管造影(CTA)是检查眶区血管的一种新技术，对于观察血管异常及肿瘤鉴别有较大价值(图3-124)。

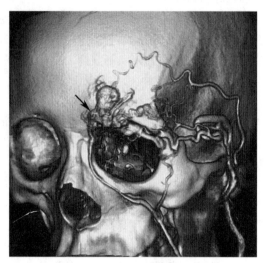

图3-124　眼眶三维重建CTA

左眶前上部及眶上缘血管畸形(箭头)

四、磁共振成像

将人体置于强磁场内，用射频脉冲激励人体内的氢原子核，而后释放出共振信号，形成图像，名磁共振成像(magnetic rasonance imagine，MRI)。MRI图像的显示形式与CT类同，均为二维灰阶断层像，但成像原理和人体结构在图像上的灰阶位置却大不相同。CT显示密度图像，MRI是信号强度图像。与CT比较，MRI成像参数多，软组织分辨率强，对人体无损伤，很方便地形成多方向断层像，是其优势；CT只显示解剖图像，MRI还可以显示视放射等微细结构和视中枢功能状态。但体内有心脏起搏器、磁性异物和磁性假体者禁用。MRI成像原理、检查方法和正常图像已在第二卷第四篇第十二章讲述，本节只描述异常MRI。

1. 眼内异常信号　眼球壁的异常、眼内肿瘤、出血和炎症等，均可显示为异常信号。葡萄膜黑色素瘤是成人最常见的眼内恶性肿瘤，由于特殊的形态，声学性质和密度，超声和CT均有诊断价值，但MRI最具特异性。肿瘤内含有黑色素，此物质有顺磁作用，肿瘤T_1WI呈高信号，在低信号的玻璃体对比之下，显示特别清楚；T_2WI肿瘤显示为低信号，当肿瘤眶内蔓延，因肿瘤信号很低而被发现。眼内其他肿瘤信号强度相反，T_1WI图像上表现为低信号，T_2WI为高信号。视网膜母细胞瘤是眼内另一种常见肿瘤，多发生于儿童，因其不含有黑色素，与黑色素瘤易于鉴别。前者T_1WI呈中信号强度，T_2WI为高信号，但瘤内常含钙质，钙缺

乏MRI信号，钙斑与瘤组织混杂，T_1和T_2加权像上可有不规则低信号区，此点为其他肿瘤所不具备(表3-9)。

表3-9　眼内病变MRI信号强度

病变类型	T_1WI信号强度	T_2WI信号强度
黑色素瘤	中,高	低
血管瘤	低,中	高
转移癌	中	高
视网膜母细胞瘤	中,有低信号区	高,有低信区
亚急性血肿	高	高

2. 眼眶脂肪体内异常信号　眶内肿瘤弛豫时间延长，恶性肿瘤更为明显。T_1延长则信号较低，T_2延长信号较高，各组织类型肿瘤的信号强度有较多重叠，且受多种因素影响，除含有特殊成分肿瘤之外，信号强度差别不大，鉴别诊断仍需根据肿瘤部位、范围、形状、边界及信号强度等多种信息综合考虑(图3-125)。病变内含有脂肪、顺磁剂、浆液、骨骼等则信号强度与一般肿瘤不同，一种肿物内含多种成分，信号强度混乱(表3-10)。

表3-10　眶内肿物信号强度

病变类型	T_1WI信号强度	T_2WI信号强度
一般肿瘤	低或中	高或中
黑色素瘤	高	低
骨瘤	低	低
皮样囊肿	高	高
单纯囊肿	低	高
急性血肿	中	低
亚急性血肿	高	高
气肿	无	无

3. 视神经异常信号　视神经异常信号多伴有肿大，视神经胶质瘤多梭形肿大，脑膜瘤多为管状、梭形、锥状或不规则块状增粗。脑膜瘤限制在硬脑膜内时T_1WI和T_2WI均为中信号。视神经炎可轻度增粗，在增强脂肪抑制，或FLAIR序列成像T_1WI可见视神经内有高信号斑点。

4. 眼外肌信号异常　眼外肌信号异常也常伴有肌腹肿大，多发生于甲状腺相关眼病和炎性假瘤，两者鉴别诊断较为困难。一般而言，前者发生于两侧眼眶，多条肌肉受累，肌腱不受影响，T_1WI和T_2WI均显示为中信号，早期肌肉明显水肿T_2WI信号较高。炎性假瘤多发生于一侧眶一条肌肉，眶尖正常，肌腱被侵，T_1WI和T_2WI均显示为低或中信号，有时伴有泪腺肿大。

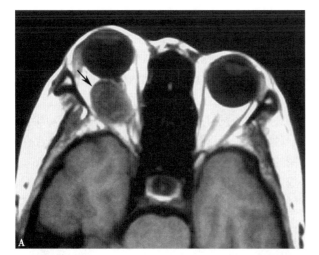

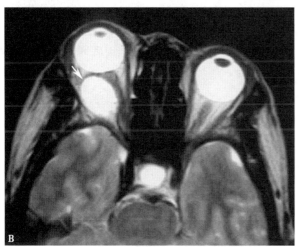

图 3-125　眶内肿瘤 MRI

右眶肌锥内异常信号，类圆形（箭头），符合一般良性肿瘤。左眶正常。A. T_1WI 肿瘤呈中低信号　B. T_2WI 肿瘤呈高信号

5. 泪腺异常信号　泪腺信号异常多伴有腺体肿大，多见于肿瘤和炎症，两类的鉴别主要是根据形态变化，共振信号强度区别不大，T_1WI 和 T_2WI 均可能呈中等强度，T_2WI 也可高信号。泪腺肿瘤多为类圆形或扁平形肿大，肿瘤一侧有时可见部分泪腺。泪腺炎症为全泪腺肿大，在水平体层像上呈杏仁状，有时伴外直肌肿大和外上方眼环增厚。

6. 血管畸形异常信号　眼上静脉和眼下静脉扩张多因颈动脉海绵窦瘘或栓塞性静脉炎所引起。前者血流较快，梯度线圈捕捉不到信号，扩大的海绵窦和眼静脉 T_1 和 T_2 加权像均无信号。

7. 磁共振血管造影　磁共振血管造影（magnetic resongance angiography，MRA）与 CTA 不同，后者需要向血管内注射造影剂方能显示，MRA 利用血液的流空效应作为生理造影剂。采用不同的成像序列显示快流和慢流血管的细节。MRA 立体的显示血流状况，对于

动脉瘤和颈动脉海绵窦瘘的显示一目了然，也有助于视网膜中央动脉阻塞病因的检查（图 3-126）。因其无痛无害，不需用任何造影剂，优于其他血管造影技术。

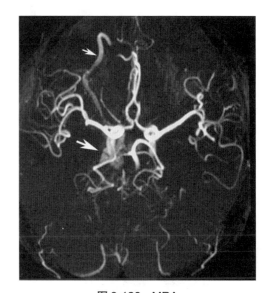

图 3-126　MRA

在脑动脉期同时显示右侧海绵窦（大箭头）和眼上静脉（小箭头），符合颈动脉海绵窦瘘

五、放射性核素显像

核素显像是将放射性核素标记特定的化合物，口服或注入静脉，由化合物将放射性核素携带至病变区聚积，并不停的放散出射线，由体外的探测器接收，形成图像。以上所述超声检查、X 射线成像、CT 和 MRI 都是在组织水平反映生理和病理结构的变化，是一种解剖结构图像；核素显像可从分子水平反映体内器官和病变的功能代谢状态，形成的图像是人体器官功能和病变代谢水平图像。一些疾病在出现形态改变之前，已发生功能变化，因此，放射性核素显像可以对于疾病进行早期诊断；但由于图像清晰度较差，很难显示细小病变及病变细节。目前所采用的核素显像技术是一种发射 CT（emission computed tomography，ECT），包括单光子发射 CT（single photon emission computed tomography，SPECT）和正电子发射 CT（positron emission computed tomography，PET）。ECT 眼科应用，除检测眼内和眼眶肿瘤之外主要是确定眼部恶性肿瘤有无全身转移，或眼部转移癌的原发位置，以制定适当的治疗方案。检查方法是先做全身扫描，发现病灶后进行局部断层成像。

1. 单光子发射 CT　产生单光子的核素有多种，如 ^{99m}Tc 和 ^{131}I 等，前者半衰期适中（6.01 小时），临床多采用标记亲骨化合物，检查骨转移癌及其他骨病（图 3-127）。

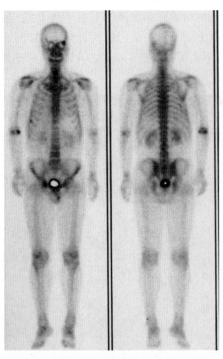

图 3-127 眶壁骨病 SPECT
左眶外上壁放射核素聚集

眼科采用 ^{99m}Tc 标记亲红细胞化合物焦磷酸钠（PYP），使放射性核素与 RBC 联合。由于海绵状血管瘤内含有大量红细胞，注射 ^{99m}Tc-PYP 后 1 分钟开始显示聚积，4 小时达到高峰，其他眶内肿瘤无此浓集 ^{99m}Tc 现象。

2. 正电子发射 CT PET 是研究肿瘤代谢功能状态的一种新技术，目前多使用放射性核素 ^{18}F 标记含有葡萄糖的化合物——氟化脱氧葡萄糖（flurodeoxglcose），形成 ^{18}F-flurodeoxglcose（^{18}F-FDG），用以检查眼部恶性肿瘤的血行转移和身体其他部位原发灶的眼部转移。恶性肿瘤代谢水平高，利用葡萄糖较多，PET 检查显示 ^{18}F-FDG 聚积。2000 年又设计一种新型器械 PET-CT，将 CT 清晰的解剖图像与 PET 的功能代谢图像结合在一起，突出两者的优点，确定肿瘤准确位置和代谢水平，对选择治疗方法和预后判断有重要意义（图 3-128）。

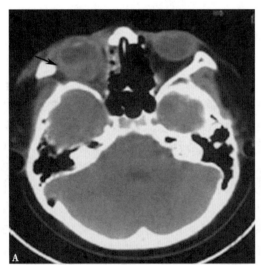

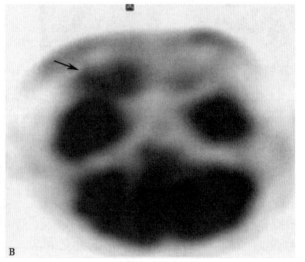

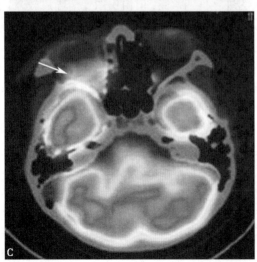

图 3-128 眼眶复发性横纹肌肉瘤 PET-CT
A. CT 右侧眼眶后部占位病灶（箭头） B. PET 右侧眼眶后部核素聚集（箭头） C. PET-CT 以颜色表示核素聚集，右侧眼眶后部核素轻度聚集

（宋国祥）

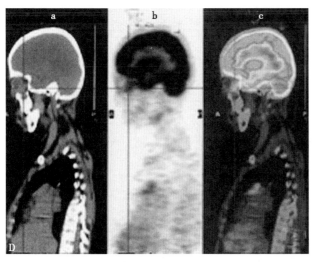

图3-128　眼眶复发性横纹肌肉瘤PET-CT（续）
D. 头、颈和胸部PET-CT，a为CT，b为PET，c为PET-CT

主要参考文献

1. 崔模，张朝佑. 国人骨性眼眶的测量与观察（第一部分）. 中华眼科杂志，1959，9（4）：208-211.

2. 任同明，宋念东，宋艳梅，等. 国人眼眶容积及骨性径线测量. 解剖学研究，2002，24（3）：208-209.

3. 宋国祥. 眼眶病学. 第2版. 北京：人民卫生出版社，2010：1-89.

4. 范先群，张涤生，龙松，等. 正常眼眶计算机三维测量方法的建立. 临床眼科杂志，2000，8（1）：4-6.

5. 唐东润，崔世民. 异常起源眼动脉的数字减影血管造影表现. 中国实用眼科杂志，1997，15（12）：746-748.

6. 罗文彬，邓亚平. 国人眼球突出度及眶距的测量统计. 中华眼科杂志，1959，9：200-203.

7. 张清炯，箕田健生，曾瑞萍. 简便基因诊断在视网膜母细胞瘤风险预测的临床应用. 中国实用眼科杂志，1997，15（5）：272-274.

8. 管怀进，陆宏. 两步聚合酶链反应法快速诊断感染性角膜炎和眼内炎病原体的研究. 中华眼科杂志，2004，40（12）：819-823.

9. 魏楠，孙丰源，赵红. 眼球突出度的CT测量及其临床意义. 中国实用眼科杂志，2006，24（3）：321-322.

10. 任秀昀，鲁小中，牛红，等. 眼眶海绵状血管瘤超声造影增强模式的初步探讨. 中华医学超声杂志（电子版），2010，7（4）：40-42.

11. 张虹，张遵城，丁莹，等. 使用 ^{99m}Tc 标记红细胞放射核素显像诊断眼眶海绵状血管瘤. 中国实用眼科杂志，2009，27（2）：175-178.

12. Duke-Elder S. System of Ophthalmology. Vol. 13，part II，London：Kimpton，1974：866-1130，780-788.

13. Rootman J. Diseases of the orbit：A Multdisciplinary Approach. 2ed edition. Philadelphia：Lippccott Williams，2003：3-84.

14. Ourselin S，Roche A，Subsol G，et al. Reconstructing a 3D strcture from serial histological sections. Image vision comput，2001，19：25-31.

15. Wei P，Zhou XG，Wang CZ. Application of detection gene rearrangement in diagnosis of lymphomas. J Clin Exp Med，2005，4（4）：233-236.

16. Hasegawa M，Fujisawa H，Hayashi Y，et al. CT arteriography for orbital tumors：diagnostic and surgical value. J Clin Neurosci，2005，12（5）：548-552.

17. Lemke AJ，Hosten N，Richter M，et al. Contrast-enhanced color Doppler sonography of uveal melanomas. J Clin Ultrasound，2001，29（4）：205-211.

18. Takechi A，Uozumi T，Kiya K，et al. Embolisation of orbital varix. Neuroradiology，1994，35（5）：487-489.

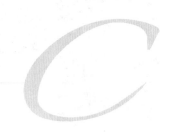

第二章
眼眶先天和发育异常

眼眶先天和发育异常在临床上相对罕见，其种类繁多，表现各异，包括颅缝早闭症、眶距增宽症、先天性小眼球合并囊肿、眼眶脑膜脑膨出、神经纤维瘤病等。病因与遗传和环境因素有关。

第一节　颅缝早闭症

颅缝早闭症是一种原发性颅骨发育错乱，可能发生于一条或多条颅缝中，或是一种复合性综合征的部分症状，即包括身体其他部位的发育畸形，如面部、肢体等部位的畸形。

颅缝早闭症在新生儿发生率约0.04%。在过早融合的颅缝中，以矢状缝融合最常见，占40%～55%；其次为冠状缝（含单侧或双侧），为20%～25%；额缝为5%～15%；人字缝早闭较少见，为0～5%；5%～15%的患者伴有一个以上的颅缝受累。

正常颅骨发育与脑增长相适应。在胚胎和幼年时期颅骨缝开放，以适应脑髓不断的增长。如果一个或多个颅骨缝过早地闭合，限制了该部位脑组织的正常增长，导致其他颅缝出现代偿，出现颅面畸形（craniofacial deformality）。根据早闭的颅缝不同和伴随的其他体征不同（主要为手足畸形），颅面畸形可分为Crouzon综合征、尖头畸形和尖头并指（趾）综合征（包括Apert综合征和Pfeifer综合征等）、Jackson-Weiss综合征、Saethre-Chotzen综合征、舟状头畸形和三角头畸形等。

颅缝早闭症可能是由于胎儿的一种发育缺陷，出生后才被发现；或是由于包括染色体、遗传因子在内的畸形，如FGFR（成纤维细胞生长因子受体）和TWIST（胚胎发育相关基因，编码一种在胚胎发育中起关键调控作用的转录因子）基因突变。

一、Crouzon综合征

Crouzon综合征又称作颅面骨发育不全（craniofacial dysostosis），由法国神经病理学家Crouzon于1912年首先报道并命名，属于颅缝早闭症的一种。

【病因】　Crouzon综合征是一种常染色体显性遗传病，绝大多数病例基因突变定位于10q25-q26的FGFR2基因区域，极少数与FGFR3基因突变有关。FGFR2基因突变除导致Crouzon综合征外，还可引起其他颅缝早闭综合征如Apert综合征、Pfeifer综合征、Jackson-Weiss综合征等。

【临床表现】　Crouzon综合征一般出生后体征已较明显；少数病例出生时仅有面部发育不全，而颅缝早闭和颅内高压等表现要迟至出生后数月或数年时才出现并逐渐进展，被命名为出生后亚型。

Crouzon综合征发病率为活产儿的1/25 000到1/31 000，约占先天性颅缝早闭症的4.8%，患者中30%～60%为散发病例。常见于男性，男女之比为3:1。患者表现各异，病情轻重不一，主要特征为颅缝过早闭合，从而继发颅腔狭小（尖头、舟状头、三角头），前额大而向前上方隆突。颜面部由于上颌发育不全，鼻短而宽，呈钩状，似鹦鹉嘴样。下颌大而前突，牙齿畸形，反颌位，硬腭较高，偶见耳畸形（图3-129A）。部分病例因颅缝早闭导致颅内压增高和脑损伤，出现频繁头痛、呕吐、癫痫发作、智力缺陷和脑积水等。偶见脊柱侧弯（图3-129B）。手足外观无异常。

眼部异常包括双侧眼球突出、两眼过远，视神经萎缩和视力减退，常有外斜视及眼球震颤（图3-129A，C，见书末彩插）。眼球突出是由于眼眶前后径短、眶腔浅引起的，占全部病例30%～80%，严重者眼球脱臼，暴露性角膜炎。长期颅压增高，视神经管横径较窄，视神经被牵扯和压迫，致使视神经萎缩。

【影像表现】　X射线显示额部隆突，骨缝愈合，颅前窝和颅中窝界限不清，指压痕增多。上颌骨发育不全，上颌窦缺如，视神经孔变小（图3-129D，E）。

CT及MRI显示眼眶、鼻腔鼻窦、颞骨、颌骨、颅底异常。双眼眶浅，眶外壁夹角增大，眶距增宽，眼球突出，视神经迂曲，眼外肌增粗等；鼻腔狭窄伴鼻中隔偏曲，鼻窦发育差，鼻咽腔狭窄等；壶腹型内耳道，乳突气化差，乳突炎；上颌骨发育不良，硬腭高拱，口腔顶壁呈倒"V"字形；颅骨内板弥漫性深压迹，蝶骨大翼狭长菲薄，颞窝变小，颅前窝底低位，颈静脉球窝增大，蝶鞍异常等（图3-129F～I）。

【诊断和治疗】 本病由于特殊的面形，诊断较易，但治疗困难。早期行神经外科手术，可预防失代偿性高颅压和脑疝；及早行视神经减压术可保存部分视功能；广泛的颅骨、眶骨、上颌骨截骨即期前移手术，或截骨后用骨牵引方式逐渐前移颅面结构，可增加眼眶容积，改进面部畸形。

二、尖头畸形和尖头并指（趾）综合征

尖头畸形（oxycephaly）又名塔形头（tower head，turricephaly），其特征为头颅垂直径过长，而横径和前后径较短。

【病因】 在人体发育成熟之前，所有颅骨缝愈合，特别是冠状缝和人字缝的过早骨化，限制了头颅向前后和左右方向增长，只能向上发展，结果头颅垂直径长而水平和前后径短。

【临床表现】 在临床上，尖头畸形多见于男性儿童，男女比例约为4:1。几乎所有患者均有不同程度的头痛主诉，这是由于幼儿时期大脑增长较快，颅缝闭合，颅腔扩大受限，引起颅内压增高的缘故。7～8岁之后，大脑增长缓慢，头痛缓解。由于大脑在发育期生长受限及颅内高压的存在，智力有不同程度的低下，嗅觉和听觉偶有减退。此种畸形在出生后即能被认出，4岁以内发展较快。7～8岁以后，大脑逐渐停止发展，畸形也不再进行。在畸形较著的病例，头颅呈圆屋顶形，头发分布于顶部，平而垂直的前额缺少眉弓，鼻前隆，上颌小硬腭窄，而下颌较大（图3-130A～C）。

眼部最显著的体征是眼球突出，50%以上患者具有此征。由于眶腔浅小，不能容纳眼球，致使双侧眼球向前突出。突出程度轻者不影响视功能；严重者，

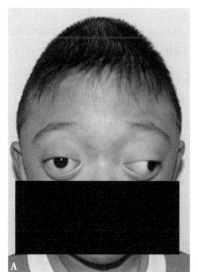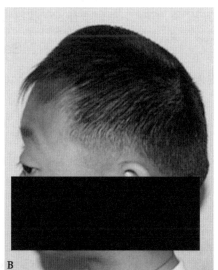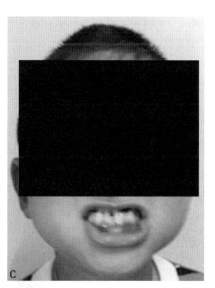

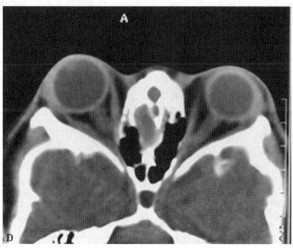

图 3-130 尖颅畸形

A～C. 患儿，男，5岁，出生时眼球突出，尖头。查体：视力右眼0.6，左眼0.05，眼球突出，眶距增宽，左眼外斜45°眼睑闭合不全。尖头，牙列不齐，下颌大，反颌　D. CT水平位示双眼球突出，眶距增宽，眶外壁夹角增大，眼窝浅，颅骨内板明显指压痕

眼球脱出于睑裂之外。眼球突出，睑裂闭合不全，常引起暴露性角膜炎。常见眼距过远和外斜视，偶见上睑下垂（图3-130A～C）。视力减退是眼部最严重的损害，这是由于长期高颅压，视乳头水肿，继发视神经萎缩，引起视力减退；另外，颅底下降，颅顶上升，牵扯视神经，也可引起原发视神经萎缩。

尖头并指（趾）综合征，是一类以颅缝早闭所致的尖头畸形伴并指（趾）畸形为一主要症状的少见综合征，包括Apert综合征、Pfeiffer综合征等。

Apert综合征又称尖头并指（趾）综合征 I 型，是一种多颅缝早闭所致的综合征。该病罕见，发病率仅为16/1 000 000，绝大多数是散发病例，属常染色体显性遗传，与10q25-q26的*FGFR2*基因突变有关。头颅畸形多为尖头或短头；中面部凹陷，额部很高，轻度突眼伴中度眶距增宽，可有腭裂及反颌畸形，并指（趾）畸形；多数患者有智力发育迟缓。

Pfeiffer综合征较Apert综合征和Crouzon综合征更加少见，也是常染色体显性遗传病，与*FGFR1*和*FGFR2*基因突变有关。颅面部表现为扁头、睑裂下斜、面中部凹陷、下颌相对突出、眶距增宽、突眼和小鼻子；四肢畸形有拇指和踇趾宽大，拇指可向内偏斜，有些伴肱桡关节和桡尺关节固定。

【诊断】 尖头畸形因其特殊外观诊断并不困难，X射线检查有助于了解颅缝骨化的范围、程度和颅压增高情况。X射线头颅正侧位片显示除矢状缝以外的骨缝融合，颅顶上升，颅底下降，颅骨变薄，指压痕增

多，蝶鞍小及骨疏松。

眼眶CT扫描可见不同程度双眼球突出，甚至脱出于睑裂之外，眶腔浅小。蝶骨大翼向内向前移位，颅骨指压痕可见（图3-130D）。

【治疗和预后】 尖头畸形的病程和预后与颅缝愈合时间和范围有关。骨缝愈合越早，发展越快，预后越差。一旦达到7～8岁，脑的活跃增长期度过，各种症状和体征也停止发展。当发生视乳头水肿时，应早期手术治疗，以保存有用视力。手术方式以冠状缝和矢状缝侧线状颅骨切除为佳，其他方式的减压术仅能暂时缓解症状。

三、舟状颅畸形

舟状畸形（scaphocephaly）是由于颅顶的矢状缝过早愈合所致。头颅沿矢状面发展，形成前后径长，水平径短，如同龙船样。眼眶容积较小，两侧眼球突出、视神经萎缩、外斜视、暴露性角膜炎等（图3-131）。X射线显示矢状缝骨化。

四、Saethre-Chotzen 综合征

Saethre-Chotzen 综合征为另一种颅缝早闭症，为常染色体显性遗传病，致病基因为*TWIST*基因，与*FGFR*基因突变无关。发病率为1/25 000～1/50 000。表现为短头畸形、面部不对称、额部发际低、眉异常、上睑下垂、睑裂斜向下、眶距增宽、鼻纵隔偏曲、面中部凹陷、小耳、错颌、并指等。

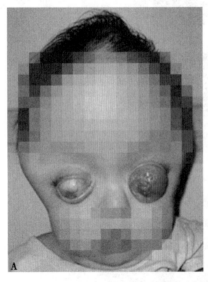
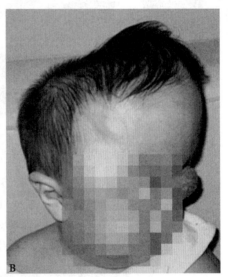

图3-131 舟状颅畸形

患儿，男，1岁，出生时眼球突出，头颅畸形。查体：双眼球高度突出，暴露性角膜炎，左眼球脱臼，右眼球外下斜视，眶距增宽；前额宽大，前囟突起，头颅前后径长呈舟状。鼻短，反颌

第二节 眶距增宽症

眶距增宽症是指两眼间骨性距离过度增宽的一种病变，它是一种症状，可以出现在许多类型的颅面畸形中。

【病因和病理机制】 颅面裂是最常见的病因，其次是颅面部和中面部发育不足、前部脑膜脑膨出、颅缝早闭等。

筛房前部的水平方向增宽是眶距增宽症的主要病理机制。眶距增宽症的颅面骨和颅前窝也发生病理改变，鼻中隔、鼻骨、筛板和嗅窝等部位均较正常加宽。鼻根部宽阔平塌，无正常鼻梁隆起，有时可见鼻根部存在正中沟状裂隙。

眶距增宽症的筛房后部及蝶窦部分不受影响，视神经位置正常，造成双眼眶呈向外扩张状，双眼间视轴分离，导致双眼单视功能丧失。

【临床表现】 眼部主要表现为两眼距离过远、外斜视（图 3-132A），其他如小眼球、小角膜和视神经萎缩也可见。

【诊断】 颅 X 射线平片和 CT 扫描可以确诊（图 3-132B）。临床上以泪嵴作为测量点，两侧泪嵴点间的距离称为内眶距（interorbital distance，IOD）。确定眶间距正常与否的标准是内眶距的精确测量。眼眶骨性间距的宽度随年龄、性别和种族等的差异而不同。正常婴儿的内眶距平均为 16mm，随年龄增长而逐渐增加，至青春期接近成人水平。东方人的内眶距大于西方人。

西方人眶距增宽症的诊断标准：1 度，轻度眶距增宽，在 30～34mm 之间；2 度，中度眶距增宽，在 35～39mm 之间；3 度，重度眶距增宽，>40mm，或内眶距在 35～39mm 之间，但伴有眼球横轴歪斜或高低不平。

中国人眶距增宽的诊断标准：1 度，在 32～35mm 之间；2 度，在 36～39mm 之间；3 度，>40mm。

【手术治疗】 5～6 岁为最佳手术年龄。过早手术，尤其在婴幼儿时期，在进行眶缘下截骨时会损伤恒牙的胚胎，还会影响颅面骨骼的正常发育。5～6 岁时骨组织薄而软，手术操作远较成人方便，同时也有助于儿童的心理发育。

轻度眶距增宽症，采用眶距截骨手术、眶内壁截断及内移手术。

中度眶距增宽症，对于 X 射线平片显示眶外形正常，不存在眼球真性移位和偏斜者，采用颅外径路截骨手术；对于无脑膨出，筛板较高者，采用"V"形截骨术；对于年龄大于 7～8 岁，额窦尚未发育者，选用"O"形截骨术。

重度眶距增宽症，两侧眼眶真性侧偏异位，两侧外眦角和外耳道口距离缩短，采用颅内、外联合径路眶周矢状截骨术。

第三节 先天性小眼球合并眼眶囊肿

先天性小眼球合并眼眶囊肿（congenital microph-thalmos with orbital cyst）又名小眼球伴有视网膜假性胶质增生和眼眶假性胶质囊肿（microphthalmia associated

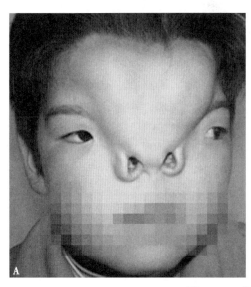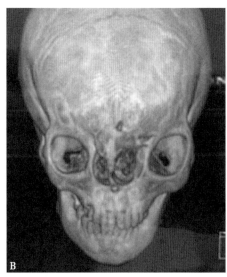

图 3-132 眶距增宽症

A. 患儿，女，5 岁，自幼双眼距离远，鼻根部及额部饱满，无家族史。查体：双眶距增宽，外斜视；鼻根部及额部隆起明显，正中央凹陷，鼻短，鼻孔外翻 B. 头颅 CT 三围重建正位像：重度颅面正中裂，眶距增宽畸形

with pseudogliomatosis of the retina and pseudogliomatous orbital cyst），是一种少见的先天性眼球发育异常，眼眶囊肿是继发改变。

【病因】 胚胎时期，眼球的发生和发育经过眼泡、眼杯和胚裂闭合几个时期。当胚胎发育至 3.2mm 长时（3 周），前脑两侧隆起，形成眼泡。至胚胎 4.5mm长，眼泡远端和下方向内凹陷，形成眼杯。眼杯下方的裂又名胚裂，中胚叶组织经过此裂进入胚胎眼内。胚胎发育至 12mm（5 周）时胚裂开始闭合，至胚胎 17mm 闭合完全。眼杯周围的中胚叶组织形成脉络膜和巩膜等。如胚裂闭合过程发生紊乱，未能按时闭合，眼杯成分如神经外胚叶组织经过相应裂口向眼外增长，便形成了眼眶囊肿。由此可见，囊肿是不成熟的视网膜经眼球壁缺失向外疝出的球形肿物，与小眼球是一体的。

【临床表现】 小眼球和囊肿发生于胚胎时期，出生后或婴儿期即被父母发现。多发生于一侧眼，约 1/3 为双眼。轻者仅见眼球及角膜略小，眼窝轻度凹陷，视力下降，可伴有斜视（图 3-133A，图 3-134A）。重者眼窝塌陷，睑裂小，结膜囊内可见小眼球；或由于眼球太小，被结膜遮盖，眼球不能发现，用眼钩拉开结膜，可在锥形结膜囊顶端找到黑灰色角膜和眼球（图 3-135A，图 3-136A）。随着年龄增长，囊肿逐渐肿大，下睑向前隆起，青蓝色，可扪及软性肿物。小眼球向上移位，下部结膜也呈青蓝色隆起，或自睑裂突出。肿物内盛有清澄液体，在下睑和结膜表面照光，整个囊肿透亮（图 3-137A）。偶见小眼球与囊肿无明显联系，只有病理组织学检查才能证实两者的密切关系。

在临床上除眼部异常之外，少数病例伴有身体其他部位的先天畸形。Foxman 和 Mitsuo 等发现有唇裂、狼咽、小头颅，缺乏视束和外侧膝状体，大脑白质较少，以及脑膜 - 脑膨出、心血管和泌尿生殖器发育异常等。

【诊断】 出生以后发现小眼球，随着患儿的增长，下睑逐渐隆起，透见青蓝色，并可扪及软性肿物，这些典型临床发现便可做出正确诊断。

超声探查发现小眼球及其所连接的囊肿，囊内缺乏回声（见图 3-135B）。

CT 扫描差异较大：轻者患眼较正常略小，其后有一较小囊肿于眼球相连；重者患眼明显小于正常，球旁囊肿大小不一，囊内一般为低密度。CT 还可发现眶容积明显扩大，有时小眼球形成钙斑（见图 3-137B）。

MRI 发现囊性肿物在小眼球之后或下方，边界清楚，呈类圆形、不规则形或分叶状。T_1WI 为低信号，T_2WI 上为高信号，脂肪抑制序列加强化后囊壁为高

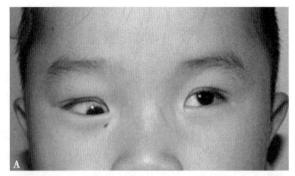

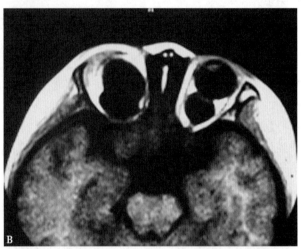

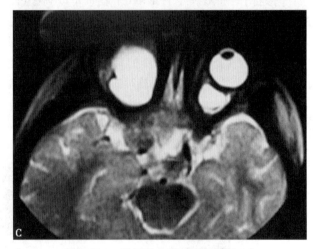

图 3-134 先天性小眼球合并囊肿（2）

A. 患儿，男，5 岁，自幼双眼视力差，斜视。查体：双眼无光感，小眼球，右眼内下斜视，左眼外上斜视，眼球震颤

B、C. MRI 水平位：双眼球小，球后眶内可见囊肿，呈长 T_1 长 T_2 信号，与眼球连为一体

信号（见图 3-133B、C，图 3-134B、C，图 3-135D、E，图 3-136B、C）。

【病理】 先天性小眼球因发育程度不同病理所见可不一致，巨检所见为大小不等，形状不一的小眼球，在其下面连接一个大囊肿（见图 3-133D，图 3-136D，图 3-137C、D）。小眼球内，晶状体混浊，钙化，可与后

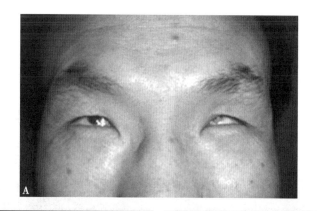

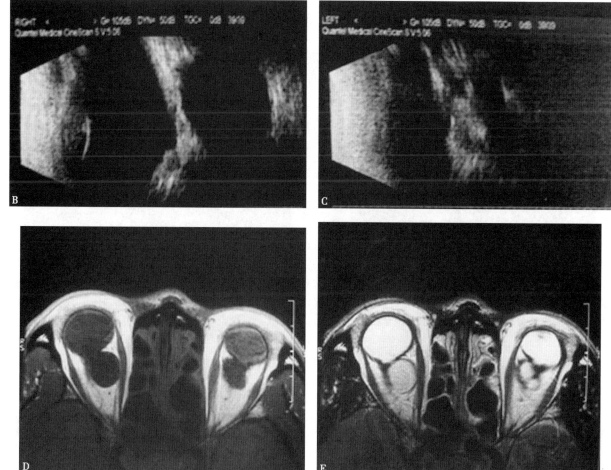

图 3-135 双侧先天性小眼球合并囊肿（3）

A. 患者，男，51 岁，自幼双眼球小、视力差，无家族史。查体：视力右眼前手动，左无光感；双眼小眼球、小角膜，眼窝凹陷，左眼球萎缩，内上斜，角膜白斑 B、C. B 型超声示双眼轴明显变短，眼球变形，脉络膜缺损，球后探及囊性肿物，右侧 12.2mm×12.6mm，左侧 7.9mm×9.3mm D、E. MRI 水平位：双眼球小，形态欠自然，眼环后部不连续，眼球后方可见囊样长 T_1 长 T_2 信号影，边缘光滑，信号均匀

部的视网膜粘连。视网膜未分化或分化不良，可见菊花样排列细胞和胶质增生。眼球下方的胚裂未闭合，不成熟的视网膜与眶内囊肿的内壁相连续。囊肿可有一或数个，圆形、不规则或分叶状。色素膜和玻璃体可进入囊肿一个短距离。囊肿壁分为两层：内层为分化程度不等的视网膜层，往往不完全地衬于囊内壁，

镜下可见增殖的神经胶质和发育不完全的视网膜，偶见菊花样排列的原始视网膜细胞；囊壁的外层为纤维血管组织，系因囊肿压迫周围组织，成纤维细胞增生所致（见图 3-133E、F，图 3-137E、F）。囊内含有淡黄色澄清液体，内有小梁及脱落细胞，蛋白质和氯化物含量近似脑脊液。

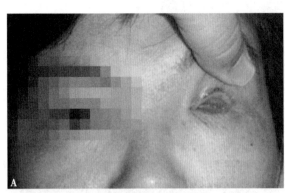

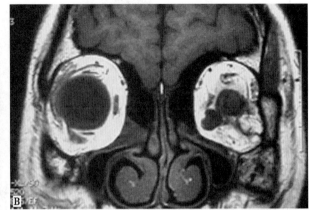

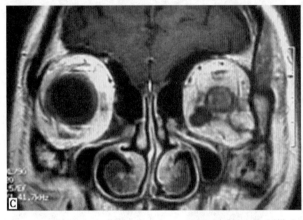

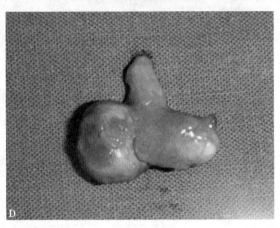

图 3-136　先天性小眼球合并囊肿（4）

A. 患者，女，42 岁，左眼先天无眼球。查体：左眼无光感，眼窝凹陷，睑裂短，结膜囊狭窄；扒开眼睑，结膜囊内隐现灰色小角膜　B、C. MRI 冠状位：左眼球明显变小，眼球鼻下方可见一小囊肿，呈长 T_1 信号，未见强化　D. 大体标本像：眼球明显萎缩，可见分叶状小囊肿与眼球相连

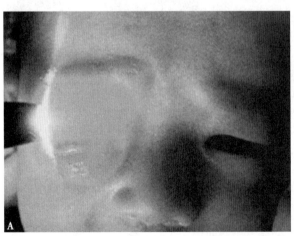

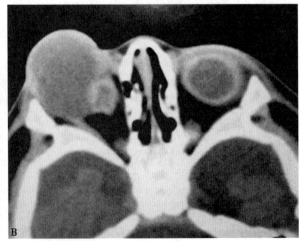

图 3-137　先天性小眼球合并囊肿（5）

A. 患者，男，1 岁，出生后右眼眶肿物。查体：右上睑下垂，结膜外翻，上睑皮下可触及囊性肿物，眼球被囊肿遮盖，透光试验阳性　B. CT 水平位：右眼球明显萎缩，眶内可见大囊肿，眶腔扩大

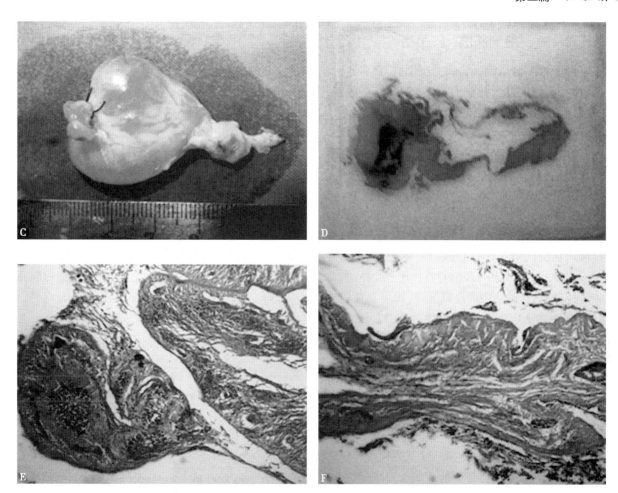

图 3-137 先天性小眼球合并囊肿（5）（续）

C. 大体标本像：明显萎缩的小眼球与一大囊肿相连　D. 标本像：明显萎缩的小眼球与一大囊肿相连　E. 囊肿壁，示视网膜部分　HE×40　F. 囊肿壁，示巩膜部分　HE×40

【治疗】　如眼球发育程度较高，仍保持一定视力，或有较好的外观，可定期随诊观察，必要时配戴美瞳以改善外观；如眼球发育程度较差，可摘除小眼球及囊肿，植入义眼台，并行结膜囊成形术。

第四节　脑膜-脑膨出

　　眼眶脑膜-脑膨出（meningo-encephalocele）是由于颅内结构通过眶骨缺损疝入眶内引起的一种先天异常。单纯的脑膜疝出，内含脑脊液，形成囊性肿物名脑膜膨出（meningocele），脑膜伴有脑组织疝出的名脑膜-脑膨出。根据骨孔的位置，又把脑膜-脑膨出分为前部和后部两种临床类型。

　　【病因】　眼眶脑膜-脑膨出是胚胎时期眶壁骨形成失败的一种先天畸形。对于骨缺失是怎样形成的，意见尚不一致。Pollock（1988 年）综合为五种假说：①嗅神经周围筛板闭合失败；②胚胎时期脑室压力增加，驱使脑组织膨出；③神经外胚叶分离不全；④颅咽管残存，蝶骨发育不全；⑤蝶骨化中心发育失败等。其中神经外胚叶分离不全和骨化失败学说被多数学者接受。正常胚胎早期，神经外胚叶从表面外胚叶分离，最后发育为神经系统。如因粘连而分离不全，两者间的骨形成发生障碍残留骨孔，颅内和颅外脑组织经此孔相连，此种情况脑膨出在前，骨孔形成在后。骨化不全学说认为在胚胎晚期，由于某种原因，骨化或骨融合不全，骨性眼眶的孔裂（视神经孔、眶上裂、筛后孔等）扩大，或眶骨壁发育不全，由于颅压较高，驱使脑膜、脑组织疝入眶内，此种情况骨缺损在前，脑膨出在后。从临床所见，前部脑膨出适于神经外胚叶分离不全学说，而后部脑膨出适于骨化失败学说。此外，颅内或眶内炎症和肿瘤侵蚀，外伤和手术造成的眶骨缺失也可继发脑膜-脑膨出。

　　【临床表现】　脑膜-脑膨出虽在胚胎时期已经形成，往往在儿童或青年时期才出现症状和体征。

一、前部脑膜-脑膨出

因两侧筛板（cribriform plate）之间骨缝闭合不全，额叶底部脑组织经此骨缺失向前下突出，致使额骨、上颌骨、筛骨或泪骨骨缝之间形成骨管，脑膜、脑组织经此骨管膨出于皮下。临床表现为双侧对称，鼻背加宽前隆。如脑膜膨出向一侧发展，至眶内上侧，则局部隆起，眼球向外侧移位，两眼分开。在眶内侧可扪及软性肿物，哭闹、喷嚏、用力（Valsalva maneuver）或低头等颅压增高时，大量脑脊液至颅外的囊内，致使肿物增大。压迫肿物则变小，较多的脑脊液突然进入颅内，颅内压突然增高，可引起恶心、呕吐、头晕等症状。骨孔较大的，脑搏动可经脑脊液传递至颅外，肿物与脉搏同步搏动。肿物表面皮肤变薄，血管新生。因肿物多位于眶内上侧皮下，体位性增大，需与毛细血管瘤鉴别。囊肿内含有澄清的脑脊液，可透光，彩色多普勒超声血流成像，缺乏血流信号，此点与毛细血管瘤不同。脑膜膨出发生于眶内下缘，需与泪囊囊肿鉴别，前者自发搏动有体位性，X射线和CT发现骨孔。

二、后部脑膜-脑膨出

脑膜和脑组织经过扩大的视神经管，眶上裂、后筛孔或蝶骨大、小翼骨缺失疝入眼眶后部，多见于神经纤维瘤病的先天性眶上、眶外壁缺失。临床表现一或两侧眼球突出，并向下移位，常伴有搏动。因蝶骨大翼缺失，大脑颞叶疝入眶后部，则眼球向前方突出。头前倾时，突出加重，压迫眼球尚可纳入眶内。眼球搏动系脑搏动传递而来，无血管杂音，压迫患侧颈动脉，搏动减弱而不停止，此点与血管性搏动不同。眼睑水肿，下垂，前隆，上举不足（图3-138A）。偶见视力丧失，原发性视神经萎缩、眼球运动受限及眼球萎缩。

脑膜-脑膨出常伴有其他先天畸形，如隐眼畸形、小眼球、水眼、先天性视神经和视乳头缺失、视乳头周围葡萄肿、两侧眼球过远及尖头畸形等。

【诊断】

1. 典型的临床症状和体征。

2. X射线检查　在前部脑膜-脑膨出，摄影体位采用张口45°后前位，可发现筛板骨缺损。后部膨出

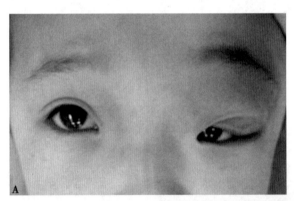

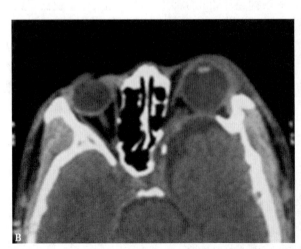

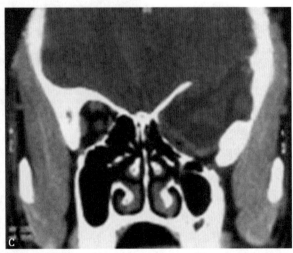

图3-138　后部脑膜-脑膨出

A. 患者，女，6岁，左眼睑肿5年。查体：左上睑下垂、肿胀，皮下触及软性肿物，边界不清，眼球突出并向鼻下移位

B、C. CT水平位和冠状位：左侧蝶骨大翼明显缺损，部分脑膜和脑组织膨出至眶内，眼球突出，眶腔扩大，眼睑肥厚

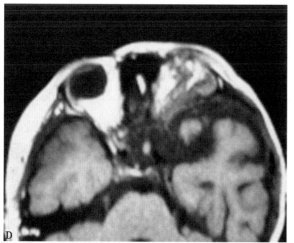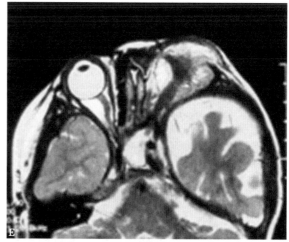

图 3-138 后部脑膜 - 脑膨出（续）

D、E. MRI 水平位：左侧蝶骨大翼明显缺损，部分脑膜和脑组织膨出至眶内，眼睑及眶内可见不规则形肿物，边界欠清晰

在 20° 后前位 X 射线片上，可见颅前窝小，颅中窝大，蝶骨大、小翼骨缺失或骨管、骨孔、骨裂扩大。

3. 超声检查 搏动性囊性肿物，可压缩。

4. CT 扫描 眶骨缺失及眶内较低或高密度块影（图 3-138B、C）。

5. 穿吸 可抽出澄清液体，常规和生化分析证实为脑脊液。腰穿注入色素，肿物内脑脊液染色。眼眶肿物内注入气体，X 射线平片可见颅内气泡，以上各项检查均说明眶内肿物与颅内沟通。

6. MRI 可见膨出的脑膜及脑组织与颅内脑膜及脑组织相连续，囊内脑脊液 T_1WI 为低信号，T_2WI 为高信号（图 3-138D、E）。

【病理】 镜下可见神经源组织和三层脑膜。在病程较长的中年人，三层脑膜纤维化，成为一层纤维囊壁。囊内脑组织水肿，变性，萎缩，可见沙砾样体。

【治疗】 手术治疗常能收到较好效果，手术进路和处理不当可招致脑脊液瘘、脑膜炎。

对于前部脑膜 - 脑膨出，可从前部皮肤切口，结扎眶内肿物颈部，切除膨出的肿物，将蒂送入骨孔，用游离肌块或人工材料封闭裂孔，生物胶黏合。术后发现脑脊液瘘，应加压包扎，抬高头位，降低颅压，并预防感染，一般 3~5 天漏液消失。如骨缺失较大，先经颅内还纳或切除膨出的脑膜、脑组织，采用人工材料修补脑膜及骨缺损。

对于后部脑膜 - 脑膨出，需先将硬脑膜分离，将膨出的脑膜、脑组织复位，钛板成形固定于骨缺损部位。后部膨出骨缺失范围较广，形状不规则，分离硬脑膜时常有破裂，应同时进行修补。

第五节 神经纤维瘤病

神经纤维瘤病（neurofibromatosis, NF）又名 Von Recklinghausen 病。此病属于神经皮肤综合征的一种，常累及中枢神经系统，伴皮肤、内脏和结缔组织等多种组织病变。

根据临床表现和基因定位分为神经纤维瘤病 I 型（NF I）和神经纤维瘤病 II 型（NF II）。NF I 是一种常染色体遗传性疾病，发病率约 1/3000。其基因位于 17 号染色体长臂，以皮肤色素异常斑以及躯干、四肢及眼部周围神经多发性肿瘤样增生为特点，又称多发性神经纤维瘤病。NF II 以前称双侧听神经瘤神经纤维瘤病（bilateral acoustic neurofibromatosis）或中枢神经纤维瘤病（central neurofibromatosis），是临床较少见的常染色体畸形，发病率 1/50 000~1/40 000，基因位于常染色体 22 号。

【病因和病理】 一般认为神经纤维瘤病是一种常染色体显性遗传病，但也有隐性遗传病例报道。基因缺陷使外胚层神经组织发育不良、过度增生形成肿瘤。无明显人种和地理差异。

病理学上除外神经外胚层结构过度增生和肿瘤形成，尚伴有中胚层组织过度增生。肉眼下肿物软，无包膜，与正常组织混杂。典型病理改变为梭形瘤细胞杂乱分布于淡染的胶原基质内，瘤细胞基本由鞘膜细胞组成，胞核深染呈 S 形，胞质淡嗜酸性，间质有水肿和黏液样变，可见丰富小血管及绳索样粗大神经（图 3-139F）。恶性变时有出血、坏死、细胞异型性及核分裂。

【临床表现】　神经纤维瘤病有多种临床表现，可累及中枢神经系统、周围神经系统、骨骼、肌肉、皮肤和眼部。眼部常是神经纤维瘤病的好发部位，几乎可侵及所有眼部结构和组织。

NF Ⅰ主要表现：上睑外侧丛状神经纤维瘤，睑皮下瘤细胞弥漫性增生，软性肥厚无边界，如面团状，使睑外侧下垂呈 S 形。病变不断增生引起睑裂延长，上睑外翻，且常合并颞部色素增多和颞骨缺失（图 3-139A、B，图 3-140A，图 3-141A、B）。虹膜棕色隆起斑点，称为虹膜结节。眶壁、蝶骨发育不良，常显示眶外壁、眶顶

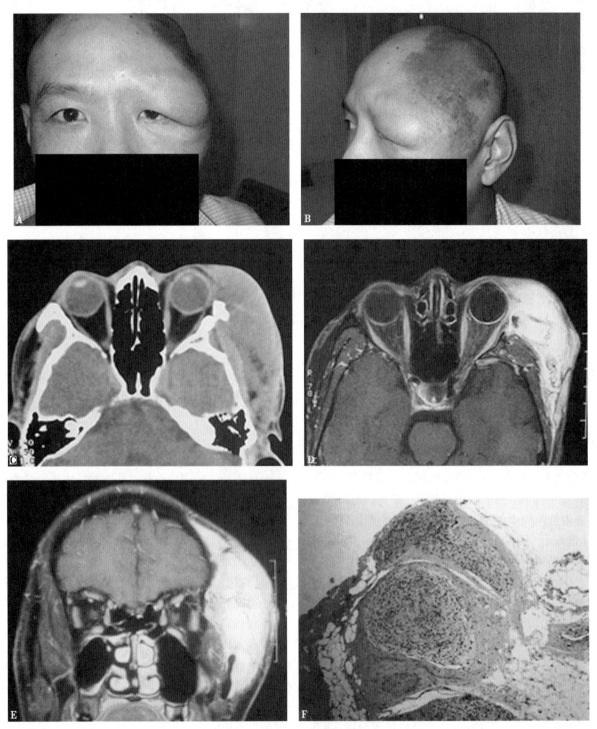

图 3-139　神经纤维瘤病（1）

　　A、B. 患者，男，32 岁，自幼左眼肿胀，加重 5 年。查体：左上睑及颞部隆起，皮下触及软性肿物，边界不清，颞顶部皮肤大片咖啡斑　C. CT 水平位：左上睑及颞部弥漫软组织肿块影，边界不清，眶外侧壁骨质增厚、变形　D、E. MRI 水平位及冠状位：左眼额颞部弥漫软组织肿块影，边界不清，明显强化　F. 神经纤维瘤病　HE×40

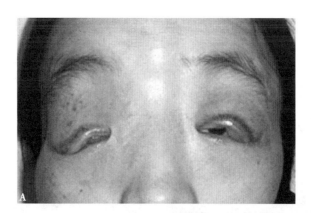

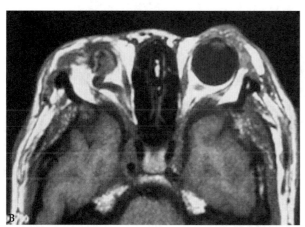

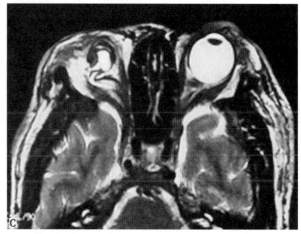

图 3-140　神经纤维瘤病（2）

A. 患者，女，35 岁，出生后双眼肿物，右眼失明。查体：面部、四肢、躯干皮肤多发大小不等咖啡斑；双眼睑皮下触及软
性肿物，边界不清；右上睑下垂，变形，眼窝凹陷，眼球萎缩；左眼肥厚、外翻　B、C. MRI 水平位：双眼睑皮下及颞窝不
规则软组织肿物，边界不清；右眼球萎缩；双侧蝶骨大翼部分缺损，可见脑膜脑膨出

骨质缺失，眶上裂增大，范围较大的骨质缺损导致脑
膜或脑膜脑组织疝入眶内，出现搏动性眼球突出。可
因前房角有异常组织阻塞致先天性青光眼，眼球直径
较大。有 1/4～1/2 视神经胶质瘤患者合并神经纤维瘤
病。皮肤咖啡色素斑，这些色素斑常位于背部、腋下，
其数目常与疾病严重程度有关（图 3-141A、B）。皮肤
咖啡斑在 6 个以上，直径在 15mm 或一个直径在 6cm
以上有诊断意义。皮肤或皮下神经纤维瘤是本病主要
诊断指征。

　　NF Ⅱ的主要表现：双侧听神经瘤，可表现为眩晕、
耳鸣和感觉性听力下降。瘤体长大，压迫小脑、脑干
和第四脑室，出现第 Ⅴ、Ⅷ、Ⅹ、Ⅺ、Ⅻ对等其他脑神
经病变、小脑共济失调和脑积水等。患者眼部不发生
Lisch 结节；易产生非老年性白内障，特别是后囊下白
内障；视力下降或丧失与中枢系统肿瘤有关。

　　【影像学表现】　影像学对 NF Ⅰ的诊断主要依靠眶
周围骨质缺失、眶内和颞部皮下软组织增厚或条索状软
组织块影（图 3-139C～E，图 3-140B、C，图 3-141E、F）。

　　NF Ⅰ神经系统病变主要包括视路胶质瘤、非新生

物性错构瘤、胶质瘤、丛状神经纤维瘤、散在脊椎内神
经纤维瘤和硬膜扩张症。各种结构上异常也常发现，
如巨头症（macrocephaly）。仅用 MRI 上显示的儿童大
脑内许多错构瘤或高信号性病变即可诊断 NF Ⅰ。这
些病变在 T₂WI 中的典型表现为灶状高信号区合并占
位效应，这类病变一般不合并局部水肿。主要位于基
底节和内囊区域，也可在中脑、小脑和皮质下白质。
此类病变在非增强 CT 无法显示，在 MRI 上也不增强。
NF Ⅰ最常见的胶质瘤是视神经和视交叉胶质瘤，其胶
质瘤发生率高达 15%。

　　双侧听神经瘤是 NF Ⅱ最常见和最典型的征象，但
某些患者只做了单侧听神经瘤的诊断。NF Ⅱ患者有患
脑膜瘤、神经鞘瘤、脊髓室管膜瘤的倾向，而不是视神
经胶质瘤、星形细胞瘤或错构瘤。只有少部分患者可
能合并眼眶肿瘤，所以眼眶的神经源肿瘤要询问有无
其他手术史，尤其是听神经瘤史。也要追问有无听力
障碍等症状。

　　【诊断标准】　1987 年美国国家健康发展研究会
（NIH）提出了 NF 的诊断标准。

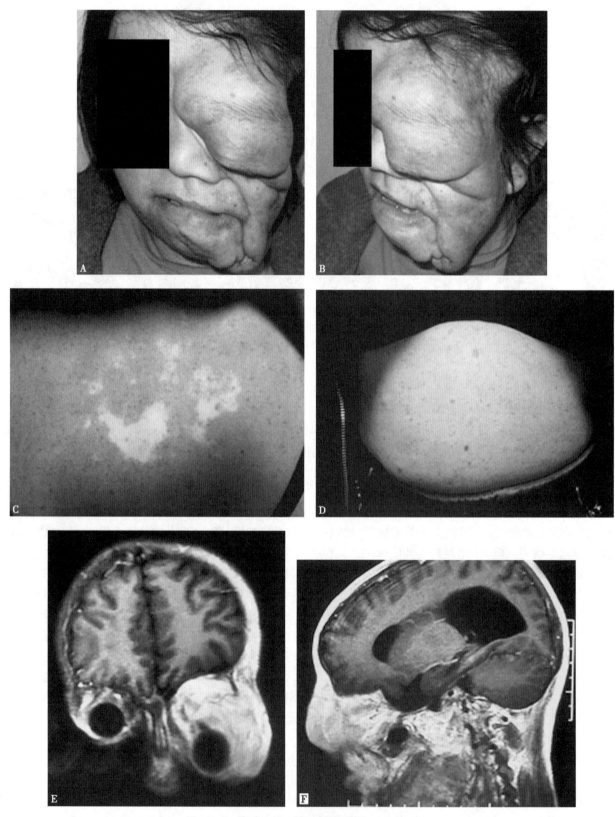

图 3-141　神经纤维瘤病（3）

A、B. 患者，女，28 岁，自幼左眼肿物并逐渐长大，近 15 个月明显，否认家族史。查体：左半侧面部变形、拉长，可见巨大肿物，以眼部明显，上睑极度下垂；颞部骨凹陷、变形　C、D. 全身皮肤色素沉着，可见咖啡斑及色素脱失　E、F. MRI 水平位及冠状位：左眼睑、眶内、颞顶部皮下弥漫性肿物，边界不清，明显强化

有下述两条以上者，可以诊断神经纤维瘤病Ⅰ型：6个或6个以上直径>5mm的皮肤咖啡斑；2个或2个以上任何类型的神经纤维瘤或1个丛状神经纤维瘤；腹部或纵轴区的雀斑；明确的骨性病变，如蝶骨发育异常或骨皮质变薄合并或不合并假关节病；视神经胶质瘤或其他脑实质胶质瘤；2个或2个以上的虹膜错构瘤（Lisch结节）；直系一级亲属中有NFⅠ家族史。

有以下两条之一者，可以诊断Ⅱ型神经纤维瘤病：增强MRI或CT扫描证实双侧听神经瘤；直系一级亲属中有NFⅡ家族史，以及单侧听神经瘤或至少具有下列任何病变中的2个：神经纤维瘤；脑膜瘤；胶质瘤；神经鞘瘤；青少年患者的后囊下白内障。

【治疗原则】 目前无特效治疗，对于外观和功能受损较轻者可不予治疗；当肿瘤严重影响外观或视功能，或儿童伴上睑下垂担心影响视力发育者可行病变切除术，一期眼睑整形。术中易出血，止血较困难，儿童或大面积手术者注意备血。肿瘤难以切除干净，术后复发率较高，故眼部手术的目的以美容和改善功能为主，避免因过度切除肿瘤而造成新的畸形和功能障碍；颅面骨畸形和缺损可施行脑外科手术修补；神经纤维瘤病Ⅱ型根据情况处理，尤其是单侧听神经瘤如体积不大，可考虑伽马刀治疗。

（史季桐）

主要参考文献

1. 李凤鸣. 眼科全书. 北京：人民卫生出版社，1996：1113-1119.

2. 宋国祥. 眼眶病学. 北京：人民卫生出版社，1999：70-76.

3. 吴中耀. 现代眼肿瘤眼眶病学. 北京：人民军医出版社，2002：299-304.

4. 肖利华. 现代眼眶病诊断学. 北京：北京科学技术出版社，2006：65-73.

5. 范先群. 眼整形外科学. 北京：北京科学技术出版社，2009：514-526.

6. 陈勇. 原发性颅缝早闭症的分子遗传学研究进展. 国外医学遗传学分册，2000，23（3）：160.

7. 王新刚. 颅盖畸形形成机制的研究进展. 中国美容整形外科杂志，2007，18（1）：59.

8. 李建红，王振常，鲜军舫等. Crouzon综合征颅面部的CT表现（附8例报告）. 临床放射学杂志；2010，29（11）：1461.

9. 腾利，Anthony D.Holmes，Andrew A.Heggie等. 婴幼儿颅缝早闭的额眶畸形矫正. 中华整形外科杂志，2004，20（5）：336.

10. 顾清，穆雄铮. 眶距增宽症的诊断和分类标准及手术治疗. 组织工程与重建外科杂志，2009，5（2）：117.

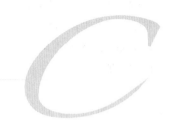

第三章

眼眶炎症

眼眶炎症（orbital inflammation）是人体对内、外界刺激因子发生的防御反应，也是眶内最常见的病理过程。根据其发病及发展分为眼眶感染性炎症、非感染性炎症和慢性炎症。感染性炎症是指生物感染引起的眼眶炎症；非感染性炎症是指特发性眼眶炎症，也称炎性假瘤；慢性炎症包括一组发病机制不清的慢性炎症。

第一节　眼眶感染性炎症

眼眶感染病（orbital infection）是由生物感染（细菌、真菌、寄生虫）引起的炎症。其感染途径最多见的是由眼睑、结膜、鼻窦的病原侵犯眼眶；也可以由生物体直接感染眼眶组织；很少由远处病灶经血液循环播散至眼眶。由于儿童免疫功能不健全，并且上呼吸道感染和鼻窦感染发病率高，儿童眼眶感染病比成人多见。

眼眶感染病中细菌感染较多见，真菌感染、眶内寄生虫较少见。眼眶内的病毒感染尚未见报告。

眼眶感染包括眼眶蜂窝织炎、眶脓肿、眶骨髓炎、骨膜炎、球筋膜炎、栓塞性静脉炎、眼眶真菌病、眼眶寄生虫病。根据 Chandler 所提出的分类方法：第一型：眶隔前蜂窝织炎；第二型：眼眶蜂窝织炎；第三型：骨膜下脓肿；第四型：眼眶脓肿形成；第五型：颅内并发症形成。

一、眼眶蜂窝织炎

眼眶蜂窝织炎（orbital cellulitis）是发生于眼眶软组织内的急性化脓性炎症。可发生于任何年龄，但多见儿童。眶隔前蜂窝织炎主要发生在眶隔前部眼睑，眶深部组织无明显炎症反应。临床较为多见。眶深部蜂窝织炎发生在眼眶深部组织内，眶隔前组织也可受累。临床表现严重，可以引起不可逆性视力丧失，颅内蔓延或败血症而危及生命，其死亡率和视力丧失率较高。目前，由于抗生素发展较快，诊断方法先进，使眶蜂窝织炎的死亡率和视力丧失率极大地降低。

【病因及感染途径】　此病由化脓性细菌感染引起，金黄色葡萄球菌引起化脓性炎症；流感杆菌引起非化脓性炎症；厌氧链球菌是常见产气杆菌；变形杆菌和大肠埃希菌为全身衰弱及免疫功能低下患者蜂窝织炎常见致病菌。其感染途径有：

1. 最常见为眶周围结构炎症蔓延　占全部病例60%～84%，主要为鼻窦炎症侵及眶前部组织，筛骨板很薄，约 0.2～0.4mm，并且通过筛前孔和筛后孔与眼眶相通，内有动、静脉血管及神经穿过。因此，筛窦炎症容易扩散入眶，其次为额窦、上颌窦及蝶窦炎症；牙周炎及根尖炎引起上颌窦前壁脓肿，向上波及眼眶；栓塞性静脉炎经翼静脉丛入眼眶。面部及眼睑疖肿、丹毒治疗不及时，炎症蔓延至眶隔前软组织；急性泪囊炎向眼眶蔓延。

2. 外伤直接感染　眼睑穿通伤后，伤口处理不当，化脓性细菌直接感染，形成蜂窝织炎。眼眶异物未及时取出，尤其是植物性异物，其携带细菌多，易引起感染，并可伴有瘘道形成，瘘管闭塞时，蜂窝织炎发作，瘘道引流时，又可暂时好转。

3. 血行感染　身体其他部位化脓灶经血行迁徙至眼眶，或脓毒血症时眼眶同时发生炎症。

4. 其他　眼肌手术、视网膜脱离环扎或外加压手术、筋膜炎向眶内脂肪蔓延的报告也可见、细菌性眼内炎眶内蔓延、眼内肿瘤坏死及广泛的 Coat's 病继发球周炎、获得性免疫缺陷综合征的患者伴有眶蜂窝织炎的报道也有。

【临床表现】　眶深部蜂窝织炎全身症状较眶前部严重，尤其在脓毒血症、海绵窦栓塞时，高热，恶寒，脑膜刺激症状存在。眼部表现有（彩图3-142，见书末彩插）：

1. 疼痛　眼眶及眼球疼痛，压痛明显，眼球转动时加重。

2. 水肿　眼睑充血水肿，结膜水肿突出于睑裂之外，并可见结膜干燥、糜烂、坏死。

3. 角膜　因眼睑结膜高度水肿，睑裂不能闭合，角膜暴露而引起角膜炎，占21%～25%。

4. 眼球突出 轴性眼球突出。当对侧眼球也突出时，应注意是否有海绵窦栓塞存在。

5. 视力下降 组织水肿压迫视神经或视神经受累伴视神经炎，约占2%。

6. 眼肌 眼球运动障碍，多为各方向运动不足，严重者眼球固定。

7. 眼底 视乳头水肿，视网膜静脉扩张，视网膜出血。视网膜动脉、静脉栓塞，视网膜脱离。

8. 瞳孔 瞳孔传导障碍为传入性反应障碍，直接光反射消失。

9. 眼内炎或全眼球炎 除角膜水肿，结膜水肿外，前房积脓，玻璃体积脓。

10. 合并颅内感染时出现神志不清。

【诊断】 眼眶蜂窝织炎的临床表现除眼部症状外，发病急，进展快，全身不适，发热。外周血白细胞计数增高。儿童时期恶性肿瘤可有类似临床表现，需鉴别诊断。

1. X射线检查 见受累眶内密度增高，合并有鼻窦混浊，密度增高。

2. 超声探查 显示眶内脂肪垫增厚，脂肪水肿。表现为球后脂肪垫强回声区延长。可见"T"形征，即在眼球壁后有一低回声或无回声区，绕眼球壁，此低回声区与视神经低回声区相连，形似T字，故称"T"形征，说明有筋膜囊水肿存在。眶内脂肪垫内内回声不均匀。眼外肌增厚，内回声少。视神经增粗等。超声多普勒显示眶内组织血流信号丰富（图3-143）。

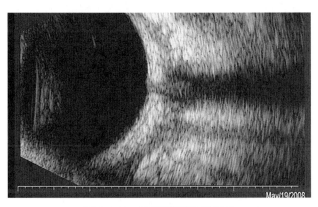

图3-143 眼眶蜂窝织炎超声
显示球壁后半环形低回声与视神经回声相连，此为"T"形征

3. CT扫描 显示眼睑增厚，眶隔前软组织密度增高并增厚，眶内结构尚正常。也可见眶内软组织水肿，密度增高，这是由于炎症组织水肿，眶内血液回流受阻形成。CT可以同时显示眶周结构的病变，对于揭示感染源有帮助。

4. MRI 由于眶内组织水肿，炎性细胞浸润，显示

患侧眼眶脂肪高信号中出现中低信号区，形状不规则，信号不均匀，可累及眼外肌，视神经及眼球壁。T_1WI和T_2WI信号强度不同。还可伴有视神经增粗，眼球突出等（图3-144）。

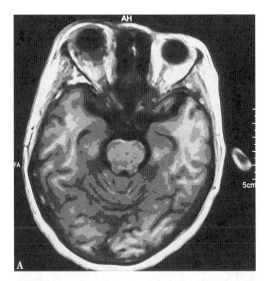

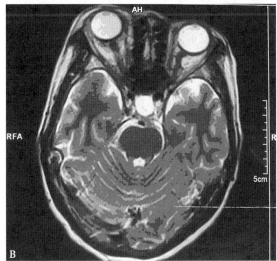

图3-144 眼眶蜂窝织炎MRI
显示右眶眼球突出，球周及球后脂肪信号中有斑驳状中低信号
A. T_1WI中低信号区较明显，累及眼外肌 B. T_2WI范围较T_1WI小，因病变水肿区在脂肪高信号中被掩盖

【鉴别诊断】 儿童时期眶蜂窝织炎应与眼眶恶性肿瘤进行鉴别，如横纹肌肉瘤、绿色瘤等。

1. 横纹肌肉瘤（rhabdomyosarcoma） 是儿童时期最常见的原发于眶内的恶性肿瘤。恶性程度高，发展快，死亡率高。部分病例有外伤史。临床多见于10岁以下儿童，表现似急性、亚急性炎症。患儿全身情况差，眼部疼痛，眼睑充血水肿，眼球突出发展迅速，肿瘤多位于眶上方，故眼球向前下方突出。因肿瘤内出血，坏死，眼球突出可以突然加重。多数病例在眶缘可扪及肿物。眼球运动障碍，视力下降。眼底可见视乳

头水肿，视网膜水肿。超声显示眶内有占位病变，边界清，前缘不规则，肿瘤内回声低而少，眼球筋膜囊加宽。视乳头水肿，眼球受压变形。CT显示眶内有软组织密度影，形状不规则，边界不清。外周血检查正常。

2. 绿色瘤（chloroma）　即粒细胞性白血病直接浸润眶骨或眶内软组织形成肿块。绿色瘤也是儿童时期发病率高，死亡率高的恶性肿瘤。多见10岁以下儿童，发病急，发展快。伴低热或鼻出血。眼球突出。眼睑结膜充血水肿，睑裂不能闭合，暴露性角膜炎。眼球运动障碍。全身检查发现肝、脾肿大，可发现身体其他部位肿物。超声及CT均可发现眶内占位病变。外周血检查见幼稚白细胞。骨髓穿刺见大量不成熟的粒细胞可以确诊。

3. 视网膜母细胞瘤（retinoblastoma）　是儿童时期最常见的眼内恶性肿瘤。多见于5岁以下儿童。临床分为眼内期、青光眼期、眼外期和转移期四期。其青光眼期和眼外期，患儿常有哭闹，全身不适。眼部症状有畏光流泪，眼睑充血水肿，睑裂不能闭合，角膜溃疡，眼球突出，眼球运动障碍等。注意患儿瞳孔呈黄白色。X射线显示眶腔扩大，可见视神经管扩大。超声探查显示玻璃体腔内有实性肿物，内回声强弱不等，分布不均；常见钙斑反射及声影；视神经增粗。眼外期可见眶内有形状不规则的低回声区，与眼内实性肿物连续。CT对眼外期有特征性发现，常见肿瘤内有不规则钙斑。

4. 黄色瘤病（xanthomatosis）或（Hand-Schller-Christian syndrome）　是一种多灶性病变。多见于5岁以下儿童。临床表现以颅骨破坏、眼球突出、尿崩症三联征为特点。全身表现有发热、不适、营养不良、肝脾淋巴结肿大。眼球向前下方突出，视力下降，眼球固定，上睑下垂。X射线检查发现扁平骨多灶性溶骨性改变，呈地图样。CT常见眶壁骨破坏，软组织占位病变。

成人眶蜂窝织炎需与眼眶恶性肿瘤及炎性假瘤鉴别。

眼眶恶性肿瘤病程短，眼睑结膜充血水肿，眼球突出，眼球运动障碍及视力下降。很少伴有全身症状，发热或外周血象改变。超声显示眶内有占位病变，缺乏眶内脂肪水肿征。CT和MRI显示眶内占位病变外，可以显示有骨破坏。

炎性假瘤发病急者需与眶蜂窝织炎鉴别，眼部可有充血及水肿，但是皮温增高不明显，压痛也不明显。全身不伴发热及不适。超声探查显示球筋膜水肿及"T"形征。同时可显示不规则占位病变或眼外肌、泪腺肿大，视神经增粗等。超声多普勒显示血流信号丰富。CT扫描优于超声，显示脂肪内高密度肿块，形状

不规则，密度不均匀，边界不甚清楚。由于位置不同，可伴有眼球壁增厚，眼外肌肥大，泪腺肿大等。眶蜂窝织炎有脓肿形成时也可有不规则的高密度区，两者需结合临床进行鉴别。

【病理】　病原体进入眼眶内，不断繁殖，产生有害物质，在各种炎性因子的参与下，机体出现一系列的反应，小血管和毛细血管扩张，管壁渗透性增加，血管内液体和细胞成分渗出，使组织水肿，中性粒细胞浸润，表现为局部红、肿、热、痛。病灶内可见病原菌繁殖。白细胞最终崩解，释放蛋白溶解酶，使局部组织坏死、溶解、形成脓肿，其周围由新生毛细血管及成纤维细胞形成的肉芽组织构成脓肿壁，壁内不断形成肉芽组织，最后形成瘢痕组织。

【治疗】　在病变区组织细菌培养后，应用敏感抗生素治疗。在未明确病原体时，应用广谱抗生素。使用大剂量，静脉给药。同时应处理鼻窦炎症。病情好转后，应持续用药一周或改用口服给药。治疗及时，处理正确，炎症得以消退，不留后遗症。否则，炎症可向深部蔓延，沿眶上裂和骨膜向颅内引起脑膜炎，沿眶内静脉回流可致海绵窦栓塞性静脉炎，败血症而危及生命，其死亡率19%。失明也有报道。

二、眼眶脓肿

眼眶脓肿（orbital abscess）是眼眶蜂窝织炎经治疗或机体的免疫功能反应，使炎症局限，坏死组织及化脓性细菌在眼眶脂肪内聚积，周围由纤维组织包绕，即形成脓肿。多位于肌肉圆锥内，肌肉圆锥外也可见到。其感染途径与眶蜂窝织炎相似。

【临床表现】　患者可有全身表现，如发热、畏寒、周身不适。外周血检查白细胞计数升高，中性核白细胞为主。也可无全身症状。穿刺抽吸物或在瘘口处取脓液作细菌培养，证实感染细菌属。

眼部见眼睑充血水肿，睑裂缩小（图3-145）。结膜充血水肿，严重者突出于睑裂之外，睑裂不能闭合，结膜干燥坏死、暴露性角膜炎、角膜溃疡、前房积脓等。

结膜或睑皮肤可见破溃，脓液溢出后充血水肿症状缓解。经过一段时间，充血水肿又加剧，又破溃排脓。常有如此反复过程。严重者出现眼球突出，眼球运动障碍。由于眶内压增高及眶内静脉炎，致瞳孔反射消失、视乳头水肿、视乳头视神经炎、视力下降，甚至黑矇。

【诊断】　影像检查在诊断中非常重要。

1. 超声探查　A型超声显示眶内高回声波后有一个或多个低回声波或液性平段。后界波高尖。B型超声显示在眼球后脂肪垫强回声光团内，出现一个或多个低回声区或无回声区，多个无回声区是脓肿内有纤

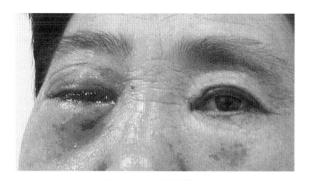

图 3-145　眼眶脓肿

患者因右侧上颌窦手术后，致右眼眶内脓肿，眼睑充血水肿，结膜水肿，突出睑裂外

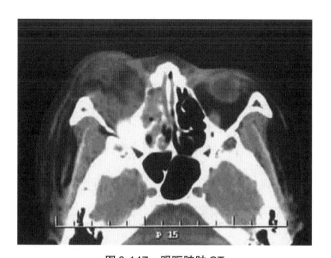

图 3-147　眼眶脓肿 CT

显示右眶下方形状不规则高密度影，边界欠清，同侧筛窦下方见高密度影

维间隔形成。形状不规则，边界清或欠清，说明脓肿壁周围炎症严重程度。球后较大的无回声区，可使眼球受压变形。彩色多普勒超声见眶脂肪内及囊壁内因炎症而有较丰富彩色血流，无回声区内无血流信号（图 3-146）。

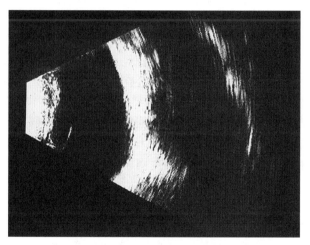

图 3-146　眼眶脓肿 B 超

显示球后形状不规则的无回声区，眼球壁受压

2. CT 扫描　眶内见类圆形或不规则形高密度环影，边界清，可伴周围脂肪密度增高，眼球壁增厚，眼外肌被遮蔽或视神经增粗。鼻窦密度增高，黏膜增厚，有时可见液平面，说明脓肿继发于鼻窦炎（图 3-147）。CT 还可发现异物存留的位置，尤其是金属异物，植物性异物经常多显示为低密度。

3. MRI　显示眶内脓肿及鼻窦炎症的位置、形状较 CT 更清晰，脓肿内脓液含较多的坏死成分而 T_1WI 为高信号强度，T_2WI 呈更高信号强度，因脓液内水含量多。脓肿壁纤维组织较厚时，其 T_1WI 和 T_2WI 均为低信号（图 3-148），可确诊脓肿形成。MRI 对植物性异物的显示明显，高信号脂肪背景下，异物为低信号或无信号。

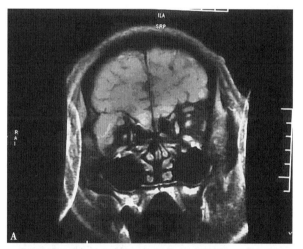

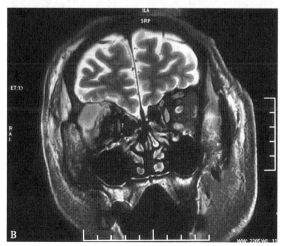

图 3-148　眼眶脓肿 MRI

显示右眶外上方高信号肿块。A. T_1WI 为高信号；B. T_2WI 脓肿仍为高信号

【鉴别诊断】

1. 眼眶神经鞘瘤　当眼眶脓肿局限，眼部及全身急性炎性症状不明显时，需与其进行鉴别。神经鞘瘤病程为进行性，逐渐加重的过程，而无炎症性病史。超声探查多为实性占位病变，内回声或多或少，可以呈分叶状或囊样变。CT图像不伴有鼻窦炎症改变，病变可被强化剂强化。仔细询问病史和病变过程，常有助于鉴别诊断。

2. 眼眶恶性肿瘤　儿童眼眶脓肿与横纹肌肉瘤、绿色瘤等进行鉴别见眶蜂窝织炎。成人与恶性淋巴瘤及转移癌进行鉴别。

恶性淋巴瘤多发生于中老年人，且多见于泪腺区。病程短，眼睑水肿，上睑下垂，结膜明显水肿，眼球突出，眼球运动障碍，视力下降。眶区触及肿物，无压痛。临床症状与眶脓肿有相似之处，但是缺乏疼痛。超声探查见眶内形状不规则占位病变，边界清，内回声少，不可压缩。眶脓肿为囊性病变，轻度可压缩。CT显示淋巴瘤为高密度影，并且可被强化，可与眶脓肿进行鉴别。

【治疗与预后】

1. 全身治疗同眶蜂窝织炎。

2. 脓肿距眶缘较近或有瘘道时应切开排脓或将瘘道引流，必要时放置引流条或引流管。用抗生素每日冲洗脓肿腔。

3. 脓肿较深时介入性治疗。在超声引导下，用粗针穿刺抽吸出脓液后，囊内注入广谱抗生素药液。吸出物作细菌培养，待结果回报后，改用敏感抗生素囊内注入灌洗。

4. 如有异物存留（尤其是植物性异物），应行开眶异物取出术。否则，炎症很难完全控制。

5. 鼻窦炎症在全身治疗未见好转时，请耳鼻喉科医师作鼻窦引流术。

眼眶脓肿对眼眶结构破坏较大，并发症较多，应用及时有效的治疗，预后较好。否则，眶内压升高，视力严重损害不可恢复。

三、眶骨膜下脓肿

眼眶骨膜下脓肿（subperiosteal abscess of the orbit）临床情况与眶蜂窝织炎相似，对其鉴别有一定困难。随着现代影像技术的应用，尤其是CT扫描的广泛应用，对骨膜下脓肿逐渐认识，其发现率增加。骨膜下脓肿发病率并不少于眶蜂窝织炎。

眶骨膜下脓肿是由化脓性物质在骨与骨膜之间聚积而成。常继发于鼻窦细菌性炎症，或鼻窦炎症进行治疗中。有报告颅内脓肿合并有眼眶脓肿。

【临床表现】　全身不适，发热，鼻塞等上呼吸道感染症状。眼部疼痛。部分可触及软性肿块。眼睑结膜充血水肿，突出于睑裂外。由于炎症波及眶内软组织尤其是相近的眼外肌，故眼球突出，眼球运动受限。由蝶窦炎引起的骨膜下脓肿很少见，多为筛蝶窦联合感染时形成脓肿。因眶尖部骨膜与骨壁粘连紧密，不易在局部形成脓肿，但蝶窦炎可引起视力下降和视乳头水肿，甚至表现为痛性眼肌麻痹。穿刺液涂片及细菌培养，但阳性率并不高。

【诊断】

1. X射线检查　发现鼻窦密度增高或气液平面。另外，在外伤者可见骨折或异物。但不能确诊骨膜下脓肿。

2. 超声检查　A型超声显示脓肿为中低反射波，骨膜与骨壁分离，呈高耸波。B型超声显示脓肿为边界清楚的梭形无回声区。其清楚的后界回声强，为骨膜及骨壁回声影。眼科专用超声显示不清，而大功率超声尚可显示。彩色多普勒超声显示脓肿囊内无彩色血流。眼球受压变形。

3. CT扫描　显示骨膜下脓肿优于X射线。水平和冠状扫描可见眶壁骨膜增厚，呈高密度，梭形或扁平形隆起，内密度低。囊壁可被强化剂环形强化。眼外肌移位或轻度增厚。同时显示鼻窦内密度增高，或眶壁骨缺失。对于外伤异物引起的骨膜下脓肿同时可发现骨折或异物。水平扫描对眶内壁和外壁脓肿显示良好。眶上壁和下壁脓肿，则冠状扫描优于水平扫描（图3-149）。

4. MRI　表现为梭形占位病变。由于脓腔内水和坏死组织的存在，T_1WI呈中低信号，T_2WI为中高信号。同时显示眼外肌改变和鼻窦病变。囊壁可被

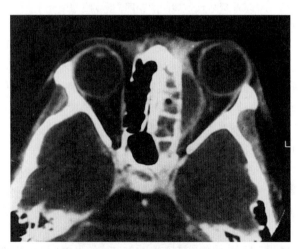

图 3-149　骨膜下脓肿 CT

显示左眶内壁梭形病变眶内一侧高密度边界为骨膜，相邻鼻窦也呈高密度

Gd-DTPA 强化。

【鉴别诊断】　患者除有全身症状外,眼部见眼球突出,眼球运动障碍,眼睑结膜水肿,可伴视力下降。有些可在眶缘触及软性肿物。

1. 蜂窝织炎　在临床与骨膜下脓肿相似,有人认为蜂窝织炎是鼻窦炎症向眶内蔓延的最后阶段,炎症先经骨膜下脓肿阶段,骨膜的保护作用失败后,在蔓延向眶内软组织;也有人认为蜂窝织炎处理不彻底可形成眶内脓肿或骨膜下脓肿。但两者在临床病理过程中不是泾渭分明的,骨膜下脓肿可伴有软组织的炎症。因此,临床表现有共同点,主要鉴别是否有脓肿存在,需经影像学检查,尤其是 CT 检查更有确诊价值。

2. 黏液囊肿(mucocele)　是由于鼻窦炎症、外伤、肿瘤等原因阻塞鼻窦引流口,使黏膜分泌物聚积,形成囊肿。以额窦最多见,其次为筛窦、上颌窦,蝶窦最少。由于囊肿长期压迫眶壁,骨质吸收,囊肿累及眶内,而出现眼球突出,移位,眶缘可触及软性肿物。囊肿压迫眼球而产生屈光不正性视力减退。继发感染时,可形成黏液脓肿。黏液囊肿临床缺乏急性炎症表现。影像检查黏液囊肿 X 射线表现鼻窦密度增高,窦腔膨大,骨间隔消失与骨膜下脓肿不易鉴别。超声显示眶内侧无回声区边界清,后界回声超出眼眶。透声强,压迫变形。CT 发现鼻窦内密度增高,窦腔扩大,眶骨壁消失,高密度病变侵及眼眶,边界清楚,眶内正常结构移位。静脉注射造影剂后,囊壁环形强化,而囊内不被增强。MRI 病变在 T_1WI 为中信号,T_2WI 为高信号。穿刺液为浆液,在伴有感染时,见中性核白细胞。组织病理学检查见囊壁为假复层柱状纤毛上皮,为呼吸道黏膜上皮。治疗以鼻窦开窗引流术或鼻窦黏膜及囊肿黏膜上皮刮除。

【治疗和预后】　药物治疗为大剂量广谱抗生素全身应用。在影像学确诊定位后,应切开引流置引流条,以及脓肿腔内抗生素冲洗,7 日去除引流条。鼻窦内有脓液者,还应请耳鼻喉科医师作窦腔引流,以缩短病程。对于颅内有并发症者,应用脑膜通透性强的抗生素,同时可给予镇静剂,并及时请脑系科医师会诊。

有效及时的治疗,可以痊愈。否则慢性迁延或眶周瘘管形成,经常有脓性排出。不及时治疗,病情恶化,加重视力损害致黑矇。颅内蔓延致脑膜炎或颅内脓肿,海绵窦栓塞等可危及生命。

四、眶骨髓炎、骨膜炎

眼眶骨髓炎(orbital osteomyelitis)、眶骨膜炎(orbital periostitis)两者在眼眶炎症中均为少见病。可以单发,也可以同时存在。可以发生在任何年龄。

骨髓炎是一种细菌所致的眶骨骨皮质和骨髓质的化脓性炎症。好发部位为眶上壁,其次为眶外壁。眶内壁和眶下壁由于骨壁较薄,无松质骨层,其炎症经骨壁蔓延致眶内不易形成骨髓炎。眶骨膜炎可原发于骨膜炎,也可与骨髓炎或骨膜下脓肿伴发。

【感染途径】　眶周组织炎症蔓延最多见鼻窦炎症,外伤异物存留多为植物性异物穿通伤,位于眶壁或骨膜下,异物未及时取出,异物携带细菌多,容易眶内残留继发感染。全身感染性疾病经血行播散到眶骨很少。骨髓炎致病菌最多见金黄色葡萄球菌、链球菌,还可见厌氧菌等。

【临床表现】　眶骨髓炎急性期有全身中毒症状、发热、不适、头痛等。局部眼睑眶缘皮肤充血、水肿、压痛,破溃后脓液流出。眼球移位,眼球运动受限。患者就诊常为慢性期。此时多无全身症状。眶缘处皮肤反复出现充血水肿,破溃,流脓,瘘管愈合的过程。时好时坏,经久不愈,瘘管周围眼睑病变区瘢痕收缩,形成眼睑畸形,睑裂不能闭合或睑外翻,暴露性角膜炎,角膜溃疡,视力下降,严重者可形成眼内炎。瘘道脓性分泌物细菌培养可为阳性。

眶缘处骨膜炎表现局部疼痛,眼睑充血水肿,压痛明显。有脓肿形成时可触及波动性肿物。眼球向对侧移位。脓肿破溃后形成瘘道。眶中部骨膜炎其疼痛部位深,眼睑仍有充血水肿,眼球突出,眼球向对侧移位及眼球运动障碍。其原因一方面是由于骨膜炎症增厚及脓肿形成;另一方面是由于炎症波及眶内软组织,影响其功能。眶尖部骨膜炎的症状和体征较为严重,疼痛位于球后,压迫眼球使之加剧。骨膜炎累及眶尖部骨膜时,因视神经硬脑膜与视神经孔处骨膜延续,视神经纤维受炎症水肿增厚的脑膜及骨膜压迫或神经纤维受炎症波及而视力下降,视乳头水肿或萎缩。骨膜炎波及眶上裂则出现动眼神经、滑车神经和展神经麻痹。严重者向颅内脑膜蔓延,出现脑膜刺激症状,并有全身中毒症状。

【诊断与鉴别诊断】

1. X 射线检查　显示眶骨破坏,可有死骨形成,但不多见。周围有骨增生,显示在骨破坏缘密度增高。病变范围小时,X 射线显示正常。

2. 超声探查　显示眶内软组织的改变,对骨破坏不能显示。软组织内见形状不规则,边界不清楚的回声不均匀区。

3. CT 扫描　显示骨破坏。骨膜增厚。骨膜下有低密度区。有外伤史时低密度区不均质可提示异物存在。由鼻窦炎症引起,可同时显示鼻窦病变呈高密度(图 3-150)。

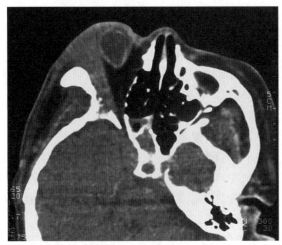

图 3-150　骨膜炎，骨髓炎 CT

右眶外壁骨膜炎及骨髓炎，CT 显示骨膜增厚，局部骨皮质破坏，密度不均，眼球受压变形。右侧蝶窦炎症

4. MRI　显示骨及增厚的骨膜为无信号或低信号，骨髓炎坏死脓液在 T_1WI 为中等信号，T_2WI 为高信号，鼻窦病变可提示诊断。异物在 T_1WI 和 T_2WI 均无信号（图 3-151）。

眶骨髓炎急性期需与蜂窝织炎鉴别，慢性期与单纯眶内植物异物鉴别，影像检查后者显示眶内软组织炎症，不伴骨改变。

【病理】　可见切除瘘道和坏死骨。瘘道表面被覆鳞状上皮，软组织内有急慢性炎细胞浸润。骨破坏周围见骨细胞增生，骨样组织及钙化形成新骨。

【治疗】　骨髓炎全身应用大剂量广谱抗生素，在细菌培养结果回报后，选择敏感抗生素使用。局部在有瘘道形成时可用敏感抗生素冲洗，每日 1 次，久治不愈，眼睑畸形，经手术治疗。术前要反复冲洗瘘道，瘘道内注入亚甲蓝液，使其着色，以便在手术中易于分辨。术中探查骨破坏区，取出死骨或异物，瘘道可

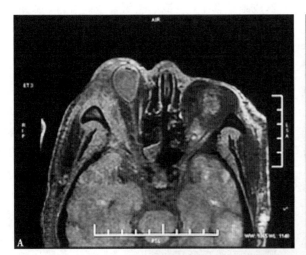

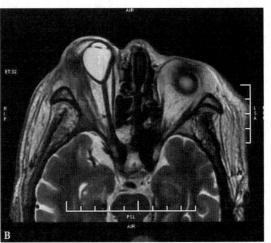

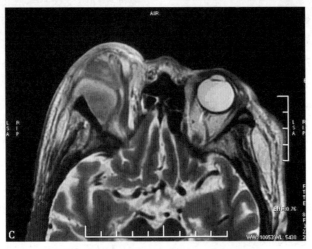

图 3-151　右眶骨髓炎，骨膜炎伴脓肿 MRI

与 CT 为同一患者 MRI 显示。A. FSE 序列 T_1WI，显示右侧眶外壁为不均匀高信号影，蝶骨大翼部分缺失部与其信号相连　B. FSE 序列 T_2WI 像，骨缺失部与增厚骨膜同为中高信号增生骨膜与外直肌可分辨　C. B 图上层面 FSE 序列 T_2WI 像，见骨膜下脓肿为高信号，不均匀

一期切除。术后继续用抗生素治疗。手术取眶顶异物时，注意硬脑膜是否完整，是否有脑脊液漏出，如有发生，需修补脑膜。

五、急性海绵窦栓塞性静脉炎

海绵窦位于蝶骨体两侧，窦内由纤维条索分隔为海绵状，故称海绵窦。海绵窦属静脉血窦，接受颜面、眼眶、鼻部静脉血，还接受大脑及脑膜血流，并与翼静脉丛沟通。海绵窦血液经岩上窦、岩下窦汇入颈内静脉。海绵窦内有颈内动脉、交感神经和展神经经过，其外侧壁有动眼神经、滑车神经、三叉神经眼支经过。由于其解剖特点，故海绵窦病变主要表现为眼部症状。

急性海绵窦栓塞性静脉炎（acute cavernous sinus thrombophlebitis）是一种严重的海绵窦化脓性炎症，不及时治疗，死亡率极高。Duncan（1821 年）首次在尸检证实一侧化脓性中耳炎，眼球突出伴海绵窦化脓性病灶存在。Bright（1831 年）首先详细描述了眼部的特征表现。

【病原及感染途径】 此病由化脓性细菌感染引起，最常见的致病菌为金黄色葡萄球菌，占 70%～92%。还有溶血性链球菌、肺炎双球菌等。

主要感染途径为邻近部位化脓性感染的脓毒栓子经血流引流至海绵窦。如面部眼睑疖肿、睑腺炎、痈、丹毒、蜂窝织炎、鼻窦炎、扁桃体炎等主要经面前静脉、眼上静脉、眼下静脉进入海绵窦；咽喉部感染经翼静脉丛入海绵窦；中耳炎、乳突化脓性炎症经岩窦入海绵窦。另一感染途径为邻近部位直接蔓延至海绵窦，如蝶窦炎，乳突炎等。由远处化脓性病灶播散至海绵窦者少见。

【临床表现】 常有急性感染病史。发病急，突然高热，头痛，呕吐，嗜睡甚至昏迷。

眼部症状开始与一侧眶蜂窝织炎相似。经数小时后，炎症经窦间隙扩散至对侧，出现双眼症状。由于眼眶静脉回流受阻，循环障碍。眼睑，结膜高度水肿，静脉扩张，结膜突出于睑裂外，甚至结膜坏死。睑裂变小。由于眶内瘀血，软组织充血水肿，眶内压增高。眼球突出。眼球运动障碍。由于展神经经过海绵窦内，因此首先出现眼球外展障碍，眼球向内偏斜。动眼神经、滑车神经和三叉神经眼支受累时，表现为眼球固定，角膜、眼睑、眶上区痛觉消失。眼内肌神经受累时，直接、间接光反射消失。眼底静脉扩张，视乳头水肿，视力下降。由于眼球突出，睑裂不能闭合，眼球固定，角膜暴露，角膜溃疡，甚至角膜穿孔，眼球萎缩。

眶蜂窝织炎可以引起海绵窦栓塞，而海绵窦栓塞性静脉炎也可引起眶蜂窝织炎，眶脓肿。其感染途径

可经眼上静脉的逆流，或眶上裂直接蔓延至眼眶。因此，海绵窦炎症消退后，眼球仍突出者，应考虑眶脓肿形成之可能。

海绵窦化脓性炎症还可引起弥漫性脑膜炎，出现剧烈头痛、颈强直等脑部症状。严重者脓毒栓子远处播散而致败血症。

【诊断】 B 型超声显示眼眶脂肪垫回声增大，眼外肌肥厚或眶内有脓肿形成。眼科专用超声不能探及眶尖部及海绵窦。CT 扫描显示一侧或双侧海绵窦扩大。眶内软组织密度增高，眼外肌肥厚，眼球突出。

【治疗】 应及时静脉给予大剂量抗生素。首选广谱抗生素及联合用药。中毒症状明显者同时给予肾上腺皮质激素。另外，给予支持疗法，增加机体抗病能力降低体温及镇痛。眼部在暴露角膜时保护角膜，给药或缝合睑裂。发现脓肿形成，及时切开引流。

六、眼球筋膜炎

炎症发生于眼球筋膜囊称眼球筋膜炎（ocular tenonitis）。分为浆液性筋膜炎（serous tenonitis）和化脓性筋膜炎（purulent tenonitis）。

浆液性筋膜炎多合并有风湿病、结节性动脉炎、红斑狼疮等免疫性疾病。因此，认为浆液性筋膜炎为过敏反应性病变，故也有作者将其归为特发性眼眶炎症；另一常见病因为淋病；还有发热性疾病，如麻疹、猩红热、腮腺炎和流感，以及碘或汞中毒、外伤或眼肌手术后。

浆液性筋膜炎发病急，发展快，双眼发病。眼部疼痛，球结膜充血水肿，可有眼球运动障碍。随着病情的发展，眶内软组织水肿，眼球突出，眼球运动明显受限，眼球压痛。眼底可见视乳头充血。超声探查显示眼球壁强回声光带外有弧形无回声区，与视神经无回声区形成"T"形征，说明筋膜囊水肿伴有浆液性渗出。球壁受累时见球壁强回声光带增厚，可以向眼球内突出而误认为球内肿物。CT 扫描显示眼球壁增厚，球壁不光滑。炎症波及视神经时视神经增粗（图 3-152）。MRI 显示眼球壁增厚，不光滑，可向眼球内突出，T_1WI 为中信号，T_2WI 为中信号，眼外肌止点受累并增厚（图 3-153）。浆液性筋膜炎肾上腺皮质激素治疗有效，但易复发。局部采用球后或球周注射，全身多采用口服给药，病情稳定后逐渐减为维持量。必要时可辅以免疫抑制剂，如环磷酰胺、环孢素等。

化脓性筋膜炎多为眼球脓炎引起筋膜内脓肿；可由邻近结构化脓灶蔓延而致，如面部脓肿、泪囊炎、口腔感染；见于流感、肺炎、白喉等脓血症；局部外伤感染也可引起，如眼睑及结膜炎症、巩膜外伤、眼肌手术等。

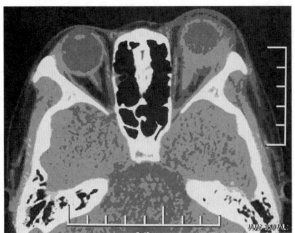

图 3-152 左眼浆液性筋膜炎 CT
显示眼球周高密度影,伴视神经增粗

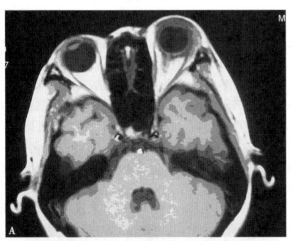

图 3-153 左眼浆液性筋膜炎
A. T₁WI 显示左眼巩膜外不均匀高信号区,边界不清,绕球壁一周,球后视神经受累 B. T₂WI 显示巩膜外为中信号,与 T₁WI 位置同

临床表现一般比浆液性筋膜炎严重。眼部疼痛明显,眼球突出,眼球运动受限。发生化脓后常在直肌附着处有脓点形成。伴有眼内炎时视力下降,视神经炎,继而视神经萎缩。化脓灶经筋膜囊蔓延进入眶内软组织,形成眶内脓肿。超声探查除显示"T"形征外,化脓灶显示为局部不规则无回声区,边界清。有时见眼外肌水肿增厚,或视神经增粗。当有眼内炎时见玻璃体内有强回声光点,及条状纤维增生。CT 扫描显示眼球壁增厚,边界呈毛玻璃状,眼外肌附着处密度增高。还可见玻璃体内密度增高及眶内脂肪密度增高。

治疗应全身应用广谱抗生素。局部滴用或结膜下注射抗生素。有脓肿形成时及时切开引流。同时针对病因治疗,积极治疗周围邻近组织的感染灶。

七、眼眶真菌病

眼眶真菌病(orbital mycosis),真菌在自然环境中多存在于腐质物上,人体正常组织内也有寄生,如鼻窦、结膜囊。正常时不致病,当机体免疫力下降、外伤、大剂量肾上腺皮质激素或广谱抗生素的广泛使用,使寄生的真菌致病。因此,真菌实际为条件致病菌,其条件决定于机体组织结构的完整性,以及组织正常的生理状态,即免疫功能状态。眼眶真菌病发病率极低,致病菌常见有毛霉菌、曲霉菌和隐球菌,还有放线菌、青霉菌、孢子丝球菌等。

【临床表现】 病变位于眶前部者,早期可以表现为眼眶蜂窝织炎或栓塞性静脉炎。眼眶及面颊部胀痛,流涕或鼻出血。眼睑肿胀,充血,眶内可触及硬性肿物,有压痛。病变位置较深或眶前部病变向深部发展者,眼球突出逐渐加重,眼球呈上或外转位,眼球运动受限。病变侵及眶尖部时,出现眶尖综合征,即视力下降,眼球轴性突出,眼内外肌麻痹,上睑下垂,面部疼痛。眼底检查可见视乳头水肿,后极部视网膜水肿,视网膜静脉扩张,视神经萎缩。毛霉菌感染可见鼻腔内有坏死结痂。

【诊断】

1. X 射线检查 显示鼻窦密度增高,眶骨破坏。眶内软组织密度影不易发现。

2. 超声探查 A 型超声显示眼球壁高尖波后,病变内无波形,后界波缺乏。B 型超声见眶内形状不规则占位性病变,内回声多少不等,分布不均,声衰减显著,后界显示不清。压之不变形。眼球受累及时见玻璃体混浊,玻璃体内见强弱不等的回声斑点。眼球壁受压变形。

3. CT 扫描 显示眶内形状不规则高密度块影,边

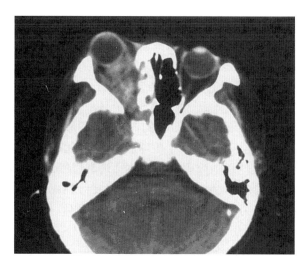

图 3-154　眼眶真菌病 CT
显示右眶内形状不规则高密度影，并向颅内蔓延

界不清，内密度不甚均匀。眼外肌和视神经被肿块遮蔽，不易识别。眼球筋膜囊受累时，病变与眼球呈铸造型。眼球突出。晚期眶骨壁破坏。鼻窦内高密度影与眶内病变连续。还可见眶上裂扩大，病变沿眶上裂向海绵窦蔓延，病变侵及颅内（图 3-154）。

【鉴别诊断】　眼眶真菌感染需与成人眼眶蜂窝织炎，眶内脓肿鉴别，感染早期或急性期临床表现相似，X 射线也显示鼻窦密度增高。后者很少骨破坏，超声显示眶内组织炎性水肿明显，有"T"形征存在。此点有鉴别意义。CT 显示眼外肌和视神经增粗但不被软组织影遮蔽。鼻窦内为液性平面而非实性肿物。

眼眶恶性病变如中线致死性肉芽肿（lethal midline granuloma）、原因不明的颜面中部结构坏死的病变。常侵犯鼻、口咽、鼻窦、眼眶，常累及双眼。影像学检查与真菌感染不易鉴别，需经组织学诊断。鼻窦恶性肿瘤眶内蔓延很少出现急性炎症表现。眼球突出，眶内侧触及硬性肿物有压痛，眼球运动障碍，视力下降等。影像表现鼻窦肿物与眶内沟通，广泛骨破坏，与真菌感染鉴别困难。

【治疗与预后】

1．干扰细胞膜脂质合成的药物，20 世纪 70 年代曾使用克霉唑、咪康唑、酮康唑等。氟康唑、伊曲康唑、赛泊康唑在 20 世纪 80 年代开始使用。作用原理为抑制真菌细胞膜上麦角固醇的合成。损害真菌细胞膜功能和结构，还可使菌体内过氧化物大量堆积而使真菌死亡。

2．损害膜脂质结构及功能药物有两性霉素 B，作用于细胞膜，使其通透性改变，导致菌体破坏。氟康唑与两性霉素 B 合用，药效降低。由于两性霉素 B 易与人类细胞膜上的胆固醇结合，对心、肝、肾及造血系统有毒副作用。

3．影响真菌核酸合成和功能药物有 5- 氟胞嘧啶，其通过抑制真菌的核酸代谢而抑制真菌增生。两性霉素 B 与 5- 氟胞嘧啶联合应用，有协同作用。

抗真菌药物对肝肾功能损伤较大，在用药期间注意外周血常规检查及肝肾功能监测，出现异常应停药。对于病变范围大，药物控制不好者可联合手术切除。对此病有效药物较少，病情不易控制。对于有颅内蔓延者，预后较差。

八、结　核　病

眼眶结核病（tuberculosis）非常罕见。其感染途径有：一是全身其他部位病灶经血液播散至眼眶；二是眼眶周围鼻窦结核，侵犯眶骨后直接蔓延至眼眶。

结核性骨膜炎多发生于儿童的眶外上或外下缘。局部红肿，波及眼睑，则引起睑下垂。慢性进展，可扪及边界不清的软性肿物，有波动感，眶缘不整齐。肿物可破溃，溢出米汤样液体及干酪样物（图 3-155），溢液中可发现结核杆菌。愈后皮肤与骨膜粘连，引起眼睑外翻。X 射线和 CT 扫描可见骨破坏或骨硬化。

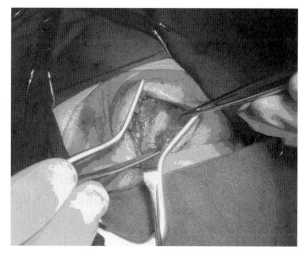

图 3-155　眼眶结核性脓肿
手术切开见黄色米汤样液体

结核菌可侵及眶内任何组织。泪腺受累表现为眼睑水肿，泪腺肿大，似泪腺炎表现；眼外肌受累表现为复视，眼球运动障碍；眶脂肪受累表现为眶内占位性病变，眼球突出，眼眶压力增高；急性期表现似眶蜂窝织炎；久治不愈，可有皮肤瘘道形成。病理改变为眶内组织的干酪样坏死性肉芽肿。

眼眶结核病缺乏特征性影像表现，根据受累部位不同，其表现不同。B 型超声显示眼球后有形状不规则的占位性病变，边界不清，缺乏内回声，病变不可压缩。彩色多普勒超声显示病变内缺乏血流信号和内回声，于病变边缘见少量血流信号，其血流频谱为动脉。CT扫描显示眶内有高密度占位病变，形状不规则，边界不清楚，可有脓肿形成。与眼外肌和眼球壁分界不清，眼球突出（图3-156）。

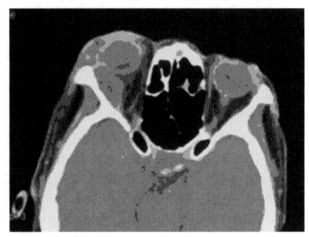

图3-156　右眼眶结核性脓肿水平轴位CT
眶外壁骨膜下扁平型隆起，边界清，为高密度，内为中低密度。未见骨破坏

眼眶结核病常被以眼眶炎性假瘤进行手术治疗，病理确诊后，采用抗结核治疗。

九、梅　　毒

梅毒螺旋体可侵犯人体各种组织结构，偶见于眼眶，发生眼眶骨、骨膜炎或树胶肿，发生于眶缘的骨膜炎多位于眶上缘，局部肥厚肿胀，疼痛及压痛，眶骨坏死。眶后部骨膜炎多位于眶顶，可有疼痛，夜间加重，有压痛，伴有树胶肿性浸润者，眼睑及球结膜水肿，眼球突出，眼球运动障碍，角膜感觉迟钝。常同时发现虹膜炎、巩膜炎和视神经炎等。眼眶梅毒的治疗，青霉素和广谱抗生素均有效。

十、猪　囊　虫　病

猪囊虫病（cysticercosis）多发生于脑、肌肉和皮下组织，偶发生于眼眶，约占全身囊肿病的5%。我国东北、华北、河南、青海等地多见。侵犯眼部时，眼内多于眼眶，眼内见于玻璃体内，眼眶见于眼外肌内。

囊虫病是寄生虫幼虫所致病变，其成虫为绦虫，寄生于人、猪和其他动物肠道。在生长过程中，体节末端的妊娠节片脱落，内含大量虫卵，随粪便排出。眼部囊虫病的感染途径是，人食用了被虫卵污染的食物，或体内已有绦虫寄生，因患者呕吐，肠道逆行蠕

动，使绦虫妊娠节片回流至胃，虫卵被消化变为尾蚴，尾蚴经十二指肠，进入血液循环，到达全身各部位，成为猪囊虫病。多年后幼虫死亡、钙化。

【临床表现】　猪囊肿病多发生于儿童和青年期。尾蚴经血运至眼眶，寄生3～6个月后出现症状和体征。位于眼眶前部和眼睑的，可扪及圆形弹性结节，大小如豆，可推动。居于眼球后的，常引起疼痛、眼球突出和眼球运动障碍。各种体征进展缓慢。疼痛轻者，为压迫感，重者可为神经痛，呈持续性或间断性。眼球突出为渐进性，一般为单侧眼球突出。炎性水肿明显者，可引起结膜脱出睑裂。囊内液外渗，周围组织炎性纤维组织粘连可发生眼球运动障碍，波及邻近的多条眼外肌。肿物压迫视神经，出现视力减退、视乳头水肿，视网膜出血和静脉曲张，后期视神经萎缩。在病程中，偶见症状加重，眼睑和球结膜充血水肿，眼球突出度明显增加。眼部囊虫病常伴有脑囊虫病，故可出现头痛、呕吐、双眼视乳头水肿、癫痫、脑膜刺激症状等。

【诊断】　患者多来自绦虫病多发地区。皮下扪及结节。自体感染者，便中可查出绦虫节片或虫卵。血液中嗜酸性粒细胞增高。血清补体结合实验阳性率在全身感染者为70%～80%，单纯眼眶感染者可为阴性。

超声探查见眼外肌增厚，呈局限性，内回声增多，内有无回声区，无回声内有强回声斑，仔细观察，可见自发运动（图3-157）。晚期，虫体死亡，很难发现虫体运动。彩色超声多普勒显示囊壁有少许血流。

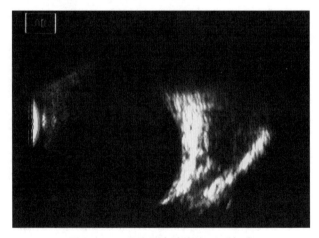

图3-157　眼外肌内猪囊虫B型超声
肥大的眼外肌内有液性无回声区

虫体钙化后，在X射线可发现高密度弧形影。

CT显示眼外肌肿大，边界不清，呈高密度，其内有低密度区（图3-158）。高密度区为炎性纤维增生组织，低密度区为囊肿区。

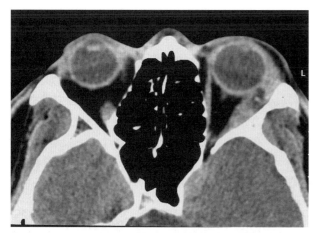

图 3-158　眼外肌内猪囊虫 CT
左肥大的外直肌内有小片低密度区,其内有高密度点影

MRI T$_1$WI 显示肿大的眼外肌为中等信号强度。

【病理】　囊腔内含有黏液或脓液。虫体为灰白泡状,镜下为囊尾蚴头节。囊壁为致密的纤维组织,伴有较多的嗜酸性细胞、淋巴细胞及白细胞浸润。

【治疗】　眼眶囊虫病可在超声引导下,穿刺抽吸囊内液,注入纯乙醇或 10% 甲醛溶液,停留 3～5 分钟,以生理盐水灌注,最后注入地塞米松或泼尼松龙,以减轻囊液引起的过敏反应。但多数医师主张手术切除。沿肿大地眼外肌纤维切开囊壁,取出虫体,切除部分囊壁。冲洗囊内。术后用抗生素和肾上腺皮质激素,减轻术后反应。

第二节　特发性眼眶炎症

一、眼眶炎性假瘤

特发性眼眶炎症(idiopathic orbital inflammation)由 Birch-Hirschfeld(1905 年)提出眼眶假瘤的命名。Jakobiec 和 Jones 提出并强调非特异型炎症。目前称之为炎性假瘤(inflammatory pseudotumor)。

炎性假瘤的发病原因至今尚未明确。目前多数学者认为是自身免疫性疾病学说,但尚未分离出抗原,炎性假瘤对肾上腺皮质激素及免疫抑制剂反应敏感,支持这一学说。

炎性假瘤常累及眼眶内多种组织,并且病变时期的不同,取材所见多样,故有多种分型。根据侵及部位不同分类有:蜂窝组织肿块型;肌炎型;泪腺炎型;视神经周围炎型。根据病理形态表现可分为淋巴细胞浸润型、纤维硬化型、混合型。炎性假瘤基本细胞类型为淋巴细胞、浆细胞、多核白细胞、嗜酸性粒细胞、成纤维细胞、巨噬细胞等。近年有关硬化型炎性假瘤

的研究,该病与细胞介导的免疫反应有关,其发病机制是由一系列细胞介导的免疫反应,在这一组织免疫损伤的过程中,机体还同时启动了体液免疫应答,使 B 细胞活化、增生并分化为成熟的浆细胞,产生和分泌相应的免疫球蛋白,但体液免疫应答并未对细胞损伤所致的变应原起到有效的清除作用,从而未能阻止眼眶组织纤维化的进程,大量胶原纤维增生,检测出浆细胞和 IgG4 很高,此现象也出现在全身其他部位硬化性疾病中,认为是一类具有独特临床病理特点的疾病,主张将其单独分为一类。

【临床表现】　眼眶炎性假瘤多累及成年人,但也可见于儿童。无明显性别差异,常累及单眼,约 1/4 发生于双眼,可同时或间隔数年发病。临床可表现为急性期或慢性期,眶内一种组织受累,也可多种组织同时受累。病情反复。

眼眶炎性假瘤主要症状和体征均与眶内组织炎性水肿、细胞浸润有关。

1. 眼球突出和移位　多数患者有此体征。眶内组织水肿,肿块形成,眼外肌肿大,均可使眶内容积增加。由于组织推挤,眼球突出同时伴有眼球移位,多见泪腺炎型或肌炎型。组织水肿和细胞浸润明显者,压迫眼球尚可以还纳,纤维硬化型则不能,甚至可表现为眼球内陷。

2. 水肿与充血　炎性假瘤的基本组织病理改变为组织水肿及炎细胞浸润。由于眶内压的升高,血液循环障碍加重组织水肿。所以,除结膜充血水肿外,多伴有眼睑肿胀。尤其是病变位于眶前部者,水肿和充血更为明显。严重的结膜充血水肿可突出于睑裂之外,长时间的脱出,致使结膜粗糙、糜烂、坏死。泪腺炎型水肿主要位于上睑外侧,上睑缘呈"S"状,睑裂变形。

3. 眼球运动障碍及复视　肉芽肿型和肌炎型常见眼球运动障碍,约占 1/2。纤维硬化型明显影响眼球运动,且常是多方向运动障碍,甚至眼球固定。患眼视力尚好时,出现复视。泪腺炎型炎性假瘤较少影响眼外肌,仅表现为轻度眼球外上方运动受限。

4. 眶内触及肿块　病变位于眶前部者,常在扪诊时触及肿块,可在眶上方和眶下方触及,边界清楚,可以推动。呈圆形或结节状,可以一个或多个,质中等硬度或较硬。有些肿块需在压迫眼球时迫使肿块前移才可触及。

5. 眶周疼痛　约 1/3 患者有自发性疼痛。其发生与眶内组织水肿、肿块形成、眶内压升高以及炎症波及眶骨膜有关。硬化型炎性假瘤伴疼痛更多见。

6. 视力下降　当炎症累及视神经或眶尖部炎性肿块形成对视神经的压迫,可使视力下降。纤维硬化型

对视力损害严重，甚至黑矇。眼底早期改变，可见视乳头水肿；晚期表现为视神经萎缩。

【诊断与鉴别诊断】　眼眶炎性假瘤具有炎症性疾病和肿瘤性疾病的特征，故临床表现多样，需在影像检查的支持下，方能确诊。少数病例只有在组织病理学支持下确诊。

1. X射线检查　炎性假瘤常显示为正常或眼眶密度增高，确诊困难。目前已很少用此进行诊断。显示骨改变较好。

2. 超声探查　由于病变所累及的部位不同，病理形态不同，超声显示不同。

（1）淋巴细胞浸润型：由于组织内有较多细胞浸润，在细胞和间质之间形成反射界面，在不同部位细胞与间质比例不同，因此反射回声多少不同。A型超声呈低小波形或缺乏波形，后界为高尖波。B型超声显示眶内病变大小不等，形状不规则，边界尚清，内回声少或中等，声衰减中等，后界可显示（图3-159）。病变累及眼球筋膜及球壁时，筋膜囊水肿，可见"T"形征。此征常见于病变范围较大，占据全部眼眶。超声还可见无回声区向球内突入，似球内占位病变，此时应结合其他影像检查结果综合分析，确立诊断。

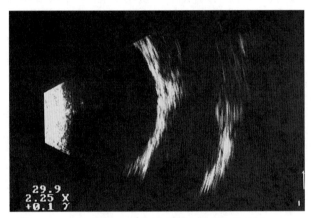

图3-159　眼眶炎性假瘤B型超声
显示病变形状不规则，边界清，部分边界不清。内回声少，后界可显示

（2）纤维硬化型炎性假瘤：组织学形态见胶原纤维成分较多，细胞浸润很少，声反射界面少。A型超声显示病变内回声少，声衰减明显，病变内反射波逐渐降低，后界无反射波。B型超声显示病变形状不规则，边界清或欠清，病变前部有少许内回声，后部内回声缺乏，声衰减明显，后界不显示。压之无形态改变。

（3）炎性假瘤泪腺炎型：病变主要位于泪腺区，可以累及单侧泪腺，也可累及双侧泪腺。A型超声显示肿大的泪腺呈中等而密集的反射波，后界显示清楚。

B型超声显示泪腺肿大，形状为椭圆形，边界清楚，内回声少或见块状强回声，分布不均。

（4）肌炎型：病变主要累及眼外肌，可累及一条或多条肌肉，也可在眼外肌病变的同时眶内有肿块病变。眼外肌肿大，表现为梭形或球形，肌肉内回声少或缺乏。

（5）炎性假瘤视神经炎型，病变累及视神经及其周围组织，有的伴有视神经周围肿块。超声显示视神经增粗，内回声增多，并且回声分布不均匀。可有视乳头水肿，向球内突出（图3-160）。

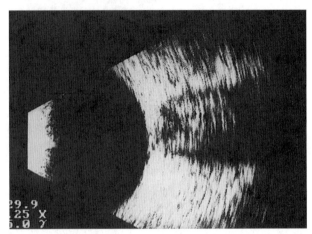

图3-160　炎性假瘤视神经炎型
超声显示视神经增粗，内回声增多，并且回声分布不均匀

3. 彩色多普勒超声　显示有些病例病变内供血丰富，有较多的彩色血流信号，呈弥漫形，或呈管状。有些血流为动脉频谱。有些病变则血流信号很少（图3-161）。

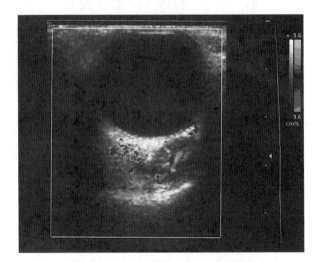

图3-161　炎性假瘤彩色多普勒超声
彩色多普勒超声显示病变内供血丰富

4. CT扫描　对于炎性假瘤的显示，CT优于超声。CT表现与其临床和病理形态的多样性一致。CT显示眶脂肪内有形状不规则肿块，可以呈多个肿块，边界

不整齐的高密度肿块,内密度不均匀。伴有巩膜周围炎及视神经炎时,显示眼球壁增厚,边界模糊不清,视神经一致性增粗。高密度块影与眼球壁呈"铸造形"嵌合在一起,多见于硬化型炎性假瘤。肿块较大可占满眼眶,眼外肌和视神经被肿块遮蔽,甚至眼球受压变形。炎性假瘤各型可以单纯存在,也可以混合存在。其影像特征呈多样。另外炎性假瘤 CT 常可见到眼睑肿胀肥厚,眼球突出,眶腔扩大。

泪腺炎型炎性假瘤可累及一侧泪腺,也可累及双侧泪腺。见泪腺呈一致性增大,多为类圆形,位于眶外缘前部。增大明显时,向眶后部延伸,为扁平形。呈高密度,强化不均匀。

肌炎型炎性假瘤累及一条眼外肌或多条眼外肌,一侧眼眶或双侧眼眶受累均可见到。眼外肌肿大可累及肌腱及止点。肿大严重时可呈似球形。水平扫描时上直肌和下直肌的斜切面,容易误认为肿瘤。此时冠状扫描像可以帮助确诊(图 3-162)。

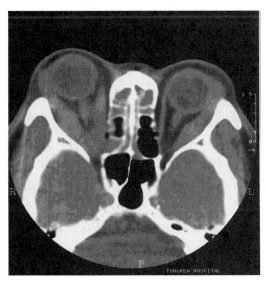

图 3-162 肌炎型炎性假瘤 CT
CT 显示双侧眼眶受累,右侧内、外直肌,左外直肌均增粗

5. **MRI 成像** 以淋巴细胞浸润为主的炎性肿瘤,病变在 T_1WI 显示为高于眶脂肪信号强度,T_2WI 为高于或等于脂肪的信号强度。纤维硬化型炎性肿瘤,由于胶原纤维成分多,则病变在 T_1WI 和 T_2WI 均显示为低信号。肌炎型肿大的眼外肌 T_1WI 为中信号强度,T_2WI 为中等或偏高信号强度(图 3-163)。

6. **活体组织检查** 本病治疗与急性炎症和肿瘤有很大不同,往往需要手术部分切除,通过病理组织学检查确定诊断。

炎性假瘤与甲状腺相关眼病鉴别,后者病理改变常侵犯眼外肌,可以一条肌肉或多条肌肉,单侧或双侧

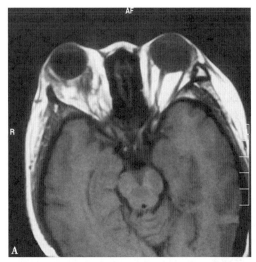

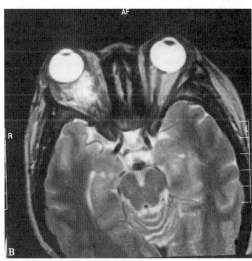

图 3-163 炎性假瘤 MRI
A. T_1WI 显示右眶内形状不规则的占位病变,呈中低信号
B. T_2WI 病变呈高信号

眼眶受累。超声波探查眼外肌肿大的发现率为 80%~91%。眼外肌肿大,边界清楚,内回声多少不等,分而不均,多以肌腹肿大明显,故超声显示肌肉肿大多为梭形。CT 扫描对眼外肌肿大的发现率为 83%。冠状扫描肌肉肿大呈椭圆或圆形。如果多条肌肉肿大,于眶尖层面见密度增高,视神经受压水肿增粗的影像。后者在伴有眼睑征时容易鉴别诊断。

发生在眼眶的淋巴瘤与仅累及眶内软组织的炎性假瘤鉴别比较困难。淋巴瘤多发生于眼眶上方,以包绕眼球壁多见,也可见于泪腺部。影像学特征为眶内占位性病变改变。超声探查和 CT 扫描特征与淋巴细胞性炎性肿瘤鉴别困难,病变边界较清晰,密度较均匀。临床缺乏炎症性表征。

【**病理**】 炎性假瘤多波及全眶各种软组织,但由于取材部位或病程时期的不同,而有各种不同的病理

分型。病理检查根据组织特点分为淋巴细胞浸润型、纤维硬化型、混合型。淋巴细胞浸润型多见，其病理学特征为大量淋巴细胞浸润眶内组织，包括脂肪、眼外肌、泪腺。也可见其他慢性炎细胞，如浆细胞、嗜酸性细胞或中性粒细胞。可以形成淋巴滤泡，可以散在分布。纤维硬化型病理特征为，眶内正常组织纤维胶原化，其间有散在或成簇的慢性炎细胞浸润，除有较多的淋巴细胞外，尚可见较多或成簇分布的浆细胞，此点与其他类型明显不同。淋巴细胞型对免疫抑制剂、肾上腺皮质激素及放、化疗均敏感，而纤维硬化型对免疫抑制剂和放、化疗均不敏感。Rootman（1994年）曾认为后者是一种独立性疾病。

【治疗】

1. **肾上腺皮质激素**　对弥漫性淋巴细胞浸润型、肌炎型和泪腺炎型有显著效果。泼尼松口服60～80mg/d，症状缓解后药量渐减。或甲泼尼龙静脉冲击治疗也可。病变内或其周围，局部注射泼尼松龙或甲泼尼龙，可增强疗效，减少药物并发症。本病容易复发，小剂量用药延续3个月或更长。对于不适于使用肾上腺皮质激素者，可用环磷酰胺等免疫抑制剂代替。纤维增生型炎性假瘤，各种治疗效果均不显著。

2. **放射治疗**　对肾上腺皮质激素治疗有效的炎性假瘤类型对放射治疗更为敏感。放射治疗适用于：①患有全身性疾病，不适于使用肾上腺皮质激素治疗者；②肾上腺皮质激素治疗引起明显副作用者；③肾上腺皮质激素治疗无效者。放射剂量10～30Gy，眶外侧照射。

3. **手术切除**　肿块型、泪腺炎型炎性假瘤，药物治疗效果不明显者，可以手术切除。但手术并发症较多。肌炎型炎性假瘤，当肿大的眼外肌稳定半年以上，眼位偏斜，复视不能矫正，可手术矫正眼位。

二、痛性眼肌麻痹

痛性眼肌麻痹（painful ophthalmoplegia）是发生在海绵窦、眶上裂的特发性炎症。1954年Toloas首先报告，通过尸检证明是由于颈动脉外膜炎症所致。1961年Hunt将此病综合其临床有6项特征。1966年Smith将此综合征命名为Toloas-Hunt综合征，并补充其临床特征有8点。有人认为这是一种原因不明、发生在颅内的炎性假瘤，为一种免疫性疾病。

【临床表现】　痛性眼肌麻痹可发生于任何年龄，常见于40～60岁成年人，无性别倾向。出现眼部症状前，首先表现为疼痛，常为针扎样、撕裂样剧烈疼痛，部位为眼眶深部、额部、颞部及头部。数天后或同时出现神经系统受累症状，受累神经包括第Ⅲ对、第Ⅳ

对、第Ⅵ对脑神经和第Ⅴ对脑神经第1支，周围交感神经和视神经也可以受累。临床表现为复视、眼球运动障碍或固定、上睑下垂，偶有视力下降、约20%患者瞳孔散大，对光反应迟钝。三叉神经的眼神经支受侵犯，出现角膜及眶上神经分布区的感觉减退。上颌神经受累，出现眶下神经分布区感觉减退。以上症状及体征均见于患侧，此点与海绵窦急性化脓性炎症不同。症状持续数天或数周，可自发缓解，间隔数月或数年后再发作。

海绵窦炎性肉芽肿可同时发生于眶内或向眶内蔓延，引起眼球突出，突出度多为轻度或中度。视神经受侵犯，一侧视力下降或完全丧失，视神经乳头水肿，视神经萎缩。视野检查常为正常。少数患者可发现中央暗点。视觉诱发电位偶见异常。

痛性眼肌麻痹很少有全身症状和体征，疼痛剧烈患者可有反射性恶心、呕吐。

此病呈亚急性发作，病程可达数日、数月或数年。症状和体征可自行缓解或治愈，少数患者可有永久性眼球运动障碍。本病常有复发，复发部位可在同侧或对侧海绵窦。

此病实际为一种症状，并非诊断，临床多种疾病会引起类似表现如眶尖或眶上裂或海绵窦附近的浸润性病变、转移癌，甚至动脉瘤等。

【诊断及鉴别诊断】　痛性眼肌麻痹是海绵窦病变的综合表现，任何发生于这一部位的炎症、肿瘤、出血和外伤，都可引起类似症状，如动脉瘤、肿瘤、海绵窦血栓形成等，影像学检查可以帮助确立诊断并进行鉴别。

1. **典型的症状和体征**　疼痛、眼肌麻痹，可自行缓解，常有复发。

2. **实验性药物治疗**　此病对肾上腺皮质激素治疗反应敏感，每日口服泼尼松60～80mg或地塞米松10mg，一般在48小时疼痛得到缓解。在诊断不能确立时，用上述方法进行诊断性治疗，反应明显者，也可依此确立诊断。

3. **影像特征**

（1）X射线检查：由于病变位于海绵窦区及眶尖部，X射线检查很难发现病变。

（2）超声检查：眼科专用超声检查仪受深度和骨骼的限制，一般眶内无异常发现。有些病例合并有眼眶炎性病变时，超声可以发现眶内病变，眼外肌增厚视神经增粗。

（3）CT扫描：海绵窦和眶尖部发现异常影像者约占69.23%，多显示病变同侧海绵窦扩大，密度增高。可以合并有眶上裂扩大或眶尖高密度影与海绵窦病变相延续。CT 值多在 + 52～56Hu。眶尖部高密度影，边界不清，内密度不均匀，与海绵窦高密度影延续。另外，CT 还可发现眶上裂扩大，眼外肌肥厚，视神经增粗。也有病例证实，经治疗后症状缓解，复查 CT 也显示正常。

（4）MRI 检查：当 CT 尚未发现海绵窦病变时，MRI 可显示海绵窦内不正常软组织影。病变显示为 T_1WI 和 T_2WI 均为中等信号强度，海绵窦病变与眼眶异常信号相延续。颅内病变信号与脑组织信号强度相同，眶内病变信号强度与眼外肌相同。因此，采用脂肪抑制和强化，显示病变更清晰，显示率更高。

【病理】　痛性眼肌麻痹诊断很少得到组织病理学诊断，作者曾有一例病理学证实海绵窦病变与眶尖部病变性质相同，表现为非特异性炎症。

【治疗】　肾上腺皮质激素冲击疗法　泼尼松 60～80mg/d 口服，地塞米松 10～15mg 静脉输入，每日 1 次，至症状缓解；甲泼尼龙 500mg 静脉输入，每日 1 次，三次；逐渐减量，小剂量泼尼松维持数周。一旦反复，重复治疗。治疗效果不明显时，应考虑有其他病变的可能，及时检查 CT 或 MRI。

第三节　眼眶慢性炎症

一、Wegener 肉芽肿

Wegener 肉芽肿（Wegener granulomatosis）又称 Wegener 综合征，是一种坏死性肉芽肿性血管炎，是多器官损害的全身性疾病。具有呼吸道坏死性肉芽肿性病变、全身灶性坏死性血管炎和灶性坏死性肾小球肾炎特征。1939 年 Wegener 第一次描述此病的临床特征，1955 年由 Fienber 命名为 Wegener 肉芽肿。目前认为可能是一种自身免疫性疾病，也有资料表明可能是细胞介导免疫性疾病。

【临床表现】　此病可发生在任何年龄，多见于 40～50 岁中年人。多器官损害时表现全身不适，发热，咳嗽，咯血，鼻炎，皮疹，口腔黏膜及胃肠道出血，重者可死于坏死性肾小球肾炎。眼部损害表现为结膜水肿、充血，突出于睑裂外，眼底乳头水肿，静脉扩张，视神经萎缩。眼眶受累表现为眼球突出，眼睑水肿，眼球运动障碍，视力下降等，与眼眶炎性假瘤相似。病变可累及双眼。触诊可及硬性肿物。表面不光滑，无触痛。

【诊断】　Wegener 肉芽肿累及眼眶时表现为眼眶占位性病变，似眼眶炎性假瘤。累及眼部其他组织时，可表现为角膜周围溃疡、坏死性角巩膜炎、肉芽肿性巩膜色素膜炎。除上述临床表现外，B 型超声显示病

变位于眼球后，多为形状不规则或扁平形病变，边界不清，内回声缺乏或低回声，分布不均。声衰减明显，后界显示不清。有些病例显示视神经增粗和筋膜囊水肿，出现"T"形征。

彩色多普勒超声显示病变内有斑点状红蓝血流，血流频谱为动脉。

CT 扫描病变形状不规则为高密度影，边界不清楚，有些病例见病变与眼球壁呈铸造形，眼环增厚，眶内正常结构被遮蔽。一侧眼眶或双侧眼眶受累。还可见鼻窦内高密度病变与眼眶内病变相似，密度一致。

【病理】　Wegener 肉芽肿约 50% 可有眼部损害，常累及眼睑、结膜、角膜、巩膜、色素膜、眼眶。病理改变特征为小动脉和小静脉的坏死性血管炎，管壁纤维素样变性，肌层和弹性纤维坏死，管腔狭窄，伴有炎细胞浸润，如 langhans 细胞、淋巴细胞、浆细胞、中性粒细胞、嗜酸性细胞。

【治疗】　以全身应用肾上腺皮质激素有效，可使病情缓解，但不能达到治愈，常在停药或药物减量到一定程度时，病情反复。此时可用抗代谢药物，与肾上腺皮质激素类联合应用。此病治愈困难，预后不好。

二、眼 结 节 病

结节病（sarcoidosis）又称类肉瘤，是一种原因和发病机制不明的慢性、全身性疾病。病理特征为非干酪样坏死性肉芽肿。可累及全身每一个器官，但以肺、纵隔、淋巴结、眼和皮肤最常见。由于病因不清，故说法不一。有人认为与遗传有一定关系；也有认为是感染病原体与异常免疫反应之间相互作用的结果。推测在抗原的刺激下，激活 T 辅助淋巴细胞，淋巴因子增多，B 淋巴细胞激活增多，免疫球蛋白合成增加。细胞因子的增加，促进肉芽肿的形成。

【临床表现】　结节病好发于 20～40 岁，儿童少见。不同地区和民族发病率不同，寒冷国家较热带地区少，男女发病无明显差异。

结节病发病具有潜伏性，有些患者无明显症状，部分患者有低热。皮肤结节性红斑为最多，淋巴结受累也很常见，可能多处一个或多个受累。可以伴有多关节炎。肺部受累症状不明显，严重者可有呼吸困难。约 25% 患者伴有眼部受累，眼部主要表现为色素膜炎、视网膜病变、干燥性角结膜炎，视神经受累时视力下降，视神经萎缩。眼眶受累表现有眼睑肿胀、上睑下垂、眼球运动障碍、泪腺肿大等。

【诊断】

1. X 射线检查　约 84% 的患者可发现肺门及纵隔淋巴结肿大，显示为密度增高而边界清楚的阴影。并

见肺间质内浸润。大多数患者在 1 年内吸收，少数需 2 年才可吸收。X 射线显示一侧眼眶或双侧眼眶密度增高，鼻窦有病变时密度增高。

2. 超声检查　B 型超声显示眶内有形状不规则占位病变，内回声少或缺乏，分布不均，透声性差，声衰减明显，后界显示不清。不可压缩。眼外肌肿大，内回声少。病变累及眼球筋膜囊时可见"T"形征。超声多普勒检查显示病变内血流不丰富。

3. CT 扫描　显示眶内有形状不规则的高密度影，边界清楚。可累及泪腺，眼外肌，视神经和眼球筋膜。严重者眶壁骨破坏，鼻窦病变与眼眶沟通。

4. MRI　病变显示 T_1WI 为中等信号强度，与眼外肌相似；T_2WI 为高信号强度。形状不规则，边界不清，与眼外肌界限不清。

【治疗】　肾上腺皮质激素和免疫抑制剂有效。

三、中线特发性破坏性疾病

中线特发性破坏性疾病（idiopathic midline destructive disease），又称致死性中线性肉芽肿（lethal midline granuloma）、多形性网状细胞增多症（polymorphic reticulosis），是一种原因不明的颜面中部为主的结构坏死性病变。多发生于老年人。常侵及鼻、咽、鼻窦、眼眶和眶周皮肤。颜面中部形成空洞。可致双眼视力丧失。病理分为 2 型：Ⅰ型为局限性肉芽肿性血管炎；Ⅱ型为中心面部骨淋巴瘤。前者病理改变与 Wegener 肉芽肿相似，后者需与梅毒、结核、真菌病进行鉴别。

早期致死性中线性肉芽肿眼眶受累表现为眼红，听力障碍，眼球突出，上下眼睑肿胀，结膜水肿突出，触诊可及眶内有硬性肿物，表面不光滑。眼球运动受限。眼底见视乳头边界不清，眼眶压力高。可双眶受累。

B 型超声显示眼球后占位性病变，形状不规则，边界不整齐，内回声多少不等，分布不均。声衰减显著，后界显示不清。不可压缩。

CT 显示眼眶内高密度影，眼睑也可受累，形状不规则，密度不均匀。边界不清楚。视神经和眼外肌可被病变影遮蔽。病变与眼球壁呈铸造型。眶腔增大，眼球突出明显。病变常与鼻窦病变相延续。一般眼眶骨无改变。致死性中线性肉芽肿治疗早期肉芽肿对肾上腺皮质激素和免疫抑制剂有效，晚期可进行放射治疗，放射剂量为 40Gy。

（何彦津）

主要参考文献

1. 刘嫣芬，杨光辉. 101 例眼眶蜂窝织炎临床分析. 中华眼科杂志，1985，21：160.

2. Dharwal DK，Kittur MA，Farrier JN，et，al. Post-traumatic orbital cellulites. Br J Oral Maxillofac Surg，2003，41（1）：21-28.

3. Nash E，Livingston P，Margo CE，et al. Orbital cellulitia in the acquired immunodeficiency syndrome. Arch Ophthalmol，1997，115：677.

4. Harris GJ Subperiosteal abscess of the orbit age as a fastor in the bacteriology and respons to treatment. Ophthalmology，1994，101：585.

5. Hartstein MF，Steinvurzel MD，Cohen CP. Intracanial abscess as a complication of subperiosteal abscess of the orbit. Ophthal Plast Reconstr Sury，2001，17（6）：395-397.

6. Watkins LM，Pasternack MS，Banks M，et，al. Bilateral cacernous sinus thromboses and intraorbital abscesses secondary to streptococcus milleri. Ophthalmology，2003，110（3）：569-574.

7. 安建成，李建亭. 眼眶内真菌病二例. 中华眼科杂志，1989，2：123.

8. 何彦津，宋国祥，田文芳，等. 眼眶真菌病二例. 中华眼科杂志，1998：4.

9. 陆肇曾，朱复润，孙涛. 眼眶深部真菌感染一例. 中华眼科杂志，1994，30：76.

10. Spener WE. OPhthalmic Pathology：An atlas and textbook. WB Philadelphia：Saunders，1986：2820-2824.

11. Mombaerts I，Schlingemann RO，Goldschmeding R，et al. Idiopathic granulomatous orbital inflammation. Ophthalmology，1996，103（12）：2135-2141.

12. Hardman JA，Halpin SF，Mars S，et al. MRI of idiopathic orbital inflammatory syndrome using fat saturation and Gd-DTPA. Neuroradiology，1995，37（6）：475-478.

13. Smitt MC，Donaldson SS. Radiation therapy for benigh disease of the orbit. Semin Radial Oncol，1999，9（2）：179-189.

14. Hunt WE，Meagber JN，Lefever HE，et al. Painful opthalmloplogia. Neurology，1961，11：56-62.

15. Mc Cluskey RT，et al. Vasculitis in primary vasculitides granulomatosis and connective tissue disease. Hum Pathol，1983，14：305.

16. Wasmeier C，Pfadenhauer K，Rosler A. Idiopathic inflammatory pseudotumor of the orbit and Tolosa-Hunt symdrome are the same disease? J Neurol，2002，249（9）：1237-1241.

17. 史季桐，安裕志，孙宪丽，等. 眼眶炎性假瘤的临床病理分析. 中华眼科杂志，2003，39（2）：81.

18. 刘琳，何彦津，张红梅. 眼眶炎性假瘤发病机制的免疫组织化学研究. 眼科研究，2007，25：839-842.

19. Pasquali T, Schoenfield L, Spalding SJ, et al. Orbital inflammation in IgG4-related sclerosing disease. Orbit, 2011, 30(5): 258-260.

20. Bijlsma WR, Van't Hullenaar FC, Mourits MP, et al. Evaluation of classification systems for nonspecific idiopathic orbital inflammation. Orbit, 2012, 31(4): 238-245.

21. Goto Y, Hosokawa S, Golo I, et al. Abnormality in the cavernous sinus in three patients with Tolosa-Hunt syndrome: MRI and CT findings. J Neurol Neurosury Psychiatry, 1990, 53: 231-234.

22. Winn BJ, Rootman J. Sclerosing orbital inflammation and systemic disease. Ophthal Plast Reconstr Surg, 2012, 28 (2): 107-118.

23. Pemberton JD, Fay A. Idiopathic sclerosing orbital inflammation: a review of demographics, clinical presentation, imaging, pathology, treatment, and outcome Ophthal Plast Reconstr Surg, 2012, 28(1): 79-83.

24. Günalp I, Gündüz K, Yazar Z. Idiopathic orbital inflammatory disease. Acta Ophthalmol Scand, 1996, 74(2): 191-193.

25. Perry SR, Rootman J, White VA. The clinical and pathologic constellation of Wegener granulomatosis of the orbit. Ophthalmology. 1997, 104(4): 683-694.

26. Spener WH. Ophthalmic Pathology: An atlas and textbook. WB Philadelphia: Saunders, 1986: 2859.

第四章
眼眶囊肿

眼眶囊肿是一组原发于眶内的囊性病变,可以是先天的,也可能是后天的。但其共同之处就是肿物周围有上皮或内皮细胞镶衬,内容有液体和这些细胞的脱落物。就其来源和性质可分为发育性囊肿、炎性囊肿、单纯性囊肿、血囊肿等。

第一节　发育性囊肿

一、皮样囊肿和表皮样囊肿

皮样囊肿(dermoid cyst)和表皮样囊肿(epidermoid cyst)均属于鳞状上皮构成的囊肿,前者囊壁除含鳞状上皮外,尚有真皮、不等量的皮下组织和皮肤附件,如毛囊、皮脂腺、汗腺等;后者囊壁为复层鳞状上皮,外绕以纤维结缔组织。尽管其组织学成分不同,但其组织来源、临床表现、诊断和治疗基本相同,故以下统称皮样囊肿。少数囊肿内完全被液状脂肪所充满,而名真性表皮样瘤或油脂囊肿(oil cyst)。

皮样囊肿在眼眶肿瘤中比较常见,笔者统计,其占眼眶肿瘤的7.4%,其他较大系列的病例统计中,占眼眶肿瘤的2.1%～24%不等。

【病因】　皮样囊肿是由于胚胎时期表面外胚层植入而形成。胚胎时期表面上皮与硬脑膜接触,随着胎儿发育,两者之间形成颅骨,将上皮与脑膜分隔。如两者之间粘连,在颅骨形成过程中,小块上皮黏着于硬脑膜或骨膜,深埋于眶内或眶缘,出生后异位上皮继续增长,便形成囊肿。眶内囊肿通过骨缝与脑膜粘连或伸向颅内、颞窝。另外,在胎生期,由于羊膜带的压迫,使上皮植入体内,也是形成皮样囊肿的原因之一,囊肿与脑膜之间可无任何联系。

【临床表现】　皮样囊肿虽起源于胚胎时期,除位于眶缘的囊肿在幼儿期可发现肿物之外,由于病情发展缓慢,甚至有静止期,位于眶缘之后的囊肿,尤其是眶深部皮样囊肿往往到青少年时期才出现症状,老年发病者也可见到。宋国祥(1980年)报告有至60岁才出现症状和体征者。一般为单侧发病,没有种族、性别及眼别差异。

本病的临床表现取决于肿物的原发位置。位于眶缘的皮样囊肿多发生于眶缘外上侧,其次是眶上缘和内上缘,有时也可发生于眼眶外上的颞窝上部。发生于眶缘者幼儿时期即可被发现,眶缘局部隆起,皮肤色泽无改变(图3-164),可扪及半圆形或圆形肿物,边界清楚,略有弹性,无压痛,可推动,与皮肤无粘连。视力、眼球位置及眼球运动无改变,肿物较大者可影响上睑形状,或压迫眼球引起屈光不正。位于眶缘以外者,多在颞肌起点前部、颞肌与骨壁之间。因肿物多陷入骨窝内,内容多为液状脂肪,临床发现局部扁平隆起,扪诊肿物边界不清,多有波动感。肿物较大时压迫眶外壁,使之向眶内凹陷,眶容积变小。可有眼球突出,一般多不明显。

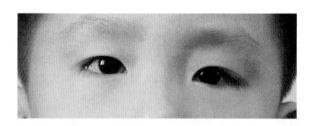

图3-164　眶缘皮样囊肿外观像,左眼眶缘外上方局部隆起

位于眶内者多发生在眼眶的外上象限,约占69%,其次为内上象限、眶下部,偶有侵犯鼻部和泪道。从所在位置的深度分析,位于眶前、中段多见,发生于眶后段者较少。囊肿所在的眶间隙,以骨膜下间隙多见,囊肿压迫骨壁,形成凹陷,肿物在骨窝与骨膜间增长,可突入颅腔或颞窝形成哑铃状囊肿。也有报道眶外侧和颞窝同时存在两个独立的皮样囊肿,其间骨壁完整。囊肿刺激骨膜,使骨凹陷缘增厚,凹窝内多处骨嵴。骨骼的这些改变形成了X射线和CT定性和定位诊断的依据。位于骨膜和肌肉圆锥之间的肿物也不少见,肌肉圆锥内者比较少见,但近年也有报道。

眶深部囊肿最初临床表现为眼球突出,并向内下方移位（图 3-165）。病变进展缓慢，甚至静止一段较长时间，所以有些患者就诊较晚。肿物较大者在眶上缘往往扪及圆形肿物或骨性膨隆，前者多位于肌锥外间隙，后者肿物在骨膜外间隙。由于肿物压迫眼球，引起屈光不正、视网膜水肿，视力减退。少数患者因囊肿破裂伴有炎性反应、眼眶压痛及眼睑水肿、瘘管形成或颞部膨隆、眼球运动障碍及视神经萎缩。文献报告 6 例皮样囊肿瘘管形成，占本病的 5.4%，其中 3 例出生后即有瘘管，另 3 例是手术切除不完全形成的，瘘管内经常排出豆渣样物质。

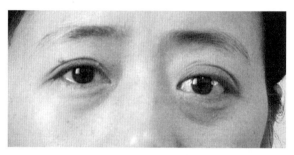

图 3-165　眼眶皮样囊肿外观像，左眼球突出，并向内下方移位

【诊断】

1. 临床表现　对于发生在眶缘的皮样囊肿，根据发病年龄、肿物位置和扪诊情况，即可做出诊断；而眶深部囊肿需各种影像学检查。

2. X 射线检查　较大的眼眶皮样囊肿在标准柯氏位（20°后前位）和瓦氏位（45°后前位）均可显示。眶缘肿物位于骨骼表面，长期压迫骨骼可形成凹陷，X 射线可见圆形低密度区。眶深部皮样囊肿多位于骨膜之外，压迫骨壁形成骨凹陷或孔洞；另一方面，囊肿刺激骨膜增生，X 射线可显示在低密度区周围有一硬化环（图 3-166），多位于眼眶外上象限，这是皮样囊肿比较典型的 X 射线图像。这种硬化环在伴有骨质缺失的其他眼眶疾病如机化性血肿、Langerhans 组织细胞病及浆细胞骨髓瘤是不存在的。有些慢性黏液囊肿也可表现出眶缘硬化，但其程度比皮样囊肿轻，更明显的是筛骨纸板缺失。

3. 超声检查　由于皮样囊肿含有不同的囊内容，因此其回声表现有所不同。A 型超声显示，部分病例在眼球壁高波峰后有一个无回声平段，即为囊内液，表示病变内无回声界面，但多数囊肿内有高低不等的波峰。

B 型超声探查具有以下特征：①肿物多位于眶外上方。②呈圆形、半圆形，或因大部分囊肿位于骨凹内则显示为不规则形。③边界清楚。④肿瘤内回声可

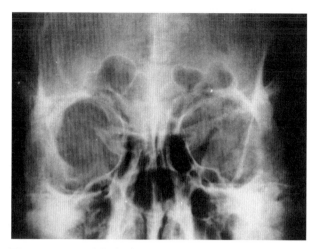

图 3-166　眼眶皮样囊肿 X 线片，右眶外上方透明区绕以硬化环

因囊肿内容物构成的成分不同而有区别，囊肿内液体和角化物混杂者，表现为多回声、强回声而分布不均，此点应与海绵状血管瘤相鉴别（图 3-167）；囊内液包围囊壁脱落物者，表现为强回声光团被液性暗区所包围；囊内物为均匀一致的液体，则显示为液性暗区，真性表皮样瘤表现为此种图像。⑤声衰减不明显，加之囊性效应，后囊壁回声较强，甚至强于前囊壁。⑥有明显的可压迫变形。根据以上特点，大部分病例术前可做出准确的组织学判断。

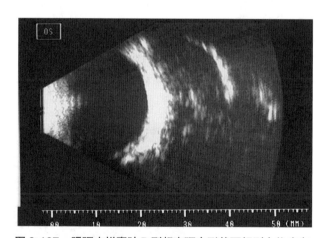

图 3-167　眼眶皮样囊肿 B 型超声眶内形状不规则占位病变，边界欠清，内回声中等，分布不均

彩色多普勒超声检查，囊肿内因缺乏血管而不能发现彩色血流，这是区别于其他实体性肿瘤的重要标志。

4. CT 扫描　由于皮样囊肿内的复杂成分和多样的继发改变，因而是眶内肿物中最具特征性的病变，据宋国祥报告常发现以下 CT 征。

（1）特殊位置：多位于眶外上象限，骨膜下间隙，呈圆形或半圆形。

（2）病变内密度的多样化：①低密度与高密度相间杂；②有高密度与低密度平面；③均质高密度；④均质透明区。低密度区为囊内脂肪影像，CT 值为负值，最低为 -61Hu，高密度为囊壁之脱落物和毛发影像，CT 值最高可达 +77Hu。

（3）静脉注射泛影葡胺等造影剂后呈环形增强：即囊壁含有血管可以强化，内容物缺乏血管不被增强。

（4）眶壁指压痕样凹陷或骨窝形成：骨窝内可见骨嵴，或形成骨孔（图 3-168），颅内或颞窝内存在同样低密度区。泪腺腺样囊性癌等其他眶内恶性肿瘤有时可见骨破坏凹陷，但缺乏骨增生和低密度区，可以与皮样囊肿鉴别。

（5）眶壁部分缺失：肿物呈哑铃状。

（6）囊壁上可发现钙质沉着，一般多发生于巨大囊肿。

5. MRI 检查　病变形态同 CT，病变区信号异常。囊肿壁主要由纤维组织构成，在 T_1WI 和 T_2WI 均呈低信号强度，这是由于纤维组织 T_1 长、T_2 短。囊肿内信号根据其成分不同而出现不同的信号强度，既有汗液又有皮脂者，T_1WI 和 T_2WI 均呈现高信号强度（图 3-169），如其中杂有较多的囊壁脱落物和毛发，则显示高、中、低信号强度相间或呈斑驳状。哑铃状皮样囊肿，可见颞窝或颅内有异常信号区，在 T_2WI 上观察较为清楚。对于骨骼改变，MRI 显示病变不如 CT 扫描。

【病理】　皮样和表皮样囊肿均有完整囊壁。囊壁由复层鳞状上皮内衬，其外绕以纤维结缔组织者名表皮样囊肿；囊壁中除表皮之外，尚含有真皮层，不等量的皮下组织和皮肤附件，如毛囊、皮脂腺、汗腺等（图 3-170），名皮样囊肿。囊肿有纤维条索与骨缝相连。由于囊壁所含成分不同，故囊内容物也不一致。表皮样囊肿的内容主要是豆渣样的皮肤角化脱落物，并有不

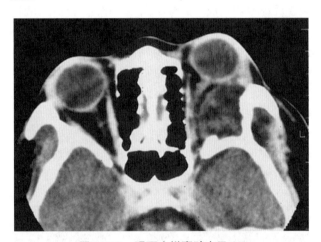

图 3-168　眼眶皮样囊肿水平 CT
左眶外侧形状不规则占位病变，边界清楚，内密度不均，眶外壁骨凹陷及骨增生

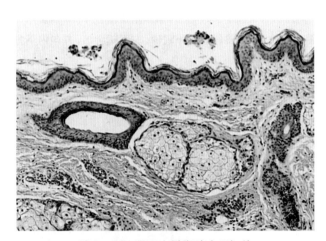

图 3-170　眼眶皮样囊肿病理切片

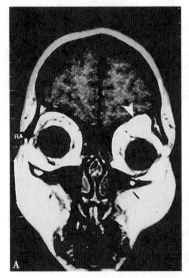
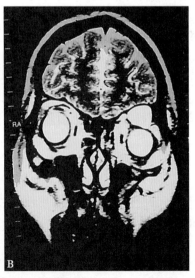

图 3-169　眼眶皮样囊肿冠状 MRI
左眶上方类圆形异常信号区，边界清楚，T_1WI（A）和 T_2WI（B）均为高信号

等量液体和胆固醇。皮样囊肿内含有角化物、汗液、皮脂和毛发。有的肿物囊壁以皮脂腺为主，则内容仅含有油脂，在体温下呈液状，离体后凝固成块。

【治疗】 皮样囊肿增长缓慢，如无明显炎症现象，无功能及美容障碍，允许一定时期的观察。皮样囊肿在增长时期可能恶化（黄一飞等，1990 年），仍以及时治疗为宜。目前可供选择的最佳治疗方法是手术切除。原则是囊壁及囊内容完全摘除，保留眼眶正常结构和功能。由于肿物所在位置不一，手术进路也有不同。

位于眶缘的皮样囊肿，局部皮肤切开，肿物容易完整取出。位于肌肉圆锥外间隙者，虽有纤维条索与骨缝联系，前路开眶也可完整取出。长期存在的肿物，由于囊内液渗出，引起炎症反应，周围纤维组织增生，与提上睑肌粘连，应仔细分离，以免损伤肌肉，或残留上皮组织引起复发。肿物位于肌锥内者，因被脂肪围绕，少有粘连，利用外侧进路取出肿物。手术切除比较困难的是位于骨膜下间隙的骨窝以内或呈哑铃形通过骨孔与颅腔、颞窝或鼻窦沟通的囊肿，囊壁在骨壁凹窝内，高低不平，且与骨缘处粘连紧密，一次完整切除比较困难，往往需从眶缘切开骨膜，向后分离，至骨窝缘分离囊壁，将内容吸除，然后刮除窝内囊壁，必要时凿开隐蔽凹窝，去除内容。操作过程中，如囊壁破裂，囊内容溢出，应立即将囊内液体吸净，并用大量盐水冲洗囊腔，防止囊内液体溢入眶内引起炎性反应。将骨窝相对的骨膜与其粘连的囊壁一同切除，骨窝内苯酚腐蚀，乙醇中和，盐水冲洗。呈哑铃形的囊肿，应开大骨孔，一次切除。骨孔和难于分离的粘连处也应用苯酚腐蚀。对于瘘管形成者，除切除囊肿之外，还要切除瘘管周围坏死组织。对于骨窝凹陷较大，术后引起明显眼球内陷，应用硅海绵或 Medpor 雕刻、成型植入眶内，有利于术后美容。

对于影响视力的较大囊肿，且对美容有较高要求的患者，可经皮穿刺囊肿，行介入性治疗。文献报道 2 例皮样囊肿分别用 14 号穿刺针进入囊肿，抽出囊内容，囊内注入十四烷硫酸钠和乙醇，使药物在囊内保留 24 小时，随访 12 个月和 3 个月，均无肿瘤复发，保留了良好的视力和外观。

二、畸 胎 瘤

畸胎瘤（teratoma）是一种先天性囊性病变，其囊壁是由两个或三个胚层分化而来的多种组织构成，90% 包含外及中胚层组织，10% 含内及中胚层组织。有人认为畸胎瘤含有肿瘤所在解剖部位以外的组织成分，所以又称迷芽瘤，但大多数病理学家认为畸胎瘤是真正的肿瘤，它是一种原始干细胞肿瘤。此囊性肿物多发生于人体的中线部位或其两旁，如卵巢、睾丸、纵隔、腹膜和骶骨，发生于眶内者少见，且多累及颅底和鼻窦。畸胎瘤有良性和恶性两种，发生于睾丸者多恶性，位于眼眶者多为良性。

【病因】 畸胎瘤包括由两至三个胚层发育而来的组织。有人认为畸胎瘤的发生与胚胎组织发育、生长异常有关，瘤组织可能来源于胚胎期的一种多能性细胞，具有分化和形成各种器官、组织的潜能。

【临床表现】 病变可为原发性或继发性，原发性眼眶畸胎瘤表现为出生后即存在的眼球突出。病变发生于眶深部，眼球向前突出，可脱出于睑裂之外（图 3-171），暴露角膜。发生于眼球一侧者，可引起眼球移位，且肿物多波及面颊、颞部和鼻窦。肿物发展较快，直径可达 10cm（Neiger and Sacks，1989 年），呈囊性，有波动感，光照检查可透光。由于肿物的增大，可使眼球运动障碍，眼睑变薄；随着眼球突出的加重，视神经可被拉长，最终导致视力丧失。后期肿瘤可以蔓延至颅内、鼻窦。畸胎瘤亦可恶变。继发性眼眶畸胎瘤可起源于颅内或鼻窦，早期出现颅脑及鼻窦症状，晚期病变向眼眶蔓延。眼底检查常有困难，有时可发现视乳头水肿、出血。

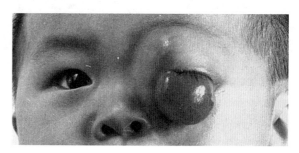

图 3-171 眼眶畸胎瘤外观像
左眼球突出，球结膜突出于睑裂之外

【诊断】 胎生期肿瘤已发生、发展，出生后即可发现眼球突出及囊性肿物。X 射线显示眶腔扩大，伴有骨缺失。超声探查可显示出多种声学特性。A 型超声显示眼眶内较高的波峰和无回声平段间或出现，表示病变内同时存在强回声区和无回声区。B 型超声检查眶内可见类圆形占位病变，内回声根据囊内的不同成分可显示为强回声、块状回声或无回声（图 3-172），但以无回声的囊性病变多见。囊壁内如有软骨、骨骼和牙齿，则可见强回声光斑和声影。病变具有轻度可压缩性。彩色多普勒超声检查肿瘤内部无血流信号（图 3-173）。

CT 扫描可以清晰地显示眼眶扩大、眶内占位病变及其与视神经、眼外肌的关系。肿物类圆形，边界清楚，内密度不均或呈囊性，部分病例可显示骨密度斑

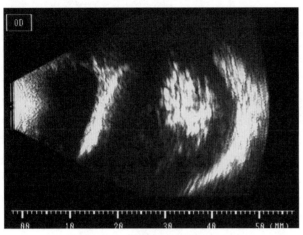

图 3-172　眼眶畸胎瘤 B 型超声
眶内类圆形占位病变，边界清楚，内回声不均，透声区和强回声区间杂，声衰减少，眼球压迫变形

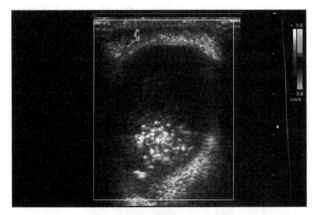

图 3-173　眼眶畸胎瘤 CDFI
眶内类圆形占位病变，边界清楚，内回声不均，透声区和强回声区间杂，声衰减少，病变内部无彩色血流信号

影，为牙齿、骨骼显影（图 3-174）。肿物眶外蔓延时，可同时显示鼻窦、鼻咽腔、颅内及颞窝的情况。肿物不被造影剂强化。MRI 检查可见肿物内囊性区和实体性区相混杂，其间可有钙斑，T₁WI 和 T₂WI 均显示为多种信号强度相间。影像学引导下，细针穿吸可抽出浆液、黏液或含脂液体。

【病理】 肿物外有光滑的囊壁，紫灰红色或灰红色，也可呈灰色。良性畸胎瘤呈囊性，囊壁有外胚层分化而来的复层鳞状上皮及其附件，中胚层分化而来的脂肪、纤维组织、平滑肌、横纹肌、软骨和骨组织，以及内胚层分化的呼吸道和消化道黏膜及其腺体。陈言汤等（1986 年）报告 1 例在囊肿内一侧附着着一个几乎是完整的小胎儿。恶性者多呈实体性，其内可有多个小囊。瘤细胞间变。

【治疗】 因畸胎瘤有恶变倾向，故应早期治疗。

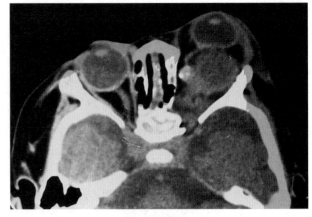

图 3-174　眼眶畸胎瘤 CT
左眶内占位病变，前端为圆形，后端为不规则形，边界清楚，不均质，病变边缘有圆形骨密度影，眼球突出

治疗原则是尽可能保留视力和外观，使面部及眼眶正常发育。局部切除可获痊愈，但因侵犯范围较广，往往需多科医师互相配合。切除不完全可复发。Garden 等（1986 年）报告 1 例复发后恶变。如治疗较晚，肿物已将眶内容和眼球挤出眶外，可选择眶内容切除。本肿物对放射治疗不敏感，恶性畸胎瘤应行眶内容切除。

第二节　单纯性囊肿

单纯性囊肿（simple cyst）是一组构造简单的眶内肿物，是由衬覆上皮细胞的囊壁和上皮细胞分泌物及浆液构成。可分为结膜上皮囊肿、呼吸道上皮囊肿、植入性囊肿、浆液囊肿等。

一、结膜上皮囊肿

结膜上皮囊肿（conjunctival epithelial cyst）也称潴留性囊肿（retention cyst），是结膜腺体（如 krause 腺）发生导管堵塞，囊状扩张，埋没于眶内而形成。腺口的堵塞多因炎症、外伤或手术等造成。也有来源不明的黏膜上皮形成的囊肿。多发生于眶前部鼻上象限，囊肿较小，缺乏明显的症状和体征；囊肿较大、较深者可引起上睑下垂、眼球突出、眼球向下移位等。眶上缘可扪及圆形、光滑肿物，呈囊性，有波动感，可推动，无压痛。翻转上睑可见上穹隆部突出肿物。手术切除常发现与上穹隆部结膜粘连，沿提上睑肌之上向后发展。囊内液为透明浆液，囊壁为一层或两层骰状细胞，外绕薄层纤维组织。B 型超声探查为囊性暗区。CT 显示为圆形、均质的含液囊肿，其密度高于眼眶脂肪，接近于玻璃体。囊肿较小，体征不明显者可观察；较大的囊肿治疗应手术切除，手术时注意保护提上睑肌。

二、植入性囊肿

由于眼睑、结膜和鼻部外伤或手术,黏膜植入眶内形成浆液性植入性囊肿(serous implantation cyst)。文献报道斜视手术后引起的植入性囊肿也不少见。也有报告用硅胶修复眶底骨折引起眶内植入性囊肿(Schmidt,1998年)。

囊肿多位于眶前部,使眼球移位,眼球突出不明显;眼球后部囊肿可导致眼球突出及眼球运动障碍(图3-175)。超声检查多为边界清楚占位病变,缺乏内回声,声衰减少(图3-176),CT显示病变边界清楚,均质,强化CT可见囊壁增强,内容不被强化,称为环形强化(图3-177)。治疗以手术切除为主,切除不完全会导致复发。Hornblass等(1988年)向囊内注射纯乙醇,与手术切除效果相同。

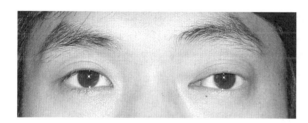

图3-175 眼眶植入性囊肿外观像
左眼球突出,并向外侧移位

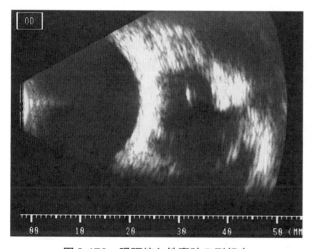

图3-176 眼眶植入性囊肿B型超声
眶内形状不规则占位病变,边界清楚,透声区中有一强回声光斑

三、呼吸道上皮囊肿

呼吸道上皮囊肿(respiratory epithelial cyst)侵犯眼眶者多为鼻窦黏液囊肿。Neves(1998年)报告1例眼眶爆裂性骨折修复术后发生呼吸道上皮囊肿,认为

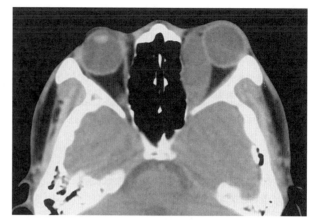

图3-177 眼眶植入性囊肿CT
左眶内侧梭形占位病变,边界清楚,均质

系与筛窦相通所致。Mee(2002年)报道4例呼吸道上皮囊肿,其中3例为原发性,考虑为迷芽瘤,1例为外伤后眼眶与筛窦沟通。囊肿较小时,可无任何临床表现。如囊肿继发感染,可发生局部红肿,在眶内上方扪及光滑、轻度波动的肿物,有压痛。CT显示眶内上方囊性肿物。手术切除,可见囊壁为扁平或骰状上皮,并有纤毛存在。

四、浆液囊肿

眼眶的浆液囊肿(serous cyst)可能来自眼外肌腱鞘小囊,常发生于上直肌与提上睑肌之间或下直肌与眼球悬韧带交叉处,多向后发展,出现占位病变征。囊肿内容为浆液,周围衬以骰状上皮。肿物较大时可切除。

第三节 寄生虫囊肿

眼眶寄生虫囊肿比较少见,在我国一些省份可见猪囊尾蚴,其次为裂头蚴虫,其他如包虫病、肺吸虫病更为少见。由于寄生虫本身及其代谢物引起炎性反应,所形成的囊壁为炎性肉芽肿,临床表现具有炎症和占位病变两种特征。

一、猪囊尾蚴病

猪囊尾蚴是猪绦虫幼虫寄生于眶内形成的炎性肉芽肿性囊肿(详见本卷第三篇第三章第二节)。

二、裂头蚴虫病

裂头绦虫是寄生于人体、狗、猫等动物小肠内的寄生虫。体节内含有虫卵,虫卵随宿主粪便排出,在水中发育成熟,孵出钩球蚴,被第一中间宿主剑水蚤吞食，在其体内发育为原尾蚴。感染原尾蚴的剑水蚤又被第二中间宿主蛙类食入，在其肌肉内发育成为裂头蚴，此种幼虫进入人体，形成裂头蚴虫病（plerocercoid disease）。本病散发于广东、广西、湖南、湖北、福建、浙江、云南、贵州及吉林诸省。裂头蚴侵犯眼眶虽属少见，但在我国发病率仅次于猪囊尾蚴病。庞友鉴等（1987年）曾报告广东省患者32例。

在我国东南沿海农村，有贴附生蛙肉治疗眼病的习惯，如蛙肉中含有裂头蚴，可乘机侵入。误食感染原尾蚴的剑水蚤，也可导致此病。局部贴附侵入，虫体多位于眼睑皮下或结膜下，常有游走，也可侵入眶内。裂头蚴病基本病理变化为囊腔形成，内有虫体及其分泌物、排泄物及豆渣样渗出物。囊壁为增生的肉芽组织，内有大量嗜伊红白细胞浸润。眼部表现多有痒感、眼睑皮肤红肿、隆起和球结膜充血，严重的如同眶蜂窝织炎。眼睑皮下或眶缘可扪及边缘不清的肿物。此种改变或持续存在，或反复发生。侵犯眼眶可见眼球突出，眼球运动受限。有时可通过球结膜观察到虫体移动，甚至穿破结膜，悬挂于眼睑。

本病诊断要点：有生蛙肉敷眼史，寄生部位结节形成，可游走，炎症现象反复发生，经久不愈。

治疗可局部切开，放出囊液，取出蚴虫，反复冲洗，将全部囊内容物除去。注意将蚴虫完整取出。黄华彬（1984年）报告1例因头节吸附于眶深部，未能取出而复发，反复3次手术。对于虫体不可强拉，不易取出的，滴1%丁卡因麻醉后，再行摘取。约有1/3患者为多虫感染。位于眶内者应仔细探查，务必将全部裂头蚴完整取出。

三、包 虫 病

包虫病又名棘球蚴囊肿（hydatid cyst），是棘球绦虫（echinococcus）的幼虫对人体感染所引起的疾病。此幼虫侵犯眼眶甚为少见。在国内，周静和王开文（1980年）曾报告1例，但在世界流行区较多见。Talib（1972年）从伊拉克报告占一侧性眼球突出的20%。棘球绦虫寄生于狗、羊等动物肠内，虫卵随粪便排出被人误食，在十二指肠孵化为六钩蚴，穿过肠壁，进入血流，至肝脏发育成棘球蚴，引起肝包虫病。幼虫也可侵犯至眼眶，发育成囊肿。开始症状不明显，囊肿慢性增长，数月后疼痛，眼睑水肿和眼球突出，如邻近视神经，可见视乳头水肿或萎缩，视力减退，眼球运动障碍。疼痛和水肿是由于囊液外渗引起的炎性反应。囊肿可被感染或破溃，形成瘘管，流出棕黄色液体。一般2年后病情稳定。X射线可发现弧形线状高密度影。CT可见形状不规则之高密度块影，其内可有低密度区，即囊肿区。包虫皮内试验阳性有助于诊断。治疗可用针穿，吸出囊液，注入乙醇或甲醛，杀灭蚴虫，盐水反复冲洗。术后口服肾上腺皮质激素，减轻囊液外漏引起的反应。也可手术切除，因肉芽组织与眼外肌和视神经粘连，只切除部分肉芽肿，取出幼虫，反复冲洗即可。

四、肺 吸 虫 病

肺吸虫病（paragonimosis）是由于肺吸虫寄生于人体所引起的疾病，多发生于肺部，偶见于眶内。胡铮（1958年）曾有报道。肺吸虫分布较广，见于日本、朝鲜、东南亚及我国的西北、华北和东北等地。

肺吸虫成虫寄生于人体，随痰或粪便排出体外，在水中发育为毛蚴。毛蚴可侵入淡水螺体内，发育繁殖成多个尾蚴，自体内溢出，侵入蟹、虾、蝲蛄等节肢动物，发育为囊蚴。如生食这些动物，即可被感染。囊蚴被人食入后，在小肠消化脱囊，尾蚴穿过肠壁，进入腹腔，穿过横膈到达肺脏，寄生于此，经1～2个月发育为成虫，引起囊肿。肺吸虫成虫也可至纵隔，沿大血管上行到达颅内或眶内，引起眶内肺吸虫病，发育成囊肿。囊肿周围绕以坚韧的结缔组织，引起眼睑水肿，眼球突出（图3-178），眼球运动障碍，上睑下垂，视乳头水肿或萎缩。位置较浅者可扪及肿物，边界不清，中等硬度，弹性感，无触痛。本病诊断比较困难，存在肺病变者常咳嗽，咳果酱样血痰，如痰内查出虫卵，有助于眶内病的诊断。血清补体结合试验、酶联免疫吸附试验对本病诊断也有帮助。药物治疗有一定效果。硫酸二氯酚50mg/（kg·d），隔日给药，5～20治疗日为一疗程。发生于眼眶局部者，仍以手术取出为宜。术时可发现增殖纤维组织团内囊肿，内有咖啡色液体及瓜子样棕色成虫（图3-179）。取出成虫，洗净囊液。

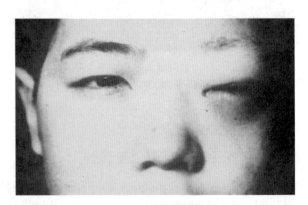

图3-178　眼眶肺吸虫感染外观像
左眼球突出，并向下方移位，眼睑水肿

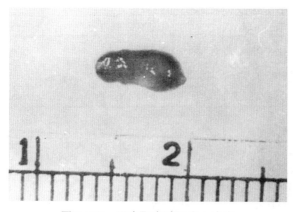

图 3-179　眶内取出肺吸虫之成虫

第四节　黏液囊肿

　　眼眶黏液囊肿（mucocele）是常见的眶内占位病变之一，多原发于鼻窦，侵入眶内；原发于眶内者甚为罕见。各鼻窦均可发生，其中以额窦最为多见，其次为筛窦，发生于上颌窦、蝶窦以及腭骨气泡者少见。额窦与筛窦相邻，其间仅有一菲薄骨板，发生于任何一窦均易侵入另一窦，出现症状和体征时，多已发展为额-筛窦黏液囊肿。黏液囊肿属于慢性炎性病变，常合并细菌感染，形成急性化脓性炎症，名黏液脓肿（pyocele）。先天性黏液囊肿可发生在泪囊区，与鼻窦病变无关。

　　黏液囊肿临床比较多见，在 Shields 645 例眼眶活检中，黏液囊肿 16 例，占囊性病变的 8%，占全部活检病例的 2%。另一组眼眶肿瘤 1376 例，黏液囊肿 114 例，占囊性病变的 68%，占全部病例的 8%。在笔者 2449 例眼眶肿瘤中，黏液囊肿 121 例，占眼眶囊肿的 30%，占全部病例的 5%。

　　【病因】　炎症、手术或外伤使鼻窦开口或鼻窦黏液腺体开口堵塞，黏液聚积形成囊肿。黏液不断产生，囊肿逐渐增大，先压迫窦内间隔，窦腔扩大、吸收。窦-眶间的骨板压迫向眶内隆出，眶腔容积减小，而后骨板被吸收，囊肿向眶内扩展。因解除了骨壁阻力，发展较快。

　　【临床表现】　黏液囊肿发展缓慢，当其局限于鼻窦时，缺乏症状或体征，或仅有轻微头痛。囊肿增大，出现局部胀感或疼痛。窦壁菲薄扩张，压之如蛋壳或乒乓球样感觉，咯咯作响。囊肿可向鼻腔破裂，间断溢出多量黏液，症状和体征暂时缓解。如发生急性感染，则疼痛、红肿、压痛，甚至恶寒、发热、多形核白细胞增多。多数患者在囊肿侵入眼眶后才引起注意。眼部表现因囊肿原发部位不同而异。发生于额窦或筛窦者，因囊肿压迫，眼球向外、下方移位，眼球突出（图 3-180）。

眶内侧或内上象限扪及软性肿物，眼球向内侧转动受限。囊肿压迫眼球，引起屈光不正及视力减退。由于囊肿的压迫和炎症反应，可导致眼眶骨膜下血肿，加重眼球突出和移位。额窦巨大黏液囊肿，可使颅腔、鼻窦、眼眶沟通，脑搏动传递至眼球，引起搏动性眼球突出。此外，额窦囊肿可引起第Ⅲ对脑神经麻痹，偶见单纯第Ⅵ对脑神经麻痹。原发于后组筛窦和蝶窦者，早期即有视力减退，常误诊为球后视神经炎。囊肿侵入眶内后，始发生眼球突出。因囊肿在眼球后部，而表现为轴性眼球突出。因视神经受压，出现原发性视神经乳头萎缩，眼球运动障碍。原发于蝶窦的囊肿除以上症状和体征，如向上发展，牵扯脑膜，常引起头痛；向外侧发展，压迫海绵窦、眶上裂，出现上睑下垂、眼肌麻痹、复视；压迫视神经，引起双眼视力减退和视野缺失。上颌窦黏液囊肿临床表现多样，可引起眼球突出或眼球内陷、复视、下睑变形、眶下神经分布区感觉异常、溢泪及视力减退等。

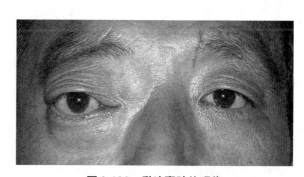

图 3-180　黏液囊肿外观像

右眼球突出，并向外下方移位，眶内上方局部隆起，眼睑充血，水肿

　　【诊断】　除典型的临床表现，黏液囊肿的诊断主要依靠影像学检查和穿刺抽出黏液。

　　1. X 射线检查　X 射线平片检查可以显示鼻窦内病变轮廓及侵犯眼眶的范围。疾病早期，囊肿限于窦内时，窦腔扩大，密度增高，间隔消失。囊肿蔓延至眶内后可见鼻窦与眼眶之间骨板消失，最多见筛骨纸板上部及眶内上缘消失（图 3-181），眼眶密度增高。

　　2. 超声检查　当囊肿限于窦腔内时，超声不能穿过骨壁，超声探查无异常发现。囊肿侵入眶内，A 型超声显示在眼球后出现较低波峰，显示肿物内回声少。B 型超声可见眶内侧或内上方占位病变，边界清楚，圆钝，内部缺乏回声光点或少许微弱光点，声衰减少，压迫变形（图 3-182）。通过骨缺失可显示鼻窦及其内壁。彩色多普勒超声，病变内部无彩色血流信号。

　　3. CT 扫描　CT 扫描可同时显示鼻窦、眼眶及颅内情况，尤其对于后组鼻窦囊肿，可以做出定位和定

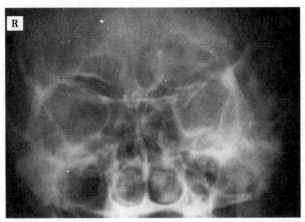

图 3-181 额窦黏液囊肿 X 线片
左额窦扩大，密度增高，眶内上缘缺失

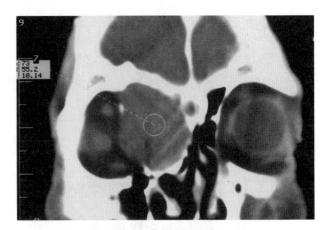

图 3-183 黏液囊肿冠状 CT
右眶、额窦及筛窦内类圆形占位病变，边界清楚，均质，病变边缘骨增生，视神经向外移位

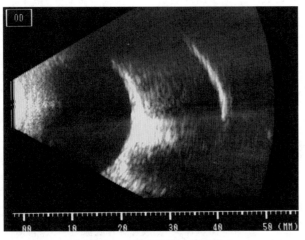

图 3-182 黏液囊肿 B 型超声
视神经上方类圆形占位病变，边界清楚，内回声少

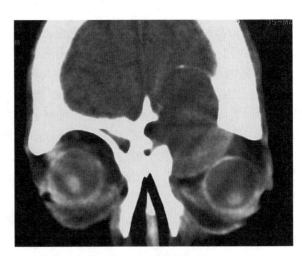

图 3-184 黏液囊肿冠状 CT
左额窦病变向眶、颅蔓延，类圆形，边界清楚，眶顶骨质缺失，眼球向外下方移位

性诊断，具有较大诊断价值。黏液囊肿在 CT 上具有以下特征：①原发位置多在额窦、筛窦或两者均被侵犯，窦腔扩大，窦内密度增高。②鼻窦与眼眶之间的骨壁消失，高密度病变侵入眶内，边界清楚，眶内正常结构向外侧移位（图 3-183）；额窦后壁也可消失，病变侵入颅内（图 3-184）。③筛窦囊肿周围骨壁增厚。④囊肿内密度与囊液内容有关，病程越长，囊液的蛋白质成分越高，则 CT 扫描所显示的密度也越高，多数病例与脑实质等同。⑤上颌窦黏液囊肿显示上颌窦内密度增高，窦腔皱缩，眶底变形、裂开，眶内容向下移位。⑥静脉注射阳性造影剂后囊壁呈环形增强，而内容因无血管，不被强化。

4. MRI 检查 病变形态同 CT，病变信号强度取决于囊液的含水量，一般情况下，T_1WI 呈中等信号强度，T_2WI 呈高信号（图 3-185）；当囊液呈稀薄的浆液样时，显示为低信号，T_2WI 为高信号。MRI 对显示骨骼改变不如 CT，但显示囊肿颅内蔓延优于 CT 扫描。

【病理】 鼻窦黏膜本为复层纤毛柱状上皮，由于囊内压力，使细胞失去纤毛，变为骰状，其外绕以结缔组织，内有慢性炎性细胞浸润。囊内含有黏液，黏液的颜色和黏稠度因存留时间和有无感染而不同。病程愈长，浓度愈高，从浆液性、黏液性、奶酪状至树胶状。颜色可为白色、灰色、黄色、绿色、棕色、褐色至黑色。继发感染后，液体内充满脓细胞。

【治疗】 由耳鼻喉科医师处理，一般采用经鼻内镜筛窦开窗术或眶缘切开额窦刮除，额窦 - 鼻管开放。囊肿较大，突入眼眶明显者，眼科医师可经结膜入路，进行额窦或筛窦刮除，鼻腔引流，术后不遗留可见瘢痕。

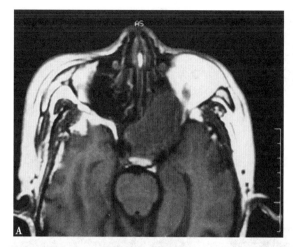

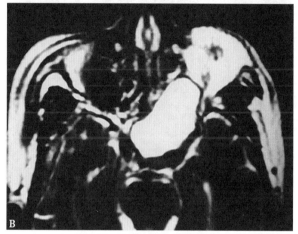

图 3-185 蝶窦黏液囊肿水平 MRI
左侧蝶窦扩大，向筛窦、眼眶及对侧蝶窦扩展，并波及眶后部，边界清楚，T_1WI 呈中信号（A），T_2WI 呈高信号（B）

第五节 血肿及血囊肿

文献对血肿（hematoma）和血囊肿（hematic cyst，blood cyst，hematocele）的含义存在不同的解释。一般认为，眼眶出血，血液局部聚积成团名为血肿；血肿长期存留，被周围结缔组织包围，即名血囊肿。纤维囊膜内缺乏上皮或内皮细胞衬覆。然而，Bergin（1988年）称，只有内衬内皮或上皮细胞的血肿才称之为血囊肿，只有静脉性血管畸形、海绵状血管瘤、淋巴管瘤和皮样囊肿内的出血，才有可能形成血囊肿。目前以后者进行分类命名。

【病因】 眼眶出血分外伤和自发性两类。外伤性出血参见相关章节。自发性眶内出血最多见的原因是静脉性血管畸形，如静脉曲张和静脉性血管瘤。这些血管管壁成分往往不全或充血之后菲薄，任何原因引起的颈内静脉压增高或无明显诱因，均可发生出血，且多在原发病尚未出现症状和体征之前发生。其他如眶内肿瘤、血友病、白血病、维生素 C 缺乏病、动脉硬化、高血压、动脉瘤、使用抗凝剂以及血管运动神经不稳定等，都可引起自发性眶内出血。有报道鼻窦炎或黏液囊肿继发感染播散至眼眶，可导致眼眶出血，久之形成血肿。

【临床表现】 自发性出血多发生于健康的青少年，多为一侧眼眶。血肿引起急性高眶压，最显著的症状和体征是眼球突出，伴有胀痛、恶心、呕吐、复视、眼球运动障碍、视力减退或丧失以及眼睑和结膜水肿、充血，而后，眼睑或结膜下出现青紫色瘀斑（图 3-186）。眼球突出往往在数分钟或数小时之内达到高峰，两眼差值可达 10mm，突出方向可以判断病变的位置。疼痛是由于眶内压急剧增高，知觉神经末梢受压迫及眼压增高引起的。眶尖部血肿引起视神经供血障碍，视力突然减退，甚至丧失光感。肌肉圆锥以外的出血，往往向前弥散，至皮下或结膜下，2～3 周内吸收，不危及视力。

肌肉圆锥内的出血，由于四直肌及肌间隔的限制，长时间存留于局部，其外被纤维膜包绕，可缓慢吸收。急性高眶压症状消失后，表现为良性占位病变体征，如轻或中度眼球突出，视网膜压迫征，视乳头萎缩和眼球运动轻度受限。肿物较大，自眶缘可扪及肿物。

自发性眼眶出血在其原因去除之前，可以反复出血。

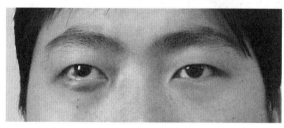

图 3-186 眼眶血肿外观像
右眼球突出，向上方移位，眼睑皮下及球结膜下瘀血

【诊断】 急性眶压增高、皮下出血和反复多次发生是其临床特征。血肿和血囊肿形成后，需与眶内新生物鉴别，影像学检查有助于诊断。

1. 超声检查 初期因有血凝块，B 型超声探查可显示为形状不规则的中、低回声区，分布不均。血块溶解后，回声消失，变为无回声暗区，声衰减少，肿物压迫变形（图 3-187）。CDI 显示病变内部无彩色血流信号。

2. CT 扫描 可以确定出血位置。病变呈类圆形或不规则形高密度块影，边界清楚，均质，密度略高于脑组织，注射造影剂后肿物呈环形强化，内容不被增强（图 3-188）。

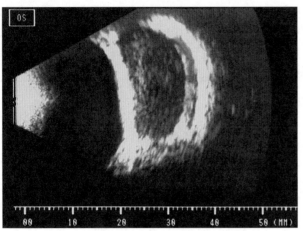

图 3-187　眼眶血肿 B 型超声
眶内椭圆形占位病变，边界清楚，内回声低，分布均匀，声衰减少

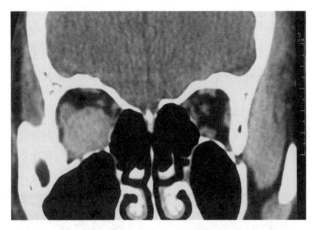

图 3-188　眼眶血肿冠状 CT
右眶视神经下方类圆形占位病变，边界清楚，均质，视神经向上移位

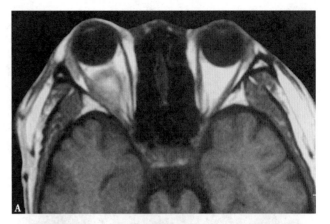

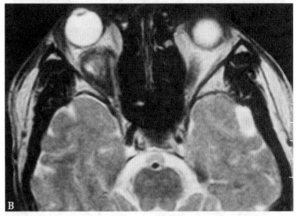

图 3-189　眼眶血肿 MRI
右眶锥形异常信号区，边界清楚，T_1WI（A）显示病变外周为中信号，中央为高信号，T_2WI（B）显示外周为低信号，中央仍为高信号，说明中央部为亚急性出血，周围为急性出血

　　3. MRI 检查　MRI 对血肿、血囊肿与新生物有鉴别意义。新鲜出血在 T_1WI 和 T_2WI 均为低信号区，陈旧出血均为高信号（图 3-189），而一般实体性新生物，T_1WI 为低或中信号，T_2WI 为高信号。

　　【病理】　血肿是液状血或血凝块局部聚积，周围往往有细胞反应，如成纤维细胞增生，慢性炎性细胞浸润。由于出血量大，不能迅速吸收，周围结缔组织增生，形成较硬的假囊壁。壁内缺乏真正的内皮或上皮细胞衬覆。囊内充满陈旧血液和血细胞裂解物，如胆固醇类物质、血铁黄素、异物细胞、载色素巨噬细胞及含脂肪泡沫细胞等。肿物颜色从紫红、棕色至蓝绿色。淋巴管瘤或静脉性血管瘤内出血形成的血囊肿，囊壁较薄，且衬有内皮细胞。

　　【治疗】　眶内少量出血数日内吸收，出血较多形成血肿，周围结缔组织包围，且与周围重要结构粘连，尽量在影像引导下抽吸，液体吸出后，眼球复位。对于反复出血者，多伴有静脉性血管畸形或淋巴管瘤，按肿瘤位置选择手术进路，将血囊肿和原发病一同切除。切除纤维囊壁时，注意保护视神经和眼外肌，如囊肿位于眶尖部，排出囊液后囊壁只作部分切除，以免引起严重并发症。

第六节　视神经鞘囊肿

　　眼眶视神经鞘囊肿（optic nerve sheath cyst）是蛛网膜或硬脑膜下液体聚积，可以单独发生，也可与视神经纤维状细胞星形细胞瘤、血管瘤和神经纤维瘤病有关。

　　【临床表现】　视神经鞘囊肿临床比较少见，多发生于中年女性，主要症状为无痛性视力减退和视野出现病理性盲点。临床检查可发现患侧眼视力下降，眼球突出，传入性瞳孔对光反射消失，视乳头水肿或萎缩，视网膜静脉迂曲扩张，部分病例可见视睫状静脉。所有临床表现均类似于原发性视神经肿物。

　　【诊断】　除临床表现外，影像学检查有助于诊断，但最后确诊需病理组织学。

1. 超声检查 可发现一侧或双侧视神经扩张，形状不规则或呈球形，缺乏内回声。Wright（1975年）认为视神经直径超过8mm为异常，而Haag（1986年）称视神经/视神经鞘复合体横径达4.2mm，即可判断为视神经扩张。

2. CT扫描 CT对于视神经鞘囊肿的显示较为清晰。可见一侧或双侧视神经球形或不规则形膨大，囊液与脑脊液等密度。采用薄层扫描，在较低密度的液体间隙中可见密度较高的视神经纤维，呈一条白线状。病变靠近眶尖者，视神经孔扩大。如果颅内部分与眶内部分视神经的蛛网膜下腔相通，注射对比剂后可见两部分液体相互沟通。

3. MRI检查 MRI可以显示视神经及视神经鞘的全过程，不受视神经孔处骨骼的遮掩。视神经蛛网膜囊肿在T_1WI上为低信号，所包裹的视神经为中信号，T_2WI囊液为高信号，视神经仍为中信号。囊肿的囊膜在T_1WI和T_2WI上均为低信号，表示囊肿外的硬脑膜

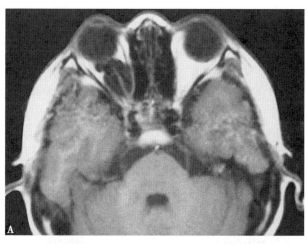

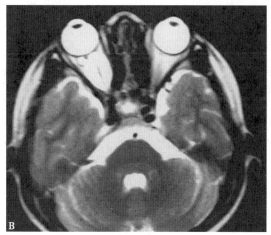

图3-190 视神经蛛网膜囊肿MRI

右眶囊肿围绕视神经，囊液T_1WI为低信号（A），T_2WI为高信号（B），视神经T_1WI和T_2WI均为中信号

（图3-190）。如果应用T_1加权像，结合脂肪抑制和强化技术，采用矢状面扫描，可以更好地显示病变。

【治疗】 视力无明显改变者，可密切观察。如视力进行性减退，可行视神经鞘减压术，有望改善视功能。

（张　虹　宋国祥）

主要参考文献

1. 何彦津，宋国祥. 皮样囊肿引起眼眶瘘管6例. 中华眼科杂志，1990，26：188.

2. 宋国祥. CT扫描在眶内皮样囊肿诊断和治疗中的价值. 中华眼科杂志，1990，26：343.

3. 孙丰源，宋国祥，潘叶. 眼眶肌肉圆锥内皮样囊肿. 中国实用眼科杂志，1995，13：102.

4. Aoki HMTanaka Y, Niki Y, et al. Intraorbital subperiosteal hematoma due to paranasal mucocele-case report. Neurol Med Chir（Tokyo），1997，37：627-629.

5. Chawda SJ, Moseley IF. Computed tomography of orbital dermoids: a 20-year review. Clin Radiol, 1999, 54: 821-825.

6. Garber PF, Abramson AL, Stallman PT. Globe ptosis secondary to maxillary sinus mucocele. Ophthal Plast Reconstr Surg, 1995, 11: 254-260.

7. Garden JW, McManis JC. Congenital orbital-intracranial teratoma with subsequent malignancy: case report. Br J Ophthalmol, 1986, 70: 111-113.

8. Golden RP, Shiels WE, Cahill KV, et al. Percutaneous drainage and ablation of orbital dermoid cysts. J AAPOS, 2007, 11（5）：438-442.

9. Goldstein MH, Soparkar CN, Kersten RC, et al. Conjunctival cysts of the orbit. Ophthalmology, 1998, 105: 2056-2060.

10. Howand G. Dermoid cyst located within the lateral rect muscle. Ophthalmology, 1994, 101: 767-771.

11. Karli R, Besir FH, Uzun L. Unilateral isolated abducens nerve paralysis: an unexpected comlication of frontal mucocele. J Craniofac Surg, 2010, 21（2）：610-612.

12. Metz HS, Searl S, Rosenberg P, et al. Giant orbital cyst after strabismus surgery. J AAPOS, 1999, 3（3）：185-187.

13. Perry JD, Tuthill R. Simultaneous ipsilateral temporal fossa and orbital dermoid cysts. Am J Ophthalmol, 2003, 135: 413-415.

14. Weiss AH, Greenwald MJ, Margo CE, et al. Primary and secondary orbital teratomas. J Pediatr Ophthalmol Strabismus, 1989, 26: 44-49.

15. Woo KI, Kim YD. Subperiosteal hematoma of the orbit associated with sinusitis. Korean J Ophthalmol, 1997, 11: 118-122.

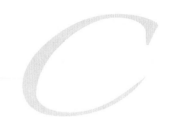

第五章
血管瘤、淋巴管瘤和血管畸形

血管的形成，从单一的内皮细胞至大动、静脉是一个连续的发展过程，每个阶段均可发生肿瘤。各种血管瘤（hemangiomas）所见的细胞成分不同，由单一的血管细胞形成的肿瘤为单源性肿瘤，如血管内皮瘤、血管外皮瘤和平滑肌瘤，属于真正的新生物。由多种细胞成分构成的肿瘤为多源性肿瘤，如毛细血管瘤和海绵状血管瘤，由血管内皮细胞形成的管腔和血管外皮细胞构成，常被视为迷芽瘤。至于静脉性血管瘤、静脉曲张、动静脉血管瘤和动脉瘤是由比较成熟的血管构成，属于静脉性、动脉性或动、静脉性血管畸形。

一、血管内皮瘤

血管内皮瘤（endothelioma）是毛细血管前期的或血管内皮细胞增殖形成的肿瘤。根据瘤细胞的形态、活性和临床表现，分为良性和恶性血管内皮瘤两种（也有学者认为此瘤无良性，只是恶性程度的高低而已）。前者与毛细血管瘤不易区别，Jones 和 Jakobiec（1979年）将两者作为同义词，也有统称婴儿型血管者；后者又称血管肉瘤（hemangiosarcoma）。

良性血管内皮瘤多发生于婴幼儿的眼睑皮下，原发于眼眶者少见，发生于骨内更为罕见。发病后眼睑局部隆起，呈紫红或紫蓝色，边界不清，可扪及软性肿物，边界不清。发生于眶内可引起眼球突出。病理检查瘤细胞呈圆形或短梭形，在网状纤维鞘内增长，两层或多层，中央有一窄小的毛细血管腔，内皮细胞增长过度则管腔消失。瘤细胞呈小叶状或片状排列，银染色显示细胞均在网状纤维鞘内。此肿瘤开始增长较快，发生于骨内者放射学检查可见溶骨样改变，放射核 ^{99m}Tc 浓聚。肾上腺皮质激素及放射治疗有效，手术不易完全切除，常可复发。

恶性血管内皮瘤又名血管肉瘤，罕见，呈浸润性增长，有高度局部复发和转移倾向。瘤细胞为未分化的血管内皮细胞，呈圆形或椭圆形，位于网状纤维鞘内或突破于鞘外，瘤细胞乳头状突入管腔，或形成实体瘤块。瘤细胞小，核深染，大小不等，有核分裂象。

此肿瘤发展快，常因转移而导致死亡。早期眶内容摘除有可能挽救生命。

二、血管外皮瘤

血管外皮瘤（hemangiopericytoma）是由毛细血管网状纤维鞘外的血管外皮细胞增生形成的肿瘤，也较少见。发生年龄与血管内皮瘤相反，多见于成年人，发生在 30～50 岁之间。可原发于眶内任何部位，眶上部多见，也可由邻近部位蔓延或转移而来。

血管外皮瘤也有良恶之分。良性血管外皮瘤与其他原发于眶内的良性肿瘤相似，是一种缓慢增长的占位病变。主要表现为渐进性眼球突出，偶伴有眼睑肿胀，发生于眶前部者可于眶内上缘扪及肿物，视力减退及眼球运动障碍发生较晚。X 射线检查正常或显示眶腔扩大。B 型超声检查显示为边界清楚，内回声较多、较强的占位病变，类似海绵状血管瘤（图 3-191）。CDI 可见肿物内有较多的红蓝血流，以此与海绵状血管瘤鉴别。CT 显示为高密度块影，与其他良性肿瘤类似，缺乏特异性，术前较难做出正确判断（图 3-192）。MRI 显示为类圆形，T_1WI 显示为低或中信号，T_2WI 为高信号。

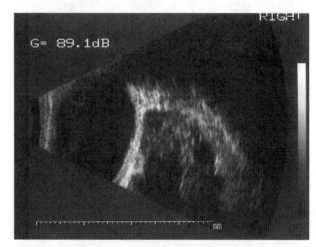

图 3-191　血管外皮瘤 B 型超声图
内回声较多分布不均

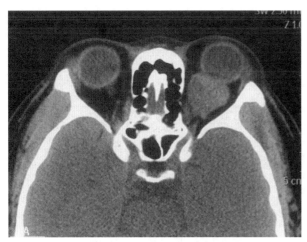

图 3-192　血管外皮瘤 CT
显示左球后占位病变，形状不规则，边界清楚，均质

病理巨检呈粉色、红色或红蓝色，常有一较薄不完全包膜或假包膜。瘤实质中有不等量的毛细血管样间隙，管道的数量与外皮细胞增生量成反比，即增殖的瘤细胞越多，血管间隙越少。血管间隙的含量与超声图的内回声相对应。瘤细胞呈椭圆形、短梭形或多边形，位于毛细血管网状纤维鞘外。细胞边界不清，胞质稍嗜酸性，胞核圆或长椭圆形，核仁无间变。银染色可证实瘤细胞均在网状纤维鞘之外，常以此与血管内皮瘤相鉴别。

肿瘤缺乏完整的包膜，呈浸润性增长，如局部切除不完全常有复发。目前公认的有效疗法是扩大的局部切除，整块的或分次切除均可，贵在切除完全，但肿瘤切除术中出血较多。放射治疗不敏感。

血管外皮瘤良、恶性约占一半。恶性血管外皮瘤发展迅速，眼球运动障碍和视力减退往往先于眼球突出，眼睑水肿明显。CT 显示为边界不清楚的肿物，可有骨破坏。肿瘤具浸润性，可有出血，呈红色或褐色，质地脆软。瘤细胞形态与良性者基本相同，但核仁较大，核分裂象较多，网状纤维较少。放射治疗可缓解眼球突出，但不能防止复发和转移。眶内容切除是合乎逻辑的疗法。但多因肿瘤局部蔓延或转移导致死亡。

三、血管平滑肌瘤

血管平滑肌瘤是由血管壁平滑肌形成的肿瘤，将于平滑肌肿瘤章节内阐述。

四、毛细血管瘤

毛细血管瘤（capillary hemangioma）是婴、幼儿时期最常见的良性肿瘤，人群发病率为 1%～2%。可发生于身体任何部位，但多见于体表。因部分患者病变

侵犯真皮，局部红色隆起，表面许多浅凹陷，如草莓样，名草莓痣。

【临床表现】　眼睑毛细血管瘤多发生于出生后 3 个月以内，在随后的 3 个月增长较快，1 岁以后稳定，且有自行消退倾向。至 3 岁时约有 30% 退化，4 岁时约有 60% 消失，7 岁时约有 76% 消退。据 Busta（1983 年）观察，发生于眶内的肿瘤自发消退较少见。

肿瘤多开始于上睑内侧皮下，局部轻度隆起，侵犯真皮者呈红色，位于皮下略呈紫蓝色，患儿哭闹时肿物增大，颜色更为明显。扪之可触及皮下边界不清的软性肿物，可压缩，无搏动。肿瘤发展可致全上睑软性肿大，睑裂闭合，上睑不能上举，遮盖瞳孔，影响视觉发育，发生弱视、斜视、散光等，严重者造成永久性双眼外观不对称（图 3-193）。位于眼睑的肿瘤多向前及周围发展，也可越过眶隔侵入眶内。另外，毛细血管瘤也可原发于眶内，多位于眶内上象限，肌肉圆锥与骨膜之间，向前推移眶隔。临床上发现上睑前隆，眼球向下移位。肿瘤位于眼眶深部，往往出现进展较快的眼球突出、肿胀、视力减退和眼球向肿物方向运动障碍。眼睑毛细血管瘤，常侵犯结膜并伴有身体其他部位同类肿物。

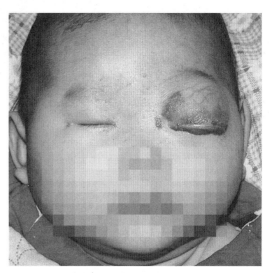

图 3-193　毛细血管瘤外观

【诊断】　根据发病年龄和临床表现，诊断并不困难。病变深在眶内，影像技术对诊断有所帮助。

1. 超声检查　由于肿瘤由小血管腔和间质甚少的血管内皮细胞构成，B 型超声表现为低反射和可压缩性；又因有显著供血，彩色多普勒超声可发现供血血管及肿瘤内循环情况，显示为弥漫性红蓝血流，这是一种特征性超声表现（彩图 3-195，见书末彩插）。

2. CT 扫描　显示病变为形状不规则、或分叶状，边界清或不清的高密度区（图 3-196），静脉内注射泛影

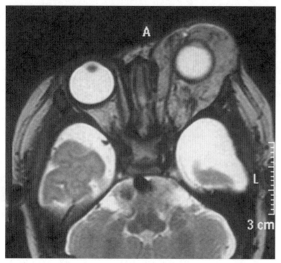

图 3-194　毛细血管瘤 MRI T_2WI，显示左球周不规则中高信号病变

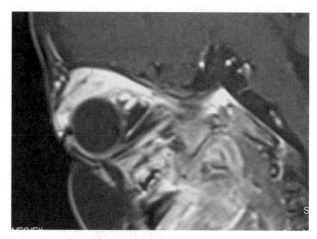

图 3-197　毛细血管瘤 MRI
眼球上方异常信号，增强明显

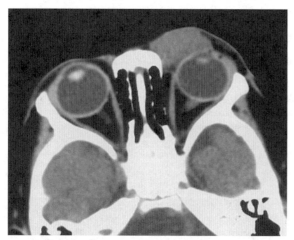

图 3-196　毛细血管瘤 CT
左眼内侧高密度影，形状不规则，边界清，均质

葡胺可使肿瘤区明显增强。位于眼睑深层或眶前部之毛细血管瘤，有时需与眶前部脑膜膨出鉴别；居于眶内者，需与横纹肌肉瘤和绿色瘤鉴别。

3. MRI　肿瘤与眼睑皮肤密度相近，CT 显示肿瘤前部边界不清，而 MRI 为共振信号强度图像，可清楚的显示肿瘤轮廓，T_1WI 为中信号，T_2WI 为高信号（图 3-194），且增强均匀明显（图 3-197）。需要手术治疗的毛细血管瘤，术前应进行 MRI 检查。

【鉴别诊断】　皮下毛细血管瘤有时需要与脑膜膨出鉴别，眶内毛细血管瘤在临床上与横纹肌肉瘤、绿色瘤有时不易区别，往往需要病史和影像技术帮助鉴别。

1. 前部脑膜膨出　眶前部脑膜膨出是由于颅前凹底部的筛板闭合不全引起，脑膜及其包绕的脑积液，经筛板和筛骨纸板骨孔膨出至眶缘的内上方，临床表现该处向前隆起，色略显紫红，可扪及软性肿物，患儿哭时胀大，颇似毛细血管瘤。但发展较慢，无消退倾向，常有搏动。X 射线检查和 CT 扫描有时可见骨缺失；超声波显示为囊性肿物，彩色多普勒超声检查内部缺乏血流。所以任何婴幼儿时期眶内上方肿瘤均应除外脑膜脑膨出。

2. 横纹肌肉瘤　这是儿童时间最常见的眼眶原发恶性肿瘤，较毛细血管瘤发展快，且持续不断增长。早期呈现水肿、眼球突出、视力减退及眼球运动障碍。眶缘扪及硬性肿物（毛细血管瘤多较软），且不可压缩，哭闹时肿物不增大。超声探查虽然也显示低反射性，但很少可压缩；彩色多普勒超声检查内部虽有较丰富血流，但不呈弥漫状。CT 扫描可发现为实体性肿物，也可有骨破坏。

3. 眶区绿色瘤　绿色瘤为白血细胞浸润引起的肿块，末梢血内发现幼稚细胞，骨髓穿刺检查可以确定诊断（但有时早期末梢血常无异常发现）。对于鉴别诊断中发生困难，特别是位于眶内者，细针穿刺活检往往是必要的（手术探查活检是最好的鉴别方法）。脑膜膨出回吸脑脊液，毛细血管瘤为分化良好的内皮细胞，而横纹肌肉瘤可见异型性细胞。

4. 转移性神经母细胞瘤　也是儿童时期发生的肿瘤，影像显示为实体性肿瘤，大范围骨破坏，肾上腺髓质内肿物。

【病理】　毛细血管瘤由毛细血管和腔壁的内皮细胞增殖而成，肉眼观察缺乏囊膜，实质呈灰白色颗粒状，易碎。镜下所见因发展时期不同而有区别。不成熟的肿瘤可见血管内皮细胞聚积成巢、成片，少许间织。虽然病变与体循环相接通，但血管间隙血液甚少，此种肿瘤称良性血管内皮瘤。在分化较好的病变中，成堆的内皮细胞减少，而毛细血管增多（图3-198）。长期存在的肿瘤毛细血管扩张，有的区域呈海绵状，常称之为混合性血管瘤。在电镜下，可见实体细胞带、混合带和开放的血管腔带。每一血管单位包括内皮细胞、网状纤维鞘和外皮细胞。间质内有吞噬细胞和变性细胞区，与临床的肿瘤自发消退相对应。

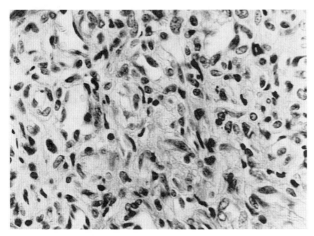

图 3-198　毛细血管瘤病理切片
弥漫的血管内皮细胞之间有多个血管腔　HE×200

【治疗】　对于毛细血管瘤的治疗方法尚存在争议，以下措施为多数眼科医师所接受。

1. 观察　眼睑肿瘤较小，发展较慢或静止，不影响视力或外观，可不予任何干扰，静待其自行消退。

2. 肾上腺皮质激素疗法　肿瘤发展较快，影响视力或外观，可口服或肿瘤内注射肾上腺皮质激素。采用长效的曲安奈德（triamcinolone）40～80mg 和速效的倍他米松（betamethasone）6～12mg 混合液，注射于肿瘤内，1～2 次，肿瘤可完全消退。儿童时期如果肿瘤内注射最好采用倍他米松类药，可 5～7mg 局部注射。用地塞米松代替倍他米松有同等疗效。口服肾上腺皮质激素也可达到治疗肿瘤目的，但长期应用可引起全身并发症。曲安奈德是一种混悬剂，瘤内注射压力超过 100mmHg，混悬颗粒逆行，进入视网膜血循环，可引起血管栓塞，视力丧失。故瘤内注射应取得家属理解，注射过程中缓慢推药，防止严重并发症的发生。

3. 硬化剂瘤内注射　用于肿瘤较小的皮下病变，常采用 5% 鱼肝油酸钠或 50% 尿素瘤内注射。也可采用瘤内注射无水乙醇 0.5～0.7ml 于病变中央，1～2 次，据称肿瘤可全部消退。另外，热凝也可应用，但应避免形成皮肤瘢痕。目前此类治疗方法使用较少。

4. 抗癌药瘤内注射　应用盐酸平阳霉素 4～8mg 与地塞米松混合，瘤内注射，可使肿瘤消失。

5. 冷冻和激光照射　应用于表层病变。

6. 放射治疗　小剂量放射治疗对防止肿瘤增长，促使病变萎缩，有肯定效果。浅层病变应用软 X 射线、深层病变应用 ⁶⁰Co 或加速器照射。大剂量放射线照射可引起白内障，影响眶骨发育。为避免并发症可采取如下措施：①小量多次照射，每周 1～2 次，每次 0.5Gy，总量 2.5～6Gy；②位于眼睑者，采用切线照射；③病变位于眶内，可用铅壳保护晶状体，或采用眶外侧野照射。

7. 手术切除　毛细血管瘤无囊膜，与正常结构界限不清，且手术出血较多，广泛切除易损伤功能结构，除非以上方法不能实行或无效；眼睑遮蔽瞳孔影响视觉发育；眼球突出、角膜暴露；压迫视神经、视力减退，才考虑手术切除。手术要注意保留重要正常结构，如肿瘤边界未能完全切除，在手术床上冷冻可避免复发。如存在美容问题，留待以后解决，有些病例在生长过程中可自行改善外观。临床发现有些毛细血管瘤虽经过局部注射效果不明显，但可减少肿瘤内供血，手术时见肿瘤局限，出血减少，所以术前局部治疗也不失为手术前的一种治疗方法。

8. 近年来采用普萘洛尔治疗顽固的皮肤血管瘤有了一定经验，效果良好。美国《新英格兰医学杂志》报道了法国 Bordeaux 儿童医院 Léauté-Labrèze 等医师发现普萘洛尔能抑制血管瘤的生长神奇作用，这一消息在血管瘤领域引起了很大反响，很多的医师开始关注于普萘洛尔在血管瘤治疗上的临床实验，去验证其疗效与安全性。

约翰霍普金斯大学儿童医学中心皮肤科主任 Bernard A.Cohen 教授使用普萘洛尔治疗了 20 例血管瘤患儿，并与心内科专家一起，监测接受治疗前 2 天患儿可能发生的不良反应（如低血压或者低血糖），但到目前为止，并未观察到任何不良反应发生。

普萘洛尔治疗婴儿血管瘤，是在临床操作中偶然发现的。普萘洛尔是一种针对心血管病的降血压制剂，也称心得安。由于有些患儿的瘤体比较特殊，会造成心脏相关的并发症，医师在治疗时配合采用了普萘洛尔，惊奇地发现孩子的瘤体增长减缓、稳定并逐渐变小。

经研究表明，普萘洛尔可以有效地抑制瘤体的生长，使发红的患处颜色变浅、体积变小。普萘洛尔口服后可在肠道快速吸收，但首次进入肝脏后消除率高，约三分之一可进入血液循环。血管中含量浓度变化很大，因此临床剂量有显著个体差异。普萘洛尔（propranolol）中文别名：恩得来、恩特来、心得安、萘心安、萘氧丙醇胺等，普萘洛尔能竞争性的阻断 β 受体，大剂量尚有膜稳定作用，抑制 Na⁺ 内流，从而产生抗心律失常作用，在临床上主要用于心律失常、心绞痛、高血压等疾病。

Léauté-Labrèze 等医师发现普萘洛尔对婴儿血管瘤治疗有效是基于巧合，第 1 例采用普萘洛尔治疗的血管瘤患儿，是因为患有严重的鼻腔毛细血管瘤导致阻塞性、肥厚型心肌病，作者顺理成章地用到了心内科常用的降血压药 β 受体拮抗剂普萘洛尔（propranolol）进行治疗［2mg/（kg•d）］。巧妙之处（简直可以说运气之处）是，治疗过程中却发现血管瘤逐渐变小，在停用肾上腺皮质激素治疗后仍然继续好转，最后血管瘤几近完全消失。这样的事情又发生在另一例患儿身上。作者发现这 2 个个例后，在征得患儿父母同意的前提下，他们给另外 9 例颜面血管瘤患儿使用普萘洛尔，所有患儿在用药后 24 小时内都见到血管瘤颜色变浅。11 例患儿中，无一例出现严重的不良反应，但有个别出现血压偏低。通过检索文献，有 1 篇论文恰恰提供了关于其机制的印证，可能是 β 受体拮抗剂能够诱导血管内皮细胞凋亡，其他可能机制是导致 *VEGF* 和 *bFGF* 基因表达下降以及血管收缩作用等。

用法用量：普萘洛尔 1.0～1.5mg/kg，每天 1 次顿服，连续服用。住院治疗 7～10 天后，出院连续服药，每 2 周复诊，动态观察和记录血管瘤大小、质地、颜色变化，观察并随时处理治疗过程中出现的不良反应。按 4 级评分法对近期疗效进行评价。一般效果较好的均在 60% 以上。一般服药后 5～7 天肿瘤开始颜色变浅，体积开始缩小。主要不良反应为心率减慢，腹泻和睡眠改变，无严重影响，经处理全部恢复正常。

五、海绵状血管瘤

海绵状血管瘤（cavernous hemangioma）因肿瘤内为海绵样血管窦腔而得名。是成年人最常见的原发于眶内的肿瘤，占眶内肿瘤 10%～23%。曾认为海绵状血管瘤是由毛细血管瘤腔内压力增高、管腔扩张而形成的，但临床和病理均不能证实两者有因果关系。由于血管壁中查出平滑肌细胞，按血管的发育过程，属于毛细血管以后更成熟血管发生的肿瘤。

【临床表现】　海绵状血管瘤多发生于女性，占52%～70%。就诊年龄 15～72 岁，30～49 岁者占 2/3。多发生于一侧眼眶，眶内一个肿瘤，也可一眶多发（甚至十数个），偶见发生于两侧眶内。海绵状血管瘤是典型的眶内良性肿瘤，临床表现可作为各种良性肿瘤的代表。

1. 眼球突出　眶内肿瘤开始并不引起眼球突出，压迫周围脂肪吸收，眼位得到代偿。肿瘤 >1cm 直径时出现眼球突出。海绵状血管瘤多位于肌肉圆锥内或

第二间隙，驱使眼球向前方突出（图 3-199）或向一侧移位。一侧性、慢性、渐进性眼球突出是最常见的体征，占全部病例的 72%～83%。本病缺乏严重的主观症状，一般就诊较晚，有两侧眼球突出度差值 >20mm。肿瘤以细小血管与体循环联系，且有完整包膜，眼球突出不受体位影响。

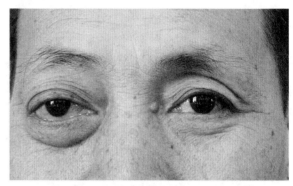

图 3-199　海绵状血管瘤外观
右侧性眼球突出

2. 视力减退　海绵状血管瘤视力减退约占全部病例的 65%，是由于肿瘤压迫眼球，眼轴缩短，脉络膜、视网膜皱褶。位于眶前、中段或肌肉圆锥外的肿瘤，一般视力保持正常，除非体积较大，压迫眼球或角膜暴露。原发于眶尖部的肿瘤，压迫视神经，早期无症状或有视力减退，常误诊为球后视神经炎或原发性视神经萎缩而长期误诊。

3. 眼睑和结膜改变　眶后部肿瘤，眼睑及结膜多属正常。位于眶前部常引起眼睑局部隆起，皮肤或结膜透见紫蓝色肿物。

4. 眼球运动障碍　海绵状血管瘤呈慢性扩张性增长，不影响眼外肌运动神经及眼外肌功能。眼球运动受限发生于晚期，是由于肿瘤的机械性阻力所致，眼球向肿瘤方向转动不足，约 40% 病例有这一体征。

5. 眼底改变　原发于眶尖的肿瘤，早期引起原发性视神经萎缩，肌肉圆锥内肿瘤压迫视神经，发生视乳头水肿。接触于眼球的肿瘤，检眼镜可发现眼底压迫征，如后极部扁平水肿，脉络膜皱褶，放射状纹理或黄斑变性。这些征象都是由于直接压迫或影响局部血液循环所引起。

6. 眶缘肿物　位于眶前部肿瘤，眶缘部可扪及肿物。中等硬度，稍具弹性或囊性感，表面光滑，边界清楚，可推动，有漂浮感。不能扪及肿物的病例，眼球回纳有弹性阻力。

【诊断和鉴别诊断】
1. 临床症状和体征　提示眶内良性病变，但不能确定肿瘤类型。

2.X射线检查 早期为正常,长期高眶内压引起眶容积扩大。

3.超声探查 超声对海绵状血管瘤诊断符合率较高,有经验的医师可能准确无误地提示此肿瘤的组织学诊断,并可测定肿物大小、位置与周围重要结构的关系。

(1)A型超声检查:肿物边界清楚,内回声波峰较高,可达到组织灵敏度的60%~95%,是眶内肿瘤中反射性最强的一种。

(2)B型超声检查:海绵状血管瘤具有独特的声像图。病变呈圆形或类圆形,边界清楚,圆滑。内回声多而强,且分布均匀,中等度声衰减,压迫眼球可使肿瘤变形(图3-200)。

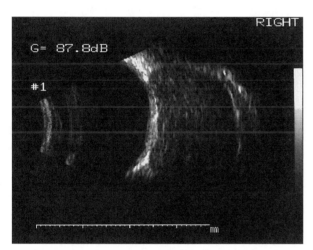

图3-200 海绵状血管瘤B型超声图
肿瘤类圆形,边清,内回声多而强

(3)CDI:80%以上肿瘤内缺乏红蓝血流,部分肿瘤能量图显示棕色斑点(彩图3-201,见书末彩插)未找到(彩图3-201)。

4.CT检查 CT可准确提示肿瘤的存在,确定空间位置和肿瘤数目。海绵状血管瘤的CT像有如下特征:①多位于肌肉圆锥内,视神经的外侧,视神经被推挤移位,冠状层面更便于对视神经位置的判断;②肿瘤呈类圆形、椭圆形或梨形,边界清楚、圆滑,内密度多,均质,CT值一般>+50Hu(图3-202);③注射对比剂后开始渐进性或灶性增强,而后一致性增强,且增强明显;④多数病例眶腔扩大;⑤大部分病例眶尖保留一个三角形透明区,但起源于眶尖或向后蔓延的肿瘤往往缺乏此三角形透明区,且视神经和眼外肌增粗。

和海绵状血管瘤最类似的肿瘤是神经鞘瘤,两者在临床、超声和CT上均类似,但后者超声回声较低,且有较明显与海绵状血管瘤不同的MRI信号。

5.磁共振成像 MRI更明确显示肿瘤的位置、范围和周围结构的关系。利用SE脉冲序列,在T_1WI肿

瘤为中等强度信号,与眼外肌相似,比玻璃体稍高。在T_2WI信号明显增高(图3-203),但与其他良性肿瘤的鉴别诊断缺乏超声那样的特征。利用Gd-DTPA强化有一定鉴别诊断意义,开始斑状强化,以后渐进至

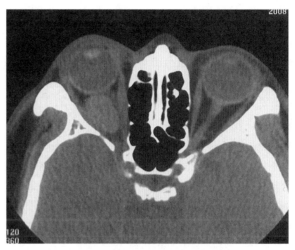

图3-202 海绵状血管瘤CT
右肌锥内视神经外侧类圆形占位病变

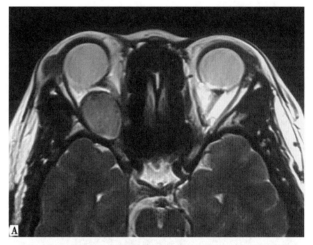

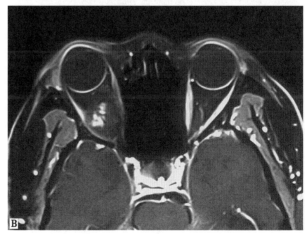

图3-203 海绵状血管瘤MRI
右球后肌锥内异常信号区。A.T_2WI中信号 B.增强后呈灶状强化

全部强化。全强化时间,海绵状血管瘤约需 7 分 7 秒,而神经鞘瘤只需 3 分 27 秒。

6. 红细胞闪烁摄影 利用 ^{99m}Tc 标记红细胞,在 E-CT 上进行闪烁摄像,肿瘤浓集放射性核素。

【病理】 海绵状血管瘤多呈类圆形,紫红色,有完整的囊膜(图 3-204)。囊膜是血管窦间纤维结缔组织延续形成的,为肿瘤本身的一部分,不能与肿瘤实质分离。肿瘤借助于细小的营养动脉与全身血管沟通,导出静脉也很细。切开肿瘤,断面为许多盛满血液的血管窦。将血液排出,肿瘤体积明显缩小,且见海绵样小窝。光镜下,肿瘤由大的扩张的海绵状血管窦构成,窦壁内衬以扁平而薄的内皮细胞(图 3-205)。间质为不等量的纤维组织,常有玻璃样变。有区域缺乏间质,邻近窦腔的内皮细胞相贴近。也有的区域间质黏液化或脂肪细胞堆积,甚至在间质内出现平滑肌束。偶见间质内含有淋巴细胞、浆细胞和巨噬细胞等慢性炎性细胞。电镜下可见内皮细胞之外有基底膜及 2～3 层分化较好的平滑肌细胞。

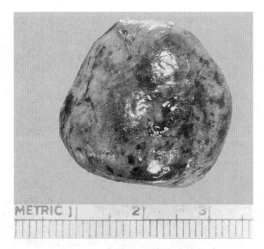

图 3-204　海绵状血管瘤大体标本

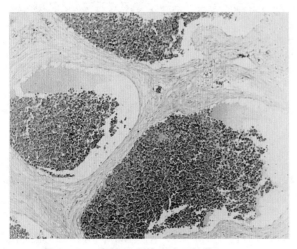

图 3-205　海绵状血管瘤病理切片 HE×50

【鉴别诊断】 由于肿瘤呈类圆形或椭圆形,以临床和 CT 上与之类似的主要是神经鞘瘤,但超声、MRI 及彩超均可鉴别。

【治疗】 海绵状血管瘤增长缓慢,不发生恶变,在视力正常和不影响美容的情况下,允许观察。但多数病例需手术切除。对于手术进路的选择有不同意见,传统的看法是以肿瘤的位置确定手术方式。位于眼球以后的均采用外侧开眶,暴露肿瘤后,如用冷冻方法摘除,这样损伤正常组织较少。后部粘连者,在直视下分离。也有些作者强调前路开眶,认为肿瘤包膜完整,易于剥离,单纯的眶缘皮肤切口即可满意地将肿瘤切除。近年在手术前,首先肯定组织学诊断,对有经验的医师来说,超声探查几乎可以识别出海绵状血管瘤。根据 CT 像选择手术进路。凡病变位于眶尖,缺乏透明三角区和一侧眼眶多个肿瘤的采用外侧开眶手术。CT 图像上保留眶尖三角形透明区,肿瘤虽然深在,粘连也较少见,在结膜下穹隆或内上象限,只暴露肿瘤前部,不必分离肿瘤的周围及后部,便可用组织钳拖出。这是一种较为安全、不影响外观和用时少的摘取方法。

海绵状血管瘤虽然摘除较易,预后较好,但引起视力完全丧失者亦有之。Harris 等(1979 年)称此种肿瘤手术切除后视力黑矇率达 7%。位于眶尖粘连较多者,为了保存视力,可大部分切除。虽不完全切除,但临床症状和体征往往不再进展。Headerson 等(1990 年)报告 1 例,肿瘤未完全切除而复发,最终自行萎缩。与重要结构粘连紧密者,大部切除可能是最好的选择,但部分切除的肿瘤断面出血较多。因患者年老体弱,也可观察。

六、静脉性血管瘤

静脉性血管瘤(venous angioma)是由粗细不等的比较成熟的静脉与纤维组织构成的肿物,其中常含有扩张的淋巴管,称之为脉管瘤或血管淋巴管瘤等。这种肿瘤无论在临床上,还是病理组织学方面,与海绵状血管瘤、静脉曲张和动静脉血管瘤均有不同。在我国比较多见,目前国际上尚无此诊断。

【临床表现】 多在幼儿时期发病,较毛细血管瘤出现症状晚,而较海绵状血管瘤早。女孩多于男孩。好发于眼眶内上象限,其次是内下象限和外上象限。此病很少自行消退,而是一种渐进性肿物,肿物内常有出血或血栓形成,引起症状和体征突然加剧。

1. 眼球突出 因多发生于肌肉圆锥之外的内上方,眼球向前突出,向下方移位(图 3-206),低头时眼球突出可轻度加重,直立体位仍保持一侧性眼球突出。此

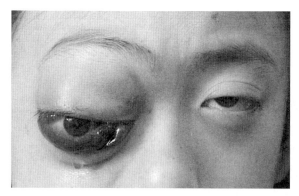

图 3-206 静脉性血管瘤外观
右眼球突出下移,皮下出血

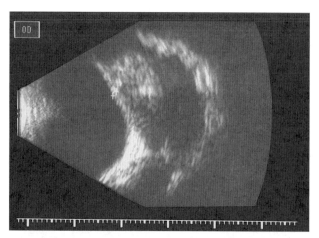

图 3-207 静脉性血管瘤 B 型超声
肿物形状不规则,内有大片无回声区

点与海绵状血管瘤和静脉曲张均不相同。前者缺乏体位性,后者依赖于体位。

2. 眶内肿块 眶缘多能扪及软性肿物,表面光滑,边界不清。哭笑、低头、憋气(Valsalva maneuver)时,肿物增大,局部压迫可使肿物缩小。肿物不能推动。

3. 眼睑及结膜征 肿物局部眼睑前隆,略呈紫蓝色,结膜下可见异常血管团,可压缩,无搏动。穹隆部血管团是肿瘤的外暴露部分,与眶部主体相连。也有患者其眼睑和额部皮下有软性肿物。肿瘤的血管壁厚薄不一,常因颈内静脉压增高而引起眶内出血,血液或向前弥散吸收,或形成血肿、血囊肿。血液向前弥散见眼睑皮下和结膜下出血,出血常有反复,是儿童时期自发性出血最常见的原因。

4. 视力和眼底 静脉性血管瘤多位于肌肉圆锥之外,且为软性肿物,视力和眼底多属正常。如肿瘤常呈浸润性增长,并围绕视神经并与之粘连,可引起视力下降、视乳头水肿或萎缩。肿瘤内血管发生血栓,血液流通受阻,肿瘤体积突然增大,或因薄壁的畸形血管出血,特别是眶尖部血肿、压迫视神经、影响供血,视力突然下降,甚至黑矇。

5. 眼球运动障碍 肿瘤可侵犯眼外肌,使之肥大,纤维变性,除病变限于眶前 1/3 者外,一般均有不同程度的眼球运动障碍,最多见的是内直肌和上直肌的运动不足,有时上睑下垂。

【诊断和鉴别诊断】

1. 临床表现 发生于儿童时期,扪及眶内上象限软性肿物,反复出血及穹隆部血管团有助于诊断。

2. X 射线检查 虽属软性肿物,但因发生在眶骨壁发育年龄,眶腔往往扩大,可见眶内静脉石。

3. 超声检查 眶内实体性占位病变,形状不规则,常有斑片状无回声区,并可压缩变形(图 3-207)。

4. CT 扫描 为形状不规则,边界不整齐的肿物,有时呈分叶状,多不均质,与眼环接触呈铸造形,常有

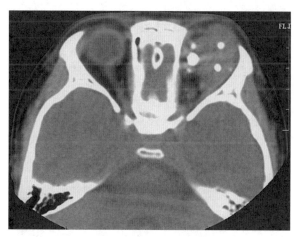

图 3-208 静脉性血管瘤 CT
左眶形状不规则高密度块影,与眼环密切接触,有多个静脉石,眶腔扩大

静脉石(图 3-208)。因病变内为血管腔、血液和纤维组织,CT 值一般 $>+50Hu$,对比剂明显增强。

5. MRI 显示为形状不规则的异常信号区,T_1WI 为低或中信号,T_2WI 为高信号,如有亚急性血肿,T_1WI 和 T_2WI 均为高信号(图 3-209)。

【病理】 肿物呈紫色,缺乏完整的包膜,血管发生血栓或被纤维绞扎成节段状或葡萄状,互不贯通(图 3-210)。镜下见大小不等的静脉被丰富的纤维组织间质连接(图 3-211),有的血管壁薄腔大,壁仅有少数几层平滑肌。有的血管壁厚,周围绕以纤维组织。标本内常包括扩张的,充满陈旧出血的淋巴管和横纹肌纤维。

【鉴别诊断】 由于此瘤主要发生于年轻患者,所以也是淋巴管瘤好发年龄,好在治疗上两种肿瘤非常类似。

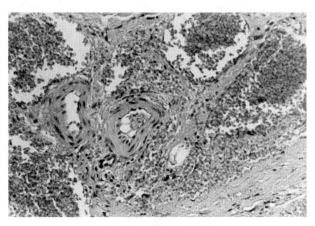

图 3-211　静脉性血管瘤标本切片 HE×128

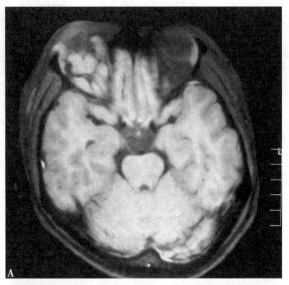

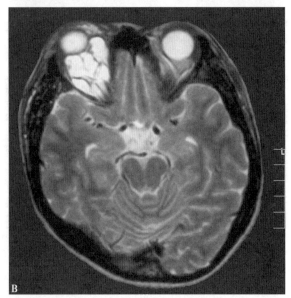

图 3-209　静脉性血管瘤 MRI

右眶分叶状异常信号区。A. 脂肪抑制 T_1WI 高信号　B. T_2WI 病变信号更高

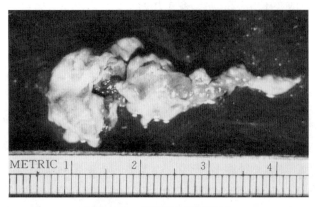

图 3-210　静脉性血管瘤标本

【治疗】 肿瘤由静脉和纤维组织构成，手术切除是最佳的选择，但手术一般较困难，除非肿瘤局限。一般采用前路开眶，眶缘皮肤或结膜切口。切开后即见紫色肿物，且与周围组织粘连。首先辨认提上睑肌、上斜肌、上直肌、内直肌和眶上神经，然后再行剥离。要贴近异常的管腔锐分离，肿物侵犯肌肉或包围视神经时，可大部分切除。在眶尖部分，因粘连较多，很难完全切除，遗留的血管腔，刮除血管内皮，填塞明胶，大部分病例症状和体征不再进展。如有复发，且眼球突出危及视力时，可施行第 2 次手术或瘤内注射盐酸平阳霉素 4～8mg。如肿物位于下眶部或部分显露于结膜下，也可自局部或下穹隆结膜做切口，不遗留可见瘢痕。浅层病变未能完全切除可行冷冻，或注射硬化剂。肿物切除后盐水冲洗，辨认眼外肌、提上睑肌和眶上神经，遇有断裂应予吻合。

目前临床上使用的等离子刀、二氧化碳激光刀对眼睑或结膜等浅层病变可以治疗，效果较好。

七、淋 巴 管 瘤

淋巴管瘤（lymphangioma）是由内皮细胞镶衬的淋巴管道构成的肿物，分毛细血管状、海绵状和囊状淋巴管瘤，后者多见。

发生于儿童和青年人，少数病例出生时肿瘤已经存在。发生部位可位于皮肤、结膜下和深部眼眶，且可同时发生于多个部位。在眼部可侵犯眼眶、眼睑和结膜，以眶内或眶内伴眼睑发病者多见。发生于眼睑部者，患处隆起，可扪及皮下软性肿物，常波及额、颞部。有的病变囊腔较大，可达 3～4cm 直径。半圆形突起，呈淡黄色，透明，光线透照全肿物透光（图 3-212）。肿瘤原发于眶内者，多位于眶内上侧，肌肉圆锥和骨膜之间，引起渐进性眼球突出，并向下移位，多可扪及软性肿物，易压缩。肿瘤内常有局部自发出血，眼球突出度突然增加，轻者自行缓解，重则波及视力。出血有内皮细胞包围，形成血囊肿（blood cyst），陈旧后呈巧克力色（巧克力囊肿）。淋巴管瘤弥漫扩散侵犯眼外肌，纤维增生，引起眼球运动障碍和上睑下垂，治愈之后也难以完全恢复。发生于眶尖部的肿物或深部出血，视力减退，视乳头萎缩，也可因高度眼球突出，睑闭不全，角膜暴露，溃疡穿孔。X射线检查，眶腔扩大。超声探查，病变为大小不等的暗区（图3-213）。CT显示为形状不规则的高密度区（图3-214）。MRI多显示病变区信号异常，T_1WI中、低信号，T_2WI高信号，如果病变内出血增强时仅间质增强，囊内不增强，这

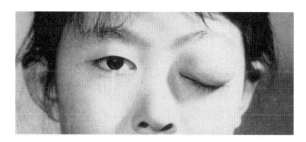

图3-212 淋巴管瘤外观

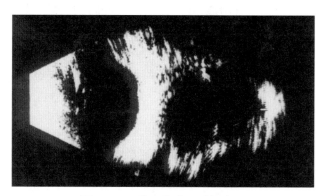

图3-213 淋巴管瘤B型超声图
内有无回声区

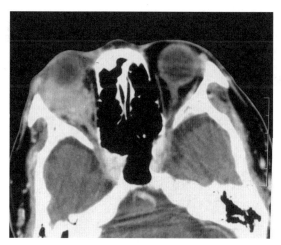

图3-214 淋巴管瘤CT
右眶形状不规则高密度影，眶腔扩大

是淋巴管瘤较特征的MRI信号。淋巴管瘤缺乏包膜，与正常组织无明显边界。镜下可见，肿瘤由扩张的淋巴管腔构成，管壁由一层内皮细胞衬托（图3-215），缺乏平滑肌及外皮细胞。基质有不等量的纤维组织，可见淋巴细胞浸润及滤泡形成。管腔内含淋巴液，偶见淋巴细胞，而无红细胞，此点可与血管瘤区别。

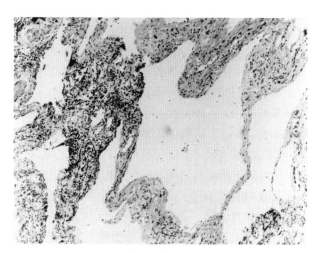

图3-215 淋巴管瘤病理切片

淋巴管瘤对药物和放射治疗均不敏感，一般需要手术切除。由于病变缺乏明显的边界，可侵犯功能结构，故切除多不完全，所以淋巴管瘤的手术较复杂。术后由于未全切的淋巴管断端开放，术床可积留淋巴液，常导致术后眼球突出甚至超过术前，应注意加压包扎，积留的液体由于断端愈合而吸收，或术后2周穿吸，必要时可穿吸多次或再次开眶探查清除积血。

八、静 脉 曲 张

静脉曲张（varix, varicocele）是常见的眶内血管畸形，占眼眶病的6.3%。过去文献中曾把间歇性眼球突出作为本病同义词（实际上应是体位性眼球突出），但复发性出血、眼眶气肿、神经性水肿，鼻窦炎等也可引起间歇性眼球突出，目前把这种血管畸形统一命名为静脉曲张。从临床和病理角度考虑，可作如下定义：①畸形血管由大小不等的成熟静脉构成，输入和输出血管均属静脉；②畸形血管间缺乏或很少有纤维组织联系；③临床上以体位性眼球突出为特征。

【病因】 静脉曲张通常指原发性静脉曲张，是一种先天性、发育性血管异常，出生时这些静脉管道已经存在，缺乏临床症状。在生长过程中，由于某种原因（如突然的颈内静脉压增高），这些潜在的静脉床与体循环沟通，便发生体位性眼球突出。本病散发，为非遗传性，偶有家族性，方颂吉等（1985年）报告家族性、间歇性眼球突出2例。另外还有一种动、静脉交通引

起的血管扩张，名继发性静脉曲张，这是由于静脉内压力增高，使眶内原有的血管扩张；而原发性静脉曲张是新生的扩张的血管。前者将在动静脉瘘中详述。

【临床表现】 本病虽为先天性血管异常，一般在青少年时期才出现症状（但临床见过出生后即发病的静脉曲张），缺乏性别倾向，多侵犯一侧眶，左、右侧相等，偶有发生于两侧眶者。

1. 体位性眼球突出 低头、弯腰、咳嗽、憋气（Valsalva maneuver）等造成颈内静脉压增高的原因，均可引起患侧眼球突出。多数患者在睡眠中头偏向患侧时因眼球突出而惊醒。如导入血管粗大，数秒钟内引起明显眼球突出，直立时眼球突出消除也较快。交通血管不畅者，低头之后数分钟才能出现体征，消失也较慢。体位性眼球突出差值一般在 3～14mm 之间，严重者眼球可脱出于睑裂之外。眼球突出的方向根据异常血管所在位置而有不同，因畸形血管多在肌锥内，临床上多为轴性突出。多数患者因体位致眼球突出后，立即直立或压迫眼球后症状随后缓慢消失，部分患者伴有眶内压增高症状，如眶区胀痛、恶心、呕吐、视力减退、复视、眼球运动障碍和眼睑遮盖眼球等。这些症状于直立后消失。少数患者不知何因（可能是回流血管阻塞、扭曲或其他原因），眼球突出后短期内不恢复，致眶内压增高类似眶内出血的表现，甚至视力丧失，如不及时缓解眶压可能造成永久视力丧失。

2. 眼球内陷 长期眶内畸形静脉反复充血，压迫脂肪组织，使之吸收，体积减小，直立时眼球内陷，严重者两眼突出度差值可达 6mm 或以上，眼球及其周围之眼睑均内陷，眶缘显露（图 3-216）。

3. 眼球搏动 婴幼儿时患病，扩张的血管长期压迫眶上裂，使该裂扩大，脑搏动通过眶上裂传递至眼眶，引起眼球搏动。这种搏动在眼球内陷时更为明显。与动静脉瘘、脑膨出的眼球搏动不同，后两种情况均伴有直立时眼球突出。

4. 反复眶内出血 曲张的血管管腔大，管壁薄，任何原因的颈内静脉压力增高，均可引起畸形血管破裂出血，突然发生眼球突出。出血弥散至结膜下或皮下吸收。少数病例，甚至眶内出血是第一临床体征，而后数年才出现体位性眼球突出。

5. 视力丧失和视神经萎缩 在眼眶静脉曲张，多数病例视力正常。Rosenblum 等（1978 年）称其中 15% 病例视力自发丧失。国内因静脉曲张自发黑矇者占 3%～6%。视力丧失原因：①眶尖部出血；②大范围血栓形成，眶压增高，影响视神经供血；③高度眼球突出，视神经过度拉长。无论何种原因，均对视神经构成损害，最终引起视神经萎缩。个别病例因栓塞了与

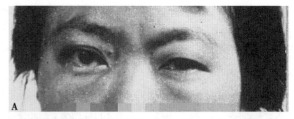
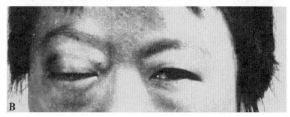

图 3-216 体位性眼球突出外观像
A. 直立时右眼球内陷 B. 压迫颈内静脉时眼球突出

体循环的联系，体位性眼球突出自行缓解。

6. 结膜、眼睑和其他部位的静脉异常 结膜血管团多见于下穹隆部或内侧，这是眶内静脉异常血管向前的延续。眼睑、额部可见粗大静脉呈紫蓝色网状或条状，直立时凹陷，低头时充血扩张，延长至发际内与颅内异常血管沟通，可扪及骨孔。硬腭、颊黏膜以及颌面部也可见紫蓝色血管性肿物，这些多发性肿物是先天发育异常的佐证。

根据病变的位置，静脉曲张可只发生于眶内、眶内和结膜下或眶周皮下（混合型），也可只出现在结膜或皮下。

【诊断】

1. 临床特征 90% 间歇性眼球突出和 95% 体位性眼球突出是由本病引起的。

2. X 射线检查 多数正常，约 1/4 发现静脉石（图 3-217），幼年开始患病者眶腔扩大及眶上裂扩大。

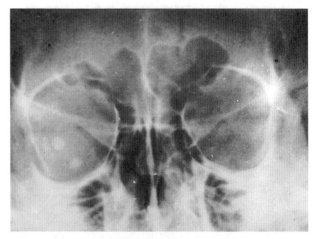

图 3-217 静脉曲张 X 线平片
右眶内静脉石两个

3. 眶静脉造影 静脉造影对诊断本病有特殊价值，可显示异常静脉之部位、大小、分布和形状（图 3-218），并对于治疗有指导意义，但静脉造影正常者不能除外眶内静脉曲张。异常血管不与眼上静脉沟通，直接导入海绵窦或与眼上静脉连接的血管发生血栓，经额静脉、内眦静脉或面静脉注射造影剂或造影技术有误，往往不能显示异常血管。此方法因操作复杂，而被其他影像替代。

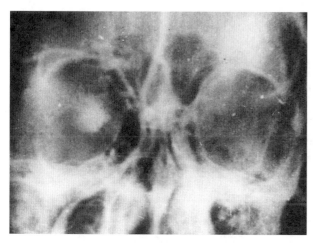

图 3-218 静脉曲张眼眶静脉造影
右眶内块状显影

4. 超声探查 可准确地确定异常血管之位置、范围、形状、分布，单一血管的囊性扩张或是多血管团状扩张，可揭示异常静脉与视神经和眼外肌的关系。超声显示：在眼球未突出时为正常图形（图 3-219A）。颈部绕血压表臂带，加压至 40mmHg，在眼球向前突出同时，球后脂肪内出现圆形、管状或形状不规则，大小不等之声学空腔（图 3-219B），每个腔均代表扩张的血管断层像。以探头压迫眼球，压力超过 40mmHg，在眼球复位的同时，声腔消失。这种特征性的图像可作为眶静脉曲张的诊断和治疗根据。CDI 检查，眼球突出进展时红色块状血流信号，探头压迫眼球为蓝色血流。

5. CT 检查 和超声探查一样，当眼球未突出时 CT 扫描多为正常所见，或在软组织影内有静脉石（图 3-220）或显示为体积较小的软组织病变影。本文作者利用血压表臂带绕于颈部，保持 40mmHg 压力，进行 CT 扫描，所有病例均能得到阳性结果。显示为与肌肉圆锥一致的高密影或形状不规则、边界不整齐的影像（图 3-221），均质或不均质，CT 值 +42～+80Hu，静脉注射造影剂后明显增强。对于静脉石的显示优于 X 射线平片和超声。

6. MRI 眼球突出后眶腔内出现异常信号区，T_1WI 中信号，T_2WI 高信号区（图 3-222），且增强明显。

【病理】 在手术台上可见紫红色囊性肿物或蜂窝状血窦，切除标本多为一些不完整的血管组织，镜下可见高度扩张的静脉管道，伴有较多的血栓形成。管壁内缺乏内弹力层及弹力纤维组织，可有厚薄不等的平滑肌。缺乏或仅有很少的营养动脉，间质较少，为增生之疏松纤维结缔组织，内有淋巴细胞浸润。

【治疗】 对于眶静脉曲张尚无标准的治疗方法。较轻的病例，可不必进行损伤性治疗，注意生活起居和工作，避免低头、过力等引起眼球突出的各种因素。对于进展较快，症状明显，影响正常生活和工作的，则应予以处理。曾有人试图注射硬化剂，促使畸形静脉纤维化。这一方法只适用于浅层病变，深部注射硬化剂易引起并发症，且治疗效果不肯定，目前已少应用。手术治疗是可行有效的方法，可采用前路或外侧开眶，切除、破坏、填塞和压迫异常血管综合处理，多数病例可收到满意效果。但眶尖部操作易引起并发症。

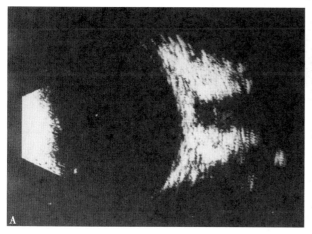

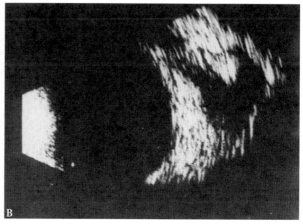

图 3-219 静脉曲张 B 型超声
A. 正常超声图 B. 颈部加压后脂肪垫内出现不规则无回声区

近年,国内开展的眼眶静脉曲张经眼眶直接栓塞的方法治疗了近 200 例患者,虽然少数患者也出现视力丧失等严重并发症,但绝大多数取得良好效果并矫正了部分眼球内陷,可能是目前较好的一种治疗眼眶静脉曲张的方法(详见手术治疗章),尤其是眶前部的血管畸形栓塞后切除时可达到无血手术。

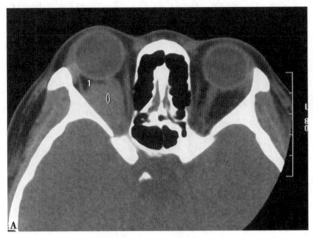

图 3-220 静脉曲张

A. 水平 CT 右眶内占位病变　B. 冠状 CT 显示右眶外侧病变

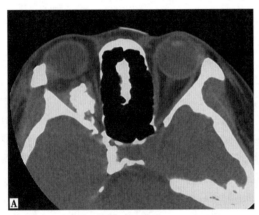
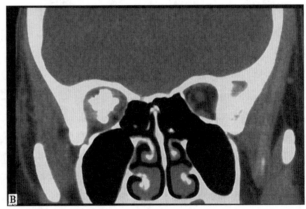

图 3-221 静脉曲张栓塞治疗后 CT

A、B. 栓塞后水平和冠状 CT 显示右球后栓塞呈高密度影

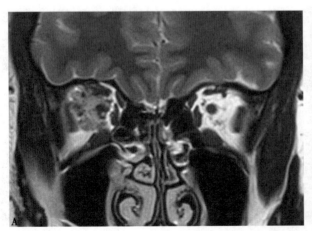
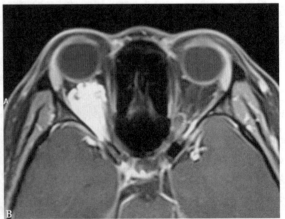

图 3-222 静脉曲张 MRI 右眶异常信号区

A. 冠状 T_2WI 显示右眶病变呈中信号　B. 增强后病变明显增强

九、颈动脉 - 海绵窦瘘

颈动脉 - 海绵窦瘘（carotid-cavernous fistula，CCF）是由于血管病或外伤引起的颈动脉与海绵窦间的异常交通后血液逆流至眼眶引起的一系列眼科症状，是比较常见的眶内血管畸形。

【病因】 颈动脉 - 海绵窦瘘的病因分为外伤、自发和先天三种情况。因瘘口大小不一，临床上的高流瘘多因外伤所引起，而低流瘘常是自发的，或是在先天的基础上发生的。

1. 外伤性 多因外伤颅底骨折所致。因颈内动脉被脑膜固定于颅底，颅底骨折使颈内动脉破裂，与海绵窦交通成瘘，裂口大，流量多。颈内动脉在海绵窦内的分支管壁很薄，轻微头部外伤，甚至并未引起患者注意，都可造成脑膜垂体干或海绵窦下动脉的破裂。这些小血管与海绵窦交通，往往引起低流瘘。

2. 自发性 颈内动脉及其分支或颈外动脉的动脉硬化、动脉瘤或其他动脉壁疾病，自发形成裂隙或破裂，动脉血经裂隙流入海绵窦。

3. 先天性 先天性海绵窦动静脉瘘有两层意义。一是先天性的动静脉交通，经海绵窦引流；二是血管壁先天性薄弱，而后破裂。多数学者认为后者是引起低流瘘的主要原因。

颈动脉 - 海绵窦瘘的分类可从三个角度进行：①按病因可分为外伤性、自发性和先天性 3 种，流行病学家常采用这一分类。②按发生的解剖部位可分为颈动脉 - 海绵窦瘘（carotid-cavernous sinus fistula）和硬脑膜 - 海绵窦瘘（dural-cavernous sinus fistula），前者是指在颈内动脉与海绵窦之间的直接交通，而后者是指在颈内动脉或颈外动脉的脑膜分支与海绵窦之间的直接或间接交通，又可称为硬脑膜分流综合征（dural shunt syndrome），或硬脑膜 - 海绵窦动静脉短路（dural-cavernous arteriovenous shunts，DAVS），或硬脑膜动静脉瘘（dural arteriovenous fistula，DAVF），神经外科医师常为了治疗的目的采用此种分类。③眼科学者通常根据临床表现的严重程度分为高流量颈动脉海绵窦瘘（高流瘘）和低流量颈动脉海绵窦瘘（低流瘘）。

【临床表现】 颈动脉 - 海绵窦瘘的原发部位在颅内，但由于眶、颅静脉的特殊关系，其症状和体征几乎均表现在眼部，大多数患者首诊于眼科。颈内动脉海绵窦瘘多见于青年男性，且多有头部外伤史，而女性患者以孕妇多见；硬脑膜 - 海绵窦瘘多见于中老年妇女，自发性多见。除少数双侧颈动脉 - 海绵窦瘘可同时出现双眼症状外，一般多发生于单侧，开始多发生于一侧眼，随着病情的发展，少数可表现为双眼或对

侧眼的症状。本病的临床症状和体征严重程度取决于：①瘘孔在海绵窦内的位置；②瘘孔大小；③不同的静脉与海绵窦开放的程度；④异常动脉和静脉交通期间的变化。在临床上可有以下表现。

1. 搏动性眼球突出 高流瘘均有此征，两侧眼球突出度差值多在 3～11mm 之间。突出方向多为轴性，当眼上静脉扩张较严重时眼球稍向下移位。眼球突出是由于眶内静脉扩张瘀血、眶脂肪及眼外肌水肿膨大所引起的。眼球突出并与心跳同步搏动，主观和客观均可能闻及杂音。压迫同侧颈动脉，搏动及杂音消失。硬脑膜 - 海绵窦瘘其眼球突出相对较轻，有时甚至无此征，一般也无搏动。

2. 眼球表面血管怒张和红眼 除早期外，几乎每例患者均有此征，且均为第一个体征。在高流瘘形成之后即有明显的结膜水肿和静脉扩张。低流瘘的发生是逐渐的，很难确定开始日期，2～3 周后达到高峰。血管高度迂曲扩张，呈螺丝状，色鲜红或紫红。这是由于血管内充满动脉血的缘故，较一般静脉充血色淡。扩张的血管自穹隆至角膜缘，以角膜为中心，呈放射状。在低流瘘，数月或数年之后，血管管径开始减小，最后只遗留近角膜缘的扩张血管。这种红眼和血管扩张的特殊样式，在其他疾病是少见的（图 3-223）。

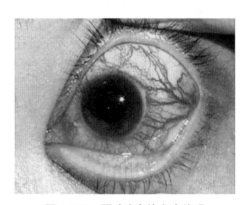

图 3-223 颈动脉海绵窦瘘外观
眼球表面血管怒张

3. 复视及眼外肌麻痹 多数病例主诉复视，眼外肌麻痹往往是主要矛盾，但这种麻痹是部分的。展神经不全麻痹最多见，也是最早发生的体征之一。动眼神经、滑车神经通过海绵窦外侧壁，也可发生这两支脑神经的麻痹，但比较少见。

4. 眼底改变 由于眼上静脉压力增高，视网膜静脉回流受阻，可引起视乳头充血、视网膜静脉迂曲和视网膜出血。但由于眼压的影响，视网膜中央静脉的扩张程度远较眼球表面者为轻。眼底出血一般均为少量的，短时期内可吸收。偶见视乳头水肿和脉络膜脱

离。压迫眼球可见视网膜中央静脉搏动。

5. 巩膜静脉窦充血和眼压增高　在正常情况，房水静脉流经前睫状静脉、眼静脉至海绵窦。如发生动静脉交通，静脉血逆流，经房水静脉，可流入巩膜静脉窦。前房角镜检查很容易观察到房水静脉反流、巩膜静脉窦增宽和充血这一改变。血色较眼球表面血管为淡，这是由于混有房水的缘故。眼压与巩膜静脉压力有关，按 Goldmann 的传统公式，眼压 = 流动阻力 × 房水外流阻力 + 巩膜表面静脉压。在颈动脉 - 海绵窦瘘，房水静脉内的血液逆流，房水流出阻力增加，巩膜静脉压也同时增高，眼压升高是必然的。一般为轻度或中度高眼压。

6. 视力下降　视力下降不多见。如有视网膜出血，青光眼或脉络膜脱离存在，则可导致视力下降。视网膜出血引起的视力下降是暂时的，待出血吸收后尚可恢复。长时期的眼压增高、视神经损害，可导致永久性视力丧失。在高流瘘，眼动脉可逆流，长期眼球缺血缺氧，导致视神经萎缩、白内障和角膜变性而视力丧失。

7. 头痛　有 1/4～1/2 患者主述疼痛。疼痛部位多限于患侧的额部及眶区。这是由于海绵窦及颅内血管扩张，压迫脑膜痛觉神经引起的。在眼压较高的患者，也可因青光眼而偏头痛。

【诊断】　颈动脉 - 海绵窦瘘的诊断并不困难，大多数病例可根据外伤史、临床症状及典型的体征而确诊，但少数非典型的颈动脉 - 海绵窦瘘也容易造成漏诊或误诊，超声波探查特别是彩色多普勒影像（CDI）、CT 扫描和 MRI 或 MRA（磁共振血管造影）检查有一定帮助，最后诊断及明确病变的部位依靠选择性动脉造影或 DSA 检查。

1. 超声波检查　颈动脉 - 海绵窦瘘有三个超声特征：①眼上静脉扩张和搏动；②眼上静脉血倒流和静脉动脉化；③眶内软组织结构肿胀。眼上静脉扩张可用 B 型超声波显示。扩张的眼静脉为一声学空腔（图 3-224），具有与心脏同步的伸缩搏动。用手指压迫同侧颈内动脉，或用探头压迫眼球，当压力超过颈内动脉压或动脉化的眼上静脉压时，声学空腔闭锁，搏动消失。但在少数低流瘘，眼上静脉扩张程度轻，搏动微弱，B 型超声波往往不能发现其自发性搏动。血液逆流可利用彩色超声多普勒测知，且具有较高的诊断价值，对于临床发现不伴眶内肿物的眼上静脉扩张，且有反向的动脉化血流者，即可诊断为颈动脉 - 海绵窦瘘，其眼上静脉动脉化的血流多数表现为低阻力的动脉化频谱形态。B 型超声扫描还可明确地显示眼外肌轻度或中度肿大及球后脂肪垫扩大。这些改变均表示眶内结构的充血、水肿。

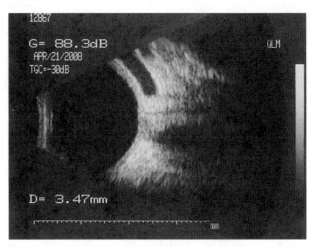

图 3-224　颈动脉海绵窦瘘 B 型超声
球后管状无回声区，为眼上静脉

2. CT 扫描　对眶内软组织改变的显示比超声更为明确：①可见扩张的眼上静脉全程（图 3-225）；②造影剂强化后显示海绵窦扩大；③全部眼外肌轻度增厚，视神经增宽。某些低流量的硬脑膜 - 海绵窦瘘仅轻微眼上静脉扩张而不易显示。

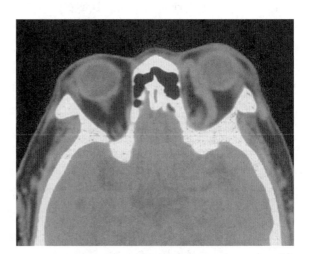

图 3-225　颈动脉海绵窦瘘 CT
左侧眼上静脉扩张，眼球突出

3. MRI 或 MRA　由于海绵窦和眼上静脉动脉化、血流加速，接收线圈捕捉不到释放的信号，T_1 和 T_2 加权像均为无信号区，在高信号脂肪和中信号脑的对比下，可明确显示扩张的海绵窦和眼上静脉（图 3-226）。MRA 不仅扩张的眼上静脉及海绵窦，而且可显示颈动脉 - 海绵窦瘘的瘘口位置，但对硬脑膜 - 海绵窦瘘的瘘口位置较难显示。

4. 动脉造影　颈动脉造影可显示破裂的动脉位置和流量，是揭示此种血管畸形最可靠的方法，需手术治疗者该项检查尤其重要。颈动脉 - 海绵窦瘘流量较大，一般颈动脉造影即可发现，动脉期海绵窦和眼上

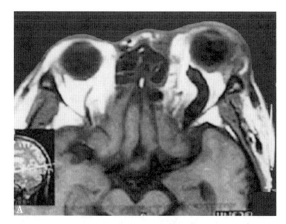

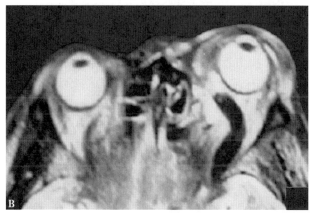

图 3-226　颈动脉海绵窦瘘 MRI

左眼上静脉扩张，T_1WI（A）和 T_2WI（B）均无信号

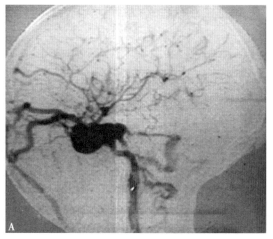

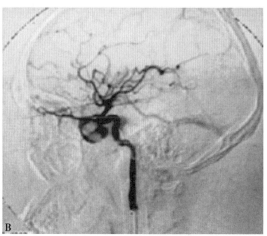

图 3-227　颈动脉海绵窦瘘 DSA

A. 动脉期显示扩大的海绵窦和眼上静脉　B. 栓塞成功，扩大的海绵窦和眼上静脉均消失

静脉充盈，经栓塞成功后，瘘口消失（图 3-227）。低流瘘多为硬脑膜小动脉与海绵窦或同行静脉的交通，瘘孔较小。一般颈动脉造影有时难以显示，只有利用选择性动脉造影、减影及放大技术才能揭示这些小血管间的交通。DSA 更为明确可靠。

【治疗】硬脑膜 - 海绵窦瘘流量较低，有自行形成血栓倾向，经反复压迫颈内动脉，可促进痊愈过程，因而大多数患者可单纯观察或对症治疗。对高流量瘘，特别是动脉造影证实有"盗血"现象，会产生严重的症状和体征，应积极治疗。

1. 血管结扎　简单的血管结扎，经颈部结扎颈总动脉、颈内动脉或颈外动脉，部分患者获得治愈，由于瘘管供血复杂，多数病例不能完全治愈或愈后复发，比较彻底的方法是海绵窦孤立术。先在颈部结扎颈内动脉，然后开颅，在分出后交通支之前银夹闭合颈内动脉，切除眶顶后部及视神经管上壁，在视神经外侧用银夹将眼动脉夹闭。海绵窦段颈内动脉主要通路均闭锁，此种手术适于治疗高流瘘。上述方法为治疗本病最早采用的方法，可使部分患者获得痊愈，或症状和体征有不同程度的缓解，但多数病例不能痊愈或愈

后又复发，且可造成脑缺血，目前已极少使用。

2. 瘘孔栓塞术　瘘口栓塞术既消除了瘘的存在，又符合血运的生理，早期采用自身肌肉、明胶等无刺激物注入颈内动脉，利用优势血流将栓塞物带至瘘孔，并栓塞之。近年利用股动脉插管造影，确定瘘孔位置，利用可脱离的球囊（balloon）栓塞瘘口，然后推造影剂，确定填塞情况。此技术损伤小，成功机会多，眼球突出、杂音，以及球结膜充血水肿等症状可立即减轻，大多数患者可获得完全治愈，但球囊体栓塞眼动脉或其他分支引起视力丧失或脑功能缺失等并发症。极少数患者可发生死亡。

3. 眼上静脉进路逆行瘘口栓塞术　最近也有学者报道，使用可脱离的球囊经扩张的眼上静脉逆行插管进入海绵窦栓塞瘘（图 3-228）颈动脉海绵窦瘘眼上静脉逆行瘘口栓塞术。

不仅对颈内动脉 - 海绵窦瘘有效，而且对经颈动脉进路瘘口栓塞术治疗失败的患者也有效，特别适合

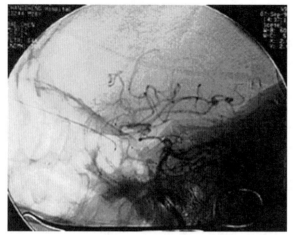

图 3-228 颈动脉海绵窦瘘眼上静脉逆行瘘口栓塞术
导管已插至海绵窦

于硬脑膜 - 海绵窦瘘患者的治疗。其方法是，从眶上切迹切开皮肤2cm，深层分离，在眶上切迹内上方发现眼上静脉，分离后，将此静脉提起切开，插入导丝，在X射线监视下将导丝送至海绵窦内，将导管鞘介入，再用同轴导管将可脱性球囊或弹簧圈置于海绵囊内，使瘘口栓塞。该治疗方法具有简单、疗效可靠和并发症更少发生等特点，可能是治疗颈动脉 - 海绵窦瘘安全和有效的一种新方法。但使用本法治疗需要等待该静脉管壁增厚，能承受插管刺激，不致破裂，否则将引起大出血，急性眶压增高，需要加压包扎，再经动脉入路进行栓塞。

4. 青光眼的治疗　根本治疗是封闭动静脉间的裂孔，经瘘口栓塞治疗成功的病例，眼压随之下降，青光眼得到控制。在低流量瘘，主要是处理高眼压，这种青光眼对药物治疗多无反应，过滤性手术可降低眼压。

5. 单纯观察　低流瘘预后较好，不经任何治疗约有1/2的病例自然痊愈，另1/2的患者也无明显痛苦，可维持正常生活。除因青光眼致使视功能丧失需积极治疗外，如无条件行眼上静脉逆行插管栓塞术治疗，对眼部充血水肿或出血可药物治疗，其他病例均可观察。亦可每日反复压迫同侧颈内动脑，致使血栓形成自行堵塞瘘口。

值得一提的是动脉造影，选择性造影可显示瘘孔位置，确定诊断。其中有一部分患者（约1/3），经造影后不久瘘孔即闭合，眼球突出度减少，眼球表面静脉迂曲扩张好转，眼压恢复正常。动脉造影使瘘孔闭合的机制尚不明确。

【预后和预防】 颈内动脉 - 海绵窦瘘自愈的可能性极小，少数患者经颈动脉压迫或动脉造影，可使症状减轻，也有报道经眶静脉造影术后，瘘口闭合。有一些患者伴发眼上静脉血栓形成，眼征消失。也有少数患者长期未治疗可伴发眼眶前部动静脉血管瘤。迁延的病例除可由角膜暴露、缺血综合征和青光眼等造成视功能损害外，个别病例可因海绵窦的破裂、大出血而突发死亡，长期的眶静脉瘀血、脂肪水肿，可造成眼眶组织纤维化，预后不良。因而应尽早手术治疗，手术后一些迟发性视神经损害和早期的脑神经麻痹仍有望得到部分恢复。而硬脑膜 - 海绵窦瘘有1/2患者可自愈，其青光眼引起典型视功能损害比较少见，多数患者预后良好，可观察随访。

附：眶内动静脉瘘

眶内动静脉瘘甚为罕见，多因锐器自前方刺入至眶尖部，损伤眼动脉和眼上、下静脉，形成动静脉异常交通。临床症状和体征同颈动脉 - 海绵窦瘘，但较为轻缓。超声和CT可显示眼上静脉扩张、眼外肌肥大等继发改变，DSA可发现动静脉间瘘孔。因无严重后果，多数病例不需要手术治疗，如体征明显，可利用脱离性球囊堵塞眼动脉。

（宋国祥　肖利华　魏锐利）

主要参考文献

1. 王成业，刘双玲，许雪亮，等. 皮质类固醇局部注射治疗睑部血管瘤. 中国实用眼科杂志，1990，8：227.

2. 李东豪，庞友鉴. 康宁克通 A 局部注射治疗儿童眼睑血管瘤. 眼科，1998，7：228.

3. 任大元，陈巍，刘荣光，等. 平阳霉素与鱼肝油酸钠治疗眼部血管瘤的对比研究. 临床眼科杂志，1999，7：305.

4. 宋国祥，田文芳. 眼眶海绵状血管瘤的临床分析. 中华眼科杂志，1988，24：132.

5. 颜建华，韩姬，吴少耀. 眼眶海绵状血管瘤的CT和彩色超声诊断分析. 中国实用眼科杂志，2003，21：787.

6. 安裕志，李彬，鲜军舫. 易混淆的眶尖部肿瘤的 MRI 特点. 中华眼科杂志，2001，37：447.

7. 张文静，赵红，宋国祥. 彩色多普勒超声在诊断眼眶病的价值. 中华眼科杂志，2000，36：271.

8. 胡飞燕，王仲均，全伟，等. 数字减影血管造影对海绵窦瘘的诊断及其血管内治疗. 中华眼科杂志，1999，35：197.

9. 魏锐利，马晓华，蔡季平，等. 眼上静脉扩张的影像学诊断与逆向栓塞治疗颈动脉海绵窦瘘. 上海医学，2001，24：725.

10. 秦中平，刘学键，李克，等. 小剂量普萘洛尔口服治疗婴儿血管瘤的近期疗效与安全性评价. 中华医学杂志，2009，89（44）：3130-3134.

11. 汤建萍，蒋燕玲，常静，等. 普萘洛尔治疗 225 例儿童血管瘤疗效及安全性初步分析. 临床小儿外科杂志, 2011, 10（1）: 33-35.

12. Shields JA, Hogan RN, Shields CL, et al. Bilateral cavernous hemangioma of orbit. Br J Ophthalmol, 2000, 84: 928.

13. Thorn-Kany M, Arrue P, Delisle MB, et al. cavernous hemangioma of the orbit MR imaging. J Neuroradiol, 1999, 26: 79.

14. Savit E, Durak I, Capakaya, et al. the role of Tc99m RBC scintigraphy in the differential diagnosis of orbital cavernous hemangioma. Ann Nucl Med, 2001, 15: 149.

15. Rivas JJ, et al. Intermittent exophthalmos studyed by computerized tomography. J Neurosurg, 1982, 57: 290.

16. Berthelsen B, et al. Treatment directed carotid cavenous fistula with detectable balloons. Act Rodioiogica, 1987, 28: 682.

17. Bories JC, et al. CT scan of dural arteriovenous fistula. Neuroradiol, 1982, 23: 185.

18. Hirabuki N, et al. MR imaging of dural arterio-venous malformation with ocular sign. Neuroradiol, 1988, 30: 390.

19. Modic MT, et al. The use of digital subtraction angiography in evaluation of carotid cavernous sinus fistula. Ophthalmology, 1982, 89: 441.

20. Phelps CD, et al. The diagnosis and prognosis of atypical carotid-cavernous fistula. Am J Ophthalmol, 1982, 83: 423.

21. Derang J, et al. Treatment of carotid-cavernous sinus fistulas retrograde via the superior ophthalmic vein. Surg Neurol, 1999, 52: 286.

22. Ezekowitz RAB, Mulliken JB, Folkman J. Interferon alpha2 a therapy for life threatening hemangiomas of infancy. N End J Med, 1992, 326: 1456-1463.

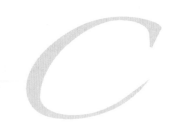

第六章
眼眶间叶组织肿瘤

眼眶内的横纹肌细胞、纤维细胞、脂肪细胞、骨和软骨细胞、平滑肌细胞等均属于间叶组织的细胞成分，由这些细胞所构成的组织称为眼眶间叶组织，如横纹肌组织、结缔组织、脂肪组织、骨及软骨、血管平滑肌等。间叶组织肿瘤（mesenchymal tumors）是指由这些组织中细胞所发生的，或由中胚叶原始多潜能细胞发展而来的肿瘤，据报告眼眶间叶肿瘤占眼眶肿瘤的5%～9%。

第一节　肌组织肿瘤

眼眶内肌组织包括横纹肌和平滑肌。肌源性肿瘤（orbital myogenic tumors）分为横纹肌和平滑肌的良、恶性肿瘤，即横纹肌瘤、横纹肌肉瘤、平滑肌瘤和平滑肌肉瘤。其中横纹肌肉瘤是儿童时期最常见的眼眶恶性肿瘤之一，其他肌组织肿瘤较为少见。关于眼眶肌组织肿瘤确切的组织起源目前尚存在不同的意见，多数学者认为肿瘤并非由成熟的肌细胞所发生，如横纹肌肉瘤不是由成熟的眼外肌细胞发展而来；平滑肌肉瘤也不是由眶内成熟的平滑肌细胞演变而来，两者均是由中胚叶原始多潜能细胞发展而来的恶性肿瘤。

一、横纹肌瘤

横纹肌瘤（rhabdomyoma）是骨骼肌的良性肿瘤，可分为成人型和胎生型。成年人肿瘤可发生于机体的任何部位，但多见于头颈部，也可发生于腹腔脏器、胸壁及内外生殖器等处；儿童患者发生部位也多见于头颈部，可在出生后不久即出现临床症状。眼眶患者极为罕见，在倪卓和宋国祥报告的眼眶肿瘤中，无一例真正的横纹肌瘤；国外学者 Knowles 和 Jakobiec，Di Sant Agnese 和 Knowles 曾有个案报告。近年来，国外学者 Alon 以及国内学者聂莉、何为民各报告一例眼眶横纹肌瘤。

眶内横纹肌瘤的主要临床表现是单侧性缓慢眼球突出，位于眶前部的肿瘤可扪及硬性肿物，表面光滑，轮廓清楚，不与皮肤粘连，无压痛；病变位于眶尖部者可早期引起视力减退，可致视神经萎缩。影像学检查可发现圆形实体性占位病变，多位于肌肉圆锥以外。该肿瘤具备眼眶良性肿瘤常见的影像学特征，术前定性诊断比较困难。

横纹肌瘤的病因尚不明确，病理上瘤体呈圆形或分叶状，有包膜，较硬，大体标本切面呈黄白色或粉红色；成人型瘤细胞圆形或呈多角形，胞质丰富，嗜伊红，呈颗粒状，有的细胞可见横纹结构，胞核位于周边呈泡状，核仁小；胎生型瘤细胞呈长梭形，排列成束，位于基质内，可见含有横纹的成熟细胞。

本病治疗方法为手术，如肿瘤切除完整，则预后良好且很少复发。切除不完全者往往复发，且有恶性变的可能。

二、横纹肌肉瘤

横纹肌肉瘤（rhabdomyosarcoma）是一种由分化程度不同的横纹肌母细胞所构成的高度恶性肿瘤。可发生于肢体、躯干、生殖系统和眼眶，其中眼眶的发生率并不少见；Maurer 报告横纹肌肉瘤 308 例，其中原发于眼眶者 21 例；程南俊综述国内文献报告 268 例，其中眼眶 43 例。成年人眼眶横纹肌肉瘤占全部眼眶肿瘤的 1%～2%，儿童时期比例更高，为 4%～5%；横纹肌肉瘤可发生于任何年龄，自出生至成年均可发病，但多见于 10 岁以下的儿童，是儿童时期最常见的眶内恶性肿瘤；缺乏明显的性别倾向；多发生于单侧眼眶，偶见双侧眼眶；眼眶横纹肌肉瘤部分病例有外伤史，但与发病的确切关系尚不清楚。

【病因及组织来源】　近代分子生物学的研究提示，控制细胞生长和分化的基因表达的改变与恶性肿瘤发生有一定关系。对眼眶横纹肌肉瘤癌基因点突变及蛋白异常表达的研究，发现肿瘤细胞中 N-ras 癌基因 12 密码子第 2 个碱基发生突变，以及 61 密码子第 3 个碱基的突变；免疫组织化学检测 ras21 及 p53 增强。研究结果提示：N-ras 癌基因突变导致基因产物异常表达,促使正常细胞向恶性转化;正常情况下 p53 抑癌基因在维持细胞正常代谢、增殖过程中,与癌基因共同构成稳定的调控机制,当 p53 基因发生异常突变时将导致这一平衡的破坏,成为发生肿瘤的重要因素。有关眼眶横纹肌肉瘤的基因研究刚刚开始,但初步结果已表明,癌基因 ras 和抑癌基因 p53 在肿瘤形成中起了重要作用。

常规病理组织学检查在细胞胞质内多见横纹肌的横纹结构,在手术中也偶见瘤体与眼外肌或上睑提肌相粘连,因而有学者考虑肿瘤可能是由成熟的横纹肌演变而来;但多数学者认为,成熟的横纹肌细胞并无恶变倾向,而且在横纹肌缺如的部位,如泌尿生殖器的子宫、卵巢、阴道、膀胱、尿道、前列腺、睾丸以及胆道、脑膜、脑、中耳、扁桃体甚至在虹膜均有发生横纹肌肉瘤的报道。所以,多数学者认为此肿瘤是由未分化的多潜能中胚叶细胞发展而来。

【临床表现】 发病年龄多为 10 岁以内,临床特征是快速进展的眼球突出,具备眼眶内占位性效应和炎症性病变的双重表现。肿瘤可发生于眶内任何部位,但多见眶上部,因此眼球突出多伴有向下移位,上睑肿胀隆起,严重者甚至遮盖眼球(图 3-229);肿瘤位于肌肉圆锥内者表现为轴性眼球突出;肿瘤发展极快,眼球突出度数天内即可有明显增加,不少患者来就诊时眼球已突出于眼眶之外,出现眼睑闭合不全,结膜水肿充血、坏死和结痂,严重者角膜完全暴露,干燥混浊,肿瘤内部出血可致眼球突出度突然增加,也可弥散至眼睑见紫黑色瘀斑(图 3-230),类似转移性神经母细胞瘤之表现;肿瘤增长快,迅速累及眶前部,眶缘常可触及肿瘤,中等硬度,轻度压痛,不能推动;有些肿瘤呈弥漫浸润性发展,表现为局部皮下硬节,缺乏明显的边界,静脉回流障碍,表现皮肤温度增高,如同眶蜂窝织炎;肿物也可通过结膜透见,呈粉红色隆起,表面血管增生、扩张,肿物也可呈息肉状,自上穹隆部突出于睑裂之外;肿瘤侵犯结膜可致破溃、出血并发感染,多伴有恶臭异味。

横纹肌肉瘤发展快,肿瘤速度占据眶内大部分体积,压迫眼外肌以及眶内水肿,患者就诊时多有眼球运动受限,进一步发展肿瘤可侵及全眶,眼球固定,眼底可见视乳头水肿,脉络膜皱褶和静脉扩张,此时视力多已丧失。眶压增高;角膜暴露可致疼痛,患儿多哭闹不止。

横纹肌肉瘤早期即可破坏眶骨壁,这也是该肿瘤复发率高,甚至眶内容切除术后仍然表现高复发率的一个病理学基础;肿瘤也可侵犯鼻窦和鼻腔,引起相应临床症状;因眶内缺乏淋巴管,肿瘤很少经淋巴道

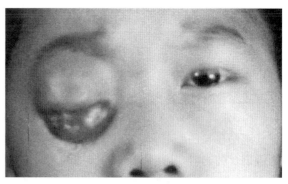

图 3-229 横纹肌肉瘤外观像
肿瘤位于眶上部,遮盖眼球

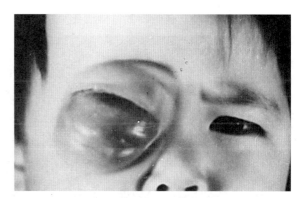

图 3-230 横纹肌肉瘤外观像
右眼高度突出,皮下出血

转移,肿瘤早期即可发生血行转移,活检或手术操作也存在血行播散的风险;因此,术中避免挤压,力求切除彻底,避免术区瘤细胞污染,应视为肿瘤处理原则。肿瘤发生转移时多至肺、肝、骨等组织。

【诊断】 儿童患者,眼球突出或眶部肿块发展迅速,特别是具备眼眶占位性病变和炎症表现共存时,有助于诊断。影像学检查对诊断有较大帮助,其中 CT 对于显示病变、骨破坏情况和眶外蔓延范围有较大价值。

1. X 射线检查 多数可见眶腔扩大及眼眶密度增高,这是因为横纹肌肉瘤发展快,肿瘤代替脂肪组织而占据眼眶大部,X 射线显示密度增高的软组织影;又由于儿童正处于眶骨发展时期,较短时间的眶压增高即可引起眶腔扩大。晚期患者尚可发现骨质破坏的 X 射线征象。

2. 超声探查 B 型超声显示病变为形状不规则的低回声区或无回声区病变(图 3-231),提高增益时可见少许回声;无回声区也可能为出血腔,此时提高 B 超增益也不易出现回声;有的病变内尚可出现带状回声间隔;肿瘤的声衰减不显著,肿瘤的后界显示清楚;用探头压迫眼球时回声图像变化不著,表示为实体性病变,即无明显的可压缩性;病变压迫眼球可使眼球壁

弧度变平,甚或向玻璃体腔隆起,这种对眼球明显的压迫现象与肿瘤增长快有关,与眼眶良性肿瘤相比,后者虽然也可压迫眼球,但由于肿瘤增长相对缓慢,由于眼外肌的缓慢放松,同时眼球突出也是一个调整过程,因此可以减弱肿瘤对眼球的压迫作用。除泪腺肿瘤由于位置特殊,眼球受压迫较明显可使球壁变形外,眼眶大部分缓慢生长的肿瘤对眼球壁压迫现象均较轻微。当眶缘扪及肿物时,也可用探头直接接触表面皮肤进行探查,不但可显示肿瘤声学性质,尚可测量肿瘤深度(图3-232);彩色多普勒探查,在肿瘤内可发现丰富而杂乱的彩色血流(彩图3-233,见书末彩插),脉冲多普勒检测肿瘤内可见动脉频谱且血流流速较快。

多数病例肿瘤位于眼眶上部,形状不规则,部分病例肿瘤可占据全眼眶或位于后部,病变呈锥形或类圆形。总体上讲肿瘤边界不锐利或边界不圆滑,肿瘤有坏死腔或出血时,密度不均匀(图3-234),CT值在+34～+60Hu之间,静脉注射阳性造影对比剂后明显增强。肿瘤扩展至眼球表面可沿巩膜生长,巩膜与肿瘤密度接近,两者界限不清;这种较大范围的接触且缺乏边界的影像特征常被描写为铸造型;除恶性肿瘤之外,炎性假瘤,出血等浸润性病变均可观察到此种图像。肿瘤接触眶壁可致骨破坏,就诊时约有1/3病例发现明显骨破坏,这种骨破坏多发生在眶内壁(图3-235),如病变位于眶尖部则多合并眶上壁骨破坏或眶上裂扩大,病变向筛窦或颅中窝蔓延;肿瘤破坏眶顶前部则向颅前窝蔓延(图3-236)。病变位于眶下部可破坏眶下壁,侵入上颌窦或通过扩大的眶下裂蔓延至翼腭窝、颞下凹等处;病变侵犯眼外肌尚可观察到肌肉肿大。

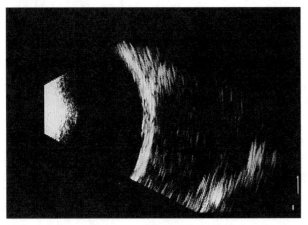

图3-231 横纹肌肉瘤B型超图像
肿瘤内回声少,透声性好

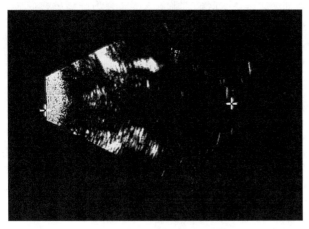

图3-232 横纹肌肉瘤B型超图像
直接探查显示肿瘤深度

3. CT扫描 对于横纹肌肉瘤CT扫描不易做出组织学诊断,但根据病变的形状、边界、密度、骨破坏等图像改变,可做出肿瘤性质的判断;此外,可清楚地显示肿瘤的位置和累及范围,对于诊断和制订治疗方案具有重要价值。

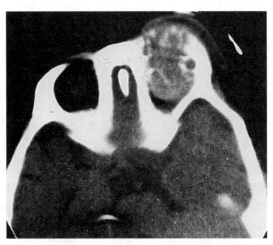

图3-234 横纹肌肉瘤CT图像
显示左眼眶上部病变,内密度不均匀,边界不清楚

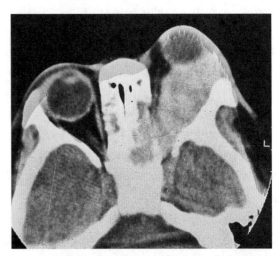

图3-235 横纹肌肉瘤CT图像
肿瘤破坏眶内壁,向筛窦蔓延

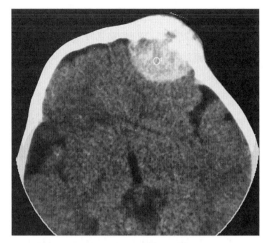

图 3-236　横纹肌肉瘤颅内转移 CT
颅前窝高密度占位病变

4. 磁共振成像　磁共振成像在显示肿瘤的位置、形状方面同于 CT。其中 T_1WI 显示为中等或中等偏低信号，T_2WI 信号强度增加，为中高信号。肿瘤内有坏死腔和出血腔时则信号与实质区不一致（图 3-237）。在出血灶区 T_1WI 和 T_2WI 可均显示为高信号。在显示肿瘤与眼环的关系方面，因两者在 T_1WI 均属于中等偏低信号，铸造样改变较 CT 更为显著。

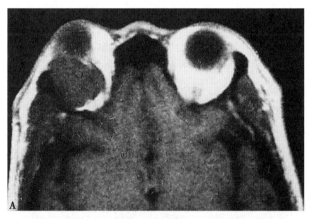

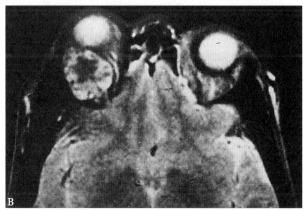

图 3-237　横纹肌肉瘤 MR 成像
眼眶块状异常信号。A. T_1WI 中信号　B. T_2WI 中高信号

【鉴别诊断】　儿童患者出现迅速眼球突出，眶周扪及肿物，病情发展迅速应注意横纹肌肉瘤的可能。此外，还应与眶蜂窝织炎、黄色瘤病、绿色瘤、转移性神经母细胞瘤、皮样囊肿、视神经胶质瘤和眶内毛细血管瘤等疾病相鉴别。

1. 眶蜂窝织炎　可继发于感冒、全身严重感染或眶周围组织炎症如鼻窦的化脓性炎症。发病时眼球突出迅速，眶部软组织充血水肿明显，但多不能扪及肿块。与横纹肌肉瘤相比，该症病情发展更快，有自发疼痛且多有发热，外周血象检查表现多形核白细胞增多。影像学检查提示眶内水肿，脂肪密度增高，但缺乏软组织占位病变的影像特征。

2. 黄色瘤病　病史较为缓慢，早期只有眼球突出。X 射线或 CT 检查颅骨有典型的地图样骨缺失改变，这些影像特点也可发生于机体的其他板状骨，当病变累及垂体凹骨质时可出现尿崩症。

3. 绿色瘤　为急性粒细胞白血病的眼眶侵犯，多双侧眼眶先后发病。外周血可见幼稚白细胞。骨髓象可发现各阶段幼稚粒细胞增多。

4. 转移性神经母细胞瘤　眼球突出发展迅速，可出现皮下出血斑，全身检查可发现肾上腺髓质的原发灶，多数患者 X 射线和 CT 可见眶骨破坏。

5. 皮样囊肿　病变发生和发展缓慢，位于眶缘的病变可扪及珍珠样肿物，病变多发生于眶外上方，相应的骨壁出现骨凹样改变，即典型的骨压迹，骨凹内含软组织，即囊壁和囊内容物；囊内容物多为脂质，在 CT 上为负值区，因内容物的成分差异，也可见肿物内高度不均质的 CT 征象；注射阳性对比剂后为典型的环形增强；超声多普勒探查病变内无彩色血流回声。

6. 视神经胶质瘤　发展较慢，缺乏充血水肿，早期视力减退，可见视乳头水肿或原发萎缩。B 型超声、CT 和 MRI 均可发现视神经梭形肿大；肿瘤向视神经管内和视交叉蔓延时，CT 和 MRI 可见视神经管扩大或颅内病变。

7. 眶内毛细血管瘤　多见于 1 岁以内的幼儿，发展迅速，眼睑、眶周皮下或结膜下紫红色肿物，多见典型的草莓样外观，又称草莓痣，患儿哭闹时肿物增大。当病变累及眶内时，CT 扫描多为弥散小片状高密度影；彩色多普勒显示病变内有红蓝相间血流信号。由于眶内病变不易与横纹肌肉瘤鉴别，必要时可行手术或穿刺活检，病理检查为成熟的血管内皮细胞和毛细血管。

【病理】　横纹肌肉瘤大体所见呈块状，形状可不规则，无包膜，质地软，嫩如鱼肉状，可有纤维性假包膜与周围组织分辨。横纹肌肉瘤具有诊断意义的是瘤细胞胞质内有横纹结构，这种横纹在苏木精 - 伊红（HE）染色有时不易证实，而用 Masson 三色染色或磷钨酸 - 苏木精（PTAH）染色则容易发现。由于横纹肌肉瘤的病理形态和细胞学特征多样，病理学诊断不应完全依赖于细胞横纹的有无。有的病例光镜找不到横纹，电镜则可能发现。

光镜下瘤细胞类型多样，形式各异，可见细胞形状为未分化的小圆形细胞，也可见较为分化的带状、球拍、蜘蛛状和巨细胞。在分化较好的瘤细胞中易见到横纹结构。

1. 胚胎型 肿瘤由胚胎发育不同阶段的横纹肌母细胞构成。眼眶内横纹肌肉瘤多属于此类型。镜下可见成片的圆形和梭形细胞，呈均匀分布或排列为疏松和紧密相间的细胞带，多数肿瘤有丰富的血管，且瘤细胞围绕血管排列。低分化的瘤细胞呈圆形或小梭形，核大深染，核仁不清；少量嗜伊红胞质，核分裂多。小梭形细胞核居中央，深染，两侧有胞质。分化较好的瘤细胞呈带状、网球拍状或蝌蚪状，胞质丰富，嗜伊红染色，颗粒状，可见横纹结构（彩图 3-238，见书末彩插）。

2. 腺泡型 较胚胎型少见，光镜下可见腺泡样排列的瘤细胞和纤维间隔。瘤细胞比较集中，被纤维血管间隔分割成泡状，类似胚胎横纹肌肉瘤的瘤细胞位于间隔内。泡的边缘可有数层椭圆形细胞，类似腺上皮，中央瘤细胞分散游离，类似腺腔。中央部细胞大小不等，圆形，可有多核，有时纤维间隔突起，形成假乳头。腺泡样排列和假乳头为本型组织学特征（彩图 3-239，见书末彩插）。恶性度较高，预后较差。

3. 多形性 最为少见，成年人易发，由不同分化阶段的瘤细胞构成，其组织学特征是高度多形性和异型性。以梭形细胞为主，此外还有带状细胞、蝌蚪状细胞，这些细胞分化较好，体积较胚胎型大，外形规则。细胞内有丰富的胞质，胞质内有纵纹和横纹结构。

【治疗】 恶性肿瘤的治疗方法包括化学药物治疗、放射治疗和手术治疗。疗效与肿瘤的恶性程度、组织类型、病程、治疗手段选择正确与否、患者的个体差异等密切相关。眶横纹肌肉瘤虽然是一高度恶性的肿瘤，但如能早期发现、早期治疗，是可以提高治愈率的。

在 20 世纪 60 年代以前，认为横纹肌肉瘤对放射线不甚敏感，治疗方法以眶内容切除为主，疗效并不满意。统计肿瘤切除不完整的病例术后辅助放射治疗和常规化学治疗者，3 年治愈率仅为 26%。Lederman 曾报告 1 例，经大剂量放射治疗后观察 13 年无复发。Cassady 也认为眼眶横纹肌肉瘤局部放射治疗效果良好，在他的病例中有 1/3 经单纯放射治疗效果满意。因此，认为放射和化学治疗有效，疗效与综合治疗方式具体实施密切相关。在我们治疗的病例中，也有经放射治疗或局部切除后放疗成活 15 年以上的病例。部分病例单纯放疗后复发，与肿瘤的组织分型和细胞分化程度有关。

现代治疗强调手术、放射和药物并举的综合疗法，这种方法逐渐被大多数学者所接受。Kilman 在 1967 年以前采用根治术，5 年治愈率仅 14%，采用综合疗法，包括尽可能全部切除肿瘤，放射治疗和多疗程化疗 5 年治愈率高达 71%。美国三个抗癌机构进行联合制定统一的治疗方案作为治疗眶横纹肌肉瘤的根据。包括：①根据病变范围和手术切除情况施以不同的治疗方法；②手术、放疗和化疗综合疗法；③多种药物组合大剂量，多疗程化学治疗。部分学者认为化疗的首选药物为长春新碱和放线菌素；笔者在荷兰眼眶病治疗中心工作期间对于眼眶横纹肌肉瘤采取手术、化疗、放疗的综合治疗：①原发病例首先化疗 2 天，第一天，环磷酰胺 450mg/m²，第二天，长春新碱 2mg/m²；然后大范围手术切除，经病理证实诊断后行放射治疗，总量为 60Gy。②复发性病例施行扩大的眶内容切除术，手术中置短距离放射治疗管（brachytherapy）（图 3-240），将每个治疗管平均分布并贴附于骨壁，术后连续放射治疗一周，总量 70Gy。不论原发或复发病例，术后均化疗 1 年，方法是：第一天环磷酰胺；第二天长春新碱；第三天放线菌素。休息 1 个月后再重复上述给药，共持续 6 个月。以后口服环磷酰胺共 1 个月，休息 10 天，重复上述方法 6 个月。化疗期间前 6 个月每次治疗前检查血象，后 6 个月每 2 周复查血象。

我们的治疗方法是临床提示诊断者，外周血检查白细胞正常的情况下，根据成人体重给予环磷酰胺 100~400mg、长春新碱 1~1.5mg 和阿霉素 10~30mg，分别于住院后第一、二、三日静脉滴注，此为 1 周用量。然后行肿瘤扩大切除，术后再连续用药 3 天，方法同上。病理组织学证实诊断后行放射治疗，总量为 60Gy，眶正、侧位各半。而后每间隔 10 周静脉注射环磷酰胺，长春新碱和阿霉素各一次。在注射药物的间歇期，口服环磷酰胺共 1~2 年。对于高度眼球突出，CT 提示全眶大部侵犯者入院后即行放疗或化疗，活体组织检查，待病理诊断后行眶内容摘除术，放疗和化疗方法同上。

【预后】 随着医学影像学的发展，使横纹肌肉瘤得到相对早期且较为准确的定位诊断，同时可以做出是否肿瘤周围蔓延、相邻组织的继发改变等情况的准确判断；在治疗方法上改变了过去单一的眶内容切除，而实施手术、放射和药物综合治疗，临床疗效大为提高。据 Wharam 等报告眼睑和眼眶横纹肌肉瘤 127 例

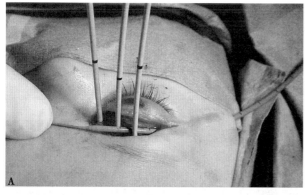

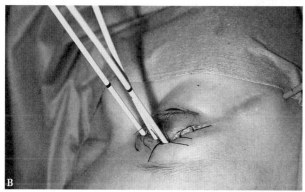

图 3-240　横纹肌肉瘤短距离放射治疗
A. 安装放射管　B. 缝合

经采用综合疗法，3 年生存率高达 93%。尽管如此也应该认识到，横纹肌肉瘤毕竟是恶性程度很高的肿瘤，从整体上讲肿瘤的复发率仍然较高，Arun 报告一例，经规范化治疗 13 年后肿瘤仍在局部复发。因此，临床上必须强调早期诊断，及时并坚持规范化治疗，密切随访。特别重要的是要坚持治疗，临床上有相当多的患者，往往经历了较为顺利的手术、放射治疗阶段，而在长期的化疗阶段中，由于身体虚弱、化疗的副作用等诸多因素而未能坚持用药，最后导致肿瘤复发，失去了治疗机会。

三、平滑肌瘤

平滑肌瘤（leiomyoma）是平滑肌细胞构成的良性肿瘤。多发生于含有平滑肌的组织器官，如子宫和胃肠道是常见的发病部位，原发于眶内者甚为罕见，多为个例报道。Henderson 报告 754 例原发性眶内肿瘤无一例平滑肌瘤，宋国祥报告的 928 例眶肿瘤中发现平滑肌瘤 2 例，倪卓等报告 1422 例中也仅有 2 例。

眼眶内的平滑肌有两部分，分别为眶平滑肌和血管平滑肌。眶平滑肌包括 Müller 肌和眼球周围肌。Müller 肌为上睑提肌前端分出的薄层平滑肌，另有Müller 肌分布于眶上、下裂的骨膜处，为扇形薄层平滑肌纤维，在眶底与下斜肌相连。另一部分纤维向后走行达海绵窦及翼腭窝的脂肪内。眼球周围肌为围绕于眼球前 1/2 薄层平滑肌纤维，宽 3～7mm，边界不清。血管平滑肌肿瘤可能来源于小血管（主要是眶内静脉）的平滑肌层，因而又可名为血管平滑肌瘤。以下两种事实支持这种推断：①眶尖部有较多的血管，平滑肌瘤多发生在眶尖部；②肿瘤内有较多血管，瘤细胞绕血管增长，呈洋葱样排列，细胞与血管衔接密切，组织学上提供了肿瘤发生于血管的根据。

【临床表现】　眼眶平滑肌瘤发病无性别倾向，年龄广泛，多在 20～50 岁之间。进展缓慢，病程较长。症状因肿瘤原发位置不同而有区别，发生于眶尖部肿瘤，首先主诉视力减退，部分患者来诊时甚至只有光感，有时误诊为球后视神经炎。患者可有眼球突出，且多为轴性；因肿瘤质地稍硬，压迫眼球后极部出现视网膜水肿或脉络膜皱褶，视乳头水肿或萎缩；有的患者出现眼球运动受限。肿瘤只发生于眶前部者，使眼球突出伴移位，可扪及肿物，较硬，表面光滑，无压痛，可以推动。

【诊断】　眶平滑肌瘤具有一般良性肿瘤的症状和体征，临床表现和影像学检查只能提示软组织占位性病变，难以做出准确判断。

1. X 射线检查　不易发现病变，如病程长，肿瘤生长引起眶压增高，可出现眶腔扩大，伴有云雾状密度增高的征象。邻近于眶壁的肿瘤，长期压迫骨壁引起局部骨质吸收，伴周围的环形增生，形成典型的圆形或椭圆形硬化环。

2. 超声探查　B 型超声探查可见圆形或椭圆形占位病变，边界清楚，内回声少，声穿透性较差，无明显可压缩性。

3. CT 扫描　具有良性肿瘤的各种 CT 征象，多位于眶后部，圆形或类圆形，边界清楚，密度均质，注射阳性对比剂为中度增强，可见眶腔扩大；瘤体内可有钙化的征象，病理证实为钙质沉着。肿瘤发生于眶尖者可引起眶上裂扩大。

【病理】　大体病理标本呈圆形、椭圆形或分叶状，有完整的包膜，粉红或灰红色，表面可见小的隆起，如同子瘤。肿瘤切面呈编织状，边缘灰白，中央略呈淡红色。镜下见肿瘤由分化程度较高的平滑肌细胞构成。瘤细胞长梭状，呈束状、错综或旋涡状排列。细胞边界尚清楚，胞质丰富，粉红染色，可见纵行的肌原纤维。胞核呈雪茄状或长椭圆状，两端圆钝，大小一致，有时呈栅栏状排列，核仁显著。无间变及核分裂现象。肿瘤的血管丰富，多层瘤细胞绕血管呈洋葱样排列。间质有少量纤维组织。Masson 三色染色瘤细胞呈红色但无横纹，Van Gieson 染色呈黄色，夹于瘤细胞之间的结缔组织呈绿色和红色。电镜对平滑肌瘤的辨认有帮助，胞质内有多量的肌原纤维。

【治疗】 眼眶平滑肌瘤对放射和药物治疗均不敏感，手术切除是主要方法。位于眶前部的肿物，眶缘皮肤切口或结膜切口可完整切除，位于球后的肿瘤可采用外侧开眶，因肿瘤后端粘连多，分离比较困难，可采用囊内摘除技术，先将前部肿瘤孤立后，以盐水纱布围绕，与正常结构隔开，切开囊膜，以锐匙取出大部分肿瘤实质，或用吸引器吸取内容物，在直视下分离眶尖部，并完整切除。完全切除者预后好，不再复发。位于眶尖或颅眶交界的肿瘤也可采用经颅手术入路，国内徐铭等报告 2 例，有较好的手术疗效。但从整体上讲，因眶平滑肌瘤多位于眶尖部，病史较长肿瘤粘连较重，手术操作有引起视力损伤或其他并发症的可能。

四、平滑肌肉瘤

平滑肌肉瘤（leiomyosarcoma）是平滑肌的恶性肿瘤，多发生于子宫和胃肠道，眶内者甚为罕见，Shields 总结原发于眶内的平滑肌肉瘤文献报告约 8 例。宋国祥曾诊治一例 4 岁男童患者。本病多发生于中、老年女性。Meekins 等综合文献报告 7 例。其中女性 6 例，男性 1 例。最低年龄 36 岁，最高年龄 82 岁，平均年龄 58.9 岁。

平滑肌肉瘤的病因不明，有文献报告大剂量放射线照射可诱发本病。肿瘤的组织来源可发生于平滑肌细胞，也可发生于具有向平滑肌分化潜能的间叶细胞。

【临床表现】 视肿瘤的发生部位不同而引起相应临床症状，多数病例发展较快。肿瘤发生于肌肉圆锥内者早期即可引起轴性眼球突出；压迫视神经造成视乳头水肿、视力减退；影响眼外肌可致眼球运动障碍、复视。肿瘤发生于眶前部者可扪及肿物，中等硬度，可推动；表现眼球轻度突出并移位。

【诊断】 X 射线检查可见眶密度增高；A 型超声显示为实体性占位病变，回声呈低至中等反射强度，B 型超声可见边界清楚，内回声较少，声衰减中等的占位病变，不能压缩；CT 扫描图像为形状不规则或分叶状高密度块影，边界清楚，内密度均匀。上述的影像显示只提供眶内占位病变，组织学诊断需依靠病理检查。

【病理】 大体标本为类圆形，表面有隆起呈分叶状，黄白色，有不完整的包膜。切面淡灰色，质地细嫩，如鱼肉状。镜下见瘤细胞呈长梭形，交织状排列，胞质丰富，深粉红染色。细胞核为多形性或圆形、长椭圆形，染色深，核大小和形状异型性明显，染色质粗

大。可见核分裂及巨型瘤细胞。细胞间小血管丰富，瘤细胞与血管衔接较为密切。

【治疗及预后】 局部切除往往复发。明确诊断后，早期眶内容切除是较好的选择，关于手术、化疗、放疗的综合治疗与预后的关系，目前尚无定论。

第二节 结缔组织肿瘤

结缔组织是由胚胎时期的间叶组织发展而来，包括纤维组织、脂肪组织、黏液组织以及骨和软骨组织，由这些组织发生的肿瘤属于结缔组织肿瘤。

一、纤 维 瘤

纤维瘤（fibroma）是纤维组织的良性肿瘤。可见于身体的任何部位，肢体和头颈部较为常见，常与筋膜和肌肉结构相附着。在眼眶比较少见，其发病率约为眼眶占位病变的 0.5% 以下，国内王艳丽等报告 27 例孤立性纤维瘤，其中 2 例发生于眼眶，赵慧彬报告眼眶孤立性纤维瘤 5 例，卫承华等总结了 7 年临床病历，其中眼眶孤立性纤维瘤 6 例。

【临床表现】 眼眶纤维瘤可发生于任何年龄，男性较常见，肿瘤生长缓慢，多单侧眼眶发病。位于眶缘者可触及硬性肿物，边界清楚、表面光滑，无压痛；眶深部肿瘤多位于眶上部，可致眼球突出和移位，肿瘤较大时可压迫视神经和眼外肌，出现视力下降及眼球运动障碍。眼眶纤维瘤在影像检查中无明显的特征性，超声检查肿瘤的回声较少，声透性差，无可压缩性；CT 扫描显示为边界清楚的软组织块影，多为圆形，可见眶腔扩大和肿瘤压迫的继发性改变（图 3-241）；MRI 成像 T_1WI 和 T_2WI 均为中等偏低信号，增强扫描时强化明显。

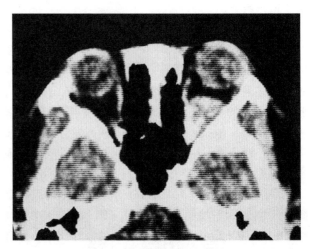

图 3-241 纤维瘤 CT 扫描

【病理】　纤维瘤大体为圆或椭圆形，呈实性色黄白。光学显微镜下肿瘤由分化良好的纤维细胞组成，并有数量不等的胶原纤维（彩图3-242，见书末彩插），胶原纤维少的肿瘤其质地较软，称软性纤维瘤。而细胞成分多的肿瘤，其质地较硬，称为硬性纤维瘤，硬性纤维瘤多发生于眼眶。纤维瘤的电镜检查显示纺锤形细胞形态，缺乏基底膜。

【治疗】　手术完整切除是较好的治疗方法，术前CT扫描确定肿瘤大小和部位，以利确定手术入路。肿瘤对放射治疗不敏感，多数学者认为术后不补充放射和化学治疗，但应密切随访。

【预后】　一般预后较好，肿瘤虽有粘连但完整切除后很少复发。尚未见肿瘤恶变的报道。

二、纤　维　肉　瘤

纤维肉瘤（fibrosarcoma）是由不成熟的成纤维细胞所组成的恶性肿瘤，多见于肢体、头颈部的表浅组织，原发于眶内者少见，QingZhang等曾报告一例27岁患者，肿瘤快速发展并累及颅内。该肿瘤具备肉瘤发生发展的特征，部分患者发病与接受大剂量放射治疗有关，如视网膜母细胞瘤放射治疗后可诱发本病。

【临床表现】　临床上女性多见，可发病于各年龄组。儿童患者病变发展快，类似横纹肌肉瘤，表现为眼球突出，眼睑水肿；位于眶内的肿瘤可经眶缘触及肿物，也可透过结膜发现粉红色肿物，质地较硬，晚期可与骨壁固定，有的病例可形成巨大肿块（图3-243）；其他临床症状视肿瘤位置而异，可表现视力下降，眼球运动受限、复视。眼眶纤维肉瘤较少出现远端转移，常常表现局部复发而多次手术。

【诊断】　眼眶纤维肉瘤缺乏特异性诊断方法，除临床特征提示诊断外，B型超声探查病变的形状不规则，边界清楚，低回声，声衰减明显，无明显可压缩性（图3-244）；X射线可显示软组织巨大肿块和眶腔扩大（图3-245）；CT显示眶内高密度软组织影，边界清楚，肿瘤较大时可见眶组织的压迫性改变，眶腔扩大，可见骨破坏。

【病理】　肿瘤大体标本为形状不规则，灰白色，无明显包膜（图3-246）。镜下所见由不成熟的成纤维细胞以"人"字形或交织状、束状排列组成，细胞成分较多，细胞间胶原较少；细胞胞质少，核仁显著，呈多形性，有明显的核分裂（图3-247）。

【治疗及预后】　治疗原则应完整手术切除。由于肿瘤无完整包膜，手术较难切除彻底，这是术后肿瘤局部复发的主要原因，必要时应行眶内容摘除术。该

肿瘤的放疗、化疗效果尚不能肯定，QingZhang等认为手术、放射及化疗的综合治疗应首选考虑，但远期效果仍不佳，复发率大约为60%。

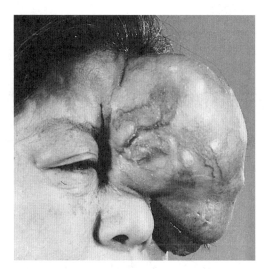

图3-243　纤维肉瘤患者外观像

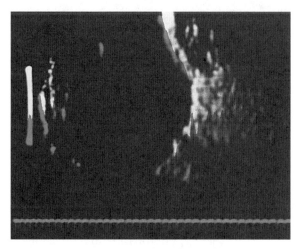

图3-244　纤维肉瘤B超像

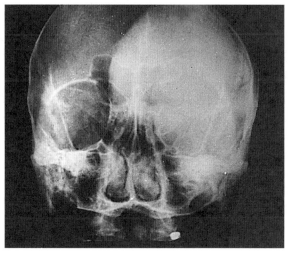

图3-245　纤维肉瘤X线

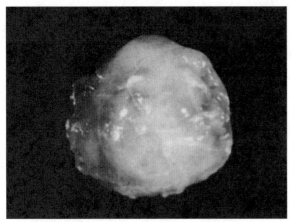

图 3-246　纤维肉瘤标本大体外观像

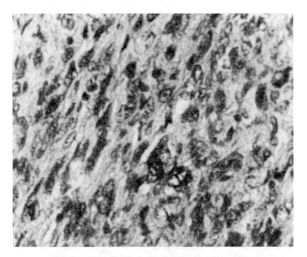

图 3-247　纤维肉瘤病理切片 HE×250

三、纤维组织细胞瘤

纤维组织细胞瘤（fibrous histiocytoma）是一种由成纤维细胞和肥大的组织细胞所构成的肿瘤。Jakobiec 等认为纤维组织细胞瘤是成年人眶内最常见的间叶肿瘤。Shields 等报告该肿瘤约占眼眶占位性病变的 10%，占眼眶纤维组织肿瘤的 80%。过去曾名为纤维黄色瘤病，黄色纤维瘤，皮肤纤维瘤，旋涡状纤维黄色瘤，非典型纤维组织细胞瘤等。纤维组织细胞瘤可发生于眼睑、结膜、泪囊和角膜缘等处，但以眶内最为多见。Shields 报告 645 例眶肿瘤，其中纤维组织细胞瘤 8 例。我们总结眶内肿瘤 2449 例，纤维组织细胞瘤 12 例。最近文献许广昌报告该肿瘤 21 例，其中良性 10 例，中间型 2 例，恶性 9 例。肿瘤可发生眶内任何部位，多见于内上象限。常发生于中年人，偶见学龄前儿童，多无性别倾向。

【病因及组织来源】　该肿瘤来源于原始间叶细胞，此类细胞可分化为具有吞噬能力的组织细胞或者成纤维细胞。前种细胞发生的肿瘤名组织细胞瘤，可无纤维成分；后种细胞发生的肿瘤为纤维瘤。而组织细胞和成纤维细胞同时存在的肿瘤称为纤维组织细胞瘤。肿瘤发生的确切原因不明。

【临床表现】　单侧性眼球突出是最常见的临床体征（图 3-248）。因肿瘤多发生于肌肉圆锥外，眼球突出伴向一侧移位，恶性纤维组织细胞瘤眼球突出发展较快。肿瘤位于眶前部者，眶缘可扪及肿物，良性者质地较硬，恶性病变则质地较软且体积大，不能推动，视力下降，眼睑及结膜水肿，眼球运动受限及复视，并有自发疼痛及触痛。

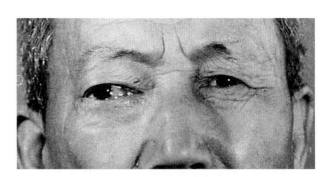

图 3-248　纤维组织细胞瘤外观像

【诊断】　纤维组织细胞瘤临床及影像检查缺乏特征性表现。X 射线检查早期属正常，病程较长者引起眶腔扩大（图 3-249）。B 型超声探查肿瘤形状不规则，边界清楚，内回声稀少，声衰减显著，无可压缩性（图 3-250），恶性纤维组织细胞瘤如瘤体内坏死、出血，可出现块状回声（图 3-251）；D 型超声表现丰富的彩色血流。CT 扫描可见眶内占位病变，轮廓清楚，基本均质（图 3-252），恶性者或因瘤体内细胞坏死而密度不一致，或见骨破坏征象（图 3-253）。MRI 成像显示 T_1WI 肿瘤为中低信号，T_2WI 为高信号（图 3-254）。如肿瘤内有出血、坏死，信号可不均匀。

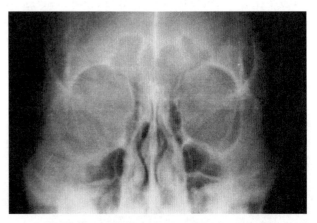

图 3-249　纤维组织细胞瘤 X 线，右眶腔扩大

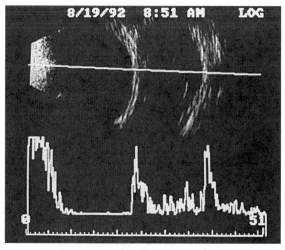

图 3-250　纤维组织细胞瘤 B 型超声显像
低回声性病变

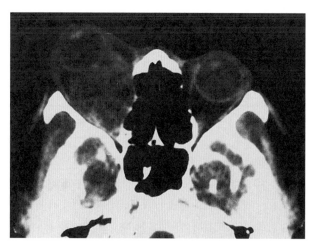

图 3-253　恶性纤维组织细胞瘤 CT

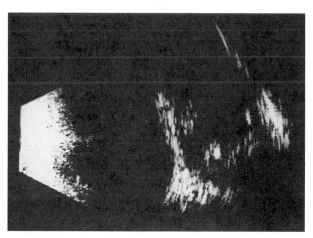

图 3-251　恶性纤维组织细胞瘤 B 型超声显像
可见块状回声

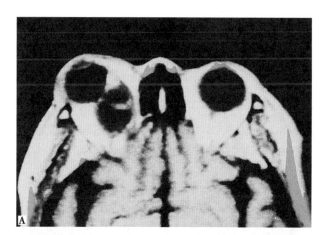

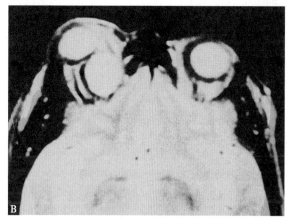

图 3-254　纤维组织细胞瘤 MRI
右眶类圆形异常信号区。A. T₁WI 中信号　B. T₂WI 高信号

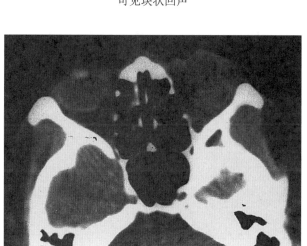

图 3-252　良性纤维组织细胞瘤 CT

或卷云状排列。根据临床行为和病理学特征可分为三个类型：良性、中间型和恶性纤维组织细胞瘤。

1. 良性纤维组织细胞瘤　最为多见，占半数以上。肿瘤体积较小，灰白色，质地较硬，具有不完整或菲薄包膜；瘤细胞由梭形成纤维细胞及肥大的组织细胞组

【病理及组织分型】　纤维组织细胞瘤的基本成分为肥大的组织细胞及成纤维细胞，前者胞质内可含有类脂体，即载脂细胞或称泡沫细胞；瘤细胞呈车轮状

成,并含有适量的胶原纤维和网状纤维。瘤细胞排列有两种形式,一种是成束的成纤维细胞及其纤维,以一共同焦点,或以小血管为中心,呈轮辐状或卷云状排列(彩图 3-255,见书末彩插)。另一种形式为成束的成纤维细胞呈编织状排列。两种类型除含有不同量的组织细胞外,还可见到 Touton 细胞、含铁血黄素的巨噬细胞和炎性细胞。细胞核多形性不明显,有丝分裂少见。肿瘤内血管较多。

2. 中间型 瘤体灰白色无包膜,镜下所见与良性者基本相同,但瘤细胞成分增多,间质减少,有丝核分裂也常见。瘤细胞有多形性倾向,血管较丰富,肿瘤内可见黏液成分。

3. 恶性纤维组织细胞瘤 少见,约占此类肿瘤 10%。肿瘤体积较大,灰红色,无包膜,肿瘤内有坏死区;瘤细胞有明显的多形性,有丝分裂活跃,并有不正常的核分裂,瘤细胞排列可呈卷云状或多形样,间质内可见出血和黏液样变,并有炎细胞浸润,有误诊为纤维增生性炎性假瘤的报告。

纤维组织细胞瘤临床表现、影像显示缺乏特异性,确实诊断往往依靠组织学检查。在镜下需与血管外皮瘤、神经纤维瘤、神经鞘瘤、纤维血管瘤和横纹肌肉瘤等鉴别。其鉴别的重点是含有载脂细胞,即泡沫细胞。

【治疗】 该肿瘤对放射治疗不敏感,对药物治疗反应也不明显,目前仍采用手术切除。因肿瘤包膜不完整,良性纤维组织细胞瘤也认为是易于局部复发的肿瘤,常采用局部的扩大切除;对于恶性或复发者应行眼眶内容切除。

【预后】 该肿瘤手术切除后易于局部复发,其中良性占 31%,中间型 57%,恶性占 64%。良性复发者病理表现为细胞增生活跃或局部发生恶性变。该肿瘤虽然复发率高,但整体存活时间较长,术后 10 年生存率:良性 100%,中间型 92%,恶性者 23%。其死亡原因多为瘤细胞局扩散蔓延至颅内,少见因血行转移所致。

四、脂肪瘤

脂肪瘤(lipoma)是由成熟脂肪细胞组成的肿瘤。可发生于全身各部位,眼眶少见。发生于肢体的肿瘤部位较表浅,往往可触及,该肿瘤有多发倾向。在眼眶的发病率尚未确定,倪倬在 1921 例眼眶肿瘤的病理报告中,发现脂肪瘤 4 例;2007 年 Shah 报告 2 例眼眶脂肪瘤并进行文献综述。

【临床表现】 眼眶脂肪瘤多发生于成年人,单侧眼眶发病为多。由于肿瘤较少发生于肌肉圆锥内,所以眼球突出多为非轴性;位于眶上部者眼球突向前下

方,位于眶外侧者眼球突向前内侧(图 3-256);肿瘤向眶前部生长,如翻转眼睑可透过结膜发现肿物,呈淡黄色,肿瘤质软,推动结膜肿瘤可在眼球表面滑动,一般无自发疼痛。

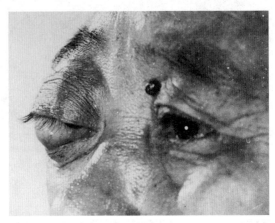

图 3-256 脂肪瘤外观

【诊断】 具有典型的临床表现、病史,特别是透过结膜发现淡黄色的肿物,对诊断有所帮助;在影像学检查中,B 型超声显示边界清楚,回声强是其特征(图 3-257);由于内部的血管和纤维组织,内回声可不均匀并有轻度的可压缩性;CDI 显示瘤体内缺乏血流信号(图 3-258)。眼眶 CT 扫描显示病变边界清楚,其密度与眶脂肪相同或略高;眶前部病变可使眶隔前突(图 3-259),病史较长者可见眶腔扩大。MRI 显示肿瘤的位置形态同 CT,但 T_1WI 和 T_2WI 均呈中高信号,如瘤体内如有较多的纤维组织,则信号可呈斑驳样(图 3-260),MRI 的信号特征具有一定的诊断价值。

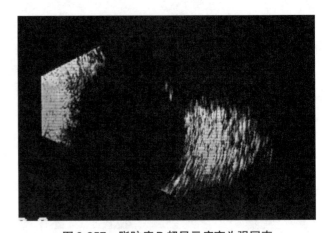

图 3-257 脂肪瘤 B 超显示病变为强回声

【病理】 眼眶脂肪瘤大体所见呈圆形或分叶状,切面为淡黄色。光学显微镜下,脂肪瘤由成熟的脂肪细胞组成,脂肪细胞呈叶状排列,以结缔组织将肿瘤分隔为许多小叶(彩图 3-261,见书末彩插);肿瘤有菲

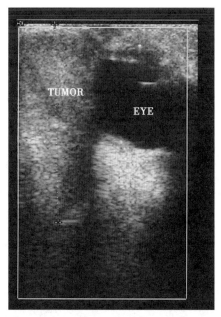

图 3-258 脂肪瘤彩色多普勒无血流信号

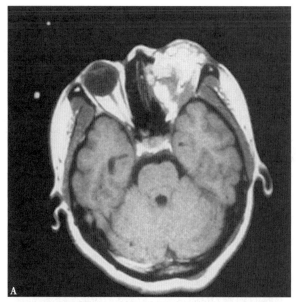

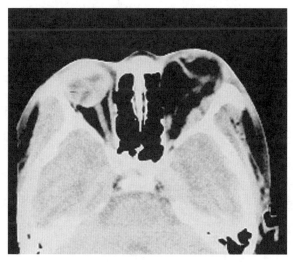

图 3-259 脂肪瘤 CT 扫描显像

左侧眶腔密度普遍增高

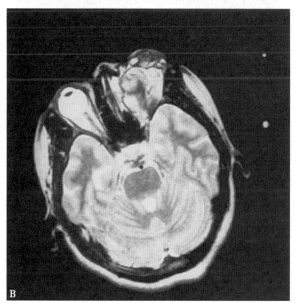

图 3-260 脂肪瘤 MRI 成像

左侧异常信号区。A. T₁WI B. T₂WI

薄的囊膜，切除的标本往往前部囊膜完整而后部不完整，这也是该肿瘤易于复发的病理组织学基础；少数病例瘤体内可见少数的幼稚脂肪细胞，但非恶性，无间变现象；脂肪细胞的胞质内可见脂类物，形成大空泡的特征；瘤体内如有较多纤维组织或血管成分时，分别称为纤维脂肪瘤及血管脂肪瘤。

【治疗】 手术切除是主要的治疗方法，眼眶脂肪瘤虽有明确边界，但囊膜菲薄且极易破裂，细心分离力求完整切除是治愈的关键。该肿瘤对放疗不敏感。

【预后】 眼眶脂肪瘤患者预后良好。肿瘤生长缓慢、较少发生眼眶内因肿瘤压迫，占位所产生的继发症状，肿瘤很少恶变。

五、皮样脂肪瘤

皮样脂肪瘤（dermolipoma）属于良性肿瘤，始于胚胎 4 个月前，眼球尚未被眼睑覆盖的发育阶段，属于迷芽瘤。主要发生在球结膜近角膜处，也可累及穹隆结膜及眼眶。组织学上除具有成熟的脂肪细胞外，表面还可见上皮样组织。

【临床表现】 单眼或双眼发病，病变多发生于眼球表面结膜下近角膜缘，也可累及穹隆结膜及眼眶；肿瘤呈黄白色，不透明似皮肤，可呈分叶或不规则形状，质软可推动，部分病例肿瘤表面可见毛发；皮样脂肪瘤生长缓慢，甚至有的病例可以在发病数年后静止。

【诊断】 根据肿瘤颜色及形状较易诊断，CT扫描可判定肿瘤累及的范围。

【病理】 皮样脂肪瘤大体外观的颜色主要与瘤体内成熟脂肪的含量有关，脂肪较多时外观色黄，一般临床上所见为黄白色，质地软，可为不规则形状或分叶状。镜下观察肿瘤表面覆以鳞状上皮，部分上皮可发生角化；肿瘤内有较成熟的脂肪组织，当有皮肤毛囊附件存在时，可见毛发。

【治疗】 肿瘤较小不影响外观者可随诊观察，较大而影响外观者可考虑手术切除。切除力求完整以避免复发，同时应注意避免损伤上睑提肌及其他正常结构，当侵及角膜时可同时实施浅板层切除。

六、脂 肪 肉 瘤

脂肪肉瘤（liposarcoma）是由不成熟的脂肪细胞所组成的恶性肿瘤。多发于成年人，在肌体内脂肪聚积的部位，如腹部、腹膜后、臀部等部位多发，眼眶内罕见。据报告在764例眼肿瘤中脂肪肉瘤占4例；倪倬报告的1921例眼眶肿瘤中脂肪肉瘤占6例；我们在10年内发现2例，同期眼眶海绵状血管瘤的1.2%；横纹肌肉瘤的6.5%；泪腺腺样囊性癌的13.3%；2011年Carlos报告1例。

【临床表现】 脂肪肉瘤多见于中老年患者，偶见于青少年。主要临床表现是单侧眼球突出（图3-262），发展较快，根据原发部位的不同，有不同的早期症状；位于眶尖的肿瘤早期即压迫视神经，引起视力下降，眼底检查可见视乳头水肿或萎缩。肿瘤快速增长可致眼球运动障碍，眼球突出或伴有移位。原发于眶前部的肿瘤，可于眶周触及肿块，质软，光滑可移动。

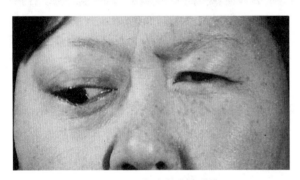

图3-262 脂肪肉瘤外观像

【诊断】 根据临床病史、眼部体征以及影像学表现，可做出临床的初步诊断，确切诊断需依靠病理组织学检查。

眼眶脂肪肉瘤的影像学具有一定特征性，B型超声检查病变的边界清楚，内回声较强，由于肿瘤生长迅速多有坏死腔，使回声像在强回声的基础上又表现有

透声腔，从而出现病变内部的强反射光团（图3-263）；CDI可显示彩色血流信号（彩图3-264，见书末彩插）；由于瘤体内的坏死腔、纤维血管组织的存在，在CT显像上表现为密度的不均匀，脂肪组织显示为负CT值，而纤维血管组织、液化腔可显示为正CT值；肿瘤累及骨质可见骨破坏（图3-265）；MRI显像在T₁WI和T₂WI

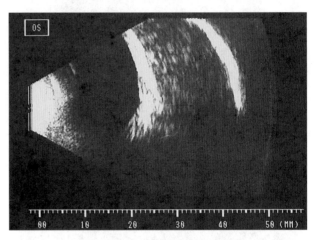

图3-263 脂肪肉瘤B型超声显像

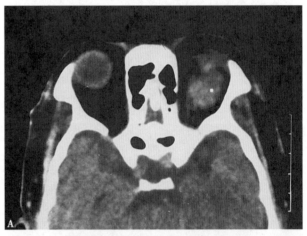

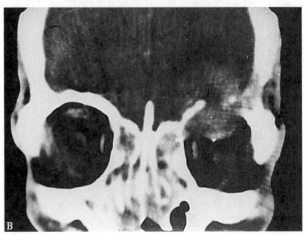

图3-265 脂肪肉瘤CT

A. 水平像左侧高密度影 B. 冠状像显示骨破坏病变向颅内蔓延

均以高信号为主。

【病理】 脂肪肉瘤的大体标本所见呈淡黄色，由于瘤体中脂质和黏液样组织混合，且常有出血和坏死区，在切面上有斑驳样外观；光学显微镜下，脂肪肉瘤分为黏液型、圆细胞型和多形性型（彩图3-266，见书末彩插）。黏液型分化较好，多数眼眶脂肪肉瘤为黏液型并被称为黏液样脂肪肉瘤。不同分化程度的细胞呈梭形、星形或圆形，胞质少，嗜碱，胞核深染，可见核分裂。

【治疗】 手术是眼眶脂肪肉瘤主要的治疗方法。近年来恶性肿瘤的综合治疗被广泛应用于临床，对于肿瘤较小，边界清楚者可行瘤体的广泛切除，待病理证实后继续行放射治疗和化学治疗，但疗效仍不能肯定，常有复发倾向。Madge认为如手术切除彻底，可获得较好的疗效。对于瘤体较大、肿瘤边界不清楚的病例，在确定诊断后应考虑眶内容切除，术后仍需进行其他综合治疗及随访。

七、黏 液 瘤

黏液瘤（myxoma）发生于眼眶非常少见，病理上该肿瘤是由星状细胞和黏液基质所构成。我们总结2449例眼眶肿瘤仅见2例，国外学者Mandeep曾报告4例。

【临床表现】 发病年龄广泛，尚无年龄倾向的报告。Mandeep所报告的病例平均发病年龄为35岁，平均病史为10个月。该肿瘤多累及眶上部，出现无痛性、渐进性眼球突出，眼球多突向前下方（图3-267）。当肿瘤压迫或累及眼外肌和视神经时出现眼球运动障碍和视力下降。

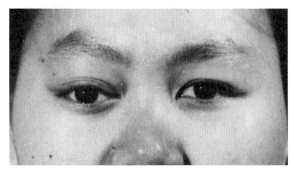

图 3-267 黏液瘤外观像
右眼球突出

【诊断】 黏液瘤临床表现和影像学特征均无特异性，确切诊断需要依靠病理组织学检查。B型超声病变边界不清楚，形状不规则，内回声较少而不均匀（图3-268）。CT扫描病变边界不清楚，呈侵袭性生长趋势，病变的

密度不均匀，累及眶壁时可见骨破坏（图3-269）。MRI显示T_1WI为中低信号，T_2WI为高信号（图3-270）。

【病理】 大体标本形状不规则，质软呈胶冻状，灰白色，内有黏液成分；光镜下在黏液基质内有大量的星形细胞，瘤体内血管较少（图3-271）。

【治疗】 治疗原则为完整手术切除。由于肿瘤包膜不完整，具有侵袭性生长特征，术后容易复发；Mandeep所报告的4例，其中一例于术后6个月复发。目前尚无其他有效的治疗方法的报告。

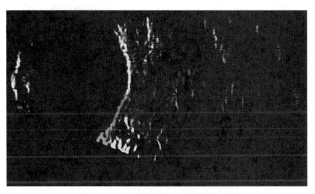

图 3-268 黏液瘤B型超声显像

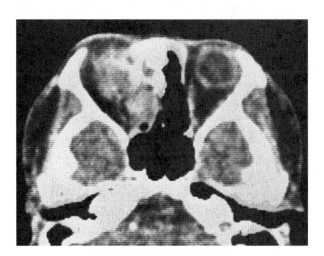

图 3-269 黏液瘤CT显像
右眶内不规则高密度影

八、软 骨 瘤

软骨瘤（chondroma）是发生于软骨组织的良性肿瘤，可以起源于成熟软骨组织，或由原始间叶细胞发展而来，后者也称为软骨错构瘤。眶内软骨瘤罕见，倪卓报告1921例眼眶肿瘤中只有1例软骨瘤；由于上斜肌的滑车是眼眶内唯一的软骨结构，眶内软骨瘤多来源于此结构。

【临床表现】 发病年龄及性别无明显规律。在眶内上方可触及硬性肿块，固定，生长较缓慢，常无明显

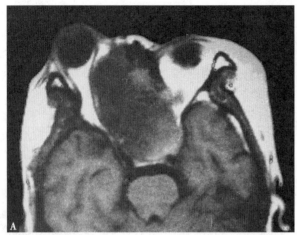
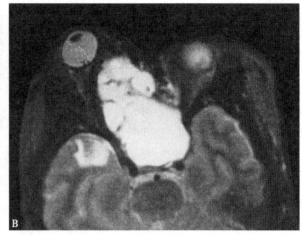

图 3-270 黏液瘤 MRI 成像

右侧病变向筛、蝶窦蔓延。A. T$_1$WI 中低信号 B. T$_2$WI 高信号

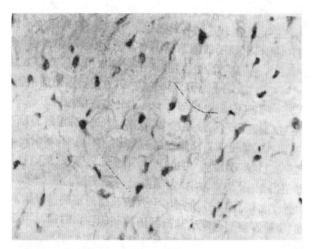

图 3-271 黏液瘤病理切片（HE×200）

自觉症状；当肿瘤影响上斜肌时，出现复视症状。CT 扫描显示眶内上缘边界清楚的占位病变，密度低于眶骨，高于软组织。

【病理】 软骨瘤大体标本呈灰白色半透明状，质地较脆；光学显微镜下见由分化良好的分叶状玻璃样软骨组织，细胞呈淡染色，细胞核可不典型但无间变和异型性。

【治疗】 手术是主要的治疗方法，肿瘤切除时应注意保护滑车功能。

【预后】 眼眶软骨瘤预后良好，切除不完全可复发。

九、软 骨 肉 瘤

软骨肉瘤（chondrosarcoma）常发生在长管状骨的上端、肋骨、肩胛带和骨盆，眼眶少见且多继发于来自鼻腔、鼻窦和鼻咽部的原发病变。倪卓等报告 1921 例眼眶肿瘤中仅有 1 例，易玉珍曾报告 2 例。近年来国

内学者又有个案报告。该肿瘤发生原因不明，临床上有的病例可继发于其他恶性肿瘤放射治疗后。

【临床表现】 可发病于任何年龄，但成年人多见，没有性别倾向；早期临床体征视病变累及部位而不同，如继发于鼻腔或鼻窦的肿瘤，可有鼻塞、鼻出血等症状，肿物压迫泪道系统可致溢泪；眼眶的体征包括进行性眼球突出、眼球移位；肿瘤位于眶周可扪及硬性肿物；肿瘤压迫眼球或视神经可致视力下降。

【诊断】 B 型超声检查多为低回声病变，内回声不均匀，可见强反射钙斑，CDI 显示肿瘤内有丰富的血流信号；CT 扫描可显示肿瘤的密度不均匀，形状不规则，病变多累及鼻窦（图 3-272），骨质改变相似于黏液囊肿所见。

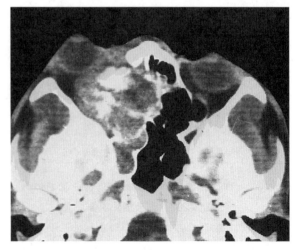

图 3-272 软骨肉瘤 CT 显像

【病理】 肿瘤大体标本呈分叶状，质坚实，灰白色；镜下可见透明软骨基质中退行发育的软骨细胞。肿瘤细胞按分化程度可分为：分化良好（1 级）、中度分化

（2级）和分化不良（3级）。

【治疗】　由于肿瘤累及的范围较广泛，治疗困难，原则是广泛的手术切除。彭远光等报告2例，经手术、术中冷冻及联合术后放疗，随访两例患者在术后6年和11年均未见复发。原则上对于肿瘤起源于鼻腔或鼻窦的病例，应与耳鼻喉科医师联合进行手术；广泛的眼眶侵犯应做眼眶内容切除。肿瘤对放疗不甚敏感，放疗和化疗可作为临床的姑息性治疗方法。

【预后】　肿瘤的总体预后不良。如手术完整切除肿瘤，术后附加综合治疗，可能对提高治愈率有所帮助。

十、骨　瘤

骨瘤（osteoma）是骨组织的良性肿瘤，在结构上分为象牙质骨瘤、海绵状骨瘤和混合型骨瘤，眼眶骨瘤多为象牙质骨瘤。多原发于鼻窦、眼眶骨缝处或眶缘，肿瘤生长累及眼眶，病史较长者可占据大部眶腔。眼眶骨瘤的发生率报道不一，占眼眶肿瘤的1%～2%，张文静等报告眼眶骨瘤17例；青少年时期骨瘤生长较快，就诊时的患者多为中青年，性别差异不大。

【临床表现】　症状和体征取决于肿瘤累及的部位，起源于鼻窦者早期可无任何眼部症状，这些患者往往得不到眼科诊断；当肿瘤侵犯眼眶则引起相应临床表现，可致眼眶钝痛，眶骨不对称、眼球突出和移位；额、筛窦的骨瘤使眼球突出并向颞下移位（图3-273），眶鼻上方可扪及质硬、固定性肿块；后部骨瘤压迫视神经可有视力损害；筛骨骨瘤可使眼球向颞侧移位；上颌窦骨瘤可致眼球向上移位；蝶窦骨瘤由于病变位置深早期很少引起眼球突出，但可通过累及视神经管而致视力损伤，甚至丧失，视神经萎缩。

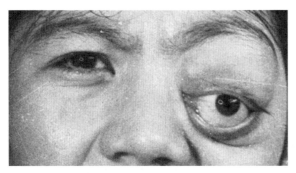

图 3-273　眼眶骨瘤外观像

【诊断】　X射线眼眶平片可见高密度块影（图3-274）；CT扫描显示骨密度的病变，骨瘤的密度多高于正常的眶骨壁，边界清楚，CT尚可显示软组织的继发改变；多数骨瘤的基底较窄，呈蒂状与骨壁相连，而呈蘑菇状或分叶状的骨瘤体突向眶腔（图3-275）；有

些病例肿瘤可向颅内生长。超声检查由于肿瘤的高度声衰减特征，在A型超声为声衰减平面（图3-276），在B型超声表现为前部强回声，后界为声影（图3-277）。彩色多普勒检查肿瘤内无血流信号（彩图3-278，见书末彩插）。

【病理】　骨瘤大体标本为光滑或有分叶状外观，光学显微镜下骨瘤由少量纤维结缔组织和不规则骨小梁组成，成熟的骨瘤可见骨小梁，小梁内纤维状组织较多（彩图3-279，见书末彩插）。

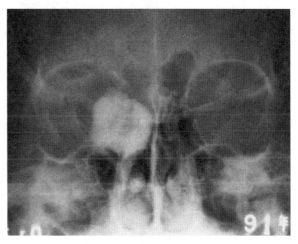

图 3-274　骨瘤X线显像

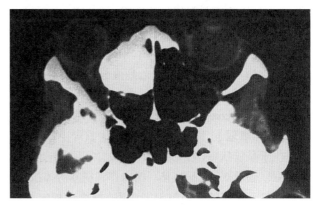

图 3-275　骨瘤CT显像

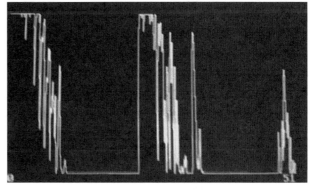

图 3-276　骨瘤A超显像

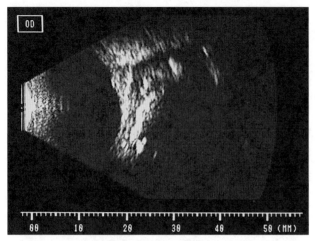

图 3-277　骨瘤 B 超显像

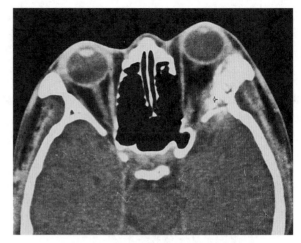

图 3-280　骨肉瘤 CT 显像

【治疗】　位于鼻窦中而无症状的骨瘤一般不需眼科治疗，可定期进行临床及影像检查；当瘤体较大侵犯眼眶引起外观缺陷，或肿瘤压迫视神经，出现视力下降等眼部体征时应及时治疗。根据肿瘤部位可采取不同的手术入路，常用的手术入路为前路开眶和内侧开眶；多数病例虽然突入眼眶的骨瘤体积较大，但骨瘤的蒂较细小，取出并不困难；当瘤体的蒂较为宽大时，术中需要小心操作，必要时可与神经外科、耳鼻喉科医师共同完成手术。瘤体较大，术后可能致眼球凹陷，必要时入填充材料修复眶骨壁。

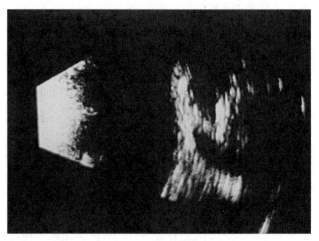

图 3-281　骨肉瘤 B 型超声像

十一、骨　肉　瘤

骨肉瘤（osteosarcoma）是高度恶性的骨性肿瘤，过去名为成骨肉瘤（osteogenic sarcoma）、骨原性肉瘤（osteogenic sarcoma）等。眼眶罕见。

【临床表现】　骨肉瘤好发于儿童或青少年时期，多发生于长管状骨，常见的部位是股骨和胫骨的两端，也可原发于鼻窦，眼眶少见。国内作者杨本涛等报告，9 例原发于鼻窦的骨肉瘤侵及眼眶，值得重视的是其中有 2 例患者，分别继发于骨纤维异常增殖症和骨化纤维瘤。

该肿瘤发病迅速，单侧进行性眼球突出或眼球移位，部分患者伴疼痛、眼睑水肿和结膜充血；眶周可触及肿瘤时，为骨样硬度，肿瘤体积较大时则呈中等硬度，伴有明显的压痛；如肿瘤累及眶后部可影响视力。

【诊断】　病程发展快提示恶性病变，X 射线平片显示明显的骨破坏或骨化斑，轮廓不清。CT 扫描对眼眶骨肉瘤的诊断价值较大，具有溶骨性改变和软组织肿块共同存在的特征（图 3-280）。MRI 可显示病变侵犯范围及软组织继发改变。B 型超声检查内回声不均匀，形状不规则，可伴有声影（图 3-281）；CDI 显示病

变内有彩色血流信号（彩图 3-282，见书末彩插）。

【病理】　大体标本呈棕红色，无包膜，质地较软。光学显微镜下可见明显间变的骨细胞，细胞形态多为梭形或椭圆形，胞质少，核仁较大染色深，有明显的异型性；细胞间可见骨小梁的存在，瘤体内可见数量不等的血管（彩图 3-283，见书末彩插）。

【治疗】　骨肉瘤治疗极为困难。目前的主要方法是，在明确诊断后行扩大的眶内容切除术，术后遗有明显的外观缺陷；手术后需要继续放疗和化疗，即使如此复发的机会仍很大，患者多在 1～2 年内死亡。

十二、动脉瘤样骨囊肿

动脉瘤样骨囊肿（aneurysmal bone cyst）是一种由异常的骨性囊腔包绕，其中富含血性液体的肿块性病变。Saraf 等报告动脉瘤样骨囊肿 31 例，发病年龄多在青年时期以后，偶有儿童病例报道；是一种良性病变，多发于长管状骨、椎骨、肋骨等部位，眼眶罕见。可累及眼眶不同位置，但以眶上部较常见，国内作者

张萌报告一例眼眶动脉瘤样骨囊肿。目前认为病因与异常的血管及血流动力学改变,骨膜下出血,有缺陷的骨形成等因素有关。

【临床表现】 眼眶动脉瘤样骨囊肿可致眼球突出,并根据不同部位病变使眼球移位(图3-284)。某些病例发病相当迅速、进行性眼球突出甚至可疑恶性病变;眶压增高可伴有疼痛,肿瘤压迫眼球及视神经可致视力下降,压迫眼外肌出现复视,肿瘤位于眶前部可扪及硬性肿块。

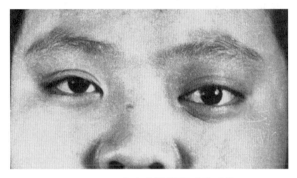

图3-284 动脉瘤样骨囊肿外观像

【诊断】 超声检查表现为骨性病变特征。CT扫描可见病变外周为骨壳,在其围绕的病变内有密度不均的软组织影,其中可见钙化斑块(图3-285)。MRI成像显示病变周围的骨环,在 T_1WI 和 T_2WI 均为低或无信号,病变内部前者为中低信号,后者为高信号(图3-286)。在影像学上,无论CT或MRI其囊肿内部均有密度或信号不同的液态分层,即液-液平面,此特点为该囊肿的特异性影像征。

【病理】 大体标本为异常的骨性囊腔并富含血性液体的肿块性病变,光镜下囊性间隙区域由致密纤维结缔组织组成,巨细胞和钙化常常存在。

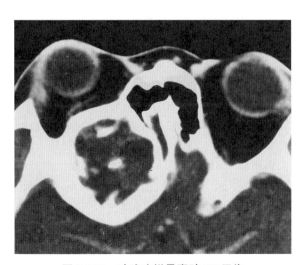

图3-285 动脉瘤样骨囊肿CT显像
右眶骨囊肿,内有骨化斑点

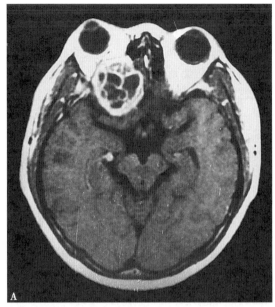

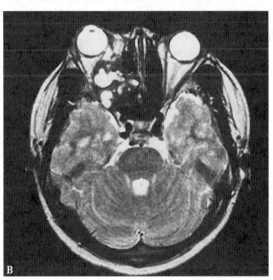

图3-286 动脉瘤样骨囊肿MRI成像
A. T_1WI B. T_2WI

【治疗】 治疗原则是手术切除。由于多数病变累及广泛且位置深在,病变多涉及邻近的解剖部位,必要时应由眼科、口腔科、耳鼻喉科和神经外科等医师共同完成手术。术中应尽量刮除病变。有报告显示放射治疗有一定疗效。

十三、骨纤维异常增殖症

骨纤维异常增殖症(fibrous dysplasia)是一种病因不明,缓慢进展的自限性良性骨纤维组织疾病。被认为是一种结构畸形,其特点是正常骨组织被吸收,而被纤维组织和发育不良的网状骨小梁所代替。本病临床并不少见,在骨性新生物中约占25%,原发于眼眶内的较少,但该病变多侵犯眶周骨骼,而引起眶腔容积缩小等继发改变,出现临床症状。目前确切病因不明确，可能与外伤，感染，内分泌功能紊乱等因素，导致局部血循环障碍有关。

【临床表现】　临床上分为三种类型，即单骨型、多骨不伴内分泌功能紊乱型和多骨伴内分泌功能紊乱型。侵犯眼眶的病例多为单骨型，累及上颌骨和额骨者多见。多骨伴内分泌功能紊乱型者常表现有第二性征早熟。

发病年龄多在 20 岁以前，男女比例约为 1∶2，表现有面部不对称、眼球移位和眼球突出，常表现进行性加重。根据发病部位不同，症状表现各异，原发于后组筛窦或蝶窦者，早期即可压迫视神经，导致视力下降，视野缺损，甚或视力丧失；也可压迫第Ⅱ、Ⅲ、Ⅳ、Ⅴ、Ⅵ对脑神经产生相应症状；位于颞骨的病变可影响外耳道，出现听力障碍；位于额骨可产生上睑下垂和眶上神经感觉异常。无论发病部位所致的症状如何，均因为产生广泛的骨性病变，由此所致的外观畸形是其共同的体征。

【诊断】　X 射线平片和 CT 扫描意义较大，X 射线为弥漫性骨密度增高，边界不清楚（图 3-287）；CT 扫描显示大范围的骨增生，边界清楚，病变的密度低于正常骨质密度（图 3-288）。鉴别诊断应包括其他纤维骨性病变，如骨化纤维瘤、脑膜瘤、神经纤维瘤病、嗜酸性肉芽肿等。

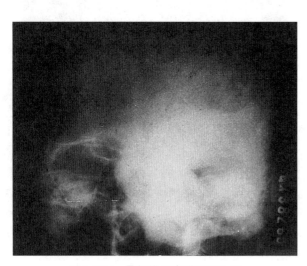

图 3-287　骨纤维异常增殖症 X 线

【病理】　大体观察病变呈灰白色，比正常骨组织稍软，切割时有一种坚固沙砾样感，无包膜，病变从骨的髓质开始，往往遗留两层骨皮质薄壳。光镜下观察，网状骨小梁的大小、形状和分布不一，病变有纤维组织间质，具有一致的、良性外观的纺锤形细胞。多数骨小梁缺乏成骨细胞，此特征有别于骨化纤维瘤。

【治疗】　原则是手术治疗。由于本病是临床进展

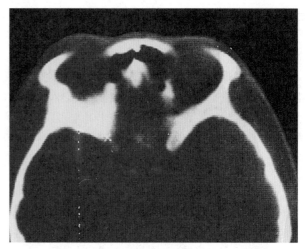

图 3-288　骨纤维异常增殖症 CT 显像

缓慢的良性病变，对于病变小，无症状者可暂缓手术；但应定期影像学检查，同时观察瞳孔、视乳头、视野、色觉等情况，以便于早期发现视神经受压迫迹象；视神经受压、病变进展快、严重的外观缺陷应视为手术适应证。手术的基本原则是尽可能完整切除病变，同时最大限度保护眼部重要结构的生理解剖功能和美容效果。根据位置的不同，术中凿除骨性病变时可能出血较多，特别是儿童，应注意补充血液；及时用骨蜡止血，有报告术中使用液氮冷冻方法，既有止血作用，又可预防复发。吴国平等报告 10 例，分别采用经额冠状瓣切口、经口腔和下睑睫下切口入路，手术顺利，并发症较少。普遍认为药物和放射治疗对该症无效，此外尚有人认为放射治疗可导致恶性变。

十四、骨化纤维瘤

骨化纤维瘤（ossifying fibroma）好发于颅面骨，发生于颅眶骨者，多在额骨、筛骨和蝶骨，也见于颞骨；发生于面骨则以上颌骨最多见；国内作者王黎等报告 12 例。病理组织学特征是以纤维组织和不规则的骨小梁组织所构成，并可见成骨细胞。

【临床表现】　骨化纤维瘤多发生于青少年，表现为无痛性进行性眼球突出，同时合伴颅面骨的外观畸形（图 3-289）。眼球移位方向取决于病变部位，在额骨的肿瘤使眼球向下移位，在上颌骨者向上移位。此外，由于病变原发位置的不同，临床症状各异，蝶窦或后组筛窦病变，因压迫视神经出现视力减退；泪骨和筛窦病变可由于鼻泪管阻塞而溢泪；累及第Ⅲ、Ⅳ、Ⅵ、Ⅴ对脑神经时可出现相应症状。

【诊断】　X 射线平片和 CT 扫描是诊断骨化纤维瘤的主要方法，病变为圆形或椭圆形，边界清楚，受累骨质局部膨大，病变密度与纤维组织和骨组织所占组

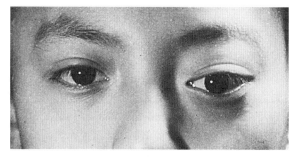

图 3-289 骨化纤维瘤外观像

成比例有关。病变内可有骨性斑块,肿瘤也可压迫眶内结构或向周围移位(图 3-290)。尽管影像检查容易发现病变,但定性诊断往往需要依靠病理组织学检查。

【病理】 大体标本检查,骨化纤维瘤无囊膜,较坚韧。光镜下观察,纤维间质中均匀分布骨小梁,周围围绕成骨细胞和数量不等的破骨细胞,骨小梁的排列不规则;这些骨小梁被认为是一种纤维结缔组织基质,成骨细胞的存在有助于骨化纤维瘤同骨纤维异常

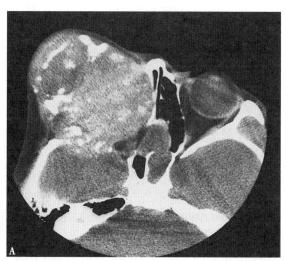

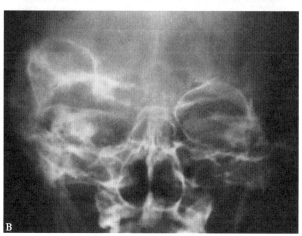

图 3-290 骨化纤维瘤
A. CT 右眶顶软组织影,内有多个钙斑 B. X 线 右眶顶高密度环影

增殖症的鉴别,后者骨小梁中缺乏成骨细胞,骨化纤维瘤被认为是一种真正的骨性肿瘤,而骨纤维异常增殖症被认为是一种在成骨期发育阶段因停滞而产生的异常。

【治疗】 骨化纤维瘤治疗原则是手术切除,由于病变的进行性及侵袭性,决定了对待手术应采取积极的态度;手术进路和方式取决于肿瘤的位置和范围;病变范围大,累及重要结构时应在相关科室医师配合下完成手术。

【预后】 术后仍有复发机会,据报告复发率约为14%。复发的原因一般认为是手术切除不彻底。复发者常在局部生长,少见转移,极少恶变。

十五、间 叶 瘤

间叶瘤(mesenchymoma)是指瘤体内除纤维组织外,含有两种或两种以上间叶组织细胞成分的肿瘤。根据细胞的分化程度,又分为良性间叶瘤和恶性间叶瘤。如脂肪平滑肌瘤、平滑肌骨肉瘤等。可发生在任何部位的软组织,以腹膜后和下肢多见,眼眶非常罕见,我们曾诊治 3 例。罗兴中等报告一例位于结膜下的良性间叶瘤。

(一)良性间叶瘤

【临床表现】 患者以青少年多见,因眼球突出而就诊,病程短且发展较快。由于病变多见于眶上部,眼球向前及前下方突出;眼睑肿胀,可扪及肿块,肿瘤质地不一,可推动,无压痛;如肿瘤压迫眼球,常可见视网膜、脉络膜皱褶,伴有视力下降。视肿瘤位置及大小,可有眼球运动受限,出现复视症状。

【诊断】 术前定性诊断困难。根据肿瘤的组织构成,CT 扫描显示肿瘤呈软组织密度或偏高密度,常不均质,形状不规则;如发现软骨和骨组织影像,对于诊断有帮助;确切诊断需依靠病理组织检查。

【病理】 瘤体大小不一,无包膜,与周围组织无明显界限;由于所含成分不同,肿瘤质地各异,切面呈多囊性或蜂窝状;光镜下肿瘤由分化较好的间叶组织细胞成分构成,可以包括脂肪、血管、平滑肌、横纹肌、骨、软骨、黏液等。各种细胞成分比例、多少不一,但至少包括两种或两种以上的成分。

【治疗】 手术切除。由于肿瘤无包膜,术后易复发。该肿瘤放射治疗效果不肯定。

(二)恶性间叶瘤

细胞的组成成分类似于良性间叶瘤,但有明显的细胞间变。

【临床表现】 好发于中、老年人,儿童及青年较少见,男女无差异;病程短,生长迅速、自发疼痛,眼球

突出，眼睑肿胀、充血，眼球运动受限，眶深部病变可压迫视神经视力下降，甚至丧失；眶周病变触诊可扪及软性肿物。影像学检查：X射线检查显示眶腔扩大，晚期可见骨破坏。B型超声探查显示病变形状不规则，低回声或无回声，声衰减不显著，后界显示清楚。CT扫描显示病变边界不锐利，形状不规则，密度高，不均质，可有骨破坏。

【诊断】 根据病史、检查可以推测为恶性肿瘤的临床判断，影像学检查可进一步提供恶性肿瘤的证据，但确切诊断尚需病理组织学检查。

【病理】 大体见肿瘤无包膜，切面呈灰白或灰黄色，呈分叶状或多囊性，常有出血及坏死。光镜下含有两种或两种以上间叶细胞成分，细胞排列和形态具备恶性肿瘤特征。凡是细胞密度大，有胚胎样细胞巢，有软骨肉瘤、骨肉瘤成分时，恶性程度高。

【治疗】 此肿瘤恶性程度高，血行转移比淋巴道转移更常见。手术以眶内容切除为主。对放疗不敏感。预后不佳。

（孙丰源）

主要参考文献

1. 李凤鸣. 中华眼科学：上册. 第2版. 北京：人民卫生出版社，2005：1005-1026.

2. 倪卓，马小葵，郭秉宽. 1422例眼眶肿瘤病理分类. 中华眼科杂志，1991，27：71.

3. 聂莉，钟秀风，林建贤，等. 眼眶良性横纹肌瘤一例. 中华眼科杂志，2005，41：856-857.

4. 何为民，罗清礼. 眼眶横纹肌瘤一例. 国际眼科杂志，2008，8：854-855.

5. 宋国祥，徐惠芳. 眼眶平滑肌瘤和平滑肌肉瘤. 眼科新进展，1986，6：14.

6. 徐铭，钟平，徐荣. 经颅眶入路手术治疗眼眶血管平滑肌瘤. Chin J Chin Neurosci 2008，16（3），283-286.

7. 王艳丽，滕晓东，李君，等. 孤立性纤维瘤临床病理分析. 实用肿瘤杂志，2007，22：307-310.

8. 赵慧彬. 眼眶孤立性纤维瘤的MRI表现. 放射学实践，2010，25：620-623.

9. 卫承华，钱江，毕颖文，等. 眼眶孤立性纤维瘤临床病理分析及鉴别诊断. 中华眼科杂志，2008，44：691-695.

10. 宋国祥，徐惠芳，田文芳，等. 眼眶纤维组织细胞瘤5例. 中华眼科杂志，1983，19：301.

11. 许广昌，张虹，宋国祥. 眼眶纤维组织细胞瘤临床分析. 中国实用眼科杂志，2011，29：859-863.

12. 张文静，宋国祥. 眼眶骨瘤17例临床分析. 中国实用眼科杂志，2004，22：835-836.

13. 易玉珍. 眼眶间叶性软骨肉瘤2例报告. 中华眼科杂志，1983，19：173.

14. 张雪梅，段俊国，曹水清，等. 眼眶间叶性软骨肉瘤1例. 临床眼科杂志，2008，16：242.

15. 吕红彬，杨于力，罗清礼，等. 眼眶间叶软骨肉瘤一例报告及文献综述. 国际眼科杂志，2008，8：1524-1527.

16. 彭远光，王大庆. 眼眶间叶性软骨肉瘤及治疗探讨. 2000，18：57-58.

17. 杨本涛，王振常，刘莎，等. 鼻窦骨肉瘤的CT和MRI诊断. 中华放射学杂志，2007，41：1062-1065.

18. 张萌，袁乃芬，王占东，等. 眼眶上壁动脉瘤样骨囊肿一例. 中华眼科杂志，2010，46：748-749.

19. 吴国平，滕利，归来，等. 眼眶及眶周骨纤维异常增殖症的手术治疗. 中华眼科杂志，2004，40：800-803.

20. 王黎，高翔. 眼眶骨化纤维瘤12例临床分析. 医学论坛，2006，27：55-57.

21. 罗兴中，戴汉生，刘勇. 球结膜下良性间叶瘤手术切除一例报告. 眼外伤职业眼病杂志，2008，30：675.

22. Jack Rootman. Diseases of the orbit. 2nd ed. Philadelphia，2003：262-304.

23. Alon. Kohona，Marous Orbital mesenchymal hamartoma with rhabdomyomatous features. BJO，2006，99：692.

24. Cassady JR，et al. Radiotherapy for rhabdomyosarcoma. Raiology，1986，91：116.

25. Wharam M，Beltangady M，Hays D，et al. Localized orbital rhabdomyosarcoma. Ophthalmology，1987，94：251.

26. A.R.Warrier，S.Syriae，K.Kumar. Late recurrence in orbital rhabdomyosarcoma：Complete remission after multimodality management. Journal of Cancer research and therapeutics，2010，6：307-309.

27. Shields JA，Nelson LB，Brown JF，et al. Clinical computed tomographic and histopathologic characteristics of juvenile ossifying fibroma with orbital involvement. Am J Ophthalmol，1983，96：650.

28. QingZhang，T.H.Wojno，B.Yaffe. Myxofibrosarcoma of the orbit. Ophthal plast Rsconstr Surg，2010，26：129-131.

29. Font RL，Hidayat AA. Fibrous histiocytoma of the orbit. A clinicopathologic study of 150 cases. Hum Pathol，1988，13：199.

30. Bartley GB，Yeatts RP，Garrity JA，et al. Spindle cell lipoma of the orbit. Am J Ophthalmol，1985，100：605.

31. N.B.Shah，Y.Chang，A.White. Orbital Lipoma：2 cases and review of literature. Opthal plast Reconstr Surg，2007，23：202-205.

32. Carlos ST，Nora MZ，Veronica VB. Primary orbital

Liposarcoma The Journal of Craniofacial Surgery, 2011, 22: 1139-1141.

33. Madge SN, Tumuluri K, Strianese D. et al. Primary orbital Liposarcoma Ophthalmology, 2010, 117: 606-614.

34. Mandeep S, Mridula M.S. Clinical and pathologic profile of Angimyxomas of the orbit. Ophthal plast Reconstr Surg, 2011, 27: 76-80.

35. Johnson TE, Bergin DJ, McCord CD. Aneurysmal bone cyst of the orbit. Ophthalmology, 1988, 95: 86.

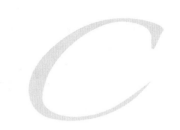

第七章
眼眶神经源性肿瘤

眼眶内富含神经组织。视神经属于中枢神经，眼眶的运动神经、感觉神经、交感神经、副交感神经均属于周围神经。因此，眼眶的神经源性肿瘤来源广泛。

一、视神经胶质瘤

视神经胶质瘤（optic nerve glioma）是视神经最常见的肿瘤，大多为良性，其发病率较低，占神经系统胶质瘤的 1%，儿童颅内肿瘤的 3%～5%。该病好发于儿童，75% 在 10 岁内发病，90% 在 20 岁内发病，成人发病者侵袭性较强，预后差。该病没有明显的性别倾向，大多数为散发，可并发 I 型神经纤维瘤病（neurofibromatosis type I，NF I）。

视神经胶质瘤通常沿视神经向颅内蔓延，只有 25% 的肿瘤局限在视神经，有 40%～75% 会达到或超过视交叉。局限在视神经内的肿瘤，以及双眼发病且无视交叉累及者，更易并发 NF I。

【临床表现】 视神经胶质瘤病程较长，常见的临床表现和体征为单眼视力丧失（视力正常者临床并不少见），无痛性眼球突出，色觉下降，视盘水肿或视神经萎缩，相对传入性瞳孔阻滞（RAPD）以及斜视。成人患者局部可出现视网膜中央静脉阻塞、静脉瘀滞，新生血管性青光眼等，1/3 的患者会出现其他神经系统症状，比如头痛、眼痛、偏瘫，痴呆等。如伴有瘤内出血可导致视力急剧下降以及眼球突出加重。如累及视交叉可出现双眼相应的视野缺损。如肿瘤体积过大可致眼球运动障碍。单眼视力障碍会导致废用性斜视，双眼视力低下可出现眼球震颤。并发 NF I 者会有虹膜 Lisch 结节、皮肤咖啡斑、皮肤纤维瘤以及眶骨先天性缺损等表现。

【诊断】 儿童患者有慢性进行性视力减退，无痛性眼球突出，视盘水肿或视神经萎缩，RAPD 及斜视等表现，可以提示诊断。推荐对 8 岁以下患有 NF I 的儿童每年检查以排除并发视神经胶质瘤。

影像学检查不仅有助于诊断，而且可以确定病灶的位置和范围。X 射线检查可显示肿瘤经视神经管向颅内蔓延，长期慢性压迫致视神经管扩大。在 CT 和 MRI 中，视神经胶质瘤表现为视神经的梭形肿大，边缘光滑，常常有视神经管的增粗，但不表明一定有颅内蔓延，因为蛛网膜组织增厚也可引起相同的表现（图 3-291）。病变在 T_1WI 为等信号或低信号，在 T_2WI 为高信号。采用顺磁剂及脂肪抑制模式后，T_1WI 病变显示更为清晰。如肿瘤中央坏死或囊变，可出现边缘强化。视交叉胶质瘤在 T_1WI 常呈现与脑组织等信号的视交叉肿大。对于成人视神经胶质瘤，MRI 的表现易与视神经炎混淆，可尝试用肾上腺皮质激素进行诊断性治疗。

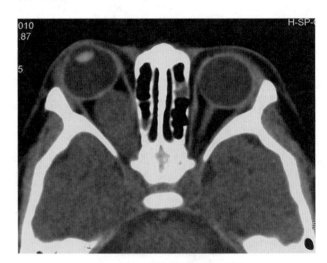

图 3-291 视神经胶质瘤（右）
CT 示视神经梭形肿大

【病理】 该病是发生于视神经内胶质细胞的肿瘤，正常的胶质细胞分为纤维和原浆两型，儿童的视神经胶质瘤几乎均为儿童纤维星形胶质细胞瘤，因此属于良性肿瘤。恶性的视神经胶质瘤多为恶性星形细胞瘤或者多形性胶质母细胞瘤。视神经胶质瘤有两种生长模式：①周围神经生长型多与 NF I 相关；②颅内神经生长型多为散发病例。约 1/3 的视神经胶质瘤体内可见囊样变。镜下星形细胞大小均一、细长，胞核小，分化好（图 3-292）。

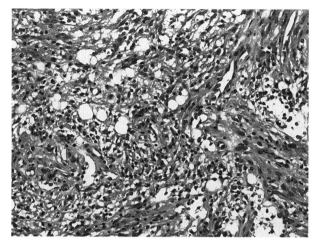

图 3-292　视神经胶质瘤
病理切片（HE×200）

【治疗】　视神经胶质瘤的治疗应采用个体化治疗。治疗目的是尽可能保留视力。病变局限于视神经的早期病例可随访观察。症状或影像学提示疾病进展可作为开始治疗的指标。

1．手术　手术必然导致患侧视力丧失，因此不再作为治疗的首选。但是，对于已经视力丧失，或有严重眼球突出，表现为明显外观缺陷或角膜暴露者，可考虑进行手术切除（图 3-293）。对于有视力的患者，除了有明显疾病进展并且没有视交叉受累者，一般不推荐手术切除。局限于眶内的肿瘤可外侧开眶切除病变，如有肿瘤残留应补充放射治疗或者 γ 刀治疗。

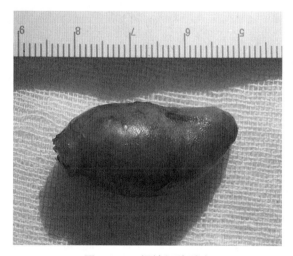

图 3-293　视神经胶质瘤
切除的瘤体，左侧是眼球端

2．化疗　对于儿童患者，化疗可以作为推迟放疗的前期治疗。近几年，有学者认为应对 7 岁以下患儿进行化疗，也有学者主张所有患者均可首先接受化疗，以达到避免或减少放疗副作用的目的。目前标准的化疗方案包括长春新碱和卡铂。但对于化疗后进展或复发的病例，应补充放射治疗。

3．放疗　放疗一直被认为是保存视力的最有效治疗方法，但却有许多严重的并发症。常规的放疗总剂量为 45～60Gy，分次剂量为 160～200cGy。虽然放疗可以提高短期的无瘤生存率，但是对于长期视力预后以及生存率没有影响。对于双侧视神经胶质瘤，视交叉及视束肿瘤，经颅手术也难以完全切除，可采用放射治疗。近年来，分次立体定向放疗（fractionated stereotactic radiotherapy）、质子束放疗（proton beam radiotherapy）以及立体定位放射外科（stereotactic radiosurgery）由于可以减少普通放疗的副作用，开始应用于视神经胶质瘤的治疗。

【预后】　总体上，视神经胶质瘤进展缓慢，预后较好，但颅内肿瘤引发颅内并发症者以及成人发病者，预后较差。宋国祥（1980 年）报告 12 例，肿瘤完全切除者仅 5 例，其他 7 例随访 1～24 年，无 1 例有复发或病变进展的征象。

二、视神经鞘脑膜瘤

视神经鞘脑膜瘤（optic nerve sheath meningiomas），是视神经鞘最常见的肿瘤，也是仅次于胶质瘤的第二常见的视神经肿瘤，占原发性视神经肿瘤的三分之一。在国内外的报道中，脑膜瘤占所有眼眶占位性病变的 4%～5%，其中原发性视神经鞘脑膜瘤约占所有眼眶肿瘤的 2%。现代影像技术的普及应用使得原先误诊为其他视神经病变的脑膜瘤得以明确诊断。

【病因】　原发于眼眶的脑膜瘤可发生于视神经鞘、眶骨膜和眶内异位的脑膜细胞。其中源于视神经鞘的脑膜瘤约占眼眶脑膜瘤的 3/4。视神经鞘脑膜瘤可以为原发或继发的。继发的视神经鞘脑膜瘤可来源于颅内蝶骨平面的硬脑膜并沿着视神经管向前侵袭眶内部分的视神经鞘，而原发的视神经鞘脑膜瘤多来源于眼眶硬脑膜鞘内的蛛网膜帽状细胞。

不管原发于何处，视神经鞘脑膜瘤常常通过硬脑膜下或蛛网膜下间隙沿着视神经蔓延。同时影响神经的血供，干扰轴浆运输，从而影响神经功能。因为肿瘤插入到神经实质与其硬脑膜外来源的血管之间，使得大部分的视神经鞘脑膜瘤无法用切除的方法来根治。有些视神经鞘脑膜瘤局限于某一小段视神经，而多数的瘤体会累及整个眶内段或管内段的视神经。有时，肿瘤侵袭硬脑膜并超越视神经的范围而浸润到邻近的眼眶组织，包括脂肪、眼外肌和眶骨。一旦肿瘤扩散到邻近的眶骨，便会进入哈弗小管系统，刺激骨增生、肥厚。

1992 年 Dutton 做的 meta 分析中，视神经鞘脑膜瘤的平均发现年龄为 41 岁(3~80 岁),女性多见,男女比例为 2∶3。神经纤维瘤患者比普通人群更易罹患视神经鞘脑膜瘤。大部分的视神经鞘脑膜瘤局限于眶内。管内脑膜瘤双侧发病的概率比眶内型高,为 38%。恰如 Saeed 等人报道,部分视神经鞘脑膜瘤会沿着蝶骨平面延伸至对侧视神经管。

4%~7% 的视神经鞘脑膜瘤发生于儿童。与成人视神经鞘脑膜瘤不同,儿童的视神经鞘脑膜瘤没有性别差异并且常常与神经纤维瘤病有关。此外,儿童的视神经鞘脑膜瘤更具有侵袭性,表现为生长迅速且更多地累及颅内和双侧。

【临床表现】 脑膜瘤多发生于中年女性。宋国祥(1988 年)报告,发病年龄 5~69 岁,平均 35 岁。发病年龄越小,病情发展越快。大部分视神经鞘脑膜瘤表现为视力的缓慢下降,或伴有色觉和视野的异常。在 Dutton 的研究中,45% 的病患视力好于 0.5,25% 为指数或更差。国内临床中就诊视力多数较差,可能与诊断较晚有关。较少见的体征为眶周或球后痛或不适、复视和一过性的视物模糊。同时,95% 的脑膜瘤有眼球突出的体征。

几乎所有的单侧视神经鞘脑膜瘤的患者都有同侧的相对性瞳孔传入阻滞,大部分会出现视盘水肿而不伴视乳头周围出血或软硬性渗出。其他检眼镜检查包括与肿胀视乳头相连的黄斑水肿、脉络膜皱褶和侧支分流静脉,也称视睫状静脉(图 3-294)。眼球突出、视力下降、视乳头苍白和侧支分流静脉四联征基本可以确诊视神经鞘脑膜瘤,尽管这四联征通常在疾病的晚期出现。眼眶体征如眼球突出发生率为 30%~65%。机械性的眼球运动障碍为 39%,但通常是无症状的。

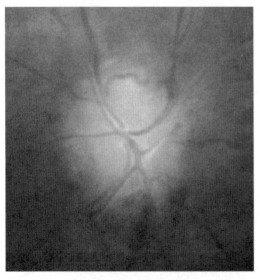

图 3-294 视神经鞘脑膜瘤
视乳头苍白,见侧支分流静脉

【诊断】 成人,典型的视神经鞘脑膜瘤四联征有助于诊断。

影像学检查,最常使用的为高分辨 CT、薄层扫描 MRI 和超声。这些检查一般能使多数病例避免组织活检,使我们能在避免手术及其可能造成的视神经损害的同时做到早期诊断。此外,转移性的视神经或视神经鞘浸润、淋巴瘤和炎症性病变如肉样瘤或硬化性眼眶炎症需与视神经鞘脑膜瘤相鉴别。

视神经鞘脑膜瘤在影像学上有 3 个形态学类型:管状、梭形和球状。CT 上典型的表现为视神经增粗伴周边密度增加和中央密度降低(双轨征)。注射造影剂后这些表现尤为明显。此外,在某些视神经鞘脑膜瘤病例中,还可在 CT 上看到环绕视神经的钙化,由于这种表现有时会被对比增强所掩盖,因此在普通的软组织片和骨窗片上最易辨认。钙化的存在意味着生长缓慢。

MRI 比 CT 能提供有关视神经鞘脑膜瘤的更多信息(图 3-295)。特别是肿瘤的软组织成分更易辨认,尤其在对比增强的 T_1 加权像上(图 3-296)。视神经在

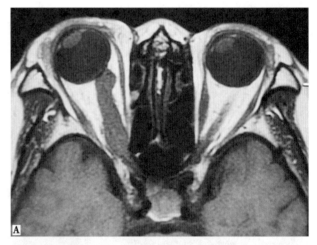

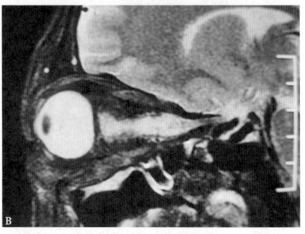

图 3-295 视神经鞘脑膜瘤(右)
A. MRI T_1WI 肿瘤为等信号区　B. MRI T_2WI 肿瘤为高信号区

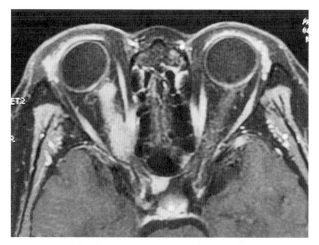

图3-296 视神经鞘脑膜瘤（右）
MRI肿瘤可为造影剂增强，边缘有毛刺

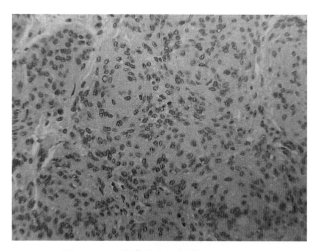

图3-297 脑膜瘤病理切片（HE×200）

增强冠状MRI片上表现为低密度区（视神经）被增强的薄层、梭形或球形组织包绕（肿瘤）。仔细检查发现，所有类型的视神经鞘脑膜瘤都有细小的眶脂浸润而不是完全平滑的轮廓。MRI还能提供充足的组织信息以供医师评估颅内侵犯的程度。

眼眶超声也可帮助诊断视神经鞘脑膜瘤。视神经鞘脑膜瘤典型的超声评估显示视神经直径增粗伴显著中-高回声和不规则的回声结构。也可能被内部的钙化回声遮蔽。在另外的一些肿瘤位置靠后的病例中，前部的视神经增粗是脑脊液滞留的结果。

在极少数病例中，位于视神经管内的小肿瘤难以用现有的神经影像学方法检测到。这些病灶常常在探查性开颅手术或视神经管开窗术中被发现。然而对于那些缓慢单侧视力下降伴视神经病变的患者中应怀疑视神经鞘脑膜瘤的可能。此外，有学者认为，增大、充气的后筛窦和蝶窦，即所谓的"气性膨大"，也是视神经鞘脑膜瘤的特殊体征，即使在影像学上没有看到明确的病灶。

【病理】 视神经鞘脑膜瘤有两种组织学形态。在上皮型或融合型脑膜瘤中，多形细胞排列成片状，中间被血管分割，有丝分裂不常见（图3-297）；在过渡型中，纺锤状或卵圆形细胞排列成螺纹状。在退化的螺纹中心常可见由钙盐沉积形成的沙砾体。

Wilson在其综述前视路脑膜瘤时，又将脑膜瘤细分为五型，即脑膜上皮型、沙砾型、纤维细胞型、血管型和肉瘤型。上皮型脑膜瘤最为多见，占眶内脑膜瘤50%～70%，镜下见瘤细胞胞质丰富，细胞边界不清，呈合体细胞形式，胞体体积较大，多边形。胞核也大，圆形，位于细胞中央，有2～3个核仁，染色质少而细。瘤细胞的间质和血管较颅内同类肿瘤少。沙砾型脑膜瘤即过渡型或称混合型，介于上皮型和纤维型之间，胞核为椭圆形。纤维细胞型瘤细胞呈长梭形，胞核杆状，呈编织状、波浪状或不完整的旋涡状排列。血管窦之间有多边形脑膜瘤细胞者为血管型脑膜瘤。肉瘤型为恶性脑膜瘤。脑膜瘤组织学上有时呈现细胞化生，如软骨、骨化生，黏液变性、脂肪变性。脑膜瘤细胞胞质内波形蛋白（vementin）、S-100蛋白阳性。

【治疗】

1. 观察 视神经鞘脑膜瘤的治疗目的是在不危及生命的前提下尽可能保存良好的视功能。鉴于大部分视神经鞘脑膜瘤的自然病程是历经数年、缓慢进展的视力丧失，不危及生命或引起神经系统病变，也不会转移，其唯一的影响就是对于视觉感受功能的损害，因此在没有显著视力障碍、没有明显的进展性视力下降、没有明显颅内侵袭的病例中，可以先观察。在这些病例中，包括视力评估、色觉、视野检查在内的临床检查应一年行两次，持续2～3年后，如果视功能仍保持稳定，接下来可一年检查一次，期间患者若发现任何视力下降，则需及时就诊。神经影像学检查在发病后1～2年内应每6个月检查一次，之后的2～3年每年检查一次，如果临床检查结果保持稳定，则可延长为每3～4年查一次。由于越年轻的患者发病时肿瘤可能发展更快，因此可疑的幼儿或青少年视神经鞘脑膜瘤患者应缩短临床随访和行影像学检查的间隔。

2. 药物 至今，视神经鞘脑膜瘤的药物试验还未成功。虽然脑膜瘤细胞常表达各种激素受体，最常见的为雌激素和黄体酮，但雌激素或黄体酮拮抗剂却没有如预期的造成肿瘤的破坏或至少起到缩小肿瘤大小和减少侵犯程度的作用。尽管有些研究认为羟基脲在治疗某些颅内脑膜瘤中起到作用，目前应用羟基脲治疗视神经鞘脑膜瘤获得视力提高的报道仍非常有限。

3. 放疗　放射治疗原先只作为手术治疗视神经鞘脑膜瘤之外的辅助疗法，因为所有脑膜瘤曾经都被认为对放疗完全不敏感。但自从 1981 年 Smith 报道应用传统分次放疗治疗 5 例视神经鞘脑膜瘤并获得成功之后，放疗作为视神经鞘脑膜瘤的治疗方法逐渐得到肯定并有了很大发展，特别是立体定位分次放疗的出现对视神经鞘脑膜瘤的治疗产生了划时代的影响。2006 年 Neil R. Miller 回顾了 7 个将立体定位分次放疗治疗视神经鞘脑膜瘤的研究，并结合其自身的临床经验，认为立体定位的分次放疗是大部分进展性或中晚期视神经鞘脑膜瘤的最佳治疗选择。之后陆续发表的文章也都证实了这一结论。立体定位的分次放疗的急性副反应包括头痛、恶心、局部红斑和脱发，均不严重且非永久性。在长期的随访中也观察到了白内障、干眼、虹膜炎和放射性视网膜病变，但没有一例发展为放射性视神经病变。有少数病例因肿瘤进展，视力持续下降。长期的眼外并发症包括垂体功能障碍和影像学上证实的大脑半球点状白质病变。这些发现都是位置近颅的视神经鞘脑膜瘤放射治疗后的潜在风险，尤其是那些中等大小但明确有向颅内蔓延的病例。因此在这些病例中应定期监测垂体功能。

4. 活检　视神经鞘脑膜瘤的影像学表现非常典型，因此几乎不需要活检来诊断。但有些疾病如结节病的表现会与视神经鞘脑膜瘤相似，因此在某些情况下，例如以突然或快速进展的视力下降为特征的不典型临床病程可能需要临床视神经活检。在这些病例中，术者可以从眶外侧或内侧入路到达视神经，或者经颅内或鼻内镜途径到达视神经管内。活检应局限于硬脑膜和硬脑膜下组织而不损伤视神经本身。

5. 手术　手术不仅导致不可避免的永久性视力丧失，还可能引起暂时或永久的眼部运动障碍和或上睑下垂。只有在极少数的情况下视神经鞘脑膜瘤才具有广泛切除的手术指征，那就是侵袭性生长的肿瘤向颅内扩展并跨过蝶骨平面，因而对对侧的视神经造成危害或产生明显突眼畸形。视神经管开窗术曾经作为提高视力或至少维持视功能的一种方法，应用于完全位于视神经管内的视神经鞘脑膜瘤的治疗。然而这种治疗提高或稳定视力的作用只是暂时性的，故已被放射治疗所取代。在急性视力下降的患者中行视神经减压术可能可以暂时缓解症状，但仍需在术后辅以立体定位的分次放疗，且手术增加了眶内肿瘤扩散的潜在风险。

三、神经鞘瘤

神经鞘瘤（neurilemmoma）是境界清晰的缓慢膨胀性生长的良性肿瘤。起源于来自神经嵴的鞘膜细胞，是比较常见的眼眶良性肿瘤，占眼眶内原发性肿瘤的 1%～6%。

【组织来源】　神经鞘膜细胞又名施万细胞（Schwann cell），所以此种肿瘤又名施万细胞瘤（schwannoma）。鞘膜细胞被覆于除外视神经和嗅神经的脑神经、周围神经和自主神经轴突之外。眶内含有丰富的神经组织，包括动眼神经、滑车神经、展神经以及交感和副交感神经纤维，均可发生神经鞘瘤。在临床上很难确定肿瘤究竟发生于哪条神经，但由于肿瘤多位于眶顶或眶底，提示起自眶上神经和滑车神经眶下神经的可能性较大；肌锥内的瘤体则多来源于睫状神经。视神经源自原始神经管，不含有神经鞘细胞，但视神经周围的脑膜，含有眼神经和交感神经成分，所以理论上仍可能发生此种肿瘤，只是尚未见临床报道。

【临床表现】　神经鞘瘤多见于 30～70 岁的成人，起病隐匿，增长缓慢。由于肿瘤的非侵袭性，因此症状和体征完全取决于病灶的部位和大小。肌锥内的病灶表现为眼球突出以及眼底压迫形成的脉络膜皱褶致视力下降或远视性屈光异常。眶顶或眶底的偏侧瘤体会造成眼球向相反部位的偏斜以及眼球运动时的视力波动。较大的靠近眶缘的瘤体有时可以扪及，表面光滑，可有一定的弹性。除非瘤体巨大或累及眶尖，否则神经鞘瘤甚少造成压迫性的视神经萎缩，视力的下降多由于脉络膜皱褶或屈光异常，瘤体摘除后多能有一定程度的恢复。目前的研究提示，多数的神经鞘瘤源自感觉神经。源于感觉神经的鞘瘤可有麻木感或触痛，源于第Ⅲ、Ⅳ、Ⅵ对脑神经的鞘瘤可有复视或眼球运动障碍。少数眶尖瘤体经眶上裂与海绵窦沟通，呈"哑铃"形，常会造成神经功能障碍，乃至影响视功能。

10% 的神经鞘瘤会同时伴发神经纤维瘤病，有相应的临床表现。

【诊断】

1. 临床表现　为眼眶内缓慢增长的良性肿瘤所见，有一定的临床特点，常需与海绵状血管瘤相鉴别，完全囊变的病灶要与额窦囊肿、皮样囊肿等鉴别。

2. 超声探查　显示为圆形、类圆形、哑铃形占位，边界清晰，内回声少。这一点与海绵状血管瘤不同，后者呈中高回声。囊变区域无声，压迫可变形。彩色多普勒可见肿瘤内丰富的红、蓝血流。

3. CT 扫描　类圆形或结节状，单个或多个高密度占位影，边界清晰光滑，内密度较海绵状血管瘤更加均匀，CT 值依有无囊样变、退变以及脂肪含量的多少而不同。巨大的瘤体可压迫相应的骨壁变薄，眶腔扩大。位于眶尖部的神经鞘瘤,常经眶上裂向颅内蔓延,CT发现眶上裂增宽,外缘后翘;强化后可见蔓延到颅内的肿瘤。

4. MRI MRI图像显示肿瘤的范围,也有助于鉴别诊断。病灶轮廓清晰,T_1WI为接近于眼外肌的等信号;T_2WI为轻度高信号,略低于海绵状血管瘤,但其中囊变的区域是显著的高信号,体现液体成分的特点(图3-298)。有些瘤体完全囊样变,T_2WI信号类似囊肿,但额窦囊肿会有相应的表现,皮样囊肿信号稍低,而且多伴异常骨嵴和骨压陷等特点,仔细分析能够区别。动态增强MRI有助于神经鞘瘤与海绵状血管瘤的鉴别,后者呈现特征性的进行性增强扩大。眶内神经鞘瘤蔓延至颅内,在T_1WI上肿瘤信号略低于脑皮质,而在T_2WI上明显高于脑皮质。

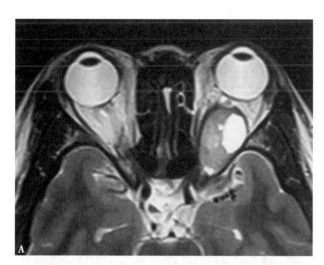

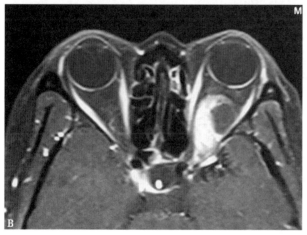

图3-298 神经鞘瘤(左)

A. MRI T_2WI肿瘤为中等信号,其内有数个高信号区,为囊样变所致 B. 增强后囊病变区域不增强

【病理】 神经鞘瘤巨检呈圆形、类圆形或串珠状,灰白色,外被一层完整而纤薄的包膜,表面光滑,手术时易被组织钳撕破,瘤实质与包膜缺乏明显粘连,肿

瘤一端或一侧有时可见增粗迂曲的神经干(图3-299)。包膜内为灰白色细嫩的瘤实质,较为脆软,间有黄色软化灶,可用刮匙割块。瘤体常常囊样变,仅见肿瘤包膜内薄层瘤组织,其内为黏液。

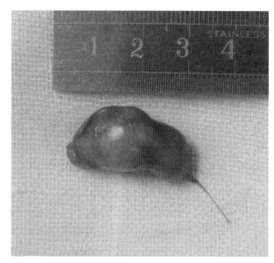

图3-299 神经鞘瘤
摘除的瘤体后端附有纤细的神经

镜下瘤细胞多为梭形,核细长,几无有丝分裂象。病理上分为Antoni A型和Antoni B型,前者细胞排列紧密,成束状,后者细胞排列疏松,间以清亮的基质成分(图3-300)。其实在一个瘤体内,不同的区域可分别呈现Antoni A和B。Verocay小体以及胞核呈栅栏状排列是鞘瘤的两个病理特征,也可以此与神经纤维瘤鉴别。

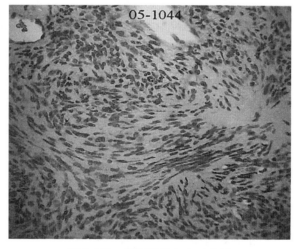

图3-300 神经鞘瘤Antoni A型
瘤细胞呈旋涡状排列(HE×200)

特殊染色和免疫组织化学技术有助于神经鞘瘤与其他神经源性肿瘤的鉴别。网状纤维染色可见散在的纤维平行于瘤细胞长轴。在Antoni B型黏液样基质中

Alcian 呈阴性，而神经纤维瘤则是特征性阳性。鞘瘤中 S-100 和 Bodian 轴突染色通常呈阳性。

【治疗】 作为生长缓慢的良性肿瘤，神经鞘瘤对药物和常规放疗不敏感，目前多主张手术摘除。由于瘤体质地较脆，不像海绵状血管瘤具有很强的弹性和韧性，过分的提拉和挤压很容易撕破菲薄的囊膜，因此，手术的切口要大些，以便充分暴露手术野。手术入路取决于瘤体所在的部位，前路开眶、外侧开眶等均可选择。多数首次手术的鞘瘤，囊膜与周围组织没有粘连，但眶尖部除外。若肿瘤与眶尖粘连紧密，可采用囊内法将内容物分块吸出，避免盲目分离损伤重要结构。但笔者仍然主张尽可能将瘤体一次性完整摘除，不轻易尝试囊内法。大多数的手术病患术后没有感觉和运动功能的障碍，可能瘤体并没有侵犯到相应神经的全部。

近来，有学者将 γ 刀应用于累及海绵窦的神经鞘瘤，瘤体生长得以控制，但长期疗效尚有待观察。同时，治疗早期瘤体水肿、增大，可能会出现眶尖拥挤，危及视功能。

四、眼眶神经纤维瘤

神经纤维瘤（neurofibroma, NF）是围绕周围神经的一种良性肿瘤，主要由神经鞘细胞和成纤维细胞两种成分组成。神经纤维瘤分为单发性和多发性，前者相对少见，后者又称为神经纤维瘤病（neurofibromatosis），属于神经皮肤综合征的一种。眼眶神经纤维瘤根据症状体征和病理组织学改变可分为三种类型：局限型、丛状型和弥漫型。三种类型肿瘤均可与神经纤维瘤病合并发生，但局限型和弥漫型与之合并发生较少，丛状型合并神经纤维瘤病者较多见（图 3-301）。

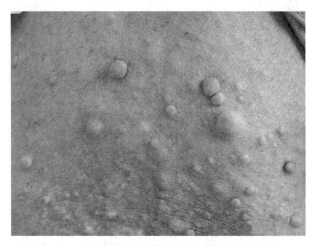

图 3-301　神经纤维瘤病
背部的多发性神经纤维瘤结节

（一）局限型神经纤维瘤（localized orbital neurofibroma）

眼眶局限型神经纤维瘤也称眼眶孤立型神经纤维瘤，发病较少见。此病可起源于眼眶的各种感觉或运动神经，其中以额神经的分支最常见。眼眶局限性神经纤维瘤好发于 20～50 岁的中青年患者。该病通常进展缓慢，以眼球突出为主要体征。眼球突出可为轴性或非轴性，常伴有眼球的运动障碍，但视力损害和感觉障碍较少见。B 超显示病变呈卵圆形、边界清晰光滑、低内回声、血流信号较丰富等。该病在 CT 上表现为圆形或软圆形、边界清晰的肿块，肿块内密度均匀或不均匀，CT 值近似眼外肌，个别病例可见有钙化斑。增强后强化形式多样，个别报道为周边环状强化。肿瘤常压迫邻近眶骨，引起周围眶骨重塑。肿瘤在 MRI 上表现为：T_1WI 为低、中信号，T_2WI 为高信号，增强扫描后呈轻到中度强化，部分病灶可见轻度边缘强化。瘤体肉眼所见为类圆形或不规则肿物，灰白色，缺乏包膜，边界清楚，实体性，质硬。镜下可见大量疏松排列的梭形周围神经鞘细胞束，和由大量胶原蛋白和透明质酸构成的细胞外基质。免疫组化 S-100 染色为强阳性。电镜显示神经纤维瘤细胞缺乏雪旺氏细胞特征性的长间距纤维胶原。治疗通常以手术切除为主。由于瘤体坚韧，应力争完整摘除，但瘤体常与周围组织有广泛的粘连，术中应动作轻柔，仔细分离肿瘤。术后肿瘤复发提示可能存在未发现的多发性病变。发生肿瘤的神经束往往需要一并切除。

（二）丛状型神经纤维瘤（plexiform neurofibroma）

丛状型神经纤维瘤是常见的眼眶周围神经肿瘤，是 I 型神经纤维瘤病的一种特殊表现形式。多于 10 岁以内发病。瘤体肉眼所见为软性增生性肿物，与正常组织结构缺乏明显界限，呈浸润性生长。该瘤无完整包膜，沿起源神经集中生长，向眶内迂曲浸润。镜下可见施万细胞呈条索状弥漫增生，包绕大量周围神经轴突，神经内成纤维细胞散在分布。肿瘤侵犯范围广，包括眼睑、眼球、眶内软组织、眶骨、脑和颞部。临床可见眼睑皮下组织增生、肥厚、下垂、睑裂呈"S"形，或被遮盖（图 3-302）。眼球突出或内陷，搏动或不搏动。伴有搏动者，因眶骨发育不良、缺失，脑额叶和颞叶疝入眶内，眼球不能回纳。无脑膨出者，眼球虽然明显向下移位，但可纳入眶内。眼外肌受累可出现眼球运动障碍及复视等。虹膜表面可见淡黄色半透明结节（Lisch 结节）。睫状体或脉络膜也可受累而出现继发性青光眼。B 超显示病变区单发或多发结节伴周围及之间有条带状低回声与之相连。有学者认为瘤体之间及周围的条带状低回声可能为增粗的神经组织，并认为此特点为丛状型神经纤维瘤的特征性表现。该病在 CT 上表现为大而不规则的肿块，肿块常常沿神经束浸润，形成"一囊袋蠕虫"样表现。肿瘤本身在平扫 CT 中通常具有低衰减，这可能是由于雪旺氏细胞髓鞘中的脂肪成分，以及黏液组织中的高水分含量有关。CT 还可显示眶骨和眶邻近结构改变。蝶骨发育不良，蝶骨大小翼或额骨眶板缺失；颅眶骨畸形，眶腔不对称性扩大，眶上、下裂及视神经孔扩大。有时 CT 还可发现额骨、枕骨、顶骨、颞骨的畸形和缺失。MRI 对软组织具有高分辨率，显示病变边界更为清楚，T_1WI 呈斑驳的低信号强度，T_2WI 呈类似于眶脂肪的高信号强度，脂肪抑制后病变显示更清楚。强化 MRI 显示肿瘤信号不均匀增强。由于肿瘤弥漫分布，与正常组织结构无明显边界，可累及血管组织，难以完全切除，患者术后多数复发。此外，本病对放射治疗和药物治疗也不敏感。因此，丛状神经纤维瘤的手术目的，往往为了美容考虑。范先群等根据具体情况予以对症处理，手术包括：切口涉及、肿瘤切除、眼睑整形、眼眶重建、眼座植入等。并且随着三维实体建模和快速原型制作进行术前评估和手术计划的制订，术中采用充填材料矫正畸形，从而增进了手术效果也缩短了手术时间。Coban-Karatas M 等也认为根据不同患者的临床特点采取个体化治疗方案，可获得患者较满意的效果。

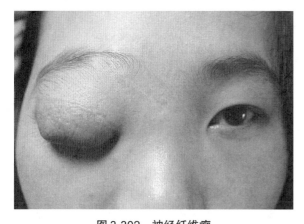

图 3-302　神经纤维瘤
眼睑高度肥厚、下垂，完全遮盖眼球，并有多次手术的瘢痕

（三）弥漫型神经纤维瘤（diffuse neurofibroma）

弥漫型神经纤维瘤是局限型和丛状型之间的一个类型，约 10% 的弥漫型患者合并神经纤维瘤病。瘤体多为实体性肿物，由卵形核细胞弥漫生长形成，局部区域存在正常的触觉小体，胶原组织不同程度增生。该病多发生于皮下，偶侵犯眼眶，其临床表现与丛状型神经纤维瘤表现类似，表现为弥漫性浸润眶内脂肪、肌肉和其他软组织。B 超显示：病变区皮下软组织弥漫性回声增强伴数量不等的条带状或结节状的低回声分布其中。病变在 CT 上表现为：范围较大、形态不规则的软组织影，不局限于一个间隙并向外延伸。MRI 显示，病变在 T_1WI 多呈不均匀中 - 低信号，T_2WI 多表现为不均匀高信号。增强扫描病变显示不同程度的强化。该肿瘤很少恶变，眶内少见，与丛状神经纤维瘤一样，很难手术完全切除。

五、化学感受器瘤

化学感受器瘤（chemodectoma）又名非嗜铬性副神经节瘤，起源于化学感受器，体内多个部位都可以发生，其中以颈动脉体和颈静脉球体最常见，约占 98%，发生于眼眶者罕见，最早由 Fisher 等于 1952 年报道。眼眶中尚未证明有化学感受器存在，因此其眶内真正起源有争议，有人认为，它起源于睫状神经节，故肿瘤多位于肌锥内睫状神经节附近；也有人认为，位于边缘间隙更多，特别是内上方；还有人认为此瘤多与眼肌有关，提示它可能从神经起源。眼眶化学感受器瘤也可由颅内化学感受器瘤发展而来，但发生率极低。10%～20% 的化学感受器瘤患者尤其是有家族倾向的患者存在多部位受累；长期随访发现 5%～10% 的患者可能复发。

【临床表现】　此瘤发病年龄在 3.5～68 岁之间，无显著性别差异，部分患者有家族倾向。病程缓慢，时间从 2 个月到 17 年不等。大多数病例以突眼为主要症状，其他常见眼部表现包括眼球运动受限、复视、视力减退等。文献报道眼球突出度及肿瘤大小与病史长短无关，可能与肿瘤细胞分化程度有关。超声提示病变大多呈类圆形，边界清楚，病史久或瘤内自发出血时形状可不规则，病变内回声通常呈中等，有较丰富血流信号，并且具有一定的压缩性，伴有瘤内出血坏死时，病变内部可能出现分布不均的低回声或无回声区。丰富的血流为肿瘤的快速生长提供了营养，但是其血行播散却不超过 5%。CT 表现为低密度或等密度软组织肿块影，边界清楚，往往与直肌接触，并随直肌运动，密度较均匀，可伴局部骨质破坏，强化较明显。MRI 多表现为椭圆形、类圆形 T_1 等信号、T_2 等信号肿块影，境界清晰，强化明显，尤其当瘤体内出现点、线状流空信号或肿瘤基质有盐和胡椒现象（salt-and-pepper appearance）时提示为副神经节瘤，是本病较特征性征象。

【病理】　病理上化学感受器瘤为圆形或分叶状，紫灰色，供血丰富，表面光滑，多有包膜，镜下可见特征性的细胞球（zell ballon）排列成巢状，细胞巢之间由薄壁纤维血管间质分隔；也可因细胞团中央细胞脱落松散而呈腺泡样或腺管样；偶见瘤细胞沿毛细血管排列呈花环状或血管外皮瘤样。肿瘤由上皮样主细胞和支持细胞组成。主细胞圆形或多边形，边界欠清，胞质丰富，多呈淡红色颗粒状，亦可较清亮。核圆形或卵圆形，居中，核染色质中等量，有些核呈空泡状，可见小核仁，核分裂象罕见，核多较一致，但可有轻至中度多形，出现巨核、双核及不规则形核。支持细胞胞界不清，核短梭形或短条状。间质有大量窦状小血管，胶原纤维含量不等，多为纤细条束，亦可粗束状，可发生玻璃样变，偶有钙盐沉着。少数病例主细胞、支持细胞及间质内巨噬细胞胞质内有黑色素。电镜下可见主细胞胞质内含有多少不等的神经分泌颗粒，长径60～300nm。嗜银染色(+)，PAS、Giemsa 染色(-)，含黑色素型黑色素 Fontana 染色(+)。免疫组化分析：90% 以上的主细胞表达 NSE、CgA，70% 表达 Syn，少数细胞表达 CK 及 NF，不表达 GFAP、Vimentin、serotonin 和 S-100 蛋白；支持细胞表达 S-100 蛋白。

【诊断】　结合临床表现、影像学及病理学检查可以作出诊断，同时需与腺泡状软组织肉瘤、腺泡状横纹肌肉瘤、眼眶神经母细胞瘤以及眶部类癌相鉴别。其中腺泡状软组织肉瘤是最易发生的误诊，腺泡状软组织肉瘤镜下可见 PAS 阳性的针状结晶或颗粒，而化学感受器瘤无，同时化学感受器瘤表达 NSE、CgA、Syn 可供鉴别。腺泡状横纹肌肉瘤细胞略小，多形性明显，电镜下有横纹的肌丝，无神经内分泌颗粒，desmin 和 myo-D 染色可阳性。

【治疗】　化学感受器瘤一般是良性或低度恶性肿瘤，其良恶性不与瘤细胞异型性成正相关，故仅凭组织形态学不能判断其良恶，当临床生物学行为出现浸润性生长、骨破坏时要按照恶性肿瘤处理。治疗主要是手术完整切除，一般认为本病对放疗不敏感，但也有报告放疗可使肿瘤体积缩小，对不能手术的病例(如紧邻视神经者)作为姑息疗法。术后放疗是有益的，可降低肿瘤复发。放疗必须给予足够的放射治疗量，一般需要 4500～5500Gcy，化疗无效。

六、颗粒细胞瘤

颗粒细胞瘤(granular cell tumor，GCT)1926 年首先由 Abrikosoff 描述，其组织来源至今仍无定论。最早因为镜下肿瘤细胞与肌细胞相似，被认为是肌源性的。近 20 年来，经过电镜和免疫组化研究，多认为来源于施万细胞。

【临床表现】　该肿瘤在临床上极为少见，多发生于头颈部，近 1/3 发生于舌部，其次多见于躯干和四肢，而发生在眼眶者罕见，目前已有眶内、眶周皮肤组织、眼睑、眼外肌、泪囊、虹膜、睫状体、结膜和泪阜处颗粒细胞瘤的报道。在笔者临床所见得数例颗粒细胞瘤中，曾有一例表现为球后视神经巩膜交界处 5～6mm 大小占位，顶压乳头黄斑束，以视力低下就诊。

肿瘤可发生于任何年龄，30～60 岁女性较多。瘤体生长缓慢，一般呈良性过程，有 1%～3% 的恶性率。临床表现以眼球突出为主，因肿瘤多位于眶前部，眼球常向一侧移位，并可扪及肿物，肿物表面光滑，无压痛，可移动，质中等。患者常有头疼、复视、眼球运动障碍和视力下降等临床表现。B 超检查显示占位病变，呈类圆形、边界清晰，内回声较少，分布不均，声衰减不明显，不能压缩。彩色多普勒超声检查显示瘤内血流丰富，流速较快。CT 扫描呈类圆形或不规则高密度块影，边界清楚，均质(图 3-303A)。瘤体在 T_1 加权和 T_2 加权核磁成像均呈低信号，强化明显(图 3-303B)。部分瘤体 DSA 显示眼动脉扩张，同时肿瘤显影。以上所见均符合血流丰富的占位病变。

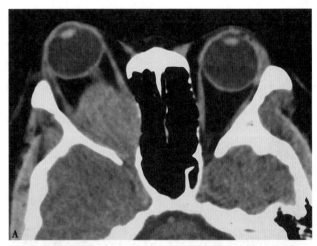

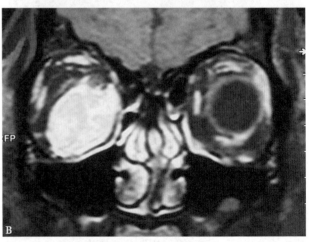

图 3-303　颗粒细胞瘤
A. CT 显示充满眶尖的类圆形中高密度占位影，筛板压陷
B. MRI 增强见视神经下方高信号占位

【病理】肿瘤大多有一完整包膜,也有无囊膜者。在光镜下肿瘤相应部位上皮常呈现较明显的假上皮瘤样增生,易误诊为鳞癌。肿瘤细胞聚积成索状或巢状,由纤维组织分隔,细胞圆形、椭圆形或多角形,胞体较大,胞质丰富,内含粗大的粉红色颗粒,PAS 染色(+),S-100 染色(+),胞核较小,圆形,居中或偏位(图 3-304)。电镜下观察可见细胞内大量第二溶酶体和少量内质网。当细胞异型性比较明显,核分裂较多,明显浸润生长,生长较快,有出血坏死而无明显腺管结构时,可诊断为恶性颗粒细胞瘤。腺泡细胞癌和嗜酸性细胞瘤与颗粒细胞瘤的表现类似,但前者角蛋白(cytokeratin)染色(+),后者胞质中的颗粒由大量线粒体组成。

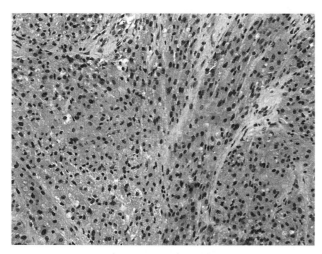

图 3-304　颗粒细胞瘤
病理切片(HE×200)

【治疗】本病的治疗如同其他良性肿瘤,需局部切除,切除完全可不复发。若术后复发或转移,提示恶性。其恶性程度高,9/10 的病例有血行转移,可转移至全身各脏器,以肺、脑及肝常见,转移至淋巴结者也较普遍。化疗和放疗对恶性颗粒细胞瘤的作用和效果目前尚不确切。放疗对恶性型可能缓解病情。恶性型复发应考虑行眶内容摘除术。

七、腺泡状软组织肉瘤

腺泡状软组织肉瘤(alveolar soft part sarcoma)一种组织来源不明且少见的恶性软组织肿瘤。该病主要见于青少年和青壮年,女多于男,约为 3∶1,发病高峰为 20～30 岁,儿童期发病仅次于白血病、脑肿瘤和淋巴瘤,居第 4 位。多发生于四肢深部肌肉内,特别是下肢,发生于眼眶者较为罕见。据倪倬等报道 1422 例中仅有 1 例,占 0.07%。宋国祥等报道 2449 例中有 4 例,占 0.16%。Henderson(1994 年)报道眶肿瘤 1376 例中

无 1 例。但近年似有增加的趋势,临床上并不少见。

【临床表现】多数患者以眼球突出和移位为主要症状,影像学检查可见眼眶内占位性病变,有助于诊断:超声探查见不均质低回声肿块,瘤内可出现坏死液化区,后部回声一般不衰减;彩色多普勒显示瘤块周边及内部呈高速高阻动脉样血流信号;CT 表现为软组织肿块影,增强后呈明显不均匀强化;MRI 表现为 T_1WI 等或略高信号、T_2WI 高信号占位,肿瘤内外可见血管流空信号,增强后呈明显不均匀强化(图 3-305)。

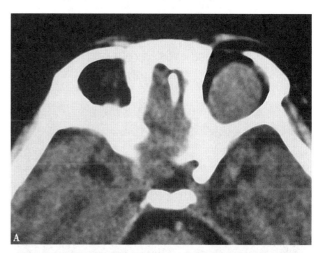
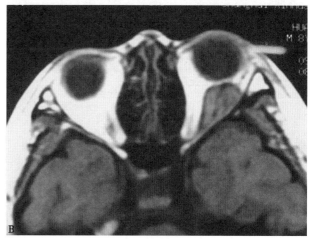

图 3-305　腺泡状软组织肉瘤(左)
A. CT 显示眶顶类圆形占位　B. MRI T_1WI 肿瘤为中等信号

【病理】最终诊断主要依据病理检查,手术时可见圆或分叶状灰红色肿物,部分有包膜,且往往与周围组织粘连(图 3-306)。镜下肿瘤由嗜伊红色的大多边形上皮样细胞组成,呈特征性的器官样或腺泡状排列,腺泡之间为衬覆单层扁平内皮细胞的裂隙状或血窦样毛细血管网。多数情况下胞质内有 PAS 染色阳性的结晶,胞核圆或椭圆形,核仁明显,核分裂少见(图 3-307)。电镜观察,瘤细胞圆形或多边形,细胞间有桥粒。该瘤组织学来源尚不清楚,免疫组化染色主要表现为与

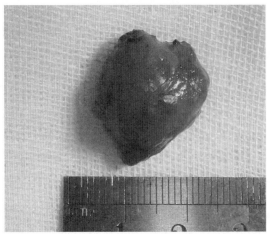

图 3-306　腺泡状软组织肉瘤
完整摘除的瘤体

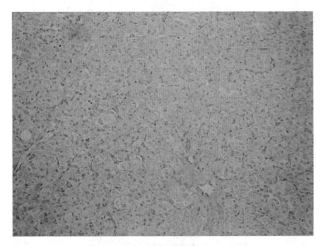

图 3-307　腺泡状软组织肉瘤
病理切片（HE×200）

横纹肌有关的抗原阳性，如肌动蛋白、波形蛋白，提示可能与横纹肌细胞有关。分子生物学研究提示腺泡状软组织肉瘤中存在染色体 17q25 和 Xp11.2 间的不平衡易位，继而引起一种新的融合蛋白产生，可能与肿瘤的发生有关。

【治疗】　肿瘤生长较为缓慢，但远处转移较为常见，肺是其最常见的转移部位。治疗以手术切除为主，因瘤内含血管较丰富，术中易出血。但术中仔细剥离，多能完整摘除。若局部复发，可行眶内容摘除术。术后可辅助化疗，控制局部复发和远处转移，但疗效不确切。辅助放疗可以在一定程度上降低局部复发的风险。

（钱　江　宋国祥）

主要参考文献

1. 李凤鸣. 眼科全书. 北京：人民卫生出版社，1999：1184-1201.

2. 何彦津，宋国祥，丁莹. 3476 例眼眶占位性病变的组织病理学分类. 中华眼科杂志，2002，38（7）：396-398.

3. 倪倬，马小葵，郭秉宽. 1422 例眼内肿瘤的病理分类. 中华眼科杂志，1991，27：71.

4. Shapey J，Danesh-Meyer HV，Kaye AH. Diagnosis and management of optic nerve glioma. J Clin Neurosci，2011，18（12）：1585-1591.

5. Dutton JJ. Gliomas of the anterior visual pathway. Surv Ophthalmol，1994，38：427-452.

6. Liang CJ，Lu K，Liliang PC，et al. Gamma Knife surgery for optic glioma. J Neurosurg，2010，113：44-47.

7. Shields JA，Shields CL，Scartozzi R. Survey of 1264 patients with orbital tumors and simulating lesions. Ophthalmology，2004，111：997-1008.

8. Saeed P，Rootman J，Nugent RA，et al. Optic nerve sheath meningiomas. Ophthalmology，2003，110：2019-2030.

9. Turbin RE，Thompson CR，Kennerdell JS，et al. A long-term visual outcome comparison in patients with optic nerve sheath meningioma managed with observation，surgery，radiotherapy，or surgery and radiotherapy. Ophthalmology，2002，109：890-899.

10. Neil R. Miller. New Concepts in the Diagnosis and Management of Optic Nerve Sheath Meningioma. J Neuro-Ophthalmol，2006，26：200-208.

11. Andrews DW，Faroozan R，Yang BP，et al. Fractionated stereotactic radiotherapy for the treatment of optic nerve sheath meningiomas：preliminary observations of 33 optic nerves in 30 patients with historical comparison to observation with or without prior surgery. Neurosurgery，2002，51：890-902.

12. Gunduz K，Shields CL，Gunalp I，et al. Orbital schwannoma：correlation of magnetic resonance imaging and pathologic-cfindings. Graefes Arch Clin Exp Ophthalmol，2003，241：593-597.

13. Schick U，Bleyen J，HasslerW. Treatment of orbital schwannomas and neurofibromas. Br J Neurosurg，2003，17：541-545.

14. 范先群，林明，李瑾，等. 眼眶神经纤维瘤的手术切除和即期整复. 中华眼科杂志，2007，12：3264-3267.

15. Sharma M. C.，Epari S.，Gaikwad S.，et al. Orbital paraganglioma：report of a rare case. Can J Ophthalmol，2005，40（5）：640-644.

16. Sterker，I Hagert-Winkler A；Gradistanac T，et al. Granular cell tumor of the orbit. Ophthalmologe，2007，104（9）：803-805.

17. Ayres，B，Miller NR；Eberhart CG et al. Ultrasound features of orbital granular cell tumor. Ophthal Plast Reconstr Surg，2009，25（4）：320-322.

18. Rose AM，Kabiru J，Rose GE. Alveolar soft-part sarcoma of the orbit. Afr J Paediatr Surg，2011，8（1）：82-84.

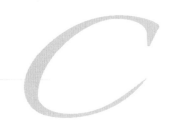

第八章
淋巴造血系统肿瘤和组织细胞病

第一节 眼眶恶性淋巴瘤

一、眼眶恶性淋巴瘤分类

淋巴瘤的分类很多,主要是为结内淋巴瘤及 Hodgkin 淋巴瘤制订的,不完全适用于结外淋巴瘤及非 Hodgkin 淋巴瘤,眼眶淋巴瘤属结外淋巴瘤及非 Hodgkin 淋巴瘤,结内和结外淋巴瘤的形态学差异较大,淋巴瘤的诊断与分类是一个很复杂的领域。在过去的 20 年中,它逐渐由最初的单纯形态学诊断,发展到今天形态学、免疫学、分子生物学相结合的综合诊断。多年来眼眶淋巴瘤的分类基本沿袭于欧美修订淋巴瘤(REAL)分类和世界卫生组织(WHO 2001)的分类草案。近年来由于免疫组织化学的进展,淋巴瘤的诊断主要依靠免疫组织化学,由于分子生物学技术的飞速发展,现将绝大多数眼眶淋巴病变分为克隆性或非克隆性病变。人们对眼眶淋巴增生性病变的病理认识更深刻,因而产生新的分类。四川大学华西医院病理科和眼科结合临床特点和免疫组织化学和分子生物学的结果,将 1985 年 1 月至 2010 年 12 月住院手术患者诊断为眼眶恶性淋巴瘤的病理标本(不包括眼睑及结膜)共 133 例,所有标本均经过 10% 甲醛固定,石蜡包埋。HE 染色,光学显微镜观察。在此基础上再做免疫组织化学染色,采用 S-P 法,选用抗体是 CD20,CD45RO,Bcl-2,Bcl-6,CD10,CyclinD1,Kappa,Lambda,CD3ε,CD5,CD23,CD8,CD56,CD79a,TIA-1,GrB,PF16,56C6,PC。部分标本再采用 PCR 法 IgH 进行基因重排,T 细胞受体基因重排。EB 病毒的 mRNA 检查。参考以前的分类,查阅资料,再将 133 例淋巴瘤病例进行重新分类,仅供参考:

1. B 细胞淋巴瘤 ①眼眶小细胞淋巴瘤;最常见有黏膜相关淋巴样组织淋巴瘤(CD20+,Kappa+/Lambda+),其次是套细胞淋巴瘤(CD20+,cyclinD1+,Bcl-2+),滤泡型淋巴瘤(CD10,Bcl-2,Bcl-6,),淋巴浆细胞性淋巴瘤(CD20+,PC+),慢性淋巴细胞白血病(CD23)。②中等细胞淋巴瘤:阳性抗原的抗体(CD20,Bcl-6,CD10)弥漫性大 B 细胞淋巴瘤最常见,Burkitts 淋巴瘤(CD20+,Bcl-6+,CD10+),套细胞淋巴瘤胚芽变种。③大细胞淋巴瘤:弥漫性大 B 细胞淋巴瘤(如 T 细胞和组织细胞丰富),成浆细胞淋巴瘤,套细胞淋巴瘤多形性变种,弥漫性大 B 细胞淋巴瘤伴炎性反应等。

2. T 细胞淋巴瘤 阳性抗原的抗体(CD2,CD3,CD5,CD7,CD56):①NK/T 细胞淋巴瘤(鼻型)最常见;②成人 T 细胞白血病 / 淋巴瘤;③细胞毒性 T 细胞淋巴瘤,(CD3ε+,CD45RO +,GrB +);④周围 T 细胞淋巴瘤(CD45RO +)。我们将临床上见得较多的眼眶恶性淋巴瘤分别阐述如下。

二、眼眶常见恶性淋巴瘤

根据 WHO 分类,现有的研究和我们的资料表明,在眼眶 B 细胞淋巴瘤中,黏膜相关淋巴样组织淋巴瘤(MALT)、滤泡性淋巴瘤(FL)、弥散性大 B 细胞淋巴瘤(DLBL)是三种最常见的类型;在眼眶 T 细胞淋巴瘤中,眼眶 NK/T 细胞淋巴瘤是最多见的。

1. 黏膜相关淋巴样组织淋巴瘤(lymphoma of mucosa associated lymphoid tissue,MALT)

【概述】 常称 MALT 淋巴瘤,由小 B 淋巴细胞组成的低度恶性肿瘤,在 Real 分类和 WHO 分类草案中将 MALT 淋巴瘤称为结外边缘带 B 细胞性淋巴瘤(extranodal marginal zone B cell lymphoma WHO classification),占 85%～90%,在 WHO 分类中属惰性,在眼眶局部生长,对眶骨不造成破坏,一般不发生转移,眼眶局部放射治疗效果好,预后好。

【组织病理】 肿瘤细胞分化好或中等分化的淋巴瘤由较单一、小的淋巴细胞组成,并呈漫散性分布,其核圆、染色深,胞质少、染色淡,密集成片分布,肿瘤基质成分少(图 3-308A)。少数病例在成片的淋巴细胞中可见少数淋巴滤泡,但淋巴滤泡不规则,有瘤细胞向淋巴滤泡中心侵入的现象。个别细胞可见核内包涵体（Dutcher 小体）和淋巴上皮病损。透射电镜检查，小淋巴细胞质内有短节段粗面内质网，散在线粒体和多数核糖体。中等分化的瘤细胞核较大，不规则，伴核膜皱褶伸向核中心，染色质较分散，核仁较大。

【免疫组化】 CD20，79a 瘤细胞染色阳性，表示瘤细胞来源于 B 细胞（图 3-308B）。Kappa（K）（图 3-308C）和 Lambda（λ）其中之一染色阳性，K 比 λ 表达更普通。多聚酶链（PCR）检查，免疫球蛋白重链为单克隆性重排（图 3-308D）。

【临床表现】 肿瘤一般发生在单眼，也可累及双眼，发病年龄多在 50 岁以上，病变通常隐匿发作，无明显炎症征象，患者常有中等程度的眼球突出，眼球轻度活动受限，可发生复视和视力下降，肿块多位于眼眶鼻上方，肿块靠前时可在眶缘扪及质中等硬度的肿块。病变累及眼睑形成肿块，引起睑裂变窄，累及结膜常产生局部蛙肉肿块（图 3-309A），CT 检查显示眶骨、眼球、视神经和筋隔膜对肿瘤形态产生影响，使肿瘤边缘呈线状或成角构型，若肿瘤位于眶脂肪内，肿块边缘不规则或呈锯齿状（图 3-309B）。MRI 扫描能更好地显示眶内淋巴瘤软组织肿块，一般情况下

T_1WI 肿块为中低信号（图 3-309C），T_2WI 为中高信号（图 3-309D）。

【诊断及鉴别诊断】 黏膜相关淋巴样组织淋巴瘤临床表现为眼睑肿胀、一般无充血，部分病例结膜下见鱼肉样的肿块，眼球前突、移位，病变发展较慢。CT、MRI 检查揭示肿块边界欠清楚、形状不规则。临床很难将黏膜相关淋巴样组织淋巴瘤、淋巴反应性增生和滤泡性淋巴瘤着出鉴别诊断，这三种肿瘤临床表现基本相似，诊断和鉴别诊断主要靠组织病理学、免疫组化和免疫球蛋白重链基因重排。

（1）组织病理学鉴别要点：黏膜相关淋巴样组织淋巴瘤细胞由较单一、小的淋巴细胞组成，核圆、染色深，胞质少、染色淡，密集分散分布，间质成分少。淋巴反应性增生纯粹是小 B、T 淋巴细胞增生在眼眶内形成肿块，除淋巴细胞外，可能还有少许浆细胞和组织细胞，但没有混杂有其他炎性细胞；在弥散成熟小淋巴细胞背景上，其中可见典型和不典型淋巴滤泡，发生中心的淋巴细胞染色淡，有异型性，可见核分裂。滤泡间有较多的间质成分较多。滤泡性淋巴瘤，其病变内常有较多的淋巴滤泡出现，但滤泡不典型的，即

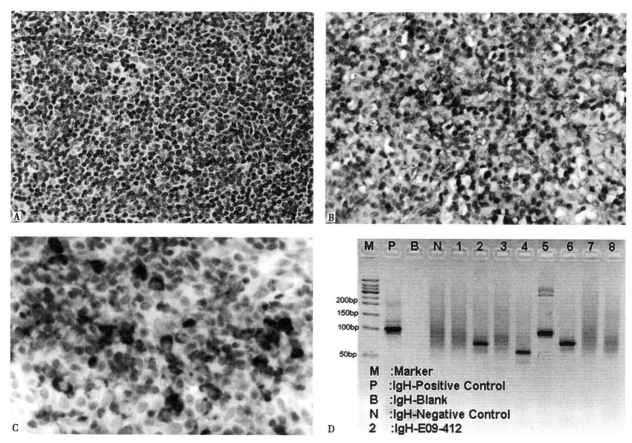

图 3-308 黏膜相关淋巴样组织淋巴瘤
瘤细胞小、单一，间质成分少（A）HE×200；CD20 表达阳性（B）IHC×300，K 表达阳性（C）IHC×400；PCR 检测免疫球蛋白重链基因单克隆重排（D）

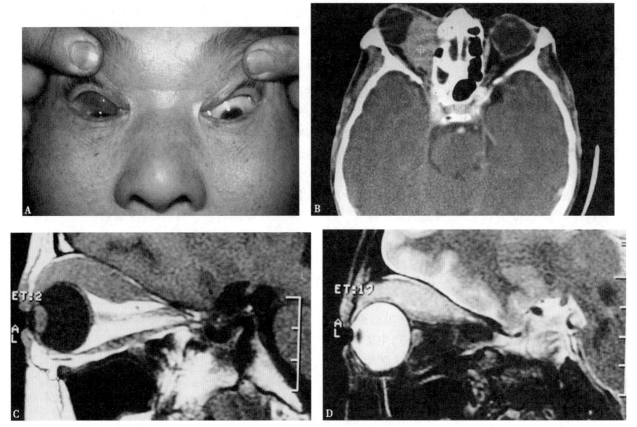

图 3-309 黏膜相关淋巴样组织淋巴瘤

右眼内上方结膜下有粉红色、隆起的肿块,此征提示恶性淋巴瘤(A);CT 示右眼鼻上方有密度均匀的肿块,压迫眼球,使内侧巩膜壁变直(B);MRI 扫描见上方结膜下肿块与上直肌和提上睑肌相连,T_1WI 肿块为中低信号(C),T_2WI 为中高信号(D)

外套和发生中心分界不明显,滤泡发生中心多数由有裂滤泡中心细胞组成,该细胞小或中等大小。

(2)瘤免疫组化:黏膜相关淋巴样组织淋巴瘤和滤泡性淋巴瘤 B 细胞阳性表达;淋巴反应性增生 T、B 细胞阳性表达。

(3)分子生物学检查:黏膜相关淋巴样组织淋巴瘤和滤泡性淋巴瘤,免疫球蛋白重链基因为单克隆重排(PCR 法),淋巴反应性增生免疫球蛋白重链基因为多克隆重排。

【治疗】 手术切除为主,在不损伤眼功能的情况下尽可能将肿瘤摘除,如果有把握将肿瘤彻底切除,术后可随访观察,不做局部放射治疗;但一般肿瘤和周围组织有粘连,手术不易完全切除,即留下瘤组织在眶内,尽管该瘤是低度恶性,不会发生转移,但是还是应该做局部放射治疗,防止肿瘤复发。

2. 滤泡性淋巴瘤(follicular lymphoma)

【概述】 滤泡性淋巴瘤又称中心母细胞 / 中心细胞 / 套细胞 / 结节型淋巴瘤,是一种重复了正常次级滤泡结构和细胞特点的 B 细胞性淋巴瘤,预后较好,5 年存活率超过 70%。需和反应性淋巴增生相鉴别。

【组织病理学】 病变内常有较多的淋巴滤泡出现,但滤泡不典型的,即外套和发生中心分界不明显。滤泡发生中心多数由有裂滤泡中心细胞组成,该细胞小或中等大小,核有裂呈多角形或长条形,胞质少、染色淡(图 3-310B)。另外一种较少的淋巴滤泡出现为无裂滤泡中心母细胞,细胞较大,核呈原形或椭圆形,核内染色质少,空泡状,胞质少、染色淡。小的有裂细胞和大的无裂细胞组成混合型。滤泡间由成熟淋巴细胞组成。大多数病例细胞形态变化不大,未见核分裂,内皮细胞增生不明显,预后较好。

【免疫组化学】 免疫组化检查对恶性淋巴瘤的诊断和鉴别诊断有很大帮助,大多数眼眶恶性淋巴瘤全 B 细胞 CD20、CD79a 染色阳性(图 3-310C),Kappa(K)和 Lambda(λ)其中之一染色阳性,K 比 λ 表达更普通,关键是 Bcl-6 表达阳性(图 3-310D),部分瘤细胞 KI-67 染色阳性。多聚酶链(PCR)检查,免疫球蛋白重链为单克隆性重排。良性反应性淋巴细胞增生 CD3 和 CD20 染色均为阳性,Bcl-2 滤泡中心表达阴性,K、λ 均表达,PCR 为多克隆重排。

【临床表现】 滤泡性淋巴瘤的临床表现与黏膜相

关淋巴样组织淋巴瘤相似，发病隐匿，眼部也无炎症反应的征象，病变在眼眶内形成肿块造成眼球前突和一定程度的异位。CT、MRI检查发现眼眶内不规则肿块，边界欠清楚（图3-310A）。

【诊断和鉴别诊断】 临床表现和影像学检查基本上与黏膜相关淋巴样组织淋巴瘤和反应性淋巴增生相似，很难与上述淋巴病变相鉴别，诊断和鉴别诊断靠组织病理学、免疫组化检查和免疫球蛋白重链基因重排。

【治疗】 治疗方法同黏膜相关淋巴样组织淋巴瘤。

3. 弥漫性大B细胞性淋巴瘤（diffuse 1arge B cell lymphoma）

【概述】 弥漫性大B细胞淋巴瘤也称网织细胞肉瘤（reticulum cell sarcoma）或组织细胞淋巴瘤（histiocytic lymphoma），组织学上它是一种含有恶性大淋巴细胞的全身性肿瘤。少数病例肿瘤可累及眼眶软组织。应用免疫组织化学技术对其表面标记物的研究证实，大细胞淋巴瘤主要是B淋巴细胞增生，在淋巴结内可见转化的大淋巴细胞，少数病例可以是T细胞淋巴瘤，更少见的还有组织细胞淋巴瘤。

弥漫性大细胞淋巴瘤在眼眶肿瘤中比较少见，笔者统计2449例眼眶肿瘤，大细胞淋巴瘤共4例，约占眼眶肿瘤的0.2%，占淋巴造血系统肿瘤的4.1%。原发局限在眼眶弥散性大B细胞淋巴瘤占57%，预后稍好些，43%病例除眼眶病变外全身还受累，其预后很不好。

【组织病理】 病理特点为细胞大，有一定的异性性，核染色深，核仁明显，可见核分裂，细胞质丰富；常由大裂细胞、大无裂细胞和大免疫母细胞混合组织，其中一种细胞为主（图3-311C）。

【免疫组化】 CD20（图3-311D），CD79a，mum1，BCL-6染色阳性，Ki-67染色可高达80%。免疫球蛋白重链为单克隆性重排。

【临床表现】 约有半数患者有全身性淋巴瘤的病史，另一半患者眼眶受累为全身淋巴瘤的首发症状，而全身症状多在6个月之内出现。眼部表现有眼睑肿胀、眼球突出和眼眶区不适感（图3-311A）。大多数病例为单侧发病，偶见于双侧。病变可发生于眼眶的任

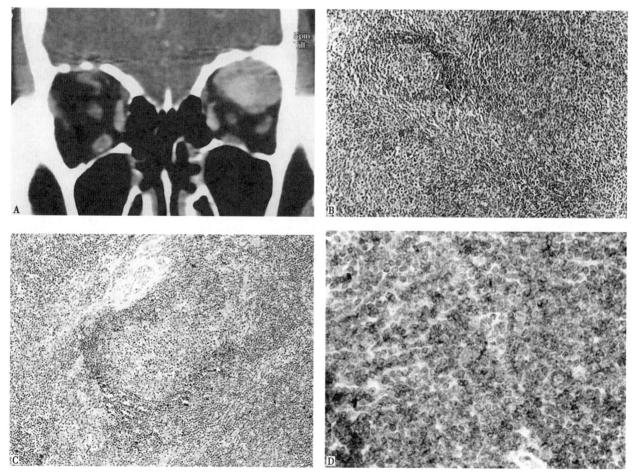

图3-310 滤泡性淋巴瘤

CT冠状位扫描示左眼眶内有边界欠清楚、密度较均匀的肿块（A）；淋巴细胞弥散，滤泡不典型、间质少（B）HE×200；滤泡及其间淋巴细胞BCL-2染色阳性（C），CD20染色阳性（D）IHC×300

何部位,如位于眼眶颞上方,临床上类似于原发性泪腺上皮性肿瘤大细胞淋巴瘤,还有侵犯中枢神经系统的倾向,因此可出现眼部症状和体征,如视野缺失,眼球运动障碍和视乳头水肿等。

大细胞淋巴瘤的影像学特征与其他淋巴瘤大致相同,CT 和 MRI 均可显示眶内弥漫性或形状不规则的占位病变,边界清楚(图 3-311B),可有骨破坏,尤其是肿瘤位于泪腺窝时,骨破坏更为明显,此时易与泪腺恶性肿瘤相混淆。文献曾报道一例根据临床表现和影像学特征诊断为泪腺恶性上皮性肿瘤,手术切除后经常规病理组织学和电镜证实为大细胞淋巴瘤。四川大学华西医院眼科收集 8 例经病理证实有弥散性大 B 细胞淋巴瘤,其共同点是多见于老年人,起病急,发展快,病情重,表现为结膜充血水肿,眼睑肿胀,眼球突出,移位运动受限,视力严重受损,预后不好。儿童患者在做出眼眶大细胞淋巴瘤诊断前应考虑白血病(特别是粒细胞性肉瘤)。影像学检查揭示眼眶内肿瘤曾弥漫性生长,肿块边界不清,密度不均,少部病例有眶内骨质破坏。

【诊断及鉴别诊断】 弥漫性大 B 细胞淋巴瘤患者发病快,眼眶病情表现重,对眼的功能影响大,影像学检查显示肿块不规则,有时可见眶骨破坏,这时要想到大 B 细胞淋巴瘤,但不能肯定,诊断及鉴别诊断需手术后病例标本做组织病理检查、免疫组化和基因重排后才能定论。

【治疗与预后】 在不损伤眼眶重要结构时尽可能将肿块切除,因肿瘤呈浸润性生长,不可能将肿瘤完全切除,活检证实诊断后,应对眼眶局部进行放射治疗,若伴有全身淋巴瘤应进行化学治疗。该肿瘤多发生于老年人,常为单侧眼眶受累,总的预后不好,骨髓受累死亡率更高。

4. 眼眶 NK/T 细胞淋巴瘤

【概述】 眼眶 NK/T 细胞淋巴瘤(NK/T cell lymphoma of the orbit),罕见的眼眶恶性肿瘤,过去又名血管中心性 T 细胞淋巴瘤,以往称为中线恶性网状细胞增多症、中线坏死性肉芽肿。WHO 分类草案将其命名为 NK/T 细胞淋巴瘤,放弃其他名称。常侵犯内眦皮肤、鼻腔,又名鼻、眼眶 NK/T 细胞淋巴瘤。

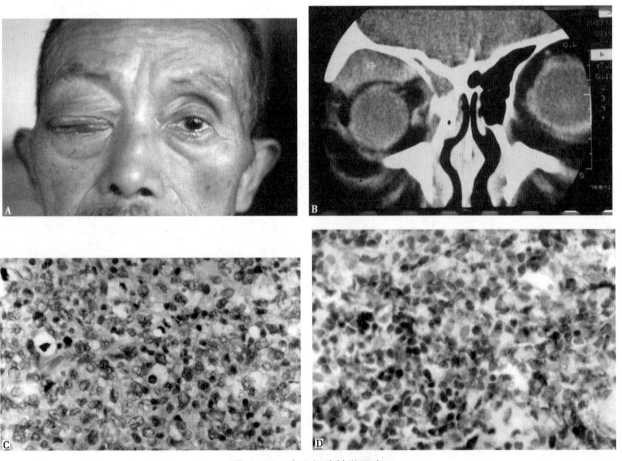

图 3-311 大 B 细胞性淋巴瘤

患者右眼睑肿胀,上睑下垂,眼球突出图(A);CT 示右眼眶上方有边界较清楚、密度不均匀的肿块(B);瘤细胞较大,异型性明显,核分裂多(C)HE×400;CD20 染色阳性 IHC(D)×400

【组织病理】　肿瘤细胞多呈圆形，胞质较少，胞质染色淡或透明，核染色质致密或呈泡状，核异型性大，核分裂多见（图 3-312C）。肿瘤细胞侵犯、破坏血管，使管壁增厚、管腔狭窄或闭塞，肿瘤中出现大量凝固性坏死。

【免疫组化】　CD3、CD45RO、CD57 和 KI-67 免疫组织化学染色阳性（图 3-312D）。两例病例的 T 细胞受体基因重排呈阴性表达。而 EB 病毒的 mRNA 检查呈阳性。

【临床表现】　笔者单位共收集 9 例眼眶 NK/T 细胞淋巴瘤，病变多靠近中线即鼻侧，先是内眦皮肤受累红肿，继而累及内侧上下睑，出现皮肤糜烂和洞腔形成（图 3-312A）。病变侵犯眼眶，形成肿块，致使患者眼球突出、活动受限或固定，病变累及视神经，患者视力下降或失明。部分患者伴有纵隔及腹腔淋巴结增大，发热不退的，恶病质形成。眼眶 CT 检查见眼眶内侧有边界欠清、密度不均的肿块（图 3-312B）。该病总

的特点是发病急，进展快，破坏性大，预后差。最后确诊需借助于组织病理学、免疫组织化学或分子生物学检查。

【诊断及鉴别诊断】　眼眶 NK/T 细胞淋巴瘤发病急，进展快，破坏性大；病变靠近中线即鼻侧，先是内眦皮肤受累红肿，继而累及内侧上下睑，眼眶内侧有不规则肿块，若患者伴有纵隔及腹腔淋巴结增大，应高度怀疑眼眶 NK/T 细胞淋巴瘤，最后诊断靠组织病理检查、免疫组化和基因重排。

【治疗与预后】　怀疑眼眶淋巴瘤的病例，在不损伤眼眶重要结构的情况下，尽量切除肿块，活检证实是淋巴瘤，再根据恶性程度，决定放射剂量。恶性程度较低的眼眶淋巴瘤对放射治疗敏感，总的放射治疗剂量为 30Gy，该剂量能控制大约 95% 眼眶淋巴瘤。恶性程度较高的眼眶淋巴瘤，可适当加大放射剂量如 40Gy，恶性程度很高的病例最好再加上全身化学治疗。治疗结束后作眼眶 CT 复查，以后半年复查一次。若眼眶

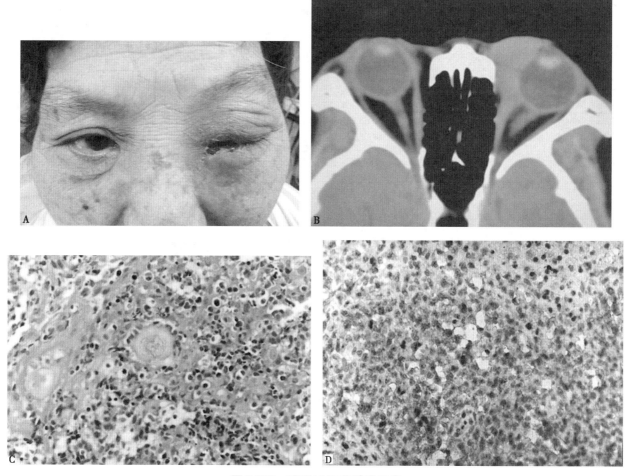

图 3-312　眼眶 NK/T 细胞淋巴瘤

患者左眼上下睑明显红肿，下睑内眦开始发生坏死（A）；CT 轴位示左眼眶内侧不规则肿瘤，呈"塑造型"（B）；瘤细胞核异型性大，核分裂多见，胞质染色淡或透明，血管受侵害阻塞（C），HE×400；CD57 染色阳性（D），IHC×400

淋巴瘤同时有全身淋巴瘤,除眼眶手术切除放射治疗外,还应作全身化学治疗,总的来说,预后不好。较大剂量的放射治疗最常见的并发症是白内障,其次是放射性视网膜病变。

第二节　眼眶白血病

病变主要发生在骨髓,在造血的过程中,非成熟的白细胞过度增殖成为瘤细胞,按细胞的类型分为粒细胞、淋巴细胞和单核细胞。按病程的长短又分为急性和慢性白血病。进入血流的瘤细胞累及多器官和软组织,包括眼眶。发生在淋巴结的全身淋巴瘤,可能侵犯骨髓和结外软组织、内脏和眼眶最后变为白血病。少数淋巴瘤,如 Waldenstrom 巨球蛋白血症似乎开始就发生在骨髓和淋巴结。小儿急性粒细胞性白血病,淋巴细胞性白血病和成人的慢性淋巴细胞白血病都可侵犯眼眶,但粒细胞性白血病累及眼眶最常见。死后尸解眼组织病理学检查发现,80% 的病例眼组织有白血病细胞,但引起眼球突出的病例少,可能是化学制剂抑制软组织病变,特别是眼眶的血管透明孔,允许化学治疗药物进入血管外间隙。这样消除白血病细胞沉积在眼眶所引起的一些临床症状和体征。

一、儿童眼眶急性粒细胞白血病

【概述】　儿童眼眶急性粒细胞白血病(acute granulocytic leukemia of children in the orbit)是一种儿童时期最常见的造血系统的恶性肿瘤,严重地威胁着小儿健康和生命。急性粒细胞白血病比其他类型的白血病更易侵犯眼眶,特点是发病急,进展快,引起眼组织严重破坏,视功能严重受损,治疗相对困难。

【组织病理学】　部分区域瘤细胞密集,较小、形态不规则;也有部分区域可见较大的退行性变的瘤细胞,细胞胞质丰富,有的空泡状,具有早期髓细胞分化的特点,细胞质内有溶酶体和酯酶(图 3-313A)。

【免疫组织化学】　检查见 CD3(−),CD20(−),TdT(−),CD43,CD45,MPO(++),KI67(40%)(图 3-313B)。

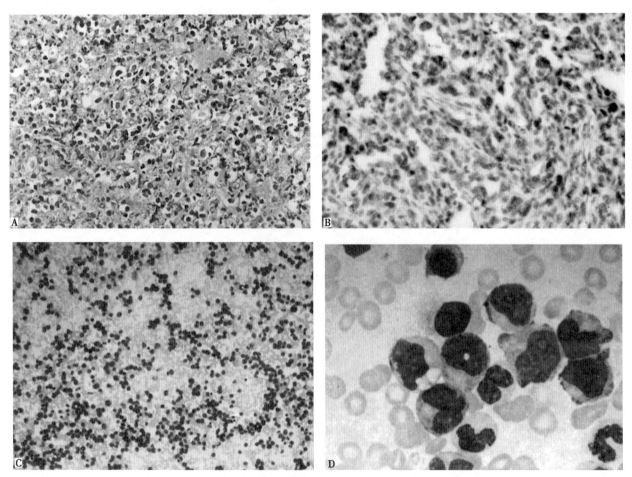

图 3-313　儿童眼眶急性粒细胞白血病
瘤细胞有一定的异型性,胞质较多、红染,有空泡存在(A),HE×400;免疫组织化学 MPO 染色阳性(B),IHC×400;骨髓穿刺涂片有核细胞异常,增生活跃(D)

【骨髓穿刺涂片】 外周血检查早期无明显异常，中晚期出现大量异常粒细胞。骨髓穿刺涂片见有核细胞增生活跃，原始单核细胞形态异常，胞核不规则，胞质淡蓝色（图3-313C）。

【临床表现】 儿童眼眶急性粒细胞白血病临床表现多样，有的病例已发现白血病后再累及眼眶，有些患者眼眶受累到眼科就诊再发现白血病，或当时未发现，以后追踪观察才发现白血病。约90%的患者单

侧眼眶受累，10%的患者累及双眼眶。急性粒细胞性白血病细胞直接浸润眼眶骨和软组织，因肿瘤内有骨髓过氧化物酶，肉眼见肿瘤呈淡绿色，故称为绿色瘤（chloroma），有作者又称它为粒细胞肉瘤（granulocyte sarcoma）。该病75%左右的患者为10岁以下的儿童，发病急、发展快，眼睑肿胀、出血、青紫。球结膜水肿、出血，严重者突出于睑裂外（图3-314A）。瘤细胞浸润眼外肌，引起眼球活动受限或固定。眶内软组织受侵

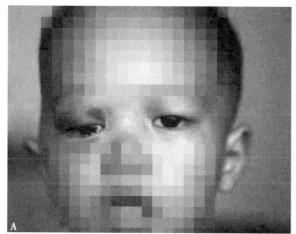
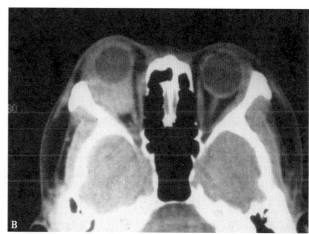
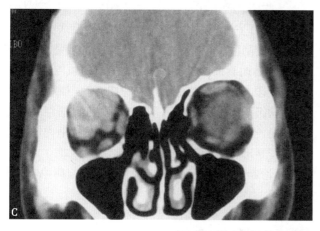
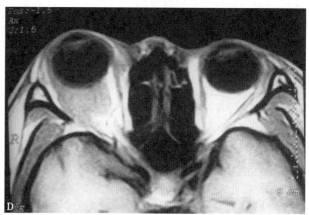
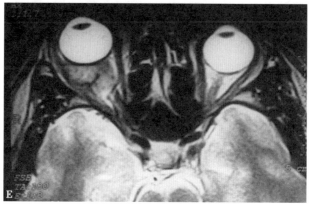

图3-314 儿童眼眶急性粒细胞白血病

患儿3岁，右上睑肿胀、青紫，右眼球突出（A）；眼眶CT轴位（B）和冠状位（C）显示右眼眶内外上方不规则肿块；眼眶MRI T₁WI（D）T₂WI（E）肿块为中等信号

犯,眼球明显前突。瘤细胞浸润视神经,视力下降或失明。瘤细胞侵犯破坏眶骨,形成肿块,颞骨侧眶骨常受破坏,除眼球突出外,还在颞窝形成肿块。因粒细胞浸润眼睑和面部,引起肿胀绷紧呈青黄色,成为绿色瘤特殊的面部体征,称"青蛙样"面容。部分患者出现低热、出血、精神不振。全身检查肝脏、脾脏和淋巴结增大,身体其他部分出现肿块。

眼眶 CT 检查:轴位和水平扫描能发现眶内形状不规则的软组织肿块影,边界较清楚,密度不均质,眶内任何组织均可受累,泪腺和眼外肌受侵犯长大,眶骨可受侵蚀破坏,眼眶扩大(图 3-314B、C)。肿瘤沿眼球和眼眶壁塑形性生长,与眼球呈"铸造样"外观。肿瘤呈侵袭性生长,可以直接蔓延至颅内、鼻窦和颞窝。眼眶 MRI 检查:MRI 检查可以得到更加丰富的诊断信息,在 T_1WI 中肿瘤呈低信号,T_2WI 肿瘤呈中等信号强度(图 3-314D、E)。注射强化剂后,MRI 对于显示肿瘤颅内蔓延具有优势。

【治疗】 白血病主要采用化学治疗和骨髓移植为主,儿童眼眶急性粒细胞白血病对局部放射治疗甚为敏感,但无助于全身白血病的治疗。若全身白血病得到有效控制,可减少瘤细胞侵犯,眼眶病变自然会好转,诊断后一般转小儿肿瘤科治疗。

【诊断及鉴别诊断】 儿童时期发病急、发展快,眼睑、结膜肿胀,出血和青紫病变对眼功能损伤大,此时应考虑儿童眼眶急性粒细胞白血病。如有手术病理标本应做组织病理学、免疫组织化学检查,但主要靠骨髓穿刺涂片诊断。

几种多发生于儿童时期的眼眶恶性肿瘤,从发病、临床表现等方面均与绿色瘤相似,而治疗方法不相同,应加以鉴别。

1. 横纹肌肉瘤 横纹肌肉瘤是儿童时期眼眶最常见的恶性肿瘤,其特点是发病急、进展快,肿瘤部分坏死,引起眼眶炎症,类似眼眶蜂窝织炎。但横纹肌肉瘤多单侧发病,眼睑肿胀或青紫,眼球明显突出,有时在眶缘处可打及肿块。X 射线和 CT 检查见眶内软组织密度增高影,眼眶可能扩大,部分病例可有眶骨破坏。超声检查肿块内回声较低或无回声,探头压迫眼球时,肿块形状变化不大。MRI 检查,肿瘤在 T_1WI 上显示为中信号,T_2WI 上为高信号。

2. 神经母细胞瘤 多双侧发病,腹部超声检查可发现原发病灶。X 射线和 CT 检查可能见到眶骨破坏。眼眶 MRI 检查,肿瘤 T_1WI 呈中信号强度,T_2WI 呈高信号强度。

3. 炎性假瘤 多为单侧发病,少数患者双侧发病,急性期,眼睑红肿,眼球突出、活动受限。CT 检查绝大多数患者眼外肌增大,无眶骨质破坏。

4. 转移癌 多发生于老年人,发病急、进展快,有原发病灶。CT 检查见眶内软组织肿块影和可能眶骨破坏。MRI 检查,肿瘤在 T_1WI 呈中信号,T_2WI 呈高信号。

二、成人眼眶慢性淋巴细胞白血病

【概述】 慢性淋巴细胞白血病(chronic lymphocytic leukemia, CLL)主要发生在成人,特别是老年人中,根据组织病理学和免疫组织化学病损主要是 B 细胞浸润骨髓,随后瘤细胞累及全身淋巴结、脾脏,肝脏。瘤细胞侵犯眼眶软组织,形成肿块的非常少见。

【组织病理学】 病变内肿瘤细胞由较单一、小的淋巴细胞组成,并呈漫散性分布,其核圆、染色深,胞质少、染色淡,密集成片分布,肿瘤基质成分少,与黏膜相关淋巴样组织淋巴瘤组织病理改变基本相似。

【免疫组化】 CD20,79a 瘤细胞染色阳性,表示瘤细胞来源于 B 细胞。Kappa(K)和 Lambda(λ)其中之一染色阳性,K 比 λ 表达更普通,CD43(T 淋、慢 B 淋)表达阳性,CD23(慢淋)表达阳性。多聚酶链(PCR)检查,IgH 基因重链检测出克隆重排条带。

【临床表现】 眼眶慢性淋巴细胞白血病一般发生在 50～80 岁的人群中,单眼发病,双眼发病少见。一般发病较隐匿,病程较长,眼部无明显的炎症表现,部分病例早期瘤细胞侵犯眼外肌,使眼外肌增大,眼球活动受限,甚至产生复视。中晚期病例,瘤细胞侵犯眼眶软组织,并形成肿块,使眼球前突,若瘤细胞侵犯视神经,会导致视力下降。CT、MRI 检查眶内肿块边界前清楚形状不规则,眶骨质一般无破坏、增生。

【诊断】 该病发生在中老年人,眼部病隐匿,病程较长,伴全身淋巴结长大,可能是淋巴瘤,诊断靠骨髓穿刺细胞学、病理学和免疫组织化学检查。

【治疗】 眼眶局部包块可进行局部放射治疗,因为是一种全身疾病,应转血液内科治疗。

附 1 例双眼眶慢性淋巴细胞白血病病例报告

男,56 岁,双眼睑肿胀、眼球突出 8 个月(图 3-315A),伴颌下、纵隔淋巴结长大(图 3-315B),外周血检查正常。CT 见双眼眶不规则肿块,左眼明显(图 3-315C、D)。先后行双眼眶开眶手术,取出的肿瘤组织标本,组织病理检查见瘤细胞小、均匀,核圆、深染,胞质少,间质少(图 3-316A)。免疫组织化学免疫表达 CD20(+),CD43(+),CD3(-),CD5(-),D10(-),CD23(+),CyclinD1(-),Mum-1(-),Ki67 阳性率 10%,(CD20 B 淋、CD43 T 淋、慢 B 淋、CD23 慢淋)(图 3-316B、C),

IgH 基因重链检测出克隆重排条带。因此诊断为双眼眶黏膜相关淋巴组织 B 细胞淋巴肿瘤。考虑到全身多处淋巴结长大，再做骨髓穿刺涂片，诊断为慢性淋巴性白血病，转内科治疗。

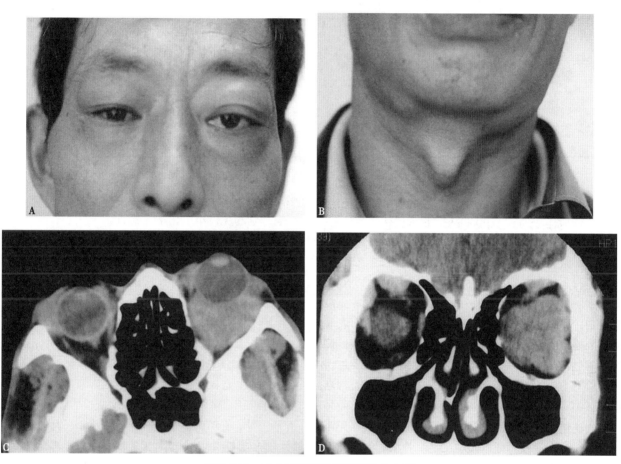

图 3-315　成人眼眶慢性淋巴细胞白血病

双眼睑肿胀，眼球突出，左眼为甚（A）；双颌下淋巴结长大（B）；眼眶 CT 扫描见轴位（C）和冠状位（D）显示双眼眶内不规则肿块，左眼明显

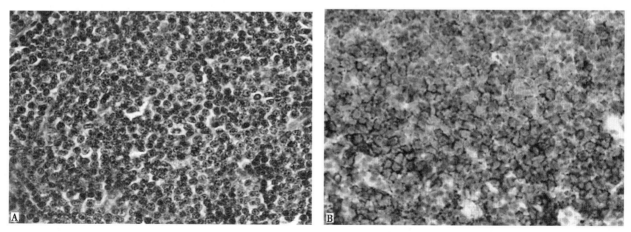

图 3-316　成人眼眶慢性淋巴细胞白血病

组织病理检查示大小基本一致的瘤细胞，核深染，细胞质少（A），HE×400；免疫组织化学 CD20（B），CD43（C）阳性表达，IHC×400

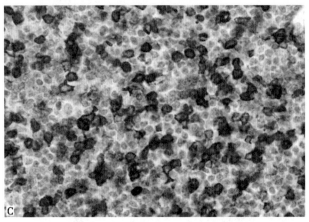

图 3-316 成人眼眶慢性淋巴细胞白血病（续）

第三节 眼眶浆细胞瘤

浆细胞瘤（plasmacytoma）是由单纯浆细胞或 B 淋巴细胞和浆细胞共同形成的肿瘤，实质上，浆细胞是 B 淋巴细胞的变种，不同之处在于前者可产生大量免疫球蛋白，浆细胞增生性病变累及眼眶少见，临床表现从反应性增生到广泛播散的多发性骨髓瘤。这些肿瘤不同的临床表现和病理特点可能会导致误诊，要借用辅助检查方法，如电镜、免疫组化和 PCR 检查为诊断提供证据。根据患者的临床表现、组织病理和其他辅助检查的结果将浆细胞肿瘤分为四型：1 型，眼眶局限性包块；2 型，暴发性眼眶浸润；3 型，骨来源的继发性眼眶浸润；4 型，病变所致神经眼科的并发症。上面 4 种肿瘤还可能再分类，对两种主要较常见病变即孤立病变和弥散性肿瘤（1～2 型）描述如下。

一、眼眶孤立性浆细胞瘤

【概述】 眼眶孤立性髓外浆细胞瘤（orbital solitary plasmacytoma）是一种罕见的软组织单克隆浸润病变，它由浆细胞增生在眼眶软组织内形成肿块，是一种孤立的、髓外形式的肿瘤，与全身骨髓瘤无关。病变发展较缓慢，预后较好。

【组织病理学】 病变由单一的浆细胞组成，但还是有一些变化和双核改变，核也可能显示不规则，分叶状，一些可能不成熟细胞出现核质比例增加，纤维基质稀少伴薄壁血管，分化程度与预后有关。免疫组织化学显示单克隆，罕见出现双轻链。单依靠组织病理学，孤立性浆细胞瘤不易与多发性骨髓瘤相鉴别，鉴别诊断需仔细评估临床资料，骨骼影像学检查，骨髓的活检。在孤立性浆细胞瘤中可见副蛋白血症，治疗后副蛋白水平持续或增加，意味着病变有可能残余或

复发，要再评估和进一步治疗。这些肿瘤可能局部侵犯导致骨大量破坏和病理性骨折，骨硬化少见，肿瘤常播散到区域淋巴结。

【临床表现】 眼眶孤立性浆细胞瘤在所有浆细胞肿瘤中占 3%，男女之比约 3：1，常发生在 60～70 岁的老年人，儿童罕见。髓外孤立性软组织浆细胞瘤伴随较长的存活率（平均 8.3 年），这可与多发性骨髓瘤相鉴别。长存活率不常发生在眶骨孤立性浆细胞瘤中。孤立性眼眶受累极其罕见，患者眼球突出，上睑下垂，其他症状包括流泪，结膜充血，视力下降，复视，疼痛少见，病变可累及眶骨，眼眶病变可能继发鼻窦肿瘤，双侧浆细胞瘤罕见。

【诊断】 眼眶孤立性浆细胞瘤是一种罕见的浆细胞单克隆浸润病变，临床做出该诊断非常困难，要依据病理学和免疫组织化学等检查。

【治疗】 手术切除眼眶内肿瘤，得出诊断后，为防止复发进行局部放射，剂量 4000～5000rad。化疗保留到持续性复发性或无反应的病例。

附1例左眼眶孤立性髓外浆细胞瘤病例报告

患者吕某，男，73 岁，患者入院前 4 个月，无明显诱因出现左眼球突出，逐渐向前下方移位，伴眼胀痛，视力下降，无畏光流泪，发热及头痛等不适症状。入院前 1 个月，到当地医院就诊，诊断为"左眼血管瘤"，未予治疗，遂到成都市其他医院就诊，同样诊断为示"左眼血管瘤"，建议到华西医院就诊。1 周前来笔者单位，考虑"左眼眶内占位性病变（淋巴瘤？）"，今日收入我科。全身检查：发现高血压 3 年。头颈腹部、脊柱四肢、神经系统、肝肺未见异常，全身浅表淋巴结无肿大。眼部检查：视力，右眼 0.7，左眼，HM/30cm。左眼球明显向下突出，上转受限，眼睑肿胀，触痛，不能完全闭合，结膜明显充血水肿，突出于睑裂外，表面干燥，有少量分泌物及结痂。角膜中下方 1/3 带状浅表溃疡，前房深度正常，瞳孔圆，约 4mm，对光反射迟钝，晶状体透明，因眼睑肿胀，眼底、眼压检查不出。右眼前后节未见明显异常，眼压 18mmHg。眼部 CT 检查：轴位和冠状位均显示左眼眶外上方有密度均匀、边界清楚的肿块，眶骨无增生破坏（图 3-317A、B）。完善各种检查后，在全麻下行左眼眶肿瘤取出术，术中发现肿瘤边界清楚，与周围组织粘连少，顺利完整取出肿瘤，出血少。术后切口愈合好，眼睑和眼球基本恢复正常，追踪 2 年未复发。

组织病理学检查：大体病理，肿块黄白色，边界清楚，形状不规则，呈分叶状（图 3-317C）。显微病理，瘤细胞较大，大小较抑制，呈椭圆形，核偏心，周围可见

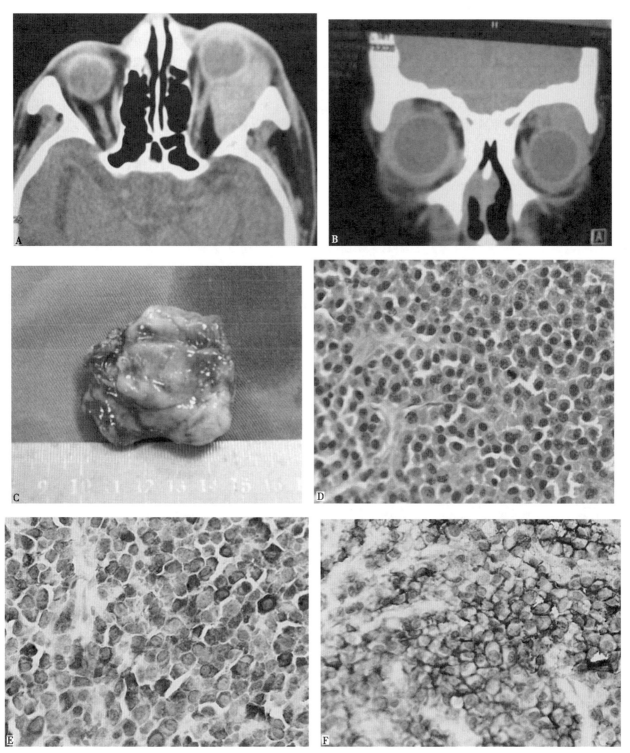

图 3-317　眼眶孤立性浆细胞瘤

眼眶 CT 扫描：轴位（A）和冠状位（B）均显示左眼眶外上方边界清楚、密度均匀的肿块；大体病理见肿块边界清楚，呈分叶状（C），显微病理示细胞大小均匀，核偏心，胞质较多，间质少（D），HE×400；免疫组织化学检查：CD79a（图 E），CD138（图 F）阳性表达，IHC×400

核晕，可见核分裂（图3-317D）。免疫组织化学检查：CD138，CD79a，LCA，PC，染色阳性（图3-317E、F）。

二、眼眶多发性骨髓瘤

【概述】　在播散性多发性骨髓瘤中，眼眶软组织受累预示疾病的中晚期，浸润暴发性眼眶受累的病例临床表现很难区分是肿瘤的浸润或附加的机会感染，骨髓瘤可能呈现眼眶蜂窝织炎，它可继发鼻窦受累，或眼眶出血；骨髓瘤可能导致免疫功能损害，也可引起继发于细菌或真菌感染性眼眶。在这样的病例中活检才能显示恶性浆细胞浸润眼眶。

【组织病理学】　多发性骨髓瘤的瘤细胞分化程度有很大差异，可能瘤细胞异型性大，出现核分裂。这些病理与特发性淋巴增生性疾病、未分化肉瘤、大细胞淋巴瘤和无色素黑色素瘤相混淆。大多数多发性骨髓瘤病例要通过眶内肿瘤标本的组织病理、免疫组化染色检查，单克隆轻链染色证实诊断，有时PCR技术需要采用来帮助诊断，特别困难的病例需骨髓活检明确。

【临床表现】　临床上多发性骨髓瘤眼眶受累与孤立性髓外浆细胞瘤相比，发病年龄更大，通常为70~80岁，男性占60%，平均存活时间大约30个月，常死于感染或肾功能衰竭，这些患者手术时特别小心，因麻醉及其药物可能发展成急性肾功能衰竭。在诊断时所有患者都有一些全身表现，包括骨痛、乏力、反复感染、病理性骨折，贫血、高球蛋白血症，Bence Jones蛋白尿，免疫蛋白电泳异常。骨髓瘤病晚期阶段，结膜受累包括可见分散的肿块、弥散增厚或结膜炎。多发性骨髓瘤可能引起继发于副蛋白血症的双侧眼外肌肿胀，眼球突出、活动受限，病变不是由细胞直接浸润眼外肌引起，而是副蛋白血症引起，故血浆替代疗法有效。另外系统性骨髓瘤可能合并渐进性坏死黄色肉芽。多发性骨髓瘤也可能合并眼部和中枢神经系统病变，患者出现视网膜静脉扩张充盈，局部贫血，棉绒斑，出血，微动脉瘤，骨髓瘤大约2/3的患者有视网膜血管的改变。约1/3的患者出现睫状上皮囊肿，囊肿可能足够大时，引起晶状体向前移位。中枢神经受累包括颅内血管栓塞、出血、脑膜受累、颅底受侵犯等，可能引起颅内压升高，视乳头水肿，或致脑神经麻痹。

【诊断】　多发性骨髓瘤侵犯眼眶相当少见，在全身病变不明显的情况下，临床做出该诊断非常困难，得靠病理学和免疫组织化学和骨髓活检等检查，随后的病例报告就是一个很好的范例。

【治疗】　包括全身化疗和控制局部受累病变的局部放疗，若有感染，应全身使用强有力的抗生素治疗，治疗困难，预后不好，还易复发。

附1例右眼眶多发性骨髓瘤病例报告

患者，男，40岁，2010年8月10日，因右眼不适、复视1周到四川大学华西医院眼科就诊。眼部检查：视力，双眼1.5，诊断右眼结膜炎。2010年8月15日，再到眼科就诊，视力：左眼1.2，右眼0.04，诊断球后视神经炎，给口服肾上腺皮质激素治疗无效。2010年8月20日再就诊，视力：左眼1.2，右眼手动，CT、MRI诊断右眼眶占位病变，右眼眶剧烈疼痛，急诊收入住院。眼部检查：视力，右眼失明，左眼1.5，右眼眼睑肿胀，眼球突出固定，感觉减退（图3-318A）。眼眶CT扫描：眶尖肿块，斜坡骨质破坏（图3-318B）；MRI检查示肿瘤位于眶尖，包绕视神经，边界欠清楚，信号不均，眶脂肪抑制像中高信号，T_2W1低信号，斜坡骨质破坏（图3-318C）。全身检查未见明显异常。右眼外侧眶壁切开肿瘤去除术，手术发现：术中易出血，可能与用激素和血供丰富有关，肿块包绕视神经，质地较硬，淡红色，将视神经及周围病变摘除。组织病理：视神经未见瘤细胞浸润，周围组织内见形态不规则的小的瘤细胞，部分细胞质呈空泡状（图3-319A）。不能确定肿瘤的类型，需做免疫组化帮助诊断。免疫组化：CD20（-）、CD79a（-）、CD45（部分+）、CD43（+++）、CD5（-）、CD3ε（-）、CD8（-）、CD34（-）、CD30（-）、CD56（-）、CD99（-）、CD138（-）、CD68/KPI（+）、CD68/PG-M1（-）、S-100（-）、Desmin（-）、PCK（-）、EMA（-）、TdT（-）、MPO（-）、PAX（-）、Mum-1（+）、KI-67阳性率70%（CD43慢淋B细胞、T细胞，CD68/KPI髓细胞、巨噬细胞，CD45淋巴细胞、髓细胞。Mum-1浆细胞分化抗原）（图3-319B、C）。分子生物学：EBER/2（EBER病毒2）原位杂交阴性；PCR检测：检出IgH（免疫球蛋白重链）基因克隆性重排，未检出TCRr（T细胞受体r）基因重排。初步诊断：结合形态学，免疫表型，抗原受体基因重排，EBER1/2原位杂交检测结果，病理诊断考虑为淋巴造血组织恶性肿瘤，倾向侵袭B细胞肿瘤，需进一步做表型检测。骨髓细胞检查：未见特殊异常细胞。骨髓穿刺组织检查：骨髓有核细胞增生活跃，取代部分脂肪组织，增生细胞主要是浆细胞占有核细胞80%以上。组织病理检查：瘤细胞形态不规则，有一定的异型性，胞核染色深，部分细胞质呈空泡状（图3-320A）。免疫表型检测：CD138（+++），CD43（+++），CD20（灶性+），CD79a（-），PAX-5（-），CD10（-），CD23（-），CyclinD1（-），TdT（-）（图3-320B）。三系造血细胞减少，网状纤维增多（CD138浆细胞、骨髓瘤，CD43慢淋B细胞、T细胞）。骨髓穿刺组织检查结果，结合临床表现，最后诊断：右眼眶多发性骨髓瘤。追踪1年后，眼眶CT、MRI扫描揭示右眼眶病变复发（图3-321A、B），同时股骨、胸椎、腰椎和髂骨有骨质改变。

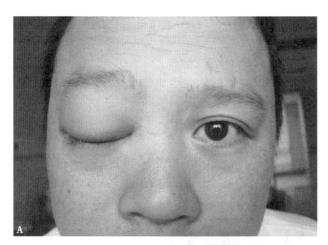
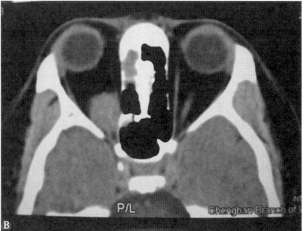
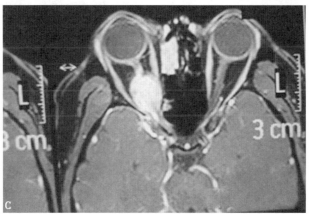

图 3-318　眼眶多发性骨髓瘤

右眼上睑明显肿胀、下垂（A）；眼眶 CT（B）和 MRI 轴位扫描（C）显示右眼眶眶尖肿块，斜坡骨质破坏

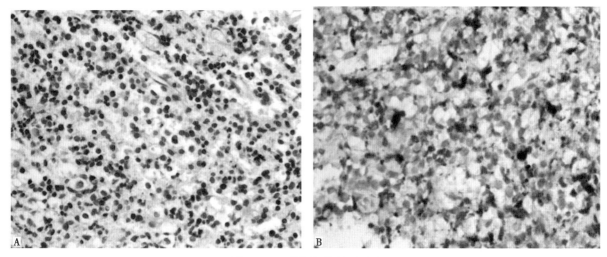

图 3-319　眼眶多发性骨髓瘤

眼眶组织病例检查见瘤细胞小、形态不规则，部分细胞质呈空泡状（A），HE×400；免疫组化检查见 CD68/（KP1）（B）；Mum1（C）阳性表达，IHC×400

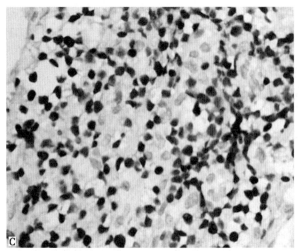

图 3-319　眼眶多发性骨髓瘤（续）

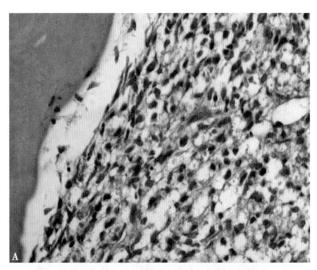

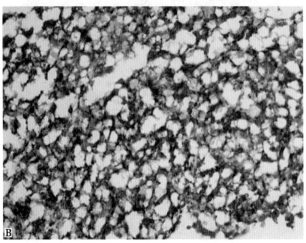

图 3-320　眼眶多发性骨髓瘤
骨髓穿刺组织标本组织病例检查见骨髓中瘤细胞异型性大，胞核染色深，部分细胞质呈空泡状（A）；免疫组化检查见 CD138 染色阳性（B），IHC×400

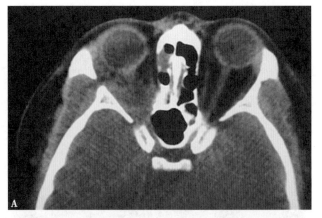

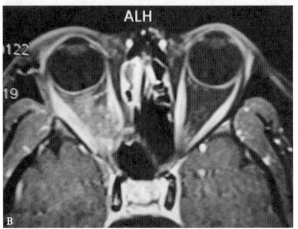

图 3-321　眼眶多发性骨髓瘤
眼眶 CT（A）和 MRI（B）轴位检查揭示眼眶肿瘤复发

第四节　眼眶组织细胞病

一、朗格汉斯细胞组织细胞增多病

朗格汉斯细胞组织细胞增多病（Langerhans cell histocytosis）又名眼眶组织细胞增多病（orbital histiocytosis），传统称为组织细胞增多病 X，包括三种病变（嗜酸性肉芽肿、韩 - 薛 - 柯病、勒 - 雪病），因为其病因不明，类似于组织细胞。Langerhans 细胞组织细胞增多病（LCH）现在代替了组织细胞增多病，因为它反映该病起源于 Langerhans 细胞或它的先前细胞的体细胞突变，其行为不是真正的肿瘤，其病因可能与异常免疫调节伴 Langerhans 细胞的增生和 T 抑制细胞异常有关。进来使用现代的分子生物学技术证实 LCH 是一种克隆性疾病。

根据临床特点及预后将组织细胞增多病分为 5 类。①骨病变：50% 的患者主要引起骨病变，单个或多个病灶倾向于累及轴性骨（头颅、脊柱、肩胛、骨盆和四肢近端长骨），多为嗜酸性肉芽肿，预后良好；

②骨病变和少量的全身病变：骨髓受累可导致贫血，基底脑膜病变可引起尿崩症，黏膜和皮肤也受侵犯，此临床表现在韩 - 薛 - 柯病中多见；③骨病变加上中到重度的内脏损害：骨损害主要发生在颅骨的基底部、眼眶骨和中耳骨；内脏病变包括肺、脾、肝和淋巴结；黏膜和头颅皮肤受累，该病变在严重的韩 - 薛 - 柯病和轻度的 Letterer-Siwe 病患者中发生；④严重的内脏病变：迅速而进行性的肝脾肿大、肺脏病、贫血、血小板和皮疹，因为髓内组织细胞快速增生，故骨破坏比慢性病例发生少，这些发现与勒 - 雪病相符合，预后差；⑤局限病变：这一组患者一般很年轻，侵袭性病变发生在特殊的部位并伴有轻微的全身病变。这些病变可能是颈部的淋巴结病，肝脏病或少见的严重肺囊肿。

下面将嗜酸性肉芽肿、韩 - 薛 - 柯病、勒 - 雪病分述如下。

1. 嗜酸性细胞肉芽肿（eosinophilic granuloma）虽然人们习惯将嗜酸性细胞肉芽肿（eosinophilic granuloma）与勒 - 雪病（Letterer-Siwe）和韩 - 薛 - 柯病（Hand-Schuller-Christian）都归于朗格汉斯细胞组织细胞增多病，但嗜酸性肉芽肿比其他两种病预后好。现未发现孤立性的嗜酸性细胞肉芽肿发展成为系统性多灶性病变或因该病死亡的患者。

【病理】 活检标本的组织病理学显示最明显的细胞是大而染色淡的组织细胞，核位于细胞中心，呈卵圆形，空泡状，核膜轻度凹陷，嗜酸性细胞质内有较多的颗粒。在组织细胞浸润的背景中，可见不同数量的嗜酸性细胞、淋巴细胞、浆细胞和多核巨细胞。病灶区内基质少，但血管多，易出血，故可见含铁血黄色素的巨噬细胞（图 3-322B）。旧病变中的单核细胞和多核细胞发生脂化，骨内的一些病变可以自愈，病变区纤维化而呈现硬化灶。

电子显微镜证实单核组织细胞质内有特殊的颗粒呈棒状，中心有条纹，末端有开口的空泡，酷似球拍，故叫球拍小体，又名 Birbeck 颗粒或 Langerhans 颗粒。多核巨细胞含有丰富的线粒体、滑面内质网，但无 Langerhans 颗粒。所以 Langerhans 颗粒是树突状组织细胞（Langerhans 细胞）的标记，这些细胞 S-100 蛋白染色呈现阳性。现已知嗜酸性细胞肉芽肿是 Langerhans 细胞的增生，该细胞常存在于皮肤的表皮层，这就可解释嗜酸性细胞肉芽肿的组织细胞高度嗜表皮的原因。免疫组织化学检查：组织细胞 CD68、LYS 染色阳性，朗格汉斯细胞 CDla 阳性表达（图 3-322C），树突状细胞 S-100（图 3-322D）、CD21、CD35 阳性表达，单克隆抗体 OKT-6 使朗格汉斯细胞膜受体染色。

【临床表现】 该病常发生于 3～10 岁的儿童，也可见于其他年龄较大的个体。孤立的骨病变多见于颅骨，依次为骨盆、脊柱、肋骨和四肢长骨。而颅骨的额骨和颞骨是常见的病变区，当眶骨受累时外颞上眶缘是最普通的部位，病变区肿胀，有压痛或疼痛（图 3-322A）。病变发生在骨的板障层，突破眶骨膜，引起上睑外侧软组织炎症和泪腺发炎，故临床类似于眼眶的皮样囊肿和泪腺炎的表现。极个别病变可累及角膜、巩膜和葡萄膜。

【诊断】 患者常为儿童或青年，在颞上外眶缘处扪及肿块，有压痛。X 射线片显示不规则、锯齿状的溶骨区，无硬性的边界。CT 检查发现溶骨性缺损外，还发现外上方软组织密度增加，局部高起。对这样的病变应作活体组织检查，发现大量的组织细胞增生，电子显微镜见细胞质内有 Langerhans 颗粒，对年龄较大的患者可诊断嗜酸性细胞肉芽肿；对年龄较小的患者应长期随访，证实为单灶性病变，方可诊断为该病。

【治疗】 眼眶嗜酸性肉芽肿为单灶性病变，手术刮除能消除病灶，肾上腺皮质激素病变内注射能治愈病灶，但注射时切勿穿过硬脑膜，而将药物注射到颅内。有作者主张在病灶刮除后，给局部小剂量分次放射治疗，总剂量 6～8Gy，效果更好，因病变为良性，且有自愈倾向，故可以临床观察。

2. 韩 - 薛 - 柯病（Hand-Schuller-Christian disease）韩 - 薛 - 柯病又称亚急性或慢性分化型组织细胞增多病，也称黄色瘤病（xanthomatosis），它比急性分化型组织细胞增多病（Letterer-Siwe disease）易引起骨破坏，但比 Letterer-Siwe 病预后好，现常常将两种病变视为同一种疾病，因为它们具有共同的组织病理学特点，只不过发病年龄不同，临床表现有差异，有急性和亚急性之分，预后也不同而已。

【病理】 成熟的组织细胞核呈卵圆形，核膜轻度凹陷，染色质粗而较稠密，细胞质嗜酸性明显，在成熟组织细胞的背景中出现单核炎性细胞，有较多的嗜酸性细胞，散的淋巴细胞和浆细胞，也可见多核巨细胞（图 3-323D）。病变可因纤维结缔组织增生硬化而愈合。免疫组织化学检查：S-100，Langerin（图 3-323E），CDla，CD68 阳性表达。

【临床表现】 该病多发生在 3 岁以上的儿童，成人极其少见。患者面部、眼睑、躯干、会阴皮肤发生溃疡或黄色瘤，口腔黏膜溃疡。肺门和肺间质因组织细胞和炎性细胞浸润而发生纤维化，可引起右心力衰竭。脑垂体或下丘脑受累而发生尿崩症。颅骨、颅底骨、蝶鞍、上下颌骨、骨盆、股骨、肋骨和肱骨均可受累，特别是局限性、大小不等、形状不规则、边缘清楚、无硬化现象的缺损区，形似地图，故称地图样骨破坏。头颅

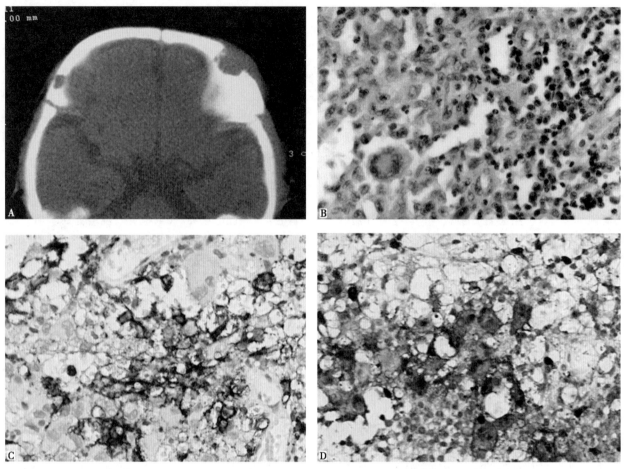

图 3-322　嗜酸性肉芽肿

CT 检查发现颞侧上方眶骨溶解缺损（A），病理检查见组织细胞、嗜酸性细胞、吞噬含铁血黄色素巨细胞和多核巨细胞（B），HE×400，朗格汉斯细胞 CD1a 阳性表达（C），s-100 阳性表达（D），IHC×400

X 线照片能清楚发现患者颞骨有低密度的"地图样"骨缺损的范围和周围硬化的缺损边缘（图 3-323A）。CT 检查发现溶骨性缺损眼眶壁和其附近的软组织肿块的密度和大小（图 3-323B）。MRI 检查揭示眶顶骨破坏和眼眶软组织肿块，T_1WI 为中低信号，T_2WI 为中高信号，眶内软组织肿块可引起眼球突出（图 3-323C）。典型病例出现颅骨地图样破坏、突眼和尿崩症三联征，但非典型病例三大特征不会同时出现，或仅有其中一二，尿崩症是病变后期症状。

【诊断】　患者出现典型的三联征，尿崩症、突眼和地图样骨缺损，诊断并不困难，在非典型病变应作实验室检查，发现骨髓病性贫血，白细胞和血小板减少。骨髓内发现充脂性巨细胞、淋巴细胞和嗜酸性细胞，必要时做活体组织检查以确定诊断。

【治疗】　可用泼尼松 1mg/kg，每日口服，2 个月后逐渐减量，对孤立的病灶、骨性病变和突眼可行小剂量的放射治疗，也可用长春新碱、环磷酰胺、甲氨蝶呤等药物进行化学治疗，最好由小儿肿瘤专家配合实施治疗。预后取决于患者年龄、临床表现和适当的治疗，死亡率大约 50%。

3. 勒 - 雪病（Letterer-Siwe disease）　勒 - 雪病是一种急性分化型组织细胞增多病，发病年龄小，病变常侵犯多系统，眼和眼眶受累少见，预后很差。

【病理】　病变内的组织细胞大多数为不成熟的组织细胞，细胞直径 10um 到 25pm，核卵圆形，核膜明显，轻度的凹痕或沟形成，染色质细且稀少，故有的核呈空泡状，细胞质微呈碱性，胞质内可见吞噬的脂质。多核巨细胞分散在病变中，其吞噬作用不很明显。病变组织中也可见嗜酸性细胞、淋巴细胞和浆细胞。

【症状和体征】　患者多见于 3 岁以内的婴儿，男孩多见，无遗传或家族倾向。未成熟的组织细胞大量增生，使正常的人体组织受到破坏，尤其是皮肤和脾脏受累最为严重，可造成出血和坏死。病程较短，常为15 天到 2 年，病势凶猛且不易控制。典型病例为持续发烧。伴化脓性中耳炎，出现皮疹，皮疹可持续发生或间断发生，通常出现在胸背皮肤，其次发生在躯干

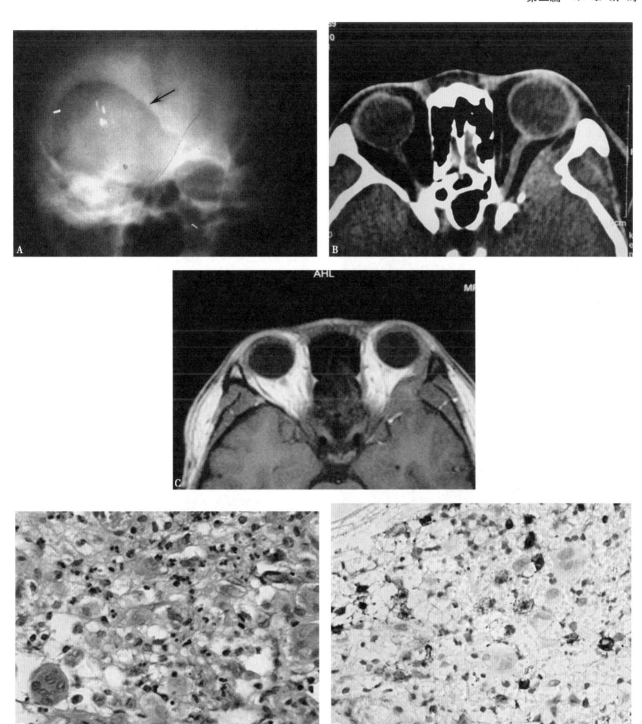

图 3-323　韩 - 薛 - 柯病

头颅 X 线照片发现患者颞骨有低密度的"地图样"骨缺损（箭头示）（A），CT 轴位扫描见患者左眼眶外壁骨缺损伴软组织肿块（B），MRI 检查示左眼眶外壁骨缺损伴中等信号软组织肿块（C）；组织细胞核卵圆形，胞质染色淡，有的呈空泡状，还可见多核巨细胞（D），HE×400, langemin 阳性表达（E），IHC×400

和四肢皮肤。病变一般位于皮肤的乳头层，也可侵犯表皮，产生 Pautrier 微脓肿，出现临床上所见的湿疹和黄色病变，也可呈现暗红色丘疹，可能为出血所致，中央也可有角化小痂。部分患者有脂溢性湿疹样皮疹，少数患者呈丘疹样结节性皮疹，丘疹溃烂愈合后皮肤

留下萎缩斑或瘢痕。多数患儿肺部间质组织细胞浸润或感染引起咳嗽，呼吸困难，并累及心、肺功能。肺泡的纤维受影响而断裂，产生肺大泡，可能导致气胸。胃肠功能紊乱，腹泻常见。肝脏、脾脏发现给诊断提供直接证据。左眼睑肿胀，结膜充血肿胀，眼球突出

（图 3-324A）。CT 检查见眼眶软组织肿块、眼球突出外，眼眶骨也有破坏区（图 3-324B）。

【诊断】 勒 - 雪病罕见，病情发展快，病情严重，诊断靠多科会诊和各种化验检查。

【治疗】 治疗极其困难，效果不满意，死亡率高达 70%。可用泼尼松 1mg/kg，每日口服，2 个月后逐渐减量。也可在小儿肿瘤专家的监控下进行化学治疗，常用化疗药物有环磷酰胺、长春新碱、6- 巯基嘌呤和甲氨蝶呤等，多采用联合治疗。

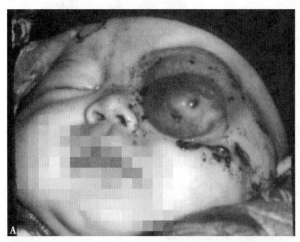

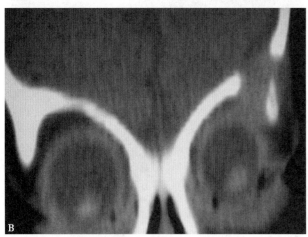

图 3-324 勒 - 雪病
A. 左眼睑、结膜明显充血水肿，角膜溃烂，眼球突出 B. CT 冠状检查发现左侧颞骨、眶骨破坏，该区域和眶内软组织肿胀

二、窦性组织细胞增多病

窦性组织细胞增多病（sinus histiocytosis）是指大量组织细胞混杂一些淋巴细胞分布在淋巴结窦道囊膜下和中心髓区的病变。眼眶无淋巴结，组织细胞和淋巴细胞任意地分散在病变的眼眶软组织中。因软组织内有大量的组织细胞和淋巴细胞浸润，所以一般称为窦性组织细胞增多病伴大量淋巴结病（sinus histiocytosis with massive lymphadenopathy）。Rosai 和 Dorfman

1968 年首次报道该病，所以又叫 Rosai-Dorfman 病。发病机制不明，可能是一种原因不明的组织细胞增生病，与免疫功能紊乱有关。

【病理】 眼眶病变标本显示特殊的显微镜观察特点，低倍时增生的组织细胞色淡，呈片状，其中有染色深的小区为淋巴细胞群，结缔组织将病变细胞分隔成不同大小的片区。高倍镜下组织细胞大，染色淡，细胞核呈卵圆形空泡状，核仁明显；细胞质丰富，胞质吞噬红细胞、淋巴细胞或浆细胞，这是该病突出的组织病理学特点。电子显微镜检查，组织细胞内无 Langerhans 颗粒，证实该组织细胞为非树突状 Langerhans 细胞。免疫组织化学检查：病变细胞 S-100、抗胰蛋白酶、溶菌酶和 Mac-386 阳性表达。

【临床表现】 该病发生在有色人种中，特别容易发生在非洲，亚洲儿童也可受累，成人发病不多见。患者常有双侧颈淋巴结无痛性增大，纵隔淋巴结、腹后以及腹股沟淋巴结也可能受累。极个别颅内病变可能扩展到眼眶内。患者内脏和皮肤一般不受侵犯，这区别于其他一些组织细胞增多病如 Letterer-Siwe 病和 Hand-Schuller-Christian 病。患者可有发热、白细胞增多、血沉升高和高丙种球白血症等。眼眶软组织是淋巴结外病变的好发部位，表现为眼睑肿胀，结膜水肿，眼睑闭合不全，产生暴露性角膜炎，角膜溃疡。单或双侧泪腺受累，其他的眶软组织受侵犯，引起单侧或双侧眼球突出。眼眶骨膜可能受侵犯，眼内组织一般不受影响。

【诊断】 有色人种儿童单眼或双眼突出伴颈部淋巴结肿大，应考虑该病的可能性，但应与其他组织细胞增多病鉴别，患者缺乏皮肤和葡萄膜病变，这与少年性黄色肉芽肿不同；患者无地图样骨破坏和尿崩症可与 Hand-Schuller-Christian 病区别；无内脏损害，肝脾不肿大与 Letterer-Siwe 病鉴别；组织细胞质内无 Langerhans 颗粒，这有别于嗜酸性肉芽肿。最后确诊依赖于组织病理学检查。

【治疗】 病变为良性，又不侵犯内脏，2～3 年内可自发消退，故预后较好。放射治疗有时可能加快病变消退，但对大多数病例是徒劳的，免疫抑制剂和化学治疗无特别帮助，反而因其并发症而对患者不利。

三、少年性黄色肉芽肿

少年性黄色肉芽肿（juvenile xanthogranuloma）以前称痣黄内皮瘤（nevoxanthoendothelioma），或先天性黄色瘤复合体（congenital xanthoma multiplex），是一种良性组织细胞增多引起的皮肤、眼部和眼眶病变，治疗效果好，并有自愈倾向。组织细胞质内未发现 Langerhans 颗粒，患者又无典型的全身受累的表现，所

以一般认为少年性黄色肉芽肿不是真正属于朗格汉斯细胞组织细胞增多病范畴。Fry 于 1948 年发现第 1 例眼部少年性黄色肉芽肿，Zimmerman 在 1965 年对该病的眼部表现作了详细描述，以后较多作者对该病的全身和眼部病变进行了分析，目前对该病的临床表现和治疗方法有了比较清楚的认识。发病机制至今不明，可能属免疫性疾病。

【病理】 病变内主要是比较正常的组织细胞，细胞较大，核呈卵圆形，细胞质染色淡，部分细胞质脂化呈泡沫状，也有部分组织细胞呈梭形。在组织细胞的背景中可见散在的淋巴细胞、浆细胞和少许的嗜酸性细胞。该病显著的组织病理学特征是 Touton 多核巨细胞，多核呈环状位于细胞的中心，核环中心区有均质的嗜酸性胞质，核环周围的细胞质可呈泡沫状，这些 Touton 多核巨细胞多见于皮肤和眼眶组织的病变中，皮肤和眼眶病变组织中血管少，故出血机会不多。虹膜病变内的血管多，且位于病变的表面，间或误诊为虹膜血管瘤，血管壁薄，所以容易引起前房积血。电子显微镜检查，在组织细胞质内未见到 Langerhans 颗粒。陈旧性病变由大量成纤维细胞增生形成瘢痕。

【临床表现】 本病发生于婴儿和儿童，皮肤和眼是好发部位，很少侵犯内脏。头、颈和四肢近端皮肤常受到病变的侵犯，皮肤病变常为圆形高起，橘黄色、褐色或红蓝色结节。眼睑皮肤结节可能是孤立的，也可能是面部皮肤结节的一部分，约 1/4 患者出现多个结节，一般不会超过 10 个，不会发生溃疡；约 1/5 的患者在出生时就有皮肤结节，2～5 岁时消失。病变可累及鼻窦、肺脏、心包、纵隔、腹膜后组织、骨骼肌、胃肠和睾丸等，但一般比较少见。

眼部表现：一般不易发生眼内病变；结膜、角膜和巩膜等眼球表面的病变比眼睑的病变少得多，眼球表面病变一般不与眼内的病变同时存在；眼睑病变的发病年龄较大，眼球表面和眼内病变同时发病者年龄偏小。在婴儿中眼内病变常发生在虹膜和睫状体，引起自发性前房积血，虽然病变可自发消退，对生命没有影响，但反复前房积血，引起青光眼而造成视力丧失。虹膜病变可能是结节性或弥散性，也可引起虹膜异色。脉络膜和视网膜受累少见，85% 的眼病患儿小于 1 岁，眼病可能在皮肤病以前出现。

眼眶受侵犯少见，病变可侵犯眶骨和蝶骨，产生严重的骨质破坏（图 3-325）。病变可位于眶前部或眶后部，约 50% 的眶内病变侵犯眼外肌，视神经也可受到侵犯，约 1/6 皮肤病变的患者患有眼眶病。少年性黄色肉芽肿与神经纤维瘤病有些关联，在患者躯干皮肤发现牛奶咖啡斑，偶尔在眼眶发现神经纤维瘤。

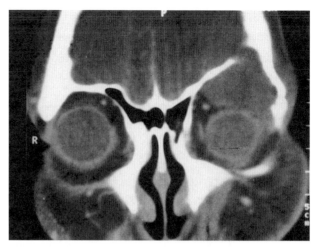

图 3-325 少年性黄色肉芽肿
CT 冠状扫描见左眼眶外上方软组织肿块影，眶顶和眶外侧壁骨质破坏

【诊断】 婴儿和儿童面部和颈部皮肤有高起，橘黄色或紫红色的结节，前房有自发性出血或眼眶受累，这些是少年性黄色肉芽肿的典型临床表现。但应与组织细胞增多症相区别，患者内脏系统很少受累与 Letterer-Siwe 病不同；无地图样颅骨破坏和尿崩症这与 Hand-Schuller-Christian 病相鉴别；组织细胞质内无 Langerhans 颗粒可和嗜酸性细胞肉芽肿相区别；患者颈部淋巴结不肿大与窦性组织增多病不一样；最好能切除皮肤结节进行组织病理学检查，病变内能发现大量的组织细胞和散在的 Touton 多核巨细胞，便可确立诊断。

【治疗】 该病对治疗反应好，局部病变可手术切除，眼眶病变采用小剂量的放射或肾上腺皮质激素局部或全身治疗。前房大量积血，眼压高，可引起角膜血染和视力丧失的病例，除用降眼压药物外，适当时可前房穿刺行血液或血块取出。如病变非常广泛，特别是皮肤大量结节出现，而眼部病变对眼功能无影响，治疗有困难或治疗有明显副作用时，可随访观察，因少年性黄色肉芽肿是非侵袭性病变，并可自发好转，皮肤病变 4～6 岁时逐渐消失，青春期时所有病变完全自愈。

（罗清礼）

主要参考文献

1. Nakata M, Matsuno Y, Katsumata N, et al. Histology according to the Revised European-American Lymphoma Classification significantly predicts the prognosis of ocular adnexal lymphoma. Leuk Lymphoma, 1999, 32（5）：533-543.

2. Jaffe ES, Harris NL, Stein H, et al. World Health Organization classification of tumours of haematopoietic and lymphoid tissues: pathology and genetics. Lyon: IARC Press, 2001.

3. 罗清礼. 眼眶恶性淋巴瘤的分类和治疗. 中华眼科杂志, 2005, 41 (10): 868-870.

4. 张彩霞, 魏锐利, 蔡季平. 眼眶黏膜相关淋巴组织淋巴瘤组织学与影像学相关性分析. 眼科学报, 2004: 20 (2): 80-83.

5. 孙亚斌, 魏锐利, 赵岳峰. 眼眶原发性黏膜相关淋巴组织淋巴瘤临床分析. 中国实用眼科杂志, 2002, 20 (9): 711-713.

6. 李颖浩, 秦伟, 向红, 等. 原发眼眶淋巴瘤 CT、MRI 表现. 第三军医大学学报, 2008, 30: 160-161.

7. Yap YC, Ardeshna K, Kosmin A, et al. Follicular lymphoma involving the orbit. Ann Ophthalmol, 2007, 39: 163-165.

8. Stacy RC, Jakobiec FA, Schoenfield L, et al. Unifocal and multifocal reactive lymphoid hyperplasia vs follicular lymphoma of the ocular adnexa. Am J Ophthalmol, 2010, 150: 412-426.

9. Stacy RC, Jakobiec FA, Herwig MC, et al. Diffuse Large B-Cell Lymphoma of the Orbit: Clinicopathologic, Immuno-histochemical, and Prognostic Features of 20 Cases. Am J Ophthalmol, Am J Ophthalmol. 2012 154 (1): 87-98.

10. 唐莉, 罗清礼. 眼眶弥漫性大 B 细胞淋巴瘤 2 例. 眼科新进展, 2005, 25 (1): 89.

11. Rasmussen PK, Ralfkiaer E, Prause JU, et al. Diffuse large B-cell lymphoma of the ocular adnexal region: A nation-based study. Acta Ophthalmol, 2013, 91 (2): 163-9.

12. Luo QL, Yang YL. Clinical and pathological and immuno-histochemical observation of Natural/killer T-cell lymphacytes of the orbit. Ophthalmologica, 2007, 200: 112-116.

13. 徐青, 李敏, 李宁. 眼眶 NK/T 细胞淋巴瘤. 中国实用眼科杂志, 2006, 21: 595-600.

14. 罗清礼, 何为民, 唐莉, 等. 眼眶自然杀伤-T 细胞淋巴瘤的临床及病理观察. 中华眼科杂志, 2008, 44: 42-45.

15. Kobayashi R, Tawa A, Hanada R, et al. Extramedullary infiltration at diagnosis and prognosis in children with acute myelogenous leukemia. Pediatr Blood Cancer, 2007, 48 (4): 393-398.

16. Rénard C, Girard S, Pracros JP, et al. Granulocytic sarcoma, a diagnostic challenge: 3 pediatric cases. Arch Pediatr, 2010, 17 (2): 149-153.

17. Bidar M, Wilson MW, Laquis SJ, et al. Clinical and imaging characteristics of orbital leukemic tumors. Ophthal Plast Reconstr Surg, 2007, 23 (2): 87-93.

18. 徐家窈, 刘名皎. 眼眶绿色瘤 1 例. 海南医学, 2012, 23: 145.

19. Ryoji Kobayashi, Akio Tawa, Ryoji Hanada. Extramedullary Infiltration at Diagnosis and Prognosis in Children With Acute Myelogenous Leukemia. Pediatr Blood Cancer, 2007, 48: 393-398.

20. Kaiser U. Cerebral involvement as the initial manifestation of chronic lymphocytic leukaemia. Acta Haematol, 2003, 109 (4): 193-195.

21. Ramkissoon YD, Lee RW, Malik R, et al. Bilateral infiltrative disease of the extraocular muscles: a rare clinical presentation of early stage chronic lymphocytic leukemia. Orbit, 2008, 27 (4): 293-295.

22. Bidar M, Wilson MW, Laquis SJ, et al. Clinical and imaging characteristics of orbital leukemic tumors. Ophthal Plast Reconstr Surg, 2007, 23 (2): 87-93.

23. Sia DI, Cannon PS, Selva D. Extramedullary plasmacytoma arising from the lacrimal gland. Clin Experiment Ophthalmol, 2010, 38: 895-898.

24. 杨新吉, 李天臣, 王毅, 等. 眼眶髓外浆细胞瘤的诊断和治疗. 眼科, 2006, 15: 400-403.

25. 杨新吉, 黑砚, 王毅, 等. 眼眶髓外浆细胞瘤二例. 中华眼科杂志, 2006, 42: 556-557.

26. Chin KJ, Kempin S, Milman T, et al. Ocular manifestations of multiple myeloma: three cases and a review of the literature. Optometry, 2011, 82 (4): 224-230.

27. Pan SW, Wan Hitam WH, et al. Recurrence of multiple myeloma with soft tissue plasmacytoma presenting as unilateral proptosis. Orbit, 2011, 30: 105-107.

28. 何为民, 罗清礼. 眼眶组织细胞病, 眼眶病学书. 北京: 人民卫生出版社, 2010: 292-299.

29. 黄雪桃, 唐仁泓, 于惠敏, 等. 眼眶嗜酸性肉芽肿二例. 眼科研究, 2007, 27: 697-698.

30. Das JK, Soibam R, Tiwary BK, et al. Orbital manifestations of Langerhans Cell Histiocytosis: A report of three cases. Oman J Ophthalmol. 2009, 2: 137-140.

31. Civit T, Colnat-Coulbois S, Marie B. Histiocytic disorders with orbital involvement. Neurochirurgie, 2010, 56: 142-147.

32. 王柯, 车晓明, 鲍伟明, 等. Hand-Schuller-Christian 病 1 例报告. 中华临床神经科学, 2007, 15: 313-314.

33. Abdellaoui M, Benatiya AI, Bhallil S, et al. Orbital location of multivisceral Langerhans-cell histiocytosis. Arch Pediatr. 2011 Jun; 18 (6): 665-668.

34. 薛颖, 李智伟. 眼眶 Rosai-Dorfman 病 2 例. 福建医科大学学报, 2011, 45: 72-73.

35. Majumdar K，Tyagi I，Saran RK，et al. Multicentric extra-nodal Rosai Dorfman disease-a cytological diagnosis，with histological corroboration. Acta Cytol. 2012；56（2）：214-218.

36. Scumpia AJ，Frederic JA，Cohen AJ，et al. Isolated intrac-ranial Rosai-Dorfman disease with orbital extension. J Clin Neurosci，2009，16（8）：1108-1109.

37. O'Reilly P，Patel V，Luthert P，et al. Orbital Rosai-Dorfman disease with subperiosteal bone involvement mimicking eosinophilic granuloma. Orbit，2012，31（1）：24-26.

38. Johnson TE，Alabiad C，Wei L，et al. Extensive juvenile xanthogranuloma involving the orbit，sinuses，brain，and subtemporal fossa in a newborn. Ophthal Plast Reconstr Surg，2010，26（2）：133-134.

39. Vick VL，Wilson MW，Fleming JC，et al. Orbital and eyelid manifestations of xanthogranulomatous diseases. Orbit，2006，25（3）：221-225.

第九章
眼眶继发性肿瘤及转移性肿瘤

继发性眼眶肿瘤（secondary orbital tumors）是指原发于眶周围结构的肿瘤，通过血管/神经周围间隙、骨孔或破坏眶壁蔓延入眶，而眼眶转移性肿瘤是身体其他部位的肿瘤经淋巴道或血循环转移入眶的肿瘤。继发性肿瘤及转移性肿瘤均可引起眼球突出，眼球偏位和眼球运动障碍等。此类肿瘤占所有眼眶肿瘤的14%～45%。本章主要讨论由眼睑、眼球、鼻窦及颅腔蔓延至眼眶的肿瘤及眼眶转移性肿瘤。

第一节　继发于眼球的肿瘤

眼球与眼眶只有一层纤维膜相隔，眼内的恶性肿瘤，如视网膜母细胞瘤和恶性黑色素瘤可侵犯眼眶。肿瘤常通过视神经、巩膜孔隙和直接经巩膜的途径向眶内蔓延。

一、视网膜母细胞瘤

视网膜母细胞瘤（retinoblastoma）是儿童时期最常见的眼内恶性肿瘤，也是我国人眼球内最常见的恶性肿瘤。肿瘤常通过视神经、巩膜孔隙和直接经巩膜向眶内蔓延。

【诊断】　视网膜母细胞瘤是婴幼儿最常见的眼内恶性肿瘤，发病率为0.033‰～0.067‰，无种族、地域及性别的差异，约89%均发生于3岁以前；单眼或双眼均可发生，单眼发病占60%～82%。约40%的病例属遗传型，由患病的父母或父母为突变基因携带者遗传，或由正常父母的生殖细胞突变所致，为常染色体显性遗传；此型发病早，多为双眼发病，视网膜上可有多个肿瘤病灶，且易发生第二恶性肿瘤。60%病例属非遗传型，系患者本人的视网膜母细胞发生突变（体细胞突变）所致，此型不遗传，发病较晚，多为单眼，视网膜上仅有单个病灶。少数患者有体细胞染色体畸变，主要为13号染色体长臂1区4带中间缺失（13q14），该型患者除有视网膜母细胞瘤外，常伴有智力低下、发育迟滞及其他发育畸形。

1. 临床表现　多发生于5岁以前，有视网膜母细胞瘤的眼征。临床上根据视网膜母细胞瘤的发展过程，可分为：眼内期、青光眼期、眼外期及转移期四期。但由于肿瘤生长部位，生长速度和分化程度不同，其临床表现也不尽一致。由于肿瘤发生于婴幼儿，因此其早期症状很不明显。眼内期50%以上的患儿是因肿瘤发展到后极部，瞳孔区呈现黄白色反光（"黑矇性猫眼"）而为家长发现，约20%的患儿因患眼视力障碍而表现为斜视；青光眼期者则因肿瘤不断增大引起眼压增高，而表现眼球充血、疼痛，哭闹不安等症状；眼外期者因肿瘤穿破眼球壁而表现为眼球表面肿块或眼球突出等。临床检查：眼内期时视网膜可见圆形或椭圆形边界不清的黄白色隆起的肿块，可位于眼底任何部位，但以后极部偏下方为多见，肿块的表面可有视网膜血管扩张或出血，或可伴有浆液性视网膜脱离。肿瘤团块可播散于玻璃体及前房中，造成玻璃体混浊、假性前房积脓、角膜后沉着，或在虹膜表面形成灰白色肿瘤结节；青光眼期时，结膜充血、角膜上皮水肿、角膜变大及眼球膨大；眼外期者肿瘤向眼外生长，向前穿破眼球壁而突出于睑裂之外，或因肿瘤向后穿出而占据眼眶之位置，致使眼球前突，可伴有球结膜水肿，眼球突出或运动障碍，偶可表现为类似眶蜂窝织炎症状，若为已行眼球摘除及义眼座植入者可发现植入物移位。转移期肿瘤细胞可经视神经或眼球壁上神经血管的孔道向颅内或眶内扩展；或经淋巴管向附近淋巴结、软组织转移；或经血循环向全身转移，最终导致死亡。

2. X射线检查　眼窝密度增高，偶见雪花样钙斑，眶腔扩大，如有颅内蔓延可见视神经管扩大，此种视神经管改变与视神经脑膜瘤和胶质瘤引起的扩大几乎相同，宜参考临床表现加以鉴别。

3. 超声探查　典型病例可有以下发现（宋国祥，1983年）：①玻璃体腔内发现一或数个肿物，与球壁相连，至晚期肿物充满玻璃体腔；②肿物呈实体性，光点强弱不等，分布不均，甚至有囊性区存在；③钙斑反射，即肿物内强光斑之后为暗区，这是由钙质反射和吸收声能较多缘故；④视神经增粗；⑤眶内出现形态不规则低回声区，并与眼内光团相连接（图3-326）。视神经增粗意味着肿瘤通过视神经途径转移，眶内出现异常回声说明肿瘤已有眶内转移。

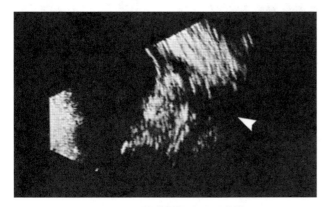

图3-326 视网膜母细胞瘤眶内蔓延

B型超声显示眼内实体肿瘤和相邻球后低回声区（箭头）相连接

4. CT扫描 视网膜母细胞瘤眶内蔓延有特征性CT发现，凡是临床和超声不能肯定诊断者都应作此项检查。田文芳等（1990年）描述视网膜母细胞瘤CT发现：①一眼或两眼玻璃体内软组织密度块影。②病变内发现钙斑，视网膜母细胞瘤有坏死钙化倾向，CT以X射线为能源，对钙质的显示甚为敏感，利用高分辨CT，80%～100%（Mafee等，1989年）病例可发现钙斑。钙斑形态不规则形，位于软组织病变以内（图3-327）或全部病变显示为钙斑。③向视神经蔓延可见该神经增粗（图3-328）。④经巩膜直接向眶内蔓延，表现为眼球高密度影不规则向后扩展（图3-329）。这是因为巩膜与肿瘤密度接近，CT不能分别显示。

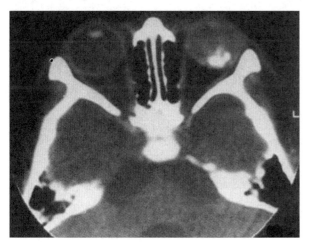

图3-327 左侧视网膜母细胞瘤

CT示软组织影和钙斑

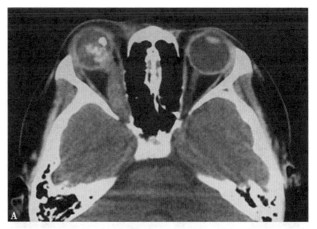

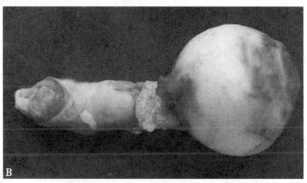

图3-328 视网膜母细胞瘤向视神经蔓延

A. CT示视网膜母细胞瘤沿视神经向后蔓延 B. 视网膜母细胞瘤视神经蔓延眼球标本

5. MRI 对于视网膜母细胞瘤的诊断主要依靠临床检查、超声探查和CT扫描，MRI也有帮助。正常玻璃体在T_1WI为低信号区，视网膜母细胞软组织部分为中信号，肿瘤内钙斑无信号。在T_2WI图像上肿瘤软组织部分信号增强，但仍低于正常玻璃体，钙斑区仍为无信号区。肿瘤的视神经蔓延和眶内侵犯可显示视神经增粗和眼球向后扩展，增强扫描见中等至明显强化，视网膜下液则不强化。由于在MRI像上骨骼显示为无信号区，视神经管内和颅内侵犯显示较为清楚。

【治疗和预后】 已发生眶内蔓延的视网膜母细胞瘤，其治疗与限于眼内者不同，单纯摘除眼球不能延长生命。往往需要眶内容切除，并适度放射治疗及化学治疗。肿瘤已延伸至颅内者，大剂量放疗和化疗更为重要，但是预后不佳。在临床上已发现眶内蔓延，无论何种治疗，存活率只有0%～10%。

二、恶性黑色素瘤

恶性黑色素瘤（malignant melanoma）原发于眶内者甚为罕见，多由色素膜、眼睑、结膜、鼻窦和颅内恶性黑色素瘤蔓延而来，其中继发于眼内者最多见，据称（Reese，1976年）色素膜恶性黑色素瘤眼外蔓延达

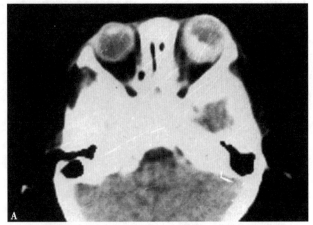

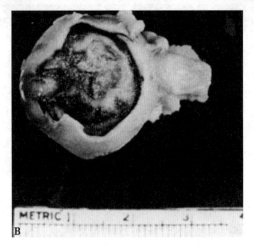

图 3-329 视网膜母细胞瘤眶内蔓延

A. CT 示视网膜母细胞瘤穿破巩膜向球后蔓延 B. 视网膜母细胞瘤眼外蔓延眼球标本

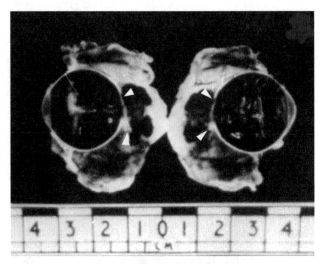

图 3-330 黑色素瘤经过巩膜向眶内蔓延

上箭头指巩膜裂口,下箭头指视神经

眼内恶性黑色素瘤眼球摘除,由于巩膜表面小病灶未清除干净,导致术后复发,复发时间多在半年之内,也有发生于术后 20 年者,复发后,植入的义眼座发生移位或所戴义眼脱出。对于有眼内恶性黑色素瘤史,眼球周围发现黑色肿物,或眼球突出,应高度怀疑眼外蔓延。

【诊断】 对于有眼内恶性黑色素瘤史,眼球周围发现黑色肿物,或眼球突出,应高度怀疑眼外蔓延。发展较慢的病例,X 射线可见眶容积扩大。超声探查发现眼内及眼眶实体肿物(图 3-331),两者形成一体。CT扫描显示眼球内高密度肿物向眼球外蔓延(图 3-332)。MRI 对于含色素性恶性黑色素瘤有特征性改变。T$_1$WI肿瘤中高信号,在低信号的玻璃体和高信号眶脂肪对比下显示得非常清楚,T$_2$WI 肿瘤呈低信号,在高信号玻璃体和中等高信号脂肪对比下更加明显。

15%~40%。此类肿瘤占眼眶肿瘤的 2%,有 8%~10%的脉络膜黑色素瘤患者眼球摘除时已有巩膜外侵犯。

【临床表现】 脉络膜黑色素瘤发病年龄较晚,多在 50~70 岁,是眼部常见的恶性肿瘤,起源于结膜的黑色素瘤一般在中年,弥漫性的先天性痣可转化为黑色素瘤。眼内恶性黑色素瘤眶蔓延途径与视网膜母细胞瘤大致相同,包括巩膜导血管周围间隙,直接经过巩膜和侵犯视神经而至眶内(图 3-330)。由于早期视力丧失,眼底检查发现棕褐色肿物,肿物不透光,超声检查典型图像,诊断并不困难。扁平发展的恶性黑色素瘤,眼睑肿胀,往往伴有明显的炎症表现,眼底和超声表现均不典型,易延误诊断。发生于赤道前部的眼外蔓延,结膜可见黑色结节状物,可误诊为巩膜葡萄肿。眼球后部蔓延,出现眼球突出、眼睑水肿和眼球运动障碍。眶缘虽扪及不到肿物,但眼眶压力高,眼球不能后移。有时黑色素瘤发生于已经萎缩的眼球内,早期诊断困难。眼球萎缩伴有眼球突出,应考虑到恶性黑色素瘤的可能性。

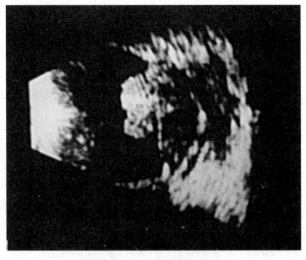

图 3-331 脉络膜黑色素瘤

B 型超声示眼内肿瘤向眶内蔓延

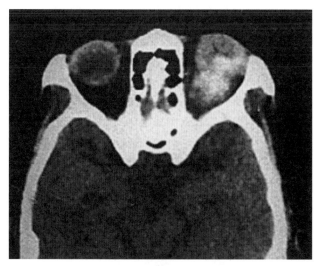

图 3-332 脉络膜黑色素瘤
CT 示肿瘤向眶内蔓延

【治疗及预后】 色素膜恶性黑色素瘤已发生眶内蔓延，传统的治疗方法为眶内容切除。肿瘤较小有可能治愈，肿瘤较大者预后不良。由于黑色素瘤生长在多血管的色素膜内，常发生肝、肺、骨髓、脑转移而死亡。放射治疗可减少瘤细胞有丝分裂，有可能延长生命。

第二节 眼睑及结膜肿瘤

眼睑皮肤和结膜彼此连续，所发生的肿瘤和眶内蔓延类同，但前者结构复杂，种类较多和发生率较高。基底细胞癌、睑板腺癌和鳞状细胞癌较常见，其他如恶性黑色素瘤、汗腺恶性肿瘤也可见到。

一、基底细胞癌

基底细胞癌（basal cell carcinoma）是发生于表皮基底细胞的恶性肿瘤，也是眼睑皮肤最常见的恶性肿瘤，占眼睑恶性肿瘤的 51%～90%。好发部位依次为下睑、内眦部、上睑和外眦部。据袁乃芬（1984 年）统计，发生于下睑占 72.5%，内眦部 15.0%，上睑 10.0%，外眦部 2.5%。好发于中老年人，多在 50～70 岁之间，女性多于男性。病变进展缓慢，极少转移，传播方式主要是直接破坏邻近的皮肤，也可侵犯结膜和眼眶。眼眶侵犯患者多有眼睑病灶不完全切除史及忽略病情史。

病变初起为结节样隆起，发生在下睑内侧，有的带有色素。表面结痂，痂皮脱落后可见浅在溃疡，边缘参差不齐，如蚕食状，故又称侵蚀性溃疡。溃疡表面有黏液脓性分泌物，易出血。溃疡边缘较硬，稍隆起向内卷。这种溃疡慢性扩大，发展方向主要是沿皮肤扩大，侵犯上下眼睑、面颊部，甚至对侧皮肤；肿瘤

也可向结膜发展，侵犯眼球表面。原发于下睑内侧和内眦部的肿瘤，溃疡可向深部发展，侵入眶内。钱元缵等（1980 年）报告基底细胞癌 25 例，7 例侵犯眼眶，其中 3 例沿内壁骨膜侵入鼻窦，1 例引起蝶骨破坏，并转移至耳前淋巴腺。眼眶侵犯有时是因治疗不当引起的，如切除或冷冻不彻底，致使病变向深层发展。基底细胞癌侵入眼眶后，仍保持原有特征——溃疡和结痂。肿瘤蔓延至眼外肌，引起眼球运动障碍，严重病例眼球固定。眼球向病变相反方向移位。由于病变多位于眶前部，眼球突出少见。有时癌细胞沿神经周围向眶内侵犯，特别是沿眶上神经或滑车上神经，引起严重疼痛。

基底细胞癌眼眶侵犯诊断多不困难。发生于老年人，有基底细胞癌病史或治疗史，眶内侧硬性溃疡，有痂皮，附着于眶缘的骨膜，眼球运动受限或复视等均提示眶侵犯可能。CT 和 MRI 可确定侵犯范围。最后诊断需要活检。镜下可见癌细胞较小，巢状分布，胞核着色较深，巢外为纤维结缔组织。少数病例含有大量色素，称色素性基底细胞癌。

基底细胞癌应早期治疗，采用扩大的局部切除，切除范围在冷冻切片监视下进行，直至切缘无癌组织为止。组织缺损较大时行眼睑重建。基底细胞癌对放射治疗也敏感，一般需要照射 30～45Gy，治愈率可达 90%。其他如冷冻、血卟啉激光治疗也有效。病变深在，侵犯眶内时往往需要部分眶内容切除，同时切除被侵犯的骨壁。手术前或后放射治疗。

二、睑板腺癌

睑板腺癌（meibomian gland carcinoma）是发生于睑板腺腺细胞的恶性肿瘤。在西方较为少见，占眼睑恶性肿瘤的 1%～4%，我国多见，占眼睑恶性肿瘤的 19.5%～33.0%，仅次于基底细胞癌，多于鳞状细胞癌，而居第 2 位。发病年龄比较广泛，郑邦和等（1986 年）报告发生于 16～78 岁，最高峰 51～70 岁之间，女性较多。发生部位上睑多于下睑，也有病例就诊时已侵及上下睑。本病发展缓慢，初时不被注意，或误诊为睑板腺囊肿，就诊时多在发病 1 年之后。

早期肿瘤位于睑板以内，局部呈结节样隆起，边界清楚，质地较硬，与皮肤不粘连。睑结膜面呈黄白色，扁平隆起。偶见弥漫性发展，睑结膜呈滤泡或乳头状。肿物增大，逐渐呈圆形，向皮肤及结膜面隆起。或呈半圆形，向深部结构浸润。结膜面或睑缘部溃破，底部粗糙不平、疼痛，易出血。向深部发展，侵及眶缘骨膜骨壁和眼眶内软组织，肿物固定，眼球向下或上移位，眼球突出，眼球运动受限制（图 3-333）。由于角

膜暴露或眼球后侵犯视力丧失。向耳前、耳后和颈上淋巴结转移，局部扪及无痛肿物。

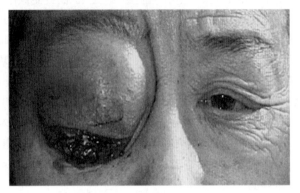

图 3-333 睑板腺癌眶内侵犯

睑板腺癌在侵犯眼眶之前多数病例可得到正确诊断。少数早期向深部发展，或误诊断为睑板腺囊肿，反复手术，侵犯眼眶。CT 显示为眼睑及眶前部高密度块影，后界清楚，范围明确（图 3-334），常伴有骨破坏。CT 能够显示睑板腺癌眼眶侵犯，但无特征性表现，在临床提示恶性肿瘤时，应及时活检，确定组织学诊断。同时应检查局部淋巴结是否肿大，CT 检查远处器官可以确定是否有肝脏、肺脏或脑部转移。

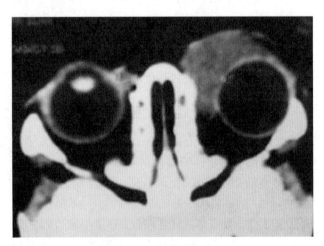

图 3-334 睑板腺癌眶内侵犯
CT 示肿瘤自眼睑向眶内蔓延

肿瘤局限于眼睑时局部大范围切除，眼睑重建，疗效较佳。侵及眼眶以后，需部分和全眶内容切除，包括被侵蚀的眶骨，同时清扫耳前、下颌及颈上淋巴结。术后辅助放射和化学治疗。病变侵犯眼眶预后不好，常复发及血行转移，5 年存活率约 30%。

三、眼睑及结膜鳞状细胞癌

鳞状细胞癌（squamous cell carcinoma）是起源于眼睑和结膜复层鳞状上皮的恶性肿瘤，两者均可沿皮肤或结膜表面和皮下、结膜下两个方向发展。深层侵犯，波及眼眶。沿淋巴道转移至耳前和颈上淋巴结，血行转移少见。

（一）眼睑鳞状细胞癌

眼睑鳞状细胞癌较基底细胞癌和睑板腺癌少见，文献报告本病与基底细胞癌之比为 1:39，占睑恶性肿瘤的 5%～9%（Reifler 等，1986 年）。鳞状细胞癌可以复发，亦可起自原发病变，如上皮内癌或放射治疗后。多见于男性，好发年龄 50～60 岁，也可见于青年人。半数以上原发于下睑，黏膜和皮肤交界处是好发部位。往往在慢性溃疡、角化病、长期暴露于阳光等原有病变基础上发生癌变。病变较基底细胞癌进展快，破坏力大。

肿物初起，局部角化增厚，变硬，形成无痛性结节或乳头状隆起。肿物扩大侵犯下上睑，表面呈菜花状，质地硬脆，基底广泛固定形成巨大肿块。表面也可破溃，出血感染，散发恶臭。

另有一种类型，病变开始即呈溃疡型，边缘隆起，参差不齐，外翻，此点与基底细胞癌不同，后者边缘内卷。溃疡较基底细胞癌深在，底部不平，也可呈火山口状。无论哪种类型，向深层组织发展，均可侵犯至眼球表面、眼眶和鼻窦。钱元缵（1980 年）等报告 20 例，其中蔓延至眼眶者 12 例。侵犯眼眶者扪之深在、固定。一旦侵入眼眶，肿瘤沿筋膜和脂肪面蔓延，发展较快。眼球向一侧移位和突出，眼球运动受限。由于眼睑被肿物遮盖，眼球位置的改变常被忽视。

眼睑鳞癌的发现比较容易，最后诊断往往需要活体组织检查。CT 扫描对于显示肿瘤范围，有些病例可见肿物已达眼球以后，伴有骨破坏，鼻窦和颅内蔓延。睑鳞癌眶侵犯治疗以眶内容切除为主，辅以放射治疗。鳞状细胞癌对放射线较基底细胞敏感度差。清除可疑转移的淋巴结。如肿瘤已蔓延至眼眶周围，切除范围较眶内容仍需扩大。

（二）结膜鳞状细胞癌

结膜鳞状细胞癌较发生于眼睑皮肤更为少见，多见于 50～75 岁的男性老年患者。好发于上皮细胞性质改变及暴露于阳光处，如睑裂部的角膜缘、睑缘和泪阜部，特别是外侧角膜缘，为好发部位。阳光性角化病，异常性上皮增生，以及反复的慢性炎症和其他慢性刺激均可能是癌前因素。

起始于角膜缘者，初时呈灰色胶样或粉色隆起，似疱疹或翼状胬肉，表面有苔藓样血管，深层可与巩膜粘连。逐渐增大、增厚，在眼球表面形成肿块，表面呈乳头或菜花状。另一种发展形式是沿结膜表面扩散，可侵及大部分球结膜、穹隆结膜和睑结膜，呈弥漫性结膜增厚，表面布满小菜花状隆起。此型恶性程度较高，常有耳前、下颌及颈上淋巴结转移。肿瘤也可向角膜及深部蔓延，进入眼内。发生于睑缘结膜者，局部肥厚隆起血管增多，向穹隆部蔓延，表面凹凸不平。无论原发于何处，均可经穹隆或泪阜部向深层发展，侵及眼眶，Iliff 等（1975年）报告 27 例，其中蔓延至眶内 4 例。眼眶浅层侵犯，眼球向对侧移位，眶深部侵犯发生眼球突出和眼球运动障碍。

结膜鳞状细胞癌发生于体表，形态典型，诊断较易，最后确定需要活体组织检查。于眶缘部扪及肿块，多已侵犯眼眶。超声、CT 和 MRI 可显示病变范围，供选择治疗方法参考。病变局限于结膜，大范围局部切除，如病变范围较小，可采用冷冻；病变广泛者，手术切除后手术区及周围结膜也可冷冻。眼球表面缺失，取对侧眼结膜或唇黏膜移植。蔓延至眶内往往需要部分眶内容切除，辅以放射治疗和抗癌药物治疗。淋巴结转移行清扫术治疗。

第三节 鼻窦肿瘤

眼眶和鼻窦在三个方面有着共同骨壁。鼻窦肿瘤可破坏骨壁或直接沿孔隙侵入眶内。Munirulhaq（1982年）报告在眼球移位 300 例中，36% 是眼眶周围病变引起的，其中鼻窦肿瘤是主要来源。Johnson（1984年）报告 99 例鼻窦肿瘤，侵犯眼眶者 47 例（59.5%）。

一、鼻窦良性肿瘤

鼻窦良性肿瘤侵犯眼眶最多发生于骨瘤（osteoma），1856 年 Veiga 首次描述眶骨瘤，认为该瘤存在三种起源，即发育性、感染性及外伤性。其中以筛窦多见，开始在窦内增长，缺乏症状和体征，逐渐增大，通过筛骨纸板蔓延至眶内，骨瘤一般在儿童或青春期前发病，男性较女性多见，临床表现为眼球突出和眼球向外侧移位。骨瘤位于前部的，眶内侧可扪及硬性肿物。位于后部的，表现为轴性眼球突出，视力减退，原发性视乳头萎缩，这是肿瘤直接压迫视神经的结果，骨瘤侵犯眶尖影响第Ⅲ、Ⅳ、Ⅵ对脑神经或眼外肌，引起眼球运动障碍。发生于鼻窦骨瘤，可有头痛及鼻窦的继发性炎症。眶骨瘤的诊断比较简单，传统 X 射线片即可确诊。表现为骨密度肿物，有一较细的蒂与鼻窦相连。眶内部分较大，略呈分叶状，或圆形（图3-335）。表面光滑，密度均匀，呈象牙样；或表面粗糙，形状不规则。超声检查大部分声能在瘤体表面反射，不能穿入瘤体，可发现球后脂垫压迫变形（图3-336）。CT 显示骨瘤明确，骨窗尤为重要，可分为起点、颈部和瘤体，瘤体可

主要位于眶内或鼻窦内，压迫眼球向颞前方移位。骨瘤呈不规则高密度影，边缘清晰，分叶状（图3-337）。MRI 检查在 T_1WI、T_2WI 均为低信号，显示肿瘤位置形状，边界等同于 CT。骨瘤应与骨纤维异常增生症、眶内易位性脑膜瘤等相鉴别，脑膜瘤除引起眶壁增厚外，尚可见软组织影，增强后明显强化，骨瘤则无强化。

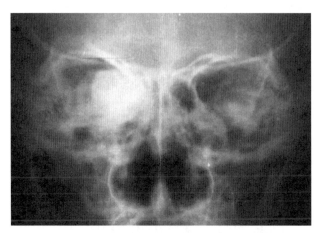

图 3-335 右侧筛窦骨瘤
X 线示肿瘤自筛窦向眶内蔓延

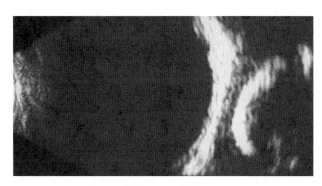

图 3-336 骨瘤
B 型超声示脂垫压迫变形，肿瘤表面强回声光带

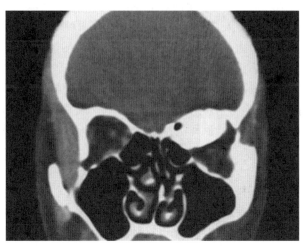

图 3-337 左侧额窦骨瘤眶侵犯
CT 示肿瘤自额窦向眶内侵犯

骨纤维异常增生症常为单侧，可同时引起头颅和面部骨骼的病变。骨瘤发展甚慢，少有恶性变，在未引起明显症状和体征时可暂不积极治疗。发生眼球突出、复视和视力减退时应予切除。在接近于肿瘤的眶缘皮肤切口，前路开眶，不难取出。

其他良性肿瘤如乳头瘤、息肉等眼眶侵犯，临床表现除鼻部症状如头痛、鼻塞之外，往往伴有眼球突出。

二、鼻窦恶性肿瘤

鼻窦的黏膜直接与外界空气接触，常受到不良因素影响，是恶性肿瘤的好发部位。在原发鼻窦恶性肿瘤中，以上颌窦最多见，筛窦次之，额窦和蝶窦较少。按恶性肿瘤的组织来源鳞状细胞癌最为多见，约占80%，其他肿瘤如腺癌、腺样囊性癌、黏液上皮癌、骨肉瘤、软骨肉瘤、横纹肌肉瘤、黑色素瘤等也可见到。各种鼻窦恶性肿瘤在初诊时肿瘤已多不局限于窦内，部分侵犯眶内，部分侵入脑神经。

【临床表现】　上颌窦的恶性肿瘤也以鳞状细胞癌多见，占该窦恶性肿瘤的60%～93%。早期多无症状或仅有少量鼻出血，此肿瘤富于侵入性，位于窦腔上部者，破坏眶底，向眶内蔓延，首先表现为眼部症状和体征，如局部疼痛，眼球向上移位，眼球突出，眶下部红肿，扪及肿物，眼球运动受限。破坏眶下神经，早期面颊部疼痛或麻木感，唇齿痛觉丧失。原发于上颌窦前部的鳞状细胞癌，还可表现面颊部肿胀。肿瘤侵犯窦底，有上齿槽骨肿胀感、牙疼及牙齿松动。癌肿向内侧发展，侵入鼻腔，发生鼻塞及鼻出血。上颌窦后壁破坏，侵及咬肌及翼肌，张口受限。

筛窦恶性肿瘤也以鳞状细胞癌多见，其次为腺癌和未分化癌，肉瘤较少见，但发生于鼻窦的软骨肉瘤多起源于筛窦。由于筛窦与眼眶仅一薄壁相隔，又有孔道相通，原发于窦内肿瘤早期侵入眶内，引起眼球的外侧移位及向前突出，眼睑及结膜水肿，眶内侧扪及硬性肿物。肿瘤侵犯泪道，引起溢泪、慢性泪囊炎。发生于后组筛窦的肿瘤，早期侵犯视神经管、眶上裂和海绵窦区，引起剧烈头痛；视力丧失，眼球运动严重障碍，上睑下垂和眼球轴性突出。侵入鼻腔发生鼻塞、鼻出血、脓涕、恶臭。鼻镜检查发现鼻腔上部和中鼻道内有暗红色肿物。

额窦恶性肿瘤早期症状不明显，或轻度额部头痛、眼胀。侵入眼眶后引起眼球外下方移位、肿胀、眼睑下垂和眼球运动障碍。蝶窦肿瘤早期头痛，侵犯窦壁周围组织头痛加重，并引起海绵窦综合征，视力减退及视野改变。

【诊断】　鼻窦肿瘤，早期限于窦腔以内，缺乏症状和体征，很难被发现。晚期鼻塞、鼻出血、鼻腔肿物，活体组织检查，诊断无困难。发生眼部症状时，影像学检查对于诊断有重要意义。

1. X射线检查　早期上颌窦癌局限于窦腔内，若肿块较小，X射线不易发现，骨质破坏时可见眶下壁骨质缺损，眶下孔消失（图3-338）。筛窦癌X射线表现筛窦气房间隔消失，眶内壁骨质破坏，鼻腔顶部有软组织肿块影。

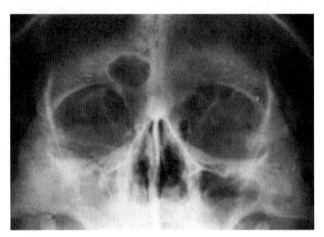

图3-338　右侧上颌窦恶性肿瘤
X线示上颌窦腔密度增高，窦顶不完整

2. 超声探查　在窦壁完整及鼻腔内含有气体时，超声不能穿过，显示为正常眶超声图，鼻窦与眼眶间的骨板破坏，肿物延伸至眶内后，超声可发现相应部位占位病变，一般为低回声区（Till，1975年），声像图所显示的病变范围，超过眼眶壁。

3. CT扫描　CT可明确揭示上颌窦癌眼眶侵犯，表现为上颌窦内中密度、形状不规则软组织肿块，眶下壁骨质破坏，并有软组织肿物向眶内突出，增强可见肿物明显强化，CT可发现70%～80%的病例有眶下壁的骨破坏（图3-339），未见骨破坏者可能由于肿瘤通过神经周围侵犯入眶。筛窦癌可见窦腔内中密度软组织肿块，眶内侧壁破坏，眶内软组织肿块与筛窦相连，眼球明显受压。

4. MRI　可从三种位置显示肿瘤的位置、大小及其与周围结构的关系。T_1WI为中低信号，T_2WI为中高信号，因MRI显示骨壁破坏不如CT，但可见上颌窦或筛窦肿块与眼眶内肿块相连，信号一致。MRI可明确肿块与周围结构的关系，显示眼外肌及眼球受压移位。

【治疗】　多采用手术切除、放射治疗和化学治疗综合疗法。切除范围包括窦壁及眶内容，放射剂量60～80Gy。化学药物作为辅助治疗，供应动脉的药物灌注可增强疗效，减少副作用。

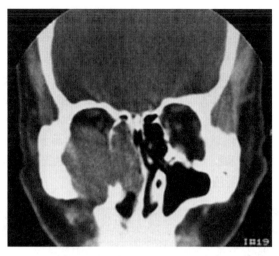

图 3-339 右侧上颌窦恶性肿瘤
CT 示上颌窦扩大，密度增高，上、内下壁骨破坏，向眶内、鼻及筛窦蔓延

三、鼻咽腔肿瘤

鼻咽腔癌是一种侵入性很强的肿瘤，早期侵犯深部结构。可通过三条途径入眶：①发生于腔上壁的肿瘤，经破裂孔蔓延至蝶鞍旁海绵窦区，向前经眶上裂至眶内；②发生于鼻咽腔两侧壁的肿瘤，向深层浸润，破坏翼突至翼腭窝，经眶下裂入眶；③肿瘤向前，侵犯鼻腔和筛窦，破坏筛骨纸板入眶。

【临床表现】 鼻咽腔深在、隐蔽，该部位恶性肿瘤局部症状不显著，多因蔓延邻近结构或淋巴道转移后才引起注意，因眶区疼痛、眼外肌麻痹和眼球突出首先就诊于眼科者并不少见。

1. 一般症状 鼻咽腔癌多侵犯颅底，头痛是一显著症状，疼痛部位多在头的一侧，额部和眶深部。发生于近后鼻孔的肿瘤，鼻塞是早期症状之一，开始为单侧，随着肿物增大而发生于双侧。肿瘤表面破溃，鼻涕有血丝或鼻出血。原发于侧壁肿瘤，堵塞鼻咽管，耳鸣和听力下降。早期发生颈淋巴结转移，约 80% 患者就诊时已发生颈上淋巴结无痛性肿大。

2. 眼部表现 最多见的眼部表现是眼球运动障碍，眼球固定和上睑下垂。无论肿物侵犯海绵窦区还是经眶上裂，均可发生第Ⅲ、Ⅳ、Ⅵ脑神经麻痹，同时伴有三叉神经第 1、2 支分布区痛觉消失。眼球突出也是常见体征之一，这是由于肿瘤侵入眶内引起的，海绵窦的侵犯影响眶内血液回流，更促进眼球突出的发生和加重眼球突出程度。肿瘤侵犯眶尖部，破坏视神经，引起视力丧失、视乳头水肿或萎缩。

【诊断】

1. 鼻咽部检查 鼻咽癌早期缺乏临床症状，不易发现。当发生颈淋巴结肿大、伴有耳、鼻、眼症状时，应及时检查鼻咽部。鼻咽部可发现黏膜肥厚、粗糙、菜花样、结节状或球形肿物。应取活体组织检查，如未发现癌细胞，需多处、多次活检。

2. X 射线检查 鼻咽癌的诊断，主要依靠鼻咽窥镜和活体组织检查，X 射线检查可作为辅助手段。鼻咽部正侧位 X 射线片，有时可发现软组织肿块。颅底位可见破裂孔和卵圆孔扩大。柯氏位有时发现眶上裂扩大、骨缘模糊、蝶骨大、小翼破坏。

3. CT 扫描 CT 可发现鼻咽部黏膜肥厚或软组织肿物，并见肿物向鼻、鼻窦、颅底和眼眶蔓延，通常伴有明显的骨破坏。

【治疗及预后】 鼻咽癌以放射治疗为主，残余病灶可手术切除。照射范围包括鼻咽、颅底、颈及眶部。原发灶剂量 65～70Gy，继发灶 50～60Gy。因肿瘤易复发及早期转移，预后不佳。对放射线不敏感的鳞状细胞癌 5 年存活率 0～10%，放射敏感的淋巴上皮癌 5 年存活率约 30%。

第四节 颅 内 肿 瘤

颅腔位于眼眶的上方和后方，有视神经管和眶上裂相通，眶内重要结构也均与颅内沟通，因而颅内肿瘤可通过多个渠道侵犯眼眶，引起眼球位置和功能的异常。其中蝶骨脑膜瘤最多见；皮样囊肿、神经鞘瘤、脊索瘤、垂体瘤、视交叉胶质瘤、半月神经节肿瘤、蛛网膜囊肿及动脉瘤等均可侵入眼眶。

一、蝶骨脑膜瘤

脑膜瘤是颅内第二种常见肿瘤，约占全部肿瘤的 1/4。蝶骨区是肿瘤的好发部位之一，由于解剖学的关系，也是侵犯眼眶最常见的颅内肿瘤。蝶骨脑膜瘤（sphenoid bone meningioma）按发生的部位，可分为蝶骨大翼，蝶骨嵴外侧部肿瘤和蝶骨嵴内侧肿瘤，发生在这些部位脑膜瘤，发展规律和临床表现均有明显区别。

【临床表现】 继发性眼眶脑膜瘤与视神经脑膜瘤的临床表现有很大区别，侵犯眼眶的脑膜瘤以蝶骨大翼和蝶骨嵴外侧肿瘤多见。蝶骨大翼脑膜瘤多呈扁平增长，肿瘤沿蝶骨翼发展、刺激骨壁，发生蜂窝状骨增生，肿瘤经骨壁进入眶内。由于骨壁增生、眶容积变小，发生显著的眼球突出和眼睑水肿（图 3-340）。蝶骨增生和肿瘤蔓延，表现为颞部组织肿胀，早期并不影响视力。晚期影响眶内神经和肌肉，视力减退、视神经水肿、复视和眼球运动受限，有时在眶缘可扪及肿物。因肿瘤多呈扁平增生，往往缺乏脑症状，但球形肿瘤侵犯脑实质，影响外侧裂，发生渐进性颅内压增高，颞叶癫痫及中枢性面瘫。

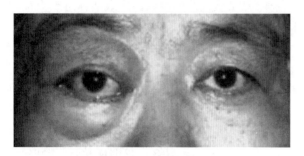

图 3-340　右侧蝶骨嵴脑膜瘤引起眶部改变

脑膜瘤也可发生于蝶骨嵴内侧，但较少见，早期经过眶上裂或沿视神经鞘蔓延至眼眶，由于肿瘤邻近视神经管和眶上裂，早期出现视力减退、眼球运动神经麻痹和眼球突出，造成眶上裂综合征。Henderson 统计发生不同部位的蝶骨脑膜瘤患者，有 88% 出现眼球突出，47% 出现不同程度的视力下降。肿瘤可致眶尖部骨质增生，加之肿瘤向前蔓延，阻塞视网膜中央静脉，发生视神经睫状静脉（图 3-341），视网膜血液经脉络膜引流排出。Frison 等称视神经睫状静脉、视力下降和慢性视乳头水肿性萎缩是颅 - 眶脑膜瘤的三联征。

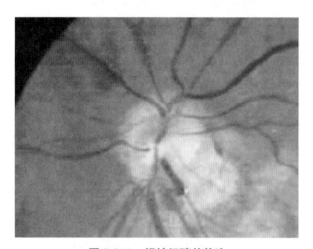

图 3-341　视神经睫状静脉

蝶骨嵴内 1/3 脑膜瘤多直接压迫同侧视神经产生视野中央暗点及原发性视神经萎缩。又因引起颅压增高，使对侧视乳头水肿，称为 Foster-Kennedy 综合征。蝶骨嵴外侧肿瘤早期不引起视力丧失。眶尖部骨质增生导致肌力不平衡，视力下降也会发生，继而眼球突出，上睑下垂。

【诊断】　典型临床症状提供诊断线索，X 射线检查可发现蝶骨嵴和蝶骨大、小翼增生，有时还可发现眶上裂扩大或虫蚀样骨破坏，病变部位出现沙砾样钙化。超声波对诊断视神经鞘脑膜瘤帮助较大，但继发

性蝶骨脑膜瘤未侵犯蝶骨眶面或瘤体扁平时无阳性发现，但当瘤体增大压迫眶脂肪时，可见回声少且声衰减多的异常回声区。CT 检查蝶骨嵴脑膜瘤可有特征性发现：①眶外、上壁骨质增生；②眶内骨膜增生肥厚或所邻接骨膜占位性病变，眼眶及颞窝和颅腔可见软组织块影，常有点状、星芒状或不规则钙化影；③强化后可见颅内软组织肿物；④肿瘤向眶内蔓延时，可见视神经管和眶上裂扩大（图 3-342）。脑血管造影也可发现肿瘤着色并了解供血情况。

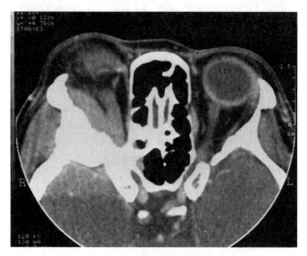

图 3-342　右侧蝶骨嵴脑膜瘤眶内蔓延
眶外壁不规则增厚，眶、颞窝及颅中窝内均有高密度病变

【治疗及预后】　由神经外科和眼科医师联合手术切除，但易于复发。

二、其他颅内肿瘤

位于眼眶周围的肿瘤，如颅前窝底、颅中窝前部，以及蔓延到这些部位的肿瘤，都可能直接或间接侵犯眼眶。

1. 视交叉胶质瘤　胶质瘤是颅内最常见肿瘤，约占 50%，但视交叉胶质瘤（glioma of the chiasm）却少见。此处肿瘤可发生多种症状：①局部增生，侵犯和压迫第 3 脑室，引起颅压增高；②侵犯垂体 - 下视丘引起尿崩症综合征；③双眼颞侧视野偏盲；④肿瘤沿视神经向眶内蔓延，眼球突出，视力减退和视神经萎缩。强化 CT 和 MRI 可提示肿瘤的存在。因肿瘤涉及双眼视力，又邻近下视丘，手术切除甚为困难，放射治疗疗效可疑。

2. 嗅沟脑膜瘤　比较多见。早期缺乏症状，较大时额部头痛。向后发展引起 Foster-Kennedy 综合征。侵入眶内发生眼球突出。肿瘤向上发展可出现精神障碍和中枢性运动障碍，如癫痫、偏瘫。CT 检查可证实诊断。手术切除效果较好。

3. 半月神经节神经鞘瘤 Faucett（1989年）报告半月神经节的神经鞘瘤经眶上裂侵入眶内，引起眼球突出和眼球运动障碍。CT 和 MRI 可发现肿瘤，并确定范围。

4. 脊索瘤 脊索瘤（chordoma）是胚胎时期颅底骨和脊柱残余形成的肿物，多起自斜坡中线部位，缓慢的浸润性增长。向前发展经鞍旁眶上裂，或破坏蝶骨大翼侵入眼眶，引起眼球突出和眼球运动障碍。于秀敏和李琳报告 1 例于眶内上方扪及肿物。X 射线和 CT 检查可发现骨破坏和钙斑，后者也可发现软组织肿物。本肿瘤采用手术治疗，但因无包膜，侵犯范围广难以完全切除。

5. 蛛网膜囊肿 蛛网膜囊肿（arachnoid cyst）为先天性或发生于炎症和外伤之后，蛛网膜粘连，局部积液。发生于颞前部可引起眼球突出、脑神经不全麻痹、视乳头水肿等。Krohel 和 Hepler 报告 1 例颞叶前部囊肿，经视神经管入眶，引起眼球突出。B 型超声探查发现眶尖部囊性肿物。CT 扫描颞叶前部有低密度区。手术治疗效果较好。

第五节 眼眶转移性肿瘤

眼眶内虽然汇集许多重要结构，但缺乏淋巴管，眶内软组织转移瘤均经血行播散而来，应与继发性眶肿瘤和淋巴瘤相鉴别，发病率较低。Shields（1988年）复习文献：眶内转移肿瘤仅占眼眶肿瘤的 1%～13%；何彦津等报道 3472 例中有 50 例（7.95%）。眼眶转移性肿瘤的原发位置比较广泛（表 9-1），几乎所有部位的恶性肿瘤，均有转移至眼眶的可能性。国外报告比较多见者来自乳腺和前列腺，国内报道来自呼吸道和消化道。

眼眶转移性癌有一定的性别和年龄倾向。乳腺癌多发生于女性，偶见于男性；前列腺癌仅发生于男性。儿童时期转移癌多见于成神经细胞瘤（neuroblastoma）、尤文瘤（Ewing's sarcoma）和维尔母斯瘤，成年和老年多见肺癌、肝癌和前列腺癌。恶性肿瘤多转移至一侧眼眶，有少数见于两侧，约占转移癌 30%。原发部位深在的脏器，往往首先出现眼部症状和体征，如肺癌和肝癌就诊于眼科者并不少见。浅在部位的原发癌，如乳腺癌和甲状腺癌，在眼部出现症状之前常有手术的主诉。国内外报告 30%～60% 眼部症状先于原发部位。对于中、老年眼部恶性肿瘤者，应详细进行全身检查，特别是呼吸、消化和泌尿生殖器系统的影像检查，往往十分必要，以除外转移性肿瘤。转移性肿瘤多直接侵犯泪腺、眼外肌和视神经，给鉴别诊断带

来困难，复习影像学资料，50% 转移癌发生于肌锥外，20% 发生于肌锥内，20% 两者均有，有眶骨侵犯的转移癌约占 50%，此点有助于诊断为恶性肿瘤。

【临床表现】 眼部转移性肿瘤虽然可以来自多个原发部位，但临床表现大同小异，可归纳为以下几类眼部症状和体征。

1. 占位征 癌细胞血行播散至眶部以后，不断分裂增殖，形成肿物，当其发生于或蔓延至眼球的赤道部之后便引起眼球突出。其发生和发展较良性肿瘤和同年龄组的原发于眼眶的恶性肿瘤为快，常伴有眼睑和结膜水肿（图 3-343）。位于眶前部的可于眶缘扪及肿物，位于眶后部的眼球回纳受阻。转移性肿瘤多发生于眶组织的周边部位，除眼球突出之外尚向一侧移位。

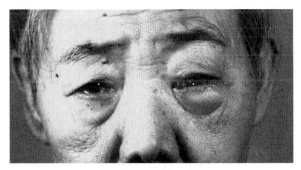

图 3-343 肺癌眼眶转移外观像
左眼球突出，眼睑和结膜水肿

2. 浸润征 转移性肿瘤与其他恶性肿瘤一样，呈浸润性增长。侵犯眼外肌及其运动神经，临床上出现复视及眼球运动障碍。侵犯视神经或其供血血管，视力下降，视乳头水肿或萎缩，眶脂肪浸润引起眼球突出。但也有例外情况，硬性乳腺癌破坏眶内脂肪，往往致使眼球内陷和固定，眼球不能向后移位。

3. 炎症征 由于肿瘤发展快，供血丰富，常出现眼部炎性征，如自发疼痛和肿物触痛，局部皮肤充血、热感，结膜充血和高度水肿。肿物内坏死、出血波动感，可误诊为脓肿。

4. 眼周围结构及转移癌的眼征 颅内转移癌颅压增高，头痛、呕吐和双侧视乳头水肿。鼻窦转移癌蔓延至眶内，鼻塞、鼻、颊部肿痛，眼球向前上方或前外侧突出。脉络膜转移癌侵犯眼眶，视力减退，眼内肿物，眼球向前方突出。

眼眶转移癌原发部位症状和体征常被忽视，医师应予以提示。乳腺癌是眼眶常见转移性肿瘤之一，国外报告约占 50%，该肿瘤通过血路转移入眶，原发病发现一年后可见眼眶转移，约 20% 病例可见双侧眼眶转移。该病多见于 40～60 岁女性，乳腺发现肿块，乳

头内陷，局部皮肤呈橘皮样。一般有乳腺癌手术切除史或乳腺癌治疗史，癌细胞血行播散至眶部以后，不断分裂增殖，形成肿物，当其发生于或蔓延至眼球的赤道部之后便引起眼球突出。其发生和发展较良性肿瘤和同年龄组的原发于眼眶的恶性肿瘤为快，常伴有眼睑和结膜水肿。位于眶前部的可于眶缘扪及肿物，位于眶后部的眼球回纳受阻。转移性肿瘤多发生于眶组织的周边部位，除眼球突出之外尚向一侧移位，多无包膜，因而界限不清，呈浸润性生长，肿瘤若进展，诸结构先后受累，眼睑浸润可致上睑下垂，侵犯眼外肌及其运动神经，临床上出现复视及眼球运动障碍。侵犯视神经或其供血血管，视力下降，视乳头水肿或萎缩，眶脂肪浸润引起眼球突出。但也有例外情况，硬性乳腺癌破坏眶内脂肪，往往致使眼球内陷和固定，眼球不能向后移位。约有 1/3 病例直到眼部转移确诊才发现其他部位原发病变。一些转移瘤由发现原发灶至眼眶转移，可持续较长时间，有报告乳腺癌患者可长达 30 年。由于肿瘤发展快，供血丰富，常出现眼部炎性征，如自发疼痛和肿物触痛，局部皮肤充血、热感，结膜充血和高度水肿。肿物内坏死、出血波动感，可误诊为脓肿，临床上应加以鉴别。支气管肺癌眼眶转移原发部位症状和体征常被忽视，医师应予以提示。肺癌常有咳嗽，咯血，胸闷，胸疼。与乳腺癌不同的是，眼眶转移有半数较肺部病变发现早或同时发生，主要症状为眼球突出，发生率为 80% 左右，可为轴性或非轴性，根据肿瘤浸润不同位置，可出现上睑下垂，眼睑水肿，眼肌麻痹，眼眶痛或三叉神经分布区域的感觉麻痹。由于部分肿瘤位置靠前，约有 20% 病例可触及眶前部肿块，眶部转移灶偶可伴发脉络膜转移，表现为视力丧失、视网膜脱离或青光眼。前列腺癌引起尿频和进行性排尿困难。神经母细胞瘤发生于儿童时期肾上腺髓质及腹后壁的交感神经节，腹部常扪及肿物，这些原发部位和眼眶部的症状和体征应联系起来，综合分析。

【诊断】　既往癌瘤史及原发部位症状对眼眶转移癌的诊断有较大帮助，影像显示可提示为恶性肿瘤。转移于眶骨骨髓或侵犯眶壁肿瘤，X 射线检查可见溶骨改变。超声探查可发现形状不规则、内回声低或中等、分布不均匀或均匀、声衰减较强的异常回声区（图 3-344），病变内坏死、出血区显示为暗区。CT 扫描具有更重要性，可以发现不规则形状的中密度肿物和继发水肿、浸润引起眼外肌肥大，可呈局限性增粗，形状不规则，内直肌较其他眼外肌更易受累（图 3-345）。眼环增厚，浸润性肿块边缘不清或结节状，均匀或不均匀强化，视神经增粗，眶骨受累，可被 CT 发现溶骨

现象。对于眶内转移癌均应进行颅脑扫描，因眶内结构与颅内结构同由颈内动脉供血，且脑供血更为丰富，发生转移癌的可能性更大（图 3-346）。磁共振成像对眶内和颅内软组织分辨力更高，其发现肿瘤和鉴别诊断优于 CT。眶内肿瘤形状不规则，T_1WI 中低信号，T_2WI 高信号（图 3-347）。另外一种影像技术对眼科病的诊断用途尚不大，对于转移性肿瘤的揭示却非常重要，这就是放射性核素全身闪烁摄影，因为可发现原发病和转移于各部位的病灶，包括眼眶部病灶。

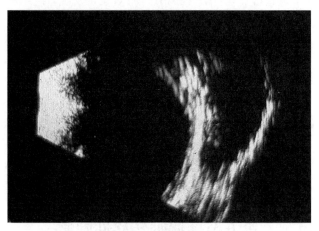

图 3-344　转移性乳腺癌
B 型超声显示肿瘤为形状不规则、边界清楚的低回声区

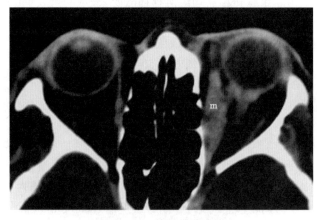

图 3-345　转移性乳腺癌
CT 示左内直肌（m）受浸润，肥大，边界不整齐

当临床和影像检查仍不能提出肯定诊断时，及时活检是必要的。浅层病变可扪及，皮肤切口取得标本，眶深部病变在影像引导下穿刺。光镜检查多可获得可靠诊断，必要时应用电镜检查，以确定组织来源。放射免疫组织化学检查也是常用的诊断技术。

【治疗】　血行播散的肿瘤多数已至晚期，根治比较困难，原则上采用化学治疗延长患者生命，放射治疗眼部病灶，减少痛苦。对于眼眶部除放疗以外，还

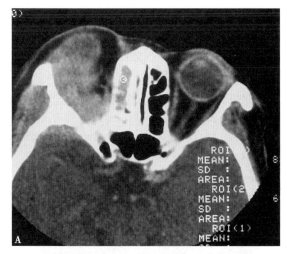

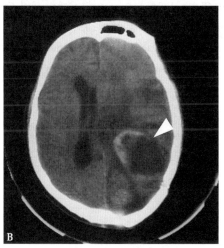

图3-346 转移性肺癌
CT示右眼内、眶内、左颞叶侵犯

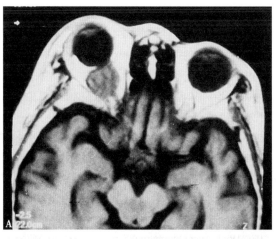

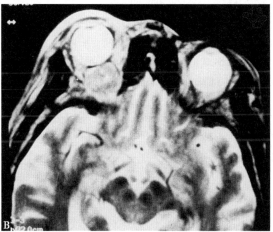

图3-347 转移性肺癌
MRI示右眶内异常信号，T_1WI中信号（A），T_2WI高信号（B）

可局部切除，保留视功能，眼睑缝合，保护角膜。化学治疗采用多种药物联合应用，如环磷酰胺、阿霉素、长春新碱、甲氨蝶呤、铂类药物等。对于转移性肺癌可按以下顺序给药：第1日，环磷酰胺$1000mg/m^2$，阿霉素$45mg/m^2$，依托泊苷$8mg/m^2$。第2、3日依托泊苷各$8mg/m^2$，每周或每两周为一疗程，可获得较好效果。生殖器转移癌还可给以激素辅助治疗，如前列腺癌应用黄体酮等可缓解症状。加速器^{60}Co照射眼眶部30～60Gy，可使肿物缩小，眼球突出度、视力和复视得到改善。

（魏锐利　宋国祥）

主要参考文献

1. 何彦津等. 3476例眼眶占位性病变的组织病理学分类. 中华眼科杂志，2002，38：396.

2. 倪倬等. 1422例眼眶肿瘤的病理分析. 中华眼科杂志，1991，27：71.

3. 钱元缵等. 眼睑鳞状上皮癌和基底细胞癌的扩散和转移（附49例分析）. 中华眼科杂志，1980，16：232.

4. 宋国祥. 超声探查在白瞳孔病因诊断中的应用. 眼科研究，1983，1：11.

5. 田文芳等. 视网膜母细胞瘤CT扫描. 实用眼科杂志，1989，7：597.

6. 魏锐利等. 眶周病变致眼球突出的MRI及CT表现分析. 中华眼科杂志，1999，25：200.

7. 信惠敏等. 眼眶转移癌23例报告. 中国实用眼科杂志，1994，12：687.

8. 袁乃芬等. 眼基底细胞癌40例分析. 中华眼科杂志，1984，20：167.

9. 郑邦和，胡士敏. 眼睑板癌诊断中存在的问题. 中华眼科杂志，1986，22：195.

10. Boldt HC，Nerad JA. Orbital metastases from prostate carcinoma. Arch Ophthalmol，1988，106：1430.

11. Faucett DC. Gasserian ganglion schwannoma with orbital

extension. Ophthalmic plast Reconstr，1989，5：235.

12. Front RL，Ferry AP. Carcinoma metastatic to the eye and orbit. A clinicopathologic study of 28 cases metastatic to the orbit. Cancer，1976，38：1326.

13. Goldberg RA，Rootman J. Clinical characteristics of metastatic orbital tumors. Ophthalmology，1990，97：620.

14. Gunalp I，Gunduz K. Metastatic orbital tumors. Jpn J Ophthalmol，1995，39：65.

15. Henderson JW. Orbital Tumors. 2nd. Ed. New York：Decker，1980：67-74，451-471.

16. Johansen S，et al. Orbital space-occupying lesions in Denmark 1974-1997. Acta Ophthalmol Scand，2000，78：547.

17. Johnson LN，et al. sinus tumors invading the orbit. Ophthalmology，1984，91：209.

18. Liarikos S，et al. Secondary orbital melanomas: analysis of 15 cases. J Craniomaxillofac Surg，2000，28：148.

19. Mafee MF，et al. Magnetic resonance imaging versus computed tomagraphy of leukocoria eyes and use of in vitro-proton magnetic resonance spectroscopy of retinoblastoma. Ophthalmology，1989，96：965.

20. Magramm I，et al. Optic nerve involvement in retinoblastoma. Ophthalmology，1989，96：217.

21. Munirulhaq M. The displaced eye. Trans Ophthalmol soc uk，1982，102：109.

22. Reifler DM，Hornblass A. Squamous cell carcinoma of the eyelid. Surv Ophthalmol，1986，30：349.

23. Shields JA，et al. Orbital recurrence of choroidal molanoma 20 years after enucleation. Am J Ophthalmol，1984，97：767.

24. Shilds CL，et al. Tumors metastatic to the orbital. Ophthalmic Plastic Reconstr Surg，1988，4：73.

25. Wibur AC，et al. Paraorbital tumors and tumor-like conditions：Role of CT and MRI. Radiol clinic North Am，1987，25：631.

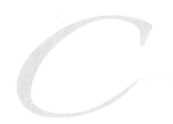

第一节　甲状腺相关眼病的免疫学研究

甲状腺相关眼病（thyroid associated ophthalmopathy，TAO）是眼科最常见的眼眶病，其眼病与甲状腺功能异常有关，25% 的 Graves 甲亢患者和 2% 的桥本甲状腺炎患者出现眼外肌和眶周结缔组织的炎症反应。虽然有 5% 出现眼病的患者并未合并甲状腺疾病，然而仔细检查这些患者却可以发现他们存在甲状腺免疫学指标异常。这样看来，似乎有眼病发生的患者都应该与甲状腺的自身免疫反应有关。目前，虽然对于甲状腺相关眼病的确切发病机制并不十分清楚，然而已经发现了许多自身免疫反应特异性标志，例如：针对眼眶组织的外周血循环抗体和致敏淋巴细胞以及在眼眶周围出现炎性细胞的浸润等都与该病有关。所以 TAO 被认为是由于自身免疫反应影响到眼眶周围及眼球后的软组织，以淋巴细胞浸润为特点伴有糖胺聚糖及胶原沉积，以水肿、眼球突出和复视为临床表现的一种器官特异性自身免疫性疾病。目前的研究已经发现了诸如甲状腺刺激激素受体（TSHR）、甲状腺球蛋白（Tg）、甲状腺过氧化物酶（TPO）以及眼外肌抗原等存在共同抗原，并且找到了其导致自身免疫反应的相关证据。然而，对于那些出现 TAO 而并不伴有甲状腺功能异常，或者有甲状腺功能亢进而并不伴有眼病的患者，以及单眼出现甲状腺相关眼病的患者而言，仅用目前发现的这些共同抗原及其致病机制很难给出合理的解释。如果能够建立一个理想的甲状腺相关眼病的动物模型，使得体内观察 TAO 成为可能，对疾病病理机制的研究必将起到极大的推动作用。然而，目前动物模型的建立还存在较多的问题，例如：建立的动物模型的成功率不高；缺乏精确评估模型动物体内改变的方法；小动物的颅骨解剖缺乏人类眼眶的坚硬度，无法测其眼球突度；小动物眼征不明显，往往需要处死动物进行病理检查找到 TAO 改变的证据；如何使建立的动物模型血清中甲状腺素水平、甲状腺以及眼部改变特征更持久稳定。这许多的问题有待进一步的研究来解决。

最近研究显示，TAO 是自身免疫性疾病，它引起甲状腺功能亢进、胫前黏液水肿、杵状指，甲状腺抗原抗体免疫复合物也可引起肾炎，并与遗传和环境因素相互作用的结果。TAO 症状和体征的发生是眼眶结缔组织炎症，眼外肌的炎症和纤维化，脂肪增多的结果。TSH 受体（TSHR）抗体（TRAb）引起甲亢机制较清楚，引起 TAO 的发病机制还不清楚，TSHR 是偏爱的抗原受体，IGF1R 在发病中可能起一定作用。研究证实 TAO 患者体内也存在着多种细胞因子的平衡失调和异常表达，外周血 sIL-2R 水平升高，而 IL-2、mIL-2R 水平偏低，经抗甲亢治疗后这些细胞因子相应地恢复正常。急性期患者治疗前 IL-6、sIL-6R、TNF 平均水平均高于对照组。sIL-2R、sIL-6R、TNF 水平经治疗后分别下降，接近慢性缓解期患者，仍高于对照组。其他细胞因子如 IFN-γ、slL-IRα 在患者体内也有异常表达。说明多种细胞因子协同参与了 TAO 的发生和发展，多数细胞因子水平与病程和治疗密切相关。

研究还表明外周血中细胞因子的改变能使眶内结缔组织和眼外肌中成纤维细胞增生，分泌更多的糖胺聚糖和胶原，是眼眶组织、眼外肌水肿和纤维化的原因。白介素 -8（IL-8）是一种潜在的炎症前细胞因子，与很多免疫疾病有关，在甲状腺和眼眶组织中它能使淋巴细胞的浸润增多，诱发眼眶呈纤维细胞增生。IL-1alpha 和 IL-1RA 基因对 TAO 有易感性，与其他解剖部位相比，眼眶的成纤维细胞对炎症的刺激，特别对 CD40 激活后反应最明显。眼眶的成纤维细胞在这些炎性细胞因子的作用下能分化成脂肪细胞，使眼眶脂肪组织增加，致眼球突出加重，在 TAO 眼眶组织中 SHR 基因和脂肪细胞生成相关基因表达增加。

第二节 眼眶组织病理学、超微结构和免疫组织化学

一、组织病理学

组织病理学反映免疫病理发生机制，眼外肌被相应致敏的淋巴细胞攻击，在急性期阶段特别是 T 淋巴细胞、巨噬细胞、B 淋巴细胞、浆细胞和肥大细胞浸润眼眶组织，发生一系列的病理改变；另外亲水性的糖胺聚糖（GAGs）沉积，表现为在肌肉束和肌纤维间阿辛蓝细胞外蛋白染色呈阳性，同时伴肌内膜、眼眶成纤维细胞和眼外肌本身炎性水肿、破坏和增生。当检查眼眶组织时的病理学变化取决于病变的分期和严重性，早期阶段肌纤维被富含 GAGs 的基质分开，其间可见淋巴细胞。随时间延长，基质的胶原纤维沉积增加，

炎性细胞减少，一些肌肉发生退变，最后为安静期，间质纤维增生明显，肌纤维发生退变伴脂肪化。因 TAO 患者眼眶组织不易获得，故病理资料少。我院在 36 例眼眶减压术和眼球摘除术中所获得病变眼外肌及眼眶脂肪进行了组织病理学检查：在急性期病例中，发现肌细胞和脂肪细胞间有淋巴细胞，散在的浆细胞和少许肥大的细胞（图 3-348）。而嗜酸性细胞和淋巴滤泡罕见，这是区别于眼眶炎性假瘤的组织病理学的特点之一。HE 和阿辛蓝染色显示肌间隙和脂肪细胞间有大量亲水性的酸性糖胺聚糖沉积（图 3-349）。慢性期 PAS 染色显示肌细胞和脂肪细胞间明显的纤维结缔增生（（图 3-350）。HE 和 PAS 染色均显示眼外肌细胞出现肌质凝固或肌质部分溶解，空泡形成，甚至出现肌溶性坏死，仅存细胞核，部分肌细胞颗粒变性（图 3-351）。

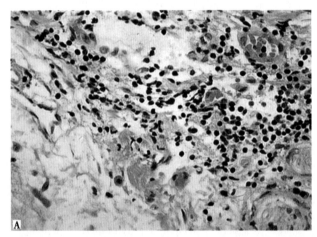
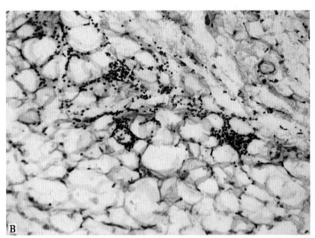

图 3-348　急性期

见肌细胞间（A）和脂肪细胞间（B）有淋巴细胞等炎性细胞浸润，图 A HE×200，图 B HE×100

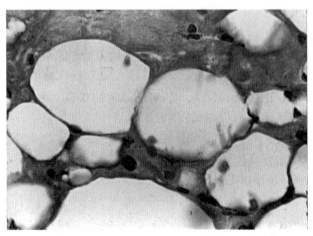
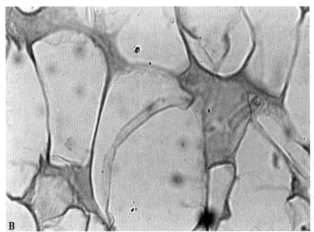

图 3-349　急性期

脂肪细胞间有较多 GAGs 堆积，图 A 示 HE 将 GAGs 染成粉红色，图 B 示 PAS 将 GAGs 染成蓝红色　HE、PAS×200

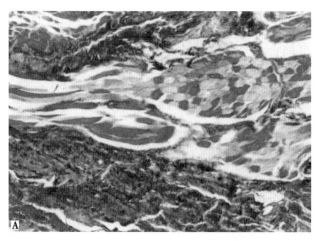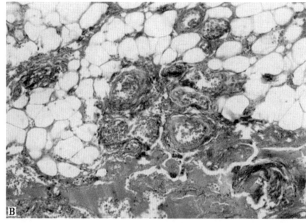

图 3-350 慢性期

肌纤维（A）和脂肪细胞（B）间纤维结缔组织增生 PAS 染成蓝色，PAS×200

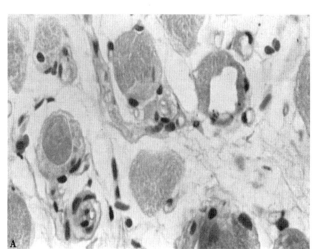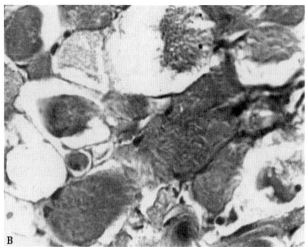

图 3-351 眼外肌退变及肌破坏

图 A 示肌质凝缩、空泡形成；图 B 示肌质中有较多空泡和肌细胞坏死，HE×400

二、超微结构

TAO 患者眼前节和眼眶一系列的临床表现，出现不同的体征和症状，肯定是上述组织的不同病理变化造成，我们已对 TAO 患者进行手术，从中获得的有限的病理标本进行了组织病理学研究，但从病变组织细胞进行更细的结构，包括细胞膜、细胞核和细胞器的超微结构观察，了解其病理改变，为阐明 TAO 发病机制奠定一定基础，显得尤其重要。罗清礼等对 10 例浸润性突眼眼外肌标本行电子显微镜检查，结合文献资料将超微结构改变叙述如下。早期可见肌纤维肿胀变粗，肌丝和 Z 线排列紊乱，线粒体肿大，嵴疏松。中晚期肌质网不同程度扩张，肌原纤维部分溶解破坏，胞质内可见较多脂滴，肌细胞间有初级和次级溶酶体，

肌束间胶原纤维和无定形质增多；重者肌细胞完全破坏，纤维化，并出现肌母细胞（图 3-352）。

三、免疫组织化学

甲状腺相关眼病是一种自身免疫性疾病，一些免疫反应定会在眼眶组织中表达，所以在该组织中检测一些单克隆抗体的表达极为重要，可为该病的免疫学提供直接证据，我们在有限的组织标本中做了一些研究，报告如后，IgA 在眼外肌肌内膜、肌外膜染色阳性，IgE 在肌细胞、浆细胞染色阳性，HLA-Dr 在淋巴细胞、成纤维细胞和血管内皮细胞表达，HSP70 在肌细胞和成纤维细胞表达，黏附分子病变眼外肌的原位表达（图 3-353）。

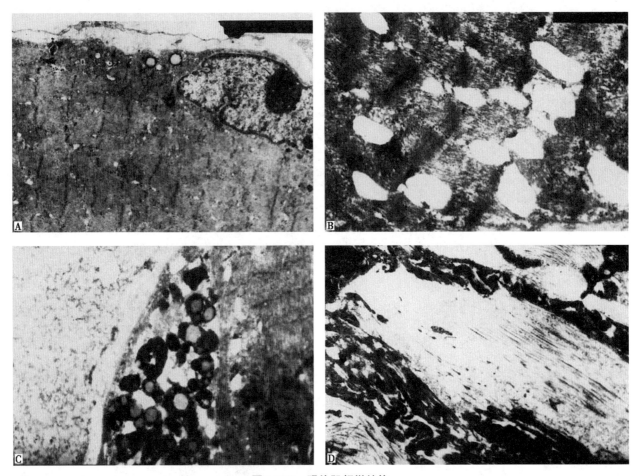

图 3-352 眼外肌超微结构

肌细胞中的肌丝和 Z 线排列紊乱（A）；肌细胞中肌质网不同程度扩张（B）；肌细胞间有初级和次级溶酶体（C）；肌细胞出现溶解、破坏，并纤维化（D）（枸盐酸铅醋酸铀 ×15 000）

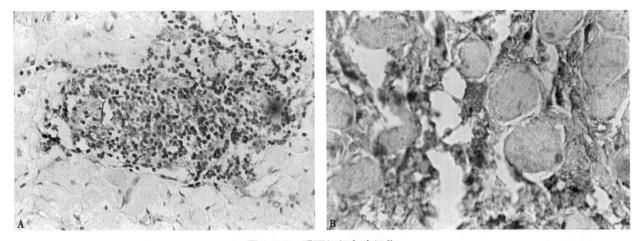

图 3-353 眼眶组织免疫组化

HLA-Dr 在眶脂肪间淋巴细胞表达阳性（A），IHC×200；IgA 在肌细胞间纤维母细胞表达（B），IHC×400；HSP70 在肌细胞表达（C），IHC×300；CAM 在血管内皮免疫组化染色阳性（D），IHC×400

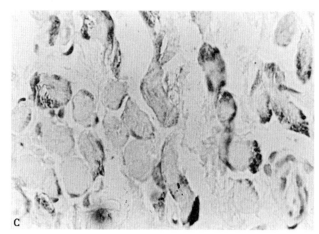
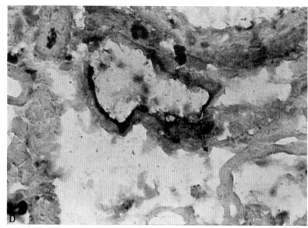

图 3-353　眼眶组织免疫组化（续）

第三节　甲状腺相关眼病临床特点

甲状腺相关眼病（TAO）患者眼前节和眼眶有不同临床表现肌特征性改变，如眼睑位置的变化，软组织肿胀和浸润，角膜暴露，眼外肌病，眶尖综合征和压迫性视神经病变。这些变化会造成患者外观受损，病眼不适，眼功能的改变，视力下降或失明。一般说来这些临床特征倾向连续整体发生，在评估具体患者时，在每个具体的症状和病变的特征，都应将这些个别现象作为整体考虑。还得判定患者是处于病变的活动或稳定期，评价病变的严重程度，是否需要进一步处理。

一、眼睑位置异常和表现

1. 上睑退缩、下落迟缓　在眼睑位置异常中，上睑退缩和迟落，致睑裂增大，是 TAO 最常见的重要眼部特征，具有诊断意义，上睑退缩和迟落，一般发生在单眼（图 3-354A、B），双眼上睑退缩也不少见（图 3-354C）。位置异常造成眼球暴露、流泪、散光和外貌异常。眼睑退缩的病理生理机制是上睑和下睑肌肉收缩和纤维化，可能与交感神经受刺激使其张力增加有关。眼睑退缩程度的变化与交感神经受刺激和焦虑的程度有关，如当检查时患者不安而退缩加重。

上睑退缩通常是眼部的第一体征，双眼退缩可能不对称，它常伴有眼睑肿胀，或上睑外侧有成一些向上弓形改变，早期阶段间隙性退缩时有发生。正常成人上眼睑上缘中份位于上方角膜缘与上方瞳孔缘之间，或上睑缘遮盖上方角巩缘下 2mm。一般将上睑退缩程度分为轻、中、重度：轻度眼睑退缩常意味着上睑

缘与上角膜缘交切；中度眼睑退缩上方巩膜暴露 2～4mm；严重眼睑退缩上方巩膜暴露 4mm 以上。

患者仅有上眼睑退缩可引发不同的鉴别诊断，主要原因有神经的异常，瘢痕的收缩和眼球、眼眶位置异常。上睑退缩同时伴下落迟缓对甲状腺相关眼病才有诊断意义（图 3-354D）。

上眼睑迟落也是一种重要的眼征，正常人向下看时，上睑随之下移，而甲状腺相关眼病患者向下看时，退缩的上睑不能随眼球下转而下移或下落缓慢，因此眼向下看时睑裂也变大，原因是 Müller 肌和提上睑肌受累产生下落功能差。

2. 下睑退缩　下睑退缩反映眼球突出的程度，其致病机制与上睑相同，外观倾向更恒定，这也是 TAO 的共同特点（图 3-354E）。在严重眼球突出中，常见到明显的眼睑位置异常特别是下睑以独特的方式与眼球接触，下睑水平缩短而错位，该退缩的下睑有时达眼球的赤道后，这种急性眼球脱出可能借下睑松弛和将眼球向后压而得到复原。

3. 凝视　上眼睑病变或肿胀影响眼轮匝肌关闭眼睑的作用，故患者瞬目反射减少，呈凝视状态，这也是一种较为特别的体征，在甲状腺相关眼病患者也经常见到。

4. 一些急性上睑退缩的病例已归宿于交感神经受刺激，或循环的儿茶酚胺增多加重其严重性。在临床病例和 CT 研究中，在已切除苗勒肌的上睑退缩中，发现有平滑肌损伤的特征，其上睑退缩不明显。眼睑退缩有明显关系的是上转肌复合物受损，很多研究表明上转肌复合物受损是眼睑退缩的主要机制，在我们 100 例的上睑退缩患者的高分辨 CT 冠状扫描中，常发现提上睑肌增大，上直肌无明显增大（图 3-355）。

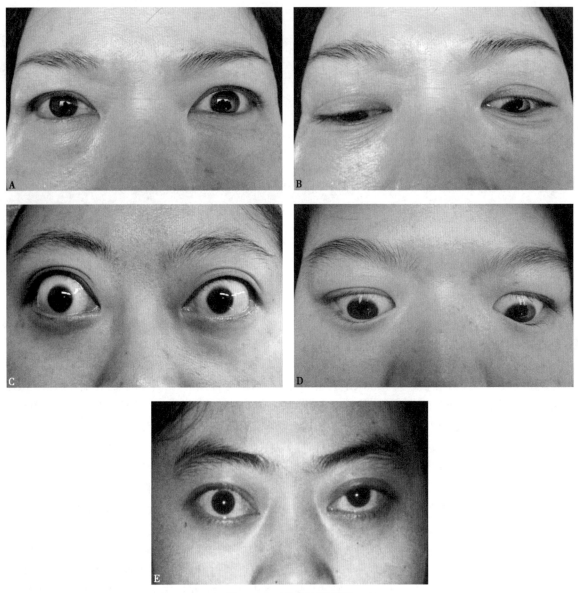

图 3-354　眼睑位置异常

A. 左眼上睑退缩　B. 左眼下落迟缓　C. 双眼上睑退缩　D. 双眼上睑下落迟缓　E. 双眼下睑退缩

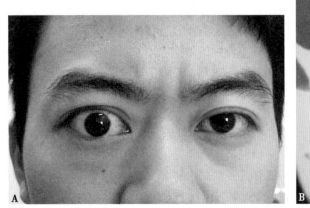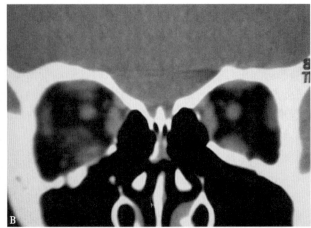

图 3-355　上睑退缩伴提上睑肌增大

A. 右上睑退缩　B. CT 冠状扫描发现提上睑肌增大，上直肌无明显增大

二、眼部软组织受累及特征

甲状腺相关眼病患者的眼部软组织遭受炎性细胞浸润时，其血管充血扩张、通透性增加、组织间液体增多；但主要是组织间隙糖胺聚糖类物质沉积明显增加，组织中吸收了大量水分。这两种因素加在一起，使眼睑、结膜充血变红，眼睑、结膜、泪腺、眼眶软组织肿胀。TAO 急性期或浸润性眼球突出，眼部软组织受累最为严重。浸润性软组织病变一般表现的顺序是眼部不适、流泪、眼睑肿胀、结膜水肿、脂肪脱出，可能导致患者视力下降，血管扩张引起充血和泪腺增大。当眼眶软组织肿胀，眼眶变得拥挤时，患者感觉眼眶不舒服或疼痛，患者常常描述有一些东西在眼球后面推，也会觉得眼球向受限制的反方向运动时疼痛，这说明是进展性眼肌病已发生，在比较严重的病例中，这些表现似乎发展成急性或亚急性型（大约几周或 3～4 个月），慢性或隐匿性发作（4 个月或更长），进展性软组织病变可立即发作或在不同的病程中发生，若病变严重，患者常能准确知道软组织症状和体征的发作，也能够说出眼睑肿胀和眼不适的发作时间。在早期阶段，患者眼睑常间歇性肿胀，或为日间型，晚上俯卧睡觉后，第二天早上起床后眼睑肿胀最明显，有时错误诊断为过敏性疾病，相对于过敏性病变，患者感到球后不适、间歇性视力疲劳、流泪，无结膜滤泡形成和与季节相关变化。TAO 要记住的重点是，病变通常不对称，一侧眼眶病重于另一侧。炎症、浸润和眼球突出影响结膜，导致烧灼感、异物感和充血，大量黏液分泌物流出，间歇性模糊视力，眼睑位置异常、结膜水肿导致泪道系统功能异常和物理性阻塞，加重流泪和软组织肿胀。

1. 眼睑充血肿胀　眼睑充血肿胀表现为眼睑色红、丰满增厚，睑上沟消失。上睑充血肿胀多见，它又分为轻度、中度或重度，重度眼睑充血肿胀导致眼睑动度差，眼睑不能闭合，这是引起暴露性角膜炎的主要原因（图 3-356）。

2. 球结膜充血水肿　病变的早期，常在内、外直肌附着处的局部球结膜血管扩张，具有一定的诊断意义。在一般情况下，球结膜充血水肿通常发生于颞侧或下方，也可以发生于鼻侧，上方相对少见。球结膜因严重充血而变红、因肿胀而高起，并突出于睑裂外是引起暴露性角膜炎的又一原因（图 3-357）。

3. 泪器受累　泪阜可因充血、水肿而隆起。泪腺可因充血、水肿而变大。临床可提起上睑外份，可见颞上穹隆部肿大、突出的泪腺，有些病例在颞上方可扪及肿大的泪腺，更多的是眼眶 CT 扫描显示泪腺肿大。甲状腺相关眼病患者泪腺受累，原因仍不明，组

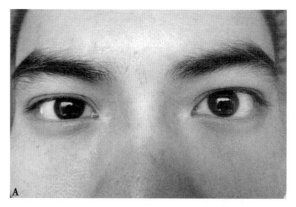
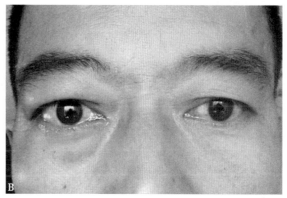
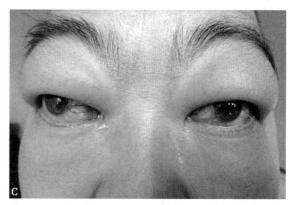

图 3-356　眼睑肿胀
A. 左眼上睑轻度肿胀　B. 右眼上睑中度肿胀　C. 双眼上睑重度肿胀伴下垂

织病理学检查，发现轻度单核炎性细胞浸润和间质水肿，纤维化不明显。

4. 眼眶软组织肿胀　眼眶内容物主要由眶脂肪和眼外肌组成，在急性期 TAO 患者中眼眶脂肪间隙因水肿和充血而变宽，眼外肌因水肿和充血而肥大。急性期一般都有炎性细胞特别是淋巴细胞浸润、血管扩张，加重眼眶组织肿胀，眶内容物大量增加，眼眶压增高，眼静脉回流受阻，更多的液体聚积在软组织内，更加重眼眶软组织肿胀，致使眼球前突、活动受限（图 3-358）。高分辨 CT 检查时见眶脂肪密度加大，眼上静脉增粗。眼部软组织受累患者常出现相关症状，如眼部不适、眼干、畏光、流泪、眼胀痛、异物感、复视、视力下降等。

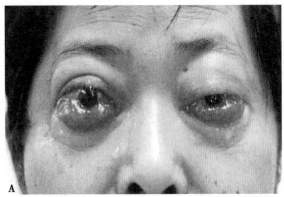

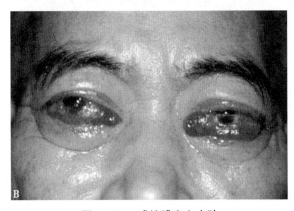

图 3-357 球结膜充血水肿

A. 双眼结膜严重充血水肿，突出于睑裂外 B. 双眼结膜充血水肿，导致暴露性结膜炎

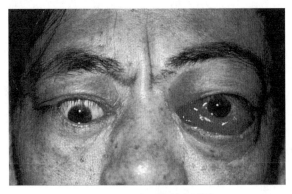

图 3-358 眼眶软组织肿胀

左眼上睑肿胀增厚，结膜严重充血水肿，眼球明显突出

三、角膜受累

甲状腺相关眼病伴有甲亢的患者，其另外的特征是上方角膜缘的角膜炎，特点为细小的结节、上皮轻度角化，这可能是眼睑退缩所致，伴有局部充血，刺激症状和异物感，常发生丝状角膜炎。处理用棉签蘸 1% 的硝酸银放置在局部，降低发病周期，改善症状。如此法失效，局部结膜切除非常有效，如伴发眼睑退缩应予以手术矫正。角膜受累是 TAO 常见的并发症，有

以下几种类型，其严重程度不同，最严重的是角膜溃疡伴继发感染。

（1）浅层点状角膜炎（superficial puncta keratitis，SPK）：角膜上皮散在或弥漫性点状脱落，位于角膜中央或其他部分，用荧光素或玫瑰红染色呈点状绿色或红色。发生率占 TAO 的 8.3%。

（2）上角膜缘角膜结膜炎（superior limbic kerato-conjunctivitis，SLK）：Nelson（1989 年）报道的一种较独特的角膜结膜炎，多发生于青年女性，可单侧或双侧患病。SLK 者占 TAO 0.9%。有些患者早期可出现 SLK，也有患甲亢多年后才出现。临床表现：可有畏光，异物感，反复发作，上眼睑结膜弥漫充血，上份球结膜充血，范围在 10～2 点钟，可轻度至重度。上角膜缘灰白色浸润、增厚与相连角膜常形成"沟状"，上部角膜可有点状上皮脱落，荧光素染色呈绿色。另外可伴丝状角膜炎。不翻转上睑或不检查上部眼球表面，常误认为慢性结膜炎，浅层巩膜炎。

（3）暴露性角膜炎或角膜溃疡（exposure keratitis or ulceration）：其临床表现为角膜暴露干燥、上皮脱落，严重者继发感染，角膜灰白，炎性浸润，坏死形成溃疡，可伴前房积脓或化脓性眼内炎（图 3-359），这是 TAO 最严重的角膜并发症。若患眼失明、疼痛难忍，最终

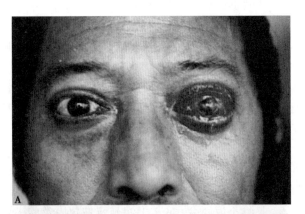

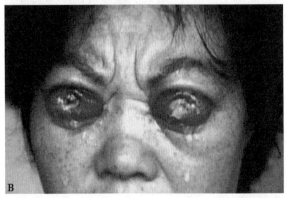

图 3-359 A. 左眼明显结膜充血肿胀，左眼暴露性结膜炎、角膜溃疡 B. 示双侧球结膜显著充血肿胀，突出于睑裂外，导致角膜溃疡、前房积脓

需摘除眼球。引起暴露性角膜炎的原因有：①眼球严重突出，眼睑闭合不全；②眼睑肿胀、眼轮匝肌功能低下，闭合困难；③球结膜重度充血水肿，突出于睑裂外，眼睑闭合受阻；④眼外肌受累，功能障碍，保护角膜的 Bell 现象消失。

四、眼外肌病

眼外肌的炎性浸润、肿胀、紧缩和瘢痕的主要表现是眼球活动受限引起复视，复视又分为初期阶段的间歇性发作，在比较严重的病例中，病变持续性进展时，成为恒定性复视。眼外肌病（extraocular muscle involvement）的早期症状之一是不能持续长时间阅读，或阅读时视力疲劳和不舒服；另外，患者眼球快速运动有感觉视力模糊的倾向，当水平和垂直运动后再固视时出现暂时视力模糊，这可能是眼外肌的增大导致眼球快速运动和复位的能力减退或不协调。早期临床症状与垂直肌受累有关，早晨和下午眼眶肿胀明显时，患者使用垂直肌易出现症状，睡倒床上阅读需强迫使用垂直肌就发生复视，在病变早期复视出现在白天几个小时，患者能告诉复视出现的小时数。当眼病进展时，患者极度向周边看时有恒定复视，以后复视逐渐向中心飘逸，最后复视角进行性加大，出现持续复视。

当病变严重进展时，患者第一感觉眼眶胀满感，后来发生眼球转动时疼痛，病变更严重时全天复视加重。也有一些患者眼外肌病明显，但限制性运动对称，中心区很少有复视，因为眼球运动没有离开轴位（中心位）。

严重甲状腺眼外肌病除眼球前突、移位影响患者容貌外，影响更大的是复视，患者看任何一个物体都成双影，造成头疼、眼胀，生活、学习、工作极端困难。影响较次的是双眼集合功能下降，看近或阅读不能持久，持续阅读时患者感眼胀痛、头昏，类似青光眼的临床表现。

TAO 常有限制性眼外肌病变，又称甲状腺眼外肌病，眼外肌轻度受累者临床不易确定，CT 或 MRI 检查可显示出眼外肌长大。垂直肌受累比水平肌更易受累。下直肌受累最常见，占 60%（图 3-360A、B），依次为内直肌 50%，上直肌 40%（图 3-360C、D）和外直肌 29%。但眼外肌病变通常为双侧，多条眼外肌增大并不少见（图 3-360E）。CT 扫描（轴位及冠状位）显示肌腹呈纺锤状扩大，边界清楚，肌腱不增大。TAO 临床可根据患者复视，眼球运动受限，眼球移位，眼眶 CT 扫描证明眼外肌增大者占 93%。TAO 眼眶 CT 扫描时不能只作水平扫描，否则容易将单眼的下直肌增大误认为眶内肿瘤，作冠状扫描后方可得出正确诊断。

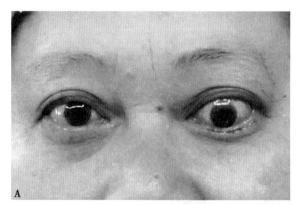
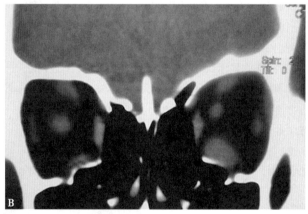
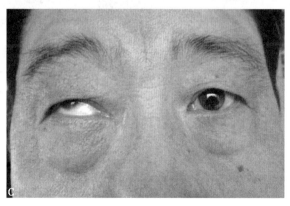

图 3-360　眼外肌病

A. 左眼球呈下转位　B. 眼眶 CT 冠状扫描见下直肌增大　C. 右眼眼球呈上转位

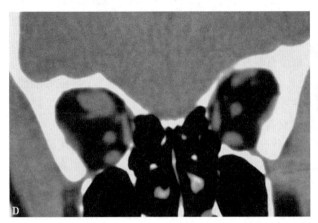
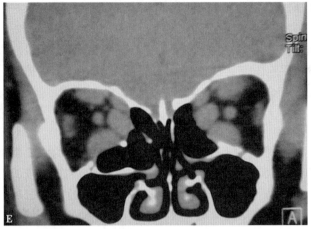

图 3-360　眼外肌病（续）

D. 眼眶 CT 冠状扫描见上直肌明显增大　E. 眼眶 CT 冠状扫描见多条眼外肌增大

1. 眼球突出及不全脱位（exophthalmos and globe subluxation）

（1）眼球突出：甲状腺相关眼病除具有诊断意义的特殊眼睑征外，眼球突出也是常见的体征，单纯的眼球突出不具备诊断意义，若只有单纯的眼球突出，应考虑其他眼眶病，特别眼眶肿瘤。但单纯的眼球突出在 TAO 中很少见，通常都伴有一些特殊的眼部病变，眼球突出的原因是增加的眼眶内容物在骨性眼眶内推挤眼球向前移，产生眼球向前突出。TAO 患者眼球突出为最常见的体征，突度可分轻度、中度和重度。眼球突出常发生在单眼，双眼球突出也不少见。

CT 扫描均显示眼球突出的原因分为 3 种：①眶内脂肪含量增加，而眼外肌无明显增大（图 3-361A、B）；②眶内脂肪含量增加，眼外肌也增大（图 3-361C、D）；③眶内脂肪含量增加不明显，眼外肌增大明显（图 3-361E、F）。

（2）眼球不全脱位：眼球不全脱位可发生在进行性 TAO 中，但比较少见，一般发生在急性病例，是由于眼眶内脂肪容积迅速增加，致使眼球向前移位，眼球的赤道部达眶缘部。眼睑位在眼球前表面，有限制眼球向前突出的作用，当眼睑向后退收缩时，严重时眼睑睑缘位于眼球赤道后，加重眼球突出。CT 扫描均显示眶内脂肪含量增加，而眼外肌无明显扩大（图 3-362）。

2. 眶尖拥挤综合征和压迫性视神经病变（crowded orbital apex syndrome and compressive optic neuropathy）

（1）眶尖拥挤综合征：甲状腺相关眼病导致患者眼眶软组织严重肿胀，发生球后疼痛和推挤感，说明在局限的眶尖空间内软组织发生拥挤，最后眶尖拥挤导致一系列的临床症状和压迫性视神经病变。在严重的 TAO 中，长期被认为是最严重的并发症之一，发病的原因很多，包括毒性视神经病变，但现在主要归于眶尖拥挤和眶压增加。我们的临床观察和视神经病变的 CT 检查发现，与其他组甲状腺眼眶病比较，眼眶的拥挤是主要的致病因素。认为临床的体征和症状是反映眶尖的拥挤，导致特殊的生理视觉和运动综合征，

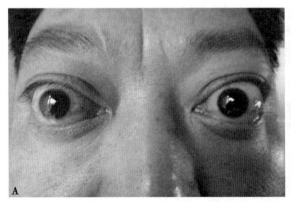
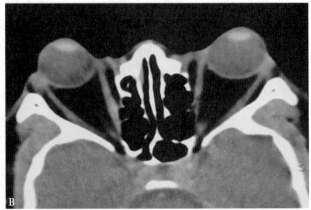

图 3-361　眼球突出

A. 双眼球明显突出　B. 眼眶 CT 轴位扫描见眼眶脂肪明显增多，眼外肌未增大

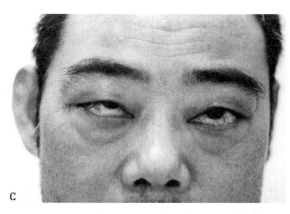

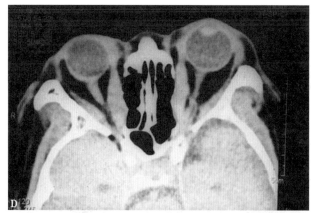

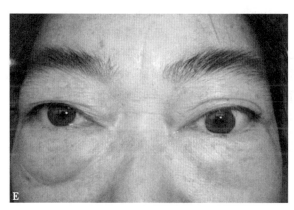

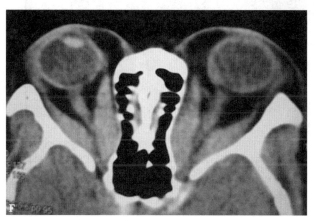

图 3-361　眼球突出（续）

C. 双眼球突出、呈上转位　D. 眼眶 CT 轴位扫描见眼眶脂肪增多、眼外肌增大　E. 双眼球突出　F. CT 轴位扫描见眼外肌明显增大，眼眶脂肪不增多

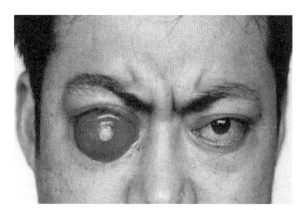

图 3-362　眼球不全脱位

右眼球不全脱位伴结膜充血肿胀和角膜溃疡

该综合征大约影响 6% 的甲状腺眼眶病患者。另外有一小组的患者的视神经病变是因眼眶内容增加引起眶尖视神经受压。

眶尖拥挤受压的主要临床表现是视神经病变，其他相关拥挤的病变有眼球突出、泪腺增大、上看时眼压增高 >9mm，明显的眼球活动受限，软组织成分中静脉充血。简言之，这组患者比无视神经病变的眼眶病的患者在检查时，发现有更严重的眼眶病、眼眶炎症和眼眶充血。另外，眶尖拥挤的特点如软组织肿胀明显，复视、流泪和不适等主要症状可能使视神经病诊断不明，不能早期认识视神经病变。

（2）压迫性视神经病变：视神经病变好发于年长男性患者，糖尿病患者发生视神经病变的危险因素增大，治疗困难，有发展成较严重视神经病变的倾向。主要症状是视物变灰暗，颜色变淡，视力受损。有的患者抵抗球后的推力使眶隔绷紧，患者常抱怨眼眶胀痛，眼后有压力，眼球运动障碍加重。

肌肉限制常常是双侧，但不对称，说明双眼眼外肌增大不一样，增大明显的一侧发生视神经病变可能性大，在很多病例中内直肌的增大对视神经威胁最大。在我们的病例中，眼眶尖的眼外肌增大引起视神经病变的患者，眼球突出并不明显，眼前节的炎症也不重。在亚洲患者的神经病变中，眼球突出常不明显，但眶尖组织特别拥挤，这可能是导致早期的压迫征象而无其他的重要临床表现的原因（图 3-363）。

患有视神经病变的患者视力较差，检眼镜检查视乳头变化与视力的减退不符合，近一半的患者视盘正

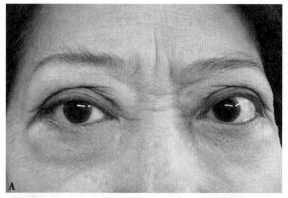

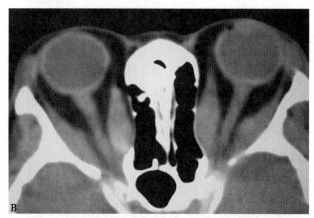

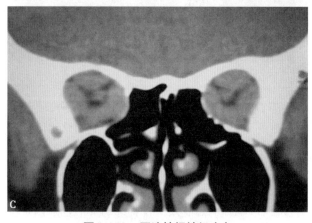

图 3-363 压迫性视神经病变
A. 双眼球突出眼睑肿胀不明显 B. 眼眶 CT 轴位扫描见眶尖眼外肌明显增大 C. 眼眶 CT 冠状扫描见眶尖增大眼外肌挤压视神经

常,不过视乳头水肿、充血和灰白色是重要的体征。如果双眼病变不对称,就有转入瞳孔缺陷,如不存在转入瞳孔缺陷就反映双侧有对称性压迫性病变,视野异常包括生理盲点扩大,旁中心暗点,神经纤维束缺损,中心暗点,视野向中性缩小,这些缺损似乎是孤立的,或有不同的联合,大多数神经纤维束缺损是在下方,我们也注意到双侧的垂直阶梯。色觉是视神经纤维障碍相应敏感的指针,是简单和可靠的检查方法,可能在临床常规检查中运用。不少患有严重眶尖拥

挤、静脉流出受阻的患者,可伴发脉络膜充血,导致后极部视网膜条纹和进行性远视。

总之视神经病变常为亚临床性,可能被其他的症状掩盖,年纪大,男性,甲状腺病发作较晚,抽烟和糖尿病的患者易患视神经病变。检查见患者的眼球比较突出,常有垂直性眼斜,眼球运动限制明显,眼肌病重,导致上转时眼压升高 >9mmHg,斜视明显,强迫牵拉试验张力越大,发生严重视神经病变的可能性越大。

怀疑视神经病时影像检查非常重要。眶尖拥挤,眼外肌增大,特别在眶尖处直径增大,眼上静脉增粗,球后视神经鞘扩大,泪腺前移,临床医师应警惕有视神经病变的可能性,应做电生理检查,CT 水平位显示与视神经相邻的后 1/3 肌肉成角也是一个拥挤的证据,冠状位更能评估眶尖的拥挤程度,缓解眶尖的拥挤要做眼眶减压。眶尖拥挤也可由炎症,静脉回流受损,神经瘫痪,轴浆运输减慢,眼球运动受限引起,这些也会构成拥挤综合征。

五、影像学特点

甲状腺相关眼病的 CT、MRI 影像学检查非常重要,揭示 TAO 的典型特征是眼外肌的肥厚、脂肪水肿、眶隔前突等,以及因肌肉肥大造成的继发改变,如视神经的受压增粗,眶骨的改变等。CT 扫描可以清楚地显示该病的典型病变,MRI 检查可判断病变的活动性,利于临床诊断,而且在选择治疗方法上也有重要价值,如视神经的明显受压即是眼眶减压术的适应证。

1. 甲状腺相关眼病的 CT 表现 甲状腺相关眼病最突出的 CT 特点是单眼或双眼的一条或多条眼外肌呈梭形肿胀,其肌腱止点正常,此点是与眼外肌炎的重要区别。关于各条眼外肌肥厚发生的频度有不同的报告,一般认为下直肌最易受累,其次为内直肌、上直肌和外直肌。

单独的下直肌肥大在 CT 轴位扫描中肌腹断面呈一肿块状密度增高影,特别是单侧病变,缺少经验的医师易将肿大的下直肌误认为肿瘤。有作者认为这一肥大的下直肌边缘呈画笔样观,可与眶下部肿瘤相鉴别,采用冠状扫描能较好地揭示肥大的下直肌。多条肿胀的眼外肌在眶尖汇集,形成眶尖部高密度影是另一特征性表现。在急性浸润性甲状腺相关眼病中,炎性细胞超越眼外肌到眶脂肪内,或肌束间透明质酸沉积过多引起肌肉水肿,眼外肌也可发生脂肪变,CT 上眼外肌边缘不清,密度不均,部分呈结节样改变。

眼外肌肌腹肥厚,特别是多条肌肉的病变,可对视神经造成明显的压迫,这是出现视神经病变的病理生理学基础。CT 显示可见肥大的肌肉将视神经压迫

移位，由于解剖学的因素，临床上常见的是内直肌压迫视神经，其次是上直肌和下直肌。如果多条眼外肌均有肥厚，可见眼眶中后段的密度增高，包绕视神经形成压迫，视神经增粗，临床上将出现视神经病变，视力下降。病史较长的眼外肌的肥大尚可引起眼眶骨壁的变化，最常见的是内直肌肥厚使眶内壁受压向筛窦内移位，如果双侧内直肌肥厚，眶内壁受压即形成临床上典型的"细腰瓶"样改变。少数病例尚可见眶腔的普遍扩大。

故有作者提出甲状腺相关眼病的第二征象是低密度的眶内脂肪体积增大，眶隔前突。

严重的甲状腺相关眼病患者眶内软组织水肿，眶压增高可致静脉回流受阻，CT上可见眼上静脉扩张，在轴位扫描中高于视神经的层面上可见一弧形高密度影像，在冠状体层可见点状高密度影。

在一些甲状腺相关眼病患者中泪腺呈扁平状增大，与球壁的关系密切，边界不甚清晰，这些改变是与泪腺肿瘤有所区别的。

甲状腺相关眼病CT扫描特征表现总结如下：①眼外肌肌腹肥大，肌腱不受累（图3-364A）；②眶内脂肪增多、体积增大，眼球前突（图3-364B）；③单独直肌肥大时，水平扫描中酷似眶尖肿瘤（图3-364D）；④眶尖处肥大眼外肌压迫视神经，引起视神经病变，视神经增粗（图3-364E）；⑤眶内壁向内移位，呈现"细腰瓶"样改变（图3-364F）；⑥眼上静脉扩张，眶脂肪内点、线状弧形密度增高影（图3-364G）；⑦泪腺肿大（图3-364L）。

2. 甲状腺相关眼病MRI特点　磁共振成像（magnetic resonance imaging，MRI）能直接三断面成像，对眶内容、视神经及视交叉等软组织的分辨明显优于CT。但因为MRI对骨质及病灶钙化的显示还不尽如人意，对眼球及眼睑运动所致的伪影还未根本克服，至今MRI还不能根本取代CT。CT和MRI对眼和眼眶疾病诊断上的作用是相辅相成，互相补充。

MRI成像在显示病变的位置、形态方面与CT相同。两种方法均可以准确测量眼外肌的厚度、眼眼球突出度以及眶内精细解剖结构的变化。

病变肌肉的信号根据病变不同时期，信号强度有所不同。TAO的临床过程可分为两个阶段，不同阶段对药物治疗的回归不同，许多作者发现，根据MRI T_2WI 的信号强度可评价甲状腺相关眼病的活动度以及推测药物治疗的预后。当病程较短，病变处于活动期时，眼眶组织内淋巴组织浸润刺激成纤维细胞产生GAG

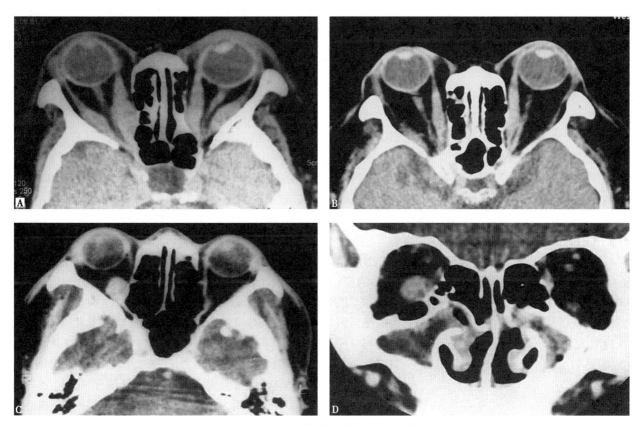

图3-364　甲状腺相关眼病的眼眶CT特点
A. CT轴位扫描见双眼外肌肌腹肥大，肌腱不增大　B. 眼眶CT轴位扫描见眶内脂肪增多，眼球前突，内侧的眶隔前移明显
C. 眼眶CT轴位扫描见右眼眶尖球形肿块，酷似肿瘤　D. 图C冠状位为下直肌肥大

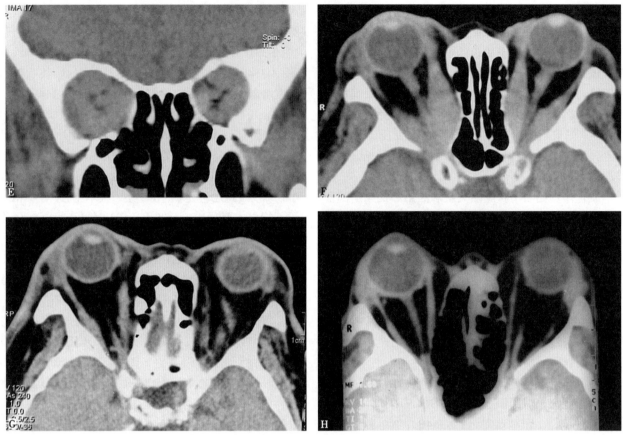

图 3-364　甲状腺相关眼病的眼眶 CT 特点（续）

E. 眼眶 CT 冠状扫描见眶尖处肥大眼外肌压迫视神经　F. 眼眶 CT 轴位扫描见双眼内直肌增大压迫眼眶内壁，使鼻窦呈"细腰瓶"　G. 眼眶 CT 轴位扫描见左眼上静脉增粗　H. CT 轴位扫描见双眼球突出，双眼泪腺增大

大量增加，GAG 结合大量水引起组织水肿，体积增加，增厚的眼外肌中的水含量增加，引起 T_1/T_2 时间延长，T_2WI 肌肉信号强度增高，T_1WI 信号强度添加顺磁剂前后均无增高（图 3-365）。随着病程的延长，炎症减轻，组织中水分的减少，眼外肌和眼眶内组织的纤维化，T_1WI、T_2WI 信号强度降低（图 3-366）。病程的晚期，肥大的眼外肌和眼眶内组织的纤维化而到静止期时，肥大的肌肉 T_2WI 信号强度不增高或降低。

有研究将 MRI 检查所见与临床资料结合得出结论：高信号强度比率和正常大小肌肉说明早期病变；高信号强度比率和肌肉肿大表明后期活动性病变；肌肉肥大伴低信号强度比率提示为晚期静止性病变。因此，MRI 可以显示眼外肌纤维化的程度。并且与对照比较眼肌的 STIR 信号强度增高者对肾上腺皮质激素有明显反应。

肌肉厚度和原来较长的 T_1/T_2 弛豫时间可逆可以解释为治疗后肌肉内水分的减少。在许多甲状腺相关眼病研究中，眼外肌 T_1/T_2 延长的患者比正常 T_1/T_2 患者显示出肌肉厚度的改变对肾上腺皮质激素治疗或放疗的敏感。另有研究，免疫抑止剂治疗后，肌肉由原先的长 T_2 显著下降 30%，肌肉面积下降 32%，治疗结束后，原先长 T_2 的肌肉 50% 面积可正常化，原先正常 T_2 肌肉只轻度的肌肉面积缩小。因此治疗前，眼外肌的 T_2 弛豫时间延长，则预测对治疗敏感性增加。近来，已有严重甲状腺相关眼病患者免疫抑制剂治疗前后用 MRI 的长期随访资料的报道，在这些患者中眼外肌 T_2 的降低与其对环孢素的反应有效相关。另外已证明浸润性眼征与眼肌的 T_2、肌肉的厚度及眼压有关。因此这些研究的主要结果是肌肉的 T_1/T_2 时间与其对治疗的反应具有相关性，T_1/T_2 时间延长的测量在预测肌肉厚度的可逆性及支持选择激素和或抗免疫治疗中起着主要的作用。另有作者认为 TAO 患者眼外肌可发生肌肉脂肪变性，此时，T_1/T_2 弛豫时间明显缩短，T_1WI 信号强度高于 T_2WI 信号强度。

Tian 等用 MRI 检测了 20 个甲状腺相关眼病眼眶及 13 个正常眼眶，发现在甲状腺相关眼病病例中眼眶脂肪体积平均增加 $6.19mm^3$，而肌肉体积平均增加 $1.16mm^3$，认为甲状腺相关眼病眼眶脂肪的体积增加

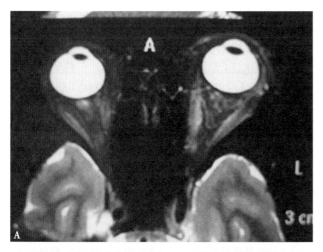

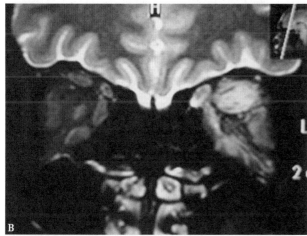

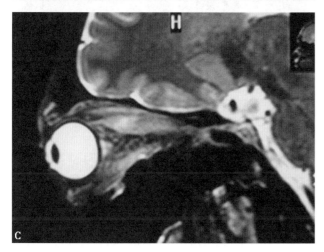

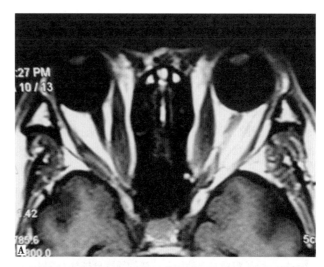

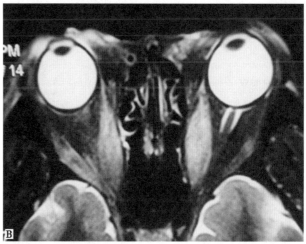

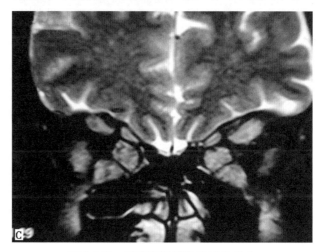

图 3-365 甲状腺相关眼病 MRI 特点

吴××，男，26 岁，2 个月前诊断为左浸润性突眼（活动期），
MRI 扫描见左眼外肌，特别是上直肌明显增大，边界欠清
楚，呈中高信号；左眼眶内脂肪区有点片状、不规则信号增
高影。A．轴位　B．冠状位　C．矢状位。右眼正常眼外
肌、眼眶组织为中低信号（A、B）

图 3-366 甲状腺相关眼病 MRI 特点

宋××，男，64 岁，双眼患甲状腺相关眼病 5 个月（亚活动期），
MRI 扫描见双眼内外直肌增大，右眼压迫视神经：A．T₁WI，
呈中低信号　B．T₂WI 呈中高信号　C．冠状位示双眼增大
的眼外肌呈中高信号

与眼球突出的程度密切相关,因此甲状腺相关眼病患者眼球突出不仅是眼肌的改变,眼眶脂肪的体积增加也起主要作用。

六、眼部病变的分类及活动性的判断

1. 眼部眼病分类　根据甲状腺病的眼部体征表现,Werner 1969 年在美国甲状腺协定提出甲状腺相关眼病眼部改变的分类,1977 年进行修改。Van Dyke 1981年为方便记忆,将第一个英文字母缩写成 NO SPECS(表 3-11),0 和 1 级眼部临床表现较轻,非浸润性(No, non-infiltration),2~6 级有较严重的眼部侵犯、浸润(SPEC, infiltration),该分类现仍然被很多临床医师采用。

表 3-11　甲状腺相关眼病眼部改变的简要分类(NO SPECS)

级　定义	缩写第一英文字母
无症状、无体征	N(no signs and symptoms)
只有体征	O(only signs)
软组织受累	S(soft tissue involvement)
眼球突出	P(proptosis)
眼外肌受累	E(extraocular muscle involvement)
角膜受累	C(corneal involvement)
视力丧失(视神经受累)	S(sight loss, optic nerve involvement)

2. Rundle 曲线　疾病活动期是指临床症状从无到有或原有症状加重的疾病过程,并且患者逐渐受到疾病产生的症状所带来的不适影响,表现为眼部充血、疼痛、水肿、肿胀、眼睑退缩、眼球突出、眼球运动障碍和视力减退等,即为活动期。Rundle 曾对未治疗的患者眼部病变进行连续观察,发现患者在经历过一段快速进展期,称之为活动期,疾病发展到高峰以后,症状会缓慢消退,以后保持不变,称之稳定期(图 3-367)。根据这些观察结果,他提出了所谓 Rundle 曲线。

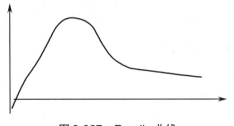

图 3-367　Rundle 曲线

Rundle 曲线已经被广泛认为是描述 TAO 眼病的病程图,这个图没有明确时间轴。以后人们观察发现,活动阶段为 6~24 个月,结膜和眼睑肿胀,约在 12 个月后达高峰,然后逐渐消退。疾病活动期的概念对选

择患者治疗方案有重要意义。后来人们发现在新发病患者眼眶组织出现淋巴细胞浸润,水肿和成纤维细胞增生。提出应用药物治疗此病的方法,目前肾上腺皮质激素类药物大剂量冲击疗法或免疫抑制剂全身用药,是对早期和活动期患者比较有效。在药物治疗效果不佳时,球后放射治疗也可能达到控制活动期病情。这个观点目前已得到国内外一致认可,并在临床应用。有研究者企图找出评价疾病活动度的指标,但始终没有找到一种准确性和特异性都很高的预测方法。人们只能根据眼部软组织肿胀,血管扩张,CT 和 MRI 影像学反应组织水肿的情况,血浆中细胞因子和免疫调节分子的改变,提示眼眶组织有淋巴细胞浸润的情况来初步评断病变处于活动期。

3. 临床活动度评分法　病变活动性的主要临床评估是软组织特征发作的强度,在几周或几个月内发作的速度,临床症状的产生,如自发性球后疼痛,眼球运动不适,流泪,眼肌病引起眼球运动障碍,视神经病变致视物模糊,眼球突出的时间,一般都使用临床活动评分法(clinical activity score, CAS),分值越高预示病变越活动(表 3-12)。

表 3-12　甲状腺相关眼病 CAS 评分表

	症状或体征	得分
疼痛	近 4 周眶周疼痛或眼球压迫痛	1
	近 4 周眼球运动痛	1
红	眼睑发红	1
	球结膜弥漫发红至少 1 象限	1
肿	眼睑肿胀	1
	球结膜水肿	1
	泪阜肿大	1
	近期眼球前突	1
功能损害	近期视力下降	1
	近 3 个月内眼球运动受限	1
总分		10

七、诊断及鉴别诊断

甲状腺相关眼病的诊断相对容易。部分患者是内分泌科医师已确诊为甲状腺功能亢进或浸润性突眼,转来眼科诊治眼部病变。也有不少患者因出现眼部症状,首诊于眼科,眼科医师根据患者甲状腺病的病史和眼部的临床表现,诊断 TAO。甲状腺功能亢进临床表现一般有怕热,心慌,情绪易激动,体重下降,胫前水肿,杵状指等。眼部典型特征包括眼睑肿胀,上睑退缩、下落迟缓,瞬目反射减少、凝视,单眼或双眼突出,眼球活动受限、移位,复视等。有经验的内分泌科

和眼科医师根据以上典型临床表现，不作实验室和影像学检查，对多数患者一般能做出正确的诊断。不太典型的甲状腺相关眼病可能类似于其他眼眶病，需作实验室、影像学检查，眼球牵拉试验等，以建立正确诊断。TAO诊断不依靠活体组织检查。实验室检查示甲亢患者血清中总三碘甲状腺原氨酸（TT_3）、总四碘甲状腺素（TT_4）、游离T_3（FT_3）、游离T_4（FT_4）升高，促状腺素激素（TSH）下降。超声波、CT、MRI检查显示眼外肌肌腹增大，肌腱不增大，部分患者再配合阳性眼球牵拉试验，再结合临床表现，很多病例都能做出正确诊断。国内、外众多学者对甲状腺相关眼病都提出了自己不同的诊断标准，但均大同小异，以下作者的诊断标准有代表性。

（一）诊断标准

1. Frueh诊断标准

（1）患者有甲状腺病史，眼球突出，其突度≥20mm，眼睑退缩，睑裂增大11mm以上，眼外肌受累，至少有一条眼外肌为限制性病变，CT检查揭示单眼或双眼眼外肌增大。

（2）眼球突出，眼睑退缩，眼外肌受累，3个体征均出现，至少有2个体征是双眼性的。

（3）眼球突出，眼睑退缩，CT检查发现眼外肌增大，3个体征中至少在一眼有2个以上的体征出现。

只要符合以上3个诊断标准中的任何一个都可诊断为甲状腺相关眼病。

2. Gorman诊断标准 眼睑退缩是甲状腺相关眼病的特殊眼征，通常与眼球突出、眼外肌受累、视神经病变、甲状腺功能异常相关联。

（1）若眼睑退缩与该4个特征都存在，甲状腺相关眼病便诊断无疑。

（2）眼睑退缩与该4个特征之一存在，甲状腺相关眼病诊断可能性大，因孤立的眼睑、眼外肌和视神经受累极少见。

以上2个诊断标准对大多数甲状腺相关眼病都适合，但极少数病例有例外，如患者有甲状腺功能异常，并有视神经病变，CT检查发现眼外肌增大，但无眼睑退缩，眼球突出，该病例很难用上述2个诊断标准得出正确诊断。

3. Bartly诊断标准

（1）眼睑退缩：只要合并以下体征或检查证据之一可作出诊断。①甲状腺功能异常，患者血清中TT_3、TT_4、FT_3、TT_4水平升高，TSH水平下降；②眼球突出，其突度≥20mm；③视神经功能障碍，包括视力下降，瞳孔反射、色觉、视野异常，无法用其他病变解释；④眼外肌受累，眼球活动受限，CT发现眼外肌增大。

（2）缺乏眼睑退缩：在缺乏眼睑退缩的情况下要诊断甲状腺相关眼病，患者须具备甲状腺功能异常，还应有以下体征之一，眼球突出、眼外肌受累或视神经功能障碍，并排除其他眼病引起的类似的体征。

（二）鉴别诊断

极少数的TAO诊断非常困难，有的病例甲状腺功能正常，但有眼睑退缩和眼球突出等特征；一些非甲状腺相关眼病的眼眶病也可引起眼睑退缩，而眼球突出在其他眼眶病中常见；有的病例甲状腺功能异常，但眼睑征和眼外肌增大不太典型；一些基层医院检查设备较少，眼科医师对TAO不很熟悉。例如在作CT检查时只作水平扫描，把CT水平位显示下直肌长大的影像当成眶尖肿瘤。也有将一些不典型的TAO当作眼眶肿瘤而作眶外壁切开，术中未发现眶内肿瘤的现象时有发生。为了避免类似误诊的再度发生，应排除其他有类似于TAO改变的眼眶病或全身病，对疑似患者应作全面检查（包括实验室检查），然后作鉴别诊断。有时要作出鉴别诊断并非易事，首先要熟知TAO的临床表现和各种检查结果，其次也要熟悉各种眼眶病、眼眶肿瘤的临床表现和各种检查，只有具备这些知识后才能作鉴别诊断。少数病例特别困难，需请多科专家会诊，方可进行鉴别诊断，必要时可利用现代化的远程专家会诊。

1. 非甲状腺相关眼病眼睑退缩 虽然大多数TAO患者临床表现为特征性眼睑退缩（以上睑多见），眼部软组织受累，眼球突出，眼外肌病变或视神经病变，但不是TAO患者独有，还有不少非甲状腺相关眼病、其他器官或全身疾病可有类似眼睑退缩的体征，例如炎性假瘤有时也会出现上睑退缩、迟落的现象，需要其他检查，CT、MRI扫描是较好的检查之一，避免误诊（图3-368）。

上睑退缩是TAO较常见的体征，轻者有时被眼科医师忽略，根据患者眼部不适而诊断慢性结膜炎。中、重度上睑退缩容易诊断，但要与非甲状腺相关眼病所引起的上睑退缩相鉴别。Bartly报告眼睑退缩的鉴别诊断和分类，共统计44例眼睑退缩的患者，双侧27例，单侧17例。将导致眼睑退缩的原因分为三类：神经源性，肌源性和机械性。Beard又将眼睑退缩分为先天性，后天性和假性。Smith提出引起眼睑退缩的两种常见原因：①甲状腺相关眼病；②中脑导水管综合征中的Cellier征。假性上睑退缩是各种原因致一侧上睑下垂，致对侧上睑退缩。或眶内肿瘤致眼球前突或移位，致巩膜暴露貌似眼睑退缩（表3-13）。

2. 非甲状腺相关眼病眼外肌扩大伴眼球突出病 甲状腺相关眼病眼外肌受累扩大伴眼球突出常见，但

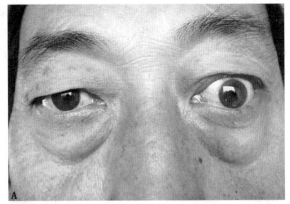

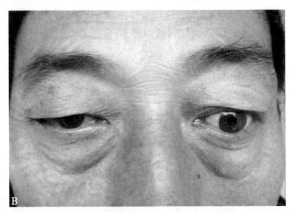

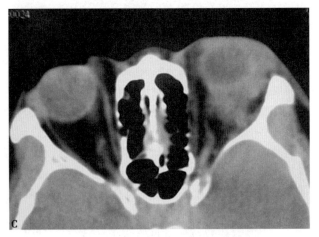

图 3-368　甲状腺相关眼病鉴别诊断
左眼眼球突出，上睑退缩（A）、迟落（B），眼眶 CT 轴位扫描见眼球周围有不规则的肿块，手术病检证实为炎性假瘤（C）

表 3-13　非甲状腺相关眼病眼睑退缩

对侧上睑下垂	拟交感神经药物
先天性异常	肾上腺皮质激素、溴化锂等药物
Parinaud 综合征（后连合脑病）	上腔静脉综合征
第三脑神经病变	Cushing 综合征
脑积水	低血钾周期性瘫痪
肝硬化	上穹隆淋巴瘤
慢性阻塞性肺病	睑手术后瘢痕收缩
慢性肾功能衰竭	上方大过滤泡

眼眶 CT 扫描、MRI 和超声波显示非甲状腺疾病致眼外肌长大伴眼球突出的眼眶病并不少见，特别是炎性假瘤（肌炎型）引起眼外肌增大伴眼球突出较常见，肌炎伴克罗恩病、全身红斑狼疮、皮肌炎；原发性眼外肌的横纹肌肉瘤、淋巴瘤、血管瘤和神经鞘瘤等；眼外肌转移性肿瘤，颈动脉海绵窦瘘都可导致眼外肌增大。CT、MRI 扫描显示这些增大的眼外肌有不同于 TAO 外肌受累增大的特点，如炎性假瘤的眼外肌增大是肌腹和肌腱同时受累增大（图 3-369），原发和转移性眼外肌肿瘤引起眼外肌不规则增大，掌握这些不同的特点才能与 TAO 眼外肌增大相鉴别。

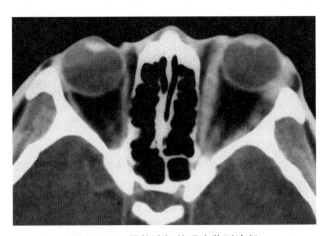

图 3-369　甲状腺相关眼病鉴别诊断
眼眶 CT 轴位扫描：左眼炎性假瘤致肌腹和肌腱增大，左外直肌呈"串珠"状

第四节　治　疗

一、干　预　标　准

为了制订治疗计划，需根据患者症状、体征，影像检查的特征，及其病变的活动性、严重性的临床表现，如炎症、视力、眼球运动和外观改变来确立干预措施。问题是何时、采用何种形式的干预措施，才能影响或变更病变的活动性和眼功能，是困难的。患者眼部只有轻微的炎症和肿胀时，一般进行观察或保守治疗。若病情发生、发展快，炎症、肿胀明显，这时需要干预缓解病变的严重性。一般来说，提议在患者有明显病变第一次看病时，或有中度软组织病时，要密切观察大约 2 个月后，就应该做出是否要干预的决定。患者一旦被评估为非活动眼病，观察病变稳定后，视情况可做功能或美容手术。眼病若处于活动期，轻度进行观察，中或重度可采用药物、放射治疗，再观察、再评估，效果不明显，可行手术治疗。无论采用任何治疗

措施,都应与患者协商,争取患者的理解与合作。病变非常严重,威胁到患者视力时,如暴露性角膜炎、视神经病变,首先手术治疗,同时采取抗炎措施,挽救患者的视功能。

二、药 物 治 疗

(一)甲状腺功能亢进的治疗

早期控制甲亢能明显降低甲状腺眼眶病的发病率和严重性,故早期想办法控制甲亢,使甲状腺功能尽快恢复正常,有益减少甲状腺相关眼病的发生,或减轻原有的甲状腺相关眼病。但治疗甲亢的方法存在争论,口服甲状腺抑制剂控制甲亢,复发率高,但发生甲状腺功能低下和患眼眶病概率小。接受放射碘治疗可长久的维持正常甲状腺功能的稳定,但发生眼眶病概率和导致甲状腺功能低下的可能大,还可增加严重眼眶病的发病率。甲状腺手术切除能长久的维持甲状腺功能正常,但我院很少采用。若甲亢同时伴发眼眶病,在治疗甲亢同时使用肾上腺皮质激素或免疫调节剂,减少轻到中度眼眶病的进展和降低病变的严重性。

(二)甲状腺相关眼病的药物治疗

1. 局部肾上腺皮质激素注射 早期或活动性 TAO 病变处或眶周进行适量的肾上腺皮质激素注射,取得较好的效果,无肾上腺皮质激素全身使用的副作用,实践证明安全、可靠,还可重复多次注射,该治疗方法被越来越多的患者接受,也被很多国家的眼科医师采用治疗活动性 TAO。近年来四川大学华西医院眼科对上千例早期 TAO 的上睑水肿、向上退缩、下落迟缓,睑裂增大,进行病变位置曲安奈德、地塞米松注射,取得明显效果,大多数患者眼睛疼、流泪和不适等症状减轻或消失。很多患者上睑水肿、向上退缩、下落迟缓和睑裂增大好转或消失,病程越短效果越好,病程越长效果越差。在我科已形成常规,注射由眼眶病组医师负责,现叙述如下。

(1)病例选择:诊断 TAO 明确无误,甲状腺功能正常,病程少于 5 个月。术前检查:术前照外眼像,包括平视正前方、向上看和上下看各照一张,同时要求患者行眼眶 CT 检查,包括轴位和冠状位(冠状位尤其重要),观察上转肌特别是提上睑肌是否增大。

(2)注射方法和计量:在患病侧病变眼眶缘处注射,我们采用 4.5 号针头,注射深度 2~3mm。若上睑只有退缩和迟落,无肿胀,只注射曲安奈德,轻者注射 20mg(图 3-370A、B),中、重者注射 40mg。若上眼睑肿胀、退缩和迟落比较明显,注射的剂量曲安奈德 40mg,地塞米松 2.5mg。

(3)注射次数及疗效观察:每月注射 1 次,一般间隔 1 个月,1 个月后复诊,观察注射效果,决定停止注射或继续注射,如 1 次注射后,患眼病变完全恢复,与健眼对称,停止第 2 次注射,随访观察(图 3-370C、D)。若 1 次注射后,眼部症状、体征改善,未完全恢复到正常,可行第 2 次注射(图 3-371A~C)。若 2~3 次注射后,眼部症状、体征消失,眼眶 CT 扫描提上睑肌恢复正常大小,这时停止注射最放心(图 3-371D~F)。最多注射 4 次,注射次数太多,恐怕引起注射局部纤维化。若注射 2~3 次后,眼部症状、体征无改善,要停止注射,证明病变对该治疗不敏感。

(4)注射注意事项和副作用:女患者月经期间和患有血液病的患者不能注射。注射后让患者用消毒纱布自己按压 15 分钟,局部无出血方能离开。该注射后一般无副作用,仅发现极个别女患者出现月经紊乱或经血增多。

我们也对复视出现不久,眼眶 CT 扫描揭示有单一眼外肌增大的患者进行肌肉内或肌肉旁注射,病例较少,但也观察到一些患者复视减轻或消失,眼外肌变小。若眼眶明显肿胀,多条眼外肌增大,我们建议全身药物治疗。

2. 全身肾上腺皮质激素治疗 在全身药物治疗前,对轻度眼病患者,简单的保守措施是升高患者的床头,降低眶周的水肿,冷敷,用湿房眼镜或油纱布保护角膜,我们不主张包扎患眼,因为眼睑退缩睑裂张开,包扎会擦伤角膜。其他重要的保守措施是劝告患者停止抽烟,因已知抽烟可加重病情。佩戴墨镜,遮挡阳光,紫外线可加重眼部肿胀。虽然临床上常常给利尿剂减轻眼眶水肿,但对眶周病变好处很少或无作用。

(1)肾上腺皮质激素冲击治疗:对中到重度活动性眼眶病可采用肾上腺皮质激素治疗,肾上腺皮质激素治疗该病的机制已明确,它不仅能抗御眼眶的炎症,还能阻止球后成纤维细胞增生,恢复眼功能。现在一般喜欢使用静脉冲击剂量,甲泼尼龙 1g,在监管下,每周 3 次,追踪 4~6 个月,患者的症状和体征是否好转,肾上腺皮质激素静脉冲击剂量联合低剂量的口服肾上腺皮质激素不仅仅是抑制炎症,还有溶解淋巴细胞的好处。口服泼尼松开始剂量 30~40mg,以后逐渐减量,持续 2 个月。治疗方法在不同的期间能重复使用,最多可重复冲击疗法 6 次,但大多数患者需要 2~3 次冲击疗法,一般间隔 6 周,多数患者炎症减轻,部分患者完全恢复,约 1/3 的患者眼球运动改善。各医院使用的冲击疗法基本相同,但也有差异,甲泼尼龙冲击治疗静脉使用时间长短不一,但一般在两周以内;使用剂量多少不等,但绝大多数使用总剂量在 5~6g。一般使用方法为:先每日静脉一次滴注含甲泼尼

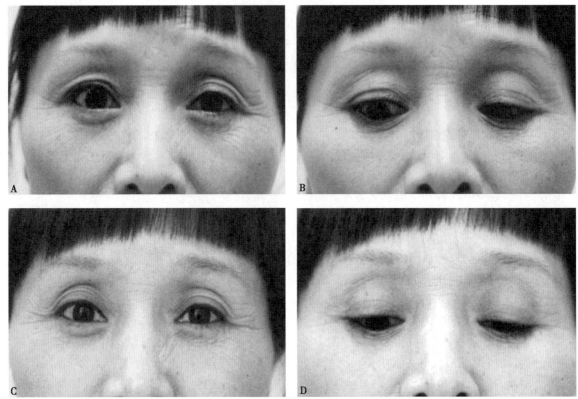

图 3-370 眼眶局部肾上腺皮质激素注射

患者女，42 岁，右眼上睑不肿胀，但有退缩（A）和迟落（B）1 个月；CT 示右眼提上睑肌未增大，曲安奈德 20mg，右眼眶上方注射。1 个月后复查，右眼恢复正常（C、D），停止注射，追踪 4 年未见复发

龙 500～1000mg 的葡萄糖液 250ml，1 小时内完成，连续数日，达到预计使用剂量。继之以泼尼松口服，方法与上述单独口服使用泼尼松一致。患者充血、水肿、畏光、流泪、眼部异物感等局部刺激症状缓解十分明显，眼突度、复视、眼外肌肥厚等也可得到明显改善，对于复发患者疗效仍然很确切。总体上说，对于眼部症状越明显的患者，临床好转情况也越明显。

我们也进行了甲泼尼龙治疗甲状腺相关眼病的临床观察，具体治疗方法为：首先确定甲泼尼龙的总剂量，一般采用每公斤体重 100mg；但应同时根据眼病的临床表现、轻重程度、病程长短以及患者的肥胖程度、血压、血糖等因素对预先确定的静脉使用甲泼尼龙的总剂量进行适当的调整。然后，将预计总剂量的 2/3 左右的甲泼尼龙按每日一次 1000mg 的剂量进行静脉滴注，另 1/3 左右的药物则每日一次 500mg 静脉滴注，连续滴注，疗程常控制在 1 周左右。此后每日口服泼尼松 25～35mg，逐渐减量停药，总疗程半年左右。

（2）口服肾上腺皮质激素治疗：方法十分简便，费用低廉，部分病例疗效确切。初始常用剂量一般泼尼松为 60～100mg，待临床症状缓解或使用 1～2 个月后逐渐减少剂量，每月减量一次，每次减量以不超过

原用剂量的 1/3 为宜，至维持剂量时再服用 2～4 个月后停药。当剂量较大时，常需要每日分次服用，如剂量减少到泼尼松 30mg 以内时，即可每日早饭后一次服用。口服泼尼松的疗程常常在半年以上，1 年以内。但比较肾上腺皮质激素的效果和全身很多副反应后，现在主张不轻易使用口服大剂量、长时间肾上腺皮质激素治疗甲状腺相关眼病，是因为很多已知的副作用和在剂量减少后或停药后病变复发。副作用包括患者忍受肾上腺皮质激素引起明显的生理上改变，如体重增加、粉刺、多毛、潮红和衰弱等。患者还抱怨肾上腺皮质激素对个性的作用，产生心理上的忧郁、功能亢进，兴奋睡觉少等。除了这些外，还有潜在的骨质疏松，继发性感染，葡萄糖耐量降低，诱发胃肠黏膜糜烂、出血和穿孔，Cushing 综合征等。大剂量肾上腺皮质激素治疗存在以下禁忌证：严重的器质性精神病、活动期消化性溃疡或胃肠道出血、严重高血压、糖尿病、青光眼或感染等。

现在主张肾上腺皮质激素一般作为辅助治疗措施，使用相对低的剂量，开始 30～40mg/d，逐渐减量，维持 6～9 周。如眼眶减压术、眼眶放射治疗后续治疗，肾上腺皮质激素冲击和免疫抑制剂治疗的辅助治疗。

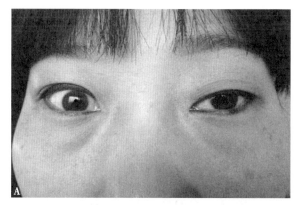
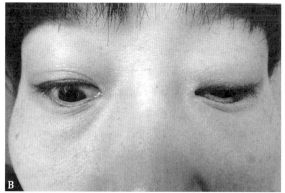
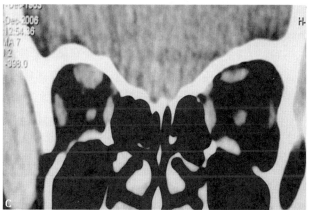
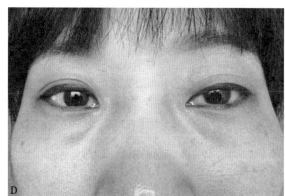
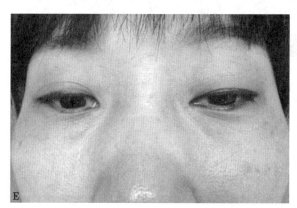
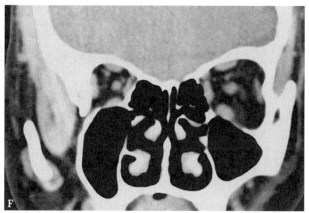

图 3-371 眼眶局部肾上腺皮质激素注射

患者女,39 岁,诊断为 TAO 伴右上睑肿胀、退缩(A)和迟落(B)5 个月;CT 示右眼提上睑肌增大(C),曲安奈德 40mg,地塞米松 2.5mg 右眼眶上方注射,1 个月后未见完全好转,再注射 1 次。第 2 次注射后 1.5 个月后复查,右眼上睑肿胀消失、无退缩(D)和迟落(E),CT 示右眼提上睑肌正常大小(F)

3. 免疫抑制剂的联合应用 现很少单独使用免疫抑制药物治疗甲状腺相关眼病,因疗效达不到满意的程度,如部分患者可能存在对肾上腺皮质激素治疗不敏感,需要加用其他免疫抑制剂,可改善治疗状况。有的患者单用肾上腺皮质激素或单用环孢素治疗无效,采用两种免疫抑制剂联合应用,临床症状将有明显改善,临床治愈率也将明显提高。目前应用的 DMP(地塞米松、甲氨蝶呤、泼尼松)或 DMPA(地塞米松、甲氨蝶呤、泼尼松、硫唑嘌呤)免疫强化治疗方案就是典型例子。采用此治疗方法,每周第一天静脉滴注地塞米松(D)20~30mg 和甲氨蝶呤(M)15~20mg,第二至七天早晨顿服泼尼松(P),泼尼松剂量与单用肾上腺皮质激素的治疗方法相比明显减小,一般每天使用剂量在 20~30mg。连续 4 周为一疗程,间隙 2~4 周后可再进行下一疗程。疗程之间的间隙期仅口服泼尼松,剂量不变;也可在不使用泼尼松的时间加用硫唑嘌呤(A)50mg,每周 1 次。大多数患者经过一个疗程的治疗临床症状能够得到明显缓解,对于难治性病例,可反复使用本治疗方案。本方案仍以应用肾上腺皮质激素为主,临床上发现其疗效确切,效率不亚于采用大剂量甲泼尼龙静脉滴注冲击治疗(图3-372)。DMP方案较单用肾上腺皮质激素有以下优点:①临床疗效提高,有作者统计其有效率高达94%;②降低了大剂量、长时间使用肾上腺皮质激素可能产生的副作用及不良反应;③间歇性、不规律地使用肾上腺皮质激素,可减轻其对患者下丘脑-垂体-肾上腺轴的抑制作用;④对少数肾上腺皮质激素治疗不敏感的患者仍然有效;⑤费用相对低廉。但是,该治疗方案也存在一定的缺点,如患者需要住院治疗,医疗费用较门诊治疗费用高;因采用了免疫抑制剂,将可能带来其他的一些副作用,如骨髓抑制、肾功能损害等。

4. 其他治疗方法 包括取出患者的血浆输入正常人的血浆,免疫球蛋白注射用来治疗治疗甲状腺眼眶病,但费用昂贵和担心使用血浆衍生物的风险,运用得还不多。最近有使用细胞因子拮抗剂阻断病变的诱导物,还在继续研究中。

三、放 射 治 疗

TAO患者甲状腺功能正常,眼眶病属中、重度,处于活动期,病程比较短,先用药物治疗效果欠佳时,使用现代技术的眼眶放射,疗效得到肯定,放射治疗能较快缓解眼部卡、胀和流泪,增加舒服度;也能缓解眼睑肿胀,结膜充血(图3-373),改善眼球运动,提高患者视力。临床估计60%～70%的患者反应较好,放射后有部分患者病变复发。使用高电压放射(用4MeV直线加速器,2000cGY,10分段,疗程12天)照射眼眶后三分之二,避免照射眼球。眼眶放射的指征是快速发展的严重眼眶病,难以治疗中到重度软组织肿胀和进展较快的眼外肌病,对肾上腺皮质激素效果差、副作用较大,或使用肾上腺皮质激素有反指征,部分患者取得较好的效果,如压迫性视神经病变,对肾上腺皮质激素治疗不敏感,有时放射治疗获得较好效果(图3-374)。一般说来对年轻患者我们倾向不使用眼眶放射治疗,因为患者年轻,放射治疗的长期作用不清楚。另外放

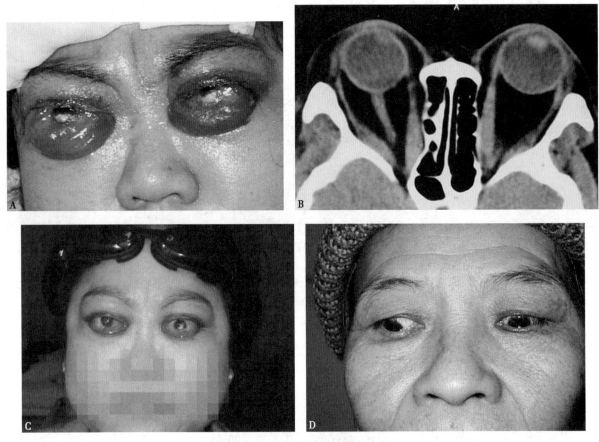

图 3-372 免疫抑制剂的联合治疗

患者女,47岁,患甲状腺相关眼病5个月,双眼睑肿胀,结膜充血、肿胀、突出于睑裂外,暴露性角膜炎、角膜溃疡2个月(A);因甲亢明显,转内分泌科治疗,平时用油纱遮盖双眼保护角膜,CT示双眼球突出,眼外肌增大不很明显,脂肪增多明显(B)。治疗2周后,眼部体征和症状明显好转,用湿房眼镜保护角膜(C)。治疗1年后随访,眼睑结膜充血、肿胀消失,眼球不前突,但右眼外斜,左眼下斜,还要继续眼科手术治疗矫正斜视(D)

射治疗的重要反指征是已知患者有糖尿病或血管病，放射治疗可加重血管性视网膜病变。

　　眼眶放射治疗 TAO 也存在一些问题，作用原理是什么？局部的免疫抑制是一个有吸引力的理论，也是使用该治疗的初衷，如全身免疫反应是甲状腺眼眶病的基础，很奇怪放疗后局部症状的复发不常见，眼眶

局部放射可能干扰了靶细胞，例如肌膜、成纤维细胞、炎性细胞，防止炎症进行性浸润发展。不知道放射治疗是否在病变早期作为一种主要治疗方式，可能潜在恒定防止病变的进展。残疾和外貌受损的问题需要进一步观察。为了进一步提高疗效，很多作者主张放射治疗的同时或后用小剂量的泼尼松配合治疗，每天泼

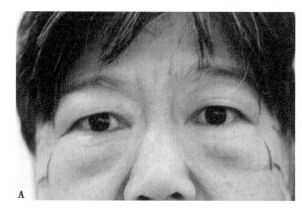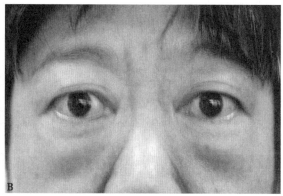

图 3-373　甲状腺相关眼病的放射治疗

眼眶照射前双眼软组织肿胀（A），照射后 2 周，双眼软组织肿胀减轻（B）

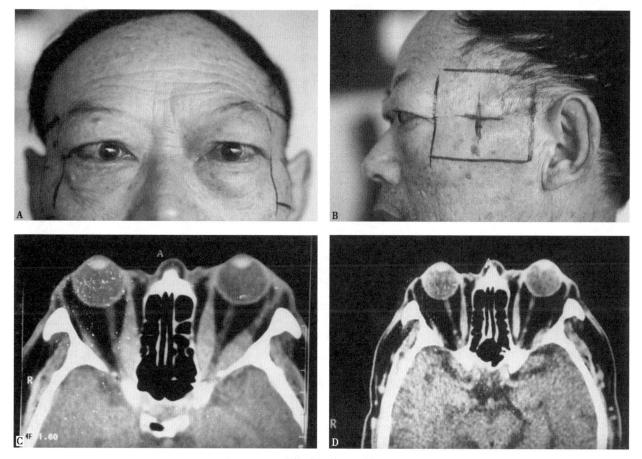

图 3-374　甲状腺相关眼病的放射治疗

双眼活动性眼眶病，照射前正位眼部照射红色标记区（A），侧位红色标记框，十字号为中心照射点（B）。照射前 CT 轴位示双眼外肌增大（C），照射后随访 3 个月，CT 轴位示双眼外肌明显缩小（D）

尼松口服 20～30mg，以后减量，维持 4 周左右。眼眶放射治疗主要的缺点是缺乏有效的对照组，故还不能准确评估其疗效。

疗，术前甲状腺功能要正常一段时间。但也有例外，以下两种情况需要急症手术：①严重的眼突，眼睑肿胀、退缩致使暴露性角膜炎角膜溃疡（图 3-375）；②严重的眼眶尖综合征用强有力的药物治疗，不能缓解肥大眼外肌在眶尖压迫视神经，视力急剧下降（图 3-376）。急症眼眶减压后应使用口服泼尼松 30～40mg，逐渐减量，维持 2 个月左右，其目的减少手术的创伤和治疗原先活动性眼眶病。

四、手术治疗

TAO 的手术一般要等活动性眼眶病在药物和放射治疗使病变稳定，病变组织纤维化，其他疗法无效时，为了改善眼功能和眼部外观，视病情需要再决定手术治

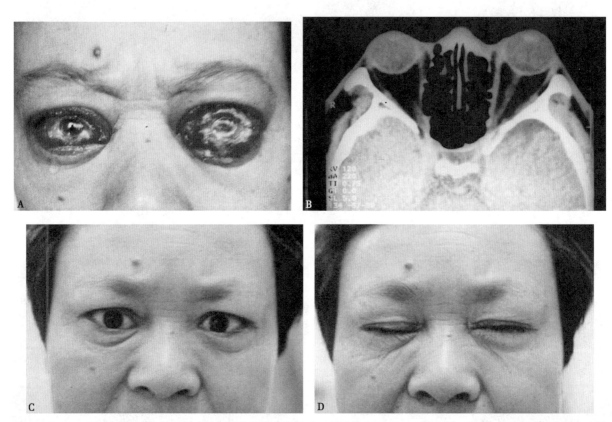

图 3-375　双眼浸润性突眼，伴角膜炎、角膜溃疡经药物治疗无效 2 个月（A）；CT 轴位示双眼球明显突出，眼外肌无增大，眶脂肪增多（B）。经急性眼眶三壁减压、睑缘缝合，泼尼松治疗，3 个月后剪开缝合睑缘，图 C 示双眼睑恢复到正常；图 D 示双眼睑完全闭合

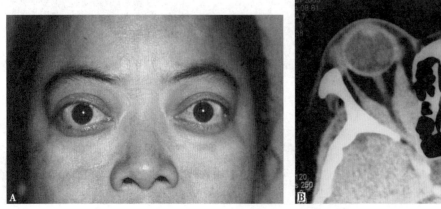
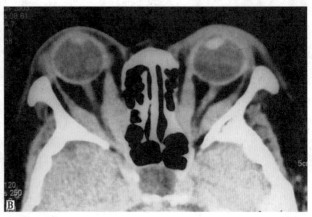

图 3-376　眼眶两壁减压

双眼球突出不明显，眼睑能闭合（A），CT 轴位示双眼外肌明显增大，压迫视神经，左眼视神经变弯曲（B），冠状位示眶尖眶脂肪严重减少，视神经受压（C）。眼眶两壁减压术后，眼眶尖视神经受压减除（D）

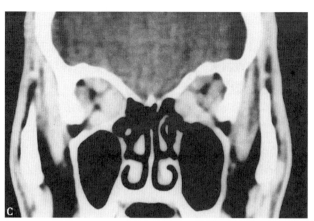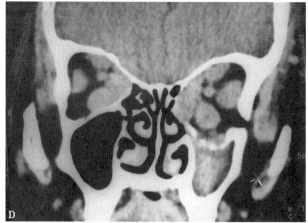

图 3-376 眼眶两壁减压(续)

在华西医院眼科以前眼眶减压手术的统计中,因严重的眼眶病,暴露性角膜炎、角膜溃疡是急症减压术排列第一位,压迫性视神经病变排名第二位,眼部美容术排在第三位。现在因人们对美的要求提高,我们逐渐谨慎增加眼眶美容减压术(图 3-377)。

选择手术的顺序是基于不同手术对眼眶结构的影响,在此原则下,首先要考虑的是眼眶减压术,因为减压术可改变眼睑的位置,还可能引起眼球的偏斜。其次考虑眼外肌手术,因斜视手术也可使眼睑位置改变。最后,眼睑手术矫正眼睑原有或手术所致的畸形(图 3-378)。手术的顺序应该个体化,手术医师根据具体情况选择其顺序。例如在很严重的角膜病例中,眼眶减压、上睑手术和眼肌手术一起做,目的是保护角膜和修复 Bell 现象。

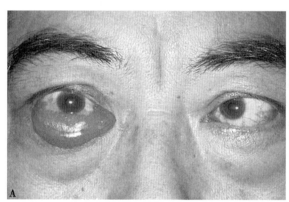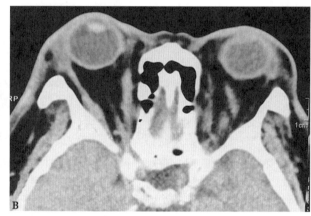

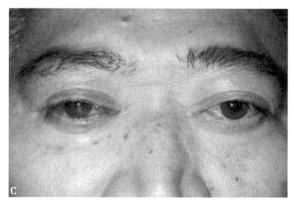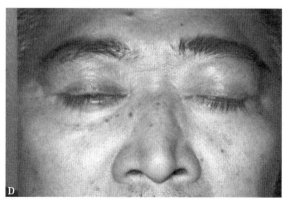

图 3-377 眼眶脂肪减压

右眼结膜充血水肿,突出于睑裂外(A),角膜透明;CT 轴位示右眼球突出,眼外肌无明显增大(B);眼眶脂肪减压术后右眼基本恢复到正常(C);眼睑能闭合(D)

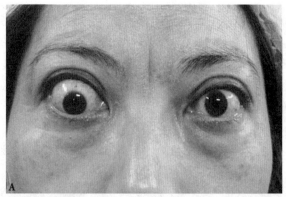

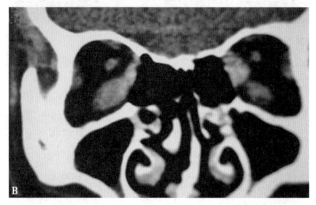

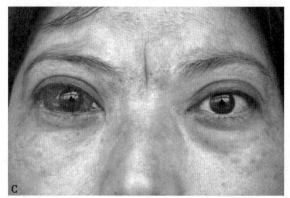

图 3-378 右眼上睑明显退缩，眼球向上转受限（A），CT 冠状位示右眼下直肌明显增大（B），术后 3 天，眼位正，右上睑外侧仍有轻度退缩（C），等待以后上睑矫形

影响医师手术决心的因素，包括流行病学的考虑，如年龄、性别、种族和具体患者特征，相关的手术史，如个别患者可能已做过 1～2 次手术。药物治疗的问题，吸烟，过去的体格状态和患者的期待值需在术前弄明白。个体的特征必须要考虑，特殊的面部轮廓，鼻窦的情况，骨的厚度，特别是蝶骨翼，眶尖的宽窄，眼球的大小，屈光状态，眼睑轮廓，角膜和泪膜情况，肌肉受累及眼球突出的程度术前应清楚。最后考虑患者在手术后的外貌受损引起心理生理因素的改变。

有关甲状腺相关眼病的各种手术的方法和进路在另外的章节中描述。

主要参考文献

1. 刘春玲，郭波，张学进. CC 催化因子受体 1 在 TAO 眼眶组织免疫细胞上的表达. 四川大学学报：医学版，2012，43：180-182.

2. 张学进，罗清礼，张美霞. 白细胞介素对 Graves 眼病患者眼眶成纤维细胞的作用. 四川大学学报：医学版，2004，35：241-243.

3. 唐莉，罗清礼，何为民. 甲状腺相关眼病患者外周血细胞因子水平与临床表现的关系研究. 中国实用眼科杂志，2005，23：91-94.

4. 张学进，李涛，罗清礼. IL-1、TNF-α 和 IFN-λ 对 Graves 眼病患者与正常人眼眶成纤维细胞的作用. 眼科研究，2004，22：70-72.

5. 杨俊峰，罗清礼，张学进，等. 透明质酸酶基因在甲状腺相关眼病患者和正常人眼眶组织中的表达. 中国实用医院临床杂志，2009，6：29-31.

6. 罗清礼，张学进，曾继红. 甲状腺相关眼病患者 OFs 超微结构及细胞因子分泌功能研究. 中华眼科杂志，2003，39：746-749.

7. 刘芳，朱豫，韩宝洪. 血清 sICAM-1 及透明质酸治疗 TAO 敏感性关系研究. 眼科新进展，2012，32：143-145.

8. 齐冬梅，何为民. 血清透明质酸在评价甲状腺相关眼病活动度中的意义. 四川大学学报：医学版，2010，42：135-136.

9. 盛海斌，程瑜，蔡昌枰. 甲状腺相关眼病免疫学发病机制研究进展. 眼科新进展，2011，31：991-993.

10. 董凯，何为民，罗清礼. 甲状腺相关眼病眼眶组织透明质酸合成酶表达研究，2010，28：950-953.

11. Iyer S, Bahn R. Immunopathogenesis of Graves' ophthalmopathy: The role of the TSH receptor. Best Pract Res Clin Endocrinol Metab, 2012, 26: 281-289.

12. Khalilzadeh O, Noshad S, Rashidi A. Graves' ophthalmopathy: a review of immunogenetics. Curr Genomics, 2011, 12: 564-575.

13. 董凯，何为民，罗清礼. 甲状腺相关眼病组织病理学研究. 国际眼科杂志，2008，8：1159-1161.

14. 刘春玲，罗清礼，吕红彬. 甲状腺相关眼病眼眶组织病理学研究. 四川大学学报：医学版，2005，36：436-437.

15. 罗清礼，何为民，唐莉，等. 浸润性突眼眼外肌超微结构的研究. 中华眼科杂志，2000，36：366-368.

16. 何为民，罗清礼. Graves 眼病的组织病例学研究. 华西医学，2002，17：422-423.

17. 罗清礼，张学进，曾继红. 甲状腺相关眼病患者 OFs 超微结构及细胞因子分泌功能研究. 中华眼科杂志，2003，39：746-749.

18. 彭娟,许雪亮. 甲状腺相关眼病眼外肌病理及超微结构. 中南大学学报:医学版,2008,33:831-835.

19. 何为民,罗清礼,成娘,等. 黏附分子在 Graves 眼病眼外肌原位表达的研究. 中华眼科杂志,2001,37:267-269.

20. 周晓红,罗清礼,夏瑞南. Graves 眼病眼眶组织 HLA-DR 和 HSP-70 表达的研究. 眼科新进展,2000,20:17-20.

21. 罗清礼. 甲状腺相关眼病. 北京:人民卫生出版社,2005:177-191,233-260,306-307.

22. 刘芳,朱豫. 甲状腺眼病患者 97 例回顾性分析. 眼科新进展,2011,31:373-376.

23. RootmanJack. Diseaseoftheorbit. 2ed edition. Philadelphia:LippincottWilliams,2003:172-213.

24. 吕红彬,黄学文,罗清礼,等. CT 在评定甲状腺相关眼病中诊断价值. 四川大学学报:医学版,2007,38:167-169.

25. 赵毅凯,杨振海,尹智. 定量冠状位 CT 测量在甲状腺相关眼病中的运用. 实用放射杂志,2008,24:1604-1606.

26. 范艳飞,沈洁,李际敏,等. MRI 定量指标用于评定甲状腺相关眼病活动分期的可行性探讨. 新医学,2010,41:161-163.

27. Tian S,Isberg B,Hayashi O,et al. Significance of orbital fatty tissue for exophthalmos in thyroid-associated ophthalmopathy. Graefes Arch Clin Exp Ophthalmol,2002,240:515-520.

28. Van DYKHJL. Orbital Graves' disease:A modification of the "NO specs" classification. Ophthalmology,1981,88:479-483.

29. Bahn RS,Rundle FF. Ocular changes in Graves' disease,a long term follow-up study. Q J Med,1960,29:113-126.

30. Marintis JR,Furlanetto RP,Oliveiral M,et al. Comparison of practical methods for urinary Glycosaminoglycansan and serum hyaluronan with clinical activity scores in patients with Graves' ophthalmopathy. Endoednol,2004,60:726-733.

31. 吴中耀. 现代眼肿瘤眼眶病学. 北京:人民军医出版社,2002:464-500.

32. Hegedüs L,Bonnema SJ,Smith TJ,et al. Treating the thyroid in the presence of Graves' phthalmopathy. Best Pract Res Clin Endocrinol Metab,2012,26:313-324.

33. Stan MN,Garrity JA,Bahn RS. The evaluation and treatment of graves ophthalmopathy. Med Clin North Am,2012,96:311-328.

34. 齐冬梅,何为民. 糖皮质激素球后注射治疗甲状腺相关眼病的 META 分析. 中国循证医学杂志,2010,10:678-682.

35. Xu D,Liu Y,Xu H,et al. Repeated triamcinolone acetonide injection in the treatment of upper-lid retraction in patients with thyroid-associated ophthalmopathy. Can J Ophthalmol,2012,47:34-41.

36. Bartalena L. Prevention of Graves' ophthalmopathy. Best Pract Res Clin Endocrinol Metab,2012,26:371-379.

37. Wiersinga WM. Quality of life in Graves' ophthalmopathy. Best Pract Res Clin Endocrinol Metab,2012,26:359-370.

38. 沈孝俊,彭超. 激素冲击联合眶周注射治疗甲状腺相关眼病. 国际眼科杂志,2010,10:1388-1389.

39. Petrović MJ,Sarenac T,Srećković S,et al. Evaluation of the patients with Grave's ophthalmopathy after the corticosteroids treatment. Vonosanit Pregl,2012,69:249-252.

40. 闫林,朱华丽,江文. 激素联合眼眶放射治疗甲状腺相关眼病. 四川医学,2012,33:225-227.

41. Bahn RS. Autoimmunity and Graves' disease. Clin Pharmacol Ther,2012,91:577-579.

42. Tello-Winniczuk N,Díaz-Jouanen E. Rituximab:a new therapeutic alternative in Grave's disease. Rev Invest Clin,2011,63:536-543.

43. 沈杰,范艳辉,戈荧. 球后放射治疗甲状腺相关眼病 122 例疗效及影响因素分析. 中国实用内分泌杂志,2010,30:723-725.

44. 罗清礼,何为民,唐莉,等. 甲状腺相关眼病的放射治疗. 中华眼科杂志,2006,42:218-221.

45. 何为民,罗清礼,曾继红,等. 眼眶减压治疗 30 例恶性突眼的疗效观察. 中华眼科杂志,2003,39,231-233.

46. 罗清礼,唐莉,何为民. 眼睑缝合术治疗甲状腺相关眼病的临床疗效观察,2005,41:777-780.

47. 罗清礼,李平惠,唐莉,等. 甲状腺相关眼病患者复视的手术治疗. 中华眼科杂志,2002,38:469-471.

48. 袁家琴,贾惠丽,周凤. 手术治疗甲状腺相关眼病限制性斜视. 眼科,2007,16:414-417.

49. Hill RH,Czyz CN,Bersani TA. Transcaruncular medial wall orbital decompression:an effective appr oach for patients with unilateral graves ophthalmopathy. Scientific World Journal,2012,30:312-361.

50. Eckstein A,Schittkowski M,Esser J. Surgical treatment of Graves' ophthalmopathy. Best Pract Res Clin Endocrinol Metab,2012,26:339-358.

51. Dumont N,Bouletreau P,Guyot L. Reoperation after orbital decompression for Graves' ophthalmopathy. Rev Stomatol Chir Maxillofac,2012,113:81-86.

第十一章
眼 眶 手 术

第一节 概 述

由于眼眶独特的解剖构造，手术野窄小，暴露困难，出血多，病变常与周围结构如鼻窦、颅脑等关系密切；加之眼眶手术数量明显少于其他眼科手术，一般医师操作机会不多，缺乏对眼眶病的全面了解；术前影像诊断复杂等。由于以上众多原因，致使在眼眶适应证、手术入路选择、合并症的预防以及对术后效果评估上还有待进一步提高。因而眼眶外科医师需要经过至少十余年的特殊训练，才有可能胜任这一区域的较复杂手术操作。

一、局 部 解 剖

这里仅介绍与眼眶手术相关的解剖知识，以便加深对眼眶手术的理解和认识。

1. 眶缘　眼眶最大直径是在眶缘后 5～10mm，所以前路开眶如发现术野较窄，可将眶缘尤其是眶上缘切除，以扩大术野，特别是处理眶内上象限的深部肿瘤。眶上缘的切除一般开始于眶上神经外侧，根据手术需要确定切除范围，也可包括眶外壁。眶上缘的切除可能会暴露气化良好的额窦，如无感染，术终时复位即可。泪腺肿瘤切除时根据情况也可将部分眼眶外上骨缘咬除，达到扩大术野范围和肿瘤娩出避免压挤的目的。

2. 骨膜和眶隔　骨膜在眶缘、眶上、下裂等处与骨壁紧密粘连，骨膜下手术时分离应小心，否则撕破骨膜，眶脂肪脱出，影响手术操作。由于眶缘后 1cm 的眶腔较宽，此种结构给手术中的分离带来麻烦。如不了解此种关系，直接向眶内分离则进入眶内，脂肪脱出。实际上除眶缘、眶外结节和眶上、下裂处粘连较紧密外，其余骨膜非常容易分离。眶上方和外上方眶隔较明显，而内侧和内下方欠清楚。

眼眶纤维间隔构成了手术中可见的韧带和膜状物，包括 Whitnall 和 Lockwood 韧带、肌腱膜、Tenon 囊等。Lookwood 韧带起自眶外结节，扩展于眶下部，并位于下睑缩肌内，止于内眦韧带，像一悬吊床，维持眼球的正常位置。Whitnall 韧带是一重要的眶上部解剖标志，位于提上睑肌腱膜内，弓形，横行于眶上部。肌腱膜是邻近直肌间的疏松膜状物，在眶前部构成较好，可将眶内容分为肌锥内和肌锥外部分，到眶后部则界限不清。Tenon 囊自角膜缘至视神经包绕眼球，并将巩膜和周围的锥内、外脂肪隔开。

3. 眶脂肪　眶内脂肪由疏松纤维结缔组织囊膜围成不同大小的脂肪叶，在外侧更明显。从囊膜发出中隔，向内作为小叶的分界。间隔是软而有血管的组织，又易含水而膨胀，炎性渗出物和出血可沿中隔扩散。脂肪被眼外肌的肌腱膜分为中央部与周边部，后部缺乏肌腱膜，故两者相互连续。

中央部脂肪或称肌锥内脂肪。环绕视神经周围的是疏松的组织，当眼球转动时，视神经及其四周的血管神经易于移动。脂肪小叶很小，其中隔也极细薄，解剖时容易剥离。一般脂肪小叶为纺锤形，其长轴平行于视神经。眼球后的脂肪中隔连续至眼球筋膜囊，使脂肪剥离后尚有齿状突起遗留在筋膜囊上。眼眶脂肪切除减压时，中央部分脂肪切除效果最好，但也容易引起出血等并发症。在 TAO 骨性眶减压时，常发现球后脂肪变性、变硬，且容易出血，所以切除时宜小心。

周边部脂肪也称肌锥外脂肪，位于骨膜和四条直肌之间，前方以眶隔为界，于直肌附着部最厚。脂肪被一层透明薄膜包覆，该膜又发出易撕断的细纤维连续至眶骨膜。此膜虽薄，若不破裂，膜和眶骨膜之间的血液只到眼睑而不达结膜；一旦破裂，即形成结膜下瘀斑。后部脂肪遮盖四条直肌的始端。眶脂肪的周边部因位于四条直肌之外的间隔区，故形成四叶，每一叶的后部与中央部脂肪相连续，并且相互间有许多结缔组织中隔连接。手术中过多切除眶下部脂肪可能引起眼球位置的改变和复视。眼眶骨折后疝入鼻窦的脂肪常因时间较久，且缺血等原因，当术中将脂肪从窦内分离时发现变硬，成团状。

二、眼眶手术入路的选择

眼眶手术入路的选择要考虑多个方面，因为眼眶手术本身也多种多样，从没有相同的手术。根据肿瘤性质、位置、范围及手术者本人的经验选择手术入路是恰当的。例如眼眶肌锥内无明显粘连的海绵状血管瘤，可采取经下穹隆结膜入路；而同一位置的神经鞘瘤则可能外侧开眶，因为后者不能用组织夹取，无法从一个较小的结膜切口取出。再如一个较大的良性泪腺多形性腺瘤，有经验的医师有时前路开眶可完整取出肿瘤，而没有经验即使开眶手术也可能会将肿瘤挤破，造成将来肿瘤复发，当然采用外侧开眶术更为安全。所以也要根据术者本人的情况，但手术安全方面的考虑更重要。

三、影像检查在眼眶手术中的作用

眼眶病的现代影像检查意义主要有两点：一是判断病变的范围、位置、与周围正常结构的关系，为手术治疗提供依据；二是定性诊断，对病变的性质和类别做出较精确判断。这对治疗，尤其是手术非常重要。作为一个眼眶外科医师能熟练运用和掌握这些手段非常重要。眼眶影像诊断目前常用的方法主要包括超声、CT和MRI，其他如X射线、Doppler和DSA等方法也有应用。

超声包括标准化A超和B超，两者结合对眼眶肿瘤的诊断至关重要，也对多数肿瘤做出正确判断。超声的目的是对肿瘤内部结构、肿瘤与其周围结构关系的判断，尤其是病变内的一些改变，如囊性变、多腔性改变、钙化等。超声是一种实时扫描，操作者可在扫描过程中发现一些其他影像无法显示的动态资料，如结合其他影像资料如CT、MRI等对诊断和治疗很有帮助。

CT的作用在于它可在同一层面同时显示眼眶和周围结构，轴位横断和冠状位CT扫描应作为常规检查方法，否则会丢掉许多信息，甚至可能造成漏诊或误诊。轴位横断联合冠状位CT扫描可使医师产生立体形象概念，对眼眶整体情况全面了解。CT显示密度图像，脂肪与病变的密度差异甚大，因而可对肿瘤的位置、范围、形状做出准确判断，对部分病变可做出定性诊断。另外，CT对骨增生、骨破坏、骨缺失等骨病变的显示较好。临床医师对影像判断和分析的最大问题是忽视一些细微病变或改变，如轻度骨增生、轻度视神经增粗、体积较小的占位病变，以及邻近的改变如鼻窦、颅内等。

MRI优越的软组织分辨力、无骨伪影和任意角度成像以及信号的变化是其最大的优势。所以对一些眼眶病变如视神经肿瘤、神经鞘瘤、颅眶沟通性肿瘤、淋巴管瘤和一些囊性肿瘤、出血性病变等有较好的显示。但对一些眼眶肿瘤而言，MRI与CT检查的意义类似，有互补作用。

四、眼眶手术原则

1. 无血手术野　眼眶手术野中无出血非常重要，因为手术是在一个空间狭小的、结构复杂的眶腔操作，任何小量的出血均可造成辨认正常和病理组织的困难。欲使术野无血有许多方法，如患者体位的调整、仔细的局部止血，有时还需采用控制性低血压。手术者应采用各种技术和仪器达到止血目的，如双极或单极电凝、微血管夹、骨钳、神经外科的头皮夹、化学性血管收缩剂（肾上腺素）、血管收缩剂（明胶、注射用蛇毒血凝酶）等。由于手术技术不断提高，很少有眼眶手术中不易控制的出血。原来出血较多的眼眶静脉曲张手术，由于术中使用组织凝胶而使手术切除顺利，且接近无血状态。

一般眶内轻微的渗血，压迫眼球即可止血；血管较粗，出血量较多应仔细止血。任何眶内的出血，轻则导致术后眼球突出，重则压迫视神经或视网膜中央动脉，造成视力丧失。所以眼眶手术术中止血是手术操作的基本功。

2. 适当暴露和直视下操作　术中适当暴露的重要性不用过分强调，尤其在眶深部的操作，暴露良好可使技术和手术技巧发挥得淋漓尽致。眶内正常结构如眼球、视神经等的牵拉，均有一定的时间限制，否则会导致严重的并发症。现代各种手术器械和相应材料的发展，使眼眶手术范围不断扩大，也使一些原来认为难于全切的肿瘤变得相对容易。

直视下操作也应是眼眶手术，尤其是深部手术应掌握的原则。不要因为暴露不明确而盲目切取或用手指剥离肿瘤，这样会造成正常结构的损伤。当确实无法全面了解肿瘤周围组织时，应根据病变所在的位置、性质、术者术前对各种影像的分析及术中所见，采取一些必要的或试探性的措施来切除病变组织，这就需要术者有丰富的临床手术经验，才不致引起严重后果。直视下手术，可以将粘连于视神经的病变组织分块切除而不损伤视神经。直视下手术，需要手术者有良好的技术、较宽阔的术野、适当的照明、适当的牵拉、助手的密切配合及放大镜或手术显微镜的使用等，才能很好地完成。仅凭肉眼的分辨有时是困难的，放大镜和深部照明是必须的，就像现在眼科医师很难在肉眼下做白内障手术一样。

3. 无损伤操作和经非病变平面进入　确定病变组织和周围正常组织之间的界面非常重要。正常和异常组织之间的分界带应仔细寻找，并严守这一原则。剥离组织应尽可能采用非损伤性操作，尽量采用钝分离，而非锐分离，当然有时强行分离也会造成损伤。另外，有一套精良的手术器械至关重要，因为任何较钝的刀片、手术剪等均可导致手术者的操作失去精确性。

有些肿瘤的包膜薄且脆弱，甚至无明显的包膜。如切除泪腺多形性腺瘤时，若过于贴近肿瘤表面分离则很有可能将肿瘤表面的肿瘤芽弄破，致使瘤细胞脱落于正常眶组织内，造成复发。远离肿瘤剥离也会造成正常组织的损伤。切除此类肿瘤时，如能在放大镜下操作，则可减少伤及肿瘤包膜的机会。

无损伤操作对有些肿瘤的切除非常重要，如粘连较轻的海绵状血管瘤，只暴露出肿瘤的前极，用组织钳夹取后轻轻提出即可，不必对周围组织做过多的分离。

经非病变平面暴露肿物，并不意味着损伤过多的正常组织。根据病变的性质可采取分块切除（炎性假瘤）、整体一次切除（泪腺良性上皮性肿瘤）或囊内切除（神经鞘瘤，有可能时也应整体切除）。因为有的肿瘤呈浸润性，在正常与病变之间确无界线，切除面是凭操作者的直视、触诊和经验决定的。所以经验丰富的医师会在术中根据病变性质、范围等决定手术术式和切除范围。

4. 外科手术活检的原则　正确的外科活检技术不可忽视。暴露、止血和直视下操作很重要。活检组织必须代表病变，而非坏死区域，这就需要解剖和定位病变的最可疑的病理范围。切取活检标本必须轻巧，防止组织挤压产生假象，不利于病理诊断。应切取对正常组织损伤最小的区域，一般应切除正常与病变之间的组织。其次标本应迅速处置，防止组织干燥，使组织置备更准确。这项工作有时需与病理医师共同协商。

5. 术后引流　术后经过伤口引流，可使渗出液或血液流出，防止形成血肿，减轻组织水肿，尤其是出血可能较多的手术如血管畸形、脉管瘤或术中止血不彻底的手术。较大的病变可置负压引流；一般的手术采用橡皮引流条即可，根据情况，引流条放置24～48小时。

五、眼眶手术对眼眶外科医师的要求

眼眶手术的成功取决于很多因素，对眼眶病的全面认识、对病情的详细了解、对影像学的精确分析、围手术期的周密观察、术者清晰的思路及熟练的操作技巧，病变本身的复杂性等。为了保证手术的成功，眼眶外科医师必须将自己丰富的眼科学、眼眶病外科知识、患者的心理状态与术式的选择与设计有机地结合起来。一个成熟的眼眶外科医师，应做到以下几点：

1. 熟悉正常眼眶解剖、生理及病理，有条件的要作尸头的眼眶解剖学研究，并对每一个手术切除的标本仔细分析，与术前检查和影像学判断加以比较，找出不同点和相同点。并应对每一肿瘤的病理切片进行观察，了解病变的全过程并与术前诊断进行比较。

2. 详细掌握各种术式和手术入路的优、缺点，比较哪种术式更合适，以便于在术中发现与术前考虑不一致时适当的改变术式。

3. 对目前所采取的手术方式不断进行分析，了解是否有确切的资料表明该手术会达到预期目的，仔细分析各种影像资料，如超声、CT 或 MRI 等，要分析该手术所带来的结果是否利大于弊。

4. 术者应回顾过去采用此术式所导致的严重并发症（如视力丧失、眼球固定及大出血等）的经验。认真总结术后并发症及术后效果不佳的经验教训，应对每一例手术做认真记录，从中吸取教训和经验。

若手术出现严重并发症，应当认真分析病例，尽可能地对失误的地方做出客观评价：是否手术复杂，是否手术时机不当，是否诊断不明确，是否对手术的危险性估计不足；该术式是否存在缺点，是否操作有误，等等。对每次手术并发症尤其是严重并发症应完整保存资料，反复分析，以期积累经验，提高技术水平。绝不应有眼眶手术并发症在所难免的错误想法，因为任何一个永久性并发症都将会影响患者的一生，所以避免手术并发症的出现非常重要。

5. 术者亲自做超声了解病变的动态情况，综合分析各种影像资料，密切观察术后疗效，观察病理切片，并亲自随访。只有这样，才可对每一例手术的术前、术中、术后及将来做出正确评价，给今后的手术提供经验。尤其对那些短期内有可能变化的病变，如炎性假瘤、合并出血的血管性病变可能在术前准备时间有所变化，甚至病变明显缩小或消失，如果贸然手术可能会在术中处于尴尬境地。

6. 眼眶手术的术前计划在很大程度上取决于放射学资料。但无论如何，所有这些方法均是间接的，医师只是依赖对各种影像资料的分析印象决定手术治疗方案，而无法证实思维是否正确。所以，在手术台上打开眼眶后如发现病变与术前估计不相同时，应反复分析术前的各种影像资料如超声、CT 和 MRI，以矫正方案中的错误和偏差，争取手术成功。

六、成功眼眶手术的标准

眼眶肿瘤错综复杂，病变性质、位置和病变范围均各异,绝无完全相同的眼眶手术。笔者认为,一个成功的眼眶手术应具备以下几点:①肿瘤切除彻底;②无永久性并发症;③外观满意,瘢痕小。这一直是所有眼眶手术追求的目标。

前两条相对更重要。任何一种眼眶手术,只满足其中一条都应认为并不成功。当然,有些眶内肿瘤手术治疗的确无法根除,易于复发;而有些肿瘤切除后很难不发生永久性并发症,如眶内范围广泛的静脉血管瘤、脉管瘤、炎性假瘤等,如切除彻底势必引起视力丧失、上睑下垂或眼肌麻痹等并发症,切除不彻底时病变残余也易复发。这些手术如想满足上述三条可能非常困难。所以对每个病例来说,手术者应因人而异,在不引起严重并发症的基础上,尽可能多地切除病变,延长肿瘤复发的间隔时间。而有些肿瘤则应以完全彻底切除为原则,如泪腺上皮性良性肿瘤、神经鞘瘤等。外观是否满意是相对而言,不要一味追求外观而采用小切口,造成术中肿瘤暴露和切除困难,同时,也易出现并发症;当然无目的地延长切口也不可取。尽管如此,每位眼眶外科医师应力求达到上述三点要求。

在选择眼眶手术的最佳入路时应考虑以下几点:①采用对眼眶结构和患者损伤最小的手术;②对眼眶病变提供最佳的手术野暴露;③采用最简单和最直接的手术入路;④术后良好外观。

七、术前定性定位诊断

眼眶手术术前定位诊断非常重要,根据病变位置、范围、形状、病变与正常结构的关系,确定手术入路。对病变性质的了解需要对眼眶方面专业知识,对临床、各种影像的深入了解,全面分析方可得出对病变性质的正确判断。例如肌锥内的海绵状血管瘤和神经鞘瘤,前者可能经结膜入路即可,而后者需要外侧开眶。又如泪腺炎性假瘤和泪腺良性多形性腺瘤,前者多采用前路开眶,而后者有时采用外侧开眶,以保证肿瘤完整切除。

肿瘤的定位诊断主要靠 CT 和 MRI,定性诊断需要超声、CT 和 MRI 等综合分析。虽然任何单一影像技术可对部分病变做出定性诊断,但综合分析其诊断更可靠。术前精确的定性、定位诊断需要医师有眼眶病方面的全面知识和对影像的清晰了解。

八、手术中经常遇到的问题

在众多的眼眶手术中不可能遇见两个相同的手术,每一种肿瘤每一种手术都有其自己的特点。所以,在眼眶手术中常见到许多与手术有关或术前预想不到的问题,这就需要丰富的临床和手术经验,当遇到意外情况或者与术前预想的不一样时,会随机应变处理好特殊情况。

(一)手术中未发现的肿瘤

眼眶手术中可能遇到术前考虑眶内有占位病变,但术中探查时找不到病变所在,这是手术医师遇到的最棘手的问题。遇此情况不要慌,要反复阅读 CT 片,仔细寻找原因何在。

1. 静脉曲张 静脉曲张属于血管畸形扩张而非实体肿瘤。一般情况下,畸形血管萎陷于球后脂肪中,术中如果畸形血管不充盈,则很难发现病变所在。所以在非加压情况下做 CT 或 MRI 可能未能发现病变或病变范围很小。其原因在于:①病变范围较小且血管未充盈;可在颈部用血压表臂带加压,使畸形血管扩张,则可显示出病变所在。加压后可发现球后脂肪逐渐隆起,稍加分离即可发现其下面的畸形血管。②术中畸形血管被拉钩压在其下,不易发现病变;可反复活动拉钩或变换其位置,找到病变。③静脉曲张破裂:有时开眶后因分离或其他操作,将血管壁撕破,引起出血,眶内或眶尖活动性出血的位置即为畸形血管所在。④术前病变定位不准确:术前应反复做 B 超或反复阅读 CT 片,准确定位病变。⑤有时可在病变处发现静脉石,静脉石的位置即是畸形血管所在的位置。⑥可能术前将眶内出血误诊为静脉曲张,经过一段时间出血逐渐被吸收,所以术中不能发现病变。任何眼眶手术,术前均应复查超声,观察病变变化,再推入手术室。⑦部分血管畸形在眶内以蜂窝状形式存在,开眶后会发现原病变处呈蜂窝状结构,内有出血。总之,静脉曲张是眼眶较常见的血管畸形,手术治疗较困难,如果经验不足,不要贸然施行,否则将会出现许多意想不到的结果。近年国内开展的栓塞后切除或单纯栓塞明显提高了对眼眶静脉曲张的手术治疗效果。

2. 骨增生性病变 眶内有些骨增生性病变,如果术前判断错误或阅片经验不足,可导致术中束手无策。如骨纤维异常增生症、蝶骨嵴脑膜瘤等病变,患者常有较明显的眼球突出,一般 CT 片上有较明确的骨增生性病变,容易确诊。但这种病变在术中,呈现骨壁弥漫性隆起或有扁平性软组织肿块,如不注意探查则易漏诊;有时病变位于骨膜下,反复在眶内探查无法发现病变。所以,关键是术前定位准确,诊断清楚,才不会出现手术台上的困难。

3. 视神经肿瘤 术前诊断正确,一般不会导致术中的困境。但如果术前误将视神经肿瘤性的视神经增粗诊断为眶内的一般占位病变,而术中经验又不足,未能详细探查,则很可能发现不了视神经以外的病变。视神经发生的肿瘤均导致视神经增粗、变硬,颜色也有改变。正常视神经为灰白色。视神经胶质瘤呈半透明状，略粉红，表面光滑；而视神经鞘脑膜瘤的视神经质地硬，表面不光滑，与周围脂肪有粘连。但临床更多见的是将增厚的下直肌当眼眶肿瘤而开眶探查，所以无法发现病变所在。

4. 扁平性肿瘤　眶内有些病变呈扁平状，如炎性假瘤、静脉性血管瘤等，也可因经验不足而导致手术失败。

5. 血管性肿瘤　眶内海绵状血管瘤、静脉性血管瘤或毛细血管瘤都可因术中反复牵拉或压迫，而使病变贫血，病变体积缩小变软，不易找到。遇到这种情况，可等待片刻，肿瘤多可复原，再仔细探查即可发现病变。

6. 弥漫性病变　炎性假瘤、静脉性血管瘤等在球后脂肪内呈弥散性分布，体积较小，需要仔细探查寻找，否则不易发现病变。

7. 眼外肌肥厚　肌肉肥厚性病变在眼眶内较多，应在术前诊断清楚。如误诊或诊断不清，开眶后则难以发现占位病变：①甲状腺相关眼病，一般有明显的眼外肌肥厚，而且常是多条肌肉肥厚，一般不难诊断。但如果仅是下直肌肥厚，在水平 CT 的切面上，易误诊为眶尖部占位病变，可导致误开眼眶。如术前难以鉴别时可加做冠状 CT 或 B 超，以便区别肿块与肌肉。②寄生虫、出血、炎性假瘤甚至转移癌等，均可位于肌肉内引起肌肉肥厚，如术前判断有误或未能准确定位出病变的真正所在，则术中不能发现肿块。

8. 骨膜下病变　眶内皮样或表皮样囊肿、骨膜下血肿、黏液囊肿均位于骨膜下，术中不易找到，尤其是当病变向眶内突入较少时，更难在术中发现。这需要术前及术中仔细阅片和探查，切开骨膜进入到骨膜下，即可找到病变。因为影像学检查并不能够完全确定病变是否在骨膜下，所以正确的判断来源于丰富的临床和阅片经验，而非单纯影像学资料。

9. 眶内异物　不论是植物性异物还是金属性异物，都有术前或术中找不到异物的可能。但临床更常见的是植物性异物手术取出不彻底造成术后反复流脓。

术前不能确定是否存在异物，可能异物太小，以至于 CT、MRI 也不能发现异物的存在；长期存在的植物性异物，如木质，因组织液或炎性液体的浸润，使异物埋于高密度的软组织中，难以辨认；术前的外伤史不明确，或已经忘记，并未考虑有异物的可能。

术中找不到异物的原因：①异物较小，尤其是木质异物，埋在软组织内很难发现。但其周围常有因植物性异物引起的化脓性肉芽组织，肉芽组织中常可发现异物所在。②有些异物长期滞留在眶内，引起炎症反应或被结缔组织所包裹。术中可切开这些组织，寻找异物。③异物位置较深。按照术前各种影像所显示异物的位置去探查，多可发现病变。④植物性异物已取出，术后眶内瘘管反复发作者，一定还有异物存在。

10. 眶尖部肿瘤　原发于眶尖部的肿瘤因体积较小（体积多在 1cm 以下）、位置深在，眶尖部结构较多而复杂（肌腱环、视神经），不易发现。常见的眶尖部肿瘤有神经鞘瘤、视神经鞘脑膜瘤、海绵状血管瘤、平滑肌瘤等，术中打开眼眶后应仔细寻找。有时直视下不易发现，但可用手指探查出肿瘤所在。根据肿瘤的性质、粘连程度切除肿瘤。眶尖部肿瘤的发现和切除需要丰富的临床和手术经验，尤其是肿瘤直径<6mm时，常被脂肪、血管或神经遮盖，致发现较困难，此时需要丰富的手术经验。

11. 眶内小肿瘤　眶内直径<1cm 的肿瘤，术中不易发现。尤其是囊性肿瘤，如较小的囊肿、静脉性血管瘤、海绵状血管瘤等，可因拉钩牵拉不正确或肿瘤内的血液排空使肿瘤体积缩小，而找不到肿瘤。此时，暂停手术数分钟，待肿瘤恢复原状后再仔细探查，一般可发现肿瘤。必要时可在 B 超引导下，定位肿瘤。

（二）手术中易出血的肿瘤

有些眶内肿瘤手术中易出血，如无充分准备，会在术中措手不及，难以顺利完成手术。

1. 静脉性病变　静脉性血管畸形如静脉曲张、静脉性血管瘤等，是较为常见的肿瘤。术中出血多为静脉性，但管径较粗，出血也较凶猛。尤其是儿童时期静脉曲张，长期压迫造成眶上裂扩大，术中自海绵窦出血，较难控制。止血方法见静脉曲张。

2. 毛细血管瘤　毛细血管瘤主要发生于婴儿时期，由于患者年龄较小，血容量少而相对出血较多。此种出血多为渗血，不易制止。较好的处理方法是尽快手术，缩短时间，或用凝血酶止血。

3. 动、静脉血管瘤或动脉瘤　此类血管性肿瘤的切除手术是最困难的，出血异常凶猛。常规应术前结扎或栓塞肿瘤的供应血管或颈外动脉结扎，然后再考虑手术切除。尽管如此，仍可出现意想不到的结局。

4. 血管丰富的实体性肿瘤　有些眶内肿瘤是非血管性肿瘤，但血运丰富，手术中易出血，如恶性肿瘤、丛状神经纤维瘤、蝶骨嵴脑膜瘤眶内蔓延等。

现在的止血技术和熟练的手术操作，真正术中需要输血的眼眶手术很少。

（三）手术中不宜用组织钳夹持的肿瘤

眶内有些肿瘤由于其特殊的原因，而不能在术中用组织钳夹取，否则导致肿瘤破碎复发或术中切除不彻底。

1. 泪腺多形性腺瘤 泪腺良性多形性腺瘤,手术切除若造成囊膜破裂,会引起肿瘤复发,复发后易恶变。此瘤囊膜非常薄,甚至有些位置无包膜,且肿瘤表面有芽状突起,手术中剥离极易导致瘤细胞脱落,所以组织钳的夹取足以使包膜破碎,导致瘤细胞散落在眶软组织内,造成术后肿瘤复发或恶变。一般可用组织钳将肿瘤的骨膜缘提起牵拉,或用双粗丝线穿过肿瘤中部牵拉,切除病变。

2. 神经鞘瘤 神经鞘瘤包膜完整、光滑,但肿瘤质地脆,包膜菲薄;眶尖部肿瘤粘连较重,任何牵拉均可致囊膜破裂,切除不彻底。故术中也不能夹取,可采用囊内摘除的方法切除肿瘤,但并非每例肿瘤都可做囊内摘除。

3. 静脉曲张 血管壁很薄,轻轻分离即可造成血管壁破裂。可用血管钳轻轻夹取或用线结扎后,一段一段地切除病理血管。将栓塞用组织胶注入畸形血管内再切除,基本可做到术中无血操作。

4. 各种肉瘤或癌 也因质地脆弱、包膜不完整而不能夹取。

(四)手术后容易复发的肿瘤

眶内有些肿瘤术后易复发,复发后又很难处理,故应提醒手术医师注意。

1. 视神经鞘脑膜瘤 视神经鞘脑膜瘤是一种无孔不入的良性肿瘤,由于肿瘤无完整包膜,粘连重,一旦肿瘤蔓延至眶尖,由于眶尖结构复杂,且重要结构聚积,使彻底切除手术更加困难。较好的方法有:①经颅开眶,将眶内和视神经管内的肿瘤一并切除。有的肿瘤可能已经蔓延到了视神经管内,而术前未能发现。②复发性肿瘤可行眶后1/3眶内容切除术,只要肿瘤未进入视神经管内多可彻底切除。儿童的眶内脑膜瘤和成人比起来更具侵及性,所以其复发率更高。故术后要定期复查,一般每半年查增强CT或磁共振。

2. 纤维组织细胞瘤 纤维组织细胞瘤在眶内并不多见,但复发率很高。多次复发后,可行眶内容摘除术。因肿瘤无包膜,并呈浸润性增生,虽病变较局限,大范围切除后仍易复发。

3. 皮样或表皮样囊肿 皮样或表皮样囊肿是常见的眶内囊性肿瘤,若处理正确,复发率很低。复发的主要原因有:①骨嵴处的上皮处理不干净;②上皮已侵入骨缝,术时未予处理;③病变已蔓延到眶外,如颞凹或颅内,术前或术中未发现眶外部分,造成切除不彻底。

4. 神经鞘瘤 眶内神经鞘瘤常发生在眶尖部,粘连较多,术中不易完全切除。复发性肿瘤尤其是眶尖部肿瘤要做MRI检查,以排除颅内蔓延。

5. 神经纤维瘤 神经纤维瘤,尤其是丛状神经纤维瘤,病变呈弥漫性增生,无包膜,无明显边界,难以彻底手术切除。

6. 血管性肿瘤 血管性肿瘤如静脉性血管瘤、静脉曲张等,由于和眶内重要结构如视神经、末梢神经等粘连,为防止术后严重并发症,常不予切除。青春期的患者术后病变可继续增长。约有3%的海绵状血管瘤为多发,一侧眶内多达6～7个,切除时遗漏,将继续增长。

7. 脂肪瘤 即使是良性脂肪瘤,复发率也很高。因肿瘤包膜不完整,甚至和眶内正常脂肪融合在一起,虽然术中认为切除较彻底,但术后仍可能复发。较根治性手术为眶内容摘除术。

8. 炎性假瘤 尤其是弥漫性炎性假瘤,可侵犯眶内各种正常结构,为保持正常功能手术很难切除干净,术后易复发。另外,本病的病因尚不清楚,虽彻底切除肿物,但病因未除,仍可再生。所以,炎性假瘤术后应继续用其他方法治疗,如小剂量肾上腺皮质激素、放疗等。

9. 恶性肿瘤 任何眶内原发或继发性恶性肿瘤,术后至少观察5年,尤其是术后1～2年内复发率较高。如儿童时期的横纹肌肉瘤、成年人的泪腺上皮性恶性肿瘤等,均是眶内常见的恶性肿瘤。不论是局部切除还是眶内容摘除术均存在局部复发、周围蔓延或全身转移的可能,应引起临床医师注意。

10. 血管外皮瘤 血管外皮瘤是一种低度恶性肿瘤,局部切除复发率也较高。

11. 经颅入路切除眶内肿瘤 眼眶外科医师更习惯于前路或外侧开眶,如不熟悉经颅入路切除眶内肿瘤,可能会因术中术野暴露不佳或自眶上方切除眶内肿瘤的操作不便,使部分肿瘤残留,肿瘤继续增长,尤其是视神经下方的肿瘤。

九、手术器械及麻醉

眼眶手术器械一般采用神经外科、耳鼻喉科和颌面外科的手术器械,也有专为眼眶手术设计的器械。眼科显微手术器械很精细,但对眼眶手术太短,神经外科显微手术器械又显得太长,所以眼眶显微手术器械应特制而成。

(一)眼眶手术器械

1. 牵引器械 眼眶手术最重要的原则之一是充分暴露,否则在狭小而深在的位置手术操作很困难,所以手术中应备宽窄不同的各种牵引器。目前常用的是各种宽窄不同的脑压板,其质地较软,可任意弯曲,略带弹性,既能防止脂肪脱入术野,又可减少对正结构的压迫。另一类是甲状腺拉钩，质地较硬，弯度固定，且较窄较短，但另一端是带齿的拉钩，术中牵拉皮肤使用较好。

2. 牵开器 规格样式较多，多采用耳鼻喉手术用器械，有平板式，半自动固定式，上颌窦手术固定或牵开器等。

3. 剥离子 规格式样也较多。在一个手术过程中，往往要按被剥离组织的性质、形状和范围，选用不同式样、不同厚薄和大小的剥离子。常用的有骨膜剥离子、上颌窦剥离子、神经剥离子等。而在一些眼眶显微手术如视神经管减压、视神经鞘开窗中，需显微剥离子。

4. 骨凿和锤子 主要用于凿除骨质，如眶外壁或泪腺凹的骨质切除。常用的有平凿、沟状凿等。

5. 刮匙 用于刮除肿物或病变骨面，常用的有乳突骨质刮匙，较小的病变可使用睑板腺囊肿刮匙。

6. 鼻窦钳子 经筛窦内侧开眶，经眶 - 筛 - 蝶视神经管减压等手术，均需在鼻窦内操作。钳端需锐利，咬切快，并有不同样式和角度，以便清除窦内病变或气房间隔。

7. 骨钳 用于眶外壁的骨折或咬除骨质，后者需较锐利，且钳的前端较小，利于咬除骨质。

8. Stryker 锯 是外侧开眶的必备器械。眼眶手术使用的 Stryker 锯是往复式电锯，切线薄，晃动轻，切口整齐，锯片深度为 2cm。

9. 电钻 用于眶壁的固定钻孔。磨钻用于磨除骨壁，如视神经管顶壁等。

10. 手术显微镜和放大镜 对大多数眼眶手术 3～4 倍放大镜即可满足手术需要，如再加上冷光源头灯则更好。但有些手术需要细致的操作，则手术显微镜是必备的，如经颅开眶等。

11. 其他常规器械 手术刀、剪、镊、电刀电凝器和吸引器是眼眶手术必备器械。

其他眼科器械根据手术入路的不同，眼科一般常用器械仍可使用，如眼科剪、眼科镊、斜视钩等。目前国外先进的眼眶病中心已具备眼眶手术用自动拉钩、自制的各种眼眶深部操作器械，为眼眶手术提供了方便。

眼眶手术器械包主要包括以下内容：

蚊式血管钳	8 把
中弯血管钳	4 把
组织钳	4 把
持针器	3 把
吸引器头	2 把（粗、细）
乳突牵开器	1 把
刀柄	2 把
刀片	2 把（圆刀、尖刀）
脑压板	4 个（宽、中、窄）
眼睑拉钩	1 把
甲状腺拉钩	2 把
斜视钩	2 把
剥离子	2 把
骨锤	1 把
骨凿	2 个（圆、平）
咬骨钳	1 把
刮匙	1 把
眼科剪	2 把（直、弯）
脑膜剪	1 把
直剪	1 把

另备各种常用针线，骨蜡，脑耳胶，钛钉，钛板，吸引器，单、双极电刀，往复式电锯或气锯（术前甲醛溶液熏蒸 12～24 小时），电钻（术前甲醛溶液熏蒸 12～24 小时）。

（二）麻醉

随着麻醉技术和各种监护仪器的使用，麻醉越来越安全、可靠，眼眶手术尽可能采用全麻，尤其是眼眶深部肿瘤。全麻安全，对医师和患者均有益处。如在术中遇到意想不到的情况，可随时改变术式，如在局麻下操作则很困难。例如球后肌锥内海绵状血管瘤如无明显粘连，可在局麻采取经结膜入路摘除肿瘤。但如偶尔遇见肿瘤粘连或术后出血，结膜入路因术野窄，操作困难，如勉强处理会出现意外，而在全麻下手术可根据情况改外侧开眶或其他术式。出血较多的手术，也可采用低血压麻醉。

十、眼眶病病理检查

（一）眼眶病病理检查的重要性

病理学是研究疾病的病因、发生发展过程及转归的一门学科，是链接临床医学与基础医学之间的桥梁，其中的外科病理学（也称为诊断病理学）与临床的关系更为密切，直接影响着临床的医疗工作。随着我国经济的高速发展，人们生活水平的不断提高，对疾病防治质量的要求也在不断增加。

病理检查的主要目的是获取疾病的正确诊断，这是患者获得最佳治疗的先决条件。随着科学技术和医学的发展特别是医学检测技术和影像学不断发展，为临床许多疾病的诊断提供了诸多重要的信息，但是到目前为止还没有一种检测手段能替代病理检查对疾病进行定性诊断。对于疾病诊断的准确率，在医院的所有诊断手段中首推病理诊断的准确率高，例如所有影像学（B超、X射线、CT、MRI、ECT、PET等）诊断的准确率在60%～85%，而病理诊断的准确率可高达99%以上，因此到目前为止，病理诊断一直被称作是医学诊断中的"金标准"，在医学界具有很高的权威性，事实上临床许多疾病最后确诊还需要依靠病理检查（有时多年的临床经验和观察或对肿瘤的判断也非常重要，尤其当病理结果与临床不符合时）。病理学诊断为临床医师确定疾病性质、制订治疗方案、评估疾病预后和总结诊治疾病经验等方面提供重要的依据。随着临床医学的发展，也要求病理诊断更准确，分类更精确，给临床提供更多有用的信息。

近年分子生物学技术在临床病理学诊断中的应用越来越受到人们的重视，逐渐形成了诊断分子病理学，后者的出现使人们对疾病的认识从表型向基因型过渡，从病理形态学向病因发病学过渡，使病理诊断从以前主要依从于经验向循证病理学过渡。当然需要强调的是分子生物学检查必须与形态学表现相结合，两者的有机结合在病理学诊断以下几个方面必将是非常有价值的。

（1）确立诊断：对一些因形态学表现不典型而诊断困难的病例，分子生物学检测的价值优势十分明显，作用几乎是绝对的。

（2）肿瘤的分子分类：根据基因表达谱分析的肿瘤分子分类将对肿瘤分类法产生极大的影响，目前在乳腺癌和淋巴瘤的分类中已经取得了令人鼓舞的成果。但是这种分类是否最终能代替目前所采用的形态学分类法，还有待于时间和大样本量的验证。

（3）靶向治疗的分子靶标检测：这是当前肿瘤学领域中最令人兴奋的进展之一，也为临床病理学研究和实践增加了新内容。其中最著名的例子是治疗乳腺癌的曲妥珠单抗，治疗胃肠间质瘤的伊马替尼。

（4）寻找原发灶：某些肿瘤类型组织所特有的化学成分、组织结构或特别表达的某些标记物成为病理医师用来识别原发肿瘤部位的重要依据。以往可以通过组织特殊染色、电子显微镜下超微结构观察或免疫组织化学抗原抗体检测加以识别，现在通过基因表达分析明显加快了肿瘤标记物发现的速率和准确率。

（二）病理检查的常用方法

常用的外科病理检查有以下几种，临床医师只有充分了解各种病理检查的特点和优劣，才能在临床实际工作中进行恰当的选择。

1. 活体组织检查（常规石蜡切片检查） 是外科病理学中常用的检查之一，也是眼眶占位性病变诊疗工作中最常用的病理检查方法。活体组织病理检查的特点是虽然标本处理、石蜡切片制作过程较长，但是细

胞和组织形态保持较好，更接近生活状态，诊断的准确率比术中快速冷冻病理检查的准确率要高。

实际工作中，采用这种病理检查方法，病理医师通过观察大体标本和形态学表现（显微镜）对绝大多数病例能及时做出病理诊断（一般需要经过4个工作日）发出病理诊断报告。少部分病例石蜡包埋组织需要深切、重新补取组织或需要借助一些辅助技术方能做出病理诊断，这时发出病理报告的时间会相应的延长。这些辅助技术包括：最常用的免疫组织化学染色、其次是组织化学特殊染色、不太常用的手段包括电镜检查（主要是透射电镜）、聚合酶链反应（PCR）、流式细胞术检查、荧光原位杂交（FISH）等。

（1）免疫组织化学染色技术：是利用已知的抗体/抗原，检测待检组织中相应的抗原/抗体，具有较好的特异性，随着分子生物学技术的不断发展，目前该技术已经非常成熟和规范。开展此项工作不需要特殊的仪器和设备，操作简单，因此得到了广泛应用。免疫组织化学染色技术的应用对一些病变的性质和分类认识更加深入，对疑难病理的诊断和鉴别诊断有很大帮助，通过免疫组化方法检测肿瘤中的某些蛋白的表达状态，从而可以推断出肿瘤潜在的分子遗传学变化，有助于对疾病和肿瘤发生机制的了解，协助疾病诊断和判断预后。

（2）组织化学特殊染色：通过一系列染色技术了解和确定一些特殊成分的存在，例如针对糖原、脂肪、黏液、网织纤维、肌纤维、胶原纤维、弹力纤维、淀粉等成分的染色，对诊断有辅助作用。

（3）电镜检查：对确定某些肿瘤，比如神经内分泌肿瘤和判断各种软组织肉瘤的组织来源非常有帮助。

（4）PCR技术：对病原体检测、基因重排、染色体易位等方面的检测具有灵敏度高、特异性强的优势。现在逐渐应用于病理诊断、肿瘤分类、治疗效果和预后判断等方面。

（5）流式细胞术：可以进行细胞分类和检测免疫表型，特别是在白血病、淋巴瘤的诊断和分类中得到了广泛应用，近年来用流式细胞术诊断淋巴瘤在国外已成为病理科的常规诊断方法。此外流式细胞术还能检测细胞周期、DNA倍体以及凋亡细胞等，可以用于预测恶性实体性肿瘤的预后。遗憾的是因为国内经济等因素，大医院拥有流式细胞仪的往往是检验科而不是病理科，在某种程度上制约了诊断病理学的发展。

（6）荧光原位杂交（FISH）：FISH技术也是检测染色体易位的主要方法之一，对判断肿瘤患者的预后、对药物的治疗反应等方面有很重要的意义。遗憾的是在国内因为荧光标记的探针较昂贵，观察结果需要荧

光显微镜及相应的分析软件，实验室和技术人员等条件的限制，目前国内只有极少数大医院的病理科开展这项工作，因此用在病理辅助诊断的情况远较基础研究少。

2. 手术中快速活体组织病理学检查（术中冷冻检查）　是临床医师在实施手术过程中，需要了解疾病的性质以决定手术方式而申请的一种手术中快速的病理检查，这项工作能否顺利实施，有赖于临床医师与病理医师间的密切配合和充分的沟通。

手术中，病理医师观察送检标本和组织的形态学表现，在短时间内向手术医师提供参考性病理诊断意见。快速活检一般在标本送达后 30 分钟之内得到病理诊断，与常规石蜡切片相比，因送检组织未经固定液固定，而是置于 −20℃ 以下的冷冻切片机上迅速冷冻后切片、染色，组织形态失真较明显，另外鉴于该检查方法操作时间紧迫，短促和切片质量有时难以保证，故造成诊断的失误率比较高，而且有一部分病例很难做出快速诊断（例如淋巴瘤），需要等待常规石蜡切片进一步明确诊断。因此临床医师要充分了解快速活检的局限性、适用范围、慎用范围和不宜应用范围，恰当的选择手术中快速活体组织病理学检查。而实际工作中有些临床医师仅仅想尽快知道病理诊断结果而选择术中快速病理检查，这种做法是不可取的。

由于目前临床和影像诊断水平极大地提高，有经验的眼眶外科医师对绝大多数的眼眶肿瘤病例术前即可做出较准确的诊断，而且术中快速活检的病理诊断准确率较低，存在一定的误差，所以临床一般不会依靠手术中冷冻切片的诊断结果做一些破坏性手术，如眶内容摘除术、视神经切除等。但有时术中冷冻病理检查是必要的，例如术前怀疑视神经肿瘤，但患眼仍有一些视力，欲切除视神经时冷冻切片诊断有较好的参考价值。

还要强调的是临床医师手术中应尽量避免切取坏死组织送检，另外送检组织尽可能大一些，最好不要 <0.5cm，以免给制作切片和病理诊断带来困难。

下面简单介绍术中快速病理检查的适用范围、慎用范围和不宜应用范围，从事眼眶疾病诊治的临床医师要结合本学科特点，恰当地应用手术中快速病理检查。

（1）适应证：①确定病变性质（如确定是肿瘤或不是肿瘤 / 良性肿瘤或恶性肿瘤），以决定手术方案；②了解恶性肿瘤的扩散情况，例如是否浸润相邻组织，有无区域淋巴结转移；③确定肿瘤部位的手术切缘有无肿瘤组织残留。

（2）慎用适应证：涉及严重致残的根治性手术切除的标本。需要此类手术治疗的患者，其病变性质最好于手术前通过常规活检确定。

（3）不宜应用：①临床疑为恶性淋巴瘤：不能用术中快速活检病理诊断确定，主要原因是与各系统恶性肿瘤相比，淋巴瘤的病理诊断难度是最大的，因此对切片质量要求也很高。而术中快速冷冻切片组织中的细胞冷冻后形态失真，冷冻切片质量较石蜡切片差，片子厚，这些原因导致冷冻切片无法进行淋巴瘤的诊断。②标本过小（送检标本 ≤0.2cm，实际工作中要求不能 <0.5cm）。③术前易于获得组织标本进行常规活检者，例如结膜的肿物。④脂肪组织、骨组织和钙化组织。⑤主要根据肿瘤生物学行为特征而不能依据组织形态判断良、恶性的肿瘤（例如神经内分泌肿瘤）。⑥需要根据核分裂象计数判断良、恶性的软组织肿瘤。⑦已知具有传染性的标本（例如结核病、病毒性肝炎、艾滋病等）不宜采用该项病理检查。⑧对眼眶泪腺的肿瘤，特别要强调的是术前临床如倾向于多形性腺瘤诊断的病例，严禁术中行冷冻快速病理检查或肿瘤穿刺检查，以保证肿瘤能完整切除，降低术后的复发率。

3. 细胞病理学检查　细胞学检查在眼眶占位性病变的诊治中应用得不多，对于有些囊性病变，超声、影像学检查（CT、MRI）表现不典型时，临床医师手术中抽取囊内容物送检，了解病变性质；而对于实体性肿瘤也可施行穿检。用于细胞学检查的标本必须新鲜，取材后应尽快送检，以免细胞变性、坏死影响观察和诊断。

（三）医师临床如何填写病理检查申请单

病理学检查是临床医师与病理医师为确立疾病诊断而形成的合作，临床医师有责任向病理医师提供有关病例的详细病史、手术所见、影像诊断及实验室检查结果等，因为缺少这些临床资料，病理医师不能做出诊断或导致错误的诊断。患者的年龄、性别、病变部位（所取标本的部位）及病史对病理诊断都有重要的参考价值。

病理检查申请单是病理医师了解该患者的临床情况的重要途径。临床医师要按照病理检查申请单要求的具体内容逐一认真填写。

病理申请单包括的主要内容：

（1）患者的基本情况：包括姓名、性别、年龄、送检科室、床号、门诊 / 住院号、送检日期、取材部位、标本数量等。

（2）患者的临床情况：包括病史（症状和体征）、各种辅助检查结果、手术所见、病变部位、既往史和病理检查情况（包括原病理号和诊断）、临床诊断等。

（3）申请病理检查的临床医师姓名，以便病理医师必要时方便与临床医师联系和沟通。如果申请单病史填写过于简单、重要项目漏填、字迹潦草不清等可能影响病理检查工作的进行和诊断准确性,病理科有权拒收病理申请单和标本。国外许多诊断病理学家对没有病史的病理标本一概不做病理诊断。

（四）标本处理的原则

病理医师只对本科实际验收标本的病理诊断负责。临床要保持标本的完整性,避免一个手术标本切开分送两家或更多家,人为造成病理医师对病变观察不全面,最终有可能导致同一病例得出良性/恶性完全不同的病理诊断,给临床带来不必要、本来可以避免的麻烦甚至纠纷。要强调的是手术中只要能获得标本,均应送检进行病理检查以免漏诊,实际工作中我们曾碰到术中极似凝血块,但最终病理检查结果是色素性肿瘤,令临床医师后怕。

临床医师要注意对行不同病理检查的标本,送检前标本的处理不尽相同。简单介绍如下:

1. 手术中快速活体组织病理检查 标本无须特殊处理,尽量快速、置干燥容器或塑料袋中送检。注意标本不能放置在生理盐水中,也不能置于盐水浸过的湿纱布上,标本蘸水后在快速制片过程中会产生大量冰晶,影响形态学的观察;小标本也不能放置在干纱布上送检,尤其在炎热的夏天,标本黏在纱布上分离困难。送检标本除了保证一定大小(不能<0.5cm),还应避免送出血和坏死多的组织。

2. 常规活体组织检查 临床切取的标本,尽快放置于盛有固定液(10%中性甲醛溶液或现在有无毒、无色、无味替代甲醛溶液的环保固定液的容器中,固定液的用量至少为标本体积的5倍。放置标本的容器大小视标本大小和固定液的体积而定,通常要适当大一些。固定时间常温下(25℃)小标本为4～6小时,大标本为18～24小时或更长,低温(4℃)下的固定时间应该延长。需要注意标本固定时间并不是越长越好,考虑到部分病例单纯依靠形态学不能确定病理诊断,需要进行免疫组化染色,甚至分子生物学相关技术等辅助检查,固定时间越长,上述检查的效果越差,同时对以后的科研工作也有影响,当然也要避免标本固定时间过短,标本固定时间不足也会影响病理辅助检查的结果,影响病理诊断的准确性。对在门诊或处置室切取的小标本,马上放入盛有固定液的容器中送病理科,不允许放在纱布上送检,尤其在夏天,组织可能干涸、变性影响病理诊断。对没有及时、充分固定的干涸或腐败标本不能进行病理检查。

3. 超微结构检查(电镜检查) 将受检标本修为0.2cm×0.2cm×0.2cm大小即可,放置在含2.5%戊二醛固定液的容器中,4℃冰箱中可长期保存,需要时送检。

（五）临床医师要了解病理诊断的局限性

病理诊断最关键的是要判断病变是肿瘤性还是非肿瘤性,如果是肿瘤,是良性还是恶性。因此在实际工作中可能出现诊断不足(将恶性病变当作良性)和诊断过度(将良性病变当作恶性)。不仅如此,病理医师仅仅诊断出是良性或恶性是不够的,还应该给临床提供更多的信息,例如疾病的范围、恶性肿瘤的分级、手术切除的是否充分、复发预后等信息。

与临床医师一样,病理医师也会受主观臆断的影响而错误判断。虽然医学在飞速发展,但是到目前为止还没有一种机器能替代病理医师进行疾病的病理诊断。病理诊断正确与否与病理医师掌握的相关知识、工作经验、对各种疾病的认识水平、临床配合程度等因素有很大的关系。

由于人体疾病的复杂性、人们认识能力的局限性以及每位医师业务水平的差异,使得病理诊断的失误不可避免。病理医师主观上希望不失误,但客观上是做不到的。临床医师要了解上述情况,对病理诊断报告要客观对待,既不过分依赖,也不过分怀疑。临床上常见一种眼眶肿瘤可能出现多个诊断的可能,原因在于眼眶肿瘤有时很复杂,难以判断病变分类甚至病变性质。所以有时需要临床医师长期观察,以最终确定病变性质。也可能初次手术后的病理诊断,当肿瘤复发后再切除后诊断与以往不同,需要病理医师将两次或数次切片联系起来做出正确判断。

（六）临床和病理医师的沟通的重要性

病理医师与临床医师密切联系很重要,但这方面常常被忽略。往往临床医师不愿意花时间详细填写病理标本检查申请单。一些典型的病变不需要病史就能诊断,但有些病例只有在提供详细病史的条件下才能做出正确的诊断。临床医师有责任向病理医师提供有关病例的详细病史、手术所见、影像诊断及实验室检查结果等。因为缺少这些临床资料,就有可能不能做出诊断或导致错误的诊断。患者的年龄、性别、所取组织标本的部位以及病史对病理诊断都有重要的参考价值。例如不同部位的平滑肌肿瘤其生物学行为不同,诊断标准也不同,临床上一些长得极快的肿块(病程小于1个月)很有可能不是真正的恶性肿瘤,由此可见详细的临床资料对病理医师做出的病理诊断有重要的作用。

病理学是基础医学与临床医学之间的桥梁,同时又是临床医学的基础学科。如果临床各科医师具有扎实的病理知识并贯穿于每个病例的诊治中,就容易解难释疑患者出现的诸多临床表现和症状,有利于观察和掌握患者的病情发展,及时采取相应的医疗措施。

条件允许的单位可以定期开展临床病理讨论会,对提高临床医师的诊治水平不失为一种良好的方式。

(七)临床对疑难病例的处理原则

在临床病理诊断中发现约有 2% 的病例,送检标本通过各种辅助检查手段和专家会诊仍然不能得出明确的病理诊断,临床可能得到的是一个描述性、倾向性或推测性的报告,对患者临床如何进一步处理?特别是年轻和视力较好的患者,临床的处理要慎重,临床医师需及时和充分地与病理医师及患者沟通并得到患者的理解,对患者可以密切随诊。

还有少数病例,特别是发生在婴幼儿的小细胞恶性肿瘤,因为肿瘤细胞常常比较幼稚,分化差,病理医师诊断时往往通过各种辅助检查技术(如免疫组化)结合形态学表现也难以确定肿瘤的组织来源,使病理诊断、分类的难度增加,甚至影响临床进一步的治疗工作。鉴于此种情况的存在强调临床医师对特殊不典型(临床症状、影像学表现等)病例(包括婴幼儿和成人)在手术中要及时留取电镜和新鲜标本,以备术后一旦病理诊断困难,所留标本使病理医师能借助更多的辅助手段寻找诊断依据和今后进一步研究所用。

我们实际工作中还碰到个别形态学不典型的疑难病例,几家权威医院的病理会诊意见不一致,甚至在肿瘤的良、恶性上存在严重分歧,这使临床医师相当困惑,不知道应该按照良性还是恶性肿瘤处理。这时候首先要与患者和家属充分沟通,让他们了解疾病的疑难性,病理医师对肿瘤的定性存在的分歧。可以与患者和家属协商下一步的处理意见,尤其对年轻患者临床处理更要慎重,密切随诊不失为一种慎重、稳妥的处理方法。

第二节 眼眶手术入路

眼眶手术入路的选择是根据病变的位置和性质而决定的,但病变本身是多变的,所以手术入路不是固定的。眶内肿瘤切除选择手术入路的原则如下:①肌锥内的病变,选择外侧开眶;但肌锥内的海绵状血管瘤根据情况可采用经结膜切口前路入眶。②球后视神经内侧的病变,选择内、外联合开眶,或经筛窦内侧开眶,或内上方较大切口开眶或眶上部切口前路开眶。③眶尖部占位病变,选择外侧开眶或经额开眶(病变位于视神经上方)。④眶前部的肿瘤,可选择经皮肤前路开眶或经结膜前路开眶。⑤泪腺上皮性肿瘤,选择外侧开眶或外上方经皮前路开眶。⑥颅眶沟通性肿瘤,选择经颅开眶。

一、前 路 开 眶

前路开眶(anterior orbitotomy)主要适合于眼球后极部之前的肿瘤切除,有时也可用于眶后部肿瘤手术。前路开眶术式也有变化,如病变较深,且又不适于其他入路如外侧开眶,可采用眶上缘切开的方法,扩大手术野,用于切除眶内上、上方深部,甚至眶尖的肿瘤。

(一)外上方皮肤入路

主要适应于眼球后极部前的肿瘤,如位置较浅的泪腺肿瘤(图 3-379)、皮样囊肿、睑部及邻近眶隔后的肿瘤及囊肿切除。

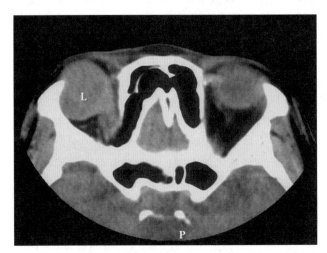

图 3-379 右眶泪腺多形腺瘤 CT
显示右眶外上方类圆形占位病变(L)

切口采用外上方眉弓下弧形切开皮肤、皮下组织,长 2～3cm,沿眶缘切开眶隔,暴露病变或正常泪腺组织。将眶内脂肪或正常泪腺及提上睑肌向内侧牵拉,暴露病变。直视下分离、切除肿瘤。如病变位置较深,可切除眶外上缘宽 5mm、长 2cm 的骨瓣,术终时用钛板钛钉固定。也可将眶缘咬除部分,但咬除太多可能影响外观。

体积较大或位置较深的泪腺上皮性肿瘤,应提倡外侧开眶或眶缘切开,避免因术野太小,在肿瘤娩出过程中破碎。眶腔充分止血,5-0 可吸收线缝合眶隔、皮下组织,5-0 丝线间断或连续缝合皮肤,或皮内缝线闭合切口,加压包扎。

(二)内上方皮肤入路

眼眶内上方的重要结构居多,此切口容易损伤提上睑肌、上斜肌、眶上神经、滑车等结构,由于上斜肌第二幅恰在术野之中,操作空间较小。位于内上方的肿瘤主要为海绵状血管瘤、静脉血管瘤和额筛窦黏液囊肿等。

内上方眶缘皮肤弧形切开，切口长 2～3cm。外侧在眉弓下，内侧距内眦 4mm。眶内上方眶隔界限不清，切开眶隔时要小心，防止损伤滑车、上斜肌第二幅等重要结构。切开眶隔往往首先遇到上斜肌，应根据病变位置将其向内或外牵拉，暴露病变，或者先用丝线标记，以防损伤。肿瘤切除后要仔细检查正常结构有无损伤，有损失及时修补。

（三）眶上部皮肤入路

眶上部重要结构也很多，尤其是提上睑肌。但对眼眶上部较大的肿瘤和眶内上、正上方或深部肿瘤的切除仍较适宜。

切口在眉弓下自内侧向外侧达全长 3～4cm，沿眶缘切开眶隔。根据病变位置纵行分离并将提上睑肌拉向一侧，防止损伤。如发现眶上部术野暴露困难，切开眶上缘骨膜，切除眶上缘 5～8mm（勿损伤眶上神经血管束），内上深部的肿瘤的切除尤为方便。术终时用钛板钛钉固定骨缘，防止滑脱。对于蔓延至眶尖的内上方肿瘤，可与外侧开眶联合，术中将外侧壁和眶上缘一同取下，此时可同时处理肿瘤的内侧和后端。

术中时充分止血，5-0 可吸收线缝合眶隔和皮下组织，5-0 丝线缝合皮肤，必要时眼眶内置引流条。

（四）下睑睫毛下皮肤入路

睫毛下皮肤入路优点在于术野较宽阔，切口隐蔽，术后外观满意。适应于甲状腺相关眼病眶底减压、眼眶底爆裂性骨折的修复、眶底部肿瘤切除等。

自下睑睫毛下 1mm 切开皮肤自内眦达外眦部，如切口张力较大，可于外眦部将切口向外下方延长 1cm。从切口的轮匝肌下分离至下眶缘，单极电刀沿眶下缘切开骨膜。分离骨膜至眶底，做眼眶骨性减压或骨折修复。术终时缝合骨膜及皮肤。

（五）外眦切开联合下穹隆结膜入路

外眦切开联合下穹隆结膜入路的应用较广泛，由于外下方眼球距眶缘较宽，术野较大；眶缘靠后，距眶尖较近；结膜切口，不形成可见的瘢痕，是眼眶外科医师常采用的手术入路。

此切口适应于眶下部前端的肿瘤；肌锥内视神经外侧、上方、下方或外下方无明显粘连的海绵状血管瘤；眶底爆裂性骨折的修复；甲状腺相关眼病眶底减压术等。

用直剪将外眦及外眦韧带下支剪断，游离下睑。沿下穹隆剪开结膜，向眶深部分离。如需要进入肌锥内则拉开脂肪，于外、下直肌间剪开肌腱膜，向两侧牵拉肌肉和脂肪，暴露肿瘤。分离肿瘤后取出，充分止血。5-0 丝线缝合结膜及外眦皮肤。

如病变较小、较浅也可不切开外眦，只做下穹隆

结膜切口。实际上内上、内下和外下结膜入路可能是很多眶前、中部肿瘤切除术的选择。它的主要优点是切口隐蔽，无可见瘢痕，且入路不经过眶隔可直达肿瘤，缺点是切口较小，如遇出血处理较困难。上穹隆结膜因空间较窄，或提上睑肌等不宜采用。

二、外 侧 开 眶

外侧开眶术（lateral orbitotomy）是治疗球后肿瘤的一种标准手术入路，1888 年由 Kronlein 首先提出，历经一个多世纪，现代外侧开眶术已有明显改进。

外侧开眶术适应于：①球后肌锥内肿瘤，如视神经胶质瘤、视神经鞘脑膜瘤、神经鞘瘤、静脉曲张、粘连明显的海绵状血管瘤等（图 3-380）；②泪腺上皮性肿瘤；③眶外上方位置较深的皮样或表皮样囊肿；④眶尖部肿瘤；⑤TAO 外侧骨性减压等。

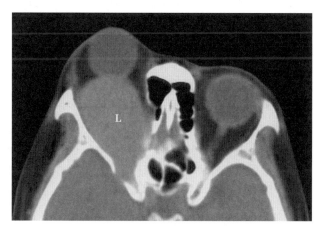

图 3-380　右眶海绵状血管瘤 CT
显示右球后充满高密度占位病变（L）

（一）皮肤切口

根据病变的性质和位置采用不同的皮肤切口，为保持外眦的正常外观，可不切开外眦（图 3-381）。

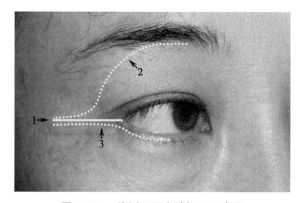

图 3-381　外侧开眶皮肤切口示意图
1. 标准切口位置　2. 外上改良切口位置　3. 外下改良切口位置

1. 标准切口　自患侧外眦角外侧水平切开皮肤2.5～3cm，切开皮下组织达深筋膜。直剪剪开外眦及外眦韧带。儿童外侧开眶或内外联合开眶仍然采用此切口。

2. 外上改良切口　根据病变位置和性质，切口开始于眶上缘眶上神经外侧（适合于眼眶正上方或内上方位置较深的肿瘤切除）或眶上缘中部（即图3-381中2箭头所指处，适合于泪腺或皮样囊肿的切除），切口呈弧形达外眦时水平转向外侧延长，使切口呈S形。

3. 外下改良切口　此切口适合于视神经下方、外下或内下方深部肿瘤的切除。先做外侧皮肤切口（如标准切口），从切口内端向睫毛下延长，于睫毛下1～2mm切开皮肤，不影响外眦角。

（二）骨膜及骨瓣切开

骨瓣和骨膜切开的范围依切口不同而各异。

1. 骨膜切开　根据皮肤切口位置沿眶外缘3～5mm切开骨膜，再于切口两端各做一横切口，并使切口呈工形，或在眶中部水平切开骨膜呈"T"字形。用骨膜剥离子将骨膜向周围分离，并沿眶缘向眶内分离，将眶内骨膜与骨壁分开。分离颞凹时，剥离子应始终沿眶骨壁外面深入，防止垂直分离进入颞肌内，引起颞肌出血。

2. 骨瓣切开　使用微型往复式电锯或气锯，在骨膜切口两端将眶外壁锯开。骨瓣切开位置是根据病变范围和性质而决定的（图3-382）。

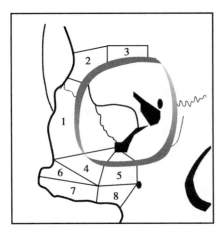

图3-382　外侧开眶骨瓣切开位置正位观
为标准外侧开眶骨瓣范围；1＋2适于眼泪腺区肿瘤切除；1＋2＋3整体切开骨瓣，适合眶上或内上深部肿瘤切除；1＋4＋5整体切开骨瓣，适合视神经下方或内下方深部肿瘤切除；其他范围用于肿瘤蔓延至翼腭窝的切除

（三）眶内操作

根据肿瘤的位置，行水平或T形切开骨膜，沿外眦水平剪开骨膜达眶尖部。一旦剪开骨膜，第二外科

间隙（骨膜与肌腱膜之间）的脂肪即脱出。分离骨膜与眶内软组织的粘连，并向上或向下牵拉脂肪后，可见紫色条索状的外直肌。在外直肌上缘或下缘剪开肌腱膜，进入肌锥内。外侧开眶的基本操作（图3-383）。

术中牵拉非常重要，既要将软组织拉开暴露病变，又不能将重要结构（如视神经）损伤或将病变压在脑压板下。而且牵拉2～3分钟后应放松一次，防止过度压迫造成眼球或视神经的血液供应障碍。

如是海绵状血管瘤，充分暴露并分离肿瘤周围软组织后，用组织钳夹取肿瘤，轻轻脱出，如有粘连，应尽量直视下分离。神经鞘瘤夹取易导致肿瘤破裂，造成术后复发，可采用囊内切除或用粗线牵拉肿瘤利于切除。

（四）骨瓣固定

由于现代外侧开眶骨瓣较大，需要钛板、钛钉固定或组织胶黏合固定。然后用5-0可吸收线缝合骨膜。儿童还在生长时期，钛板钛钉尽可能少用，或后期取出。

（五）关闭切口

术终时为防止渗出和出血可放置引流条，骨膜、皮下组织用5-0可吸收线缝合，皮肤缝合可用5-0或6-0丝线间断或连续缝合。

外侧开眶也可采用冠状皮肤切口，其最大优点在于外观无可见的瘢痕。冠状切口还可用于单纯前额部或其附近病变的切除。冠状切口是一种用于上面部和中面部包括颧弓和额部的多用途外科手术入路。这种入路可提供切除此范围内病变的良好途径，而且并发症少。其主要优点是手术瘢痕隐于发际内。但切口太长，延至耳前区，因毛发稀少，手术瘢痕也明显。

冠状切口适合于：①眶上部的肿瘤；②前额部的病变；③双侧眼眶外壁或内壁减压；④其他外侧开眶术适应证。

皮肤切口自一侧耳前至另一侧耳前，常规切开皮肤、皮下组织和帽状筋膜，暴露出颅骨骨膜表面疏松的结缔组织层。将切口限制在两颞线之间的区域，是为防止医师误将切口经过颞肌筋膜，达深部颞肌引起大量出血。

头皮切开后，用钝分离或手指在骨膜表面向前向下分离，颞线以下从颞肌筋膜表面分离，直达眶缘，根据需要在眶缘切开骨膜。切开骨膜时不应超过颞线，否则引起出血。骨膜下分离达眶缘。

冠状皮瓣下翻后，暴露眼眶外侧壁及颞肌。按外侧开眶步骤分离颞窝下颞肌，再行眶外壁骨瓣。从骨膜下向下分离进入眶内，接近眶外侧的深部。根据眶内病变的性质、范围，按一般外侧开眶切除病变组织。

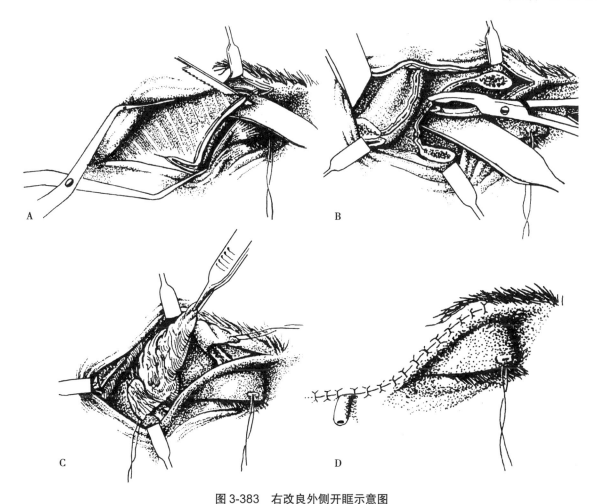

图 3-383 右改良外侧开眶示意图

A. 电锯锯开眶外侧壁　B. 咬除外壁后端扩大术野　C. 切除肿瘤　D. 缝合切口,置引流条

三、内外联合开眶

外侧开眶术即使有较宽的术野也很难暴露视神经内侧的病变,尤其是眶尖部的病变。若要暴露视神经内侧的病变,势必要将视神经向一侧牵拉,由于病变被视神经所阻,且距入路较远,故不利于操作,而且易引起视力丧失等严重并发症。所以外侧结合内侧开眶术适合于视神经内侧或视神经内、外侧均有肿瘤的切除。此入路首先由 Smith 提出并应用于临床。

切开外眦及外侧入路切除眶外壁后,剪开骨膜,然后在眼球内侧操作。内侧剪开结膜180°,切断内直肌,将眼球拉向颞窝,使视神经内侧术野加宽利于肿瘤切除。此术由于操作范围广泛,术后反应也亦较大。

四、内 侧 开 眶

内侧开眶术(medial orbitotomy)也称 Smith 手术,适用于:①视神经内侧或内直肌内侧的肿瘤(图 3-384);②眶尖部视神经内侧的肿瘤;③额、筛窦黏液囊肿、骨瘤等切除。皮肤切口距内眦 4mm,切口上端在眶上

切迹内侧,下端达眶内、下壁交界处的泪囊下端,全长2cm。切开骨膜,用骨膜剥离子将泪器、内眦韧带等眶内结构向外侧分离,暴露鼻骨、上颌骨额突及筛骨纸板。咬除筛骨纸板和部分气房,刮除筛窦内黏膜。也可先用血管钳穿入筛窦,如发现术野仍较窄,可将上颌骨额突切除部分。切开眼眶内侧骨膜,若肿瘤无明显粘连且体积较小可不凿除骨质,直接切开骨膜进入

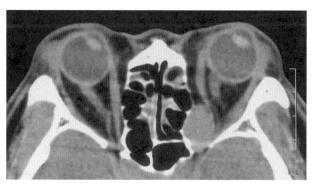

图 3-384 左眶尖海绵状血管瘤CT

显示左内直肌内侧占位病变,内直肌外移位,筛骨纸板受压

眶内切除肿瘤。术终时紧密缝合皮下组织可减少皮下组织的张力。皮肤采用皮内缝合,可减少瘢痕,保持外观良好,缝合后加压包扎。

五、经 颅 开 眶

经颅入路开眶术(transfrontal orbitotomy)切除眶内肿瘤始于1921年,Dandy首次用该手术入路切除视神经胶质瘤。目前,经颅开眶术的一些适应证多数已被外侧开眶术所代替,适应证仅限于少数肿瘤的切除。

经颅开眶术一般均与神经外科医师合作,由神经外科医师开颅,并切除肿瘤的颅内部分,然后由眼科医师打开眶顶,切除眶内肿瘤,关闭眶腔;眶顶成形后,再由神经外科医师关颅。此术式适用于:①蔓延至颅内或颅内蔓延到眼眶的肿瘤如视神经胶质瘤、视神经鞘脑膜瘤、神经鞘瘤(图3-385)、蝶骨嵴脑膜瘤等;②眶尖部肿瘤,对于有经验的医师,多数眶尖部肿瘤可经外侧开眶或其他入路可以切除。经颅开眶损伤较大,且有一定危险,有时难以为患者接受;而且经颅开眶术野深且窄小,操作不便,特别是视神经下方肿瘤切除也甚困难。

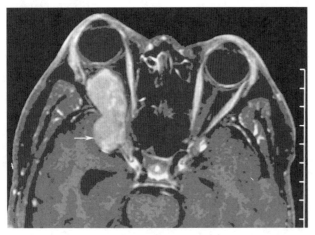

图3-385 右颅眶沟通性神经鞘瘤增强MRI
显示右眶占位病变向颅内蔓延,病变呈哑铃形增强明显

经颅开眶采用冠状或额颞切口,颅骨钻孔,开颅。眶顶打开的方法是用微型电钻于眶顶前部钻孔5mm,露出眶顶骨膜后,用锥板钳扩大骨孔,并咬除其余眶顶。因眶顶缺损较大,术后常需要修补。

为使眶区暴露更佳,利于操作,尤其对眶尖部的占位病变,可用微型电锯自眶前缘两侧向后将眶顶锯开,再自锯口后端锯断眶顶,完整取出眶上缘及眶顶。术终时再用钛板、钛钉固定。

眶顶打开后,进入眼眶的途径有:①经上斜肌与提上睑肌腱入路,此入路应将提上睑肌向外牵拉,并

将眶脂肪向两侧牵拉;②经上直肌与外直肌腱入路,这一入路是将上直肌牵向内侧,可显露视神经中段,但在此处有损伤粗大静脉的可能,清楚显示眶上裂区的血管和神经,勿于损伤;③经上直肌与提上睑肌之间入路,此手术入路将提上睑肌牵向内侧,上直肌牵向外侧。如处理视神经管的病变用高速电钻将视神经管上壁磨除,暴露管内视神经和病变。

术终时充分止血,恢复骨瓣,缝合骨膜、皮下及头皮。

第三节 眶内容摘除术

眶内容摘除术(exenteration)是一种破坏性手术,切除范围包括眼球、眶内软组织和骨膜,有时包括眼睑。随着现代治疗方法的不断改进,眶内容摘除术的适应证也在改变。如泪腺恶性肿瘤曾是全眶内容摘除术的适应证,但目前部分病例在扩大局部切除术的基础上,结合术后放射治疗,仍能获得和全眶内容摘除术一样的疗效。

眶内容摘除术适应证包括:①眶内原发性恶性肿瘤对放疗或化疗无效;②眶内复发性或多次复发性良性肿瘤,如脑膜瘤、泪腺多形性腺瘤、纤维组织细胞瘤等;③眼内恶性肿瘤眶内蔓延(如视网膜母细胞瘤、脉络膜黑色素瘤等);④侵及眼眶的眼睑、结膜恶性肿瘤;⑤鼻窦恶性肿瘤侵及眶内;⑥眶内转移癌的姑息疗法;⑦真菌感染,药物治疗无效或危及生命时;⑧其他病变,如炎性假瘤视力丧失,因疼痛无法控制者。

根据病变侵及范围眶内容摘除术分为部分眶内容摘除、全眶内容摘除和超眶内容摘除术。

一、部分眶内容摘除术

侵犯范围较小的恶性肿瘤,或一些容易复发的良性肿瘤,常采用部分眶内容摘除(partial exenteration)。根据病变性质和侵及范围适当保留眶前部或眶后部的软组织,例如眶前部恶性肿瘤可保留后部眶软组织,眶后部病变可保留前部组织,但要保证病变切除彻底。

二、全眶内容切除术

传统的全眶内容切除术(total exenteration)包括全眼睑和全部眶内容,均一同切除。因其创面大,愈合时间长,整形困难,现已少用,可根据情况保留部分眼睑。

1. 保留眼睑及结膜的全眶内容摘除术 外眦切开1cm,翻转上、下睑,用长剪自上睑板上缘和下睑板下缘的穹隆部分剪开结膜下至内眦,并使上、下切口两端于内眦处相连。沿眶隔前面向眶缘方向分离,连续

缝合上、下睑结膜断端，包裹眼球。沿眶缘切开骨膜，分离至眶尖，切除眶内容组织。

2. 不保留眼睑的全眶内容摘除术　缝合睑裂，沿眶缘一周切开皮肤、皮下组织，沿眶缘切开骨膜，分离至骨膜下，游离眶内容后摘除。

3. 保留眼睑皮肤眶内容摘除术　沿上、下睑缘后1mm 切开皮肤及轮匝肌，切口在外眦及内眦部汇合，并向内外侧水平延长。自轮匝肌下分离至眶缘，切开眶缘骨膜一周，做眶内容摘除术。术终时将上、下眼睑对端缝合，此切口应注意勿过多切除皮肤。术后眶腔内被渗出液和出血占据，触诊有波动感，术后 1～2 个月后渗液被肉芽组织取代（图 3-386）。

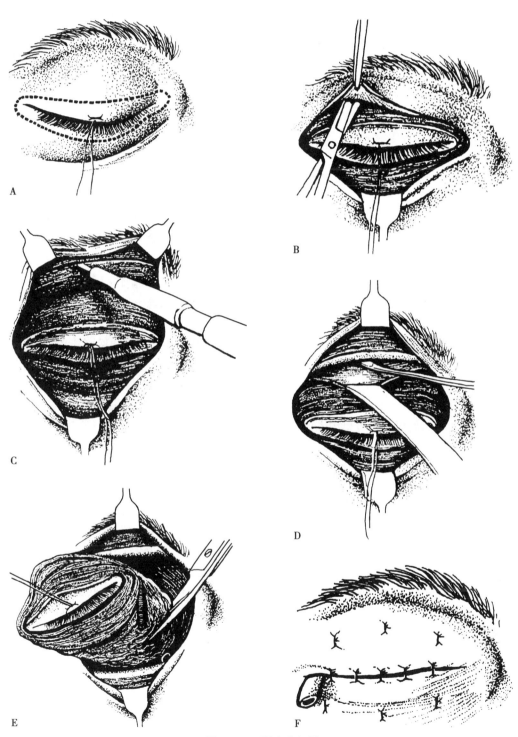

图 3-386　眶内容切除

A. 沿睑缘一周切开皮肤，保留眼睑皮肤　B. 向眶缘分离　C. 电刀切开眶缘骨膜　D. 分离眶内容
E. 切除眶内容　F. 缝合睑皮肤

有时扩大眶内容切除，眶腔与颅内或鼻窦沟通，需要加以处理。如眶顶部分缺失，硬脑膜尚完整，取颞部筋膜，脑耳胶黏补。眶顶缺失较大，且有脑脊液溢出，可从眶上缘取一带蒂筋膜瓣黏补，必要时请神经外科医师协助处理。眶内或下壁缺失，也可如法处理；缺失范围较大，常用颞肌、带血管蒂颞顶筋膜或带血管蒂游离的肌皮瓣填补。也可将上下眼睑缝合或用额部皮瓣转移覆盖，使眶腔和鼻窦沟通，鼻腔引流。

三、超眶内容摘除术

超眶内容摘除术（super-exenteration）是指将眶内容摘除术后，再将肿瘤侵犯的骨壁、鼻窦、颞肌等结构一并切除。其适应证包括：①泪腺恶性上皮性肿瘤，如腺样囊性癌、恶性多形性腺瘤眶壁广泛骨破坏；②其他眶内原发性恶性肿瘤侵及眶骨壁者；③鼻窦恶性肿瘤侵及眼眶组织；④眼睑和结膜恶性肿瘤侵及眼眶软组织及骨壁等。

常规眶内容摘除术后，根据肿瘤侵犯骨骼的位置来决定切除骨质的范围。如肿瘤侵及眶外上壁，应首先将眶外壁切除。然后，沿切除骨质的上缘向眶顶方向行进，切除眶顶骨壁。

四、眼眶重建术

眼眶重建术的目的是重建眼眶，或可能恢复良好的外观。颞肌转移术是国内外使用最早的眼眶重建术，方法简便易行。颞肌邻近于眶腔，供血丰富，表面移植的皮片易于成活；在同一个手术野内进行操作，方法比较简单，眼科医师稍加训练即可单独完成全过程。手术后张口可能受限，但不影响咀嚼功能，3周后恢复正常。但这一技术也有缺点，颞肌及其筋膜长度有限，移入眶腔后，达不到眶内缘，需将肌块拉薄。筋膜肌瓣体积有限，需借助于金球、玻璃球、硅块等无刺激物填补后部眶腔。手术时一旦与鼻窦沟通，由于填置物的应用，可能形成不愈的感染灶。如肿瘤侵犯鼻窦等周围结构，彻底清除病灶后，则颞肌不足于填补大范围的组织缺损。因而这一手术只适用于眶内壁和眶下壁完整的病例。另外，术后颞部凹陷及皮肤瘢痕也影响外观，有时采用更为复杂的颞顶筋膜移植或背阔肌皮瓣移植。

（一）颞肌转移

1. 切取颞肌瓣　眶内容摘除术后，应将外眦切口向眶外侧延长至3cm，向上暴露颞肌附着点。潜行分离皮下组织，暴露下方的颞肌筋膜。沿颧骨额突将颞肌前缘自骨面分离。切取颞肌时，先从肌肉的起点处切断，并切开颞肌筋膜与眶外缘及颧骨上缘粘连。劈开

颞肌及筋膜的前1/2或2/3，将此肌肉连同筋膜自骨面向下游离，形成一长条肌瓣。

2. 眶外壁骨窗形成　眶外壁做15mm大小的骨窗，位置应尽量靠下，便于颞肌瓣经骨窗移入眶内。眶下裂位于眶外侧壁与下壁交界处，眶下裂前端距眶缘约16.5mm，可供开凿骨窗时定位参考。如发现颞肌的体积不够大，可在眶腔填空心玻璃球或硅海绵块，否则颞肌容积不够厚大。将颞肌瓣旋转近90°，自骨窗引入眶腔，肌肉瓣不可过分紧张，否则可造成肌肉供血不良而坏死。将颞骨平铺于填置物之前，用4-0肠线与眶缘骨膜断端缝合。

3. 植皮　自股内侧取中断层皮片约60mm×80mm，加以修剪，置于眶腔颞肌表面（皮片表面用尖刀刺数个小口，防止因皮片下出血或渗出影响皮片愈合），与上、下睑结膜断端或睑板缝合，形成皮瓣囊腔，内填油纱条，上、下睑缘及穹隆部加一褥式缝线。取硅海绵片置于颞窝骨面，将遗留的后1/2颞肌自起点剪断拉薄，均匀缝于颞线上。按层缝合伤口，包扎。术后7日换药，10日剪除术多余坏死皮片。伤口愈合后即可装义眼。

（二）颞顶筋膜瓣转移术

术前剃除头部毛发。自患侧耳屏前1cm触及或超声多普勒血流仪向上测出颞浅动脉及其额支和顶支的走行，并用亚甲蓝标记，尽可能标记出此动脉的最远端。再测量眶外侧缘至颞浅动脉之间的距离，加1cm作为血管蒂的长度。在血管蒂的顶端为颞顶筋膜的最低位置，以此为界向上及两侧做5cm×6cm椭圆形组织瓣，在头皮上标记。如填补眶壁缺失或鼻窦，可根据需要扩大筋膜切取范围。如需植皮者，术前3日备左股内侧皮。

1. 眶内容切除　根据病变情况做眶内容摘除。

2. 颞顶筋膜瓣的切取　眶内容摘除术后，沿颞浅动脉标记线一侧5mm切开皮肤至毛囊根部，向两侧分离，两侧皮下分离各宽1cm（即剥离范围为2cm）。切口一直延至头顶部，并用头皮夹止血。切取颞顶筋膜范围处做十字或丁字形皮肤切口，沿皮下组织分离，至颞顶筋膜范围标记线之外缘，将皮瓣向外翻开。用刀切开帽状筋膜和骨膜至骨壁，用剥离子在骨膜与头颅骨之间分离至全部所需要范围，途中遇到的主要分支是颞中动脉，必要时结扎或电灼。切取的组织瓣包括部分皮下组织、颞顶筋膜、筋膜下疏松组织及骨膜，厚约4mm。用剪刀剪下颞顶筋膜至蒂部。然后自蒂部向下分离血管蒂，蒂宽2cm，至耳屏前。分离至颞肌上缘时，不要伤及颞肌，以免引起出血。应从颞肌筋膜表面向下分离。

3. 皮下隧道制作 耳前切口至眶外缘间用脑膜剪或大血管钳,自耳侧皮下分离至外侧眶缘,做皮下隧道。然后将组织瓣经皮下通过隧道,再经眶外壁骨窗至眶内。在组织瓣向前旋转要呈钝角(用丝线固定蒂部,使角度 > 90°)引入眶腔;或用骨钳在眶外壁前缘做一骨沟状凹陷,使血管蒂通过。

4. 植皮与缝合 需要植皮时,取股内侧断层皮片植于眶腔,并与眶缘皮肤或睑板缘缝合。缝合皮肤切口,颞顶部置引流条,48小时后取出。

(三)游离背阔肌皮瓣移植术

近十余年来,显微外科进展迅速,已开始利用远距离游离肌皮瓣进行眼眶重建。游离背阔肌皮瓣移植术就是利用背阔肌及其表层的皮下组织和皮肤填补眶腔及缺损的鼻窦,将血管与邻近的动静脉吻合,重建眼眶。另外,也有用带血管蒂的三角肌皮瓣、胸大肌皮瓣和斜方肌修复眼眶的报道。

游离背阔肌皮瓣应用在头、颈部缺损再造中有许多优点。因为这是一种游离微血管皮瓣,能够转移至头、颈部任何区域,而不必考虑由于放射所产生的局部组织血管性改变。它能提供大至 20cm×35cm 连同肌块和柔软皮肤的组织,或一个 12cm 长的血管蒂、相对较小面积的皮肤和肌块。

(四)真皮脂肪瓣眼眶充填术

真皮脂肪瓣包括真皮及部分脂肪。采用真皮加脂肪组织充填眶腔的手术称真皮脂肪瓣眼眶充填术。真皮组织结构紧密,坚韧富有弹性,毛细血管丰富,移植后易于成活。真皮组织植入后的被吸收率远较脂肪为少,真皮组织吸收约为 20%,脂肪组织吸收为 40%,甚至更多。真皮脂肪瓣眼眶充填术原只用于眼球摘除术后的眼窝凹陷填补,现在也可用于眼眶的填塞。

(五)额部皮瓣转移

晚期眼睑恶性肿瘤因侵及范围较大,有时侵及眼眶、鼻窦,甚至眼眶周围皮肤,治疗较为困难。额部皮瓣转移可用于肿瘤切除后的修补。

根据病变范围自肿瘤外缘 5mm 切除眼睑、眼睑周围皮肤、眶内容和鼻窦,同侧额部皮瓣以颞浅动静脉为基底,取一略大于眶区缺损的皮瓣(保留供区骨膜)向下转移,与切除缘皮肤缝合。取前臂或股内侧断层皮片植于供区,间断缝合。如眶内容切除同时切除了部分鼻窦,应将眶腔与鼻腔沟通,并置引流;否则直接将眶腔用皮瓣覆盖即可。

(六)赝复体

利用能与骨相容愈合的材料制作赝复体修复眶内容摘除术后的眶畸形始于 1991 年,随着材料和技术的不断改进,目前该项技术已比较成熟,国外已有应用赝复体修复眼眶、耳、鼻及口腔的报道,经大样本回顾性研究显示该技术安全可靠,患者易于接受。但由于我国起步较晚,受益于该技术的患者还很少。随着人们对生活质量要求的不断提高及社会交往活动的日益频繁,推广赝复体修复眼眶严重畸形已日臻成熟。

1. 赝复体的适应证 主要包括:

(1)确保病变无复发,而且患者已成年,面部发育成熟。恶性肿瘤剜除眶内容后至少需随访 5 年。

(2)无糖尿病、免疫力低下等严重影响桥基与皮肤愈合的疾病。

(3)眶缘骨质较完整。

(4)对外观有较高要求,且具备一定经济能力。

2. 该方法的关键技术

(1)选择合适的种植钉植入位置。结合国外报道和以往经验,我们认为眶周骨质中,以外上缘、外缘和外下缘较厚,适于固定种植钉,而其他部位由于骨质菲薄和邻近鼻窦等原因,不宜作为种植钉的植入点。

(2)种植的原则为:3 枚种植钉的长轴方向应朝向眶中心,尽量分散,呈三角形分布。如条件允许,也可植入 4 枚,原则同前。

(3)植入钛钉 3 个月后,进行头颅 X 射线检查观察种植钉周围骨质密度,如与邻近骨质密度无明显差异,则认为钛钉与骨质愈合良好;如骨密度减低,说明骨质吸收,远期发生钛钉松动或脱落的可能性大,必要时可更换植入点。由于目前尚无量化钛钉周围骨密度改变的标准,故需要医师具有较强的阅片经验和定期随访观察。手术的注意事项包括:尽量减少鼻窦与眶腔的沟通,因为一旦感染,将导致种植钉脱落;植入种植钉钻骨孔时,需用冰水冲洗术野,防止钻孔产生的热能使骨质坏死,导致种植钉不能与骨融合生长;眶内容摘除术毕,应用敷料压迫皮肤,使其尽量向眶腔凹陷,凹陷的深度决定赝复体的厚度,过浅将使赝复体无法附着牢固(图 3-387)。

3. 该方法的优点 形态逼真,外观改善显著;手术风险小,简便易行,无须多期复杂手术,易于推广;不损伤患者自身正常组织,创伤小,患者易于接受;尤其是瘢痕体质或周围无皮瓣可取的患者,是唯一选择;随着患者容貌衰老,仅需重新制作赝复体,无须再次手术。该方法的缺点在于:赝复体不具备眼睑运动功能;赝复体使用过久会褪色,需要更新;天热或不注意清洁,会引起湿疹,甚至感染。需指出的是,该方法需要医师、患者及制作赝复体的技术人员三方的密切配合和沟通,才能达到医患均满意的效果。目前我国尚在初始阶段,其赝复体的颜色和逼真程度与健眼比较仍有差距。

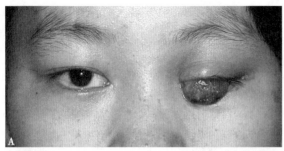

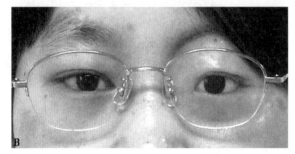

图 3-387　A. 左眶肿瘤术前外观　B. 左眶内容后赝复体安装后外观

第四节　甲状腺相关眼病

甲状腺相关眼病（thyroid associated with ophthalmopathy，TAO）是最常见的眼眶疾病。确切的发病机制尚不清楚。过去命名较多，如甲状腺功能障碍性眼眶病变（dysthyroid orbitopathy）、Graves 眼病、内分泌性眼球突出、浸润性突眼等。为区别只有眼征与同时伴有甲亢者，临床上将具有眼部症状，同时伴有甲状腺功能亢进者，称为 Graves 眼病，而无甲亢及病史者称为眼型 Graves 病。由于发病原因不清，但与甲状腺关系密切，现代多称为甲状腺相关眼病。

此类疾病治疗方法较多，手术只是其中一种方法，且为对症疗法。

一、治疗角膜暴露的手术

眼球高度突出，眼睑退缩均可导致睑裂闭合不全。轻者在睡眠时发生，重则平时即出现。睑裂闭合不全导致角膜下缘或大部分角膜暴露、感染，角膜浸润、溃疡、甚至穿孔。所以角膜暴露易早期处理，睑裂缝合术是治疗此症的最简单方法。

1. 暂时性睑裂缝合术　目的是短期内将睑裂闭合，达到保护角膜的作用。用角针及 1-0 丝线自外眦部上睑距睑缘 2mm 进针，灰白线处出针。再从下睑缘灰白线进针，距下睑缘皮肤 2mm 处出针，结扎缝线。然后，连续缝合睑裂至内眦部，结扎缝线。1 周后拆线。

2. 永久性睑裂缝合术　试图长期将睑裂闭合时，

可采取永久性睑裂缝合术，如眼球高度突出发生角膜溃疡、因眼球突出一时不能缓解，为治疗角膜溃疡保存部分视功能，可行永久性睑裂缝合术。用有齿镊在与睑缘垂直处轻轻夹住并固定眼睑缘，用 15 号刀片，在上睑缘做 3 个创面，每个创面长约 3mm。用刀将睑缘黏膜及皮肤切除，但不要伤及毛囊。在相应的下睑缘做对应 3 个创面。

当上、下睑板创面做好后，用铲形针及 3-0 缝线穿过上睑皮肤及睑板板层，从创面中间穿出。再从下睑缘创面穿入，皮肤面穿出，并做一褥式缝合。用相同的方法将 3 个创面对端缝合。缝线不要穿过睑板全层，否则将擦伤角膜。全部线结均在眼睑的皮肤面，1 周后拆线。

3. 外侧睑缝合术　外侧睑缝合术是治疗重度眼球突出时角膜暴露的眼睑手术之一。此手术是利用缩短睑裂的方法，保护角膜。缩短睑裂的程度要先将外眦夹住并标记，以防止过度缩短，影响外观。一般距外眦通常为 4～7mm。将标记出的外眦睑缘上皮切除，勿伤睫毛毛囊。将睑缘劈开，深 5mm。用双臂 3-0 丝线缝合，经下睑睫毛下面，然后经过上睑切开区，从上睑睫毛上穿出。结扎缝线，使上下睑缘对合充填切口处。这是一种暂时性手术，当病情缓解剪开外眦后仍如原貌。

4. 外眦缝合术　外眦缝合术是永久缩短睑裂的方法之一，也是治疗眼球突出时角膜暴露的手术方法。眼睑缩短量同上，切除外眦欲缩短的皮肤及睫毛毛囊，并包括睫毛根部，并将后面睑板表面黏膜刮除。先将睑板缘分别间断缝合，后间断缝合皮肤。有时必须确定皮肤对合而无张力。在切口内侧缝合睑缘，以加固缝合的力量，防止伤口裂开。缝线在 1 周内拆除。

二、治疗上睑退缩的手术

眼睑退缩的原因有先天性和后天性，先天性眼睑退缩较少见。后天性眼睑退缩可因炎症、外伤、肿瘤、神经性和机械性等，但最常见的原因为甲状腺相关眼病。

1. Müller 肌切除术　Müller 肌切除术是将上睑平滑肌切除，缓解上睑退缩的手术方法，但此方法一般只解决 2mm 左右的上睑退缩。翻开上睑，在上睑结膜外侧做一纵行小切口，用眼科剪自切口内将结膜与 Müller 肌分离至内侧，一直将其分离至上穹隆。剪开结膜，直视下分离结膜与 Müller 肌。再用虹膜复位器或剪刀将 Müller 肌与提上睑肌横纹肌之间分离至穹隆部，用肌肉镊夹住 Müller 肌后剪下。如发现有残余上睑退缩或双眼不对称，可用有齿镊撕扯提上睑肌腱膜，使之分离。检查上睑的位置，观察有无不正或上睑缘弧度不佳。如发现矫正不足，可自切口向睑板前面分离至睑缘。但此方法有可能造成术后双重睑位置过高。用 5-0 丝线连续缝合结膜，上睑缘缝线将上睑向下拉，并固定于同侧面颊部，加强上睑下降的力量。

2. 提上睑肌和 Müller 肌后徙术 提上睑肌和 Müller 肌后徙术是利用提上睑肌和睑板之间夹填置物的方法，延长提上睑肌，治疗上睑退缩的一种手术。

切开上睑重睑线皮肤，经轮匝肌达上睑板缘。分离出提上睑肌和 Müller 肌，切断提上睑肌向内外角至 Whitnall 韧带，游离、放松肌肉。常用的移植物有异体巩膜、胎儿脱钙盖骨等，以延长提上睑肌。如果浸于相对质量分数为 95% 的乙醇保存的巩膜，术前应放在含有庆大霉素的盐水中浸泡 10 分钟。填置 1.5~2mm 长度的物体，可解决 1mm 的上睑退缩。移植物宽度应相当于提上睑肌的全缘宽度。用双臂 5-0 丝线，预置提上睑肌缝线，间断将其与移植物缝合。观察上睑位置，用 5-0 丝线缝合皮肤。牵拉上睑于颊部 24 小时，固定上睑，加强手术作用。

3. 提上睑肌肌缘切开术 提上睑肌肌缘切开术是治疗上睑退缩使用较早的方法之一，是利用提上睑肌切开后延长的方法解决上睑退缩。切开上睑重睑线皮肤暴露提上睑肌后，分离与筋膜粘连处。一并分离提上睑肌复合体，至少分离范围在上睑板缘上 15mm。切开提上睑肌肌缘，于提上睑肌复合体两侧缘做两个切口。下部切口在睑板上方，上部切口至少在下部上方的 5~10mm 处。两个切口都经过提上睑肌中线，方可延长此肌。切口延长至两个暂时标记缝线的距离增加 1.25~1.5 倍。用 5-0 丝线缝合皮肤。

4. 提上睑肌中央腱膜切断术 采用提上睑肌中央腱膜切断术矫正上睑退缩，方法简便易行。双重睑标记。皮肤切口后向上分离肌层至 5~6mm 高度。切开眶隔，分离提上睑肌腱膜。将上睑皮肤拉向上方，如矫正量较小（如 1mm 的上睑退缩），用钳抓住睑板上缘的提上睑肌肌腱来回活动。一般轻度上睑退缩经此活动即可达到缓解的目的及预想结果。若矫正量不够则从上睑板缘切口，切断提上睑肌 Müller 肌复合体的中央部分，保留两侧角的完整。断腱的程度以临床观察上睑位置为标准。然后，嘱患者睁开或闭合眼睑，如上睑需进一步下降，则可将中央切口向内或外侧扩大，这依据所需要的眼睑弧度而定。多数患者需要向外侧延长。为判断效果，临时缝合皮肤，患者坐起，如满意则可正式缝合切口。

5. 提上睑肌和 Müller 肌延长术 这是近年开展的治疗上睑退缩，尤其是明显退缩较好的手术方法之一。

它是利用切开提上睑肌后再缝合的方法，延长提上睑肌，达到矫正上睑退缩的目的。双重睑切口后，自睑板上缘提上睑肌表面向眶上缘分离，充分分离至所需高度，必要时切开眶隔。测量睑板上缘提上睑肌的宽度，中央保留部分的提上睑肌占总宽度的 50%，两侧各占 25%。中央部分的高度是每切断 2mm 矫正上睑退缩 1mm，如上睑退缩 4mm，则提上睑肌设计切断高度为 8mm，以此为梯形并用亚甲蓝标记。两端肌肉用丝线预置缝线后，沿标记线剪断肌肉，将两端 25% 的肌肉缝于中央部分提上睑肌的上端，结扎缝线。术终可立即观察上睑的位置及形状是否满意。

三、眼眶减压术

眼眶减压术是治疗甲状腺相关眼病的眼球突出、压迫性视神经病变、暴露性角膜炎等较好的方法。眼眶减压分两种，一种是软组织减压或减容，是指切除部分眶内脂肪达到减少眼球突出的目的；另一种是骨性减压，近年手术技术发展较快。

（一）眶脂肪切除术

甲状腺相关眼病球后体积增加主要有三种情况：①肌肉增厚；②脂肪增生；③脂肪和肌肉体积均增加。CT 显示眶脂肪体积增大，而眼外肌变化不明显，为适应证。眶脂肪切除术的目的在于切除一些变性或水肿增生的脂肪，缓解眼球突出。临床报道最多可减少眼球突出 6mm。脂肪切除 1.2mm，约减少眼球突出度 1mm。组织损伤小，效果良好，不失为治疗甲状腺相关眼病眼球突出的一种方法。

眶脂肪切除术分为两种：一种为解除眶前部（即眶隔附近）的眼睑虚肿，切除浅层眶脂肪，因为有的甲状腺相关眼病患者的眼球突出并不明显，仅表现下睑或上睑隆起（脂肪水肿、增生），手术切除目的为改善外观。另一种是为缓解眼球突出而切除眶深部的眶脂肪。

1. 浅层眶上部脂肪切除 有三种切口：①眶缘皮肤切口，暴露较好，利于脂肪切除，但有可见瘢痕；②双重睑切口，外观较好，术中需要将皮肤向上牵拉，暴露眶缘，不太利于脂肪切除；③结膜内上和外上象限切口，切口较隐蔽。眶下部脂肪切除采用下睑毛下 1mm 皮肤切口下穹隆结膜切口，外观无可见瘢痕。

2. 深层眶脂肪切除术 外眦水平剪开，并切断外眦韧带下支，游离下睑。沿下穹隆剪开球结膜及筋膜，用脑膜剪向眶下深部剪开并分离，进入眼眶外下方第二外科间隙。此时脂肪脱出，用血管钳轻轻将脂肪小叶分次分块取出，并向眶深部分离。打开外直肌与下直肌腱的肌间隔，进入肌锥内，锥内脂肪脱出后，亦分次取出 2~4ml。做眶深部脂肪切除时，可将眼外肌预置牵引缝线，以免损伤。于同眼内上方结膜剪开180°，向球后分离，将内上方眶脂肪切除约 2ml，其脂肪切除总量在 4～6ml 即可。用 5-0 丝线连续缝合球结膜及外眦。

对那些眶内脂肪变性不明显者经鼻内镜下打开眶内壁切除球后脂肪，效果较好，外观无可见瘢痕。

（二）骨性眼眶减压术

眼眶减压术（orbital decompression）是治疗甲状腺相关眼病的严重眼球突出及压迫性视神经病变的手术。肾上腺皮质激素治疗有一定疗效，但不能持久，停药后会复发；放射治疗有一定并发症，且疗效缓慢。眼眶减压术较为安全，疗效明显，副作用少，故被广大眼科医师所采用。一般视神经病变的发生是隐袭的，发生视神经损害者一般眶压非常高，有明显的眼球运动障碍，CT 或 MRI 显示明显的眼外肌肥厚。根据眼眶骨壁切除的范围分为：①一壁眶减压：多采用眶外壁、眶底、眶内壁减压，一般可约缓解 2mm 眼球突出。眶内壁减压，尤其是接近内侧视神经孔的减压，对缓解视神经的压力非常有效。②二壁眶减压：主要为眶外壁和内壁减压或眶底和眶内壁减压，后者临床不常用，可解决 4～6mm 的眼球突出。③三壁眶减压：眶内壁、眶底、外壁减压，通常眼球突出的缓解可达 5～6mm。④四壁眶减压：对严重的眼球突出可采用四壁减压，在三壁减压的基础上切除眶上壁，可解决 6mm 以上的眼球突出，但临床较少用。

以下主要介绍两壁眼眶减压手术步骤，因为眶内外壁手术可同时将眼眶软组织向两侧减压，达到平衡减压效果，并发症少，临床常采用。

1. 横行皮肤切口或外上弧形切口同外侧开眶。亦可采用双重睑切口。

2. 眶外壁切开后，咬除或磨除眶外壁后端（主要是蝶骨大翼的肥厚部，是眶上裂和眶下裂之间的区域）至暴露硬膜，仅保留约 1cm 宽的眶外缘。由于泪腺常有肿大，将泪腺窝的骨壁切除后使泪腺向眶外突出，增强减压效果。

3. 切除眶外侧骨膜（保留前端 1cm 骨膜），使眶内脂肪向颞窝突出，根据情况切除 2～3mm。

4. 泪阜结膜切口　拉开脂肪暴露内壁，切开内壁骨膜，沿骨膜下分离至内壁后端，电钻磨除筛骨纸板及内下方骨壁。切除眶内侧骨膜及部分脂肪。

5. 外侧骨瓣钛板钛钉固定，缝合内外侧骨膜及皮肤。

近年国内外开展的针对重度 TAO 患者的眼眶改良骨性减压，由于骨切除范围较大和术式的改变，减压效果较好。目前的减压方法至少可减少 10mm 的眼

球突出，使一些高度眼球突出、暴露性角膜炎或者压迫性视神经病变以及因美容而需要手术治疗的患者得到较好的效果。

具体如下：①皮肤切口采用眉弓外侧"S"形切口，长约 4cm，或行上睑重睑成形切口并向外侧延长约 1.5cm。分离皮下组织暴露眶外缘，向上分离至眶上缘外侧，下至颧弓上缘，单极电刀切开眶缘骨膜，并向后剥离，切开附着于眶外缘的颞肌前缘。②电锯截取包含泪腺窝眶缘的眶外侧骨瓣，咬除眶外壁前部骨质。向后剥离颞肌，充分显露颞窝，结合运用骨凿、咬骨钳和高速磨钻，去除全部眶外侧壁后部骨质，深至眶上裂外缘硬脑膜与骨膜的移行处，上至蝶骨嵴和泪腺窝，下至眶下裂上缘，以显露大部分颞叶前极脑膜为外壁减压终止标志。磨骨的重点部位是蝶骨嵴、泪腺窝和外壁下方较厚的骨质。去除眶外侧骨膜，分离肌间膜，使外直肌和脂肪向外侧移位至颞窝，向后移位至颅中窝。压迫眼球，钝性分离并切除少量眶周和眼外肌间疝出的脂肪，切除量与脂肪的纤维化和出血情况有关。③泪阜部结膜弧形切口，经内直肌与眶内壁间的第二外科间隙向深部分离，脑压板保护眼球和眶内组织，并向外侧推移，充分暴露眶内侧壁，在泪后嵴后 1.5cm 处切除眶骨膜，鼻窦钳咬除筛骨纸样板，向上至筛骨水平板，深至视神经管内缘的前方，向下至筛骨与上颌骨连接处的骨质，该处骨质坚硬，对眶内组织有支撑作用，可减少肌锥向内下方移位的概率，需保留，严重病例可予切除或压迫使其向内下方移位。分离肌间隔，使内直肌和脂肪充分向筛窦移位，切除眼球内侧少量脂肪。④三壁减压的患者需使用脑压板将眶内组织和下斜肌向眶前部牵拉，咬除眶下沟内侧的后 1/2 眶底骨壁，深至上颌窦的后极部。严重病例还可祛除眶下沟外侧的眶底骨壁。⑤在观察眼球还纳满意且无明显移位后，眶外缘骨瓣复位，使用钛钉和钛板固定，依次缝合泪阜结膜切口、骨膜、皮下组织和皮肤切口，颞窝放置橡皮引流条（图 3-388）。

四、眼眶减压注意事项

1. 术前 CT 扫描充分了解鼻窦有无感染、筛骨水平板位置、球后脂肪分布情况、眼眶骨壁厚度及可能减压的范围。

2. 眼外肌肥厚明显者骨切除的范围更重要，否则达不到减压效果。

3. 眼眶外壁减压要尽可能向后切除骨壁，同时做泪腺窝骨壁的减压。由于外侧骨壁切除的范围和以前有区别，所以现代的内外眼减压效果较好。术中切除眶后外壁骨质较多，常致大范围硬膜暴露，术中分

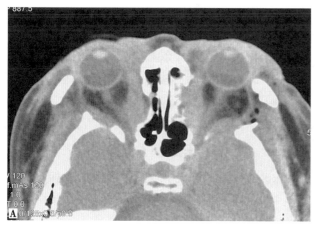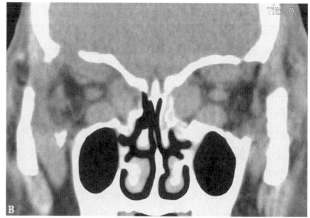

图 3-388 双侧 TAO 眼眶减压术后水平(A)和冠状(B)CT
双侧眶腔明显扩大,眼外肌向两侧移位

离时有可能硬膜撕破造成脑脊液漏,但经过处理一般不会造成术后影响。

4. 术终时于外侧置引流条,防止水肿或出血引起并发症。术中止血要彻底,尤其是活动性出血。

5. 球后脂肪切除也要对称,防止一侧切除过多,引起眼球位置改变。眶底减压尽可能少切除一些,否则容易引起眼球位置低下。

6. 眼眶骨性减压对上睑退缩常可致加重,少数病例由于术后眶内容位置有些改变而减轻。眼睑手术应在眼眶骨性减压后再施行。

7. 无论何种眼眶减压,术后应用肾上腺皮质激素和抗生素防止感染和组织水肿。

第五节 视神经鞘及视神经管减压术

一、视神经鞘减压术

视神经鞘减压术亦称视神经鞘开窗术(optic nerve sheath fenestration),是治疗良性颅内压增高及其他原因引起视乳头水肿,视功能损害的一种手术。这种手术只能减轻视功能的进一步损害,但不能祛除引起视乳头水肿的原因,属于一种对症疗法。手术方法是将眶内视神经脑膜鞘开窗,使脑脊液流出。主要适用于:①大脑假性肿瘤(良性颅压增高)合并明显视力下降,盲点增大;②慢性视乳头水肿视力明显下降(已有视神经萎缩者疗效不佳);③缺血性视神经病变。

手术步骤为外眦切开,沿鼻侧角膜缘切开结膜,切口两端呈放射状,暴露内直肌肌腱。置缝线后切断内直肌,此时结膜和内直肌被牵向内侧,眼球向外。轻牵邻近的球后脂肪,暴露视神经,最好在手术显微镜下操作。此时视神经通常肿胀,先做一纵行切口使

液体溢出,切除(2～3)mm×(6～8)mm 的视神经鞘,造成永久性瘘口。也可做外侧开眶术,视神经鞘切开的部位应选在视神经的外上方。

二、视神经管减压术

头部外伤常常导致管内段视神经的直接损伤;也可由于水肿、出血、骨折片所致的继发性视神经压迫,导致视神经的间接损伤。视神经管减压术(decompression of the optic nerve canal)是治疗视神经挫伤的一种手术方法,但效果不确定。

1. 手术适应证 目前尚无统一的标准,一般认为如下:①迟发性视力丧失:即伤后尚有部分视力,但视力逐渐下降或丧失者,应立即手术减压。②伤后立即视力丧失:经各种药物治疗或自行恢复部分视力,如视力又突然丧失者,应手术减压。一般认为,伤后视力立即丧失且持续数日者,手术治疗成功的机会渺茫。但是,如果经大量肾上腺皮质激素和甘露醇减轻水肿后,视力有所恢复或有光感者,应考虑手术减压。③伤后有残余视力或部分视野者,应手术减压。④伤后视力立即丧失,经药物治疗无改善者,文献有报道手术减压可有部分视力恢复。⑤视神经管有无骨折并不是手术减压指征(多数裂隙状骨折常规 CT 很难显示)。

2. 手术进路

(1)经筛蝶窦视神经管减压术:常规行鼻内筛窦开放后,进入蝶窦。在蝶窦外上壁祛除视神经隆起部,达到减压目的。实践证明,此术式安全,操作易掌握,且并发症少。

(2)鼻内镜下视神经管减压术:采用鼻内途径,直接进入蝶窦或经筛窦进入蝶窦,行视神经管减压术。这是近几年国内外常使用的手术方法和途径,眼科医师经过训练可独立完成。

（3）经眶-筛-蝶窦减压：内侧开眶后，咬除筛窦骨质。向后处理后组筛窦气房，并电凝切断后筛动脉。切除术筛窦气房范围：上限不要超过前、后筛房水平线，以防损伤筛骨水平板，进入颅内，产生严重脑脊液漏等并发症。在合并有颅底骨折，尤其是粉碎性骨折，去除筛窦时不要轻易将此处的骨折片清除，更不要强行牵拉碎片。当刮除术后组筛窦后，即可见光滑的蝶窦前壁。一般前壁较薄，可用器械或电钻磨透，并扩大前壁骨孔。置显微镜下操作，将蝶窦内黏膜向内剥离或切除。多数病例在后组筛窦或蝶窦内有大量陈旧积血块，用吸引器清除。仔细检查有无脑脊液漏、视神经管的骨折或碎片。进入蝶窦后，在距后筛孔约5mm或距内眦45～50mm处即可见视神经孔内侧缘的隆起部。蝶窦前侧壁打开后，在其外侧壁中段，可见较明显的颈内动脉压迹隆起，以此为标志，在其外上方有半管状嵴即为视神经管的内侧壁。最好用电钻磨掉视神经管的眶口，如发现骨折碎片，可小心去除。如为线性骨折或无明显骨折时，较难处理。在电钻小心地磨薄骨管后，用微型骨剥离子祛除骨折碎片，不要伤及视神经（局麻下触及视神经时，患者一般有疼痛的感觉）。然后沿视神经管眶口向蝶窦内开放视神经骨管，视神经管切除术的范围约为下壁的1/2，长4～5mm，以保证足够的减压作用。术中应持续以吸引器清除渗血及凝血块，仔细探查视神经管及附近。如有骨折片压迫视神经，则一并除去。视神经管开放后，观察管内有无积血，鞘膜有无肿胀及颜色的改变，鞘膜及视神经有无撕裂和损伤等。根据情况，考虑切开或不切开视神经鞘。

尽管如此，手术疗效远比我们想象的差，所以对视神经间接损伤的机制研究和治疗方法的改进仍是我们面临的问题。

（肖利华）

主要参考文献

1. 宋国祥. 眼眶病学. 北京：人民卫生出版社，1999：410-509.

2. 肖利华. 眼眶手术学及图解. 郑州：河南科学技术出版社，1999.

3. 王毅，赵海萍，苏帆，等. 切除眼眶深外侧和内侧骨壁的减压术治疗甲状腺相关眼病2例. 中华眼科杂志，2012，46（9）：846-848.

4. 肖利华，鲁小中，王毅，等. 丙烯酸酯胶栓塞治疗眼眶静脉曲张的初步观察. 中华眼科杂志，2009，45（5）：437-440.

5. Leone CR, Grove AS, Lloyd WC, et al. Atlas of orbital surgery. Philadelphia: Saunders, 1992.

6. Nerad J, Carter K, LaVelle W, et al. The osseointegration technique for the rehabilitation of the exenterated orbit. Arch Ophthalmol, 1991, 109: 1032-1038.

7. Toljanic JA, Eckert SE, Roumanas E, et al. Osseointegrated craniofacial implants in the rehabilitation of orbital defects: an update of a retrospective experience in the United States. J Prosthetic Dentistry, 2005, 94: 177-182.

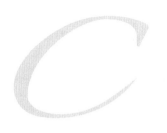

中文索引

英文索引

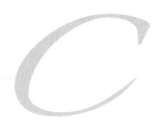

E

S

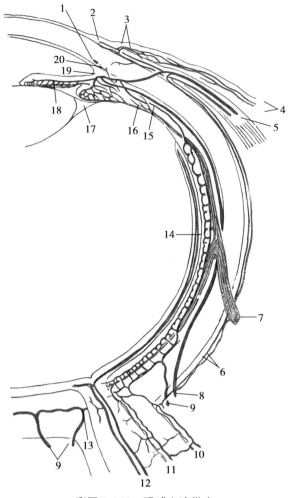

彩图 1-142　眼球血液供应

1. Schlemm 管　2. 角膜缘毛细血管网　3. 结膜前血管
4. 结膜后血管　5. 睫状前血管　6. 上巩膜血管　7. 涡静脉
8. 睫状后长动脉　9. 睫状后短动脉　10. 硬膜血管　11. 软
膜血管　12. 置网膜中央动脉和静脉　13. 睫状后短动脉的
视神经支　14. 脉络膜毛细血管　15. 动脉返回支　16. 来
自睫状肌的静脉注入涡静脉　17. 睫状突　18. 虹膜血管
19. 虹膜动脉大环　20. 来自睫状肌的睫状前静脉分支

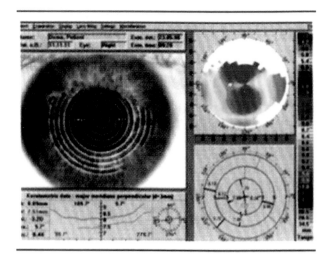

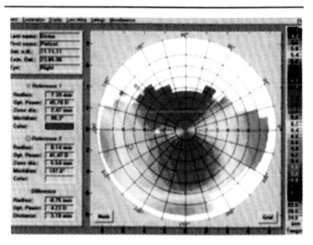

彩图 2-25　角膜地形图颜色标识

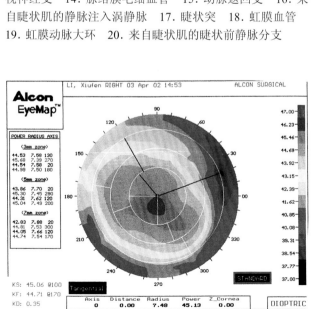

彩图 2-26　近似圆形角膜地形图

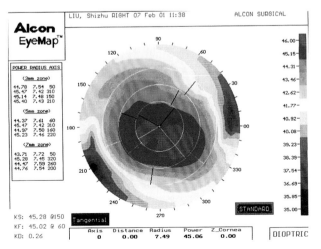

彩图 2-27　椭圆形角膜地形图

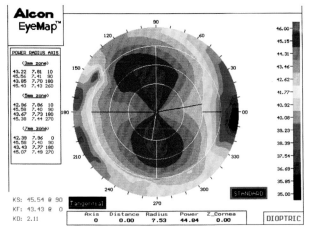

彩图 2-28 对称蝴蝶结形角膜地形图

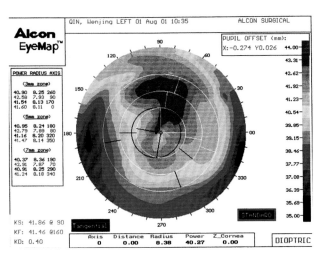

彩图 2-30 不规则形角膜地形图

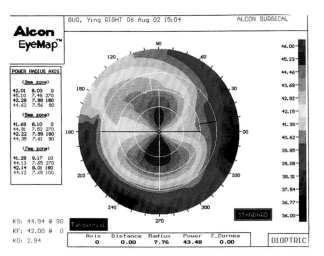

彩图 2-29 不对称蝴蝶结形角膜地形图

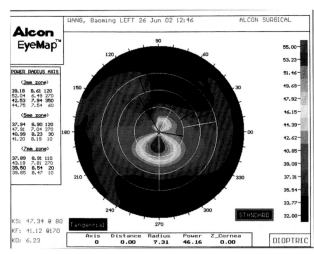

彩图 2-31 圆锥角膜的角膜地形图表现

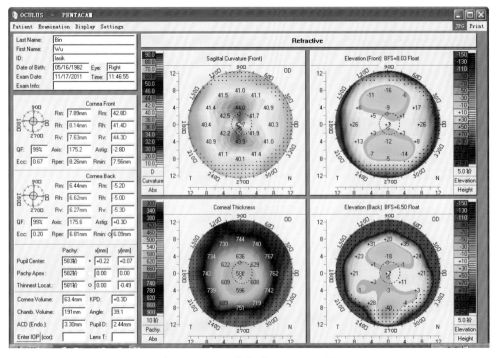

彩图 2-33 正常角膜 Pentacam 图

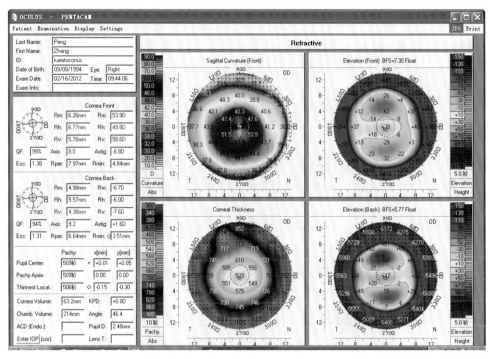

彩图 2-34　圆锥角膜患者 Pentacam 图

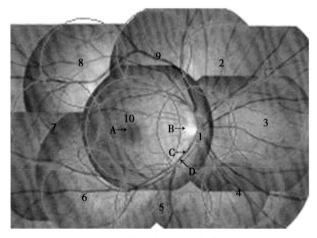

彩图 2-68　直接检眼镜眼底检查顺序

A. 黄斑　B. 视盘　C. 颞下动脉　D. 颞下静脉。1~9分别是指直接检眼镜光斑顺序

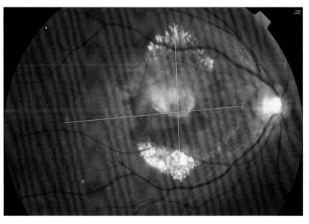

彩图 2-86　计算机眼底测量法

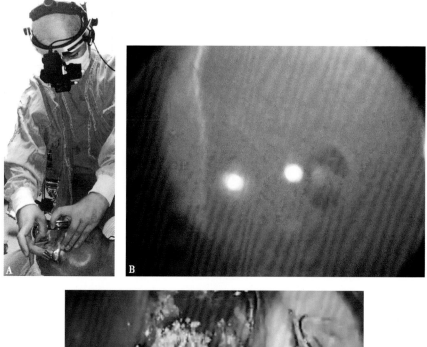
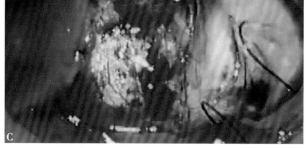

彩图 2-89　间接检眼镜直视下定位裂孔

A．间接镜下视网膜裂孔定位　B．裂孔在间接镜下的位置　C．裂孔对应巩膜壁的位置，亚甲蓝标记

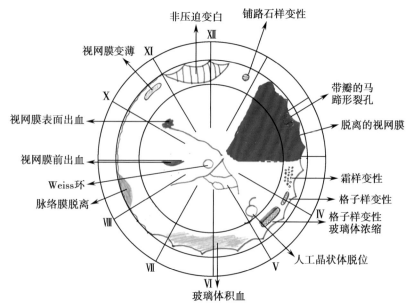

彩图 2-91　眼底图的常用表示方法

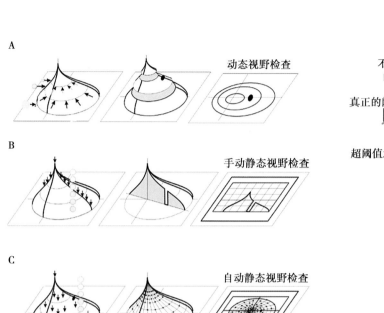

A

动态视野检查

B

手动静态视野检查

C

自动静态视野检查

彩图 2-101　动态及静态视野检查原理示意图

A.动态视野检查　B.手动静态视野检查　C.自动静态视野检查

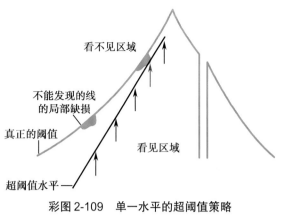

看不见区域

不能发现的线的局部缺损

真正的阈值

看见区域

超阈值水平

彩图 2-109　单一水平的超阈值策略

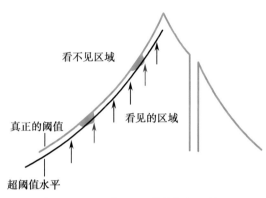

看不见区域

真正的阈值

看见的区域

超阈值水平

彩图 2-110　梯度-适应性超阈值策略

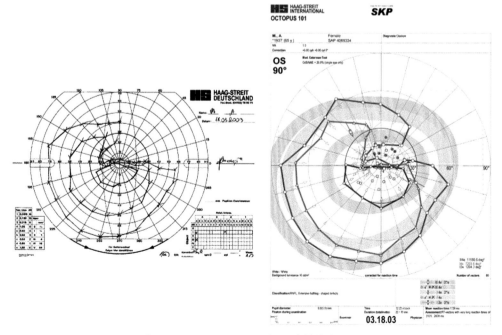

彩图 2-106　Goldmann 视野计的检查记录

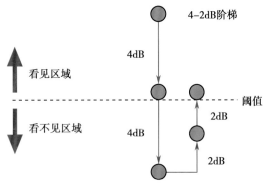

彩图 2-111　全阈值阶梯式策略

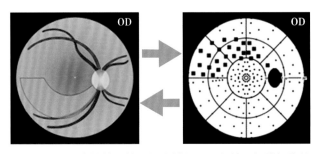

彩图 2-121　直接检眼镜下视觉神经元及视神经纤维损伤位置与视野报告中视野缺损的对应关系

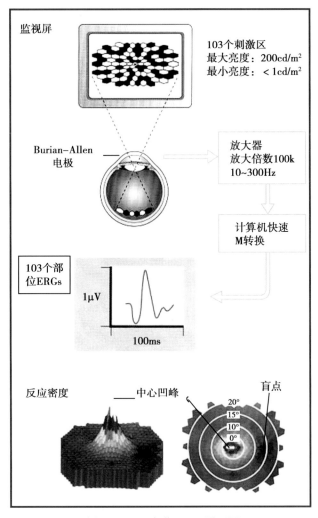

彩图 2-170　多焦 ERG 原理图

彩图 2-172　正常 mfERG 的各种表示形式

A. 波描记阵列

B. 六个环的曲线平均图

C. 三维图

D. 二维图

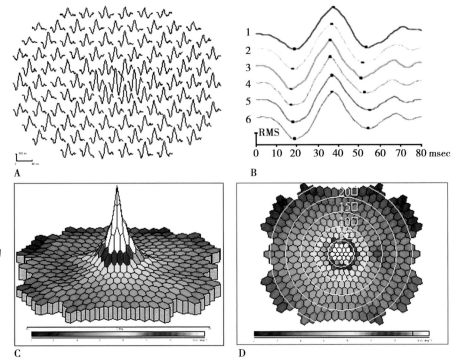

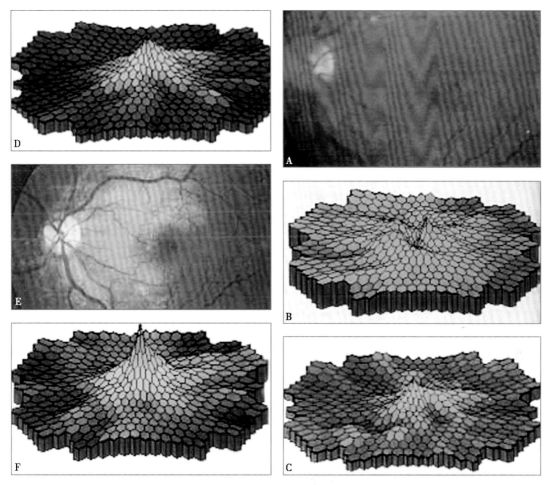

彩图 2-173　一例 75 岁 Ⅲ 期特发性黄斑裂孔患者手术前后 mfERG

A. 术前眼底图　B. 术前三维图，中央峰消失，视力 0.1　C. 术后 1 个月，中央峰出现（5.78nV/deg2），仍明显降低，视力 0.2　D. 术后 3 个月，中央峰渐升高（7.76nV/deg2），视力 0.3　E. 术后 6 个月眼底图，黄斑裂孔消失　F. 术后 6 个月，中央峰升至 11.91nV/deg2，视力 0.5（摘自 SiY -J, et al. Assessment of macular function by multifocal electroretinogram before and after ma cular hole surgery. Br J Ophthalmol，1999，83：420-424）

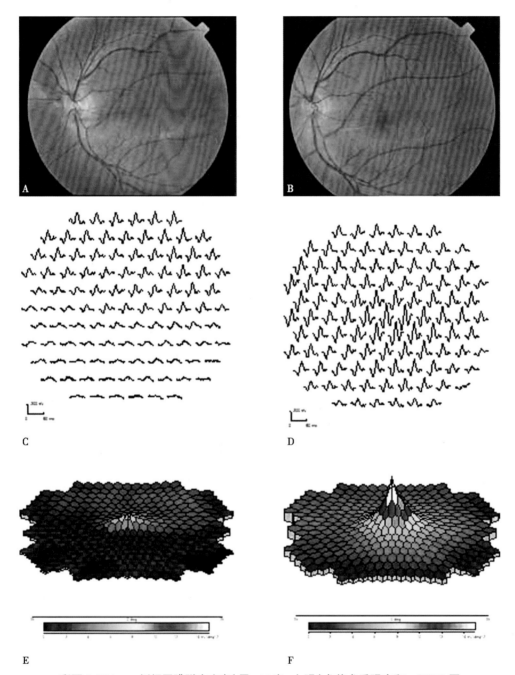

彩图 2-174　一例视网膜脱离患者（男，44 岁，左眼）术前术后眼底和 mfERG 图
A．术前眼底彩色照相，视力 0.08　B．术后 2 个月眼底彩色照相，视网膜平伏，视力 0.6　C．术前
mfERG 曲线图，中心凹 Pi 波反应密度为 20.3nV/deg　D．术后 2 个月 mfERG 曲线图

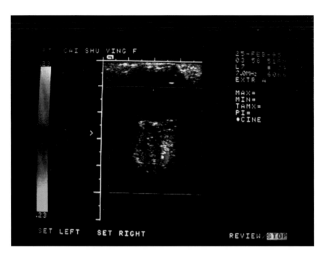

彩图 2-218　正常眼动脉血流图

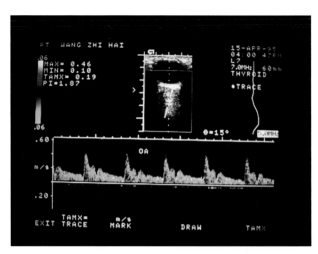

彩图 2-219　正常眼动脉频谱图

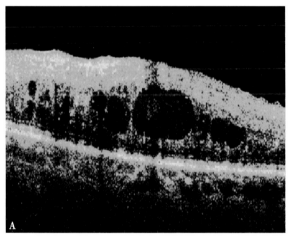

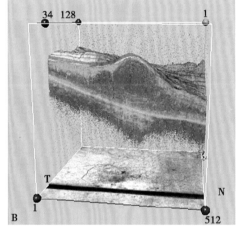

彩图 2-267　视网膜中央静脉阻塞，黄斑囊样水肿

（A）二维 OCT 可见黄斑区视网膜隆起，黄斑区显示多个囊腔，反射信号较弱，黄斑区旁视网膜浅层出血呈中等反射信号　（B）三维 OCT 显示黄斑区视网膜隆起

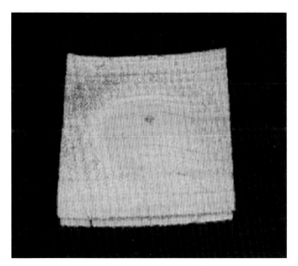

彩图 2-270　中心性浆液性脉络膜视网膜病变

三维 OCT 可见黄斑区视网膜隆起

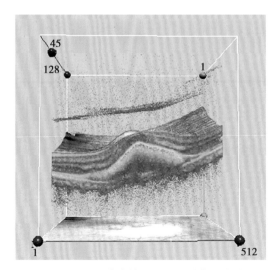

彩图 2-272　渗出性年龄相关性黄斑变性

三维 OCT 检查：黄斑区视网膜色素隆起，其下可见强反射信号团块影

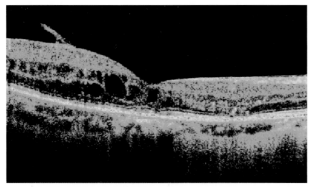

彩图 2-275　特发性黄斑前膜

黄斑区鼻侧视网膜前膜表现为一层高反射信号,与其下视网膜紧密粘连,颞侧前膜则部分与视网膜表面的神经纤维层分离,游离于玻璃体腔中,黄斑区视网膜呈多囊腔样改变,囊腔内反射信号降低

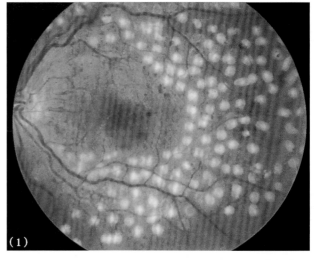

（1）

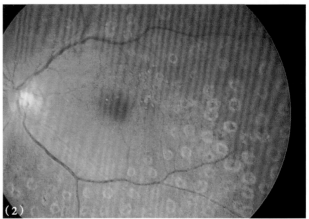

（2）

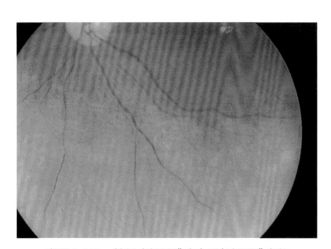

彩图 2-300　糖尿病视网膜病变局部视网膜光凝

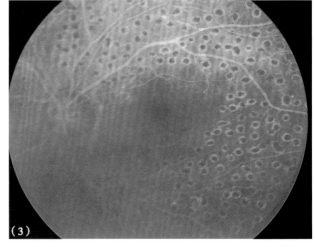

（3）

彩图 2-301　（1）糖尿病视网膜病变全视网膜光凝斑形成后数小时　（2）糖尿病视网膜病变全视网膜光凝初期萎缩斑（3）糖尿病视网膜病变全视网膜光凝晚期萎缩斑

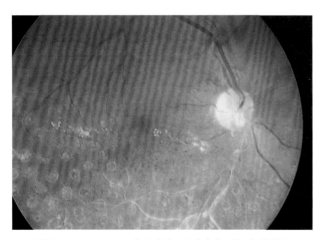

彩图 2-303　BRVO 象限性视网膜光凝后初期萎缩斑

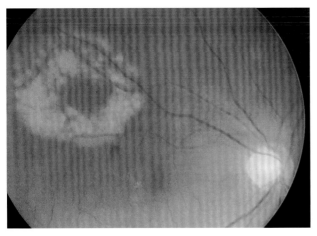

彩图 2-304　激光光凝封闭视网膜一处裂孔

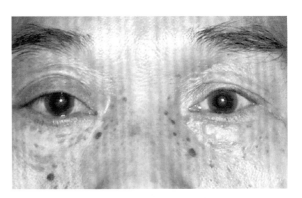

彩图 3-78　泪腺腺样囊性癌外观

右侧眼球突出,稍向下移位

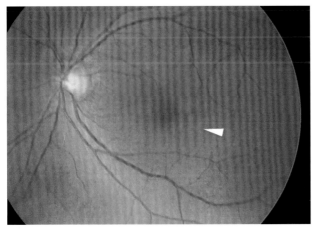

彩图 2-305　局灶性光凝封闭中心性渗出性脉络膜视网膜
炎渗漏点

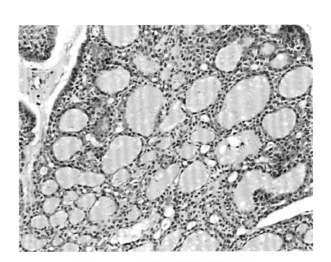

彩图 3-81　泪腺腺样囊腺癌病理组织

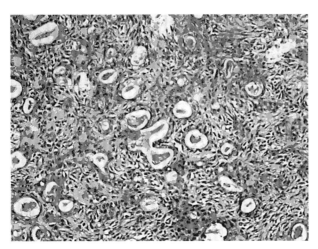

彩图 3-77　泪腺多形性腺瘤病理组织像

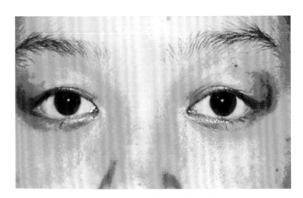

彩图 3-88　双眼泪腺脱垂外观

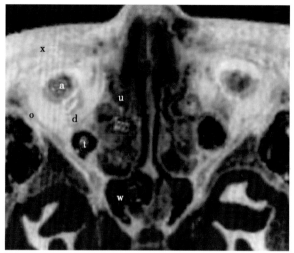

彩图 3-105　眶下部水平断层

a. 眼球　d. 下直肌　o. 眶壁　t. 上颌窦　u. 筛窦

w. 蝶窦　x. 眼睑

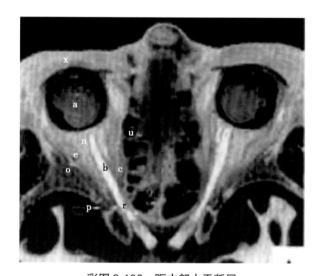

彩图 3-106　眶中部水平断层

a. 眼球　b. 视神经　c. 内直肌　e. 外直肌　n. 脂肪

o. 眶壁　p. 眶上裂　r. 视神经管　u. 筛窦　x. 眼睑

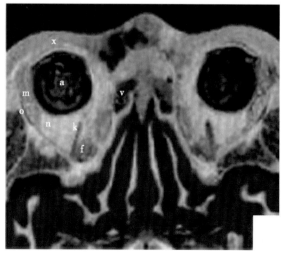

彩图 3-107　眶上部水平断层

a. 眼球　f. 上直肌　k. 眼上静脉　m. 泪腺　n. 脂肪

o. 眶壁　v. 额窦　x. 眼睑

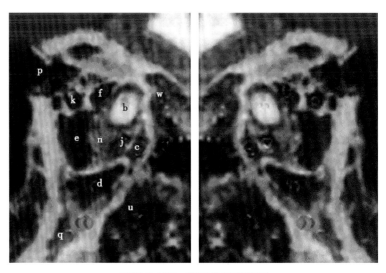

彩图 3-108 眶后段冠状断层

b. 视神经　c. 内直肌　d. 下直肌　e. 外直肌　f. 上直肌　j. 眼动脉
k. 眼上静脉　n. 脂肪　p. 眶上裂　q. 眶下裂　u. 筛窦　w. 蝶窦

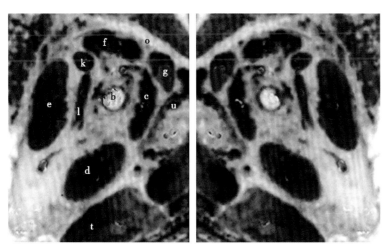

彩图 3-109 眶中段冠状断层

b. 视神经　c. 内直肌　d. 下直肌　e. 外直肌　f. 上直肌　g. 上斜肌
k. 眼上静脉　l. 眼下静脉　o. 眶壁　t. 上颌窦　u. 筛窦

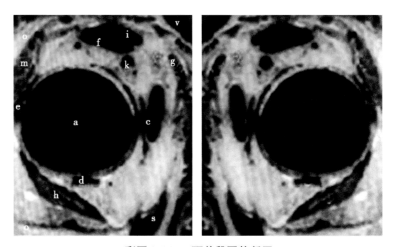

彩图 3-110 眶前段冠状断层

a. 眼球　c. 内直肌　d. 下直肌　e. 外直肌　f. 上直肌　g. 上斜肌
h. 下斜肌　i. 提上睑肌　m. 泪腺　o. 眶壁　s. 泪囊窝　v. 额窦

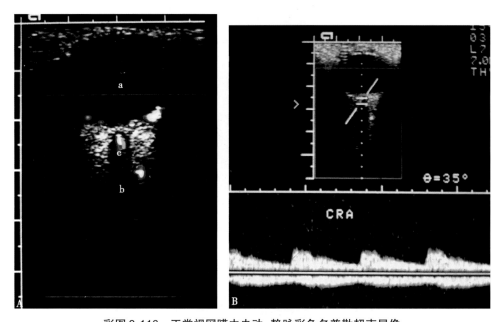

彩图 3-116　正常视网膜中央动、静脉彩色多普勒超声显像

A. 血流显像　a. 眼球，b. 视神经，c. 视网膜中央动（红）、静（蓝）脉　B. 血流频谱　基线上为动脉频谱，下为静脉频谱

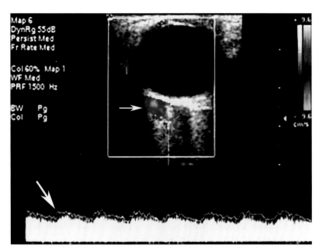

彩图 3-117　眶内血管畸形血流显像及血流频谱

眼上静脉高度扩张，血液逆流（小箭头），呈现动脉频谱（大箭头）。收缩期最大流速 17.0cm/s，舒张末期流速 12.5cm/s，阻力指数 0.26，符合颈动脉海绵窦瘘

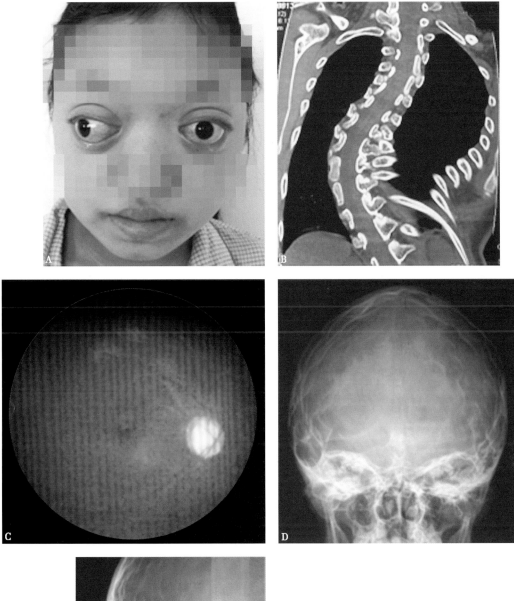

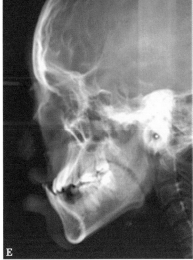

彩图 3-129　Crouson 综合征

A～C. 患者,女,18 岁,自幼双眼球突出并逐渐加重,视力下降伴脊柱侧弯 3 年。查体:双眼视力 0.08,矫正不提高,双视神经色淡;双眼球突出,右 22mm,左 26mm,眶距增宽为 115mm;右眼外斜 45°,双眼内转困难;尖颅,上颌骨发育不良,反颌畸形;脊柱明显向右弯曲

D、E. 头颅及上下颌骨 X 射线平片:颅骨顶部变尖,前颅窝底较扁平,颅板指压痕明显,呈鱼鳞状,眼窝浅;上颌骨发育不良,下颌骨大,反颌畸形

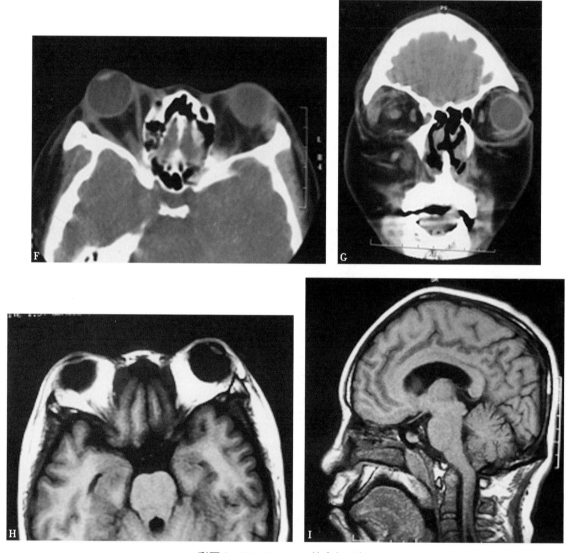

彩图 3-129 Crouson 综合征（续）

F、G. 双眶 CT 水平及冠状位：双侧眶腔较浅，眶外壁夹角增大，眼球突出；双侧上颌骨、颧弓小；尖头，蝶骨大翼短小，向外移，前颅窝底较扁平，颅板指压痕加深

H、I. MRI 水平位及矢状位：双侧眶腔较浅，眼球突出；颅骨顶部变尖，前颅窝底较扁平，颅板指压痕加深，蝶骨大翼短小，向外移，双侧视束较细；双侧上颌骨、颧弓小

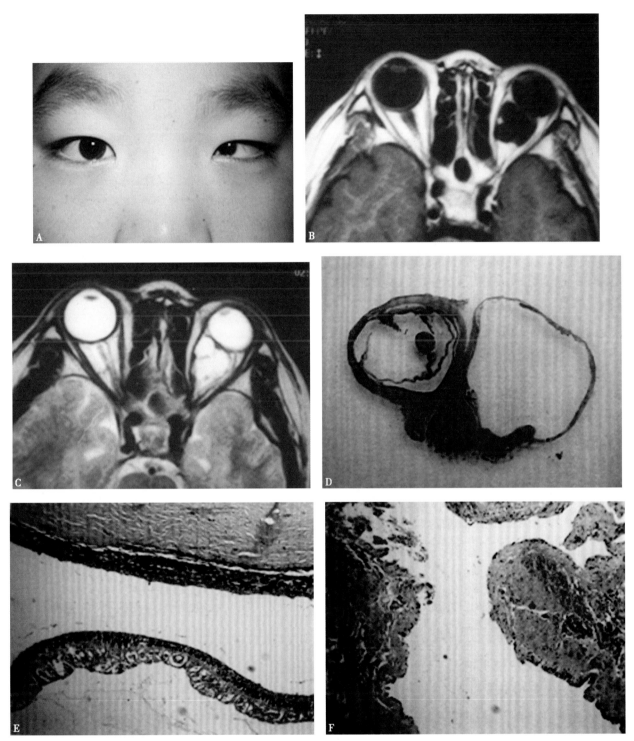

彩图 3-133　先天性小眼球合并囊肿（1）

A. 患儿，男，15 岁，自幼左眼小，视力差。查体：左视力眼前指数，小眼球，小角膜，内斜视　B、C. MRI 水平位：左小眼球，球后眶内可见分叶状囊肿，呈长 T_1 长 T_2 信号　D. 标本像：小眼球及与其相连的囊性肿物　E. 小眼球的三层球壁（视网膜、脉络膜及巩膜）　HE×200　F. 囊肿壁　HE×100

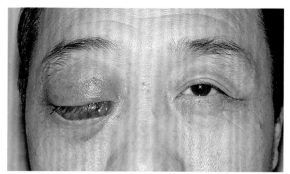

彩图 3-142　右眼眶蜂窝织炎
眼睑充血，高度水肿

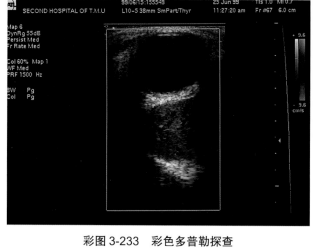

彩图 3-233　彩色多普勒探查
在肿瘤内可发现丰富而杂乱的彩色血流

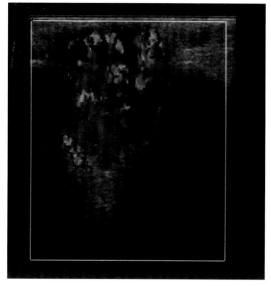

彩图 3-195　毛细血管瘤 CDFI
肿瘤内弥漫红蓝血流

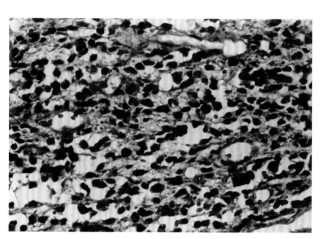

彩图 3-238　分化较好的瘤细胞呈带状、网球拍状或蝌蚪状，胞质丰富，嗜伊红染色，颗粒状，可见横纹结构

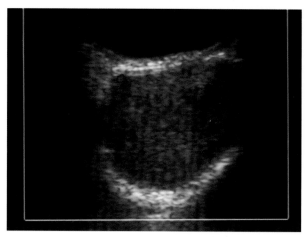

彩图 3-201　海绵状血管瘤 CDFI
肿瘤内缺乏血流信号

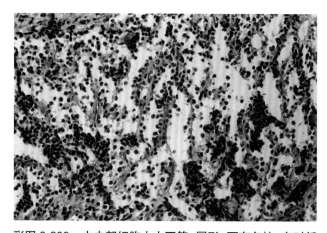

彩图 3-239　中央部细胞大小不等，圆形，可有多核，有时纤维间隔突起，形成假乳头腺泡样排列和假乳头为本型组织学特征

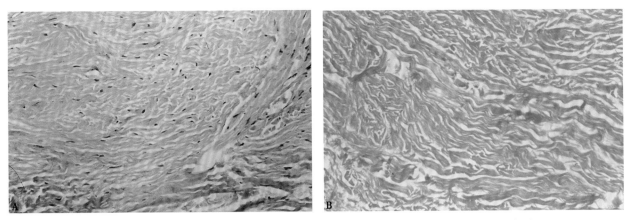

彩图 3-242　光学显微镜下肿瘤由分化良好的纤维细胞组成，并有数量不等的胶原纤维

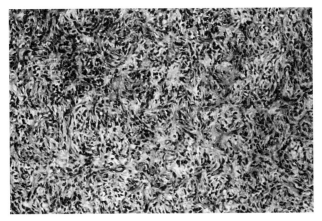

彩图 3-255　瘤细胞排列有两种形式，一种是成束的成纤维细胞及其纤维，以一共同焦点，或以小血管为中心，呈轮辐状或卷云状排列

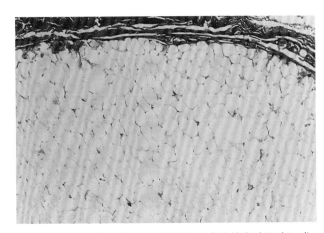

彩图 3-261　光学显微镜下，脂肪瘤由成熟的脂肪细胞组成，脂肪细胞呈叶状排列，以结缔组织将肿瘤分隔为许多小叶

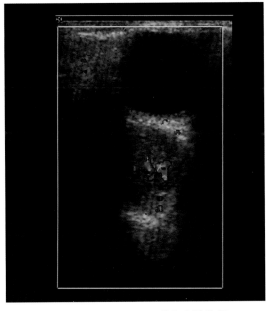

图 3-264　CDI 可显示彩色血流信号

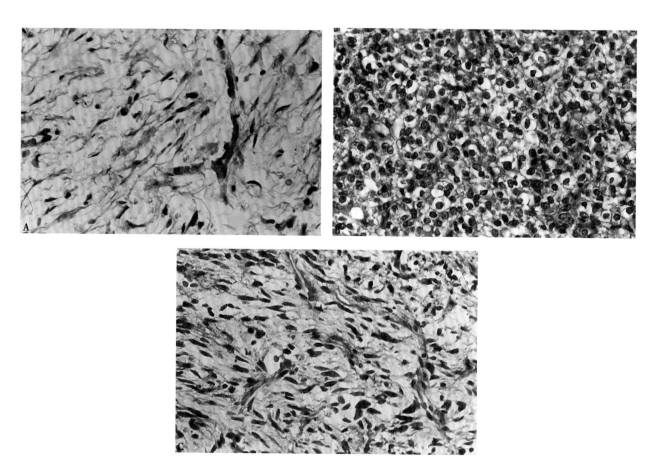

彩图 3-266　光学显微镜下, 脂肪肉瘤分为黏液型(A)、圆细胞型(B)和多形性型(C)

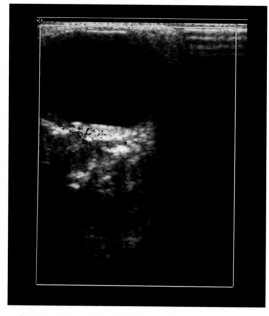

彩图 3-278　彩色多普勒检查肿瘤内无血流信号

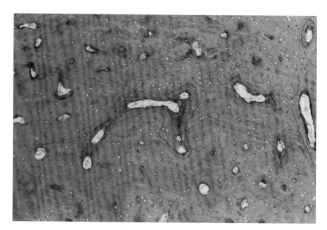

彩图 3-279　骨瘤大体标本为光滑或有分叶状外观, 光学显微镜下骨瘤由少量纤维结缔组织和不规则骨小梁组成, 成熟的骨瘤可见骨小梁, 小梁内纤维状组织较多

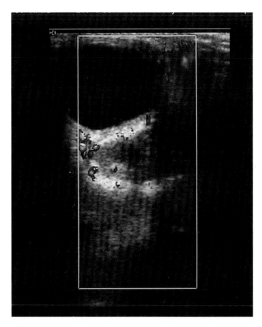

彩图 3-282　CDI 显示病变内有彩色血流信号

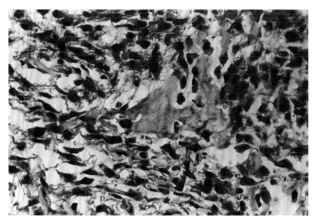

彩图 3-283　光学显微镜下可见明显间变的骨细胞,细胞形态多为梭形或椭圆形,胞质少,核仁较大染色深,有明显的异型性;细胞间可见骨小梁的存在,瘤体内可见数量不等的血管